HANDBUCH DER INNEREN MEDIZIN

BEGRÜNDET VON
L. MOHR UND R. STAEHELIN

VIERTE AUFLAGE

HERAUSGEGEBEN VON

G. v. BERGMANN † W. FREY H. SCHWIEGK
MÜNCHEN BERN MÜNCHEN

NEUNTER BAND

HERZ UND KREISLAUF

SECHSTER TEIL

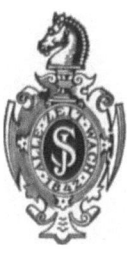

SPRINGER-VERLAG
BERLIN HEIDELBERG GMBH

1960

KRANKHEITEN DER GEFÄSSE

BEARBEITET VON

ERNST WOLLHEIM
DR. MED. O. Ö. PROFESSOR
DIREKTOR DER
MEDIZINISCHEN UNIV.-KLINIK
WÜRZBURG

JOSEF ZISSLER
DR. MED. PRIVATDOZENT
OBERARZT DER
MEDIZINISCHEN UNIV.-KLINIK
WÜRZBURG

MIT 79 ABBILDUNGEN

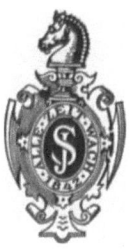

SPRINGER-VERLAG
BERLIN HEIDELBERG GMBH
1960

ISBN 978-3-642-94797-1   ISBN 978-3-642-94796-4 (eBook)
DOI 10.1007/978-3-642-94796-4

Alle Rechte, insbesondere das der Übersetzung in fremde Sprachen, vorbehalten.

Ohne ausdrückliche Genehmigung des Verlages ist es auch nicht gestattet, dieses Buch oder Teile daraus auf photomechanischem Wege (Photokopie, Mikrokopie) zu vervielfältigen

© by Springer-Verlag Berlin Heidelberg 1960
Ursprünglich erschienen bei Springer-Verlag OHG / Berlin · Göttingen · Heidelberg 1960
Softcover reprint of the hardcover 4th edition 1960

Die Wiedergabe von Gebrauchsnamen, Handelsnamen, Warenbezeichnungen usw. in diesem Werk berechtigt auch ohne besondere Kennzeichnung nicht zu der Annahme, daß solche Namen im Sinn der Warenzeichen- und Markenschutz-Gesetzgebung als frei zu betrachten wären und daher von jedermann benutzt werden dürften

Inhaltsübersicht.

Erster Teil.

Pathophysiologie der Herzinsuffizienz. Von Professor Dr. H. Schwiegk und Dr. G. Riecker München. Mit 107 Abbildungen.

Therapie der Herzinsuffizienz. Von Professor Dr. H. Schwiegk und Dr. H. Jahrmärker-München. Mit 31 Abbildungen.

Wirkung und Indikation der Bäderbehandlung bei Herzkranken. Von Professor Dr. R. Knebel-Bad Nauheim. Mit 24 Abbildungen.

Die pathologische Anatomie der Herzinsuffizienz. Von Professor Dr. A. J. Linzbach-Göttingen. Mit 37 Abbildungen.

Physiologische und pathophysiologische Grundlagen der Größen- und Formänderungen des Herzens. Von Professor Dr. H. Reindell, Dozent Dr. K. Musshoff-Freiburg i. Br. und Dozent Dr. H. Klepzig-Königstein (Taunus). Mit 37 Abbildungen.

Das Sportherz. Von Professor Dr. H. Reindell-Freiburg i. Br., Dozent Dr. H. Klepzig-Königstein (Taunus) und Dozent Dr. K. Musshoff-Freiburg i. Br. Mit 21 Abbildungen.

Schock und Kollaps. Von Dozent Dr. E. Buchborn-München. Mit 24 Abbildungen.

Zweiter Teil.

Die Rhythmusstörungen des Herzens (einschließlich der intramuralen Leitungsstörungen und des Alternans). Von Professor Dr. M. Holzmann-Zürich. Mit 168 Abbildungen.

Herzschädigung durch stumpfe Gewalteinwirkung. Von Professor Dr. F. Grosse-Brockhoff und Dozent Dr. K. Kaiser-Düsseldorf. Mit 33 Abbildungen.

Erkrankungen des Endokard. Von Professor Dr. P. Schölmerich-Marburg. Mit 78 Abbildungen.

Myokarditis und weitere Myokardiopathien. Von Professor Dr. P. Schölmerich-Marburg. Mit 33 Abbildungen.

Erkrankungen des Perikard. Von Professor Dr. P. Schölmerich-Marburg. Mit 71 Abbildungen.

Herz- und Perikardtumoren. Von Professor Dr. P. Schölmerich-Marburg. Mit 18 Abbildungen.

Spezielle Untersuchungsmethoden bei angeborenen und erworbenen Herzfehlern. Von Professor Dr. F. Grosse-Brockhoff, Dozent Dr. F. Loogen-Düsseldorf und Professor Dr. A. Schaede-Bonn. Mit 18 Abbildungen.

Erworbene Herzklappenfehler. Von Professor Dr. F. Grosse-Brockhoff, Dozent Dr. K. Kaiser und Dozent Dr. F. Loogen-Düsseldorf. Mit 115 Abbildungen.

Dritter Teil.

Pathologische Anatomie der angeborenen Herzfehler. Von Professor Dr. W. Doerr-Kiel. Mit 20 Abbildungen.

Angeborene Herz- und Gefäßmißbildungen. Von Professor Dr. F. Grosse-Brockhoff, Dozent Dr. F. Loogen-Düsseldorf und Professor Dr. A. Schaede-Bonn. Mit 233 Abbildungen.

Die Coronarerkrankungen (Coronarinsuffizienz, Angina pectoris und Herzinfarkt). Von Professor Dr. G. Schimert, Dr. W. Schimmler, Dr. H. Schwalb und Dr. J. Eberl-München. Mit 122 Abbildungen.

Vierter Teil.

Herz und Kreislauf bei atmosphärischem Unterdruck und Überdruck. Von Professor Dr. K. Matthes-Heidelberg.

Cor pulmonale. Von Professor Dr. K. Matthes-Heidelberg, Privatdozent Dr. W. Ulmer-Bochum und Privatdozent Dr. D. Wittekind-Heidelberg. Mit 14 Abbildungen.

Herz und Kreislauf bei chronischer Unterernährung. Von Dr. K.-D. Bock-Basel und Professor Dr. K. Matthes-Heidelberg.

Herz und Kreislauf bei Störungen der Schilddrüsenfunktion. Von Professor Dr. K. Matthes-Heidelberg.

Herz und Kreislauf bei Hypophysenvorderlappeninsuffizienz und nach Hypophysektomie. Von Privatdozent Dr. D. Wittekind-Heidelberg.

Herz und Kreislauf bei Erkrankungen des Stoffwechsels. Von Privatdozent Dr. H.-G. Lasch und Professor Dr. K. Matthes-Heidelberg. Mit 1 Abbildung.

Mineralstoffwechsel und Kreislauf. Von Dr. A. Grundner-Culemann-Heidelberg. Mit 10 Abbildungen.

Herz- und Kreislaufstörungen in der Schwangerschaft. Von Professor Dr. O. H. Arnold-Essen.

Herz- und Kreislaufstörungen bei Infektionskrankheiten. Von Professor Dr. O. H. Arnold-Essen. Mit 7 Abbildungen.

Herz und Kreislauf bei Operationen. Von Professor Dr. H. Hartert und Professor Dr. K. Matthes-Heidelberg. Mit 1 Abbildung.

Herz und Kreislauf bei Erkrankungen des Blutes und der blutbildenden Organe. Von Professor Dr. A. Linke und Professor Dr. K. Matthes-Heidelberg. Mit 1 Abbildung.

Vegetative Herz- und Kreislaufstörungen. Von Professor Dr. K. Mechelke und Professor Dr. P. Christian-Heidelberg. Mit 41 Abbildungen.

Fünfter Teil.

Hypertonie. Von Professor Dr. E. Wollheim-Würzburg und Professor Dr. J. Moeller-Würzburg, jetzt Hildesheim. Mit 299 Abbildungen.

Hypotonie. Von Professor Dr. E. Wollheim-Würzburg und Professor Dr. J. Moeller-Würzburg, jetzt Hildesheim. Mit 20 Abbildungen.

Sechster Teil.

Krankheiten der Gefäße. Von Professor Dr. E. Wollheim und Privatdozent Dr. J. Zissler-Würzburg. Mit 79 Abbildungen.

Sachverzeichnis für Teil 1—6.

Inhaltsverzeichnis.

Sechster Teil.

Seite

Krankheiten der Gefäße. Von Professor Dr. Ernst Wollheim und Privatdozent
Dr. Josef Zissler-Würzburg. Mit 79 Abbildungen 1

- A. Allgemeine Angiologie 1
  - I. Anatomische und physiologische Vorbemerkungen (Bau und Funktion der Gefäße) 1
    1. Blutgefäße 1
       - a) Arterien 1
       - b) Venen 3
       - c) Arteriovenöse Anastomosen 5
         - α) Nachweis 5
         - β) Morphologische Varianten 6
         - γ) Funktion 7
       - d) Capillaren 9
       - e) Terminale Strombahn 13
    2. Lymphgefäße 20
  - II. Allgemeine Ätiologie 22
    1. Endogene Faktoren 22
       - a) Stoffwechsel 22
       - b) Blutveränderungen 23
       - c) Kreislaufveränderungen 23
       - d) Neurogene Faktoren 23
       - e) Psychoneurotische Faktoren 24
       - f) Vegetative Faktoren 24
    2. Exogene Faktoren 24
       - a) Physikalische Einwirkungen 24
         - α) Mechanische Faktoren 24
         - β) Thermische Einwirkungen 25
           - αα) Unterkühlung 25
           - ββ) Überwärmung 26
         - γ) Strahlenwirkungen 26
         - δ) Elektrische Ströme 26
       - b) Chemische Einwirkungen 27
       - c) Infekte und Allergien 29
       - d) Ernährung 30
    - Anhang: Begutachtung 30
  - III. Allgemeine Symptomatologie 32
    1. Subjektive Wahrnehmungen 32
       - a) Schmerz 32
       - b) Parästhesien 34
       - c) Hyperästhesie 35
       - d) Hypästhesie 35
       - e) Kältegefühl 35
    2. Objektive Inspektions-, Palpations- und Auskultationsbefunde 36
       - a) Hautfarbe 36
       - b) Hauttemperatur 38
       - c) Dermographie 38
       - d) Reflektorisches Hauterythem 42
       - e) Die dreifache Reaktion (Ebbecke 1923; Lewis 1927) 43
       - f) Reflektorische Hautblässe 43

		Seite
g)	Schweißsekretion	43
h)	Atrophie	44
i)	Sklerosierungen	44
k)	Hautinfektionen	45
l)	Thrombophlebitis superficialis migrans	45
m)	Gangrän	45
n)	Deformitäten	46
o)	Störungen des Haarwachstums	47
p)	Störungen des Fingernagelwachstums	47
q)	Veränderungen der Knochenstruktur	48
r)	Arterienpalpation	48
s)	Auskultation der Gefäße	50
	α) Allgemeines	50
	β) Vorwiegend strömungsbedingte Gefäßgeräusche	50
	γ) Vorwiegend wandabhängige Gefäßgeräusche	52
	δ) Spezielle klinische Beobachtungen	53
	αα) Arteriengeräusche	53
	ββ) Venengeräusche	54
t)	Reflexausfälle	54
u)	Muskelfibrillieren	55

3. Prüfungen der Anpassungsbreite der Durchblutung 55
   a) Körperliche Belastung 55
   b) Lagerungsprobe 55
   c) Reaktive Hyperämie 57
      α) Historisches 57
      β) Theorie der reaktiven Hyperämie 57
         αα) Metabolische Wirkungen 57
         ββ) Druckwirkungen 58
      γ) Untersuchungstechnik 59
   d) Weitere Hyperämieteste 61
      α) Erwärmungsverfahren 61
      β) Abkühlungsverfahren 62
      γ) Eingriffe an der nervösen Versorgung 63
      δ) Mechanische arterielle Drosselung 64
   e) Spezielle Teste am Venensystem 65

4. Apparative Untersuchungsmethoden 67
   a) Arterieller Druck 67
   b) Venendruck 68
      Methodik 69
   c) Volumenregistrierung (Plethysmographie) 69
   d) Rheographie 74
      Technik 74
   e) Oscillographie und Oscillometrie 76
      Technik 76
      Auswertung von Oscillogrammen 78
      Oscillographische Befunde bei pathologischen Zuständen . . 80
   f) Piezographie 80
   g) Pulswellengeschwindigkeitsmessung 81
   h) Ballistokardiographie 83
   i) Hautoberflächenthermometrie 83
      Verhalten der Hauttemperatur 85
      Anwendung der Hautthermometrie am Krankenbett 86
   k) Calorimetrie 87
      α) Calorimetrie im stehenden Medium 89
      β) Strömungscalorimetrie 90
      γ) Gradientencalorimetrie 91
      δ) Gewebscalorimetrie mit Sonden 92
      ε) Messung der Scheinleitfähigkeit der Haut 93
   l) Elektrodermatographie 93
   m) Messung der Dehnbarkeit der Haut 94
   n) Bestimmung des Hb-Gehalts der Haut 95
   o) Untersuchung der Empfindlichkeit für Schwingungen (Vibrometrie) . . 95
   p) Elektromyographie 95
   q) Untersuchungen am Capillarsystem 96

	Seite
α) Capillarmikroskopie	96
αα) Untersuchungen an Tieren	96
ββ) Untersuchungen am Menschen	96
β) Capillardruckmessung	98
γ) Capillarresistenz	102
αα) Stauungsmethoden	102
ββ) Saugmethoden	102
γγ) Stoßverfahren	103
δ) Capillarpermeabilität	105
ε) Capillarplethysmographie	108
ζ) Cantharidenblasen-Methode	109
r) Bestimmung der Kreislaufzeit	110
s) Stromvolumen-Bestimmungen	111
t) Untersuchungen im extravasalen Grenzgebiet	113
α) Gewebsclearance mit radioaktiven Substanzen	113
β) Histaminquaddelprobe	114
γ) Kochsalzquaddeltest	114
δ) Messung des Gewebsinnendruckes	115
ε) Untersuchungen der Lymphzirkulation	115
u) Photographie	116
v) Röntgenuntersuchungen	117
α) Allgemeines über Angiographie	117
β) Arteriographie	121
αα) Untersuchungen an Leichen und Amputationspräparaten	121
ββ) Untersuchungen am Patienten	122
γγ) Technik der Extremitäten-Arteriographie	122
δδ) Ergebnisse der Arteriographie	126
γ) Aortographie	130
αα) Technik	131
ββ) Indikation	133
γγ) Komplikationen	134
δδ) Kontraindikationen	135
εε) Untersuchungsergebnisse	136
δ) Phlebographie	138
αα) Phlebographie im Bereich der oberen Extremitäten	139
ββ) Phlebographie im Bereich der unteren Extremitäten	139
γγ) Ergebnisse der Extremitäten-Phlebographie	141
δδ) Becken-Phlebographie	141
εε) Komplikationen	145
ε) Angiographie der terminalen Strombahn	146
IV. Allgemeine Therapie	147
1. Behandlung der arteriellen Insuffizienz	147
a) Allgemeinmaßnahmen	148
α) Körperliche Ruhe	148
β) Aktive Bewegungs-Therapie	148
b) Physikalische Therapie	149
α) Intermittierender Venenverschluß	149
β) Synkardiale Massage	150
γ) Alternierende Saug-Druckbehandlung	154
δ) Oscillationsbett	155
ε) Wärmeanwendung (allgemein)	155
ζ) Bäderbehandlung	156
η) Anderweitige Wärmeanwendungen	158
ϑ) Röntgenbestrahlung	159
ι) Elektrotherapie	160
ϰ) Iontophorese	160
λ) Massage	160
μ) Aktive Übungsbehandlung	161
ν) Kryotherapie	162
c) Medikamentöse Behandlung	162
α) Sympathicomimetica	162
Butylsympatol (Vasculat)	163
Phenyl-iso-butyl-nor-Suprifen (Dilatol)	165

		Seite
	Arlidin	166

- β) Sympathicolytica 166
  - αα) Mutterkornalkaloide 166
  - ββ) Imidazole 169
    - Benzylimidazolin (Priscol) 169
    - Phentolamin (Regitin) 170
  - γγ) β-Halo-Alkylamine 171
    - Dibenamin 171
    - Phenoxybenzamin (Dibenzylin) 171
  - δδ) Azapetin (Ilidar) 172
- γ) Ganglienblockierende Substanzen 173
  - αα) Methoniumsalze 173
    - Tetraäthylammonium (Etamon) 173
    - Pentamethonium (C 5) 174
    - Hexamethonium (C 6) 174
  - ββ) Pendiomid 175
  - γγ) Antrenyl (Oxyphenoniumbromid) 176
- δ) Parasympathicomimetica 176
- ε) Histamin und Antihistaminica 176
  - αα) Histamin 176
  - ββ) Kombinierte Anwendung von Histidin und Ascorbinsäure . . . 177
  - γγ) Antihistaminica 177
- ζ) Andere gefäßerweiternde Substanzen 177
  - αα) Papaverin und andere Alkaloide der Benzylisochinolinreihe . . . 177
  - ββ) Cyclospasmol 178
  - γγ) Khelline 178
  - δδ) Nitroverbindungen 178
  - εε) Nicotinsäure 179
  - ζζ) Gallensäuren 181
  - ηη) Äther 181
  - ϑϑ) Alkohol 181
  - ιι) Phenylessigsaures Natrium 182
  - κκ) Zucker 182
  - λλ) Hydralazine 183
  - μμ) Theophyllin-Präparate 184
- η) Organextrakte 184
  - αα) Adenylverbindungen 184
  - ββ) Weitere Organextrakte 185
  - γγ) Kallikrein (Padutin) 186
  - δδ) Therapie mit Gewebszellen 186
- ϑ) Anderweitige medikamentöse Therapie 186
  - αα) Jod 186
  - ββ) Kobalt 187
  - γγ) Magnesium 187
  - δδ) Schwefelverbindungen 187
  - εε) Glycin, Glykokoll 188
  - ζζ) Cocarboxylase 188
  - ηη) Strychnin 188
  - ϑϑ) Piperidin 189
  - ιι) Roßkastanienextrakte 189
  - κκ) Rauwolfiaalkaloide 189
- ι) Hormone und Vitamine 189
  - αα) Sexualhormone 189
  - ββ) ACTH 190
  - γγ) Cortison 190
  - δδ) Tocopherol 191
  - εε) Vitamin A 192
- ϰ) Antikoagulantien 192
  - αα) Lokale Therapie 192
  - ββ) Allgemeine Antikoagulantienbehandlung 193
    - Heparin S. 193. — Heparinoide S. 195. — Cumarine S. 195. — Weitere gerinnungshemmende Stoffe S. 197. — Routinemäßige Therapie S. 197.
- λ) Fibrinolyse 199

		Seite
μ) Neuraltherapie		201
$\alpha\alpha$) Chlorpromazin		201
$\beta\beta$) Novocain		201
$\gamma\gamma$) Segmenttherapie		202
$\delta\delta$) Blockade sympathischer Nerven		202
ν) Intraarterielle Therapie		203
$\alpha\alpha$) Intraarterielle Applikation von Flüssigkeiten		203
$\beta\beta$) Intraarterielle Gasinsufflation		208
ξ) Einbringung von Gasen in die Gewebe		212
d) Chirurgische Therapie		213
α) Umschneidung und Scarifikation		213
β) Periarterielle Sympathektomie		213
γ) Splanchnicotomie		213
δ) Eingriffe an den Ganglien und Verbindungen des sympathischen Grenzstranges		213
ε) Embolektomie		216
ζ) Arterienresektion		216
η) Desobstruktion von Arterien		216
ϑ) Arterienplastik		217
ι) Anlegung künstlicher arteriovenöser Fisteln		218
$\varkappa$) Amputation		219
λ) Weitere chirurgische Methoden		220
2. Therapie bei Venenkrankheiten		220
a) Allgemeinmaßnahmen		220
b) Physikalische Therapie		221
c) Medikamentöse Therapie		221
d) Percutane Therapie		222
e) Operative Therapie		222
3. Therapie bei Capillaropathien		223
B. Spezielle Angiologie		223
I. Krankheiten der Arterien		223
1. Spastische Arteriopathien		223
a) Morbus Raynaud		223
α) Historisches		223
β) Definition und Nomenklatur		223
γ) Vorkommen		224
δ) Symptomatologie		224
ε) Diagnose		226
ζ) Differentialdiagnose		227
η) Ätiologie		227
ϑ) Pathophysiologie		228
ι) Morphologie		230
$\varkappa$) Prognose		231
λ) Therapie		231
b) Sekundäre arteriospastische Zustände		234
α) Arterienspasmen bei organischen Gefäßkrankheiten		235
β) Arterienspasmen nach traumatischen Gefäßschädigungen		235
$\alpha\alpha$) Arterienspasmen nach Verletzungen		235
$\beta\beta$) Arterienspasmen nach Operationen		236
$\gamma\gamma$) Arterienspasmen nach Einwirkung vibrierender Werkzeuge und Kälte		237
γ) Arterienspasmen bei neuralen Störungen		239
$\alpha\alpha$) Neuromuskuläre Schultergürtelsyndrome		239
$\beta\beta$) Organische Nervenaffektionen		242
δ) Arterienspasmen nach toxischen Einwirkungen		243
$\alpha\alpha$) Bleiintoxikation		243
$\beta\beta$) Arsenintoxikation		244
$\gamma\gamma$) Einwirkungen von Phenol und Oxalsäure		244
$\delta\delta$) Ergotaminintoxikation		245
ε) Arterienspasmen bei Blutveränderungen		246
$\alpha\alpha$) Kältehämagglutinine		246
$\beta\beta$) Kryoproteine		247

ζ) Arterienspasmen bei Gewebsveränderungen 248
 αα) Diffuse Sklerodermie 248
 ββ) Akrosklerose 249
Anhang: Vasomotorische Kopfschmerzen 249
2. Entzündliche Arteriopathien 254
 a) Endangitis obliterans 254
  α) Historisches 254
  β) Nomenklatur 255
  γ) Definition 256
  δ) Vorkommen 256
   Häufigkeit S. 256. — Geschlechtsverteilung S. 256. — Verteilung bei verschiedenen Völkern und Rassen S. 257. — Geographische Verteilung S. 258. — Beruf S. 258.
  ε) Ätiologie 258
   Vererbung S. 258. — Konstitution S. 259. — Endokrine Störungen S. 259. — Allergie S. 262. — Infektionen S. 263. — Blutgerinnungsstörungen S. 265. — Toxische Einwirkungen S. 265. — Physikalische Schädigungen S. 268. — Jod S. 268 — Neurogene Einwirkungen S. 271.
  ζ) Morphologie 271
  η) Pathogenese 277
  ϑ) Anamnese 278
  ι) Symptomatologie 279
   Blutveränderungen S. 279. — Gefäß- und Organveränderungen S. 281.
  ϰ) Diagnose 295
  λ) Differentialdiagnose 295
  μ) Verlauf 296
  ν) Prognose 297
  ξ) Therapie 298
   Allgemeine Behandlung S. 298. — Physikalische Therapie S. 299. — Medikamentöse Therapie S. 300. — Chirurgische Behandlung S. 303.
 b) Periarteriitis nodosa (Panangitis) 305
  α) Historisches 305
  β) Nomenklatur 305
  γ) Definition 305
  δ) Vorkommen 306
   Alter S. 306. — Einflüsse der Zivilisation S. 307. — Häufigkeit S. 307.
  ε) Ätiologie 307
  ζ) Morphologie 311
  η) Pathogenese 312
  ϑ) Anamnese 313
  ι) Symptomatologie 313
   Allgemeines S. 313. — Organveränderungen S. 315.
  ϰ) Diagnose 330
  λ) Differentialdiagnose 331
  μ) Verlauf und Prognose 332
  ν) Therapie 332
 c) Riesenzellenarteriitis 335
  α) Historisches 335
  β) Definition 335
  γ) Vorkommen 335
  δ) Ätiologie 336
  ε) Morphologie 337
  ζ) Symptomatologie 338
   Allgemeinsymptome S. 338. — Lokalsymptome S. 339.
  η) Diagnose 341
  ϑ) Verlauf 341
  ι) Therapie 342
 d) Disseminierte Arteriitis 343
 e) Arteriitis bei Lupus erythematodes disseminatus 344
 f) Arteriitis bei Rheumatismus 345

Seite
g) Arteriitis bei Allgemeininfektionen ... 346
h) Tuberkulose der Arterien ... 347
i) Syphilis der Arterien ... 347
k) Aortitis syphilitica ... 348
    α) Historisches ... 348
    β) Vorkommen ... 349
    γ) Morphologie ... 351
        Makroskopischer Befund S. 352. — Mikroskopischer Befund S. 352.
    δ) Pathogenese ... 353
    ε) Symptomatologie ... 354
        Allgemeinsymptome S. 354. — Lokalsymptome S. 355.
    ζ) Therapie ... 357
3. Thromboembolische Arteriopathien ... 361
  a) Akuter Arterienverschluß ... 361
    α) Ätiologie ... 361
    β) Symptomatologie ... 363
    γ) Diagnose ... 364
    δ) Therapie ... 365
    ε) Prognose ... 368
  b) Arterielle Thrombose ... 369
    α) Thrombosen der Digitalarterien ... 370
    β) Thrombosen im Beinbereich ... 370
    γ) Beckenarterienthrombosen ... 370
    δ) Thrombosen der Bauchaorta ... 371
    ε) Aortenbogensyndrom ... 375
4. Deformierende Arteriopathien ... 380
  a) Ulcus cruris ischaemicum bei Hypertonie ... 380
    α) Historisches ... 380
    β) Morphologie und Pathogenese ... 380
    γ) Symptomatologie ... 380
    δ) Therapie ... 381
  b) Arteriosklerose ... 381
    α) Historisches ... 381
    β) Nomenklatur und Definition ... 382
    γ) Morphologie und Pathogenese ... 383
    δ) Verlaufsformen ... 387
    ε) Ätiologie ... 387
        Alter S. 388. — Geschlecht S. 390. — Konstitution S. 390. — Geographische Faktoren S. 391. — Lebensweise S. 392. — Mechanische Einwirkungen S. 396. — Thermische Einwirkungen S. 396. — Zirkulationsstörungen S. 397. — Toxische Einwirkungen S. 400. — Stoffwechselfaktoren S. 403. — Hormonale Faktoren S. 412. — Arteriosklerosefördernde oder -hemmende Krankheiten S. 415.
    ζ) Allgemeine Diagnostik ... 418
    η) Prophylaxe und Therapie ... 420
        Symptomatische Therapie S. 420. — Diät S. 420. — Medikamentöse Behandlung S. 422.
    ϑ) Arteriosclerosis obliterans ... 429
        Vorkommen S. 430. — Pathophysiologie der Arteriosclerosis obliterans S. 430. — Symptomatologie S. 431. — Diagnostik S. 432. — Komplikationen S. 434. — Therapie S. 435. — Prognose S. 437.
    ι) Arteriosklerose bei Diabetes mellitus ... 437
        Morphologie S. 437. — Pathogenese S. 438. — Symptomatologie S. 439. — Therapie S. 440. — Prognose S. 441.
    ϰ) Die Mediasklerose (MÖNCKEBERG 1903) ... 441
  c) Arterielle Aneurysmen ... 441
        Morphologie S. 442. — Ätiologie S. 442.
    a) Aneurysmen der Aorta ... 444
      αα) Aneurysmen der Aorta thoracica ... 444
      ββ) Bauchaortenaneurysmen ... 451
      γγ) Intramurales Aortenhämatom ... 453

	Seite
β) Arterielle Aneurysmen der kranialen Körperbereiche	462
γ) Arterielle Aneurysmen der Hirnbasis	463
δ) Miliare Hirnarterienaneurysmen	465
ε) Aneurysmen der Arteria pulmonalis	465
ζ) Arterielle Aneurysmen im Abdominalbereich	467
η) Arterielle Aneurysmen im caudalen Körperbereich	468
d) Arteriovenöse Fistel	469
α) Angeborene arteriovenöse Fistel	469

Pathologie S. 469. — Lokalisation S. 469. — Symptomatologie S. 470. — Diagnose S. 471. — Therapie S. 472. — Arteriovenöse Fistel im Schädelbereich S. 472.

β) Erworbene arteriovenöse Fistel	473

Pathologie S. 473. — Pathophysiologie und Symptomatologie S. 474. — Diagnose S. 478. — Differentialdiagnose S. 479. — Therapie S. 479. — Arteriovenöse Fisteln im Carotis cavernosus-Bereich S. 480.

II. Krankheiten der Venen	481
1. Thrombophlebitis und Phlebothrombose	481
a) Historisches	481
b) Definition und Nomenklatur	482
c) Morphologie	482
α) Thrombose	482
β) Phlebitis	483
d) Ätiologie	483
α) Örtliche Schädigung der Venenwand	483
β) Veränderungen des Blutes	485
γ) Änderungen der Hämodynamik	486
e) Pathophysiologie	488
f) Klinik	490
α) Thrombophlebitis im Bereich der Extremitäten	491
αα) Thrombophlebitis superficialis	491
ββ) Thrombophlebitis profunda	491
γγ) Überlastungsthrombosen im Beinbereich	494
δδ) Thrombophlebitis im Axillaris-Subclavia-Bereich	494
β) Thrombosen im Bereich von Abdomen und Thorax	496
αα) Thrombosen und Stenosen der Vena cava caudalis und ihrer Zuflußgebiete	496
ββ) Thrombosen der Vena portae und ihrer Zuflußgebiete	497
γγ) Thrombosen und Stenosen im Gebiet der Vena cava cranialis	499
γ) Thrombosen im Kopfbereich	500
αα) Thrombosen der venösen Sinus durae matris	500
ββ) Thrombosen der Vena jugularis	501
γγ) Thrombosen der Vena centralis retinae	501
g) Diagnostik	501
h) Therapie	503
α) Thrombophlebitis superficialis der Extremitäten	503
β) Thrombophlebitis profunda der Extremitäten	504
γ) Überlastungsthrombosen	506
δ) Thrombosen im Bereich der Vena axillaris, der Vena subclavia und im Gebiet der Vena cava caudalis	506
ε) Thrombosen im Pfortaderbereich	506
ζ) Thrombosen im Kopfbereich	506
i) Prophylaxe	506
k) Komplikationen der Thrombophlebitiden	507
α) Lungenembolie	507

Vorkommen S. 507. — Therapie S. 509. — Embolieprophylaxe S. 509.

β) Chronische venöse Insuffizienz (postthrombotisches Syndrom)	509

Vorkommen S. 509. — Klinik S. 510. — Diagnose und Differentialdiagnose S. 512. — Therapie S. 513.

2. Phlebektasien und Varicen	515
a) Ätiologie	515
α) Endogene Faktoren	515
β) Exogene Faktoren	516

	Seite
b) Morphologie	517
c) Vorkommen	518
d) Pathophysiologie	518
e) Klinik	519
f) Therapie	521

III. Krankheiten der Capillaren ... 524
  1. Lumenveränderungen der Capillaren ... 524
    a) Vorwiegend funktionell bedingte Lumenveränderungen ... 524
      α) Erweiterungen der Capillaren ... 525
        αα) Erythromelalgie (Erythermalgie) ... 525
        ββ) Erythralgien ... 527
        γγ) Sekundäre Erythromelalgie ... 528
        δδ) Andersartige Capillarerweiterungen ... 528
        εε) Cyanosen ... 530
      β) Verengerungen der Capillaren ... 536
        αα) Kälteeinwirkung ... 536
        ββ) Mechanische Einwirkungen ... 536
        γγ) Hormonale Einwirkungen ... 537
        δδ) Toxische Einwirkungen ... 537
        εε) Neurogene Einflüsse ... 537
        ζζ) „Weiße Flecken" (BIER 1898) ... 538
        ηη) Anderweitige Einflüsse ... 538
    b) Vorwiegend organisch fixierte Lumenveränderungen ... 538
      α) Erweiterungen ... 538
        αα) Teleangiektasien ... 538
        ββ) Gefäßspinnen ... 543
        γγ) Andere capilläre Aneurysmen ... 545
      β) Verengerungen ... 545
  2. Wandveränderungen der Capillaren ... 546
    a) Änderungen der Durchlässigkeit der Capillarwand für Wasser und gelöste Stoffe (Änderungen der Capillarpermeabilität) ... 546
      α) Urticaria, Oedema Quincke ... 546
      β) Capilläre Permeabilitätsstörungen bei Entzündungen ... 547
      γ) Steigerung der Capillarpermeabilität bei Diabetes mellitus ... 548
        Retinopathia diabetica S. 550. — Nephropathia diabetica S. 550.
      δ) Zirkulatorisch bedingte Permeabilitätsstörungen ... 551
      ε) Permeabilitätsstörungen im Bereich von Endstrombahn und Capillaren durch thermische Einwirkungen ... 553
        αα) Unterkühlung ... 553
          Kälteurticaria und Kälteüberempfindlichkeit S. 553. — Der örtliche Unterkühlungsschaden S. 554. — Perniosis S. 558. — Schützengrabenfuß und Eintauchfuß S. 560.
        ββ) Überwärmung ... 561
          Wärmeurticaria und Wärmeüberempfindlichkeit S. 561. — Örtliche Überwärmungsschäden (Verbrennung) S. 562.
    b) Änderungen der Durchlässigkeit der Capillarwand für corpusculäre Elemente (erhöhte Capillarfragilität; verminderte Capillarresistenz; Gruppe der vasogenen Purpuraformen) ... 563
      α) Purpura rheumatica (SCHÖNLEIN) ... 564
      β) Purpura bei Infektionskrankheiten ... 567
        αα) Bakterielle Infektionen ... 567
        ββ) Rickettsiosen ... 568
        γγ) Spirochätosen ... 568
        δδ) Virusinfektionen ... 568
        εε) Pilzinfektionen ... 569
      γ) Purpura fulminans ... 569
      δ) Purpura bei Blutkrankheiten ... 570
      ε) Thrombotische Mikroangiopathie ... 570
      ζ) Purpura bei Hautkrankheiten ... 574
      η) Capillarresistenzabnahme bei Stoffwechselkrankheiten ... 574
      ϑ) Purpura bei anderweitigen Krankheiten ... 575
      ι) Purpura bei Kreislaufkrankheiten ... 576

Inhaltsverzeichnis.

	Seite
ϰ) Neurogene Purpuraformen	576
λ) Verminderung der Capillarresistenz bei Avitaminosen	577
μ) Purpura senilis	580
ν) Einfache hereditäre familiäre Purpura	581
c) Änderungen der Durchlässigkeit der Capillarwand unter der Einwirkung von Giften	581
α) Tierische Gifte	583
β) Pflanzliche Gifte	584
d) Therapeutische Beeinflussung der Durchlässigkeit der Capillarwand	585
α) Maßnahmen zur Verminderung der Durchlässigkeit	585
β) Maßnahmen zur Steigerung der Durchlässigkeit	587
IV. Mißbildungen und Fehlbildungen der Blutgefäße	587
1. Kongenitale Angiektasien mit dystrophischen Veränderungen	587
a) Klippel-Trénaunay-Syndrom	587
b) Maffucci-Syndrom	589
c) Progressive Osteolyse bei Angiomatosis	589
d) Sturge-Weber-Syndrom	590
e) v. Hippel-Lindau-Syndrom (Angiomatosis cerebri et retinae)	590
2. Pathologische Veränderungen der arteriovenösen Anastomosen	591
a) Angeborene Fehlbildungen der arteriovenösen Anastomosen	591
b) Regressive Veränderungen im Bereich der Glomusorgane	591
c) Arteriovenöse Anastomosen in Verbindung mit Gefäßspinnen	592
d) Glomustumoren	592
3. Tumoren der Blutgefäße	595
a) Hämangiome	596
b) Hämangioendotheliome	600
c) Hämangiosarkome	601
d) Kaposi-Sarkom	602
V. Krankheiten der Lymphgefäße	603
1. Lymphangitis	603
2. Lymphgefäßinsuffizienz	605
a) Lymphoedema simplex	608
b) Lymphoedema praecox	609
c) Kongenitales Lymphödem	610
α) Familiäres kongenitales Lymphödem	610
β) Einfaches kongenitales Lymphödem	610
d) Sekundäres Lymphödem	611
α) Lymphödem bei Malignomen	611
β) Lymphödem nach chirurgischen Eingriffen	612
γ) Lymphödem bei Entzündung (primär entzündliches Lymphödem)	612
δ) Sekundär entzündliches Lymphödem	613
3. Tumoren der Lymphgefäße	616
a) Lymphangioma simplex	616
b) Lymphangioma cavernosum	616
c) Lymphangioma cysticum (Hygroma)	617
d) Lymphangioblastoma malignum	617
C. Schluß	618
Literatur	618
A. Allgemeine Angiologie. I. Anatomische und physiologische Vorbemerkungen. II. Allgemeine Ätiologie. III. Allgemeine Symptomatologie	618
IV. Allgemeine Therapie	668
B. Spezielle Angiologie. I. Krankheiten der Arterien	701
1. Spastische Arteriopathien S. 701. — 2. Entzündliche Arteriopathien S. 714. — Endangitis obliterans S. 714. — Periarteriitis S. 740. — Andere Arterienentzündungen S. 755. — 3. Thromboembolische Arteriopathien S. 767. — 4. Deformierende Arteriopathien S. 776. — Ulcus cruris ischaemicum bei Hypertonie S. 776. — Arteriosklerose S. 777. — Arterielle Aneurysmen S. 811. — Arteriovenöse Fistel S. 827.	
II. Krankheiten der Venen	833
III. Krankheiten der Capillaren	858
IV. Mißbildungen und Fehlbildungen der Blutgefäße	882
V. Krankheiten der Lymphgefäße	890
Sachverzeichnis für Teil 1—6	896

Krankheiten der Gefäße.

Von

E. Wollheim und **J. Zissler.**

Mit 79 Abbildungen.

A. Allgemeine Angiologie.
I. Anatomische und physiologische Vorbemerkungen (Bau und Funktion der Gefäße).
1. Blutgefäße.

Die Blutgefäße entwickeln sich aus der primitiven mesodermalen Gefäßanlage durch fortschreitende Sprossung und Differenzierung der Zellen.

Arterien, Venen und Capillaren gemeinsam ist ein inneres, der Gefäßlichtung zugekehrtes Endothelrohr aus platten Zellen. Es ist nach außen umgeben von der sogenannten Accessoria (SCHIEFFERDECKER 1896), die bei großen Gefäßen die Hauptmasse des Gefäßwandgewebes ausmacht und sich aus glatter Muskulatur, elastischen Fasern und Membranen, kollagenem Bindegewebe und einem alles umspannenden Gitterfasernetz zusammensetzt. Das Bindegewebe der Accessoria ist vielfach, und zwar auch im Normalzustand, mit mucoider Substanz durchtränkt (STÖHR 1951).

a) Arterien.

Die Arterien bestehen aus dem Endothelrohr und aus einer mächtigen Accessoria. Zwischen Endothel und Lamina elastica interna befindet sich eine aus Fibrocyten — mit eingelagerten Histiocyten — bestehende Intima, die im Laufe des Individuallebens beträchtlichen physiologischen Veränderungen unterworfen ist.

Besonders in der Aorta, wo starke, längsverlaufende Bindegewebszüge mit eingelagerter Grundsubstanz vorliegen, sind Hinweise auf Anpassungsvorgänge mit erheblicher individueller Variation (LEWIN 1935), entsprechend der funktionellen Beanspruchung (KROMPECHER 1941), festzustellen. Zwischen Lamina elastica interna und Lamina elastica externa, also in der Tunica media der Arterien, sind, je nachdem ob es sich um Arterien vom elastischen oder vom muskulären Typ handelt, radiär und zirkulär angeordnete elastische Fasern, manchmal von spiraliger Struktur, zum Zwecke der Erreichung einer Längs- und Radiärspannung, oder zirkuläre parallel verlaufende Schichten von glatter Muskulatur anzutreffen. Große und mittelgroße Arterien haben neben einer ausgeprägten Intimaschicht vornehmlich elastische Fasern im Mediabereich, kleinere Arterien (Abb. 1) nur eine hauptsächlich aus Ringmuskulatur zusammengesetzte Media. Die Adventitia oder Tunica externa aus faserreichem zellhaltigem Bindegewebe verbindet die Arterien mit dem jeweiligen Standortgewebe. In der Adventitia werden die ernährenden Gefäße der Arterienwand (Vasa vasorum; BREMER 1931) und die versorgenden Nerven an das Gefäß herangeführt. Der Nachweis der Vasa vasorum gelingt durch Injektionsmethoden bei einem Überdruck von 100 bis 300 mm Hg (WINTERNITZ 1954). Die Existenz von Lymphgefäßen in Blutgefäßscheiden ist nach den Untersuchungen von BARTELS (1909) und HOMANS (1912) anzunehmen (ALLEN u. GHORMLEY 1935/36).

Die Blutversorgung dicker Blutgefäßwände, besonders von Arterien, soll nicht nur über die Vasa vasorum, sondern teilweise direkt vom Lumen her erfolgen.

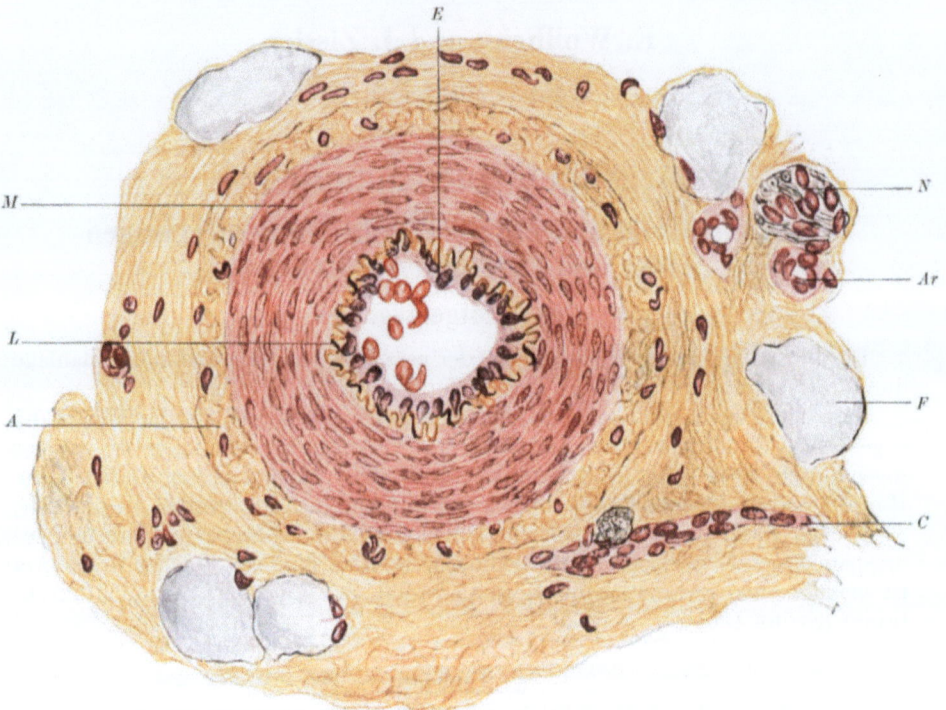

Abb. 1. Kleine Arterie aus der Fingerhaut. Mensch. *E* Endothelkerne; *L* Lamina elastica interna; *M* Media oder Muscularis; *A* Adventitia oder Externa; *N* Nerv; *Ar* Arteriole; *C* Capillare; *F* Fettzelle. Sublimat-Pikrinsäure. 600mal vergrößert, auf ⅚ verkleinert. (Nach STÖHR 1951.)

Im inneren Mediadrittel sind ernährende Gefäße nicht mehr nachweisbar, so daß dieser Wandbereich vorwiegend vom Lumen her ernährt werden dürfte, während die äußeren zwei Drittel durch ernährende Gefäße aus der Adventitia versorgt werden.

Das periadventitielle Nervennetz bezieht Fasern aus Hirn- und Rückenmarksnerven, Sympathicus und Parasympathicus. Eine histologische Unterscheidung dieser Nervenfasern hinsichtlich ihrer Herkunft ist bisher nicht möglich. Das nervöse „Terminalreticulum" (REISER 1933; FEYRTER 1940; BOEKE 1940; STÖHR 1951) besitzt sogenannte interstitielle oder interkalare Zellen; FEYRTER (1940/1949) spricht von einem Angioneurium, das sich als gefäßeigenes neurales Beigewebe normalerweise nicht färberisch darstellen läßt, jedoch als Substrat für Wucherungsvorgänge, z. B. bei Neurofibromatosis, Bedeutung gewinnen kann. In der Adventitia größerer Arterien sind Vater-Pacinische Körperchen sowie Krausesche Endkolben als nervöse Endapparate afferenter Fasern nachgewiesen. Gehäuft finden sich sensible Endapparate im Sinus caroticus (zum IX. Hirnnerven; HERING 1931) und im Anfangsteil der Aorta (zum X. Hirnnerven). Diesen

Receptorenfeldern entsprechen das Paraganglion caroticum und das Ganglion aorticum supracardiale mit Vagus- und Sympathicusfasern.

Die kleinen Arterien oder Arteriolen repräsentieren den Hauptströmungswiderstand der Gefäßperipherie. SCHÖNBACH (1956) wies auf die funktionelle Variabilität dieses Gefäßbereiches anhand von Untersuchungen des sogenannten Kennquerschnitts $Q = i/P$ (WEZLER und SINN 1954) und seine Bedeutung für die Blutdruckregulation und den peripheren Gefäßwiderstand hin.

b) Venen.

Die Venen unterscheiden sich von den Arterien im allgemeinen durch geringere Stärke der Muscularis (Abb. 2). Die Adventitia mittlerer und kleinerer Venen enthält, mit fortschreitendem Alter zunehmend, auch längsverlaufende Muskel-

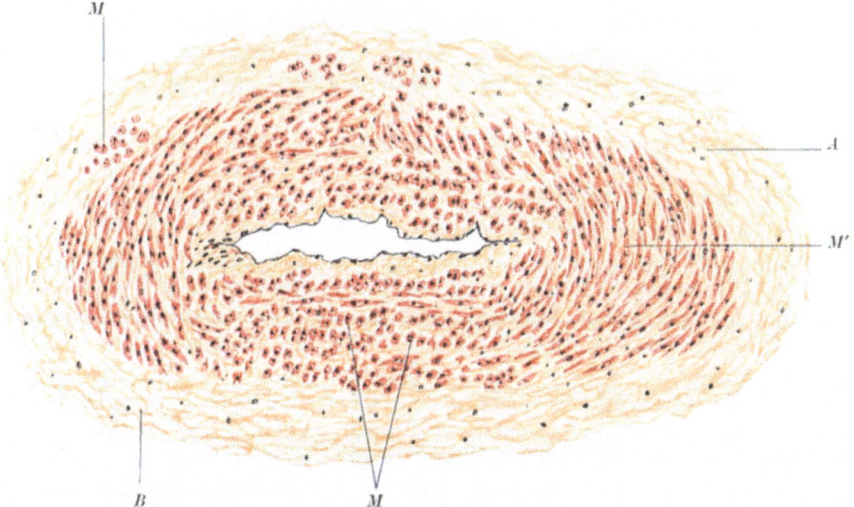

Abb. 2. Vene aus der Fingerhaut. Mensch. *M* Längs oder in steilen Spiralen verlaufende Muskelfasern; *M'* in flachen Spiralen verlaufende Muskelfasern; *A* Adventitia; *B* Bindegewebe. ZENKER. Hämatoxylin-Eosin. 180mal vergrößert. (Nach STÖHR 1951.)

fasern. Die Stärke der Mediamuskulatur schwankt in weiten Bereichen; während die Knochen-, Dura- und Piavenen fast muskelfrei sind, weisen andere Venen, besonders die im Bereich der caudalen Extremitäten, z. B. die Venae popliteae, bemerkenswert starke Muskulatur auf (HOCHREIN u. SINGER 1927). Sonst sind die Extremitätenvenen meist relativ dünnwandige Röhren, die zu erheblichen Veränderungen von Länge und Querschnitt fähig sind.

Venenklappen stellen bindegewebige endothelüberkleidete Intimavorsprünge ins Lumen dar. Sie finden sich meist zu zweien auf gleicher Höhe, vornehmlich distal der Einmündung von Nebenästen und besonders an den caudalen Extremitätenvenen. Sie können den hämostatisch bedingten Rückstrom von Blut in abhängige Körperpartien verhindern (KAUFFMANN 1927). Nach DZIALLAS (1949) können Klappen nicht nur in großen, sondern bereits in kleinsten Venen von 20μ Durchmesser vorkommen, was sich besonders für die Haut nachweisen läßt. Vena cava cranialis, Vena cava caudalis und Venae ilicae communes sind klappenlos. Dagegen sind in den kurzen und langen Darmvenen Klappen nachgewiesen (KOEPPE 1890). Die Venenklappen verhindern hydrostatisch bedingte Überdehnungen der peripheren Venen und beteiligen sich außerdem am Rücktransport des Blutes zum Herzen durch die sogenannte arteriovenöse Koppelung (SCHADE u. Mitarb. 1933, 1936). Die Fortleitung der arteriellen Pulswelle in der gemeinsamen Gefäßscheide von Arterien und Venen wirkt als Pumpmechanismus herzwärts. Ferner wird durch Muskelkontraktionen (Wadenmuskulatur) das Venenlumen verengt („Venensystole"), durch Erschlaffung erweitert („Venendiastole") und dadurch das Venenblut von Klappe zu Klappe herzwärts weiter bewegt, durch Klappenwirkung aber am Zurückströmen in die Peripherie verhindert. Außer diesen Mechanismen erachtet HALSE (1958) noch als bedeutsam für die Blutbewegung in den Venen das arteriovenöse Druckgefälle als vis a tergo, den Unterdruck im Thoraxraum und die ansaugende Diastole im rechten Vorhof, sowie Saugwirkungen auf den Veneninhalt von seiten der bindegewebigen Verspannungen zwischen der Adventitia der Venen und den umgebenden Geweben (Fascien, Bindegewebe).

Die Venen der Extremitätenperipherie sind untereinander durch zahlreiche Anastomosen verbunden, die in der Regel im Falle venöser Verschlüsse in Funktion treten. Die Widerstandsfähigkeit der Venenwände ist erheblichen, erblich bedingten Varianten unterworfen, was aus den unterschiedlichen Auswirkungen langdauernder intravenöser Drucküberhöhung, z. B. bei arteriovenösen Fisteln oder bei chronischer Herzinsuffizienz, ersichtlich ist.

Die Versorgung der Venen mit Nerven, sowie Blut- und Lymphgefäßen entspricht etwa derjenigen der Arterien. Schmerzempfindliche Nervenstrukturen sollen nach Untersuchungen von MONIZ, DE CARVALLO und LIMA (1931) nur in den Extremitätenvenen vorhanden sein; sie ermöglichen die Perzeption von Schmerzen bei chemischen Reizungen und mechanischen Schädigungen der Venenwand. An den Einmündungsstellen der großen Venen ins Herz werden sensible Endorgane in der Venenwand angenommen, durch die beim Anstieg des intravenösen Druckes über eine neurogene Verminderung des Vagustonus die Steigerung der Herzschlagfrequenz bewirkt werden soll (BAINBRIDGE 1915, 1916); die afferenten Receptoren befinden sich in den Wänden der Vena cava cranialis und des rechten Vorhofes (SASSA und MIYAZAKI 1920), nicht jedoch in der Vena jugularis und der Vena cava caudalis. Zentripetale Fasern verlaufen im Vagus (SASSA und MIYAZAKI 1920; ANREP und SEGALL 1926). Diese Einrichtung dient der Selbststeuerung des Kreislaufes (HESS 1930; KOCH 1933; REIN 1941). Die Annahme eines eigenen Venomotorenzentrums in der Medulla oblongata, getrennt vom Vasomotorenzentrum, gilt nach GROSSE-BROCKHOFF (1950) als nicht eindeutig erwiesen.

Die Venen des Menschen zeigen eine periodische Spontantätigkeit in Form von Kontraktionen; dies läßt sich am überlebenden Venenstreifen und am abgesperrten Venensegment in situ, etwa atmungssynchron, nachweisen (POGANY 1931). Darüber hinaus gibt es nach GOLLWITZER-MEIER (1929, 1932) zentral induzierte Venenkontraktionen von geringerer Frequenz (1—2 pro min). Bei Erhöhung der CO_2-Spannung im Blut kommt es zur Kontraktion der Venen (HENDERSON 1913, HENDERSON u. HARVEY 1918).

Durch mechanische Reize, z. B. Beklopfen, läßt sich eine Steigerung der rhythmischen Venenkontraktionen nach Stärke und Frequenz erreichen (POGANY 1931). Dagegen tritt nach Ausschaltung der constrictorischen Venennerven auf mechanische Reize nur mehr Venendilatation in Erscheinung (HORIUCHI 1924). Nach GROSS (1955) ist anzunehmen, daß perivasale und intramurale Nervenfasern mit der Arterie in die Peripherie gelangen und von dort mit der Vene wieder zentripetalwärts verlaufen, so daß ein neuraler Verbindungsbogen zwischen Arterie und Vene besteht. Dies erklärt den Befund, daß an der Arterie durch nervale Blockade die zentral ausgelösten Reize nicht weiter peripherwärts geleitet werden, andererseits bei Blockade des Venenweges die zentripetal gerichteten Reaktionen unterbleiben, wie aus Vereisungs- und Anaesthesieversuchen am Kaninchenohr hervorgeht. Sonst wirken schwache und schwächste Reize häufig dilatierend, stärkere hingegen kontrahierend (HEIMBERGER 1925). Unter Einwirkung von Kälte erfolgt in der Regel Kontraktion, bei Wärmeanwendung Dilatation der Hautvenen (H. L. WHITE 1924; BRANDT und KATZ 1931). Auf Adrenalin in Dosis von 0,001—0,002 mg i. v. (DONEGAN 1921; POGANY 1931) sowie auch nach Dosen von 0,0001—0,0005 mg (BRANDT u. KATZ 1931) erfolgt Venenkontraktion. Dagegen kommt es nach Coffein (ANITSCHKOW 1924), Nitriten (SETO 1926), Urethan (FRANKLIN 1926), Glykokoll (BROUHA 1925) und Eupaverin (BRANDT und KATZ 1931) zu Dilatation der Venen. Durch elektrische Reizungen lassen sich Venenkontraktionen erzielen (KÖLLIKER zit. nach FRANKLIN 1926); desgleichen durch Reizungen des Halssympathicus (v. BASCH 1875).

Die Venolen verhalten sich nach Einwirkung von Pharmaka nicht immer gleichsinnig den großen Venen; auf Histamin erweitern sie sich, auf Pituitrin kontrahieren sie sich, vielleicht als Folge abweichender nervaler Strukturen (HOOKER 1921; POGANY 1931).

Die durch den Innendruck der Vene gegebene Dehnungskraft bildet für die Venenwand den adäquaten Reiz zum Zustandekommen des autonom gesteigerten Venentonus. Der Venentonus ist für die Volumenkapazität des Venensystems bestimmend, das nach REIN (1931) teilweise zu den Blutreservoiren zu rechnen ist. Durch die Tätigkeit der Venomotoren (FLEISCH 1931) vollzieht sich ein wesentlicher Teil der Kreislaufregulation (GOLLWITZER-MEIER 1932). Die Füllung des Venensystems ist nach BRANDT (1931) von verschiedenen Faktoren abhängig, jedoch geht eine wichtige Beziehung der aktiven Blutmenge zum zentralen Venendruck aus pharmakodynamisch und physikalisch bewirkten Blutmengenveränderungen hervor (WOLLHEIM 1931; BRANDT 1931).

Unter bestimmten Bedingungen, z. B. körperlicher Belastung, orthostatischer Lageänderung, Valsalvaversuch, Kälteeinwirkung oder Hyperventilation kommt es zu einer Kontraktion der Arm- und Beinvenen. Die Aufhebung dieser Bedingungen führt zu einem kurzfristigen Anstieg des zentralen Venendruckes (PAGE u. Mitarb. 1955), was auf einen zentral beeinflußten Venomotorentonus hinweist. Phlebomanometrische Untersuchungen von BURCH und MURTADHA (1956) am intakten Vorderarmvenensegment zeigten Druckanstieg bei psychischen Emotionen und Druckabfall im natürlichen Schlaf. Wie WOLLHEIM (1931) zeigte, kommt es unter diesen Bedingungen entsprechend zum Anstieg bzw. zur Abnahme der aktiven Blutmenge. Auch diese tonusbedingten Venendruckschwankungen werden durch einen zentral zumindest beeinflußten, wenn nicht gesteuerten Venomotorentonus erklärt (Venendruckmessung s. S. 68).

c) Arteriovenöse Anastomosen.

Bei den arteriovenösen Anastomosen handelt es sich um Gebilde, die dem Capillarkreislauf vorgeschaltet sind, also eine direkte Verbindung zwischen arteriellem und venösem Schenkel der Gefäßbahn darstellen. Im Gegensatz zu den ins Gebiet der Pathologie gehörigen arteriovenösen Fisteln handelt es sich bei den arteriovenösen Anastomosen um normale Gefäße, denen zweifellos eine funktionelle Bedeutung bei der peripheren Durchblutungsregelung zukommt. Bei Öffnung arteriovenöser Anastomosen läßt sich mitunter die Weiterleitung arterieller Pulsationen ins Venensystem oder die hellrote Verfärbung des abführenden Venenblutes beobachten.

α) Nachweis.

Die zum Nachweis arteriovenöser Anastomosen benutzten Methoden sind:
a) arterielle Injektion von kalibrierten winzigen Glaskugeln (STEINACH 1884; Einwände s. LUCKNER 1955);

b) physikalische Rückschlüsse aus dem Verhältnis zwischen Oberflächenspannung, Gefäßdurchmesser und dem zur Bewegung einer Flüssigkeit in einem mit einer anderen Flüssigkeit gefüllten Rohr erforderlichen Druck (GORDON u. Mitarb. 1953);

c) manometrische Methoden, mit denen der bei Öffnung arteriovenöser Anastomosen ansteigende Venendruck faßbar ist, vorwiegend mit Hilfe plethysmographischer Technik (SCHROEDER 1952);

d) im Bereiche von Lungen oder Nieren läßt sich der Durchfluß durch die Peripherie und der durch arteriovenöse Kurzschlüsse abgezweigte Stromvolumenanteil mit Hilfe eines arteriovenösen Konzentrationsvergleiches von Stoffen feststellen, die in der einschlägigen Konzentration beim Durchgang durch die Endstrombahn völlig eliminiert werden;

e) mit angiographischer Technik durch Erfassung von Summationserscheinungen arteriovenöser Überdrucke (VOGLER 1953) oder durch mikroradiographische Technik (RÖHRL 1952).

Die Weite der arteriovenösen Kurzschlüsse wird je nach Species und Organsystem unterschiedlich angegeben. An der Lunge fanden TOBIN u. Mitarb. (1950) Durchmesser der Kurzschlußbahnen bis 500 μ; am Magen wurden von WALDER (1952) 160 μ gemessen. PRINZMETAL u. Mitarb. (1947, 1948, 1949) fanden in Hunde- und Kaninchenversuchen Anastomosenkaliber von 350 μ in der Milz, 250 μ in der Lunge und 180 μ in der Leber. Gegenüber diesen durch Glaskugelexperimente ermittelten Werten liegen die an Kaninchen und Ratten mit der Oberflächenspannungseffekt-Methode gewonnenen Anastomosendurchmesser erheblich tiefer, nach GORDON u. Mitarb. (1953) in der Leber um 35 μ. Mit Hilfe von Karnaubawachs-Kugeln fanden PIIPER und SCHOEDEL (1954), sowie PIIPER, SCHNEIDER und SCHOEDEL (1954) ähnliche Werte (Rattenpfote).

β) Morphologische Varianten.

Mit CLARA (1956) lassen sich folgende morphologische Varianten der arteriovenösen Anastomosen unterscheiden:

1. Direkte Anastomosen von WODZICKI (1929), BUCCIANTE (1949), HAYEK (1952), die den arteriovenösen Anastomosen vom Typ I nach CONTI (1950) entsprechen. Es handelt sich um seitlich aus den Arterien abgehende kleine venenähnliche Gefäße von über 50 μ Durchmesser, die in Venen einmünden. Dieselben sind nachgewiesen in der Magensubmucosa (SPANNER 1932; WATZKA 1942), im Myocard (CONTI 1945), im Uterus (GASPARINI 1945) sowie in der Haut der Regio axillaris und der Regio analis (CAVAZZANA 1945/1946). An der Abgangsstelle dieser Gebilde aus den Arterien finden sich sphincterartige Muskelringe.

2. Arteriovenöse Anastomosen vom Typ 2a nach BUCCIANTE (1949) in Form einfacher, kurzer arteriovenöser Querbügel. Nach CLARA (1956) kommen sie hauptsächlich im Bereich der Speicheldrüsen, der Submucosa des Magendarmtraktes, der Schilddrüse sowie im Mesostenium und Mesocolon vor, als etwas längere arteriovenöse Querverbindungen auch im Bereich von Schilddrüse und Nierenkapsel. Als Sperreinrichtung dieser Anastomosen dienen stark contractile Züge von Längsmuskulatur. Diese Gebilde sollen auch als venöse Drosselvorrichtungen mit der Funktion der Absperrung von Blutspeichern betraut sein (CLARA 1956).

3. Arteriovenöse Verbindungen mit geschlängeltem Verlauf (STAUBESAND 1949; 1950, 1954), fehlender Elastica interna und mit epitheloiden Wandzellen. Sie werden in der Nasenspitze, den Nasenmuscheln, der Prostatakapsel sowie in den Rankenarterien des Corpus cavernosum penis gefunden.

4. **Glomusorgane** (STAUBESAND 1951), die als abgegrenzte knäuelartige Gefäßgebilde mit einer gemeinsamen Gefäßscheide bindegewebig in ihre Umgebung eingebaut sind. Charakteristisch ist ihr organoider Aufbau und der Gehalt an Epithelzellen. Sie kommen hauptsächlich im Bereich des Nagelbettes, ferner als Glomus coccygicum und als Glomera caudalia vor. Besonders reichlich nervös versorgt stehen sie in inniger Verbindung zu den perivasalen Nervengeflechten (MASSON 1935, 1936, 1937); MARLEY und SOLDATI (1951) konnten bei Glomusorganen im Ovar der Katze die Beteiligung sowohl markhaltiger Nervenfasern als auch markloser Verästelungen aus dem Sympathicus zeigen.

Neben diesen nur histologisch nachgewiesenen arteriovenösen Anastomosen gibt es nach SUNDER-PLASSMANN (1943), VOGLER (1953), WEIS (1951) noch größere arteriovenöse Verbindungen, die sich im Röntgenbild (Serienvasographie) mit freiem Auge erkennen lassen und die besonders bei peripherwärts vom Nachweisort lokalisierten Strömungsbehinderungen gefunden werden. RÖHRL (1951) zeigte, daß serienangiographisch arteriovenöse Verbindungen bis zu einer Kleinheit von 60—80 μ Durchmesser herab erkennbar sein können (Mikroradiographie).

Uneinheitlich ist die Auffassung über die zeitliche Morphogenese arteriovenöser Anastomosen. Während POPOFF (1935) die Entwicklung dieser Gebilde erst im postfetalen Leben annimmt, vermuten andere Autoren, daß sie bereits im fetalen Leben in zwar geringer Zahl und unfertiger Ausprägung angelegt werden (MASSON 1937; CLARA 1956). Befunde über die funktionellen Veränderungen der arteriovenösen Anastomosen stützen die Auffassung, daß ihre Bildung als funktioneller Anpassungsvorgang zu gelten hat. Damit kann nicht nur ihre Entwicklung sondern auch ihre unter bestimmten biologischen Voraussetzungen erkennbare Regressionstendenz erklärt werden. KUCSKO (1949) beschrieb z. B. bei angeborenen Herzklappenfehlern ein gehäuftes Auftreten glomusartiger Gebilde an arteriovenösen Anastomosen der Lunge als sogenannte „Anastomositis". RUTISHAUSER und BLANC (1950) konnten in der Lunge eines 2jährigen Kindes mit Rechtsinsuffizienz und Cyanose ebenfalls glomusartige Gebilde finden, desgleichen JUNG (1953). Zu erwähnen sind ferner die von MARTINI und STAUBESAND (1953) beschriebenen Brückenanastomosen im Bereich der Gefäßspinnen. Das Auftreten arteriovenöser Verbindungen bei peripheren Durchblutungsstörungen wird von SUNDER-PLASSMANN (1950) sowie VOGLER (1953) erwähnt.

Nach LUCKNER und STAUBESAND (1951) wird in den Glomera coccygica Acetylcholin in hohen Konzentrationen gebildet, wodurch die Rolle der epitheloiden Zellen als Acetylcholinbildner zum Zwecke der Entfaltung einer örtlich beschränkten Gefäßwirkung verständlich wird (LUCKNER 1955).

γ) Funktion.

In funktioneller Hinsicht ist zu beachten, daß über die Anastomosen ein arteriovenöser Übertritt stattfindet, durch den der Stoffaustausch mit dem extravasalen Raum, wie er bei der Durchströmung der Endstrombahn obligat ist, umgangen wird. Welchen übergeordneten Prinzipien die durch den Funktionswechsel der arteriovenösen Anastomosen bewirkten Änderungen zugeordnet sind, ist noch umstritten. Den zahlreichen Verfechtern einer wärmeregulatorischen Funktion (KROGH 1929; HESS 1938; CLARA 1937, 1956; STAUBESAND 1950) gegenüber werden von SCHROEDER (1952) Bedenken geäußert. CURRI und TISCHENDORF (1956) stellten fest, daß bei venösen Abflußbehinderungen eine Öffnung arteriovenöser Verbindungen auch von der venösen Seite her möglich ist. Das wichtigste Kriterium einer weitläufigen Öffnung arteriovenöser Anastomosen bildet der Anstieg der Sauerstoffspannung im venösen Blut.

Der quantitative Anteil der arteriovenösen Anastomosen am Stromvolumen beträgt an der Niere nach Untersuchungen mit der PAH-Clearance weniger als 8% (SMITH 1951), an der Lunge nach Untersuchungen mit Herzkatheter weniger als 6% (RILEY und COURNAND 1949; BARTELS und RODEWALD 1953). Über die Verhältnisse der Extremitätendurchblutung herrscht noch keine hinreichende Klarheit. Nach LUCKNER (1955) sind in der Muskulatur wahrscheinlich überhaupt keine arteriovenösen Anastomosen vorhanden, eine Beobachtung, die gegen eine stoffwechselregulierende Funktion dieser Gefäße spricht. SCHOEDEL (1956) führte zur Bestimmung des Anastomosenanteils am peripheren Stromvolumen der Hundeextremität Glaskugelexperimente durch. Bei Entnervung war die arteriovenöse Passage der 20 μ-Teilchen stärker als an der nicht entnervten Extremität, ebenso wurde ein derartiger Unterschied bei Verwendung von 32 μ-Kugeln festgestellt. Die Übertragung dieser Resultate von Tierversuchen auf die menschliche Physiologie ist jedoch durchaus problematisch (STEIN und SCHROEDER 1954). Bei Öffnung arteriovenöser Anastomosen kommt es zum Anstieg des Venendruckes, eventuell auch des Capillardruckes, wobei Stromrichtungsumkehr im Capillarbereich (HEIMBERGER 1930) und Steigerung der capillaren Filtration (HOLZLÖHNER 1938) vorkommen können. Vielleicht sind die Kurzschlußgefäße sogar an der Vasomotion beteiligt (CLARK 1938; SCHROEDER 1952).

WOLLHEIM (1952) wies darauf hin, daß parallel zu den von SCHROEDER (1952) beschriebenen Wirkungen auf die arteriovenösen Anastomosen, die durch Histamin, Schlaf, Muskelarbeit u. a. ausgelöst werden, sich die aktive Blutmenge entsprechend verändert. Damit ergibt sich die Frage, ob diese Anastomosen nicht eine wesentliche Bedeutung für die Regulierung des Rückflußvolumens des Blutes haben und für die Füllung und Entleerung der Blutdepots im Nebenschluß zur Hauptstrombahn entscheidend sind.

Von physikalischen Einwirkungen scheint ein Reiben der Haut zur Öffnung, ein Stechen oder ein operativer Eingriff zum Verschluß der arteriovenösen Anastomosen zu führen. Erwärmung des Ganztieres (Kaninchen) bewirkt Öffnung, Abkühlung die Schließung der Anastomosen. Die Reizschwelle für örtliche Wärme liegt nach GRANT (1930, 1935) und LUCKNER (1955) bei 40°C, also wesentlich höher als der bei 33° liegende Reiz für Arteriolendilatation. Bei Abkühlung des Kaninchenohres (15°C) sind alle Gefäße früher als die erweiterten Kurzschlußgefäße verengt (GRANT 1930, 1935). Die Extremität des nicht narkotisierten Hundes reagiert zwischen 15 und 35°C nicht einheitlich auf geringere Temperaturreize (SCHROEDER und STEIN 1954).

Die Reaktionen auf Sauerstoffmangel sind insofern quantitativ abgestuft, als im allgemeinen der Anteil der arteriovenösen Anastomosen am Stromvolumen unter O_2-Mangel gedrosselt zu werden pflegt (SCHROEDER und STEIN 1954).

Bei Ultraviolett-Bestrahlung wird eine Öffnung der Anastomosen beobachtet (CLARA 1956). Reize am Halssympathicus bewirken Schließung der Anastomosen, Sympathicusausschaltung öffnet die Anastomosen (SCHNEIDER 1953). Bei Vagotomie werden die Anastomosen geöffnet, bei Ausschaltung des Carotissinus hingegen gedrosselt (BOSTROEM und SCHNEIDER 1953).

Atropin bewirkt Schließung, Milchsäure Öffnung der arteriovenösen Anastomosen (WODZICKI 1929; SPANNER 1952). Auch bei Padutin-Zufuhr öffnen sich nach ANSCHÜTZ und SCHROEDER (1950; 1951) die Kurzschlüsse. Die nach Adrenalin auftretende Kontraktion scheint dosisabhängig zu sein, indem Capillaren und Arteriolen empfindlicher reagieren als die Anastomosen (CLARA 1956). LUCKNER (1954) gibt aber an, daß die Kurzschlußgefäße am empfindlichsten gegen Adrenalin sind. Arterenol hat nach SCHROEDER und ANSCHÜTZ (1950, 1951), ebenso wie Veritol (BOSTROEM und SCHOEDEL 1953) ähnliche Wirkungen. Durch Ergotamin und Gynergen werden die Anastomosen kontrahiert (STOLZENBURG 1937), in schwächerem Maße auch durch Hypophysin. Hydergin bewirkt nach VOGLER (1953) Schließung der Anastomosen zu Gunsten einer vermehrten Durchströmung der Endstrombahn. Umstritten ist die Wirkung von Acetylcholin. Bei intravenöser Infusion beobachteten ANSCHÜTZ und SCHROEDER (1950; 1951) eine Öffnung der Anastomosen. Bei intraarterieller Injektion registrierten BOSTROEM und SCHOEDEL (1953) eine Zunahme der Gesamtdurchblutung ohne selektive Wirkung an den Anastomosen. Histamin sowie Euphyllin bewirken nach SCHROEDER und ANSCHÜTZ (1950; 1951) eine Schließung von arteriovenösen Anastomosen; das Gegenteil stellten GRANT (1930) sowie TISCHENDORF und CURRI (1954) (Erweiterung der Anastomosen) fest. Serotonin läßt die Spontanrhythmik mit jeweiliger Schließung und Öffnung der Anastomosen verschwinden (CURTILLET 1939). Morphin subcutan bewirkt im Gegensatz zur fehlenden Wirkung am Kaninchen beim Menschen eine Schließung der Anastomosen (HAVLICEK 1934). Diese Einzelbefunde widersprechen sich zum Teil diametral, möglicherweise je nach der für die Untersuchung gewählten Tierart, Körperregion oder Methodik.

SCHROEDER (1952) vermutet, daß die Hämodynamik in allen Körperbereichen durch die arteriovenösen Anastomosen beeinflußbar ist. LUCKNER (1954) möchte die theoretischen Erwägungen über den Anteil der arteriovenösen Anastomosen an der Kreislaufregulation streng auf den Bereich des bisher Nachgewiesenen einschränken. In Anbetracht der widersprechenden Befunde erscheinen uns allgemeine Folgerungen, welche Spezialaufgaben den arteriovenösen Anastomosen in den einzelnen Körperteilen zukommen, noch verfrüht.

d) Capillaren.

Die Capillaren haben einen Durchmesser von 7—10 μ. Sie bestehen lediglich aus einer Schicht länglich platter syncytial angeordneter transparenter Endothelzellen, verbunden durch dünne Schichten von argyrophiler Kittsubstanz. Durch Änderungen des Aggregatzustandes der Intercellularsubstanz kann es zu gröberen Veränderungen der Capillarwanddurchlässigkeit kommen (HUECK 1936). Gewöhnliche Endothelzellen sind zur Speicherung nicht befähigt. In bestimmten Capillarbereichen gibt es aber zwischen den meist kernhaltigen Endothelzellen noch histiocytäre Uferzellen mit ausgesprochener Speicherfähigkeit, die dem RES zugeordnet werden. Das Endothelrohr wird nach STÖHR (1951) von einem hochelastischen Grundhäutchen, der Basalmembran, umschlossen, sowie stellenweise von sogenannten Pericyten (ZIMMERMANN 1923); MARCHAND (1923, 1924) spricht von Adventitiazellen, TANNENBERG (1926) von Pförtnerzellen; sie werden auch als Rouget-Zellen bezeichnet, jedoch von BENNINGHOFF (1930) und MARCHAND (1923) zunächst nicht als muskuläre Elemente angesehen. Trotz des fehlenden Nachweises von Myofibrillen wurden diese Zellen vielfach mit der Kontraktilität in Zusammenhang gebracht.

Neuartige Einblicke in den ultramikroskopischen Bau der Capillaren wurden durch Anwendung des Elektronenmikroskops erschlossen (v. BORRIES 1955, 1956). Hierher gehört der Nachweis von Spalten in der Capillarwand, die durch Überlappung der Endothelzellen zustande kommen, sowie die Sichtbarmachung von Plasmosomen in den Endothelzellen. Das Lumen der Capillaren hat man sich nicht glattwandig begrenzt, sondern durch zottenförmige Endothelausläufer wellig vorzustellen (KISCH 1957).

Das komplexe Problem der Capillarmotilität umfaßt nicht nur die Frage einer Kontraktilität der Capillaren im Sinne einer reversiblen aktiven Verkürzung der Zellen, sondern auch die aktive Einengung ihres Lumens durch Schwellung und Abschwellung der wandständigen Zellen. In der Literatur finden sich erhebliche Widersprüche. Einerseits wurde seit STRICKER (1865, 1876, 1879) immer wieder eine aktive Kontraktionsfähigkeit der Capillaren angenommen. Sie wurde andererseits seit COHNHEIM (1867) auch immer wieder bestritten. Die wesentliche Voraussetzung für eine Beurteilung dieser Fragen bildet eine hinreichende Definition des Capillarbegriffes. Der histologische Capillarbegriff umfaßt nur solche Gefäßstrecken, deren Wand aus dem einfachen Endothelrohr mit Basalmembran und Pericyten besteht (BARGMANN 1955, 1956). Hiernach würde die histologische Grenze zwischen Metarteriolen und Capillaren dem Ende der begleitenden Gefäßmuskulatur und dem Beginn des völlig muskelfreien Capillarrohres entsprechen. Diese Definition stimmt mit den Angaben überein, die auf Grund capillarmikroskopischer Beobachtungen am lebenden Menschen von WOLLHEIM (1927, 1928) mit photographischer Objektivierung gemacht wurden. Er unterschied in der menschlichen Haut zwei funktionell differente Capillargebiete, die Endcapillaren in den Papillen und die subpapillären Capillarplexus, die bis dahin in zahlreichen Lehrbüchern als subpapillärer venöser Plexus dargestellt wurden. Für dieses Gefäßnetz hatten aber bereits TOMSA (1869), VIMTRUP (1922) und BETTMANN (1926) das funktionelle Verhalten von Capillaren wahrscheinlich gemacht, und SPALTEHOLZ (1927) sowie ZIMMERMANN (1923) zeigten, daß den subpapillären Plexus Muskelfasern fehlen. Die neuerdings von ILLIG (1957) gegebene Definition, nach der die Capillaren als Gefäße geringsten Durchmessers und dünnster Wand bezeichnet werden, die die letzten Aufzweigungen der Arteriolen mit den ersten Sammelvenen verbinden, entspricht vollkommen der älteren Anschauung. Die von dem gleichen Autor gemachte Angabe, daß ein arterieller und venöser Anteil des Capillargebietes morphologisch nicht abgrenzbar ist, deckt sich gleichfalls vollkommen mit der älteren Auffassung.

Das Problem der Kontraktilität der Capillaren wurde von ILLIG (1957) erneut zur Diskussion gestellt. Er lehnte eine aktive Veränderung der Capillarweite ebenso wie bereits vorher ZWEIFACH und Mitarbeiter (1948, 1949) ab und nahm an, daß die mikroskopisch zu beobachtenden Veränderungen der Blutfüllung der Capillaren ausschließlich passiv, bzw. unter dem Einfluß präcapillär gelegener Sphincteren erfolgen. Demgegenüber muß aber auf die schwerwiegenden Argumente hingewiesen werden, die für die Möglichkeit der aktiven Capillarkontraktion bzw. Dilatation sprechen. So konnten STEINACH und KAHN (1903) an der Nickhaut des Frosches und der Netzhaut junger Katzen bei faradischer Reizung von Capillaren, die aus dem Gewebszusammenhang getrennt waren, echte Kontraktionen beobachten. Auch die in diese Richtung weisenden Versuche von TANNENBERG (1925; 1926) unter Benutzung einer von RICKER und REGENDANZ (1921) ausgearbeiteten Versuchsanordnung am Pankreas der Katze scheinen bisher unwiderlegt zu sein. Fraglich ist nur, in welcher Form die Kontraktion der Capillarwand zustande kommt. Nach der ursprünglich von STRICKER (1876, 1879) entwickelten Auffassung sollte sich die Verengerung des Lumens durch eine Imbibition der Endothelzellen entwickeln. Demgegenüber hielten ROUGET (1873) und nach ihm S. MAYER (1889, 1893) die von ihnen beobachteten, dem Capillarendothel aufliegenden Pericyten für echte kontraktile Elemente. Aus intravitalen Beobachtungen am Menschen können selbstverständlich zu dieser Frage keine entscheidenden Argumente gewonnen werden. Bei der Capillarmikroskopie läßt sich nur eine stärkere oder geringere Blutfüllung der Gefäße konstatieren, und mit Recht wies KROGH (1929) darauf hin, daß auch das völlige Verschwinden einzelner Capillaren nicht unbedingt auf eine maximale Kontraktion hinzuweisen braucht, da es sich möglicherweise nur um ein Leerwaschen handelt, wenn die Erythrocyten in einzelnen Capillaren durch Plasma verdrängt werden.

Für die menschliche Pathologie scheint die Erkenntnis wichtig, daß die Capillaren zwei wesentliche Funktionen haben:

1. In ihnen findet der Stoffaustausch zwischen Blut und Gewebe statt.

2. Bei sehr wechselnder Weite und dementsprechender variabler Kapazität kann die Strömungsgeschwindigkeit des Blutes in ihnen allgemein oder lokal weitgehend variiert werden. Auf diese Weise können wechselnde Mengen von Blut der raschen, aktiven Zirkulation entzogen werden. Damit ist diese Capillarfunktion in die allgemeine Regulierung der Hämodynamik einbezogen (WOLLHEIM 1927, 1928, 1931).

Die Capillarwand selbst wird vom Lumen her ernährt. Eine direkte Innervation der Capillaren ist bisher nicht sicher nachgewiesen (STÖHR 1951), obgleich Beziehungen zu dem nervösen Terminalreticulum diskutabel erscheinen.

Durch die Aufzweigung der Zirkulation in feinste Capillaräste ist die Möglichkeit gegeben, eine außerordentlich große Berührungsfläche des Blutstromes mit den zu versorgenden Geweben herzustellen. Nach KROGH (1929) ist die capilläre Oberfläche in der Muskulatur des Menschen auf 6300 qm zu schätzen. Je nach der Organfunktion sind charakteristische Unterschiede in der Anordnung der Capillaren zu konstatieren.

Nach Beobachtungen an der Froschschwimmhaut unterschieden NICOLAI (1909) und JACOBJ (1920) einerseits Stromcapillaren mit gestrecktem Verlauf zwischen Arteriolen und Venolen und mit spitzwinkeliger Abzweigung aus den Arteriolen, und andererseits Netzcapillaren, die ein unregelmäßiges Netzwerk von Gefäßen bilden und von den Verbindungen zwischen Arteriolen und Stromcapillaren rechtwinkelig abgehen. An der menschlichen Haut konnte WOLLHEIM (1927; 1928) mikroskopisch und photographisch in ähnlicher Weise die Endcapillaren in den Papillen dem subpapillären Capillarnetz gegenüberstellen. In Beobachtungen an der lebenden menschlichen Haut ließ sich zeigen, daß die Weite dieser beiden Capillargebiete unabhängig voneinander variabel ist. Durch gleichzeitige Untersuchung der aktiven Blutmenge konnte WOLLHEIM (1927; 1928) ferner zeigen, daß die mikroskopisch beobachtete und photographisch objektivierte Erweiterung der subpapillären Capillarnetze, makroskopisch als Cyanose imponierend, mit einer vorübergehenden Verkleinerung der aktiven Blutmenge einhergeht. Damit konnte die Auffassung begründet werden, daß die Endcapillaren in den Papillen (den Stromcapillaren des Frosches entsprechend) mit rasch fließendem aktivem Blut gefüllt sind, während die wechselnde Füllung der Capillarplexus auf ihre Reservoirfunktion zurückzuführen ist. Insbesondere konnte WOLLHEIM (1927; 1928) auch zeigen, daß die Strömungsgeschwindigkeit des Blutes in diesen subpapillären Capillarnetzen etwa 5—20mal langsamer ist als in den Endcapillaren. Unter Benutzung der CO-Methode wurde diese Beobachtung später von BARCROFT, BENATT, GREESON und NISIMARU (1931) bestätigt. Ferner konnte mikroskopisch gezeigt werden, daß die Strömung innerhalb des subpapillären Capillarplexus, offenbar abhängig von lokalen Druckschwankungen, spontane Richtungsumkehr erkennen läßt (s. Abb. 3).

Als weiteres Ergebnis dieser Capillarbeobachtungen ergaben sich charakteristische Capillarbilder für verschiedene Hautfarben (s. Abb. 4).

Für die Wärmeregulation scheint nach den bisherigen Erfahrungen den Capillaren in der Haut nur eine passive Rolle zuzukommen, da für diesen Funktionszusammenhang die Weite der Arterien und Arteriolen von entscheidender Bedeutung ist.

Capillarwände sind normalerweise durchlässig für aktiv emigrierende Leukocyten; Erythrocyten können die Gefäßwand nur unter pathologischen Bedingungen passieren (Diapedesis und Rhexis). Wasser und gelöste Stoffe diffundieren gleichmäßig; die Durchlässigkeit für Kolloide, insbesondere Proteine, ist örtlich verschieden, maximal im Leber- und Intestinalbereich. Der Austritt von Plasmabestandteilen aus den Capillaren erfolgt durch Filtration, wenn der hydrostatische Druck den intravasalen kolloidosmotischen Druck in eiweißdurchlässigen Capillaren übersteigt. Je geringer die Durchlässigkeit für Eiweiße, um so höher ist der

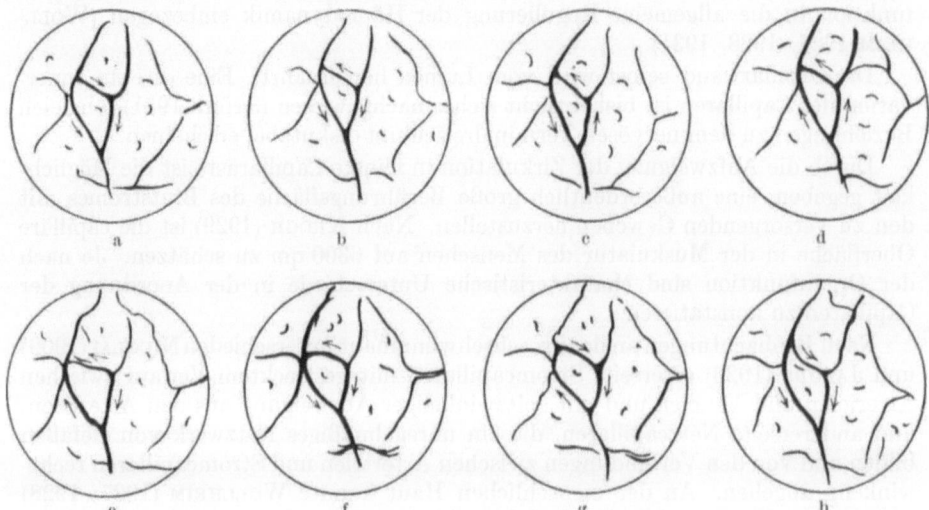

Abb. 3a—h. Zeichnungen nach Mikrophotogramm (auf ⁷/₉ verkleinert). Cyanose. Unterschenkel eines Falles von „Vasoneurose". Beobachtungszeit 30 min. Die eingezeichneten Pfeile zeigen den spontan während dieser Zeit erfolgenden Wechsel der Strömungsrichtung in erweiterten Netzcapillaren. (Nach WOLLHEIM 1928.)

erforderliche hydrostatische Druck für die Herbeiführung der Filtration. O_2-Mangel, CO_2-Anhäufung, Histamin und gewisse toxische Substanzen steigern die Eiweißdurchlässigkeit von Capillaren. Ein Teil der aus dem Blut ins Interstitium

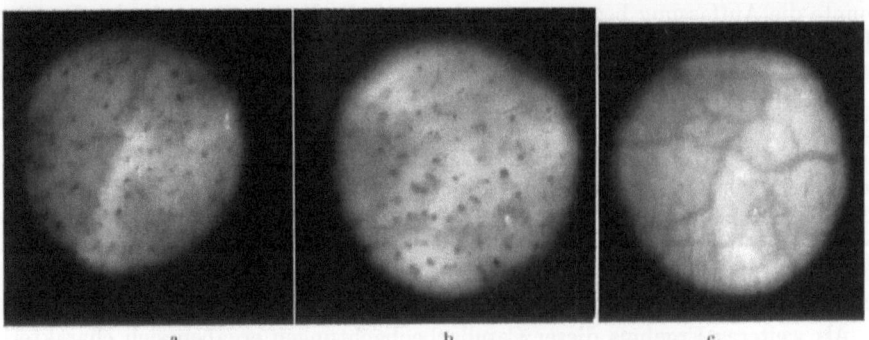

Abb. 4a—c. a Blasse Haut. Handrücken. Enge Endcapillaren. Keine subpapillären Plexusgefäße sichtbar. b Rote Haut. Handrücken des gleichen Patienten wie Abb. a nach warmem Handbad. Zahlreiche weite Endcapillaren, keine subpapillären Netze sichtbar. c Starke Cyanose. Handrücken eines Falles von angeborener Pulmonalstenose. Stark erweiterte subpapilläre Plexus. (Nach WOLLHEIM 1928.)

entsandten Plasmabestandteile wird wieder in die Blutcapillaren zurückgenommen, wofür der höhere kolloidosmotische Druck im Blutgefäß mitbestimmend ist. So dient das Capillarsystem dem Stoffaustausch zwischen Blut und Gewebe, dem Transport von Hormonen, der Wärmeregulation und der Blutspeicherung, wobei je nach Bedarf des Organismus die Durchblutung variiert wird.

Die nutritive Funktion der Durchblutung hängt nicht nur von der Durchströmung sondern auch von der Capillarfiltration ab. Letztere wird quantitativ definiert durch die Gleichung nach HEIDENHAIN (1891) und STARLING (1894)

$$\frac{dS}{dt} = k \cdot F \cdot \Delta p.$$

In dieser Gleichung fungiert dS/dt als Geschwindigkeit des Stoffaustausches, k als Permeabilitätskonstante, F als wirksame Capillarfläche und Δp als hydrostatische oder osmotische Druckdifferenz zwischen beiden Seiten der Capillarwand.

In diesem Zusammenhang kann auf das sogenannte orthostatische Ödem hingewiesen werden, das bei mechanischer Überlastung der Capillarmembranen in statisch erweiterten Extremitätengefäßen entsteht. Wie WOLLHEIM (1927; 1928) zeigte, nimmt bei manchen Menschen beim Herabhängen der Beine die Füllung der subpapillären Plexus erheblich zu, makroskopisch an der Ausbildung einer orthostatischen Cyanose erkennbar. Mit dieser Blutüberfüllung der subpapillären Plexus geht bei mehrstündigem Sitzen oder Stehen häufig ein Austritt von Flüssigkeit aus den erweiterten Capillarnetzen ins Gewebe einher (orthostatische Wasserretention).

Die Frage weiterer pathologischer Veränderungen der Capillarpermeabilität, sowie der orthostatisch bedingten Durchblutungsstörungen wird später (Kapitel „Krankheiten der Capillaren") eingehender besprochen.

e) Terminale Strombahn.

Die Arteriolen, die Metarteriolen oder Präcapillaren, die Capillaren im engeren Sinne, die Postcapillaren und die Venolen bilden die sogenannte terminale Strombahn, ein örtlich neural und humoral gesteuertes Gefäßgebiet, das allerdings in verschiedenen Körperbereichen divergente Reaktionen aufweisen kann. Die terminale Strombahn wird von protoplasmareichen Nervenfasern umsponnen, die gegen chemische Überträgerstoffe empfindlich sind und für die efferente Innervation verantwortlich gemacht werden (JABONERO 1951).

Die Endstrombahn dient der Steuerung der peripheren Durchblutung. Sie funktioniert nicht nach dem Prinzip möglichster Konstanthaltung der Durchströmung sondern bezweckt die Konstanz übergeordneter Funktionen durch Variation der örtlichen Stromvolumina (HENSEL 1954). Vor allem steht die Durchblutungssteuerung der terminalen Strombahn im Dienste des Stoffwechsels sowie der Temperaturregulation, in geringerem Maße auch der Blutdruckregulation. Dabei unterliegt die Gefäßweite als gemeinsames „Stellglied" komplizierten Interferenzen der verschiedenen Regelkreise (HENSEL 1955). Doch kommt der Stoffwechselregulation die führende Rolle zu, wie aus dem Beispiel des Überwiegens thermoregulatorischer Hautdurchblutungsänderungen im Hitzekollaps über die pressoregulatorischen Vorgänge hervorgeht (REIN 1941; SPRINGORUM 1938).

Das örtliche Stromvolumen kann nach FLEISCH (1931) in zwei entgegengesetzten Richtungen verändert werden. Vasoconstrictorische Impulse vom Vasomotorenzentrum vermindern Gefäßquerschnitt und lokales Stromvolumen. Vasodilatatorische Wirkungen kommen durch Katabolite, über lokale Axon-Reflexe oder über spinal aus den Hinterwurzeln des Rückenmarks weitergeleitete Reflexe zustande, wobei eine lokale Determination der Reaktionen vorherrscht; Gefäßquerschnitt und lokales Stromvolumen werden über diese Vorgänge vergrößert. Die Durchblutung der Endstrombahn wird außerdem durch sympathische Fasern aus dem nervösen Eigenapparat der Gefäße sowie durch Reize aus Ganglienzellen der Adventitia (FOERSTER 1929) beeinflußt. Je nach den quantitativen Überlagerungen von constrictorischen und dilatatorischen Effekten ergibt sich die jeweilige Entfaltung des präcapillären Gefäßquerschnitts (FLEISCH 1931); sie paßt sich weitgehend dem stoffwechselbedingten Bedarf an. Durch Einbeziehung weiterer, höherer Reflexe können darüber hinaus Steigerungen des örtlichen Stromvolumens durch kollaterale Vasokonstriktion infolge Steigerung des zentralen Vasomotorentonus, ferner durch Adrenalin- und Arterenolausschüttung, durch Entleeren von Blut aus funktionell verfügbaren Depots im Bereiche der Hautcapillaren (subpapilläre Plexus, WOLLHEIM 1927) sowie aus den Splanchnicuscapillaren, aus der Leber und Milz und schließlich durch Steigerung des Kreislaufminutenvolumens bewirkt werden (HESS 1930; FLEISCH 1931).

Bei der lokalen Durchblutungssteuerung ist nach HENSEL (1955) zunächst zwischen der Muskel- und der Hautdurchblutung, weiterhin zwischen den bei verschiedenen physiologischen Voraussetzungen eintretenden Änderungen dieser Größen zu unterscheiden.

In muskelreichen Extremitätenteilen (Wade, Unterarm) beträgt nach seinen Angaben die Ruhedurchblutung 2—3 $cm^3/100\ cm^3$/min, wobei unter indifferenten Temperaturverhältnissen Haut und Muskulatur ungefähr gleich stark durchblutet werden. Die Muskelruhedurchblutung liegt bedeutend höher als die Stoffwechselbedürfnisse es erfordern. SCHROEDER (1952) nimmt an, daß 50% der Durchblutung des ruhenden Muskels über arteriovenöse Anastomosen laufen; BOSTROEM und SCHOEDEL (1953) halten diesen Anteil für niedriger. Die Durchblutung kann im Muskel in wesentlich höherem Maße gesteigert werden als in der Haut (LANIER u. Mitarb. 1953). Mit einer alleinigen Durchblutungssteigerung braucht noch keine Verbesserung der nutritiven Funktion verknüpft zu sein, wenn nicht gleichzeitig auch die Capillarfiltration verbessert wird.

Nach mechanischer Durchblutungsdrosselung des ruhenden Muskels über 3 min kommt es zu einer etwa fünffachen Erhöhung der Durchblutung, der sogenannten reaktiven Hyperämie, die sich in geringerem Maße auch in den einschlägigen Hautbezirken auswirkt. Längere Drosselungsdauer bewirkt Verlängerung und Intensivierung der reaktiven Hyperämie, wobei die eingegangene „Blutschuld" überschießend ausgeglichen wird. Nach den Untersuchungen von DORNHORST und WHELAN (1953) ist die reaktive Hyperämie nicht vom O_2-Mangel oder von der Entstehung von Kataboliten quantitativ abhängig. Nähere Angaben im Kapitel „reaktive Hyperämie" (S. 57).

Bei Muskelarbeit kommt es mit steigender Muskelspannung zunächst zur Zunahme der Durchblutung, die dann bei Spannungen über 1,5 kg/cm^2, wie sie etwa beim Stehen auf beiden Fußspitzen erreicht werden, wieder rückläufig wird. Bei rhythmischer Betätigung der Muskulatur können Durchblutungssteigerungen bis zum 10fachen des Ruhewertes erreicht werden (BARCROFT und DORNHORST 1949).

Bemerkenswerterweise kann unter diesen Umständen der Venendruck in der belasteten Extremität nahezu auf die Höhe des arteriellen Druckes steigen, z. B. im Unterschenkelbereich während des Gehens. Hochgradige periphere Durchblutungssteigerungen werden durch Öffnung der Arteriolen bewirkt; bei alleiniger Öffnung der Capillaren soll die Durchblutung nur um 50% des Ruhewertes gesteigert werden (HENSEL 1955). Auch die Arteriolendilatation wird von lokalen Katabolitwirkungen gesteuert (FLEISCH 1931, 1938). Im Gegensatz zu den an der Endstrombahn örtlich angreifenden Kataboliten scheint die Wirkung der vasomotorischen Nerven auf die Arteriolen beschränkt zu sein.

Die Hautdurchblutung (Abb. 5; Schema der Gefäßversorgung der Haut nach SPALTEHOLZ) steht hauptsächlich unter dem Einfluß der Vasomotoren, während nutritive Steuerungsvorgänge weniger als in der Muskulatur wirksam sind. Durch Sympathicusausschaltung kann die Durchblutung über das 10fache des

Ruhewertes gesteigert werden, z. B. an der Haut auf Werte von 50—60cm³/100 cm³/min. Chirurgische Sympathektomie wird nach 14 Tagen wieder wirkungslos.

Die Muskeldurchblutung kann durch Vasoconstrictorenausschaltung nur um 80% des Ruhewertes gesteigert werden (GOLENHOFEN, HENSEL und RUEF 1955). ELIASSOHN, FOLKOW, LINDGREN und UVNÄS (1951), ELIASSOHN, LINDGREN und UVNÄS (1952), FOLKOW, FROST, HAEGER und UVNÄS (1948), FOLKOW und GERNANDT (1952), FOLKOW, HAEGER und UVNÄS (1948), FOLKOW und UVNÄS (1948) sowie FOLKOW u. UVNÄS (1950) konnten im Katzenversuch nachweisen, daß nur der Muskel vasodilatatorische Fasern besitzt, die Hautgefäße jedoch durch Verminderung des Konstriktorentonus erweitert werden. Auch DÖRNER und KUSCHKE

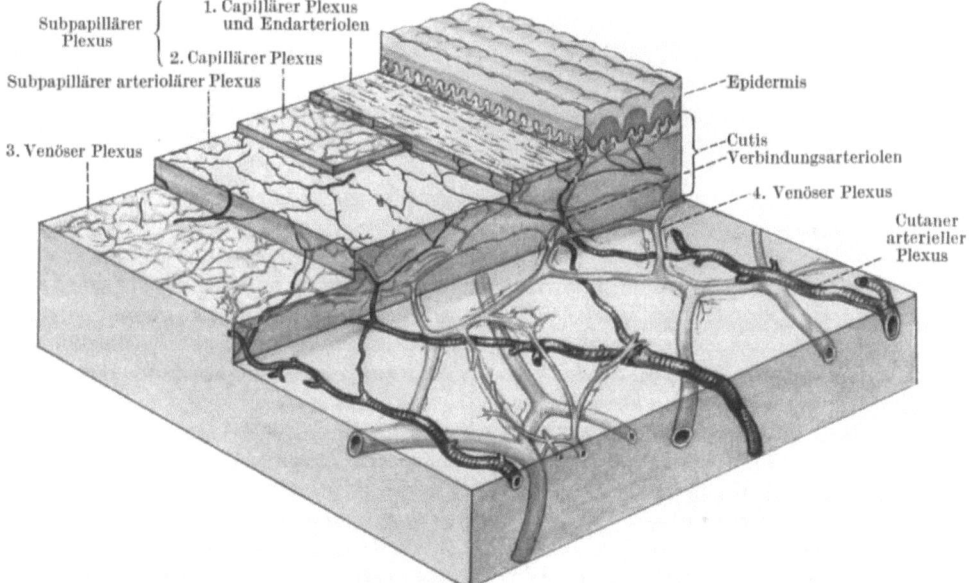

Abb. 5. Die Gefäßversorgung der Haut; schematisch. Die Angaben „subpapillärer venöser Plexus" wurde auf Grund einer persönlichen Mitteilung von SPALTEHOLZ an WOLLHEIM abgeändert in „subpapillärer Plexus". (Nach SPALTEHOLZ 1893.)

(1954) fanden Anhaltspunkte für die Mitwirkung vasodilatatorischer Nervenfasern an der Skeletmuskulatur des Hundes. Wie die Konstriktoren verlaufen die Vasodilatatoren im Grenzstrang des Sympathicus und erreichen mit den gemischten Nerven den Muskel; sie sind cholinerg und durch Atropin lähmbar. Die zentrale Verarbeitung der aus diesen Fasern kommenden Reize soll im Hypothalamus erfolgen (ELIASSOHN, LINDGREN und UVNÄS 1952; FOLKOW und GERNANDT 1952; BARTORELLI 1955). Durch plethysmographische Untersuchungen beim vasovagalen Syndrom sicherten BARCROFT, EDHOLM, McMICHAEL und SHARPEY-SCHAFER (1944) auch für die menschliche Muskulatur vasodilatatorische Nerveneinflüsse. Diese könnten auch bei der initialen Mehrdurchblutung zu Beginn der Muskelarbeit eine Rolle spielen (FOLKOW und GERNANDT 1952).

Für die humorale, hormonale Steuerung der peripheren Endstrombahn scheinen folgende Regeln zu gelten: Geringe Adrenalindosen, die noch nicht zur Blutdrucksteigerung führen, also etwa 2—50 γ i.v. als Injektion oder 5—20 γ/min als intravenöse Infusion, bewirken schwache Konstriktion der Hautgefäße bei Dilatation der Muskelgefäße, wie übereinstimmend durch venöse Verschlußplethysmographie (ALLEN, BARCROFT und EDHOLM 1946), durch elektromagnetische Durchströmungsmessung (LANIER u. Mitarb. 1953) sowie durch

Untersuchungen mit der Calorimetersonde (HENSEL 1955) festgestellt wurde; das Verhalten ist auch nach Sympathektomie, Nervenblockade und Installation von Ganglienblockern reproduzierbar (GOLENHOFEN, HENSEL und RUEF 1955). Bei höherer Adrenalindosierung kommt es auch in der Muskulatur zu Vasoconstriction (HENSEL 1954). Noradrenalin (v. EULER 1946; HOLTZ 1953) bewirkt starke Kontraktion der Muskelgefäße mit Drosselung der Ruhedurchblutung auf 20% des Ausgangswertes (HENSEL 1954). Am Hund fanden GRUHZIT und MOE (1952) sowie DÖRNER (1954) eine auf nervalem Wege vermittelte Gefäßdilatation. Der arterielle Mitteldruck steigt nach Noradrenalin an.

Unter den pharmakodynamischen Beeinflussungsmöglichkeiten der terminalen Strombahn sind zu nennen: Piperoxan (Regitin) blockiert nur die constrictorischen Komponenten von Adrenalin und Arterenol, nicht die dilatatorischen (GOLENHOFEN, HENSEL und RUEF 1955; HENSEL, RUEF und GOLENHOFEN 1954). Nach LANIER u. Mitarb. (1953) sollen bei höherer Regitindosierung auch die dilatatorischen Muskelwirkungen aufgehoben werden. Priscol führt bei Gaben von 30 mg i. v. zur Mehrdurchblutung der Haut bei Durchblutungsdrosselung des Muskels auf 60% des Ruhewertes für die Dauer etwa einer Stunde. Gegenteilige Befunde, nämlich Anstieg der Muskeldurchblutung, wurden von LANIER u. Mitarb. (1953) erhoben. Nach Verabreichung von Sympathicolyticis (Regitin; Priscol; Ilidar) soll die Anwendung von Metacholin, Adrenalin und ischämischen Reizen an der Haut keine oder nur geringe Dilatation, an den Muskelgefäßen eine starke Dilatation im Sinne einer reaktiven Hyperämie herbeiführen (LANIER u. Mitarb. 1953). Ein abgeändertes Sympathicomimeticum, Phenylisobutylnorsuprifen, in Dosierung von 5 mg i. v. bewirkt über 50 min eine Muskelmehrdurchblutung um 200% des Ruhewertes und läßt die Hautdurchblutung unbeeinflußt (HENSEL, RUEF und GOLENHOFEN 1954). KÜLZ und SCHNEIDER (1950) sowie WIEMERS (1951) hatten aber auch Hautdurchblutungssteigerung beobachtet. Pendiomid soll bei Dosierung mit 50 mg i. v. die Haut- und Muskeldurchblutung über 1 Std lang auf 170—180% des Ausgangswertes steigern. Padutin blieb in den Untersuchungen von HENSEL, RUEF und GOLENHOFEN (1954) bei Dosierung von 10 E. i. v. am Menschen ohne durchblutungsverändernden Effekt, hingegen fanden FREY, HARTENBACH und SCHULZ (1953) Zunahme der Hautdurchblutung, Erhöhung des Blutgehalts der Haut sowie der Gewebstemperatur. Reserpin soll in Mengen von 15—30 γ/kg i. v. eine leichte Mehrdurchblutung der Haut bei gleichzeitiger Abnahme des Durchströmungswiderstandes hervorrufen (BOCK und MÜLLER 1956); die Muskeldurchblutung soll dabei an Normotonikern und Hypertonikern gleichbleiben, unabhängig von einer etwaigen Blutdrucksenkung; auch soll es nicht zu adrenolytischen oder noradrenolytischen Wirkungen kommen. Rauchen von Zigaretten führt zwar zur Durchblutungsverminderung der Acren; doch konnten RUEF, BOCK und HENSEL (1955) bei 85% der untersuchten Personen eine Zunahme der Muskeldurchblutung um 40% feststellen. Unter der Wirkung von Atropin (2 mg Atropinsulfat i. m.) kommt es durch Ganglienblockade zu einer atonisch bedingten Blutablagerung in die terminale Strombahn, hauptsächlich in den Bein- und Splanchnicusgefäßen, welche bei Orthostase zur Gefäßinsuffizienz führt und sich durch Bandagierung von Beinen und Abdomen verhindern läßt; beim flachen Liegen wird die Wirkung der Ganglienblockade überdeckt durch zentrale Enthemmung mit Vagusblockierung (MILLER, KAISER, CALSEN, FRYE und GORDON 1954).

Entblutungen mit folgender leichter Blutdrucksenkung führen über zentrogene neurale und humorale Mechanismen zu starker peripherer Vasoconstriction (A. E. HERING 1931), die nach Durchschneidung der Blutdruckzügler unterbleibt. Diese Vasoconstriction kann bei intensiver und rascher Entblutung fehlen, was vielleicht durch zentrale Schädigung oder durch ischämische Wirkungen zu erklären ist. Vermehrung der zirkulierenden Blutmenge führt nach BINET und BURSTEIN (1947) zu Vasodilatation.

Eine abnorme Erschlaffung der Hautgefäße bei capillärer Betriebsstörung kann sich andererseits cardiovasculär durch unzureichendes diastolisches Angebot an das Herz ungünstig auswirken; dies wurde am Beispiel der capillären Cyanose (vermehrte Füllung der subpapillären Plexus in der Haut mit Abnahme der aktiven Blutmenge) durch WOLLHEIM (1927; 1928) gezeigt.

Sowohl Haut- als auch Muskeldurchblutung erweisen sich als abhängig von Temperatureinflüssen. Temperaturabhängige Änderungen der Hautdurchblutung sind nach HENSEL (1955) erklärbar:
1. durch direkte Wirkung auf die Gefäße;
2. durch örtliche Bildung vasoaktiver Stoffe;
3. über örtliche Reflexe aus den Hautnervenenden;
4. über spinale oder höhere Reflexe aus den Hautreceptoren sowie
5. durch Wirkungen der Bluttemperatur am Hypothalamus.

Wichtig ist, daß auch an der denervierten und sympathektomierten Extremität noch Temperaturreize wirksam auf die Durchblutung sind; so kann an derartigen Extremitäten ein Wärmeerythem erzeugt werden.

Die capilläre Filtration wird bei Temperaturen von 34 bis 45°C wenig verändert, erfährt jedoch bei Temperaturen unter 34° eine erhebliche Verstärkung, was die hierbei auftretende Ödemneigung erklärt (BROWN, WISE und WHEELER 1947). Die Hautdurchblutung wird grundsätzlich durch örtlich einwirkende Kälte gedrosselt, durch Wärme gesteigert. Ausnahmen hiervon sind nach HENSEL (1955):
1. die Lewissche Reaktion (LEWIS 1929), oder Hunting reaction; sie äußert sich in einer Durchbrechung der beim Eintauchen der Finger in kaltes Wasser bewirkten Vasokonstriktion durch periodische Dilatationen (ASCHOFF 1944). Der Eintritt dieser Reaktion auch am denervierten und novocaininfiltrierten Finger (GREENFIELD, SHEPHERD und WHELAN 1951) spricht gegen ihre Auslösung durch spinale Reflexe.
2. Die sogenannte „Gänsehaut" bei Beginn eines heißen Bades; sie kommt wahrscheinlich durch spinale Reflexe zustande, zumal sie auch an Stellen ohne direkte Erwärmung beobachtet wird.

Die Hautdurchblutungssteuerung dient der Temperaturregelung im Dienste des Gesamtorganismus. Am stärksten lassen sich die acralen Durchblutungswerte verändern vermöge der in diesen Körperbereichen reichlich vorhandenen arteriovenösen Anastomosen und der besonders intensiv variierbaren Arteriolenquerschnitte. Bei indifferenten Temperaturen unterliegt die Hautdurchblutung periodischen Änderungen zwischen Konstriktion und Dilatation, der sogenannten „Vasomotion" mit individuell verschiedener Periodendauer, die vom zentralen Vasomotorentonus abhängig ist (MALMÉJAC u. CHARDON 1953) und bilateral symmetrisch synchron über verschiedene Körperbereiche sich erstreckt; sie erweist sich im Beinbereich stärker ausgeprägt als an den Armen (VÖLKER 1949) und ist von psychischen Faktoren mitbeeinflußt. ASCHOFF (1944) sowie STEIN (1951) nehmen eine normale Periodendauer von 1 min an. Nach VÖLKER (1949) spielt für die Spontanrhythmik der Hautdurchblutung die vegetative Ausgangslage eine Rolle, indem die Durchblutungsschwankungen bei cholinerger Lage (im Schlaf oder unter der Wirkung von Prostigmin und von Gynergen) abgeschwächt, bei adrenerger Situation (Atropinwirkung) verstärkt sind. Bei Trägern von Mitralvitien scheinen die Spontanschwankungen zu fehlen (BETZ und MAULER 1956); STEIN (1951) mißt den arteriovenösen Anastomosen keinen Einfluß auf die spontane Vasomotion bei.

Unter diffusen thermischen Reizen werden die Schwankungen der Spontanrhythmik geringer. Durch Kältereize bewirkte Vasokonstriktionen pflegen für die Dauer der Reizwirkung anzuhalten, ohne daß eine Adaptation beobachtet wird, da die Thermoreceptoren in stetiger Tätigkeit sind (HENSEL 1952). VÖLKER (1941) fand fingerplethysmographisch, daß bei hochgradiger Ermüdung die normalerweise unterschiedlichen Reaktionen auf Wärmereize einer intensiven Vasodilatation Platz machen.

Bei extremen thermischen Reizen werden über afferente sympathische Bahnen die vasomotorischen Zentren erregt. Bei Rückenmarksdurchtrennung können vom sensibel innervierten Fuß aus noch vasomotorische Reaktionen im Bereich der Hand ausgelöst werden (FOERSTER 1936). Hingegen fanden COOPER und KERSLAKE (1953) bei Hitzestrahlung auf sympathektomierte Extremitäten keine konsensuellen Reflexe.

Temperaturabhängige Einflüsse der Muskeldurchblutung kommen vor allem in Form einer Mehrdurchblutung bei örtlicher Erwärmung zustande (BARCROFT und EDHOLM 1943). Aufheizung muskelreicher Extremitätenteile im warmen Bad steigert die Durchblutung um das Zwei- bis Dreifache (BARCROFT, BOCK, HENSEL und KITCHIN 1955). Bei getrennter Registrierung von Haut- und Muskeldurchblutung an Unterarm und Wade bewirkt Aufheizung des Körpers im warmen Bad auf 38—38,5°C eine Abnahme der Muskeldurchblutung um 30% bei gesteigerter Hautdurchblutung (REESE, CULLEN u. BEYER 1952; HENSEL 1955); dagegen steigert Abkühlen des Körpers nach REIN (1931) die Muskeldurchblutung, wobei der Muskeltonus erhöht wird und das sogenannte „Kältezittern" eintritt. Wichtige Erkenntnisse über die Steuerung der menschlichen Hautdurchblutung lieferten die Untersuchungen von GRAYSON (1951). Danach ist das Ansprechen der Vasokonstriktoren auf Kältereize von der Kerntemperatur des Organismus abhängig. So hatten Kältereize bei Rectaltemperaturen von 36,9°C starke Wirkungen, bei 37,2°C schwache und bei 37,8°C überhaupt keine vasokonstriktorischen Effekte. Wärmereize hatten bei 37,1°C deutliche, bei 38,5°C jedoch keine Vasokonstriktion zur Folge. Bezeichnenderweise hatten kälteüberempfindliche Personen bei den Untersuchungen von GRAYSON (1951) eine durchschnittliche Rectaltemperatur von 36,2°C gegenüber 37,1°C bei gesunden Normalpersonen. Bei kälteüberempfindlichen Personen genügte eine Erhöhung der Rectaltemperatur auf 36,9°C zur Normalisierung, eine Steigerung auf 37,4°C zur Aufhebung der nach Kältereiz zustande kommenden Vasokonstriktion. Bei Steigerung der Umgebungstemperatur von 28 auf 36°C kommt es durch allmähliche Verringerung der Kältereize zur sukzessiven Zunahme der Hautdurchblutung. Erwärmung des Körpers über 36°C vermindert dann reflektorisch die Hautdurchblutung. Längeres Einwirkenlassen von Temperaturen über 40°C führt zum Anstieg der Kerntemperatur, zu Schweißausbruch und zur Steigerung der Hautdurchblutung durch zentrale Wirkungen des überwärmten Blutes (GRAYSON 1951). Das Einströmen von erwärmtem Blut aus einer von außen erwärmten Extremität in den Körper führt über eine Wirkung am Hypothalamus zu allgemeiner peripherer Vasodilatation, ohne daß die hierbei auftretenden sehr geringen Änderungen der Kerntemperatur mit den üblichen Meßmethoden faßbar sind (PICKERING und HESS 1933/34; GOETZ und AMES 1949).

Unter der Wirkung von Kohlendioxyd wird eine periphere Vasokonstriktion, bei Hypokapnie eine periphere Vasodilatation im Tierexperiment beobachtet (BINET und BURSTEIN 1947). Der Einfluß psychischer Faktoren auf die periphere Durchblutung wurde durch plethysmographische Untersuchungen von TREUTING (1954) bestätigt.

Eine Abhängigkeit der örtlichen Durchblutung vom Grundumsatz und von der basalen Wärmeproduktion konnten ROTH und SHEARD (1950) nachweisen.

GASKELL und BURTON (1953) fanden die Extremitätendurchblutung der Haut bei Digitoplethysmographie dann maximal, wenn die Extremitäten etwa in Herzhöhe gehalten wurden. Beim Höherheben auftretende Durchblutungsabnahmen wurden durch Querschnittsveränderungen infolge Abfalls des hydrostatischen Füllungsdruckes erklärt; die bei Tieflagerung in Erscheinung tretende Arteriolenkonstriktion deuteten die Autoren als Folge von Reflexen, die von den gedehnten Venenwänden ihren Ausgang nehmen sollen. Diese Annahme

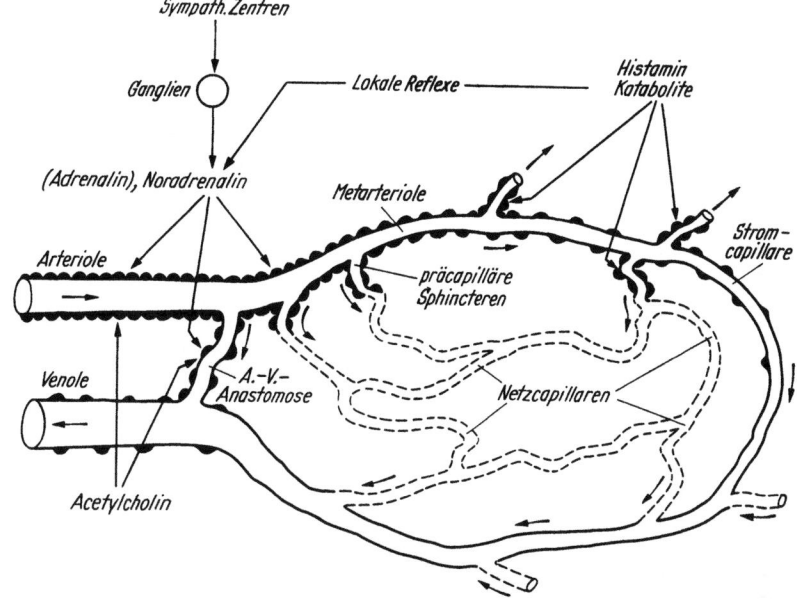

Abb. 6. Schema der Endstrombahn nach ZWEIFACH (1949); SCHROEDER (1952); HENSEL (1955). Die Gefäßmuskulatur ist schematisch angedeutet. Die Stromcapillaren entsprechen den Endcapillaren, die Netzcapillaren den subpapillären Plexus.

wurde allerdings von ALLWOOD (1956) bestritten, der den Durchblutungsabfall bei Tieflagerung auf mechanische Einflüsse zurückführt.

FOLKOW (1949) zeigte an Hunden, Katzen und Kaninchen, daß durch örtliche Durchblutungsdrosselung Vasodilatationen, durch örtliche Arteriendrucksteigerungen Vasokonstriktionen in die Wege geleitet werden.

Wie bereits erörtert, nehmen ZWEIFACH (1949) sowie ILLIG (1957) an, daß muskelfreie Capillaren sich weder aktiv kontrahieren noch dilatieren können. Doch sind den echten muskelfreien Capillaren in gewissen Bezirken muskularisierte kleinste Gefäße, die sogenannten Metarteriolen, Zentralkanäle oder „arteriovenous bridges" vorgeschaltet. Aus diesen scheinen die muskelfreien Capillaren seitlich abzugehen (vgl. Abb. 6).

Danach würde sich die Capillarmotorik ausschließlich auf die Anteile an glatter Muskulatur im Bereiche der Metarteriolen beschränken. ILLIG (1957) kommt auf Grund seines Literaturüberblickes und eigener Untersuchungen zur Annahme, daß die bisher uneinheitlichen Beurteilungen verschiedener Autoren hinsichtlich der Capillarmotilität dadurch erklärbar sind, daß die Befunde über fehlende Capillarkontraktionsfähigkeit an muskelfreien Capillaren, die Resultate mit Nachweis von Capillarkontraktionen an Metarteriolen erhoben wurden. Sogenannte Pförtnerzellen (TANNENBERG 1926) konnte ILLIG in eigenen Untersuchungsreihen nicht nachweisen. Muskelhaltige Zentralkanäle konnte er aber im Mesenterium der Ratte finden. Nach seinen Erhebungen befindet sich am Abgang der Capillare aus der Metarteriole ein Verschlußsphincter, sichtbar nur bei Zusatz von Gelatine zur Berieselungsflüssigkeit am Lebendpräparat; dieser scheint nur solchen Capillarabzweigungen eigen zu sein, die aus Metarteriolen entweder rechtwinkelig seitwärts oder spitzwinkelig retrograd zur Durchströmungsrichtung abgehen. Den Mechanismus der Durchströmungsunterbrechung an der Abgangsstelle sieht ILLIG (1957) in einer Leukocyteneinklemmung durch den muskulären Sphincter.

Beiträge zur funktionellen Pathologie der Endstrombahndurchblutung wurden durch die Forschungen von ZWEIFACH (1949) erbracht. Durchströmungsmessungen an größeren Gefäßen werden von ZWEIFACH (1952) überhaupt nicht für repräsentativ für die Beurteilung der Endstrombahndurchblutung angesehen. Nach CHAMBERS (1948) und ZWEIFACH (1952) vollzieht sich die Veränderung der Endstrombahndurchblutung im Schockzustand hauptsächlich an den glattmuskeligen präcapillaren Sphincteren. Diese sollen durch Katabolite beeinflußt werden, die beim Schock in Leber, Nieren und Nebennieren gebildet werden. ZWEIFACH (1952) unterscheidet beim Schockzustand:

a) ein Stadium der Kompensation mit hyperreaktiven kontrahierten Arteriolen und Venolen durch VEM Wirkung, sowie

b) ein Stadium der Dekompensation mit Weitstellung der terminalen Strombahn bei engen, jedoch hyporeaktiven Arteriolen. Jedenfalls scheint im Schock die capilläre Durchblutung der peripheren Gewebe vermindert zu sein. Über VDM u. VEM-Wirkungen s. WOLLHEIM u. MOELLER, dieses Handbuch, Beitrag Hypertonie, Bd. IX/5, S. 190 und 202.

2. Lymphgefäße.

Wie das Blutgefäßsystem ist auch das Lymphgefäßsystem mesodermaler Herkunft; es entsteht durch Aussprossung primitiver Venen; später erfolgt der Einbau von Lymphknoten in die Lymphbahnen; der Anschluß an das Venensystem bleibt stets erhalten, indem die Hauptäste der Lymphbahn, und zwar der Ductus thoracicus zwischen Vena jugularis interna und Vena subclavia sinistra, der Truncus brachiocephalicus dexter zwischen V. jugularis und V. subclavia dextra, ins Venensystem einmünden.

Die *Lymphgefäßcapillaren* liegen gewöhnlich tiefer als die Blutcapillaren und bestehen im wesentlichen aus Endothelrohren; ihr Kaliber zeigt stärkere Schwankungen; sie sind mit zahlreichen Ausbuchtungen und Blindsäcken versehen. Lymphcapillaren besitzen keine Pericyten, werden aber von einem Grundhäutchen umschlossen. Kleinere und größere Lymphgefäße sind stets reichlich mit Klappen versehen (Abb. 7), die für die Konstanz der Stromrichtung sorgen. Größere Lymphgänge und der Ductus thoracicus bestehen aus einer Tunica externa mit Längsmuskulatur, einer Tunica media mit spiral- und ringförmig angeordneter Muskulatur sowie einer Tunica intima mit schwachen Längsmuskelfasern. Lymphgefäße kommen, mit Ausnahme des ZNS, des Knorpelgewebes, des Knochenmarks und der Augenhäute, in allen Organen vor. Neubildungen von Lymphgefäßen können, analog dem Vorgang der Blutcapillaren, durch Endothelaussprossung erfolgen. Die Innervation der Lymphgefäße entspricht prinzipiell derjenigen der Blutgefäße.

Die nach Form und Größe sehr variabel angelegten *Lymphknoten* setzen sich zusammen aus einer fetthaltigen, bindegewebigen Kapsel mit kollagenen und elastischen Fasern, glatten Muskelzellen, aus einer Rindenschicht, bestehend aus dem syncytialen Reticulum mit dem Reaktionszentrum (früher einseitig als „Kernzentren" gedeutet) und einer Markschicht. Am Hilus liegt der Anschluß von

Blutgefäßen (Arterien und Venen); die Lymphe wird den Lymphknoten durch die an der Konvexität des Knotens befindlichen Vasa afferentia zugeleitet und zirkuliert dann durch das von Reticulum durchsetzte Hohlraumsystem der Rand- oder Marginal-Sinus, der Intermediärsinus und der im Mark gelegenen Zentralsinus zu den hilär gelegenen Vasa efferentia, um den Lymphknoten zu verlassen. Das Trabekelgerüst der Lymphknoten steht mit dem Bindegewebe der Kapsel und des Hilus in innigem Zusammenhang.

Die nervale Versorgung der Binnenräume des Lymphknotens erfolgt durch am Hilus eintretende, sich in einem überaus feinen Netz verzweigende Nervenfasern.

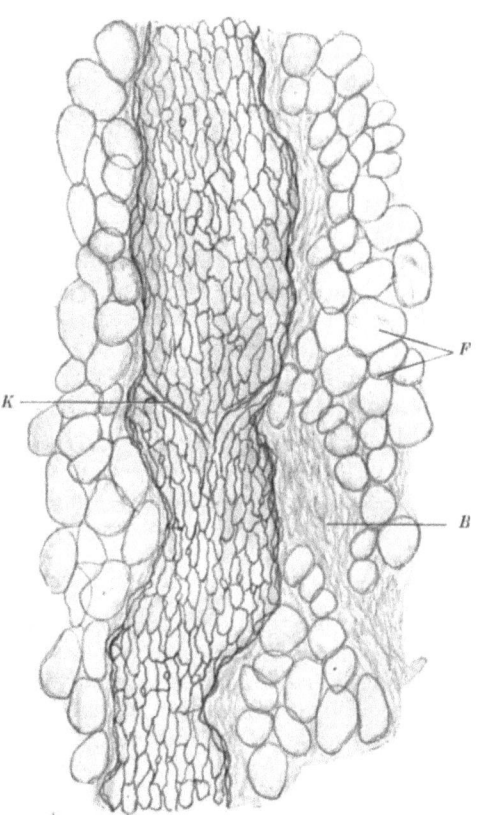

Abb. 7. Kleines Lymphgefäß aus dem Mesostenium. Zellgrenzen des Endothels mit Silber durchschwärzt. *F* Fettzellen; *B* Bindegewebe; *K* Klappe. Versilberung. 130mal vergrößert, auf ⁴/₅ verkleinert. (Nach STÖHR 1951.)

Die Lymphknoten sorgen für die Bildung von Lymphocyten, die über das Vas efferens schließlich dem Blute zugeführt werden, und für die Reinigung der langsam strömenden Lymphe von Fremdkörpern (Erythrocyten, Leukocyten, Plasmareste, Fett, Pigment, Ruß, Farbstoffe, Bakterien); die Möglichkeit der Bildung chemischer Schutzstoffe wird diskutiert.

Die Lymphe wird aus der jenseits der Lymphcapillaren befindlichen Intercellular-Flüssigkeit gebildet und gesammelt; sie stammt letztlich aus dem Blut. Die Gewebslymphe unterscheidet sich von der Darmlymphe durch die verschiedene chemische Zusammensetzung. In der Darmlymphe kann der Fettgehalt nach Nahrungsaufnahme bis über das 20fache des Nüchternwertes (0,22%) zunehmen. Im übrigen ist das Plasma bedeutend eiweißreicher als die Lymphe mit Ausnahme der Leberlymphe (STARLING 1909). Der Gehalt an Mineralien weist nur geringe Unterschiede auf (LEHNARTZ 1940). Unter Luftzutritt gerinnt Lymphe innerhalb von 10—20 min, obwohl keinerlei Thrombocyten in ihr enthalten sind. Bei Kontakt mit lebenden Bakterien oder nekrotischen Zellen tritt die Gerinnung beschleunigt ein (OPIE 1913).

Die Fortbewegung der Lymphe innerhalb der Lymphbahnen erfolgt durch Filtrationsdruck (vis a tergo), Bewegungen der glatten Muskulatur (Darm) und der Skeletmuskulatur (FUNAOKA 1930) sowie durch Druckwirkungen bei der Atmung und bei Arterienpulsationen. Dabei übernehmen die Lymphgefäßklappen (FUNAOKA 1930) die Konstanthaltung der Lymphstromrichtung.

An den Beinen existiert ein oberflächlich und ein in der Tiefe verlaufendes Lymphgefäßsystem. Beide Systeme stehen allein über die poplitealen und inguinalen Lymphknoten miteinander in Verbindung (TROUT 1929). Als regionale Lymphknoten sind für den Armbereich die Lymphonodi axillares, supraclaviculares und deltoideopectorales, für die Beine die Lymphonodi inguinales, ilici et lumbales anzusehen. Das Vorhandensein cubitaler Lymphknoten, die eventuell eine Verbindung zwischen oberflächlichen und tiefen Armlymphbahnen herstellen können (BARTELS 1909), ist nicht obligat. Auf enge Beziehungen des Lymphgefäßsystems zu den Gefäßscheiden größerer Arterien und Venen hat HOMANS (1932) hingewiesen. Im Bereich der Finger ist der anatomische Verlauf der dorsalen Lymphgefäße bemerkenswert; vom Daumen und Zeigefinger verlaufen sie um die radiale Unterarmkante, vom 3., 4. und 5. Finger aus um die ulnare Unterarmkante auf die Unterarmbeugeseite zum gemeinsamen proximalwärts führenden Lymphstrang. Über die Regio cubitalis streckseitig verlaufende Lymphbahnen gelten als seltene Varianten.

Beim Ausfall von Lymphgefäßen werden deren Funktionen durch kollaterale Lymphstränge übernommen. Nicht selten soll der ursprüngliche Weg innerhalb von 4—8 Tagen regeneriert (REICHERT 1930) und der Umweg wieder überflüssig werden (FUNAOKA und SKIRAKAWA 1930).

Im Gegensatz zum Blutgefäßendothel ist das Endothel der Lymphgefäße fähig, auch mikroskopische Teilchen in das geschlossene Lymphgefäßsystem einzulassen. Auf solche Weise wird der Transport von Fremdkörpern (Ruß, Staub, Mineralien u. a.) im Körper bewerkstelligt. Diese Aufnahme von Teilchen ins Lymphgefäßsystem scheint weniger durch Verletzungen (HUDACK und MCMASTER 1932, 1933) als durch funktionelle Strukturveränderungen ermöglicht zu werden (FIELD und DRINKER 1931; 1931).

Der Druck im Lymphgefäßsystem ist niedrig und beträgt nur einige mm H_2O. Bei Anstrengungen, anderen funktionellen Belastungen sowie bei mechanischer Verlegung der Abflußbahnen steigt er an. Über Lymphgefäßinsuffizienz s. S. 605 ff.

II. Allgemeine Ätiologie.

Einer Vielzahl körpereigener und umweltabhängiger Faktoren steht im Gefäßsystem ein organisches Substrat gegenüber, dessen Reaktionsmöglichkeiten nach Richtung und Ausmaß individuell beschränkt sind. Von zahlreichen Einteilungsmöglichkeiten der ätiologischen Faktoren wird hier die Unterscheidung zwischen endogen und exogen angreifenden Faktoren gewählt.

1. Endogene Faktoren.
a) Stoffwechsel.

Experimentelle und klinische Erfahrungen sprechen für die Wirksamkeit stoffwechselabhängiger Einflüsse auf die Entstehung von Gefäßkrankheiten und Durchblutungsstörungen. Störungen des Lipidstoffwechsels machen sich besonders an den stoffwechselmäßig benachteiligten Geweben, speziell an den bradytrophen Arterienwänden bemerkbar. Das Musterbeispiel einer teilweise stoffwechselbedingten Gefäßschädigung ist die Arteriosklerose. Besonders bei der essentiellen familiären Hypercholesterinämie, bei der essentiellen Hyperlipämie und bei anderen mit Störungen des Lipidstoffwechsels einhergehenden Krankheiten, wie Diabetes mellitus, Nephrose und Hypothyreose, entwickeln sich eindrucksvolle Arteriosklerosen, worauf im Abschnitt Stoffwechselkrankheiten dieses Handbuchs Bd. VII/2 (SCHETTLER 1955) eingegangen ist.

Auch der Polysaccharidstoffwechsel scheint unter bestimmten Voraussetzungen bei Störungen der peripheren Zirkulation bedeutungsvoll zu sein, worauf neuerdings durch KEINING (1955), KEINING und BRAUN-FALCO (1956) nach Untersuchungen beim Skleromyxödem hingewiesen wurde.

Daß zwischen dem Stoffwechsel und der allergischen Verankerung angiopathischer Reaktionen direkte Beziehungen bestehen, erhellt aus der letztlich immer stoffwechselbedingten Genese aller geweblichen Veränderungen, wenn bisher auch diese Veränderungen in den wenigsten Fällen speziell faßbar sind. Soweit Ernährungsfaktoren als Ursache von Gefäßkrankheiten diskutabel sind, werden sie unter den exogenen Faktoren oder in den einschlägigen Spezialabschnitten besprochen.

b) Blutveränderungen

als Ursachen von Gefäßkrankheiten müssen schon wegen der gemeinsamen Phylogenese von Blut- und Gefäßsystem naheliegen und sind angesichts der innigen Beziehungen der beiden Systeme verständlich.

Abgesehen von den Veränderungen im Gerinnungssystem mit den Beziehungen zur intravasalen Thrombenbildung und zur örtlichen Unterbrechung der Blutströmung spielen sich im Blut wesentliche Teile der allergischen Vorgänge ab, die mit den örtlichen Reaktionen der Gefäßwand zusammenhängen.

Speziell erwähnt sei das Auftreten von Capillarschäden bei thrombocytopenischer Purpura, bei aplastischen Anämien, Morbus Biermer, leukämischen Erkrankungen, Makroglobulinämie und Plasmocytom; die Bildung von Kälteagglutininen bei Blutkrankheiten; die gesteigerte Capillardurchlässigkeit bei Anämien und Hypoxämien (LANDIS 1927, 1928), die sich auch in verstärkter Ödemneigung bei Erniedrigung der venösen O_2-Sättigung äußert (DI PASQUALE und SCHILLER 1952).

c) Kreislaufveränderungen.

Bei unzureichender peripherer Sauerstoffversorgung z. B. im Schockzustand, kommt es zu vermehrter Eiweißpassage durch die Capillarwände (FINE und SELIGMAN 1943; 1944), darüber hinaus zu Schädigung der bradytrophen Arterienwandstrukturen (MEESSEN 1939; POLLAK 1952). Die Bedeutung der arteriellen Hypertonie für die Entstehung von Gefäßwandschäden (Arteriosklerose) steht außer Frage. Schließlich sei an die kreislaufabhängigen Veränderungen im Venensystem erinnert, sei es, daß sie durch fehlgesteuerte Überleitung der arteriellen Blutströmung ins Venensystem (a-v-Fistel) oder statisch bedingt sind.

d) Neurogene Faktoren

als Ursache von Gefäßkrankheiten sind von jeher umstritten gewesen. Daß auf neurogenem Wege Durchblutungsstörungen zustande kommen, ist für Fälle von Discushernien (LOVE und HINES; zit. nach ALLEN, BARKER und HINES 1955), Rückenmarkstumoren (ALLEN und CRAIG 1938) sowie für anderweitige neurologische Ausfälle (LEWIS und PICKERING 1936) bewiesen. Strittig ist immer noch die Frage, ob eine ohne erweisbare primäre Nervenstörung auftretende Vasospastik, etwa bei Morbus Raynaud, auf neurogenem Wege zustande kommt, wie ursprünglich von RAYNAUD(1862), später von ADSON und BROWN (1929) angenommen wurde, oder allein aus dem örtlichen abnormen Verhalten der Gefäße erklärt werden muß, wie LEWIS (1929) annahm. Auch jetzt wird vielfach ein durch neurogene Störungen, sei es an den Ganglienzellen oder am nervösen Terminalreticulum, eingeleitetes Initialstadium vasospastischer Zustände angenommen (SUNDER-PLASSMANN 1943; BLOCK 1951). Andererseits findet bei Gefäßkrankheiten nicht selten eine sekundäre Einbeziehung neuraler Elemente in den Allgemeinprozeß statt (PANCENKO 1940; 1941).

e) Psychoneurotische Faktoren

dürften, soweit sie klinisch faßbar sind, in der Überzahl auf funktionelle Durchblutungsstörungen beschränkt sein. An ihrem Übergreifen in organische Bereiche läßt sich bei den „Stigmatisierten" (KRAEPELIN 1915) nicht zweifeln (vgl. S. 576/577).

f) Vegetative Faktoren

stehen in besonders vielfacher Wechselwirkung mit dem Gefäßsystem (H. KRAUSS 1914; O. MÜLLER 1937). Die Vielfalt dieser Beziehungen läßt sich nicht durch die Einführung des Begriffes der Sympathicotonie simplifizieren. Sofern hierunter nervöse, kälteempfindliche Personen mit Neigung zu acralen Gefäßspasmen — vorwiegend hormonal fehlgesteuerte junge Frauen — zu verstehen sind, hilft diese Klassifizierung weder pathogenetisch noch therapeutisch weiter.

Allerdings läßt sich eine individuell verschiedenartig ausgeprägte Disposition sowohl für Gefäßkrankheiten als auch für verschiedene Typen von Durchblutungsstörungen nicht leugnen, woran sämtliche endogenen Faktoren beteiligt sein können. Teilweise stehen dabei die stoffwechselabhängigen (Arteriosklerose), teilweise neurale oder humorale Komponenten im Vordergrund. Sie bilden in ihrer Gesamtheit das Substrat, auf das die anschließend zu besprechenden exogenen Wirkfaktoren treffen. Obwohl an ihrer determinierenden Rolle in der Pathogenese der Gefäßkrankheiten nicht zu zweifeln ist, darf ihnen keine alleinige Geltung beigemessen werden, die die wesentliche Mitwirkung auch exogener Faktoren a limine ausschließen würde.

2. Exogene Faktoren.

a) Physikalische Einwirkungen.

α) Mechanische Faktoren.

In erster Linie reagieren die Gefäße auf traumatische Reize. Dabei kommt es zu konstriktorischen Reaktionen z. B. in traumatisierten Arteriensegmenten (KROH 1917; von KÜTTNER und BARUCH 1920), die für das weitere Schicksal der betroffenen Extremität bedeutsam sein können, insbesondere für die Aussichten der Kollateralversorgung. Auch in späteren posttraumatischen und postoperativen Stadien sind spastische Gefäßveränderungen mit entsprechenden Reaktionen an den nachgeschalteten Geweben (Sudeck-Atrophie) bekannt.

Durch mechanische Druckwirkungen auf periphere Gefäße und Nerven werden die sogenannten neurovasculären Schultergürtelsyndrome erklärt, die beim sekundären Raynaud-Syndrom näher besprochen werden (S. 239—242).

Durch geringere mechanische Einwirkungen wie Streichen, Reiben und Kratzen kommt es zu individuell verschieden ausgeprägten Reaktionen, angefangen von den verschiedenen Arten der Dermographie bis zur nekrotischen Reaktion (RENAUT 1911). Dehnungsreize an der Haut erweisen sich dagegen von nur geringer Wirkung auf das Gefäßsystem (O. MÜLLER 1937).

Durch Summationen stumpfer mechanischer gehäufter Insulte entstehen die gewerblichen Schäden der Schuhanklopfer und Preßlufthammer-Arbeiter, und zwar sowohl im Bereich der feinsten Blutgefäße (MEYER-BRODNITZ und WOLLHEIM 1929) als auch am arteriellen Gefäßschenkel (vergl. sekundäres Raynaud-Syndrom S. 237). Auch die vasospastischen Erscheinungen bei Pianisten und Stenotypistinnen werden neben individueller Disposition auf mechanische Faktoren zurückgeführt. Über traumatische Arteriitis s. S. 270, über traumatische Phlebothrombosen s. S. 483; 494ff., über traumatische Capillarschädigungen s. S. 536.

β) Thermische Einwirkungen.

αα) *Unterkühlung*.

Die ätiologische Rolle der Kälte für die Genese von Gefäßwandschäden konnte angesichts der besonders seit Lewis (1927) immer reproduzierten Befunde von kälteinduzierten Vasospasmen und in Anbetracht der morphologischen Befunde bei Kälteschäden (Siegmund 1942; Staemmler 1944) nie bezweifelt werden, wenn auch eine endogene Komponente (Ratschow 1953) dabei vielfach vorausgesetzt werden muß. Den Faktor der Kälteeinwirkung läßt Ratschow (1953) nur als Lokalisatoreffekt gelten. Seine Rolle als Noxe bei Erfrierungen läßt sich jedoch kaum widerlegen; denn als umweltunabhängige, ausschließlich endogen bedingte Geschehnisse lassen sich die nach Kälteeinwirkung zustande kommenden Durchblutungsschäden doch nicht erklären. Die als Beweis der Unerheblichkeit der Kältewirkung angeführten Untersuchungen von Ratschow (1936) an Arbeitern in Fischerei- und Fischverarbeitungsbetrieben sind zur Widerlegung des fraglichen Kausalzusammenhangs nicht geeignet, da der Einfluß der Selbstauslese (zu Durchblutungsstörungen neigende Personen meiden derartige Berufe!) eine nicht zu unterschätzende Rolle spielt.

Die kausale Bedeutung der Kälte für Gefäßschädigungen ist zumindest für solche Fälle von höhergradigen oder länger dauernden Kälteexpositionen anzunehmen, bei denen ein bisher gesunder Organismus durch die Kälteeinwirkung in den Zustand der Krankheit versetzt wurde. Es geht nicht an, solche Kranke retrospektiv mit der Diagnose einer präexistenten Gefäßkrankheit abzustempeln, obwohl sie bislang objektiv und subjektiv gesund waren. Aber auch wenn die abnorme Kälteempfindlichkeit eines Menschen vorher medizinisch festgestellt war, ließe sich damit an der gutachtlich in Frage stehenden Rechtserheblichkeit der Kälteeinwirkung nicht rütteln; in diesem Falle hätte nämlich der Patient nicht einer abnorm starken und langen Kälteeinwirkung ausgesetzt werden dürfen. Auch bei noch so strenger Beurteilung des Sachverhaltes muß die Schädigung versorgungsrechtlich anerkannt werden. Der Einwand von Ratschow (1953), die Kälteempfindlichkeit sei nicht Ursache des Leidens, sondern ein Symptom der bereits vorhandenen Krankheit als Folge schlechter Zirkulation, ist nicht geeignet, die Rechtserheblichkeit der Kälteeinwirkung zu widerlegen, die zumindest in der Anerkennung einer richtungmäßigen Verschlimmerung ihren Ausdruck finden müßte. Außerdem ist durch die Untersuchung von Heidelmann (1952, 1953) die individuell stark unterschiedliche Empfindlichkeit gegen Kälte sichergestellt.

Eine eingehende Besprechung der lokalen Kälteschäden findet sich bei Grosse-Brockhoff (1954) (dieses Handbuch, Bd. VI/Teil 2). Spezielle angiopathologische und klinische Themen der Gefäßschädigungen nach Kälteeinwirkung werden in den einschlägigen Kapiteln abgehandelt; teilweise erfolgt dies bei den arteriospastischen Zuständen (S. 239); dort sind auch Kälteagglutinine und Kryoglobuline erwähnt (S. 246—248). Diese Einordnung bedeutet keine Vorwegnahme der Tatsache, daß hier neben den Arterien erhebliche Teile der Endstrombahn in das pathologische Geschehen einbezogen sind. Ähnlich willkürlich könnte die Einordnung der Kälteurticaria, der örtlichen Unterkühlungsschäden und der Perniosis im Kapitel „Krankheiten der Capillaren und der Endstrombahn" (S. 553ff.) erscheinen, da doch Arterien und Venen am Krankheitsprozeß beteiligt sind. Andererseits spielt dabei die durch Unterkühlung hervorgerufene Permeabilitätsstörung die entscheidende pathogenetische Rolle. Soweit entzündliche Arterienveränderungen im Gefolge von Unterkühlungsschäden vorliegen, werden sie im Kapitel der Endangitis obliterans (S. 268) besprochen.

ββ) Überwärmung.

Durch Einwirkung unphysiologisch hoher Temperaturen können Gefäßschädigungen hervorgerufen werden. Die Klinik der Hitzeüberempfindlichkeit und Wärmeüberempfindlichkeit wird im Abschnitt über Capillarpermeabilitätsstörungen (S. 561) besprochen. Hinweise auf Arteritiden durch Hitzeeinwirkung finden sich S. 269. Das Problem der durch unrichtige therapeutische Wärmeanwendung hervorgerufenen Schädigungen ist S. 155 erwähnt.

γ) Strahlenwirkungen.

Als gefäßwirksam erweisen sich vor allem 2 Arten von Strahlen:
1. die Lichtstrahlen und hier vor allem der ultraviolette Teil des Spektrums,
2. die Röntgenstrahlen.

Gründliche Untersuchungen des Einflusses des Lichtes auf die Haut wurden bereits 1900 von FINSEN durchgeführt. Spätere Untersucher hatten seinen Erkenntnissen nur wenig hinzuzufügen.

Als 1. Phase der Wirkung sind dabei Erweiterung der Endcapillaren, verbunden mit einer Dilatation der Arteriolen der Haut festzustellen, die von KROGH (1929) mit einem glücklichen Vergleich als „roter Sonnenschirm" bezeichnet sind. In der 2. Phase kommt es dann zu stärkerer Pigmentierung der Haut (dem „braunen Sonnenschirm"), durch den die aktinische Tiefenwirkung verhindert wird.

Die Capillarveränderungen durch ultraviolette Strahlen (FINSEN 1900), angefangen von der einfachen Capillarerweiterung bis zum aktinischen Ödem (O. MÜLLER 1937) werden durch LEWIS (1928) als Wirkungen von H-Substanzen, durch KROGH (1929) als Wirkungen von mindestens 2 Substanzen, nämlich einer capillarpermeablen und einer nicht permeablen erklärt (sogenannte „langsame Reaktion" [KROGH 1929]).

Bei der Wirkung der Röntgenstrahlen wie überhaupt radioaktiver Substanzen auf die Gefäße der Haut sind grundsätzlich akute und chronische Schädigungen zu unterscheiden. SCHUBERT und HÖHNE sind auf diese Wirkungen in diesem Handbuch, Bd. VI/2, S. 219 ausführlich eingegangen. Nach LEWIS (1926) unterscheiden sich die Wirkungen der Röntgenstrahlen nicht grundsätzlich von denen des ultravioletten Lichts. Er führt die für das Röntgenerythem wesentliche primäre Erweiterung der Endcapillaren und subpapillären Plexus ebenfalls auf die Freisetzung von histaminähnlichen Substanzen zurück.

δ) Elektrische Ströme.

Trotz teilweise abweichender Beurteilung (KOEPPEN und PANSE 1955) scheint durch elektrische Ströme eine Verengerung der Gefäße bewirkt werden zu können. Dabei muß unterschieden werden zwischen den eigentlichen Stromverletzungen, für die der Nachweis von Arterienwandnekrosen und Kernveränderungen in der Media geführt wird (JELLINEK 1902; 1908; 1932; HUBER 1936 u. a.), sowie den Veränderungen spastischer Art im Einwirkungsbereich der Ströme (PANSE 1930) und im Endstromgebiet der betroffenen Extremitäten (GROSSE-BROCKHOFF 1954). Inwieweit daran Wirkungen der Gewebsverbrennungen beteiligt sind, steht zur Diskussion.

Wie GROSSE-BROCKHOFF in diesem Handbuch, Bd. VI/2, S. 119 ausführlich darstellt, muß zumindest als wahrscheinlich angesehen werden, daß durch elektrische Reizung Vasoconstricition ausgelöst werden kann. Die Entstehung direkter Gefäßschäden durch Stromeinwirkung wird zwar noch diskutiert, erscheint aber möglich.

b) Chemische Einwirkungen.

Durch örtliche Gewebsreizung können bei intravenöser oder paravenöser Applikation different wirkender Stoffe die Gefäße geschädigt werden; außer der Gefäßwandschädigung kann auch eine Gerinnung des Gefäßinhaltes eintreten.

Schwermetallsalze. Die Wirkung der Schwermetallsalze auf die Gefäße ist zweifacher Art. Zunächst kommt es, wie die Versuche mit Goldsalzen von HEUBNER (1907) gezeigt haben, zu einer direkten Gewebsreizung mit entsprechender toxischer Capillaratonie („Verblutung in die eigenen Capillaren"). Darüber hinaus können Schwermetalle je nach ihrer Eigenart eine spezifische Wirkung auf die Gefäße verursachen. Vom Blei, das auf neurogenem Wege über die Vasomotoren (Porphyrinstoffwechsel) eine Engstellung der Gefäßperipherie verursacht (SCHREUS und CARRIÉ 1933) und wahrscheinlich nicht über das Endothel wirksam wird (LESCHKE 1933), ist bekannt, daß es zu atypischer Schlingenbildung an den Endcapillaren mit Spasmus des arteriellen Schenkels führt, Veränderungen, die nach anfangs reversiblem Verhalten später in eine arteriocapilläre Fibrose (PFEIL 1936) übergehen (OTTO und HAHN 1939); hierauf weisen das Bleikolorit und die ophthalmoskopisch nachweisbaren, mitunter mit passageren Amaurosen und Amblyopien verbundenen Veränderungen hin (ELSCHNIG, zit. nach MOESCHLIN 1952).

Bakterientoxine. Bekannt sind die Wirkungen von Bakterientoxinen auf die Gefäße. Soweit eine direkte Beeinflussung der Gefäßwand erfolgt, wie beim Diphtherietoxin (STRÖDER 1942), handelt es sich um eine Steigerung der Permeabität und um eine Erweiterung im Sinne einer Capillaratonie. Neben diesen hauptsächlich an den kleinsten Gefäßen wirksamen Eigenschaften läßt sich bei manchen Infekten das Auftreten von Thrombosen größerer Extremitätengefäße beobachten, an denen neben einer allgemeinen Rückwirkung der bakteriellen Noxen auf den Organismus noch andere Faktoren beteiligt sind. Solche Thrombosen können bei Fleckfieber (DAWYDOWSKI 1923; HORTOPANU 1948), Typhus abdomalis, Grippe und Diphtherie vorkommen.

Histamin. Schließlich ist die Eigensteuerung der Gewebsdurchblutung mit dem ortsständig anfallenden Histamin zu nennen, das in höheren Dosen, ähnlich den Allylverbindungen, zu Störungen der Permeabilität führt.

Mutterkornalkaloide. Die Gefäßwirkungen der Mutterkornalkaloide werden im Kapitel „sekundäre Arteriospasmen" (s. S. 245) besprochen.

Nicotin. Die ätiologische Rolle des Nicotins für die Entstehung vasaler Thromben, insbesondere von Coronarthromben, ist noch unbewiesen (GOODMAN und GILMAN 1955). Im Kapitel über Coronarkreislauf (SCHIMERT, SCHIMMLER, SCHWALB und EBERL, Bd. IX/3 dieses Handb.) ist auf diese Zusammenhänge näher eingegangen.

Hier ist vor allem die ätiologische Rolle von Nicotin bei der Entstehung arterieller Insuffizienzen und bei der Verschlimmerung solcher Zustände abzuhandeln. Außerdem ist die Frage zu erörtern, ob die Endangitis obliterans als Folge einer Nicotinallergie anzusehen ist.

Nach Rauchen von nicotinhaltigen Tabakprodukten kommt es bei der Mehrzahl der Menschen zu peripherer Vasoconstriction im Hautbereich, im wesentlichen unabhängig von der Nicotingewöhnung (MADDOCK und COLLER 1932; BARKER 1933; WRIGHT und MOFFAT 1934; SCHEURER und RIEMERSCHMIDT 1940; ALTENBURGER und PETZOLD 1941; WRIGHT 1948). Der gleichzeitige Abfall der Hauttemperatur ist die Regel. An der sympathektomierten Extremität unterbleibt die Reaktion. Die Muskeldurchblutung scheint nicht in gleicher Weise herabgesetzt zu werden. RUEF, BOCK und HENSEL (1955) konnten in vergleichenden Untersuchungen der Hautdurchblutung (Strömungscalorimeter) und der

Muskeldurchblutung (Calorimetersonde) bei 27 Gesunden feststellen, daß der stets nachweisbaren Verminderung der Hautdurchblutung nach Rauchen einer Zigarette in 80% der Fälle eine Steigerung der Muskeldurchblutung um durchschnittlich 40% der Ruhedurchblutung entsprach, ein Vorgang, der von den Autoren mit einer Adrenalinausschüttung erklärt wird. Synchron mit der nicotinabhängigen Hauttemperatursenkung kommt es zum Anstieg des Blutzuckers und des systolischen und diastolischen Blutdrucks.

Beim Inhalieren von Zigarettenrauch kommt es, abhängig von der individuellen Rauchtechnik, von den vegetativen Voraussetzungen — rasch bei Hyperthyreoten, langsam bei Myxödematösen — und bei Frauen stärker als bei Männern (FRIEDELL 1953), zu einer Durchblutungsdrosselung der Haut von etwa halbstündiger Dauer. In der Fersengegend und bei Probanden über 40 Jahren findet man die nicotininduzierte Hautdurchblutungsdrosselung nur in geringer Ausprägung; im Bereich der Wange ist sie kaum meßbar. Strömungscalorimetrische Untersuchungen zeigten synchron mit der $9^{1}/_{2}$ min nach Rauchbeginn maximalen Durchblutungsdrosselung der acralen Haut eine Durchblutungszunahme im Rectum (FRANKE und SCHROEDER 1955). Beim Filterrauchen (FRIEDELL u. Mitarb. 1953) und beim Kaltrauchen (HEIDELMANN, PETZOLD und TASCHEN 1952) fehlt die cutane Durchblutungsdrosselung. Andererseits kommt es bereits bei tiefem Inspirium zu einer meßbaren Abnahme der acralen Hautdurchblutung (ASCHOFF 1947), die beim Zigarettenrauchen, insbesondere bei forciertem Rauchen (alle 20 sec 1 Inhalationszug) verstärkt wird.

Die Wirkung des Inhalierens von Zigarettenrauch läßt sich teilweise durch die von STROOMANN (1925) nachgewiesene Adrenalinausschüttung erklären, die je nach individueller Empfindlichkeit gefäßverengernd wirkt. Dieser Effekt trägt nach HEGGLIN (1956) auch zur Begünstigung von Fetteinlagerungen in die Gefäßwände bei (vgl. Kap. Arteriosklerose); außerdem wird eine Erhöhung der Lipoproteide im Serum beobachtet (MARDER u. Mitarb. 1952; SCHETTLER 1956).

Bei Zusatz von 10 mg Nicotinsäureamid zu einer Standardzigarette werden die typischen Reaktionen an den Gefäßen nicht verändert (WENGER, WICK und KUHN 1955). Ein wesentlicher Effekt des Nicotingenusses ist die Verminderung der Arteriolenöffnungsgeschwindigkeit über Zeiten von 60 min und länger (HEIDELMANN, PETZOLD und TASCHEN 1952).

Durch die Untersuchungen von HARKAVY u. Mitarb. (1932), die nach intracutaner Injektion von Tabakextrakten verschiedener Provenienzen Überempfindlichkeitsteste bei Patienten mit Endangiitis obliterans und Kontrollpersonen durchführten, wobei die Reaktion dann als positiv bezeichnet wurde, wenn sich Blasen mit Inhalt von eosinophilen Leukocyten ausbildeten, erschien es zunächst auf Grund der größeren Häufigkeit positiver Ergebnisse bei Endangitikern (70%) gegenüber Kontrollpersonen (38%) wahrscheinlich, daß zumindest bei einem Teil der Patienten mit Endangitis obliterans eine Tabakallergie ätiologisch wirksam sei. Jedoch geht aus den Arbeiten von CHOBOT (1935) (hohe Prozentsätze von Tabakallergien bei asthmatischen Kindern) sowie TRASOFF, BLUMSTEIN und MARKS (1936) (geringere Prozentsätze von Tabakallergien bei Endangitikern als bei Kontrollpersonen) sowie von WESTCOTT und WRIGHT (1938) (etwa gleiche Häufigkeit von Tabakallergien bei Endangitikern und Kontrollpersonen) hervor, daß die Befunde von HARKAVY u. Mitarb. (1932) wahrscheinlich zu einseitig ausgewertet wurden. Eine Allergie als Grundlage der Endangitis obliterans ist jedenfalls bis heute unbewiesen.

Wenn dem Nicotin auch keine direkte ursächliche Wirkung auf die Entstehung von Endangitis obliterans und von anderen Gefäßkrankheiten, insbesondere Arteriosklerose (Adrenalinschaden der Gefäßwand) nachgewiesen werden kann, so ist der seit langem behauptete verschlimmernde Einfluß auf die periphere Durchblutung insbesondere bei Patienten mit Gefäßkrankheiten unverkennbar (ERB 1904; MEYER 1918, 1919, 1920; BUERGER 1924; WRIGHT 1948; HAMMOND und HORN 1954; HEGGLIN 1956). Dies geht auch daraus hervor, daß die strikte Einstellung des Rauchens bei Patienten mit Endangitis obliterans zu erstaunlich langdauernden Remissionen führen kann (GIFFORD und HINES 1951).

Die sogenannten Nicotinolytica, die im wesentlichen den Antiparkinson-Effekt verursachen, z. B. Parpanit und Diparcol, sind zur Verminderung der schädlichen Nicotinwirkungen bedeutungslos geblieben, zumal der beim Zigarettenrauchen eintretende subjektive Genuß wahrscheinlich auf einer nach dem ersten Zug auftretenden Adrenalinausschüttung beruht. Auch mit Pendiomid, Tetraäthylammoniumsalzen und Buscopan läßt sich gegen das Gewohnheitsgift Nicotin nicht vorgehen. Das Rauchen von Tabakprodukten mittels Spezialfiltern, die zu einer relativen Einschränkung der Nicotinaufnahme führt, ist ebenfalls zwecklos, da es gerade bei Gefäßkranken auf völlige Nicotinkarenz ankommt.

c) Infekte und Allergien.

Das zeitliche Zusammentreffen und die gemeinsame Eigenart der Gewebsreaktionen bei gewissen Gefäßkrankheiten legen einen kausalen Zusammenhang mit Infekten nahe. Das gemeinsame pathische Geschehen dieser Gefäßentzündungen beginnt mit Störungen an den Zellgrenzflächen der Intima (Endothelschaden). Ihre Ursache ist in einem Zusammentreffen mit körperfremden Eiweißen oder anderen allergisierenden Stoffen und einer dadurch bedingten Veränderung der Plasmaeiweißkörper zu sehen. Die Rolle des Antigens kann dabei von den verschiedensten Substanzen übernommen werden, wie die Beispiele von Periarteritis nodosa nach Gebrauch von Antibioticis und anderen Heilmitteln zeigen. Unter unspezifischer Reiztherapie (DOCA) konnten HEINTZ u. Mitarb. (1955) die entsprechenden Plasmaeiweißveränderungen mitsamt dem histologischen Bild der Panarteriitis erzeugen. RATSCHOW (1953) nimmt an, daß es am Orte einer folgenden beliebigen Schädlichkeitseinwirkung zur Manifestation eines Gefäßschadens kommt und bezeichnet die (unspezifische) Zweitnoxe als Lokalisatoreffekt. Nach seiner Ansicht können körpereigene Gewebe durch Einwirkung von Krankheitserregern, Toxinen u. a. („Autoimmunisierung") Antigencharakter erhalten, wobei ein Zusammenhang zwischen der speciesmäßigen Herkunft des Antigens und der Organwahl der Erscheinungen häufig erkennbar ist. Bei der Sensibilisierung des Organismus sind die charakteristischen Veränderungen der Plasmaeiweißkörper wie bei Entzündungen anderer Organsysteme nachzuweisen. Gegenüber dieser aus exogenen und endogenen Faktoren resultierenden Erkrankungsbereitschaft des Gefäßsystems mißt RATSCHOW (1953) den exogenen „auslösenden Faktoren" (Lokalisatoreffekt) nur mindere Bedeutung bei. Doch muß auch ihre Zugehörigkeit zum Ursachenkomplex von Gefäßkrankheiten anerkannt werden. Von der Endangitis obliterans langsamer Verlaufsform bis zu den akut verlaufenden Angitiden mit hochgradig ausgeprägter Überempfindlichkeitsreaktion vom Typ der Periarteriitis nodosa scheinen fließende Übergänge zu bestehen (ROSSIER 1955). Je nach Heftigkeit der allergischen Reaktion werden größere oder geringere Teile der Gefäßwand in den entzündlichen, bisweilen nekrotisierenden Prozeß eingezogen.

Der Versuch die den allergischen Gefäßentzündungen zu Grunde liegenden stofflichen Vorgänge zu analysieren, ist wohl prinzipiell (LETTERER 1953) gemacht worden, läßt sich aber in der Praxis leider nicht verwirklichen (BOCK 1954). Insbesondere konnten die in den Nachweis von Autoantikörpern gesetzten

Erwartungen nicht erfüllt werden (SCHEIFFARTH 1952; BOCK 1954; SARRE 1954).

Bei dieser Sachlage dürften die Forderungen kritisch eingestellter Pathologen (RANDERATH 1954), die allergische Genese von Gefäßentzündungen serologisch zu sichern, vorerst noch nicht erfüllbar sein (SARRE 1954).

Der wesentliche Antigeneffekt wurde bei der Masugi-Nephritis nicht an den Endothelien, sondern an der Basalmembran der Capillaren festgestellt (PRESSMAN u. Mitarb. 1949).

d) Ernährung.

Der Einfluß von Ernährungsfaktoren auf das Auftreten von Gefäßkrankheiten ist heute Gegenstand breitester Erörterungen. Zweifelsfrei ist die Ernährung einer der Hauptfaktoren, durch welche die individuell determinierte Reaktionsbreite des Individuums für Gefäßerkrankungen beeinflußt wird.

Unter Eiweißmangel entwickeln sich Permeabilitätsstörungen am gesamten Endothel. Der Prototyp dafür ist das Hungerödem mit Hypoproteinämie und abnormer Capillardurchlässigkeit.

Überangebot an tierischem Eiweiß kann ebenfalls Gefäßveränderungen bewirken. GÄNSSLEN (1927) untersuchte an Normalen die Wirkung einer Fleischüberernährung (10 Tage lang täglich $1^{1}/_{2}$ kg Fleisch) und fand neben Verengerung der Arteriolen eine stellenweise aneurysmatische Capillarerweiterung mit gesteigerter Capillarpermeabilität (Verkürzung der Cantharidenblasenzeit) bei verminderter Capillarresistenz (Rumpel-Leede-Versuch). O. MÜLLER (1937) machte auf das Zusammentreffen der Befunde mit der Gesichtsrubeose der Metzger und die Ähnlichkeit mit leichtem Skorbut aufmerksam.

Überangebot an Fett führt langfristig zur Begünstigung der Atherogenese, wie durch statistische Erhebungen während der Kriegsjahre mit fett- und eiweißarmer Ernährung in den skandinavischen Ländern sichergestellt werden konnte (vergl. Kap. Arteriosklerose). Einzelne Fettmahlzeiten führen über Stunden zu capillären Durchblutungsstörungen, wie HARDERS (1956) an Untersuchungen der Augenbindehautgefäße eindrucksvoll nachwies.

Obwohl ein Parallelismus zwischen Capillarbrüchigkeit und Höhe des Vitamin C-Spiegels nicht nachzuweisen ist (BÜRGER 1944) bewirkt eine dauernde Vitamin C-Armut der Ernährung an den feinsten Blutgefäßen eine Verminderung der Capillarresistenz (Tendenz zu Skorbut).

Avitaminose B_1 und B_2 soll nach MCCARRISON (1944) die Atherogenese fördern. Andererseits soll bei Alkoholikern die Arteriosklerose seltener sein als bei Nichtalkoholikern. Der sklerogene Effekt der Hypervitaminose E läßt sich einwandfrei beweisen.

Anhang: Begutachtung.

Obgleich manche für die Begutachtung interessierenden ätiologischen Fragen bei den einzelnen Gefäßkrankheiten im Abschnitt über spezielle Angiopathologie aufgeführt werden, bedarf der Standpunkt des begutachtenden Arztes einer kurzen Beleuchtung.

Bei der Erstattung von Gutachten durch ärztliche Sachverständige für gerichtliche Instanzen handelt es sich entweder um die einfache Fixierung von Befund und Diagnose mit entsprechender Bewertung der schadensabhängigen Funktionsausfälle oder um die nicht immer einfache Beurteilung von Kausalzusammenhängen, die vor allem für die Unfallrechtsprechung und für die Anerkennung von Kriegsdienstbeschädigungen als Hilfsmittel zum Entscheid juristischer Fragen benötigt werden. Nach den geltenden Gesetzen werden Störungen der körperlichen Gesundheit dann als Schädigungsfolgen mit den daraus resultierenden rechtlichen Konsequenzen anerkannt, wenn ihr ursächlicher Zusammenhang mit der angeschuldigten Einwirkung (Unfall; berufliche Schädigung, Wirkungen von Wehrdienst oder Gefangenschaft) wahrscheinlich ist. Es steht im Ermessen der Gerichte, ob die im ärztlichen Sachverständigengutachten ausgesprochenen Ansichten im Urteil berücksichtigt werden oder nicht. Der Gutachter sollte also bedenken, daß er weder Gesetzgeber noch Richter ist, sondern als medizinischer Sachverständiger einen juristischen Zusammenhang klären helfen soll. Er muß, will er seine Rolle recht verstehen, seine wissenschaftlich fundierte Meinung zu den ihm vorgelegten Fragen äußern, ohne an irgendwelche Direktiven gebunden zu sein. Insbesondere ist eine Einengung der wissenschaftlichen Meinungsäußerung durch sogenannte „Richtlinien" zurückzuweisen, die von Versicherungsträgern oder anderen einseitig interessierten Parteien herausgegeben sind.

Der Satz von RATSCHOW (1953): „Die Erkenntnis, daß alle peripheren Durchblutungsstörungen eine abnorme Reaktionsbereitschaft der Blutgefäße zur Voraussetzung haben, gibt der Begutachtung eine von vornherein festgesetzte Basis" wurde vielfach mißverständlich ausgelegt, indem die ursächliche Rolle jeder exogenen Noxe a priori bestritten wurde. Gestützt wurde diese Auffassung vielfach durch (unbegründetes) Verweisen auf die Tatsache, daß doch bei zahlreichen Menschen unter vergleichbaren äußeren Einwirkungen die fragliche Krankheit nicht zustande käme. Solche Argumente sind für juristische Fragen dann irrelevant, wenn auch unter Zugrundelegung einer abnormen Reaktionsbereitschaft die bislang gesunden Individuen ohne die angeschuldigten Einwirkungen wahrscheinlich nicht erkrankt wären. Es darf darauf verwiesen werden, daß konstitutionelle Erkrankungsbereitschaft noch keine Erkrankung in versorgungsrechtlichem Sinne darstellt. Werden aber Personen mit abnormer Reaktionsbereitschaft den schädigenden Einwirkungen ausgesetzt, indem ihre dienstlichen Verpflichtungen es nicht anders zulassen, so übernimmt der Versicherungsträger auch das Risiko für die daraus resultierenden Gesundheitsschäden. Die enorme Bedeutung einer ausreichenden funktionell orientierten Einstellungsuntersuchung (Wehrdienst; bestimmte Berufsgruppen) wird aus der Konsequenz dieser Zusammenhänge ersichtlich. Bei vielen Krankheiten, die unter Mitwirkung konstitutioneller Faktoren zustande kommen, handelt es sich um ein Zusammenwirken von anlagebedingten oder erworbenen inneren mit exogenen Faktoren. Zweifellos wäre es da eine grobe und sachlich nicht zu rechtfertigende Vereinfachung, wenn bei Mitwirkung konstitutioneller Faktoren jedweder Entschädigungsanspruch a priori entfiele. Trotz Berücksichtigung auch der konditionalen Faktoren sollte es Aufgabe des Gutachters sein, die kausale Rolle der äußeren Faktoren bei der Schädigung zu untersuchen. Ihr Einfluß als Krankheitsursache darf vor allem dann als wahrscheinlich gelten, wenn angenommen werden muß, daß ohne die fragliche äußere Einwirkung nicht die identische Krankheit aufgetreten wäre, das heißt: die gleiche Krankheit in gleicher Stärke zum gleichen Zeitpunkt. Eine solche Wahrscheinlichkeit der Verursachung läßt sich mit einer bloßen Möglichkeit einer anderen Kausalität (Konstitution) nicht ausschalten. In diesem Zusammenhang darf auf die juristischen Hinweise von SIDO (1955) in der Diskussion mit HERRMANSDORFER (1955) verwiesen werden. Selbstverständlich darf sich der Gutachter nicht bei jeder Angabe banaler, vielleicht nur die Möglichkeit von Schädigungen beinhaltender Voraussetzungen dazu verleiten lassen, den behaupteten ursächlichen Zusammenhang als wahrscheinlich zu erklären. Er muß vielmehr, so gut es seine Sachkenntnis und seine speziellen Erhebungen am Patienten gestatten, positive Argumente für die Wahrscheinlichkeit oder für die Unwahrscheinlichkeit eines Zusammenhanges mit der angeschuldigten Schädigung beibringen und begründen.

III. Allgemeine Symptomatologie.
1. Subjektive Wahrnehmungen.
a) Schmerz.

Schmerzen bilden das häufigste klinische Symptom bei Durchblutungsstörungen und bei Gefäßkrankheiten. Sie stehen im Vordergrund der anamnestisch faßbaren Beschwerden und bestimmen in der Regel den Patienten, ärztliche Behandlung in Anspruch zu nehmen. Verständlicherweise kommt der Patient bei schmerzhaften Krankheiten im allgemeinen früher in ärztliche Behandlung als bei nicht schmerzenden Störungen.

Die Einteilungsmöglichkeiten des Schmerzes bei Gefäßkrankheiten sind mannigfach. Man könnte klinisch hinsichtlich der Dauer der Schmerzsensationen, des Schmerzcharakters und der Schmerzentstehung Einteilungen finden. Als Orte der Schmerzentstehung nennt RATSCHOW

α) die Gefäße selbst, die, nach den ärztlichen Erfahrungen beim Anstechen, nach Dehnung durch intravasale Injektionen sowie nach chemischer Reizung und bei Entzündungen, schmerzempfindliche Fasern führen müssen. Letztlich unklar ist noch die Schmerzauslösung durch Spasmen. Insbesondere ist es unentschieden, ob bei schmerzhaften Veneninjektionen der Schmerz unabhängig von dem Spasmus entsteht oder durch den Spasmus zustandekommt (LINKE 1959), sofern er in der Gefäßwand selbst lokalisiert ist. In dieser Hinsicht ist die Trennung von

β) ischämisch verursachten Schmerzen im Gewebe vielfach unmöglich. Während den bisher genannten Schmerztypen die Eigenschaft zukommt, sich durch Unterbrechung der zentralwärts führenden Nervenbahnen ausschalten zu lassen, gilt

γ) der thalamische, also im zentralen Nervensystem durch Überreizung subcorticaler Zentren infolge Summation der von peripher kommenden Schmerzreize entstehende Schmerz als Novocain-unempfindlich. Dieser zentrale Schmerz (KROETZ 1935; RATSCHOW 1953) läßt sich charakteristischerweise durch Emotionen und Einwirkungen auf die Sinnesorgane steigern.

Die einwandfreie Trennung der unter α) bis γ) genannten Schmerzen hinsichtlich ihrer Entstehung wird im Einzelfall nicht immer möglich sein; die Kenntnis der verschiedenen Komponenten vermittelt jedoch Vorteile hinsichtlich der einzuschlagenden Therapie.

Vom klinischen Standpunkt aus kann folgende Einteilung der Schmerzen vorgeschlagen werden:

α) **Der Belastungsschmerz** (dysbatischer Schmerz; Dyspraxia intermittens), der seit CHARCOT (1887) und ERB (1904) („Claudicatio intermittens") bekannt ist und nur als Symptom, nicht etwa als Krankheitsbezeichnung verwendet werden darf. Dieser Schmerz tritt nie in Ruhe, sondern ausschließlich bei ununterbrochener Dauerbelastung auf; die Zeitdauer vom Beginn der muskulären Inanspruchnahme bis zum Schmerzeintritt ist umgekehrt proportional dem Grad der arteriellen Insuffizienz. Der Patient verspürt selten von Anfang an voll ausgeprägte Schmerzen, sondern es stellen sich zunächst örtlich begrenzte Müdigkeit, später lokalisiertes Gefühl von Wundsein und endlich Schmerzen ein. Charakteristisch ist das rasche Nachlassen der Beschwerden bei Unterbrechung der Muskelarbeit. Dagegen wird die Extremität bei Fortsetzung der Muskelarbeit in kurzer Zeit durch Steigerung der Schmerzen, Steifheit und Verkrampfung der Muskulatur bewegungsunfähig. Lokalisiert sind die dysbatischen Schmerzen meist am Bein, und zwar hauptsächlich distal des Knies, da dort die Kollateralen weniger günstig als proximal des Kniees angeordnet sind. Auch in der Lumbalgegend und in der

Gesäßmuskulatur (Aorten- und Ilica-Stenosen), im Bereich der Abdominalorgane (Angina abdominalis ORTNER 1902) sowie im Bereich der oberen Extremitäten, etwa als Schreibkrampf bei ununterbrochenem Schreiben, kommen derartige Schmerzen vor.

Als quantitatives Kriterium der Dysbasia intermittens gilt die „Claudicationtime", wobei der Proband mit vorgeschriebenem Schritt-Tempo bis zum Eintritt der Beschwerden zu gehen hat (BARKER, BROWN und ROTH 1933). Man sollte die Aussagefähigkeit dieses einfachen Testes nicht überschätzen, zumal von ALLEN, BARKER und HINES (1955) nur solche Resultate als stichhaltig angesehen werden, die bei 10facher Bestimmung und Einschaltung doppelter Blindversuche mit Placebo-Kontrollen ermittelt sind. Bei ergometrischer Bestimmung (Bein-Ergometer) mit quantitativer Erfassung der Arbeit pro Zeit bis zum Eintritt der Beschwerden dürfte der Grad der arteriellen Insuffizienz objektiver zu ermitteln sein.

Differentialdiagnostisch ist die Abgrenzung gegenüber neuritischen Schmerzen und gegenüber statischen Beinschmerzen meist möglich, wenn man anamnestisch und durch Untersuchung das Kriterium des Belastungsschmerzes sichert.

Ursächlich scheint das Syndrom noch nicht befriedigend geklärt zu sein; vielleicht ist auch die Genese nicht einheitlich. Nachdem angeblich (REICHERT 1933) Sympathektomien die dysbatischen Beschwerden bessern sollen, erscheint der Gedanke an eine spastische Genese nicht von vornherein verwerflich. Jedoch sollte gerade bei Muskeltätigkeit das Freiwerden örtlich durchblutungssteigernder Substanzen näherliegen als die Freisetzung spasmogener Impulse. Der Befund, daß, wie bei arterieller Insuffizienz im allgemeinen, auch bei Dysbasia intermittens der venöse O_2-Gehalt des Blutes der betroffenen Extremität höher ist als bei nicht gefäßkranken und nicht unter dysbatischen Beschwerden leidenden Personen (VEAL und MCCORD 1938) weist auf die vasogene Gewebsischämie als Schmerzursache hin. LEWIS, PICKERING und ROTHSCHILD (1931) sowie LEWIS (1932) vermuten, daß in der ischämischen Muskulatur sich ein schmerzerzeugender Stoff ansammelt — Substanz (S) —, der nach KATZ, LINDNER und LANDT (1935) sauren Charakter hat und nicht flüchtig ist.

Das Symptom der Dysbasia intermittens beweist selbstverständlich nicht eine arterielle Insuffizienz schlechthin, sondern nur eine Gewebsischämie, die auch anderweitig, so durch schwere Anämie, unzureichendes Stromvolumen bei Cardiopathien, Aortenisthmusstenose u. a. zustande kommen kann, was für die Diagnose zu berücksichtigen ist.

β) **Spontaner Dauerschmerz** (neuroischämischer Schmerz), auch Ruheschmerz genannt. Sein Auftreten ist prognostisch ungünstiger zu bewerten als die Dysbasia intermittens, kann jedoch nicht als obligates Zeichen jeder stärkeren arteriellen Insuffizienz erwartet werden. Es handelt sich um besonders schwere, teils in der Tiefe, teils oberflächlich lokalisierte, teils hinsichtlich der Ausbreitung kaum definierbare Schmerzen. Beim Hochheben der Extremität und bei Kälte pflegt Verschlimmerung, bei Wärme und bei Tieferlagerung der Extremität leichte Milderung einzutreten. Deshalb versuchen solche Patienten nachts die Extremitäten aus dem Bett heraushängen zu lassen oder sie verbringen, durch Schmerzen schlaflos, die Nacht im Schneidersitz. Sie versuchen sich durch Nicotingenuß abzulenken; durch dauernde Essensverweigerung und durch Gebrauch und Mißbrauch von Schmerzlinderungs- und Betäubungsmitteln gehen sie einem allgemeinen Abbau ihrer körperlichen Substanz entgegen. Der Schmerz treibt sie schließlich dazu, die Amputation zu verlangen.

Diese Schmerzart entsteht durch Ischämie der peripheren Nerven und wird besonders bei trophischen Störungen und beginnender Nekrose durch Gefäßverschlüsse angetroffen. Solche prätrophischen Schmerzen von besonders quälendem Charakter werden bei Arteriosclerosis obliterans und bei Endangitis obliterans beobachtet.

Uneinheitlich sind die Schmerzsensationen nach akuten arteriellen Verschlüssen: teilweise stellt sich ein schwerer Sofortschmerz, teilweise ein im Laufe von 15—60 min stärker werdender neuroischämischer Schmerz ein, verbunden mit Taubheit, Kältegefühl und Kribbeln, selten mit völliger Parese der Extremitätennerven. Sensationen von Steifheit werden auf Ischämie motorischer Nervenfasern bezogen (COLLENS und WILENSKY 1953). Den Nachweis für die ischämische Bedingtheit der bei Periarteriitis nodosa auftretenden Extremitätenschmerzen erbrachten LOVSHIN und KERNOHAN (1948).

γ) **Entzündungsschmerz.** Die bei Arteritiden und Phlebitiden ebenso wie bei anderweitigen Cellulitiden auftretenden Schmerzen, bei denen keine Ischämie vorliegt, sind bedeutend leichter als die ischämisch bedingten. Diese Schmerzart kommt hauptsächlich bei Lymphangitis, Thrombophlebitis und deren Folgezuständen vor; es bestehen fließende Übergänge zur bloßen Druckschmerzhaftigkeit.

δ) **Spastischer Schmerz.** Krampfartig drückende Schmerzen im Bereich der Finger werden bisweilen von Patienten mit Morbus Raynaud oder Raynaud-Syndrom angegeben; sie sind meist nicht übermäßig heftig. Allerdings kann bei Vorliegen einer organischen Gefäßkrankheit, z. B. Endangitis obliterans, der Schmerz intensiver sein und sich mit neuroischämischen Schmerzen kombinieren. Als Hinweis auf spastische Schmerzen werden die Zeichen von Taubheit, Steifheit, Blässe und Cyanose angesehen, die in der hyperämischen Nachphase von Rötung, Kribbeln und Stechen abgelöst werden.

b) Parästhesien.

Zum Unterschied von normalen Empfindungen sind unter der Bezeichnung „Parästhesien" Fehlempfindungen zu verstehen, durch die im Zentralnervensystem Eindrücke verzeichnet werden, die dem objektiven Sachverhalt, insbesondere der Reizstärke nicht entsprechen. Es handelt sich um Empfindungen von Seiten des „Getasts" (REIN 1941), also eines für die Bewußtmachung der Beziehungen des Organismus zur Umwelt zuständigen Sinnesorgans. Die normalen, durch allgemeine und individuelle Erfahrung gebahnten Wahrnehmungen (Druck und Berührung; Kälte; Wärme; Schmerz; Empfindung für Muskel und Lagesinn) des „Getasts" können bei Parästhesien gestört sein; außerdem werden abnorme Empfindungsqualitäten verzeichnet. So gilt das Jucken als unterschwellige Empfindung der Schmerzreceptoren; ähnlich ist Kitzeln, Kribbeln und Prickeln nach unterschwelliger Reizung (oder Erhöhung der Reizschwelle) der einschlägigen Receptoren zu erklären.

Brennende Empfindungen, die sich bis zum Schmerz steigern können, werden bei den meisten klinischen Beobachtungen dann nicht als Parästhesien gewertet, wenn die betroffenen Bezirke auch objektiv über der Normaltemperatur liegen, so bei Erythermalgie. Diese willkürliche Abgrenzung kann jedoch nicht überzeugen, zumal auch bei der Erythermalgie glaubhaft schmerzhafte Hitzeempfindungen angegeben werden, die weit über die Eindrücke hinausgehen, die bei der gleichen Hauttemperatur von Normalen empfunden werden.

Der Brennschmerz bei der Erythermalgie stellt sich nur über dem individuell gültigen kritischen Temperaturpunkt ein (LEWIS 1933) und läßt sich durch Abkühlung oder mechanischen Druck (Entleerung der Endstrombahn durch Gegendruck von außen) temporär beseitigen. Demgegenüber ist beim Brennschmerz, der durch eine arterielle Insuffizienz, z. B. bei Arteriosclerosis obliterans bedingt ist, die Hauttemperatur objektiv erniedrigt.

Schmerzhafte brennende Parästhesien findet man schließlich beim Ergotismus („St. Antoniusfeuer") sowie bei Fällen von peripheren Nervenverletzungen als Kausalgie. Die bei Anwendung von Isonicotinsäurehydrazid beobachteten brennenden Parästhesien („burning feet") ähnlich wie bei Ergotismus können trotz anfänglicher Bedenken (FISHER u. Mitarb. 1952) kaum mit Durchblutungsstörungen erklärt werden (KLÜKEN 1955), was differentialdiagnostisch von Bedeutung ist.

Kälteparästhesien bei objektiv nicht kalten Extremitäten scheinen nicht vorzukommen; diesbezüglichen Behauptungen wäre mit Skepsis zu begegnen.

Andersartige Parästhesien mit kribbelnden, perlenden („Selterwasser", „Sekt"), prickelnden oder stechenden Sensationen oder das sogenannte „Ameisenlaufen" können bei akuten und bei chronischen Durchblutungsstörungen vorkommen. Nach MERRINGTON und NATHAN (1949) ist die Eigentemperatur des ischämischen Gewebes bestimmend für den Wechsel der Empfindungsqualität an der gleichen Stelle. Als eindrucksvolles klinisches Diagnosticum wurden von SCHRADER (1955) belastungsabhängige Parästhesien für die Höhendiagnose von Beckenarterienstenosen nachgewiesen. Stellen sich unter Belastung bei Patienten mit Claudicatio intermittens Parästhesien an den beiden Gesäßhälften ein, so spricht dies für eine Stenose im Bereich der Arteria ilica communis und interna. Freilich erzeugt nicht jede derartige Stenose obligatermaßen solche Parästhesien.

Bei Stauungsdermatosen infolge chronischer venöser Insuffizienz stellt sich bisweilen ein sehr quälender Juckreiz ein, der ebenfalls als Parästhesie zu werten ist.

Kombinationen von verschiedenartigen Parästhesien mit Gefühlen von Schwäche, Kälte und Unruhe mit charakteristischem Zurücktreten oder Verschwinden aller Beschwerden, sobald der Patient aufsteht oder herumgeht, werden von EKBOM (1950) als „restless legs" bezeichnet. Dabei liegt keine arterielle Insuffizienz vor. Weitere parästhetische Empfindungen gibt es bei neurovasculären Schultergürtelbeschwerden und bei der Brachialgia paraesthetica nocturna.

Die Leitung der Reize erfolgt bei Parästhesien wie bei der normalen sinnlichen Wahrnehmung über spinocorticale Nervenbahnen. Selbstverständlich stellen periphere Durchblutungsstörungen nur eine der zahlreichen möglichen Parästhesien dar. Man wird jedoch bei Anamnesen den Hinweis auf mögliche zirkulatorische Störungen, der sich aus den Angaben von Parästhesien ergibt, niemals überhören. Trotz zahlreicher charakteristischer parästhetischer Erscheinungen, läßt sich aus der Art der Fehlempfindung keine Krankheitsdiagnose stellen. Hingegen sind Aussagen über die Lokalisation von Durchblutungsstörungen durchaus möglich.

c) Hyperästhesie.

Manche Patienten mit arterieller Insuffizienz sind überempfindlich auf mechanische Hautreize. Bereits bei leichtem Reiben mit dem Finger entsteht ein unverhältnismäßig intensiver Schmerz. Vornehmlich soll dieses Verhalten in Bezirken vorkommen, deren Nerven ischämisch geschädigt sind.

d) Hypästhesie.

Unter nicht eindeutig definierten Voraussetzungen kann es bei akuten arteriellen Insuffizienzen, z. B. unmittelbar nach akutem arteriellem Verschluß oder bei andersartigen Zuständen von Ischämie, zu totaler Gefühllosigkeit der von der Durchblutung ausgeschalteten Gewebsbezirke kommen.

e) Kältegefühl.

Daß sich bei arteriellen Insuffizienzen häufig ein abnormes Kältegefühl einstellt, beruht keineswegs in der Mehrzahl der Fälle auf Parästhesien, sondern ist eine Folge der unter solchen Umständen leichter vor sich gehenden Wärmeverluste und ihres unzureichenden Ausgleichs. Bei akutem arteriellem Verschluß durch Thrombose oder Embolie konnten ALLEN, BARKER und HINES (1955) das Kältegefühl in 37% der Fälle verzeichnen. Bei manchen Durchblutungsstörungen besteht zudem eine gesteigerte Empfindlichkeit gegen Kälte, zum Beispiel bei Erfrierungen.

Auf die Hitzesensation wurde im Abschnitt über Parästhesien eingegangen.

2. Objektive Inspektions-, Palpations- und Auskultationsbefunde.

a) Hautfarbe.

Da mit Ausnahme der stufenphotometrischen Bestimmung des Hämoglobingehalts der Haut, der Capillarmikroskopie und der klinisch systematisch erstmals von WOLLHEIM (1927; 1928) angewendeten Capillarphotographie keine objektiven Methoden zur Erfassung der Hautfarbe zur Verfügung stehen, muß sich der Kliniker meist auf subjektive Beobachtungen beschränken. Die visuelle Beurteilung der Hautfarbe ist dadurch erschwert, daß mehrere Komponenten beteiligt sind, von denen allerdings der Blutgehalt die Hauptrolle spielt.

Die normale Haut von Menschen weißer Rasse ist blaßrosa gefärbt. Die Umgebungstemperatur kann diese Färbung beeinflussen: Temperaturen unmittelbar unterhalb der Behaglichkeits- oder Indifferenzgrenze verursachen Abblassung, Temperaturen darüber verursachen eine Rötung der Haut.

Die *Intensität* der Hautröte ist abhängig von der in der Haut jeweils vorhandenen Blutmenge und deren Verteilung, je nachdem sich diese mehr in den Endcapillaren oder in den subpapillären Plexus befindet (vgl. Abb. 4). Daneben spielt die individuell unterschiedliche Hautdicke und der anatomische Gehalt an Blutgefäßen eine Rolle. Aus der Intensität der Hautröte ist kein direkter Rückschluß auf die Durchblutung möglich. Es braucht also die Hautfarbe nicht zu wechseln, wenn sich bei gleichem Querschnitt der Endstrombahn das Stromvolumen ändert.

Die Farbtönung (hellrot bis blaß) der Haut ist abhängig einmal von der Zusammensetzung des in der Haut vorhandenen Blutes. Sauerstoffreiches Blut wird eher zu hellroter, sauerstoffarmes Blut zu blasser oder cyanotischer Hautfarbe führen. Daneben ist aber wesentlich für die Farbtönung die Zahl der geöffneten und mit Blut gefüllten Capillaren und die Verteilung des Blutes auf Endcapillaren und subpapilläre Plexus (WOLLHEIM 1927; 1928; 1931). Bei starker Füllung der Endcapillaren mit sauerstoffreichem Blut erscheint die Haut hellrot. Ansammlung von Blut in den subpapillären Plexus ist die Ursache einer capillären Cyanose. Bei längerem Verweilen des Blutes in diesen erweiterten Gefäßnetzen nimmt gleichzeitig der Sauerstoffgehalt des Blutes ab. Auch ohne Erweiterung der subpapillären Plexus wird die Haut cyanotisch, wenn von den Arterien bereits ungenügend mit Sauerstoff gesättigtes Blut einströmt (arterielle Cyanose). Bei völligem Sistieren des arteriellen Zuflusses (Spasmus, Embolie, Thrombose) kann sich nach anfänglicher Blässe eine permanente Cyanose entwickeln. Die Unterscheidung, ob die Farbtönung mehr durch Füllung der Endcapillaren oder der subpapillären Plexus bedingt ist, ist durch einfachen Fingerdruck möglich. Erzielt man durch Druck mit dem Finger eine örtliche Blässe, in die nach Aufhören des Druckes von der Umgebung das Blut konzentrisch, nach Art einer Irisblende, wieder einströmt, so waren hauptsächlich die subpapillären Plexus gefüllt. Verschwindet die örtliche Blässe gleichmäßig im gesamten Gebiet des vorher ausgeübten Druckes, so ist die Farbänderung durch Füllung der Endcapillaren verursacht. Auf die Unterschiede zwischen arterieller und capillärer Cyanose wird andernorts noch näher eingegangen (S. 530ff).

Blasse Haut erklärt sich durch verminderten Gehalt an Blutfarbstoff; bei der sogenannten Wachsblässe oder Leichenblässe sind die Endstrombahngefäße fast ganz blutleer.

Bei chronischen oder länger dauernden akuten peripheren Durchblutungsstörungen kann es durch Übertritt von Blut oder Blutfarbstoff zur Imbibition und Anfärbung der geschädigten Gewebe, auch der Haut kommen. Entsprechend erklärt sich die braune Verfärbung der Haut dadurch, daß stauungsbedingte Blutextravasate im Gewebe als Hämosiderin gespeichert werden.

Abweichungen von der Normalfärbung der Haut können diffus oder zirkumskript auftreten. Bei Umstellungen am Gesamtkreislauf sowie bei Störungen der Blutverteilung sind die über den Gesamtkörper ausgebreiteten Farbabweichungen schwerer zu beurteilen, da die ganze Körperoberfläche die gleiche Farbe hat. Hingegen sind die bei umschriebenen Veränderungen der Hautfarbe faßbaren Unterschiede leichter aufzufassen, so daß dem Untersucher bei Berücksichtigung von Allgemeinzustand, Kreislaufsituation und Blutstatus eine Vorstellung vom Blutgehalt der Haut möglich wird. Die Lokalisation umschriebener Farbabweichungen der Haut vermittelt Hinweise auf die zugrundeliegenden Störungen. Verschlüsse größerer Arterien bewirken großfleckige, manchmal über ganze Extremitätenteile reichende Farbveränderungen, die allerdings nicht unmittelbar distal vom Durchblutungshindernis, sondern weiter peripherwärts beginnt (infolge einer kollateralen Durchblutung eines Teiles des ischämischen Bereiches). Bei Verschlüssen kleinerer Arterien ist die Verfärbung fleckförmig verteilt. Schließlich können bei der Livedo reticularis (Cutis marmorata) Farbveränderungen im Bereich des Aufteilungsgebietes von Hautarteriolen beobachtet werden (O. MÜLLER 1922; FELDAKER u. Mitarb. 1955; 1956).

Entstehungsdauer und Verweildauer von Hautfarbveränderungen vermitteln bei akuten arteriellen Verschlüssen und bei diagnostischen Zirkulationsprüfungen wichtige Aufschlüsse, besonders wenn man den Einfluß von Bedingungsänderungen prüft, wie etwa bei den verschiedenen Hyperämietesten, bei der Lagerungsprobe u. a. Uniforme Färbung gilt bei Hyperämietesten als Zeichen fehlender Anpassungsfähigkeit, während prompter Farbwechsel die zirkulatorische Intaktheit und Funktionstüchtigkeit des untersuchten Gebietes bestätigt. Andererseits ist bei der Roll- und Lagerungsprobe Farbwechsel mit Auftreten von ischämischer Blässe ungünstig zu bewerten. Das bei schweren arteriellen Ischämien im Beinbereich nicht seltene Bestehenbleiben stärkster Rötungsgrade auch bei Elevation der Extremität, eine Folge von Gewebsimbibition mit Blut und Blutbestandteilen, gilt, besonders in der Nachbarschaft ischämischer Bereiche, als sehr ungünstiges Zeichen.

Einige Krankheitsbilder sind durch charakteristische Aufeinanderfolge von Hautfarbveränderungen ausgezeichnet, wie das Raynaud-Syndrom, bei welchem Blässe, Cyanose und hyperämische Nachröte unmittelbar aufeinanderfolgen. Auch bei der Erythermalgie können durch Variation der Umgebungstemperatur entsprechende Farbveränderungen erzielt werden. Im allgemeinen ist bei Abblassung vorher geröteter Hautbezirke eine Engerstellung der peripheren Strombahn anzunehmen, die nicht unbedingt mit einer Verminderung der lokalen Hautdurchblutung einherzugehen braucht. Prompter und ausgiebiger Ausgleich einer artifiziell erzeugten Hautischämie durch Nachröte ist ein Kriterium ausreichender peripherer Durchblutung. Kurzfristige Hautrötungen lassen sich auf reflektorischem Wege durch Wärmeanwendung und Ausschaltung des neuralen Vasoconstrictorentonus, außerdem als Reaktion auf künstliche

Drosselung der Durchblutung provozieren. Auch unter psychischen Einwirkungen kann es zu passageren Erythemen kommen (Erythema e pudore). Gewebsentzündungen verursachen länger dauernde Erytheme. Schließlich kann es bei chronischen arteriellen Insuffizienzen für lange Zeit zu einer kompensatorischen Erweiterung der im Grenzbereich liegenden Arteriolen kommen, die gleichfalls eine Dauerrötung herbeiführt.

b) Hauttemperatur.

Wesentliche Ergänzung der Hautfarbenbeobachtung kann sich der Untersucher durch Berücksichtigung der begleitenden Hautoberflächentemperatur verschaffen, die palpatorisch annähernd zu beurteilen ist. Für die zahlreichen Konstellationsmöglichkeiten zwischen verschiedenen Typen der Hauttemperatur und verschiedenen Hautfarben gilt die Regel, daß für die Farbintensität der Haut vorwiegend der Blutgehalt, für die Oberflächenwärmeabgabe vorwiegend die Durchblutungsgröße bestimmend ist. Daher berechtigt die Feststellung von geröteter Haut mit wärmerer Oberfläche als die Umgebung zum Rückschluß auf starke Durchblutung. Abb. 8 zeigt ein häufig benutztes Schema (IPSEN 1936; SCHEURER 1940; RATSCHOW 1953) über die verschiedenen Konstellationen von Hautfarbe und Oberflächentemperatur.

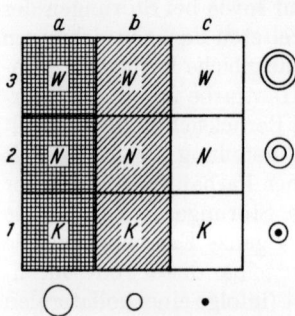

Abb. 8. Hautoberflächentemperatur und Hautfarbe in Abhängigkeit von der Eng- oder Weitstellung von Arteriolen und Capillaren. a erweiterte; b normale; c enge Capillaren. 1 enge; 2 normale; 3 erweiterte Arteriolen. W warme; N indifferente; K kalte Hautoberfläche. Kariert stark gefärbte; schraffiert normale; unbezeichnet blasse Haut. Die Hautoberflächentemperatur ist abhängig von der arteriolären Durchblutung, die Hautfarbe vom Blutgehalt der Endstrombahn (Capillaren). (Nach IPSEN 1936, SCHEURER 1940, RATSCHOW 1953.) Das Verhältnis der Füllungsanteile von Endcapillaren und subpapillaren Plexus ist hier nicht berücksichtigt.

Hautfarbe und Oberflächentemperatur ermöglichen bei Kenntnis der Grenzen ihrer Aussagefähigkeit mitunter beschränkte Beurteilungen der peripheren Durchblutung. Kurzfristige Stromvolumenänderungen können, müssen aber nicht, mit Hautfarbveränderungen einhergehen. Tatsächlich eintretende Änderungen der Hautfarbe machen eine Änderung der Durchblutung wahrscheinlich und beweisen eine Änderung des Blutgehaltes der Haut. Hautfarbe und cutane Wärmeabgabe gestatten nur Rückschlüsse auf das Integument, nicht auf die tieferliegenden Gewebe. Die adäquate Methode zur Erfassung der quantitativen Hautwärmeabgabe ist die Calorimetrie (ASCHOFF 1944, 1947, 1948; HENSEL 1951, 1952) (vgl. S. 87ff.).

c) Dermographie.

Als Dermographie (FÉRÉ und LAMY 1889) definiert GÜNTHER (1917) jede sichtbare Reaktion der Haut auf mechanische, innerhalb des physiologischen Bereiches liegende Einwirkungen. Wenn man sich nicht auf grobe, lediglich orientierende Feststellungen beschränkt, sondern darüber hinaus den physiologischen und pathologischen Voraussetzungen der mechanischen Erregbarkeit der Hautgefäße durch vergleichende Untersuchungen nachgeht, so erhält man nur bei Verwendung zweckmäßiger Apparaturen zur Dosierung und Gleichhaltung der anzuwendenden Reizwirkungen verwertbare Aufschlüsse (PRENGOWSKI 1906; STAEDTLER 1907; MAUTNER 1913; GÜNTHER 1917; NOTHHAAS 1938; MEIER 1954). Wesentlich für die Auslösung des Hautschriftphänomens ist nach POLONSKY (1911), daß ein Reibungsreiz auf das Integument ausgeübt wird. Die Anwendung eines mechanischen Reibereizes, wie er etwa durch Bestreichen der Haut mit einem stumpfen Gegenstand von kleiner Einwirkungsfläche hervorgerufen wird, bewirkt bei positivem Ausfall der Reaktion charakteristische Hautveränderungen verschiedener Art. Vermißt werden diese Reaktionen bei Patienten mit Myxödem (STURSBERG 1905; MARXER 1915) sowie Kranken mit Diabetes insipidus (GÜNTHER 1917). Die pathogenetischen Zusammenhänge und Bedingtheiten der Hautschrift sollen hier nicht näher erörtert werden. Es interessiert lediglich die Abhängigkeit der mechanischen Erregbarkeit der Hautgefäße. Auf die fragliche Koinzidenz der Hautschrift mit bestimmten Krankheitsbildern wird später eingegangen werden.

Die Erscheinungen der Dermographie treten nach einer meßbaren Latenzzeit, der sog. dermographischen Latenzzeit (DLZ) (MAREY 1858) auf und halten eine gewisse Zeit lang bis zu ihrem Abklingen an (dermographische Verweildauer). Je nach der Hautfärbung bei der Ausgangssituation ist die Erkennbarkeit der Reaktionen verschieden; so ist auf blasser Haut die weiße Hautschrift und auf roter Haut die rote Hautschrift schwerer feststellbar (GÜNTHER 1917).

Die dermographische Latenzzeit ist im allgemeinen unabhängig von der Reizstärke. Allerdings läßt sich durch Summation mechanischer Oberflächenreizungen im gleichen Hautareal eindeutig eine Verkürzung der Latenzzeit erwirken (MEIER 1954). Eine Abhängigkeit der Latenzzeit vom vegetativ gesteuerten Tonus der Endstrombahn wird angenommen, wobei bei weiten, niedrig tonisierten Gefäßen die Reaktion bereits kürzere Zeit nach der Reizeinwirkung erkennbar ist als bei verengten hochtonisierten Gefäßen. Aus diesem Blickwinkel ist wohl die Mehrzahl der dermographischen Beobachtungen hinsichtlich des Verhaltens der dermographischen Latenzzeit (Tabelle 1) verständlich.

Die dermographische Verweildauer ist am kürzesten bei der weißen Hautschrift; NIKOLSKY (1908) gibt Werte unter 15 min an. Bei der roten Hautschrift wird eine Verweildauer bis 60 min angegeben (L. R. MÜLLER 1913); STURSBERG (1905) beobachtete sogar eine Dauer bis zu 120 min. Am längsten ist die Verweildauer bei der Quaddelleiste, nämlich bis 24 Std (BARTHÉLEMY 1900). Entgegen andersartigen Erwartungen läßt sich bei inneren Krankheiten meist keine Verlängerung erkennen (REINÄCKER 1939). Lediglich bei Gastroenteritiden sowie bei vegetativen Dystonien werden Verlängerungen beobachtet (MEIER 1954). Seitenunterschiede im Zusammenhang mit Krankheiten innerer Organe konnte REINÄCKER 1939 nicht feststellen, desgleichen keine Verlängerung nach Histamingabe. Dagegen fand MEIER (1954) die Verweildauer in Kälte verlängert. BARTHÉLEMY (1900) bezeichnet eine Verweildauer über 15 min bei der Dermographia rubra als krankhaft.

Ohne näher auf die historische Entwicklung einzugehen, lassen sich folgende Arten von Hautschrift unterscheiden:

α) **Dermographia alba** (L. R. MÜLLER 1930); negativer Dermographismus (BLASCHKO 1899); perverse Reaktion (HESS und KÖNIGSTEIN 1911); vasoconstrictorische Reaktion (GÜNTHER 1917). Der weiße Dermographismus entsteht durch Kontraktion der Endcapillaren auf mechanische Reize, die beim Normalen keine Wirkung auf die Gefäßweite ausübt oder eventuell sogar eine Erweiterung (rote Dermographie) hervorrufen. Die weiße Dermographie ist also Ausdruck einer abnormen Kontraktionsbereitschaft insbesondere der Endcapillaren. Das Phänomen, das bereits von MAREY (1858) beschrieben wurde, imponiert als eine meist innerhalb von 10—20 sec nach mechanischer Reizung beginnende, bei etwa 30 sec kulminierende und meist nicht über 3 min dauernde Abblassungszone in der unmittelbaren Umgebung der Reizeinwirkung. Die nicht immer leicht erkennbare Reaktion ist unabhängig von der Reizintensität. Die Reizschwelle liegt bei der Dermographia alba im allgemeinen niedriger als bei der Dermographia

Tabelle 1. *Verhalten der dermographischen Latenzzeit.*

	Verkürzend	Verlängernd	Autor
Umgebungstemperatur	Wärme	Kälte	EBBECKE (1917) HOFF (1931)
Lebensalter	niedrig	hoch	SPICKMANN (1936)
Kost	alkalisch, Rohkost	sauer	HOFF (1931)
Blutdruck Grundumsatz	Steigerung niedrig	erhöht	HOFF (1933) NOTHHAAS (1938)
	Beginn der Menstruationsblutung		GEBERT (1936); bestritten MEIER (1954)
		Ovarialinsuffizienz vor der Menopause	NOTHHAAS (1939)
	Parasympathicotone Phase	Sympathicotone Phase des Fieberanstiegs	SZONELL (1936)
	körperliche Belastung bei vegetativer Dystonie		MEIER (1954)
		Ulcera ventriculi (überwiegend)	MEIER (1954)
Stoffe und Substanzen	Histamin (capillare Lähmung)	Adrenalin	REINÄCKER (1939)
	Acetylcholin	Sympatol	NOTHHAAS (1938)
	Doryl	Cardiazol	HOFF (1933)
		Atropin	ESSEN u. CAPPELL (1939)
		Sympatol bei adrenergischer Ausgangslage	ESSEN u. CAPPELL (1939)
	Coffein, Sympatol bei vegetativ Stigmat.++		++nicht bestätigt REINÄCKER (1939)
Krankheiten		Rückenmarksläsionen auf der Herdseite	HOFF (1933)
	Hypertonie		NOTHHAAS (1929, 1932, 1938)
		Hypertonie	LIPPERT (1935), nach MEIER (1954)

rubra. Im Bereich von Rumpf (BAUER 1912), Oberschenkelstreckseite (GÜNTHER 1917) und Unterschenkel (MEIER 1954) ist sie besonders deutlich auslösbar, entsprechend einer gesteigerten Vasokonstriktionsneigung. Die Konstriktion der Endstrombahn wird durch die contractilen Gefäße hervorgerufen, bei Berücksichtigung der Definitionen von CHAMBERS und ZWEIFACH (1947) sowie von ILLIG (1957) durch die präcapillaren Sphincteren. Die weiße Dermographie kommt vor bei Infektionskrankheiten, und zwar im Anfangsstadium (L. R. MÜLLER 1913; SZONELL 1936), bei Dermatosen (REUTER 1933), bei paroxysmaler Hämoglobinurie (GÜNTHER 1917) sowie bei Rückenmarksaffektionen (L. R. MÜLLER 1913). Sie hat keine diagnostische oder differential-diagnostische Bedeutung.

β) **Dermographia rubra;** positiver Dermographismus (BLASCHKO 1899); hyperämisches Reizphänomen (PINKUS 1902); vasodilatatorische Reaktion (GÜNTHER 1917). Die Reizschwelle zur roten Hautschrift soll höher liegen als bei der weißen Dermographie. Im unmittelbaren Bereich der Reizeinwirkung entsteht ein deutlich sich abhebender, dunkel- oder hellroter Streifen nach einer Latenzzeit von 10—30 sec, der über längere Zeit anhält. Bis zu einem gewissen

Grad scheint die Intensität der Reaktion von der peripheren Durchblutungssituation (HEIN 1937) und von der Reizstärke (NOTHHAAS 1938) abhängig zu sein. Gleichzeitiges Auftreten mit der Dermographia alba, wobei der gerötete Streifen mit blassen Konturen versehen ist, kommen vor; man spricht von Dermographia mixta (MAREY 1858; VULPIAN 1875). Die Reaktion der roten Hautschrift kommt auch nach Denervation zustande (L. R. MÜLLER 1913). MEIER (1954) konnte sie bei 88% seiner Probanden auslösen.

Nach LEWIS (1928) ist die rote Hautschrift eine Vasodilatation, die durch das Freiwerden von H-Substanzen im Bereiche der unmittelbaren Reizeinwirkung entsteht. Neben stofflichen Faktoren dürften auch neurogene Momente an der Reaktion beteiligt sein (HOFF 1927; L. R. MÜLLER 1913; EBBECKE 1917; KROGH 1924; NOTHHAAS 1938; BILECKI und SCHILF 1951). Eine vorwiegend neurogene Auslösung der Erscheinungen wurde von REINHARDT und RICKER (1933), HEIMBERGER (1930) und STÖHR (1933; 1938; 1939) angenommen.

Durch HESS und KÖNIGSTEIN (1911) wurde auf rote Hautschrift bei Meningitiden aufmerksam gemacht, durch SYLLA und PANKOW (1943) bei Fleckfieber; letztere Beobachtung konnte von v. STOCKERT (1943) nicht bestätigt werden. Vorkommen von roter Hautschrift bei Saturnismus wird von FRIEDRICH (zit. nach SCHWIMMER 1898) sowie von EPPINGER und HESS (1910) bei Patienten mit nervösen Störungen angegeben. Durch BARTHÉLEMY (1900) ist das Zeichen des „dermographisme pulsatile" bei Kranken mit Aorteninsuffizienz als diagnostisches Kriterium angegeben worden.

Divergent sind die Beobachtungen der dermographischen Latenzzeit von roter Hautschrift bei vegetativen Dystonikern. STURSBERG (1905) sowie SCHELLONG (1914) stellten verkürzte Latenzzeiten fest, während ESSEN und CAPPELL (1939) verlängerte Werte fanden und die Resultate von SCHOLZ (1951) nicht eindeutig waren. Im Bereiche viscerocutaner Reflexzonen (HANSEN und v. STAA 1938) ließen sich keine eindeutig korrelativen Resultate im Zusammenhang mit Erkrankungen innerer Organe finden (REINÄCKER 1939).

γ) **Dermographia elevata** (L. R. MÜLLER 1913) Urticaria factitia[1] (GULL 1859); ödematöse Reaktion (GÜNTHER 1917); Quaddelleiste. Diese Reaktion wird ziemlich selten beobachtet, wenigstens solange nur mittlere Reizstärken angewandt werden (FALK 1901; STURSBERG 1905); bei stärkeren Reizen tritt die Reaktion häufiger auf (NOTHHAAS 1938). Hauttemperatur und Hautwärmeabgabe sollen nach HEUSINGER (1867) und CHAMBARD (1889) gesteigert sein. Bei der Quaddelleiste dürften den im Gewebe anfallenden H-Substanzen die überwiegende Rolle zuzuerkennen sein, während das Nervensystem nur zum geringeren Teil beteiligt ist (LEWIS 1928; HOLZAPFEL 1930). Neben der einfachen Latenzzeit unterscheidet GÜNTHER (1917) eine sog. Latenzzeit für die Zeitspanne von der Reizeinwirkung bis zur Quaddelbildung, die meist 2 min beträgt; sie soll von der Gewebsspannung und nicht vom Außendruck abhängig sein. Die früher vielfach diskutierten Rückschlüsse auf Nervenkrankheiten sind nach L. R. MÜLLER (1913) sowie GOLDSCHEIDER und HAHN (1925) unzureichend begründet.

δ) **Blaue Dermographie.** Nach KOSCHEWNIKOW (1935) ist diese sehr seltene (ESSEN und CAPPELL 1939), 5—10 sec nach Reizeinwirkung auftretende und über Minuten anhaltende Reaktion vasospastisch bedingt. Sie scheint ähnlich wie die Cyanose beim Raynaud-Syndrom zustande zu kommen (vgl. S. 228).

ε) **Urticaria pigmentosa** (SANGSTER 1878) bei kleinen Kindern wird im Zusammenhang mit der Hautschrift von GÜNTHER (1917) erwähnt. Nach JARISCH (1900)

---

[1] Richtiger: Urticaria facticia (MICHELSON 1884).

liegt ein vermehrter Pigmentgehalt der Rete-Zellen vor. JADASSOHN (1894) konnte an den von der Urticaria pigmentosa früher befallenen Stellen noch lange Zeit eine ödematöse Reaktion auslösen.

Über meteorologische Bedingtheiten der Hautschrift vgl. die Arbeiten von KESTNER (1935), BRÜNING (1939), ZINK und KUHNKE (1951) sowie einige bei MEIER (1954) zitierte Dissertationen.

d) Reflektorisches Hauterythem.

Das reflektorische Hauterythem (action vasomotrice reflexe nach VULPIAN 1875; Reflex-Erythem nach EBBECKE 1914; reactio reflexiva nach GÜNTHER 1917; „roter Hof" nach LEWIS 1928) beschränkt sich nicht streng auf den Ort der Reizeinwirkung, wie die Dermographie. Vielmehr kommt es nach einer Latenzzeit von 5—30 sec zu einer 1—10 min dauernden hellroten Verfärbung von unregelmäßiger, flammig-zackiger Begrenzung (L. R. MÜLLER 1913; LEWIS 1927); die Reaktion ist ventral stärker als dorsal ausgeprägt, am geringsten im Bereiche von Unterarm, Unterschenkel und Nates (GÜNTHER 1917). Sie ist auch bei nervengesunden Individuen anzutreffen (STURSBERG 1905), wenn auch bei Personen mit Neigung zu Schamröte häufiger zu finden (BAUER 1912). Simultan mit der Dermographia rubra und elevata lassen sich gleichfalls Reflexerytheme finden (EBBECKE 1914). Kennzeichnend für das Reflexerythem ist seine unregelmäßige zackenförmige Begrenzung und seine Ausdehnung über den eigentlichen Reizort hinaus. Während die scharf begrenzte Dermographie durch Erweiterung bzw. Verengung von Capillaren hervorgerufen wird, je nachdem ob sie rot oder weiß ist, ist das Reflexerythem durch gleichzeitige Dilatation auch der Arteriolen bedingt. Es ist stets abhängig von der Innervation und kann demnach durch lokale oder zentrale Unterbrechung nervöser Bahnen aufgehoben werden (BRESLAUER 1918/19). Nach KROGH (1924) entsteht das Reflexerythem durch Axonreflexe. Daß für das Reflexerythem die Beteiligung der Arteriolen wesentlich ist, zeigt sich auch an der Steigerung der örtlichen Hauttemperatur, die unter Umständen $2^{0}C$ betragen kann. Ausgelöst werden Reflexerytheme ebenso wie die Dermographie durch einen mechanischen Reiz. Während aber bei der Dermographie die Capillarerweiterung bzw. -verengung auf den Ort der Reizeinwirkung beschränkt ist, zeigt das Reflexerythem als roter Hof die oben beschriebene Ausdehnung. Auch die Dauer der am Reizort entstehenden Capillarreaktion ist wesentlich kürzer als die des Reflexerythems, so daß gelegentlich der Anschein erweckt wird, als ob nur ein Reflexerythem aufgetreten wäre. So beschrieben MARCHAND (1912) und GÜNTHER (1917) mechanische, insbesondere schmerzerzeugende Reize als Ursache von Reflexerythemen. Reflexerytheme wurden nach L. R. MÜLLER (1912) bei Rückenmarksverletzungen, bei Neuropathen und Basedowikern (JAMIN 1924) und bei Meningitis tuberculosa beobachtet (IBRAHIM 1944). Sie können bei altersatrophischer und ödematöser Haut, bei kachektischen und trophischen Störungen sowie bei Anästhesien fehlen (SPIESS 1906; L. R. MÜLLER 1913). Die Tatsache, daß das Reflexerythem ausnahmsweise auch bei Denervierung erhalten bleibt (KOHLER und WETH 1924), wenn der periphere Anteil des betroffenen sensiblen Nerven nicht degeneriert, führt zu der oben erwähnten Annahme kurzer peripherer Axonreflexe. Wie E. MÜLLER (1949) zeigte, wird in solchen Fällen auch die sonst in der anästhetischen Zone 1—2 Wochen nach Denervierung anhaltende Herabsetzung der Hautdurchblutung vermißt. In jedem Fall bedarf das Phänomen der Mitwirkung neuraler Strukturen, möglicherweise aber nicht in allen Fällen von Ganglienzellen (BRUCE 1910; KROGH 1924).

e) Die dreifache Reaktion (EBBECKE 1923; LEWIS 1927).

Als dreifache Reaktion wird ein Syndrom bezeichnet, bei dem es unter den verschiedensten physikalischen oder chemischen Reizen zu einer scharf begrenzten Erweiterung der Endcapillaren, mit zentraler Röte und einem umgebenden, unscharf begrenzten roten Hof durch Erweiterung von Arteriolen kommt (s. Reflexerythem). Unmittelbar anschließend kommt es durch Austritt von Flüssigkeit im Bezirk der erweiterten Capillaren zur Quaddelbildung. LEWIS (1927) führte das Phänomen auf die Freisetzung histaminähnlicher Substanzen zurück. Im speziellen Teil wird auf die dreifache Reaktion nochmals näher eingegangen.

f) Reflektorische Hautblässe.

GÜNTHER (1917) erwähnt das Vorkommen von örtlicher „reflektorischer Anämie" nach Stichreizen, besonders im Extremitätenbereich (distalwärts gesteigerter Vasomotorentonus); die Erscheinung ist häufig nur schwer erkennbar. Mit Hilfe objektiver Hautfarbmessungen fand ADAMS-RAY (1953) bei Normalen und bereits bei gesunden Neugeborenen im Bereiche der C_4-Segmente eine gesteigerte Vasokonstriktion nach Hautreiz, wenn man die Reaktion mit den benachbarten Hautsegmenten verglich. Der Autor erklärte die Erscheinung durch anatomische Unterschiede der vasomotorischen Innervation. Eine besondere Bedeutung wird in diesem Zusammenhang der Beobachtung von ADAMS-RAY (1953) beigemessen, wonach bei Patienten mit Erkrankungen zwerchfellnaher Organe sowie von Herz und Lungen ein in den C_4-Dermatomen lokalisierter auffälliger Hautblässereflex entsteht. Der zugrunde liegende gesteigerte Vasomotorentonus, der für die gegenüber der Umgebung verstärkte Abblassung verantwortlich gemacht wird, konnte auch durch Hyperämisierungs-Versuche mit Senföl nachgewiesen werden; nach Sympathicusausschaltung war eine Verminderung der C_4-Hautblässe zu verzeichnen. Bei Gallenblasenkranken wird auf die reflektorische viscerocutane vasoconstrictorische Blässe der Haut, bedingt durch Engstellung von Capillaren, von ADAMS-RAY (1951) aufmerksam gemacht.

g) Schweißsekretion.

Bei einigen Arten von peripheren Durchblutungsstörungen, insbesondere nach Unterkühlungs- und Erfrierungsschäden, ist ein besonders intensives Schwitzen der betroffenen Extremität zu verzeichnen, das aber nicht quantitativ der arteriellen Insuffizienz entspricht. Diese abnorme Schweißsekretion, durch Sympathektomie günstig beeinflußbar, dürfte von der arteriellen Durchblutung unabhängig sein. Überhaupt sollte die Schweißsekretion, da sie psychogenen Einflüssen besonders unterliegt, im Zusammenhang mit Durchblutungsstörungen nicht überwertet werden. Andererseits kann bei Erkrankungen des Zentralnervensystems (multipe Sklerose, Syringomyelie, Poliomyelitis, Rückenmarkstumoren) ein Fehlen der Schweißsekretion beobachtet werden.

Schwitzprozeduren geben für angiologische Fragen keinen direkten Aufschluß. BENJAMIN und BAILEY (1956) wiesen nach, daß sowohl durch vermehrtes Schwitzen (Acetylcholin) als bei Ausschaltung der Schweißsekretion (Atropin) die cutane Wärmeabstrahlung gesteigert werden kann. Die zugrundeliegenden Durchblutungsänderungen und der cutane Blutgehalt verhalten sich dabei recht uneinheitlich. BETZ (1955) erfaßte die Hautwasserabgabe mittels eines Kristallhygrometers, wobei die Oberflächenleitfähigkeit eines Kaliumbromidkristalles durch den mit der Hautwasserabgabe schwankenden Feuchtigkeitsgehalt eines flach über die Hautoberfläche geleiteten Luftstromes verändert und elektrisch registriert wird. Synchrone Messungen der peripheren Durchblutung mit Strömungscalorimeter ergaben, daß bei niedrigen und bisweilen bei mittleren Umgebungstemperaturen Hautwasserabgabe und periphere Durchblutung gleichsinnigen Veränderungen unterworfen sind, bei hohen Raumtemperaturen dagegen in verschiedenartigem Sinne schwanken. Bei niederen und hohen Raumtemperaturen schien die Hautwasserabgabe am schnellsten auf Fußbäder zu reagieren. Trinken heißer Flüssigkeiten bewirkte nach kurzfristigem Abfall der Hautwasserabgabe eine erhebliche Zunahme.

Bei Akrocyanose wird häufig eine stark ausgeprägte Schweißsekretion angetroffen. Sie muß nicht notwendig als Folge der acralen Durchblutungsstörung betrachtet werden, sondern läßt sich auch so verstehen, daß sie mit dieser eine gemeinsame Ursache hat.

Bei arterieller Insuffizienz wird im Bereich der Durchblutungsstörung manchmal ein umschriebener Ausfall der Schweißsekretion beobachtet, der als Frühsymptom einer Durchblutungsstörung Beachtung verdient (RATSCHOW 1953; HASSE 1955).

Die einseitige Steigerung der Schweißsekretion soll sich häufig im Bereich von arteriovenösen Fisteln der Extremitäten nachweisen lassen (ALLEN, BARKER und HINES 1955).

h) Atrophie.

Bei länger dauernder arterieller Insuffizienz kommt es zur allgemeinen Atrophie der befallenen Extremität oder der jeweiligen Extremitätenteile. Diese Atrophie, die sich auch an der Haut auswirkt, kann erklärt werden durch die bei verminderter oder fehlender Inanspruchnahme unzureichende vasale Gewebsversorgung. Sogenannte Trophoneurosen im Sinne direkter trophischer Benachteiligung unzureichend blutversorgter Teile lehnt LEWIS (1938) ab, mit dem Hinweis, es handele sich um die gleichen Störungen, wie sie auch bei anderen Arten von Inaktivitätsatrophie vorhanden sind. Ob bei ischämischer Neuropathie, also bei Zuständen wobei der Nerv selbst unter der Minderdurchblutung leidet, tatsächlich keine zusätzlichen trophischen Störungen zustande kommen (RATSCHOW 1953), erscheint zweifelhaft. Für eine solche Möglichkeit sprechen die Beobachtungen von Gewebsnekrosen (mal perforant) bei gestörter nervaler Versorgung (vgl. auch HAUSER 1958).

i) Sklerosierungen.

Erscheinungen von Sklerodermie, speziell als Sklerodaktylie, kommen bei Durchblutungsstörungen und Gefäßkrankheiten nur im Zusammenhang mit Raynaud-Syndrom vor. Während GARLOCK (1936) und ebenso PRINZMETAL (1936) annehmen, daß der Sklerodermie das Raynaud-Syndrom vorausgehe, vermutet HUNT (1936), daß das Raynaud-Syndrom eine Auswirkung sklerodermischer Veränderungen der Haut ist. Diskutiert wird ferner für beide Arten von Veränderungen eine übergeordnete Ursache (etwa Hyperparathyreoidismus: GARLOCK 1936; SUNDER-PLASSMANN 1937 und MÜLLER 1937).

Dem Skleroderm geht stets ein Sklerödem voraus. EMMRICH (1951) nimmt an, daß es sich um eine allgemeine dyskrasische Störung handelt, die letztlich zur Hyalinose führt.

KEINING und BRAUN-FALCO (1956) beschrieben das Auftreten des sogenannten Skleromyxödems, das nach GOTTRON (1954) sich bei Gefäßveränderungen durch Transsudation abweiger Serumproteine (Leberschaden) in Verbindung mit den Mucopolysacchariden des Bindegewebes ausbildet.

Das sekundäre Auftreten von Sklerosierungen im Bereiche chronisch-minderdurchbluteter Gewebe ist keine Seltenheit.

k) Hautinfektionen.

Unzureichend durchblutetes Gewebe ist vermehrt gegen Infektionen anfällig. Dementsprechend werden bei Patienten mit arterieller Insuffizienz gehäuft örtliche Infektionen der durchblutungsgestörten Gewebe verzeichnet. Gesellt sich zur zirkulatorischen noch eine stoffwechselmäßige Benachteiligung, etwa durch Diabetes mellitus, so resultiert daraus ein besonders hohes Infektionsrisiko, was peinliche Sorgfalt bei der Körperpflege erforderlich macht. Aus banalen Verletzungen bei der Nagelpflege entwickeln sich dann leicht Paronychien, von denen aus die Infektion fortschreitet und eine Zellgewebsentzündung (Cellulitis) benachbarter Bezirke, schließlich eine Lymphangitis und eventuell der Restzustand eines Lymphödems sich entwickeln kann. Differentialdiagnostisch darf der Zustand einer Cellulitis nicht mit Erysipel oder Phlebitiden verwechselt werden.

KEINING (1955) betont die jahreszeitliche — mit schlechterer Durchblutung der Endstrombahn bei niedrigerer Umgebungstemperatur erklärbare — Bedingtheit verschiedener Hautinfektionen, sowohl von Viruskrankheiten, z. B. Warzen als auch von bakteriellen Dermatosen, etwa Tuberkuliden nach Art des Erythema induratum Bazin, weiterhin Mykosen der Nägel sowie Pernionen. Wahrscheinlich sind manche Pilzaffektionen nicht die Ursachen, sondern die Folgen der acralen Minderdurchblutung (RATSCHOW 1955). Bei macerationsempfindlichem, minderdurchblutetem Gewebe können die sonst saprophytären Pilze eine nosoparasitäre Rolle übernehmen. Als Beispiel hierfür erwähnt KEINING (1955) das Auftreten von Mykosen bei Patienten mit 8tägiger Dauerbad-Behandlung.

l) Thrombophlebitis superficialis migrans.

Als Frühsymptom oder Erstsymptom, aber auch als eine während des ganzen Krankheitsverlaufes mögliche Komplikation ist die Thrombophlebitis superficialis migrans bei entzündlichen Arterienkrankheiten zu werten. Nicht nur, daß ihr Vorkommen den Verdacht auf eine zugrunde liegende Arteriitis lenken sollte; ihr Fehlen während eines längeren Verlaufes von Gefäßkrankheiten läßt sich differentialdiagnostisch gegen die Diagnose einer Endangitis obliterans anführen.

m) Gangrän.

Die Bezeichnung Gangrän wird in unterschiedlichem Sinn verwendet. Im allgemeinen bezeichnet sie die Nekrose von Körperteilen; RATSCHOW (1953) reserviert die Bezeichnung Gangrän für den sogenannten feuchten Brand und unterscheidet davon die Nekrose als trockenen Brand. Andere Autoren sprechen von trockener oder von feuchter Gangrän. Trockene Gewebsnekrosen unterliegen einer Schrumpfung, schwärzlichen Verfärbung und werden schließlich als mumifizierte Teile abgestoßen. Bei der feuchten Gangrän kommt es durch Ansiedlung von Infektions- und Fäulniserregern im Gewebe zu dessen Erweichung, wobei sich eine septische Allgemeininfektion als Komplikation entwickeln kann.

Histologisch ist die Nekrose durch das Fehlen der Färbbarkeit der Zellkerne erkennbar.

Ursachen der Nekrose sind meistens mehrere Faktoren. Für angiologische Fragen interessiert neben äußerlich auf das Gewebe einwirkenden Schädigungen hauptsächlich der Faktor der Durchblutung. Gewebsischämie wird dann ceteris paribus eher zu Nekrose führen, wenn noch andere Faktoren schädigend einwirken oder wenn, z. B. durch unzweckmäßige Temperatursteigerung, das stoffwechselabhängige Durchblutungsdefizit größer wird. RATSCHOW (1953) erwähnt in diesem Zusammenhang die Decubitalnekrosen bettlägeriger Schwerkranker, zu deren Zustandekommen ein ununterbrochener Druck von 50—60 mm Hg auf die äußere Haut ausreicht, wenn er nur lange genug ohne Unterbrechung einwirkt.

Die Lokalisation von Gewebsnekrosen gibt Hinweise auf die Art des zugrunde liegenden Gefäßschadens, bisweilen auch auf die Grundkrankheit. Das Brandigwerden ganzer Extremitäten oder erheblicher Teile derselben kommt nicht häufig vor; es handelt sich um Patienten im höheren Alter mit Arteriosclerosis obliterans oder mit Vitien und massiven Embolien und Thrombosen im Beckenbereich. Auf die distalwärts gerückte Demarkationszone wurde bereits bei der Besprechung der Hautverfärbungen durch Gefäßverschluß hingewiesen. Kleinere Extremitätenbereiche, etwa Teile des Fußes, werden nekrotisch bei Verschlüssen im Bereich der Arteria poplitea, meist ebenfalls bei Arteriosclerosis obliterans, selten bei Endangitis obliterans. Digitale und supradigitale Gewebsnekrosen, vornehmlich im Bereich der Grundphalangen oder in Nagelfalznähe der Endphalangen kommen bevorzugt bei der Endangitis obliterans vor. Ein Kennzeichen der Gangrän bei diabetischer Arteriopathie ist der von distal nach proximal fortschreitende Zelltod. Das Raynaud-Syndrom zeigt, sofern es überhaupt in fortgeschrittenen Fällen zu Nekrosen kommt, das Auftreten kleinster acraler Herde, die nach Abheilung charakteristische eingezogene Fingerkuppennarben hinterlassen. Die Neigung zu Gewebsnekrosen bei der akut zentralen, meist an der Basis der Zehen lokalisierten und bei der akut peripheren Form, die direkt an der Fingerspitze auftritt, charakterisiert die akuten Formen der Arteriitis gegenüber den subakuten und chronischen Verlaufsformen bei Arteriosen (DENECKE 1941).

Im allgemeinen sind die Umrisse arteriell bedingter Nekrosen mehr keilförmig, während die auf venösen Zirkulationsstörungen beruhenden Hautdefekte mehr rundliche Form aufweisen.

Die Nekrosen bei chronischer venöser Insuffizienz durch Gewebsischämie (vgl. S. 509) bevorzugen die tibialen Unterschenkelbereiche und die supramalleolären tibialen Bezirke. Im proximalen Unterschenkeldrittel und weiter zentral kommen sie fast nie vor. Dagegen wird angenommen, daß das Ulcus cruris ischaemicum auf der Basis einer arteriellen Hypertonie mehr die fibulare Knöchelgegend bevorzugt.

Gemeinsames Auftreten von Unterschenkelulcera und Unterschenkelvaricen sollten an die Möglichkeit einer arteriovenösen Fistel denken lassen.

Fingernekrosen kommen nicht nur bei Endangitis obliterans sowie acral bei Raynaud-Syndrom vor, sondern, allerdings sehr selten, auch bei Armarterien-Aneurysmen und bei neurovasculärem Schultergürtelsyndrom.

n) Deformitäten.

Neben Atrophien, entzündlichen Schwellungen und Ödembildungen kann es bei einer beschränkten Anzahl von Gefäßkrankheiten zur Verunstaltung kleinerer oder größerer Körperbereiche kommen.

Abnormes Längenwachstum einer Extremität, insbesondere wenn es bei Kindern einseitig ausgeprägt in Kombination mit anderen Fehlbildungen und mit Varicen auftritt, weist auf eine oder mehrere arteriovenöse Fisteln hin. Man hüte sich dabei vor dem Irrtum, das kürzere Bein für das krankhaft veränderte zu halten, da bekannt ist, daß nur in ganz seltenen Fällen eine Extremitätenverkürzung durch a-v Fistel zustande kommt. HORTON (1932) beschreibt Hypertrophie einer ganzen Körperhälfte bei multiplen arteriovenösen Fisteln.

Weitere angiopathisch bedingte Verunstaltungen, etwa durch Tumoren, Fehlbildungen sowie durch chronische Lymphödeme (Elephantiasis), bieten kaum differentialdiagnostische Probleme.

Trommelschlegelfinger können nicht nur bei chronischen Lungenerkrankungen, sondern auch bei anderen pathologischen Zuständen vorkommen (MENDLOWITZ 1938; 1941/42). Im Gegensatz zu früheren Angaben (LICHTMAN 1949) fanden MARTINI und HAGEMANN (1956) bei sämtlichen Spielarten von Lebercirrhose diese Fingeranomalie recht häufig, vorzugsweise in Kombination mit Uhrglasfingernägeln (s. unten). Eine der pathogenetischen Voraussetzungen ihres Auftretens ist die vermehrte digitale Durchblutung (HERZ, zit. nach BEUTTENMÜLLER 1908; MENDLOWITZ 1941/42; MARTINI und HAGEMANN 1956); entsprechend läßt sich bei Rückbildung der Störung eine Abnahme der peripheren Durchblutung nachweisen (WILSON 1952). Die ätiologische Rolle von Dysproteinämien, der Einfluß der zirkulatorisch mehrbeanspruchten arteriovenösen Anastomosen (MAUER 1947) und hypoxische Einwirkungen werden diskutiert, zumal die Störung bei kongenitalen Kardiopathien und bei pulmonalen Zirkulationsstörungen (MENDLOWITZ 1954) gehäuft vorkommt.

o) Störungen des Haarwachstums.

Wiederholt wurde auf das Verdachtszeichen „Haarausfall bei arterieller Insuffizienz" hingewiesen, unlängst (Darmstadt 1955) durch LINZBACH, HASSE, sowie KEINING („fibularer Unterschenkelhaarausfall"), ohne daß Übereinstimmung der Meinungen zu verzeichnen gewesen wäre.

Im Bereich von arteriovenösen Fisteln soll nicht selten ein gesteigerter Haarwuchs zu beobachten sein.

p) Störungen des Fingernagelwachstums.

Das Wachstum der Nägel unterliegt einem allgemeinen, zentral gesteuerten trophischen Einfluß und wird von kurzdauernden Durchblutungsänderungen wahrscheinlich weniger beeinflußt (BEAN 1953). Bei gelähmten Extremitäten ist das Wachstum vermindert (MITCHELL 1872; HEAD und SHERRAN 1908), desgleichen bei Unbeweglichkeit. Dagegen scheint es durch tägliche Fingermassage gefördert zu werden. Auch spielt die Ernährung eine gewisse Rolle (GILCHRIST und BUXTON 1939), wie an Schulkindern gezeigt wurde. Das Nagelwachstum liegt im Sommer durchschnittlich bei 0,105—0,125, im Winter bei 0,085—0,105 mm/pro Tag, für die Daumennägel beträgt es durchschnittlich 0,095—0,115. Bei chronischer arterieller Insuffizienz ist das Wachstum der Nägel hochgradig eingeschränkt, kann sogar, wie WRIGHT (1948) bei Endangitis obliterans beobachtete, fehlen. Verdickungen, Auftreibungen, Verbiegungen und Verfärbungen kommen vor. Unter 52 Fällen mit Dysbasie war das Zehennägelwachstum nur in 8 Fällen normal (BÜCHSEL, DUMSCHAT und MEIER 1953).
Untersuchungsmethoden (BEAN 1953):
    1. Farbmarkierungen (Salpetersäure) mit Verfolgung der Progression der Marke über das ganze Nagelbett,
    2. Scarifizierung (Rasiermesser, Ampullenfeile),
    3. Wägung und Messung der Nagelschnitte.

Nach MARTINI und HAGEMANN (1956) können „*Uhrglasnägel*" in Kombination mit Trommelschlegelfingern bei allen Arten der Lebercirrhose vorkommen; dieser Störung liegt eine verstärkte Durchblutung der Fingerendglieder zugrunde.

Die sog. „*Weißnägel*" (TERRY 1954; MARTINI und HAGEMANN 1956), die ebenfalls nicht selten bei Lebercirrhotikern gefunden werden, sind blasse, glatte Nägel, die ihr helles Aussehen durch die mattweiß durchscheinenden subungualen Gewebe bekommen und häufig Uhrglasform aufweisen. Sie dürfen nicht mit den hellweiß gefleckten Nägeln, bedingt durch Lufteinlagerung, verwechselt werden.

MARTINI und HAGEMANN (1956) fassen sie als Folgezustände einer Dysproteinämie auf mit Zunahme des Bindegewebes zwischen Nagel und Knochen, wobei es zu einer Kompression dieser hypertrophierten Gewebe kommt. TERRY (1954) erklärt sie durch Steroidveränderungen.

Als „*Flachnägel*" werden abgeflachte oder nach dorsal leicht konkave Nägel bezeichnet; sie sind nach MARTINI und HAGEMANN (1956) bei verminderter Fingerdurchblutung zu finden, z. B. bei vasospastischen Zuständen. Nennenswerte Serumeiweißveränderungen wurden dabei nicht beobachtet.

Von *Onychogryposis* spricht man bei krallenförmiger Deformierung der Nägel; sie stellt sich im Gefolge von chronischen arteriellen Insuffizienzen ein.

q) Veränderungen der Knochenstruktur.

Außer dem typischen Sudeck-Syndrom (s. S. 236) läßt sich bei Verschlußkrankheiten der Aorta und der großen Gliedmaßenarterien ein röntgenologisch erkennbarer Umbau von Fuß- und Handskelet relativ häufig nachweisen, wie HEIDELMANN (1958) an Hand von Untersuchungen an 1481 Kranken zeigte. Aus diesem Material ließen sich 211 Patienten mit ungenügender arterieller Blutversorgung (Stadium III und IV nach FONTAINE) abtrennen, von denen 48 Kranke Störungen der Knochenstruktur wie beim Sudeck-Syndrom aufwiesen. Bei den übrigen 1270 Patienten mit zufriedenstellendem Kollateralkreislauf war ein derartiger Befund in keinem Falle zu erheben.

r) Arterienpalpation.

Da Arterien mit palpablen Pulsationen ein durchgängiges Lumen haben, gewann die Palpation der Arterienpulse erhebliche Bedeutung für die Diagnostik arterieller Zirkulationsstörungen. Neben der Alternativ-Feststellung der Anwesenheit oder des Fehlens arterieller Pulsationen empfehlen ALLEN, BARKER und HINES (1955) die Schätzung der Pulsationsintensität mit Einstufen in die Intensitätsgrade 0—4. Eine nicht zu übersehende Fehlerquelle ergibt sich aus der Möglichkeit, daß der Untersucher die Arterienpulsationen in der eigenen palpierenden Hand mit den Pulsationen am untersuchten Objekt verwechselt; durch gleichzeitige Kontrolle der Herzschlagfrequenz, die sich bei körperlicher Belastung leicht beschleunigen läßt, kann Klarheit geschaffen werden. Als diagnostisches Hilfsmittel der Unterscheidung spastischer Arterienkontraktionen von organischen Arterienverschlüssen gilt die orale Verabreichung von 0,4 mg Nitroglycerin; unveränderte Pulslosigkeit in diesem Test spricht für organischen Verschluß. Die Probe ist nicht zuverlässig.

Wertvoll ist die vergleichende Untersuchung symmetrischer Arterienpulsationen. Palpatorische Befunde werden durch Ödeme und Indurationen des zwischen der Hautoberfläche und der Arterie liegenden Gewebes erschwert, bisweilen unmöglich.

Die *Aorta* läßt sich, besonders bei mageren Patienten, im Epigastrium und im ganzen Mittelbauch palpieren; im Exspirium und bei angezogenen Knien ist die Palpation erleichtert. Wichtig ist die Palpation der Aorta für die Lokalisationsdiagnose von Bauchaortenaneurysmen.

Ungünstig zu palpieren sind die *Arteriae ilicae communes* und ihre Aufteilungsäste, weshalb die Palpation bei der Diagnostik von Beckenarterienstenosen zumindest nicht immer direkte Aufschlüsse liefert.

Erst distal des Leistenbandes ergeben sich an den *Arteriae femorales* wieder wertvolle Palpationsmöglichkeiten; bei nichtadipösen Personen läßt sich die Arteria femoralis noch weiter distalwärts in den canalis arteriae femoralis hinein verfolgen. Die an der Dorsalseite des Beines verlaufende *Arteria poplitea* ist nicht immer leicht zu tasten; ihre Pulsationen werden bei gebeugtem Knie, also entspannten Weichteilen der Kniekehle untersucht, und zwar entweder bei Bauchlage des Patienten oder im Sitzen. — Die *Arteria tibialis posterior* soll bei möglichst entspannter Unterschenkelmuskulatur im Sitzen an typischer Stelle, tibial retromalleolär, aufgesucht werden, die *Arteria tibialis anterior* in der distalen Peronaeusgegend. Häufig palpiert wegen ihrer leichten Zugänglichkeit wird die *Arteria dorsalis pedis*. Dem positiven Nachweis ihrer Palpation ist mehr Beachtung zu schenken als dem Fehlen der Pulsation. Sie kann als anatomische Variante nicht nur bisweilen fehlen, sondern auch weiter fibular verlaufen. LÄWEN (1942) konnte bei einem Drittel der von ihm Untersuchten keine Pulsation der Arteria dorsalis pedis finden; ein Teil hiervon zeigte verstärkte Pulsationen der Arteria tibialis posterior. Die Pulsationsanomalien konnte LÄWEN (1942) auffälligerweise bei Gesunden häufiger feststellen als bei Soldaten mit Fußerfrierungen.

Bei Verschlüssen im Gebiet der Aortengabel ergeben sich diverse Möglichkeiten der Palpationsbefunde, die von SCHRADER (1955) näher untersucht wurden. Bei Arterienverschlüssen proximal des Leistenbandes fehlen die Pulsationen der Arteria femoralis und fast immer auch die Fußarterienpulsationen; Verschlüsse distal des Leistenbandes lassen die Leistenpulse unverändert und heben nur die Fußpulsationen auf. Die Extremitätenpulse, nämlich in der Leistenbeuge und am Fuß, können sich somit gleichsinnig (wenn beide palpabel sind oder beide fehlen) oder dissoziiert (wenn entweder nur die Fußpulse oder nur die Leistenpulse tastbar sind) verhalten. Ein gleichsinniges Verhalten kann bei hochsitzenden Verschlüssen durch Fehlen aller Extremitätenpulse oder bei intakter Zirkulation durch Vorhandensein aller Extremitätenpulse festgestellt werden. Dissoziiert sind die Pulse, wenn bei pulsierender Arteria femoralis die Fußpulse fehlen. Zum Unterschied von dieser „normalen" Dissoziation, die bei 70—80% der im Bein lokalisierten Durchblutungsstörungen angetroffen wird, spricht SCHRADER (1955) von „paradoxer" Dissoziation bei fehlenden Femoralispulsen und vorhandenen Fußpulsen; die letztgenannte Konstellation ist sehr selten; LERICHE und KUNLIN (zit. nach SCHRADER 1955) schätzen sie auf unter 1%; SCHRADER konnte unter 400 distal des Leistenbandes lokalisierten Thrombosen nur 3 derartige Fälle ermitteln. Die Fußpulsation kann nur bei ungewöhnlich kräftiger Anastomosenbildung zwischen A. profunda femoris und distaler A. femoralis sowie bei distalwärts der Stenose völlig unbehinderter Arteriendurchgängigkeit zustande kommen, am ehesten noch bei Verschluß der Arteria ilica externa, die nach OLOVSON (1941) über gute Kollateralenbildungsmöglichkeiten verfügt; unerklärt muß SCHRADER (1955) ihr Zustandekommen bei Verschluß der Arteria ilica communis lassen.

In den kranialen Körperbereichen ist die *A. carotis communis* am leichtesten zu palpieren. Einigermaßen zugänglich ist auch die *A. subclavia*. Die *A. axillaris* kann bei auswärts gerolltem, um 90° abduziertem Arm in der Axilla palpatorisch erreicht werden. Die *A. brachialis* wird an der distalen Oberarmseite palpiert, indem man handschlagartig den Arm des Probanden fixiert und mit der anderen Hand die Palpation ausführt. Mit gleichem handschlagartigen Griff wird die zu untersuchende Extremität festgehalten bei der Palpation der *Arteria radialis*, wobei die palpierende Hand von oben her den Unterarm umgreift, sowie bei der Palpation der *A. ulnaris*, wobei die Betastung von unten her auszuführen ist. *Die Fingerarterien* sind meist schwierig zu palpieren; sie können mit leisem Druck von Daumen und Zeigefinger nahe der Fingerbasis getastet werden.

Im Allgemeinen ist bei pulsierenden Vorwölbungen entlang dem Arterienverlauf an arterielle Aneurysmen zu denken. Eventuell erfaßbare systolische

Arteriengeräusche oder palpables Schwirren bekräftigen die Wahrscheinlichkeit hierfür. Hauptausbreitungsgebiet der peripheren Aneurysmen sind die A. femoralis und die A. poplitea. Dagegen werden an den oberen Extremitäten und am Schultergürtel kaum angeborene sondern fast nur traumatische Arterienaneurysmen angetroffen.

Bedeutungsvoll für die Erfassung von Aortenbogenanomalien kann die symmetrische vergleichende Palpation der Schultergürtel, Kopf- und Armarterien sein.

s) Auskultation der Gefäße.

α) Allgemeines.

Durch die Blutbewegung können in den Blutgefäßen unter verschiedenen Voraussetzungen „vibrationsbildende Turbulenzen" entstehen (EDWARDS und LEVINE 1952)[1]. Auch durch Veränderungen der Gefäßwände können derartige Turbulenzen hervorgerufen werden. Unter der Voraussetzung, daß die Turbulenzen und die von ihnen bewirkten Vibrationen in ausreichendem Maße durch die einschlägigen Medien fortgeleitet werden, können sie mit dem Ohr oder mit Hilfe des Stethoskops gehört werden, oder die entstandenen akustischen Schwingungen können optisch registriert werden (Phonographie).

Zur Auskultation eignen sich Stethoskope von nicht zu großer Apertur; für die Phonographie werden elektrisch gesteuerte Geräte von ausreichender Frequenz mit entsprechenden Verstärkersystemen, etwa in Form von EKG-Verstärkern verwendet; zweckmäßig erfolgt simultane Registrierung der Schallphänomene mit den Pulswellen an der gleichen oder gegenseitigen Extremität. Auf ausreichende Papiergeschwindigkeiten etwa 15—30 mm/sec oder höher ist dabei zu achten.

Unter normalen Verhältnissen entstehen in den menschlichen Gefäßen keine Geräusche mit Ausnahme eines kurzen, leisen Arteriengeräusches unmittelbar am Beginn der Systole. Fast alle auskultatorisch und phonographisch faßbaren Gefäßgeräusche kommen demnach durch abnorme Strömungsverhältnisse zustande. Hinsichtlich ihrer pathologischen Bedeutung sind sie freilich äußerst verschieden zu beurteilen. Nach SAHLI (1928), BONDI (1936) sowie EDWARDS und LEVINE (1952) können strömungsbedingte und wandabhängige Gefäßgeräusche unterschieden werden (siehe Abb. 9: nach EDWARDS u. LEVINE 1952).

β) Vorwiegend strömungsbedingte Gefäßgeräusche.

LEWIS und HEWLETT (1923) nahmen für die Entstehung dieser Geräusche druckabhängige Geschwindigkeitssteigerungen der Blutströmung an, besonders für die unter Adrenalinwirkung oder bei körperlicher Belastung auftretenden systolischen Geräusche. Es steht fest, daß durch Einengung des Gefäßlumens die örtliche Strömungsgeschwindigkeit verändert wird und zu Turbulenzen führt. Auf diese Weise sind die sogenannten Korotkoff-Geräusche bei der Arterienauskultation sowie die Geräusche im Bereiche der arteriosklerotisch bedingten Stenosen zu erklären, ebenso das durch Kollateralen bei lumbaler Aortenthrombose hörbare Geräusch über den Dornfortsätzen der Lendenwirbelkörper (STARER und SUTTON 1958). Die Geräuschintensität braucht dabei keinesfalls der Einengung proportional zu sein; nach GUPTA und WIGGERS (1951) treten

---

[1] Nach BONDI (1936) spricht man vom Übergang aus der laminären in die turbulente Strömung bei einer „Reynold-Zahl" über 3000, von völlig turbulenten Strömungsverhältnissen bei einer Reynold Zahl über 6000. Die Reynold-Zahl R ist definiert als $R = \dfrac{Dv}{\nu}$, wobei v die mittlere Strömungsgeschwindigkeit, D den Rohrdurchmesser und ν die kinematische Zähigkeit oder das Verhältnis von Viscosität zur Dichte bezeichnet.

bei Aortenisthmusstenosen mit einer Querschnittsabnahme von 60% Geräusche auf; sie haben bei 73% Querschnittseinengung ein Maximum der Intensität und

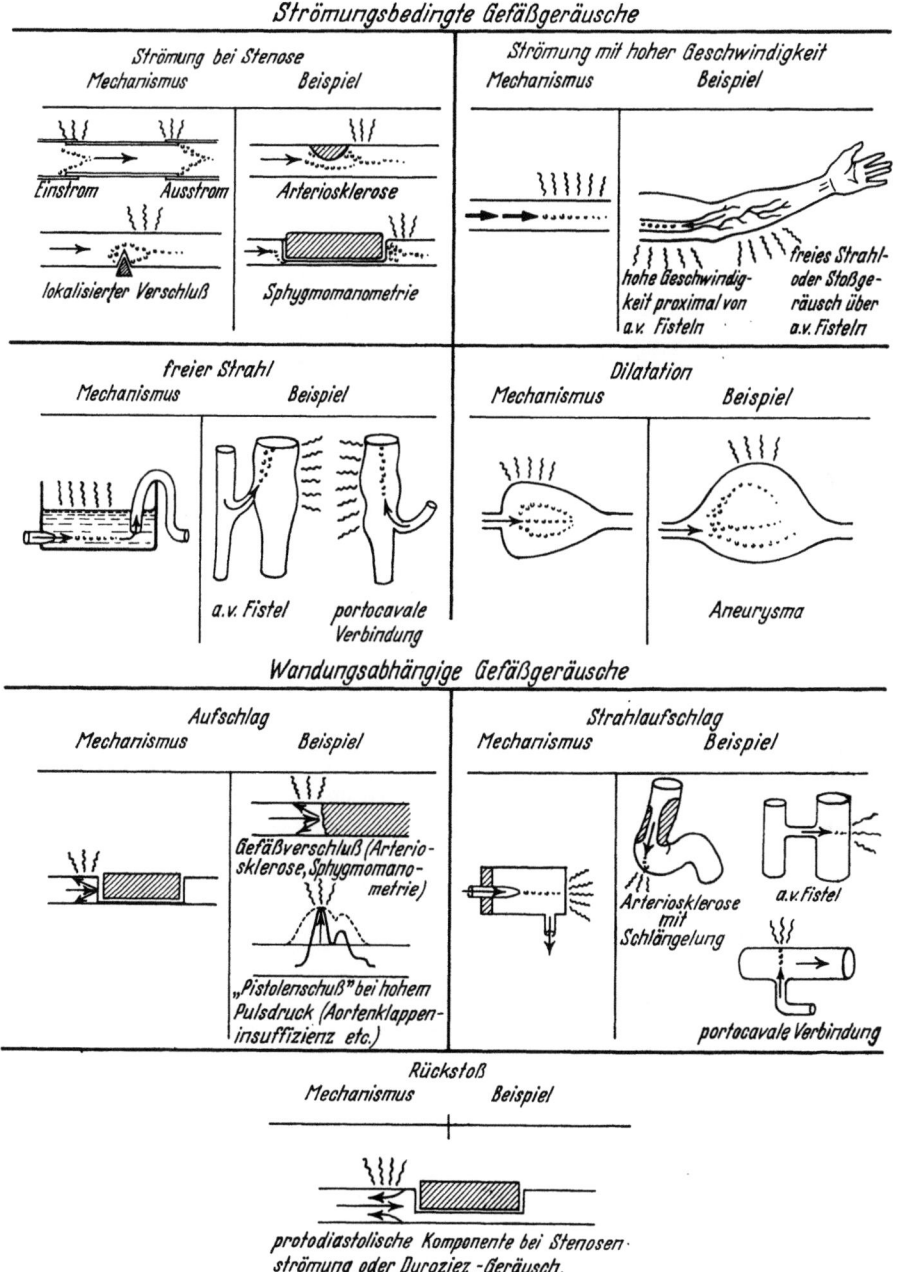

Abb. 9. (Nach EDWARDS u. LEVINE 1952.)

pflegen bei 78% wieder zu verschwinden. Während geringgradige Querschnittseinengungen dem Arteriengeräusch einen spätsystolischen Crescendocharakter verleihen, werden bei stärkeren Stenosierungen die Geräusche bereits in früheren

Phasen der Systole hörbar, können sich aber mit Decrescendocharakter bis in die Diastole fortsetzen (EDWARDS und LEVINE 1952). Eine gewisse Proportionalität zwischen Intensität und Dauer des Arteriengeräusches einerseits und der Stärke der Stenosierung wird von EDWARDS und LEVINE (1952) angenommen.

Gefäßgeräusche, die durch abnorm hohe Strömungsgeschwindigkeiten verursacht sind, weisen in der Regel kontinuierlichen Charakter auf, ähnlich etwa dem Geräusch, das in Venen proximal der Einmündung von arteriovenösen Fisteln, oder im Bereiche von arteriellen Kollateralen bei Aortenisthmusstenosen hörbar ist.

γ) Vorwiegend wandabhängige Gefäßgeräusche.

Nicht immer kommt es bei Arterienwandverdickungen mit Lumeneinengung zur Ausbildung von Geräuschen, vor allem dann nicht, wenn die Einengung aus herzwärtiger Richtung sanft zunimmt und peripherwärts abrupt abbricht, wie dies vor allem bei wandständigen Abscheidungsthromben der Fall ist. In solchen Fällen sind die Wirbelbildungen gering und führen erst bei Veränderung weiterer Faktoren (Strömungsgeschwindigkeit, Lageveränderung, Blutdruck) zu vibrationsbildenden Turbulenzen.

Die Arterienwände können durch pulsatorische Druckschwankungen in Schwingungen versetzt werden; solche Vibrationen sind normalerweise nicht hörbar, sondern erst bei bestimmten Akzidentien. An der Aortenklappe können protosystolische Stoß-Geräusche sowie protodiastolische Rückprall-Geräusche entstehen (RAPPAPORT und SPRAGUE 1942); erstere während des systolischen Aortendruckanstiegs, letztere beim Aortenklappenschluß. Ferner kann es zu Vibrationen mit fakultativer Geräuschbildung beim Stromrichtungswechsel zu Beginn des Abfalls der dikroten Nachschwankung kommen, besonders in Fällen mit großer Amplitude, etwa bei Aortenklappeninsuffizienz, und bei eingeengtem Aortenlumen (LUISADA 1943).

Beim Auftreffen einer schnellen Strömung aus einem verengten Gefäßabschnitt auf eine distale Wandstelle entstehen die sogenannten „Strahl-Stoßgeräusche". Wie EDWARDS und LEVINE (1952) durch aufschlußreiche Experimente zeigten, lassen sich durch Manschettendruck wandungsabhängige Gefäßgeräusche nach Art der Korotkoff-Geräusche erzeugen. Distal einer partiellen Arterienquerschnittseinengung entsteht ein protosystolisches Stoßgeräusch mit anschließendem Stenosengeräusch und protodiastolischem Rückprallgeräusch. Direkt über der Kompressionsstelle (Manschette) hört man ein langes, auch bei niedrigem Druck lautes, im Phonogramm rautenförmiges Crescendo-Decrescendo-Geräusch, ähnlich den Schallerscheinungen bei Aorten- und Pulmonalstenosen sowie bei Aortenisthmusstenosen. Proximal der Kompressionsstelle sind protodiastolische Stoßgeräusche und protodiastolische Rückprallgeräusche zu verzeichnen, die aber normalerweise von geringer Intensität (Amplitude) sind. Aus Untersuchungen von RODBARD und MARGOLIS (1956) an 7 Patienten mit Vorhofflimmern geht hervor, daß Dauer und Intensität der Arteriengeräusche von der Länge der vorausgegangenen Herzperiode abhängig sind. Bei sehr kurzen Perioden, oder gar bei frustranen Kontraktionen werden die peripheren Arteriengeräusche schwächer oder sie kommen in Fortfall. Die Abstände zwischen der Q-Zacke im EKG und den folgenden Arteriengeräuschen erfahren bei vorausgegangener langer Herzperiode eine Verkürzung, nach kurzen Perioden eine Verlängerung.

In allen Fällen von Arteriengeräuschen darf vorausgesetzt werden, daß das Arterienlumen am Entstehungsort des Geräusches mindestens noch teilweise durchgängig ist (CREVASSE u. LOGUE 1958). Das Verschwinden eines vorher nachgewiesenen Arteriengeräusches kann daher, wenn die übrigen Symptome gleichsinnig verändert werden, zur Feststellung eines Lumenverschlusses nützlich sein (EDWARDS und LEVINE 1952).

Venengeräusche pflegen nur an Stellen aufzutreten, an denen eine hohe örtliche Strömungsgeschwindigkeit herrscht. Sie sind meistens wenig intensiv.

δ) Spezielle klinische Beobachtungen.

αα) Arteriengeräusche.

a) Durch Lumeneinengung infolge Kompression von außen: Die A. subclavia kann durch Halsrippen an der Entfaltung ihres größtmöglichen Querschnittes behindert sein, sodaß systolische Geräusche nach Art der Korotkoff-Töne entstehen (EDWARDS und LEVINE 1952). Bisweilen läßt sich durch das sogenannte Scalenus-Manöver (vgl. Abschnitt über Scalenus-Syndrom S. 239) ein solches Arteriengeräusch provozieren: Der Untersucher drückt den Arm des Patienten nach caudal, während der Untersuchte tief einatmet; eventuell (d. h. bei Auftreten eines Geräusches) ist gleichzeitig eine Minderung des Radialispulses festzustellen.

Bei leukämischen oder anderweitig bedingten Lymphknotenvergrößerungen kann es zur Kompression der A. ilica externa kommen und damit zu systolischen Arteriengeräuschen. In seltenen Fällen können auch durch dislozierte Beckenknochen nach Frakturen Geräusche auftreten (EDWARDS und LEVINE 1952).

b) Bei Lumeneinengung durch intravasale Prozesse. Besonders bei arteriosklerotischen Gefäßeinengungen sind zahlreiche Möglichkeiten der Entstehung systolischer Arteriengeräusche gegeben (SAHLI 1908; HIESTRAND und MORRIS 1932; POPKIN 1950; EDWARDS und LEVINE 1950; MYERS u. Mitarb. 1956). Am häufigsten ist die Arteria femoralis befallen; auch über der Aorta (Auskultation links vom Nabel) und der Aorta terminalis (Auskultation bisweilen dorsal möglich) finden sich in solchen Fällen rauhe systolische Geräusche mit einem Maximum an Intensität über der stenosierten Stelle.

Lumenverschluß durch embolisierte Thromben bewirkt die Entstehung von kurzen Stoßgeräuschen, die durch akzidentelle Spasmen an Intensität gewinnen können.

Bei einem Fall von Aortenbogensyndrom mit komplettem Verschluß der A. subclavia links, der A. carotis communis rechts, der A. carotis interna rechts sowie mit Einengung des Truncus brachiocephalicus, bei dem die oberen Extremitäten pulslos waren und cerebrale Symptome beobachtet wurden, hörten MYERS u. Mitarb. (1956) kontinuierliche systolische und diastolische Geräusche über der ventralseitigen Halsbasis, ähnlich den Geräuschen über großen arteriovenösen Fisteln. Die Geräusche ließen sich im Tierversuch (Hund) reproduzieren. Ein Patient mit ähnlichem, zunächst nur systolischem Geräusch an der Arteria femoralis wies unter körperlicher Belastung an gleicher Stelle ein kontinuierliches systolisch-diastolisches Geräusch auf; letzteres entsteht nach MYERS u. Mitarb. (1956) dann, wenn die kollaterale Zirkulation bei arterieller Stenose zur Herstellung eines adäquaten diastolischen Druckes in dem distal der Verengung liegenden ischämischen Arterienbereich nicht ausreicht.

c) Durch segmentale Arterienspasmen lassen sich nach ALLEN, BARKER und HINES (1955) ebenfalls systolische Arteriengeräusche erklären. Dagegen sollen nach Ansicht der meisten Autoren (vergl. EDWARDS und LEVINE 1952) in endangitisch veränderten oder thrombosierten Arterien keine Geräusche entstehen. Gegenteiliger Meinung sind STRANO und MONACO (1953).

d) Die kurzen systolischen, selten systolisch-diastolischen Geräusche über arteriellen Aneurysmen (bei weiter peripher gelegener Lokalisation) können von äußerst unterschiedlicher Intensität sein. Bei Hinzukommen von Thrombosierungen darf in der Regel eine Abschwächung erwartet werden (EDWARDS und LEVINE 1952).

e) Bei intramuralem Aortenhämatom (Aneurysma dissecans) sind die Geräusche meist systolisch; Hinzukommen diastolischer Geräusche über der Aorta weist in solchen Fällen auf Aortenklappeninsuffizienz hin, zumindest aber auf erhebliche Stenosierung der kranialen Aortenbogenabgänge (MYERS 1956).

f) Arteriovenöse Fisteln verursachen in der Regel laute kontinuierliche, oft vorwiegend systolisch imponierende Geräusche, während die diastolischen Anteile meist leise sind. Bei Kompression der abführenden, proximalen Venen werden die vorher mehr kontinuierlichen systolisch-diastolischen Arteriengeräusche vorwiegend oder ganz systolisch (ALLEN, BARKER und HINES 1955), ohne daß die Intensität von der Größe der Fistel abhängt. Übrigens ist das Geräusch auch entlang der abführenden Venen noch weithin hörbar, oft bis zum Herzen, je herznäher, desto kontinuierlicher und mit desto weniger akzentuiertem systolischem Anteil. Dies ist besonders für die Untersuchung von angeborenen arteriovenösen Fisteln wichtig, weil hier vermieden werden muß, weiter peripherwärts liegende Fisteln zu übersehen (EDWARDS und LEVINE 1952).

ββ) Venengeräusche.

Bei Kindern wird bisweilen über dem Sternoclaviculargelenk ein als Venengeräusch anzusprechendes Summen registriert; es kann infolge Lumeneinengung durch Lymphknoten, aber auch ohne pathologisches Substrat zustande kommen. Bei Erwachsenen wird über der Vena jugularis, meist rechts, bisweilen ein Venensummen gehört, das besonders im Sitzen und im Exspirium deutlich ist, im Liegen aber verschwindet (LANDIS und KAUFMAN 1912), ebenso bei Kompression der Vena jugularis proximal der Auskultationsstelle; es braucht keine pathologische Bedeutung zu haben.

Wie bereits erwähnt, entstehen über fast allen arteriovenösen Fisteln und über portocavalen Anastomosen auch Venengeräusche.

Bei Behinderung des venösen Abflusses lassen sich über erweiterten Bauchwandvenen manchmal hochfrequente Geräusche auskultieren, die bei Strömungsunterbrechung (Kompression mittels Finger) verschwinden (BLOOM 1950).

PÉGOT (1833) sowie CRUVEILHIER (1835) beschrieben Venengeräusche über portocavalen Fisteln. Von diesem sogenannten Cruveilhier-Baumgarten-Syndrom konnten ARMSTRONG und Mitarbeiter bis 1942 insgesamt 55 in der Literatur niedergelegte Fälle ermitteln. Hierbei lassen sich ebenfalls über erweiterten Bauchwandvenen, besonders im Epigastrium, hochfrequente kontinuierliche, kaum an die Respirationsphasen gekoppelte und von der arteriellen Pulsation völlig unabhängige Venengeräusche feststellen (EDWARDS und LEVINE 1952).

t) Reflexausfälle.

Bei peripheren Durchblutungsstörungen kann es zu Veränderungen an den peripheren Nerven kommen, hauptsächlich zur Degeneration von Markscheiden mit folgender Atrophie (PANČENKO 1940, 1941). Mit derartigen Veränderungen erklären ZEMAN und FINKEMEYER (1951) sowie REWERTS (1952) das Fehlen oder die Abschwächung von Sehnenreflexen an den Extremitäten. Der letztgenannte Autor ordnet den Reflexausfällen bei Patienten mit Dysbasia intermittens jedoch nicht unbedingt eine infauste Prognose zu, sondern sah in diesem Stadium mitunter noch Besserung der dysbatischen Beschwerden.

u) Muskelfibrillieren.

KLINGHARDT (1950) nahm an, daß dem sogenannten Muskelfibrillieren, (Slaucksches Zeichen) bei Herdinfekten eine Durchblutungsstörung der peripheren Nerven zugrunde liege. Diesbezügliche Untersuchungen von BÜCHSEL u. Mitarb. (1953) mit einer laufenden Schreibung der an Waden und Fußsohlen auftretenden unwillkürlichen Fibrillationen von Muskelfasern (mittels einer Marey-Kapsel nach DUMSCHAT 1952) ergaben jedoch keinerlei Parallelität mit Durchblutungsänderungen, lediglich bisweilen eine Abnahme der Erscheinungen nach Kurzwellendurchflutung; damit ist die Annahme von KLINGHARDT (1950) unbewiesen.

3. Prüfungen der Anpassungsbreite der Durchblutung.

a) Körperliche Belastung.

Zur Feststellung der bei intermittierenden Dyspraxien infolge arterieller Insuffizienz gegebenen Leistungsgrenze wurden zahlreiche Untersuchungsverfahren angegeben.

Bereits erwähnt wurde der Gehstreckentest, bei dem unter einer Schrittgeschwindigkeit von 120/min die bis zum Auftreten der dysbatischen Schmerzen vergehende Zeit gemessen wird (claudication time). COLLENS und WILENSKY (1936, 1953) geben einen Tretmühlen-Test an, bei dem sich am Menschen die Leistung beim Gehstreckentest nicht nur als Maß der Schritte pro Zeit, sondern in zurückgelegten Metern pro Zeit feststellen läßt. Weitere Methoden sind der Zweistufen-Test (KISSIN u. Mitarb. 1950), bei dem der Proband so lange eine zweistufige Treppe auf- und abwärts steigt, bis sich Wadenschmerzen einstellen. Die Zahl der bei vorgeschriebenem Schritttempo möglichen Stufen dient als Maß der Leistungsbewertung. Ähnliche Übungsteste wurden von McDONALD und SEMPLE (1952) angegeben. STEIN (1956) verwendete als Test das Aufrichten aus dem Stehen in den Zehenstand einmal pro sec; normalerweise tritt nach 10—25 sec ein mäßiger, nach 35—40 sec ein unerträglicher Wadenschmerz auf; bei arterieller Insuffizienz finden sich erhebliche Einschränkungen auf 8 bis 10 bis 15 Zehenstände hintereinander. Als Objektivierung der dysbatischen Beschwerden ist das Vorgehen von EDWARDS u. ZIMMERMANN (1956) zu werten, bei sukzessiver elektrischer Reizung der Wadenmuskulatur das Nachlassen der Muskelkontraktionen festzustellen.

Objektivere Rückschlüsse lassen sich aus ergographischen Untersuchungen bei körperlicher Belastung ableiten (LEWIS 1931; KATZ u. Mitarb. 1935; SIMMONS 1936; RATSCHOW 1937). Die bei den für Belastungsversuche an den unteren Extremitäten üblichen ergometrischen Apparate sollten, wenn möglich, nicht einseitig auf die Plantarflexion oder die Dorsalflexion des Fußgelenkes beschränkt sein, sondern die Unterschenkelmuskulatur gleichmäßig belasten. Vollautomatische Fahrradergometer erscheinen zu diesem Zweck vorteilhaft.

Daß beim sogenannten Rollversuch ein grober klinischer Anhaltspunkt für den Grad der intermittierenden Dysbasie zu erhalten ist, wird später besprochen (s. S. 56). Der Versuch kann auch ohne Kombination mit der Lagerungsprobe, d. h. ohne Erheben des Beines ausgeführt werden.

b) Lagerungsprobe.

Bereits BUERGER (1924) beschrieb eine Funktionsprüfung zur Feststellung arterieller Insuffizienzen im Beinbereich am liegenden Patienten mit Beugung der Hüftgelenke (Hochheben der Beine) im Winkel von 60 Grad. Die Beobachtung der Venenfüllungsphase am vorher ischämisch gemachten Bein wurde 1936 von COLLENS und WILENSKY beschrieben. Es ist das Verdienst von RATSCHOW (1937), die sogenannte Lagerungsprobe als wichtigste und ergiebigste einfache angiologische Untersuchungsmethode allgemein durchgesetzt zu haben.

Der Kranke erhebt im Liegen beide Beine durch Beugung im Hüftgelenk bis zur Senkrechten, eventuell mit Unterstützung durch Gegenhalten des Unterarmes des Untersuchers an die Waden des Probanden. Dabei sollen im Fußgelenk intensive Roll- und Streck-Beugebewegungen ausgeführt werden. Arteriell suffiziente Probanden können diese Prozedur länger als 10 min beschwerdefrei vollführen. Bei arterieller Insuffizienz werden die befallenen Glieder leichenblaß und es kommt zum Auftreten von Schmerzen in der Wadenmuskulatur (dysbatischer Schmerz), wobei auch vorher tastbare periphere Arterienpulse verschwinden können. Die Zeit bis zum Eintreten von Blässe und Schmerz ist umgekehrt proportional dem Grad der arteriellen Insuffizienz. Wird der Proband durch die Schmerzen zur Unterbrechung der Fußbewegung gezwungen, so veranlaßt man ihn, sitzend die Unterschenkel passiv herabhängen zu lassen. Während beim arteriell Suffizienten nun die Hautröte bereits 1—2 sec später beginnt und nach 8,8—17,5 sec kulminiert (BÜCHSEL und SCHMIDT 1951), verzögert sich bei arterieller Insuffizienz die Nachrötung. Nach 5 sec (RATSCHOW 1953), oder 6—10 sec (BÜCHSEL und SCHMIDT 1951) läßt sich normalerweise die Venenfüllung beobachten, wenn keine Durchblutungsstörungen vorliegen; auch diese unterbleibt oder verzögert sich bei arterieller Insuffizienz. Tritt die Nachröte verzögert, eventuell erst nach der Venenfüllung, in Erscheinung — normalerweise geht sie ihr einige Sekunden voraus —, oder kommt es zu einer cyanotischen Verfärbung, so spricht dies ebenfalls für arterielle Insuffizienz. Dem pathologischen Ausfall der Lagerungsprobe, insbesondere der sinnvollen Kombination von Lagerungs- und Belastungsprobe mit anschließendem Hängenlassen kommt Beweiskraft für die Diagnose der arteriellen Insuffizienz zu; auch über die Lokalisation der Durchblutungsstörung lassen sich häufig Aussagen machen. Der negative Ausfall der Lagerungsprobe schließt jedoch eine arterielle Insuffizienz nicht unbedingt aus.

Zu achten ist auf eine ausreichende Vorbereitung: RATSCHOW (1953) empfiehlt besonders für die kalte Jahreszeit ein längeres vorheriges Liegen im gleichmäßig durchwärmten Raum.

Durch Anlegen von Histaminquaddeln (0,1 cm^3 i. c.) in verschiedenen Extremitätenbereichen bewirkte Eritheme gestatten eine Anwendung der Probe für spezielle Fragen (LAUDAHN 1953).

Der sogenannte „aktive Hyperämie"-Test nach MOSZKOWICZ (1907) ist ein Vorläufer der Lagerungsprobe. Am elevierten Bein des liegenden Patienten wird mittels Esmarch-Binde (Schlauch) eine arterielle Ischämie erzeugt. 5 min später wird in waagerechter Lage die Drosselung freigegeben, worauf die hyperämische Rötung als Maß der arteriellen Blutversorgung beobachtet wird.

MATAS (1914) modifizierte den Test dergestalt, daß die reaktive Hyperämie unter Kompression einzelner Hauptarterien des Beines (A. femoralis, A. poplitea) erfolgt und nach Freigabe der Drosselung Geschwindigkeit und Ausdehnung der Nachrötung als Maß der Kollateralzirkulation untersucht wurde.

Der Allen-Test (1929) beruht ebenfalls auf Beobachtung der unter mechanischer Durchblutungs-Drosselung einzelner Arterien zustande kommenden Veränderung der Hautfarbe, speziell im Bereich der Hand. Der Proband führt knetende Faustschlußbewegungen aus, während vom Untersucher durch energischen Daumendruck entweder die A. radialis oder die A. ulnaris proximal des Handgelenkes komprimiert wird. Läßt man alsdann die Hand des Probanden ausstrecken, so erfolgt bei intakter Durchgängigkeit der nicht komprimiert gehaltenen Arterie eine rasche gleichmäßige Rötung der Vola manus, während bei Undurchgängigkeit der nicht komprimierten Arterie die Rötung unterbleibt oder sich verzögert. Der Ausfall der Probe richtet sich also nach dem normalerweise gut anastomosierenden Kollateralkreislauf zwischen dem Radialis- und Ulnarisversorgungsgebiet der Hand. Trotz kritischer Einwände (BAUMANN 1954) und der Beteiligung der Capillaren am Ausmaß der Hautrötung erscheint der Test nützlich.

c) Reaktive Hyperämie.

α) Historisches.

Daß nach passagerer Unterbrechung der Muskeldurchblutung eine überschießende Hautdurchblutung stattfindet, hatten u. a. bereits COHNHEIM (1872), BIER (1897, 1898) sowie BAYLISS (1902) beobachtet. LEWIS und GRANT (1925), GOLDBLATT (1926), sowie LEWIS (1927) stellten darüber spezielle Untersuchungen an. Bereits 1907 hatte MOSZKOWICZ die nach Lösung einer mit Esmarch-Schlauch angelegten Blutleere auftretende „active Hyperaemie" als Diagnostikum zur Abgrenzung von Gefäßschäden angegeben. PICKERING (1933) sorgte für die Standardisierung der reaktiven Hyperämie als Test; das Verfahren wurde allerdings in der Folgezeit noch wesentlich geändert (GROSSE-BROCKHOFF und VORLAENDER 1949; RATSCHOW 1953 u. a).

β) Theorie der reaktiven Hyperämie.

αα) Metabolische Wirkungen.

BIER (1897; 1898; 1905) war der Ansicht, daß sogenannte „Zersetzungsstoffe" für die — auch bei unterbrochener nervaler Versorgung zustande kommenden — Mehrdurchblutungen nach Gefäßsperre verantwortlich seien. LEWIS (1927), der den Zusammenhängen von Stoffwechselprodukten mit der reaktiven Hyperämie nachging, vermutete, daß im abgesperrten Gewebe ein gefäßdilatierender, nicht flüchtiger Stoff von histaminähnlicher Wirkung entstehe. Histamin selbst konnte indes wegen seiner nur geringen Menge im Venenblut der gedrosselten Extremität (LEWIS und GRANT 1925) kaum in Frage kommen. Die Befunde von BARSOUM und SMIRK (1936), die einen der Drosselungsdauer proportionalen Histamin-Konzentrationsanstieg im Venenblut der gedrosselten Extremität beschrieben, konnten von KWIATKOWSKI (1941) nicht bestätigt werden. Zudem läßt sich die reaktive Hyperämie durch Antihistaminica nicht abschwächen (EMMELIN und EMMELIN 1947; LANDOWNE u. Mitarb. 1948), obgleich die Gefäßwirkungen von exogen zugeführtem Histamin durch diese Stoffe ausgeschaltet werden. FOLKOW u. Mitarb. (1948) stellten fest, daß auch Desensibilisierungsversuche gegen Histamin die reaktive Hyperämie nicht abschwächen. Ferner waren als Effektoren der reaktiven Hyperämie Kohlehydratmetabolite in Betracht zu ziehen, in erster Linie Adenosintriphosphat (DALE 1914; HUNT 1918; FLEISCH u. WEGER 1937). Nach Drosselung über 30 min fanden STONER und GREEN (1945) im abfließenden Venenblut eine nur geringe Zunahme der Adenosintriphosphorsäure-Konzentration, die nach FOLKOW u. Mitarb. (1948) zur Vasodilatation im Tierexperiment eben ausreichen würde. Weitere für die Steuerung der Muskeldurchblutung diskutierte Stoffe wie das Acetylcholin (DALE und RICHARDS 1918), die Kohlensäure und die H-Ionen Konzentration im Blut (FLEISCH 1918, 1931) fanden keine Bestätigung. REIN (1941) glaubte, daß dem O_2-Mangel und der CO_2-Anreicherung keine wesentliche Bedeutung für die unterstellte nutritive Mehrdurchblutung zuzumessen sei. Als Angriffspunkt der für die reaktive Hyperämie bestimmenden

Katabolite kommen die Sphincteren der Netzcapillaren oder die Stromcapillaren nach WOLLHEIM (1927/28) bzw. die arteriovenösen Capillaren nach ZWEIFACH (1940, 1949) in Frage.

Das Ausmaß der reaktiven Hyperämie steht innerhalb eines Temperaturbereiches von 14—32°C in Abhängigkeit von der Stoffwechselaktivität. Bei höheren Temperaturen ist es niedriger als die hiernach errechneten Werte (ABRAMSON u. Mitarb. 1941). Im Bereiche der Haut liegt das durch die reaktive Hyperämie zustandegebrachte Stromvolumen über dem Nachholbedarf, wie plethysmographische Untersuchungen von GASKELL (1956) ergaben. Bei längerer Drosselungsdauer scheinen die vasodilatatorischen Stoffwechselprodukte im gesperrten Gebiet durch Einschaltung kurzer Perioden von gesteigertem (Arbeits-) Stoffwechsel stark vermehrt zu werden. Wie WILKINS u. Mitarb. (1946) feststellten, wird dabei Adrenalin nicht ausgeschüttet und der intravasale Druck ist niedrig; jedoch steigt arbeitsabhängig der Gewebsdruck erheblich an und die reaktive Hyperämie wird bedeutend stärker. Zu gleichen Ergebnissen kam auch JOSENHANS (1956). Das Quantum der für die reaktive Hyperämie maßgeblichen Katabolite kann keine Funktion der während der Durchblutungssperre geleisteten Arbeit sein, da die Reaktion auch bei Drosselung von ruhender Muskulatur produzierbar ist. WOOD, LITTER und WILKINS (1955) halten es für wahrscheinlich, daß die reaktive Hyperämie überwiegend durch Muskelmetabolite zustande kommt, die auch im ruhenden Muskel, allerdings langsamer als im arbeitenden, gebildet werden.

ββ) Druckwirkungen.

Nachdem BAYLISS (1902) erkannte, daß die oft nur sehr kurze (bis 5 sec) Dauer der Durchblutungssperre bereits zum Zustandekommen einer reaktiven Hyperämie ausreicht, daß aber in dieser kurzen Zeitspanne die Ansammlung gefäßerweiternder Substanzen aus dem Muskelstoffwechsel noch kaum zu unterstellen sei, war er geneigt, die Erscheinung der reaktiven Hyperämie auf die schnelle Wegnahme des arteriellen Druckes und eine daraus resultierende Vasodilatation zurückzuführen. Bekanntlich können durch Wegnahme mechanischer Stimuli die glattmuskeligen Gefäße ihren Tonus vermindern oder verlieren, umgekehrt durch Steigerung dieser Stimuli, z. B. bei Blutdruckanstieg nach Ischias- oder Splanchnicus-Reizung, ihren Tonus blutdruckabhängig steigern.

Die Verminderung des arteriellen Binnendruckes scheint ceteris paribus die reaktive Hyperämie verstärken zu können, während die Herabsetzung des intravenösen Druckes hierzu nicht ausreicht (FOLKOW u. Mitarb. 1948). Steigert man nämlich während der Drosselung den intraarteriellen Druck, so nimmt die resultierende reaktive Hyperämie um 21—51% ab, wobei sich der erhöhte Blutgehalt der gedrosselten Extremität (Vorderarm des gesunden Menschen) nicht wesentlich auswirkt (WOOD, LITTER und WILKINS 1955). Analog hierzu ließ sich durch Anlegung eines Unterdruckes (Saugwirkung) von 100 mm Hg an den mit 240 mm Hg Überdruck arteriell gestauten Vorderarm bei stark vermehrter Blutfülle das Ausmaß der reaktiven Hyperämie erheblich herabsetzen, und zwar stärker, als nach dem durch Unterdruck bedingten Mehrgehalt der Extremität an Blut zu erwarten war (PATTERSON 1956); der intraarterielle Druck war im besaugten, aber arteriell gedrosselten Arm höher als im nichtbesaugten Arm, woraus die Verminderung der reaktiven Hyperämie bei Steigerung des intraarteriellen Druckes im obengenannten Sinne von BAYLISS (1902) einleuchtet. Diese intraarteriellen Druckeinflüsse gelten bisher nur für den ruhenden, nicht für den arbeitenden Muskel. Es steht jedenfalls fest, daß neben metabolischen Einflüssen auch die intraarteriellen Druckverhältnisse bei der reaktiven Hyperämie eine Rolle spielen.

γ) Untersuchungstechnik.

Die im Gefolge der Freigabe einer vorher gedrosselten arteriellen Zirkulation auftretende reaktive Hyperämie zeigt sich an der Haut in einer Rötung und Erwärmung der Oberfläche. Dabei geht die Rötung der Erwärmung zeitlich voraus (RATSCHOW 1934; HINTZE 1921; 1931). Die Erwärmung und ihr zeitlicher Abstand von der Durchblutungsfreigabe ist am besten hautthermometrisch erfaßbar, während die Hautrötung zwar eindrucksmäßig leicht erkennbar, aber weniger quantitativ definierbar ist.

Nach PICKERING (1933) ist die zu prüfende Extremität zwecks Herbeiführung einer maximalen Arteriolendilatation 10 min lang in Wasser von 35—40°C einzutauchen. Anschließend wird durch Hochheben der Extremität für Entleerung der Venen gesorgt und innerhalb von 1—2 sec der arterielle Zustrom durch Manschettenüberdruck von der Extremität ferngehalten. Hierauf wird die Extremität wieder $4^{1}/_{2}$ min lang in Wasser von 35—40°C gebracht. Nach Ablauf dieser Zeit wird die Extremität aus dem Wasser genommen und flach gelagert; $^{1}/_{2}$ min später wird die Druckmanschette entfernt, anschließend werden Hautrötung und Hautoberflächentemperatur beobachtet.

GROSSE-BROCKHOFF und VORLAENDER (1949) sowie RATSCHOW (1953) verzichten im Gegensatz zu LEWIS (1927) und PICKERING (1933) auf das Eintauchen in warmes Wasser, da hiervon Störungen der zu messenden Größen zu erwarten sind. KRAUTWALD und KOLMAR (1950) wenden das Bad bei spastischen Diathesen an und empfehlen das Erheben des Beines für 1 min vor Anlegung der arteriellen Stauung. RATSCHOW (1953) bedient sich mit Vorteil einer 50 Liter fassenden Druckspeicherflasche, mit der die gewünschten Manschettendrucke für die arterielle Stauung schlagartig realisierbar sind. Er läßt die Blutsperre nur für 2—3 min einwirken und empfiehlt während dieser Zeit die Extremität vor äußerer Abkühlung zu bewahren (Bettdecke). Das Auftreten kleiner rosaroter Fleckchen nach 4—5 minütiger arterieller Drosselung kommt zustande durch Bluteinstrom in das abgesperrte Gebiet über Knochenarterien (RATSCHOW 1953). 2—3 min nach Anlage der Drosselung kommt es zu Parästhesien, wie Kribbeln, Pelzigwerden und Stechen; nach über 6 min können sich Schmerzerscheinungen einstellen (ECKL und JARISCH 1945, 1947; JOSENHANS 1956). Das Extremitätenvolumen während der Drosselung fand JOSENHANS (1956) bei 27,6% seiner Versuche ansteigend, bei 10,6% abnehmend und bei 61,8% gleichbleibend.

1—5 sec nach Freigabe der Drosselung setzt bei Normalen die reaktive Hautrötung ein; sie erreicht nach 15 sec ihr Maximum um dann langsam abzuklingen. Bei arterieller Insuffizienz erfolgt die Hautrötung weniger schnell, weniger vollständig und weniger intensiv innerhalb von 5—60 sec; sie kann sogar gänzlich vermißt werden.

RATSCHOW (1953) meint aus dem verschiedenen Auftreten der Hautrötung, diffus verzögert, abgeschwächt oder prompt, differentialdiagnostische Schlüsse ziehen zu können. Insbesondere sollen sich totale Verschlüsse großer Extremitätengefäße mit ausreichender Kollateralversorgung von mehr lokalisierten Ischämien und spastischen Durchblutungsstörungen unterscheiden lassen.

Daß die Befunde auf keinen einfachen Generalnenner zu bringen sind, beweisen die Resultate von JUDMAIER (1952), der bei 30% von 85 untersuchten Patienten trotz erheblicher organischer Gefäßveränderungen die Hautrötung bei der reaktiven Hyperämie nicht signifikant verändert fand; er erklärte dies durch gute Kollateralversorgung. Wie BREITNER (1944) folgerte er, daß der Ausfall der Probe für die Schwere der im ganzen Bein vorhandenen arteriellen Insuffizienz irrelevant ist, insbesondere bei Berücksichtigung des oft unterschiedlichen Verhaltens der Blutversorgung der Haut und der tieferen Gewebe.

Mittels capillarmikroskopischer Betrachtung läßt sich die nach Durchblutungsdrosselung vom Moment der Drosselungsfreigabe bis zum sichtbaren Beginn der Erythrocytenbewegung in den Capillaren verstreichende Zeit als „Einströmzeit" ermitteln; unter „Nachströmzeit" oder „Strömungszeit" (WEISS 1918; 1921) (durchschnittlich 9 sec bei normaler Umgebungstemperatur) versteht man die vom Moment der Blutsperrung am Oberarm bis zum Stillstand der Erythrocyten in den Capillaren verstreichende Zeit (F. LANGE 1937). Die Streubreite der gemessenen Zeitwerte ist erheblich. WOLLHEIM und MORAL (1926) bedienten sich der capillarmikroskopischen Beobachtung am Nagelfalz unter Verwendung von mechanischer Drosselung, kalten Handbädern (3 min bei 16°C), sowie heißen Handbädern (3 min bei 42°C). Sie maßen der Druckdifferenz zum Zeitpunkt des

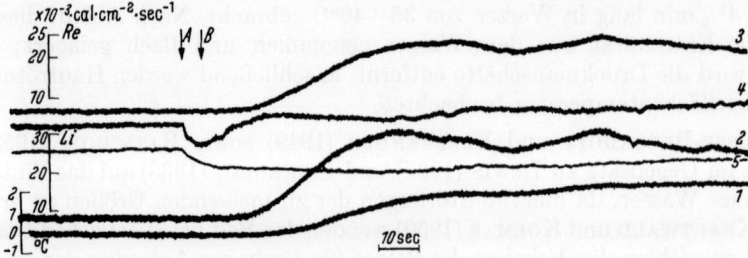

Abb. 10. Zeitliche Reihenfolge der reaktiven Hyperämie. Bei A Lösen der Sperre, bei B Hautröte sichtbar. 1 Hauttemperatur des linken Mittelfingers; 2 Wärmestrom des linken Zeigefinger; 3 Wärmestrom rechter Zeigefinger; 4 Volumen; 5 Sauerstoffsättigung rechter Mittelfinger. Ein Ausschlag nach unten bedeutet eine Zunahme des Volumens. Papiergeschwindigkeit 2 mm/sec, Zeitschreibung 2 sec, Saugspannung 90 V.
(Nach JOSENHANS 1956.)

Wiederbeginns der Strömung einerseits nach kaltem andererseits nach heißem Handbad Bedeutung bei, fanden aber beträchtliche individuelle Unterschiede hinsichtlich der Temperaturanpassung des Capillarkreislaufes.

Bei Einschaltung voll objektiver Verfahren wird die Ausbeute von Untersuchungen der reaktiven Hyperämie verbessert. Die auftretende Wiedererwärmung wird am geeignetsten hautthermometrisch objektiviert (GROSSE-BROCKHOFF und VORLAENDER 1949; BLAICH und GERLACH 1952; BUGÁR-MÉSZÁROS und OKOS 1954). Nach Freigabe der Drosselung tritt beim Gesunden nach 15 sec ein Anstieg der Oberflächentemperatur in Erscheinung; die Steigerung des Wärmestromes ist nach 9 sec deutlich; das erste Auftreten von Hautsensationen wird von den Untersuchten nach 4,5 sec angegeben; die erste Volumenzunahme im gedrosselten Bereich ist schon nach 0,05 sec erfaßbar (JOSENHANS 1956) (vergl. Abb. 10).

Die Erwärmungszeit beträgt normalerweise etwa 30—75 sec (BUGÁR-MÉSZÁROS und OKOS 1954; JOSENHANS 1956).

In der Initialphase der reaktiven Hyperämie fanden MARX und SCHOOP (1955) verkleinerte arterielle Volumenpulse bei bereits in den ersten Sekunden nach Freigabe der Sperre stark überhöhten Capillar- und Venendrucken. Sie deuten dies so, daß es bei initial noch verengten (dem Sperrbezirk vorgeschalteten) Arterien rasch zur Arteriolendilatation kommt und daß initial wahrscheinlich auch arteriovenöse Anastomosen geöffnet sind. In eingehenden Untersuchungen mittels Volumenplethysmographie und Strömungskalorimetrie versuchte JOSENHANS (1956) die Voraussetzungen für Ausmaß und Dauer der reaktiven Hyperämie zu bestimmen. Wie bereits ROTHLIN, BLUNTSCHLI und CERLETTI (1945), MATTHES (1951) sowie PATTERSON und WHELAN (1955) festgestellt hatten, erwies sich die Dauer der Blutsperre, soweit sie zwischen 30 sec und 9 min variiert wurde, meist als maßgeblich für Intensität und Dauer der Reaktion. Nach den Untersuchungen von WOOD, LITTER und WILKINS (1955) sowie PATTERSON und WHELAN (1955) führt aber die reaktive Hyperämie zu erheblich höheren Durchblutungsgrößen, als aus der errechneten Durchblutungsschuld anzunehmen wäre. ABRAMSON, KATZENSTEIN und FERRIS (1941) hatten in Drosselungsversuchen von 3—12 min Dauer die reaktive Hyperämie am Vorderarm plethysmographisch nur etwa adäquat der Durchblutungsschuld gefunden.

Unter körperlicher Belastung fand JOSENHANS (1956) stärkere Hyperämie, ebenso wie REIN und LOOSE (1941) bei allgemeiner Hypoxie. Vasodilatatorisch wirkende Substanzen verändern die reaktive Hyperämie nicht signifikant; lediglich unter Priscol sah JOSENHANS (1956) stärkere und längerdauernde Amplituden bei unveränderter Latenzdauer. Warme Teilbäder ließen die Amplitude unbeeinflußt, verkürzten aber die Latenz bei unveränderter Hyperämiedauer (vgl. WOLLHEIM u. MORAL 1926). Kalte Fußbäder und elektrisch gesetzte Schmerzreize verminderten die reaktive Hyperämie. Von relativ geringem Einfluß war die Umgebungstemperatur, indem die Reaktion bei feuchtwarmem Klima schneller, bei Kälte verzögert eintrat. Ohne Einfluß war die Tageszeit auf den Ausfall der Reaktionen.

Interessante Aufschlüsse lieferten thermometrische Hautuntersuchungen bei dermatologischen Krankheitsbildern, von denen ein Zusammenhang mit Durchblutungsveränderungen naheliegt. BLAICH und GERLACH (1953) fanden die reaktive Hyperämie bei Patienten mit Endangitis obliterans sowie — trotz höherer Ausgangstemperaturen — bei Acrodermatitis atrophicans verzögert; auch bei Perniosis fehlte die reaktive Wiedererwärmung. 50% der Patienten mit Dermophytia cyanotica cruris und Stauungskatarrh boten verzögerte und eingeschränkte, die überwiegende Zahl der Patienten mit Erythema induratum fehlende reaktive Wiedererwärmung.

Anzufügen sind kritische Beobachtungen von LAMBERT und NEVEN (1950), die am Menschen aufgrund plethysmographischer Untersuchungen feststellten, daß die Vasodilatation der Muskulatur bei der reaktiven Hyperämie nur sehr kurz und von einer langdauernden Vasokonstriktion gefolgt ist; lediglich im Hautbereich sei sie stärker und länger ausgeprägt. Allerdings läßt die verwendete Methode insofern Bedenken offen, als eine Volumenzunahme nicht ohne weiteres mit einer Durchblutungssteigerung identifizierbar ist.

Bei Kenntnis der Grenzen des Verfahrens bildet die Untersuchung der reaktiven Hyperämie für die Klinik eine wertvolle Methode zur Objektivierung von Durchblutungsstörungen.

d) Weitere Hyperämieteste.

α) Erwärmungsverfahren.

Wird eine Extremität in warmes Wasser getaucht, so kommt es nicht nur im eingetauchten Bereich, sondern auch im entsprechenden Bezirk der Gegenseite zu starker Vasodilatation (SEWALL und SANFORD 1890; FATHERREE und ALLEN 1938; ALLEN, BARKER und HINES 1946; WRIGHT 1948). Dabei wurde angenommen, daß diese altbekannte konsensuelle Vasodilatation durch efferente Wirkungen des sympathischen Nervensystems zustande kommt und daß das durch die gewärmte Extremität fließende Blut die Rolle des afferenten Reflexbogens übernähme. WRIGHT (1948) empfiehlt folgendes Vorgehen: dem Probanden, der 30—60 min lang in einem Raum von 21°C in flacher Lage geruht hatte, wird ein einseitiges Extremitätenbad mit Wasser von 42—44°C verabreicht, wobei der Körper zugedeckt ist. Dabei soll die Hauttemperatur der entgegengesetzten Extremität innerhalb von 35 min auf 34°C ansteigen; Verminderung oder Unterbleiben der Reaktion spricht für arterielle Insuffizienz. Das Verfahren konnte sich wegen seiner Umständlichkeit klinisch nicht durchsetzen und ist heute fast durchweg durch das hot-box-Verfahren verdrängt. Hierbei wird der Rumpf des liegenden Probanden mittels Heizkasten (60°C) erwärmt und der Hautoberflächentemperaturanstieg an den außerhalb des Heizkastens befindlichen Extremitäten in Abständen von 1 min untersucht. Innerhalb von 30 min kommt es zu gleichmäßiger Erwärmung der Extremitäten. Bei arterieller Insuffizienz ist der Temperaturanstieg im Extremitätenbereich vermindert. In manchen Fällen kann auch bei Fokalinfekten und Rheumatismus die Erwärmung ungleichmäßig sein (RATSCHOW und AHRENS 1939). Obwohl die hot box-Hautdifferenz kein absolut sicheres Zeichen für einseitige arterielle Stenosen ist (HAMM und METZ 1955), dürfte doch in weitaus den meisten Fällen die Erkennung organischer Gefäßverschlüsse möglich sein (RATSCHOW 1953). Übrigens ist die Erwärmung bei der reflektorischen Vasodilatation im Warmbad und in der hot box auf die Extremitäten beschränkt (RATSCHOW, HEIDELMANN u. KLÜKEN 1945). Nur bei einer Minderzahl von Patienten, und zwar bei Personen vom Arteriolenkonstriktionstyp IV (s. unten), ist die reflektorische Vasodilatation völlig wirkungslos (HEIDELMANN 1953). Ähnlich dem Effekt von hot box und warmem Vollbad ist die Wirkung von heißen Sitzbädern und Unterarmbädern (Temperatur 40—45°C) über 20 min (BARTMANN u. Mitarb. 1949; 1949) oder von Armbädern mit Wasser von 35°C über 25 min (BARTMANN, KRAUTWALD und KOLMAR (1950) zu erklären.

GIBBON und LANDIS haben 1932 das Verfahren modifiziert: Beide Arme werden 30 min lang in Wasser von 46°C verbracht. Dabei steigt normalerweise die Zehentemperatur um 8,5°C an. Unzureichende Temperaturanstiege wurden auf organische Gefäßverschlüsse bezogen, während erniedrigte Zehentemperaturen vor dem Armbad sowohl organisch als auch vasospastisch hervorgerufen sein können.

Günstige Erfahrungen als Vasodilatationstest ergab die Verabreichung eines heißen Getränkes (W. SCHULZE 1951). Die hiernach unterscheidbaren peripheren Durchblutungsverhältnisse ließen sich in 4 Qualitätsstufen einteilen. Die Wirkung des Getränkes erwies sich zahlreichen pharmakodynamischen Effekten überlegen. Sie war z. B. stärker als Priscol, Hydergin, Ronicol, Vasculat und Dilatol. Der Proband muß innerhalb von 6—8 min 500 cm³ eines leichtgezuckerten, auf eine Temperatur von 65°C gebrachten Wassers in kleinen Schlucken austrinken. Die Einstufung der Probanden in die 4 Kategorien der Durchblutung erfolgte jeweils unter Berücksichtigung von acralen Hauttemperaturmessungen in der Luft sowie in Wasser von 20°C. Bei Reaktionstyp I wurde die Hauttemperatur nach der Trinkprozedur sowohl in Luft als auch in Wasser um etwa 25°C gehalten und lag vor der Prozedur bei 35°C (optimale Durchblutung). Reaktionstyp II zeigte bei hoher Ausgangstemperatur nach initialem Temperaturabfall des Fingers im Wasserbad auf das heiße Getränk hin einen individuell unterschiedlichen Temperaturanstieg (normale Durchblutung). Bei Reaktionstyp III bestanden niedrige Ausgangswerte der Fingertemperatur, wobei der Finger im Wasser nach der Prozedur unbeeinflußt blieb, der außerhalb des Wassers befindliche Finger jedoch Temperaturanstiege zeigte (schlechte Durchblutung). Reaktionstyp IV zeigte bei der Prozedur unbeeinflußbare niedrige Temperaturen (hochgradig gestörte Durchblutung).

β) Abkühlungsverfahren.

Durch Eintauchen der Hand in *kaltes Wasser* von 10°C läßt sich normalerweise ein rhythmischer Wechsel von Vasokonstriktion und Vasodilatation auslösen, die sogenannte „hunting-reaction". Sie ist aber nicht an jedem Individuum reproduzierbar und scheint bei höherem Alter entsprechend der individuellen Disposition statistisch seltener zu werden (SPURR, HUTT und HORVARTH 1955). Die Reaktion fehlt bei Arteriopathien. MAGOS und OKOS (1955) konnten das Fehlen dieser Kältedilatation auch bei fortlaufender kalorimetrischer Bestimmung der cutanen Wärmeabgabe am Finger bestätigen (Methode von GREENFIELD und SHEPHERD 1950). Eine bereits vorher in kalter Umgebung befindliche Extremität kann jedoch bei zusätzlichem Kältereiz nicht mehr zusätzlich vasospastisch reagieren, wie überhaupt die Wirkung der Umgebungstemperatur (Milieu) gegenüber der Wirkung lokal an umschriebener Stelle applizierter Temperaturreize dominiert (STEIN und LAMMERT 1955). ZONDEK (1919—1922) brachte zur Erzeugung einer „reaktiven Hyperämie" bei seinen tiefenthermometrischen Untersuchungen den Chloräthyl-Spray in Anwendung.

Von verschiedenen Autoren wird zur Funktionsprüfung der peripheren Durchblutung ein Handbad von 15° C und 5 min Dauer empfohlen (KAINDL und PÄRTAN 1955; HEIDELMANN 1952 u. a.). Die Beobachtung der anschließend zu messenden mittleren acralen Wiedererwärmungszeit (HEIDELMANN 1952, 1953) gestattete Einblicke in die periphere Gefäßversorgung. HEIDELMANN unterscheidet a) einen Arteriolen-Dilatations-Typ mit einer Wiedererwärmungszeit unter 9 min, b) einen Normaltyp mit einer Erwärmungszeit von 10—19 min, sowie c) einen Arteriolenkonstriktionstyp I mit einer Erwärmungszeit von 20—29 min und schließlich d) Arteriolenkonstriktionstypen II—IV, bei denen die Erwärmungszeit über 30 min liegt und die sich untereinander durch heißes Getränk, hot box und pharmakodynamische Wirkungen differenzieren lassen. Mit fortschreitendem Alter läßt sich ein statistischer Anstieg der Konstriktionstypen feststellen; Ulcuskranke rekrutieren sich großenteils (90%) aus Konstriktionstypen; auch unter emotionaler Belastung, bei organischen Veränderungen des Nervensystems (z. B. Rückenmarkserkrankungen; SCHINDLER-BAUMANN 1950) sowie bei Polyarthritis rheumatica soll die mittlere acrale Wiedererwärmungszeit charakteristisch verändert sein. HEIDELMANN und ZUR HORST-MEYER (1952) konnten mit Hilfe des Verfahrens bei hypophysären Überfunktionen (nach Kastration und bei Pubertätsfettsucht) überwiegend Arteriolendilatationstypen, bei hypophysären Unterfunktionen (zentrale Ödeme, Magersucht, Fettsucht) vorwiegend Arteriolenkonstriktionstypen feststellen. Durch den Effekt einer entsprechenden Therapie (Substitution von Hypophysensubstanz oder mit Hypophysenstimulierung [Tocopherol]) wurde wahrscheinlich gemacht, daß diese Durchblutungsänderungen auf hormonalen Störungen beruhen. In späteren Untersuchungen an 65 Patienten, bei denen verschiedene Gefäßreaktionen am Körperstamm und an den Acren simultan unter dem Blickwinkel vegetativer Dystonien und angiopathischer Reaktionslage geprüft wurden, kamen HEIDELMANN und SCHMIDT (1957) zur Aufstellung von 5 Reaktionsgruppen; eine von diesen, bei der eine mittelschwere Störung im Sinne einer Arteriolenconstriction vorliegt und die bei vegetativen Dystonien bevorzugt angetroffen wird, bezeichnen die Autoren als „dissoziierte angiopathische Reaktionslage", weil bei diesen Probanden kalte und cyanotische sowie abgeschwächt vasomotorisch reagierende Acren in Verbindung mit einer verstärkten Vasomotorik des Körperstammes feststellbar sind.

γ) Eingriffe an der nervösen Versorgung.

Unter Spinalanästhesie oder nach Injektion von 10 cm^3 einer 1%igen Procainlösung in den Nervus tib. post. kommt es innerhalb von 10—15 min zum Anstieg der Hauttemperatur im Versorgungsgebiet auf über 31°C, die aber nach LINDQVIST (1949) kein hinreichend zuverlässiges Kriterium für eine normale Vasodilatationswirkung darstellt.

Aethernarkose sowie Lachgasanästhesie bewirken nach 10—20 min zuverlässige maximale Dilatation der Hautgefäße, von der nur arteriell unzureichend durchblutete Bezirke ausgeschlossen bleiben.

Auch bei Sympathicusausschaltung kommt es regelmäßig zum Anstieg der Hauttemperatur, besonders wenn diese vorher durch vasospastische Impulse herabgesetzt war. ENRIA (1952) gab einen in 3 Tagen auszuführenden Test an: Am ersten Tage wird eine lumbale Procainblockade angelegt und die Hauttemperatur 1 Std lang in 10minütigen Abständen, später noch nach 6 und nach 24 Std, gemessen. Am zweiten Tage wird die Hauttemperatur in gleicher Weise unter Tubocurarin i. a. verfolgt; am dritten Tage wird die Prozedur des ersten Tages wiederholt. Verf. stellt nach dem Ausfall des Tests Indikationen zu chirurgischen Eingriffen am Sympathicus. Über die Wirkung der chirurgischen Sympathektomie im Sinne einer Hauttemperatursteigerung bei Muskeldurchblutungsverminderung berichteten OUDOT u. Mitarb. (1953).

Auch die Wirkungen der sogenannten gefäßerweiternden Substanzen wurden zur Feststellung der Anpassungsbreite der arteriellen Blutversorgung herangezogen. Ihr praktischer Wert sollte in erster Linie darin bestehen, daß funktionelle Durchblutungsstörungen ausgeschaltet werden, während organische unbeeinflußt bleiben. FISCHER und FELDT (1954) verwendeten die unter 10—20 mg Priscol i. v. auftretende Hauttemperatursteigerung als Kriterium von Therapieerfolgen. In Untersuchungen von AXHAUSEN (1951) stellte sich heraus, daß der sogenannte Priscol-Test (HABELMANN 1948) individuell sehr unterschiedlich ausfällt; besonders vor einer Überdosierung mit eventuell eintretender paradoxer Wirkung wird gewarnt. Die zur Herbeiführung einer Vasodilatation für zweckmäßig erachtete Dosierung wird von GROSSE-BROCKHOFF und VORLAENDER (1949) mit 20 mg i. v. von DOUPE und CHERNIACK (1950) mit 75 mg i. m. und von FLASHER u. Mitarb. (1951) mit 50 mg i. a. angegeben. KÜHNS (1950) sah in seinen Untersuchungen nur geringe hautthermometrische Veränderungen nach parenteraler Anwendung von Niconacid, Ronicol und Trafuril, während das Präparat „7337 CIBA" (Hydrochlorid des 2-(N, p-Tolyl-N (m-oxy-phenyl)-aminomethyl-imidazolin) die Wiedererwärmungszeit bei dem Wärme-Kälte-Test nach BURCKHARDT (1950) deutlich verkürzte. Das Tetraäthylammonium-Chlorid, von dem eine intravenöse Injektion von über 300 mg gegeben werden muß, erwies sich in Untersuchungen von NOCITO (1950) weniger wirksam als die Spinalanästhesie.

Auch nach Gabe von Typhusvaccine in extremen Dosen kommt es (BROWN 1926) zum Anstieg der Hauttemperatur.

δ) Mechanische arterielle Drosselung.

Während nach mechanischer Sperrung der arteriellen Zufuhr im Muskelgebiet sich die reaktive Hyperämie einstellt, die auch auf die Hautdurchblutung wirksam ist, läßt sich durch isolierte Drosselung der cutanen Arterienversorgung ebenfalls eine charakteristische hyperämische Nachschwankung erzeugen und als Funktionsprüfung verwenden. Die bekanntlich muskelfreien Finger können durch Anlegung eines Gummirings an der Fingerbasis für 2 min von der Zirkulation ausgeschaltet werden. Neben der Ausgangstemperatur vor der Prozedur läßt sich nach Lösung der Sperre die Wiedererwärmungszeit hautthermometrisch am Mittelglied verfolgen. Sie beträgt normalerweise 30—75 sec; nach $4^1/_2$ min stellt sich ein Überwärmungsmaximum ein. Verlangsamte Erwärmung oder völlig fehlende Erwärmung läßt sich diagnostisch im Sinne einer arteriellen Durchblutungsstörung auswerten (BUGÁR-MÉSZÁROS und OKOS 1954).

e) Spezielle Teste am Venensystem.

Die Bestimmung der Wiederauffüllungszeit der Venen, die in waagerechter Lage 5—10 sec betragen soll, ist auch für die Beurteilung von arteriellen Durchblutungsstörungen mitunter aufschlußreich (SCHNEEWIND u. Mitarb. 1955).

Die Beurteilung der Venenleerlaufzeit, wobei die nach Erheben der Extremität bis zum sichtbaren Leerlaufen der Venen erforderliche Zeit gemessen wird (normal 2—5 sec) ist für die Erkennung von Thrombosen und Phlebitiden ohne ausreichende Kollateralenbildung anwendbar, soweit keine kardial oder mechanisch bedingte Venendruckerhöhung vorliegt.

Die Beurteilung der Venenleerlaufzeit sowie der Wiederauffüllungszeit erfolgt meist im Rahmen der Lagerungsprobe, die zur Erfassung arterieller Insuffizienzen üblich ist. Daß bei der Venenfüllungszeit durch Rückflüsse über Varicen Fehlschlüsse möglich sind und gelegentlich durch Vasospasmen die Methode gestört wird, betont WRIGHT (1948). Vasospastische Einflüsse lassen sich durch Liegen in einem warmen Raum über eine Zeit von 30 min in der Regel ausschalten.

Für Störungen der peripheren Zirkulation erwiesen sich Venendruckuntersuchungen im Stehen und im Gehen als aufschlußreich. Während aus hydrostatischer Ursache der Venendruck im Stehen im Beinbereich beträchtlich ansteigt, wird, sobald der Proband geht, normalerweise ein beträchtlicher Venendruckabfall registriert (52 cm H_2O nach WARREN u. Mitarb. 1949). Dieser Abfall beim Gehen ist bei Patienten mit Varicen geringer, insbesondere auch bei Venenklappeninsuffizienz nach Thrombophlebitis. Andererseits dient die Schnelligkeit des beim Stehen zu beobachtenden Venendruckanstieges insofern als Maß für eine arterielle Insuffizienz, als unter der Annahme, daß keine Venenkrankheiten vorliegen, der Venendruckanstieg beim Stehen nach Gehen verlangsamt ist, wenn die arterielle Zirkulation unzureichend ist. Diese Methode dient auch zur therapeutischen Erfolgsbeurteilung (SCHNEEWIND 1955).

Besonders wichtig für die Indikation chirurgischer und halbchirurgischer Maßnahmen (Verödungstherapie) bei venöser Insuffizienz des Beinbereiches ist die Beurteilung der Zustände und Stadien von Saphena-Insuffizienz. Hier sind verschiedene Arten von Funktionsproben eingeführt.

α) *Verhalten der Venen beim Test nach* BRODIE (1846)—TRENDELENBURG (1890).

Am liegenden Probanden wird durch Hochlagerung des fraglichen Beins eine Entleerung der Venen herbeigeführt. Sodann wird durch Kompression mit der Hand die Durchgängigkeit der Vena saphena magna im proximalen Oberschenkelbereich unterbunden und der Patient stellt sich auf.

αα) Bei Insuffizienz der Klappen der Vena saphena magna und funktionsfähigen Klappen der kommunizierenden Venen kommt es zur raschen Varicenfüllung nach Freigabe der Kompression. Unter Beibehaltung der Kompression erfolgt die Füllung nur langsam und es ist nach 35 sec Stehen noch keine Prallfüllung der Varicen erreicht (einfach positiver Trendelenburg-Test).

ββ) Bei suffizienten Klappen der Vena saphena magna, jedoch insuffizienten Verbindungsvenen zu den tiefliegenden Venensystemen, kommt es unter Beibehaltung der Kompression zur langsamen Füllung von distal her; die Varicen sind nach 35 sec komplett gefüllt; bei Freigabe des Druckes tritt die Füllung auch nicht schneller ein (negativer Test nach TRENDELENBURG). COLLENS und WILENSKY (1953) bezeichnen diesen Ausfall als niedrig positiven Test, da dabei Klappeninsuffizienzen bestehen können.

γγ) Sind sowohl Vena saphena magna als auch die Verbindungsvenen insuffizient, so tritt nach Entfernung der Kompression eine schnelle Füllung ein, desgleichen auch unter Beibehaltung der Kompression (doppelt positiver Test nach TRENDELENBURG).

δδ) Bei funktionstüchtigen Klappen im Bereich der Vena saphena magna sowie der kommunizierenden Venen füllen sich die Varicen bei Beibehaltung der Kompression langsam, desgleichen auch ohne Kompression.

Die Tabelle 2 gibt Aufschluß über die Funktionen der Venen beim TRENDELENBURG-Test.

Tabelle 2. *Test nach* TRENDELENBURG *(1890)*.
Verhalten der Varicen im Stehen mit und ohne Stauung der Vena saphena magna nach vorheriger Entleerung der Beinvenen (nach COLLENS und WILENSKY 1953, sowie ALLEN, BARKER und HINES 1955.)

Befund		Bezeichnung	Erklärung
Stehen			
mit Staubinde	ohne Staubinde		
sehr langsame Füllung		Ø oder normal	kompetentes oberflächliches und tiefes Venensystem
langsame Füllung von *distal her*, meist innerhalb von 35 sec Prallfüllung		— „negativ" oder (+) „niedrig positiv"	Suffiziente Vena saphena magna bei insuffizienten Verbindungsvenen zum tiefen Venensystem. Klappeninsuffizienz tiefer Venen nicht auszuschließen.
langsame Füllung innerhalb 35—60 sec	schnelle Füllung innerhalb 1—10 sec	+ „einfach positiv"	Insuffizienz der Vena saphena magna bei Kompetenz der kommunizierenden Verbindungen zum tiefen Venensystem.
sehr rasche Füllung		++ „doppelt positiv"	Insuffizienz der Vena saphena magna und der Verbindungen zum tiefen Venensystem.

β) *Verhalten der Venen beim Test nach* PERTHES (1895).

Hierbei wird der Einfluß der Muskeltätigkeit hinsichtlich der Entlastung oberflächlicher Venensysteme durch Abfluß in die tiefen Systeme geprüft.

Am Oberschenkel wird eine Staubinde angelegt, die den Abfluß aus der Vena saphena magna verhindert, desgleichen die Füllung kleiner Verbindungsvenen proximal der Staubinde. Alsbald treten die Varicen stark hervor. Der bislang stehende Patient wird aufgefordert energisch zu gehen; dabei werden die Varicen beobachtet. Es bestehen folgende Möglichkeiten:

αα) Die Varicen verschwinden beim Gehen schnell, wenn die Vena saphena magna insuffizient ist, jedoch die Klappen der Verbindungsvenen mit den tieferen Systemen intakt sind.

ββ) Wenn die Varicen nicht zurücktreten, sind die Klappen der Vena saphena magna und der tieferen Venensysteme insuffizient.

γγ) Wenn beim Gehen mit Staubinde die Varicen noch stärker hervortreten als im Stehen und dazu Schmerzen auftreten, sind die tieferen Venen obliteriert, die Klappen der kommunizierenden Venen, der Vena saphena magna und parva insuffizient.

OCHSNER und MAHORNER (1939) unterscheiden 3 Modifikationen des Perthes-Testes zur besseren Lokalisation der zugrundeliegenden Klappeninsuffizienzen; einmal wird die Staubinde am proximalen Oberschenkel, dann am mittleren Oberschenkel und schließlich unmittelbar distal des Knies angelegt.

Eine weitere Verbesserung der funktionellen Beurteilung ermöglicht der Test nach PRATT (1941). Das fragliche Bein des liegenden Patienten wird hochgehoben, die Venen werden entleert. Mit einer Staubinde am Oberschenkel wird der Abfluß aus der Vena saphena magna alsdann unterbunden. Dann wird von distal nach proximal eine Rollbinden-Bandage angelegt und der Patient stellt sich auf. Sodann wird die Staubinde langsam von oben nach unten abgewickelt, wobei der Reflux aus der Vena femoralis in die Vena saphena durch die noch liegende proximale Staubinde verhindert wird. Kommt es nun plötzlich während des Abwickelns der Binde zu einer Vorwölbung der Venen, so liegt dort eine Kommunikation mit einer insuffizienten Verbindungsvene zum tiefen System vor und der betreffende Punkt wird markiert. Unmittelbar distal hiervon ist bei weiterer Durchführung der Untersuchung eine zusätzliche Staubinde anzulegen und dies ist bei weiterem Auftreten venöser Shunts entsprechend zu wiederholen. An der gleichen Extremität können insuffiziente Verbindungsvenen in der Mehrzahl vorkommen. Die exakte Lokalisation insuffizienter Venenkommunikationen wird erleichtert, wenn man entsprechend der von proximal nach distal abgewickelten Binde eine von proximal nach distal unmittelbar folgende Binde anlegt. Für die Abgrenzung operativer Eingriffe erweist sich das Verfahren als wertvoll.

Versäumt man die Diagnose und operative Ausschaltung insuffizienter Venenverbindungen, treten postoperative Rezidive auf. Hinzuzufügen ist, daß der Pratt-Test eine durchgängige Vena femoralis profunda zur Voraussetzung hat, weil durch die Staubinde der Abfluß aus der Vena saphena magna verhindert ist und dadurch schwere Schmerzen und Anschwellungen des Beines im Falle eines Verschlusses der Vena femoralis profunda unvermeidlich wären.

Eine Klappeninsuffizienz der Beinvenen läßt sich mit der Perkussions-Methode nach SCHWARTZ (zit. nach SCHERF und BOYD 1955) dadurch nachweisen, daß mit der einen Hand die Vena saphena magna im Bereich der Fossa ovalis direkt perkutiert wird, mit der anderen an den fraglichen Unterschenkelvaricen die Fortleitung der Perkussionsstöße palpiert wird. Bei Klappeninsuffizienz der dazwischen liegenden Venen pflanzen sich die Perkussionsstöße in die Varicen fort.

Über die Varicographie wird unter Röntgenuntersuchungen berichtet.

4. Apparative Untersuchungsmethoden.

a) Arterieller Druck.

Physiologie und Pathologie des arteriellen Druckes sind ausführlich im Abschnitt „Hypertonie und Hypotonie" dieses Handbuches (WOLLHEIM und MOELLER Bd. IX/5) abgehandelt.

Für Gefäßkrankheiten gewinnt die Blutdruckmessung besonders dann entscheidendes Gewicht, wenn in verschiedenen Teilen des arteriellen Systems unterschiedliche Drucke gemessen werden, z. B. Seitenunterschiede an den oberen Extremitäten oder differierende Blutdruckwerte an Armen und Beinen. Auf die Bedeutung dieser Abweichungen wird im Kapitel über Arteritiden, arterielle Aneurysmen, arterielle Thrombosen hingewiesen; abnorm hohe Amplituden der arteriellen Drucke können nicht nur bei Aortenklappeninsuffizienzen und Thyreotoxikosen, sondern zusammen mit entsprechenden Geräuscherscheinungen (siehe Phonographie, S. 53) bei arteriovenösen Fisteln diagnostische Hinweise geben.

Für die fortlaufende Kontrolle der arteriellen Blutdrucke haben die Apparaturen von LANGE (1943) und WAGNER (1942) Bedeutung gewonnen, wenn sie sich auch für die klinische Routineanwendung nicht allgemein eingebürgert haben.

b) Venendruck.

In den zusammenfassenden Untersuchungen von KROETZ (1922), VILLARET und JUSTIN-BESANCON (1930) und POGANY (1931) sind die wesentlichen Kenntnisse über Physiologie und Pathologie des Venendruckes beschrieben. Der Venendruck erfaßt nur jenen Teil des effektiven Füllungsdruckes, der aus dem „Tal des negativen Dondersschen Druckes herausragt" (KROETZ 1922). Der intrathorakale Druck sinkt gewöhnlich im Inspirium ab (POGANY 1931); infolge Einklemmung der Vena axillaris zwischen Costa I und Clavicula kann jedoch eine Verfälschung oder Umkehrung dieser respiratorischen Venendruckveränderung in der Cubitalvene bewirkt werden (BRANDT u. KATZ 1931). Wie KNEBEL und WICK (1958) mittels Herzkatheteruntersuchungen am liegenden Probanden feststellten, sind bei normalem Kreislauf zwischen dem zentralen und dem peripheren Venendruck insofern Unterschiede faßbar, als der negative Thoraxdruck (DONDERS 1859) eine Saugwirkung auf die thorakalen Venen ausübt. Dabei verhalten sich die atmungsabhängigen Druckschwankungen der extrathorakalen und der endothorakalen Venen entgegengesetzt. Rückschlüsse auf die Blutbewegung in den Venen wurden von KNEBEL und WICK (1958) vermieden.

Während hämodynamische Veränderungen des Gesamtkreislaufes zu simultanen Veränderungen des Venendruckes in allen Körperbereichen führen (vgl. WOLLHEIM 1931; BRANDT 1931), erfolgt bei örtlichen Gefäßkrankheiten meist nur eine lokale Behinderung des venösen Abstroms, wodurch die Möglichkeit örtlicher Venendruckveränderungen gegeben ist. Bei Thrombosen im Subclaviabereich (BROWN 1918; POGANY 1931), bei schwieligen posterysipelatösen Hautverhärtungen am Ellbogengelenk (von BASCH 1904) und bei Schwielen nach Unterschenkelgeschwüren (VILLARET und SALASC 1925), bei Kompression abführender Venen durch Lymphknoten (VILLARET und JUSTIN-BESANCON 1930), durch Halsrippen (RICALDONI und PLA 1896), bei abdominalen Abflußhindernissen (VILLARET und JUSTIN-BESANCON 1930; POGANY 1931), und bei Gravidität (RUNGE 1924) finden sich lokale Erhöungen des Venendrucks.

Bei Varicen ist der Venendruck gewöhnlich nur dann erhöht, wenn es sich um symptomatische Varicen handelt (VILLARET und SALASC 1925), nicht aber bei idiopathischen Varicen („asystolie veineuse") (vgl. S. 518). Bei arteriovenösen Fisteln wird im Zustand der kardiovasculären Kompensation nur an der betroffenen Extremität ein erhöhter Venendruck gefunden (ELLIS und WEISS 1930), während die Steigerung des universalen Venendruckes erst im Stadium der kardiovasculären Plusdekompensation eintritt (WOLLHEIM 1931; BRANDT 1931).

Nach POGANY (1931) geht die Auffüllung des Venensystems bis zur Grenze des Fassungsvermögens mit ziemlich geringem Druckanstieg einher; jedoch wird das bereits prall gefüllte Venensystem nur bei relativ hohen Drucken noch weiter gedehnt. Hauptsächlich wird aber die Kapazität des Venensystems von seinem Kontraktionszustand bestimmt.

Auf die Beziehungen zwischen Venendruck und aktiver Blutmenge haben WOLLHEIM (1928; 1931) sowie BRANDT (1931) an Hand klinischer Untersuchungen bei Plusdekompensation und Minusdekompensation hingewiesen. Bei der Gefäßinsuffizienz in ihren verschiedenen Formen (WOLLHEIM 1952; 1955) kommt es im allgemeinen zu einer Abnahme des Venendruckes. Dies ist die Folge des Versackens von Blut in die erweiterten subpapillären Capillarplexus der Haut und in die Splanchnicusgefäße. Auch durch artefizielle Hypovolämien läßt sich eine vorübergehende Venendruckabnahme erzielen (EYSTER und MIDDLETON 1924).

Zur Messung des bei Druck auf die Regio hepatica von Herzinsuffizienten ansteigenden Venendruckes (Leberdruckversuch nach WOLLHEIM 1928, 1931 u.

BRANDT 1931) wurde von BURCH (1957) ein „Hepatojugularometer" angegeben. Ein mit einem Blutdruckmeßapparat (Hg-Säule) verbundener Gummibalg wird auf die Regio hepatica des liegenden Patienten gelegt und leicht (1 mm Hg) aufgepumpt; dann wird der Balg von oben manuell gegen die Leber des Patienten gedrückt, wobei der ausgeübte Druck, gemessen am angeschlossenen Hg-Manometer, bis 40 mm Hg betragen soll. Unter dieser Belastung kommt es bei Herzinsuffizienz zu einem am linken Arm meßbaren Venendruckanstieg, während bei Kompensierten und Kreislaufnormalen der Venendruck niedrig bzw. unverändert bleibt (WOLLHEIM 1928, 1931; BRANDT 1931; DE PASQUALE und BURCH 1958).

Methodik.

a) Blutig. Nach dem von HALES (1769) angegebenen Prinzip wird der zum Ausgleich des aus der angestochenen Vene dringenden Blutes notwendige Druck bestimmt. Die zuverlässigste und einfachste Methode ist die nach MORITZ und v. TABORA (1910), von der sich manche Modifikationen ableiten (TAYLOR u. Mitarb. 1930; COHEN 1936; BURCH und WINSOR 1943; SODEMAN 1952). Die Messungen erfolgen routinemäßig in der Vena cubitalis, erforderlichenfalls in der Vena femoralis 2 cm distal vom Ligamentum inguinale. Auf die Fehlerquellen wurde von KROETZ (1922), POGANY (1931) und DEGKWITZ (1952) eingegangen.

b) Unblutig. Auf die für die Routine äußerst brauchbare Methode von GAERTNER (1903, 1904), den Venendruck aus der Beobachtung des Leerlaufens der Venen bei Erheben des Armes über die Herzhöhe zu schätzen, hat WOLLHEIM immer wieder hingewiesen (1928, 1931, 1933, 1950, 1955, 1959). Auch die Inspektion des Füllungszustandes der Vena jugularis (WOLLHEIM 1928, 1931, 1933; EPPINGER, KISCH und SCHWARZ 1927; LEWIS 1930) oder der Venen der Zungenunterseite (MAY 1943) erlaubt Rückschlüsse auf die Höhe des Venendruckes sowie den Füllungszustand des Kreislaufes. Die Fehlerquellen der unblutigen Methoden sind die gleichen wie bei den blutigen Messungen, z.B. erhöhter Blutzustrom und Druckanstieg bei Arbeit der Armmuskulatur (MEINERTZ 1908; 1909), sowie Abflußhindernisse auf dem Wege zum Herzen (PRYM 1904). Die unblutige Messung nach BEECHER u. Mitarb. (1936), bei welcher der zum Kollaps einer Vene nötige Außendruck bestimmt wird, führt nur bei erhöhten Venendrucken zu brauchbaren Resultaten. Eine Methode zur Bestimmung des digitalen Venendruckes wurde von BURCH (1954) angegeben. Die plethysmographische Venendruckbestimmung (SCHROEDER 1950) kommt hauptsächlich an der Hundeextremität in Anwendung und soll sich als Ergänzung der sphygmographischen Stromvolumenuntersuchung (FRANK 1930; BROEMSER und RANKE 1933; WEZLER und BÖGER 1939) bewährt haben.

c) Volumenregistrierung.

(Plethysmokymographie, Plethysmographie.)

Das Prinzip der Plethysmographie ist die quantitative Erfassung von Volumenänderungen biologischer Objekte unter Zuhilfenahme eines starrwandigen Behälters, der einen Extremitätenteil einschließt und mit Hilfe einer Meßvorrichtung, die vom biologischen Objekt dem umschlossenen System mitgeteilte Volumenänderungen quantitativ erfaßt (vgl. Schema nach CERLETTI, Abb. 11). Die Übertragung der Volumenänderungen kann durch verschiedene Medien erfolgen, meistens durch Luft oder Wasser (MOSSO 1895), je nach den speziellen Voraussetzungen und Erfordernissen.

KAPPERT (1956) unterscheidet folgende prinzipiellen Anwendungsmöglichkeiten der klinischen Plethysmographie:

α) *Die morphologische Plethysmographie;* hierbei werden die pulsatorisch hervorgerufenen Volumenschwankungen kurvenmäßig aufgezeichnet und aus der Gestalt der Kurven Rückschlüsse auf die zuständigen Gefäße abgeleitet. Bedeutungsvoll für die Beurteilung der Gestalt dieser Kurven sind die sogenannte Gipfelzeit oder „crest-time" (DILLON und HERTZMAN 1941) und die Inklinationszeit (LUND 1949), weil sie bei Gefäßkrankheiten in charakteristischer Weise verändert sein können. Diese Art der Plethysmographie wird hauptsächlich an Fingern und Zehen angewendet und zwar mit Lufttransmission, die mit geringerer Trägheit behaftet ist als die Wassertransmission und auch weniger thermische Störungen mit sich bringt. Speziell für die bei der Finger- und Zehenplethysmographie wirksamen geringen Kräfte bei relativ hoher Geschwindigkeit hat sich dieses Verfahren allgemein durchgesetzt.

β) *Funktionelle Plethysmographie;* hierbei werden formale Veränderungen der pulsatorischen Volumenschwankungen und der Amplitude unter pharmakodynamischen, physikalischen und nervalen Einwirkungen ausgewertet. WINSOR (1953) beurteilt verschiedenartige Reaktionsweisen gleichkalibriger Zehen- und Fingervolumina unter diversen vasoaktiven Einflüssen. Die Methode eignet sich auch zum Nachweis feinerer Unterschiede der Durchblutung, zur Unterscheidung spastischer und organischer Durchblutungsbehinderungen und zu vergleichenden Untersuchungen an verschiedenen Körperstellen der gleichen Person.

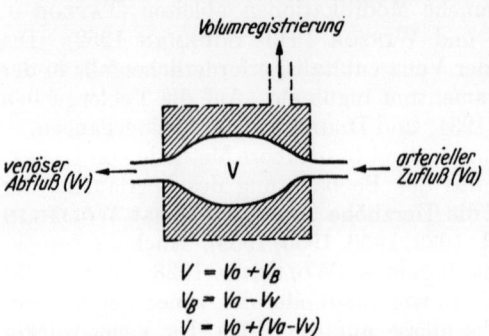

Abb. 11. Methodisches Prinzip der Plethysmographie. (Nach CERLETTI 1956.) V Volumen des vom Plethysmographen umschlossenen Raumes; V_0 Gesamtmasse des blutfreien Gewebes; V_a arterieller Zufluß; V_B totaler Blutgehalt; V_v venöser Abfluß (durch Drosselung bei der Venenverschlußplethysmographie kurzfristig ausschaltbar).

γ) *Quantitative Plethysmographie;* hierbei wird das Verfahren einer selektiven venösen Stauung angewandt. Unter venöser Stauung steigert sich das vom Plethysmographen umschlossene Volumen um den Betrag des arteriellen Zustroms, der sich somit pro Zeiteinheit messen läßt (BRODIE und RUSSEL 1905; HEWLETT und VAN ZWALUWENBURG 1909). Das bei der venösen Stauungsplethysmographie erfaßbare Stromvolumen interessiert vor allem bei arteriellen Durchblutungsstörungen hinsichtlich des funktionellen Anteils. Wesentlich für die Methode ist, daß der angewandte Staudruck während der ganzen Messung unter dem diastolischen arteriellen Blutdruck bleibt; daher ist es erforderlich, unmittelbar nach Anlage der venösen Stauung, das heißt innerhalb der ersten 10 Pulsperioden zu messen.

δ) *Spezielle plethysmographische Methoden;* sie bezwecken die Feststellung des Blutdruckgefälles zwischen verschiedenen Körperstellen, das unter pathologischen Voraussetzungen, etwa Stenosen oder Obliterationen der Aorta oder großer Arterien, von der Norm abweichen kann. Bei der sogenannten Rheoplethysmographie (BURCH 1954, 1956; BROWN u. LEARNER 1957) werden aus den Volumenkurven Rückschlüsse auf den arteriellen Zustrom und den venösen Abstrom mit Hilfe von Differentialquotienten gewonnen.

Durch die simultane Anwendung plethysmographischer Untersuchungen mit anderen (sphygmographischen, ballistokardiographischen, rheographischen oder hautthermometrischen) Methoden, eventuell in Kombination mit der Calorimetrie, können vertiefte Einblicke in den Ablauf der peripheren Durchblutung gewonnen werden.

Technisch müssen die zur Volumenregistrierung dienenden Geräte den speziell beabsichtigten Zwecken und den gegebenen Voraussetzungen Rechnung tragen (CERLETTI 1956). Die Größe der zu untersuchenden Extremitätenteile bestimmt das möglichst kleinzuhaltende Volumen des Plethysmographen. Erhebliche Schwierigkeiten bereitet die Herstellung tauglicher Abflüsse, durch die weder die venöse Zirkulation noch das zu messende Volumen beeinflußt werden soll. In der Regel werden Abschlüsse aus Gummi und Metall, teilweise mit Verwendung von Schaum- oder Schwammgummi in Kombination mit Kitt oder Vakuumfett (WRIGHT und PHELPS 1940) verwendet. Auch die Konstanz der Innentemperatur läßt sich teilweise nur bei Verwendung von Thermostaten sicherstellen. Womöglich soll außerdem das untersuchte Objekt sichtbar bleiben, was die Verwendung von Glas erforderlich macht. Besonderer Wert ist schließlich

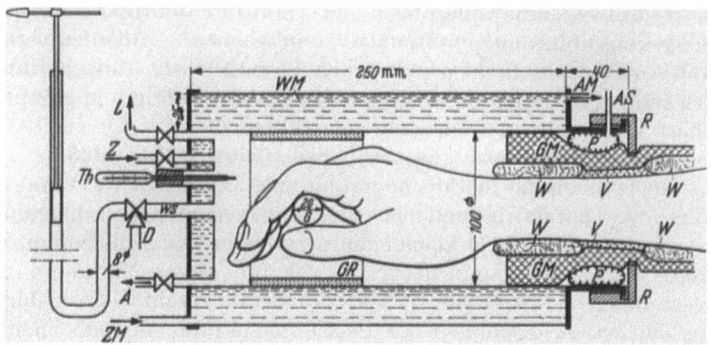

Abb. 12. Handplethysmograph. Maße in Millimeter. *WM* äußerer Wärmezylinder; *ZM* Zu-, *AM* Abfluß des Thermostatenwassers. Ansätze der Vorderwand: *L* Entlüftung; *Z* H$_2$O-Füllung; *Th* Thermometer; *WS* Verbindung zum Volumschreiber; *D* Dreiwegehahn; *A* H$_2$O-Entleerung; *G* drehbarer Handgriff mit (*GR*) fixierbarem Griffring; *W-V-W* Watte-Fett-Watte-Polster; *GM* Gipsmanschette; *P* Gummischlauch mit (*AS*) Ansatzstutzen; *R* Abschlußring. (Nach CERLETTI 1956.)

auf die Einhaltung einer bequemen, ohne Rückwirkungen auf die Meßergebnisse bleibenden Lagerung und Haltung des Probanden sowie der zu untersuchenden Körperteile zu legen (vgl. Abb. 12). Die Transmission der Volumenänderungen durch Wasser eignet sich mehr für größere Systeme, Luft aus den bereits erwähnten Gründen besser für digitale Plethysmographie. Die am Meßinstrument wirksamen (durch Volumenzugabe eichbaren) Volumenänderungen werden unter Wahrung des Prinzips möglichster Gleichhaltung der Drucke mittels geeigneter Registriervorrichtungen fortlaufend aufgezeichnet, sei es durch mechanische Registrierung, Lichtschreibung oder mittels kondensermanometrischer oder piezoelektrischer Drucknehmer, eventuell mit geeigneten Verstärkern nach Art von EKG-Apparaturen (LUND 1956).

Durch unbeabsichtigte Bewegungen des Objekts können Volumenänderungen vorgetäuscht werden, was sich insbesondere bei der Plethysmographie größerer Körperteile auswirkt. Für Normalverhältnisse ist die Lagerung der untersuchten Gefäßbereiche in Herzhöhe empfehlenswert. GASKELL und BURTON (1953) glauben, daß bei quantitativen Messungen die Resultate verfälscht werden, wenn diese Regel nicht beachtet wird, was von ALLWOOD (1956) bestritten wird.

Im einzelnen enthalten die fortlaufend geschriebenen Volumenschwankungen der Extremitäten unter Normalverhältnissen (Behaglichkeitstemperatur) folgende Wellen (CERLETTI 1956):

α) Wellen erster Ordnung, die sog. Volumenpulse der Extremitäten, die den durch Pulswellen bedingten Volumenschwankungen des arteriellen Gefäßschenkels entsprechen. Ihre Amplitude kann als gleichsinnig zur Durchblutungsgröße betrachtet werden (HERTZMANN 1938; BURTON 1939).

β) Wellen zweiter Ordnung in Form atmungssynchroner und von den atmungsabhängigen Füllungszuständen des Herzens beeinflußter Schwankungen (GOETZ 1934; BOLTON u. Mitarb. 1936; MATTHES 1940; 1951).

γ) Wellen dritter Ordnung, die sog. ,,vasomotorischen" Wellen mit einer Frequenz von 1—4/min; nach BETZ und MAULER (1956) werden sie bei Mitralvitienträgern häufig vermißt.

δ) Wellen vierter Ordnung, ähnlich wie γ, jedoch von einer Frequenz zwischen 1,5 und 3/min.

Die leichte Beeinflußbarkeit des Plethysmogramms durch banale Einwirkungen auf die Probanden, insbesondere auf psychischem Wege (BIGELOW u. Mitarb. 1955; POKORNY 1956) durch eine Vasokonstriktion, scheint bei Hautplethysmogrammen, also speziell bei digitalen Plethysmogrammen augenfällig zu sein. Es bedarf kaum des Hinweises, daß Änderungen der Hautdurchblutung keinesfalls auch für die Muskeldurchblutung repräsentativ sein können. Außerdem braucht die acrale Hautdurchblutung nicht a priori dem Verhalten der übrigen Haut gleichgeordnet zu sein. Für gerichtete Fragestellungen ist es nötig, ein gegensätzliches funktionelles Verhalten verschiedener Gefäßbereiche durch selektive Untersuchung einzelner Hautbezirke auszuschließen (GOETZ 1934; 1935).

Für die morphologische Plethysmographie sind verschiedene Voraussetzungen zu beachten. Sie ist nur sinnvoll bei einer ausreichenden peripheren Pulsation und wird umso schwieriger, je kleiner die peripheren Durchblutungsgrößen sind (METZ 1955). Um die Standardisierung der für dieses Verfahren geltenden Termini war LUND (1949; 1950; 1956) besonders bemüht. Er schlug vor, zu Erreichung optimaler Ergebnisse die Patienten 45 min lang in einem warmen Raum flach zu lagern und 50 cm³ eines 50%igen Äthylalkohols trinken zu lassen, eventuell zusätzlich 2 cm³ Priscol i. v. zu spritzen.

Für die Formanalyse sind folgende Werte zu beachten: die Periodendauer der Pulse; die Pulswellengeschwindigkeit und die hierzu reziproke propagation-time, die das Zeitintervall zwischen der R-Zacke des EKG und dem Anstiegsbeginn des Plethysmogramms umfaßt. Die propagation-time ist im Alter und bei Hypertonie verkürzt, bei arterieller Obliteration jedoch verlängert, entsprechend dem längeren Weg über die Kollateralen bei Unterbrechung des kürzesten Direktweges. Bei Isthmusstenose ist die propagation-time distal der Stenose beiderseits gleichmäßig, in anderen Fällen von arteriellen Durchblutungsstörungen in der Regel ungleichmäßig verlängert. Die inclination-time (LUND 1949) umfaßt das Zeitintervall vom Tangentenschnittpunkt mit der Basis (0-Linie) bis zum Tangentenschnittpunkt mit der Gipfelhorizontalen (SIMONSON u. Mitarb. 1955). Sie ist in pathologischen Fällen von Arterienobliteration stets über 0,13 sec verlängert, während sie im normalen Digitogramm unter diesem Wert liegt (LUND 1956). Pulsfrequenz, Herzminutenvolumen und Blutdruck scheinen keinen direkten Einfluß auf diesen Wert auszuüben. Unter crest-time (DILLON und HERTZMANN 1941) versteht man das Zeitintervall vom beginnenden Anstieg bis zum Gipfel des Plethysmogramms; sie ist weniger scharf definierbar als die inclination-time. Weitere Kriterien liefert der abfallende Kurvenast von Plethysmogrammen, speziell Digitogrammen. Normalerweise zeigen periphere Pulsationen eine angedeutete Dikrotie; der abfallende Ast ist fast immer nach oben konkav und verläuft höchstens gestreckt; nach oben konvexe Abfalllinien sowie solche mit fehlender Dikrotie sind als pathologisch zu bezeichnen.

LUND berichtete 1956 über seine Erfahrungen bei arterieller Insuffizienz sowie bei Fällen von Isthmusstenose im prä- und postoperativen Stadium. Hiernach steht die Verlängerung der Inklinations-Zeit in direkter Beziehung zum Grad der arteriellen Insuffizienz. In einigen Fällen konnte er am Knöchel noch

Oscillogramme erhalten, während Digitogramme keine verwertbaren Ausschläge mehr zeigten; Erklärung: Fußarterienverschlüsse. Zu gleichsinnigen Resultaten kamen SIMONSON und Mitarbeiter (1955).

Brauchbare Messungen der Ruhedurchblutung und der pharmakodynamischen Änderungen dieser Werte liefert die Venenstauungsplethysmographie (vgl. Abb. 13). HESS (1956) fand beim Normalen eine Durchblutung von 1,0—3,5 cm³/100 ml Gewebe/min. Bei Patienten mit arteriellen Durchblutungsstörungen sank dieser Wert nur selten unter 1,0 cm³ ab, lag sogar manchmal über 3,5 cm³, was gegen eine wesentliche Beteiligung von Spasmen spricht. In der Phase der reaktiven Hyperämie sah HESS (1956) Anstiege bis 30 cm³/100 ml Gewebe/min; in Fällen von arterieller Insuffizienz fehlte allerdings die reaktive Mehrdurchblutung oder sie war sehr viel weniger stark.

Für Messungen der Hautdurchblutung gewann die photoelektrische Plethysmographie in der letzten Zeit zunehmende Bedeutung. Das Verfahren bedient sich der oxymetrischen Registrierung (MATTHES 1935; 1951; MATTHES u. GROSS 1938; MATTHES, GROSS und GÖPFERT 1940), ist aber wegen der starken Lichtabsorption der Muskulatur nicht für dieses Gefäßgebiet zu verwenden. Durch die pulsatorischen Schwankungen, bedingt hauptsächlich durch Querschnittsänderungen der Arterien, Arteriolen sowie der subpapillären und subcutanen

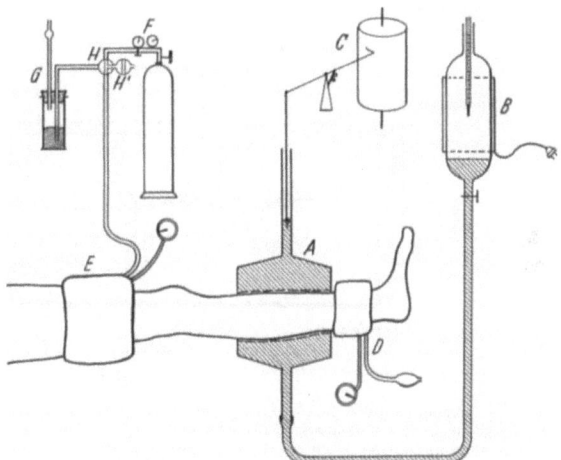

Abb. 13. Schematische Darstellung eines Plethysmographen. *A* Plethysmographenrohr; *B* graduierter Glaszylinder mit Heizmanschette und Thermometer; *C* Kymograph; *D* Blutdruckapparat; *E* Oberschenkelblutdruckmanschette mit Manometer und Verbindung zu *F* Sauerstoffgerät; *G* Glaszylinder mit Quecksilber, in das ein Rohr 60 mm eintaucht und das über den Dreiwegehahn *H* mit Blutdruckmanschette *E* verbunden werden kann; *H'* Hahn, über den bei entsprechender Einstellung von *H* Druckausgleich in *E* mit der Außenluft hergestellt werden kann. (Nach HESS 1954).

präcapillaren Gefäßanteile, wird die Lichtdurchlässigkeit der Haut verändert. Durch geeignete Methoden läßt sich dieser Vorgang registrieren und quantitativ auswerten. Um die Abklärung normaler und pathologischer Kurvenkriterien waren bereits DILLON und HERTZMANN (1941) bemüht. MATTHES, GROSS und GÖPFERT (1940) stellten bei arteriellen Verschlüssen eine irreversible Deformation der acralen Hautvolumenpulse im Photoplethysmogramm fest. Die Unterscheidung vasomotorisch bedingter und organischer Durchblutungsstörungen ist bereits aus der Kurvenform möglich, so daß nur in Einzelfällen ergänzende Untersuchungen, sei es durch körperliche Belastung, Temperaturreize oder Pharmaka, notwendig sind. Der Hauptvorteil des Verfahrens liegt neben der hohen Empfindlichkeit in der Vermeidung mechanischer Insulte auf die untersuchten Objekte. Dagegen haftet dem Verfahren der Nachteil an, daß keine direkte Eichungsmöglichkeit besteht, wie etwa bei der einfachen Plethysmographie durch Volumenaddition.

Gegenüber der Technik mit durchfallendem Licht (MATTHES 1951) führte HERTZMANN 1937 das Verfahren mit reflektiertem Licht — „Reflexverfahren" — ein, das zuletzt METZ (1955) mit Erfolg verwendete (Abb. 14). Es ist empfindlicher als das „Durchleuchtverfahren". Lediglich an Orten mit manifesten Gewebsschäden fehlen hierbei die Pulsationen. METZ kombinierte das Verfahren mit der Anwendung von gefiltertem Licht von 750—900 mμ, dessen sich bereits

Matthes und Gross (1938) zur Ausschaltung von Einflüssen der Blutfarbe bedient hatten. Mit dieser Methode sind auch plane Hautstellen untersuchbar, nicht nur digitale Acren. Die Eichung erfolgt mit Hilfe von geeichten Glasfiltern im Vergleichsverfahren (Hertzmann u. Mitarb. 1947). Sogar zur Erfassung von Volumenänderungen fand es Metz (1955) hinreichend. Günstige Erfahrungen mit der Methode sammelten auch Rossello-Servello (1953).

Diesen indirekten plethysmographischen Verfahren sind hinzuzufügen: die Impedanz-Plethysmographie, die den Gewebswiderstand, wie er mit den Pulsationen zeitlich schwankt, mißt (Nyboer u. Mitarb. 1950; Bonjer, van den Berg und Dirken 1952; van den Berg und Alberts 1954; Fejfar und Zajic 1954, 1956), die elektrische Gewebsdehnungsmessung (Whithney 1953) sowie die

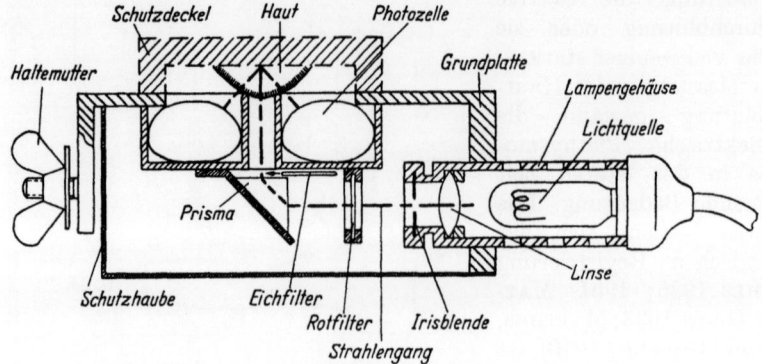

Abb. 14. Schematischer Schnitt durch einen Photoplethysmographen. Abmessungen: 15×5, 5×6 cm, ohne Lampengehäuse. Der Strahlengang für Eichung mit Schutzdeckel („Schwarzreflexion") ist eingezeichnet. Die Lage des untersuchten Hautbezirkes bei abgenommenem Deckel ist ebenfalls skizziert. Erklärung s. Text.
(Nach Metz 1955.)

Verfahren der Capillardruckmessung von Stein (1951), Schroeder (1951) und Metz (1955), die in der plethysmographischen Bestimmung des maximalen Blutdrucks von Uhlenbruck (1924) ihren Vorgänger hatten.

d) Rheographie.

Polzer und Schuhfried (1951) regten an, die Technik der Rheokardiographie (Holzer, Polzer und Marko 1945) zur Untersuchung der Arterienpulsationen zu verwenden. Das Verfahren wird von Jantsch (1950, als Rheosphygmographie, von Kerschner (1950) als Rheoangiographie und von Kaindl (1954) als Rheographie bezeichnet.

Aus den durch zeitlich veränderte Füllung der großen Gefäße, hauptsächlich der Arterien, bewirkten Änderungen der elektrischen Leitfähigkeit wird dabei auf Durchblutung und Durchgängigkeit der Arterien geschlossen. Nach Kaindl (1954) ergibt sich die Hauptform des Rheogramms durch Änderungen im Bereiche der großen und mittelgroßen Arterien, eine Annahme, die durch operative Erfahrungen und durch Arterienabklemmversuche gesichert ist; auch typische Veränderungen rheographischer Kurven nach dilatierenden Maßnahmen beweisen dies.

Technik.

Mit hochfrequenten Wechselströmen (20000—30000 Hz), die den Hautwiderstand günstig überwinden lassen, wird der Gewebswiderstand bei einer Stromstärke von 10—20 mA gemessen. In einem Zweig der dabei verwendeten Wheatstone-Brücke ist das zu untersuchende Objekt eingeschaltet. Die mit der verwendeten Apparatur (vergleiche KAINDL 1954; POLZER und SCHUHFRIED 1955; KAINDL, POLZER und SCHUHFRIED 1959) abgeleiteten Spannungsschwankungen werden mit einem Verstärkersystem (EKG-Apparatur) als Amplitudenschwankungen registriert. Als Elektroden dienen

α) Ringelektroden von 2 cm Breite in Form von Metallbändern, mit Leinenüberzügen, welche in 20%ige Kochsalzlösung getaucht sind; die Elektroden lassen sich dem Extremitätenumfang anpassen und sind mit Ableitbuchsen versehen;

β) stabförmige Elektroden, die an Stativen befestigt sind und ebenfalls kochsalzgetränkte Leinenüberzüge besitzen, in Verbindung mit einer indifferenten Sammelelektrode von einer Fläche 4mal 10 cm;

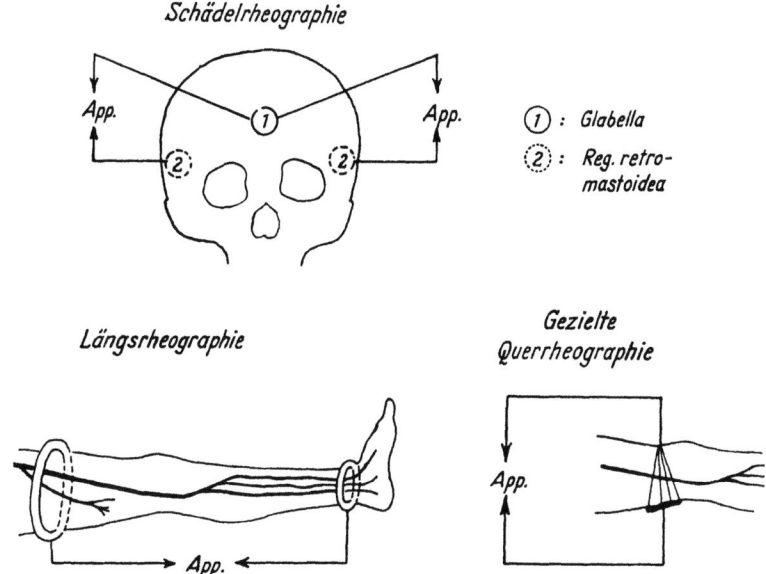

Abb. 15. Schema der Rheographie an Schädel und Extremitäten. (Nach KAINDL 1954.)

γ) metallene Rundelektroden von variabler Weite für die Schädelrheographie, ebenfalls mit Leinenumwicklung, die sich mittels Gummiband am Schädel befestigen lassen.

Die Ringelektroden dienen zu Längsableitungen, die stabförmigen Elektroden zu den Querableitungen (vgl. Abb. 15). Das Verfahren besticht durch seine vollautomatische Funktion, arbeitet nahezu trägheitslos, ist vielfach modifizierbar und speziellen Erfordernissen anpaßbar; es kann mit Vorteil auch für Schädeluntersuchungen verwendet werden. Nachteilig ist nach KAINDL (1954) nur der Umstand, daß die Basislinie sich mit der Atmung erheblich verändert, was eine Registrierung bei Atemstillstand erforderlich macht sowie die Schwierigkeit der quantitativen Auswertung. KAINDL (1954) rät zu äußerster Kritik und Zurückhaltung hinsichtlich quantitativer Aussagen für das örtliche Stromvolumen.

Das Rheogramm zeigt in normalen Fällen die typischen Formen der peripheren Arterienpulse. Die Kurven sind auswertbar hinsichtlich der Amplituden, die sich nach Ω eichen lassen (Einschaltung bekannter Vergleichswiderstände) sowie hinsichtlich des planimetrisch ermittelbaren Flächenintegrals. Eine Abhängigkeit von Pulsfrequenz, Schlagvolumen, Blutdruck und Arterientonus nimmt KAINDL (1954) an.

Für den klinischen Gebrauch muß man wissen, daß die rheographischen Amplituden an der proximalen Extremität geringer sind als weiter distal, etwa im

Finger- oder Zehenbereich, weil dort der Volumenelastizitätsmodul des arteriellen Systems abnimmt. Amplitudenverluste sind bei obliterierenden Arterienveränderungen jeder Art zu erwarten; sie sind auch bei Stenosen der Aortenbogenabgänge faßbar. Nach Unterbindung von Arterien werden die Hauptwellen stärkstens abgeschwächt und erst im Laufe einer oft langfristigen Kollateralenbildung (sogenannte „Kollateralenkurve") wieder teilweise ausgeglichen. Wie bei anderen Untersuchungsmethoden können auch arterielle Spasmen durch die Reversibilität pathologischer Veränderungen nach Anwendung vasodilatierender Maßnahmen erkannt werden. Gegenüber dieser Längsrheographie läßt sich bei der Quer-Rheographie ein Einblick in die Pulswellengeschwindigkeit durch Ableitung von verschiedenen Punkten synchron mit dem EKG gewinnen. Auch lassen sich Stenosen an Stellen, die den Nachweis erschweren, z. B. im Bereiche narbiger Weichteilveränderungen, einwandfrei lokalisieren. Charakteristisch ist, daß der Stop in der Arterie in der Regel 1—2 cm weiter distal als es der Wirklichkeit entspricht, gefunden wird, wofür Eigenarten der Strahlenbündelung ausschlaggebend sind. Mit der Schädelrheographie lassen sich nicht nur Seitenunterschiede des arteriellen Verhaltens, sondern auch Formanomalien des Rheogramms herausarbeiten, die durch Gefäßveränderungen hervorgerufen sind. Endangitische, arteriosklerotische und embolische Verschlüsse können unter Berücksichtigung des Verhaltens der Gegenseite erfaßt werden; bei anderweitigen Apoplexien wird kein charakteristischer Befund erhoben. Sympathicusausschaltung im Schädelbereich führt zu charakteristischer Kurvenüberhöhung infolge Tonusabnahme der Hirnarterien, desgleichen die Gabe von 200 mg Ronicol i. v. Über Eigenarten und Beurteilung des Schädelrheogramms s. KAINDL (1954).

Zweifellos kann die Methode in der Hand erfahrener Sachkenner wertvolle Aufschlüsse liefern, was angesichts ihrer Harmlosigkeit hervorzuheben ist. JANTSCH (1950) hält das Verfahren für aufschlußreicher als die Oscillometrie; KAINDL (1954) erhofft sogar seine Einführung in die Allgemeinpraxis.

e) Oscillographie und Oscillometrie.

Die durch arterielle Pulsationen bewirkten Änderungen des Extremitätenkalibers lassen sich mit Hilfe einer luftgefüllten Gummimanschette, die an ein Registriergerät angeschlossen ist, aufzeichnen (Oscillographie) und auswerten (Oscillometrie). Gegenüber dem Verfahren der Plethysmographie, bei dem das Volumen abgeschlossener Extremitätenteile quantitativ gemessen wird, kann bei der Oscillographie prinzipiell jeder Extremitätenbereich auf pulsatorische Kaliberschwankungen untersucht werden.

Ein absolutes Maß für die festgestellten Oscillationen und für ihr biologisches Durchblutungsäquivalent gibt es nicht; man ist vielmehr auf Vergleiche mit der kontralateralen Seite angewiesen.

Technik.

Neben den mechanisch wirkenden Oscillographen, wie sie früher üblich waren (VON BERNDT 1906; PACHON 1909; PLESCH 1922; 1929; K. KELLER [vgl. VON RECKLINGHAUSEN 1940]) u. a. und den Geräten, die nach dem Prinzip des oscillierenden Flüssigkeitstropfens funktionieren (PAL 1906; NOGUÈS 1935; BUCHBINDER 1936; SERKIN 1950), werden in neuerer Zeit vorwiegend elektrische Systeme benutzt.

In jedem Fall wird bei stufenweise (20 mm Hg) abfallendem oder stufenweise ansteigendem Manschettendruck die Oscillation, die durch die pulsatorisch bewirkten Kaliberschwankungen der in der Manschette eingeschlossenen Luft mitgeteilt wird, graphisch registriert. Die aufsteigende Oscillographie ergibt ceteris paribus nachweislich höhere Oscillationen als die bei stufenweise gesenktem Manschettendruck erfolgende Registrierung (BOCK, GRUNER und SEYBOLD 1951; AMANN 1956). Die Überhöhung bei aufsteigender Registrierung wird meist durch Stauüberdruck erklärt. Obwohl die Methode grundsätzlich an jedem interessierenden Extremitätenbereich vorgenommen werden kann, ja vielfach vergleichende Untersuchungen von proximal nach distal zwecks Ortung von Arterienverschlüssen üblich sind, hat sich für Routineuntersuchungen nur die Oscillographie an Oberarm und Unterarm sowie am Oberschenkel, im Kniebereich und am Unterschenkel eingebürgert. Als Maß für die vergleichende Beurteilung oscillographischer Befunde bedient man sich mangels anderer Bestimmungsgrößen der sogenannten „oscillometrischen Indices" und der daraus abzuleitenden „oscillometrischen Quotienten".

Der oscillometrische Index bezeichnet die bei der stufenweisen Oscillographie feststellbare maximale Amplitude einer Meßstelle. Der oscillometrische Quotient repräsentiert das Verhältnis des an der linken Extremität gewonnenen oscillometrischen Index zu dem entsprechenden an der rechten Extremität gewonnenen Wert (sog. I. oscillometrischer Quotient); GROSS und RIEDEL (1953) definierten für dieses Verhältnis eine Schwankungsbreite zwischen 0,85 und 1,15 als Norm; nach GEHRKE und SCHULZ-FINCKE (1954) sind aber die Normalschwankungen beträchtlich größer; sie fanden an Gefäßgesunden am Oberarm wie am Unterschenkel in mehr als 90% eine Schwankungsbreite zwischen etwa 0,6 und 1,7. wobei die Oscillationen bei männlichen Probanden stärker seitenverschieden waren als bei weiblichen. Gleichfalls scheinen die rechtsseitigen Oscillationen über die linksseitigen zu überwiegen (BOCK, GRUNER und SEYBOLD 1951; GEHRKE und SCHULZ-FINCKE 1954). HANKE und HILDEBRANDT (1955) befaßten sich darüber hinaus mit dem sogenannten II. oscillometrischen Quotienten, der das Verhältnis der Oscillationen der oberen zu denen der unteren Extremität symbolisiert und normalerweise 0,5 bis 2,5 beträgt. Als sogenannten „oscillographischen Mangeldurchblutungsindex" bezeichnet WICKE (1954) das Verhältnis von Amplitude der kranken Extremität zur Amplitude der gesunden Extremität, berechnet nach den im Oscillogramm nach mV (EKG-Verstärker) gemessenen Amplituden.

Von den apparativen Voraussetzungen verdient in erster Linie die Breite der Gummimanschette Beachtung. Breite Manschetten von 12 cm bieten den Vorteil, daß die erzielten Oscillationen größer sind. Mit schmalen Manschetten (4 cm) lassen sich hingegen die Lokalisationen arterieller Verschlüsse exakter bestimmen. Sie sind dafür mit dem Nachteil kleinerer Ausschläge behaftet; außerdem sind die Oscillationsamplituden in Richtung der höheren Drucke verschoben. AMANN (1956) empfiehlt die Verwendung von Manschetten mit dünner innerer Gummischicht und mit nur dünnem Stoffüberzug der Innenseite. Für die Untersuchung digitaler Oscillationen wurden spezielle Kleinmanschetten entwickelt (FRIEDMAN u. Mitarb. 1938; GUZZETTI 1951; BOUCKE u. BRECHT 1952). Die Länge der abführenden Schläuche, die die Lufttransmission zum Registrierapparat besorgen, sollte 50 cm nicht überschreiten (AMANN 1956). Beim Anlegen der Manschetten muß auf straffen Sitz geachtet werden, da ein zu lockerer Sitz zu Amplitudenminderung führt. Eine Eichung zur Ausschaltung von Ungleichheiten des Sitzes wird von AMANN (1956) angeraten; man bedient sich dabei der Einbringung gleicher Volumina von Luft in das Manschettensystem oder direkt in die Registriermaschine, womit aber nur eine Kontrolle symmetrischer Registrierverhältnisse, nicht etwa eine quantitative Eichung auf Kreislaufgrößen erreicht wird.

Die wichtigste Maßnahme ist die symmetrische Lagerung der Extremitäten bei der Oscillometrie. Die für Ruheverhältnisse vorgezogene waagerechte Lage macht die Lagerung des untersuchten Gliedes in Herzhöhe zweckmäßig, da bei Tieferlagerung einer zu untersuchenden Extremität Verschiebungen der Oscillogramme nach der Richtung höherer Manschettendrucke, wohl infolge hydrostatischer Änderungen, zu erwarten sind (NETZER 1953). AMANN (1956) stellte fest, daß bei Adduktion des Oberarmes an den Körper die Oscillationsamplituden um 30% vermindert werden können; er empfiehlt, die Arme während der Oscillographie mäßig und bequem abduziert zu lagern. Außerdem fand er, daß Pronation des Unterarmes die Amplituden vergrößert, Supination sie vermindert. Nach peripherwärts werden die Oscillationen geringer; dies ist bei sogenannten Längsschnitt-Oscillogrammen zu beachten, bei denen stenosebedingte Arterienstenosen lokalisiert werden; HILDEBRANDT und HANKE (1955) messen diesem Verfahren auch einen Wert für die Beurteilung funktioneller Kreislaufveränderungen bei. Selbst bei Berücksichtigung dieser Kautelen ist eine Symmetrie der erzielten Ausschläge unter Normalverhältnissen schwer zu erreichen (HILDEBRANDT und HANKE 1955; AMANN 1956). Berücksichtigt man, daß die Beurteilung oscillometrischer Indices mit der Vergleichbarkeit der Seiten steht und fällt, so wird man die Mühe der möglichsten Ausschaltung dieser Fehlerquellen gern in Kauf nehmen. Im Stehen werden an den Beinen häufig höhere Ausschläge erzielt als im Liegen (MECHELKE 1953; EJRUP 1955). Im Inspirium werden am liegenden Menschen kleinere Oscillationen als im Exspirium gefunden (AMANN 1956), weshalb tunlichst mehrere Diagramme, sowohl der in- wie der exspiratorischen Phase zu schreiben sind und der Mittelwert zu bestimmen ist. HILDEBRANDT (1952), HILDEBRANDT und HANKE (1955) sowie HANKE und HILDEBRANDT (1955) stellten fest, daß die oscillometrischen Ausschläge tageszeitlichen Schwankungen im Sinne eines 12-Stunden-Rhythmus unterliegen; diese tageszeitlichen auch nicht mit dem Verhalten der Hauttemperatur koordinierten Schwankungen sollen sich beim zweiten oscillometrischen Quotienten weniger stark auswirken als beim ersten oscillometrischen Quotienten. Die Autoren empfehlen mehrfach wiederholte Oscillographien unter Berücksichtigung der tageszeitlichen Schwankungen.

Auswertung von Oscillogrammen.

Die quantitative Aussage der formalen Kriterien des Oscillogramms bleibt weit hinter der des Plethysmogramms zurück. Aus technisch guten Ableitungen läßt sich eventuell ein verzögerter Anstieg des peripheren Pulses, analog der verlängerten crest-time und inclination-time des Plethysmogramms, erkennen, der bereits als Hinweis auf eine Behinderung der arteriellen Zirkulation genügt. Bei schwereren Durchblutungsstörungen werden die Oscillogramme undeutlicher, die Amplituden kleiner. In solchen Fällen macht sich meist ein störendes Muskelzittern, auch bei ruhiger Lagerung bemerkbar, das schließlich die ohnehin geringen Oscillationen völlig überdeckt. Die Oscillographie liefert wertvolle Hinweise auf die Lokalisation von palpatorisch nicht erkennbaren Stenosierungen größerer Arterien; der einschlägige Befund besteht in einem abrupten Amplitudenverlust im Längs-Oscillogramm. Bei Ödemen, bei Adipositas und bei anderweitigen Extremitätenanomalien ist eine Erniedrigung der Oscillationen zu erwarten; Asymmetrien erübrigen die Errechnung oscillometrischer Quotienten vollends.

Über die formalen Kriterien des einfachen Oscillogrammes hinaus läßt sich eine Erweiterung der Aussagefähigkeit der Methode erzielen:

α) Durch vergleichende Untersuchungen symmetrisch erhobener Extremitätenoscillogramme unter Verwendung oscillometrischer Indices. Dies Verfahren bietet Vorteile bei der Auffindung palpatorisch unzugänglicher asymmetrischer, bisweilen auch symmetrisch angeordneter Arterienstenosierungen. Außerdem lassen sich klinisch bereits richtig erfaßte Befunde eindrucksvoll objektivieren und dokumentieren. Dabei ist die bilateral synchrone Untersuchung unbedingt erforderlich (GESENIUS 1946; GROSS 1955; WICKE 1954).

β) Durch Einschaltung der Oscillographie und Oscillometrie bei der Beurteilung funktioneller Arterienveränderungen. Bei der *Belastungs-Oscillographie* (EJRUP 1948; 1950) werden Veränderungen des arteriellen Verhaltens unter muskulärer Belastung erfaßt. Statt der „Nylin-Treppe" (EJRUP) kann auch ein geeignetes Ergometer mit Beanspruchung der Unterschenkelmuskulatur (RATSCHOW 1953; AMANN 1956) zur Verwendung kommen. Unter Muskelarbeit erfahren die einschlägigen Arterien einen Anstieg der Oscillationen, der im Laufe von 20—30 min wieder zum Ausgangswert zurückkehrt. Der Anstieg des oscillometrischen Index kann auch unter normalen Verhältnissen verzögert sein; er kann sogar erst nach einem kurzen initialen Abfall von maximal 60 sec Dauer auftreten (sog. Inversion des Index nach BATTEZZATI 1940). Dauert indes der initiale Abfall des oscillometrischen Index über 1 min, oder unterbleibt der Anstieg überhaupt, so besteht eine arterielle Insuffizienz (EJRUP 1948; 1950). Das Prinzip der Belastungsoscillographie wurde in zahlreichen Modifikationen angewandt (u. a. ROSSELLI und MICHELI-PELLEGRINI 1949; SHEPHERD 1950; KAPPERT 1952; MCDONALD 1952; WINDUS und MERTENS 1953; ROTZLER 1954).

Veränderungen des Oscillogramms unter *Einwirkung von äußerer Wärme* sind in proximalen Extremitätenteilen wegen gegenseitiger Überlagerung von Haut- und Muskulaturreaktionen schwer zu beurteilen und hatten mit Ausnahme der Untersuchungen von WINDUS und MERTENS (1953) vielfach negative Resultate. Diese Erfahrungen lassen sich dadurch erklären, daß bei der Oscillographie hauptsächlich die großen Arterien erfaßt werden, während die kleinen, speziell für die Hautversorgung zuständigen Arteriolen ohne Einfluß bleiben. Allerdings konnte AMANN (1956) auch bei oscillometrischer Untersuchung der reaktiven Hyperämie keinen Anstieg der Amplituden verzeichnen. Kälteeinwirkungen können am Normalen zur Verminderung der Oscillationen führen (ALLWOOD und BURRY 1954; WINDUS und MERTENS 1953), besonders bei Neigung zu Arteriospasmen.

Unter pharmakodynamischen Einflüssen wurden von zahlreichen Autoren oscillographische Befunde mitgeteilt. Die Beweiskraft derartiger Untersuchungen hinsichtlich der Rückschlußmöglichkeiten auf die erzielten Effekte wird von HESS (1956) sowie VISCHER und STAUB (1953) grundsätzlich angezweifelt. Die Argumente dieser Untersucher werden aus Vergleichen von Oscillogrammen mit Hauttemperaturmessungen und Plethysmogrammen abgeleitet, obwohl bekannt ist, daß Haut und Muskulatur nicht gleichsinnig gesteuert sind, also vorwiegend hautdurchblutungsabhängige Meßgrößen (Thermometrie, digitale Plethysmographie) mit vorwiegend muskeldurchblutungsabhängigen Werten (oscillometrische Indices) nicht gleichsinnig reagieren müssen. So sind durch die Behauptungen von VISCHER und STAUB (1953) die Befunde keineswegs entwertet, die allenthalben über pharmakodynamische Effekte erhoben werden. Obgleich der Angriffspunkt von spasmolytischen Substanzen weiter peripherwärts zu erwarten ist, konnten KETTNER u. a. (1955) unter der Wirkung von Nitroglycerin, BATTEZZATI (1950) mit Eupaverin, GASPERONI (1950) mit Papaverin, Natriumnitrit und Priscol steigende Oscillationen beobachten; zu ähnlichen Schlußfolgerungen kamen HILLER (1953) mit dem Theophyllinpräparat DHT, TAGLIAFERRO (1952) mit Peroxyphenylaethanolamin und NOCETI (1954) mit sympathicomimetisch wirksamen Substanzen. Über Oscillometrie unter Ganglienblockereinwirkung bei Hypertonikern berichteten BETZ und PROLL (1957).

Unter synkardialer Massage beobachtete HOLLE (1951) eine Verstärkung der Oscillationen im Laufe der ersten 5 min, die manchmal über Stunden anhielt.

Daß die lumbale Sympathektomie die Oscillationen nicht vergrößert, wurde von EJRUP (1948; 1950) bewiesen und später von TIMMER (1951) sowie von BURGÁR-MESZÁROS und OKOS (1953) bestätigt. TIMMER (1951) sah allerdings bei Gesunden eine Verschiebung des oscillometrischen Index zu den niedrigen Druckwerten, die er als Zeichen einer verbesserten Durchblutung deutet; bei Endangitikern vermißte er Hinweise auf verbesserte Durchblutung.

Oscillographische Befunde bei pathologischen Zuständen.

Über die oscillographisch faßbaren Veränderungen bei Obliteration von Arterien wurde bereits oben berichtet. Die Feststellung von Verschlüssen großer Arterien ist die Hauptdomäne des Verfahrens, und gestattet die Indikationsstellung von Amputationen (PERLOW u. ROTH 1949). Bei Arteriosklerose ohne Gefäßobliteration werden die oscillographischen Schwankungen häufig verstärkt gefunden (ATLAS 1939; RATSCHOW 1953). Handelt es sich jedoch um Fälle von Arteriosclerosis obliterans so können je nach Lokalisation der Arterienstenosen charakteristische Ausfälle im Oscillogramm erwartet werden (CHIAVERINI 1954; SHEPHERD 1950). Bei peripher lokalisierter Arteriosclerosis obliterans können trotz beträchtlicher Grade von arterieller Insuffizienz die Pulsationen bis zum Knöchel erhalten sein (FONTAINE u. Mitarb. 1949).

Bei Mitralstenosen fand BOTTIGLIONI (1948) charakteristische Abweichungen in den Oscillogrammen; sie bestanden meist in einer Verminderung der Maximaldrucke und in einer Steigerung der Minimaldrucke, also in verminderten Amplituden, außerdem in oft auffälligen Seitendifferenzen und in einem besonders ausgeprägten nach distal zunehmendem Amplitudenverlust, der um 92% über der Norm lag. BOCK, GRUNER und SEYBOLD (1951) geben an, embolische Arterienverschlüsse bei Endocarditis lenta dadurch feststellen zu können, daß die Oscillationen unmittelbar proximal davon erhöht sind. Ähnlich ist die Feststellung von GESENIUS (1946) sowie von RODBARD und JANNOTTA (1953), wonach unmittelbar proximal von großen Arterienverschlüssen die Oscillation durch Stauüberdruck paradoxerweise vergrößert wird.

Arterielle Spasmen nach Injektionsbehandlung von Varicen konnten nach BALAS (1950) oscillometrisch erfaßt werden.

Verhilft die Oscillographie auch nicht zu quantitativer Bestimmung von Durchblutungsgrößen, was ihren wissenschaftlichen Wert erheblich einschränkt, so erscheint sie doch wegen ihrer einfachen Technik als brauchbare Methode für Klinik und Praxis. Zur Lokalisation von Arterienstenosen und Objektivierung arterieller Insuffizienzen etwa bei Unmöglichkeit von Arteriographien wird sie trotz ungünstiger Bewertung durch namhafte Forscher (COLLENS und WILENSKY 1953; ALLEN, BARKER und HINES 1955) ihre Berechtigung behalten, vor allem zur Ermittlung hautferner Arterienstenosen. Das Verfahren erfaßt allerdings nur die größeren Arterien und ist keineswegs repräsentativ für die periphere Gewebsernährung (KÜHN 1954; LINDQUIST und SIGROTH 1952).

f) Piezographie.

Das aus der Technik bereits bekannte Verfahren wurde von LANGEVIN und GOMEZ (1933) für den medizinischen Gebrauch adaptiert. Drucke und Druckänderungen der zu untersuchenden Flüssigkeit wirken mechanisch auf einen Quarzkristall ein, wodurch dessen meßbare elektrostatische Ladung druckproportionale Veränderungen erfährt (Abb. 16). Die sehr hohe Eigenfrequenz des aufnehmenden Kristallsystems von 100000/sec liegt weit über der nach O. FRANK (1926) zu fordernden „Güte" von Registrierinstrumenten. Außer für die blutige

Druckmessung am eröffneten Gefäß (BUGNARD, GLEY und NOUGUÈS 1934) wurde das Verfahren auch zur unblutigen Druckregistrierung herangezogen (JAQUET 1950) (Abb. 17). Ein Vorteil ist die elektrische Weiterleitung zum Verstärker mit graphischer Registrierung zeitlicher Druckabläufe, ein Nachteil die Kostspieligkeit (VON RECKLINGHAUSEN 1940).

g) Pulswellengeschwindigkeitsmessung.

Die Ermittlung der Pulswellengeschwindigkeit beansprucht nicht nur physiologisches Interesse, sondern hat auch für die Klinik der Gefäßkrankheiten Bedeutung. Gegenüber der im zentralen Aortenrohr relativ geringen Pulswellen-

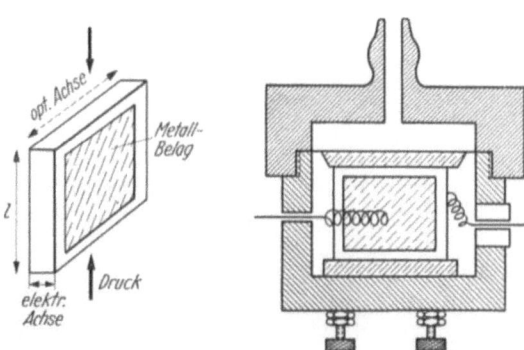

Abb. 16. Piezoelektrischer Kristall; links zugeschnitten und mit Metallfolie belegt, rechts in Kasten eingesetzt und für die Aufnahme des Flüssigkeitsdruckes vorbereitet. (Nach BUGNARD, GLEY u. NOUGUÈS 1934 und v. RECKLINGHAUSEN 1940.)

geschwindigkeit ist nach peripherwärts ein Anstieg zu beobachten (SCHMITT 1943; GAUER 1936; KROEKER und WOOD 1955). Unter Abkühlung von außen (Kälte-Test) kommt es zum Anstieg, unter Erwärmung (ansteigende Teilbäder, hot box) zur Abnahme der Pulswellengeschwindigkeit. ZIPP (1956) fand diese Veränderungen der Pulswellengeschwindigkeit nicht auf eine druckpassive Regulation beschränkt, sondern als Resultate aktiver Änderung des Gefäßwandtonus in Abhängigkeit von der Ausgangslage der muskulären Arterien gemäß den Dehnungstypen nach WEZLER und SINN (1953).

Die Abnahme der Pulswellengeschwindigkeit bei Arterienstenosen läßt sich mit dem für die Pulswellengeschwindigkeit meist üblichen sphygmographischen Verfahren diagnostisch verwerten (FUCHS 1949; 1952; 1955; LOTTENBACH u. STUCKI 1950; MAUL 1952), was besonders für Fälle von Kombinationen arterieller Stenosen mit

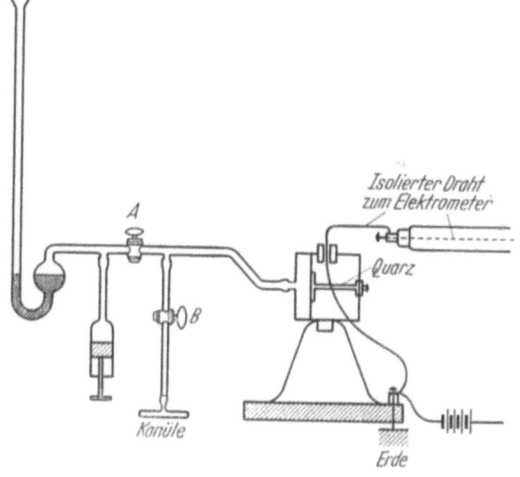

Abb. 17. Piezoelektrische Blutdruckmessung aus der eröffneten Arterie. (Nach BUGNARD, GLEY u. NOUGUÈS 1934 und v. RECKLINGHAUSEN 1940.)

anderweitigen Extremitätenveränderungen, z. B. Krankheiten der Venen und Lymphgefäße, ins Gewicht fällt. Die relative Pulswellengeschwindigkeitsabnahme beschränkt sich auf die peripher der Arterienstenose gelegenen Anteile, während proximal davon die Pulswellengeschwindigkeit etwa symmetrisch zur gesunden Extremität bleibt. Sie beträgt nach FUCHS (1955) aufgrund von Messungen an 1370 Fällen 10—40%.

Das für sphygmographische Untersuchungen seit FRANK (1905; 1925; 1926) eingeführte Verfahren der Pulsabnahme mit Frankschen Kapseln, Luftübertragung und Lichtschreibung wird für klinische Zwecke neuerdings von dem von

BRECHT und BOUCKE (1952; 1953) angegebenen elektrostatisch wirksamen Infraton-verfahren abgelöst (vgl. Abb. 18 u. 19), bei dem die Registrierung über einen

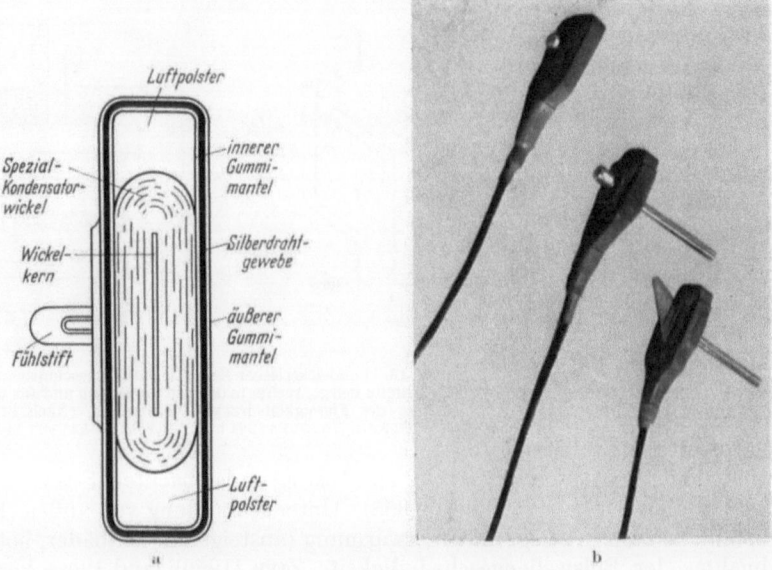

Abb. 18a u. b. a Grundriß des „Infraton"-Pulsabnehmers (schematisch). b Der „Infraton"-Pulsabnehmer in seinen 3 Ausführungen: Links: Doppelseitig empfindlich zur wahlweise gezielten oder ungezielten Arterien-pulsabnahme, Fühlerstift auswechselbar. Mitte: Zur gezielten Arterienpulsabnahme mit rückseitigem Halfter zum Einsetzen in spezielle Befestigungsbandagen oder Stative. Rechts: Zur Venenpulsabnahme mittels hebelförmigem Schwammgummifühler und rückseitigem Haltestab zum Einsetzen in ein Stativ.
(Nach BRECHT u. BOUCKE 1952.)

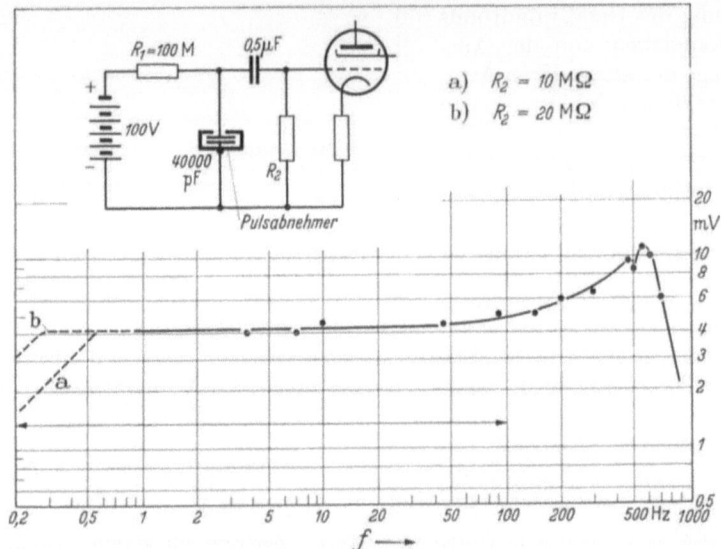

Abb. 19. Frequenzkurve des „Infraton"-Mikrophons mit Meßschaltung. Abszisse: Frequenz in Hertz (logarith-misch), Ordinate: Amplitude mV (logarithmisch), für verschiedene Bemessungen der Vor- und Gitterwiderstände aufgenommen (a u. b). Der Doppelpfeil gibt den für die Pulsregistrierung in Betracht kommenden Frequenzbereich an. (Nach BRECHT u. BOUCKE 1952.)

EKG-Verstärker erfolgt. Bei geeichter Zeitschreibung ist das von der laufenden Pulswelle benötigte Zeitintervall pro Wegstrecke direkt in die Pulswellengeschwindigkeit umzurechnen. Bei Abnahme der Pulswellen durch Manschetten ist zu berücksichtigen, daß die Laufzeiten der Pulswelle unter niedrigem Gegendruck etwas länger sind als unter höherem Gegendruck (FUCHS 1955).

h) Ballistokardiographie.

Für die Untersuchung und Objektivierung von peripher gelegenen Durchblutungsstörungen darf man sich auf Grund der Erfahrungen von MASTER u. Mitarb. (1953) keine stichhaltigen Befunde versprechen. Lediglich bei Verschlüssen oder thrombotischen Verengerungen der Aorta können Veränderungen im Ballistokardiogramm erwartet werden. MURPHY (1950) konnte bei 8 Kranken mit Isthmusstenosen und bei 10 Patienten mit Thrombosierungen der terminalen Aorta Veränderungen der K-Schwankung im Ballistokardiogramm verzeichnen; die K-Schwankung, die durch Bremsung der Blutsäule in der Aorta entsteht, verläuft normalerweise steil und ist bei Aorteneinengung stufenförmig deformiert oder flach.

i) Hautoberflächenthermometrie.

Temperaturmessungen der Haut können zunächst im Gewebe selbst ausgeführt werden; diesbezügliche Verfahren sind von ZONDEK (1919—1922), DECKER (1935) sowie von LIPPROSS (1940) beschrieben worden. Mit Hilfe der Thermonadel der Firma Hartmann & Braun konnte LIPPROSS (1941; 1942) am klinischen Objekt pharmakodynamische Wirkungen untersuchen. Die periphere Gewebstemperatur wurde unter der Wirkung von sympathicomimetischen Stoffen wie Adrenalin und Sympatol nicht, unter Pervitin nur ganz vorübergehend etwas gesteigert; unter Gynergen kam es an den Acren zu leichter Temperaturerhöhung. Eupaverin vermochte die acrale Gewebstemperatur bei Patienten mit peripheren Zirkulationsstörungen nicht zu verändern, ebensowenig wie Pantopon und Novocain. Unter parasympathicomimetischen Stoffen wie Acetylcholin, Prostigmin und Doryl wurde in der kranialen Körperhälfte, jedoch nicht in der caudalen, eine Steigerung der Gewebstemperatur beobachtet. Hingegen stieg nach Priscol besonders die Zehengewebstemperatur an (vgl. Therapie). Allerdings konnten diese Untersuchungen wegen starker Belästigung der Probanden und schwieriger Technik, aber auch wegen der zu beobachtenden Rückwirkungen auf das untersuchte Objekt, sich für den klinischen Gebrauch nicht durchsetzen.

Die Oberflächentemperaturmessung dagegen konnte für die Klinik einige Bedeutung gewinnen. Sie mag zunächst technisch einfacher erscheinen als die intracutane Temperaturmessung. Die Oberflächentemperatur der menschlichen Haut kommt durch sehr komplexe Einzelfaktoren zustande, die bei theoretischen Erwägungen und bei der Auswertung praktischer Meßresultate berücksichtigt werden müssen. Sie ist abhängig

α) vom Verhalten der umgebenden Medien, das heißt der nach außen an die Haut angrenzenden Materie. Im allgemeinen handelt es sich um Luft, die je nach Dichte, Druck, Temperatur, Feuchte und relativer Bewegung gegenüber der Körperoberfläche auf die Hauttemperatur einen Einfluß hat;

β) vom Verhalten der Grenzfläche (Hautoberfläche) hinsichtlich Feuchtigkeit, Oberflächenstruktur und Temperatur;

γ) vom Verhalten des unter der Hautoberfläche liegenden Gewebes, das durch zahlreiche Faktoren bestimmt ist; hierbei spielen Schichtdicke, Gewebsaufbau, Wasser- und Mineralgehalt, Eigentemperatur sowie die Gefäßversorgung und Durchblutung eine Rolle; die Blutversorgung kann organisch verändert sein oder in weiten Bereichen funktionell variiert werden.

Daraus geht hervor, daß Oberflächentemperaturmessungen der Haut keinesfalls direkte Rückschlüsse auf die in der Angiologie hauptsächlich interessierende Durchblutungsgröße gestatten. Die Durchblutung ist lediglich ein Faktor der sehr komplexen Größe der Hauttemperatur. Die Berücksichtigung dieser Einschränkung dürfte geeignet sein, vor manchen Fehldeutungen hautthermometrischer Ergebnisse zu schützen. Trotzdem bleibt es alte ärztliche Erfahrung, daß zahlreiche Durchblutungsstörungen zu charakteristischen Veränderungen der Oberflächentemperatur der Haut führen.

Rationelle Messungen der Oberflächentemperatur der Haut setzen die Kenntnis des natürlichen, unter Normalbedingungen in Luft beim Menschen vorhandenen Temperaturgefälles zwischen Körper und Umgebungsluft voraus. Nach K. BÜTTNER (1934) und R. BÜTTNER (1936) (Abb. 20) nimmt die Gewebstemperatur nach der Oberfläche hin zunächst nur mäßig ab, weil die Oberhaut relativ schlecht Wärme leitet. Erst gegen die Grenzfläche zu wird der Temperaturabfall steiler in Richtung der (kälteren) Umgebungstemperatur verändert, und zwar hauptsächlich im Bereiche einer dünnen, unmittelbar der Haut anliegenden, normalerweise fast unbewegten „Grenzschicht" von Luft. Im Abstand von 5 mm von der Hautoberfläche wird dann durch stärker bewegte Luft ein nahezu völliger Ausgleich mit der Umgebungstemperatur erreicht.

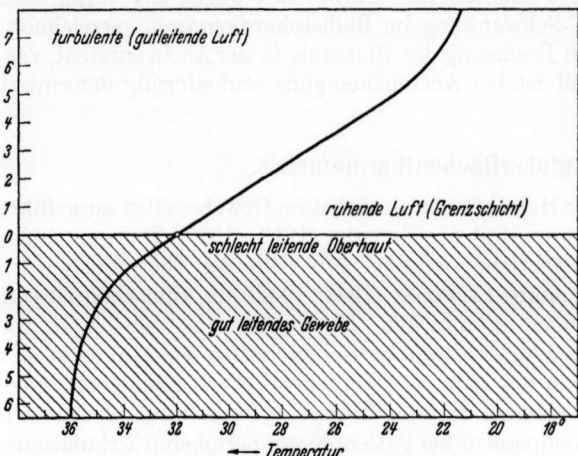

Abb. 20. Verlauf der Temperatur von der Unterhaut bis zur Luft. Abszisse: Temperatur; Ordinate: Abstände in Millimeter. (Nach PFLEIDERER u. BÜTTNER 1937.)

Gegenüber der manuellen Palpation, die beachtlich geringe Temperaturdifferenzen wahrzunehmen gestattet, besitzt das thermometrische Verfahren bei sachkundiger Anwendung volle Objektivität; auch lassen sich die Temperaturwerte durch geeignete Vorrichtungen graphisch in ihrem zeitlichen Ablauf aufzeichnen und dokumentarisch festhalten.

Der nächstliegende Gedanke, einfach die Hautoberflächentemperatur mit glasgefaßten Quecksilberthermometern zu messen, läßt wegen der langen Einstellzeit keine voll objektiven Resultate erwarten. Die mit Hilfe der Abdeckung der zu untersuchenden Hautstelle mit einem Filzläppchen von 5×5 cm Fläche nach 15 min Kontaktzeit ablesbare Haut-Filz-Temperatur (IPSEN 1936) liefert wertvolle Befunde. Auch die Messung im spatium interdigitale (HINTZE 1921) wurde mit Erfolg verwendet (RATSCHOW 1953).. Störend und nachteilig bei diesen Methoden ist der starke Zeitaufwand.

Bezüglich der historischen Entwicklung der Hautthermometrie sei auf SCHEURER (1940) verwiesen. Seit 1931 wurden zur Oberflächentemperaturmessung der Haut Thermoelemente verwendet (SHEARD u. Mitarb. 1931; 1937; 1939; 1940; BÜTTNER 1932; PFLEIDERER und BÜTTNER 1935; 1937). BÜTTNER und PFLEIDERER (1937) fordern bei der Hautthermometrie möglichste Vermeidung von Kompressionen der Haut und Ausschaltung von Einflüssen der Lufttemperatur auf das Meßinstrument. Andererseits empfehlen sie sehr kurze

Meßzeiten und Einstellzeiten der verwendeten Instrumente (unter 3 sec Meßzeit), weil auch bei Fernhaltung von Bestrahlung und Wind sich die Hautoberflächentemperatur bereits innerhalb einiger Sekunden ändern kann (PFLEIDERER und BÜTTNER 1935). Das Verfahren ist für den klinischen Gebrauch geeignet, für Routineuntersuchungen allerdings anspruchsvoll und zeitraubend. In der Folgezeit wurden auf der Basis der von BÜTTNER angegebenen Thermoelemente verschiedene Apparaturen konstruiert, so ein Instrument mit Gleitelement (PFLEIDERER u. BÜTTNER 1935), sowie ein Doppelpunkt- und ein Doppel-Gleitelement (BÜTTNER 1937; 1939).

Ein Fortschritt war die Einführung von Thermistoren-Instrumenten (WINSOR 1954), die vom Auflagedruck des Meßinstrumentes kaum abhängig sind, wenig Eichungsschwierigkeiten bieten und Möglichkeiten zur graphischen Registrierung der Messungen geben. Für den praktischen Gebrauch in der Routinediagnostik lassen sich mit einem handlichen, netzunabhängigen Thermistorengerät „Meditherm" (Fa. Henke, Tuttlingen) brauchbare Befunde erheben.

Für die Gewebsthermometrie erwähnt RATSCHOW (1953) die sogenannten „Bügelelemente" in Verbindung mit entsprechenden Meßinstrumenten (Hersteller: Hartmann und Braun).

Messungen der Wärmestrahlung der Haut (COBET 1926; COBET u. BRAMIGH 1924) dürften vorwiegend theoretisches Interesse haben; für klinische und praktische Zwecke sind sie ohne Bedeutung.

Verhalten der Hauttemperatur.

Im allgemeinen darf angenommen werden, daß die Oberflächentemperatur der Haut in symmetrischen Bereichen gleich ist (HAMM und METZ 1955); doch kommen Asymmetrien auch ohne zugrundeliegende Gefäßkrankheiten vor. Die kalte Oberflächentemperatur schwitzender Hände braucht durchaus nicht mit ungenügender Durchblutung zusammenzuhängen, sondern ist durch einen stärkeren Verdunstungseffekt mit Entstehung von Verdunstungskälte erklärbar. Erwärmungen der Hautoberfläche über die Norm kommen an den Extremitäten bei der Erythermalgie vor, aber auch bei örtlichen Entzündungen; in letzterem Falle sind auch andere allgemeine Entzündungszeichen feststellbar. Daß die Hauttemperatur keineswegs für die Gesamtdurchblutung des überdeckten Gewebsbereiches repräsentativ ist, wurde 1938 von FRIEDLANDER, SILBERT, BIERMAN und LASKEY gezeigt; diese Autoren wiesen auch nach, daß die Hauttemperatur sich nicht gleichsinnig mit der Gewebstemperatur der Muskulatur (Wade) ändert.

Bei Umgebungstemperaturen um 25°C und einer Luftfeuchte von 40% beträgt die Oberflächentemperatur der Haut eines ruhenden flachliegenden Menschen 24—35°C. Die Hauttemperatur im Fußbereich kann etwas niedriger sein. Oft wird im Bereiche von Gesicht, Thorax und in der Oberschenkelgegend die Hautoberflächentemperatur 7—10°C wärmer als an den Zehen gemessen. Die Fingertemperatur kann auf Werte von 32—35°C ansteigen. Wird die Umgebungstemperatur erhöht, so steigt zunächst die Temperatur im Zehenbereich an, während die Fingertemperatur weniger reagiert. Umgebungstemperaturen über 31°C führen zu maximaler Dilatation der Hautgefäße.

Gesteigert wird die Hauttemperatur nach Nahrungsaufnahme sowie bei der reaktiven Hyperämie und bei der reflektorischen Vasodilatation, außerdem im Fieber. Bei psychischen Emotionen, nach Nicotingenuß sowie bei Erhebungen über die Horizontale oder bei herabhängenden Extremitäten kommt es in der Regel zu einem Temperaturabfall. Die Luftfeuchtigkeit hat nur geringen Einfluß auf die Hautoberflächentemperatur.

Wird der Körper aus behaglicher Umgebungstemperatur in eine niedrigere Temperatur von etwa 18°C verbracht, erfolgt eine deutliche Abkühlung hauptsächlich im Bereiche von Extremitäten und in besonderem Maße an Füßen und Zehen, entsprechend dem umgekehrten Verhalten bei Erhöhung der Temperatur (SHEARD, WILLIAMS und HORTON 1937).

Bei arterieller Insuffizienz wird die Hauttemperatur vielfach erniedrigt gefunden, was besonders für Seitendifferenzen wichtig ist. Andererseits können arteriell insuffiziente Gewebsbezirke unter gewissen Umständen auch eine gegenüber der Norm gesteigerte Temperatur aufweisen. Bei organischen Arteriopathien ist die Erwärmungsfähigkeit und die Erwärmungsgeschwindigkeit auf entsprechende Reize vermindert (SHEARD, ROTH und HORTON 1939; GROSSE-BROCKHOFF und VORLAENDER 1949). Häufig ist die Hauttemperatur herabgesetzt, wie dies bei der Endangitis obliterans BLAICH und GERLACH (1953) sowie CASTRO (1954) fanden. Bei spastischen Arteriopathien oder bei Arteriopathien mit sekundärer spastischer Komponente führt die Steigerung der Umgebungstemperatur manchmal zu erheblichem Anstieg der Hauttemperatur. Die Änderungsbreite der Hauttemperatur scheint nicht nur unter normalen Verhältnissen sondern auch in Fällen von arterieller Insuffizienz von der Richtung und Stärke der individuell unterschiedlichen vasomotorischen Reaktionsbereitschaft auf den jeweiligen Testreiz abhängig zu sein (HAMM und METZ 1955).

Beziehungen des Verhaltens der Hauttemperatur zum Grundumsatz wurden in den Untersuchungen von BURCKHARDT (1950) ermittelt. Bei Patienten mit Hypothyreose, Morbus Cushing und bei 10 Kastraten erwies sich die Hauttemperatur erniedrigt und die nach kaltem Teilbad auftretende Wiedererwärmung vermindert, ebenso wie in den Untersuchungen von HEIDELMANN (1953) bei Kranken mit Myxödem und Kranken mit kalzipriver Tetanie. Andererseits zeigten Patienten mit Hyperthyreosen in den Untersuchungen von BURCKHARDT (1950) hohe Ausgangstemperaturen der Haut und eine rasche Wiedererwärmung nach Abkühlung. Ähnlich den Patienten mit Hyperthyreosen verhalten sich gravide Frauen, wie BURT (1949) feststellte.

Unterschiedliches Verhalten der Hauttemperatur zu verschiedenen Tageszeiten, etwa im Sinne einer 24-Stunden-Rhythmik, glaubt KLÜKEN (1954) ablehnen zu können.

Die von KLÜKEN (1955) vertretene Einordnung verschiedener hautthermometrischer Syndrome in ein System hautthermometrischer Reaktionstypen erscheint heuristisch interessant, bringt aber letztlich statt einer Erklärung für das unterschiedliche Verhalten nur eine Verschiebung der Fragestellung in andere Bereiche. KLÜKEN unterscheidet

α) Acrohomoiothermie bei deutlicher Anpassungsneigung der Hauttemperatur an die Kerntemperatur;

β) Acropoikilothermie bei Anpassungstendenz der Hauttemperatur an die Umgebungstemperatur;

γ) Acroamphithermie bei unentschieden beurteilter Reaktionsweise.

Anwendung der Hautthermometrie am Krankenbett.

Stets sollte zwecks Erhalt vergleichbarer Resultate nur unter festgelegten Bedingungen untersucht werden. Die sogenannte basale Hauttemperatur wird bei Grundumsatzbedingungen nach 1—2stündigem Liegen in normaler Zimmeratmosphäre (26°C bei 40% Feuchte) unter Fernhaltung störender Emotionen gemessen.

In vielen Fällen läßt sich schon bei der einfachen Untersuchung symmetrischer Körperstellen ein örtlicher Hauttemperaturabfall feststellen. Dabei können unter günstigen Bedingungen bereits Asymmetrien von 1—2°C signifikant sein (ALLEN, BARKER und HINES 1955). Auch ein einseitiger Temperaturabfall im spatium interdigitale von über 2°C spricht für arterielle Durchblutungsstörungen. Jedoch ist eine niedrige Hauttemperatur allein noch kein Beweis für das Vorliegen einer arteriellen Insuffizienz. Besonders schwer nachweisbar werden Durchblutungsstörungen bei doppelseitiger symmetrischer Anordnung der Störung (HAMM und METZ 1955); hierbei sind funktionelle Prüfungen der Hauttemperatur zweckmäßig. Neben den genannten oben beschriebenen Methoden wird bisweilen noch die Hauttemperatur bei künstlichem Fieber nach Typhusvaccineanwendung untersucht. Das Verschwinden von Asymmetrien der Hauttemperatur unter vasodilatierenden Maßnahmen spricht grundsätzlich für die spastische Genese der Störung. Unterbleibt bei einer Außentemperatur über 30°C am flachliegenden Probanden die digitale Hauterwärmung, so dürfte in der überwiegenden Zahl der Fälle (mit Ausnahme bestimmter Personen mit Arteriolenkonstriktionstyp) ein organisches Zirkulationshindernis im Arterienbereich vorliegen (PICKERING und HESS 1933; 1934; FATHERREE und ALLEN 1938), ebenso wenn bei hohem Fieber die Hauttemperatur unter 34°C bleibt. Wird die nach Kälteexposition eintretende Vasokonstriktion nicht oder verzögert ausgeglichen, so spricht dies zwar für eine arterielle Durchblutungsstörung (FERABOLI 1953), jedoch läßt sich hieraus noch kein Rückschluß ableiten, ob organische oder funktionelle Faktoren dafür bestimmend sind. Der Nachweis des unmotivierten Absinkens der Hauttemperatur, besonders asymmetrisch, deutet auf die Entstehung eines arteriellen Verschlußes hin; er ist aber nicht das einzige Symptom hierfür. Nicht selten läßt sich bei organischen Durchblutungsstörungen eine vermehrte Abnahme der Hauttemperatur von proximal nach distal finden, wie CASTRO 1954 an Beispielen mit Endangitis obliterans zeigen konnte.

Wegen der individuell unterschiedlichen Reaktionsweise der Probanden und der uneinheitlichen Untersuchungstechnik ist es verständlich, daß verschiedene Autoren divergente Befunde über das Verhalten der Hauttemperatur erhoben. Andererseits steht es fest, daß aus dem Verhalten der Arteriolen zahlreiche Änderungen der Hautoberflächentemperatur erklärlich sind und daß diesem Faktor unter den an der Hauttemperatur mitwirkenden Komponenten die größte Bedeutung zukommt. Die im Organismus selbst auf die Arteriolenweite und damit auf die Hautdurchblutung einwirkenden Faktoren sind in Abb. 21 (KLÜKEN 1955) dargestellt. Letztlich ist bei Berücksichtigung der physikalischen und physiologischen Voraussetzungen gar nicht zu erwarten, daß die einfache Hautthermometrie für die zahlreichen pathologischen Situationen der cutanen Durchblutung erschöpfend Auskunft gibt. Kombiniert man aber die Temperaturmessung mit funktionellen Belastungsproben, wie sie oben angegeben sind, so liefert das Verfahren manche wichtigen Aufschlüsse.

k) Calorimetrie.

Versuche, aus der Wärmeabgabe von Körperteilen Rückschlüsse auf deren Durchblutung abzuleiten, gehen zurück auf STEWART (1911; 1913). Das ursprünglich geübte Verfahren, die Wärmeabgabe im stehenden Wasser zu messen, war unzureichend und stand lange Zeit in Mißkredit (SHEARD 1926), woran auch gewisse Verbesserungen (KEGEREIS 1926), sowie die Ergebnisse von ADSON und BROWN (1925) über die Wärmeabgabe nach Sympathektomie, insbesondere bei vasospastischen Krankheiten, nichts änderten (BROWN 1926). Das Verfahren mit dem Prinzip der Messung im stehenden Wasser kam auch später noch zur Anwendung, z. B. bei der Digitalcalorimetrie von MENDLOWITZ (1938; 1941),

MENDLOWITZ und ABEL (1950), sowie in den Untersuchungen von GREENFIELD, SHEPHERD und WHELAN (1950). Demgegenüber bietet die Calorimetrie im strömenden Medium wesentliche Vorteile (ASCHOFF 1947), vor allem deshalb, weil die für biologische Fragen wesentlichen Bedingungen bei Beobachtungen in konstanter Temperatur einigermaßen gewährleistet sind. Den Nachteil, daß damit nur an bestimmten Körperteilen Messungen möglich sind, versuchte HENSEL (1951) durch das Strömungscalorimeter „Vasograph", bei dem die

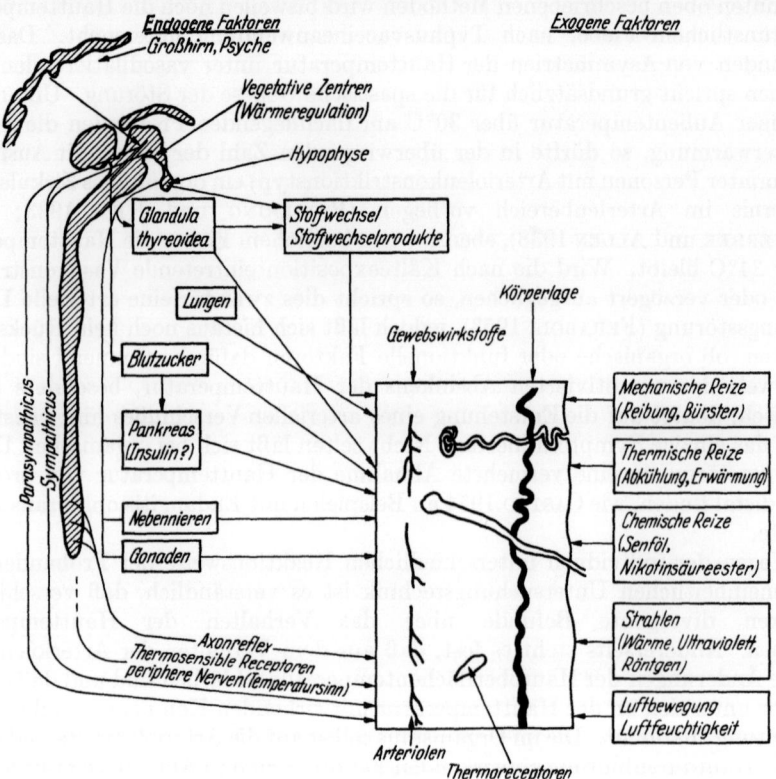

Abb. 21. Exogene und endogene Faktoren, die die Hauttemperatur beeinflussen können. (Nach KLÜKEN 1955.)

transcutane Wärmeabgabe über einen Meßkopf aus Metall registriert wird, auszugleichen; das Instrument ist an beliebigen Körperstellen der äußeren Haut und mit einem speziellen Meßkopf auch am Rectum verwendbar (FRANKE und SCHRÖDER 1955). Seit 1950 (HATFIELD) wird die Wärmeabgabe auch mit einem Thermoelement aus Tellur und Kupfer in Scheibenform gemessen (BONNEY u. Mitarb. 1952; CATCHAPOLE und JEPSON 1954). Einen wesentlichen Fortschritt bedeutete die Einführung der Calorimetrie zur Erfassung der Wärmeabgabe tiefer liegender Gewebe. Ausgehend von Erfahrungen von GIBBS (1933) konnte die Technik erheblich verbessert werden (GRAYSON 1952; LINZELL 1953; HENSEL u. Mitarb. 1957).

Die cutane Wärmeabgabe ist abhängig von der Wärmekapazität und der Wärmeleitfähigkeit der Haut sowie von der vasalen Durchblutung. Die calorimetrisch zu ermittelnde Wärmeleitzahl dürfte überwiegend von der Durchblutung beeinflußt sein und wird in diesem Sinne vielfach als Funktion der Durchblutung angesehen. Für die Muskulatur trifft diese Voraussetzung mehr zu als für das Hautorgan (HENSEL 1955). Die bei der Calorimetrie zur Diskussion stehenden, den Wärmefluß bestimmenden physikalischen Vorgänge sind auch abhängig von den Temperaturverhältnissen im System Gewebe—Blut—Meßinstrument. Auf die Problematik der Methode einzugehen, würde hier zu weit führen (vgl. ASCHOFF 1948; HENSEL 1952).

Da sich am Menschen eine globale Calorimetrie kaum durchführen läßt, ist man auf die Erfassung der Wärmeabgabe von Teilbereichen angewiesen. Diese Beschränkung bedeutet für physiologische Fragen mitunter einen Vorteil, weil sich physiologische und pathologische Einzelheiten dabei feststellen lassen, die bei globaler Untersuchung nicht erfaßbar sind.

α) Calorimetrie im stehenden Medium.

Auch heute noch findet die Calorimetrie im stehenden Medium trotz ihrer Problematik (COLLENS und WILENSKY 1953; ALLEN, BARKER und HINES 1955) klinische Verwendung (GREENFIELD und SCARBOROUGH 1949; BARNETT und WIGLEY 1953). In den wassergefüllten Thermosbehälter ragt das Meßthermometer, ein Rührwerk und ein kleiner Heizkörper (Abb. 22). Sobald das in Betrieb gesetzte mit Wasser beschickte System im Temperaturgleichgewicht ist, wird die zu untersuchende Hand etc. hineingetaucht und die Messungen beginnen. Die Wärmeabgabe des untersuchten Objektes beträgt:

$$\frac{t \cdot \text{Wasseräquivalent des Apparates}}{V}$$

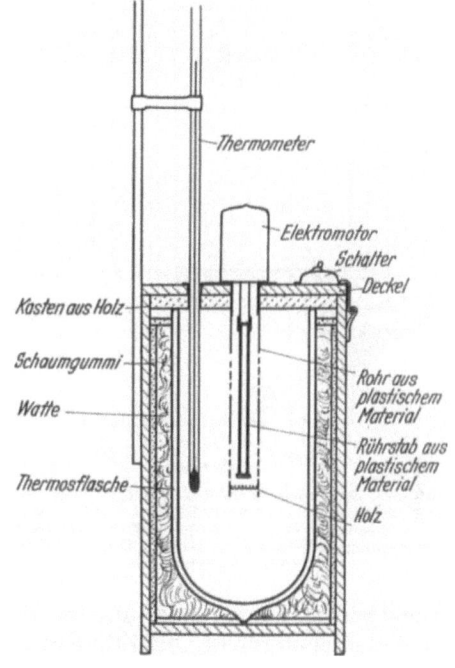

Abb. 22. Schnitt durch ein Calorimeter, schematisch. (Nach A. J. BARNETT und G. R. WIGLEY 1953.)

in Cal/min/100 cm³ Gewebe, wobei V das Volumen des eingetauchten Körperteils in Einheiten von 100 ml bedeutet (BARNETT und WIGLEY 1953). Als Normalwert gilt eine Wärmeabgabe von 10—30 Cal/100 cm³/min für Umgebungstemperaturen zwischen 18 und 20°C; im Stadium der reaktiven Hyperämie kann die Wärmeabgabe auf 50 bis 100 Calorien/min steigen. Nach 15 min Versuchsdauer kann der Effekt eines Handbades von 44°C untersucht werden, bei dem die Wärmeabgabe erheblich ansteigt. Bei arterieller Insuffizienz unterbleibt oder vermindert sich der Anstieg der Wärmeabgabe. Der Verzicht einiger Autoren (BARNETT und FRASER 1955) auf Angabe von Durchströmungsäquivalenten der Wärmeabgabe ist der Methode keinesfalls abträglich.

Für Messungen an der Großzehe verwendeten MENDLOWITZ und ABEL (1950) ein isoliertes wassergefülltes Calorimetergefäß von 200 cm³ Inhalt. Die Berechnung des Durchblutungsäquivalents der Wärmeabgabe erfolgte formelmäßig. Mit dem Verfahren sollen Durchblutungsschäden im Gefolge von Unterkühlungen objektiv erfaßbar sein.

WILSON (1952) konnte mit der Methode nach GREENFIELD und SCARBOROUGH (1949) bei Patienten mit Trommelschlegelfingern eine vom Nervensystem unabhängige Steigerung der acralen Durchblutung nachweisen.

β) Strömungscalorimetrie.

Zweifellos bedeutete die Einführung des Prinzips der Strömungscalorimetrie in biologischer und apparativer Hinsicht einen Fortschritt. Aschoff (1944) begründet dies durch die besseren Meßbedingungen und durch die Möglichkeit, das Milieu konstant zu halten. Abb. 23 zeigt ein Strömungscalorimeter. Die Anwendbarkeit der Methode ist beschränkt, hauptsächlich infolge der Notwendigkeit, die für das Calorimetergefäß passende Körperlage herbeizuführen und einzuhalten, so daß hauptsächlich physiologische Fragestellungen damit bearbeitet sind.

Gegenüber der Strömungscalorimetrie im flüssigen Milieu bedeutete die Einführung der Strömungscalorimetrie mit festen Meßköpfen (Abb. 24 u. 25) einen weiteren Fortschritt in der Bestimmung der Hautwärmeabgabe. Das Verfahren läßt sich an jeder beliebigen Hautstelle des Körpers anwenden und gestattet fortlaufende Registrierung. Mit Hilfe eines rectalen Meßkopfes lassen sich Wärmeabgaben im Rectum messen. Beim Vasograph (Hensel 1951) sind die Voraussetzungen für richtige Messungen der Wärmeabgabe weitgehend erfüllt; das Gerät ist einfach zu handhaben, besitzt geringe Trägheit bei hoher Einstellgeschwindigkeit. Die gemessene Wärmedurchgangszahl wird als proportional zur Durchblutung angesehen; sie wird berechnet aus der Wärmeabgabe pro Zeiteinheit in stationärem Zustand, aus der wärmeabgebenden Fläche und aus der Temperaturdifferenz zwischen Körperkern und Calorimeterwasser. Bei Einhaltung stets gleicher Calorimetertemperatur gilt

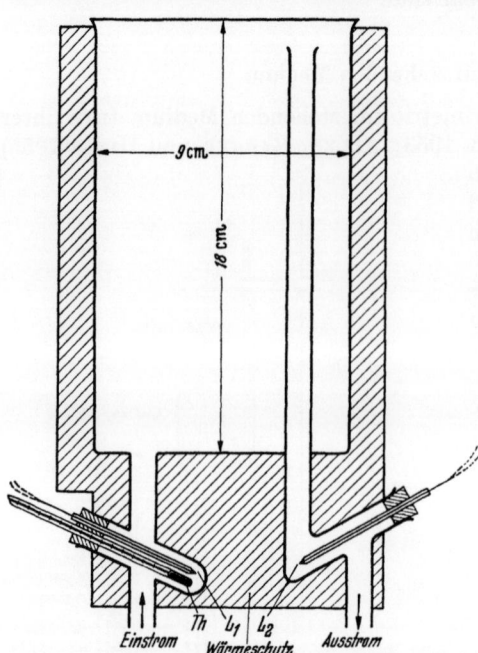

Abb. 23. Strömungscalorimeter. L_1 und L_2 Thermoelement zur Messung der Temperaturdifferenz zwischen ein- und ausströmendem Wasser. *Th* Quecksilberthermometer zur Überprüfung der Einstromtemperatur. Gefäßinhalt 950 cm³. (Nach Aschoff 1944.)

$$k = \frac{Q}{t \cdot F} \cdot \text{const.},$$

wobei Q/t der Wärmestrom (Cal/sec) durch die Schicht n, F die durchströmte Fläche (cm³) bedeutet. Technische und physikalische Angaben über das Gerät s. Hensel (1951). Das Verfahren gestattet die Erfassung geringer Schwankungen der Hautwärmeabgabe. Hinsichtlich der Aussagen über die Richtung von Veränderungen sind die Messungen zuverlässig. Hingegen wird die Genauigkeit der errechneten Durchströmungswerte vielfach in Zweifel gezogen, weil eigentlich eine Eichung durch Vergleich mit Venenverschlußplethysmographie erfolgen muß. Bei zahlreichen Untersuchungen von pharmakodynamischen Wirkungen (Hensel u. Mitarb. 1954) erwies sich der Vasograph als sehr brauchbar. Weitere pharmakodynamische Untersuchungen wurden mit der Apparatur vorgenommen von Benstz (1955); Franke und Schröder (1955); Friedrich (1956). Die Wirkung physikalischer Maßnahmen, z.B. von Bädern, wurde von Betz (1955) untersucht. Betz (1955) konnte mit dem Instrument das Fehlen der Vasomotionswellen bei

Patienten mit Rheumatismus feststellen. Nach HENSEL (1956) ist zu bedenken, daß bei der Messung der Wärmestromdichte Q der Haut (Leitung oder Strahlung) folgende Variablen in die Meßgröße eingehen: Die Wärmedurchgangszahl k_i, die von Hautdurchblutung, Geometrie des Körpers, Vorkühlung des Arterienblutes, Wärmebildung im Gewebe und seitlicher Wärmeisolation abhängig ist; ferner die Wärmeübergangszahl k_u sowie die Körpertemperatur und die Umgebungstemperatur. Nach ASCHOFF und WEVER (1956) wird die Proportionalität der Meßgrößen hauptsächlich dadurch fragwürdig, daß beim Strömungscalorimeter das Temperaturfeld innerhalb des Körpers in der Nachbarschaft des Meßortes verändert wird.

Die von ASCHOFF und WEVER (1956) angegebene „Calorimeterpille" gestattet die Erfassung der Wärmestromdichte bei nahezu unbeeinflußter Hauttemperatur; dieser Vorteil wird durch Verwendung eines Meßkörpers von geringstmöglicher Wärmekapazität erreicht. Durch Aufsetzen eines kleinen Isolierkörpers von konstanter Wärmeleitzahl, kleiner Fläche und geringster Kapazität läßt sich aus der Differenz zwischen den Temperaturen an Unter- und Oberseite des Isolier-

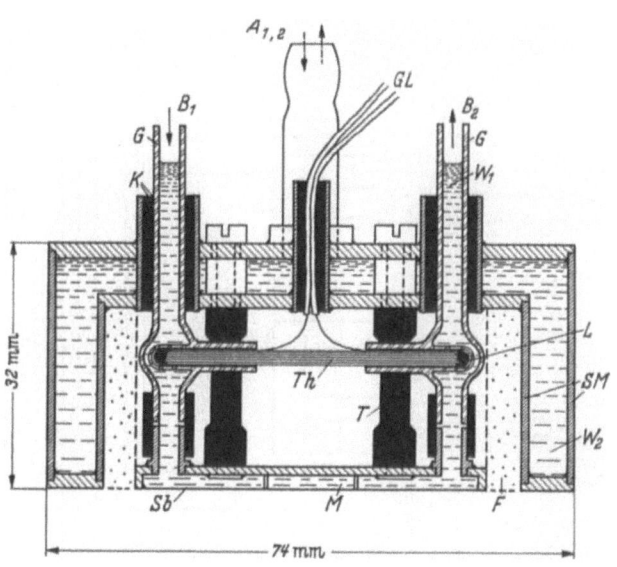

Abb. 24. Strömungscalorimeter im Schnitt. M Meßkammer; Sb Silberboden; SM Schutzmantel; A_1, A_2 Ein- und Ausfluß des Schutzmantels; B_1, B_2 Ein- und Ausfluß der Meßkammer; G Glasröhrchen; K Korkisolation; W_1 Calorimeterwasser; W_2 Wasser im Schutzmantel; Th Thermosäule; L Lötstellen; GL Galvanometerleitung; T Hartgummiträger; F Filzring. (Nach HENSEL 1951.)

körpers die Wärmestromdichte erfassen (Gradientencalorimetrie nach SCHMIDT 1923 und HATFIELD 1950). Aus der Wärmestromdichte Q und dem Temperaturgefälle innerhalb des Körpers zwischen Körperinnerem und Haut (zweite Meßstelle im Mund) läßt sich die Wärmedurchgangszahl ermitteln. HENSEL (1956) verweist gegenüber den Vorteilen dieser Methode auf die oben genannten Variablen der Wärmedurchgangszahl.

γ) Gradientencalorimetrie.

HATFIELD (1950) sowie BONNEY u. Mitarb. (1952) führten Messungen der transcutanen Wärmeabgabe mit der sogenannten „Kupfer-Tellur-Scheibentechnik" durch. Es handelt sich dabei um allseitig von Kupfer umschlossene Tellurplatten von 0,5—1 cm Durchmesser und 2—3 mm Dicke. Der Kupfermantel der Tellurscheibe ist mit einem Spiegelgalvanometer von 450 Ω Widerstand verbunden. Die cutane Wärmeabgabe verhält sich proportional zum Galvanometerausschlag. Hält man eine Kupferplattenfläche bei konstanter Temperatur, so läßt sich die vom Körper auf die andere Kupferplatte übergeleitete Wärme quantitativ bestimmen (HATFIELD 1950). Bei Untersuchungen der reaktiven Hyperämie (JEPSON 1954) sowie von pharmakodynamischen Wirkungen (CATCHPOLE und JEPSON 1954) verhalf das Verfahren zu brauchbaren Resultaten.

δ) Gewebscalorimetrie mit Sonden.

Für calorimetrische Untersuchungen im Gewebe wurden von GIBBS (1933) heizbare Thermoelemente verwendet; GRAYSON (1952), LINZELL (1953) sowie HENSEL (1954) sorgten für die Wiederaufnahme und technische Vervollkommnung des Verfahrens. Die Calorimetersonde von HENSEL hat die Gestalt einer 6 cm langen, 0,9 mm starken, an der Spitze geschlossenen (zugelöteten) Nadel; im Lumen der Hohlnadel ist ein Thermoelement sowie ein Heizkörper eingebaut.

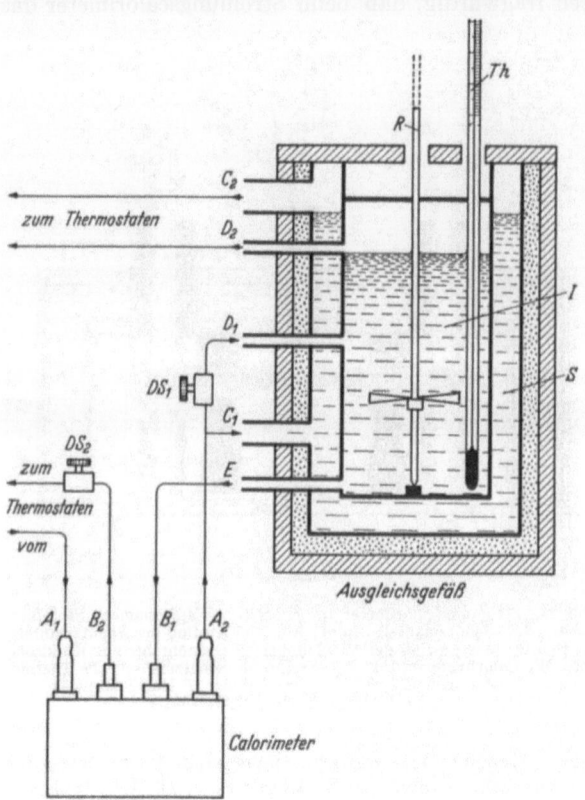

Abb. 25. Gesamtaufbau der Durchströmungsanordnung. I Innengefäß; S Mantel; R Rührwerk; Th Thermometer; A_1, A_2 Ein- und Ausfluß des Schutzmantels; B_1, B_2 Ein- und Ausfluß der Meßkammer; C_1 Einstrom; C_2 Überlauf des Mantels; D_1 Einstrom; D_2 Überlauf des Innengefäßes; E Entnahme des Calorimeterwassers. DS_1, DS_2 Drosselschrauben. (Nach HENSEL 1951.)

Hierdurch ist es möglich, die Temperaturdifferenz zwischen Sondenspitze und einer 10 mm davon entfernten Stelle im Sondenschacht zu messen (vgl. Abb. 26). Das Prinzip der Anwendung basiert auf der Gewinnung der Wärmeleitzahl λ, die der Durchblutung proportional ist. Es gilt

$$\lambda = k\,\frac{I^2}{\vartheta},$$

wobei I die Heizstromstärke des Sondenheizkörpers während seiner Lage im Gewebe, ϑ die Übertemperatur des Heizkörpers (meist 2—3°C) gegenüber dem umliegenden Gewebe und k die Eichkonstante ist. Das von der Sonde erfaßte Gewebsstück entspricht etwa 1 cm³ (GRAYSON 1952). Jedesmalige Eichung der Sonde in situ, auch bei jeder Änderung ihrer Lage, ist erforderlich, da sonst nur relative Werte erhalten werden, die nach Lage der Sondenspitze sehr verschieden sein können, je nachdem gut oder weniger gut durchblutete Gewebe angestochen bzw. aufgesucht sind. Die Eichung erfolgt durch die bei Venenverschlußplethysmographie gewonnenen Durchflußwerte. Die Angabe einer direkten, festen Relation zwischen mittlerer Durchblutung und lokal gemessener Wärmeleitzahl (GRAYSON 1952) wird von LINZELL (1953), HENSEL und RUEF (1954) sowie HENSEL, RUEF und GOLENHOFEN (1954) nachdrücklich abgelehnt.

Die Calorimetersonde hat insbesondere für die Klärung der Muskeldurchblutung Aufschlüsse vermittelt. Dabei erscheint jedoch der Anwendungsbereich für die Klinik beschränkt, da ein Vertrautsein mit den entsprechenden physiologischen Arbeitsmethoden erforderlich ist. Außerdem bleibt zu beachten, daß die Messungen nicht im unversehrten Gewebe sondern im Bereich einer Verletzung erfolgen. Bei kritischer und sachkundiger Anwendung lassen sich aufschlußreiche Befunde erheben. GOLENHOFEN und HILDEBRANDT (1957) untersuchten an Wade und Unterarm die Einflüsse psychischer Erregungen (Kopfrechnen, affektentfachende Lektüre) auf die Muskeldurchblutung, die hierbei über eine Adrenalinausschüttung auf Kosten der Hautdurchblutung gesteigert wird. Auch mit Adrenalin i. v. lassen sich gleiche Effekte erzielen, nicht aber mit Noradrenalin.

ε) Messung der Scheinleitfähigkeit der Haut.

Bei der Messung der Scheinleitfähigkeit (BÜTTNER 1936) der Haut mit dem von HENSEL (1956) angegebenen Wärmeleitmesser (vgl. Abb. 28) wird die Wärmeleitzahl λ ermittelt, eine für den konvektiven Wärmetransport und damit für die Durchblutung weitgehend exklusiv repräsentative Größe. Die Apparatur besteht aus einer runden Plexiglasplatte von 0,7 mm Dicke und 15 mm Durchmesser mit 2 parallel laufenden eingelassenen Konstantandrähten von 0,2 mm Stärke in 6 mm Abstand. Die Registrierung der Temperaturdifferenz zwischen beiden eingelassenen Drähten erfolgt über 4 Kupfer-Konstantanelemente von 0,1 mm Stärke. Zur Isolierung dient eine Kunststoffolie und ein Lacküberzug. Die Fixation auf der Haut erfolgt mittels Heftpflaster. Die Eichung kann gegenüber Substanzen mit bekannter Wärmeleitzahl erfolgen. Die den gemessenen Veränderungen zugrunde liegenden Durchblutungsänderungen sollen sich in eine Gewebstiefe bis 3 mm unter der Hautoberfläche erstrecken. Als besonderen Vorteil des Verfahrens nennt HENSEL (1956) die Unabhängigkeit der Wärmeleitzahl λ von der Umgebungstemperatur, der Körpertemperatur, die Vergleichbarkeit verschiedener Körperstellen, und die technisch leicht erreichbare O-Lage sowie die geringe Trägheit der Messung. Er hält das Verfahren für die Methode der Wahl zur Erfassung der Hautdurchblutung mit thermischen Methoden. Abb. 29 zeigt mit dem Wärmeleitmesser registrierte Durchblutungsänderungen der Haut (HENSEL und BENDER 1956).

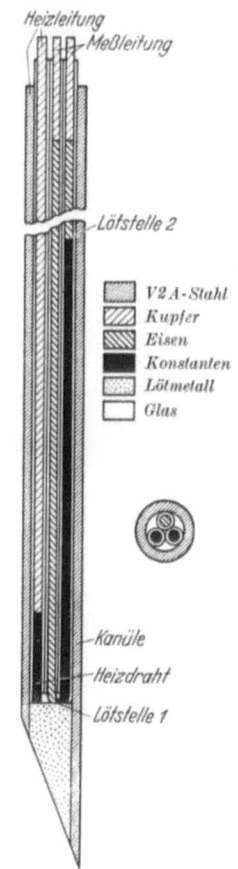

Abb. 26. Schematisierter Längs- und Querschnitt durch die Spitze der Calorimetersonde. (Nach HENSEL und RUEF 1954.)

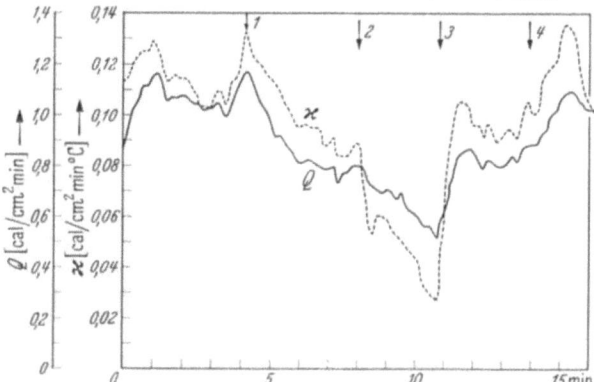

Abb. 27. Durchblutungsmessungen mit der „Calorimeter-Pille". Wärmedurchgangszahlen x des Mittelfingers [in cal/(cm² · min · °C)], alle 10 sec am Potentiometer abgelesen; Wärmestromdichte Q des Zeigefingers [in cal je (cm² · min)], fortlaufend registriert. *1* und *2* Lageveränderungen der Hand; *3* und *4* kurzfristige Fingerarbeit. (Nach J. ASCHOFF und R. WEVER 1956.)

l) Elektrodermatographie.

Die als Folge der elektrostatischen Rückwirkungen der Perspiratio insensibilis faßbaren sekundär elektromotorischen Erscheinungen der Haut, wie sie nach Anlegung einer Gleichstromquelle von 2 V als „scheinbare" (nicht Ohmsche) Widerstände auftreten, werden im

Elektrodermatogramm (REGELSBERGER 1952) erfaßt. Üblicherweise werden dabei nicht die Schein-Widerstände registriert, sondern die reziproken Werte der Stromstärke (im Sinne einer Messung von „Leitwerten"), die sich proportional den Widerständen verhalten. Bei der Zeitschreibung in Abszissen werden die Leitwerte in Amp. 10^{-7} gemessen.

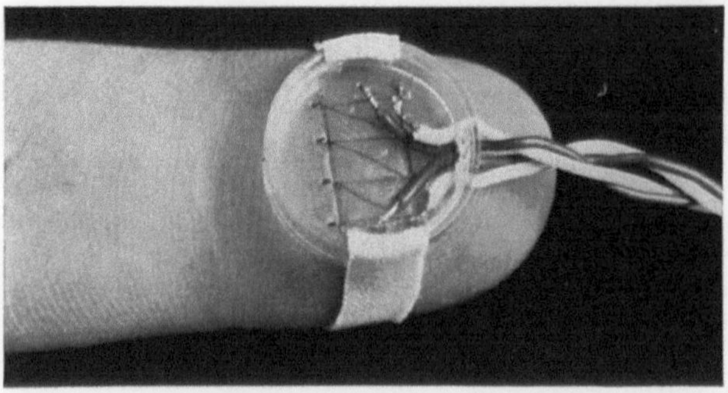

Das Verfahren hat insofern eine gewisse Bedeutung für angiologische Fragen, als bei peripheren Gewebsschäden der Hautwiderstand ansteigt und die Meßwerte sich entsprechend verändern (REGELSBERGER 1952; HIRSCHHEYDT 1953; HEINICKE 1956, 1957). HEINICKE (1956, sowie HEINICKE u. HEIDELMANN 1957), die das Verfahren technisch (andere Elektroden) verbessert und angiologisch angewandt haben, kommen auf Leitwerte von normalerweise 20—250 kΩ. Patienten mit schweren trophischen Störungen zeigen eine Steigerung dieser Werte auf 500 bis 3000 kΩ. Auch vegetativ neurale Faktoren, wie

Abb. 28. Wärmeleitmesser nach HENSEL auf der Kuppe des Zeigefingers. Die hellen Kabel sind die Heizleitung, die dunklen die Meßleitung. 1,7fach vergrößert. (Nach HENSEL und BENDER 1956.)

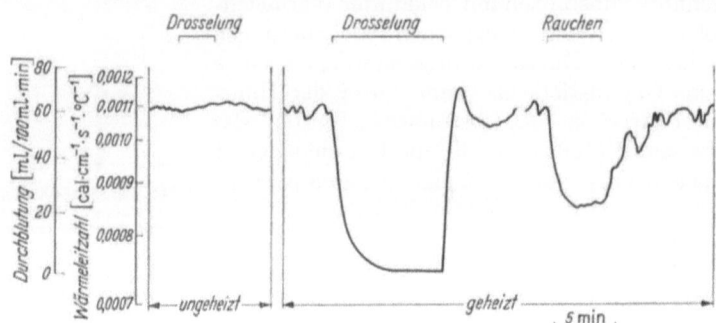

Abb. 29. Versuchsbeispiel für Anwendung des Wärmeleitmessers (HENSEL) am Daumen bei nicht geheiztem und bei geheiztem Meßkopf während arterieller Drosselung und während Rauchens einer Zigarette. (Nach HENSEL und BENDER 1956.)

sie bei Narkosen und Kollapszuständen wirksam werden, bedingen ein abweichendes Verhalten, so daß elektrodermatographische Ausfallserscheinungen noch nicht streng beweisend für trophische Störungen sind, besonders wenn ihr Streubereich nahe den Normalwerten liegt. Immerhin finden sich bereits in früheren Stadien von Durchblutungsstörungen, so im Stadium II nach FONTAINE Abweichungen zur Gegenseite, die diagnostisch verwertbar sind. Hohe Werte des acralen Hautwiderstandes halten HEINICKE u. HEIDELMANN (1957) für ein ungünstiges Zeichen bei peripheren Durchblutungsstörungen; auch halten sie Rückschlüsse auf therapeutische Effekte aus dem Verhalten des acralen Hautwiderstandes für möglich.

m) Messung der Dehnbarkeit der Haut.

Die bei Ödemen, Atrophien, Skleroderm u. a. auftretende Änderung der Dehnbarkeit (Verminderung) quantitativ zu erfassen, ist das Ziel der von SODEMANN und BURCH (1938) angegebenen Methode der Dehnbarkeitsmessung der Haut.

Dabei wird die durch eine bestimmte Kraft bewirkte Hautdehnung in Einheiten (mm/cm Haut/100 g) gemessen; die Normalwerte liegen zwischen 0,31—0,34 E.

Änderungen des Hauttonus können gleichfalls mittels der Tonometrie der Haut (BURCH und SODEMANN 1938) erfaßt werden.

n) Bestimmung des Hb-Gehalts der Haut.

Zur Erfassung von Veränderungen der Hautfärbung als Folge unterschiedlicher Durchblutung und als Folge unterschiedlichen Blutgehaltes ist der Kliniker in der Regel auf subjektive Beobachtungen angewiesen. Es hat nicht an Versuchen gefehlt, den Grad der Hautröte objektiv zu erfassen. Zur objektiven quantitativen Ermittlung der Hautrötung bediente sich BODE (1934) der Bestimmung der spektralen Lichtremission bei monochromatischer Untersuchung der Haut im Pulfrich-Photometer. Dabei ergeben sich Remissionsmaxima bei 500 (R I) und bei 631 mμ (R II). Zwischen diesen Maxima finden sich Remissionsminima, bedingt durch Absorption von Hämoglobin. Bei Erythemzuwachs der Haut blieb nur R II konstant, während R I anstieg, so daß der Quotient R I/R II als Maß der Rötung gelten konnte. Allerdings ist hierbei die Schichtdicke der Haut nicht berücksichtigt. Mit geänderter Apparatur konnten BRETT und THEISMANN (1953), ebenfalls im Pulfrich-Photometer mit Filter S 50, die hämoglobinbedingte Lichtremission untersuchen. Bei dieser Wellenlänge (500 mμ) wird durch Oxyhämoglobin und durch reduziertes Hämoglobin die Absorption gleich stark beeinflußt. Die Untersucher konnten zwar ebensowenig wie BODE (1934) den absoluten Blutgehalt der Haut erfassen, sondern nur die während eines Erythemablaufs durchgemachten Blutfüllungszustände relativ festlegen. Auch Änderungen der Blutfüllung am gleichen Objekt, wie sie durch Druckanämisierung oder durch Suprarenin-Intophorese zustandekommen, sind quantitativ faßbar und gestatten relative Rückschlüsse auf den Blutgehalt der Haut. BRETT und THEISMANN (1953) konnten z. B. mit dieser Methode die therapeutische Verringerung von Erythembildungen (Wärme, UV-Strahlung, Senföl) durch Antihistamine, Pyrazol-Derivate und Bestandteile des Vitamin-B-Komplex (Folsäure, Nicotinsäureamid und Pantothensäure; insbesondere bei Kombination von Nicotinsäureamid und Folsäure) nachweisen.

o) Untersuchung der Empfindlichkeit für Schwingungen (Vibrometrie).

COLLENS, ZILINSKY und BOAS gaben 1946 eine Apparatur an, mit der die von der Funktion der sensiblen Nerven abhängige Empfindlichkeit für Vibrationen gemessen werden kann. Es handelt sich um eine elektrisch in Schwingungen versetzte Stimmgabel von konstanter Frequenz, jedoch rheostatisch regelbarer Amplitude. Die zur jeweiligen Wahrnehmung der Schwingung benötigte Amplitude dient als Maß der Empfindlichkeit. Patienten mit geschädigter Nervenreception benötigen höhere Amplitudenschwellwerte. Während stoffwechselbedingte, etwa durch Perniciosa oder diabetische Neuritis verursachte Nervenstörungen meistens symmetrisch auftreten, lassen sich superponierte, auf der Basis von ischämischer Neuritis entstandene Nervenausfälle durch asymmetrische Abweichungen erkennen.

Das Verfahren stellt ein ausgesprochenes Grenzgebiet der angiologischen apparativen Untersuchungstechnik dar und wird in Europa kaum angewandt.

p) Elektromyographie.

SERRA u. Mitarb. (1957) konnten bei Patienten mit arteriosklerotisch bedingter arterieller Insuffizienz durch Elektromyogramme (EMG) eine verminderte

Innervation der motorischen Elemente mit Abnahme der mittleren Dauer und Anstieg der durchschnittlichen Amplitude der Aktionspotentiale sowie frequente polyphasische Wellen feststellen; diese Veränderungen verhalten sich etwa proportional zur Intensität der Ischämie.

q) Untersuchungen am Capillarsystem.
α) Capillarmikroskopie.

Die Biomikroskopie der Capillaren befaßt sich mit der Form sowie mit den physiologischen und pathologischen Formveränderungen der terminalen Strombahn. Bezüglich der Einzelheiten der historischen Entwicklung der Capillarmikroskopie sei auf die Arbeiten von EBBECKE (1917), O. MÜLLER (1922; 1937; 1939) und dessen Schule, KROGH (1924; 1928), WOLLHEIM (1927; 1928; 1931), HEIMBERGER (1930, 1930) und KLINGMÜLLER (1925) hingewiesen.

αα) Untersuchungen an Tieren.

Ohne die Heranziehung von Tierversuchen hätten die anatomischen und physiologischen Grundlagen der Capillarmikroskopie kaum erarbeitet werden können. Die bei Analogieschlüssen aus den Ergebnissen von Tierversuchen auf die Verhältnisse am Menschen gebotene Zurückhaltung erhellt aus den sehr unterschiedlichen und manchmal gegensätzlichen Durchblutungsverhältnissen bei verschiedenen Species.

Technisch wurde sowohl im auffallenden als auch im durchfallenden Licht gearbeitet. Zur Ausschaltung unerwünschter Reflexionen wurde von CRAWFORD und ROSENBERGER (1926) die Verwendung von polarisiertem Licht empfohlen. Seit KROGH und REHBERG (1924) sowie BROWN und SHEARD (1926) wurden Versuche mit der kinematographischen Beobachtung des Verhaltens der Capillaren angestellt.

Als Beobachtungsobjekt erwiesen sich die Schwänze junger Frösche und Molche zweckmäßig (VIMTRUP 1922), ferner Schwimmhäute, Zunge und Blase und Mesenterium von Fröschen (NICOLAI 1909; JACOBJ 1921; HOHMANN, ZAHN und LANGENDORF 1953). Neben diesen Versuchen an Kaltblütern konnten auch bei Warmblütern wesentliche Aufschlüsse über das Verhalten der Capillaren gewonnen werden, so am Ohr von Kaninchen, Ratten und Mäusen (FRÖHLICH und ZAK 1924), am Flügel der Fledermaus (E. B. CARRIER 1926), am Mesenterium verschiedener Warmblüter, wie Ratten (FLOREY 1926), Kaninchen (CHAMBERS und ZWEIFACH 1944), Affen (KNISELY u. Mitarb. 1950), Katze und Hund (HEIMBECKER u. Mitarb. 1951). Mit verbesserter Technik bei Betrachtung im durchfallenden, schräg einfallenden Licht arbeiteten KNISELY u. Mitarb. (1945; 1947; 1948; 1950; 1950), später ILLIG (1955). Weitere bevorzugte Präparate für Capillarbeobachtungen sind die Nickhaut des Kaninchens (COPLEY und CHAMBERS 1953) und die Backentasche des Hamsters (FULTON 1956).

ββ) Untersuchungen am Menschen.

Nicht durchwegs zu ihrem Vorteil konzentrierte sich das klinische Hauptinteresse vielfach zu sehr auf die Beobachtung der Nagelfalzcapillaren, wohl als Folge der schlechthin idealen Zugänglichkeit, weniger unter der Annahme einer universellen Verbindlichkeit der dort erhobenen Befunde. Auch heute liefert die Capillarbeobachtung am Nagelfalz, besonders für orientierende Routineuntersuchungen, brauchbare Hinweise. Das Objekt soll in Herzhöhe gelagert werden (KÜCHMEISTER 1956), eine zwischen Nagelwall und Eponychium eingeschobene

Stanniolfolie kann die Helligkeit und Brillanz des Bildes steigern (VONWILLER 1945). Einebnung der Haut mit Zedernöl erleichtert die Betrachtung, sofern nicht mit Wasserimmersion gearbeitet wird. Die Vergrößerung (zwischen 25 und 100fach) wird nach den Erfordernissen des zu beobachtenden Objektes oder Vorgangs eingestellt.

Für Zwecke der Forschung, vor allem bei Einbeziehung weiterer Aspekte, kann die Nagelfalzbeobachtung nicht ausreichen (WOLLHEIM 1927; 1928), weshalb schon frühzeitig andere Gefäßareale capillarmikroskopisch beobachtet wurden (KROGH 1928; O. MÜLLER 1937; 1939). Dabei mußten Capillaränderungen bei veränderter Körperlage (WOLLHEIM 1927; 1928), konstitutionellen Besonderheiten (EHRING 1950) zur Klärung von Funktion und Bedeutung der Capillaren herangezogen werden. WOLLHEIM (1927, 1928) entwickelte die photographische Objektivierung capillarmikroskopischer Beobachtungen an verschiedenen Hautarealen. Durch gleichzeitige Untersuchung der aktiven Blutmenge konnte er am Menschen die Reservoirfunktion der subpapillären Plexus sowie die unterschiedlichen Strömungsverhältnisse in den Endcapillaren (=Stromcapillaren) und den Capillarnetzen (=Reservoircapillaren) klarstellen.

Ein neuerdings favorisiertes Untersuchungsobjekt sind die Capillaren der Augenbindehaut (KNISELY 1950; GREFFLIN und BALGEY 1953; GREFFLIN und CORDDRY 1953; 1953; DITZEL und CLAIR 1954; HARDERS 1956). Die an der Bindehaut sichtbare Strombahn gibt allgemein verbindliche Aufschlüsse und ist bei zweckmäßiger Apparatur gut zugänglich. HARDERS (1956) bedient sich einer Einrichtung mit Objektiv-Schnellwechsler (Vergrößerung 8 bis 96fach), tangentialer Beleuchtung und Berieselungsmöglichkeit. Das Verfahren ist auch zur Erfassung stoffwechselabhängiger und pharmakodynamischer Gefäß- und Durchblutungsänderungen brauchbar.

Die für Anatomie, Physiologie und Klinik mit der Capillarmikroskopie erarbeiteten Resultate werden anderweitig besprochen (S. 524ff.). Auf angiologischem Gebiet interessieren Abweichungen von der Norm hinsichtlich Zahl, Form, Farbe, sowie Füllung, Durchströmung und Pulsation. Die Größen der Nachströmzeit (Zeit zwischen arterieller Unterbindung und Stillstand der Capillarzirkulation) sowie der Einströmzeit (Zeit von der Freigabe der arteriellen Unterbindung bis zur ersten Blutbewegung in den Capillaren) gelten als Kriterien für arterielle und capilläre, eventuell auch kollaterale Blutversorgung der Peripherie (WEISS 1918, 1921; WOLLHEIM u. MORAL 1926). Für einzelne Gefäßkrankheiten ließen sich typische Capillarveränderungen nachweisen, z. B. für das Raynaud-Syndrom, die Erythromelalgie und die Endangitis obliterans (LANGE 1936). Freilich sollte die enorme Variationsbreite capillar-mikroskopischer Bilder an gleichen Individuen und bei gleichartigen Krankheitsbildern einer voreiligen Überwertung momentaner Einzelbeobachtungen entgegenstehen. Die Strömungsverhältnisse in den Capillaren des menschlichen Fußes sind weitgehend von der Körperstellung und anderen funktionellen Faktoren abhängig. Hier gemachte Beobachtungen dürfen nicht als typische Befunde für andere Capillargebiete angesehen werden (unter anderem WOLLHEIM 1927, 1928; RATSCHOW 1953).

Von den aus der Capillarmikroskopie entwickelten Spezialverfahren seien genannt:

1. Messungen des Capillardruckes (vgl. Abschnitt Capillardruck).
2. Bestimmungen der Capillarresistenz (vgl. Abschnitt Capillarresistenz).
3. Bestimmungen der Capillarpermeabilität aus der Verfolgung der Capillarwandpassage injizierter Stoffe (VONWILLER 1945).
4. Stereoskopische Capillaroskopie, die hauptsächlich im Bereich von Zahnfleisch und Mundschleimhaut angewendet wird (FORSLUND 1953).

5. Capillarmikrophotographie mit der Möglichkeit der Ausmessung von abgebildeten und vergrößerten Strukturen (WOLLHEIM 1927; 1928; DITZEL u. CLAIR 1954; ILLIG 1955).

6. Gefäßbreitenmessungen auf der Grundlage kinematographischer Erfassung der durch geformte Blutbestandteile verursachten Verdunkelungsimpulse; das Verfahren (Froschschwimmhaut-Capillaren) soll auch quantitative Rückschlüsse auf das Stromvolumen ermöglichen (HOHMANN, ZAHN und LANGENDORF 1953).

7. Feststellung der capillären Durchblutung mittels Stroboskopie am Nagelfalz des Menschen (BOUST und SALNA 1955), bei der durch apparative Vorrichtungen aus der Geschwindigkeitsbeobachtung laufender Teilchen (Beobachtung schneller Bewegungsabläufe in Einzelphasen durch Zylinder mit Schlitzen) auf die capilläre Durchströmung rückgeschlossen wird.

β) Capillardruckmessung.

αα) *Indirekte, unblutige Messung des Capillardruckes:* Die Methode beruht auf dem Prinzip, daß ein äußerlich auf die Haut einwirkender mechanischer Druck dann dem mechanischen Capillardruck gleichzusetzen sei, wenn er eben dazu ausreicht, die Blutfüllung der Capillaren zu beseitigen (v. KRIES 1875). Die dabei auftretenden Druckverluste durch die dazwischen liegende Haut müssen bei allen indirekten Methoden in Kauf genommen werden. Die so gemessenen Werte sind etwas zu hoch. BASLER (1912) verwendete statt des starren Glasplättchens eine elastische Goldschlägerhaut zur Druckausübung auf das untersuchte Objekt. Capillarbeobachtungen bei steigenden Außendrucken zeigten, daß normalerweise unter einer Druckwirkung von 6,9 mm Hg eine Abblassung erfolgte. Bereits 1906 hatte v. RECKLINGHAUSEN unter fallenden Außendrucken die Wiederkehr der Rötung registriert und war dabei auf bedeutend höhere Druckwerte für den Umschlagspunkt gekommen, normalerweise um 55 mm Hg. HILL und McQUEEN (1921) befaßten sich mit dem für die Überhöhung der gemessenen Capillardruckwerte bestimmenden Anteil des Hautwiderstandes; nach ihren Messungen mußte der Capillardruck noch niedriger sein als der mit 7,5—9 mm Hg gemessene Arteriolendruck. KROGH und REHBERG (1927) bezeichnen als Capillardruck den Druck, bei dem sich mikroskopisch eine Abnahme des Durchmessers der Capillaren, makroskopisch eine Abblassung der Haut nachweisen läßt. Die so erhaltenen Werte sind aber zu niedrig; denn selbstverständlich muß der Capillardruck höher sein als der Venendruck (vgl. auch KLINGMÜLLER 1925). LEWIS (1927) ließ an der Meßkapsel und an einer angeschlossenen Armmanschette progressive gleiche Drucke simultan einwirken und sah den bei Abblassung der Haut gemessenen Druck als effektiven Capillardruck an. Später wurde von PIRTKIEN (1954) mit einer speziellen Apparatur der elastische Hautwiderstand an der Interdigitalhaut gemessen, der im wesentlichen vom Wassergehalt abhängig ist. FLEISCH (1927) vertrat die Ansicht, daß die mit indirekten Methoden gemessenen Werte im wesentlichen den Druck in den subpapillären Plexus wiedergeben; die sehr niedrigen Werte von GOLDMANN (1909) von 6,2 mm Hg seien zwar durch Meßfehler überhöht (Hautwiderstand), hielten sich jedoch im Bereiche von Drucken, die für die subpapillären Plexus anzunehmen sind.

Ein wesentlicher Fortschritt der Capillardruckmessung ergab sich bei Einführung anderer Beobachtungskriterien. LOMBARD (1912) ermittelte nicht den zur Abblassung hinreichenden Druckanstieg von außen, sondern er nahm als Maß für den Capillardruck den capillaroskopisch faßbaren Stillstand der Erythrocytenbewegung in den Capillaren und den hierzu aufzuwendenden Außendruck. Das Verfahren wurde in der Folgezeit mit befriedigenden Ergebnissen angewandt (KRAUSS 1914, 1918; BASLER 1919; KYLIN 1920; 1921; 1923; SECHER 1921; GÖBEL 1923). Diese Autoren untersuchten bei ansteigendem Außendruck. Die Ermittlung des Capillardruckes bei fallendem Außendruck, wobei also der bei Nachlassen des Außendruckes zu beobachtende Einstrom von Blut in die Capillaren der Messung zugrunde gelegt wurde (DANZER und HOOKER 1920; LIEBESNY 1923) ergab bedeutend höhere Werte, wohl als Folge von Stauüberdruck (FLEISCH 1927).

Die Druckmessung bei steigendem Außendruck wurde dann von KÜCHMEISTER und HERRNRING (1950) sowie HERRNRING, KÜCHMEISTER und PIRTKIEN (1952) verbessert. Die damit erhaltenen Werte dürfen nach KÜCHMEISTER (1953) wegen

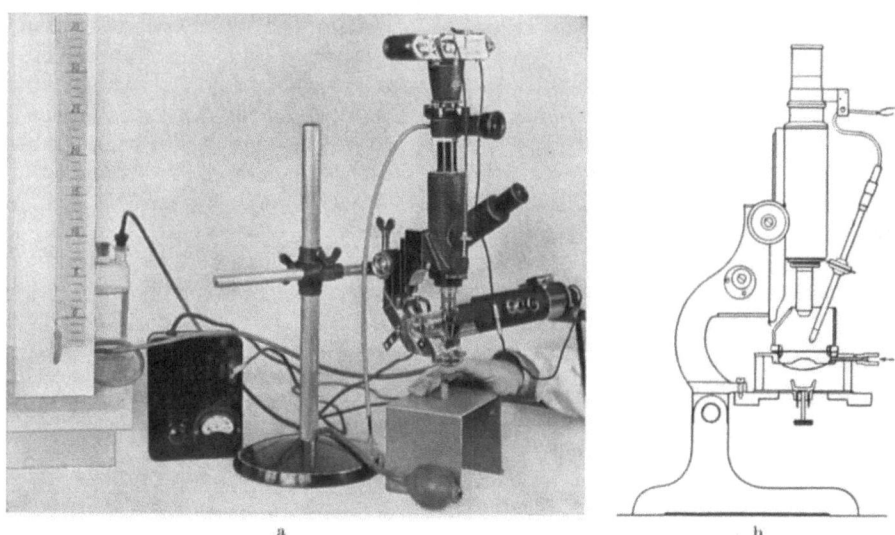

Abb. 30a u. b. a Prinzip der Capillardruckmessung; b Capillardruckapparat mit photographischer Registrierung. (Nach KÜCHMEISTER 1953.)

der allen indirekten Methoden anhaftenden Fehler nur als relative Werte angesehen werden. Technische Einzelheiten der Capillardruckmeßanordnung geben KÜCHMEISTER und HERRNRING (1950) sowie HERRNRING, KÜCHMEISTER und PIRTKIEN (1952) an (Elektronenblitzverfahren). Abb. 30 gibt einen Überblick über die Apparatur, die im wesentlichen aus einem Capillarmikroskop mit Wasserimmersion (Immersionstrog, der die Möglichkeit von Druckänderungen und Druckregistrierung besitzt) besteht. Die heute vielfach übliche Erfassung des Arteriolendruckes bei völligem Aufhören der Erythrocytenbewegung in den Capillaren und die Ablesung des Capillardruckes bei maximaler Pulsation der Capillaren (KÜCHMEISTER 1953) geht auf Beobachtungen von CARRIER und REHBERG (1923) zurück. PIRTKIEN (1954) nimmt als unteren (diastolischen) Meßpunkt die bei Druckzuwachs beginnende Verlangsamung des Blutstroms, kenntlich an den sogenannten „Plasmalücken", als oberen (systolischen) Wert die komplette Stase. Er konnte dies mit Hilfe von fluorescenzmikroskopischen Trypaflavinversuchen begründen. Bei capillarmikroskopischen Untersuchungen am Nagelbett bediente sich DAVIS (1953) einer an der zweiten Fingerphalange angebrachten Gummimanschette, womit zunächst die Zirkulation rasch zum Stillstand gebracht wurde und der Manschettendruck beim ersten Erythrocytenstrom während des Nachlassens der Druckwirkung registriert wurde; Normalwerte des Capillardruckes mit dieser Methode 14—30 mm Hg.

ββ) Direkte blutige Messung des Capillardruckes. BASLER (1914) versuchte den Druck des aus einer Stichwunde fließenden Blutes zu messen. Dabei ergaben sich Werte von 6,6—9,5 mm Hg. Bei Einstichen mit feinen Glascapillaren in die Nagelfalzcapillaren achteten CARRIER und REHBERG (1923) auf den Außendruck, unter welchem der Übertritt von Blut in die Glascapillare zum Stillstand kam; dieser Druck erwies sich als abhängig von der relativen Höhe der Meßstelle zum Herzen; 8 cm tiefer als die Clavicula ergaben sich Normalwerte von 4,4 mm Hg. FLEISCH (1927) schätzte die Normalwerte auf 6—14 mm Hg unter der Annahme, daß der am Handrücken meßbare Venendruck meist über 5 mm Hg liegt, und daß tiefer liegende Capillardruckwerte verfälscht sein dürften. Mit verbesserter Technik, und zwar mit Hilfe eines Mikromanipulators wurden von LANDIS (1925, 1926/27/28, 1930) nach vorausgegangenen Untersuchungen am Froschmesenterium feinste Glascapillaren von 2—4—8 μ Durchmesser in die Nagelfalzcapillaren eingestochen und manometrisch Druckwerte im arteriolären, mittelständigen und venolären Capillarenanteil durchgeführt. Die Werte nach LANDIS (Tabelle 3) gelten noch als die richtigsten, obwohl sie (KÜCHMEISTER 1953) nicht immer reproduzierbar sind, und obgleich auf ihre Verfälschung durch Artefakte (GOLLWITZER-MEIER (1932), O. MÜLLER (1937) und ihre Abhängigkeit von der Art des Capillaranstiches (KROGH 1929) hingewiesen wurde.

Bei vergleichenden Untersuchungen mit der blutigen und der unblutigen Capillardruckmessung erhielten EICHNA und BORDLEY (1939) mit der blutigen

Tabelle 3. *Capillardruckwerte nach* LANDIS *(direkte Methode).* (Aus KÜCHMEISTER 1953.)

Druckmessung im	Zahl der Beobachtungen	Capillardruck			
		Grenzwerte		Mittelwerte	
		in mm Hg	in mm H_2O	in mm Hg	in mm H_2O
arteriellen Capillarschenkel . .	125	21—48	285—650	32	430
Mittelstück	19	15—32	200—430	20	270
venösen Capillarschenkel . . .	99	6—18	80—240	12	160

Methode bedeutend höhere Capillardrucke und viel stärkere Anstiege unter Manschettendruck als mit der unblutigen Methode, so daß letztere als sehr unzuverlässig gilt. Andererseits bestehen gegen die klinische oder gar routinemäßige Anwendung des blutigen Verfahrens nach LANDIS (1930) erhebliche Bedenken. Man bedient sich daher zur Zeit des Verfahrens nach HERRNRING, KÜCHMEISTER und PIRTKIEN (1952), das von den indirekten Methoden zur Zeit die besten Ergebnisse zu liefern scheint. Bei 2500 Messungen ermittelte KÜCHMEISTER Capillardrucke von 37 $\pm$ 6 cm H_2O und einen Arteriolendruck von 64 $\pm$ 3 cm H_2O.

Nach dem Vorgang von SCHRÖDER (1951) wurde ein zu fortlaufenden Versuchen am Tier dienendes indirektes druckplethysmographisches Verfahren für Messungen des Druckes in den Arteriolen, Capillaren und Venolen am Menschen von STEIN (1954) modifiziert. Die Apparatur arbeitet mit einem Unterarmplethysmographen, in dem sich der einwirkende Entlastungsdruck stufenweise dosieren und die Innentemperatur bei 40° C konstant halten läßt („reactive state" nach GRANT 1935). Bei einem Entlastungsdruck von 15 mm Hg werden Volumenänderungen der Venen, bei einem Entlastungsdruck von 30 mm Hg die der Capillaren und bei einem Entlastungsdruck von 45 mm Hg die der Arteriolen erfaßt. Mit dieser Methode konnte STEIN (1954) Druckschwankungen durch Wellen 3. Ordnung, gegensinnig zum Blutdruck verlaufend und diskordant zum arteriellen Druck, bei Kältefernreizen am Menschen nachweisen, desgleichen atmungs- und arteriendruck-unabhängige Spontankaliberänderungen terminaler Gefäße nach Art der am Tier gefundenen Vasomotionswellen. Die Apparatur wurde auch durch Schoop und Marx (1955) sowie Betz und Mauler (1956) benutzt. Gegenüber der nur für Momentanregistrierungen des Capillardruckes dienlichen unblutigen oder blutigen Meßmethode des Capillardrucks bietet das indirekte plethysmographische Verfahren die Möglichkeit, Durchblutungsschwankungen der Endstrombahn zu erfassen. Wegen seiner Ansprüche hinsichtlich Technik und Personal ist aber seine routinemäßige Anwendung schwierig.

Unter pharmakodynamischen Einflüssen lassen sich Änderungen des Capillardruckes feststellen. Effortil und Acetylcholin wirken drucksteigernd (Küchmeister 1953; Küchmeister und Pirtkien 1953). Die gleichen Autoren fanden 1954 Capillardrucksteigerungen nach Anwendung von Nebennierengesamtextrakten, in geringerem Maße nach Cortison, DOCA und Testoviron; hingegen vermochten ACTH und Oestrogene den Capillardruck zu senken. Lezius und Gadermann (1952) zogen das Verfahren zur Objektivierung von Operationseffekten bei Mitralstenosen heran; Thieme (1951) sowie Jepsen (1951) untersuchten in Dissertationsarbeiten die Wirkung örtlicher Reizstoffe auf den Capillardruck.

Die Tagesschwankungen der Capillardrucke sind nach Göbel (1923) gering. Auch altersmäßig scheinen keine starken Unterschiede zu bestehen, wenn man die Befunde von Rominger (1923) an Säuglingen (Normalwert 8,5 mm Hg) sowie von Davis (1953) zugrunde legt. Auf Venendrucksteigerungen reagiert der Capillardruck entsprechend (v. Kries 1875; Danzer und Hooker 1920), weshalb Messung bei konstanter Einhaltung des Herzniveaus empfohlen wird (Küchmeister 1953). Temperatureinflüsse scheinen nur außerhalb des Indifferenzbereiches von 25—30°C (Goldmann 1909) zu bestehen, und zwar steigt der Capillardruck nach Schiller (1911) sowohl bei Temperaturen unter 25° als auch über 30°C an. Die abweichenden Befunde von Landerer (1913) sowie Krauss (1914) mit Absinken der Capillardrucke nach Kältereiz sind unter der Annahme von Vasokonstriktion ebenfalls verständlich. Landerer (1913) verzeichnete übrigens auch bei Temperaturanstieg zunächst einen Abfall des Capillardruckes und erst vom Eintritt des Hitzegefühls an einen Anstieg.

Bei bestimmten Krankheiten wie schwerer primär chronischer Polyarthritis (Pirtkien 1954) sowie Pankreasdiabetes mit Rubeosis der Haut (Landerer 1913; Kraus 1914) finden sich erniedrigte Capillardruckwerte, bei Nephritis (Kylin 1920, 1922; Krauss 1914) sowie bei Hypertonien mit Gefäßkomplikationen (Davis 1953) erhöhte Werte; frühere Untersucher (Boas u. Mitarb. 1922; Ellis und Weiss 1930; Mufson 1932) hatten dies nicht finden können.

Berücksichtigt man die enormen Schwankungsbreiten der Capillardrucke beim Menschen unter Zugrundelegung der Befunde von Landis (1930), wobei im arteriellen Capillarschenkel Werte von 48—21 mm Hg, im venösen Capillarschenkel Werte zwischen 18,5 und 5,9 mm Hg auftraten, so ist man über die äußerst geringe Reproduzierbarkeit der Capillardruckschwankungen mittels indirekter Meßmethoden (Eichna und Bordley 1939) nicht erstaunt. Man wird die indirekten Werte nur relativ bewerten können und im Auge behalten müssen, daß sich Momentanschwankungen völlig unzureichend reproduzieren lassen.

Bei der direkten blutigen Messung des Capillardruckes hat sich ergeben, daß in nahe benachbarten Capillaren gleichen Typs unter Umständen sehr verschiedene Druckwerte gemessen werden. Abgesehen davon sind die etwa in den Endcapillaren und den subpapillären Plexus meßbaren Druckwerte ebenfalls verschieden. Infolgedessen ist jede Angabe über den Capillardruck eines Individuums nur ein Mittelwert, der je nach den zufälligen funktionellen Einflüssen aus Einzelwerten mit erheblicher Streubreite entsteht.

γ) Capillarresistenz.

Nach Küchmeister (1952) bedeutet der klinische Begriff der Capillarresistenz „die Widerstandskraft der Capillarwand, mikroskopisch sichtbare, corpusculäre Elemente in der Blutstrombahn zu halten, gemessen an der Durchlässigkeit der Capillarwand für Erythrocyten während eines bestimmten definierten Unter- oder Überdruckes". Die Bestimmungsmethoden der Capillarresistenz lassen sich in 3 Gruppen einteilen:

αα) Stauungsmethoden.

Durch Steigerung des capillaren Innendruckes wird mittels Abschnürung des venösen Abstroms die Capillare gesprengt; am Ort eines derartigen Geschehens wird eine Hautpetechie sichtbar. Derartige Beobachtungen sollen erstmals von Auspitz (1874) gemacht worden sein. Rumpel (1909) sowie Leede (1911) erachteten das Auftreten „mäßig vieler" Petechien am Vorderarm nach einer Stauung, „Bierscher Abschnürung", von 10—15 min als beweisend für Scharlach, wenn die Diagnose unklar war. In der Folgezeit wurde bald die Unspezifität der Reaktion erkannt und das Verfahren erfuhr im Laufe mehrerer Jahrzehnte vielfache Abwandlungen (Hess und Fish 1914; Schrader 1922; Stephan 1921; Walterhöfer 1925; Bayer 1930; Seyderhelm und Heinemann 1930). Göthlin (1932) bestimmte eine Indexzahl, und zwar aus der doppelten Zahl der nach 15 min Stauung bei 35 mm Hg mittels Armmanschette plus der Zahl der eine Stunde später, unter gleichen Voraussetzungen untersuchten, bei 50 mm Hg aufgetretenen Petechien; Indices über 13 galten als pathologisch, unter 8 als normal. Auch in der Folgezeit beschäftigten sich zahlreiche Untersucher mit dem Verfahren (Bexelius 1933; Wright und Lilienfeld 1936; Wright 1941; Lewis u. Mitarb. 1944; Mallery 1945; Wagener 1946; Montgomery 1946; Donegan 1948; Whitesell und Snell 1949; Frommeyer und Epstein 1949; Barnes 1950 sowie Schlegel und Hentschel 1951), sei es, daß die unter überhöhtem Gefäßinnendruck auftretenden Petechien zahlenmäßig erfaßt werden, eventuell unter Determination der Überdruckeinwirkungszeit und des cutanen Untersuchungsbereiches, oder daß die Zeit bis zum ersten Auftreten von Petechien bei konstantem Überdruck gemessen wird, eventuell unter Heranziehung von Lupenbetrachtung. In der Praxis kommt es darauf an ein Verfahren zu üben, das unter möglichst gleichen Voraussetzungen möglichst gut vergleichbare Resultate liefert.

ββ) Saugmethoden.

Hierbei werden die unter der Einwirkung meßbar definierter Unterdrucke auf die äußere Haut entstehenden Petechien als reziprokes Maß der Capillarresistenz erfaßt. Die Saugmethoden gehen zurück auf Hecht (1907), der Schröpfköpfe von 3—4 cm Durchmesser in Verbindung mit einer Wasserstrahlpumpe benutzte.

Seit der Einführung des Verfahrens in die Klinik durch da Silva-Mello (1929) wurde es von zahlreichen Untersuchern für wissenschaftliche Fragestellungen herangezogen. Das Saugprinzip ist folgendermaßen anwendbar:

a) Es wird der minimale Unterdruck ermittelt, bei dessen Wirksamkeit in bestimmter Zeit eine bestimmte oder variable Anzahl von Petechien auftritt. Dieser Druck, der sogenannte Grenzdruck oder kritische Druck, schwankt bei Normalen zwischen 25 und 30 mm Hg, ist jedoch weitgehend altersabhängig und erheblichen individuellen Schwankungen unterworfen (Mengler 1930; v. Borbely 1930; Wiemer 1931; Dalldorf 1933; Brock und Malcus 1934; Cutter und Johnson 1935; Jersild 1938; Jersild und Elmby 1938; Rudel 1941; Franke 1943; Frischknecht 1945; Granz 1952).

b) Es wird die Zahl der bei Einwirkung von konstantem definiertem Unterdruck (bei —200 mm Hg; DIAZ, RUBRO u. PLANAS-HEVIA 1950) in bestimmter Zeit auftretenden Petechien bestimmt (FALCONER, EPSTEIN und WEVER 1936; COPLEY 1948; BROWN 1949; GOTSCH und KRESBACH 1951; BURGER 1951).

c) Es wird die Minimalzeit ermittelt, bei der unter konstanter Saugwirkung die ersten Petechien auftreten (TEY 1941; KÜCHMEISTER und SCHÄRFE 1950; GIGGLBERGER und KLEIBEL 1952; THIES 1953; 1954).

γγ) *Stoßverfahren.*

ROECKELEIN (1953) beschrieb eine Apparatur, mit der dosierbare Außendrucke durch einen Schlagbolzen erfolgen. Das Verfahren wurde von KONRAD (1956) verwendet. Die Voraussetzungen weichen jedoch beträchtlich von dem Stauungs- und Saugverfahren ab, insbesondere scheint es wesentlich zu sein, daß der Schlagbolzen in einem Gehäuse steckt, das an seinem Austritt eine lochförmige Öffnung hat; mit dieser Öffnung wird das Gerät vor Freigabe des Schlagbolzens auf die Haut gedrückt, wodurch sich der unter dem Loch befindliche Hautbezirk in das Loch vorwölbt und nach KONRAD (1956) strotzend gefüllte Gefäße bekommt.

Als Hilfsmittel zur Capillarresistenzprüfung wurden von den einzelnen Autoren verschiedene Spezialvorrichtungen angegeben. Beim Stauungsverfahren gewährleistet die Verwendung der Blutdruckmanschette bessere Konstanz der Drucke als die Anlage von Staubinden. Für das Saugverfahren leistet das durch ein Röhrensystem herzustellende Gefälle zwischen zwei Quecksilberbehältern zwar gute Dienste; doch haben sich elektrische Pumpen als zweckmäßiger zur schnellen und exakten Dosierung der Saugwirkung erwiesen, wie sie in den Apparaturen nach WYSS und MATTI (1949) sowie KÜCHMEISTER und SCHÄRFE (1950) eingebaut sind. Die Vorrichtung nach KÜCHMEISTER und SCHÄRFE besitzt eine zusätzliche Vakuumreserve, die zum Ausgleich von Druckschwankungen dient. Auch die bei der Saugmethode verwendeten Glasglocken wurden teilweise verbessert, sei es hinsichtlich Größe und Gestalt oder hinsichtlich Durchsichtigkeit. Lupenbeobachtung zur Erfassung der Petechien wird von BARNES (1950), WAGENER (1946), CUTTER und JOHNSON (1935) sowie BURGER (1951) empfohlen. Meist wird eine Vergrößerung in einer Lupe von 5—10 Dioptrien oder in einem Otoskop verwendet.

Die von den verschiedenen Autoren gewählten Messungsstellen weichen ebenfalls erheblich voneinander ab. TEY (1941) untersucht am Schulterblatt, KÜCHMEISTER an der Thoraxwand in der mittleren Axillarlinie, FRANKE (1943) sowie MERLEN (1955) empfehlen die Haut der Subclaviculargegend sowie der Unterarmbeugeseite. Für spezielle Fragestellungen kann die Untersuchung symmetrischer Körperstellen Vorteile bringen.

Während die Stauungsmethoden nicht nur weniger exakt zu beurteilen sind, sondern auch nur in Abständen von 2—3 Wochen an der gleichen Körperstelle wiederholbar sind (THIES 1955), eignet den Saugmethoden eine geringere Fehlerbreite (KÜCHMEISTER und SCHÄRFE 1950 sowie KÜCHMEISTER 1952) und die Möglichkeit in kürzesten Abständen Wiederholungsuntersuchungen durchzuführen. Dabei ist die serienmäßige Auswertung zweckmäßiger als Bewertung von Einzelmessungen.

Gegen die Saugmethode wurden von dermatologischer Seite (KAUS 1954) gewichtige Einwände angemeldet. Der Autor fand mit dem von KÜCHMEISTER und SCHÄRFE angegebenen Capillarresistometer äußerst unbefriedigende Resultate, indem die Normwerte wegen zu starker Streuung äußerst schwer festzulegen waren und auch keine Grenzen zum Pathologischen gezogen werden konnten.

KAUS (1954) stellte sogar fest, daß die beim Saugverfahren erzeugten Petechien keine Capillarblutungen im strengen Sinn sind, sondern aus der Tiefe (subpapilläre Plexus) stammen, was schon UNNA (1894) und SACK (1895) gefunden haben. Die Zahl der für den Ausfall von Hautpetechien wirksamen endogenen Faktoren läßt sich nach KAUS nicht entfernt übersehen, namentlich die Elastizität von Haut und Subcutis, der Spannungszustand von Haut und Subcutis, die Haftfähigkeit der Haut an dem Saugglockenrand; schwer zu beurteilen sind auch die quantitativen Einwirkungen der Blutfüllung der betroffenen Gefäßgebiete, der Abstand der betroffenen Gefäßgebiete (subpapilläre Plexus) von der Hautoberfläche, die Tektonik dieser Gefäße und der darin herrschende Blutdruck. Zu einer rationellen Beurteilung wäre die Saugmethode nur dann geeignet, wenn die genannten Varianten einigermaßen übersehbar wären. Auch KÖLLING (1952) lehnt auf Grund von Erfahrungen bei Leberkrankheiten die Saugmethode ab. KÜCHMEISTER (1956) sieht jedoch die Berechtigung des Verfahrens für den klinischen Gebrauch hierdurch nicht als gefährdet an. Demnach müssen die günstigen Urteile über die Zuverlässigkeit von Ergebnissen, die mit der Saugmethode gewonnen sind (FRANKE 1943; JERSILD und ELMBY 1938; KÜCHMEISTER 1952, 1956; KÜCHMEISTER und SCHÄRFE 1950) mit einiger Zurückhaltung zur Kenntnis genommen werden.

Im allgemeinen soll die Capillarresistenz in verschiedenen Körperbereichen der gleichen Person unterschiedlich sein (WIEMER 1931), jedoch an symmetrischen Stellen normalerweise gleich (VON BORBELY 1930 u. a.). Im Bereiche der Oberschenkel und Waden ist die Capillarresistenz maximal, in der Regio supraclavicularis minimal (DIAZ-RUBIO und PLANAS-HEVIA 1950). Eine Asymmetrie soll sich bei Erkrankungen innerer Organe zeigen können (HÜBNER 1949). Bei Männern wird eine höhere Capillarresistenz gefunden als bei Frauen. Eine Altersabhängigkeit ist einwandfrei erwiesen (KÜCHMEISTER und SCHÄRFE 1950; BRÜSCHKE 1955); mit zunehmendem Alter nimmt die Capillarresistenz ab (KÜHN 1951; KÜCHMEISTER 1956; 1952), desgleichen die Schwankungsbreite der Reaktionen. Beziehungen zwischen Capillarresistenz einerseits und systolischem Blutdruck sowie Hautturgor andererseits werden von KÜCHMEISTER (1952) abgelehnt. Unterschiede zwischen blutdruckabhängiger Resistenzänderung und effektiver Schädigung der Capillaren sind nach WYSS und MATTI (1949) sowie KNOLL u. Mitarb. (1949) durch simultane Anwendung von Saugverfahren und venöser Stauung erkennbar. Steigerung der Capillarresistenz im Höhenklima fand SCHMIDT (1949), zit. nach MERLEN (1955). Ein 24-Stunden-Rhythmus der mit der Capillarresistenz-Prüfung erfaßbaren Schwankungen wird von DÖRING und RIECKE (1952) angenommen. MERLEN u. Mitarb. (1955) messen zwar Änderungen des capillaren Druckes und Veränderungen hämodynamischer Faktoren der Haut eine Bedeutung bei, indem bei Vasodilatation erniedrigte und bei Vasoconstriction gesteigerte Capillarresistenzen zutage treten, glauben aber, daß Gewebselastizität, Fettgehalt und Schichtdicke der Haut für die Stauungsmethode (nicht für die Saugmethode in Übereinstimmung mit KAUS 1954) belanglos seien.

DIAZ-RUBIO und PLANAS-HEVIA (1950) fanden nach Kälteeinwirkung und 1 mg Adrenalin s. c. eine ubiquitäre Steigerung, nach Wärmeanwendung und Acetylcholingabe eine exzessive Verminderung der Capillarresistenz.

Pathologischerweise erniedrigt waren nach den Untersuchungen von KÜCHMEISTER (1952) die Capillarresistenzen von essentiellen Hypertonikern, nach denen von FRANKE (1940; 1942) von Patienten mit verschiedenen Entzündungen, nach BARTHELHEIMER (1947) bei Diabetikern besonders in hypoglykämischen Zuständen. Maligne Nephrosklerosen boten gleichfalls erniedrigte (KÜCHMEISTER 1952), Patienten mit akuter Nephritis dagegen meist normale Werte. Bei Gelenkrheumatismus ist das Verhalten der Capillarresistenz unterschiedlich; allerdings fand HEIKINHEIMO (1953) bei Patienten mit stark erniedrigter Capillarresistenz besonders ausgeprägte Gelenkdestruktionen. Bei Gravidität fanden GÖTHLIN (1932) und MERLEN (1955) übereinstimmend Normalwerte. Durch Antikoagulantien wird die Capillarresistenz vermindert (KOLLER 1946; JÜRGENS 1948; THIES 1955), allerdings nur für die Dauer nachweisbarer Veränderung der Gerinnungsverhältnisse. THIES (1955) erklärt dieses Verhalten durch Druckdifferenzen und Capillardilatationen, wobei er sich auf Beobachtungen mit Heparin, Cumarinen und Thrombodym (seltene Erden) stützt (THIES 1953; 1954); analoge Erfahrungen mit dem Heparinoid Thrombocid publizierten KONCZ und BÜCHERL (1952).

Im Gegensatz zu EPPINGER (1949) sowie SZENT-GYÖRGYI (1936), die eine Reziprozität zwischen Capillarresistenz und Capillarpermeabilität behaupten, wozu nach MERLEN (1955) vielleicht Beobachtungen über die Wirkung von Vitamin-P-Faktoren bestimmend waren, wird von anderen Forschern eine Unabhängigkeit zwischen Capillarresistenz und Capillarpermeabilität angenommen (WILBRANDT 1946; CHAMBERS und ZWEIFACH 1947; RUEGSEGGER 1947; GALMICHE [zit. nach MERLEN 1955] sowie KÜCHMEISTER 1952).

Berücksichtigt man, daß zahlreiche für den Ausfall der üblichen Capillarresistenz-Teste bestimmende Faktoren keineswegs erfaßbar sind, so darf festgestellt werden, daß bisher das Verfahren vorwiegend wissenschaftliches Interesse hat und weniger der praktischen Diagnostik dienlich ist.

Mit dem Begriff der Capillarfragilität, der ins Gebiet der Capillarpathologie gehört, werden Zustände von verminderter Resistenz bezeichnet, wie sie an brüchigen gealterten Capillaren zu finden sind. HINES, CATLIN und KESSLER (1953) konnten bei Kombinationen von Diabetes mellitus und Arteriosklerose oder Hochdruck in 67% einen gesteigerten Capillarfragilitätstest, bei weiterem Hinzukommen spontaner Netzhautblutungen in 80% eine gesteigerte Capillarfragilität (Saugglocken-Methode) nachweisen. Zur Erfassung der Blutungsbereitschaft bei Zuständen von thrombocytopenischer Purpura wurde von PECK, ROSENTHAL und ERF (1936) ein Quaddeltest angegeben, dessen positiver Ausfall für die Prognose und Therapiekontrolle nützlich sein soll. Es wird eine Intracutan-Quaddel mit 0,1 cm^3 einer Verdünnung von 1:3000 von standardisiertem Schlangengift der Wasserotter (Ancistrodon piscivorus), dazu eine Kontrollquaddel mit physiologischer Kochsalzlösung, gespritzt. Als positiv gilt das Auftreten von Hautcapillarblutungen innerhalb von 60 min, als verzögert positiv das Auftreten von Hautblutungen nach 12 und mehr Stunden und als negativ das Ausbleiben von Hautblutungen.

In Capillarresistenz-Prüfungen der Rectalschleimhaut mit Unterdrucken von weniger als 40 mm Hg fand MARATKA (1953) eine Fragilitätszunahme bei hämorrhagischen Diathesen und Colitiden.

δ) Capillarpermeabilität.

Als Capillarpermeabilität definiert KÜCHMEISTER (1952) die Durchlässigkeit der Capillarwand für Wasser mit echt und unecht gelösten Substanzen. Für angiologische Fragen bedeuten die Untersuchungsmethoden der Capillarpermeabilität ein Grenzgebiet, weshalb sie hier nur insoweit erwähnt werden als sie über Funktion und Funktionsstörungen der Capillaren direkten Aufschluß geben.

Zum überwiegenden Teil basieren die in der Klinik üblichen Untersuchungen der Capillarpermeabilität auf Ausscheidungsuntersuchungen, aus denen Aufschluß darüber erhältlich ist, ob der Übertritt von Stoffen durch die Capillarwand in normaler Weise vor sich geht.

Grobe Störungen des *Wasserwechsels* lassen sich in den eingeführten Wasserausscheidungsversuchen nach VOLHARD (1931), KAUFFMANN (1921), WOLLHEIM

(1951) feststellen. Wegen der Beteiligung mehrerer Organ- und Gewebssysteme (Nieren, Leber, Interstitium u. a.) läßt der pathologische Ausfall dieser Ausscheidungsversuche nur mit gewissen Einschränkungen organspezifische Rückschlüsse zu, während ein normaler Ausfall für intakte Permeabilitätsverhältnisse spricht.

Gelöste Stoffe lassen sich in Ausscheidungsuntersuchungen quantitativ im Blut verfolgen. Sie verlassen überwiegend auf transcapillärem Wege die Blutbahn.

Die von WALTER (1925, 1926) angegebene Ausscheidungsprüfung von Natriumbromid am Menschen war ursprünglich vor allem als Prüfungsmethode für die Blut-Liquorschranke gedacht. Der dabei aus dem Verhältnis der Bromkonzentration im Liquor zur Bromkonzentration im Blut zu gewinnende Permeabilitätsquotient, normalerweise 2,9—3,3 nach WALTER (1926) oder 2,95—3,5 nach SÜNDERHAUF (1927), wurde bei Tabes, Paralyse, Myelitis u. a. (WALTER 1926) sowie bei Urämie und Nephritis (WALTER 1927; SÜNDERHAUF 1927) erhöht gefunden. Die Methode, deren Zuverlässigkeit zunächst überschätzt wurde, bediente sich der Ermittlung der Liquor- und Blutkonzentrationen an Brom, wobei nach vorheriger Enteiweißung mit 10%iger Phosphor-Wolfram-Säure Goldfluorid in Goldbromid übergeführt und photometrisch im Autenrieth- oder Bürker-Colorimeter quantitativ bestimmt wurde, nach vorheriger Verabreichung von 3mal 0,06 g Bromnatrium pro kg Körpergewicht über 5 Tage.

Von Farbstoffen wurden die Fluoresceine nach ihrer Einführung durch EHRLICH (1882), der ihren Übertritt in die vordere Augenkammerflüssigkeit nach intravenöser Applikation nachweisen konnte (Kaninchen), gern zur Prüfung der Capillarpermeabilität verwendet, weil sich diese Substanzen am lebenden Objekt sichtbar machen und auch objektiv nachweisen lassen. Einen Nachteil bedeutet die schnelle transcapilläre Ausscheidung ins Gewebe und in den Harn. Mit dem elektropositiv reagierendem Uranin konnten ROLLER und SCHOBER (1937) an der Salamanderleber bei Gefäßschädigung mit Allylformiat eine gesteigerte Capillarpermeabilität sichtbar machen. Sie injizierten 0,1 ml einer 5 $^0/_{00}$igen Uraninlösung intrakardial. Bereits 1929 hatten ELLINGER und HIRT mit Fluoresceinen Ausscheidungsversuche an der Froschniere unternommen. WOLLHEIM und LANGE (1931) entwickelten auf Grund capillarmikroskopischer Untersuchungen mit Fluorescein die unblutige Fluorescenzmethode zur Bestimmung der Kreislaufzeit (siehe S. 110). Für die Erfassung der Capillarpermeabilität im Hautbereich benutzten LANGE und BOYD (1943) die Verabreichung von 4—10 cm³ einer Lösung von 5% Fluorescein und 5% Natriumbicarbonat. Im „Dermofluorimeter" (LANGE und KREWER 1943) läßt sich die nach Fluoresceingabe stattfindende Permeation in den extravasalen Raum photometrisch festhalten, wobei allerdings auch der Fluoresceindurchfluß der Capillaren erfaßt wird. Auch für die Beurteilung der Blutliquorschranke wurde von LANGE, SCHWIMMER und BOYD (1946) ein Verfahren der Permeabilitätsbestimmung angegeben. Nach dem Prinzip der Ehrlichschen Untersuchungen wurden auch Permeabilitätsbestimmungen für die Capillarschranke zum Augenkammerwasser durchgeführt (AMSLER und HUBER 1946; RUEGSEGGER 1947).

Das bei der capillarmikroskopischen Kreislaufzeitbestimmung in Modifikation der früheren Versuche von WOLLHEIM und LANGE (1931) verwendete Verfahren mit Trypaflavin (DONAT und PIRTKIEN 1953) basiert auf der Bestimmung des Intervalls von der Trypaflavin-Injektion (1 cm³ einer 0,5- oder 2%igen Lösung i. v.) bis zum capillarmikroskopisch faßbaren Austritt an der Fingerbeere; als Normalwerte gibt KÜCHMEISTER (1956) Zeiten zwischen 16 und 20 sec an, woraus ersichtlich ist, daß es sich um eine Summation von Kreislaufzeit und Permeabilitätszeit handelt.

Fluoresceinmoleküle sind relativ klein und passieren daher die Capillarwände, so daß die diagnostische Aussage wenig ergiebig ist, zumal Einflüsse von seiten der Hautschichtdicke, der hämodynamischen Faktoren und anderer Größen schwer zu übersehen sind. Trotzdem fand LANGE (1949) bei Eiweißmangel eine gesteigerte Fluoresceindurchlässigkeit der Capillaren.

Auch mit anderen Farbstoffen wurden Permeabilitätsuntersuchungen angestellt. Je nach Harnfähigkeit und Capillarpermeabilität ergibt sich für jeden Farbstoff eine charakteristische Elimination aus der Blutbahn. Quantitative Rückschlüsse aus dem allgemeinen Farbstoffschwund auf die selektiv durch Capillarpermeabilität bedingten Farbstoffkonzentrationsabnahmen dürften, wenn überhaupt, nur sehr beschränkt möglich sein, weil bei längeren Analysenzeiten die verschiedenen Einzelkomponenten wie tubuläre Exkretion, intravasaler Abbau, Phagocytose, selektive Organfixation und hämodynamisch wirksame Faktoren kaum quantitativ faßbar sind. Dies gilt nicht nur für Farbstoffe mit rascher, sondern auch für solche mit langsamer Elimination. Permeabilitätsuntersuchungen mit Farbstoffen (SOULIER 1946; CACHERA und DARNIS 1950) fanden daher keine breitere klinische Verwendung. Am ehesten gestatten die langsam aus dem Blut verschwindenden Farbstoffe T-1824 (Evans Blue) oder Chicago-Blue 6 B, die an das Plasma-Eiweiß gebunden werden, noch Rückschlüsse auf Änderungen der Capillarpermeabilität, sofern man sich der Bindung des gesamten injizierten Farbstoffes an das Plasma-Eiweiß versichert hat.

Von den radioaktiven Isotopen kommt den mineralischen Salzlösungen (Elektrolyt-Clearance), ähnlich den niedermolekularen Farbsubstanzen, keine wesentliche Bedeutung zur Beurteilung der Capillarpermeabilität zu, weil sie sofort durch die Capillarwand permeieren, wie durch Versuche mit radioaktivem Na von MOREL u. MARVIS (1949) gezeigt wurde. Dagegen versprechen sich manche Autoren (KÜCHMEISTER 1956; SCHMERMUND 1954 u. a.) von der Verwendung eiweißgebundener Isotope (Protein-Clearance) die Lösung offener Probleme. Dabei scheint die Genauigkeit des Nachweises bedeutend weiter reichende Rückschlüsse zu ermöglichen als bei den mit bloßem Auge oder photometrisch durchgeführten Farbstoffverfahren. Sogar die Einzelkomponenten einer in einer Eliminationskurve summierten Stoffausscheidung lassen sich manchmal herausfinden (WARNER u. Mitarb. 1953). Am besten eingeführt ist bisher das mit J^{131} markierte Human-Albumin (substituiert am Tyrosin), das sich in seinem immunchemischen Verhalten nicht von nativem Human-Albumin unterscheidet, wie in Kaninchenversuchen von STERLING (1951) gezeigt wurde. Bei Cr^{51} markierten Proteinen ließ sich eine solche Stabilität nicht nachweisen; nach BERSON und YALOW (1953; 1953; 1954) hängt die Eliminationsrate von der Zahl der pro Eiweißmolekül eingebauten J^{131}-Atome ab. In diesem Zusammenhang ist daran zu erinnern, daß Albumin schnell in die Lymphe übertritt (WASSERMAN und MAYERSON 1951; 1952; FORKER u. Mitarb. 1952). Aus den Untersuchungen von SCHOENBERGER u. Mitarb. (1952) an Patienten mit Ascites ergab sich ein beträchtlicher Übertritt von Albumin aus dem Ascites ins Plasma, also vom extracellulären Raum her über die Capillarschranke in den intravasalen Raum. Der letztgenannte Weg von Gewebs-Clearance-Untersuchungen ergibt für angiologische Fragen nur beschränkte Hinweise, indem die Abwanderung von Markierungsstoffen aus dem Gewebe nicht allein eine Funktion der Durchblutung und Capillarisierung darstellt. HORST u. Mitarb. (1954) konnten zwar zeigen, daß der Gewebsclearance mit J^{131}-Albumin eine reale Albuminwanderung zugrunde liegt; doch mußten sie offenlassen, ob das Verfahren für die Erfassung der Capillarpermeabilität Aufschlüsse liefert. Unterschiedlich waren die Ergebnisse amerikanischer Autoren über Veränderungen der Capillarpermeabilität im Schockzustand. FINE und

SELIGMAN (1943; 1944) fanden nach Traumen und nach Verbrennungen keine Veränderungen der Capillarpermeabilität für Albumin. COPE und MOORE (1944) konnten aber eine erhöhte Capillarpermeabilität im Bereiche der verbrannten Extremitäten an der Blut-Lymphe-Schranke feststellen. Ein einfacher Hinweis auf erhöhte Capillarpermeabilität nach Verbrennungen ist aus der direkten Bestimmung von Plasmamenge und Hämatokrit zu gewinnen. Beim Verbrennungsschock nimmt bekanntlich die Plasmamenge ab und es kommt zur Hämokonzentration bei stark verkleinertem Blutvolumen.

ε) Capillarplethysmographie.

Wird der Arm in einem mit Wasser von 36°C gefüllten Plethysmographen gestaut, so läßt sich nach 30 min die Zunahme des Armvolumens quantitativ ermitteln (KROGH, LANDIS und TURNER 1932), womit lediglich über das Volumen, nicht aber über die Art der permiierten Stoffe etwas ausgesagt werden kann. LANDIS u. Mitarb. (1932) fanden, daß bei Stauung über 30 min mit einem Druck von 40—80 mm Hg normalerweise noch kein Eiweißverlust im Venenblut der gestauten Extremität stattfindet, bei gestörter Permeabilität jedoch bereits Eiweißverluste nachweisbar sind. Nach dem Prinzip dieser Methode ermittelte KÜCHMEISTER (1952) einen Unterschied der Capillarpermeabilität für Flüssigkeit; bei Normalen von $1,9 \pm 3$ cm³-% und bei Patienten mit gesteigerter Capillarpermeabilität eine Durchlässigkeit von $8,5 \pm 6,6$ cm^{30}%. Diese Differenz ist für Gruppenanalysen, nicht jedoch für Einzeluntersuchungen signifikant. Die verwendete Methode beruht auf Hämatokrit- und Eiweißbestimmungen im Venenblut vor und nach Stauung von 40 mm Hg über 30 min. Die Hämatokrit-Bestimmungen erfolgen nach KÜCHMEISTER (1956) mit capillaren Hämatokritröhrchen, in denen das Venenblut nach Vermischung von 0,095 cm³ Blut mit 0,005 cm³ Vetren aufgezogen wird; die Proben werden bis zur Volumenkonstanz zentrifugiert (wobei den Angaben von KÜCHMEISTER: 3000 U/min über 15 min ein ausreichender Zentrifugenradius hinzuzufügen wäre). Sicherung durch Doppelbestimmungen. Für die Ermittlung des Eiweißgehaltes kann man sich der Kjeldahl-Methode oder — weniger genau — der Biuret-Methode (technische Angaben s. KÜCHMEISTER 1956) bedienen. Mit der Biuret-Methode läßt sich Gesamteiweiß und Albuminfraktion bestimmen; sowie die Globulin-Konzentration errechnen. Versuche, die einzelnen Eiweißfraktionen beim Landis-Versuch zu verfolgen, ließen keinerlei verständliche Richtung in ihrem Verhalten zutage treten (KÜCHMEISTER und TAUBE 1947; RÖCKL, METZGER und SPIER 1954). Von BING (1938) waren deshalb bereits erhebliche Bedenken gegen das Verfahren geäußert worden, speziell gegen die Befunde und Schlüsse von EPPINGER (1949) und von ARMENTANO u. Mitarb. (1936). RÖCKL, METZGER und SPIER (1954) hatten mit der Methode nach LANDIS u. Mitarb. (1932) bei Stauung von 80 mm Hg an 15 Gesunden und 48 Patienten durch Untersuchung der Serumeiweißfraktionen mittels Papierelektrophorese gefunden, daß beim Stauversuch eine Annäherung der Eiweißwerte an einen Indifferenzbereich stattfindet, indem besonders bei Dysproteinämien niedrige Gesamteiweißwerte erhöht und gesteigerte Gesamteiweißwerte gesenkt werden; außerdem halten es die Untersucher für wahrscheinlich, daß an diesen Verschiebungen der Serumeiweißfraktionen im Stauversuch noch weitere individuell unterschiedliche capillarspezifische Faktoren beteiligt sind.

Rückschlüsse auf die Capillarpermeabilität für gelöste Stoffe zogen DOGLIOTTI und TAGLIONE (1951) aus Analysen des arteriellen und venösen Blutes auf Glucose, STEAD und WARREN (1944) aus entsprechenden Untersuchungen auf Proteine. Auch das Verhältnis von Stoffkonzentrationen zwischen Blut und Lymphe interessierte für Fragen der Capillarpermeabilität (McCARRELL und DRINKER 1941). EPPINGER (1949) untersuchte Änderungen der arteriovenösen Differenzen unter Histaminwirkung.

ζ) Cantharidenblasen-Methode.

Die erstlich UNNA (1878) zuzuschreibende, durch THOMAS und ARNOLD (1922) sowie GÄNSSLEN (1922), KAUFFMANN (1926; 1928) aufgenommene und später in Untersuchungen von STRÖDER (1942), EPPINGER (1949), WENDT (1949), BARTELHEIMER (1955) benutzte Methode bedient sich der Anwendung von Cantharidenpflaster in Größe von 4×4 cm über 12—16 Std. KÜCHMEISTER (1956) empfiehlt ein Pflaster der Fa. Beiersdorf Hamburg mit Cantharidingehalt von 0,1% über 14 Std. BARTELHEIMER (1951) verwendet 0,2%iges Pflaster der Fa. Helfenberg; gleiche Zusammensetzung und gleiche Lagerung der Pflaster ist notwendig. Man kann entweder die Zeit bis zur Blasenbildung erfassen (WENDT 1949) oder das Hauptaugenmerk auf das Proteingefälle zwischen Blut- und Blaseninhalt richten. Diese ist umgekehrt proportional der Capillarpermeabilität für Eiweiße, indem bei gesteigerter Permeabilität die Unterschiede im Eiweißgehalt beider Substrate abnehmen oder verschwinden. Altersmäßig scheint die Permeabilität zwischen 15 und 40 Jahren zuzunehmen, von 40—80 Jahren abzunehmen (KÜCHMEISTER und HARMS 1954), wobei dem Serumeiweißspiegel kein Einfluß zuzukommen scheint (KÜCHMEISTER 1954). Das Verfahren wird zur Wirkungsermittlung therapeutischer Substanzen unter Vergleichs-Leerwert-Bestimmungen an der kontralateralen Extremität herangezogen. Die Blasenflüssigkeit soll normalerweise unter 5% Eiweiß enthalten, bei erhöhter Permeabilität mehr (KÜCHMEISTER 1956). Die Verwertung der Ergebnisse setzt ad hoc erarbeitete Vergleichs- und Normalwerte bei möglichst konstanten Versuchsbedingungen voraus und dürfte nur bei Gruppenauswertung verbindlich sein. Auch dann sind die Resultate nur für das Hautorgan repräsentativ, wobei zu berücksichtigen ist, daß es sich nicht um Reaktionen in unbeeinflußtem Gewebe handelt, sondern um ein entzündliches Geschehen. BARTELHEIMER (1951; 1952) und seine Mitarbeiter KÖNIG und SCHWARTZKOPFF (1954) sowie BARTELHEIMER u. HANSEN (1952) kombinierten die Cantharidenblase mit Saugglocken-Unterdruckwirkung von 40 mm Hg, bei protrahierter Untersuchungszeit (bis 48 Std). Die dadurch möglichen Gewebssaftuntersuchungen waren in mancher Hinsicht aufschlußreich. Die aus der Cantharidenblase gewonnene Flüssigkeit besteht aus Intercellularflüssigkeit, Capillarfiltrat und Bestandteilen der Gewebszellen. Bei geringem Saugdruck ist der dem Gewebe zugefügte Artefakt gering und die aus Unterschieden im Gewebssaft und im Blut ersichtlichen Aufschlüsse gestatten die fortlaufende Kontrolle der Capillarpermeation ins Interstitium (BARTELHEIMER 1951).

Eine Steigerung der Capillarpermeabilität wurde von KÜCHMEISTER (1952) beim Hungerödem gefunden, auch im postödematösen Stadium. VANCURA (1932) sowie SARRE und SOSTMANN (1942) fanden bei Nephritiden, KÜCHMEISTER bei Fällen von maligner Nephrosklerose und Glomerulosklerose gesteigerte Capillarpermeabilitäten, ohne daß eine Korrelation zur Höhe des Blutdruckanstiegs und zum Grad der Ödembildung ersichtlich war. Bei Nephrosen und bei kompensierten essentiellen Hypertonikern soll die Capillarpermeabilität nach KÜCHMEISTER normal sein, während für Zustände von kardialem Ödem eine gesteigerte Permeabilität anzunehmen ist (HERRNRING und KÜCHMEISTER 1950). Bestimmend hierfür könnte die Säuerung der Gewebe (FLEISCH 1918), die Hypoxie (BLUHM 1952) sowie die verlangsamte Zirkulation (HENRY u. Mitarb. 1947) sein. Die Verlängerung der Kreislaufzeit war bei Herzinsuffizienz seit den Untersuchungen von KOCH (1922), BLUMGART und WEISS (1927; 1928; 1929) sowie WOLLHEIM und LANGE

(1931) bekannt. Auch bei Diabetes mellitus, insbesondere in Phasen von Hypoglykämie und Ödem gilt die Capillarpermeabilität als gesteigert; neben älteren Untersuchungen (SÜNDERHAUF 1927; PETERSEN und MÜLLER 1927) wurde dies auch durch die Befunde von BARTELHEIMER (1947), WENDT (1949) und KÜCHMEISTER (1952) wahrscheinlich gemacht. Ähnlich dürfte nach den Ergebnissen von MENKIN (1940), STRÖDER (1942), OVERMANN (1946) sowie KÜCHMEISTER (1952) bei verschiedenen akuten und chronischen Infekten eine gesteigerte Capillarpermeabilität vorliegen.

Von pharmakodynamischen Beeinflussungsmöglichkeiten seien genannt die Verminderung des im Landis-Test faßbaren Eiweißaustritts (TACKENBERG 1951 unter KÜCHMEISTER) nach Calciumgaben sowie die Permeabilitätsabnahme nach Rutininjektionen (GRADENWITZ 1951 unter KÜCHMEISTER). Über die Wirkung von Hyaluronidase auf die Capillarpermeabilität wird auf die Besprechung dieser Stoffe im speziellen Teil verwiesen (S. 587).

Für immunbiologische Fragestellungen lassen sich Aufschlüsse über Permeabilitätsveränderungen durch Verfolgung des Übertritts von Plasmaantikörpern der Globulinfraktionen in das Gewebe an vorher passiv immunisierten Individuen während anaphylaktischer Lokalreaktionen gewinnen, wobei die zeitliche Abhängigkeit vom Beginn der Antigendarreichung von Interesse ist. Im Falle von gesteigerter Capillarpermeabilität tritt die Reaktion verfrüht auf. Die bisherigen Versuchsanordnungen können nicht als taugliche Meßmethoden angesehen werden und beschränken sich auf orientierende Aufschlüsse.

Versuche, aus der Bestimmung des extracellulären Raumes mittels Thiozyanat zu tragfähigen Rückschlüssen auf die Capillarpermeabilität zu kommen, ergeben keine schlüssigen Resultate, da die beteiligten Komponenten keinesfalls einzeln zu definieren sind, wie HERRNRING und KÜCHMEISTER (1950) feststellen konnten.

r) Bestimmung der Kreislaufzeit.

Die Zeit, innerhalb derer ein dem Blut beigegebener differenter Fremdstoff (Markierungsstoff) von der Stelle der Applikation zum Ort des Nachweises gelangt, wird nach klinischer Definition als Kreislaufzeit bezeichnet. Während für die allgemeine klinische Kreislaufdiagnostik subjektive Methoden, wie z. B. die Bestimmung der Decholinzeit, oft benutzt werden, ist man für angiologische Untersuchungen in der Regel auf voll objektive Verfahren angewiesen.

Das einfachste Vorgehen besteht darin, das Erscheinen eines intravenös dargereichten Fremdstoffes an einer entfernten Stelle der Körperperipherie nachzuweisen, sei es im Blut (Austritt von Blut aus einer artefiziell gesetzten Wunde), oder im Gewebe (Betrachtung der Fluorescenz bei UV Licht, Nachweis durch Photometrie, Radiometrie oder Oxymetrie; Erleichterung eventuell durch vorherige Anlegung einer Histaminquaddel). Die ersten Versuche am Pferd mit Verwendung von Ferrocyankali (HERING 1828) sowie die Bestimmung der Kreislaufzeit Lunge-Hirn am Menschen (Zeitdauer zwischen der Einatmung von Kohlendioxyd und der Atmungsvertiefung; BORNSTEIN 1912) haben historisches Interesse. Seit 1922 (KOCH) wurden die bereits 1882 von EHRLICH für Zwecke der medizinischen Forschung eingeführten Fluoresceine zur Kreislaufzeitbestimmung verwendet. Für die breite klinische Anwendung des Verfahrens wurden in den Untersuchungen von WOLLHEIM und LANGE (1931) erstmals das Arbeiten am uneröffneten Kreislauf des Menschen möglich. Die volle Objektivierung gelang LANGE und BOYD (1942) durch Heranziehung apparativer Einrichtungen. Die Dermofluorometrie (LANGE und KREWER 1943) erfaßt nicht nur das Erscheinen des Stoffes in den Capillaren, sondern auch seine Ansammlung im extravasalen Raum nach Passage der Capillarwand. Ihre Bedeutung für die Angiologie liegt in der Erkennung minderdurchbluteter Extremitätenbereiche (LANGE und BOYD 1942; KRAMER und ABRAMSON 1947; ROQUES 1954), teilweise auch in der photographischen Aufnahme der Fluoresceinanfärbung (JAYLE u. Mitarb. 1956). WINSOR u. Mitarb. (1947) verwendeten das gleichfalls fluorescierende Riboflavin, DONAT und PIRTKIEN (1953) Trypaflavin. Die letztgenannten Autoren beobachteten wie WOLLHEIM u. LANGE (1931) das Erscheinen der Fluorescenz mittels Capillarmikroskopie. Vielfach wurde die Fluorescein-Methode mit Hilfe von peripher angelegten Histaminquaddeln angewandt; EJRUP (1953) konnte bei organischen Arterienstenosen Verzögerungen der peripheren Fluorescenz verzeichnen; als Normalwerte gibt er in Ruhe 30 sec, nach Belastung 20 sec an [1]. MAC GREGOR und WAYNE (1951) halten die mit Hilfe von Histaminquaddeln an Arm und Fuß im Fluoresceinverfahren ermittelte „Fuß—minus—Arm-Zeit" (normal unter 13 sec), für aufschlußreich; sie ist bei Durchblutungsstörungen der Beine verlängert.

Andere Methoden konnten keine wesentliche Verbreitung finden, wie die Methode der Traubenzucker-Kreislaufzeit (HAYASI und OOTANI 1930) und verschiedene rein subjektive Methoden. HEILMEYER und RIEMENSCHNEIDER (1930) verwendeten Kongorot. Nach Einatmung von Stickstoff oder von Helium (WEXLER u. WHITTENBERGER 1946), ebenso nach Injektion von Farbstoffen (T-1824) läßt sich der Fremdstoff in der Peripherie oxymetrisch (MATTHES 1935) nachweisen. Dies ist weniger umständlich als das Betupfen einer peripheren Wunde nach Methylenblau-Injektion mit Fließpapier (HAHN und HETTLER 1949). Oxymetrische Kreislaufzeitbestimmungen führten BROUET u. Mitarb. (1953) dergestalt durch, daß an einer peripheren Histaminquaddel im auffallenden Rotlicht die Zeit zwischen Atemanhalten oder Stickstoffatmung und der in der Peripherie sichtbaren Farbänderung registriert wurde. Weitere oxymetrische Kreislaufzeitbestimmungen gaben CORBOZ (1947), KNUTSON u. Mitarb. (1950), CALLEBAUT u. Mitarb. (1950) u. a. an.

Radioaktive Stoffe wurden zur Kreislaufzeitbestimmung seit den Untersuchungen von BLUMGART und YENS (1927), BLUMGART und WEISS (1927; 1927; 1928; 1928) verwendet. Weitere Verbreitung brachten die radioaktiven Isotope, die alsbald (HUBBARD u. Mitarb. 1942; PRINZMETAL u. Mitarb. 1949) auf breiter Basis Eingang fanden. Die Verwendung von Gammastrahlern mit Registrierung der über der Körperperipherie wirksamen Strahlung [Radiozirkulographie (WASER und HUNZINGER 1951)] bringt für angiologische Fragestellungen Vorteile. Der Nachteil der Methode liegt in der relativ hohen Strahlungsbelastung (FRIEDELL u. Mitarb. 1949) gegenüber den Beta-Strahlern, außerdem in dem raschen Eindringen in das Interstitium. J^{131}-markiertes Albumin wurde von KRIEGER u. Mitarb. (1953) zur Untersuchung der peripheren Zirkulation mittels percutaner Aktivitäts-Messung durch Scintillationszähler verwendet. Auch BEIGLBÖCK und ODENTHAL (1954) konnten mit J^{131}-Albumin Kreislaufzeitbestimmungen Arm-Fuß durchführen. Von ELKIN u. Mitarb. (1948) sowie SMITH u. QUIMBEY (1946) wird die sehr große Streubreite der Ergebnisse mit radioaktivem Natrium bemängelt.

Als beste Methode auch zur Untersuchung peripherer Zirkulationsstörungen ist die objektiv registrierende Fluorescenzmethode anzusehen (vgl. auch K. LANGE 1960; WOLLHEIM und SCHNEIDER 1960).

s) Stromvolumen-Bestimmungen.

Stromvolumen-Bestimmungen in bestimmten Körperbereichen sind mehr für organdiagnostische als für angiopathologische Fragen von Bedeutung. Immerhin können sie zuweilen auch für die Diagnostik von Gefäßerkrankungen Anwendung finden.

---

[1] Ähnlich ist die von PIERRON und JAYLE (1952) geübte Methode.

α) *Bestimmung der Nierendurchblutung.* Die verschiedenen Clearance-Methoden können sowohl bei generalisierten Gefäßkrankheiten (Arteriosklerose; Endangitis obliterans; Panangitis u. a.) als auch bei lokalisierten Gefäßveränderungen von Interesse sein, z. B. bei Embolien, Aortenthrombosen und Aneurysmen.

β) *Hirndurchblutung.* Bestimmungen der Hirndurchblutung mit der Stickstoffoxydmethode nach KETY und SCHMIDT (1945, 1948), BERNSMEIER (1953) vermitteln quantitative Aufschlüsse, soweit sie mit der nötigen Kritik gehandhabt werden. SCHEINBERG (1950) hält Rückschlüsse auf das cerebrale Stromvolumen nur dann für gerechtfertigt, wenn sich bei Testung mit 50—100 mg Nicotinsäure i. v. die cerebralen Durchblutungswerte nicht ändern und damit die Wahrscheinlichkeit einer extracerebralen Beimischung zum untersuchten Venenblut entfällt. Besonders in Kombination mit Bestimmungen der arteriovenösen Sauerstoffdifferenz erwiesen sich diese Untersuchungen als brauchbar (SCHEINBERG 1950). Einzelheiten und spezielle Problematik der indirekten und der direkten cerebralen Stromvolumenbestimmung wurden von SCHNEIDER (1955) diskutiert.

γ) *Bauchorgane.* DEMLING (1955) versuchte die Magendurchblutung nach folgendem Prinzip zu erfassen: Bei Acetyleninhalation läßt sich bereits nach Ablauf von 30—60 sec das Fremdgas im Magenlumen nachweisen. Quantitative Analysen des gasförmigen Mageninhalts gestatten die Festlegung charakteristischer Verläufe der gastrischen Acetylen-Exkretion, darüber hinaus auch Rückschlüsse auf etwaige Abweichungen vom normalen Verhalten.

Zur quantitativen Beurteilung der Durchblutung des Leber- und Splanchnicusgebietes erwiesen sich Untersuchungen des Konzentrationsgefälles von Bromphenolsulfophthalein zwischen peripherem Kreislauf und Splanchnicusblut (Lebervenenkatheterisierung) als aufschlußreich (BRADLEY 1949). SHERLOCK u. Mitarb. (1950) zeigten in Untersuchungen über 3 Stunden, daß zur Absättigung störender extrahepatischer Bindungskapazitäten für Bromphenolsulfophthalein der Spiegel dieser Substanz von 1 mg% im Blut nicht unterschritten werden soll, weil unterhalb dieser Konzentration kein Rückschluß auf die Splanchnicusdurchblutung möglich ist.

DOBSON u. Mitarb. (1953) versuchten aus der Verfolgung des Schwundes kolloidaler Substanzen (P^{32}-markiertes Chromphosphat) aus dem Blut zu quantitativen Rückschlüssen auf die Leberdurchblutung zu kommen, desgl. NARDI u. Mitarb. (1959).

HÖFER u. Mitarb. (1955) bestimmten die hepatische Durchblutung mit Radiogold; der periphere Schwund, mit Zählrohr über einer Extremität gemessen, ist proportional der Leberdurchblutung; absolute Werte lassen sich nach Bestimmung der aktiven Blutmenge ermitteln.

ROCHA u. Mitarb. (1953) bedienten sich zur Objektivierung portaler Hypertonien der Bestimmung der Kreislaufzeit Duodenum—Lunge mit Äther. BRÜGEL u. Mitarb. (1953) verwendeten statt dessen neben der wenig aufschlußreichen rectalen Ätherresorption die enterale Acetylenresorption in Verbindung mit der transduodenalen Ätherzeit. Sie konnten aus den Ergebnissen im Zusammenhang mit der klinischen Untersuchung beachtliche Aufschlüsse gewinnen.

Zur quantitativen Erfassung der enteroportalen Durchblutung wurde von DEMLING und GROMOTKA (1957) ein nach den Arbeiten von GIBBS (1933) und HENSEL (1956) weiter entwickeltes Sondengerät eingesetzt, das bis zu einer Tiefe von 15 bis 28 cm ins Rectum bzw. Sigmoid eingeführt wird und die durchblutungsabhängige Wärmeleitfähigkeit des anliegenden Darmteils nach Art einer Calorimetersonde mißt. Wenn auch an peristaltisch irritierten Darmstellen keine brauchbaren Meßwerte erhalten werden, soll bei konstanter Lage der Sonde die Messung lohnend sein.

In der Klinik konnten sich bisher Messungen mit elektromagnetischem Strompendel (KOLIN 1936; 1941; WETTERER 1937) nicht einführen. Auch die Anwendung der Thermostromuhr (REIN 1929) entfällt für klinische Zwecke. DENISON (1955) gab ein spannungsmessendes Gerät zur Stromvolumenmessung am uneröffneten Gefäß an, geeignet für chirurgisch freilegbare große oder mittelgroße Gefäße (freizulegende Gefäßstrecke 3 cm), mit dem mittels auskochbarer Plastikelektroden und ohne Zuhilfenahme von Antikoagulantien am uneröffneten Gefäß bei geringer Nullabweichung gearbeitet werden kann.

t) Untersuchungen im extravasalen Grenzgebiet.

α) Gewebsclearance mit radioaktiven Substanzen.

Die Bestimmung der Gewebsclearance mit radioaktiven Substanzen ist für manche angiologische Probleme von Interesse.

Seit KETY (1949) diente zur quantitativen Beurteilung von Muskulatur und subcutanem Gewebe die Untersuchung des zeitlichen Verlaufes der von einem injizierten Depot ausgehenden Strahlung.

Der exponentielle Abfall der Aktivität von $Na^{24}Cl$ soll vorwiegend eine Funktion der Durchblutung sein. Gegen die Ausschließlichkeit dieser Behauptung wurden zahlreiche Einwände geltend gemacht (HENSEL 1955), da die Aktivitätsminderung auch von der Permeabilität der Capillarwand, von Abwanderung in die Lymphe und Rückfluß durch den Stichkanal in die Haut sowie von weiteren Faktoren beeinflußt wird. Daß die gemessene Aktivität nicht der Durchblutung streng proportional ist, war schon aus den Befunden von KETY (1949), MILLER und WILSON (1951) sowie McGIRR (1952) ersichtlich. Auch vergleichende Untersuchungen mit der Venenverschlußplethysmographie (RAPAPORT u. Mitarb. 1952; WALDER 1953) ließen einen der so ermittelten Durchblutungszunahme proportionalen Abfall der Aktivität vermissen. Als weitere Fehlerquelle erwähnen EICHLER u. Mitarb. (1949) die Wirkung von Gefäßkompressionen infolge Druckwirkung des Flüssigkeitsdepots; dieser „spreading effect" (WARNER u. Mitarb. 1953) bewirkt eine Verringerung des Aktivitätsabfalls (infolge örtlicher Durchblutungsbehinderung); die Störung ist umso stärker, je voluminöser das Depot ist. Auch fanden EICHLER u. Mitarb. (1949) gegen Ende der Beobachtungsphase unkontrollierbare Schwankungen; im übrigen kamen sie aber zu verwertbaren Ergebnissen. Bei Wahrung möglichst konstanter Versuchsbedingungen und bei Wahl kleiner Depotvolumina (0,3 cm³) (MUNDINGER u. Mitarb. 1954) scheint die Methode jedenfalls gröbere Veränderungen der örtlichen Zirkulation anzuzeigen. McGIRR (1952) hält für die Beurteilung von Durchblutungsstörungen Ruhebestimmungen allein nicht für zureichend, sondern empfiehlt Belastungsteste. WALDER (1953) konnte jedoch arterielle Insuffizienzen auch bei Ruhebestimmungen fassen. PABST und WALCHNER (1952) zogen das Verfahren auch für pharmakodynamische Untersuchungen heran. NEUMAYR u. Mitarb. (1953) gelangten hingegen nicht zu reproduzierbaren Ergebnissen.

Zur Beurteilung der Durchblutung der Subcutis dienten subcutane Depots von radioaktivem Natrium (COOPER u. Mitarb. 1949), außerdem Muskeldepots (INALLY u. Mitarb. 1952; McGIRR 1952). Bei reflektorischer Vasodilatation konnten dabei Durchblutungsanstiege, bei Venenverschlüssen Durchblutungsabnahmen, bei Arterienverschlüssen ein Sistieren der Durchblutung ermittelt werden, sodaß das Verhalten der Clearance-Raten die Zirkulationsänderungen zumindest richtungsmäßig wiedergibt. Auch Untersuchungen an transplantierten Hautlappen (COOPER 1951) verliefen ebenso wie die Untersuchungen peripherer Gefäßkrankheiten (COOPER 1946) erfolgversprechend, sofern die Messungen unter vergleichbaren

Standardbedingungen (festgelegter Raumwinkel; kleine Depotvolumina; Einnahme der Untersuchungsposition 10 min vor Versuchsbeginn; Konstanz von Temperatur und Feuchte der Luft) stattfanden. BUCHANAN u. Mitarb. (1954) kontrollierten ebenfalls die Durchblutung von gestielten Transplantaten an Stirn und Bein mit der Gewebsclearance.

Das Verfahren liefert nur indirekte Hinweise auf die Durchblutung, weil am Abtransport der Depotaktivität außer der Durchblutung noch andere Faktoren beteiligt sind. So ist die quantitative Verbindlichkeit der Messungen auch deshalb nicht ausreichend gesichert, weil Einzelbestimmungen durch erhebliche topische Unterschiede der Gewebsdurchblutung, die kaum abzuschätzen sind, verfälscht werden können. Die für angiologische Fragen zu erwartenden Aufschlüsse sind vorerst noch gering.

β) Histaminquaddelprobe.

Nach STARR (1934) soll die nach intracutaner Injektion von 0,1 oder 0,2 cm³ Histaminphosphat (Lösung 1:1000) innerhalb 5 min auftretende Hautreaktion in Form von Quaddel- und Erythembildung ein Maß für die periphere Durchblutung darstellen. Bei geringer oder fehlender Quaddel- und Erythembildung würde eine Verminderung der peripheren Durchblutung anzunehmen sein. STARR (1934) hatte den Test zunächst zur Prognose diabetischer Angiopathien am Fuß angegeben. Die weiteren Erfahrungen ließen die Probe zur Beurteilung peripherer Durchblutungsstörungen als wenig geeignet erscheinen (WRIGHT 1948; COLLENS und WILENSKY 1953; KÜCHMEISTER 1956). Dagegen lassen sich bei sorgfältigen intracutanen Injektionen Rückschlüsse auf die Permeabilität der Capillaren, die unmittelbare Capillarwirkung (lokale Röte) und das durch Axonreflexe auf die Arteriolen entstehende Reflexerythem ziehen.

Ein ähnlicher Test beruht in Aufträufeln von je 1 Tropfen der gleichen Histaminlösung 1:1000 (Beigabe von 5% Chloreton) auf die Haut von Fußrücken, Unterschenkel, Knie und Oberschenkel mit anschließender leichter Scarifikation der beträufelten Hautstellen ohne Provokation von Blutungen. Unter diesen Voraussetzungen bildet sich nach $2^1/_2$ min normalerweise eine starke, bei 10 min kulminierende Rötung, ein Vorgang, der bei insuffizienter peripherer Zirkulation verzögert oder verringert ist, mitunter überhaupt fehlt. KRAMER (1940) glaubt, daß der Test für solche Fälle Bedeutung hat, bei denen oscillometrisch Ausfälle faßbar sind und die Kollateralzirkulation beurteilt werden soll.

Auch mit dem Nicotinsäure-Ester Trafuril läßt sich ein zumindest teilweise durchblutungsabhängiger Faktor erfassen. Innerhalb von 10—15 min nach Auftragung von Trafuril-Salbe in umschriebenen Hautbereichen kommt es normalerweise zu örtlicher Ödembildung (positiver Trafuril-Test), während in pathologischen Fällen, z. B. bei Gelenkrheumatismus der Test negativ ausfällt (OKA 1953).

γ) Kochsalzquaddeltest.

Der Kochsalzquaddeltest nach MCCLURE und ALDRICH (1924), ursprünglich als Prüfung auf latente Ödeme gedacht, wurde in der Folgezeit auch zur Erfassung peripherer Durchblutungsstörungen herangezogen. Es werden 0,1 oder 0,2 cm³ einer physiologischen Kochsalzlösung als Intracutan-Quaddel in verschiedenen Extremitätenbereichen injiziert. Die Geschwindigkeit der Quaddelresorption, das heißt die Zeit bis zum Verschwinden der Hautquaddel, dient zur Beurteilung der Durchblutung. Die Quaddelabsorption ist bei arterieller Insuffizienz beschleunigt, was damit erklärt wird, daß ischämische Hautbezirke einen verminderten Wassergehalt haben, der zur schnelleren Übernahme des intradermalen Kochsalz-Depots führt. Dieses Verhalten der Haut steht damit im Widerspruch zum Verhalten der Subcutis, in der bekanntlich der Abtransport von Salzdepots bei der Gewebsclearance direkt proportional der Durchblutung gewertet wird. Gegenüber einer normalen Resorptionszeit von Kochsalzquaddeln mit 0,2 cm³, die nach VOLHARD (1931) 60—90 min beträgt, soll im ödematösen und präödematösen Zustand die Resorptionszeit verkürzt sein, außerdem allerdings auch bei Zuständen von Diabetes mellitus, Pneumonie, Lymphogranulomatose und postdiphtherischer Polyneuritis (KÜCHMEISTER und PIEL 1948).

Der Wert des Testes für die Diagnostik der arteriellen Insuffizienz gilt als gering (COLLENS und WILENSKY 1953).

δ) Messung des Gewebsinnendruckes.

Für angiologische Fragen ist die Messung des Gewebsinnendruckes nur in bestimmten Fällen wichtig. Der Gewebsinnendruck setzt sich aus mehreren Komponenten zusammen und ist nicht, wie nach den Untersuchungen von HENDERSON (1931) vielfach angenommen wurde, als ein Maß des Muskeltonus aufzufassen; vielmehr gehen auch der mechanische Gewebsinnendruck, die Blutfülle sowie stoffwechselabhängige Faktoren in diese Größe ein (KÜCHMEISTER 1952).

In Weiterführung der Untersuchungen von LANDERER (1884), MEYER und HOLLAND (1932), HENDERSON (1931) wurde von BEIGLBÖCK und JUNK (1936) eine apparative Methode zur Messung des Gewebsinnendruckes, speziell des Muskelinnendruckes angegeben. Hierbei wird eine Nadel in das zu untersuchende Gewebe unter einem Winkel von 45° eingestochen (Kuppe des Musculus biceps brachii). Diese Nadel ist verbunden mit der Meßapparatur, die im wesentlichen aus zwei quecksilbergefüllten Gefäßen besteht, von denen eines beweglich ist und die Herstellung eines Druckgefälles gestattet. Überschreitet der Druck in dem Verbindungssystem zwischen Apparat und Gewebe den Gewebsinnendruck, so kann an der Verbindungscapillare das Einströmen von Flüssigkeit beobachtet und der hierbei wirksame Druck abgelesen werden. Dieser Gewebsinnendruck ist individuell und konstitutionell verschieden hoch, meist zwischen 60 und 90 mm H_2O. Die Existenz rhythmischer Tagesschwankungen wird erwogen (KÜCHMEISTER u. Mitarb. 1952; KÜCHMEISTER 1954). Bei capillärer Atonie und bei adynamischen Zuständen ist der Muskelinnendruck erniedrigt, desgleichen im Schockzustand. Änderungen des Muskelinnendruckes erfolgen in der Regel gleichsinnig zum Venendruck (BAYER 1943). Dabei verhält sich der Muskelinnendruck umgekehrt proportional zur Capillarpermeabilität. Nebennierenrindenhormone führen zum Anstieg, Hyaluronidasen zu einer Verminderung des Muskelinnendruckes (KÜCHMEISTER 1953; KÜCHMEISTER und PIRTKIEN 1953).

Für angiologische Fragen kommt der Messung des Gewebsinnendruckes bisher keine Bedeutung zu.

ε) Untersuchungen der Lymphzirkulation.

Wegen der schwierigen Zugänglichkeit des Lymphgefäßsystems konnten die Untersuchungen von Druck und Strömungsgeschwindigkeit in den Lymphgefäßen bisher nicht breiteren Eingang in die klinische Technik finden.

Versuche, mit Farbstoffen den Lymphstrom in den oberflächlich verlaufenden (HUDACK und MCMASTER 1933; ZANNINI 1955) (intrakutane Injektion von Patentblau V; 0,2—0,4 cm³ einer isotonischen wäßrigen Lösung), sowie in den tieferen Lymphgefäßen der Haut (KINMONTH 1952) zu messen, bewegen sich noch in den ersten Anfängen. Auch mit röntgenschattengebenden Kontrastmitteln, die in konzentrierter Form in die Lymphspalten der Haut einzubringen sind, gelingen bisweilen im Tierversuch Darstellungen von Lymphgefäßen. Bereits JOSSIFOW (1909) wies daraufhin, daß die exakte Funktion von Lymphbahnen äußerst schwierig erkennbar ist und oft Kunstprodukte statt der Lymphbahnen dargestellt werden. Überdies ist die Deutung der Befunde wegen ihrer starken Inkonstanz so schwierig, daß sich eine Einführung als klinische Methode bisher nicht ergeben hat. Dies gilt auch für die bisher nur im Tierversuch möglichen Nachweise von Farbstoffen nach intra- und subcutaner Injektion in der Lymphe des Ductus thoracicus und später im Blut. Der Druck in den Lymphcapillaren und im Ductus thoracicus soll nach den Untersuchungen von ZANNINI (1955) zwischen 9 und 13 mm Hg betragen.

Ausgehend von der Überlegung, daß eine intracutane Quaddel stets ischämisch ist und daher nicht von Capillaren, sondern vorwiegend von Seiten der Lymphgefäße resorbiert werde, wurde durch ZOTHE (1942) zur Verstärkung des Ischämiecharakters und möglichst ausschließlicher Resorption über die Lymphgefäße die Quaddel mit Adrenalinzusatz zur physiologischen Kochsalzlösung angelegt. (0,1 cm³ einer Adrenalinlösung $1/10000$ in physiologischer Kochsalzlösung). Aus einer derartigen Quaddel entwickelt sich ein proximalwärts sich verlängernder anämischer Streifen, der bis zur Ellenbeuge, vereinzelt sogar bis in die Axilla verfolgt werden kann und den Gedanken nahe legt, daß Lymphbahnen von dem gefäßverengernden Adrenalin durchlaufen würden. Bei Normalen konnte ZOTHE (1942) feststellen, daß die Strecke von 20 cm von den Streifen innerhalb von 10,3 min durchlaufen wurde; nachdem die Ellenbeuge erreicht war glaubte ZOTHE aus Blutdruckanstiegen auf einen Übertritt von Adrenalin ins Blut schließen zu können. Diese Blutdruckanstiege konnten indes von KÜCHMEISTER und PIEL (1948) nicht reproduziert werden. Bei Ödempatienten war die Fortpflanzung der anämischen Streifen schneller als normal (ZOTHE 1942). Aufgrund der Nachprüfungen dieser „intracutanen Lymphstromgeschwindigkeit" (ZOTHE 1942) durch KÜCHMEISTER und PIEL (1948) in 246 Untersuchungen ließ sich zwar die Wahrscheinlichkeit ableiten, daß der anämische Hautstreifen etwa der Lymphströmung entspricht, jedoch vorwiegend ein subcutaner und kein cutaner Lymphstrom ist. Die Zusammenhänge mit Ödem in der von ZOTHE (1942) festgestellten Koinzidenz ließen sich nicht bestätigen.

Weder mit Farbstoffen noch mit Röntgenkontrastmitteln noch mit der Adrenalinquaddelmethode läßt sich ein verbindlicher Aufschluß über die Lymphstromgeschwindigkeit gewinnen, weil es bisher keine Methode gibt, die verbindliche Normalwerte angeben könnte. Somit beschränkt sich die Ermittlung der Lymphstromgeschwindigkeit in der Klinik vorerst noch auf Untersuchungen für die Grundlagenforschung. Die Lymphangiographie der Extremitäten wurde aber in der letzten Zeit der klinischen Nutzung nähergeführt (KAINDL u. Mitarb. 1958; KAINDL 1960).

u) Photographie.

Der Wert guter Photogramme für die Dokumentation klinischer Zustände von peripheren Durchblutungsstörungen kann kaum überschätzt werden. Zweckmäßig ist die Einhaltung einer möglichst konstanten Technik und die gleichzeitige Reproduktion von Maßstäben neben dem interessierenden Objekt.

Infrarot-Photographie. Zur Sichtbarmachung hautnaher Venen, die allerdings häufig auch bei gewöhnlicher Sicht auffallen, wird die Betrachtung mit roter Brille (Adaptationsbrille der Röntgenologen) vielfach empfohlen (INGEGNO u. MERRILL 1950). Bei Dokumentationen kann das in Schwarz-Weiß-Photographien unbefriedigende Hervortreten subcutaner Venen durch Infrarot-Lampen verbessert werden. Dieses Verfahren hat sich zur Fixierung von Befunden bei Mediastinaltumoren mit Hohlvenenstenosen, bei Pfortader-Stenosen und Venenstenosen der Extremitätenbereiche, insbesondere zur Darstellung von venösen

Kollateralkreisläufen bewährt (MASSOPUST u. GARDNER 1950). WRIGHT (1948) empfiehlt es auch für die Darstellung der Livedo reticularis. Brauchbare Infrarotphotographien konnte SCHUSTER (1956) über die Behandlung von Folgezuständen der chronischen venösen Insuffizienz vorlegen.

Bereits 1936 hatten WEISSWANGE und FRIEDRICH mit Infrarot-Aufnahmen ausgezeichnete Darstellungen der subcutanen Gefäße, insbesondere Venen, erzielen können. Ihre Arbeiten waren angeregt worden durch eine Publikation von ZIMMERMANN (1936).

v) Röntgenuntersuchungen.

Die Darstellung röntgenologischer Substrate von Gefäßkrankheiten auf einfachen Röntgenphotogrammen, etwa als schattendichte Gebilde bei Gefäßverkalkungen, kann nur gelingen, wenn ein pathologischer Kalkgehalt der Gefäße vorliegt. Mit spezieller Weichteiltechnik (BONSE 1951) lassen sich vermehrt strahlenabsorbierende Venen ebenfalls häufig darstellen.

Die Aussagefähigkeit der Schichtaufnahmetechnik (Tomographie) läßt sich durch Wahl optimaler Projektionsrichtungen (LEVENE, BURKE und ARNOIS 1954) erheblich steigern (SCHULZE 1956). Zur Erfassung pathologischer Formveränderungen im Bereiche der Aorta thoracica eignen sich ventrodorsale Schichtungen, eventuell mit seitlicher Drehung, die wegen der besseren Strahlendurchlässigkeit der Lungen zweckmäßigerweise im Sitzen oder Stehen (Zwerchfelltiefstand) durchzuführen sind. SCHULZE (1956) weist auf die diagnostischen Möglichkeiten der Tomographie bei Aortenaneurysmen, intramuralen Aortenhämatomen (blätterteigartige mehrschichtige Gliederung), bei arterieller Lungenfistel, bei varicösen Phlebectasien der Lunge (ZDANSKY 1949; STECKEN 1955) sowie beim Aneurysma der pulmonalen Einstrombahn (SCHULZE 1955) hin.

Sekundäre Veränderungen auf der Grundlage von Durchblutungsstörungen, wie etwa Skeletdeformitäten, Entkalkungsvorgänge u. a. bedürfen ebenfalls der röntgenologischen Diagnostik und objektiven Kontrolle.

Ein neues diagnostisches Verfahren ist nach den Untersuchungen von GÜNTERT und ZIMMER (1957) die röntgenkymographische Meßmethode zur Bestimmung der Blutströmungsgeschwindigkeiten, die sich aber noch im Ausbau befindet.

α) Allgemeines über Angiographie.

Organe mit geringer Röntgenstrahlenabsorption lassen sich durch Füllung mit Substanzen von hohem Absorptionsvermögen so darstellen, daß sie sich bei Röntgenaufnahmen und bei Durchleuchtungen von den umgebenden Geweben abheben. Entscheidend für die Strahlenabsorption eines solchen Kontrastmittels ist seine vom Atomgewicht und Molekulargewicht abhängige Dichte. Das Kontrastmittel muß außerdem für den untersuchten Organismus möglichst unschädlich und indifferent sein. Für Untersuchungen am lebenden Menschen wurden im wesentlichen Thorium- und Jodpräparate in Anwendung gebracht, während für postmortale Angiographien auch Bariumsalze verwendet werden können.

Die ideale Substanz wäre ein einfaches, chemisch allerdings reizloses Thoriumsalz (das Molekulargewicht von Thorium beträgt 232,1; demgegenüber beträgt es bei Jod nur 126,92; weitere Substanzen mit höherem Atomgewicht, wie Wismut, Quecksilber, Blei und Barium kommen wegen ihrer chemischen Eigenschaften für die Angiographie nicht in Frage). Da sich indes die Thoriumsalze (Thorotrast) als schädlich erwiesen haben, ist man ausschließlich auf Jodpräparate angewiesen. Ihre Herstellung erfolgt mit dem Ziel, möglichst viele Jodatome in ein möglichst kleines Molekül von geringer chemischer Wirkung auf den Organismus einzubauen. Die in den Anfängen der Angiographie üblichen Jodsalze einfachster Konstitution wurden mit zunehmender Entwicklung durch komplexe dijodierte Salze, neuerdings durch jodhaltige Substanzen mit 3 Jodatomen im Molekül abgelöst. Da mit der Anzahl der im Molekül enthaltenen Jodatome die Kontrastgebung zunimmt, bedeutet die Verwendung trijodierter Kontrastmittel die Möglichkeit, mit geringeren Konzentrationen relativ höhere Kontrastwirkungen zu erzielen, wodurch unerwünschte Nebenwirkungen durch Endothelreizung und Parenchymschäden eher vermeidbar werden.

Neben der Eigenschaft möglichst intensiver Kontrastgebung bei geringstmöglicher Schädlichkeit soll das Kontrastmittel auch leicht und schnell aus dem Körper ausgeschieden werden. Da die bisher verwendeten Stoffe durchwegs lokale Gewebsreizungen verursachen, ist dieses Ziel noch längst nicht erreicht. SCHLORHAUFER (1949) beobachtete neben Schmerzsensationen nach Kontrastmittelinjektion Abfall der Hauttemperatur von nahezu 1^0C. Bei Verwendung von Joduron fanden BÄTZNER und VIERNEISEL (1951) nur Sinken der Hauttemperatur um 0,05—0,1^{0}C. Im Anschluß an die Schmerzphase kommt es zu reflektorischer Hyperämie.

Die bei Angiographien verwendeten wasserlöslichen Jodsalze können nach PENDERGRASS u. Mitarb. (1942), DOTTER und JACKSON (1950), sowie PENDERGRASS u. Mitarb. (1955) grundsätzlich nicht als harmlos angesehen werden. Auch der negative Ausfall der üblichen klinischen Prüfungen auf Unverträglichkeit schützt nicht unbedingt vor Zwischenfällen. Als Kunstfehler ist es anzusehen, wenn die orientierende Vorprobe auf Überempfindlichkeit gegen das Kontrastmittel unterlassen wird.

Die heute üblichen Teste auf Kontrastmittelunverträglichkeit erschöpfen sich nicht im einfachen Aufbringen von 10%iger Jodkali-Salbe (ROSSI und PRADER 1948), sondern sollen mit dem zur Angiographie vorgesehenen speziellen Kontrastmittel, eventuell in verdünnter Konzentration, durchgeführt werden. DOLAN (1940) empfiehlt, einige Tropfen des Kontrastmittels auf die sublinguale Mundschleimhaut zu bringen. Bei Auftreten von Schleimhauthyperämie, Parästhesie von Schleimhaut und Lippen sowie Schwellung von Zunge und Hypopharynx soll das Mittel nicht intravasal gegeben werden. Ähnlich ist der Test von ARCHER und HARRIS (1942); bei positivem Ausfall kommt es nach Einbringen eines Tropfens der Kontrastmittellösung in den Augenbindehautsack nach 3—5 min zur Bindehauthyperämie, eventuell zu Brennen der Augen. NATERMAN und ROBINS (1942) legen eine Intracutanquaddel mit 0,1 cm^3 Kontrastlösung an, die bei Unverträglichkeit einen hyperämischen Hof von 1,5 cm sowie Blasenbildung von 1 cm Durchmesser verursacht. Ist Anwendung größerer Kontrastmittelmengen beabsichtigt, so sollte, eventuell nach Vorausschickung einer der genannten Proben stets noch eine intravenöse Probeinjektion von 1 cm^3 des Kontrastmittels am Tage vor der Untersuchung erfolgen (ALYEA und HAINES 1947). Unverträglichkeit äußert sich durch Blutdruckabfall, Tachykardie, Atemnot, Reizhusten, in leichteren Fällen Übelkeit, Kopfschmerzen, Juckreiz. Vorhergehende orientierende Untersuchung mit Schleimhaut- oder Intracutantesten ist deshalb zweckmäßig, weil nach intravenösen Injektionen die zu erwartenden Reaktionen manchmal überraschend heftig sind, so daß besonders für empfindliche Patienten mit Schädigungen zu rechnen ist. Als empfindlich gelten Patienten mit allergischer Diathese und mit pathologischen Plasmaeiweißkörpern. So konnten BRÜDIGAM und MOELLER (1957) bei einem Patienten mit atypischem Plasmocytom mit oligurischer tubulärer Insuffizienz der Niere und Azotämie nach intravenöser Testgabe von 1 cm^3 Perabrodil eine schwere anaphylaktische Reaktion mit Schock und Kollaps und letalem Ausgang beobachten. Weitere Zwischenfälle bei Plasmocytom sind von BARTELS u. Mitarb. (1954), MYRHE u. Mitarb. (1956/57),

KILLMANN (1957) sowie SCHEITLIN u. Mitarb. (1960) mitgeteilt worden. Nach Ansicht der letztgenannten Autorengruppe wird bei Patienten mit Myelom durch die Kontrastmittelgabe der klinische Ablauf bei Plasmocytomniere rapid beschleunigt.

Besonders zu warnen ist nach den Erfahrungen von DEMBOWSKI, HASSE und KÖBLE (1955) vor der gleichzeitigen Instillation von Kontrastmitteln mit gasförmigem Sauerstoff in die Arterie. Bei Anwendung der Apparatur nach PÄSSLER (1952) kann, wenn der Sicherheitshahn der Sauerstoffdruckleitung nicht rechtzeitig geschlossen wird, eine unbeabsichtigte Gasinsufflation in nicht kontrollierbaren Mengen erfolgen; durch die embolisierten Gasblasen soll ein unverhältnismäßig langer Kontakt zwischen Kontrastmittel und Gefäßwand verursacht werden, wodurch schwerste Schäden gesetzt werden können (DENECKE 1941).

Bei cerebralen Arteriographien werden mitunter Zwischenfälle wie passagere motorische Paresen, Rindenepilepsien, Hemiplegien oder akuter Exitus beschrieben (ALDINGER, BEHREND und MÖSER 1958); unter 2433 Untersuchungen hatten diese Autoren in der Hälfte der Fälle (1282mal) das Kontrastmittel 2mal hintereinander appliziert; 13 der insgesamt 14 beobachteten Zwischenfälle ihres Materials entfielen dabei auf die Patienten mit wiederholt verabfolgtem Kontrastmittel. Im Interesse der Vermeidung dieser Zwischenfälle empfehlen ALDINGER u. Mitarb. (1958), ebenso wie bereits TIWISINA (1957), mehrmalige Kontrastmittelinjektionen beim gleichen Untersuchungsgang zu vermeiden.

Kontrastmittel[1]: *Thoriumdioxyd*, im Handel als Thorotrast (Heyden, Testagar USA) in 25%iger kolloidaler Lösung, war wegen seiner ausgezeichneten Kontrastgebung bei Angiographien sehr geschätzt. Die Substanz wird jedoch im Bereich des ganzen RES, insbesondere in Leber und Milz, in extremem Maße gespeichert (REEVES und MORGAN 1937). Paravasale Ansammlungen des Kontrastmittels führen zu Schmerz und schmerzhafter Narbenbildung (DOTTER, STEINBERG und BALL 1951; DETERLING 1952; FONTAINE 1955). REEVES und MORGAN (1937) konnten in der Leber 4 Jahre post injectionem noch über 80% der Radioaktivität des injizierten Thorotrast nachweisen. Da man mit den für die Angiographie benötigten Kontrastmittelmengen nahe an die toxischen Dosen der radioaktiven Stoffe kommt, mußte auf das Thorotrast grundsätzlich verzichtet werden. BÄTZNER (1947) hatte bei 250 Thorotrast-untersuchten Fällen der Freiburger Chirurgischen Univ. Klinik keine Nieren- und Leberschäden festgestellt; nur vereinzelt beschrieb er Gefäßwandschäden durch intramurale Injektion sowie durch Einschmelzung von Paravasaten. Auf paravasale Thorotrastansammlungen sind die sog. Thorotrastome (FONTAINE 1955) zurückzuführen; Malignombildungen können nach K. H. BAUER (1949) nach Ablauf von 12—18 Jahren erwartet werden. Die möglichen Nachwirkungen begründen eine strikte Ablehnung der klinischen Anwendung dieses Kontrastmittels.

Natriumjodid mußte wegen des gegenüber Thorium vergleichsweise geringen Atomgewichts von Jod in hochprozentigen Lösungen (80%) angewandt werden, um ausreichenden Kontrast zu erzielen (BROOKS 1924). Die erheblichen Nebenwirkungen bei der Arteriographie in Form von Endothelschädigung mit Thrombenbildung machten das Präparat ungeeignet; außerdem traten unangenehme Allgemeinerscheinungen von Jodismus auf. Die akuten Jodwirkungen lassen sich nach DETERLING (1952) durch unmittelbar an die Angiographie angeschlossene intravenöse Infusion von 1 Ltr. isotonischer Kochsalzlösung mit 500 mg Ascorbinsäure vermeiden. DOTTER, STEINBERG und BALL (1951) erwähnten Todesfälle nach abdominaler Angiographie durch Mesenterialarterienthrombose. Das von BERBERICH und HIRSCH (1923) verwendete Natriumbromid konnte sich wegen ähnlicher Nebenerscheinungen ebenfalls nicht durchsetzen.

---
[1] Unter Verwendung einer von der Schering AG. Berlin überlassenen Zusammenstellung.

Einen Fortschritt bedeutete die Einführung wasserlöslicher jodierter Pyridone.

Das Dinatriumsalz der N-Methyl-3,5-dijodchelidonsäure (*Uroselectan B*, Schering) in Konzentrationen von 35, 50 oder 75% wurde von SCHLORHAUFER (1949) untersucht. Zwischenfälle ließen sich, ebenso wie bei anderen jodhaltigen Kontrastmitteln nicht restlos ausschalten.

Das 3,5-dijod-4-pyridon-M-essigsaure Methylglucamin, Perabrodil (Bayer) fand zur Vasographie in Konzentrationen von 25, 45, 60 und 80% Anwendung. DECKER und HOLZER (1954) verwendeten es in 45%iger Lösung zur cerebralen Angiographie bei guter Verträglichkeit.

Das Diäthanolamin-Salz der 3,5-Dijod-4-pyridon-N-essigsäure *Diodrast* und *Umbradil* (Winthrop, USA; Astra, Schweden) hatte durchaus vergleichbare Eigenschaften und Nebenwirkungen. Gelegentlich konnte wie bei Perabrodil (LINDBOM 1952) ein schmerzhaftes Hitzegefühl beobachtet werden. SANDSTRÖM (1953) verzeichnete bei 4867 untersuchten Fällen nur 13 Zwischenfälle.

Die dijodierte Pyridonessigsäure-Verbindung *Joduron* (Cilag) kommt in Konzentrationen von 50 oder 70% zur Anwendung (DIMTZA 1947), ist relativ gut verträglich und wird rasch ausgeschieden. BÄTZNER und VIERNEISEL (1951) hielten die Nebenwirkungen für gering; allerdings glaubt BÄTZNER trotzdem anhand seiner Erfahrungen zu der u. E. bedenklichen Vorbehandlung mit Scopolamin-Eukodal-Ephetonin raten zu müssen. Die geringere örtliche Reizwirkung von Joduron erklärt COTRIM (1953) durch den geringeren osmotischen Druck des Mittels gegenüber kontrastäquivalenten höherprozentigen anderen Mitteln.

Das Dinatriumsalz der 1-methyl-3,5-dijod-4-Pyridon-2,6-dikarboxylsäure *Neo Iopax* (Schering, USA) besitzt 80% der Kontrastwirkung von Natriumjodid und wird in Lösungen von 35 und 75% verwendet. Seine Toxizität entspricht im Tierversuch etwa derjenigen von Diodrast (DETERLING 1952). Cardiovasculäre Nebenwirkungen sind keine Seltenheit.

Diatrizoatnatrium bezeichnet die Gruppe der 3,5-diacetylamino-2,4,6-trijod-benzoesauren Natriumsalze, die in verschiedenen Konzentrationen verwendet werden.

Das Natrium-3,5-dijod-4-pyridon-2,6-Dicarboxylat *Jodoxyl*, (Brit. Drug. Houses, Engl.) kommt in Lösungen zu 30, 50 und 75% zur Anwendung und hält sich hinsichtlich der Toxicität im Rahmen des bei dijodierten Präparaten Üblichen. Es entspricht dem *Neoselektan B* (Schering).

Einen abermaligen Fortschritt brachten die trijodierten Kontrastmittel, die im *Vasoselektan* (Schering) (Äthyltrijodstearat) einen Vorläufer hatten. Natrium-3-acetylamino-2,4,6-trijodbenzoat (*Triopac*, Cilag) wird in Konzentrationen von 32,3, außerdem 48,5 sowie 64,6% (entsprechend einem Jodgehalt von 200, 300 bzw. 400 mg pro cm^3) für angiographische Zwecke verwendet. Es läßt sich dabei mit niedrigeren Konzentrationen und damit mit geringerer Gewebsschädigung arbeiten als bei Verwendung dijodierter Kontrastmittel vergleichbarer Absorptionsstärke.

Urografin (Schering) ist ebenfalls ein trijodiertes Kontrastmittel, das sich zur Vasographie bewährt hat. Für aortographische Zwecke spritzt SCHRADER insgesamt 60 cm^3 der 76%igen Lösung durch 2 Kanülen.

Das Natrium-2,4,6-trijod-acetylaminobenzoat *Urokon*, (Mallinckrodt, USA) oder *Vesamin* (Byk-Gulden) gleich *Triabrodyl* und *Triopac*, soll ebenso wie die anderen trijodierten Kontrastmittel einen Fortschritt hinsichtlich des Auskommens mit weniger konzentrierten Lösungen erbringen. Die Zwischenfälle werden als gering bezeichnet (SEAMAN und SCHWARTZ 1953). In 30%iger Lösung eignet es sich zur Carotisarteriographie. Die Ausscheidung der Substanz erfolgt nach PORPORIS u. Mitarb. (1954) hauptsächlich durch die Nieren; innerhalb von 5 Std haben bereits 66% der injizierten Menge den Organismus verlassen. Weitere 20% gelangen über Leber, Darm und Gallenblase (teilweise ebenfalls wieder durch die Nieren) zur Ausscheidung. Die Nieren eliminieren das Urokon teils glomerulär, teils tubulär, wie dies von den meisten anderen Kontrastmitteln ebenfalls angenommen werden darf.

Die am höchsten konzentrierten Lösungen werden fast ausschließlich zur Aortographie verwendet, da sich mit geringen Konzentrationen auch bei Injektion hoher Volumina in kurzer Zeit (3 sec) keine ausreichende Kontrastfüllung erreichen läßt. Trotzdem erscheint bei Anwendung der hohen Aortographie besondere Sorgfalt geboten, um Injektionen in die großen Baucharterien und die Nierenarterien zu vermeiden (vgl. S. 134). GADERMANN und SCHRADER (1951) sowie SCHRADER (1955) empfehlen ebenso wie WYLIE (1952) in den USA und KUNLIN u. Mitarb. (1950) in Frankreich die Verwendung von 2 Injektionskanülen. Hierdurch soll eine gleichmäßigere Verteilung gewährleistet werden und die Gefahr der direkten Kontrastmittelinjektion in eine Arterie um die Hälfte geringer sein. LOOSE (1952) injizierte die Kontrastmittel in angewärmtem Zustand. Es ist anzunehmen, daß die Reizerscheinungen geringer sind. Weniger konzentrierte Lösungen, in der Regel die 50%igen Lösungen der dijodierten Kontrastmittel, finden zu den Arteriographien verschiedenster Indikation Verwendung. Bei sehr langsamer Blutzirkulation, z. B. bei der Varicographie ist auch mit 30—40%igen Lösungen ein ausreichender Kontrast zu erzielen. Dünnere Lösungen helfen Beschwerden und Komplikationen vermindern. Weitere Angaben sind bei LOSSEN (1939), PENDERGRASS u. Mitarb. (1955) zu ersehen.

Luftfüllung. Nach LEMAIRE (1950) und JUDMAIER (1951) sind die großen Gefäße auch durch Luftfüllung darzustellen. JUDMAIER (1951) verwandte dazu Sauerstoffinsufflationen. HESS und SCHLICHT (1959) halten diese Methode für zu gefährlich, da bei Insufflation von 100 ml Sauerstoff in knapp 1 min Sauerstoff retrograd in Spinalarterien eindringen und zu Rückenmarksschädigungen führen kann. Höchstens in Fällen von Jodüberempfindlichkeit würde die Kontrastmittelangiographie durch eine Arteriopneumographie zu ersetzen sein und dann wäre CO_2 (100—200 ml rasch intravenös) zu bevorzugen wegen der wesentlich geringeren Nebenwirkungen (GROSSE-BROCKHOFF und KAISER 1950; HOEFFKEN u. Mitarb., zit. nach HESS und SCHLICHT 1959). Die diagnostische Ergiebigkeit des Verfahrens ist so gering, daß seine Anwendung in der Klinik nicht empfohlen werden kann.

β) Arteriographie.
αα) *Untersuchungen an Leichen und Amputationspräparaten.*

Bereits kurze Zeit nach der Entdeckung der X-Strahlen durch RÖNTGEN (1895) konnten HASCHEK und LINDENTHAL (1896) an der amputierten Hand die Arterien der Leiche durch eine kontrastgebende Substanz darstellen. In der Folgezeit gelang BAUMGARTEN (1899) die Darstellung tierischer Herzgefäße im Röntgenbild; HILDEBRANDT, SCHOLZ und WIETING (1904) publizierten eine Sammlung stereoskopischer Röntgenbilder mit spezieller Berücksichtigung des menschlichen Arteriensystems, später ebenso JAMIN und MERCKEL (1907). In der Folgezeit fand das Verfahren der Gefäßdarstellung am Präparat außer in den Arbeiten von SPALTEHOLZ (1924) nur geringe Beachtung. LAUBRY u. Mitarb. (1939), Ross und KEELE (1951), WESSLER u. a. (1953) sowie SCHOENMACKERS und VIETEN (1954) konnten eindrucksvolle Beiträge zur Morphologie und Angioarchitektonik des Gefäßsystems liefern. Die Technik der postmortalen Angiographie bedient sich der Injektion dünner Bariumsulfat-Lösungen von kondensmilchartiger Konsistenz mit Zusätzen von Formalin, sowie Kollidon oder Tylose ins Arteriensystem.

In ihren Untersuchungen an 100 Gliedmaßen konnten Ross und KEELE (1951) feststellen, daß bei 7 Individuen Verschlüsse größerer Arterien vorlagen, ohne daß diesbezügliche klinische Angaben intra vitam faßbar waren; auch die Schlängelung kleinerer Arterien vor Arterienstenosen, ein aus der klinischen Angiographie bereits bekanntes Zeichen für Kollateralausbildung, konnten diese Autoren bestätigen.

Neuerdings wurden stereoangiographische Untersuchungen an menschlichen und tierischen Leichenteilen mitgeteilt, bei denen als Kontrastmittel eine 25%ige Lösung von Mikropacnatriumcitratlösung mit einer Teilchengröße von 0,5 μ bei 40°C Körpertemperatur intraarteriell injiziert wurde (C. H. DE SAUNDERS, LAWRENCE, MACIVER und NEMETHY; zit. nach REDISCH u. TANGCO 1957). Mit dieser Technik konnten die Autoren die extra- und intramuskulären Gefäßaufteilungen räumlich sichtbar machen, wobei sich interessante Einblicke in die Architektonik der größeren ("macromesh") und kleineren Gefäße ("micromesh") ergaben.

$\beta\beta$) Untersuchungen am Patienten.

Die *Untersuchungen am Lebenden* zu klinischen Zwecken haben sich zunächst in Deutschland (RATSCHOW 1930; LÖHR 1932) und in Europa (DOS SANTOS, LAMAS und CALDAS 1929, 1931; MONIZ u. Mitarb. 1932), dann in den USA (EDWARDS 1933; ALLEN 1933) gegen anfangs erhebliche Widerstände allmählich durchgesetzt. Heute ist die Angiographie für bestimmte Fragen ein notwendiges Diagnosticum, besonders für operative Indikationsstellungen sowie für gutachtliche Entscheidungen (RATSCHOW und HASSE 1955). Für die Diagnostik intrakranialer Prozesse sind die cerebrale und die vertebrale Arteriographie nicht mehr entbehrlich. Dieses Verfahren braucht hier nicht speziell abgehandelt zu werden. Es ist auf den Beitrag von RIECHERT (1953) (dieses Handbuch, Bd. V/1) sowie auf SILVERSTEIN (1959) zu verweisen. In zunehmendem Maße gewann die Arteriographie auch für die Beurteilung abdominaler und thorakaler Krankheitsbilder Bedeutung.

$\gamma\gamma$) Technik der Extremitäten-Arteriographie.

Nach LINDBOM (1952) soll in der Regel der Arteriographie eine entsprechende Leeraufnahme der gleichen Gegend vorausgehen, damit etwa vorhandene Verdichtungen der Gefäßwand durch Kalkeinlagerungen erkennbar werden. Gefäßverkalkungen lassen sich am häufigsten im Bereich des Adduktorenkanals am Oberschenkel (Aufnahme in Außenrotation des Beines mit niedriger kV-Zahl) sowie im Bereiche des Unterschenkels nachweisen. Auch bei Aneurysmenverdacht sollen Weichteilaufnahmen gemacht werden.

Auch bei perfekter Technik ist die Arteriographie unangenehm, so daß neben einer ausreichenden Anästhesie des Einstichgebietes entweder eine Vorbehandlung mit Morphin-Scopolamin (LINDBOM 1952) oder 0,01 Morphin (WELLAUER 1957), seltener eine Kurznarkose, in Betracht kommt. Andererseits ist die völlige Ansprechbarkeit des Probanden während des Eingriffs ein Vorteil. Zur weiteren Vorbereitung gehört die waagerechte Lagerung der zu untersuchenden Extremität in einem warmen Raum für mindestens eine halbe Stunde, eventuell die vorsichtige Anwärmung mit Wasser von 35°C bei Neigung zu Spasmen. Für eventuelle Zwischenfälle müssen periphere Kreislaufmittel wie Sympatol und Effortil sowie Coffein bereitliegen, bei Anwendung größerer Kontrastmittelmengen muß auch die Möglichkeit gegeben sein, sofort eine Arterenol-Dauertropfinfusion anzulegen; daneben sollen Lösungen von Calcium und Traubenzucker sowie Geräte zur Beatmung mit O_2 und CO_2 zur Verfügung stehen. Schmerzen nach Paravasaten können durch Umspritzung mit Novocainlösung beseitigt werden; die Resorption der Paravasate wird durch Injektion von Hyaluronidase erleichtert. Bekanntlich stellen Extravasate die häufigsten Komplikationen der Arteriographien dar. Die entstehenden Beschwerden sind abhängig von der Empfindlichkeit des betroffenen Gewebes sowie von der Konzentration des Kontrastmittels. Hochprozentige Kontrastmittel führen zu sehr heftigen Schmerzen; niedrig konzentrierte, das heißt unter 40%ige Kontrastmittel meist nur zu Spannungsgefühl und Unbehagen.

Je nach der gewählten Darstellungstechnik richtet sich die Auswahl der Kanüle hinsichtlich Länge und Stärke. Die Einschaltung eines Schlauches

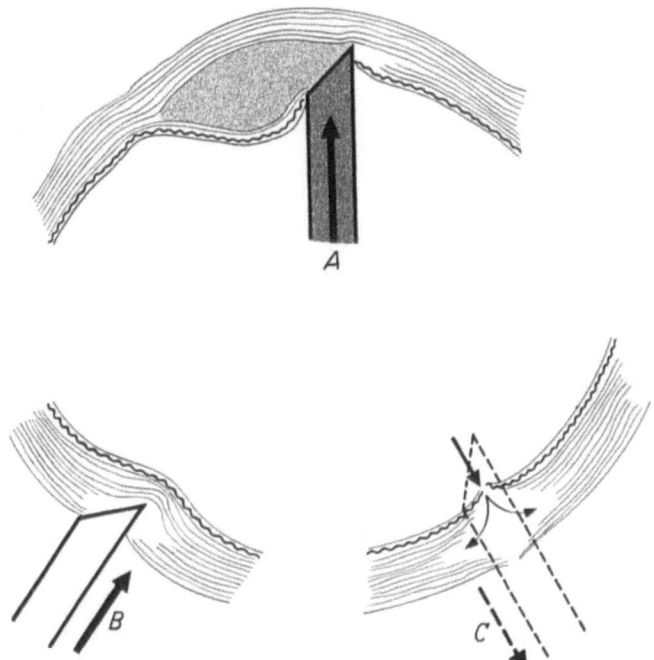

Abb. 31. Schematische Darstellung der Entstehung von Gefäßwanddissektionen und -hämatomen bei der Arteriographie. *A*: Beim Durchstechen der Arterie dringt die Kanüle in die gegenüberliegende Wand ein; bei der Injektion in dieser Lage werden die Wandschichten disseziert. — Liegt die Spitze nur teilweise intramural, kann die injizierte Flüssigkeit sowohl in die Schichten als auch in die Lichtung des Gefäßes gelangen. *B*: Schon beim Einstechen können Wandschichten auseinandergedrängt werden, besonders bei stumpfer Kanüle oder Widerhäkchen. *C*: Durch die stärkere Retraktion der mittleren Mediaschichten bei der Gefäßverletzung dringt Blut nach dem Herausziehen der Kanüle in die entstandene Lücke ein. Es kommt zu stärkerer Durchtränkung dieser Schicht bis zu Spaltbildungen. (Nach RIMPAU 1957.)

zwischen Spritze und Kanüle erleichtert die Vermeidung von Verschiebungen der Nadel während der Injektion.

Die Wahl zwischen dem percutanen Verfahren und der operativen Arterienfreilegung bei der Extremitäten-Arteriographie ist teilweise durch die individuellen Verhältnisse, anderenteils durch die subjektive Einstellung und Beurteilung des Untersuchers bedingt. IVINS und JANES (1955) empfehlen grundsätzlich die Arteriographie nach chirurgischer Freilegung im aseptischen Operationsraum. Infolge weitgehender Vermeidbarkeit von Paravasaten und größerer Schonung der Arterien, schließlich auch wegen gleichzeitiger Schmerzfreiheit schien das operative Verfahren unter günstigen Voraussetzungen dem percutanen Vorgehen an Sicherheit und Ausbeute zunächst überlegen zu sein. Auch die Gefahr intramuraler Arterienverletzungen (RIMPAU 1957 sowie RIMPAU u. SEILS 1957) (vgl. Abb. 31, 32, 33), die sich bei percutanem Vorgehen kaum mit Sicherheit vermeiden läßt, ist beim operativen Verfahren ausgeschaltet. LOOSE (1950) konnte mit operativer arteriographischer Technik bestechende Bilderserien erzielen.

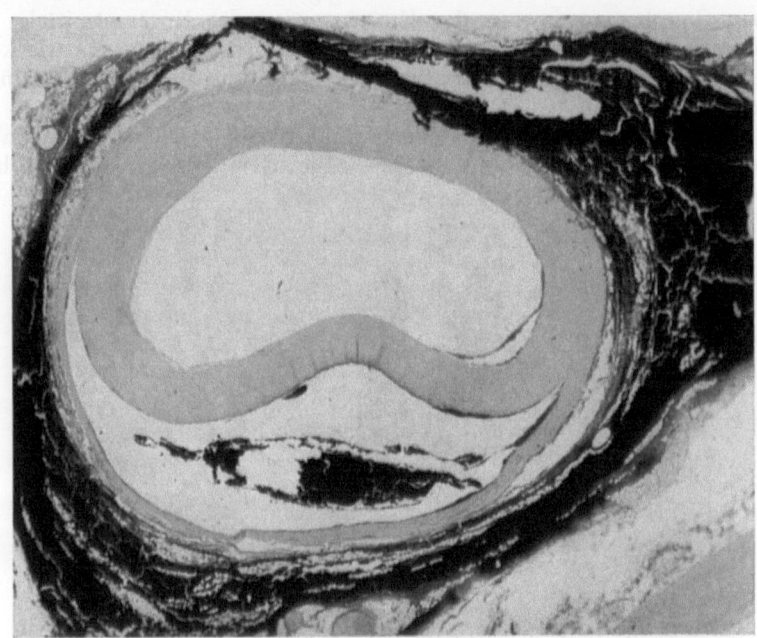

Abb. 32. Übersichtsaufnahme eines disseziierenden Aneurysmas 3 Tage nach Arteriographie. Starke Umblutung der Arterie (s. Text). Querschnitt etwa $^1/_2$ cm entfernt von der Stichstelle. S 671/54: 49 Jahre. (Haemat.-Eosin, Vergr. 10mal.) (Nach RIMPAU und SEILS 1957.)

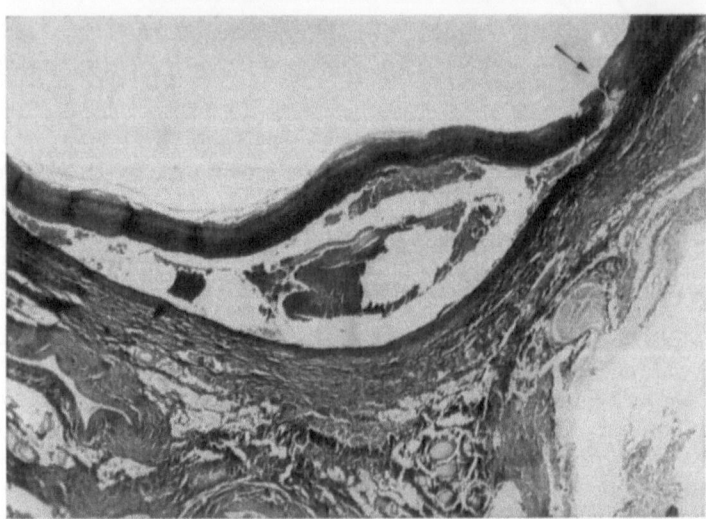

Abb. 33. Querschnitt einer breiten Gefäßwanddissektion nach intramuraler Injektion bei Arteriographie vor etwa 2 Wochen; rechts am Rande der Ausstich (s. Pfeil). S 745/54: 52 Jahre. (Elastica-v. Gieson, Vergr. 10mal.) (Nach RIMPAU und SEILS 1957.)

Arterienverletzungen, z. B. intramurale Arterienwandläsionen an der dem Einstich gegenüberliegenden Arterienwand führen nicht nur zu momentanen Spasmen und kurzfristigen Gewebsreaktionen, sondern auch zu eindrucksvollen pathologischanatomisch nachweisbaren Arterienwand-Hämatomen (RIMPAU und SEILS 1957; RIMPAU 1957).

Demgegenüber erfordert das percutane Verfahren (LINDBOM 1952; RATSCHOW 1957) einen geringeren zeitlichen und apparativen Aufwand. Dieser Vorteil mußte durch die geringere Sicherheit und vielfach durch mindere Gewebsschonung erkauft werden. Bei einigermaßen passablen anatomischen Voraussetzungen kann jedoch mit der percutanen Arterienpunktion eine gute diagnostische Erfolgsquote erzielt werden. Durch Verwendung von Punktionskanülen (BUCHTALA u. GERLACH 1954) die mit einem platten, abgerundeten Mandrin versehen sind, der nach Einstich in die Arterie sofort über die Kanülenspitze hinaus vorgeschoben wird und bei weiteren Kanülenmanövern eine weitgehende Schonung der dem Einstich gegenüberliegenden Arterienwand gewährleistet, hat das percutane Verfahren erheblich an Zuverlässigkeit gewonnen.

WELLAUER (1957) betont den Vorteil der percutanen Angiographie, der sich aus der Möglichkeit ambulanter Untersuchungen, der Vermeidung von postoperativen Wundinfektionen, Narbenbildungen, besonders für wiederholte Untersuchungen, ergibt. Stets sollte der Untersucher nur dann Kontrastmittel injizieren, wenn er sich des richtigen Sitzes der Kanülenspitze sicher ist. REBOUL, LAUBRY und VERGOZ (1953) haben eine Apparatur angegeben, mit deren Hilfe der Sitz der Injektionskanüle während des Ablaufs der Injektion zu kontrollieren ist.

Die Überdruckgeräte zur Ermöglichung einer raschen Injektion (DOS SANTOS 1931; DIMTZA u. JAEGER 1938; PÄSSLER 1952) erfordern peinliche technische Beherrschung, damit unliebsame Zwischenfälle vermieden werden; sie werden auch zur Aortographie verwendet (vgl. Abb. 37, S. 132).

Die für Arteriogramme zweckentsprechende Röntgenapparatur besteht heutzutage nicht mehr in einem einfachen Aufnahmegerät, sondern in einer hochdifferenzierten Apparatur, die automatisch schnell aufeinanderfolgende Belichtungen und den nötigen Wechsel der Kassetten besorgt, eventuell sogar in 2 Ebenen, wie bei der Schädelangiographie. Automatische Koppelungen zwischen Injektionsgerät und Röntgenschalttisch wurden von PHILIPPIDES (1941) angegeben, Schnellkasseten von DIMTZA und JAEGER (1938), LOOSE (1951), LEB (1951), WEISS (1951), PÄSSLER (1952). Serienarteriogramme lassen sich auch mit einfacheren Apparaturen bei Verwendung mehrerer übereinander liegender Kassetten (LOOSE 1950; LINDBOM 1952) erzielen; Papierbandangiographie wurde von MONOD und KATEB (1951) empfohlen. Die Belichtungszeit der Einzelaufnahmen sollte weniger als 0,3 sec betragen, damit Bewegungsunschärfen vermieden werden. Im allgemeinen soll die erste Aufnahme kurz vor Beendigung oder unmittelbar nach der Kontrastmittelinjektion gemacht werden. Bereits bei Verzögerung um einige Sekunden läßt sich mitunter überhaupt kein Kontrast mehr erkennen. Das Zeitintervall der folgenden Aufnahmen richtet sich nach Organ und Strömungsgeschwindigkeit. In den Extremitätenarterien beträgt die Geschwindigkeit des Blutstromes normalerweise 5—30 cm/sec. Der Durchgang durch die Endstrombahn erfolgt überaus unterschiedlich. Zur Erzielung eines zeitlich gut übersehbaren Füllungsverlaufes bedienen sich viele Untersucher des Kunstgriffs, distal der Injektionsstelle die Arterie zu komprimieren, bis das gesamte Kontrastmittel injiziert ist, dann erst frei zu geben und die erforderlichen Aufnahmen zu exponieren. Man hat damit zu rechnen, daß alles Kontrastmittel, was länger als 3 sec injiziert ist, nicht mehr arteriographisch faßbar ist (DOTTER, STEINBERG u. BALL 1951).

Arteriographie am Arm. Nach entsprechender Lagerung auf einem Tisch oder einer anderen Unterlage, eventuell auch Aufhängung an japanischen Fingerhandschuhen bei gestreckten und gespreizten Fingern und nach ausreichender Fixierung des Armes wird die Arteria brachialis in Oberarmmitte entweder percutan punktiert oder durch eine Längsincision freigelegt (ALLEN, BARKER u. HINES 1955). Während der ersten Hälfte der Kontrastmittelinjektion (35%ige Lösung) bleibt die Arterie distal von der Injektionsstelle komprimiert; unmittelbar anschließend wird bei Freigabe der Kompression die erste Aufnahme gemacht, weitere Aufnahmen während und unmittelbar nach der Injektion der zweiten Kontrastmittelhälfte. Bei percutanem Vorgehen empfiehlt sich Lagerung des Armes in starker Abduktionsstellung und leichter Elevation, damit ein Ausweichen von Kontrastmittel in den Schädelbereich tunlichst vermieden wird. Besonders empfehlenswert ist die Injektion des Kontrastmittels in Richtung gegen den arteriellen Strom (zentripetal), wodurch die Kontrastdarstellung verbessert werden kann (LINDBOM 1952).

Die Subclavia-Angiographie, bei der von der Arteria brachialis aus ein Katheter nach proximal in die mittleren Bereiche der A. subclavia unter Röntgenkontrolle vorgeschoben wird (RADNER 1949), dient zur Erfassung von Veränderungen der oberen Thoraxapertur. Die zur Beurteilung von Spasmen empfohlene intramuskuläre Vorinjektion von 8—10 cm³ einer 2,5%igen Lösung von Papaverinhydrochlorid scheint uns im Hinblick auf die blutdrucksenkende Wirkung nicht unbedenklich. Passagere Hemiplegien nach Subclavia-Angiographie sind beschrieben (DEMBOWSKI u. Mitarb. 1955).

Arteriographie am Bein. Es wird in waagerechter Lage bei leicht abduziertem und nach außen rotiertem Bein untersucht. Nach ausreichender Anästhesie wird die Arteria femoralis einige cm unter dem Leistenband percutan punktiert oder sie wird in Pentothal-Narkose durch eine Längsincision freigelegt. Unmittelbar bei Beendigung der Injektion sowie 2—4 sec später werden Filme exponiert.

Schwierig gestaltet sich die Punktion der Arteria poplitea, die in der Regel nur operativ gelingt. Über Fußarteriographie mittels percutaner Punktion der Arteria femoralis (30 cm³ 70% Joduron; 8 Aufnahmen; Abstand von je 2 sec) und über die anatomischen Varianten berichtet RADTKE (1956).

Mit proximaler Injektionsrichtung in die Arteria femoralis läßt sich mitunter eine isolierte Füllung der Arteria femoralis profunda erzielen. Für die Einführung von Kathetern, die man nach zentralwärts zu schieben beabsichtigt, ist ebenfalls eine proximalwärtige Einstichrichtung bei der Punktion notwendig (vgl. Aortographie).

Je nach den individuellen Erfordernissen kann die Injektion des Kontrastmittels auch mit dem Blutstrom sowie mit digitaler Drosselung des proximal der Einstichstelle liegenden Arterienteils erfolgen, damit das Konstrastmittel in die beabsichtigte Richtung geleitet wird.

δδ) Ergebnisse der Arteriographie.

Dem therapeutisch interessierten Kliniker, insbesondere dem Gefäßoperateur, sind für bestimmte Fälle die arteriographischen Befunde nicht mehr entbehrlich. Lokalisation und Ausdehnung von obliterierenden Arterienveränderungen sind durch gute Arteriogramme heute so sicher darzustellen, daß sie einen zuverlässigen Anhaltspunkt für den operativen Eingriff bieten. Besonders bewährt hat sich zur Erfassung größerer Extremitätenarterienstrecken die Aufnahme mit Filmen des Formats 20×96 cm (DIMTZA und JAEGER 1938). In Verbindung mit dem klinischen Befund werden gute Angiogramme den gewünschten Aufschluß selten schuldig bleiben.

Das Hauptindikationsgebiet der Arteriographie ist neben der Lokalisation von Arterienstenosen die Erfassung von Gefäßanomalien, Verlaufsvarianten und

Kollateralkreisläufen, außerdem bei gewissen Fragen der Begutachtung die Entscheidung der Wahrscheinlichkeit zwischen mehreren in Frage kommenden Krankheiten.

Bei der Endangitis obliterans ist besonders augenfällig die Einengung der kleinen Gefäße und deren drahtiger Verlauf; an den Hauptgefäßen, meistens in den proximalen zwei Dritteln der Arteria femoralis, ist der gestreckte Verlauf und der plötzliche Füllungsabbruch auffällig. Die bei chronischer Endangitis besonders zahlreichen Kollateralarterien imponieren arteriographisch durch unregelmäßigen spiraligen Verlauf, wechselndes Kaliber und scheinbar unmotivierte Richtungsänderung (ALLEN und CAMP 1935). REBOUL u. LAUBRY (1951) legen Wert auf die serienarteriographisch nachweisbare Verlängerung der Gefäßfüllungszeit.

Demgegenüber ist der Verlauf der Hauptgefäße bei der Arteriosclerosis obliterans meistens bogig gewunden oder eckig; nicht selten kann man Verkalkungen (bereits auf der Leeraufnahme), Einschnürungen und andere Wandunregelmäßigkeiten erkennen. Arterienverschlüsse treten bevorzugt im Bereich der Unterschenkel und des distalen Femurdrittels auf; die Kollateralen sind geschlängelt und in chronischen Fällen nicht so zahlreich und fein wie bei der Endangitis obliterans.

Arterielle Embolien führen meist zum scharfen Abbruch der Kontrastfüllung in einer der Hauptarterien; die Abbruchstelle kann konvex oder konkav begrenzt sein. Charakteristisch ist in den ersten Stunden nach dem akuten Verschluß das Fehlen typischer Kollateralen.

Charakteristische Gefäßbefunde weisen manche an den Extremitäten lokalisierten Tumoren auf, insbesondere Knochenmalignome (KLEINSASSER 1947); im allgemeinen gelten gefäßreiche Tumoren mit unregelmäßiger unentwirrbarer Gefäßversorgung (blood pool) als kennzeichnend für Malignome, während die Benignome meist dadurch imponieren, daß sie, ohne direkt Anschluß an das Gefäßsystem zu finden, die Gefäße der umgebenden Gewebe expansiv verdrängen.

Bei Polyarthritis rheumatica kann mit Serienangiographie häufig eine Einengung der peripheren Arterien und eine unzureichende Füllung der Endstrombahn bei starkem Abfluß von Blut über die arteriovenösen Anastomosen und Venen festgestellt werden (SCHINZ und FRIEDEL 1925). Ein ähnlicher Befund läßt sich bei diffuser Sklerodermie (VOGLER und GOLLMAN 1955) sowie in über der Hälfte der Fälle bei Ulcus cruris infolge chronischer venöser Insuffizienz nachweisen (VOGLER 1953) (Abb. 36). Die Bemühungen bei Ostitis deformans Paget massenhaft arteriovenöse Anastomosen offenstehend zu finden, war bisher nicht von Erfolg (SÜSSE 1955). Daß gewisse Venektasien durch arteriographisch nachweislich offenstehende arteriovenöse Verbindungen verursacht sind (GROTERJAHN und SEYSS 1952; VOGLER 1953), konnte röntgenologisch-angiographisch eindrucksvoll belegt werden.

Arteriographien haben sich in erster Linie zur Erfassung organischer Durchblutungsstörungen bewährt. Funktionelle Durchblutungsstörungen, etwa vom Typ des Raynaud-Syndroms, lassen sich dagegen, zumindest in den Anfangsstadien, arteriographisch nicht objektivieren. In späteren Stadien können bekanntlich Digitalarterienverschlüsse hinzukommen, die dann angiographisch faßbar sind.

Für das Begutachtungswesen bilden Angiogramme wichtige Unterlagen ((RATSCHOW u. HASSE 1955), die allerdings auch nicht überwertet werden sollten (KLOSTERMEYER 1950), zumal wesentliche Abweichungen angiographischer Befunde bei gleichem Gefäßsubstrat durchaus keine Unmöglichkeit darstellen. Seitenvergleichsuntersuchungen sowie Untersuchungen möglichst bald nach traumatischen Schädigungen geben nur eine beschränkte Gewähr für die

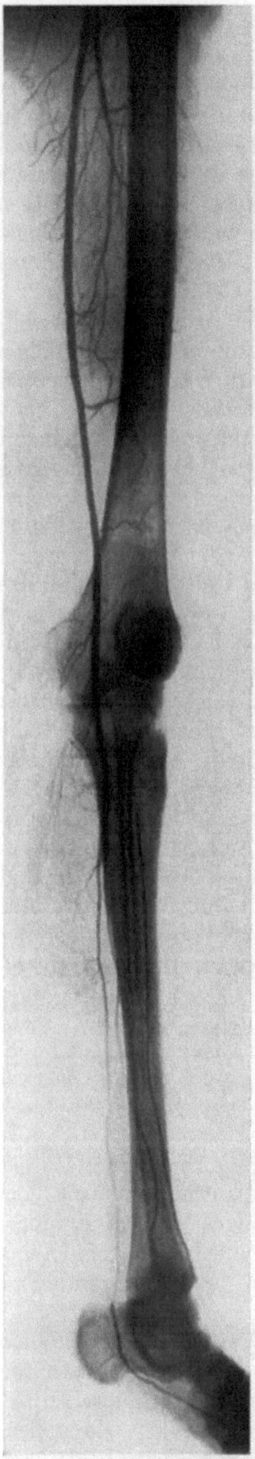

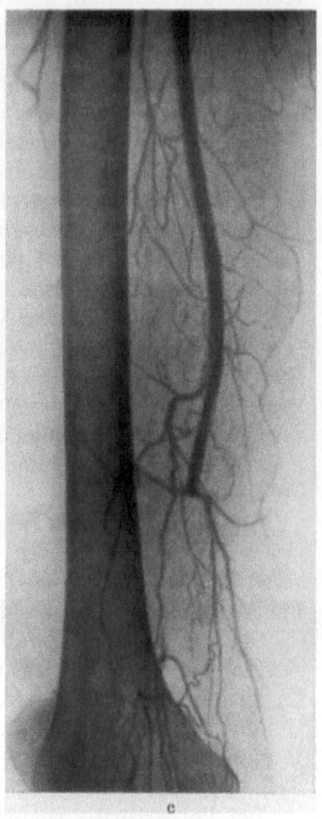

Abb. 34a—c. a Normales Femoralisangiogramm. Lückenlose angiographische Erfassung des Kontrastmittelablaufes innerhalb der Haupt-, Neben- und Endstrombahn. b Arteriogramm bei Endangitis obliterans. Kaliberschwankungen an der A. femoralis mit segment. Verschluß des Gefäßes im mittleren Drittel. Ziemlich gestreckter Verlauf der Arterien des Oberschenkels. Enges Lumen der Unterschenkelgefäße. 50jähriger Mann. c Verschluß der A. femoralis dext. bei Endangitis obliterans. Das Gefäß zeigt am Eintritt in den Adductorenkanal einen unvermittelt plötzlichen Verschluß, an dem die Kontrastmittelsäule scharf abbricht. Bis zur Unterbruchstelle ist der proximale Gefäßabschnitt gleichmäßig gefüllt, normal weit und glattwandig. Unmittelbar über der Verschlußstelle gehen kräftige Kollateralgefäße zur Poplitea ab. (Nach WELLAUER in H. R. SCHINZ, R. GLAUNER u. E. UEHLINGER 1957).

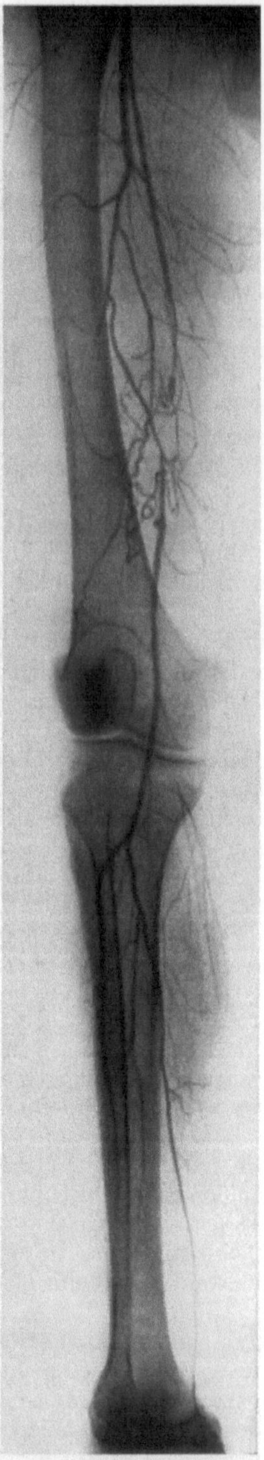

Ergebnisse der Arteriographie.

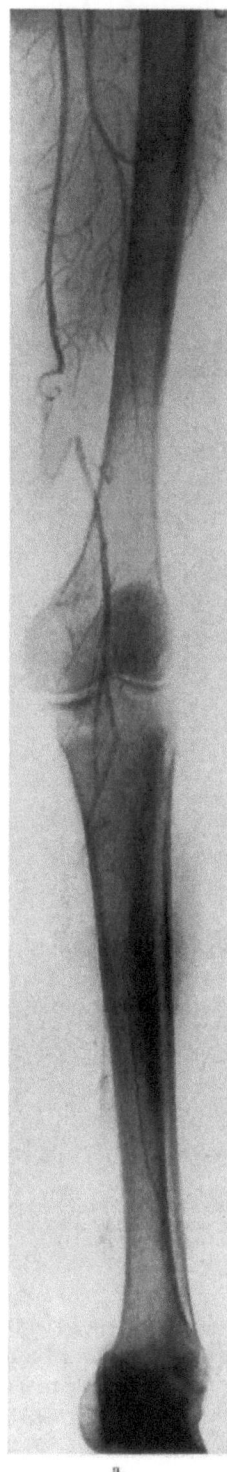
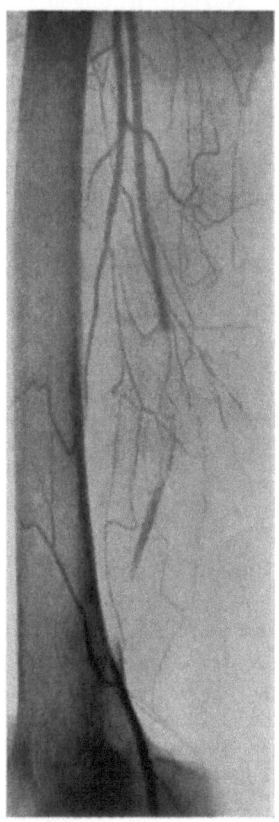
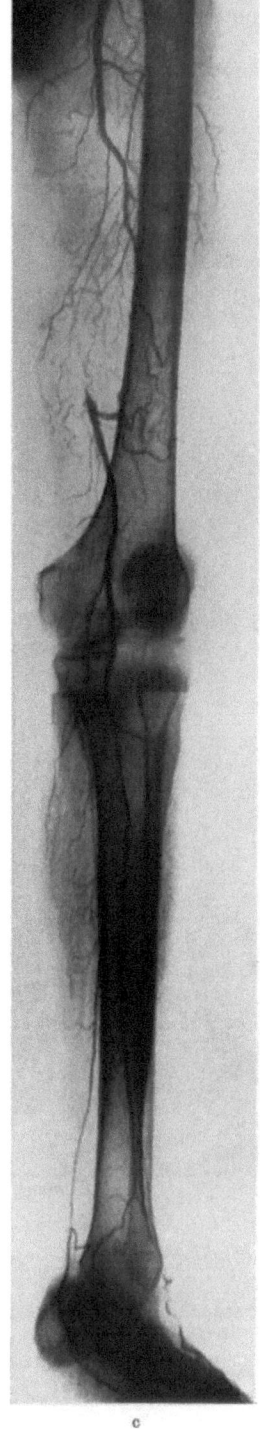

Abb. 35a—c. a Segmentverschluß an der A. femoralis bei Endangitis obliterans. Segmentär begrenzte Obliteration im mittleren Drittel der A. femoralis. Proximal vom Verschluß zeigt das Gefäß Kaliberschwankungen. Die Obliteration wird durch Kollateralgefäße überbrückt. b Diskontinuierliche Lichtungsunterbrechungen an der A. femoralis bei Endangitis obliterans. c Arteriogramm bei Endangitis obliterans. Verschluß der A. femoralis bis zum Adductorenkanal. Auffüllung der A. poplitea mit Kontrastmittel über kräftige Kollateralgefäße der Profunda femoris. Peripher an den Unterschenkelgefäßen sind weitere diskontinuierliche Lichtungsunterbrechungen zu erkennen. (Nach WELLAUER in H. R. SCHINZ, R. GLAUNER u. E. UEHLINGER 1957.)

Erfassung später auftretender Narbenwirkungen im Gefäßverlauf. Außerdem besteht eine geringe Chance, zu aussagefähigen Befunden über die Entwicklung traumatischer a-v Fisteln zu gelangen.

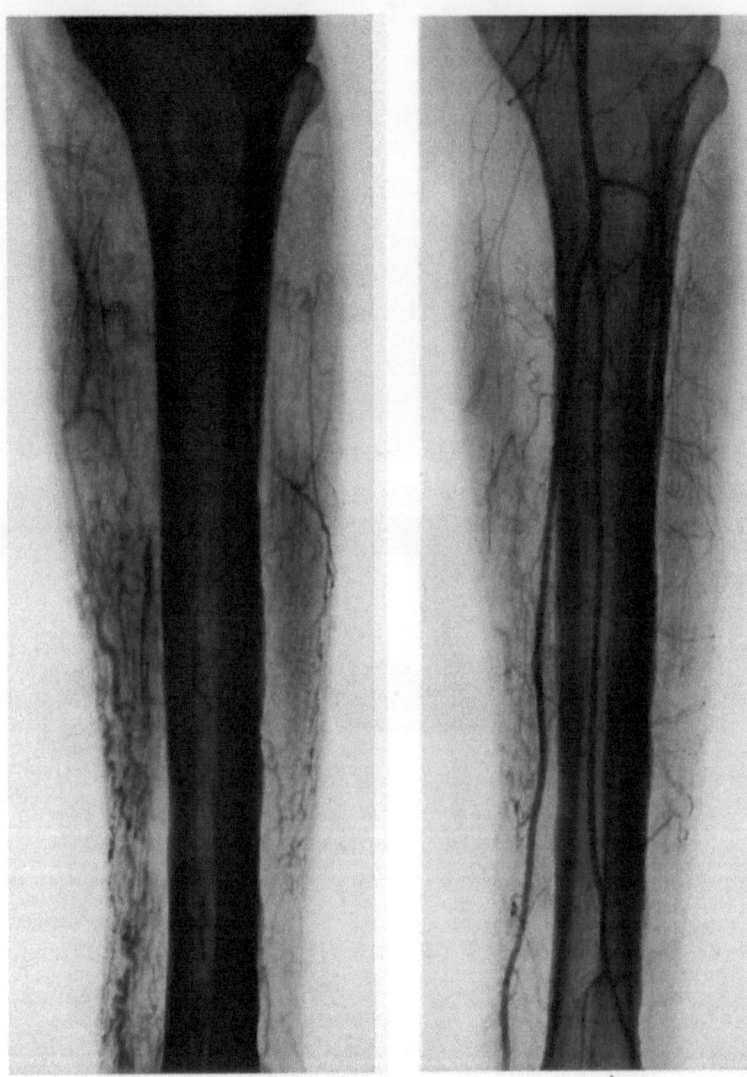

Abb. 36a u. b. Arteriographie A. femoralis links bei Ulcus cruris. Zwei Aufnahmen aus Serienvasogramm. a Arterielle Phase; b 3 sec später. Am gesamten Unterschenkel ist das Kontrastmittel bereits über a.-v. Anastomosen in erweiterte und geschlängelte Venen übergeführt. (Nach VOGLER 1953.)

γ) Aortographie.

Nach der ursprünglichen Beschreibung durch DOS SANTOS, LAMAS und CALDAS (1929; 1931) konnte die Aortographie nur sehr langsam Eingang in die Klinik gewinnen (REBOUL 1935). Erst allmählich setzte sich die Aortographie in Amerika (NELSON 1942; DOSS, THOMAS und BOND 1942; PRICE und WAGNER 1947; ELLIOT und PECK 1952; SMITH, RUSH und EVANS 1951) sowie in Europa durch (LERICHE u. Mitarb. 1950; KUNLIN u. Mitarb. 1950; GADERMANN und SCHRADER 1951; LOOSE 1951; 1952; PÄSSLER 1952; RATSCHOW 1953; BRASCHE 1958).

Extreme und besonders riskante Methoden der aortographischen Technik sollen hier nicht eingehend besprochen werden. Dies sind: die Aortographie mittels direkter Punktion des linken Ventrikels aus der Regio paraxiphoidalis (CREGG u. Mitarb. 1955), die in drei von 8 Fällen zu kurzfristigem Kammerflimmern führte; das Verfahren mittels Aortenpunktion über dem Oesophagus (EULER 1949); Aortographie nach Aortenpunktion durch das Jugulum (WICKBOM 1952; ein Todesfall), oder mittels Aortenpunktion durch das Sternum (NUVOLI 1953) oder mittels direkter parasternaler Aortenpunktion im 2. Intercostalraum (MENESES HOYOS und GOMEZ DEL CAMPO 1951).

αα) *Technik.*

Bei intravenöser Instillation einer ausreichenden Kontrastmittelmenge (50 cm³ einer hochprozentigen Lösung) kann eine ausreichende Aortendarstellung erzielt werden; die erste Aufnahme muß 10 sec nach Beendigung der Kontrastmittelinjektion exponiert werden (LEIGH und ROGERS 1950). Außerdem läßt sich mit der typischen angiokardiographischen Technik eine Aortendarstellung erreichen. Freilich kann auch dieses Verfahren nicht als harmlos bezeichnet werden, weil es dabei zu extremer Steigerung der Drucke im kleinen Kreislauf, Tachykardie und Druckabfall im großen Kreislauf bei peripherer Vasodilatation kommt (WEATHERALL 1942). Besonders schlecht werden diese Reaktionen von Patienten mit Rechts-Links-Shunt vertragen, wie aus den klinischen und tierexperimentellen Arbeiten von ROWE u. Mitarb. (1956) ersichtlich ist.

Bereits das indirekte Verfahren der Aortographie mittels Kontrastdarstellung über einen aus einer peripheren Arterie ins Aortenlumen vorgeschobenen Katheter, ursprünglich von DOS SANTOS u. a. (1931) angegeben, galt keineswegs von Anfang an als harmlos, fand dann aber im Laufe der Zeit in immer breiterem Maße das Interesse von Klinikern (CASTELLANOS 1938; FARINAS 1941; CASTELLANOS und PEREIRAS 1950; DETERLING 1952; SELDINGER 1953). Die Möglichkeit der Aortenkatheterisierung besteht von der Arteria radialis (RADNER 1949), von der Arteria carotis communis (JÖNSSON 1949; PEREIRAS u. Mitarb. 1950), von der Carotis externa (MARION und PAPILLON 1950; nach kleiner Hautincision) und von der Arteria brachialis aus (BUSTAMANTE u. Mitarb. 1950). Bedeutungsvoll wurde der Aortenkatheterismus über die Arteria femoralis (FARINAS 1941), der, seitdem flexible Katheter zur Verfügung stehen, sogar ohne Gefäßfreilegung mit der percutanen Methode durchführbar ist (PEIRCE 1951; SELDINGER 1953; RICKLIN 1954; EDHOLM und SELDINGER 1956).

Als das heute einfachste Verfahren der indirekten Aortographie darf die Technik von SELDINGER (1953) bezeichnet werden. Ihr Vorteil ist, daß sie ohne Narkose in Rückenlage des Patienten ausführbar ist und daß über den eingeschobenen Polyäthylen-Katheter jederzeit Druckmessungen und Blutentnahmen zu Untersuchungszwecken möglich sind. Nach Vorbereitung des Patienten mit 0,01—0,015 Morphinum hydrochloricum i. m. erfolgt mit dünnwandiger kurzgeschliffener Kanüle die Punktion der Arteria femoralis an typischer Stelle, anschließend die Einführung eines an der Spitze abgerundeten Mandrins, der in proximaler Richtung in der Arterie weitergeschoben wird und durch eine an der Spitze abgerundete und im Bereiche der vordersten 3 cm biegsame Metallsaite ersetzt wird. Bei liegender Metallsaite wird die Nadel aus dem Gefäß entfernt und anschließend ein sterilisierter Polyäthylenkatheter entlang dieser Saite in die Arterie eingebracht und proximal eventuell unter Röntgenkontrolle bis ins Aortenlumen vorgeschoben. Der Katheter wird nach Herausnahme der Metallsaite verstöpselt und durch Kochsalzinjektionen durchgängig gehalten. Von der

Arteria femoralis bis in die Aorta beträgt die Entfernung 20 cm, bis zu den Nierenarterien 30 cm, bis zum Aortenbogen 50—60 cm. Die Aortographie wird in typischer Weise durch Einbringung von 30 cm³ Kontrastmittel innerhalb 3—5 sec durchgeführt. Nach Abschluß der Untersuchung ist leichte Arterienkompression im Femoralisbereich zur Verminderung der Nachblutungsgefahr zweckmäßig. Das Verfahren ist bei Stenosen der Beckenarterien nicht immer durchführbar und bringt wegen der Kathetermanipulation die Gefahr der Loslösung parietaler Aortenthromben mit peripherer Embolisierung mit sich.

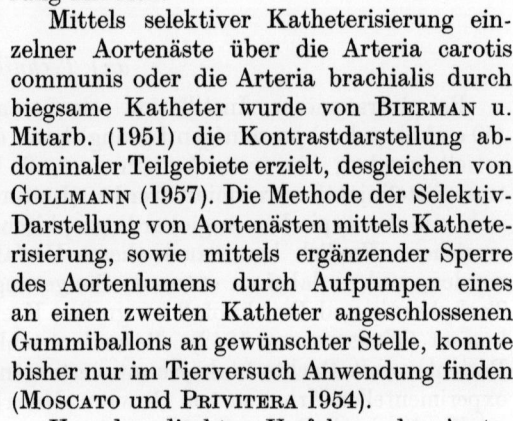

Mittels selektiver Katheterisierung einzelner Aortenäste über die Arteria carotis communis oder die Arteria brachialis durch biegsame Katheter wurde von BIERMAN u. Mitarb. (1951) die Kontrastdarstellung abdominaler Teilgebiete erzielt, desgleichen von GOLLMANN (1957). Die Methode der Selektiv-Darstellung von Aortenästen mittels Katheterisierung, sowie mittels ergänzender Sperre des Aortenlumens durch Aufpumpen eines an einen zweiten Katheter angeschlossenen Gummiballons an gewünschter Stelle, konnte bisher nur im Tierversuch Anwendung finden (MOSCATO und PRIVITERA 1954).

Von den direkten Verfahren der Aortographie mittels translumbaler Aortenpunktion wird die hohe subdiaphragmale, in Höhe von Th. XII sowie die typische lumbale Aortographie in Höhe von L I—L II unterschieden. Wegen der Gefahr unkontrollierbarer Kontrastmittelinjektionen in die großen Aortenabgänge wird vor der hohen Aortographie gewarnt (SCHRADER 1955; WELLAUER 1957); tatsächlich sind Komplikationen (vgl. unten) bei dieser Technik am häufigsten.

Abb. 37. Die Abbildung demonstriert das *gesamte*, für die Aortographie notwendige Instrumentarium. Die 60 cm³-Spritze ruht auf dem Gummikopf eines Metallzylinders. Der Zylinder hat an der Vorderseite einen vertikalen Schlitz, aus dem das Verbindungsstück zwischen Schlauch und Rekordspritze ragt. Das Verbindungsstück besteht aus einem Metallkatheter. Die Kanülen sind auf die Schläuche bzw. deren Conus gesetzt; neben ihnen liegen die Mandrins. (Nach E.-A. SCHRADER 1955.)

Demgegenüber ist die typische lumbale Aortographie weit weniger gefährlich und sollte, soweit nicht besondere Indikationen für das subdiaphragmale Vorgehen bestehen, bei direkten Aortographien vorgezogen werden (SCHRADER 1955; VÖLPEL 1951).

Direkte Aortographien erfolgen durch Anstechen der Aorta von dorsal her entweder mit einer einzigen oder mit zwei Kanülen. LERICHE u. Mitarb. (1950), KUNLIN u. Mitarb. (1950), WYLIE u. McGUINESS (1953), WYLIE (1952) sowie SCHRADER (1955) verwenden 2 Kanülen in der Absicht, das Aortentrauma geringer und die Druck- und Strömungsbedingungen bei den Injektionen günstiger zu gestalten (vgl. Abb. 37). Die anderen Autoren benützen ebenfalls Kanülen von 15 bis 20 cm Länge und einem inneren Durchmesser von 1,2—1,3 mm (SELDINGER 1953) mit möglichst kurzgeschliffener Spitze, teilweise mit einem abgerundeten Mandrin versehen, der es gestattet, den Abstand der Kanülenspitze von der gegenüberliegenden Aortenwand zu bestimmen (Strömungsrichtung bei der Kontrastmittelinjektion) sowie nach Arterienabgängen abzutasten (LINDGREN 1953; BAZY u. Mitarb. 1948). Von einigen Autoren wird zur besseren Fixierung die Kanüle gegen Verschiebungen in der beabsichtigten Position durch eine äußere Arretierung an der Haut unter Kontrolle gehalten.

Nach Lagerung des Patienten auf dem Bucky-Tisch in Bauchlage, tunlichst ohne Bauchunterlage (ANTONI u. LINDGREN 1949; SCHRADER 1955), wird die Gegend des Stichkanals mittels feiner langer Kanüle ausreichend anästhesiert, zweckmäßig mit 20—30 cm^3 Novocainlösung zu $^1/_4$% (WELLAUER 1957). Andere Autoren verzichten auf die Lokalanästhesie (BIANCHI u. Mitarb. 1954; SCHRADER 1955). Vielfach sieht man in der Vermeidung von Narkosen bei der Aortographie Vorteile, weil der Untersucher durch den stetigen Kontakt mit dem Patienten eine bessere Kontrolle des Untersuchungsablaufes hat.

Handbreit links von der Medianlinie wird, etwa in der Mitte der Verbindungslinie zwischen der 12. Rippe und dem Darmbeinkamm, mit der Injektionskanüle in schräger, median-ventraler Richtung mit Ziel auf die Vorderkante der Wirbelkörper eingestochen. Nach Orientierung mittels der Kanülenspitze am jeweiligen Wirbelkörper, meist LWK III, wird die Kanüle gegen einen prallelastischen Widerstand in die unmittelbar ventral davon verlaufende Aorta eingestochen, ihr Sitz bei entferntem Mandrin (stoßweiser Blutaustritt!) optimal reguliert und fixiert. Die anschließende orientierende Gabe von Kontrastmittel mit der Probeaufnahme gibt Sicherheit für die nachfolgende Kontrastmittelinjektion. Einige Autoren empfehlen vor der Aortographie die Injektion von 30 cm^3 1%iger Novocainlösung und anschließend von 80 mg Ronicol zur Vermeidung von Spasmen (MATERA und DE LU LÁCSKA 1955). Bei den Probeinjektionen von Kontrastmittel darf der Untersuchte keine Schmerzen, sondern höchstens ein Wärmegefühl verspüren. Die endgültige Kontrastmittelinjektion erfolgt zweckmäßig über flexible Verbindungsschläuche, damit bei Anwendung höherer Injektionsdrucke Verschiebungen der Kanülen vermieden werden. Vielfach werden Druckgeräte zur schnellen Einbringung des Kontrastmittels innerhalb von 3—4 sec verwendet (PÄSSLER 1952; SCHRADER 1955). Als Kontrastmittel wählen die meisten Untersucher hochprozentige Lösungen, bei denen die Gefahr von Intimaschädigungen näher liegt als bei den nur 35% oder 50%igen Lösungen, die WICKBOM (1952) verwendet, allerdings speziell zur Injektion in Höhe der Nierenarterienabhänge. Vor oder am Ende der Kontrastmittelinjektion werden die ersten, innerhalb von 2—3 sec die folgenden Filmaufnahmen exponiert. Kurze Belichtungszeiten gewährleisten schärfere Bilder. Konstantere Füllungen und bisweilen wohl weitere Gefäßdarstellungen ergibt das von SCHRADER (1955) empfohlene Verfahren mit Belichtungszeiten bis 2 sec. Die Kontrastmittelmengen werden unterschiedlich gewählt. Zur ausreichenden Füllung der caudalen Aorta und der Beckengefäße werden 40—50 cm^3 benötigt. Amerikanische Autoren (DOTTER, STEINBERG u. BALL 1951) begnügen sich häufig mit geringeren Mengen (15 cm^3; nach WELLAUER [1957] Zurückhaltung wegen Thrombosegefahr).

Bei der hohen, subdiaphragmalen Aortographie, deren Technik nach LOOSE (1952) sogar noch einfacher als die der lumbalen Aortographie ist, wird die Kanüle unmittelbar caudal der 12. Rippe 4 Querfinger paravertebral links in Richtung des 12. Brustwirbels eingestochen, am Wirbelkörper orientiert und unmittelbar ventral davon in die Aorta gestochen. LOOSE (1952) installiert 30—50 cm^3 angewärmtes 70%iges Kontrastmittel. Noch höhere Einstiche empfehlen SANTE (1951) sowie MILLER, WYLIE und HINMAN (1954). Die Filmbelichtung führt LOOSE (1952) während der Einbringung der letzten 5 cm^3 Kontrastmittel durch (0,4 sec bei 75—84 kV; 200 MA; Vierventilapparat).

ββ) Indikation.

Die Aortographie dient in erster Linie der röntgenologischen Erfassung von Stenosen und Verschlüssen im Bereich der Aorta und der Arteriae ilicae. Alle umschriebenen Zirkulationshindernisse, bei denen eine Operation in Frage kommt sollen aortographisch dargestellt werden (WULIE u. GOLDMAN 1958). Weiterhin lassen sich Aortenaneurysmen, Gefäßanomalien, Besonderheiten von Kollateralkreisläufen sowie abnorme Verdrängungserscheinungen aortographisch erfassen. Die Berechtigung der Aortographie zum Nachweis einer Placenta praevia (HARTNETT 1946) ist zumindest umstritten. Hochsitzende Aortenstenosen sowie spezielle Fragen der Diagnostik von Nieren- und Bauchorganen können die Heranziehung der hohen subdiaphragmalen Aortographie erforderlich machen.

γγ) Komplikationen.

Trotz relativ günstiger Statistiken ist die Aortographie mit Gefahrenmomenten belastet. Die von WELLAUER (1957) geschätzte Zahl tödlicher Komplikationen (auf Grund von Literaturangaben) von 6 pro Mille, die allerdings in der Mehrzahl der hohen, subdiaphragmalen Aortographie zur Last zu legen sind, ist für einen diagnostischen Eingriff zweifellos zu hoch. Daher darf man die Untersuchung nur in solchen Fällen durchführen, in denen der zu erwartende diagnostische Aufschluß und die etwaigen therapeutischen Konsequenzen den Einsatz rechtfertigen.

Die häufigste und in der Regel harmloseste Komplikation ist die Bildung eines Extravasates bei der direkten Aortographie. Derartige Extra- und Paravasate sollen nach SCHRADER (1955) in 2 pro Mille der Untersuchungen vorkommen. Die klinischen Rückwirkungen dieses Zwischenfalls sind in der Regel gering; je nach Menge und Konzentration des im Paravasat vorhandenen Kontrastmittels stellen sich abdominale Schmerzen und Reizerscheinungen ein. Durch SMITH u. Mitarb. (1951) wurden nach Aortographien an 13 moribunden Patienten paraaortale Hämatome gesucht; jedoch war in 11 Fällen der anatomische Befund negativ; auch LARSSON und PALMLÖV (1952) konnten bei 3 Untersuchungen keine Paravasate finden. Wahrscheinlich gehen diese geringen Zwischenfälle selten in die Literatur ein. Ähnlich scheinen intramurale Blut- oder Kontrastmittelansammlungen nach den Beobachtungen von LINDGREN (1953) sowie SMITH u. Mitarb. (1951) zunächst ohne schwerere Folgeerscheinungen zu bleiben.

Gleichfalls als selten gilt die Ausbildung von Thrombosen nach Kontrastmitteleinwirkung (FONTAINE u. Mitarb. 1952; KAUTZKY und SCHRADER 1953). Nur ganz vereinzelt scheint es nach der Aortographie zu Vergrößerung und Ausdehnung bereits vorhandener Thrombosierungen zu kommen (BACQUART 1952). Durch — teilweise reversible — Aortenthrombosen bedingte Querschnittlähmungen nach Aortographie (ANTONI und LINDGREN 1949; BOYARSKY 1954) hält SCHRADER bei Umgehung hoher Aortographien für vermeidbar, zumal caudal vom LWK I, das heißt am Orte der typischen lumbalen Aortographie, keine Medulla spinalis mehr liegt. Hemiplegien mit Rückbildung nach mehreren Stunden post aortographiam wobei auch an das Aufsteigen von Kontrastmittel oder von Gasblasen ins Hirn zu denken ist, beschrieben PEIRCE (1953) sowie DEMBOWSKI u. Mitarb. (1955). Vereinzelt scheint es zu peripheren Embolien sowie zu akuten Beinarterienthrombosen im Anschluß an Aortographien zu kommen (LILLY u. Mitarb. 1954; DEMBOWSKI u. Mitarb. 1955), wodurch Amputationen nötig werden können.

Demgegenüber sind die Schäden, die durch Einbringung von Kontrastmittel in einen der Aortenäste entstehen, sei es unter zu hohem Druck oder in zu großer Menge, wesentlich häufiger. Der Hauptanteil derartiger Zwischenfälle entfällt wohl auf den Magen-Darmkanal. Klinisch kann dabei ein paralytischer Ileus (GADERMANN und SCHRADER 1951; DEMBOWSKI u. Mitarb. 1955) verschiedener Grade bis zur kompletten Darmgangrän beobachtet werden (VÖLPEL 1951; WAGNER und PRICE 1950; KUNLIN u. Mitarb. 1950; SPRENGER 1951; Doss u.

Mitarb. 1942; 1946). Die Befürchtung von SCHULZE-BERGMANN (1953), daß die Injektion in einen Aortenast zum Verlust des betroffenen Organs führt, trifft wohl nur selten zu. Auf die Symptome einer „Spontan-Splenektomie" nach Kontrastmittel-Injektion in die Arteria mesenterica cranialis und die Arteria lienalis wurde durch WELLAUER (1957) hingewiesen.

Gelangt Kontrastmittel in unverträglich großen Mengen in die Nieren, was besonders bei hoher Aortographie möglich ist, so können Nierenschädigungen von unterschiedlicher Stärke bis zur Parenchymnekrose auftreten. Konzentration und Chemismus der Kontrastmittellösung ist nach LINDGREN (1953) bestimmend für die Verträglichkeit. Während SMITH u. Mitarb. (1951) ohne renale Zwischenfälle auskamen, ebenso wie MELICK und VIT (1948) bei 3000 urologischen Aortographien, mußten MILLER, WYLIE und HINMAN (1954) bei 7 von 250 Aortographien Nierenstörungen verzeichnen, davon 3mal Nephropathien mit reversiblem Hochdruck und Nausea, 4mal akute reversible Anurien von 2—10 Tagen Dauer. EDLING, HELANDER, PERSSON u. ASHEIM (1958) konnten an Hunden, denen 40—80 cm³ Kontrastmittel (60%iges Urografin oder 50%iges Miokon) in die Aorta gespritzt wurde, weder eine Änderung der Clearancewerte noch der histologischen Struktur der Nieren feststellen, obwohl die applizierte Kontrastmittelmenge das 5fache der bei der humanen Aortographie üblichen Dosis betrug. Die in der Literatur mitgeteilten renalen Zwischenfälle nach aortaler Kontrastmittelgabe führen die Autoren darauf zurück, daß in diesen Fällen eine aortale Kontrastmitteldosis direkt in eine der Nierenarterien gespritzt wurde oder daß bereits vorher eine Nierenschädigung vorlag.

Durch möglichst seltene Anwendung der hohen Aortographie, günstige Untersuchungs- und Injektionsbedingungen, vorherige Anwärmung des Kontrastmittels (LOOSE 1952) dürften sich die Zwischenfälle wesentlich vermindern lassen. Auch die Verbesserung der Kontrastmittel durch Einführung der im Verhältnis zur Kontrastgebung minder toxischen trijodierten Präparate sollte nach WELLAUER (1957) geeignet sein, die Zahl der Zwischenfälle zu vermindern. Speziell für das Rückenmark ist die verminderte Toxicität trijodierter Kontrastmittel durch GOTTLOB (1956) am Kaninchen erwiesen worden.

Von weiteren Gefahren der Aortographie nennt LOOSE (1952) das Anstechen des Lumbalsackes, die Läsion dorsaler Rückenmarkwurzeln sowie Luftinjektion in die Aorta mit der bereits erwähnten Gefahr von cerebralen Embolien. Bei irrtümlicher Einbringung hochprozentiger Kontrastmittel in den Periduralraum wurden klonische Muskelkrämpfe, schwere Hüft- und Beinschmerzen, Schweißausbrüche, sowie Puls- und Atemfrequenzanstieg beobachtet (HAUSCHILD 1958); durch intravenöse Evipannarkose 0,4 g sowie 100 mg Dolantin, 50 mg Atosil, 50 mg Megaphen, außerdem 0,8 cm³ Depot-Curarin konnte der Zustand ohne Hinterlassung von Dauerschäden behoben werden.

δδ) Kontraindikationen

sind in erster Linie durch Unverträglichkeit des Kontrastmittels gegeben. Allerdings bedeutet nicht jede Jodallergie bereits die Unmöglichkeit der Untersuchung, sondern es muß jeweils individuell mit dem für die Untersuchung bestimmten Kontrastmittel die Verträglichkeit geprüft sein. LERICHE u. Mitarb. (1950) empfehlen Patienten mit Aortengabelthrombosen, die eine Extremitätencyanose aufweisen, wegen der Gefahr einer appositionellen Thrombenbildung von der Untersuchung auszuschließen, desgleichen besonders adipöse oder kardiovasculär dekompensierte Patienten (LERICHE, BEACONSFIELD und BOELY 1952). Auch WICKBOM (1952) ist der Ansicht, daß die Kontrastmittelinjektion bei verlangsamter Blutströmung schädlich sein kann. SCHRADER (1955) rät schließlich zur Vermeidung von Aortographien bei Patienten mit schweren coronaren Durchblutungsstörungen. Andere Untersucher, wie ELLIOT und PECK (1952) glauben, daß die Gefahr von Aortenthrombosen weniger ins Gewicht fällt. Patienten mit Niereninsuffizienz oder mit schweren Leberschädigungen (KUNLIN u. Mitarb. 1950) sowie Epileptiker (NORDMANN 1955) sollten gleichfalls nicht aortographisch untersucht werden. Arterielle Hypertonie ohne Herzinsuffizienz scheint nach den Erfahrungen von WELLAUER (1957) keine absolute Kontraindikation gegen die Aortographie darzustellen, zumal schon Patienten mit systolischen Arteriendrucken bis 300 mm Hg den Eingriff schadlos überstanden haben.

Eine weitere Kontraindikation ist nach FONTAINE (1955) die Wiederholung von Arteriographien innerhalb der ersten 3 Jahre nach Transplantationsoperationen (Reaortographie), da ein arterielles Transplantat im Körper etwa 3 Jahre lang „arbeitet". Dieser Einschränkung wurde von LOOSE (1955) auf Grund eigener Erfahrung an über 1000 Reangiographien mit zwischenfallsfreiem Verlauf widersprochen. Bei konservativer Einstellung dürften auch die Patienten nicht zur Aortographie zugelassen werden, für die sich keine therapeutischen Konsequenzen ergeben können.

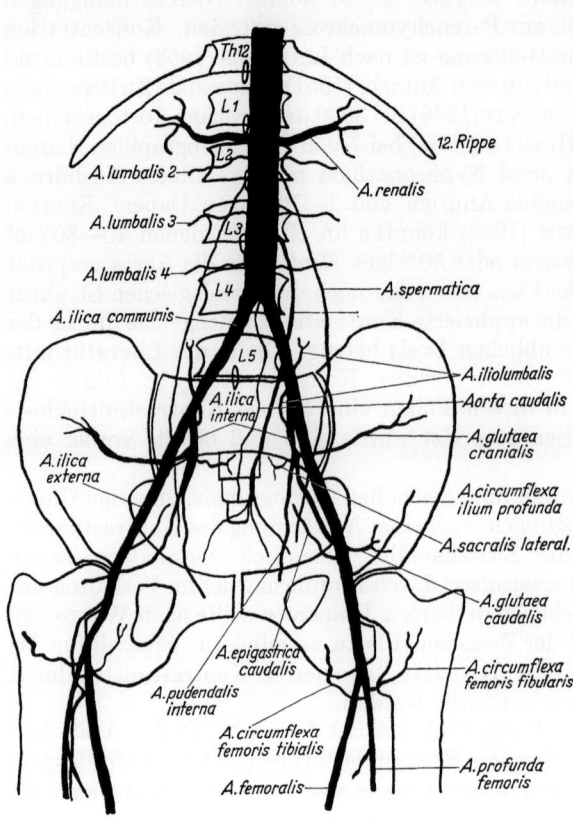

Abb. 38. Übersicht über die normalen anatomischen Verhältnisse der Arterien im Beckengebiet. (Nach E.-A. SCHRADER 1955.)

εε) Untersuchungsergebnisse.

Zur genauen Darstellung von Aortenstenosen höherer wie tieferer Lokalisation, Aortenverschlüssen (LERICHE 1940; 2 Fälle von PRICE und WAGNER 1947; GESENIUS 1952) kann auf die Aortographie keinesfalls verzichtet werden. Auf die Wichtigkeit solcher diagnostischer Erhebungen bereits vor Auftreten klinischer Notfälle wurde vor allem durch DE TAKATS (1955) hingewiesen.

Dies gilt auch für die Feststellung prä- und postoperativer Beckenarterienbefunde. Der Operateur kann wegen der Entscheidung, wo der Eingriff zu erfolgen hat und wegen der dazu notwendigen Vorbereitungen (Beschaffung von Material zur Transplantation etc.) in keinem Fall auf die Feststellung von Sitz sowie von Länge der verengten oder obliterierten Arterienbereiche verzichten. Außerdem gewinnt er wichtigste Hinweise für das operativ zweckmäßige Verhalten aus Anordnung und Intensität der Kollateralenausbildung. Tabelle 4 und Abb. 38 geben Aufschluß über die bei Beckenarterienverschlüssen zustande kommenden

Tabelle 4. *Anastomosen bei Obliterationen an den Beckenarterien.* (Nach WELLAUER 1957.)

Obliterierte Strecke	Ausgang der Kollateralverbindung	Zwischengeschaltete Arterien	Einmündung der Kollateralbahn
Aorta von den Nierenarterien abwärts	Thoracica int., Interkostalarterien	Epigastrica cran., Epigastrica caud.	Ilica ext. (Femoralis)
	Bauchaorta	Mesenterica cran., Mesenterica caud. (Riolan), Pudenda int., Ilica int.	Ilica ext. (Anfangsteil)
		A. testicularis (spermatica) int., Testicularis ext. Epigastrica caud.	Ilica ext. (distales Stück)
		Ovarica, Uterina, Ilica int.	Ilica ext. (Anfang)
Aorta knapp oberhalb der Bifurkation und Ilica communis	Bauchaorta	Lumbalarterien, Iliolumbalis, Ilica int.	Ilica ext. (Anfang)
		Lumbalarterien, Circumflexa ilium prof.	Ilica ext. (distal)
		Mesenterica caud., Haemorrhoidalis cran., Haemorrhoidalis caud., Pudenda int., Ilica int.	Ilica ext. (Anfang)
Ilica communis	Bauchaorta	Sacralis media, Lumbalis ima, Rami sacrales, Sacralis lat., Ilica int.	Ilica ext. (Anfang)
Ilica externa	Ilica int.	Glutea caud., Circumflexa med. oder Perforans I.	Profunda femoris
		Obturatoria, Circumflexa med.	Profunda femoris
		Pudenda int., Circumflexa med.	Profunda femoris
		Pudenda int., Pudenda ext.	Femoralis
		Glutea cran., Circumflexa lat.	Profunda femoris
	Epigastrica caud.	Obturatoria (Corona mortis), Circumflexa med.	Profunda femoris
Ilica communis und externa	Bauchaorta	Lumbalarterien, Iliolumbalis, Teilung d. Ilica int., Äste d. Ilica int.	Femoralis und Profunda fem.
		Mesenterica caud., Hämorrhoidalarterien, Pudenda int., Teilung d. Ilica int., Äste d. Ilica int.	Femoralis und Profunda femoris

Anastomosen. Kymogramme im Bereich der Beckenarterien nach aortaler Applikation von Kontrastmittel können subtilere Aufschlüsse über Art und Ausdehnung von Arterienobturationen vermitteln (SCHLICHT 1958).

Gröbere und feinere Abweichungen an den Nierenarterien lassen häufig die Möglichkeit offen, abnorme Funktionsausfälle oder Hypertonien zu klären. In den letzten Jahren ist zu den bisher genannten Anwendungsbereichen mit vorwiegend angiologischer Fragestellung ein weiteres Anwendungsgebiet der Aortographie getreten: die Parenchymdiagnostik. An der Niere angewandt (Nephrographie) läßt sich der Durchgang von Kontrastmittel durch das Organ in mehreren Phasen verfolgen und aus dem jeweiligen Verhalten ein Rückschluß auf die zugrunde liegenden Organveränderungen ableiten. Die erste Phase umfaßt die arterielle Füllung bis zu den kleineren Arterien. Die zweite Phase (Übergangsphase) ist durch die reine Parenchymdarstellung (Capillarfüllung) charakterisiert; die dritte oder venöse Phase zeigt eine Füllung von Venen während der Abflußzeit aus der Niere; die Venenfüllungen sind mit freiem Auge unterscheidbar. Bei Hydronephrosen kommt es durch Druckatrophie des Nierenparenchyms zu einem bogigen, spinnennetzartigen Verlauf und zur Verengerung hilusnaher Nierenarterien, ferner zur Verlängerung der zweiten Phase mit bevorzugter Füllung der Rinde sowie zur Verlängerung der dritten Phase mit Einengung des Venenkalibers (VOGLER 1955). Tuberkulöse Veränderungen des Nierenparenchyms führen wegen der Gefäßlosigkeit des tuberkulösen Gewebes zu entsprechenden Aussparungen im Nephrogramm. Weiterhin konnte VOGLER (1955) bei chronischer vasculärer Schrumpfniere Einengungen und Verschlüsse der Nierenarteriolen mit Verlängerung der arteriellen und der venösen Phase finden; wegen der verlängerten Kontaktzeit mit den Gefäßwänden gelten die höherprozentigen Kontrastmittel als besonders gefährlich für Patienten mit chronisch-ischämischen Nierenveränderungen, so daß hier im allgemeinen auf die Untersuchung verzichtet werden soll. Weitere typische Gefäßbefunde sind zu erwarten bei gefäßführenden Nierentumoren, Nierencarcinomen sowie bei Nierenbeckencarcinomen (NELSON 1945; WAGNER 1946), außerdem bei Solitärcysten, die im Nachbargewebe verlaufende Gefäße beiseitedrängen. Auch Entwicklungsstörungen und Mißbildungen der Nieren lassen sich erkennen. Nephroptosen und harmlosere, klinisch ohnehin feststellbare Abweichungen stellen gemeinhin keine ausreichende Indikation zur Aortographie dar.

Wenn auch die Aortographie neuerdings zunehmend zur Diagnostik an den Nieren und Bauchorganen herangezogen wird, wozu die verbesserte Technik und das stets geringer werdende Risiko beitragen, so muß ihre Hauptindikation jenen Fällen vorbehalten bleiben, bei denen ein chirurgischer Eingriff ernsthaft in Erwägung gezogen wird. Hierbei liefert das Verfahren die wichtigsten Aufschlüsse. Es wird in seiner Aussagefähigkeit, aber auch in seinen Gefahren, von keiner klinischen Methode erreicht.

δ) Phlebographie.

Nur relativ selten gelingt die Darstellung von Venenverläufen ohne Kontrastmittelinjektion; in solchen Fällen handelt es sich um abnorme Venen, die auf Weichteilaufnahmen infolge unterschiedlicher Dichte, etwa bei Venenwandverkalkungen, Phlebolithen u. a. zur Darstellung kommen. Stärkere Venenerweiterungen lassen sich ebenfalls manchmal ohne Kontrastmittel röntgenologisch erkennen. Der Versuch, Venenverläufe während der Arteriographie darzustellen, kann zwar an einzelnen Organen, z. B. Gehirn und Niere, leicht gelingen; für den Bereich der Extremitäten ist dieser Weg meist nicht gangbar. Zur Beobachtung peripherer Venenverläufe dient speziell die intravenöse Applikation eines Kontrastmittels, wobei sich die Konzentration je nach der zu erwartenden Verweildauer am Orte der Injektion und der Kontaktzeit mit der Venenwand richtet.

Die ersten Phlebographien wurden durch SICARD und FORESTIER (1922) sowie BERBERICH und HIRSCH (1923) durchgeführt. RATSCHOW (1930) führte die Varicographie ein; SGALITZER, KOLLERT und DEMEL (1931) gaben dem Verfahren weitere Impulse. Nach dem zweiten Weltkrieg wurde die klinische Anwendung der Phlebographie beträchtlich erweitert (DIMTZA 1949; LEGER und FRILEUX 1950; ROSKAM 1950; FONTAINE 1951). Neue Wege wurden mit der Technik der intraspongiösen und intraossären Phlebographie beschritten (DRASNAR 1946;

JENNY 1947), die in den Arbeiten von BENDA u. Mitarb. (1940) sowie EHARDT und KNEIP (1943) ihre Vorläufer hatten. Die Untersuchungen der Beckenvenen wurde seit DUCUING u. Mitarb. (1950; 1951), CHAMBRAUD (1951) speziell ausgebaut und insbesondere durch die Veröffentlichungen von HILSCHER (1955) sowie GUMRICH und KÜBLER (1955) propagiert.

Auch mit der Durchleuchtungstechnik kann bei Venenanomalien Aufschluß über pathologische Besonderheiten erhalten werden, wie die Wiener Schule (SGALITZER, KOLLERT und DEMEL 1930; 1931; DEMEL und SGALITZER 1934; MAY und NISSL 1952) gezeigt hat.

Selbstverständlich ist zur Beurteilung von Varicen, postphlebitischen Störungen und chronischen venösen Insuffizienzen die Serienangiographie nötig. Die Aussage von Einzelaufnahmen beschränkt sich auf einfache Hinweise auf die dargestellten Venenverläufe.

αα) *Phlebographie im Bereich der oberen Extremitäten.*

Im Bereich des Schultergürtels sind die venösen Strömungsverhältnisse durch gewöhnliche Kontrastfüllung darstellbar. Die Injektion erfolgt zweckmäßig in die Cubitalvenen; bei mediastinalen Venenabflußbehinderungen kann auch die Kontrastmittelinjektion in beide Venae jugulares gleichzeitig eine Darstellung der Vena cava cranialis und der Mediastinalvenen ermöglichen. Die Verwendung eines bis in die Nähe der Stenose vorzuschiebenden venösen Katheters hilft unnötig hohe Kontrastmittelgaben verhindern. Die Aufnahmen erfolgen bei Darstellung herznaher Schultergürtelvenen bereits 1—4 sec nach Injektion. Gleichzeitige Kontrastmittelgabe von beiden Seiten ist vorteilhaft.

ββ) *Phlebographie im Bereich der unteren Extremitäten.*

Die Injektion von Kontrastmittel in distale Beinvenen kann zwar in Einzelfällen die Feststellung von venösen Verschlüssen ermöglichen. Wegen der anatomischen Beschaffenheit des Beinvenennetzes mit seiner strickleiterförmigen Anordnung und seinen zahlreichen Kollateralen darf von einem solchen Verfahren aber kaum durchweg ein verbindlicher Aufschluß hinsichtlich der venösen Funktionsverhältnisse am Bein erwartet werden. Die fehlende Darstellung tiefer Beinvenen beruht häufig auf dem Abfluß des Kontrastmittels durch oberflächliche Venen (LINDBLOM 1941; WELCH u. Mitarb. 1942), keineswegs dagegen auf der Obliteration tiefer Venenstämme. Durch Anlegung entsprechender Staubinden lassen sich die oberflächlichen Venen drosseln und die distale Kontrastmittelinjektion gibt Aufschluß über die Durchgängigkeit nicht behinderter Abflußbahnen (LINDBLOM 1941; LÖFSTEDT 1946); HÖJENSGARD (1949) sowie MARTIN und McCLEERY (1950) wiesen darauf hin, daß sich bei Anlegung von Stauschläuchen proximal vom Knöchel und distal vom Knie das Kontrastmittel bereits weiter peripher in die tiefen Abflußwege ableiten lasse.

Der Frage nach den Ursachen der bei postthrombotischen Komplikationen, besonders den Folgezuständen der chronischen venösen Insuffizienz, vorhandenen Abflußbehinderungen wurde durch BAUER (1948) mit spezieller Untersuchungstechnik nachgegangen. In Schräglage (45°) wurde in der Vena femoralis distal des Leistenbandes in distaler Richtung Kontrastmittel unter Druck injiziert, wobei in einem beträchtlichen Prozentsatz der Fälle (55%), aber keineswegs regelmäßig, die retrograde Darstellung der Beinvenen bis zum Unterschenkel gelang.

Obwohl an der Tatsache der Rekanalisierung thrombosierter Venen bei der Mehrzahl der Fälle im postthrombotischen Spätstadium nicht zu zweifeln ist

(EDWARDS und EDWARDS 1937; BAUER 1948), erwies sich der Schluß von BAUER, daß die retrograde Füllung der Venen bei seinen Druckinjektionen von Kontrastmittel am schräg gelagerten Patienten gleichbedeutend mit einer retrograden von proximal nach distalen Blutbewegung in den Venen sei, als nicht uneingeschränkt haltbar. In Kontrolluntersuchungen in 45° Schräglage, allerdings mit anderer Technik, konnte HALSE (1952) in keinem Falle retrograde Strömungsrichtung in

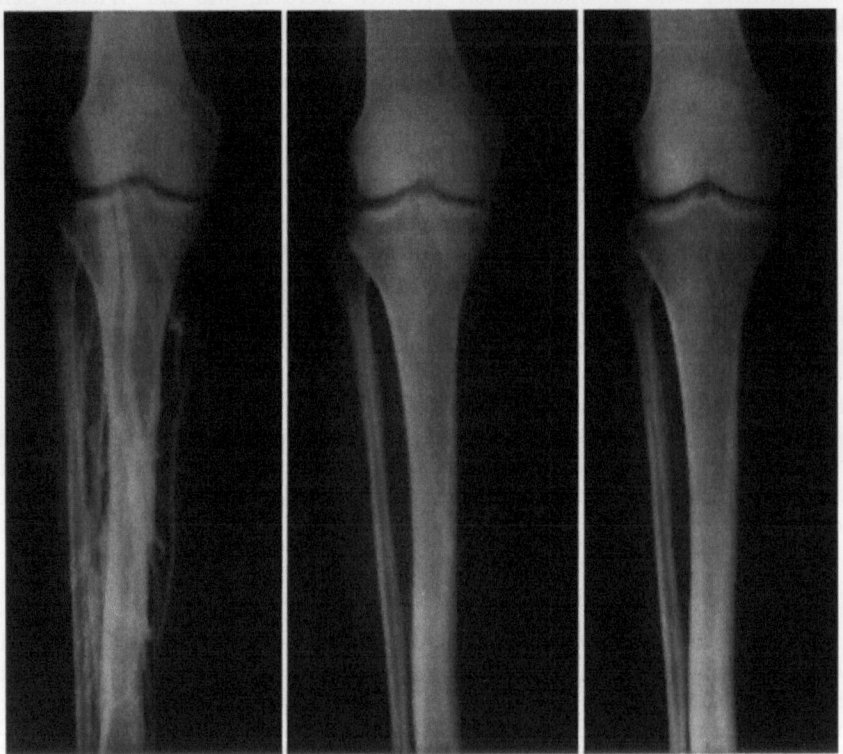

Abb. 39. Normaler Ausfall der phlebographischen Funktionsprüfung bei kreislaufgesunder Extremität. Links: 2 min nach Beginn der Injektion (Schräglage); Mitte: 6 min nach Beginn der Injektion (Schräglage); rechts: 6 min 30 sec nach Beginn der Injektion (Horizontallage). (Nach HALSE 1954.)

den rekanalisierten Venen wahrscheinlich machen, obwohl er sogar in 89% der postthrombotischen Patienten Rekanalisierung der Venen nachwies (vgl Abb. 39).

HALSE (1952) betont ferner neben der nicht ausreichenden Aussage die manchmal nicht unerheblichen Belastungen der percutanen retrograden Femoralis-Venographie und tritt für eine percutane Phlebographie ins rete venosum dorsale pedis ein, ebenfalls in 45° Schräglage. Die erste, zum Schluß der 2 min dauernden Injektion von 30 cm^3 Kontrastmittel (Perabrodil) gemachten Aufnahme gibt lediglich Auskunft über die Anordnung und den Verlauf der Unterschenkelvenen. Eine zweite Aufnahme nach weiteren 4 min läßt erkennen, ob das Kontrastmittel normal abtransportiert wurde oder ob die Venenfüllung gegenüber der ersten Aufnahme noch fast unverändert ist; letzteres spricht für Abflußbehinderung. Man bringt dann den Patienten langsam in Horizontallage und läßt 4 min 30 sec nach der ersten Aufnahme noch einen letzten Film belichten, der über den Abfluß des Kontrastmittels Aufschluß erteilt.

Das Vorgehen von HALSE (1952) erscheint heute als das vorteilhafteste. Freilich sollte man sich, wie der Autor selbst angibt, darüber klar sein, „daß die feinen Übergänge zwischen gesund und krank auch hier dem Unerfahrenen gelegentlich Zweifel bereiten können". Entleerungsverzögerungen leichteren Grades dürfen also nicht überwertet werden.

Die manchmal bevorzugte Untersuchung im Stehen dürfte wegen der dabei wirksamen Muskeltätigkeit unvorteilhaft sein. An der hängenden Extremität untersucht MOORE (1956); nach seiner Auffassung spricht die fehlende Darstellung der tiefen Venen für ihre Obliteration, Veneninsuffizienz bewirkt abnormes Liegenbleiben des Kontrastmittels.

Durch arteriographische Technik, d. i. bei intraarterieller Injektion des Kontrastmittels, erhält man in der venösen Strombahn nicht immer die erforderlichen Konzentrationen zur ausreichenden Beurteilung der venösen Abflußbahn. Lediglich bei Injektion des Kontrastmittels in die A. tibialis posterior kann die Füllung der distalen Fuß- und Unterschenkelvenen brauchbare Aufschlüsse geben (DOUTRE und BOUYSSOU 1951). Der Strahlengang bei der Aufnahme ist so zu wählen, daß die Vena saphena in Höhe des Kniegelenkes deutlich dargestellt wird, also schräg von vorne in Richtung auf die median des Beines aufgestellte Kassette (OLSSON 1949; BRUNSCHWIG und WALSH 1949). Stereoskopische Aufnehmen empfiehlt LEUN (1949); ähnlich arbeiten MAY und NISSL (1952).

$\gamma\gamma$) Ergebnisse der Extremitäten-Phlebographie.

In erster Linie eignet sich das Verfahren zur Feststellung thrombotisch-entzündlicher oder blastomatös verursachter Venenabflußhindernisse. In charakteristischen Fällen kommt es durch Thrombosen zu einem Stop im Verlauf der Vene, manchmal zu spindel- oder zapfenförmiger Einengung (BARKER und CAMP 1936). Bei Varicenträgern müssen, bevor ein operatives Eingreifen sinnvoll ist, die Funktionen der oberflächlichen und tieferen Venensysteme sorgfältig geklärt werden, insbesondere auch die Intaktheit der zwischen beiden Systemen liegenden Verbindungsvenen. Chronische venöse Abflußbehinderung führt zur Ausbildung umfangreicher Kollateralen, die über Richtung und Intensität der Kollateralzirkulation Aufschluß geben.

Die normale Venenentleerung bei Kontrastmittelinjektion ins Bein ist am 45° gekippten Probanden in 6 min vollzogen. Bei valvulärer Insuffizienz der Venen bleibt das Kontrastmittel in den tiefen Unterschenkelvenen liegen, ohne daß eine Füllung oberflächlicher Kollateralen erfolgt; es kommt lediglich zu einer Kontrastdarstellung tiefer Venen, die in Spätaufnahmen (6 min) erfaßbar ist (HALSE 1952 Abb. 40).

$\delta\delta$) Becken-Phlebographie.

Zu einem Spezialgebiet hat sich die Phlebographie der Beckenvenen ausgebildet. Im allgemeinen ist die percutane Kontrastmittelinjektion in die Vena femoralis unter dem Leistenband an dem in Rückenlage befindlichen Patienten das bevorzugte Verfahren, während mit operativer Freilegung der Vena saphena und der Vena femoralis nur selten gearbeitet wird.

Bei der percutanen Beckenphlebographie geht HILSCHER (1955) folgendermaßen vor: nach Stauung durch Fingerkompression wird die Vena femoralis punktiert; anschließend werden 40 cm³ eines hochprozentigen Kontrastmittels raschestens injiziert (vgl. Abb. 41). Doppelseitiges Vorgehen ermöglicht Darstellung der Vena cava caudalis.

Auch von der Vena saphena aus kann durch Injektion von 30—40 cm³ Kontrastmittel die Vena ilica und die Vena cava caudalis dargestellt werden (FARINAS 1947; DOTTER, STEINBERG und BALL 1951; CASTELLANOS und PEREIRAS 1938).

Ist der venöse Abfluß aus dem Bein, etwa durch neoplastische Stenosen, stark behindert, kann die Phlebographie in Kopftieflage günstig sein.

Die Abflußgebiete der Hämorrhoidalvenen bis zur Pfortader sind durch Kontrastmittelinjektionen in die Hämorrhoidalvenen darzustellen (OLIVIER 1950; DUCUING u. Mitarb. 1951). Die Schwierigkeit besteht in der schnellen Einbringung ausreichender Kontrastmittelmengen.

Extreme phlebographische Verfahren bedeuten die Venographie über die operativ freigelegte Vena dorsalis penis zur Darstellung tiefer Beckenvenen (DE LA

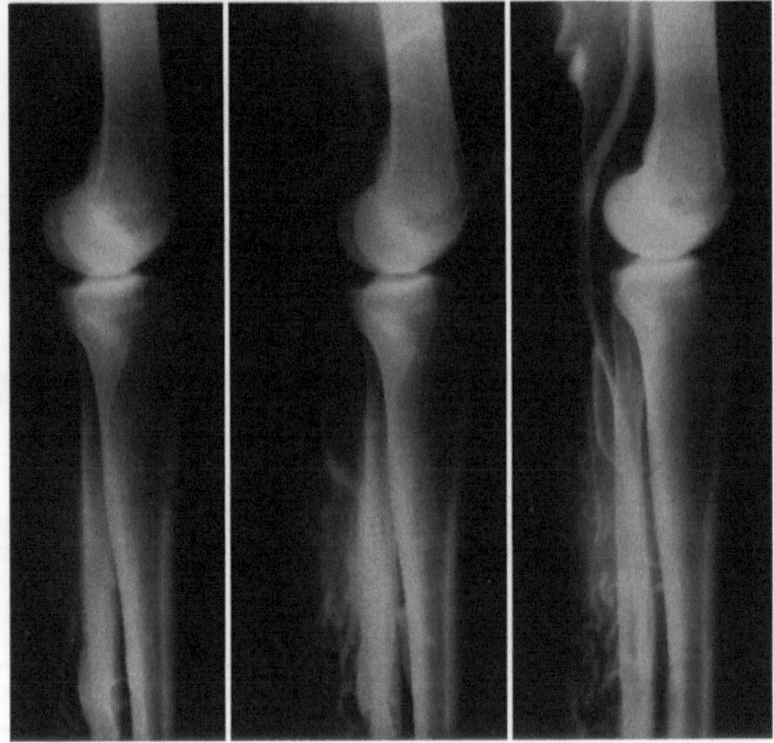

Abb. 40. Phlebographische Funktionsprüfung mittels Kippversuch bei einem Patienten mit chronischen Ödemen, Indurationen und Ulcera cruris. Links: 2 min nach Beginn der Injektion (Schräglage); Mitte: 6 min nach Beginn der Injektion (Schräglage); rechts: 6 min 30 sec nach Beginn der Injektion (Horizontallage). (Nach HALSE 1942.)

PENA 1950). Entsprechende Untersuchungen bei der Frau mit percutaner Punktion der Vena clitoridis wurden von ABESHOUSE und RUBEN (1952) sowie FITZPATRIK und ORR (1952), BAUX und POULHÈS (1950), PETKOVIĆ (1953) gemacht. Man lehnt sie aber allgemein ab (GUMRICH und KÜBLER 1955; KAHR 1953; HILSCHER 1955).

Weitere Varianten der Beckenphlebographie ergaben sich durch intraspongiöse Kontrastmittelinjektionen, worüber HILSCHER (1955) berichtete; er unterscheidet

a) die intercavernöse Injektion in die Corpora cavernosa mit Darstellung der retropubischen Venen beider Seiten sowie des Plexus obturatorius, der Vena obturatoria, der Vena hypogastrica und der Vena ilica communis. Die sehr störenden Nebenerscheinungen in Form von schmerzhaften Erektionen (PETKOVIĆ 1953) machen das Verfahren ungeeignet.

b) Kontrastmittelinjektionen in die Cervix uteri, wobei Plexus uterinus, Vena uterina, Vena ilica interna und Vena ilica communis dargestellt werden (GUILHEM u. Mitarb. 1950; PETKOVIĆ 1953).

c) die intraossäre Injektion in die Spongiosa des Knochens (BENDA u. Mitarb. 1940; EHARDT und KNEIP 1943; DRASNAR 1946; JENNY 1947; DUCING u. Mitarb.

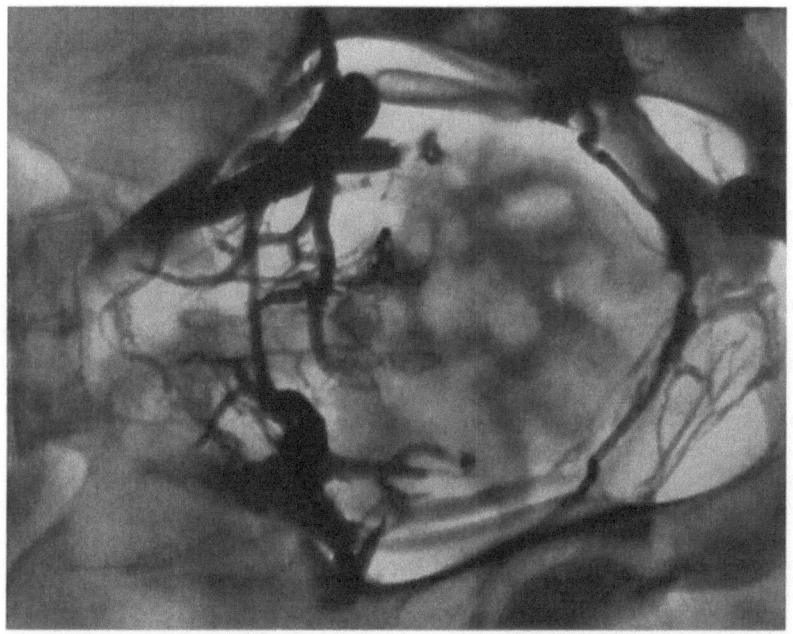

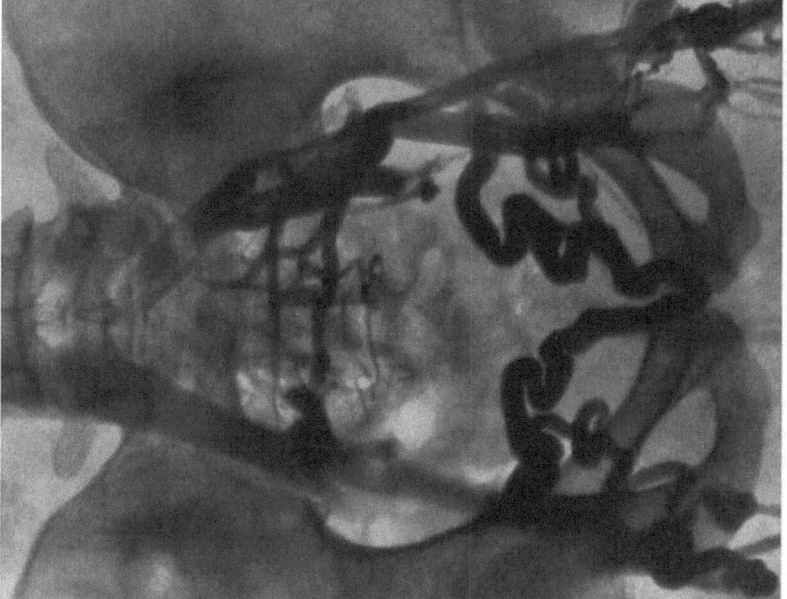

Abb. 41 a u. b. Percutane Darstellung der Beckenvenen von der linken Vena femoralis aus: Starke Einengung der V. hypogastrica links. Abfluß des Kontrastmittels über stark erweiterte Anastomosen, vor allem über Bauchdeckenvenen, zum Teil auch über präsacrale Anastomosen, nach der anderen Seite. (Nach HILSCHER 1955.)

1950). Injiziert man dabei in einen Schambeinast, so wird nur eine Darstellung der retropubischen Venen, des Plexus obturatorius, der Vena obturatoria, Vena hypogastrica und Vena ilica communis erreicht. Von der Vena cava caudalis stellen sich bei rechtsseitiger Injektion nur die rechten Konturen dar (Cava-Kanal nach DUCUING 1950). Injektion ins os ischii ermöglicht einseitige Darstellung von Plexus obturatorius, Vena obturatoria, Vena pudendalis interna, Vena glutaea, Vena hypogastrica, Vena ilica communis sowie Plexus sacralis. Durch Injektion in den Trochanter major des Oberschenkelknochens lassen sich die periartikulären Venengeflechte sowie das Abflußgebiet über die Vena glutaea, Vena obturatoria, Vena hypogastrica, Vena sacralis und Vena ilica communis darstellen. Die Injektion in die Crista ilica ermöglicht die Darstellung von Vena glutaea, Vena hypogastrica und Vena ilica communis auf der betreffenden Seite. Doppelseitige Gefäßdarstellungen werden bei Kontrastmittelinjektionen ins Os sacrum erzielt, wobei sich der Stamm der Vena hypogastrica und die Vena ilica communis füllen. Sämtliche in dieser Darstellung (nach HILSCHER 1955) angeführten transossären phlebographischen Verfahren sind wegen der erheblichen Schmerzen nur in Vollnarkose durchführbar (DRASNAR 1946; HILSCHER 1955; WELLAUER 1957), weil mit Lokalanästhesie keine ausreichende Anästhesie erzielbar ist. Man muß dabei 20—40 cm^3 eines 30—35%igen Kontrastmittels innerhalb von 10 sec spritzen und Serienaufnahmen anfertigen. LEB (1951) empfiehlt die erste Aufnahme unmittelbar vor Ende der Injektion, die zweite am Ende der Injektion, zwei weitere in Abständen von 5—10 sec und evtl. eine Spätaufnahme nach 1 min. Spezielle Indikationen zur Beckenphlebographie ergeben sich bei Tumoren und bei postoperativen Komplikationen im Beckenbereich. Im übrigen gelten die gleichen allgemeinen Richtlinien wie für die allgemeine Phlebographie. Der Nachteil der transossären Phlebographie besteht darin, daß die Vena ilica externa nur bei der Trochantertechnik dargestellt werden kann und daß die Vena ilica communis und die untere Hohlvene sich auch bei ausgiebiger Kontrastmittelanwendung nur nach zentralwärts bis zum 5. LWK darstellen lassen. Im übrigen liefert auch die einfache percutane Femoralvenenpunktions-Technik Phlebogramme, die für viele Fragestellungen ausreichenden Aufschluß geben. Die Klärung besonderer Spezialfragen, die die phlebographische Darstellung der V. hypogastrica notwendig machen, bleibt eventuell der transossären Phlebographie vorbehalten.

Ein neues Verfahren zur Darstellung der Vena cava caudalis hat GANSAU (1955; 1956) angegeben. Bei dieser Cavographie wird, vergleichbar mit dem Verfahren der lumbalen Aortographie, die untere Hohlvene von dorsal aus punktiert; Becken und Abdominalvenenthrombosen sollen auf diese Weise darstellbar sein.

Für spezielle Fragestellungen läßt sich mit Hilfe von Kathetern noch die eine oder andere Organvene selektiv untersuchen. Darstellung der Lebervenen und der Nierenvenen läßt sich manchmal durch Einbringung eines Katheters aus der Vena femoralis in die Vena cava caudalis und (mittels Zügelung des Katheters in die entsprechenden Organvenen) erreichen, desgleichen die Katheterung der Vena portae über portocavale Anastomosen (DOTTER, PAYNE und O'SULLIVAN 1950). Venographische Methoden werden bei chirurgischen Baucheingriffen mit spezieller Fragestellung und Technik angewendet (MOORE und BRIDENBAUGH 1950; CHILD u. Mitarb. 1951). Neue venographische Untersuchungen mittels der transhepatischen Venenkatheterisierung wurden durch BIERMAN u. Mitarb. (1955) mitgeteilt.

Ein weiteres Spezialgebiet bildet die sogenannte Splenoportographie. Durch Einbringung von Kontrastmittel in die Milz nach percutaner Punktion läßt sich der Verlauf der Vena lienalis, eines Teiles der Vena mesenterica cranialis sowie der Venae portae, die etwa 5—8 cm lang ist und unter einem Druck von 8—12 mm H$_2$O steht, untersuchen. Unter pathologischen Verhältnissen, sei es daß in der Leber selbst die Ursache der Erhöhung des Pfortaderdruckes liegt (intrahepatischer

Block) oder durch ein extrahepatisches Hindernis der Abfluß gestört ist, können sich charakteristische Pfortadererweiterungen und Kollateralkreisläufe entwickeln, die splenoportographisch darstellbar sind (LEGER u. PROUX 1956).

Eine 15 cm lange, 1½—2 cm starke Kanüle wird nach orientierender Milzperkussion in der vorderen Axillarlinie eingestochen und im Organ in die Nähe des Milzhilus vorgeschoben. Anschließend werden 20—30 cm³ einer hochprozentigen Kontrastlösung innerhalb 3 sec gespritzt und Serienvenogramme angefertigt. Die erste Aufnahme soll bereits nach Injektion von 10 cm³ Kontrastmittel erfolgen, die zweite nach Beendigung der Injektion, die dritte 2—3 sec später. Eine Nachaufnahme nach 15—60 min ist zweckmäßig. Sämtliche Aufnahmen erfolgen

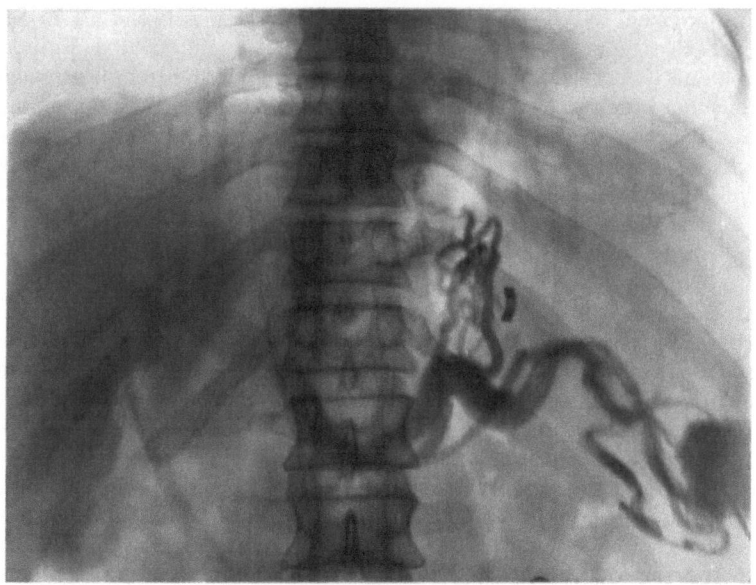

Abb. 42. G. M., 52 Jahre. Porto-cavale Anastomosen bei cirrhotischem Leberumbau. Portaler Hypertonus.
(Nach L. WANNAGAT 1955.)

im Inspirium. Als Komplikationen der Splenoportographie kann es zum Austritt von Kontrastmittel durch den Stichkanal in die Bauchhöhle kommen, wodurch Schmerzen, Übelkeit und Erbrechen hervorgerufen werden können. Der Eintritt einer Milzperforation durch Sprengung der Milzkapsel sowie von Blutungen gilt als selten (WELLAUER 1957). Erfahrene Untersucher bevorzugen wegen der doch beträchtlichen Risiken der percutanen Methode die Durchführung der Splenoportographie bei geöffneter Bauchhöhle (WANNAGAT 1955c, 1956 vgl. Abb. 42).

Die Messung des Portalvenendruckes vor und unmittelbar während der Kontrastmittelfüllung darf normalerweise keine Unterschiede ergeben. Finden sich während der Kontrastmittelinjektion Portalvenendruckerhöhungen von mehr als 30 mm H_2O gegenüber dem Ausgangswert, so liegt eine Abflußbehinderung vor. Die Portovenogramme können Aufschluß über Lokalisation und Ausdehnung des Hindernisses geben.

εε) Komplikationen.

Bei Verwendung höher konzentrierter Kontrastmittel werden nicht selten Reizerscheinungen an den untersuchten Venen beobachtet; HALSE (1952) gibt dies bei 3—4% der Untersuchten an und empfiehlt anschließende Thrombocid-

Injektionen. Niedrigere Kontrastmittelkonzentrationen wären anzustreben, eventuell trijodierte Kontrastmittel von gleicher Schattengebung.

Paravenöse Kontrastmittelansammlungen führen zu starken Entzündungen, manchmal zu venösen Komplikationen. Einbringung von Hyaluronidase in die bedrohten Gewebe sowie Nachspritzen von Thrombocid (HALSE 1952) sollen vorteilhaft sein. Totale oder partielle Venenverschlüsse infolge von Phlebographien sind nach den Erfahrungen von HILSCHER (1955) durchaus keine Seltenheit, insbesondere bei erschwertem Abfluß und verlängerter Kontaktzeit hochprozentiger Kontrastlösungen mit der Venenwand. Auch bei der transossalen Phlebographie kommen postphlebographische Thrombosen vor.

Zusammengefaßt läßt sich der diagnostische Wert der Phlebographie dahingehend abgrenzen, daß das Verfahren bei fachkundiger Anwendung in der Hand erfahrener Beurteiler wertvolle Aufschlüsse über Zustand und Funktion des Venensystems liefert. Darüber hinaus können phlebographische Untersuchungen im Bereich der inneren Organe zur Objektivierung funktioneller und anatomischer Veränderungen beitragen. Doch ist die Phlebographie innerer Organe durch zahlreiche Gefahren belastet, die der Anwendung auf breiterer Basis auch in der Klinik hinderlich sind.

ε) Angiographie der terminalen Strombahn.

Systematische Bemühungen um die Röntgendarstellung der terminalen Strombahn am lebenden Objekt und ihre Durchströmungsverhältnisse sind vor allem VOGLER (1953; 1954); RÖHRL (1951; 1952) u. BELLMAN (1953) zu verdanken. Die von SUNDER-PLASSMANN (1943) behauptete röntgenologische Darstellbarkeit der arteriovenösen Anastomosen mit dem gewöhnlichen Makroröntgenverfahren wird von RÖHRL (1951) bestritten, der am Kaninchenohr ein Kaliber der Präcapillaren von 60—80 μ fand und auf Grund dieser Messung das gewöhnliche Röntgenbild zur Auflösung solcher Strukturen nicht für ausreichend hält. Am Ohr des toten Kaninchens konnte RÖHRL (1952) mit einer Mikroröntgentechnik die arteriovenösen Anastomosen darstellen. Die von SUNDER-PLASSMANN (1953) mit den Anastomosen identifizierten Gebilde hält RÖHRL nicht für arteriovenöse Anastomosen.

VOGLER (1953) verwendet bei seinen klinischen Endstrombahndarstellungen eine Vorinjektion von 35—50%igem Kontrastmittel nach dem Gegenstromprinzip (LINDBOM 1952) und läßt erst 7 min später (SGALITZER 1937) die endgültige Kontrastmittelinjektion (40 cm³ eines 50%igen Kontrastmittels) folgen, wobei mit den Serienaufnahmen in Abständen von 3 sec bereits vor Beendigung der Injektion begonnen wird. Nach den Erfahrungen von VOGLER (1954) scheint eine zusätzliche Senkung des Gefäßtonus durch 0,6 mg Hydergin in 20 cm³ physiologischer Kochsalzlösung i. a. die Peripherie zu erweitern und arterioläre Verengerungen der Endstrombahn auszuschalten, die Veranlassung der Eröffnung von arteriovenösen Anastomosen sein können. Bei organischen Stenosen läßt sich bisweilen die prästenotische Stase röntgenologisch erfassen, die dann nicht hyderginreversibel ist.

Klinische Bedeutung gewinnt die Darstellung arteriovenöser Verbindungen bei Patienten mit arteriovenöser Fistel. Bei Ostitis deformans Paget konnten STORSTEEN und JANES (1954) zwar eine starke Knochenvascularisation, aber keine Fistelbildungen nachweisen. Auch SÜSSE (1955) konnte angiographisch die periostale Mehrdurchblutung bei Morbus Paget sowie eine enossale Stauung mit transossaler Technik objektivieren, jedoch keine einwandfreien arteriovenösen Fisteln; er diskutiert die Entstehung des Morbus Paget auf der Grundlage eines Klappenschwundes in den Knochenvenen.

Die angiographischen Untersuchungsmethoden finden in der allgemeinen klinischen Diagnostik zwar meist nur eine beschränkte Anwendung. Gleichwohl sind sie zur Klärung spezieller angiologischer, zirkulatorischer und organpathologischer Fragen in den letzten Jahren immer bedeutungsvoller geworden, vor allem mit einer ad hoc orientierten Technik. Mit zunehmender Intensivierung der klinischen Diagnostik ist eine weitere Verbesserung der angiographischen Technik zu erwarten.

IV. Allgemeine Therapie.

Verschiedenartige Erkrankungen der Gefäße gehen oft mit gleichartigen funktionellen Störungen der Zirkulation einher. Der größte Teil der therapeutischen Maßnahmen bei Gefäßkrankheiten ist noch rein symptomatisch, d. h. es wird versucht, die Funktionsstörung auszugleichen oder zu beheben. Daher scheint es angebracht, diese bei vielen differenten Erkrankungen gemeinsame Therapie aufgegliedert nach den im Vordergrund stehenden Funktionsstörungen in einem allgemeinen Kapitel zusammenzufassen. Dadurch lassen sich unnötige Wiederholungen bei der späteren Darstellung der speziellen Therapie vermeiden.

1. Behandlung der arteriellen Insuffizienz.

Alle Arten von örtlicher Ischämie erfordern therapeutische Maßnahmen. In erster Linie soll das Weiterbestehen von durchblutungsbehindernden Einflüssen eliminiert werden. Dies gilt speziell für Durchblutungsstörungen mit konkret erkennbaren ursächlichen Faktoren durch ein arterielles Strömungshindernis. Im Abschnitt über allgemeine Ätiologie (S. 22ff.) ist auf die verschiedenen möglichen Ursachen partieller oder totaler Gefäßverschlüsse eingegangen. Wenn sich auch eine ätiologische Therapie nur in einer Minderzahl von Fällen als möglich oder wirksam erweist, sollte doch in jedem Falle, wenn angängig, der Versuch einer kausalen Behandlung gemacht werden.

In gleicher Weise ist dafür zu sorgen, daß die bestehende Ischämie sich nicht verstärkt oder die behinderte örtliche Durchblutung sich nicht weiter verschlechtert. In diesem Sinne müssen nicht nur alle zirkulationserschwerenden Einflüsse ausgeschaltet werden, sondern auch Mehranforderungen an das Stromvolumen wie sie durch Muskelarbeit, ungünstige Lagerung sowie durch Überwärmung und Beheizung provoziert werden, vermieden werden. Allgemeinmaßnahmen, bei denen Blutdrucksenkungen eintreten, erweisen sich speziell für ischämische Gefäßbereiche als nachteilig.

In zweiter Linie versucht man die Durchblutung ischämischer Bezirke durch Förderung der kollateralen Gefäßversorgung zu verbessern. Über die Tauglichkeit der zahlreichen hierzu angegebenen Verfahren wird in den folgenden Abschnitten berichtet. Schließlich zielen die Maßnahmen der physikalischen Therapie nach Abwendung der ischämiebedingten Gefahr von Nekrosenbildungen auf die Entwicklung einer ausreichenden Durchblutungsreserve für eine Mehrbelastung, mit deren Hilfe dann der funktionelle Ausgleich der arteriellen Zirkulationsstörung bewirkt werden soll. Besonders die ominöse Vielzahl der hierfür empfohlenen therapeutischen Methoden und Pharmaka läßt ihren tatsächlichen Wert zurückhaltend beurteilen.

Selbstverständlich ist das therapeutische Vorgehen der jeweiligen pathophysiologischen Situation anzupassen. Dabei richten sich die Maßnahmen nach Größe, Intensität und Akuität der Ischämie sowie nach der Kreislauf- und Allgemeinsituation des Patienten; auch müssen die zu erwartenden lokalen und allgemeinen

Wirkungen der Therapie untereinander abgewogen werden. Nur mit Erfahrung läßt sich im Einzelfalle entscheiden, ob die zu erwartenden Wirkungen und Nebenwirkungen der Therapie ihre Anwendung rechtfertigen.

In den folgenden Abschnitten sind Allgemeinmaßnahmen, physikalische und pharmakodynamische Behandlungsmethoden der arteriellen Insuffizienz zu besprechen.

a) Allgemeinmaßnahmen.

α) Körperliche Ruhe.

Außer etwa indizierten Maßnahmen mit kausalem Angriffspunkt — Antikoagulantienbehandlung; antirheumatische Therapie; Behandlung von Blutkrankheiten; operative Wiederherstellung der Wegsamkeit — ist besonders in Fällen von *akuter* arterieller Insuffizienz mit drohender Nekrosenbildung zunächst eine völlige Ruhigstellung der ischämischen Gewebe zweckmäßig. Diese wirkt einer die Nekrosenbildung begünstigenden Stoffwechselüberforderung entgegen. Außerdem konnten LOOSEN u. Mitarb. (1952) unter körperlicher Belastung eine Erhöhung der Blutgerinnbarkeit beobachten, woraus sich ebenfalls die Zweckmäßigkeit der körperlichen Ruhigstellung ergibt. Im allgemeinen ist eine waagerechte, bequeme und gewebsschonende (druckfreie), keinesfalls eine erhöhte Lagerung der ischämischen Extremität indiziert.

Nach GASKELL und BURTON (1953) ist die Durchblutung der Extremitätenperipherie bei waagerechter Extremitätenlage in Herzhöhe maximal; die digitoplethysmographischen Untersuchungen dieser Autoren sprechen dafür, daß bei tieferer Lagerung der Beine eine arterielle Minderdurchblutung zustandekommt, bedingt durch reflektorische Vasokonstriktion, die von den gedehnten Beinvenen ausgeht. Ähnlich konnten BEACONSFIELD und GINSBURG (1955) mit der Venenverschlußplethysmographie (BARCROFT und SWAN 1953) bei Elevation, aber auch bei Tieflagerung der Beine im Winkel von je 45° eine Abnahme der Durchblutung feststellen, während bei einem Elevationswinkel von nur 15° die Durchblutung noch gesteigert war. Frisch Sympathektomierte ließen die letztgenannte Durchblutungssteigerung vermissen. Soweit Messungen der Hauttemperatur einen Rückschluß auf Durchblutungsänderungen der Extremitäten gestatten, scheinen auch die Untersuchungen von THAUER und CRISPENS (1955) (4 Versuchspersonen; 100 Untersuchungen) für eine herabgesetzte Fingerdurchblutung beim Erheben über die Horizontale zu sprechen. Ob auch die Befunde von ROSENZWEIG (1955), höhere venöse O_2-Sättigung bei herabhängender Extremität gegenüber einer geringeren Venenblutsättigung der horizontal gelagerten Extremität, in der gleichen Richtung zu deuten sind, erscheint noch unsicher.

β) Aktive Bewegungs-Therapie.

Ob die streng ruhigstellende oder eine mehr aktive Therapie angebracht ist, entscheidet die jeweilige Akuität der Ischämie. Bei drohender Nekrose sind Kreislaufmehrbelastungen kontraindiziert, während unter günstigeren Zirkulationsverhältnissen mit ausbildungsfähigen Kollateralen eine aktive Therapie möglich und sogar geboten ist. Neuerdings wurde der Nutzen der rein konservativen Therapie in Zweifel gezogen durch FOLEY (1956), der an Stelle der nach seiner Meinung durchblutungsherabsetzenden Bettruhe den Patienten dosierte Gehübungen verordnete und bei 22 von 23 Behandelten vorteilhafte Effekte sah. Zweifellos entfällt bei Bettruhe die Stimulierung zur Mehrdurchblutung, die unter geeigneten Voraussetzungen die periphere Zirkulation verbessern kann.

Die Wichtigkeit von Allgemeinmaßnahmen bei der Behandlung von Gewebsnekrosen infolge arterieller Insuffizienz wurde von EMMRICH und PREUSS (1954) betont; dabei wurde neben der zweckmäßigen Lagerung auf die Notwendigkeit von ausreichendem Luftzutritt und Wärmeschutz hingewiesen, ferner auf eine lokale und allgemeine antibiotische Behandlung, das Bestreben zur Trockenhaltung der Gewebsdefekte und den Nutzen durchblutungsfördernder Maßnahmen.

b) Physikalische Therapie.
α) Intermittierender Venenverschluß.

Durch Anlegung von Gummimanschetten, die mit einem elektrisch gesteuerten Blasebalg vorübergehend unter Druck gesetzt und wieder entlastet werden können, wodurch eine temporäre Unterbrechung der venösen Zirkulation erfolgt, soll die arterielle Blutdruckamplitude gesteigert und die pheriphere Zirkulation im Sinne einer kongestiven sowie einer reaktiven Hyperämie (LEWIS und GRANT 1925) gebessert werden. Der Durchblutungsanstieg wurde mit Venenverschlußplethysmographie durch JONES (1945) gezeigt. Die Hauttemperatur soll nach Untersuchungen von FRIEDLAND u. Mitarb. (1943) sowie ALLEN und McKECHNIE (1937) nicht erhöht werden. In Thermostromuhr-Untersuchungen wurde die Durchblutung vermehrt gefunden (LINTON u. Mitarb. 1941).

Wegen der allgemeinen Besserung der Gewebsernährung durchblutungsgestörter und gangrängefährdeter Extremitätenteile, der Steigerung des Nagelwachstums und der Besserung des Hautturgor, teilweise sogar der oscillometrischen Ausschläge, setzten sich zahlreiche Autoren für die therapeutische Anwendung des Verfahrens ein (DE TAKATS u. Mitarb. 1931; BROWN und ARNOFF 1937; 1938; McKITTRICK 1939; ATLAS 1938; KOUNTZ und SMITH 1938; McLEAN und JOHNSON 1946; MEAD 1949; GOETZ 1949). Bei Thrombosen der Armarterien empfehlen es COGSWELL und THOMAS (1940). KOLFF (1939) verwendete statt Luft ein wasserhaltiges System zur Überdruckerzeugung. COLLENS und WILENSKY (1936; 1937; 1953) empfahlen ebenfalls das Verfahren. Sie halten es für indiziert bei akutem arteriellem Verschluß (LINTON 1943), und halten Drucke von 60 mm Hg für 2 min, dann 2 min Pause, zunächst über 24 Std kontinuierlich, später 4mal täglich 2 Std lang, für optimal. Die Drucke können auch mit 30—40 mm Hg für nur 1 min angewandt werden. Kombination mit Antikoagulantienbehandlung ist zweckmäßig und geeignet, sekundäre Venenthrombosen zu verhindern. Patienten mit arterieller Insuffizienz, bei denen ein operatives Vorgehen nicht in Frage kommt, sollten nach WARREN und LINTON (1948) mit dieser Methode behandelt werden. Bei Ödembildung wird Absetzung des Verfahrens auf 1—2 Tage empfohlen. Chronisch obliterierende Arteriopathien sklerotischer oder endangitischer Genese bilden nach ENVOY und DE TAKATS (1948) die günstigsten Behandlungsobjekte; doch ist die Behandlung bei Venenfüllungszeiten über 40 sec zwecklos (COLLENS und WILENSKY 1953). Desgleichen wird bei Nekrosen davon abgeraten. Handelt es sich hingegen um nur bakteriell entzündlich verursachte Hautdefekte, so kann eine vorsichtige Behandlung (30 mm Hg über 1 min, 2 min Pause; 3mal tgl. 20 min lang) versucht werden; die Wirkung läßt sich nach einem Tag abschätzen. Wundflächen mit guter arterieller Blutversorgung können mit dem gleichen vorsichtigen Verfahren, das nach Art einer Bierschen Stauung wirkt, zur Heilung gebracht werden, desgleichen Wunden von Diabetikern (ROOT 1940). Bei erhöhter Umgebungstemperatur sollen die Wirkungen bedeutend besser sein als bei niedriger Temperatur (COLLENS und WILENSKY 1953).

VEAL und McCORD (1939) fanden den intermittierenden Venenverschluß therapeutisch weniger wirksam als den intermittierenden Arterienverschluß. ADDIS u. Mitarb. (1950) setzen sich gleichfalls für dieses Verfahren ein.

In den USA ist für diese Behandlung das Gerät nach SHILLINGFORD (1949) verbreitet.

Mit erheblicher Kritik und Zurückhaltung wird der therapeutische Nutzen des intermittierenden Venenverschlusses beurteilt von WRIGHT (1948), ALLEN, BARKER und HINES (1955) sowie auf Grund von Muskelclearance-Untersuchungen von LAWRENCE und DODDS (1955).

β) Synkardiale Massage.

Die Überlegung, daß bei arterieller Insuffizienz die Pulswellen in der Peripherie abgeschwächt oder verzögert ankommen oder überhaupt fehlen, mochte den Gedanken nahelegen, durch Verstärkung der Pulswelle von außen her die periphere

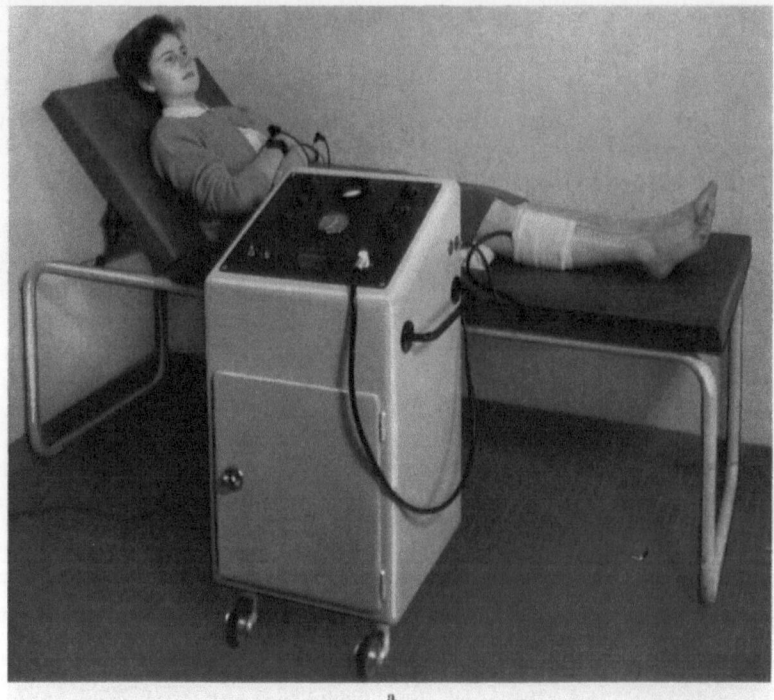

Abb. 43a u. b. Abbildung und Schaltungsschema der Apparatur „Synkaridon". *1* EKG-Verstärker; *2* Einsatzverzögerung und Horizontalablenkung; *3* Druckdauer und Ventilsteuerung; *4* Druckluftgruppe; *5* Druckregler; *6* Manschette; *7* Netzteil; *8* Pulswellenverstärker; *E* Anschluß für Elektrodenkabel; *Fi* Ansaugfilter; *Fü* Fülltaste; *KO* Kathodenstrahlröhre; *L* Kontroll-Lampe; *Ma* Manometer; *MK* Motorkompressor; *P* Pulswellen-Pickup; *RV* Drossel; *Sch* Netzschalter; *St* Anschlußstutzen für Manschette; *UH* Umschalthahn; *Ve* Ventil; *W* Windkessel. (Nach FUCHS 1945.)

Durchblutung zu verbessern. Frühere Patentschriften von O. HELMER (1909, 1910) ließen schon das Bestreben erkennen, durch Apparaturen mit sphygmorhythmischer Arbeitsweise eine Verringerung der Herzarbeit zu erzielen. Erst 35 Jahre später wurde die synkardiale Massage als speziell an den peripheren Gefäßen angreifende Methode durch die Arbeiten von M. FUCHS (1945) in das Stadium diskussionswürdiger Therapieversuche gerückt.

Die synchron mit der Herzaktion („synkardial") und der dadurch ausgelösten Pulswelle im arteriellen Windkessel wirksame Massage wird durch eine Apparatur ermöglicht, mit der aus einem Druckluftspeicher ein dosierter Einlaß von Luft in ein geschlossenes Manschettensystem erfolgt, das die zu behandelnde

Extremität umschließt. Dabei können Druckhöhe, Dauer und Zeitpunkt des Druckeinsatzes so gesteuert werden, daß der Stoß unmittelbar nach Passieren der Pulswelle einsetzt.

Über die klinischen Wirkungen des Verfahrens wird in den Publikationen von FUCHS (1945 bis 1956), MEISTER (1949), OBRIST und PULVER (1950), HOLLE (1950), ALLGÖWER (1950), ARTHOLD (1953), ARTHOLD u. Mitarb. (1954) und STREHLER (1955) berichtet. Auch nach eigenen Untersuchungen scheint die synkardiale Massage bei arterieller Insuffizienz vorteilhaft zu wirken. Neben der subjektiven Wirkung, die sich durch Nachlassen der Schmerzen, größere Temperaturtoleranz, Aufhören von Stenokardien, Wärmegefühl in der behandelten Extremität, Nachlassen von allgemeiner Müdigkeit und Abnahme oder Verschwinden des Schwindelgefühls bei Menièreschem Syndrom und Arteriosklerose äußert (FUCHS 1953), wird an objektiven Wirkungen die Wiederkehr der peripheren Arterienpulse, die Angleichung der herabgesetzten Pulswellengeschwindigkeit an die Norm sowie die Steigerung der Hauttemperatur, Abheilung von

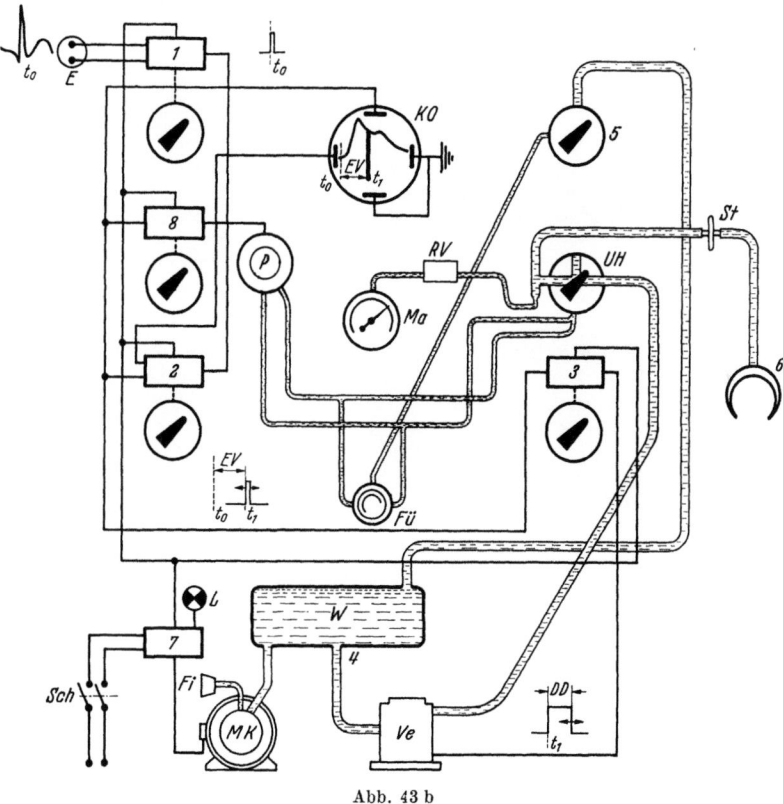

Abb. 43 b

Nekrosen und Verbesserung der durchblutungsabhängigen Funktionen mitgeteilt (FUCHS 1953). COTTIER und REUBI (1952) berichten über Steigerung der Diurese; VOGT und MONTEIL (1951) verzeichnen Besserung der EKG-Befunde; sogar osteolytische Herde werden zur Ausheilung gebracht (FUCHS 1953; BEYELER 1952) (Abb. 44; 45). FUCHS (1953) führt außer der Steigerung der arteriellen Förderleistung noch die verbesserte Durchblutung der Gefäßwand sowie die Förderung der Lymphzirkulation und die Förderung der Blutzirkulation der Nerven an. MEISTER

(1949) konnte bei Lymphödem mit Impulsdauer von 0,15 sec günstige Wirkungen verzeichnen.

Angesichts der grundsätzlich nicht zu unterschätzenden Schwierigkeit, therapeutische Wirkungen zu objektivieren, müssen die bisherigen Bemühungen besonders interessieren, die auf eine exakte Erfassung der Wirkungen der synkardialen Massage abzielten. OBRIST (1951) untersuchte mit dem Oscillographen (Modell Gesenius-Keller) die therapeutischen Effekte. Als Verzögerung gegenüber

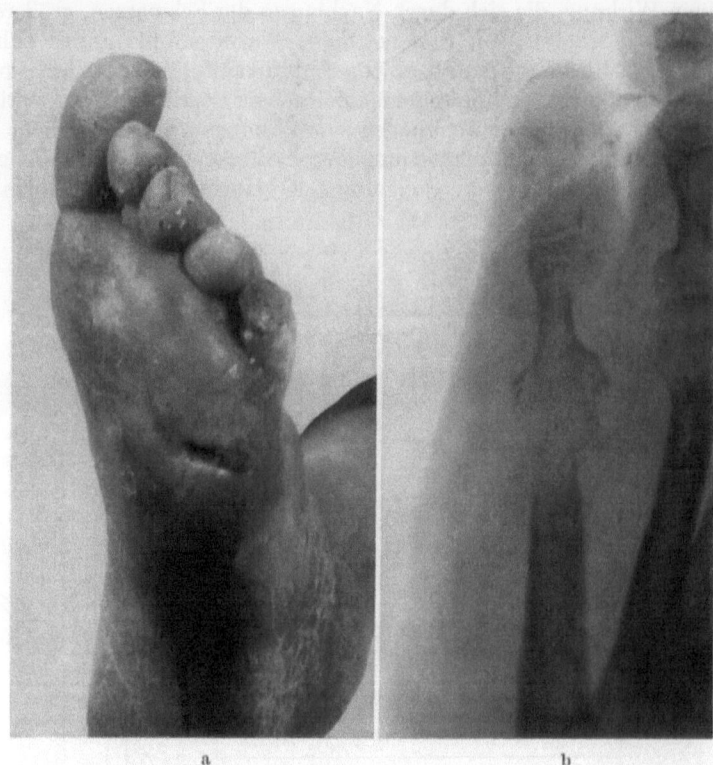

Abb. 44a u. b. 58jähriger Patient mit Arteriosklerose und Diabetes mellitus. a Fortschreitende Gangrän mit osteolytischem Prozeß am Metatarsale V; Aufnahme vor synkardialer Behandlung. 9. 10. 52. b Osteolytischer Prozeß im Bereiche der Endphalanx und der Basis der Grundphalanx sowie des Köpfchens des Metatarsale V. Diffuse Atrophie. (Die Abbildungen wurden uns dankenswerterweise von Herrn M. FUCHS, Bern, überlassen.)

der Herzaktion erwies sich die Laufzeit der Pulswelle vom Herzen zur Massagestelle $+ 0,13$ sec als optimal (WIDMER und GREENSHER 1958). Die durch Massage erzielten Oscillationen sind proportional dem ausgeübten Manschettendruck; allerdings kommen bei therapeutischer Applikation nur diastolische Arteriendrucke zur Anwendung. Eine Vergrößerung der Amplitude der normalen Pulswelle durch synkardiale Massage gelingt nicht. Steigerung der Impulsdrucke über 100 mm Hg bewirkt zwar eine Beeinflussung der Pulswellen 40 cm distal der Massagestelle, jedoch im Sinne der Verkleinerung, wobei OBRIST (1951) an Interferenzwirkungen denkt. Außerdem ließ sich auch eine von der Massagestelle zentralwärts verlaufende Welle, hervorgerufen durch die synkardiale Massage, nachweisen, die für die behauptete günstige Wirkung der Behandlung bei Angina pectoris sowie die Besserung der EKG-Befunde (VOGT und MONTEIL 1951) und die Steigerung von Nierendurchblutung und Glomerulumfiltrat (COTTIER u. REUBI 1952) diskutiert wird.

Am Amputationsstumpf konnten ALLGÖWER (1950) sowie FUCHS (1953) den durchblutungsfördernden Effekt der synkardialen Massage demonstrieren, wenn der zeitliche Einsatz des Impulses optimal eingestellt war. Im Gegensatz hierzu fand STIRNEMANN (1955) keine Verstärkung der Durchblutung am Amputationsstumpf, was er so erklärt, daß die Wirkung der Pulswellenvergrößerung durch die Drosselung der vom Herzen kommenden Blutzufuhr infolge Arterienkompression wieder ausgeglichen werde. Dagegen nimmt STIRNEMANN (1955) eine Verbesserung der venösen Durchblutung unter synkardialer Massage an, wofür vor allem die günstigen Erfahrungen bei der Weichteiltransplantation sprechen sollen. E. u. H. JAQUET (1956) denken auf Grund von Untersuchungen am Schlauchmodell an die Möglichkeit, daß die Wirkung dadurch zustande kommt, daß die aus der Peripherie reflektierte, wieder zentralwärts laufende Pulswelle durch die im Synkardonimpuls entsprechende peripherwärts laufende Welle an ihrer weiteren zentralwärtigen Fortpflanzung gehindert werde. Mit Hilfe der J^{131}-Clearance konnten durch PULVER (1954) sowie PABST, AUFDERMAUR und PULVER (1956), WIDMER u. STAUB (1958), besonders bei Arteriosklerosen und Polycythämien, günstige Wirkungen im Sinne einer peripheren Durchblutungssteigerung beobachtet werden, nicht hingegen bei Endangitis obliterans. Bei spasti-

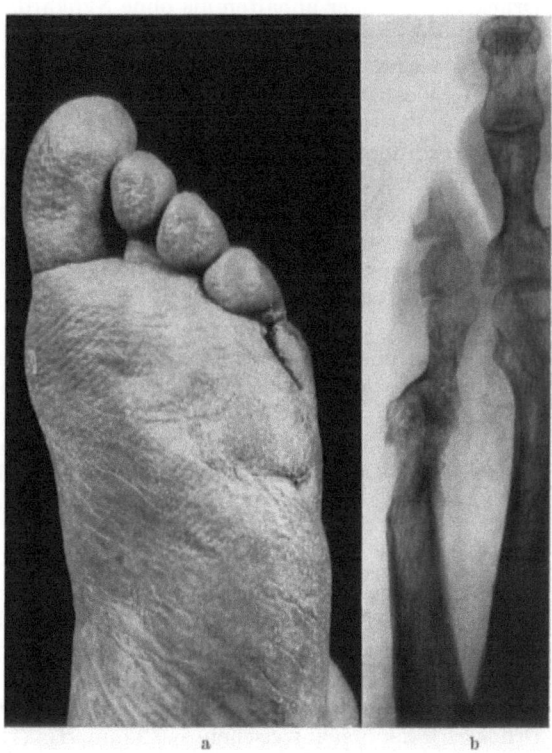

Abb. 45 a u. b. a Gleicher Patient wie Abb. 44. Aufnahme nach synkardialer Behandlung vom 29. 11. 52. b Kontrollaufnahme am 18. 2. 53 zu Abb. 44 b. Nach synkardialer Massage zeigt sich eine Abnahme der Weichteilschwellung und der Knochenatrophie und eine Defektheilung des osteolytischen Prozesses. (Die Abbildungen wurden uns dankenswerterweise von Herrn M. FUCHS, Bern, überlassen.)

schen Durchblutungsstörungen ist eine Neigung zur unerwünschten Steigerung des Vasokonstriktorentonus bei der synkardialen Massage zu berücksichtigen. Besonders eindrucksvolle Heileffekte wurden von FUCHS (1945—1957) beschrieben (vgl. Abb. 44a, b und 45a, b).

Durch die auch in den Venen nachgewiesenen proximalwärts laufenden Druckwellen bei der Synkardialmassage (ALLGÖWER 1950; LOTTENBACH und STUCKI 1950) scheint es nicht zu Steigerungen des Herzminutenvolumens zu kommen, wie aus Untersuchungen mit der Herzkatheter-Methode (SCHMID, REUBI, STETTLER und COTTIER 1954) hervorgeht; diese Autoren nehmen daher an, daß örtliche Durchblutungssteigerungen unabhängig vom Herzen zustande kommen müssen.

Bei kritischer Betrachtung der durch die Synkardonbehandlung zunächst bezweckten Amplitudenbeeinflussung der peripheren Pulswelle ließe sich also einwenden, daß eine Zunahme der vom Herzen kommenden Pulswelle durch die synkardiale Massage mit Amplitudenmessungen nicht zu erreichen ist (OBRIST

1951) und daß selbst bei Annahme einer solchen Amplitudensteigerung oder unter Voraussetzung einer Auslöschung der von peripher nach zentral laufenden reflektierten Welle (E. und H. Jaquet 1956) noch kein vermehrter Durchfluß von Blut durch die Arterie bewiesen ist, weil die Blutbewegung keine Funktion der Pulswelle ist. Nach E. und H. Jaquet (1956) könnte jedoch durch den Synkardonimpuls das distal der Massagestelle befindliche arterielle Druckreservoir, das heißt der Windkesselanteil distal der Manschette, das peripherwärts wirkende Druckgefälle länger anhalten als ohne Synkardonimpuls, woraus sich eine Mehrdurchblutung ergäbe. Unter optimalen Grenzbedingungen (Manschettendruck = diastolischer Blutdruck; Einwirkungsdauer $^1/_3$ oder $^1/_4$ der Pulsperiode; Verzögerung des Druckeinsatzes vom R-Potential des EKG = Pulswellenlaufzeit + 0,13 sec) ist an gefäßgesunden Probanden eine Erhöhung der arteriovenösen Blutdruckdifferenz nachgewiesen worden (Widmer 1957; Widmer und Staub 1958; Widmer und Greensher 1958).

Wenn auch die Objektivierung der örtlichen Stromvolumensteigerung bei Arterienstenosen im akuten Experiment noch nicht unanfechtbar gesichert ist, so möchten wir auch auf Grund der bisherigen Erfahrungen die synkardiale Massage als einen Fortschritt in der langfristigen Behandlung der arteriellen Insuffizienz betrachten.

Sampson und Kirby (1955) bearbeiteten arteriell insuffiziente Extremitäten mit einem System von 14 hintereinander geschalteten, progressiv von proximal nach distal unter Druck setzbaren Gummimanschetten und loben die günstigen Wirkungen bei 30 von 32 Patienten, die sich besonders dann erzielen lassen, wenn das proximale Oberschenkeldrittel noch gut durchblutet ist. Bei akutem arteriellem Verschluß findet das Verfahren keine Anwendung.

γ) Alternierende Saug-Druckbehandlung.

Unabhängig voneinander haben Reid und Herrmann (1933) sowie Landis und Gibbon (1933) zuerst die alternierende Saug-Druckbehandlung zur Förderung der Durchblutung angewendet. Reid und Herrmann (1933) verwenden allmähliche Übergänge der Drucke, die zwischen —80 mm Hg und +70 mm Hg schwankten. Die hohen positiven Drucke erwiesen sich als schädlich, so daß auf Druckschwankungen zwischen —80 mm Hg (12 sec) und +20 mm Hg (3 sec) zurückgegangen wurde.

Landis und Gibbon (1933) sowie Landis und Hitzrot (1935) gingen bei ihren Untersuchungen über die zirkulatorische Wirkung des Unterdruckes von dem Gedanken aus, daß distal einer Arterienstenose angreifende Unterdrucke das Blut verstärkt ins ischämische Gebiet saugen sollten. Sie wählten schlagartige Übergänge zwischen —120 mm Hg (25 sec) und —80 mm Hg (5 sec).

Die intermittierende Saug-Druckbehandlung erwies sich, klinischen Eindrücken zufolge, zunächst als günstig (Conway 1936). Board (1930) empfahl sie bei Frühstadien von Erfrierungen, weniger bei Endangitis obliterans. Der Anstieg der O_2-Sättigung des Venenblutes der erkrankten Extremität unter derartiger Behandlung wurde als günstiges Zeichen angesehen (Veal und McCord 1937). Daß eine geeignete und zwar höhere Umgebungstemperatur die Wirkung der intermittierenden Saug-Druckbehandlung verbessert, zeigten Theis und Freeland (1936). Völker (1950) beobachtete unter der Behandlung organischer Durchblutungsstörungen Anstieg der Hauttemperatur, vermißte ihn aber bei Gesunden und Patienten mit vasospastischer Diathese. Collens und Wilensky (1953) ziehen die sogenannte Pavaex-Therapie mit der allmählichen Druckänderung nach Reid und Herrmann (1933) dem Landis-Hitzrot-Verfahren vor; sie finden es wirkungsvoll vor allem bei leichteren arteriellen Insuffizienzen, bei Fällen von

Frostgangrän im Spätstadium sowie zur Nachbehandlung von arteriellen Thrombosen und Embolien. Zu vermeiden ist ihrer Ansicht nach die Behandlung bei akuten arteriellen Insuffizienzen ohne ausreichende Kollateralenbildung sowie bei akut entzündlichen Komplikationen von Durchblutungsstörungen und bei Phlebitiden, zwecklos bei Endangitis obliterans und bei tiefer Gangrän. Als unerwünschte Nebenerscheinungen können venöse Thrombosen sowie Phlegmonen auftreten (BERNHEIM u. LONDON 1932).

Die Kombination mit der Trockengasbehandlung wird durch das in Deutschland erhältliche Gerät der Fa. Itting, (Ludwigsstadt in Bayern) ermöglicht (MÜLLER 1956).

Die Therapie mit der alternierenden Saug-Druckbehandlung dürfte im allgemeinen einen nur engen Anwendungsbereich haben. Über eigene Erfahrungen kann nicht berichtet werden.

δ) Oscillationsbett.

Das von SANDERS (1936) beschriebene motorisierte Kippbett, bei dem aus der Horizontalen oder aus leichter Kopftieflage eine Kippung des bequem gelagerten Patienten um maximal 60° (alle 2—7 min eine Periode) erfolgt, wurde von BARKER u. ROTH (1939) besonders für solche Patienten mit arterieller Insuffizienz als nützlich befunden, die zu aktiven Gliedmaßenübungen nicht fähig waren. Die Autoren benutzten eine Modifikation des Schaukelbettes nach SHEARD (zit. nach ALLEN, BARKER und HINES 1955) und beobachteten einen Anstieg der Hauttemperatur um 0,1—3,8° C, eine Änderung der Hautfarbe mit wechselnder Capillarenfüllung sowie ein Sistieren der Schmerzen bei ischämischer Neuritis und Nekrosen. Gegen Dysbasia intermittens erwies sich die Behandlung (täglich 8 Std lang) als unwirksam.

Das Verfahren ist für den Patienten unangenehm, so daß es bisher in Europa kaum Eingang fand.

Die Anwendung der Zentrifugalkraft (Drehstuhl) gestattet zwar eine stärkere Blutfüllung der exponierten Extremitätenteile, führt aber nicht zu der erwünschten Mehrdurchblutung, wie Untersuchungen der Hauttemperatur von PEARSE und SCHLOERB (1947) gezeigt haben. Außerdem ist das Verfahren mit unangenehmen Nebenwirkungen (Ödembildungen, Schwindel, Nausea) verbunden.

ε) Wärmeanwendung (allgemein).

Die Gefahren örtlicher Wärmeanwendung bei arterieller Insuffizienz, insbesondere bei akutem Arterienverschluß, sind allgemein hinlänglich bekannt. Bei überhöhter Gewebstemperatur wird der periphere Stoffwechsel so gesteigert, daß aus dem Mißverhältnis zwischen Durchblutungsbedarf und tatsächlichem Durchblutungsangebot die Ausbildung von Nekrosen resultiert. WILKINS u. Mitarb. haben 1950 wieder auf diese Zusammenhänge hingewiesen und empfehlen strengste Kontrolle der therapeutischen Schritte nach funktionellen Blickpunkten.

Die therapeutische, streng dosierte Wärmeanwendung zur Ausschaltung von Kollateralenspasmen und zur besseren, rascheren Ausbildung von Kollateralen muß sich genau an die optimalen Umgebungstemperaturen zwischen 25 und 32°C halten (ALLEN, BARKER u. HINES 1955). WOOLLING und WILSON (1955) konstruierten einen thermostatisch kontrollierten Heizkasten zur Behandlung von Ischämien im Beinbereich, der einen sicheren Schutz vor Gewebsschäden bilden soll. Der Nutzen der Apparatur ist in der Ausschaltung unerwünschter exogener Abkühlungseffekte zu sehen. Ohne peinlich gesicherte Kautelen gegen schädliche Überheizung der Gewebe sollten Wärmeapplikationen besser unterlassen werden.

ζ) **Bäderbehandlung.**

Die Wirkung von Badeprozeduren bei peripheren Durchblutungsstörungen infolge von Gefäßkrankheiten wurde von GOLLWITZER-MEIER (1952) und WITZLEB (1955) geprüft. Im warmen Bade wird eine allgemeine Erweiterung der peripheren Strombahn, insbesondere der Hautbereiche und der für die Wärmeregulation ebenfalls wichtigen Acren, die reich an Anastomosen sind, herbeigeführt. Besonders intensiv wirkt sich die acrale Mehrdurchblutung nach Wärmeanwendung an der Hand aus, die einen geringeren Vasokonstriktorentonus aufweist als der Fuß. Bei Wassertemperaturen von 43° C wird die Durchblutung an der Hand 11fach, am Fuß 6fach, am Vorderarm 5fach und an der Wade 3fach gesteigert; die Muskulatur scheint nur gering an der vorwiegend cutanen, insbesondere der acralen Mehrdurchblutung teilzuhaben (WITZLEB 1955). Gelingt es, auch die Kerntemperatur des Körpers zu steigern, so werden die cutanen Hyperämien noch gesteigert (KUNKEL und STEAD 1938; KUNKEL und WEISS 1939).

Nach Befunden von BARCROFT und EDHOLM (1943) bewirken warme Bäder auch eine Vermehrung der muskulären Extremitätendurchblutung. Demgegenüber fanden REESE u. Mitarb. (1952) bei physikalischer und pharmakodynamischer Steigerung der Hautdurchblutung eine Abnahme der Muskeldurchblutung mit der Methode nach KETY (1949) (Clearance von radioaktivem Natrium).

Die im warmen Bade bewirkte Mehrdurchblutung führt zu einer verbesserten Sauerstoffversorgung der pathologisch minderdurchbluteten Bezirke und vermag zumindest vorübergehend hypoxiebedingte Gefäßspasmen zu durchbrechen (WITZLEB 1955). Während bei niedrigen Badetemperaturen die venöse Sauerstoffsättigung entsprechend der Durchblutung stark abfällt, werden im warmen Bade die Werte der venösen Sauerstoffsättigung fast an arterielle Werte angenähert (WITZLEB 1955).

Geeignete Indikationsgebiete sind arteriospastische Zustände (WITZLEB 1955), Akrocyanose (GOLLWITZER-MEIER 1952), aber auch organische Gefäßkrankheiten mit Arterienstenosen (MEAD 1949). Kontraindikationen von warmen Badeprozeduren sind Zustände von Herzinsuffizienz (zusätzliche Steigerung der aktiven Blutmenge; WOLLHEIM 1931), drohende Embolien und anderweitige Krankheiten, bei denen damit zu rechnen ist, daß eine Vergrößerung des Herzminutenvolumens unmöglich, unverträglich oder unerwünscht ist.

Teilbäder. Ein vorteilhaft nutzbarer Effekt warmer Teilbäder ist die konsensuelle Hyperämie an der gegenseitigen Extremität.

Nach MALMÉJAC u. Mitarb. (1951) wird bei Teilbädern von 40—42° ein auf das 3—10fache erhöhter Histamingehalt des Blutes behauptet; Histaminabhängigkeit der Durchblutungssteigerung wird nach WITZLEB (1955) allerdings nur für die Reaktion nach kalten Bädern angenommen. Für lokalisierte Durchblutungsstörungen, bei denen selektiv eine Hyperämie durch ein Teilbad erreicht werden soll, jedoch sich die Anwendung örtlicher Wärme verbietet, müssen die jeweiligen Behandlungsprozeduren im Individualfall festgesetzt werden. Durch Zusatz chemisch hyperämisierender Stoffe zur Badeflüssigkeit, speziell zu kohlensäurehaltigen Bädern, läßt sich eventuell die cutane CO_2-Aufnahme steigern, z. B. in Form der sogenannten Senfbäder (KILLIAN und OCLASSEN 1938). Eine weitere Steigerung der örtlichen Durchblutung wird durch zusätzliche Anwendung einer Bierschen Stauung erreicht; es kommt hierbei zu einer verstärkten Zunahme der Tiefenwärme der Acren, weil der Abfluß des Blutes aus dem gestauten Extremitätenbereich verlangsamt ist (GRUNER 1938). Bei mäßiggradigen Durchblutungsstörungen wird das Armteilbad mit ansteigender Temperatur von 36—40° C nach SCHWENNINGER u. HAUFFE (HAUFFE 1937) für eine Dauer von 10—30 min angewendet (KOWARSCHIK 1957).

Bei höhergradigen Durchblutungsstörungen mit drohender Gewebsnekrose verbieten sich selbstverständlich direkte Wärmeanwendungen an der gefährdeten Extremität. Hier läßt sich durch sogenannte Fernteilbäder immer noch eine gezielte Durchblutungssteigerung erreichen (RATSCHOW 1950; VÖLKER u. Mitarb. 1954). Dabei braucht, da die Wärmeanwendung in einem nicht gefährdeten Kreislaufgebiet stattfindet, nicht auf Gewebsschonung Rücksicht genommen werden und es können höhere Temperaturen zur Einwirkung gebracht werden, die bedeutend stärkere Wirkungen entfalten. So fand FREEMAN (1940) den Ausfall der reaktiven Hyperämie der anderen Extremität bei Fernteilbädern von 34°C 4mal stärker als bei 23°C. Nach GOLLWITZER-MEIER kann jedoch eine konsensuellen Fernreaktion nicht erwartet werden, wenn die Kollateralen unzureichend sind, womit über 4—8 Wochen nach Arterienverschlüssen noch gerechnet werden muß, ferner bei Schmerzen, bei unbequemer oder beschwerlicher Lagerung der Gliedmaßen, bei örtlicher und allgemeiner Abkühlung, im Schockzustand und bei allgemeinem Sauerstoffmangel.

Besonders empfohlen wird das ansteigende CO_2-Teilbad hinsichtlich seiner Fernwirkung. In Temperaturen von 32—40°C bewirkt es am kontralateralen Arm bei Patienten mit Acrocyanose eine konsensuelle Mehrdurchblutung. Bei Morbus Raynaud lassen sich die Arteriospasmen der oberen Extremitäten durch konsensuelle Wirkungen derartiger Teilbäder an beiden Beinen auf die Hände ausnützen. Organische Durchblutungsstörungen wie die Endangitis obliterans sind dagegen einer günstigen Beeinflussung weniger zugänglich, da hierbei die Erweiterungsfähigkeit der erkrankten Gefäßbezirke als selektiv eingeschränkt gelten muß.

Wechselbäder. Die Anwendung von Wechselbädern (FEY 1955) bei Durchblutungsstörungen der Extremitäten, sei es durch einmalige kalte Waschungen oder kalte Güsse in mehrmaligem Wechsel mit warmen Teilbädern dürfte ihren Zweck als Gefäßtraining zumindest bei organischen oder teilweise organisch bedingten Durchblutungsstörungen, wahrscheinlich auch bei spastischen Durchblutungsstörungen, verfehlen. Jede Kälteanwendung bei einer durch Gefäßkrankheit bedingten Durchblutungsstörung muß als nachteilig angesehen werden. Zumindest dürfte der dadurch verursachte Schaden den Nutzen überwiegen.

Jodbäder. Nach SIEDEK (1954) und WICK (1955) lassen sich durch jodhaltige Solbäder die bei Durchblutungsstörungen charakteristisch veränderten Hautquaddelreaktionen allmählich normalisieren. Ursächlich wird eine mit Blutdruckabfall einhergehende Gefäßerweiterung und eine Aufhebung der Gefäßstarre durch Quellungen der Gefäßwand (unter anderem mit Änderung der Pulswellengeschwindigkeit, die auch in Abhängigkeit vom Blutdruck denkbar wäre) angenommen. HOFMANN-CREDNER (1954) bezeichnet auf Grund der bei 60 Patienten mit Hypertonie und Durchblutungsstörungen nach Anwendung jodhaltiger Solbäder gefundenen elektrophoretischen Serumveränderungen die Jodbadebehandlung als einen unspezifischen Reiz mit Stimulierung der ACTH-Sekretion und entsprechender Beeinflussung der Nebennierenrinde. Man warnt vor derartigen Kuren bei Patienten mit entzündlichen Gefäßreaktionen, bei denen paradoxe Proteinreaktionen zu befürchten sind.

Kohlensäurebäder. Beim warmen Bad mit Kohlensäurezusatz hängt die cutane Kohlensäureaufnahme und damit der hyperämisierende Effekt von der Durchblutung und der Temperatur des behandelten Objekts ab. An hyperämischer Haut ist die CO_2-Aufnahme 4—5mal größer als an normaldurchbluteter Haut, in anämischen Hautbereichen ist sie fast aufgehoben (KRAMER 1935;

Witzleb 1955). Bei peripheren Durchblutungsstörungen ist zur Verhütung unerwünscht starker oder gegenteiliger Gefäßreaktionen eine besonders sorgfältige Temperaturkontrolle indiziert (Witzleb 1955).

Kohlensäuregasbäder. Nicht nur aus wäßriger Lösung (Winternitz 1901; Groedel und Wachter 1929; Hediger 1928), sondern auch aus gasförmigem Zustand (Shaw, Messer und Soma Weiss 1929) kann Kohlensäure durch die Haut in den Körper eintreten. Dabei scheint allerdings der Feuchtigkeitsgehalt der Haut (Cobet 1929; Cobet und v. Haebler 1930), die Feuchte der Hautoberfläche, die Temperatur sowie der Druck des umgebenden Kohlensäuregases eine Rolle zu spielen (Benatt 1934). Vielleicht erfolgt die Resorption nicht als Kohlendioxyd, sondern in gelöster Form. Durch die Wirkung von CO_2 werden die Arteriolen und die den subpapillären Plexus benachbarten Capillaren erweitert (Benatt 1934), was bei gleichzeitiger Forcierung der Atmung und Steigerung des Herzminutenvolumens die peripheren Durchblutungsverhältnisse verbessern sollte. Bei genügend hoher Konzentration von CO_2, im engeren Sinne bei genügender Aufnahme von CO_2 in die Haut, kommt es zu einer Wärmeempfindung, die nach Goldscheider (1911) sowie Groedel und Wachter (1929) durch Erregung der temperaturempfindlichen Nerven zu erklären ist. Prausnitz (1928) nimmt an, daß es dazu einer Wassertemperatur von über 20° bedarf. Bei Temperaturen über 38° kommt es zur Schweißsekretion. Die Erhöhung der Hauttemperatur (Groedel und Wachter 1929) geht mit einer Verminderung der Innentemperatur einher (Cobet und v. Haebler 1930). Wegen der feuchtigkeitsabhängigen Resorptionsverhältnisse können CO_2-Gasbäder auf der trockenen Haut nur geringe Wirkungen erzeugen. (Cobet und v. Haebler 1930), an schwitzender oder befeuchteter Haut hingegen sind die Wirkungen stärker.

Für periphere Durchblutungsstörungen, insbesondere zur Therapie von Nekrosen wurde das Verfahren seit langem empfohlen (Cobet und v. Haebler 1930; Ratschow 1953; Parade 1955). Neuerdings wurden Apparaturen für die Anwendung wechselnder Gasdrucke konstruiert (Erler 1955, Lampert 1955: Apparatur der Fa. Itting K. G., Ludwigsstadt/Bayern).

Die Anwendung gasförmiger O_2-Bäder (Ratschow 1953) kann theoretisch weit weniger überzeugend begründet werden, weil dabei kein Wärmegefühl, sondern Frösteln entsteht (Cobet und v. Haebler 1930) und die Hautrötung fehlt (Munk 1913).

Schwefel- und Moorbäder. Die Wirkung dieser Bäder wird neben den Wärmeeinflüssen der Wirkung von Schwefel bzw. Huminsäuren zugeschrieben (Witzleb 1955).

η) Anderweitige Wärmeanwendungen.

Obwohl eine erhebliche Steigerung der Hautdurchblutung durch heiße Packungen der Extremitäten erreicht werden kann (Krusen u. Mitarb. 1950), ist die therapeutische Anwendung bei Durchblutungsstörungen nur unter Ausnutzung der konsensuellen Reaktion an der kontralateralen Extremität zweckmäßig. Das gleiche gilt für die von Siedek (1954) für die Arteriosclerosis obliterans empfohlenen Jodüberwärmungspackungen der Beine, die allerdings direkt angewendet worden sind.

Collens und Wilensky (1953) erwähnen als örtliche Wärmeanwendung bei Durchblutungsstörungen die früher mehr als in der Gegenwart verwendeten Paraffinpackungen, wobei die Extremitäten in flüssiges Paraffin von 35°C eingetaucht wurden. Ein Nachteil des Verfahrens ist, daß es meist mit herabhängenden, also durch Vasokonstriktion benachteiligten Beinen, angewendet wird;

außerdem kommt es manchmal zu Kontaktdermatitis. Heiße Schlamm-, Moor- und Sandpackungen sind in nekrosegefährdeten Extremitätenbereichen kontraindiziert (KOWARSCHIK 1957).

Selbstverständlich dürfen Wärmeanwendungen im Sinne der obigen Ausführungen nur bei solchen Zuständen erfolgen, bei denen keine akute arterielle Insuffizienz besteht und noch Möglichkeiten einer funktionellen Durchblutungssteigerung vorhanden sind.

Kurzwellen. Vielfach wird bei arterieller Insuffizienz die Verwendung der Kurzwellendurchflutung empfohlen. Dabei werden nicht die durchblutungsgestörten Extremitäten bestrahlt, sondern die zuständigen sympathischen Ganglien im Lumbalbereich (GALM 1936). BÜCHSEL (1951) konnte bei 51 Patienten eine Herabsetzung des peripheren Vasomotorentonus beobachten, wobei dysbatische Beschwerden zurückgingen. In Kombination mit Hydrotherapie wurde die Kurzwellenbehandlung von SCHLÜTER (1950), in Verbindung mit Tetraäthylammoniumbromid-Medikation von JANTSCH (1953) empfohlen.

Die Wirkungen einer direkten Kurzwellenbestrahlung des Vorderarms (Elektroden-Hautabstand 5 cm, Dauer 30 min) zeigten sich in einer beidarmig ausgeprägten Steigerung der Handdurchblutung (Plethysmographie; Oberflächentemperaturmessung), abhängig von der Stärke der Kurzwellendurchflutung, die aber nicht zu maximaler Vasodilatation (STONER 1951) führt.

Der wesentliche Effekt, wie auch die Beschränkung des therapeutischen Einsatzes, erklärt sich durch die Wärmewirkung der Kurzwellen.

Ultraschall. Wie die Kurzwellenbestrahlung, so darf auch die Ultraschallanwendung nur auf die einschlägigen Lumbalplexus appliziert werden (RATSCHOW 1953). HOFFMANN-MARTINOT (1952) berichtete auf Grund der Behandlung von 20 Patienten über Abnahme des Vasoconstrictorentonus und Wärmegefühl, sah jedoch keine oscillometrischen Veränderungen. OTTO (1953) verzeichnete eine Zunahme der acralen Hauttemperatur. Auch BUCHTALA (1949) sowie TORSOLI und FABBRINI (1953) haben sich für das Verfahren eingesetzt.

Den Wirkungsmechanismus hat man sich nach PEZOLD (1951) sowie BARTSCH u. Mitarb. (1955) so vorzustellen, daß durch den Vibrationseffekt des Ultraschalles auf das vegetative Nervensystem eine Lösung des „schmerzreflektorisch entstandenen muskulären Hartspannes" und dadurch eine Hyperämisierung der vorher spastisch-ischämischen Gewebe herbeigeführt wird. Hierdurch soll es zum Abklingen von Anoxie, Ödem und Schmerz kommen. Die Autoren legen Wert auf strenge Abgrenzung der Indikation, die sich nach dem vegetativen Ausgangszustand und nach der Intensität der lokalen Irritation zu richten hat. Zur Erhöhung der Schmerzreizschwelle und Dämpfung der vegetativen Erregbarkeit wird von BARTSCH u. Mitarb. (1955) zusätzliche Anwendung von Hydergin (vgl. S. 166 u. 242) bei der Behandlung von Cervicalsyndromen mit Ultraschall empfohlen. Bei Tumoren, aktiv entzündlichen und tuberkulösen Prozessen, Cholecystopathien und bei dekompensierten Kardiopathien ist die Ultraschallanwendung kontraindiziert.

Diese Behandlung wird bei arterieller Insuffizienz mit Recht nicht mehr angewendet.

ϑ) Röntgenbestrahlung.

Während die direkte Bestrahlung der erkrankten Gefäßbezirke keine Vorteile bringt (PFAHLER 1935), wurde vereinzelt eine Bestrahlung der Lumbalgegend zwecks Ausschaltung constrictorischer Impulse empfohlen. Eine praktische Bedeutung hat dieses Verfahren nicht.

ι) **Elektrotherapie.**

Die Behandlung durchblutungsgestörter Extremitäten mit speziellen Wechselströmen, insbesondere niederfrequenten Sinusströmen, wurde durch SCHNEIDER (1934) sowie SCHOLTZ (1952) durchgeführt. BARTH (1949) berichtet über Nachlassen eines gesteigerten Vasoconstrictorentonus unter Behandlung mit solchen „Pendelströmen".

Über die Wirkung von Interferenzströmen auf die periphere Durchblutung haben KAINDL u. Mitarb. (1953), auch in Kombination mit intraarteriellen Acetylcholininfusionen, berichtet.

Erfahrungen mit galvanischen Strömen („Ionomodulation") publizierten PABST und FEINDT (1955).

Eine begründete Beurteilung der tatsächlichen Effekte dieser Therapie ist dadurch erschwert, daß ihre Wirkung im akuten Versuch kaum reproduzierbar ist und daß gegen den Nachweis langfristiger Wirksamkeit grundsätzliche Bedenken geltend gemacht werden können (vgl. Kap. Endangitis obliterans, S. 298ff.).

ϰ) **Iontophorese.**

Wird eine Erweiterung hautnaher Gefäßbezirke in umschriebenen Extremitätenbereichen angestrebt, so kann sich die Applikation gefäßerweiternder Substanzen durch Iontophorese als zweckmäßig erweisen. Durchblutungsstörungen des Integuments lassen sich besonders an den Acren durch Priscol in 2—5 pro milliger Lösung unter der Anode, bei 30 mA über 30—40 min günstig beeinflussen, wie PUTTINGER (1952) bei 31 Endangitikern gezeigt hat. Auch mit Trafuril sollen die Erfolge gut sein (KLARE 1952).

Die Anwendung von Histaminpräparaten mittels Iontophorese erweist sich in Fällen von arterieller Insuffizienz bei Heranziehung der Gewebs-Clearance mit radioaktivem Natrium der percutanen Histamintherapie ohne Ionotophorese als überlegen, wenn man unter einer für Gesamtkreislaufänderungen notwendigen Dosis bleibt; dabei ändert sich die örtliche Muskeldurchblutung nicht (HARRIS u. Mitarb. 1955).

Zum Unterschied anderer acetylcholinähnlicher Präparate mit nicotinähnlicher Wirkung, z. B. Doryl, wird nach Anwendung von Acetyl-β-Methyl-cholin (Mecholyl) mittels Iontophorese eine Steigerung der Hautdurchblutung beobachtet (PEMBERTON u. WATSON 1949).

Eindrucksvolle Erfolge bei der Behandlung therapieresistenter Lymphödeme konnte SCHWARTZ (1955) durch Iontophorese von Hyaluronidase erzielen.

Bezüglich der Methode sei auf KOVACS (1936; 1938) verwiesen.

λ) **Massage.**

Gewöhnliche Handmassage. Die Frage, ob die einfache Knetmassage der Muskulatur für Zustände mit arterieller Insuffizienz Vorteile bringt, dürfte schwer zu entscheiden sein. Sicher ist, daß durch mechanische Druckwirkung der Blutgehalt der Muskulatur zunächst herabgesetzt wird. So konnten HALPERIN u. Mitarb. (1948) feststellen, daß bei Manschettenaußendruck von 10 mm Hg die Durchblutung um 10%, bei 20 mm Hg um 25% und bei 30 mm Hg um 35% beim Gesunden herabgesetzt wird. Die Annahme einer unmittelbar postischämischen reaktiven Hyperämie liegt natürlich nahe. Außerdem bedienen sich zahlreiche therapeutische Verfahren der Anwendung einer zunächst provozierten Ischämie und bezwecken die Ausnutzung der nachfolgenden Hyperämie (z. B. intraarterielle Gasinsufflation). Da der Muskelstoffwechsel jedoch durch Massage gesteigert wird, muß die Berechtigung der Direktmassage akut arteriell insuffizienter Extremitätenbereiche bestritten werden.

Wakim u. Mitarb. (1949) konnten an Patienten mit Gelenkrheumatismus und neurologischen Lähmungen mittels Venenverschlußplethysmographie zeigen, daß die Massage mit „tiefen" Reibungen der Streich- und Knetbewegungen der einfachen Knetmassage hinsichtlich der ausgelösten Durchblutungssteigerung überlegen ist. Bei Zuständen von lokalisierten Extremitätenödemen hat sich die rhythmische, zentripetalwärts gerichtete Extremitätenkompression als günstig erwiesen (Wakim, Martin und Krusen 1955).

Kowarschik (1957) hält die Wirkung der Handmassage in geeigneten Fällen zur Erzeugung von Arteriolen- und Capillarerweiterung für zweckmäßig.

Bindegewebsmassage. Die Bindegewebsmassage in der Technik nach Dicke (1953) und Leube und Dicke (1950) verfolgt die Absicht, spastische Kontraktionen der peripheren Gefäße, die von Myegelosen abhängig sind, zu beseitigen; Ratschow (1953) hält sie vor allem beim sogenannten Oberschenkeltyp der Arteriosen für indiziert. Der Nachweis einer erheblichen Mehrdurchblutung nach Bindegewebsmassage wurde durch Völker und Rostosky (1949) dadurch erbracht, daß ein stärkerer Durchblutungsanstieg, beurteilt nach der Zunahme der acralen Hauttemperatur um ca. 2—6°C, verzeichnet wurde als nach Anwendung von Priscol und anderen Vasodilatantien. Die Massage der Reflexzonen zum gleichen Zwecke wird von Schliephake (1955) empfohlen. Die Versuche von Ebner (1956) durch Reflexzonenmassage Durchblutungsanstiege zu erreichen, scheinen hinsichtlich der Wirkung auf die Hauttemperatur günstige Resultate gezeigt zu haben; Messungen der Muskeldurchblutung unter derartiger Behandlung liegen bisher nicht vor.

μ) Aktive Übungsbehandlung.

Bei arterieller Insuffizienz spielt bekanntlich, sofern nicht akute Gefäßverschlüsse im Initialstadium vorliegen, das Training der Muskulatur im ischämischen Bereich eine wesentliche Rolle (Foley 1956). Andererseits kann bei dysbatischen Beschwerden bereits die Verminderung der Schrittgeschwindigkeit zum Verschwinden der Schmerzen führen (Naide 1950); außerdem wird eine Änderung der Gehtechnik empfohlen, wobei das Körpergewicht hauptsächlich auf das gesunde Bein gelegt werden soll. Auch durch Fixation des Sprunggelenkes kann die Wadenmuskelarbeit beim Gehen vermindert werden (Burdzik, zit. nach Schrader 1955). Ein ähnlicher Zweck wird vereinzelt durch Tenotomie der Achillessehne (Boyd 1952) verfolgt. Die prinzipielle Überlegenheit der aktiven Übungstherapie gegenüber der Anwendung passiver Bewegungsübungen konnten Wisham u. Mitarb. (1953) mit der J^{131}-Muskelclearance zeigen. Sogar bei Gangränfällen wird die Übungsbehandlung empfohlen (Foley 1956). In den Initialstadien schützt freilich absolute Ruhe bei waagerechter Extremitätenlagerung am sichersten vor vermeidbaren Schädigungen (vgl. Abschn. Körperliche Ruhe, S. 148).

Weit bekannt sind die bereits von Buerger (1924) empfohlenen aktiven Übungen bei arterieller Insuffizienz. Dabei werden die Beine im Liegen im Hüftgelenk um 60—90° gebeugt (erhoben), bis sich nach 30 sec bis 30 min eine Ischämie zeigt; anschließend wird bei herabhängenden Beinen die reaktive Hyperämie im ischämischen Bereich abgewartet (meist innert 1 min); anschließend wird 3—5 min das Bein waagerecht gelagert, worauf die nächste Übungsperiode beginnt. Täglich sollen diese Übungen dreimal 15 bis 30 min lang durchgeführt werden.

Zahlreiche Modifikationen dieser Übungen, die sich nach den apparativen und personellen Voraussetzungen richten, sind möglich.

ν) Kryotherapie.

Bemühungen, durch Unterkühlung eine Senkung des Gewebsstoffwechsels und damit der Anforderungen an die Durchblutung zu erzielen (ALLEN 1941), sind für die Therapie der arteriellen Insuffizienz heute im allgemeinen verlassen. Lediglich zur Vorbereitung von Amputationen (vgl. chirurgische Therapie) wird noch bisweilen die Kryotherapie eingesetzt; KAPPERT (1949) empfiehlt sie bei schweren Gangränformen.

c) Medikamentöse Behandlung.

Infolge der verminderten funktionellen Anpassungsfähigkeit organisch veränderter Gefäße können bei der arteriellen Insuffizienz gefäßerweiternde Mittel höchstens dann eine örtliche Mehrdurchblutung bewirken, wenn sie keine allgemeine Blutdrucksenkung hervorrufen (vgl. auch EICHLER 1956). Bei universeller Gefäßerweiterung kommt es jedoch fast regelmäßig zu einem allgemeinen Blutdruckabfall, was sich im arteriell insuffizienten Bezirk selektiv ungünstig auswirkt, weil dort die Neigung zur Verminderung des Stromvolumens am größten ist. So ist die Tatsache zu erklären, daß mit den allgemein blutdrucksenkenden Mitteln kaum eine günstige Wirkung im arteriell insuffizienten Bereich zu erwarten ist. Andere Substanzen, die eine selektive Mehrdurchblutung bestimmter Gefäßbezirke auf Kosten anderer Kreislaufareale bewirken, lassen sich in geeigneten Fällen gezielt anwenden.

Als weiteres Ziel der Behandlung der arteriellen Insuffizienz gilt die Ausschaltung oder Abschwächung etwaiger vasokonstriktorischer Impulse, die von den ischämischen Gewebsbereichen ausgehen. Die zahlreichen Substanzen, die in dieser Absicht therapeutisch verwendet wurden (z. B. Papaverinderivate, S. 177) sind jedoch entweder nur kurzfristig wirksam oder ihr Effekt bleibt fragwürdig bzw. negativ.

Im einzelnen lassen sich folgende Gruppen von Medikamenten mit Gefäßwirkungen unterscheiden:

α) Sympathicomimetica
β) Sympathicolytica
γ) Ganglienblockierende Substanzen
δ) Parasympathicomimetica
ε) Histamine und Antihistaminica
ζ) andere gefäßerweiternde Substanzen
η) Organextrakte
ϑ) anderweitige medikamentöse Therapie
ι) Hormone und Vitamine
κ) Antikoagulantien
λ) Fibrinolyse
μ) Neuraltherapie

α) Sympathicomimetica.

Die Anwendung von Adrenalinderivaten in der Behandlung peripherer Durchblutungsstörungen basiert auf der Überlegung, daß die Muskelgefäße durch kleine Noradrenalin- und Adrenalindosen dilatiert werden sowie auf der Absicht, durch die allgemeinen Wirkungen auf die terminale Strombahn etwaige allerdings noch nicht nachgewiesene Atonien umschriebener Gefäßsegmente auszuschalten. In diesem Sinne wollen RÖSSING und GRUBER (1952) nach subcutanen Gaben von 0,25—0,4 mg Noradrenalin an 45 Patienten, die neben peripheren auch coronare Durchblutungsstörungen hatten, günstige Wirkung verzeichnen. Ähnliche

Zwecke wurden von TAGLIAFERRO und CARRATINO (1953) mit intravenöser Infusion von $^1/_3$ mg Noradrenalin in 250 cm^3 physiologischer Kochsalzlösung — 50 gtt./min — verfolgt, wobei sogar die Abheilung von Ulcera und die Besserung oscillographischer und elektrokardiographischer Befunde beschrieben sind. NOCETI und MEL (1954) setzten sich gleichfalls für die in solchen Fällen unseres Erachtens sehr bedenkliche intravenöse Arterenolinfusion ein.

Nach den Ergebnissen von SCHOOP (1956), der mittels Calorimetersonde die distal einer organischen Arterienstenose nach intravenöser Gabe von 10 γ Noradrenalin eintretenden Durchblutungsänderungen untersuchte und dabei Durchblutungsabnahmen feststellte, muß die Zweckmäßigkeit des Vorgehens der obengenannten Autoren zumindest zweifelhaft erscheinen. Außerdem ist auf die sehr ungünstigen Erfahrungen von URICCHIO u. Mitarb. (1953) hinzuweisen, die bei einem Patienten mit peripherer Gefäßkrankheit nach intravenöser Arterenolinfusion (wegen operativem Kollaps) bereits nach 400 γ Infusion bei einer Geschwindigkeit von 4 γ/min in die Vena saphena schwere Schmerzen und Gangrän von Haut und Subcutis auftreten sahen, die zur Amputation führten; die Autoren warnen daher mit Recht vor der Anwendung von Arterenol besonders bei Patienten mit peripheren Durchblutungsstörungen.

Im allgemeinen sind trotz Steigerung des Herzminutenvolumens durch die parenterale Adrenalin-Therapie keine wesentlichen Zunahmen der peripheren Durchblutung im ischämischen Bereich zu erwarten. BERNSMEIER und BECKER (1953) konnten nach intraarterieller Adrenalingabe zunächst einen 6—8 sec dauernden Anstieg des systolischen und diastolischen Blutdruckes feststellen, der nach 25 sec eintrat. Anschließend folgt ein leichter Abfall der Blutdrucke für 10 sec, der schließlich von einer Phase systolischen Blutdruckanstieges mit Tachycardie abgelöst wird. Durch vorherige Gabe sympathicolytischer Substanzen läßt sich die depressorische Phase verstärken, die initiale Blutdrucksteigerung abzuschwächen. Die Beeinflussung der depressorischen Phase durch sympathicolytische Substanzen kommt aber nach Noradrenalin nicht zustande, lediglich die Bremsung und Abschwächung der hypertonischen Wirkung.

Butylsympatol (Vasculat)[1].

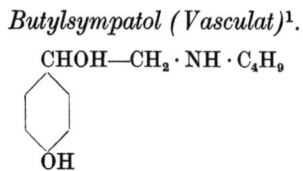

Bereits 1939 konnte UNNA (1951) in Katzen- und Hundeversuchen feststellen, daß die Derivate von Sympatol und Metasympatol (Adrianol) bei Austausch der stickstoffständigen Methylgruppe gegen Äthyl-, Propyl- und Butylradikale ihre blutdrucksteigernden Eigenschaften einbüßen; besonders die Butylverbindungen sind eher blutdrucksenkend. Das Butylsympatol (Vasculat) erwies sich auch an der Froschschwimmhaut gefäßerweiternd (LANGENDORF u. Mitarb. 1953). Die experimentelle Ergotamin-Adrenalin-Rattenschwanzgangrän konnte mit niedrigen Vasculat-Dosen häufig verhindert werden (BEIGLBÖCK 1953); hohe Dosen von Vasculat erwiesen sich allerdings als ungünstig. Vasculat bewirkt am Menschen Minutenvolumenanstieg bei Widerstandsherabsetzung (DUESBERG 1949; 1950; SCHROEDER 1950; SPITZBARTH und MERZ 1950; FÖRSTER, KUSCHINSKY und LULLMANN 1950; KREUZIGER und VEIT 1950; HAUSS und KREUZIGER 1951;

---

[1] Boehringer & Sohn (Ingelheim).

HARTENBACH 1953). MECHELKE und HEINZEL (1950) konnten nach intravenöser Gabe von 10—35 mg Vasculat am Gesunden eine Fingermehrdurchblutung (Photoplethysmographie) ohne Hauttemperaturveränderung, eine Beschleunigung und Vertiefung der Atmung, Tachykardie und Venendruckabfall feststellen. Die Nebenwirkungen, besonders bei vegetativ empfindlichen labilen Patienten, bestehen in Auftreten von Gesichtsröte, Zittern, Unruhe, Angst und gesteigerter nervöser Erregbarkeit (KREUZIGER und VEIT 1950; KRUG und PEPER 1951).

Nachdem auf Grund der Steigerung des Herzminutenvolumens und der Widerstandsherabsetzung die Voraussetzungen für eine Vermehrung des peripheren

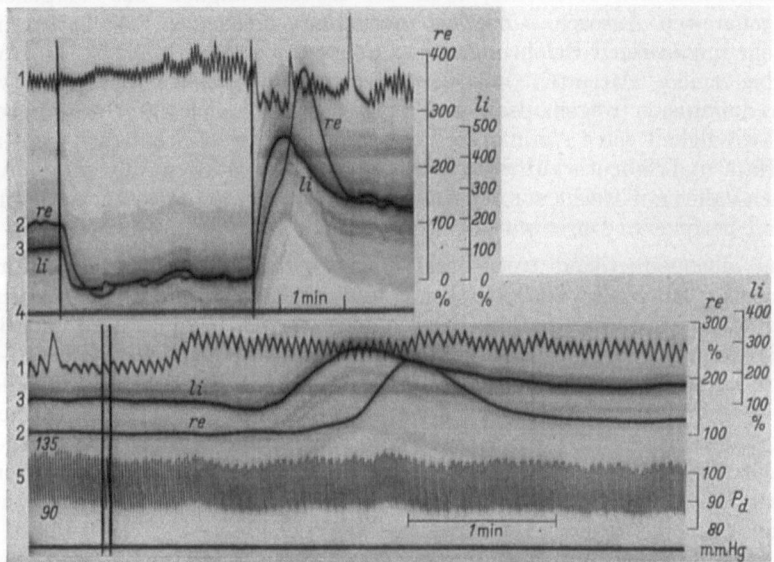

Abb. 46. Gleichzeitige Registrierung der Wadenmuskeldurchblutung in einem gesunden (links) und einem kranken (rechts) Bein bei einem 45jährigen Mann mit Iliacaverschluß rechts. *1* Atmung; *2* Muskeldurchblutung rechts; *3* Muskeldurchblutung links; *4* Zeit (3 sec); *5* arterieller Blutdruck (P_d diastolischer Druck). Raumtemperatur 24°. Oberer Teil der Abbildung: reaktive Hyperämie nach arterieller Drosselung von 3 min Dauer; unterer Teil: zwischen den beiden Lichtsignalen Injektion von 50 mg Vasculat in eine Vene auf dem rechten Handrücken. Eichung am rechten Kurvenrand in Prozent der Ruhedurchblutung. (Nach W. SCHOOP 1956.)

Stromvolumens gegeben sind, mußte der Nachweis der beabsichtigten Vasculatwirkung in dem von der Durchblutungsstörung betroffenen Bereich interessieren, zumal andere Vasodilatantien in dieser Hinsicht nachweislich versagen. SCHOOP (1956) konnte durch Untersuchungen mit der Calorimetersonde zeigen, daß nach intravenöser Injektion von 0,05 g Vasculat das distal einer arteriellen Stenose liegende Muskelgebiet kurzfristig vermehrt durchblutet wird, im Gegensatz etwa zur Wirkung von 10 γ Noradrenalin i.v. mit folgender Durchblutungsverminderung (vgl. Abb. 46). Der beobachtete Effekt beruht auf vermehrter Öffnung von Kollateralen.

Neben der intramuskulären Injektion von 50 mg pro dosi, die wegen der protrahierten Wirkung therapeutisch der intravenösen Gabe vorzuziehen ist und ebenfalls einen schnellen Wirkungseintritt gewährleistet, wird Vasculat in Dosen von 3 bis 6mal täglich 10—12,5 mg per os verwendet. Abgesehen davon, daß infolge des Minutenvolumenanstieges Diuresesteigerungen beobachtet werden (KREUZIGER und VEIT 1950), ist besonders bei spastischen Arteriopathien der klinische und subjektive Effekt oft günstig (BECKER und KAISER 1951). Während SPITZBARTH und MERZ (1950) auch bei organischen Durchblutungsstörungen und ebenso

ZEMANN u. LÜSSENHOP (1951) bei 13 Patienten mit Arteriosclerosis obliterans gute Wirkungen sahen, konnten KRUG und PEPER (1951) sowie BECKER und KAISER (1951) hierbei keine Effekte erkennen. Auch Varicen und Unterschenkelulcera bei chronischer venöser Insuffizienz sollen durch Vasculat günstig beeinflußt werden (SPITZBARTH und MERZ 1950; BECKER und KAISER 1951; KRUG und PEPER 1951; GUTSCHMIDT 1953), desgleichen nach DEUTSCH u. a. (1954) der postthrombotische Symptomenkomplex und Zustände von Sudeck-Atrophie (THIES 1953; BERNASCHEK 1956). Aus den klinischen Untersuchungen von NETZER (1952) sowie KLEIBEL (1954) geht hervor, daß nicht alle Behandelten signifikante Besserungen nach Vasculatbehandlung zeigen. Die intraarterielle Anwendung hat nach KRUG und PEPER (1951) keine Vorteile.

Zweifellos rechtfertigen die günstigen experimentellen Voraussetzungen der Butylsympatol-Behandlung in Fällen von chronischer arterieller Insuffizienz und arteriospastischen Zuständen einen Versuch mit diesem Mittel. Je nach dem nach unseren Erfahrungen individuell unterschiedlichen Ansprechen richtet sich Indikation, Dosierung und Dauer weiterer Anwendung.

Phenyl-iso-butyl-nor-suprifen (Dilatol[1], in USA Arlidine).

Bei Adrenalinderivaten mit aromatisch aliphatischer Substitution lassen sich Wirkungsdauer und Wirkungsart vielfach modifizieren (BOVET und BOVET-NITTI 1948; KÜLZ und SCHNEIDER 1950). Beim Dilatol, das im Magen-Darmkanal gut resorbiert und nur wenig abgebaut wird, ist die sonstige Adrenalinwirkung erhalten, während die blutdrucksteigernde Komponente wegfällt.

Dosierung: 6mal täglich 10 Tropfen oder $^1/_2$ Tablette (3 mg); $^1/_2$—1 Ampulle i. m. (1 Ampulle = 5 mg).

OSTWALD (1950) konnte bei Normotonikern im Liegen nach Anwendung von 10 mg Dilatol neben einer mäßigen Hauttemperatursteigerung, einer plethysmographisch nachweisbaren Zunahme der Muskeldurchblutung, einer Lumenerweiterung der Arteria centralis retinae, einer Steigerung der gastrischen Säureproduktion bei Probanden mit Subacidität eine leichte Senkung des arteriellen Mitteldruckes finden. Er empfiehlt wegen der generell nach Dilatol zustande kommenden Minutenvolumensteigerung und Abnahme des peripheren Widerstandes auf Grund von 1500 Untersuchungen an 391 Patienten die Anwendung bei peripheren Durchblutungsstörungen spastischer oder endangitischer Genese. Auch WIEMERS (1950) stellte neben der Steigerung der Hautdurchblutung eine deutliche Zunahme der Muskeldurchblutung fest. BUMM (1950) empfiehlt die Substanz wegen ihrer durchblutungsfördernden Eigenschaften zur Kombination mit Antibioticis. Er dosiert bis maximal 4mal täglich 5 mg i. m. KAISER und MAURER (1951) fanden bei Hauttemperaturmessungen und klinischen Allgemeinuntersuchungen an Patienten mit Arteriosclerosis obliterans und Angiopathia diabetica, daß Dilatol wirkungsmäßig dem Priscol gleicht, und empfehlen es für die Dauerbehandlung bei peripheren Durchblutungsstörungen. Patienten mit Coronarinsuffizienz schließen sie von der Behandlung aus; Patienten mit Endangitis

---

[1] Troponwerke, Dinklage & Co., Köln-Mülheim.

obliterans und Raynaud-Syndrom sollen weniger gut reagieren. RATSCHOW (1953) meint, daß Dilatol länger wirke als Vasculat, und hebt seine euphorisierende Wirkung und die günstigen Effekte bei senilen Durchblutungsstörungen hervor. Nach den tierexperimentellen Befunden von KÜHLE (1952) (Katzen und Spinalkatzen) ergab sich eine Dämpfung des zentralen Vasoconstrictorentonus. Bei Apoplexien ist nach RATSCHOW (1953) die Injektion von 50 mg Dilatol i. m. besser als die intravenöse Euphyllinbehandlung. WALDER (1956) konnte durch zweistündige Gaben von je 2,5 mg per os über 8—9 Wochen günstige Wirkungen bei Dysbasia intermittens erzielen. Im akuten Versuch wurden Steigerungen der Ruhedurchblutung bis 350% des Ausgangswertes gemessen; die chronischen Wirkungen ließen sich allerdings nicht signifikant beweisen.

Das chemisch gleiche amerikanische Präparat Arlidine wurde von POMMERANZE u. Mitarb. (1951) bei 19 von 24 Diabetikern mit Dysbasia intermittens erfolgreich angewendet. Es erwies sich auch gegen Muskelkrämpfe als wirksam.

Ein weiterer bei peripheren Durchblutungsstörungen verwendeter Adrenalinabkömmling, das *1-(p-hydroxyphenyl)-2-(1-methyl-2-phenoxyäthylamino)-propanol-1-hydrochlorid) (Duvalidan)* soll in einer Dosierung von 20—60 mg i.m. oder bis 100 mg in kombinierter i. m. und oraler Anwendung günstige Effekte haben, wobei die gleichzeitige Anwendung innerlicher Alkoholgaben unerwünscht ist. Eigene Erfahrungen mit diesem Präparat fehlen.

β) Sympathicolytica.
αα) *Mutterkornalkaloide.*

Die natürlichen und die hydrierten, hochmolekularen Mutterkornalkaloide zeigen pharmakologisch in qualitativer und quantitativer Hinsicht erhebliche Unterschiede. *Gemeinsam* ist beiden die periphere adrenolytische Wirkung, die bei den hydrierten Alkaloiden besonders ausgeprägt ist (ROTHLIN 1946). Die Adrenolyse kommt in der Umkehr der pressorischen Adrenalin-Effekte und in der Hemmung anderer sympathischer Reize zum Ausdruck. Am Menschen tritt sie jedoch gegenüber den zentralen Effekten zurück.

Am deutlichsten *differieren* die natürlichen von den hydrierten Ergotalkaloiden durch die unterschiedliche Wirkung auf die glatte Gefäßmuskulatur. Die natürlichen führen zur peripheren Vasokonstriktion und damit zur Blutdrucksteigerung; bei den hydrierten Alkaloiden — vor allem denen der Ergotoxingruppe — läßt sich dagegen ein peripher vasoconstrictorischer Effekt fast nicht mehr nachweisen. Bei diesen steht die zentrale vasomotorentonussenkende Wirkung im Vordergrund, die zu einer Steigerung der Extremitätenzirkulation führen kann. Das natürliche Alkaloid Ergotamin ist daher für die Therapie der Gefäßkrankheiten ohne Interesse. Seine bei Überdosierung toxischen Eigenschaften werden im Kapitel „Sekundäres Raynaud-Syndrom" (S. 245) besprochen.

Die hydrierten Ergotalkaloide wurden dagegen im letzten Jahrzehnt eingehend pharmakologisch, klinisch-experimentell und -therapeutisch untersucht (vgl. auch Kapitel „Hypertonie", WOLLHEIM u. MOELLER, ds. Handbuch Bd. IX/5 S. 509ff.).

In den folgenden Abschnitten ist nur auf die für die Behandlung von Gefäßkrankheiten wesentlichen hydrierten Alkaloide der Ergotoxingruppe, Dihydroergocornin, -cristin und -kryptin, sowie auf die Kombination dieser Alkaloide zu gleichen Teilen (Hydergin) eingegangen.

Dihydroergocornin führt nach HAYES u. Mitarb. (1949) bei Personen ohne arterielle Insuffizienz nach intravenöser Infusion von 0,25—0,4 mg zu Durchblutungszunahmen um 117% an den Händen und 87% an den Füßen, nach intravenöser Injektion zu Durchblutungssteigerungen um 84 bzw. 63% (Venenverschlußplethysmographie nach BERRY u. Mitarb. 1948). An Nebenwirkungen werden nasale Kongestion, Übelkeit, Kopfschmerz und Harndrang angegeben. Ähnliche Ergebnisse erzielten auch BLUNTSCHLI u. GOETZ (1948), ferner KAPPERT (1949) bei Injektion in die A. femoralis und Messung der Hauttemperatur.

Dihydroergokryptin wurde ebenfalls von KAPPERT (1949) eingehend untersucht. Die Ergebnisse entsprachen weitgehend denen mit Dihydroergocornin.

Dihydroergocristin wurde hinsichtlich seiner Wirkung auf Hauttemperatur und auf sphygmographische und photoplethysmographische Änderungen untersucht (VÖLKER 1952). Nach 1 cm³ = 0,3 mg i.m. nahm das Herzminutenvolumen bei steigendem peripherem Gesamtwiderstand ab, die Amplitude verkleinerte sich; Amplitude und Frequenz der peripheren Spontanrhythmik nahmen ab. Wegen uneinheitlicher Reaktionen in verschiedenen Hautgefäßgebieten scheint eine gezielte Therapie, wie sie bei Durchblutungsstörungen interessiert, mit dieser Substanz kaum möglich. Auch KAPPERT (1949) erzielte mit Dihydroergocristin weniger einheitliche — für eine Gefäßerweiterung sprechende — Ergebnisse als mit Dihydroergocornin.

Hydergin (Sandoz), die Kombination der drei hydrierten Alkaloide Dihydroergocornin, -cristin und -kryptin, ergibt eine gleichmäßigere Wirkung auf die verschiedenen peripheren und zentralen Funktionen. Hydergin ist auch besser verträglich als die Einzelalkaloide (BIRCHER u. CERLETTI 1949, KAPPERT u. HADORN 1950).

Hämodynamisch bewirkt Hydergin die Dämpfung zentraler vasomotorischer Impulse (BARCROFT, KONZETT u. SWAN 1951). Daß es sich hierbei um eine zentrale Wirkung handelt, wurde experimentell von KONZETT u. ROTHLIN (1953) mittels Durchtrennung des Rückenmarks in verschiedenen Höhen sowie durch KRAUSE (1954) mittels des gekreuzten Kreislaufs nachgewiesen. Eine Wirkung auf sympathische Synapsen besteht dagegen nicht (KONZETT 1950).

Die peripher adrenolytische Wirkung wurde pharmakologisch an den Einzelkomponenten des Hydergin untersucht (ROTHLIN 1946; ROTHLIN und BIRCHER 1952). Der peripher adrenolytische Effekt ist bei intraarterieller Injektion erfaßbar. So konnten EICHLER und HEINZEL (1954) einen wesentlich eher einsetzenden und höheren Anstieg der Hauttemperatur im injizierten gegenüber dem nicht injizierten Bein feststellen. Auch der therapeutische Effekt bei Sympathektomierten könnte für eine zumindest teilweise adrenolytische Wirkung des Hydergin sprechen. Speziell bei peripheren Durchblutungsstörungen sind noch zwei pharmakodynamische Effekte interessant. So wird nach RIECHERT u. Mitarb. (1951) die Gefäßpermeabilität durch Hydergin herabgesetzt. Ferner konnten PETZOLD und HOFFMEISTER (1958) zeigen, daß Hydergin am Kaninchenohr die Ausbildung einer experimentellen Endangitis (Allergisierung mittels Fremdserum oder Staphylokokken und lokale mechanische unterschwellige Reizung) zu verhüten vermag.

Die *klinisch experimentellen* Untersuchungsergebnisse mit Hydergin sind uneinheitlich: So konnten CATCHPOLE und JEPSON (1954) bei einmaliger *intravenöser* Verabfolgung bei Kreislaufnormalen und bei Patienten mit Durchblutungsstörungen nur eine unwesentliche Erhöhung der Wärmeabgabe (Kupfertellurplatten-Methode) feststellen. Nach intraarterieller Anwendung kam es bei Normalen in einem Teil der Fälle zu einer Durchblutungssteigerung von maximal 60 min, während bei Gefäßkranken kein Effekt beobachtet wurde. Im Gegensatz hierzu stehen die oben erwähnten Ergebnisse von EICHLER und HEINZEL (1954) bei intraarterieller Anwendung.

WINSOR (1952) sowie EICHLER und HEINZEL (1954) konnten auch mit Hydergin per os eine Abnahme der vasopressorischen Kältereaktion feststellen. Nach WINSOR nahm auch die Vasomotion in der Peripherie ab; desgleichen beobachtete er eine Änderung der Ausbildung der Adrenalinquaddel. GOETZ (1949) fand bereits früher plethysmographisch eine Einschränkung der peripheren Vasomotion.

EICHLER, LINDER und SCHMEISER (1950) erzielten durch intravenöse Hydergin-Injektion eine in der Muskel-Clearance mit radioaktivem Natrium faßbare Durchblutungssteigerung. Nach diesen Autoren ist aber nur bei *langsamer* intravenöser Injektion (Vermeidung einer akuten Blutdrucksenkung) der günstige Effekt auf die periphere Durchblutung zu erwarten.

Wenn auch aus Ergebnissen akuter Testversuche nur bedingt auf den *therapeutischen Wert* von Pharmaka geschlossen werden kann, so erscheint es doch bemerkenswert, daß über Hydergin eine größere Zahl therapeutischer Arbeiten mit objektiven Befundberichten vorliegt. Ergebnisse in monographischer Form veröffentlichten KAPPERT (1949) (236 Patienten) sowie EICHLER und HEINZEL (1954) (172 Patienten). Nach Hydergin wurde über Besserung der Beschwerden, Zunahme der Gehstreckenleistung, Anstieg der Hauttemperatur und Erhöhung der Oscillometerwerte berichtet. Capillarmikroskopisch wurde Normalisierung der Nagelfalzcapillaren, Verschwinden der Akrocyanose, Abheilen von Ulcera und eine allgemeine Besserungstendenz gesehen. Die Untersuchungen von EICHLER und HEINZEL (1954) gewinnen dadurch an Gewicht, daß die Patienten teilweise bis zu vier Jahren nachbeobachtet wurden. Während übrigens diese Autoren funktionelle Durchblutungsstörungen der Hydergin-Therapie weniger zugänglich fanden als organische (vor allem Endangitis obliterans), wurde von EHREN (1951) sowie OSTEN und ZADEMACK (1954) eine günstigere Wirkung bei spastischen Durchblutungsstörungen sowie bei akuten Phasen von arterieller Insuffizienz gesehen.

Optimistisch lauten bei verschiedenartigen arteriellen Durchblutungsstörungen auch die Berichte von NIETH, ZEH und JENSBACH (1952), FUCHSIG u. Mitarb. (1952), STRAUSS (1951; 1952; 1954), MEIER (1950), CAITHAML (1954), LUKE und MARIEN (1953), SELVAAG (1954), KAPPERT und HADORN (1950), ROBERTS, ANDERSON und PARRY (1952), ZOZAYA (1956) und BRUCK und WEIL (1956). BITTNER (1954) empfiehlt die orale oder intramuskuläre Hydergin-Therapie als Ergänzung zur Sympathektomie. EICHLER und HEINZEL (1954), FUCHSIG, NIETH u. Mitarb. (1952), POPKIN (1951) und STRAUSS (1951) beobachteten mehrere Fälle, bei denen nach erfolgloser Sympathektomie Hydergin noch Besserung brachte.

ADLER und BARÁTH (1952) fanden die vasodilatierende Wirkung von Hydergin zwar geringer als die von Natrium nitrosum, aber länger anhaltend. Diese Autoren erachten die Hydergin-Behandlung bei fortgeschrittenen Arteriopathien mit bereits eingeschränkter Dehnbarkeit der Gefäße für wirkungslos. Auch EICHLER und HEINZEL (1954) beobachteten einen besseren Effekt bei endangitischen als bei arteriosklerotischen Durchblutungsstörungen. Demgegenüber erwähnt POPKIN (1952; 1956) den günstigen Einfluß von Hydergin bei „geriatrischen" Durchblutungsstörungen an bisher 400 Patienten.

Insgesamt hat Hydergin bei arterieller Insuffizienz zwar keine außergewöhnlichen Effekte. Das Mittel wird aber wegen der im allgemeinen guten Verträglichkeit vielfach angewendet und kann auch als Adjuvans nützlich sein.

ββ) Imidazole.
Benzylimidazolin (Priscol, Benzazolin, Tolazolin)[1].

$$\underset{H}{\underset{|}{\bigcirc}}\underset{H}{\overset{|}{C}}-C\underset{N-CH_2}{\overset{NH-CH_2}{\diagup}}$$

Benzylimidazolin, Benzazolin, Tolazolin (Priscol, „Ciba") (HARTMANN u. ISLER 1939) wirkt vorübergehend adrenolytisch und sympathikolytisch (FRANK und Mitarb. 1951, VAN ITALLIE und CLARKE 1951). Der Effekt soll nach WILSON und QUASH (1951) bei intraarterieller Gabe bis zu 4 Std anhalten; LIPPMANN (1952) gibt dagegen an, daß Dosen, die keinen Blutdruckabfall herbeiführen, wirkungslos sind. Bei höherer Dosierung stellen sich Nebenwirkungen in Form von Ameisenlaufen, umschriebenen Rötungen, Hitzewallungen, Tachykardie, Übelkeit und Erbrechen ein, weshalb eine ganz allmähliche Steigerung von geringen Anfangsdosen ausgehend empfohlen wird. Trotzdem wird die Dauerbehandlung mit Priscol als unzweckmäßig bezeichnet (MOSER u. Mitarb. 1953). Bei intraartieller Verabreichung von 50 mg fanden CATCHPOLE und JEPSON (1954) mit der Kupfertellurplatten-Methode nur geringe und unregelmäßige Steigerung der digitalen Wärmeabgabe, die die therapeutische intraarterielle Anwendung nicht rechtfertigt; auch 25 oder 50 mg i. v. hatten bei Gefäßkranken bedeutend geringere Effekte als bei Gefäßgesunden. DOUTHWAITE und FINNEGAN (1950) beobachteten Anstiege der Hauttemperatur, die bei Gesunden stärker ausgeprägt waren als bei Patienten mit Durchblutungsstörungen. Ähnliches fanden WINSOR und OTTOMAN (1949) nach 50 mg i.v., wobei trotz der bevorzugten Wirkung auf den Hautbereich der unteren Extremitäten (MURPHY u. Mitarb. 1950) die Fußhaut bei Patienten mit Arteriosclerosis und Endangitis obliterans nicht besser durchblutet wurde. Günstige Wirkung auf die Zehentemperatur konnten ROTTENSTEIN u. Mitarb. (1951) nach 30—50 mg i.v. sowie WAKIM u. Mitarb. (1950) beobachten; letztere fanden auch nach 50 mg i.v. eine Zunahme der Durchblutung mit der Venenverschlußplethysmographie bei gleichzeitiger Abnahme der Mundtemperatur. FRIEDELL u. Mitarb. (1950) empfahlen Priscol für die Dauertherapie von peripheren Durchblutungsstörungen und kombinieren die intravenöse (75 mg) mit der oralen Behandlung (300 mg pro die). ROGERS (1949) konnte unter Priscol die Tendenz zur Blutzuckersenkung, insbesondere bei erhöhten Blutzuckerwerten nachweisen (insulinsparender Effekt von Priscol) und empfiehlt die parenterale und perorale Behandlung peripherer Durchblutungsstörungen. Daß die Muskeldurchblutung unter Priscolwirkung nicht gebessert wird, zeigten MURPHY u. Mitarb. (1950); ihren Befunden nach (Venenokklusionsplethysmographie, digitale Plethysmographie, Hautthermometrie, Gewebsclearance) wird unter Priscol zwar Haut- und Unterhautgewebe des Beines verstärkt durchblutet, die Muskeldurchblutung jedoch eingeschränkt. Auch HENSEL, RUEF und GOLENHOFEN (1954) fanden nach 30 mg Priscol i.v. starke Anstiege der Hautdurchblutung (Strömungscalorimetrie an der Fußsohle), aber deutliche Verminderung der Muskeldurchblutung auf 60% des Ruhewertes (gemessen mit der Calorimetersonde in der Wadenmuskulatur), wobei die Wirkung bei unverändertem Blutdruck über 1 Std anhielt. Trotz dieser Einschränkung wurde das Mittel von FRANK u. Mitarb. (1951) sowie LYONS u. LOVE (1952) zur Behandlung der Dysbasia intermittens empfohlen, wobei Tagesdosen bis 500 mg verabfolgt wurden. GOODWIN und KAPLAN (1951) empfehlen Priscol zur Verhinderung von Raynaud-Attacken in Dosen von 75—300 mg per os. Die selektive Wirkung auf die Hautdurchblutung wird auch von KAUGMAN u. Mitarb. (1950) sowie von

---
[1] (Ciba-AG.)

REEDY (1951) erwähnt. GREEN, GOBEL, MOORE und PRINCE (1952) fanden bei vergleichenden Untersuchungen von Priscol, Regitin und Ronicol, daß die Infusionsbehandlung mit diesen Substanzen in keinem Falle die Wirkung auf die Durchblutung der oberen Extremitäten erreicht, die durch eine Erwärmung des Rumpfes ausgelöst wird. Priscol und Regitin wirkten vornehmlich auf die Beindurchblutung, das Ronicol auf die Armdurchblutung.

Demnach beschränkt sich die Indikation der Priscoltherapie auf rein cutane oder vorwiegend cutane Durchblutungsstörungen. Bei dysbatischen Beschwerden ist hingegen kein Nutzen zu erwarten.

Phentolamin (Regitin[1] *„Ciba").*

KÜHNS (1951) konnte nach intravenöser Anwendung von Regitin im Wiedererwärmungstest (nach Eintauchen der Extremität in kaltes Wasser mit vorausgehendem heißen Bad) eine bessere Vasodilatation erzielen als mit Priscol. Im allgemeinen dürften die Wirkungen jedoch ziemlich gleichartig sympathicolytisch sein. SELVAAG und RIISER (1953) sahen nach intraarterieller Gabe am Injektionsbein Anstieg der Hauttemperatur, auch bei organischen Gefäßveränderungen, so daß die Anwendung bei arterieller Insuffizienz berechtigt sein könnte. CLARKE u. Mitarb. (1953) fanden mit der digitalen Venenverschlußplethysmographie an 5 Normalen mit Dosen von 0,6 mg/kg und an 19 Gefäßkranken mit 0,75 mg/kg nur geringere Durchblutungssteigerungen als nach Priscol, während die Nebenwirkungen, nasale Kongestion, Tachykardie, Übelkeit, Blutdruckabfall, sowie der örtliche Injektionsschmerz in gleicher Weise zu beobachten waren. CATCHPOLE und JEPSON (1954) vermißten mit der Kupfertellurplattenmethode jede Wirkung auf die digitale Wärmeabgabe, und zwar bei intraarterieller wie bei intravenöser Gabe von 10 mg an Gesunden und Gefäßkranken. HENSEL, RUEF und GOLENHOFEN (1954) konnten nach 20 mg Regitin i.v. eine Steigerung der Haut- und der Muskeldurchblutung auf etwa 180% des Ruhewertes über 1 Std registrieren (Strömungscalorimetrie an der Fußsohle und Calorimetersonde in der Wadenmuskulatur); außerdem zeigte sich eine Abschwächung der Noradrenalin-Vasokonstriktion. Die teilweise sehr langfristigen Behandlungsversuche von GREEN und GRIMSLEY (1953) (intravenös 30 mg; oral bis 4mal 120 mg pro Tag) zeitigten bei Arteriosclerosis obliterans bessere Effekte als bei spastischen Durchblutungsstörungen; ernsthafte Vasomotorenkollapse und häufige Blutdruckabfälle wurden beobachtet. Die Autoren setzten sich für die Verwendung von Regitin in der Nachbehandlungsphase von Sympathektomien oder zur Vermeidung von Sympathektomien ein. HEINZEL, MATTHES, MECHELKE und NUSSER (1952) untersuchten die Regitinwirkung mit vielfachen fortlaufenden Kreislaufkontrollen. 10—25 mg i.v. bewirkten leichte systolische und diastolische Blutdrucksenkung, Pulsfrequenzzunahme, Venendruckanstieg und Vermehrung der peripheren Durchblutung; nach vorheriger Regitingabe ließ sich die Blutdrucksteigerung durch 20—25 γ Adrenalin verhindern. Orthostatische Kollapsneigung wurde häufig beobachtet.

---

[1] Siehe dieses Handbuch, Bd. IX/5, Hypertonie (WOLLHEIM u. MOELLER); Abschnitte „Therapie der essentiellen Hypertonie" und „Phäochromocytom".

Einer breiteren Anwendung des Mittels in der Therapie der akuten und chronischen arteriellen Insuffizienz steht die Erfahrung entgegen, daß bei wirksamer Dosierung der Blutdruck häufig unerwünscht tief absinkt.

γγ) β-Halo-Alkylamine.
(Dibenamin und Dibenzylin).

Dibenamin *(n,n-dibenzyl-β-chloroäthylamin).*

$$\underset{}{\begin{array}{c}\text{C}_6\text{H}_5\text{-CH}_2\\\text{C}_6\text{H}_5\text{-CH}_2\end{array}}\!\!\!>\!\text{NCH}_2\text{CH}_2\text{Cl}$$

Die Substanz N,N-Dibenzyl-Chloräthylamin-Hydrochlorid (Dibenamin) blockiert das adrenergische System. LINDER (1949) infundierte 5 mg/kg in 500 cm³ physiologischer Kochsalzlösung i.v. und konnte dabei neben guten klinischen Wirkungen bei Endangitis obliterans und postembolischen Zuständen einen deutlichen Anstieg der Hauttemperatur und einen Wegfall des pressorischen Kältereflexes sowie der CO_2-abhängigen Blutdrucksteigerung beobachten. Nach SHAW, PAPPER und ROVENSTINE (1949), die 4—5 mg/kg innerhalb von 30—80 min intravenös infundierten, kommt es unter Dibenamin nicht zur Änderung des Fingervolumens (Plethysmographie). Dagegen lassen sich die pressorischen und constrictorischen Wirkungen von Ephedrin und Phenylephrin beeinflussen. SMITH und HUGGINS (1949) nahmen auf Grund von Hundeversuchen an, daß die Durchblutung im Bereich des Kopfes und der Beine abnimmt, im Splanchnicusbereich zunimmt. Die allgemein blutdrucksenkende Wirkung beruht auf einem gefäßerweiternden Effekt. Das Mittel ist oral wirksam, wodurch seine klinische Verwendung bei Gefäßkrankheiten und Durchblutungsstörungen nahegelegt wird (HAIMOVICI 1951); besonders bei Kausalgie wurden gelegentlich frappante Erfolge beobachtet (HAIMOVICI 1951).

Ein Nachteil der Substanz ist ihre gleichmäßig in der gesamten Peripherie wirksame Blutdrucksenkung. Ihre Anwendung als intravenöse Dauertropfinfusion muß auf Kliniken beschränkt bleiben. Die Substanz, deren alkoholähnliche Wirkung von RATSCHOW (1953) hervorgehoben wird, eignet sich für die Behandlung vasoconstrictorischer Zustände, besonders auch auf längere Dauer.

Phenoxybenzamin (Dibenzylin, 688-A).

Phenoxybenzamin

$$\underset{}{\begin{array}{c}\text{C}_6\text{H}_5\text{-OCH}_2\overset{\text{CH}_3}{\underset{}{\text{CH}}}\\\text{C}_6\text{H}_5\text{-CH}_2\end{array}}\!\!\!>\!\text{NCH}_2\text{CH}_2\text{Cl}$$

Das dem Dibenamin verwandte Phenoxybenzamin (Dibenzylin; 688-A) hemmt die Wirkung der adrenergischen Stoffe am peripheren Erfolgsorgan, ist also offenbar ein echtes Adrenolyticum. Die Substanz läßt sich auch oral anwenden. 8stündliche Zufuhr von je 40 mg Dibenzylin führt nach REDISCH u. Mitarb. (1952) zur Zunahme der Hauttemperatur, wobei sich als Nebenwirkungen Pupillenenge, Tachykardie, Übelkeit und Erbrechen einstellen können. Doch scheint bei geeigneter Dosierung eine Dauerbehandlung möglich zu sein, wie die Untersuchungen von MOSER u. Mitarb. (1953) an 84 Patienten mit peripheren Durchblutungsstörungen erkennen lassen; vor allem bei vasospastischen Zuständen, Akrocyanose, Livedo reticularis und Kausalgie wird die Wirkung der intermittierenden Behandlung hervorgehoben, während chronische Arteriopathien und Kälteschäden weniger zu beeinflussen sind. STEELE (zit. nach ALLEN, BARKER, HINES 1955) empfiehlt das Mittel für mehrmonatige Behandlung. WERTHEIMER u. Mitarb. (1954) sahen ebenfalls von 12wöchiger und längerer Verabreichung bei verschiedenartigen Durchblutungsstörungen in ihren hautthermometrischen und plethysmographischen Untersuchungen gute Effekte; sie nehmen dabei an, daß die anfänglich hauptsächlich im Bereiche der Haut wirksame Gefäßerweiterung allmählich auch auf die tiefer liegenden Gewebe und die Muskulatur übergreift; hingegen konnten sie Ulcera cruris varicosa nicht mit Dibenzylin beeinflussen. In ihren Untersuchungen an 23 Kranken mit digitalen Durchblutungsstörungen konnten FRIEND und EDWARDS (1954) einen Wirkungseintritt nach 30—40 min bei intravenöser Darreichung (50—75 mg), nach 3—6 Std bei oraler Gabe feststellen; im Laufe von 12 Std klingt die Wirkung allmählich ab. Den günstigen Effekten bei vasospastischen Zuständen (nicht bei Kausalgie) steht die wenig zuverlässige Wirkung bei organischen Durchblutungsstörungen gegenüber; außerdem sind die allgemeinen Nebenwirkungen mit Hypotonie und Neigung zu orthostatischem Kollaps sowie die Tatsache nachteilig, daß in arteriell insuffizienten Extremitätenbereichen die Wirkung geringer ist. Die maximalen mit Dibenzylin erzielten Durchblutungssteigerungen geben WOODWARD u. Mitarb. (1952) mit über 500% des Ausgangswertes an.

Nach den eindrucksvollen Berichten von FRIEND und EDWARDS (1954) erscheint bei hartnäckigen Durchblutungsstörungen der Finger ein therapeutischer Versuch mit Dibenzylin, und zwar möglichst kombiniert unter parenteraler und peroraler Applikation indiziert. Die subjektive Verträglichkeit der Substanz entscheidet dann über die weitere Anwendung.

δδ) Azapetin.

6-allyl-6,7-dihydro-5,-dibenz (c,e)-azepine-phosphat (Ilidar).

$$\text{Structure: dibenzazepine}-N-CH_2-CH=CH_2 \cdot H_3PO_4$$

Dibenzazepin (*Ilidar*, Roche) ein adrenergisch blockierender Körper mit sympathicolytischen Eigenschaften (WENNER 1951; RANDALL und SMITH 1951) wurde zur Behandlung von peripheren Durchblutungsstörungen herangezogen. An der denervierten Hundeextremität konnten MOORE u. Mitarb. (1952) Durchblutungssteigerungen wie bei Priscol feststellen. GREEN und DU BOSE (1954) beeinflußten mit intravenösen Gaben (1 mg/pro kg Körpergewicht innerhalb 30 min), mehrmals täglich angewandt, vasospastische (und postphlebitische) Zustände günstig. Allerdings erwies sich die Wirkung an erkrankten Arterien schwächer als an gesunden Gliedern, wie Untersuchungen an 73 Patienten erkennen ließen; bei gesunden Probanden wurde mit Ilidar eine Verminderung der durch Kälte erzielbaren Vasoconstriction beobachtet. Neben der intravenösen Anwendung in Mengen von 1 mg pro kg Körpergewicht, innerhalb 30 min mit 250 cm³ physiologischer Kochsalzlösung infundiert, bedienten sich STALLWORTH und JEFFORDS (1956) bei 52 Patienten mit peripheren Durchblutungsstörungen der oralen Verabreichung von 75—100 mg täglich; sie sahen verbesserte Oscillationen, erhöhte Hauttemperaturen und Verbesserung der reflektorischen Hyperämie im Wärme-Abkühlungsversuch und bezeichnen das Mittel als geeignet für spastische Arteriopathien (91% Behandlungserfolge). MUSSGNUG (1958) sah unter einer Dosierung von 150 mg, eventuell bis 300 mg per os, eventuell mehrere Wochen lang fortgeführt, günstige Wirkungen bei spastischen Veränderungen im Bereich von Arterien, Venen und Capillaren. Die initiale intravenöse Probebehandlung gibt Aufschluß, ob die Anwendung des Mittels sinnvoll ist. STALLWORTH und JEFFORDS (1956) berichten über einen Todesfall mit fraglichem Zusammenhang zur Behandlung.

Die Indikation beschränkt sich hauptsächlich auf vasospastische Zustände. Als Kontraindikationen gelten Asthma bronchiale, intestinale Ulcera und Neigung zu Hypertonie.

γ) Ganglienblockierende Substanzen.

αα) Methoniumsalze.

Tetraäthylammonium (Etamon).

$$(C_2H_5)_4 N \cdot Br$$

$$\begin{array}{c} C_2H_5 \\ \diagdown \\ C_2H_5 \end{array} \begin{array}{c} C_2H_5 \\ | \\ N-Br \\ | \\ C_2H_5 \end{array}$$

Die Wirkungen der ganglienblockierenden Stoffe, die auf Arbeiten von ACHESON und MOE (1945, 1946) sowie ACHESON und PERERA (1946) zurückgehen, sind im Beitrag Hypertonie (WOLLHEIM und MOELLER, dieses Handbuch, Bd. IX/5 S. 565 ff.) ausführlich besprochen. Ihre Angriffspunkte sind bekanntlich die Ganglien zwischen erstem und zweitem Neuron im adrenergischen und cholinergischen System. Hier sind nur jene Wirkungen von Tetraäthylammonium (TEA) von Interesse, die für die Behandlung des peripheren Kreislaufes bedeutungsvoll sein können.

Durch Injektionen von 100 mg i.v. läßt sich an spastisch kontrahierten Arterienbereichen eine Gefäßerweiterung mit Hauttemperaturanstieg erzielen; aus der Wirksamkeit solcher Probeinjektionen ergibt sich nach WINDFELD (1950) die Indikationsstellung für die Dauertherapie. MCINTYRE u. Mitarb. (1949) verabreichten 400—500 mg i.v. oder i.m. bis zu einer Gesamtdosis von 34000 mg i.m. innerhalb von 10 Tagen; 25—30 min post injectionem kam es zu maximaler Steigerung der Hauttemperatur, 40 min post injectionem zum allmählichen Abklingen des Effektes; die subjektive Wirkung dauerte 2 Std. MASSELL u. Mitarb. (1950) untersuchten die Wirkung von 500 mg der Substanz i.v. im Vergleich zur Novocainblockade; der festgestellte Durchblutungsabfall während der hypotonen Phase bedeutet nach ihrer Auffassung eine Kontraindikation bei Sympathektomierten. HOOBLER u. Mitarb. (1949) fanden hingegen nach gleicher Medikation die Wirkung unter Sympathicusblockade nur um 50% schwächer; sie hatten am Fuß eine 7fache und an der Hand eine 4fache Durchblutungssteigerung, allerdings beim Normalen erzielt. Mit intramuskulärer TEA-Medikation konnte REEDY (1951) die Hautdurchblutung von Patienten mit Arteriosclerosis obliterans nur schwach steigern.

BJÖRCK und EJRUP (1949) beobachteten nach intravenöser Gabe von 500 bis 1000 mg Blutdruckabfall, Pulsbeschleunigung und Zunahme des O_2-Verbrauches bei Anstieg der Hauttemperatur. Gleichzeitig traten Schwindel, Schläfrigkeit,

Druck auf der Brust und Neigung zu orthostatischem Kollaps in Erscheinung. Neben der therapeutischen Verabreichung auch für längere Zeit (1—2 mal täglich 100—500 mg in 10%iger Lösung i.v. oder i.m. bis zu 6 Wochen), die mitunter beachtliche klinische Besserung bringen kann, erwähnen COLLER u. Mitarb. (1947) die Tetraäthylammonium-Anwendung als Chlorid oder Bromid zur Beurteilung der Indikation einer Sympathektomie. Günstige Wirkungen auf Phantomschmerzen sah WINSTON (1950) nach intravenöser Gabe von 2 cm³ i. v. oder 6 cm³ i. m. Die Splanchnicusdurchblutung sinkt nach den Untersuchungen von SCHNAPER u. Mitarb. (1951) unter TEA ab. Von GRAHAM (1951) wird über die Wiederherstellung des Blutdrucks distal eines akuten Arterienverschlusses mittels TEAB berichtet. Bei seinen Untersuchungen mit TEAN (Tetraäthylammoniumnitrit) fand KRAUCHER (1953) merkwürdigerweise ungünstige Wirkungen bei Patienten mit Raynaud-Syndrom, während Kranke mit akutem arteriellem Verschluß günstig beeinflußt wurden.

Als Kontraindikation sind zentrale und kardiale Durchblutungsstörungen anzusehen (LICHERI und RICCI 1950); über einen Todesfall wurde von LASSER u. Mitarb. (1949) berichtet.

Pentamethonium (C 5).

Am autonomen System zeigt sich die Wirkung der Pentamethoniumsalze in einer Beeinflussung der postsynaptischen Membran (PATON und ZAIMIS 1948, 1949). Es kommt im allgemeinen zu Blutdruckabfall bei Abnahme des peripheren Gefäßwiderstandes. Die Blutdrucksenkung wirkt sich jedoch bei liegenden Normotonikern kaum aus. Hauttemperatur und periphere Durchblutung zeigen besonders im Beinbereich eine Zunahme (GROB und HARVEY 1950).

Penthamethoniumjodid führt in der Dosierung von 0,28—0,75 mg/kg zu allgemeiner Vasodilatation ohne Bevorzugung der Hautgefäße (NEEDLEMAN und HORWITZ 1953). GROB und HARVEY (1950) untersuchten die Eigenschaften dieser Substanz an Normalpersonen und Patienten mit Gefäßkrankheiten; 5—35 mg i.v. bewirkten bei der Hälfte der Normalpersonen eine Erhöhung der Hauttemperatur hauptsächlich im Bereich der Beine; der gleiche Effekt fand sich bei 11 von 16 Patienten mit peripheren Durchblutungsstörungen. Intensität und Dauer des Hauttemperaturanstieges war nach C 5 stärker als nach C 4. Die Blutdrucksenkung erwies sich am stärksten bei hochgradiger Hypertonie. In allen Fällen kommt es zu orthostatischer Hypotonie. Bei höherer Dosierung wird durch C 5 die sympathische Gefäßinnervation völlig ausgeschaltet.

GOODMAN und GILMAN (1955) sehen trotz der einseitigen Wirkung auf die Hautdurchblutung Anwendungsmöglichkeiten für Penthamethonium und Hexamethonium bei akuten Zuständen und arteriellen Embolien, Thrombosen und anderen Gefäßverschlüssen, vor allem wenn Hautnekrosen durch hochgradige Ischämien drohen.

Hexamethonium (6).

$$\begin{array}{c} CH_3 \\ CH_3 \\ CH_3 \end{array}\!\!\!\!\overset{Br^-}{\underset{}{N}}\!\!\!-\!\!\overset{H\ H\ H\ H\ H\ H}{\underset{H\ H\ H\ H\ H\ H}{C\!-\!C\!-\!C\!-\!C\!-\!C\!-\!C}}\!\!-\!\!\overset{Br^-}{\underset{}{N}}\!\!\!\!\!\begin{array}{c} CH_3 \\ CH_3 \\ CH_3 \end{array}$$

Die ganglienblockierende Substanz Hexamethonium (C 6) bewirkt nach intravenöser Zufuhr präganglionär die Aufhebung der Reizübertragung im Sympathicus und Parasympathicus innerhalb 1—2 Std, bei subcutaner Gabe nach 4—8 Std (PATON und ZAIMIS 1948, 1949; BURT und GRAHAM 1950). Nach FINNERTY und FREIS (1950) ist die Substanz oral oder sublingual unwirksam. In Mengen von 50—100 mg bewirkt sie stärkeren und längeren Anstieg der Fingerhauttemperatur als TEA (400 mg). Wegen der starken blutdrucksenkenden

Wirkung ist von einer Anwendung bei Angina pectoris abzusehen; außerdem ist eine vorsichtig abgewogene Dosierung empfehlenswert, beginnend mit 5 mg als Einzeldosis. Die Nebenwirkungen bei parenteraler Applikation von 50—100 mg sind Obstipation und Kollapsneigung (FINNERTY und FREIS 1951). Bei spastischen Arteriopathien sowie für akute Phasen von arterieller Insuffizienz wird C 6 in erster Linie empfohlen (FINNERTY und FREIS 1951; MOSER u. Mitarb. 1953; ALLEN, BARKER und HINES 1955). Vergleichende Untersuchungen von SCHNAPER u. Mitarb. (1951) ließen erkennen, daß die Wirkung von 50—100 mg C 6 teilweise besser, teilweise schlechter als die einer mit Novocain angelegten Sympathicusblockade war; die Gesamtwirkungen am Kreislauf erwiesen sich nach Novocainblockade etwas stärker, woraus die Untersucher den Schluß zogen, daß die verwendete Dosis zu einer totalen Blockade nicht hinreichend war, zumal eine Steigerung der Dosis auf 75—100 mg C 6 eine deutliche Wirkungsverstärkung brachte. BURCH (1954) stellte nach intravenöser Gabe von 5—25 mg C 6 eine binnen 2—14 min eintretende Abnahme des Venentonus fest. Von klinischer Seite erwähnt LABADIE (1952) Verlängerung der Gehstrecke. WINDESHEIM, ROTH und GIFFORD (1955), die bei 14 Kranken mit Arteriosclerosis obliterans nach 10—50 mg s. c. nur leichte Anstiege der Zehentemperaturen beobachteten, die am durchblutungsgestörten Bein schwächer als am gesunden Bein waren, bezeichnen die Substanz im wesentlichen als wertlos, weil sie nur auf die nicht am Krankheitsprozeß beteiligten Gefäße wirke.

Dekamethonium (C 10; Syncurin) hat curareähnliche Wirkungen. Die Substanz findet bei Gefäßkrankheiten keine Verwendung.

Obgleich die Methoniumsalze hinsichtlich ihrer peripher durchblutungssteigernden Eigenschaften eingehend untersucht sind, hat sich ihre Anwendung bei der Therapie der arteriellen Insuffizienz wegen der Nebenerscheinungen und vor allem wegen des bei wirksamer Dosierung unvermeidlichen Blutdruckabfalles nicht durchgesetzt.

ββ) Pendiomid (Ciba).

$$\begin{array}{c} \text{CH}_3 \\ \text{CH}_3 \end{array}\!$$

$$\overset{\text{C}_2\text{H}_5}{\underset{\text{Br}}{\overset{|}{\text{N}}}}-\text{CH}_2-\text{CH}_2-\underset{\text{CH}_3}{\overset{|}{\text{N}}}-\text{CH}_2-\text{CH}_2-\underset{\text{Br}}{\overset{\text{C}_2\text{H}_5}{\underset{|}{\text{N}}}}$$

with CH₃ groups on the outer nitrogens.

Pendiomid = Ciba 9295, stellt ein diquaternäres Dibromid (MARXER und MIESCHER 1951) dar, das infolge allgemeiner Gefäßerweiterung blutdrucksenkend wirkt (KAISER, REICH und SARRE 1951; BEIN und MEIER 1951; BEIN 1951; LYNN, SANCETTA u. SIMEONE 1952). R. BAUER (1952) beobachtete nach intravenöser Gabe von 25 oder 50 mg Pendiomid eine initiale Abnahme der fingercalorimetrischen (MENDLOWITZ 1950) Wärmeabgabe über 1—2 min um etwa 38% des Ausgangswertes, gefolgt von einer anschließenden protrahierten, bei 6 min post injectionem kulminierenden Steigerung der digitalen Wärmeabgabe um durchschnittlich 61% des Ausgangswertes. Bei Hauttemperaturmessungen konnten NEEDLEMAN und HORWITZ (1953) eine 20fache Steigerung der digitalen Hautdurchblutung (Oberflächentemperaturmessung) mit einer Dosis von 0,62 bis 1,35 mg/kg Körpergewicht beobachten. Günstige klinische Wirkungen bei peripheren Durchblutungsstörungen sahen JULIANI und JACONO (1956) von einer Behandlung mit täglich 250—600 mg per os über 20—60 Tage; nach 100 mg i.m. beobachteten sie einen Anstieg der oscillometrischen, plethysmographischen und hautthermometrischen Durchblutungsbefunde. Die Wirkung von Pendiomid i.v. soll nach Untersuchungen von JACONO u. Mitarb. (1956) der intraarteriellen Anwendung des Mittels vorzuziehen sein.

γγ) *Oxyphenoniumbromid, Antrenyl (Ciba)*

$$\text{C}_6\text{H}_5\text{-C(OH)(C}_6\text{H}_5\text{)-COO-CH}_2\text{CH}_2\overset{+}{\text{N}}(\text{C}_2\text{H}_5)_2(\text{CH}_3), \text{Br}^-$$

eine synthetische quaternäre Ammoniumbase mit anticholinergischer (parasympathikolytischer) Wirkung an den von den postganglionären cholinergischen Nervenfasern versorgten Zellen, die Trockenheit der Schleimhäute und Tachykardie hervorruft und bei Patienten mit Glaukom, Pylorusstenose und Prostatahypertrophie kontraindiziert ist, ist kein allgemeiner Ganglienblocker. Die Substanz wird bei peripheren Durchblutungsstörungen mit Vorherrschen parasympathicotoner Gesamtsituation empfohlen (OSTEN und ZADEMACK 1954).

δ) Parasympathicomimetica.

Acetylcholin.

$$(\text{CH}_3)_3 \equiv \text{N} \cdot \text{CH}_2 \cdot \text{CH}_2 \cdot \text{O} \cdot \text{COCH}_3$$
$$\mid$$
$$\text{OH}$$

Der günstige Effekt der Acetylcholinanwendung, insbesondere bei arterieller Zufuhr, besteht hauptsächlich in einer Eröffnung der arteriovenösen Anastomosen. Da bei intravenöser Acetylcholingabe sehr unangenehme Sensationen wie Schmerzen und Druck in der Herzgegend, Bronchospasmen und Kollapszustände auftreten können, ist das Mittel fast nur in arterieller Anwendung üblich. Die intraarterielle Acetylcholininjektion ist wegen ihrer Schmerzhaftigkeit ebenfalls unangenehm, weshalb vielfach Vorinjektion von 10 cm³ einer 1%igen Procainlösung i. a. empfohlen wird. Kombinationen mit Nicotinsäure sollen eine Verbreiterung der Wirkungsbasis auf die Endstrombahn, Zusätze von Pyrridostigminbromid (Mestinon) sollen zur Verlängerung der sonst nur ganz kurzdauernden Acetylcholinwirkung (KAINDL 1953) beitragen (Ronicol compositum).

PIEPER (1950) verspricht sich eine Bahnung der Acetylcholinwirkung durch die Behandlung mit Prostigmin (cholinesterasehemmend); Höchstdosis tgl. bis 30 mg s. c., per os 45—60 mg.

Schmerzlinderung soll nach STARR (1952) gelegentlich die Anwendung von *Carbaminoylcholinchlorid (Doryl)* bringen (0,1—1,0 mg s. c.). Auf die Gefährlichkeit der Cholinester infolge ihrer vagusreizenden Wirkung, besonders bei Zuständen von Coronarsklerose und Angina pectoris, wurde vielfach hingewiesen (EICHLER 1956).

Der Nachteil der Acetylcholintherapie ischämischer Zustände ist die nur kurze Wirkung und die wegen sonst schlechter Verträglichkeit notwendige intraarterielle Dauerinfusion (vgl. S. 205).

ε) Histamin und Antihistaminica.

αα) *Histamin.*

$$\text{CH} \begin{array}{c} \text{NH--CH} \\ \parallel \\ \text{N--C--CH}_2\text{CH}_2\text{NH}_2 \end{array}$$

Histamin

Die intramuskuläre Injektion öliger Lösungen von Histaminbiphosphat bei therapieresistenten Fällen von Endangitis obliterans soll zu verbesserter Gehleistung und Steigerung der Hauttemperatur führen (GREENBLATT u. Mitarb. 1949). Mit der intravenösen Gabe von Histamininfusionen in Mengen von 40 bis 150 γ/min konnten LECOMTE und TALMAS (1951) in 57 von 60 Fällen Blutdrucksenkungen innerhalb von 10 min (abhängig vom Grad der vorherigen Blutdruckerhöhung) erzielen. Sie erklären den Effekt durch eine reaktive Adrenalinsekretion. BLUMENTHAL und FUCHS (1950) bedienten sich ebenfalls der intravenösen Histaminanwendung bei vasculären Kopfschmerzen, desgleichen DÜRÜSKEN (1953). An eine allgemeine Empfehlung dieser Therapie ist wohl kaum zu denken. Weitere Histaminanwendung vgl. intraarterielle Therapie (s. S. 205).

ββ) Kombinierte Anwendung von Histidin und Ascorbinsäure.

Ein Nachteil der Histamintherapie auf intraarteriellem Wege ist die nur kurzfristige Wirkung. Nach dem Vorgang von HOLTZ (1937), der gezeigt hatte, daß sich Histidin durch Ascorbinsäure in Histamin umwandeln läßt, empfahlen WIRTSCHAFTER und WIDMAN (1947), die Histaminsynthese in vivo therapeutisch auszunutzen. Sie spritzten 500 mg Ascorbinsäure i.v., dazu 5 cm³ einer 4%igen wäßrigen Lösung von 1-Histidin-Monochlorid i.m. und 100 mg Natriumascorbat s.c. an getrennten Stellen, und zwar in Abständen von 4, 6, 8 oder 12 Std bei zusätzlichen Gaben von täglich 600 mg Ascorbinsäure per os. Sie konnten nachweisen, daß das Serum und der Urin der behandelten Patienten im Tierversuch (isolierter Meerschweinchendarm) Histaminwirksamkeit entfaltet. Therapeutisch soll sich das Verfahren bei drohender Gangrän und bei Fällen von Endangitis obliterans bewährt haben. Die Wirkung soll der bekannten Histaminwirkung am Menschen entsprechen: Erweiterung von Arteriolen, Capillaren und Venolen. Nachprüfungen dieser Therapie ergaben nur vereinzelt vorteilhafte Resultate (MANDL 1949); der überwiegende Teil der Untersucher fand die Therapie nutzlos (DALCO 1950; WEISMAN und ALLEN 1950; FRANK, STRAZZA und HELSPER 1951).

γγ) Antihistaminica.

Diphenhydramin (Benadryl).

$$\text{C}_6\text{H}_5\text{-CH(C}_6\text{H}_5\text{)-O-CH}_2\text{CH}_2\text{N(CH}_3)_2$$

Diphenhydramin kann nach NAIDE (1950) das Auftreten nächtlicher Beinkrämpfe verhindern oder beheben. Die orale Dosis beträgt 3—4mal täglich 50 mg für die Antihistaminbehandlung, eventuell können 50 mg langsam i.v. gespritzt werden. Für die Beeinflussung von Beinkrämpfen an 17 Patienten genügte eine orale Einzeldosis von 50 mg (NAIDE 1950). Der Wirkungsmechanismus ist unbekannt. Weitere Erfahrungen mit Antihistaminicis bei peripheren Gefäßkrankheiten wurden von BLECKMANN (1949) sowie PRATESI (1951) mitgeteilt.

ζ) Andere gefäßerweiternde Substanzen.

αα) Papaverin und andere Alkaloide der Benzylisochinolinreihe.

JAYNE u. Mitarb. (1952) wiesen mit der Stickoxydul-Methode nach intravenöser Infusion von 0,2 g Papaverinhydrochlorid in 200 cm³ Kochsalzlösung bei 18 Probanden eine durchschnittliche Hirndurchblutungssteigerung um 13% bei entsprechendem Abfall des Durchströmungswiderstandes nach; diese Wirkung ist stärker als die einer Blockade des Ganglion stellare mit Procain. Die Anwendung intravenöser Papaveringaben bei vasospastischen Zuständen, speziell bei Eklampsie, die von einem leichten Blutdruckabfall begleitet ist, wird von TIMONEN und SCHRODERUS (1950) wegen der dabei stattfindenden Verminderung der peripheren Sauerstoffversorgung ungünstig beurteilt.

Papaverin.

$$\begin{array}{c}\text{CH}_3\text{O}\underset{7}{\overset{6}{\diagup}}\underset{1}{\overset{8}{\diagdown}}\\\text{CH}_3\text{O}\underset{}{\overset{}{\diagdown}}\underset{}{\overset{}{\diagup}}\\\text{CH}_2\underset{4}{\overset{3}{\diagup}}\text{OCH}_3\\\text{OCH}_3\end{array}$$

Über intraarterielle Papaverin- und Eupaverinanwendung vgl. S. 206.

Dem Papaverin verwandt ist das Paveril-Phosphat oder Dioxylin [6,7-dimethoxy-1-(4'aethoxy-3'-methoxybenzyl)-3-methmethyl-isochinolinphosphat], dessen Pharmakologie von HENDERSON u. Mitarb. (1951) untersucht wurde. Das Mittel ist intramuskulär wegen lokaler Reizerscheinungen unverträglich, läßt sich aber intravenös und arteriell in Mengen von 100 mg unter deutlicher spasmolytischer Wirkung injizieren, vor allem bei spastischen Arteriopathien und postembolischen Zuständen, während es bei Arteriosclerosis obliterans und Endangitis obliterans keine Vorteile bringt (DETERLING 1953). In oraler Anwendung in Mengen von täglich 4mal 200 mg bis insgesamt 1800 mg soll nach DETERLING (1953) keine toxische Wirkung auftreten. GOODMAN und GILMAN (1955) berichten, daß die Nebenwirkungen des Dioxylin denen von Papaverin entsprechen.

Ein weiteres Spasmolyticum stellt das Bentyl-Hydrochlorid (Dicyclomin) dar (BROWN u. Mitarb. 1950), das gegen vasospastische Zustände in Kapseln von 10 mg eingenommen wird (AUSMAN und ARNETH 1951).

Zusammenfassend läßt sich das Indikationsgebiet für die antispastisch wirksamen Substanzen der Benzylisochinolinreihe hauptsächlich bei den akuten, insbesondere postembolischen Arterienverschlüssen sehen. Die intraarterielle Darreichung (vgl. S. 206) erweist sich dabei als besonders wirksam. Für die Dauertherapie bieten die genannten Substanzen dagegen keine Vorteile.

ββ) Cyclospasmol (Trimethyl-cyclohexanol-mandelsäureester)
(Tempelhof, Preuss u. Temmler)

wird mit günstigem Effekt bei organischen und spastischen Arteriopathien in einer Tagesdosis von 600 mg per os für längere Zeit verwendet (VAN WIJK 1953). Auch für diagnostische Teste wurde es gebraucht (NIEVEEN, RODBARD und VAN WIJK 1954). GILLHESPY (1956) behandelte 65 Patienten, davon 35 mit Arteriosclerosis obliterans und 29 mit vasospastischen Zuständen mit 3mal 100 mg Cyclospasmol per os. Er nimmt an, daß es zur Gefäßerweiterung in Kollateralbereichen kommt.

γγ) Khelline.

Die Verwendung von *Khellin* in der Therapie der Gefäßkrankheiten konnte sich trotz der entkrampfenden Wirkung auf die glatte Muskulatur, die geringer, aber beständiger ist als bei Nitroglycerin, nicht einführen.

δδ) Nitroverbindungen.

Durch Nitroverbindungen wird infolge von Erschlaffung der glatten Muskulatur eine Gefäßdilatation besonders im Bereich der Coronararterien, der Haut-, Meningen-, Retina- und Splanchnicusgefäße, nicht aber im Bereich der Lunge, bewirkt. Nach 0,2 mg Nitroglycerin beobachteten LUETH und HANKS (1938) Zunahme der capillären Durchblutung. Die Wirkung ist so kurzdauernd, daß sich trotz der häufigen Verwendung bei Angina pectoris bisher nur vereinzelte Ansatzpunkte zur Therapie der arteriellen Insuffizienz zeigen.

SAMUELS und PADERNACHT (1952) berichten über günstige Wirkungen von 10—30 mg (3mal tgl. per os) Peritrat (Pentaerythrotetranitrat) bei Arteriosclerosis obliterans. Nach Anwendung der gleichen Substanz konnte MARCHE (1952) bei endangitisch bedingter Dysbasie und bei diabetischer Arteriopathie, BIEGELEISEN (1955) bei spastischen Arteriopathien vorteilhafte Effekte beobachten. Über das bei Angina pectoris wesentlich prompter wirksame Erythroltetranitrat scheinen keine Erfahrungen bei peripheren Durchblutungsstörungen vorzuliegen. In Kombination mit anderen Substanzen werden Nitrite von SPÜHLER (1949) verwendet; dieser Autor sah längeranhaltende Durchblutungszunahmen nach Anwendung von Triäthanol-Trinitrat (Ortin), u. a. bei Raynaud-Syndrom. Ebenfalls bei vasospastischen Zuständen (vgl. S. 206) werden Nitrite äußerlich in Salbenform verwendet und empfohlen (LUND 1948; KLECKNER u. Mitarb. 1951). KRAUCHER (1953) gab bei akuten Gefäßverschlüssen das Tetraaethylammoniumnitrit (TEAN); bei intramuskulärer Anwendung (täglich 1—1,5 cm^3 über 10—20 Tage) erwies es sich günstig und steigerte die erniedrigte Hauttemperatur.

Im allgemeinen haben sich die Nitritverbindungen wegen der flüchtigen Wirkung und der relativ geringen therapeutischen Breite (unerwünschter Blutdruckabfall bei höherer Dosierung) nicht für die Therapie der arteriellen Insuffizienz durchgesetzt.

$\varepsilon\varepsilon$) *Nicotinsäure.*

Die Frage, ob die unbestreitbaren Gefäßwirkungen der Nicotinsäure den ganzen Körper gleichmäßig betreffen (ABRAMSON u. Mitarb. 1940, 1941; THURNHER und HELLER 1949; CONDORELLI 1948) oder nur auf die Bereiche des Kopfes, der oberen Körperhälfte und der proximalen Extremitätenabschnitte beschränkt sind (SPIES u. Mitarb. 1938; POPKIN 1939; JABLONS 1941; BOAS und VANGGAARD 1943; SCHULZE 1952), ist noch nicht eindeutig geklärt. Aus den Untersuchungen von SCHULZE (1952) geht hervor, daß die Hautoberflächentemperatur in den acralen Extremitätenbereichen bei peripheren Durchblutungsstörungen nach intramuskulärer, intravenöser und oraler Nicotinsäureanwendung nicht gesteigert wird, sodaß zumindest die Hautdurchblutung in diesen Bereichen eher abfällt („negativer Nicotinsäure-Effekt"), während im Bereiche des Kopfes und der kranialen Körperhälfte eine Zunahme der Durchblutung und eine Steigerung der Hautoberflächentemperatur zustandekommt („positiver Nicotinsäure-Effekt"). Angesichts dieser Befunde darf der in zahlreichen Publikationen geschilderte klinische Effekt der Nicotinsäurebehandlung nicht überwertet werden. Soweit die Untersucher detaillierte Angaben machen (GATZEK und MECHELKE 1949; HEIDELMANN u. Mitarb. 1952), erstreckt sich die Wirkung von 50 mg intravenös gegebenem Ronicol bzw. Trafuril auf die kranialen Bereiche, die eine langsame und anhaltende Steigerung der Ohrtemperatur bei unveränderter O$_2$-Sättigung (GATZEK und MECHELKE 1949) erkennen lassen.

Die Untersuchungen von THURNHERR und HELLER (1949) ergaben ebenfalls bei Zufuhr von dreimal 25 bis 50 mg Nicotinsäure per os ein Hitzegefühl und Brennen im Gesicht, bei parenteraler Zufuhr Hauttemperaturanstiege und

Gefäßerweiterungen hauptsächlich der kranialen Körperbereiche über 1—4 Std. Bisweilen konnten nach intramuskulärer, häufiger nach intravenöser Darreichung Kopfschmerzen beobachtet werden. Sphygmographische Untersuchungen von ZICKGRAF (1951) ließen Minutenvolumenanstiege bei Abnahme des peripheren Widerstandes deutlich werden. FURTADO u. Mitarb. (1949) konnten an der Retina eine Erweiterung der kleinen Blutgefäße unter Nicotinsäureeinwirkung feststellen. KUCK (1954) fand eine Steigerung der Clearance-Werte für die Gesamtdurchblutung und für das Glomerulusfiltrat der Nieren nach Anwendung von 75—125 mg Niconacid intravenös. Bei Untersuchungen der oscillometrischen Wirkungen konnten FRANCACIGLIA und TURCHETTI (1940, 1941, 1942) keine Beeinflussung durch Nicotinsäure feststellen. Gute klinische Wirkungen werden von SAMUELS und PADERNACHT (1950) bei oraler Anwendung von 3mal 100 mg Nicotinsäure über lange Zeit, bis zu 18 Monaten festgestellt; hauptsächlich war ein Rückgang der dysbatischen Beschwerden und ein deutliches Wärmegefühl in den Extremitäten zu verzeichnen. CASTRO und DE SOLDATI (1952) konnten nach parenteraler Gabe von 25—100 mg Ronicol Anstiege der Hauttemperatur bei absinkenden zentralen Temperaturen feststellen; die gleichen Autoren stellten am Fundus oculi 1953 deutliche Arteriolendilatationen fest. Besserung der Durchblutungsstörungen mit dem Nicotinsäureester Trafuril fanden ROMANO und VINDIGNI (1952; LENG-LEVY u. Mitarb. 1957), wobei teilweise intraarterielle Anwendung vorgezogen wurde; das Mittel wurde auch von VECCHI und RUBBIANI (1953), GROSS (1949), MERZ (1951), STARK-MITTELHOLZER (1950) empfohlen, hauptsächlich für spastische Durchblutungsstörungen (CONDORELLI 1948), Angiolopathien (RATSCHOW 1953), Pernionen sowie für Brachialgia paraesthetica nocturna (SCHOGER 1953; KOTHE und SCHOGER 1954).

Bei oraler Verabreichung konnten ROBACK und IVY (1952) an 15 gesunden männlichen Probanden (Dosis 200 mg) keine Wirkungen auf die periphere Durchblutung beobachten. Andererseits berichtet SECKFORT (1959) über günstige Wirkungen bei arteriellen Embolien und zentralen Durchblutungsmangelzuständen mit peroralen Gaben von m-Inosit-Nikotinsäureestern (Hexanicit; Bastian Werk München-Pasing).

Die meist übliche Anwendungsweise ist die intravenöse Infusionsbehandlung, bei der 200—500 mg Nicotinsäure pro die angewendet werden; eine zusätzliche Ergänzung durch orale Medikation wird vielfach empfohlen.

Die Kombinationspräparate der Nicotinsäure mit Theophyllin und Atropin (Restausat) sollen nach VOLKMANN (1953) bei spastischen Arteriopathien und besonders bei Erfrierungen günstig wirken, während man sie nach den Erfahrungen von SCHULZE (1952) ablehnen müßte.

Ein weiteres Präparat, Ronicol compositum, enthält Acetylcholin, β-Pyridylcarbinol und Pyridostigmin. Auf Grund von Untersuchungen des Verhaltens von Blutdruck, Pulsfrequenz, Hauttemperatur, oscillometrischen Werten und venösen Füllungszeiten nach intramuskulären Gaben von Ronicol compositum gelangt HEGER (1957) zu der Ansicht, daß die initiale Vasodilatation einer Acetylcholinwirkung, die Verlängerung dieses Effektes der Wirkung von Pyridostigminbromid (Mestinon) (cholinesteraseblockierend) zuzuschreiben ist.

Die Nicotinsäurebehandlung kommt bei spastischen Arteriopathien im Bereich der kranialen Körperabschnitte in Frage, während sie bei organischen Gefäßveränderungen der unteren Extremitäten, insbesondere bei Endangitis obliterans und Arteriosclerosis obliterans, geringere Wirkungsaussichten hat. Auch wäre eine günstige Wirkung beim postembolischen Arteriospasmus vorstellbar (CONDORELLI 1948). Im allgemeinen darf bei Nicotinsäureanwendung auf keinen Fall eine Erweiterung erkrankter Hauptarterien erwartet werden, höchstens eine Eröffnung vorher enger gestellter Kollateralen, und zwar vorzugsweise in den kranialen Körperbereichen.

ζζ) *Gallensäuren.*

Ermutigt durch günstige Erfahrungen von Klima und Beyreder (1951) bei Patienten mit Angina pectoris wurde durch Lemaire und Housset (1954) sowie Lemaire (1956) die Therapie von peripheren Gefäßerkrankungen mit 20%iger Lösung von Natriumdehydrocholat (5—25 cm³ i.v. über 10—15 Tage) versucht. Bei langsamer Injektion sollen sich die unangenehmen Nebenerscheinungen wie Brechreiz und Durchfälle weitgehend vermeiden lassen. Die Autoren erklären die angeblich günstige Wirkung durch die Beseitigung intravasaler Zusammenballungen von Erythrocyten (Geldrollenbildung) infolge der Oberflächenaktivität der Gallensäuren. Die bisherigen Berichte erstrecken sich auf Patienten mit Raynaud-Syndrom, Akrocyanose und postphlebitischen Zuständen.

ηη) *Äther.*

Die immer wieder auftauchende Behauptung, daß Äther die periphere Durchblutung verbessere (Katz 1946), wurde von Weisman und Allen (1950) durch intravenöse Ätherverabreichung nachgeprüft. Abgesehen davon, daß nicht einmal eine subjektive Besserung und Schmerzfreiheit zu erzielen war, konnten auch Ulcera und Gangrän nicht beeinflußt werden. Auch Reedy (1951) konnte durch Infusion von 5%iger Ätherlösung nur eine sehr geringe Steigerung der Hautdurchblutung erzielen. Die Feststellung von Landgren, Liljestrand und Zotterman (1953), daß durch intraarterielle Äthergaben (Injektion in die A. carotis) die von den Chemoreceptoren ausgelösten Aktionspotentiale der Sinusnerven infolge Cholinesterasehemmung verstärkt werden, geben keine ausreichende Begründung für die Anwendung am Menschen. Pulmonale und cerebrale Fettembolien nach therapeutischen intravenösen Äthergaben beschrieben Lichtenstein und Sewall (1948).

ϑϑ) *Alkohol.*

Cook und Brown (1932) erwähnten die unbestreitbare antispastische und antineuralgische Wirkung von Alkohol als günstigen Effekt für periphere Zirkulationsstörungen. Den Nachweis der Durchblutungssteigerung an der Handdurchblutung lieferten plethysmographisch Abramson u. Mitarb. (1941) nach Anwendung von 60—80 cm³ Whisky. Reedy (1951) empfiehlt gegen Gefäßspasmen die intravenöse Infusion 5%iger Alkohollösungen, hält sie allerdings bei Arteriosclerosis obliterans für unwirksam. Heidelmann, Petzold und Taschen (1952) beobachteten während der Anstiegsphase des Blutalkoholspiegels nach oraler Zufuhr von 60 cm³ eines 32%igen Cognak eine gesteigerte Arteriolenöffnungsgeschwindigkeit, in der Gipfel- und Abklingphase hingegen eine Verlangsamung der Arterioleneröffnung. Die im Tierversuch bei Injektion von Alkohol in die Arteria carotis von Landgren, Liljestrand und Zotterman (1953) festgestellte Verstärkung der an den Chemoreceptoren ausgelösten Aktionspotentiale der Sinusnerven wird durch Hemmung von Cholinesterasen erklärt.

Die orale therapeutische Anwendung von Alkohol bei peripheren Durchblutungsstörungen sollte, um den Patienten vor einem Abgleiten ins Potatorium zu bewahren, dosismäßig streng kontrolliert werden. Allen, Barker und Hines (1955) empfehlen bei schmerzhaften Ischämien im Gefolge von Arteriosclerosis oder Endangitis obliterans die Anwendung von 3mal 45 cm³ Whisky pro Tag. In geeigneten Fällen, das heißt wenn bei Probeanwendungen der Blutdruck nicht absinkt, halten wir die dosierte Verabfolgung von höher konzentrierten alkoholischen Getränken (Cognac, Whisky, Gin, Kirschwasser) für indiziert. Mitunter wird nach oraler Alkoholzufuhr sogar ein für die periphere Durchblutung günstiger arterieller Druckanstieg beobachtet.

Weniger bedeutungsvoll ist die parenterale Anwendung von Alkohol. Die Injektion sterilen Alkohols in die Gegend der Lumbalganglien zur Ausschaltung der sympathischen Innervation spielt heute kaum noch eine Rolle. BLOCK (1947) fand eine über 3 bis 5 Monate andauernde Wirkung. LEHMANN (1949) hielt das Verfahren wegen Gefährdung von Ureteren und N. genitofemoralis für nicht unbedenklich. Trotz ihrer unbestritten vasodilatatorischen Wirkung ist also die parenterale Alkoholanwendung wegen der unangenehmen und eventuell gefährlichen Nebenerscheinungen nicht zu empfehlen.

ιι) Phenylessigsaures Natrium.

Phenylessigsaures Natrium zur oralen Anwendung (Gerusan; IFAH, Hamburg), soll hauptsächlich über eine Normalisierung überhöhter Serumcholesterinwerte und eine Stabilisierung der Plasmakolloide zur Verbesserung der Durchblutung bei Arterienstenosen endangitischer oder arteriosklerotischer Genese günstig wirken (EYLAU 1958). Dosierung: täglich 3—8 Tabletten, eventuell über mehrere Monate oder in Intervallen. Jede Tablette enthält

Phenyläthylazetamid 75 mg, Inosit 50 mg, Cholinbitartrat 50 mg,
Lipotrope Pankreasfraktion 15 mg, Hefe-Leberextrakt 15 mg.

Weitere Bestätigungen der Wirksamkeit dieses Stoffes liegen bisher nicht vor.

xx) Zucker.

Die intravenöse Injektion von Zuckerlösungen verursacht sowohl am Gewebe als auch am Kreislauf und am vegetativen System komplexe Reaktionen, deren Deutung keineswegs einfach ist, wie schon aus den Untersuchungen von BÜRGER und BAUR (1924, 1925 und 1926), sowie von WOLLHEIM und BRANDT (1927) ersichtlich ist. Die Anwendung der intravenösen Zuckerinjektion bei arterieller Insuffizienz könnte am ehesten durch die Untersuchungen von HOCHREIN (1931 und 1932) sowie DIETRICH und SCHWIEGK (1933; 1934) gestützt werden, nach denen eine Coronarerweiterung diskutabel erscheint. Vielfach ist allerdings die Wirkung eher gegensinnig (SCHERF und WEISSBERG 1939; SCHNEIDER 1952). Bei unzureichendem venösem Angebot an das Herz und beim orthostatischen Syndrom soll allerdings die Wirkung von 40—50%igen Zuckerlösungen günstig sein (SCHNEIDER 1952). Dies sollte durch eine Vermehrung der aktiven Blutmenge erklärt werden, wie sie von ELLIS und FAULKNER (1939) sowie SEGERS und WALSH (1949), welche 50%ige Lösungen spritzten, vermutet wurde. Bei weniger konzentrierten Zuckerlösungen kommt es aber im Gegensatz hierzu zu einer Abnahme der aktiven Blutmenge (WOLLHEIM und BRANDT 1927).

Mit 14%igen Lösungen von *Mono- und Disacchariden (Multisaccharid Homburg)* konnte SCHRADER (1949) die periphere Durchblutung günstig beeinflussen. BLAICH und GERLACH (1952) sahen nach Anwendung von 25 g eines Gemisches aus 26%igem Äthylalkohol und Laevulose (Laevoral) per os Hauttemperatursteigerungen an Händen und Füßen bei Gesunden und bei Patienten, wobei die Wirkung der alleinigen Gabe von Zucker oder Alkohol überlegen war; die gleichen Autoren konnten mit *Honigzuckerinjektionen (M2 Woelm)* eine über 30—180 min dauernde Hauttemperatursteigerung, mit Multisaccharid Homburg eine Hauttemperatursteigerung von durchschnittlich 150 min Dauer und mit gleichzeitiger Injektion von Multisaccharid und Alkoholgaben von 20 g per os verstärkte und etwas kürzere Durchblutungssteigerungen erzielen (BLAICH und GERLACH 1952).

Besonders beachtenswert ist die Zuckerwirkung auch auf Grund der Erfahrungen von BÜRGER (1954) bei der diabetischen Angiopathie während der Therapie mit hoher Kohlenhydratzufuhr. BÖHLAU (1955) berichtete über eine negative spezifisch dynamische Wirkung von intravenösen Injektionen einer 40%igen Aletezuckerlösung (Dextrin-Maltose-Gemisch), die durch verbesserte Ökonomie des peripheren Gasstoffwechsels erklärt wird; im Gegensatz hierzu schreibt BÖHLAU (1955) der Injektion von Traubenzucker und Honigzuckerlösungen eine stoffwechselsteigernde Wirkung zu.

Insgesamt sind bei der gewöhnlichen arteriellen Insuffizienz die Wirkungen von Zuckerinjektionen zumindest noch unsicher.

Auf die spezielle Therapie der Arteriopathia diabetica mit Insulin und hohen Kohlenhydratmengen wird an anderer Stelle eingegangen (s. S. 440).

λλ) *Hydralazine.*

Obwohl von pharmakologischer Seite (GOODMAN und GILMAN 1955) berichtet wird, daß Apresolin die Muskeldurchblutung senkt und die Hautdurchblutung unverändert läßt, wurde durch SCHMID (1953) die intravenöse Gabe von 0,17 bis 0,3 mg/kg bei arteriellen Durchblutungsstörungen versucht, wobei sich Hauttemperaturanstiege zeigten. SCHMID (1953) erklärt die nach der intravenösen Apresolingabe auftretenden Schmerzen durch ver-

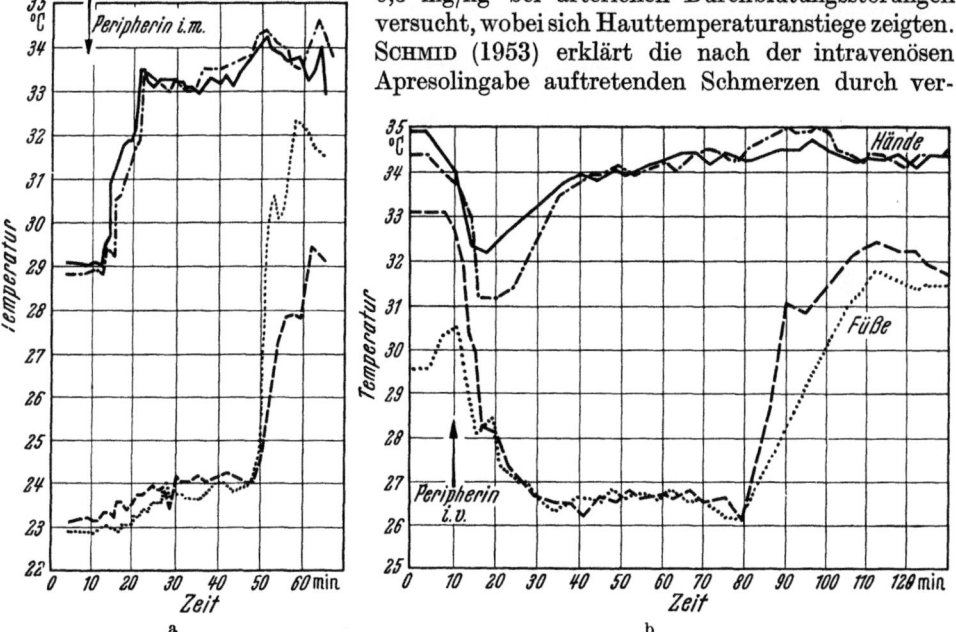

Abb. 47 a u. b. a Anstieg der Hauttemperatur an Händen und Füßen eines an beiderseitiger Ulcera cruris varicosa leidenden 39jährigen Mannes nach intramuskulärer Injektion von 1 cm³ Peripherin. b Wiederanstieg der Hauttemperatur an Händen und Füßen nach vorübergehendem, an den Füßen etwa 1 Std anhaltendem Temperaturabfall nach intravenöser Injektion von 1 cm³ Peripherin. Hände und Füße erreichen schließlich eine fast übernormale Temperaturhöhe bzw. Durchblutung (physiologisches Maximum für Großzehengegend etwa 29° C). (Nach BLAICH und GERLACH 1952.)

mehrte Durchblutung. Gleichfalls günstige Wirkungen in Form einer Stromvolumensteigerung und eines Widerstandsabfalles bei Normalen und bei Gefäßkranken berichten GARBINI und CATTINI (1956). Die Anwendung von Apresolin bei peripheren Durchblutungsstörungen muß mit Vorsicht beurteilt werden, zumal das Mittel zu einer Steigerung der Splanchnicus- und Nierendurchblutung führt und im allgemeinen blutdrucksenkend wirkt (vgl. dieses Handbuch, Bd. IX/5, Kapitel Hypertonie, WOLLHEIM und MOELLER).

$\mu\mu$) *Theophyllin-Präparate.*

Die Anwendung von Xanthinen bei Gefäßkrankheiten erfolgt wegen der durch die direkte Wirkung auf die Gefäßmuskulatur zustandekommenden Arterien- und Arteriolendilatation, die z. B. beim Coffein unter therapeutischer Dosierung die gleichzeitige Vasoconstriction (durch zentrale Wirkungen am Vasomotoren- zentrum) überwiegt. Freilich ist die Steigerung der peripheren Durchblutung nach STEWART und JACK (1940) nur gering und keineswegs ausreichend für eine pharma- kodynamische Beeinflussung peripherer Durchblutungsstörungen (GOODMAN und GILMAN 1955). Kombinationspräparate mit Ephedrin (Peripherin Homburg) gestatten nach BLAICH u. GERLACH (1952) (Abb. 47a, b) häufig die Durchbrechung spastischer Engstellungen der kleinen Gefäße und können in Fällen von Acro- cyanose und Perniosis wirkungsvoll sein.

Im übrigen wirken die Theophyllinpräparate keineswegs selektiv auf bestimmte Gefäßbezirke der Peripherie, etwa eine arteriell insuffiziente Extremität, ein. Die Anwendung von Aminophyllin (Euphyllin; Byk-Gulden) beim apoplektischen Insult (MAINZER 1949, 1951) ist in diesem Handbuch, Bd. IX/5, S. 498 (Beitrag Hypertonie WOLLHEIM und MOELLER) besprochen.

η) Organextrakte.

$\alpha\alpha$) *Adenylverbindungen.*

Wie zahlreiche gefäßerweiternde und blutdrucksenkende Substanzen wurden auch die Adenylverbindungen zur Behandlung peripherer Durchblutungsstörun- gen herangezogen. Ihre gefäßerweiternde Wirkung wurde bereits durch DRURY und SZENT-GYÖRGYI (1929) festgestellt.

Die *Adenosinmonophosphorsäure* wird zunehmend seit den Untersuchungen mittels Thermostromuhr am Herzmuskel von DIETRICH und SCHWIEGK (1934) sowie WEICKER (1934) zur Behandlung von arteriellen Durchblutungsstörungen verwendet. Bereits KORACH (1931) hatte klinisch gute Wirkungen bei Dysbasia intermittens gesehen. Ausgezeichnete Effekte wurden bei 92% der behandelten Fälle von Endangitis obliterans durch BARKER, BROWN und ROTH (1935) fest- gestellt, günstige Wirkungen von LAWRENCE, DOKTOR und SALL (1951). KÄRCHER und THELEN (1954) sahen bei verschiedenartigen Durchblutungsstörungen nach oraler (5mal 20 mg) oder parenteraler (20—200 mg i. m. täglich) oder suppositorieller Verabreichung von Phosaden (Homburg) günstige klinische Wirkungen. Intrave- nöse Zufuhr von 5 mg Phosaden bewirkte in den Untersuchungen von SCHOOP (1956) eine Durchblutungszunahme (Calorimetersonde) selektiv am Bein mit chronischer arterieller Insuffizienz. Wesentlich scheint die Applikationsart der Adenosin- monophosphorsäure für die therapeutische Wirkung zu sein. HESS (1955; 1956) konnte bei intravenöser Darreichung keine wesentlichen durchblutungssteigernden Effekte erzielen, während mit intraarteriellen Gaben doch eine mehr oder minder starke Zunahme der Durchblutung (Venenverschlußplethysmographie) zustande kam.

Die *Adenosintriphosphorsäure* als die am höchsten phosphorylierte Adenyl- verbindung hat die stärkste gefäßerweiternde Wirkung (HESS 1955, 1956). Es scheint, daß dieser Verbindung eine direkte Beeinflussung der Gefäßweite zu- kommt, abgesehen von der durch DAVIS, OESTER und FRIEDMAN (1955) nachgewiesenen günstigen Wirkung auf den intermediären Stoffwechsel der Gefäße; diese Autoren konnten sowohl die Cholesterininjektionssklerose als auch die Adrenalin-Thyroxin Mediadegeneration am Kaninchen mit einer täglichen subcutanen ATP-Dosis von 200 mg beeinflussen. DAVIES u. Mitarb. (1951) haben auch gezeigt, daß der peripheren Vasodilatation nach ATP-Anwendung eine Drucksteigerung im Lungenkreislauf und eine Widerstandserhöhung im Splanchnicusbereich entspricht. Bei peripheren Durchblutungsstörungen fand HESS (1955) eine geringe oder manchmal fehlende Wirkung intravenöser ATP-Gaben; dagegen konnte er mit der intraarteriellen ATP-Anwendung optimale Durchblutungssteigerungen, teilweise um den 10fachen Wert der Ausgangsdurchblutung, feststellen, allerdings ohne wesentliche Mehrdurchblutung der Haut und nur für die Dauer der Injektion, jedoch einerlei, ob die Wirkung bei der Ruhedurchblutung oder im Stadium der reaktiven Hyperämie untersucht wurde (intraarterielle Anwendung s. S. 207).

Weniger deutlich ließen sich die klinischen Wirkungen adenylhaltiger Organextrakte objektivieren. Mit dem desinsulinierten Pankreasextrakt Nucleoton, der pro cm^3 3 mg an Adenosin und phosphorylierten Adeninverbindungen enthält, erzielte KRAUCHER (1955) gute klinische Wirkungen. Auch SCHUBERT (1955) konnte mit oraler oder parenteraler (i.v.; i.m.) Anwendung bei Hautdurchblutungsstörungen günstige Wirkungen beobachten.

Mit dem Kombinationspräparat Carnigen (Hoechst), das aus Suprifen (Hoechst) und nucleosidhaltigen Organextraktivstoffen mit konstantem Adenosingehalt besteht, wird das Herzminutenvolumen gesteigert, der venöse Rückfluß gebessert und capillarmikroskopisch eine Strömungsbeschleunigung registriert (GROSS 1955). Diese Wirkungen, die durch eine Vergrößerung der Pulsamplitude zustande kommen, halten über 90 min an. Theoretisch wäre eine günstige Beeinflussung peripherer Durchblutungsstörungen denkbar; entsprechende Untersuchungen liegen noch nicht vor.

Das für die Erweiterung der Coronararterien empfohlene Recosenin, ein eiweißfreier Herzextrakt, soll nach Untersuchungen von SURIYONG und VANOTTI (1950) einen Patienten mit Dysbasia intermittens günstig beeinflußt haben. SPIER und HEGEWALD (1953) beobachteten bei gleichzeitiger Injektion von 4 cm^3 und oraler Gabe von 4 Dragées eine zweiphasige, voll nach 1—2 Std einsetzende und über 3—20 Std anhaltende Hauttemperatursteigerung, die in Übereinstimmung mit BLÖMER und SCHIMERT (1951) durch Stoffwechselwirkung erklärt wird; unter dieser Reconesinbehandlung wurden Patienten mit organischen Gefäßveränderungen (Arteriosclerosis obliterans, Endangitis obliterans u. a.) zumindest temporär gebessert. (Intraarterielle Anwendung s. S. 207.)

Das Präparat Adenopurin (Herbrand) enthält neben Adenosin noch Pentaerytrit-tetranitrat, Phenyl-Äthylbarbiturat sowie Oxypropyltheophyllin (in den Ampullen sind nur Adenosin und Oxypropyltheophyllin enthalten). Es hat sich bei arteriospastischen Zuständen bewährt. Die Dosierung beträgt täglich 1 Ampulle i.m., bei oraler Therapie täglich 2—3mal 1—2 Tabletten.

ββ) Weitere Organextrakte.

Zur Behandlung peripherer Durchblutungsstörungen wurde weiterhin der Herzmuskelextrakt Embran empfohlen (NIEMEYER 1948; ROSENFELD 1948).

Günstige Wirkungen von dem Leberextrakt Eutonon, von ZUELZER (1931) für die Behandlung der Angina pectoris empfohlen, beschreibt TIEMANN (1931) auch bei peripherer arterieller Insuffizienz.

SERRA u. Mitarb. (1957) verzeichneten nach intravenösen Cytochrom C-Injektionen eine bei arterieller Insuffizienz deutlicher als im Normalzustand objektivierbare elektromyographische (M. gastrocnemius) Verbesserung der Innervation mit Abnahme von Schmerzen und Ermüdbarkeit.

Mit einem enteiweißtem Nierenextrakt „Tubulin" der oral oder parenteral anwendbar, allerdings kochsalzhaltig ist, konnten JABLONS u. Mitarb. (1955) bei Patienten mit Arteriosclerosis obliterans einen Stillstand der Nekrosen und eine Abheilung von Ulcera beobachten, die sie durch die antispastische Wirkung des Stoffes auf Arteriolen und Capillaren erklären.

Eine etwa vorhandene gefäßerweiternde Wirkung der genannten Organextrakte dürfte aus dem Gehalt an Nucleotiden zu verstehen sein.

γγ) *Kallikrein* (Padutin).

Das von FREY und KRAUT (1928) entdeckte Kallikrein ist in diesem Handbuch, Bd. IX/5 (WOLLHEIM und MOELLER), ausführlich besprochen. Bei arterieller Insuffizienz wird es in letzter Zeit als Depot-Padutin verwendet; man gibt 40 E i.m. pro die; die Wirkung soll über 24 Std reichen. Nach Angabe mancher Autoren (EISENREICH 1950/51; JAHN 1953; SCHEDEL und EISENREICH 1951; SCHEDEL 1951; MOLLY 1954) können Amputationen vermieden werden. HARTENBACH (1954) schreibt dem Mittel eine spasmenlösende Wirkung zu und empfiehlt seine Anwendung in Verbindung mit Antikoagulantien. ROLAND (1952) berichtet über Abklingen von Schmerzen und Ulcera bei 2 Patienten mit Endangitis obliterans. Günstige Effekte beim Sudeck-Syndrom beobachteten HARTENBACH (1950; 1951) sowie ROLAND (1952), letzterer in 6 von 12 Fällen. Auch RATSCHOW (1953) erwähnt das Depot-Padutin unter den wirksamen durchblutungsfördernden Medikamenten. NORDMANN u. Mitarb. (1930) heben seine günstige Wirkung bei Arteriosclerosis obliterans hervor. Wegen der blutdrucksenkenden Eigenschaften bei hoher Dosierung ist die Padutintherapie in den letzten Jahren wieder etwas in den Hintergrund getreten.

δδ) *Therapie mit Gewebszellen.*

Die Beobachtungen über therapeutische Wirkungen von Gewebszelleninjektionen beschränken sich hauptsächlich auf Kranke mit Arteriosclerosis obliterans und Endangitis obliterans und werden dort in ihrer Problematik besprochen (s. S. 302).

ϑ) Anderweitige medikamentöse Therapie.

αα) *Jod.*

Die Jodtherapie bei der Behandlung von Durchblutungsstörungen, insbesondere Altersdurchblutungsstörungen, wird entsprechend einer althergebrachten Wertschätzung von RATSCHOW (1953) empfohlen; er verordnet Sol. Kalii jodati et Kalii bromati $\overline{aa}$ 0,5/500,0; 3mal tgl. 1 Teelöffel. ROSSELLI und MICHELI-PELLEGRINI (1955) kombinierten intravenöse Jodgaben mit einer Ansäuerungstherapie; die Wirkungen dieser Behandlung an 34 Endangitikern und 49 Arteriosklerotikern erscheinen nicht überzeugend. Auch in dem zur Behandlung von Durchblutungsstörungen häufig verwendetem Präparat Rulun (MARX 1953), ist neben 0,05 g Theophyllin, 0,015 g Calcium phenylaethylbarbituricum und 0,05 g Calcium salicylicum pro Dragée etwa 0,02 g organisch gebundenes Jod als 0,1 g Jodglutinat enthalten.

Eine sichere Beurteilung der Wirkung bei der arteriellen Insuffizienz erscheint nicht möglich. Für langfristige Effekte kommen auch Stoffwechseleinwirkungen in Frage.

ββ) *Kobalt.*

Die gefäßerweiternde, allerdings auch blutdrucksenkende Wirkung von Kobaltsalzen wird bereits von ANDERSSON (1883) erwähnt und therapeutisch von LE GOFF (1934) benutzt. Tierexperimentelle Untersuchungen von WILKE und CONRATH (1944) ergaben Hinweise, daß der nach Kobaltsalzinjektionen auftretende Blutdruckanstieg über eine Adrenalinausschüttung zustande kommt. WEISSBECKER (1950) beobachtete nach Kobaltinjektionen Rötung von Gesicht und Acren, Anstieg der Hauttemperatur um 4° C und Auftreten neuer Capillarschlingen unter dem Capillarmikroskop; Ulcera und torpide Wunden heilten schneller ab. Die Wirkungen werden von WEISSBECKER (1950) auf eine spezifische Schwermetallioneneigenschaft zurückgeführt. JACQUET (1952) verwendete benzolsulfosaures Kobalt (0,05 g auf 2 cm³ Wasser i.m. oder als 4%ige Lösung per os) zur antihypertonischen Behandlung. Zum gleichen Zwecke verwendeten DALHAMN und LINDGREN (1953) Kobaltsalze in einer Dosierung von 0,03 mg/kg. Die intraarterielle Therapie mit Kobalt wird von MILLERET (1955) empfohlen (s. S. 208).

γγ) *Magnesium.*

Da Magnesium neben einer zentral-sedativen Wirkung (S. G. ZONDEK 1927; ENGBAEK 1952) die glatte Muskulatur erschlafft (ABARBANEL 1945), wurde von seiner therapeutischen Anwendung eine günstige Beeinflussung peripherer Durchblutungsstörungen erwartet. Gemische von Magnesiumdehydrocholat und Magnesiumnicotinat per os (3mal 1 Tabl. à 30 mg oder intramuskuläre Anwendung von 1 Ampulle à 75 mg dieses Gemisches) (Progresin, Riedel de Haën) sollen nach den Erfahrungen von OSTAPOWICZ (1956) nicht nur das subjektive Befinden und das objektive klinische Bild günstig beeinflussen, sondern auch die oscillometrische Amplitude steigern. Das gleiche Präparat bewirkte in den Untersuchungen von DEWITZ (1957) bei intravenöser (1 cm³) oder intramuskulärer (1—2 cm³) Gabe eine Verbesserung des oscillometrischen Quotienten und einen Hauttemperaturanstieg, vor allem im Stirnbereich, der aber bei Endangitis obliterans nur gering war. RÜSCHEMEYER (1952) erklärt die Wirkung durch verminderten O_2-Verbrauch der Peripherie. MUTH (1956) konnte an 203 Patienten, zumeist mit Arteriosclerosis obliterans, eine Temperatursteigerung im Bereich der oberen Körperhälfte finden. Bei der Angiopathia diabetica mit häufig niedrigen Magnesiumspiegeln im Serum hatte MUTH (1956) besonders günstige Eindrücke; oscillographisch kam es zu keiner faßbaren Veränderung. Die Beeinflussung des Serummagnesiumspiegels durch Progresin hält MUTH (1956) für unwahrscheinlich, während er dem stärker magnesiumhaltigen Cirtonal diese Fähigkeit zuschreibt (Gehalt 50 mg in einer Tablette zu 0,5; 80 mg in 1 Ampulle à 5 cm³). Günstige Behandlungsergebnisse mit Progresin konnte auch KREBS (1957) erzielen. Die eigenen Erfahrungen gestatten keine eindeutigen Aussagen.

δδ) *Schwefelverbindungen.*

Mit dem Präparat Ichthophen, einer molekular gelösten Schwefelverbindung, angestellte Untersuchungen befinden sich noch im experimentellen Stadium. WITZLEB (1956) konnte an der Hundeextremität nach Injektion von Ichthophen in die Vene eine Durchblutungssteigerung um 50—200% für 15—30 min erzielen. Die intraarterielle Injektion hatte stärkere und kürzere Wirkungen. Über die Anwendung am Menschen liegen noch keine Resultate vor.

εε) *Glycin, Glykokoll* (Aminoessigsäure) (CH$_2$ NH$_2$ COOH).

Die Beobachtung, daß nach oraler Zufuhr von 20 g Glycin eine deutliche Vasodilatation erfolgt (GUSTAFSON u. Mitarb. 1949), ermutigte zur Anwendung an 60 Patienten mit spastischen Durchblutungsstörungen. Die beobachteten Änderungen der Hauttemperatur und der peripheren Durchblutung waren uneinheitlich. Die starke Wärmeproduktion als Ursache der Durchblutungssteigerung (GUBNER u. Mitarb. 1947) soll durch Stoffwechselvorgänge in der Leber bedingt sein (WILHELMJ 1935).

STENGEL (1951) berichtet über günstige Erfahrungen mit einem Kombinationspräparat „Oxydans", das aus Glykokoll und einem von CHRISTIANI (1944) angegebenem Entaktivator besteht. An 756 Patienten wurden im überwiegenden Maße Capillarisierung und periphere Durchblutung verbessert, während Dysbasie und Ulcera abklangen.

Auf breiterer Basis hat sich die Glycin-Therapie für periphere Durchblutungsstörungen nicht eingeführt.

ζζ) *Cocarboxylase.*

CATTANEO und FERABOLI (1956) behandelten 18 Kranke mit peripheren Durchblutungsstörungen mit täglich 100 mg Cocarboxylase i.m. und bezeichnen die subjektiven Wirkungen der Therapie als sehr ermutigend; bei 12 der behandelten Patienten wurde eine Verbesserung des oscillometrischen Index im Bereich der durchblutungsgestörten Extremität festgestellt.

ηη) *Strychnin.*

Therapeutische Versuche mit Strychnin bei arterieller Insuffizienz basieren auf der Absicht, gefäßerweiternde Reflexe in Gang zu bringen (ZAK 1923) oder atonische Gefäße zu tonisieren (SCHLESINGER 1921; ZAK 1935). Die übliche Dosierung beträgt bei Strychninum nitricum 1—3 mg s.c., während die weniger toxischen und länger in Wirkung zu bringenden Strychninsäurepräparate und das N-Oxy-Strychnin höher dosiert werden können (30—50 mg i.m. bei Strychninsäure) (AMANN, JAEGER und JARISCH 1943). Die Berichte über Kreislaufwirkungen der Strychninpräparate sind entweder wegen der geringen Effekte zurückhaltend (LILJESTRAND und NYLIN 1940; Acetylen-Methode) oder sie weichen richtungsmäßig voneinander ab. So beobachteten LANDES und SARDEMANN (1949) nach 40 mg Strychninsäure i.m. leichte Blutdruckanstiege mit steigendem peripheren Widerstand und fallendem Herzminutenvolumen bei Gesunden. Dagegen hatten BÖGER, DEPPE und WEZLER (1938) nach Gabe von 1 mg Strychninum nitricum arterielle Drucksenkung mit Zunahme des Herzminutenvolumens und fallendem peripheren Widerstand gesehen. Bei fieberhaften Patienten mit Infektionskrankheiten wird nach BOLT und WULLEN (1950) durch Injektion von 40—50 mg Strychninsäure das Herzminutenvolumen und der arterielle Blutdruck gesteigert. Entscheidend für die Richtung der jeweiligen Wirkung ist nach den Untersuchungen von SCHIMERT und SCHMIDT (1951) die Ausgangslage des Kreislaufs, wodurch manche widersprechende Befunde erklärbar werden. Bei ergotroper Situation wird eine Annäherung der Kreislaufgrößen, besonders des Herzminutenvolumens, an die Norm herbeigeführt; bei histiotroper Ausgangslage bewirkt Strychnin vermittels einer Steigerung des venösen Rückflusses (BEIGLBÖCK und JUNK 1937; DELEZENNE 1894, zit. nach SCHIMERT und SCHMIDT 1951) eine Steigerung des Herzminutenvolumens. Bei Mittellagen des Kreislaufs ändert sich nichts Wesentliches (SCHIMERT und SCHMIDT 1951).

Für die Anwendung bei arterieller Insuffizienz wären demnach Strychninpräparate nur bei histiotroper Ausgangssituation mit vorherrschender Sparschaltung des Kreislaufes und kleinem Herzminutenvolumen sinnvoll. RATSCHOW (1953) empfiehlt bei akuten Verschlimmerungen von Altersdurchblutungsstörungen auch die intraarterielle Anwendung von Strychninpräparaten.

ϑϑ) *Piperidin*.

Die dem Regitin verwandten Piperidine kommen zur Behandlung von Gefäßkrankheiten selten in Anwendung. RÖHRICHT (1950) empfahl das Dolantin in Kombination mit Coffein und Kochsalzlösung zur Unterbrechung cerebraler Gefäßspasmen einschließlich epileptischer Zustände.

Das Präparat SC 1950 (2-6-dimethyl-diäthyl-piperidinbromid) soll nach WINSOR (1950) durchblutungssteigernde Eigenschaften haben.

ι) Roßkastanienextrakte.

Roßkastanienextrakte bewirken eine Veränderung der Capillarpermeabilität (vgl. S. 586), des Venentonus (S. 222) sowie eine Stromvolumenzunahme im Coronargebiet am Hund (HOCKERTS und ZABKA 1952). Oscillometrische und teilweise rheographische Untersuchungen von GAIER und JANTSCH (1956) wiesen bei 40% der Endangitiker und 60% der Arteriosklerotiker auf eine periphere Durchblutungszunahme hin. KLEIBEL (1955) fand auch eine Hauttemperaturerhöhung bei Patienten mit vasospastischem Syndrom.

Inhaltsstoffe der Roßkastanie sind in den Präparaten Venostasin (Klinge), Venogal (Riedel de Haën) und Venoplant (Schwabe) enthalten.

Die flavonhaltigen Substanzen dieser Gruppe werden häufiger zur Behandlung der venösen Insuffizienz verwendet (s. S. 514).

ϰϰ) Rauwolfiaalkaloide.

LIAN (1957) berichtet über günstige Wirkungen (subjektiv und oscillometrisch) bei Anwendung von 1—3 g Raubasin per os bei arterieller Insuffizienz verschiedener Genese, desgleichen PIERI u. Mitarb. (1957).

ι) **Hormone und Vitamine.**

αα) *Sexualhormone*.

Oestrogene. Da sich durch *Oestrogene* die Ergotamin-Rattenschwanznekrose (McGRATH 1935) sowie die Ergotamin-Adrenalin-Rattenschwanznekrose (RATSCHOW und STECKNER 1939) reduzieren oder verhindern läßt, nicht allerdings an hypophysektomierten Ratten (RATSCHOW und STECKNER 1939), lag es nahe, eine günstige Beeinflussung der Gewebsernährung und der Durchblutung durch Sexualhormone zu vermuten. Ob der beobachtete Effekt über eine Freisetzung von Acetylcholin (REYNOLDS und FOSTER 1940), sei es mit (RATSCHOW 1941) oder ohne Dazwischenschaltung hypopyhsärer Einflüsse oder anderweitig zu erklären ist (KARASEK 1940), blieb offen. Doch schienen nach den Untersuchungen von SAUSSE (1939) und Beobachtungen von RATSCHOW (1941) über den Anstieg der Hauttemperatur und die Diureseförderung im Volhard-Versuch (HUNGER 1941) wesentliche Voraussetzungen für die Annahme einer peripheren Durchblutungssteigerung erfüllt, zumal die günstige Beeinflussung von Unterschenkelgeschwüren bereits seit TEITGE (1937) bekannt war. Im Gegensatz zu obigen Befunden konnten freilich BISOTTI und CAVALLINI-FRANCOLINI (1949) an Albinoratten durch Oestrogene keinen nachweisbaren Schutz gegen Ergotaminnekrosen erzielen.

In der Folgezeit war eine beträchtliche Vermehrung der Publikationen zu beobachten, durch die der Nutzen der Sexualhormontherapie, insbesondere der Oestrogenbehandlung, bei der arteriellen Insuffizienz bestätigt wurde. Dementsprechend fand diese Therapie weite Verbreitung. Speziell bei Durchblutungsstörungen alter Leute konnten günstige Ergebnisse erzielt werden (STABEL 1951; RATSCHOW 1953).

Androgene. Abgesehen von den hier nicht zu besprechenden, vor allem für die Arteriosklerose einschlägigen Sexualhormonwirkungen wurden auch in Amerika eindeutige Verbesserungen der Gehfähigkeit nach Anwendung von Testosteronpropionat mitgeteilt (EDWARDS u. Mitarb. 1939).

Kombinierte Anwendung von Oestrogen und Androgen. WALKER (1940, 1942) berichtete über Besserung von arterieller Insuffizienz — Abnahme von Schmerzen, Abheilung gangränöser Ulcera, verbesserte periphere Pulsationen und Steigerung der Leistungsfähigkeit — nach kombinierter Anwendung von Testosteron und östrogenen Substanzen; doch handelt es sich um rein klinische Eindrücke. Demgegenüber lehnen andere Untersucher einen nachweislich durchblutungssteigernden Effekt der Sexualhormone völlig ab (GODDEN und HINES 1955).

Nicht für die Behandlung mit Sexualhormonen geeignet sind Patienten mit Anämien, Thrombocytopenien, Agranulocytosen und insbesondere mit Malignomen der Keimdrüsen.

Im allgemeinen müssen die Erfolge der Sexualhormontherapie bei der arteriellen Insuffizienz, soweit es sich nicht um eine rein psychische Beeinflussung oder Stoffwechselwirkungen im Tierexperiment handelt, sehr zurückhaltend beurteilt werden.

ββ) ACTH.

Nach ZWEIFACH, SHORR und BLACK (1953) wird die nach Nebennierenentfernung bei Ratten eintretende Abnahme der Contractilität der Endstrombahn auf Adrenalin, die Verlangsamung der Vasomotorik und die gesteigerte Permeabilität durch ACTH-Anwendung wieder normalisiert.

Hauptsächlich bei entzündlichen und allergisch bedingten Gefäßkrankheiten können durch Anwendung von ACTH mitunter bemerkenswerte Wirkungen erzielt werden (TAGLIAFERRO 1951). In diesem Sinne sprechen die Erfahrungen bei Periarteritis nodosa (BERTHRONG u. Mitarb. 1950; GOLDMAN u. Mitarb. 1950), bei generalisiertem Lupus erythematodes (BRUNSTING u. Mitarb. 1951), bei Purpura Werlhof (BETHELL u. Mitarb. 1951; EVANS und LIU 1951) sowie bei Schönlein-Henochscher Purpura (STROEBEL u. Mitarb. 1949; BAYRD 1955; STEFANINI u. Mitarb. 1950; LEVINSON u. Mitarb. 1951).

Aus Untersuchungen von BEATTIE und WOODMANSEY (1953) an Patienten mit rheumatoider Arthritis geht hervor, daß es unter ACTH-Wirkung mitunter zu Anstiegen der Hauttemperatur kommt, die durch neurovasculäre Effekte auf die Thermoregulatoren erklärt werden. Allerdings konnte nicht in sämtlichen Fällen mit günstigem therapeutischen Effekt eine Steigerung der Hauttemperatur beobachtet werden. Bei 37 Allergikern sah LEVIN (1953) von einer ACTH-Darreichung in Gelatine günstige Wirkungen.

γγ) Cortison.

Das Hauptindikationsgebiet von Cortison sind allergische Arteritiden. Während bei der Endangitis obliterans nur vereinzelt günstige Effekte mitgeteilt werden (z. B. von JACQUES [1952] bei gleichzeitiger Thrombophlebitis), scheint bei der Arteriitis temporalis (WHITFIELD u. Mitarb. 1953) und insbesondere bei der Periarteriitis nodosa ein entscheidender Einfluß auf das Krankheitsbild ausgeübt zu werden (SHICK u. Mitarb. 1950; 1950; 1951; 1953; CAREY u. Mitarb. 1950; LEVIN u. Mitarb. 1950; IRONS u. Mitarb. 1951; SYMMERS 1953; FICHER u. GILLMOR 1952). ALLEN, BARKER und HINES (1955) empfehlen Cortison auch bei nodulärer Vasculitis und sogenannter „nicht-eitriger Panniculitis". Durch Cortisongaben von täglich 100—300 mg ließ sich bei Purpura Werlhof ein Heileffekt erzielen (BETHELL u. Mitarb. 1951). Remissionen oder temporäre Besserungen bei systematisiertem Lupus erythematodes teilten BRUNSTING u. Mitarb. (1951) mit. Auch bei Purpura Schönlein-Henoch sollen die Erfolge günstig sein (STEFANINI u. Mitarb. 1950; LEVINSON u. Mitarb. 1951), nicht jedoch bei Zuständen nach Erfrierung (HIGGINS u. Mitarb. 1952).

δδ) *Tocopherol* (Vitamin E).

Die Anwendung von Tocopherol bei peripheren Durchblutungsstörungen geht zurück auf Untersuchungen von SHUTE u. Mitarb. (1948), die unter Tagesdosen von 200—400 mg bemerkenswerte Rückgänge von Thrombosen und Claudicatio intermittens, Abheilung von Ulcera und Rückgang von Thrombocytopenien beobachteten. VOGELSANG, SHUTE u. Mitarb. (1948) fanden auch an 41 Patienten mit peripheren Durchblutungsstörungen gute Wirkungen von Tocopherol, die sie mit dem Einfluß einer Sympathicusblockade verglichen; allerdings halten sie für manche Fälle eine monatelange Dauerbehandlung für erforderlich. Außerdem soll als Nebenwirkung eine beträchtliche Nausea auftreten; bei Unterbrechung der Behandlung wurden Verschlimmerungen der Symptome verzeichnet (SHUTE u. Mitarb. 1948). Die Anwendung von Tocopherol in der Klinik erstreckte sich sowohl auf angiospastische Zustände (BURGESS 1948; BURGESS und PRITCHARD 1948; SHUTE 1949; DOWD 1949; KAY u. Mitarb. 1950; MERLEN u. Mitarb. 1950) wie auch auf organische Durchblutungsstörungen (DALLA TORRE und BALDRINI 1951; KEKWICK und BOYD 1951; FERABOLI 1952), sowie auf Zustände mit chronischer venöser Insuffizienz (SIEDENTOPF und KRÜGER 1949; HEINSEN und SCHEFFLER 1951). Bei 40 Patienten mit peripheren Durchblutungsstörungen ohne Diabetes, von denen die Hälfte mit Vitamin E, die andere Hälfte mit Placebo behandelt wurde, konnten LIVINGSTONE u. JONES (1958) eine deutliche Überlegenheit der Tocopheroltherapie (13 subjektiv und objektiv Gebesserte) gegenüber den Placebo-Behandelten (2 Gebesserte) ermitteln.

Die Wirkung wird in einer Förderung der Capillarsprossung (STEINBERG 1941), in einer Hemmung der Entzündungsbereitschaft und in Entquellungsvorgängen gesehen (HEINSEN und SCHEFFLER 1951). PUENTE-DOMINGUEZ und DOMINGUEZ (1953) nehmen auf Grund von Kaninchenversuchen ebenfalls eine Verbesserung der Kollateralzirkulation unter Tocopherol an. Außerdem beobachtete OSTEN (1956) eine Abnahme der Cholesterinester unter kombinierten Gaben von Tocopherol und Magnesium, daneben allerdings eine allmählich geringer werdende Resorption. DALLA TORRE und BALDRINI (1951) vermuten einen Effekt auf die Gefäßmuskulatur bei länger dauernder Tocopherolanwendung, der den Rückgang der dysbatischen Beschwerden erklärt.

HAMILTON u. Mitarb. (1953), die 41 Patienten mit Dysbasia intermittens unter gleichzeitiger Verwendung von Placebo-Präparaten und Kontrollgruppen untersuchten, fanden keine signifikanten Vorteile der Tocopherol-behandelten Patienten (täglich 0,45 g Tocopherol über 12 Wochen) und bezeichnen die Behandlung als wirkungslos.

Auf Grund der Ergebnisse von HAMILTON u. Mitarb. (1953) sowie zuverlässiger Urteile von Pharmakologen (GOODMAN und GILMAN 1955) ist derzeit der Beweis für eine günstige Wirkung bei peripheren Durchblutungsstörungen nicht zu erbringen.

εε) *Vitamin A.*

MOSER (1953) rechnet zur fortschrittlichen Behandlung vasospastischer Zustände die Anwendung von Vitamin A in Tagesdosen von 150000 bis 300000 i. E., kombiniert mit täglichen Tocopherolverabreichungen von 200—400 mg. PIEPER (1950) bezeichnet seine Wirkung als entzündungshemmend. Es gibt aber bisher keine überzeugenden Hinweise, daß das Mittel die Durchblutung steigert.

ϰ) **Antikoagulantien.**

Die Behandlung mit blutgerinnungshemmenden Substanzen stellt für viele Angiopathien einen wesentlichen therapeutischen Fortschritt dar. Aus der Volksmedizin hat sich die Verwendung des Blutegels bis in unsere Zeit herübergerettet. Durch die Entdeckung des Heparins (MC LEAN 1916) und der Cumarine (CAMPBELL und LINK 1941) wurde die streng dosierte Anwendung gerinnungshemmender Stoffe am Menschen ermöglicht. Die Antikoagulantientherapie beschränkt sich nicht auf die arterielle Insuffizienz, sondern findet auch bei Venenkrankheiten breite Anwendung. Aus praktischen Gründen wird diese Behandlung hier bei der medikamentösen Therapie der arteriellen Insuffizienz besprochen.

αα) *Lokale Therapie.*

Blutegelbehandlung. Durch Aufsetzen von Hirudo medicinalis oder Hirudo officinalis auf die beabsichtigte Körperstelle wird der Blutegel — nötigenfalls durch Auftragen kleinerer Zuckermengen auf die Haut oder durch eine winzige Hautskarifikation — dazu gebracht, sich mit seinen drei Kiefern (dreizackige Wunde) in der Haut festzubeißen und Blut abzusaugen. Dies geschieht mit Hilfe der Entsendung von Blutegelsekret (Hirudin) in den Wirtsorganismus. ENGELHARDT (1957) untersuchte die quantitative Zusammensetzung des durch Egel bewirkten Blut- und Flüssigkeitsverlustes (vgl. Tabelle 5).

Tabelle 5.

	Von Egel abgesaugt cm³	Nachgesickert cm³	Zusammen cm³
Blut	12,5	11,0	23,5
Sonstige Flüssigkeit	4,5	0,5	5,0
Insgesamt	17,0	11,5	28,5

Neben der Absaugung von Blut und Lymphe ist das in den Wirtsorganismus eingebrachte Hirudin wesentlich an der Wirkung beteiligt.

Das Hirudin im Mundsekret des Blutegels stellt ein Peptongemisch dar (s. HAYCRAFT 1884; FRANZ 1903).

Die Blutegeltherapie ist zwar heutzutage bei infizierten Wunden, Furunkeln und akuten Thrombophlebitiden nicht mehr üblich, leistet jedoch bei solitären Venektasien und örtlichen Thrombosen Erstaunliches, sodaß ihre Anwendung immer noch empfohlen werden kann (VOSSSCHULTE 1954; HOCHREIN und SCHLEICHER 1959). Unter Hinweis auf ältere Untersuchungen von SIEVERT (1909) KOHAN (1909) und PRUSSAK (1910), sowie Angaben von BOTTENBERG (1936 erinnern HOCHREIN und SCHLEICHER (1959) an die erhöhte Toxicität von Quecksilberpräparaten unter gleichzeitiger Einwirkung von Hirudin, die bei der Blut egelbehandlung bedeutungsvoll sein kann. Thrombosen hautnaher Venenbezirke stellen die wesentliche Indikation dar, vor allem wenn gegen eine allgemeine Antikoagulantienbehandlung aus anderen Gründen Bedenken bestehen.

Percutan resorbierbare Heparinoide sind in der *Hirudoid*salbe enthalten, mit denen sich bei zweckmäßiger Anwendung eine Verlängerung der Gerinnungszeit um etwa 50% des Ausgangswertes erreichen läßt (DIECKMANN 1951; SCHIMERT und STRUPPLER 1951; CHYLA 1954; EYSHOLDT 1954). Dabei wird allerdings ein kritischer, mit Blutungsgefahr verbundener Wert nie erreicht (SPOHN und PESCHEL 1951). HOLZKNECHT (1954) beobachtete gleichzeitig eine Vermehrung des Antithrombingehaltes; PICHOTKA und MAYER (1954) fanden die Recalcifierungszeit verlängert. Die klinische Wirkung kann als gesichert gelten (FRIDERICH und THURN 1953; NORMAN 1955; WOBBE 1956, DANIEL und SOMLOI 1958). Wir fanden sie bei oberflächlichen venösen Thrombosen vorteilhaft (vgl. S. 503).

ββ) Allgemeine Antikoagulantienbehandlung.

Heparin ist ein körpereigener Wirkstoff, gebildet aus Glucuronsäuren, Glucosamin und Schwefelsäuren (Chondroitinpolyschwefelsäuren), aus tierischen Organen gewinnbar und auf alle Phasen der Blutgerinnung sowohl in vivo als in vitro hemmend wirksam. (Thromboplastinbildung; Umwandlung von Prothrombin in Thrombin; Umwandlung von Fibrinogen in Fibrin; HOWELL u. HOLT 1918, HOWELL 1928; JORPES 1935; 1938; 1939; 1946).

Tetrasaccharid-Einheit von Heparin

Das Präparat wird als injizierbare Lösung in einer Standardform von 5000 Einheiten/cm³ sowie als injizierbares Depotpräparat in den Handel gebracht.

Die therapeutische Anwendung am Menschen geht zurück auf MURRAY und BEST (1938) sowie McCLURE und LAM (1940), die das Mittel zunächst intravenös in Lösungen von 10 mg/100 cm³ bei einer Infusionsgeschwindigkeit von 25 Tropfen/min verabreichten; diese Anwendung ist heute verlassen. BAUER (1950) verwendete bei thromboembolischen Komplikationen die im Prinzip auch jetzt noch übliche successive intravenöse Darreichung in mehrstündigen Intervallen und stellte fest, daß bei intramuskulärer Applikation (BAUER u. Mitarb. 1950) die Wirkungsintensität zeitlich weniger lang andauert, abgesehen davon, daß es zu Hämatombildungen kommt. Demgegenüber ist die subcutane Injektion wäßriger Lösungen meist ausreichend und therapeutisch verwendbar (COSGRIFF u. Mitarb. 1948; DUFF u. Mitarb. 1951). Seit DE TAKATS (1950), MUIR (1950), DUFF u. Mitarb. (1951), FOLEY und WRIGHT (1953) wurden auch subcutan applizierbare Depotheparine verwendet, die statt der üblichen 4—6 stündigen Verabreichung von 100—150 mg der wäßrigen Lösung nur alle 12 Std eine erneute Injektion notwendig machen (initial 200—300 mg, anschließend je 200 mg). Auch das Präparat „Heparin in Pitkin's menstruum" in Lösung von Dextrose und Gelatine sowie wäßrige Lösungen von Butacain-Heparin (LOOMIS und JESSEPH 1952) haben Depoteigenschaften.

Die beabsichtigte Wirkung der Heparinanwendung besteht in einer rasch eintretenden Aufhebung der Gerinnbarkeit des Blutes und einem dadurch bedingten Sistieren accessorischer Thrombosierungen. Unter der Voraussetzung, daß die Organisation bereits vorhandener Thromben innerhalb von 48—72 Std soweit fortschreitet, daß keine Loslösung der Thromben (Embolisierung) mehr stattfindet, kann nach dieser Frist die Hauptgefahr der Embolie theoretisch als überwunden betrachtet werden, allerdings unter der Voraussetzung, daß eine konstante gerinnungshemmende Wirkung dauernd vorhanden war.

Außer dieser Wirkung ist nach GILBERT und NALEFSKI (1949) auf Grund von Untersuchungen am Hund (Morawitz-Zahnsche Kanüle; leerschlagendes Herz) eine direkte Gefäßerweiterung mit der Durchblutungssteigerung anzunehmen. MATIS und SCHEELE (1953) beobachteten ebenfalls Steigerung des peripheren Stromvolumens 6—24 Std nach Heparininjektion, und zwar unabhängig von der anticoagulatorischen Wirkung. Der Effekt läßt sich durch Protaminsulfat ausschalten. SOMMARIVA (1953) fand, daß die Schutzwirkung von Heparin gegen das experimentelle Adrenalin-Lungenödem von Kaninchen nicht in vivo demonstrierbar ist, sondern auf einer in vitro-Denaturierung von Adrenalin beruht.

An Nebenwirkungen der Heparintherapie können sich passagere Neigungen zu Haarausfall einstellen (MERZ 1950; WRIGHT 1952; PLANCHEREL 1952); sie verschwinden meist spontan nach Beendigung der Therapie. In vereinzelten Fällen kommt es zu Schockzuständen (JORPES 1946; ALLEN, BARKER und HINES 1955; GOTZ 1951; TISCHENDORF 1954), weshalb bei sonst allergischen Individuen eine subcutane Testdosis von 10 mg vor Einleitung der Therapie empfohlen wird. Fällt diese Probe positiv aus, so kann vielleicht ein anderes Fabrikpräparat verträglicher sein. Die unangenehmste und verständlicherweise häufigste Nebenwirkung, die meist bei ausreichender Kontrolle vermeidbar ist, jedoch auch bei lege artis durch geführter Therapie auftreten kann (SCHOEN, TISCHENDORF und WEPLER 1951), besteht im Auftreten von Blutungen, die nach TISCHENDORF (1954) bis zu kindskopfgroße Hämatome bilden können. In derartigen Fällen ist die Anwendung von Protamin (CHARGAFF und OLSON 1937) indiziert. PARKIN und KVALE (1949) geben 50 mg Protaminsulfat i. v. innerhalb 15 min und wiederholen die Applikation in mehrstündigen Abständen erforderlichenfalls mehrfach. Bei schweren Blutverlusten sind Frischbluttransfusionen zweckmäßig.

An weiteren Wirkungen der Heparine wird über Inhibition der Hyaluronidase (MAYER 1947) und anderer Fermente (MARX 1956) berichtet. Speziell bei manchen zu den Kollagenosen gerechneten Krankheiten wird die erhöhte Heparintoleranz und die relative Heparinresistenz dadurch erklärt (BRAUN-FALCO 1954), daß infolge gesteigerten Heparinverbrauchs bei der Hyaluronidaseinhibition zu wenig aktives Heparin vorhanden bleibt. Dies konnte für den Lupus erythematodes durch BORRIE (1951), für die Polyarthritis rheumatica durch ABRAHAMS und GLYNN (1949) gezeigt werden.

Die biologische Wirkung von Heparin läßt sich am einfachsten durch die Bestimmung der Blutgerinnungszeit (LEE und WHITE 1913) erfassen, außerdem durch die Recalcifizierungszeit (HOWELL 1914). Der Plasmaantithrombin-Titer wird häufig beeinflußt, bietet aber keine sichere Beurteilungsgrundlage der biologischen Wirkung. Mit dem Heparintoleranztest (DE TAKATS 1943) läßt sich unter Heparinwirkung der Übergang in eine Hypokoagulämie nachweisen. KOLLER (1952) empfiehlt wegen der Häufigkeit von Sensibilisierungen gegen Heparin, wobei es zu gefährlichen Thrombocytenstürzen kommen kann, bei länger dauernden Heparin-Therapien auch tägliche Kontrollen der Thrombocyten, wenn nötig über 8 Tage und mehr.

Heparinoide. Neben dem Heparin werden vielfach auch synthetische Polysaccharid-Schwefelsäureester therapeutisch empfohlen und verwendet, deren Dosierung allerdings höher zu wählen ist. In Deutschland wird vielfach Thrombocid (Dr. BENEND, München-Solln) angewendet (HALSE 1949; 1950; 1953; SCHMITZ 1949; SCHMITZ, PHILIPP und RUF 1950). Sein Molekulargewicht liegt unter 5000; der Reiz zur Antikörperbildung wird als gering bezeichnet (BAUMGARTNER 1953; VODOPIVEC 1954). Der antikoagulatorische Effekt macht die Hälfte bis ein Drittel der Heparinwirkung aus. Er erstreckt sich auf Thrombinblockierung (HOENE 1952) und Hemmung des Acceleratorglobulins sowie der Retraktionsphase (HALSE 1950). Ein durchblutungsfördernder Effekt ließ sich nicht nachweisen (FRIEDRICH 1951), wohl aber ein spasmolytischer wahrscheinlich machen (KONCZ 1952; KONCZ und BÜCHERL 1952), desgleichen eine fibrinolytische Wirkung (HALSE 1950). Die Wirkung ist durch Protaminsulfat unterbrechbar; Depotpräparate zur intramuskulären Anwendung befinden sich im Handel. An Nebenwirkungen bestehen hinsichtlich passagerer Alopecieneigung (MAY 1949; HALSE 1950), allgemeiner Unverträglichkeit und der Möglichkeit von Blutungsauslösungen keine Unterschiede zum nativen Heparin. Ein weiteres Heparinoid „Elheparin", das biologisch von MARX (1956), klinisch von KAUTZSCH (1956), KLAHN (1957); KÖSTLER (1956) geprüft wurde, muß gleichfalls etwas höher als das Standardheparin dosiert werden (in 6stündigen Abständen Gesamttagesmengen zwischen 30000 und 120000 Einheiten). Neben den bei etwa 2% der Behandelten vorkommenden „Heparinallergien", die durch Birutan (300 mg i.v.) und Antihistaminica beherrschbar sind (KAUTZSCH 1956), wurden Mikrohämaturien und Capillarblutungen beobachtet. Depotpräparate, die in Mengen von 20000 Einheiten in Abständen von 12 Std injiziert werden, stehen ebenfalls zur Verfügung.

In den USA hat sich das Paritol mit einer gegenüber Heparin siebenfach geringeren, aber protrahierten Wirkung und mit wahrscheinlich etwas stärkeren Nebenreaktionen (Kollaps, Schock, Urticaria, Azotämie) eingeführt (WRIGHT 1952), daneben das Treburon mit einer gegenüber Heparin dreifach geringeren Wirkung, das ebenfalls zu Nebenreaktionen führen kann (SCHOLZ und BARKER 1952), sowie das Dextransulfat mit ähnlichen Eigenschaften (WALTON 1952).

Ein eindeutiger Vorteil gegenüber der Anwendung von Heparin hat sich nach unserer Meinung bei keinem dieser Heparinoide ergeben.

Cumarine. Die Dauerbehandlung mit blutgerinnungshemmenden Substanzen wurde erst durch die Einführung der Cumarinpräparate möglich, die von BUTT, ALLEN und BOLLMAN (1941) sowie MEYER, BINGHAM und AXELROD (1942) erstmals am Menschen angewandt wurden. Sie wirken auf die erste Phase der Blutgerinnung und verhindern die Prothrombinsynthese in der Leber wahrscheinlich durch Beeinflussung der Prothrombinacceleratoren (HUNTER und TUDHOPE 1953). Der Cumarineffekt tritt in vivo, auch nach intravenöser Anwendung, erst 12 bis 24 Std nach Zufuhr des Mittels in Erscheinung. Diese Zeit vergeht, bis durch die Cumarinwirkung über eine Verminderung der hepatischen Prothrombinbildung eine wirksame Senkung des Prothrombinspiegels im Blut erreicht ist. Bis zu einem gewissen Grade läßt sich die jeweilige Wirkung an der Verminderung der Prothrombinaktivität messen, was für die individuelle Dosierung wichtig ist. Untersuchungen von WESSLER, BALLON u. KATZ (1957) über intravasale Gerinnungsvorgänge erwiesen, daß der antithrombotische Effekt von Cumarinen (Dicumarol) hinter dem antikoagulatorischen erheblich zurückbleibt und daß bei der Beabsichtigung einer auch antithrombotischen Wirkung dem Heparin eine stärkere Wirkung zuzuschreiben ist. Zu geringe Effekte stellen den Nutzen der Behandlung in Frage, zu hohe Dosierungen rufen Blutungsgefahr hervor. Allerdings sind hinsichtlich der Gefährdung durch Hämorrhagien Zweifel an der Aussagefähigkeit des Prothrombinspiegels laut geworden (WRIGHT und ROTHMAN 1951). Doch können gelegentlich auftretende intercurrente Blutungen die Berechtigung des Verfahrens der Cumarinbehandlung und ihren bedeutend größeren Nutzen nicht in Frage stellen. Bei ausreichender und zuverlässiger Überwachung sind die Komplikationen gering (WRIGHT 1952; WISE u. Mitarb. 1949). ALLEN, BARKER und HINES (1955) berichten über 2456 Behandlungen mit 142, davon 38 schweren Blutungen. Letztere traten in der Regel zwischen dem 6. und 10. Tag auf.

Reversible Beeinträchtigungen der Leberfunktion werden unter Cumarinwirkung beobachtet; allerdings wird selbst bei langdauernder Therapie im allgemeinen keine Leberschädigung bleibender Art hervorgerufen (MEITUS u. Mitarb. 1953).

Die Dosierung ist so zu wählen, daß an der behandelten Person eine Reduzierung der Prothrombinaktivität auf 20—30% des mit 100% bezeichneten Normalwertes von Gesunden bewirkt wird. Bei ascorbinsäurereicher Ernährung sind meist höhere (LINK 1945) Dosierungen nötig, bei kardialer Stauungsleber (WRIGHT 1949) niedrigere. Absinken unter 20% der Prothrombinaktivität erfordert Unterbrechung der Behandlung. Nötigenfalls stellen hohe Dosen von Vitamin K i. m. oder oral (SHAPIRO u. Mitarb. 1943) oder synthetisches Vitamin K (CROMER und BARKER 1944) i. v. ein Antidot dar; auch K_1-Oxyd (500 mg i. v.) sowie K_1 (Phyllochinon; 10—20 mg/kg) haben sich nach JAMES u. Mitarb. (1948) bewährt; orale Anwendung von K_1 soll nach BANNON u. Mitarb. (1953) ebenfalls wirksam sein. Notfalls können Frischblut oder ungerinnbar gemachtes Plasma (500 cm³ nach ALLEN, BARKER und HINES 1955) transfundiert werden.

Durch LINK (1945) und seine Mitarbeiter wurden auf der Suche nach dem aktiven Prinzip der im verfaulten Süßklee enthaltenen Wirksubstanz über 150 dem Bishydroxycumarin nahestehende Stoffe untersucht, davon 40 mit gerinnungshemmender Wirkung (GOODMAN und GILMAN 1955).

Erleichternd für die klinische Anwendung der Cumarine wirkt sich die günstige intestinale Resorbierbarkeit aus. Der Abbau der Substanz im Organismus erfolgt zwar individuell verschieden schnell, scheint jedoch am gleichen Individuum weitgehend konstant zu bleiben.

Als Präparat mit protrahierter Wirkung gilt 3-(1-phenyl-propyl)-4-hydroxycumarin (*Marcumar*; Roche) (KOLLER und JAKOB 1953).

Gewöhnlich wird mit einer Initialdosis von 15 mg begonnen, die schließlich auf Tagesdosen zwischen 1,5 mg und 6 mg reduziert wird. Auch die Wirkung von Cyclocumarol (IKAWA u. Mitarb. 1944), das anfangs mit 100—150 mg, später mit 25—50 mg pro Tag zu dosieren ist, wird als protrahiert bezeichnet.

Cyclocumarol

3-(α-(4'-nitrophenyl)-β-acetyläthyl)-4-oxycumarin (*Sintrom*-Geigy) wird rascher abgebaut, so daß bei Unterbrechung der Behandlung die Notwendigkeit einer ausschleichenden Dosierung besteht. Dosis: initial 20—30 mg; später 2—4 mg.

Bishydroxycumarin (Dicumarol, U.S.P.) ebenfalls häufig zur Dauerbehandlung verwendet, wird mit einer Initialdosis von 300 mg gestartet, die allmählich auf 50—100 mg/pro Tag reduziert wird.

3-(α-(4'nitrophenyl)-β-acetyläthyl)-4-oxy-cumarin (Sintrom-Geigy)

Bishydroxycumarin (Dicumarol, U.S.P.)

Äthyl-Biscumarol-Acetat (*Tromexan* U.S.P. von REINIS und KUBIK 1948, VAN DER VEER u. Mitarb. 1953) bedarf einer anfänglichen Dosierung von 1500 mg pro Tag; später liegt die Tagesdosis zwischen 150 und 600 mg. Die Wirkung tritt rasch ein und klingt schnell wieder ab; BARKER u. Mitarb. (1952) fanden sie nicht konstant. STAMM (1954) empfiehlt eine probatorische Testdosis von 300 mg zwecks Ausschaltung pathologisch empfindlicher Patienten von der Therapie.

Weitere gerinnungshemmende Stoffe sind das Warfarin (Compound 42 nach OVERMAN u. Mitarb. 1944; SCHELL u. Mitarb. 1949) ein i.v. applizierbares und häufig gut vertragenes Präparat (SHAPIRO und LINK 1953; WOLFF u. Mitarb. 1953). Durch Kontrolle mit dem Quick-Test konnten hämorrhagische und thromboembolische Ereignisse während der Behandlung nicht immer verhindert werden (SISE u. Mitarb. 1958).

Phenindion

Phenindion (KABAT u. Mitarb. 1944) 2-phenyl-1,3-indandion, ist zwar kein Cumarin, jedoch von cumarinähnlicher Wirkung auf die Gerinnung (SOULIER und GUEGUEN 1947). Es wird oral angewendet in Dosen von anfangs 150—200 mg, später 50—100 mg, und soll trotz allgemein guter Verträglichkeit (MAKOUS u. VAN DER VEER 1954) unangenehme Nebenwirkungen haben, wie Trockenheit im Mund, Durst, Polyurie, Hautausschläge, icterische Hepatitis und leukämoide Reaktionen (BLAUSTEIN u. Mitarb. 1958); Vitamin K ist ein wirksames Antidot (BJERKELUND 1950). Zur speziellen Chemie und Pharmakologie der Cumarine vgl. KOLLER und MERZ: Thrombose und Embolie. Basel 1955.

Für die **routinemäßige Therapie** ist im allgemeinen die Beschränkung auf höchstens zwei verschiedene Präparate empfehlenswert, mit deren Dosierung man vertraut ist. Dementsprechend konnten wir neben Heparin stets mit den Präparaten Marcumar und Sintrom auskommen.

Die Antikoagulantienbehandlung hat bei akuten arteriellen Verschlüssen und bei der Gefahr thromboembolischer Komplikationen schnell einzusetzen. Da der Wirkungseintritt des Cumarineffektes erst nach 1—2 Tagen zu erwarten ist, muß die Initialphase der fehlenden Cumarinwirkung durch eine wirksame Heparindarreichung überbrückt werden (JORPES 1946; WRIGHT 1949). Der Ausgleich der durch Cumarine bewirkten Hypoprothrombinämie erfolgt normalerweise nach 36—60 Std (GOODMAN und GILMAN 1955).

Kontraindikationen gegen eine Antikoagulantienbehandlung sind frische Blutungen oder das unmittelbar postoperative Stadium nach Eingriffen am Nervensystem, arterieller Hochdruck über 200 mm Hg, intestinale Blutungen, nicht aber postembolische Hämoptysen. Weiterhin soll bei Menorrhagien, intestinalen und urogenitalen Malignomen, allgemeiner Blutungsneigung, bei subakuter bakterieller Endokarditis (Neigung zur Hämaturie und Hirnblutungen) und einem Mangel an Ascorbinsäure keine Antikoagulantienbehandlung durchgeführt werden. Die Schwangerschaft stellt im allgemeinen keine Kontraindikation dar (MANSELL 1952), jedoch empfehlen ALLEN, BARKER und HINES (1955) die Antikoagulantienbehandlung nur dann, und zwar unter besonderen Kautelen, wenn sie zur Lebenssicherung der Mutter nötig ist. Während der Geburt ist der Prothrombinabfall im fetalen Organismus zu berücksichtigen (cave Schädeltraumen). In der Stillperiode wird, sofern bei der Mutter eine Antikoagulantienbehandlung läuft, eine prophylaktische Gabe von 1 mg Vitamin K_1 für den Säugling empfohlen. Obwohl nach SACHS und HENDERSON (1952) eine Niereninsuffizienz keine Kontraindikation gegen die Anwendung von Antikoagulantien darstellt, ist wegen der gesteigerten allgemeinen Empfindlichkeit solcher Patienten besondere Vorsicht geboten. Auch die Ausschaltung sympathischer Ganglien durch Injektionsverfahren ist während der gerinnungshemmenden Behandlung nicht unbedenklich; ALLEN, BARKER und WAUGH (1942) empfehlen sorgfältige Prothrombinkontrollen und widerraten alle blutigen Eingriffe und Punktionen. Besondere Zurückhaltung in der Antikoagulantienbehandlung ist geboten, wenn gleichzeitig Chinin, Pyrazolon und verwandte Substanzen, sowie Salicylate verwendet werden (KOLLER 1957; KLOSA 1956). DAFGÅRD (1958) sieht dagegen in der Kombination von Antikoagulantien mit Butazolidin keinen Fehler.

Der Nutzen der Antikoagulantienbehandlung bei der Therapie und Prophylaxe thromboembolischer postoperativer und durch Hospitalisierung bedingter Komplikationen ist zweifelsfrei erwiesen (ALLEN u. Mitarb. 1947; HINES und BARKER 1949; TULLOCH und WRIGHT 1954; BURT 1955; MILCH u. Mitarb. 1953; KISTNER und SMITH 1954). Nach JORPES (1946; 1947) wurde die Häufigkeit tödlicher Lungenembolien durch die Wirkungen der Antikoagulantienbehandlung von 18% (aus 264 Thrombosefällen von 25628 Patienten) auf 1,1% (aus 258 Thrombosefällen von 20002 Patienten) reduziert. Die Thrombosen bei Bettlägerigkeit nahmen von 40 auf 4,6% ab.

Die Diskussion über die Berechtigung der langfristigen Antikoagulantienbehandlung ambulanter Patienten mit arterieller Insuffizienz ist noch nicht definitiv abgeschlossen. JÜRGENS (1950) sah bei Patienten mit schwerer Arteriosclerosis obliterans Versager. Trotzdem muß die Therapie empfohlen werden (WRIGHT und FOLEY 1947; WRIGHT 1949; FOLEY und WRIGHT 1949; LIPS und DE SONNAVILLE 1953; SIMON 1955), wohl mit gleicher Berechtigung wie nach Myokardinfarkten (vgl. WOLLHEIM 1956; WOLLHEIM u. SCHNEIDER 1958). MARTORELL (1955) setzt sich für die Anwendung bei Stenosen im Aorta-Ilica-Bereich ein. Bei gesicherter Hirnarterienthrombose sollte auf die klinische Anwendung der Antikoagulantien nicht verzichtet werden (OLWIN 1949; SCOTT 1952; TULLOCH und WRIGHT 1954); desgleichen bei thrombotischen Verschlüssen von Mesenterialarterien (SCOTT 1952) und bei Thrombosen der Vena centralis retinae (OLWIN 1949; TULLOCH und WRIGHT 1954). Daß der Wert langfristiger Antikoagulantienbehandlung ambulanter Patienten schwer zu objektivieren ist, und der Erfolg häufig nach subjektiven Angaben der Patienten beurteilt wird (GODDEN u. Mitarb. 1955), erklärt sich aus methodischen Schwierigkeiten, die prinzipiell für alle langfristigen Behandlungen bestehen. Eine protektive Wirkung gegen akute Thrombosen ist bei wirksamer Behandlung als wahrscheinlich anzusehen. Antikoagulantien sollten nie abrupt ohne zwingenden Grund abgesetzt werden, da hiernach thrombotische Komplikationen auftreten können (GOODMAN und GILMAN 1955, CARTER u. Mitarb. 1958; WOLLHEIM u. SCHNEIDER 1958 u. a.).

Über die antilipämische Heparinbehandlung mit kleinen, für eine antikoagulatorische Wirkung nicht ausreichenden Dosen wird im Kapitel Arteriosklerose berichtet (S. 422).

Die Antikoagulantien repräsentieren in der mit zweifelhaften Mitteln so reich gesegneten Angiologie eine der wenigen gesicherten therapeutischen Fortschritte. Als different wirkende Mittel bringen sie zweifellos Gefahren mit sich, sei es durch unerwünschte Auslösung von Blutungen oder durch Unverträglichkeit. Bei kritischer Indikation ihrer Anwendung, die sich nach dem jeweiligen Grundprozeß zu richten hat und mit dessen klinischer Erfassung steht und fällt (JEWELL u. Mitarb. 1954; WESSLER 1953; SUZMAN 1956) und bei sorgfältiger Kontrolle ihrer Wirkung [Erfassung der Gerinnungszeit, entweder mit Einphasenmethode im Plasma nach QUICK (1945, 1951) oder mit der Mikromethode im Vollblut nach FIECHTER (1940) oder mit Zweiphasenmethode nach MARX und BAYERLE (1949) u. a., ferner mit der Methode nach OWREN und AAS (1951) oder am besten durch Bestimmung der einzelnen Gerinnungsfaktoren] werden diese Nachteile durch den Nutzen der Antikoagulantienbehandlung weitaus aufgewogen.

Für die Einleitung der Therapie empfiehlt sich die tägliche Kontrolle der Gerinnungswerte. Bei der chronischen Behandlung kann dann allmählich zu der wöchentlich 3maligen, später zur wöchentlich einmaligen oder sogar 14tägigen Kontrolle übergegangen werden. Für die Praxis ist besonders auf die häufige Kontrolle des Harnsedimentes hinzuweisen.

Ein endgültiges Urteil über den Nutzen langfristiger ambulanter Behandlung der chronischen arteriellen Insuffizienz wird sich erst gewinnen lassen, wenn weitere Beobachtungen an einem größeren kritisch ausgewerteten Material (mit ausreichenden Placebokontrollen: NEWMAN und BARNETT 1955) vorliegen. Der Vorteil dieser Therapie kann aber schon jetzt nicht mehr bezweifelt werden.

λ) Fibrinolyse.

Da das biologische Gleichgewicht zwischen Gerinnungsprozessen und fibrinolytischen Vorgängen bei manchen Gefäßkrankheiten, insbesondere bei thrombotischen Vorgängen, gestört ist, scheint es möglich, therapeutische Vorteile durch Behandlung mit fibrinolytischen Substanzen zu erwarten.

Trotz noch lückenhafter Kenntnisse über die Grundlagen von Gerinnung und Fibrinolyse (EICHENBERGER 1954) ist die therapeutische Anwendung der Fibrinolyse schon seit Jahrzehnten üblich, allerdings nicht durchwegs in Kenntnis des tatsächlichen Wirkungsmechanismus, z. B. bei der Typhusvaccinebehandlung der Endangitis obliterans (vgl. S. 301).

Die therapeutische Fibrinolyse bezweckt eine aseptische Fibrinverflüssigung durch proteolytische Fermente im Blut. Dabei werden die Fibrinolysine dann nicht mehr durch das zur Albuminfraktion gehörige Antifibrinolysin inaktiviert. Neben endogenen Aktivatoren der Fibrinolyse gibt es auch bakterielle Lysokinasen, z. B. Streptokinase und Staphylokinase; ferner kann durch eiweißspaltende Fermente (z. B. Trypsin u. a. vgl. S. 200) die Umwandlung von Profibrinolysin zu fibrinolytisch aktivem Fibrinolysin gefördert werden. Unter physiologischen und pathologischen Verhältnissen, z. B. durch Verdünnung von Blut oder Plasma oder bei bestimmten Eingriffen und Störungen können die fibrinolytischen Vorgänge gesteigert werden (EICHENBERGER 1954). Besonders bei entzündlich bedingtem Freiwerden von Histamin im Gewebe kommt es zur Erhöhung der fibrinolytischen Aktivität. Durch antiphlogistische Corticoide wird die Fibrinolyse gehemmt, durch prophlogistisch wirksame Corticoide gefördert. Auch unter Antikoagulantienwirkung wird eine Steigerung der fibrinolytischen Aktivität angenommen (HALSE 1948; bestritten von v. KAULLA 1952).

Die bei Gefäßkrankheiten am längsten erprobte fibrinolytisch wirksame Therapie ist die *Typhusvaccinebehandlung* bei arteriellen Thrombosierungen (BIERMAN 1936).

Durch Darreichung bakterieller Pyrogene mit fibrinolytischer Wirksamkeit läßt sich bereits im unverdünnten Blut eine Steigerung der fibrinolytischen Aktivität erzielen, wie Messungen mit dem Thrombelastographen (HARTERT 1951) durch EICHENBERGER (1956) ergaben. Der Effekt tritt innerhalb von 4 Std ein. MENEGHINI (1949; 1950) konnte mit seiner Schock-Vaccine-Therapie (Typhus-Vaccine) bei Thrombosen und Embolien günstige Resultate erzielen; auch BATTEZZATI und TAGLIAFERRO (1954) berichteten über eindrucksvolle klinische Effekte.

Pyrexal (Lipopolysaccharid aus Salmonella abortus equi; ein γ pro 2 cm³ wäßriger Lösung) wird nach Ermittlung der individuell erforderlichen Dosis, die zu einem Temperaturanstieg auf mindestens 38°C führen soll, intravenös gespritzt, meist in Anfangsdosen von 0,25—0,5 γ. Wiederholte Fieberprozeduren, die je nach Zustand des Patienten in 1—3 tägigen Abständen erfolgen sollen, erfordern meist Dosissteigerung um 0,1—0,2 γ. Als Begleiterscheinungen des Fiebers können Kreislaufkomplikationen (Kollaps, Schock) auftreten.

Pyrifer (Extrakt aus apathogenen Colistämmen; wird in 8 Stärken von 10 bis 5000 E. pro cm³ geliefert) läßt sich zum gleichen Zweck bei peripheren Durchblutungsstörungen anwenden. Hauttemperaturmessungen nach Pyriferapplikation ließen bei Normalen im Bereich der Acren Temperaturanstiege bereits vor Fieberbeginn erkennen, während in durchblutungsgestörten Extremitäten der Temperaturanstieg der Haut erst nach dem Fieberanstieg (Kerntemperatur) erfolgte und vorzugsweise auf die proximalen Extremitätenabschnitte beschränkt war (KLÜKEN 1953).

Eine der Voraussetzungen für den Effekt der fibrinolytischen Behandlung bei peripheren Gefäßkrankheiten mit Thrombosen dürfte darin zu sehen sein, daß der arterielle Druck nicht wesentlich abfällt.

Von ophthalmologischer Seite wurde die Fibrinolyse experimentell im Kammerwasser (JAEGER 1955) und klinisch bei der Behandlung der Iritis fibrinosa (JAEGER und HONEGGER 1956) untersucht. Demnach dürfte die Fibrinolyse eine der wesentlichen Wirkungen der Fiebertherapie sein.

Fibrinolytische Trypsinbehandlung. Hochdosierte intravenöse Anwendung von kristallinem Trypsin führt zur Verlängerung der Gerinnungszeit und zur Abnahme der Konzentrationen von AC-Globulin, Antithrombin, Prothrombin und Fibrinogen im Plasma (INNERFIELD, ANGRIST und BENJAMIN 1952). Die therapeutische Anwendung von Trypsin soll vor allem bei Thrombophlebitiden, Ulcera cruris und ähnlichen Affektionen wirkungsvoll sein (INNERFIELD, SCHWARZ und ANGRIST 1952; FISHER und WILENSKY 1953). Sogar bei Thrombosen der Arteria centralis retinae konnte in 10 von 12 Fällen ein dramatischer Erfolg verzeichnet werden, wenn Gesamtmengen unter 15 mg Trypsin mittels Dauertropfinfusion über Stunden langsam infundiert wurden; bei akut entzündlichen Komplikationen von Phlebitiden sowie beim akuten Rheumatismus soll die Wirkung günstig sein, wie INNERFIELD, ANGRIST und SCHWARZ (1953) auf Grund von 6456 Infusionen an 538 Patienten angeben. Hingegen soll bei Endangitis obliterans nur vereinzelt eine Beeinflussung der Schmerzen möglich sein. Auf Grund ihrer Erfahrungen bei der Untersuchung chronischer Arteriopathien mit der Cantharidenblasen-Methode (Verminderung von Ödem und herdförmiger Entzündung bei gleichzeitiger Abnahme des Volumens und des Eiweißgehaltes der Cantharidenblasen) nehmen CONTI und FERRANTE (1957) einen verbesserten Abfluß der interstitiellen Flüssigkeit über die Lymphbahnen nach Trypsinanwendung an, während die Capillarpermeabilität nicht beeinflußt werden soll.

Abgesehen davon, daß die Behandlung im Urteil anderer Autoren (TAYLOR u. Mitarb.; zit. nach ALLEN, BARKER und HINES 1955; ALLEN, BARKER und HINES 1955) keineswegs als harmlos gilt, wenn man das Mittel ausreichend dosiert, handelt es sich nicht um eine bewährte Therapie, sondern vorerst um tastende Versuche. INNERFIELD u. Mitarb. (1953) nehmen an, daß natürlich vorkommende Enzymsysteme durch die Trypsinbehandlung aktiviert werden.

Neuerdings wird die Fibrinolysintherapie mittels eines Präparates versucht, das aus Profibrinolysin durch Aktivierung mit Streptokinase erhalten wird (Actase). Die Theorie, Durchführung und die zum Teil ermutigenden Ergebnisse dieser Behandlung sind dargestellt in Angiology 10 (1959).

µ) **Neuraltherapie.**

αα) *Chlorpromazin (Largactil, Thorazine); 10-(γ-dimethylaminopropyl)-2-chlorphenothiazan.*

Die neuroplegisch wirksamen Chlorpromazine werden seit ihrer klinischen Einführung im zunehmenden Maße auch bei Gefäßkrankheiten angewandt. Nach RATSCHOW (1953) ist bei oraler Gabe der Wirkungsbeginn nach 30—45 min, bei parenteraler Gabe nach 10—20 min zu erwarten. Die Indikation für Gefäßkrankheiten ergibt sich nicht durch die Kreislaufwirkungen, die mit geringer Blutdrucksenkung und leichtem Abfall der Hauttemperatur (RATSCHOW 1957) sogar ungünstig für die periphere Durchblutung sein könnten, sondern für besonders schmerzhafte akute hochgradige Durchblutungsstörungen, etwa nach akutem arteriellem Verschluß (SCHMITZ 1953; LEIBLEIN 1954), wobei besonders der herabgesetzte O_2-Bedarf günstig sein soll (LEIBLEIN 1954). DENECKE (1954) bezeichnet allerdings die Wirkung bei organischen Arterienverschlüssen als schlecht; desgleichen wird die Anwendung bei Angiosklerosen von RATSCHOW (1955) widerraten. PETZOLD und HUTH (1954) sowie DENECKE (1954) empfehlen die Behandlung besonders für die Anfangsstadien der Endangitis obliterans. DUFF, McINTYRE und BUTLER (1956) sahen bei Dosierung mit 8—45 mg Chlorpromazin keine wesentlichen Änderungen der Hautdurchblutung, geringen Blutdruckabfall und Absinken der Kerntemperatur bei Erwärmung der Acren. Sie machen auf die Gefahr der vasalen Synkope unter der Behandlung aufmerksam. LEIBLEIN (1954) sowie RATSCHOW (1955) legen Wert auf vorsichtige Anwendung, um unerwünschte Hypothermien zu vermeiden.

In neuerer Zeit konnte RATSCHOW (1957) günstige Erfahrungen mit Verophen (Bayer) sammeln.

Die Indikation der Chlorpromazine bei Gefäßkrankheiten hat sich vorerst darauf zu beschränken, bei akuten und besonders schmerzhaften Arterienverschlüssen die initialen Stadien möglichst ohne wesentliche allgemeine Blutdrucksenkung unter Kontrolle zu halten. Höhere Dosierungen verbieten sich wegen der zur Zeit noch nicht übersehbaren Wirkungen auf die Durchblutung der gefährdeten Bereiche.

ββ) *Novocain.*

Außer der örtlichen Anwendung von Novocain zur Ausschaltung unerwünschter neuraler Impulse, wie sie z. B. bei akuten arteriellen Spasmen oder Verschlüssen durch Umspritzung der Arterie mit 20—60 cm³ einer 0,5%igen Procainlösung erfolgt (MOSER 1954), wurde auch durch die intravenöse Allgemeinanwendung von Novocain therapeutisch manches erreicht. MAGIERA und SOKÓL (1951) gaben bei Frühfällen von arteriellen Durchblutungsstörungen eine 1%ige Novocainlösung intravenös, die zu einer lange anhaltenden Beeinflussung der

Ischämie, zu Schmerzfreiheit, Hauttemperatursteigerung und Capillardilatation (Fundus oculi) sowie zu Besserung des EKG führte und hauptsächlich durch eine Wirkung auf das Nervensystem erklärt wurde. RAPPERT (1954) nimmt ebenfalls für die Wirkung der intravenösen Procain-Therapie einen zentralen, vegetativen und örtlichen Angriff auf die Nervenelemente an und empfiehlt die Therapie für spastische Zustände, massive Lungenembolien sowie bei Thrombosen, allerdings ohne gleichzeitige Anwendung von Antikoagulantien. JESSAR, HORWITZ und MONTGOMERY (1952) konnten bei intravenöser Infusion von 250 cm³ einer 0,1—0,2%igen Procainlösung keine signifikanten Änderungen der Finger- und Mundtemperaturen feststellen. Hingegen konnte BARTH (1950) mit dem Procainabkömmling Diäthylaminoäthanol (Dehydasal) Steigerungen der Hauttemperaturen der Extremitäten, sogar an Gliedern mit organischen Gefäßveränderungen beobachten. Dieses Präparat wird auch von KÖHLER (1950) in einer Dosis von 1 g i.v. bei Akrocyanosen und bei Durchblutungsstörungen auf neuraler Grundlage, z. B. nach peripheren Lähmungen empfohlen. Das Diäthylaminoäthanol soll auch bei der intravenösen Novocain-Therapie passager als Spaltprodukt im Körper auftreten (KÖHLER 1950).

Die Befunde über Anwendung von Novocain-Präparaten bei Gefäßerkrankungen und peripheren Durchblutungsstörungen sind noch zu sporadisch, als daß auf ihrer Basis die Indikation scharf umrissen werden könnte, zumal Zwischenfälle nach intravenöser Novocaingabe vorkommen können. Einer Prüfung wert erscheint die Anwendung nach arteriellen und pulmonalen Embolien (vgl. Therapie mit Panthesin-Hydergin S. 368).

γγ) Segmenttherapie.

Als „Segmenttherapie" bezeichnet ELSNER (1957) die kombinierte Anwendung von intrakutanen Injektionen von Plenosol (Extrakt aus Viscum album) zusammen mit Bindegewebsmassage. Plenosol soll dabei länger dauernd wirksam sein als Procain. ELSNER (1957) denkt sich die Wirkung in einer Aktivierung von Acetylcholin an der Nervenendplatte durch Plenosolwirkung. Wirkung und Deutung dieser Behandlung scheinen problematisch.

δδ) Blockade sympathischer Nerven.

Die von LÄWEN (1923) zuerst für diagnostische Zwecke, später von BRUNN, BRUNN und MANDL (1924) zur Ausschaltung visceraler Schmerzen angewandte Blockade paravertebraler Nervenverbindungen der sympathischen Ganglien wurde seit STERN (1930), FLOTHOW (1931), REICHERT (1934) u. a. zur Therapie der arteriellen Insuffizienz herangezogen. Sie bezweckt durch Ausschaltung des vasoconstrictorischen sympathischen Gefäßtonus eine Eröffnung spastisch kontrahierter Gefäßgebiete sowie eine vermehrte örtliche Kollateralzirkulation. Die Technik wurde im Laufe der Entwicklung vielfach abgewandelt. Neben dem häufig benutzten 2%igen Novocain in wäßriger Lösung wurde auch Alkohol (SWETLOW 1930) und Phenol (HAXTON 1953; SELVAAG u. KJORSTAD 1957) als Injektionsflüssigkeit verwendet.

BRILL und LAWRENCE (1929/30) zeigten, daß nach Einbringung von 120 mg Procainhydrochlorid in den Lumbalsack ein Anstieg von Haut- und Gewebstemperatur für die Zeit der anästhetischen Wirkung stattfindet.

Bei der Einbringung von anästhetischen Substanzen in den Lumbalsack werden die präganglionären Fasern ausgeschaltet; die Infiltration der Gegend der sympathischen Ganglien im paravertebralen Grenzstranggebiet führt hauptsächlich zur Ausschaltung der postganglionären Fasern. Schließlich werden durch Infiltration peripherer Nervenstränge ebenfalls sympathische Bahnen unterbrochen. Häufig benutzt wird die Sympathicusausschaltung mittels Novocainblockade zum Zwecke der prognostischen Feststellung der Wirksamkeit vorgesehener chirurgischer Sympathicusoperationen (vgl. S. 215) (JUNG und FELL 1942; SUNDER-PLASSMANN 1943).

Die Punktionstechnik bei der lumbalen Paravertebralanästhesie besteht in einem Einstich 4—5 cm paramedian und Anlegung eines Novocaindepots (cave intravasale Injektion) von 5—10 cm³ in die Gegend unmittelbar dorsal der Wirbelkörper L3 und L4. Am Halssympathicus erfolgt die Ausschaltung in Höhe der Wirbelkörper C 7 und Th 1 (Halsganglien Th 1 bis 2) und Ausschaltung des Ganglion stellare (freihändige oder apparative Punktion nach PHILIPPIDES 1940). LOOSE (1950) bedient sich wiederholter und gehäufter Blockaden des Ganglion stellare. Er betont, daß bei sachgemäßer Anwendung Zwischenfälle selten sind und Spätschäden nicht beobachtet werden. Nach der Methode von HERGET (1951) wird die Schulter des in horizontaler Rückenlage bequem liegenden Patienten durch ein Kissen erhöht und der Kopf nach hinten geneigt. ,,In der Mitte zwischen Schildknorpel und oberem Rand des Sternalteiles der Clavikel dicht am Rand der Sternalportion des Musculus sternocleidomastoideus wird die Nadel senkrecht auf das Köpfchen der ersten Rippe eingestochen, das gewöhnlich in 6—7 cm Tiefe getroffen wird." Das Depot von 10—20 cm³ einer 1%igen Novocainlösung wird ventral vom Köpfchen der ersten Rippe eingebracht. Alsbald entwickelt sich ein Horner-Syndrom und ein Wärmegefühl im Gesichts-, Schulter- und Armbereich.

ν) Intraarterielle Therapie.

αα) Intraarterielle Applikation von Flüssigkeiten.

Es liegt nahe, bei arterieller Insuffizienz eine therapeutische Wirkung durch Anwendung gefäßerweiternder Substanzen nicht auf dem Umwege über die allgemein übliche parenterale oder orale Applikation zu erzielen, sondern durch die direkte Injektion der geeigneten Substanzen in die insuffiziente Arterie. Man sollte sich andererseits darüber klar sein, daß Arterienpunktionen, insbesondere bei wiederholter Anwendung, für die erkrankte Gefäßwand nicht völlig belanglos sein können und daß nicht nur einfache Intimaschädigungen, sondern auch intramurale Hämatome und perivasale Blutansammlungen mit Neigung zu Narbenbildungen als Folgen wiederholter Arterienpunktionen zu erwarten sind. Wenn auch im allgemeinen diese Gefahren als gering bezeichnet werden (SCHERER 1957), so ist demgegenüber auf die eindrucksvollen Befunde von RIMPAU und SEILS (1957) hinzuweisen, die, allerdings am Beispiel von Befunden nach cerebraler Arteriographie, Folgezustände intraarterieller Injektionen morphologisch untersucht haben (vgl. S. 123 ff.).

Die intraarterielle Injektion gefäßerweiternder Substanzen soll hauptsächlich in kurzfristiger Wirkung eine selektive Mehrdurchblutung im Bereich der peripheren Durchblutungsstörung herbeiführen. Hat sich das gefäßerweiternde Mittel nach Passage der Peripherie über den arteriellen Weg im Gesamtkreislauf verteilt, so ist auch seine Wirkung verteilt; im Hinblick auf den Effekt der Gefäßerweiterung bedeutet diese Wirkungsverteilung eine Weiterstellung der gesamten Gefäßperipherie mit Senkung des peripheren Gesamtwiderstandes und Blutdruckabfall, der sich meist zu Ungunsten der durchblutungsgestörten Bezirke auswirkt. In diesem Zusammenhang sei an die wiederholten Hinweise von WEZLER (1955) erinnert, der sich mit der Abhängigkeit des örtlichen Stromvolumens vom Druck befaßte.

Für das therapeutische Prinzip der Hämometakinesie (,,borrowing-lending") nach DE BAKEY, BURCH, RAY und OCHSNER (1947), das sich die selektive örtliche Gefäßerweiterung zur Durchblutungsverbesserung arteriell insuffizienter Gebiete zum Ziele setzt unter bewußtem Verzicht auf allgemein vasodilatierende und blutdrucksenkende Maßnahmen, ist die intraarterielle Behandlung günstiger als die sonstige parenterale und orale Medikation (CARILLO u. Mitarb. 1957). Allerdings ist die Wirkung zeitlich beschränkt und der erzielte Effekt muß mit den in Kauf zu nehmenden Belastungen des Verfahrens (arterielle Punktion; Arterienläsion) abgewogen werden.

Apparative Vorschläge wurden von HEUWING (1937), KAINDL (1953), BRANDT (1955) gemacht.

FRANCO (1954) bemühte sich um die Aufstellung einer speziellen intraarteriellen Pharmakologie anhand seiner Erfahrungen an 121 Patienten mit Angiopathien verschiedener Art unter verschiedenartiger Therapie. Ähnliche Untersuchungen mit gleichem Ziel stammen von PRATESI (1955) und Mitarbeitern.

Sympathicomimetica sind im allgemeinen für die intraarterielle Anwendung bei arterieller Insuffizienz nicht geeignet. So hat sich die intraarterielle Instillation von Butylsympatol nicht bewährt (KRUG und PEPER 1951).

Gleichfalls kann von der intraarteriellen Anwendung von *Hydergin* bei Angiopathien kein durchblutungsfördernder Effekt erwartet werden, wie aus den Untersuchungen von CATCHPOLE und JEPSON (1954) mit insgesamt 0,3 mg Reinsubstanz sowie von PRATESI u. a. (1955) ersichtlich ist. Auch Untersuchungen von GOETZ (1956) zeigten keine Vorteile der intraarteriellen Hyderginanwendung gegenüber der intravenösen.

Priscol führt bei intraarterieller Gabe von 1—2 mg am normalen Arm nach durchschnittlich 15 sec zur Mehrdurchblutung der Haut mit Volumenanstieg und anschließender, durchschnittlich nach 28 sec auftretender Hauttemperaturerhöhung (SPECKMANN und DARGE 1953). Die intraarterielle Gabe von Priscol ist besonders dann erwünscht, wenn die orale Anwendung wirkungslos bleibt; sie leistet bei ischämischen Ruheschmerzen, Kausalgien und verzögerter Abheilung von Gewebsdefekten Gutes. PRANDONI und MOSER (1954) haben 50—75 mg innerhalb von 3—5 min injiziert. Die Höhe dieser Dosen führt allerdings auch nach intraarterieller Gabe häufig zum Blutdruckabfall. BÚGAR-MESZAROS (1956) hält die intraarterielle Priscolgabe für wirksamer als die Sauerstoffinsufflation, ELKIN und COOPER (1951) sowie BETTS (1954) empfehlen sie sogar bei beginnender Gangrän. CATCHPOLE und JEPSON (1954) konnten nach intraarterieller Gabe von 50 mg Priscol bei 6 Normalen keine gesteigerte Wärmeabgabe finden. Auch bei 8 Patienten mit Durchblutungsstörungen waren die Änderungen nur uncharakteristisch und entsprachen denen von Kochsalzlösungen, wie überhaupt nach CATCHPOLE und JEPSON durch intraarterielle Kochsalzinjektion ebenfalls ein Wärmegefühl in den Extremitäten hervorgerufen werden kann. Gewebsclearance-Untersuchungen von FREUND u. Mitarb. (1953) ergaben eine nur unwesentliche Zunahme der Gastrocnemiusdurchblutung, während die Hautdurchblutung deutlich gesteigert wurde. LIPPMANN (1952) gab zunächst Mengen von 12—20 mg Priscol und verringerte im Falle von unangenehmen Sensationen die Dosis. Dabei sprach aber nur ein Teil der Patienten auf die Behandlung an. Die Wirkung von Priscol intraarteriell wird von JACONO u. Mitarb. (1956) der intravenösen Anwendung vorgezogen. Daß die im Gefolge von Priscol-Injektionen auftretenden Blutdrucksenkungen keineswegs stets harmlos sind, zeigt die Beobachtung von SAGALL und LEWENSTEIN (1953), die 5 min nach Injektion von 35 mg Priscol in die Arteria femoralis einen Myokardinfarkt auftreten sahen. Somit dürfte bei älteren Patienten und bei coronarer Mangeldurchblutung die intraarterielle Priscolanwendung kontraindiziert sein.

Regitin bewirkte nach intraarterieller Gabe von 10 mg bei Normalen in 2 von 5 Fällen Mehrdurchblutung ohne Veränderungen der Hautfarbe, bei Gefäßkranken keine signifikante Durchblutungszunahme (CATCHPOLE und JEPSON 1954). Nur die Intensität der reaktiven Hyperämie wurde durch Regitin sowie durch Priscol gesteigert (PRATESI u. a. 1955).

Die intraarterielle Anwendung von *Tetraäthylammoniumsalzen* soll nach Untersuchungen von SNÁBL u. Mitarb. (1956) den Blutdruck nicht wesentlich senken, weshalb diese therapeutische Anwendung empfohlen wird.

SELVAAG und HOLMBOE (1952) behandelten 15 Patienten mit Arterienobliterationen durch intraarterielle Injektion einer 10%igen Lösung von *Tetraäthylammoniumbromid* (2—4 cm³ 2mal wöchentlich, 4 Wochen lang). In 5 Fällen beobachteten sie eine vollständige Besserung der Symptome, in 5 Fällen gute Ergebnisse, in 2 Fällen mäßige Besserung und in 1 Fall einen Versager. Die gleichlaufenden hautthermometrischen und oscillometrischen Untersuchungen zeigten keine Übereinstimmung mit den subjektiven und klinischen Wirkungen. Die Nebenwirkungen waren durchaus erträglich; Nachbeobachtung über 6 Monate zeigte ein Anhalten der Besserung in 7 von 15 Fällen.

Nach intraarterieller Anwendung von *Pendiomid* sahen CATCHPOLE und JEPSON (1954) beim Normalen nach 100 mg eine regelmäßige Mehrdurchblutung von 45 min Dauer. Der Effekt ist bei Gefäßkranken weniger deutlich, aber doch einwandfrei, allerdings begleitet von Blutdruckabfall und Tachykardie; nach Sympathektomie ist die Substanz wirkungslos.

Die ersten therapeutischen Versuche mit intraarterieller Gabe vasodilatierender Stoffe auf breiterer Basis wurden mit *Acetylcholin* angestellt (SINGER 1947; KAPPERT 1947). Von der ausgezeichneten Wirkung, die allerdings beim M. Raynaud vermißt wird (SINGER 1947) und die nur bei offenem Gefäßlumen erzielbar ist, überzeugten sich in der Folgezeit ARTHOLD (1951), VIDA und SCHOEN (1955), KRUMMEL und POPP (1951) sowie STEINDL (1949). Wegen der nur kurzen Wirkung, die meist kaum 15 min anhält, wurden von KAINDL (1953) Dauerinfusionen vorgeschlagen. Dabei werden 1—2mal wöchentlich, beginnend mit kleineren Dosen, steigende Mengen von Acetylcholin intraarteriell infundiert, maximal 500—1000 mg in 100—200 cm³ physiologischer Kochsalzlösung bei einer Infusionsgeschwindigkeit von 1 cm³/min. KAINDL (1953) betrachtet die günstige Dauerwirkung dieser Behandlung auf Schmerz und Gewebsnekrosen bei fast fehlenden Allgemeinwirkungen als einen Vorteil der intraarteriellen Applikation; zur Vermeidung perivasaler Infiltrate empfiehlt er nach Abschluß der Infusion die Umspritzung mit Hyaluronidase. Zum Ausgleich ischämischer Schädigungen nach temporärer Unterbindung der arteriellen Zirkulation wurden unter Kriegsverhältnissen (Indochina) intraarterielle Injektionen von Mischungen aus Serum und Acetylcholin vorgeschlagen, die zu einer rasch einsetzenden Durchblutungssteigerung führten (OLIVIER 1950). Die Injektion von 100 mg Acetylcholin, gelöst in 100 cm³ Wasser innerhalb von 30—40 sec (also relativ rasch) empfiehlt STOLTE (1950) zum Zwecke der Spasmenlösung in den Kollateralbereichen. LANDGRAF und PRÜSS (1955) sehen im Acetylcholin ein wirksames Mittel zur Hyperämisierung der bei intraarterieller Anwendung zugänglichen Arteriolengebiete; Zusatz von Ronicol soll die Wirkung auf die Venolen ausdehnen, Zusatz von Mestinon die Wirkungsdauer verlängern. Die reaktive Hyperämie wird durch vorausgehende i. a. Acetylcholingabe gesteigert und verlängert (PRATESI u. a. 1955).

Auch die intraarterielle Injektion von *Histamin* wurde in den letzten Jahren diskutiert. MUFSON (1951) infundierte 1 mg in 500 cm³ Infusionsflüssigkeit; er konnte auch bei Versagen der intraarteriellen Injektion anderer Vasodilatantien noch günstige Wirkungen sehen, allerdings nicht während der Schmerzphase und bei Kombinationen von arterieller Insuffizienz mit Lymphödem. In einer späteren Publikation (MUFSON 1952) kamen Histaminmengen bis 2,75 mg, gelöst in 500 cm³ physiologischer Kochsalzlösung, in wöchentlichen bis halbwöchentlichen Abständen, zur Anwendung. Die Erfolge waren beachtlich, ebenso wie in den Untersuchungen von Dixon und Mitarb. (1952), die 3 mg Histaminphosphat innerhalb 30 min als Dauerinfusion intraarteriell verabfolgten. Dixon u. Mitarb. (1952) glauben so eine völlige Weitstellung der arteriovenösen Anastomosen zu erreichen. Weniger vorteilhaft scheint nach den Erfahrungen von Aubert und Selvaag (1952) die Kombination von 2 mg Histamin mit 0,04 g Papaverin zu sein; die Autoren weisen auf die Kollapsneigung hin sowie auf die Gefahr, daß bei länger dauernder Anwendung sich Magenulcera ausbilden können. Speckman und Darge (1953) untersuchten die Wirkungen von Histamin nach intraarterieller Injektion am Arm und konnten bereits mit 10—20 γ i. a. regelmäßig nach durchschnittlich 12 sec eine plethysmographisch faßbare Volumenzunahme und anschließend nach durchschnittlich 46 sec eine mit dem Thermoelement meßbare Steigerung der Hauttemperatur feststellen. Die Autoren empfehlen für therapeutische Zwecke möglichst kleine Dosen, da mit ihnen das erstrebte Ziel der selektiven Mehrdurchblutung durch Wegfall druckpassiver Verminderungen der Durchblutung relativ besser zu erreichen sei. Die intraarterielle Anwendung von Histamin empfahlen weiterhin Berthoud und Mottu (1954) sowie Flanders u. Mitarb. (1952). Während der Dauer der Histamininfusion macht sich, besonders ausgeprägt im Venenblut, eine Leukopenie bemerkbar (Bierman u. Mitarb. 1953).

Durch Singer (1950), Arthold (1951), Elkin und Cooper (1951), Mayall (1954) sowie Jaeger (1956) wurde die intraarterielle Anwendung von *Nicotinsäure* und ihren Derivaten empfohlen. Die verabreichte Menge war durchaus verschieden; von dem Präparat Ronicol (Hoffman La Roche) werden meist pro Injektion 200—300 mg installiert. Kombinationspräparate von Nicotinsäure mit Acetylcholin und Mestinon kommen als Ronicol compositum zur intraarteriellen Anwendung; bereits während der Injektion soll es in günstigen Fällen zum Auftreten von Wärmegefühl und zur Schmerzlinderung kommen (Schmitter und Gehentges 1956; Landgraf und Prüss 1955; Agueda de Azevedo und Castro Henriques 1952; Vida u. Schoen 1955).

Intraarterielle Anwendung von *Novocain* wird nur vereinzelt empfohlen (Morel 1950), hauptsächlich zur Nachbehandlung nach Arterienresektionen.

Curare oder curareähnlich wirksame Substanzen wurden ebenfalls bereits intraarteriell verabreicht (Enria u. a. 1950). Bellucci (1951) kombinierte 4 mg D-Tubucurarin mit 10 mg Priscol in einer procainhaltigen physiologischen Kochsalzlösung und beobachtete Abnahme der Schmerzen und Anstieg der Hauttemperatur. Nach intraarterieller Anwendung von 3,5 mg Tubocurin in 20 cm^3 physiologischer Kochsalzlösung sahen Zrubecky und Wruhs (1952) beschleunigte Ausbildung von Kollateralen, Anstiege der Hauttemperatur bei arterieller Insuffizienz und schnelle Abheilung bei trophoneurotischen Geschwüren; die Autoren weisen auf die Gefahr von Atemdepressionen sowie von lokalen Infiltrationen und Absceßbildungen nach paravasalen Injektionen hin; Anlegung einer venösen Stauung wirkt der Gefahr von Atemdepressionen entgegen und soll den Effekt auf die arteriell insuffiziente Extremität beschränken. Hinsichtlich der Curarewirkung ist daran zu erinnern, daß Ogilvie u. Mitarb. (1948) nach versehentlicher intraarterieller Gabe von Myanesin, einem synthetischen Präparat von curareähnlicher Wirkung, Extremitätengangrän sahen.

Die Lösung von arteriellen Spasmen soll durch die Injektion von *Papaverin* in die Arterie erreicht werden (Elkin und Cooper 1951; Betz 1954). Bei Injektion von 40—360 mg Papaverinsulfat i. a. konnten Bennett-Jones und Murphy (1957) bei 60% ihrer Patienten gute Wirkungen verzeichnen; bei Ruheschmerz und Nekrosenbildung halten sie die intraarterielle Papaveringabe für kontraindiziert. Bei Kombination von 0,04—0,06 g Papaverin mit 2—3 mg Histamin haben

AUBERT und SELVAAG (1952) günstige Wirkungen gesehen. Weit verbreitet ist die intraarterielle Papaveringabe nach plötzlichem arteriellem Verschluß durch Embolie oder Thrombose.

Von der günstigen Wirkung intraarterieller Eupaveringaben (0,06 g) nach peripheren arteriellen Embolien konnten wir uns oft überzeugen.

Beachtenswert ist die intraarterielle Anwendung von *Adenosintriphosphorsäure*; HESS (1954) konnte mit 10 mg ATP in 10 cm³ Aqua bidestillata, die innerhalb 2 min intraarteriell gespritzt wurden, einen enormen Anstieg der Muskeldurchblutung erzielen, wie er mit keiner anderen Substanz auch nur annähernd erreicht wurde (vgl. Tabelle 6 von HESS [1955]). Die Substanz war bereits von

Tabelle 6. (Nach HESS 1955.)

Präparat (Dosis)	Zahl der Versuche	Blutstrom während der Injektion		
		gesteigert	unverändert	vermindert
Pentamethoniumdibromid (25 mg)	2	2 (gering)	—	—
Hydergin (1 cm³)	13	7 (gering)	2	4
Ronicol (100 mg)	13	10 (gering)	3	—
Euphyllin (0,24 g)	9	9 (mäßig)	—	—
Priscol (10 mg)	7	6 (3 gering, 3 mäßig)	1	—
Regitin (10 mg)	7	6 (deutlich)	1	—
Opilon (30 mg)	15	13 (7 mäßig, 6 deutlich)	2	—
Eupaverin (0,03 g)	4	4 (mäßig)	—	—
Papaverin (0,04 g)	6	6 (deutlich)	—	—
Dilatol (5 mg)	22	22 (7 mäßig, 15 deutlich)	—	—
Acetylcholin (50 und 100 mg)	33	33 (4 gering, 11 mäßig, 18 deutlich)	—	—
Ronicol compositum (1 cm³)	9	9 (4 mäßig, 5 deutlich)	—	—
Adenosin (5,3 mg)	9	5 (gering)	4	—
Adenosin (21,0 mg)	5	5 (deutlich)	—	—
Adenosinmonophosphorsäure (6,8 mg)	43	41 (deutlich)	2	—
Adenosinmonophosphorsäure (20,4 mg)	10	10 (fast maximal)	—	—
Adenosintriphosphorsäure (10,0 mg)	207	207 praktisch max.	—	—
Gesamtzahl der Untersuchungen	414			

ZIPF und GIESE (1953) wegen ihrer Capillardurchblutungsförderung empfohlen worden und sollte in Verbindung mit einer physikalischen Übungstherapie angewandt werden.

Insbesondere verspricht sich HESS (1956) von der intraarteriellen Dauerinfusion mit ATP optimale Wirkungen; er gibt 1 mg/min über mehr als 1 Std, wobei er die von der Fa. Braun, Melsungen, in den Handel gebrachte Motorinjektionsspritze nach HEUWING (1937) empfiehlt. Die Durchblutungssteigerung bei intraarterieller ATP-Gabe ist auf die Dauer der Injektion beschränkt.

Mit dem Herzextrakt *Recosen* konnten KAINDL und WATSCHINGER (1953) bei Patienten mit Arteriosclerosis obliterans nach intraarterieller Gabe von 2 cm³ in 8 von 11 Fällen eine Steigerung der Hauttemperatur und eine Verbesserung des Rheogramms feststellen; die Wirkungen erwiesen sich sogar als länger anhaltend (30—60 min) als nach Acetylcholin-Infusionen.

Die Verwendung von *Antihistamin-Substanzen* soll, besonders in Kombination mit Novocain, bei peripheren Durchblutungsstörungen durch Gefäßerweiterung mit Capillarabdichtung (PRATESI u. a. 1955) günstig wirken (BISOTTI und DOZIO 1954). Eine ähnliche Kombination wurde von BERNARDI und VERGANI (1955) empfohlen (100—200 mg Antistin in 8—10 cm^3 physiologischer Kochsalzlösung, eventuell mit 1% Procain). Diese Mischung wollen die Autoren bei entzündlichen Komplikationen noch durch 200—500000 E. Penicillin ergänzen.

Die intraarterielle Verabfolgung von *Penicillin* ist von GLASSER u. Mitarb. (1945), KAPPERT (1949), RIGHINI (1950) sowie PRATESI (1955) empfohlen worden, von letzterem auch die arterielle Instillation von Tetracyclin.

Zur Bekämpfung pathologischer Gerinnungsvorgänge in der arteriellen Strombahn wurde von PRATESI (1955) empfohlen, nach vorheriger intraarterieller Novocain-Injektion *Heparin* in die Arterie zu spritzen. REMY u. Mitarb. (1953) sowie DOTTI und LEONI (1952) verabfolgten ebenfalls Heparin intraarteriell; die letztgenannten Autoren konnten jedoch keine Vorteile gegenüber der intravenösen Anwendung ersehen. KESTING (1953) sah durch intraarterielle Verabreichung von *Hyaluronidase* überraschende Besserung bei Fingergangrän.

Schließlich ist noch die intraarterielle Gabe von *Cobalt*benzensulfonat in Dosierungen 0,2—0,3 g, 2—3 mal wöchentlich, zu erwähnen; unter dieser Behandlung soll sich eine örtliche Hyperämie nach initialer Minderdurchblutung einstellen, was MILLERET (1955) an Hand seiner Erfahrungen (1037 Injektionen) bei capillären und geweblichen Störungen vorteilhaft fand.

ββ) Intraarterielle Gasinsufflation.

Obwohl das Venenblut einer arteriell insuffizienten Extremität sauerstoffreicher ist als das einer normaldurchbluteten (CSERNA 1930), fand die intraarterielle Einbringung von Gasen, insbesondere von Sauerstoff, seit ihrer ersten Anwendung durch LEMAIRE, LOEPER und HOUSSET (1948) reges Interesse. Wie inzwischen bekannt ist, handelt es sich bei der Sauerstoffinsufflation keineswegs um spezifische Effekte des Sauerstoffs; vielmehr können auch mit anderen Gasen gleiche oder ähnliche Wirkungen erzielt werden. BAY (1950) verwendet Carbogengas. Im Laufe seiner Anwendungszeit wurde das Verfahren der intraarteriellen Gasinsufflation technisch vervollkommnet, so daß im klinischen Betrieb seine Anwendung heute überall möglich wäre.

Technik. Bei der Gasinsufflation in Arterien kommt es darauf an, Menge und Geschwindigkeit der Insufflation so zu dosieren, daß das Gas womöglich keine unerwünschten Reaktionen auslöst. In der Regel werden 40—80, maximal 100 cm^3 Sauerstoffgas intraarteriell gegeben. Nach Punktion meist der Arteria femoralis, selten der Aorta lumbalis [etwa bei doppelseitigem Beckenarterienverschluß, wozu HASSE u. Mitarb. (1955) Kopftieflage empfehlen], selten auch der Arteria radialis (SCHERER 1957) wird mittels einer den speziellen Erfordernissen Rechnung tragenden Apparatur innerhalb von 20—30 min die beabsichtigte Gasmenge von etwa 80 cm^3 insuffliert.

Die Abbildungen zeigen einen schematischen Überblick über die Apparaturen Abb. 48 nach JUDMAIER 1956, Abb. 49 nach MÖLLER 1953, Abb. 50 nach SCHERER 1957.

Der bei der Insufflation angewandte Druck soll gering über dem systolischen Blutdruckwert liegen, so daß in jeder Diastole ein dosierter rhythmischer, durch Auskultation kontrollierbarer Einstrom von Gas in die Arterie erfolgt. Zweckmäßig ist die Verwendung einer dünnen, weniger als 1 mm starken Kanüle. Für besonders geeignet möchten wir Kanülen mit abgerundetem, über die Spitze vorschiebbarem Mandrin als Sicherung gegen Gefäßverletzungen ansehen (BUCHTALA und GERLACH 1954). Dabei wird, sofern die Arteria femoralis der kranken Extremität frei durchgängig ist, nach typischer Punktion die Kanülenspitze distalwärts gelenkt und in dieser Richtung das Gas eingelassen. Weniger häufig wird die sogenannte alterolaterale Methode (MÖLLER 1953, HASSE u. Mitarb.

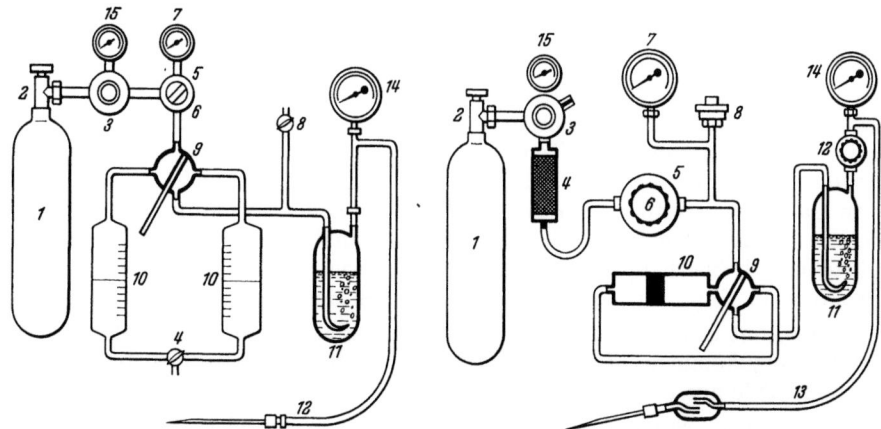

Abb. 48. Apparatur nach JUDMAIER und VILLINGER. *1* Sauerstoffflasche; *2* Flaschenventil; *3* Vordruckminderer; *4* Ablaßhahn; *5* Druckregler; *6* Schalthahn; *7* Arbeitsdruckmesser; *8* Sicherheitsventil; *9* Umschalthahn; *10* Dosierungszylinder; *11* Naßreiniger; *12* Zuführungsschlauch; *14* Gefäßdruckmesser; *15* Inhaltsdruckmesser (Aus JUDMAIER 1956).

Abb. 49. Apparatur nach MÖLLER. *1* Sauerstoffflasche; *2* Flaschenventil; *3* Vordruckminderer; *4* Trockenreiniger; *5* Arbeitsdruckregler; *6* Handrad; *7* Arbeitsdruckmesser; *8* Sicherheitsventil; *9* Umschalthahn; *10* Dosierungszylinder; *11* Naßreiniger; *12* Feinregler; *13* Zuführungsschlauch; *14* Gefäßdruckmesser; *15* Inhaltsdruckmesser. (Aus JUDMAIER 1956.)

1955) verwendet, bei der die Insufflation durch eine proximalwärts in die Arterie eingelegte Kanüle erfolgt, während der distalwärts gerichtete arterielle Blutstrom distal der Arterienkanüle unterbunden ist, so daß die bis zur Aortengabel aufsteigenden Gasblasen nach und nach in die kontralaterale (kranke Extremität) gelangen. Ein ähnliches Vorgehen mit dem Ziel, von der Arteria femoralis aus durch retrograde Injektion die Beckenarterien zu erreichen, empfiehlt ERMISCH (1954) aufgrund eigener günstiger Erfahrungen bei Potenzstörungen auf der Basis von Beckenarterienstenosen. Je langsamer und vorsichtiger die Insufflation erfolgt, desto milder sind die allgemeinen Rückwirkungen. Auch bei Einbringung von emulgierten Stoffen, z. B. O_2-Schaum (MÖLLER 1953; 1954) in die Arterie sind die Reaktionen geringer, freilich auch die Wirkungen.

Als spezielle Komplikationen der arteriellen Gasinsufflation gelten: 1. versehentlicher Einlaß von Gas in die Vene statt in die Arterie. Diese bei ausreichender Aufmerksamkeit durchaus vermeidbare Verwechslung kann sich verhängnisvoll auswirken, indem Lungenembolien mit tödlichem oder zweifelhaftem Ausgang oder auch periphere arterielle Luftembolien in empfindliche Organe (Gehirn, Auge) hervorgerufen werden. Intravenös eingebrachtes Gas in Mengen unter 20—30 cm³ soll nach SCHERER (1957) im allgemeinen harmlos sein; am liegenden Patienten kann durch Auskultation ein Kullern über dem Bereich der Vena cava caudalis festgestellt werden.

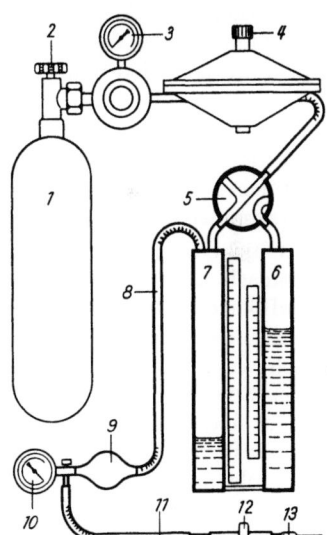

Abb. 50. Gerät zur i. a. Insufflation mit regelbarem Flaschendruck und zur paravasalen Insufflation. *1* Sauerstoffflasche; *2* Absperrhahn für Flasche; *3* Manometer für Flascheninhalt; *4* Regelreduktor; *5* Umstellhahn; *6* Druckzylinder; *7* Vorratszylinder; *8* Zuführungsschlauch; *9* Druckball mit Ventilen; *10* Manometer; *11* Verbindungsschlauch mit Glaszwischenstücken; *12* Schlauchklemme; *13* Kanüle; (Nach F. SCHERER 1957.)

2. Das Gas wird versehentlich in das paravasale Gewebe gespritzt. Die Folgen davon sind harmlos; es kommt zur sofortigen Ausbildung einer polsterförmigen elastischen Vorwölbung der Haut, evtl. mit Gasknistern (Luftemphysem).

3. Der retograde Transport von insuffliertem Gas in die proximal der Injektionsstelle liegenden Organarterien führt mitunter zu sehr unangenehmen Nebenwirkungen. Außer zentralen Embolien (LEMAIRE 1950; JUDMAIER 1956; HASSE u. Mitarb. 1955) stellen sich auch Luftembolien in die großen Baucharterien (Bauchschmerzen, Tenesmen) oder in die Beckenorgane (Schmerzen; Stuhl- und Harndrang) ein. Das Vorkommnis einer mäßiggradigen Rückstauung von Gas nach Insufflationen in die Arteria femoralis hält JUDMAIER (1956) für relativ häufig, weshalb das Verfahren in aortennahen Arterien, etwa im Schultergürtelbereich überhaupt vermieden und im übrigen unter besonderen Kautelen, eventuell in Kopftieflage für längere Zeit nach dem Eingriff durchzuführen ist.

Insgesamt scheinen schwerere Komplikationen bei der Gasinsufflation nicht häufig vorzukommen. JUDMAIER (1956) sah unter mehr als 3000 Insufflationen Zwischenfälle nur in 0,5%.

Wirkungen. Subjektiv kommt es nach intraarterieller Gasinsufflation im insufflierten Bein zu einem Spannungsgefühl, das sich vom Oberschenkel bis in den Fuß ausbreitet, gleichzeitig zu Blässe und Verschwinden der Arterienpulse. Nach einigen Minuten zeigen sich im Bereich von Bauch und Oberschenkel unregelmäßig begrenzte Hautrötungen, stellenweise mit cyanotischen Arealen, von proximal allmählich nach distal fortschreitend. Anschließend kommt es mit Wiederkehr der Arterienpulsationen zur mehrstündigen oft mehrtägigen Erwärmung und Rötung der Extremität; in vermindertem Maße ist dieses Verhalten auch am kontralateralen Bein zu beobachten, wenn dorthin Gas übergetreten ist. Durch diese Selbstbeobachtungen von HASSE u. Mitarb. (1955) werden die Feststellungen zahlreicher Autoren bestätigt, die nach Patientenangaben die Wirkungen der Insufflation beschrieben haben und in manchen Einzelheiten voneinander abweichen. Subjektiven Deutungen und suggestiven Einwirkungen bieten die auftretenden Sensationen weite Spielräume.

Objektiv kann unmittelbar distal der Insufflationsstelle ein schlürfendes Geräusch auskultiert werden; es entsteht durch pulsatorischen Transport des insufflierten Gases in der Arterie. In dieser Phase läßt sich auch der Verlauf der gasgefüllten Arterie infolge verminderter Röntgenstrahlenabsorption röntgenologisch als Entschattung darstellen (LEMAIRE u. Mitarb. 1948; JUDMAIER 1956; 1955; SCHERER 1957). Solche Röntgendarstellungen von Arterien ohne Kontrastmittel sind vom heuristischen Standpunkt interessant, jedoch von geringer praktischer Bedeutung. Auch die simultane Einbringung von Gas und Kontrastmittel mit folgender „Angioskopie am Röntgenschirm" dürfte bedeutungslos sein, zumal ihre Harmlosigkeit sehr fragwürdig ist (vgl. Kap. Angiographie).

In dem von der Insufflation erreichten Durchblutungsareal stellt sich in der ersten Phase eine Hautabblassung ein, entsprechend der Unterbrechung der arteriellen Durchblutung durch den embolisierenden gasförmigen Fremdkörper. Übereinstimmend wird dabei ein Abfall der Hauttemperatur festgestellt, der 20 min post insufflationem seinen Tiefpunkt erreicht. Capillarmikroskopisch entspricht dem Stadium der initialen Minderdurchblutung eine Abnahme der Capillarenzahl pro Flächeneinheit. Die ischämische Anfangsphase wird von einer Phase ansteigender Hauttemperaturen mit gleichzeitiger Marmorierung und späterer Rotfärbung nach 10—12 min abgelöst. In dieser hyperämischen Phase erreicht die Zahl der blutgefüllten Hautcapillaren das Fünffache des Ausgangswerts (WERNITZ und DÖRKEN 1954).

Schwieriger zu beurteilen sind die Reaktionen der Muskulatur auf intraarterielle Gasinsufflation. MUNDINGER u. Mitarb. (1954) konnten mit der Radiojod-Clearance eine initiale Durchblutungsverminderung nachweisen. Gleichsinnige Beobachtungen mit der Venenverschlußplethysmographie machten HESS und BARTELMESS (1956), und zwar dauerte das ischämische Stadium 2—7 min. Oscillometrisch ließ sich die Durchblutungsänderung nicht objektivieren (LANDMESSER 1955). Dagegen fanden GOLENHOFEN, HILDEBRANDT und SCHERER (1956) am Muskel (Sonde) die zu erwartende mit 7 min jedoch deutlich kürzer dauernde Minderdurchblutung gegenüber der Haut, die anschließend von einer bei 13 min post insufflationem kulminierenden Mehrdurchblutung abgelöst wurde (Abb. 51). Auch beim Abklingen dieser hyperämischen Nachphase bleibt die Muskeldurchblutung noch lange Zeit über dem Ausgangswert. Geringe örtliche Abweichungen von diesem sowohl für die Haut wie auch für die Muskulatur gesicherten zweiphasischen Verhalten erklären sich durch methodische Fehler oder durch ungleichmäßige Verteilung des insufflierten Gases.

Untersuchungen von MEYER-BURGDORFF (1959) mit Messungen der Gewebsgasdrucke (CAMPBELL 1924) ergaben keinen Druckanstieg des Sauerstoffs in den in der Muskulatur angelegten artefiziellen Gasblasen nach intraarterieller Sauerstoffinsufflation. Die Autoren nehmen an, daß der Hauptteil des insufflierten Gases über arteriovenöse Kurzschlußverbindungen unter Umgehung der Capillaren in die Venen abfließt.

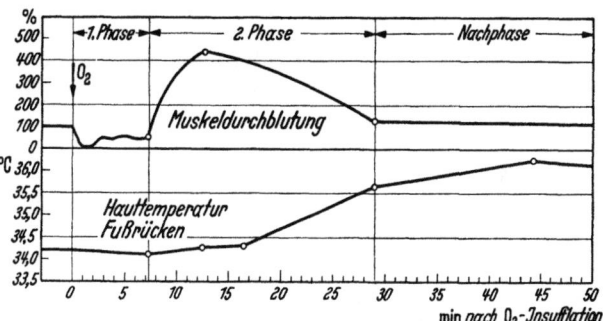

Abb. 51. Halbschematische Darstellung des Verhaltens von Muskeldurchblutung der Wade und Hauttemperatur der Fußrückens bei intraarterieller Sauerstoffinsufflation, Mittel aus 3 Untersuchungen. Über die Drosselungs- oder Adrenalinreaktionen wurde extrapoliert. Muskeldurchblutung in Prozent der Ruhedurchblutung. (Nach K. GOLENHOFEN, G. HILDEBRANDT u. F. SCHERER 1956.)

Unzweifelhaft behält der in die Arterie insufflierte Stoff seinen Zustand längere Zeit bei; das Gas wird bis in die kleineren Gefäße der peripheren Strombahn vorgetrieben; teilweise bleibt es dort längere Zeit hängen, teilweise erreicht es über arteriovenöse Verbindungen den venösen Gefäßschenkel, wo es bald nach der Insufflation in Form von Gasbläschen nachgewiesen ist (HASSE 1955; SCHERER 1957). In den Capillaren selbst wurde das Gas mikroskopisch bisher nicht festgestellt (JUDMAIER 1956; DOBLER 1953). In welchem Maße die Gefäßperipherie das Gas resorbiert und welche Wirkung eine Resorption (eventuell von Sauerstoff) für die Gewebsernährung darstellt, ist noch unklar. Zweifellos wird durch Gasembolien der peripheren Strombahn die bei arterieller Insuffizienz ohnehin bestehende Gewebsischämie verstärkt, wobei JUDMAIER (1956) einen sekundären postembolischen Spasmus annimmt, analog dem im Tierversuch beobachteten Verhalten (WERNITZ und DÖRKEN 1954); am Menschen ist die Reaktion gleichartig (DUFF u. a. 1953). Daß eine solche Prozedur einen extremen nutritiven Reiz für das betroffene Gewebe darstellt, der vergleichsweise die Zeit einer reaktiven Hyperämie bei weitem überdauert, leuchtet ein. Insbesondere vergeht lange Zeit, bis die embolisierten Gasteilchen entweder resorbiert oder von den nacharbeitenden Gefäßen mittels Durchblutung weggeschafft sind, womit die lange Dauer der Reizerscheinungen erklärbar ist.

Als rein hypothetisch sind vorerst die Annahmen spezifischer biochemischer Sauerstoffwirkungen zu bezeichnen, desgleichen die Anfachung von Enzymprozessen im betroffenen Gewebe.

Daß sich bei diesem Sachverhalt in Fällen von drohender Gangrän und von Zuständen mit unzureichend angepaßtem Kreislauf, etwa nach akutem arteriellem Verschluß die intraarterielle Gasinsufflation wegen der Gefahr der Gangrän von selbst verbietet, ist ebenfalls verständlich.

Resultate. Je nach Schwere des behandelten Zustandes lassen sich mit der arteriellen Gasinsufflation verschiedenartige therapeutische Resultate erzielen. Die Erfolgsquote hängt damit in erster Linie von der Auswahl der Patienten ab. Höhere Zahlen von akuten und hochgradigen Stadien der Durchblutungsstörungen bedingen eine ungünstigere Statistik. Da jede Einstufung, sowohl des einzelnen Patienten wie auch des therapeutischen Einzelergebnisses zwangsläufig subjektiv ist, erscheint es überflüssig, die statistischen Erfolgsquoten der einzelnen Untersucher aufzuzählen. Beim Studium der Ergebnisse von HASSE u. Mitarb. (1955), JUDMAIER (1956) und SCHERER (1957) zeigt sich, daß die besten therapeutischen Resultate bei Durchblutungsstörungen im Stadium II und I erzielt werden, während im Stadium III die Statistik ungünstiger wird. MARTIN (1957) verzeichnet mit intraarterieller Sauerstoffinsufflation gute Vasodilatationswirkung und einen gegenüber der Acetylcholintherapie nachhaltigeren Effekt bei ischämischer Gangrän alter Patienten.

Bei der grundsätzlichen Schwierigkeit der Objektivierung von Therapieeffekten darf daran erinnert werden, daß ähnliche Wirkungen (günstige Erfolge in frühen und mittleren Stadien, ungünstige Verläufe bei Einsatz der Therapie in späteren Stadien) zahlreichen Behandlungsmethoden nachgesagt werden. Berücksichtigt man, daß der Decursus morbi der meisten Angiopathien wegen des schubweisen Verlaufes ohnehin einen Wechsel von Exacerbationen und Remissionen (mit allgemeiner Tendenz zur Verschlechterung) darstellt, und räumt man ein, daß der Gefäßkranke ärztliche oder klinische Hilfe in der Regel unmittelbar nach einer Verschlimmerung in Anspruch nimmt, so läßt sich ein nicht geringer Prozentsatz der therapeutisch erzielten Besserung auch ohne spezielle Wirkungen der Behandlung erklären.

Das Verfahren der intraarteriellen Gasinsufflation einschließlich der Sauerstoffinsufflation bedeutet, abgesehen von dem keineswegs zu bagatellisierenden Insult der Arterienverletzung, einen rigorosen Artefakt. Seinen therapeutischen Einsatz sollte man reiflichst erwägen, zumal sich die Wirkungen bisher nur durch reparativen Ausgleich der artefiziellen Schädigung (Gasembolie) erklären lassen. Die Eigenart der intraarteriellen Gasinsufflation gegenüber der Installation flüssiger Substanzen wäre nach heutiger Auffassung darin zu sehen, daß künstliche Gasembolien von protrahierter Dauer besonders nachhaltige trophische Reizwirkungen ausüben.

Die intraarterielle Injektion setzt eine nicht unwesentliche Arterienverletzung voraus, die unter manchen Umständen, etwa in allergischen Phasen, bei Thrombose oder Blutungsbereitschaft, besonders nach wiederholter Anwendung, nachteilig sein kann. Diese Behandlung kann aber nur dann sinnvoll erscheinen, wenn der erwartete therapeutische Effekt die Nachteile aufwiegt.

ξ) Einbringung von Gasen in die Gewebe.

Ein sehr umstrittenes Thema bildet die Therapie der arteriellen Insuffizienz durch Insufflation von Gasen in das Gewebe; ALBERT (1949) und JUDMAIER (1956) verwendeten Sauerstoff; CASTEX und DI CIO (1949) sowie NOGUEIRA DA SILVA (1950) empfehlen Carbogen.

Das Verfahren wird von JUDMAIER (1956) und MÖLLER (1953) als wirksam, ungefährlich und schmerzlos bezeichnet. Prinzipiell dürfte der Wirkungsmechanismus in einem starken Reiz auf die Gewebe bestehen, der die jeweils noch verfügbaren Reserven der peripheren Zirkulation in Gang bringen soll. Akut gangrängefährdete Extremitäten sind hiermit wohl nicht zu behandeln, obwohl CASTEX und DI CIO (1949) dies empfehlen.

d) Chirurgische Therapie.

α) Umschneidung und Scarifikation.

Durch die Umschneidung soll in einem schlecht heilenden Gebiet eine Anfrischung der Wunde erreicht werden, die einen Heilungsreiz ausübt. Die Scarifikation (SAUERBRUCH und JUNG 1943) besteht in der Anlegung multipler, in Längsrichtung der Extremität verlaufender Schnitte, durch die gleichfalls ein Heilungsreiz ausgeübt werden soll. SAUERBRUCH und JUNG (1943) beschrieben dabei Besserung der Oscillationen. Während EBHARDT (1950) das Verfahren bei der Endangitis obliterans wirkungsvoll fand und RATSCHOW (1953) es wärmstens empfiehlt, hat es PÄSSLER (1953) zugunsten anderer chirurgischer Methoden verlassen. Über die Wirkungen beim Ulcus cruris s. S. 515.

β) Periarterielle Sympathektomie.

Das von LERICHE (1913) zuerst ausgeführte Vorgehen zur Bekämpfung von Spasmen und Kausalgien ist heute allgemein aufgegeben (FONTAINE 1955). Sein Angriff ist nach ARNETH, JACOBI und NORTHOFF (1952) zu peripher, so daß wesentliche spastisch veränderte Kollateralen proximal des Eintrittsortes unbeeinflußt bleiben.

γ) Splanchnicotomie.

Splanchnicusdurchtrennung ohne gleichzeitige Sympathektomie, ursprünglich von PENDE (1924) zum Zwecke der Vermeidung einer vermeintlichen Hypersekretion der Nebennieren ausgeführt, ist wegen unzutreffender Voraussetzungen und wegen Wirkungslosigkeit heute allgemein verlassen (FONTAINE 1955; KUNLIN 1959).

δ) Eingriffe an den Ganglien und Verbindungen des sympathischen Grenzstranges.

Die Ausschaltung der sympathischen Innervation der unteren Extremitäten wurde erstmals von ROYAL (1924) bei spastischer Paralyse der Beine nach Schußverletzung des Kopfes vorgenommen. Die dabei auftretenden Gefäßwirkungen, die sich unter anderem in Hautwärme, Venenerweiterung und Wegfall der Schweißsekretion äußern, gaben Veranlassung, das Verfahren bei arterieller Insuffizienz anzuwenden (HUNTER 1924), zunächst als Ersatz für die periarterielle Sympathektomie. ADSON und BROWN (1925) kombinierten lumbale Sympathicusdurchtrennung mit periarterieller Sympathektomie.

Da bei Unterbrechung von postganglionären, nach Tierversuchen von DETERLING (1949) auch von präganglionären sympathischen Fasern die verstärkte Adrenalinempfindlichkeit noch zunimmt, wird ein möglichst präganglionärer Eingriff angestrebt (REYMOND 1950; SMITHWICK und ROBERTSON 1953). Dies wird an der oberen Extremität erreicht mit einer Operation am 2., 3. und 4. Cervicalnerven, wobei die hintere Wurzel vom Hinterstrangganglion getrennt und die vordere Wurzel innerhalb der Arachnoidea durchschnitten wird; die dezentralisierten Ganglien C 2 und C3 werden zur Verhütung von Regenerationen in

Seide, Baumwolle oder Tantalfolien eingeschlossen, das Ganglion C 4 wird entfernt; distal davon wird der Sympathicusstamm unterbunden. Trotzdem gelingt die völlige Ausschaltung der sympathischen Innervation meist nicht (Thompson, Brose und Smithwick 1950), so daß von Felder u. Mitarb. (1949) die zusätzliche Resektion des Ganglion stellare und des Ganglion Th. 1 empfohlen wird. Wrete (1941), Skoog (1947), Kuncz u. Mitarb. (1949) machen operativ nicht faßbare Ganglienzellenagglomerate entlang den Rami communicantes und im Spinalnerven für die Persistenz der sympathischen Impulse verantwortlich. An den unteren Extremitäten wird die Ausschaltung der sympathischen Impulse mit einer Durchtrennung aller Verbindungen caudal von L 1 bei gleichzeitiger Resektion der Lumbalganglien 2 und 3 erstrebt; die Teile des Oberschenkels entnervende Resektion von L 1 wird von Smithwick und Robertson (1953) bei fehlendem Popliteapuls durchgeführt. Unvollständige Ausschaltungen des Sympathicus erklären die Autoren durch anatomische Varianten. Der Eingriff kann technisch auf verschiedene Art erfolgen. Teilweise wird die retroperitoneale Operation entweder posterolateral oder paramedian, teilweise die transperitoneale anterolaterale Operation, die gefährlicher und schwieriger ist, aber auch doppelseitig durchgeführt werden kann, bevorzugt. Hohf u. Mitarb. (1954) fanden bei Sympathektomien von Th 12 bis L 3 etwas bessere Resultate als bei Eingriffen von L 2 bis L 3. Nach Fontaine (1955) reicht die Operation an L 2 und L 3 allein nicht aus.

In jedem Falle bleibt es von vornherein fraglich, ob zwei wesentliche Voraussetzungen für die Wirksamkeit des Eingriffes, nämlich die vollständige Unterbrechung der sympathischen Innervation und die Verhinderung der Neubahnung der unterbrochenen Verbindungen, realisierbar sind (Pieri 1950; Hoff 1952).

Die Muskeldurchblutung dürfte durch Sympathektomie kaum gesteigert werden, wenn man die Ergebnisse plethysmographischer Untersuchungen von Beaconsfield (1954) berücksichtigt; Oudot und Cormier (1953) nehmen sogar eine muskuläre Minderdurchblutung nach Sympathektomie an. Jedenfalls kommen die sympathischen dilatatorischen Impulse auf die Muskelgefäße in Wegfall (Hoff 1952), während die Durchblutung der Haut zunimmt (vgl. unten). Dieser benachteiligende Effekt auf die Muskeldurchblutung wird allerdings von Learmonth (1950) sowie v. Pezzuoli u. Mitarb. (1955), auf Grund von Untersuchungen an 20 Patienten, bei denen sich keine Muskelminderdurchblutung nachweisen ließ, bestritten.

An einer zumindest passageren Steigerung der Hautdurchblutung im Wirkungsbereich der Sympathektomie kann nicht gezweifelt werden (Rieder 1938). Lynn und Barcroft (1950) konnten hautthermometrisch und digitoplethysmographisch Durchblutungszunahmen feststellen. Diese lassen sich auch bei Verschluß der Hauptarterie (Richards 1953), allerdings an der Hand geringer und kürzer als am Bein (Richards 1953), nachweisen und sind im Tierversuch reproduzierbar (Flasher u. Mitarb. 1954). Die Wirkung der lumbalen Sympathektomie am Bein entspricht einem „warmen Strumpf" (Ejrup 1955). Somit sind die günstigen Wirkungen der Sympathektomie vor allem im Bereich von Haut und Acren leicht erklärlich (Julian und Shabart 1950; Leriche 1950; Popkin 1957). Gelegentlich wird auch über Nachlassen von Schmerzen berichtet (Martin 1949). Oberflächliche Ulcerationen kamen nach Sympathektomie in 50% der Fälle von Popkin (1957) zur Besserung.

Die Dauer der Wirkung ist beschränkt; zwei Monate nach Anästhesie des Ganglion stellare fanden Schoop und Marx (1956) mittels der Druckentlastungsplethysmographie nach Schroeder (1950) keine Effekte an der gesunden Versuchsperson mehr.

Nicht selten bewirkt eine Sympathektomie bei Patienten mit peripherer arterieller Insuffizienz eine akute Durchblutungsverschlechterung mit Gangrän (PAOLUCCI DE VALMAGGIORE 1942; ROSOLECK 1951; HERGET 1951; ARNETH u. Mitarb. 1952), woran ein bei dem Eingriff durchaus denkbarer Blutdruckabfall wesentlich beteiligt sein dürfte (ARNETH, JACOBI und NORTHOFF 1952; WEZLER 1955). MANDL (1949) denkt hierbei auch an die Eröffnung arteriovenöser Anastomosen in der Peripherie, ein Effekt, der nach ATLAS (1938), HOFF (1952), RICHARDS (1953) sowie OLSON und LEMING (1952) wahrscheinlich ist.

Für die nach Erholung vom Eingriff auftretende Wiederkehr der Spastik macht KEYSSLER (1952) Axonreflexe, örtliche Stoffwechselprodukte sowie Freiwerden von Noradrenalin mit konsekutiver Drosselung der peripheren Durchblutung verantwortlich (KEYSSLER und SCHMIER 1951). Auf eine andersartige Erklärung hierfür kam WIEDEMANN (1955); sie nahm eine durch Weitstellung der peripheren Gefäße bedingte, also dehnungsabhängige vermehrte Durchdringung der Gefäßwand durch Katechole an.

Andererseits konnten TATTONI und ASCHIERI (1953) doch eine Steigerung des örtlichen Stromvolumens und eine Verkürzung der Kreislaufzeit im von der Sympathektomie betroffenen Gefäßbereich feststellen.

Doppelseitige Sympathektomie scheint, insbesondere bei Schädigung von L 3 und L 4, zu Impotenz zu führen (FONTAINE 1955). Bei entsprechenden Durchblutungsstörungen glaubt jedoch LOOSE (1950) auf eine Schonung von L 4, L 5 und S 1 verzichten zu können, da eine Schädigung der Genitalsphäre bereits durch die arterielle Insuffizienz vorliegt.

Die Indikation zur lumbalen Sympathektomie bei organischen Durchblutungsstörungen, ehemals sehr großzügig gehandhabt, muß auf Grund der ungünstigen Erfahrungen erheblich eingeschränkt werden. POPKIN (1953; 1957) hält den Eingriff bei nicht ausreichendem Kollateralkreislauf und bei Verschlüssen der Hauptarterie nicht für vertretbar. Fehlende Wärmedilatation bei plethysmographischer Prüfung stellt gleichfalls eine Kontraindikation dar (WINSOR 1950; GOETZ 1950). DE BAKEY, CRAWFORD, COOLEY u. MORRIS (1958) führen die Sympathektomie bei Fällen aus, in denen lumbale oder pelvische Arterienstenosen mit peripheren Stenosen vergesellschaftet sind sowie bei Arterienstenosen im Femoralis-Popliteabereich, die infolge ihrer Ausdehnung und Intensität keine plastischen Eingriffe mehr gestatten. Nur der Nachweis erheblicher spastischer Komponenten bei gleichzeitiger Thrombosegefahr läßt nach BATTEZZATI (1950) die Sympathektomie angezeigt erscheinen; der Autor nimmt auch eine Beeinflussung der Thromboseneigung an.

OLSON und LEMING (1952) schließen Patienten, die nach probeweiser Sympathicusblockade (Injektionsverfahren) keine erhebliche Hauttemperatursteigerung aufweisen, von dem Eingriff aus. So bleibt die Sympathektomie den seltenen Fällen von vorwiegend spastischen Durchblutungsstörungen vorbehalten (ZENKER 1955; VOSSSCHULTE 1955), bei denen allerdings ausgezeichnete Erfolge erzielt werden können (NAIDE und SAYEN 1945; LE ROY und KLEINSASSER 1948; SUNDER-PLASSMANN 1953 u. a.). Dabei kommt die gezielte regionale Wirkung des Eingriffs im Sinne eines „borrowing lending"-Mechanismus im Sinne von DE BAKEY u. Mitarb. (1957) zur Geltung, was zumindest theoretisch einen Vorteil gegenüber der Anwendung allgemein gefäßerweiternder Substanzen hat.

SMITHWICK und ROBERTSON (1953) versuchten mit einem komplizierten Bewertungssystem von Pulsanomalien und Hauttemperatur, das gleichfalls auf die Erfassung spastischer Zustände hinausläuft, die Aussichten für die Operationserfolge zu beziffern.

An der breiten Anwendung der Sympathektomie wird nur noch von wenigen Autoren festgehalten (PÄSSLER 1953; BLOCK 1947). Dagegen wird der Eingriff als Therapie bei Dysbasia intermittens allgemein abgelehnt (MAVOR 1955; PAOLUCCI DE VALMAGGIORE 1942; ZENKER 1955; VOSSSCHULTE 1955). Auch sehr aktiv eingestellte Chirurgen geben zu, daß er kein Allheilmittel ist (PRATT 1950; FONTAINE 1955).

Von 108 wegen arterieller Insuffizienz sympathektomierten Patienten starben 10% innerhalb eines Monats nach dem Eingriff, 25% innerhalb von 2 Jahren (POPKIN 1957).

ε) Embolektomie.

Analog zur Embolektomie aus der Arteria pulmonalis (TRENDELENBURG 1908) erweist sich die Embolektomie im Bereich der peripheren Arterien, erstmals von LABEY (1911) ausgeführt bisweilen als glieder- oder lebenserhaltender Eingriff. Der Anwendungsbereich der Methode hat sich seit Einführung der Antikoagulantienbehandlung erweitert.

Bei akuter postembolischer arterieller Insuffizienz muß durch zeitgerechten Einsatz der klinischen Untersuchungen dafür gesorgt werden, daß ein etwa nötiger Eingriff innerhalb der ersten 4—8 Std nach dem arteriellem Verschluß erfolgt. Das Hauptindikationsgebiet bilden massive periphere Embolien, die auf intraarterielle Anwendung von Spasmolyticis nicht ansprechen, vor allem in Bereichen mit ungünstiger Kollateralversorgung (A. poplitea). Über die Höhe, in der die Arterie zu eröffnen ist, entscheiden die palpatorisch und sphygmographisch bzw. oscillographisch erhobenen Befunde, nicht die Bezirke veränderter Hauttemperatur. Technische Einzelheiten sind in der chirurgischen Literatur niedergelegt. Über Embolektomien und Thrombektomien mit gleichzeitiger Intimaresektion s. Abschnitt η) Desobstruktion von Arterien.

ζ) Arterienresektion.

Die Resektion von obliterierten Arteriensegmenten mit Ausschaltung spastischer Impulse wurde zuerst von LERICHE (1916) ausgeführt. Dabei soll auf operative Schonung der tiefen Anastomosen und auf Erhaltung möglichst zahlreicher Kollateralen Rücksicht genommen werden (BERNHARD 1948; FREEMAN u. Mitarb. 1949; EBHARDT 1950). Bei guten Kollateralverhältnissen sind die Ergebnisse nicht ungünstig (PÄSSLER 1953; SCHAER 1940; SUNDER-PLASSMANN 1953; BERNHARD 1948; FONTAINE 1955). Von HERGET (1951) wird die Zweckmäßigkeit des Eingriffs grundsätzlich bestritten. Immerhin wurde die Ausschaltung ischämischer Schmerzen beobachtet (FREEMAN u. Mitarb. 1949). RATSCHOW (1953) hält die Anwendung in geeigneten Fällen für aussichtsreich.

η) Desobstruktion von Arterien.
(Thrombarteriektomie; Endarteriektomie).

DOS SANTOS (1947) hat als erster die Curettage von Arterien unter Mitnahme der Intima und Hinterlassung eines endothelfreien Gefäßes durchgeführt, nach ihm LERICHE (1948), BAZY (1949), REBOUL und LAUBRY (1950), CRAFOORD und HIERIONN (1952), KAUTZKY und SCHRADER (1953); DE BAKEY u. Mitarb. (1958).

Nicht immer läßt sich der gute Anfangserfolg des Eingriffes erhalten, der sich durch Wiederherstellung der peripheren Arterienpulsationen und Normalisierung der Hauttemperaturen sowie durch Verschwinden von Schmerz und Dysbasie zeigt. Sehr häufig — nach FONTAINE (1955) in 25 von 28 Fällen — stellt sich trotz unmittelbar postoperativ einsetzender Antikoagulantienbehandlung eine sekundäre Thrombosierung und Obliteration ein. Trotzdem wird der Eingriff oft noch dadurch erfolgreich, daß ein Zeitgewinn erzielt wird, der die drohende Amputation umgehen hilft und die zwischenzeitliche Entwicklung von Kollateralen ermöglicht. Auf längere Dauer ist der Erfolg im allgemeinen schlecht (FONTAINE 1955). KUNLIN (1959) beurteilt die Früherfolge der Desobstruktion an größeren Gefäßen als vergleichbar mit jenen der Transplantation, an kleineren Gefäßen (Kaliber der A. femoralis und A. poplitea) sind sie schlechter als Transplantationen. Die Spätergebnisse sind an größeren Gefäßen immer noch besser als bei Transplantation von homoioplastischem oder heteroplastischem Material.

ϑ) Arterienplastik.
(Gefäßtransplantation).

Dieses neue Verfahren der operativen Chirurgie steht am Anfang einer hoffnungsvollen Entwicklung. Es sind bereits erstaunliche Erfolge zu verzeichen. Man unterscheidet hinsichtlich des verwendeten Materials die Autotransplantation, bei der Gefäße des Patienten selbst an eine andere Stelle verpflanzt werden, die Homoiotransplantation, bei der Gefäße von einem Spender entweder frisch oder nach entsprechender Konservierung mit Spezialverfahren zur Übertragung kommen sowie eine Allotransplantation, bei der fremdes Material aus Kunststoffen oder Metallen zur Gefäßplastik eingesetzt wird.

Zur Plastik von Arterien werden häufig frische Venentransplantate (aus der Vena poplitea, Axillaris, Femoralis etc.), je nach dem benötigten Kaliber verwendet (FONTAINE und HUBINONT 1950). Die Autotransplantate bleiben dabei im Organismus nicht erhalten, sondern sie werden successive rarefiziert und abgebaut. Dem Dauerdruck der arteriellen Gefäßbahn halten transplantierte Venen nicht stand, sondern sie wandeln sich in einen dünnwandigen, meist ausgeweiteten Sack um (NABATOFF u. Mitarb. 1955; FONTAINE u. Mitarb. 1950). Auch im Material von LUND (1958) (50 Fälle) waren die Resultate mit arterieller Plastik günstig: 41 wurden beschwerdefrei, 1 gebessert, 1 verschlechtert; 5 blieben unverändert, 1 verstarb. Die Operationsgründe waren: Claudicatio 36mal, schwerer Ruheschmerz 8mal, ischämische Gangrän und Ulcerationen 6mal. Von operativen Eingriffen sah LUND (1958) bei 26 Kranken ab, nämlich in 7 Fällen wegen Geringfügigkeit der Symptome, in 3 Fällen wegen Kardiopathie, in 12 Fällen wegen weitgehender Arterienstenosen an Bein und Fuß, in 4 Fällen wegen Popliteaverschluß. Wenn auch Homoiotransplantate kein ideales Material für die Arterienplastik darstellen (es kommt zur Degeneration der implantierten Arterienmedia), so sind sie nach Auffassung von LUND (1958) und KUNLIN (1959) doch meist günstiger als alloplastische Prothesen.

Für die Homoiotransplantation von Venenkonserven empfiehlt FONTAINE (1955) die Aufbewahrung bei —70°C, die dadurch dem frischverpflanzten Gefäß überlegen sein soll, daß immunbiologische Nebenreaktionen bei Tiefkühlung herabgesetzt werden oder fehlen. Das Transplantat, eigentlich mehr eine „Prothese" (FONTAINE 1955), verfällt nach initialer Sklerosierung der Media, ebenso wie das Frischtransplantat, dem Abbau. Formolgehärtete Gefäße werden nur in Notfällen verwendet. Unter 250 derartigen Gefäßplastiken sah FONTAINE (1955) nur $1/3$ dauerhaft durchgängig bleiben; $1/3$ verfiel postoperativ der Obliteration, ein weiteres Drittel unterlag innerhalb eines Jahres dem thrombotischen Verschluß.

Besonders streng ist die Indikation zur Arterienplastik zu stellen; sie bedarf der Berücksichtigung des Allgemeinzustandes, des spontanen Krankheitsverlaufes und sämtlicher greifbarer angiologischer Untersuchungsmethoden einschließlich der Arteriographie.

Die Erfolge der segmentalen Arterientransplantation, die hauptsächlich im Bereich der Arteria ilica, der Arteria femoralis etc. Anwendung findet, sind bereits beachtlich; CRAWFORD u. Mitarb. (1955) konnten in 67 von 90 operierten Fällen einen vollen Erfolg verzeichnen. Neben segmentalen Arterienstenosen wurden periphere Arterienaneurysmen, arteriovenöse Fisteln und traumatische Arterienverletzungen angegangen. Weitere Erfahrungen s. CRAFOORD und DE BAKEY (1955), HIERTONN (1952), MALAN (1952), OUDOT (1951), KUNLIN (1959). Auch hierbei ist zu berücksichtigen, daß die Transplantate der Grundkrankheit des Empfängers unterliegen (REBOUL u. Mitarb. 1952). Eine besonders schwierige Frage wurde mit der Untersuchung der zweckmäßigen Konservierung von Transplantaten aufgeworfen (MORTENSEN u. Mitarb. 1953; DE BAKEY u. Mitarb. 1954). Die unter sterilen Bedingungen möglichst bald nach dem Tode des Spenders entnommenen Gefäße werden verschiedenartig präpariert; entweder werden sie in einer modifizierten Tyrodelösung mit Penicillin und Streptomycinzusatz und homologem Serum bei 4°C für Zeitspannen bis zu 21 Tagen aufbewahrt (GROSS und PIERCE 1949: LORD u. Mitarb. 1956; LAZZARINI 1953; BROWN, HUFNAGEL u. Mitarb. 1953) oder man bedient sich der Aufbewahrung bei —70°C, nach Schnellgefrierverfahren, die den Vorteil längerer Haltbarkeit und Verwendbarkeit der Transplantate besitzen.

In geeigneten Fällen kann die Überbrückung segmentaler Arterienstenosen durch sogenannte by-pass-Operationen zweckmäßig sein (CRAWFORD und DE BAKEY 1955); man konnte ausgezeichnete Erfolge damit verzeichnen, wie Wiederherstellung peripherer Arterienpulse, Rückgang der Dysbasie und der Schmerzen, Abheilung von Ulcera in 37 von 40 Fällen. In einer Übersicht über 803 chirurgisch behandelte arterielle Stenosen, davon 448 im Bereich von Aorta- und Beckenarterien (DE BAKEY u. Mitarb. 1958), wurden erstaunliche Resultate erzielt. 95% der operierten Stenosen im Lumbal- und Beckenbereich hatten eine Wiederherstellung der peripheren Pulsationen nach der Operation (Desobstruktion, Arterienresektion mit plastischem Ersatz; Umgehungsplastik) zu verzeichnen, die Operationsletalität (hauptsächlich durch kardiale und renale Prozesse) betrug 2,7%, Verschlußrezidive nach 3—27 Monaten waren bei 8 von 448 Operierten festzustellen. Etwas ungünstiger lagen die Resultate bei den Patienten mit Arterienstenosen im Femoralis-Popliteabereich, bei denen die periphere Pulsation nur in 84% erzielt wurde, Verschlußrezidive im Laufe von 3 Wochen bis 38 Monaten nach Klinikentlassung in 14% vorkamen.

Die Problematik der Transplantationstechnik, speziell der by-pass-Anastomosen mittels Kunststoffmaterial, wird eingehend bei SCHLICHT (1959) besprochen.

Die Verwendung von alloplastischem Material, sei es synthetischer Herkunft, wie Nylon, Orlon, Perlon, und Dacron (gewebt) oder von vorher präparierten Polyäthylenröhren, die nahtlos eingesetzt werden können (MOORE 1950) oder von Vitalliumröhren (ebenfalls nahtlos, aus einer Legierung von 65% Cobalt, 30% Chrom und 5% Molybdän) (BLAKEMORE und LORD 1949), überbrückt die Knappheit des verfügbaren Lebendmaterials, wobei die geringere Thromseneigung mitunter als vorteilhaft erwähnt wird. Mit diesem Verfahren werden traumatische Arteriendefekte, a-v Fisteln, Aneurysmen sowie segmentale Arterienstenosen versorgt.

ι) Anlegung künstlicher arteriovenöser Fisteln.

Der Gedanke, Arterienverschlüsse funktionell durch eine künstliche a-v Fistel auszugleichen, kann nicht überzeugen. Demgemäß sind die Resultate nicht ermutigend (FONTAINE 1951, 1955; SKINNER und PARSON 1951). Der Eingriff kommt nur als ultimum refugium vor der drohenden Amputation in Frage und soll möglichst distal erfolgen, zumindest im canalis arteriae femoralis. Technisch wird er als End-zu End- oder Seit zu Seit-Anastomose, meist nach vorheriger Thrombarteriektomie ausgeführt. FONTAINE (1955) gibt an, daß von den Verschlüssen die ins Gebiet der Arteria poplitea reichen, durch die Anlegung von a-v-Fisteln nur 15% auf 4—5 Jahre um die Amputation herumkommen.

ϰ) Amputation.

Funktionell wichtige Teile von gangränösen Extremitäten lassen sich nur dann konservieren, wenn ihre Ernährung durch kollaterale Gefäße möglich ist. Obwohl durch die Einführung der antibiotischen Therapie und der Antikoagulantien die Aussichten, eine Extremität zu erhalten, erheblich gebessert wurden, ist auch bei konservativster Einstellung die Amputation manchmal nicht zu umgehen.

Prinzipiell sollte die Amputation nur in den Bereichen erfolgen, wo sich eine Demarkation ausgebildet hat. Bei gewissen Formen von Durchblutungsstörungen pflegt sich eine solche an den Zehen einzustellen; die Aussichten, eine Zehenamputation unter diesen Umständen zur Abheilung zu bringen, werden von ATLAS (1955) günstig beurteilt; der gleiche Autor empfiehlt bei Unterbleiben der Demarkation trotz fortschreitender Gangrän des Vorderfußes die transmetatarsale Absetzung nach McKITTRICK u. Mitarb. (1949), wobei eine gleichzeitig durchgeführte lumbale Sympathektomie die Heilungsaussichten (Wirkung auf die Hautdurchblutung) verbessern soll. Nach Untersuchungen von HOHF u. Mitarb. (1954) wird durch ausgedehnte Sympathektomien (TH 12 bis L 3) häufiger (in 7 von 9 Fällen) die Amputation distal des Knies ermöglicht als bei kleineren Eingriffen (Sympathektomie L 2—L 3), bei der nur in 1 von 8 Fällen distal des Knies amputiert werden konnte.

Zur Bestimmung der zweckmäßigen Absetzungsgrenze dient in Zweifelsfällen die intraarterielle Priscolinjektion oder Sympathicusblockade. Manche Untersucher bedienen sich der Hilfe hautthermometrischer Untersuchungen oder der Oscillometrie und amputieren distalwärts der letzten oscillometrischen Ausschläge. Aus der Füllung der Hautcapillaren bei reaktiver Hyperämie nach Hochlagerung versuchen GILFILLAN u. Mitarb. (1954) die Amputationsgrenze zu ermitteln; ihrer Ansicht nach beträgt der zur Spontanheilung von Nekrosen erforderliche Mindestcapillardruck einen Wert, der 35 cm über der phlebostatischen Achse liegt, am Vorfuß sogar 45 cm.

Amputationsstatistiken sind ein unbequemes Publikationsthema, daher nicht überreichlich anzutreffen. PERLOW und ROTH (1949) geben in ihrer Übersicht über 165 innerhalb von 11 Jahren durchgeführte Amputationen interessante Aufschlüsse. Die Operationsletalität betrug in der Vorpenicillin-Ära 13,3%, in der Penicillin-Ära (1945—1947) nur mehr 8,5%; sie ist hauptsächlich belastet durch solche Fälle, bei denen zusätzliche Herzerkrankungen vorlagen, am ungünstigsten bei der Emboliegangrän, günstiger bei Arteriosclerosis obliterans, Angiopathia diabetica und Endangitis obliterans. Die durch infektiöse Komplikationen bedingten Amputations-Todesfälle sind seit der Penicillin-Ära fast gänzlich ausgeschaltet. Die allgemeine Letalität der zwecks Amputation hospitalisierten Patienten betrug in den Jahren 1936—1938 noch 25%, in den Jahren 1939—1944 (Sulfonamid-Ära) 15,5% und 1945—1947 nur mehr 11,7% (Penicillin-Ära). Im Material von EMMRICH und PREUSS (1954) erwies sich bei 26% der Fälle mit Nekrosenbildung infolge arterieller Insuffizienz die Amputation als notwendig. In 24% konnten die Nekrosen mit konservativen Maßnahmen beherrscht werden.

Über die Technik der Amputation muß auf chirurgische Quellen verwiesen werden. PERLOW (1944) erwähnt die günstigen Wirkungen der Einfrierung hinsichtlich der Demarkationsmanifestation und glaubt, daß im allgemeinen mit dieser Technik weiter distalwärts amputiert werden kann.

λ) Weitere chirurgische Methoden.

Spezielle Eingriffe bei bestimmten Krankheitsbildern, z. B. bei Venenkrankheiten und bei der Endangitis obliterans (Nebennierenexstirpation) werden in den einschlägigen Abschnitten besprochen. Ganz vereinzelt wird die Venenligatur bei arterieller Insuffizienz empfohlen (FROEHLICH und CONRATH 1950). Bei schwersten therapierefraktären ischämiebedingten Schmerzzuständen konnten SIRIS und KAHN (1951) mit Durchschneidung der sensiblen Rückenmarkswurzeln, Durchtrennung des Tractus spinothalamicus und gelegentlich auch mit präfrontaler Lobotomie eine Linderung des Zustandes erreichen. Vereinzelt kam es dabei sogar zu einer Durchblutungsverbesserung, nach Ansicht der Autoren durch Wegfall schmerzbedingter angiospastischer Impulse. Schließlich kommen in wenigen Fällen orthopädische und chirurgische Eingriffe in Frage, durch die die Beanspruchung der Wadenmuskulatur beim Gehen infolge Fixation des Sprunggelenkes vermindert werden soll; hierher gehört die Tenotomie der Achillessehne (BOYD 1949; HAMILTON und WILSON 1952).

Zusammenfassend läßt sich über die chirurgischen Behandlungsmethoden sagen, daß bei der arteriellen Insuffizienz, insbesondere bei perakuten postembolischen Gefäßverschlüssen, der Indikationsbereich des chirurgischen Eingreifens besonders seit Einführung der Antikoagulantientherapie wesentlich erweitert werden konnte. Andererseits ist in den letzten Jahren auf anderen chirurgischen Indikationsgebieten bei der arteriellen Insuffizienz, besonders bei der Sympathektomie endangitischer Patienten, eine zunehmende Zurückhaltung zu beobachten gewesen. In voller Entwicklung befindet sich dagegen die chirurgische Behandlung von Veränderungen der großen herznahen Gefäße (Aortenchirurgie), worauf in den speziellen Abschnitten eingegangen wird.

2. Therapie bei Venenkrankheiten.

Je nach Art und Intensität des krankhaften Prozesses und den zu Grunde liegenden anatomischen und funktionellen Störungen ergeben sich verschiedene therapeutische Ansatzpunkte. Durch die Eigenschaft, häufig als sekundäre Erkrankungen im Gefolge anderweitiger Krankheitszustände aufzutreten, gewinnen prophylaktische Maßnahmen zur Verhinderung von Venenerkrankungen erhöhte Bedeutung.

a) Allgemeinmaßnahmen.

Gefährdete Patienten, zu denen nach STAMM (1956) insbesondere operativ Behandelte, schwer bewegliche oder schwer erkrankte Bettlägerige, kardiovaskulär Dekompensierte und sonstige Herzkranke, sowie Malignomträger zu rechnen sind, sollten, solange kein Anhalt für Phlebothrombose vorliegt, mit einer aktiven Thromboseprophylaxe versorgt werden. Hierzu gehören Bettgymnastik (Th. KOLLER 1943), Bewegungstherapie (SIGG 1950, 1958), regelmäßige Durchführung von Atmungsübungen, zweckmäßige Lagerung der Extremitäten, sowie bei operativ Behandelten das Frühaufstehen. Durch Bandagierung versucht man das Auftreten venöser Stasen möglichst zu verhindern.

Völlig anders sind die Maßnahmen bei Patienten, bei denen größere venöse Thrombosen oder Phlebitiden manifest sind. In solchen Fällen ist völlige Ruhigstellung (Immobilisation) bei schonendster Lagerung der befallenen Extremitäten anzustreben. Zweckmäßig werden thrombosebehaftete Extremitäten etwas erhöht gelagert, wodurch sich Emboliegefahr und Ödemneigung vermindern, die venösen Rückflußbedingungen verbessern (H. H. SCHMID 1936; STAMM 1956). Diese rein pflegerischen Vorkehrungen zur Vermeidung von Emboheprovokationen bedürfen je nach Lage des Falles geeigneter medikamentöser Unterstützung. Die Immobilisationstherapie ist für die Dauer der gesamten Emboliegefahr indiziert.

Diätetisch haben sich fett- und salzarme Ernährung (Th. KOLLER 1951, 1955; POPKIN 1955) bei reichlicher Zufuhr von Flüssigkeit bewährt. (Vgl. die sogenannte IPD = „internmedizinisch-physikalischtherapeutisch-diätetische Prophylaxe"). Bei der Kombinationsprophylaxe nach PASCHOUD (1955) ist die Ernährung kochsalzarm bei Bevorzugung von Rohkost, aber reich an Kalium, Calcium und Phosphor; sie wird durch neurovegetative Dämpfungsmittel ergänzt.

Die hauptsächliche Bedeutung der genannten Allgemeinmaßnahmen liegt auf dem Gebiet der Thrombose- und Embolieprophylaxe (S. 506; 509).

b) Physikalische Therapie.

Der Einsatz aktiver physikalischer Behandlungsmethoden bei Venenkrankheiten bedarf strenger Indikation und Kontrolle. Massagen sind bei drohenden akuten Thrombosen und bei Emboliegefahr kontraindiziert. Besteht jedoch noch kein Anhalt für Thrombose oder Phlebitis, so erweist sich die aktive Prophylaxe mit Bewegungsübungen und leichter Massage vielfach als vorteilhaft.

Bei der chronischen venösen Insuffizienz können neben der für schwere Fälle zweckmäßigen Lagerungsbehandlung geeignete Bandagierungsverfahren und Balneotherapie vorteilhaft sein; hierdurch werden die Gewebe des Bereiches der venösen Insuffizienz entlastet und in ihrer Heilungstendenz gefördert (HALSE 1954). Auf die günstigen Erfahrungen von WILKINS und Mitarb. (1952) mit der Dauerprophylaxe hospitalisierter Patienten durch Tragen elastischer Strümpfe sei besonders hingewiesen.

Neben einer geeigneten Bandagierung werden Atmungsübungen, Bauchkompression, häufiger Positionswechsel sowie darüber hinaus Therapie mit Oscillationsbett (POPKIN 1955) sowie intermittierende Venenverschlußtherapie (vgl. S. 149) (KRAMER 1938, 1939; POPKIN 1940) empfohlen.

c) Medikamentöse Therapie.

Antiphlogistische und antirheumatische Maßnahmen sind bei entzündlichen Venenerkrankungen seit Jahrzehnten üblich (Th. KOLLER 1939; STAMM 1956). Bei oberflächlicher Thrombophlebitis ist die Wirkung der Antirheumatica besser als bei Phlebitiden tiefer Venen und bei tiefen Phlebothrombosen. Die hauptsächliche Wirkung des derzeit am meisten verwendeten Pyrazolonderivates Butazolidin (SIGG 1954; KÜNG 1955; DAFGÅRD 1958) dürfte in einer Hemmung der entzündlichen Vorgänge der Venenwand liegen. F. KOLLER (1957) steht dieser Therapie skeptisch gegenüber.

Eine umwälzende Erneuerung für die Therapie aller thrombotischen Komplikationen bei Venenkrankheiten brachte die Einführung der Antikoagulantien, die bereits im Abschnitt arterielle Insuffizienz ausführlich besprochen wurden. Ihre sinnvolle Anwendung bedeutet für die Mehrzahl der Fälle die Verhinderung zusätzlicher Thrombenbildungen, wodurch sich auch die Häufigkeit embolischer Komplikationen vermindert (JORPES 1951; HINES u. BARKER 1949; FOLEY und WRIGHT 1949; LUND 1953; ROSE und KRIEGER 1951). Für die Prophylaxe von Phlebothrombosen konnte sich dagegen die Antikoagulantienbehandlung (LENGGENHAGER 1948; HEYNEMANN 1949) trotz unbezweifelbaren Effektes (SUZMAN 1956) nicht allgemein durchsetzen, da diese Therapie eine sorgfältige Kontrolle des Gerinnungsmechanismus in jedem Einzelfalle erfordert und nur für damit speziell befaßte Kliniken zu verantworten ist. Während SCHUBERT und UHLMANN

(1954) unter der Antikoagulantienprophylaxe eine Senkung der Emboliemortalität nicht beobachteten, scheint nach den Erfahrungen von E. V. ALLEN (1947), FOLEY u. WRIGHT (1949) sowie A. W. ALLEN u. Mitarb. (1947; 1948), BRUZELIUS (1947) und SPOHN (1955) dies doch der Fall zu sein. Nach STAMM (1956) lassen sich allerdings mit dem Einsatz harmloserer Mittel gleiche oder bessere Wirkungen bei der Prophylaxe der Phlebothrombose erzielen, z. B. durch zweckentsprechende Lagerung, Ernährung und Pflege, durch geeignete physikalische Therapie und durch sedative Beeinflussung. Anwendung von Diureticis wird von POPKIN (1955) empfohlen.

Die Behandlung von akuten Thrombosen durch intravasale Injektionen von Fibrinolysinen befindet sich noch im Versuchsstadium (BARKER 1958).

Sind Venenerkrankungen mit entzündlichen Komplikationen verbunden oder treten sie als sekundäre Auswirkungen von Entzündungen auf, so sind Antibiotika indiziert. Blande, ohne Gewebsinfektion verlaufende Venenerkrankungen bedürfen dagegen nicht der antibiotischen Behandlung.

Neuerdings hat die Anwendung vegetativ wirksamer Pharmaka an Bedeutung gewonnen, insbesondere die Therapie mit Hydergin (STRAUSS 1951; 1954); Panthesin-Hydergin, (RAPPERT 1956) (vgl. S. 505; 507). Soweit sich aus bisherigen Versuchen und Mitteilungen (CAITHAML 1954; 1955; HAUSAMANN 1957; KLAUSGRABER 1956; KÖNIGS 1957; RAPPERT 1952; 1954; 1955; 1956) ersehen läßt, können Fälle von Lungenembolie, bei denen der Blutdruck noch nicht unter 80 mm Hg abgesunken ist, sowie tiefe und schmerzhafte Thrombophlebitiden damit manchmal günstig beeinflußt werden. Zur Beurteilung der prophylaktischen Wirksamkeit gegen Thrombosen reichen die vorliegenden Erfahrungen noch nicht aus.

Roßkastanienextrakte, wie sie im Venostasin, Venogal und Venoplant enthalten sind, erfreuen sich vielfacher Verwendung zur Prophylaxe und Therapie von Phlebothrombosen (METZGER und SPIER 1953; MAYER 1954; RATSCHOW und BÖDECKER 1952; NAEGELI und MATIS 1956). Nach STAMM (1956) liegt die Bedeutung der Mittel in ihrer kontrahierenden Wirkung auf die Venenwand, wodurch der venöse Rückfluß beschleunigt wird (SCHEELE und MATIS 1952), sowie in einem allgemeinen Endothelschutz (RATSCHOW 1951).

Die Anwendung peripherer Kreislaufmittel wirkt der Ausbildung venöser Stasen in der Peripherie entgegen und ist deshalb nach unserer Meinung vor allem für die Prophylaxe von Thrombosen zweckmäßig. Dagegen ist bei Gefahr von Lungenembolien oder bei Zuständen nach Lungenembolien ihre Zweckmäßigkeit problematisch. STAMM (1956) hält sie wegen der Provokationsgefahr von Embolien für kontraindiziert.

d) Percutane Therapie.

Die perkutane Anwendung von Heparinoiden in Salbenform, z. B. Hirudoid, Thrombophob, bietet nach SPOHN und PESCHEL (1951), EYSHOLDT (1954) sowie SCHEDEL (1952) Vorteile bei der oberflächlichen Thrombophlebitis und Phlebothrombose. Nach THIES (1950) und DIECKMANN (1951) wird auch der varicöse Symptomenkomplex mit seinen Folgeerscheinungen wie Ulcera cruris und Periphlebitiden günstig beeinflußt.

Über die percutane Injektionstherapie von blanden Varicen wird Seite 522 berichtet.

Percutane Unterbindungstherapie von Varicen vgl. S. 522.

e) Operative Therapie.

1. *Exstirpation insuffizienter Venen.* Für beschränkte Indikationsgebiete sind von einer Varicenexstirpation Vorteile zu erwarten, speziell bei Insuffizienz

der Verbindungswege zwischen den oberflächlichen und tiefen Venen des Beines (vgl. S. 522).

2. Der Wert der *prophylaktischen Venenunterbindung* bei drohender Lungenembolie ist auf Seite 504 u. 509 besprochen. Auch bei chronischer venöser Insuffizienz mit Schmerzen, Ödemneigung und Ausbildung von Ulcera cruris und Dermatosen wird die operative Venenligatur empfohlen (ZOLLINGER und TEACHNOR 1952; KIRTLEY u. Mitarb. 1955).

3. Therapie bei Capillaropathien.

Die bei Capillaropathien indizierten therapeutischen Maßnahmen werden im speziellen Abschnitt (S. 585 ff.) besprochen.

B. Spezielle Angiologie.

Bei der Einteilung der Gefäßkrankheiten ist eine gewisse Willkür unvermeidlich. Die Gliederung der Krankheiten der Blutgefäße nach denen der Arterien, Venen und Capillaren, woran sich ein Abschnitt über Mißbildungen der Blutgefäße und über Lymphgefäße anreiht, kann lediglich den Versuch einer übersichtlichen Ordnung darstellen. Dabei darf aber die funktionelle Verflechtung der Gefäßabschnitte untereinander und ihre enge pathophysiologische Verknüpfung nicht übersehen werden.

I. Krankheiten der Arterien.

1. Spastische Arteriopathien.

a) Morbus Raynaud.

α) Historisches.

Wenn auch seit den Beobachtungen von ROGNETTA (1834) (Fingerasphyxie mit Spontangangrän; glacial torpor) und HUGUIER (1842) (Spontangangrän bei einem 7jährigen Knaben) bereits funktionelle Durchblutungsstörungen der Extremitäten diskutiert wurden, bleibt es das Verdienst von M. RAYNAUD, seit dem Jahre 1862 die Möglichkeit der spastischen Entstehung peripherer Durchblutungsstörungen nachdrücklich vertreten zu haben. In seinem Traktat „De l'asphyxie locale et de la gangrène symétrique des extrémités" (1862) versuchte er nachzuweisen, daß die lokale Synkope und die Asphyxie durch Innervationsstörungen der Capillaren bewirkt wird und daß sogar doppelseitige symmetrische Gangränen durch spastische Gefäßveränderungen hervorgerufen werden können. Wenn auch viele der von RAYNAUD beschriebenen Fälle nach den jetzt gültigen Kriterien nicht als Morbus Raynaud und nicht einmal als sekundäre Raynaud-Syndrome zu bezeichnen sind, sondern den Krankheitsbildern der Arteriosclerosis obliterans und der Endangitis obliterans zugeordnet werden, so gebührt RAYNAUD trotzdem das Verdienst, die These der ausschließlich organischen Bedingtheit von Gefäßverschlüssen mit Nachdruck bestritten zu haben.

β) Definition und Nomenklatur.

Unter dem (primären) Morbus Raynaud versteht man — im Gegensatz zum sekundären Raynaud-Syndrom — spastische periphere Durchblutungsstörungen, für die sich eine übergeordnete Ursache nicht ermitteln läßt. Neben den Arterien und Arteriolen sind auch die Capillaren in charakteristischer Weise verändert. Es handelt sich um primär spastische, nicht organische Gefäßverschlüsse, die von RATSCHOW (1953) zu den Angioneuropathien gerechnet werden. In fortgeschrittenen Stadien können sich aus einem primären Morbus Raynaud sekundäre organische Gefäßveränderungen entwickeln.

γ) Vorkommen.

Geschlecht. Das weibliche Geschlecht wird bevorzugt befallen, nach CASSIRER (1912) 62,9% Frauen gegenüber nur 37,1% Männer. Ähnliche Ergebnisse wurden 1935 von CASSIRER und HIRSCHFELD berichtet. HINES und CHRISTENSEN (1945) geben ein Verhältnis von 5:1 zwischen weiblichen und männlichen Patienten an, GAGEL (1953) kommt sogar auf eine Quote von 10:1. SUNDER-PLASSMANN u. Mitarb. (1954) beobachteten ebenfalls fast ausschließlich weibliche Kranke.

Alter. Jüngere Menschen werden vermehrt befallen, was besonders deutlich wird, wenn man katamnestisch den Beginn der Durchblutungsstörungen eruiert, der sich oft über Jahrzehnte zurückverfolgen läßt. BLAIN u. Mitarb. (1951) fanden, daß bei ihren 100 Patienten mit Morbus Raynaud der Beginn der Beschwerden in 60% der Fälle im Alter zwischen 11 und 30 Jahren, in 81% im Alter zwischen 11 und 40 Jahren angegeben wurde. SUNDER-PLASSMANN u. Mitarb. (1954) geben ein durchschnittliches Erkrankungsalter von 31,6 Jahren an. Dies stimmt überein mit älteren Berichten, denen zufolge die Krankheit meist vor dem 40. Lebensjahr auftritt (ALLEN und BROWN 1932). Mit höherem Alter wird die Krankheit seltener, schon deswegen, weil es mit zunehmendem Alter durch das Auftreten arteriosklerotischer Veränderungen immer weniger rein spastisch bedingte Durchblutungsstörungen gibt.

Disposition. Ein hereditärer Faktor muß beim Morbus Raynaud angenommen werden. Unbestreitbar gibt es Familien mit gehäuftem Vorkommen spastischer Gefäßstörungen, wie Morbus Raynaud, Migräne, Glaukom, Hypertonie, Ulcuskrankheit u. a. zusammen mit gesteigerter vegetativer Labilität (vgl. O. MÜLLER 1937; 1939). NEKAM (zit. n. RATSCHOW 1953) beobachtete in einer einzigen Familie 6 Kinder mit Morbus Raynaud, deren beide Eltern ebenfalls mit der Krankheit behaftet waren. Das vegetative Zustandsbild der Raynaudpatienten, im Gefäßbereich als angiopathische Reaktionslage (RATSCHOW 1953) in Erscheinung tretend, hat man häufig in den Kreis der Sympathicotonie (EPPINGER und HESS 1910) einzuordnen versucht; jedoch ist die gesteigerte Erregbarkeit keineswegs auf die adrenergischen Anteile des vegetativen Systems beschränkt, sondern betrifft alle Teile des autonomen Systems.

Geographische Faktoren. Ein besonders häufiges Auftreten der Krankheit glaubten in Württemberg O. MÜLLER (1939) sowie BOCK (1951), selteneres Vorkommen CURSCHMANN (1925) in Mainz beobachtet zu haben. Auf die ungünstige Wirkung kalter Umgebungstemperaturen wird in den folgenden Abschnitten eingegangen (Abschnitt „exogene Einflüsse" S. 228).

δ) Symptomatologie.

In typischen Fällen wird der Arzt wegen lästiger Kälteempfindlichkeit und anfallsweisem Absterben einiger Finger aufgesucht. Dabei kann es sich um das Bild des *Digitus mortuus* (REIL 1908) handeln, einer auf einzelne Fingerphalangen oder Finger beschränkten, meist nur kurzdauernd auftretenden und wenig schmerzhaften Synkope mit Blässe, eventuell Cyanose, aber keineswegs immer eindrucksvoller Nachrötung, eine ziemlich belanglose Störung ohne besonderen Krankheitswert, die aber doch bereits zum Formenkreis des Morbus Raynaud zu rechnen ist. Ernster zu bewerten und bereits als Morbus Raynaud anzusehen sind andere Fälle, in denen sich die Kälteempfindlichkeit und die Neigung zum Absterben der Finger über Jahre zurückverfolgen läßt, mitunter bis in die Kindheit. Während die Kranken in früheren Jahren gewöhnlich nur in der kalten Jahreszeit Beschwerden hatten, stellt sich allmählich auch in weniger kalten Zeiten eine Häufung der Anfälle ein; auch Dauer und Intensität der Attacken nehmen zu. Besonders unangenehm werden Temperaturen von 16—18° C empfunden.

Meist sind die Finger, selten die Zehen betroffen. Der Daumen wird nur äußerst selten befallen; ausnahmsweise können auch Nase, Kinn, Zunge und Ohrläppchen in weiter fortgeschrittenen Stadien entsprechende Veränderungen zeigen.

Die Erscheinungen äußern sich in anfallsweisem Auftreten von Blässe mit vorhergehender und anschließender Cyanose, evtl. in gleichzeitigem Vorhandensein von Blässe und Cyanose. Nach Abklingen des Anfalls wird, zumindest in den Anfangsstadien der Krankheit, eine reaktive Hyperämie mit entsprechender Hautrötung beobachtet, deren Intensität umso schwächer ist, je weiter die Krankheit fortgeschritten ist. Die capilläre Cyanose durch Erweiterung der subpapillären Plexus (WOLLHEIM 1930), fast stets auch im anfallsfreien Intervall erkennbar, läßt sich durch Hochhalten der betroffenen Extremitäten zum Verschwinden bringen. Lediglich bei der von NOTHNAGEL (1866) beschriebenen Form, bei der auch die Venen spastisch verschlossen sind, bleibt die Cyanose bei elevierter Extremität bestehen (RATSCHOW 1953). Die Anfallsdauer ist verschieden und pflegt mit der Weiterentwicklung der Krankheit zuzunehmen. Gewöhnlich folgt auf die initiale Blässe nach 15 min eine Cyanose, nach 30 min Taubheitsgefühl, nach 45 min häufig Schmerz. In fortgeschrittenen Stadien können die Anfälle über Stunden, ja sogar Tage andauern und sich in rascher Folge wiederholen. Die Schmerzerscheinungen können bei leichten Anfällen fehlen. Dagegen findet man fast immer Parästhesien mit Kribbeln, Taubheit, mitunter Brennen, Stechen und gestörter Tastempfindung. Die Finger sind kalt und gelegentlich, besonders nach gehäuften Anfällen, leicht angeschwollen. Ein klammes Gefühl hinterbleibt vielfach bis ins anfallsfreie Intervall.

Das Allgemeinbefinden ist umso mehr beeinträchtigt, je schwerer, länger oder gehäufter die Anfälle auftreten. Leichte Blutdruckanstiege sind möglich; man wird sie entweder als eine Erhöhung des peripheren Widerstandes oder als Reaktion auf den Schmerzreiz auffassen können. Leichte Stenokardien, halb- oder doppelseitige Kopfschmerzen im Sinne von Migräneäquivalenten, sogar halbseitige Amaurosen werden mitunter angetroffen. Die von DAUDEN und MORA (1949) gefundenen Erweiterungen der Sella, Erhöhungen des Blutcalciumspiegels sowie Zusammenhänge mit dentalen Infektherden sind nur selten zu beobachten.

Nicht immer wird ärztliche Hilfe bereits im Initialstadium der Krankheit in Anspruch genommen. Die relative Geringfügigkeit der Beschwerden und eine gewisse Gewöhnung, schließlich die Gewißheit, durch Wärme leicht abhelfen zu können, sind hierfür bestimmend. Nicht selten sollen auch langjährig aufgetretene Raynaudattacken gänzlich zum Verschwinden kommen (HUNT 1936). Vielfach wird erst bei Verstärkung der Spasmen, ausgeprägter Cyanose und starken Schmerzen der Arzt aufgesucht, manchmal auch erst im Stadium der Gangränbildung. Die Nekrosen beim Morbus Raynaud beschränken sich auf reiskorn- bis erbsengroße Fingerspitzenbezirke, die nach schmerzhaften Raynaudattacken als gerötete, blasenförmige Gebilde hinterbleiben, später exulcerieren und langsam unter Hinterlassung trichterförmig eingezogener Fingerkuppennarben abheilen. Längere Krankheitsverläufe bewirken nicht selten auch beim Fehlen von Akrosklerose eine Deformation der distalen Fingerphalangen mit spindelförmiger Verdünnung. Weichteile und Gelenke an Fingern und Hand können anschwellen.

Als Komplikationen des Morbus Raynaud können in den durchblutungsgestörten Bereichen, speziell in den Fingerbereichen, Sklerosierungen auftreten. Dabei handelt es sich um Bindegewebsveränderungen, denen ein Ödem mit Bluteiweißveränderungen vorausgeht, bevor sich durch Hyalinablagerung die Sklerodaktylie entwickelt. Nach RATSCHOW (1953) ist die Sklerodaktylie nicht obligat an das Vorhandensein einer Durchblutungsstörung gebunden; sie kann aber sekundär zu Durchblutungsstörungen führen. Das Sklerödem mit Senkungsbeschleunigung, charakteristischen Bluteiweißveränderungen und beschleunigtem Kongorotschwund (EMMRICH 1952) geht ihnen jedoch stets voraus (vgl. sek. Raynaud-Syndrom S. 249).

Weiterhin können sich auch im Bereiche der Fingernägel Nekrosen ausbilden, die fast durchwegs nur Teile der Nägel betreffen.

Wenn auch die Heilungstendenz der Herde gering ist, so kann meist die Sekundärinfektion vermieden werden.

Befall innerer Organe kann bei diffuser Sklerodermie vorkommen, hat aber mit dem Morbus Raynaud nichts zu tun.

Entsprechend der labilen Struktur der Patienten mit Morbus Raynaud ist es verständlich, daß gelegentlich psychotische Zustände während der Anfälle beobachtet werden, nach MONRO (1899) bei 4,5% seiner Kranken.

ε) Diagnose.

Die Diagnose des Morbus Raynaud wird durch die Feststellung der typischen, paroxysmalen, bilateral symmetrischen Gefäßspasmen und das Fehlen aller sonst in Frage kommenden Ursachen von Durchblutungsstörungen ermöglicht. Sämtliche bei Besprechung des „sekundären Raynaud-Syndroms" angeführten Grundkrankheiten müssen ausgeschlossen sein. Besonders bei männlichen Patienten, bei einseitigen Durchblutungsstörungen, bei Durchblutungsstörungen der Beine und bei Mitbeteiligung des Daumens sollte man mit der Diagnose Morbus Raynaud sehr zurückhaltend sein.

Die bei Hautinspektion häufig sichtbare Cyanose, capillarmikroskopisch durch Füllung der subpapillären Plexus (capilläre Cyanose nach WOLLHEIM 1927, 1928, 1930) und Stasen in den Endcapillaren gekennzeichnet, kann während der Anfälle (Blässestadium) verschwinden oder örtlich vermehrt in Erscheinung treten. Schmerzen werden meist erst während oder nach länger bestehenden synkopalen Zuständen, in der Regel als drückende, klemmende Schmerzen angegeben. Sie können in das Stadium der nachfolgenden Hautrötung hineinreichen und dann von Parästhesien abgelöst werden. Die Palpation der Radialispulse gestattet gelegentlich die Feststellung einer leichten Abschwächung der Pulsamplituden während der Anfälle; auch soll die Pulswellengeschwindigkeit im Anfall gesteigert sein (O. MÜLLER 1939).

Ein wichtiges diagnostisches Kriterium ist die durch örtliche Kälteeinwirkung auf Finger oder Hand provozierbare Synkope und die Aufhebung dieser Wirkung durch örtliche Erwärmung. MAGOS und OKOS (1955) fanden, daß bei Patienten mit Morbus Raynaud die normalerweise nach 5—6 min eintretende Kältedilatation völlig fehlt oder verzögert auftritt; bei 13 von 20 Kranken trat sie erst später als nach 15 min ein.

Mit der (für Routineuntersuchungen nicht in Frage kommenden) plethysmographischen Bestimmung des Capillardruckes (SCHROEDER 1950) läßt sich bei Patienten mit Morbus Raynaud ein charakteristisches Fehlen der vasomotorischen Spontanschwankungen III. Ordnung feststellen, dessen Spezifität für Morbus Raynaud allerdings nicht erwiesen ist.

Die Arteriographie, die nicht zu den diagnostischen Routineuntersuchungen beim Morbus Raynaud gehört, zeigt die distalen Fingerarterienbereiche häufig nicht normal füllbar (ALLEN 1937), gelegentlich verschlossen, aber in frühen Stadien ohne Charakteristika für organische Obliterationen. Gelegentlich fanden sich auch in fortgeschrittenen Phasen neben spastischen Füllungsdefekten solche, bei denen organische Fingerarterienverschlüsse anzunehmen waren (SERVELLE 1949; LYNN u. Mitarb. 1955).

ζ) Differentialdiagnose.

Fälle von beginnender Endangitis obliterans sind manchmal, besonders wenn an den oberen Extremitäten die ersten Veränderungen auftreten, schwer vom Morbus Raynaud zu unterscheiden. Das Geschlecht der Patienten, asymmetrisches Auftreten, Befall der Daumen, können u. U. im Einzelfall differentialdiagnostische Hinweise geben. Thrombophlebitiden in der Anamnese sprechen in Zweifelsfällen für Endangitis.

Die Arteriosclerosis obliterans kommt gewöhnlich nur im fortgeschrittenen Alter und an den Beinen vor.

Die größten differentialdiagnostischen Schwierigkeiten ergeben sich durch die Notwendigkeit, sämtliche für das sekundäre Raynaudsyndrom bestimmenden Grundkrankheiten zu eliminieren (vgl. S. 234 Kap. Sekundäres Raynaudsyndrom).

Auf die Besonderheit der jugendlichen Menschen mit Akropoikilothermie, die erst bei Umgebungstemperaturen über 20° C regelrechte vasomotorische Spontanschwankungen III. Ordnung erkennen lassen (normalerweise schon bei 20° C), wurde durch RATSCHOW (1958) und KLÜKEN (1955) hingewiesen.

η) Ätiologie.

Die Ursache der spastischen Arterienstörungen beim Morbus Raynaud ist unbekannt. Läßt sich eine der Durchblutungsstörung zugrunde liegende Krankheit feststellen, so handelt es sich nicht um einen Morbus Raynaud, sondern um ein sekundäres Raynaudsyndrom.

Die im folgenden zu besprechenden endogenen und exogenen Faktoren beeinflussen zwar Intensität, Dauer und Häufigkeit der klinischen Erscheinungen, sind aber nicht als Ursachen im engeren Sinn anzusehen.

Endogene Einflüsse. Die Beteiligung hormonaler Faktoren am bevorzugten Befall des weiblichen Geschlechts wurde bisher nicht evident begründet. Zwar war bereits RAYNAUD die Häufung und Verstärkung der Anfälle bei Frauen intra menstruationem bekannt. Umgekehrt scheinen die Störungen während des Verlaufs von Schwangerschaften meist geringer zu werden. Mit Eintritt der Menopause werden Exacerbationen im Verlaufe eines Morbus Raynaud beobachtet, ebenso wie andererseits manche Zustände von Morbus Raynaud durch Anwendung von Oestrogenen günstig beeinflußt werden konnten (KLINEFELTER 1936; RATSCHOW 1939; HERRMANN und McGRATH 1940). Es liegt nahe, alle diese Wirkungen durch mittelbare Einflusse auf die allgemeine vegetative Reaktionslage zu erklären. RATSCHOW (1950) diskutierte wegen des selektiven Befalls von Männern durch Endangitis obliterans und von Frauen durch Morbus Raynaud als wesentlichen Faktor der Pathogenese des Morbus Raynaud die intimaabdichtende Wirkung der Follikelhormone; diese führen, wie am Menschen und im Tierversuch (RATSCHOW 1950) feststellbar ist, zur Verbreiterung der Initimaleiste der Digitalarterien und begünstigten dadurch die Auslösung funktioneller Gefäßverschlüsse.

Die von OPPEL (1928) vermutete Hyperadrenalinämie ist bisher nicht nachgewiesen worden. Auch aus dem Zusammentreffen mit Hyperthyreosen (CASSIRER 1912) lassen sich keine Kausalzusammenhänge folgern.

Einflüsse von seiten des Nervensystems, bereits von RAYNAUD (1862) angenommen, blieben bis heute im Mittelpunkt der Diskussion. Nach RATSCHOW (1958) liegt bei Morbus Raynaud ein dauernd erhöhter nervaler Gefäßtonus, vergleichbar dem Verhalten von Normalen bei Temperaturen unter 16° C, im Bereiche des Hautorgans und der Extremitäten vor, erkennbar an einem Fehlen der Vasomotionswellen 3. Ordnung bis 40° C, wobei der erhöhte Gefäßtonus durch accidentelle Reize nicht mehr weiter steigerbar ist. Die Erklärung der Zirkulationsstörungen beim primären Morbus Raynaud durch Veränderungen am nervösen Terminalreticulum und den autonomen Ganglienzellen (STÖHR 1951; SUNDER-PLASSMANN 1938) hat aber keine Beweiskraft, weil diese Veränderungen auch ohne Durchblutungsstörungen gefunden werden können.

Der Einfluß emotionaler Faktoren auf Häufigkeit und Intensität der Raynaud-Anfälle ist nicht zu unterschätzen (PEACOCK 1958). BLAIN u. Mitarb. (1951) konnten bei 60% ihrerKranken durch Emotionen Raynaudanfälle provozieren. Trotzdem sind Rückschlüsse auf ätiologische Beziehungen zwischen Emotion und Morbus Raynaud unzulässig, weil es sich um Auswirkungen der allgemeinen psychophysischen Situation der Patienten handelt, die durch Unrast, Ängstlichkeit, Nervosität, Hyperhidrosis, Tachykardie, labile Intestinalfunktion und vermehrte vasomotorische Störfaktoren gekennzeichnet ist. Daß bei labilem vegetativem Gleichgewicht schon geringe Einflüsse zu stärkeren Störungen führen können, ist aus dem Beispiel des Asthma bronchiale bekannt.

Exogene Einflüsse. *Kälte.* Die wichtigste Rolle als exogen auslösender Faktor der Anfälle beim Morbus Raynaud kommt der Kälteeinwirkung zu. Es bedarf nicht einmal länger dauernder oder höhergradiger Kälteexposition, sondern es genügen meist relativ banale, kurz wirkende Abkühlungen der äußeren Körperhaut (auch im Intestinalbereich durch Trinken kalter Flüssigkeit) um die typischen Beschwerden auszulösen.

Nicotin: Die gesteigerte Nicotinempfindlichkeit von Patienten mit Morbus Raynaud ist verständlich, wenn man bedenkt, daß durch Nicotin eine zur Minderdurchblutung der Haut führende Mobilisierung von Katecholaminen bewirkt wird.

Infektionskrankheiten: Für einen ursächlichen Zusammenhang des Morbus Raynaud mit vorausgegangenen Infektionskrankheiten, an den manche Beobachtungen (SUNDER-PLASSMANN u. Mitarb. 1954) denken lassen könnten, bestehen keine genügenden Belege.

ϑ) Pathophysiologie.

Die Raynaud-Attacke, auch als Synkope bezeichnet, zeigt sich an den Fingern durch Auftreten wachsartiger Blässe an, die — evtl. unter Zwischenschaltung eines cyanotischen Stadiums — von einer Rötung abgelöst wird. Arteriolenspasmen scheinen für diese Zirkulationsstörungen verantwortlich zu sein. Die Endstrombahngefäße können dabei kontrahiert sein (während der Hautblässe) oder geöffnet (während der Cyanose). Die Verfärbungen sind nicht immer einheitlich blaß oder cyanotisch. Manchmal stellt sich von vornherein eine auf kleinere Bezirke der abgeblaßten Areale beschränkte Cyanose ein. In den blassen Bezirken ist, wie sich capillarmikroskopisch nachweisen läßt, die Füllung der Capillaren mit Blut vermindert, während man in den cyanotischen Bezirken verbreiterte und geschlängelte Endcapillaren und erweiterte subpapilläre Plexus erkennt. Es darf angenommen werden, daß während des Raynaudanfalles die Capillar- und Venolenfüllung dadurch zustande kommt, daß bei primärem Arteriolenspasmus sich Anteile der Venolen sekundär erweitern und eine Stagnation oder ein Reflux von Blut in distalere Capillarbereiche stattfindet. Der Ursache der Arteriolenspasmen wurde in vielfältigen Untersuchungen nachgegangen.

RAYNAUD (1862) führte die Erscheinungen auf Veränderungen am Nervensystem („Neurose") zurück und bezeichnete eine Überfunktion der excitomotorischen Energie des Rückenmarks als Ursache der Krankheit. Sieht man vom Wandel der Auffassungen über die Funktion des Nervensystems ab, so hat seine Meinung auch heute noch ihre Berechtigung. ADSON und BROWN (1929) sowie SIMPSON, BROWN und ADSON (1930) nehmen bei Fällen von Morbus Raynaud eine Störung der vasomotorischen Nerven an, und begründen dies mit dem Ansprechen der Störungen auf Sympathicusblockaden. Auch SPURLING u. Mitarb. (1932), SUNDER-PLASSMANN (1938; 1943), BLOCK (1947), LE ROY und KLEINSASSER (1948) sowie ALLEN, BARKER und HINES (1955) schließen sich grundsätzlich dieser Auffassung an. Abweichend davon nahm LEWIS (1928; 1936) im Gegensatz zu den Verfechtern der neurogenen Vasokonstriktion an, daß die Störung in den Digitalarterien selbst zu suchen sei, zumal örtlich wirksame Kältereize sich in allen Situationen als wirkungsvoll erwiesen. LEWIS (1928) konnte feststellen, daß Patienten mit Morbus Raynaud, deren Körper sich in warmer Umgebung befindet, beim Eintauchen einer Hand oder beider Hände in kaltes Wasser charakteristische Gefäßspasmen am Orte der Kälteeinwirkung bekamen. Dagegen unterblieben vasospastische Attacken, wenn die Hände in warmem Wasser gehalten, der ganze übrige Körper aber abgekühlt wurde. Obwohl MARX, SCHOOP und ZAPATA (1956) diese Versuche im wesentlichen reproduzieren konnten, erkennen sie sie nicht als beweiskräftig an, weil der temperaturabhängige Tonus der glatten Muskulatur der Gefäße erst allmählich vom Zentrum her durchbrochen werden könne. Jedenfalls schloß LEWIS (1928; 1936) aus der Beobachtung eines auf das gereizte Körperareal beschränkten Gefäßspasmus nach örtlicher Kälteeinwirkung, aus dem Fehlen eines übermächtig wirksamen Vasomotorentonus, sowie daraus, daß im Raynaudanfall die Finger, wenn sie unter dem Herzniveau gehalten wurden, weiß blieben, ohne daß sich die Capillaren füllten, auf eine primäre Übererregbarkeit der glatten Arteriolenmuskulatur im Bereich der Fingergefäße. Für diese Ansicht ließ sich weiterhin anführen, daß ein kälteinduzierter Raynaudanfall durch Anästhesie der peripheren Nerven nicht unterbrochen werden konnte. Auch HYNDMAN und WOLKIN (1942) fanden, daß der Gefäßspasmus und seine durch Wärme bewirkte Aufhebung streng örtlich fixiert sind und daß nach prä- oder postganglionärer Sympathektomie die Kälteempfindlichkeit der versorgten Extremität erhalten bleibt. Ferner beobachteten sie, daß die Hand eines ohne Bekleidung in einem Kühlraum bis zum Absinken der Kerntemperatur gehaltenen Menschen, die außerhalb der Kälte unter Zimmertemperatureinwirkung stand, frei von Vasospasmen blieb, während an der nicht gewärmten Hand ein schwerer Raynaudanfall auftrat. Jedoch wurden gegen diese Untersuchungen Einwände erhoben, weil die Patienten nicht als typische Morbus Raynaud-Patienten anerkannt wurden (ALLEN, BARKER u. HINES 1955).

Die Befunde von LEWIS (1928; 1936) und ihre Deutung stießen vielerorts auf entschiedenen Widerspruch. PEARSE (1935) konnte im Gegensatz zu LEWIS an warmgehaltenen Händen durch Abkühlung des Gesamtkörpers Vasospasmen auslösen. Auch konnten bereits durch CASSIRER (1912), PARRISIUS (1921) sowie CASSIRER und HIRSCHFELD (1935) unter psychischen Erregungen vasospastische Anfälle beobachtet werden. O. MÜLLER (1939) hält den Standpunkt von LEWIS für zu einseitig auf die Kältewirkung fixiert. Außerdem sollen nach ALLEN, BARKER und HINES (1955) in den Versuchen von SIMPSON u. Mitarb. (1930) (Hand warm; Körper in Eiskammer) im Gegensatz zu HYNDMAN u. WOLKIN (1942) Gefäßspasmen aufgetreten sein. Auch gelang es PEARSE (1935), bei Raynaudkranken durch Trinken kalten Wassers Gefäßkrämpfe an den gewärmten Händen hervorzurufen. MORTON und SCOTT (1931) vermuten den Sitz der Störung zwar in den Fingerarterien, messen aber psychischen und neuralen Faktoren mehr Bedeutung zu als LEWIS.

Daß primär keine Thrombosen der Fingerarteriolen vorliegen, läßt sich bereits aus der raschen Reversibilität der Störung folgern. Soweit überhaupt in Arteriolen und Capillaren von Raynaudkranken Thromben gefunden wurden (GRAHAM 1933), handelt es sich um sekundäre Folgen der spastischen Durchblutungsstörungen (VILLARET u. Mitarb. 1935).

Bei Untersuchungen des peripheren Capillardruckes von Patienten mit Morbus Raynaud mittels Druckplethysmographie (SCHROEDER 1950) konnten MARX, SCHOOP und ZAPATA (1956) bei indifferenten Temperaturen ein Fehlen der vasomotorischen Spontanschwankungen III. Ordnung feststellen, ferner eine bei diesen Patienten signifikant verminderte reaktive Hyperämie. Ein zentralnervöser Anteil an diesem Verhalten wurde von den Autoren aus dem Auftreten normaler Vasomotionen nach Anwendung von Alkohol und nach zentraler Gasembolie gefolgert.

Die Beobachtung dreier Patienten, bei denen neben einer primär pulmonalen Hypertension ein Raynaudsyndrom bestand, veranlaßte SMITH und KROOP (1957) zur Annahme einer gemeinsamen neurohumoralen, vasomotorischen Hyperaktivität der Arteriolen im Extremitäten- und Lungenbereich.

Die Frage nach der Ursache des Morbus Raynaud läßt sich somit noch nicht definitiv beantworten. Die Annahme, daß die Krankheit auf einer gesteigerten Empfindlichkeit der Arteriolenmuskulatur gegen äußere und endogene Stimulantien beruhe, vermag den Ursachenkomplex nicht endgültig klar zu stellen. Nach MARX, SCHOOP und ZAPATA (1956) kommen die Anfälle dadurch zustande, daß unter der Wirkung sonst unterschwelliger Reize, wie Emotionen und Kälte das Lumen der durch zentral gesteigerten Vasomotorentonus ohnehin engen — an der Grenze des kritischen Druckes stehenden — Arteriolen zusätzlich eingeengt würde. Die Rolle des beim Morbus Raynaud übermächtigen zentralen Vasomotorentonus hinsichtlich der Annäherung des Lumens an den kritischen (minimalen) Füllungsdruck (BURTON 1951) würde beim sekundären Raynaud-Syndrom von den zu Grunde liegenden organischen Gefäßveränderungen übernommen. Aus diesem Aspekt heraus dominiert unter den vielschichtigen und verwobenen ätiologischen Faktoren beim Morbus Raynaud die neural bedingte gesteigerte Vasokonstriktion.

ι) **Morphologie.**

Gefäßuntersuchungen an Frühfällen liegen kaum vor, so daß die Kenntnisse über anatomische Veränderungen bei Morbus Raynaud dürftig sind. Fortgeschrittene Fälle, bei denen Wandverdickungen der Fingerarterien gefunden wurden, gestatten nicht die Lösung der Kernfrage nach dem Beginn und Ansatzpunkt der Störung. Die Initimaverdickungen der Fingerarterien sind nicht nur beim Morbus Raynaud sondern auch bei gesunden älteren Individuen nachweisbar; zwischen Patienten mit ganz geringgradigem Morbus Raynaud und gleichaltrigen Gesunden ließen sich keine wesentlichen Unterschiede feststellen. Dagegen wurde bei schweren Raynaudfällen eine stärkere Verdickung der Intima beobachtet (LEWIS 1936). Aus den im Gangränstadium gefundenen organischen Verschlüssen der Fingerarterien (GRUBER 1931) ist ebenfalls kein verbindlicher Rückschluß auf die Pathogenese möglich (O. MÜLLER 1939). Überwiegend werden die Intimaverdickungen beim Morbus Raynaud als sekundäre Folgen langdauernder Durchblutungsdrosselungen angesehen (HEIMBERGER 1925—1930; GRUBER 1931; O. MÜLLER 1939). Die Veränderungen an den sympathischen Ganglien, die SUNDER-PLASSMANN (1938) beim Morbus Raynaud fand (leukocytäre Infiltrate,

Pyknosen, Verquellungen und vacuoläre Degeneration im Zellprotoplasma) wurden zwar auch von STAEMMLER (1944) und später von LE ROY und KLEINSASSER (1948) gesehen; ob aber diese „Ganglionitis" den Durchblutungsstörungen übergeordnet oder deren Folge ist, wurde bisher noch nicht einwandfrei geklärt. Nach GAGEL (1953) könnte es sich ebenso um sekundäre Veränderungen der neuralen Strukturen als Folgen der Durchblutungsstörung handeln, so daß in der Deutung der Befunde Zurückhaltung geboten ist. Auch ist es nicht ganz unmöglich, daß Zufallsbefunde vorliegen.

ϰ) Prognose.

Rasch fortschreitende Krankheitsverläufe sind ernster zu beurteilen als langsam progrediente. Doch kann nach jahrelangem benignem Verlauf jederzeit eine Verschlimmerung auftreten. Eindeutige Prognosen lassen sich kaum stellen.

Nicht selten entwickeln sich nach jahre- oder jahrzehntelangen geringen Beschwerden erst im 3.—5. Lebensjahrzehnt typische Raynaudattacken. ALLEN, BARKER und HINES (1955) konnten einen Krankheitsablauf mit geringen Symptomen über 23 Jahre verfolgen. BLAIN u. Mitarb. (1951) fanden unter 100 Patienten mit Morbus Raynaud 25% mit malignen Verlaufsformen, bei denen wegen Ulcerationen und trophischer Störungen die Sympathektomie notwendig wurde; als charakteristisch für diese Patientengruppe bezeichnen sie den Beginn der Krankheit zwischen dem 15. und 30. Lebensjahr. Zu den Progressionen kam es meist nach 15jähriger Krankheitsdauer. Die benignen, ausgesprochen chronischen Verläufe machten 75% der Fälle aus, die klinisch als einfache Raynaudattacken bei Kälteeinwirkung imponierten; für diese Kranken wurde der Beginn der Krankheit vor dem 15. oder nach dem 31. Lebensjahr angegeben. BLAIN u. Mitarb. vermuten also, daß das Auftreten eines Morbus Raynaud zwischen dem 15. und 30. Lebensjahr prognostisch ungünstig, in jüngeren oder späteren Jahren aber günstiger zu beurteilen ist.

λ) Therapie.

Jeder Patient sollte zunächst darüber aufgeklärt werden, daß Nekrosen und Extremitätenverluste bei Morbus Raynaud sehr selten vorkommen. Außerdem ist er auf die schädlichen Faktoren (Kälte, Nicotin, Emotionen) hinzuweisen und auf die Bedeutung einer sorgfältigen Pflege der Extremitäten und eine zweckmäßige Lebensweise. Es muß alles getan werden, um die Anfälle zu beschränken und ihre auslösenden Ursachen fernzuhalten. Am wichtigsten ist ausreichender Schutz gegen Kälte durch warme Schuhe und Handschuhe. Die Wirkungen von peroral zugeführtem Alkohol, tunlichst in möglichst reiner Form (Cognac, Whisky, reine Schnäpse) werden seit CASSIRER (1912) günstig beurteilt; dies haben auch neuere Untersuchungen (MARX, SCHOOP und ZAPATA 1956) bestätigt. Allerdings ist dafür zu sorgen, daß die ohnehin psycholabilen Patienten nicht dem Potatorium verfallen. Für eine ausreichende Kaliumzufuhr in der Nahrung hat sich REICHERT (1956) eingesetzt.

Unter den physikalischen Maßnahmen stellt das Eintauchen asphyktischer Extremitäten in warmes Wasser die wirksamste Vorbeugung gegen Anfälle von Synkope dar, ist aber ohne Einfluß auf das Grundleiden.

Die Erfahrungen mit Langwellenbestrahlungen (2—3mal wöchentlich 30—40 min über 10—12 Wochen auf die sympathischen Ganglien oder die gestörten Gefäßareale) werden von DEWAR (1955) ermutigend geschildert.

An *internen Behandlungsmaßnahmen*, die sämtlich keine überzeugenden Wirkungen entfalten, wurden zunächst Spasmolytika der Papaverinreihe empfohlen (LITTAUER und WRIGHT 1939; MULINOS u. Mitarb. 1939; von letzteren in

Kombination mit Histamin-Iontophorese), desgleichen Nitroglycerinpräparate in percutaner Anwendung als 1%ige Salbe (LUND 1948; KLECKNER u. Mitarb. 1951, 1951; FOX und LESLIE 1948). Befriedigende Erfolge sah RATSCHOW (1958) durch Beeinflussung des zentral erhöhten Vasomotorentonus mit Rauwolfia-Präparaten.

Nach gegensätzlichen therapeutischen Prinzipien auf Grund der bei Raynaudpatienten nicht selten anzutreffenden Hypotonien und hormonalen Insuffizienzen, behandelten BATTEZZATI und TAGLIAFERRO (1951) unter der Annahme von Atonien größerer Gefäße mit Noradrenalin. Vielleicht ist der dabei erzielte höhere Blutdruck für die angeblich günstige Wirkung verantwortlich. RATSCHOW (1958) empfiehlt, diese Therapie wegen ihrer Wirkung (Anhebung des kritischen Druckes) auf sekundäre Raynaud-Syndrome bei obliterierenden Gefäßveränderungen zu beschränken. Weitere Brenzkatechinderivate wurden als Butylsympatol (SPITZBARTH u. Mitarb. 1950) und als Phenyl-1-Butyl-Nor-Suprifen (Dilatol) (SCHULZE 1954) mit uneinheitlicher Wirkung verwendet.

Mit hydrierten Secalepräparaten (Hydergin) durchgeführte Behandlungen waren bei spastischen Durchblutungsstörungen weniger erfolgreich als bei organischen (EICHLER und HEINZEL 1954); jedoch wurden die Ergebnisse im allgemeinen als günstig bezeichnet (FUCHSIG 1949; KAPPERT 1949; MEIER 1950).

Durch Tetraäthylammoniumbromid ließ sich die acrale Durchblutung nicht steigern (HEIDELMANN 1951), so daß seine Anwendung ausscheidet. Methadon (Opilon) (STRAUSS 1951; ALLEN, BARKER u. HINES 1955) wurde von RATSCHOW (1953) für Fälle mit gleichzeitiger Stenokardie empfohlen.

Novocain läßt sich beim Morbus Raynaud nur zu Sympathicusblockaden rationell anwenden. Die Anästhesie des Ganglion stellare hilft Anfälle vermindern oder ausschalten; allerdings bleibt die Wirkung zeitbeschränkt. Mit geringeren Nebenerscheinungen läßt sich eine ähnliche Wirkung auch durch Ausschaltung des 1. und 2. Thorakalganglion erzielen.

Acetylcholin wirkte gelegentlich günstig (GAGEL 1953) besonders in Kombination mit Prostigmin, einem Inhibitor der Acetylcholinesterase (KOVACS 1934; DURYEE und WRIGHT 1937; PERLOW 1940).

Benzylimidazol (Priscol) wirkt nach LAGEN (1950), LE FEVRE (1951), GAGEL (1953) günstig auf die acrale, aber nur auf die cutane Durchblutung.

Den von AHLQVIST (1950) festgestellten gefäßerweiternden Effekt von Heparin (täglich 250 mg i. v.) benutzten STORTI u. Mitarb. (1954); die Anfälle sollen seltener geworden, die Hauttemperaturen angestiegen sein.

Nach SCHNEIDER (1951) setzt Vitamin A (täglich 150—300 E) Häufigkeit, Dauer und Intensität der Raynaudattacken herab. Die Wirkung wird über einen Oestrogen-Antagonismus erklärt, da durch hohe Oestrogendosen im Tierversuch Intimapolster zu erzeugen sind (RATSCHOW 1950).

SUNDER-PLASSMANN (1943) versuchte thyreotropes Vorderlappenhormon abwechselnd mit Vitamin B. Bei Frauen mit hormonaler Insuffizienz konnten HERRMANN und McGRATH (1940) durch parenterale Oestrogenbehandlung Besserungen erzielen. ALLEN, BARKER und HINES (1955) halten die Oestrogenbehandlung beim Morbus Raynaud nur für jene Fälle berechtigt, bei denen es während der Menopause zu Exacerbationen gekommen ist. Gegen längere Anwendung größerer Oestrogenmengen bestehen wegen der denkbaren Ausbildung von Intimahyperplasien (RATSCHOW 1950) Vorbehalte.

Cortisone und Hydrocortisone waren für die Behandlung des Morbus Raynaud bisher ohne Bedeutung; ihre Anwendung bei gleichzeitigen Sklerodermien (JAFFERS 1954) scheint die Durchblutung nicht zu beeinträchtigen.

Zusammengefaßt sind die Erfolge der medikamentösen Therapie beim Morbus Raynaud als äußerst dürftig zu bezeichnen. Schwerere Verlaufsformen können durch die Sympathektomie häufig gebessert werden.

Die *chirurgischen Maßnahmen* bei Morbus Raynaud erstreben durch Ausschaltung sympathischer Impulse eine Herabsetzung des gesteigerten Vasomotorentonus. Bevor man sich zu einer Sympathicusausschaltung auf operativem Wege entschließt, ist es zweckmäßig, die Wirkung einer funktionellen Sympathicusausschaltung durch Novocainblockade klinisch zu beurteilen, wobei die Heranziehung oscillographischer und hautthermometrischer Verfahren vorteilhaft ist. Bleibt der Effekt der Novocainblockade unerheblich, kann man von einer Sympathektomie nichts Besseres erwarten. Auf Grund umfangreicher Erfahrungen vertreten ALLEN, BARKER und HINES (1955) die Auffassung, daß bei gering ausgeprägten und komplikationslosen Fällen mit nur mäßiger Progressionstendenz nicht sympathektomiert werden sollte; vielmehr sind zunächst therapeutische Versuche mit Kälteschutz, medikamentösen Maßnahmen evtl. Klimawechsel indiziert. Lassen sich die Schübe und Anfälle nicht mehr aufhalten, sollte man sich der Notwendigkeit der Sympathektomie nicht verschließen (SERVELLE 1949; SUNDER-PLASSMANN 1954). Häufig gelingt in diesen Stadien noch die Vermeidung lästiger Fingerkuppennekrosen. In schwereren Fällen, insbesondere mit Sklerodaktylie wird die Weiterentwicklung der Krankheit durch Sympathektomie nicht aufgehalten (BLAIN u. Mitarb. 1951). In den beim Morbus Raynaud bevorzugt befallenen oberen Extremitäten sind die Erfolge der Sympathektomie weniger günstig als im Beinbereich, was durch die unterschiedliche vasomotorische Versorgung erklärbar ist. Jedoch werden auch in fortgeschrittenen Fällen trophische Störungen und Nekrosen nach Sympathektomie erstaunlich rasch zur Abheilung gebracht, wenngleich Rezidive auf die Dauer nicht auszuschließen sind. ROBERTSON und SMITHWICK (1951) fanden nach cervicaler Sympathicusresektion und Resektion der thorakalen Wurzeln oder nach thorakaler Ganglionektomie bei 20% der operierten Extremitäten eine Wiederkehr der Vasokonstriktionen innerhalb eines Jahres; bei 65% der Extremitäten waren innerhalb von 5 Jahren post operationem, bei 80% innerhalb von mehr als 5 Jahren Zeichen einer Wiederaktivierung der sympathischen Innervation feststellbar. Jedoch konnten 85% der Operierten nach 5—15 Jahren noch als gebessert bezeichnet werden. BECHGAARD und HAMMARSTRÖM (1950) fanden bei ihren Operierten das Gleiche. DUFF (1952) sah bei Sympathektomierten eine bis 4fach gesteigerte Adrenalinempfindlichkeit, die sich in Zeitintervallen von 6 Tagen bis 1 Jahr post operationem bemerkbar machte. Dieser Nachteil beruht nach GAGEL (1953) auf der postganglionären Sympathicusdurchtrennung; seine Vermeidung durch einfachen Grenzstrangstich oder Sympathicotomie (im Armbereich Durchtrennung zwischen Th 2 und Th 3, im Beinbereich zwischen L 2 und L 3 wäre vorstellbar (GAGEL 1953). Ein solcher Unterschied geht aber aus den Beobachtungen von GIFFORD, HINES und CRAIG (1958) nicht hervor. Nach den Erfahrungen der Mayo-Klinik (ALLEN, BARKER und HINES 1955) erwiesen sich Sympathicusoperationen im Armbereich nur bei 10—15% der Operierten voll wirksam, während bei 50% eine inkomplette, aber immerhin günstige Wirkung für mehrere Jahre zu beobachten war; bei 35 bis 40% der Operierten hielt die Besserung maximal 2 Jahre an. Bei Ausschluß von Patientinnen mit sekundärem Raynaudsyndrom gestalten sich die Erfolge der Sympaticusoperationen günstiger (HINES, GIFFORD, BROWN und FLINN, unveröffentlicht zit. nach ALLEN, BARKER HINES 1955). Ähnliche Ergebnisse wurden von KLECKNER u. Mitarb. (1951), BLAIN u. Mitarb. (1951); LERICHE (1954/55) sowie SUNDER-PLASSMANN u. Mitarb. (1954) berichtet. GIFFORD, HINES und CRAIG (1958) empfehlen auf Grund ihrer Erfahrungen an 70 Frauen mit Morbus

Raynaud und 54 Frauen mit sekundärem Raynaudsyndrom die Sympathektomie für schwere progressive Formen, während sie bei Fällen mit sekundärem Raynaudsyndrom zur Zurückhaltung raten. Auch bei Fällen von Morbus Raynaud werden die Dauererfolge schlechter, sobald trophische Störungen oder Sklerodaktylie hinzugekommen sind. POPKIN (1957) sah bei primärem Morbus Raynaud und Skleroderm keine Erfolge nach Sympathektomien. Gute Erfolge bei 2 Patienten mit Morbus Raynaud und gleichzeitiger Hypertonie sahen LEINWAND u. Mitarb. (1949).

Verlassen ist die obsolete periarterielle Sympathektomie sowie die chemische Sympathicusausschaltung auf operativem Wege durch Aufträufeln von Phenol und Trikresolisomeren auf die freigelegten peripheren Nervengeflechte (DOPPLER 1930).

Als symptomatische Maßnahme erwähnt RATSCHOW (1953) die von NOESZKE (1953) angegebene Incision der Fingerbeere mit nachfolgender Absaugung bei 10—15 cm Hg Unterdruck, durch die der spastische Arteriolenschluß überwunden werden soll.

Amputationen sind bei unkomplizierten Fällen von Morbus Raynaud nicht notwendig; auch bei den zum Morbus Raynaud gehörigen Komplikationen kommt es nicht dazu.

b) Sekundäre arteriospastische Zustände.
(Sekundäres Raynaud-Syndrom).

Arterienspasmen, für die ursächliche Faktoren bekannt oder feststellbar sind, werden unter dem Sammelbegriff der sekundären arteriospastischen Zustände, gleichbedeutend mit dem sekundären Raynaudsyndrom im weiteren Sinne zusammengefaßt. Bereits HUTCHINSON (1901) hatte diese Störungen unter der Sammelbezeichnung „Raynaud-Phänomen" klassifiziert. Diese Krankheitsgruppe umfaßt also nicht nur das Raynaudsyndrom in der Beschränkung auf charakteristische phasische Abläufe (Blässe, Cyanose, Rötung) sondern darüber hinaus sämtliche nicht primären arteriospastischen Erscheinungen an den Extremitäten. Gegenüber dem primären Morbus Raynaud können manche Phasen beim sekundären Arteriospasmus fehlen, insbesondere die reaktive Hyperämie. Besonderer Wert wird auf die Feststellung gelegt, daß sämtliche der hier besprochenen Zustände nur auf der Basis einer gesteigerten Bereitschaft zu spastischen Gefäßreaktionen zustande kommen und keinesfalls obligat bei allen Individuen mit den angeführten ursächlichen Krankheiten auftreten. Im einzelnen scheint folgende Einteilung angemessen:

Sekundäre arteriospastische Zustände (Sekundäres Raynaud-Syndrom) bei
α) organischen Gefäßkrankheiten
β) traumatischen Gefäßschädigungen
    1. nach Verletzungen (traumatischer Arterienspasmus)
    2. nach Operationen (mit und ohne Sudeck-Atrophie)
    3. nach Einwirkung vibrierender Werkzeuge und Kälte
γ) neuralen Störungen
    1. neuromuskuläre Schultergürtelsyndrome
    2. organische Nervenveränderungen
δ) toxischen Einwirkungen
    1. Bleiintoxikation
    2. Arsenintoxikation
    3. Einwirkungen von Phenol und Oxalsäure
    4. Ergotaminintoxikation

ε) Blutveränderungen
   1. Kälteagglutinine
   2. Kryoglobuline
ζ) Gewebsveränderungen
   1. Diffuse Sklerodermie
   2. Acrosklerose.

α) Arterienspasmen bei organischen Gefäßkrankheiten.

Bei obliterierenden Arteriopathien kommt es häufig zu sekundären Arterienspasmen, die mitunter unter dem Bilde eines Raynaudsyndroms mit charakteristischem Phasenablauf auftreten, so daß in Initialstadien die klinische Erfassung der Grundkrankheit erschwert sein kann. ALLEN und BROWN (1928) fanden bei 12% von 200 Patienten mit Endangitis obliterans von Anfang an ein sekundäres Raynaudsyndrom, HINES und BARKER (1940) bei 10% von 280 Fällen mit Arteriosclerosis obliterans. GIFFORD und HINES (1957) konnten nur bei 487 von insgesamt 756 Patientinnen (Mayo-Klinik 1920—1945) das Fehlen von andersartigen Krankheiten als Ursachen der Vasospasmen ausschließen. Der weitere Verlauf dieser Krankheiten führt mit Ausbreitung und Zunahme arterieller Insuffizienzen zur Erhöhung des Anteiles von Patienten mit sekundären Arteriospasmen. Daß nicht alle der betroffenen organisch Gefäßkranken darunter zu leiden haben, hängt von den individuell unterschiedlichen dispositionellen Voraussetzungen ab. Differentialdiagnostisch ist wichtig, daß diese sekundär arteriospastischen Zustände in der Regel unsymmetrisch, vielfach einseitig die Extremitäten befallen; die Füße sind, gemäß der Hauptmanifestation von Endangitis und Arteriosklerose an den unteren Extremitäten, vermehrt betroffen, während beim primären Morbus Raynaud ein hauptsächlich bei jüngeren Frauen anzutreffender bilateral symmetrischer Spasmus der Hände gefunden wird. Arteriographische Untersuchungen können in Zweifelsfällen endangitische oder sklerotische Gefäßverschlüsse objektivieren, daneben erweisen sich Oscillometrie und Plethysmographie als zweckmäßig. Auf die Häufigkeit, jedoch auch konstitutionelle Bedingtheit derartiger spastischer Zustandsbilder bei organischen Arteriopathien wurde vielfach hingewiesen (BABINSKI und HEITZ 1916; ZAK 1923; RUDOLPH 1950; PICKERING 1951; SHUMACKER und KING 1952; LERICHE 1955). WARTER und MOISE (1953) fanden sekundäres Raynaud-Syndrom bei schmerzhaftem Glomustumor. Im Gefolge von Venenkrankheiten finden sich ebenfalls häufig kollaterale Arterienspasmen (NAIDE und SAYEN 1946; KLEINSASSER 1949; BIFANI u. SFORZA 1955). Klinisch bedeutsam sind Arterienspasmen bei akuten ileofemoralen Thrombophlebitiden (Phlegmasia caerulea dolens; TREMOLIERES und VERAN 1929; FONTAINE u. Mitarb. 1936; SPERLING 1938; PERLOW 1950; DE BAKEY und OCHSNER 1947, 1949; vgl. S. 492). Bei den nicht von den Arterien selbst ausgehenden Störungen muß selbstverständlich ein neurogener Weg des gesteigerten Vasokonstriktorentonus angenommen werden. Dies gilt jedoch letztlich auch für die sekundären Arterienspasmen im Gefolge von Arterienkrankheiten.

β) Arterienspasmen nach traumatischen Gefäßschädigungen.

αα) Arterienspasmen nach Verletzungen.

Nach traumatischer Schädigung größerer, ausreichend neural versorgter Arterien oder deren Umgebung kann es bei entsprechender Disposition zu Arterienspasmen kommen, wodurch auch die Zirkulation der aus der Arterie abgehenden Seitenäste beeinträchtigt ist. KROH (1917) beobachtete bei Geschoßverletzungen starke Kalibereinengung der segmental zuständigen Arterien, ein

Zustand, der durch von Küttner und Baruch (1920) als traumatischer segmentärer Gefäßkrampf bezeichnet wurde, durch Montgomery und Ireland (1935) als traumatischer segmentärer Arterienspasmus. Es ist keineswegs notwendig, daß die Arterie bei dem Trauma selbst verletzt wird (Montgomery und Ireland 1935). Die hauptsächliche Gefahr derartiger Zustände liegt in der Begünstigung arterieller Thrombenbildungen, wodurch die traumatisierte Extremität gefährdet wird. Handler (1949) beobachtete segmentale Arterienspasmen bereits nach mechanischem Druck auf die Arterie; nach Calo (1954) kommt es im Gefolge einer Kompression durch pneumatische Manschetten zu Arterienspasmen. Am Kaninchenohr konnte Meiners (1952) durch örtliche Reizung Arterienspasmen hervorrufen. Klinisch äußert sich dieser akute Zustand durch Schmerzen, Blässe der betroffenen Extremität, Abkühlung, eventuell Cyanose der Haut. Gesenius (1950) konnte bei einem 19jährigen Patienten 12 Std nach operativer Beseitigung einer arteriovenösen Fistel arteriographisch und oscillographisch einen segmentalen Arterienspasmus nachweisen, der 24 Std später verschwunden war. Der Ratschlag von Cohen (1944), derartige Glieder hochzulagern, um die Kollateralzirkulation anzuregen, dürfte kaum allgemeine Anerkennung finden, zumal der kritische Füllungsdruck der Gefäße bei Hochlagerung in ungünstiger Weise verändert wird. Im Gegensatz zu den vielfach empfohlenen chirurgischen Eingriffen scheint es zweckmäßiger, traumatische segmentäre Arterienspasmen durch Einpacken der betroffenen Extremitäten in Watte und Wärmeanwendung, perorale Alkoholgaben in dosierter Menge und Sorge für Aufrechterhaltung des peripheren Blutdruckes, nach Möglichkeit in Verbindung mit Antikoagulantien, zu behandeln.

Vom Erfolg der Behandlung hängt es ab, ob sich an der traumatisierten Extremität trophische Störungen inclusive Sudeck-Syndrom ausbilden oder nicht.

Mittelbar zur Gruppe der traumatischen Arterienspasmen sind auch die ischämischen Reaktionen nach Subclaviaobliteration im Gefolge von Schlüsselbeinbrüchen zu rechnen (Leriche 1952). Die Frage, ob sich bei entsprechend Disponierten posttraumatisch durch Irritation perivasaler Nervengeflechte über eine spastische Durchblutungsstörung auch Arteriitiden entwickeln können, wird von Braeucker (1932; 1935) bejaht (vgl. S. 270).

ββ) Arterienspasmen nach Operationen.

Selbstverständlich können auch nach iatrogenen Traumen, wie sie in der Chirurgie gesetzt werden, arterielle Spasmen entstehen. Bei diesem postoperativen neurovasculären Syndrom wird von chirurgischer Seite Wert auf die Unterscheidung zwischen Syndromen mit und ohne Sudeck-Atrophie gelegt. Gemeinsam ist diesen Zuständen eine charakteristische Veränderung der Hautfarbe (Blässe), abnorme Druckempfindlichkeit der Gewebe, Hyperästhesie bis zur Kausalgie (ischämischer Nervenschmerz) sowie die Neigung zu Ödembildung.

Durch Sudeck (1901) wurde klinisch das Krankheitsbild der akuten posttraumatischen Knochenatrophie beschrieben; röntgenologische Beiträge hierzu lieferte Kienböck (1901). Bereits Sudeck (1901) nahm an, daß die Knochenatrophie vasospastisch bedingt sei und erkannte ihren Zusammenhang mit den vorausgegangenen Traumen. Er grenzte das Krankheitsbild gegenüber der Inaktivitätsosteoporose ab, von der sich die akute posttraumatische Sudeck-Atrophie durch die bedeutend schnellere Manifestation unterscheidet. Besondere Beachtung wurde der Einwirkung arteriospastischer Faktoren für die Entstehung der Knochenatrophie in den Arbeiten von Leriche (1928) und seiner Schule geschenkt, wobei auch die Beziehungen zu den osteoartikulären Erkrankungen und zur traumatischen Arthritis Beachtung fanden. Als Hauptursache der postoperativen Sudeck-Atrophie bezeichnen FONTAINE und HERRMANN (1933) die im Gefolge einer initialen Hyperämie im verletzten Extremitätenbereich auftretende Rarefizierung des Kalkgehaltes der Knochen. Die Erkrankung findet sich bei verschiedenen Knochen-, Gelenks- und Weichteilschädigungen und verursacht eine Einschränkung der Bewegungs- und Gebrauchsfähigkeit der ganzen Extremität. Charakteristisch ist die Neigung zu typischen Raynaudattacken, häufig mit Cyanose im Intervall, sowie zu Ödembildungen. Die Kälteempfindlichkeit der betroffenen Extremität wird von den Kranken als besonders störend empfunden. Psychische Erregungen oder Herabhängenlassen der betroffenen Extremität genügen häufig zur Auslösung eines Raynaudanfalles; sensitive und neuropathische Individuen werden bevorzugt befallen (EVANS 1947). Allerdings wird von anderen Autoren (DE TAKATS 1937) im Gegensatz hierzu angenommen, daß die nervösen Eigenschaften der Patienten auch als Folgen der Gewebsschädigung auftreten können.

Therapeutisch ist die Ausschaltung aller vasoconstrictorisch wirksamen Noxen anzustreben. Häufig lassen sich Sudeck-Syndrome dadurch vermeiden, daß von verfrühter übermäßiger physikalischer Behandlung (Bewegungsübungen, Massagen) Abstand genommen wird (REICHLE 1956). Die chirurgische Therapie kann hier nicht besprochen werden.

γγ) Arterienspasmen nach Einwirkung vibrierender Werkzeuge und Kälte.

Dauerschädigungen der Extremitäten durch vibrierende Werkzeuge (Preßlufthämmer) oder Maschinen, deren manuelle Bedienung Erschütterungstraumen der Extremitäten verursacht, können unter der Voraussetzung entsprechender Disposition zu arteriospastischen Zuständen führen. In den USA wurde durch COTTINGHAM (1917) erstmals hierüber berichtet, weiterhin durch HAMILTON (1918), LEAKE (1918), HARDGROVE und BARKER (1933), DRENCKHAHN (1936), AGATE (1949), DESMOND (1954), JEPSON (1954). In Europa haben von gewerbemedizinischer Seite GERBIS (1926), RIESENFELD (1928) und KOELSCH (1928) auf Durchblutungsstörungen der Hände von Arbeitern mit Schuhanklopfmaschinen hingewiesen. MEYER-BRODNITZ und WOLLHEIM (1929), WOLLHEIM (1931) sowie GROTJAHN (1930) zeigten dann eindeutig die vasogene Bedingtheit anhand der subjektiven Beschwerden und objektiven Befunde dieser Arbeiter (vgl. Kap. Capillaren S. 536). Später beschäftigten sich JUNGHANNS (1937), HAGEN (1947) sowie LAARMANN (1944) mit mechanischen Erschütterungsschädigungen.

Die Patienten verspüren im Bereiche der maximal arbeitsmäßig beanspruchten Finger und Handteile Kribbeln, Taubheitsgefühl sowie ein anfallsweises Absterben der Finger, gelegentlich mit Übergreifen auf Hand oder Unterarm. Besonders störend macht sich die gesteigerte Kälteempfindlichkeit bemerkbar, die von den Kranken als wesentliche Veränderung gegenüber früherem Befinden geschildert wird. Die Störungen traten frühestens 4—6 Wochen nach Aufnahme der Beschäftigung, manchmal erst nach 3 oder mehr Monaten auf. Neben den arteriellen Durchblutungsstörungen wurden bei diesen Kranken auch abnorme Befunde an den Capillaren festgestellt (MEYER-BRODNITZ und WOLLHEIM 1929). Nachdem die verschiedenen in Frage kommenden Werkzeuge, insbesondere die verschiedenen Typen von Preßlufthämmern, überprüft worden waren (HOFFMANN 1936), wurde darauf aufmerksam gemacht, daß modernere Apparaturen mit weniger heftigen Stößen zu einer Verminderung der Durchblutungsstörungen beitragen können (SCHRANK 1941). Gleichsinnige Ergebnisse hatten die Untersuchungen von MOSCHINSKI (1939) bei Gußputzern, von denen 61% nach 10jähriger Berufsarbeit an Durchblutungsstörungen erkrankt waren, sowie die Beobachtungen von SEYRING (1930). Während die Beschwerden anfangs auf die am stärksten strapazierten Fingerbereiche beschränkt sind, greifen sie später auf die übrigen Finger und auf die Hand über (AGATE 1949; JEPSON 1954). Bei Rechtshändern werden die Fingerspitzen der rechten Hand sowie der 3., 4. und 5. Finger links betroffen, weniger der linke Zeigefinger. Auch bei Linkshändern wird die rechte Hand bevorzugt befallen, möglicherweise wegen ihrer Funktion als Haltehand. Außer Taubheit und Gefühllosigkeit wird häufig eine manuelle Ungeschicklichkeit beobachtet. Nach dem Abklingen der arteriospastischen Zustände hinterbleiben noch Schmerzen oder unbehaglicher Druck im Bereich der Hände. Bei schwereren Attacken können die Hände längere Zeit taub und gefühllos sein. Arterienobliterationen treten kaum auf. Während GURDIJAN und WALKIE (1945) bei bioptischen Untersuchungen an Preßluftarbeitern in den Fingerspitzenarterien entzündliche Erscheinungen wie Endothelproliferationen oder thrombotische Verschlüsse vermißten, ebenso wie JEPSON (1954) an 41 Patienten, fanden BARKER und HINES (1944) unter 15 Patienten mit Beschäftigungsschäden und sekundärem Raynaudsyndrom arterielle Verschlüsse im Bereich der Arbeitshand, die zur Ausbildung von Ulcera und Nekrosen geführt hatten. Bei einem 50jährigen Preßlufthammerarbeiter konnte DESMOND (1954) Gangrän mehrerer Endphalangen feststellen, ohne daß eine Kälteexposition faßbar war. Übergänge der zunächst spastischen Arteriolen und Arterienveränderungen in Arteritiden vom Typ der Endangitis obliterans beschrieb PELNAR (1950).

Bei Pianisten und Maschinenschreibern können durch mechanische Überbeanspruchung der Finger gleichfalls Arteriospasmen hervorgerufen werden, wobei ebenfalls eine besonders unangenehme Kälteempfindlichkeit besteht (ALLEN, BARKER und HINES 1955).

Es handelt sich bei den Schädigungen der peripheren Durchblutung durch vibrierende Werkzeuge um eine melde- und evtl. entschädigungspflichtige Gewerbekrankheit (KOELSCH 1928).

Es darf angenommen werden, daß es bei den Beschäftigungsschäden durch Erschütterungen auf dem Wege über eine neurale Irritation allmählich zu einem neurogen gesteigerten Vasokonstriktorentonus kommt, der schon bei geringen, sonst unterschwelligen Reizen das Raynaudsyndrom auslöst. Für diese Pathogenese sprechen die Untersuchungen von MARSHALL u. Mitarb. (1954). Sie beobachteten an 37 Preßlufthammerarbeitern primäre Nervenschädigungen als Ursache der Vasospasmen. Die während und im Gefolge der Anfälle auftretenden motorischen und sensiblen Ausfälle dürften mit Durchblutungsstörungen der peripheren Neuralstruktur zu erklären sein.

Prophylaxe und Therapie. Man wird bemüht sein, die Erschütterungstraumen bei empfindlichen Individuen auszuschalten und die Patienten einer anderen Arbeit zuzuführen. Vielfach genügte bereits die Änderung der Konstruktion der Maschinen, um eine wesentliche Verminderung der Schlagzahl der Instrumente, z. B. bei Schuhanklopfmaschinen (KOELSCH 1929) und eine gewerbehygienisch beachtliche Abnahme der Erkrankungsquoten zu erzielen. In diesem Zusammenhang ist beachtlich, daß in der Eisenindustrie die mit härterem Material beschäftigten Gußhauer früher an Durchblutungsstörungen erkranken als die Graugußputzer (BÜRKLE DE LA CAMP 1937). JEPSON (1954) stellte fest, daß das Maximum der Störungen einige Jahre nach Aufnahme der Preßlufthammerarbeit erreicht wird, daß jedoch bei Beendigung der Preßlufthammerarbeit die Neigung zu Arteriospasmen keineswegs verschwindet. Es wäre zu fordern, daß nur Patienten mit exzessiv günstiger peripherer Durchblutung und ärztlich nachgewiesener Unempfindlichkeit zur Bedienung der fraglichen Werkzeuge zugelassen werden, soweit nicht automatische Einrichtungen anstelle der manuellen Arbeit treten können. Bei besonders schweren Durchblutungsstörungen wurde von

DESMOND (1954) die doppelseitige Resektion des 2. und 3. Thorakalganglion empfohlen.

Bei entsprechender Disposition scheint auch der protrahierten Kälteeinwirkung die Rolle eines Traumas zuzukommen. MASOERO (1951) berichtet über sekundäres Raynaud-Syndrom bei Flaschenwäscherinnen der Mineralwasserindustrie; er diskutiert neben der dauernd wiederholten Kälteeinwirkung auch die ätiologische Rolle chemischer Einwirkungen, z. B. chlorhaltiger Desinfektionsmittel. Klinisch beobachtete er kleine Hautulcera und Nekrosen; histologisch fanden sich Veränderungen an Nerven und Gefäßen.

γ) Arterienspasmen bei neuralen Störungen.

αα) Neuromuskuläre Schultergürtelsyndrome.

Im Bereiche des Schultergürtels können durch Veränderungen von Skelet und Muskulatur vasospastische Phänomene verursacht werden. Bei der Häufigkeit mancher Veränderungen, wie der Spondylosis deformans und der Osteochondrose, wird man andererseits nicht übersehen können, daß nur in einer Minderzahl von Fällen ischämische Reaktionen auftreten. Zuverlässige Angaben, wie häufig durch Osteochondrose arteriospastische Veränderungen hervorgerufen werden, liegen bisher nicht vor. Bei der Brachialgia paraesthetica nocturna, einer Störung mit Schmerzen und Parästhesien der Unterarme mit nächtlicher Exacerbation wird ebenfalls die ätiologische Rolle der mechanischen Irritation von Gefäßen und Nerven im Bereiche der verschiedenen „Engpässe" des Schultergürtels diskutiert: dabei bleibt es fraglich, ob die Beschwerden durch Druck auf sympathische Fasern des Plexus brachialis oder auf die Vasa nervorum oder durch Reaktionen nach Reizung anderer nicht definierter Gewebe zustande kommen.

Scalenus anterior-Syndrom und Halsrippensyndrom. Halsrippen bestehen aus pathologischerweise angelegten Processus transversi der Halswirbelkörper VII, VI oder V. Sie können durch Irritation der umgebenden Gewebe Beschwerden verursachen. Andererseits lassen sich gleichartige Beschwerden auch bei Fehlen von Halsrippen häufig feststellen; in diesen Fällen können sie durch bindegewebige Strukturen oder andere Weichteile verursacht sein.

Über die erste erfolgreiche Entfernung von Halsrippen mit Beseitigung vorher bestehender Beschwerden berichtete COOTE (1861). Die Arbeiten von MURPHY (1905, 1910); ADSON und COFFEY (1927) zeigten, daß für den Beschwerdekomplex in erster Linie eine Druckwirkung des Musculus scalenus anterior auf den Plexus cervicalis verantwortlich ist, und erst in zweiter Linie die Halsrippen. Nur 45% der Halsrippenträger hatten überhaupt Beschwerden. NAFFZIGER und GRANT (1938) konnten über 71 Fälle von Halsrippen ohne klinische Erscheinungen berichten; VAN HAVEN (1939) hatte ebenfalls bei vielen seiner Patienten mit Anomalien der Brustrippen und mit Halsrippen keine Beschwerden gefunden; lediglich bei 2 von 30 Patienten mit Halsrippen bestanden Durchblutungsstörungen.

Das Scalenus-Syndrom mit oder ohne Halsrippe ist eine Erkrankung hauptsächlich der mittleren oder fortgeschrittenen Altersstufen. Bei vermehrter Kontraktion des Musculus scalenus anterior wird die erste Brustrippe verstärkt angehoben, wodurch Druckerscheinungen am Plexus brachialis möglich sind, die reflektorisch zur spastischen Kontraktion der versorgten Arterienbereiche führen können. Von den minderversorgten Geweben können weitere Reize zu Spasmenbildungen ausgesandt werden, so daß ein Circulus vitiosus entsteht (OCHSNER u. Mitarb. 1935).

Zusätzlich werden im Alter jene Muskeln, die normalerweise für den Abstand der Clavikel von der ersten Rippe sorgen, zunehmend schlaff, so daß sich die Clavikel nach abwärts senkt und auf diese Weise die Arteria axillaris und den Plexus brachialis komprimiert, wie es für das Costoclavicular-Syndrom (TODD 1912) typisch ist.

Die Durchblutungsverminderung bei Kontraktion des Musculus scalenus anterior (Adduktion des Armes mit aktiver Muskelanspannung; Kopfdrehung nach der entgegengesetzten Seite) konnte von BRAGA (1955) mittels Venenverschlußplethysmographie nachgewiesen werden.

Die Behandlung beider Zustände, des Costoclavicularsyndroms und des Scalenus anterior-Syndroms bezweckt ein Tiefertreten der ersten Rippe und damit eine Entlastung der Arteria axillaris und des Plexus brachialis (CRAIG und KNEPPER 1937).

Die Scalenusdurchschneidung kann also unter gewissen Umständen günstig wirken. Dies ist jedoch nur für solche Fälle zu erwarten, bei denen vor dem operativen Eingriff eine sorgfältige Abklärung der klinischen Befunde stattgefunden hat. Ob es regelmäßig gelingt, durch plethysmographische Untersuchungen die mechanischen von den vasospastisch bedingten Durchblutungsstörungen zu unterscheiden (BRAGA 1955), erscheint fraglich. Jedoch läßt sich das Scalenus-Syndrom von einem Morbus Raynaud dadurch abgrenzen, daß beim Hochheben des Kinns oder Drehen des Kopfes zur betroffenen Seite die arteriellen Pulsationen erheblich abgeschwächt werden, was beim Morbus Raynaud nicht der Fall ist.

Costoclavicular-Syndrom. FALCONER und WEDELL (1943) beschäftigen sich mit dem bereits von TODD (1912) untersuchten Costoclavicular-Syndrom, das bei zurück- und tiefgestellten Schultern oder bei Überstreckung des Halses vorkommt. Durch diese Haltungen werden Armarterien und Armnerven zwischen der Vorderfläche der ersten Brustrippe und der Dorsalseite des Schlüsselbeines eingeklemmt. Das Syndrom kommt bei Lastenträgern und Soldaten mit schwerem Rückengepäck vor und besteht in einem Verschwinden der Armpulse mit Auftreten von Parästhesien und Schmerzen. Es läßt sich nach FALCONER und WEDELL (1943) auch bei 50% normaler Männer und 60% normaler Frauen unter entsprechenden Haltungsänderungen oder Belastungen reproduzieren. Beim Truppendienst mit schweren Rucksäcken und umgehängtem Gewehr können sich im Armbereich äußerst quälende Sensationen einstellen, deren Unterdrückung dem Betroffenen auf längere Dauer kaum zugemutet werden kann.

Chirurgische Eingriffe erübrigen sich meist. Ihre Wirkung ist wegen der nachfolgenden Narbenbildung ohnehin fraglich. Dagegen sind Muskelübungen im Bereich des Schultergürtels durchaus zu empfehlen. Bei einer gleichmäßigen Kräftigung und Haltungsverbesserung kommt es häufig zum Verschwinden der gesamten Beschwerden.

Gegenüber der rein mechanisch bedingten Arterienabklemmung dürfte die arteriospastische Komponente beim Costoclavicular-Syndrom im allgemeinen gering zu veranschlagen sein.

Hyperabduktionssyndrom. Die für das Hyperabduktionssyndrom maßgebliche Haltung des Schultergürtels wird durch kranialwärtige Richtung des Oberarms bei rechtwinkeliger Beugung des Ellenbogengelenkes möglichst am liegenden Patienten erzielt; Längsachse von Oberarm und Rumpf sollen dabei übereinstimmen; Auswärtsrotation im Schultergelenk ist zweckmäßig. Bei längerer Einnahme dieser Haltung bekommen bestimmte Individuen im Bereiche der Arme Taubheit, Kribbeln und Kältegefühl, vor allem dann, wenn die Haltung lange Zeit während des Schlafes eingenommen wird. Wahrscheinlich ist neben der rein mechanischen Zirkulationsbehinderung eine vasospastische Komponente, hervorgerufen durch die neurale Irritation, wirksam. Die Selbstversuche von TODD (1912) der im Laufe von 3 Monaten, während derer er mit hyperabduziertem rechten Arm schlief, eine allmählich zunehmende Gefühllosigkeit, Kribbeln, Schwellung der Weichteile, Paronychie und Abschuppung der Haut mit Auftreten kausalgischer Schmerzen registrierte, wurden zunächst durch mechanische Gefäßverschlüsse erklärt. WRIGHT (1948) beschreibt den Fall eines 37jährigen Patienten mit oberflächlicher Gangrän mehrerer Finger bei mäßiger Schmerzhaftigkeit, gesteigerter Empfindlichkeit und Auftreten von Parästhesien, bei dem sich weder für eine Endangitis obliterans noch für Syphilis oder Arteriosklerose ein Anhalt fand. Die intensive Befragung ergab, daß der Patient mit hyperabduzierten Armen schlief. Nach Beseitigung der Schlafhaltung kam die Gangrän innerhalb von 2 Monaten spontan zur Abheilung, die Parästhesien verschwanden innerhalb eines Monats. WRIGHT (1948) sah das Syndrom auch bei verschiedenen Arbeitern, die mit hocherhobenen Armen, z. B. als Anstreicher, Nieter oder Werkstättenarbeiter, beschäftigt sind; Veränderung der Haltung konnte sofort die Durchblutungsstörungen bessern (BEYER und WRIGHT 1951).

Der Nachweis des Beschwerdetyps geschieht dadurch, daß bei kontinuierlicher Palpation des Radialispulses die Intensität der Pulsationen während der Überführung des Armes in Hyperabduktionsstellung geprüft wird. STEIN (1946) fand dabei örtliche Blutdruckabfälle erheblichen Ausmaßes. Das Syndrom soll auch bei ungünstiger Lagerung narkotisierter Patienten auftreten können. WRIGHT, CHINN und MILLET (zit. n. WRIGHT 1948) untersuchten 150 junge Leute ohne anatomische Schultergürtelanomalien zur Klärung der Frage der Häufigkeit des Syndroms. Bei Überführung in Hyperabduktionsstellung (Wright-Test) bekam ein Teil der Untersuchten komplette Arterienverschlüsse, ein anderer Teil nur partielle, wobei der Ausfall der Proben vielfach von der Intensität der Inspiration und von der zur Hyperabduktion angewendeten Gewalt abhängig war. Bei 83% wurden die Armpulse in Hyperabduktionsstellung völlig ausgeschaltet, bei 63% gelang ihre Ausschaltung besonders leicht. Es handelt sich daher beim Hyperabduktionssyndrom um einen Beschwerdekomplex, der unter unphysiologischen Voraussetzungen zustandekommt und im praktischen Leben nur durch absonderliche Beschäftigung oder Gewohnheit auftritt. Wesentlich ist die Unterscheidung vom Scalenus anterior-Syndrom (vgl. Tabelle 7).

Da die betroffenen Patienten häufig von selbst die nachteilige Haltung oder Beschäftigung vermeiden lernen, kommt es nur selten zu schwereren Schädigungen. Nur bei besonders langandauernder kompletter Ischämie dürften die Möglichkeiten von Gangränbildungen gegeben sein. Das seltene Vorkommen von Thrombosen erklärt WRIGHT (1948) durch eine auch im ischämischen Stadium noch wirksame kontinuierliche oder intermittierende Durchblutung des Armes, evtl. über Kollateralen. Auf die differentialdiagnostische Unterscheidung vom Effort-Syndrom (KLEINSASSER 1949) sei hingewiesen. Bekanntlich kann es bei traumatischer Thrombose der Vena axillaris und Vena subclavia zu sekundären arteriellen Spasmen mit Verminderung der Hauttemperatur kommen (vgl. S. 495).

Da durch zweckmäßige Haltung sowie durch Übungsbehandlung ein ausreichender Erfolg beim Hyperabduktionssyndrom fast stets erzielt wird, sind operative Eingriffe selten nötig. Diese bestehen in partieller Resektion der ersten Rippe.

Die zweckmäßigen Übungen sollten durch Heben der seitwärts gestreckten Arme sowie durch Schulterheben der durch Gewichte von 5—10 kg beiderseits belasteten Extremitäten ausgeführt werden. Über diesbezügliche Erfolge berichtet PAULL (1946).

Cervicalsyndrom. Symptome von Rückenmarksischämie, bedingt durch Vasospasmen, bei Osteochondrose der Halswirbelsäule, verbunden mit teilweise intensiven radikulären Schmerzsymptomen, beobachtete BARTSCH (1954). Die Pathogenese der Beschwerden wird durch eine segmentale Rückwirkung auf das spinale Aufteilungsgebiet der Arteria vertebralis, ausgehend von den veränderten Halswirbeln oder deren Bandscheiben erklärt, weitergeleitet über die vorderen Wurzeln dieser Segmente (ZÜLCH 1953; 1954).

Nach BENTE, KRETSCHMAR und SCHICK (1953) entwickelt sich bei cervicaler Osteochondrose ein Reizsyndrom des oberen Körperviertels mit radikulären Sensibilitätsstörungen, Nackenschmerz, Schulter-Armschmerz, Hinterkopfschmerz, Dornfortsatzempfindlichkeit, Schwindel und Stenokardie sowie verschiedenartigen anderen Erscheinungen. Andererseits kann nicht verkannt werden, daß zahlreiche Personen mit eindeutigen röntgenologischen Veränderungen der Halswirbelsäule weder über Beschwerden klagen, noch objektive Krankheitszeichen erkennen lassen. Bei 200 Kranken mit klinisch gesichertem Cervicalsyndrom konnten BARTSCH u. Mitarb. (1955) in $^4/_5$ der Fälle günstige Effekte durch kombinierte Anwendung von Ultraschall und Hydergin erzielen (Wirkung des Ultraschalls, s. S. 159).

Die neuromuskulären Schultergürtelsyndrome kommen, wie vorstehend dargelegt wurde, nur teilweise durch mechanische Beeinflussung der Zirkulation zustande; ihrerseits können sie auch in der betroffenen Extremität eine Steigerung des arteriellen Vasomotorentonus verursachen, der in Einzelfällen zu typischen Raynaudattacken führen kann. BEYER und WRIGHT (1951) konnten z. B. beim Hyperabduktionssyndrom in 20 von 52 Fällen typische Raynaudanfälle provozieren, andererseits durch Änderung der ungünstigen Schlafhaltung prompt vermeiden. Man sollte also bei jedem unerklärtem Raynaud-Syndrom, sofern nicht andere Ursachen dafür eruierbar sind, an die Möglichkeit eines neuromuskulären Schultergürtelsyndroms denken und nur dann die Diagnose eines Morbus Raynaud stellen, wenn durch sorgfältige Untersuchung jedes der in Frage kommenden Syndrome ausgeschlossen ist. Eine Übersicht über Differentialdiagnostik und Therapie der neurovasculären Schultergürtelsyndrome gibt Tabelle 7.

ββ) Organische Nervenaffektionen.

LEWIS und PICKERING (1936) sowie SCHINDLER-BAUMANN (1950) konnten bei zahlreichen Nervenkrankheiten ein sekundäres Raynaud-Syndrom feststellen: bei peripherer Neuritis, Poliomyelitis, progressiver Muskelatrophie, Syringomyelie, amyotrophischer Lateralsklerose, verschiedenen Querschnittslähmungen. Ob es sich dabei um direkte zentrale Auslösung der Durchblutungsstörung im Sinne einer Steigerung des zentralen Vasomotorentonus handelt, oder um mittelbare Auswirkungen dieser Nervenveränderungen durch die infolge Inaktivität mangelnde Durchblutung und die allgemeine Inaktivitätsatrophie (LEWIS und PICKERING 1936), muß dahingestellt bleiben. Tatsächlich können jedoch an den betroffenen Extremitätenteilen abnorme Hautabkühlung, Glätte der Haut, Cyanose, Volumenabnahme (digitale Fingeratrophie), evtl. Ulcera oder Nekrosen zustande kommen. Die Patienten sind gegen Berührung und Temperaturänderungen abnorm empfindlich. Bei Poliomyelitis und Syringomyelie sind derartige Veränderungen besonders häufig zu beobachten.

Diese Zustände sind relativ leicht von organischen Arteriopathien zu unterscheiden, einmal durch den Nachweis der Grundkrankheit, außerdem durch normale Pulsation der großen peripheren Arterien. Zur Diskussion steht ein von LINDQVIST (1950) mitgeteilter Fall, bei dem sich nach traumatischer Schädigung der rostralen Anteile des Hypothalamus (Commotio) ein excessiv ausge-

Tabelle 7. *Differentialdiagnostik und Therapie neurovasculärer Schultergürtelsyndrome* (unter Verwendung von Angaben von WRIGHT 1948 sowie ALLEN, BARKER und HINES 1955).

	Scalenus-(Naffziger-) Syndrom	Costoclavicular-Syndrom	Hyperabduktions-Syndrom	HWS-Syndrom Cervical-Syndrom
Ungünstige Haltung	Adduktion des Armes mit aktiver Muskelanspannung, Kopfdrehung von der befallenen Seite weg	Schultern zurück u. abwärts; Nacken über strecken	Oberarme senkrecht hoch. Unterarm rechtwinkelig gebeugt über Kopf	Extension des Nackens; Anstrengungen Husten; Drehungen
Abweichung bei Pulspalpation und Oscillometrie	+	+	+	∅
Temperatur Hand u. Finger	herabgesetzt	herabgesetzt	eventuell herabgesetzt	kaum verändert
Blässe u. Cyanose	+	+	(+)	∅
Parästhesie	+	+	+	+
Begleitende Venenverschlüsse	∅	(∅)	nur bei begleitender Thrombose der V. axillaris	∅
Gangrän	+	+	+	∅
Röntgenbefunde	eventuell Halsrippe	eventuell Thoraxasymmetrie	∅	enge Intervertebralspalte; eventuell Stop im Wirbelkanal
Wirkung lokaler Anaesthetica	eventuell temporär	wirkungslos	?	∅
Therapie	Übungen mit Hyperabduktion selten Scalenotomie oder Rippenresektion	aktive Bewegungs- und Hebeübungen Rippenresektion?	Übungen, Rippenresektion? Tenotomie d. M. pectoralis minor (LORD u. STONE 1956)	Physikalische Behandlung (Massage, Streckübungen) Hydergin

+ = vorhanden oder möglich; ∅ = fehlt.

prägtes Raynaudsyndrom eingestellt hatte. Als Erklärung für dieses Verhalten genügt kaum der Hinweis auf die nachteiligen Wirkungen der erzwungenen Muskelinaktivität auf die periphere Durchblutung, so daß der Gedanke naheliegt, daß die zentralen Läsionen zu einer Steigerung des peripheren Vasomotorentonus führten. Ohne eine eingehende neurologische Untersuchung dieser seltenen Einzelfälle ist aber diese Annahme nicht ausreichend zu begründen.

δ) Arterienspasmen nach toxischen Einwirkungen.

αα) Bleiintoxikation.

Obwohl die Frage nach der Möglichkeit spastischer und organischer Gefäßveränderungen nach Bleiintoxikationen immer wieder diskutiert wird, bestehen keine wesentlichen Zweifel daran, daß die Bleiintoxikation zur spastischen Kontraktur der Arteriolen und der Capillaren führen kann (LESCHKE 1933). (Vgl. die Ausführungen von WOLLHEIM u. MOELLER im Kap. Hypertonie, Bd. IX/5, S. 771 ff.) Dieser Befund ist am Augenhintergrund erkennbar und führt mitunter zu passageren Amaurosen (ELSCHNIG 1929). LESCHKE (1933) erwähnt das gelblich graue

Hautkolorit der Bleivergifteten, das ebenfalls durch Kontraktion der feinsten Hautgefäße erklärt wird. Eine gelegentlich nachweisbare leichte Blutdrucksteigerung im Gefolge von Bleivergiftungen kann auch mit einer Vasospastik im Zusammenhang gebracht werden. TAEGER (1941) hält sie nicht für eine Folge der Bleiintoxikation. Dauerhypertonien als Folge von Bleivergiftungen werden überwiegend abgelehnt (BELKNAP 1940; GELMANN 1929). Über die Folgeerscheinungen initialer durch Bleivergiftung hervorgerufener Arterienspasmen herrscht keine Einigkeit. Einerseits soll nach JOHNSTONE (1948) sowie BELKNAP (1940) die Arteriosklerose bei Bleivergifteten nicht gehäuft auftreten, desgleichen die Nephrosklerose und Coronarsklerose (LESCHKE 1933; TAEGER 1941; FÜHNER und BLUME 1947). MOESCHLIN (1952) hält jedoch die Wirkung der Bleivergiftung als ätiologischen Teilfaktor für möglich, unter Berufung auf die Stellungnahmen von HAMILTON und JOHNSTONE (1945). Gehäuftes Vorkommen von Angina pectoris wird von SPÜHLER (1940) und TAEGER (1941) berichtet, gehäuftes Auftreten von Nephrosklerose von CHAPMANN (1941).

Trotz zurückhaltender Beurteilung durch TAEGER (1941) werden gewisse Fälle von Magengeschwüren auf der Basis der Bleiintoxikation erklärt (GLASER 1921; KOELSCH 1928; HAMILTON und JOHNSTONE 1945). Gleichfalls durch Gefäßspasmen könnten die von KOINUMA (1926) festgestellten Beeinträchtigungen der Spermiogenese mit konsekutiver Sterilität erklärbar sein. Durch Schädigung von Chorionepithel und Fetus soll bei Frauen Abort hervorgerufen werden (HAMILTON und JOHNSTONE 1945).

Als häufig wird von TAEGER (1941) ein leichtes sekundäres Raynaud-Syndrom der Bleivergifteten bezeichnet, das sich in Form der Digiti mortui zeigt. Kaum je kommt es dabei zu peripherer Gangrän. Personen zwischen 45 und 55 Jahren sollen bevorzugt befallen werden. TAEGER (1941) nimmt an, daß unter der Wirkung toxischer Substanzen auf das Gefäßnervensystem bei tatsächlicher Bleiexposition eine auf peripheren Spasmen beruhende Gangrän auftreten kann. BAADER (1928) erwähnt Übergang von schweren Bleivergiftungen in eine Endangitis obliterans mit Gangrän größerer Gewebsbezirke.

ββ) Arsenintoxikation.

Nach MOESCHLIN (1952) soll bei der Arsenvergiftung ein Verschluß der kleinsten Arterienäste vorkommen; im allgemeinen wird auch ein Blutdruckabfall angegeben. Ob die in Weinbaugebieten feststellbare Durchblutungsstörung mit Übergang in Endangitis (vgl. Endangitis obliterans, S. 267) über ein spastisches Vorstadium läuft, ist noch nicht geklärt.

γγ) Einwirkungen von Phenol und Oxalsäure.

Die Carbolsäure (10%ige wäßrige Lösung von Phenol) kann wegen der leichten Resorbierbarkeit und der gleichzeitigen anaesthetischen Wirkung zu gefährlichen, weil zunächst unbemerkt bleibenden Nekrosenbildungen unter Einbeziehung des Gefäßsystems führen. MOESCHLIN (1952) berichtet über periphere Gangrän mit schweren Schorfbildungen nach Aufbringen einer 2—3%igen Phenollösung auf die Haut. Zu denken wäre hierbei an eine durch initiale Arterienspasmen bewirkte arterielle Thrombose.

Oxalsäure verursachte bei einem Arbeiter, der 2 Jahre lang damit Fußböden reinigte, eine Fingergangrän (GROLNICK 1929). Bei sämtlichen der bisher genannten Intoxikationserscheinungen ist eine gesteigerte individuelle Empfindlichkeit als Voraussetzung für das Zustandekommen der Durchblutungsstörungen anzunehmen.

δδ) Ergotaminintoxikation.

Die in Dosen von 5—10 g tödliche Wirkung des Mutterkorns (Claviceps purpurea, schwarzer Getreidepilz, Roggenpilz) beruht auf seinem Gehalt an Alkaloiden (BARGER u. CARR 1906; KRAFT 1906; STOLL 1918; STOLL u. HOFMANN 1943), insbesondere Ergotoxin und Ergotamin (wasserlöslich) sowie Ergobasin (wasserunlöslich). Wegen des leichten Zerfalls wird das alkaloidhaltige Mehl gegen das Frühjahr zu allmählich weniger gefährlich (STOLL 1945). Nach Mutterkorn- und Ergotaminverabreichung kommt es neben den adrenolytischen Effekten zur Steigerung des Tonus der glatten Muskulatur. Besonders bei empfindlichen Personen mit Neigung zu Gefäßspasmen lassen sich bereits durch kleinere Ergotamindosen Durchblutungsstörungen erheblichen Ausmaßes auslösen. MOESCHLIN (1952) beobachtete bei einem 60jährigen Patienten mit Herpes zoster 5 min nach intramuskulärer Injektion von 1 Ampulle Gynergen eine schmerzhafte Ischämie mit nachfolgender Nekrose der Kopfschwarte. Der gleiche Autor warnt bei Patienten mit coronaren Durchblutungsstörungen vor der Anwendung ergotaminhaltiger Präparate; er sah auch in einem entsprechenden Fall nach 1 Ampulle Gynergen einen Myokardinfarkt auftreten.

Die individuelle Empfindlichkeit des Menschen gegenüber Ergotamin ist sehr unterschiedlich und läßt sich durch eine probatorische Einzelinjektion abschätzen; es kommt dabei zu Hautcyanose und Blutdruckanstieg.

Die chronische Ergotaminintoxikation, wie sie etwa nach Genuß mutterkornhaltigen Getreides auftritt, führt bei den Kranken entweder zum sogen. convulsiven Typ, oder bei etwas höherer Dosierung zum gangränösen Typ der Intoxikation. Im ersteren Fall kommt es zu Übelkeit, Würgreiz, Erbrechen, Kopfschmerz, Parästhesien (Ameisenlaufen) und Anästhesien (Taubheitsgefühl). Beim gangränösen Ergotismus stellen sich schmerzhafte arterielle Durchblutungsstörungen der Acren ein, die in Gangrän übergehen können (CHASANOW 1931). Hierbei ist besonders der intensive brennende Schmerz in den betroffenen acralen Extremitätenanteilen (Sankt Antoniusfeuer; ignis sacer) bemerkenswert, wobei sich die Extremitäten kalt anfühlen. Aus einer schweren irreversiblen Cyanose entwickelt sich rasch die Gangrän. Symmetrisches oder nahezu symmetrisches Auftreten gilt als charakteristisch. Begleitende psychische Störungen, Muskelkrämpfe und Parästhesien als Symptome des konvulsiven Vergiftungstyps können gleichzeitig vorhanden sein. Klingen die Durchblutungsstörungen ab, oder kommt es zur Rückbildung der Vergiftungserscheinungen, so können Dauerkontrakturen der Muskulatur, Anästhesien und periphere Lähmungen der Extremitätennerven zurückbleiben. Gegen Avitaminosen B gelten die betroffenen Individuen als besonders empfindlich, wie andererseits an Unterernährten und Patienten mit Vitamin B-Mangel die neurologischen Vergiftungsausfälle stärker in Erscheinung treten.

LEWIS (1935) beschrieb 3 Stadien der toxischen Ergotaminwirkung:

1. Schnell reversible Cyanose; 2. dunkelrote Verfärbung, die sich nur langsam zurückbildet und auf Druck keine Aufhellung erkennen läßt; 3. Ausbildung von Nekrose und Gangrän.

In den nekrotischen Bezirken, z. B. in dem beim Tierversuch meist als Versuchsobjekt dienenden Hahnenkamm, werden nach Ergotaminvergiftung arterielle und venöse Thromben gefunden, die bis in die nicht nekrotisierten Bezirke hinüberreichen. In der Regel kommt es unter Ergotaminwirkung zu einer über 36—48 Std anhaltenden Vasoconstriction, die durch Stase, Thrombose, Endothelschäden und Flüssigkeitsaustritte der ischämischen Gangrän den Weg bereitet.

Neben Nahrungsmittelvergiftungen (KAUNITZ 1954; 1955; FATHERREE und HINES 1936) interessieren besonders die iatrogenen Ergotaminvergiftungen. Die obsolete Behandlung des Pruritus mit Ergotamintartrat kann zu derartigen Vergiftungen Anlaß bieten. Als besonders gefährlich gilt die Anwendung von Ergotamintartrat bei Leberstörungen, da solche Patienten das Ergotamin wahrscheinlich nicht ausreichend entgiften können. Bei einer 47jährigen Patientin, die zunächst wegen Migräne täglich 0,25—0,5 mg Ergotamin parenteral zugeführt bekam, entwickelte sich nach Steigerung der Dosis eine Dysbasia intermittens, die über 5 Monate anhielt (THOMPSON u. Mitarb. 1950). Auch ALLEN, BARKER und HINES (1955) beschreiben einen Fall mit bleibender Nervenschädigung und Kausalgie bei ergotaminbehandelter Migräne.

Die Therapie sollte in einer möglichst frühzeitigen Absetzung des Ergotamin, baldiger Anwendung von Amylnitrit, Priscol (3mal 50 mg per os; 3mal 10 mg s. c., evtl. intraarteriell an der betroffenen Extremität) sowie in Anwendung von Euphyllin, Papaverin, Antibioticis und bei Krämpfen Luminal bestehen. THOMPSON u. Mitarb. (1950) sahen nach intravenöser Gabe von Natriumnicotinat Rückgang der spastischen Zeichen. Die Anwendung dieses Mittels als Dauertropfinfusion bei gleichzeitiger Sorge für Aufrechterhaltung des Blutdruckes ist sicher zweckmäßig.

ε) Arterienspasmen bei Blutveränderungen.

αα) Kältehämagglutinine.

Die Unterscheidung sekundärer arteriospastischer Durchblutungsstörungen bei Veränderungen des Blutes vom primären Morbus Raynaud bereitet häufig erhebliche Schwierigkeiten. Die Beobachtungen von Raynaud-Attacken bei Kranken, in deren Blut sich Kälteagglutinine nachweisen ließen, brachten IWAI und MEL-SAI (1925) auf den Gedanken, die Ursache des Morbus Raynaud könne generell in einer Kältehämagglutination gesehen werden. Diese Annahme hat sich jedoch trotz zahlreicher weiterer Beobachtungen von Kältehämagglutininen nicht bestätigt. Denn bei Kranken mit sicherem primärem Morbus Raynaud mißlang der Nachweis von Kälteagglutininen häufig oder regelmäßig (ALLEN, BARKER und HINES 1955). Andererseits gibt es auch Mitteilungen, wonach Kältehämagglutinine für die Auslösung von Raynaud-Syndromen verantwortlich sind (GUALANDI und LORENZINI 1951; HANSEN und THORN 1956 u. a.). Mit der speziellen Physiologie und Klinik der Kälteagglutinine haben sich STATS und WASSERMANN (1943) befaßt. Differentialdiagnostisch verdienen die Untersuchungen von MARSHALL u. Mitarb. (1953) Beachtung, mit denen bei Raynaudkranken und bei Patienten mit hohem Titer an Kälteagglutininen die periphere Zirkulation bei gewärmtem Gesamtkörper mit örtlicher Unterkühlung einer Hand (10^0 C) ein unterschiedliches Verhalten ergab; während die Raynaudpatienten keinerlei Durchblutungsabnahmen der unterkühlten Hand aufwiesen, wurde bei den Kältehämagglutininpatienten die Extremitätenzirkulation durch lokale Gefäßverstopfung zum Stillstand gebracht. Allerdings gehen nicht alle Fälle von Kälteagglutininen mit Zirkulationsstörungen einher. MELLINKOFF und PISCIOTTA (1949) fanden die Blutkörperchensenkung von Kälteagglutininträgern unter Kälteeinfluß verzögert.

HANSEN und FABER (1947); LERNER und WATSON (1947); sowie LERNER, BARNUM und WATSON (1947) zeigten, daß die Gefäßveränderungen bei manchen Patienten nicht durch Kälteagglutination der Erythrocyten, sondern durch Kältewirkung an den Arterien zustandekommen. Dabei kommt es zur Ausfällung von Proteinen an der Arterienwand, unter Umständen zum Lumenverschluß.

Ist der Anteil solchermaßen bedingter Kältepräzipitationen gegenüber den reinen Hämagglutinationen auch noch nicht ausreichend abzuschätzen, so ist dennoch ihre Mitwirkung bei der Auslösung des sekundären Raynaud-Syndroms als gesichert zu betrachten.

ββ) Kryoproteine.

Bereits 1933 beschrieben WINTROBE und BUELL (1933) Raynaud-Syndrome bei Hyperproteinämie infolge Plasmocytoms. Das Patientenblut wurde bei Abkühlung in vitro präzipitiert. Diese Art der intravasalen Thrombenbildung, hervorgerufen durch die meist der γ-Fraktion zuzuordnenden Kryoglobuline oder Kryoproteine hat sich in der Folgezeit häufig nachweisen lassen. Bei hoher Konzentration dieser Eiweiße im Patientenblut können sich Durchblutungsstörungen bereits unter Zimmertemperatur einstellen. Nach intravasaler Fällung des Eiweißes laufen die folgenden Stadien, Thrombosierung des Lumens, Gefäßwandschädigung mit Flüssigkeitsaustritt, evtl. Gewebsnekrosen auf ischämischer Basis, in uniformer, lediglich zeitlich und quantitativ modifizierter Weise ab. Neben der Ausfällung der Kryoglobuline scheinen allerdings auch Arteriospasmen an den dabei eintretenden Durchblutungsstörungen beteiligt zu sein (SCHWARTZ und JAGER 1949). Diese Autoren konnten nur relativ geringe Mengen kältepräzipitablen Eiweißes im Plasma nachweisen. Als klinischen Test empfehlen sie die Aufbringung eines Eisbeutels auf die Haut über dem Sternum. Auftreten einer zentralen cutanen Ischämie nach 5min spricht für Kryoproteine im Plasma. Etwas weniger harmlos ist der Test nach HANSEN und FABER (1947), bei dem zwei Finger in kaltes Wasser getaucht und anschließend auf Durchblutungsstörungen untersucht werden. Sympathicolytische Substanzen zeigen bei positivem Test im Bereich der eingetauchten Finger keine Wirkung, weil dort die Zirkulation thrombotisch unterbrochen wird. Der durchblutungsgestörte Bezirk ist scharfrandig von der Umgebung abgesetzt und blaß oder weiß verfärbt. Bei prolongiertem Unterkühlversuch greifen die ischämischen Bezirke auf die benachbarten Gewebe über.

Sekundäre Kryoproteinämien wurden bisher bei zahlreichen Krankheiten festgestellt. LERNER, BARNUM und WATSON (1947) fanden sie bei 31 von 121 Patienten mit verschiedenen Krankheiten; auch BARR u. Mitarb. (1950) konnten sie häufig nachweisen. Bisher wurden unter anderem bei folgenden Krankheitsbildern Kryoproteinämien mit sekundären Durchblutungsstörungen beobachtet: Plasmocytom (BARR u. Mitarb. 1950; HANSEN und FABER 1947; HILL u. Mitarb. 1949; RORVIK 1950; CUGUDDA 1952; PUTNAM und UDIN 1953; DUSTIN 1953; BRAUMAN u. Mitarb. 1953; BLADES 1951; McFARLANE und DOVEY 1952; COSGROVE und TOURETTE 1953; MARSHALL und MALONE 1954 u. a.); Kala Azar (WERTHEIMER und STEIN 1944; MOST und LAVIETES 1947); generalisierter Lupus erythematodes (BARR u. Mitarb. 1950); Gelenkrheumatismus (HOLMBERG und GRONWALL 1942); Periarteriitis nodosa (SHAPIRO und WERTHEIMER 1946; LEPOW u. Mitarb. 1949; BUTLER und PALMER 1955); subakute bakterielle Endokarditis (DREYFUSS und LIBRACH 1952); Coronarerkrankungen (JAMES und DRAKE 1953); Lymphosarkom (ABRAMS u. Mitarb. 1949); lymphatische Leukämie (SCHWARTZ und JAGER 1949; CRAIG u. Mitarb. 1952); Polycythaemia vera (ISRAELS und KILGORE 1954; RAMOND u. Mitarb. 1940); Lebercirrhose (GRIFFITH und GILCHRIST 1953; BRAUNSTEINER u. Mitarb. 1954). Neben diesen Fällen, bei denen sich im Gefolge der angegebenen Grundkrankheit sekundäre Kryoproteine entwickelten, sind vereinzelt auch Patienten mit Kryoproteinen ohne nachweisbare Grundkrankheit (sogenannte idiopathische, primäre Kryoproteinämien) beschrieben worden (VOLPÉ u. Mitarb. 1956; BARR u. Mitarb. 1950; PELZIG 1953; STEINHARDT und FISCHER 1953; HUTCHINSON und HOWELL 1953).

Klinisch zeigen die Kranken ein mehr oder minder typisches Raynaud-Syndrom, zu dem allerdings noch Stomatitiden, Hautausschläge, Abdominalschmerzen und andere Störungen kommen können. Blutungen aus Nase und Mund, Retinablutungen und Melaena wurden wiederholt beschrieben. Erscheinungen von Purpura im Hautbereich sind keine Seltenheit; ihre Beziehungen zur Purpura hyperglobulinaemica WALDENSTRÖM (1952) wurden erörtert. Beteiligung der Pulmonalarterien, klinisch mit Dyspnoe und Cyanose verknüpft, wurde von MUIRHEAD u. Mitarb. (1952) festgestellt. Relativ selten kommt es zu Gangränbildungen (CUGUDDA 1952; BUTLER und PALMER 1955; WRIGHT 1952; HUTCHINSON und HOWELL 1953).

Die Therapie dieser Zustände richtet sich bei sekundären Kryoproteinämien nach der Grundkrankheit. Essentielle Kryoglobulinämien behandelt man mit Cortison, das auch bei symptomatischen Kryoglobulinämien Anwendung findet. Die Dosis soll für die ersten Wochen täglich 30 mg betragen (WIRTSCHAFTER u. Mitarb. 1956). Bei gewissen symptomatischen Kryoglobulinämien dürfte eine wesentlich höhere Dosierung (täglich 100—200 mg Cortison oder entsprechende Dosen von Prednison oder Prednisolon) notwendig sein.

Die Wirkung von ACTH wird unterschiedlich beurteilt (ENGLE und BARR 1951). Nach VOLPÉ u. Mitarb. (1956) wird durch den entzündungshemmenden Einfluß von ACTH die Empfindlichkeit des Patienten gegen die eigenen Kryoglobuline etwas gedrückt, wodurch die klinischen Effekte erklärbar sind. Der Grundprozeß dürfte unbeeinflußt bleiben.

Besondere Vorteile sehen FERRIMAN u. Mitarb. (1951) sowie GÉLIN (1954) bei Fällen von Kryoproteinämie mit Milzvergrößerung — die Milz soll dabei eine fibröse Umwandlung zeigen — in einer Exstirpation dieses Organs. Nähere Zusammenhänge konnten nicht klargestellt werden.

Zusammenfassend darf angenommen werden, daß unter der Vielzahl der Patienten mit arteriospastischen Durchblutungsstörungen sich bei einer kleinen Anzahl von Kranken Kryoglobuline oder Kältehämagglutinine als Ursache der Durchblutungsstörungen eruieren lassen. Ein primärer Morbus Raynaud darf nicht diagnostiziert werden, wenn nicht das Vorkommen dieser beiden Blutstörungen ausgeschlossen ist. Lassen sich andererseits bei einem Raynaud-Patienten Kryoglobuline nachweisen, so handelt es sich um ein sekundäres Raynaudsyndrom, bei dem an die verschiedenen ursächlichen Grundkrankheiten, wie Myelom (BARR u. Mitarb. 1950; LINKE 1950), oder an Leukämien (SCHWARTZ und JAGER 1949) gedacht werden muß, bevor man die Diagnose einer „essentiellen Kryoglobulinämie" (FERRIMAN u. Mitarb. 1951; VOLPÉ u. Mitarb. 1956) stellt.

Die weitere Klärung vieler noch wenig übersichtlicher pathogenetischer Einzelheiten bedarf systematischer Eiweißuntersuchungen sowohl an Raynaud-Patienten, Kranken mit Akrocyanose und Purpura wie auch an Patienten mit sämtlichen der vorgenannten, zu sekundärer Kryoglobulinämie Anlaß gebenden Krankheiten. Bisher läßt sich nicht einmal über die Häufigkeit derartiger Dysproteinämien ein hinreichendes Urteil abgeben.

ζ) Arterienspasmen bei Gewebsveränderungen.

αα) Diffuse Sklerodermie.

Als Auswirkungen der diffusen Sklerodermie stellen sich häufig Zirkulationsstörungen im Bereiche der betroffenen Hautareale ein (MARTIN 1955; JABLONSKA u. Mitarb. 1957). Auf die speziellen pathogenetischen Zusammenhänge wird in der dermatologischen Literatur ausführlich eingegangen.

ββ) Akrosklerose.

Bei der Akrosklerose (HUTCHINSON 1893; 1895; 1896) gehen vasospastische Störungen mit einer auf Acren, Gesicht, Hals und obere Brustanteile lokalisierten Sklerosierung der Haut einher. Eine entsprechende Gruppe bilden manche Fälle von Sklerodaktylie mit Raynaud-Syndrom (SELLEI 1931; O'LEARY und WAISMAN 1943).

Nicht alle Akrosklerosepatienten zeigen vasospastische Syndrome. Überhaupt sind gesicherte Kausalzusammenhänge zwischen Akrosklerose und Morbus Raynaud bisher nicht hinreichend begründet.

Zu Beginn werden Akrosklerosen häufig als Rheumatismus verkannt. In späteren Stadien kann neben allgemeiner Atrophie der Acren, Nageldeformitäten und (selten) Gangrän die Ausbildung von Teleangiektasien sowie von nadelähnlichen oder knotigen Kalkeinlagerungen beobachtet werden. Auch viscerale bindegewebige Veränderungen kommen vor. Derartige Fälle, kombiniert mit Raynaudanfällen wurden als Thibierge-Weissenbach Syndrom[1] von ROSENAUER u. Mitarb. (1952), COOMBS (1952); JAFFERS (1954); CALVERT u. Mitarb. (1955) u. a. beschrieben. Dabei muß offen bleiben, ob es sich um ein sekundäres Raynaud-Syndrom bei Akrosklerose oder um eine Krankheit sui generis handelt.

Bei verschiedenen sekundären arteriospastischen Zuständen zeigt sich als gemeinsame Voraussetzung eine vasospastische Disposition. Ihr Anteil an den einzelnen Syndromen unterliegt beträchtlichen Schwankungen. Ihre Genese ist noch unbekannt.

Anhang: Vasomotorische Kopfschmerzen.

Im Gegensatz zu früheren Ansichten, nach denen die Migräne wie andere Arten von Kopfschmerzen durch Spasmus der Hirnarterien entsteht, ist durch neuere Untersuchungen klargestellt, daß bei den meisten Arten von Kopfschmerzen häufig noch anderweitige Gefäßveränderungen vorliegen.

FAY (1931) sowie LEVINE und WOLFF (1932) stellten fest, daß nur die Arterien der Hirnbasis und deren unmittelbare Umgebung schmerzempfindlich sind. Es lag daher nahe, auch die verschiedenen Arten von Kopfschmerz auf Veränderungen in diesen Bereichen zurückzuführen.

Der Mechanismus der *Migräne*, eines typisch in periodischen Anfällen mit sehr verschiedenen Intervallen (Intervalle von Tagen bis Jahren) auftretenden, meist halbseitig lokalisierten, schweren Kopfschmerzes, der mit Nausea, Erbrechen und schwerster Störung des Allgemeinbefindens einhergeht, vielfach familiär fixiert ist und durch psychische und dispositionelle Faktoren wesentlich beeinflußt wird, wurde durch die Untersuchungen von GOLDMAN (1935/1936) sowie WOLFF u. Mitarb. (1952; 1953) im wesentlichen geklärt. FRIEDMAN, VON STORCH und MERRITT (1954) schätzen die Häufigkeit der Migräne auf 5—10% der Gesamtbevölkerung; in der ärztlichen Allgemeinpraxis liegt der Prozentsatz mit 8—12% noch etwas höher. Der Beginn des bei Frauen und in städtischen Bevölkerungen häufiger vorkommenden Leidens fällt meist zwischen das 15. und 30. Lebensjahr.

Man unterscheidet im allgemeinen zwischen dem Vorstadium (der Aura), die mit Gesichtsblässe und Flimmerskotomen einhergeht, und der eigentlichen Schmerzphase, bei der Gesichtsrötung auftritt; darauf folgt schließlich noch ein sog. Ödemstadium. Typisch für das Vorstadium (vor Eintritt der Schmerzen) stellt sich bei 10—15% der Kranken Augenflimmern sowie eine inkomplette, seltener komplette Hemianopsie ein, die auf die zu den später eintretenden Schmerzen entgegen-

---

[1] Kombination von Sklerodermie mit Calcinosis cutis (THIBIERGE und WEISSENBACH 1911).

gesetzte Kopfseite lokalisiert ist. Manche Patienten geben ausgesprochene Lichtempfindlichkeit oder eine Aversion gegen farbige oder schwarz-weiße Lichteindrücke an. Geruchsempfindlichkeit kann ebenfalls beobachtet werden. Die Schmerzphase beginnt in typischen Fällen mit einseitigen, orbital, frontal oder temporal, selten mit bilateral lokalisierten Schmerzen von zunächst pulsierendem Charakter. Mit längerer Dauer intensiviert sich der Schmerz, dehnt sich auf größere Bezirke aus und verliert allmählich die pulsierende Eigenschaft, um in einen stetigen Dauerschmerz überzugehen. In der Abklingphase bleibt für viele Stunden ein dumpfer Nachschmerz bestehen. Einbeziehung von Hinterkopf, Nacken und Hals in die spätere Schmerzphase braucht nicht durch die gleichen Gefäßvorgänge zustande zukommen wie der Kopfschmerz, sondern kann auf sekundären kopfschmerzabhängigen Muskelkontraktionen beruhen (FRIEDMAN 1959). Begleiterscheinungen bilden neben Nausea manchmal Erbrechen, Schwindel, Schweißausbruch, Salivation, Diarrhoe, Extremitätenkälte und Parästhesien. Äquivalente zur Migräne sieht FRIEDMAN (1959) in periodischen Schmerzen des Oberbauches und der Lebergegend („abdominale Migräne"; FRIEDMAN u. MERRITT 1959) sowie in Schmerzen und Irritationen des Trigeminus- und Abducensbereiches.

Lag es im Hinblick auf die Gesichtsblässe im Vorstadium schon nahe, eine Vasokonstriktion anzunehmen, so wurde dies durch die Beobachtungen von GOLDMAN (1935/36) an einem Migränepatienten mit einem Defekt des knöchernen Schädels sinnfällig wahrscheinlich gemacht; das Volumen des Schädelinnern zeigte sich bei diesem Patienten während des Vorstadiums vermindert (eingezogene Hautstelle über dem Schädeldefekt) und nahm in der Schmerzphase deutlich zu (Vorwölbung). Später konnten WOLFF u. Mitarb. (1952; 1953) in sphygmographischen Untersuchungen an der Arteria temporalis nachweisen, daß die Aura durch Kleinheit der Pulsamplituden, das Schmerzstadium durch besonders hohe Amplituden gekennzeichnet ist. Der direkte Beweis für gleichsinniges Verhalten der Gefäße des Schädelinneren war damit aber noch nicht erbracht. Nur hatte sich gezeigt, daß die Schmerzen der Patienten etwa proportional der sphygmographisch faßbaren Amplitude der Art. temp. waren (GRAHAM und WOLFF 1937) und durch äußere Arterienkompression sowie durch Steigerung des Liquordruckes (Queckenstedt-Probe oder Flüssigkeitszufuhr intralumbal; SCHUMACHER, RAY und WOLFF 1940) deutlich vermindert wurden. Auch ließen sich durch druckpassive Kopfarteriendehnung Momentanschmerzen erzeugen (GRAHAM und WOLFF 1937). Auch durch Zentrifugalkräfte konnten analoge Effekte erzeugt werden (KUNKLE, LUND und MAHER 1948). Schließlich wurde auch der vasomotorisch bedingte Histaminkopfschmerz durch den gleichen Mechanismus erklärbar, wenn man zu unterstellen bereit war, daß (aus unbekannter Ursache) der nach initialer histaminabhängiger Blutdrucksenkung zu beobachtende Wiederanstieg des Blutdruckes im Gehirnbereich auf noch erschlaffte Arterien trifft, in denen durch druckpassive Überdehnung Schmerzsensationen hervorgerufen werden. Diese klingen ab, sobald die Hirnarterien wieder tonisiert (kontrahiert) sind (HOFMANN 1950). Es wird angenommen, daß dieser Schmerz zur Schmerzphase bei der Migräne in Analogie zu setzen ist und daß auch bei der Migräne das Schmerzstadium durch druckpassive Überdehnung der Hirnbasisarterien zustande kommt (PICHLER 1955). Im Laufe längerdauernder Überdehnung dieser Arterien kommt es über eine Permeabilitätssteigerung, wobei der Austritt von Ödemflüssigkeit aus den Gefäßen und deren Ablagerung im periarteriellen Gewebe anzunehmen ist, zu einer Herabsetzung der Empfindlichkeitsschwelle für Schmerz im Bereiche der drucküberdehnten Basisarterien. Nach WOLFF (1955) beruhen die Kopfschmerzen, die bei zahlreichen anderen Gelegenheiten auftreten, prinzipiell auf dem gleichen Mechanismus, z. B. Kopfschmerzen bei Infektionskrankheiten und Fieber, bei anoxämischen Zuständen, nach Nitrit- oder Histaminanwendung, bei Hungerzuständen, nach Alkoholgenuß und nach epileptischen Anfällen.

Untersuchungen des arteriellen Druckes im Carotis interna-Bereich lassen sich indirekt durch Erfassung des Netzhautarteriendruckes durchführen. REMKY (1949; 1950) konnte zeigen, daß Änderungen des Mitteldruckes um 13—14% bei Lagewechsel bereits Kopfschmerzen erwarten lassen; bei 16 von insgesamt 19 Kopfschmerzpatienten konnte er erhöhte Netzhautarteriendrucke (gemessen nach BAILLIART 1947) nachweisen. Untersuchungen an der Conjunctiva Bulbi von Migränepatienten (OSTFELD u. Mitarb. 1955) ergaben deutliche Vasoconstriction im Vorstadium, sowie Zeichen von Vasodilatation mit Ödem, teilweise Blutextravasaten während des Schmerzstadium. Durch Gabe von Arterenol wurde Vasoconstriction, Ödembeseitigung und Abnahme der Kopfschmerzen erzielt; das Ansprechen auf Noradrenalin ist optimal bei Schmerzbeginn und verschlechtert sich mit der Dauer des Schmerzanfalls. Im EEG ließen sich Asymmetrien der α-Wellen nachweisen (BÄRTSCHI-ROCHAIX 1954), die wahrscheinlich auf Kaliberschwankungen im Quellgebiet der Carotiden zurückzuführen sind.

Ätiologisch werden vasomotorische Kopfschmerzen mit zahlreichen Krankheiten in Verbindung gebracht, unter anderem mit akzessorischen hereditären Faktoren (GOODELL 1953), Cerebralarteriensklerose, arteriellen Aneurysmen, Arteritis temporalis (GREPPI 1952), mit Narbenzuständen im Bereich des Schädels (HIRSCHMANN 1955) und mit Mikroventrikulie (KEHRER 1950). Auch bei essentieller Hypertonie soll nach GREPPI (1952) eine symptomatische Migräne vorkommen. Der Kopfschmerz der Hypertoniker tritt häufig bereits früh nach dem Erwachen auf, hält während der Vormittagsstunden an und läßt später nach (vgl. WOLLHEIM und MOELLER, Beitrag Hypertonie, dieses Handbuch Bd. IX/5). Zusammenhänge mit Zuständen von gesteigertem Sympathicustonus nimmt LANZAROT (1953) an, der gelegentlich im EKG paroxysmale Flimmerarrhythmien beobachten konnte, die durch Hydergin und Ergotamin günstig zu beeinflussen waren. Einflüsse von Stress und gesteigerter beruflicher Beanspruchung scheinen nach den Untersuchungen von FRIEDMAN (1959) eine Rolle zu spielen. Beziehungen der Migräne zu hormonalen Dysregulationen, Hypotonien und renalen Störungen wurden von BAILLIART (1947) angenommen. GALLINI u. Mitarb. (1951) nahmen eine Hyperfolliculinämie an. Sie fanden bei 17 Patientinnen eine gesteigerte Ausscheidung von Phenolsteroiden im Urin. Der oftmalige Beginn der Migräne in der Pubertät oder in der Menopause, zeitliche Zusammenhänge mit der Menstruation und das Aufhören der Beschwerden während der Gravidität (bei 80% migräneleidender gravider Patientinnen; FRIEDMAN 1959) unterstreichen die Beteiligung hormonaler Faktoren. Eine erhebliche Rolle dürfte psychischen Einflüssen zuzuschreiben sein, die nach ASSMANN und STÜBER (1956) zwar nicht allein ausschlaggebend für das Zustandekommen der Migräne sind, doch bei einem bestimmten Personenkreis, den sogen. „Migränetypen", häufig angetroffen werden; diese Personen neigen zu Pedanterie, Ehrgeiz, übertriebener Gewissenhaftigkeit und Erfolgsbesessenheit (FROMM-REICHMANN 1937). Allergische Zustände als Ursache vasomotorischer Kopfschmerzen hält KALLÓS (1955) nur ausnahmsweise für gegeben. Ihre Bedeutung wurde von VAUGHAN (1939) diskutiert, fand aber in den Untersuchungen von SCHWARTZ (1952) keine Bestätigung.

Die Schmerzreaktionen kommen wahrscheinlich in individuell sehr unterschiedlichem Ausmaß zur Wirkung. Die Leitung des Schmerzes erfolgt über sensible Fasern des Trigeminus, Glossopharyngicus und Vagus sowie über die oberen drei Cervicalnerven (FRIEDMAN 1959). Auch sind bei Einwirkung vergleichbarer kopfschmerzauslösender Maßnahmen die Reaktionen individuell sehr unterschiedlich. DALSGAARD-NIELSEN (1951) untersuchte 1133 Personen auf ihre Kopfschmerzreaktionen a) nach 25 mg Histaminhydrochlorid; b) nach Auftragung von 6mg Nitroglycerin in Salbenform auf die Stirnhaut, c) nach intravenöser Injektion fiebererzeugender Vaczine (Bact. faec. alcaligenes). Die Kopfschmerzen wurden unter diesen provokatorischen Maßnahmen bei sonst kopfschmerzfreien Personen in 55%, bei Patienten mit häufigen Kopfschmerzen etwa ebenso oft, bei Patienten mit psychogenem Kopfschmerz in 80% und bei Patienten mit Neigung zu vasomotorischen Kopfschmerzen in 100% der Fälle gefunden.

Demnach wäre zusammenfassend für die erste vasospastisch (cerebral und retinal lokalisierte) ischämische Phase eine vorwiegend neurogene Auslösung anzunehmen (FRIEDMAN 1959). Die sekundäre Phase der pulsierenden Schmerzen beruht auf Arterien- und Arteriolendilatation äußerer Schädelarterienbereiche; sie wird durch veränderte Kontraktilität dieser Gefäße erklärt, wobei die Rolle eines niedrigmolekularen Stoffes „Bradykinin" (OSTFELD u. Mitarb. 1956) diskutiert wird. Die Phase des stetigen Kopfschmerzes einschließlich der Schmerzen während des Abklingens des Migräneanfalls wird durch ein Ödem der Arterienwandungen mit Rigidität der Arterien erklärt.

Differentialdiagnose vasculärer Kopfschmerzen. Die echte Migräne ist nach OGDEN (1952) durch meist einseitige, gelegentlich doppelseitige, deutlich lokalisierte Kopfschmerzen gekennzeichnet, die nach initialen Sehstörungen und Schwindelanfällen plötzlich einsetzen und mit Übelkeit und Erbrechen einhergehen. FRIEDMAN (1951) betont die nach Abklingen der eigentlichen Schmerzphase hinterbleibende dumpfe Nachschmerzperiode und das Fehlen organischer Ursachen, ferner die familiäre Belastung. Der Schmerz bei echter Migräne soll nach OGDEN (1952) typisch klopfend sein.

Demgegenüber zeigen die vasomotorischen Kopfschmerzen (Cephalaea vasomotoria) keine ausgesprochenen Prodromalsymptome, langsameres Einsetzen, längere Dauer, diffusere Ausbreitung und sind weniger familiär fixiert als die typische Migräne. Ätiologisch freilich wird der gleiche Mechanismus angenommen (HEYCK 1956). Die Netzhautarteriendrucke sind häufig normal, teilweise auch abweichend (WASER 1954). Als Föhnbeschwerden wird diese Art von Kopfschmerz besonders im Gebirge beobachtet.

Beim sogen. Horton-Syndrom (HORTON u. Mitarb. 1955), das in der Mehrzahl der Fälle bei Männern beobachtet wird, treten die Schmerzen plötzlich im Schlaf auf, sind halbseitig lokalisiert und gehen mit Anschwellung von Gesicht, Rhinorrhoe und Hypersekretion der Speicheldrüsen einher. Die Bezeichnung „histaminic cephalgia" kennzeichnet nur die Ähnlichkeit des Schmerztypes, doch treten die Schmerzanfälle ohne Histaminanwendung auf. Die Dauer der Schmerzen beträgt nur 1—3 Std. Das Krankheitsbild wurde von BING (1913) als Erythroprosopalgie beschrieben.

Ein weiterer Schmerztyp wird hauptsächlich bei überarbeiteten Personen mit nervöser oder emotioneller Spannung beschrieben, wobei es ohne Prodromalsymptome zu dumpfen, tiefsitzenden Kopfschmerzen kommt (HORTON u. Mitarb. 1949): „tension headache". Andere Autoren rechnen diese Gruppe vasculärer Kopfschmerzen zum Gesamtkomplex der Cephalaea vasomotoria (FRIEDMANN u. Mitarb. 1945; 1953; PICHLER). FRIEDMAN und MIKROPOULOS (1958) und FRIEDMAN (1959) bezeichnen paroxysmale Anfälle atypischer Gesichtsneuralgien, wenn sie in gehäuften Anfällen auftreten als „cluster headache". Ihre Pathogenese ist von jener der anderen vasomotorischen Kopfschmerzen nicht unterschiedlich.

Die Unterscheidung typisch hypertonischer Kopfschmerzen soll nach SAINT PIERRE u. Mitarb. (1953) durch intravenöse Natriumthiocyanatinjektionen gelingen, unter deren Wirkung hypertonische Kopfschmerzen rasch abklingen.

ZONDEK (1950) beschrieb ein angiospastisches Syndrom im Bereich des hypothalamisch-hypophysären Gebietes von unklarer Pathogenese, für dessen Entstehung vasoaktive Stoffe der Neurohypophyse eine Rolle spielen sollen. Das Krankheitsbild geht mit epileptischen Anfällen, Kollaps, Migräne, Angina pectoris und Raynaud-Attacken einher.

Selbstverständlich müssen in allen Fällen sorgfältig klinisch-organische Wirbelsäulenveränderungen, raumfordernde Prozesse des Schädelinnern und entzündliche Prozesse der Nebenhöhlen ausgeschlossen werden.

Therapie. Durch Anwendung von Ergotamintartrat wurden seit H. W. MAIER (1926) eindrucksvolle Therapieerfolge bei vasomotorischen Kopfschmerzen, insbesondere bei Migräne, berichtet (O'SULLIVAN 1936; TRAUTMANN 1928; KOTTMANN 1933; VON STORCH 1938). Allerdings wurde dabei zunächst angenommen, daß, durch die sympathicolytischen Wirkungen von Ergotamin nahegelegt, den Schmerzen eine abnorme Vasoconstriction der Schädelgefäße zugrunde liege. In Wirklichkeit wird durch Ergotamin die glatte Gefäßmuskulatur kontrahiert und dadurch der bei Kopfschmerzen fehlende Gefäßtonus wiederhergestellt. Die Anwendung von Ergotamin dürfte wegen der vasospastischen Wirkungen nicht immer gefahrlos sein, vor allem bei Patienten mit Störungen der Coronardurchblutung (Vergleiche Ergotamin-Intoxikation, S. 245). Bei Erbrechen können Ergotaminpräparate rectal appliziert werden (FRIEDMAN 1959).

Dehydroergotamin bewirkt gleichfalls Vasokonstriktion (IMFELD 1946), hat jedoch gegenüber dem Ergotamin eine günstigere therapeutische Breite (SPÜHLER 1946 u. a.). Die vasokonstriktorische Wirkung ließ sich sphygmographisch an der Arteria temporalis (WOLFF 1948), durch direkte Beobachtung im Tierversuch (HORTON u. Mitarb. 1945) sowie digitoplethysmographisch (BLUNTSCHLI und GÖTZ 1947) nachweisen. Die therapeutischen Erfolge mit Dehydroergotamin waren nach HOFMANN (1950) und NITSCH (1951) den mit anderen Secalepräparaten erzielten gleichwertig. HOFMANN (1950) ging nach folgender Dosierung vor: 1. Woche 3mal tgl. 0,5 mg, 2. Woche 3mal tgl. 1,0 mg, 3. Woche 3mal tgl. 1,5 mg, 4. Woche 3mal tgl. 2 mg; eventuell ist von Anfang an eine höhere Dosierung zweckmäßig. Die weiteren Untersuchungen von JACOB (1951), WILD und STIER (1953) sowie WURM und HAFNER (1955) brachten ebenfalls günstige Resultate.

Das Kombinationspräparat Hydergin erwies sich in den Untersuchungen von STAUFFENEGGER und STAUFFENEGGER (1952) ebenfalls als wirksam gegen vasculäre Kopfschmerzen, wobei die Tagesdosis bis auf 3mal 1,25 mg des Gemisches gesteigert wurde. Auch die Untersuchungen von KOENIG (1952) gelangten zu günstigen Ergebnissen (65% Therapieerfolge), allerdings mit Ausschluß der Kopfschmerzen posttraumatischer Herkunft, die wesentlich schlechter auf die Behandlung ansprachen. LANZAROT (1953) fand intramuskuläre Hydergingabenwendung erheblich wirksamer als die Ergotaminwirkung und sah günstige Beeinflussung von anfallsweisem Vorhofflimmern. Weitere positive Stellungnahmen stammen von TAESCHLER, CERLETTI und ROTHLIN (1952) sowie STEFAN (1955).

Kombinationen von Ergotamintartrat und Coffein mit Belladonna-Gesamtalkaloiden und Isobutylallylbarbitursäure werden für die Anfallsbehandlung des Migränesyndroms empfohlen, soweit der Patient in der Lage ist, während der Aura das Mittel einzunehmen. Beim Horton-Syndrom sollen prophylaktische Einnahmen den Anfall verhindern (HEYCK 1956). Für den voll entwickelten Migräneanfall ist die Injektionsbehandlung mit Dehydroergotamin oder Gynergen bei Wahrung entsprechender Kautelen (cave arterielle Durchblutungsstörungen) das Mittel der Wahl. An weiteren therapeutischen Maßnahmen bei vasal bedingten Kopfschmerzen wurden antihydropische Maßnahmen durch natriumarme Ernährung sowie proteinreiche KH- und fettarme Kost, unterstützt evtl. durch Diuretica (Hg. und Theophyllin), vor allem im Hinblick auf die Verhinderung des Ödemstadiums (FOLDES 1953; WECHSLER, KLEISS und KETY 1950), Peripherin als kurzdauernde Stoßbehandlung (1 Woche lang täglich 2mal 5—10 Tropfen) sowie die allerdings nur kurzfristig wirksamen Anwendungen von Sympatol und Effortil (REMKY 1951) empfohlen. Die Einnahme von $1/2$ bis 1 Tbl. Ronicol während der Aura soll nach REMKY (1951) das Schmerzstadium des Migränefalls verhindern.

Günstige Wirkungen bei Migräneschmerzen können auch unter O_2-Atmung sowie unter Procaininfiltrationen der betroffenen Kopfareale beobachtet werden (FRIEDMAN 1959).

Eine rationelle Beeinflussung vasomotorischer Kopfschmerzen wird sich nicht mit rein symptomatischen Maßnahmen abfinden, sondern auf die Beseitigung konditionaler Faktoren bedacht sein. Schon durch Änderungen der Lebensweise, durch Relaxationsübungen und durch Ausschaltung erfahrungsgemäß störender Umweltfaktoren, die sich aus einer sorgfältigen Anamnese ergeben, läßt sich manches erreichen. Die Wirksamkeit medikamentöser Maßnahmen wird vielfach von der persönlichen Einflußnahme des Arztes auf den Patienten abhängig sein.

Antihistaminica erwiesen sich in den Untersuchungen von DÜRÜSKEN (1953) als wirkungslos; jedoch könne durch Injektion von 0,6 bis 1 mg Histamin in 20 cm³ physiologischer Kochsalzlösung der Kopfschmerz augenblicklich unterbrochen werden. Die von ihm und KAJTOR (1951) behauptete günstige Histaminwirkung bei Migräne muß als äußerst fragwürdig erscheinen, da bei Untersuchungen der Kreislaufzeit (mit kleinen Histaminmengen intravenös) etwa ein Drittel der Patienten heftige Kopfschmerzen, zum Teil eine typische Migräne entwickelte (WOLLHEIM und LANGE 1931).

2. Entzündliche Arteriopathien.

a) Endangitis obliterans.

α) Historisches.

Bald nachdem eine wesensgleiche Krankheit bei Pferden, das sogenannte „intermittierende Lahmen der Hinterhand" durch BOULEY (1831) und GOUBEAUX 1846 in Frankreich, durch RADEMACHER (1838) und durch BÖTHER (1839) in Deutschland bekannt wurde, beschrieb HECKER (1841) in der Abhandlung „Über die brandige Zerstörung durch Behinderung der Zirkulation des Blutes" Krankheitsbilder von juvenilem Extremitätenbrand, die wahrscheinlich der Endangitis obliterans zuzuordnen sind. SKEGG beobachtete 1851 in England die gleiche Krankheit. In der Folgezeit gewann das Symptom „intermittierendes Hinken" unter dem Einfluß von CHARCOT (1887) zunehmende Bedeutung für die funktionelle Beurteilung von Durchblutungsstörungen. Weitere Kasuistik über juvenilen Gliedmaßenbrand wurde berichtet, so von JAESCHE (1865) über „Freiwilliges Absterben von Gliedmaßen", LARIVIÈRE (1866), BUROW (1867) sowie vor allem von BILLROTH, niedergelegt in dessen chirurgischen Erfahrungen von 1860—1867, die 1869 publiziert wurden. Die Bezeichnung „Arteriitis obliterans" taucht erstmals in der Arbeit von FRIEDLÄNDER (1876) auf, wird allerdings nicht zur Abgrenzung einer nosologischen Einheit verwendet, sondern im deskriptivem Sinne zur Kennzeichnung der mit Lumeneinengung einhergehenden entzündlichen Arterienprozesse. 1878 berichtete FELIX VON WINIWARTER in Wien, ein Assistent

BILLROTHS „Über eine eigenthümliche Form von Endarteriitis und Endophlebitis mit Gangrän des Fußes"; hierin wird die Endangitis obliterans in ihren klinischen und morphologischen Besonderheiten eingehend abgehandelt. Weitere Beiträge lieferten in der Folgezeit BUROW (1883), CHARCOT (1887), RIEDEL (1888), DUTIL und LAMY (1893), WEISS (1894), GOLDFLAM (1895), STERNBERG (1895), BORCHARD (1896), VON ZOEGE-MANTEUFFEL (1891, 1893), ERB (1898), HAGA (1898), WWEDENSKY (1898) und BUNGE (1900). Die damals bereits von namhaften Pathologen wie STERNBERG (1900) vertretene Auffassung, daß die von Winiwartersche (1878) Endangitis obliterans als Krankheitseinheit von der Arteriosclerosis obliterans, von der Raynaudschen Erkrankung und von der Heubnerschen syphilitischen Endarteriitis zu trennen sei, vermochte sich zunächst noch nicht allgemein durchzusetzen, ganz abgesehen davon, daß schon seit VON ZOEGE-MANTEUFFEL (1891 und 1893) sowie WEISS (1894) die Auffassungen über die Pathogenese der Endangitis obliterans erheblich divergierten. Seit dem Jahre 1908 ist dann der am Mount Sinai Hospital New York tätige, 1879 in Wien geborene Leo BUERGER mit umfassenden Arbeiten über die Endangitis obliterans hervorgetreten, die er gemäß seiner Auffassung, wonach bei dem Prozeß die intravasale Thrombenbildung der Gefäßwandreaktion vorausgehe, als „Thromboangiitis obliterans" bezeichnete. Er baute sein Material im Laufe der Jahre systematisch aus und verfügte bereits 1924 über 500 Beobachtungen. Neben BUERGER verdanken wir vor allem Ernst JÄGER (1932) in Deutschland die weitere Kenntnis der Krankheit, insbesondere ihres Wesens als allgemeine Systemerkrankung. Die in der Folgezeit erschienene Literatur über Endangitis obliterans konnte zwar erheblich zur Bereicherung der Kasuistik, der klinischen Semiologie und aller nur denkbaren therapeutischen Wege beitragen, vermochte aber die Lösung umstrittener pathogenetischer Fragen und damit eine eindeutige kausale Therapie bisher nicht herbeizuführen.

β) Nomenklatur.

Unter Berücksichtigung der historischen Priorität wäre der durch VON WINIWARTER (1878) für die Endangitis obliterans eingeführte Name „Endarteriitis obliterans" in erster Linie berechtigt. Dieser Bezeichnung wird auch heute noch, besonders von Seiten der deutschen Pathologen, weitgehend der Vorzug gegeben. Davon abweichend will BUERGER mit der von ihm eingeführten Bezeichnung „Thromboangiitis obliterans" vor allem den pathogenetisch seiner Ansicht nach primären Thrombosierungsprozeß hervorheben. RATSCHOW (1936) empfiehlt gegenüber der nach seiner Ansicht sprachlich richtigen Bezeichnung „Endangiitis" zur Dokumentation der Wesensähnlichkeit mit der Endokarditis den Namen „Endoangiitis obliterans". Inwieweit gewisse Besonderheiten und individuelle Varianten zur speziellen Differenzierung und Namengebung angebracht sind, kann hier nicht entschieden werden; hierher gehören z. B. die vorwiegend peripher lokalisierte „primäre distale nekrotisierende Endarteriolitis" (MARTORELL 1950), die „Neuroangiitis fibrosa obliterans" (YANOVSKY 1936), sowie die Arteriose der Arteria femoralis (SCHRADER 1950) in Anlehnung an die in Frankreich eingeführte „Endarteriose" (FONTAINE 1955). Ohne eine Festlegung der Pathogenese vorwegnehmen zu wollen, bedienen wir uns im folgenden der Benennung „Endangitis obliterans"[1], einer Bezeichnung, die auch zur gemeinsamen Beteiligung von Arterien und Venen nicht im Widerspruch steht.

---

[1] Gegenüber der Bezeichnung „Endangiitis" erscheint die Verwendung des Wortes „Endangitis" schon deshalb berechtigt, weil auch statt Endokardiitis das Wort Endokarditis allgemein üblich ist.

γ) Definition.

Die Endangitis obliterans ist eine entzündliche Gefäßkrankheit, vorwiegend junger, hauptsächlich männlicher Individuen, bei der kleinere oder größere Abschnitte vor allem der Arterien, weniger der Venen und Lymphgefäße betroffen werden und bei der es durch Intimawucherungen und thrombotische Gefäßprozesse zu Lumeneinengung und Gefäßverschluß kommen kann.

δ) Vorkommen.
Häufigkeit.

Obgleich es sich bei der Endangitis obliterans um keine ausgesprochene Rarität handelt, stellt die Krankheit doch ein relativ seltenes Vorkommnis dar. ALLEN, BARKER und HINES (1955) kommen zur Auffassung, daß auf 6000 Einwohner der Gesamtbevölkerung von Rochester/Minnesota in 15 Jahren ein Krankheitsfall komme (nach den bis 1949 aufgestellten Statistiken). In der gleichen Zeit kam ein Patient mit Endangitis obliterans auf etwa 1000 andere Patienten der Mayo-Klinik.

Geschlechtsverteilung.

Der fast exklusive Befall von Männern stellt einen Wesenszug der Endangitis obliterans dar. BUERGER (1924) fand unter 500 Patienten nur 3 Frauen, SILBERT (1935) unter 1000 Patienten nur 2 Frauen; BROWN (1928) ermittelte unter 700 Patienten der Mayo-Klinik insgesamt 10 Frauen. Auch in Rußland fand OPPEL (1934) unter 122 Endangitikern nur 2, KUKIN (1934) unter 70 nur 2, ITO und ASANI (1932) unter 27 Kranken in Japan 3, SCHLESINGER (1930) in Österreich unter 31 Patienten und LUNDH (1934) unter 16 Kranken in Schweden nur je 1 Frau. Berücksichtigt man außerdem die Beobachtungen von TELFORD und STOPFORD (1933/1935) in England, von VON HASSELBACH (1939) in Deutschland, so scheint in den meisten Gebieten der Erde die weibliche Morbidität an Endangitis obliterans nur 1—2% derjenigen der Männer auszumachen. Ein derart exorbitantes Überwiegen der Erkrankung von Männern ist außer bei Hämophilie von keiner anderen Krankheit bekannt (MADDOCK u. Mitarb. 1932/1936). Diese Feststellung darf allerdings keinen Zweifel daran aufkommen lassen, daß die Krankheit trotzdem bei Frauen vorkommen kann. Mochten diesbezügliche Angaben aus den ersten Jahrzehnten nach Bekanntwerden der Krankheit auch zurückhaltend beurteilt werden, so sind Zweifel daran durch einwandfreie Kasuistiken inzwischen widerlegt. WILENSKY und COLLENS fanden bis 1938 in der Literatur 22 einwandfreie Beobachtungen von weiblichen Endangitis-Kranken. HORTON und BROWN zählten bis 1932 schon 10 eigene Beobachtungen und 7 einwandfreie Fälle in der Literatur; bis 1943, also 11 Jahre später wurden in der Mayo-Klinik 3 weitere Patientinnen bekannt. Diese Autoren geben den Prozentsatz männlicher Patienten mit 99% an.

Der erste Fall einer weiblichen Kranken mit Endangitis obliterans wurde von BILLROTH (1869) beschrieben. In den letzten Jahrzehnten sind reichlich kasuistische Beiträge schienen (DÜRCK 1930; SILBERT 1935; BIELSCHOWSKY 1936; STAPF 1936; SEIDENSTEIN 1942; SILBERT 1948; FISHER, ZUKERMAN und SWEENY 1951; FRANK 1952; KARPIŠEK u. Mitarb. 1951; SELVAAG 1953; SCHMUKLER und ROMMER 1953; SMITH u. Mitarb. 1953).

Altersverteilung. Am häufigsten tritt die Endangitis obliterans nach COLLENS und WILENSKY (1953) im Alter von 25—45 Jahren, nach WRIGHT (1948) zwischen 21 und 45 Jahren in Erscheinung; Fälle mit einem Manifestationsalter zwischen 15 und 79 Jahren (Scherf und Boyd 1955) sind jedoch bekannt geworden. Entsprechend schwanken die von den verschiedenen Autoren angegebenen durchschnittlichen Zahlen für das Erkrankungsalter in relativ engen Bereichen (Tabelle 8).

Tabelle 8. *Erkrankungsalter an Endangitis obliterans.*

Autor	Publikationsjahr	Erkrankungsalter
Brown	1928; 1934	42
Buerger	1924	17—56 (Durchschn. $32^{5}/_{12}$)
von Hasselbach	1939	25—35
Jäger	1934	32
Koyano	1921; 1922	20—40
van der Linden	1935	annähernd 50 Jahre
Noble	1931	25—40
Sasaki	1938	23—44
Silbert	1935	unter 45 Jahren
Stapf	1936	27 Jahre
Telford und Stopford	1933; 1935	40—50
Visnevskij	1933	31—40

Das Vorkommen von Endangitis obliterans bei Kindern gehört zu den größten Seltenheiten (Navia Monedero 1951). Im fortgeschrittenen Alter, jenseits des 45. Lebensjahres kann die Krankheit sich zwar ebenfalls klinisch manifestieren, sogar bei Frauen, was gelegentlich zu diagnostischen Schwierigkeiten hinsichtlich der Abgrenzung von der Arteriocslerosis obliterans führt (Atlas 1943). Im allgemeinen ist aber eindeutig eine vermehrte Erkrankung von Männern jüngeren Alters festzustellen.

Verteilung bei verschiedenen Völkern und Rassen.

Da besonders in den ersten Jahrzehnten seit Bekanntwerden der Krankheit die bevorzugte Erkrankung jüdischer, insbesondere ostjüdischer Männer auffiel (Burow 1883; Weiss 1894; Borchard 1896, Wilonski 1898), war man geneigt, eine besondere Disposition von Juden zur Endangitis obliterans anzunehmen. Gestützt wurde diese Auffassung weiterhin durch die Beobachtungen von Buerger (1924), dessen klinisches Material von 500 Endangitikern 490 Juden enthielt (98%). Auch die Mitteilungen von Allen (1928), der unter seinen Patienten 50%, von Brebner (1928), der ebenfalls 40%, sowie von Brown (1928 und 1934), der unter seinen Endangitikern 28% Juden fand, machten eine solche Annahme diskutabel. Das Bild verliert aber manches von dieser Einseitigkeit, wenn man die Auswahl des Krankenmaterials der einzelnen Untersucher in Rechnung stellt, und die Statistiken der übrigen Welt berücksichtigt. So konnten in England Telford und Stopford 1933/1935 unter 16 Patienten 3 Juden finden; die Untersuchungen von Oppel (1927) sowie von Herzberg (1926) und von Lagov (1935) in Rußland ließen Hinweise auf bevorzugte Erkrankung von Juden vermissen. Gleichlautende Beobachtungen wurden in Deutschland durch Ceelen und v. Redwitz (1931), Jäger (1932), Stapf (1936) gemacht. Auch Leibovici (1928) in Frankreich, Kiaer (1931) in Skandinavien, Brofeldt (1932) in Finnland, Delitala (1935) in Italien und Eloesser (1925) im Westen der U.S.A. fanden keine bevorzugte Erkrankung bestimmter Rassen. So blieb die von Disselbeck und Uhlenbruck (1934) behauptete besondere Erkrankungsneigung orientalischer Völker zunächst ohne statistische Sicherung. Allerdings wurden nach Allen, Barker und Hines (1955) an der Mayo-Klinik unter den bisher behandelten Endangitikern 25% Juden registriert, während von den übrigen Patienten dieser Klinik nur 6% Juden waren. Hieraus scheint nun doch die Vermutung möglich, daß die Endangitis obliterans bei Juden häufiger vorkommt, wozu aber noch ganz andere Faktoren beitragen können.

Andererseits steht fest, daß die Krankheit bei nahezu allen Rassen beobachtet wird: In China (MELENEY und MILLER 1925; WHYTE 1917); in Siam (NOBLE 1931); in Japan (KOYANO 1921/1922), in Korea (LUDLOW 1920), im Astrachangebiet (BAL 1931), in der Türkei (WIETING 1913).

Die Angabe, daß Vollblutneger nicht an Endangitis obliterans erkranken, (SCHERF und BOYD 1954) blieb nicht unwidersprochen (DAVIS und KING 1947). Weitere Beiträge über die Erkrankung von Negern stammen von BREIDENBACH und PALMER (1947), YATER (1937), WARSHAWSKY (1941). DAVIS und KING (1947) geben allerdings an, daß in 8 von 10 Fällen anamnestisch eine Lues vorlag. Auch bei weiblichen Angehörigen der schwarzen Rasse sollen, wenn auch noch seltener als bei weißen Frauen, Fälle von Endangitis obliterans vorkommen (DAVIS und KING 1947).

Geographische Verteilung.

Die Endangitis obliterans kommt, wie bereits bei der Rassenverteilung angegeben wurde, nahezu auf der ganzen Welt vor. Ob eindrucksmäßige Angaben verschiedener Autoren über ungleichmäßige geographische Verteilung stichhaltig sind, ist schwer zu entscheiden. So glaubte LÖHR (1939) in Kiel mehr Fälle beobachtet zu haben, als in Magdeburg, KAPPIS (1931) in Würzburg mehr als in Hannover, VON HASSELBACH (1939) in München mehr als in Berlin.

Diese Angaben beruhen sicherlich nicht auf geographischen Einflüssen, sondern allenfalls auf anderweitigen, evtl. zivilisationsbedingten Einwirkungen.

Beruf.

Der Beruf ist für das Auftreten der Krankheit irrelevant (BROWN, ALLEN und MAHORNER 1928). Inwieweit die in Abhängigkeit vom Beruf modifizierten Lebensgewohnheiten (Ernährung, Rauchen) auf das Vorkommen der Endangitis obliterans von Einfluß sind, ist im Abschnitt über Ätiologie zu besprechen.

ε) Ätiologie.

Vererbung.

Die Erkrankung naher Verwandter und Familienangehöriger ist zwar kein schlüssiger Beweis, jedoch ein gewichtiges Argument dafür, daß erbliche Faktoren am Zustandekommen der Endangitis obliterans beteiligt sind. MEULENGRACHT und ØLLGAARD (1933) beobachteten das Vorkommen der Krankheit bei eineiigen Zwillingen. Fälle, bei denen Brüder eine Endangitis obliterans hatten, sind von STERNBERG (1895), GOLDFLAM (1895), WEISS (1920), SILBERT und SAMUELS (1928), HORTON und BROWN (1931), MÉSZÁROS (1931), MARTORELL (1952) beschrieben. Die seltene Beobachtung der Erkrankung zweier Schwestern stammt von WILENSKY und COLLENS (1938). FUGAZZOLA (1938) berichtet über die Erkrankung von insgesamt 9 Kindern blutsverwandter Eltern einer einzigen Familie. Befall von Onkel und Neffe wird von BAUER und RECHT (1933), von Vater und Sohn durch PARKES-WEBER und HUBER (1939) mitgeteilt, ferner durch WEBER (1937). MESZAROS (1937) berichtete über Endangitis obliterans bei 8 Angehörigen einer Familie. Gemeinsames Auftreten von Endangitis obliterans und Nephritis scheint nach Beobachtungen von LANGE (1936) und eigenen Erfahrungen nicht selten zu sein. Die experimentellen Untersuchungen von ZOLOTOVA (1935) an Kaninchen sprechen dafür, daß erblich-familiäre Faktoren an der Entstehung der Krankheit beteiligt sind. Diese Beobachtungen können aber keinesfalls beweisen, daß es sich um eine eigentliche Erbkrankheit handelt, zumal eine allgemeine Tendenz für familiäres Auftreten nicht festzustellen ist. Nur die mitwirkende Rolle erblich verankerter pathologischer Gefäßfaktoren ist nicht zu leugnen.

Konstitution.

Untersucher mit weniger umfangreichem Material glaubten mitunter die bevorzugte Erkrankung von Personen einer bestimmten Konstitution feststellen zu können. So beobachtete CEELEN (1932) Vorkommen der Endangitis obliterans vorwiegend bei Asthenikern und Hypoplastikern; GRASMANN (1928) sah die Krankheit häufig bei Männern mit femininem Habitus, DÜRCK (1930) und RAUCH (1933) bei besonders kräftigen Männern, BÜTTNER (1932) bei sogenannten muskelstarken Typen. Untersucher mit größerem Material (VON HASSELBACH 1939; SILBERT 1935/1945) fanden keine Anhaltspunkte für eine Bevorzugung bestimmter Körperbautypen. SCHLESINGER (1930), MILKO (1930), NEUBÜRGER (1932), KUKIN (1934) sowie RIEDER (1938) vermuteten ätiologisch eine angeborene Gefäßminderwertigkeit. Andere Autoren nehmen erblich verankerte Neigungen zu pathologischen Innervationsstörungen des Gefäßsystems an (STAPF 1936; MERKELBACH 1933; KRAMPF 1922; RÖPKE 1938). Dabei sollen sonst unterwertige Reize an den Gefäßen zu spastischen Reaktionen führen, die in fortgeschrittenen Stadien bleibende Schäden hinterlassen. Ob für die Anfangsstadien der Endangitis obliterans, in denen organische Gefäßveränderungen noch nicht nachweisbar sind, solche spastischen Gefäßveränderungen verantwortlich sind, wird von SPATZ (1935/1939) sowie von VON HASSELBACH (1939) offen gelassen. Neuere Untersuchungen der renalen Hämodynamik, insbesondere von MENNE, FRITSCH u. Mitarb. (1956), die in Anfangsstadien der Krankheit ein gesteigertes Glomerulumfiltrat feststellten, könnten allerdings eine solche Annahme initial arteriospastischer Zustände unterstützen. Daß andererseits in fortgeschrittenen Stadien der Endangitis obliterans neben den organischen Gefäßveränderungen eine zusätzlich wirksame sekundäre spastische Komponente vorkommen kann, unterliegt keinem Zweifel.

Sicherlich teilweise konstitutionell bedingt sind die Faktoren, die die „angiopathische Reaktionslage" darstellen. Es handelt sich einerseits um die genannten erbmäßig verankerten Voraussetzungen, andererseits um im Individualleben erworbene Reaktionsfähigkeiten, durch die nach RATSCHOW (1953) die abnormen Reaktionen der Gefäßweite auf sonst unterschwellige Reize sowie das abnorme biologische und stoffwechselmäßige Verhalten zu erklären sind. Diese Verhaltensweise — „angiopathische Reaktionslage" — imponiert zunächst als abnorme Funktion, braucht aber per se noch keine Krankheit zu bedeuten. Doch sollen alle Erkrankungsfälle an Endangitis obliterans diese Reaktionslage als eine Conditio sine qua non zur Voraussetzung haben.

Endokrine Störungen.

Schon seit langem wird endokrinen Einflüssen eine ätiologische Bedeutung für die Entwicklung der Endangitis obliterans zugeschrieben. Bereits 1911 nahm OPPEL als Ursache der Gefäßverengerung eine *Hyperadrenalinämie* an. Dieser Vermutung steht entgegen, daß sich im Tierexperiment durch Adrenalininjektionen eine Endangitis obliterans nicht erzeugen läßt. Andererseits glaubten OPPEL (1911) sowie MASSON u. Mitarb. (1935) als histologische Zeichen einer Hyperaktivität des Nebennierenmarkes einen besonderen Reichtum an chromaffiner Substanz gefunden zu haben. CASTIGLIONI (1956) beschrieb bei der Untersuchung von 37 Nebennieren von Patienten mit Endangitis obliterans durchwegs Vergrößerung der Organe und häufig eine einfache diffuse Hypertrophie, bisweilen eine adenomatöse Dysplasie mit Knotenbildungen. Er folgert daraus lediglich die Wirksamkeit übergeordneter toxischer oder stoffwechselbedingter Faktoren für die Nebennieren und Gefäßveränderungen. ORNATZKY (1924) fand am isolierten Katzendarm mit einer modifizierten Methode nach MAGNUS (1926) bei Endangitispatienten eine Vermehrung vasokonstriktorischer Substanzen im Serum; diese Wirkung verlor das Serum nach einseitiger Nebennierenexstirpation, was als Stütze für die therapeutische Epinephrektomie diente. Seit 1925 wurde die einseitige Nebennierenexstirpation von LERICHE und seiner Schule propagiert; ARKANIKOW konnte bis 1934 über 140 Fälle berichten (vergl. Therapie S. 303). In neuerer Zeit ist die Frage der Wirksamkeit von Nebennierenmarkhormonen durch das Noradrenalin wieder aktuell geworden. Bei einem Verhältnis Adrenalin zu Noradrenalin von 80:20 in der normalen Nebenniere denkt man, unter anderem wegen der angeblich günstigen Effekte von doppelseitiger Epinephrektomie, daran, daß bei Endangitis obliterans das Verhältnis Adrenalin zu Noradrenalin gestört oder invers sein könnte (FERRAND u. ELBAZ 1956). Wie die Methoden zum biologischen Adrenalinnachweis, so waren auch die Befunde von Hyperadrenalinämie bei dieser Erkrankung von jeher umstritten. Im Sinne einer Hyperadrenalinämie sprachen die Befunde von VESELY (1936), SACHS (1927), SJURIKKOW (1931), TOURNADE und CHABROL (1927), sowie teilweise von HERZBERG (1926). Gegenteilig äußerten sich RIEDER (1932), EGOROV (1925), STRADIN (1926), LAVOCKIN (1925), HELMAN und BROWN (1926); LEIBOVICI (1928) und RÖPKE (1938). HANSER (1934) machte darauf aufmerksam, daß die Coronararterien bekanntlich durch Adrenalin nicht kontrahiert werden, wohl aber bei der Endangitis obliterans beteiligt sein können. Im Gegensatz zu der Annahme einer Hyperadrenalämie vermutete DIMITRIJEV (1925) eine Nebennierenunterfunktion bei der Erkrankung und berichtete über günstige Wirkungen heteroplastischer Transplantationen von tierischem Nebennierengewebe. Ähnliche Erfahrungen machte STROPENI (1926). Für die Beantwortung der naheliegenden Frage nach einer vermehrten Ausscheidung von Adrenalin und Noradrenalin bei Endangitis obliterans liegt noch kein ausreichendes Material vor. Nach bisherigen Erfahrungen wird bei Endangitikern keine vermehrte Ausscheidung von Katecholen im Urin gefunden (FONTAINE u. Mitarb. 1959).

Die Diskussion der ätiologischen Rolle einer *Hyperplasie der Nebennierenrinde* für die Entwicklung der Endangitis obliterans, der die im Tierexperiment von MAGGI und MAZZOCCHI (1933) sowie LERICHE und FROEHLICH (1936) erhobenen Befunde von Hypertrophie und Degeneration der Arterienmedia nach Nebennierentransplantationen zugrunde liegen, blieb hypothetisch. Es dürfte sich, ähnlich wie in den Experimenten von SELYE (1944), hierbei um unspezifische Reaktionen handeln, wie durch HEINTZ u. Mitarb. (1955) in vergleichenden Rattenversuchen mit Desoxycorticosteron sowie mit Omnadin und mit einer Schwefelsuspension gezeigt wurde. Die gleichen Reaktionen wie mit Desoxycorticosteron ließen sich an Ratten mit Aortendrosselung durch andere parenteral injizierte Fremdstoffe in Gang setzen.

Ähnlich ungesichert scheint die von SJÖSTRAND (1934) und VOIGT (1944) inaugurierte *„kombinierte" Nebennierentheorie*, die eine ätiologische Bedeutung der corticalen und medullären Hormone vermutet. OKINATA u. Mitarb. (1952) hatten am Hund durch kleine Adrenalindosen eine Corticoidvermehrung im Nebennierenvenenblut hervorgerufen, die nach Hypophysektomie sowie nach Splanchnicusreizung konstant blieb.

FERRAND und ELBAZ (1956) nehmen an, daß unter der Adrenalinwirkung die Utilisation der Nebennierenrindenhormone im Gewebe verbessert wird, wobei eine zusätzliche Beeinflussung von seiten der *Hypophyse* durch ACTH erfolgen könne. Nach der Theorie von SELYE (1950) soll es bei wiederholten leichten Reizen über längere Zeit im Hypophysenvorderlappen zur Prädominanz von somatotropem Hormon im Sinne einer Adaptation kommen. Diese soll die Entwicklung von Arteritiden begünstigen. LABORIT (1953) dagegen nimmt an, daß nach kurzer katabolischer Phase mit überwiegender Glykocorticoid-Aktivität (unter ACTH) eine zweite chronische anabolische Phase mit Prädominanz von STH und Mineralocorticoiden auftrete, die für die Gefäßerkrankung bestimmend sei. Die Klarstellung dieser Beziehungen ist angesichts der Überfülle von Hypothesen und der weitreichenden psychosomatischen Interferenzen noch in weiter Ferne.

Auch Störungen der *Schilddrüsenfunktion* wurden ätiologisch in Anspruch genommen. JEGOROV (1926) fand eine Unterfunktion der Schilddrüse, NUSSELT (1933) bei 3 Patienten eine Überfunktion.

Nebenschilddrüsenveränderungen nahm PAOLUCCI (1933) deshalb an, weil er im Tierexperiment nach protrahierter Behandlung mit Parathormon einen erhöhten Calciumspiegel und der Endangitis obliterans ähnliche Gefäßveränderungen fand.

Das bereits besprochene bevorzugte Auftreten der Erkrankung bei Männern wirft die Frage auf, ob Wirkungen der *Sexualhormone* hierfür ausschlaggebend sind. Dabei ist zu beachten, daß die Krankheit beim weiblichen Geschlecht stets vor Eintritt der Menopause manifest wird, wie eine Beobachtung von VON HASSELBACH (1939) zeigt, der über eine Patientin berichtete, die ständig unter Menstruationsbeschwerden litt und 10 Jahre kinderlos verheiratet war. FRIEDLANDER, LASKEY und SILBERT (1935) fanden bei doppelseitig ovarektomierten Frauen ebenso wie bei Endangitis obliterans eine Verminderung des Blutvolumens um 25% und schlossen hieraus, sowie aus der weiteren Beobachtung, daß bei gesunden Frauen nach der Menopause die Blutmenge nicht geringer wird, auf eine ovarielle Substanz, die unabhängig von der Sexualfunktion das Blutvolumen auf unbekannte Art reguliert. Das Fehlen dieser Substanz beim männlichen Geschlecht sollte seine bevorzugte Erkrankung erklären[1]. CHAMPY (1935) konnte andererseits feststellen, daß die Follikulinausscheidung im Harn nur bei männlichen Patienten mit Endangitis obliterans fehlte. RATSCHOW (1953) fand bei kastrierten weiblichen Katzen eine besondere Anfälligkeit für Gefäßentzündungen, was für eine Schutzwirkung von weiblichem Geschlechtshormon gegen Arteritis spricht. McGRATH (1935) war in der Lage, ergotamininduzierte Schwanznekrosen bei weiblichen Ratten durch Östrogengaben zu verhindern, ein Ergebnis, das aber von LOEWE und LENKE (1938) nicht bestätigt werden konnte. In den Versuchen von MAGGI und PARODI (1937) wurden bei Erzeugung von „Hyperadrenalinämie" Thrombosen und Intimaproliferationen bei männlichen Tieren doppelt so häufig wie bei weiblichen Tieren beobachtet. Andererseits konnten männliche Tiere durch Kastration und Ovartransplantation vor den Gefäßveränderungen bewahrt werden. PETZOLD (1953, 1954) stellte fest, daß bei experimenteller Endangitis obliterans die nach Sensibilisierung mit heterologem Fremdserum durch Staphylokokkenabszesse hervorgerufenen Gefäßprozesse durch Cyren sowie durch Anertan verhindert werden können. Testosteronpropionat sollte als einziger Stoff eine bereits bestehende Intimaproliferation hemmen können. Ob allerdings durch die Testosteronwirkung eine vermehrte Ausscheidung von Oestrogenen und damit erst der günstige Effekt zustande kommt, läßt sich noch nicht übersehen. Beobachtungen von Otfried MÜLLER (1939) sprechen für eine capillarerweiternde Wirkung von Follikulin; hierfür ist vielleicht eine neurogene Acetylcholinausschüttung bestimmend (RATSCHOW 1953, SUNDER-PLASSMANN 1943). Bereits 1936 zeigten

---

[1] Diese Ergebnisse von FRIEDLANDER u. Mitarb. (1935) sind bisher nicht bestätigt worden. Lediglich der von WITTEN und BRADBURY (1951) erhobene Befund einer unter Oestrogen-Therapie bei Frauen aufgetretenen Hämodilution könnte in die gleiche Richtung weisen.

FRIEDLANDER, SILBERT und LASKEY an der durch denicotinisierten Tabakextrakt induzierten Gangrän der Rattenzehen, daß die Erfolgsquote des Experimentes bei männlichen Tieren erheblich war, bei weiblichen Tieren aber fehlte. Hierzu ist anzumerken, daß eine mit der Endangitis obliterans des Menschen identische Krankheit im Tierversuch bisher nicht reproduzierbar ist (PETZOLD 1954) und daß alle Hormonversuche nur zu unspezifischen Gefäßreaktionen führen, also für keinerlei spezifische Effekte eine Gewähr bieten.

Klinische Beobachtungen von KIAER (1931), MACCALLUM (1924) sowie HORTON und BROWN (1931) über einen hohen Prozentsatz von Prostatakrankheiten bei Patienten mit Endangitis obliterans blieben nicht unwidersprochen (von HASSELBACH 1939). Die therapeutischen Erfolge der Sexualhormonbehandlung (TEITGE 1937; RATSCHOW 1937) galten bekanntlich lange Zeit als Stütze für die ätiologische Wirksamkeit sexualhormonaler Faktoren bei der Entstehung der Krankheit; ihre Beurteilung hat sich später als erheblich komplizierter erwiesen als man ursprünglich annahm, weil der Nachweis spezifischer Hormonwirkungen auf die Gefäßprozesse nicht möglich war (vgl. PETZOLD 1954). Weiteres über Hormontherapie s. S. 300.

Jedenfalls ist die pathogenetische Rolle der Sexualhormone, die wegen der ausgesprochenen Bevorzugung männlicher Individuen bei der Krankheit nicht übersehen werden kann, heutzutage noch völlig unklar.

Allergie.

Wenn auch morphologische Hinweise kein ausreichendes Fundament zur Feststellung einer allergischen Genese sind (RÖSSLE 1933; KLINGE 1933), so ist doch durch vielfache Beobachtungen sehr wahrscheinlich gemacht, daß allergische Vorgänge in der Pathogenese der Endangitis obliterans eine entscheidende Rolle spielen (NORPOTH 1932; DÜRCK 1930; ROSSIER 1955). Dabei war für die bei der menschlichen Erkrankung vorkommende allergische Reaktion die zugrunde liegende Antigen-Antikörper-Reaktion am Arteriengewebe bisher nicht stofflich-chemisch analysierbar. Man stellt sich vor, daß Reizeinwirkungen der Umwelt die Eiweißstruktur der lebenden Substanz so beeinflussen, daß anstelle normergischer Gefäßreaktionen ein allergisches Verhalten tritt. Andererseits wäre es denkbar, daß garnicht in allen Fällen eine Einwirkung äußerer Faktoren nötig ist, sondern daß endogene Gefäßfaktoren für die einschlägigen Reaktionsbedingungen sorgen. RATSCHOW (1954) hält es „beim heutigen Wissen um die Bedeutung von Durchlässigkeitsschädigungen der Grenzgewebe" nicht mehr für nötig, so schwer abgrenzbare Begriffe wie den der Allergie zur Erklärung der Pathogenese heranzuziehen. Alle bei Durchblutungsstörungen auftretenden Veränderungen seien damit erklärbar, daß es durch veränderte Endotheldurchlässigkeit zu Ernährungsschäden der Gefäßwand kommt. Diese Vorgänge treten an solchen Stellen auf, an denen ein endogener oder exogener Reiz wirksam wird. Diesem Reiz käme die Rolle der Ortswahl der Reaktion zu („Lokalisatoreffekt"). Nur wenn bestimmte Eiweißkörper sowie bestimmte spezifische oder teilweise spezifische Organantigene vorhanden sind und miteinander reagieren, wird der Lokalisatoreffekt realisiert. Solche sensibilisierenden Eiweiße können durch Herdinfektion, Störungen von Entgiftungsschranken (Darmwand, Leber) oder durch Änderungen von Bluteigenschaften wirksam werden.

Bei Endangitis obliterans reagiert das Gefäßsystem nach Sensibilisierung in atypischer Weise auf sonst wohl reaktionslos vertragene Reize, und zwar durch Bildung von Organantigenen. Die im Blut enthaltenen Antikörper treten alsdann mit den Organ-(Gefäß-)Antigenen in Reaktion, wodurch initiale Permeabilitätsstörungen und erste morphologische Veränderungen in Form von Intimaödem und Intimaverquellungen eingeleitet werden. Später schließen sich an dieses Stadium Intimaproliferation, Thrombenbildung, Lumenveränderungen u. a. an. Es liegt nahe, in diesen formalen Gemeinsamkeiten mit dem rheumatischen Geschehen auch pathogenetische Wesensähnlichkeit der Vorgänge zu vermuten.

Das gemeinsame Vorkommen mit endokarditischen Prozessen sowie Glomerulonephritiden, an denen ebenfalls allergische Faktoren beteiligt sind, bildet eine weitere Stütze für die allergische Genese der Endangitis obliterans, die freilich heute im einzelnen noch völlig unzureichend unterbaut ist (BOCK 1954). Bereits durch Arbeiten von DÜRCK (1930), JÄGER (1932), MUMME (1940), GÜTHERT (1948), POKORNY (1950) wurde auf gemeinsames Vorkommen von *Endokarditis und Endangitis* hingewiesen. WALDORP u. Mitarb. (1950) wiesen bei einem 46jährigen Kranken mit Endangitis obliterans ein fieberhaftes rheumatisches Erythema nodosum nach. Der gute Effekt von ACTH-Behandlung sowie der während des Krankheitsverlaufes zu beobachtende Globulinanstieg wird von HENRIKSEN (1954) als Hinweis auf allergisches Geschehen angeführt. Wichtige Beweise für die allergische Genese der experimentellen Endangitis obliterans wurden durch die Arbeiten von EMMRICH und PETZOLD (1952) sowie PETZOLD (1954) beigebracht. Das Prinzip dieser tierexperimentellen Auslösung der Erkrankung beruht auf der Sensibilisierung von Tieren durch geringe Mengen artfremden Eiweißes oder Erzeugung von Staphylokokkenabscessen, wodurch es zu Intimaschädigungen kommt. Zusätzlich bedarf es noch einer gleichzeitigen Zweitschädigung in Form einer mechanischen, chemischen oder thermischen lokalen Einwirkung, die dann örtlich — Lokalisatoreffekt — eine endangitische Reaktion zustande kommen läßt. Ätiologisch interessant ist die Beobachtung von WEPLER (1938) einer „hyperergischen Thromboendarteriitis" bei einem 3 Tage alten Neugeborenen nach mütterlicher Schwangerschaftsintoxikation (Eklampsie).

Ob auch Stoffe ohne Eiweißcharakter eine für die Entstehung einer Endangitis obliterans bestimmende Allergisierung bewirken können, bleibt noch unentschieden. Die Frage berührt vor allem die Wirksamkeit von Tabakextrakten, die vielfach nicht als einfache toxische sondern als allergisierende Wirkung angesehen wird (vgl. später S. 265).

Infektionen.

Die Frage nach der Bedeutung von Infektionen für die Entstehung der Endangitis obliterans stellt sich bereits bei der Diskussion des ätiologischen Einflusses von Allergien. Schon die Tatsache, daß bei der Erkrankung Zeichen eines entzündlichen Geschehens vorliegen, weist auf Infektionen hin. Dazu kommt die weitgehend gesicherte Erfahrung, daß in einem beträchtlichen Prozentsatz Infekte als Grundlage von Allergien wirksam sind.

Versuche, bei Fällen von Endangitis obliterans Erreger im Blut oder Gewebe nachzuweisen, können trotz einiger positiver Ergebnisse (RABINOWITZ 1923; HORTON und DORSEY 1930, 1932) mit Nachweis von gramnegativen Erregern oder pleomorphen, teils vergrünenden Streptokokken, letztlich als negativ angesehen werden, da sich die positiven Beobachtungen später nicht bestätigen ließen (ALLEN, BARKER und HINES 1955). Andererseits gibt eine von ALLEN und LAUDERDALE (1936) berichtete Beobachtung zu denken, wonach es bei einem Chirurgen, der sich bei einer Amputation eines Fingers bei einem Patienten mit Endangitis obliterans an einem Knochendorn verletzt hatte, zu einer chronischen, arteriographisch, aber nicht bioptisch nachweisbaren arteriellen Insuffizienz kam. Versuche durch Gewebstransplantationen eine Endangitis obliterans zu erzeugen, führen zwar bei paravasaler Implantation zu vieldeutigen Gefäßveränderungen, doch kann die in ihrem Gefolge auftretende Intimaproliferation, Thrombose oder Gangrän nicht als spezifisch angesehen werden. BUERGER (1929) konnte durch

Transplantation von erkrankten Venenteilen seiner Patienten auf Kranke ohne akute Schübe Infiltrate und Phlebitiden erzeugen. Seine Deutung dieser Veränderungen als Zeichen einer direkten Infektion ist jedoch anfechtbar.

Zahlreiche Untersuchungen wurden zur Klärung der Frage angestellt, ob Streptokokken, Coli- oder anderweitige bakteriogene oder virogene Infektionen die Voraussetzung der Endangitis obliterans bilden. Di Pierro (1951) und Imperiale (1928) hielten den Zusammenhang eines Falles von Endangitis obliterans mit gleichzeitigem Typhus abdominalis für bedeutungsvoll, worauf auch Bal (1931) hinwies. Das Zusammentreffen mit Typhus abdominalis ist aber, wie von Hasselbach (1939) auf Grund der bei 218 Untersuchten nur in 4 Fällen anamnestisch faßbaren Erkrankungen an Typhus abdominalis festgestellt wird, als zufällig anzusehen. Ähnlich unwahrscheinlich ist es, daß sonstige gleichzeitig oder in der Vorgeschichte aufgetretene Infektionskrankheiten mehr darstellen als zufällige Akzidentien; hierher gehören Beobachtungen über Malaria (Sirokogorov 1935), Dermatomykosen (Thompson 1941), Dermatophytosen (Naide 1941). Naide fand allerdings bei solchen Patienten in 80% einen positiven Hauttest auf Trichophytin, während Kontrollpatienten nur in 20% der Fälle positiv reagierten. Allen, Barker und Hines (1955) halten es für möglich, daß auf dem Boden einer Endangitis obliterans eine verstärkte Neigung zu Dermatophytosen besteht, wodurch die Zahl der positiven Hautteste bei diesen Patienten erklärlich wird.

Gegenüber diesen durchwegs negativ zu bewertenden Versuchen, ätiologische Zusammenhänge der Krankheit mit bestimmten Infekten nachzuweisen, scheint die Frage berechtigt, bei wieviel der Kranken sich Herdinfekte im Körper nachweisen lassen. Brown, Allen und Mahorner (1928) konnten bei 75% ihrer Endangitiker periapikale Zahnherde, bei 80% Tonsillitiden nachweisen; Prostatitiden ließen sich in 52% auffinden; nur 3 von insgesamt 88 untersuchten Patienten erwiesen sich frei von nachweisbaren Herdinfekten. Andererseits darf demgegenüber eingewandt werden, daß von der schier unermeßlichen Zahl von Fokalinfektträgern nur ein verschwindender Anteil eine Endangitis obliterans bekommt. Hierdurch wird es nahegelegt, die Wirkung des Herdinfektes allenfalls darin zu sehen, daß er unter bestimmten Umständen die Rolle des Sensibilisators im Organismus übernimmt.

Ätiologische Zusammenhänge mit anderen ohnehin zu Gefäßveränderungen führenden Krankheiten sind ebenfalls zu beachten. Angelescu u. a. (1930) sowie Goodman (1935, 1937) hielten die Zahl der Patienten, die aus Fleckfiebergebieten kamen, für beträchtlich und waren geneigt der Fleckfieber-Ätiologie deshalb Bedeutung beizumessen, weil bei dieser Rickettsiose der Nachweis des Erregers im Blute, ebenso wie bei Endangitis obliterans, nicht möglich war. Bei der großen Anzahl seiner positiv auf Fleckfieber reagierenden Patienten und der relativ geringen Zahl positiv reagierender Kontrollfälle bleibt es doch unklar, wieweit anamnestisch durchgemachte Krankheiten und Infekte, die mit der Endangitis obliterans ätiologisch nichts zu tun haben, hier im Spiele waren, zumal die verwendete Testreaktion an der Haut nicht spezifisch ist. Der Gedanke, daß die Endangitis obliterans als Folge einer Rickettsieninfektion auftritt, wurde bereits 1930 von Angeluscu u. Mitarb., 1933 von Troisier und Horowitz diskutiert. Positive Sabin-Feldman-Teste und damit Verdacht auf Infektion mit Toxoplasmen bei 20% der Patienten mit peripheren Durchblutungsstörungen fanden Schrader und Westphal (1951).

Endangitische Erkrankungsverläufe sind auch bei Syphilis des Gefäßsystems beschrieben (Geier 1958). In solchen Fällen ist die Erkennung der Grundkrankheit die Voraussetzung für eine erfolgreiche Therapie.

Da bis heute kein spezifischer Erreger für die Endangitis gefunden wurde, muß zwar eine einfache, unmittelbar an das Vorhandensein von Erregern im Organismus geknüpfte Abhängigkeit als sehr unwahrscheinlich gelten, wenngleich theoretisch diese Ablehnung schwer zu begründen ist. Ähnlich wie bei der von Aschoff diskutierten spezifischen Virusätiologie des Rheumatismus, blieb diese Diskussion innerhalb der bisherigen Forschungen ohne Resultat. Untersuchungen des Zusammenhangs und des Zusammentreffens der Endangitis obliterans mit anderweitigem infektiösen Geschehen im Organismus konnten jedoch einen Zusammenhang insofern wahrscheinlich machen, als der Infekt die Grundlage einer allergischen Gefäßreaktion zu liefern imstande ist, ohne die der als Lokalisator wirksame zusätzliche Reiz oder Schaden keine Erkrankung hervorrufen kann. In diesem Zusammenhang diskutiert von Hasselbach (1939) die Wirkung von gehäuften Impfungen namentlich für die Kriegsendangitis. Beobachtungen von Berblinger (1950) über das Auftreten von Endangitis nach Tetanus-Antitoxingabe sind in diesem Zusammenhang von Interesse. Allerdings ist in letzterem Falle artfremdes Eiweiß und nicht ein bakterielles Antigen wirksam.

Blutgerinnungsstörungen.

Gelegentlich mitgeteilte Hämokonzentrationen oder erhöhte Gerinnungsneigung erklären Allen, Barker und Hines (1955) durch begleitende thrombotische Prozesse. Als ätiologisch wirksame Faktoren dürften die genannten Momente jedoch ausscheiden.

Toxische Einwirkungen.

a) Tabakrauchen. Es ist unbestritten, daß es Kranke mit Endangitis obliterans gibt, die niemals geraucht haben (Barker 1931; Jablons 1925; Herrell und Allen 1936), wodurch die Behauptung von Silbert (1927, 1935) die Krankheit komme ausnahmslos bei Rauchern vor, widerlegt ist. Trotzdem kann an der eminenten Rolle von Nicotin für die Entstehung der Endangitis obliterans nicht gezweifelt werden. Bereits Erb (1904) sowie Wieting (1908), später Spitzmüller (1942), Noble (1931), Lickint (1939) wiesen auf die Nicotinwirkung bei der jugendlichen Extremitätengangrän hin. Angaben über einen hohen Prozentsatz von Rauchern unter den Erkrankten finden sich in nahezu sämtlichen diese Frage behandelnden Statistiken. Freilich konnte in Ländern mit geringem Tabakkonsum, wie Japan, die Statistik von Koyano (1921/22) sogar in 40% der Endangitis obliterans-Kranken Nichtraucher finden. W. Meyer (1918/1920) stellte auf Grund eigener Beobachtungen die Behauptung auf, daß die Endangitis obliterans vorwiegend auf Tabakabusus zurückzuführen sei. Silbert (1927) schrieb gleichfalls der langdauernden Einwirkung von Tabakrauch die Rolle eines auslösenden Faktors der Krankheit zu. In ähnlichem Sinne äußern sich Allen, Barker und Hines (1955), die dem hochgradigen Konsum besonders von Zigaretten wesentliche Bedeutung beimessen. Eingehende Verlaufsbeobachtungen durch Silbert (1927) scheinen zu zeigen, daß bei Endangitis obliterans-Patienten einerseits das Einstellen des Rauchens zu einem relativ günstigen, die Fortsetzung des Rauchens zu einem ungünstigem Krankheitsverlauf führt. Rosenauer (1950) mißt dem Nicotin Bedeutung bei als einer die Endangitis obliterans auslösende Ursache und bestätigt die Ergebnisse von Silbert (1927) insofern, als von 39 nach Sympathektomie untersuchten Endangitikern die Nichtraucher eine Heilungsquote von 85%, die Raucher eine Heilungsquote von nur 19% aufwiesen, und als in einer Anzahl von Fällen das Einstellen des Rauchens allein bereits günstige Wirkungen zeigte. Gifford und Hines (1951) berichten über klinische Heilung eines 33jährigen Endangitikers während 12jähriger Nicotinkarenz. SILBERT (1927) sowie ALLEN, BARKER und HINES (1955) sind sich darüber einig, daß jahrelang unter Nicotinkarenz rezidivfrei verlaufende Fälle unmittelbar nach Rückfälligwerden ins Rauchen deutliche Exacerbationen der Endangitis obliterans zeigten. TINOZZI und MORONE (1950) nehmen an, daß die schädliche Wirkung des Rauchens hauptsächlich über eine Hyperhistaminämie zustande kommt, STROOMANN (1925) mißt der Hyperadrenalinämie nach Nicotinaufnahme Bedeutung bei; HENDERSON (1953) nimmt auf Grund seiner Beobachtungen eine erhöhte Wirkung von Hypophysenhormonen beim Rauchen an. Über die Physiologie und Physiopathologie des Rauchens vgl. Abschnitt Nicotin (S. 27). MADDOCK u. Mitarb. (1932, 1936), WRIGHT und MOFFAT (1934) sowie BARKER (1933) konnten nachweisen, daß bei Patienten mit Endangitis obliterans sowie bei den meisten gesunden Probanden während des Rauchens eine Vasoconstriction der Hautgefäße mit Abfall der Hauttemperatur stattfindet. Auch SHEPHERD (1951) fand bei Inhalation von Zigarettenrauch eine Abnahme der Handdurchblutung. An der Muskulatur (Calorimetersonde) sahen aber RUEF, BOCK u. HENSEL (1955) Durchblutungszunahme.

Daß durch Nicotinanwendung die Katecholamine im Nebennierenvenenblut (Katzenversuche von FOLKOW und v. EULER 1954; Hundeversuche von HOUSSAY und RAPELA 1953) bis über das Hundertfache des Ausgangswertes ansteigen, erscheint eindeutig erwiesen. Am Menschen fanden REHDER und ROTH (1959) zwar keine entsprechenden Blutzuckeranstiege und keine Erhöhung der Katecholamine, wohl aber Pulsfrequenzsteigerungen und Hauttemperaturabnahme (vgl. S. 27/28). Eigenartigerweise erhöhte sich nach Rauchen von 6 Zigaretten in 2 Std die Adrenalinausschüttung im Urin um 22—52% (WATTS und BRAGG 1956). Auch in den Tierversuchen von WOODS u. Mitarb. (1956) konnte durch intraaortale Nicotingaben das Adrenalin im Plasma stärker als das Noradrenalin erhöht werden.

Untersuchungen von HARKAVY u. Mitarb. (1932) bezweckten die Feststellung der Hautempfindlichkeit von Endangitikern auf Tabakextrakte verschiedener Provenienzen. Die Hautteste waren bei Endangitis obliterans in über 70% positiv, bei Kontrollpersonen nur in 38% positiv. In ähnlicher Weise stellte SULZBERGER (1934) unter 24 Endangitikern positive Hautteste auf Tabakextrakt in 78%, bei Rauchern ohne Endangitis in 46%, bei Nichtrauchern in 16% fest. Nicht bestätigt wurden diese Ergebnisse durch TRASOFF u. Mitarb. (1936) sowie von WESTCOTT und WRIGHT (1938). Desgleichen fanden ALLEN, BARKER und HINES (1955) bei ihren Kontrollen nur sehr geringe Unterschiede zwischen Endangitikern und Nichtendangitikern. Durch diese Untersuchungen wird jedoch nur die Frage einer Überempfindlichkeit auf Tabak, nicht die grundsätzliche Wirksamkeit von Tabak auf die Gefäße berührt.

FRIEDLANDER, SILBERT und LASKEY (1936) erzielten in Rattenversuchen über 5—12 Wochen an 33 von insgesamt 48 männlichen Tieren durch Injektionen von denicotinisiertem Tabakextrakt Zehengangrän mit Intimaproliferation und Thrombosen der Arterien; bei 12 weiblichen Ratten ließ sich keine Gangrän erzielen. Wurde das Nicotin lediglich im Tabakrauch inhaliert, so kam es nur bei einer von 6 männlichen Ratten nach 5 Monaten zu Gangrän.

Es ist sicher, daß die größte Zahl der Endangitiker sich aus schweren Zigarettenrauchern zusammensetzt. Demgegenüber beträgt jedoch die Zahl der Endangitiker nur einen winzigen Prozentsatz der Gesamtzahl schwerer Raucher. Zudem muß berücksichtigt werden, daß die Endangitis obliterans auch bei Nichtrauchern zweifelsfrei vorkommt, daß also das Rauchen keine Conditio sine qua non für die Entstehung der Endangitis obliterans darstellt. Daraus scheint hervorzugehen, daß das Rauchen eine die Endangitis obliterans begünstigende Wirkung ausübt, indem es bei Individuen mit entsprechender Voraussetzung Entstehung, Ausprägung und Verlauf der Endangitis obliterans in ungünstigem Sinne beeinflußt, also eine bedingt endangitisfördernde Wirkung ausübt. Die Behauptung von der Überempfindlichkeit der Endangitiker gegen Nicotin läßt sich jedoch nicht ausreichend begründen; in solchem Falle würde es sich nicht um eine bedingt krankheitsfördernde Noxe sondern um einen primären ätiologischen Faktor handeln. Wie stets ist auch die Frage nach den individuellen Rauchgewohnheiten bedeutungsvoll (vgl. S. 28).

b) **Ergotismus.** Dem Ergotin als einem spezifisch vasokonstriktorisch wirksamen Stoff muß die Fähigkeit zukommen, individuell empfindliche Patienten, sei es solche mit Neigung zu Gefäßspasmen oder solche mit organischen Gefäßverengerungen, ungünstig zu beeinflussen. Ähnlich dem Tabak scheint das Ergotin pathogenetisch eine gewisse, wenn auch viel geringere Rolle für die Genese der Endangitis obliterans spielen zu können. Von Wichtigkeit ist die Beimischung von Ergotin im Roggenmehl und Roggenbrot (vgl. Ernährung). McGRATH (1935) konnte experimentell an Ratten Gangränbilder erzeugen, die der menschlichen Endangitis obliterans histologisch ähnlich waren. Außerdem scheint die Beimischung von Ergotin im Reisbrot nach KAUNITZ (1955) nicht immer harmlos zu sein. Dieser Autor (1954, 1955) erörterte auf der 103. Jahrestagung der American Medical Association die Frage, ob für Endangitis obliterans neben dem Tabak auch das Mutterkorn eine ätiologische Rolle spielt, wobei die Möglichkeit diskutiert wurde, daß fortgesetzte Aufnahme kleiner Mutterkornmengen mit der Nahrung über spastische Veränderungen allmählich zu einer Endangitis obliterans führen könnten. Die amerikanischen Getreidesorten, sowie der Reis, können nach KAUNITZ toxische Mengen von Mutterkorn enthalten; das zur menschlichen Ernährung bestimmte Getreide darf dort maximal einen Gehalt von 0,3% Mutterkorn aufweisen, ein Prozentsatz, der von KAUNITZ als bedenklich bezeichnet wird, zumal eine Personengruppe mit hohem Reisbrotkonsum nachweislich in erhöhtem Prozentsatz an Endangitis obliterans erkrankte. Auch Getreide, das mit Ustilago Zeae (Getreidebrand) infiziert ist, soll gefährlich sein (KAUNITZ 1955). Nach Informationen des Instituts für Acker- und Pflanzenbau, Freising-Weihenstephan (STURM; persönl. Mitteilung) darf das in Deutschland zur menschlichen Ernährung verwendete Getreide maximal 0,1% Mutterkorn enthalten; nach TORNOW (1950) soll mutterkornhaltiges Mehl frischer Ernten viel stärker giftig wirken als älteres Mehl. Von Bedeutung scheinen diese Beimischungen zu den Nahrungsmitteln hauptsächlich für solche Individuen zu sein, die ohnehin an einer Endangitis obliterans leiden, und zwar im Sinne eines krankheitsfördernden Faktors.

Ob das bei Japanern mit nicht hohem Nicotinverbrauch relativ häufige Vorkommen von Endangitis obliterans (ITO u. ASAMI 1932) auf Ergotinbeimischung in Brot und Reis zurückzuführen ist, wäre zu untersuchen.

c) **Arsen.** 1898 berichtete GEYER über das Vorkommen von Gliedmaßenbrand in der Reichensteiner Bevölkerung nach langdauerndem Genuß arsenhaltiger Wässer. BUTZENGEIGER (1940) fand bei 180 Patienten mit chronischer Arsenvergiftung in 15 Fällen Durchblutungsstörungen, dabei in 6 Fällen mit Extremitätengangrän; 27 Patienten der durchwegs aus Winzern und Küfern bestehenden Untersuchten boten Zeichen einer ,,angiopathischen Reaktionslage". Daß die Arsenschädigung nicht auf direkten Kontakt mit arsenhaltigen Schädlingsbekämpfungsmitteln, sondern auf den Genuß arsenhaltigen Weines zurückzuführen ist, geht nach BUTZENGEIGER (1940/49) aus der Tatsache hervor, daß auch nicht im Weinberg arbeitende Untersuchte unter Durchblutungsstörungen litten, die entsprechend den gefundenen histologischen Veränderungen als Endangitis obliterans anzusprechen waren. STRAUSS (1932) und DÜRCK (1930) sahen Auftreten von Endangitis obliterans nach Arsenvergiftung. VON REDWITZ (1950) wies auf das gehäufte Vorkommen der Endangitis obliterans bei Moselwinzern hin. Er erinnerte daran, daß deutsche Weine vor dem Import in U.S.A. auf ihren Arsengehalt geprüft werden.

d) **Blei.** Schwere Grade von Durchblutungsstörungen gehören nach RATSCHOW (1953) nicht zum Bilde der Bleivergiftung, obwohl bei angiopathischer Reaktionslage durch Bleischaden eine Durchblutungsstörung hervorgerufen werden kann (MOESCHLIN 1952; HAMILTON u. JOHNSTONE 1945; vgl. dieses Handbuch, Beitr. Hypertonie, WOLLHEIM u. MOELLER, Bd. IX/5, S. 771ff.). VIGDORTSCHIK (1934) untersuchte 3000 Personen, 867 Bleiarbeiter und 2133 Nichtbleiarbeiter. Gegenüber einem Prozentsatz von 0,14 der Nichtbleiarbeiter wiesen die Bleiarbeiter eine Endangitisquote von 1,38% auf. Dies spricht dafür, daß das Blei eine bedingt endangitisfördernde Noxe darstellt. KUKIN (1937) fand unter 71 Endangitikern 22 Bleiexponierte. BENSMANN (1926) sowie RÖPKE (1938) beobachteten Fälle, bei denen sich im Anschluß an Bleikoliken die ersten Zeichen von arterieller Insuffizienz zeigten.

e) **Kohlenmonoxyd.** Das im Tabak enthaltene und auch bei Verbrennung von Zigarettenpapier anfallende Kohlenmonoxyd soll in den vorkommenden wirksamen Mengen keine schädlichen Effekte auf Herz und Gefäße haben (RATSCHOW 1953).

f) **Jod.** Endangitis obliterans als Folge von Überempfindlichkeit gegen Jod beschrieben HERZENBERG und MASCHKILEISSON (1934): jedoch entspricht das als Endangitis obliterans angesprochene Bild mehr einer Periarteriitis nodosa (perakuter Verlauf mit Tod an Niereninsuffizienz nach Jodkalibehandlung bei Pemphigus vegetans).

Physikalische Schädigungen.

a) **Temperatureinflüsse.** Seit den Beobachtungen von v. WINIWARTER (1878), WEISS (1894); VON ZOEGE-MANTEUFFEL (1891, 1893 und 1902) und ERB (1898) wurde die Aufmerksamkeit immer wieder auf die Rolle von Nässe und Kälte bei der Entstehung der Endangitis obliterans gelenkt. Dies entsprach nicht nur einem allgemeinen Kausalitätsbedürfnis, das bei zweckgerichteten Angaben (z. B. bei Rentenbegutachtungen) sich sogar in fehlerhaften Ergebnissen niederschlagen kann (v. HASSELBACH 1939), sondern auch dem Aufklärungsbedürfnis kritischer Autoren. Die Endangitis obliterans ist keinesfalls eine Krankheit, die nur in kalten Gegenden vorkommt, sie wird auch im gemäßigten und warmen Klima gefunden. Daß durch äußerlich wirksame Kältereize ausgelöste Vasoconstrictionen nicht selten zur Erkennung der ersten Manifestation einer Endangitis obliterans Anlaß geben, beweist nicht die ätiologische Wirkung der Kälte auf die Auslösung der Grundkrankheit. Auch Verschlimmerung der Krankheit während der kalten Jahreszeit dürfte nur einen sekundären kälteabhängigen Vorgang darstellen, desgleichen das Besserwerden der Krankheit beim Aufsuchen wärmerer Gegenden. Daß die Kälte per se nicht in der Lage ist, eine Endangitis obliterans hervorzurufen, zeigen die Beobachtungen von RATSCHOW (1936), wonach die Patienten mit Endangitis obliterans nur teilweise Kälte und Nässeschädigungen ausgesetzt waren. Daß aber in Fällen, in denen nach Kälteeinwirkung Erfrierungen auftraten, andere Richtlinien gelten müssen, geht aus den bei Erfrierung nachweisbaren Gefäßveränderungen (STAEMMLER 1944) hervor. Heute ist die Rolle von Kälteeinwirkungen für Auslösung oder Entstehung der Endangitis obliterans noch durchaus umstritten. Während von TODYO (1912), DÜRCK (1930), CEELEN und VON REDWITZ (1931), AJMAR (1932), RAUCH (1933), ARKANIKOW (1934),

STENDER (1936), KLOSTERMEYER (1950) u. PÄSSLER (1952) Kälteeinwirkungen für belanglos halten, maßen ihnen BIER (1930), GRUBER (1929), ITO und ASAMI (1932), AMINJEW (1931), SALINGER (1932), ONACA (1932) und RÖPKE (1938) unter einleuchtenden Umständen eine ätiologische Bedeutung bei. Auch KNEPPER (1936) spricht der Kälteeinwirkung die Rolle eines Lokalisatoreffektes zu. VON HASSELBACH (1939) und RATSCHOW (1953) halten Anerkennung von Kälteeinwirkung als pathogenetische Faktoren nur dann für gerechtfertigt, wenn es sich um außergewöhnliche, über das übliche Maß hinausgehende Einwirkungen, namentlich bei Kriegsereignissen, handelt. Natürlich kann es kaum einem Zweifel unterliegen, daß bei gegebenen Voraussetzungen, d. h. bei bereits vorhandener Sensibilisierung gegen Fremdeiweiß oder bei Anwesenheit entzündlicher Prozesse im Körper, ein örtlicher Kälteschaden zu einer Veränderung im Sinne einer Endangitis obliterans führen kann. Daß hierbei nicht stets eine generalisierte Endangitis obliterans vorliegen muß, ändert nichts an der ursächlichen Wirkung des Kältefaktors.

Nach ERB (1950) kann auch abnorme Wärmeeinwirkung zum Zustandekommen einer Endangitis obliterans beitragen, wie der Fall eines unter dauernder Hitzeeinwirkung (Tagestemperaturen von 70°) beim Bau einer Wüstenstraße Beschäftigten beweisen soll.

Die Beurteilung des Zusammenhanges zwischen Kälteschädigung und Endangitis, die von manchen Autoren nicht nur skeptisch (CEELEN 1932), sondern mitunter auch in negativem Sinne erfolgt (KAZDA 1924; JÄGER 1932; RATSCHOW 1953) muß unter strenger Beachtung der individuellen Anamnese und Nosogenese erfolgen. GRUBER (1929, 1930) außerdem BERBLINGER (1929), HELLY (1929) aber auch DÜRCK (1930), SEBERT (1928), SALINGER (1932), STEPP (1937), WAGNER und NEUNER (1939), vor allem aber SIEGMUND (1942, 1943), KILLIAN (1943, 1942) und STAEMMLER (1944) vertreten ebenso wie VON HASSELBACH (1939) den Standpunkt, daß eine Endangitis obliterans durch eine Frostschädigung entstehen kann. STAEMMLER (1944) konnte feststellen, daß die Erfrierungsschäden, die in der Vorgeschichte von Endangitis-Patienten nachzuweisen sind, im allgemeinen zwar geringfügigerer Natur sind (kaum Erfrierungen 3. Grades mit schwerer Gangrän), daß aber schon die morphologische Ähnlichkeit der nach Kälteschädigung (Frostgangrän) und der bei Endangitis obliterans nachweisbaren Gefäßveränderungen einen Zusammenhang naheliegend erscheinen läßt. STAEMMLER konnte sogar nachweisen, daß sich bei bestimmten Fällen von Extremitätenerfrierungen diskontinuierlich von den örtlichen Veränderungen eine typische Endangitis obliterans entwickeln kann. Es würde jeder Wahrscheinlichkeit widersprechen, für diese Fälle zu behaupten, daß sich die Endangitis dieser Patienten auch ohne vorhergehende Kälteschädigung zu gleicher Zeit und in gleicher Ausprägung entwickelt hätte. In diesem Falle überragt eben doch das Faktum der Erkrankung die Hypothese der Möglichkeit eines rein zufälligen Zusammentreffens. Besonderes Gewicht bekommen die Untersuchungen STAEMMLERS (1944) dadurch, daß sie beweisen, daß die Kälteschädigung („Kälteangiitis" im Sinne von RATSCHOW 1956) keineswegs örtlich auf die Orte der unmittelbaren Kälteeinwirkung beschränkt ist, sondern wesentlich über das frostgeschädigte Gebiet hinausreichen, ja sogar als Fernwirkungen der Frostschädigung aufzufassen sind. Welche speziellen Faktoren im Einzelfall die Entwicklung solcher kältebedingter Endangitiden entscheiden (Mitwirkung von Allergie), ist zunächst noch nicht abgrenzbar. Dies ändert jedoch, ebensowenig wie die Tatsache, daß die Mehrzahl von Frostgeschädigten keine Endangitis bekommt, nichts an der Wahrscheinlichkeit dafür, daß ohne die Kälteschädigung die Krankheit wohl nicht zum gleichen Zeitpunkt und in gleicher Stärke aufgetreten wäre. Auch der häufig gehörte Einwand, eine präexistente Gefäßkrankheit sei durch Kälteschaden erst zur Manifestation gebracht worden, ändert nichts an der versorgungsrechtlichen Situation (richtunggebende Verschlimmerung). Denn der Kälteeinfluß ist nur dann versorgungsrechtlich irrelevant, wenn die Wahrscheinlichkeit besteht, daß ohne ihn der gleiche klinische Zustand zur gleichen Zeit manifest geworden wäre.

b) Mechanische Faktoren. Mechanische Reize auf die Gefäßwand können bei entsprechender Disposition am Orte ihrer Einwirkung zu entzündlichen Reaktionen führen; diesen Faktor wollte STAPF (1936) bei seiner „Überbeanspruchung des Gefäßsystems" betonen. VON HASSELBACH (1939) hält derartige Einwirkungen für unbeträchtlich. Die Rolle von groben mechanischen Einwirkungen mit Gewebsverletzungen muß sorgfältig untersucht, sollte jedoch nicht überschätzt werden. BARKER (1938) fand in 60 von 171 Fällen mit Endangitis obliterans in der Anamnese Traumen, wie Absceßincision, Hühneraugenoperationen, Manipulationen an den Nägeln. Da derartige Eingriffe auch bei bereits Erkrankten einen Anlaß zur Manifestation von Symptomen geben, ist ihre ätiologische Bedeutung umstritten. ITO und ASAMI (1932) sowie BAL (1931) und BRAEUCKER (1935) fanden anamnestische Hinweise auf Gewebsquetschungen und Weichteilschußverletzungen; in ihren Beobachtungen war die Durchblutungsstörung primär auf der geschädigten Körperseite ausgeprägt. Umgekehrt darf, trotz der großen Zahl von Beinverletzten ohne Endangitis obliterans, ein ätiologischer Zusammenhang mit Verletzungen nicht als ausgeschlossen betrachtet werden; RIEDER (1938) fand allerdings unter 220 Untersuchten mit schweren Beinverletzungen im Alter von 3—31 Jahren keinen Fall von Endangitis obliterans.

Die Frage, ob durch Preßluftwerkzeuge eine Endangitis obliterans verursacht werden kann, wird von HAMILTON (1930), JUNGHANNS (1937) u. a. erörtert. v. RIEDER (1938) fand unter 250 Preßluftarbeitern keinen Fall von Endangitis obliterans, HAMILTON (1930) ebenfalls nicht. JUNGHANNS (1937) konnte bei einem 38jährigen, 11 Jahre als Preßluftarbeiter tätigem Mann eine Endangitis obliterans feststellen, bei der sich Fingerspitzennekrosen, Nageleiterung und entzündliche Knötchen am Unterarm ausbildeten; nach JUNGHANNS (1937) wirkt am Preßlufthammer nicht nur die mechanische Erschütterung, sondern auch die ausströmende kalte Luft schädigend. VON HASSELBACH (1939) fand unter 218 Endangitikern bei 94 Hinweise auf Traumen; 59 der Traumatisierten glaubten selbst nicht an einen Zusammenhang zwischen Trauma und Endangitis obliterans, 35 machten das Trauma für die Endangitis verantwortlich. Nur bei 4 der Untersuchten war der Zusammenhang mit dem Trauma einwandfrei sicherzustellen, bei 12 Kranken war ein Zusammenhang immerhin vertretbar. Die Beobachtung von Intimafibrosen in einer subcutanen Arterie des Daumenballens bei einem Bohrer (LANGER und VETHACKE 1957) belegt ebenfalls die Möglichkeit, daß rhythmische Erschütterungstraumen zu entzündlichen Intimaveränderungen führen können. Vom theoretischen Standpunkt aus ist es durchaus denkbar, daß traumatische Reize, welche zu spastischen Durchblutungsstörungen führen können, die auch die Wund- und Knochenheilung behindern, bei entsprechend disponierten Individuen in der Lage sind, eine lokalisierte Endangitis obliterans auszulösen, d. h. effektiv werden zu lassen (BRAEUCKER 1932, 1935; VON HASSELBACH 1939).

c) Einwirkung elektrischer Ströme. Ob elektrische Einwirkungen zu einer Endangitis führen können, kann auf Grund der bisher vorliegenden Unterlagen nicht einwandfrei beurteilt werden. KOEPPEN und PANSE (1955) halten bisher vorliegende positive Beurteilungen solcher Zusammenhänge für fehlerhaft; sie geben an, daß das Gefäßsystem bzw. die glatte Muskulatur gegenüber elektrischen Reizen relativ träge ist, und daß es unmöglich ist, daß sich nach einem einmaligen elektrischen Reiz eine Dauerkontraktion der Gefäße entwickelt. Obwohl uns kein einschlägiger konkreter Fall bekannt ist, halten wir es nicht für berechtigt, jede Möglichkeit eines solchen Zusammenhangs a priori abzulehnen. Jedenfalls müßte eine solche Möglichkeit dann in Erwägung gezogen werden, wenn durch ein elektrisches Trauma eine so erhebliche örtliche Gewebsschädigung nachweisbar zustande kam, wie sie als Zweitschaden (Lokalisator) bei angiopathischer Reaktionslage oder bei entsprechender Sensibilisierung des Gefäßsystems den Ablauf einer Endangitis obliterans in Gang setzen kann. Wenn thermische, mechanische und chemische Reize hierfür bestimmend sein können, erscheint eine entsprechende Wirksamkeit eines nachgewiesenen örtlichen elektrischen Traumas nicht generell ausgeschlossen.

Neurogene Einwirkungen.

Grundsätzlich möglich, wenn auch vielfach nicht konkret beweisbar, ist die Entwicklung endangitischer Arterienstenosen im Gefolge neurogener Einflüsse, wie dies von SUNDER-PLASSMANN (1943) angenommen wird. Immerhin konnte SCHRADER (1952) anhand von 6 Fällen, bei denen nach Diskusprolaps eine gleichseitige Obliteration im Ilica- oder Femoralisbereich zur Entwicklung kam, es als wahrscheinlich ansehen, daß die durch Bandscheibenvorfall bewirkte Schädigung der Spinalwurzeln über eine trophische Störung der innervierten Arterienwand im Sinne eines „Lokalisatoreffektes" für die Endangitis verantwortlich war. Selbstverständlich handelt es sich dabei nur um einen, wenn auch partiellen Kausalfaktor in der Pathogenese.

Zusammenfassend ist über die *Ätiologie der Endangitis obliterans* zu sagen, daß die Krankheit fast ausschließlich unter der Wirksamkeit männlicher Sexualhormone bei entsprechenden konstitutionellen Voraussetzungen (angiopathische Reaktionslage) zur Manifestation gebracht wird. Als auslösende Faktoren dürften vasokonstriktorisch wirksame Substanzen wie Nicotin und Ergotin sowie verschiedene mechanische, thermische oder chemische Schädigungen von Bedeutung sein. Örtliche Schädigungen wirken dabei als Lokalisatoren der Erkrankung, wobei man eine Sensibilisierung mit einem artfremden oder körpereigenen Antigen dem Reaktionszustand zugrunde zulegen geneigt ist (vgl. Pathogenese S. 277).

ζ) Morphologie.

War man in den ersten Jahrzehnten nach Beschreibung des Krankheitsbildes der Endangitis obliterans durch v. WINIWARTER (1878) ausschließlich auf Untersuchung von Amputationspräparaten angewiesen, so lieferten in späteren Zeiten, besonders seit BUERGER (1908, 1924) und JÄGER (1932) Obduktionsbefunde ganzer Leichen wichtige Aufschlüsse für die Kenntnis des Krankheitsbildes.

Die Beschreibung der Morphe der Endangitis obliterans ist dadurch erschwert, daß am gleichen Individuum nebeneinander zum gleichen Zeitpunkt verschiedene Stadien der Krankheit angetroffen werden können; so finden sich neben frisch entzündlichen Veränderungen allenthalben Bilder von Ausheilungs- und Anpassungsvorgängen. Diese sehr verschiedenartigen Zustände bringen es mit sich, daß nicht nur über die Deutung sondern auch über die Frage der pathogenetischen und nosologischen Einheit die Meinungen der Autoren erheblich voneinander abweichen.

Die makroskopisch auffälligste Veränderung ist eine Ausfüllung der Lumina großer Arterien durch gelbrötliches, meist ziemlich weiches Füllgewebe. Diese Veränderung findet sich nicht nur in den klinisch stenosierten Gefäßbereichen, sondern in der Regel auch proximalwärts davon; es kann nicht selten bis in die

Aorta reichen. Im Füllgewebe findet man winzige sehr zahlreiche Gefäße, die der Schnittfläche ein poröses Aussehen verleihen. Schneidet man eine derartig veränderte Arterie der Länge nach auf, so kann man neben polsterförmigen Vorwölbungen der Gefäßwand ins Lumen häufig auch rote Thromben in mehr oder weniger inniger Verbindung mit der Gefäßwand finden. Die frischen Gerinnungsthromben pflegen dabei meist (a) dem das Arterienlumen distalwärts verschließendem Füllgewebe als Stagnationsthromben aufzusitzen. Andererseits kann sich auch herzwärts eines durch Intimapolster verursachten Lumenverschlusses (b) ein Stagnationsgerinnsel bilden. Schließlich kommt es häufig distal von Intimapolstern, und besonders gerne distal von diesen fibrinoid durchtränkten, mitunter ulcerösen Bezirken zu Abscheidungsthromben (c) (Abb. 52).

Es finden sich auch an Stellen mit unveränderter Intima bisweilen Thrombosen. KLOSTERMEYER (1950) sieht darin, wie BUERGER (1924), einen Hinweis auf primäre Thrombosierungen und einen Gegenbeweis gegen das Vorliegen sekundärer Thrombenbildungen auf dem Boden von Gefäßwandveränderungen.

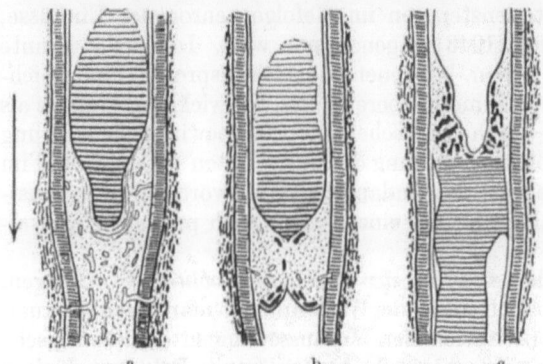

Abb. 52a—c. (Schema V.) Lage der frischen Thrombose: a zentral vom Verschluß durch kanalisiertes Gewebe; b zentral vom obturierenden Intimapolster; c peripher im Anschluß an aufgebrochene Intimapolster. Schwarz: Fibrinoid. (Nach JÄGER 1932.)

Die betroffenen Gefäße, besonders die Arterien, sind häufig erheblich kontrahiert, so daß ihr Lumen eng erscheint. Ist es zum Lumenverschluß gekommen, lassen sich Ansatzpunkte zur Ausbildung kompensatorischer Kollateralkreisläufe unschwer auffinden, wie am Beispiel des Verschlusses der A. femoralis und poplitea durch JÄGER (1932) eine vicariierende Erweiterung der A. obturatoria und der A. comes ischiadica gezeigt wurde. In Amputationspräparaten (STAPF 1936), also unter Verhältnissen, bei denen offenkundig ein hinreichender Kollateralkreislauf nicht zustande gekommen war, werden solche Kollateralen natürlich weniger gefunden. Der Kollateralkreislauf umfaßt meist umfangreiche, distal der Hauptarterienobliteration gelegene Gefäßbezirke, bisweilen unter Umkehr der Strömungsrichtung. In diesem Fall kann auch eine Rekanalisierung von Füllgewebe im Hauptgefäß stattfinden, was funktionell einer Arterienneubildung entspricht; v. ZOEGE-MANTEUFFEL (1893) und JÄGER (1932) konnten den Nachweis hierfür am Beispiel des rete arteriale genu führen. Am ungünstigsten liegen die Verhältnisse in der Fersengegend, die überhaupt nach STUCKE (1956) hinsichtlich der Gefäßversorgung benachteiligt ist, zumal bei Endangitis obliterans die A. tibialis posterior häufig besonders stark betroffen ist (BORCHARD 1896; JÄGER 1932). Wie v. BAUMGARTEN (1883), HORTON (1930) und JÄGER (1932) zeigten, besteht zwischen dem offenen und dem obliterierten Extremitätenarterienbereich keine direkte Lumenverbindung, so daß die durch Rekanalisierung entstandenen, infolge ihrer Endothelauskleidung als Gefäße anzusprechenden Lumina kaum funktionelle Bedeutung haben. Die Elastica interna wird häufig ohne Veränderung gefunden, teilweise können örtliche Elastica-Zerstörungen mit Verfettungen, Verkalkungen und Riesenzellbildungen vorliegen (JÄGER 1932). Die Media zeigt, meistens auf örtliche Herde beschränkt, Zeichen von Vascularisierung, die gelegentlich über Intimadefekte durch die Elastica interna in die Media vorzudringen scheint.

Die Intima läßt eine deutliche, besonders für Endangitis obliterans charakteristische Fibrose erkennen. Ausgehend von der subendothelialen Zellschicht entwickelt sich hierbei ein gefäßreiches Stroma, mit schmalen, vielfach radiär verlaufenden Bindegewebszellen, arm an elastischen Fasern, ohne Zeichen von Verfettung und Verkalkung. Aus solcher Substanz bestehen die makroskopisch als wandständige Polsterbildungen imponierenden Intimafibrosen. Das Gewebe solcher, hauptsächlich in größeren Arterien vor den Abzweigungsstellen der Seitenäste vorkommenden Intimapolster ist weniger hyalin als bei Arteriosclerosis obliterans; es besteht aus sternförmig und locker angeordneten Zellen, die reichlich mit chromotroper Grundsubstanz durchsetzt sind; die Polster zeigen vielerorts oberflächliche Geschwürsbildung.

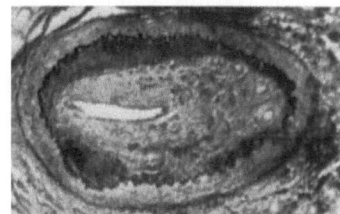

Abb. 53. (35fach). Kanalisierter Verschluß des absteigenden Astes der linken Kranzarterie, darunter sklerotische, an elastoiden Fasern reiche Intimapolster. (Nach JÄGER 1932.)

Gegenüber der Arteriosklerose, speziell der Atherosklerose (vgl. Tabelle nach JÄGER 1932) weisen die Endangitis obliterans-Intimapolster besonders zahlreiche blutgefüllte Gewebsspalten und Capillaren auf.

Die Gewebsspalten sollen nach DÜRCK (1930) und JÄGER (1932) durch Schrumpfung des allmählich hyalin werdenden Polstergewebes entstehen. In späteren

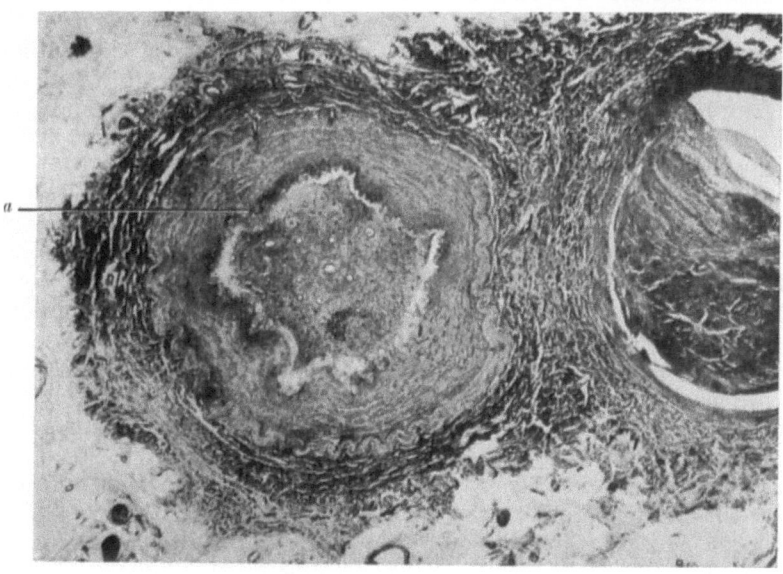

Abb. 54. (Vergr. 13,5fach). Verschluß der geschrumpften Oberschenkelschlagader durch kanalisiertes Füllgewebe. Faltung der Elastica interna, bei a Fragmentation und Verkalkung. Bindegewebswucherung der inneren Mediahälfte und der Adventitia. „Verlötung" der Arterie und Vene. Fast völliger, in Schüben erfolgter Verschluß der Vene. (Nach JÄGER 1932.)

Stadien kann sich an der Basis der Polster Lipoid einlagern, wodurch tiefliegende Atherome entstehen, die im Gegensatz zur Arteriosklerose nie die Oberfläche erreichen. Unmittelbar unter der Oberfläche der Intimafibrose finden sich die für Endangitis obliterans besonders charakteristischen fibrinoiden Nekrosen, die durch Substanzen gebildet werden, die dem Amyloid und Hyalin nahestehen. Das Fibrinoid kann reaktionslos im Gewebe liegen, kann aber auch zu sekundärer Zuwanderung von Leukocyten Anlaß geben. Fibrinähnliche Stoffe finden sich auch an kleinen Gefäßen (JÄGER 1932). Die Unterscheidung zwischen subendothelialen Ablagerungen und Fibrinthromben kann schwierig sein, zumal die Intima stellenweise granulomartige, epitheloid und riesenzellhaltige Herde aufweist, in deren Nachbarschaft die bereits erwähnten Veränderungen der Elastica interna bevorzugt anzutreffen sind (FOSSEL 1934; v. HASSELBACH 1939).

Die Endangitis obliterans größerer Arterien läßt die Media im allgemeinen unverändert; etwa anzutreffende Mediaveränderungen werden als sekundär entstandene reparative Vorgänge angesehen, die von der Gefäßwand her eine bessere Blutversorgung der lumennahen, primär geschädigten Arterienschichten bezwecken (v. HASSELBACH 1939).

An den größeren Arterien mit Veränderungen einer Endangitis obliterans vom intimalen Typ finden sich histologisch von der Intima ausgehende zellige leukocytäre Infiltrationen mit Einlagerung fibrinoider Substanz und ödematöser Durchtränkung der Gefäßwand. In diesem Stadium lassen sich Ähnlichkeiten mit der Periarteritis nodosa feststellen, bei der allerdings die fibrinoiden Nekrosen vorwiegend in der Media, und nicht wie bei der Endangitis obliterans in der Intima zu finden sind. Das Fibrinoid ist auch substanzchemisch von dem bei Periarteriitis nodosa nachweisbaren Fibrinoid unterscheidbar. JÄGER (1932) faßt die Unterschiede des fibrinoiden Gewebsschadens bei Endangitis obliterans und Periarteriitis nodosa in den folgenden Tabellen zusammen (s. Tabelle 9 und 10).

Von diesen die größeren Arterien befallenden vornehmlich intimalen Typ der Endangitis obliterans unterscheidet DENECKE (1933) eine mehr die kleinen Arterien und Arteriolen ergreifende adventitielle Form. Hierbei finden sich Intimaverdickungen über weitere Strecken längs des Gefäßverlaufs, wie JÄGER (1932) durch Längsschnitte erkennen konnte. Die veränderten Gefäßwände weisen gewucherte Endothelzellen und eine ödematös veränderte Intima mit viel wäßriger Grundsubstanz auf. Die strahlige Anordnung (VON WINIWARTER 1878) der ins Lumen hineinragenden spinnenförmigen Endothelzellen, die stellenweise durch Vacuolenbildung von ihrer Unterlage abgehoben sind (ALLEN und BROWN 1928), begünstigt in den dazwischen liegenden Bezirken die Entwicklung hochzylindrischer Endothelzellen (JÄGER 1932). Die Intimaverdickungen beschränken sich bisweilen auf Teile der Gefäßzirkumferenz. Mitunter kommt es zu Unterteilungen des Lumens in mehrere Gefäßwege, ähnlich den Verhältnissen, wie sie durch kanalisiertes Füllgewebe bei der Endangitis obliterans größerer Arterien zustande kommen. Die letztgenannten Veränderungen bei Endangitis obliterans vom adventitiellen Charakter lassen, wie schon DÜRCK (1930) und GRUBER (1929) zeigen konnten, entzündliche Vorgänge weitgehend vermissen.

Die Endangitis obliterans der kleinen Arterien und Arteriolen vom adventitiellen Typ zeigt auf dem Schnitt häufig konzentrische oder sichelförmige Intimawucherungen, ohne Gehalt an fibrinoider Substanz, an Riesenzellen oder Granulomen. Diese Intimawucherungen können per se oder durch sekundäre Thrombenbildung zu Lumenstenose und Lumenverschluß führen. Da die Wucherungen keine fibrinoiden Nekrosen enthalten, wurden sie von HUECK (1939) nicht als entzündliches Aufsauggewebe bezeichnet, sondern als Anpassungsprozesse auf verminderte Gefäßfüllung gedeutet.

Nach JÄGER (1932), BREDT (1941) und v. ALBERTINI (1944) bestehen histologisch zwischen der Endangitis obliterans und der Arteriosklerose genetische und morphologische Beziehungen; beiden Krankheiten liegen wesensverwandte und nur graduell unterscheidbare Vorgänge zugrunde. Besonders im Ausheilungsstadium der Endangitis obliterans und bei Endangitikern mit fortgeschrittenem Alter finden sich augenfällige Übergänge und Gemeinsamkeiten zwischen beiden Krankheiten (BUERGER 1924; HUECK 1939). ROTTER (1949) kommt auf Grund seiner Untersuchungen zu dem Resultat, daß am bradytrophen Gewebe der Arterien die Ernährungsstörung (Sauerstoffmangel) einerseits an den kleinen dünnerwandigen peripheren Arterien vom muskulären Typ mit relativ besserer Ernährung

Tabelle 9. [Nach JÄGER 1932.]

	Atherosklerose	Endangitis
Folge der Saftstauung:	Quellung der Grundsubstanz, Hyalin	(Quellung, Nekrose) Fibrinoid
Ort der Ablagerung in der Intima	Tiefe Schicht	Oberflächliche Schicht
Verhalten der Intima gegen das Reaktionsprodukt	Schichtweise *Über*deckung (ASCHOFF) durch der Lichtung *tangentiale* Zellagen, wenig Capillaren	Granulationsgewebe (s. u.) oder *Unter*polsterung durch capillarreiche *radiäre* Wucherung der subendothelialen „Cambium"-schicht
Beanspruchung der Intimapolster	Zugwirkung: Differenzierung elastischer Fasern	Kein Zug, keine elastischen Fasern
Oberfläche der Polster	Glatt, an den Rändern allmählich übergehend	Durch Schädigung des Endothels rauh, Ränder steil, oft überhängend
Entartungsvorgänge	In der Tiefe (Intima-Mediagrenze): Atherome	An der Oberfläche: Geschwürsbildung
Folge derselben	Atheromaufbruch, wenig Thrombose (Cholesterin!)	a) Thrombose mit Organisation b) Zugang der Saftströmung in die Tiefe des Polsters, damit Ermöglichung der atherosklerotischen Veränderung: Hyalinisierung, Atherome an Intima-Mediagrenze

Tabelle 10. [Nach JÄGER 1932.]

	Unterschiede des fibrinoiden Gewebsschaden bei		
	Rheumatismus	Periarteriitis nodosa	Endangitis
Lieblingssitz	lockeres Bindegewebe	Media	Intima großer — kleiner Gefäße
Ablauf	Granulom	Aneurysma	Polster Fibrinthrombus Thrombose Granulationsgewebe
Ausgang	Narbe	keilförmige Narbe der ganzen Gefäßwand	Füllgewebe
Für klinische Diagnose wichtigste Lokalisation	Herz, Gelenke, Tonsillen, Muskel	kleine Arterien der Nerven abd. Organe: Niere	Intima der großen Arterien der Extremitäten

der Gefäßwand das Bild einer „Endarteriitis obliterans" bzw. „Endarteriitis fibrosa", andererseits an den größeren, dickerwandigen Arterien vom elastischen Typ mit ungünstigerer Gefäßwandernährung das Bild einer Arteriosklerose hervorbringt; er deutet die morphologischen Differenzen zwischen der Endangitis obliterans und der Arteriosklerose als Produkte von unterschiedlichen Reaktionsbedingungen verschiedener Arterientypen auf eine gemeinsame Noxe.

Auf die bei Endangitis obliterans vorkommende Endophlebitis wurde bereits durch v. WINIWARTER (1878) hingewiesen. BUERGER (1910) betonte ebenfalls die Venenbeteiligung und ihre diagnostische Bedeutung.

Die betroffenen Venen weisen unabhängig von den Bezirken mangelnder arterieller Versorgung lokale leukocytäre Infiltrate und miliare Riesenzellherde auf, in denen Massen von Fibrin und zerfallenden Blut- und Gewebszellen eingeschlossen sind (BUERGER 1910).

Diese Veränderungen können den Zeichen arterieller Insuffizienz jahrelang vorausgehen. Im Anschluß an das entzündliche Stadium mit frischer intravenöser Thrombenbildung, entzündlicher Venenwandreaktion und perivasalem Ödem (LINDENBAUM und KAPITZA 1936) kommt es zur Ausbildung kleiner granulomatöser Nekrosen und riesenzellhaltiger tuberkelähnlicher Herde. Die Thromben werden durch Lymphocyten und Histiocyten infiltriert, wodurch es zu Lumen-

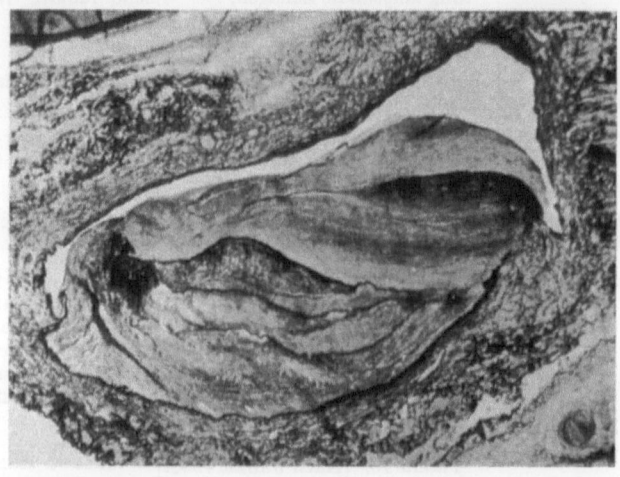

Abb. 55. Vena poplitea (14fach). Endophlebitisches Polster. Die einzelnen Schübe des Prozesses sind durch elastische Schichten abgeteilt. Rechts unten verschlossene und umgebaute kleine Gefäße. (Nach JÄGER 1932.)

obliterationen mit oder ohne Rekanalisation kommen kann oder das Lumen nur eingeengt wird (STAPF 1936). JÄGER (1932) fand in der Venenwand auch bei Fällen von klinischer Thrombophlebitis migrans keine Granulome; wie später auch BORCHARD (1933), fand er nur Verdickung und Ödem der Intima, eine kontrahierte „hypertrophische Media" und im Lumen einen roten Blutpfropf. In den Beinvenen fand er zwischen Thrombus und Intima eine feine Fibrinschicht, aber keine Intimapolster. Wegen der frühzeitigen Entstehung dieser Veränderungen nimmt JÄGER (1932) an, daß in den Venen wegen der langsameren Blutströmung bereits Thromben entstehen, bevor das Intimagewebe gewuchert ist. GRUBER (1930) konnte die von BUERGER (1910) beachteten Venenwandveränderungen nur in den oberflächlichen Venen in 20—25% der Fälle finden. Andererseits sahen CEELEN (1932) sowie JÄGER (1932) in Gegenden arteriellen Verschlusses noch gut durchgängige Venen. Der Lumenobliteration verfallen hauptsächlich kleinkalibrige, weniger die größeren Venen. STAPF (1936) nahm deshalb an, die Phlebitis migrans sei als Folge der entzündlichen und nekrobiotischen Vorgänge in der Peripherie von Patienten mit Endangitis obliterans aufzufassen.

UHLIK (1952) kommt auf Grund von Befunden sowjetrussischer Autoren, wonach in der Adventitia und Media der Arterien sich Lymphgefäßgeflechte nachweisen lassen, zur Ansicht, daß bei der Endangitis obliterans den ersten

Blutgefäßveränderungen eine entzündliche Thrombose der Lymphgefäße vorausgehe und erst sekundär Arterienwandveränderungen mit fibroplastischen proliferativen Vorgängen und sekundären Thrombosen entstehen. Er glaubte auch zu beobachten, daß Arterienveränderungen in Bezirken obliterierter Lymphgefäße vorkommen.

Am peripheren Nerven wird, soweit er Arterien und Venen begleitet, nicht selten eine von den Blutgefäßen auf das Perineurium übergreifende zellige Infiltration gefunden, wobei RÖPKE (1938) an Folgeerscheinungen lokaler Vaskulitiden denkt. Bei diesem Vorgang kommt es zunächst im Perineurium zu Ödembildung und leukocytärer Infiltration, später zu Sklerosierung des Infiltrates mit der Möglichkeit von Nervenfasernveränderungen im Sinne einer peripheren Achsenzylinderdegeneration, vornehmlich an Stellen stärkerer Ischämisierung. Auch WRIGHT (1948) nimmt an, daß Schwellungszustände im Perineurium und sekundäre Myelinabsorptionen durch Ischämie zustande kommen.

Alle beschriebenen Veränderungen im Verlauf des Krankheitsbildes der Endangitis obliterans sind in der Regel nicht auf ein Gefäß, eine Extremität oder ein Organsystem beschränkt, sondern häufig disseminiert oder gar generalisiert ausgeprägt (BUERGER 1924, 1952; JÄGER 1932). Es handelt sich also um eine potentielle Systemkrankheit, deren Manifestationen an verschiedenen Organsystemen bei der Besprechung der klinischen Symptomatologie abzuhandeln sind.

η) Pathogenese.

Nach den Vorstellungen von RATSCHOW (1953) kommt es bei der Endangitis obliterans im Mesenchym des durch pathologische Eiweiße sensibilisierten Organismus zu Antigen-Antikörper-Reaktionen, sobald in den Gefäßwänden durch schädigende Einwirkungen Organantigene gebildet sind. Beim Durchgang durch die inneren Gefäßwandschichten reagieren die im Plasma enthaltenen Antikörper mit den ortsständig fixierten Organantigenen, wodurch die initialen Gewebsschäden, beginnend mit subintimalem Ödem, fortgesetzt durch Intimaverquellungen und intravasale Thrombenbildung zum Ablauf kommen. GOECKE (1927) denkt an eine durch peristatische Vorgänge in den Vasa vasorum verursachte gesteigerte Flüssigkeitsdurchtränkung der Gefäßwand bei der Entwicklung von Intimawucherungen. In den am Orte der Antigen-Antikörperreaktion auftretenden fibrinoiden Nekrosen sieht JÄGER (1932) den zentralen Vorgang bei der Endangitis obliterans. Damit ähneln die Einzelheiten der Pathogenese weitgehend den Vorgängen beim Rheumatismus.

Die Beteiligung vasomotorischer Störungen am initialen endangitischen Prozeß wird von GRUBER (1929), NEUBURGER (1931, 1932), NORDMANN (1930; 1936) u. a. für möglich gehalten, sei es daß man dabei abnorme Beantwortungen äußerer Reize oder primäre Störungen an der neuralen Gefäßversorgung vermutet (STÖHR 1938; SUNDER-PLASSMANN 1943; FEYRTER 1949; BLOCK 1951, 1952).

Die Geschwindigkeit der Reaktionen ist uneinheitlich und schwankend. Bei langsamen Prozessen, Fehlen von zirkulatorischer Überlastung und bei Gelegenheit zu funktioneller Anpassung werden die Durchblutungsstörungen unter Umständen lange Zeit latent bleiben, falls genügend Zeit für den Ausgleich der Störung durch Kollateralen zur Verfügung steht. So können die Betroffenen in den Anfangsstadien der Krankheit mitunter weitgehend beschwerdefrei sein oder nur so gering irritiert werden, daß auf ärztliche Hilfe verzichtet wird.

Reicht die Anpassungsfähigkeit der peripheren Gefäßversorgung nicht mehr aus, kommt es zur Nekrose. Als bestimmende Momente hierfür sind Kreislaufstörungen verschiedenster Ursachen anzunehmen, insbesondere Blutdruckabfall

(WEZLER 1955), Auftreten von spastischen, thrombotischen, infektiösen oder durch äußere mechanische Einwirkung bedingten Durchblutungshindernissen. Dieses zweite Stadium der Nekrosenbildung im Bereich der Versorgungsgebiete ist keineswegs ein spezifisch endangitisches Geschehen, sondern ein mit anderen Krankheiten gemeinsamer Ablauf (GUILLAUME 1927), vergleichbar etwa dem Symptom der Dysbasia intermittens. Geschwindigkeit und Ausmaß des Prozesses ergeben sich wiederum aus der Neigung zur appositionellen Thrombenbildung mit zentralwärts fortschreitender Lumenobliteration oder durch Verschluß bislang funktionierender Kollateralen (JÄGER 1932). Zudem ist der allergische Gefäßschaden bei polytop angreifenden Noxen an verschiedenen Stellen reproduzierbar. So sind Rezidive und Remissionen in jedem Stadium der Endangitis erklärlich.

Noch nicht abzugrenzen ist die Rolle des Nervensystems in der Pathogenese der Endangitis obliterans. Bekanntlich können durch periphere Nervenreizungen Vasoconstrictionen ausgelöst werden, unter deren Dauereinwirkung die organische Fixierung von Störungen der peripheren Durchblutung denkbar wäre. Daneben ist auch die Weiterleitung neuraler Dauerreize durch thrombotisch verschlossene, funktionslose Lymphgefäße diskutiert worden, die auf reflektorischem Wege Spasmen der noch funktionierenden arteriellen Kollateralen in Gang setzen können (LERICHE 1935).

Die endangitischen Gefäßveränderungen können unter dem Bilde einer Arteriosklerose in ein Narbenstadium übergehen, sowohl an der Aorta und den großen Arterien als auch im Bereiche kleinerer Arterien. Bekanntlich bildet die Sklerose das narbige Endstadium zahlreicher pathogenetisch unterschiedlicher Gefäßprozesse. Trotz der Schwierigkeiten bei der Unterscheidung dieser Endzustände läßt sich mitunter ihre nosologische Herkunft noch bestimmen, insbesondere gegen Ausheilungsstadien einfacher Thrombosen und Embolien abgrenzen (JÄGER 1933). Zwischen der Endangitis obliterans und der Arteriosklerose gibt es nach geltender Ansicht nicht nur Zwischenstadien und fließende Übergänge (VON ALBERTINI 1944); die neuere Pathologie verzichtet wegen der weitgehenden Gemeinsamkeiten der zugrunde liegenden Reaktionen auf eine scharfe Trennung (BREDT 1941, 1949; HOLLE 1943; v. ALBERTINI 1944; W. W. MEYER 1947).

Freilich ist man noch weit davon entfernt unter den zahlreichen ätiologischen Faktoren die entscheidenden pathogenetischen Zusammenhänge individuell eindeutig und verbindlich zu determinieren, wie es Voraussetzung für eine klare Vorstellung der Pathogenese wäre.

ϑ) Anamnese.

Patienten mit Endangitis obliterans geben in der Regel folgende zwar charakteristische aber keineswegs spezifische Beschwerden an:

Allmählich oder unvermittelt einsetzende Schmerzen, in der Regel zuerst der Beine, von ziehendem Charakter. Dabei sind Exacerbationen unter körperlicher Belastung ein Hinweis für die ischämische Entstehung der Schmerzen. In fortgeschrittenen Stadien werden neben dysbatischen Schmerzen auch andere Schmerztypen (vgl. S. 281 ff.) angegeben.

Veränderungen der Hautfarbe oder Venenentzündungen gelten als häufige Frühsymptome der Endangitis obliterans, können aber in der Vorgeschichte fehlen oder unbemerkt bleiben. Gegebenenfalls bilden sie wertvolle Hinweise. Selten fehlt eine auffällige Empfindlichkeit gegen Kälte oder die Neigung zu kalten Füßen.

Anzeichen eines visceralen Befalls werden bei isoliertem Auftreten (ohne Extremitätensymptome) meist verkannt; ihre Kombination mit peripheren Durchbluguggsstörungen ist ein um so wichtigerer diagnostischer Hinweis. Die

Auswertung anamnestischer Angaben sowie ihre Erhebung wird erleichtert durch Verwendung von schematischen Fragebogen. In wieweit die Patienten auf Grund ihrer Beschwerden ärztliche oder klinische Hilfe in Anspruch nehmen, unterliegt weitgehend individuell, landschaftlich und wirtschaftlich bedingten Schwankungen. Untersuchungen an der Prager Universität (VANĚČEK u. Mitarb. 1955) ergaben, daß nur 15% der Kranken in der angiospastischen Phase, 50% im Stadium der arteriellen Insuffizienz und 35% gar erst im gangränösen Stadium die Klinik aufsuchten. Aussagen über die Unterschiede zu anderen Ländern sind mangels entsprechender Statistiken nicht möglich.

ι) Symptomatologie.

Blutveränderungen.

Besonders in der älteren Literatur wird häufig auf eine Erhöhung der Blutviscosität hingewiesen (KOGA 1913; KOYANO 1921/22; KARTASOV 1924; SIGLER 1925; JEGOROV 1926; FIRRAO 1931). Auch SILBERT (1945) erwähnt sie. Meist wird sie mit der bei Endangitis obliterans häufigen intravasalen Thrombenbildung im Zusammenhang gebracht. Sie bildete auch die theoretische Grundlage der Therapie mit hypertonischen Salzlösungen. In der Folgezeit wurde die Viscositätssteigerung häufig bestritten (KIAER 1931; KARATSU 1935; v. HASSELBACH 1939).

Angaben über Polyglobulie bei Endangitis obliterans stammen von JEGOROV (1926), GLEBOWITSCH (1927), STRICKER (1928), LEIBOWICI (1928), FIRRAO (1931) und JULITZ (1953). Es dürfte sich jedoch um Einzelbeobachtungen handeln, die nicht allgemeinverbindlich sind (v. HASSELBACH 1939).

SILBERT u. Mitarb. (1930) fanden bei 69 Patienten mit Endangitis obliterans eine erhebliche Verminderung der Blutmenge (Farbstoffmethode), durchschnittlich um 21%; nur 10% ihrer Kranken hatten normale Blutmengen; die Autoren halten die Blutmengenverminderung für ein quantitatives Merkmal der Schwere der Erkrankung. Auf die Beobachtungen von FRIEDLANDER, LASKEY und SILBERG (1935) bei Frauen mit doppelseitiger Ovarektomie und die daraus gezogenen fragwürdigen Schlüsse wurde bereits früher (S. 261) eingegangen. In der neueren Literatur fehlt für diese Angaben jede Bestätigung.

In gewissen Phasen der Endangitis obliterans werden periphere Leukocytosen beobachtet (BUERGER 1924; SUSSI 1930; u. a.). Die manchmal behauptete Eosinophilie kommt nach RATSCHOW (1953) nur selten vor. v. HASSELBACH (1939) fand sie (d. h. mehr als 4% im Differentialblutbild) nur bei etwa $1/6$ seiner Untersuchten. Thrombocytenvermehrung scheint bei akuten Schüben aufzutreten (BOCK 1927; FIRRAO 1931; RATSCHOW 1953).

RIEDER (1932) konnte bei 30 Patienten keine gesteigerten Thrombocytenzahlen finden. Blutungszeit und Blutgerinnungszeit scheinen nicht charakteristisch verändert zu sein, obwohl vereinzelte Angaben über Gerinnungszeitverkürzung anzutreffen sind (LEIBOWICI 1928).

Eine erhöhte Erythrocytenfragilität fanden PERLICK und LUTZ (1953), daneben einen gesteigerten Reaktionsablauf im Prothrombinverbrauchstest, der für die Pathogenese der intravasalen Fibringerinnung wesentlich sein soll. Im Vergleich zu Normalen fanden DE CASTRO u. Mitarb. (1954) einen Anstieg der Konzentrationen von Prothrombin, Faktor 5 und Thromboplastinogen im Arterienblut und einen Abfall der Antithrombinkonzentration im Venenblut. Die Blutkörperchensenkungsgeschwindigkeit ist bei aktiven Endangitis obliterans-Schüben in der Regel beschleunigt (COLLENS und WILENSKY 1953).

Der Gesamtaschegehalt des Blutes wurde von SILBERT u. Mitarb. (1930) sowie DISSELBECK und UHLENBRUCK (1934) erhöht gefunden; desgleichen kann der

Calciumgehalt vermehrt sein. Dagegen wird das Kalium in der Muskulatur gelegentlich erniedrigt gefunden (v. HASSELBACH 1939).

Störungen des Zuckerstoffwechsels bei der Endangitis obliterans wurden häufig mitgeteilt (OPPEL 1927; ALLEN und BROWN 1928; CSERNA 1930; FIRRAO 1931; JULITZ 1953). Bei Exacerbationen wird nicht selten Hyperglykämie und Glykosurie beobachtet (WEITIG 1935; v. HASSELBACH 1939; RATSCHOW 1953). Möglicherweise sind die Hyperglykämien als Reaktionen auf die peripheren Gewebsischämien anzusehen, zumal bereits durch KOYANO (1921/22) im Hundeversuch gezeigt wurde, daß Gliedmaßenbrand nach Gefäßunterbindungen zur Blutzuckersteigerung führen kann. Ob diese wohl auch beim Myokardinfarkt in Gang kommende Reaktion durch eine Erhöhung der Blutkatecholamine zustande kommt, ist ungewiß. Im Gegensatz zu diesen Befunden wurde in Untersuchungen von BUERGER (1924), RIEDER (1932) sowie DISSELBECK und UHLENBRUCK (1934) Blutzuckererhöhung nicht gefunden, sogar meist eine normale Kohlenhydrattoleranz beobachtet. Auch FRIEDLANDER und SILBERT (1931) wie JABLONS (1924/25) konnten bei 40 Patienten keine Blutzuckersteigerungen feststellen, BASEVI und DAGNINI (1952) fanden bei Patienten mit Endangitis obliterans deutliche Anstiege des Milchsäuregehaltes im Venenblut bereits bei geringer körperlicher Belastung.

Angaben über abnorme Cholesterinblutspiegel liegen vereinzelt vor (SUSSI 1930; FRIEDLANDER und SILBERT 1931; FIRRAO 1931; HEITZ 1923). Dagegen fanden STAPF (1929/1936) sowie ALLEN und BROWN (1928) normale oder niedrignormale Cholesterinwerte. Lecithinvermehrung im Blut wurde von RABINOWITZ (1933), Steigerung der Phospholipide von SCUPHAM und DE TAKÁTS (1936), Harnsäureerhöhung von SUSSI (1930), Kreatininerniedrigung von DODEN u. Mitarb. (1952) mitgeteilt. SCALABRINO und BIANCHI (1954) fanden Cholesterinerhöhungen bei thrombotischer Endangitis obliterans, niedrige Cholesterinwerte bei rheumatischen Kollagenosen. Ebenso wie beim Verhalten des Reststickstoffs im Blut dürfte es sich um durchwegs unspezifische Veränderungen handeln, die allerdings von der Funktion der Nieren und des Kreislaufs abhängig sind.

Den im Harn vermehrten Gehalt an Cholin (RABINOWITZ und KAHN 1936) sah man als Hinweis auf gesteigerten Lecithinabbau an. Untersuchungen über das Verhalten der spezifischen Cholesterinesterase und der Pseudocholesterinesterase bei Endangitikern (PARODI und VALLEGA 1950) ergaben keine für die Krankheit kennzeichnenden Unterschiede. Mitunter wurden leicht erhöhte 17-Ketosteroidausscheidungen bei mäßig erniedrigtem Serumkaliumwert beobachtet (HASNER 1952; PERONATO 1953). Dagegen fanden CASTIGLIONI und PAROLA (1951) normale Steroidausscheidungen.

Ein Zeichen für die „kollagene" Natur der Endangitis obliterans sahen BERNARDI u. Mitarb. (1954) in der Erhöhung der Glykoproteide im Serum. BORGHETTI und ROVATI (1952) wiesen im Serum von Endangitikern eine erhöhte Antihyaluronidaseaktivität nach, im Gegensatz zu normalen Werten bei seniler Arteriopathie.

Die Eiweißveränderungen bei Endangitis obliterans sind unspezifisch. PAGLIARDI (1951) fand eine Vermehrung der β_1-Globuline bei γ-Globulinverminderung und normalen Gesamteiweißwerten.

Hinweise auf Sensibilisierungen und Überempfindlichkeit fanden BRACCI und BELUCCI (1951), woraus sie auf einen veränderten Histaminstoffwechsel schließen. Kälteagglutinine ließen sich im Blut von Endangitikern nicht feststellen (KNY 1951).

Grundumsatzverminderungen bei Endangitis obliterans beschrieben SILBERT und FRIEDLANDER (1931). CSERNA (1930) fand die arteriovenöse Sauerstoffdifferenz im Bereich der erkrankten Extremität erniedrigt. Nach FRIEDLANDER,

LASKEY und SILBERT (1935) kann das bei Endangitikern angeblich erniedrigte Blutvolumen durch Behandlung mit Schilddrüsenextrakten normalisiert werden (die Wirkung versagte lediglich bei einer doppelseitig ovarektomierten Patientin mit Grundumsatzsteigerung von 47%). Die Körpertemperatur ist nur gelegentlich erhöht (SCHERF und BOYD 1955).

In eingehenden Fermentuntersuchungen von Geweben aus arteriell insuffizienten Extremitätenbereichen (Amputationspräparate) stellten SCHMIDT, SCHLIEF und HILLENBRAND (1954); SCHLIEF, SCHMIDT und HILLENBRAND (1953, 1954); SCHMIDT und HILLENBRAND (1953), bei Endangitis obliterans in dem der Nekrose benachbarten, noch nicht demarkierten Bezirk unveränderte Glykogenkonzentrationen und unveränderte Konzentrationen an Cytochromoxydase bei Erhöhung der sauren Phosphomonoesterasen fest. Sie bewerten diese Befunde als Zeichen für gute kollaterale Gewebsversorgung.

Der unterschiedliche Befall verschiedener Bereiche des Gefäßsystems durch die Endangitis obliterans, teilweise auf bestimmte Zonen oder Organsysteme beschränkt, teilweise generalisiert, gibt Anlaß zu charakteristischen klinischen Varianten. LAUSECKER (1950) spricht von einer peripheren, zentralen und intestinalen Form. Die Symptomatologie der verschiedenen Sonderformen wird im folgenden im Rahmen der einzelnen Organsysteme besprochen.

Gefäß- und Organveränderungen.

a) Extremitätenarterien. Bei der Mehrzahl der typischen Verlaufsformen der Endangitis obliterans sind die Extremitäten befallen. Die örtliche Kreislaufbehinderung führt zu einer arteriellen Insuffizienz, deren Ausbreitung vom Kaliber der stenosierten Arterie abhängig ist. Vornehmlich sind die distalsten Körperabschnitte zirkulatorisch benachteiligt, weil sich bei ihrer Versorgung der längere Arterienweg nachteilig auswirkt.

Häufigstes und wichtigstes Symptom der Endangitis obliterans ist der *Schmerz*. Durch ihn finden 90% aller Endangitiker den Weg zum Arzt. Ausgangspunkte der Schmerzreize sind die peripheren Arterien und Venen sowie die minderdurchbluteten Gewebe der Peripherie. Auf die Rolle des Thalamus für die zentrale Verarbeitung der Schmerzreize wurde hingewiesen (vgl. S. 32).

Gewöhnlich handelt es sich um dysbatische Schmerzen, welche die Einstellung der Muskeltätigkeit erzwingen und mit dem Ausgleich der Zirkulationsschuld wieder verschwinden. GOLDSMITH und BROWN (1935) fanden sie bei 75% ihrer Endangitiker. Ein Charakteristikum der dysbatischen Schmerzen bei Endangitis obliterans ist ihre Persistenz auch während langer Remissionsphasen. Die Schmerzen sind meist in der Wadenmuskulatur, seltener im Fußgewölbe lokalisiert. Sie werden durch Kältewirkung verstärkt. Das zuständige Zirkulationshindernis ist wohl immer bedeutend weiter proximal anzunehmen als der Ort des Schmerzes.

An weiteren Schmerztypen kennt man bei der Endangitis obliterans den ischämischen Nervenschmerz, vornehmlich im Bereich der acralen Nervenendigungen (prätrophischer Schmerz nach BROWN 1934), der bei Herabhängenlassen der Extremitäten leichter wird. Lanzinierende, schlagartig eintretende Schmerzen treten meist nur bei Befall größerer Extremitätenteile (Hauptarterien) ein. Die Kranken verspüren gleichzeitig Taubheit, Starregefühl, Hyp- und Anästhesie sowie Kribbeln, Stechen und Jucken. Andere, bei Nervenischämie auftretende schwere therapierefraktäre Dauerschmerzen können die Kranken an den Rand der Verzweiflung bringen; Suicidversuche sind nicht selten (BUERGER 1924).

Bei einer erheblichen Zahl von Endangitikern lassen sich Veränderungen der peripheren *Arterienpulse* feststellen. Pulsausfälle an der Arteria tibialis posterior und an der Arteria dorsalis pedis sind am häufigsten. Im Bereich der seltener befallenen oberen Extremitäten ist die Arteria ulnaris vor der Arteria radialis und der Arteria brachialis am häufigsten betroffen. ALLEN und BROWN (1928) fanden lediglich bei 5% ihrer Endangitiker ein Fehlen von Pulsationsanomalien; in diesen Fällen waren Durchblutungshindernisse distalwärts der typischen Arterienpalpationsorte anzunehmen. Auf die Notwendigkeit einer ausreichenden Vorbereitung der Patienten (ruhige waagerechte Lage in einem warmen Raum für 30—60 min) für die Untersuchung wurde bereits hingewiesen.

Neben einer in manchen Fällen auftretenden sekundären *Thrombophlebitis* im arteriell insuffizienten Extremitätenbereich, wobei Ödemneigung nicht selten ist, gibt es bei der Endangitis obliterans die primäre, durch v. WINIWARTER (1878) beschriebene und nach WRIGHT (1948) in etwa 50% der Fälle vorkommende Endophlebitis. Hinter ihr können die Symptome der arteriellen Insuffizienz bekanntlich lange zurücktreten. Jede unerklärliche rezidivierende Thrombophlebitis bei jungen Männern muß den Verdacht auf das Bestehen einer Endangitis obliterans lenken, besonders wenn es sich um eine Thrombophlebitis superficialis migrans oder recidivans (saltans) handelt. Die klinischen Zeichen sind Druckschmerzhaftigkeit, Rötung und Schwellung, manchmal knotige Verdickungen mit Rötung der umgebenden Haut. Als Prädilektionsstellen solcher primären Endophlebitiden gelten die Venenklappen hautnaher Unterschenkelvenen und die Venen der Knöchelbereiche. Die Dauer der phlebitischen Schübe beträgt 2—6 Wochen. Als typisch wird ein nach Abklingen eines Herdes auftretender neuer Herd in der Umgebung angesehen. Die Embolieneigung soll geringer sein als bei der blanden Phlebothrombose. Histologisch handelt es sich um eine tuberkuloide Phlebitis mit Verbreiterung der Venenintima, knotenförmigen Granulomen von epitheloidzelligem Bau, manchmal riesenzellenhaltig; auf ihrer Basis kommt es zu obliterierenden Thrombosen (VANĚČEK u. Mitarb. 1955). Die durch die Thrombophlebitis hervorgerufenen Schmerzen (Phlebodynien) halten meist 1—2 Wochen an. Die Ausheilung erfolgt unter Hinterlassung einer oft bräunlichen Pigmentation. Der bevorzugte Befall von jüngeren Männern erklärt nach v. HASSELBACH (1939) das seltene Vorkommen von Varicen. ARKANIKOW (1934) fand unter 140 Patienten keinen einzigen Varicenträger; eine gegenteilige Ansicht vertritt DOPPLER (1930), der häufig Varicen bei Endangitikern beobachtet haben will.

Wiewohl es kaum zum selektiven Befall des *Hautorgans* bei Endangitis obliterans kommt, fanden die kutanen Manifestationen der Krankheit das Interesse der Dermatologen; Hautnekrosen sind für die Endangitis obliterans nicht typisch. Im Falle von KÖHLMEIER (1941) handelt es sich um einen 22jährigen Mann mit sehr zahlreichen, disseminierten, erbsen- bis bohnengroßen Hautinfarkten am Stamm und Extremitäten, die narbig abheilten. Daneben bestand eine intestinale Endangitis obliterans, später letal endigend, und eine kleinfleckige periphere Chorioiditis. Die Beziehungen zur Periarteriitis nodosa dürften hier nicht zu übersehen sein und werden durch die positive Meinicke-Klärungsreaktion, den positiven Müller-Ballungstest bei negativer Wa.R. noch unterstrichen. Gleichfalls Beziehungen zur Panangitis weist die Beobachtung von MUMME (1940) auf.

Ein anderer Typ endangitischer Hautnekrosen wird bei Fällen von großflächigen Defekten der Extremitätenhaut (Ulcera cruris non varicosa; SCHUERMANN 1952) von der disseminierten Endangitis obliterans der Haut unterschieden. Im Bereich des distalen Unterschenkeldrittels entwickelte sich bei dem Patienten von SCHUERMANN (1952) ein großflächiger Hautdefekt; der Patient erlag seiner Krankheit im Laufe der nächsten Wochen. Weitere Angaben über endangitische Ulcera cruris macht LAUSECKER (1950); er weist auf den sprunghaften Befall hin, der durch den bei Endangitis obliterans seltenen raschen Verschluß größerer Arterienäste bewirkt wird. Ferner haben REYN (1935), RIEHL (1936), KERL (1936), MARCHIONINI (1939) sowie CASTEX und DI CIO (1939) auf endangitische Hautveränderungen hingewiesen.

Die *Capillarveränderungen* bei Endangitis obliterans sind differenter Natur. Im erkrankten Bereich kann zuweilen eine Erweiterung der Endcapillaren, teilweise mit Bildung von Ektasien beobachtet werden. In diesen Fällen ist die Haut hellrot. In anderen Fällen kann die Hautfarbe normal sein, wobei dann keine charakteristischen Capillarveränderungen nachweisbar sind. Kommt es zu Änderungen der Hautfarbe, so sind sie typischerweise asymmetrisch ausgeprägt. Nach Kälteeinwirkung wird nicht selten ein sekundäres Raynaud-Syndrom in Form eines dreiphasigen Anfalls (Blässe, Cyanose, Rötung) gefunden, der durch sekundäre spastische Arteriolenverengerung zustande kommt. Nach Lagewechsel und artefizieller Ischämie (Drosselung; Rollprobe; Lagerungsprobe; Matas-Versuch) zeigen sich asymmetrische, unregelmäßig begrenzte Farbveränderungen. Auf die Erscheinungen bei der Lagerungs- und Rollprobe (RATSCHOW 1953; BÜCHSEL und SCHMIDT 1951) sowie auf die verlängerte reaktive Hyperämiezeit und die verlängerte Venenfüllungszeit braucht hier nicht besonders hingewiesen zu werden. Die bei der Hochlagerung ischämischer Extremitäten mitunter verbleibenden bläulichen Flecken werden durch Behinderung des venösen Abstroms erklärt. Hautfarbveränderungen besitzen vor allem dann diagnostischen Wert, wenn die Hauptarterien noch keine palpablen Ausfälle zeigen. Zum Unterschied von der endangitisch bedingten Capillarektasie bleibt bei entzündlichen Erscheinungen (Cellulitis; Erysipel) die Rötung während der Hochlagerung bestehen.

In verschiedenem Maße kommt es zur Störung der *Hauttemperatur*regulationen bei Endangitis obliterans. In kälterer Umgebung erfolgt eine abnorm rasche Abkühlung der arteriell minderversorgten Hautgebiete, bei anschließender Verbringung in wärmere Umgebung oder bei Anwendung von Fernreizen eine verlangsamte Steigerung der Hauttemperatur. Veränderungen der peripheren Spontanrhythmik durch Messungen mit Thermoelementen fand VÖLKER (1949). Die Richtung der Spontanrhythmik kann dabei umgekehrt sein, soweit die Schwankungen nicht ganz fehlen. Nach Femoralisresektion wurde der Wiedereinsatz der vorher fehlenden Spontanrhythmik in spiegelbildlicher Umkehr zur normalen Extremität beobachtet. VÖLKER (1949) schließt daraus, daß an der arteriell insuffizienten Extremität die Durchblutung durch arterio-arteriolare Kollateralen besorgt wird, die bei Weitstellung der regulären Versorgungsgefäße eng und bei Engstellung der Versorgungsgefäße weit sein dürften.

Als besonders verdächtig für Endangitis obliterans gilt der charakteristische Befund von *Extremitätenkälte* im distalen Drittel der unteren Extremitäten bei gleichzeitig vorhandenem brennendem Schmerz (WRIGHT 1948).

Die bei Endangitis obliterans häufig auftretenden *Hautdefekte* werden vielfach durch mechanische, chemische oder thermische Schäden ausgelöst. Am empfindlichsten sind die minimal durchbluteten distalen Extremitätenbezirke, an denen bereits geringfügige Quetschungen, unvorsichtiges Reiben, unsachgemäßes Manipulieren bei der Pediküre oder Manicüre, Kälteeinwirkungen und Überwärmungen, mitunter sogar mechanischer Druck von Schuhen, zur Entstehung von Ulcera und Gangrän führen. Diese Defekte entwickeln sich in der Regel einseitig, im Gegensatz zum symmetrischen Befall der Raynaud-Attacken. Die Ausdehnung schwankt zwischen Reiskorngröße und dem ganzen Fuß; jedoch sind größere Nekrosen bei der Endangitis nicht häufig. Meist beginnt der juvenile Gliedmaßenbrand nach VON HASSELBACH (1939), TOPROVER (1933) (60%), an der Großzehe, seltener an der Kleinzehe (12% nach TOPROVER 1933; 14% nach v. HASSELBACH 1939).

Die Ursache für die vermehrte Exposition der Groß- und Kleinzehe besteht in ihrer durch endständige Position bedingten verstärkten mechanischen Beanspruchung und in der zirkulatorischen Benachteiligung (nur einseitige Kollateralversorgung). Seltener entwickelt sich die Gangrän im Bereich von Fußrücken, Ferse oder Unterschenkel (BÜDINGER 1932). Gewebsnekrosen kündigen sich meist durch dunkle Verfärbung eines umschriebenen Hautbezirkes, manchmal durch eine subepidermale Sugillation an. Unter bläulicher oder brauner, manchmal schwarzer Verfärbung und allmählicher Verhärtung mumifiziert sich das Gewebe, entsprechend dem „trockenen Brand". Die Entwicklung feuchter Gangränformen, besonders bei kleineren Nekroseherden, gilt als selten.

Steht im Vordergrund des Hautdefektes nicht die Gewebsnekrose sondern die schlechte Heilungstendenz einer durch meist banale äußere Einwirkung verursachten Wunde, so spricht man von Ulcerationen. Meist handelt es sich um interdigitale oder an der Beugeseite der Zehen lokalisierte, schmerzhafte und sehr unangenehme Fissuren, aus denen sich durch Übergreifen einer Infektion Paronychien, Gelenk- und Knochenaffektionen und Sehnenmacerationen entwickeln können. Der Geschwürsgrund hat weiße, braune oder schwarze Färbung. Als charakteristisch gilt nach ALLEN, BARKER und HINES (1955) das Fehlen der bei sonstigen Entzündungen vorhandenen Hauttemperatursteigerung.

Sklerotische Hautveränderungen („Akrosklerosen") bei Endangitis obliterans sind beschrieben; sie gelten als besonders anfällig für bakterielle Infektionen. STAPF (1936) sowie v. HASSELBACH (1939) beobachteten Kleiner- und Dünnerwerden von Zehen mit gleichzeitiger konischer Deformation. Ausgesprochen sklerodermale Veränderungen gehören nicht zum Bilde der Endangitis obliterans. Ein von BARDELLI und MICHELI-PELLEGRINI (1950) beschriebener Fall einer Endangitis obliterans mit Gelenkrheumatismus und Skleroderm wird als Manifestation einer zugrunde liegenden Kollagenkrankheit deklariert.

Nicht selten lassen sich an den Extremitäten von Endangitikern narbig ausgeheilte Restzustände abgelaufener Ulcera und Nekrosen feststellen, vor allem im Bereich der Acren.

Ödembildung stellt kein charakteristisches Symptom der Endangitis obliterans dar, wird allerdings bei Thrombophlebitiden nicht selten angetroffen. Postthrombophlebitische *Lymphangitiden* spielen gleichfalls bei der Ödementstehung von Endangitikern manchmal eine Rolle. Schließlich wird durch die Neigung mancher Kranker, die Füße in abhängender Position verweilen zu lassen, die Ödemneigung gefördert, insbesondere bei stärkerer arterieller Ischämie.

Bei chronischen Durchblutungsstörungen der Acren kommt es zum Sistieren oder zur Verlangsamung des *Nagel*wachstums sowie zur unförmigen Verdickung und Deformation der Nägel, die gelegentlich zu Komplikationen (Paronychien) Anlaß geben.

Das *Knochensystem* unterliegt bei lange dauernder Inaktivität einer ischämiebedingten Osteoporose. Außerdem wird bei Gewebsdefekten mit Fistelbildung nicht selten eine Gelenks- oder Knochenbeteiligung beobachtet, bei der es zur Auflösung der Knochenstruktur oder zu intensiven Entkalkungen kommt (vgl. Abb. S. 152). Ob der von WIENBECK (1942) beschriebene Fall einer endangitischen Osteomyelosklerose ein auf die Wirbelsäule beschränkter endangitischer Prozeß ist, dürfte schwer zu beurteilen sein; klinisch ergab sich Verdacht auf eine Wirbelkarzinose; die histologische Untersuchung ergab jedoch eine durch endophlebitische Herde bedingte vermehrte Knochenanbildung („phlegmasiebedingte Markfibrose") sowie endophlebitische und endarteritische Veränderungen.

In der überwiegenden Zahl von Fällen werden die unteren Extremitäten befallen, die oberen verschont. Die Angaben verschiedener Autoren über die Beteiligung der oberen Extremitäten sind infolge der uneinheitlichen Zusammensetzung des Materials sehr unterschiedlich. Übereinstimmend herrscht aber die Meinung, daß die unteren Extremitäten früher und intensiver befallen werden als die Arme. CEELEN (1932) erklärt dies durch vermehrte funktionelle und hydrostatische Belastung der Beine. Ähnlich wird der manchmal behauptete bevorzugte Befall des linken Beines gegenüber dem rechten (BUERGER 1924; CEELEN 1932; LANGE 1937) mit der meist stärkeren Linksbelastung (Stand- und Arbeitsbein) beim Rechtshänder erklärt. Andere Autoren, z. B. VON HASSELBACH (1939) konnten diese Seitenungleichheit nicht bestätigen.

VON HASSELBACH (1939) beschreibt einen Kranken mit ausschließlichem Befall der rechten Körperseite, der die Regel durchbricht, nach der meist beide Beine, wenn auch in sehr unterschiedlichem Grade, betroffen sind. DENECKE (1941) unterscheidet zwischen der ganz peripher sitzenden sogen. peripheren Form (subakut oder chronisch) und der sogen. zentralen Form, die weiter proximal lokalisiert ist; bei der zentralen Form erstrecken sich etwa auftretende Nekrosen auf den Vorderfuß (Verschluß der Unterschenkelarterien) oder auf den Fußrücken (Femoralarterienverschluß). Als am meisten nekrosegefährdet bezeichnet DENECKE (1941) die mehr akuten und zentralen Formen; nach LERICHE (1935) sind daran neben Thromben auch Spasmen beteiligt.

Eine charakteristische *Lokalisation* der Endangitis obliterans mit ausgeprägten klinischen Kriterien deklariert SCHRADER (1950) als Arteriose der A. femoralis, in deren Gefolge Dysbasie und trophische Störungen auftreten. Aus arteriographischen Untersuchungen ergab sich, daß in den individuell verschieden angelegten anatomischen Varianten der Anastomosierungen zwischen Arteria femoralis und Arteria profunda femoris ein wesentlicher ursächlicher Faktor für diese örtliche Prädilektion zu sehen ist. Seltener ist die Endangitis der Beckenarterien, dort fand WANKE (1953) nur 17% Arterienverschlüsse gegenüber 63% im Femoralisgebiet. Wegen der besseren Kollateralenversorgung bieten sich bei Beckenarterienstenosen bessere Ausgleichmöglichkeiten als bei Lokalisation im Knie- und Unterschenkelbereich (GESENIUS und GANSAU 1950; SCHRADER 1955). Die klinische Charakteristik der verschiedenen Beckenarterienverschlußsyndrome ist von SCHRADER (1955) eingehend monographisch dargestellt. Nach peripherwärts nimmt die Häufigkeit von Arterienverschlüssen und Arterienstenosen auf endangitischer Basis beträchtlich zu (WANKE 1953; AVERBUCK und SILBERT 1934; v. HASSELBACH 1939). Keinesfalls lassen sich bei der Mehrzahl von Endangitikern gangränöse Veränderungen im Sinne der früher gebräuchlichen Bezeichnung „spontane Extremitätengangrän" (BUROW 1867; WEISS 1894) feststellen. Vielmehr kommt es trotz ausgedehnter Arterienverschlüsse im Laufe langdauernder Erkrankungen (bis zu 20 Jahren nach JÄGER; 1932) meist nur zur chronischen arteriellen Insuffizienz ohne Nekrosenbildung. Bei Befall der Arteria femoralis kommt häufig über die Arteria obturatoria und die Arteria ischiadica ein ausreichender Kollateralkreislauf zustande.

Manche Autoren meinen, daß die arterielle Insuffizienz der oberen Extremitäten infolge Endangitis wesentlich seltener wäre. Die Angaben der Literatur sind aber diesbezüglich sehr verschieden: so werden von BUERGER (1924) 21%, von PERLOW (1933) 30%, von MACMAN (1934) 38%, von AVERBUCK und SILBERT (1934) 53%, von HANSER (1934) 25,5%, sowie von ALLEN und BROWN (1929) 60%, von v. HASSELBACH 25,2% und von SCHUM (1929) nur 5% angegeben. Noch seltener wird der klinische Beginn einer Endangitis obliterans an den oberen Extremitäten beschrieben (CONSTAM 1927; MACMAN 1934; ROZENDAAL und BARKER 1933). In solchen Fällen zeigen sich die ersten Veränderungen an den Fingern; die Schmerzen sind erheblich; vielfach wird durch eine Amputation die histologische Klärung ermöglicht. Über zwei Kranke mit Unterarmamputation berichtet von HASSELBACH (1939). Hingegen konnten HORTON und BROWN (1931, 1932) bei 710 Endangitikern keine Hand- oder Unterarmamputationen verzeichnen. SCHERF und BOYD (1955) bestätigen an Hand ihrer Erfahrungen an 389 Patienten den bevorzugten Befall der Beine (74%) und die geringere Häufigkeit des Armbefalls (isoliert nur in 2%), bei 24% der Fälle ging die Beinerkrankung der Armerkrankung voraus. Eine weitere Mitteilung über Endangitis der Arme brachten DUUS und FRANK (1940).

SCHMIDT (1953) konnte einen Fall mit endangitisbedingten Nekrosen sämtlicher vier Gliedmaßen beobachten. LOOSE (1954) konnte eindrucksvolle serienarteriographische Verläufe von Endangitiden mitteilen (vgl. Untersuchungsmethoden).

b) Aorta. Die Einbeziehung der Aorta stellt, namentlich in fortgeschrittenen Fällen von Endangitis obliterans, keine Seltenheit dar (PERLA 1925; AVERBUCK und SILBERT 1934; JÄGER 1932; BOHLE 1950; GESENIUS und GANSAU 1950; BRASS 1950; SCHRADER und GADERMANN 1953). Dabei handelt es sich um erhebliche endangitische Intimaveränderungen mit teilweise ausgedehnten Thrombosen, wodurch je nach Lokalisation und Ausdehnung verschiedenartigste Funktionsausfälle verursacht werden. HUEBER, PHILIPPI und WOHLRAB (1954) teilen einen Fall von endangitischer Aortenlumenstenose mit, der herzwärts bis zur Arteria subclavia sinistra reichte und das Bild einer Isthmusstenose vortäuschte, gekennzeichnet allerdings durch das Fehlen der Rippenusuren und des für Isthmusstenose typischen Kollateralkreislaufs. Auf die Möglichkeit der Entwicklung des Aortenbogensyndroms (HARDERS und WENDEROTH 1954) sowie auf die Entstehung eines Entzügelungshochdruckes (LAMPEN 1950) sei hingewiesen. Außerdem bekommt die Endangitis der Aorta durch Lumenstenosierung der Nierenarterien und der großen Eingeweidearterien besondere Bedeutung, worauf im Abschnitt „Viscerale Endangitis obliterans" eingegangen wird. Über Aortenthrombosen vgl. S. 371.

c) Coronararterien. Über Herzbeteiligung bei Endangitis obliterans liegen seit PERLA (1925), CAWADIAS (1930), ALLEN und WILLIAMS (1929), JÄGER (1932), HANSER (1934), AVERBUCK und SILBERT (1934) zahlreiche klinische und anatomische Mitteilungen vor. Unter 72 tödlich verlaufenden Fällen von obliterierenden Gefäßerkrankungen, wobei auf eine Unterscheidung zwischen Sklerose und Endangitis verzichtet wird, fanden ASANG und MITTELMEIER (1956) Coronarbeteiligung in 96%. Das klinische Äquivalent einer coronaren Endangitis obliterans sind Angina pectoris und Myokardinfarkt (SAMUELS und FEINBERG 1930; HOCHREIN 1943). Dabei ist ein plötzlicher Coronartod beim erstmaligen Auftreten der Krankheit selten. Meist entwickelt sich die coronare Endangitis obliterans langsam progredient. Unter 218 Patienten (v. HASSELBACH 1939) starben 6 im Alter von 36—48 Jahren mit den Zeichen einer Coronarinsuffizienz, weitere 8 boten coronare Symptome. Auch bei Fehlen endangitischer Durchblutungsstörungen an den übrigen inneren Organen ist die coronare Endangitis obliterans keine Seltenheit (LEMANN 1928; DE BLASI 1934; MALLORY 1936; MAGRI und BURIANI 1950; MICHELI-PELLEGRINI und BARDELLI 1951; MORGANO 1952; AUDIER 1953; MARZANI und BARBERIS 1955). Entsprechende EKG-Veränderungen sind bei SIGAL und LAŠČEVKER (1952), LEPESCHKIN (1947), PRATESI (1950) beschrieben. SIGAL und LAŠČEVKER (1952) teilen ihre 155 Patienten (154 Männer; 1 Frau) hinsichtlich der EKG-Befunde in 4 Gruppen ein: a) 48 Patienten mit altersmäßig unerwartet stark ausgeprägter Coronarinsuffizienz; b) 22 Patienten mit diffusen Myokardschäden und intraventrikulären Leitungsstörungen; c) 27 Patienten mit Myokardinfarkt; d) 58 Patienten mit peripherer Endangitis obliterans ohne klinische oder elektrokardiographisch faßbare Hinweise auf Myokardaffektionen. Die Autoren ermitteln eine endangitisch bedingte Coronarerkrankung bei 65% ihrer Patienten. Demgegenüber hatten AVERBUCK und SILBERT (1934) unter 47 obduzierten Endangitikern nur 18 mit coronarer Endangitis obliterans festgestellt; SAPHIR (1936) fand Coronarbeteiligung in 12 von 21 Fällen, VON ALBERTINI (1937) in 18 von 25 Fällen. Die Problematik solcher Angaben liegt darin, ob die klinisch und anatomisch nachgewiesenen Coronarveränderungen ausschließlich durch endangitische Coronaritis bedingt sind oder ob hieran auch die Arteriosklerose beteiligt ist. MOLL und SCHWARZBACH (1956) stellten bei Patienten mit Endangitis obliterans eine altersabhängige Zunahme des Befalls mit Coronarsklerose fest. Sie glauben, daß klinische Statistiken, die zu einer über $1/3$ bezifferten Coronarbeteiligung kommen, durch Mitwirkung altersmäßig bedingter Coronarsklerosen verfälscht sind. Die weitere Auflösung des Problems umfaßt pathologisch-anatomische Fragen über die Beziehungen zwischen Coronaritis und Coronarsklerose (MEESSEN 1944; BREDT 1949). v. ALBERTINI (1946) rechnet Fälle von Coronaritis zum Formenkreis der Endangitis obliterans. PAPACHARALAMPOUS und ZOLLINGER (1953), nach ihnen MOLL und SCHWARZBACH (1956), halten es, wie bereits SAPHIR (1936), für wahrscheinlich, daß fließende Übergänge zwischen beiden Krankheitsbildern bestehen. Bei 60jährigen Endangitikern läßt sich die Coronarbeteiligung mit etwa 50% veranschlagen, entspricht also der Häufigkeit der Coronarbeteiligung bei Arteriosclerosis obliterans, wie MOLL und SCHWARZBACH (1956) sowie FAIVRE u. Mitarb. (1954) feststellten. Dabei wird ein Ausheilungsstadium der Coronaritis als sklerotisches Narbenstadium angenommen (BREDT 1941; 1949; PAPACHARALAMPOUS und ZOLLINGER 1953), daneben auch ein altersmäßig bedingtes Zusammentreffen mit einer von der Endangitis unabhängigen Coronarsklerose. Die Zahl der Endangitiker, die anamnestisch Angaben über coronare Beschwerden machen, beträgt nach ROSSIER u. Mitarb. (1947) sowie ROSSIER (1944) um 20%, nach MOLL und SCHWARZBACH (1956) noch weniger.

Außer an den Coronarien kann das Herz bei Endangitikern von einer Thromboendokarditis befallen sein (DÜRCK 1930; JÄGER 1932; MUMME 1940; POKORNY u. Mitarb. 1953). In dem von JÄGER (1932) mitgeteilten Fall (I) wurde eine schwielige Verdickung am Vorhofsendokard des linken Herzens gefunden, daneben Dilatation als Zeichen einer Herzinsuffizienz; die klinisch aufgetretene Angina pectoris ließ sich durch Obliterationen kleinerer Coronaräste erklären. Jedenfalls sind gemeinsame pathogenetische Faktoren bei der Entstehung endokardialer, coronarer und endangitischer Veränderungen hiernach nicht auszuschließen.

d) Arterien des Nervensystems. Hirnarterien. BUERGER (1924) vermutete trotz unzureichender anatomischer Beweise einen Zusammenhang zwischen den Cerebralsymptomen seiner Endangitiker und der zugrunde liegenden Gefäßkrankheit. Neben eigenen Beobachtungen lieferten die Mitteilungen von HANDWERCK (1928), ARRON und LINENTHAL (1929), CSERNA (1930), BAUER und RECHT (1933) sowie FOERSTER und GUTTMANN (1933) die Bestätigung für diese Ansicht. Weitere Beiträge klinischer und morphologischer Synopsis brachten BAUER (1935), SPATZ (1935; 1939), LINDENBERG und SPATZ (1939) u. a. Trotz anfänglicher Zweifel (FOERSTER und GUTTMANN 1933) hat sich inzwischen die Ansicht durchgesetzt, daß endangitische Hirnveränderungen nicht selten sind. Dabei braucht keineswegs vorausgesetzt werden, daß die Häufigkeit der Erkrankung in den letzten Jahrzehnten zugenommen hat.

Die in der Literatur niedergelegten Befallsquoten im Gesamtmaterial der Endangitiker unterscheiden sich beträchtlich voneinander.

Hausner und Allen (1938) konnten unter 500 Endangitisfällen 11mal, v. Hasselbach (1939) unter 218 Fällen 7mal, Asang und Mittelmeier (1956) unter 72 tödlich verlaufenen Fällen von obliterierenden Gefäßkrankheiten 15mal Hirnbeteiligung feststellen. Nach Scheid (1953) ist der eklatante Unterschied im Befall von Männern und Frauen bei der cerebralen Form der Endangitis obliterans nicht so ausgeprägt wie bei den übrigen Lokalisationen der Erkrankung.

Lindenberg und Spatz (1939) unterscheiden makroskopisch zwei Haupttypen der cerebralen Endangitis obliterans: Typ 1 ist gekennzeichnet durch unregelmäßig verteilte Rindenerweichungsherde und durch einen Hydrocephalus internus (Scheid 1953). Beim Typ 2 werden nur die distalen Bereiche der Konvexitätsarterien befallen, die als blutleere, wurmartige, weiße Stränge mit der weichen Hirnhaut bindegewebig verfilzt sind; die Großhirnrinde weist herdförmige Granularatrophie auf (Pentschew 1934; Spatz 1935; 1939; Bodechtel 1951). Scheid (1953) nennt als Prädilektionsstelle das Gebiet der 2. Stirnhirnwindung in seiner Fortsetzung parallel der Mantelkante über die Zentralregion zum Occipitalpol und zur Hirnbasis. Die histologischen Befunde entsprechen endangitischen Veränderungen anderer Körperbereiche, die sich manchmal allerdings auf die feinen Piagefäße beschränken, wie überhaupt der Befall großer basisnaher Arterien nicht häufig ist (Llavero 1948). Endangitische Veränderungen im Einstromgebiet der Hirnzirkulation, der Arteria carotis interna und der Arteria carotis communis wurden von Buerger (1924); Spatz (1935, 1939), Lindenberg und Spatz (1939), Sorgo (1939), Krayenbühl u. Weber (1944), Müller (1952) beschrieben; linksseitiger Verschluß ist nach Sastresin (1957) doppelt so häufig wie rechts, doppelseitigen Befall beobachtete Tölle (1942). Endangitis obliterans der A. vertebralis sin. beschreibt Carstensen (1957). Auch endangitische Hirnvenenaffektionen mit Thrombosierungen und Endothelproliferationen der sinusförmigen Hirnblutleiter kommen vor (Scheid 1953). Die von pathologischanatomischer Seite gestellte Frage (von Albertini 1944) nach der mikroembolischen Genese der granulären Rindenatrophie wird von J. E. Meyer (1948) deshalb verneint, weil eine solche Annahme unvereinbar mit der Lokalisation embolischer Vorgänge und mit dem simultanen Nachweis von Prozessen verschiedenen Alters ist. Nach Lindenberg und Spatz (1939) unterliegt die Lokalisation endangitischer Herde keiner strengen Regel; auch ihre Größe kann mit dem Kaliber der befallenen Arterien in weiten Bereichen schwanken.

Die cerebralen Symptome einer Endangitis können isoliert oder in Verbindung mit arteriellen Insuffizienzzeichen anderer Körperbereiche auftreten. Im letzteren Fall ist ihre richtige diagnostische Verwertung wesentlich erleichtert. Die Kranken fallen zunächst, besonders wenn es sich um kleinere Herde oder um den Befall weniger wichtiger Zentren handelt, durch passagere Absencen, gehäufte Anfälle von Migräne,. (Stender 1936) Gleichgewichtsstörungen oder flüchtige Gliederparesen auf. Bei größeren Herden können epileptiforme Anfälle (Portwich u. Reinwein 1956) und apoplektiforme Insulte vorkommen. Diese sollten besonders bei jüngeren Männern ohne Hypertonie und ohne Lues den Verdacht auf eine cerebrale Endangitis obliterans lenken. Vorläufer der genannten cerebralen Ausfallserscheinungen sind psychische Niveauschwankungen, die von Schottky (1942) als cerebrales Äquivalent des intermittierenden Hinkens bezeichnet werden. Von Seiten der Augen kann es zu Flimmerskotomen, flüchtigen oder längerdauernden Hemianopsien oder Amaurosen kommen (Rosenhagen 1940). Stauungspapille beobachteten Schretzenmeyer (1940) sowie Portwich u. Reinwein (1956). Je nach der unterschiedlichen Progression der Krankheit und nach dem Ausmaß der in Gang gesetzten cerebralen Schutzmechanismen (Hoff und Seitelberger 1952) sind die klinischen Erscheinungen graduell und zeitlich unterschiedlich. Inwiefern bei kleinsten Rindenausfällen schon mit cerebralen Störungen zu rechnen ist, kann man schwer abschätzen. BAKER und MASSELL (1956) bemühten sich an 18 Endangitikern ohne gröbere cerebrale Ausfälle um eine Erfassung der psychischen Kennzeichen. Sie fanden bei diesen Kranken Tendenzen zu Feindseligkeit, Negativismus und anderen negativen Komplexen.

Die angiographische Diagnostik stützt sich auf die Erfassung von Kaliberschwankungen und Ungleichmäßigkeiten der Arterienfüllung (BROBEIL 1950; RIECHERT 1943).

Die Therapie der cerebralen Endangitis obliterans entspricht der Allgemeintherapie. Örtlich durchblutungssteigernde Maßnahmen lassen sich kaum rationell einsetzen.

Auge. Durch GRESSER (1932), BIRNBAUM, PRINZMETAL und CONNOR (1934), MARCHESANI (1934; 1935; 1936), STAUDER (1934), LANGE (1936), WERDENBERG (1940), RIX (1940) wurde auf Augenhintergrundsveränderungen bei Endangitis obliterans aufmerksam gemacht. Insbesondere stellen sich juvenile rezidivierende Glaskörperblutungen und Verschlüsse der Zentralarterien ein. HAGER (1949) konnte bei zwei Rauchern mit temporärer Papillenabblassung, Netzhautmarmorierung und Schlängelung der kleinen Venen zwischen Papille und Macula sowie mit zentrocäcalem Skotom eine Endangitis obliterans finden. Er hält die (unter der Annahme toxischer Wirkungen) früher als Tabakamblyopien bezeichneten Durchblutungsstörungen für beginnende endangitische Prozesse. Dagegen bestreitet er die endangitische Entstehung der Periphlebitis retinae, die MARCHESANI (1936) angenommen hatte. Außerdem kommt es bei Endangitis zu kleineren Degenerationsherden und Netzhautblutungen (MÉSZÁROS 1937), selten zu Amotio, capillären Aneurysmen oder Cataracta complicata (HAGER 1951). In einem von KÖHLMEIER (1941) beschriebenem Fall wurde ophthalmologisch eine kleinfleckige periphere Chorioiditis (Periarteriitis nodosa?) festgestellt. Endangitisch bedingte Thrombosen der Retinagefäße sollen nach JULITZ (1953) rückbildungsfähig sein.

Rückenmark. Eine Darstellung der Endangitis obliterans des Rückenmarkes ist durch SPRUNG (1950) erfolgt. Er fand bei 10 Patienten mit Endangitis obliterans segmental verteilte Sensibilitätsstörungen, sowie radiculopathische Reflexanomalien und bezieht diese Erscheinungen auf eine arterielle Insuffizienz im Bereich der Hinterhornsegmente des Rückenmarkes.

Peripheres Nervensystem. Im Gefolge der peripheren Durchblutungsstörungen bei Endangitiden kommt es häufig zu Veränderungen der Struktur der peripheren autonomen Ganglien und ihrer Ausläufer (PANČENKO 1941; MORONE 1950).

e) **Nierenarterien.** Bei den meisten Patienten mit Endangitis obliterans läßt sich keine Hypertonie feststellen. So fanden KARTASOV (1924), ELOESSER (1925), EGOROV (1925), STAPF (1936), RIEDER (1938), VON HASSELBACH (1939) und ROSENHAGEN (1940) bei der Mehrzahl ihrer Patienten einen normalen, mitunter sogar niedrignormalen Blutdruck.

Falls bei Patienten mit Endangitis obliterans eine Hypertonie festgestellt wird, läßt sich deren renale Genese dann ausschließen, wenn die Nierenfunktion nachweislich unbeeinträchtigt ist. Allerdings genügt dazu nicht der einfache Urinbefund, sondern es müssen die Teilfunktionen mit Hilfe von Clearanceverfahren bestimmt werden. Bei normalem Ausfall der Nierenfunktionsproben ist eine bestehende Hypertonie nur durch extrarenale Faktoren erklärbar, auch wenn der Patient eine Endangitis hat.

Der Verdacht auf die renale Genese der Hypertonie liegt bei Endangitikern deshalb besonders nahe, weil verschiedene Möglichkeiten dafür bestehen, daß durch endangitische Veränderungen die Nierenzirkulation wesentlich eingeschränkt wird.

Während durch anatomische Untersuchungen feststeht, daß bei zahlreichen Endangitikern ohne Hypertonie sich endangitische Veränderungen der Nierengefäße nachweisen lassen (BUERGER 1924, JÄGER 1932; CEELEN 1932; AVERBUCK und SILBERT 1934; RIX 1940; KÖHLMEIER 1941; ASANG und MITTELMEIER 1956), scheint die endangitisbedingte Nierenischämie nur in einer Minderzahl von Fällen den zur Hypertonieerzeugung erforderlichen Grad zu erreichen (vgl. WOLLHEIM u. MOELLER, dieses Handb. Bd. IX/5, S. 624). ASANG und MITTELMEIER (1956) fanden nur etwa in einem Drittel der Fälle mit endangitischen Nierenveränderungen renale Hypertonien. Auch BOHLE (1950) konnte nur in einem von zwei eigenen Fällen von Aortenthrombose Hochdruck beobachten und statistisch aus 100 in der Literatur mitgeteilten derartigen Fällen keinen signifikanten Zusammenhang mit renaler Hypertonie ermitteln. Trotzdem sind die Beobachtungen über renalen Hochdruck auf der Basis endangitischer Gefäßveränderungen zahlreich (RATSCHOW (1953); JÄGER 1932; HADORN 1938; SCHRADER und GADERMANN 1953; WENZL und DECKSTEIN 1949; KRAUTWALD u. Mitarb. 1955; JULITZ 1953; HEINTZ 1951; HILLENBRAND 1956; ASANG und MITTELMEIER 1956; HOLLE und CARSTENSEN 1957 u. a.). Im einzelnen wird die Hypertonie sowohl durch intrarenal gelegene Arterienveränderungen (FELLMANN und ZOLLINGER 1953) als auch durch Verschlüsse oder erhebliche Stenosierungen der Nierenhauptarterien bewirkt. Einseitige Nierenarterienverschlüsse beschrieben BOYD und LEWIS (1938), MALISOFF und MACHT (1951), MARTORELL (1953), POUTASSE (1956), HOWARD u. Mitarb. (1954), FREEMAN u. Mitarb. (1954). Diese Fälle sind deshalb besonders wichtig, weil sie, was den hochdruckauslösenden Mechanismus anbelangt, operativ geheilt werden können. Bei doppelseitigem Nierenarterienverschluß (POUTASSE 1956) kommt ein Eingriff weniger in Frage. Nierenischämien auf der Basis von Aortenveränderungen, sei es durch Aortenthrombosen kranial der Nierenarterienabgänge oder durch Übergreifen von Aortenthrombosen auf die Nierenarterien (STAHNKE 1928; BOHLE 1950; HUEBER u. Mitarb. 1954), sind nur unter geeigneten Voraussetzungen operativ zugänglich. Eine eingehende angiographische Diagnostik ist hierfür erforderlich. HOLLE und CARSTENSEN (1957) haben auf das seltene Vorkommen einer renalen Hochdruckentstehung durch endangitische Verschlüsse von Polarterien hingewiesen (PRICE und WAGNER 1947; GÖTZEN 1956).

Der Übergang von der normotonischen Phase zur Hypertonie bei endangitisch bedingter Einschränkung der Nierenzirkulation kann in kürzester Zeit, innerhalb von Tagen, erfolgen (vgl. WOLLHEIM und MOELLER; Hypertonie Bd. IX/5, S. 624 dieses Handb.). Neben dem Blutdruckanstieg, der die Möglichkeit einer Herzinsuffizienz sowie einer durch Rhexisblutung bedingten Apoplexie in sich schließt, kommt es in der hypertonischen Phase zu den klinischen Zeichen einer schweren Nephritis mit Hämaturie, Cylindrurie u. a. Soweit nicht über ein oligurisches Stadium eine tödliche Anurie eintritt, kann der Prozeß unter Hinterlassung narbiger Restzustände abheilen; in solchen Fällen bleibt als Restzustand dauernder tubulärer Schädigung Konzentrationsschwäche, verminderte Wasserausscheidungsfähigkeit, vielleicht Mikrohämaturie bestehen.

MENNE u. Mitarb. (1956; 1956) untersuchten die Nierenfunktion bei Patienten mit Endangitis obliterans. Sie fanden eine erhöhte Inulinclearance sowie eine erniedrigte PAH-Clearance; demgemäß war die filtration fraction gesteigert, und zwar auch bei Patienten mit unauffälligem Harnbefund und normalem Reststickstoff. Das gesteigerte Glomerulumfiltrat wird von den Autoren als Zeichen eines spastischen Initialstadiums der Nierengefäßveränderungen gedeutet. CARSTENSEN (1956) konnte an 35 Endangitikern mittels endogener Kreatinin-Clearance keine signifikante Veränderung im Glomerulumfiltrat nachweisen; dagegen fand er eine Verminderung der tubulären Phenolrotausscheidung, der tubulären Wasserrückresorption und der PAH-Clearance als Zeichen einer verminderten Gesamtdurchblutung.

Die anatomischen Veränderungen am Gefäßsystem und am Parenchym endangitisch veränderter Nieren bestehen makroskopisch in Entzündungen, die später narbig ausheilen, eventuell mit Übergang in Granularatrophie (JULITZ 1953; HILLENBRAND und WOLF 1956). Histologisch fand WOLF (1951) partielle Hyalinisierung der Glomerulumcapillaren im Sinne einer unvollständig ausgeprägten Glomerulosklerose, und zwar bei Patienten ohne renale Hypertonie. Die Arterien erwiesen sich entzündlich und sklerotisch verändert. Vereinzelt fanden sich Rinden- und Markblutungen, in drei von neun Fällen umschriebene hämorrhagische Infarkte. Die Tubuli waren im Sinne einer trüben Schwellung, tropfigen Entmischung, vacuolären Degeneration, Verfettung und Nekrosenbildung verändert. Damit sind die nach HILLENBRAND (1950) in über 60% der Fälle normalen Harnbefunde von Endangitikern, sowie die gelegentlich beobachteten Mikrohämaturien [5% der Fälle von HOLLE und CARSTENSEN (1957)] durchaus in Einklang zu bringen (s. o.).

Die Konsequenz aus den bisher bei Endangitis festgestellten Nierenveränderungen besteht in folgenden diagnostischen Maßnahmen: 1. Sorgfältige Untersuchung der anhypertonischen Endangitiker zwecks Ausschluß eines Aortenbogensyndroms („sog. umgekehrte Isthmusstenose", vgl. S. 375) mit „Pseudonormotonie" im Armbereich und Hypertonie im Beinbereich. 2. Überprüfung aller Endangitiker durch Pyelographie sowie durch Nierenfunktionsprüfungen zwecks Ausschaltung nicht endangitisbedingter hypertonieerzeugender Faktoren; 3. Diagnostische Abklärung auch hypertonischer Verlaufsformen von Endangitiden hinsichtlich einseitiger operativ zugänglicher renaler Hypertonien; durch einseitige Nephrektomie (MALISOFF und MACHT 1951), Thrombendarteriektomien (FREEMAN u. Mitarb. 1954), in seltenen Fällen vielleicht auch durch Arterientransplantationen (POUTASSE 1956) sind deletäre Abläufe eventuell temporär aufzuhalten (vgl. Kap. Hypertonie; WOLLHEIM u. MOELLER: dieses Handbuch Bd. IX/5, S. 624).

f) **Leber- und Gallenblasenarterien.** ASANG und MITTELMEIER (1956) beobachteten bei 20% ihrer tödlich verlaufenen obliterierenden Arteriopathien Beteiligung der Leber, bei 15% endangitische Veränderungen an der Arteria hepatica. Nach ihrer Ansicht verhindern die günstigen Kollateralenverhältnisse im Leberbereich fast durchweg das Auftreten von Parenchymnekrosen.

Über eine Endangitis der Arteria cystica mit entsprechendem Gallenblasensyndrom wird von KÖHLMEIER (1940) berichtet.

g) **Pankreasarterien.** Bei generalisierten Endangitisformen sind Pankreasbeteiligungen häufig. ASANG und MITTELMEIER (1956) fanden sie in 15%, machen allerdings auf die Versorgung des Organs durch Äste mehrerer Hauptarterien aufmerksam. Das nicht seltene Vorkommen von Diabetes mellitus bei Endangitis obliterans erklären sie vorwiegend durch Verschluß der Milzarterie und der Rami pancreatici, wobei die Ischämie des inselzellreichen Pankreasschwanzes bedeutsam sein soll. Weitere Beobachtungen: BIRNBAUM u. Mitarb. (1934); HILLENBRAND und WOLF (1949); WANKE (1953) u. a.

h) **Milzarterien.** Endangitis obliterans der Milzarterie ist keine Seltenheit (WRIGHT 1948). ASANG und MITTELMEIER (1956) stellten Milzarterienaffektionen bei tödlich verlaufenen obliterierenden Arteriopathien in 64% fest. Die klinischen Erscheinungen sind nicht dramatisch. Zu erwarten ist als Folge des Milzinfarktes eine Perisplenitis mit Seitenstechen, eventuell mit perisplenitischem Reiben.

CSERNA (1930) berichtet über Milztumor als allgemeines Endangitiszeichen, aus dem der entzündliche Charakter der Krankheit ersichtlich sei, und zwar auch bei Fällen ohne Störungen der Milzzirkulation. Ob derartige Feststellungen, ähnlich wie die Diagnose einer splenomegalen Form der Endangitis obliterans (HENSCHEN 1945), dem disseminierten Lupus erythematodes zuzuordnen sind, erscheint zumindest diskutabel.

i) Darmarterien. Die Endangitis obliterans der Abdominalarterien führt durch arterielle Insuffizienz zur Angina abdominalis (ORTNER 1907), dem Äquivalent der Angina pectoris und der Dysbasia intermittens.

Obwohl seit 30 Jahren entsprechende klinische und anatomische Beobachtungen vorliegen (GRASMANN 1928, CAWADIAS 1930; HULST 1931; TAUBE 1931; NORPOTH 1932; JÄGER 1932; AVERBUCK und SILBERT 1934; COHEN und BARRON 1936; v. HASSELBACH 1939; TEILUM 1941; HUSTEN und RAMB 1948) wurde erst durch KÖHLMEIER (1940) und LAUSECKER (1940; 1949) der Versuch unternommen, die intestinale Endangitis obliterans als Sonderform aus dem Gesamtkomplex des Krankheitsbildes hervorzuheben.

Die Häufigkeit der intestinalen Endangitis obliterans läßt sich nicht ohne weiteres feststellen. Die vorliegenden Beobachtungen sind recht inhomogen. Untersuchungen an Patienten mit Endangitis weisen nach klinischen Symptomen einen Anteil von 0,6% (HAUSNER und ALLEN 1940), von 5% (v. HASSELBACH 1939), bis zu 6% (AVERBUCK und SILBERT 1934) auf. Weitere Angaben sind damit nicht direkt vergleichbar, weil sich das Material anders zusammensetzt. MCDOWELL u. Mitarb. (1949) halten die intestinale Endangitis obliterans auf Grund einer Literaturübersicht für selten; SCHRADER (1955) konnte unter 154 Patienten mit Aortenthrombose 5mal intestinale Erscheinungen einer arteriellen Insuffizienz beobachten. Das mit 900 Patienten sehr umfangreiche Material an peripheren Durchblutungsstörungen von DI CIO und DI CIO (1955) weist in 18% der Patienten gastrointestinale Symptome auf, in 3% eine Angina abdominalis. Erstaunlich hoch ist im Obduktionsmaterial von ASANG und MITTELMEIER (1956) das Intestinalgebiet betroffen, nämlich in 56% der tödlich verlaufenen obliterativen Arteriopathien, während in 28% durch intestinale Endangitis der Tod eintrat.

Neuere Mitteilungen von WOJTA (1952), HILLENBRAND und WOLF (1956), PORTWICH und REINWEIN (1956), CARSTENSEN (1957) beweisen, daß bei sorgfältiger klinischer Auswertung die Suche nach intestinalen Endangitis obliterans-Fällen lohnend ist und daß die intestinale Endangitis obliterans keine Rarität darstellt. CARSTENSEN (1957) unterscheidet zwischen dem Befall großer Schlagaderäste und kleineren, weiter intestinalwärts sitzenden endangitischen Arterienverschlüssen. Hinzuzufügen wäre eine dritte, kleinherdig disseminierte Form (LAUSECKER 1949). Die klinische Unterscheidung wäre zwar wegen des gebotenen unterschiedlichen therapeutischen Verhaltens wünschenswert, dürfte aber nur in einer Minderzahl von Fällen gelingen. Betroffen ist vorwiegend das Gebiet der Arteria mesenterica cranialis (SCHNITZLER 1901; MEYER 1924; KRAUSPE 1935; TEILUM 1941; JULITZ 1953; DI CIO u. DI CIO 1955; ASANG und MITTELMEIER 1956). Dagegen ist das Stromgebiet der Arteria mesenterica caudalis seltener erkrankt (THOMPSON 1948; THEIS 1952; JULITZ 1953), nach SCHRADER (1955) allerdings bisweilen sekundär ins Ausbreitungsgebiet von Aortenthrombosen einbezogen, was für $^3/_4$ der Arteria mesenterica caudalis-Verschlüsse zutrifft. JULITZ (1953) beschrieb Darmnekrosen im Bereich von Sigmoid und Rectum, THEIS (1952) ebenfalls Sigmoidgangrän bei Aortenthrombose. Nur wenige Beobachtungen einer endangitischen Veränderung liegen bisher von der Arteria coeliaca vor (HILLENBRAND und WOLF 1949; ASANG und MITTELMEIER 1956). Letztere Autoren fanden in 12,5% Veränderungen. Im seltenen Falle eines vollständigen Coeliaca-Verschlusses sind die Überlebenschancen der Patienten minimal.

Die klinischen Erscheinungen können unterschiedlich sein. Die einfache Angina abdominalis ist durch Schmerzen im Mittelbauch gekennzeichnet; ihre

Dauer und Intensität kann in weiten Bereichen schwanken. Die endangitisch bedingte arterielle Insuffizienz kann durch passagere oder permanente Spasmen intensiviert, durch Öffnung von Kollateralen kompensiert werden. CARSTENSEN (1957) erwartet bei den subakuten und mitigierten Verlaufsformen neben den Leibschmerzen wechselnde Phasen von Obstipation, Meteorismus, Atonie, Übelkeit mit Erbrechen und eventuell Melaena. Die allgemeine klinische Überwachung unter sorgfältiger Kontrolle des Lokalbefundes wird die Notwendigkeit zum operativen Eingriff gegebenenfalls erkennen helfen.

Der plötzliche Verschluß größerer, aortennaher Mesenterialarterienbezirke, klinisch im allgemeinen auf Embolie hindeutend, aber bei gesicherter Endangitis obliterans äußerst verdächtig auf autochthonen Arterienverschluß (PORTWICH und REINWEIN 1956) stellt einen dringenden Notfall dar. Da eingreifende diagnostische Maßnahmen in dem lebensbedrohlichen Zustand der Kranken nicht angängig sind, wird die klinische Überwachung unter entsprechender Therapie (s. S. 299ff.) zunächst zur wichtigsten Maßnahme, damit keine Perforationen übersehen werden. Die Mehrzahl der Patienten mit größeren multiplen Mesenterialinfarkten auf endangitischer Basis fällt einer letalen Perforationsperitonitis zum Opfer (v. HASSELBACH 1939; McDOWELL u. Mitarb. 1949; DI CIO u. DI CIO 1955; CARSTENSEN 1957).

Ob das von MOLL und SCHWARZBACH (1956) mitgeteilte gehäufte Auftreten von Magen- und Duodenalgeschwüren bei 24% der Patienten mit Endangitis unmittelbar auf endangitische Gefäßveränderungen zurückzuführen ist oder auf ein vasospastisches Initialstadium der Erkrankung, was für einen Teil der Fälle wahrscheinlicher ist, bleibt unentschieden. Immerhin läßt sich die endangitische Gefäßokklusion als Ursache der Geschwürsentstehung diskutieren (BUERGER 1924; DÜRCK 1930; LANGE 1936; LISCIA u. DORCHE 1950; EDER 1951; DE RUGGIERO und B. LUVOL 1953). Eine eigene Beobachtung sei kurz mitgeteilt: K. T.; J. Nr. 2225/50; 1297/51:

59jähriger Patient aus gesunder Familie. Mit 40 Jahren Unfall: Mit Kraftwagen am linken Fuß überfahren; 3 Monate Revier- und Lazarettbehandlung. Mit 42 Jahren in Rußland Erfrierung beider Füße, stärker links; zunächst mit Spritzen und Salben behandelt; trotz unvollständiger Ausheilung nach 4 Wochen wieder Einsatz; seither ständig Gehbeschwerden, Verkrampfungsneigung, Kälteempfindlichkeit am linken Fuß; nach Wehrdienstentlassung ständig in ärztlicher Behandlung. Mit 49 Jahren wegen Zehengangrän Sympathektomie links, wirkungslos. Sukzessive Amputation von 2 Zehen, Großzehe, später Unterschenkel, später Oberschenkel links. Histologisch Endangitis obliterans sichergestellt. Im Anschluß daran am Amputationsstumpf Thrombophlebitis mit Lungenembolie und Infarktpneumonie; Abheilung unter Antikoagulantien und Antibioticis. Mit 50 Jahren Oberschenkelamputation rechts, mit 54 Jahren intestinale Blutung bei Verdacht auf Magen oder Duodenalulcus (Rö.: negativer Befund). Mit 55 Jahren erneute intestinale Blutung ohne starke Schmerzen.

In diesem Falle besteht epikritisch die Wahrscheinlichkeit einer durch endangitische Gefäßverschlüsse bedingten wiederholten Ulcusblutung.

Perforationen endangitischer Ulcera wurden durch BARRON und LINENTHAL (1929) sowie v. HASSELBACH (1939) u. a. (s. o.) mitgeteilt. In diesem Zusammenhang ist auf systematische Untersuchungen an 100 Endangitikern hinzuweisen, bei denen HILLENBRAND (1956) Erhebungen über das Altersulcus nach dem Vorgehen von SPANG (1948) durchführte. Dabei ergaben sich bei 27% der Kranken Ulcusanamnesen, wonach 1—3 Jahre vor Manifestierung der Endangitis obliterans, manchmal auch bereits früher, Ulcera vorlagen. Der Magensaft erwies sich bei 12% hyperacid, bei 10% subacid, bei 8% histaminacid, bei 19% histaminrefraktär anacid, bei 51% normacid. Die Aciditätsbefunde sind nicht in einem solchen Maße abweichend, daß daraus verbindliche Schlüsse über die Magendurchblutung von Endangitikern im allgemeinen gezogen werden können; auch der Hinweis, daß sie ähnlich sind wie bei 22 Patienten mit Morbus Raynaud (SUNDER-PLASSMANN, HILLENBRAND und SCHÜRHOLZ 1954), besagt wenig.

Wenn in einem Untersuchungsmaterial eine über das Normalmaß signifikant hinausreichende Häufung von Ulcusbefall festgestellt wird (HILLENBRAND 1956), liegt es nahe, anzunehmen, daß die Ulcera dieser Patienten in dem über das vergleichbare Maß hinausgehenden Prozentsatz entweder durch die Endangitis oder durch weitere der Endangitis zugrunde liegende Faktoren zustandekommen. SUNDER-PLASSMANN (1943), MERKEL (1946) und SIEGMUND (1948) nehmen an, daß die für die Ulcusentstehung bestimmenden Zirkulationsstörungen durch neurovegetativ bedingte Veränderungen der terminalen Strombahn zustande kommen. Den selektiven Mehrbefall der kleinen Kurvatur erklärt HILLENBRAND (1956) als Folgen einer anatomisch bedingten schlechteren Gefäßversorgung. Nach SUNDER-PLASSMANN, HILLENBRAND und FISCHER-BRÜGGE (1953) liegt auch der bei Endangitikern obligat anzutreffenden Paradentose ein veränderter Zustand des Gefäßnervensystems zugrunde.

k) **Arterien anderer Organe.** Relativ selten werden die Nebennierenarterien endangitisch verändert gefunden (GOECKE 1927), so daß keine Beobachtungen über entsprechende Funktionsausfälle verfügbar sind. Schilddrüsenarterienbefall wird von HILLENBRAND und WOLF (1949) berichtet. McGREGOR und SIMSON (1929) sowie MAYRHOFER (1947) sahen Endangitis obliterans der Arteria spermatica. Penisgangrän auf endangitischer Basis wird bei WIETING (1921), BUERGER (1924), HAUSNER und ALLEN (1940), HILLENBRAND (1956) u. a. erwähnt.

l) **Lungenarterien.** EPPINGER und WAGNER (1920) beschrieben die Endangitis der Pulmonalarterien als eine klinisch diagnostizierbare Stenosierung von kleinen Lungenarterienenästen, die durch Widerstandserhöhung zur Überlastung des rechten Herzens (JULITZ 1953; ASANG und MITTELMEIER 1956, u. a.) und — vorwiegend bei 20- bis 60jährigen Patienten — unter dem Bilde des Cor pulmonale chronicum zur Herzinsuffizienz führt. Die Patienten leiden unter schweren Bronchitiden und sind cyanotisch. An weiteren Symptomen werden Kopfschmerz, Schwindel, Polyzythämie, Trommelschlegelfinger u. a. beschrieben. Das Bild der obliterierenden pulmonalen Endangitis ist in Arbeiten von WIESE (1931), STEINBERG (1933), PRAUSPE (1935), STAEMMLER (1937), HOENIG (1937), HADORN (1937) dargestellt. ASANG und MITTELMEIER (1956) fanden Pulmonalarterienbeteiligung in 15% der untersuchten tödlichen obliterierenden Gefäßkrankheiten. Auf den im Röntgenbild faßbaren vorspringenden Pulmonalbogen der Patienten hat HOHENNER (1940) hingewiesen, desgleichen auf Kalkherde im Hauptstamm der Arteria pulmonalis, entsprechend einem sklerotischen Narbenstadium einer vorhergegangenen Entzündung.

WEPLER (1938) beschreibt eine hyperergische „Thromboendarteriitis" bei einem 3 Tage alten Kind, dessen Mutter an Schwangerschaftstoxikose (Eklampsie) gelitten hatte; er hält die Entstehung dieser pulmonalen Endangitis obliterans auf Grund toxischer Endothelschädigung für wahrscheinlich. Bei frühkindlicher Endokarditis wurden Pulmonalarterienentzündungen von SCHÖNLEBE (1939) beschrieben.

Von diesen blanden Formen pulmonaler Endangitis obliterans ist die bakteriellmykotische Form zu unterscheiden, klinisch und anatomisch dargestellt durch STEINBERG (1953) sowie HÖRA und WENDT (1941). Wegbereiter dieser Endangitis obliterans ist ein offener Ductus arteriosus Botalli, über den der dem rechten Herzen unangemessene erhöhte Blutdruck sowie die von der Aortenklappenendokarditis ausgehende bakterielle Endokarditis Eingang ins rechte Herz und in den Lungenkreislauf finden. STEINBERG (1933) fand in 30 von 60 Fällen von pulmonaler Endangitis obliterans den Ductus arteriosus offen. Das fieberhafte und konsumptive Krankheitsbild, nur selten klinisch diagnostiziert, ist durch Atemnot, remittierendes Fieber, Infektanämie, Endokarditis mit Aortenklappenbeteiligung, Herdnephritis sowie röntgenologisch durch ausgedehnte wolkige Verschattungen (entsprechend multiplen Lungeninfarkten) und durch die charakteristischen Verdichtungen der mykotischen Aneurysmen der Arteria pulmonalis gekennzeichnet.

Generalisierte Endangitis obliterans. Obwohl in der Mehrzahl der Fälle die Endangitis zunächst regional beschränkt auftritt (STAEMMLER 1955), wurden, nachdem BORCHARD (1896), BUERGER (1924) und JÄGER (1932) den Charakter einer Allgemeinerkrankung des Gefäßsystems erkannt hatten, in einer Reihe von Beobachtungen generalisierte Formen der Endangitis obliterans sichergestellt. Charakteristisch für diese Fälle sind die klinische Ähnlichkeit mit der Periarteriitis nodosa, z. B. bei den Fällen von NORDMANN und REUYS (1929); PORTWICH und REINWEIN (1956), WENZL und DECKSTEIN (1949) u. a. Dabei sollen bei den generalisierten Formen die Tendenzen zur Thrombenbildung geringer sein (STAEMMLER 1955). Auf die zahlreichen Übergangs- und Zwischenstufen zwischen der Endangitis obliterans und der Panangitis (s. S. 305 ff.) wurde wiederholt hingewiesen (JULITZ 1953; ROSSIER 1955). Wahrscheinlich ist die Zuordnung generalisierter obliterierender Gefäßkrankheiten zum Krankheitsbild der Endangitis obliterans oder zur Panangitis vielfach nur abhängig vom histologischen Nachweis von Gefäßwandnekrosen und damit von der Schnelligkeit des Ablaufs der Gewebsreaktionen. Diese rein zeitlichen und intensitätsmäßigen Differenzen berechtigen zu keinem Rückschluß in pathogenetischer Hinsicht.

ϰ) Diagnose.

Durch Anamnese und Untersuchung kann in typischen Fällen die Endangitis obliterans leicht erkannt werden. Insbesondere wird man bei männlichen Patienten unter 45 Jahren, zumal bei Rauchern, die über kalte Füße, Parästhesien, Schmerzen oder Schweregefühl in den Beinen klagen, immer an eine Endangitis obliterans denken müssen. Thrombophlebitische Schübe wechselnder Lokalisation, Hinweise auf cerebrale Insulte, weiterhin auch Magenulcera und Angina pectoris geben weitere Hinweise.

Unter der Voraussetzung, daß derartige Anamnesen erhoben werden, ist eine sorgfältige Palpation der peripheren Arterien geboten. In Zweifelsfällen dient die Oscillometrie zur Objektivierung von Palpationsanomalien; auch hilft sie Irrtümer infolge Gefäßanomalien zu verhindern. Sekundär spastische Überlagerungen endangitischer Arterienstenosen lassen sich quantitativ durch die verschiedenen Dilatationsteste erfassen.

Arteriographischer Untersuchungen bedarf es in der Mehrzahl der Fälle nicht. Lediglich wenn es z. B. bei Nierenbefall oder präoperativ notwendig ist, Arterienstenosen oder -verschlüsse exakt zu lokalisieren, ist das nicht immer harmlose Verfahren indiziert.

Das Vorkommen atypischer Erscheinungen und die diagnostischen Schwierigkeiten bei primär generalisiertem Auftreten oder bei primär visceralem Organbefall seien ausdrücklich hervorgehoben.

λ) Differentialdiagnose.

a) Die Unterscheidung endangitischer Gefäßverschlüsse gegenüber arteriellen Embolien ist nicht immer einfach. Die Schnelligkeit und Plötzlichkeit der klinischen Ausfälle, der Nachweis einer präexistenten Endangitis obliterans, mit einer gewissen Wahrscheinlichkeit auch die Feststellung embolisierungsfähiger Grundkrankheiten (Endokarditiden, Vitien, Arrhythmien, Myokardinfarkte) ermöglichen oft die Unterscheidung. Bei akuten hochfieberhaften Infektionskrankheiten (Pneumonie, Typhus abdominalis, Fleckfieber, Sepsis) kann ebenfalls arterielle Thrombosierung vorkommen. Die Unterscheidung von arteriellen Thromben auf arteriosklerotischer Basis läßt sich mit Hilfe des klinischen Gesamtbildes und des Alters der Patienten meist ermöglichen.

b) Gegenüber anderen entzündlichen Arterienveränderungen ist die Unterscheidung in typischen Fällen leicht, in Sonderfällen oft unmöglich, namentlich wenn kein Aufschluß über den bisherigen Verlauf der Krankheit erhältlich ist. Im allgemeinen unterscheidet sich die Periarteriitis nodosa als schweres allgemeines Krankheitsbild von der Endangitis obliterans, die mehr durch lokale Zirkulationsstörungen gekennzeichnet ist (PORTWICH und REINWEIN 1956).

c) Von der Arteriosclerosis obliterans läßt sich die Endangitis obliterans meist nur durch das jüngere Alter der Patienten unterscheiden. Arteriosklerotische Verschlüsse treten kaum vor dem 45. Lebensjahr, selten vor dem 55. Lebensjahr auf. Hinweise auf thrombophlebitische Schübe werden bei Arteriosklerosen in der Regel vermißt, während sie für Endangitis obliterans kennzeichnend sind. Hautdefekte sind bei Endangitis obliterans in der Regel schmerzhafter als bei der Arteriosklerose. Die Röntgenbilder lassen bei Endangitis obliterans kaum Arterienverkalkungen erkennen, bei Arteriosklerose sind in typischen Fällen oft Kalkeinlagerungen nachweisbar. Der Augenhintergrund wird bei jüngeren Endangitikern meist normal gefunden; bei Arteriosklerose weist er häufig typische Veränderungen (Silberdrahtarterien u. a.) auf. Auf die speziellen endangitischen Augenveränderungen wurde hingewiesen.

d) Gegenüber dem Morbus Raynaud, der in 70% der Fälle Frauen, und zwar an den oberen Extremitäten, befällt, wird die Endangitis obliterans in 98% bei Männern gefunden. Periphere Pulsausfälle sind bei Raynaud selten, bei Endangitis obliterans häufig. Gegenüber dem symmetrischen Befall bei Morbus Raynaud (obere Extremitäten) ist die Endangitis obliterans typisch an den unteren Extremitäten asymmetrisch lokalisiert. Ebenso sind die Raynaud-Ulcerationen häufig symmetrisch und streng akral, die endangitischen Nekrosen stets asymmetrisch, häufig einseitig, mit Neigung zu tiefem Gewebszerfall. Fortgeschrittene Stadien von Endangitis obliterans verursachen Dauerschmerz, bei Morbus Raynaud werden nur die charakteristischen Schmerzanfälle angegeben. Endangitische Verschlüsse weisen häufig einen bei Belastung reproduzierbaren Ischämieschmerz auf (Dysbasia intermittens); bei Morbus Raynaud wird außerhalb der Anfälle keine arterielle Insuffizienz beobachtet.

Die Unterscheidung gegenüber dem sekundären Raynaud-Syndrom läßt sich durch Dilatationsteste (hot box, Sympathicusausschaltung; usw.) treffen; sie ist besonders wichtig, weil organische Gefäßverschlüsse vielfach durch sekundäre Arteriospasmen überlagert sind. Neurovasculäre Schultergürtelsyndrome können neben der sorgfältigen klinischen Untersuchung durch Röntgenaufnahmen des Skelets, durch entsprechende Lagerungs-, Belastungs- und Vasodilatationsteste sowie notfalls durch die Angiographie unterschieden werden.

μ) Verlauf.

Wegen der häufig beschwerdefreien Initialstadien ist eine Erfassung der ersten Anfänge vielfach unmöglich. In solchen Fällen wird man in einer eingehenden Katamnese die oft um Monate oder Jahre der eigentlichen Krankheit vorauseilenden Zustände von Schwäche, Parästhesien, abnormer Ermüdbarkeit, Kältegefühl und Kälteempfindlichkeit zu erfragen suchen, darüber hinaus nach abnormer mechanischer Empfindlichkeit und nach Venenveränderungen fahnden. Dabei ist zu berücksichtigen, daß die Endangitis obliterans eine ausgeprägte Neigung zu langen Remissionen hat (WWEDENSKY 1898; v. HASSELBACH 1939; BACH 1950). COLLENS und WILENSKY (1953) unterscheiden zwischen der aktiven Endangitis obliterans mit Progressionserscheinungen in Form von Schmerzen, Phlebitiden, Gewebsdefekten und anderen Zeichen von arterieller Insuffizienz und der inaktiven remittierenden Form, wie sie z. B. nach Einstellung des Rauchens oder im Anschluß an wirksame Vasodilatationsmaßnahmen beobachtet werden kann. Bei der remittierenden Form stehen nur leichtere Grade von arterieller Insuffizienz, eventuell in Verbindung mit sekundärem Raynaud-Syndrom, im Vordergrund der Beschwerden (BRAEUCKER 1936). BUERGER (1924) vertrat die Ansicht, die Remissionen seien nur subjektive Deutungen; in Wirklichkeit schreite die Krankheit trotz Fehlens objektiver Kriterien währenddessen fort. Jedenfalls können Remissionen über Monate oder Jahre beobachtet werden (GUILLAUME 1927: 7 Jahre; v. HASSELBACH 1939: 6 und 8 Jahre; PERLA 1925: 15 Jahre).

Andererseits können bei Endangitis obliterans Stadien mit rapider Progredienz auftreten, die zu Nekrosen und Gangrän führen. Ein prognostisch ungünstiges Zeichen ist die dunkelblaurote Verfärbung ischämischer Extremitätenteile.

Die Angaben über die Gesamtdauer der Krankheit sind bei den einzelnen Autoren sehr unterschiedlich. Die Zeit vom Beginn der Schmerzen bis zum Auftreten von Nekrosen taxiert BORCHARD (1896) auf 2—5 Jahre. BUERGER ermittelte entsprechende Zeiten zwischen 20 Monaten und 12 Jahren, SUSSI (1930) zwischen 6 Monaten und 7 Jahren. Bei 140 Fällen (VON HASSELBACH 1939) konnte BOSSE (1938) eine mittlere Krankheitsdauer von $7^1/_2$ Jahren feststellen. Ausgesprochen langfristige Verläufe sind keine Seltenheit; BARRON und LINENTHAL (1929) sowie RÖPKE (1938) beschrieben Verläufe von 20 bzw. 16 Jahren Dauer. SAMUELS (1936) kam auf eine Gesamtdauer von 2—8 Jahren, BOSSE (1938) von 11,1 Jahren.

Im allgemeinen sind bei chronischen Verläufen die Einzelerscheinungen milder als bei akuten. v. HASSELBACH (1939) erwähnt allerdings einen Endangitiker, der 17 Jahre lang unter stärksten Schmerzen litt.

Endgültig geheilte Fälle sind selten. GIFFORD und HINES (1951) berichten über einen 33jährigen Patienten, der nach totalem Nicotinentzug 12 Jahre erscheinungs- und beschwerdefrei geblieben war. Es ist zweifelhaft, ob der klinischen Erscheinungsfreiheit ein völliges Sistieren oder nur ein langsameres Fortschreiten der Arterienveränderungen mit der Möglichkeit einer adäquaten Kollateralenentwicklung zu Grunde liegt.

ν) Prognose.

Die Endangitiker haben quoad vitam im allgemeinen eine relativ günstige Prognose (ALLEN, BARKER und HINES 1955). Für den Individualfall entscheidend ist die Beteiligung innerer Organe (Gehirn, Herz, Niere, Darm). Durchblutungsstörungen an lebenswichtigen und reflexempfindlichen Organen entscheiden die Lebenserwartung jedes Endangitikers. Cerebrale Insulte können zu tödlichen Komplikationen führen. Nierenbeteiligung bewirkt vielfach Hypertonie mit letalem Ausgang. Coronare Endangitis obliterans kann durch Myokardinfarkte lebensverkürzend wirken. Intestinalinfarkte führen nicht selten zur tödlichen Perforationsperitonitis. SCHUM (1929) AVERBUCK und SILBERT (1934), sowie FIRRAO (1931) hielten auf Grund ihrer Beobachtungen das Auftreten der Endangitis obliterans in jüngeren Jahren für prognostisch ungünstiger als in älteren

Jahren; v. HASSELBACH (1939) konnte dies nicht bestätigen. Sowohl im jüngeren als auch im älteren Lebensalter gibt es neben blanderen Verläufen immer wieder Einzelfälle mit pausenlosem rapidem Ablauf. Konsequenten Patienten ist es ein Trost zu erfahren, daß die Prognose der Endangitis obliterans durch die gewissenhafte Einhaltung pflegerischer und hygienischer Kautelen sowie die konsequente Vermeidung der Schädlichkeiten (Nicotin, Kälte, Emotionen) verbessert wird.

Die Notwendigkeit von Operationen bei der Endangitis obliterans ist, nachdem die Indikation zur lumbalen Sympathektomie nur für Fälle von erwiesener sekundärer Spastik gestellt wird, bedeutend eingeschränkt. Nach HORTON (1938) machten die Endangitiker unter der Gesamtzahl der Operationen an Gefäßkranken 48—70% aus; 15,6% der Endangitis obliterans Fälle der Mayo-Klinik kamen zu irgendeinem Zeitpunkt zur Amputation, in 9% davon doppelseitig. Der Tod von Endangitikern tritt häufig als Folge von Gefäßverschlüssen ein. AVERBUCK und SILBERT (1934) fanden unter 47 Fällen 22mal vasale Komplikationen als Todesursache, 6mal chronische Infekte, 7mal postoperative Komplikationen und 12mal interkurrente Krankheiten. Ähnlich sind die Erfahrungen bei v. HASSELBACH (1939).

ξ) Therapie.

Die Rolle der Endangitis obliterans als einer schicksalsmäßig progredienten Krankheit kommt in der recht bescheidenen Wirksamkeit aller bisher möglichen therapeutischen Bemühungen zum Ausdruck. Die weitverzweigte, vielfach noch unklare Ätiologie steht einer Kausalbehandlung im Wege. Daher besteht die Therapie im wesentlichen aus symptomatisch angreifenden Maßnahmen, die den Ausgleich der vasalen Schäden und die Herstellung einer kollateralen Zirkulation bezwecken. Eines der wenigen günstigen Momente bei der Endangitisbehandlung ist in dem meist jugendlichen Alter der Patienten zu erblicken, in dem das Gefäßsystem besser anpassungsfähig ist als bei älteren Kranken. Auch der gegenüber akuten Arterienentzündungen mehr chronische Verlauf der Endangitis obliterans läßt eine bessere Entwicklung von Anpassungsvorgängen zu.

Für die praktische Behandlung erhebt sich zunächst die Frage, ob ein aktiver Schub mit akuter arterieller Insuffizienz oder eine inaktive Remissionsphase vorliegt. Die einzuleitende Behandlung ist unterschiedlich. In inaktiven Krankheitsphasen genügt oft die Beschränkung auf Schonungsmaßnahmen. Andererseits kann zu aktives Vorgehen in akuten Stadien erhebliche Schäden anrichten.

Allgemeine Behandlung.

Die wichtigste Verordnung, deren Durchsetzung der Arzt mit allen verfügbaren Mitteln betreiben sollte, ist der absolute *Nicotinentzug*. Jahrelange oder dauernde Remissionen wurden hierbei beschrieben (SILBERT 1927; GIFFORD und HINES 1951). Der Nicotinentzug bildet wahrscheinlich die Voraussetzung jeder wirksamen Endangitisbehandlung. SILBERT (1927) beobachtete allein durch absoluten Nicotinentzug 30 Dauerremissionen bei der Endangitis obliterans. Er erwähnt auch die Wiederkehr progressiver Stadien der Endangitis obliterans bei Wiederaufnahme des Rauchens.

Auch die Vermeidung anderweitig bedingter Vasoconstrictionen ist für den Endangitiker wichtig. *Ergotinhaltige Arzneimittel* sind zu meiden. Vielfach gilt bereits der Genuß von Vollkornbrot oder Pumpernickel, oder auch von Reisbrot wegen der Gefahr einer Verunreinigung mit Mutterkorn als bedenklich. Die therapeutische Verwendung hydrierter Mutterkornalkaloide dürfte in den üblichen

Dosen nicht schaden. Örtliche oder universale *Kälteeinwirkungen*, wie Kaltwasserteilbäder und Freibäder, aber auch die sog. Wechselbäder, sollten Endangitikern generell untersagt werden. Bei Wechselbädern dürfte die Kälteanwendung weit mehr schaden als die Erwärmung nützen kann (WRIGHT 1940; COLLENS und WILENSKY 1953). *Seelische Erregungen* sind wegen der damit verbundenen Ausschüttung von Katecholen die Ursache unerwünschter akzidenteller Gefäßspasmen. Eine wesentliche Allgemeinmaßnahme ist die *Sanierung* des Organismus *von Infektherden*. Sie wird von HOFF (1954) sowie von BOCK (1954) empfohlen; LERICHE (1935; 1936) lehnt sie als wirkungslos ab.

Vorkehrungen gegen mechanische Gewebsschädigungen im Bereiche von Durchblutungsstörungen helfen örtliche *Nekrosen* vermeiden. Haben sich tatsächlich Nekrosen eingestellt, so muß größte Sorgfalt auf die Vermeidung von *Sekundärinfektionen* gelegt werden. Eine wohlüberlegte und beherrschte Nagelpflege und eine sehr konservative Einstellung bei der Behandlung von Verhornungsanomalien (Nägel, Hühneraugen) kann hier Nachteile vermeiden. Gewebsdefekte sollten, auch wenn sie gering sind, unter ärztlicher Überwachung allgemein und lokal antibiotisch behandelt werden. Häufig wird auch darauf hingewiesen, daß bei Durchblutungsstörungen der Beine die Gewohnheit, die Beine übers Knie zu schlagen, wegen der Gefahr von akuten Exacerbationen vermieden werden muß.

Für die intestinale Endangitis ist die frühzeitige Gabe von Antibioticis wichtig. Über die Zweckmäßigkeit spasmolytischer Pharmako-Therapie und operativer Eingriffe kann nur im Individualfall entschieden werden.

In aktiven Krankheitsphasen ist strenge *Bettruhe* indiziert, wobei die Extremitäten waagerecht zu lagern sind (vgl. S. 148). Die Zimmertemperatur sollte, falls ein Wärmebett mit Thermostat nicht zur Verfügung steht, möglichst hoch gehalten werden (WRIGHT 1940). Bei Anwendung von Thermostaten sind Verbrennungen durch Kontakt mit der Wärmequelle peinlichst zu vermeiden. Auf die Gefahr von Gangränbildung bei unsachgemäßer Wärmeanwendung (Steigerung des peripheren Stoffwechsels) wurde bereits hingewiesen (S. 155).

Physikalische Therapie.

An physikalischen Maßnahmen im aktiven Stadium wird in den USA das mittels Motor bewegte Schaukelbett verwendet; das Ausmaß der Kippvorgänge ist regulierbar und wird in Perioden von 1—2 min Dauer durchlaufen. Zur Ausschaltung quälender Ruheschmerzen soll sich die Apparatur bewährt haben. Alle Maßnahmen, die eine Herabsetzung des Allgemeinblutdruckes mit sich bringen, müssen wegen der Gefahr einer Gangränentwicklung vermieden werden. Auch Hochlagerung der arteriell insuffizienten Extremität sowie das sogenannte Gefäßtraining nach BUERGER (1924) sind in aktiven Krankheitsstadien verpönt.

Beim Fehlen einer Thrombophlebitis kann die vorsichtige Behandlung mit intermittierendem Venenverschluß günstig wirken. COLLENS und WILENSKY (1953) empfehlen sie (vgl. allgemeine Therapie). BECKER (1937) berichtet über gute Erfahrungen mit der Saugdruckbehandlung. Bei sachkundiger Handhabung kann die synkardiale Massage nach FUCHS (1945) versucht werden, sobald die Phase der drohenden Gangrän überwunden ist.

Während der Remissionen ist unablässig jede durchblutungsvermindernde Einwirkung zu vermeiden. Darüber hinaus besteht die Möglichkeit des Einsatzes aktiver therapeutischer Maßnahmen.

Bei der Massagebehandlung muß auf die Vermeidung von Phlebitiden geachtet werden. Die Ansichten über die Wirkung von Bestrahlungen mit Ultraschall,

Kurzwellen und Diathermie sind uneinheitlich. Die direkte Röntgenbestrahlung, wie sie früher üblich war (PFAHLER 1935; SCUPHAM und DE TAKÀTS 1936; PHILIPS und TUNICK 1925), wird heute vermieden; statt dessen werden mancherorts die Lumbalganglien und Nebennieren bestrahlt (FRIED 1953).

Die Wirkungen der Bäderbehandlung werden uneinheitlich beurteilt. Bei genauer Kontrolle ist durch die Anwendung balneotherapeutischer Fernreize (warme Fernteilbäder) eine Verbesserung der Durchblutung auch im arteriell insuffizienten Bereich zu erwarten, insbesondere eine Beseitigung sekundärer Arterienspasmen.

Medikamentöse Therapie.

Behandlung mit intravenösen Salzlösungen. KOGA (1913) beschrieb den günstigen Einfluß von intravenösen Kochsalzinfusionen auf den Verlauf der Endangitis obliterans. Die größten Erfahrungen in dieser Beziehung hat SILBERT (1926) gesammelt. Bei wöchentlich 2—3maligen Infusionen von 150 bis 300 cm^3 einer 5%igen Kochsalzlösung wurden 84% der Behandelten wesentlich gebessert, in 64% Remissionen erzielt und die Amputationshäufigkeit erheblich gesenkt. Allerdings wurden die Patienten bei völligem Nicotinentzug im Bett gehalten. Bis 1930 konnte SILBERT über 19000 derartige Injektionen berichten. Er diskutiert die Gefahr einer passageren Leberschädigung und Nierenreizung; die Annahme liegt nahe, daß es sich damals um Inoculationshepatitiden gehandelt hat. Die Methode wurde auch später verwendet (SCHNEIDER 1937/1938). Auch bei transduodenaler (MEYER 1933) und bei subcutaner (VOLOSIN 1936) Anwendung sollen die Wirkungen günstig gewesen sein. HARBINSON (1927) ließ große Kochsalzmengen trinken und beschrieb günstige Wirkungen; von ELOESSER (1925) konnte dies nicht bestätigt werden. SAMUELS (1936) sowie BAX (1936) glaubten durch Konzentrationssteigerung der infundierten Salzlösung die Wirkung verbessern zu können. Statt hypertonischer Salzlösungen injizierte SOKOLOVKIJ (1937) destilliertes Wasser. STEEL (1927) sowie GUIMY (1927) injizierten 2%iges Natriumcitrat in der Absicht, thrombotischen Vorgängen entgegenzuwirken, angeblich mit gutem Erfolg. Injektionen von Kaliumcitrat (ELOESSER 1925) oder Natriumcitrat (GOYENA 1927), Natriumtetrathionat und Natriumthiosulfat (THEIS und FREELAND 1940; WESTH 1954) unterschieden sich nicht wesentlich von anderweitigen Infusionsprozeduren. Die Erklärung für die günstige Beeinflussung der Patienten während der Infusionsbehandlung sah ROGERS (1937) in einer Verminderung des Sympathicustonus bei Abfall des Serumcalciumspiegels nach Kochsalzgaben. SILBERT (1930) vermutete eine Vermehrung der vermeintlich pathologisch reduzierten Blutmenge bei Endangitis obliterans, was nach den Untersuchungen von WOLLHEIM und BRANDT (1927) nicht erwartet werden darf. PUECH u. Mitarb. (1952) dachten mehr an osmotische Wirkungen der hypertonischen Lösungen.

Mit intraarterieller Infusion von 250 cm^3 Konservenblut einer Temperatur von 6—8°C erzielten ROZOVSKIJ und CERNIGOVSKIJ (1951) Hauttemperaturanstiege zwischen 0,4 und 4°C bei der Überzahl der Behandelten, auch an der durchblutungsgestörten Extremität.

Die erstaunliche Vielzahl der günstigen Beurteilungen der Infusionstherapie in früheren Jahrzehnten läßt sich am ehesten dadurch erklären, daß die Autoren keine ausreichenden Beobachtungen über Spontanverläufe der Endangitis machen konnten; nur zum geringeren Teil ist daneben eine unspezifische Reizwirkung der verschiedenen Prozeduren diskutabel.

Hormontherapie. Insulin, wegen seiner antagonistischen Wirkung zum Adrenalin bei Endangitis obliterans verwendet (VAQUEZ u. Mitarb. 1932; BEALE

1932), hat sich nicht bewährt. Auch die kombinierte Anwendung mit Dextrose (IVANOV 1930), ein Vorläufer der von BÜRGER (1954) empfohlenen Behandlung der Angiopathia diabetica mit hohen KH-Mengen, gewann für die Endangitis obliterans keine Bedeutung. JULITZ (1953) machte darauf aufmerksam, daß Insulin über eine Stoffwechselsteigerung in der Muskulatur zum Auftreten vasodilatatorischer Substanzen mit günstiger Wirkung auf die periphere Durchblutung führt. Die eindeutigen Erfolge der Therapie mit großen Kohlenhydratmengen und Insulin bei diabetischer Angiopathie (BÜRGER 1954; s. S. 440) lassen auch bei anderen arteriellen Verschlußkrankheiten einen therapeutischen Versuch gerechtfertigt erscheinen. Bisher kann über die Erfolge dieser Bemühungen bei Nichtdiabetikern kein einhelliges Urteil abgegeben werden.

In der Annahme, der Endangitis obliterans liege eine Unterfunktion der männlichen Keimdrüsen zugrunde, behandelte MESCANINOV (1928) 25 Patienten mit Rinderhodentransplantationen (21 Besserungen). Ähnlich wie die Behandlung mit Frauenblutinjektionen (OBERTHUR 1927) hat sich das Verfahren nicht durchgesetzt.

Ausgehend von der Tatsache, daß Frauen vor der Menopause von der Endangitis obliterans verschont bleiben, wurden Endangitiker, zunächst ohne Erfolg, durch Transplantation von Rinderovarien (HERZBERG 1926), später durch Östradiolanwendung (SCHLESINGER 1930; SNAPPER 1932; CHAMPY 1935) behandelt. Auf der Grundlage tierexperimenteller Erfahrungen (McGRATH 1935; RATSCHOW und STECKNER 1939) fand die Behandlung der Endangitis obliterans mit weiblichem Keimdrüsenhormon (RATSCHOW und KLOSTERMANN 1938; TEITGE 1937; SUZMANN u. Mitarb. 1938; STEINACH u. Mitarb. 1936) breiten Eingang in die Therapie. Diese generelle Anwendung bei Endangitis wird heute kaum noch ernsthaft in Betracht gezogen (vgl. Kapitel Allgemeine Therapie S. 189).

Gefäßerweiternde Substanzen. Die orale Zufuhr konzentrierter Alkohole (Äthylalkohol) als Kognak oder Whisky wirkt schmerzlindernd und antispastisch; in manchen Fällen ist eine Verbesserung der peripheren Zirkulation zu erzielen.

Das von FREY (1928) in die Therapie eingeführte Padutin war bei der Endangitis-Therapie ohne Erfolg, da die Wirkung kurz ist und die bei ausreichender Dosierung auftretende Blutdrucksenkung unerwünscht sein muß (vgl. allgemeine Therapie). Die Anwendung von Adenosinderivaten läßt gleichfalls zahlreiche therapeutische Wünsche unerfüllt. Die erwiesene Wirkung bei intraarterieller Anwendung von Adenosintriphosphorsäure (HESS 1955) ist nur von kurzer Dauer.

Nitritanwendungen gehen mit nachteiligen Blutdrucksenkungen einher.

Dies gilt auch für das Papaverin und seine Derivate (STEPP 1937; DENK 1938).

Hohe Dosen von Aneurin wurden von BICKEL (1937) empfohlen, ohne daß eine experimentelle Unterbauung der Wirkung bisher vorliegt.

Die Wirkungen eines Gemisches von Magnesiumdehydrocholat und Magnesiumnicotinat bei parenteraler oder oraler Anwendung (vgl. S. 187) sind bei der Endangitis bisher noch nicht hinreichend untersucht.

Neben zahlreichen Empfehlungen für gefäßerweiternde Mittel (vgl. allgemeine Therapie, S. 162ff.) wird gelegentlich Günstiges über die Anwendung vasoconstrictorisch wirksamer, „tonisierender" Substanzen berichtet (RAMOINO 1953), obgleich die theoretische Begründung dieser Therapie äußerst problematisch ist.

Fibrinolyse. Bei künstlicher Fiebererzeugung kommt es nicht nur zu peripherer Gefäßerweiterung, sondern auch zur Steigerung der fibrinolytischen Vorgänge (vgl. S. 199). Für die Endangitis obliterans wurden mit Typhusvaccine (BIERMAN 1936; MENEGHINI 1955) unter Herbeiführung von Temperatursteigerungen von 39—40°C günstige Wirkungen berichtet. Mitunter wird 0,01 g Morphinum hydrochloricum der intravenösen Vaccinespritze beigegeben (COLLENS

u. WILENSKY 1953), was aber reichlich hoch dosiert erscheint. INTROZZI und NINNI (1955) sehen die Wirkung der Behandlung in drei Faktoren: der peripheren Vasodilatation, der Aktivierung der protoplasmatischen Fibrinolyse mit Thrombolyse und der Normalisierung der Heparinaktivierung im Plasma.

Antikoagulantien. CALDÉRON-MONTERO u. Mitarb. (1949) sowie RAVAJOLI (1951) empfehlen Antikoagulantienbehandlung, initial mit Heparin, anschließend mit Cumarinderivaten, bei akuten Schüben von Endangitis obliterans und sehen darin eine wirksame Bekämpfung der Gefäßthrombosierungen. THIES und BOECKER (1953) sammelten günstige Erfahrungen mit einem Präparat aus der Gruppe der seltenen Erden (Thrombodym). Nebenwirkungen (Fieber, Agrypnie, Gelenkschmerz) sind nach WILBRAND (1953) in 6% der Fälle anzutreffen. Wir halten bei jedem Fall von Endangitis obliterans eine Dauertherapie mit Antikoagulantien für angebracht, soweit nicht Kontraindikationen vorliegen (vgl. S. 197).

Antirheumatische Behandlung. Allgemein wird, insbesondere für akute Schübe der Endangitis obliterans, eine antirheumatische Behandlung, meist mit Salicylaten, für zweckmäßig gehalten (ERB 1932; RATSCHOW 1953; COLLENS und WILENSKY 1953). Inwieweit dadurch der gewebliche Gefäßprozeß beeinflußt wird, läßt sich nicht ersehen.

Anwendung von ACTH und Cortison soll den Gefäßprozeß direkt beeinflussen können, weshalb HENRIKSEN (1954), CONTI CAVALLINI und CASALINI (1954) die intraarterielle Hydrocortisonanwendung befürworten. Auch die Dauertherapie bei Endangitis obliterans mit täglich 50 mg Cortison über 5 Monate fand JACQUES (1952) günstig. Prednisolonbehandlung von 11 Endangitikern über 2—23 Monate (Anfangsdosis zwischen 160 und 205 mg innerhalb von 8 Tagen; Fortsetzung mit 10 mg pro Tag) wurde von FREYSCHMIDT (1957) in 8 Fällen erfolgreich, in 2 Fällen wirkungslos gefunden. Nach eigenen Beobachtungen möchten wir die Anwendung antirheumatischer Maßnahmen besonders bei anderweitigen Hinweisen auf rheumatische Prozesse, eventuell in Kombination mit Antibioticis, für indiziert halten.

Auf Grund von Tierversuchen sowie Untersuchungen an 7 Patienten kommen FONTAINE u. Mitarb. (1954), zu der Ansicht, daß durch Cortison und ACTH die Blutgerinnung beschleunigt wird. Die Autoren beobachteten nach Sympathektomien ein weniger stark ausgeprägtes Ansteigen des Blutthrombingehaltes als nach anderen Operationen. Die günstigen Erfahrungen bei Sympathektomie und Arteriektomie (insgesamt 45 Patienten) hinsichtlich der Verhinderung rezidivierender Gefäßthrombosen werden durch die bei diesen Operationen beobachteten günstigen Einflüsse auf den Thrombingehalt erklärt, so daß die lumbale Sympathektomie und die Arteriektomie empfohlen werden.

Cellulartherapie. Seit 1935 wurde die Gewebstherapie nach FILATOV auch bei der Endangitis obliterans verwendet (MINCSEV und BOROK (1951). In letzter Zeit wurde die Frischzellentherapie nach NIEHANS (1954) vielfach propagiert. E. A. MÜLLER (1954) berichtete — nicht unwidersprochen — über günstige Wirkungen bei 12 Endangitikern mit Milz- und Leberzellen, durch die eine Aktivierung der Kollateralenbildung und der Capillarsprossungen bezweckt wird. Antispasmodisch und nerval dämpfend (zentral ?) sollen Placentazellen wirken; außerdem könnten Herz-Nieren- und homologe Keimdrüsenzellen therapeutisch eingesetzt werden (H. WEISS, zit. nach NIEHANS 1954). Weitere günstige Wirkungen werden von RIETSCHEL (1953/54) beschrieben.

Eine ernsthafte Begründung für diese Maßnahmen läßt sich z. Z. nicht geben. Größte Zurückhaltung gegenüber dieser nicht ungefährlichen Therapie ist geboten.

Intraarterielle Gasinsufflation. Der von CSERNA (1930) mitgeteilte Befund, wonach der Sauerstoffgehalt im Venenblut einer endangitisch veränderten Extremität höher ist als im Venenblut der normal durchbluteten Extremität, stellt von vornherein den Sinn der intraarteriellen „Sauerstoffbehandlung" (vgl. allgemeine Therapie S. 208) in Frage. Mit dieser Therapie wird durch artefizielle Gasembolien eine Art Gefäßtraining herbeigeführt, dessen Eigenart in einer besonders prolongierten reaktiven Nachreaktion besteht. Je nach dem Durchblutungszustand der betroffenen Extremität erweist sich das Verfahren als tolerabel (bei vorhandenen Ausgleichsmöglichkeiten) oder als schädlich. Eine Beeinflussung der kontralateralen Extremität erfolgt nicht nur auf reflektorisch nervalem Wege, sondern auch durch direkten Übertritt von Gasblasen über die Aortengabel auf die andere Seite. Die typische Reaktion des der stenosierten Arterie nachgeschalteten Gebietes besteht in einer emboliebedingten Durchblutungsdrosselung mit späterer langdauernder reaktiver Hyperämie. Neben enthusiastischen Verfechtern der Methode rief das Verfahren auch kritische Stimmen auf den Plan. DENECKE (1938) konnte nur in 17% seiner Behandelten Erfolge verzeichnen. JOURDAN (1952, 1954) lobt die günstige Wirkung subcutaner CO_2-Injektionen; das Gas soll hierdurch direkt an die tiefliegenden Gewebe herangebracht werden und infolge seiner großen Diffundibilität zur Vasodilatation führen.

Weitere Ergebnisse der Endangitisbehandlung mit intraarterieller Gasinsufflation sind S. 210 beschrieben. Bei akut bedrohlichen Arterienverschlüssen verbietet sich die Anwendung wegen Gangrängefahr. In weniger kritischen Stadien der Endangitis ist die intraarterielle Gasinsufflation ein eigenartiger Versuch zur Erzwingung von reparativer Hyperämie. Wir glauben in der Klinik darauf verzichten zu können.

Chirurgische Behandlung der Endangitis obliterans.

Der Versuch einer Kausalbehandlung der Endangitis obliterans ist die operative *Entfernung der Nebennieren*, mit der man im Sinne von OPPEL (1928; 1930) zunächst eine Verminderung der damals angenommenen Hyperadrenalinämie bezweckte. Die erstmals 1912 durchgeführten Eingriffe hatten eine hohe Letalitätsbelastung: bis 7,5% : OPPEL (1928), ARKANIKOW (1934); zwischen 10 und 20%: HERZBERG (1926), SEINKMAN (1927), LEIBOVICI (1928), LAVOCKIN (1930). Demgemäß wurde nur bei schweren generalisierten therapierefraktären Endangitiden die Epinephrektomie empfohlen (SAKAJAN 1928; VAN DER LINDEN 1935), auch wenn die Erfolge bei weniger fortgeschrittenen Fällen günstiger waren (OPPEL 1928; PAOLUCCI 1935). LEGER und TSCHEKOFF (1947) registrierten in 9 von 10 Fällen günstige Wirkungen; WERTHEIMER und GAUTHIER (1947) in 6 von 13 Fällen; WERTHEIMER (1951) steht allerdings dem Verfahren bei der Endangitis grundsätzlich ablehnend gegenüber. LERICHE (1949) vertritt nach 898 Operationen die Ansicht, daß die Operation bei Verschluß von Hauptarterien zwecklos ist; seinem Urteil schließen sich u. a. FONTAINE u. Mitarb. (1952) an; diese sahen postoperative Rezidivfreiheit in 19 von 26 Fällen. Den früher mitgeteilten günstigen Dauerresultaten (OPPEL 1927; BÜTTNER 1932; PAOLUCCI 1935) muß man skeptisch gegenüberstehen. Der schwere doppelseitige Eingriff der Resektion von $5/6$ des Gewebes beider Nebennieren, der eine lebenslängliche Hormonsubstitution erforderlich macht, läßt sich nach dem jetzigen Stand der Erfahrungen im allgemeinen kaum verantworten.

War die Theorie des erhöhten Blutadrenalinspiegels mangels ausreichender Nachweismethoden früher ohnehin fragwürdig, so vermochte daran der Nachweis des meist normalen histologischen Aufbaues der operativ entfernten Nebenniere (PAOLUCCI 1935) begreiflicherweise nichts zu ändern. Von FONTAINE (1955) wird die einseitige Nebennierenexstirpation als symptomatischer Eingriff empfohlen, der zweckmäßig mit ein- oder doppelseitiger lumbaler Sympathektomie zu verbinden ist und in 73% der Fälle günstige Resultate zeitigt. Den Eingriff der doppelseitigen Nebennierenexstirpation, der eine schwere endokrine Verstümmelung mit Impotenz u. a. darstellt, hält er nur bei excessiv progredienten Endangitisformen mit drohendem Zwang zur Doppelamputation für vertretbar. Entsprechende Berichte liegen von FERRAND und ELBAZ (1954), GOVAERTS u. Mitarb. (1954) und KUNLIN (1959) vor. Während bei einseitiger Epinephrektomie der kontralaterale Organrest hypertrophiert, müssen doppelseitig operierte Patienten lebenslänglich mit Cortison weiterbehandelt werden.

In der Annahme eines erhöhten Blutcalciumspiegels durchgeführte *Teilresektionen der Nebenschilddrüsen* wurden wieder verlassen (BILLI 1935). Allerdings fand PAOLUCCI (1933) im Tierexperiment nach Parathormongaben endangitische Veränderungen. Der Eingriff hat sich nach KUNLIN (1959) als wirkungslos erwiesen, auch gegen Verkalkungstendenz bei Arteriosklerose.

Die *periarterielle Sympathektomie* wird heute noch gelegentlich, und zwar bei erwiesener Wirksamkeit sekundärer Vasospasmen, als symptomatische Behandlung durchgeführt. Abgesehen davon, daß manche Autoren (v. HASSELBACH 1939; DENECKE 1951) die günstigen Wirkungen als Spontanremissionen erklären, konnte SCHNEIDER (1937) bei Untersuchungen mit der Thermostromuhr keine Steigerung der Durchblutung nach Sympathektomie nachweisen. Die einzigen, allerdings beachtenswerten operativen Erfolge wurden mit der Segmentresektion und mit der Thrombendarteriektomie, eventuell in Kombination mit Arterienplastiken, erzielt (KAUTZKY und SCHRADER 1953). Der Eingriff kann nur dann sinnvoll sein, wenn sich die distal der segmentalen Arterienstenose verlaufenden Gefäße als durchgängig erwiesen haben (Arteriographie) (LERICHE 1937; 1945; FONTAINE 1955; SCHRADER 1955). Lediglich bei nachweisbarem Sekundärspasmus ist von der *Sympathektomie* eine günstige Wirkung zu erwarten (POPKIN 1957).

Ein obsoletes und nur historisch interessierendes Verfahren stellt die *Sympathicodiaphtherese* dar, die durch Aufträufeln einer 5%igen Phenollösung (ADLER 1934) auf die freigelegte Arteria femoralis nach dem Vorbild von LAUWERS (1927) (Ammoniak), NAZAROW (1927) (Alkohol), DOPPLER (1930) eine Unempfindlichmachung chirurgisch freigelegter Gefäße bezweckt, jedoch alsbald als zwecklos verlassen wurde (MONACO 1934). Die Indikation für die übrigen chirurgischen Verfahren ist im allgemeinen Teil dargestellt (s. S. 213).

Bei unerträglichen Schmerzen wird gelegentlich die Durchschneidung des peripheren Nerven (ALLEN 1928; LASKEY und SILBERT 1933; DENECKE; 1934) empfohlen. Bei endangitisch bedingten Fußsohlendefekten empfahl MARTORELL (1951) Durchschneidung des Nervus tibialis posterior distal vom Abgang der motorischen Äste, die nach ROVIRALTA (1935) zur Erhöhung der Hauttemperatur und verbesserter Heilungstendenz führt. Außerdem läßt sich durch die Chordotomie (operative Durchtrennung der schmerzleitenden afferenten Hinterstrangbahnen des Rückenmarks) nach SASAKI (1938), KIRSCHNER (1938) eine Schmerzlinderung erzielen. SASAKI (1938) fand bei 19 Patienten noch erstaunliche Wirkungen, teilweise sogar eine Zunahme der peripheren Durchblutung mit Wiederherstellung der Arbeitsfähigkeit.

Zusammenfassend ergibt sich, daß die therapeutischen Bemühungen bei der Endangitis obliterans, wenn man von den seltenen, aber erfreulichen operativen Erfolgen der segmentalen Arterienresektion mit anschließender Plastik absieht, trotz einer Vielzahl therapeutischer Maßnahmen kaum den Krankheitsablauf verändern. Früher viel gepriesene Methoden — es sei nur an die Therapie mit Salzinfusionen und an die Sexualhormonbehandlung erinnert — wurden wieder verlassen. Die zurückhaltende Bewertung der bislang verfügbaren internen Maßnahmen bei der Endangitis obliterans wird derjenige verständlich finden, dem die Schwierigkeiten bei der Therapiebeurteilung langfristiger Krankheiten, bei so wechselndem Spontanverlauf wie bei den chronischen Endangitiden, klar geworden sind. Um so wichtiger erscheint dagegen die konsequente Ausschaltung exogener Noxen (Nicotin, Kälte, Verletzungen, Emotionen) und die rationelle Anwendung der physikalischen und medikamentösen Therapie unter Berücksichtigung ihrer sich aus dem jeweiligen Phasenablauf ergebenden Indikationen und Kontraindikationen.

b) Periarteriitis nodosa (Panangitis).

α) Historisches.

Obgleich panangitische Veränderungen bereits von PELLETAN (1810) und von ROKITANSKY (1852) unter anderer Bezeichnung beschrieben wurden, gelten die Freiburger Kliniker Adolf KUSSMAUL und Rudolf MAIER seit 1866 als die Autoren, die diese klinische und pathologisch-anatomische Krankheitseinheit zusammenfaßten. Nachdem eine erste vorläufige Publikation über „Aneurysma verminosum hominis" aus dem Jahre 1866 sich als nicht haltbar erwiesen hatte, lieferten KUSSMAUL und MAIER im gleichen Jahre in einer weiteren Arbeit „Über eine bisher nicht beschriebene eigenthümliche Arterienerkrankung (Periarteritis nodosa), die mit Morbus Brightii und rapid fortschreitender allgemeiner Muskellähmung einhergeht" die eindrucksvolle Beschreibung zweier klinischer Fälle von Periarteriitis nodosa. Der erste Fall betraf einen 27jährigen Schneidergesellen, der innerhalb von 6 Wochen an akuter Periarteriitis nodosa ad exitum kam; der zweite Fall beschreibt den klinischen Krankheitsverlauf eines Patienten, der nach über 1jährigem Klinikaufenthalt unter ähnlichen Erscheinungen, aber unter mehr chronischem Verlauf, sich noch in klinischer Beobachtung befand.

β) Nomenklatur.

Die ursprüngliche Benennung Periarteritis nodosa wurde erst im 20. Jahrhundert teilweise durch andere Bezeichnungen ersetzt, wie Polyarteriitis acuta nodosa (FERRARI 1903), Meso-Periarteriitis (HART 1909; KÜNNE 1910); Arteriitis nodosa (BEITZKE 1910); Panarteritis (SHICK und KVALE 1953); nekrotisierende Angiitis (ZEEK u. Mitarb. 1948); diffuse nekrotisierende Panangiitis (LIAN und SIGUIER 1953); Polyvasculitis (KNOWLES u. Mitarb. 1953); hypersensitivity angiitis (EDGE u. Mitarb. 1955); allergische Vasculitis (SZYMANSKI 1955); Polyarteriitis nodosa (STROEBE 1959).

Passender würde die Bezeichnung Panangitis erscheinen, in der die Unterschiede, aber auch die Ähnlichkeiten zwischen endangitischen und panangitischen Veränderungen angemessen berücksichtigt sind. Diese Bezeichnung würde auch der Tatsache gerecht, daß nodöse Veränderungen nur in einer Minderzahl der Panangitiden nachweisbar sind.

γ) Definition.

Der Formenkreis der Periarteriitis nodosa umfaßt Arteriitiden von akutem, subakutem oder chronisch rezidivierendem Verlauf und uneinheitlicher Ätiologie, aus deren klinischen und morphologischen Eigenarten der Charakter einer allergischen, alle Wandschichten ergreifenden Entzündung ersichtlich ist. Nur für einen Teil der Fälle läßt sich klinisch die allergische Pathogenese sichern. Die

Abtrennung gewisser morphologisch oder klinisch gekennzeichneter Formen erscheint nicht angängig, wie u. a. durch RANDERATH (1954) ausgeführt wurde.

KNOWLES u. Mitarb. (1953) sowie ZEEK (1953) bevorzugen die klinische Aufteilung der unter dem Sammelbegriff „nekrotisierende Angiitis" laufenden Krankheitsbilder in verschiedene Unterabteilungen: a) hypersensitivity angiitis; b) allergic granulomatous angiitis; c) rheumatic arteriitis; d) Periarteritis nodosa; e) temporal arteritis. Ähnlich setzte sich SZYMANSKI (1955) für die Abtrennung der Periarteriitis nodosa im engeren Sinne, die nach GRIFFITH und VURAL (1915) nicht allergisch bedingt sein soll, von der allergischen Vaskulitis ein. Er unterteilt in a) cutane allergische Vaskulitis; b) generalisierte allergische Vaskulitis; c) granulomatöse allergische Vaskulitis und d) Periarteritis nodosa. Die Kriterien der Unterteilung ähneln denen von ZEEK (1953) sowie KNOWLES, ZEEK und BLANKENHORN (1953). BOCK (1954) hält die Hervorhebung der hypersensitivity arteritis als akute Verlaufsform für berechtigt.

Die Abtrennung einer mikroskopischen Form der Periarteriitis nodosa mit vorwiegend renaler Manifestation (DAVSON u. Mitarb. 1948; WAINWRIGHT u. Mitarb. 1950) fand keine wesentliche Resonanz. Ebenso dürfte eine Separierung der sogen. „rhinogenen Granulomatose" (WEGENER 1939; FAHEY u. Mitarb. 1954) aus dem Gesamtkomplex der Panangitis überflüssig sein.

δ) Vorkommen.

Die Krankheit ist keineswegs auf den Menschen beschränkt, sondern kommt auch bei Tieren vor, so beim Hund (NIEBERLE 1937; STAEMMLER 1934; BALÓ 1924), Hirsch, insbesondere beim Axishirsch (LÜPKE 1906/1907 und JAEGER 1909), beim Kalb (GULDNER 1915), bei der Kuh (NIEBERLE 1941; DRIEUX u. Mitarb. 1950), sowie beim Schwein (JOEST und HARZER 1921; NIEBERLE 1925).

Beim Menschen scheint das männliche Geschlecht häufiger befallen zu werden als das weibliche.

Im Gegensatz zur relativ hohen Morbidität von Weißen und Japanern soll die Periarteriitis nodosa bei Negern seltener vorkommen. Auch bei Chinesen sind nur Einzelfälle bekannt geworden (CREYX u. Mitarb. 1954).

Alter.

Das Haupterkrankungsalter liegt zwischen 20 und 40 Jahren (LUNDQUIST 1931); diese Altersklasse stellt nach COLLENS und WILENSKY (1953) 50%, nach ALLEN, BARKER und HINES (1955) 40% aller Erkrankten. Darüber hinaus scheint aber kein Alter von der Periarteriitis nodosa verschont zu sein. WRIGHT (1948) spricht von Altersstufen zwischen 10 Tagen und 89 Jahren; JOHANSMANN und ZEEK (1954) beschrieben Panangitis bei einem 7 Tage alten Säugling. RUGER (1944) sowie WILMER (1939) und THINNES (1924) berichten über Fälle im Säuglingsalter, TAYLOR und JACOBY (1949) über Auftreten im Kindesalter, desgleichen LEGROS (1949), LELONG u. Mitarb. (1951), HUNGERLAND und GREIFELT (1950), GODER (1956). Nach GODER (1956) wurden bisher über 100 Fälle von Periarteriitis nodosa im Kindesalter beschrieben. Die meisten männlichen Patienten stehen im Alter zwischen 25 und 40, die meisten weiblichen Patientinnen zwischen 30 und 35 Jahren. Nach COLLENS und WILENSKY (1953) scheint weder vor der Pubertät noch nach der Menopause ein Schutz gegen die Erkrankung zu bestehen. GODER (1956) glaubt aus Vergleichen zwischen der Krankheit bei Kindern und bei Erwachsenen (LOOGEN 1952) unterschiedliche Manifestationen ermitteln zu können, wonach im Kindesalter die exanthematischen, pulmonalen, splenischen und lymphadenoiden Formen, im Erwachsenenalter die hypertonischen und hepatischen Bilder häufiger seien.

Einflüsse der Zivilisation.

Entsprechend der Auffassung, daß der Panangitis eine allergische Reaktion auf exogene Antigene zugrunde liege, wird die Krankheit bei Völkern mit geringerer Antigenberührung seltener beobachtet; dies konnten CREYX u. Mitarb. (1954) an Chinesen sowie GVOZDANOVIĆ (1954) in Jugoslawien feststellen.

Häufigkeit.

Absolute Zahlen über die Morbidität bestimmter Populationen sind in der Literatur nicht zu finden. STAEMMLER (1934) bezweifelt jedoch nicht, daß die Krankheit in den letzten Jahrzehnten häufiger geworden ist. ROSKAM u. Mitarb. (1951) bezeichnen die Periarteriitis nodosa geradezu als die Krankheit der Zukunft, und machen den vermehrten Gebrauch chemischer Agentien und Heilmittel hierfür verantwortlich. RICH (1942); sowie RICH und GREGORY (1943) ermittelten am Johns Hopkins Hospital (Baltimore) eine Zunahme um 12% gegenüber der Häufigkeit 7 Jahre früher (1936, dem Zeitpunkt der Einführung der Sulfonamide in die Therapie).

ε) Ätiologie.

Die Suche nach einer Ursache der Periarteriitis nodosa im Sinne eines einheitlichen Entstehungsmechanismus ist bisher erfolglos geblieben. Andererseits ergaben sich ätiologisch bedeutungsvolle Hinweise auf das Vorkommen der Panangitis bei Patienten mit infektiöser und allergischer Anamnese. Die ätiologische Forschung, basierend einerseits auf statistischen Erhebungen aus Vorgeschichte, Symptomatologie und Verlauf, andererseits aus morphologischen Untersuchungen, sieht es als erwiesen an, daß es keinen spezifischen Erreger der Periarteriitis nodosa gibt. Die Krankheit stellt eine gemeinsame Reaktionsform gegenüber verschiedenen Noxen dar.

Die in den ersten 40 Jahren nach der ursprünglichen Beschreibung des Krankheitsbildes kursierenden Vermutungen über eine luische Bedingtheit der Panangitis gehen auf KUSSMAUL und MAIER (1866) zurück, denen sich auf eine Anfrage hin auch VIRCHOW (1866) anschloß. In der Folgezeit wurde diese These u. a. durch CHVOSTEK und WEICHSELBAUM (1877), BENEDIKT (1907), SCHMORL (1903), GRAF (1896), LANGE (1923), VERSÉ (1917) vertreten und konnte sich nur deshalb solange halten, weil die Syphilisspirochäten damals noch nicht entdeckt waren und somit die Voraussetzungen zur Widerlegung der syphilitischen Ätiologie fehlten. Andererseits ist eine gewisse makroskopische Ähnlichkeit mancher Formen der Periarteriitis nodosa mit der nodösen Form der syphilitischen Endarteriitis unbestreitbar. Als sich später eine antiluische Behandlung bei der Panangitis als wirkungslos erwies, und in den herdförmigen Veränderungen der Krankheit sich keine Spirochäten nachweisen ließen, wurde diese Auffassung verlassen. Daran konnte auch der geringe Prozentsatz von Patienten, die zusätzlich an einer Lues erkrankt waren, nichts ändern (SILBERBERG u. LUBLIN 1924; COLLENS und WILENSKY 1953 bezifferten unter ihren Kranken diese Quote mit 9%). Zudem kommt die Periarteriitis nodosa auch bei Tieren vor, für die die Spirochaeta pallida nicht pathogen ist. In dem von GODER (1956) beschriebenen Fall eines 14jährigen Knaben mit konnataler Lues schien allerdings eine Abhängigkeit der Panangitis von der Lues anzunehmen zu sein.

Positive Wa.R. bei Periarteriitis nodosa kommt nicht nur bei gleichzeitiger Lues, sondern auch bei Nichtsyphilitischen zur Beobachtung (KEITH und BAGGENSTOSS 1941; LAMB 1914).

Bemühungen durch Kulturversuche im Blut bakterielle Erreger nachzuweisen, brachten trotz häufiger positiver Einzelergebnisse keinerlei definitive Beweise. Auch der Nachweis von Trichinenantikörpern, Präcipitinen, durch MOVITT, MACKENBROCK und CLEMENT (1950) erlaubte keine ätiologischen Rückschlüsse, obwohl gemeinsames Vorkommen von Periarteriitis nodosa und Trichinose beschrieben ist (REIMANN, PRICE und HERBUT 1943). Noch immer waren die Theorien über eine Wirkung ansteckender Agentien unwiderlegt. v. HAUN (1920) versuchte die experimentelle Übertragung auf Tiere; seine teilweise positiven Ergebnisse erwiesen sich als nicht reproduzierbar. Auch gelegentlich beobachtete Epidemien in zoologischen Gärten waren geeignet, hypothetische Annahmen von Infektionen durch einen bestimmten Erreger nicht als ausgeschlossen erscheinen zu lassen. HARRIS und FRIEDRICHS (1922) schlossen auf Grund ihrer Versuchsergebnisse auf ein Virus als Erreger; ihre Angaben blieben in der Folgezeit unbestätigt. Der Gedanke von WOHLWILL (1923) an einen Zusammenhang der Periarteriitis nodosa mit dem virusbedingten Herpes zoster, wurde neuerdings durch die Untersuchung von FEYRTER (1954) aktualisiert; demnach wäre auf Grund morphologischer Beziehungen wenigstens an die Möglichkeit auch ätiologischer Beziehungen zu denken.

Das gemeinsame Vorkommen der Panangitis mit anderen allergischen Erscheinungen bildet die allgemein anerkannte Basis für die Auffassung von ihrer allergischen Entstehung. Es muß freilich zunächst offengelassen werden, ob man aus dem Vorkommen anderer allergischer Symptome bei Patienten mit Panangitis bereits auf die allergische Bedingtheit der Krankheit rückschließen darf. Andererseits wurde dem Befall durch andere allergische Krankheiten schon früh Bedeutung beigemessen (GRUBER 1923; 1925; 1926; 1944; BERGSTRAND 1939; TISELL 1941; RACKEMANN und GREENE 1939; HARKAVY 1941). COLLENS und WILENSKY (1953) ermittelten aus 197 zugänglichen Fällen mit anamnestischen Angaben, daß nur bei 57 Patienten keine Vorkrankheiten bestanden, alle übrigen Patienten boten Angaben über Bronchialasthma (33 Fälle), Heufieber und Urticaria (7 Fälle), Seruminjektionen (7 Fälle), Impfung mit Gelbfiebervaccine (7 Fälle), Sulfonamidbehandlung (29 Fälle) und Infektionskrankheiten (57 Fälle); auch nach Scharlach trat Panangitis auf (PEALE u. a. 1946). WILSON und ALEXANDER (1945) fanden in der Literatur unter 300 Periarteriitis nodosa-Fällen bei 28% allergische Krankheiten, WILENS und GLYNN (1951) bei 25% ihres 94 Fälle umfassenden Materials, HARRIS und LAWS (1949) in 20% ihrer Beobachtungen. SINAPIUS (1954) konnte in 30 von 126 Fällen anamnestisch Asthma bronchiale oder Urticaria eruieren, entsprechend einem Hundertsatz von 24. Die Häufigkeit derartiger Koinzidenz mag nicht als Beweis für die allergische Genese gewertet werden, doch ist sie geeignet die Wahrscheinlichkeit eines solchen Zusammenhanges zu demonstrieren. ZEEK und seine Schule (1948; 1952; 1953) erkennt allergische Vorgänge nur für solche Formen von nekrotisierender Angiitis an, die von der eigentlichen Periarteriitis nodosa im engeren Sinn abzutrennen sind; ähnlich spricht sich SZYMANSKI (1955) aus, der die Bezeichnung Periarteriitis nodosa jenen Formen von nekrotisierender Vasculitis zuweist, bei denen keine klinischen Hinweise auf eine Sensibilisierung bestehen. GRIFFITH und VURAL (1951) kommen auf Grund einer Korrelation zwischen Klinik und Morphologie von 17 Kranken zu der Auffassung, daß überhaupt keine Beziehung der Periarteriitis nodosa zur Allergie besteht.

Den negativen Beurteilungen der Zusammenhänge steht eine Mehrzahl positiver Äußerungen gegenüber. KNEZEVIC (1944) sieht auf Grund eigener histologischer Studien an drei Fällen die bei Periarteriitis nodosa stattfindende Amyloidablagerung für einen Beweis an, daß ein allergischer Grundprozeß vorliegt. Auch die Versuche von MASUGI und SATO (1934) dürfen als wesentliche Stütze einer allergischen Genese selbst bei vorsichtiger Beurteilung (LETTERER 1948/1953) angesehen werden.

Weitere Beziehungen zum allergischen Formenkreis, insbesondere zum Rheumatismus, ergaben sich aus den Untersuchungen von FRIEDBERG und GROSS (1934), RÖSSLE (1933), SCHÜRMANN und MACMAHON (1933) sowie KULKA, FREIMAN und CLARK (1949). Beobachtungen über Kombinationen von Periarteriitis nodosa mit Endokarditis stammen von SUSSMAN und PRICE (1952), die eine Erkrankung 6—8 Wochen nach Endokarditisbeginn sahen, von GILLESPIE und POTELIAKHOFF (1951), die sie zusammen mit Asthma bronchiale und Libman-Sacks-Endokarditis auftreten sahen. PROUTY u. SCHAFER (1950) beobachteten nach Rattenbißfieber (Streptobacillus moniliformis) eine Periarteriitis. CLARK und KAPLAN (1937), RICH und GREGORY (1943), HEINLEIN (1936 u. 1937), EICKHOFF (1937, 1948), MORE und KOBERNIK (1951) berichteten über experimentelle Erzeugung von Arterienentzündungen mittels Allergisierung durch Fremdserum. Nach Ansicht von SELYE (1942) sowie von MASSON, HAZARD, CORCORAN und PAGE (1950) entspricht die experimentell erzeugte nekrotisierende Arteritis der Periarteriitis nodosa des Menschen, einerlei ob sie durch Reizkörperbehandlung, durch Desoxycorticosteron oder anderweitig in Gang gesetzt wird (HEINTZ, POLLMAN und HANSTEIN 1955). Auch CHIAROLANZA (1953) konnte an Kaninchen durch sensibilisiertes Pferdeserum eine Panangitis erzeugen. BERBLINGER berichtete 1950 über Fälle von Erkrankung nach Injektion von Fremdserum am Menschen, desgleichen RICH (1942). Besonders nach Serumbehandlung mit gleichzeitiger Sulfonamidanwendung fand RICH (1942) solche Zustandsbilder.

MORE u. Mitarb. (1946) fanden unter 375 Autopsien von sulfonamidvorbehandelten Personen 7 Todesfälle nach Sulfonamidallergie; weitere Beobachtungen über den Zusammenhang zwischen Sulfonamidallergie und Periarteriitis nodosa verdanken wir BLACK-SCHAFFER (1945), GOODMAN (1948), SCHEUER-KARPIN (1950), WINKELMAN und MOORE (1950). Nach Sulfathiazoltherapie wurden ebenfalls Erkrankungen beschrieben (LICHTENSTEIN u. FOX 1946).

Auch nach Thiouracilanwendung wurden am Menschen zahlreiche allergische entzündliche Gefäßschäden bekannt (MCCORMICK 1950; BARNUM, DE TAKATS und DOLKART 1951; DALGLEISH 1952; RICH 1942) ebenso nach Thioharnstoff (GIBSON u. QUINLAU 1459).

Penicillinbehandlung führte zu entsprechenden Zustandsbildern in den Beobachtungen von ADELSON (1951), CORDON (1946), HARKAVY (1952), WAUGH (1952), SURDAKOWSKI (1954). Erkrankung nach Therapie mit organischen Arsenverbindungen beschrieben MILLER u. NELSON (1945).

Diphenylhydantion verursachte das Auftreten von Periarteriitis nodosa gemäß den Mitteilungen von FRANKEL und ROTHERNICH (1951), VAN WYKE und HOFFMANN (1948).

Nach Stilbamidin beobachteten BEST und FINE (1951) Periarteriitis nodosa. Weitere Mitteilungen über das Vorkommen der Krankheit nach Anwendung von Paraminobenzoesäure stammen von MCGURL (1952), nach Diodrast von HEJTMANCIK u. Mitarb. (1949). BCG-Impfstoff verursachte Panangitis nach RITAMA und LAHDENSUU (1951). Die Möglichkeit von Periarteriitis nodosa als Zeichen von Streptomycin-Allergie wird von BERBLINGER diskutiert (1954, 1949). LARGE (1957) faßt die zahlreichen Reaktionsformen von allergischen Vaskulitiden im Gefolge von Medikamenten als „iatrogenic allergic vascular disease" zusammen.

Zusammenfassend muß bei dieser Häufung von Erkrankungsfällen der Zusammenhang der Krankheit mit einer Antigen-Antikörper-Reaktion in hohem

Grade wahrscheinlich sein. Vorsichtige Beurteiler, so RANDERATH (1954), KAUFFMANN (1955), räumen ein, daß mindestens ein Teil der Fälle von Periarteriitis nodosa allergisch bedingt sein dürfte und daß für einen weiteren Teil die allergische Genese nicht auszuschließen ist. Trotzdem ist es bisher nicht gelungen, einen speziellen Antigen-Antikörper-Mechanismus experimentell nachzuweisen (BOCK 1954; SARRE 1954). Der Nachweis von präcipitierenden Antikörpern gegen Penicillin hat nach SCHEIFFARTH, BERG und MERCK (1953) nur beschränkte diagnostische Bedeutung. SHERMAN (1953) hält ihn für wertlos. Jedenfalls gilt trotzdem die Periarteriitis nodosa als Prototyp der allergischen Gefäßkrankheit (BOCK 1954). v. ALBERTINI (1954) hält die allergische Genese, deren theoretische Grundlagen von GRUBER (1923) erarbeitet wurden, für gesichert.

Befunde, die für das Vorliegen einer reinen Toxämie sprachen (McCALL, MARSH, und PENNOCK 1943) wurden bisher anderweitig nicht bestätigt. GUICHARD u. Mitarb. (1954) bringen die Krankheit mit Bleivergiftung im Zusammenhang. MOVITT u. Mitarb. (1950) nehmen ätiologische Zusammenhänge mit Einwirkungen von poison oak[1] an.

Der Zusammenhang von Periarteriitis nodosa mit infektiösen Erkrankungen wie Anginen, Tonsillitiden, Sinusitiden, Appendicitiden, Gelenkrheumatismus und Scharlach läßt es denkbar erscheinen, daß auch kausale Beziehungen zu diesen Krankheiten bestehen, ungeachtet der Tatsache, daß der erdrückenden Überzahl derartiger Krankheiten keine Gefäßentzündung zu folgen pflegt. BOCK (1954) ist von der Bedeutung des Streptokokkeninfektes überzeugt. Wie unlängst RABL (1954) mitteilte, ließen sich jedoch experimentell mit Streptokokken aus infektiösen Herden Veränderungen im Sinne einer Periarteriitis nodosa nicht erzeugen. SARRE (1954) konnte mit Streptokokkenvaccine bei der Hälfte der behandelten Versuchstiere eine pulmonale Periarteriitis nodosa erzeugen. In anderen Organen fehlten jedwede Veränderungen.

Einen weiteren interessanten Gedanken in der Ätiologie lieferten die Befunde von MEESSEN (1954), der durch orthostatischen Kollaps in der Muscularis von Coronararterien bei Kaninchen Verquellungen und Granulome nach Art einer Periarteriitis nodosa erzeugen konnte.

Die heute kaum mehr diskutierte Annahme, Entwicklungsanomalien der Arterien möchten ursächlich der Krankheit zugrunde liegen (EPPINGER 1887), mag auf der morphologischen Ähnlichkeit gewisser Krankheitsvarianten mit den kongenitalen miliaren Aneurysmen der Cerebral- und Coronararterien beruhen.

Als wesentlicher Faktor für die Entwicklung einer Panangitis wie auch für andere pathologische Arterienwandprozesse wird die Hypertonie diskutiert. WILENS und GLYNN (1951) sowie SELYE (1942) messen ihr eine entscheidende Bedeutung bei. Dies geht auch aus den beobachteten Fällen von Arteriitis im kleinen Kreislauf hervor, z. B. beim Eisenmenger-Syndrom (SYMMERS und GILLETT 1951). SMITH und ZEEK (1947) fanden nach einseitiger Nephrektomie und Umwicklung der anderen Niere mit infizierter Seide nekrotisierende Vaskulitiden, als deren Voraussetzung sie das Bestehen einer Hypertonie ansehen. Doch dürfte in einem wesentlichen Prozentsatz der Fälle die Hypertonie auch als Folge einer Panangitis vorkommen. (Vgl. Abschnitt experimentelle Hypertonie WOLLHEIM und MOELLER; dieses Handbuch Bd. IX/5.) Auf die Bedeutung von Ernährungsfaktoren weisen neben den Angaben von GRUBER (1925) auch Beobachtungen von MEESSEN (1954) hin, der in den Nachkriegsjahren und nach der

---

[1] poison oak = Giftsumach; in Nordamerika und Ostasien wachsender Strauch.

Währungsreform (um 1950 herum) eine ansteigende Häufung von Fällen beobachtete. Schließlich lassen sich auch die Tierversuche von KEMPNER u. Mitarb. (1955) in dieser Richtung verwerten.

ζ) Morphologie.

Charakteristisch für die Periarteriitis nodosa ist die herdförmige Erkrankung mittelgroßer Arterien des muskulären Typs. Kaum jemals werden elastische Arterien befallen, bisweilen allerdings auch sehr kleine Arterien, deren Wand eben noch Muskulatur enthält. Größere Arterien als die Arteria hepatica werden nicht betroffen. Typisch ist das Vorkommen an den Coronar-, Renal- und Mesenterialarterien sowie in der Extremitätenperipherie. Arteriolen und Venolen können sekundär an dem Gefäßprozeß beteiligt sein.

Im Gegensatz zur Endangitis obliterans wird nicht primär die Intima, sondern die Media nach einer Insudation ihrer Muskulatur schwer geschädigt und verändert. Handelt es sich um kleinste Arterien, können die Veränderungen nur mikroskopisch nachweisbar sein (WOHLWILL 1923). Überhaupt wird die Diagnose an der Leiche makroskopisch weniger aus dem Nachweis von Knötchen als durch die Beobachtung der Folgeerscheinungen an den Organen gestellt. Aus einer periarteriitischen oder endangitischen Narbenniere mit buntfleckiger flachbuckeliger Oberfläche läßt sich z. B. bisweilen der zugrunde liegende Gefäßprozeß erkennen, namentlich wenn außerdem Aneurysmen und Blutungen vorkommen.

Das wesentliche Verständnis der Morphe der Periarteriitis nodosa verdanken wir den Arbeiten von GRUBER (1923). Der Krankheitsprozeß wird eingeleitet durch eine Koagulationsnekrose der Mediamuskulatur nach Insudation mit fibrinoiden Massen, und zwar als Auswirkung einer Endothelläsion, sei es an der Intima des befallenen Gefäßes oder an der Intima der Vasa vasorum. In schneller Folge stellen sich Schwellung, Nekrose und Aufspaltung der Mediaelemente ein. Schon in diesem Frühstadium zeigt sich die Intima durch subintimales Ödem gegen das Arterienlumen zu vorgebuchtet. Es kommt sodann zur Zerstörung der Elastica interna, zum Fortschreiten des subintimalen Ödems und der Eiweißdegeneration der Mediamuskulatur. Die Größe der in die Reaktion einbezogenen Herde ist unterschiedlich. Übergreifen auf die Umgebung, kleine Blutungen durch Gefäßrupturen, Lumenthrombosierungen sowie Infarzierungen der nachgeschalteten Gefäßbereiche können sich einstellen. Auch Hämosiderinablagerungen sind nach GRUBER (1923) regelmäßig zu finden. Gleichzeitig mit diesen Vorgängen an Media und Intima kommt es zu Infiltrationen im Adventitiabereich, wobei granulocytäre, manchmal eosinophile Zellen wie bei akuten Entzündungen, manchmal auch mehr Lymphocyten und Plasmazellen, beteiligt sind. Das Auftreten von Riesenzellen (HIERONYMI 1953; JACKSON und KASS 1953) ist häufig, aber nicht spezifisch für Periarteriitis nodosa; nach RANDERATH und SINAPIUS (1954) finden sich bei tierexperimenteller Periarteriitis nodosa kaum Riesenzellen.

Diesem entzündlichen Stadium mit vorwiegend exsudativen und infiltrativen Vorgängen folgt ein granulomatöses Stadium mit Ausbildung von fibroblastischem Granulationsgewebe und Einsprossen von Capillaren in die entzündlich veränderten Gebiete. Dabei kann es zu weiterer Verengerung des Gefäßlumens kommen, die für das letzte Stadium der Krankheit, die Heilung mit Narbenbildung oder Verkalkungen, bestimmend ist. Nur selten werden die hierbei vorkommenden Gefäßverschlüsse durch Rekanalisationsvorgänge ausgeglichen. In der Adventitia und im perivaskulärem Gewebe stellt sich gleichfalls Narbenbildung ein. Bleiben befallene Arterienbezirke durchgängig, so wird dort die Sprossung elastischer Fasern nachweisbar (WOHLWILL 1917; GRUBER 1925).

Der wesentliche Vorgang bei der Panangitis ist somit die Ausbildung feld- und ringförmiger Medianekrosen (GRUBER 1925). Die Größe dieser Herde kann gering sein (STAEMMLER 1934); ihr gleichzeitiger Nachweis in mehreren Gefäßen des gleichen Individuums gilt als beweisend für Periarteriitis nodosa. Da nicht immer frische und akute Stadien der Krankheit faßbar sind, ist die Kenntnis auch der Restzustände und der narbigen Ausheilungsstadien wichtig. Sie bestehen aus sklerosierten, alle Arterienwandschichten durchsetzenden Herden, in deren Nachbarschaft häufig Lumenobliterationen zu finden sind. An ein und demselben Individuum kann man, ähnlich wie bei der Endangitis obliterans, nicht selten charakteristische panangitische Veränderungen in verschieden fortgeschrittenen Stadien gleichzeitig nebeneinander vorfinden. Bleibt das Gefäßlumen erhalten und sind die Herde vornehmlich exzentrisch angeordnet, so ergibt sich der merkwürdige Befund von schmalen, längs dem Gefäßverlauf sitzenden, perlschnur- und rosenkranzförmig aneinander gereihten, multiplen Arterienaneurysmen, die auch KUSSMAUL und MAIER (1866) in ihren beiden Fällen bereits beschreiben konnten, die aber nur in etwa 10% der Fälle gefunden werden. Die narbigen Ausheilungszustände bei Periarteriitis nodosa ähneln der Arteriosklerose (JÄGER 1933; STAEMMLER 1934; KNAUER 1935) sind aber besonders stark ausgeprägt, so daß ihr Nachweis besonders in parenchymatösen Organen wie Leber und Pankreas pathognostisch bedeutsam ist. Desgleichen muß bei narbigen Umkleidungen von Aneurysmen (JÄGER 1933) an Periarteriitis nodosa gedacht werden; ebenso bei Vorkommen von „nodöser" Arteriosklerose im jugendlichen Alter.

Nie kommt es nach GRUBER (1925) zu eitriger Entzündung der Arterien bei Periarteriitis nodosa. KNEZEVIC (1944) sowie VOLLAND (1935) beschrieben das Vorkommen von Paramyloid, einer amyloidähnlichen Substanz, in der Arterienwand.

Sind bei Periarteriitis nodosa die Venen betroffen, so handelt es sich nach BUSCHKE (1904) um einen von den Vasa vasorum ausgehenden symptomatischen Prozeß. Auch die bei der Krankheit nicht selten auftretende Thrombophlebitis migrans kann durch Befall der Vasa vasorum erklärt werden. Dagegen kennt RUITER (1953) als Substrat der Thrombophlebitis migrans eine allergische, granulomatöse nodöse Panphlebitis, hauptsächlich mittelgroße Hautvenen befallend. SPIER (1951) unterscheidet die Panvasculitis migrans von der Periarteriitis nodosa durch primäre Lumenobliteration und vertritt die Ansicht, daß die Panvasculitis granulomatosa (RUITER, POMPEN u. WYERS 1948) von der Periarteriitis nodosa dadurch unterscheidbar ist, daß bei letzterer die Venenlumina erhalten bleiben, während sie bei ersterer primär obliterieren und anschließend wieder teilweise rekanalisiert werden.

η) Pathogenese.

Nach geltender Ansicht (GRUBER 1925; RÖSSLE 1933; RANDERATH 1954; v. ALBERTINI 1954) kommt es nach Endothelläsionen zu einer Insudation der Mediaschichten. GRUBER (1925) lokalisiert bei kleineren Gefäßen den Sitz der initialen Endothelläsionen an der Intima des betroffenen Gefäßes, bei größeren Arterien an der Intima der Vasa vasorum im Adventitiabereich. BERBLINGER (1950) fand bei Periarteriitis nodosa nach Serumkrankheit, daß in sklerotisch veränderten Gefäßen der Insudationsvorgang unterbleibt. v. ALBERTINI (1954) sah die Insudationsvorgänge hauptsächlich in der äußeren Media, RANDERATH (1954) daneben auch an der Gefäßintima („Endothelaktivierung", SIEGMUND 1923), und zwar sowohl an kleinkalibrigen wie auch an größeren Arterien. Die herdförmige Schädigung der Media durch Insudation mit fibrinoiden Massen könnte unter Zugrundelegung der Auffassung einer anaphylaktischen Reaktion vergleichsweise als Urticaria des Gefäßes angesprochen werden, die hierauf folgende Nekrose der glatten

Muskulatur als gesteigerter Schultz-Dale-Effekt (VON ALBERTINI 1954). Wahrscheinlich sind zahlreiche Ursachenkomplexe in der Lage, prinzipiell ähnliche Reaktionsabläufe nach Art einer Panangitis auszulösen, wie die Einflüsse von Fremdeiweiß (RINTELEN 1937; RICH und GREGORY 1943; KORTING 1955), Hormonanwendung im Rattenversuch (HEINTZ u. Mitarb. 1955) und die zahlreichen Erfahrungen nach medikamentöser Therapie zeigten. Auf die Ähnlichkeit mit dem allgemeinen klinischen Bild eines septischen Infektes mit geweblicher Hyperergie, aber verminderter Allgemeinreaktionsfähigkeit, wurde vielfach hingewiesen (BANSI 1927).

DONAT (1953) sieht in hyperergisch verlaufenden Fällen von Endangitis obliterans und Periarteriitis nodosa nicht Gefäßkrankheiten sui generis, sondern lediglich extreme Varianten einer übergeordneten Panangitis thrombotica obliterans, wobei entweder die intimalen oder die medial-adventitiellen Prozesse im Vordergrund stehen können. Auch die von MITTELMEIER (1959) gewählte Einteilung entspricht dieser Überlegung.

Eine Einordnung der Panangitiden in die unbefriedigend definierte Kategorie der Kollagen-Krankheiten (KLEMPERER 1947) vermittelt keine tragfähigen Anhaltspunkte für die Pathogenese, sondern bezeichnet nur das ubiquitäre Vorkommen von fibrinoider Degeneration im Bindegewebe.

Es gibt kaum eine Krankheit mit stärkerer Variabilität der klinischen Symptomatik als die Panangitis. Dies erklärt sich dadurch, daß die zugrunde liegenden Gefäßprozesse in jeder Körperregion sowohl einzeln als auch hintereinander in verschiedener Stärke und verschiedener Intensität aber auch verschiedener Ablaufszeit auftreten können.

ϑ) Anamnese.

Die Beschwerden sind uncharakteristisch. Neben Inappetenz treten Schmerzen auf. Wegweisend sind die leider nicht immer eindeutigen Gefäßsymptome.

Die zeitlichen Zusammenhänge einer Panangitis mit anderen Krankheiten sind vollkommen regellos. Wenn zahlreiche Autoren die Ansicht äußern, die Krankheit träte häufig als postinfektiöse Nachkrankheit im Anschluß an andere Krankheiten auf, worüber im Abschnitt Ätiologie (S. 307) berichtet wurde, so steht solchen Angaben die Annahme anderer Beobachter gegenüber, daß die Krankheit meist de novo beginne. SCHERF und BOYD (1955) halten einen Krankheitsbeginn nach Art fieberhafter Infekte, zunächst ohne spezielle Lokalisation für den üblichen Verlauf. Bisweilen setzt das Krankheitsbild aber nach Art einer perakuten Infektionskrankheit plötzlich in voller Schwere ein.

ι) Symptomatologie.

Allgemeines.

Ein besonderes Kennzeichen der Panangitis ist das Auftreten einer hochgradigen *Prostration* mit Mattigkeit und Adynamie. Bei perakuten Krankheitsverläufen werden die Patienten völlig arbeitsunfähig und bettlägerig.

Das *Fieber* kann hochgradig ausgeprägt oder geringgradig sein oder fehlen. Meist handelt es sich um einen unregelmäßig remittierenden Fiebertyp mit Neigung zu Rückfällen, bei dem Schüttelfröste keine Seltenheit sind. Die Temperaturabfälle sind von starken Schweißausbrüchen begleitet. Undulierende Fieberkurven oder Temperaturen nach Art des Pel Ebstein-Typs kommen vor.

Der *Appetit* ist äußerst reduziert, sowohl als Folge des schlechten Allgemeinzustandes als auch wegen gelegentlicher Beteiligung der Bauchorgane. Auch die oft starken Schmerzen, die medikamentös behandelt werden müssen, wirken appetitmindernd.

Stärker als nur auf Grund des Fiebers und der Appetitlosigkeit zu vermuten, schreitet der allgemeine körperliche Verfall des Patienten voran. Es kommt zu abnormer *Gewichtsabnahme*, die in Verbindung mit der hochgradigen Blässe der Gesichtshaut von KUSSMAUL und MAIER (1866) als „chlorotischer Marasmus" bezeichnet wurde. Mitunter zeigen sich bräunliche Verfärbungen der Haut, leichter Subikterus oder Verfärbungen nach Art eines café au lait-Kolorits. Die Gewichtsabnahme ist manchmal so rapid, daß der Verdacht einer Simmondschen Kachexie aufkommt. GERMER (1949) wies auf die Bedeutung der Diskrepanz in der Entwicklung von Körpergewicht und arteriellem Blutdruck hin; bei Panangitis ist der Körpergewichtsabfall oft mit einem kontinuierlichen Blutdruckanstieg kombiniert. Allerdings konnte auch bereits ein Fall mit hypophysärer Kachexie bei eosinophiler Infiltration der Hypophyse im Verlaufe einer Periarteriitis nodosa beobachtet werden.

Wegen der starken *Schmerzen*, besonders im Kopfbereich, sind die Kranken schwer beeindruckt, mitunter schlaflos und deprimiert. Jedes beteiligte Organ kann empfindliche örtliche Schmerzen verursachen. Unter den 232 Patienten von GALAN und STABLE (1943) war infolge der Schmerzen in 23 Fällen ein operativer Eingriff am Bauch durchgeführt worden. Analgetische Mittel erweisen sich in der Regel als unwirksam.

Mit dem Fortschreiten der Erkrankung steigt häufig der arterielle *Blutdruck* an. WILENS und GLYNN (1951) fanden unter 94 klinischen Fällen 11mal eine offenbar bereits vor der Erkrankung bestehende Hypertonie. Bei 35 Patienten war der Blutdruck bereits bei der ersten Untersuchung erhöht. Weitere 17 Patienten bekamen den Hochdruck während des Krankheitsverlaufs. Die Autoren fanden andererseits bei den anhypertonischen Fällen Hinweise auf allergische Bedingtheit und äußern die Ansicht, daß frühzeitiges Auftreten von Hypertonie meist bei Fällen mit geringer Verbreitung und geringer Intensität des Gefäßbefalls zu verzeichnen ist, daß aber eine erst präfinal auftretende Hypertonie die Folge eines generalisierten panarteriitischen Prozesses sei. Für 10—15% der Fälle nehmen diese Autoren demnach eine präexistente Hypertonie als entscheidenden ätiologischen Faktor an, wogegen sich bei anhypertonischen Fällen häufig Hinweise auf eine allergische Genese eruieren ließen. Demgegenüber wurde von deutschen Autoren (RANDERATH 1954; BOCK 1954; SARRE 1954) sowie von v. ALBERTINI (1954) die Ansicht vertreten, daß die Hypertonie als Folgezustand der Periarteriitis nodosa aufzufassen sei (vgl. WOLLHEIM u. MOELLER, Hypertonie, dieses Handb. Bd. IX/5, S. 621—624).

Das *Blutbild* bei der Panangitis ist überaus vielgestaltig. Schwerere Fälle zeigen mitunter beträchtliche Leukocytosen zwischen 12000 und 20000, wobei die Zunahme der Granulocyten leukämoide Werte erreichen kann (v. BONSDORFF 1951; SVANBERG 1944). BLACKBURN (1950) beschrieb bei einer 22jährigen Patientin Leukocytosen zwischen 60000 und 100000 und einem Anteil der Eosinophilen von 64 bis 90%. Leukopenien wurden bei Periarteriitis nodosa nur selten beobachtet (ALKIEWICZ 1933). Die bereits erwähnte Neigung zur Eosinophilie, wobei Prozentzahlen bis zu 82% (ROSE u. Mitarb. 1950), 72% (MIELKE 1954) sowie 60% (BOYD 1938) berichtet wurden, ist nicht auf das periphere Blut beschränkt, sondern läßt sich auch im Knochenmark nachweisen (GRIESBACHER 1949). Mehr oder weniger hochgradige Monocytosen dürften mit dem Erkrankungsstadium und der Schnelligkeit des Ablaufes zusammenhängen.

Alle Charakteristika der Blutbilder sind nicht als spezifische Vorgänge zu deuten, sondern unterliegen schwer ersichtlichen pathogenetischen Einflüssen. So wird die Entstehung von Eosinophilie zuweilen mit dem Zerfall von Muskelelementen im Zusammenhang gebracht. COLLENS und WILENSKY (1953) fanden bei mehr als der Hälfte ihrer 159 Fälle überhaupt keine Eosinophilie im peripheren Blutbild; lediglich in 29% der Fälle waren Eosinophilien von 15—75% zu finden. Auch BANSI (1927) hält die Eosinophilie für kein obligates Zeichen der Periarteriitis nodosa, zumal bei der Kombination mit anderen allergischen Krankheiten.

Das rote Blutbild zeigt häufig normo- oder mikrocytäre Anämien. Ihre Entstehung wird begünstigt durch unzureichende Aufnahme und Resorption von Nahrung, vermehrte Abwanderung von Eisen ins RES, gelegentlich durch Blutungen, selten durch hämolytische Vorgänge. DAMESHEK und ROSENTHAL (1951) beschrieben eine symptomatische hämolytische Anämie bei Panangitis. Es erscheint nicht aussichtslos, nach hämolytischen Anämien, besonders bei ikterischen Patienten mit hohen Reticulocytenwerten, zu suchen.

Die Thrombocyten finden sich bei Panangitis trotz zahlenmäßig meist normaler Megakaryocyten im Knochenmark häufig in der Peripherie vermindert. Fälle von Purpura Schönlein sind von GADERMANN und VOIGT (1951) sowie von LOHMANN (1952), von letzterem erfolgreich mit ACTH behandelt, beschrieben worden. Übergänge zum Bild der thrombotischen thrombopenischen Purpura (MOSCHCOWITZ 1925) oder der thrombotischen mikroangiopathischen hämolytischen Anämie (SYMMERS 1953) scheinen vorzukommen. Beziehungen zwischen Purpura Schönlein und den allergischen Vaskulitiden werden auch von RUITER (1952) angenommen. SYMMERS und GILLETT (1951) beobachteten bei Periarteriitis nodosa an den kleinkalibrigen Gefäßen Plättchenthrombosen. SCHENK und VOLLHABER (1954) berichten über 4 Beobachtungen von Periarteriitis nodosa; eine davon zeigte das Bild einer schweren thrombopenischen Purpura. Für die Purpura abdominalis Henoch dürften ähnliche Beziehungen gelten, wenn man die idiosymptomatischen Erscheinungen mit kolikartigen Bauchschmerzen, hämorrhagischer Colitis, Erbrechen, Melaena bei gleichzeitiger hämorrhagischer Nephritis in Betracht zieht.

Die Blutkörperchensenkungsreaktion ist bei akuten und progredient verlaufenden Fällen beschleunigt, was für die meisten kasuistischen Berichte zutrifft. Bei weniger progredientem Verlauf kann sie normal sein (HUNGERLAND und GREIFELT 1950).

An die Möglichkeit des Auftretens von L. E.-Zellen bei vereinzelten allergischen Angitiden (WORKEN und PEARSON 1953) wird von BOCK (1954) erinnert.

Organveränderungen.

Herz. Nach FERRARI (1903) sowie VESZPRÉMI und JANCSÓ (1903) erleichtert die für Panangitiden charakteristische hochgradige Tachykardie, die vor allem in Relation zur Körpertemperatur zu hoch erscheint, die Differentialdiagnose gegenüber dem Typhus abdominalis. Dieses Zeichen wurde früher als eine Auswirkung eines myokardialen Befalls angesehen; seit GRUBER (1923) ist diese Auffassung verlassen. Ebenfalls darf man aus der Tachykardie keineswegs auf eine Vagusaffektion schließen, wie dies von FREUND (1926) angenommen wurde. Die Erhebungen von COLLENS und WILENSKY (1953) ergaben immerhin bei Patienten mit Periarteriitis nodosa eine Coronarbeteiligung in 66—78%, die von ARKIN (1930) in 70%, wobei sich die Fälle etwa gleichmäßig auf knötchenförmige, aneurysmatische oder einfache Panangitis verteilten. Die Untersuchungen von GRUBER sowie LOGUE und MULLINS (1946) außerdem von SPIEGEL (1936) stimmen hiermit überein.

Bei Sektionen wird der Befund subepikardialer Knötchenbildung nur selten erhoben (STAEMMLER 1934). Bei dieser und bei anderen Formen von coronarer Panangitis kommen Myokardinfarkte vor; ihre Ausdehnung ist so gering und ihre Entwicklung so allmählich, daß meist ein Kollateralkreislauf zustande kommt und somit die klinischen und elektrokardiographischen Infarktzeichen gering sind oder fehlen. Nuzum u. Nuzum (1954) fanden bei 64% der untersuchten Kranken ischämische Zeichen im EKG. In seltenen Fällen kann neben einem Coronarverschluß, wie ihn Friedberg und Gross (1934) sowie Friedberg (1950) anführen (Vorhofinfarkt), auch eine Thrombosierung des Lumens befallener Coronaräste dem Infarkt zugrunde liegen (Grant 1940; Jackson und Kass 1953). Coronarrupturen oder Myokardrupturen mit Herztamponade, wie sie von Sinclair und Nitsch (1949) sowie Vance u. Mitarb. (1931) beschrieben sind, scheinen sehr selten zu sein. Häufiger dürfte es zu diffusen ischämischen Herzmuskelveränderungen durch Befall kleinerer Coronaräste (Kauffmann 1955) mit mehr mitigiertem und protrahiertem Verlauf, elektrokardiographisch als Coronarinsuffizienz imponierend (inverses T) (Logue und Mullins 1946; Jackson und Kass 1953), kommen, deren fibröse Ausheilung mit dem Endresultat einer schwieligen herdförmigen Myokarditis die Regel ist (Blaisdell und Porter 1941). Derartige anatomische Befunde konnte Candiani (1952) nachweisen. Unter der Gesamtzahl der Myokardinfarkte dürfte sich die Summe der bei Panangitis vorkommenden infarktoiden, myomalacischen und schwieligen Herzmuskelveränderungen nur gering bemerkbar machen.

Für die klinische Diagnostik erschwerend ist der Umstand, daß beim Eintritt der Herzbeschwerden die Grundkrankheit häufig noch nicht diagnostiziert ist. Andererseits konnte Friedberg (1950) berichten, daß bei einem Patienten mit an anderen Gefäßen lokalisierter Periarteriitis nodosa die subjektiven Angaben des Patienten, der gleichzeitig ein perirenales Hämatom und eine Urämie hatte, nicht entsprechend gewürdigt wurden. Auch gleichzeitiges Vorkommen rheumatischer Endo-, Myo- und Perikarditiden (Goder 1956) erschweren die Diagnostik (Friedberg und Gross 1934).

Neben dieser direkten Läsion des Herzens durch Panangitis der Coronararterien wird in fortgeschrittenen Krankheitsstadien häufig eine sekundäre Herzbeteiligung nachgewiesen, zumal ein erheblicher Prozentsatz der Kranken an kardiovasculärer Dekompensation zugrunde geht. Bei fortschreitender Erkrankung kann es zu schneller Entwicklung einer Hypertonie auf Grund der vasculären Nierenveränderungen, sowie zur Herzinsuffizienz kommen, indem die Entwicklung der Herzhypertrophie dem Hochdruck auf die Dauer nicht Schritt halten kann (Gruber 1925; Staemmler 1955). Diagnostisch ergeben sich aus der Kombination von Hypertonie mit rascher therapieresistenter Insuffizienz vornehmlich des linken Herzens bei fieberhaften Krankheitsbildern mit hoher Blutkörperchensenkungsgeschwindigkeit wichtige Hinweise. In weniger rasch progredienten Fällen wird die Hypertonie zeitweilig durch Linkshypertrophie kompensiert, bis die Patienten später der Herz- oder Niereninsuffizienz erliegen.

Nordmann und Reuyss (1929) beschrieben bei Periarteriitis nodosa Aortenblutung per diapedesin.

Niere. Die in der Literatur niedergelegten Zahlenangaben über Nierenbeteiligung bei der Panangitis schwanken um die Zahl von 80% (Gruber 1925; Arkin 1930; Boyd 1941; Ralston und Kvale 1949). Dabei sind in der Regel beide Nieren befallen. Isolierte Erkrankung nur einer Niere wurde von Powell und Pritchard (1932) beschrieben. Der häufigste Sitz betrifft die Glomerulumarteriolen sowie die Aa. arcuatae und interlobares (Kampmeier u. Shapiro 1953). Siegenthaler und Isler (1956) fanden bei ihrer Beobachtung einer 39jährigen Patientin schwere renale Gefäßschäden, herdförmige fibrinoide Schlingennekrosen und Abflachung der Tubulusepithelien. Bei anhypertonischen Verlaufsformen (Edge u. Mitarb. 1955 u. a.) pflegen charakteristische Arterienveränderungen zu fehlen. Klinisch äußern sich solche Zustände als Niereninfarkte oder als akute oder subakute bis chronische Glomerulonephritiden. Intracapilläre Thrombosen kommen vor. SYMMERS u. GILLET (1951) sowie SYMMERS (1953) beschrieben Drahtschlingenglomeruli bei Panangitis. Subjektiv äußern die Patienten stumpfe oder schärfer empfundene Leibschmerzen. Mitunter kommt es zu schmerzlosen Hämaturien, die, falls man nicht an eine Periarteriitis nodosa denkt, leicht als „essentielle Hämaturie" oder Hypernephrom verkannt werden. Es kann auch Nykturie oder Blasenschmerz sowie Incontinentia urinae vorkommen, allerdings weniger infolge Beteiligung der Niere als infolge direkter Wirkungen auf die ableitenden Harnwege und ihre neurale Versorgung.

Mit Abheilung des akut entzündlichen Stadiums der Panangitis Hand in Hand geht infolge der obliterierenden Arterienvernarbung ein progressiver Untergang von Nierenparenchym im Sinne einer vasculären Schrumpfniere (GRUBER 1925; HESS 1924). Von den Folgezuständen einer Arteriosklerose und einer malignen Nephrosklerose läßt sich dieser narbige Abheilungszustand nur anatomisch, kaum aber klinisch unterscheiden (FAHR 1941; SARRE 1954). Die schubweise Aufeinanderfolge von Gefäßobliterationen und der progressive Schwund von Nierenparenchym sind das anatomische Substrat eines klinisch rapid fortschreitenden Nierensiechtums.

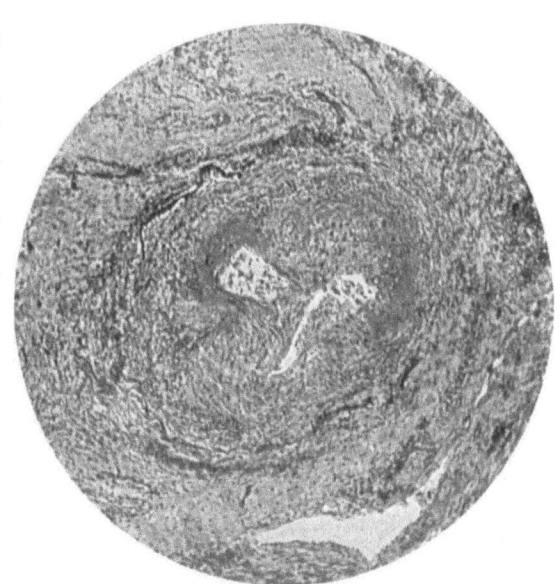

Abb. 56. Periarteriitis nodosa renalis. Links oben und rechts von den Lumina ist noch die hyaline Degenerationsschicht der subintimalen, medialen Zone zu sehen, welche zum Teil verdrängt ist von adventitieller, nach innen vorgedrungener und von subintimaler Gewebswucherung. Nur wenig Reste der zerstückelten elastischen Lamellen sind erkennbar. Die subintimale Wucherung hat 2 Lumina durch brücken- bzw. scheidenwandartiges Vorwuchern entstehen lassen (Optik: Winkel 1a, Oc. 3). (Nach GRUBER 1925.)

Hierbei entwickelt sich dann ein kontinuierlich ansteigender Hochdruck, der besonders zusammen mit der fieberhaften Allgemeinerkrankung einen diagnostischen Hinweis gibt. Rest-N-Anstiege kommen häufig vor (GRUBER 1925; COHEN 1953; GEISLER 1934; JACKSON und KASS 1953), desgleichen Proteinurie nach KING (1950) in 65%, sowie Cylindrurie (THIERS u. Mitarb. 1953; KRUPP 1943; COLE 1952). Aneurysmenbildungen der Nierenarterien mit gelegentlichen Rupturen von interlobulären Arterien können — bei der hochgradigen Hypertonie durchaus verständlich — die gefürchtete und meist tödlich verlaufende Komplikation eines perirenalen Hämatoms (WEVER u. PERRY 1935) hervorrufen; es äußert sich in Kollapszuständen, schweren Schmerzen im Nierenlager und progressiver Urämie, wozu sekundäre Harnwegsinfektionen kommen können. COLLENS und WILENSKY (1953) fanden bei 18 von 195 Fällen perirenale Hämatome.

Das Überstehen eines renalen Schubes geht mit der Ausbildung einer narbigen interstitiellen Nephritis herdförmigen Charakters (GRUBER 1925) einher. Es gilt als sicher, daß in der Nierenbeteiligung der Hauptfaktor der unmittelbaren Todesursachen an Panangitis zu sehen ist.

Bei der Besprechung der Blutdruckverhältnisse wurde bereits erwähnt, daß eine Hypertonie häufig vorkommt. Im Gegensatz zu amerikanischen Autoren halten SARRE (1954), RANDERATH (1954), sowie VON ALBERTINI (1955) daran fest, daß die Hypertonie bei Periarteriitis nodosa in erster Linie eine Folge, nur selten eine Ursache der Erkrankung darstellt.

Luftwege. Schon das häufige Vorkommen von Periarteriitis nodosa bei Patienten mit Asthma bronchiale (vgl. Kap. Ätiologie) ist ein Hinweis darauf, daß Beteiligungen der Lunge möglich sind. In den letzten Jahrzehnten konnte gezeigt werden, daß der Lungenkreislauf sogar besonders anfällig für hyperergische Arterienentzündungen ist. Dies geht eindrucksvoll aus den Mitteilungen über nekrotisierende granulomatöse Arteriitis der Lungenstrombahn von CHURG und STRAUSS (1951), EHRLICH und ROMANOFF (1951), FIENBERG (1953) u. a. hervor. Außerdem haben STERNBERG (1925), KOLPAK (1949), SANDLER (1938), ARNDT und WITTEKIND (1955), POSTEL und LAAS (1941), AHLSTRÖM, LIEDHOLM und TRUEDSSON (1953) kasuistische Mitteilungen über Periarteriitis nodosa im Bereich der Lungenstrombahn gemacht. Im Gefolge der Gefäßveränderungen kommt es zu herdförmigen Pneumonien mit Nekrosen, Absceß- und Kavernenbildung (SANDLER u. a. 1950; CHURG u. STRAUSS 1951), wobei ein vasculäres Korrelat der nekrotischen Vorgänge nicht immer anatomisch faßbar ist, ja sogar histologisch fehlen kann (POSTEL und LAAS 1941). Bisweilen werden riesenzellen- und eosinophilenhaltige Granulome gefunden.

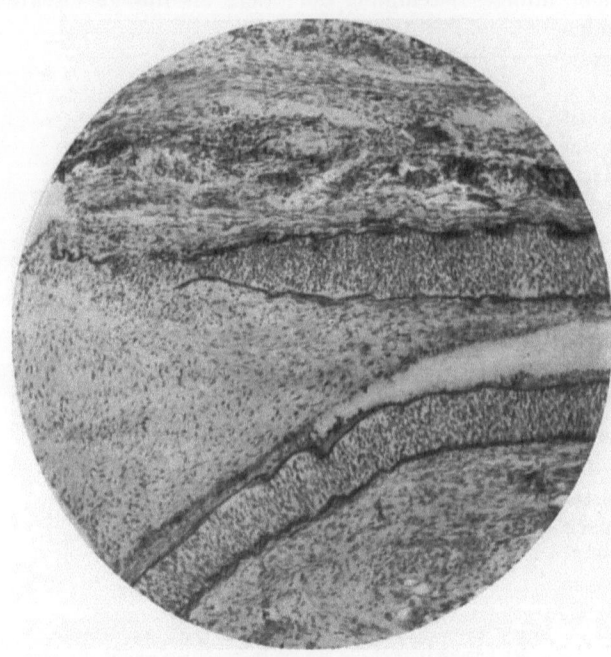

Abb. 57. Periarteriitis nodosa renalis; Media, Elastica interna und externa zerstört, links nahe dem Rand des Gesichtsfeldes. Einbruch von Granulationsgewebe ehemals durch die Lücke von der Adventitia zur Media und Intima, wo sich ein weit ausgreifendes und stärkst vorgebuckeltes subintimales Wucherungspolster gebildet hat, das die Intima der anderen Seite zu berühren scheint (Optik: Winkel, Obj. 1a, Oc. 2). (Nach GRUBER 1925.)

Klinisch verläuft das Krankheitsbild mit geringer Temperatursteigerung, Kurzatmigkeit und Schmerzen zwischen den Schulterblättern, manchmal mit Cyanose (REPKE 1950). Die klinischen Thoraxbefunde sind wechselnd und unbestimmt. Röntgenologisch werden knotenförmige oder schneeballartige Lungenverschattungen (CARROLL 1954) beobachtet. BECKER (1938) bezeichnet die Erscheinungen als „Stoppelfeldlunge". Es kommt zu miliaren Verdichtungen (UNVERRICHT 1949). REPKE (1950) hält das Freibleiben der Lungenspitzen von diesen Veränderungen für charakteristisch. Es kommt infolge dieser nekrotisierenden Alveolitis (EDWARDS u. Mitarb. 1954) mitunter zu rezidivierenden Hämoptysen, deren Auftreten bei Gegenwart nephritischer Befunde auf das Vorliegen einer Panangitis hinweisen. Eine tödliche Lungenblutung bei Periarteriitis nodosa beschrieb STERNBERG (1925). Die Entwicklung bronchialasthmatischer Schübe während der Exacerbationen der Periarteriitis nodosa, worüber C. MÜLLER (1950) sowie MUNDY u. Mitarb. (1951) berichten, wird von COLLENS und WILENSKY (1953) als selten angesehen. Dagegen ist in Analogie zu den morphologischen Lungenveränderungen eine nekrotisierende Tracheobronchitis mit Husten, Dyspnoe und Hämoptyseneigung nicht selten (EDWARDS u. Mitarb. 1954; SWEENEY und BAGGENSTOSS 1949). Durch solche Symptome wird, besonders bei gleichzeitigem Fieber, Gewichtsverlust und starker Inappetenz die Unterscheidung zwischen Panangitis und Lungentuberkulose schwierig. Das konstante Fehlen von Tuberkelbakterien im Sputum kann diagnostisch wegweisend sein. Lungenödem als direkte Folge von pulmonaler Periarteriitis nodosa kommt kaum vor; sein Auftreten bei dekompensierter vasculärrenaler Hypertonie setzt keine Beteiligung der Pulmonalarterien voraus. Heilt die pulmonale Panangitis fibrös aus, entsteht eine sekundäre Pulmonalsklerose. Dabei wurde ein chronisches Cor pulmonale durch QUIRNO u. Mitarb. (1953) beschrieben.

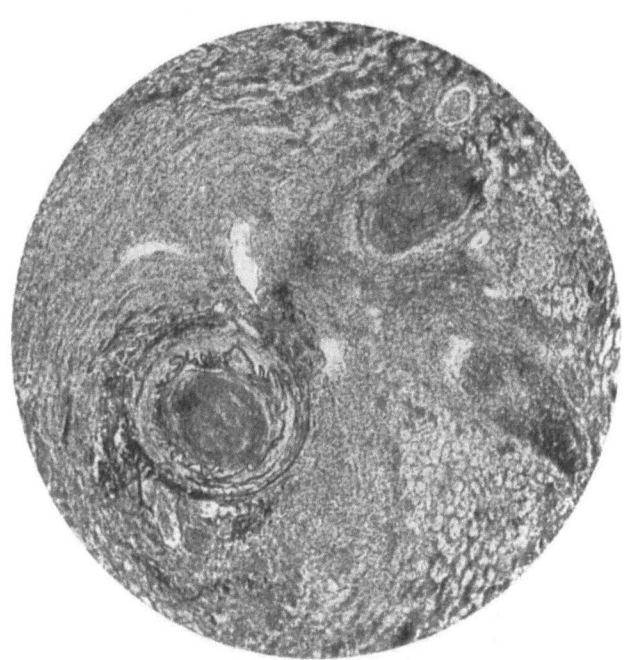

Abb. 58. Periarteriitis nodosa der Niere in Vernarbung. Zerstückelung der Lamina elast. ext. Fibröse Umwandlung unten links im Mediabereich des größeren Arterienquerschnittes. Elastica externa und interna auf dem kleineren Arterienquerschnitt zerstückelt (Optik: Winkel, Obj. 1a, Oc. 4). (Nach GRUBER 1925.)

Besonderer Erwähnung bedürfen die Beziehungen der Periarteriitis nodosa zum Löffler-Syndrom, das von manchen Autoren als mitigierte Verlaufsform einer Periarteriitis nodosa pulmonalis mit relativ guter Heilungstendenz angesehen wird. Die Krankheit verläuft mit uneinheitlichem Fieber, Senkungsbeschleunigung, eosinophiler Leukocytose und wechselnden, flüchtigen Lungeninfiltraten (LÖFFLER 1950; LÖFFLER u. Mitarb. 1952; TOMENIUS 1949; MUMME 1954; ESSELLIER u. Mitarb. 1951). DE ZOYSA (1951) beschäftigt sich mit der Möglichkeit verwandtschaftlicher Zusammenhänge zwischen Periarteriitis nodosa und Löffler-Syndrom einerseits und der tropischen Eosinophilie andererseits, die auch unter dem Namen „Pseudotuberkulose mit Eosinophilie", „benigne eosinophile Leukämie", „eosinophilic lung" u. a. bekannt ist. Er hält diese Zustandsbilder für graduell verschiedene Erscheinungsformen der gleichen Krankheit, die klinisch mit der pulmonalen Panangitis erhebliche Ähnlichkeiten aufweisen, wie hartnäckigen Hustenreiz, asthmoide Bronchitis, eosinophile Leukocytose und röntgenmanifeste fleckige oder glasige Lungenverschattungen, mitunter auch Pleuritiden, Hämoptysen, Pleurodynien, intestinale Störungen und Hautaffektionen. CROFTON u. Mitarb. (1952) unterscheiden 5 verschiedene Arten von eosinophilen Lungenprozessen: das einfache eosinophile Infiltrat nach Löffler mit Neigung zu rascher Rückbildung, das protrahierte eosinophile Infiltrat mit langsamerer Rückbildung und Neigung zu Rezidiven, das Infiltrat mit typischen asthmatischen Erscheinungen sowie die exsudative Pleuritis mit eosinophiler Reaktion. Das eosinophile Infiltrat bei Periarteriitis nodosa zeigt hingegen als prognostisch ungünstig zu bewertenden Faktor eine relativ geringe Rückbildungstendenz. Weitere Mitteilungen finden sich bei von MEYENBURG (1942) sowie FROEHLICH (1953); letzterer beschrieb einen Fall mit passageren Lungeninfiltraten, der sich über 8 Jahre hinzog (vgl. ESSELLIER 1956: dieses Handbuch, Bd. IV/2).

Nasenbluten als Initialsymptom scheint nach Angaben von GODER (1956) im Kindesalter keine Seltenheit zu sein (15%), es kommt gelegentlich auch bei Erwachsenen vor (FISHBERG 1923; POSTEL und LAAS 1941; GOODMAN 1948; GODER 1956).

Die nicht seltene Beteiligung von Nase und Nebenhöhlen (C. MÜLLER 1950) war für manche Autoren ein Anlaß, ein eigenes Krankheitsbild, die sogen. rhinogene Granulomatose von der gewöhnlichen Periarteriitis nodosa abzutrennen. 1939 hatte WEGENER auf Grund eigener Untersuchungen vom anatomisch-pathologischen Standpunkt aus diese Trennung für gerechtfertigt gehalten, obwohl auch die Nierenarterien beteiligt waren. In gleicher Absicht faßten FAHEY u. Mitarb. (1954) insgesamt 29 ihnen zugängliche Fälle der Literatur, davon 7 ihrer eigenen klinischen Beobachtung, zusammen. Lediglich die spezielle Lokalisation, nicht aber Gemeinsamkeit des klinischen Verlaufes sprechen für die Zweckmäßigkeit dieser Separation. Auch ließen sich keine zur Ätiologie und Pathogenese der Periarteriitis nodosa unterschiedlichen Merkmale der rhinogenen Granulomatose nachweisen, weshalb ihre Herausnahme aus dem Formenkreis der Panangitis unangebracht erscheint.

Ebenfalls in diese Kategorie der granulomatösen Luftwegsveränderungen einzuordnen sind die Beobachtungen von KLINGER (1931), der von ,,Grenzformen der Periarteriitis nodosa" spricht und sie für morphologische Extreme eines genetisch wahrscheinlich gleichartigen Krankheitsbildes hält. Weitere Beiträge zur rhinogenen Granulomatose gaben v. STRATTON u. Mitarb. (1953), sowie JOHNSSON (1948), MÜHE (1943). Zusammenfassend ist die rhinogene Granulomatose somit eine nekrotisierende, granulomatöse Entzündung des Naseninnern mit Neigung zu Septumperforation, wobei es im Verlaufe eines septischen Krankheitsbildes auch zu einer ,,toxischen herdförmigen Glomerulonephritis" (WEGENER 1936) kommt. Übrigens war ASCHOFF (1936) bei der Diskussion der Wegenerschen Befunde ,,nicht überzeugt, daß Periarteriitis nodosa vorliegt". Als Komplikation ist auch das Übergreifen der Veränderungen auf die benachbarte Schädelbasis bekannt, die den Verdacht auf eine Pfeifferella-Infektion (Rotz) nahelegt (KLINGER 1931; STEWART 1933). Auch die Unterscheidung von Lupus vulgaris kann wegen der Ähnlichkeit der Erscheinungen im Nasenbereich schwierig sein, besonders bei Gegenwart von Nekrosen und Vernarbungen. Man spricht dann von Periarteriitis nodosa mutilans.

Verdauungstrakt. Nach ARKIN (1930) weisen 50%, nach NUZUM (1954) 65% aller Fälle von Periarteriitis nodosa eine Beteiligung des Magen-Darmkanals auf. Bereits die *Mundschleimhaut* findet sich häufig verändert. Die Erkrankung imponiert als einfache Stomatitis, als ulceröse oder aphthöse Stomatitis, als Glossitis ohne, seltener mit Knötchenbildung, wobei dann reihenförmige Anordnung der Knötchen in Richtung der Gefäßverläufe charakteristisch ist, mitunter auch als vereinzelte Zungen- und Mundschleimhautinfarkte (SCHEUER-KARPIN 1950). LÖHE und ROSENFELD (1931) beobachteten am weichen Gaumen, an der Uvula und an den Tonsillen flächenhafte gyrierte Nekrosen mit randständigem entzündlichem Demarkationswall und Petechien an der hinteren Rachenwand als Zeichen einer Periarteriitis nodosa. GOTTRON (1935) beschrieb rasch fortschreitende knotige Infiltrate in der ganzen Mundhöhle mit Neigung zu Hämorrhagien und Nekrosen. Nach SCHUERMANN (1955) sind solche hämorrhagischen und nekrotischen Mundschleimhautveränderungen in Kombination mit typischen Hautveränderungen bereits prima vista diagnostizierbar. Im Zweifelsfalle entscheidet die histologische Untersuchung. Häufiger als hämorrhagische und nekrotisierende Schleimhautveränderungen verursacht die Periarteriitis nodosa eine einfache Purpura der Mundschleimhaut (SCHUERMANN 1955). Histologische Bilder der Erkrankung bei knotigen Zungenveränderungen beschrieben u. a. GOTTSEGEN und GORLIN (1949).

Eine *Parotitis* bei Periarteriitis nodosa konnten GALAN und STABLE (1943) in 5 von 132 Beobachtungen finden.

*Oesophagus*beteiligung bei Panangitis gilt nach COLLENS und WILENSKY (1953) als selten.

Gastrointestinale Panangitiden führen zu vieldeutigen Symptomen wie Erbrechen (EBERT u. Mitarb. 1951; KAMPMEIER u. SHAPIRO 1953) oder Melaena (LIAN und SIGUIER 1953; LE CLUYSE und DOGUET 1953). Magenulcera mit Perforation sind keine Seltenheit (ROSE, LITTMANN und HOUGHTON 1950).

Am *Duodenum, Jejunum und Ileum* kommt es, wie die Untersuchungen von JERNSTROM und STASNEY (1952) sowie von RABINOVITCH und RABINOWITCH (1954) zeigen, zu hämorrhagischen Infarzierungen. Perforation und Peritonitis stellen eine gefürchtete Komplikation dar (KREUTER 1933; FOSSEL 1935).

Der kolikartige Schmerz wie er bei abdominaler Periarteriitis nodosa häufig im rechten Epigastrium und Hypochondrium auftritt, manchmal von rechts nach links wandernd (BOYD 1941) kann zusammen mit Hinweisen auf peritonitische Zeichen zu chirurgischen Eingriffen veranlassen. Diese sind aber meist nicht gerechtfertigt. Allerdings kann auch paralytischer oder mechanischer Ileus vorkommen (JACKSON und KASS 1953); ZIMMERMAN u. Mitarb. (1954) beschrieben einen Fall mit Intussusception. Häufig liegt dem Abdominalbefund eine Cholecystitis zugrunde (GRUBER 1925; ALLEN 1940; DONNELLY und CAMPBELL 1954; JOYCE, MENNE und SMITH 1939; KLEIN 1949), oder eine Appendicitis (GRUBER 1925; PLAUT 1951). PLAUT (1951) konnte bei 88 von insgesamt 6576 Appendektomien, also in 1,34% eine nekrotisierende Arteriitis histologisch nachweisen, glaubt aber nicht, daß sich diese Panangitiden klinisch von anderweitigen Appendicitiden trennen lasse. Nach Exstirpation des betroffenen Organs kann die Diagnose zunächst versäumt werden, falls nicht der postoperative Verlauf mit Neigung zu weiterer Verschlechterung zur Nachprüfung des histologischen Präparates führt und damit zur Diagnose. Nach SCHERF und BOYD (1955) kann eine klinisch keineswegs atypische Appendicitis den späteren Symptomen einer Panangitis um Monate vorausgehen. Außer geschwürigen Magen- und Darmveränderungen mit klinisch faßbaren oder subklinisch verlaufenden kleineren Blutungen kommt es in seltenen Fällen zu sekundärer Lymphadenitis mesenterialis, postinfarktoider Gangrän und Hämoperitoneum, evtl. Pneumoperitoneum. NUZUM (1954) fand in 25% der Fälle Darminfarkte und Thrombosierungen. Nicht alle abdominalen Zeichen bei Panangitiden werden durch organische Gefäßverschlüsse verursacht; es können auch sekundäre Vasospasmen zu schweren Leibschmerzen führen, außerdem zu Hämatemesis (LIAN und SIGUIER 1953). Obstipationen und Diarrhöen sind häufig. LANGERON u. Mitarb. (1953) beschrieben einen Fall von Periarteriitis nodosa abdominalis als sogenanntes Reiter-Fiessinger-Syndrom, das einer Kombination von Dysenterie mit Conjunctivitis, Urethritis und Synovitis mit subcutanen Knötchen entspricht.

Leber. Für die Häufigkeit der Leberbeteiligung spricht das altbekannte klinische Zeichen von rechtsseitigem Oberbauchschmerz. Seine Ursache bilden vielfach die sogen. roten Leberinfarkte (PASS 1930). Nach PRICE und FLANAGAN (1953) bildet die Periarteriitis nodosa die häufigste Ursache der Leberinfarkte überhaupt. Danach kommt es zu Leberblutungen (STERN 1953) und Hepatomegalie (EBERT, LEAF und SICKLEY 1951). Ikterus kommt weniger häufig vor (FITZGERALD 1954). SCHENK und VOLLHABER (1954) erwähnen das Auftreten schubweiser Exacerbationen unter hepatitisähnlichen Bildern. SIEGENTHALER und ISLER (1956) beschrieben einen ikterisch verlaufenen Fall, bei dem aber der Ikterus durch eine cholangitische Cirrhose bedingt war. Leberabscesse bei Periarteriitis nodosa beobachteten GILLILAND und MANNING (1954). Die Häufigkeit der Leberbeteiligung bei der Panangitis liegt nach ARKIN (1930) bei 65% nach KERNOHAN und WOLTMAN (1954) ebenfalls bei 65%, nach LOHSE (1952) bei 71%, nach MOWREY und LUNDBERG (1954) bei 42—65%.

Im Gefolge einer hepatischen Periarteriitis nodosa kann es bei Männern zur Entwicklung einer Gynäkomastie kommen, die, soweit keine entsprechende Hormonbehandlung durchgeführt wurde, durch den bei hepatischer Funktionsstörung gestörten Vorgang der Steroidinaktivierung erklärt wird. Ähnlich soll hierbei auch durch fehlende Inaktivierung von VDM eine Hypertonie (PLACHTA u. SPEER

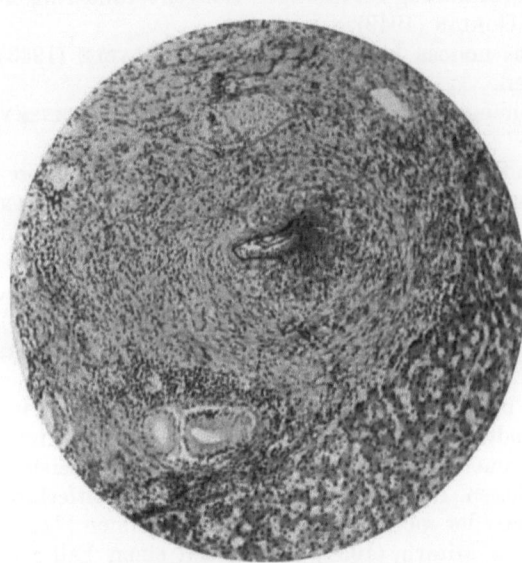

Abb. 59. Periarteriitis nodosa eines Zweiges der A. hepatica. Exzentrische Koagulationsnekrose und Fibrinausschwitzung der Media. Ödem der Adventitia. Elasticafärbung. Mäßige leukocytäre Infiltration (Optik: Winkel 3a, Oc. 2 — Gelbfilter). (Nach GRUBER 1923.)

1952) zustande kommen können. Schließlich ist der von THIERS u. Mitarb. (1953) mitgeteilte Befund von Porphyrie bei Panangitis zu erwähnen.

An die diagnostische Bedeutung des histologischen Nachweises einer interstitiellen Hepatitis mit bevorzugter Affektion der Glissonschen Felder wird von CANDIANI (1952) erinnert.

Gallenblase. v. KAHLDEN (1884), GRAF (1896), KLOTZ (1917), WALTER (1921), WESEMANN (1921); LEMKE (1922, 1923), sowie hauptsächlich GRUBER (1925), beschreiben Erkrankung der Gefäße der Gallenblase durch Periarteritis nodosa. Diese Affektion kann bisweilen, wie es GRUBER bei einem 14jährigen Jungen beobachtete, symptomlos verlaufen, teilweise jedoch mit erheblichen krampfartigen Schmerzen im rechten Hypochondrium, lateral und kranialwärts ausstrahlend, einhergehen; das Fieber ist nicht hoch; die Patienten leiden unter Inappetenz, Aufstoßen und Völlegefühl. Ikterus ist selten. Falls er auftritt, könnte er mechanisch durch Infiltration- und Ödembildung erklärt werden (GRAF 1896). Mitunter wurde die Galle leukocytenhaltig, ähnlich der Cholecystitis, gefunden. Als Besonderheit wurde von GRUBER (1925) eine 1883 durch CHIARI niedergelegte Beobachtung einer Blutung in die Gallenblase mit sekundärem Auftreten von Melaena und Hämoptyse berichtet, bei der sich post mortem im Bereich der perforierten Arteria cystica ein Mediaverlust nachweisen ließ.

Pankreas. Die Periarteriitis nodosa kann die Ursache von Pankreasinfarkten werden (FROBOESE 1949; STAEMMLER 1934). In solchen Fällen sind linksseitige Oberbauchschmerzen das führende klinische Symptom. Das Krankheitsbild tritt in Kombination mit Fettgewebsnekrosen unterschiedlicher Ausdehnung auf. Gesicherte Erfahrungen über das Verhalten der Lipase- und Amylase-Werte im Blut, ferner Aldolase und Phosphatase-Werte bei solchen Zuständen sind bisher nicht bekannt geworden. Hyperglykämie und Glykosurie treten nach panangitis-bedingten Pankreasinfarkten nur selten auf, dagegen ist mäßiges Fieber häufig. FERRARI (1903), BALÓ (1940) sowie FERENCH (1953) beschrieben Fälle von Diabetes mellitus bei Panangitiden. Im Falle von FERENCH (1953) handelte es sich um einen 30jährigen Patienten mit Milzinfarkt, Proteinurie, Cylindrurie, Hyperglykämie von 265 mg-%, Glykosurie und Acetonurie mit progressiver Hypertonie, final mit komatösen Zuständen und peripherer Gangrän.

Milz. Milzinfarkte bei Panangitiden sind nicht selten (FEITIS 1921; KLINGER 1931; RAKE 1932; FERENCH 1953; BALL und DAVSON 1949; MCNEIL u. Mitarb. 1952). Heilen diese Infarkte narbig ab, bietet sich das Bild einer sog. Fleckmilz. In akuten Stadien läßt sich unter Umständen perisplenitisches Reiben an der Stelle der stechenden Schmerzen finden. Fälle von Milzrupturen sind bisher nicht bekannt geworden.

Nebennieren. Befall der Nebennieren durch Periarteriitis nodosa kann zu einem Morbus Addison oder einem Waterhouse-Fridrichsen-Syndrom führen. THIERS u. Mitarb. (1953), sowie RITAMA u. LAHDENSUU (1951) beobachteten Beteiligung der Nebennieren. STAEMMLER (1934) wies in der Bindegewebskapsel der Nebennieren panangitische Prozesse nach. CERVINI und LONGO (1952) beobachteten, daß beim Auftreten der Krankheit vor der Pubertät die 11-Oxy- und 17-Ketosteroide abfallen. Ein ähnlicher Fall wurde von URECHIA (1941) beschrieben. Auch VAN DER SAR (1953) sah bei einem 14jährigen Negerjungen mit Panangitis Herabsetzung der 17-Ketosteroidausscheidung bei genitaler Hypoplasie. ROSKAM u. Mitarb. (1951) fanden dagegen initial erhöhte 17-Ketosteroid- und 11-Oxycorticosteroid-Ausscheidung im Harn. Unter der Behandlung mit Aspirin (80 g in 8 Tagen), die zu einer klinischen Besserung führte, verminderte sich nur die 17-Ketosteroidausscheidung, wogegen die Ausscheidung der 11-Oxycorticosteroide erhöht blieb.

Hoden und Nebenhoden. ROSE u. Mitarb. (1950) sowie KLINGER (1931) sahen Erkrankung der Hoden und Nebenhodengefäße.

Haut. Bekannt ist die früher häufig vorgekommene Verkennung der cutanen Manifestation der Periarteriitis nodosa (DOUTRELEPONT 1886). In der letzten Zeit findet die cutane Panangitis dagegen steigendes dermatologisches Interesse. Dabei scheint Hautbeteiligung in 15—25% der Fälle von Periarteritis nodosa die Regel zu sein (SILLEVIS-SMITT 1952; KETRON und BERNSTEIN 1939; COLLENS und WILENSKY 1953; SCHERF und BOYD 1955; KORTING 1955). MELCZER und VENKEI (1947) kommen zur Abtrennung einer speziellen Hautform der Periarteriitis nodosa, die bei 15% der Patienten gefunden wird.

Bei den typischen Hautveränderungen handelt es sich um meist schmerzhafte intra- oder subcutane Knötchen, stecknadel- bis hirsekorngroß, bisweilen auch erbsengroß (GRAF 1896); sie sitzen bevorzugt an Vorderarmen, Beinen, Brust und Bauch, entweder isoliert oder gruppenweise längs dem Arterienverlauf angeordnet. Die Streckseiten der Extremitäten werden besonders häufig befallen. Selten finden sich am gleichen Individuum gleichzeitig mehr als 50 Knötchen. Die Knötchen sind gut verschieblich, nur sehr selten pulsierend, gleichen häufig Neurofibromen. Bei Abklingen des Schubes verschwinden sie; bei neuem Schube können sie an anderen Orten auftreten. Gelegentlich kommt es zu geschwürigem Aufbruch der Knötchen mit Exulceration der darüberliegenden Haut. Diese von REYMOND und MIESCHER (1954) als Mikrobide bezeichneten Reaktionsprodukte verschiedener Mikroben (in Anlehnung an BLOCH) sollen als Folge cutaner Überempfindlichkeit auf die im Bronchialsystem resorbierten Bakterien aufzufassen sein. Weniger typisch ist das Auftreten von papulösen oder maculösen, selten von bullösen oder pustulösen Herden (GOTTRON 1935; MIESCHER 1946). Einfache Erythembildungen mit scarlatiniformer Morphe werden als Periarteriitis nodosa exanthematica beobachtet (DAWYDOWSKIE 1924). Auch die von MELCZER und VENKEI (1947) beschriebenen relativ uncharakteristischen Hautveränderungen und die bei SCHERF und BOYD (1955) erwähnten Ekchymosen gehören hierher. Thrombopenische Purpura bei Periarteriitis nodosa beobachteten SCHENK und VOLLHABER 1954. Selten erkranken die mittleren Gesichtsanteile; in solchen Fällen kann aber die Differentialdiagnose gegenüber Lupus vulgaris schwierig sein (RIECKE 1939). LÖHE und ROSENFELD (1931) sahen eine Periarteriitis nodosa unter dem Bilde einer Urticaria gangraenosa mit wechselndem Verlauf nach drei Erysipelschüben in 8—12tägigen Abständen abheilen.

Werden die Gefäße des subcutanen Fettgewebes befallen, entwickeln sich granulomatöse Veränderungen mit narbigen Restzuständen, die von MIESCHER (1946) und GOTTRON (1935) als tuberkuloide lipophage Granulome bezeichnet werden. Affektionen breiterer Schichten am Übergang von Cutis zur Subcutis erzeugen das Bild einer Livedo racemosa (KETRON und BERNSTEIN 1939; CARROLL 1954). Hierbei erscheint in der Haut ein verzweigtes, bläulichrotes, oberflächlich etwas vorspringendes Netzwerk von dendritisch verzweigten Gefäßen, das an Nates, Hüften und Olecranon bevorzugt gefunden wird. Diese Livedo racemosa ist kein für Periarteriitis nodosa spezifisches Zeichen; doch gilt ihr gemeinsames Vorkommen mit subcutanen Knötchen als charakteristisch (MELCZER u. VENKEI 1947), sogar als Hinweis auf Panangitis (SCHERF und BOYD 1955).

Erkranken noch größere Arterien, kommt es zu „Hautapoplexien" mit hämorrhagischer Infarzierung der den Gefäßen nachgeschalteten Hautbezirke. Sind die Gefäße der Muskulatur beteiligt, kann die Abgrenzung gegenüber Dermatomyositis schwierig werden, wie überhaupt die eosinophilen Verlaufsformen von Dermatomyositis mancherorts als Varianten einer Panangitis angesehen werden. ARKIN (1930) hält Muskelbeteiligung in 30% der Fälle von Periarteriitis nodosa für wahrscheinlich. Die nekrotischen Muskelveränderungen führen zu Verstümmelungen mit schweren Funktionseinschränkungen: Periarteriitis nodosa multilans. Gelegentlich, insbesondere in Fällen mit Spontangangrän (FERENCH 1953; CATHALA 1928; DUNGAL 1936; JOYCE u. Mitarb. 1939) kann die Unterscheidung von der Endangitis obliterans klinisch schwierig und erst histologisch möglich sein.

Zur cutanen Manifestation der Periarteriitis nodosa gehören auch die von BODE 1933 beschriebene „multiple neurotische Hautgangrän", wahrscheinlich der von BRANCH und ROBERTS 1951 publizierte Fall eines 8jährigen Jungen mit Spontanamputation, die Beobachtung von SCARZELLA und FORTINA (1952) sowie die Fälle von Dermatitis exfolitativa (VAN WYKE und HOFFMAN 1948). Beobachtungen von LINDEBOOM und ROYER (1943) sowie von MELCZER und VENKEI (1947) bei denen symmetrisches Auftreten der Hautveränderungen auffiel, sprechen für die Möglichkeit einer symmetrischen Erkrankung der nutritiven Gefäße des peripheren Nerven (vgl. Nervensystem).

Der gemeinsame Nenner sämtlicher im Bereich von Haut, Subcutis und Muskulatur vorkommenden panangitischen Manifestationen ist eine obliterierende Panvasculitis (GOTTRON 1935). Ein Charakteristikum der cutanen Periarteriitis nodosa scheint die relative Benignität zu sein; bei dieser Form sollen die meisten Überlebenden der Krankheit zu verzeichnen sein. LINDBERG (1933) sowie SLINGER und STARCK (1951) halten die Überlebensquote der Patienten mit cutanem Befall für höher als bei visceraler Panangitis. Die relative Benignität solcher Fälle führte zur Bezeichnung ,,Periarteriitis nodosa obsoleta" (SPIRO 1919) und ,,Periarteriitis nodosa latens".

Ob das gemeinsame Vorkommen von Periarteriitis nodosa mit Acanthosis nigricans (ALKIEWICZ 1933) bei einem leukopenischen Patienten besondere Gründe hat, muß offenbleiben.

RUITER (1952, 1953) faßt unter dem Begriff ,,allergische cutane Vasculitis" alle durch allergisch entzündliche Gefäßveränderungen verursachten Hauterscheinungen mit Nachweis von fibrinoiden Nekrosen der kleinen Coriumarterien zusammen. Klinisch entstehen schmerzhafte bläuliche Verdickungen von rundlicher oder walzenförmig länglicher Form, später in derbe dünne Stränge übergehend, unter Umständen spontan verschwindend. Dabei legt RUITER besonderen Wert auf die anamnestische Erfassung tuberkulöser Prozesse, durch die ein allergisierender Effekt am Gefäßsystem bewirkt werden soll (nodöse Panphlebitis; Thrombophlebitis migrans). Wahrscheinlich handelt es sich um unspezifische, das heißt nicht durch Tuberkelbakterien hervorgerufene Reaktionen, die jedoch nach Ansicht von BERBLINGER (1950; 1954) durch Reaktionen zwischen Tuberkelbakterienantigen und zellständigen Antikörpern der Gefäßwand zu erklären sind.

Die Zugehörigkeit weiterer dermatologischer Krankheitsbilder, wie der Granulomata eosinophilica cutis varia (WOERDEMANN und PRAKKEN 1952) sowie der allergischen Granulomatose (STRAUSS, CHURG und ZAK 1951) zum Formenkreis der Panangitis ist noch nicht abgeklärt.

Schließlich ist zu erwähnen, daß im Gefolge panangitischen Befalls der Extremitäten auch ein sekundäres Raynaud-Syndrom auftreten kann (BARNUM u. DE TAKATS 1951).

Knochen und Gelenke. Bei genauerer klinischer Beobachtung sieht man häufig eine Mitreaktion der Gelenke bei Schüben von Periarteriitis nodosa. Nur 13 von 43 Fällen in der Arbeit von LOWMAN (1952) waren frei von Gelenkaffektionen. Wegen der gleichzeitigen Erkrankung von Gelenken, Muskeln und Nerven und der weitgehend ineinandergreifenden Beschwerdekomplexe ist ihre Trennung subjektiv wie objektiv erschwert. Bereits 1897 beschreibt ROSENBLATH an einem 37jährigen ,,Hausbursch aus Cassel" mit autoptisch gesicherter Periarteriitis nodosa neben Extremitätenlähmungen einen Kniegelenkerguß. Nur spezielle morphologische Erhebungen sind in der Lage, für den Einzelfall zu entscheiden, ob ein direkter Befall der Gelenke durch Panvasculitis oder nur eine hyperergische Mitreaktion vorliegt. HALL (1950) nimmt bei einer eigenen Beobachtung eines $8^1/_2$jährigen Mädchens mit Periarteriitis nodosa an, daß für das Ingangkommen der Gefäßkrankheit eine präexistente Polyarthritis rheumatica bestimmend war. Nach LOWMAN (1952) handelt es sich bei den Gelenkaffektionen um verstreute herdförmige Schädigungen der synovialen Gelenkfläche.

WEPLER (1950; 1950) konnte im Verteilungsgebiet der Arteria ilica communis sinistra bei einem 40jährigen, seit langem hüftkranken Patienten beobachten, daß die Periarteriitis nodosa bereits 12 Jahre ante mortem zu nachgewiesenen Knochenveränderungen geführt hatte, die intra vitam als tuberkulös angesehen wurden. Der Kranke starb nach einer Ruptur eines Aneurysma der Arteria ilica communis. Die Obduktion ergab ausgeprägte osteoporotische und osteosklerotische Veränderungen, periostale Bindegewebswucherungen sowie Veränderungen des Bandapparates. Auffällig ist, daß nur die Gefäße (mittlere und kleinere Arterien und Venen) im Periostbereich, nicht im Knochen selbst befallen waren, außerdem der Nachweis verzweigter, perivasculärer, mit dem Gefäßlumen kommunizierender710uträume und der stellenweise Übergang in Sklerose.

Hypophyse. STAEMMLER (1934) sowie ARKIN (1930) erklären Fälle von Kachexie bei Periarteriitis nodosa durch allgemeine Rückwirkung auf das endokrine System. Auftreten von Simmondscher Kachexie bei Periarteriitis nodosa der Hypophyse wäre vorstellbar, obwohl die Magersucht durch die bei Panangitis übliche starke Reduktion des Körpergewichtes meist ausreichend zu erklären ist.

Diabetes insipidus wurde — zusammen mit lateralem und retroolivarem Bulbärsyndrom — bei einem 41jährigen Hypertoniker mit Goldblatt-Hochdruck bei Periarteriitis nodosa beobachtet (LAFON u. a. 1955). Ein weiterer Fall wurde von AHLSTRÖM u. Mitarb. (1953) beschrieben.

Schilddrüse. JERNSTROM und STASNEY (1952) fanden bei einer 52jährigen Patientin mit Periarteriitis nodosa neben anderen Organbeteiligungen auch Schilddrüsenaffektionen, ohne daß klinische Zeichen einer Beeinflussung der Schilddrüsenfunktion faßbar waren.

Nervensystem und Sinnesorgane. Manifestationen der Periarteriitis nodosa im Bereich des Nervensystems verhelfen der Krankheit zu beträchtlicher Variationsmöglichkeit. Sie gelten andererseits geradezu als kennzeichnend. Nach eingehenden Erhebungen mit umfassender Literaturübersicht, wie sie sich bei STAMMLER (1950) findet, zeigen 58% aller Fälle von Periarteriitis nodosa eine Beteiligung des Nervensystems; bei 13% ist das Zentralnervensystem, bei 35% das periphere Nervensystem, bei weiteren 10% sind zentrales und peripheres Nervensystem gleichzeitig betroffen. ARKIN (1930) dagegen hatte Erkrankung am Nervensystem nur in 8% finden können.

Zentralnervensystem. Bei Gehirnbefall finden sich Veränderungen an den Hirngefäßen. So kommt es zu diffusen Kopfschmerzen, oft doppelseitig, manchmal von einseitigem migräneartigen Charakter. Schwindel wird häufig beschrieben (SACKI 1924; BAU 1934; BOGAERT u. Mitarb. 1932). In einem Teil der Fälle werden flüchtige Hemiparesen, bevorzugt im Facialisbereich, beobachtet (MACKAY u. Mitarb. 1950). Gelegentlich kommt es zu Hemianopsien, muskulären Augenkoordinationsstörungen, Schnauzkrämpfen, Sprachstörungen und Konvulsionen (SAGAL 1955; RAEDER u. ROOT 1955), entweder in Form generalisierter oder herdförmiger Rindenepilepsien (FELLER 1929; HESS 1924; KIMMELSTIEL 1927; ERLANDSON 1931; FABRIS und VITALI 1932; TONKIEN und PULVERTAFT 1948). Je nach Sitz der Veränderungen werden auch Hemiplegien, Papillenödem und Stauungspapille (ARKIN 1930; KERNOHAN und WOLTMAN 1938), sowie Massenblutungen, evtl. mit Durchbruch ins Ventrikelsystem beobachtet. Derartige Prozesse sind zwar bei bekannter Diagnose verständlich, können aber, namentlich in Fällen ohne andersartige differentialdiagnostisch verwertbare Organbefunde, sich der klinischen Erkennung entziehen.

Besonders schwierig ist es, aus unbestimmten Verwirrtheitszuständen, Bewußtlosigkeit (BANSI 1927; BRINKMANN 1922; KROETZ 1921) oder gar aus leichteren psychischen Störungen wie Negativismus und Ratlosigkeit (WEIGELT 1924), Anhaltspunkte für das Vorliegen einer Periarteriitis nodosa zu gewinnen. So wird die Unterscheidung von Hirntumoren, disseminierter Encephalitis und anderen Hirnprozessen kaum möglich sein, wenn nicht frühere Schübe der Krankheit oder extraneurale Manifestationen diagnostisch zu Hilfe kommen. Auch weitere bei Panangitiden vorkommende Störungen wie Drehschwindel, Nystagmus, cerebelläre Ataxien, pseudobulbäre Sprachstörungen, Skotome und flüchtige Amaurosen, passagere und permanente Ertaubung (STAMMLER 1950) sind diagnostisch vieldeutig und keineswegs per se verwertbar. Bei Akusticusveränderungen wird nach den Untersuchungen von MCNEIL u. Mitarb. (1952), OLINER u.

Mitarb. (1953), DRUSS und MAYBAUM (1934), SPIEGEL (1936) Taubheit beobachtet; diese Ausfälle werden in der Literatur der letzten Jahre „Cogans-Syndrom" benannt.

Am Auge finden sich bei Panangitiden verschiedene Arten von spastischen, hämorrhagischen und exsudativen Fundusveränderungen (GJERTZ u. Mitarb. 1939; KYRIELEIS 1936; MANGES und BAEHR 1921; HERSON und SAMPSON 1949; GOLDSTEIN und WEXLER 1929; NOVER 1952). Die kleinen, grauen, unscharf begrenzten chorioiditischen Herde, ähnlich denen bei Miliartuberkulose, können Hinweise auf einen panangitischen Gefäßprozeß geben. Bei Verschluß der Arteria centralis retinae kann es zu totaler Amaurose kommen, ein Befund, der allerdings weniger bei Periarteriitis nodosa als bei Arteriitis temporalis vorzukommen scheint (TOURAINE u. Mitarb. 1950). Im Abheilungsstadium imponieren die chorioiditischen Herde am Fundus als Petechien mit weißem Zentrum. Bei fortgeschrittener Erkrankung der Nieren wird außerdem eine Retinitis angiospastica panangitica beobachtet. Eine Identität der panangititischen Augenveränderungen mit der Nekroskleritis nodosa (PETROHELOS 1956) scheint nicht vorzuliegen.

Neben Lähmungen der Binnenmuskulatur des Auges (SCHERF und BOYD 1955) werden Lähmungen der äußeren Augenmuskulatur beobachtet, die zu Strabismus infolge Abducens- oder Ocolomotoriusausfällen führen. Die Augenmuskellähmungen können auch durch panangitische Herde im Kerngebiet der entsprechenden Hirnnerven zustande kommen. Einseitiger Exophthalmus deutet bei Panangitis auf Erkrankung des orbitalen Zell- und Fettgewebes hin. Nystagmus weist auf zentrale Läsionen bzw. auf Veränderungen im Bereich des 8. Hirnnerven hin. Glaukomatöse Zustandsbilder und Ablatio retinae können entweder durch Herde an den Augengefäßen oder als Folgeerscheinungen einer renalen Hypertonie bei Panangitis zustande kommen. In anderen Fällen hinterlassen Schübe von Periarteriitis nodosa Augenmuskelparesen, isolierte Ptosen u. a., die bei gleichzeitigen anderweitigen Ausfällen wie Dysphagien, Gaumensegel- und Zungenlähmungen auf das Grundleiden hinweisen können. Anhand einer Beobachtung von Takayasuscher Erkrankung, bei dem obliterierende panangitische Veränderungen der Hirnartierien vorlagen, unterscheiden KARAPATA und VAKHNITSKII (1957) zwischen herdförmigen Hirnausfällen auf der Basis arterieller Thrombosen und diffusen Cerebralerscheinungen auf Grund organischer Hirngefäßverschlüsse im Gefolge der Panangitis. Die Autoren halten durch das Vorkommen dieser „multiplen obliterierenden Panarteritis" die Ansicht für überholt, wonach bei Takayasu-Erkrankung die intrakranialen Gefäße nicht beteiligt seien.

Außergewöhnlich selten sind bei Periarteriitis nodosa klinische Querschnittslähmungen (GRUBER 1925; RICHARDSON 1928, LOOGEN 1952). Extrapyramidale Symptome wie Tremor, Tonusveränderungen, Athetose (GERMER 1949), Myoklonie unklarer Genese (SPIEGEL 1936) und Enthirnungsstarre (HORANYL 1952) werden gleichfalls nur in Einzelfällen gefunden. Häufiger tritt eine Meningitis auf, vor allem nach kleineren oder größeren Subarachnoidalblutungen oder Platzen basaler panangitischer Aneurysmen oder nach Durchbruch infarzierter Hirnbezirke in das Ventrikelsystem (McNEIL u. Mitarb. 1952; v. BOGAERT u. Mitarb. 1933). Mitunter kommt es zu einer typischen Pachymeningosis haemorrhagica. Einfache meningeale Reizerscheinungen können auch ohne Blutungen durch Ödem und Schwellungen, verbunden mit gleichzeitiger Hirndrucksteigerung, erzeugt werden. Im Liquor wird neben Eiweißvermehrung (JAKLITSCH und ZIGEUNER 1954) häufig eine Pleocytose gefunden, bei der die Zellvermehrung meist zwischen 100/3 und 1500/3 Zellen, gelegentlich auch höher liegt. Die Mastixkurve kann Eiweißvermehrung vom Paralyse-Typ zeigen. Unterschiedliche Eiweißgehalte im zisternalen und im lumbalen Liquor gestatten vielleicht Rückschlüsse auf die

Lokalisation panangitischer Gefäß- und Parenchymveränderungen (JAKLITSCH, ZIGEUNER 1954). Die Meningitis bleibt meist bakteriologisch negativ (HEILEMANN und BREDT 1940, WEIGELT 1924; BENNETT und LEVINE 1929). Histologisch wurden in den Meningen Rundzellinfiltrate beobachtet, allerdings meist unabhängig von den Gefäßprozessen (KRAHULIK u. Mitarb. 1935). KOURILSKY u. Mitarb. (1938) fanden wie früher schon SPIEGEL (1936) häufiger Veränderungen an den Meningen als an der Nervensubstanz selbst (vgl. BERBLINGER 1954).

Die zahlreichen psychischen Symptome müssen teilweise durch herdförmigen Befall des Gehirns, teilweise durch allgemeine Rückwirkungen der Krankheit auf die Hirnfunktion erklärt werden. Wie JAKLITSCH und ZIGEUNER (1954) hält auch N. MÜLLER (1954) nicht alle bei Panangitis am Zentralnervensystem gefundenen Veränderungen für Folgen vasculär bedingter Ischämien. Die histologischen Befunde lassen nämlich die entsprechenden für Ischämien typischen Parenchymveränderungen vermissen, so daß es, z. B. für die diffusen corticalen Verfettungen, naheliegt, pathogenetisch an die Auswirkungen panangitisch bedingter Leber- und Nierenschäden zu denken. Zustände von Verwirrtheit und Bewußtlosigkeit, Depressionen, Negativismus und Zustände von seltsamer Ratlosigkeit sind beschrieben (BANSI 1927; WEIGELT 1924; JULICH 1950). Auch Verfolgungsideen sollen vorkommen. Kleine petechiale Hirnblutungen werden für diese Syndrome ursächlich diskutiert.

Interesse verdient die Beobachtung von D'ESHOUGUES und JORDA (1952), die bei einem 39jährigen Mann mit schmerzhafter Periarteriitis nodosa an Vorderarm und Hand mit Hyperhidrosis das psychiatrische Bild einer Zwangsneurose sahen, die nach wochenlanger Dauer auf Psychotherapie zurückging.

Als charakteristisch gilt für die Beteiligung des Zentralnervensystems bei Periarteriitis nodosa, daß die graue Substanz von Rinde und Stammganglien bevorzugt ist, während die weiße Substanz sowie Kleinhirn, Oblongata und Rückenmark seltener betroffen sind (STAMMLER 1950). Zu gegenteiliger Ansicht kam BRENNER (1938), der in der weißen Substanz mehr panangitische Herde als in der Hirnrinde finden konnte. Durch die mittelbaren gefäßabhängigen Neuronenveränderungen ist die Möglichkeit einer absteigenden Degeneration der Nervenbahnen mit entsprechenden neurologischen Auswirkungen gegeben. Die narbige Abheilung erfolgt durch Einlagerung von Gitterzellen in die Herde (PETTE 1928; WOHLWILL 1923), wodurch sich morphologische Beziehungen zur Encephalitis periaxialis ergeben (KULKOW 1941). Der Anatom sieht sich gegenüber den eindrucksvollen klinischen Syndromen oft enttäuschend geringen Befunden gegenüber, wobei es schwierig ist, die nachgewiesenen Veränderungen mit den klinischen Zeichen in Einklang zu bringen.

In einer eingehenden Studie befaßt sich WECHSLER (1959) mit dem Problem der Rückenmarksbeteiligung bei der Periarteriitis nodosa. Er schildert einen klinisch und anatomisch untersuchten Fall mit spastischen Lähmungen, Sensibilitätsstörungen und progressivem cerebralem Abbau. Die Arterien des Zentralnervensystems enthielten zahlreiche Adventitiagranulome. Von Interesse sind aber besonders die im Bereich der Medulla spinalis beobachteten Randentmarkungen, vorzugsweise im Bereich des rostralen Thorakalmarkes, das versorgungsmäßig ein Grenzgebiet insofern darstellt, als es teilweise aus aortalen Arterienabgängen, teilweise aus dem Gebiet der A. vertebralis durchblutet wird (LINDENBERG 1957). Die in diesen Bereichen gesehenen Schädigungen der weißen Substanz (bei Freibleiben der gegen O_2-Mangel noch empfindlicheren grauen Substanz) sind nicht durch Ischämiewirkung erklärbar. WECHSLER (1959) deutet die dort auftretenden Wandhyalinosen und Fibrosen im Sinne dyshorischer Störungen durch Trans- und Exsudationen „myelinfeindlicher" Substanzen im Gefolge der arteriitischen Veränderungen. Diese Ansicht erscheint im Hinblick auf die ähnlichen Gedankengänge von N. MÜLLER (1954) sowie JAKLITSCH und ZIGEUNER (1954) bemerkenswert.

Peripheres Nervensystem. Das periphere Nervensystem läßt bei Periarteriitis nodosa hauptsächlich zwei typische Bilder entstehen, eine Mononeuritis multiplex von unbestimmter Verteilung, sowie eine meist von distal nach proximalwärts fortschreitende nahezu symmetrische Polyneuritis; letztere bevorzugt besonders als Peroneus- oder Vorderarmlähmung die distalen Extremitätenbereiche (KREUTER 1933; FERRARI 1903; FREUND 1926; KROETZ 1921). Mitunter entspricht die Polyneuritis dem Typ Guillain-Barré (LIVERSEDGE und LEATHER 1953).

Die sensiblen Ausfälle verursachen nach STAMMLER (1950) Paraesthesien, Hypaesthesien, epikritische und protopathische Anaesthesien, sowie Allaesthesien und Mißempfindungen verschiedenster Art (BEITZKE 1910; GAGSTETTER 1934; SILBERMANN 1929). Hirnnervenaffektionen beobachteten MISCH (1929) sowie TSCHAMER (1920). LOVSHIN und KERNOHAN (1948) beobachteten Phrenicusaffektionen, BELIKOVA (1951) sowie VEITH (1949) das Vorkommen von Polyradiculoneuritis.

Die bei Affektionen der peripheren Nerven auftretenden Muskel- und Nervenschmerzen sind überaus heftig, häufig refraktär gegen Analgetica. Durch die gleichzeitigen trophischen Störungen wird die Haut bläulich verfärbt, rissig oder abnorm glänzend und trocknet aus. Andererseits haben D'ESHOUGUES und JORDA (1952) Hyperhidrosis beschrieben.

Unter den noch häufigeren motorischen Störungen werden in erster Linie Paresen genannt (GRUBER 1925; HEIDENREICH 1949; ROSENBLATH 1897). Schmerzhafte Infiltrate erfordern die diagnostische Abgrenzung gegenüber einer Myositis (CATHALA 1928). Die Unterscheidung von einer Poliomyelitis kann mitunter gleichfalls schwierig sein (HERLITZ 1930). Beim Befall von Muskelnerven kommt es zu Atrophien sowie zur sogen. Pseudomyositis. Areflexie durch Ausschaltung der zum Reflexbogen gehörigen Neurone ist keine Seltenheit. Die elektrische Untersuchung läßt je nach Ausbreitung und Stadium der Erkrankung, verschiedene Übergangsstufen von der Neuritis bis zur kompletten Entartungsreaktion mit entsprechenden Veränderungen der Chronaxie erkennen (LOVSHIN und KERNOHAN 1948). Am häufigsten werden neben den Armnerven der N. ischiadicus, der N. phrenicus sowie die Hirnnerven betroffen (FAHRLÄNDER u. KLINGLER 1954).

Die neuralen Ausfälle bei Panangitis werden nach jetzt geltender Ansicht durch panangitische Veränderungen der nutritiven Nervengefäße erklärt (v. ALBERTINI 1954; GERLACH 1922; MISCH 1929; NABHOLZ 1939; HOLTERMANN 1923; P. S. MEYER 1921; hauptsächlich LOVSHIN und KERNOHAN 1948). Wie groß freilich die Schwierigkeiten sein können, diesen Sachverhalt nachzuweisen, wird klar, wenn man die Befunde berücksichtigt, die bei eindeutiger Nervendegeneration das korrelative Substrat an den zuständigen Gefäßen vermißten (SCHMINCKE 1921; WOHLWILL 1923). GRUBER (1925) machte darauf aufmerksam, daß auch durch schrumpfende paravasculäre Vorgänge bei Periarteriitis nodosa neurale Störungen erklärbar sind. Der gemeinsame Verlauf von Gefäßen und Nerven leistet dem Übergreifen der Panvasculitis auf das Perineurium allenthalben Vorschub.

Wiederholt ist die Frage gestellt worden, ob die Ausfälle am Nervensystem nicht die Folge einer direkten, bislang unbekannten Noxe seien und keines vasculären Substrates bedürften. Solche Gedanken lagen nach den häufigen Diskrepanzen zwischen Morphe und Klinik nahe (KIMMELSTIEL 1927; WOHLWILL 1923) und ließen die jetzt weitgehend akzeptierte Erklärung neurologischer Ausfälle allein durch vasculäre Wirkungen lange Zeit umstritten. BALÓ und NACHTNEBEL (1929) verfochten die eigenartige These, daß die Polyneuritis bei Periarteriitis nodosa durch eine vasculäre Pankreasschädigung entstehe, wobei aus Pankreasnekrosen lecithinolytische Fermente freigesetzt würden, die zu neuralen Schäden Anlaß gäben. Die gründlichen und erfolgreichen Untersuchungen von LOVSHIN und KERNOHAN (1948) konnten aber an den kleinen nutritiven Arterien zwischen Nervenbündel und Epineurium sowie an den etwas größeren Arterien, seltener an den kleinsten Gefäßen im Perineurium, den einwandfreien Nachweis von Medianekrosen und panangitischen Infiltraten führen und damit den sicheren Nachweis einer Erkrankung an Periarteriitis nodosa erbringen. Im Gefolge dieser Veränderungen kommt es zu Infarktbildungen im Nerven, zu sekundärer Degeneration mit Markscheidenzerfall bis zum Schwund ganzer Achsencylinder (GRUBER 1925; PETTE 1928; LOVSHIN und KERNOHAN 1948).

Eine ausreichende Erklärung für die Neigung zu symmetrischer Anordnung der Herde am peripheren Nervensystem steht noch aus.

Rückbildung von Paresen und Sensibilitätsstörungen ist nach den Erfahrungen von BRINKMANN (1922), GERLACH (1922), GOHRBANDT (1927), NABHOLZ (1939) und PETTE (1928) möglich. Für solche Fälle wäre entweder ein kollateraler Ausgleich der Durchblutungsstörung oder die Rekanalisation thrombosierter oder obliterierter Gefäße anzunehmen.

x) Diagnose.

Bei multiplen Durchblutungsstörungen mit Schmerzen und rheumatoiden Allgemeinsymptomen wird man eine Panangitis in Betracht ziehen müssen. Die Ausbreitungsmöglichkeiten und Manifestationsorte der Krankheit umfassen alle Organsysteme und jeden gefäßversorgten Körperbezirk. Bei vielfältigen und oft unbestimmten Symptomen sollte häufiger, als es geschieht, an die Diagnose Periarteriitis nodosa gedacht werden. Im Material von GRANT (1940) — 350 Patienten — wurde die Diagnose nur in $1/7$ der Fälle klinisch gestellt.

Von den Hilfsuntersuchungen, die in Zweifelsfällen diagnostisch weiterhelfen können, seien im folgenden genannt:

Die Probeexcision ist bei positivem Ausfall des histologischen Nachweises beweisend für die Krankheit. Dagegen lassen negative histologische Befunde eine Panangitis keineswegs ausschließen. So sahen JULICH (1950) sowie SIEGENTHALER u. ISLER (1956) bei einem auf Grund einer Probeexcision zunächst als negativ erklärten Fall später die Verdachtsdiagnose einer Periarteriitis nodosa durch das Ergebnis der Obduktion doch noch bestätigt. Da in den meisten Fällen nicht eine Excision aus der Haut zur Diskussion steht, an der die Morphe der Krankheit ohnehin deutlich in Erscheinung tritt, sondern in der Regel aus der Muskulatur, so muß die Probeexcision tunlichst aus solchen Bereichen erfolgen, in denen sich die funktionellen Ausfälle auch klinisch zeigen. Bioptische Möglichkeiten eröffnen sich auch in der gezielten Leberpunktion unter laparoskopischer Kontrolle, aus deren histologischem Befund sich in manchen Fällen die Diagnose stellen läßt (DÖNHARDT und MIES 1952). Brauchbare Anhaltspunkte für die Beurteilung von Behandlungseffekten lassen sich ebenfalls so gewinnen. Dies fordert nach Angabe von KALK und WILDHIRT (1954) eine besonders strenge und kritische Einstellung des Untersuchers. Durch röntgenmanifeste Veränderungen im Lungenbereich kann die Diagnose höchstens verdachtmäßig, nicht aber mit Sicherheit gestellt werden (REPKE 1950).

Die Untersuchung des Augenhintergrundes trägt nach Auffassung von REPKE (1950), KALK und WILDHIRT (1954), KYRILEEIS (1936) beträchtlich zur Sicherung der Diagnose bei.

λ) Differentialdiagnose.

Die differentialdiagnostische Abgrenzung der Panangitis verursacht mitunter Schwierigkeiten gegenüber der Erkennung eines Typhus abdominalis, einer Miliartuberkulose oder einer Sepsis. Auch Verwechslungen mit fieberhaften Endokarditiden können vorkommen, besonders in Fällen, in denen unter der progressiven Hypertonie eine relative Mitralinsuffizienz entsteht. Bei unregelmäßigen Fieberverläufen nach Art des Pel-Ebstein Fiebertyps ist die Unterscheidung von einer Lymphogranulomatose oder vom generalisierten Lupus erythematodes oft schwierig. Bei Erkrankungen der Muskulatur muß zunächst eine Trichinose ausgeschlossen werden; bei letzterer werden hauptsächlich Zwerchfell und Augenmuskeln befallen, bei Periarteriitis nodosa dagegen die distalen Extremitätenbereiche. Beträchtliche Ähnlichkeit ergibt sich in Fällen von Dermatomyositis (Polymyositis). Bei letzterer können jedoch die extramuskulären Organsysteme nicht befallen sein, wenngleich das Anfangsstadium beider Krankheiten schwer zu unterscheiden ist. Weitere Verwechslungsmöglichkeiten mit Polyneuritiden und Poliomyelitiden lassen sich mitunter nur durch eine sorgfältige Verlaufsbeobachtung sowie durch die bei Panangitis überwiegend faßbare Beteiligung anderer Organsysteme ausschließen. Gegenüber bestimmten Formen von Nephritis, insbesondere der rezidivierenden Pyelonephritis und gegenüber der malignen Nephrosklerose (FAHR 1941) läßt sich die Krankheit klinisch häufig zunächst nicht abgrenzen.

Mit Asthma bronchiale, Lungentuberkulose, Lungentumoren, Bronchiektasen kann eine weitgehend übereinstimmende Symptomatologie gefunden werden. Sonderformen der Periarteriitis nodosa, von WEGENER (1939) als rhinogene Granulomatose abgetrennt, ähneln mit ihren ulcerativen und nekrotischen Prozessen den klinischen Bildern von Melioidosis (Rotz; Pfeiferella-Infektionen).

Beträchtliche Schwierigkeiten macht die Unterscheidung zwischen Periarteriitis nodosa und Endangitis obliterans, wie überhaupt bei beiden durch Allergie bedingten Krankheiten keine streng trennbaren Formen vorzuliegen brauchen, sondern Zwischenstufen durchaus möglich sind (ROSSIER 1955). In Zweifelsfällen wird weniger der klinische Verlauf als der histologische Befund entscheidend sein. Auch das Vorkommen von Thrombophlebitis migrans ist bei beiden Krankheiten möglich.

Bei Lungeninfarkten und Lungenembolien nach Thrombophlebitis, bei unklaren chronisch rezidivierenden und bei hämorrhagischen Pneumonien sollte an die Möglichkeit einer Periarteriitis nodosa gedacht werden. Auch schwer deutbare röntgenologisch nachweisbare Lungenverdichtungen sowie histologische Hinweise auf sklerosierende Veränderungen der Lungengefäße jüngerer Patienten stellen häufig fehlgedeutete Symptome dar. Schließlich sollte man noch daran denken, daß, wie GRUBER 1925 gezeigt hat, hinter mancher typischen Cholecystitis und Appendicitis eine Periarteriitis nodosa stecken kann, die in Anfangsstadien leicht übersehen wird. Beachtung verdient das Vorkommen von allergischer hyperergischer Arteritis bei streptomycinbehandelten Patienten mit tuberkulöser Meningitis (BERBLINGER 1954), wobei die Arterienveränderungen als Reaktionsprodukt zwischen Tuberkelbakterienantigen und zellständigen Antikörpern der Gefäßwand aufgefaßt werden.

Die Beteiligung der innersekretorischen Organe sollte daran erinnern, daß fieberhafte Krankheitsbilder mit schwer deutbaren inkretorischen Störungen durch Panangitis erklärbar sein können.

Überhaupt kommt es darauf an, hinter der auf den ersten Blick verwirrenden Vielfalt und den Variationen der klinischen Bilder die Regel zu sehen, daß gerade der anscheinend wahllose Befall verschiedenster Bereiche nur bei einer Krankheit des Gefäßsystems möglich ist.

µ) Verlauf und Prognose.

Schon die Tatsache, daß der Hauptteil der Kasuistik über Periarteriitis nodosa sich aus pathologisch-anatomischen Beobachtungen zusammensetzt, also meist aus Fällen mit tödlichem Ausgang, spricht für die weitgehend ungünstige Verlaufstendenz der Krankheit. Andererseits wird die Ansicht vertreten (SZYMANSKI 1955), daß leichtere Fälle durchaus vorkommen und sich, besonders bei Übergang in Heilung, häufig dem klinischen Nachweis entziehen. Unter diesen Voraussetzungen wäre die Periarteriitis nodosa eine erheblich häufigere Krankheit, als es die Übersicht nur über die ungünstigen Verlaufsformen erwarten läßt. Über nachgewiesene Abheilung von Panangitiden berichteten SCHMORL (1903); BENEDIKT (1907), v. HAUN (1930), CARLING und HICKS (1923), KNAUER (1935), BLAISDELL und PORTER (1941). HOCHREIN (1951) hält eine Heilung in 50% für möglich; McGURL (1952) glaubt, daß sich nur 5—10% der Fälle spontan zurückbilden. NUZUM und NUZUM (1954) nehmen an, daß 95% der festgestellten Krankheitsträger ad exitum kommen. Lediglich die cutanen Formen mit geringer oder fehlender Beteiligung innerer Organe würden erfahrungsgemäß mehr chronisch verlaufen, wobei Remissionen über Jahre, ja bis zu 12 Jahren (KLEIN 1949), 20 Jahren (KAMPMEIER u. SHAPIRO 1953) und 25 Jahren beobachtet wurden, für die KNEZEVIC (1944) eine sog. ,,fibröse Konstitution" verantwortlich macht. Für solche chronischen Formen wählte SPIRO (1919) die Bezeichnung Periarteriitis nodosa obsoleta.

SCHERF und BOYD (1955) rechnen bei diagnostizierten Fällen von Panangitis mit einer Überlebenszeit von durchschnittlich 4 Monaten nach Auftreten der klinischen Hauptsymptome. JÄGER (1933) beobachtete Verläufe über 3, ARKIN (1930) über 4, WEVER und PERRY (1935) über 7, CONTRATTO (1947) über 8, LINDBERG (1933) über 9, sowie NICAUD (1948) über 20 Jahre.

Die individuelle Prognose richtet sich bei jedem akuten Schub danach, welche lebenswichtigen Organe betroffen sind. Insbesondere sind Beteiligung der Nierenarterien, Gefäßarrosion in lebenswichtigen Organen, Darminfarzierung mit Gangrän oder Perforationsperitonitis prognostisch ungünstig. Beim Auftreten solcher Komplikationen kann es innerhalb von Stunden oder Tagen zum Exitus kommen. Auch bei bisher subchronisch oder chronisch verlaufenden Einzelfällen ist ein perakuter, mitunter blitzartiger Zusammenbruch innerhalb kurzer Zeit möglich (FISHBERG 1923; WRIGHT 1948). Terminal ist die Beteiligung von Leber und Gallenblase mit Ikterus häufig. Die gewöhnlichen Todesursachen sind Nephritis, perirenale Blutungen, Herzinsuffizienz sowie Lungen- und Darmkomplikationen.

ν) Therapie.

Man verfügt zur Zeit über keine Mittel, durch die das Auftreten einer Periarteriitis nodosa verhindert werden kann. Zu denken wäre hierbei an Bemühungen, in Infektionsfällen, wie bei Tonsillitiden und Anginen, durch energische antibiotische Behandlung die in der Nachkrankheitsphase auftretende Panangitis in Analogie zu anderen Zweiterkrankungen (Nephritis, Gelenkrheumatismus) auszuschalten. Die Wirkung oder Wirkungslosigkeit derartiger Maßnahmen dürfte jedoch schwer beweisbar sein. Es stellt sich sogar die Frage, ob durch die antibiotische Behandlung nicht erst eine Allergisierung herbeigeführt wird, nachdem sich gezeigt hat, daß ein beträchtlicher Teil der „Hypersensitivity angiitis" (ZEEK u. Mitarb. 1952; 1953) als allergische Reaktion gegen chemische Agentien aufzufassen ist. GALEONE (1952) faßt die bei einer Periarteriitis nodosa terminal beobachtete Glomerulonephritis als direkte Folge einer vorhergegangenen Sensibilisierung durch die Penicillintherapie auf. Andererseits fehlt es nicht an Angaben, daß durch antibiotische Behandlung ein der Sensibilisierung zugrunde liegender Entzündungsprozeß ausgeheilt und dadurch die Panangitis verhindert wird. GOTTSEGEN und PÁNCZÉL (1952) berichten über Heilung eines Falles durch Tonsillektomie und anschließende langdauernde Penicillinbehandlung. LANGERON u. Mitarb. (1953) sahen ebenfalls Besserung nach Penicillintherapie.

Auch durch Sulfonamide (GOLDMAN u. Mitarb. 1942; LEGROS 1949), also ebenfalls durch Stoffe, die zur Sensibilisierung Anlaß bieten können, sollen Abheilungen erzielt worden sein. HOCHREIN (1951) hält eine energische Penicillin- und Sulfonamid-Behandlung bei sichergestellten Erkrankungen für zweckmäßig.

KALK und WILDHIRT (1954) sahen von Terramycin bei gleichzeitiger Gabe von Methionin-Lävosan und Vitamin B-Komplex günstige, durch Leberbiopsie sichergestellte Heilungseffekte. Bei Hinweisen oder begründeten Verdachtsmomenten auf das Vorliegen einer der Periarteriitis nodosa zu Grunde liegenden infektabhängigen Sensibilisierung erscheint eine energische antibiotische Behandlung somit indiziert, unter Bevorzugung von Breitbandspektrum-Antibioticis. Dagegen sollte insbesondere bei Hinweis auf eine allergische, evtl. durch Chemotherapeutica induzierte Genese der Krankheit das fragliche Mittel sofort abgesetzt werden.

Die allergische Komponente bei der Periarteriitis nodosa legte es nahe, gefäßabdichtende Stoffe therapeutisch anzuwenden. Doch ist über die Wirkung von Flavon-Präparaten bisher ein eindeutiges Urteil nicht möglich.

Antirheumatische Behandlung mit Salicylpräparaten soll in Einzelfällen günstig wirken; ROSKAM u. Mitarb. (1951) sahen mit Gaben von 68 g Aspirin innerhalb von 8 Tagen und gleichzeitiger antibiotischer Behandlung eine Periarteritis nodosa abheilen, der wahrscheinlich keine allergische Genese zugrunde lag.

Antihistaminica werden von HUNGERLAND u. GREIFELT (1950) sowie HOCHREIN (1951) empfohlen. Desgleichen konnte SUTHERLAND (1948) mit dem Antihistaminicum Benadryl, kombiniert mit Penicillin, in einem Fall eine Remission von 2jähriger Dauer erzielen.

Bei plötzlichen panangitischen Gefäßverschlüssen empfiehlt HOCHREIN (1951) intraarterielle Injektionen von Acetylcholin und Papaverin, sowie intravenöse Gaben von Muskelextrakten (Embran).

BRANCH und ROBERTS (1951) brachten bei einem 8jährigen Jungen mit Periarteriitis nodosa nach Spontanamputation von Endgliedern Antikoagulantien (Dicumarol und Heparin) in Anwendung; zusammen mit Penicillinbehandlung konnten weitere Nekrosen verhindert werden.

Beträchtliche Bedeutung gewann die Therapie der Periarteriitis nodosa mit Cortison und ACTH. Besonders scheinen die mit Asthma bronchiale kombinierten Verlaufsformen für diese Therapie geeignet zu sein (MUNDY u. Mitarb. 1951; URECHIA 1941). Auch BENHAMOU u. Mitarb. (1954) konnten bei periodisch rezidivierender histologisch gesicherter Periarteriitis nodosa einer 22jährigen Patientin Erfolge erzielen, desgleichen CONRAD u. Mitarb. (1951) bei einer 43jährigen Patientin mit einer Dosis von 2 g innerhalb von 17 Tagen. Freilich lassen sich diese Wirkungen nicht immer reproduzieren und unterliegen beträchtlichen individuellen Schwankungen (VIREIRA u. Mitarb. 1954).

Die Erfahrungen von LAMBERT u. Mitarb. (1951); LECHELLE u. Mitarb. (1953); LEVIN u. Mitarb. (1951); SIMPSON u. Mitarb. (1953); STILLMAN (1950); SYMMERS (1953) sowie FAHRLÄNDER (1953) sprechen dafür, daß mit ACTH Effekte erzielt werden, die denen mit Cortison vergleichbar sind. Trotz Entfieberung, Eosinophilensturz und Abheilung akuter exsudativer Vorgänge lassen sich neue Schübe nicht sicher verhindern. FAHRLÄNDER (1953) führt dies darauf zurück, daß die Fibroblasten und die Grenzflächenpermeabilität durch die ACTH-Wirkung nicht auf die Dauer ausreichend beeinflußt werden können. Die Dosierung richtet sich nach der Akuität des Prozesses. Bei akuten Verläufen sind Tagesdosen von 200 mg Cortison angezeigt, die später reduziert werden können. Für die ACTH-Dosierung gelten die entsprechenden Regeln. In weniger akuten Fällen genügen täglich 40 mg als Anfangsdosis (DE FOSSEY 1955); sekundärer therapiebedingter Diabetes mellitus kommt vor (LEVIN u.a. 1951). An Stelle der ACTH-Therapie scheint zur Zeit die Behandlung mit einem der neueren Prednison- oder Prednisolon-Präparate bevorzugt zu werden, beginnend mit Tagesdosen von 30—50 mg.

Die Antikoagulantien-Therapie ist im allgemeinen nicht ratsam. Vielfach verbietet sie sich wegen exzessiver Hypertonie. In anderen Fällen muß sie wegen der Gefahr von Gefäßwandrupturen und Blutungen unterbleiben.

Wichtig ist, daß bei Anwendung von Cortison und ACTH zwar der entzündliche Gefäßprozeß zur Ausheilung kommt, daß aber hierdurch mit einer weitgehenden Obliteration dieser Gefäße gerechnet werden muß (BAGGENSTOSS u. Mitarb. 1951; DRURY u. Mitarb. 1951). Bei Nierenbeteiligung kann sich dieser Umstand deletär auswirken, indem durch Häufung von Nierenarteriolenverschlüssen ein progredienter renaler Hochdruck mit allen Folgen auftritt (EHRENREICH und OLMSTEAD 1951), der erfahrungsgemäß das Schicksal des Kranken besiegelt. Die Cortison-Therapie und die ACTH-Behandlung sind daher nur bei fehlender Nierenbeteiligung unbedenklich anzuwenden.

Nach den Erfahrungen von BECK u. Mitarb. (1950), die nach ACTH-Therapie Peritonitis beobachteten, halten KNOWLES, ZEEK und BLANKENHORN (1953) bei Fällen von Periarteriitis nodosa im engeren Sinne (nach ihrer Einteilung) die Anwendung von ACTH für schädlich.

Vereinzelt wurden pharmakotherapeutische oder chirurgische Versuche zur Behandlung der Hypertonie bei Periarteriitis nodosa angestellt (SYMMERS und LITCHFIELD 1952).

Schließlich ist die von KEMPNER, PESCHEL und BLACK-SCHAFFER (1955) tierexperimentell als signifikant lebensverlängernd erwiesene Wirkung der Reisdiät zu erwähnen. Nach den Erfahrungen dieser Autoren entwickelte sich bei reisernährten Versuchstieren (mit renaler Inkapsulation bei kontralateraler Nephrektomie nach NaCl-haltiger Nahrung; RACE u. PESCHEL 1954) überhaupt keine Periarteriitis nodosa. Obwohl Vorsicht bei Übertragung solcher Ergebnisse auf die Bereiche der humanen Medizin geboten ist, dürfte ein therapeutischer Versuch mit Reisdiät nach KEMPNER (1944) oder Rohkost in jedem Falle angezeigt sein.

Obwohl nicht alle mitgeteilten Therapieerfolge bei Panangitis als Folgen ärztlicher Maßnahmen zu bewerten sind, sondern sich vielfach aus dem Decursus morbi erklären, muß zugegeben werden, daß seit Einführung der Behandlung mit Cortison und ACTH die Aussichten besser geworden sind, zumindest auf Erzielung von Remissionen.

c) Riesenzellenarteriitis.

(Arteriitis temporalis; granulomatöse Arteriitis; Arteriitis cranialis; Arteriitis gigantocellularis; senile riesenzellige Arterienentzündung).

α) Historisches.

Ohne Kenntnis der bereits 1890 von HUTCHINSON beschriebenen Veränderungen berichteten HORTON, MAGATH und BROWN (1932, 1934) sowie HORTON und MAGATH (1937) über Patienten mit eigenartigen auf die A. temporalis und deren Nachbarschaft beschränkte Arteriitiden. Im Anschluß an diese ersten 8 Fälle wurden bis 1944 allein 36 Fälle an der Mayo-Klinik beobachtet, weitere 20 bis 1949 in der Literatur beschrieben (ALLEN, BARKER und HINES 1955). In seiner Zusammenstellung konnte ROUX (1954) bis zum Jahre 1953 in der Literatur 248 Fälle finden. Mit zunehmender Kenntnis des Krankheitsbildes wurde auch der Kreis der Varianten erweitert. Die Krankheit wird auch häufig von Ophthalmologen und Otolaryngologen, nicht nur von Internisten und Neurologen beobachtet.

β) Definition.

Die Riesenzellenarteriitis unterscheidet sich von der mehr generalisiert auftretenden Periarteriitis nodosa durch die ausgeprägte Beschränkung auf umschriebene Gefäßbereiche, meist auf das Gebiet der Schädelarterien. Allerdings wurden im Laufe der Zeit auch Fälle von Riesenzellenarteriitiden an schädelfernen Arterien festgestellt. Es handelt sich um eine nekrotisierende Panarteriitis, die in ihrem histologischem Substrat der Panangitis, im selektiven Auftreten an einem umschriebenen Körperbereich jedoch den örtlich beschränkten Formen der Endangitis obliterans entspricht. Auf die fließenden Übergänge wurde durch JULITZ (1953) u. a. hingewiesen.

γ) Vorkommen.

Häufigkeit. Nach SCHAERSTRÖM (1953) ist die Riesenzellenarteriitis ein häufiges Leiden. Dieses Urteil findet sich jedoch nicht bei allen Autoren, namentlich bei solchen, die zu einer engeren Definition des Krankheitsbildes neigen. Dabei ist in Rechnung zu stellen, daß die Krankheit oft unzureichend charakterisiert oder anderen Krankheitsbildern zugeordnet wird.

Alter. Zum Unterschied von der Endangitis obliterans und der Panangitis findet sich die Krankheit hauptsächlich bei älteren Menschen, nur selten unter 50 Jahren. Die meisten Kranken weisen ein Alter zwischen 55 und 80 Jahren auf (ROBERTSON 1947; KIMMERLING und NORDIN 1952). Ganz selten sind auch Fälle jüngeren Lebensalters beobachtet worden (TOURRAINE und Mitarb. 1950); GOMES MARQUES (1953) sah einen 30jährigen Patienten; auch die Kranken von COOKE und Mitarb. (1946) sowie MEYERS und LORD (22 Jahre, 1948) waren jünger.

Geschlecht. Wegen der relativ geringen Zahlen und der beschränkten Übersicht werden diesbezügliche Angaben häufig vermieden. KIMMERLING und NORDIN (1952) schätzen die Zahl der erkrankten Frauen doppelt so hoch wie die der Männer.

Rasse. Nach KIMMERLING und NORDIN (1952) sollen fast ausschließlich Angehörige der weißen Rasse erkranken, was bisher weder widerlegt noch bestätigt wurde.

Geographie. Die Krankheit wurde zunächst in den USA und in Uruguay (HORTON und MAGATH 1937), nach dem zweiten Weltkrieg zunehmend auch in Europa diagnostiziert (RATSCHOW 1948, MEHMEL 1954), so daß verschiedene Autoren die Einschleppung einer Infektionskrankheit aus Übersee in Erwägung zogen.

δ) Ätiologie.

Die entzündlichen Gewebsveränderungen legten zunächst den Gedanken nahe, daß es sich um eine Infektionskrankheit handeln könne. Auch manche

Beobachtungen von örtlich gehäuftem Auftreten (BROCH und YTZEHUS 1947; HÖRSTEBROCK 1952) könnten dies nahelegen (STAEMMLER 1955). Die Suche nach dem Erreger blieb bisher erfolglos, obwohl der Nachweis vergrünender Streptokokken (DICK und FREEMAN 1940) und atypischer grampositiver Streptokokken (BOQUIEN u. Mitarb. 1951) diesbezügliche Hoffnungen nähren konnte. Indirekte Hinweise auf eine ätiologische Rolle von Streptokokken sah VARGEDÖ (1950) aus der vereinzelt beobachteten Penicillinempfindlichkeit, HÖÖK und JERNELIUS (1952) in einem gelegentlich festgestellten Streptokokken-Agglutinintiter. Im allgemeinen überwiegen aber die Fälle mit negativem Bakteriennachweis (FRANGENHEIM 1951). Andere Autoren halten ein Virus als Krankheits-

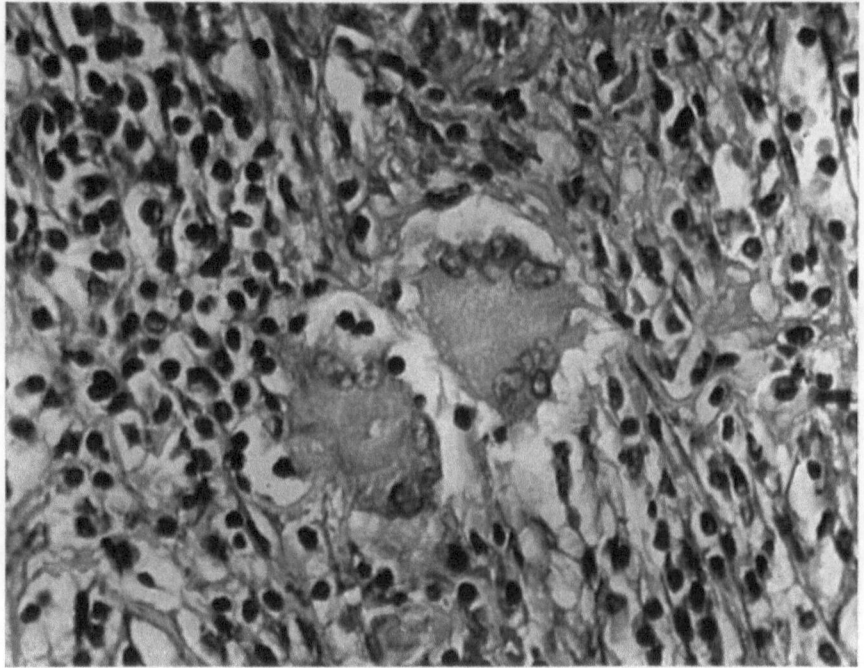

Abb. 60. Riesenzellenhaltiges Granulationsgewebe in der Media der Brustaorta. (Nach REIN 1955.)

erreger für denkbar (KIMMERLING und NORDIN 1952; MEHMEL 1954). Die Zugehörigkeit zum rheumatischen Formenkreis wird überwiegend bejaht (RATSCHOW 1948; RÖMER 1949; RITAMA 1951; HILLENBRAND und TIWISINA 1953; MEYERRATKEN 1953). Das Auftreten einer Riesenzellenarteriitis nach Penicillinbehandlung (ROBERTSON 1947) spricht ebenfalls für eine allergische Genese.

HAUSS und BURWINKEL (1949) beschrieben die Erkrankung nach grippalem Infekt, HÖÖK und JERNELIUS (1952) nach Extraktion eines Zahnwurzelgranuloms. Ähnlich ist das simultane Vorkommen von Endokarditis (MATHIEU u. Mitarb. 1950; BÖTTGER 1951; RITAMA 1951) zu werten. BÖTTGER (1951) konnte bei der Riesenzellenarteriitis auch Aneurysmen finden; er vertrat die Meinung, daß es sich bei der von ihm beschriebenen Krankheit um eine Reaktion auf metastatisch verschleppte, thrombotische, eventuell verkalkte bakterienhaltige Herzklappenauflagerungen handelte, die nach peripherer Embolisierung die Ausbildung riesenzellenhaltiger Granulome in den Arterienwänden herbeiführen. MATHIEU u. Mitarb. (1950) unterscheiden zwischen der artérite temporale primitive, also einer primären Arteriitis temporalis und einer sekundär embolisch entstandenen Art, die hauptsächlich als Lokalisation an herdfernen Körperstellen anzunehmen sei.

Die Zugehörigkeit zum rheumatischen Formenkreis wird von DE SÈZE und DENIS (1953) aus der günstigen Cortisonwirkung gefolgert; ROUX (1954) rechnet die Krankheit zu den Kollagenosen, ohne die infektiöse Ätiologie näher charakterisieren zu können. Beziehungen zur Überempfindlichkeitsangitis, also zum Formenkreis der Panangitis folgerte ROBERTSON (1947) aus dem Auftreten nach Penicillintherapie.

ε) Morphologie.

Die betroffenen Arterien, meist Temporal- oder andere Schädelarterien, sind äußerlich verdickt und können als derbe, manchmal schmerzhafte, subcutan verlaufende Stränge, teilweise mit aneurysmatischen reis- bis erbsengroßen Auftreibungen, meist auch mit etwas geschlängeltem Verlauf getastet werden. Sehr kleine Arterien werden nach FRANGENHEIM (1951) nicht ergriffen.

Histologisch zeigt sich nach einer exsudativen Initialphase mit fibrinoider Verquellung aller Wandschichten, hauptsächlich der Media (ERBSLÖH 1954), das Bild einer granulomatösen subakuten bis chronischen Entzündung mit morphologischen Ähnlichkeiten zur Panangitis. Die Media enthält groß- und kleinzellige Infiltrationen, fibrinoide Verquellungen bis zur Nekrosenbildung und ein fibroblastisches Granulationsgewebe. Die Elastica interna ist häufig fragmentiert und aufgespalten. Die Intima zeigt Ödem (STEIN 1954), Verquellungserscheinungen und proliferative Vorgänge mit einem relativ zellarmen Gewebe, ähnlich der Atherosklerose (MORIN u. Mitarb. 1953). Thrombenbildungen sind, entgegen der Auffassung von CARDELL und HANLEY (1951), die darin ein Unterscheidungsmerkmal gegenüber der Endangitis obliterans sehen wollten, mitunter zu finden (ROBERTSON 1947; KARSNER 1947). Im Adventitiabereich häufen sich Ansammlungen von Fibroblasten und mononucleären Bindegewebszellen; auch werden häufig Riesenzellen vom Langhans-Typ nachgewiesen. Daneben ist besonders der Adventitia- und äußere Mediabereich von cellulären Exsudaten durchsetzt, in denen mehr oder weniger zahlreiche eosinophile Zellen, außerdem Lymphocyten und Plasmazellen gefunden werden (MORIN u. Mitarb. 1953). Die Anhäufung von Riesenzellen (MENEELY und BIGELOW 1953; GRAMBERG-DANIELSEN 1954; HÖÖK und JERNELIUS 1952) war bestimmend für die Bezeichnung granulomatöse oder riesenzellige Arteriitis. Der Nachweis von elastischen Fasern im riesenzelligen Gewebe (KIMMELSTIEL, GILMOUR und HODGES 1952) ist kein Beweis dafür, daß der Prozeß mit einer Degeneration von elastischen Fasern eingeleitet wird; HAMPERL (1953) meint, daß bei gewebszerstörenden Prozessen wie bei der Riesenzellenarteriitis stückweise elastische Fasern erhalten bleiben und damit ins Granulationsgewebe und in die Riesenzellen aufgenommen werden können. SCHAERSTRÖM (1953) sah ebenfalls Aufsplitterungen der Elastica interna. Nach MEYERS und LORD (1948) können Riesenzellen bei der granulomatösen Arteriitis auch fehlen. Das Vorkommen intramuraler Arterienhämatome mit erheblicher Auseinanderdrängung der Wandschichten wird von ERBSLÖH (1954) erwähnt. Auch Aneurysmen können sich auf dem Boden der Krankheit entwickeln (HARRISON u. Mitarb. 1955).

Die Ausheilungs- und Vernarbungsstadien können, wie bei der Panangitis, der Arteriosklerose ähneln und später vielfach nicht mehr von ihr unterscheidbar sein (SCHRADER 1952; MORIN u. Mitarb. 1953). Hinsichtlich der Ausbreitung im Körperbereich wurde entgegen der ursprünglichen Definition bald erkannt, daß neben der A. ophthalmica, A. centralis retinae, A. carotis auch die Coronarien und die A. femoralis befallen sein können (CARDELL und HANLEY 1951). Auch ein Fall eigener Beobachtung zeigte neben der Erkrankung der A. temporalis die Beteiligung der A. femoralis und schließlich der Coronarien, die zum Tod im Herzinfarkt führte. WALTON und ASHBY (1951) berichten über Hautmanifestationen, periphere Durchblutungsstörungen mit Fingergangrän, sowie über Darm- Leber- und Milzbeteiligung, also offenbar von Übergangsformen zur Panangitis, ähnlich den von MACDONALD und MOSER (1937) beschriebenen Bildern. MENEELY und BIGELOW (1953) sehen in der riesenzelligen Arterienentzündung eine prinzipiell örtliche Krankheit, die fakultativ auf benachbarte Gebiete übergreift. Dabei braucht der Temporalarterienbefall, wie MORIN u. Mitarb. (1953) zeigten, nicht im Vordergrund zu stehen und auch nicht den Verlauf des Krankheitsbildes zu bestimmen. Abweichend davon wird von DE SÈZE und DENIS (1953) die Arteriitis temporalis als eine relativ gutartige forme fruste der Panangitis aufgefaßt; ebenso halten ANDERSEN (1947), VARGEDÖ (1950), CHASNOFF und VORZIMMER (1944), RITAMA (1951) sowie HÖÖK und JERNELIUS (1952), ZEITLHOFER (1954) die Krankheit für eine prinzipiell generalisierte Gefäßkrankheit. Ob man dabei eine autochthone Entstehung der verschiedenen Herde, oder wie BÖTTGER (1951) und MATHIEU u. Mitarb. (1950) eine metastatisch embolische Ausbreitung von einem Primärherd aus annimmt, dürfte von den im speziellen Fall erhobenen Befunden abhängig sein. Jedenfalls scheinen fließende Übergänge zur Endangitis obliterans und zur Panangitis zu bestehen (MACDONALD und MOSER 1937; JENNINGS 1938; RÖMER 1949). SCHRADER (1952) nimmt auch Beziehungen zur Arteriosclerosis obliterans an.

Zur Zeit vertreten die meisten Autoren noch die Ansicht, daß die Riesenzellenarteriitis durch das histologische Gepräge und durch die Eigenart ihrer selektiven Ausbreitung auf bestimmte Körperbereiche hinreichende Gründe bietet, als nosologische Einheit von den übrigen Arteriitiden abgetrennt zu werden.

ζ) Symptomatologie.

Allgemeinsymptome.

Das führende Symptom der Krankheit ist der *Kopfschmerz*, lokalisiert in Schläfe, Scheitel, Stirn oder Hinterhaupt. Er hat migräneartigen Charakter (PEET 1951) oder tritt als dumpfer, bohrender oder nadelstichartiger Schmerz auf. SCHRADER (1949, 1952) hält ihn nicht für hypoxämisch bedingt. KAJTOR (1949) nimmt eine Dysrhythmie der vegetativen Gefäßinnervation an.

Die *Körpertemperatur* ist manchmal subfebril (FRANGENHEIM 1951), manchmal febril (BRAAE 1950; RÖMER 1949), manchmal afebril. Höheres Fieber mit Schüttelfrosten wurde beobachtet (BOQUIEN u. Mitarb. 1951; KIMMERLING und NORDIN 1952). Es entwickelt sich eine erhebliche Senkungsbeschleunigung (RÖMER 1949; SCHULMAN und BERGENSTAL 1952), die nach WUHRMANN u. Mitarb. (1950) sowie ERBSLÖH (1954) durch eine Vermehrung der α^2-Globuline bedingt ist, daneben eine Leukocytose (WORMS u. Mitarb. 1953), manchmal mit Anämie (MORIN u. Mitarb. 1953) und Hypochromie (HÖÖK und JERNELIUS 1952). Die Kranken nehmen erheblich an Gewicht ab (HÖÖK und JERNELIUS 1952), sind schwach, appetitlos und abgeschlagen. Schweißausbrüche sowie Übelkeit und Erbrechen (RÖMER) werden beobachtet, ferner Gelenkschmerzen (MORIN u. Mitarb. 1953), in seltenen Fällen bei mehr generalisierten Verläufen Milz- und Leberschwellung (WALTON und ASHBY 1951). Dem häufig akuten oder subakuten Beginn steht ein sehr langes, 1—2 Jahre dauerndes Abklingstadium gegenüber (ERBSLÖH 1954).

Lokalsymptome.

Die *Gefäße*, soweit hautnahe gelegen, sind als verhärtete verdickte Stränge tastbar und sichtbar (vgl. Abb. 61). Die Pulse können palpabel bleiben (SCHRADER 1952; BRAAE 1950) oder fehlen (HÖÖK und JERNELIUS 1952; AVELING und STEVENSON 1952). Die umgebende Haut kann gerötet sein. BRAAE (1950) beobachtete Schwellung der Schläfengegend. Knotenartige Arterienveränderungen sind bisweilen tastbar (KIMMERLING und NORDIN 1952), nach SCHAERSTRÖM (1953) bis zu Erbsengröße. Gelegentlich kommt es zu Hyperaesthesie der benachbarten Hautareale, besonders an der Kopfhaut (KIMMERLING und NORDIN 1952).

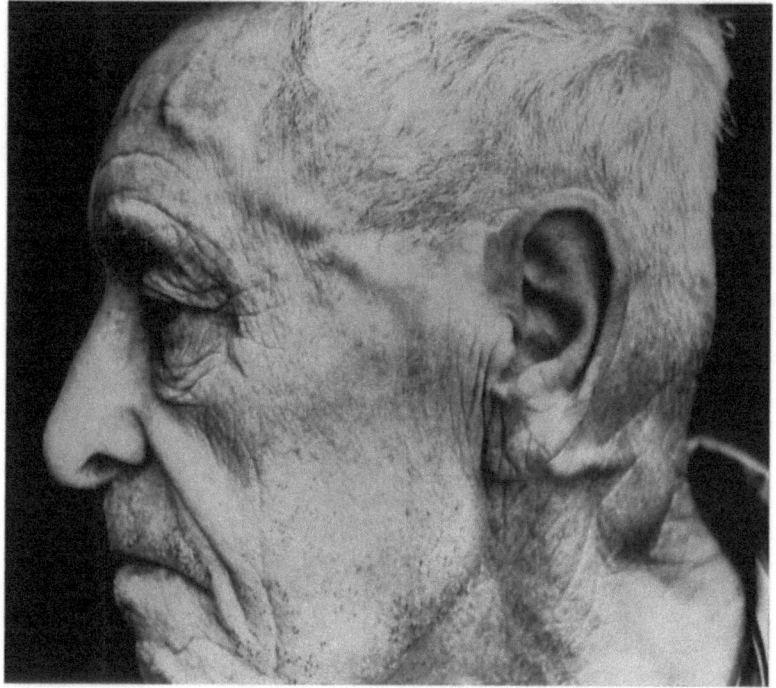

Abb. 61. Arteriitis cranialis bei 75jährigem Patienten mit Riesenzellenarteriitis (Med. Univ.-Klinik Würzburg).

Äußere Inspektions- oder Tastbefunde können völlig fehlen. VARGEDÖ beobachtete bei einer 75jährigen Frau eine Erkrankung der A. occipitalis.

Die häufige *Augenbeteiligung* erklärt die Tatsache, daß zahlreiche Patienten augenfachärztliche Hilfe in Anspruch nehmen. Die Augenmanifestationen sind verschiedenartig. HÖÖK und JERNELIUS (1952) sowie GRAMBERG-DANIELSEN (1954) sahen Maculaödeme, die je nach Ausbreitung zu den verschiedensten Sehstörungen führen, wie lokalisierten Anopsien und verschiedenen Skotombildungen (KIMMERLING und NORDIN 1952); außerdem werden rein vasculäre Augenarterienveränderungen mit oder ohne Reaktionen der umgebenden Gewebe, eventuell mit perivasalen Blutansammlungen, beschrieben (MORIN u. Mitarb. 1953). Nach GRAMBERG-DANIELSEN (1954) wird bei Arteriitis cranialis in 50% der Fälle einseitige, in 25% doppelseitige Blindheit beobachtet; MEYERRATKEN (1953) sah bei 50—53% ihrer Patienten doppelseitige Erblindung. BOCK (1954) fand Augenbeteiligung in einem Drittel der Fälle; ERBSLÖH (1954) gibt in 40% Beteiligung der Augen an, CORDES (1954) aus 84 Fällen ebenfalls in 40%. Erblindung tritt häufig sehr rasch, mitunter schlagartig ein. Meist liegt ihr eine

Papillenischämie (ischämische Neuritis) oder ein Verschluß der A. centralis retinae zugrunde (CORDES 1954). Weitere Angaben über Augenmanifestation finden sich bei COOKE u. Mitarb. (1946), BRUCE (1950), BERGOUIGNAN (1950), BERGOUIGNAN und JULIEN (1950), MIGNONE und MORTARA (1950; CARDELL und HANLEY (1951), WITMER (1951), BENTHAUS und NABER (1951), MEYER-SCHWICKERATH (1951), BOQUIEN u. Mitarb. (1951), CÜPPERS (1941), KRYSTA (1953), SHANNON und SOLOMON (1954).

Durchblutungsstörungen im *Ausbreitungsgebiet des VIII. Hirnnerven* verursachen Schwindel (RÖMER 1949; AVELING und STEVENSON 1952), calorische Labyrinthübererregbarkeit (MORIN u. Mitarb. 1953) sowie Hörstörungen (AVELING und STEVENSON 1952; MIGNONE und MORTARA 1950). Von psychiatrischen Störungen werden abnorme Reizbarkeit, delirante Zustände und periodische Absencen (GRAMBERG-DANIELSEN 1954), erhebliche Depressionszustände (ROBERTSON 1947) und Demenz (RÖMER 1949) beschrieben.

Die *neurologischen Ausfälle* sind entsprechend vielgestaltig. AVELING und STEVENSON (1952) sahen Desorientiertheit und Aphasie; GRAMBERG-DANIELSEN (1954) beobachtete Störungen des Geschmacks- und Riechvermögens; Trismus wurde von MORIN u. Mitarb. (1953), parkinsonähnliche Zustände und cerebelläre Ataxien wurden von GRAMBERG-DANIELSEN (1954) festgestellt. Als sog. „accidents cerebraux" bezeichnet ROUX (1954) vasculäre, mitunter tödliche Hirnblutungen oder Erweichungen. Meningeale Symptome beobachteten BENNETT und BAKER (1951), mit Erhöhung des Liquoreiweißes. Die Liquorveränderungen sind allerdings völlig uncharakteristisch ohne differentialdiagnostische Bedeutung (GRAMBERG-DANIELSEN 1954).

Affektion der *Nasennebenhöhlen* (MORIN u. Mitarb. 1953) läßt Beziehungen zur „rhinogenen Granulomatose" (WEGENER 1939) vermuten.

Auch im *extrakranialen* Bereich manifestieren sich die klinischen Bilder in örtlichen Durchblutungsstörungen. KODOUSEK (1955) beobachtete Riesenzellenarteriitiden im Bereich der A. axillaris, MORIN u. Mitarb. (1953) sowie FINLAYSON und ROBINSON (1957) sahen sie im Bereich der unteren Extremitäten.

Wegen ihrer ausgeprägten Beschränkung auf den *Aortenbogen* und die daraus entspringenden Kopf- und Schulterarterien, des mit der Endangitis obliterans und der Riesenzellenarteriitis gemeinsamen geweblichen Aufbaues läßt sich die sog. „Aortenbogenarteriitis" oder die brachiocephale Arteriitis (ASK-UPMARK 1954; GIBBONS und KING 1957) ungehindert hier einreihen. Sie stellt im Komplex der für das Aortenbogensyndrom (Takayasu-Krankheit 1908; pulseless disease; „umgekehrte Isthmusstenose" nach VOLHARD 1950; young female's disease) in Frage kommenden Grundkrankheiten neben der syphilitischen Aortitis einen beträchtlichen Teil dar. Das klinische Bild des Syndroms kommt durch sekundäre Thrombosierungen und Einengungen der aus dem Aortenbogen entspringenden Arterien, gelegentlich unter Einbeziehung der Coronarien, zustande und wird im Kapitel arterielle Thrombose dargestellt (s. S. 375). Wesentlich ist das ähnlich der Riesenzellenarteriitis bei der brachiocephalen Arteriitis deutlich ausgeprägte allergisch hyperergische Allgemeingeschehen (BUSTAMANTE u. Mitarb. 1954) mit Fieber, Leukocytose und Senkungsbeschleunigung (CHANG HSIOH-TEH u. Mitarb. 1955) und der allerdings in weiten Bereichen wechselnde histologische Aufbau. CACCAMISE und WHITMAN (1952) sprechen sich auf Grund von 58 Beobachtungen für einen panangitischen Charakter aus; MANGOLD und ROTH (1954), TRIAS DE BES u. Mitarb. (1954) erklären sich wie WIGAND (1941) für ein endangitisches Gepräge. Vielleicht gehören auch Beobachtungen von seröser Mesaortitis (HOMMERICH 1952) in diesen Formenkreis, sowie die von MUMME (1954) beschriebene Aortitis fibroplastica. Riesenzellen sind häufig feststellbar (BUSTAMANTE u.

Mitarb. 1954; KRASNOFF und BRODY 1956; McMILLAN 1950), jedoch keineswegs obligat (MYERS u. Mitarb. 1956; BARKER und EDWARDS 1955). Eine sorgfältige Unterscheidung von syphilitischer Aortitis ist wegen der guten Therapieaussichten bei letzterer geboten (ASK-UPMARK 1954; MANGOLD und ROTH 1954 u. a.).

Wegen der teilweise gemeinsamen Organmanifestationen erhebt sich natürlich die Frage, ob es sich bei der Arteriitis cranialis nicht vielleicht um eine forme fruste der brachiocephalen Arteriitis handelt, die in ausgeprägter Form den ganzen Aortenbogen mit seinen Abgängen umfaßt.

Myokardinfarkt durch coronare Riesenzellenarteritis wurde von MORRISON und ABITBOL (1955) beobachtet; auch bei dem von CARDELL und HANLEY (1951) beschriebenem 68jährigen Patienten, ebenso wie bei einem unserer Fälle, waren außer Schädel- und Femoralarterien die Coronarien beteiligt; der Tod durch Myokardinfarkt trat allerdings nach einer Bluttransfusion ein. In sämtlichen ihrer 3 Beobachtungen beschreiben MORIN u. Mitarb. (1953) eine Nierenschädigung, einmal davon reversibler Art. Es bestanden Proteinurie, Hämaturie, Cylindrurie sowie eine arterielle Hypertonie. Die nephrogene Entstehung des bei einer 71jährigen Patientin von AVELING und STEVENSON (1952) festgestellten arteriellen Druckes von 160/80 mm Hg ist allerdings ungewiß. RUSSU u. Mitarb. (1956) sahen Coronarbeteiligung mit Herzinsuffizienz bei Morbus Horton.

Am Grunde eines callösen *Ulcus ventriculi* sah KODOUSEK (1955) ebenfalls eine Riesenzellenarteriitis. Hier wie in der Beobachtung von WALTON und ASHBY (1951) (akute Erythrodermie; Dermatitis exfoliativa; Durchfälle) muß die Zuordnung zur Riesenzellarteriitis, noch mehr die Abtrennung von der Panangitis als fragwürdig angesehen werden.

Bei einer ausgebreiteten Manifestation war zunächst außerklinisch eine „Gallenerkrankung" diagnostiziert worden (REIN 1955).

η) Diagnose.

Bei entsprechenden Beschwerden, vor allem bei Augenstörungen mit plötzlicher Erblindung, muß eine mit starken Kopfschmerzen einhergehende Erkrankung von über 60jährigen Patienten den Verdacht auf eine riesenzellige Arteriitis von Schädelarterien erwecken. Bei einem polytopen Auftreten, besonders an Patienten unter 45 Jahren wird demgegenüber eher an eine Panangitis gedacht werden müssen. KAJTOR (1949) gab als diagnostisches Kriterium für Arteriitis temporalis die Nichtauslösbarkeit der Schmerzreaktion auf Histamin nach periarterieller Novocaininfiltration der betroffenen Arterien an. RITAMA (1951) hält die Unterscheidung von der Periarteriitis nodosa dadurch für möglich, daß Patienten mit Temporalarteriitis keine allergischen Allgemeinsymptome, z. B. Bluteosinophilie, zeigen und stützt sich außerdem auf die histologische Diagnose. Es dürfte jedoch aus der gegebenen Übersicht über die Symptomatik ersichtlich sein, daß weder aus der momentanen Reaktion noch aus dem Gewebsbild eine Abgrenzung gegenüber der Panangitis ausreichend begründbar ist. Angiokardiographische Untersuchungsbefunde einer Patientin mit Takayasu-Erkrankung auf der Grundlage einer „idiopathischen Panarteriitis" werden von COSMA u. Mitarb. (1959) mitgeteilt. Auf die differentialdiagnostische Abgrenzung vom sog. Chavany-Syndrom (vom Sympathicus ausgehender Schläfenschmerz) hat BOCK (1954) aufmerksam gemacht.

ϑ) Verlauf.

Nach ALLEN, BARKER und HINES (1955) erstreckt sich die aktive Phase der Erkrankung auf 2—6 Monate. KIMMERLING und NORDIN (1952) veranschlagen die Zeit bis zur Spontanheilung auf 6 Monate bis zu 2 Jahren;

ERBSLÖH (1954) beschreibt eine Abklingzeit von 16 Monaten; auch ROUX (1954) schätzt die Dauer auf 1—2 Jahre. BRAAE (1950) sah einen Verlauf von über 11 Monaten Dauer.

Die Prognose der Krankheit ist quoad vitam, auch wenn mit Rezidiven gerechnet werden muß, günstig. Allerdings darf bei erheblichen Verlusten des Gesichtssinnes nicht mit Regenerationen gerechnet werden. Übergangsmöglichkeiten in generalisierte Formen werden von SCHRADER (1952) sowie WALTON und ASHBY (1951) diskutiert.

ι) Therapie.

Die kritische Beurteilung therapeutischer Prozeduren ist bei der Chronizität des Krankheitsbildes und seiner Neigung zu Spontanremissionen schwierig. Trotz eindrucksvoller Beobachtungen über Spontanremissionen (KAJTOR 1949; DORET u. Mitarb. 1951; KIMMERLING und NORDIN 1952; DICK und FREEMAN 1940) scheint die Blutkörperchensenkungsgeschwindigkeit nur innerhalb langer Zeitdauer abzuklingen (BRAAE 1950); bei behandelten Fällen bleibt sie ebenfalls lange Zeit beschleunigt (ERBSLÖH 1954).

Manche Autoren halten die Resektion des erkrankten Stückes der betroffenen Arterie für eine kausal wirksame Therapie (JENNINGS 1948, 1949; VARGEDÖ 1950). HILLENBRAND und TIWISINA (1953) sowie MEYERS und LORD (1948) erzielten völlige Beschwerdefreiheit. BOQUIEN u. Mitarb. (1951) konnten jedoch nur vorübergehende Besserung, STEIN (1954) nicht einmal Schmerzfreiheit erzielen, ähnlich den Beobachtungen von BRAAE (1950) und KRYSTA (1953). ALLEN, BARKER und HINES (1955) glauben, daß durch die Arteriektomie der Gesamtverlauf der Krankheit nicht zuverlässig beeinflußt wird.

Stellatum-Blockade war wirkungslos (HÖÖK und JERNELIUS 1952). Mit intravenösen Impletolinjektionen glaubte RIEDERER (1954) das Krankheitsbild gut beeinflußt zu haben. BENNETT und BAKER (1951) sahen nach Infiltration der betroffenen Schläfenbezirke mit 2%iger Procainlösung eine schnelle Remission.

Pyramidon wird von SCHRADER (1949) sowie STEIN (1954), Aspirin von ROSKAM und CAUWENBERGE (1954), Salicylat von KENDALL (1953) empfohlen. Unter Behandlung mit Phenylbutazon war bei 8 Patienten rasche Entfieberung und Schmerzfreiheit mit Abklingen der entzündlichen Erscheinungen zu beobachten (BJÖRKMAN 1958); dabei mag die Beeinflussung einer begleitenden Temporalvenenentzündung heilungsfördernd gewirkt haben.

Nach ACTH-Therapie berichtete SCHAERSTRÖM (1953) über erhebliche Besserung des Allgemeinzustandes (täglich 50 mg; Gesamtdosis 516 mg) mit günstiger Wirkung auf die neurologischen Ausfälle. Mit täglich 6mal 25 mg ACTH erzielten WORMS u. Mitarb. (1953) bereits nach 24 Std Schmerzfreiheit, Verschwinden der Schlaflosigkeit und Wiederkehr des Appetits; allerdings blieben die Blutbildveränderungen bestehen. AVELING und STEVENSON (1952) empfehlen 6stündig 10 mg ACTH bis zum Wirkungseintritt, dann verminderte Dosen; auch Rezidive erweisen sich nach ihren Erfahrungen einer ACTH-Therapie noch zugänglich. WHITFIELD u. Mitarb. (1953) machen für Rezidive den Abbruch der ACTH-Behandlung vor Abschluß des natürlichen Ablaufes verantwortlich; ein günstiger Einfluß auf durchblutungsbedingte Augenschädigungen wurde von ihnen nicht angegeben. Besserung von aortalen nichtluischen Prozessen durch ACTH-Anwendung sahen MOUQUIN u. Mitarb. (1955). Andererseits halten MORIN u. Mitarb. (1953) sowie KRYSTA (1953) die ACTH-Wirkung für unzuverlässig. ERBSLÖH (1954) warnt vor verspätetem und verzetteltem Einsatz der ACTH-Behandlung.

Keine wesentlichen Unterschiede zur ACTH-Wirkung scheint die Behandlung mit Cortison aufzuweisen. Bei einer 65jährigen Patientin konnten SCHULMAN und BERGENSTAL (1952) mit hohen Prednisondosen Beschwerdefreiheit innerhalb von 5 Tagen erzielen; die Symptome kamen mit Ausnahme der Blutkörperchensenkungsreaktion innerhalb von 2 Wochen zum Abklingen. Die Patientin blieb bei einer 6wöchigen Nachbehandlung mit wöchentlich 175 mg Cortison beschwerdefrei. HARRISON u. Mitarb. (1955) berichten über erfolgreiche Cortison- und ACTH-Therapie. Ebenfalls günstige Resultate erzielten DE SÈZE und DENIS (1953), sowie WHITFIELD u. Mitarb. (1653). Dagegen werden die Cortisonwirkungen von MORIN u. Mitarb. (1953), DORET u. Mitarb. (1951) sowie HÖÖK und JERNELIUS (1952) mit Zurückhaltung beurteilt, im Gegensatz zu den positiven Beobachtungen von GIBBONS und KING (1957).

Die Anwendung von Nebennierenrindenpräparaten, kombiniert mit männlichem Sexualhormon, wurde von CHAVANY und TAPTES (1948) empfohlen.

Von den Antibioticis soll sich das Penicillin bewährt haben (VARGEDÖ 1950); allerdings scheinen die Literaturberichte über wirkungslose Penicillinanwendung zu überwiegen (HÖÖK und JERNELIUS 1952; BENTHAUS und NABER 1951; WORMS u. Mitarb. 1953), abgesehen davon, daß ROBERTSON (1949) nach Penicillinbehandlung die Krankheit erst auftreten sah. Durchschlagende Wirkung wollen manche Untersucher von Aureomycin beobachtet haben. RICE-OXLEY und COOKE (1951) verwendeten dabei Tagesdosen von 2 g, erlebten aber nach Absetzen des Medikamentes umgehend ein Rezidiv. BOQUIEN u. Mitarb. (1951) gaben in 9 Tagen 27 g Aureomycin (also auffällig hoch dosiert) und sahen einen Monat später ein tödliches Rezidiv. MIGNONE und MORTARA (1950) haben einen günstigen, WORMS u. Mitarb. (1953) überhaupt keinen therapeutischen Effekt von der Aureomycinbehandlung gesehen.

Über die auf Grund von VERGA (1953) empfohlene periarterielle Histamininjektion liegen keine weiteren Berichte vor. Kaliumjodid per os erwies sich nicht als eindeutig günstig (ALLEN, BARKER und HINES 1955).

Die symptomatische Bekämpfung von Durchblutungsstörungen erstreckt sich bei der Riesenzellenarteriitis auf konservative Maßnahmen (GRAMBERG-DANIELSEN 1954). Antikoagulantien, von GIBBONS u. KING (1957) empfohlen, werden von HÖÖK und JERNELIUS (1952) sowie GRAMBERG-DANIELSEN als wirkungslos bezeichnet; im übrigen wird ihre Anwendung die Gefahr intra- und extramuraler Gefäßblutungen, die bei dieser Art von Arteriitis ohnehin besteht, höchstens steigern. Röntgenbestrahlungen zum Zwecke der Analgesie erwiesen sich als wirkungslos (DANTES 1946).

Bei kritischer Betrachtung scheint eine rechtzeitige energische ACTH- oder Prednisonbehandlung die einzige sinnvolle therapeutische Maßnahme zu sein. Sie sollte mit nicht zu geringen Dosen (beginnend mit 30—50 mg Prednisolon) über längere Zeit fortgesetzt werden.

d) Disseminierte Arteriitis.

Als disseminierte Arteriitis bezeichnen BARKER und BROWN (1933) nach dem Vorgang von BRANSON (1905) sowie PERLA und SELIGMAN (1929) generalisierte Entzündungen von Arterien und Arteriolen ohne Endokardbeteiligung, bei denen es zu Verschlüssen peripherer Arterien und zu digitaler Gangrän kommen kann. Die Krankheit ist abakteriell und verläuft mit hohem Fieber und Beteiligung des Nervensystems. Sie wird vielfach zum Formenkreis der Panangiitis (Periarteriitis nodosa) gerechnet (ALLEN, BARKER u. HINES 1955). MCLETCHIE und GILLIS (1955) betrachten sie als Bindeglied zwischen Endangitis obliterans und Panangitis.

VAN DER SAR (1953) rechnet die Krankheit zu den Kollagenosen. Er konnte einen Fall erfolgreich mit Cortison behandeln.

e) Arteriitis bei Lupus erythematodes disseminatus.

Das unter dem klinischen Bilde einer schweren Allgemeininfektion verlaufende Krankheitsbild des Lupus erythematodes disseminatus ist gekennzeichnet durch hohes Fieber, Mattigkeit, Gewichtsabnahme, Lymphknoten- und Milzschwellungen, Entzündungen der serösen Häute und der Endothelien sowie durch eine schmetterlingsförmige Rötung der mittleren Gesichtsanteile. Das Blutbild zeigt Anämie, Leuko- und Thrombopenie, Hyperglobulinämie, Senkungsbeschleuuigung und in 75% der Fälle den positiven Nachweis von L.E.-Zellen. Positive Wa.R. kommen vor. Ausführliche klinische Beschreibungen der letzten Jahre (SHEARN und PIROFSKY 1952; JESSAR u. Mitarb. 1953; DUBOIS 1953; HARVEY u. Mitarb. 1954); SIEGENTHALER und HEGGLIN (1956), HAUSER (1957) und die hier gebotene Beschränkung auf die Arterienveränderungen erübrigen die eingehende klinische Beschreibung des Syndroms.

Die klinischen Erscheinungen der Krankheit beruhen auf einer generalisierten Arteriitis (BANKS 1941; GUION und ADAMS 1943; BAEHR, KLEMPERER und SCHIFRIN 1935, 1952; LOWMAN und SLOCUMB 1952; PAUTRIER 1953), die nach SIEGENTHALER u. HEGGLIN (1956) in 50% aller Fälle gefunden wird, sowie auf entsprechende Veränderungen der serösen Häute und der Gelenke. Die arteriitischen Veränderungen führen, nach DUBOIS (1953) bei 26%, nach HARVEY u. Mitarb. (1956) bei 10% der Patienten zu einem sekundären Raynaud-Syndrom (ROSS u. WELLS 1953; JESSAR u. a. 1953); sie können Blutungen am Magen-Darmkanal, am Zentralnervensystem und am Auge (in $^2/_3$ der Fälle nach DUBOIS 1953) veranlassen, sowie an den Nieren zu Durchblutungs- und Durchlässigkeitsstörungen führen. Die Nierenstörungen bewirken fakultativ eine Hypertonie und Azotämie.

In den Arterienwänden findet man fibrinoide Nekrosen, die ganze Gefäßwand durchsetzend, die von Fibroblastenwucherungen abgelöst werden. Thrombotische Lumenverschlüsse sind selten. Dagegen kommt es zu periarterieller Sklerosierung mit Kollagenfaserbildung an den Pinselarterien der Milz sowie zu Drahtschlingenbildung (wire-loop) in den Nierenarteriolen und zwar, wie PIRAnf u. Mitarb. (1955) sowie DAVIES (1956) feststellten, bereits vor der klinischen Manifestation glomerulonephritischer Symptome.

Entsprechende Veränderungen werden am Endokard gefunden (LIBMAN und SACKS 1923), wobei es gelegentlich auch zur sekundären Besiedlung mit Erregern kommt (KLEMPERER, POLLACK und BAEHR 1941). Die Beteiligung der Tricuspidalklappen gilt als häufig (GROSS 1940). Analoge Venenveränderungen (LOWMAN u. SLOCUMB 1952) können den klinischen Erscheinungen vorausgehen (SIEGENTHALER u. HEGGLIN 1956).

Die als allergisch angesehene Krankheit (v. ALBERTINI 1954; FOX 1943) tritt bei Frauen bekanntlich häufiger als bei Männern auf (FRANK 1956 u. a.) und entspricht in der Häufigkeit etwa dem Vorkommen der Panangitis. Für die Aktivierung des Krankheitsbildes aus latenten oder örtlich beschränkten Phasen werden oft äußere Einflüsse, wie Insolation, Röntgenbestrahlung, Traumen Operationen, Kälte- und Hitzeschädigungen u. a. verantwortlich gemacht. Trotz des gemeinsamen Befundes arteriitischer Veränderungen beim disseminierten Lupus erythematodes wie bei der Panangitis sind die klinischen Unterschiede beträchtlich (BOCK 1954): Während beim generalisierten Lupus erythematodes Milztumor und Leberschwellung, daneben häufig eine charakteristische Gesichtsrötung beobachtet werden, zeigt die Panangitis in höherem Maße Nierenbefall, Affektionen am zentralen und peripheren Nervensystem sowie am Darm. Analog zu den Arterienwandveränderungen liegen auch den Myokardveränderungen bei

Lupus erythematodes disseminatus fibrinoide Nekrosen zugrunde. Nach SHEARN und PIROFSKY (1952) kam es in 24% der Fälle zur Entwicklung einer Herzinsuffizienz. Perikarditiden fand DUBOIS (1953) bei 45% seiner Erkrankten. Die Hautveränderungen (KIERLAND 1940; SCHUERMANN und HAUSER 1950) bedürfen hier keiner Besprechung.

Die entzündlichen Arterienveränderungen beim Lupus erythematodes disseminatus lassen sich durch hoch dosierte Behandlung mit Cortison (SCHUERMANN u. DOEPFNER 1950; STERNBERG u. ROODENBURG 1956; HAUSER 1958; täglich 200—500 mg), Prednison oder Prednisolon (30—50 mg tgl.) zur Abheilung bringen. Die Zweckmäßigkeit dieser Therapie bei Nierenarterienbeteiligung ist, sowohl bei der Periarteriitis nodosa wie beim Lupus erythematodes, angesichts hypertonieerzeugender Nierenischämie fraglich und läßt sich nur im Einzelfalle unter Berücksichtigung von Allgemeinzustand und Nierenfunktion entscheiden. Dabei verdient wiederum der Befund von PIRANI u. Mitarb. (1955) sowie DAVIES (1956) berücksichtigt zu werden, wonach die arteriitischen Nierenveränderungen den klinischen Zeichen der Nephritis (Urinbefund) zeitlich vorausgehen. Demnach wäre das Fehlen des nephritischen Harnsediments kein Freibrief für bedenkenlose Prednisontherapie. Durch diese Therapie werden fieberhafte Temperaturen innerhalb von Stunden, Gelenk- und Pleuraschmerzen innerhalb von Tagen, Lungeninfiltrate und Pleuraergüsse erst nach längerer Behandlung zurückgedrängt, während sich die Veränderungen an Haut, Herz und Nieren manchmal therapieresistent zeigen. Auf Grund dieser Beobachtungen vertritt HEGGLIN (1959) die Ansicht, der Grundprozeß der Krankheit bleibe durch die Steroidtherapie unbeeinflußt. Hier harren noch viele Fragen der Lösung.

f) Arteriitis bei Rheumatismus.

Rheumatische Gefäßveränderungen kommen unzweifelhaft vor. Trotzdem ist die klinische Diagnostik kaum in der Lage, mehr als einen Verdacht zu äußern, wenn sich Hinweise auf Gefäßwanderkrankungen bei gleichzeitigem Bestehen rheumatischer Herz- oder Gelenkveränderungen ergeben. Dabei sind die therapeutischen Konsequenzen, die aus der Feststellung rheumatischer Arterienveränderungen resultieren, unter Umständen schwerwiegend. Besonders bei Beteiligung größerer Gefäße oder der Aorta sollte man Patienten mit rheumatischen Schüben unter strenger Bettruhe halten, um Schädigungen am Locus minoris resistentiae durch vermehrte Belastung möglichst zu verhindern.

Nach STAEMMLER (1955), dessen Darstellung wir hier folgen, wurde die rheumatische Genese von Arterienentzündungen zuerst für Aortenveränderungen bei akutem Rheumatismus diskutiert (GEIPEL 1905; KLOTZ 1913), später auch in Deutschland und Österreich allgemein akzeptiert (CHIARI 1928, 1930, 1932; PERLA und DEUTSCH 1929; RÖSSLE 1933; KLINGE 1933). CH'IN u. Mitarb. (1952) berichten neuerdings wieder über eine derartige Beobachtung. Die Mitwirkung rheumatischer Aortitiden bei der Entwicklung der Aortensklerose, vertreten von KLINGE (1933) und HUECK (1938), blieb umstritten (ASCHOFF 1934; WINTER 1943). Histologisch handelt es sich um Wucherungen der Vasa vasorum (KLOTZ 1913), Ödembildung (CHIARI 1930), Zerstörung elastischer Fasern, um fibrinoide Verquellungen mit herdförmigen Nekrosen (KLINGE 1933) und Bildung von großzelligen Granulomen, ähnlich den rheumatischen Knötchen. Auf den Befall von Hirnarterien wurde durch BODECHTEL (1951) aufmerksam gemacht, ferner durch v. SANTHA (1932). BRUETSCH (1947) fand besonders die Rindenarterien, DENST und NEUBUERGER (1948) fanden mehr die basalen Arterien befallen. Coronare Lokalisation rheumatischer Arteriitiden erwähnen GROSS,

Kugel und Epstein (1935) sowie von Albertini (1943, 1944). Die Beziehungen zur Coronaritis und Coronarsklerose (v. Albertini 1944; Papacharalampous und Zollinger 1953; Bredt 1949) sind im Abschnitt Endangitis obliterans erwähnt. Bei 25% der Patienten mit Gelenkrheumatismus konnte Cruickshank (1954) im histologischen Bild rheumatische Arteriitiden feststellen. An den Muskelarterien von Gelenkrheumatikern fanden Sokoloff u. Mitarb. (1951) rheumatische Arteriitiden; ähnliche Ergebnisse an den Extremitätenarterien hatte Cordonnier (1951). Rheumatisch bedingte obliterative Pulmonalarterienentzündung bei einem Fall mit rheumatischer Mitralstenose beobachteten Levy und Jobard (1953). Aneurysmatische Dilatation, Dissektion und Berstung der A. pulmonalis bei einer 43jährigen Patientin mit kombiniertem rheumatischem Mitralvitium und rheumatischer Entzündung der A. pulmonalis wurde von Odinokova (1956) mitgeteilt. Mit generalisiertem rheumatischem Befall peripherer Arterien, vermutlich in Verbindung mit Störungen des örtlichen Mucopolysaccharid-Proteinstoffwechsels wird das Sjögren-Syndrom (Dakryosialoadenopathia atrophicans Sjögren 1933) in Verbindung gebracht; entsprechende Befunde wurden von Haas (1951), Beiglböck und Hoff (1952), sowie Cardell und Gurling (1954) mitgeteilt. Rheumatische Venenveränderungen sollen selten vorkommen (Waaler 1937).

Die Therapie rheumatischer Arteriitiden erfolgt überwiegend durch Herdsanierung und Verabreichung von Salicylaten oder Prednison. Daß insbesondere eine langzeitige Fortführung einer hochdosierten Cortisonbehandlung zu unerwünschten Komplikationen führen kann, beweist die Beobachtung von Finck (1955); ein 44jähriger Patient war 5 Jahre lang mit Cortison behandelt worden, unter anderem 6 Monate lang mit täglich 300 mg; neben einem Mondgesicht entwickelten sich Duodenalulcera sowie nekrotisierende Arteriitiden im Bereich von Pankreas, Milz, Nieren und Nebennieren; der Autor diskutiert die Frage, ob dies ein Effekt der Grundkrankheit oder eine Folge der Cortisontherapie war.

In wechselseitiger Beziehung zum rheumatischen Geschehen steht das *Erythema nodosum*, das bevorzugt, wenn auch nicht ausschließlich, Frauen befällt und häufig bei fieberhaften Anginen und rheumatoiden Beschwerden von jugendlichen Individuen auftritt und auf Cortisontherapie günstig reagiert (Albricht u. Kuffel 1951; Wetzel 1956). Symmetrische Ausbildung von meist erbsen- bis bohnengroßen, druckschmerzhaften, flachkugeligen Hautinfiltraten fester Konsistenz mit fakultativer Hautrötung sind typisch. Die zuständigen Arterien weisen rheumatische Wandveränderungen auf (Bergstrand 1950), ähnlich wie beim

Erythema induratum Bazin, einem Krankheitsbild der Haut und Subcutis der Extremitäten, das im Gefolge rheumatischer Gefäßwandveränderungen zu einer nicht eitrigen, nicht nekrotisierenden, narbig abheilenden Gewebsveränderung führt. Beziehungen zur Tuberkulose, zum Rheumatismus und zu Kälteeinwirkungen werden diskutiert.

g) Arteriitis bei Allgemeininfektionen.

Bei Streptokokkeninfektionen können in den Arterienwänden einschließlich der Aorta infiltrative und produktive Entzündungserscheinungen auftreten (Fahr 1921; Eberhard 1926; Siegmund 1924; Fey 1941). Im Gefolge davon kann es sogar zu ulcerativen Aortenveränderungen kommen (Gerlach 1921; Siegmund 1924).

Bei *Fleckfieber* beschrieb Fraenkel (1915) nekrotisierend-produktive, an Panangitis erinnernde Prozesse kleiner Hautarterien sowie perivasculäre großzellige Knötchen in der Niere, die in der Folgezeit von Ceelen (1919) und von

DAWYDOWSKIE (1924) bestätigt wurden. Entsprechende Aortenveränderungen bei Fleckfieber sahen HERZOG (1918), CEELEN (1919), DAWYDOWSKIE (1924). Bei späteren Fleckfiebersektionen (SCHOPPER 1943; WEPLER 1949) wurden diese arteriitischen Veränderungen von Knötchenform nicht mehr beschrieben, wie überhaupt der Charakter einzelner Fleckfieberepidemien nach RANDERATH (1943, 1947) und WEPLER (1949) zu durchaus uneinheitlichen morphologischen Gewebsveränderungen führen kann, einmal zu granulomatösen Veränderungen, andererseits zu interstitiellen Gewebsveränderungen. Weitere Komplikationen bei Fleckfieber sind unter Thrombose (S. 483) und Capillaren (S. 568) aufgeführt.

h) Tuberkulose der Arterien.

Die Tuberkulose der Arterien hat hauptsächlich pathologisch-anatomische Beschreibungen gefunden, so daß in der folgenden kurzen Übersicht der Darstellung von STAEMMLER (1955) gefolgt wird.

1. Intimatuberkulose. Die Ausbildung von Intimatuberkeln an der Aorta und an der A. pulmonalis wurde von WEIGERT (1886), BENDA (1904) u. a. beschrieben; solche Intimatuberkel kommen sowohl isoliert als auch im Gefolge einer generalisierten Miliartuberkulose (HAAS 1931; NEUBERT 1938; WASER 1948) vor. Bei Lungentuberkulosen kann sie nicht selten in den Nierenarterien auftreten (IFF 1931 u. a.).

2. Mesarteriitis tuberculosa, die durch die Vasa vasorum die Arterienmedia erreicht (HEDINGER 1905; BAUMGARTEN 1933; GANDER 1935) und dort Nekrosen, unter Umständen Aneurysmenbildungen bewirkt (SCOTT u. Mitarb. 1949). Dabei sind hauptsächlich die Aorta, die Carotiden und Femoralarterien befallen.

3. Arterienentzündungen durch Übergriff benachbarter tuberkulöser Prozesse können entweder von tuberkulösen Lymphknoten oder tuberkulösem Knochengewebe ausgehen; auch die Arrosion von Lungenkavernenarterien gehört hierher (GROSS 1933). Innerhalb großer tuberkulöser Herde verläuft die verkäsende Tuberkulose von Arterien ohne besondere morphologische Charakteristika („seröse Endarteriitis", SPANG 1936). Auch die nach langer Streptomycin-Therapie bei Meningitis tuberculosa festgestellte Arterienveränderung (EICKE 1947; SCHALLOCK 1949) wird von STAEMMLER (1955) in diesem Zusammenhang erwähnt.

i) Syphilis der Arterien.

Arterien jeder Größe können durch die Ansiedlung der Spirochaeta pallida entzündlich verändert werden.

Ähnlich wie bei Panangitis oder generalisierter Endangiitis obliterans wurden gelegentlich generalisierte syphilitische Arteriitiden der mittleren und kleineren Arterien beschrieben (DERICK und HASS 1935; SATO 1938), deren unbedingt syphilitische Genese STAEMMLER (1955) trotz gelegentlich erbrachter Nachweise von Spirochäten bezweifelt. Über die isolierte Erkrankung von Extremitätenarterien unter dem klinischen Bilde der Endangitis obliterans berichteten JORES (1924), SCHLESINGER (1928), HERXHEIMER (1931), CASTELLANOS u. Mitarb. (1951).

Die Coronaritis syphilitica wird meist gemeinsam mit syphilitischer Aortitis beobachtet. Ihre klinische Bedeutung liegt in der Lumeneinengung der Coronarostien und wird zur Erklärung plötzlicher Todesfälle vielfach herangezogen. Histologisch kann sich neben den Zeichen chronischer Entzündung auch Gewebszerfall finden (SEYDEL 1935). Nicht ganz selten soll die Entwicklung von Coronararterienaneurysmen auf syphilitischer Basis beobachtet werden. SCOTT (1948) ermittelte unter 47 Coronararterienaneurysmen 6 mit syphilitischer

Genese. BURCH und WINSOR (1942) fanden unter 185 Myokardinfarkten nur 3 Fälle von syphilitischer Genese; diese stammten aus einem Material von 193 Patienten mit Aortitis syphilitica, unter denen 40 Coronarstenosen hatten. LOVE und WARNER (1934) fanden unter 15 Patienten mit luischer Coronarsklerose 4 Myokardinfarkte und 8 Patienten mit Myokardfibrosen. Bei kongenitaler Lues konnte STAEMMLER (1930) in den kleinen Ästen eine syphilitische Arteriitis nachweisen. Aus diesen Befunden ergibt sich die Folgerung, bei jeder Art von stenosierender Coronarerkrankung um den Ausschluß einer Syphilis bemüht zu sein. Die Therapie syphilitischer Coronariten hat bedeutend bessere Aussichten als die Behandlung andersartiger Arterienveränderungen.

Bei der Syphilis der Hirnbasisarterien unterscheidet STAEMMLER drei verschiedene Arten:

a) Endarteriitis syphilitica (HEUBNER 1874), mit Lumeneinengung, feinfaseriger Intimaproliferation, ohne Neubildung elastischer Fasern und ohne regressive Prozesse. Die Erkrankung dürfte von der Adventitia ausgehen (BENDA 1904). Im Gegensatz zur Endangitis obliterans findet sie sich vornehmlich im Bereiche der Hirnbasis.

b) Arteriitis gummosa, mit verkäsendem Granulationsgewebe, Wandzerstörungen, teilweise mit Intimawucherungen, ebenfalls von der Adventitia ausgehend, wird hauptsächlich bei Syphilis der Hirnhäute gefunden, an der Arteria vertebralis von ESSER (1932) beschrieben.

c) Endarteriitis syphilitica der kleinen Hirnarterien (SCHÜLE 1872; NISSL 1904; ALZHEIMER 1909) mit starker Wucherung der Wandzellen und mit regressiven Veränderungen. Sie wird auch im Bereich des Rückenmarks festgestellt (UEHLINGER 1943); PENTSCHEW (1935) hält sie für nicht syphilitisch.

Die Hirnarteriensyphilis kann bereits in relativ frühen Stadien der Krankheit beobachtet werden. STAEMMLER gibt an, daß ein Drittel der Fälle innerhalb der ersten 3 Jahre nach der Infektion beobachtet wurde. Für die Entwicklung basaler Aneurysmen mißt ihnen STAEMMLER (1955) keine besondere Bedeutung zu. Die klinischen Erscheinungen syphilitischer Hirnarterienveränderungen bestehen in choreatischen Symptomen, Parkinsonismus, apoplektiformen Insulten. Lokalisation an der A. basilaris führt zur akuten Bulbärparalyse, am Rückenmark zu Querschnittslähmungen. Charakteristisch ist der normale Liquorbefund und die im Blute positive Wa.R.

Eine energische antiluische Behandlung kann Stillstand der Veränderungen erreichen (vgl. Therapie der Aortensyphilis).

k) Aortitis syphilitica.

α) Historisches.

DÖHLE (1885) beschrieb in seiner Dissertation („Ein Fall von eigentümlicher Aortenerkrankung bei einem Syphilitischen") an einem 25jährigen charakteristische Mediaveränderungen bei kaum betroffener Intima, die er als eine der Syphilis eigene Aortenerkrankung auffaßte. Früher erfolgte Beschreibungen syphilitisch veränderter Aorten (HELMSTEDTER 1873; KÖSTER 1876; HEIBERG 1876/77; LAVERAN 1877; VALLIN 1879; SNOW 1880; VERDIÉ 1884) waren sich nicht über das Wesentliche der syphilitischen Prozesse klar geworden. MALMSTEN (1888) beschrieb eine „sklerogummöse Aortitis", betonte aber zu sehr die Intimaveränderungen. JAKOB (1891) fand bei einem $18^{1}/_{2}$jährigen Aortitiker eine obliterierende Endarteriitis der Adventitiagefäße und einen rechtsseitigen Coronararterienverschluß. Trotzdem gebührt die Leistung, die Ansicht von der Spezifität der syphilitischen Aortitis schließlich allgemeingültig durchgesetzt zu haben, der Schule von HELLER (1899—1903) am Pathologischen Institut der Universität Kiel (HENTSCHER 1893; PHILIPPS 1896; BACKHAUS 1897; MOLL 1898; KALKER 1899; ISENBERG 1899; BEHNCKE 1902). Nach weiteren Publikationen von HUDÉLO (1893), PUPPE (1894) und von DÖHLE (1895) vermochte HELLER (1899) trotz Unterstützung durch STRAUB (1900) seine Auffassung noch nicht durchzusetzen; erst 1903 wurden nach Vorarbeiten von BOLLINGER (1902), HEYDENREICH (1901) und DOMEYER (1902) sowie KAUFMANN (1901—1903) die produktive Mesaortitis (CHIARI 1903) und die syphilitische Aortensklerose (BENDA 1903) als spezifisch syphilitische Veränderung anerkannt, wobei es in der Folgezeit blieb (FAHR 1904; MARCHAND 1907; HERXHEIMER 1907; LUBARSCH 1910; HERXHEIMER 1931). Nach der Entdeckung der Spirochaeta pallida (1903) erwies sich der Erregernachweis in der Aorta als schwierig und gelang nur selten (REUTER 1906; SCHMORL 1907; RICHTER 1885; LONGCOPE 1910; JAHNEL 1920; MARTLAND 1930 u. a.). Weit größeren Einfluß auf die endgültige und dauernde Rechtfertigung der Döhle-Hellerschen Aortitis hatte die Wa.R., die auch im Leichenblut sehr häufig positiv ausfällt (FRAENKEL und MUCH 1908; PICK und PROSKAUER 1908).

Die früher ziemlich häufige Erkrankung wurde durch die therapeutischen Fortschritte der Salvarsanära, besonders nachdrücklich seit der Einführung des Penicillins zusehends seltener. Ihr Anteil an den Aortenerkrankungen hat in den letzten Jahren erheblich abgenommen.

β) Vorkommen.

Geschlechtsverteilung. Nach HERXHEIMER sind 75% der Träger von syphilitischer Aortitis Männer (216 Fälle). Aus 2526 Literaturfällen errechnete HERXHEIMER (1931) einen Anteil der Männer von 72%. Ursachen des Überwiegens männlicher Patienten werden in der vermehrten körperlichen Beanspruchung der Aorta (KEMP und COCHEMS 1937) sowie im stärkeren Verbrauch von Tabak (COOMBS 1932) vermutet (vgl. Angaben über Beruf).

Rassenverteilung. In den USA wird syphilitische Aortitis bei der schwarzen Bevölkerung häufiger als bei Weißen gefunden (CARTER und BAKER 1931; TURNER 1930). Aus einem von JAFFÉ (1931) ad hoc untersuchtem Sektionsmaterial (Erwachsene über 20 Jahre), wobei jeweils die ganze Aorta histologisch untersucht wurde, ergab sich bei Weißen eine gleiche Verteilung auf Männer und Frauen, bei Negern ein 3mal höherer männlicher Anteil. Allerdings erwies sich die weibliche Aortitis als klinisch weniger bösartig.

Konstitution. SCHLESINGER (1937) hält die Einflüsse der Konstitution für belanglos.

Beruf und soziale Situation. KEMP und COCHEMS (1937) wiesen nach, daß bei Personen mit schwerer körperlicher Arbeit (schwarze Bevölkerung in USA) Aortensyphilis gehäuft auftritt. Auch aus den 633 Beobachtungen von KAMPMEIER (1938) geht hervor, daß Patienten mit schwerer körperlicher Arbeit 60% der Fälle mit Aortitis ausmachen.

Eng verknüpft mit der Schwere und Härte der körperlichen Berufsarbeit ist die soziale Situation der Betroffenen. Den körperlich schwer arbeitenden Schichten fehlte es an Aufklärung und an den finanziellen Mitteln, die zu einer den Erfordernissen der Erkrankung angepaßten Lebensweise und zu einer wirksamen Behandlung nötig waren; hinzu kommen, wie auch jetzt noch, bisweilen Selbstvernachlässigung und Gleichgültigkeit.

Lebensalter, Manifestationszeit. Charakteristisch ist das zahlenmäßige Überwiegen der mittleren Lebensjahrzehnte von 35—60 Jahren (HERXHEIMER 1931). Auch bei WYCKOFF und LINGG (1926) überwogen die 35- bis 50jährigen.

Im Obduktionsmaterial von HERXHEIMER (1931) machen die 40- bis 60jährigen etwa 60% aus. In Ausnahmefällen kommt die Krankheit auch bei 70jährigen (ZEMAN und STORCH 1952) oder bei unter 20jährigen (JAKOB 1891) vor. Nach OBERNDORFER (1913) und HERXHEIMER (1931) kann das Leiden lange Zeit unbemerkt bleiben, jedoch nach der Manifestation rasch voranschreiten. Meist haben die Betroffenen in jungen Jahren eine Lues erworben, an die sich eine schleichend verlaufende chronische Aortitis anschließen kann. Diese ist vielfach die Ursache akuter Todesfälle.

Das Intervall zwischen Krankheitsmanifestation und Tod beträgt nach STADLER (1932) 1—2, nach HERXHEIMER (1931) 1,5—2 Jahre. Bei Angaben über die Zeitdauer von der Infektion bis zum Auftreten von Symptomen ist zu berücksichtigen, daß die Aortitis luica ein langes Latenzstadium haben kann (THOREL 1915). STADLER (1932), WEINTRAUD (1911), DONATH (1909) und HERXHEIMER (1931) stellten fest, daß bei den 35- bis 60jährigen Patienten die Infektion etwa zwischen dem 20. und 40. Lebensjahr stattgefunden hatte. Extrem kurze Entwicklungszeiten sind aber möglich. So berichtet LIEK (1911) über ein Aortenaneurysma bei einem 26jährigen Studenten, 7 Monate post infectionem; nach gleichem Intervall beobachtete REICHE (1926) eine Aortenlues, JESSNER (1927) eine Erkrankung nach 9 Monaten. Andererseits werden Manifestationszeiten von 40—50 Jahren berichtet (SCHLESINGER 1931; GRAU 1911; WODTKE 1924; BOCK 1920; KÜLBS 1928). Die Infektion der Aortenwand mit Syphiliserregern erfolgt nach BOYD und SCHERF (1942) bereits innerhalb eines Jahres post infectionem. Je nach Ausbreitung und Intensität der Entzündungsvorgänge kann die Zeit bis zum Auftreten klinischer Beschwerden in weiten Grenzen schwanken.

Häufigkeit der Aortenlues. Alte Statistiken (zusammengefaßt bei JORES 1924) weisen je nach Zusammensetzung des Materials Unterschiede auf. GRUBER (Mainz 1906—1919) fand Aortitis luica bei 2% der Obduzierten; HART (Dresden 1904) bei 8—9%; SCHILLER (Kiel 1929) bei 11,3%; HERXHEIMER (Wiesbaden 1931) bei 6—7% der Sektionen. JAFFÉ (1931) fand bei seinen Untersuchungen in Nordamerika bei 10,3% der Obduktionen histologisch Aortensyphilis; SYMMERS (New York 1916) bei 6,5%, CLAWSEN und BELL (1927) in 2,6%, TURNER u. Mitarb. (Cincinnati 1939) in 9,1%; MARTLAND (New Jersey 1930) konnte unter 300 Obduktionen von Herzkranken 101 Fälle von kardiovasculärer Syphilis feststellen.

Der Anteil der Aortensyphilis am Prozentsatz der Erkrankten an tertiärer Syphilis schwankt zwischen 20% (WITTGENSTEIN und BRODNITZ 1924) und 83% (HERXHEIMER 1931). STADLER (1932) und GÜRICH (1925) geben 70—80% an; LANGER (1926) bei unbehandelter Syphilis 75%. Hinter diesen Zahlen blieben die klinisch diagnostizierten Fälle erheblich zurück (BLUMGART 1940 und TURNER 1930 geben 10% an). SCHLESINGER (1931) glaubte, daß man auf 25% kommen könne.

Der Anteil der Aortensyphilis an der Gesamtzahl der Herzerkrankungen hat in den letzten Jahren erheblich abgenommen (FRIEDBERG 1956).

Bei der Lues connata soll nach WIESNER (1905) in 67% Aortenlues gefunden werden (bestritten von SCHARPFF 1909). Nach YAMPOLSKY und POWEL (1942) scheint auch in den letzten Jahrzehnten bei der angeborenen Lues die kardiovasculäre Syphilis noch häufig zu sein; ein Teil dieser Kinder stirbt allerdings bald nach der Geburt und die kardioaortalen Zeichen sind von denen bei intra vitam aquirierter Syphilis verschieden. NORRIS (1935) konnte unter 4000 Sektionen nur 2 Fälle von konnataler Aortitis luica finden. Unter 32 Kindern mit konnataler Lues, die vor Vollendung des 2. Lebensjahres starben, fand McCULLOCH (1930) 3 Fälle von syphilitischen Herzveränderungen. Klinisch trat in seinem Material vor dem 15. Lebensjahr nie ein Zeichen von kardiovasculärer Lues in

Erscheinung. Ein Fall eines 18jährigen Mädchens mit Aorteninsuffizienz und Aortenaneurysma auf der Basis angeborener Syphilis wurde von DOMINGUEZ, SCHARER und PIETRAFESA (1944) beschrieben.

Früher betrug der Anteil der Aortitis syphilitica am Gesamtkomplex der Herz- und Gefäßkrankheiten nach v. ROMBERG (1918) 25—26%, FRÄNKEL (1923) 25%, SCHOTTMÜLLER (1922) 40%. FRIEDBERG (1956) schätzt die Quote in den nördlichen USA auf 0,5%, in den Südstaaten auf einen etwas höheren Anteil an Krankheiten mit luischer Genese. BRUGSCH (1948) schätzt den Anteil auf 1%.

Hoch war der Anteil syphilitischer Erkrankungen an der Gesamtzahl der Patienten mit Aortenklappeninsuffizienz [55% nach PLETNEW (1926), 66% nach UHLENBRUCK (1922) und v. ROMBERG (1918), 75% nach WITTGENSTEIN und BRODNITZ (1926), 77% nach HEIBERG (1892)]. Andererseits läßt sich in durchschnittlich 30—40% aller Fälle von Mesaortitis syphilitica [8—51% in der bei HERXHEIMER (1931) referierten Literatur] eine Aorteninsuffizienz finden. Die kardiovasculäre Lues scheint bis zum Jahre 1930 im allgemeinen zugenommen zu haben; von dieser Zeit an ist sie etwa gleichgeblieben und hat seit Einführung des Penicillin abgenommen.

Beziehungen zur Neurolues. Schon im vorigen Jahrhundert wurde an Beziehungen zwischen der Neurolues und der Aortitis gedacht, lange bevor der Nachweis des gemeinsamen Erregers erbracht war (OPPENHEIM 1890 u. a.). Nach SCHLESINGER (1931) bietet die Hälfte aller Tabiker und mindestens ein Drittel aller Neuroluiker klinisch Zeichen von Aortenlues; noch höher liegt der Hundertsatz der anatomisch feststellbaren Fälle von Aortenlues (51% nach HERXHEIMER 1931). Das mitunter behauptete reziproke Auftreten von Gefäßsyphilis und Neurolues an der gleichen Person (FRISCH 1924; LÖWENBERG 1924) erklärt sich dadurch, daß bei Neurolues oft nur leichte Gefäßveränderungen, meist ohne Aortenklappenbeteiligung vorliegen (FRISCH 1924; SCHLESINGER 1931; v. WAGNER-JAUREGG 1931) offenbar, weil viele Patienten mit Neurolues das Alter, in dem sich die Aortenlues klinisch manifestiert, nicht mehr erleben. Tatsächlich kommen vasale und neurale Lues unabhängig voneinander individuell verschiedenartig zum Ausdruck (STADLER 1932 u. a.). COLE u. Mitarb. (1937) fanden unter 642 Patienten mit kardiovasculärer Lues in 43% eine Neurolues. RAASCHOU-NIELSEN u. KOPP (1957) fanden aus einem Material von 204 wegen Neurosyphilis behandelten Patienten in etwa 20% eine kardiovasculäre Syphilis, und zwar unkomplizierte Aortitiden 11,7%, komplizierte Aortitiden in 8,4%. Männliche Kranke überwogen gegenüber weiblichen in der Morbidität an Aortitis, insbesondere an komplizierter Aortitis; auch bildete die kardiovasculäre Syphilis bei männlichen Patienten häufiger als bei weiblichen die unmittelbare Todesursache.

γ) Morphologie.

Die frühesten und stärksten Veränderungen bei der Aortitis luica finden sich im Anfangsteil der Aorta ascendens (LUBARSCH 1922), und zwar supravalvulär (BACKHAUS 1897; HERXHEIMER 1931). Im Gegensatz zur Ansicht von GRUBER und STADLER (1932) bleiben dabei zunächst die Sinus aortae (Valsalvae) frei und die Veränderungen beginnen erst an der Verbindungslinie der oberen Ansätze der Aortenklappen (MARTLAND 1930). Daß trotzdem die Coronarostien häufig stenosiert gefunden werden, liegt nicht an der Einbeziehung der Sinus aortae in den syphilitischen Aortenwandprozeß, sondern daran, daß die Coronarien häufig einen erhöhten Abgang aus der Aorta aufweisen (v. GLAHN und WILSHUSEN 1924). Auch am Abgang der großen Seitenäste des Aortenbogens brechen diese kritischen Veränderungen ab. Diese charakteristische Lokalisation unterscheidet die Aortitis luica wesentlich von der Aortensklerose.

Makroskopischer Befund.

In reiner Ausprägung erscheinen die luischen Aortenveränderungen als feingerunzelte, chagrinlederartige, weißgraue bis porzellanfarbige Herde, die, teilweise untereinander verbunden, der Gefäßinnenfläche ein baumrindenartiges Aussehen verleihen. Schon daraus ergibt sich wegen der völlig unveränderten Intima ein Sitz der Affektionen in tieferen Wandschichten. Auf Längsschnitten der Aorta treten umschriebene schwartige Verdickungen der Aortenwand bis zu 1 cm Stärke zutage (THOREL 1925; BENDA 1903/04), abwechselnd mit gelegentlichen Verdünnungen der Wand. Die ganze Aorta ist erweitert, die Wand schlaff. Nicht selten zeigen sich allgemeine oder örtlich beschränkte Aussackungen. Regressive Intimaveränderungen, wie Verfettung und Verkalkung werden kaum angetroffen.

Dieses reine Bild kann weitgehend von anderen, nicht zur Aortenlues gehörigen Veränderungen überlagert sein, insbesondere bei älteren Patienten mit Atherosklerose. In solchen Fällen werden erhebliche sklerotische Veränderungen vorzugsweise der Intima (Verfettungen, Verkalkungen, Ulcerationen, wandständige Thrombenbildungen) angetroffen, hinter denen die zusätzlich vorhandenen syphilisbedingten Mediaveränderungen zurücktreten können. Dieser Umstand erklärt sich insbesondere daraus, daß eine Aortenlues der Entwicklung einer Sklerose förderlich ist (HART 1914; OBERNDORFER 1913). In den meisten Fällen ist freilich für den Kundigen die anatomische Diagnose der Aortensyphilis, sei es mit oder ohne begleitende sklerotische Intimaveränderungen, bereits makroskopisch zu stellen (HERXHEIMER 1931). Der rein gummöse Typ der syphilitischen Aortitis ist selten (WEINBERG und BEISSINGER 1946). Eine Unterscheidung von der Aortenbogenarteriitis ist wegen der sehr ähnlichen Lokalisation und wegen der gleichfalls ausgeprägten Mediaerkrankung schwierig.

Die syphilitische Aortenklappeninsuffizienz entsteht durch die Ausdehnung der luischen Aortitis auf die Commissuren der Semilunarklappen. Obduktionsbefunde von CLAWSON und BELL (1927) sowie MARTLAND (1930) sprechen für das Auftreten der Aorteninsuffizienz in 20—35% der Fälle von Aortitis luica. Es kommt zunächst infolge Nekrosen, Narbenbildung und Überdehnung des Aortenringes (GROSS und SILVERMAN 1937), zu einer Dehiszenz der Commissuren auf 0,5 bis 1,0 cm (SAPHIR und SCOTT 1930). Dann fallen die Klappen durch Vernarbung der Verkürzung und Einrollung anheim. Aortenklappenstenosen kommen bei reiner Aortitis luica nicht vor, höchstens in Kombination mit anderen Krankheiten. Coronarstenosen werden in 10—25% der Fälle von Aortitis luica gefunden (MARTLAND 1930; BURCH und WINSOR 1942; KAMPMEIER und MORGAN 1952). BRUENN (1934) fand bei genauen Messungen mit einem Metallconus eine Einengung der Coronarien in 33% der Fälle von Aortitis luica. Die Coronarien sind nur in den wenigsten Fällen selbst luisch verändert (vgl. coronare Lues, S. 347). Daß die syphilitische Aortitis in gewissen Fällen als prädisponierendes Moment bakterieller Endokarditiden fungiert, ist aus Untersuchungen von ACEVES u. Mitarb. (1957) zu entnehmen; unter 1785 Obduktionen wurden 142 Fälle mit luischer Aortitis gefunden; hiervon zeigten 9 Fälle (6,34% der Aortitisfälle und 0,5% des Gesamtmaterials) bakterielle Aortenklappenendokarditiden.

Mikroskopischer Befund.

Die Adventitia zeigt an den kleinen Arterien und Venen Intimawucherungen durch neugebildetes Bindegewebe bis zur Obliteration, ähnlich den Vorgängen bei Endangitis obliterans. Perivasculär finden sich Rundzelleninfiltrate, die sich auch abseits der Gefäße in deutlichen Granulationsherden fortsetzen. Häufig sind die Begleitnerven der Vasa vasorum in der Adventitia durch Rundzelleninfiltrate eingemauert, womit OBERNDORFER (1913) die anginösen Schmerzen erklären wollte. Die Adventitia enthält reichlich bindegewebige Wucherungen mit Neubildung zahlreicher Gefäße. Teilweise wandern diese Gefäße direkt in die Media ein, wo sich wiederum rundzellige Infiltrationen mit partieller Obliteration der eingewachsenen Gefäße finden. Durch wuchernde Bindegewebsmassen („produktive Mesaortitis", CHIARI 1903) erfolgt eine starke Rarefizierung der Mediamuskulatur mit häufiger Unterbrechung der Faserzüge und Zerstörung elastischer Lamellen. Andererseits entwickelt sich in den Mediaherden schrumpfendes Bindegewebe. Riesenzellen, erstmals durch PUPPE (1894) nachgewiesen, sind häufig. Ob die daneben beobachteten Nekrosen nicht nur als eingeschlossene Mediaelemente sondern als Granulationsgewebe mit zentraler Verkäsung („miliares Gumma") aufzufassen sind, war jahrelang umstritten. Die erste histologische Beschreibung von Gummen in einer aneurysmatischen, wahrscheinlich syphilitisch veränderten Aorta wird WINGE (1863) zugeschrieben.

Intimaveränderungen beschränken sich auf aus der Media einwuchernde Granulationen mit Bildung von elastischem Bindegewebe, ohne regressive Veränderungen. Das Hinzutreten einer Aortenatherosklerose zur Aortitis luica führt allerdings zu besonders eindrucksvollen Bildern der bereits syphilitisch veränderten Strukturen (HERXHEIMER 1931).

δ) Pathogenese.

Für die Entwicklung der Aortitis syphilitica als tertiär syphilitische Krankheitserscheinung gibt es verschiedene Erklärungsversuche.

Die eigenartige Lokalisation der beobachteten Veränderungen wollte man zunächst durch die Einflüsse mechanischer Beanspruchung und durch die Eigenheiten des feingeweblichen und makroskopischen Aufbaues der Aorta erklären. Eine primäre Schädigung des in die Aorta eingewobenen arkadenförmigen elastischen Stützsystems mit anschließend verstärkter lymphatischer Durchfeuchtung als Ursache schwerer Media- und Intimaveränderungen wurde von BENEKE (1899) und SOSKIN (1924) angenommen. Man wollte auch lange Zeit die charakteristische Ausbreitung der Aortenveränderungen, die von der Aortenwurzel über den Arcus aortae zur Aorta descendens geringer werden und die Aortenseitenäste verschonen, rein mechanisch erklären. Indes dürfte das auffällige Abbrechen fast aller syphilitischen Veränderungen in Höhe des Zwerchfells hieran Zweifel aufkommen lassen (STADLER 1932; HERXHEIMER 1939). Luische Veränderungen an der Bauchaorta sind selten (CHIARI 1904), wie insbesondere aus den Lokalisationsstudien von TURNBULL (1915) hervorgeht. Frühzeitig wurde an eine maßgebliche Beteiligung des Lymphsystems gedacht (BACKHAUS 1897). v. HANSEMANN (1899) sah in den perivasculären Lymphräumen den Ausgangspunkt der zur luischen Aortitis führenden Lymphangitis. Zu noch weiter gehenden Konsequenzen führte die Auffassung von KLOTZ (1918), der auf Grund des histologischen Nachweises lympho- und plasmocytärer perivasculärer Infiltrate der aortennahen Mediastinalgefäße die bevorzugte Lokalisation der Gefäßsyphilis in der Nähe der Aortenwurzel mit der Vielzahl der dort befindlichen Lymphknoten begründet. Infolge massiver hämatogener Invasion mediastinaler Lymphknoten, bedingt durch die ausgiebige Durchblutung der Lunge (wo die Spirochäten abgefangen werden), käme es zu einer Mediastinitis und Lymphadenitis mit sekundärem Übergriff auf die Vasa vasorum der benachbarten Aortenwand. Ein solch extraaortaler Weg, stärker lymphogen als durch unmittelbaren Spirochätenbefall über die Vasa vasorum, entspräche auch den Auffassungen von MARTLAND (1930), dem der Nachweis von Spirochäten in der Mediastinallymphe gelang. Hierzu dürften Beobachtungen über Lymphknotenaffektionen bei tertiärer Lues sowie bei sekundärer Lues interessieren. Die im Generalisationsstadium der Lues (etwa 6—8 Wochen nach der Infektion) stattfindende Schwellung fast aller Lymphknoten („universale" Lymphknotenschwellung) erfolgt auf hämatogenem Wege im Gegensatz zur lymphogenen Affektion bei der primären regionalen Lymphknotenschwellung. Die universale Lymphknotenschwellung im Generalisationsstadium dauert gewöhnlich Wochen bis Monate, oft jahrelang an (LESSER 1904). Obduktionsbefunde konnten die Beteiligung auch der bronchialen und mediastinalen Lymphknoten erweisen, wobei Lymphknotenschwellungen allerdings röntgenologisch nicht faßbar waren. Nach Befunden von SEIDEL (1895) und ROSENTHAL (1911) werden auch bei tertiärer Lues syphilitisch veränderte Mediastinallymphknoten gefunden, was einleuchtend ist.

Für die Gültigkeit der Annahme eines primär juxtaaortalen lymphogenen Faktors bei der Entstehung der Aortitis luica werden von MARTLAND (1930) weitere Argumente ins Feld geführt. Unter wirksamer klinischer Behandlung läßt sich häufig eine Besserung der Brustschmerzen ohne objektive Befundänderung, insbesondere ohne Änderung der Aortenweite, beobachten. Dies macht eine Periaortitis wahrscheinlich. Zudem ist der bei der Erkrankung beobachtete Schmerz meist nicht pulsatorisch schwankend sondern gleichmäßig, was als weiterer Hinweis auf die primär lymphogene, nicht vasogene Entstehung der Krankheit hinweist. Während erfolgreicher Aortitisbehandlung wird häufig erst nach Lösung der sog. „inkarzerierenden Mediastinitis" (MARTLAND 1930) unter antisyphilitischer Therapie das typische ausladende Pulsieren des Aortenbogens beobachtet. In gleicher Weise spräche die häufige nach der Behandlung auftretende Verbreiterung luischer Aortenaneurysmen bei gleichzeitigem Rückgang der subjektiven Beschwerden für eine syphilitische mediastinale Lymphbahnaffektion mit paraaortalen Infiltratbildungen. Schließlich wird diese Annahme noch gestützt durch therapiesynchrone Dichtigkeitsabnahme aneurysmatischer Aorten und durch die röntgenologisch feststellbare schärfere Konturenbildung (STOKES, BEERMAN und INGRAHAM 1946).

Ein gänzlich abweichender Standpunkt wird von jenen Autoren vertreten, die die Zerstörungen der Adventitia und Media als Folgen einer hämatogenen Besiedlung mit Spirochäten mit reparativer granulomatöser Entzündung ansehen. Naturgemäß wurde diese Ansicht besonders von denjenigen Autoren vertreten, die die Mediaschädigung den Adventitiaveränderungen zeitlich voranstellen (MARCHAND 1907; MOLINARI 1904; MÖNCKEBERG 1905).

ε) Symptomatologie.

In der Mehrzahl der Fälle zeigt die Aortitis syphilitica einen symptomlosen oder oligosymptomatischen Verlauf (SCHLESINGER 1931). Dies macht es erklärlich, daß zahlreiche Patienten zufällig durch eine anderweitig veranlaßte ärztliche Untersuchung zur Kenntnis ihrer Krankheit kommen und daß, falls in fortgeschrittenen Stadien Aortenbeschwerden auftreten, der röntgenologische und klinische Befund der Aortitis schon weit fortgeschritten ist. Vielfach werden die ersten klinischen Erscheinungen erst durch die Komplikationen der Aortitis luica wie Coronarstenosen oder Aortenklappeninsuffizienz merkbar.

Allgemeinsymptome.

Der klinische Allgemeinbefund entspricht einer tertiären Syphilis. Häufig ist die Blutkörperchensenkungsreaktion beschleunigt (LINZENMEIER 1923); doch ist diese Reaktion viel zu unspezifisch, als daß sie für die Diagnostik wegweisend sein könnte. Lymphocytose wurde von KOSZYNSKI (1916) beschrieben. Die Wa.R. ist in der Mehrzahl der Fälle positiv, nach ROMBERG (1918) in 52—83%, nach REDLICH und STEINER zit. nach SCHLESINGER (1931) in 81%, nach CARTER und BAKER (1931) sowie COOLE u. Mitarb. (1937) in 75—95%, nach ARNOLDI (1925) in 95%. FRIEDBERG (1956) ist der Ansicht, daß bei verbesserter Laboratoriumstechnik die positiven Ausfälle häufiger werden. PORT (1924) meint, daß bei einer positiven Wa.R. im fortgeschrittenen Alter nach dem 50. Lebensjahr regelmäßig eine Aortenlues anzunehmen sei. Durch negative Wa.R. läßt sich eine Aortenlues nicht sicher ausschließen. Bei sorgfältiger Prüfung sollen aber nach FRIEDBERG (1956) nur 1—2% der Patienten mit Aortitis luica seronegativ sein. FRIEDMAN und OLANSKY (1955) halten die luische Genese von kardiovasculären Veränderungen für gesichert, wenn sich im Blut überhaupt Antikörper nachweisen lassen, auch bei negativen Seroreaktionen. Unseres Erachtens kommt den Seroreaktionen eine entscheidende diagnostische Bedeutung zu. Man sollte sie bei Patienten mit breitem Gefäßband und bei Kranken mit anamnestisch faßbaren venerischen Infekten unter keinen Umständen unterlassen. Daß trotz positiven Ausfalls der Wa.R. kein absoluter Beweis für eine syphilitische Erkrankung vorliegt, ist bekannt; auch die ebenfalls zu Aortitis führende Riesenzellenarteriitis zeigt manchmal eine nicht luisch bedingte positive Wa.R. Nach Angaben von K. MEINICKE (1957) ist der Treponema pallidum-Immobilisierungstest (T.P.I.-Test; Näheres siehe NELSON und MAYER 1949) bei sämtlichen Spätformen der Lues, auch nach Behandlung, positiv. Negative T.P.I.-Reaktion läßt umgekehrt eine luische Genese von Aortenaneurysmen ausschließen (KOGOJ 1955). Der T.P.I.-Test bietet die derzeit größtmögliche Sicherheit, luische von nichtsyphilitischen Gefäßprozessen zu unterscheiden.

Lokalsymptome.

In weiten Bereichen können die durch luische Aortitiden verursachten *Schmerzen* schwanken. Sie gelten nach HUCHARD (1899) als Folge der durch Spirochäten bedingten Perivasculitis, sind meist retrosternal lokalisiert, und werden als drückend oder wund bezeichnet. Als charakteristisch gilt ihr Auftreten oder ihre Intensivierung unter Blutdruckanstiegen wie bei körperlicher oder emotioneller Belastung. Häufig werden die Schmerzen von verschieden langen Pausen unterbrochen und kehren dann wieder. Manchmal treten die Schmerzen besonders in der Nacht auf. Ausnahmsweise werden sie an atypischer Stelle, etwa im Epigastrium oder über dem Jugulum empfunden (SCHLESINGER 1931). Ausstrahlende Schmerzsensationen gegen das Kinn und die Schultern, desgleichen ziehende Schmerzen in die linke und in die rechte Thoraxpartie (WARTHIN 1927) und gegen den Rücken (DENEKE 1913, 1924; GUARINI 1924) werden beobachtet. Manchmal sind die Zeitabstände der Schmerzwiederkehr untereinander gleich (v. ROMBERG 1918). Als charakteristisch für die luesbedingten Aortenschmerzen bezeichnet SCHLESINGER (1931) das Fehlen des bei Angina pectoris und Myokardinfarkt auftretenden Vernichtungsgefühls (WENCKEBACH und WINTERBERG 1927; JAGIĆ 1928). Der Plexus brachialis wird im Bereich der linken Fossa supraclavicularis bisweilen druckschmerzhaft gefunden. Auf die leichte psychische Beeinflußbarkeit der Aortenschmerzen hat SCHLESINGER hingewiesen. Seiner Ansicht nach sind diese Kranken im allgemeinen starken Stimmungsschwankungen, abnormer Erregbarkeit, Depressionen und unruhigem Schlaf unterworfen. Auf die Zweckmäßigkeit einer Untersuchung des Nervensystems (Lues III) darf in diesem Zusammenhang hingewiesen werden. FRANK und WORMS (1926) beschrieben bei Aortitis luica hyperaesthetische Zonen im

Thorakalsegment 2—4. Differentialdiagnostisch kommt ein Roemheld-Syndrom in Frage (gastrokardialer Symptomenkomplex).

Auskultatorisch wird bei der Aortitis, wahrscheinlich im Zusammenhang mit der Ektasie der Aorta, häufig ein systolisches *Geräusch* über der Aorta und über dem Jugulum festgestellt, gelegentlich sogar tastbares *Schwirren*, das bei bestimmten Kopfhaltungen wechselt. Bei offenem Mund kann es nach SCHLESINGER (1931) manchmal auf Distanz gehört werden. KISCH (1936) fand systolische Aortengeräusche bei 67% seiner Patienten mit Aortitis syphilitica. Das Verhalten des 2. Aortentones ist unterschiedlich. Er wird manchmal als laut und klingend bezeichnet, manchmal als leise oder fehlend. Er dürfte in erster Linie von der Höhe des Blutdruckes und von der Nähe der Aortenklappe zur Brustwand abhängig sein. Ein Zusammenhang zwischen Hypertonie und Aortensyphilis dürfte nicht zu beweisen sein; WASSERMANN (1924, 1927, 1928) dachte an die Wirksamkeit von aorticobulbären Gefäßreflexen im Sinne einer sympathicotonen Vasoconstriction. Es dürfte sich bei den Hochdruckpatienten mit Aortitis syphilitica jedoch um Hypertonien handeln, die von der Gefäßkrankheit unabhängig sind.

Blutdruckdifferenzen der oberen Extremitäten untereinander oder zwischen den oberen und unteren Extremitäten sind bei Aortensyphilis häufig.

Pulsationen im Jugulum (MORITZ 1926) kommen zwar nicht regelmäßig vor, sind aber nach Angaben von KRAUS (1914), SCHITTENHELM (1922) und SCHLESINGER (1926, 1928, 1931) nicht selten. In Verbindung mit Pulsationserscheinungen im 1. und 2. Intercostalraum rechts weisen sie auf Aneurysmenbildung hin.

Bei der *Perkussion* wird das Gefäßband in der Regel verbreitert gefunden. Die parasternale Dämpfung reicht allerdings nicht bis zum Jugulum hinauf; sie ist bei kurzem Thorax der Herzsilhouette helmartig aufgesetzt. Berichte über paravertebrale Dämpfungen am Dornfortsatz des 2. und 3. Brustwirbels dürften aneurysmatischen Aortitiden zuzuordnen sein. Gelegentlich soll eine pulsatorische Hebung des kranialen Sternalanteils, auch ohne ausgesprochene Aneurysmenbildung beobachtet werden (SCHLESINGER 1931).

Röntgenologisch ist die ungleichmäßige oder diffuse Erweiterung der Brustaorta, insbesondere in ihrem Anfangsteil, das wesentliche Charakteristikum der syphilitischen Aortitis (KREUZFUCHS 1920). Die röntgenologische Messung der Aortenbreite diente vielfach zur Differentialdiagnose gegenüber anderen nicht syphilitischen Aortenveränderungen. Dabei wird die Breitendifferenz zwischen Aorta ascendens und Aorta descendens in Isthmushöhe ermittelt, die nach LENK (1922/23) normalerweise 0,5—1 cm beträgt. Ist sie höher als 1 cm („positive Breitendifferenz"), so spricht dies für Aortenlues. Es gibt allerdings Fälle, bei denen neben der Aorta ascendens auch die Aorta descendens durch syphilitische Veränderungen verbreitert ist. Der fehlende Nachweis einer Breitendifferenz ist also diagnostisch irrelevant. Eine „negative Breitendifferenz" mit größerer Aortenbreite im absteigenden Anteil wird ebenfalls bei Aortenlues gefunden, meist bei Aneurysmen der Aorta descendens. Der Aortendurchmesser, der normalerweise 3,5 cm beträgt, ist bei Aortitis luica meist auf 3,5—5 cm vergrößert (LIPPMANN-QUIRING 1912). Nach den Untersuchungen von ASSMANN (1924) ist das Verfahren der Aortenmessung wohl mit Einzelfehlern behaftet, gestattet aber trotzdem im allgemeinen und für Durchschnittsberechnungen verbindliche Rückschlüsse. Bei Aortitis luica wird häufig eine über das übliche Ausmaß bei der Aortensklerose wesentlich hinausgehende Dilatation des Aortenbogens gefunden; desgleichen sind nach ASSMANN (1924) sowie HUBERT (1925) Pulsationen im Bereich der Aorta ascendens häufig. Fast regelmäßig findet man bei Aortitiden eine Zähnelung des Aortenbogenrandes als Zeichen einer Periaortitis (HUBERT 1925). Kleine nicht hypertrophische Herzen, deren Größe mit einem verbreiterten Gefäßschatten auffällig kontrastiert, sprechen nach SCHITTENHELM (1922), KRAUS (1914), SCHLESINGER sowie ARNETT (1926) für Aortensyphilis. Herzhypertrophie ist erst bei Hinzukommen einer Aortenklappeninsuffizienz zu erwarten. FLANDIN (1927) sah darin einen Beweis für Aortenlues. Weiterhin gibt es gelegentlich spindelartige oder kolbige Auftreibungen der Aortenkonturen, besonders im ersten schrägen Durchmesser. Manchen Untersuchern ist auch eine gesteigerte Schattentiefe der Aorta aufgefallen (ASSMANN 1924; DENEKE 1913; LIPPMANN-QUIRING 1912). VAQUEZ-BORDET (1916) führt dies auf begleitende Aortensklerosen zurück.

Die *peripheren Pulse* lassen hinsichtlich ihrer Amplitude gelegentlich Seitendifferenzen feststellen (KISCH 1936; COOMBS u. Mitarb. 1930; 1932). Pulsverspätungen sollen nur bei Aortenaneurysmen beobachtet werden. L. BRAUN (1927) hält besonders weiche Radialispulse in Verbindung mit röntgenologischen Aortenveränderungen für einen Hinweis auf Aortensyphilis.

Neben den bereits geschilderten uncharakteristischen retrosternalen Schmerzen, bedingt durch die syphilitische Periaortitis, kommt bei Aortitis syphilitica auch echte *Angina pectoris* vor, nach ROMBERG (1918, 1921) bei 14%, nach SCHLESINGER (1931) bei etwa einem Drittel der Patienten. Die Ursache davon ist hauptsächlich in einer Einengung der Coronarabgänge zu sehen. Provoziert werden die Stenokardien, wie gewöhnlich, durch Anstrengungen, reichliche Mahlzeiten, Kälte oder Wind (SCHLESINGER 1931). Bei Kombination von Aortitis luica mit Aorteninsuffizienz treten Stenokardien noch häufiger in Erscheinung. Die Provokation einer Angina pectoris durch eine therapeutisch ausgelöste Jarisch-Herxheimer-Reaktion (vgl. Therapie) ist bekannt.

ζ) Therapie.

Wie die Beurteilung des Therapieerfolges bei chronischen Krankheiten überhaupt, ist auch bei der Aortensyphilis die Entscheidung über die Wirksamkeit verschiedener Behandlungen schwierig. Trotz jahrzehntelanger Erfahrungen in der Salvarsanbehandlung fehlt es noch sehr an einer verbindlichen Auswertung der gesamten Ergebnisse. BARNETT und SMALL (1950) kommen zu dem Schluß, daß es keine eindeutigen Mitteilungen gibt, aus denen die Wirksamkeit von Salvarsan bei der kardiovasculären Syphilis hervorgeht. Zwecks zuverlässiger Beurteilung des Materials halten sie es für notwendig, symptomatische und asymptomatische Fälle von Aortenlues zu trennen und aus den symptomatischen Fällen diejenigen zu eliminieren, die weniger als 1 Jahr beobachtet sind. Ferner müssen die Behandlungsergebnisse nicht zur Patientenzahl, sondern zur Gesamtbeobachtungszeit in Beziehung gesetzt werden. Nach diesen Gesichtspunkten kommen BARNETT und SMALL (1950) in einer Übersicht über 334 Fälle mit luischer Aorteninsuffizienz, Aneurysma oder Kombinationen beider zu dem Urteil, daß die früher übliche antisyphilitische Therapie mit Arsenpräparaten und Schwermetallen oder ausschließlich mit Wismut die Prognose der kardiovasculären Syphilis doch verbessert, wobei Fälle mit frühzeitiger Behandlung erheblich günstiger verlaufen als solche mit spätem Beginn der Therapie.

Wie nur bei wenigen anderen Krankheiten, hat sich bei der Syphilis und insbesondere auch bei der Aortensyphilis das Penicillin eine unbestrittene Vorrangstellung gesichert. Kritische Autoren wie BRUETSCH (1951), die geneigt sind, der Arsen-Wismut-Therapie jeden Einfluß auf luische Aortenveränderungen abzustreiten, halten auf Grund anatomischer und klinischer Untersuchungen die günstige Wirkung von Penicillin auf den syphilitischen Aortenwandprozeß für erwiesen. Sie empfehlen eine Behandlung mit 25 Mill. E Penicillin bei Tagesdosen von 400000—600000 E. Üblicherweise werden, wie bei der Syphilis anderer Stadien und anderer Organsysteme, initial 2,4 Mill. E Penicillin gespritzt, anschließend in 4tägigen Intervallen nochmals 4mal 600000 E; diese Behandlung dürfte auch prophylaktischen Wert haben. Die jetzt als empfehlenswert anzusprechende Dosierung wird später (auf S. 360) angegeben. Auch EISENBERG und BRANDFONBRENER (1953) beurteilen das Stadium der unkomplizierten luischen Aortitis hinsichtlich der Erfolgsaussichten der Behandlung günstig. Bei weiter fortgeschrittener Aortitis soll ihrer Ansicht nach durch die Penicillintherapie keine so drastische Abnahme der tödlichen Verläufe erzielt werden können wie bei frischeren Fällen. Dies ließen Untersuchungen an 167 Fällen mit luischer Aorteninsuffizienz und 11 Fällen mit syphilitischem Aortenaneurysma erkennen. Auf Grund histologischer Untersuchungen von 10 Patienten, die nach Penicillinbehandlung einer vasculären Syphilis obduziert worden waren, konnten SINCLAIRE und WEBSTER (1954) erkennen, daß eine bereits 10 oder mehr Wochen ante mortem eingeleitete Penicillintherapie zu histologisch faßbaren Ausheilungsvorgängen der Aortitis (Rückgang oder Verschwinden lymphocytärer oder plasmocellulärer Aortenwandinfiltrate u. a.) führte, während bei den erst kurz ante mortem Behandelten ausnahmslos schwere entzündliche Aortenveränderungen faßbar waren. WEBSTER und READER (1948) fanden bereits bei histologischen Untersuchungen (45 Obduktionen) schwere aktive Aortitiden der unbehandelten und bei 16 von 19 adäquat mit Arsen-Wismut-Präparaten behandelten Patienten einen deutlichen Rückgang der aortitischen Erscheinungen.

RIMSA und GRIFFITH (1957) geben eine Übersicht über insgesamt 954 Patienten mit kardiovasculärer Lues, von denen bei 27% eine Aortensyphilis vorlag. Die Aortensyphilis war in der Hälfte der Fälle mit Aorteninsuffizienz, in 14% mit Aortenaneurysmen und in 9,3% sowohl mit Aorteninsuffizienz wie mit Aortenaneurysma kombiniert. Besonders bei den jüngeren Patienten soll die Penicillinbehandlung günstig wirken. Nebenwirkungen waren bei der Penicillintherapie seltener als bei den früher üblichen Therapieverfahren. Aus dem Material von KOULUMIES und HEINIVAARA (1957) geht hervor, daß die Wirkung der Penicillinbehandlung von der anatomisch gegebenen Ausgangssituation der syphilitischen Veränderungen abhängt; Patienten mit Aortenklappeninsuffizienz, besonders bei kardiovasculärer Dekompensation, haben eindeutig schlechtere Prognosen, auch wenn die Dosierung ausreichend, d.h. höher als 10 Millionen IE gewählt wird.

Als Nachteile und Gefahren der antibiotischen Behandlung bei kardiovasculärer Syphilis galten lange Zeit das sog. therapeutische Paradoxon und die Jarisch-Herxheimer-Reaktion.

In der Literatur stößt man gelegentlich auf Mitteilungen, aus denen eine während einer Syphilisbehandlung eingetretene Verschlechterung des klinischen Zustandes auf die Wirkungen der Behandlung zurückgeführt wird. Auch ohne therapeutische Beeinflussung werden derartige Zustandsänderungen immer wieder beobachtet und ein eindeutiger Beweis für solche Therapieschäden ist bisher nicht erbracht. Zum größten Teil sind die bei fortgeschrittener Aortensyphilis auftretenden Komplikationen wohl dem Decursus morbi und nicht einer Einwirkung der verwendeten Antibiotica zur Last zu legen.

Die *Jarisch-Herxheimer-Reaktion* kommt dadurch zustande, daß bei wirksamen spirochätoziden Maßnahmen in dem gegen Spirochätensubstanzen allergisierten Organismus Überempfindlichkeitsreaktionen ausgelöst werden. Derartige Reaktionen lassen sich im Tierversuch reproduzieren. Der Reaktionsort sind die syphilitisch veränderten Gewebe (SHELDON und HEYMAN 1949). Allerdings ist nicht erwiesen, daß zwischen leichten und schweren Fällen quantitative Unterschiede in der Reaktion bestehen. Die Jarisch-Herxheimer-Reaktion macht freilich bei den Frühstadien der Syphilis weit stärkere klinische Erscheinungen als in den relativ spirochätenarmen Spätveränderungen im Tertiärstadium. DOLKART und SCHWEMLEIN (1945) geben an, durch das Auftreten einer Angina pectoris zur Unterbrechung der Penicillinbehandlung bei einem Patienten mit luischer Aortitis gezwungen gewesen zu sein. MOORE (1949) erlebte einen Todesfall am 4. Tage nach Penicillinbehandlung bei einem Patienten, der gleichzeitig an einer Neurosyphilis litt. Der von WHORTON und DENHAM (1951) beobachtete, 27 Std nach Penicillininjektion aufgetretene Todesfall war zwar die Folge einer Pulmonalembolie, führte aber zum histologischen Nachweis einer frischen Jarisch-Herxheimer-Reaktion an der Aorta. Über einen tödlichen Coronarverschluß bei einem penicillinbehandelten Patienten mit Aortenlues berichteten BUTTERFLY und FISHMAN (1952). PORTER (1948) verzeichnete den plötzlichen Herztod eines Patienten mit luischem Aortenaneurysma 2 Tage nach hochdosierter Penicillinbehandlung. Das Platzen eines Aortenaneurysmas 49 Std nach Penicillinanwendung bei gleichzeitiger hochfieberhafter Meningitis läßt sich nicht mit Sicherheit durch eine Jarisch-Herxheimer-Reaktion erklären (SCOTT, MAXWELL und SKINNER 1949).

Diese Zwischenfälle gestatten jedoch keinen sicheren Rückschluß darauf, daß sie allein durch die Penicillintherapie verursacht wären.

Aus den Untersuchungen von FARMER (1948) geht hervor, daß Fieberreaktionen an Patienten mit Syphilis auch durch so klein gewählte Penicillindosen hervorgerufen wurden, die nicht in der Lage waren, einen Primäraffekt dunkelfeldnegativ zu machen. Klinische Untersuchungen ließen erkennen, daß bei einer erheblichen Zahl der routinemäßig durchgeführten Syphilisbehandlungen mit Penicillin leichtes bis mäßiges Fieber auftritt. FARMER (1948) fand bei 50% der Patienten geringe Fieberreaktionen, die aber kein Anlaß zur Unterbrechung der Therapie waren. JOHNSON und SHAPIRO (1951) konnten bei Behandlung ihrer 17 Patienten mit kardiovasculärer Lues keine Anzeichen einer Jarisch-Herxheimer-Reaktion feststellen. Von 53 behandelten Kranken von SINCLAIRE und WEBSTER (1951) bekamen 6 eine leichte Jarisch-Herxheimer-Reaktion; sämtliche hatten gleichzeitig eine Neurolues, 5 davon waren mit Schwermetallpräparaten vorbehandelt. Unter den 22 Patienten von TUCKER und FARMER (1947) mit Aorteninsuffizienz und 8 mit Aneurysmen bekamen 5 während der Penicillintherapie Temperaturanstiege zwischen 37,8 und 39,1° C (sämtliche hatten gleichzeitig eine Neurolues), 2 davon eine Angina pectoris. EDEIKEN u. Mitarb. (1950) stellten bei 2 von 12 dekompensierten Patienten mit kardiovasculärer Syphilis leichte Temperatursteigerungen 6—16 Std nach Penicillingabe fest. PERALTA (1949) konnte bei 7,8% seiner 25 Patienten nach Einleitung einer Penicillinbehandlung reversible EKG-Veränderungen von 8—15tägiger Dauer feststellen; entsprechende Leer- und Kontrollversuche liegen nicht vor. RUSSEK, NICHOLSON und ZOHMAN (1949) behandelten 78 Patienten mit kardiovasculärer Syphilis, davon 9 Aneurysmenträger, beginnend mit stündlich 1000 E Penicillin. 20 Patienten dieser Autoren erhielten täglich 6mal 100000 E Penicillin. Dabei traten keine Erscheinungen auf, die auf eine Jarisch-Herxheimer-Reaktion hinwiesen. RUSSEK u. Mitarb. hatten 1946 unter 15 Patienten mit luischer Aortitis einen Fall mit leichteren substernalen Schmerzen am 3. Tage nach Penicillinbehandlung beobachtet. SCHEHL (1953) ermittelte aus 339 penicillinbehandelten Patienten (Literaturzusammenstellung) 15 Fälle mit leichter Jarisch-Herxheimer-Reaktion, wovon bei 13 eine Neurolues bestand.

BRUETSCH (1951) vertritt die Ansicht, daß die Häufigkeit und Schwere der nach Penicillintherapie auftretenden Jarisch-Herxheimer-Reaktion allgemein überschätzt wird und rät dazu, auch ohne vorbereitende Schwermetallbehandlung, deren Wirkung auf die Aortitis ohnehin fragwürdig sei, Penicillin in hoher Dosis zu verabreichen. Auch BUTTERFLY und FISHMAN (1952) halten die Gefahr der Jarisch-Herxheimer-Reaktion bei penicillinbehandelter kardiovasculärer Syphilis für allgemein überschätzt. EDEIKEN u. Mitarb. (1952), die an 111 Patienten häufig leichte Fieberreaktionen, nie aber schwere oder gar paradoxe Wirkungen beobachteten, halten die energische Penicillinbehandlung der Aortensyphilis weder bei kardiovasculärer Dekompensation noch bei Angina pectoris für kontraindiziert. EDEIKEN u. Mitarb. (1953) beobachteten unter 19 penicillinbehandelten Fällen mit kardiovasculärer Syphilis einen Tabiker mit einem nach Therapiebeginn auftretenden Schockzustand. Sie verweisen auf das nicht seltene Vorkommen der Jarisch-Herxheimer-Reaktion während der Behandlung der Neurolues. SCHERF und BOYD (1945) vertraten einen besonders vorsichtigen Standpunkt und warnen vor den Folgen der therapieinduzierten Schrumpfung aortitischer Veränderungen, die zu einer weiteren Verengung der Coronarostien führen kann.

Den Weg zur Verhinderung der Jarisch-Herxheimer-Reaktion sah man früher in einer Vorbehandlung mit Wismut, deren Wert aber zweifelhaft ist. Von 20 sonst nicht vorbehandelten Patienten mit Spätsyphilis, bei denen der Penicillinbehandlung 1—2 Wismutinjektionen vorausgingen, wurden in 2 Fällen Temperaturanstiege über 37,8° C verzeichnet (SCHEHL 1953). Eine einschleichende Behandlung mit kleinen Penicillindosen wird von OLANSKY (1947) nicht empfohlen. Sie wurde von pädiatrischer Seite bei der Behandlung der konnatalen Lues eingehend untersucht (SEELEMANN und KORNATZ-STEGMANN 1952). Der Versuch, durch Wirkung von ACTH die allergische Reaktion auszuschalten, schlug am Kaninchen fehl (SHELDON, HEYMAN und EVANS 1952). Für die Humantherapie wird von DE GRACIANSKY, GRUPPER und GRENIER (1952) sowie von DE GRACIANSKY u. Mitarb. (1955) die Anwendung von Cortison vor der Penicillinbehandlung empfohlen, desgleichen von BRAUNSTEINER (1957). Man verwendet zur Vorbehandlung täglich 150 mg Cortison über 3 Tage, anschließend 10 bis 18 Tage lang 100 mg sowie 10—16 Tage lang 50 mg mit einer Fortsetzung in abfallender Dosierung.

Bei unkomplizierten Fällen von Aortensyphilis ist eine Behandlung mit 20 Mill. E Penicillin indiziert (Tagesdosis 800000 E). Coronargefährdete Patienten könnten sicherheitshalber mit 2—3 Wismutinjektionen pro Woche (1 cm³ einer 1,5%igen Lösung) vorbehandelt werden. Bei Patienten mit Stenokardie oder mit Allergieneigung bietet die Vorbehandlung mit Prednison (2 Tage je 25 bis 30 mg per os) unter strenger Kochsalzkarenz größere Sicherheit; unter sukzessiver Verminderung der Dosis wird das Prednison in den ersten 3—5 Tagen der Penicillintherapie abgesetzt. Eine Kontrolle der Körpertemperatur (stündliche Messungen rectal) über die ersten 24 Std ist bei gefährdeten Patienten angezeigt. Fieberanstiege ohne Coronarbeschwerden zwingen nicht zur Unterbrechung der Behandlung. Im Falle von Stenokardien, die sich als refraktär gegen Calciumbehandlung und gegen Theophyllin-Präparate erweisen, entscheidet der klinische Zustand des Patienten zusammen mit dem EKG über Fortsetzung oder Abbruch der Penicillintherapie. Bei Penicillinunverträglichkeit kann eine Behandlung mit Tetracyclinen versucht werden. Ein Vorteil dieser Therapie ist in der oralen Anwendung zu sehen. Generelle Vorbehandlung mit Wismut oder Jod kann als überholt angesehen werden.

Äußerst wichtig ist die Vermeidung körperlicher Belastung bei Aortensyphilis. Beim Fehlen von Blutdruckanstiegen können zusätzliche Schädigungen der Aortenwand verhindert werden. Auch nach Abschluß einer spezifischen antiluischen Therapie sollte noch mehrere Monate eine strenge körperliche Schonung eingehalten werden.

3. Thromboembolische Arteriopathien.

a) Akuter Arterienverschluß.

(Arterielle Embolie; akute arterielle Thrombose.)

Embolische Verschlüsse von Organ- oder Extremitätenarterien bedeuten je nach Kaliber der verschlossenen Arterien, je nach der Empfindlichkeit der betroffenen Zirkulationsbereiche gegen Anoxie und je nach den örtlichen Möglichkeiten der kollateralen Gefäßversorgung eine stärkere oder mindere Belastung der betroffenen Organe und des gesamten Organismus. In schweren Fällen sind von seiten des Nervensystems und des vegetativen Systems tiefgreifende Reaktionen zu beobachten, so z. B. Schock, Kollaps, Veränderungen des Zucker- und Mineralhaushaltes. Auch wenn der Gesamtorganismus den Insult des akuten Arterienverschlusses überstanden hat, kann es noch zu schwerwiegenden Folgen und lebensbedrohlichen Komplikationen kommen, z. B. durch Infektion oder notwendig werdende Amputationen.

Der akute arterielle Verschluß kann durch autochthone Thrombose oder durch arterielle Thromboembolie erfolgen. Da eine Unterscheidung dieser beiden Durchblutungsstörungen oft nicht möglich ist, erscheint die gemeinsame Besprechung gerechtfertigt.

α) Ätiologie.

Soweit akute arterielle Verschlüsse nicht durch ortsständig gewachsene Thromben verursacht sind, müssen sie — sieht man von den nur sehr selten in Frage kommenden paradoxen Embolien aus dem Venensystem durch ein offenes Foramen ovale ab (INGHAM 1938) — im Bereich des „Angiodendron rubrum" (WOHLWILL 1935), also zwischen den Venae pulmonales und den Endarterien des großen Kreislaufs entstehen.

In seltenen Fällen kann durch Loslösung thrombotischen Materials aus den Lungen eine Thromboembolie in die arterielle Peripherie stattfinden, z. B. bei blastomatöser Thrombose von Lungenvenen (GROTH 1940; BLUM 1950). Arterielle Embolie nach Lungenschußverletzung beschrieb MEESSEN (1941).

Der linke Vorhof ist besonders bei Kranken mit Herzklappenfehlern und daraus resultierender Dilatation des linken Vorhofs ein häufiger Ausgangspunkt arterieller Embolien. Bekanntlich ist die Neigung zur Gerinnselbildung in dilatierten Vorhöfen erheblich gesteigert, wie die häufigen Obduktionsbefunde derartiger Herzen (Thromben im Herzohr) beweisen. Unregelmäßige hämodynamische Verhältnisse bei Patienten mit Vitien in Verbindung mit Flatter- und Flimmerarrhythmien begünstigen die Loslösung von Vorhofsthromben, die oft zu multiplen Arterienembolien führen (WEISS und DAVIS 1933; LANGE 1947; HAIMOVICI 1950; DALEY u. Mitarb. 1951; WOLLHEIM 1952; DE TAKATS 1954; JEPSON 1955; ALLEN, BARKER und HINES 1955). JEPSON (1955) sah Flimmerarrhythmie bei 84% der Emboliepatienten.

WOLLHEIM (1952) beobachtete unter 172 klinischen Mitralvitien 10 periphere Embolien, unter 47 Mitralvitien mit absoluter Arrhythmie während der gleichen Beobachtungszeit 7 periphere Embolien, während von 162 Patienten mit Flimmerarrhythmie ohne Mitralvitium nur 2 Embolien hatten. Die kleineren septischen Embolien sind dabei nicht mitgerechnet. DALEY u. Mitarb. (1951) sahen bei 194 Patienten mit rheumatischen Mitralvitien, die periphere Embolien bekamen, insgesamt 391 embolische Ereignisse.

Bei floriden Endokarditiden kommt es häufig („Stadium embolicum") zur Loslösung valvulärer Thromben (BOQUIEN u. Mitarb. 1952 u. a.) mit arterieller Embolisierung.

Eine weitere Quelle dieser Embolien bilden die im ventrikulären Parietaltrabekelsystem zur Abscheidung gekommenen Thromben, die besonders nach Myokardinfarkten zu fürchten sind (LANGE 1947; LEVITAL und MAZOVEC 1950; RAEVSKAJA 1950; HELLERSTEIN und MARTIN 1947; LARY und DE TAKATS 1954). Sie stellen nach WESSLER und SILBERG (1953) etwa ein Drittel aller peripheren Embolien dar. Hauptsächlich bilden sich an den ischämischen Wandbezirken in Verbindung mit starken oder schwächeren aneurysmatischen Wandstellen derartige zu peripheren Embolien führende Thromben (KOCCUREK 1949); SCHLICHTER, HELLERSTEIN und KATZ (1954) sahen sie bei 20% aller Myokardinfarkte, JEPSON (1955) bei 16%. Linksseitige Herzdilatationen mit unvollständiger systolischer Entleerung des Inhalts — Vermehrung des Restblutes — begünstigen außerdem die Entstehung wandständiger Thromben. Im Material der Würzburger Klinik wurden unter 182 Myokardinfarkten 12 Fälle mit peripheren arteriellen Embolien beobachtet (SCHNEIDER 1958). Unter den Ursachen arterieller Embolien erwähnt ASKEY (1957) Dilatation der Vorhöfe und Ventrikel, Umschlagen von Vorhofflimmern in Sinusrhythmus, Systolenvergrößerung aus verschiedenen Ursachen.

Aus dem arteriellen Kreislauf selbst können wandständige Abscheidungsthromben losgelöst und peripherwärts embolisiert werden. Doch dürfte der Anteil dieser Vorkommnisse an der Gesamtzahl der arteriellen Embolien nur gering sein. Nach HAIMOVICI (1950) lassen sich 96% aller arteriellen Embolien durch linksseitige Herzaffektionen erklären. Auf die Beobachtungen von WOLLHEIM (1952) an Patienten mit Flimmerarrhythmie und Mitralvitium wurde bereits auf S. 361 hingewiesen. Sklerotische Rauhigkeiten der Aorten- und Arterienwände, ferner die durch Entzündungen, Traumen, Tumoren, Wandaneurysmen (THEIR und GRANROTH 1950) verursachten Wandveränderungen sind die Ursache der Thrombosen. Hierher sind auch die Thrombosierungen bei Endangitis obliterans zu rechnen, die allerdings fast durchwegs ortständig bleiben und selten peripher weiterbefördert werden. Arterienthrombosen nach äußeren Gewalteinwirkungen sind häufig (BRYANT 1881; PLATT 1930; ANDERSON 1919; SCHÄR und NEFF 1935; LE FEVRE 1939; LOWENBERG 1940; PERRY und ALLEN 1943; POINOT u. Mitarb. 1950; ROB u. STANDEVEN 1956 u. a.). PLATT (1930), VALLS-SERRA (1951) sowie ROB u. STANDEVEN (1956) beobachteten Patienten, bei denen durch den Gebrauch von Achselkrücken eine akute Thrombose (mit Arteriitis) der A. axillaris auftrat. Arterielle Thrombose nach Preßlufthammerarbeit beschrieb LOWENBERG (1940). Außerdem gehören die postoperativen Thrombenbildungen im arteriellen System hierher. Gelegentlich kommt es auch zu artefizieller Embolisierung von Fremdkörpern in den arteriellen Kreislauf, z. B. bei unbeabsichtigter Injektion von metallischem Quecksilber während der Blutentnahme aus der Arterie mit Auftreten von Rötung, Schwellung und Schmerzen in der Peripherie (LATHEM u. Mitarb. 1954), bei fehlerhafter Injektion öliger Wismutlösungen (ARRUDA und DE LEMOS-CORDETRO 1952) oder nach intraarteriellen Injektionen von Chinin, Salvarsan, Sulfapyridin und Sulfothiazol (JACOBSEN 1952).

Mit dieser Aufzählung sind nicht alle vorkommenden arteriellen Embolien zu erklären. WARREN u. Mitarb. (1954) konnten bei 12% der akuten arteriellen Verschlüsse den Ausgangspunkt nicht finden. In einem Teil dieser Fälle dürfte an autochthone Thrombosierungen zu denken sein.

Neben der Embolisierung von Blutbestandteilen kommen auch Fett- und Luftembolien in den arteriellen Kreislauf vor. Fettembolien ereignen sich deshalb häufig in der Gefäßperipherie, weil ein Teil der zunächst in die Lunge eingeschwemmten Fettpartikel diese wieder verläßt und erst in den Capillaren des großen Kreislaufes abgefangen wird. Cerebrale Fettembolien sind nach SWANK und DUGGER (1954) mindestens teilweise für die cerebralen Symptome von Patienten mit stumpfen Körpertraumen verantwortlich.

Luftembolien kleineren Ausmaßes in die arterielle Peripherie bewirken durch eine Verlegung der Arterien und Arteriolen zunächst eine Drosselung der Durchblutung, die alsdann, und zwar bis zur Entfernung des embolisierten Gases aus der Blutbahn, zu einer intensiven lokalen reparativen Hyperämie führt. Außer bei der therapeutischen Verwendung (JUDMAIER 1956 u. a.) kommt es nur bei Vorhof- oder Ventrikelseptumdefekt durch die sog. paradoxe Embolie zur arteriellen Luftembolie (DURANT u. Mitarb. 1949; FELIX 1951).

Unter der Bezeichnung „falsche Embolie", „Pseudoembolie" oder „pseudoembolischer Arterienverschluß" (PLOTEGHER 1950; LEMAIRE u. Mitarb. 1954) versteht man Arterienverschlüsse durch protrahierte Spasmen, die weder durch Thromben noch durch Arteriitiden verursacht sind. Diese Zustände können nach Venenpunktion, intravenösen Injektionen, Plasmatransfusionen als Resultate von veno-arteriellen Reflexen bei Personen mit ausgeprägten vasomotorischen Störungen auftreten (LEMAIRE u. Mitarb. 1954). Im Kapitel „Thrombophlebitis und Phlebothrombose" wird das Bild der Phlegmasia coerulea dolens (s. S. 492) näher besprochen. Auf die Beziehungen der Arteriosklerose zur arteriellen Thrombose ist S. 435 hingewiesen.

β) Symptomatologie.

Beim Verschluß größerer Extremitätenarterien verspürt der Kranke in der Regel einen scharfen, schlagartig beginnenden, meist von Anfang an heftigen Schmerz. Daß die in den ersten Minuten bereits einsetzenden Schocksymptome (Schweißausbruch, allgemeiner Verfall, Blutzuckeranstieg u. a.) vorwiegend durch den Schmerz ausgelöst werden, ist deshalb wahrscheinlich, weil diese Reaktionen in der Narkose unterbleiben. Der plötzliche Schmerzbeginn ist aber nicht obligat; ALLEN, BARKER und HINES (1955) sahen ihn nur in 50—60% ihrer Fälle; bei den übrigen Kranken kommt der Schmerz erst im Laufe von Stunden zur vollen Entwicklung. Auch bei zunächst fehlendem Schmerz wird das embolische Ereignis vom Kranken bemerkt. Er spürt ein auffälliges, taubes oder kribbelndes Gefühl in der embolisierten Extremität, zu dem sich dann allmählich ein dumpfer, wachsender Schmerz gesellt. Die Muskeln im betroffenen Bereich sind steif und gehorchen nicht mehr der willkürlichen Innervation, die Sensibilität im betroffenen Hautbereich wird allmählich beeinträchtigt. Die Pulsationen embolisierter Arterien sind aufgehoben. Entwickelt sich eine Ischämie der peripheren Nerven, so läßt sich auf ihrer Grundlage der Verlust motorischer und sensibler Funktionen erklären (BURTON 1952). Die Hautoberfläche der embolisierten Extremität kühlt sich im ischämischen Bereich merklich ab, je nach der Umgebungstemperatur. Die oberflächlichen Hautvenen sind meist kollabiert. Soweit sie vorher über das Niveau der Haut vorsprangen, imponieren sie nunmehr als eingesunkene „Venenrinnsale". Auffällig ist die besonders bei Hochlagerung der betroffenen Extremität hervortretende wachsblasse Verfärbung der ischämischen Gewebsbezirke. Handelt es sich um größere Embolien, so kann sich im Laufe von Stunden, vornehmlich an den distalen Abschnitten, eine cyanotische dunkelblaue Hautverfärbung herausbilden.

Die Dauer dieser Symptome ist unterschiedlich. Nach 48 Std verschwinden die Muskelkontrakturen und es kommt zur allgemeinen Erschlaffung bei Weiterbestand der Paresen. Eine stärkere oder geringere Muskelschwäche bleibt häufig auf die Dauer bestehen (BURT u. Mitarb. 1952), ähnlich den Ausfällen beim sog. Lériche-Syndrom (vgl. S. 372). Nach kleinen Embolien und bei guter Kollateralversorgung können sich die Erscheinungen innerhalb von Tagen weitgehend zurückbilden. In solchen Fällen nehmen auch die Schmerzen und Paresen ab, während Hautfarbe und Hauttemperatur allmählich normalisiert werden.

Vielfach wird ein kollateraler Arterienspasmus nach akuten Arterienverschlüssen angenommen. SEIFERT (1931) macht ihn für den Initialschmerz verantwortlich. Postembolische Spasmen der Arterien und Kollateralen sind allerdings schwer mit exakten Methoden festzulegen. Zumindest für einige Stunden, vielleicht auch für eine individuell verschiedene längere Zeitspanne, wird überwiegend ein Spasmus angenommen (GOSSET, BERTRAND und PATEL 1932; MULVIHILL und HARVEY 1931; AUSTIN 1954; CAITHAML 1954). Die postembolische Gewebsischämie erklärt RICHARDS (1954) für die Mehrzahl der Fälle nicht spastisch, sondern durch Herabsetzung des arteriellen Druckes distal der embolisierten Stelle, wobei das Maß des „critical closing pressure"(BURTON 1949; 1954) unterschritten wird.

Die durch initiale Arterien- und Kollateralenspasmen verstärkte postembolische Ischämie scheint in manchen Fällen trotz Ausbildung von Kollateralen fortzubestehen. Hierbei liegt es nahe anzunehmen, daß distal des Embolus inzwischen Arterienthromben entstanden sind, die die ursprünglich vorwiegend spastische Ischämie in der Folgezeit weiter unterhalten. KRAUSE und CRANLEY (1956) sehen in diesem distal vom Aortenverschluß sich ausbildendem Thrombus die wesentliche Gefährdung der embolisierten Extremität.

Bei Dauerischämie kommt es zu Veränderungen aller zirkulatorisch ausgeschalteten Gewebe, die schließlich nekrotisch werden. Die dabei auftretenden schweren ischämischen Nervenschmerzen sind gefürchtet. Die Entwicklung sekundärer Venenthrombosen im Bereich der embolisierten Extremität (LINDBOM 1951; JEPSON 1955; nach HAIMOVICI 1950 in 7% der Fälle) beruht ebenfalls auf Stase und hypoxischer Venenwandschädigung; infolge dieser sekundären Venenthrombosen wird gelegentlich in der ischämischen Extremität Venenerweiterung, teilweise Ödembildung beobachtet.

Die durch arterielle Embolien am Gesamtkreislauf ausgelösten Reaktionen richten sich nach der Größe des Prozesses und nach der Empfindlichkeit der betroffenen Individuen. Sie dürften teilweise auf neuralem, teilweise auch auf humoralem Wege zustande kommen; man denke nur an den Übergang von Fermenten der ischämischen Gewebsbereiche ins Blut. Inwieweit die bei derartigen Zustandsbildern beobachteten Hypovolämien (Schock oder Kollaps) Ursache oder Folgen akzidenteller arterieller Thrombosen sind, wird nicht immer zu entscheiden sein. WOLLHEIM (1956) beobachtete bei einer 63jährigen Patientin mit altem Hinterwandinfarkt gleichzeitig mit einer Mesenterialarterienembolie einen frischen Hinterwandinfarkt mit ausgesprochener Verminderung der aktiven Blutmenge, Blutdruckabfall und tubulärer Niereninsuffizienz.

γ) Diagnose.

Diagnostische Schwierigkeiten bei akutem Arterienverschluß können zunächst daraus entstehen, daß die Symptome nicht schlagartig einsetzen (RICHARDS 1954); in solchen Fällen wird durch den allmählich wachsenden Schmerz, die Hautabkühlung, die motorischen und sensiblen Ausfälle und durch das Fehlen der Arterienpulse der akute arterielle Verschluß ersichtlich.

Differentialdiagnostisch ist die akute Phlebothrombose leicht auszuschließen durch die gleichbleibende oder — bei Thrombophlebitiden — sogar ansteigende

Hauttemperatur, die rasche Entwicklung von Ödemen, das völlige Fehlen motorischer und sensibler Ausfälle, sowie durch den völlig andersartigen Schmerz. Der Schmerz bei Thrombophlebitis wird durch Druck von außen erheblich intensiver im Gegensatz zum Schmerz bei arterieller Ischämie, der dumpf, tief und durch äußere Manipulationen kaum zu beeinflussen ist. Nur selten kommt es bei akuter Thrombophlebitis zu extrem starken reflektorischen Arterienspasmen (Phlegmasia coerulea dolens), wie sie bei arteriellen Embolien auftreten.

Für die Lokalisation des Embolus gilt die Regel, daß er erheblich weiter proximal sitzt, als es die Ischämie im Hautbereich vermuten läßt. So zeigt sich beim Verschluß der A. poplitea die ischämische Zone erst unmittelbar supramalleolär, beim Femoralisverschluß je nach Höhe im Unterschenkelbereich, beim Verschluß der Ilica communis am Oberschenkel. Oszillometrische Untersuchungen sind zur Lokalisation des Arterienverschlusses in allen Fällen geeignet, in denen die Arterien vor dem Verschluß frei durchgängig waren. Aus hautthermometrischen Untersuchungen lassen sich nur Schlüsse auf die kollaterale Versorgung der Hautareale ableiten. Digitoplethysmographische Untersuchungen haben für die Diagnose akuter Arterienverschlüsse kaum Bedeutung, obwohl organische Arterienstenosen mit Sicherheit feststellbar sind; eine Lokalisationsdiagnose ist damit nicht möglich.

In Zweifelsfällen lassen sich Arterienverschlüsse arteriographisch finden. Es sei darauf hingewiesen, daß durch Kontrastmittel bei schlechtem Abfluß und langer Verweildauer in den Arterien Intimaschäden bewirkt werden (DENECKE 1941 u. a.). Vor einer routinemäßigen Anwendung arteriographischer Prozeduren bei akuten Verschlüssen möchten wir besonders für solche Fälle warnen, bei denen Aussicht auf einen Erfolg rein konservativer Maßnahmen besteht.

In solchen Fällen kann man durch sorgfältige Palpation der peripheren Arterien, Oszillometrie und durch die Beobachtung von Hauttemperatur und Hautfarbe meist hinreichenden Aufschluß für die Beurteilung der großen Arterien gewinnen.

δ) Therapie.

Zunächst muß nach akutem Arterienverschluß dafür gesorgt werden, daß schädliche Maßnahmen unterbleiben. Kontraindiziert ist Hochlagerung der betroffenen Extremität, wodurch die Gewebsischämie und der daraus resultierende Schaden verstärkt würde. Die Extremität soll vielmehr in waagerechter oder leicht abwärts hängender Position bequem und weich gelagert werden. Gefährlich ist ferner die Anwendung äußerlicher Wärme durch heiße Umschläge, Wärmeflaschen, Heißluftkästen u. a. Hierdurch wird der periphere Stoffwechsel gesteigert, ohne daß eine entsprechende Blutzufuhr auf arteriellem Wege möglich ist, so daß es leichter zur Entwicklung von Nekrosen kommt. Es ist jedoch nötig und zweckmäßig, die betroffene Extremität vor Auskühlung zu schützen und in Watte einzupacken, insbesondere wenn nicht die Möglichkeit besteht, die Zimmertemperatur konstant bei 30° C zu halten. Unter dieser Außentemperatur ist die Vasodilatation optimal. Die Verwendung von Thermostaten (30—33° C) (KVALE 1952) zur Umhüllung der Extremitäten muß durch genaue Kontrolle der Temperatur sowie durch mechanische Sicherungen gegen Verbrennungen (etwa bei unbeabsichtigter Annäherung an die Wärmequelle) geregelt sein. Äußere Kälteanwendungen müssen unterbleiben. Allgemein blutdrucksenkende Maßnahmen sind ebenfalls kontraindiziert.

Jeder akute arterielle Verschluß größeren Ausmaßes erfordert die Zusammenarbeit des Internisten und Chirurgen. Der Patient muß zunächst gegen weitere Schädigungen geschützt und in strenger Bettruhe gehalten werden. Bei starken

Schmerzen ist die Anwendung von Opiaten oft unumgänglich. Etwa auftretende Kollaps- oder Schockzustände werden durch Plasmainfusionen bekämpft. Der arterielle Blutdruck soll aufrechterhalten werden (JEPSON 1955). Mit der Anwendung von Adrenalin und Noradrenalin ist allerdings wegen der unerwünschten peripheren Gefäßkontraktion Zurückhaltung zu empfehlen. Für die örtliche Anwendung von gefäßerweiternden Substanzen (intraarteriell) sind hauptsächlich das Papaverin und seine Derivate (Eupaverin) geeignet. Durch ihre Wirkung soll der reflektorische postembolische Arterienspasmus aufgehoben werden (COLLINS 1932; 1938; ALLEN und MACLEAN 1935; DE TAKATS 1936; MADSEN 1940; HAIMOVICI 1950). Die Dosierung beträgt 0,03—0,1 g Papaverin oder Eupaverin pro dosi. Dem Alkohol, per os als Kognak oder Whisky mehrmals täglich eßlöffelweise gegeben, wird ein gefäßerweiternder Effekt zugeschrieben (BROWN und COOK 1932). An weiteren Vasodilatantien werden diskutiert die Adenosintriphosphorsäure (HESS 1956) sowie mit erheblichen Einschränkungen Priscol (STONE und COOPER 1950), das aber nur die Hautgefäße erweitert; Tetraäthylammoniumbromid (GRAHAM 1951) sowie die sehr fragwürdige intravenöse Gabe von Äther (TEITELBAUM 1950).

Die wichtigste therapeutische Maßnahme stellt eine rationelle postembolische Antikoagulantienbehandlung dar, durch die sich chirurgische Eingriffe vielfach erübrigen (RICHTER u. Mitarb. 1947; ALLEN 1947). Der hauptsächliche Effekt ist die Verhinderung der Ausbildung postembolischer, distal des Arterienverschlusses sitzender arterieller Thrombosen, deren Entstehung durch anoxische Gefäßschädigung und durch das Fehlen der Blutströmung begünstigt wird. Die Mehrzahl der Autoren befürwortet einen sofortigen Einsatz der Antikoagulantien, weil hierdurch Operationen umgangen werden können, andererseits die operativen Möglichkeiten nicht beeinträchtigt sind. Die Befürchtungen von GROTH (1940), daß durch die Antikoagulantientherapie hämorrhagische Komplikationen nach der Operation verursacht werden, gelten nur für den Fall von operativen Eingriffen an der Aorta (BURT u. Mitarb. 1952; JEPSON 1955). Über günstige Erfahrungen der Heparinbehandlung bei peripheren arteriellen Embolien berichten MURRAY und BEST (1938), OLOVSON (1938/39), LINDGREN und WILANDER (1941), RICHTER u. Mitarb. (1947) (subcutane Heparindepots), ALLEN (1947), KNEPPER u. Mitarb. (1950), NELSON und KREMEN (1950), WESSLER und SILBERG (1953). Mit dem Heparinoid Thrombocid konnten BABIOCH (1950), SCHRECK (1951) ebenso wie JOHOW u. THIES (1951), EYSHOLDT (1950; 1952; 1953), ESSER u. SCHOLL (1951), HAUSER (1952), MATIS, BAUER u. ROCKSTROH (1950), FRIEDRICH (1951) ebenfalls gute Wirkungen erzielen. Wir sehen aber keinen Grund zu seiner Anwendung und ziehen Heparin vor. Die zu einer ausreichenden Gerinnungshemmung erforderliche Heparindosis beträgt, soweit nicht eine intravenöse Infusionstherapie vorgezogen wird, 4—6mal 10000 E oder 3—4mal 15000 E pro Tag. Bei Heparinoiden ist diese Dosis entsprechend höher zu wählen. BURT u. Mitarb. (1952) schalten bei Aortengabelembolien nach 1stündiger Heparinbehandlung und bislang wirkungsloser konservativer Therapie die Heparinwirkung durch Protaminsulfat (intravenös) aus. Nach der dann ausgeführten Operation wird von BURT u. Mitarb. sowie JEPSON (1955), abweichend vom Verhalten bei peripheren Embolektomien, keine Heparinbehandlung mehr durchgeführt. Teilweise bedient man sich während operativer Eingriffe an den großen Beckenarterien der örtlichen Heparinisierung (WYLIE und MCGUINESS 1953), wobei durch Polyäthylen-Katheter mittels Infusionspumpe Heparinlösung in die distal der abgeklemmten Aortenbereiche liegenden Arteriengebiete eingebracht wird (FREEMAN und GILFILLAN 1952). Von manchen Autoren wird die Heparinbehandlung für Tage bis Wochen fortgesetzt, von anderen jedoch postoperativ abgebrochen, weil sie die Hämorrhagiegefahr für größer halten als die Thrombosierungsgefahr in großkalibrigen Arterien. Gleichzeitig mit der Heparintherapie muß eine Cumarinbehandlung einsetzen, wobei die Herabsetzung der Thromboplastinwerte (nach QUICK) auf 20—30% der Norm zweckmäßig ist. Die Cumarintherapie setzt die durch Heparinanwendung erreichte initiale antikoagulatorische Wirkung in einer Dauertherapie fort und hat sich durchwegs bewährt (ALLEN 1947; RFINIS 1950; VAN DER VEER 1953; WRIGHT u. Mitarb. 1953). Dabei werden Rekanalisierungsvorgänge im Bereiche thrombosierter Arterien erleichtert und appositionelle Thrombenbildungen verhindert. Die Anwendung von Heparin erfolgt in der Regel während 2—3 Tagen in den oben genannten Dosen bis zum Wirkungseintritt der gleichzeitig angewendeten Cumarinpräparate; letztere werden je nach klinischer Notwendigkeit am besten über lange Zeit oder dauernd und auch außerhalb der stationären Behandlung fortgesetzt.

Den gleichen Zweck, die distal des Verschlusses gelegenen Arterienbereiche vor Stase- und Hypoxieschäden zu schützen, verfolgt die von GREEN (1954) vorgeschlagene Autoperfusionstherapie; hierbei wird aus der A. radialis Blut über ein Schlauchsystem in die distal des Embolus lokalisierten Arterienbereiche geleitet, bis zu einer Dauer von 8 Std. Ein Versuch dieser Therapie erscheint zumindest bei Verschlüssen großer Arterien geraten.

Vereinzelt wird bei thrombotischen Vorgängen vor den Anwendung von Ascorbinsäure wegen der Begünstigung des Gerinnungsvorgangs gewarnt (BUKHOVSKAYA 1957).

Von den chirurgischen Verfahren steht die operative Embolektomie an erster Stelle (OLOVSON 1938/39; SCOTT und WILLIAMS 1949; STIPA 1950; KNEPPER u. Mitarb. 1950; DENES 1950; AUSTIN 1954). Bedeutung gewinnt sie für solche Fälle, in denen es sich um die operative Entfernung embolisierten Tumormaterials handelt (GROTH 1940; BLUM 1950). Erweist sich der Eingriff wegen einer irreversiblen Ischämie als nötig, so soll er möglichst frühzeitig ausgeführt werden, nach HAIMOVICI (1950) möglichst innerhalb von 4 Std, nach AUSTIN (1954) innerhalb von 4—6 Std, zumindest nach 8—10 Std frustraner konservativer Behandlung. WARREN, LINTON und SCANNELL (1954) verglichen die hinsichtlich des Erfolges, Extremitäten zu konservieren, bei verschieden weiter operativer Indikationsstellung erzielten Resultate. In den Jahren 1947—1953 wurden 47,7% der akuten Arterienverschlüsse operiert, in den Jahren 1937—1946 nur 22,7%; bei stärkerer operativer Tendenz (1947—1953) werden die Erfolge als besser bezeichnet. Zuverlässige Verlaufsstatistiken eines größeren Materials von arteriellen Embolien, insbesondere solche, die Aufschluß über den Spontanverlauf geben, liegen bisher nicht vor.

Bei embolischen Verschlüssen der Aorta terminalis konnten BURT u. Mitarb. (1952) in 8 von 16 Fällen nicht operativ vorgehen; zwei dieser Patienten, bei denen der Verschluß inkomplett war, erholten sich. Die operierten Patienten wiesen nach verschiedenen Zeiten Verbesserungen der peripheren Zirkulation auf. Weitere Operationserfolge konnten von BURGESS und HARTWELL (1949), WILSON (1949), PATEL u. Mitarb. (1950), TAYLOR (1951), WELLS und DENNEEN (1951), FRASER und GOLDBERG (1951) mitgeteilt werden.

Arterienresektionen werden weniger häufig vorgenommen (SHNAYERSON 1951; STEINHARDT 1950; VALLS-SERRA 1951). Mitunter lassen sich durch knochenplastische Eingriffe thromboseauslösende Hindernisse beseitigen wie in dem von DURANTE und GROSSI (1949) behandelten Fall mit Thrombosierung der A. subclavia durch Schultergürtelsyndrom.

Die Unterbindung peripherer Venen, von SEIDEL (1955) anhand einer Beobachtung von Rückbildung peripherer Ischämie nach akzidenteller Venenthrombose bei vorheriger erfolgloser Sympathektomie günstig beurteilt, wird von anderen Autoren (LAWRENCE und DODDS 1955) nicht empfohlen.

Die Bedeutung der Sympathektomie für die Behandlung des akuten Arterienverschlusses erkennen vor allem jene Autoren an, die von der Wirksamkeit des postembolischen Arterien- und Kollateralenspasmus überzeugt sind. Trotz günstiger Erfahrungen (BROWN und ADSON 1925; CRAIG, HORTON und SHEARD 1933; PIERI 1950; CAITHAML 1954) erscheint besonders bei akuten Ischämien die Gefahr einer durch Blutdruckabfall verursachten ischämischen Gangrän beachtenswert. Nach Tierversuchen von FLASHER u. Mitarb. (1954) ist bei drohenden Hautnekrosen an den Acren das Verfahren vorteilhaft. Weniger riskant ist eine paravertebrale Novocainblockade, die sich nach den Angaben von MILWIDSKY u. Mitarb. (1952) sowie LARY und DE TAKATS (1954) bewährt hat. CAITHAML (1954) empfiehlt die Kombination der paravertebralen Sympathicusblockade mit intravenöser Infusion von Panthesin-Hydergin (60—100 cm^3 einer 0,3%igen Panthesinlösung mit 0,6—1,2 mg Hydergin in 200—300 cm^3 physiologischer Salzlösung). Diese Behandlung ist auch zur Ergänzung eventuell notwendiger Embolektomien geeignet. Von der früher verwendeten Spinalanaesthesie mit subarachnoidaler Novocaininjektion (EMMETT 1934) macht man keinen Gebrauch mehr.

Wenn sich auch in gewissen Fällen die Embolektomie nicht umgehen läßt, so können zahlreiche Patienten durch energische und zweckmäßige konservative Behandlung mit Antikoagulantien, eventuell mit intraarterieller Anwendung gefäßerweiternder Mittel, über das Stadium der drohenden Gangrän hinweggebracht werden. Wegen der hohen Quote letaler Ausgänge bei großen Embolektomien im Bereich der terminalen Aorta (nach MILWIDZKY u. Mitarb. 1952 verlaufen bis zu $^2/_3$ der Fälle tödlich) wird vielfach ein möglichst konservatives Verhalten empfohlen. RICHARDS (1954) hält seine Ergebnisse für besser als die bei operationsfreudiger Einstellung. Es sind mehrere Fälle beschrieben, bei denen unter konservativer Therapie Aortengabelembolien mit befriedigendem Endresultat überstanden wurden, z. B. von GESENIUS (1950): Im Falle von JIRZIK (1955) fehlt die aortographische Bestätigung.

Zur Therapie von Fettembolien empfahl RAPPERT (1939) wiederholte intravenöse Gaben von je 10 cm^3 einer 20%igen Lösung von dehydrocholsaurem Natrium. In der mitunter als verblüffend günstig bezeichneten Wirkung will er sogar eine Bestätigung der Diagnose Fettembolie sehen.

ε) Prognose.

Die Aussichten, eine periphere Embolie zu überstehen, hängen von der Schwere des Insultes sowie vom allgemeinen und vom kardiovasculären Zustand des Patienten ab. Erst in zweiter Linie ist die Perfektion der chirurgischen Technik in Rechnung zu stellen. Kardiovasculär dekompensierte Patienten, insbesondere Kranke mit Herzdilatation, haben eine bedeutend schlechtere Prognose, als bislang herzgesunde Individuen mit nicht dilatiertem Herzen und normalem Herzrhythmus. Akzidentelle Infektionskrankheiten verschlechtern die Aussichten erheblich, desgleichen hochgradige periphere Arteriosklerosen, Cerebral- und Coronarsklerosen sowie Diabetes mellitus. Statistiken lassen keinen verbindlichen Rückschluß auf die Allgemeinprognose zu, weil je nach dem in die Operationsindikation einbezogenen Patientenkreis der Anteil an hoch riskanten Fällen verschieden ist. ALLEN, BARKER und HINES (1935) konnten für die Erfolge der konservativen und der chirurgischen Behandlung folgende Statistik aufstellen: Unter 46 Embolien und 54 akuten Arterienthrombosen (insgesamt

100 Patienten) wurden 12 amputiert. Fünf von diesen kamen anschließend ad exitum. Außerdem starben 12 nichtoperierte Kranke. 31 embolisierte Extremitäten erholten sich postoperativ; 3 Patienten starben ohne Gangrän. Von 54 akuten Thrombosen an 60 Extremitäten erholten sich 29 Extremitäten (1 Patient starb ohne Gangrän); 31 Extremitäten wurden gangränös und brachten 14 Patienten ohne Amputation ad exitum; 15 Patienten mußten amputiert werden, davon 7 mit letalem Ausgang. Demnach hat der embolische Verschluß eine etwas günstigere Prognose als der thrombotische.

b) Arterielle Thrombose.

Die Entstehung arterieller Thrombosen auf der Basis von Lumenveränderungen sowie von Oberflächenveränderungen der Intima, sei es entzündlicher oder degenerativer Art, ist leicht erklärlich. Schwerer verständlich sind die Kausalzusammenhänge in solchen Fällen, in denen arterielle Thromben bei glatten Arterienwänden gefunden werden. Nach E. MÜLLER (1955) und MEESSEN (1939) kommt es auf Grund von fibrinoiden Verquellungen der Intima, die häufig nur unbedeutende morphologische Veränderungen erkennen läßt, zu arteriellen Thrombosen. APITZ (1944) nimmt an, daß sich auf dem Boden dieser Fibrinimprägnation Agglutinationsthromben ohne wesentliche Mitwirkung von Gewebsthrombokinase ausbilden können. Hypoxische Faktoren sowie verlangsamte Zirkulation bei vermindertem Blutdruck können dabei begünstigend wirken. Finden sich bei unauffälligen Gefäßwänden an voneinander entfernten Stellen des Körpers derartige Arterienthrombosen, so sprechen manche Autoren von „Fernthrombosen". E. MÜLLER (1955) erwähnt den Fall einer 61jährigen Patientin mit Pankreascarcinom, Lebermetastasen und Ascites, bei der solche Fernthromben auftraten und über eine Coronarthrombose zum Tode führten.

Die funktionellen Ausfälle im Gefolge von thrombotischen Arterienverschlüssen gleichen weitgehend den Symptomen beim embolischen Arterienverschluß. Doch ist ihre Ausprägung und Ausbreitung in der Regel langsamer, bisweilen schleichend oder schubweise (DE WOLFE u. Mitarb. 1954). Eine gewisse Tendenz des Thrombenwachstums von distal nach proximal ist häufig unverkennbar.

SCHRADER (1955) hat auf die erheblichen Diskrepanzen zwischen den klinischen und den pathologisch-anatomischen Initialstadien thrombotischer Arterienprozesse unter Berufung auf die Ergebnisse von WYLIE und McGUINESS (1953) aufmerksam gemacht; diese Autoren stellten fest, daß erst dann klinische Zeichen einer arteriellen Insuffizienz manifest werden, wenn der ursprüngliche Arterienquerschnitt auf etwa 10% des Ausgangswertes beschränkt ist.

Bei Verschluß einer Hauptarterie wird die kollaterale Versorgung des von der Zirkulation abgesperrten Gebietes durch kleinere noch offen stehende Arterien übernommen, die mit dem Stromgebiet anderer Arterien Verbindungen aufnehmen. EDWARDS (1954) unterscheidet hinsichtlich der verschiedenen arteriellen Gefäßversorgung 3 Klassen; am günstigsten sind die Voraussetzungen für die kollaterale Blutversorgung an solchen Organen und Körperbezirken, deren Durchblutung bereits normalerweise durch mehrere, aus verschiedenen Richtungen kommende Hauptarterien erfolgt. Die ungünstigsten Verhältnisse finden sich bei einseitiger Gefäßversorgung, wobei die betreffenden Gebiete besonders vulnerabel und vermehrt nekrosegefährdet sind. Im Extremitätenbereich gilt besonders die Ferse als ein Gebiet mit ungünstiger kollateraler Blutversorgung (STUCKE 1956).

Distal des Arterienverschlusses kommt es zu einer Erweiterung der Arterie; dieses Gebiet ist das Ziel zahlreicher kollateraler Versorgungsarterien (FLASHER u. Mitarb. 1951). Durch spezielle Untersuchungstechnik konnten AKRAWI und

WILSON (1950) an amputierten Gliedmaßen feststellen, daß in den obliterierten Arterien neben der Capillarisierung des Verschlußthrombus und neben den im Thrombengewebe sich ausbildenden endothelausgekleideten Sinus noch anderweitige längsverlaufende Kanäle mit elastischer Auskleidung angelegt werden, die bis in die schmalen offenen Seitenäste des Arterienstammes hineinreichen und damit eine wichtige Funktion bei der Kollateraldurchblutung übernehmen.

α) Thrombosen der Digitalarterien.

Digitale Arterienthromben äußern sich durch starke, irreversible Cyanose. Die Rückbildungstendenz ist schlecht. Schmerzen können fehlen. Im Falle der Gangrän steigern sie sich zur Intensität typischer ischämischer Nervenschmerzen.

β) Thrombosen im Beinbereich.

Je weiter peripher der Arterienverschluß lokalisiert ist, desto ungünstiger sind die Aussichten für eine Kollateralzirkulation und desto größer ist die Gefahr von Nekrosenbildungen.

Arterielle Thromben im Popliteabereich sind deshalb besonders gefährlich, weil die Kollateralverhältnisse extrem ungünstig liegen. Dies gilt besonders für Thrombosen der A. tibialis posterior. Ein weiterer ungünstiger Faktor sind zusätzliche proximal lokalisierte Arterienstenosen, etwa im Femoralis- oder im Ilicabereich; in solchen Fällen ist, besonders bei rascheren Verläufen, die Extremität erheblich gefährdet.

Die Thrombose der A. femoralis beginnt meist am distalen Eingang des Adductorenkanals (LINDBOM 1952). Die hier lokalisierten Arterienstenosen sind nach SCHRADER (1950) und WANKE (1953) die häufigsten arteriellen Durchblutungsstörungen überhaupt (Arteriose der A. femoralis, SCHRADER 1950). Hinsichtlich der Thromboseneigung nimmt die A. femoralis eine Sonderstellung ein (WEIS 1950). Die Thrombosen werden dadurch begünstigt, daß im Verlaufe der 20 bis 25 cm langen Strecke des Adductorenkanals die Arterie keine Seitenäste abgibt, wodurch vermehrte Gelegenheit zur Thrombosierung besteht. Demgemäß wird ein von distal nach proximal fortschreitendes Wachstum der Femoralarterienthromben, das klinisch lange Zeit latent bleiben kann, beobachtet (keine Obliteration von Kollateralarterien). Die Symptome dieses Verschlusses bestehen hauptsächlich in einer Dysbasie der Wadenmuskulatur (Femoralis-Syndrom; Palma-Syndrom: BUSTOS 1950; BUSTOS und BASCH 1951). Die Kollateralversorgung ist meist günstig und wird durch die A. profunda femoris übernommen, die eine Verbindung zu den nicht thrombosierten Bereichen der A. femoralis distal vom Adductorenkanal herstellt und nur äußerst selten selbst der Thrombose anheimfällt (SCHRADER 1955). SCHRADER (1955) sah nur einmal unter 450 arteriellen Durchblutungsstörungen das Verschlußsyndrom der A. profunda femoris (vgl. BERNASCONI und PALOMBA 1953). Die Hauptbedeutung der Thrombosen der A. femoralis liegt nicht so sehr in der unmittelbaren Wirkung auf die arterielle Versorgung der Peripherie, die meist ausreichend kompensiert wird, sondern in der Gefahr des Fortschreitens in den Bereich der A. ilica. Therapeutisch erübrigen sich operative Eingriffe, da Nekrosen kaum auftreten. Übungsbehandlung macht die arterielle Insuffizienz geringer.

γ) Beckenarterienthrombosen.

Thrombosen der A. ilica externa können sowohl isoliert, d.h. ohne gleichzeitige Thrombosen der A. femoralis, vorkommen wie auch in Verbindung mit Femoralisthrombosen; letzteres ist doppelt so häufig (SCHRADER 1955). Isolierter thrombotischer Verschluß der A. ilica externa zeigt sich durch eine charakteristische Dysbasia intermittens der Wadenmuskulatur an. Während bei akutem Auftreten (Embolie) eine Gangrän sich entwickeln kann, ist die Prognose bei den weniger schlagartigen Verschlüssen der A. ilica externa wesentlich besser. Ätiologisch kommen nur selten traumatische Veränderungen in Frage (ARNULF und DU COLOMBIER 1952), meist endangitische oder arteriosklerotische Prozesse.

Die mit Femoralisthrombose kombinierte Form der Thrombose der A. ilica externa führt ebenfalls zur Claudicatio, wobei bisweilen durch zusätzliches Übergreifen auf die A. ilica interna eine Oberschenkelclaudicatio geringeren Ausmaßes hinzutreten kann. Da die Prozesse durch ihren langsamen Verlauf meist Gelegenheit zur Ausbildung von Kollateralen geben, kommt es selten zu trophischen Störungen. In Einzelfällen können isolierte und kurze segmentale Stenosen der A. ilica externa operativ zugänglich sein. Auf die A. ilica communis übergreifende Verschlüsse sind inoperabel (SCHRADER 1955).

Die Thrombose der A. ilica communis, trotz ihres häufigeren Vorkommens gegenüber den Aortenthrombosen in der Literatur früher stiefmütterlich behandelt (DE WOLFE u. Mitarb. 1954; SCHRADER 1955), ist ebenso häufig wie die ascendierende Femoralis-Ilica-externa-Thrombose und 7mal häufiger als die Aortenthrombose. Sie verursacht in typischen (isolierten) Fällen dysbatische Schmerzen im Hüft- und Oberschenkelbereich, weil die für die Durchblutung dieser Gebiete zuständige Ilica interna beim Ilica-communis-Verschluß nur über Anastomosen mit Blut versorgt wird. Bei Männern führt doppelseitige Thrombosierung nicht selten zu Erektionsschwäche, da der A. ilica interna auch die Füllung der Corpora cavernosa penis obliegt, und zwar um so mehr, je näher die Stenose an den Abgang der Ilica interna heranreicht. Dieses Symptom ist differentialdiagnostisch zur Erfassung isolierter Ilica interna-Thrombosen verwertbar. Bei Verschlüssen distal des Abgangs der A. ilica interna, also in der A. ilica externa, finden sich keinerlei Oberschenkel-, Hüft- und Erektionsbeschwerden, sofern die proximalwärts der Stenose verlaufenden Arterien frei sind. Ruheschmerzen kommen bei isolierten Ilica communis-Stenosen kaum vor. SCHRADER (1955) erwähnt das Auftreten unwillkürlicher Extremitätenzuckungen bei Nacht im Bereich der befallenen Muskulatur. Fehlen oder erhebliche Abschwächung der Leistenpulse kann durch Palpation und Oszillographie nachgewiesen werden. Ilica communis-Stenosen führen auch zur Blässe der Extremitätenhaut, besonders im Oberschenkelbereich. Für Ilica-interna-Verschlüsse gilt das Auftreten von Glutaeusparästhesien als charakteristisch (SCHRADER 1955). Die Hauptbedeutung der Ilica-Thrombosen besteht in ihrer häufigen Aszendenz in die Aorta (STRAUS u. Mitarb. 1946; SCHRADER 1955). Gesellt sich zu Beckenarterienthrombosen ein peripherer Arterienverschluß, besonders im Bereich der A. poplitea und der A. tibialis posterior, so kommt es nur in 75% dieser Fälle zur Kompensation, in 25% tritt Nekrose ein. Entstehen die Beckenarterienthrombosen ascendierend aus Verschlüssen peripherer Arterien, so ist wegen der Unmöglichkeit der Kollateralversorgung (kein Anschluß an eine distale Hauptarterie) die Prognose ungünstig. Isolierte segmentale Ilicaverschlüsse können in Einzelfällen durch Operation (Desobstruktion oder Arterienresektion mit nachfolgender Transplantation) erfolgreich beeinflußt werden. SZILAGYI und OVERHULSE (1955) sahen bei 27 eigenen Fällen 76% günstige postoperative Verläufe, wobei sie sich der arteriellen Gefäßverpflanzung bedienten.

δ) Thrombosen der Bauchaorta.

Die Häufigkeit der Bauchaortenthrombosen schätzt SCHRADER (1955) nach der umfangreichen Literatur auf etwa 1% der arteriellen Durchblutungsstörungen. STARER u. SUTTON (1958) fanden bei Durchsicht eines

4 Jahre umfassenden Obduktionsmaterials die Aortenthrombose in 0,12—0,15%. Es ist SCHRADERs Verdienst, einen ausgezeichneten monographischen Überblick über die bis 1955 mitgeteilten Beobachtungen über die Thrombosen der Beckenarterien erarbeitet zu haben. Darüber hinaus konnte er die Symptomatologie dieser Zustandsbilder, die bisher zu schematisch und unkritisch gehandhabt wurde, auf bisher unerreichte Art in verständlicher Form darstellen. Ermöglicht wurde dies durch klinische und aortographische Subtildiagnostik. Einzelheiten über historische, statistische und kasuistische Fragen sind der Schraderschen Monographie zu entnehmen, deren Ausführungen wir uns nur im wesentlichen anschließen können.

Pathogenetisch sind zu unterscheiden:

a) Ascendierende, aus einer Thrombose der A. ilica communis entstehende Aortenthrombosen; sie werden am häufigsten klinisch festgestellt;

b) descendierende Thrombosen, die von der Aorta in die Bifurkation gelangen;

c) ascendierende Thrombosen, die von der A. femoralis ausgehend über die Aa. ilicae die Aorta erreichen.

BOGARDUS u. Mitarb. (1954) machten auf den pathogenetischen Faktor des Blutaufpralls auf die Beckenarterienwände aufmerksam, welcher der Entwicklung von Intimaveränderungen Vorschub leistet.

Es wäre falsch, Totalverschlüsse der Aorta und der großen Beckenarterien als unvereinbar mit dem Leben zu bezeichnen. Charakteristisch ist bei diesen Thrombosen vielmehr der lange, torpide und meist schleichende Verlauf mit Anamnesen von über 10 Jahren Dauer (in 20% der Fälle), durchschnittlich 5 Jahren Dauer, sowie das hohe Alter der Kranken. Gewöhnlich findet man die Zeichen vorzeitiger Alterung und allgemeiner Sklerose, verbunden mit organischen Herzveränderungen, selten nur Hypertonie und Diabetes (SCHRADER 1955). Den Hauptanteil der Kranken bilden Männer zwischen 40 und 60 Jahren. STARER u. SUTTON (1958) errechneten aus ihren 32 Beobachtungen von Aortenthrombosen ein Durchschnittsalter von 51,3 Jahren.

Symptomatologie. Das charakteristische Syndrom des Aortenverschlusses sah man in Erektionsstörung, Atrophie und Schwäche der Beinmuskulatur, Blässe und Kälte der Haut (LÉRICHE 1923). Hinzu kann Haarausfall an den unteren Extremitäten kommen (MILANES u. Mitarb. 1952). Auf Grund der Erfahrungen von CLELAND (1944), WANKE (1953), BARNETT u. Mitarb. (1952), LOOSE und HARMS (1954); DE WOLFE u. Mitarb. (1954) sowie WANKE und ALNOR (1955) sind hierzu noch der doppelseitige dysbatische Wadenschmerz, die Claudicatio der Hüftmuskulatur (KRAMER u. Mitarb. 1958) und vor allem das Fehlen der Femoralispulse zu rechnen (SCHRADER 1955).

Nach MILANES u. Mitarb. (1952) stellt die Arteriosklerose den Hauptanteil der Patienten; auch DE WOLFE u. Mitarb. (1954) halten sie für das am häufigsten zugrunde liegende Krankheitsbild. Daneben spielen die Endangitis obliterans, thromboembolische Insulte aus dem linken Herzen, sowie seltener myxomatöse Bildungen in den Herzhöhlen (YOUNG u. Mitarb. 1947) eine Rolle. Trotz vielfach behaupteter Progressionsneigung der Aorta- und Ilicathrombosen wird von anderer Seite (DE WOLFE u. Mitarb. 1954; MILANES u. Mitarb. 1952) gerade das geringe Fortschreiten der Thrombosen betont. Unter 31 Fällen konnten DE WOLFE u. Mitarb. (1954) nur einmal die Aszendenz einer Ilicathrombose zur Aortengabelthrombose beobachten. Eines der Kernsymptome der Aortengabelverschlüsse ist die Erektionsschwäche männlicher Patienten, bedingt durch den gleichzeitig vorhandenen doppelseitigen Ilica interna-Verschluß (BARNETT u. Mitarb. 1952; SCHRADER 1955). Das Symptom wurde von LOOSE (1954) unter 550 aortographierten Patienten insgesamt in 21,3% der Fälle gefunden.

Der klinische Beschwerdetyp der Aortengabelthrombose ist nach SCHRADER (1955), sowie WYLIE und MCGUINESS (1953) nicht konstant, weil das Ausmaß der Stenosierung bzw. Thrombosierung im Bereich der A. ilica communis und der A. ilica interna sowie die Beteiligung von Becken-, Hüft- und Oberschenkelarterien sehr wechselnd sein kann. SCHRADER (1955) kommt auf Grund einer Auswertung der Symptome an 154 Aortenthrombosen zu folgenden charakteristischen Zeichen:

1. Doppelseitiger dysbatischer Wadenschmerz in 90% der Fälle, wobei die Gehstrecke zwischen 30 und 50 m durchschnittlich beträgt (nur selten Hüft-, Kreuz- und Gesäßschmerzen).

2. Krampfartige nächtliche Ruheschmerzen der Wade, die jedoch durch (häufig simultan vorhandene) weiter peripher lokalisierte Arterienstenosen verursacht sind; außerdem Ruheschmerzen im Bereich von Füßen und Zehen, besonders bei Fällen, die aus ascendierenden Femoralisthrombosen hervorgegangen sind.

3. Erektionsschwäche männlicher Patienten, weniger konstant die als Wadendysbasie.

4. Nur selten Bauchschmerzen.

Der Befund ist ferner charakterisiert durch abgefallene Hauttemperatur, Blässe oder Cyanose im Bereich der Beine, durch erheblich verzögerte reaktive Hautrötung (5 min), durch charakteristische Änderungen im Ballistokardiogramm (ELKIN und COOPER 1949), sowie vor allem durch das Fehlen der Leisten- und Fußpulse, was nicht nur oszillographisch sondern palpatorisch leicht feststellbar ist. Das letztgenannte Symptom bietet zusammen mit der doppelseitigen Wadendysbasie das wesentliche Zeichen für die Diagnose des Aortenverschlusses. STARER und SUTTON (1958) beschrieben ein systolisches Geräusch, das über den Processus spinales der Lendenwirbelsäule hörbar ist und durch Strömung in arteriellen Kollateralen zustande kommen soll.

Für Fälle, bei denen ein operativer Eingriff überhaupt in Erwägung gezogen werden kann, liefert die Aortographie (Nachweis des Abbruches des Kontrastmittelschattens in der Aorta) weitere spezielle Aufschlüsse. Außer mit Hilfe der abdominalen Palpation, bei der das Fehlen von Aortenpulsationen festgestellt werden kann, bietet die Aortographie die einzige Entscheidungsmöglichkeit, ob es sich um eine Aortenthrombose oder um eine doppelseitige vollständige Thrombose beider Aa. ilicae communes handelt. Ohne aortographische Untersuchung ist auch unter sonst günstigen Voraussetzungen an einen operativen Eingriff nicht zu denken (GESENIUS 1950; CARROLL u. Mitarb. 1952; ELLIOTT und PECK 1952; KEKWICK u. Mitarb. 1952; SHAPIRO 1952; MILANES u. Mitarb. 1952; DE WOLFE u. Mitarb. 1954). Durch dieses Verfahren läßt sich auch das Ausmaß der Kollateralzirkulation (SZILAGYI und OVERHULSE 1955 u. a.) feststellen.

Oszillographische Untersuchungen wurden von GESENIUS (1950) und ÖRNDAHL (1953), weiterhin besonders ausführlich von SCHRADER (1955) mitgeteilt.

Daß trotz dieser diagnostischen Möglichkeiten die Unterscheidung gegenüber einer generalisierten Panangitis, namentlich beim Hinzukommen eines renalen Hochdrucks, schwierig sein kann, geht unter anderem aus der Mitteilung von PORTWICH und REINWEIN (1956) hervor.

Die bei Aortengabelverschlüssen einspringenden Kollateralen kommen zustande

a) über die A. mesenterica caudalis durch Verbindungen mit der A. ilica interna;

b) über die A. thoracica interna durch Verbindungen mit der A. epigastrica cranialis und der A. epigastrica caudalis;

c) über die Aa. intercostales durch Verbindungen mit der A. epigastrica caudalis usw., sowie

d) über die A. mesenterica cranialis zur A. mesenterica caudalis (Riolan-Anastomose[1]) zum Bereich der A. ilica interna.

Die relativ besten Kollateralzirkulationen werden bei den proximal sitzenden isolierten Ilica communis-Thrombosen, sowie bei auf die Aorta beschränkten Thrombosen gefunden (GESENIUS und NEUBART 1950).

Die erhebliche Zahl unvollständiger thrombotischer Verschlüsse (DE WOLFE u. Mitarb. 1954) führt zu Überschneidungen und Durchbrechungen der oben skizzierten Beschwerdekomplexe. Unvollständige Verschlüsse im Ilicabereich bewirken nur selten (nach DE WOLFE u. Mitarb. 1954 nur in einem von 47 Fällen) Impotenz und verursachen überwiegend Glutaeusparästhesien und Muskeldysbasie im Bereich der Beine.

Begleitende Thrombophlebitiden gelten nicht als häufig (W. M. BOYD 1950; LUETH 1940; SCHRADER 1955). Durchblutungsstörungen des Rückenmarks kommen nach SCHRADER (1955) im Gefolge von Aortenthrombosen nicht zustande.

Die *Prognose* der Beckenarterienthrombosen ist bei 55—65jährigen hinsichtlich der Erhaltung der Extremitäten im allgemeinen auf 3—5 Jahre gut; bei 30—40-jährigen Patienten soll sie wegen des schnelleren Krankheitsablaufes ungünstiger sein. STARER u. SUTTON (1958) konnten unter 32 Patienten mit Aortenthrombose in 20 Fällen eine langsame Progredienz, bei 12 Patienten dagegen einen klinisch akuten Beginn des Beschwerdekomplexes verzeichnen.

Die allgemeine Lebenserwartung bei isolierten Beckenarterienthrombosen schätzt SCHRADER (1955) auf 10—15 Jahre. Doch muß bei generalisierten Gefäßkrankheiten, z. B. typischen Endangitiden, mit erheblich kürzerem Verlauf gerechnet werden.

Die *Therapie* soll, da eine befriedigende chirurgische Behandlung in der Regel nicht zur Verfügung steht, bei umfangreichen Beckenarterienthrombosen grundsätzlich konservativ sein (DE WOLFE u. Mitarb. 1954; SCHRADER 1955). Der operative Eingriff sollte auf segmentale Stenosen mit guter distaler Durchgängigkeit der Arterien beschränkt werden (FONTAINE 1955; LUKE 1954). Wenn trotzdem kasuistische Mitteilungen über erfolgreiche Gefäßtransplantationen bekannt wurden (GIBERSON u. Mitarb. 1954; MEILLERE 1950; OUDOT 1951) ändert dies nichts an der sehr ungünstigen Statistik, die aus der chirurgischen Literatur hervorgeht. Durch Thrombendarteriektomie kann nur bei kurzen segmentalen Stenosen ein Erfolg erzielbar sein. Selten sind die Fälle, bei denen eine Umgehungsoperation (by-pass operation mit Arterienplastik) sinnvoll ist. In der Frage der Heparinisierung vor, bei und nach operativen Eingriffen werden verschiedene Standpunkte vertreten. Der vordringlichste Zweck, die Verhinderung der Thrombenbildung distal der während der Operation abgeklemmten Arterienbereiche, läßt sich durch maschinelle Infusion während der Operation mittels Polyäthylenkatheter erreichen. Über den Wert einer post operationem fortgesetzten Heparin- und Antikoagulantienbehandlung gibt es unterschiedliche Meinungen.

Sympathektomien sind bei Beckenarterienthrombosen meist nicht nötig, da ohnehin keine Hautdefekte sondern meist nur Dysbasien vorliegen. In Einzelfällen mit drohenden Hautnekrosen kommt der Eingriff in Frage.

Bei der allgemein gesteigerten Operationsgefährdung der Patienten, die nach GOTTLOB (1952) und SCHRADER (1955) sich aus der kardiovasculären Situation ergibt, muß Zurückhaltung bei der Indikationsstellung als zweckmäßig erscheinen.

---

[1] Benannt nach JEAN RIOLAN (Riolanus), Paris (1577—1657).

Als Komplikationen von Bauchaortenthrombosen sind Verschlüsse der A. spermatica möglich; SHANK (1950) beschrieb einen derartigen Verschluß durch ein Aneurysma der A. ilica communis.

Abdominale Schmerzen konnte SCHRADER (1955) nur in 5 von 154 Fällen von Aortenthrombose beobachten, obwohl sie zufolge der häufigen Mesenterialarterienverschlüsse öfter zu erwarten wären. Bei etwa $^3/_4$ aller Aortenthrombosen wird die A. mesenterica caudalis verschlossen gefunden; doch sind Fälle von Sigmoidgangrän (THEIS 1952; THOMSON 1948) relativ selten, da das langsame Fortschreiten der Aortenthrombose die Möglichkeit einer Kollateralversorgung begünstigt (MERSHEIMER u. Mitarb. 1953). Sogar beim Verschluß der A. mesenterica cranialis sind die klinischen Symptome der arteriellen Insuffizienz des Intestinalbereiches nach SCHRADER (1955) mitunter gering. Bei plötzlichem Auftreten kann der Verlauf akut tödlich sein (vgl. DE LORENZO und SMANIO 1950; LOIZZI 1953).

Wird in eine Aortenthrombose der Abgang einer Nierenarterie oder beider Nierenarterien einbezogen, kann es je nach dem Grad der Nierenischämie zur Entwicklung einer renalen Hypertonie kommen (vgl. WOLLHEIM und MOELLER: Hypertonie, dieses Handbuch Bd. IX/5, S. 625). Jeder renale Hochdruck bei Patienten mit Durchblutungsstörungen sollte nicht nur an streng intrarenale Gefäßprozesse denken lassen, sondern auch an die therapeutisch ungleich dankbareren Aorten- und Nierenarterien-Thrombosen. Entsprechende Fälle wurden in den letzten Jahren vielfach mitgeteilt (STAHNKE 1928; WANG 1949; BOHLE 1950; FREEMAN u. Mitarb. 1954; BRASS 1950; MALISOFF und MACHT 1951; MARTORELL 1953; SCHRADER und GADERMANN 1953; FELLMANN und ZOLLINGER 1953; HUEBER u. Mitarb. 1954; POUTASSE 1956; HILLENBRAND und WOLF 1956; KRAUTWALD u. Mitarb. 1955; CARSTENSEN 1957; WYATT u. FELSON 1957).

Klinisch wird von MALISOFF und MACHT (1951) sowie von POUTASSE (1956) ein abdominaler oder seitlicher Schmerz (Nierengegend) beschrieben, der dem rapiden Blutdruckanstieg vorausgeht. Bei einseitigen Prozessen können urographisch eventuell einseitige Ausfälle der Nierenfunktion festgestellt werden. Im Bereich der erkrankten Niere kommt es zunächst zur Verminderung der Gesamtdurchblutung, später zur Abnahme des Glomerulumfiltrats. Die wichtigste diagnostische Methode ist die Aortographie. Therapeutisch ist entweder an eine operative Desobstruktion verlegter Nierenarterien oder an einseitige Nephrektomie zu denken, falls eine suffiziente Zweitniere vorhanden ist. Die Heilung derartiger Patienten durch Operation ist beschrieben (MALISOFF und MACHT 1951; FREEMAN u. Mitarb. 1954; POUTASSE 1956 u. a.).

ε) Aortenbogensyndrom.

Obwohl bereits seit über 100 Jahren klinische Beobachtungen über das Aortenbogensyndrom gesammelt wurden, verdankt man die Kenntnis dieses Krankheitsbildes hauptsächlich den Beobachtungen der letzten 50 Jahre, die sich mit Durchblutungsstörungen im Bereiche des Kopfes und des Schultergürtels befaßten. Das gemeinsame dieses hauptsächlich im Bereiche des Aortenbogens und seiner Abgangsäste auftretenden Krankheitsbildes sind thrombotische Arterienverschlüsse auf entzündlicher Grundlage, die zu Stenosierungen in den aortennahen Bereichen der Schulter- und Kopfarterien führen. Obwohl es sich um keine nosologische Einheit handelt, sondern nur um eine weitgehend übereinstimmende klinische Symptomatologie, ist die Besprechung dieser Zustände und ihre Zusammenfassung unter der Bezeichnung Aortenbogensyndrom berechtigt. Bezüglich des älteren Schrifttums sei auf die Arbeit von HARDERS und WENDEROTH (1955) verwiesen.

Nach dem Japaner TAKAYASU (1908) wird die progressive obliterierende brachiocephale Arteriitis als „pulseless disease" benannt. Ob die zunächst in Japan häufiger als in der übrigen Welt gestellte Diagnose des Krankheitsbildes (SHIMIZU 1948; SHIMIZU und SANO 1951) auf ein wirklich gehäuftes Vorkommen in diesem Lande zurückzuführen ist, läßt sich nicht beurteilen, zumal in letzter Zeit die Beobachtungen des Krankheitsbildes in Europa und Amerika erheblich zugenommen haben. In Afrika wurde von STERNE (1956) ein Fall beschrieben. HARDERS und WENDEROTH (1955) empfehlen die Eliminierung der formes frustes zugunsten einer Beschränkung auf die voll ausgebildeten Krankheitsbilder, während Ross und McKUSICK (1953) auch nicht voll entwickelte Zustände in ihre Untersuchungen einbezogen haben. Die Veröffentlichungen über sonstiges Vorkommen isolierter Carotisthrombosen (SWANSON 1951) und über Thrombosen der Armarterien (SCHAPOSNIK u. Mitarb. 1951) sind spärlich, wenn man von Fällen mit Endangitis obliterans (s. S. 285) absieht.

Bisher sind nach KALMANSOHN und KALMANSOHN (1957), HARDERS und WENDEROTH (1955) bereits weit über 100 Fälle von Aortenbogensyndrom in der Literatur mitgeteilt. Jedoch ist hieraus kein sicherer Rückschluß auf die Häufigkeit der Krankheit angängig, da das Syndrom bisher viel zu wenig Beachtung fand. KALMANSOHN und KALMANSOHN (1957) referieren über 90 in Japan und 32 außerhalb Japans beobachtete Fälle; deren Durchschnittsalter wird mit 31 Jahren angegeben. Die Krankheit tritt anerkanntermaßen bei jungen Frauen bevorzugt auf.

Pathogenese. Die dem Syndrom zugrunde liegenden Gefäßkrankheiten weisen lediglich eine gemeinsame Lokalisation auf. In vielen Fällen ließ sich eine syphilitische Aortitis als Grundlage ermitteln. Daß die syphilitischen Veränderungen im Gegensatz zu früheren Ansichten nicht streng auf die Aorta beschränkt bleiben, sondern in die Halsgefäße hineinreichen können, wurde von HÖLSCHER (1914) festgestellt. HARDERS und WENDEROTH (1955) sehen nach gründlicher Durchsicht der Literatur in der Syphilis die häufigste Ursache des Aortenbogensyndroms; meist handelt es sich dabei um eine diffuse Aortitis luica, seltener um luische Aortenaneurysmen (TÜRK 1901; TÖPPICH 1921; CRAWFORD 1921; STADLER 1932; COHEN und DAVIE 1933; KAMPMEIER und NEUMANN 1930; BITTORF 1947; BARKER 1949; LAMPEN und WADULLA 1950; VOLHARD 1950; Ross und McKUSICK 1953; FINCK 1954 u.a.). Überschneidungen mit gleichzeitig vorhandenen Aortensklerosen werden häufig angetroffen, zumal das Alter der Patienten keineswegs regelmäßig so niedrig ist, wie die Bezeichnung „young female arteritis" (SKIPPER und FLINT 1952) vermuten läßt. Vielfach werden riesenzellige Arteriitiden gefunden (BUSTAMANTE u. Mitarb. 1954; McMILLAN 1950; KRASNOFF und BRODY 1956), häufig auch riesenzellfreie Entzündungen (BARKER und EDWARDS 1955; MYERS u. Mitarb. 1956). Von MANGOLD und ROTH (1954) sowie CACCAMISE und WHITMAN (1952) wurden histologisch Endangitiden, von BROWN (1929) eine Periarteriitis nodosa, von SHIMIZU und SANO (1951) tuberkulöse Arteriitiden festgestellt. Nicht selten waren aneurysmatische Aortenveränderungen für die Durchblutungsstörungen verantwortlich (CRAWFORD 1921; BOYD 1924; KAMPMEIER und NEUMANN 1930), die erklärlicherweise zu funktionell gleichartigen Störungen führen können. Die Hereinnahme des Begriffes der Kollagenkrankheiten zur Erklärung des Syndroms (CHANG HSIOH-TEH u. Mitarb. 1955) bringt mehr Unklarheit in den Komplex als die Anerkennung verschiedenartiger unspezifischer Arterienentzündungen, wie der serösen Mesaortitis (HOMMERICH 1952) und rheumatischer Arteriitiden. Mit einer gewissen Wahrscheinlichkeit sind zum rheumatischen Formenkreis auch die Patienten mit young female arteritis zu rechnen, in der Regel junge Frauen zwischen 15 und 30 Jahren, hauptsächlich aus feuchtem Küstenklima (Japan,

Nordsee usw.), die anamnestisch vielfach rheumatische Erkrankungen aufweisen (ASK-UPMARK 1954). KOSZEWSKI und HUBBARD (1957) setzen sich für die Bezeichnung „branchiale Arteritis" wegen der auffälligen Lokalisation in der Kiemenbogengegend ein. Schließlich kann auch durch eine cervicale arteriovenöse Fistel das Syndrom hervorgerufen werden (LEWIS und STOKES 1942), außerdem durch multiple Embolien (ALERGANT 1954). Fälle mit traumatischer Genese wurden von BROADBENT (1875) (zit. nach ROSS und McKUSICK 1953) sowie COHEN und DAVIE (1933) mitgeteilt. Kongenitale Kleinheit der aus dem Aortenbogen entspringenden Gefäßostien (SKIPPER und FLINT 1952) sowie Gefäßanomalien im Aortenbogenbereich (KAMPMEIER und NEUMANN 1930; ASK-UPMARK 1954) werden ebenfalls in die ätiologischen Erwägungen einbezogen. Auf die häufig komplexen Ursachen des Syndroms durch mehrere der genannten ätiologischen Faktoren wird von HARDERS und WENDEROTH (1955) aufmerksam gemacht.

Symptomatologie. Während der akuten Schübe der dem Krankheitsbild zugrunde liegenden Prozesse sind entzündliche Allgemeinsymptome zu beobachten. Die Blutkörperchensenkung ist beschleunigt (JOOB 1947; FROVIG und LÖKEN 1951; ASK-UPMARK 1954 u. a.); es besteht Leukocytose und vielfach Fieber. Fehlende Senkungsbeschleunigung, Normocytose u. a. können trotz nachweisbarer Aortenbogensyndrome in den nicht entzündlichen Stadien der Krankheit vorkommen. Über das Verhalten der Eiweißkörper mit initialer Vermehrung der α_2-Globuline und anschließender Gamma-Globulinsteigerung wurde bereits bei der Riesenzellenarteriitis berichtet.

Im Mittelpunkt des klinischen Bildes stehen die Durchblutungsstörungen im Bereich des Kopfes und der oberen Extremitäten. Die Kranken sind cerebral leistungsunfähig und neigen zu Ohnmachtszuständen, besonders beim Stehen und beim Gehen, deren Intensität im Laufe längerer Krankheitsdauer zunimmt (BUSTAMANTE u. Mitarb. 1954; WANG MING-CHÈN 1958). Dagegen ist das Befinden im Liegen bedeutend besser (MANGOLD und ROTH 1954). Muskelkrämpfe ähnlich den Zustandsbildern beim Adams-Stokes-Syndrom werden häufig beobachtet (CURRIER u. Mitarb. 1954), können sogar Anlaß zur Verwechslung mit Hirntumoren geben (GIFFIN u. Mitarb. 1939). Die Sehstörungen beruhen in erster Linie auf Ischämie des Auges, wobei sich örtliche Sehschwächen verschiedener Intensität bis zur totalen Amaurose einstellen können (WHITMAN 1952; CACCAMISE und OKUDA 1954). Als charakteristisch gilt die Abnahme der Sehfähigkeit beim Gehen, weshalb FROVIG (1946) von visueller Claudicatio spricht, und die Besserung beim Liegen. Der Netzhautarteriendruck ist insbesondere initial (HEYDENREICH 1957) erniedrigt, teilweise unter 10 mm Hg (GIFFIN u. Mitarb. 1939), was sich durch äußerliche Kompression der Halsschlagadern noch verstärken läßt. Im Netzhautbereich können ophthalmoskopisch Unterbrechungen der Blutsäule (RAEDER 1927), sog. sludge phenomena und ähnliche Zustände beobachtet werden (HARDERS und WENDEROTH 1955). Die Pupillen sind meist weit, die Iris bekommt dünnes, schleierartiges Aussehen. Linsentrübungen sind häufig. OOTA (1940) sowie WHITMAN (1952) beschrieben peripapilläre arteriovenöse Anastomosen, SKIPPER und FLINT (1952) Anastomosenbildungen im Irisbereich. WANG MING-CHÈN (1958) sah vermehrte Schlängelung und Dilatation von dunkelgefärbten Venen im Retinabereich. Bei einem Patienten dieses Autors waren in liegender Position die beim Aufsetzen deutlichen Pulsationen der Arteria centralis retinae nicht erkennbar. Über die erheblichen Einschränkungen der Sehfähigkeit (BUSTAMANTE u. Mitarb. 1954; STEFANESCU u. Mitarb. 1956; GARRIDO u. Mitarb. 1953 u. a.) und die Gesichtsfeldeinschränkungen (SATO 1938 u. a.) sind sich die meisten Autoren einig. Auch Retinaatrophien, Degenerations- und Pigmentherde sowie Glaukombildungen mit

Opticusatrophie (LEWIS und STOKES 1942) kommen vor. Manche Veränderungen dürften nicht allein auf ischämischer Basis, sondern auch durch Folgen einer arteriellen Hypertonie bedingt sein, z. B. cotton-wool-Exsudate (LAMPEN 1952), Netzhautblutungen und die Glaukome mit Opticusatrophie (KALMANSOHN und KALMANSOHN 1947). Das rechte Auge wird meist stärker geschädigt als das linke (ASK-UPMARK 1954; FROVIG 1946; SKIPPER und FLINT 1952). In einigen Fällen ist auch die Hörfähigkeit vermindert (CRAWFORD 1921; MARINESCO und KREINDLER (1936); doch sind diese Veränderungen seltener, weil die für die Innenohrversorgung zuständige A. vertebralis häufig nicht in den Prozeß einbezogen ist.

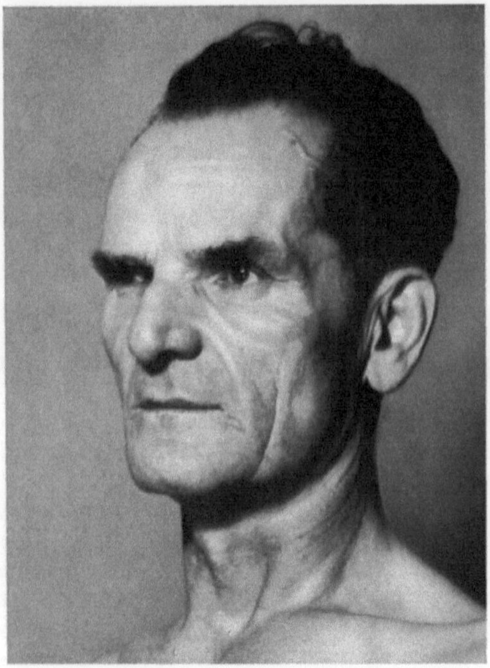

Der gesamte Kopfbereich kann durch die Minderdurchblutung trophisch gestört sein. HARDERS und WENDEROTH (1955) bieten eine eindrucksvolle Abbildung eines solchen „Knochenschädels" (vgl. Abbildung 62).

Sämtliche Weichteile und Muskeln treten gegenüber den Knochenteilen zurück. Es können sogar Entkalkungsvorgänge an den Knochen vorkommen (MARINESCO und KREINDLER 1936). Durch Knorpelatrophien kann es an der Nase zu Septumperforation (HARBITZ 1926) und Sattelnasenbildung (AGGELER u. Mitarb. 1941; MARINESCO und KREINDLER 1936) kommen. Im Mundbereich sind Zahnverluste und marginale Parodontitiden beobachtet (BROWN 1939;

Abb. 62. „Knochenschädel" mit Enophthalmus und Atrophie des Temporalmuskels. (Nach HARDERS und WENDEROTH 1955.)

MARTORELL und FABRE 1954). Kaumuskelschwäche (Dysbasia masticatoria) beschrieb ASK-UPMARK (1954). In vereinzelten Fällen wurden Ulcerationen beobachtet, so an der Nasenspitze (CACCAMISE und WHITMAN 1952) und an der Ohrmuschel (KOURETAS und DJACOS 1941). Schleimhautatrophie soll nach KALMANSOHN und KALMANSOHN (1957) keine Seltenheit sein.

Die oberen Extremitäten stehen unter einer besonders quälenden arteriellen Insuffizienz (ASK-UPMARK 1954), wodurch kaum das Heben der Arme möglich ist (CHANG HSIOH-TEH u. Mitarb. 1955). Armmuskelatrophien (MARTORELL und FABRE 1954) sowie Handmuskelschwund (MARINESCO und KREINDLER 1936) wurden festgestellt. Auffällig ist die Neigung zu starker Auskühlung der Arme (LAMPEN und WADULLA 1950; HARDERS und WENDEROTH 1954) und zu trophischen Veränderungen der Nägel, außerdem zu Trommelschlegelfingern (MARINESCO und KREINDLER 1936).

Das Fehlen der Pulse und die Kleinheit der oszillometrischen Ausschläge waren für die Bezeichnung „pulseless disease" bestimmend.

Die kaudalen Körperbereiche lassen in charakteristischen Fällen eine arterielle Hypertonie erkennen (LAMPEN und WADULLA 1950; LAMPEN 1952; STEFANESCU und NICOLAESCU 1956), verbunden mit Tachykardie und Leukocytose als Zeichen eines übermächtigen Sympathicuseinflusses. Der Hochdruck ist durch die verminderte Druckwirkung im Carotisbereich als Entzügelungshochdruck zu erklären (LAMPEN und WADULLA 1950; VOLHARD 1950). Nach HARDERS und WENDEROTH (1955) wäre daneben auch die ätiologische Rolle der Einengung des arteriellen Windkessels durch den Grundprozeß, des Übergriffes der Aortitis auf aortale Vagusfasern (STADLER 1932) sowie der Reaktion auf die zentrale Hypoxämie und Hypoxie zu diskutieren. LAMPEN (1952) bezeichnet diesen Hochdruck als einen Erfordernishochdruck mit sinnvoller Wirkung (Behebung der kranialen Ischämie), (vgl. WOLLHEIM und MOELLER dieses Handb., Bd. IX/5).

Für Fälle mit ausgeprägter Hypertonie der kaudalen und Hypotonie der kranialen Körperbereiche ist wohl die Bezeichnung „umgekehrtes Isthmusstenosen-Syndrom" gerechtfertigt (VOLHARD 1950). Die Ischämie der kranialen Körperbereiche führt dabei zur Ausbildung charakteristischer Kollateralkreisläufe (BITTORF 1947; TÜRK 1901; FROVIG und LÖKEN 1951 u. a.) über die Aa. intercostales (teilweise mit Rippenusuren) sowie über die Schulterblattarterien, wobei das Blut von caudal nach kranial fließt.

Häufig (CACCAMISE und WHITMAN 1952) wird bei Patienten mit Aortenbogensyndrom ein hypersensitives Carotissinussyndrom beobachtet, das bei der ohnehin herabgesetzten Hirndurchblutung die Neigung zu cerebralen Ischämien erheblich steigert (LEWIS und STOKES 1942; CACCAMISE und WHITMAN 1952; TRIAS DE BES u. Mitarb. 1955). Hierbei dürften cerebrale, kardiale und vasale Faktoren wirksam sein (S. WEISS u. Mitarb. 1936; H. FRANKE 1948). Durch Druck auf den Carotissinus von Patienten mit Aortenbogensyndrom kommt es zu charakteristischen Krampfanfällen, eventuell mit Asystolie (GADRAT 1952).

Diagnose. Bei Kenntnis des Krankheitsbildes bietet sich die Diagnose in Fällen mit kranialer Mangeldurchblutung von selbst an. Differentialdiagnostisch müssen multiple Embolien sowie Hirntumoren ausgeschlossen werden. Wesentlich ist die Unterscheidung syphilitisch bedingter Erkrankungen von den übrigen wegen der unterschiedlichen Therapie. Im allgemeinen wird aus dem Grad der Blutdrucksteigerung im kaudalen Körperbereich eine Beurteilung des Ausmaßes der Carotisstenosierung ermöglicht. Stenokardische Brustschmerzen beim Aortenbogensyndrom können sowohl auf einer coronaren Durchblutungsstörung als auch auf Veränderungen am Aortenbogen beruhen.

Auf die diagnostischen Möglichkeiten durch Auskultation und Phonographie wurde durch LAMPEN und WADULLA (1950), KROSCH (1954), MYERS u. Mitarb. (1956) sowie CREVASSE u. LOGUE (1958) hingewiesen.

Therapie. Für entzündliche Schübe akuter Aortitiden und Arteriitiden wird Cortisonbehandlung empfohlen (ASK-UPMARK und FAJERS 1956; GIBBONS und KING 1957; KOSZEWSKI und HUBBARD 1957). Im allgemeinen dürfte eine Initialbehandlung mit 100 mg pro die angezeigt sein, die nach wochen- bis monatelanger Durchführung über Jahre allmählich vermindert (2 Jahre nach KOSZEWSKI und HUBBARD 1957) fortzusetzen ist. Die bei Anwendung von Prednison und Prednisolon erforderlichen initialen Tagesdosen liegen zwischen 25 und 50 mg. Auch mit ACTH liegen günstige Erfahrungen vor (MOUQUIEN u. Mitarb. 1955). Trotz Steroidbehandlung kann es zu einer Zunahme der Katarakte kommen (ASK-UPMARK 1954); JERVELL (1954) bezeichnet die Wirkung der Steroide als unzureichend. Antikoagulantienbehandlung hat sich gelegentlich bewährt (JERVELL 1954; GIBBONS und KING 1957).

Erweist sich bei einem Patienten eine luische Aortitis als Grundkrankheit, wobei die Diagnose hauptsächlich auf einer positiven Wa.R. und einem positiven Ausfall des Nelson-Testes fundiert sein sollte, so bietet eine wirksame antisyphilitische Behandlung günstigere Aussichten als bei nichtsyphilitischen Aortitiden (ROSS und McKUSICK 1953). LAMPEN und WADULLA (1950) machen auf die

Gefahrenmomente einer Herxheimer-Reaktion aufmerksam. Wir empfehlen der Penicillinbehandlung eine Vorperiode mit 2—3tägiger Prednisonanwendung (vgl. Lues-Behandlung) vorauszuschicken.

Soweit eine tuberkulöse Aortitis in Frage kommt, ist tuberkulostatische Therapie angezeigt (HARDERS und WENDEROTH 1955).

Die Frage des Klimawechsels bei rheumatischen Erkrankungen wurde von ASK-UPMARK (1954) diskutiert.

Entwickelt sich auf der Basis der Hypertonie eine Herzinsuffizienz, so ist, wenn andere Mittel nicht zum Ziele führen, Digitalisanwendung trotz Steigerung der Empfindlichkeit des Carotissinus unumgänglich.

Für Einzelfälle könnten Arterienresektionen oder operative Anastomosenbildungen therapeutisch in Erwägung gezogen werden (MANGOLD und ROTH 1954).

Prognose. Die Prognose des Aortenbogensyndroms richtet sich nach der Grundkrankheit und nach der Progressionstendenz des bisherigen Verlaufes. Syphilitische Syndrome sind prognostisch günstiger zu beurteilen, desgleichen langsamere Verlaufsformen. Im übrigen ist bei ausgeprägtem Krankheitsbild der Augenhintergrund, die Nierenfunktion und die kardiovasculäre Situation entscheidend für die Prognose.

4. Deformierende Arteriopathien.
a) Ulcus cruris ischaemicum bei Hypertonie.
α) Historisches.

Unabhängig voneinander beobachteten MARTORELL (1945) sowie HINES und FARBER (1946; 1946) das Auftreten von Ulcera cruris ohne venöse Insuffizienz und ohne Arteriosclerosis obliterans. Nach Ansicht von WRIGHT (1952) sind auch unter den von HAXTHAUSEN (1940) beschriebenen Fällen von Ulcera cruris arteriosclerotica solche Beobachtungen enthalten.

β) Morphologie und Pathogenese.

Es handelt sich um eine arterielle Insuffizienz, hervorgerufen durch histologisch nachweisbare Wandverdickung und Lumeneinengung der Arteriolen, die sich im Gefolge chronischer Hypertonien, insbesondere bei Frauen zwischen 50 und 70 Jahren einstellen kann. Die Ulcera treten entweder spontan oder im Gefolge kleiner mechanischer Insulte auf. Vereinzelt sind Beobachtungen an Männern mitgeteilt worden (UCAR 1949; FARBER und SCHMIDT 1950; MARTORELL 1950; WRIGHT 1952; HINES und FARBER 1952). Die Mitwirkung arteriolärer Thrombosen am Lumenverschluß ist nicht obligat. FARBER und HINES (1947) wiesen bei diesen vorzugsweise im fibularen Knöchelbereich lokalisierten Ulcera nach, daß die Arteriolenveränderungen denjenigen des Stadiums II der Hypertonie entsprechen und hauptsächlich im Bereich der Arteriolen mit einem Dickendurchmesser von 300—700 μ vorkommen. Die bevorzugte Erkrankung von Frauen erinnert an die Hinweise von RATSCHOW (1950) bezüglich der Neigung zu Intimafibrosierungen unter Oestrogenwirkung.

γ) Symptomatologie.

ALLEN, BARKER und HINES (1955) schildern das Krankheitsbild als eine schmerzhafte umschriebene Hautrötung, in deren Bereich innerhalb von 8—10 Tagen eine Nekrose zur Entwicklung kommt. Bei kleinen Kontusionen erfolgt die Nekrosenbildung rascher. Die Durchmesser der Ulcera werden mit 1—11 cm angegeben. Als charakteristisch gilt die geringe Heilungstendenz und die Neigung zu Sekundärinfektionen, ferner die erhebliche Schmerzhaftigkeit.

Unter den 42 Patienten der Mayo-Klinik (HINES und FARBER 1952) waren 70% älter als 60 Jahre, 33 Frauen und 9 Männer. Die Lokalisation betraf in 27 von 42 Fällen die Knöchelgegend, 8mal die Rückseite des Unterschenkels, 7mal die Vorder- oder Innenseite des Unterschenkels. Der Klinikaufenthalt dauerte 1—16 Monate, durchschnittlich 4,6 Monate, also erheblich länger als bei Ulcera auf der Basis einer venösen Insuffizienz. Bei 3 Patienten kam es zu Rezidiven.

Differentialdiagnostisch erwähnen ALLEN, BARKER und HINES (1955) die Abgrenzung gegenüber Zuständen von chronischer venöser Insuffizienz; venös bedingte Ulcera cruris bevorzugen bekanntlich das Einzugsgebiet der Vena saphena im tibialen Unterschenkelbereich. Weiterhin können sich gegenüber der Perniosis differentialdiagnostische Schwierigkeiten ergeben. Die Patienten mit Ulcus hypertonicum haben außer der Hypertonie meistens ein Alter über 40 Jahre; die Ulcera sind fast immer in der Einzahl vorhanden im Gegensatz zu den multiplen Pernioherden; eine gesteigerte Kälteempfindlichkeit wird oft nicht angegeben. Nekrosen auf der Basis einer Insuffizienz größerer Arterien entwickeln sich meist acral. Beim Ulcus cruris hypertonicum wird jedoch keine ausgeprägte arterielle Insuffizienz gefunden, weil sich die Störung nur im Bereiche kleinkalibriger Arteriolen bemerkbar macht. Die Unterscheidung von senilen Hautulcera, Erythema induratum Bazin, syphilitischen Hautveränderungen und Artefakten ist in der Regel bei Kenntnis dermatologischer Veränderungen möglich.

δ) Therapie.

Neben waagerechter, jedoch nicht erhöhter Lagerung empfiehlt sich konsequente Bettruhe und die Anwendung milder Vasodilatantien. Besondere Sorgfalt ist auf die Vermeidung von sekundären Infektionen zu verwenden. Sympathektomie soll unterschiedlich wirken; ALLEN, BARKER und HINES (1955) empfehlen zunächst Sympathicusblockade oder Hexamethoniumbehandlung. Die Richtlinien der Behandlung sind im Abschnitt Hypertonie, (WOLLHEIM und MOELLER, dieses Handb., Bd. IX/5, S. 444ff.) dargestellt.

b) Arteriosklerose.

α) Historisches.

Nach Mumienbefunden (RUFFER 1911) scheint die Arteriosklerose bereits im frühen Altertum vorgekommen zu sein. Die wissenschaftliche Beschäftigung mit der Krankheit ist allerdings erst für wesentlich spätere Zeiten sicherzustellen. FALLOPIUS (1523—1565) beschrieb in seinen „Medici mutinensis observationes" (Padua 1562) Veränderungen, die der Arteriosklerose entsprechen. Der Entdecker des Blutkreislaufes, HARVEY, wies in seinem 1628 in Frankfurt a. M. erschienenen Traktat „Excercitatio anatomica de motu cordis et sanguinis in animalibus" bereits auf die Fortleitungsbehinderung von Pulswellen in verdickten und starr gewordenen Arterien hin. COWPER (1666—1709) beschrieb die Behinderung der Blutströmung in verdickten und verkalkten Arterien: "Of ossifications or petrifications in the coats of arteries, particularly in the valves of the great artery." A. v. HALLER erwähnt 1755 in seinen „Opuscula pathologica" eindeutig arteriosklerotische Herde und MORGAGNI zeigte 1761 in seinen epochemachenden „De sedibus et causis morborum per anatomen indagatis libri quinque", daß es sich bei den Arterienverhärtungen nicht um Knochenbildungen, sondern um Ablagerungen anorganischer Substanzen handelt; er faßte die den Verkalkungen vorausgehenden weichen, herdförmigen Verdickungen als eine Art von Eiterung der Gefäßinnenhaut auf. SCARPA stellte 1804 fest, daß die herdförmigen, später als arteriosklerotisch bezeichneten Ulcerationen der Gefäßintima angehören.

β) Nomenklatur und Definition.

Der Name Arteriosklerose wurde erstmals 1833 von dem Straßburger Pathologen JOHANN FRIEDRICH LOBSTEIN (1777—1835) gebraucht und konnte sich zur umfassenden Bezeichnung der nosologisch und morphologisch zusammengefaßten Arterienveränderungen, die auf Grund von Ernährungsstörungen der Gefäßwand entstehen, in der Folgezeit auch mit der zunehmenden Entwicklung der wissenschaftlichen Kenntnisse behaupten. In gleichem Sinne wird häufig auch die 1904 von MARCHAND eingeführte Bezeichnung Atherosklerose benützt, die zunächst nur Verhärtungszustände der Arterien im Gefolge von intimalen Lipidablagerungen (Atheromatosen) beschreiben sollte, sich allmählich aber für alle anatomischen Folgezustände der Atheromatose einbürgerte. Ursprünglich wollten MARCHAND (1904) sowie HUECK (1920) vom anatomischen Standpunkt aus die Arteriosklerose von der Atherosklerose unterschieden wissen. STAEMMLER (1955) sowie W.W. MEYER (1955) halten dagegen die gemeinsame Bezeichnung Arteriosklerose für angängig. SINAPIUS (1954) als Morphologe sowie HOCHREIN und SCHLEICHER (1956) als Kliniker ziehen die Bezeichnung Atherosklerose vor, da in ihr sowohl die Atheromatose als auch die Sklerose zum Ausdruck kommt, ohne einen ursächlichen oder zeitlichen Zusammenhang zu präjudizieren.

Die nosologische Einheit Arteriosklerose bezeichnet herdförmige Arterienveränderungen mit ihren gestaltlichen und funktionellen Auswirkungen, wie Elastizitätsverlust, Verhärtung, Strukturänderung, Deformation. Sie geht wesentlich über das hinaus, was einer bloßen Verhärtung ($\sigma\kappa\lambda\eta\varrho\acute{o}\varsigma$ = hart) entspricht. VIRCHOWs Auffassung, daß die Arteriosklerose, von ihm 1858 als „Endarteriitis chronica nodosa sive deformans" bezeichnet, einen entzündlichen Vorgang[1] im morphologischen Sinne darstellt, wurde im Laufe des folgenden Jahrhunderts zunehmend von der Auffassung verdrängt, daß es sich um degenerative, durch Ernährungsstörungen der Gefäßwand bedingte Abnutzungserscheinungen handelt (ASCHOFF 1928), die sich von entzündlichen und von spastischen Gefäßveränderungen trennen lassen. Freilich häuften sich in den letzten Jahrzehnten wieder Hinweise von anatomischer Seite, daß bei Arteriosklerose doch Zeichen der Entzündung im strengen Sinne nachweisbar sind (BREDT 1941; HOLLE 1943), womit die Virchowsche Auffassung eine posthume Rechtfertigung erfährt.

Anatomisch versteht man unter Arteriosklerose eine in akuten Schüben rezidivierende, meist langfristig fortschreitende Erkrankung der Arterien, die mit Ablagerungen abnormer Stoffwechselprodukte, Zerfallserscheinungen und reparativen Gewebsreaktionen einhergeht und zur Deformierung der Arterienwände führen kann (STAEMMLER 1955). Gegenüber der Deutung als Abnutzungskrankheit im pathogenetischen Sinne, wird von STAEMMLER (1955) der Ausdruck Arteriosklerose rein deskriptiv verwendet.

Die Arteriosklerose ist überaus häufig und gewinnt mit dem Ausbau der zivilisatorischen Errungenschaften (HIRSCH 1952) und mit der sukzessive länger werdenden Lebensdauer der Menschen wachsende Bedeutung. Während sich die Forschung mit morphologischen Fragen bereits eingehend befaßt hat, konnten die zugrunde liegenden Stoffwechselprobleme noch nicht ausreichend geklärt werden. Die bisherigen Kenntnisse auf dem letztgenannten Gebiet sind noch so lückenhaft, daß die Grundlagen für eine wirksame Prophylaxe und Behandlung der humanen Arteriosklerose erst in den Anfängen stecken.

---

[1] Nach ASCHOFF (1921, 1936) verstand VIRCHOW darunter keine defensive, gegen infektiöstoxische Substanzen gerichtete Entzündung, sondern mehr eine Ernährungsstörung (JORES 1924; ROTTER 1949).

γ) Morphologie und Pathogenese.

Die neuere morphologische Arterioskleroseforschung nimmt als Beginn der arteriosklerotischen Herdbildungen eine örtliche Ernährungsstörung der Gefäßwand mit Veränderung der Endothelpermeabilität an (E. MÜLLER 1955). Ihr zufolge kommt es zu einem akuten Ödem der Intima mit Plasmainsudation intimaler Kollagenstrukturen (HUECK 1920; RÖSSLE 1933; CHIARI 1939; 1941), also zu einer plasmatischen Durchtränkung und Insudation der Intima (BREDT 1941; HOLLE 1943; W. W. MEYER 1949; 1952). Als Prädilektionsstellen solcher Vorgänge werden die Bereiche der Intercostalarterienabgänge aus der Aorta, die Zirkumferenz der großen von der Bauchaorta abgehenden Arterien, der Teilungssporn der Aorta sowie die Abzweigungsbezirke der Arterien der kranialen Körperbereiche aus der Aorta und die Verzweigung im Bereich des oberen Ramus interventricularis anterior der A. coronaria sinistra angesehen (BÜCHNER 1955). Die intimalen Primärphasen der Plasmainsudation gelten als reversibel, können also innerhalb kurzer Zeit wieder verschwinden. Nach SCHETTLER (1955) sowie HOCHREIN und SCHLEICHER (1956) muß hierbei eine Störung im Fett- und Cholesterinstoffwechsel noch nicht mitwirken, wenigstens nicht bei der kommunen Arteriosklerose ohne präexistente Stoffwechselstörungen. Auch MEESSEN (1939), ROTTER (1949) und E. MÜLLER (1955) treten dafür ein, daß die in den Frühstadien anzutreffenden Intimaödeme zunächst fettfrei sind, was aus Histaminversuchen von MEESSEN (1949), HUEPER (1941) sowie aus Experimenten im Unterdruck (BÜCHNER 1942) hervorgeht. An geschockten Individuen sowie an Versuchstieren im Schock ließen sich initiale Intimaödeme als Vorstadien späterer Sklerosen nachweisen (POLLAK 1952). SINAPIUS (1950) konnte an 38 von 259 Obduktionsfällen, also in etwa 15%, Plasmainfiltrationen der Intima nachweisen, anfangs noch reversibel, später nach chronischer Rezidivierung permanent und auch größenmäßig und graduell zunehmend.

Bei Persistenz solcher Herde kommt es zu zunehmender Eiweißimprägnation der plasmatisch durchtränkten Intimafasern mit anschließender Hyalinbildung und Faserneubildung. Möglicherweise könnten die anfangs noch reversiblen Plasmaanstauungen bereits mit Einlagerung von Eiweiß und vielleicht auch von Lipiden in die Intima einhergehen, ohne daß Verfärbungen oder makroskopische Vorwölbungen der transparenten Intima erkennbar sein müssen (SINAPIUS 1952; E. MÜLLER 1955). Der histologische Schnitt zeigt eine schwach eosinfärbbare homogene Masse zwischen den Intimafasern. Ihre Metachromasie kennzeichnet sie als schleimähnliche, mucoide Bindegewebssubstanz, wie sie auch unter normalen Verhältnissen besonders in der Media anzutreffen ist. Andererseits werden ihr aber doch Beziehungen zur Ablagerung von Lipiden und Salzen nachgesagt (HUECK 1920, 1938; SCHULTZ 1927). LETTERER (1934) diskutiert die Frage, ob die mucoiden Substanzen vielleicht durch Quellung von Kittsubstanzen in Erscheinung treten. d.h. „demaskiert" werden. Die Rolle von Mucopolysacchariden bei der Lipideinlagerung war Gegenstand der Untersuchungen von DE MAURIZI DINA und GALLETTI (1958) sowie von SCHWARTZ und GILMORE (1958). Unter der Wirkung von Sauerstoffmangel wird in diesen Herden eine spätere Kondensation des in dünner Lösung angesammelten Eiweißes und als Folge des Wasserverlustes ein Auftreten homogener, zellfreier, auffällig glänzender Ablagerungen von Fällungshyalin angenommen (E. MÜLLER 1932). Das Hyalin ist eine eiweißartige Substanz; seine Anhäufungen imponieren als porzellanweiße, vorwiegend um Gefäßabgänge angeordnete Intimaverdickungen. Im Bereich der Hyalinherde kommt es nicht selten zur Ausprägung von präkollagenen, später kollagenen Fasern, durch die das befallene Gewebe verhärtet wird, was strenggenommen die Bezeichnung Sklerose verdient.

Ein anderer Weg der Intimaherdbildungen läßt entweder direkt aus den Plasmainsudationen (E. MÜLLER 1955) oder aus dem bereits hyalinisierten Intimagewebe (BÜCHNER 1955) Lipidstrukturen hervortreten, chemisch nachweisbar durch Fettreaktionen, polarisationsoptisch identifizierbar als Cholesterinester. Diese Herde sind makroskopisch gelb; ihr Hervortreten bezeichnet man als „Lipoidphanerose". Dabei gilt es als wesentlich, daß diese gelben Lipidosen nicht durch sekundäre Einlagerungen von Cholesterin in das Intimahyalin zustande kommen, sondern durch das Hervortreten vorher unsichtbarer, jedoch in Ödemflüssigkeit und Hyalin bereits vorhandener Cholesterinester, etwa im Sinne einer Änderung der kolloidalen Phase. Dies entspräche der Tatsache, daß auch im Plasma die Cholesterinester an Globuline gebunden sind, sowie der Annahme, daß mit zunehmender Dehydratation der Hyalinmassen eine Entmischung von Eiweißen und Lipiden im Sinne der Lipidphanerose stattfände. In analoger Weise bieten andere bradytrophe Gewebe, wie Sehnen, Zwischenwirbelscheiben und Gelenkknorpel, ebenfalls das Bild einer primären Eiweißfällung mit sekundärer Lipidose im Sinne der Lipidphanerose. Hand in Hand mit diesen Entmischungsvorgängen darf ein Abwandern von Lipiden in die Tiefe der Arterienwand in Richtung der Media angenommen werden, wobei die atheromatösen und arteriosklerotischen Bezirke sich flächen- und tiefenmäßig vergrößern. Während dieser Vorgänge können in den herdnahen Mesenchymzellen, die von KUNTZ und SULKIN (1949) als lokale Endothelzellen aufgefaßt werden, Fettsubstanzen gespeichert werden; man spricht von lipidgefüllten Schaumzellen[1].

Auf das Vorkommen von carotinoiden Substanzen in atherosklerotischen Herden haben ASCHOFF (1934) und neuerdings BLANKENHORN (1956) hingewiesen.

Die herdförmig angehäuften Cholesterinester können unter Wasseranreicherung in Cholesterin und Fettsäuren gespalten werden, wobei es wegen des Volumenzuwachses des Herdes zu geschwürigen Aufbrüchen der Intima kommen kann. Besonders bei jugendlichen Individuen ist diese Quellungsbereitschaft als Ursache akuter Quellungsnekrosen für gewisse Fälle von Coronartodesfällen bedeutsam. Derartige Veränderungen bilden bereits den Übergang zum Stadium der Herddesorganisation (E. MÜLLER 1955). Geschwürig aufgebrochene Atherome können nach Entleerung der Lipidmassen wieder überhäutet, endothelisiert werden. Andererseits kann durch Neuablagerungen auch eine Vergrößerung und Verdickung des Substanzdefektes mit Übergreifen auf die Media erfolgen; dann kommt es zur Neubildung kollagener und elastischer Fasern, wobei nach STAEMMLER (1955) die in sklerotischen Herden vorkommenden elastischen Fasern nur zum geringen Teil aus der Elastica interna stammen, sondern hauptsächlich im Intima- und Mediaherd neu gebildet werden. Ferner besteht die Möglichkeit von Thrombenbildungen am Geschwürsgrund. Das Einsprossen von Gefäßen aus der Media führt nicht selten zu intramuralen Blutungen (AUFDERMAUR 1952; WARTMAN 1950; PATERSON 1950), wobei thromboplastische Substanzen freiwerden und eine Thrombenbildung begünstigen. BLAKE (1957) konnte nach Todesfällen an Coronarattacken intramurale Coronarwandhämorrhagien häufig (36%) beobachten

---

[1] Schaum- oder Wabenzellen, die nach SCHETTLER (1956) in allen xanthomatösen Geweben vorkommen können, sind in der Lage, Lipide (Cholesterin, Phosphatide, Neutralfett) zu speichern. In der Zelle kommt es durch peptisierende Phosphatid-Wirkung zu feinvacuoliger Verteilung der Lipide, wogegen das Cholesterin körnig verteilt bleibt. Die Zellen sind mesodermaler Herkunft. HUEPER (1941) nimmt an, daß durch Störung des Gasaustausches an der Intimaoberfläche infolge niedergeschlagener Cholesterinmassen ein Einsickern von Cholesterin in die Intima stattfindet, deren Zellen sich durch Cholesterinaufnahme in Schaumzellen verwandeln. LEARY (1949) hält die Schaumzellen für lipophage Strukturen des RES, eine Ansicht, die von GORDON (1947) sowie von SIMONTON und GOFMANN (1951) abgelehnt wird. STAEMMLER (1955) hält die Schaumzellen für Histiocyten.

und zwar bei über 50jährigen Männern mit Coronartod in 59%, bei den über 45jährigen Frauen mit Coronartod in 18%, hingegen nie bei Patienten unter 45 Jahren. Die sekundäre, reparative Vascularisation im arteriosklerotischen Herd ist keineswegs beweisend für die primär entzündliche Genese der Gefäßwandnekrosen; sie läßt sich vielmehr morphologisch von primär entzündlichen Vorgängen unterscheiden (MEESSEN 1939).

Für die Entwicklung arteriosklerotischer Herde scheint eine Faserverdichtung der oberflächlichen Intimazonen durch Erschwerung der Diffusion eine Rolle zu spielen; es kommt zu Ernährungsstörungen und Gewebserstickungen im Kerngebiet der Intima sowie zu Nekrosen in den blut- und lumenfernen, mediannahen Intimabereichen. DUGUID (1949) mißt dieser Diffusionsstörung schlechthin primäre Bedeutung bei, wenn er die Fibrinauflagerung auf die innere Gefäßoberfläche als den Anfang der Arteriosklerose bezeichnet, infolgedessen es zu sekundärer Endothelüberziehung und Faserbildung käme. Auf das Vorkommen von Polysaccharidanhäufungen im Bereich des inneren Mediadrittels der Arterien wies TAYLOR (1953) hin.

Im Bereich der Lipidosen kommt es häufig zur Ausfällung von Calciumcarbonat und Calciumphosphat (SCHÖNHEIMER 1926). Solche Bezirke imponieren als starre weiße Platten, die die Arterien in steife, brüchige Kalkrohre mit eingeengtem Lumen verwandeln (Arteriopathia chronica deformans nach ASCHOFF 1921). Bemerkenswerterweise sind Kalkablagerungen nicht durchwegs irreversibel, sondern sie können unter bestimmten Umständen wieder abgebaut und aufgelöst werden (W. W. MEYER 1949).

Die Meinung, die Arteriosklerose wäre ein diffuser, gleichmäßig progredienter, an die allgemeine Gewebsalterung gekoppelter Prozeß, bedarf nach diesen Ausführungen einer weitgehenden Korrektur. Es handelt sich in Wirklichkeit um eine auch in jüngeren Altersstufen auftretende Arterienveränderung von typisch schubweisem Verlauf, charakterisiert durch Remissionen und Rezidive. Die herdförmigen Arterienveränderungen unterliegen nach Lokalisation, Ausdehnung und Intensität den größtdenkbaren Variationen. Als Folgen der deformativen Wandveränderungen können Aneurysmen, Lumenthrombosierungen und Gefäßrupturen auftreten. Pathogenetisch bilden aber die Quellungsbereitschaft hyalinisierter Intimaherde mit Wasseraufnahme, der Volumenzuwachs und die Herdzerreißung die wesentlichen Krankheitsvorgänge. Auch in bereits lipidspeichernden Herden können noch akute Quellungen stattfinden, namentlich in den tiefer gelegenen Wandschichten mit erschwerter Diffusion, gesteigerter Hypoxie und Acidoseneigung. Je nach Menge und Art des Insudationseiweißes unterliegt die Wasserbindungs- und Quellungsfähigkeit quantitativen Schwankungen.

Auf Grund eingehender Untersuchungen an der Lungenschlagader (BREDT 1941) und der Aorta (HOLLE 1943) wird die Arteriosklerose wieder als echte Entzündung aufgefaßt. Die entzündliche Reaktion ist nach BREDT (1941) die monomorphe Antwort der Arterie auf hämatogen einwirkende Schädlichkeiten, die am Stoffwechselmechanismus (Ernährung) ihrer bradytrophen Substanz angreifen. BREDT (1941) sieht in der serösen, fibrinoiden und mucoiden Aufquellung der Intimagrundsubstanz nach vorausgegangener Insudation, sowie in der Intimahyperplasie mit Lipidphanerose das akute, floride Krankheitsstadium. Die folgenden Ausgleichs- oder Stillstandsphasen umfassen die Neubildung kollagener und elastischer Fasern mit Einlagerung von Hyalin und Verfestigung der Intimaherde; der sehr träge Stoffaustausch begünstigt hierbei zusätzliche Lipideinlagerung. Das 3. Stadium der Umbildung (Phase der nicht obligaten Ablagerungsvorgänge) besteht in Lipidablagerungen bis zur Atherombildung, Verkalkung und verstärkter Hyalinisierung.

HOLLE (1943) unterscheidet zwischen Lipidose und Atheromatose einerseits sowie Sklerose andererseits. In letzterer sieht er den aus vorhergegangenen serös-zelligen Entzündungen und serös-ödematösen Flüssigkeitsergüssen der subendothelialen Räume resultierenden Ausheilungszustand. Lipidose und Atheromatose wären demnach nur graduell unterschiedliche Produkte der serös-ödematös-entzündlichen subintimalen Flüssigkeitsansammlungen.

Weitere Untersuchungen von BREDT und STADLER (1940) an der A. pulmonalis von Trägern entzündlicher Klappenvitien des linken Ventrikels führten zur Annahme multipler, den Vorgängen an der Herzklappe parallel laufender entzündlicher hyperergischer Gefäßprozesse. Auch MERKEL (1940), LINZBACH (1944) sowie ROTTER (1949) vermochten auf Grund ihrer histologischen Untersuchungen die entzündlichen Kriterien der Arteriosklerose nicht eindeutig zu widerlegen; allerdings sehen sie in der Druckerhöhung im Pulmonalkreislauf einen wesentlichen ursächlichen Faktor zur Provokation entzündlicher Reaktionen über Hypoxydosen und Ernährungsstörungen der Gefäßwand. Eine Kernfrage der Morphogenese liegt darin, ob das Wesentliche des Vorgangs die intimale Eiweißinsudation ist, wobei den Lipiden nur eine Nebenrolle zufallen würde, oder ob eine primäre Einpressung von Fettsubstanzen aus dem Plasma in die Intima vorliegt. Jedenfalls liegt bei der Arteriosklerose eine Diffusionsstörung insofern vor, als der normale Flüssigkeitsstrom von der Intima über die Mediaschichten zu den Adventitiavenen behindert oder unterbunden ist (SCHETTLER 1955). Dieser heute überwiegend akzeptierten Ansicht steht die Meinung von LEARY (1949) gegenüber, daß die Eiweiße nicht plasmagelöst in die Gefäßwand eintreten, sondern von Lipophagen des RES aufgenommen und in der Gefäßwand festgehalten werden. Auch die Annahme von WINTERNITZ, THOMAS und LECOMPTE (1937), daß der arteriosklerotische Prozeß durch Blutungen aus den Vasa vasorum eingeleitet werde, fand wenig Zuspruch, ebenso wie die Ansicht von HUEPER (1941), wonach bei gestörtem kolloidalem Plasmagleichgewicht sich an der Intima ein feiner Cholesterinfilm ablagere, der durch Behinderung des Gasaustausches das Endothel schädige und die Plasmalipide in tiefere Gefäßwandschichten eindringen ließe. Die alten Auffassungen von THOMA (1922) sowie BEITZKE (1928; 1930), die den initialen Vorgang bei der Atherogenese in die Media verlegten, konnten sich nicht halten, wenngleich es feststeht, daß sich unter stark sklerosierten Plaques oft erhebliche Mediaschäden finden (SCHULTZ 1927; KLINGE 1932). Neben der Möglichkeit, daß entzündliche Mediaveränderungen die Entwicklung einer intimalen Arteriosklerose begünstigen, dürfte für solche Fälle eine präexistente Arteriosklerose kaum auszuschließen sein, die ihrerseits über Störungen der Durchsaftung zu entzündlichen Mediaveränderungen führen kann (STAEMMLER 1955). Daß im Einzelfalle durch entzündliche Mediaveränderungen die Tendenz zur Intimasklerose verstärkt wird, ist seit den Untersuchungen von HERXHEIMER (1931) an syphilitischen Aorten bekannt.

Zusammenfassend ist festzustellen, daß die arteriosklerotische Herdbildung durch Stoffwechsel- und Ernährungsstörungen der bradytrophen Arterienwände zustande kommt. Jeder zur Ausbildung gekommene Herd tendiert zwangsläufig zu weiteren Stoffwechselstörungen der Arterienwand und somit zu örtlichen Rezidiven und zur Progredienz der Krankheit. Bei der Betrachtung von Morphe und Pathogenese der Arteriosklerose als einer ätiologisch überaus komplexen und morphologisch uneinheitlichen Veränderung sollte man sich von dem Gedanken leiten lassen, daß gestaltliche Unterschiede durchaus nicht immer ursächlichen Verschiedenheiten entsprechen und daß morphologische Gemeinsamkeiten noch viel weniger durch gemeinsame Ursachen bedingt sein müssen.

δ) Verlaufsformen.

KOCH (1928) sowie RÜHL (1929) unterscheiden hinsichtlich Verlaufsform („Gangart") und Ausbreitung der Arteriosklerose verschiedene Typen, die allerdings in reiner Ausprägung selten sind. Die zentral thorakale Arteriosklerose befällt bevorzugt Aortenbogen und Aorta thoracica, die zentral abdominale Form die Bezirke der Bauchaorta, die sehr häufige „descendierende Form" die unteren Extremitätenarterien.

Merkwürdigerweise werden bisweilen die Arterien einzelner Organe nahezu selektiv befallen, z. B. die Hirnarterien bei der weitgehend nach eigenen Gesetzen auftretenden Cerebralsklerose (KUROYANAGI u. Mitarb. 1957; ROBERTS u. MOSES 1957; BOEHLE u. Mitarb. 1958; KALLNER 1958), die Coronararterien bei manchen Fällen von starker Coronarsklerose, nicht selten auch die Nierenarterien. Andererseits werden bestimmte Organe, z.B. das Rückenmark (STAEMMLER 1955) auch bei sonst stark ausgeprägter Arteriosklerose relativ geringfügig und selten betroffen. So ist die ungleichmäßige Ausbreitung und das herdförmige Auftreten stärkerer Arterienveränderungen ein Charakteristikum der Arteriosklerose. Als besonders anfällige Prädilektionsstellen gelten die dorsale Wand der Aorta (RANKE 1922), die Knochenkanalstrecke der A. carotis interna (DÖRFLER 1939; ALBRECHT 1951). Nach MALINOW u. Mitarb. (1957) unterliegen Aorten- und Coronar-Atheromatosen durchaus differenten Steuerungen. Konstitutionelle Einflüsse s. S. 390.

Die primär idiopathische Pulmonalsklerose ist eine seltene obliterierende Pulmonalarterienveränderung unbekannten Ursprungs, die tödlich verläuft. Klinisch besteht primär eine pulmonale Insuffizienz, die zu einer Insuffizienz des rechten Herzens führt. Bis zum Jahre 1952 konnten PARMLEY und JONES 28 Fälle aus der Literatur und 3 eigene Beobachtungen des Krankheitsbildes verzeichnen. Die Autoren betonen die Unterschiede zu den sekundären Pulmonalsklerosen im Gefolge anderer Krankheiten. Im Vordergrund steht eine fibröse Intimaverdickung der kleinen Pulmonalarterienäste.

Im Bereich einzelner Organe, z.B. von Nieren, Hirn, Pankreas und Milz können neben Sklerose der großen Arterien auch sog. Arteriolosklerosen mit Erkrankung kleinerer Arterien gefunden werden.

Diese Formen der Sklerose gehören ebenfalls zum Kreis der Arteriosklerosen, wenngleich ihr Auftreten zu vorwiegend organpathologischen Symptomen führt, die in den Spezialabschnitten dieses Handbuches abgehandelt werden. Die hier interessierenden Durchblutungsstörungen durch Sklerosierung der Extremitätenarterien lassen sich unter der Abteilung Arteriosclerosis obliterans zusammenfassen (S. 429).

ε) Ätiologie.

Bei dem heutigen Stand der ätiologischen Forschung kann man nicht von *einer* Ursache der Arteriosklerose sprechen. Auch bei Kenntnis einer Vielzahl konditionaler Faktoren sind die wesentlichen Ursachenkomplexe noch Gegenstand der wissenschaftlichen Diskussion. Daran wird auch nichts durch die Tatsache geändert, daß in Einzelfällen dieser polyätiologischen Erkrankung besondere Faktoren dominieren. HIRSCH (1951) hat sich der Mühe unterzogen, 2400 Publikationen über Arteriosklerose hinsichtlich ihrer wissenschaftlichen Fragestellung zu sichten: von den Arbeiten beschäftigen sich 28,2% mit dem Lipidstoffwechsel, 17,3% mit Einflüssen der Hypertonie, 14,5% mit hormonalen Faktoren, 11,3% mit toxischen Wirkungen, 6,8% mit Altersfaktoren, 5,6% mit physikalischen Einwirkungen, 5% mit Infekten, 4% mit Vitamin D-Wirkungen und 1% mit psychischen Einflüssen. Hieraus geht die Polyätiologie der Arteriosklerose eindrucksvoll hervor. Im schroffen Gegensatz zu der schier unübersehbaren Zahl von Publikationen über Genese und Ätiologie der Arteriosklerose steht die geringe Ausbeute an gesicherten Erfahrungen. Trotz vieler wertvoller Beiträge zur Lösung dieser Fragen sind fundamentale Probleme noch völlig ungeklärt. Häufig führen neue Befunde lediglich zu einer Ausdehnung der Fragestellung in weitere Bereiche, ohne daß die gefragten Zusammenhänge geklärt werden. Andererseits erweisen sich manche Fragen bei näherem Zusehen als Scheinprobleme.

Die Ätiologie der humanen Arteriosklerose ist schon dadurch schwierig zugänglich, weil sich die pathologischen Veränderungen über lange Zeitabschnitte hin zu entwickeln pflegen und die Generationsfolge des Menschen langfristig ist. Hinzu kommen die Schwierigkeiten der intravitalen Diagnose und die beschränkten Möglichkeiten, klinische und metabolische Untersuchungen mit entsprechenden anatomischen Erhebungen (Biopsie; Obduktion) am gleichen Objekt zu sichern.

Gestaltet sich die ätiologische Analyse der humanen Arteriosklerose bereits schwierig, so muß in den Versuchen, die Wertigkeit ätiologischer Faktoren durch Tierexperimente abzuklären, ein besonders mühsamer Weg bei der Verfolgung dieses Zieles gesehen werden. Dies erhellt schon daraus, daß je nach Species des verwendeten Versuchstieres erhebliche Unterschiede in der Induzierbarkeit der Arteriosklerose bestehen. Die Sklerose läßt sich bei der einen Tierart leicht, bei der anderen nur unter größten Schwierigkeiten erzeugen. Weiterhin kann die Prädisposition mancher Tierspecies zu spontaner Arteriosklerose eine Fehlerquelle bei der Beurteilung der Experimente bilden; so neigen z. B. Hühner und Enten zu spontaner Atherosklerose, während Hunde und Kaninchen dies weitgehend vermissen lassen. Besonders leicht läßt sich die Arteriosklerose bei den pflanzenfressenden Kaninchen erzeugen, relativ leicht auch bei manchen Omnivoren. Dagegen ist die experimentelle Atherogenese bei Meerschweinchen, Hamstern und Enten schwieriger zu verwirklichen. Ganz besonderen Schwierigkeiten begegnet die Arterioskleroseerzeugung bei Hunden und bei Ratten. Ausschlaggebend für diese Unterschiede sind nicht nur Stoffwechseleigenarten, sondern auch unterschiedliche anatomische Voraussetzungen an der Gefäßversorgung der Wände der größeren Arterien (KATZ 1952).

Allgemein wird die Beurteilung morphologischer Befunde bei der Arteriosklerose dadurch erschwert, daß unter differenten Versuchsbedingungen morphologisch ähnliche Zustandsbilder auftreten können, während nahezu identische Versuchsbedingungen durchaus nicht stets zu gleichen Resultaten führen. Die relativ kurzfristig verlaufenden Tierexperimente sind ohnehin nur beschränkt geeignet, repräsentative Aufschlüsse für Fragen der langfristig zur Entwicklung kommenden humanen Arteriosklerose zu vermitteln. Ähnlich problematisch ist die Vergleichbarkeit von Fütterungsversuchen an Tieren mit den Ernährungsverhältnissen des Menschen. Man hat sich also zu vergegenwärtigen, daß Tierversuche nur mit erheblichen Einschränkungen für die menschlichen Verhältnisse verbindlich sein können. Trotzdem kann man nicht auf sie verzichten und man verdankt ihnen wichtigste Erkenntnisse.

Alter.

Die Arteriosklerose als typische oder sogar obligate Altersveränderung der Arterien zu bezeichnen, würde eine Verfälschung der Sachlage bedeuten. Arteriosklerotische Veränderungen werden bereits im Säuglingsalter, allerdings meist in reversibler Ausprägung beobachtet. Vom 20. Lebensjahr ab kommen nach RÖSSLE (1919) Arteriosklerosen der Coronarien insbesondere beim männlichen Geschlecht regelmäßig und gehäuft vor; dieser Autor fand am deutschen Sektionsmaterial des ersten Weltkrieges z. B. Coronarsklerosen bei den 15—20jährigen in 10,6%; diese Quote steigt bei den 45—50jährigen auf 50% an. Zu ähnlichen

Ergebnissen gelangten ENOS u. Mitarb. (1953) bei Obduktionen während des Korea-Krieges, wobei allerdings erhebliche Unterschiede zwischen den US-Soldaten und den einheimischen Kriegern bestanden. Das Fortschreiten der pathologischen Veränderungen mit steigendem Lebensalter, wobei die oben beschriebenen akuten Phasen mit relativ chronischen Prozessen und langdauernden Remissionen abwechseln können, erklärt die Erfahrung, daß klinische Erscheinungen manchmal erst relativ spät, d. h. nach Summation mehrfacher Rezidive am gleichen Ort, in Erscheinung treten. Die statistische Sicherung einer Altersdisposition zu Arteriosklerose an der Schweizer Bevölkerung (SCHINZ und REICH 1955) kann nicht darüber hinwegtäuschen, daß kaum die Möglichkeit besteht, weitere, im Alter wirksame Faktoren statistisch ausreichend zu erfassen und zu zuverlässigen Angaben über die ätiologische Rolle des Alters zu gelangen.

Die sehr divergenten Zahlenangaben über die Häufigkeit der Arteriosklerose in Obduktionsstatistiken sind auf Anlegung unterschiedlicher Maßstäbe, teilweise aber auch auf unterschiedliche Morbiditätsverhältnisse zurückzuführen. Im Material von FOX (1933) fehlte eine Arteriosklerose nur in 9 von 736 Obduktionen, hingegen bei GRODDECK (1939) in 33%. Mit Vorbehalt zu verwerten sind auch die Mitteilungen über erhebliche Grade von Arteriosklerosen bei Säuglingen und bei Kindern (JAFFÉ 1926; IFF 1931; ALBERT 1939; HIRSCH 1941; HUEPER 1941; HAUSE und ANTELL 1947; LIPMAN u. Mitarb. 1951); bei diesen Beobachtungen handelt es sich meist nicht um gewöhnliche Arteriosklerosen, sondern um stoffwechselbedingte Sonderfälle (ZINSERLING 1925).

Mit der Abgrenzung der Arteriosklerose als pathologische Veränderung („Pathosklerose") von den physiologischen, mit zunehmendem Alter eintretenden Arterienveränderungen hat sich M. BÜRGER (1957; 1958) und seine Schule beschäftigt. Die mit steigendem Lebensalter eintretenden Änderungen der Struktur und Funktion der Arterienwand, denen eine pathologische Bedeutung nicht beizumessen ist, fallen unter den Begriff der „Biomorphose" (BÜRGER 1957; 1958). Es handelt sich dabei an der Aorta um einen mit fortschreitendem Alter linear zunehmendem Anstieg des Aortenvolumens, das vom 20. bis zum 75. Jahre um 60% zunimmt (MEYER 1958), mit Elastizitätsverlust (Abnahme der druck-passiven Dehnbarkeit nach SIMON und MEYER 1958) und Gewichtszunahme (BENEKE 1899; 1930). Histologisch finden sich dabei auch Verdünnung, Aufsplitterung und Fragmentierung der elastischen Mediaelemente und der Elastica interna (GRAY u. Mitarb. 1953), wobei besonders starke Bindegewebsneubildungen (BUDDECKE 1958) in Erscheinung treten. In den großen muskulären Arterien kommt es zum Anstieg der Lumenweite und der Gefäßlänge (Schlängelung) sowie zu einer Wandverdickung (MEYER 1958). Hand in Hand damit geht eine zunehmende Verfestigung der Gefäßwand mit Anreicherung von Mineralien bei fortschreitendem Alter, worüber HEVELKE (1958) eingehend berichtet hat. Im Bereich der Lungenarterie (Pulmonalisgabel) findet man mit zunehmendem Alter eine fortschreitende Gewichtszunahme (MEYER und RICHTER 1955), und zwar auch bei Fällen ohne pulmonale Hypertonie. Die angiochemischen Veränderungen (HEVELKE 1958) sind in diesem Bereich allerdings geringer.

Damit werden unter den Begriff der „Physiosklerose" im Rahmen der Biomorphose alle physiologischen und weitgehend obligaten Altersveränderungen der Struktur und Funktion der Arterien zusammengefaßt (HIERONYMI 1956). Die „Pathosklerose" in Form der Arteriosklerose stellt demgegenüber den über das physiologische Maß hinausgehenden Skleroseanteil dar; HEVELKE (1958) bezeichnet sie als Komplikation der Physiosklerose.

Zur Frage der ätiologischen Rolle des Altersfaktors ergibt sich daraus, daß ihm für die Arteriosklerose nur konditionale Bedeutung zukommt, daß aber für die Entwicklung der über das physiologische Maß hinausgehenden Veränderungen, also der pathologischen Arteriosklerose, die Mitwirkung weiterer Faktoren notwendig ist. Das verallgemeinernde Urteil von LEIPERT (1955), daß niemand seiner Arteriosklerose entgehe, vorausgesetzt er erreiche das erforderliche Alter, dürfte also wohl zu lakonisch formuliert sein.

Geschlecht.

Die unterschiedliche Häufigkeit der Arteriosklerose bei männlichen und weiblichen Personen wird seit langem diskutiert. Zweifelsfrei steht fest, daß Frauen vor der Menopause seltener als gleichaltrige Männer (MOSES 1954; P. D. WHITE 1958) und auch seltener als Frauen nach der Menopause (BARR 1955) erkranken. Der Grund hierfür wird in einer protektiven Wirkung von Oestrogenen auf die Gefäßwände gesehen, wozu noch spezifisch auf die Coronararterien wirkende Faktoren kommen (BOAS und EPSTEIN 1954). In Übereinstimmung damit fanden RIVIN und DIMITROFF (1954), daß stilböstrolbehandelte Patienten mit Prostatacarcinomen seltener und geringer als unbehandelte gleichartige Kranke an Coronarsklerosen erkrankten und daß andererseits bei Patientinnen mit Mamma-Carcinom nach Kastration häufiger eine Coronarsklerose auftrat als bei nicht ovarektomierten Frauen. Ein vermehrtes Auftreten von Coronarsklerose bei ovarektomierten Frauen fanden auch WUEST, DRY und EDWARDS (1955).

Da durch PICK, STAMLER, RODBARD u. KATZ (1952) tierexperimentell erwiesen ist, daß bei bereits manifester Coronarsklerose unter Oestrogengaben trotz weiterer Cholesterinfütterung die Coronarsklerose reduzierbar ist, obgleich der Cholesterinspiegel erhöht und die Aortenatheromatose bestehen bleiben, sind diese Wirkungen hormonal bedingt und näher im Abschnitt Sexualhormone (S. 414) zu besprechen.

Konstitution.

LEVY (1926), WILENS (1947) sowie ADLERSBERG u. Mitarb. (1950) fanden ein gehäuftes Zusammentreffen von Arteriosklerose mit Fettsucht. FRENCH und DOCK (1944) vermuten für die Coronarsklerose ähnliche Zusammenhänge mit der Fettsucht. Jedoch sind diese Zusammenhänge schwer zu sichern, auch wenn man die gemeinsame Wirkung alimentärer Hyperlipämien auf beide Krankheiten in Rechnung stellt. CAMPBELL (1953) kam zu dem Schluß, daß Fettsucht per se keineswegs zu besonders schwerer oder frühzeitiger Arteriosklerose disponiere. FABER und LUND (1949) konnten bei Trockengewichtsbestimmungen an den Aorten von Fettleibigen keine altersungewöhnlichen Gewichtsvermehrungen feststellen. Entsprechend wird der Kausalzusammenhang zwischen Arteriosklerose und Fettsucht von zahlreichen Autoren zurückhaltend beurteilt (SCHETTLER 1955; YATER u. Mitarb. 1948). Untersuchungen von SPAIN, BRADRESS und HUSS (1953) konnten aus 111 Obduktionen Fettsüchtiger (Lebensalter unter 46 Jahren) 36 Fälle von Coronarsklerosen sicherstellen; nach der somatotypischen Einteilung von SHELDON u. Mitarb. (1940) konnten 24 dem mesomorphen Typ, der etwa dem athletischen Habitus entspricht, zugeordnet werden, während ektomorphe (analog dem pyknischen Habitus) und endomorphe Typen (entsprechend dem asthenischen Habitus) nur selten vertreten waren. MOSES (1952) konnte feststellen, daß Personen mit langlebigen Vorfahren, die wiederum aus langlebigen Familien stammten, seltener und geringer arteriosklerotisch wurden, was zwar für eine familiär verankerte spezielle Disposition gegen Arteriosklerose spricht, jedoch die erhöhte Neigung von Angehörigen kurzlebiger Familien noch nicht beweist, geschweige denn erklärt. Es ist möglich, daß die kürzere Lebenserwartung fettsüchtiger Personen, wie sie aus Versicherungsstatistiken ersichtlich ist (ALLEN, BARKER und HINES 1955), nur teilweise durch endogene Faktoren und durch häufigeres Vorkommen von Arteriosklerose zu erklären ist, andernteils auch auf die Wirkung übergeordneter Faktoren, z. B. von Überernährung, zurückzuführen ist. Unter 513 Patienten mit Arteriosklerose fanden BOEHLE, BIEGLER und HOHNBAUM (1958) bei Personen mit hohem Serumlipidspiegel und Neigung zu Korpulenz in jüngeren Jahren bevorzugt Coronarsklerosen, bei Leptosomen ohne signifikante Erhöhung der Serumlipide eine Neigung zu Cerebralsklerose und zu peripherer Sklerose. Arteriosklerotische Frauen befanden sich meist in fortgeschrittenem Alter, hatten pyknischen Habitus und vermehrte Serumlipide.

Nach ADLERSBERG, PARETS und BOAS (1949) sowie P. D. WHITE (1958) konnten rassische Faktoren, wie sie für bestimmte Stoffwechselstörungen, z. B. für die familiäre Xanthomatose gesichert sind, bei der Arteriosklerose bzw. Coronarsklerose bisher nicht nachgewiesen werden. Andererseits soll die Lipidstoffwechselstörung weitgehend dominant vererbt werden (ADLERSBERG, PARETS und BOAS 1950). Hierher dürfte die von COPPO (1951) beschriebene Häufung von dominant vererbter Hyperlipämie und Hypercholesterinämie, verbunden mit verstärkter Neigung zu Arteriosklerose zu rechnen sein, wie sie in der Provinz Emilia (Italien) vorkommt.

Gewisse kontitutionelle Verschiedenheiten könnten (neben klimatischen Einflüssen auf den Stoffwechsel) auch teilweise für etwaige Unterschiede der Morbidität an Arteriosklerose bei den gleichermaßen fettreich essenden Kirgisen und Eskimos verantwortlich sein. Trotz einer fast reinen Fleisch-Fett-Ernährung scheint bei den Eskimos keine Häufung an Arteriosklerose vorzukommen (auch unter Berücksichtigung der durch Tuberkulose, akute Infektionskrankheiten und tödliche Unfälle hohen Frühsterblichkeit; ABS 1956), im Gegensatz zu den Kirgisen (KUCZYNSKI 1925; EHRSTRÖM 1951; KATZ und STAMLER 1952). Jedoch dürfte die im Verhältnis zur Lebensweise knappe Eskimoernährung und die üppige Kirgisenernährung (vgl. S. 395) die Unterschiede zum größten Teile erklären.

Geographische Faktoren.

Es fehlt nicht an Berichten, nach denen in verschiedenen Gebieten die Erkrankungshäufigkeit an Arteriosklerose different ist. Die Mumien der alten Ägypter sollen deutlichere Zeichen von Arteriosklerose zeigen als die in Peru gefundenen. KATZ und STAMLER (1952) diskutieren bezüglich der Häufung der Arteriosklerose bei den Kirgisen und des geringen Vorkommens bei den Eskimos, ätiologisch neben rassischen Faktoren auch geographische Einflüsse. Daß die weiße Rasse stärker betroffen ist als die negroide, dürfte mehr auf die Lebensweise als auf die geographische Lage zurückgeführt werden. Ähnlich wird das vermehrte Auftreten von Arteriosklerose bei USA-Negern gegenüber Afrika-Negern erklärt (HIGGINSON und PEPLER 1954). HENSCHEN (1953) kommt auf Grund von 11000 während des zweiten Weltkrieges in Stockholm durchgeführten Obduktionen zu dem Schluß, daß in Nordschweden die Arteriosklerose selten, in Mittel- und Südschweden aber häufig ist. Neben Unterschieden des Klimas und Altersaufbaues der Bevölkerung hält er, ebenso wie EHRSTRÖM (1951), hierfür hauptsächlich die unterschiedliche Lebensweise für bestimmend. Die in Nordschweden übliche fettarme lactovegetabile Kost soll in geringerem Maße atherogen wirksam sein als die in Mittel- und Südschweden üppige Ernährung. Auch die Erhebungen von WILENS (1947), MALMROS (1950), BJÖRCK (1951; 1956) und A. KEYS u. ANDERSON (1954) sprechen dafür, daß in Ländern mit knapper Ernährung die Morbidität an Arteriosklerose geringer ist. Untersuchungen von Obduzierten unter 40 Jahren auf den Gehalt der Aorten an fibrinösen und fettigen Einlagerungen zeigten keine Unterschiede zwischen Weißen aus Costa Rica, Indianern aus Guatemala sowie Weißen und Negern aus New Orleans (STRONG u. Mitarb. 1958); lediglich eine verstärkte Ausbildung fibrinöser Plaques bei der Bevölkerung von New Orleans war erkennbar.

Aus diesen Sachverhalten läßt sich also keineswegs die Wirksamkeit spezifischer geographischer Faktoren im Sinne einer Förderung der Atherogenese ableiten; vielmehr werden die Unterschiede, soweit überhaupt vorhanden, weitgehend durch die verschiedene Lebensweise erklärbar. GEIRINGER u. Mitarb. (1950) sind der Ansicht, daß die von verschiedenen Autoren wie JAFFÉ (1926) sowie WESTENHOEFFER (1911) angegebenen geographischen Unterschiede ebenfalls auf Unterschiede in Lebensweise und Altersaufbau der Bevölkerung zurückzuführen sind.

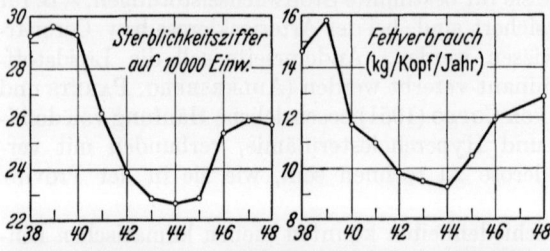

Abb. 63. Koinzidenz von Fettkonsum und Zahl der Todesfälle an Sklerosefolgen während der Jahre 1938 bis 1948 in Nordeuropa. (Nach G. BJÖRCK in KEYS und WHITE 1958.)

Lebensweise.

a) **Ernährung.** Bereits im ersten Weltkrieg wurde unter der Nahrungsmittelknappheit in Deutschland (ASCHOFF 1930) und in Dänemark (HINDHEDE 1920) eine Abnahme der Arteriosklerosehäufigkeit festgestellt. Nach WILENS (1947) war auch während des zweiten Weltkrieges in Ländern mit unzureichender, untercaloriger und fettarmer Ernährung ein Rückgang der Sterblichkeit an Arteriosklerose und deren Folgen zu beobachten. Dies sind eindrucksvolle Belege für die Beeinflussungsmöglichkeit der Atherogenese, worauf GORDON (1951), FIRSTBROOK (1951) sowie BJÖRCK (1956) hingewiesen haben (vgl. Abb. 63). Zu entsprechenden Ergebnissen kamen WALKER und ARVIDSSON (1954) in Südafrika, FIRSTBROOK (1951) in China, STROM (1948), STROM und JENSEN (1951) für Norwegen, VARTEINEN und KANERVA (1947) in Finnland, MALMROS (1949; 1950) sowie HENSCHEN (1953) für Schweden, A. KEYS u. Mitarb. (1952) für Italien und für Spanien (1954). Das im zweiten Weltkrieg immer reichlich ernährte Dänemark ließ hingegen keine Abnahme der Arteriosklerosehäufigkeit und Sterblichkeit erkennen (TERBRÜGGEN 1951). LUSZTIG (1951) stellte an 1500 Obduktionen in Ungarn den Effekt reichlicher Ernährung hinsichtlich der Atherogenese fest. Besonders eindrucksvoll sind die Erhebungen von ENOS, HOLMES und BEYER (1953); sie fanden an reichlich ernährten US-Soldaten in Korea stärkere Grade von Coronarsklerose als an den kärglich ernährten einheimischen Kriegern. LYON u. Mitarb. (1952) sahen bei fett- und cholesterinarmer Diät weniger Myokardinfarkt-Rezidive. Desgleichen sprechen sich PIHL (1952) sowie OPPENHEIM (1946), STEINER (1946) und WILENS (1947) für ein Zusammentreffen von fett- und calorienbeschränkter Kost und geringerem Auftreten von Arteriosklerose aus. Vor allem die lactovegetabile Kost gilt in diesem Zusammenhang als prophylaktisch wirksam (ODIER 1953). Diese Erfahrungen stimmen überein mit den Untersuchungen von OPPENHEIM (1925) sowie von SNAPPER (1941) an fettarm lebenden Chinesen. STEINER (1946) stellte bei 150 Obduktionen an der Okinawa-Bevölkerung nur 7mal eine Arteriosklerose fest. Nach DONNISON (1929) steht der seltene Arteriosklerosebefall bei Kenya-Negern in starkem Kontrast zum Verhalten der USA-Neger, die bekanntlich erheblich häufiger an Arteriosklerose erkranken als die Südafrika-Neger, was durch Obduktionen von HIGGINSON und PEPLER (1954) sichergestellt ist.

Auf Grund seiner umfassenden Erhebungen in zahlreichen Ländern kommt A. KEYS (1950/51) zu der Ansicht, daß vom 30. Lebensjahr ab die Höhe der Zufuhr an Nahrungsfett für die Entstehung der zu Arteriosklerose prädisponierenden Hypercholesterinämie wesentlich ist. KEYS sah, daß die Morbidität an Arteriosklerose dann gering war, wenn Fette und Lipide weniger als 20% der Nahrungszufuhr ausmachten; stieg ihr Anteil auf 30% an, so war die Arterioskleroshäufigkeit wesentlich höher. HOCHREIN und SCHLEICHER (1956) erfuhren von 80jährigen Greisen, daß sie zeitlebens bescheiden gelebt hatten und besonders in ihrer Jugend eher calorienarm ernährt worden waren.

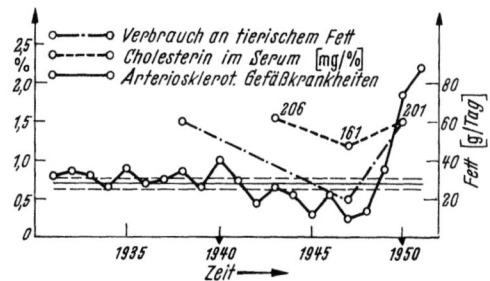

Abb. 64. Verhalten von Fettkonsum, Serumcholesterin und Arterioskleroshäufigkeit im Vergleich zum jeweiligen Fettverbrauch. (Nach APPEL 1953.)

APPEL (1953) faßt die zwischen 1930 und 1950 erreichbaren Zahlen über die Häufigkeit arteriosklerotischer Gefäßkrankheiten, Verbrauch an tierischem Fett und die durchschnittlichen Serumcholesterinspiegel in der einheimischen Bevölkerung unter Verwendung von Unterlagen von SCHETTLER (1955) in Abb. 64 zusammen.

Daß der Fettgehalt der Nahrung ein wesentlicher Faktor der Atherogenese sein kann, ergibt sich nach dem oben Gesagten zunächst aus der Koinzidenz von hohem Fettkonsum mit Atheroskleroshäufung und Hypercholesterinämie (Abb. 65) in den USA und in Nordeuropa und aus der relativen Seltenheit der Atherosklerose in Asien, Afrika, Südamerika und den Mittelmeerstaaten mit niedrigem Fettverzehr; andernteils lassen sich die Zusammenhänge zwischen Atheroskleroshäufigkeit, insbesondere Morbidität an Coronarsklerose, auch aus den in bestimmten Populationen erkennbaren Unterschieden zwischen der minderbemittelten und der reichen Bevölkerung [Untersuchungen in Madrid, Neapel und auf Guatemala (TEJADA u. GORE 1957); Kapstadt, Nord- und Süditalien] feststellen, ferner in Untersuchungen eingewanderter Bevölkerungsschichten, deren Lebensweise und Fettverzehr sich von ihrem Heimatland unterscheidet (Italiener in den USA; Japaner und Angehörige der weißen Rasse in Hawai) (KEYS 1958; WHITE 1958; TOOR u. Mitarb. 1957 [vgl. Abb. 66]; KEYS u. Mitarb. 1958). Schließlich ergeben sich besonders interessante Aufschlüsse, wenn man

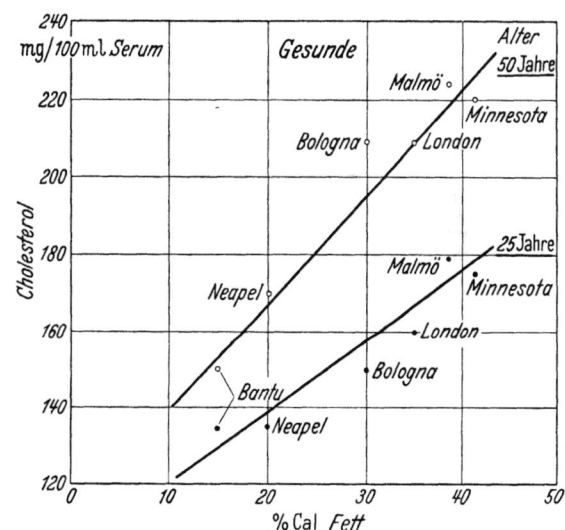

Abb. 65. Beziehungen zwischen geographisch unterschiedlichen Ernährungsweisen (Anteil der Fette am Gesamtcalorienverbrauch) zum Serumcholesterin bei gesunden 25- und 50jährigen Männern. (Nach A. KEYS und P. D. WHITE 1956.)

Bevölkerungsgruppen mit quantitativ gleichem Fettkonsum, aber verschiedener Zusammensetzung der Nahrungsfette, hinsichtlich ihrer Morbidität an Coronarsklerose bzw. Arteriosklerose vergleicht (Finnland und Herakleion auf Kreta). Über Ernährungsverhältnisse und Sklerosehäufigkeit in Ost- und Westfinnland vgl. auch die Untersuchungen von REINE u. Mitarb. (1958).

Die Morbidität an Coronarsklerose nimmt mit dem Anteil der Nahrung an gesättigten Fettsäuren zu, ebenso der durchschnittliche Serumcholesterinwert der Bevölkerung. Dagegen fällt er mit dem Anteil der Nahrung an mehrfach ungesättigten Fettsäuren ab und bleibt unbeeinflußt vom Anteil an monoethenoiden Fettsäuren (Ölsäure). Gleiche Aufschlüsse, darüber hinaus sogar gleichsinnige Veränderungen an den Versuchspersonen, ergaben sich bei langfristigen Untersuchungen mit einer Diät von zwar konstantem Fettgehalt, jedoch verschiedener Fettzusammensetzung hinsichtlich des Gehaltes an mehrfach gesättigten Fettsäuren (KEYS 1958). Die Untersuchungen von CAREN und CORBO (1958) konnten dagegen nicht die Ursache eines Mangels an ungesättigten Fettsäuren bei der Atherogenese unterbauen.

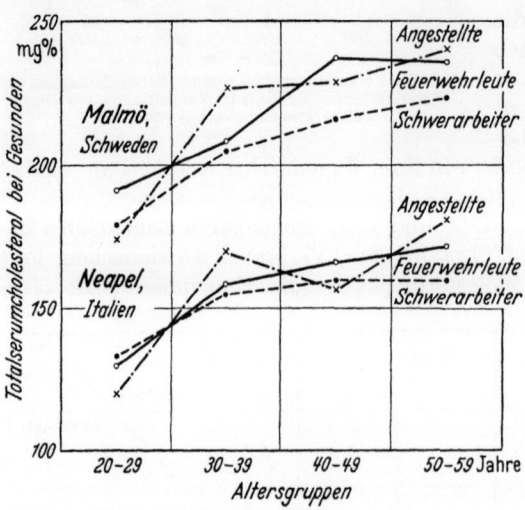

Abb. 66. Unterschiede im Serumcholesterin bei gesunden berufstätigen Männern verschiedener Altersklassen in Malmö und in Neapel. (Nach A. KEYS in A. KEYS und P. D. WHITE 1956.)

Ein Ansteigen der Blutlipide nach fetthaltigen Mahlzeiten führt gleichzeitig zu einer Erhöhung der Gerinnbarkeit des Blutes, wodurch bei bestehender Arterienstenose ein thrombotischer Arterienverschluß provoziert werden kann.

Trotz dieser vielversprechenden Ausblicke, die sich aus der Kenntnis des Fettstoffwechsels ergeben, sind an der Pathogenese der Arteriosklerose und der Coronarsklerose noch eine Anzahl weiterer Faktoren maßgeblich beteiligt (KEYS 1958; KATZ 1958).

Ebenso schädlich wie die Überernährung kann auch eine Hungerkost sein. Dystrophie ruft zwar nach GIRGENSOHN (1955) keine Arteriosklerose hervor, doch kann nach HOCHREIN und SCHLEICHER (1956) durch eine länger dauernde Hypoproteinämie und Dysproteinämie eine Störung im Cholesterinstoffwechsel zustande kommen, die zu verminderter Infektionsresistenz und zu hypovitaminotischen Störungen führt. Die anschließende Fettpolyphagie in der Auffütterungsphase kann dann ein wesentlicher Anlaß zur Entwicklung einer Arteriosklerose sein. Über solcherart induzierte Cerebralsklerosen an Spätheimkehrern berichtete DÖRING (1952; 1954). Mangel an Vitamin B_1 und Vitamin B_2 scheint nach den Untersuchungen von MCCARRISON (1944) an Thiaminmangeltauben die Atherogenese zu fördern, hauptsächlich im Bereich der A. lienalis. Auch bei Pellagra konnte THATCHER (1936) die vermehrte Sklerosierung kleinerer Arterien feststellen. Von Bedeutung für die Atherogenese scheint auch das Vitamin B_6 (Pyridoxin) zu sein. SCHROEDER (1955) wies auf die Ergebnisse von Vitamin B_6-Mangel bei Ratten hin, an denen sich Arteriosklerosen entwickeln. Die Ablagerungen von Fetten und Mucopolysacchariden scheinen bei B_6-Mangel begünstigt zu werden. Als Coenzym des Aminosäure- und Fettstoffwechsels gewinnt das Vitamin B_6 Bedeutung, insbesondere bei einseitiger Ernährungsweise. Es ist in Hefe, Reiskleie sowie in der Melasse von Zuckerrüben und in gesunden Getreidekeimlingen vorhanden, im Mehl jedoch nur in sehr geringem Maße. SCHROEDER (1955) nimmt an, daß in der amerikanischen Kampftruppenverpflegung ein B_6-Mangel vorhanden war und diskutiert dessen Zusammenhang mit den bereits erwähnten Befunden von ENOS, HOLMES und BEYER (1953; 1955). Bei zu starker Zufuhr von Spurenelementen (Cadmium, Blei, Aluminium) in der Nahrung, sowie bei hoher Belastung mit gesättigten Fettsäuren soll der Verbrauch an Vitamin B_6 gesteigert sein.

Der Eiweißreichtum der Nahrung scheint per se noch nicht zur Arteriosklerose zu führen, wie DONNISON (1929) an der Bevölkerung von Kenya feststellen konnte. Auch bei den Eskimos, deren Nahrung relativ hohe Eiweiß- und Fettanteile aufweist, sowie bei manchen Bewohnern gemäßigter Zonen mit hohem Eiweißverbrauch wird die Arteriosklerose nicht gehäuft gefunden (BERTELSEN 1935; 1940; RODAHL 1954; ABS 1956; KATZ und STAMLER 1953). Bei den Kirgisen, die viel fettes Hammelfleisch essen, ist die Sklerose häufiger (KUCZYNSKI 1925). Dieser Unterschied dürfte in der Hauptsache durch die einerseits besonders karge Ernährung der Eskimos — nach ABS (1956) täglich 2700—2800 cal bei unerhört hartem Daseinskampf —, andererseits durch die exzessiv üppige Lebensweise der nach den Beschreibungen von KUCZYNSKI (1925) trägen Kirgisen erklärt werden. Im übrigen ist die Beurteilung der Morbidität an Arteriosklerose bei den Eskimos durch anderweitig bedingte hohe Frühsterblichkeit erschwert (ABS 1956).

b) Soziale Stellung, Beruf, Beschäftigung. JAFFÉ (1926) glaubte nach seinen Erfahrungen in Venezuela, daß wohlhabende Bevölkerungskreise vermehrt von Arteriosklerose betroffen werden und bezieht dies auf Wirkungen der üppigen Lebensweise. Aus ähnlichen Ursachen dürfte, sofern überhaupt feststellbar, die höhere Arteriosklerosequote von Großstädtern und Geistesarbeitern erklärlich sein.

Die ätiologische Rolle emotionaler Faktoren („sozioökonomischer Stress") wird neuerdings auch von FRIEDMAN und ROSENMAN (1957) als bedeutsam eingeschätzt; die Autoren kommen zu dem Schluß, daß der Faktor der Ernährung, und der Einfluß der Sexualhormone keineswegs eine ausreichende Erklärung für die in der USA-Bevölkerung, insbesondere bei Männern so häufigen Coronarinfarkte darstellen. Wenn es auch zweifellos Bevölkerungsgruppen gibt, bei denen die diskutierten Faktoren wahrscheinlich zu machen sind, so lehnen FRIEDMAN und ROSENMAN (1957) auf Grund ihrer Untersuchungen an Männern und Frauen der gehobenen sozialen Schichten in USA den direkten Zusammenhang zwischen Coronarsklerose und Fettkonsum ab. Auf Grund der Beobachtungen von STEWART (1950), FRIEDMAN und ROSENMAN (1950); P. D. WHITE (1951) spielt die aufregende und verantwortliche Berufstätigkeit für die Häufigkeit der Coronarinfarkte eine Rolle. Zu entsprechenden Ergebnissen kamen YATER u. Mitarb. (1948) sowie GERTLER und WHITE (1954). Auch die Häufung von coronarbedingten Todesfällen in bestimmten Monaten (STRØM und JENSEN 1951; PIHL 1952), sowie der Anstieg der Letalität um das 7fache des Ausgangswertes in der Zeit von 1907—1949 (MORRIS 1951) weist in die gleiche Richtung, wenngleich solche Hinweise nur statistische Gültigkeit haben und im Individualfall irrelevant bleiben müssen.

Arbeiter mit verstärkter Beanspruchung der unteren Gliedmaßen, insbesondere Schwerstarbeiter, sollen zu lokaler Arteriosklerose der Beinarterien, Arm- und Handarbeiter, Straßenpflasterer und Wäscherinnen zu einer Arteriosklerose der Armarterien neigen (KÜLBS 1928). An direkt mechanische Einwirkungen, etwa mittels Intimaläsionen denkt AUFDERMAUR (1952). Bei Rechtshändern soll der rechte Arm, bei Linkshändern der linke bevorzugt von Arteriosklerose befallen werden (KÜLBS 1928). Bei einer 35jährigen Patientin, die im 2. Lebensjahr eine rechtsseitige poliomyelitische Lähmung erlitt, konnte MARCHAND (1904) eine selektiv verstärkte Atheromatose der linksseitigen Beinarterien durch funktionelle Überbeanspruchung finden.

Gegenüber diesen Literaturhinweisen, aus denen eine vermehrte Anfälligkeit überbeanspruchter Arterien für lokale Sklerose zu ersehen ist, scheint der Faktor der körperlichen Bewegung für den Allgemeinstoffwechsel insofern günstig zu sein, als WOLFFE (1957) anhand von Untersuchungen von 300 Sportlern und 300 ehemaligen Spitzensportlern feststellte, daß Zeichen für Arteriosklerose bei aktiv tätigen Athleten fehlen, während sie bei vergleichbaren Personen mit verhinderter körperlicher Betätigung vermehrt nachweisbar sind.

Mechanische Einwirkungen.

Daß bei örtlicher Schädigung eine lokale Arteriosklerose entstehen kann, konnte SCHLICHTER (1948) nach Katheterisierung der Aorta zeigen. Es bleibt allerdings unklar, warum andere lokal begrenzte Arterioskleroseformen bestimmte geschädigte Arterienbezirke verschonen, wie z. B. bei der Mönckeberg-Sklerose der Beine die Gegend des Kniegelenkes weniger betroffen wird (MÖNCKEBERG 1915; DOCK 1953). Soweit nicht Besonderheiten der Gefäßernährung (DOCK 1953) hierfür bestimmend sind, könnten in letzterem Falle auch mechanische Faktoren eine fördernde Wirkung auf die Atherogenese ausüben. Auch die häufig anzutreffende Lokalisation arteriosklerotischer Herde an arteriellen Gabelungen und an den Abgängen von Seitenästen weist auf mechanische Entstehungsfaktoren hin (ASCHOFF 1921). Neben Wirbelbildungen im Gefäß dürften dehnende und scherende Kräfte, Ungleichmäßigkeiten des intraarteriellen Druckes und Unregelmäßigkeiten der Blutströmung vorliegen (THOMA 1922; ERICH MÜLLER 1955). Eingehend hat sich DORMANNS (1935) mit dem Problem der Intimawucherung als Anpassungssyndrom auseinandergesetzt.

Eine besondere Form der Arteriosklerose mit betonten regenerativen Intimaverdickungen tritt in altersatrophischen Organen auf, z. B. als Ovulations- und Menstruationssklerose an den Ovarial- und uterinen Arterien (PANKOW 1906; SOHMA 1908; HUECK 1920; 1938). Ähnlich liegen die Verhältnisse wohl bei Hodenatrophie und Kryptorchismus sowie in pyelonephritischen Narbengebieten (LINDER 1938). Mechanische Faktoren dürfen nach der Auffassung von STAEMMLER (1955) dahingehend definiert werden, daß sie im wesentlichen nur als Lokalisator, sei es in begünstigendem oder verhinderndem Sinne wirksam sind. Dagegen werden die Experimente über anderweitige mechanische Einwirkungen (KLOTZ 1913; BORST und ENDERLEN 1909) nicht als überzeugend angesehen. Über die Wirkungen des intraarteriellen Hochdrucks vgl. Abschnitt „Zirkulationsstörungen" (S. 397).

Thermische Einwirkungen.

ZINK (1938) fand, daß nach Verbrennungen als Ausheilungszustand einer in bestimmten Gefäßbereichen entstandenen Arteriitis eine Arteriosklerose resultieren kann. Auch die morphologischen Restzustände von Erfrierungen, insbesondere wenn Arteriitiden vorausgegangen sind, dürften schließlich einem arteriosklerotischen Bild gleichkommen.

RUBENSTEIN (1958) gelangt zur Auffassung, daß auch örtliche Unterkühlung vermittels der begleitenden Venen als lokalisierende arteriosklerosebegünstigende Faktoren wirksam sein können.

Zirkulationsstörungen.

a) Hypertonie. Lange bekannt ist die Sklerosierungsneigung von Arterien, die einem dauernd erhöhtem Blutdruck ausgesetzt sind (ASCHOFF 1939; LANGE 1951; RAU 1956), (vgl. auch WOLLHEIM u. MOELLER dieses Handbuch Bd. IX/5, S. 351 ff.). Jedem Pathologen und Kliniker ist die Entwicklung der Pulmonalsklerose bei langfristiger Erhöhung des Druckes im Lungenkreislauf sowie bei Cor pulmonale chronicum geläufig (LEOPOLD 1950; MERKEL 1947; PARMLEY und JONES 1952; H. SCHMIDT 1953). ROTTER (1949) erklärt auch etwaige Pulmonalsklerose bei linksseitigem Myokardinfarkt durch hämodynamische Rückwirkungen auf den Lungenkreislauf.

v. SCHRÖTTER (1901) fand Pulmonalsklerosen bei Myxom des linken Vorhofs. W. W. MEYER u. RICHTER (1956) sahen anatomisch eine mit der Sklerose gleichlaufende Gewichtszunahme der A. pulmonalis, die graduell der pulmonalen Hypertonie entsprach. Bei Mitralvitien läßt sich an der stärker druckbeanspruchten Mitralsegelseite ein erhöhter Sklerosebefall feststellen. Ähnliches gilt für die prävertebralen Aortenanteile und durchwegs für sämtliche besonders druckexponierten Stellen als Orte beschleunigter Gefäßalterung (SCHETTLER 1955). Am eindeutigsten manifestiert sich die Arteriosklerose bei arterieller Hypertonie des großen Kreislaufs. Trotz der Schwierigkeiten klinischer Feststellung einer solchen Arteriosklerose in früheren Zeitpunkten ihrer Entwicklung konnte WAKERLIN (1952) bei 60% der Patienten mit fixierter Hypertonie klinische Zeichen von Arteriosklerose feststellen, während unter den Hypotonikern die Arteriosklerose relativ selten zu sein scheint (SCHETTLER 1955). In Rattenversuchen von DEMING u. Mitarb. (1958) entwickelte sich bei hypertonisch gemachten Tieren nach Cholesterinfütterung eine stärkere Hypercholesterinämie und Hyperlipämie und ein höherer Grad von Sklerose als bei normotonischen Tieren, so daß als Ursache des stärkeren Sklerosebefalls der hypertonischen Ratten neben der örtlichen Gefäßwirkung auch die stärkere Lipidose zuständig sein könnte. MOSCHCOWITZ (1954) geht soweit, daß er den bevorzugten Befall der Beinarterien an Arteriosklerose mit der durch aufrechte Haltung des Menschen bedingten stärkeren hydrodynamischen Belastung der Beinarterien erklärt. Der vom Lumen her durch die Intima stattfindende Flüssigkeitsstrom zur Ernährung der Arterienwand kommt in erster Linie durch den intravasalen Filtrationsdruck (hydrostatischer Blutdruck, vermindert um den onkotischen Druck) zustande. Mit diesem Saftstrom werden neben den physiologischen Nährstoffen auch gröberdisperse Stoffteilchen eingepreßt, die unter veränderten geweblichen Bedingungen im Gewebe steckenbleiben und niedergeschlagen werden können, was zu weiteren Durchsaftungsstörungen Anlaß gibt. Die Tatsache, daß Patienten mit Aortenisthmusstenose hauptsächlich im Gebiet des hohen Blutdrucks eine Arteriosklerose erkennen lassen, spricht ebenfalls für die Bedeutung der mechanischen Druckwirkung auf die Entwicklung der Arteriosklerose.

Ein gewisser sklerosebegünstigender Faktor ist darin zu sehen, daß in Arterien, die unter erhöhtem Blutdruck stehen, als Anpassungserscheinung eine Wandhypertrophie zur Entwicklung kommen kann. Die verdickte Gefäßwand stellt höhere Ansprüche an die Ernährung und Durchsaftung als die normale, wodurch wiederum eine verstärkte Skleroseneigung erklärbar wird. Die enge Korrelation zwischen Hypertonie und Arteriosklerose läßt sich eindrucksvoll an dem weitgehend aneinander gekoppelten Auftreten dieser Störungen deutlich machen (DAVIS und KLAINER 1940; SMITH 1950; MASTER 1953).

b) Hypotonie und Schock. Zwar steht es fest, daß Patienten mit relativ niedrigem Blutdruck, z.B. Astheniker, relativ selten und geringfügig sklerotische

Arterien bekommen (ALLEN, BARKER und HINES 1955; SCHETTLER 1955), doch kann ein unphysiologisch verminderter Blutdruck so nachteilig auf die Ernährungs- und Funktionszustände der Arterien wirken, daß Gefäßschädigungen mit Übergang in Sklerosen zur Entwicklung kommen können. BÜRGER (1954) sieht in einem Unterdruckfaktor im Schädelbereich eine Verursachung für die nicht seltenen Gehirngefäßblutungen bei Sklerotikern, worauf auch SCHALTENBRAND (1953) hingewiesen hat.

Auch Schockzustände können zur Störung der arteriellen Blutversorgung führen, wodurch die Initialphasen mancher Arteriosklerosen erklärbar sind. Hierauf wurde besonders von MEYER (1952), POLLAK (1952), E. MÜLLER (1955) hingewiesen, vor allem im Zusammenhang mit den Auswirkungen der Hypoxie. Die bei Schock auftretenden Permeabilitätsveränderungen, bedingt durch Plasmaeiweißstörungen und Veränderungen der osmotischen Kräfte führen zu plasmatischer Intimainsudation mit sekundärer Ablagerung von Cholesterin und Fett. Hierbei dürften der im Schockzustand herabgesetzte Albumingehalt des Blutes und die Verminderung der Plasmastabilität durch Einwirkung auf die Solphasen des Cholesterins bestimmend sein. POLLAK (1951) konnte an Kaninchen durch Albumininfusionen die durch Cholesterin provozierbaren Intimaschäden vermindern oder ausschalten, während nach alleiniger intravenöser Gabe von Cholesterin, insbesondere nach Anwendung von 75 mg Cholesterin und 50—500 mg Hämoglobin schwere Intimaschäden an Pulmonalgefäßen und Aorta auftraten, wodurch die Tiere in einer Frist von durchschnittlich 8 min getötet wurden. Auch für die Schockzustände beim Menschen dürften derartige Vorgänge nicht bedeutungslos sein.

c) **Zirkulatorisch bedingte Hypoxien.** Für die bradytrophen Gewebe der relativ dicken, an die Sauerstoffversorgung erhebliche Anforderungen stellenden Arterienwände sind die Wirkungen unzureichender Sauerstoffzufuhr besonders nachteilig. In Verfolgung der Untersuchungen von WARBURG (1926) über die bezüglich der O_2-Versorgung verschieden anspruchsvollen Gewebe und ihre kritische Grenzschichtdicke konnte LINZBACH (1944) durch Untersuchungen am Knorpel sowie an den Arterien zeigen, daß durch O_2-Mangel Ödembildung und Nekrose, später Deformationen und Degenerationen, Lipidosen und Calcinosen hervorgerufen werden können. Zu analogen Schlüssen waren HUEPER (1941) sowie später ROTTER (1949) gekommen. ROTTER (1949) kommt auf Grund von Untersuchungen über die Genese der Arteriosklerose zur Feststellung, daß die einleitende Dyshorie (SCHÜRMANN und MACMAHON 1933) durch eine primäre Ernährungsstörung der Gefäßwand zustande kommt, wobei für die Bereiche der elastischen Arterien die Entwicklung einer typischen Arteriosklerose zustande kommt. Gegenüber der Ansicht von BREDT (1941), der für die Entwicklung der Pulmonalsklerose und der Arteriitis pulmonalis hauptsächlich eine entzündliche Reaktion auf allergischer Basis annimmt, mißt ROTTER (1949), ähnlich wie STAEMMLER (1955), der Ernährungsstörung infolge Blutdruckerhöhung das kausale Moment bei. Das gemeinsame Verhalten aller bradytrophen Gewebe entspricht nach ROTTER (1949) den Folgen einer durch Ernährungsstörung bedingten Gewebsschädigung, womit die Beobachtung übereinstimmt, daß die ersten und frühesten Veränderungen an Orten stärkster mechanischer Belastung zu finden sind. Maßgeblich für solches Verhalten soll die Eigenschaft dieser Gewebe sein, keine Capillaren zu enthalten und in dem umhüllenden Bindegewebe Sperrarterien zu bergen, jedenfalls gegenüber capillarisierten Strukturen trophisch benachteiligt zu sein. Bei der am alternden Gewebe zunehmenden Quellung der Grundsubstanz mit konsekutiver Dichtezunahme wird durch Erschwerung der Säftezirkulation die Ernährungsstörung effektiv. Durch die somit zur Entwicklung kommenden Narben („Sklerosen") kommt es zu erneuten und vermehrten Zirkulations- und Ernährungsstörungen, wodurch teilweise der fortschreitende Charakter der Arteriosklerose verständlich wird. LINZBACH (1944) hält das Verhältnis von inneren und äußeren Oberflächen des Gefäßes zum Gefäßvolumen für wichtig. Von dieser Relation hängt es ab, ob die Säfte die ganze Dicke der Gefäßwand durchdringen und wie groß der capillarenfreie Teil der Gefäßwand ist; diese Relation bestimmt also eine etwaige Ernährungsinsuffizienz.

d) **Entzündlich bedingte Zirkulationsstörungen.** Die Frage, ob durch entzündlich verursachte Mediaveränderungen die Entwicklung einer intimalen Sklerose begünstigt wird, ist quantitativ noch nicht ausreichend abgeklärt.

Einerseits weiß man, daß entzündliche oder narbige Mediaveränderungen zu einer betonten Ausprägung der in ihrem Bereich entstehenden intimalen Arteriosklerose Anlaß geben und daß an den Aorten von Kindern, die an Infektionskrankheiten verstarben, häufig Intimalipidosen gefunden wurden (SALTYKOW 1914; 1915; LUBARSCH 1922; FABER 1949; SCHMIDTMANN 1922) und daß durch Bakterieninjektionen tierexperimentell ähnliche Veränderungen provozierbar sind (KLOTZ 1913; SALTYKOW 1914). Auch kommt es bei Infektionskrankheiten, namentlich wenn sie gehäuft innerhalb kürzerer Zeit auftreten, zu intimalen Reaktionen (SIEGMUND 1924; DIETRICH 1925; HOCHREIN und SCHLEICHER 1956), denen in der Abheilungsphase eine Arteriosklerose folgen kann. Bei rheumatischen Erkrankungen fanden SCHULTZ (1927) sowie KLINGE (1932) im Bereich einer herdförmigen Mesaortitis rheumatica auffällige polsterartige Intimaveränderungen, die sie als sekundäre Folgen der Aortitis ansehen, was der Auffassung von HUECK (1920) entspricht. SCHETTLER (1955) fand bei 15% der von ihm untersuchten Patienten mit Arteriosklerose in der Anamnese ein Vorkommen von rheumatischen Krankheiten.

Andererseits warnt STAEMMLER (1955) davor, die Bedeutung derartiger Zusammenhänge zu überschätzen, ohne sie wie GROTEL u. Mitarb. (1940) völlig abzulehnen. STAEMMLER empfiehlt Vorsicht bei der Beurteilung des Entstehungsmodus der superponierten Intimaplaques, da solche bei sehr viel schwereren Mediaschäden, z.B. bei mucoider Degeneration (GSELL 1928; ERDHEIM 1930) fehlen können. Auch das gehäufte Auftreten von Arteriosklerosen auf dem Boden einer Mesaortitis rheumatica von Jugendlichen hält STAEMMLER (1955) für nicht gesichert. MACCALLUM (1933) kommt zu dem Schluß, daß die Beweise für die infektiöse Genese der Arteriosklerose unzureichend sind, obwohl Beobachtungen über Lipidablagerungen der Intima bei Typhus abdominalis, allerdings reversibler Art, vorliegen. Insbesondere bedürfte die Rolle von Infektionen für die Hervorrufung von Dauerschädigung an den Gefäßen noch einer eingehenden Unterbauung. Die Mitwirkung von Fokalinfekten in der Atherogenese wird zwar von HOCHREIN und SCHLEICHER (1956) positiv beurteilt, dürfte jedoch noch zu beweisen sein. Allergische Reaktionen mit Bakterieneiweißen oder anderen antigenwirksamen Substanzen können am Gefäßsystem zu fibrinoiden Verquellungen und Granulombildungen (VAUBEL 1932) führen und Permeabilitätsstörungen verursachen (LINZBACH 1943). Die nach gesicherten Arteriitiden, z.B. Periarteriitis nodosa oder Endangitis obliterans, hinterbleibenden Gefäßschäden sind histologisch häufig nicht von gewöhnlichen Arteriosklerosen zu unterscheiden.

e) **Blutungen in die Gefäßwand.** WINTERNITZ, THOMAS und LE COMPTE (1937) messen intramuralen Gefäßblutungen eine wesentliche ätiologische Rolle für die Atherogenese zu. Obwohl an diese Entstehungsursache bei einer Arteriosklerose seltener gedacht wird, dürfte der Gedanke nicht von der Hand zu weisen sein, zumal bei diagnostischen Eingriffen mit Arterienpunktionen und anderen Intimaläsionen Gelegenheit zur Ingangsetzung dieses Mechanismus besteht. Befunde über die Lokalisation atherosklerotischer Herde im Bereich von Zirkulationshindernissen machanischer Art oder von örtlichen Kauterisationsschäden der Adventitia sind nach SCHETTLER (1956) stichhaltige Hinweise für den sklerosebegünstigenden Effekt lokaler Durchblutungsstörungen. Nach BLAKE (1957) kommen intramurale Hämorrhagien im Bereich der Coronararterien besonders bei über 50jährigen Männern häufig vor.

f) **Thrombosen.** DUGUID (1949) sowie DUGUID und ANDERSON (1952), ferner MCLETCHIE (1952) vertreten die Ansicht, daß der initialen Hyalinose der kleineren Arterien und Arteriolen in der Regel ein partieller oder totaler Gefäßverschluß vorausgeht, gefolgt von einer Organisation des Gerinnsels vom Endothel aus. Auch in solchen Fällen würde es sich um eine auf einer Zirkulationsstörung beruhende Atherogenese handeln.

g) **Vasoaktive Substanzen.** Vasoconstrictorische Stoffe wie Adrenalin und ähnliche Körper dürften unter bestimmten Voraussetzungen ebenfalls bei der Atherogenese mitbestimmend sein, weniger durch Veränderungen der Diffusionsvorgänge vom Lumen des Hauptgefäßes her als durch Konstriktion der Vasa vasorum, die die selektive nach Adrenalinwirkung auftretende Mediasklerose zu einem gewissen Grad erklärbar macht. Möglicherweise können Einwirkungen vonseiten des Nervensystems, z. B. bei Emotionen und psychischen Traumen, die Allgemeinzirkulation und auch die Blutversorgung zirkulatorisch schwierig zugänglicher Gefäßbereiche behindern. So wird von LANGE (1951) sowie HOCHREIN und SCHLEICHER (1956) die Ansicht vertreten, daß durch den Anpassungsgrad des Gefäßsystems an psychische und nervale Faktoren sowie durch sympathicotone Reizzustände im Sinne der neurozirkulatorischen Dystonie die zirkulatorischen Voraussetzungen für die Atherogenese mitbestimmt werden.

Toxische Einwirkungen.

a) **Nicotin.** Trotz unzweifelhafter vasospastischer Wirkungen von Nicotin erscheint die Ansicht, Nicotin sei ein gesicherter ätiologischer Faktor bei der Atherogenese, nicht eindeutig beweisbar. Da sich im Tierexperiment durch Nicotin eine Nebennierenhyperplasie erzeugen läßt, teilweise sogar bis zur Adenombildung (STAEMMLER 1955), ließen RAAB (1932) sowie ASCHOFF (1939) die Möglichkeit einer solchen Wirkung offen. Im Tierversuch bewirkt Nicotin eine starke Zunahme der Cholesterinsklerose (MASLOVA 1956). Ob die Nicotinwirkung direkt an der Gefäßwand angreift oder über eine Adrenalinausschüttung zu erklären ist, wofür die von HUEPER (1941) gefundenen Mediaveränderungen sprechen würden, muß zunächst unentschieden bleiben. In vergleichenden Untersuchungen fanden WEINROTH und HERZSTEIN (1946) bei Nichtrauchern unter 40 Jahren keine Arteriosklerose, bei einer entsprechenden Rauchergruppe jedoch ein Vorkommen von Arteriosklerose in 25—30%. Auch die Untersuchungen von KEYS, KARVONEN u. FIDANZA (1958) zeigten höhere Serumcholesterinspiegel und niedrigere Blutdrucke bei Rauchern (Helsinki und Ostfinnland) gegenüber Nichtrauchern. Demnach darf ein, wenn auch mittelbarer Einfluß von Nicotin auf die Atherogenese, sei es über das Nervensystem oder über eine Adrenalinausschüttung mit entsprechenden Gefäßwirkungen, keineswegs als ausgeschlossen gelten. Auf die allgemeinen Wirkungen des Zigarettenrauchens (BÜCHNER 1941) kann hier nicht eingegangen werden. BORNEMANN und HOCHREIN (1955) sowie HOCHREIN und SCHLEICHER (1956) halten eine Wirkung von Nicotin in atherogenem Sinne für wahrscheinlich. Auf die indirekten Wirkungen des Zigarettenrauchens (SCHMIDT 1941) mit Steigerung des Kohlenmonoxydspiegels im Blute um 8,7% und auf die Frage spezifischer metabolischer und coronarer Effekte sei hier nur hingewiesen.

b) Blei. Die Beobachtung von RUTISHAUSER (1936) über Entstehung einer malignen Nephrosklerose unter Bleieinwirkung legt den Gedanken nahe, das Blei könne die Atherogenese begünstigen. Schlüssige Beweise für solche Annahmen sind bisher nicht erbracht worden. KOELSCH (1927) hält die Wirkung des Bleies auf die Gefäße für durchaus unbewiesen, ihre Annahme für wissenschaftlich nicht hinreichend fundiert (vgl. Beitrag Hypertonie; WOLLHEIM u. MOELLER, dieses Handbuch Bd. IX/5, S. 771 ff.).

c) Alkohol. Die früher häufig wiederholte Behauptung, daß fortwährender reichlicher Genuß von Alkohol zu Arterienschäden und Arteriosklerose führen würde, erscheint heute eindeutig widerlegt. Bestenfalls beruhen solche Ansichten auf emotionalen oder ethischen Gründen (WEISS und MINOT 1933). Unter 286 Fällen von alkoholischer Lebercirrhose im Alter von weniger als 50 Jahren konnte CABOT (1904) nur bei 6 Kranken eine Arteriosklerose feststellen; hingegen fand GROTEL (1940) bei mohammedanischen Pilgern, die bekanntlich keinen Alkohol trinken dürfen, relativ häufig Arteriosklerose. Diesen Beobachtungen, nach denen der Alkoholgenuß die Arteriosklerose eher einzuschränken als zu fördern geeignet erscheinen sollte, steht die Beobachtung von WELLS (1906) gegenüber, der überhaupt keinen Unterschied in der Häufigkeit der Arteriosklerose zwischen Alkoholikern und anderen Personen fand. Auch WILENS (1947) sowie COLLENS und WILENSKY (1953) messen dem Alkoholgenuß keinerlei ätiologische Rolle in der Atherogenese zu.

d) Coffein. In der Literatur finden sich keine Hinweise, die einen ätiologischen Zusammenhang zwischen Coffein und Arterioskleroseentwicklung beweisen.

e) Adrenalinabkömmlinge. Die Wirkungen von Adrenalin wurden bereits unter den Zirkulationsstörungen erwähnt. Bekanntlich handelt es sich hier um eine auch morphologisch keineswegs typische Arteriosklerose, sondern eher um eine der Mönckeberg-Sklerose vergleichbare Erscheinung, wobei nekrotische Arterienwandveränderungen (FISCHER-WASELS 1938; JOSUÉ 1904) wie sekundäre Verkalkungen vielleicht dystrophischer Art, oder möglicherweise auch Kalkmetastasen, eine Rolle spielen. Bereits BRAUN (1908) sowie LANGE (1924) konnten nach allerdings schwachen Adrenalindosierungen Intimaverdickungen feststellen. Es ist wahrscheinlich, daß Adrenalin mitunter zu Ernährungsstörungen der Gefäßwand, sei es durch Verengung oder Sperrung der Vasa vasorum oder durch Erzeugung einer relativen Acidose mit konsekutiver Calciumeinlagerung in die Grundsubstanz der geschädigten elastischen Mediaelemente führt, wodurch die zur Tendenz einer Arteriosklerose, insbesondere vom Typ der verkalkenden Mediasklerose, gefördert wird (Literatur s. ERB jr. 1905; ZIEGLER 1905; B. FISCHER 1905; SCHEIDEMANTEL 1905; v. RZENTKOWSKI 1904).

f) Siliciummangel. Der Befund von SCHULZ (1901), wonach der alternde Organismus an Silicium verarmt, führte zu der Vorstellung, daß die im Alter gehäuft auftretende Arteriosklerose damit in ursächlichem Zusammenhang stehe. Hinzu kam, daß in der Volksmedizin neben Jod und Knoblauch auch der Kieselsäure eine Schutzwirkung gegen die Arteriosklerose zugeschrieben wurde (HESSE 1939). Bereits 1906 hatte OLIVIER in Frankreich gegen Arteriosklerose das Trinken einer verdünnten Natron-Wasserglaslösung empfohlen; später wurden Silicatlösungen auch intravenös und intramuskulär angewandt (HESSE 1939); so von PELESSIER 1920; SCHEFFLER 1920; STRUWE 1925 und KÜHN 1926).

CURSCHMANN (1925) denkt bei dieser Wirkung an unspezifische Reizeffekte, zumal neben Veränderungen der Leukocytenzahl (KÜHN 1926; ZIMMER 1923) auch Herdreaktionen auftreten können (THOMA 1922). Untersuchungen an 16 Kaninchen von HESSE (1939) zeigten, daß sich die Cholesterinfütterungssklerose durch orale Beimischung von Ricinolsäureäthylester und Silicylricinolsäureäthylester nicht beeinflussen läßt; auch die Hypercholesterinämie bleibt unverändert. Der Autor schloß hieraus, daß von Siliciumgaben kein Effekt auf die Atherogenese erwartet werden kann.

g) Hypervitaminose D. Nach neueren Beobachtungen (PFEIFFER 1956) kann durch Hypervitaminose D eine Aortenatheromatose entstehen, im Gefolge davon eine Aortensklerose. Bereits 1929 war durch PUTSCHAR, 1936 durch THATCHER und durch GERLACH auf toxische Vigantolwirkungen hingewiesen worden. Diese Vergiftungsart hat insbesondere seit Einführung hochkonzentrierter Vitamin D-Präparate Bedeutung gewonnen. Besonders bei gleichzeitiger Verabreichung von Calcium (JELKE 1949) und bei Fällen von Hypoparathyreoidismus (JELKE 1949), von Schilddrüsenunterfunktion (FANCONI und DE CHASTONAY 1950), bei Nephropathien (SECRETAN 1948) sowie in Fällen von Hypovitaminosen A und B_1 (JUNG 1942) liegt die toxische Vitamin D-Schwelle tiefer als sonst. Nach den Angaben von ANNING u. Mitarb. (1949) lassen sich durch Tagesdosen von 375—1500 E pro kg Körpergewicht innerhalb einiger Tage bisweilen toxische Wirkungen erzeugen; bei anderen Menschen werden höhere Dosen oft über Jahre hinaus ohne jede Schädigung vertragen. Die sich ausbildende Arteriosklerose kann in schweren Fällen irreversibel sein (ZELLWEGER und ADOLPH 1954). Pathogenetisch werden zwei Ansichten vertreten. Manche Untersucher, wie WAGNER (1949) sowie FANCONI und DE CHASTONAY (1950), erklären die toxischen Wirkungen durch erhöhte intestinale Calciumresorption und vermehrte renale Phosphat- und Calciumverluste, also durch Transmineralisationsvorgänge. Andererseits wird die Meinung geäußert, daß hohe Vitamin D-Dosierungen im Sinne einer echten Gewebsnekrosenbildung wirken, wobei eine sekundäre Calcinose auftreten würde. Die örtliche Gewebsacidose leistet der sekundären Verkalkung wohl erheblichen Vorschub. Prophylaktisch würden sich bei länger dauernden Vitaminbehandlungen mit Vigantol Kontrollen des Serum- und Urincalcium empfehlen, andererseits wiederholte Spaltlampenuntersuchungen der Cornea, auf der bereits geringe Einlagerungen von Calcium nachweisbar sind.

Durch überreichliche Lebertranzufuhr können sich ebenfalls schwere Sklerosen entwickeln, wie die Beobachtung von HAUSE und ANTELL (1947) zeigt.

Im Tierversuch führte die Verabreichung von bestrahltem Ergosterin bei Kaninchen zu typischen Mediasklerosen, während sich durch Cholesterinverabreichung Intimalipidosen ausbildeten.

h) Vitamin E (Tocopherol). Ein Überangebot an *Vitamin E* begünstigt nach Untersuchungen von MARX u. Mitarb. (1949) die Atherogenese bei Ratten. Der Effekt ließ sich durch Zufütterung von Cholesterin + Gallensäure hemmen; allerdings handelte es sich um ein ungereinigtes Tocopherolpräparat.

i) Schwefelkohlenstoff. Bei länger dauernder Einatmung schwefelkohlenstoffhaltiger Beimischungen zur Luft entwickelt sich nach ATTINGER (1948; 1952), VIGLIANI und CAZZULLO (1950) sowie LEWEY (zit. nach ATTINGER 1952) eine schwere allgemeine Sklerose, hauptsächlich mit Hirn-, häufig mit Nierenbeteiligung; in 34% der Beobachtungen von LEWEY waren die Serumcholesterinwerte erhöht. ATTINGER (1952) hält die von VIGLIANI und CAZZULLO (1950) als „vasculopatia arteriosclerotica solfocarbonica" benannte generalisierte Gefäßkrankheit für eine der häufigsten Folgen der chronischen Schwefelkohlenstoffeinwirkung. Die Krankheit gilt vor allem deshalb als gefährlich, weil sie in der Regel „auch nach definitiver Entfernung des Erkrankten aus der schwefelkohlenstoffhaltigen Atmosphäre bis zur Invalidität und bis zum letalen Ausgang fortschreitet" (ATTINGER 1952).

k) Ammoniumhydroxyd. Experimentelle Arteriosklerosen bei Vergiftung mit Ammoniumhydroxyd sind durch v. BALÓ (1938) beschrieben; die morphologisch der Adrenalinsklerose entsprechenden Veränderungen kommen beim Kaninchen nach Gabe von täglich 50—80 cm³ einer 0,5%igen Ammoniumhydroxylösung zustande, wobei sich eine starke Verminderung der Alkalireserven mit acidotischer Stoffwechsellage entwickelt, die zur Zerstörung elastischer Fasern in der Aorta mit späterer Verkalkung führt.

Stoffwechselfaktoren

Die eminente Bedeutung von Stoffwechseleinflüssen für die Atherogenese erhellt schon aus den tierexperimentellen Erfahrungen. Verschieden geartete und unterschiedlich ausgeprägte Arteriosklerosen sind im Tierversuch eindeutig reproduzierbar. Im gleichen Sinne spricht die gesicherte Erfahrung, daß bei bestimmten, mit Veränderungen des Stoffwechsels einhergehenden Krankheiten sich regelmäßig sekundäre Arteriosklerosen einstellen. Im Mittelpunkt der ätiologisch pathogenetischen Betrachtungsweise des Stoffwechselgeschehens bei der Arteriosklerose stehen die Lipide, von denen wiederum dem Cholesterin eine besondere Bedeutung zukommt.

Cholesterin. Durch Fütterung mit Fleisch, Milch und Eiern konnte IGNATOWSKI (1909) bei Kaninchen eine Atherosklerose erzeugen. WINDAUS (1910) konnte zeigen, daß die atheromatösen Arterienherde stark cholesterinhaltig sind, wenn auch die frischesten, initialen Veränderungen meist noch keine gröberen Lipideinlagerungen erkennen lassen. In fortgeschrittenen Stadien werden Ausmaß und Charakter der Arteriosklerose durch die Menge der Lipideinlagerungen wesentlich mitbestimmt. Da sich außerdem gewisse Hinweise für Hypercholesterinämien bei bestimmten Phasen von menschlicher Arteriosklerose fanden, kann es nicht verwundern, daß ANITSCHKOW und CHALATOW (1913) sowie ANITSCHKOW (1914) den Fragen nach der ätiologischen Bedeutung von Cholesterin für die Atherogenese nachgingen.

Wie fast überall im Körper, läßt sich Cholesterin auch in normalen Arterien nachweisen. In arteriosklerotisch veränderten Arterien ist das freie Cholesterin vermehrt, sind aber die Cholesterinester vermindert (SCHETTLER 1955). Sämtliche Arterien, einschließlich der Aorta, scheinen die Fähigkeit der Cholesterinsynthese zu besitzen (GOULD 1951). Auf Grund der durch Cholesterinfütterung besonders leicht induzierbaren Kaninchenarteriosklerose gewann der Cholesterinstoffwechsel wesentlich an Bedeutung und Interesse für die Erforschung der Atherogenese.

Das Cholesterin, das den Hauptanteil der Steroide beim Menschen ausmacht, ist im Blute Gesunder zu etwa 60—100% an Protein gebunden, während diese Bindung bei Patienten mit Arteriosklerose unter 40% herabgesetzt sein kann (MORRISON, SOBEL und WOLFSON 1950). Die $S_f > 40$ Lipoproteine enthalten nur 5% Cholesterin, die $S_f < 40$ Lipoproteine etwa 30% (Erklärung des Begriffes S_f s. S. 408). Der Blutspiegel des Cholesterins beträgt beim Menschen normalerweise bis 240 mg-% (LEIPERT, PIRINGER und PILGERSTORFER 1953). KATZ, STAMLER und HORLICK (1950) fanden Normalwerte zwischen 107 und 320 mg-%, im Mittel 194 mg-%. Nach den Erhebungen von BÜRGER (1939), A. KEYS (1951) sowie SCHETTLER (1955) zeigen die durchschnittlichen Serumcholesterinwerte gewisse geographische, aber mindestens teilweise durch Ernährungsunterschiede erklärbare Unterschiede. Nach den Untersuchungen von KEYS (1951) ist in der englischen Bevölkerung bis zum 55. Lebensjahr ein Anstieg im Serumcholesterin zu verzeichnen; demgegenüber kann man in Südeuropa solche Anstiege nur bis zum 30. Lebensjahre finden, wahrscheinlich als Folge einer geringeren Fettaufnahme mit der Nahrung. Nicht alle in der Literatur mitgeteilten Angaben über Cholesterinwerte sind kritisch verwertbar; SCHETTLER

(1955) läßt nur die mit der Digitonin-Methode ermittelten Zahlen gelten; er selbst fand unter 1116 Patienten mit Coronarsklerosen insgesamt 786mal Erhöhung des Serumcholesterin über 220 mg-%. Es ist jedoch gesichert, daß in seltenen Fällen das Cholesterin trotz Arteriosklerose niedrig sein kann, vor allem im Greisenalter von 80—100 Jahren (POMERANZE, BOYD und GOLDBLOOM 1953). Auf starke Schwankungen der Cholesterinwerte bei Sklerotikern wurde von STEINER und DOMANSKI (1942) hingewiesen.

SCHLICHTER u. Mitarb. (1949) zeigten, daß manche Formen von experimenteller Arteriosklerose sich nicht als direkte Folgen von Gefäßschädigungen entwickeln, sondern erst nach dem Hinzukommen einer Hypercholesterinämie manifest werden. FIRSTBROOK (1950) fand, daß jedes Gewebe im Erkrankungszustand seinen Cholesteringehalt steigert, was durch das vermehrte Wirksamwerden von Enzymen bei Zellschädigungen erklärbar ist. Andererseits steht fest, daß bei verschiedenen Zuständen mit Hypercholesterinämie, wie Nephrose, Diabetes mellitus oder verschiedenen Lipidosen, eine vermehrte Speicherung von Cholesterin in der Intima obligat ist (LEUTENEGGER 1931; MORRISON u. Mitarb. 1950; ROOT und WEST 1953; LEVY und BOAS 1936). Im allgemeinen soll der Cholesteringehalt der Arterien parallel zum Schwefelgehalt mit zunehmendem Alter gleichmäßig ansteigen; bei der Xanthomatose soll aber der Schwefelgehalt normal bleiben (SCHETTLER 1955). Durch Schwefelsäureesterbildung wird die Einlagerung von Cholesterin in die Gefäßwand begünstigt (FABER 1949). Eindeutig erwiesen ist die atherogene Wirkung exzessiv und dauernd erhöhter Cholesterinspiegel durch die Beobachtungen an Patienten mit essentieller familiärer Hypercholesterinämie (ADLERSBERG 1951; BOAS 1952; GARN u. Mitarb. 1951; BOAS und ADLERSBERG 1952; GERTLER 1954), bei Kranken mit tuberöser, hypercholesterinämischer Xanthomatose (ADLERSBERG, PARETS und BOAS 1949; GOFMAN u. Mitarb. 1951) sowie bei Patienten mit bestimmten chronischen Nierenerkrankungen (GUBNER und UNGERLEIDER 1949; STEINER und DOMANSKI 1942). Bei Nierenveränderungen mit Dysproteinämie stellen sich ebenfalls häufig Arteriosklerosen ein, wie aus den Versuchen mit Injektion von Uranylacetat (10 mg pro kg Körpergewicht subcutan) an cholesteringefütterten weißen Kaninchen (MOSES und LONGABAUGH 1950) hervorgeht. Gleiches wurde bei Hypothyreosen stärkeren Grades beobachtet (HOELZER 1940; MERKEL 1940; BARTELS und BELL 1939; HUEPER 1945; DOERR und HOLLDACK 1948; BLUMGART u. Mitarb. 1953; KATZ 1958). Bekanntlich führt sowohl der kongenitale Schilddrüsenmangel als auch das Myxödem des Erwachsenen zur Hypercholesterinämie mit entsprechenden Folgeerscheinungen (MERKEL 1940; ROTTER 1949; LINZBACH 1952; E. MÜLLER 1955). Demgegenüber kommen Arteriosklerosen bei Hypocholesterinämie infolge von Hyperthyreosen kaum vor (SCHETTLER 1955; JAEGER 1955; GUBNER und UNGERLEIDER 1949).

Gegen die meist an Herbivoren, vereinzelt an Erdhörnchen (BRAGDON 1954), häufig an Kaninchen durchgeführten Tierversuche (IGNATOWSKI 1909; ANITSCHKOW und CHALATOW 1913; ANITSCHKOW 1914; WACKER und HUECK 1913) wurde eingewandt, eine bei der Cholesterinfütterung gleichzeitig erzeugte Hypertonie sei für die Entwicklung der Sklerose möglicherweise bestimmend (SCHMITDMANN 1922). Doch wurde von ANITSCHKOW (1925) eine Blutdruckerhöhung in der von SCHMIDTMANN (1922) behaupteten Regelmäßigkeit nicht gefunden. Außerdem zeigten LENEL u. Mitarb. (1948), daß bei durch Kochsalzgaben induzierten Hypertonien an Hühnern nur im Falle gleichzeitiger Cholesterinfütterung eine Arteriosklerose entsteht, ohne Cholesterinfütterung hingegen nur eine ganz leichte „Spontanatherosklerose". Dauerversuche an Kaninchen und Hühnern (ANITSCHKOW 1914; ZINSERLING 1925) ließen erkennen, daß es keineswegs exzessiv hoher

Grade von Hypercholesterinämie als Voraussetzung der Atherogenese bedarf. KATZ und STAMLER (1952) konnten in Hühnerversuchen mit einer Beimischung von nur 0,25% Cholesterin zur Nahrung innerhalb von 15—20 Wochen, übrigens bei relativ geringen Lipidabweichungen im Plasma und Gewebe, erhebliche Sklerosen erzeugen, weshalb diese Autoren auch geringgradigen Hypercholesterinämien, wie sie etwa bei der sog. „xanthomatösen Tendenz" vorliegen, eine Bedeutung für die humane Atherogenese zuerkennen. Bei Carnivoren und Omnivoren, wie z. B. Katze und Hund, gestaltet sich die Erzeugung einer Cholesterinfütterungssklerose schwieriger, läßt sich jedoch bei zusätzlicher Schilddrüsenausschaltung mittels Thiouracil in der Regel erzielen (STEINER, KENDALL und BEVANS 1949). Daß in diesen Fällen dem Cholesterin der maßgebliche sklerogene Effekt zuzuschreiben ist, geht hervor aus den Hundeversuchen von GUTMAN u. Mitarb. (1949), die unter Gaben von 0,5—1,0 g Thiouracil pro Tag den Cholesterinspiegel nur von 155 auf 284 mg-% steigern konnten, unter gleichen Thiouraciltagesdosen bei Zusatz von täglich 10 g Cholesterin im Laufe von 14 Monaten Cholesterinanstiege auf Werte zwischen 932 und 2176 mg-% sahen. Die graduelle Ausprägung der Sklerose entsprach dabei etwa der Höhe des Cholesterinspiegels. Bei Werten unter 400 mg-% kamen innerhalb von Jahresfrist keine Atherosklerosen zur Entwicklung. Obwohl die bei Thiouracil-Cholesterin-Fütterungsversuchen zur Herbeiführung von Sklerosen erforderlichen Cholesterinwerte jenseits der für den Menschen gültigen Bereiche liegen, sind GUTMAN u. Mitarb. (1949) der Ansicht, daß schon Hypercholesterinämien bis 250 mg-% bei längerer Wirkungsdauer atherogen wirksam sind, also Werte, wie sie z. B. im postpneumonischen Stadium über Wochen bestehen können.

Als Omnivoren liefern Hühner brauchbarere Vergleichsbedingungen für die Humanpathologie als Kaninchen. Erhalten sie im Dauerversuch täglich 0,25 bis 2,0 g Cholesterin, werden Sklerosen erzeugt, deren Intensität etwa der zugeführten Cholesterindosis entspricht, nicht aber calorienabhängig ist (KATZ 1952), nachdem gezeigt wurde, daß sich zwar der Grad der Sklerose durch Calorienbeschränkung vermindern läßt, aber noch signifikant höher liegt als bei cholesterinfreien Kontrolltieren. Wichtige Aufschlüsse wurden von den Semistarvation-Versuchen an Hühnern erwartet, also aus Experimenten mit intermittierenden Perioden von jeweils geänderten Ernährungsbedingungen. Während Hühner unter 1—5-tägiger Cholesterinverabreichung, jedoch sonst normalen Lebensbedingungen, nur eine geringe Hypercholesterinämie entwickeln, stellt sich bei quantitativer Beschränkung der Nahrung in den cholesterinfreien Intervallen ein erheblich stärkerer Grad von Hypercholesterinämie und auch Arteriosklerose ein, quantitativ etwa vergleichbar den Resultaten einer dritten Hühnergruppe mit pausenloser Cholesterindauerernährung. Daraus geht hervor, daß die Wirkung periodischer exogener Cholesterinzufuhr bei intermittierenden Hungerperioden stärkere Grade von Hypercholesterinämie und Atherosklerose erzeugt als bei Zwischenperioden mit normaler, ausreichender Ernährung. Die Ursachen dieser Hypercholesterinämie im Hungerzustand sind noch nicht ausreichend geklärt. Vögel im Hungerzustand entwickelten gegenüber Kontrolltieren (Serumcholesterinwert 176 mg-%) eine Hypercholesterinämie von 333 mg-%, unter zusätzlicher Thiouracilverabreichung sogar von 365 mg-%, bei Gabe von täglich 20 oder 30 cm³ Leinöl (nicht aber bei Gabe von Cocosöl) ließ sich die Hypercholesterinämie verhindern; dabei war ein starkes Absinken des Körpergewichts und der Plasmamenge zu beobachten; daraus schlossen YACOWITZ u. Mitarb. (1957), daß die Starvation-Hypercholesterinämie eine metabolische Kompensationsmaßnahme des Lipidstoffwechsels gegen die Wirkungen des abgesunkenen Plasmavolumens darstelle.

Der Regulation des Plasmacholesterinspiegels untergeordnet scheint nach den Untersuchungen von HELLMANN u. Mitarb. (1957) mit C^{14}-markiertem Cholesterin (allerdings an einem Patienten mit Xanthoma tuberosum) auch die intestinale Cholesterinausscheidung zu sein. Unter Butterernährung wurde ein Anstieg des Plasmacholesterins von 478 auf 720 mg-% bei gleichzeitigem Rückgang der Cholesterinausscheidung im Stuhl beobachtet; nach Umstellung auf Getreideöl kam es dagegen zu einem Abfall des Plasmacholesterins auf 340 mg-% mit entsprechender stercoraler Mehrausscheidung.

Am Kaninchen kommt es unter Cholesterinfütterung zum Anstieg der Phosphatide in Plasma- und Aortenwand; die Phosphatidsynthese kann nach Versuchen mit P^{32} von ZILVERSMIT u. Mitarb. (1954) in der Arterienwand selbst erfolgen. Bei langdauernden alimentären Hypercholesterinämien erwerben Kaninchen die Fähigkeit, Cholesterin abzubauen, so daß die Hypercholesterinämie trotz weiterbestehender Cholesterinfütterung unter 300 mg-% absinkt. GUTMAN u. Mitarb. (1949) zeigten, daß diese cholesterinolytische Fähigkeit an die Funktion der Schilddrüse gebunden ist. Die Cholesterinfütterungssklerose des Kaninchens ähnelt morphologisch der humanen Arteriosklerose bei schwerer Xanthomatose, unterscheidet sich aber erheblich von der kommunen Arteriosklerose mit nur wenig veränderten Plasma- und Gewebscholesterinwerten. Die am Huhn und insbesondere am Hund erzeugten experimentellen Sklerosen kommen der gewöhnlichen menschlichen Arteriosklerose bedeutend näher. Einen gewissen Aufschluß für das Verhalten bestimmter Tierspecies hinsichtlich der Serumlipide liefert nach HORLICK u. Mitarb. (1948, 1949) der Cholesterintoleranztest, bei dem das Verschwinden von intravenös zugeführtem Cholesterin aus dem Blut zeitlich und quantitativ erfaßt wird. Die Cholesterin-disapperance-time beträgt beim Kaninchen 72 Std, beim Huhn 24 Std, bei der Ratte 12 Std. Wenn auch keine sicheren Rückschlüsse auf das individuelle Verhalten nach oraler Cholesterinzufuhr möglich sind, so ist doch eine gewisse Koinzidenz zwischen der Skleroseinduzierbarkeit und der Hypercholesterinämieneigung mancher Tierarten auffällig. KATZ (1952) vertritt die Meinung, daß nicht nur bei Hühnern und Kaninchen, sondern auch beim Menschen mit relativ geringgradigen, alimentär erzeugbaren Hypercholesterinämien die Entwicklung von Sklerosen erreichbar ist. Er hält dabei die vom Körper pro Zeiteinheit aufnehmbare Cholesterinmenge (Cholesterin input load), also die Menge Cholesterin, die der Organismus adsorbieren, transportieren, umsetzen und ausscheiden kann, für maßgeblich.

Erhalten junge Hähne zusätzlich zu ihrer Fütterung mit 2% Cholesterin auch 5% Öl (RODBARD u. Mitarb. 1953), so zeigen sie nach 7 Wochen Cholesterinspiegel von 200—500 mg-%; in der 8. Woche schnellt bei gleichbleibender Ernährung das Cholesterin auf 800—900 mg-% hoch und hält sich auf dieser Höhe auch in den folgenden 12 Wochen. Nach der 20. Woche kommt es allmählich zum Abfall auf 300—500 mg-%. Dieser Cholesterinspiegelhöhe entspricht graduell etwa die entstandene Arteriosklerose. Ausreichende Erklärungen für dieses Verhalten, bei dem auch hormonale altersabhängige Faktoren wirksam sein dürften, sind noch nicht beigebracht (KATZ u. Mitarb. 1954).

Wesentlich für das Zustandekommen der humanen Säuglingsatheromatose (ALBERT 1939) erscheint die Angabe von HUEPER (1941), daß der beim Säugling mit 60 mg-% sehr niedrige Cholesterinspiegel der Neugeborenenperiode durch die Milchernährung auf das 2—3fache gesteigert wird. Bereits in dieser Phase werden in bestimmte Gefäßabschnitte (aortales Mitralsegel, Aortenklappen, Umgebung der Intercostalarterienabgänge der Aorta) Cholesterinester in das Endothel aufgenommen, ein Befund, wie er auch von BRAGDON (1952) an saugenden Kaninchen erhoben wurde. Allerdings kommen diese alimentären Intimalipidosen wieder zur

Rückbildung. POLLAK (1953) wies nach, daß intravenös zugeführtes Cholesterin beim normalen Menschen innerhalb einiger Minuten vom Endothel aufgenommen wird.

Trotz zahlreicher Beobachtungen, die für eine ätiologische Rolle des Cholesterin in der Atherogenese sprechen, erscheint eine vorsichtige Beurteilung der Kausalzusammenhänge geraten. Cholesterin ist der einzige Stoff, durch den bei peroraler Anwendung eine Arteriosklerose zu erzeugen ist. Seine Rolle bei der familiären Hypercholesterinämie und bei der Säuglingsatheromatose dürfte kaum zu bezweifeln sein. Für die Mehrzahl der Fälle von kommuner Arteriosklerose ist die Bedeutung allerdings umstritten (TERBRÜGGEN 1951; HIRSCH 1952; NORDMANN 1952), die Bedeutungslosigkeit von Cholesterin aber nicht nachgewiesen. So ereigneten sich 40% der Coronarverschlüsse von bislang gesunden 45—62jährigen Männern bei Serumcholesterinwerten von über 265 mg-% vor dem Anfall; ebenso hoch ist etwa der entsprechende Prozentsatz mit Serumcholesterinwerten unter 225 mg-% (MOORE und PAGE 1958; DAWBER und GORDON 1958).

THANNHAUSER (1952) unterscheidet zwischen intracellulärer Anhäufung von Cholesterin in Intima und Subintima sowie einer extracellulären Ablagerung und Kristallisation von Cholesterin. Im ersteren Falle kommt es bei intakter Gefäßwand zur Cholesterinaufnahme der Zellen. Im zweiten Falle wird unabhängig vom Serumcholesterinspiegel bei geschädigten Gefäßen das Cholesterin im extracellulären Raum abgelagert. Der erste Typ trifft für die Verhältnisse bei der familiären Hypercholesterinämie zu; hierbei ist das alimentär zugeführte Cholesterin von ausschlaggebender pathogenetischer Bedeutung. Bei der zweiten Art der Cholesterinablagerung hält THANNHAUSER (1952) einen Einfluß von seiten des Nahrungscholesterins für unwahrscheinlich.

HELLMAN u. Mitarb. (1955) fanden bei Untersuchungen mit radioaktiv markiertem Cholesterin spätere Anstiege und Gipfel der markierten Substanzen im Plasma, als dies nach Gabe von biosynthetischem Cholesterin typisch ist. Demnach kann eine stoffwechselmäßige Vermischung exogen zugeführter Cholesterine mit den endogen anfallenden nicht ausgeschlossen werden.

Zusammengefaßt scheint auch bei Erwägung mancher berechtigter Einwände und bei Zurückhaltung angesichts überspitzter Hypothesen die ätiologische und pathogenetische Rolle der Hypercholesterinämie für die Atherogenese erwiesen. Hauptstützen dieser Ansicht sind 1. der erhöhte Cholesteringehalt sklerotisch veränderter Arterienwände; 2. die Beobachtung, daß tierexperimentell nur bei erhöhtem Serumcholesterin Arteriosklerosen erzeugt werden können und 3. die Erfahrung, daß bei Patienten mit ausgeprägten Arteriosklerosen häufig erhöhte, bei Bevölkerungsgruppen mit niedriger Sklerosemorbidität vergleichsweise niedrige Serumcholesterinwerte gefunden werden.

Verhältnis Cholesterin/Phospholipide (C/P). Die quantitative Relation zwischen dem wenig wasserlöslichen Cholesterin und den gut wasserlöslichen Phospholipiden beträgt normalerweise 1; Vergrößerung des Quotienten C/P durch Zunahme des Cholesterinanteiles führt zu Trübung des Serums. Die Ansicht von AHRENS und KUNKEL (1949), man könne auf Grund von Beobachtungen an Patienten mit xanthomatöser biliärer Lebercirrhose und gleichzeitig vermindertem C/P pathogenetische Rückschlüsse für die Arteriosklerose ziehen, wird von SCHETTLER (1955) nicht vorbehaltlos übernommen, zumal auch bei biliären Xanthomatosen Arteriosklerosen vorkommen sollen. Im allgemeinen wird das C/P bei chronischer Lebercirrhose erniedrigt gefunden, wobei auch die Häufigkeit der Arteriosklerose als gering gilt. Für Zustände von Arteriosklerose konnten GERTLER und OPPENHEIMER (1954) gesteigerte C/P Quotienten nachweisen. Möglicherweise wird durch Phospholipide das Cholesterinolysevermögen des Blutes (LOEPER 1928),

d. h. das Lösungsvermögen von Serum gegenüber Cholesterinzusätzen in vitro gesteigert. Das Cholesterinolysevermögen wird durch Lecithin nachweislich erhöht (SCHÖNHOLZER 1940). JACKSON und WILKINSON (1952) halten das Verhältnis C/P = freies Cholesterin: Phospholipiden für bedeutungsvoller im Hinblick auf die Atherogenese als das Verhältnis Gesamtcholesterin zu Phospholipiden, weil das Gesamtcholesterin nach ihrer Auffassung keine echte biologische Größe darstellt.

SIMMS, HARMISON und BEST (1954) halten für das Zustandekommen der Arteriosklerose die sog. Lipphanogene und Antilipphanogene im Blut für maßgeblich. Wird zu Gewebskulturen, die Lipphanogen und Antilipphanogen enthalten, kolloidales Cholesterin zugesetzt, dann nimmt die Menge des freien Antilipphanogens ab, die des freien Lipphanogens jedoch zu, z.B. bei acidotischem Diabetes mellitus (HARMISON u. SIMMS 1957). Gleichzeitig wird vorzugsweise in den Gefäßen sudanpositives Fett abgelagert. Die Autoren bringen diese Beobachtungen in Zusammenhang zur Fettablagerung bei Arteriosklerose. Die Lipidphanerose erfährt hierdurch keine Klärung.

Lipoproteine. In den letzten Jahren gewannen die Lipoproteine vor allem durch die Untersuchungen von GOFMAN und seiner Schule sowie LINDGREN u. Mitarb. (1951), JONES u. Mitarb. (1951) erhebliche Bedeutung. Im allgemeinen wird zwischen den α- und β-Lipoproteinen unterschieden. Sie sind die Träger von etwa 75% der gesamten Plasmalipide (ONCLAY u. Mitarb. 1958). Über Zusammensetzung, Nachweis sowie physikalische und chemische Charakterisierung dieser Stoffe vgl. SCHETTLER (1955). Für die Untersuchung der in stetiger Größen- und Gestaltänderung befindlichen Eiweiß-Lipid-Symplexe hat sich die Ultrazentrifugierung nach vorheriger Veränderung des spezifischen Gewichtes durch Lösungsmittelzusätze bewährt. Nach der Geschwindigkeit der Sedimentierung der Teilchen in der Ultrazentrifuge lassen sich die Lipoproteide gewichtsmäßig fraktionieren (SVEDBERG und PEDERSEN 1940). Die gewonnenen Fraktionen werden nach SVEDBERG-flotation-Einheiten eingeteilt.

GOFMAN (1950) erkannte, daß die Kaninchenserofraktionen der Lipoproteide $S_f < 10$ ohne Beziehung zur Arteriosklerose sind. Dagegen zeigten arteriosklerotische Kaninchen einen Anstieg der Fraktion S_f 10—30. Die $S_f > 100$-Lipoproteine lassen nicht ohne weiteres Beziehungen zur Arteriosklerose erkennen, wenn auch ein inverses Verhalten nicht sicher auszuschließen ist. Bei Menschen mit Coronarsklerose im Alter von 41—60 Jahren konnte GOFMAN (1950) eine Vermehrung der S_f 12—20 Lipoprotein-Fraktion nachweisen (später auch LYON u. Mitarb. 1952; BARR u. Mitarb. 1951); dieses Verhältnis korrespondierte 2- bis 10mal häufiger mit Arteriosklerose als das Verhältnis zwischen Gesamtcholesterin und Arteriosklerose. Die S_f 20—100-Fraktion stand zur Arteriosklerose dagegen nicht in signifikanter Korrelation. Eine weitere Unterteilung der S_f 20—100-Fraktion ergab, daß hauptsächlich die S_f 35—100-Fraktion signifikante Beziehungen zur Atherogenese liefert, und zwar ohne Rücksicht auf Alter und Cholesterinspiegel. Demnach wäre nach GOFMAN u. Mitarb. (1950) in erster Linie durch Vermehrung der Lipoproteinriesenmoleküle der Fraktionen S_f 12—20 und S_f 35—100 die Arterioskleroseneigung repräsentiert. Diese Fraktionen fanden sich bei Angina pectoris und Myokardinfarkt, bei Arteriosklerose, bei Diabetikern mit Gefäßkomplikationen, außerdem bei Myxödem, Nephrose und essentieller Hypercholesterinämie vermehrt, bei isolierten Cerebralsklerosen hingegen nicht. GOFMAN u. Mitarb. (1950) nehmen an, daß die physiologische Umwandlung großer lockerer Moleküle in kleinere dichtere Moleküle bei der Arteriosklerose auf der Stufe S_f 12—20 pathologischerweise inhibiert ist. Allerdings zeigt sich bei Kaninchen mit Cholesterinfütterung und gleichzeitiger Injektion von radioaktiv markiertem P und C, daß der Anstieg radioaktiver S_f 10—20-Moleküle in präformierten S_f 10—20-Aggregaten unterbleibt, was nach SCHETTLER (1955) gegen die Auffassung einer Störung des Lipidtransportes bei der Atherogenese spricht. GOFMAN u. Mitarb. (1950) glauben, daß die Analyse der S_f 12—20- und S_f 35—100-Lipoproteine eine Arteriosklerose bestätigen oder ausschließen kann, ungeachtet eines erhöhten, normalen oder erniedrigten Cholesterinwertes; sie halten die Gesamtcholesterinwerte für die Altersstufe zwischen 41 und 50 Jahren sogar für irreführend.

Ein Teil des Serumcholesterins soll nach GOFMAN u. Mitarb. (1950) teilweise an die S_f 20-, teilweise an die S_f 20—100-Lipoproteine gebunden sein; jedoch insgesamt nur 10% des Gesamtcholesterins. Anstiege der S_f 12—20-Fraktionen nach cholesterinreicher Ernährung fand DEPISCH (1953). Die Tatsache, daß nur geringe Cholesterinanteile an die für die atherogenetisch entscheidend gehaltenen Lipoproteinmoleküle gebunden sind, bildet die wesentliche Stütze für die Ansicht von GOFMAN u. Mitarb. (1950), daß allein die S_f- 12—20 und S_f 35—100-Fraktionen, nicht jedoch der Cholesterinspiegel, für die Atherogenese repräsentativ sind („atherogener Index"). Nach BLOOM (1952) weist ein erheblicher Teil der Patienten mit hohen Cholesterinwerten auch erhöhte S. 10—20-Lipoproteine auf.

Bei grober Schätzung sollen 35%, bei subtilerer Trennung der Einzelfaktoren sogar 75—80% aller ätiologischen Faktoren der Arteriosklerose durch den atherogenen Index faßbar sein. Auf die Unsicherheit von Einzelbestimmungen weisen WATKIN u. Mitarb. (1954) hin.

EIBER u. Mitarb. (1954) wiesen an Hand von Lipoproteinuntersuchungen an 80—100jährigen auf die Häufung von niedrigen atherogenen Indices bei Menschen mit schweren Kalksklerosen hin.

BIGGS und COLLMAN (1953) konnten bei Fütterung von Kaninchen mit tritiummarkiertem Cholesterin eine gesteigerte enterale Resorption von Cholesterin sowie pathologische Umwandlungen der Lipoproteinspektren im Serum beobachten. Hunde wiesen jedoch unter der gleichen Prozedur diese Veränderungen nicht auf; Patienten mit Stoffwechselstörungen verhielten sich hinsichtlich ihrer Cholesterin- und Lipoprotein-Spektren ähnlich wie Kaninchen, während Gesunde ein ähnliches Verhalten wie Hunde erkennen ließen. NIKKILÄ (1953) sowie SWAHN (1952), desgleichen SOULIER und ALAGILLE (1953) konnten bei Kranken mit Arteriosklerose, sowie ROSENBERG u. Mitarb. (1954) bei Coronarsklerotikern eine Vermehrung der β-Lipoproteide sowie der α_2-Globuline finden.

Über die elektrophoretische Untersuchung der Serumlipide berichteten ferner MALMROS (1953), SWAHN (1952), LI CHIEN-CHAI (1958), GEINITZ u. SCHILD (1956), KROETZ u. FISCHER (1954), RAYNAUD u. D'ESHOUGUES (1955), KÜHN u. WIEDING (1955), GIBERT-QUERALTO (1955).

In der Folgezeit konnten die Befunde und Befundbewertungen von GOFMAN und seinen Mitarbeitern (Donner-Laboratorium. Los Angeles, Kalifornien) keineswegs voll bestätigt werden. In umfangreichen Paralleluntersuchungen, die von drei anderen Laboratoriumsgruppen in der Zeit von 1951—1956 durchgeführt wurden, nämlich LEWIS, HOLMSTED und PAGE in Cleveland; LAWRY, MANN und STARR an der Harvard-Universität sowie HANIG und LAUFFER in Pittsburgh, und die schließlich von MOORE vom National Heart Institute der USA statistisch ausgewertet wurden, ergaben sich beträchtliche Schwierigkeiten wegen der Unstimmigkeit der von GOFMAN und seiner Gruppe angewandten technischen Abweichungen der Methode und der Patientenauswahl. Untersuchungen gleicher Seren an den verschiedenen Laboratorien ergaben erheblich voneinander abweichende Resultate, wofür neben anderen Ursachen auch die Verwendung unterschiedlicher Serummengen für die Untersuchung bestimmend war. Während GOFMAN, JONES, STRISOVER und TAMPLIN (1956) die erhöhte Infarktgefährdung der Patienten mit Coronarsklerose aus dem atherogenen Index für erkennbar halten, ist nach dem Urteil von LEWIS, HOLMSTED, PAGE, LAWRY, MANN, STARR, HANIG, LAUFFER, MOORE und YEAGER (1956) eine klinische Prognose aus den Ergebnissen der Lipoproteinbestimmung ebensowenig möglich wie aus der Ermittlung der Cholesterinwerte im Serum. Abgesehen von den technischen Ungenauigkeiten sind bei diesen Methoden die Einzelbestimmungen durch die biologischen Schwankungen belastet. Nach MOORE und PAGE (1958) stimmt der „atherogene Index" (GOFMAN u. Mitarb. 1953) weitgehend mit der Gesamtheit der Lipidfraktionen S_f 0—400 überein ($r = 0{,}99$; $r^2 = 0{,}98$). Es besteht aber auch eine hohe Korrelation zwischen atherogenem Index und Serumcholesterinwert ($r = 0{,}94$; $r^2 = 0{,}88$) (MOORE und PAGE 1958). Die praktische Bedeutung der technisch komplizierten und sehr aufwendigen Lipoprotein-Fraktionierung mittels Ultrazentrifuge wird hierdurch erheblich gemindert. Diese Erfahrungen entsprachen den Ergebnissen von WATKIN, LAWRY, MANN und HALPERIN (1954), die bei 68 erwachsenen Männern so starke Abweichungen der Einzelwerte festgestellt hatten, daß die Ermittlung altersmäßig abgestufter Normalwerte für Gesamtcholesterin und Lipoproteinfraktionen unmöglich war; vor allem hielten diese Autoren die diagnostische und prognostische Verwertung von Einzelbestimmungen der S_f 12—20-Lipoproteine bei einem Serumspiegel von mehr als 50 mg-% für nicht vertretbar.

Mucoproteine. Untersuchungen von SCHWARTZ u. GILMORE (1958) ergaben, daß Arteriosklerotiker gegenüber Gesunden eine hochsignifikante Steigerung der Mucoprotein- und Hexosaminspiegel im Serum aufwiesen. Dabei wird eine Mucopolysaccharid-Depolymerisation in der Arterienwand angenommen.

Neutralfette. LEIPERT u. Mitarb. (1950) sowie LEIPERT (1955) sehen in Auf- und Abbaustörungen der Lipide die zentralen Ursachen der Atherogenese. Nach ihrer Meinung führte mangelhafte Oxydation der Fette zu Hyperlipämie und Hypercholesterinämie, wobei die schädlichen Wirkungen auf die Gefäßintima durch Globuline gesteigert, durch feindisperse Albumine („Schutzeiweiß") vermindert werden sollen. Auf die eminente Häufung von vorzeitiger Gefäßsklerosierung bei Hyperlipämie wurde von SOFFER und MURRAY (1954) hingewiesen. Bei Greisen fanden POMERANZE u. Mitarb. (1953) niedrige Serumlipidwerte trotz erheblicher Sklerosen.

Unter fettfreier Ernährung läßt sich an Hühnern eine stärkere Sklerose erzeugen als unter Normalkost; auch läßt sich durch fettfreie Ernährung die endogene Hyperlipämie und Hypercholesterinämie nach Oestrostilbenanwendung und demgemäß die Entwicklung einer Arteriosklerose nicht verhindern (KATZ 1952). Auch auf die Regression der tierexperimentell erzeugten Arteriosklerose hat fettfreie Ernährung keine von der Normalkost unterschiedliche Wirkung. Diese Beobachtung, zusammen mit der Erfahrung, daß alleinige Zufuhr von Neutralfett nicht zur Entstehung, sondern höchstens zur Förderung einer in Entwicklung befindlichen Arteriosklerose bei gleichzeitiger Cholesterinfütterung im Tierversuch führt (KATZ u. Mitarb. 1952), begründete die Zweifel daran, ob eine fett- und cholesterinarme Ernährung überhaupt der Atherogenese entgegenwirkt. Nach KEYS (1950), MELLINKOFF u. Mitarb. (1950) und KATZ (1952) wird allerdings der durchschnittliche Blutcholesterinspiegel beim Menschen durch Einschränken des Fettgehaltes der Nahrung gesenkt. Dabei wird die Einschränkung von Fett und Cholesterin nur bei erhöhtem Cholesterinspiegel für notwendig gehalten. Die Veränderungen der Plasmalipide nach Nahrungsaufnahme schwanken nach SETALA (1948) individuell in weiten Bereichen. Während die nach Fettmahlzeit auftretende Vermehrung der Chylomikronen bei den meisten Menschen alsbald zurückgeht, wird in anderen Fällen ein protrahierter Anstieg mit Spätgipfelbildung beobachtet. MORETON (1947; 1950) sah bei Arteriosklerotikern im Dunkelfeld erkennbare Chylomikronenvermehrung, wobei neutralfetthaltige Riesenmoleküle mit Durchmessern von 0,5 μ bei 1900facher Vergrößerung faßbar waren. WOLDOW u. Mitarb. (1954) fanden bei Normalen 5 Std nach Genuß von 200 cm³ süßer Sahne den Blutfettspiegel bereits normalisiert, bei Arteriosklerotikern jedoch, ebenso wie den Lipoproteinspiegel, noch deutlich erhöht. Bei völlig fettfrei ernährten Patienten mit Arteriosklerose konnten ZINN und GRIFFITH (1950) das Verhältnis der Chylomikronen (große Fettmoleküle[1]) zu den Lipomikronen (Neutralfett) gegenüber Gesunden erhöht finden. Nach Resorption einer Testmahlzeit mit 20 g Fett zeigte sich jedoch kein Unterschied zwischen Gesunden und Patienten mit Arteriosklerose. Daraus ist zu schließen, daß die Stoffwechselstörung bei Arteriosklerose nicht in der Transportphase des Nahrungsfettes, sondern (jedenfalls bei Mahlzeiten von weniger als 20 g Fettgehalt) in der Transportphase des endogenen Fettstoffwechsels verankert ist.

GOTTFRIED u. Mitarb. (1954) konnten bei Patienten mit Arteriosklerose häufig Gesamtcholesterin und Gesamtlipide über die Norm erhöht finden. POMERANZE u. Mitarb. (1954) beobachteten bei Patienten mit Fettsucht und Arteriosklerose abnormes Ansteigen der Plasmalipide. MARFORI-SAVINI u. Mitarb. (1950; 1951) sahen allerdings den Hauptanteil der Hyperlipämie in einem Anstieg des Cholesterin und nur geringen Ausmaßes der Neutralfette. Untersuchungen von TOOR u. Mitarb. (1957) an yemenitischen Einwanderern nach Israel zeigten, daß die Lipid- und Cholesterinwerte im Serum bei erst kürzlich nach Israel Eingewanderten bedeutend niedriger sind als bei bereits länger Immigrierten. Auch die Sterblichkeitsrate an Atherosklerose bei bereits länger Immigrierten stimmte mit jener der einheimischen Bevölkerung von Israel überein und lag viermal höher als bei den erst jüngst eingewanderten gleichalterigen Untersuchten. Dies kann als Beweis für den gewichtigen Einfluß der Ernährung auf die Atherogenese angesehen werden.

Gegen die Hühner-Arteriosklerose scheint Fettbeschränkung wirkungslos zu sein, nachdem KATZ und STAMLER (1949; 1952) bei 40% der einjährigen und 75% der zweijährigen Hühner mit fettbeschränkter Ernährung Arteriosklerosen finden konnten.

Zwischen tierischen und pflanzlichen Fetten bestehen nach PETERSON (1951) sowie POLLAK (1953) beträchtliche Unterschiede in der atherogenen Wirkung; Sojabohnenöl-Verfütterung führte nicht zur Arteriosklerose. Auch am Menschen führt die Beigabe pflanzlicher Fette zur Nahrung zur Senkung pathologisch erhöhter Cholesterinspiegel (POLLAK 1953; BEST u. Mitarb. 1954). KEYS u. Mitarb. (1959) konnten neuerdings durch spezielle Diätformen mit konstantem Gesamtfettgehalt, aber variabler Zusammensetzung wesentliche und reproduzierbare Veränderungen der Serumcholesterinwerte erzielen.

Die günstige Wirkung von Sitosterolen wurde durch Hühnerversuche mit Sojabohnen (PETERSON 1951), Kaninchenversuche (POLLACK 1953) sowie Untersuchungen am Menschen bei freier Diät (BEST u. Mitarb. 1955) erwiesen. BEST und DUNCAN (1956) konnten an 6 Patienten mit Hypothyreose durch Zufuhr von täglich 20—25 g β-Sitosterol vor dem Frühstück eine signifikante Abnahme des erhöhten Cholesterinserumspiegels um 20,1% bei freier Diät erzielen; bei euthyreoten Patienten mit Hypercholesterinämie hatte die Abnahme nur 15,6% betragen (DUNCAN und BEST 1955). In Versuchen mit hypothyreoten Ratten

---

[1] Chylomikronen bestehen hauptsächlich aus Triglyceriden und enthalten geringe Anteile von Cholesterin und Phospholipiden; ihre Stabilisierung im Blut soll durch eine oberflächliche Proteinschicht erfolgen (FRENCH, MORRIS u. ROBINSON 1958).

konnte durch Zulage von 5% β-Sitosterol zur Nahrung ebenfalls der Anstieg des Cholesterins und der Lipide im Serum und Leber verhindert werden. Die Untersucher (BEST und DUNCAN 1956) erklären die bessere Wirkung der Sitosterole bei Hypothyreosen dadurch, daß bei diesen Zuständen der endogene Cholesterinumsatz noch geringer ist.

Ein Zusammenhang zwischen Neutralfettgehalt der Nahrung und des Blutes mit der Atherogenese erscheint somit naheliegend, zumal bei fettarmer Ernährung die coronare und aortale Sklerose selten ist, z.B. in Japan (KEYS 1953; BRUGER u. OPPENHEIM 1951). Bei essentieller Hyperlipämie kommt es trotz früherer gegenteiliger Beobachtungen (MOVITT u. Mitarb. 1951; THANNHAUSER 1952; SCHETTLER und DIETRICH 1953) doch gelegentlich zu beträchtlichen Arteriosklerosen (MALMROS 1949; LEVER 1954, TRENCKMANN 1956). Außerdem erscheint es erwiesen, daß die bei Arteriosklerose nicht selten anzutreffende Hypercholesterinämie durch fettarme Ernährung, nicht aber durch Cholesterinbeschränkung, vermindert werden kann. Die Herabsetzung der Ketokörper im Blut bei Arteriosklerose (PONOMAREVA 1953) wird als Ausdruck einer verlangsamten und verminderten Fettoxydation aufgefaßt, die der Atherogenese Vorschub leistet. Neben dem Gesamtfettverzehr scheint besonders die Aufnahme von tierischem Fett den Cholesterinspiegel hoch zu halten, während die pflanzlichen Fette (Sitosterole) die intestinale Cholesterinresorption wahrscheinlich einschränken. Auf die erheblichen individuellen Schwankungen der Werte wurde durch GOLDBLOOM (1952) hingewiesen. Über die Wirkung der ungesättigten Fettsäuren auf die Hyperlipidämie und Hypercholesterinämie wird auf S. 425 und 429 berichtet.

Hormonale Faktoren.

Schilddrüse. Bei mangelnder Schilddrüsenfunktion kommt es, wie durch Untersuchungen von ROSENMAN, BYERS und FRIEDMAN (1952) im Rattenversuch festgestellt wurde, zu vermindertem Cholesterinumsatz, wodurch das Serumcholesterin ansteigt (KATZ 1958). Damit sind die Voraussetzungen für intracelluläre Cholesterinablagerungen in den Gefäßen gegeben (THANNHAUSER 1952). Bei Hypothyreosen wird die Entwicklung einer Arteriosklerose nach EISELSBERG (1895) [Beobachtungen am thyreoidektomierten Schaf] begünstigt. Entsprechende Untersuchungen bei dystopischem Hypothyreoidismus (MERKEL 1940) und bei kongenitaler Schilddrüsenaplasie (HOELZER 1940) belegen dies. SHAPIRO (1927) sah nach Thyreoidektomie Atherosklerosen vom Typ der Cholesterinfütterungssklerosen; analoge Beobachtungen stammen von STEINER und KENDALL (1946). Umgekehrt läßt sich das Auftreten alimentärer Hypercholesterinämien durch Anwendung von Thyreoidea sicca verhindern, wobei auch ein antiatherogener Effekt wirksam wird (DAUBER und KATZ 1942). Die im Gefolge experimenteller Oestrostilbenanwendung auftretende Hyperlipämie läßt sich, ebenso wie die damit einhergehende Aortenatheromatose, durch intermittierende Behandlung mit Schilddrüsensubstanz verhindern. Hypothetisch wird dafür eine direkte Beeinflussung des Cholesterinstoffwechsels oder eine die Cholesterinablagerung im Gewebe hemmende Wirkung, teilweise auch eine mittelbare Wirkung über Änderung der Gewebspermeabilität in Anspruch genommen (SCHETTLER 1955). Mit der den Grundumsatz steigernden Schilddrüsenwirkung scheint der antiatherogene Effekt nicht direkt gekoppelt zu sein, weil bei andersartig bedingter Hyperthyreose, z. B. nach Dinitrophenol oder Thyroxingaben, die Hypercholesterinämie und die Atherogenese unbeeinflußt bleiben sollen (BAINBOROUGH und MCMILLAN 1952). GUTMAN u. Mitarb. (1949) nahmen auf Grund von Cholesterinfütterungsversuchen am Kaninchen unter Thyreoideawirkung einen vermehrten Cholesterinabbau an. BRUGER und OPPENHEIM (1951) halten die antiatherogene Wirkung für eine unspezifische Begleiterscheinung der Zufuhr verschiedener Stoffe

z. B. Jod, Thiocyanat, Alkohol, Alloxan, Benzol und gleichgeschlechtlicher Sexualhormone. Tatsächlich konnten MOSES und LONGABAUGH (1950) die experimentelle Cholesterinfütterungssklerose am Kaninchen durch Gaben von Kaliumjodid verhindern. Jedoch wurde dies von MARDONES u. Mitarb. (1951) als indirekte Jodidwirkung über die Schilddrüse erklärt, da nach pharmakodynamischer oder operativer Ausschaltung der Schilddrüse sich experimentell Sklerose in gleicher Weise erzeugen läßt. MARDONES u. Mitarb. (1951) sowie DRABKIN (1951) konnten eine gleichgerichtete signifikante Korrelation zwischen Schilddrüsenfunktion und Cytochrom C-Gehalt der Leber feststellen; sie nehmen an, daß Jodsalze über eine Schilddrüsenfunktionssteigerung den für den antiatherogenen Gewebsschutz bestimmenden Cytochrom C-Gehalt der Leber erhöhen. Beim Hund läßt sich eine Arteriosklerose bekanntlich schwerer erzeugen als bei Herbivoren. Sie entwickelt sich bei Zugabe von Thiouracil ausgezeichnet (STEINER u. Mitarb. 1949). Jedoch kommt es bei alleiniger Thiouracilwirkung nur zu geringer Hypercholesterinämie (bis 248 mg-%); erst bei gleichzeitiger Cholesterinfütterung kam es zu den von GUTMAN u. Mitarb. (1949) beobachteten exzessiv hohen Cholesterinwerten, die nach 14 Monaten die Höhe von maximal 2176 mg-% erreichten. Werte bis 1000 mg-% an thiouracil-cholesterin-behandelten Hunden beobachteten auch DAVIDSON u. Mitarb. (1951). Durch Behandlung mit radioaktivem Jod hyperthyreot gemachte Ratten lassen nach DUNCAN und BEST (1954) eine Potenzierung der hypercholesterinämisierenden Wirkung der Cholesterinfütterung bei zusätzlichen Gaben von Thiouracil erkennen; Hand in Hand damit zeigte sich ein entsprechend verstärktes Absinken des Cholesteringehaltes der Leber. Wurde in den Kontrollversuchen genügend l-Thyroxin gegeben (3 μg/100 g/Tag), so fielen bei den Cholesterin-Thiouracil-Ratten die Lebercholesterinwerte noch stärker. Cholesterin-Ratten ohne Thiouracil hatten bei Thyroxinanwendung entsprechend höhere Lebercholesterinwerte und keine Hypercholesterinämie. DUNCAN und BEST (1957) kommen zu dem Schluß, daß die Thiouracilwirkung an der cholesteringefütterten Ratte unabhängig von dem antithyreoidalen Effekt die Atherogenese beeinflußt.

Die an Vögeln im Hungerzustand nach etwa 4 Wochen erzielbare Hypercholesterinämie ist ebenfalls durch Thiouracil steigerbar (YACOWITZ u. Mitarb. 1957).

Therapeutische Thyreoidektomie von Herzkranken führt nach den Untersuchungen von BLUMGART u. Mitarb. (1953) zu durchschnittlichen Anstiegen des Serumcholesterinwertes um 125 mg-%.

Aus diesen Beobachtungen geht hervor, daß durch Schilddrüsenunterfunktion die Atherogenese begünstigt wird (KATZ 1958). Dabei ist die atherogene Wirkung von Thiouracil nach den Ergebnissen von DUNCAN und BEST (1957) unabhängig von dem antithyreoidalen Effekt.

Nebennieren. Wie von KATZ u. Mitarb. (1953) gezeigt wurde, neigen cholesteringefütterte Hühner unter Cortisonwirkung verstärkt zu Aorten- und Coronarsklerose, auch wenn Hypertonie und Hyperlipämie fehlen. Cholesteringefütterte Kaninchen dagegen lassen unter Cortison eine Hemmung der Atherogenese erkennen, trotz gleichzeitiger Hypercholesterinämie (ADLERSBERG, SCHAEFER und WANG 1954). Der antiatherogene Cortisoneffekt kann durch Hyaluronidase ausgeschaltet werden, wobei die Ablagerungstendenz von Cholesterin in Arterien und Leber zunimmt (WANG, SCHAEFER und ADLERSBERG 1955).

Am Menschen bewirkt tägliche Zugabe von 60—200 mg Cortison Anstiege von Phospholipiden und Cholesterin im Serum, während unter DOCA diese nicht zu beobachten sind (ADLERSBERG, SCHAEFER und DRITCH 1950). ACTH wirkt bei täglicher Dosierung von 75—100 mg in gleichem Sinne wie Cortison (ADLERSBERG

u. Mitarb. 1950; STAMLER u. Mitarb. 1954). Ähnlich wie Toluidinblau, Alloxan und Röntgenbestrahlung scheint Cortison den Abbau von Makromolekülen zu hemmen (BLOOM 1952); diese Blockierung der Molekularspaltung ließ sich für die Bereiche der S_f 40—100-Lipoproteine im Kaninchenversuch bestätigen (BLOOM und PIERCE 1952), am Menschen jedoch nicht. STAMLER, PICK und KATZ (1951) sahen bei Normalernährung von Hühnern unter DOCA keine, bei leichter Cholesterinzufütterung dagegen gesteigerte Atherogenese.

Hypophyse. Unter der Annahme, daß bei Morbus Cushing eine Überproduktion an ACTH vorliegt, die das Serumcholesterin ansteigen läßt, könnte ein Erklärungsversuch für das häufige Auftreten von Arteriosklerosen bei dieser Krankheit naheliegen. WEXLER und MILLER (1957) konnten an Ratten durch ACTH-Verabreichung innerhalb von Wochen schwerste Arteriosklerosen erzeugen.

Nebenschilddrüsen. Bezüglich der Neigung zu Atherosklerosen bei Hyperparathyreoidismus ist auf die Beobachtungen bei Hypervitaminose D zu verweisen (S. 402).

Keimdrüsen. An jungen Hähnen lassen sich durch Oestrostilbenimplantationen Hyperlipämie, Hypercholesterinämie und Atherosklerose erzeugen (CHAIKOFF u. Mitarb. 1948; SIPERSTEIN u. Mitarb. 1953). Hierbei handelt es sich nicht um Spontansklerosen (HORLICK und KATZ 1949), sondern um typische Cholesterinsklerosen mit gewissen Ähnlichkeiten zur humanen Atherosklerose. Die Entwicklung von Coronarsklerosen an cholesteringefütterten Hähnen wird dagegen durch Oestrogenverabreichung gehemmt. Setzt man cholesteringefütterte Hähne mit bereits manifester coronarer und allgemeiner Arteriosklerose unter Oestrogenwirkung, so kommt es bei erhöht bleibendem Cholesterinspiegel zur Normalisierung des C/P-Quotienten und zur selektiven Rückbildung der Coronarsklerose, während die Aortensklerose bestehen bleibt (PICK u. Mitarb. 1952). Der coronaren Schutzwirkung der Oestrogene geht die Steigerung der plasmatischen Phospholipide parallel. Nach KATZ (1958) gelten hier für verschiedene Gefäßbezirke unterschiedliche biologische Gesetze.

Mit der protektiven Oestrogenwirkung wird auch erklärt, daß Frauen im präklimakterischen Alter von der Coronarsklerose relativ verschont bleiben (BARR 1955). Vielleicht beruht hierauf auch das gegenüber Nichtdiabetikerinnen gehäufte Vorkommen von Atherosklerose bei diabetischen Frauen (RODRIGUEZ-MINON u. Mitarb. 1951), wenn man unterstellt, daß Diabetikerinnen häufiger als Nichtdiabetikerinnen hormonell insuffizient sind. Die Beobachtungen von WUEST, DRY und EDWARDS (1953) über die Häufigkeit der Coronarsklerose bei ovarektomierten Frauen weisen ebenfalls auf einen antiatherogenen Oestrogeneffekt hin, ebenso das seltene Auftreten von Atherosklerose bei oestrostilbenbehandelten Prostatacarcinomträgern (RIVIN und DIMITROFF 1954). Während GERTLER, PUTSON und JOST (1943) bei diäthylstilboestrolbehandelten kastrierten Männern fallende Cholesterin- und steigende Phospholipidwerte fanden und nach GERTLER und OPPENHEIMER (1953) bei Greisinnen die Serumlipide (außer Neutralfett) und Lipoproteinfraktionen S_f 10—20 erhöht sind, wird von GOFMAN (1950) sowie GLAS u. Mitarb. (1953) eine derartige Sexualhormonwirkung für unbewiesen gehalten. Auch die Angabe von BARR (1955) über ungünstige Beeinflussung humaner Serumlipidfraktionen durch Methyltestosteron wird uneinheitlich beurteilt.

Der Modus der antiatherogenen Oestrogenwirkung (BARR 1955) ist noch ungeklärt; diskutiert wird eine direkte Einwirkung auf die Gefäßwand sowie eine Allgemeinwirkung, die in einer Aktivierung des Cholesterinstoffwechsels besteht. Ferner käme eine hemmende Wirkung auf die Nebennierenrinde und auf den hyperlipämisierenden Effekt der Hypophyse in Frage (HOCHREIN und SCHLEICHER 1956).

BARR (1955) fand bei gesunden jungen Männern deutlich erhöhte β-Lipoproteine und verminderte α-Lipoproteine; auch die S_f 10—20-Lipoproteine waren gegenüber gleichaltrigen Frauen erhöht; die Heparinklärungswirkung im Plasma war weniger prompt.

Die protektive Oestrogenwirkung beschränkt sich, wie auch im Tierexperiment (KATZ 1958), am Menschen auf die Coronarsklerose, und läßt die Aortensklerose unbeeinflußt, wie eingehende Erhebungen an 32000 Textilarbeitern ergaben (BOAS und EPSTEIN 1954). Insgesamt erscheint der Mechanismus der Beeinflussung von Blut- und Gewebslipiden auf hormonalem Wege noch in vieler Hinsicht ungeklärt (BOYD und OLIVER 1958).

Arterioskleroseförderde oder -hemmende Krankheiten.

HOCHREIN und SCHLEICHER (1956) geben eine Übersicht über Interferenzen verschiedener Krankheiten mit der Arteriosklerose, wobei zwischen synatherogenen und dysatherogenen Zuständen unterschieden wird. Die Mehrzahl der erstgenannten Störungen wurde bereits bei der Besprechung der Ätiologie erwähnt. Die auf die Atherogenese hemmend wirksamen Faktoren sind in erster Linie konsumptive Krankheiten wie Lungenphthise (HOCHREIN 1926), ferner Perniciosa, Leukämie, Plasmocytom und Malignome (NORDMANN 1952; CREED u. Mitarb. 1955; SPAIN u. Mitarb. 1956); ob beim Bronchialcarcinom deshalb häufiger Arteriosklerose gefunden wird (CREED und Mitarb. 1955), weil durch vermehrten Zigarettenkonsum häufige Einwirkungen gesteigerter Katecholausschüttung auf die Gefäßwände zu Ernährungsstörungen führen, läßt sich schwer objektivieren. Außerdem wird bei Lebercirrhosen unverhältnismäßig selten Arteriosklerose stärkeren Grades gefunden (GERTLER und OPPENHEIMER 1954 u. a.). Der dysatherogene Effekt könnte hierbei durch verminderte Inaktivierung von Oestrogenen erklärt werden sowie durch die bei biliären Cirrhosen erhöhten Phosphatidwerte, die dem erhöhten Cholesterin im Sinne einer Normalisierung des C/P-Quotienten entgegenwirken.

Als eindrucksvoller Befund fällt die Seltenheit der Arteriosklerose bei Geisteskranken auf. MANUELIDIS (1952) fand Arteriosklerosen bei Geisteskranken um 50% seltener als bei geistig Normalen. Die zugrunde liegenden Ursachen sind unklar.

Diabetes mellitus. Fälle, bei denen durch arteriosklerotische Durchblutungsstörungen am Pankreas ein Diabetes mellitus zustande kommt, haben für die Untersuchung diabetischer Faktoren der Atherogenese außer Betracht zu bleiben. Zudem muß bedacht werden, daß nicht jede Arteriosklerose eines Diabetikers, ausschließlich durch diabetogene Stoffwechselstörungen verursacht zu sein braucht und daß der Anteil der Stoffwechselfaktoren an der Pathogenese in individuell weiten Bereichen variieren kann (KATZ u. Mitarb. 1953; POMERANZE und KUNKEL 1950; SCHETTLER 1955).

Während die Gefährdung des Diabetikers durch Arteriosklerose in der Vorinsulinära wegen der kurzen Lebenserwartung nicht zur Manifestation kam, ergab sich durch die beträchtlich verbesserte Lebenserwartung seit Einführung des Insulins und anderer moderner Therapeutica eine beachtliche Häufung der Morbidität an Arteriosklerose bei Diabetikern.

Unzweifelhaft sind Diabetiker von der Arteriosklerose stärker und häufiger betroffen als altersgleiche Nichtdiabetiker (FRIEDMAN 1935; MORRISON u. Mitarb. 1948; SHARPEY 1936; JOSLIN 1952; ROOT 1949), wenngleich RADENAI u. Mitarb. (1937) und RODRIGUEZ-MIGNON u. Mitarb. (1951) davon nicht überzeugt sind. Nach JOSLIN (1927; 1930) verstarben vor 1922 etwa 20% der Diabetiker an

Folgen der Arteriosklerose. Diese Quote ist in der Zeit von 1944 bis 1948 bereits auf 70% angestiegen. Heute sterben die Diabetiker am weitaus häufigsten an den Folgen ihrer Arteriosklerose. Außerdem sind Diabetiker zu einem unverhältnismäßig hohen Prozentsatz an der Gesamtzahl der Arteriosklerotiker beteiligt.

WARREN (1938) fand bei 484 Obduktionen von Diabetikern in 434 Fällen eine Arteriosklerose. Bei einer Diabetesdauer über 15 Jahre kam es in 57,4% der Fälle infolge begleitender Arteriosklerose zu tödlichen Komplikationen.

WHITE und WASKOW (1948) konnten bei 50 bis 75% ihrer diabetischen Patienten röntgenologisch Verkalkungen der Arterien finden, AARSETH (1953) bei 55% von 312 Diabetikern. Dabei entwickelte sich in dem Material von AARSETH (1953) bei 8% der Patienten eine Arteriosclerosis obliterans, bei 2,5% eine Fußgangrän. BELL (1950) fand, daß in einem Material von 28240 Sektionen die Extremitätengangrän bei Diabetikern 40mal häufiger vorkommt als bei Nichtdiabetikern; die Hälfte aller Männer sowie $2/3$ aller Frauen mit Beingangrän waren Diabetiker. DRY und HINES (1941) konnten an gleichaltrigen Personen zeigen, daß bei Diabetikern die Arteriosklerose 11mal häufiger als bei Nichtdiabetikern vorkommt; außerdem wurde sie bei diabetischen Männern durchschnittlich 10 Jahre früher, bei diabetischen Frauen sogar 20 Jahre früher als bei gleichaltrigen Nichtdiabetikern festgestellt. Auch RODRIGUEZ-MINON und PALACIOS MATEOS (1951) fanden Arteriosklerose signifikant häufiger bei Diabetikerinnen als bei Nichtdiabetikerinnen. Obwohl sich der Beweis für eine Korrelation zwischen Arteriosklerose und Diabetes mellitus nicht führen läßt (AARSETH 1953; SCHETTLER 1955), der außerdem für den Individualfall unverbindlich wäre, lassen sich häufig kombiniertes Vorkommen von Diabetes und Fettsucht oder Diabetes und Hypertonie feststellen (vgl. dieses Handbuch, Beitrag Hypertonie WOLLHEIM und MOELLER Bd. IX/5, S. 337), so daß MOINAT und SCHEIDEGGER (1954) von einem charakteristischem Syndrom der hypertonischen Diabetiker sprechen. Klinisch gehört dazu neben der diabetischen Retinopathie eine starke Proteinurie, der Nachweis doppelbrechender Körper im Urinsediment sowie ein Gesamtlipidwert unter 800 mg-% mit Verschiebungen einzelner Eiweißkörper.

Als hauptsächliches kausales Bindeglied zwischen dem Diabetes mellitus und der Arteriosklerose kommt die bei stoffwechselmäßig schlechter gestellten Diabetikern nachweisbare Hyperlipämie in Frage (BARACH und LOWY 1952; SCHETTLER 1955). Sie könnte eine plausible Erklärung für die vorzeitige Atheromentwicklung der Arterienwand geben. RICKETTS (1955) hält sie zur Erklärung diabetischer Arteriosklerosen nicht für ausreichend. KEIDING u. Mitarb. (1952) untersuchten 144 Patienten mit mindestens 10jähriger Diabetesdauer, deren Diabetes zwischen dem 1. und 30. Lebensjahre manifest geworden war, auf ihre Cholesterin- und Lipoproteinfraktionen im Vergleich zu 196 normalen Kontrollpersonen. Sie fanden zunächst einen allgemeinen Anstieg der S_f 12—20-Lipoproteine mit fortschreitendem Lebensalter, gefolgt von einem Abfall mit Eintritt des Senium. Die S_f 21—35 sowie S_f 35—100-Lipoproteine waren im allgemeinen bei Männern höher als bei Frauen. Signifikante Beziehungen zur verabreichten Insulindosis waren nicht erkennbar. Patienten mit günstigem oder erträglichem Krankheitsverlauf zeigten in den ersten 25 Jahren keine deutlichen Cholesterin- oder S_f 12—20-Lipoproteinveränderungen, nach Ablauf von 25 Jahren jedoch abfallende Fraktionen von Cholesterin und von Lipoproteiden S_f 12—20, 21—35, 35—100. Im Gegensatz hierzu entwickelte sich nach 25 Jahren Diabetesdauer bei Patienten mit ungünstiger Verlaufsform ein Anstieg der genannten Cholesterin- und Lipoproteinfraktion. Auch zu den renalen Komplikationen ergab sich eine Beziehung von seiten der S_f 12—20-Lipoproteine: 118 Diabetiker ohne Nierenerkrankung hatten nur in 10% Werte dieser Fraktion von über 70 mg-%; 26 Diabetiker mit Nierenerkrankungen und Retinitis angiospastica zeigten die über 70mg% erhöhten S_f 12—20 Lipoproteide in 31%. Cholesterinerhöhungen über 260 mg-% waren bei nephropathischen Diabetikern (ohne Beziehung zur Retinitis) in 58%, bei Nierengesunden nur in 24% der Fälle nachzuweisen.

Nach Untersuchungen von ROOT u. Mitarb. (1939) erwiesen sich gut eingestellte Diabetiker nach 20jährigem Verlaufe zu 60%, schlecht eingestellte nur zu 20% frei von Gefäßverkalkungen. Diese Beobachtungen sprechen doch gegen die Belanglosigkeit der diabetischen Stoffwechselstörung für die Atherogenese und weisen darauf hin, daß die Atherogenese durch den Diabetes mellitus zumindest in manchen Fällen beschleunigt und intensiviert wird.

Als weiterer metabolisch wirksamer Faktor sind starke Blutzuckerschwankungen zu bewerten; so konnten MAGYAR u. Mitarb. (1955) die Entwicklung von Adrenalin- und Noradrenalinsklerosen als Folge gehäufter Hyperglykämien im Kaninchenversuch nachweisen. STAFFIERI (1952) vermutet osmotische Schädigungen der arteriellen Grundsubstanz durch gehäufte Blutzuckerspitzen, wodurch den Lipidablagerungen Vorschub geleistet wäre. BÜRGER (1954) erwähnt die Wirkung von Acidosekörpern, die zu einer allgemeinen Fermentvergiftung beim Diabetiker führen, wofür die im Stauungsblut acidotischer Diabetiker nachweisbare Hemmung der Hämoglykolyse sowie die Glucuronsäureausscheidung im Urin spricht. Wenn auch nicht spezifisch, so doch allgemein bedeutsam dürften Veränderungen des Cholesterinspiegels beim Diabetes mellitus für die Atherogenese sein. Entsprechend der individuell unterschiedlichen Tendenz wird eine allerdings mit der Sklerose nicht korrelierte Steigerung des Serumcholesterinspiegels, die unabhängig von der diabetischen Einstellung ist, oft beobachtet (GIBBS u. Mitarb. 1933; SCHETTLER und LUKAS 1951; FROEHLICH 1951). Häufig lassen sich beim Diabetiker auch pathologische Erhöhungen des C/P-Quotienten finden (POMERANZE und KUNKEL 1950). Signifikante Steigerungen der S_f 12—20-Lipoproteine konnten HANIG und LAUFFER (1952) nur bei 2 von 40 Diabetikern feststellen, was mit den Ergebnissen von KEIDING u. Mitarb. (1952) in Einklang zu bringen ist.

Trotz kritischer Einwände (BOAS 1952) darf es somit als sehr wahrscheinlich gelten, daß die Arteriosklerose durch diabetische Stoffwechselveränderungen acceleriert werden kann (ANDERSON 1949; ROOT u. Mitarb. 1939; MORRISON 1951; MEGIBOW u. Mitarb. 1953; SCHETTLER 1955; HOCHREIN und SCHLEICHER 1956), was auch in der Kalkulation der Versicherungen entsprechend berücksichtigt wird.

Über die Klinik der diabetischen Arteriosklerose vgl. S. 437.

Pankreatitis. Auf Grund von Wechselwirkungen zwischen verschiedenartigen Pankreaserkrankungen sowie den Serumlipasen und den Serumlipoproteinen (ORVIS und EVANS 1957) könnten Einflüsse der Pankreatitis im Sinne einer verstärkten Atherogenese diskutiert werden. Während bei Pankreasinsuffizienz die Lipoprotein-Lipasen und die Serumlipide normal oder niedrig, bei Pankreasexstirpation fehlend gefunden wurden, sahen die genannten Autoren während des Ablaufs akuter Pankreatitiden erhöhte Cholesteringehalte der β-Serumproteine und erhöhte Serumlipasen. Sie schlossen daraus, daß bei akuter Pankreatitis die fermentative Wirkung der Lipoprotein-Lipase auf die β-Serumlipoproteine gehemmt sei. Ein Einfluß der Pankreatitis auf die Atherogenese ist damit natürlich noch nicht eindeutig sichergestellt.

Vitamin C-Mangel. WILLIS (1957) macht auf die schnelle Resorption der bei skorbutischen (Vitamin C-Mangel-bedingten) Meerschweinchen aufgetretenen arteriosklerotischen Plaques unter Ascorbinsäurezufuhr aufmerksam; er weist auf die Verbindlichkeit und therapeutische Konsequenz gerade dieser ohne Hypercholesterinämie reproduzierbaren Skleroseart und ihre Beeinflussung hin.

ζ) Allgemeine Diagnostik.

Aus den über die ätiologischen Einzelheiten mitgeteilten Beobachtungen geht hervor, daß es eine für den Individualfall beweisende oder ausschließende Diagnostik der Arteriosklerose aus chemischen oder physikalischen Veränderungen des Blutes nicht gibt. Andererseits ergab sich eine statistisch signifikante Häufung bestimmter stoffwechselmäßig bedingter Abweichungen, deren Nachweis im Einzelfall als indirekter Hinweis auf Arteriosklerose bewertet wird, insbesondere dann, wenn gleichzeitig Durchblutungsstörungen oder Gefäßverkalkungen nachgewiesen werden. So gelten im allgemeinen gesteigerte Serumcholesterinwerte trotz der Einwände von CAZZOLA und MILLO (1951) insbesondere an jüngeren Individuen als differentialdiagnostische Hinweise auf Arteriosklerose, insbesondere Erhöhungen des veresterten Cholesterins. Untersuchungen des Serumcholesterins in stündlichen Abständen bei Individuen mit Normalkost und mit antiatherogener Spezialdiät ließen keine wesentlichen Änderungen bei Aktivität und Ruhe erkennen, so daß die Anfertigung von Tageskurven des Cholesterinspiegels in den meisten Fällen überflüssig ist (SHAPIRO, ESTES und HILDEMAN 1957). Die relative und absolute Abnahme der Phospholipide, der Anstieg des C/P-Quotienten, die Vermehrung der Gesamtlipide, hauptsächlich durch Steigerung der β-Lipoproteine bei Verminderung der α_1-Lipoproteine sind weiterhin kennzeichnend für arteriosklerotische Stoffwechselstörungen. Fett-Toleranzteste bei gesunden Individuen beiderlei Geschlechts von 20—25 Jahren zeigen Anstiege der Neutralfette mit Gipfelpunkt nach 3 Std; Zumischung ungesättigter Fettsäuren bewirkt späteres Kulminieren der Lipämie, erst nach 5—6 Std, mit anschließender rascherer Klärung der Plasmen. Diese Versuche mit 70—80 g Nahrungsfett zeigten auch erhöhte Gerinnbarkeit des Blutes nach der maximalen Hyperlipämie (HIRSCHHORN u. Mitarb. 1957).

Auf die diagnostischen Möglichkeiten, diese Veränderungen mit der Lipidelektrophorese zu erfassen, wurde wiederholt hingewiesen, zuletzt durch die Untersuchungen von BANSI u. Mitarb. (1955) u. a. Die Zunahme der durch Ultrazentrifugierung gewinnbaren Fraktionen der S_f 12—20- und S_f 35—100-Lipoproteine und der mikroskopisch nachweisbaren Chylomikronen (POMERANZE u. Mitarb. 1954; MORETON 1947; 1950), insbesondere nach Belastung mit Fettmahlzeit, stellt bereits ein subtileres Kriterium dar, das aber nach LITTLE und SHANOFF (1957) mit der Fehlerbreite von 20—40% bei der Differenzierung von Coronarpatienten mit Infarktgefährdung nicht zuverlässiger als die Cholesterinbestimmung ist.

GOFMAN (1955) empfahl zur Erfassung sklerosegefährdeter Individuen Reihenuntersuchungen aller 25—30jährigen Männer, eventuell unter Fettbelastung.

Nach MOORE und PAGE (1958) entspricht der atherogene Index der Gesamtheit der Lipoproteinfraktionen S_f 0—400; da Einzelbestimmungen von Serumlipidfraktionen ohnehin relativ unsicher sind und eine weitgehende Übereinstimmung des atherogenen Index mit dem Serumcholesterin besteht, wird man sich für praktische Zwecke vielfach auf Serumcholesterinbestimmungen, tunlichst unter verschiedenen Bedingungen, z.B. Nahrungszufuhr, beschränken können.

Bei etwa 20% der Arteriosklerotiker werden diabetische Stoffwechselstörungen nachgewiesen (ALLEN, BARKER und HINES 1955). Bei männlichen Arteriosklerotikern fand BERNHARD (1951) erniedrigte Tributyrase-Werte im Serum. Der Glykogengehalt sklerotisch veränderter Arterien erwies sich im Amputationspräparat vermindert, im Gegensatz zu den gesteigerten Glykogenwerten bei der Endangitis (SCHMIDT und HILLENBRAND 1953). Untersuchungen am Amputationspräparat ergaben weiterhin, daß die meisten Fermente, insbesondere die

Succinodehydrogenase, Succinoxydase, Cytochromoxydase, Hexokinase und Adenosintriphosphatase der Muskulatur im nicht nekrotischen Gewebe annähernd normal sind, was dafür spricht, daß die zur Amputation Anlaß gebenden trophischen Störungen nicht durch Änderungen dieser Fermente hervorgerufen werden (SCHMIDT, SCHLIEF und HILLENBRAND 1955; SCHLIEF, SCHMIDT und HILLENBRAND 1955).

Der röntgenologische Nachweis kalkdichter Schatten im Bereich der Arterienverläufe bildet einen direkten Beweis für das Vorliegen arteriosklerotischer Veränderungen, zumindest für die Existenz sklerotisch und mit Kalkeinlagerung ausgeheilter Prozesse der Arterienwand. Auf die Wichtigkeit des Nachweises kalkdichter Arterienwandverschattungen im Bereich der Aorta lumbalis, die sich am besten im Röntgenbild mit seitlichem Strahlengang dokumentieren, wurde vielfach hingewiesen. Verbreiterung und vermehrte Schlängelung sklerotischer Aorten führt zur Vortäuschung von Aneurysmen, sogar von Mediastinaltumoren, die differentialdiagnostisch durch Schichtverfahren klärbar sind (OHARA u. TANNO 1958).

Da wegen der teilweise fließenden Übergänge zwischen Endangitis obliterans und Arteriosclerosis obliterans ohnehin meist auf eine scharfe Unterscheidung dieser Übergangsformen verzichtet wird, wäre es unangebracht, mit Hilfe von Abweichungen des Lipidstoffwechsels, die für den Individualfall ohnehin nicht beweisend sein können (VOIGT und SCHRADER 1955; LEINWAND und MOORE 1954), eine scharfe Unterscheidung treffen zu wollen.

Aus dem Augenhintergrundsbefund erscheinen Rückschlüsse auf die Sklerose sonstiger Arterien nur mit Vorbehalt angängig zu sein. BETETTO (1957) untersuchte bei Arteriosklerotikern die Arteria und Vena centralis retinae; dabei fand er, daß bei Sklerose der großen Gefäße zwar die Augengefäße stets, wenn auch nicht immer erheblich, verändert waren, daß aber keine direkte Korrelation zwischen der Arteriosklerose des Gesamtkörpers und der Augen bestand. In weiteren Untersuchungen (BETETTO 1957) zeigte sich jedoch eine quantitative Korrelation der Augengefäßveränderungen mit sklerotischen Veränderungen der Hirngefäße, besonders der Arteria cerebralis anterior, die von BETETTO (1957) als Folge einer provinziell veränderten Hämodynamik angesehen wird. BETETTO (1958) fand auch Hinweise dafür, daß in Fällen von renaler Arteriosklerose die Augenhintergrundsarteriolen nicht beteiligt sind. Patienten mit renaler Arteriolosklerose zeigen hingegen Veränderungen. Die Arteria centralis retinae ist bei allen Arten von Nierengefäßsklerosen verändert.

Der Arcus lipoides corneae in seinen verschiedenen Stärkegraden (G. MEYER 1928), der auf einer Einlagerung von Lipiden in das Hornhautgewebe beruht (TAKAYASU 1901), wird bisweilen als diagnostischer Hinweis auf eine bestehende Arteriosklerose angesehen. Die Veränderung kann bereits im dritten Lebensjahrzehnt auftreten (ROHRSCHNEIDER 1925); im sechsten Dezennium wurden aus einem Material von 400 Untersuchten bei 80%, im siebten Dezennium bei 90% die Veränderungen des Greisenbogens gefunden, bei Männern in der Regel stärker ausgeprägt als bei Frauen (ROHRSCHNEIDER 1958). Vor allem im jugendlichen Alter — Arcus juvenilis — kommt die Veränderung oft bei bestehender Lipidstoffwechselstörung zur Manifestation. Starke Ausprägung bei 40—60jährigen Individuen spricht ebenfalls im allgemeinen für eine Störung des Lipidstoffwechsels. Direkte Schlüsse von einem Arcus lipoides corneae auf Arteriosklerose sind jedoch nach ROHRSCHNEIDER (1958), insbesondere im fortgeschrittenen Alter, nur mit erheblichen Einschränkungen angängig.

Eine Steigerung der Pulswellengeschwindigkeit soll sich nach LAKSHINA (1956) zur diagnostischen Erfassung von Aortensklerosen benutzen lassen.

η) Prophylaxe und Therapie.

Der Mangel an einer wirksamen Therapie der arteriosklerotischen Stoffwechselstörungen erklärt die Vielzahl der therapeutischen Versuche.

Symptomatische Therapie.

An Allgemeinmaßnahmen wird Fokalsanierung, Ausgleich allergischer Reaktionen und Infektionsprophylaxe für richtig gehalten (HOCHREIN und SCHLEICHER 1956). Durch Vermeidung allgemeiner Noxen der Gefäßernährung (Kälte, Nässe, Nicotin, Emotionen) wird in bestimmten Grenzen sicherlich der Atherogenese entgegengewirkt. Zweckentsprechendes körperliches Training soll Hypoxien der empfindlichen bradytrophen Strukturen vermeiden helfen.

Die Verabreichung adenosinhaltiger Organextrakte hat sich trotz der geringen metabolischen Effekte noch nicht überlebt, leistet aber wenig. Die Anwendung durchblutungsfördernder Mittel ist im allgemeinen Teil bei der Therapie der arteriellen Insuffizienz erwähnt (s. S. 162ff.). Sicherlich kann von einer wirksamen antihypertonischen Behandlung eine Beeinflussung der Atherogenese erwartet werden. Hinsichtlich der therapeutischen Probleme bei Hypertonie sei auf WOLLHEIM und MOELLER, dieses Handbuch, Bd. IX/5, S. 444 verwiesen.

Diät.

Eine führende Rolle im Rahmen der antiatherogenen Allgemeinmaßnahmen beanspruchen diätetische Vorkehrungen (DOCK 1953). Sicherlich wirkt eine fettreiche Ernährung ungünstig auf den Stoffwechsel, wie unter anderem die Rattenversuche von HARTROFT und THOMAS (1957) zeigten, in denen eine Anreicherung der Nahrung mit Butter oder Speck besonders die arteriosklerotischen Komplikationen wie Coronarthrombosen und Myokardinfarkte erheblich steigerte. Nach HATCH, ABELL und KENDALL (1955), die bei 23 Patienten die Wirkung von partiellem (täglich 4 g Fett) und bei 44 Patienten die Wirkung von totalem Fettentzug untersuchten, fallen die Lipid- und Lipoproteidwerte hierbei nicht unter die Norm ab; auch werden die S_f 12—20-Lipoproteine nicht gesenkt, sondern im Gegensatz zu dem Befund von GOFMAN (1952) und WALKER u. Mitarb. (1953) sogar gesteigert; die Autoren befürworten deshalb eine allgemeine Beschränkung der Calorienaufnahme. Zu ähnlichen Ergebnissen kamen MOSES (1952) und GROSS (1957). WALKER u. Mitarb. (1953) fanden bei Einhaltung einer fettarmen Ernährung den Cholesteringehalt der Nahrung ohne Einfluß auf das Verhalten der Serumlipoproteine. Dagegen sahen LYON u. Mitarb. (1952) bei fett- und cholesterinarmer Ernährung eine Normalisierung der S_f 10—20-Lipoproteinfraktionen von Coronarsklerotikern. Auch POMERANZE u. Mitarb. (1954) beobachteten bei Patienten mit vermehrter alimentärer Hyperlipämie und Arteriosklerose eine Abschwächung der alimentären Hyperlipämie unter Fettbeschränkung. Auf Grund von Tierversuchen sehen KATZ u. Mitarb. (1952) in der alleinigen Einschränkung der Calorienzufuhr keine ausreichende antiatherogene Maßnahme, weil im Tierversuch ohne Cholesterinentzug die Verhinderung der Atherosklerose nicht gelingt.

Diätetisch wird für arteriosklerosegefährdete Personen eine calorienbeschränkte, cholesterin- und fettarme Ernährung empfohlen (ODIER 1953). Im allgemeinen sollte dabei die tägliche Fettzufuhr auf 30—50 g beschränkt werden (MORRISON 1951; 1952; MORRISON, ZWIERLEIN und WOLFSON 1950; WALKER u. Mitarb. 1953; SCHETTLER 1956). Die zusätzliche Beschränkung des tierischen Eiweißes in der Nahrung (TERBRÜGGEN 1951) wird nicht einheitlich beurteilt. RODBARD u. Mitarb. (1953) empfehlen intermittierende Perioden von cholesterinfreier und cholesterinhaltiger Ernährung. SCHETTLER (1956) hält 4—5tägige Saftfastenperioden, darüber hinaus auch Diätkuren mit Reis, für günstig. Den zweifellos striktesten Grad der Lipideinschränkung stellt das Reisdiätregime nach KEMPNER (1944, 1949, 1954) dar. Unbeschadet der therapeutischen Einstellung verschiedener medizinischer Richtungen besteht darüber Einigkeit, daß bei Patienten mit Hypercholesterinämie eine erhebliche Reduzierung der Fettzufuhr angezeigt ist (POUMAILLOUX und TÉTRÉAU 1952), und zwar auf 20% der Calorienzufuhr.

Über die Wirkung der Eierernährung am Menschen liegen keine zuverlässigen Angaben vor. Versuche an Kaninchen (O. J. POLLAK 1957) ergaben bei Verfütterung von 1 Ei/Tag/Tier über 21 Tage sehr erhebliche Anstiege der Serumcholesterinwerte, und zwar nach rohem Ei auf das 3fache, nach weichem oder verlorenem Ei auf das 5fache, nach Rührei (mit 1 g Butter) auf das 6fache, nach hartgekochtem oder in Gebäck verarbeitetem Ei auf das 10fache und nach Spiegelei (mit 1 g Butter) auf das 14fache.

Zweckmäßig erscheint es, sklerosegefährdeten Patienten eine Liste der cholesterinreichen Speisen zu geben, sie also vor übermäßigem Genuß von Eiern, Fischleber, Butter, Hirn und sonstigen tierischen Eingeweiden zu warnen.

Ein günstiger Effekt auf den Lipidstoffwechsel wird den pflanzlichen Fetten (Sitosterole) nachgesagt. Manche Untersucher sind sogar überzeugt, daß die Zufuhr pflanzlicher Fette den schädlichen Effekt anderer Nahrungsfette ausgleichen kann (MALMROS 1949; 1950; PETERSON 1951; PETERSON u. Mitarb. 1952; BEST u. Mitarb. 1954; BEST und DUNCAN 1956). Der bei Neugeborenen vorliegende Serumcholesterinspiegel von 60—80 mg-% erfährt unter Ernährung mit evaporierter Milch eine Erhöhung auf 140—180 mg-%; signifikant geringer ist dieser Anstieg bei Zusatz von Kornöl zur evaporierten Milch; unter Sojabohnenmilch fehlt der Anstieg fast völlig (POMERANZE 1957). Rattenversuche von HEGSTED (1957) mit Nahrungsfett, das zu gleichen Teilen aus Cocosöl und Safflorol (aus Carthamus tinctorius) bestand, zeigten eindrucksvolles Absinken des Serumcholesterins. Nach Gaben von Cocosfett sahen AVIGAN und STEINBERG (1957) bei Ratten eine Steigerung, nach Verfütterung von Getreideöl eine Senkung der Serumcholesterinwerte; im letztgenannten Falle entsprach dem Serumcholesterinabfall eine Zunahme des Cholesteringehaltes der Leber. Die günstige Wirkung von Safflor-Öl ließ sich auch am Menschen, und zwar an 71 Personen entweder mit normaler oder fettarmer Ernährung, nachweisen (ROEN 1957). An 15 Patienten konnte durch Nahrungszusätze von β-Sitosterol und von Safflor-Öl über 18 bis 53 Wochen eine Erniedrigung des β-Lipoprotein-Cholesterins um 20% erreicht werden, ohne daß das Körpergewicht und die α-Lipoprotein-Cholesterinfraktion verändert wurden; die Beobachtung der gleichen Autoren, daß bei kombinierter Gabe von β-Sitosterol und Safflorol die β-Lipoprotein-Cholesterine sogar um 32% abfielen, wird als Hinweis dafür angesehen, daß im Safflorol außer den Sitosterolen noch zusätzliche Faktoren wirksam sind. STEINER u. Mitarb. (1957) beobachteten an Patienten mit Hyperlipämie und Coronarsklerose, daß (nach Vorbeobachtungsperiode) unter Zusatz von täglich 65—120 g Safflorol der Serumcholesterinwert nach 10—15 Tagen um 21%, der β-Lipoproteidwert um 5—7% abfiel; nach Übergang auf die Normalkost wurden die ursprünglichen Cholesterinwerte nicht wieder erreicht, die β-Lipoproteinwerte regenerierten sich bis zum Ausgangswert; bei erneuter Gabe von 65—120 g Cocosfett erfolgte ein rascher Anstieg aller Lipide bis zum Ausgangswert.

Die antiatherogene Wirkung von Getreideöl läßt sich zumindest teilweise durch den Gehalt an Sitosterolen erklären (BEVERIDGE u. Mitarb. 1957). Andernteils wird die Auffassung vertreten (MALMROS u. WIGAND 1955; KINSELL u. Mitarb.

1956; BRONTE-STEWART u. Mitarb. 1956), die Wirkung sei dem Gehalt an ungesättigten Fettsäuren zuzuschreiben. Wie der Effekt der sog. essentiellen Fettsäuren (hauptsächlich Linolsäure, Linolensäure und Arachidonsäure) auf den Lipidstoffwechsel im einzelnen zustande kommt, und in welcher Weise etwa Interferenzen mit dem Pyridoxinstoffwechsel vorliegen (SCHROEDER 1955), ist noch ungeklärt (MANN 1957). Die Cholesterinfütterungssklerose an Hähnchen läßt sich durch Zusatz einfach ungesättigter Fettsäuren zur Nahrung verhindern (STAMLER, PICK und KATZ 1957). Zusätze von verschiedenen Pflanzenölen in gleichen Mengen zeigten stärkste antiatherogene Effekte bei Kornöl, weniger ausgeprägt bei Weizenkeimöl; rohes Reisöl vermochte die Atherogenese sogar zu intensivieren (PICK, STAMLER und KATZ 1957). Zur Klärung der Frage, ob verschiedene Fette eine spezifische antiatherogene Wirkung ausüben, dienten die Untersuchungen von HORLICK (1957) mit fettarmer (10 g pro Tag; 4% der Gesamtcalorien) Standardkost und verschiedenen Zusätzen von Fett. Unter der fettarmen Standardkost sank der Serumcholesterinspiegel nach 7—10 Tagen um 25—35% ab, trotz guter enteraler Resorption. Die sodann verabfolgten Testfette (40% der Gesamtcalorien Äthyllinoleat; Äthylstearat) bewirkten keine weiteren Veränderungen der Cholesterinfette bei normaler Resorption. Dies spricht dafür, daß weder dem mehrfach ungesättigten Äthyllinoleat noch dem vollgesättigten Äthylstearat eine spezifische Wirkung auf das Serumcholesterin zuzuschreiben ist. Kontrollversuche mit Butterzusatz führten zum sofortigen Anstieg der Serumcholesterinwerte. POTTENGER und PROHN (1952) beobachteten an hypercholesterinämischen Patienten unter fett- und cholesterinreicher Kost bei Zulagen von Sojabohnenöl erhebliche Abfälle der Serumcholesterinwerte. Ob die günstige Wirkung der Sitosterole durch Verminderung der enteralen Lipidresorption (HERNANDEZ u. Mitarb. 1953) oder durch Beeinflussung des intermediären Stoffwechsels (JOYNER und KUO 1955; FRIEDMAN u. Mitarb. 1955) zu erklären ist, bedarf noch weiterer Untersuchungen.

Im allgemeinen wird die antiatherogene Wirkung besonders den Fetten aus Mais, Sonnenblumen, Leinsamen, Sojabohnen, Erdnüssen und Safflor zugeschrieben. Dagegen gelten Cocosfett und Palmöl als ungünstig; auch das rohe Reisöl (PICK u. Mitarb. 1957) scheint sowohl im Tierversuch als auch am Menschen keine vorteilhaften Wirkungen zu entfalten; nach Beobachtungen von LARSEN (1957) zeigen Japaner trotz ihres Verzehrs an Reis und ungesättigten Fettsäuren keine niedrigeren Cholesterin- und β-Lipoproteinwerte.

Sklerosegefährdete Individuen sollten also die tierischen Fette einschließlich Butter tunlichst vermeiden (SCHETTLER 1956; HOCHREIN und SCHLEICHER 1956). Ungünstig wirken auch Cocos- und Palmfett, Reisöl und gehärteter Walrat. Von manchen Autoren werden spezielle Anwendungsformen der antiatherogenen Diät empfohlen. Eine Mischung aus Magermilch und Getreideöl brachte in den Untersuchungen von MOSES u. Mitarb. (1957) das Cholesterin und die Lipide innerhalb von 3 Wochen zum Absinken um 25—60% des Ausgangswertes.

An weiteren antiatherogenen Diätzulagen erwähnen HOCHREIN und SCHLEICHER (1956) den Yoghurt der Bulgaren, den Wabenhonig der Russen und die getrockneten Aprikosen des Himalayavolkes der Hunza. Nach ROFFO (1954) wirken auch Artischocken cholesterinolytisch; im Zusammenhang damit werden Untersuchungen von SCHÖNHOLZER (1942) mit Chophytol erwähnt.

Medikamentöse Behandlung.

Heparin. HAHN (1943) konnte hyperlipämische Hundeplasmen durch Heparinzusätze in vivo zur Aufhellung bringen. Dieser Vorgang ist in vitro nicht reproduzierbar. Jedoch fanden ANDERSON und FAWCETT (1950), daß mit dem heparinisierten Plasma die lipämisch getrübten Plasmen anderer Tiere in vitro zur Klärung gebracht werden konnten. Die Wirkung scheint demnach auf einem Komplex von Heparin mit einem Plasmafaktor — heparin clearing factor — zu beruhen (SCHETTLER 1955). Die zur Plasmaklärung notwendigen Heparinmengen betragen nur etwa 10% der zur Antikoagulantienbehandlung verwendeten Dosis. Der Heparin clearing factor soll in den Capillarwänden mancher Gewebe und in den Mastzellen gebildet werden können. Beim Menschen kommt es nach Heparingabe zum Anstieg der Konzentration ungesättigter Fettsäuren im Blut, zur Produktion eines auf Chylomikronen hydrolytisch wirksamen Enzyms, zum Abbau der Chylomikronen und zur Zerstörung der Riesenmoleküle der Fraktionen S_f 10—20 (BLOOM 1952) und S_f 20—50 (HERBST und HURLEY 1954; FRENCH, MORRIS u. ROBINSON 1958). Die experimentelle Cholesterinfütterungssklerose am Kaninchen läßt sich durch Heparin hemmen. Der koagulatorische Antagonist von Heparin, das Protaminsulfat, erwies sich auch als chylolytischer Heparinantagonist. SCHOTZ und PAGE (1957) fanden Hyperlipämien nach Protaminanwendung, die sich an Normaltieren und an cortisonbehandelten Tieren reproduzieren ließen, an adrenalektomierten, hypophysektomierten und cortisonbehandelten Ratten jedoch unterblieben. Die Heparinklärungswirkung ist im Plasma männlicher Normalpersonen geringer als bei Frauen (BLOCK u. Mitarb. 1951). Gleichsinnige Effekte sind mit Gummi arabicum, Glykogen und Laevanpolyschwefelsäureestern im Hundeversuch erzielbar (INDERBITZIN 1954). Die inhibitorische Wirkung von Humanplasma auf den Heparin-Klärungseffekt wurde von DAY und WILKINSON (1958) bei Arteriosklerotikern, Diabetikern, Nephrotikern und Normalen verschiedener Altersstufen untersucht, wobei eine eindeutige Altersabhängigkeit der Plasma-Hemmwirkung auf die Heparinklärung in vitro festgestellt wurde.

Die Heparinbehandlung der atherosklerotischen Stoffwechselstörungen ist noch unzureichend fundiert, weil der zugrunde liegende Wirkungsmechanismus noch nicht vollauf geklärt ist. Sicherlich sind neben Plasmafaktoren auch Gewebsfaktoren beteiligt. Wahrscheinlich handelt es sich sogar um eine physiologische Heparinfunktion, die durch die Heparintherapie substituiert wird. Möglicherweise spielt der Heparineffekt bei der individuell unterschiedlichen Transportfunktion der Plasmalipide eine Rolle; so erleichtert er die Passage der überwiegend aus Neutralfett bestehenden Chylomikronen durch die Capillaren und Gewebe, wo Neutralfette stoffwechselmäßig umgesetzt werden. Freilich ist durch wiederholte Heparininjektionen der Klärungseffekt auf lipämisches Plasma erschöpfbar, wodurch erklärlich wird, daß der Heparinspiegel im Plasma erst über indirekte Sekundärwirkungen zum Klärungseffekt beiträgt. Darauf beruht wahrscheinlich die Tatsache, daß bei alimentärer Hyperlipämie von Arteriosklerotikern der Heparin-Klärungseffekt deutlich geringer ausfällt als bei Normalen (OLIVER und BOYD 1953; SPITZER 1954; BRAGDON und HAVEL 1954, BLOCK u. Mitarb. 1955), was den Konzentrationsabfall der S_f 35—100-Lipoproteide anbelangt. Nach Ansicht von GOFMAN (1952), GRAHAM u. Mitarb. (1951), JONES u. Mitarb. (1951) soll durch chronische Heparinanwendung bei der Arteriosklerose der Lipoproteinspiegel der Norm angenähert werden. GIBERT-QUERALTO u. Mitarb. (1955) beobachteten 1 Std nach Injektion von 25 mg Heparin intravenös (2mal wöchentlich) Abfall der β-Lipoproteine zur Norm. An Normalen fanden HERBST und HURLEY (1954) elektrophoretische Verschiebung der β-Lipoproteide in Richtung des Albumingipfels. Über günstige klinische Wirkungen durch Behandlung mit 3mal wöchentlich 5000 E Heparin intravenös bei verschiedenen Sklerosen in mehrmonatigen Therapieversuchen wird von KELLER (1954) berichtet. ENGELBERG und MASSELL (1953) fanden bei 10 von 13 Patienten mit peripherer Arteriosclerosis obliterans günstige Effekte durch wöchentlich 2—3malige Injektionen von je

100 mg Heparin. Bei Angina pectoris wurde von LYON u. Mitarb. (1952) nach einmaliger Heparininjektion Anfallsfreiheit über 3—10 Tage berichtet. DELACHAUX (1958) empfiehlt 2mal wöchentlich 50 mg Heparin intravenös. Die Möglichkeiten der oralen Heparinanwendung werden von SCARDIGLI u. Mitarb. (1955) diskutiert. Die bisherigen positiven Stellungnahmen über die therapeutischen Möglichkeiten der Beeinflussung des Lipidstoffwechsels sind insbesondere für längere Behandlungsdauer noch nicht einwandfrei belegt (BINDER u. Mitarb. 1953; GRÜNER u. Mitarb. 1953; CHANDLER und MANN 1953). Bei essentieller Hyperlipämie ist der klärende Heparineffekt nur passager (SOFFER und MURRAY 1954). Im Tierversuch (Cholesterinfütterungs-Sklerose bei Hähnchen) bewirkt Heparin per os keine Hemmung der Atherogenese und keine Beeinflussung der Cholesterinwerte, aber eventuell eine Hemmung der antiatherogenen Oestrogenwirkung; analog hierzu zeigt sich unter Dicumarolanwendung per os sogar eine Steigerung der coronaren Atherogenese und eine fehlende Wirkung auf die Aortenatherogenese (STAMMLER, PICK und KATZ 1957).

Roßkastanienextrakte. Die intravenöse Injektion von Gemischen aus Roßkastanienextrakten und Vitamin B_1 (Venostasin) führt nach Untersuchungen von SCHIMERT und SCHWARZ (1953) zur Erniedrigung gesteigerter Serumcholesterinwerte; die Autoren erklären dies als Wirkung einer reaktiven Heparinämie auf das Lipidspektrum. MAGNANI (1955) sah günstige Wirkungen solcher Extrakte auf die Ausprägung von Intimaablagerungen.

Da durch *Hyaluronidase* die Permeabilität der Intima für Cholesterin gesteigert wird, verspricht sich MOSES (1954) durch therapeutische Anwendung von phosphoryliertem Hesperidin, einer Substanz mit ausgesprochenem Antihyaluronidaseeffekt, günstige Wirkungen bei Arteriosklerose. Nach ADLERSBERG u. Mitarb. (1954) soll bei niedrigem Cholesterinspiegel die Hyaluronidase allerdings antiatherogen wirken.

Elastasepräparate. Aus Untersuchungen von BALÓ und BANGA (1953), wonach bei arteriosklerotischen Patienten die Pankreaselastasewerte vermindert sind, ergab sich die Begründung für eine Substitutionstherapie durch Elastasepräparate. Fermentgemische, z.B. Gemische aus Thyronisase, Tryptase, Citrogenase, Lipoxydase und Aminooxydase werden von WILLINGE-WITTERMANS (1954), FISCHER (1956) bei Arteriosklerose empfohlen, ebenso von AHRENS und KUNKEL (1949), HOOGERWERF (1955) und BROUWER (1955). LASZLO und SCHULER (1954) nehmen an, daß bei fortschreitender Arteriosklerose die elastischen Arterienbestandteile weniger resistent gegen die Elastaseaktivität werden, wobei Hemmungswirkungen wandständiger Lipide diskutiert werden.

Lipocaic-Faktor. Schon aus Beobachtungen von FLECKSEDER (1908) hätte sich ergeben können, daß im Pankreas Inkrete gebildet werden, deren Funktion in einer Regulation der Fettverteilung zwischen Blut und Gewebe liegt. Die Entwicklung einer Fettleber beim pankreaslosen diabetischen Hund läßt sich durch Zufütterung von rohem Pankreas verhindern (CLARK, EILERT und DRAGSTEDT 1945); die Fettspaltung im Darm kann durch Zufütterung von Pankreassekret ermöglicht werden und ist nicht von der Kontinuität des Ductus pancreaticus mit dem Darm abhängig (ALLEN u. Mitarb. 1943). Versuche, aus dem Pankreas die Antifettleber-Faktoren zu isolieren, führten zur Darstellung des Lipolysin, dem auch Bedeutung für die Atherogenese beigemessen wird (WOLFFE u. Mitarb. 1935; 1954). Die Wahrscheinlichkeit, daß der Antifettleberfaktor ein Inkret ist, geht aus Versuchen hervor, in denen die Nichtersetzbarkeit durch Zufütterung von frischem Pankreassekret nach Totalexstirpation der Bauchspeicheldrüse oder nach Unterbindung des Ductus pancreaticus gezeigt wurde (VAN PROHASKA u. Mitarb. 1936). Bei den von verschiedenen Arbeitsgruppen isolierten Stoffen handelt es sich wahrscheinlich nicht um identische Faktoren (WOLFFE u. Mitarb. 1935; MACKAY 1937; CHAIKOFF u. Mitarb. 1948). Eine wesentliche Rolle bei der Fettleberentstehung von pankreatektomierten Tieren spielt nach STAMLER und KATZ

(1951) sowie KATZ (1952) das mit der Nahrung zugeführte Fett. Bei fettarmer Ernährung reicht der in der Nahrung vorhandene Gehalt an lipotroper Substanz zur Verhinderung der Leberverfettung aus. Bei stärkerem Fettgehalt der Nahrung kommt es dagegen zur Leberverfettung (DRAGSTEDT und DRAGSTEDT 1954; DRAGSTEDT u. Mitarb. 1954).

Auffälligerweise kommt es bei Kaninchen mit Alloxandiabetes nicht zu Verfettungen und Atherosklerosen, sondern sogar zur Hemmung der Atherogenese (McGILL und HOLMAN 1949) bei normalen C/P-Quotienten (PAYNE und DUFF 1949; PIERCE 1952; COOK u. Mitarb. 1954). Ob dafür spezifische Pankreaswirkungen oder einfache Unterernährungseffekte bestimmend sind, ist noch unentschieden. Nach KATZ (1952) läßt sich an pankreatektomierten Hunden durch Glucocorticoidwirkung Hyperglykämie erzeugen. Dabei wird die Bedeutung der lipotropen Faktoren in einem Ersatz für die bei übermäßiger Glucocorticoidwirkung einspringende (nach Pankreatektomie fehlende) Pankreasfunktion gesehen, was allerdings bisher nur für den Hund bewiesen ist.

Trotz unzureichender Klärung der theoretischen Grundlagen war man mit dem therapeutischen Einsatz lipotroper Substanzen nicht zurückhaltend. In erster Linie wurden Cholin (LEIPERT 1955), Betain (MORRISON und WOLFSON 1952) sowie Inosit (SCHETTLER 1955 u. a.) verwendet. RITZKALLA (1955) rechnet auch die Glutaminsäure zu den lipotropen Substanzen. Neben Arteriosklerosen wurden auch Vitamin D-Sklerosen (MAZZONE 1954) in die therapeutischen Untersuchungen einbezogen. Inosit erwies sich in den Untersuchungen von DAVIS und OESTER (1952) am Kaninchen als unwirksam, desgleichen Cholin bei der Thiouracil-Cholesterin-Arteriosklerose des Hundes (DAVIDSON, MEYER und KENDALL 1950/1951). Die therapeutische Konsequenz aus den Untersuchungen von HARTROFT u. Mitarb. (1952), die bei Ratten unter Cholinmangel-Diät vermehrt Arteriosklerosen beobachteten, erwies sich demnach als unfruchtbar. Die klinischen Wirkungen von Gemischen aus Cholin, Inosit und Methionin wurden von ABRAHAMSON (1952) günstig beurteilt, von KATZ u. Mitarb. (1952) sowie GOLDBLOOM u. Mitarb. (1954) jedoch bestritten.

Ungesättigte Fettsäuren. Ungesättigte (wegen mangelnder Synthetisierbarkeit im menschlichen Körper als „essentiell" bezeichnete) Fettsäuren in der Nahrung scheinen für die Verhinderung von Hypercholesterinämie und Hyperlipidämie eine Rolle zu spielen (KEYS u. Mitarb. 1955; AHRENS 1957; KINSELL u. Mitarb. 1952). Vermehrte enterale Zufuhr von Polyensäuren steigert die enterale Cholesterinausscheidung (HELLMANN u. Mitarb. 1957). Hypercholesterinämie und Hyperlipidämie lassen sich durch gesteigerte Zufuhr von Polyensäuren (als Zusatz zur Nahrung) der Norm annähern (SCHETTLER und EGGSTEIN 1958). In Konsequenz zu dieser Auffassung wird bei Hyperlipidämie und Hypercholesterinämie eine Diät empfohlen, die keine tierischen Fette enthält, dafür aber reichlich ungesättigte Fettsäuren. Verwendbar sind hauptsächlich pflanzliche Öle (Olivenöl, Erdnußöl, Maisöl und das zwar etwas weniger wirksame, aber geschmacklich bessere Sonnenblumenöl, vgl. S. 421/422); in zweiter Linie kommen auch spezielle Margarinesorten aus Pflanzenölen in Frage.

Magnesiumhaltige Präparate. Wegen günstiger Einwirkung auf die Cholesterinolyse, Thrombolyse und Fibrinolyse wurden von KEESER und BENITZ (1953) magnesiumhaltige Präparate (Theomagnol) zur Atherosklerosebehandlung empfohlen. Als Begründung werden außerdem der im Alter verminderte Magnesiumgehalt des Körpers sowie die günstige sedative Wirkung angeführt (SELIGER 1952; JANTSCH 1956, MUTH 1956).

Phenyläthylessigsäure. COTTET u. Mitarb. (1954) sowie COTTET und MATHIVAT (1955) berichten über erfolgreiche Hemmung der endogenen Cholesterinsynthese durch Behandlung mit Phenyläthylessigsäure (2-phenyl-Buttersäure). Nach einmonatiger Therapie (3mal 0,8 g per os) wurden Dauersenkungen der vorher erhöhten Serumcholesterinfraktionen beobachtet; Kopfschmerzen, Ohrensausen und Stenokardie verschwanden. Als Nebenwirkungen werden bei dieser allgemein choleretisch wirksamen Substanz leichte Verdauungsbeschwerden angegeben. Die gleiche Substanz führte in den Untersuchungen von Rossi u. Rulli (1956) nach 8 Wochen langer Anwendung von täglich 2—3 g zur Senkung des Blutcholesterinspiegels.

Das Diäthanolaminsalz des Camphersäureesters des α-4-Dimethylbenzylalkohols zeigte im Hühnerversuch bei Hypercholesterinämie antiatherogene Wirkung (Clarkson u. Mitarb. 1956).

Enterale Fettresorption. In der Absicht, der enteralen Fettresorption entgegenzuwirken, wurden verschiedene Substanzen verwendet, wie z. B. Aluminiumhydroxyd-Gel (Baeder u. Mitarb. 1954), Borsäure, Jodacetat u. a. (Rodbard u. Mitarb. 1950). Durch die Zufuhr von Phospholipiden wurde eine Normalisierung des bei Arteriosklerose häufig gestörten C/P-Quotienten angestrebt (Hahn 1943; Ahrens und Kunkel 1949; Loeper und Loeper 1955). Durch Injektion von Humanalbumin, das durch Verbesserung der Lipidspektren antiatherogen wirksam ist (O. J. Pollak 1951), lassen sich leider keine Dauerwirkungen erzielen, so daß dieser therapeutische Weg praktisch ungangbar ist (Schettler 1956).

Lecithin. Ein hemmender Einfluß auf die Cholesterinsklerose beim Kaninchen zeigte sich unter Lecithinfütterung (Mininni u. Mitarb. 1951; Pollak 1951). Die von Morrison (1957) installierten Mengen von täglich 36 g Lecithin am Menschen führen zwar zu Senkungen des Cholesterinspiegels, erweisen sich jedoch oft als unverträglich. Die Untersuchungen von Mjasnikov (1950) mit Lecithin und Nicotinsäure ließen keinen Abfall der Cholesterinwerte erkennen.

Nicotinsäure. Nach Nicotinsäuregaben (täglich 3 g über 2 Wochen) fanden Altschul und Hoffer (1957; 1958) an 12 Studenten deutliches Absinken des Serumcholesterins. Der gleiche Effekt wurde an 24 Patienten ohne spezielle Diät von Parsons und Flinn (1957) beobachtet. Auch Achor u. Mitarb. (1957) berichten über Lipid- und Cholesterinabfälle im Serum; sie waren bei Frauen stärker als bei Männern und fehlten bei Patienten mit Xanthoma tuberosum. Die Nicotinsäuretherapie gilt als harmlos; Nebenwirkungen sind bekannt in Form von Pruritus, Hautrötung, Anorexie und Nausea.

Riboflavin und Thiamin erwiesen sich in den Untersuchungen von Mjasnikov (1950) nicht als antiatherogen wirksam; dagegen betont der gleiche Autor, ebenso wie Morrison (1952) sowie Loeper und Loeper (1955) die Wichtigkeit einer ausreichenden Zufuhr von Ascorbinsäure. King (1953) nimmt eine vermehrte Neigung zu Cholesterinbildung unter Vitamin C-Mangel an. Auch von Willis (1957) wird eine günstige Beeinflussung arteriosklerotischer Prozesse am Menschen durch Ascorbinsäure für wahrscheinlich gehalten.

Vitamin B_6 (Pyridoxin). Schroeder (1955) diskutiert arteriosklerotische Schäden als Folge einer Verknappung der Nahrung an Vitamin B_6 (Pyridoxin), so z. B. im Zusammenhang mit den autoptisch gehäuft gefundenen Coronarsklerosen bei amerikanischen Soldaten in Korea (Enos u. Mitarb. 1953, 1955). Versuche an Kaninchen mit Cholesterinfütterung von Capretti und Magnani (1951) ließen unter B_6-Wirkung allerdings sogar eine verstärkte Atherogenese erkennen. Doch wird als therapeutische Konsequenz von Untersuchungen an sklerotischen Rhesus-Affen (nach Vitamin B_6-Mangel; Rinehart 1949; 1952) die Anwendung von Kombinationspräparaten aus Vitamin B_6 und Heparin therapeutisch empfohlen (Rinehart 1949, 1952). Failey (1957) sowie Goldner u. Valtan (1958) verwendeten Pyridoxin (täglich 400 mg per os) in der Vorstellung, durch vermehrte Umwandlung von Tryptophan in Nicotinsäure den Cholesterinspiegel zu senken; der Effekt war bei Diabetikern nicht überzeugend, so daß zunächst zur kombinierten Anwendung von Pyridoxin mit Nicotinsäure geraten wird.

Vitamin A. Untersuchungen über die antiatherogenen Eigenschaften fettlöslicher Vitamine, die in Anbetracht der chemischen Beziehungen dieser Stoffe zu den hoch oberflächenaktiven Stoffen der Phytole diskutierbar sind, wurden durch Beobachtungen von Hühneratherosklerosen (Cholesterinfütterung bei alten Hähnen mit Spontanatheromatose; Untersuchungen der akzidentellen Lipidosen) angestellt (WEITZEL, SCHÖN und GEY 1955); dabei ergab sich bei Verabreichung von Vitamin K_1 keine signifikante Beeinflussung, bei Fütterung von Vitamin E in hoher Dosierung eine Abnahme der Atherogenese und bei Verabreichung von Vitamin A eine durchwegs beträchtliche Hemmung der Atherogenese. Eindeutige Untersuchungen, die die Übertragung dieser Ergebnisse auf die menschliche Pathologie zum Gegenstand haben, stehen bisher nicht zur Verfügung. Die positiven Stellungnahmen von SHUTE und SHUTE (1954) blieben nicht unwidersprochen (vgl. S. 402).

Hormone und Organextrakte. Gegen die Cholesterinsklerose des Huhns erwiesen sich kombinierte Anwendungen von Oestrogenen und Androgenen als wirksam, was die Entwicklung der Aorten- und Coronarsklerosen anlangt (STAMLER, PICK und KATZ 1953). PAGE (1954) erwähnt die Oestrogentherapie als kausal wirksames Prinzip gegen Coronarsklerose. Durch die Wirkung von Oestrogenen werden nach Beobachtungen von RUSS, EDER und BARR (1955) pathologisch erhöhte β-Lipoproteinspiegel gesenkt, während durch Androgene diese Fraktion, auch bei gleichzeitiger Oestrogengabe, gesteigert wird. Zu entsprechenden Feststellungen waren hinsichtlich der parenteralen Oestrogenwirkung GITMAN und GREENBLATT (1953) gekommen. Der Effekt der Oestrogentherapie beschränkt sich allerdings auf die Coronarveränderungen. Bei Claudicatio arteriosclerotica hatten GODDEN und HINES (1955) negative Resultate. KATZ (1958) empfiehlt Dosen von etwa 10 mg Premarin pro Tag über mehrere Jahre. Unter fettarmer Ernährung sahen BOSSAK u. Mitarb. (1957) bei Anwendung von 0,1—0,2 mg Äthyloestradiol pro Tag innerhalb von 6 Wochen signifikante Senkungen der Cholesterin- und Lipidwerte im Serum, während Placebo-Kontrollen ohne Wirkung blieben. Die starke Feminisierung durch Oestrogene versucht man durch Präparate mit spezifisch geringerer Feminisierungstendenz zu umgehen. DAVIS u. Mitarb. (1957) sahen bei entsprechenden Therapieversuchen mit einem solchen Präparat (Manvene) gute Wirkungen. Durch zusätzliche Gabe von Androgenen läßt sich die Feminisierung teilweise verhindern, ohne daß der Oestrogeneffekt vermindert wird (EDGREN u. Mitarb. 1957; KATZ 1958).

Am Sittich läßt sich die Cholesterinfütterungssklerose auch durch Gaben von 30 mg Stilboestrol (3mal wöchentlich) verhindern (BLOHM u. Mitarb. 1957).

Die Ansichten über die Wirkung der Jodtherapie bei Arteriosklerose gehen trotz günstiger Beurteilungen auseinander. GOLDBERG (1952) macht für die beobachteten Wirkungen auf die Blutlipide bei Verabreichung von täglich 3mal 12 Tropfen einer 10%igen Jodtinktur über Perioden von 10—30 Tagen zentrale Jodwirkungen verantwortlich. SEEL (1951) hält Dosierungen von 6—12 mg organischer Jodpräparate für ausreichend. HOFF (1954) steht den Erfolgen der Jodtherapie kritisch gegenüber.

Die Behandlung mit Schilddrüsenhormon ist angesichts der meist notwendigen hohen Dosierung prinzipiell nicht unbedenklich (PUIG 1954; PRIDDLE 1951; LERMAN und WHITE 1946; TURNER 1933). Angesichts der von DRABKIN (1951) sowie MARDONES u. Mitarb. (1951) festgestellten Korrelation der Schilddrüsenwirkung mit dem für den antiatherogenen Gewebsschutz maßgeblichen Cytochrom C-Gehalt der Leber wurde eine Verabreichung von Cytochrom C als vorteilhaft bezeichnet (AMMON 1941, 1946; SCHOBER 1954; DAVIS und OESTER 1952).

Von der Anwendung von Trijodthyronin (täglich 0,4—6,0 g in 3maliger intravenöser Applikation) versprechen sich SACHS u. Mitarb. (1957) wegen der lipolytischen Wirkung eine Verminderung der atherogenen Tendenz. Sie beobachteten unter dieser Therapie eine Senkung der Cholesterin-, Lipid-, und Lipoproteinwerte im Blut innerhalb von 1—4 Tagen; nach Aussetzen der Therapie verschwanden die erzielten Verbesserungen der genannten Serumlipidspiegel wieder innerhalb von 7—15 Tagen.

Cortison und ACTH führen bei der Cholesterinsklerose des Kaninchens zur Verminderung der Atheromatose bei gleichzeitiger Steigerung der Werte von Cholin, Phospholipiden und Gesamtlipiden im Plasma (ADLERSBERG, SCHAEFER und WANG 1954; GORDON u. Mitarb. 1954; STUMPF und WILENS 1954). An cholesteringefütterten Hähnen wurde durch Prednison und durch Desoxycorticosteronacetat eine Beschleunigung der Atherogenese erzielt, wobei Blutdruckwirkungen mit im Spiele waren (KATZ u. Mitarb. 1952). Eine therapeutische Anwendung der Nebennierensteroide, Steroide und des ACTH bei der humanen Arteriosklerose wird zur Zeit nicht diskutiert.

Der gegenüber dem Gesamtblut geringere Gehalt des durch die Nabelschnur abströmenden Placentarblutes an Cholesterin und Lipoproteinen veranlaßte Versuche mit Trockenzellen aus Placenta bei Patienten mit Arteriosklerose, bei denen neben subjektiver Besserung auch Annäherung der Lipidfraktionen an die Norm festgestellt wurden (KUHN und KNÜCHEL 1954). Ursächlich für die Wirkung könnte der hohe Cholingehalt der Placenta sein (MISCHEL 1956). Sogar Anwendung in Salbenform wurde versucht (BURGER und WENZEL 1953).

Lipidlösliche Extrakte aus dem Hypophysenvorderlappen zeigen nach SELIGER (1954) cholesterinabbauende Wirkung, Senkung der Chylomikronen. Durch lipidarme Hirnextrakte (Cerebrosidgemische) konnten JONES u. Mitarb. (1953) die experimentelle Cholesterinfütterungssklerose von Küken signifikant hemmen. Die therapeutische Verabreichung von alkoholischem Hirnextrakt über 3 Monate (JONES u. Mitarb. 1957) bei 50 Patienten mit Hypercholesterinämie führte je nach Höhe der Hypercholesterinämie zu beträchtlichen Senkungen des Serumcholesterins; der Abfall betrug 20% bei Ausgangswerten von über 300 mg-%, 15% bei Cholesterinwerten von 250—300 mg-% und 10% bei Cholesterinwerten unter 250 mg-%. Ähnlich günstige Ergebnisse am Menschen mit ätherextrahiertem Rinderhirn in pulverisierter Form waren von MALINOW u. Mitarb. (1952) beobachtet worden. Über den von KORN (1955) aus Gefäßgewebe isolierten lipolytischen Enzymextrakt liegen noch keine praktischen Erfahrungen vor.

Mit Herzmuskelextrakten (Recosenin) konnten SIEDEK und HAMMERL (1956) deutliche Abnahmen der Serumcholesterine sowie bei langfristiger Verabreichung verminderte Tendenz zur alimentären Hyperlipämie beobachten. Den Hauptvorteil des Präparates sehen sie in der gegenüber Heparin verstärkten Gefäßwirksamkeit. DAVIS, OESTER und FRIEDMAN (1955) untersuchten bei der Adrenalin-Thyroxin-Arteriosklerose der Albinoratte die Wirkung von verschiedenen Adenylderivaten. Adenosinmonophosphat hatte dabei einen geringeren antiatherogenen Effekt als Heparin auf die Adrenalin-Thyroxinsklerose, gleiche Wirkung wie Heparin auf die Cholesterinsklerose. Auf beide Sklerosetypen wies jedoch die Adenosintriphosphorsäure maximale, signifikante Hemmwirkungen auf. Über die Zeitdauer dieses Effektes und über die Anwendbarkeit der Ergebnisse am Menschen existieren noch keine brauchbaren Untersuchungen.

Kombinierte Präparate. Pathologisch erhöhte Serumcholesterinwerte sollen durch ein Gemisch von Phospholipiden mit ungesättigten Fettsäuren und Theophyllin-Rhodan-Komplexen (Lipostabil; Nattermann) gesenkt werden (SCHETTLER 1955; KNÜCHEL 1955; ROTH 1956; KÜCHMEISTER u. Mitarb. 1956; SCHROEDER und OCHEL 1956.) Nach 2—3wöchiger Anwendung des Präparates (dreimal täglich eine Kapsel) sahen die letztgenannten Autoren Absinken von Gesamtcholesterin und Cholesterinestern im Serum; gleichzeitig näherte sich der C/P-Quotient der Norm. Nach Absetzen der Medikation wurden die Ausgangswerte in 18—21 Tagen wieder erreicht. Nach KÜCHMEISTER u. Mitarb. (1956) sinken auch erhöhte β-Lipoproteide ab.

Ähnliche Wirkungen wurden dem Kombinationspräparat aus oberflächenaktiven Substanzen, Cholin und Inosit (Polysorbat 80) nachgesagt (SHERBER und LEVITES 1953), ferner einer Kombination von Lipocaic-Faktor mit Heparin (Senapsyl) (DELGA 1957).

Erhöhte Serumcholesterinwerte sollen ohne Veränderung der Elektrophoresefraktion der β-Lipoproteide durch die alkoholunlösliche Fraktion des Gesamt-Sojabohnen-Phosphatid-Komplexes gesenkt werden, der zu $^2/_3$ aus Lipositol, zu $^1/_3$ aus Cephalin besteht (SACHS und DANIELSON 1957). Noch nicht ausreichende Erfahrungen liegen über ein anderes Kombinationspräparat vor, das Linolsäure, Tocopherol, Vitamin A und Polyensäuren enthält (Lipomatan; Troponwerke Köln-Mülheim).

Zusammenfassend ergibt sich, daß die Behandlung der Arteriosklerose nach dem bisherigen Stand der Untersuchungen nicht vollkommen hoffnungslos erscheint, aber doch die praktisch zugänglichen Einwirkungsmöglichkeiten noch sehr beschränkt sind. Am aussichtsreichsten sind prophylaktische Maßnahmen zur Beseitigung atherogener Ernährungseinflüsse durch geeignete Diät. Um die Konsequenzen der neueren Ergebnisse hinsichtlich des Einflusses der Nahrungsfette durchzusetzen, bedarf es einer breiten Aufklärung in der Öffentlichkeit, daneben auch persönlicher Konzessionen der einzelnen Patienten bezüglich ihrer Selbstbeherrschung. Weiterhin läßt sich durch Ausgleich von hormonalen und metabolischen Störungen in Einzelfällen der Stoffwechsel antiatherogen beeinflussen; diese Bemühungen liegen ausschließlich in klinischen und ärztlichen Bereichen. Gewisse Aussichten werden ferner durch prophylaktische Sexualhormonbehandlung coronarsklerosegefährdeter Männer (KATZ 1958) eröffnet. Ein kurzfristig wirksamer medikamentöser Schutz vor der Arteriosklerose oder vor dem Fortschreiten dieser Krankheit ist bisher nicht möglich.

9) Arteriosclerosis obliterans.

Während in den vorausgehenden Abschnitten Morphologie, Pathogenese, Ätiologie und Therapie der allgemeinen Arteriosklerose besprochen wurden, sollen im Abschnitt Arteriosclerosis obliterans die Folgezustände der mit Lumenverengerung einhergehenden Form der Arteriosklerose im Bereich der Extremitäten dargestellt werden.

Die in akuten Schüben ablaufende Krankheit, Arteriosklerose, ist keineswegs ein Privileg vorgerückter Altersstufen, sondern kommt, wie KIRCH (1928) sowie E. MÜLLER (1942) gezeigt haben, sehr häufig bereits in jüngeren Lebensjahrzehnten vor. Allerdings bleiben die Träger der Frühformen der Arteriosklerose klinisch oft erscheinungsfrei. Die Häufung arteriosklerotischer Schübe mit sekundären Deformationen der Arterien, Thrombenbildungen, aneurysmatischen Ausbuchtungen, führen früher oder später zur Lumeneinengung stärkeren Grades und damit zur arteriellen Insuffizienz. Dieses klinische Zeichen tritt auf, wenn der gewebliche Prozeß schon beträchtliches Ausmaß erreicht hat, was meist erst im vorgerückten Alter der Fall ist. Auf die Diskrepanz zwischen anatomischem und klinischem Bild wurde von pathologisch-anatomischer (BÜCHNER 1941; 1955) sowie von klinischer Seite (WYLIE u. MCGUINESS 1953; SCHRADER 1955) wiederholt hingewiesen.

Vorkommen.

Trotz der Häufigkeit von arteriosklerotischen Veränderungen in niedrigen Altersstufen wird die Arteriosclerosis obliterans hauptsächlich bei Patienten über 50 Jahren beobachtet. Die meisten Patienten, insbesondere Frauen, kommen erst im Alter zwischen 50 und 70 Jahren in ärztliche Behandlung, wenngleich anamnestisch ein Beschwerdebeginn zwischen dem 40. und 50. Lebensjahre manchmal zu eruieren ist (CAMPIONE 1955; ALLEN, BARKER und HINES 1955).

Das Verhältnis männlicher und weiblicher Patienten ist zwar nicht so einseitig ausgeprägt wie bei der Endangitis obliterans; doch sind Männer erheblich häufiger betroffen als Frauen. HINES und BARKER (1940) fanden eine Relation von 6:1 für Männer und Frauen.

Wahrscheinlich kommt die Arteriosclerosis obliterans ebenso wie die allgemeine Arteriosklerose auf der ganzen Erde annähernd gleichmäßig verteilt vor. So hat man auf der Tagung der internationalen Gesellschaft für geographische Pathologie 1934 keine geographischen Häufungen der Arteriosklerose feststellen können, die nicht durch den Altersaufbau oder die Lebensweise der untersuchten Bevölkerung erklärbar waren; entgegengesetzte Ansichten dürften meist durch Vermutungen oder Eindrücke, nicht durch zuverlässige Untersuchungen begründet sein (STAEMMLER 1955). Dabei ist es nicht möglich, überhaupt einen einwandfreien Überblick zu bekommen, weil in den zur Verfügung stehenden Statistiken kaum je der Grad der festgestellten Arteriosklerosen vergleichbar definiert ist. Die Untersuchungen an gefallenen Soldaten in Korea (ENOS u. Mitarb. 1953, 1955) haben allerdings gezeigt, daß zwischen Personenkreisen mit grundsätzlich andersartigen Lebens- und Ernährungsbedingungen doch erhebliche Unterschiede im Auftreten der Arteriosklerose regelmäßig zu finden sind. Demnach wären geographische Unterschiede vornehmlich auf die Lebensweise zu beziehen. KEYS (1953, 1956) stellte auf Grund weitläufiger geographischer Untersuchungen nach dem zweiten Weltkrieg fest, daß in Ländern mit Neigung zu Überernährung und reichlichem Fettgenuß eine eindrucksvolle Erhöhung der Erkrankungen und Sterbefälle an Arteriosklerose gegenüber Ländern mit knapper, fettarmer Ernährung (z. B. Japan) festzustellen ist. Hierzu sei auf den Abschnitt „Ätiologie der Arteriosklerose", S. 392 verwiesen.

Pathophysiologie der Arteriosclerosis obliterans.

Herdförmige Arterienverengungen erweisen sich besonders für langwegige Arterien im Extremitätenbereich als gefährlich. In peripheren Arterienbereichen ist die Möglichkeit einer örtlichen Summation aufeinander treffender arteriosklerotischer Veränderungen mit daraus resultierender Stenosierung besonders groß. Als wesentlicher Faktor für den Eintritt örtlicher Zirkulationsstörungen durch arteriosklerotische Veränderungen erweist sich die Schnelligkeit des Lumenverschlusses. Rasch eintretende Verschlüsse, klinisch ähnlich dem Zustand von arteriellen Embolien, treffen auf eine Extremität ohne hinreichenden Kollateralkreislauf. Langsam auftretende Verschlüsse geben dem Organismus Zeit und Anreiz, die arterielle Insuffizienz rechtzeitig durch Kollateralenbildung auszugleichen. Während die Endangitis obliterans als chronisch ablaufender, bereits in jüngeren Jahren stenosierend wirksamer Prozeß frühzeitig die Kollateralenbildung in Gang setzt, zeigt die Arteriosclerosis obliterans einen schubweisen Verlauf mit plötzlichen Exacerbationen. Bei ungünstiger Lokalisation der Arterienstenosen kann es dabei zu größeren Gewebsnekrosen kommen. Die Gefahr hierfür ist um so beträchtlicher, je weiter distal der Verschluß sich ereignet. Proximalwärts lokalisierte Arterienstenosen belassen hingegen bedeutend bessere Möglichkeiten für die Ausbildung von Kollateralen, weil die zur Verfügung stehenden anastomosierenden Gefäßbereiche umfangreicher sind. Ein Nachteil bei der Arteriosclerosis obliterans liegt ferner in der stärkeren Alterung der beteiligten Gewebe, wodurch die biologische Anpassungsfähigkeit schlechter ist als bei jugendlichen Durchblutungsstörungen. Da die Arteriosclerosis obliterans häufig die kleinsten Arterien unbeeinflußt läßt, kann ein gewisser Ausgleich der Durchblutungsstörungen durch periphere Arteriolendilatation zustande kommen. Maßgeblich für die Kompensation einer sklerosebedingten arteriellen Insuffizienz ist neben Sitz und Ausdehnung der Durchblutungsbehinderung die zur Ausbildung der Kollateralen verfügbare Zeit. So kann beim Vergleich zweier Extremitäten mit verschieden stark ausgeprägter organischer Arterienstenosierung die Gewebsernährung bei dem weniger stark veränderten Bein schlechter sein als beim organisch stärker veränderten. Der klinische Verlauf oder die sorgfältig erhobene Anamnese geben jedoch darüber Auskunft, daß zum Ausgleich der Störung am stärker veränderten Bein bereits längere Zeit zur Verfügung stand, während die Gegenseite mit den vermehrten funktionellen Ausfällen erst später betroffen wurde.

Symptomatologie.

Dysbasia intermittens. Die periphere Gewebsischämie führt zunächst zum Auftreten von Schmerzen. Häufig wird Dysbasia intermittens beobachtet. Bei langsam oder schubweise fortschreitenden Arteriosklerosen tritt sie in der Regel einseitig auf und bleibt dann lange Zeit stationär. Als charakteristisch möchten wir die schubweisen Exacerbationen mit nachfolgenden langsamen Remissionen bezeichnen. Die dabei auftretenden Veränderungen in Belastungstesten, z.B. der Gehstrecke, werden häufig als Wirkung der eingesetzten therapeutischen Maßnahmen verkannt. Je nach dem Sitz der Arterienstenose können die dysbatischen Schmerzen in verschiedenen Extremitätenbereichen auftreten; Stenosen der A. ilica interna führen zur Minderversorgung der Hüft- und Oberschenkelmuskulatur, solche im Bereich der Ilica externa machen sich im Bereich der Waden bemerkbar.

Ruheschmerzen. Vielfach kommt es zu Ruheschmerzen, denen nach SCHRADER (1955) neben der weiter zentralwärts lokalisierten Arterienstenose meist noch eine weiter peripherwärts sitzende Durchblutungsstörung zugrunde liegt.

In nekrosegefährdeten Gewebsbereichen stellen sich häufig nächtliche, sehr starke Schmerzen ein, bedingt durch Ischämie der peripheren Nerven. Als typisch gelten bei der Arteriosklerose auch brennende Schmerzen bei erniedrigter Hauttemperatur.

Muskelatrophien und Muskelschwächen. In Fällen von fortgeschrittener arterieller Insuffizienz stellen sich neben den Schmerzen häufig Muskelatrophien und Muskelschwächen ein, wobei die Rolle akzidenteller Thrombenbildungen individuell durch Untersuchung zu klären ist. EDWARDS (1952) beschrieb im Oberschenkelbereich Atrophien der Adductoren, der Mm. quadricipes und glutaei.

Pulsationen. Die Pulsationen der peripheren Arterien, faßbar entweder palpatorisch durch manuelle Untersuchung oder oszillographisch (KUHN u. WIEDING 1955), erweisen sich häufig als unregelmäßig. Gewöhnlich sind in verschlossenen Arterien keine Pulsationen mehr tastbar. Die Beurteilung der Arterienpulsationen gestattet jedoch keine Rückschlüsse auf Gewebsernährung und anderweitige Versorgung der Endstrombahn. Für die in Gang gesetzten Kollateralen ist sie völlig irrelevant.

Hautverfärbung. Bei schweren Fällen von Arteriosclerosis obliterans zeigt sich an den Zehen sowie am Fußrücken häufig eine ausgeprägte Rötung, die durch

Dilatation von Arteriolen und Capillaren zustande kommt. Die Abhängigkeit der Hautverfärbung von der Lage der Extremität dient als funktionelles Kriterium.

Seltener kommt es zu ausgedehnten Sklerosen mit Thrombosierungen, die weite Bereiche der Aorta umfassen können (ABRAMS u. GERE 1957; KRONBERGER 1957; vgl. Kapitel, Thrombose S. 371).

Temperaturveränderungen im Bereich der Haut geben Aufschluß über die Ernährung der peripheren Gewebe sowie eventuell über zusätzlich wirksame Arterienspasmen. Werden bei vasodilatierenden Maßnahmen (Erwärmung des Rumpfes; Sympathicusblockade) Hauttemperaturanstiege beobachtet, so handelt es sich dabei um spastisch bedingte Hautischämien. Temperaturdifferenzen beider Beine lassen sich unter der Voraussetzung, daß der Untersuchte länger als 30 min in einem gut durchwärmten Raum waagerecht gelegen hat, bereits in geringen Ausmaßen (1—2° C) zur Feststellung arterieller Insuffizienzen heranziehen. Außerdem sollte zwischen der proximal und distal gemessenen Hauttemperatur an der gleichen Extremität die Differenz 10° C nicht überschreiten (CASTRO 1954). Auf Störungen des Nagel- und Haarwachstums wurde bereits im allgemeinen Teil hingewiesen.

Nekrosen. Nicht ganz selten kommt es bei arteriosklerotischen Verschlüssen distaler Beinbereiche zu Nekrosen. Sie imponieren zunächst als schmerzhafte bläulich-schwarze Blasen der Haut, meist im Bereich von Zehen, Füßen oder der tibialen Unterschenkelanteile. Multiple Hautgangrän bei Arteriosclerosis obliterans an Kopf, Rumpf und Extremitäten beschrieb WEBER (1955). Bei Hinzukommen örtlicher Infektionen kann die Schmerzhaftigkeit bedeutend zunehmen. Auch ein Übergreifen auf benachbarte Bezirke mit Befall ganzer Extremitätenteile ist bei der Arteriosklerose möglich. Als besonders gefährdet gegen Infektionen gelten diabetisch-arteriosklerotische Nekrosen. Auf die Rolle banaler, sonst unterschwelliger Traumen für die Entstehung der Nekrosen wird immer wieder hingewiesen.

Diagnostik.

In der Regel ist die Diagnose der Arteriosclerosis obliterans durch das Alter der Patienten, durch die Vorgeschichte, durch Pulsationsanomalien der großen peripheren Arterien sowie durch die charakteristischen Hauterscheinungen möglich.

Die entscheidenden diagnostischen Überlegungen beruhen weniger auf der Abgrenzung arteriosklerotischer Gefäßverschlüsse von endangitischen, sondern auf der Abgrenzung der Durchblutungsstörung gegenüber anderen Krankheiten.

Der Nachweis einer Stoffwechselstörung ist zwar im Einzelfall nicht beweisend dafür, daß die Durchblutungsstörung eine Folge der Stoffwechselstörung ist; jedoch kann häufig ein solcher Zusammenhang nachgewiesen werden. Die Oszillometrie und Oszillographie erweisen sich bei der Arteriosclerosis obliterans als brauchbare Mittel zur Objektivierung der Befunde, wenn auch die Pulsationsausfälle meist mit manueller Palpation erkennbar sind.

Die digitale Plethysmographie, insbesondere die äußerst empfindliche Photoplethysmographie (vgl. S. 73/74), ist für die Diagnostik deshalb von Bedeutung, weil sich mit ihrer Hilfe organische Gefäßverschlüsse einwandfrei gegenüber funktionellen Verschlüssen differenzieren lassen.

BICK u. JUNGMANN (1953) versuchten charakteristische sphygmographische Befunde der Arteriosclerosis obliterans gegenüber der Endangitis herauszuarbeiten, wobei sich hohe Minutenvolumina, lange Austreibungszeiten und hohes E/W fanden.

Die EKG-Veränderungen können in gleicher Weise, wenn auch etwas seltener (FOLLI u. Mitarb. 1955), durch Endangitiden hervorgerufen sein, zumal fließende Übergänge zwischen Coronaritis und Coronarsklerose angenommen werden (v. ALBERTINI 1943). Phonographisch faßbare Geräusche von sklerotischen Arterienstenosen beschrieb EDWARDS (1952). Über elektromyographische Veränderungen s. S. 95.

Der Nachweis von Verkalkungen im Röntgenbilde deutet auf sklerotische Arterienveränderungen hin und pflegt bei Endangitis obliterans durchwegs zu fehlen. Andererseits ist durch den Nachweis von verkalkten Gefäßen keinerlei Hinweis auf die Durchgängigkeit der Arterien zu gewinnen. Die Kombination röntgenmanifester Kalkschatten im Arterienbereich mit klinischen Durchblutungsstörungen macht die Diagnose einer Arteriosclerosis obliterans in hohem Grade wahrscheinlich. BÜCHSEL (1954) konnte röntgensichtbare Gefäßverkalkungen bei einem Drittel der Patienten ohne Durchblutungsstörungen und bei zwei Dritteln der untersuchten Patienten mit Durchblutungsstörungen feststellen; er verweist auf ähnliche Resultate von PRATT (1949). Als Prädilektionsstellen gelten die Arterien distal des Knies sowie der Mittelteil der A. femoralis. Geht es um die Feststellung der Durchgängigkeit der Arterien, so kann ein exakter Aufschluß durch ein gutes Arteriogramm erwartet werden (GREENWALD u. Mitarb. 1955). Auf Grund von 84 Femoralisarteriogrammen fanden MARGULIS, NICE und MURPHY (1957) zwei charakteristische Zeichen für die Beteiligung kleinerer Arterien an der Durchblutungsstörung: Mikroaneurysmen in Form kleiner Wandausbuchtungen, die sich histologisch, wahrscheinlich infolge Gewebskollapses der Präparate nicht darstellen lassen sowie unvermittelte Abbrüche der Gefäßverläufe, wobei diese endständig leicht dilatiert sind („clubbing"). Auf die Wichtigkeit der arteriographischen Diagnostik beim Verschluß der Arteria carotis, der meist arteriosklerotisch bedingt ist, und die differentialdiagnostische Abgrenzung gegenüber Hirntumoren notwendig macht, wurde durch SILVERSTEIN (1959) hingewiesen.

Für operative Eingriffe ist das Arteriogramm unentbehrlich (MESSENT u. Mitarb. 1954); ebenso wird man es in allen Fällen heranziehen, bei denen eventuell eine Amputation in Frage kommt. Bei den meisten anderen Störungen dagegen sollte man nach Möglichkeit auf die Arteriographie verzichten, zumal bei schlechter Durchgängigkeit der Arterie die Gefahr zusätzlicher Intimaschädigungen und Thrombosen besteht. Von GREENWALD u. Mitarb. (1955) wurde die Darstellung mittels arteriellen Katheters empfohlen.

Sekundäre durchblutungsbedingte Gewebsveränderungen wie Osteoporose, Knochenatrophie, in seltenen Fällen osteomyelitische Prozesse und Gelenkzerstörungen (besonders bei diabetischen Durchblutungsstörungen), kommen zwar bei der Arteriosclerosis obliterans vor, sind aber ohne Bedeutung für die Differenzierung gegenüber andersartigen Durchblutungsstörungen.

Die Differentialdiagnose kann in Fällen von beginnender arterieller Insuffizienz mitunter Schwierigkeiten bereiten, besonders wenn die Kranken gleichzeitig Knochen- und Gelenkveränderungen aufweisen. In diesen Fällen entscheidet der Bewegungsschmerz, der auch ohne statische Belastung, also etwa bei der Rollund Lagerungsprobe auslösbar ist. Dagegen spricht der Schmerz bei einfacher statischer Belastung nicht für eine Arteriosclerosis obliterans. Auch bei einwandfrei nachweisbaren orthopädischen Erkrankungen sowie bei Osteomyelitiden im Fußbereich begnüge man sich nicht mit diesen Befunden, sondern versuche jeweils den Ausschluß einer arteriellen Insuffizienz durch entsprechende Belastungsproben. Der Hauptschmerz bei der arteriellen Insuffizienz ist bei Stenosen der A. ilica externa und der A. femoralis in der Wade, nur ganz geringgradig im

Bereiche der Fußmuskeln an der Planta pedis lokalisiert. Kombinationen mit andersbedingten, nicht dysbatischen Schmerzen im Fußbereich können bei Arteriosclerosis obliterans vorkommen.

Die Unterscheidung von spastischen Arteriopathien gelingt meist leicht, soweit es sich nicht um sekundäre Vasospasmen bei organischen Arterienstenosen handelt. In solchen Fällen muß durch Vasodilatationsteste der spastische Anteil der Durchblutungsstörung quantitativ erfaßt werden.

Venenerkrankungen sind gewöhnlich leicht von der Arteriosclerosis obliterans zu unterscheiden, da hierbei bewegungs- und belastungsunabhängige Schmerzen, sowie meist gesteigerte Hauttemperaturen vorliegen. Besteht gleichfalls zusammen mit der Venenerkrankung eine arterielle Insuffizienz, so kann es sich entweder um eine Thrombophlebitis bei Endangitis obliterans oder um eine sekundäre Arteriospastik bei primärer Thrombophlebitis handeln. Belastungs- und Vasodilatationsproben werden auch hier meist die Unterscheidung gestatten.

Periphere Neuritiden sind gewöhnlich völlig anders lokalisiert als der dysbatische Muskelschmerz. Zeigt sich allerdings ein hartnäckiger Ruheschmerz bei einem Patienten mit nachweisbarer Dysbasie, so besteht der Verdacht, daß distalwärts der für die Dysbasie verantwortlichen Arterienstenose eine weitere arterielle Durchblutungsbehinderung besteht (SCHRADER 1955).

Die Unterscheidung von arteriellen Embolien ist gelegentlich unmöglich, namentlich wenn es sich um rasch auftretende Arterienstenosen handelt. In solchen Fällen dürfte, wenn sich die Durchblutung der bedrohten Extremitäten nicht zeitgerecht einstellt, ein operativer Eingriff nach vorhergehender arteriographischer Diagnostik zu erwägen sein. Der Nachweis organischer Herzkrankheiten, von Herzdilatationen und von Flimmerarrhythmien würde im Zweifelsfalle zugunsten der Möglichkeit einer arteriellen Embolie sprechen. Über die wesentlichen Unterscheidungsmerkmale zwischen Arteriosklerose und Endangitis vgl. Tabelle 11.

Tabelle 11. *Differentialdiagnostische Tabelle.* (Nach ALLEN, BARKER und HINES 1955.)

	Endangitis obliterans	Arteriosclerosis obliterans
Alter beim Beginn der Symptome	fast immer weniger als 50 Jahre alt	fast immer älter als 40
Geschlecht	99% Männer	83% Männer
Befall der oberen Extremitäten .	40% der Fälle	selten
Bestehen oder Anamnese von oberflächlicher Thrombophlebitis . .	40% der Fälle	nie
Röntgenologisch sichtbare Verkalkung der Arterien	fehlt	bei 69% der Männer
Hypertonie	selten in frühen Jahren der Erkrankung	in 34% der Fälle
Diabetes mellitus	selten in frühen Jahren der Erkrankung	in 20% der Fälle
Plasma-Lipide	meist normal	häufig erhöht, besonders bei jüngeren Patienten

Komplikationen.

Grundsätzlich stellt bereits die Stenose und Obliteration von Arterien eine Komplikation des eigentlichen arteriosklerotischen Gefäßprozesses dar. Bedarf es doch wiederholter Schübe der Krankheit an der gleichen Stelle, bis es, nach Einschaltung regressiver Veränderungen, allmählich zur Stenosierung kommt.

Arterielle Thrombose. Die häufigste zum Verschluß von sklerotischen Arterien führende Komplikation ist die arterielle Thrombose. Sie wurde im Abschnitt „Thromboembolische Arteriopathien" S. 369ff. besprochen. Trotz jahrelang bestehender schwerer Arteriosklerosen braucht eine Thrombose nicht einzutreten; in solchen Fällen kommt es nicht oder nur selten zur arteriellen Insuffizienz. In anderen Fällen kommt es bereits bei relativ geringen sklerotischen Wandveränderungen zur Thrombosenbildung. Eine Gesetzmäßigkeit der individuell verschiedenen Neigung zur Bildung arterieller Thromben ist bisher nicht nachzuweisen. (WRIGHT 1948). FULLERTON (1956) hält Beziehungen zwischen Hyperlipämie und Thrombosebereitschaft für wahrscheinlich.

Aneurysmen. Eine zweite Komplikation besteht im Auftreten arterieller Aneurysmen auf der Basis arteriosklerotischer Wandveränderungen. Diese Aneurysmen werden besonders in der Aorta und deren Verzweigungsgebieten sowie im Bereich der A. poplitea, außerdem im Schädelbereich, gefunden (vgl. Abschnitt „Arterielle Aneurysmen" S. 441ff.). Die Aneurysmenbildung bleibt oft lange Zeit mit einer guten Funktion der arteriellen Versorgung verträglich, kann dabei jedoch durch Kompressionserscheinungen an peripheren Nerven Schmerzen verursachen. In solchen Fällen kann die Resektion der Aneurysmen mit eventueller plastischer Überdeckung durch Venentransplantate sinnvoll sein.

Therapie.

Die Kausaltherapie der Arteriosklerose wurde bereits im allgemeinen Abschnitt besprochen. Da es sich bei obliterierender Arteriosklerose um fortgeschrittene Krankheitsstadien handelt, wird die Geltung der allgemeinen therapeutischen Richtlinien zwar nicht eingeschränkt; doch stehen im Vordergrund die symptomatischen Maßnahmen gegen die arterielle Insuffizienz.

Der wichtigste ärztliche Schritt ist die Aufklärung des Patienten über seine Krankheit, wobei eine pessimistische ärztliche Einstellung dem Patienten tunlichst nicht bekannt gegeben werden soll. Vielmehr soll der Kranke darüber aufgeklärt werden, was er positiv zur Besserung seines Zustandes tun kann.

Die Allgemeinmaßnahmen, die im Abschnitt „Allgemeine Therapie" der arteriellen Insuffizienz, S. 148 besprochen sind, haben die Tatsache zu berücksichtigen, daß bei obliterierender Arteriosklerose die Ischämie häufig auf bisher nicht ischämisches Gewebe trifft, wobei es zu erheblichen Schwierigkeiten der Kollateralzirkulation kommen kann. In kritischen Fällen mit drohender Gewebsnekrose müssen daher Blutdruckabfälle sowie alle Arten von Gewebsschädigung peinlichst vermieden werden. Man verhindere falsche, zu hohe Lagerung der betroffenen Extremität, unsachgemäße Wärmeanwendung sowie mechanische und chemische Schädigungen der Haut. Milde, dosierte und kontrollierte Wärmeanwendung bis 33°C, eventuell in einem Thermostatenbett mit entsprechenden Sicherungen gegen Verbrennung, kann sich günstig bei der Behebung akzidenteller Initialspasmen auswirken. Die zweckmäßige Zimmertemperatur ist zwischen 26 und 30°C. Auf die günstigen Wirkungen peroraler Alkoholgaben (4stündlich 30—50 cm^3 Cognak) gegen Schmerzen und Spasmen wurde bereits hingewiesen. Voreilige und unvorsichtige Maßnahmen, z. B. arterielle Gasinsufflation im akuten Stadium, bergen die Gefahr der Gangrän. Auch vor wiederholten therapeutischen Arterienpunktionen möchten wir mit WESSLER (1955) wegen der Thrombosegefahr warnen.

Die wichtigste therapeutische Maßnahme in akuten ischämischen Stadien bei Arteriosclerosis obliterans ist wegen der Häufigkeit thrombotischer Komplikationen eine möglichst frühzeitige Antikoagulantienbehandlung bei gleichzeitiger Aufrechterhaltung eines für die periphere Durchblutung hinreichenden Blutdruckes.

Vielfach kommt es dabei bereits zur Abnahme der ischämischen Schmerzen. Über ihre Durchführung vgl. S. 192ff., 366. ENGELBERG und KUHN (1954) konnten unter Heparinwirkung (100 mg intravenös oder 200 mg subcutan) eine Zunahme der arteriovenösen O_2-Differenz um 25—35% finden. Unter der Wirkung von Cumarinderivaten beobachteten CASTRO und STRITZLER (1955) Besserung der ischämischen Schmerzen bei unveränderter Dysbasie.

In Remissionsstadien können neben der Antikoagulantienbehandlung aktive therapeutische Maßnahmen nach den individuellen Verhältnissen in Frage kommen. MÜSEBECK und HEUER (1958) wollen Günstiges unter Anwendung von Ganglienblockern gesehen haben. SAMUELS (1958) berichtet über gute Erfolge der Anwendung von Pentaerythroltetranitrat (80 mg, 2mal täglich; Behandlungsdauer 3—12 Monate; Verschwinden der Dysbasie in 78% und Besserung der Oscillometerwerte in 50% bei guter Verträglichkeit).

Bei drohender Gangrän wurden von ALONSO (1950) Milzextrakte, von BICK und LORCH (1953) intravenöse Injektionen von 4 cm³ Priscol mit 10 cm³ einer 1%igen Novocainlösung empfohlen. Am wichtigsten ist bei drohenden Nekrosen eine sorgfältige interne und schonende äußerliche antibiotische Behandlung. Gegen Pilzinfektionen wird von ALLEN, BARKER und HINES (1955) eine Kaliumpermanganatlösung 1:5000 zur vorsichtigen Abspülung der Füße empfohlen.

Die chirurgische Therapie befaßte sich besonders in den vergangenen Jahren mit der Sympathektomie bei arteriosklerotischen Gefäßverschlüssen. Abgesehen davon, daß die Gefahr unerwünschter Blutdruckabfälle mit konsekutiver Gangrän besteht, sind die Erfolge besonders deshalb dürftig, weil dysbatische Beschwerden überhaupt nicht (HOLMBERG 1950; EDWARDS und CRANE 1956; SMITH u. Mitarb. 1952; SILBERT u. ZAZEELA (1958) verschwinden, und auch die Abheilung von Nekrosen (GERBER u. Mitarb. 1949) nicht regelmäßig erfolgt. Lediglich FRYMARK und SULLIVAN (1953) berichten über Rückbildung der Claudicatio bei 40% der Sympathektomien. Einige Autoren (JEMERIN 1949 u. a.) empfehlen die Sympathektomie in Fällen von drohender Amputation stets auszuführen, da die Stumpfheilung besser sein soll. In 17 von 79 lumbalen Sympathektomien von FRYMARK und SULLIVAN (1953) kam es postoperativ zur Gangrän. Paradoxe (gegenseitig lokalisierte) Gangrän nach einseitiger Sympathektomie wurde von KLEITSCH und KEHNE (1950) beobachtet; es handelte sich um eine Aortenthrombose mit Sigmoidgangrän. Daß die Erfolge der Sympathektomie von der Auswahl des Materials abhängen und bei Fällen mit ausgedehnten Sklerosen, starker Dysbasie, peripheren Ödemen, unwirksamer Novocainblockade ungünstig sind (SMITH u. Mitarb. 1952), ist verständlich. Wenig ausgedehnte, lokalisierte, insbesondere segmentale Arterienstenosen werden dagegen mit anderen Eingriffen besser versorgt sein. Man sollte bedenken, daß jede allgemeine Gefäßerweiterung, sei es, daß sie chemisch oder thermisch zustandekommt an der sympathektomierten Extremität zu einem Abfall der peripheren Pulsamplitude führt (HAGLIN, MURPHY u. FELDER 1957).

Die Methode der Wahl ist in geeigneten Fällen, d. h. bei segmentaler Arterienstenose mit distalwärts offenem Lumen, die Desobstruktion oder die Resektion der Stenose mit anschließender plastischer Versorgung, wofür meist auto- oder homoioplastisches Venenmaterial verwendet wird. Allerdings gelten die günstigen Indikationen der Arterienplastik nur für Stenosen im Beckenbereich, eventuell auch im Femoralisbereich (KAUTZKY und SCHRADER 1953; DYE u. Mitarb. 1953; HORTON 1956), weil bei den engeren peripheren Arterien sich postoperativ vielfach Thrombosen einstellen. Über die eindrucksvollen Erfolge bei strenger Indikationsstellung wird von KUNLIN (1952), KAUTZKY und SCHRADER (1953), FONTAINE (1955) u. a. berichtet. Letzte therapeutische Konsequenz bleibt die Amputation (vgl. S. 219).

Prognose.

Bei arteriosklerotisch bedingten arteriellen Insuffizienzen ist die Prognose grundsätzlich schlechter als bei anderweitigen Durchblutungsstörungen, da der Prozeß in jedem Falle als progredient anzusehen ist. Beobachtungen von 1198 Patienten (SILBERT u. ZAZEELA 1958) ergaben, daß Kranke mit schwerer Hypertonie und Raucher eine schlechtere Prognose hatten, desgleichen Diabetiker gegen Nichtdiabetiker. Eine sorgfältige langfristig durchgeführte Antikoagulantientherapie ist am ehesten geeignet, diese ungünstigen Aussichten zu verbessern. Prinzipiell gelten peripher lokalisierte Arterienstenosen, insbesondere distal des Knies, als wesentlich ungünstiger, weil die Kollateralen hierbei schlechter funktionieren. Am ungünstigsten sind die von der Peripherie zentralwärts aufsteigenden, sklerotisch bedingten Thrombosierungen (SCHRADER 1955).

Durch exogene Traumen, unzureichenden Kälteschutz, ungeeignete Lebensweise (Nicotingenuß), insbesondere aber durch diabetische Stoffwechselkomplikationen verschlechtert sich die Prognose erheblich.

ι) Arteriosklerose bei Diabetes mellitus.

Über die ätiologischen Beziehungen zwischen Diabetes mellitus und Arteriosklerose wurde S. 415 berichtet. Außerdem wird auf die Darlegung von LASCH und MATTHES (dieses Handbuch Bd. IX/4) verwiesen.

Bei länger dauerndem Diabetes mellitus kommt es zur Acceleration der Arteriosklerose und häufig zur arteriellen Insuffizienz auf dem Boden okklusiver Arteriopathien. Das letztgenannte Zustandsbild wird von LUNDBAEK (1957) zum spätdiabetischen Syndrom gerechnet, das eine Minderzahl von Diabetikern aus letztlich ungeklärter Ursache betrifft. LUNDBAEK (1957) glaubt sich zu der Annahme berechtigt, daß in solchen Fällen eine Kombination von Arteriosklerose mit verstärkter metabolisch bedingter Atheromatose vorliegt (WARREN und LECOMPTE 1952). Die Diskussion um die Spezifität der diabetischen Arteriosklerose — Angiopathia diabetica specifica (BÜRGER 1954) — ist noch nicht entschieden; sie läßt auch keinen allgemeinverbindlichen Entscheid erwarten. Trotz morphologischer Übereinstimmung (LISA 1942; RICKETTS 1948; BREDT zit. nach BÜRGER 1954) ist die klinische Sonderstellung des Krankheitsbildes einleuchtend, zumal der histochemische Aufbau sklerotischer Arterien von Diabetikern ebenfalls Abweichungen von der kommunen Arteriosklerose, vor allem im Bereiche der Beinarterien, erkennen läßt (HEVELKE 1954).

Morphologie.

Wie erwähnt, kommt es beim Diabetes mellitus häufig zur prämaturen Manifestation der arteriosklerotischen Intimaveränderungen, ohne daß sich signifikante histologische Unterschiede zu anderen Arteriosklerosen nachweisen lassen (BREDT, zit. nach BÜRGER 1954). Bei der chemischen Differenzierung der Gefäßwandbestandteile zeigt sich in Aorten von Diabetikern ein Cholesteringehalt von 33%, bei Arteriosklerotikern ohne Diabetes von 17,5% und von Normalen von 11,5%, wodurch eine vermehrte Einlagerung bei Diabetikern bewiesen ist. Auch Galaktoside sind in diabetischen Arterien reichlicher vorhanden als in nichtdiabetischen. Darüber hinaus konnte HEVELKE (1954; 1955) nachweisen, daß in mittleren Altersklassen die Gewichts-, Asche- und Calciumgehalte insbesondere der Beinarterien von Diabetikern höher sind als bei Normalen und bei Arteriosklerotikern ohne Diabetes; in weiter fortgeschrittenen Altersklassen erfolgt wieder eine Angleichung der Befunde und eine Abnahme dieser Unterschiede. Bei Untersuchungen des Cholesterin- und Calciumgehaltes der Aorten fanden FABER und LUND (1950) keine wesentlichen Unterschiede zwischen Diabetikern und Nichtdiabetikern.

Pathogenese.

Neben metabolischen Faktoren (vgl. S. 415) fungieren als pathogenetische Bindeglieder zwischen Diabetes und Atherosklerose die erheblich schlechtere capilläre Durchblutung (MATTHES 1941; MEGIBOW u. Mitarb. 1953; BÁRÁNY 1955) sowie eine universelle Permeabilitätsstörung (KÜCHMEISTER 1952). MATTHES (1941) fand in den acralen Bereichen (Großzehe) photoplethysmographisch nachweisbare Zirkulationseinschränkungen. Auch die Untersuchungen mittels Calorimetrie (MENDLOWITZ u. Mitarb. 1953) und Hauttemperaturmessungen vor und nach Priscolanwendung (HANDELSMAN u. Mitarb. 1952) sprechen für einen peripheren Beginn der diabetischen Durchblutungsstörung. In mikroplethysmographischen Untersuchungen konnten MEGIBOW u. Mitarb. (1953) bei 47 Diabetikern unter 45 Jahren eine eingeschränkte periphere Zirkulation nachweisen; bei 22 Patienten fanden sich asymmetrische Ausschläge zur kontralateralen Großzehe unter Nitroglycerineinwirkung, bei 15 Patienten Ungleichmäßigkeiten der digitalen Durchblutung.

SCHERF und BOYD (1955) halten, ebenso wie KRAMER (1932), einen Zusammenhang der Ausbildung der Arteriosklerose mit der Dauer des Diabetes für wahrscheinlich; nach ihrer Ansicht haben nach 10jähriger Diabetesdauer 90% der Patienten eine allgemeine Arteriosklerose. Bei den 28 Patienten von WESSLER und SILBERG (1953) kam es nach einer Diabetesdauer von durchschnittlich 7 Jahren zum Auftreten einer arteriellen Insuffizienz. Im Material von BRANDMAN und REDISCH (1953) bekamen 30% der Diabetiker nach 5jähriger Diabetesdauer, 52% nach 15jähriger Diabetesdauer Durchblutungsstörungen.

Während die Untersuchungen von ROOT u. Mitarb. (1939) auf eine Häufung von Gefäßverkalkungen bei schlecht eingestelltem Diabetes hinweisen, wird von SEMPLE (1953), obgleich in seinem Material nur 2 von 28 Diabetikern stoffwechselmäßig optimal eingestellt waren, keine direkte Abhängigkeit des Auftretens der arteriellen Insuffizienz von der Güte der Einstellung als bewiesen angesehen, ähnlich von RICKETTS (1948). Diabetische Gangränen sollen auch beim Coma diabeticum oder bei stoffwechselmäßig besonders schwer kontrollierbaren Diabetesformen relativ selten sein (WESSLER und SILBERG 1953). Das gelegentliche Vorkommen einer Gangrän bei nicht senilen Diabetikern oder sogar bei jungen Leuten (KIEFER u. Mitarb. 1926) und Kindern (LAWRENCE 1950) mit Diabetes beweist infolge der stets exzeptionellen Bedingungen (Gewebsischämie durch physikalische oder infektiöse Einwirkungen bei kritischer Stoffwechsel- oder Allgemeinsituation), daß keineswegs jeder diabetischen Gangrän ein sklerotischer oder thrombotischer Arterienlumenverschluß zugrunde liegen muß.

Der periphere Angriffspunkt der diabetischen Stoffwechselstörung (NORDMANN 1933) im Bereich von Capillaren und kleinen Arterien führt nach BÜRGER (1939; 1954) zu Störungen an der Synapse zwischen Gefäßsystem und Muskulatur. In diesem Zusammenhang wird der gesteigerte Grundumsatz als Folge des unökonomischen Stoffwechsels diskutiert. Unterstellt man, daß angiotoxische (bisher hypothetische) Acidosekörper für die Störungen des Gewebsstoffwechsels beim Diabetiker verantwortlich sind, so ergeben sich daraus nach BÜRGER (1954) therapeutische Ansatzmöglichkeiten. Hierbei muß zuerst berücksichtigt werden, daß insulininduzierte Hypoglykämien zu erheblichen Gewebsschäden führen können und daß bei ungünstigen Stoffwechselverhältnissen neben der Sauerstoffversorgung der Nachschub an Kohlenhydraten für die Aufrechterhaltung der Gewebsernährung entscheidend ist (vgl. die Ausführungen über Therapie, S. 440).

Symptomatologie.

Die klinische Besonderheit der Arteriosklerose von Diabetikern bildet das häufige Vorkommen von arterieller Insuffizienz aller Abstufungen bis zur Gangrän. KRAMER (1932) fand arterielle Insuffizienzen unter 13000 Diabetikern bei 6%, DRY und HINES (1941) fanden sie in 4% ihres Materials, ebenso LEUTENEGGER (1931). AARSETH (1953) beobachtete bei 8% von 312 Diabetikern, BÜRGER (1954) bei etwa 12% und JOSLIN (1949) bei 14% seiner Diabetiker eine arterielle Insuffizienz. SEMPLE (1953) sah unter 52 Patienten mit Fußgangrän die Hälfte mit Diabetes mellitus. Unter 100 Diabetikern mit Lebensalter über 50 Jahren fand er bei 42 Kranken eine Arteriopathie und bei 10 eine arterielle Insuffizienz. BELL (1950) beobachtete arteriosklerotische Gangrän bei 24% der obduzierten Diabetiker, während dieser Prozentsatz bei Nichtdiabetikern nur 0,6% betrug.

Der bevorzugte Befall von Männern ist weniger deutlich ausgeprägt als bei Arteriosclerosis obliterans der Nichtdiabetiker; während das Verhältnis von männlichen zu weiblichen Patienten bei diesen 6:1 beträgt, zeigen Diabetiker eine entsprechende Quote von nur 2:1 (DRY und HINES 1941; LUNDBAEK 1957). Auch aus dem Material von BÜRGER (1954) (229 Männer und 240 Frauen) ist die gegenüber Nichtdiabetikern vermehrte Gefährdung der Frauen ersichtlich. Gleichsinnige Angaben finden sich bei RICKETTS (1955).

Vorzugsweise werden die Beinarterien betroffen, während ischämische Zustände in anderen Körperbereichen sehr viel seltener sind. Am häufigsten finden sich diabetisch-arteriosklerotische Gefäßverschlüsse im Bereich der Arterien des Unterschenkels, Knöchels und Fußes und deren Seitenäste. Im Bereiche der oberen Extremität, also an den Fingern, sind diabetische Gefäßverschlüsse nur in 0,4% (JOSLIN 1949) bis 0,5% (BÜRGER 1954) zu verzeichnen. Noch seltenere Lokalisationen sind Gesicht, Nase, Ohren und Zunge. Für die Hirnarteriosklerose der Diabetiker nimmt JORDAN (1936) ein vorzeitiges Auftreten an (GRAFE 1955).

Gegenüber nichtdiabetischen arteriosklerotischen Gefäßverschlüssen kommt der ischämische Schmerz bei Arteriosclerosis diabetica nur selten und in geringer Ausprägung vor. Insbesondere der dysbatische Schmerz gilt als selten (SEMPLE 1953; BÜRGER 1954). KLINGER und DALLE COSTE (1953) beobachteten allerdings bei einer 20jährigen Diabetikerin ein ausgeprägtes Claudicatio-Syndrom.

Kältegefühl, Taubheit und Parästhesien kommen hingegen häufig vor (LUNDBAEK 1957).

Fehlen der peripheren Arterienpulsationen beschränkt sich meist auf fortgeschrittene Fälle von diabetischer Arteriosklerose; gegenüber der kommunen Arteriosclerosis obliterans ist es seltener (BÜRGER 1954; LUNDBAEK 1957).

Röntgenaufnahmen diabetisch-arteriosklerotisch veränderter Extremitäten lassen manchmal intensive Verschattungen der Arterienverläufe ohne Kontrastmittelfüllung erkennen, insbesondere an den kleineren Arterienästen (LUNDBAEK 1957). MARGULIS u. Mitarb. (1957) fanden, daß bei arteriographischer Untersuchung diabetische Arteriopathien eine wesentlich ungünstigere Ausbildung von arteriellen Kollateralen aufweisen als unkomplizierte Arteriosklerosen. Häufig finden sich röntgenmanifeste Knochenveränderungen, nach AZERAD (1953) Auswirkungen einer primären arteriellen Insuffizienz des Knochengewebes mit konsekutiver Nekrosenbildung.

Der letztgenannten Erscheinung ähnlich wird nach neueren Untersuchungen (BÁRÁNY 1956) die bei Diabetikern häufige periphere „Neuritis" als Zirkulationsstörung der Vasa nervorum aufgefaßt (WOLTMAN und WILDER 1921).

Ein Kennzeichen der ischämisierenden diabetischen Arteriopathie ist der fast ausschließlich acrale Beginn der Nekrosen, und zwar im Bereich von Zehen und Ferse. Außerdem neigen diabetische Gangränen in stärkerem Maße zu infektiösen Komplikationen mit Übergang in feuchte Gangrän.

Therapie.

Die wichtigste prophylaktische Maßnahme liegt in der guten Kontrolle des diabetischen Stoffwechsels (ROOT 1954). Auch von DUNLOP (1954) sowie von GRAFE (1955) wird eine gewisse Beeinflussung der Häufigkeit diabetischer Gefäßverschlüsse von der Güte der Einstellung des Stoffwechsels für wahrscheinlich gehalten. KINSELL u. Mitarb. (1955) empfehlen Beschränkung der Fettzufuhr und Verwendung von Sitosterolen; BÜRGER (1954) legt bei seiner kohlenhydratreichen Aufbaukost auf die gleichzeitige ausreichende Insulinzufuhr Wert. Er nimmt an, daß durch Insulin die capilläre Austauschfläche zwischen dem Gefäßsystem und dem Gewebe vergrößert und der Durchtritt von Stoffen durch die Capillarmembran erleichtert wird. CAZZOLA und PRADELLI (1952) fanden nach intraarterieller Gabe von 40 E Insulin eine erhöhte Heparinaktivität im Plasma, sowie eine Verlängerung der Prothrombinzeit; sie nehmen eine Freisetzung von Heparin als Folge der Insulinwirkung an und erklären hierdurch die günstigen Wirkungen der Insulintherapie. Bei der Behandlung mit hohen Kohlenhydratmengen (täglich 200—600 g Kohlenhydrate) läßt sich eine ausreichende Stoffwechselkontrolle nur durch Verwendung von Altinsulin bei häufigen Blutzuckerkontrollen sicherstellen. Mehr als 300 g Kohlenhydrate lassen sich im allgemeinen nicht für längere Zeit verabreichen. Die von BÜRGER (1954) mitgeteilten Erfolge dieser Therapie, von denen wir uns wiederholt überzeugen konnten, bedeuten zweifellos einen großen Fortschritt in der Behandlung dieser Kranken. Auf die Gefahren hypoglykämischer Zustände, bei denen sich akute Gefäßverschlüsse mit distaler Gangrän entwickeln können, wurde von LIPPMANN (1954) hingewiesen.

Die gesteigerte Infektionsgefährdung bei diabetischen Durchblutungsstörungen macht eine sorgfältige Fußhygiene bei Vermeidung jeglicher Traumen und Hautinfektionen notwendig (LIPPMANN 1954; GRAFE 1955; WESSLER 1955; LUNDBAEK 1957). Bei drohender Infektion ist die rechtzeitige Gabe von Antibioticis in ausreichender Menge wichtig.

Die Anwendung gefäßerweiternder Substanzen leistet bei der diabetisch-arteriellen Ischämie wenig. NUYT (1954) hatte bei Anwendung von Cyclospasmol (vgl. S. 178) günstige Eindrücke. Dauertropfinfusionen mit Nicotinsäureamid (vgl. S. 180) erweisen sich häufig als vorteilhaft.

Von chirurgischen Maßnahmen kommen bei der diabetischen Arterienobliteration wegen der peripheren Lokalisation nur Sympathektomie und Amputation in Frage. Die Erfolge der Sympathektomie verglichen BERRY und FLOTTE (1955) bei 93 Diabetikern mit denen von 182 Nichtdiabetikern; im gangränösen Stadium ließen sich Unterschiede nicht erkennen; im prägangränösen Stadium durchgeführte Sympathektomien waren bei Diabetikern von einem ungünstigeren Verlauf gefolgt als bei Nichtdiabetikern. Außerdem fanden sich altersmäßige Unterschiede, indem der Eingriff bei Diabetikern unter 55 Jahren in 48% erfolgreich war, bei Diabetikern über 65 Jahren nur in 12%.

Bei fortschreitender Gangrän mit beginnender oder unmittelbar drohender infektiöser Komplikation läßt sich trotz Einsatz aller verfügbaren Maßnahmen (Stoffwechselkontrolle; Behandlung mit hohen Kohlenhydratmengen und Insulin nach BÜRGER 1954; durchblutungssteigernden Maßnahmen; Antibiotica) die Amputation manchmal nicht umgehen. Dieser Eingriff gilt bei Diabetikern als besonders gefährlich, weil bei ihnen neben der Kontrolle des Kreislaufs die Beherrschung von metabolischen und infektiösen Komplikationen schwierig ist.

McLaughlin und Heider (1955) berichten über die Überlebenszeit von 172 amputierten Diabetikern; nach 3 Jahren lebten noch 65%, nach 5 Jahren noch 41% der Amputierten. Von 284 beinamputierten Diabetikern von Silbert (1952) überlebten ebenfalls 65% die nächsten 3 Jahre; bei 30% dieser Überlebenden mußten innerhalb von 3 Jahren Amputationen des zweiten Beines durchgeführt werden, bei 51% innerhalb von 5 Jahren.

Prognose.

Die quoad vitam und hinsichtlich der Konservierung von Extremitäten sehr ungünstige Prognose der Arteriosclerosis obliterans diabetica ist aus diesen Ausführungen ersichtlich. Im Material von Silbert u. Zazeela (1958) (1198 Patienten mit peripheren Durchblutungsstörungen) betrug der Anteil der innerhalb von 10 Jahren verstorbenen Patienten bei den Diabetikern 38%, bei den Nichtdiabetikern nur 11%. Auch die Amputationsrate der Diabetiker lag mit 34% erheblich über jener der Nichtdiabetiker (8%).

ϰ) Die Mediasklerose (Mönckeberg 1903).

Eine topische und morphologische Variante der Arteriosklerose bildet die insbesondere von pathologisch-anatomischer Seite als grundsätzlich andersartige Veränderung aufgefaßte sog. Mediasklerose (Mönckeberg 1903), bei der ringförmige, die Circumferenz der Arterie umfassende Kalkeinlagerungen in die Media dem Gefäß ein gänsegurgelartiges, „schnürlsamtartiges" Aussehen verleihen. Diese Sonderform einer Arteriosklerose kommt durch verstärkte Hyalinisierung, Faserneubildung und Verkalkung der Media zustande (Büchner 1955). Intimaschäden pflegen gering zu sein oder ganz zu fehlen. Die Intensität des Gesamtbefalls des Organismus durch die Mönckeberg-Sklerose steht in keinem Verhältnis zur Arteriosklerose gewöhnlicher Art der betroffenen Individuen. Hauptsächlich soll die Mediasklerose die Arterien befallen, die stärker an das umgebende Gewebe fixiert sind, vornehmlich an Punkten geringer mechanischer Beweglichkeit (Dock 1950). Thoma (1922) sowie Singer (1953) schreiben verstärkten mechanischen Druckeinwirkungen eine pathogenetische Rolle zu. Das wesentliche Kennzeichen der typischen Mediasklerose ist das Fehlen der Lumeneinengung. Silbert, Lippmann und Gordon (1953) fanden in ihren 53 Fällen von extrem entwickelter Mönckeberg-Sklerose keine Zeichen von arterieller Insuffizienz und keinen Anhalt für Lumenthrombosierung.

Die Mediasklerose stellt somit einen von der kommunen Arteriosklerose verschiedenen Sklerosierungstyp dar. Er weist morphologische Gemeinsamkeiten mit jenen Veränderungen auf, wie sie im Experiment bei Hypervitaminose D, bei langdauernder UV-Bestrahlung und bei verstärkter Adrenalineinwirkung zur Entwicklung kommen. Die Ursache der Störung bei einer Frühgeburt sah Iff (1931) in einer unvollkommenen Ausreifung der Grundsubstanz.

Die klinische Bedeutung der Mediasklerose ist wegen des Fehlens von Stenosierungen des Arterienlumens gering.

c) Arterielle Aneurysmen.

Unter arteriellen Aneurysmen sind abnorme umschriebene Arterienerweiterungen auf Grund pathologischer Wandveränderungen zu verstehen. Das Vorkommen derartiger Gebilde war bereits im Altertum bekannt (Claudius Galenus, 138—201 nach Christus). Über den Zusammenhang zwischen Aortenaneurysma und Syphilis wurden schon von Ambroise Paré (1510—1590) Erwägungen angestellt.

Morphologie.

Anatomisch lassen sich 4 Haupttypen von Aneurysmen unterscheiden:

1. Aneurysma fusiforme; spindelförmiges Aneurysma mit gleichmäßiger, über die ganze Circumferenz des Gefäßes reichender Erweiterung eines Arteriensegments; typisch ausgeprägt bei manchen Fällen von syphilitischen Aneurysmen.

2. Aneurysma sacculare; sackförmiges Aneurysma, nur in einem umschriebenen Teil der Circumferenz ausgeprägt, mit umschriebener Verdünnung von Teilen der Arterienwand; bei Aortensyphilis und Arteriosklerose an der Aorta, an den Arterien der Schädelbasis und im Bereich der A. poplitea häufig vorkommend;

3. Aneurysma dissecans; in Wirklichkeit keine Ausbuchtung des Gefäßes, sondern eine Aufspaltung der Arterienwand in deren Längsrichtung, besser als intramurales Arterienhämatom bezeichnet; kommt fast nur an der Aorta vor;

4. Aneurysma falsum; es handelt sich überhaupt um kein Aneurysma, sondern eine komplette Ruptur der Gefäßwand mit äußerlicher Abdeckung, so daß das Gefäß in ein periarterielles Hämatom eingebettet ist.

Ätiologie.

Ursächlich kommen für die Ausbildung von arteriellen Aneurysmen folgende Faktoren in Frage:

1. Syphilitische Arterienentzündung, die vor allem im Bereich des Aortenbogens und der Brustaorta beobachtet wird und bei Patienten mit tertiärer Lues wahrscheinlich über eine syphilitische mediastinale Lymphangitis unter Einbeziehung der Vasa vasorum (Vasa aortae) zu periaortitischen und mesoaortitischen Wandveränderungen führt (KLOTZ 1918; MARTLAND 1930) (vgl. Aortitis luica, S. 353). Syphilitische Aneurysmen kommen als spindel- oder sackförmige Gebilde vor; besonders die sackförmigen können beträchtliche Größe erreichen und zu Rückwirkungen an den benachbarten Organen führen. Im Material von BRINDLEY und STEMBRIDGE (1956) machten sie 54% aller festgestellten Aortenaneurysmen aus.

2. Arteriosklerose; in fortgeschrittenen Fällen von Arteriosklerose kommt es neben den Intimaveränderungen zu stärkeren Mediaschäden (vgl. Abschnitt Arteriosklerose), wobei Aussackungen der Gefäßwand zu beobachten sind. Hypertonie stellt einen zusätzlichen prädisponierenden Faktor dar. Arteriosklerotische Aneurysmen kommen hauptsächlich im Bereich der Aorta und der A. poplitea vor. Fusiforme arteriosklerotische Aneurysmen finden sich nicht ausschließlich in der Bauchaorta, sondern, wenn auch seltener, auch in der Aorta thoracica; Prädilektionsstellen sind Orte mit mangelnder Gewebspolsterung und stark wechselnden axialen Stellungen, z.B. die Beugestellen der Extremitäten (Aneurysma der A. poplitea!). Wesentliche Bedeutung dürfte die Arteriosklerose auch für die Entwicklung des intramuralen Aortenhämatoms besitzen. Die Träger arteriosklerotischer Aneurysmen sind häufig älter als 60 Jahre; Männer erkranken weitaus häufiger als Frauen. Die häufigste Komplikation bildet die wandständige Thrombose im Bereich der Aneurysmen, durch die sich Beziehungen zu Durchblutungsstörungen im Bereiche der Bauchorgane, seltener der kranialen Körperabschnitte (vgl. Aortenbogensyndrom, S. 375), und relativ häufig zu Störungen der caudalen Körperabschnitte (vgl. Aortenthrombose, S. 371) ergeben. Aortenrupturen kommen hier weniger häufig vor als bei luischen Aneurysmen. Im Material von BRINDLEY und STEMBRIDGE (1956), das die Obduktionen von 1892—1953 umfaßt, machen die arteriosklerotischen Aneurysmen 21% aller Aortenaneurysmen aus.

3. *Mykotische Entzündungen der Arterienwand.* Durch mykotische Invasion der Arterienwand mit Kokken, Tuberkelbakterien oder Pilzen (Actinomyces u. a.), sei es über die Vasa vasorum oder durch das Endothel, kann es zu entzündlichen Mediaveränderungen kommen, aus denen sich Aneurysmen entwickeln können. Bei bakterieller Endokarditis kommt es nach den Untersuchungen von DIETRICH (1926), GERMER und FISCHER (1951) zu mykotischen Arteriitiden; HENDRICH (1952) konnte in 13 von 91 Fällen von Endocarditis lenta autoptisch Aneurysmen finden. SHNIDER und COTSONAS (1954) berichten über 59 in der Literatur mitgeteilte Fälle von mykotischen Aneurysmen bei bakteriellen Endokarditiden, wobei die unteren Extremitäten 18mal, die Hirnarterien 17mal, die Mesenterialarterien 14mal und die Aorta 5mal betroffen waren. Auf die pathogenetische Möglichkeit der intravasalen Entstehung mykotischer Aneurysmen wurde von STENGEL und WOLFERTH (1923) hingewiesen. BARKER (1954) betont die komplexe Ätiologie, bei welcher neben der örtlichen Schädigung durch entzündliche Vorgänge auch hämodynamische Mehrbeanspruchungen und allgemeine Gewebsschädigung bei septischen Zuständen eine Rolle spielen. Als klinisches Zeichen erwähnt er örtliche Schmerzen und systolische Geräusche über dem Aneurysma. In Einzelfällen kann ein mykotisches Arterienwandaneurysma auch die Rolle des Sepsisherdes übernehmen, was LACHNIT (1951) bei einem Fall von therapieresistenter Endocarditis lenta durch Totalheilung mittels chirurgischer Beseitigung des Aneurysmas eindrucksvoll exemplifizierte.

Äußerst selten dürfte das ursprünglich von THOMA (1890), später von BITTORF (1905) erwähnte Vorkommen von Traktionsaneurysmen sein; diese Gebilde kommen durch Narbenzug der umgebenden Gewebe (tuberkulöse Lymphknoten) zur Entwicklung.

4. *Andersartige Arterienwandentzündungen.* Bei entzündlichen Medianekrosen kleinerer und mittlerer Arterien können sich kleine Aneurysmen bilden, die durch knotenförmige Ausbuchtungen entlang dem Arterienverlauf ein charakteristisches rosenkranzförmiges Bild ergeben. Neben der Periarteriitis nodosa scheint auch die Riesenzellenarteriitis in ihren verschiedenen Spielarten, wie sie wahrscheinlich manchen nichtsyphilitischen Aortitiden beim Aortenbogensyndrom zugrunde liegt, zu analogen Gewebsveränderungen führen zu können. Beim Befall größerer Gefäße kommt es zur Entwicklung entsprechend größerer Aneurysmen. Auch bei der Endangitis obliterans können größere Extremitätenarterien aneurysmatisch werden (PEMBERTON und MAHORNER 1932). Schließlich werden im Bereich der Aorta und größerer Extremitätenarterien bei Personen jüngeren oder mittleren Alters örtliche Medianekrosen beobachtet, in deren Gefolge lokalisierte Periarteriitiden mit sekundärer Aneurysmenbildung, eventuell periarterielle Hämatome oder direkte Gefäßrupturen, entstehen können (WEPLER 1950).

5. *Kongenitale Fehlbildungen.* Die Arterienmedia kann infolge kongenitaler Fehlbildungen innerhalb umschriebener Gefäßsegmente zu Aneurysmenbildungen führen, wobei wachstumsbedingte Verschiebungen und intraarterielle Druckwirkungen eine Rolle spielen. Prototypen hierfür sind die Aneurysmen der A. carotis interna und des Circulus arteriosus cerebri (Willisii). In Beziehung zu dieser Aneurysmengruppe dürfte auch das Vorkommen aneurysmatischer Aortenveränderungen beim Marfan-Syndrom zu setzen sein (BAER, TAUSSIG und OPPENHEIMER 1943; LINDEBOOM und WESTERVELD-BRANDON 1950; MCKUSICK 1955; MOSES 1951; SIEGENTHALER 1956).

6. *Traumatische Einwirkungen* sind auf penetrierende oder stumpfe Gewalteinwirkungen zurückzuführen, die über Läsionen äußerer Arterienwandschichten und über spätere Narbenzugwirkungen eine Aussackung des Gefäßes herbeiführen (LOUTFY 1950; GOYETTE u. Mitarb. 1954). War die nach einer penetrierenden

Verletzung auftretende Blutung auch gering, so kann darin noch kein Beweis für die Unversehrtheit der Arterien gesehen werden, zumal periarterielle Hämatome (Aneurysma falsum) zunächst abgedeckt sein können. ALLEN, BARKER und HINES (1955) halten die falschen Aneurysmen für häufiger als die echten. Auf die Häufung traumatischer Aortenaneurysmen als Folge der zahlreichen Autounfälle wiesen JOHNSTON u. Mitarb. (1953) hin. Die Überlebenszeit nach derartigen Aneurysmenbildungen kann in weiten Bereichen schwanken. DIEMER (1955/56) berichtet über eine Überlebenszeit von 30 Jahren bei einer Patientin mit traumatischem Aortenaneurysma.

Anderweitige Arterienwandveränderungen, wie die Medionecrosis idiopathica cystica (GSELL 1928; ERDHEIM 1929/30), kommen ebenfalls ätiologisch für die Aneurysmenentwicklung in Frage (MATTISON und CLUFF 1956; BRINDLEY u. STEMBRIDGE 1956), desgleichen unspezifische Intima- und Mediaveränderungen im Aortenbogenbereich, sowie entzündliche Endarteriitiden (PEMBERTON und MAHORNER 1932). Physikalische Druckwirkungen auf die elastischen Gefäßbestandteile, besonders bei gleichzeitigen arteriosklerotischen Veränderungen, werden diskutiert (DAL BORGO 1953).

Experimentell lassen sich durch Venentaschentransplantate aus der Vena jugularis externa am Hund arterielle Aneurysmen erzeugen (GERMAN und BLACK 1954).

α) Aneurysmen der Aorta.

Gegenüber den Vollbildern der Aortenaneurysmen sind zunächst die sog. diffusen Aortenaneurysmen oder Aortektasien abzugrenzen, wie sie bei Hypertonie, insbesondere in Fällen von Isthmusstenose der Aorta und beim Marfan-Syndrom vorkommen (JORES 1924). Auch die circumscripten Erweiterungen der Aortenwurzel bei Personen mit vegetativer Stigmatisierung, besonders mit Hyperthyreosen (HAYNAL 1949; DETERTS und MOELLER 1954) sind hierher zu rechnen. Ob diese längst bekannten (ZDANSKY 1939) Aortektasien tatsächlich relative Aorteninsuffizienzen hervorrufen können, ist nicht einwandfrei geklärt.

Aortenaneurysmen entstehen nach der Theorie von v. RINDFLEISCH (1893) vorzugsweise an Stellen verstärkten Blutdrucks, die sich an der sog. „Brandungslinie", einer leicht spiralig ausgebildeten Aortenstrecke lokalisieren, die vom Bulbus aortae über die äußere Circumferenz des Aortenbogens zu den dorsalen Anteilen der Aorta descendens verläuft. JORES (1924) stellte aus Obduktionsstatistiken 1462 Fälle von Aortenaneurysmen zusammen, unter denen sich nur 194 Bauchaortenaneurysmen befanden; auch in anderen Statistiken der damaligen Zeit (EMMERICH 1888; MAXIMOFF 1910) überwiegen die Brustaortenaneurysmen über die Bauchaortenaneurysmen um ein Vielfaches. Neuere Statistiken lassen einen Rückgang der relativen Häufigkeit von Brustaortenaneurysmen und eine entsprechende Zunahme der Bauchaortenaneurysmen erkennen. CRANLEY u. Mitarb. (1954) fanden unter 221 Fällen (das sind 1,4% der Obduzierten) 189 Brustaortenaneurysmen und 22 Bauchaortenaneurysmen.

Unter 9273 Obduktionsfällen beobachteten BRINDLEY und STEMBRIDGE (1956) insgesamt 412 Aortenaneurysmen an 369 Individuen, also etwa bei 4% der Obduzierten. Die Aneurysmen der Brustaorta fanden sich häufiger bei Negern; Aneurysmen der Bauchaorta waren bei Weißen häufiger.

aa) Aneurysmen der Aorta thoracica.

a) Aneurysmen der Sinus aortae Valsalvae. Der häufigste Sitz luischer Brustaortenaneurysmen ist die Aorta ascendens und der Arcus aortae. Bei Lokalisation dicht am Ursprung der Aorta aus dem Herzen entstehen die Aneurysmen der

Sinus aortae (Valsalvae). Hierzu werden nach JORES (1924) auch die am Ansatzpunkt der Aortenklappensegel lokalisierten Aneurysmen gerechnet (HEYMANN 1874; v. KRZYWICKI 1889). Aneurysmen des rechten Sinus Valsalvae sind häufiger als solche des linken und des dorsalen Sinus (NOACK 1919). Verantwortlich dafür ist die Nachbarschaft des rechten Sinus zur Pars membranacea des Ventrikelseptum (v. KRZYWICKI 1889), wodurch der rechte Sinus eine geringere mechanische Widerstandsfähigkeit bekommt. Gegenüber endokarditischen, hypertonischen und anderweitigen hämodynamischen Faktoren (HART 1905) gilt heute vorwiegend die angeborene Entstehung als wahrscheinlich. Besonders einleuchtend ist dies für Fälle von gemeinsamer Erkrankung sämtlicher drei Sinus Valsalvae (MICKS 1940) sowie für Doppelaneurysmen (HAUBRICH 1951; KAHN u. Mitarb. 1957). Kombinationen von Sinusaneurysmen mit Aortenbogenaneurysmen kommen vor (HAUBRICH 1951). Von 19 in der englischen Literatur in der Zeit zwischen 1914 und 1956 mitgeteilten Beobachtungen von syphilitischen Sinusaneurysmen wurde nur in einem Fall (TOMPKINS 1941) die Diagnose intra vitam gestellt (MERTEN u. Mitarb. 1956). Neben syphilitischen Aneurysmen werden jedoch auch angeborene Sinusaneurysmen in den letzten Jahren festgestellt. Sie kommen bisweilen vergesellschaftet mit zweizipfeliger Aortenklappe (MORGAN-JONES u. Mitarb. 1949; VENNING 1951; BASABE u. Mitarb. 1954; HEAT u. Mitarb. 1958), mit Isthmusstenose (DUBILIER u. Mitarb. 1955; HEAT u. Mitarb. 1958) und mit Arachnodaktylie bei Marfan-Syndrom (STEINBERG und GELLER 1955) vor, während erworbene Sinusaneurysmen in der Regel bei bakteriellen Endokarditiden (MORGAN-JONES u. Mitarb. 1949) oder bei Syphilis (VENNING 1951) gefunden werden.

Wenn sich das Aneurysma in die vordere Herzwand einsenkt (SOMMER 1910; GLASS 1912; NOACK 1919), spricht man von einem intramuralen Aneurysma. LEVI und ZORZI (1949) stellten 59 Fälle von Sinusaneurysmen aus der Literatur zusammen und fügten zwei eigene Beobachtungen an, bei denen es zur Perforation in den rechten Ventrikel kam; dieselbe Komplikation beschrieben RAMAGE u. Mitarb. (1950). SHIPP u. Mitarb. (1955) sahen Durchbruch eines Sinusaneurysma in die A. pulmonalis, wobei sich klinisch durch die aortopulmonale Fistel eine paroxysmale Dyspnoe zeigte und röntgenologisch ein mitralvitiumähnlicher Befund einstellte. Die gleiche Komplikation war von HUEBER und MAYER (1953) beobachtet worden.

Die diesbezüglichen diagnostischen Möglichkeiten wurden von HERRMANN und SCHOFIELD (1947) erörtert. Das Hauptsymptom dieser Patienten, die häufig eine Aorteninsuffizienz haben, besteht in einem plötzlichen Anfall von schwerster Atemnot, ausgeprägter Rechtsinsuffizienz, Verbreiterung der Pulmonalarterie mit Entwicklung maschinenähnlicher Geräusche. Die Angiokardiographie dieser Patienten ist wegen des schlechten Allgemeinzustandes oft nicht durchführbar. Röntgenologisch sollte bei umschriebenen Kalkeinlagerungen in der Nähe der Aortenklappen an Sinusaneurysmen gedacht werden. Nicht durchgebrochene Sinusaneurysmen konnten vereinzelt angiokardiographisch nachgewiesen werden (CHAVEZ u. Mitarb. 1947; PEABODY u. Mitarb. 1950; DOTTER und STEINBERG 1951; SUSSMAN und BRAHMS 1951), auch durch retrograde Aortographie (FALHOLT und THOMSEN 1953). Weitere Mitteilungen stammen von OSTRUM u. Mitarb. (1938); JONES und LANGLEY (1949).

Sinusaneurysmen sind, soweit sie rechtzeitig, d. h. vor dem Eintritt von Komplikationen, diagnostiziert werden, bei syphilitischer Genese relativ aussichtsreich zu behandeln. Nach MERTEN u. Mitarb. (1956) wirkt die Penicillintherapie lebensverlängernd. Andererseits kann das Auftreten von Sinusaneurysmen durch eine möglichst frühzeitige Penicillinbehandlung verhindert werden

(EISENBERG und BRANDFONBRENER 1953). Die chirurgische Behandlung von Sinusaneurysmen (KIRKLIN 1954) auf dem Wege über den rechten Vorhof erweist sich meist als zwecklos.

b) **Aneurysmen im Bereich des Ductus arteriosus Botalli.** Im Bereich des aortalen Abgangs des Ductus arteriosus Botalli können nach THOMA (1890) diffuse Aneurysmen entstehen. Ein persistierender Ductus arteriosus Botalli entspringt an der Innenseite des distalen Aortenbogenendes und ist mit dem Lumen der A. pulmonalis sinistra verbunden; teilweise findet sich aortenwärts eine Erweiterung des Verbindungsganges. THOMA (1890) nahm an, daß durch Zug des schrumpfenden Ductus arteriosus Botalli eine Ausziehung der Aortenwand stattfindet („Traktionsaneurysma"). Auch BITTORF (1905) hielt die Entstehung von Aortentraktionsaneurysmen durch schrumpfende tuberkulöse Lymphknoten für möglich. Dieser mechanische Zugfaktor wurde von BENDA (1902) abgelehnt, der allein dem intraaortalen Druck pathogenetische Bedeutung für Aneurysmenentstehung zubilligte (Dilatationsaneurysmen; ROEDER 1901). KNEIDEL (1949) berichtet aus der Literatur über 30 Fälle von Aortenaneurysmen im Bereich des Ductus Botalli aus der deutschen und englischen Literatur, 80% bei Kindern und 20% bei Erwachsenen; an einem eigenen Fall von unklarem Mediastinaltumor beschreibt er anatomische und röntgenologische Einzelheiten. Die Aneurysmen liegen meist dorsal der Trachea und des linken Hauptbronchus, vereinzelt präkardial. In Verdachtsfällen ist neben dem klinischen Befund des offenen Ductus Botalli die röntgenologische und angiokardiographische Darstellung einer Verschattung des fraglichen Aortenabschnittes zur Diagnose unentbehrlich. Auch intramurale Hämatome im Bereich des Ductus Botalli, also Veränderungen im Sinne eines Aneurysma dissecans des Ductus arteriosus sind beschrieben (ROEDER 1901; ESSER 1902; WAGENER 1904/1907).

c) **Aneurysmen des Arcus aortae und der Aorta descendens.** Während luische Aortenaneurysmen vorzugsweise in der Aorta ascendens und im Arcus aortae lokalisiert sind und dadurch die Abgänge der großen Kopf- und Armarterien in den Prozeß einbeziehen, kommt das arteriosklerotische Aneurysma in sämtlichen Teilen der Brustaorta etwa gleichmäßig vor. Für eine vielleicht feststellbare zahlenmäßige Bevorzugung des Arcus aortae sind Kombinationen von Aortensklerose und entzündlichen Aortenveränderungen maßgeblich. Traumatische Aneurysmen sind im Bereich der Brustaorta ebenfalls häufig zu finden (JOHNSTON u. Mitarb. 1953). Dabei ist der aufsteigende Teil und der Bogenbereich der Aorta stärker und häufiger betroffen als der wirbelsäulennahe Bezirk der absteigenden Aorta, der auch mechanisch besser geschützt ist (GOYETTE u. Mitarb. 1954). Kombiniertes Vorkommen am Bogen und an der Aorta descendens ist ebenfalls beschrieben (HAUBRICH 1951).

Ätiologie. Syphilitische Brustaortenaneurysmen machten in der Vorpenicillinära nach ALLEN, BARKER und HINES (1955) 70—85% sämtlicher Thoraxaortenaneurysmen aus. Die arteriosklerotischen Aneurysmen blieben demgegenüber zahlenmäßig zurück. Entsprechend einer in den letzten Jahrzehnten spürbar werdenden Verringerung der Syphilismorbidität geht die Häufigkeit der luischen Aneurysmen allmählich zurück, was sich in einer relativen Abnahme der Brustaortenaneurysmen und in einer relativen Zunahme der Bauchaortenaneurysmen äußert. Die gehäuften Erkrankungen von Negern an Brustaortenaneurysmen syphilitischer Genese dürften sich nicht durch die rassischen Eigenarten, sondern wie bereits im Abschnitt „syphilitische Aortitis" (S. 349) ausgeführt ist, durch die schwere körperliche Arbeit dieser Bevölkerungsschicht, zum Teil auch durch ungenügende Frühbehandlung der Lues, erklären. Übrigens scheint die Aortenlues bei Afrikanegern sogar auffällig selten vorzukommen (COOMBS 1932). Diese Feststellungen von JAFFÉ (1931) wurden später durch SALEEBY und MCCARTHY (1938), SCOTT (1944) sowie BRINDLEY und STEMBRIDGE (1956) im wesentlichen bestätigt.

Neben syphilitischen Aneurysmen der Brustaorta gibt es rheumatisch (DONEV 1957), bakteriell und kongenital bedingte. Der Anteil dieser Gruppen läßt sich quantitativ noch nicht hinreichend abschätzen. BRINDLEY und STEMBRIDGE (1956) fanden unter 9273 Obduktionen insgesamt 412 Aortenaneurysmen an 369 Individuen (vgl. S. 442). Davon war in 54% eine syphilitische, in 21% eine arteriosklerotische, in 10% eine medionekrotische (Medionecrosis idiopathica cystica; GSELL 1928) und in den restlichen Fällen eine unbekannte Genese anzunehmen. Bemerkenswerte Befunde wurden bei 5 Patienten im Alter von 15—37 Jahren von MCGUIRE, SCOTT und GALL (1958) erhoben; die Kranken waren bei negativen Lues-Sero-Reaktionen und leerer Anamnese an einer chronischen, zu Aortenklappeninsuffizienz führenden Aortitis mit Intimaverdickung, Media- und Adventitiainfiltration, sowie Elasticazerstörung verstorben, wobei eine Verdickung und Retraktion der Aortenklappensegel zustande kam.

Hinsichtlich der klinischen und anatomischen Auswirkungen bestehen zwischen syphilitischen und nichtsyphilitischen Brustaortenaneurysmen keine großen Unterschiede. Bei stärkerer Größenzunahme werden Verdrängungserscheinungen auf die benachbarten Organe und Gewebe beobachtet. Sogar Arrosionen der benachbarten Knochenstrukturen im Bereich von Sternum, Rippen und Wirbelkörpern (ESKUCHEN 1923; JUNGHANNS 1939) sind bekannt. Der Zusammenbruch von Wirbelkörpern soll dabei wegen der Ausbildung leistenartiger Verstärkungszüge in Wirbelknochen selten sein (SCHMORL und JUNGHANNS 1932). Ferner kommt es zu partieller (BORST 1901) oder totaler Lungenatelektase durch Kompression von Bronchien (BRAUN 1955). Auch Stenosierungen der Pulmonalgefäße sowie der oberen Hohlvenen durch Aortenaneurysmen sind bekannt (JORES 1924).

Symptomatologie. Ein wesentliches allgemeines Kennzeichen von Aneurysmen ist darin zu sehen, daß subjektive Beschwerden über lange Zeit vermißt werden können, so daß die Erkrankung erst in relativ späten Stadien erkannt wird. Nicht selten bringt erst die Obduktion nach unerwarteten Todesfällen Aufklärung darüber, daß der Verstorbene schon lange Zeit ein Aneurysma hatte. Auch bei klinischen Untersuchungen, die aus anderen Gründen veranlaßt werden, werden nicht selten Aortenaneurysmen als Zufallsbefunde festgestellt. Die Häufigkeit symptomloser oder oligosymptomatischer Verläufe bei der Aortenlues wurde bereits erwähnt (S. 354).

Schmerzen im Bereich des Thorax sind bei Patienten mit Brustaortenaneurysmen trotzdem nicht selten. Drückende, bohrende, mitunter brennende Schmerzen, die manchmal pulsatorisch an Intensität schwanken oder bei bestimmten Körper- oder Kopfhaltungen auftreten, lassen sich katamnestisch häufig eruieren. Sie erklären sich entweder durch direkte Druckwirkungen der Aneurysmen auf die mediastinalen Nervenplexus oder durch periaortale Veränderungen; letzteres dann, wenn es sich um mesaortitische und periaortitische Prozesse, wie bei der Lues und bei entzündlichen Aortitiden handelt. Die Verwechslung mit Intercostalneuralgien tritt in zahlreichen Anamnesen zutage. Bei Arrosionen der Wirbelsäule können radikuläre Schmerzen auftreten. Nicht selten wird der durch das Aneurysma ausgelöste Schmerz als Angina pectoris gedeutet, ein Fehlschluß, der besonders bei entsprechenden kardial bedingten EKG-Befunden unterlaufen kann. Charakteristische elektrokardiographische Zeichen für Aortenaneurysmen gibt es nicht. Vielmehr werden dabei alle möglichen Abweichungen, sogar Wilsonblock-Formen (CRAWFORD und DE VEER 1932), gefunden.

Unangenehme Klopfsensationen im Thorax, besonders bei Lageänderungen, wie Drehen und Bücken oder Liegen auf einer Seite, sind nicht immer harmlos, sondern gelegentlich durch aneurysmatische Aortenveränderungen bedingt. Bei Kompression der Luftwege durch Aortenaneurysmen können Kurzatmigkeit oder atemsynchrone Schmerzen entstehen, desgleichen abnormer und auffälliger Hustenreiz (CURRENS und WHITE 1949), wobei entweder eine Irritation hilusnaher Nervenfasern oder ein mechanischer Druck auf den Bronchialbaum ausgeübt wird.

Die äußere Untersuchung des Patienten läßt mitunter Pulsationen der vorderen Thoraxwand erkennen, wobei die aufgelegten palpierenden Finger pulsatorisch auseinander gedrängt werden (Bambergersches Zeichen). Aortenbogenaneurysmen verursachen nicht selten am oberen Sternalrand und im Jugulum pulssynchrone Vorwölbungen. Hierher gehört auch das Oliver-Cardarelli-Symptom, kenntlich an einem systolischen Tiefertreten des Larynx. Besonders spindelförmige Aortenaneurysmen im Arcusbereich können bei systolischer Kalibererweiterung den für dieses Symptom verantwortlichen Zug am Bronchialbaum in caudaler Richtung bewirken. Nicht ganz selten zeigt die Haut über dem Aneurysmabezirk eine auffällige Venenzeichnung. Vereinzelt wird eine pulssynchrone Erschütterung des ganzen Kopfes (Mussetsches Zeichen) oder ein systolisch und diastolisch über der Aorta palpabler (auch auskultabler) Doppelstoß (Broadbentsches Zeichen) beobachtet.

Perkutorisch lassen sich bei Brustaortenaneurysmen häufig Verbreiterungen des Gefäßbandes in den parasternalen Anteilen feststellen. Auch am Rücken des Patienten kann links paravertebral eine Klopfschallverkürzung gefunden werden. Auskultatorisch lassen sich häufig systolische Geräusche hören, manchmal als Distanzgeräusche oder als deutliches Schwirren, entweder ohne weiteres auffällig oder bei geöffnetem Mund des Patienten besser hörbar. Nebenerscheinungen an den Atemwegen, verursacht durch Kompression von Trachea oder Bronchien, zeigen sich durch Stenosengeräusche in diesen Bereichen oder durch pulmonale Atelektasen an. Absceßbildungen atelektatischer Lungenanteile nach aneurysmenbedingten Bronchialverschlüssen sind selten. Dagegen kommt es relativ häufig zu plötzlich einsetzenden Recurrens- und Stimmbandlähmungen (Heiserkeit). Dieses gelegentlich auch bei Mitralstenosen vorkommende Ortner-Syndrom ist allerdings kein Privileg der Aneurysmen; VARTIO und HALONEN (1950) sahen es unter 2020 Mitralstenosen 5mal. Druckerscheinungen am Nervus recurrens können sich auch durch einen mangelhaften Kehldeckelschluß anzeigen, wobei das Schlucken dünner Flüssigkeiten Beschwerden macht. Die endotracheale Untersuchung läßt in solchen Fällen häufig pulsierende Vorwölbungen der Trachealwand erkennen. Die Verwechslung solcher Gebilde mit tumorverdächtigen Wandinfiltrationen kann zu Probeexcisionen verleiten, deren Ausgang stets letal ist. Bei Kompressionen des Oesophagus kommt es zu langdauernden dysphagischen Beschwerden, mitunter auch zu sackförmigen Erweiterungen des Oesophagus oberhalb der komprimierten Stelle.

Auf die Symptomatik der aneurysmatisch bedingten Einengung der aus dem Aortenbogen abgehenden Hauptarterien des kranialen Körperbereiches mit Blutdruckabfall im Armbereich und Ischämien im Kopfbereich wurde an Hand der Besprechung des Aortenbogensyndroms hingewiesen. Diagnostisch wichtig ist in diesem Zusammenhang die Messung des Blutdrucks an beiden Armen und im Beinbereich. Expansive Verdrängungserscheinungen durch Brustaortenaneurysma können zu Venektasien der oberen Thoraxapertur und zu Lymphstauungen im Kopf-Armbereich führen (Stokesscher Kragen) sowie zum Vollbild einer oberen Hohlvenenstenose (vgl. S. 499). Einseitiger Befall der abführenden

Venen des Kopf-Armbereiches führt zu Gesichtscyanose und einseitiger Extremitätencyanose.

Bei Wirbelsäulenarrosionen können sich in den betroffenen Segmenten Schmerzerscheinungen einstellen, bei Durchbruch in den Subarachnoidalraum meningeale Symptome (SCHLESINGER 1931), sowie komplette Paraplegien innerhalb von Stunden (SCHLESINGER 1931). Druckerscheinungen auf den Sympathicus führen zum Horner-Syndrom, zu halbseitig ausgebildeten Schweißneigungen und vasomotorischen Erscheinungen in den betroffenen Bereichen. Bradykardien, spastische Dyspnoe und unstillbarer Hustenreiz sprechen für mechanische Druckerscheinungen auf den Vagus, Zwerchfellparesen und Singultus für Druck auf den Nervus phrenicus, Nervenausfälle im Armbereich für den allerdings äußerst seltenen Aneurysmendruck auf den Plexus brachialis (SCHLESINGER 1931). Steigerung der Brust-, Mediastinal- und Rückenschmerzen beim Liegen kann nach LIEBIG (1941) ein Hinweis auf Wirbelsäulenarrosion sein; Hochstand der A. subclavia wurde von GERHARDT (1897) bei Aortenaneurysmen berichtet.

Komplikationen. Die gefürchtete Komplikation der Aortenaneurysmen insbesondere im Thoraxbereich ist die Aneurysmenperforation, die fast ausnahmslos tödlich verläuft. Selten erfolgt der Durchbruch eines Aneurysmas durch die Thoraxwand nach außen (R. MEYER 1957), relativ selten auch in die Trachea oder die Bronchien, sowie in die Pleura (Vortäuschung eines Exsudates). Der Durchbruch in die obere Hohlvene (ENGLAND 1953) führt zu übermäßiger Venenfüllung und positivem Venenpuls, auf der arteriellen Seite zu einer Amplitudenzunahme bei Tachykardie („Aorteninsuffizienz bei intakter Aortenklappe"). Beim Durchbruch ins Perikard tritt der Tod durch Herztamponade ein. Der Durchbruch in den rechten Vorhof führt zu ähnlichen Symptomen wie der Einbruch in die obere Hohlvene. Über Ruptur einer eitrigen Aortitis bei Aneurysma spurium berichtet MERKEL (1950). Die chirurgische Versorgung akut durchgebrochener Brustaortenaneurysmen dürfte kaum gelingen.

Als weitere Komplikationen beschreibt SCHLESINGER (1931) die sog. Tochter- oder Enkelaneurysmen. Dabei handelt es sich um kleinere Sekundärausbuchtungen der Aneurysmen, durch die mechanische Wirkungen auf erstaunlich weite Distanzen vom normalen Strombahnverlauf hervorgerufen werden können. Das Vorkommen multipler Aneurysmen wurde ebenfalls beobachtet (GRAVES 1927; SCHLESINGER 1931).

Diagnose und Differentialdiagnose. Raumverdrängende Prozesse in den mediastinalen oder paramediastinalen Thoraxanteilen erfordern obligatorisch den diagnostischen Ausschluß von Aortenaneurysmen. Durch die vielfältigen Spielarten der Aneurysmen erklären sich manche Fehldiagnosen, bei denen der Befund zunächst als nicht typisch genug für ein Aortenaneurysma mißdeutet wurde. Die Röntgenuntersuchung bemüht sich um Isolierung der verdächtigen Verschattungen vom Verlauf der Aorta durch Drehung vor dem Schirm und durch Schichtverfahren (OHARA u. TANNO 1958). Erst wenn die Diskontinuität einer Verschattung von der Aorta einwandfrei feststeht, ist ein Aortenaneurysma als ausgeschlossen zu betrachten. Der Nachweis von Pulsationen der verdächtigen Verschattungen ist völlig irrelevant und kein Diagnosticum. Kompressionserscheinungen an Oesophagus, Trachea und Bronchien, Lungenatelektasen unklarer Genese, sollten den Gedanken an ein Aortenaneurysma nahelegen. Läßt sich durch die einfache Röntgenuntersuchung der Zusammenhang der Verschattungen mit der Aorta nicht einwandfrei klären, so kann durch Angiographie die Unterscheidung von Mediastinaltumoren anderer Art noch möglich sein (STEINBERG u. Mitarb. 1949; PEABODY u. Mitarb. 1950; CELIS u. Mitarb. 1951;

MERTEN u. Mitarb. 1956). Aortographische Untersuchungen erweisen sich nach BÄTZNER (1950) mitunter als zweckmäßig. Allerdings halten wir die direkte Einbringung von 20 cm^3 Kontrastmittel in den Aneurysmasack für zu gefährlich.

Die Bronchoskopie kann wichtige Hinweise liefern, insbesondere bei pulsierenden Vorwölbungen in den Bronchialbaum (cave excisionem).

Syphilitische Brustaortenaneurysmen weisen meist eine positive Wa. R. auf, die als wichtiges diagnostisches Kriterium bei positivem Ausfall gilt. Arteriosklerotische Aneurysmen und andere nicht syphilitische Aneurysmen können nur mit den übrigen Hilfsmitteln erkannt werden.

Prognose. Allgemein gilt die Lebenserwartung beim Brustaortenaneurysma als geringer gegenüber dem Bauchaortenaneurysma. SCHLESINGER (1931) hält die Prognose syphilitischer Aneurysmen für schlechter als die von nichtsyphilitischen Aortenerweiterungen. Diese Ansicht ist seit Einführung des Penicillin noch nicht eindeutig widerlegt worden.

LESCHKE (1930) fand an den Berliner Krankenhäusern eine Sterblichkeit von 33% der aufgenommenen Brustaortenaneurysmen. KAMPMEIER (1938) sah bei Aneurysmen der Aorta ascendens eine durchschnittliche Überlebenszeit von 9—12 Monaten, bei Aneurysmen am Aortenbogen von 6—9 Monaten und bei Aneurysmen der Aorta descendens von 8—20 Monaten. Demgemäß nehmen die Aortenbogenaneurysmen den schnellsten und ungünstigsten Verlauf. Ähnlich verhalten sich die von JOHNSTON u. Mitarb. (1953) gefundenen Überlebenszeiten, die im Durchschnitt 6—9 Monate betrugen.

Ein wesentlicher Einfluß kommt der Größe der vorhandenen Aneurysmen zu, und zwar hauptsächlich hinsichtlich des Breitenzuwachses der Aorta. Ferner beeinflussen körperliche Anstrengungen und belastende Lebensweise die Prognose ungünstig. Komplikationen durch Herzinsuffizienz und thromboembolische Erkrankungen verschlechtern gleichfalls die Lebenserwartung (MARTLAND 1930; LEARY 1940).

Die operativen Möglichkeiten sind beim Brustaortenaneurysma erheblich beschränkter als beim Bauchaortenaneurysma (DE BAKEY, COOLEY und CREECH 1955).

Therapie. Die antisyphilitische Behandlung führt zwar zur Unterbrechung der entzündlichen Vorgänge in der Aorta, jedoch nicht zu einer Restitutio ad integrum, auch nicht zur Wiederherstellung der durch den Entzündungsprozeß zerstörten Mediaanteile. Frühere Behauptungen, daß syphilitische Aortenaneurysmen durch spezifische Behandlung kleiner werden können (SCHLESINGER 1931; KÜLBS 1928 u. a.), lassen sich kaum beweisen. Immerhin ist zu erwarten, daß bei wirksamer antisyphilitischer Behandlung die Progredienz der Krankheit vermindert wird.

Angesichts der schwierigen, früher unmöglichen therapeutischen Beeinflußbarkeit verstieg man sich bei der Therapie der Aortenaneurysmen zu den abenteuerlichsten Methoden. Durch Kälteapplikation, Thoraxkompressionen, Umspritzungen der Aneurysmasäcke mit Ergotin, künstliche Einführung von Fremdkörpern (Drähte, Uhrfedern, Kokonfäden) in die Aneurysmasäcke versuchte man die Koagelbildung zu fördern und dadurch die Perforation hintanzuhalten.

Die wichtigste Maßnahme beim Aneurysma ist die strenge Vermeidung körperlicher Anstrengungen, in schweren oder progredienten Fällen Bettruhe. Ist das Aneurysma luischer Genese, kommt hierzu die antisyphilitische Therapie (vgl. S. 357ff.). Auf diese Weise dürften sich zusätzliche Vergrößerungen von Aneurysmen manchmal vermeiden lassen. Ist das Aneurysma mit arterieller Hypertonie kombiniert, so muß eine wirksame antihypertonische Behandlung möglichst früh eingeleitet werden. Neben salzarmer Kost ist die Anwendung von Barbituraten sowie von antihypertonisch wirksamen Substanzen (vgl. WOLLHEIM u. MOELLER, Kapitel Hypertonie dieses Handbuch, Bd. IX/5 S. 491 ff.) empfehlenswert.

Die chirurgische Behandlung hat sich über die früher üblichen Bemühungen um eine Thrombosierung der Aneurysmen (Drahtung und Elektrolyse: PENICK 1938; Elektrokoagulation: BLAKEMORE und KING 1938) bereits hinweggesetzt. Soweit eine Schichtenvernähung nicht in Frage kommt (GOYETTE u. Mitarb. 1954), kann versucht werden, das Aneurysma von außen her abzudecken (wrapping), (POPPE 1949/1954) oder zu resezieren. In solchen Fällen ist eine anschließende plastische Versorgung durch homologe Transplantate notwendig (GOYETTE u. Mitarb. 1954). Sackförmige Aneurysmen eignen sich für diese Therapie am besten. Diesbezügliche Erfahrungen sind durch DUBOST u. Mitarb. (1951), DU-BOST und DUBOST (1953; 1954), CERNICH u. Mitarb. (1951), COOLEY u. Mitarb. (1954), MAHORNER (1955), MARTIN u. Mitarb. (1956) u. a. mitgeteilt worden.

COOLEY, DE BAKEY und CREECH (1956) berichteten über 68 operierte Brustaortenaneurysmen, unter welchen 23, also etwa $^1/_3$ innerhalb der ersten Woche post operationem verstarben. Damit betrug die Quote der Überlebenden weniger als $^2/_3$ und liegt damit erheblich ungünstiger als bei den Operationen von Bauchaortenaneurysmen. Teilweise werden bei Operationen plastische Kunststoffe zur Deckung und Überbrückung der Gefäßdefekte eingesetzt (HUFNAGEL und RABIL 1955 u. a.).

ββ) Bauchaortenaneurysmen.

Immer noch bleibt die Häufigkeit der Bauchaortenaneurysmen hinter jener der Brustaortenaneurysmen zurück, wie das in früheren Zeiten bereits festgestellt wurde (OSLER 1905; LUCKE und REA 1921; VIAR und LOMBARDO 1952). MANIGLIA und GREGORY (1952) konnten unter 6000 Obduktionen aus den Jahren 1906—1951 insgesamt 31 Bauchaortenaneurysmen gegenüber 70 Brustaortenaneurysmen finden. Dieses Verhältnis verschiebt sich seit der Penicillinära zunehmend zugunsten der Bauchaortenaneurysmen. Bereits seit dem Jahre 1931 wurde von MANIGLIA und GREGORY eine Zunahme der relativen Häufigkeit von arteriosklerotischen und abdominalen Aortenaneurysmen gegenüber den luischen vorwiegend thorakal lokalisierten verzeichnet. Nach VIAR und LOMBARDO (1952) wird hauptsächlich bei Personen über 50 Jahren das arteriosklerotische Aneurysma gefunden. Die Minderzahl von syphilitischen Bauchaortenaneurysmen, von ALLEN, BARKER und HINES (1955) auf 5—10% der Bauchaortenaneurysmen geschätzt, ist vorzugsweise kranial des Abganges der A. coeliaca aus der Aorta lokalisiert (JORES 1924).

Seltener als die arteriosklerotischen und syphilitischen Bauchaortenaneurysmen kommen traumatisch oder mykotisch bedingte Aneurysmen vor (WRIGHT u. Mitarb. 1956). Zumeist handelt es sich um männliche Kranke; sie haben doppelt so häufig Bauchaortenaneurysmen wie Frauen (MILLS und HORTON 1938), und sind meist älter als 51 Jahre (86%). Kombinationen mit Hypertonie gelten als häufig.

Das Vorkommen mehrerer Aneurysmen am gleichen Patienten ist keine Seltenheit. SCHERF und BOYD (1955) geben an, daß 18—20% der Bauchaortenaneurysmen multipel auftreten. WRIGHT (1948) beobachtete 7 arteriosklerotische Aneurysmen bei einem Individuum, allerdings nicht sämtlich an der Aorta.

Symptomatologie. Der größte Teil der Bauchaortenaneurysmen, nach SCOTT (1944) sogar 80% bleibt klinisch symptomfrei (BARRAT-BOYES 1957). Als häufigste subjektive Beschwerden werden Bauchschmerzen angegeben; ihre Heftigkeit, Dauer und ihr Charakter kann in weiten Bereichen schwanken. Meist erstrecken sich die Schmerzen auf das mittlere Abdomen, manchmal in die Lumbal- oder Nierengegend, mitunter in das Scrotum oder in die Labien ausstrahlend.

Pulssynchrone klopfende Schmerzen sind keine Seltenheit. Zeitweilig stellt sich daneben Übelkeit, Erbrechen sowie Taubheit im Bereiche der unteren Extremitäten ein (vgl. Aortenthrombose, S. 371). Durch Kompressionswirkungen auf die benachbarten Organe können Störungen von seiten des Magens, des Darmes und der übrigen Baucheingeweide hervorgerufen werden. Die Allgemeinerscheinungen bestehen in Obstipation, Übelkeit, Erbrechen, Meteorismus, mitunter in peritonealen oder peritonitischen Symptomen. KARABIN (1942) beobachtete paralytischen Ileus. Als Komplikationen sind Durchbrüche der Aortenaneurysmen zu befürchten, die häufig in das retroperitoneale Gewebe, seltener direkt ins Peritoneum oder ins Innere des Magen-Darmkanals erfolgen (COGGESHALL und GENOVESE 1950; RATTINO 1943; KRÜCKEMEYER 1953). Gelegentliche Durchbrüche von Bauchaortenaneurysmen in die Vena cava caudalis (VIAR und LOMBARDO 1952) führen zum klinischen Bilde der großen a-v Fistel mit Pulsamplitudenzunahme, Tachykardie und stärkstem Venendruckanstieg; im Anschluß daran kommt es meist zum Durchbruch ins Intestinum oder in andere Gebiete. Im Falle von VIAR und LOMBARDO (1952) entwickelte sich eine Dickdarmblutung.

In den meisten Fällen können abdominale Aneurysmen als mehr oder minder deutlich pulsierende Gebilde getastet werden, sofern nicht die Adipositas der Bauchdecken das verhindert. Allerdings erfordert die Beurteilung des Palpationsbefundes kritische Zurückhaltung, zumal auch an normalen Aorten, besonders bei schlaffer Bauchwand, Pulsationen und Vorwölbungen tastbar sein können. Dabei kann die bei älteren Personen mitunter feststellbare Schlängelung der Aorta irreführend ein Aneurysma vermuten lassen. Nur in einer Minderzahl von Fällen sind im Aneurysmenbereich über dem Abdomen schwirrende Geräusche vorwiegend systolischer Ausprägung hörbar. Die Röntgenuntersuchung kann bisweilen bereits auf Leeraufnahmen im sagittalen oder transversalen Strahlengang wichtige Hinweise liefern, wenn die Aneurysmenwände stärker verkalkt sind. Das Schichtverfahren läßt weitere Differenzierungen zu. Erst wenn mit diesen Mitteln keine ausreichende Klarheit zu gewinnen ist, ist die translumbale Aortographie zu diskutieren, nach AURIG und RADKE (1956) ein unerläßliches Diagnosticum zur Erfassung von Bauchaneurysmen. Vielfach kann man dabei auf die hohe, subdiaphragmale Aortographie nicht verzichten (vgl. Aortographie, S. 130ff.). Manche Bauchaortenaneurysmen lassen sich wegen Ausfüllung mit thrombotischem Material arteriographisch nicht darstellen.

Der klinische Beschwerdetyp der Bauchaortenaneurysmen kann gewisse Ähnlichkeiten mit den Beschwerden bei Aorten- oder Ilicathrombosen aufweisen (LÉRICHE 1923; SCHRADER 1955). ESTES (1950) fand bei 102 Patienten mit Bauchaortenaneurysmen 38mal Bauchschmerzen, in 14 Fällen Rücken- und Kreuzschmerzen. DUBOST u. DUBOST (1953, 1954) sowie DUBOST u. Mitarb. (1951) fanden bei 5 Bauchaortenaneurysmen in 3 Fällen eine Dysbasia intermittens. DE BAKEY und COOLEY (1953) beobachteten bei 7 operierten Fällen von Bauchaortenaneurysma 3mal arterielle Durchblutungsstörungen im Bereich der unteren Extremitäten. Auch die Abgrenzung gegenüber Tumoren des Bauch- und Nierenbereiches kann sich sehr schwierig gestalten.

Die Prognose muß immer noch grundsätzlich ungünstig gestellt werden, wenn auch in weniger hohem Maße als bei den Brustaortenaneurysmen. Nach WRIGHT u. Mitarb. (1956) sind 85—95% der Patienten 5 Jahre nach Feststellung der Erkrankung nicht mehr am Leben, was etwa der Verlaufsprognose beim Carcinom vergleichbar ist. Anstrengende körperliche Arbeit und arterielle Hypertonie verschlechtern die Prognose. Nach SCHERF und BOYD (1955) beträgt die durchschnittliche Überlebenszeit nach der Diagnosestellung 6 bis

12 Monate. Sterben die Kranken nicht an einer interkurrenten Krankheit sondern an dem Aneurysma, so erfolgt dies meist durch Perforation in der geschilderten Weise.

Therapie. Die älteren chirurgischen Verfahren der Drahtung und Elektrokoagulation haben nicht die erwünschten Erfolge gebracht. In letzter Zeit beginnt sich allmählich eine effektivere Therapie abzuzeichnen, basierend auf den beachtlichen Erfolgen der modernen Gefäßchirurgie (WRIGHT u. Mitarb. 1956). Neben der prothetischen Versorgung mit synthetischem Material (Cellophan, Nylon usw.) wurde mit Fascientransplantation (MONAHAN 1944) vielfach Günstiges erreicht. Für Fälle mit schweren destruktiven Veränderungen der Aorta ist die Aortektomie mit nachfolgender Gefäßplastik (Transplantation von tiefgekühlten menschlichen Aorten) das ideale Verfahren. PRATT (1949), DUBOST und DUBOST (1951), hauptsächlich DE BAKEY, COOLEY und CREECH (1955) verfügen über größere Erfahrungen und Erfolge. Die letztgenannte Gruppe hat bereits über 150 Aortenresektionen berichtet, davon 89 auf Grund von Aneurysmen (76 abdominale, 13 thorakale; 61 wegen Verschluß, 10 wegen Isthmusstenosen; 51 wegen Thrombosen der Bauchaorta). Die Operationsletalität der 89 Aneurysmenträger betrug 22% (20 Tote), bei den Thrombosen nur 3% (2 Tote). Außerdem hatten die rupturierten Aneurysmen mit zuletzt 36% Operationsletalität eine bedeutend schlechtere Prognose als die nichtrupturierten Bauchaortenaneurysmen, bei denen DE BAKEY (zitiert nach WRIGHT u. Mitarb. 1956) zuletzt unter 71 Operierten nur 5 verlor (7%). Die Todesfälle waren auch bei Patienten über 60 Jahre mit 32% doppelt so häufig wie bei Patienten unter 60 Jahren (16%), allerdings handelte es sich dabei um die ältere Statistik (DE BAKEY und COOLEY 1953) von 49 Operationen an Bauchaortenaneurysmen. In einer späteren Statistik berichten COOLEY, DE BAKEY und CREECH (1956) über 185 operativ versorgte Bauchaortenaneurysmen mit einer Letalität von 24 innerhalb der ersten postoperativen Woche. Diese bemerkenswert günstige Statistik dürfte beim Aortenaneurysma von anderen Behandlungsmethoden kaum überboten werden (BEERMAN u. Mitarb. 1958). Ein spezielles Problem ist die Beherrschung der nach Lösen der Aortenklemmen mit Abnahme des peripheren Widerstandes und Freiwerden peripherer gefäßerweiternder Substanzen auftretende arterielle Hypotonie; KENYON und COOPER (1956) empfehlen hierfür die Anwendung von arteriellen Staubinden an den Extremitäten, durch die sich eine allmähliche, weniger brüske Widerstandsabnahme erzielen läßt.

Sogar rupturierte Bauchaortenaneurysmen haben nach neuesten Ergebnissen (s. oben) Chancen, mit dem Leben zunächst davonzukommen.

γγ) *Intramurales Aortenhämatom.*
(Aneurysma dissecans aortae.)

Die in der pathologischen Anatomie übliche Bezeichnung „Aneurysma dissecans aortae" (LAENNEC 1819) wird dem bereits von MORGAGNI (1761) beschriebenen Krankheitsbild nicht gerecht. Es handelt sich nämlich um eine Aufspaltung der Aortenwand im Längsverlauf des Gefäßes, also um ein Hämatom in der Media, das größere Teile der Circumferenz und beträchtliche Längsausdehnungen der Aorta umfassen kann und zur Progredienz neigt. Dagegen erscheint der Begriff Aneurysma in diesem Zusammenhang fehl am Platze. Wir verwenden daher die Bezeichnung „intramurales Aortenhämatom" oder „progressives intramurales Aortenhämatom" für entsprechende klinische Bilder. Durch Zusammenarbeit von klinischer und pathologisch-anatomischer Seite konnte der Zusammenhang zwischen klinischen Symptomen und den zugrunde liegenden geweblichen Vorgängen so weit abgeklärt werden, daß die Diagnose aus der Kenntnis der Symptomatologie möglich ist.

Vorkommen. Obduktionsstatistiken zufolge kann unter 400—500 Sektionen ein Fall von progressivem intramuralem Aortenhämatom erwartet werden. SCHERF und BOYD (1955) zitierten 12 Fälle aus 3129 Obduktionen. Im Material von LODWICK (1953) wird sogar auf 212 Sektionen 1 Fall errechnet. MOTE und CARR (1942) fanden unter 5339 Obduktionen (ohne gewaltsame traumatische Todesursache) in 1,1% intramurale Aortenhämatome. HALPERT und BROWN (1955) sahen unter 1393 Obduktionen 12 Fälle von intramuralem Aortenhämatom, also etwas weniger als 1%. In einer Stadt von 20000 Einwohnern konnten GALBRAITH und NORMAN (1954) innerhalb eines Jahres 3 Fälle beobachten. Die Häufigkeit der Krankheit scheint in den letzten Jahrzehnten angestiegen zu sein, wobei allerdings noch nicht abzuschätzen ist, inwieweit diese Zunahme auf verbesserte anatomische Diagnostik zurückzuführen ist. An der Mayo-Klinik beschrieb KIRKPATRICK (1949) bis zum Jahre 1948 insgesamt 22 Fälle, BURCHELL (1955) in den nächsten 7 Jahren weitere 18 Fälle. Am Massachussetts-General-Hospital überblickten GLENDY, CASTLEMAN und WHITE (1937) bislang 21 Fälle; DAVID, MCPEAK, VIVAS-SALAS und WHITE (1947) weitere 17 Fälle. BAER und GOLDBURGH (1948) konnten 44 eigene Fälle, PORCHET-BRAUCHLI (1956) 24 eigene Fälle mitteilen. In Sammelstatistiken wurden von PEACOCK (1863) bereits über 80 Fälle, von BOSTROEM (1888) 177, von SHENNAN (1934) etwa 300 Fälle besprochen. SCHNITKER und BAYER (1944) erwähnen 580 Fälle; davon waren 31 jünger als 20 Jahre, 141 unter 40 Jahren; unter den 580 Fällen befanden sich 49 Frauen, davon 24 in der Gravidität.

Wenn auch grundsätzlich keine Altersstufe verschont bleibt — unter den Beobachtungen finden sich ein 14 Monate altes Kind und eine 100 Jahre alte Frau — scheint das Krankheitsbild vorzugsweise im höheren Alter aufzutreten. ALLEN, BARKER und HINES (1955) geben als mittleres Erkrankungsalter 60 Jahre, SCHERF und BOYD (1955) 40—60 Jahre an.

Männer scheinen häufiger betroffen zu sein als Frauen.

Morphologie und Pathogenese. Von BURCHELL (1955) wird die Tatsache hervorgehoben, daß die Aorta, die normalerweise einem intraluminalen Druck von 3000 mm Hg gewachsen ist, in ihrer Längsrichtung überraschend leicht aufzuspalten ist (KLOTZ 1918). Man kann das Krankheitsbild überhaupt nur so erklären, daß schwere Mediaschäden zur intramuralen Hämatombildung führen. Allerdings konnte festgestellt werden, daß die Lues trotz ihres selektiven Befalls der Aortenmedia keine wesentliche Rolle beim Zustandekommen des Krankheitsbildes spielt (KLOTZ und SIMPSON 1932; BURCHELL 1955). Dagegen soll nach ALLEN, BARKER und HINES (1955) das kombinierte Vorkommen von Syphilis und Arteriosklerose an der Aorta dem Auftreten von Wandhämatomen Vorschub leisten.

Rein morphologisch unterscheidet SHENNAN (1934) einen akut auftretenden Zustand von Aortenhämatom mit sackartiger oder schnittartiger Dissektion (Typ I) sowie einen langsamer zur Entwicklung kommenden Typ mit partieller Obliteration und Endothelialisierung (Typ II).

Die Entstehung der Aortenhämatome als Folge primärer Blutungen aus den Vasa aortae in die äußeren Mediaschichten würde zunächst nur einen pathogenetischen Faktor berücksichtigen. Ein weiterer wäre darin zu sehen, daß besonders bei Aorten mit tiefen, bis in die Media reichenden sklerotischen Geschwüren ein Eindringen von Blutmassen vom Lumen her bis in die äußeren Mediaschichten möglich ist. Hinzu käme die ständige pulsatorische Beanspruchung der Aortenwand. Daß der erstgenannte Faktor (Blutungen aus den

Vasa aortae) tatsächlich besteht, wird durch anatomische Beobachtungen belegt, bei denen Intimadefekte vermißt wurden (BURCHELL 1955). Als Prädilektionsstellen für Aortenrisse gelten die vermehrt mechanisch beanspruchten äußeren Aortenbogenanteile, insbesondere im Ascendensbereich 2—4 cm peripher der Aortenklappen (dort meist querverlaufende Risse), sowie im Descendensbereich in Höhe des Aortenisthmus (dort meist längsverlaufende Aortenrisse) (GORE u. SIEWERT 1952). Als Ursachen hierfür werden Beziehungen zu Nachbargefäßen, ungleichmäßige hämodynamische Belastung sowie ungleichmäßiger feingeweblicher Bau angegeben (v. RINDFLEISCH 1893; LÖFFLER 1918; SHENNAN 1934). Auffällig ist das gehäufte Vorkommen von Aortenhämatomen bei Isthmusstenosen, sowohl proximal wie distal derselben. Die Auseinanderdrängung der Mediaschichten von der Einrißstelle aus kann sich herz- oder peripherwärts ausbreiten; letzteres ist häufiger. In typischen Fällen können $1/3$ bis $2/3$ der Aortencircumferenz in die Veränderung einbezogen werden. Die in dem betroffenen Bereich aus der Aorta abzweigenden Arterien bleiben manchmal noch mit dem ursprünglichen Lumen in Verbindung. Häufig kommt es aber zur Abtrennung des Gefäßes an der Abgangsstelle, nicht nur bei kleineren Arterien (Arteriae intercostales) sondern auch bei den großen von der Aorta abzweigenden Hauptarterien. Hierdurch sind die äußerst dramatischen klinischen Verläufe zu erklären. Nach peripherwärts kann sich die Mediaabspaltung bis in die Becken- und Beingefäße fortsetzen. An den verschiedensten Stellen kann ein retrograder Einbruch des Hämatoms ins ursprüngliche Gefäßlumen erfolgen, was eine Art von funktioneller Kompensation herbeiführt. Die neue vom Aortenhämatom gebildete Gefäßwand (bestehend aus den Begrenzungen des Aortenhämatoms) kann von Endothel ausgekleidet werden und als sog. „doppelläufige Aorta" fungieren. Falls in größerer Ausdehnung die totale Aortencircumferenz disseziert ist, kann der innere Teil des Gefäßes nach Art eines Embolus durch den Blutstrom nach peripher getrieben werden. Die wichtigsten Komplikationen der Aortenhämatome sind Verschluß großer Aortenäste, Perforation nach außen (mitunter in die Sinus aortae, ins Perikard, ins Mediastinum, in die Pleura; letzteres besonders häufig links, sowie ins Abdomen oder ins retroperitoneale Gewebe: BURCHELL 1955). Aorteneinrisse werden in 50% der Fälle an der Aorta ascendens, in 30% am Aortenbogen und in 20% an der Aorta descendens gefunden. Die dabei entstehenden Hämatome sind häufig über längere Abschnitte lokalisiert. Die Aorta ascendens war in 70%, der Aortenbogen in 90% und die Aorta descendens in 80% der Fälle beteiligt. Bei dieser Zusammenstellung von 22 Beobachtungen erwähnt BURCHELL (1955) auch die Einbeziehung abzweigender Aortenäste: die rechte und linke Coronararterie waren je 2mal, der Truncus brachiocephalicus 5mal, die A. carotis sinistra 6mal, die A. subclavia sinistra 7mal, die A. coeliaca und mesenterica cranialis je 2mal, die A. renalis sinistra 9mal, die A. renalis dextra 2mal, die A. ilica sinistra 12mal und die A. ilica dextra 9mal in den Prozeß einbezogen. Deutlich wird hieraus eine häufigere Erkrankung der linksseitigen Körperarterien ersichtlich, was wohl durch die exzentrische Position am Aortenbogen mit der entsprechend gesteigerten Belastung erklärt werden muß.

Ätiologie. Zusammenhänge mit der idiopathischen cystischen Medianekrose (GSELL 1928; ERDHEIM 1929/30) werden als wahrscheinlich angesehen. Auch die sog. Mediadegeneration junger Menschen (GORE 1953), deren Ätiologie ungeklärt ist, wird ätiologisch diskutiert. Auf Grund von 4 Beobachtungen, bei denen ein kombiniertes Aortenklappenvitium, ein Aneurysma der Aorta ascendens und cystische Medianekrosen gleichzeitig vorhanden waren, nehmen MCKUSICK u. Mitarb. (1957) an, die cystische Medianekrose der Aorta sei eine unspezifische Folgeerscheinung einer hämodynamischen Belastung der Aorta. Unterschiedlich beurteilt wird die Rolle der Arteriosklerose. SHENNAN (1934) konnte unter 218 Fällen von Aortenhämatomen nur in 2,5% einen Ausgang von arteriosklerotischen Herden wahrscheinlich machen. ALLEN, BARKER und HINES (1955) messen jedoch solchen Herden, namentlich wenn sie mit syphilitischen Mediaveränderungen zusammentreffen, pathogenetische Bedeutung bei. WILLIUS und CRAGG (1941) schließen aus solchen Kombinationen auf eine erhöhte Wahrscheinlichkeit für Mediablutungen aus den Vasa aortae.

Ein unbestritten begünstigendes Moment für das Auftreten von Aortenhämatomen ist ein höherer Grad von arterieller Hypertonie (HALPERT u. BROWN 1955), worauf schon LÖFFLER (1918) hinwies. Nach ALLEN, BARKER und HINES (1955) ließen sich bei 49—60% der Patienten mit Aortenhämatomen arterielle Hypertonien nachweisen. Gleiche Beobachtungen machte BURCHELL (1955) bei Patienten jüngeren Alters mit Aortenhämatomen. Neben der permanenten Blutdrucksteigerung, besonders der mit Retinitis angiospastica einhergehenden Form, scheint auch passageren Blutdrucküberhöhungen, sei es auf emotioneller Basis (PEACOCK 1863) oder durch körperliche Anstrengung (15% der 77 Fälle von CHERRY und CHERRY 1941), eine Bedeutung zuzukommen. Der Faktor der Hypertonie dürfte auch bei Fällen von Aortenhämatomen in Kombination mit Isthmusstenosen wesentlich sein. Bei 10% aller an unbehandelter Isthmusstenose verstorbenen Patienten von BURCHELL (1955) wurden autoptisch Aortenhämatome als Todesursache nachgewiesen. Allerdings ist der Hochdruck der kranialen Körperbereiche nur für solche Fälle von Aortenhämatomen bei Isthmusstenose zu diskutieren, in denen das Hämatom herzwärts der Stenose liegt. Für den Rest der Fälle sind entwicklungsbedingte Besonderheiten der Gefäßstruktur anzunehmen, vor allem cystische Medianekrosen (BROUSTET u. Mitarb. 1955).

Für die Bedeutung erbmäßig verankerter Faktoren spricht das Vorkommen von Aortenhämatomen beim Marfan-Syndrom (SIEGENTHALER 1956; MCKUSICK 1955; GONIN u. Mitarb. 1958; VAN BUCHEM 1959). WHITTAKER und SHEEHAN (1954) kamen zur Annahme lokalisierter „abiotrophischer" Züge innerhalb einer Familie, in der gehäuft Marfan-Syndrome auftraten, die davon nicht betroffenen Familienmitglieder hingegen zu Aortenhämatom und Aortenruptur neigten. Auch auf Zusammenhänge zwischen Marfan-Syndrom, Trichterbrustbildung und Aneurysma falsum wurde aufmerksam gemacht (BURCHELL 1955).

Auf Grund von 49 Beobachtungen von Fällen mit Aortenhämatomen und Aortenrupturen, wovon in 24 Fällen eine Gravidität vorlag, kommen SCHNITKER und BAYER (1944) zur Annahme, daß Schwangerschaft ein prädisponierender Faktor für degenerative Aortenveränderungen sei, inbegriffen Medianekrose und Mediadissektion. FURMAN u. Mitarb. (1952) fanden in der Literatur unter 43 Fällen von Isthmusstenose mit Gravidität nur in 4 Fällen tödliche intramurale Aortenhämatome mit kurzfristigem Verlauf. Ihrer Ansicht nach wird durch die Schwangerschaft in Fällen von angeborener Aortenanomalie das Auftreten intramuraler Hämatome begünstigt.

Die ätiologische Rolle der Aortensyphilis wird von KLOTZ (1918) sowie ALLEN, BARKER und HINES (1955) gering bewertet. Umstritten war der von WEISS (1935) beschriebene Fall eines großen sackförmigen Aortenaneurysmas mit Aortenhämatom; BURCHELL (1955) nimmt wegen Fehlens syphilitischer Veränderungen in den dissezierten Gefäßbereichen hierbei an, daß trotz positiver Seroreaktionen kein syphilitisches Aneurysma vorlag, zumal sich das Aortenhämatom an einer Stelle befand, die typisch für traumatische Aneurysmen ist, und außerdem die Aorta ascendens frei von syphilitischen Veränderungen war. Seltener wurde bisher die Genese von Aortenhämatomen auf der Basis von mykotischen Aneurysmen mitgeteilt (BARTOL u. Mitarb. 1943). Wohl zu wenig berücksichtigt wurde bisher die Riesenzellenarteriitis, die bekanntlich starke Mediaveränderungen hinterlassen kann. Ein derartiger Fall wurde von McMillan (1950) [granulomatöse Aortitis] mitgeteilt.

Unter den mechanischen Faktoren spielen neben dem erhöhten intravasalen Blutdruck traumatische Einwirkungen die Hauptrolle; vor allem plötzliche Bremsungen durch Aufprall, Stauchungen und Thoraxkompressionen sind als auslösende Faktoren von Bedeutung. Gesicherte Beobachtungen beschränken sich allerdings auf Aneurysmata falsa und auf komplette Aortenrupturen. Burchell (1955) beobachtete bei einem Patienten ein Aortenhämatom 6 Monate nach Autounfall und hält einen Zusammenhang damit für wahrscheinlich. Sportunfälle müssen individuell nach sorgfältiger Prüfung hinsichtlich ihrer Ätiologie beurteilt werden. Eiseman und Rainer (1958) empfehlen nach Ablauf von 4 Wochen bei allen Fällen von schweren Thoraxtraumen Röntgenuntersuchungen; für den Fall, daß nach längerem Intervall ein Aneurysma festgestellt wird, sind Kontrollen im Abstand von 6 Monaten ratsam.

Diskutiert wurde ferner die Bedeutung der pulsatorischen Schwankungen des arteriellen Blutdrucks, dessen Wirkung mit einem Valsalva-Versuch verglichen wurde (Burchell 1955). Insbesondere wurden Schädigungen durch ziehende, dehnende und scherende Kräfte erörtert.

Kountz und Hempelmann (1940) beobachteten bei drei hypertonischen Patienten nach Thyreoidektomie das Auftreten von Aortenhämatomen, das im Zusammenhang mit Schilddrüsenunterfunktion und Atherogenese beachtlich erscheint. Bestätigungen dieser Befunde von anderer Seite stehen noch aus. Beaven und Murphy (1956) sahen bei 44 Hypertonikern 9mal Aortenhämatome auftreten, davon bei 6 Patienten mit maligner Hypertonie. Das Ereignis trat jeweils nach Behandlung mit Methonium und Pentolinium ein, wobei eine spezifisch-biotoxische Wirkung ähnlich wie bei Tyramin (Duff 1939) diskutiert wurde. Tierexperimentell konnten an Ratten durch Fütterung mit Aminonitril (Wawzonek u. Mitarb. 1955) sowie mit der Wickensorte Lathyrus odoratus (Bachhuber und Lalich 1954) Aortenhämatome und Aortenrupturen erzeugt werden, wobei ebenfalls toxische sowie hypoproteinämische Faktoren erwogen werden.

Lopes de Faria (1955) erzeugte am Kaninchen durch ein- oder zweimaligen orthostatischen Kollaps regelmäßig Aortenmediannekrosen, die ausdehnungsmäßig etwa dem Grad und der Dauer der Kollapse entsprachen. Thies (1956) fand bei 50 Obduktionen von prämortal kollabierten Individuen mit erstaunlicher Regelmäßigkeit Nekrosen und Ödeme der Aortenmedia; besonders erwiesen sich die muskulären Elemente dabei verändert. Die beiden letztgenannten Autoren nehmen an, daß die durch Blutdruckabfälle bedingten Ernährungsstörungen der Aortenwand für die Veränderungen bestimmend sind. Ähnliche pathogenetische Faktoren dürften für die Fälle von Medianecrosis aortae nach Verbrennungskollaps (Zinck 1940) und im Histaminkollaps des Hundes (Hueper und Ichniowski (1944) anzunehmen sein. Nach Lopes de Faria (1955) sind Ernährungsstörungen und Durchflutungsschäden auch bei der Medianekrose im Gefolge von Infektionskrankheiten (Wiesel 1906; 1907; Stoerk und Epstein 1920; Jores 1924; Siegmund 1929) sowie bei anderweitigen Zuständen von arteriellem Blutdruckabfall (Meessen 1939; 1944; 1947) anzunehmen.

Durch diese Untersuchungen wird das pathologisch-anatomische Bild der Medianecrosis aortae (Stoerk und Epstein 1920; Gsell 1928; Erdheim 1930), das nach Cellina (1931) nicht selten bei besonders alten Menschen anzutreffen ist und dessen Manifestation an der Aorta ascendens zu Aortenrupturen prädestinieren soll, in instruktiver Weise abgerundet.

Symptomatologie. Katamnestische Erhebungen an Patienten mit Aortenhämatomen sowie die Durchsicht von Krankengeschichten (PORCHET-BRAUCHLI 1956) lassen erkennen, daß bei etwa 60% der Kranken Symptome von Stenokardie, allgemeiner Unpäßlichkeit und Hypertonie angegeben wurden.

Die klinischen Erscheinungen des intramuralen progressiven Aortenhämatoms entwickeln sich dann innerhalb kurzer Zeit so alarmierend, daß ihnen direkte diagnostische Hinweise zu entnehmen sind.

Das häufigste Direktsymptom ist ein sehr heftiger Schmerz, der nur in einer Minderzahl von Fällen bis zu 40% (nach PORCHET-BRAUCHLI 1956 sowie nach BAER 1954) fehlt. Dabei wird diskutiert, ob die Schmerzfreiheit mancher Patienten nicht durch vorher eingetretene Hirnarterienverschlüsse verursacht ist. Die Schmerzen sind exorbitant heftig, schneidend oder reißend unablässig andauernd. Örtlich breiten sie sich meist von der ersten bis zur sechsten Rippe, nicht selten auch im Bereich von Hals und Schädel, Ohr und Gesicht aus, häufig auch im Abdomen (RUKSTINANT 1955), sowie in Becken und Femoralbereich, oft auch in Rücken- und Lumbalbereich (WEAVER 1956). Es kommt zu Schweißausbruch und klinischen Zeichen von Schock. Der Blutdruck kann initial abfallen, jedoch mitunter erheblich ansteigen, etwa auf Werte von 250 mm Hg, was in diesem Ausmaß differentialdiagnostisch gegenüber dem Myokardinfarkt ins Gewicht fällt. Typische Stenokardien werden vom Patienten meist nicht angegeben, wenn auch eine Angina pectoris und ein Myokardinfarkt während der Entwicklung von Aortenhämatomen nicht selten ist (BURCHELL 1955). In den Anfangsstadien finden sich beim Aortenhämatom häufig auch Übelkeit, Erbrechen, Stuhldrang, Schweißausbrüche bei kalten Extremitäten und andere Zeichen stärkster Vagusreizung.

Die klinische Untersuchung hat sich um die Erfassung objektiver Befunde, wie Blutdruckdifferenzen im Bereich der Extremitäten (PORCHET-BRAUCHLI 1956 u. a.), permanente oder transitorische Doppelgeräusche über der Aorta, Auftreten von Heiserkeit infolge Recurrensparesen, Horner-Syndrome sowie örtliche Ischämien im Bereiche von Kopf, Extremitäten, Nieren und Abdominalorganen zu bemühen. Dabei werden von seiten des Zentralnervensystems Hemi- und Paraplegien, von seiten der Extremitäten Pulslosigkeit und arterielle Thrombosen, von seiten der Nieren Zustände von Anurie, von seiten der Abdominalorgane akute Syndrome, die zum paralytischen Ileus führen, beobachtet. Übersteht der Patient die dramatischen Initial- und Progressionsphasen der Hämatomentwicklung, so pflegen danach Fieber, Leukocytose bis 30000 und akute blutungsbedingte Hypovolämien aufzutreten. Derartige Hypovolämien lassen sich in der ersten Phase durch einfache Untersuchungen von Hämoglobin, Hämatokrit und Erythrocytenzahlen nicht feststellen, sondern nur durch Blutmengenbestimmungen (WOLLHEIM und SCHNEIDER 1954). Erst später stellt sich mit Einstrom von Flüssigkeit in den Kreislauf die posthämorrhagische Hämodilution ein, die auch in den relativen Blutbildwerten deutlich wird. Mediastinale Blutungen können sich gelegentlich durch Ekchymosen an der oberen Thoraxapertur und im angrenzenden Halsbereich äußern. Direkte Einbrüche in die Lunge mit Hämoptysen kommen vor (3 von 9 Fällen von GALBRAITH und NORMAN 1954; Fall 6 von PORCHET-BRAUCHLI 1956). Bei Verschluß des Truncus brachiocephalicus oder der A. carotis communis sinistra können neben Hemiplegien auch kontralaterale Hemiplegien mit homolateraler Blindheit zustande kommen. Eventuell kommt es zu paraplegischen Erscheinungen im Armbereich als Folge von Arterienverschlüssen (Arteriae intercostales). MOERSCH und SAYRE (1950) beobachteten passagere Paraplegie in einem Falle, bei dem durch ein intramurales Mediahämatom der Aorta die Intercostalarterien zunächst komprimiert, später nach Abhebung des Intercostalostium von der Intima der Aorta aber wieder durchgängig wurden. Die relative Seltenheit von Rückenmarksischämien dürfte eine Folge davon sein, daß vielfach nur die linke Seite betroffen ist, wobei die rechtsseitigen Arteriae intercostales durchgängig bleiben. In gleicher Weise ist der Befall von Niere und Hoden links durch die überwiegend linksseitige Lokalisation mit Einbeziehung der linken A. renalis und A. spermatica erklärbar. Hämaturie kann auf Niereninfarkte hinweisen (PORCHET-BRAUCHLI 1956). Im Falle von HANSER (1926) kam es unter mechanischer Rückstauung eines retromediastinalen Hämatoms zur Hämoglobinurie über das Nierenbecken ohne Beteiligung des Nierenparenchyms. Wird die Nierendurchblutung durch Aortenhämatom ausgeschaltet, können renale Hypertonien auftreten. Ob in anderen Fällen die mitunter sehr hohen

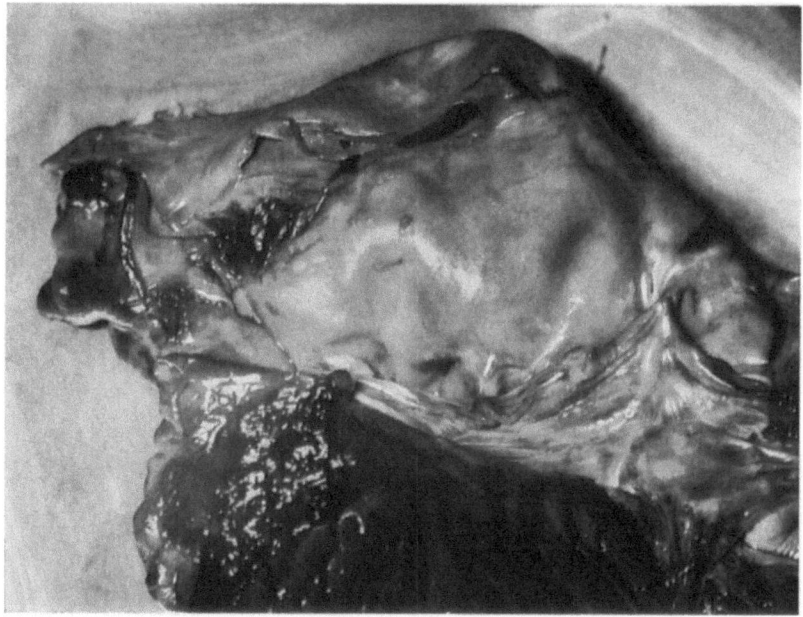

Abb. 67. Intramurales Aortenhämatom bei 60jähriger Patientin (Med. Univ.-Klinik Würzburg, Path. Institut der Univ. Würzburg, Privatdozent Dr. DHOM).

Blutdruckwerte als Entzügelungshypertonien — besonders bei Tachykardie — durch den Verschluß der Carotiden zu erklären sind, läßt sich nicht generell entscheiden. Auch auf der Basis der Hirnischämie wäre die Entwicklung einer Hypertonie vorstellbar. Kommt es bei progressivem Aortenhämatom zum Abriß der Aorta vom Herzen, so kann sich die Aortenklappe bei jeder Diastole gleichsam in den Ventrikel hineinstülpen (KLOTZ und SIMPSON 1932). Dieser Vorgang erklärt das doppelte Aortengeräusch. Abweichend davon nehmen RESNIK und KEEFFER (1925) an, daß durch Einströmen und Ausströmen aus dem Hämatom diese Schallphänomene zustande kommen, ebenso NISSIM (1946). Einsickern kleiner Blutmengen in den Perikardialsack führt zum Hämoperikard — elektrokardiographisch sah WUHRMANN (1940) Hinweise auf Perikarditis im Stadium I —, Eindringen von großen Blutmengen zur Herztamponade (BURCHELL 1955).

In einem selbst beobachteten Fall erkrankte eine 60jährige Frau am Morgen vor der Klinikeinlieferung plötzlich mit schweren Brustschmerzen, Schweißausbruch und Schüttelfrost. Der vermutete Myokardinfarkt konnte klinisch nicht sichergestellt werden. Es entwickelte sich eine Aortenklappeninsuffizienz bei einem arteriellen Blutdruck von 140/70 mm Hg sowie eine Leukocytose von 11000. Am folgenden Tage kam die Patientin nach 2maligem akutem Kollaps unter den Zeichen rechtsseitiger Hemispastik an einer Herztamponade ad exitum. Bei der Autopsie (Path. Institut der Universität Würzburg: Privatdozent Dr. DHOM) wurde ein Hämoperikard bei Perforation eines intramuralen Aortenhämatoms in den Herzbeutel gefunden, die sich auf der Basis einer idiopathischen Medianekrose entwickelt hatte (vgl. Abb. 67).

Durchbrüche in die Pleura sowie ins retroperitoneale Gewebe sind bekannt (RUKSTINANT 1955). In einem Drittel der Beobachtungen von GALBRAITH und NORMAN (1954) wurde infolge von Mesenterialarterienbeteiligung, vielleicht auch wesentlich auf der Basis von Hämatombildungen, eine Hyperbilirubinämie

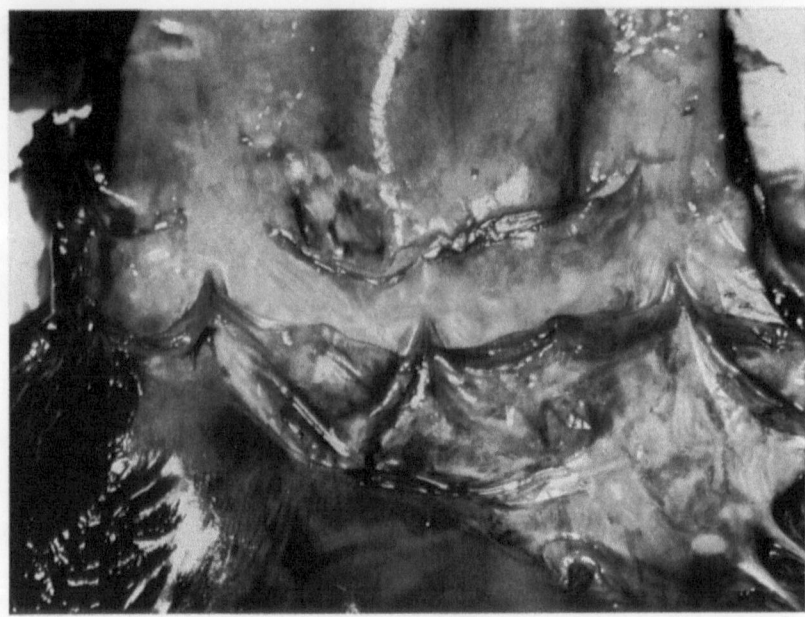

Abb. 68. Intramurales Aortenhämatom bei 56jährigem Patienten (Med. Univ.-Klinik Würzburg, Path. Institut der Univ. Würzburg, Privatdozent Dr. CAIN).

beobachtet. LODWICK (1953) weist besonders auf die tiefsitzenden Bauchaortenaneurysmen mit Verschluß einer oder beider Arteriae ilicae communes hin. Verschwinden und Wiederkehr der Beinarterienpulse lassen sich unter Umständen durch Wiedereinbruch eines Aortenhämatoms ins ursprüngliche Lumen erklären.

In einem weiteren selbstbeobachteten Falle wurde ein 56jähriger Mann (in den letzten 5 Jahren hatte er insgesamt 5 Autounfälle nach Angaben der Angehörigen) nach vorübergehenden Brustschmerzen unter der Diagnose eines Beinarterienverschlusses in die Klinik eingewiesen. Die Beindurchblutung kam im Laufe der folgenden Stunden wieder spontan in Gang und der Kranke konnte am nächsten Morgen, 8 Std nach Klinikaufnahme, beschwerdefrei sein Frühstück einnehmen. Eine Stunde später perakuter Exitus an Herztamponade. Bei der Obduktion (Pathologisches Institut der Universität Würzburg, Privatdozent Dr. CAIN) fand sich unmittelbar distal der Aortenklappen ein 3,5 cm langer, quer zur Aortenlängsachse verlaufender Einriß mit Perforation in den Herzbeutel und Hämoperikard. Bei histologischer Untersuchung kein sicherer Anhalt für idiopathische Medianekrose. Die Aortendissektion reichte peripherwärts von der

Einrißstelle bis in die linke A. ilica communis, wo ein Wiedereinbruch in das Aortenlumen erfolgt war. Hierdurch war auch die Wiederherstellung der Beindurchblutung erklärlich. Die Perforation des Aorteneinrisses ins Perikard hatte dann unmittelbar zum Tode geführt (vgl. Abb. 68).

Bei Schmerzerscheinungen im Inguinalbereich ist vor Verwechslung mit Hernien zu warnen.

Diagnose und Differentialdiagnose. BAER und GOLDBURGH (1948) konnten bei einem Viertel ihrer 44 Patienten die Diagnose des Aortenhämatoms klinisch stellen.

Wenn sich bei Patienten in schlechtestem klinischem Allgemeinzustand Hinweise auf perakut auftretende Schmerzen ergeben, die im Bereich des Aortenverlaufes fortschreiten, sollte an Aortenhämatom gedacht werden. Angaben über exzessive Hypertonien, Seitendifferenzen des Blutdrucks oder Pulslosigkeit, röntgenologische Hinweise auf Aortendilatation, perkutorischer Nachweis von Verbreiterung der Gefäßdämpfung im oberen Mediastinum, stellen positive Zeichen für das Krankheitsbild dar. Als typische Komplikationen gelten linksseitiger Hämothorax, akute Abdominalerscheinungen, Hemi- oder Paraplegien, akute Oligurien ohne sonstige Erklärung. Angiokardiographische Untersuchungen sowie Aortographien kommen angesichts des perakuten Krankheitsverlaufes kaum in Frage. Auch eingehende Röntgendiagnostik wird meist erst nach Überstehen der Initialphase möglich sein.

Die Unterscheidung vom Myokardinfarkt wird dadurch ermöglicht, daß Infarktzeichen im EKG bei Freibleiben der Coronararterienabgänge fehlen. Ist, wie im Falle von LEVINSON u. Mitarb. (1950) ein Hinterwandinfarkt vorhanden, stellt sich die Aufgabe der diagnostischen Abgrenzung gegenüber Lungenembolien; weitere Symptome von seiten des Aortenhämatoms ermöglichen die Unterscheidung. Die Einbeziehung der Coronarabgänge in das Aortenhämatom wird, sofern sie vorkommt, kaum nennenswerte Zeit überlebt. Ein weiteres Kriterium ist das nach Myokardinfarkten häufigere Absinken des Blutdrucks gegenüber dem oft rapiden Blutdruckanstieg beim Aortenhämatom (s. oben).

Die Plötzlichkeit der klinischen Abläufe könnte auch zur Verwechslung mit Herzrupturen führen, bei denen allerdings die Anamnese auf einen vorausgegangenen Myokardinfarkt hinweist.

Die typischen schweren akuten Bauchschmerzen legen die Differentialdiagnose mit thromboembolischen Baucharterienprozessen nahe, ferner mit akuten Pankreatitiden und Niereninfarkten. Auch neurologische Krankheiten müssen angesichts der manchmal bizarren Schmerzsensationen im Bereich von Abdomen und Rücken erwogen werden. Einen seltenen Fall mit akuter Paraplegie teilt BURCHELL (1955) mit; dabei wurde wegen fehlender Schmerzen ursprünglich eine Thrombose der Spinalarterien angenommen; bei einer späteren Isthmusstenosenoperation wurde dann das Aortenhämatom gefunden.

Auf das Aortenbogensyndrom sowie auf das Syndrom des Verschlusses der Bauchaorta und ihrer Abzweigungen wurde im Abschnitt „arterielle Thrombosen" (S. 375 und S. 371) hingewiesen.

Mitunter wird die Diagnose von Aortenhämatomen irrtümlich gestellt, etwa bei Hämatomyelie (BRANDENBURG und SAYRE, zitiert nach BURCHELL 1955) oder bei multiplen Embolien. Ausschlaggebend kann in derartigen Fällen der Nachweis des stark ausgeprägten Aortengeräusches sein. Auf die Unterscheidung gegenüber Hernien im Inguinal- und Femoralbereich wurde hingewiesen.

Verlauf und Prognose. Etwa ein Drittel der Patienten stirbt in den ersten Stunden; die Hälfte überlebt den ersten Tag nicht. Nach SHENNAN (1934) überlebten 58% der Patienten den ersten Tag der klinischen Erscheinungen, 26% den zweiten Tag und nur 7% die erste Woche. Überlebenszeiten zwischen 2 und 30 Jahren stellen Raritäten dar. Manchmal kommt es, nachdem die Patienten aus der Klinik entlassen sind, zu akut tödlichen Rezidiven und zu schubweisen Verschlechterungen. Nach PEACOCK (1863) soll die Überlebenszeit vom Beginn der Erkrankungen an etwa proportional der Entfernung des Primäreinrisses von der Aortenklappe sein. MOERSCH und SAYRE (1950) konnten allerdings einen Fall mit Paraplegie beobachten, der 5 Monate überlebte.

Erholt sich der Patient von der ersten akuten Phase, so kann es in der Folgezeit (25% der Fälle) immer noch zur Ruptur oder zur tödlich verlaufenden Herzinsuffizienz kommen (PEERY 1942; LEVINE u. Mitarb. 1951). HALPERT und BROWN (1955) sahen in 12 Fällen 5mal Ausgang mit Perikardblutung, 2mal mit Pleurablutung.

Therapie. Häufig verhindert der perakute Verlauf des progressiven Aortenhämatoms alle therapeutischen Schritte. Früher konnte außer einer Palliativbehandlung, die sich auf Gaben von Narkotica beschränkte, bei Aortenhämatomen nichts unternommen werden.

Bereits bei den ersten Erscheinungen stellen sich jedoch verschiedene therapeutische Probleme. Hypertonien erfordern eine wirksame antihypertonische Behandlung, unter Umständen mit Reserpin 1—5 mg i.v., Veratrumalkaloiden, Hydrochlorothiazid oder Ganglienblockern u. a. Nach PEERY (1942), LEVINE u. Mitarb. (1951), PORCHET-BRAUCHLI (1956) soll die Hälfte der Patienten an Herzinsuffizienz zugrunde gehen. PYCKE (1953) behandelte erfolgreich mit Hexamethonium. Die Anwendung von Antikoagulantien, wie z. B. in dem von BRUMFITT (1954) mitgeteilten Fall, ist mit Rücksicht auf den zugrunde liegenden Prozeß im allgemeinen absolut kontraindiziert.

Spätfolgen der Aortenhämatome können in Ausnahmefällen operativ behandelt werden. So berichteten GURIN u. Mitarb. (1935) über einen Fall mit operativer Wiedereinschaltung einer durch Aortenhämatom obturierten A. femoralis.

Die notfallchirurgische Behandlung der Aortenhämatome steht noch in den Anfangsstadien. Nach dem Vorgang von PAULLIN und JAMES (1948) konnte ABBOTT (1949) bei 2 Patienten durch Abdeckung des betroffenen Aortensegmentes eine mehr als zweijährige Überlebenszeit erreichen. Auf die Möglichkeiten der Aortentransplantation nach vorheriger Resektion wurde bereits an Hand der Aneurysmentherapie hingewiesen. Nach DE BAKEY u. Mitarb. (1955) haben jedoch rupturierte Aortenprozesse eine doppelt so hohe Letalität wie nichtrupturierte. In 4 von 6 Fällen konnten DE BAKEY u. Mitarb. (1955) eine Plastik von intramuralen Aortenhämatomen erfolgreich durchführen.

β) Arterielle Aneurysmen der kranialen Körperbereiche.

Die Aneurysmen des kranialen Körperbereiches sind seltener als die im Strömungsgebiet der Bauchaorta und distal davon. Ihre Entstehung ist am häufigsten traumatisch, seltener durch mykotische oder nekrotisierende Arteriitiden, relativ selten auch durch Arteriosklerose bedingt. Als Prädilektionsstellen gelten A. subclavia, A. axillaris und A. brachialis. Im Bereich der Kopfarterien werden Aneurysmen seltener gefunden, obwohl bei älteren Patienten mit Hypertonie und Arteriosklerose häufig elongierte und gewundene Carotiden beobachtet werden, die mitunter schwer von Aneurysmen unterscheidbar sind („gebuckelte Carotis"; BROWN und ROWNTREE 1925).

Aneurysmen des *Truncus brachiocephalicus* (A. anonyma; GASBARRINI 1950) verursachen klinische Erscheinungen in der Nähe des rechten Sternoclaviculargelenkes, wie örtliche Schmerzen, Palpitationen, Entwicklung eines palpablen pulsierenden Gebildes, mitunter Schwirren. Als Komplikation kann Jugularvenenstenose mit Ödem der rechtsseitigen Gesichts- und Halsanteile auftreten. Die distal des Aneurysmas gelegenen Carotis- und Brachialispulse sind vermindert, der Blut- und Pulsdruck dieser Bereiche herabgesetzt. Die Röntgenuntersuchung ergibt ein schattendichtes Gebilde an entsprechender Stelle. Nicht immer lassen sich Kaliberschwankungen nachweisen. Differentialdiagnostisch ist eine Aortenelongation mit hohem Abgang des Truncus brachiocephalicus zu erwägen.

Aneurysmen der *A. subclavia* wurden — 2 Fälle — von IMLER, HAYNE und STOVELL (1951) mitgeteilt. Meist dürften allerdings derartige Aneurysmen an der Subclavia (TEMPLE 1950) und der Axillaris (DE TAKATS und LARY 1955) traumatisch entstanden sein, gelegentlich auch auf der Basis mykotischer Arteriitiden. Dies gilt auch für die Aneurysmen der A. occipitalis (KAPPIS 1903), die nach JORES (1924) Orangengröße erreichen können, sowie für jene der A. temporalis (MANZ 1898; PUPOVAC 1907; SMITH 1949).

Auch für die extrakranialen Aneurysmen der *A. carotis* ist in der Regel eine traumatische oder mykotische Genese anzunehmen. MOSER (1911) beschrieb ein solches Aneurysma von Hühnereigröße, WERNER (1902) eines mit Verkalkung. Ein wahrscheinlich mykotisches Aneurysma bei Cholangitis lenta wurde von BRAUN (1951) beschrieben. KUNOS u. Mitarb. (1952) beobachteten einen 57jährigen Patienten mit Aneurysma der A. carotis communis dextra mit hypersensitivem Carotis sinus-Syndrom vom vagokardialen Typ, das durch periarterielle Sympathektomie erfolgreich behandelt wurde. Schwierig ist mitunter die Diagnose von Aneurysmen der A. vertebralis (KREY 1891; SMOLJAK 1950); ohne Vertebralisarteriographie ist sie wohl kaum mit Sicherheit zu stellen.

γ) Arterielle Aneurysmen der Hirnbasis.

Die Pathogenese der Hirnarterienaneurysmen fand frühzeitig zunehmende Beachtung (KREY 1891; HOFMANN 1894). Die ursprünglich vindizierte syphilitische Entstehung (HELLER 1899; SAATHOFF 1905) wurde bereits durch BENDA (1904) nach dem Vorgang von BAUMGARTEN (1878) abgelehnt, obgleich vielfach noch an der Entstehung auf syphilitischer Basis festgehalten wurde (MARCHAND 1903; VERSÉ 1907). Heute gilt das luische Hirnbasisaneurysma als selten (BIGELOW 1955).

Die arteriosklerotische Genese dieser Gebilde, unter anderem von KERPOLLA (1919) verfochten, wird von JORES (1924) zurückhaltend beurteilt. BERGER (1923) nahm noch in 65% der Hirnbasisaneurysmen arteriosklerotische, in 15% embolische und in 10% Lues sowie in weiteren 10% Hypoplasie als Entstehungsursache an. Auch heute (BIGELOW 1955) ist man geneigt, der Arteriosklerose noch eine beschränkte Rolle zuzuerkennen, wie es auch von VAN RIJSSEL (1934) und ROBERTSON (1949) vertreten worden war.

Die embolische Genese wurde vor allem für Fälle mit gleichzeitiger Endocarditis ulcerosa durch PONFICK (1873), EPPINGER (1888) und PITT (1890) angenommen. Für eine Minderzahl von Fällen wird auch jetzt noch eine mykotische Genese anerkannt (RATHMELL u. Mitarb. 1952; BIGELOW 1955).

Der bevorzugte Sitz von Basisaneurysmen an der A. communicans anterior, die der Sitz reicher Varianten und Anomalien ist, führte BUSSE (1906) zur Ansicht, daß hypoplastische Gefäßentwicklungsstörungen zur Aneurysmenentstehung führen. WILLIAMS u. Mitarb. (1955) sahen unter 143 obduzierten Fällen mit Basisaneurysmen in 90% eine Lokalisation im Bereich der A. carotis interna und ihrer größeren Äste; demgegenüber ist das Auftreten von Aneurysmen im Bereiche der A. basilaris (STERN 1954) selten.

Neuere klinische Untersuchungen zeigten, daß zahlreiche sog. ,,spontane Subarachnoidalblutungen" durch Aneurysmen der basalen Hirnarterien zustande kommen (HANSEN und v. STAA 1939; MARTLAND 1939). Allerdings ist der Nachweis der Gebilde in tabula am formolfixierten Gehirn schwierig (USAWA 1929; CLELAND 1937; SCHEID 1953). Dagegen gelingt er bei Abspülen des Blutextravasates von der frisch entnommenen Hirnmasse relativ leicht. In etwa $1/4$ der Fälle werden die sack- oder beerenförmigen Aneurysmen der Hirnbasisarterien sogar in der Mehrzahl gefunden (BIGELOW 1955).

Die Häufigkeit der bereits von MORGAGNI (1761) beschriebenen Basisaneurysmen ist beträchtlich. Bis 1938 konnten McDONALD und KORB (1939) insgesamt 407 Publikationen mit 1125 Befunden registrieren.

Die Anfänge der klinischen Diagnostik gehen nach SCHEID (1953) hauptsächlich auf GULL (1859) zurück. Das wesentliche diagnostische Hilfsmittel ist die Lumbalpunktion (QUINCKE 1891; BITTORF 1916). Weitere Möglichkeiten hinsichtlich der Lokalisation ergeben sich durch die Carotis- und Vertebralisarteriographie (BROBEIL 1950; DECKER 1951). Bei Kopfsektionen werden in etwa 0,8 % der Fälle (FEARNSIDES 1916), nach SUTER (1949) noch seltener, Basisaneurysmen gefunden. Sämtliche Altersklassen beider Geschlechter werden betroffen. Die Größe der Gebilde schwankt von der Grenze der Sichtbarkeit bis zu Kleinapfelgröße (SCHEID 1953). Selbstheilung durch Thrombosierung ist möglich.

Weitaus die meisten sackförmigen Basisaneurysmen, vor allem die multipel auftretenden, entstehen wahrscheinlich auf kongenitaler Grundlage (SCHEID 1953). Im Gegensatz zu den arteriovenösen Fisteln handelt es sich aber nicht um angeborene Mißbildungen; lediglich die Anlage hierzu ist angeboren. Nach FORBUS (1928/29; 1930) bestehen an den Teilungsstellen der Hirnarterien häufig kongenitale Mediadefekte, erklärbar durch Entwicklungsanomalien im Bereich der Muscularis. Aus solchen angeborenen Muscularislücken entwickeln sich beim Hinzukommen von Dehnungseffekten (Größenwachstum; Blutdruck) die basalen Aneurysmen. Kombinationen dieser Gebilde mit Aortenisthmusstenose (BIGELOW 1955), Persistenz des Ductus arteriosus Botalli und vasculären Hirntumoren (ABEL und CUTTING 1950) und mit Cystennieren (SNAPPER und FORMIJNE 1939; SUTER 1949) werden als Hinweis auf allgemeine mesenchymale Entwicklungsstörungen gewertet. Demgegenüber treten traumatische Faktoren ätiologisch in den Hintergrund; KAHLAU (1938) hält ihre Anerkennung nur bei nachgewiesener schwerer Gewalteinwirkung und bei Fehlen sonstiger Erklärungen und Befunde für gerechtfertigt.

Klinisch können Kopfschmerzen bereits vor Auftreten einer Blutung vorhanden sein, manchmal jahrelang, wie in Fällen eigener Beobachtung. Im übrigen ist der Spielraum der klinischen Symptome groß; neben fast erscheinungsfreien Verläufen und tumorartigen Symptomen gibt es alle Übergänge. JEFFERSON (1938/39) unterscheidet zwischen einem apoplektischen und paralytischen Typ. Die meisten Subarachnoidalblutungen verlaufen nach dem apoplektischen Typ, wobei zwischen einem hinteren, sämtliche Trigeminusäste betreffenden, zwischen einem mittleren, nur den ersten und zweiten Trigeminusast ergreifenden sowie einem vorderen, allein den ersten Ast betreffenden Sinus cavernosus-Syndrom unterschieden wird. Das gemeinsame führende Symptom ist der Kopf- und Stirnschmerz mit reißenden Ausstrahlungen ins Ausbreitungsgebiet der Hirnnerven, der oft jahrelang besteht. Bei extraduraler Lokalisation bleibt der Liquor unblutig. Bei Größenzunahme des Aneurysmas kann sich Exophthalmus, Opticusatrophie und Papillenschwellung einstellen, Übergriffe auf die Dura und die benachbarten Knochen kommen vor. Extradural liegen auch die Aneurysmen im Sellabereich, die klinisch mit einseitigem Kopfschmerz, Hemianopsie und Oculomotoriusparesen verlaufen. Die supraclinoidalen Aneurysmen sind dagegen intradural und verursachen Subarachnoidalblutungen (SCHEID 1953; SCHEID, dieses Handbuch, Bd. V/3). Bezüglich der speziellen Charakterisierung der verschiedenen Lokalisationen sei ebenfalls dorthin verwiesen. Der zweite seltenere Typ nach JEFFERSON (1938/39), der paralytische Typ, ist durch sog. Nachbarschaftssymptome gekennzeichnet (BECKER 1951), durch die mitunter die topische Diagnose möglich ist. Über Carotido-basiläre Anastomosen (vgl. DECKER und HIPP (1958) sowie WIEDENMANN und HIPP (1959), RUPPRECHT und SCHERZER (1959); sie sind klinisch häufig stumm.

Die klinische Diagnose ergibt sich aus der Symptomatologie und den Ergebnissen von Lumbalpunktion und Arteriographie. Nicht alle Basisaneurysmen führen zur Liquorblutung; nicht alle Basisaneurysmen sind arteriographisch darstellbar.

Die Prognose ist unsicher. Es kann zu völliger Erholung oder unaufhaltsam zum Exitus kommen. Kleinere Blutungen kommen vielfach durch Spontanthrombosierung der Arteriendefekte zum Stillstand. In solchen Fällen werden die Symptome langsam allmählich zurückgebildet. Rezidive von wechselnder Stärke werden beobachtet.

Therapeutisch wird in schwereren Fällen die Carotisligatur (WECHSLER u. Mitarb. 1950) empfohlen, in leichteren Fällen genügt Ruhigstellung, eventuell verbunden mit Blutdrucksenkung. Die direkte operative Versorgung des geplatzten Gefäßes (DANDY 1928; 1937) oder die Überdeckung durch plastische Eingriffe (TÖNNIS 1937) zeitigten zunächst keine überzeugenden Erfolge; doch ist die Technik in letzter Zeit verbessert worden (OLIVECRONA 1950). Falls der röntgenologische Nachweis eines Aneurysmas geglückt ist, empfiehlt sich die operative Versorgung im Intervall, d.h. nach Rückbildung der klinischen Erscheinungen der Liquorblutung.

δ) Miliare Hirnarterienaneurysmen.

Neben den soeben beschriebenen sack- oder beerenförmigen Hirnbasisaneurysmen gibt es andere, innerhalb der Hirnsubstanz gelegene sog. miliare Hirnarterienaneurysmen, die meist nur mikroskopisch erkennbar sind und allenfalls Stecknadelkopf- bis Linsengröße erreichen. Ihre Erforschung ist neben CHARCOT und BOUCHARD (1868) den Arbeiten von LOEWENFELD (1886) zu verdanken. Von den echten, miliaren Aneurysmen wollte JORES (1924) die sog. Scheinaneurysmen (EPPINGER 1888; ELLIS 1909; PICK 1910) abgrenzen, die auf Blutansammlungen zwischen Arterie und Neuroglia oder zwischen Adventitia und Muscularis in den sog. Virchow-Robin-Räumen zurückzuführen sind. Ursächlich liegen den miliaren Aneurysmen Gefäßwandschäden auf arteriosklerotischer oder vasomotorischer Basis sowie intravasale Blutdrucksteigerungen zugrunde; diese Auffassung von LOEWENFELD (1886) wird dadurch gestützt, daß die miliaren Aneurysmen in der Gegend apoplektischer Hirnherde gehäuft auftreten (SCHEID 1953). Es handelt sich demgemäß um Aneurysmata spuria, d. h. um intra- oder extramurale Hämatome auf der Basis erworbener Gefäßveränderungen. Bei Hochdruck kommt es, wie ANDERS und EICKE (1939; 1940) zeigten, zu Hyalinose der subendothelialen Strukturen, Ernährungsstörungen und Mediaschädigung mit Ausweitung und Tonusverlust.

Die durch das Platzen solcher miliarer Aneurysmen verursachten „Kugelblutungen" machte HILLER (1935) für eine große Zahl kleinerer apoplektischer Insulte verantwortlich.

Echte Verbindungen zwischen dem arteriellen und venösen Hirnkreislauf werden im Kapitel „arteriovenöse Fisteln" abgehandelt. Dort finden sich auch Angaben über die Carotis-cavernosus-Fisteln.

ε) **Aneurysmen der Arteria pulmonalis.**

Im Bereich der A. pulmonalis werden zweierlei Aneurysmen unterschieden: die diffuse hilusnahe Pulmonalisektasie und die umschriebenen spindel- oder sackförmigen Pulmonalisaneurysmen. Die erstgenannte Form ist in diesem Handbuch: GROSSE-BROCKHOFF, LOOGEN und SCHAEDE, Bd. IX/3, sowie MATTHES, ULMER und WITTEKIND, Bd. IX/4).

Die umschriebenen Pulmonalarterienaneurysmen sind nach BOYD und McGAVACK (1939) zu 80% am Truncus arteriae pulmonalis lokalisiert, nach COSTA (1929) sogar in 85%, nach DETERLING und CLAGETT (1947) in 89%. Ätiologisch handelt es sich nicht überwiegend um luische Aneurysmen (BARTH 1910). BOYD und McGAVACK (1939) beziffern die Häufigkeit luischer Pulmonalarterienaneurysmen auf 31,7%, DETERLING und CLAGETT (1947) auf 39%. Eine wesentliche Rolle für die Genese dieser Gebilde scheint die Persistenz des Ductus arteriosus Botalli zu spielen (KRÜCKEMEYER 1953). Dies um so mehr, weil nicht nur die arteriellen Drucke des großen Kreislaufs in das Niederdrucksystem der A. pulmonalis übergeleitet werden, sondern auch Invasionen mykotischer Noxen aus dem großen Kreislauf in dieses System ermöglicht werden. Bei offenem Ductus Botalli in Verbindung mit einer septischen Allgemeininfektion sind also die Voraussetzungen zur Entwicklung mykotischer Pulmonalarterienaneurysmen gegeben (LISSAUER 1905; STEINBERG 1933; PLENCZNER 1939; USCHOLD 1952; BARKER 1954). Durch EDGREN (1937) sowie HÖRA und WENDT (1941) wurde das klinische Bild der subakuten „Thromboendarteriitis pulmonalis" typisiert: schleichendes septisches Krankheitsbild, eventuell mit Milztumor, Aorteninsuffizienz, auffälliger Befund an der A. pulmonalis mit Hinweisen auf Ductuspersistenz, Lungeninfarkte, pulsierende, meist hilusnahe Gebilde bei der Röntgenuntersuchung. BRAUN und KLEINFELDER (1956) sprechen sich für eine vorsichtige Beurteilung von pulmonalen Gefäßprozessen aus. Neben der Persistenz des Ductus arteriosus Botalli werden auch andere kongenitale Entwicklungsstörungen bei Pulmonalarterienaneurysmen gefunden, von BOYD und McGAVACK (1939) in 43,2% aller Fälle, von DETERLING und CLAGETT (1947) in 47% aller Fälle. Aneurysmatische Dilatation, Dissektion und Berstung der Arteria pulmonalis bei einer 43jährigen Ärztin mit kombiniertem rheumatischem Mitralvitium und rheumatischer Entzündung der Arteria pulmonalis wurde von ODINOKOVA (1956) mitgeteilt.

Arteriosklerotische Genese der Aneurysmen fanden BOYD und McGAVACK (1939) in 30%, DETERLING und CLAGETT (1947) in 23% der Fälle. Als selten gilt die traumatische Genese, wie sie in den von MARBLE und WHITE (1920) sowie von CASTEX u. Mitarb. (1951) publizierten Fällen beschrieben ist.

Die klinische Diagnose bei voll ausgebildeten Krankheitsbildern mit septischem Verlauf und Ductuspersistenz ist beim Nachweis umschriebener Verschattungen im Röntgenbild und bei ausgeprägter Symptomatologie (Dyspnoe, Cyanose, pulmonale Stauung, Hämoptyse, eventuell parasternales Schwirren und oberflächliches systolisches Reiben im zweiten Intercostalraum links, Hypertrophie und Dilatation des rechten Herzens bei rechtstypischem EKG und unauffälligem linken Ventrikel) möglich.

Über multiple, peripher lokalisierte Aneurysmen der A. pulmonalis bei einer 30jährigen Graviden mit Hämothorax berichtete THOMSEN (1953). SPITZBARTH und FASSBENDER (1949) beschrieben bei einem 32jährigen Patienten mit rechtsseitiger Oberlappentuberkulose ein solitäres Aneurysma der A. pulmonalis dextra; sie vermuteten eine rheumatische Genese und diskutieren die Möglichkeit, daß durch abnorme Durchblutungsverhältnisse der Lunge die Tuberkulose im rechten Oberlappen zur Entwicklung kam. Als Quelle tödlicher Lungenblutungen bei Lungentuberkulosen wurde von RASMUSSEN (zitiert nach POSSELT 1908; 1909) auf die Rolle von Aneurysmaberstungen im Bereich der A. pulmonalis hingewiesen. PLESSINGER und JOLLY (1949) berichteten über 667 Obduktionen von Lungentuberkulose mit 56 Fällen von derartigen Aneurysmaberstungen; 49 davon waren an massiver Lungenblutung gestorben; bei 7 wurde ein nicht geplatztes Aneurysma der A. pulmonalis autoptisch nachgewiesen. Bei 29 der 49 an Hämoptyse Verstorbenen stellte das Aneurysma die Blutungsquelle dar. In 11 der untersuchten Fälle handelte es sich um eine Ausstülpung der A. pulmonalis, wobei das fibrosierte umgebende Gewebe die Kontraktion des Gefäßes verhindert haben soll.

ζ) Arterielle Aneurysmen im Abdominalbereich.

In selteneren Fällen werden an der *A. hepatica* Aneurysmen beschrieben (MESTER 1905; MERKEL 1913). Diese sackförmigen Aneurysmen können hilär oder intrahepatisch lokalisiert sein. Über multiples Vorkommen, wobei die Aneurysmen teilweise untereinander in Verbindung standen, berichtete VERREY (zit. nach JORES 1924). Klinisch werden dabei kolikartige Schmerzzustände, manchmal nur geringere Beschwerden beobachtet. Bei Berstungen kann es zu tödlichen Hämorrhagien (BRUWER und HALLENBECK 1957) oder zur Spontanheilung nach Thrombosierung kommen. Neben Perforationen in die freie Bauchhöhle wurde auch der Durchbruch ins retroperitoneale Gewebe (MARQUES 1950) sowie in den Ductus hepaticus (MESTER 1905; SCHULTZE 1905), oder in die Pars hepatoduodenalis mit Ausbildung eines Hämaskos sowie in die Lebervenen mit Ausbildung eines Varix aneurysmaticus (SACHS 1892), in den Magen (KRÜCKEMEYER 1953) sowie in andere Organe beobachtet (M. B. SCHMIDT 1894; GRUNERT 1904). BRUWER und HALLENBECK (1957) verzeichneten von 90 in der Literatur mitgeteilten Fällen von Aneurysma der Arteria hepatica in 58 Fällen paroxysmale Schmerzen im rechten Oberbauch und Epigastrium, in 40 Fällen Hämorrhagien und in 36 Fällen Verschlußikterus. In günstigen Fällen kann die operative Versorgung gelingen (GRANT u. Mitarb. 1950).

Über Aneurysmen der *A. pancreatico-duodenalis* berichtet SCHULTZE (1905).

Aneurysmen der *A. lienalis*, bei denen klinisch Linksschmerzen zu erwarten sind, wurden von LINDBOOM (1914), GRIEBEL (1920), als mykotische Aneurysmen bei Endokarditis von PALMER (1950) u. a. beschrieben. In einer Übersicht, die ein Sektionsmaterial von 28512 Fällen in 47 Jahren erfaßt, berichten SHEPS u. Mitarb. (1958) über 46 Milzarterienaneurysmen (0,16%). Davon betrafen 68% Frauen; die meisten Fälle wurden im 6., 7. und 8. Lebensjahrzehnt beobachtet. Von den 46 Fällen führten 3 zu tödlicher Ruptur, 11 zu Milzvergrößerung.

Aneurysmen der *A. renalis* gelten im allgemeinen als selten. Bereits OESTREICH (1891) konnte Nierenarterienaneurysmen im intrarenalen und extrarenalen Bereich beobachten. In letzter Zeit lieferten SIMON (1950), SHARP und GREEN (1950), BERNEICKE und POLLOCK (1950), sowie ABESHOUSE (1951) kasuistische Beiträge. HEIDENBLUT (1955) referierte über die Röntgendiagnostik verkalkter Renalarterienaneurysmen, wobei ein kugeliger oder ovaler kalkdichter Ringschatten mit aufgehelltem Einschluß entweder im Gebiet des Nierenhilus oder in der Umgebung des Nierenbeckens auszumachen ist. Bei geeigneter Drehung des Patienten läßt sich im Bereich der Kalkschicht eine Verdünnung oder ein Defekt nachweisen. Kymographische Pulsationen konnte HEIDENBLUT (1955) bisher nicht beobachten. Die Aussichten einer arteriographischen Darstellung dieser Gebilde hält er für gering. Die funktionellen Ausfälle der Nierenarterienaneurysmen richten sich nach Sitz und Größe.

Nach WOLLHEIM und MOELLER (Kapitel Hypertonie in diesem Handbuch Bd. IX/5) kann es bei den meist traumatisch entstandenen Nierenarterienaneurysmen je nach Lokalisation und Größe zur Drosselung der renalen Durchblutung kommen; nähere Ausführungen im Kapitel „renale Hypertonie" Bd. IX/5, S. 595 ff.

η) Arterielle Aneurysmen im caudalen Körperbereich.

Neben der selteneren mykotischen oder traumatischen Genese steht bei den Arterien der unteren Körperregionen die arteriosklerotische Entstehung, vor allem bei Patienten über 60 Jahren, im Vordergrund. Die Aneurysmen der A. ilica (GHON 1907) können durch Kompression der ableitenden Harnwege dysurische Beschwerden und Abflußstörungen verursachen. Durch Druck auf die Nerven kommt es zu Hüft- und Kreuzschmerzen. Vor allem bei größerer Ausdehnung der Aneurysmen werden die Rückwirkungen beträchtlich; so beschrieben KIRKLAND und STARR (1953) ein fußballgroßes Aneurysma der A. ilica interna. Häufig lassen sich Verdrängungserscheinungen rektoskopisch nachweisen (KRATZER und DILCHER 1950; REBOUL und CHAVOIX 1951).

Im Extremitätenbereich finden sich hauptsächlich an der A. poplitea, und zwar nach JANES (1953) in 92% der Fälle auf arteriosklerotischer Basis, sowie an der A. femoralis (ZOULEK u. Mitarb. 1950), im Bereich des Trigonum femorale relativ häufig arterielle Aneurysmen. Es handelt sich vorzugsweise um Arterienbereiche mit geringer muskulärer Einpolsterung und starker Knickungsbeanspruchung.

LINTON (1949) berichtete über 14 Patienten mit arteriosklerotischen Aneurysmen der A. poplitea, von denen 13 durch die von ihm empfohlene Therapie — lumbale Sympathektomie und nach 10 Tagen Aneurysmektomie — zunächst geheilt werden konnten; ein Patient starb postoperativ an den Folgen einer Hämorrhagie und an einer nach der Sympathektomie aufgetretenen Coronarthrombose.

Das klinische Bild der Extremitätenaneurysmen kann lange Zeit beschwerdefrei verlaufen, es sei denn, es handle sich um Aneurysmen im Gefolge von Traumen oder Arterienwandnekrosen. Mechanischer Druck auf benachbarte Nerven kann zu Schmerzen, Parästhesien und Lähmungen führen, außerdem entwickeln sich häufig arterielle und venöse Durchblutungsstörungen. Arterielle und venöse Thrombosen sowie thromboembolische Komplikationen sind keine Seltenheit (WRIGHT 1948). Rupturen dieser Aneurysmen lassen sich durch plötzliches Auftreten halbkugeliger Vorwölbungen erkennen. Derartige Ereignisse erfordern Unterbindung der arteriellen Blutzirkulation und schnellstmögliche gefäßchirurgische Versorgung.

Die Diagnostik von Arterienaneurysmen der Extremitäten ist durch die meist oberflächliche Lage erheblich vereinfacht. Mitunter hört man schwirrende Strömungsgeräusche als weiteren diagnostischen Hinweis. Auch verkalkte Arterienwände im Aneurysmenbereich erleichtern die Diagnose. Nur in unklaren Fällen sind Arteriographien nötig. Die Unterscheidung von arteriovenösen Fisteln ist in einfachen Fällen durch den fehlenden Venendruckanstieg sowie durch die fehlende Änderung der venösen Sauerstoffsättigung möglich. Dagegen gestatten Gefäßgeräusche keinesfalls eine Unterscheidung zwischen Fistel und Aneurysma. Auch Tumoren lassen sich gelegentlich nur schwer von Aneurysmen unterscheiden. In dem von DOS SANTOS, LAMAS und CALDAS (1931) beschriebenem Fall handelte es sich allerdings um eine Beckenarterienstenose durch Uterusmyom.

Unkomplizierte arteriosklerotische Aneurysmen ohne Vergrößerungstendenz, ohne Schmerzen und ohne Neigung zu peripherer Ischämie brauchen nicht operativ versorgt zu werden. Lediglich bei Schmerzen, Größenzunahme und arterieller Insuffizienz, ferner bei posttraumatischen Aneurysmen mit Neigung zur Progression (BOWIE und KAY 1949) ist die operative Behandlung indiziert. Postoperative Antikoagulantienbehandlung ist bei peripher lokalisierten Arterienaneurysmen notwendig. Manche Autoren kombinieren den Eingriff mit einer lumbalen Sympathektomie (RICHARDS und LEARMONTH 1942 u. a.).

Zur gleichen Gruppe von peripheren arteriellen Aneurysmen dürfte die von FONTAINE, DANY und MULLER (1949) angegebene, auf der Basis degenerativer Muscularisveränderungen entstehende arterielle Aneurysmenbildung gehören. Bei dieser „Dystrophia polyaneurysmalis arterialis" wird ein abwartendes Verhalten empfohlen; lediglich bei arteriellen Verschlüssen und drohender Gangrän sind operative Eingriffe indiziert.

d) Arteriovenöse Fistel.

In Unterscheidung von den beim Menschen normalerweise angelegten und einem stark wechselnden Blutdurchfluß angepaßten arteriovenösen Anastomosen bezeichnet der Begriff „arteriovenöse Fistel" eine abnorme krankhafte Verbindung (pathologischer Kurzschluß) zwischen arteriellen und venösen Kreislaufanteilen. Für diesen Begriff werden auch die Bezeichnungen „arteriovenöses Aneurysma", „varicöses Aneurysma", kavernöses Angiom, einfaches Angiom, plexiformes Angiom, arterielles Angiom und arteriovenöser Shunt verwendet. Alle angeborenen oder erworbenen pathologischen arteriovenösen Kurzschlüsse, durch die unter Umgehung des Capillarkreislaufes Blut aus dem arteriellen Windkessel ins Venensystem übertritt, werden am eindeutigsten als arteriovenöse Fistel bezeichnet.

α) Angeborene arteriovenöse Fistel.

Pathologie.

Die angeborene Fistel beruht auf Entwicklungsstörungen, wobei der zunächst gemeinsam angelegte arterielle und venöse Gefäßschenkel mangels ausreichender Differenzierung durch Kurzschlüsse verbunden bleibt, statt sich völlig zu separieren (SABIN 1918; RIENHOFF 1924). Die Persistenz der zunächst zahlreichen angelegten arteriovenösen Verbindungen kann also die manifesten sowie die latenten Stadien der arteriovenösen Fisteln erklären (SEEGER 1938), wie überhaupt die prompte und vollständige Trennung des gemeinsamen Gefäßplexus in einen arteriellen und venösen Anteil ein entwicklungsphysiologisch erstaunlicher Vorgang ist (REID 1925).

Angeborene Fisteln können über kürzere oder längere Zeit latent bleiben, dann aber unter geeigneten Bedingungen während des Individuallebens in Erscheinung treten. Häufig ist dies im kindlichen Wachstumsalter bereits der Fall (WARD und HORTON 1940), manchmal erst im späteren Leben, eventuell unter ungewöhnlicher körperlicher Belastung. WRIGHT (1948) beobachtete, daß sich bei Personen, die sich beruflich bislang sitzend beschäftigt hatten, nach monatelangem körperlich anstrengendem Kriegsdienst arteriovenöse Fisteln ausbildeten; auch das zivile Leben bietet solche Anlässe.

Lokalisation.

Der häufigste Sitz von angeborenen Fisteln sind die Extremitäten. Nach peripherwärts können sie sich bis in die Bereiche der Finger erstrecken (HORTON und GHORMLEY 1935). Weniger häufig ist ein weiter zentraler Sitz, z.B. im Bereich der A. carotis und Vena jugularis (RIENHOFF 1924; BIGGER und LIPPERT 1937; BRET 1954), im Bereich von Gesicht und Hals (WARD und HORTON 1940), im Bereich des Mittelohres und des äußeren Gehörganges (HORTON und HEMPSTEAD 1938), nicht selten auch im Schädelbereich (HORTON u. Mitarb. 1935; RUSSELL und NEVIN 1940; OLIVECRONA 1949; 1950; 1951; OLIVECRONA und LADENHEIM

1957; SCHEID 1953). STEINBERG u. Mitarb. (1958) berichten über 21 Mitteilungen aus der Literatur und eine eigene Beobachtung von arteriovenöser Fistel im Coronarbereich, die einen angiokardiographisch darstellbaren Gefäßkomplex an der anterolateralen Herzwand aufwies, der sich synchron mit der Aorta ascendens füllte. Man hörte ein charakteristisches spätsystolisches Geräusch mit frühdiastolischem Maximum, bei Einatmung lauter, optimal im 4. bis 5. Intercolestalraum der Medioclavicularlinie. In dem von BOSHER u. Mitarb. (1959) mitgeteilten Fall lag neben einer angeborenen Fistel zwischen linker Arteria coronaria und rechtem Vorhof eine Persistenz des Ductus arteriosus vor; operative Fistelbeseitigung und Ductusunterbindung führte innerhalb von 30 Std zum Tode an pulmonaler Hypertension. Auf die Fisteln im Lungenbereich braucht an dieser Stelle nicht eingegangen zu werden (vgl. GROSSE-BROCKHOFF, LOOGEN und SCHAEDE, dieses Handbuch, Bd. IX/3).

Entweder handelt es sich um einfache direkte, d. h. einwegige arteriovenöse Fisteln, oder, was bei angeborenen Fisteln meist der Fall ist, um vielwegig angelegte Verbindungen, deren topische Ausbreitung die operative Ausschaltung manchmal erschwert. Vielfach laufen diese Verbindungen über einen aneurysmatischen Sack, der mit Venen in Verbindung steht. Eine derartige Beobachtung bei einem 34jährigen Patienten, bei dem es zu multiplen angiomatösen Gebilden im Beckenbereich kam, die durch kardiovasculäre Dekompensation ad exitum führten, wurde von GORDON u. Mitarb. (1952) beschrieben.

Nach CASSEL u. Mitarb. (1957) handelt es sich bei den arteriovenösen Fisteln im Milzbereich, also Verbindungen zwischen der A. lienalis und der Milzvene, die in der Einzahl oder multipel vorkommen können (WEIGERT 1886; GOODHART 1889; BLAKEMORE 1948; SIGWART 1953; STENER 1955; CASSEL u. Mitarb. 1957), vorwiegend um angeborene Defekte; Ascitesbildungen wurden bisher nur bei Fisteln in der Einzahl beschrieben. Ihre Diagnose wird durch Gefäßgeräusche, Pfortaderverkalkungen mitunter durch Ascites sowie durch den aortographisch nachgewiesenen Fistelbefund ermöglicht; operative Therapie kann nach Lage der Verhältnisse in Frage kommen (CASSEL u. Mitarb. 1957). Ähnlich liegen die Verhältnisse bei hepatoportalen Fisteln, also Verbindungen zwischen A. hepatica und Vena portae (STRICKLER u. Mitarb. 1952; MADDING u. Mitarb. 1954).

Größe und Durchgängigkeit der Verbindungskanäle sind für die klinischen Auswirkungen der Fistel auf Herz und Kreislauf bestimmend.

Symptomatologie.

Angeborene Fisteln werden besonders in der Altersgruppe unter dem 20. Lebensjahr beobachtet. Erhebliche Unterschiede zwischen beiden Geschlechtern scheinen hinsichtlich der Morbidität an angeborenen Fisteln nicht zu bestehen.

Manchmal ergeben sich bereits dadurch Hinweise auf eine Fistel, daß die Patienten auch anderweitige Entwicklungsanomalien aufweisen.

Häufigstes und wichtigstes klinisches Symptom ist die Ausbildung von Varicen, besonders wenn sie ohne ersichtlichen Anlaß, im jugendlichen Alter und auffällig schnell erfolgt. Bei allen Varicenträgern ist also eingehend nach arteriovenösen Fisteln zu fahnden. Einseitige, ungewöhnlich lokalisierte oder gar mit Ulcerationen oder einseitig gesteigertem Längenwachstum einhergehende Varicen sind in hohem Maße verdächtig auf zugrunde liegende arteriovenöse Fistelbildungen.

Der Nachweis arterieller Pulsationen im Varicenbereich beweist die Anwesenheit einer arteriellen Fistel, ebenso das Auftreten von Schwirren und anderen Geräuscherscheinungen. Gewebsnekrosen und Ulcera im Gefolge arteriovenöser Fisteln bevorzugen gegenüber den varicösen Geschwüren bei Thrombophlebitis die distaleren Bereiche des Fußes.

Über die Hälfte der Patienten mit angeborenen arteriovenösen Fisteln zeigen Muttermale von blauroter oder portweinartiger Färbung im Sinne diffuser oder kavernöser Hämangiome (ALLEN, BARKER und HINES 1955). Ihre Gegenwart ist bei Anwesenheit von Varicen und vermehrtem Längenwachstum, sowie bei auffälligen Temperaturdifferenzen auf arteriovenöse Fistel verdächtig. Anomalien des Haarwuchses und der Schweißsekretion im Fistelbereich kommen vor, scheinen aber unregelmäßig ausgebildet zu sein.

Die Feststellung gesteigerten Längenwachstums von Extremitäten darf nicht zur Annahme verleiten, die längere, varicenbehaftete Extremität sei die normale und an der kürzeren seien die pathologischen Veränderungen zu suchen. Manchmal wird trotz arteriovenöser Fistelbildungen keine Veränderung des Größenwachstums festgestellt, bisweilen auch nur eine Dickenzunahme der Extremität. Selten dagegen bleibt die fistelbehaftete Extremität kürzer oder dünner als die Normalseite. Bei generalisierter arteriovenöser Fistelbildung sind Hypertrophien größerer Körperbereiche, ja sogar ganzer Körperseiten möglich (HORTON 1932). Kaum jemals fehlen dabei Venenerweiterungen, nävoide Hautmißbildungen und Hauttemperaturabweichungen. Die Steigerung der Hauttemperatur im Fistelgebiet kann bis zu 6° C über die Temperatur der normalen Seite hinausgehen.

Trotzdem der Blutdurchfluß (Shunt) angeborener Fisteln meist geringer ist als der bei erworbenen Fisteln, läßt sich auch hier durch Kompression der zuführenden Arterie proximal der Fistel eine Pulsverlangsamung (BRANHAM 1890; WIGDOROWITSCH 1915) sowie ein Verschwinden der vorher vorhandenen Geräusche oder Vibrationen feststellen.

Entnimmt man proximal der Fistel venöses Blut, so wird in der Regel ein gegenüber Normalverhältnissen erhöhter Sauerstoffgehalt gefunden, entsprechend einer helleren Venenblutfarbe (BROWN 1929). Zur Sicherung empfiehlt sich allerdings Kontrollabnahme an entsprechenden Punkten der fistelfreien gegenseitigen Extremität des gleichen Patienten zum gleichen Zeitpunkt. Neben dieser gewöhnlichen Sauerstoffanalyse wurde von VEAL und MCCORD (1936) ein verfeinertes Verfahren angegeben, das durch Anlegen multipler Staubinden eine segmentale Separation verschiedener Extremitätenbereiche und damit eine genauere Erfassung der Shuntverhältnisse in getrennten Venensegmenten ermöglicht. Diese Methode eignet sich zur Erkennung und Lokalisation tief unter der Körperoberfläche sitzender Fisteln. Der Proband entleert durch Erheben des Beines aus waagerechter Lage die Venen und bekommt am erhöhten Bein Staubinden in verschiedener Höhe angelegt, je nach der Zahl der getrennt zu untersuchenden Gefäßsegmente. Alsdann wird in senkrechter Position die Füllung der Venen und Varicen abgewartet. Blutentnahmen aus den einzelnen Venensegmenten ermöglichen Vergleiche der jeweiligen Sauerstoffsättigung. Sind Stauungszustände chronischer Art vorhanden, so läßt sich durch passagere O_2-Atmung mitunter Klarheit schaffen; das Kriterium der arteriovenösen Fistel bilden dabei der plötzliche O_2-Anstieg im Venenblut bei gleichzeitig steilem Abfall der arteriovenösen O_2-Differenz gegenüber der Phase vor der Sauerstoffatmung (KLEIN 1950). In ähnlicher Weise läßt sich für die Shunt-Diagnose der arteriovenösen Fisteln die Untersuchung der Farbstoffverdünnungskurven von Evans blue (T 1824) oder die Konzentrationsbestimmung von J^{131}-Albumin anwenden (SCHREINER u. Mitarb. 1953; PRITCHARD u. Mitarb. 1952).

Diagnose.

In typischen Fällen ist die Diagnose bei Ausprägung einiger der genannten klinischen Zeichen leicht möglich. Die quantitative Erfassung des Shunt läßt sich durch die Bestimmung der arteriovenösen Sauerstoffdifferenz gewinnen. Die besten morphologischen Aufschlüsse ergeben sich durch Arteriographie. Dabei ist besonderer Wert auf eine schnelle Folge der Aufnahmen (Serienangiographie) zu legen, weil der Abstrom des Kontrastmittels aus der arteriellen Gefäßbahn erheblich beschleunigt ist. Als charakteristisch gilt die Dilatation der zuführenden Arterien, die unzureichende Arterienfüllung distal der Fistel zugunsten einer vermehrten Füllung abführender Venen und der schnelle Schwund des Kontrastmittels (ALLEN und CAMP 1935). Manche Untersucher bedienen sich dabei der operativen Freilegung des Gefäßes (BÄTZNER u. Mitarb. 1950).

Differentialdiagnostische Schwierigkeiten können angeborene Fisteln mitunter durch Geräuschbildungen und Amplitudenänderungen machen; BRET (1954) erwähnt die Abgrenzung gegenüber dem offenen Ductus Botalli. In der Beobachtung von GORDON u. Mitarb. (1952) war die Unterscheidung von Angiosarkomen in diesem Bereich schwierig.

Therapie.

Die operative Versorgung angeborener Fisteln wird durch die meist multiple Anlage dieser Gebilde erschwert. Über die Zweckmäßigkeit der operativen Ausschaltung ist man sich dagegen seit langem einig (REID 1925; PEMBERTON und SAINT 1928). Vielfach kommt es nach Unterbindung von Fisteln postoperativ zu Rezidiven bisher klinisch latenter benachbarter Fistelanlagen. So konnte WRIGHT (1948) bei einem Patienten innerhalb von 5 Jahren 5 operative Eingriffe allein an einem Finger verzeichnen. Vielfach reicht die arterielle Unterbindung proximal der Fistel oder die gemeinsame Unterbindung von Arterie und Vene ebenfalls nicht aus, und es wird zu irgend einem Zeitpunkt doch die Amputation nötig (LEWIS 1940). Beschränkt sich die Fistelbildung auf einen Finger, so halten ALLEN, BARKER und HINES (1955) die Amputation a priori für erwägenswert. Über die kardiovasculären Rückwirkungen s. S. 475ff.

Die Radiumbestrahlung und der Behandlung mit sklerosierenden Injektionslösungen nach Art der Varicenverödungsmittel ist ein Notbehelf ohne überzeugende Wirkungen (VEAL und McCORD 1936; SMITH und HORTON 1937).

Als rein konservative Maßnahmen lassen sich Bandagen und Gummistrümpfe verwenden, wodurch bisweilen örtliche Zirkulationsstörungen eingeschränkt werden können. Bandagierung oberflächlicher Venen wirkt dem Übertritt größerer Blutmassen in die Venen entgegen und begünstigt normale Zirkulationsverhältnisse.

Die zweifelhaften Operationsaussichten gebieten eine sorgfältige präoperative Untersuchung. In Fällen mit kardiovasalen Rückwirkungen von seiten der Fistel wird die Operation zum lebensnotwendigen Eingriff.

Arteriovenöse Fistel im Schädelbereich.

Die im Bereiche des Schädels angetroffenen arteriovenösen Fisteln entstehen aus angiomatösen Fehlbildungen oder aus Aneurysmata spuria, also äußerst selten traumatisch, überwiegend anlagebedingt. Hinweise auf Entwicklungsstörungen können durch gemeinsames Vorkommen mit extrakranialen Mißbildungen, Hämangiomen, mitunter pulsierenden Hämangiomen im Bereich der Kopfschwarte gegeben sein. Sogar Kommunikationen zwischen intra- und extrakranialen Fisteln kommen vor (SCHEID 1953).

Das bevorzugte Alter der klinischen Manifestation ist das frühe Erwachsenenalter, in dem wachstumsbedingte Verschiebungen im Gefäßbereich wirksam werden und pathologische Fehlanlagen zur Auswirkung kommen lassen.

Klinisch imponieren die intrakranialen Fisteln durch epileptische Anfälle, generalisiert oder herdförmig, die bei Wiederholung ein gleichförmiges Bild bieten. OLIVECRONA (1950) konnte sie in 45% aller Fälle finden. Etwas geringer ist die Häufigkeit subarachnoidaler und intracerebraler Blutungen, nämlich 36% der Fälle (OLIVECRONA 1950).

Eingehende klinische Untersuchung läßt mitunter systolische Gefäßgeräusche im Schädelbereich erkennen, selten Zeichen von Hirndrucksteigerung (TÖNNIS 1937). Kopfschmerzen und psychische Anfälle können vorkommen.

Bei entsprechender Symptomatologie, d. h. bei begründetem Verdacht, sollte die Diagnose durch eine Carotis- oder Vertebralisangiographie sichergestellt werden. Als Gelegenheitsbefund erwähnt SCHEID (1953) den Nachweis von Gefäßverkalkungen in thrombosierten aneurysmatischen Gebilden. Manchmal gelingt der Nachweis einer verminderten arteriovenösen Sauerstoffdifferenz durch Blutentnahmen aus der Vena jugularis (HORTON, ZIEGLER und ADSON 1935).

Therapeutisch läßt sich durch die Ligatur der A. carotis in manchen Fällen eine günstige Wirkung erzielen. Dabei ist vor dem Auftreten eines Carotissinus-Syndroms (ROSEMAN u. Mitarb. 1945) zu warnen. In anderen Fällen kann durch Unterbindung der A. cerebri media (JAEGER 1950) oder durch Exstirpation der Gefäße des Fistelbereiches (OLIVECRONA 1951; OLIVECRONA und LADENHEIM 1957) Abhilfe geschaffen werden.

β) Erworbene arteriovenöse Fistel.

Nach penetrierenden Verletzungen, mitunter auch durch Unfälle und kriminelle Delikte (Stichverletzungen), ausnahmsweise im Gefolge von operativen Eingriffen (SMITH u. Mitarb. 1957) sowie nach stumpfen Gewalteinwirkungen (Unfälle) kommt es zu erworbenen, traumatischen arteriovenösen Fisteln. Die äußeren Einwirkungen können dabei mitunter geringfügig sein; WRIGHT (1948) beobachtete bei einem Mädchen nach Sturz auf einen Schotterhaufen eine arteriovenöse Fistel am Gesäß.

Seltener entwickeln sich Fisteln als Folgen bakterieller Arteriitiden auf dem Wege über ein mykotisches arterielles Aneurysma.

Pathologie.

Erworbene Fisteln sind überwiegend einwegig ausgebildet, wobei allerdings sackartige aneurysmatische Zwischenkanäle (erweiterte Venen) verschiedenen Ausmaßes gefunden werden.

Die Lokalisation erworbener Fisteln ist grundsätzlich im Bereiche des ganzen Körpers möglich. Aortocavale Fisteln wurden im Bereich der Bauchaorta von DECKER (1950) beschrieben. FRANKLIN und POLLOCK (1955) sammelten 125 in der Literatur niedergelegte Fälle von aortocavalen Fisteln, denen meist die Perforation von Aortenaneurysmen in die Vena cava caudalis oder cranialis zugrunde lag. An Hand von drei eigenen Beobachtungen weisen die Autoren auf die klinischen diagnostischen Kriterien des Syndroms hin. Die Überlebenszeit in 111 Fällen betrug durchschnittlich 42 Tage; bei 16 Patienten erfolgte der Tod 24 Std nach Fisteldurchbruch. Arteriovenöse Fisteln zwischen Aortenbogen und Vena brachiocephalica sinistra beschrieb PROCTOR (1950). Über einen weiteren Fall einer Fistelbildung zwischen Aorta und Arteria pulmonalis nach Stilettverletzung mit Exitus nach 3 Monaten durch Dekompensation berichten CAZALS und ROY (1952). Arteriovenöse Fisteln im Bereich der Kopfschwarte (AMYES und COURVILLE 1950) sowie im Bereich der A. carotis und Vena jugularis kommen häufiger vor (BIGGER und LIPPERT 1937; CABANIÉ 1947; GAGE 1950; ANTON und COOPERMAN 1950; DIEULAFÉ u. Mitarb. 1950). Desgleichen sind sie im Bereich des Truncus brachiocephalicus (FRANKLIN und MANKIN 1955), des Truncus thyreocervicalis (wobei sich in der Beobachtung von NUSSELT 1949 durch Arterienerweiterung über eine gesteigerte Schilddrüsendurchblutung eine besonders starke Hyperthyreose ausgebildet und nach Unterbindung zurückgebildet haben soll), der A. axillaris (WILLIAMS 1952), der A. humeralis (CHAVES 1950) beschrieben. Im Gebiet der A. ilica communis (NUSSELT 1949; SMITH u. Mitarb. 1957), sowie im Beinbereich (ZANINNI 1950; MASTURZO 1950; KAISER und KARCHER 1949; CABRERA und MONROY 1951; STENGER 1952; FONTAINE u. Mitarb. 1950; BOURDE u. Mitarb. 1955; DRY und HORTON 1936; WIGDOROWITSCH 1915; BRANHAM 1890), eventuell sogar an beiden Beinen (SERVELLE u. Mitarb. 1954) sind traumatische Fistelbildungen beobachtet. Relativ selten werden sie im Bereich der Nierenarterien gefunden (RIEDER 1942; GÜTGEMANN, GROSSE-BROCKHOFF und KAISER 1951; BARON u. KOENEMAN 1955); dabei kann es zur Ausbildung einer renalen Hypertonie kommen (GARRITANO u. Mitarb. 1956). BERNEIKE und POLLOCK (1950) sahen unter 56 arteriovenösen Fisteln der Niere 11mal eine arterielle Hypertonie; in 3 Fällen konnte diese durch Nephrektomie beseitigt werden. Zur Frage der bei renaler arteriovenöser Fistel nicht obligaten Hypertonie (PEARSE und McMILLAN 1947) s. Abschnitt „Hypertonie": WOLLHEIM u. MOELLER, dieses Handbuch (Bd. IX/5 S. 601). Auch zwischen Arteria und Vena uterina (REYNOLDS u. Mitarb. 1949), sowie als Folge von Pneumolyse (JACOB u. Mitarb. 1951) oder an den Zwerchfellgefäßen nach Thorakocenthese (ELKIN 1949) sind Fisteln bekannt.

Im Gefolge von arteriovenösen Fisteln kommt es zur Erweiterung zunächst der Venen mit starker Wandhypertrophie (MAYBURY 1941). Bei kleineren Fisteln können sich die Venen innerhalb von Monaten dem veränderten Blutdruck so anpassen, daß sie in ihrem histologischen Aufbau mit Arterien zu verwechseln sind. Berstungen der aneurysmatischen Venenausbuchtungen sind möglich. Auch die zuführenden Arterien proximal der Fistel erweitern sich erheblich (FICK 1933), gelegentlich sogar die Arterien distal der Fistel (HOHER u. Mitarb. 1951). Nach experimenteller Einpflanzung von Venen bei plastischen Eingriffen im Fistelbereich kommt es zu Intimaverdickung und Entwicklung elastischer Elemente sowie zu bindegewebigen Umbauvorgängen (HERMANNES 1924). An den Arterien wird dagegen mitunter sogar Abnahme der Mediamuskulatur beobachtet, wobei ein Dehnungseffekt diskutiert wird (ALLEN, BARKER und HINES 1955). Bemerkenswert ist der intensive Kollateralkreislauf zum Zwecke der Ernährung der distal der Fistel gelegenen Gewebe (FICK 1933).

Pathophysiologie und Symptomatologie.

Unmittelbar im Anschluß an die Entstehung traumatischer Fisteln können kleinere oder profusere Blutungen vorkommen. Erst in ihrem Gefolge oder aber sofort kann sich das typische klinische Bild entwickeln. Die meisten traumatischen arteriovenösen Fisteln kommen nach einer Dauer von 2—4 Monaten in ärztliche Behandlung, seltener in Abständen bis zu 2 Jahren nach ihrer Entstehung. Dies konnten ELKIN und WARREN (1947) an Hand von 375 Beobachtungen feststellen. Besonders langes Bestehen erklärt sich dadurch, daß kardiale Rückwirkungen mitunter erst nach vielen Jahren eintreten. Derartig langfristige Manifestationen bis zu 30 Jahren (LINDER 1951) oder sogar 43 Jahren (MÖRL 1954) sind beschrieben.

Im Bereiche der Fistel kommt es zu Vibrationen, Schwirren und Gefäßgeräuschen, die hauptsächlich systolisch ausgeprägt sind, aber häufig in die Diastole hineinreichen (vgl. Diagnostik, S. 478). Bei zeitweiliger Verlegung der Fisteln durch äußere Kompression oder durch Blutgerinnsel kann es zu Unterbrechungen der örtlichen physikalischen Erscheinungen kommen. In einer beschränkten Zahl von Fällen entwickelt sich im Gefolge einer arteriovenösen Fistel eine subakute Endarteriitis, soweit nicht die Fistel überhaupt durch ein mykotisches Arterienaneurysma entstanden ist (YATER u. Mitarb. 1940; STATLAND und GORR 1949; COHN und LIPSITCH 1951; WILLIAMS 1952; CURTIN u. Mitarb. 1957). Auch das Vorkommen einer sekundären bakteriellen Endokarditis ist keine Seltenheit (CUTLER und WOLF 1946; KAISER und KARCHER 1949; GRIMAULT 1951; PETER 1950; HECKLER und TICKELIS 1952; PARMLEY u. Mitarb. 1954; CURTIN u. Mitarb. 1957). In derartigen Fällen ist die antibiotische Ausheilung an die Bedingung der vorherigen Fistelausschaltung geknüpft.

Die künstliche Anlegung von arteriovenösen Fisteln im Femoralisbereich zum Zwecke der antihypertonischen Behandlung (LIAN und WELTI 1950; 1952; LIAN 1952), als therapeutische Maßnahme von MARTORELL (1951) abgelehnt, kann zur Ausbildung einer Herzinsuffizienz führen, die durch Venenligatur nur unzureichend beeinflußt werden kann.

Örtlich entwickelt sich bei einer arteriovenösen Fistel der Zustand einer schweren venösen Insuffizienz. Der Venendruck steigt stark an. Es kommt zu lokalisierten Ödemen, Pigmentierungen, chronisch indurativen Zellgewebsveränderungen im Sinne einer Stauungsdermatose sowie unter Umständen zu Ulcerationen der Haut. Dieser Zustand der Phlebarteriektasie (NICOLADONI 1875) ähnelt den klinischen Bildern der Thrombophlebitis. Während bei gewöhnlicher venöser Insuffizienz die Ulcera cruris hauptsächlich in der Knöchelgegend, meist tibial im Abflußgebiet der Vena saphena zu finden sind, bevorzugen die Ulcerationen im Gefolge von Fisteln distalere Bereiche. Dabei kann es zu acraler Gangränbildung kommen, verursacht durch die Shunt-bedingte arterielle Insuffizienz.

Werden Fisteln vor Abschluß des epiphysären Knochenwachstums erworben, so kann es zu vermehrtem Längenwachstum der befallenen Extremität kommen. LEWIS (1940) nimmt ursächlich Anpassungserscheinungen der Durchblutungsgröße an die distal der Fistel wirksame Ischämie an.

Die Tatsache, daß auch distal einer länger bestehenden Fistel die Hauttemperatur erhöht sein kann (NUSSELT 1949), bildet ein weiteres diagnostisches Kriterium gegenüber der kommunen Thrombophlebitis. Bei thrombophlebitisch bedingten Ulcera cruris kann bei Erniedrigung der Umgebungstemperatur meist ein Absinken der Hauttemperatur beobachtet werden, ein Effekt, der bei fistelbedingten Ulcera weit weniger ausgeprägt ist (FORMAN und HOLLING 1950; ELKIN und WARREN 1947). Am stärksten ist die Erhöhung der Hauttemperatur in der unmittelbaren Umgebung der Fistel. Weiter distalwärts gleichen sich die Temperaturen der Umgebungstemperatur an, ohne in der Regel bis zum Wert der normalen gegenseitigen Extremität abzusinken. Es besagt nichts, wenn die Zehentemperatur beider Extremitäten unter geringeren Außentemperaturen gleich ist. Mitunter kann an den Acren fistelbehafteter Extremitäten die Temperatur sogar niedriger sein als an der normalen Seite, besonders bei starker arterieller Insuffizienz mit drohender Nekrose.

Die eindrucksvollen Rückwirkungen der Fisteln auf den Gesamtkreislauf erweckten von jeher ein reges Interesse. Bei einem relativ geringen Prozentsatz von Fistelträgern konnte eine signifikante Verkleinerung des Herzvolumens (NUSSELT 1949) beobachtet werden, namentlich bei leichteren Fällen. Fisteln mittlerer Größe bewirken dagegen regelmäßig eine Herzdilatation, ebenso größere arteriovenöse Fisteln. Das Ausmaß der Rückwirkungen steht mit der Größe des Shunt, ferner mit der Lokalisation der Fistel in Beziehung. HOLMAN (1937) erklärte das meist geringere Ausmaß der Rückwirkungen distal lokalisierter Fisteln durch einen in der Peripherie weniger hohen Arteriendruck. Nach STENGER (1952) ist aber weniger die Entfernung der Fistel vom Herzen als die unterschiedlich ausgeprägte Neigung der proximal der Fistel verlaufenden Arterien zur Dilatation für das Ausmaß der hämodynamischen Rückwirkungen bestimmend. Arterien vom elastischen Typ gelten als weniger ausweitungsfähig; muskuläre Arterien werden besonders stark dilatiert.

Durch Abstrom von Blut aus dem arteriellen Windkessel kommt es zur Erhöhung der Umlaufgeschwindigkeit des Blutes, zum Anstieg des Venendruckes und zu vermehrter diastolischer Füllung des Herzens, mittelbar auch zum Anstieg des Herzminutenvolumens. Dieser Mechanismus ist jedoch nur bis zu dem Punkte möglich, in dem das Stadium der Herzinsuffizienz eintritt. Nach den Ausführungen von PORTER und BAKER (1937) kann eine arteriovenöse Fistel lange Zeit kompensiert bleiben. Beobachtungen über jahrzehntelange Kompensation (21 Jahre nach PORTER und BAKER 1937; 34 Jahre nach MÖRL 1951) liegen vor. Für die bei Fistelbildungen auftretende Tachykardie wird mancherorts ein Bainbridge-Reflex angenommen (NICKERSON u. Mitarb. 1951; MÖRL 1951); andere Autoren halten den Marey-Reflex (Pulsfrequenzsteigerung zum Ausgleich des Mitteldruckabfalles) für wahrscheinlicher (GORDON u. Mitarb. 1952). Nach Versuchen von JAHAN (1949), bei denen sich Pulsfrequenzänderungen auch ohne Venendruckänderungen nachweisen ließen (Kompression und anschließende Freigabe der Fistel), sowie nach Untersuchungen von FICK (1933) ist die Wahrscheinlichkeit eines Bainbridge-Reflexes gering. Zu analogen Ergebnissen am Menschen kamen LEQUIME, DENOLIN und JONNART (1951); diese Autoren fanden unter verschiedener Körperlage veränderliche Schlagvolumina, welche sie durch Schwankungen des Shunt erklären.

Bereits im Stadium der Kompensation ist bei der arteriovenösen Fistel das Herzminutenvolumen stark erhöht (FRANK u. Mitarb. 1955). Die im Gefolge der Fisteln auftretende Herzinsuffizienz (FICK 1933; HINES und WAUGH 1936; HOLMAN 1937) ist eine typische Plusdekompensation (WOLLHEIM 1931) mit den Kriterien der high output failure (SABISTON u. Mitarb. 1956; WARREN, NICKERSON und ELKIN 1951), wobei die klinische Ähnlichkeit mit dem adrenergischen Verhalten der Hyperthyreose (GAUER und LINDER 1948; BISHOP u. Mitarb. 1955) bemerkenswert ist. Die Plusdekompensation der a-v-Fistel stellt eine lebensbedrohliche Komplikation dar, insbesondere dann, wenn sich bei größeren Fisteln in rascher Folge Tachykardie, Herzklopfen, Dyspnoe und Stauung im großen Kreislauf einstellen (NANU u. Mitarb. 1922; HINES u. WAUGH 1936; DAVISON u. Mitarb. 1953). Die bestehende Plusdekompensation führt, wird die Fistel nicht beseitigt, über kurz oder lang zum Tode. Als auffallendes klinisches Zeichen beschreibt HOLMAN (1937) das Bedürfnis der Fistelträger, in hockender und kauernder Stellung etwas Erleichterung zu finden, ähnlich manchen Patienten mit angeborenen Vitien.

Bereits HOLMAN (1937), später JONNART u. Mitarb. (1952) stellten fest, daß bei Öffnung (Freigabe) der Fistel zunächst der Blutdruck systolisch und diastolisch absinkt, worauf es zum Anstieg von Pulsfrequenz, Venendruck und Herzminutenvolumen kommt. Initial soll es auch zu einer Abnahme der Herzgröße und Verminderung des Arterienkalibers proximal der Fistel kommen, wohl als Rückwirkung des verminderten peripheren Widerstandes. Bei längerem Bestehen der Fistel mit starkem Abstrom von Blut aus dem arteriellen Windkessel wird die Durchblutung des Strombahngebietes distal der Fistel immer schlechter. Mit Eintritt der Herzinsuffizienz kommt es zur Zunahme der aktiven Blutmenge (ROWNTREE und BROWN 1929; WOLLHEIM 1931; ROSCOE und DONALDSON 1946; ELKIN und WARREN 1947; GAUER und LINDER 1948; ZISSLER 1955; EPSTEIN und FERGUSON 1955). In Herzkatheteruntersuchungen an Patienten mit Fisteln im Bereich der A. femoralis und poplitea konnten EPSTEIN u. Mitarb. (1953) bei

Verschluß der Fistel durch manuelle Kompression einen sofortigen Anstieg des diastolischen Arteriendruckes bei Amplitudenabnahme und Pulsfrequenzabnahme feststellen; bei Wegnahme der Kompression und Freigabe der Fistel stellte sich sofort der vorherigeZustand wieder ein. Das Schlagvolumen schien bei manchen Patienten unter Fistelkompression größer. Bestimmungen des Herzminutenvolumens mit der Farbstoffdilutionsmethode bei Patienten mit arteriovenösen Fisteln zeigten erhöhte Werte, verkürzte Kreislaufzeit und vergrößertes Schlagvolumen. Kompression der Fistel veränderte das Herzminutenvolumen in Richtung der Normalwerte. In Hundeversuchen konnten FRANK und Mitarb. (1955) feststellen, daß bei kleineren Fisteln mit Shunt-Verlusten unter 20% des Herzminutenvolumens die Steigerung des Minutenvolumens quantitativ dem Shunt-Verlust entspricht. Bei Shunt-Verlust über 20% blieb der Herzminutenvolumenanstieg hinter dem Shunt-Verlust zurück und die periphere Gesamtdurchblutung sank entsprechend ab, desgleichen der arterielle Blutdruck. Da in diesen Fällen der venöse Rückfluß zunächst noch gering war, kam es nicht zu einem weiteren Anstieg des Herzminutenvolumens über 20%. Erst bei Zunahme der aktiven Blutmenge stellte sich eine weitere Steigerung des Herzminutenvolumens über 20% hinaus ein. Aus Untersuchungen von FERGUSON u. Mitarb. (1954) an Hunden mit arteriovenösen Fisteln im Stadium der Herzinsuffizienz geht hervor, daß ein weiterer Zuwachs an aktiver Blutmenge im Stadium der Herzinsuffizienz (Kochsalzinfusion) keine zusätzliche Minutenvolumensteigerung mehr erbringen kann, da das Herz insuffizient war. HILTON u. Mitarb. (1955) konnten durch Clearance-Untersuchungen am Hund mit arteriovenösen Fisteln eine Einschränkung der Gesamtdurchblutung und des Glomerulumfiltrates feststellen; sie erklären die Salz- und Wasserretention und den Anstieg der Plasmamenge, mittelbar auch der Blutmenge, durch diese Nierenveränderungen; außerdem zeigte sich nach Schluß der Fistel eine überschießende Salz- und Wasserdiurese. Gleichsinnige Ergebnisse hatten EPSTEIN u. Mitarb. (1953) in Diureseuntersuchungen erhalten, bei denen sich eine Hemmung der renalen Elektrolytausscheidung zeigte. ELKIN und WARREN (1947) beobachteten Zunahme der Blutmenge um Werte bis 1000 cm³ pro m² Oberfläche. Die Vermehrung der aktiven Blutmenge erwies sich bei operativer Beseitigung der Fistel als reversibel, wie HOLMAN (1937) an 3 Kranken beobachtete. Schon früher sahen PEMBERTON und SAINT (1928) nach Ausschaltung einer (kongenitalen) Fistel einen Blutmengenabfall von 106 auf 88 cm³/kg Körpergewicht. Ungünstig wirkt sich bei den hämodynamischen Veränderungen die Tatsache aus, daß mit Zunahme des Minutenvolumens und mit Abnahme des peripheren Widerstandes eine Dehnung des proximal der Fistel gelegenen arteriellen Querschnittes stattfindet, die die Gesamtzirkulation zusätzlich verschlechtert und der Herzinsuffizienz Vorschub leistet. Die Notwendigkeit des kompensatorischen arteriellen Umgehungskreislaufes in die Bereiche distal der Fistel bedeutet eine weitere Belastung für das Herz (FICK 1933; DETERLING u. Mitarb. 1947). Die Anpassung an die gesteigerten Bedürfnisse der peripheren Durchblutung ist nur unter Einschaltung von Tachykardie und enormer Vergrößerung der Blutdruckamplitude möglich. NUSSELT (1949) spricht anhand einer Beobachtung einer arteriovenösen Fistel im Bereich der A. mesenterica cranialis in Verbindung mit der Vena portae die Meinung aus, daß die Herzinsuffizienz unterbliebe, wenn die Fistel im Portalkreislauf, d. h. unter Zwischenschaltung der Leber, sich ausbilde. Diese Ansicht ist jedoch nicht ohne weiteres zu übernehmen, da entsprechende Erfahrungen mit größeren Fisteln des gleichen Stromgebietes nicht vorliegen.

Sphygmographische Untersuchungen von Fistelträgern (KAISER und KARCHER 1949; GAUER und LINDER 1948) deuten darauf hin, daß die Herzminutenvolumenzunahme einem Abfall des peripheren Widerstandes bis 40% entspricht. Oszillographische Untersuchungen ergaben proximal der Fistel vergrößerte, distal der Fistel verringerte Amplituden. Über Untersuchungen des Kreislaufminutenvolumens mittels Dilutionsmethoden (venöser Herzkatheter; Arterienpunktion) bei arteriovenöser Fistel mit J^{131}-markiertem Albumin berichteten PRITCHARD u. Mitarb. (1952), mit T 1824 (Evans blue) SCHREINER u. Mitarb. (1953) sowie BROADBENT und WOOD (1954).

Nach Verschluß einer arteriovenösen Fistel durch Kompression kommt es zum unmittelbaren Anstieg des arteriellen Blutdruckes, ebenso bei chirurgischer Unterbindung. FICK (1933) stellte fest, daß der Blutdruckanstieg nach Fistelverschluß bei noch nicht vollzogener hämodynamischer Anpassung an die Fistel zur Wiederherstellung des ursprünglichen Blutdruckes, bei vollzogener Anpassung jedoch zu exzessiv überhöhten Werten führen kann (vgl. ferner Beitrag Hypertonie, WOLLHEIM u. MOELLER, dieses Handbuch Bd. IX/5, S. 769). Hierbei kann die vorübergehende Behandlung mit blutdrucksenkenden Substanzen notwendig werden, weil als Folge der plötzlichen Widerstandserhöhung im großen Kreislauf akute Herzinsuffizienzen eintreten können. LÜCHTRATH (1953) berichtet über ein tödliches Lungenödem nach operativer Versorgung einer Fistel zwischen Aorta und Vena brachiocephalica. Aderlässe können bei derartigen akuten Linksinsuffizienzen mit Lungenödem zunächst nützlich sein. Bei Verschluß der Fistel kommt es ferner zu sofortiger Verminderung der Pulsfrequenz, was von BRANHAM (1890) in klassischer Ausprägung (Frequenzabfall von 80 auf 35/min) beschrieben ist. Der Venendruck erfährt durch die Wegnahme des Shunt eine wesentliche Entlastung. Das Herzminutenvolumen fällt ab; das Schlagvolumen kann durch relative Verlangsamung der Schlagfolge dabei zunehmen. Die Herzdilatation verhält sich nach Fistelverschluß uneinheitlich. Während WACHSMUTH (1943) bei Kompression der Fistel die Größenabnahme unter Röntgenkontrolle sofort eintreten sah, wird in den Untersuchungen von GAUER und LINDER (1948) meist eine längere Zeitdauer („viele Stunden") bis zur signifikanten Verkleinerung des Herzminutenvolumens angegeben. Der weitere Verlauf bringt Normalisierung des Blutdrucks, der aktiven Blutmenge und der Kreislaufzeit (WOLLHEIM 1931; FICK 1931; PIRNER 1951; ELKIN und WARREN 1947).

Diagnose.

Die Entwicklung einseitig lokalisierter, genetisch unklarer Varicen nach Verletzungen oder Gewalteinwirkungen, die Ausbildung einer chronischen venösen Insuffizienz und die merkliche Steigerung der Hauttemperatur im Bereiche der geschädigten Extremität gegenüber der Gegenseite sind so auffällige Symptome, daß sie von einem einigermaßen sich selbst beobachtenden Menschen entsprechend wahrgenommen werden. Für den Arzt ergibt sich daraus bereits der Verdacht auf das Vorliegen einer arteriovenösen Fistel, der durch spezielle Untersuchungen dann erhärtet oder entkräftet werden muß. Schwirren und Geräuschbildungen mit hauptsächlich systolischer Akzentuation (EDWARDS und LEVINE 1952), die bei Kompression der zuführenden Arterien verschwinden, gelten als sichere Kriterien der Fistel. Auffallend weit distal lokalisierte Ulcerationen und Nekrosen in Gegenwart frisch entstandener Varicen bei gleichzeitiger Temperatursteigerung der Haut sind bei hoher Blutdruckamplitude, insbesondere aber bei Plusdekompensation mit hoher Blutdruckamplitude, weitere klinische Diagnostica. Die Venendrucksteigerung wird, zumindest örtlich im Fistelbereich, nie vermißt (NUSSELT 1949). Venenblutanalysen bestätigen durch Verminderung der arteriovenösen Differenz gleichfalls den Verdacht; auch geben sie Aufschluß über das Ausmaß des Shunt (ELKIN und WARREN 1947). Ein einfacher Handgriff mit

Kompression der Fistel oder der proximalen Arterien führt bei ausgeprägtem Shunt zu einem atropinreversiblen Pulsfrequenzabfall (KRAMER und KAHN 1946) mit Blutdruckanstieg (BRANHAM 1890; WIGDOROWITSCH 1915; ELKIN und WARREN 1947). Bei offener, nicht komprimierter Fistel wird mitunter die Transmission arterieller Pulswellen ins venöse System beobachtet (PORTER 1924).

Die Infrarotphotographie gestattet eindrucksvolle Darstellung der erweiterten Venensysteme auch in Fällen, bei denen der äußerliche Eindruck weniger imposant ist (GAUER und LINDER 1948).

Die Veränderungen im EKG müssen als unspezifisch bezeichnet werden und entwickeln sich im Gefolge systolischer und diastolischer Überlastungsschäden (CABRERA und MONROY 1951). Die Messung des Druckes im aneurysmatischen Venensack der arteriovenösen Fisteln ergab in den Untersuchungen von FREEMAN (1947) ohne Kompression den Wert von etwa 40 mm Hg, nach Kompression ein Absinken auf etwa 10 mm Hg. Besteht keine Herzinsuffizienz, so ist aus dem Verhalten des Venendruckes im aneurysmatischen Venensack ein Aufschluß darüber möglich, ob noch andere Gefäße außer der Hauptfistel in den Aneurysmensack einmünden.

Arteriographische Untersuchungen sind, falls ein operativer Eingriff erwogen wird, unumgänglich (YATER 1936). Sie liefern Auskünfte über Größe und genaue Lokalisation der Fistel, teilweise auch über die hämodynamischen Verhältnisse im Fistelbereich. Bei kleineren Fisteln empfiehlt sich die Darstellung über den arteriellen Schenkel, bei großen Fisteln können sich mitunter auch die zuführenden Arterien der Darstellbarkeit entziehen. Nicht selten sind die größeren und kleineren Venen distal der Fistel als erweiterte, extrem gewundene und zahlenmäßig vermehrte Gebilde feststellbar. Manchmal gelingt es hingegen nicht, die distalen Arterienbereiche mit Kontrastmittel zu füllen (ALLEN und CAMP 1935). Bei der Arteriographie ist es zweckmäßig, die Arterie proximal der Injektionsstelle zu komprimieren und das Kontrastmittel in distaler Richtung rasch zu injizieren. Trotzdem ist eine schnelle Sequenz der Aufnahme notwendig wegen des raschen Übertrittes auf die venöse Seite. Typisch für die Fistel ist das Erscheinen des Kontrastmittels in den von der Fistel abführenden Venen. Bei ungewöhnlichem Lokalbefund kann die Deutung der Arteriogramme schwierig sein.

Differentialdiagnose.

Mitunter ergeben sich Schwierigkeiten bei der Abgrenzung von Fisteln gegenüber einfachen segmentären Erweiterungen großer Arterien oder bei Kompression von außen (FONTAINE und DANY 1947). Die Ausbildung von Knochenkonturveränderungen, wie sie von BOWIE und KAY (1949) bei einer Fistel im Bereich der A. tibialis anterior nach Revolverschuß als glattwandige Tibiadellen beobachtet wurden, kann zu Verwechslungen mit Knochensarkomen führen. Die hämodynamische Abgrenzung gegenüber einer gleichzeitig bestehenden Aorteninsuffizienz verursacht diagnostische Schwierigkeiten, weil durch die Aorteninsuffizienz ebenso wie durch die Fistel die Blutdruckamplitude vergrößert wird. Die Einschaltung von entsprechenden Untersuchungen (Blutdruckmessung nach Fistelkompression usw.) kann oft diagnostisch weiterhelfen, außerdem die Auskultation (KAISER und KARCHER 1949; EDWARDS u. LEVINE 1952; PARMLEY u. Mitarb. 1954).

Therapie.

Nur höchst selten kommen arteriovenöse Fisteln traumatischer Genese zum spontanen Verschluß und damit zur Selbstheilung (DRY und HORTON 1936), so daß mit solchen Verläufen praktisch nicht gerechnet werden kann. Die zahlreichen Versuche einer unblutigen Beseitigung der Fistel, zu denen man früher bisweilen seine Zuflucht nahm, sind völlig zwecklos (CALLANDER 1920).

Die Therapie der Wahl ist die chirurgische Ausschaltung der Fistel durch Unterbindung, möglichst mit Resektion des venösen aneurysmatischen Sackes. Hierdurch wird die chronische venöse Insuffizienz beseitigt, die Varicenbildung zum Stillstand gebracht. Auch dem vergrößerten Längen- und Dickenwachstum von Extremitätenteilen wird durch Beseitigung der Fistel entgegengewirkt, solange die Epiphysen der Röhrenknochen noch nicht geschlossen sind. Noch wesentlicher ist die Rückbildung der kardiovasculären Auswirkungen der Fistel und die Beseitigung der Herzinsuffizienz (FICK 1933; HINES und WAUGH 1936).

Eine erfolgreiche chirurgische Versorgung von arteriovenösen Fisteln setzt erhebliche Erfahrung voraus. Allerdings sollte mit dem Eingriff so lange gewartet werden, bis eine ausreichende Kollateralzirkulation der distalen Extremitätenteile zustande gekommen ist, wozu nach COHEN und SCHULENBURG (1941) häufig eine Zeit zwischen 3 und 6 Monaten benötigt wird. Zur präoperativen Feststellung eines ausreichenden Kollateralkreislaufes wird von MASSELL (1947) ein spezieller Fluoresceintest angegeben. Mit einem Bügel wird zunächst die traumatische Fistel komprimiert. Dann werden an beiden Extremitäten in Abständen von 8 cm parallele Hautritzungen in proximal-distaler Richtung angelegt. Nach intravenöser Gabe von Fluorescein entsteht Fluorescenz im Bereiche der Hautritzungen. Die Kollateraldurchblutung der zu operierenden Extremität ist dann ausreichend, wenn der distalste Fluorescenzpunkt an der kranken Extremität nicht mehr als 8 cm weiter proximal liegt als an der gesunden. SHUMACKER (1954) empfiehlt folgenden Test: nach einer arteriellen Blutsperre am elevierten Bein des liegenden Patienten mittels Gummimanschette für 5 min bleibt nach anschließender Freigabe der Manschette die Fistel bzw. die zuführende Arterie digital komprimiert. Unter Beibehaltung der Kompression soll innerhalb von mindestens 2 min distal der Fistel ein ausreichender Kollateralkreislauf (hyperämische Hautröte) zustande kommen. Dabei ist es wichtig, die Arterie genau an dem Punkt der geplanten Operation zu komprimieren. Die Gefahr bei unzureichender Kollateralzirkulation besteht im postoperativen Auftreten peripherer Nekrosen. Weit eleganter läßt sich der Fluoresceinversuch mittels des Dermofluorometers von K. LANGE und KREWER (1943) durchführen: intravenöse Injektion von Fluorescein und Registrierung am Untersuchungsort durch eine Silenzelle, die auf die intakte Haut aufgesetzt wird (vgl. K. LANGE 1960 und WOLLHEIM und SCHNEIDER 1960).

Wenn möglich, sollte jede Fistel, insbesondere eine Fistel mit klinisch erkennbarer Rückwirkung auf den Kreislauf, präventiv, d. h. möglichst vor Entwicklung einer kardiovasculären Dekompensation, operiert werden. Muß der Eingriff an einem plusdekompensierten Fistelträger durchgeführt werden, so bedarf der Kreislauf wegen der geschilderten hämodynamischen Änderungen nach Fistelschluß (akute Widerstandserhöhung bei erhöhter aktiver Blutmenge mit Gefahr des Lungenödems) sorgfältigster Überwachung. Die Nachbehandlung hat sich insbesondere im Bereiche kleinerer Arterien auf eine Verhütung postoperativer Thrombosen durch Antikoagulantienbehandlung zu erstrecken (SHUMACKER 1954). Bei Gefahr postoperativer Gangränbildung der Acren wird von SHUMACKER (1954) zusätzliche Ausführung einer Sympathektomie empfohlen. Die Zahl der operativen Erfolge ist groß (ASCHENBRENNER 1934; BÄTZNER u. Mitarb. 1950; KAISER und WALZ 1950; DUBOST und BADARO 1951; FONTAINE u. Mitarb. 1951 u. a.). Die Rückbildung der Kollateralen und die Normalisierung der Zirkulation läßt sich auch durch Reangiographie (ZANNINI 1950 u. a.) kontrollieren.

Arteriovenöse Fisteln im Carotiscavernosus-Bereich.

Die Fisteln zwischen der A. carotis interna und dem Sinus cavernosus, kurz als Carotis-Cavernosusfisteln oder Carotis-Cavernosusaneurysmen bezeichnet, entstehen etwa 3mal so häufig traumatisch wie spontan (DANDY 1937). Das zeitliche Intervall zwischen der Gewalteinwirkung und dem Fisteldurchbruch beträgt Stunden bis ein Jahr (SATTLER 1909).

Klinisch bestehen fast immer Kopfschmerzen, daneben häufig ein pulsierender Exophthalmus. Mitunter sind Gefäßgeräusche von vorwiegend systolischem, manchmal kontinuierlichem Charakter nachweisbar, die bei Carotiskompression oder bei Veränderung der Kopfhaltung verschwinden (FREEDMAN 1950; ROUZAUD 1950). Die Seitenlokalisation dieser Fisteln ist schwierig, gelingt jedoch bei Hinzukommen von Hirnnervensymptomen oder Augensymptomen (hellrote Venen durch arterielle Beimischung, Papillenödem, Blutungen in Fundus, Glaskörper und Orbita, Glaukome, Augenmuskelparesen) relativ leicht. Differentialdiagnostisch wichtig ist die Abgrenzung von der einfachen Thrombose des Sinus cavernosus auf infektiöser Basis, bei der stets eine schwere Beeinträchtigung des Allgemeinbefindens vorliegt, jedoch Gefäßgeräusche fehlen.

Therapeutisch kommen neben der Carotiskompression Ligaturen distaler Arterienbereiche in Frage (OLIVECRONA und LADENHEIM 1957).

II. Krankheiten der Venen.

Das klinische Interesse für Venenkrankheiten konzentriert sich fast ausschließlich auf Varicen, Thrombosen und Phlebitiden. Demgegenüber beanspruchen die Phlebosklerosen — als Analogon der Arteriosklerose — sowie die venösen Aneurysmen vorwiegend pathologisch-anatomisches Interesse.

GEIRINGER (1949) konnte ein häufiges Vorkommen venöser Sklerose im Bereich der unteren Hohlvene zwischen Aortenbifurkation und Wirbelsäule insgesamt bei 108 von 245 Obduktionen feststellen, ohne daß Schaumzellen oder erhebliche Cholesterinmassen in der veränderten Venenwand nachgewiesen wurden. Überhaupt gilt die Lipideinlagerung in sklerotische Venen als relativ selten (MCCLUSKEY und WILENS 1953). Bei der im Alter in einer gewissen Parallelität zur Arteriosklerose (GAST 1949) auftretenden Phlebosklerose (LOWENBERG 1956) steht die Fibrosierung der Intima mit bindegewebigen Umbauvorgängen aller Wandschichten im Vordergrund. GROSS und HANDLER (1939) beobachteten bei chronischer Herzinsuffizienz sklerotische Veränderungen an der oberen Hohlvene, ebenso LITTMAN, LEV und SAPHIR (1953) in der Vena anonyma sinistra, LEV und SAPHIR (1951) in der Vena poplitea.

Amyloidose der Venenwand im Rahmen einer allgemeinen Amyloidose konnte MERKEL (1949) beobachten.

Bei den venösen Aneurysmen ist zu unterscheiden zwischen angeborenen oder erworbenen; letztere treten hauptsächlich posttraumatisch oder postoperativ auf. Die Zahl der bisher beschriebenen Fälle ist relativ gering; doch scheinen venöse Aneurysmen überall auftreten zu können, wie die Beobachtungen von GRERWIG (1950) an der Jugularis interna, von LAWRENCE und BURFORD (1956) sowie ABBOTT (1950) an der Vena cava cranialis, HILSCHER (1955) an der Vena femoralis sowie LIPPERT und FREDERICK (1951) und SALA DE PABLO (1950) an der Vena saphena erkennen lassen.

1. Thrombophlebitis und Phlebothrombose.

a) Historisches.

Bereits in der ersten Hälfte des 19. Jahrhunderts gab HUNTER (1837) eine Beschreibung der Thrombophlebitis. Weitere Publikationen stammen von ROKITANSKY (1852), der bereits zwischen einer mit primärer Phlebitis und einer mit primärer Thrombose einhergehenden Form unterschied. Schon VIRCHOW

(1860) erwähnt als ätiologisches Moment statische Faktoren. In der Folgezeit wurden durch die Arbeiten von FISCHER-WASELS und TANNENBERG (1927; 1929) sowie BENDA (1924) die morphologischen Grundlagen der Thrombose- und Thrombophlebitislehre entwickelt. Entscheidende Fortschritte auf therapeutischem Gebiet seit der Einführung der Antikoagulantien rückten die physiologischen und hämatologischen Grundlagen der Thrombose in den Vordergrund des klinischen Blickfeldes.

b) Definition und Nomenklatur.

Der Begriff Thrombose bezeichnet die intravitale intravasale Gerinnselbildung aus Blutbestandteilen. Durch Verschleppung von Blutgerinnseln in der Blutbahn entsteht das Ereignis der Embolie. Als Phlebothrombose wird die Gerinnselbildung im Venenbereich bezeichnet. Unter Thrombophlebitis wird die mit einer Reaktion der Venenwand einhergehende Gerinnselbildung im Venensystem verstanden. Der gedanklich auf ROKITANSKY (1852) zurückgehende Einteilungsversuch in Thrombophlebitis und Phlebothrombose (OCHSNER und DE BAKEY 1939; 1940; 1941) wurde wegen der vielfachen, für klinische wie für morphologische Bereiche untrennbaren Überschneidungen im allgemeinen nicht akzeptiert (WRIGHT 1948; ALLEN BARKER und HINES 1955; KOLLER 1955). Wenn auch in vereinzelten Fällen Phlebitiden und Periphlebitiden ohne Thrombosen vorkommen können, so hat sich für klinische Zwecke die Vereinigung beider Vorgänge in eine Krankheitskategorie hauptsächlich wegen der gemeinsamen Auswirkungen hinsichtlich der intravenösen Gerinnselbildungen bewährt. Die von den Gegnern dieser Einteilung geltend gemachte verstärkte Neigung der Phlebothrombosen zur Embolisierung ist ohnehin für den Individualfall irrelevant.

c) Morphologie.

α) Thrombose.

Mit STAEMMLER (1955) ist zwischen einer roten, weißen oder grauen sowie einer hyalinen Thrombenbildung zu unterscheiden, die freilich selten in reiner Form vorkommen. Die roten Thromben bestehen hauptsächlich aus Erythrocyten und Fibrin; ihre Konsistenz nimmt mit dem Alter ihrer Entstehung zu. Bei frischen Thromben ist die Unterscheidung von postmortalen Cruorgerinnseln mitunter schwierig.

Weiße oder graue Thromben sind zusammengesetzt aus einem Balkenwerk von Blutplättchen, dessen Einzelbestandteile von Leukocyten umgeben sind; die Zwischenräume des Balkenwerkes werden von Erythrocyten ausgefüllt. Die Identifizierung dieser Gebilde als intravitale Blutgerinnsel ist leicht. Weist doch ihre Struktur auf die Entstehung als ,,Abscheidungsthrombus" deutlich hin, im Gegensatz zu den roten ,,Gerinnungsthromben". Hyaline Thromben entstehen in kleineren Venen und sind aus homogenen fibrinähnlichen Substanzen zusammengesetzt. In zahlreichen Thromben ist die Zusammensetzung uneinheitlich, d. h., es können neben Abscheidungsthromben auch Gerinnungsthromben vertreten sein. Von überragender klinischer Bedeutung ist die Art und Ausdehnung der wandständigen Verankerung der Thromben. Bei leichteren, vorwiegend durch Veränderungen der Venenwand auf exogene Insulte zustande kommenden Thrombophlebitiden zeichnet sich das Gerinnsel durch seine breitflächige Verbindung mit der Venenwand aus. Der andere Prototyp, die hinsichtlich der klinischen Symptome häufig stumme Form der Phlebothrombose tieferer, oft großer Venen, ist durch eine nur schmale Verankerung an der Venenwand und durch ein langes, im Gefäßlumen flottierendes Gerinnsel gekennzeichnet. Der

Schwanz eines Thrombus kann im Venenlumen weithin nach proximal reichen. Er kann ganz oder teilweise losgelöst und ins rechte Herz sowie in die arterielle Lungenstrombahn embolisiert werden. Andererseits erfolgt von der Venenwand her eine bindegewebige Organisation, vom Innern des Thrombus her eine gewisse Autolyse, bei der toxische Substanzen in den Kreislauf gelangen können (LENGGENHAGER 1950; 1952). Die Organisation von Venenthromben kann zur Entwicklung eines bindegewebigen, kavernösen, intraluminalen Gerüstes führen. Die Restzustände abgelaufener Thrombosen und Thrombophlebitiden können in verschiedenem Maße die Funktion der Vene beeinträchtigen; von der Restitutio ad integrum bis zum totalen Lumenverschluß gibt es alle Abstufungen. Ein sicherer Rückschluß auf das zugrunde liegende Gewebssubstrat läßt sich bis heute aus klinischen Hinweisen nicht ableiten (STAMM 1956).

Die klinisch bedeutungsvollen Thromben und Thrombophlebitiden sind hauptsächlich an den unteren Extremitäten lokalisiert. Dabei wurde zunächst eine von der Vena femoralis absteigende Form (HUECK 1929), später eine etagenförmige voneinander unabhängige Thrombophlebitis (KOCH 1940) für typisch gehalten. Heute besteht kein Zweifel daran, daß die meisten Thrombenbildungen im Unterschenkelbereich beginnen oder jedenfalls von Anfang an dort bestehen (HALSE 1949; BAUER 1946). Weitere Angaben vgl. Klinik, S. 490).

β) Phlebitis.

Jede Thrombose scheint entweder von einer Venenwandschädigung auszugehen oder zumindest beim Kontakt mit der Venenwand zu einer entzündlichen Reaktion zu führen. Entscheidend für die Venenwandreaktion ist eine bisweilen nur in kleinsten Bereichen lokalisierte Nekrose. In sämtlichen Wandschichten können sich leukocytäre und lymphocytäre Infiltrationen, Fibroplastenwucherungen und Vascularisationsvorgänge finden. Die Länge des veränderten Venensegmentes ist außerordentlich unterschiedlich.

d) Ätiologie.

Die drei hauptsächlichen Ursachen der Thrombophlebitis und Phlebothrombose sind 1. die örtliche Schädigung der Venenwand; 2. die Veränderung der Gerinnbarkeit des Blutes; 3. die Hämodynamik, d. h. eine Verlangsamung der intravasalen Blutgeschwindigkeit. Neben diesen Hauptursachen finden sich häufig noch Hilfsursachen (STAEMMLER 1955). Dabei handelt es sich jedoch um Faktoren, die in der Mehrzahl mittelbar über eine oder mehrere der drei Hauptursachen zur Wirkung kommen, z. B. Ernährung, Alter, Körpergewicht, Konstitution, sowie eventuell meteorologische Einflüsse. Hiernach verbleibt ein Rest von sog. idiopathischen Thrombophlebitiden ohne faßbare übergeordnete Ursache.

α) Örtliche Schädigung der Venenwand.

Hauptsächlich an Stellen von lokalem Zelltod oder von örtlicher Zellschädigung können sich an der Venenwand Thromben bilden (FISCHER-WASELS 1933). Hierher gehören in erster Linie die schweren mechanischen Schädigungen der Venenwand durch Traumen. Bei Frakturen, auch geschlossenen (TOURNEUX 1950), Weichteilkontusionen und Zerreißungen (WEGELIUS 1954) sowie mechanischen Insulten harmloser Art, z. B. bei der sog. „effort-thrombosis" (CRANE 1952; vgl. S. 494ff.) kommt es häufig zur intravenösen Gerinnselbildung. Je nach dem Ort und der Intensität der mechanischen Einwirkung werden dabei oberflächliche oder tiefere Venen betroffen. Nach chirurgischen Eingriffen mit vermehrtem

Gewebszerfall kommt es besonders oft zu ausgedehnten Thrombenbildungen in den tieferen Venen, und zwar nicht nur im Operationsbereich, sondern auch in weit entfernten Gebieten. Die Fernthrombosen werden dabei durch hämodynamische und dyskrasische Veränderungen des Blutes hervorgerufen; bei den örtlichen Thrombosen dürften die mechanisch-traumatischen Wirkungen im Vordergrund stehen. Beobachtungen dieser Art wurden seit Einführung der großen Chirurgie immer häufiger gemacht (v. STRAUCH 1894; CORDIER 1905; CLARK 1902; BROWN 1927; KÖNIG 1934 u. a.). Die Belastung mit dem Risiko thromboembolischer Komplikationen bildet heute eines der hauptsächlichen Operationshindernisse. Große Statistiken (BARKER u. Mitarb. 1941; STAMM, RUTISHAUSER und WAIBEL 1955) zeigen noch eine erhebliche Häufigkeit derartiger Komplikationen. Auch bei kleineren Eingriffen wie Pneumolysen (LAZAROU 1950), Venenpunktionen (WOLD 1950; SINAPIUS 1956) oder venösem Katheterismus ist das Auftreten von Phlebitiden, intramuralen Hämatomen und Thrombosen keine Seltenheit. Eine besonders wichtige Rolle nimmt die im Wochenbett auftretende Thrombophlebitis ein. Dieses in der historischen Entwicklung weit zurück verfolgbare Krankheitsbild kann mit oder ohne Beckenvenenthrombosen zustande kommen. In den USA betrug die Häufigkeit weniger als 1% sämtlicher Geburten (BARKER und RANDALL 1938).

Durch chemische Reizzustände der Venen, etwa durch intravenöse Gabe hypertonischer Lösungen, langdauernde Infusionen (HANDFIELD u. Mitarb. 1952; PAGE u. Mitarb. 1952; JONES 1954), aber auch durch paravenöse Arzneimittelanwendungen (Verödungsmittel), schließlich durch Injektionen in Bindegewebe und Muskulatur können ebenfalls Thrombophlebitiden hervorgerufen werden. FRIEDERISZICK (1949) beobachtete Venenthrombosen nach Penicillininjektionen in den Quadriceps femoris bei Kindern. Nach Phlebographien, auch bei transossaler Anwendung (LIÉVAIN 1951) können Thrombophlebitiden auftreten. Ähnliche Wirkung wurde Insektenstichen zugeschrieben (CHLUMSKY 1927).

Schließlich bleiben noch Fälle zu besprechen, bei denen die Thrombophlebitis als Folge entzündlicher Prozesse der umgebenden Gewebe mit Übergriff auf die Venenwand zu erklären ist. Hierher gehört die eitrige Thrombophlebitis im Gefolge von Streptokokkeninfektion (BENDA 1924), wobei sich der Infektionsstoff auf dem Venenweg weiterverbreiten kann, etwa bei thrombophlebitischer Sepsis oder bei pylephlebitischer Sepsis (ausgehend vom Pfortadergebiet) (BINGOLD 1950). Ähnliche Beobachtungen von Übergreifen bakterieller Infektionen auf die Venenwand sind bei Fleckfieber (REINHARDT 1917), Anthrax (MALLET-GUY u. Mitarb. 1950), bei Typhus abdominalis (OPPENHEIM 1921), Brucellosis (WEGENER 1936), Febris recurrens (Endophlebitis lienalis et hepatica; STAEMMLER 1949), Lepra (LIE 1927) beschrieben. Über die Bedeutung der Endophlebitis tuberculosa im Lungenbereich (WEIGERT 1882) hinsichtlich der Frage, ob es sich um Ursache oder Auswirkung handelt, hat die Diskussion noch keinen Abschluß gefunden; auch im Bereich der weichen Hirnhaut werden tuberkulöse Phlebitiden angetroffen (KAUP 1925); schließlich wurden bei Verschlüssen großer Venen tuberkulöse Endophlebitiden festgestellt (MITCHELL und GRINDLE 1953; IBRAGIMOVA 1949; KAUFMANN 1952). Das Vorkommen epidemischer Erkrankungen an Phlebitiden, etwa bei Virusinfektionen, hält PEARSON (1953) für möglich. Dagegen werden Phlebitiden im Gefolge von Herdinfekten von EDWARDS (1937) als unwahrscheinlich bezeichnet.

Der direkte Befall der Venenwand durch Geschwülste, die ins Lumen der Venen vorwachsen (blastomatöse Thrombose), der auch häufig zur Lungenembolie führt, kommt bei Carcinomen (GOLDMANN 1911), Lymphogranulomatosen (MAYER 1920), bei Chondromen (KAUFMANN 1931) sowie bei (metastasierenden)

Kolloidstrumen (STAEMMLER 1955) vor. Allerdings gehen die pulmonal embolisierten Geschwulstmetastasen meist nicht an (M. B. SCHMIDT 1898; JEANNÉE 1925).

β) Veränderungen des Blutes.

Obwohl sich zahlreiche Zustände feststellen lassen, bei denen die Gerinnbarkeit des Blutes verändert ist, z. B. bei Muskelanstrengungen (GRASSI u. Mitarb. 1955), ist es nicht möglich, die biologische Thromboseneigung durch einen der verschiedenen bekannten Teste exakt festzulegen. Dies gilt für die Untersuchung der Prothrombinaktivität (BRAMBEL und LOKER 1943; SHAPIRO 1944; SANDROCK und MAHONEY 1948; TUFT und ROSENFIELD 1947; SACHS 1950), für die Änderung der Gerinnbarkeit (POLLER 1956), für die Retraktionszeit (HIRSCHBOECK und COFFEY 1943), für den Heparintoleranztest (HAGEDORN und BARKER 1948; JAMAIN und LEGROS 1952; SOULIER und LEBOLLOCH 1950), für den Antithrombintiter (KAY u. Mitarb. 1950), die Gerinnungszeit (ROSENBAUM und BARKER 1948) sowie für Untersuchungen der Plättchen-adhaesiviness (EISEN u. Mitarb. 1951). Bei zahlreichen Krankheiten besteht durch chemische Änderungen des Blutes, in der Mehrzahl der Fälle kombiniert mit Veränderungen der Hämodynamik, eine verstärkte Neigung zur Thrombenbildung. Seit den Untersuchungen von BARKER (1936), der die erhöhte Thromboseneigung von Typhus- und Pneumoniekranken feststellte, bis in die letzten Jahre, wird das entsprechende Verhalten bei Infektionskrankheiten immer wieder bestätigt, z. B. bei Influenza (OWEN 1928), Mumps (LANGERON und FOUCAUD 1953). WEGELIUS (1954) fand unter seinen Thrombosepatienten 14,6% mit Infektionskrankheiten; FRIEDRICH (1953) konnte bei 78% der Fälle von embolischen Komplikationen Infektionen irgendwelcher Art ausfindig machen; STAEMMLER und WILHELMS (1953) sahen in über 70% der untersuchten Emboliefälle eine Mitwirkung von Infektionen oder Traumen. Auch für die infizierte Prostatahypertrophie vermutet STAEMMLER (1955) eine erhöhte Neigung zur Thrombenbildung. Allerdings sind kleinere Thrombosierungen im Plexus prostaticus nach STAEMMLER (1955) ein so häufiger Befund, daß eine erhebliche Rückwirkung von ihnen nicht angenommen werden kann.

Zahlreiche Blutkrankheiten führen zu einer erhöhten Thrombosierungsneigung, insbesondere die mit erhöhter Blutviscosität einhergehende und eine verkürzte Gerinnungszeit aufweisende Polycythaemia vera (NORMAN und ALLEN 1937; STOVER und HERRELL 1940; HELLERSTEIN und MARTIN 1947). Ferner sollen bei Leukämien (ALLEN BARKER und HINES 1955), Chlorose (SCHWEITZER 1898) sowie hyperchromer Anämie (EPPINGER 1930; LASCH 1939; POTOTSCHNIG 1951) häufig Thrombosen und Ulcera cruris als deren Folgezustände auftreten. Über Nierenvenenthrombose bei Nephrose wurde von BLAINEY u. Mitarb. (1954) berichtet.

Zahlreich sind die Mitteilungen über verstärkte Thromboseneigung bei Malignomen, wobei das Moment der mechanischen Abflußbehinderung durchaus nicht vorhanden zu sein braucht. Entsprechende Mitteilungen bei Patienten mit Pankreascarcinom (UMLAUFT 1933; THOMAS u. Mitarb. 1953; SPROUL 1938; EBEL u. Mitarb. 1952), Intestinaltumoren (CECCHINI 1952) sowie verschiedenartigen anderen Malignomen (THOMPSON 1938; COOPER und BARKER 1944; EDWARDS 1949; ROSSI u. Mitarb. 1950) liegen vor. Nach DURHAM (1955) läßt sich dieser Typ der Thrombophlebitis nicht a priori von einer andersartig bedingten Thrombophlebitis unterscheiden; jedoch spricht das Wandern der phlebitischen Herde und die Erfolglosigkeit der Antikoagulantienbehandlung für eine tumorbedingte Genese (PERLOW u. DANIELS 1956). BYRNE (1955) fand in 3,7% von insgesamt 748 Phlebitisfällen ein Carcinom als Ursache, WEGELIUS (1954) bei

3,3%. PERLOW und DANIELS (1956), POPESCO und CIOBANU (1958) sowie MERLI (1951) halten bei unerklärlicher Thrombophlebitis mit hoher Senkung und entsprechendem Allgemeinzustand den Verdacht auf ein Malignom innerer Organe für begründet.

Im Gefolge von Bluttransfusionen können venöse Thrombosierungen beobachtet werden, z. B. bei Rh-Ungleichheit des transfundierten Blutes (KALLNER 1948). Auf allergischer Basis entstehen Venenthrombosierungen nach den Beobachtungen von HARKAVY (1924), NAIDE (1947, Sulfonamide), JAUSION (1956, Glycerin) sowie von DUDIK und HEINRICH (1955).

Hier stellt sich die Frage, ob durch Digitalis oder durch Digitaloide die Thrombosebereitschaft des Organismus zunimmt. TANAKA (1928) hatte nach Strophanthin, WERCH (1943) am Kaninchen nach Digitalis eine Verkürzung der Gerinnungszeit beobachtet. MACHT (1943) führte die geringere Digitalisempfindlichkeit heparinisierter Katzen gegenüber nichtheparinisierten Versuchstieren auf eine antagonistische Wirkung von Heparin gegen die vermuteten thromboplastisch wirkenden Eigenschaften von Digitalis zurück. DE TAKATS, TRUMP und GILBERT (1944) sahen ebenfalls gesteigerte Heparintoleranz bei digitalisierten Versuchstieren. Darüber hinaus wurde auch bei digitalisierten Patienten eine Verkürzung der Gerinnungszeit festgestellt (MASSIE u. Mitarb. 1944; DECOURT und BARBATO 1946). Nachprüfungen dieser Befunde mit zuverlässigen Methoden zeigten aber keine signifikanten Änderungen des Gerinnungsmechanismus unter therapeutischen Digitalisdosen, und zwar weder bei Gesunden noch bei Herzinsuffizienten (SOKOLOFF und FERRER 1945; POINDEXTER und MYERS 1946; CATHCART und BLOOD 1950). Eine erhöhte Thromboseneigung als Folge einer Digitalistherapie ist daher nicht zu erwarten.

An eine Begünstigung der Thromboseneigung nach Anwendung von Ascorbinsäure denkt BUKHOVSKAYA (1957).

Für einen Anstieg der Gerinnbarkeit des Blutes unter der Wirkung von Cortison und ACTH sprechen die Untersuchungen von COSGRIFF (1951).

Die postoperativ und posttraumatisch vermehrte Thromboseneigung ist teilweise durch Veränderungen der Blutbestandteile verursacht, z. B. durch Steigerung der Thrombocytenzahl (WRIGHT u. Mitarb. 1953), sowie durch erhöhte Haftfähigkeit der Thrombocyten (WRIGHT u. Mitarb. 1953), die auch bei der Endangitis obliterans nachgewiesen wurde (SPOONER u. Mitarb. 1944).

γ) Änderungen der Hämodynamik.

Die Möglichkeit venöser Thrombenbildungen nach akuten arteriellen Verschlüssen läßt sich nicht nur durch gewebstoxische Wirkungen und Blutveränderungen, sondern auch durch eine Verminderung der Durchströmung erklären. Örtliche Zirkulationsverlangsamung führt nach EBERTH und SCHIMMELBUSCH (1888) zu Abweichungen der Erythrocyten aus dem Axialstrom und begünstigt die Bildung wandständiger Abscheidungsthromben (vgl. JÄGER 1937). Nach KNISELY u. Mitarb. (1947) lassen sich in der Nähe zirkulatorischer Engpässe bei verlangsamter Durchströmung häufig sludge-Erscheinungen beobachten, durch welche die für Thrombenbildung bestimmenden Wandreaktionen eingeleitet werden. Strömungsverlangsamungen ließen sich im allgemeinen an den großen Venen nicht altersmäßig statistisch nachweisen (LEVI und LEVISON 1950), doch zeigten P. WRIGHT und OSBORN (1952), daß die venöse Zirkulation am Bein im Stehen nur halb so schnell, bei Kopftieflage und Beinmuskelarbeit hingegen doppelt so schnell verläuft wie in schlaffer Ruhelage. Nach über 8tägiger Bettruhe sowie bei ausgeprägten Beinvaricen zeigte sich die Blutbewegung im Venenbereich Fuß-Leiste verlangsamt (JÖNSSON 1951). Auch fließt das Blut langsamer im Bereich von Muskelparalysen als im nicht gelähmten Bein (P. WRIGHT u. Mitarb. 1952). Bei schwerer venöser Insuffizienz wiesen VEAL und HUSSEY (1943) verlangsamte Blutströmung nach. Im Wochenbett war die venöse Stromgeschwindigkeit normal, während der Geburt jedoch verlangsamt, wie durch Na^{24}Cl-Versuche von P. WRIGHT u. Mitarb. (1949) gezeigt werden konnte. Diese Untersuchungen erfaßten allerdings nur die Zirkulation der großen Beinvenen, die mit der Strömungsgeschwindigkeit in kleineren Venen keineswegs übereinzustimmen braucht, was insbesondere für Gefäßinsuffizienzen beachtenswert ist.

In erheblichem Maße wird die venöse Zirkulation durch organische Veränderungen verschiedener Genese beeinträchtigt. Genannt seien Tumoren, angefangen von der Struma mit Einflußstauung an der kranialen Thoraxapertur, der mediastinalen Venenstenose bei Mammacarcinom und Zustand nach Mammacarcinom-Operation (GUMRICH u. KÜBLER 1955), von VEAL und HUSSEY (1943) sogar als Frühsymptom dieser Krankheit bezeichnet, bis zu verdrängenden Oesophagusdivertikeln (RENFER 1951) mit Abflußbehinderung im Subclavia-Anonyma-Bereich, sowie venösen Stauungen bei Scalenus-Syndrom (SHARP 1949) und Costoclavicular-Syndrom (ROELSEN 1938). Stauungen im Bereich der unteren Extremität werden durch fortgeschrittene Gravidität (DAVIS 1951; DUNCAN 1951; SIBTHORPE 1955 u. a.), durch Tumoren im Abflußbereich der unteren Hohlvene, hervorgerufen, ferner bei äußeren Behinderungen durch Strumpfbänder usw. Sämtliche dieser Voraussetzungen begünstigen die Ausbildung venöser Thromben.

Bei der mit Herzinsuffizienz einhergehenden kardiovasculären Plusdekompensation (WOLLHEIM 1931, 1933, 1950, 1959) ist die Strömungsgeschwindigkeit des Blutes herabgesetzt, wie aus der Bestimmung der Kreislaufzeit gefolgert werden kann. Bei gleichzeitiger Zunahme des Blutvolumens und Verminderung des Herzminutenvolumens wird oft auch eine Hypoxie im Blut wie im Gewebe gefunden. Mit der Strömungsverlangsamung und der hypoxischen Schädigung der Gefäßwand sind insbesondere günstige Bedingungen für die Entstehung von Thrombosen gegeben. Bereits WELCH (1900) berichtete über 28 Fälle von Herzinsuffizienz mit Thromben im Brust-, Hals- und Armbereich. Besonders häufig war der linke Arm bei Mitralvitien betroffen. Im Material von BYRNE (1955) stellen Herzkranke mit venöser Stauung mit 28% die größte Gruppe der Phlebitisfälle dar. Nach WEGELIUS (1954) kommen sogar 44,3% aller Thrombosen bei Herzinsuffizienten vor. Ähnliche Resultate wurden früher bereits von BELT (1934), VEAL und HUSSEY (1943), MATHIVAT und Le BRIGAND (1950), GRIVAUX (1950) und LORING (1952), CARRAL u. SOTO (1958) berichtet. Ebenso deutlich zeichnet sich der Einfluß der Herzinsuffizienz in der Statistik der Thromboembolien ab. Nach OCHSNER, DE BAKEY und DE CAMP (1950) haben 26,9% aller Patienten mit Lungenembolie vor diesem Ereignis bereits eine Herzinsuffizienz. Der Anteil der Herzinsuffizienten bei den tödlich verlaufenden Lungenembolien betrug 44,5%.

Offenbar findet man auch bei Minusdekompensationen (WOLLHEIM 1931, 1933, 1950, 1955, 1957) mit Verkleinerung des aktiven Blutvolumens ohne manifeste Herzinsuffizienz eine größere Häufigkeit von Thrombosen bzw. Thrombophlebitiden. Bei Kranken mit Minusdekompensation, z. B. nach Myokardinfarkten, wird eine stärkere Verlangsamung der Blutströmung nur in den Fällen gefunden, die gleichzeitig herzinsuffizient sind (vgl. WOLLHEIM und SCHNEIDER 1958). Bei nicht herzinsuffizienten Kranken mit Minusdekompensation bzw. Gefäßinsuffizienzen wird aber wohl allein durch die Hypoxie und möglicherweise auch durch andere humorale Faktoren die Entstehung von Thrombophlebitiden bzw.

Thrombosen begünstigt (NAY und BARNES 1945; HELLERSTEIN und MARTIN 1948; WRIGHT, MARPLE und BECK 1948).

Ob die mitunter nach brüsker Diurese beschriebenen Todesfälle (SHANE und MARTIN 1953) infolge thromboembolischer Komplikationen allein durch die veränderte Hämodynamik oder auch durch Veränderungen der Blutzusammensetzung erklärt werden müssen, ist unklar.

Die als Hilfsursachen (STAEMMLER 1955) fungierenden Faktoren zeigten sich hauptsächlich bei statistischen Untersuchungen. Zunächst läßt sich beweisen, daß zwar nicht die Häufigkeit der Thrombophlebitis, aber eindeutig die Häufung tödlicher Lungenembolien mit einem steigenden Körpergewicht der untersuchten Individuen korreliert ist. Prinzipiell war dieses Verhalten bereits vor dem zweiten Weltkrieg bekannt (FELLER 1934; RÖSSLE 1935; GEISSENDÖRFER 1935; PRETTIN 1936); es konnte nach dem zweiten Kriege erneut eindrucksvoll demonstriert werden (BRASS und SANDRITTER 1949; HILLEMANNS 1951).

Diese Feststellungen beweisen eine Häufung tödlicher Thromboembolien bei Fettsüchtigen. Die Zeit einschneidender Lebensmittelverknappung gegen Ende und nach Ablauf des 1. und 2. Weltkrieges läßt eine deutliche Abnahme in der Häufigkeit tödlicher Embolien erkennen. Mit Besserung der Ernährungsverhältnisse nach dem Jahre 1924 (Inflationsende) und 1948 (Währungsreform) nahm die Häufigkeit tödlicher Lungenembolien rapide zu (HILLEMANNS 1951).

Als weiterer mit der Häufung thromboembolischer Komplikationen korrelierter Faktor erweist sich die progressive Überalterung der Bevölkerung. Nicht weniger als 25% aller 50jährigen Obduzierten waren an Lungenembolien verstorben (HILLEMANNS 1951). Auch im Material von STAEMMLER und WILHELMS (1953) war jeder vierte Obduzierte im Alter von über 60 Jahren durch Thrombosen oder Embolien ad exitum gekommen.

Weitere konstitutionelle Faktoren kommen in dem individuell verschiedenen Verhalten des Bindegewebes zum Ausdruck. Hier sei an die erblich verankerte Neigung zu Varicenbildung (KRAEMER 1898; CURTIUS 1928) und an die allgemeine Bindegewebsschwäche (VOGEL 1905) erinnert. Bekanntlich wird durch Varicen die Thromboseneigung und die individuelle Emboliegefährdung gesteigert. JENNY (1940) fand eine Begünstigung von Thrombosen in Amputationsstümpfen.

Im allgemeinen ist die Thromboemboliegefährdung bei Frauen durchschnittlich etwas höher als bei Männern, was durch die Gewichtsrelationen erklärbar ist (HILLEMANNS 1951).

Wenig übersichtlich ist bisher die Wirkung meteorologischer Faktoren (LOUVEL 1950). Nach BERG (1954), sowie STAEMMLER und WILHELMS (1953) läßt sich ein derartiger Zusammenhang statistisch nicht begründen, wird aber durch zahlreiche Erfahrungen nahegelegt.

Für Phlebitiden, bei denen eine ursächliche Krankheit oder Störung nicht feststellbar ist, hält STAEMMLER (1955) eine Zusammenfassung als Sonderformen für geraten. Vielfach bezeichnet man sie als *idiopathische Phlebitiden* oder als primäre Thrombophlebitiden (REID und SNYDER 1958). Spezielle Angaben s. S. 491, 494, 496ff.

e) Pathophysiologie.

Die unmittelbare Folge einer Venenthrombose braucht sich hämodynamisch solange nicht auffällig bemerkbar zu machen, als das Lumen der Vene nicht wesentlich eingeengt ist. Erst beim Lumenverschluß wird sich eine Stauung distal des Hindernisses bemerkbar machen, die jedoch im Bereiche kleinerer Venen und in geringer Ausdehnung oft in kurzer Zeit behoben ist, da die betroffenen Venen entweder durch Anastomosen mit tieferen Venennetzen oder mit Seitenästen des oberflächlichen Venennetzes die nötigen Ausweichmöglichkeiten herstellen. Bei rein oberflächlichen, lokalisierten, vorwiegend exogen hervorgerufenen Phlebitiden wird, soweit es überhaupt zum Venenverschluß kommt, die Gefahr des Übergreifens auf tiefere Venennetze als gering eingeschätzt. Im Gegensatz hierzu sind die Kollateralenbildungen der tiefen Hauptvenen der Extremitäten bei größeren, vorwiegend schleichend verlaufenden Thrombosen ungünstiger; als besonders gefährlich gilt die Verlegung der Vena ileofemoralis, namentlich wenn sie sich plötzlich einstellt, weil der hierbei zu erwartende Arterienspasmus zu empfindlichen Reaktionen am Gesamtkreislauf führt (FONTAINE und PEREIRA 1937), worauf bei der Besprechung des klinischen Bildes noch hingewiesen wird (S. 492).

Das entzündete oder thrombosierte Venensegment kann, besonders wenn es sich um Befall einer größeren Vene handelt, auf neuralem Wege vasoconstrictorische Impulse auf die Arterien in Gang setzen, in deren Gefolge sich spastische und thrombotische Ischämien ausbilden können (LERICHE 1938; OCHSNER und DE BAKEY 1940; OCHSNER 1947; SIDORINA 1950; BIFANI und SFORZA 1950), und sich nicht selten eine Gangrän entwickelt, sowohl im Bereich größerer Extremitätenteile (DE BAKEY und OCHSNER 1949; HAIMOVICI 1950) wie an den Acren (MILLS und BENNETTS 1955). Das im Gefolge von Venenverschlüssen auftretende Ödem wird von OCHSNER und DE BAKEY (1949) für die Mehrzahl der Fälle durch den Spasmus und die dadurch bedingte Ischämie erklärt; lediglich in 10% der Fälle halten diese Autoren präexistente Venenklappenschäden für ursächlich wirksam, wie sie von EDWARDS u. EDWARDS 1940; HOMANS 1942; BUXTON 1946 und LINTON (1952) zusammen mit entzündlichen Veränderungen der Venen angenommen werden. Die peripheren Arterienpulse können im Zustande des Spasmus deutlich eingeschränkt sein, wobei klinisch vor Überwertungen solcher Feststellungen bei ödematösen Extremitäten zu warnen ist. Ein arterieller Spasmus darf jedoch für solche Fälle angenommen werden, bei denen es zu einem erheblichen Abfall der Hauttemperatur kommt. Die Ausbildung der Ödeme läßt sich durch einfache Unterbindung eines Venensegments nicht reproduzieren; fraglos ist hierbei der verfügbare Kollateraleneinsatz erheblich wirksamer als bei Verlegung durch Thromben, die die Kollateralen im Bereiche längerer Venensegmente ungangbar machen. Die Fernthrombosen, die fern vom Orte der sinnfälligen Gewebsschädigung auftreten, werden von LENGGENHAGER (1948) durch das aus dem traumatisierten Körpergebiet freigesetzte Wundthrombokinin (Thrombokinase) erklärt. Auch bei dieser Form der Thrombose wird von JÜRGENS (1954) eine zumindest funktionelle Schädigung der Gefäßendothelien angenommen. Hierzu genügen bereits Ausschaltung der Vasa vasorum, Kompression abführender Venen, Stauung, örtliche Hypoxie. Den bestimmenden Einfluß der Blutbewegung ersieht man aus den Prädilektionsstellen der Thrombosen an den abhängigen Körperbereichen.

Thromben können sich in jeder Richtung durch Apposition vergrößern, es sei denn, man entzieht ihnen die biologischen Voraussetzungen hierzu. Weitreichende Thrombosierungen wurden z. B. von ESSELBORN und JANCHAR (1946) im Bereiche von den Armvenen bis in die Sinus der Dura beschrieben. Ältere Thromben können allmählich erweicht und abgebaut werden. Ihr Abbruch kann auch vorzeitig erfolgen, was zur Embolisierung des losgelösten Gerinnsels führt. Schließlich wird der wandständig haftende Thrombenteil zunehmend organisiert und in eine wabige, netzförmige oder schwammartige Masse umgewandelt. Die nachweisbare Rekanalisierung der Thromben (PERLOW und BARTH 1942) ist zwar keine Seltenheit, jedoch bleibt das funktionelle Resultat derartiger Restitutionen meist unbefriedigend. Bei sehr langdauernden Verläufen können in seltenen

Fällen Petrifikationen thrombotischer Massen („Venensteine") oder Verknöcherungen entstehen (WYDLER 1911).

Unter dem Einfluß fibrinolytischer Vorgänge können Thromben ganz oder teilweise abgebaut werden. Intensität und Ausdehnung thrombosierender und fibrinolytischer Prozesse sind außer von exogenen und traumatischen auch von vegetativen (PERLICK und KALKOFF 1955), hämodynamischen (LASCH u. Mitarb. 1957) und weiteren Einflüssen abhängig. HALSE (1958) erinnert an die Befunde von BAUMGARTEN (1925), der im unterbundenen Venensegment flüssiges Blut fand; dieses ist nach HALSE (1958) aus einem fibrinolytisch aufgelöstem Thrombus entstanden. Einer klinisch auswertbaren quantitativen Bestimmbarkeit der fibrinolytischen Aktivitäten bei thrombotischen und thrombophlebitischen Vorgängen ist man allerdings noch nicht näher gekommen.

Die individuelle Entwicklung thrombotischer Prozesse ist nach HALSE (1958) von folgenden Faktoren abhängig:

a) Bindegewebige Umwandlung mit Tendenz zur Lumenobliteration;

b) Rekanalisierung von Thromben bei irreversiblem Funktionsausfall der Venenklappen;

c) Kombinationen von a) und b), bei denen bindegewebige Venenwandveränderungen mit Rekanalisierung und Klappeninsuffizienz kombiniert sind.

Solche Prozesse bilden das Hauptkontingent der Patienten mit postthrombotischem Syndrom (s. S. 509ff.). Dorthin gehören auch sekundäre Varicenbildungen und Veränderungen von Haut und Weichteilen.

f) Klinik.

Von pathologisch-anatomischer Seite (HENSCHEN 1935; STAEMMLER 1955) wurde vielfach versucht, die idiopathischen und die symptomatischen Phlebitiden scharf zu trennen. Klinisch läßt sich diese Unterscheidung nicht in allen Fällen klar durchführen. Die im Abschnitt Ätiologie besprochenen verschiedenen ursächlichen Faktoren sind im Einzelfall oft miteinander kombiniert, in anderen Fällen nicht so evident, daß ohne weiteres eine idiopathische Thrombophlebitis ausgeschlossen werden könnte. Für die klinische Darstellung scheint es daher zweckmäßig, beide Formen von Thrombophlebitis gemeinsam zu besprechen, dies um so mehr, als diese für die Einteilung idiopathischer Phlebitiden von HENSCHEN (1935) und STAEMMLER (1955) vorgeschlagene Unterscheidung einer oberflächlichen, einer peripheren tiefen und einer visceralen Form sich ebenso auch für die symptomatischen Thrombophlebitiden ergibt. Der Anteil idiopathischer Phlebitiden an den gesamten Phlebitiden beträgt nach BYRNE (1955) etwa 6,5% unter insgesamt 748 Fällen.

Auf das häufige Vorkommen von Endophlebitis bei Endangitis obliterans wurde bereits auf S. 276 hingewiesen. Besonders beachtenswert ist, daß nach D'ABREU (1934) die Endophlebitis der Arteriitis manchmal um Jahrzehnte vorausgeht. Auch Lungenembolien werden als Frühsymptom der Endangitis obliterans gelegentlich beobachtet (LAFEMINE und WARREN 1957). Diese Phlebitiden sind nicht Folgen einer arteriellen Insuffizienz, sondern selbständige, der Arteriitis gleichgeordnete entzündliche Erscheinungen der Venenwand. Ebenso wie beim Carcinom wird auch hier häufig das Bild der Thrombophlebitis migrans beobachtet.

Ungeachtet dieser Sonderformen kann aber die Klinik der Thrombophlebitiden einheitlich nach ihren verschiedenen Lokalisationen gegliedert werden.

α) Thrombophlebitis im Bereich der Extremitäten.

αα) *Thrombophlebitis superficialis.*

Die örtlich beschränkte oberflächliche Phlebitis wird häufig nach exogenen Schädigungen im Bereich der Extremitäten, vorwiegend nach banalen Stoßverletzungen am Unterschenkel, außerdem nach intravenöser Applikation differenter Substanzen beobachtet. Im ersteren Fall handelt es sich um herdförmig beschränkte, streng segmentale, äußerlich gerötete oder rotblau verfärbte Hautstellen von meist wärmerer Oberflächentemperatur, die auf Druck und spontan schmerzhaft sind. Im zweiten Falle erweist sich das Abflußgebiet einer zur Injektion verwendeten Vene als spontan und auf Druck schmerzhaft, wobei ebenfalls die überdeckende Haut gerötet sein kann. Vorzugsweise sind die Einzugsgebiete der Vena saphena magna am Bein und die aus der Ellenbeuge abführenden Venen (SINAPIUS 1956) betroffen. Schwellungen des Unterhautbindegewebes sind gering oder fehlen ganz. Allgemeinsymptome wie Pulsfrequenzzunahme und Temperatursteigerung werden nicht beobachtet. Die Diagnose ist angesichts des typischen Befundes und der anamnestisch meist eindeutigen Angaben leicht. Embolien werden bei kleinen isolierten Extremitätenphlebitiden selten beobachtet. Hierher sind auch die Fälle von Thrombophlebitis superficialis migrans bei Endangitis obliterans sowie bei idiopathischer Phlebitis der peripheren oberflächlichen Form zu rechnen (RYLE 1930; PLETZ 1932; HARTFALL und ARMITAGE 1932; BARKER 1936; SULLIVAN und WASKE 1950; GIANNICO und MARRAZZA 1950; VINTHER-PAULSEN 1951; GILLMANN 1954; ADLER 1956).

ββ) *Thrombophlebitis profunda.*

STAMM (1956) unterscheidet zwischen einer gutartigen abortiven Form und einer malignen Spielart der tiefen Thrombophlebitis. Allerdings erweist erst der Verlauf die Harmlosigkeit mancher Phlebitisformen.

Das wesentliche Kennzeichen der gutartigen Form von tiefer Thrombophlebitis ist der rasche Ablauf bis zur Heilung, das Fehlen von Allgemeinerscheinungen und die geringe Ausbreitungstendenz. Vorwiegend handelt es sich um wandständige Venenentzündungen bei geringer Thromboseneigung. Schmerzsymptome sind von Anfang an deutlich ausgeprägt. Im Bereich der Unterschenkel, insbesondere an der Wade, manchmal auch im Oberschenkelbereich, zeigt sich eine erhebliche Druck- und Spontanschmerzhaftigkeit. Ödeme kommen gewöhnlich nicht vor. Charakteristisch ist die rasche Rückbildung der Schmerzen, die gute Wiederherstellung der Funktion und das geringe oder kaum merkliche Hervortreten von Venenstauungen.

Da sich die Benignität dieser Phlebitiden nicht a priori behaupten läßt, dürfte ein abwartendes Verhalten zumindest während der ersten 10 Tage angezeigt sein. Fühlt sich der Patient während der ersten 2 Tage trotz antiphlogistischer Therapie schlechter und nehmen seine Schmerzen zu, so ist Immobilisierung bei Bettruhe und Einleitung einer Antikoagulantientherapie ratsam. Bei befriedigendem Verlauf und baldiger Beschwerdefreiheit kann der Kranke nach 10 Tagen aufstehen, und es kann einige Tage später die Antikoagulantienbehandlung allmählich reduziert und beendet werden.

Gegenüber dieser günstig verlaufenden tiefen Thrombophlebitis ist die maligne Thrombophlebitis profunda durch schleichenden und chronischen Verlauf mit mangelnder Rückbildungstendenz gekennzeichnet. Vorzugsweise werden Patienten nach schweren operativen Eingriffen, Kranke mit schweren Kreislaufstörungen oder erheblichen Blutveränderungen betroffen. Infolge des manchmal beschwerdefreien Anfangsstadiums werden sich Patient und Arzt oft erst zu spät des Ernstes der Lage bewußt, wenn sich nämlich bereits Allgemeinerscheinungen zeigen, die ein typisches Spätsymptom der tiefen Thrombose sind. Die Pulsfrequenz steigt an (MAHLER 1895); die Kontrolle der Temperatur- und Pulskurve läßt bei solchen Patienten häufig eine gegenüber vergleichbaren früheren Zeitpunkten erhöhte Pulslage erkennen (MERZ 1954). Leichtes bis mittelschweres Fieber gilt als typisch (MICHAELIS 1911). Das Fieber ist ziemlich kontinuierlich; Schüttelfröste sind für blande Thrombosen uncharakteristisch. LENGGENHAGER (1948) erklärt die Temperaturerhöhung durch das Freiwerden pyrogener Stoffe aus Thromben von mehr als einwöchigem Bestand. Im allgemeinen fühlen sich die Patienten matt, unzufrieden, manchmal besonders ängstlich, gleichsam in Erwartung schlimmer Ereignisse. Hauptsächlich in der zweiten Woche nach großen Operationen oder im Gefolge schwerer Infektionskrankheiten werden solche Zustände beobachtet.

Der Lokalbefund zeigt längs den tiefen Extremitätenvenen im Fuß-, Unterschenkel- und Oberschenkelbereich (hauptsächlich Vv. poplitea, femoralis, profunda femoris) deutliche Spontan- und Druckschmerzhaftigkeit mit Intensivierung des Schmerzes bei Muskelaktionen. Die Kranken äußern ein Gefühl von Schwere und von dumpfer Spannung in der gesamten Extremität. Druck auf die Fußsohle (PAYR 1930), beidseitige Kompression der Wadenmuskulatur (BAUER 1946) sowie Dorsalflexion im Fußgelenk (HOMANS 1932) verursachen typische Schmerzen. Der Umfang des Beines erweist sich als vergrößert gegenüber dem Normalzustand, auch wenn bei oberflächlicher Inspektion und Palpation das Ödem noch nicht auffällt. Die Hauttemperatur ist häufig erhöht, sowohl im Beinbereich wie auch an der Planta pedis (IPSEN 1936). Als weiteres Zeichen gaben ORTIZ-RAMIREZ und SERNA-RAMIREZ (1955) die Ausübung eines Manschettendruckes von 40 mm Hg am Oberschenkel an, der angeblich bei 100% der Thrombophlebitiden charakteristische Schmerzen auslösen soll. Die oberflächlichen Venen können als bläuliche Stränge hervortreten, soweit nicht die Ausbildung von Ödemen dies verhindert. Häufig ereignen sich bei diesem Zustand Lungenembolien. Bei Befall der Vena femoralis sind auch die distaleren Venenbezirke beteiligt, die Stauungszeichen reichen bis zum Oberschenkel, das Ödem wird deutlicher. Bei ileofemoraler Thrombophlebitis, die sich rasch oder langsam entwickeln kann, erweist sich das gesamte Bein als stark verdickt und schmerzhaft. Die Symptome reichen bis ins Becken. Das Rectum ist druckschmerzhaft und steht unter vermehrtem Tonus. Bei gynäkologischer Untersuchung wird der Uterus schmerzhaft auf Druck und Bewegung gefunden (STAMM 1956). Ileusartige Symptome können sich einstellen. Im Bereich des Beckens, der Gesäß- und Oberschenkelmuskulatur verspürt der Patient ziehende Schmerzen.

Im Falle des akuten Einsatzes der ileofemoralen Thrombophlebitis entwickeln sich neben Schmerzen im betroffenen Bein auch solche im Bereich des Trigonum femorale, bis in den Unterbauch hinaufreichend (BROWN 1927). Neben deutlich erweiterten Venen entwickelt sich außerordentlich rasch ein intensives Ödem der ganzen Extremität, manchmal mit einer ausgeprägten Cyanose. Betrifft der akute Ileofemoralvenenverschluß auch die Seitenäste der Vena femoralis, so entwickelt sich ein für das Krankheitsbild der Phlegmasia coerulea dolens, erstmals beschrieben von TREMOLIERES u. VERAN (1929), kennzeichnender reflektorischer Arterienspasmus mit Ischämie der ganzen Extremität (FONTAINE u. Mitarb. 1936; PERLOW 1950). Die Schmerzen sind äußerst heftig; die Haut verfärbt sich dunkelblau oder purpurn, teilweise mit Marmorierung (SPERLING 1893; DE BAKEY und OCHSNER 1947, 1949); mitunter zeigen sich Petechien und sogar Blasenbildungen. Das Ödem entwickelt sich aus einer stärksten Venenstauung innerhalb kürzester Zeit. Periphere Arterienpulse und Hauttemperatur fallen als Zeichen der spastischen Ischämie ab. Am Gesamtkreislauf entwickeln sich Tachykardie und Kollaps (MORGAN u. Mitarb. 1948) mit bisweilen akut tödlichem Ausgang. Nach DE BAKEY und OCHSNER (1949) stellte sich unter 32 bislang mitgeteilten Fällen bei 24 Patienten eine Gangrän ein. Acht der 32 Patienten verstarben, meist kurz nach Schmerzbeginn. Von 6 Patienten mit zusätzlicher Lungenembolie verstarb ebenfalls ein Kranker. In einem Falle konnte durch

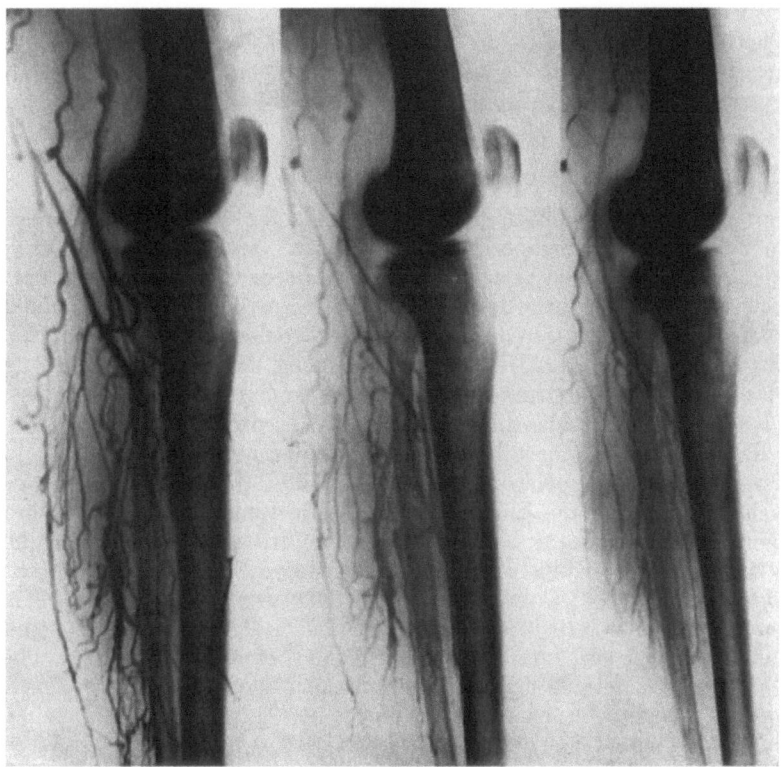

Abb. 69. Serienphlebogramm bei akuter Ileofemoralvenenthrombose mit Abflußverlangsamung und fehlende Darstellung der Vena femoralis. (Nach HALSE 1954.)

Saphena-Unterbindung und operative Ausräumung der Ileofemoralvenen ein Nachlassen des arteriellen Spasmus erreicht werden; dabei dürfte es sich um eine in Parallelfällen wohl schwer reproduzierbare kausale Therapie (Beseitigung der Ursache der Spasmen) gehandelt haben. Die Kreislaufsymptome dieser sog. „blauen Thrombose" werden durch Reflexe sowie durch die Ablagerung großer Blutmengen im thrombosierten Extremitätenbereich (ALLEN BARKER und HINES 1955) oder durch Stase und Flüssigkeitsverlust (VEAL u. Mitarb. 1951) erklärt. FONTAINE und PEREIRA (1937) konnten das hämodynamische Gesamtbild tierexperimentell reproduzieren. Nach DE BAKEY und OCHSNER (1949) wird das linke Bein häufiger befallen. Gewöhnlich stellt sich das Syndrom nur bei septischen Infekten, großen chirurgischen Eingriffen und ungünstigen Gerinnungsverhältnissen ein, nach BARGEN und BARKER (1936) auch bei Colitis ulcerosa. Ereignen sich derartige Fälle während einer Antikoagulantientherapie, so kann eine aktive intensive Muskelbewegung bei steiler Erhebung des Beines nach oben ausnehmend günstige Wirkungen entfalten (VEAL u. Mitarb. 1951; MOSER u. Mitarb. 1954).

Moser u. Mitarb. (1954) konnten auch unter der anschließenden peroralen Dibenzylinbehandlung und der parenteralen Hexamethoniumanwendung günstige Wirkungen beobachten.

Bei frischen Ileofemoralvenenthrombosen stellt sich nach Halse (1954) die Vena femoralis im Phlebogramm nicht dar, da sie thrombotisch verschlossen ist; hingegen zeigt das Serienphlebogramm eine herabgesetzte Abflußgeschwindigkeit des Kontrastmittels (vgl. Abb. 69 nach Halse 1954), kenntlich an der gegenüber der Norm vermehrten Füllung kleinerer Venen auf der dritten Aufnahme der Serie.

Der tiefe periphere Typ der idiopathischen Thrombophlebitis (Gottlieb u. Mitarb. 1950) verläuft mit Verschlüssen größerer Venen, örtlichen Ödembildungen und verstärkter Embolieneigung (Henschen 1935).

γγ) Überlastungsthrombosen im Beinbereich.

Das analog zur traumatischen Armvenenstenose (S. 495) auftretende venöse „effort"-Syndrom im Beinbereich kommt relativ selten vor, obwohl die hydrodynamischen Voraussetzungen für Venenwandschädigungen wegen der hohen Drucke im Beinbereich gefördert werden. Bei körperlicher Belastung und Einsatz der Bauchpresse übersteigen die Beinvenendrucke des stehenden Menschen häufig die Höhe von 200 mm Hg (Mengert und Murphy 1934; Adams 1939; Rutledge 1941). Durch Muskelkontraktion des Beines kommt es zu einer zwar ausreichenden jedoch nicht allseits gleichartigen Gegenwirkung, woraus die Mehrzahl der Überlastungsthrombosen erklärt werden muß.

Überwiegend wird gelegentlich von Unfällen (reaktive und reflektorische Muskelanspannung) sowie bei sportlichen Überlastungen die „effort"-Thrombose im Beinbereich verursacht, wofür verschiedene Mitteilungen sprechen (Murphy 1934; Homans 1938; Kaplan 1941; Wertheimer u. Mitarb. 1951; Barreda und Castro Farinas 1951; Cottalorda 1932; Rixford 1935; Laubie 1932; Leonelli 1932). Crane (1952) sammelte 13 Fälle, in der Mehrzahl bei Studenten, die anläßlich des Auf- und Abspringens von einer 46 cm hohen Plattform oder beim Reiten, gelegentlich auch bei sonstigen Sportunfällen, sich eine „effortthrombosis" zugezogen hatten. Traumatische Einwirkungen führten in den Fällen von Vance (1934) und Kaplan (1941) zu dem Syndrom. Klinisch entwickeln sich örtliche Schmerzen, Venenstauung und Ödeme, wobei eine für Thrombophlebitis kennzeichnende Druckschmerzhaftigkeit entlang den Verläufen tiefer oder oberflächlicher Beinvenen besteht. Die Differentialdiagnose gegenüber Muskelzerrungen kann Schwierigkeiten bereiten. Lungenembolien wurden von Vance (1934) sowie Martland (1941) mitgeteilt, gelten aber als selten (Crane 1952).

δδ) Thrombophlebitis im Axillaris-Subclavia-Bereich.

Obwohl die Thrombophlebitis und Thrombose der oberen Extremitäten als weit seltener gelten als die Beinvenenthrombosen, ist die Zahl der bisher beschriebenen Fälle beträchtlich. Ein zuverlässiger Anhaltspunkt über die Häufigkeit von Armvenenthrombosen ist schwer zu gewinnen, da bei Obduktionen relativ selten auf solche Befunde geachtet wird. Andererseits kommt es durch Thrombosen im Schultergürtelbereich zu Wirkungen, die subjektiv dem Patienten und objektiv seiner Umgebung in den meisten Fällen deutlich werden. Die Herkunft pulmonal embolisierter Thromben läßt sich bei weitem nicht in allen Fällen sicherstellen, nach Neuhof und Klein (1944/45) nur in etwa 50% der Fälle.

Aus der Statistik von BARKER u. Mitarb. (1941) über Lungenembolien geht hervor, daß von 1260 embolisierten Thromben nur 1,7% aus Armvenen, hingegen 85,6% aus Beinvenen stammten. Einzelmitteilungen, die über das Syndrom der traumatischen oder spastischen Armvenensperre hinausgehen, wurden von WELCH (1900) bei Herzinsuffizienz, VEAL und HUSSEY (1943) bei neoplastischen Erkrankungen, insbesondere Mammacarcinomen, sowie von BUXTON (1946) bei chemisch induzierten Venenentzündungen publiziert, außerdem von GOULD und PATEY (1928); LOWENSTEIN (1924) und SHARP (1949). Bis zum Jahre 1940 konnte VEAL (1940) aus der Literatur der letzten 50 Jahre insgesamt 150 Fälle von Axillaris-Subclavia-Thrombosierungen sammeln; hinzu kommen 17 eigene Beobachtungen von VEAL (1940). SINAPIUS (1956) konnte unter 63 nicht ausgewählten Obduktionsfällen verschiedener Altersgruppen bei 41 Fällen (80%) in solchen Hautvenen der Cubitalgegend, die intra vitam zu Entnahme- und Injektionszwecken punktiert worden waren, parietale Thromben finden, die er auf Wandläsionen, Änderung der Blutbeschaffenheit durch Injektionen und auf präfinale Zirkulationsstörungen zurückführt. Diese Thromben waren örtlich beschränkt. SINAPIUS (1956) hält aber gelegentliche kleinere Lungenembolien aus den Cubitalvenen für möglich.

Klinisch stehen örtliche Schmerzen und Bewegungseinschränkung des Schultergelenkes im Vordergrund. Den Schmerz führen VEAL und HUSSEY (1943) auf sekundäre Arterienspasmen zurück, die sogar zu Fingergangrän führen können. Bei chemisch induzierter Phlebitis (post injectionem oder post infusionem) kann es auch zur Schwellung regionärer Lymphknoten kommen. Sämtliche Thrombosen sollten differentialdiagnostisch gegen das Bestehen einer arteriovenösen Fistel abgegrenzt werden. Bei gleichzeitig bestehender Herzinsuffizienz können Verwechslungen dieser beiden Zustände möglich sein.

Bei der traumatischen oder nach Überlastungen auftretenden Achselvenenstenose entwickelt sich das thrombophlebitische Bild im Anschluß an mechanische Überlastung oder Traumatisierung der Schultergürtels. Die ersten Mitteilungen stammen von PAGET (1866) sowie von v. SCHRÖTTER (1884). STAEMMLER (1955) schätzte die bis 1940 mitgeteilten Fälle auf 130, CRANE (1952) kam auf 300, HUGHES (1949) auf 320.

Das Krankheitsbild befällt meist Männer (MATAS 1934). Die angeschuldigten anatomischen und geweblichen Substrate sind äußerst uneinheitlich. Teilweise werden Thrombosen der Venen angenommen (v. SCHRÖTTER 1884; KLEINSASSER 1949; GLASER 1950), wobei die ursächliche Rolle von Traumen außer Frage steht (LÖHR 1929; 1933; BIEBL 1939; 1940; TIWISINA 1953), jedoch häufig andere konditionale Faktoren neben sich bestehen lassen muß, z. B. primäre Lymphknotenprozesse (LÖHR 1929), entzündliche Strangbildungen der umgebenden Weichteile (WULSTEN 1931), Fascienveränderungen (LÖHR 1933; LJUNGGREN 1935), Anomalien des knöchernen und neuromuskulären Schultergürtels, wie costoclaviculare (ROELSEN 1938; WYBURN-MASON 1953) und scalenische Druckwirkungen mit und ohne Halsrippen (JENSEN 1940). Die Feststellung organischer Bedingungen, die den Achselvenenverschlüssen zugrunde liegen, entwertet dabei keineswegs die ursächliche Rolle von Überlastungen und Traumen (PUHL 1937; HENNINGSEN 1940; KEITEL 1941). Eine Reihe von Beobachtungen spricht für die Mitwirkung spastischer Venenkontraktionen beim Zustandekommen der Syndrome (WAGNER 1938, 1939; LANGERON 1956; EYLAU 1957), desgleichen das oft günstige Ansprechen auf spasmolytische Therapie (MAJER 1939). Die Separierung der spastisch bedingten von den nicht spastisch verursachten Schultervenenstenosen, wie sie von EYLAU (1957) propagiert wird, dürfte trotz gründlicher Untersuchungen, vielleicht gerade bei Berücksichtigung der Polyätiologie, kaum gelingen. Phlebographische Untersuchungen im akuten Stadium halten wir für nicht unbedenklich. Die Überführung primär spastischer Venensperren in sekundär thrombophlebitische Zustände erscheint dabei aus naheliegenden Gründen möglich. Der Nachweis stattgehabter Traumen oder „effort-stress"-Wirkungen am Schultergürtel sollte die kausale Erheblichkeit exogener Einwirkungen bei bisher beschwerdefreien Individuen auch dann wahrscheinlich machen, wenn sich ein abartiges neuromuskuläres Verhalten nachweisen läßt. Ein solches Verhalten wäre nämlich manchmal auch als Folge der traumatischen Einwirkung erklärbar.

Das Krankheitsbild ist durch starke, plötzlich auftretende Spontanschmerzen und absolute Einsatzunfähigkeit der betroffenen Extremität gekennzeichnet. Wesentlich ist das Hervortreten der Venen, die Cyanose und das Ödem. Bei peripherer blutiger Venendruckmessung zeigen sich Druckanstiege; der Valsalva-Versuch mit gleichzeitiger Venendruckmessung weist auf die Undurchgängigkeit der Achselvenen hin (OLLINGER 1948). Reflektorische Arterienspasmen kommen vor, verbunden mit Abfall der Hauttemperatur. In den thrombophlebitischen Bezirken kann aber bei fehlendem Arterienspasmus die Hauttemperatur auch erhöht sein. Lungenembolien ereignen sich relativ selten (CRANE 1952; BALAS u. Mitarb. 1953). MARX (1957) teilt hier Beobachtungen aus der Literatur und einen eigenen Fall mit. Bei langdauernder Inaktivität, besonders bei rezidivierenden Verläufen kann es zu Inaktivitätsatrophien der Muskulatur kommen. Über Phlegmasia caerulea dolens mit Fingergangrän als seltenes Ereignis berichteten MILLS und BENNETTS (1955).

β) Thrombosen im Bereich von Abdomen und Thorax.

αα) Thrombosen und Stenosen der Vena cava caudalis und ihrer Zuflußgebiete.

Bei primären oder metastatischen Tumoren im Bereich von Becken und Abdomen sowie bei Aortenaneurysmen und anderen raumfordernden Prozessen (z. B. Hypernephromen) kann sich eine Stenosierung der Vena cava caudalis einstellen. Die Thrombosierung der unteren Hohlvene, dem klinischen Bilde nach etwa einer doppelseitigen Ileofemoralvenenthrombose chronischen Verlaufes entsprechend, wird nicht häufig diagnostiziert. Die resultierenden Störungen sind abhängig von der Geschwindigkeit der Entwicklung des Syndromes. Im Gegensatz zur einseitigen perakuten Ileofemoralvenenthrombose, der sog. blauen Form mit schwerem sekundärem Arterienspasmus (DE BAKEY und OCHSNER 1949), entwickelt sich das doppelseitige Syndrom wohl immer langsam. Klinisch finden sich Schmerzhaftigkeit und Ödem der gesamten unteren Körperhälfte, desgleichen Cyanose und insbesondere in den Anfangsstadien eine auffällige Venenzeichnung. Erstreckt sich die Thrombose bis in die Höhe der Nierenvenenabgänge, so kann es zur Entwicklung tubulärer Niereninsuffizienzen (WOLLHEIM 1952; 1959, 1959) kommen (ANGELMAN u. Mitarb. 1950), selten, namentlich bei Kindern (CARRAL u. SOTO 1958) zu hämorrhagischer Niereninfarzierung (FERIOZI u. Mitarb. 1951; STAEMMLER 1958). FREUND (1953) beobachtete in einem derartigen Fall einen renalen Hochdruck mit dem Bild der Minusdekompensation nach WOLLHEIM (1931, 1950). Entsprechende Beobachtungen sind von WICHMANN (1951) sowie BLAINEY u. Mitarb. (1954) mitgeteilt. Über passagere Hochdruckentwicklung bei Nierenvenenthrombosen berichten CARRAL u. SOTO (1958). Verkalkende Nierenvenenthrombose mit nekrotischen Tubulusveränderungen und Niereninsuffizienz beschrieb STAEMMLER (1958) sowie SCHÄFER (1959).

In einer Übersicht über 1597 Obduktionsberichte fanden CARRAL u. SOTO (1958) 67 Fälle von Thrombosen der Bauchvenen, wovon 44 auf die Beckengefäße und 7 auf die Venae ilicae lokalisiert waren. Die restlichen 16 Fälle (davon

11 mit Kardiopathien) waren bei 6 Kranken mit einer Thrombose des rechten Herzens vergesellschaftet; in 6 von 9 näher untersuchten Fällen kam es zu ein- oder doppelseitiger Nierenvenenthrombose, in 2 Fällen zu Milzvenenthrombose, in einem Fall zu Milzvenen- und Pfortaderthrombose, in einem weiteren zu isolierter Pfortaderthrombose.

Die *Endophlebitis hepatica obliterans*, klinisch von BUDD (1845) und anatomisch von CHIARI (1898, 1899) beschrieben, wurde zunächst als syphilitisch oder kongenital syphilitisch bedingt angesehen (CHIARI 1898; BEITZKE 1930), später als selbständige Krankheit der Lebervenen mit Beteiligung der unteren Hohlvene anerkannt (BEATTIE und HILLENBRAND 1950; SALVESEN u. TORGERSEN 1951; MORISSETTE 1951; BRONTE-STEWART und GOETZ 1952; HACKENSELLNER u. SCHMIDT 1957). Die vielfach geführten Diskussionen, ob eine rheumatische (INTHORN 1932) oder eine allergische Phlebitis (NOTTER-BLUM 1949) vorliegt, dürften unfruchtbar sein. Die klinischen Auswirkungen sind durch die intrahepatische Fortsetzung der Lebervenenverschlüsse hervorgerufen. Es entwickelt sich das Bild einer progressiven unteren Hohlvenenstenose und einer Pfortaderstenose (Budd-Chiari-Syndrom), das schon vor dem zweiten Weltkrieg häufiger beschrieben wurde (INTHORN 1942; CORONINI und OBERSON 1937; SCHÜPBACH 1938; BURCKHARDT 1938; VAMOS 1938; WURM 1939). Auch bei Kindern wurde die Krankheit beobachtet (vgl. KIBEL und MARSDEN 1956).

Venöse Kollateralkreisläufe über die Bauchvenen (Caput medusae) (ABD EL MALEK und BOULGAKOW 1950) finden sich bei tumorbedingten Stenosen leichter als bei thrombotischen Venenverschlüssen. Auch die Venen der Brustwand, die paravertebralen Venengeflechte (ROBINSON 1949) sowie Hals- und Beckenvenen (TRUEDSSON 1951) werden in den venösen Kollateralkreislauf einbezogen.

ββ) Thrombosen der Vena portae und ihrer Zuflußgebiete.

Auf das klinische Bild der *Pfortaderthrombose* ist BECKMANN in Bd. III/2 dieses Handbuchs, S. 907, eingegangen. Es sei daran erinnert, daß die ersten klinischen Erscheinungen häufig wenig dramatisch verlaufen. Erst im weiteren Verlauf treten peritoneale Reizerscheinungen auf und es kann zur Bildung eines Ascites kommen. In manchen Fällen ist bei großem Milztumor die Leber auffallend klein. Bei anderen, insbesondere bei der Pylephlebitis idiopathica, der idiopathischen Erkrankung der V. portae, wird eine mehr oder weniger ausgebildete Lebercirrhose beobachtet (HUNT u. WHITTARD 1954).

Je nach Schnelligkeit des Pfortaderverschlusses kann sich ein hepatisches Koma und ein Ascites entwickeln. Möglicherweise ist ein beträchtlicher Teil der Pfortaderthrombosen in die Gruppe der idiopathischen Endophlebitiden einzuordnen. Partieller Pfortaderverschluß wurde von BENZ u. Mitarb. (1953) beobachtet, wobei eine selektive Atrophie des linken Leberlappens auftrat. MARION (1952) berichtet über die operativen Ergebnisse von 29 Patienten mit Pfortaderverschlüssen verschiedenster Genese, teilweise mit intestinalen Blutungen. Nur in 7 der 29 Fälle konnte die Annahme eines sog. Banti-Syndroms gerechtfertigt erscheinen; die übrigen 22 Patienten ließen 8mal kongenitale, 8mal thrombotische und 6mal entzündliche Pfortaderverschlüsse erkennen. Die sog. „kavernöse Umwandlung" der Pfortader bei thrombotischem Verschluß wurde von L. PICK (1909) und DIETRICH (1948) beschrieben. Bei ihren 2 Beobachtungen von Fällen mit kavernösem Umbau der Pfortader sahen GIBSON und RICHARDS (1955) keine Lebercirrhose, sondern intrahepatische Pfortaderverschlüsse mit präportaler Ausbreitung und Übergang auf die Milzvene (GÜTGEMANN

u. Mitarb. 1958) sowie Ausbildung varicöser Umgehungsvenen; ätiologisch denken die Autoren an Pfortader- oder Mesenterialvenenverschlüsse, auch an Mißbildungen.

Bei Thrombose der intrahepatischen Pfortaderäste entwickelt sich das sog. Cruveilhier-Baumgarten-Syndrom, das mit Caput Medusae und Leberatrophie einhergeht und durch eine Persistenz der Vena umbilicalis, die mit dem linken Pfortaderast verbunden bleibt, gekennzeichnet ist (EPPINGER 1920). Es entwickeln sich in diesen Fällen ausgedehnte portocavale Anastomosen (EDWARDS 1951). Als charakteristisch gilt das Auftreten schwirrender Venengeräusche in der Umbilicalgegend (EDWARDS und LEVINE 1952) sowie rezidivierende Ascitesbildung. Milztumor soll nach SCHERF und BOYD (1955) dabei nicht vorkommen.

Wegen der weitgehend übereinstimmenden Symptomatologie des sog. Banti-Syndroms mit der Pfortaderthrombose hält MARION (1952) den jeweiligen Ausschluß einer thrombotischen Pfortaderverlegung durch laparoskopische Untersuchungen für eine Voraussetzung der Diagnose eines Banti-Syndrom. Als weitere Beobachtungen von Endophlebitis idiopathica Venae portae können die Mitteilungen von ARTHUR (1951), LEGER und QUENU (1952), SCHILDBERGER (1950), SANCHEZ FREIJO (1953) sowie ein als tuberkulöse Phlebitis gedeuteter Fall von KAUFMANN (1952) genannt werden. Die Ätiologie dieser auch im Kindesalter vorkommenden Phlebitiden wird von STAEMMLER (1955) mit Störungen des Verschlusses der Nabelvene in Zusammenhang gebracht, bleibt aber letztlich unklar (NOBEL und WAGNER 1932; BRUGSCH 1933; BILLMANN und POHL 1937; HÖRA 1937; RIX 1939). Über Oesophagusvaricen s. S. 521 u. 523.

Die akute *Thrombophlebitis oder Thrombose der Milzvene* beginnt oft unter dem Bild septischer Temperaturen mit allmählich zunehmendem Milztumor (EPPINGER 1920, 1937). Das bei diesem Krankheitsbild als obligat bezeichnete Symptom großer intestinaler Blutungen läßt sich nicht in allen Fällen nachweisen. O. LUBARSCH (1927) fand unter 30064 Fällen des Berliner Sektionsmaterials 65 reine Thrombosen der Milzvenen, also 0,216%. Dabei hatte nach LUBARSCH keiner dieser 65 Fälle Zeichen großer intestinaler Blutungen. Die Frage der hämatologischen Folgen der Milzvenenthrombosen, insbesondere das Auftreten von Polycythämie bzw. des Problems der sog. splenogenen Markhemmung, ist von HEILMEYER und BEGEMANN in Band II dieses Handbuches, S. 896, besprochen. Experimentelle Untersuchungen über Thrombosen im Pfortadergebiet und ihre Auswirkungen auf das hämatopoetische System, die WOLLHEIM (1943) durchführte, konnten keine Bestätigung einer splenogenen Markhemmung bringen. Die bei den Versuchstieren eintretende Anämisierung war nicht Folge von Blutungen, sondern allein durch die Zirkulationsunterbrechung zwischen Magen und Leber verursacht und demnach offenbar durch den Ausfall erythropoetischer Stoffe erklärbar.

Die Klinik der thrombotischen Erkrankungen in der Pfortader und ihrem Zuflußgebiet hat in den letzten Jahren dadurch erneutes Interesse gefunden, daß die verschiedenen operativen Behandlungsmöglichkeiten wesentliche Fortschritte gemacht haben. Ihre ausführliche Besprechung würde aber den Rahmen der Venenerkrankungen weit überschreiten.

Die *Endophlebitis der Mesenterialvenen* mit (FUCHS u. Mitarb. 1950) oder ohne gleichzeitige Milzvenenthrombose (FLEMING 1951; BERRY und BOUGAS 1950; SICKELS 1954) ist durch entsprechende Stauungserscheinungen gekennzeichnet. Eventuell hilft die Laparoskopie zur exakten Lokalisation, soweit die Peritonealverhältnisse dies zulassen. KOLLER u. SIEGENTHALER (1953) berichten über einen 47jährigen Patienten, bei dem sich nach Splenektomie eine Mesenterialvenenthrombose entwickelte, die unter Therapie mit Heparin, Cumarinen und Antibioticis abheilte.

REID und SNYDER (1958) erwähnen einen Patienten mit idiopathischer rezidivierender Thrombophlebitis, der im Alter zwischen 15 und 28 Jahren 5 thrombophlebitische Schübe durchmachte; nach Absetzen der Antikoagulantienbehandlung kam es zu Mesenterialthrombosen mit Ileuminfarzierung, Pfortaderthrombose und tödlichem Ausgang.

γγ) Thrombosen und Stenosen im Gebiet der Vena cava cranialis.

Verschlüsse der V. cava cranialis kommen nur in der Minderzahl von Fällen auf rein thrombotischer Basis zustande. In erster Linie werden sie durch Mediastinaltumoren (SCHECHTER 1954), Lymphome oder luische Aortenveränderungen (KAUTZSCH 1951), teilweise durch Aortenaneurysmen verursacht. Beim Durchbruch von Aortenaneurysmen in die obere Hohlvene kommt es, wie bereits S. 448 besprochen, zur Ausbildung aortokavaler Fisteln (CALENDA und URICCHIO 1953), die allerdings in kurzer Zeit tödlich zu verlaufen pflegen. Die übrigen thrombotischen Verschlüsse setzen sich zusammen zum kleineren Teil aus autochthonen Thrombosen und Thrombophlebitiden, größtenteils aber aus Prozessen, die aus den kranialen Zuflußgebieten der oberen Hohlvene in diese vorwachsen. Kardiopathien, Syphilis und Tuberkulose (SORIANO u. Mitarb. 1957) begünstigen diese Thrombosierungen, wie aus den Beobachtungen von IBRAGIMOVA (1949) u. a. hervorgeht. Spontane Thrombosierungen gelten als selten, kommen jedoch vor (RICE u. Mitarb. 1952).

SCHECHTER (1954) fand unter 274 Fällen mit oberer Hohlvenenstenose in 5,8% traumatische Thrombosen, in nur 0,7% fortschreitende Thrombose von der Peripherie her, während er Verschlüsse im Gefolge tuberkulöser oder luischer, teilweise septischer Mediastinitiden in 11,3% verzeichnet. ANDERSEN u. Mitarb. (1954) sahen bei einem 9jährigen Mädchen eine obere Hohlvenenstenose nach Diphtherieschutzimpfung auftreten. Die von HINSHAW (1949) errechnete Seltenheit des Syndroms bei Klinikpatienten (auf 21250 Patienten 1 Fall) erscheint auffällig, wenn man bedenkt, daß auch die nichtthrombotischen Stenosen mitgerechnet werden.

Der Aspekt der Patienten zeigt eine deutliche Cyanose und Dickenzunahme (Ödem) von Gesicht, Hals und Armen bei stark hervortretenden Venen (SHORT 1957) und Venendrucksteigerungen bis über 400 mm H_2O. Demgegenüber ist im Bereich des Einzugsgebietes der unteren Hohlvene die Stauung nicht ausgeprägt. Bei längerem Bestehen entwickeln sich Kollateralvenen hauptsächlich im Bereich der vorderen Brustwand (DE MELLO u. Mitarb. 1951). Sie können durch Ultrarot-Photographie eindrucksvoll dargestellt werden. Subjektiv klagen die Kranken über Oppressionsgefühl, Brustschmerzen und Atemnot. Dabei wird das Befinden in horizontaler Lage schlechter. Pleuraergüsse können sich entwickeln. Die starke Einflußstauung führt zu Schwindel, Kopfschmerzen, Somnolenz, manchmal zu Taubheit und zu (präfinalen) psychischen Veränderungen (SCHERF und BOYD 1955). In dem von RICE u. Mitarb. (1952) beschriebenen Fall entwickelte sich eine universelle Ödemneigung, von den Autoren als tubulär renal bedingt angesehen. Während bei thrombotischen Stenosen kaum mit einer längeren Überlebenszeit der Kranken zu rechnen ist, können bei anderen Grundkrankheiten manche Kranke über Jahrzehnte am Leben bleiben, wie der von GLUSHIEN und MANSUY (1951) mitgeteilte Fall von 36jährigem Überleben zeigt. Einzelmitteilungen des Krankheitsbildes gaben ferner SOLOFF (1939), HOWELL (1950) (bei gleichzeitiger portaler Hypertonie, 1950), NAZZI und INDOVINA (1955). Therapeutisch läßt sich keine allgemein gültige Richtschnur aufstellen. Vereinzelt wird über chirurgische Erfolge berichtet (SORIANO u. Mitarb. 1957).

γ) Thrombosen im Kopfbereich.

αα) Thrombosen der venösen Sinus durae matris.

Infolge guter Schutzwirkung des knöchernen Schädels und weitgehender Aufrechterhaltung eines konstanten Volumens der in der Dura verlaufenden venösen Hirnblutleiter kommt es dort nur selten zu thrombotischen oder thrombophlebitischen Prozessen nicht infektiöser Art. Thrombosen und Thrombophlebitiden der Dura-Sinus und der abführenden großen Schädelvenen (Sinus cavernosus, Sinus transversus, Sinus petrosus, Sinus petrosquamosus) entwickeln sich in der Mehrzahl durch Übergreifen infektiöser Prozesse von der Nachbarschaft. MARX (1938) hielt die primäre Infektion im Bereich des Sinus cavernosus für selten; meistens greift die Entzündung aus dem Gebiete des Sinus petrosus (bei otogenen Komplikationen) auf die Sinus cavernosus-Bezirke über. In den Bereichen des Sinus transversus entwickeln sich bei fortschreitenden otogenen Infektionen mitunter rasch rote, gleichmäßig strukturierte Thromben (MARX 1938), deren Ausbreitung mit der Blutströmung und metastatische Verschleppung keine Seltenheit darstellt. Die primär am Sinus cavernosus beginnenden Thrombophlebitiden sollen sehr selten sein. Mitteilungen von odontologischer Seite über die Infektion des Sinus cavernosus sind ebenfalls relativ selten. Zur direkten ascendierenden Infektion von einem Zahn aus kam es in dem von DAMIANOS (1903) beschriebenen und in einem selbst beobachteten Falle. Infektionen des Sinus cavernosus durch eine iatrogene, anaesthesiebedingte Keimverschleppung über den Plexus pterygoideus wurden unter anderem von PICHLER (1925) sowie HAUNFELDER und GERLACH (1956) mitgeteilt. Die bei dieser Gelegenheit zur Ausbildung kommenden Sinusthrombosen zeigen einen zunächst nur mäßig fieberhaften Verlauf bei Pulsfrequenzanstieg sowie in 75% der Fälle (UHTHOFF 1915) deutliche Augensymptome. Lediglich in 25% der Fälle fehlen Augensymptome bei Cavernosus-Thrombose. Patienten mit Augensymptomen zeigen zu $^4/_5$ Lidödem und Exophthalmus, in $^1/_5$ ausschließlich Lidödem. Der Nachweis eines einseitigen Lidödems gilt als Zeichen einer eingetretenen Sinus cavernosus-Thrombose, soweit sich orbitale Entzündungsprozesse ausschließen lassen.

Idiopathische viscerale Thrombophlebitiden im Hirnbereich beschrieben LOCASCIO (1950) sowie RIZZO und BINETTI (1950).

Gegenüber den descendierenden Formen der Jugularvenenthrombose aus den Hirnsinus dürfte die ascendierende Form eine extreme Seltenheit darstellen (MARX 1938).

Auf die autochthone Sinusthrombose, klinisch ein geburtshilflich-neurologisches Grenzgebiet, wurde an Hand von 37 Beobachtungen unlängst von KOLLER, STAMM, HAUSER und KLINGLER (1957) hingewiesen, früher durch SHEEHAN (1939) und DÜGGELIN (1939). Auch die Beobachtung 1 von KÖNIGS (1957) dürfte hierher zu rechnen sein. Nur selten vor oder während der Geburt, meistens 2—20 Tage post partum, entwickeln sich starke Kopfschmerzen oder generalisierte, bisweilen auch herdförmige epileptiforme Krämpfe, mitunter spastische Lähmungen. Die Patienten zeigen gleichzeitig Pulsfrequenzanstiege und Fieber, nicht selten Beinvenenthrombosen. Es handelt sich nicht um metastatische, sondern autochthon entstandene Sinusthrombosen im Bereich des Sinus sagittalis superior, des Sinus transversus oder Sinus sigmoideus mit Encephalomalacie, sehr selten mit Cerebralvenenbeteiligung. Die Differentialdiagnose zur Nephropathie, zum Ergotismus und zum subduralen Hämatom ist nicht immer einfach. Am Augenhintergrund findet man gestaute Venen, eventuell Papillenödem. Der Liquor erweist sich oft als erythrocytenhaltig. Die Diagnose wird durch gleichzeitigen Nachweis peripherer Venenthrombosen sowie durch zeitliche Koinzidenz mit dem Häufigkeitsgipfel der Thrombosen post partum erleichtert.

ββ) Thrombosen der Vena jugularis.

O. MEYER (1949) berichtet über das Syndrom der latenten Jugularphlebitis bei Mikrophlebitiden und Lymphangitiden im Einzugsgebiet der Vena jugularis, das vornehmlich bei dentalen und tonsillären Herdinfekten, sowie bei Arthritiden und Ekzemen im Schädelbereich vorkommt. An der Jugularvene werden Endothelproliferationen und Spasmen beobachtet. Die anatomische Überprüfung der klinischen Beobachtungen durch MATTHES (1949) zeigte latente Jugularadenitiden, soweit nicht Allgemeininfektionen wie Endocarditis lenta vorlagen.

γγ) Thrombosen der Vena centralis retinae.

Zu den idiopathischen Phlebitiden wird der Verschluß der Vena centralis retinae gerechnet, ein besonders bei älteren Patienten mit Arteriosklerose vorkommendes Krankheitsbild (BÜTTNER 1958). Ätiologisch sind vor allem die in 30% der Fälle nachweisbaren Arteriosklerosen sowie die bei 40% der Kranken festgestellten arteriellen Hypertonien in Betracht zu ziehen. Die Störung kann neben Gesichtsfeldausfällen unterschiedlicher Größe auch zum Sekundärglaukom führen. Für die Prognose ist die Ausbreitung des Prozesses und das Alter der Patienten maßgeblich; bei Verschluß des Hauptstammes der Vena centralis retinae vor allem älterer Patienten wird das normale Sehvermögen kaum wieder erreicht. BÜTTNER (1958) sah in 12,2% von 99 Fällen (innerhalb von 5 Jahren) die Entwicklung eines Sekundärglaukoms.

g) Diagnostik.

In Initialstadien ergibt sich die Verdachtsdiagnose auf Thrombosen weniger aus dem klinischen Bild als aus der Kenntnis der speziellen Gefährdung der Patienten unter Berücksichtigung ihrer Anamnese, der Art der Krankheit und des individuellen Krankheitsverlaufes. Erfahrungsgemäß sind Venenschmerzen, die in der ersten und zweiten Woche post operationem und post graviditatem auftreten, bei 50—80% der Operierten und 10—30% der Wöchnerinnen durch tiefe Thrombosen bedingt (STAMM 1956, 1957). Über die Symptomatologie wurden von FELDER (1949), MERZ (1949), desgleichen von BAUER (1947) eingehende Studien angestellt. Die Kenntnis der Häufigkeit von Thrombosen und die Erfahrung, daß häufig auch bei inneren Krankheiten thromboembolische Komplikationen auftreten, hilft thrombosegefährdete Patienten rechtzeitig zu erkennen. Ungünstiger wird die Situation, wenn die Diagnose erst auf Grund ausgeprägter örtlicher Thrombosezeichen oder mittels Allgemeinsymptomen, mitunter erst nach erfolgter Lungenembolie gestellt wird. In den Untersuchungen von ALLEN u. Mitarb. (1945) wurde festgestellt, daß 38% der Kranken Erstsymptome von seiten der Lunge hatten.

Im Rahmen einer konsequenten Thromboseprophylaxe eignen sich zur Erfassung Gefährdeter systematische Erhebungen an allen Patienten, wobei zweckmäßig möglichst viele maßgebliche Faktoren berücksichtigt werden (DOMANING 1951; STAMM 1956), insbesondere Operationen, Geburten, Herz- und Kreislaufkrankheiten, Malignome, Blutkrankheiten, Stoffwechselkrankheiten und speziell Milzexstirpationen. Überdies interessieren möglichst objektive Hinweise auf Konstitution, thromboembolische Zwischenfälle, neurovegetatives Verhalten. Solches generelles Vorgehen dürfte die aufgewandte Mühe zweifellos lohnen, wie die Erfolge damit befaßter Kliniken erkennen lassen (MERZ 1949, 1950; STAMM, RUTISHAUSER und WAIBEL 1955). Unzweifelhaft ist die Thrombosehäufigkeit und Thrombosegefährdung an intern-medizinischen Kliniken noch höher als an gynäkologisch-geburtshilflichen und chirurgischen Kliniken. Da bisher die aktuelle Thrombosegefährdung durch einfache klinische Teste nicht mit Sicherheit feststellbar ist (DE TAKATS 1948; JORPES 1951; STAMM 1956), erscheint eine Verbesserung der Emboliestatistik in erster Linie bei konsequenter Thrombose- und Embolieprophylaxe an einem zweckmäßig ausgewählten Material erfolgversprechend. Nach STAMM, RUTISHAUSER und WAIBEL (1955) starben 6% aller Patienten und 16% aller Thrombosepatienten des untersuchten internmedizinischen Materials an Lungenembolien.

Wichtige Hinweise auf örtliche Thrombosen sind Fußsohlenschmerzen bei lokalem Druck (PAYR 1930), ferner Wadenschmerzen (OLOW 1930; BAUER 1946) sowie Wadenschmerzen bei Dorsalflexion des Fußes (HOMANS 1932). Systematische Untersuchung der Symptome nach HOMANS (1932) und BAUER (1946) an 650 Patienten ergaben positiven Ausfall bei 7,8% kreislaufgesunder Klinikpatienten; bei 3% mit positivem Ausfall beider Symptome entwickelte sich in der Folgezeit eine embolisierende Thrombophlebitis (ROLLO 1953). Auf die Dilatation von Unterschenkelvenen bei Thrombosen hauptsächlich im Bereiche dreier Venen der Vorderseite des Unterschenkels hat PRATT (1950) aufmerksam gemacht.

Die Heranziehung komplizierterer Untersuchungsmethoden zur Erfassung gefährdeter Kranker (EISENDORF 1949) dürfte gegenüber systematisch durchgeführten Primitivuntersuchungen keine Vorteile bringen. Der Heparintoleranztest in vivo (DE TAKATS und GILBERT 1943; HAGEDORN und BARKER 1948) sowie in vitro (WAUGH und RUDDICK 1944; JAMAIN und LEGROS 1952), desgleichen die Untersuchungen der Plättchenhaftfähigkeit (EISEN u. Mitarb. 1951) sowie der Gerinnbarkeit mit modifizierten Heparintoleranztesten (POLLER 1956) dürften den Arbeitsaufwand kaum lohnen, zumal der Ausfall des Tests für den Individualfall unverbindlich bleibt. Auch die Prothrombinzeitbestimmungen lieferten keine eindeutigen Aufschlüsse (TUFT und ROSENFIELD 1947; SANDROCK und MAHONEY 1948; KAY u. Mitarb. 1950).

Als wesentlich zuverlässiger dürfen die klinischen Allgemeinsymptome der Thrombose angesehen werden. Wir halten uns im folgenden an die von STAMM (1956, 1957) gebrachte Zusammenstellung und erwähnen zunächst die allgemeine Unruhe und das Unpäßlichkeitsgefühl der Patienten (HEIDEMANN 1901). Manchmal kommt es zu Anstieg der Körpertemperatur (MICHAELIS 1911), seltener mit höherem Fieber oder Schüttelfrost (CONNER 1913). Ein zuverlässiges Zeichen ist der Anstieg der Pulsfrequenz („Kletterpuls" nach MAHLER 1895); auch die erhöhte Pulslage läßt sich nach MERZ (1954) pathognostisch verwerten.

An Lokalsymptomen erwähnt STAMM (1957) den Anstieg der Hauttemperatur im Fußgewölbe (IPSEN 1931), Schmerzen im Bereich der Kniekehlen, des Adductorenkanals und der Leistenbeuge, eventuell Wadenschmerzen bei passiver Zehenbewegung, sowie Schmerzen bei Manschettendruck von 150 mm Hg an Ober- und Unterschenkel (LADENBERG 1954). Häufig erweist sich der Verlauf der Vena tibialis posterior als druckschmerzhaft (3 Druckpunkte nach MEYER 1932; 5 Druckpunkte nach PUTZER 1939). Wadenmuskelkrämpfe können vorkommen (FISCHER 1952). STAMM (1957) erwähnt ferner die vermehrte Gewebskonsistenz der Wade (TSCHMARKE 1931), Glanzhaut über der Tibia (TSCHMARKE 1931) sowie das Hervortreten oberflächlicher Venen im Beinbereich (PRATT 1950), schließlich den „Kulissendruckschmerz" (BISGAARD 1939, 1948), das „ballottement" der Wade (DUCUING und TOURNEUX 1929) sowie Gelenkergüsse (BRINDEAU, zit. nach STAMM 1956). Das Ödem der befallenen Bereiche bewirkt eine Kaliberzunahme gegenüber der etwa unbeteiligten kontralateralen Körperseite. Die Hauttemperatur steigt häufig an; doch kann es durch sekundäre arterielle Spasmen auch zum Hauttemperaturabfall kommen, insbesondere wenn gleichzeitig eine vermehrte Schweißsekretion vorliegt. Cyanotische Hautverfärbungen (SPERLING 1893) kommen besonders bei der Phlegmasia coerulea dolens vor; Cyanose der Zehennägel erwähnt STAMM (1957).

Phlebothrombosen im Beckenbereich führen je nachdem, welche Organe vornehmlich betroffen sind, zu charakteristischen Symptomen. Neben örtlichen Schmerzen kann es bei Thrombosen mit Beeinflussung des Darmkanals zu Meteorismus und Obstipation (LYBOSS 1924), bis zum Subileus oder zum kompletten Darmverschluß (DUCUING und TOURNEUX 1929) kommen, in dessen Gefolge sich peritoneale Symptome bis zur Peritonitis entwickeln können. Parametrane Beckenthrombosen können zu einer Druck- und Bewegungsschmerzhaftigkeit des Uterus, zu einer Konsistenzzunahme der Parametrien (JEANNIN 1912) führen. An Nachbarschaftssymptomen können sich Schmerzen und Ödem im Bereich der Harnblase, der Labien, Harnretention, Hämorrhoidal- und Rectumschmerzen, verbunden mit einer palpatorisch feststellbaren Konsistenzvermehrung des Rectum (NÜRNBERGER 1934), entwickeln.

Ein interessantes, aber nur in 40% der Fälle positives Zeichen, besteht im Auftreten örtlicher Venenschmerzen bei Hustenstößen infolge von Dehnungsreizen der entzündeten Venenwand (LOUVEL und LAUBRY 1952).

In der nachfolgenden Tabelle sind differentialdiagnostische Hinweise nach BARKER und ALLEN (1940) zusammengestellt; es ist zu berücksichtigen, daß trotzdem im Gefolge akuter Ileofemoralvenenthrombosen sekundäre arteriospastische Zustände eintreten können.

Tabelle 12.
Differentialdiagnose der Thrombophlebitis. (Modifiziert nach BARKER und ALLEN 1940.)

	Akute Thrombophlebitis	Akute arterielle Insuffizienz	Lymphangitis Cellulitis
Fieber	leicht oder mäßig	fehlt	hoch
Venenzeichnung	erhaben	leer	unverändert
Hautfarbe	cyanotisch	blaß	rot
Hauttemperatur	meist unverändert[1]	erniedrigt	gesteigert
Peripherer Arterienpuls	normal[2]	fehlt	unverändert
Umfang	vergrößert	normal	vergrößert

[1] Bei sekundärem Arterienspasmus vermindert.
[2] Bei sekundärem Arterienspasmus fehlend oder herabgesetzt.

Die angiographische Diagnostik (vgl. S. 139 ff. und 493) hat bei akuten Thrombosen kaum praktische Bedeutung.

h) Therapie.

α) Thrombophlebitis superficialis der Extremitäten.

Die Therapie der leichten Phlebitiden, in denen die thrombotische Komponente kaum eine Rolle spielt, kann sich auf die wirksame Ausschaltung der ursächlichen Noxen beschränken. Lokale Anwendung feuchter warmer Umschläge, besser die Anwendung von Hirudoid- oder Thrombophobsalbe, eventuell auch antibiotischer oder antiphlogistischer Medikamente sind nützlich. Bei Verletzung ist auf die Fernhaltung von Infektionen zu achten, eventuell auch unter lokaler Anwendung antibiotischer Salben oder Puder. Die Immobilisierung ist in unkomplizierten Fällen weder nötig noch zweckmäßig.

Bei gleichzeitiger Varicosis erfordern kleine oberflächliche Phlebitiden neben den genannten Maßnahmen eine geeignete Bandagierung durch Gummistrümpfe, elastische Binden oder Zinkleimverbände. Die antiphlogistische Behandlung und die Fernhaltung von Gewebsinfektionen ist wegen der erhöhten Gefahr des Übergreifens der Phlebitis auf benachbarte Venen sorgfältig zu handhaben. Chirurgische Eingriffe sind in der Regel überflüssig. Ist es zu eitrigen Entzündungen in der Nähe von Venen gekommen, so ist auf eine interne und lokale antibiotische Behandlung Wert zu legen. Sind direkte örtliche Beziehungen zwischen Venenverläufen und eitrigen Entzündungen gegeben oder zu befürchten, empfiehlt sich die operative Unterbindung der Venen zur Vermeidung einer thrombophlebitischen Sepsis. Antikoagulantienbehandlung erübrigt sich, solange die Phlebitiden streng auf oberflächliche segmentale Bereiche beschränkt sind.

Behandlung oberflächlicher Thrombophlebitiden durch Ansetzen von Blutegeln erwies sich vielfach als nützlich. Wegen der angeblich antithrombotischen Wirkung wird von Paschoud (1955) Ultraviolettbestrahlung empfohlen. Als wichtiger Faktor der Therapie ist in Anbetracht der weitgehend von Ernährungseinflüssen abhängigen Häufung thromboembolischer Komplikationen (Brass und Sandritter 1949; Hillemanns 1951) eine zweckmäßige Diätetik zu erachten (Berg 1954). Dabei genügen, wie die Erfolge von Merz (1950) gezeigt haben, häufig bereits mäßig strenge Restriktionen der Zufuhr von Fett, Eiweiß und Kochsalz (Koller 1942). Die Kost sollte daneben flüssigkeitsreich sein; für eine geregelte Verdauung ist zu sorgen.

Die antirheumatische Behandlung, bereits 1939 von Koller mit Salicylaten betrieben (Stamm 1956), hat sich besonders seit Einführung der Phenylbutazone einen Platz in der Therapie der Thrombophlebitis superficialis gesichert (Sigg 1952—1954; Stein und Rose 1954; Stein 1955; Ellerbroek 1956; Høst 1957). Die Dosierung beträgt täglich 0,3—0,6 g, insgesamt 3—3,5 g (Stein und Rose 1954). Der Effekt wird weniger in der Beeinflussung der Gerinnbarkeit als in einer Hemmung der entzündlichen Wandreaktionen gesehen (Winzeler 1956; Matis und Hartert 1957; Theophanidis und Karantanis 1959). Auch prophylaktisch (Stamm 1957) und kombiniert mit Kompressionsverbänden (Hartert 1956) hat sich Phenylbutazon bewährt. Gelegentliches Auftreten von Hautausschlägen, seltener von schwereren Nebenwirkungen, wie Agranulocytose, macht es notwendig, die Phenylbutazonbehandlung sorgfältig zu überwachen (Høst 1957). Gegen die oberflächliche Thrombophlebitis bei Endangitis obliterans ist strikte Nicotinkarenz die wirksamste Maßnahme. Bei der rezidivierenden idiopathischen Thrombophlebitis konnten sich Ackerman und Estes (1951) von ihrer Wirksamkeit nicht überzeugen. Über erfolgreiche Psychotherapie bei Thrombophlebitis migrans berichtet Millet (1954).

β) Thrombophlebitis profunda der Extremitäten.

Bei sämtlichen tiefen ileofemoralen Thrombophlebitiden besteht die Gefahr einer Embolie. Bei ihrer Behandlung ist daher die sofortige strikte Immobilisierung und eine kontrollierte Antikoagulantienanwendung mindestens während mehrerer Wochen geboten. Nur in den Fällen, in denen letztere nicht möglich ist, kann noch die operative Ligatur der Vena cava caudalis erwogen werden (Dale 1958).

Die früher vielfach bei allen tiefen Thrombophlebitiden empfohlene Venenligatur (Allen 1947, 1949; Ochsner u. Mitarb. 1947, 1949; Cassel 1950; Bradshoaw und Haightower 1950) ist durch die Einführung der Antikoagulantien weitgehend in den Hintergrund getreten, obgleich die therapeutischen Resultate des operativen Verfahrens recht gut waren.

In allen Fällen, bei denen keine Kontraindikation (s. S. 197) für Antikoagulantien besteht, stellt die Anwendung gerinnungshemmender Stoffe die optimale Therapie dar. Die Heparintherapie führt bei akuter Venenthrombose zu einer eindrucksvollen Verminderung der Embolien und Todesfälle (JORPES 1951; BAUER 1950; HALSE 1954, 1958). So betrug nach BAUER (1950) die Zahl der tödlichen Embolien an den Stockholmer Krankenanstalten in der Zeit vor Einführung der Antikoagulantientherapie zwischen 0,2 und 0,3% aller Patienten, seit Einführung der Antikoagulantien nur 0,03%, bei speziell ad hoc abgestimmtem therapeutischem Regime (Kombination mit Bewegungstherapie, Frühaufstehen und Bandagierung) sogar nur 0,013%. Als Komplikationen bei 70 Patienten mit Thrombophlebitis, die einer Dicumarinbehandlung unterzogen wurden, beobachteten SOKOLOV u. Mitarb. (1956) bei Prothrombinspiegeln zwischen 29 und 40% in 17 Fällen hämorrhagische Komplikationen, die durch Gaben von Vitamin K behoben werden konnten. Ob freilich die Antikoagulantientherapie der ileofemoralen Thrombophlebitis auch die Häufigkeit der postthrombotischen Spätkomplikationen (chronische venöse Insuffizienz) beeinflußt, ist noch unsicher. DEUTSCH, ELLEGAST und HOFMANN-CREDNER (1954) sowie ELLEGAST (1954) fanden bei Nachuntersuchungen von Patienten nach antikoagulantienbehandelten Ileofemoralvenenthrombosen, daß die Häufigkeit des postthrombotischen Syndroms unabhängig ist von der Art der vorausgegangenen Therapie der Thrombose im akuten Stadium, und daß für die Intensität des postthrombotischen Syndroms nur die örtliche Ausdehnung der vorausgegangenen Thrombophlebitis bestimmend ist. Wenn demnach die therapeutische Beeinflussung der Ileofemoralvenenthrombose durch die Antikoagulantientherapie im akuten Stadium auch noch problematisch ist, so bietet diese Behandlung doch die besten Aussichten für das spätere Leben, zumal unter Antikoagulantienbehandlung die progressive Ausbreitung akuter Thrombosen doch wahrscheinlich hintangehalten werden kann (HALSE 1954, 1958).

Nach STAMM (1956) läßt sich bei 25% der gynäkologischen Patienten die Antikoagulantienbehandlung nicht anwenden (verschiedene Kontraindikationen). Zu warnen ist vor einer Unterdosierung, die die thrombotischen Lokalsymptome maskiert, jedoch Thrombenneubildungen und Embolisierungen Vorschub leistet, sowie vor der Überdosierung mit Gefahr hämorrhagischer Komplikationen. MERZ, ETTERICH und SCACCHI (1951) waren gezwungen, bei 24 von 103 Fällen die Antikoagulantienbehandlung zu unterbrechen, bei 20 davon nur vorübergehend. Für Fälle mit Kontraindikationen eröffnet sich durch die Anwendung der fibrinolytischen Behandlung mit Pyrexal (MENEGHINI 1949) oder Trypsin (KRYLE u. Mitarb. 1956) eine weitere Möglichkeit der Gerinnungsbeeinflussung. Darüber hinaus verbleibt die operative Venenunterbindung.

Die therapeutische Anwendung von Procain, Panthesin und Hydergin bei Thrombosen und Thrombophlebitiden kann in Form der intravenösen Dauertropfinfusion wirksam sein (RAPPERT 1952, 1954, 1955; CAITHAML 1954; KLAUSGRABER 1956; MORGER 1958). Die zur prophylaktischen Anwendung empfohlene intramuskuläre Darreichung scheint dagegen auf thrombotische Prozesse nicht überzeugend zu wirken. Die Vorteile der Therapie mit Panthesin-Hydergin sind darin zu sehen, daß sie auch dort anwendbar ist, wo Antikoagulantienbehandlung mangels Gerinnungslaboratorien oder wegen Hämorrhagiegefahr nicht möglich ist. Da die Gerinnung durch diese Therapie nicht beeinflußt wird (KRESBACH und SAILER 1955; DEUTSCH und LEEB 1956), ist die kombinierte Anwendung zusammen mit Heparin und mit Cumarinderivaten unter entsprechenden Kautelen möglich.

Neuerdings empfahlen BERNARDI u. Mitarb. (1957) auf Grund klinischer Erfahrungen an 100 Patienten mit Phlebothrombosen die Therapie mit Trypsinderivaten, besonders in Kombination mit Antikoagulantien.

DAFGARD (1958) kombiniert in Fällen von schwerer Thrombophlebitis Antikoagulantien mit Phenylbutazon; vgl. hierzu die auf S. 198 angegebenen Einwände.

γ) Überlastungsthrombosen.

Hier genügen im allgemeinen die bei Besprechung der Behandlung der Thrombophlebitis superficialis erwähnten Maßnahmen. Nur bei Beteiligung tieferer Venen ist die Ruhigstellung und eventuell eine Antikoagulantientherapie für 10—14 Tage erforderlich. Bestehen gleichzeitig sekundäre Arterienspasmen, so sind Spasmolytica, z. B. Papaverin und Eupaverin oder Panthesin-Hydergin in Form der intravenösen Infusion angebracht.

δ) Thrombosen im Bereich der Vena axillaris, der Vena subclavia und im Gebiet der Vena cava caudalis.

Für die Thrombosen in diesem Bereich ist den bei der Behandlung der tiefen Thrombophlebitiden empfohlenen Maßnahmen nichts hinzuzufügen.

ε) Thrombosen im Pfortaderbereich.

Neben einer Antikoagulantienbehandlung und der bei diesen Thrombosen unerläßlichen Behandlung mit adäquaten Antibioticis kommen hier je nach Lokalisation die verschiedenen Shunt-Operationen in Frage.

ζ) Thrombosen im Kopfbereich.

Bei den großen infektiösen Thrombosen und Thrombophlebitiden der venösen Hirnsinus und ihrer abführenden Venen haben sich die Aussichten auf Heilung durch eine intensive antibiotische Behandlung wesentlich verbessert. Die häufig empfohlene Unterbindung der Vena jugularis in solchen Fällen bietet infolge vielfacher anatomischer Variationen des Verlaufes keine absolute Sicherheit gegen die Verschleppung von Thromben (SCHLANDER 1927).

Bei den autochthonen Sinusthrombosen ist der Hirndruck zu senken. Die Antikoagulantienbehandlung ist in diesen Fällen im allgemeinen kontraindiziert, dagegen kommt die Anwendung von Panthesin-Hydergin als intravenöse Infusion in Frage (KÖNIGS 1957).

i) Prophylaxe.

Die wirksame Prophylaxe der Thrombosen wäre zweifellos eines der dringendsten therapeutischen Anliegen. Trotz vielfacher Bemühungen auf diesem Gebiet ist es bisher nicht gelungen, allgemein gültige Regeln aufzustellen, durch welche Maßnahmen Thrombenbildung in den Venen verhindert werden kann.

Die durch die allgemeine Kreislaufsituation zweifellos indizierte postoperative Behandlung mit Sympathicomimeticis (z. B. Sympatol oder einer intermittierenden CO_2-Beatmung soll die Häufigkeit an Thromboembolien von 6,2% auf 0,95% herabsetzen (KÖNIG 1933; 1934). Allzu große Bedeutung darf diesen Zahlen jedoch nicht beigemessen werden, da bekanntlich an sich die Thromboemboliehäufigkeit sowohl je nach Art der ausgeführten Operationen wie auch sonst regional sehr verschieden ist. In gleicher Richtung könnte auch eine Herabsetzung der Thromboseneigung durch Hochlagerung der Beine bzw. des unteren Bettendes (H. H.

Schmid 1936; 1955) verständlich sein. Beiden Maßnahmen gemeinsam ist, den venösen Rückfluß zum Herzen zu erhöhen, der postoperativ mit Verkleinerung der Blutmenge herabgesetzt ist (vgl. Wollheim 1931, 1952, 1955; Schneider 1953).

Besonderes Interesse haben Gynäkologen und zum Teil auch Chirurgen der frühzeitigen Immobilisierung der Patienten post partum und post operationem entgegengebracht (Zurhelle 1907; v. Jaschke 1921; Rehn 1947). Koller (1942) empfiehlt die Kombination verschiedenster Maßnahmen: Medikamente, Lagerungsbehandlung, Bandagieren und Gymnastik. Zur Veränderung der Gerinnungssysteme soll auch eine fett- und salzarme, flüssigkeitsreiche Diät wirksam sein. Die frühzeitige Gymnastik kann durch elektrische Muskelreizung ersetzt werden (Tichy 1949; Apperly u. Mitarb. 1951).

Die Anwendung von Antikoagulantien ist bei postoperativen und postpartalen Patienten häufig unmöglich, da die unmittelbare Gefahr von Nachblutungen besteht. Trotzdem scheint eine sachgemäße Anwendung von Antikoagulantien in all den Fällen, in denen die Blutungsgefahr nicht aktuell ist, das aussichtsreichste Verfahren zu sein. Selbstverständlich setzt sie die klinische Überwachung mit den entsprechenden Laboratoriumsmethoden voraus. Nach Schuberth und Uhlmann (1954) gelang es unter Anwendung von Antikoagulantien, die Thrombosemorbidität von 4% auf 1,6% zu senken. Sachgemäße Kontrolle der Gerinnungswerte reduziert die Zahl der Zwischenfälle auf ein Minimum (Thies 1954; Spohn 1955). Trotzdem bleibt immer eine gewisse Anzahl von Patienten übrig, bei denen die Anwendung von Antikoagulantien unmöglich ist. Hier eröffnen sich neue, vielleicht aussichtsreiche Aspekte durch die intravenöse Infusion von Panthesin-Hydergin (Rappert 1951, 1954, 1955; Caithaml 1954). Allerdings bedürfen diese Resultate noch einer Nachprüfung an einem großen Material.

Bei lokal beschränkten Eingriffen der kleinen und mittleren Chirurgie genügt häufig die cutane Anwendung von Hirudoidsalbe. Im übrigen läßt sich durch die Einreibung größerer Salbenmengen die Gerinnungszeit signifikant verlängern (Struppler 1951; Schedel 1952).

Eindeutige Vorzüge anderer Stoffe gegenüber den eigentlichen Antikoagulantien (Heparin und Cumarine sowie ihnen gleichartig wirkende Stoffe) sind bisher nicht erwiesen, obgleich z. B. Deutsch und Leeb (1957) berichten, daß unter 666 gynäkologisch operierten Patientinnen bei prophylaktischer intravenöser Anwendung eines Roßkastanienextraktes mit Vitamin B_1 (Venostasin) die Thrombosefrequenz von 5,22% auf 2,85% abgesunken ist. Auch Slivon (1955) sah von diesem Präparat günstige Wirkungen bei 308 gynäkologisch-operativen Kranken. Uns selbst scheint dieses Präparat für die Klinik keine Vorteile gegenüber den Antikoagulantien zu bieten. Für eine antikoagulantienfreie Thromboseprophylaxe mit Phenylbutazon setzen sich Theophanidis und Karantanis (1959) ein.

Zu beachten ist bei jeder Behandlung mit Antikoagulantien, daß nach abruptem Absetzen der Therapie infolge der rasch eintretenden Änderung der Gerinnungsfähigkeit des Blutes eine erhöhte Gefahr für das Auftreten von Thrombosen und Embolien besteht. In vielen Fällen ist daher die Behandlung über sehr lange Zeiträume zu erstrecken und in jedem Fall die Beendigung vorsichtig und unter Kontrolle durchzuführen.

k) Komplikationen der Thrombophlebitiden.

α) Lungenembolie.

αα) Vorkommen.

Die enorme Bedeutung der Lungenembolie als Todesursache ist schon aus ihrer Häufigkeit ersichtlich. Sie ist nach pathologisch-anatomischen Statistiken in vielen Fällen die unmittelbare Todesursache. KOEGEL (1956) fand unter 810 Erwachsenenobduktionen 167 Fälle (= 20,6%) mit Lungenembolien; davon waren 63 massive, 68 mittelgroße und kleinere sowie 36 ältere Embolien. Ähnliche Befunde hatte MORAN (1947) erhoben; er fand unter 635 Sektionen 43 massive und 4 kleinere Lungenembolien, insgesamt 23,1%. ZIMMERMANN u. Mitarb. (1949) stellten bei 6,1% von 5588 Obduktionen Lungenembolien fest, davon in 66 Fällen banale, 123mal mittelgroße und 56mal massive. SPITZER u. Mitarb. (1949) konnten keine direkte Abhängigkeit der Lungenemboliehäufigkeit von der Zahl der nachgewiesenen Thrombosierungsfälle ermitteln. Jedoch fanden sie eine besondere Häufung von Lungenembolien im fortgeschrittenen Alter; über 70-Jährige wiesen in 21%, 50—70-Jährige nur in 7% Lungenembolien auf, ähnlich den Beobachtungen von HILLEMANNS (1951), der zudem eine seit 1927 ansteigende Mobilisationstendenz der venösen Thromben festzustellen glaubt und dies durch iatrogene Einflüsse — verstärkte Kreislauftherapie u. a. — erklärt. Diese Zunahme könnte zumindest teilweise durch Vergrößerung des Anteils alter, vermehrt durch Thrombose und Embolie gefährdeter Menschen erklärt werden, wie es in der Statistik von FRIEDLI (1955) zum Ausdruck kommt.

Objektive und zugleich allgemein verbindliche Aufschlüsse über die Emboliefrequenz bei Klinikpatienten können nur aus eingehenden — ad hoc angelegten — statistischen Bearbeitungen ersehen werden. Nach STAMM, RUTISHAUSER und WAIBEL (1955) beträgt die Lungenembolie-Morbidität in der medizinischen und chirurgischen Klinik etwa 1,8% aller Patienten; in Frauenkliniken ist sie im allgemeinen etwas niedriger mit Ausnahme der Schnittentbindungen. Erwartungsgemäß ändert sich die Emboliehäufigkeit der Klinikpatienten auch mit den jeweils eingesetzten therapeutischen Methoden. Nach JORPES (1951) betrug vor der Einführung spezieller, auf die Verhinderung von Embolien abgestellten Maßnahmen die Emboliehäufigkeit bei Klinikpatienten mit Thrombose etwa 50%, die Häufigkeit tödlicher Lungenembolien etwa 20%. Nach Einführung der spezifischen antithrombotischen Therapie mit Antikoagulantien gingen diese Zahlen außerordentlich stark zurück. Obwohl Initialembolien noch häufig vorkommen (nach JORPES zwischen 28 und 53%, die tödlichen Initialembolien nicht eingerechnet), errechnet sich aus Sammelstatistiken ein Vorkommen von Lungenembolien in nur mehr 1,4% aller mit Antikoagulantien behandelten Patienten. Unter der Antikoagulantientherapie kommen nicht nur die Embolien, sondern auch ihre Ursachen, wie Thrombosen, erheblich seltener vor.

PAABY (1955) schließt jedoch aus seinen Beobachtungen, daß die Antikoagulantientherapie über die bereits mit der Mobilisierungstherapie erzielten Verbesserungen hinaus keine wesentlichen Verbesserungen der Emboliefrequenz gebracht hat.

Auch durch die operative Venenunterbindung wird das Auftreten von Lungenembolien ganz erheblich eingeschränkt, wie ALLEN und DONALDSON (1948) gezeigt haben.

Über die Herkunft der Thromben bei Lungenembolien ist man sich lediglich dahingehend einig, daß etwa 95% aus den Venen der unteren Extremitäten kommen (ALLEN 1946). Nur selten wird über Lungenembolien aus Armvenen berichtet, so bei Thrombose der Vena axillaris (WAGNER und YEAGER 1952), außerdem in den Mitteilungen von ROELSEN (1944/45), VAN DER VEER u. Mitarb. (1950), TOMLIN (1952). Nicht sehr häufig sollen aus Beckenvenen (WILSON 1951), speziell aus der Vena ovarica (BAILEY 1950), dem Plexus prostaticus (MORAN 1947) und dem Plexus haemorrhoidalis (STONE uns LOVELOCK 1952) Thromben mobilisiert werden. Auf dem Boden von Lungenembolien können sich chronische Thrombosen der großen Lungenarterien entwickeln, bei denen es zu Dyspnoe,

Cyanose und Rechtsinsuffizienz mit Ödemen und Ascites, eventuell zu synkopalen Anfällen oder Zuständen von Verwirrtheit kommen kann. Die Diagnose dieser Zustandsbilder erfordert Angiokardiographie (HOLLISTER und CULL 1956). Im übrigen werden die damit zusammenhängenden Fragen ausführlich von MATTHES u. Mitarb. (dieses Handbuch, Bd. IX/4) behandelt.

ββ) Therapie.

Zu einer rationellen Therapie der Lungenembolie gehört neben konservativen Maßnahmen, die auf eine Verhinderung weiterer Embolien und auf Inganghaltung günstiger Zirkulationsverhältnisse abzielen, also vorwiegend auf pflegerischem Gebiete liegen (MERZ 1957) eine wirksame Antikoagulantientherapie mit den bereits erwähnten Maßnahmen. Das von MERZ (1957) empfohlene „Venenbett" sieht bei Fällen ohne Lungenembolie ein um 18 cm erhöhtes Fußende vor, sowie eine Einbettung der unteren Extremitäten in eine Fußmatratze aus Roßhaar. Bei Fällen mit Lungenembolie wird das Bett waagerecht belassen, das Kopfende erhöht und in schweren Fällen zwecks absoluter Stillegung des Patienten ein Blasen-Dauerkatheter eingelegt, eventuell muß solchen Patienten auch Sauerstoff (mittels Sauerstoffbrille) zugeführt werden. Im übrigen sei in allen Einzelheiten auf den Beitrag von MATTHES u. Mitarb. (dieses Handbuch, Bd. IX/4) verwiesen.

γγ) Emboliprophylaxe.

Während die Immobilisierungstherapie die Entstehung der Thrombosen hindern soll, macht die Emboliegefahr eine völlige Ruhigstellung bei optimaler Lagerung, notfalls in Spezialbetten, erforderlich (MERZ 1957). Nicht zu unterschätzen ist die Notwendigkeit auch psychischer Ruhigstellung neben der somatischen. Einer Nachprüfung wert scheinen vor allem in diesem Zusammenhang die mit der intravenösen Infusion von Panthesin-Hydergin gemachten Erfahrungen. Eine Venenunterbindung prophylaktisch durchzuführen, wird wohl nur in speziellen Fällen erwogen werden können.

Wird eine Antikoagulantientherapie eingeleitet, so ist ihre Mindestdauer mit 3 Wochen anzusetzen. In den meisten Fällen empfiehlt es sich, sie über einen weit längeren Zeitraum zu erstrecken.

β) Chronische venöse Insuffizienz (postthrombotisches Syndrom).

αα) Vorkommen.

Bei chronischer venöser Stauung und Strömungsverlangsamung entwickelt sich das Bild der chronischen venösen Insuffizienz in seinen verschiedenen Spielarten. Die Entwicklungsdauer dieses postthrombotischen Syndroms schätzt HALSE (1958) auf 2—4 Jahre. Bedeutsam ist dies nicht nur wegen der mitunter nachfolgenden weiteren Komplikationen, z. B. Lungenembolien, sondern auch wegen der großen sozialmedizinischen Bedeutung, indem ein hoher Prozentsatz der Patienten mit chronischer venöser Insuffizienz erheblich in der Arbeits- und Erwerbsfähigkeit beschränkt ist.

Aus Sammelstatistiken ermittelte HALSE (1949) interessante Zahlen über die unterschiedliche Häufung der chronischen venösen Insuffizienz vor und nach Einführung der spezifischen Thrombosebehandlung mit Antikoagulantien, woraus nicht nur eine signifikante Abnahme des Krankheitsbildes bei Antikoagulantienbehandelten, sondern auch die Notwendigkeit einer rechtzeitigen und intensiven Behandlung akuter Thrombophlebitiden hervorgeht (vgl. Tabelle 13).

Nach HALSE (1958) bleiben nur 5—10% aller Patienten mit überstandener Thrombophlebitis für die Zukunft frei von postthrombotischen Zirkulationsstörungen.

Die hauptsächlichen Ursachen der chronischen venösen Insuffizienz sind
1. hydrostatischer venöser Überdruck, hauptsächlich im Sitzen und im Stehen;
2. primäre Varicenbildungen im Bereich der Beine;
3. sekundäre Veränderungen nach Thrombophlebitis der tiefen Beinvenen;
4. arteriovenöse Fisteln oder Hämangiome;
5. akzidentelle Zellgewebsinfektionen und
6. traumatische Schädigungen der zirkulationsgestörten Bereiche.

Durch Weiterleitung der Venendruckerhöhung und durch die Auswirkungen der Zirkulationsverlangsamung kommt es zu Ernährungsstörungen und reaktiven Veränderungen im durchblutungsgestörten Bereich. Mit einer allgemeinen Permeabilitätsstörung muß bei Patienten mit chronischer venöser Insuffizienz gerechnet werden (METZGER und SPIER 1953).

Tabelle 13. *Folgezustände nach Thrombosen und Phlebitiden (in %). (Nach HALSE 1949.)*

	Ohne Antikoagulantientherapie (2276 Patienten)	Mit Antikoagulantientherapie (387 Patienten)	
		Unterschenkel	Oberschenkel
Beschwerdefrei....	14	60—80	15—50
Schmerzen, Schwellung bei Belastung ...	15	20—25	20—40
Chronisches Ödem ..	75	14	35—27
Induration und Ulcus .	65	7	25

ββ) *Klinik.*

Die einzelnen Manifestationen der chronischen venösen Insuffizienz sind:

a) Ausbildung sekundärer Varicen. Im Gefolge von Thrombophlebitiden der tiefen Beinvenen mit Insuffizienz der Venenklappen kommt es über eine Dilatation der zu den oberflächlichen Venennetzen führenden Verbindungsvenen zu einer Ausweitung der subcutanen Venennetze mit ausgesprochener Varicenbildung. Der Nachweis dieser Entstehung vieler Varicen konnte durch zahlreiche venographische Untersuchungen erbracht werden. Die Klappenlosigkeit der tiefen Venen ließ sich in 80% der Beobachtungen von ANNING (1952) sowie bei $^2/_3$ der Patienten von MOORE (1951) feststellen, bei denen eine Thrombophlebitis anamnestisch nicht faßbar war. An der Durchtrittsstelle der Verbindungsvenen zwischen tiefem und oberflächlichem Venensystem findet sich eine palpable Fascienlücke mit dem typischen blow out-Syndrom. Eine Prädilektionsstelle hierfür ist der Durchtritt dreier Venen durch die Fascia cruris profunda in der Nähe des Malleolus fibularis. Bei Insuffizientwerden dieser Kanäle kommt es zu umfangreichen Venektasien im Knöchelbereich mit den typischen Zeichen einer Insuffizienz der tiefen Beinvenen. Spezielle Angaben über sekundäre Varicen finden sich im Abschnitt „Varicen" (s. S. 515ff.).

b) Eines der häufigsten und markantesten Zeichen der chronischen venösen Insuffizienz ist die Ausbildung von Unterschenkelödemen im Sinne von Filtrationsödemen (HAXTHAUSEN 1932; 1934), von WRIGHT (1953) sowie MOORE (1951; 1953) als „gravitational syndrome" beschrieben. In den Anfangsstadien der Ödembildung werden die Wassereinlagerungen nur abends, d. h. nach längerer Tieflagerung oder abhängiger Position sichtbar und sind bis zum nächsten Morgen unter waagerechter Ruhelage wieder verschwunden. Allmählich kommt es zur Verstärkung und weiteren Ausbreitung dieser Ödeme mit entsprechender Zunahme der Konsistenz (Induration). Cyanose ist dabei häufig.

c) Im Gefolge von Extravasaten mit Hämosiderinablagerungen der Haut stellt sich eine braune Pigmentatierung der distalen, vorzugsweise im Einzugsgebiet der Vena saphena liegenden Unterschenkelbereiche ein. Auch Melaninablagerungen in der Haut sind beschrieben.

d) Als Folge der cutanen Ernährungsstörungen kommt es zu Stauungsdermatosen mit schuppenden Ekzemen, vorzugsweise allerdings an Stellen narbig abgeheilter Ulcera. Es entwickeln sich Juckreiz, Brennen und manchmal ziehende Schmerzen. Die betroffenen Hautbezirke sind gegen Chemikalien und Salben mitunter empfindlich. Bei länger bestehenden Ödemen entwickelt sich eine subcutane Fibrose, in ganz seltenen Fällen kommt es zu subcutanen Verknöcherungen (LIPPMANN 1956). Schließlich entwickeln sich schwere Schrumpfungen und Vernarbungszustände.

e) Nicht selten lassen sich an Extremitäten mit chronischer venöser Insuffizienz Störungen des Längenwachstums der Extremitäten feststellen, pathogenetisch vergleichbar den entsprechenden Veränderungen bei arteriovenöser Fistel. ALLAN (1953) konnte bei Patienten mit chronischer venöser Insuffizienz in 26% der Fälle ungleichmäßiges Längenwachstum feststellen. Die Venenveränderung fand sich bei diesen Patienten zu 85% am längeren, zu 5% am kürzeren Bein; bei 10% der Fälle lag an beiden Beinen eine chronische venöse Insuffizienz vor.

f) Unter noch unzureichend definierten Bedingungen kommt es, vornehmlich im distalen Unterschenkelbereich, bei der chronischen venösen Insuffizienz zur Ausbildung von Ulcera cruris (nach HALSE 1958 bei etwa 20—25% aller Patienten mit postthrombotischem Syndrom), sowohl im Gefolge primärer wie auch postphlebitischer Varicen. Nicht immer lassen sich Infekte oder Traumen als unmittelbare Ursachen dafür eruieren. Die Pathogenese dieser tiefgehenden Ernährungsstörung läßt sich nicht auf der Basis einer einfachen venösen Druckerhöhung und Strömungsverlangsamung verstehen. RATSCHOW (1953) erklärt die Entwicklung der Ulcera cruris als Folge eines Einbruches der Blutströmung in die Capillarbereiche mit sekundärer Kontraktion der arteriellen Capillaranteile und folgender arterieller Ischämie. Neben den Befunden von KULWIN und HINES (1950), wonach bei 25 von 31 Hautbiopsien an Patienten mit Ulcera cruris Arteriolenveränderungen gefunden wurden, in 15 von 31 Fällen ähnliche Venolenveränderungen, wie Intimaproliferation sowie Hyperplasie und Hypertrophie der Media, verdienen die eindrucksvollen serienvasographischen Untersuchungen von VOGLER (1953) sowie PIULACHS und VIDAL-BARRAQUER (1953) Beachtung, in denen gezeigt wurde, daß Patienten mit Ulcera cruris ausnahmslos arterielle Durchblutungsstörungen aufweisen, daneben einen nachweislich vermehrten Abstrom von Blut aus den Arterien über arteriovenöse Zwischenverbindungen direkt in die Venen. VOGLER (1953) nimmt nach dem Vorgang von F. MARTORELL (1941) und LUGER (1951), GABRIEL u. SPITZER (1948) an, daß durch Öffnung arteriovenöser Anastomosen — derartige Gebilde lassen sich speziell in der Umgebung von Ulcera angiographisch nachweisen — die capilläre Ernährungsphase der peripheren Zirkulation umgangen wird, daß also das Ulcus letztlich durch eine Ischämie entsteht. Mit dieser Theorie wäre auch der Nachweis einer gesteigerten Hautwärme (MAGNUS 1921; „hot ulcers") und einer Erhöhung der Sauerstoffsättigung im venösen Blut gegenüber der Norm (BLALOCK 1929; FONTAINE u. Mitarb. 1951; GREITHER 1956) vereinbar, wobei sich direkte Parallelen zur Ulcusentstehung bei der arteriovenösen Fistel abzeichnen. Auf welche Art und auf welchem Wege die arterielle und capilläre Durchblutungsstörung mit konsekutiver Eröffnung von arteriovenösen Anastomosen zustande kommt, ob druckpassiv oder reflektorisch durch venöse Irritation — nach BALAS (1950) können von Varicen aus arterielle Spasmen zustande kommen — ist noch nicht entschieden. Auch die Frage der Deutung der bei Ulcera cruris an den Capillaren beobachteten Veränderungen (Capillarthrombosen; Capillaritiden; MOUQUIEN u. Mitarb. 1955) als sekundäre oder primäre Erscheinungen bedarf noch der Klärung. Morphologische Parallelen mit dem ebenfalls im Bereich des distalen Unterschenkels vorkommenden Ulcus cruris ischaemicum bei Hypertonie sind nach den Befunden von KULWIN und HINES (1950) unverkennbar.

Die Allgemeinsymptome bei chronischer venöser Insuffizienz schwanken in weitesten Bereichen. Schmerzen pflegen in der Ruhe stärker zu sein als beim Gehen und werden charakteristischerweise bei Hochlagerung der Beine geringer. Die übrigen Erscheinungen wurden bereits unter den speziellen Zustandsbildern der chronischen venösen Insuffizienz besprochen. Eine monographische Darstellung des postthrombotischen Syndroms gibt HALSE (1954).

γγ) *Diagnose und Differentialdiagnose.*

Wichtig ist der Ausschluß einer arteriovenösen Fistel; bei erworbenen Fisteln läßt sich in der Anamnese eine penetrierende, selten auch stumpfe Verletzung eruieren; Gefäßgeräusche, ungleichmäßiges Wachstum sowie Venenblutanalysen (Erhöhung der Sauerstoffsättigung) gestatten die Diagnose.

Der Nachweis einer arteriellen Insuffizienz bei chronischer venöser Insuffizienz kann mitunter schwierig sein; denn die einfachen Teste zeigen bei länger bestehenden, weniger umfangreichen arteriellen Ischämien nicht immer positive Ausfälle. In diesem Zusammenhang sei auch auf die Befunde von VOGLER (1953) beim Ulcus cruris hingewiesen.

Ödembildungen bei chronischer venöser Insuffizienz erfordern die Festlegung, ob kardiale venendrucksteigernde Momente beteiligt sind und den Ausschluß renaler Erkrankungen. Chronische Lymphödeme bei Elephantiasis lassen sich durch das völlige Fehlen von Venenerweiterungen, Pigmentationen und Ulcera sowie Vernarbungen der Haut vom Ödem bei chronischer venöser Insuffizienz unterscheiden. In seltenen Fällen müssen Tumoren der Gefäße, der Knochen, Abszeßbildungen u. a. von der chronischen venösen Insuffizienz unterschieden werden.

Die Ulcera werden bei gewöhnlicher arterieller Insuffizienz meist an den Zehen oder in den distalen Fußbereichen gefunden; ihre Schmerzhaftigkeit ist groß, die Heilungstendenz gering.

Phlebographisch läßt sich in der Mehrzahl der Fälle eine Klappenlosigkeit der tiefen Venen nachweisen (HØJENSGÅRD 1949; HALSE 1952). Bei der Beurteilung der Phlebogramme muß berücksichtigt werden, daß Venenverschlüsse relativ leicht funktionell-kollateral ausgeglichen werden, so daß erst die Untersuchung in 45° Schräglage (HALSE 1950) mit Expositionen 2 und 4 min nach Injektionsbeginn sowie nach 6 min bei waagerechter Lagerung zuverlässige Aufschlüsse liefert (vgl. S. 140). HALSE (1954) fand bei 85% von 232 Patienten mit postthrombotischem Syndrom rekanalisierte Beinvenen mit Klappeninkompetenz, aber nur bei etwa 10% eine Obliteration der Vena femoralis. Patienten mit Femoralvenenverschluß boten dabei sichtlich geringere Symptome der chronischen venösen Insuffizienz als solche mit Rekanalisation der Femoralvene. MOORE (1951) stellte die enorme Häufigkeit klappenloser tiefer Beinvenen auch bei fehlenden anamnestischen Hinweisen auf stattgehabte Thrombophlebitiden in $^2/_3$ der Fälle fest. ANNING (1949, 1952) konnte bei Patienten mit Ulcera cruris in 80% Klappenlosigkeit und nur in 7% Varicen der tiefen Venen finden. Auf Grund ihrer Befunde über die zwar häufige aber unvollständige Rekanalisierung nach Thrombophlebitis der tiefen Beinvenen empfiehlt LINDE (1949), ebenso wie HØJENSGÅRD (1949) eine Bandagierung derartiger Beine.

δδ) *Therapie*.

Je nach Intensität und Ausdehnung der Veränderungen sind die therapeutischen Maßnahmen bei chronischer venöser Insuffizienz zu modifizieren. Leichtere Fälle mit passageren Ödemen werden durch Lagerungsbehandlung und zweckentsprechende Bandagierung günstig beeinflußt. Bei indurierten Cellulitiden und Ödemen ist eine mehrwöchige Behandlung mit Bettruhe, Beinhochlagerung, eventuell mit Antikoagulantien zweckmäßig. Allerdings leistet die Antikoagulantientherapie beim postthrombotischen Syndrom keineswegs mehr so viel wie

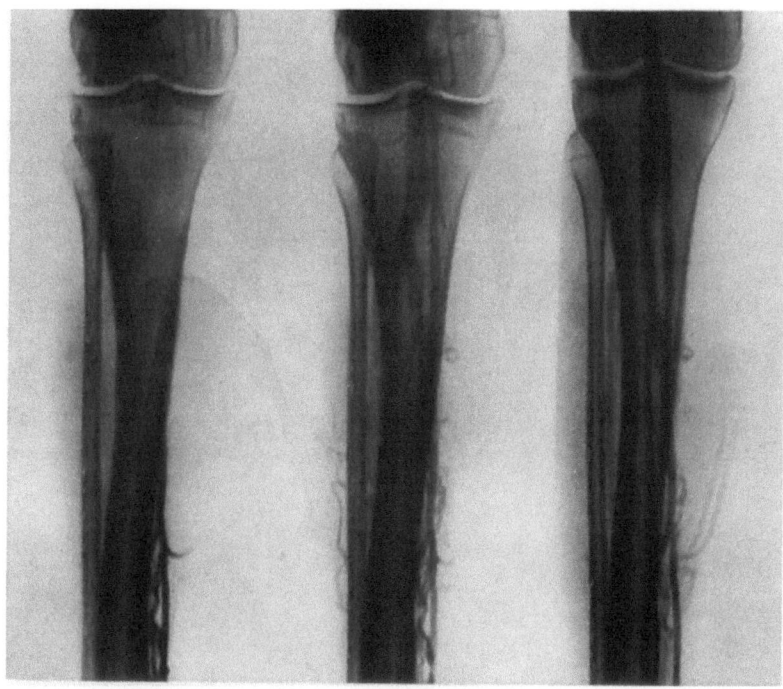

Abb. 70. Serienphlebogramm bei postthrombotischem Syndrom vor Femoralvenenunterbindung; stark behinderter venöser Abfluß, kenntlich vor allem an der dritten Aufnahme. (Nach HALSE 1954.)

bei der Therapie akuter Thrombosen. Die örtliche Anwendung heparinoidhaltiger Präparate in Salbenform (Hirudoid; Thrombophob) erweist sich bei oberflächlichen Thrombosen vielfach als vorteilhaft, zumal keine wesentliche Kumulation der gerinnungshemmenden Wirkung, aber trotzdem eine protrahierte Wirkungsdauer besteht (SPOHN und PESCHEL 1951; HOLZKNECHT 1954); mit der Infrarot-Photographie konnte SCHUSTER (1956) seine günstigen Eindrücke von der Hirudoidwirkung illustrieren. Auch das Ulcus cruris bedarf der stationären Behandlung. Die angegebenen therapeutischen Einzelverfahren sind vielfältig. Zur örtlichen Ulcustherapie werden Aluminiumpulver (CAVALLAZZI 1950; BECCARIA 1951) sowie pulverisierte Blutzellen (MOORHEAD und UNGER 1943; ANDERSON, BARKER und SHELDON 1946) verwendet, desgleichen Zinkpasten (MORONI 1950) und Thermalwässer (BEURIER 1950; CECCALDI 1950; ENGELHARD 1954). Behandlung mit Follikelhormon (SZIBERTH 1950) sowie mit Vitamin E (SIEDENTOPF und KRÜGER 1949; WEGNER 1951) sollen sich im Gegensatz zu den Erfahrungen von PENNOCK und MINNO (1950) bewährt haben. BURGER und WENZEL (1953) empfahlen örtliche Behandlung mit Placentaserol, MANTZ und LECORROLLER

(1950) Placentaimplantationen. Die Anwendung von Roßkastanienextrakt (Venostasin) soll nach METZGER und SPIER (1953) permeabilitätsvermindernd wirken; Roßkastanienextrakte lassen sich auch in Salbenform anwenden (FRIDERICH 1955). Die antiphlogistische Therapie läßt sich durch Umschläge mit physiologischer Kochsalzlösung, medikamentös durch Anwendung von Phenylbutazon (SIGG 1952, 1955, 1958; STEIN 1955) durchführen. Einen ähnlichen Effekt schreiben WILDMAN (1955) sowie KRYLE (1956) u. a. der intramuskulären Trypsinanwendung zu. INNERFIELD (1954) berichtete über günstige Wirkungen mit der Trypsintherapie.

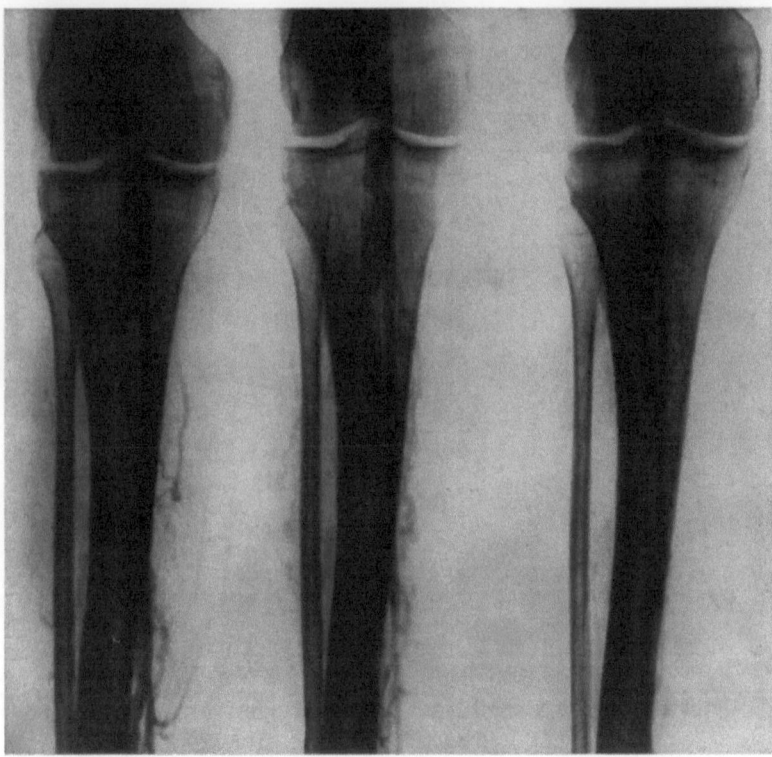

Abb. 71. Serienphlebogramm bei postthrombotischem Syndrom nach Femoralvenenunterbindung (gleicher Fall wie Abb. 70): verbesserter venöser Abfluß, kenntlich vor allem an der dritten Aufnahme. (Nach HALSE 1954.)

Die periphere Durchblutung versucht man durch die verschiedensten Medikamente zu verbessern, z. B. Butylsympatol (GUTSCHMIDT 1953; DEUTSCH u. Mitarb. 1954) durch Tetraäthylammonium (MERTON 1950), Acetylcholin (EITEL 1951) und Hydergin (VOGLER 1953). ROTTINO u. Mitarb. (1950) empfahlen Muskeladenylsäure, JABLONS u. Mitarb. (1955) das Tubulin (vgl. S. 186). DASCO und GRYNBAUM (1954) empfahlen Iontophorese mit salzsaurem Benzazolin. Ultraviolettbestrahlung soll sich nach RATSCHOW (1953) und PASCHOUD (1955) bewährt haben. Ultraschall wird von LADEBURG (1950) abgelehnt.

SCHMIDT und HESSE (1950) empfehlen Heftpflaster-Deck-Zugverbände, SCOTT und RADAKOVICH (1949) lobten pneumatische Kniestrümpfe, deren Wirkung mit der von Schaumgummi vergleichbar ist.

Unzweifelhaft können nach Unterbindung oder Phlebektomie rekanalisierter, klappeninsuffizienter Femoralvenen distalwärts der Einmündung der Vena profunda femoris die venösen Zirkulationsverhältnisse eine Verbesserung erfahren (BAUER 1950; HALSE 1954; 1958); ähnlich sollen Unterbindungen der Vena saphena magna und der Vena poplitea im Falle der Funktionslosigkeit (aber Durchgängigkeit) dieser Venen wirken (HALSE 1958). Abb. 70 und 71 (HALSE 1954) zeigen Serienphlebogramme eines derartigen Falles vor und nach Femoralvenenunterbindung. Im Material von HALSE (1954; 1958) erwiesen sich diese Eingriffe bei $^2/_3$ der Behandelten als erfolgreich.

An weiteren chirurgischen Maßnahmen bei der chronischen venösen Insuffizienz werden neben Hauttransplantationen (PIERRE 1950), Venenunterbindungen (GLASSER 1949) u. a. häufig Sympathektomien empfohlen (LINDGREN 1950; OCHSNER u. Mitarb. 1950; PRATT 1951; McPHEETERS 1955), insbesondere bei Patienten mit Spasmen (MASSELL und KRAUS 1950). Der manchmal günstige Effekt bei der Circumcision (MASSELL und KRAUS 1950) wäre am ehesten in einer Unterbrechung der für die trophischen Störungen verantwortlichen arteriovenösen Kurzschlüsse zu sehen. Über die operativen Eingriffe an Varicen wird an anderer Stelle berichtet (S. 522).

Die wichtigste und wirkungsvollste Maßnahme für Patienten mit chronischer venöser Insuffizienz bleibt die waagerechte Lagerung der betroffenen Extremität, welche zur Behebung der lokalen Stauung führt. BISGAARD (1948) sowie FALCONER (1955) empfehlen darüber hinaus aktive Behandlung und Hochlagerung, zentripetale Streich- und Knetmassage zur Lockerung der Bindegewebsbasis der Ulcera. Die Resultate dieser Therapie bei 60 Patienten waren in 21 Fällen schlecht und unzureichend, in 39 Fällen einigermaßen auskömmlich (FALCONER 1955).

Ein Teil der Kranken hat eine Herzinsuffizienz. Bei ihnen bringt die Kombination von peripherer Kreislauftherapie mit Digitalisbehandlung u. a. eine Verbesserung der therapeutischen Resultate.

2. Phlebektasien und Varicen.

Phlebektasien sind diffuse Vergrößerungen der Venen nach Länge und Kaliber, die zur allgemeinen Verbreiterung und zu geschlängeltem Verlauf führen.

Varicen sind umschriebene spindel- oder knotenförmige Venenerweiterungen mit Umbauvorgängen der Gefäßwand. Über venöse Aneurysmen s. S. 481.

Als varicöse Phlebektasien werden geweblich fixierte Venenerweiterungen mit noch geringen Umbauvorgängen bezeichnet (STAEMMLER 1955).

Eine Unterscheidung zwischen primären und sekundären Varicen ist zweckmäßig. Während sekundäre Varicen durch vorausgegangene Thrombophlebitiden, durch bestehende arteriovenöse Fisteln, durch Gefäßtumoren oder durch venöse Abflußbehinderungen bedingt sind, läßt sich eine unmittelbare Ursache für die Entstehung primärer Varicen nicht angeben.

a) Ätiologie.

α) Endogene Faktoren.

Für primäre Varicen, die hauptsächlich im Einzugsgebiet der Vena saphena magna und parva und nur selten anderswo, z. B. im Bereich von Unterarm und Hand (SONNTAG 1928) oder an Unterlippen und Wangen (DIEHL 1933) entstehen, wird eine erbliche Schwäche der Venenwand (DE VECCHI 1906; SONNTAG 1919) angenommen. KRAEMER (1898) vermutet anlagebedingte Störungen der Venenwandarchitektonik. Durch HESSE und SCHAACK (1919), EGER und CASPER (1943), CURTIS und HELMS (1947) u. a. wird das angeborene Fehlen der Klappen in den tiefen Venen distal der Saphenaeinmündung als Entstehungsursache primärer Varicen angenommen. Im Rahmen einer hypoplastischen Gesamtkonstitution der Bindegewebsstruktur (VOGEL 1905) sah später CURTIUS (1928) den Gesamtkomplex der Varicosis als einer weit über den Rahmen primärer Beinvaricen hinausreichenden konstitutionellen Krankheitseinheit. Unter diesen Voraussetzungen wären alle Störungen des Gewebsinnendruckes und des Gleichgewichtes zwischen Innendruck und Wandwiderstand zur Manifestation von Varicen ausreichend. Zahlreiche sonst unterwertige Einflüsse führen bei derartig veranlagten Individuen zur vorzeitigen und verstärkten Manifestation des varicösen Symptomenkomplexes. Eine erbliche Belastung mit Varicen wurde vielfach nachgewiesen. WEITZ (1940), v. VERSCHUER (1945) und CURTIUS (1930) stellten konkordanten Vererbungsmodus fest. DE TAKATS und QUINT (1930) fanden bei 65% der Varicenträger Hinweise für erbliche Belastung. Der von CURTIUS (1930) festgestellte dominante Erbgang der Varicosis mit gleichzeitiger Neigung zu Varicocele, Venektasien der Nase (Epistaxis) und senilen Angiomen, essentieller Teleangiektasie und vasculären Naevi als gemeinsame Auswirkung einer erblichen Venenwanddysplasie wurde von SIEMENS (1927, 1929, 1937) in umfangreichen Nachprüfungen nicht bestätigt. Doch wurde der seit NOBL (1918) eingeführte Begriff „varicöser Symptomenkomplex" nicht mehr verdrängt. LENZ (1936) sowie WEITZ (1940) lehnen allerdings den Status varicosus als diffusen, schlecht definierbaren Einteilungsbegriff in der von CURTIUS (1928) angegebenen Form ab. Von WAGNER (1955) wurden 1770 Patienten und in einer weiteren Untersuchungsserie 1385 Patienten hinsichtlich der Korrelationsstatistik der Einzelmerkmale des Status varicosus untersucht. Die Ergebnisse sprechen für ein unabhängiges Auftreten der Einzelveränderungen. Der Korrelationskoeffizient zwischen Varicen und Teleangiektasien wurde mit 0,167 ermittelt; dieser Wert schließt zwar keine Zusammenhänge zwischen Teleangiektasien und Varicen aus, kann aber diese nur in geringem Maße begründen und beweist keineswegs die Existenz eines „Status varicosus".

Eine konstitutionell verankerte Neigung zu Varicen scheint auch bei Fettsüchtigen, besonders bei Patienten mit Fettbauch, aber auch bei Übergewichtigen zu bestehen, vielleicht auch bei allgemeinen Stoffwechselstörungen (KLAPP 1923).

Altersmäßig abnehmender Hautturgor begünstigt gleichfalls die Varicenbildung.

Umstritten ist die Bedeutung hormonaler Einflüsse (MYERS 1955). Mangel an Thyroxin und Überschuß an Follikelhormon soll die Ausbildung von Varicen begünstigen (RATSCHOW 1939). Ein gewisser Hinweis auf endogene Entstehungsbedingungen ergibt sich aus dem häufig doppelseitigen Vorkommen.

β) Exogene Faktoren.

Unter der Annahme konstitutionell vergleichbarer geweblicher Substrate wird die zeitliche Manifestation und die Intensität der Varicenbildung weitgehend durch äußere Einwirkungen bestimmt. Das Moment der mechanischen Überlastung bildet dabei das gemeinsame effektorische Glied aller dieser Störungen. Bei Wegfall der vor hydrostatischer Überlastung des Venensystems schützenden Venenklappen, wie dies etwa bei entzündlicher Klappenzerstörung der Fall ist, kann der in Orthostase und bei Bauchpresse besonders hohe Beinvenendruck in voller Stärke einwirken und zur Ausweitung und Überdehnung bestimmter Venensegmente führen, wobei schließlich auch die Verbindungswege zwischen den tiefen und oberflächlichen Venenbahnen insuffizient werden. Narbige Veränderungen der Weichteile können durch Zugwirkung und durch Kompression ebenfalls zur Venenklappeninsuffizienz führen.

Im Rahmen der konstitutionell determinierten Manifestationsbreite ist auch bei universaler venöser Abflußbehinderung (Herzinsuffizienz) sowie bei sonstiger Behinderung des venösen Rückflusses durch Tumoren, durch fortgeschrittene Gravidität und durch örtliche Zirkulationsbehinderung (Strumpfbänder) (MAIRONO 1951) sowie durch bindegewebige Verlegung von Strombahnteilen wie bei der Lebercirrhose eine Rückwirkung auf die Suffizienz der gestauten Venen zu erwarten.

Hinzu kommt vielfach ein durch mangelnde Übung verweichlichtes und durch mangelnde Muskeltätigkeit unzureichend entleertes Venensystem (SONNTAG 1919; MAGNUS 1924). Daß bei hochgewachsenen Individuen, bei dauernd stehender oder sitzender Beschäftigung, bei unzweckmäßiger Ernährung u. a. die genannten Einwirkungen verstärkt zur Geltung kommen, erscheint verständlich. Die Wirkung der mechanisch-hydrodynamischen Überlastungsfaktoren wurde von STÜRUP und HØJENSGÅRD (1950) u. a. in eindrucksvollen Untersuchungen mittels Messungen der intravenösen Drucke mit Spezialmanometer unter verschiedenartigsten Bedingungen verfolgt, wobei sich die ätiologische und pathogenetische Bedeutung für die Varicenentstehung bestätigen ließ. Arterielle Durchblutungsstörungen könnten nach den Untersuchungen von VOGLER (1953) ebenfalls geeignet erscheinen, an der Entwicklung von Varicen teilzuhaben; VOGLER (1953) beobachtete derivatorische arteriovenöse Kurzschlüsse, durch die das unter hohem Druck stehende Arterienblut unter Umgehung der peripheren Strombahn direkt ins Venensystem übertritt. Hierdurch wäre eine Überlastung der betroffenen Venenanteile, ähnlich den Verhältnissen bei der arteriovenösen Fistel anzunehmen. Auch vasomotorische Wirkungen werden von manchen Autoren (OURY, LARMURIER und ABEILLE 1952) der Varicenentstehung zugrunde gelegt; bestimmend für diese Annahme sind die von den Autoren gefundenen günstigen Wirkungen intraarterieller (A. femoralis) Procaininjektionen bei Hämorrhoidalprolaps, der im Sinne einer nerval reflektorischen Entlastung einer der Störung zugrunde liegenden pathologischen zentralen Vasomotorenstörung gedeutet wird.

Die Hauptrolle bei der Entstehung sekundärer Varicen spielt sicherlich die tiefe ileofemorale Thrombophlebitis, wie sie nach Operationen, bei schweren örtlichen und allgemeinen Infektionen und bei langem Krankenlager auftritt. Die Erfahrung, daß nicht alle Patienten nach Überstehen derartiger Zustände und auch nicht nach Überstehen von Phlebitiden und Thrombophlebitiden ins Stadium der chronischen venösen Insuffizienz mit sekundärer Varicenbildung kommen, unterstreicht die Bedeutung der konstitutionell verankerten Determinanten. Das Gleiche gilt für die individuell unterschiedliche Neigung zur Varicenentwicklung in der Schwangerschaft.

b) Morphologie.

Varicen weisen einen auffälligen Wechsel zwischen Verdünnungen und Verdickungen ihrer Wand auf. Der wesentliche histologische Befund ist der Schwund der Muscularis bei Hypertrophie einzelner Muskelbündel (BENDA 1924), das gehäufte Vorkommen von Rupturen der Elastica interna und der bindegewebige Umbau in allen Venenwandschichten (Elasterese, Kollagenose, Musculosterese). Die Entwicklung der Varicen vollzieht sich zunächst über die einfache Venektasie durch Hinzukommen bindegewebiger perivasaler Reaktionen (NEUMANN 1937), bis schließlich die bizarren, oft grotesken Deformierungen der Venenwände und der Venenverläufe erreicht sind. Besonders starke Veränderungen finden sich unmittelbar distal der Venenklappen (LEDDERHOSE 1905) aus wahrscheinlich hämodynamischen Gründen. Am stärksten und häufigsten befallen sind die der hydrostatischen Mehrbelastung besonders ausgesetzten langen Beinvenensysteme der Vena saphena magna und parva. Häufig kommt es auch am Intestinum terminale zur Entwicklung analer Varicen in Form von Hämorrhoiden, ferner zur Erweiterung des Plexus pampiniformis in Form der Varicocele, sowie zu Erweiterungen im Bereiche der Plexus vesicalis, prostaticus und uterovaginalis. LANG (1952) erwähnt die paravertebralen, häufig für die Entstehung von Kreuzschmerzen angeschuldigten Venenplexus; Varicen der Vena jugularis externa (KALLENBERGER 1905) und der Vena jugularis interna (ZUKSCHWERDT 1929) sind beschrieben.

c) Vorkommen.

Frauen werden eindeutig häufiger betroffen als Männern. Die allgemeine Morbidität wird von MEISEN (1932) auf 10—17% geschätzt. Von den Altersstufen über 20 Jahre ab verstärkt sich der Befall der Frauen. In höheren Altersgruppen nehmen die Varicen ab, da Varicenträger möglicherweise keine so lange Lebenserwartung haben wie varicenfreie Individuen.

d) Pathophysiologie.

Bei primären, im Einzugsgebiet der Vena saphena magna oder parva lokalisierten Varicen kommt es durch Insuffizienz der Klappen zunächst zur örtlichen Ausweitung der Venen, in der Regel proximal beginnend. Für die nächst distale Venenklappe ergibt sich hieraus eine vermehrte Belastung, der sie nicht lange gewachsen ist, bis allmählich sämtliche der 12—18 Klappen der Vena saphena magna oder 9—10 Klappen der Vena saphena parva insuffizient sind. Bisweilen kommt es daneben zur Insuffizienz von Verbindungsvenen zwischen den tiefen und oberflächlichen Venennetzen, kenntlich durch starke Vorwölbungen von Venenknoten an der Austrittsstelle aus der Fascie. Bei sekundären Varicen nach tiefer Thrombophlebitis (Ileofemoralvenenthrombose) können sich die Verbindungsvenen zwischen oberflächlichem und tiefem Venensystem ausweiten, auch wenn die Klappen des Saphenasystems noch suffizient sind. Derartige sekundäre Varicen kommen vorzugsweise primär im distalen Unterschenkelbereich zur Ausbildung.

Im Stehen ist die varicöse Zirkulation herabgesetzt (MCPHEETERS 1929), was durch Untersuchung der Zirkulationszeit Fuß-Rumpf und durch Phlebographien vielfach bestätigt wurde. Der Venendruck im Liegen ist normal (MAYERSON u. Mitarb. 1943). Im Stehen zeigt sich der Beinvenendruck erhöht. Beim Gehen ist ein charakteristischer Unterschied des Venendruckverhaltens zwischen Varicenträgern und Normalen zu beobachten. Während bei Varicenträgern sich der Beinvenendruck nicht oder nicht erheblich ändert (POLLACK u. Mitarb. 1948; STÜRUP und HØJENSGÅRD 1950), sinkt er beim Normalen erheblich ab. Beim Stehenbleiben (Aufhören der Förderwirkung der Muskulatur, insbesondere in den tiefen Venenbereichen) steigt er innerhalb verschieden langer Zeit wieder an, und zwar bei völliger Suffizienz der Klappen nur sehr langsam (Venenfüllungszeit länger als 30 sec). Bei primären Varicen, die hämodynamisch meist geringere Rückwirkungen verursachen, zeigt sich beim Gehen in der Regel ein nur leichter Venendruckabfall, der beim Stehenbleiben rascher zurückgeht als beim Normalen (POLLACK und WOOD 1948; HØJENSGÅRD und STÜRUP 1950); hingegen fehlt der Venendruckabfall im Gehen bei ausgeprägten sekundären Varicen völlig (HICKAM u. Mitarb. 1949; WARREN u. Mitarb. 1949; WALKER und LONGLAND 1950; BEECHER 1937; SEIRO 1938). Die hohen Drucke dieser Patienten während des Gehens erklären nach Ansicht von MONTGOMERY und ZINTEL (1954) teilweise die Schmerzen, das Ödem und die trophischen Störungen der chronischen venösen Insuffizienz. Durch gut sitzende Bandagen, die eine Kompression des Saphenasystems gewährleisten, kann der Venendruckabfall im Gehen bei primären Varicen häufig wieder herbeigeführt werden; auch die therapeutische Wirkung der Saphenaligatur beruht auf der Ableitung über tiefe, noch suffiziente Beinvenen.

Je nach hämodynamischer Situation des Gesamtorganismus bewirkt die zirkulatorische Ausschaltung größerer Blutmengen (0,75—1 Liter) durch Varicen im Stehen und ihre Wiedereinbringung in die aktive Zirkulation im Liegen, die sich bei Bestimmungen der aktiven Blutmenge mit kurzen Analysenzeiten (WOLLHEIM 1928; 1931) feststellen läßt, charakteristische klinische Veränderungen. Einerseits wurden bei herabhängenden Füßen häufig Stenokardien beobachtet (CHAPMAN und ASMUSSEN 1942) sowie andere orthostatische Störungen (CONSTATINI 1947), andererseits können sich nach Varicenoperationen Aderlässe als nötig erweisen, um das überschüssige und störende Depotblut aus der aktiven Zirkulation zu eliminieren. Entsprechende Beobachtungen am Herzminutenvolumen und am arteriellen Blutdruck vor und nach Varicenausschaltung (P. BIELSCHOWSKY 1932; CHAPMAN und ASMUSSEN 1942) sowie Venendruckänderungen im Sitzen und Liegen (B. MAYERSON u. Mitarb. 1943) unterstreichen die Depotfunktion der Varicen.

Sekundäre arterielle Spasmen, ausgehend von Varicen sind von BALAS (1950) beschrieben. Die medikamentöse Ausschaltung peripherer arterieller Spasmen ermöglicht nach VOGLER (1953) den Verschluß der arteriovenösen Kurzschlußverbindungen.

e) Klinik.

Auffällig ist die oft beträchtliche Diskrepanz zwischen den starken Varicen und den fast gänzlich fehlenden subjektiven Beschwerden ihrer Träger, vor allem bei primären Varicen der Saphenabereiche. Sind die Möglichkeiten des Abtransportes von Blut aus den tiefen Beinvenen erschöpft, so daß der Geh-Venendruck unverändert hoch bestehen bleibt, werden jedoch erhebliche Schmerzen angegeben. Außerdem verspüren die Kranken auch beim Stehen und Sitzen ein bleiernes Schwere- und Völlegefühl im Bein. Juckende, brennende und parästhetische Hautsensationen kommen durch die chronische venöse Insuffizienz im Hautbereich zustande (s. S. 511). Langzeitig bestehende Varicen werden derb und dick; ihre Umgebung zeigt sich mit ihnen verwachsen. Der Übertritt von Blut ins perivenöse Gewebe und die Wirkung einer verminderten peripheren Zirkulation führen zur chronischen venösen Insuffizienz.

Das hauptsächliche anamnestische Explorationsziel bilden vorausgegangene Phlebitiden sowie Thrombosen der tiefen Beinvenen, Graviditäten, Operationen, traumatische Einwirkungen.

Die Untersuchung der Patienten sollte in einem ausreichend durchwärmten Raum im Liegen und im Stehen erfolgen. Dabei ist die Verwendung von Markierungstinte zur Festlegung der Befunde an der Haut zweckmäßig. Nach sorgfältiger Inspektion soll zunächst durch Roll- und Lagerungsprobe die arterielle Insuffizienz ausgeschlossen werden. Dann werden die im Liegen wahrnehmbaren Varicen mit den im Stehen auftretenden verglichen. Mit und ohne Staubinden wird sodann Reihenfolge und Intensität der Füllung der verschiedenen varicösen Gebilde beurteilt. Am liegenden Patienten entleert man durch Hochheben der Extremität die Venen und bestimmt nach raschem Senkrechtstehen die Venenfüllungszeit, die über 30 sec liegen soll. Anschließend werden die Venenfüllungszeiten bei Anlage von Staubinden in verschiedener Höhe bestimmt.

Tabelle 14 gibt die entsprechenden Befundbewertungen an (MONTGOMERY und
ZINTEL 1954). Mit Hilfe mehrerer, in verschiedener Höhe angelegter Staubinden lassen sich auch einzelne insuffiziente Verbindungsvenen zwischen dem
oberflächlichen und tiefen Venensystem lokalisieren. Eine verblüffend einfache
Untersuchungsmethode wurde von NABATOFF (1955) angegeben; bei dieser
werden die pathologisch erweiterten Verbindungen zwischen oberflächlichem und
tiefem Venensystem folgendermaßen bestimmt: Am stehenden Patienten wird die

Tabelle 14. *Venenfüllungszeit distal einer Staubinde für verschiedene Bereiche von Veneninsuffizienz.*
(Nach MONTGOMERY u. ZINTEL 1954.)

Inkompetenzbereiche	Ohne Staubinde	Staubinde in der Oberschenkelbeuge	Staubinde oberhalb des Knies	Staubinde distal des Knies
Keine	N	N	N	N
Nur V. saphena magna	A	N	N	N
V. saphena magna und kommunizierende Venen	A	A	A—N	N
V. saphena magna, kommunizierende Venen und tiefe Venen .	A	A	A	A

N = normale Füllungszeit (30 sec oder mehr).
A = pathologisch verkürzte Füllungszeit (unter 30 sec).

(bei fast allen Varicenträgern auffindbare) prall elastische Vorwölbung im Bereich
der Fossa ovalis, unmittelbar distal des Ligamentum inguinale und medial der
A. femoralis mit dem Finger kontinuierlich palpiert; die Finger der anderen
Hand greifen unter mäßigem Druck entlang der Vena saphena magna nach
distal. Jeweils dann, wenn der Finger distal einer offenen Kommunikationsstelle gelangt, wölbt sich der typische blaue Venenknoten vor, während gleichzeitig der Saphenadruck erhöht wird, was der an der Fossa ovalis palpierende
Finger der anderen Hand registrieren kann. In entsprechender Weise erfolgt die
Untersuchung der Vena saphena parva; der stationäre Palpationsfinger bleibt
an der Vena poplitea in der Kniekehle, der ausstreifende Finger fährt entlang
der Vena saphena parva nach distal. NABATOFF (1955) hält diese zeitsparende
und einfache Methode für zuverlässiger als die Staubinden- und Bandagenteste.
Andere Autoren bedienen sich der Fortleitung perkutorischer Impulse im gefüllten offenen Venensystem zur Prüfung der Suffizienz der Klappen. Das Verfahren wurde von STEINER und PALMER (1948) sowie von LUKE (1953) ungünstig beurteilt. Ein ähnliches Vorgehen stellt der Kompressionstest dar. Die
Vena saphena parva wird durch Fingerdruck in der Regio poplitea gestaut.
Bei Inkompetenz dieser Vene lassen sich Druckimpulse bis über die Wadenmitte und weiter nach distal mit der anderen Hand tasten. Bei Insuffizienz der
Vena saphena parva werden häufig Varicen im fibularen Knöchelbereich sowie
auch am tibialen Knöchel und Fuß gefunden. Der retrograde Füllungstest der
Vena saphena parva beurteilt Reihenfolge und Geschwindigkeit der Venenfüllung während der orthostatischen Wiederfüllung nach vorheriger Venenentleerung. Noch besser läßt sich die Insuffizienz der Vena saphena parva nachweisen, wenn der Patient mit entleerten oberflächlichen Venen nach Anlegung

einer Oberschenkelstaubinde (Verhinderung von Blutrückfluß über die Vena saphena magna) steht und der Daumen des Untersuchers die Vena saphena parva in der Regio poplitea komprimiert. Unterbleibt nun nach Lösung der Staubinde die Füllung der Unterschenkelvenen, so ist die Vena saphena magna suffizient. Nun entleert man abermals die oberflächlichen Venen und legt Oberschenkelstaubinde sowie im Stehen die Daumenkompression der Vena saphena parva in der Regio poplitea an. Bei liegender Staubinde wird die Daumenkompression freigegeben; bei rascher Füllung der Vena saphena parva liegt eine Insuffizienz dieser Vene vor, da eine retrograde Füllung über die Vena saphena magna nicht möglich ist (MYERS und COOLEY, zit. nach ALLEN, BARKER u. HINES 1955). Die klinische Unterscheidung von Insuffizienzen der Vena saphena magna und parva schützt vor unnötigen operativen Eingriffen, wenn eines der beiden Systeme sich als intakt erweist. In solchen Fällen braucht der Eingriff nicht an beiden Venensystemen durchgeführt zu werden. Manchmal ist die Untersuchung dadurch erschwert, daß die Varicen tief im subcutanen Fett eingebettet sind. Untersuchungstechnik s. S. 65ff.

Sekundäre Varicenbildungen im Gefolge einer Insuffizienz der tiefen Beinvenen haben sich als therapeutisch und prognostisch besonders ernst erwiesen.

Differentialdiagnostisch ist die Abgrenzung symptomatischer Varicen bei arteriovenöser Fistelbildung zu beachten; arteriovenöse Fisteln kommen bei Erwachsenen hauptsächlich posttraumatisch, bei Kindern und Adoleszenten auch angeboren vor (S. 469 u. 473).

Spezieller Erörterung bedürfen die im Bereich der Speiseröhre auftretenden Varicen. In weitaus den meisten Fällen beruhen sie auf einer intrahepatischen Sperre des Portalkreislaufes, in nicht ganz 10% auf prähepatischer Blockierung des Portalkreislaufes und relativ selten auf einer posthepatisch lokalisierten Venenverlegung (vgl. Budd-Chiari-Syndrom, S. 497). Auch die Ausbildung von Oesophagusvaricen bei Struma permagna (BUCHTELA 1950; GLENK 1951) und Magenvolvulus (BUCHTALA 1950) dürfte selten sein. Die Bedeutung der Oesophagusvaricen für das Schicksal der Lebercirrhotiker ergibt sich schon daraus, daß 45% von ihnen an einer Oesophagusvaricenblutung sterben (STROEBE 1956) und daß nach den Untersuchungen von DOUGLASS SNELL (1950) die Oesophagusvaricenblutung die häufigste Todesursache bei Lebercirrhose darstellt. Nach PATEK und BLAKEMORE (1948) kommt die Hälfte der Patienten mit cirrhotisch bedingter Oesophagusvaricenblutung innerhalb eines Jahres ad exitum. Die erste Oesophagusvaricenblutung von Cirrhotikern ist bei 35—40% der Betroffenen letal (LINTON 1951). Auf die bei stark ausgeprägten Oesophagusvaricen häufig angetroffenen konkomitierenden Magenvaricen haben GÜTGEMANN und PARCHWITZ (1959) hingewiesen. Therapie s. S. 523.

f) Therapie.

Die konservativen Maßnahmen bei der Varicentherapie bestehen in Hochlagerung, geeigneten Muskelbetätigungen sowie Bandagierung. In leichten Fällen können elastische Strümpfe ausgezeichnet wirksam sein, z. B. beim Auftreten initialer Varicen in der Gravidität. Eine unsachgemäße oder fehlerhafte Bandagierung kann beträchtliche Schäden verursachen. Die Bandagen müssen an der entlasteten Extremität frühmorgens im Bett angelegt werden und völlig gleichmäßig, ohne schmerzhafte Druckwirkung sitzen. Wichtig ist die laufende Überwachung von Patienten mit Varicen und eine eingehende Belehrung, daß sie längeres Stehen unterlassen müssen und keinesfalls Strumpfbänder oder abschnürende Kleidungsstücke tragen dürfen. Eine intermittierende Entlastung der Beinvenensysteme durch häufige Hochlagerung ist zweckmäßig. Verschiedentlich wurden von einer physikalischen Therapie (BAULANDE 1951) Vorteile berichtet.

Durch Injektion sklerosierender Lösungen lassen sich kleinere Varicen oder restierende Varicen nach operativer Varicenausschaltung vorteilhaft beseitigen (MYERS 1957; MONTGOMERY und ZINTEL 1954). Über die zahlreichen zur Verfügung stehenden Verödungsmittel und die verschiedenen Arten der Injektionstechnik soll hier nicht berichtet werden. Nie sollte vor der therapeutischen Installation des Verödungsmittels auf den Nachweis seiner subjektiven Verträglichkeit verzichtet werden. Gegen embolische Zwischenfälle (GARBER 1947) kann durch vorsichtiges Vorgehen sowie durch Modifikationen der Technik (ORBACH 1950) vorgebeugt werden. LISTO (1949) hält die Verödungstherapie sogar in der Gravidität für anwendbar, was wir mit erheblichen Vorbehalten nur für Notfälle empfehlen möchten. Für größere Varicen ist die Verödungsbehandlung ungeeignet (FENNEY 1951); hierbei kommt es in 57—98% der Fälle zu Rezidiven (FENNEY 1951). Auch die vielfach angewandte kombinierte Therapie mit Resektion und Injektion (MAIRONO 1951; BIRCH-JENSEN 1951 u. a.) sollte möglichst so verteilt sein, daß durch Injektionen nur die Restzustände der operativ versorgten Varicen behandelt werden.

Die operativen Verfahren bestehen in Venenunterbindung und Venenexstirpation. Das Unterbindungsverfahren soll in der Technik von WILSON (1953) sehr günstige Resultate liefern, soweit zahlreiche Ligaturen mit nicht resorbierbarem Nahtmaterial angelegt werden. Wenn jeder einzelne Varixknoten sorgfältig unterbunden wird, können die Erfolge ausgezeichnet sein (SLEVIN 1948), allerdings unter der Voraussetzung, daß es sich um ausschließlich oberflächliche (primäre) Varicen handelt.

Nicht selten entwickeln sich freilich, besonders bei Insuffizienz der tiefen Venen, nach Unterbindung der bisherigen Varicen neue Krampfadern. Die Venenexstirpation hat grundsätzlich ähnliche Indikationsgebiete wie die Ligatur. Für ihre Indikation können im allgemeinen folgende Richtlinien gelten: Die besten operativen Resultate sind bei primären oberflächlichen Varicen mit Saphena-Insuffizienz zu erwarten. Dabei müssen die Verbindungen zwischen dem proximalen Teil der Vena saphena und der Vena femoralis zuverlässig ausgeschaltet sein, desgleichen sämtliche perforierenden Venen. Der Eingriff sollte tunlichst erfolgen, bevor die tiefen Beinvenen insuffizient werden.

Die operative Behandlung sekundärer Varicen bei Insuffizienz der tiefen Beinvenen bleibt unbefriedigend. Die Unterbindung tiefer Venen (BAUER 1950; LINTON 1952) führt meist nicht zu Dauererfolgen. Andere Autoren (MYERS 1957) empfehlen bei gleichzeitiger Insuffizienz der oberflächlichen und tiefen Venensysteme die operative Behandlung der Saphena in Anbetracht der besseren kosmetischen Resultate. Im allgemeinen wird man ohne intensive und sorgfältige Bandagenbehandlung und Lagerungstherapie bei der Insuffizienz tiefer Venen nicht auskommen (MONTGOMERY und ZINTEL 1954). Bezüglich der operativen Technik muß auf chirurgische Quellen verwiesen werden.

Die medikamentöse Behandlung erscheint bei bereits manifesten Varicen zwecklos, es sei denn, man beabsichtigt Wirkungen auf die chronische venöse Insuffizienz (vgl. S. 513 ff.).

Die Prognose manifester Varicen kann nicht mit der spontanen Rückbildung rechnen. Unkomplizierte primäre Varicen führen bedeutend seltener zu subjektiven Beschwerden und zu Komplikationen als dies bei sekundären Varicen mit Beteiligung der tiefen Venensysteme zu erwarten ist.

Prophylaktische Maßnahmen (Bandagen, Gummistrümpfe) können sich dann als äußerst nützlich erweisen, wenn sie rechtzeitig, d. h. vor stärkerer Manifestation der Varicen, zur Anwendung kommen. Phlebitiden und arterielle Insuffizienzen bedingen eine stärkere und ungünstigere Wirkung der varicösen Störungen.

Von weitreichender Bedeutung erweist sich die Prophylaxe der Varicenbildung insbesondere während der Schwangerschaft. Eine rechtzeitige wirksame Anwendung von Bandagen oder Gummistrümpfen ist bei bestehender Neigung zur Ausbildung von Varicen in der Lage, diese zu verhindern, was sich auch für das weitere Leben günstig auswirkt, indem die chronische venöse Insuffizienz gar nicht erst entsteht.

Bei der Therapie der *Oesophagusvaricen* ist zu unterscheiden zwischen den Maßnahmen bei abundanter Blutung und kausalen Maßnahmen gegen den portalen Hochdruck.

Sofortige chirurgische Eingriffe bei der abundanten Blutung aus Oesophagusvaricen sind häufig wegen des schlechten Kreislaufzustandes des Patienten unmöglich, so daß Schockbekämpfung und Blutvolumenersatz bisher die wirksamsten Maßnahmen darstellen. WOLLHEIM und SCHNEIDER (1954/55, 1960) konnten in 7 von 9 Fällen von Oesophagusvaricenblutungen damit die akute Hypovolämie überbrücken. Aber innerhalb eines Jahres starben 5 der Patienten an der zweiten oder dritten Blutung. Im Gegensatz zur großen Blutung aus Magen oder Duodenum wäre deshalb ein geeignetes Verfahren zur Frühoperation der Oesophagusvaricen erwünscht.

In der Phase der akuten Blutung kommt eventuell eine Ballontamponade mit der Sonde nach SENGSTAKEN und BLAKEMORE (1950) in Betracht. Die von diesen Autoren angegebene Sonde besteht aus einem Magenschlauch, mit dem Blut oder Sekret abgesaugt werden kann, einem axial den Magenschlauch umgreifenden länglichen Ballon sowie einem distal davon befindlichen zweiten runden Ballon. Beide Ballone sind durch separate Luftschläuche aufpumpbar. Der runde Ballon soll im Fornix ventriculi, der längliche im magennahen Anteil des Oesophagus plaziert und mit einem Druck bis etwa 30 mm Hg aufgepumpt werden. Die Ausübung eines oralwärts wirksamen Zuges an der Sonde ist zweckmäßig, indem der Schlauch über eine Rolle geführt und jenseits derselben mit Gewichten behängt wird. Das Verfahren vermag in Einzelfällen Gutes zu leisten, verändert jedoch die hohe Letalitätsquote der akuten Oesophagusvaricenblutung von Lebercirrhotikern nicht grundsätzlich (READ u. Mitarb. 1960).

Technisch schwierig sind Umstechungen und Verödungen frisch blutender Oesophagusvaricen (CRILE 1950). Die Anwendung von Pituitrin als intravenöse Infusion zur Pfortaderdrucksenkung bei blutenden Oesophagusvaricen (SCHWARTZ u. Mitarb. 1959) konnte bisher noch keine Verbreitung finden. Sie erscheint wegen der Wirkungen des Pituitrins auf den Coronarkreislauf recht bedenklich.

Gestattet der Kreislaufzustand des Patienten operative Eingriffe, was meist erst nach Überstehen der akuten hypovolämischen Phase der Fall sein wird, so kann versucht werden, durch Anlegung einer portocavalen Fistel (Seit-zu-Seit-, notfalls End-zu-Seit-Anastomose) eine Herabsetzung des für die Entstehung von Oesophagusvaricen bestimmenden portalen Hochdruckes herbeizuführen. Dabei kann der vorherige Pfortaderdruck von 400—600 mm H_2O eventuell unter die für Blutungsbereitschaft aus Oesophagusvaricen kritische Höhe von 280 mm H_2O gesenkt werden, wobei auch vielfach die Varicen zurücktreten oder verschwinden (UNGEHEUER 1958). Ligaturen der A. hepatica und der A. splenica bei Lebercirrhosen wurden von MADDEN (1953) diskutiert.

Handelt es sich nicht um cirrhotisch bedingte sondern durch prähepatischen Block hervorgerufene Varicen, so kann die Anlegung splenorenaler Shunts erwogen werden, die aber wegen der geringen Gefäßdurchmesser schlechte Erfolgsaussichten bieten. Die Operationserfolge bei portalem Hochdruck sind weitgehend abhängig von der Leberfunktion.

Die Operationsletalität liegt zwischen 8 und 24%. Als Voraussetzung einer erfolgversprechenden Shunt-Operation bei Cirrhotikern mit Oesophagusvaricen nennt UNGEHEUER (1958) ein Serumalbumin über 3%, Freisein von Ikterus, Bromthaleinretention unter 30% und Fehlen eines therapieresistenten Ascites.

Versuche, Oesophagusvaricen durch Injektion sklerosierender Lösungen zu veröden, sind mitgeteilt (KEMPE und KOCH 1954).

III. Krankheiten der Capillaren.

Die Capillaren sind als „Knotenpunkt" des Kreislaufs bezeichnet worden, da in ihnen der entscheidende Austausch von Nährstoffen und Stoffwechselprodukten zwischen Blutbahn und Gewebe erfolgt. Auch hämodynamisch haben die Capillaren mit ihrer sehr wechselnden Weite und Kapazität physiologisch und pathologisch oft eine entscheidende Bedeutung. Trotz dieser wichtigen funktionellen Aufgaben ist dieser Abschnitt des Kreislaufs in der klinischen Medizin bisher nicht immer ausreichend gewürdigt worden.

Entsprechend der Tatsache, daß eine strenge Separierung des Capillargebietes vom übrigen Kreislauf, insbesondere aber von den Metarteriolen und kleinen Venolen, wegen der innigen funktionellen Verknüpfung nicht angängig ist, beschränkt sich die folgende nach klinischen Blickpunkten erfolgende Zusammenstellung nicht auf die Veränderungen an den völlig muskelfreien, vielleicht nur druckpassiv durchströmten Gefäßanteilen der Blutstrombahn, sondern umfaßt die Funktionen der kleinsten Gefäße in ihrer Gesamtheit, ähnlich wie sie von RATSCHOW (1953) als Angiolopathien zusammengefaßt sind.

Eine ätiologische Unterteilung erübrigt sich, weil einerseits identische ätiologische Faktoren zu verschiedenartigen Veränderungen führen können, andererseits gleiche Veränderungen durch verschiedenartige Ursachen zustande kommen können.

Wir schlagen folgende Einteilung der Capillaropathien vor:
1. Lumenveränderungen der Capillaren.
    a) Vorwiegend funktionell bedingt.
    b) Vorwiegend organisch fixiert.
2. Wandveränderungen der Capillaren.
    a) Änderungen der Durchlässigkeit für Wasser und gelöste Stoffe (Änderungen der Capillarpermeabilität).
    b) Änderungen der Durchlässigkeit für Zellen (Verminderung der Capillarresistenz; erhöhte Capillarfragilität).
    c) Änderungen der Durchlässigkeit der Capillarwand unter der Einwirkung von Giften.

1. Lumenveränderungen der Capillaren.

a) Vorwiegend funktionell bedingte Lumenveränderungen.

Diese Veränderungen umfassen die funktionellen Kaliberschwankungen der kleinsten Blutgefäße, soweit sie über das physiologische Maß hinausgehen. Dabei kann die Abgrenzung zwischen normalem und pathologischem Verhalten schwierig sein, wie schon die Untersuchungen von O. MÜLLER und seiner Schule (1922; 1937; 1939), WOLLHEIM (1928; 1931), neuerdings auch die Bemühungen von BÜCHSEL (1954) um die Abgrenzung eines charakteristischen Capillarverhaltens bei der vegetativen Dystonie gezeigt haben.

α) Erweiterungen der Capillaren.

αα) *Erythromelalgie (Erythermalgie).*

Historisches. Unter Zitierung einer Beobachtung von GRAVES (1834) beschrieb MITCHELL (1872, 1878) ein Krankheitsbild mit Rötung und Schmerzen der Gliedmaßen als vasomotorisch bedingte Zirkulationsstörung. Gegenüber seiner Bezeichnung „Erythromelalgie" bevorzugten SMITH und ALLEN (1938) wegen der gesteigerten Wärmeabgabe der schmerzhaften Hautstellen den Namen „Erythermalgie". Wenn auch heute bezweifelt wird, daß sämtliche der von MITCHELL (1872, 1878) mitgeteilten Fälle echte Erythromelalgien und nicht nur einfache Erythralgien waren, so halten wir doch die separate Beschreibung des Krankheitsbildes für berechtigt. Allerdings wird vielfach auf die Abgrenzung gegenüber den Erythralgien und gegenüber der sekundären Erythromelalgie in dieser Schärfe verzichtet (RATSCHOW 1953).

Obwohl man die Erythromelalgie häufig unter den Arterienkrankheiten abgehandelt findet, halten wir die Einordnung in die Capillaropathien für gerechtfertigt wegen der eindeutig nachgewiesenen Erweiterung der Endcapillaren der Haut.

Ätiologie. Zum Unterschied von den sekundären, symptomatischen Erythralgien sind bei der typischen idiopathischen Erythromelalgie keine organischen Veränderungen faßbar, durch die das klinische Bild pathogenetisch erklärt werden könnte. Demgemäß ist die Ätiologie unklar.

Bei diesem seltenen Krankheitsbild wird eine krankhafte Neigung noch unbekannter Ursache zur Erweiterung der Endstrombahn angenommen. LEWIS (1933) diskutierte eine abnorme Freisetzung histaminähnlicher Substanzen als Ursache der Atonie der präcapillären Arteriolen. Auch an Störungen der spinalen vasomotorischen Versorgung oder im Bereich des Sympathicus ist zu denken. Mit der von PIPKORN (1949) angenommenen thalamischen Genese der Schmerzen scheint uns die augenblicklich erreichbare Schmerzfreiheit unter örtlicher Kompression und Kälte nicht vereinbar.

Pathophysiologie. Als Hauptsymptom der Erythromelalgie gilt die Steigerung der Hauttemperatur und die vermehrte cutane Wärmeabgabe. Typisch ist dabei die erhöhte Empfindlichkeit gegen Umgebungstemperaturen, die oberhalb eines bestimmten Punktes liegen, während niedrigere Temperaturen eine angenehme und schmerzstillende Wirkung ausüben. Der kritische Punkt (LEWIS 1933), über dem die Wärmeschmerzen zustande kommen, liegt individuell unterschiedlich zwischen 32 und 36° C. Bei Überschreitung des kritischen Punktes kommt es zu starker Arteriolendilatation mit Erweiterung der Endcapillaren, Steigerung der Hauttemperatur sowie brennenden oder stechenden Schmerzen (vasomotorische Stürme nach LEWIS 1933). Die vermehrte Durchblutung scheint jedoch nicht den Ursachenkomplex zu erschöpfen, weil durch Aufpumpen einer an die Extremität angelegten Staumanschette über dem systolischen Druck zwar die Durchblutung gedrosselt, aber der Wärmeschmerz nicht beseitigt werden kann. Mitbestimmend ist daher auch der Füllungszustand der Endstrombahn zumindest für die Schmerzauslösung, was dadurch unterstrichen wird, daß durch direkten mechanischen Druck auf schmerzhaft gerötete Hautstellen der örtliche Schmerz momentan beseitigt werden kann. Für den Einfluß des hydrostatischen Gefäßinnendruckes spricht auch die Beobachtung, daß bei Hauttemperaturen unmittelbar unterhalb des kritischen Punktes ein geringer, zusätzlich hervorgerufener venöser Stauüberdruck die typischen Beschwerden auslöst, und daß unter gleichen Verhältnissen bei Hochheben der Extremität (Verminderung des hydrostatischen Gefäßinnendrucks) der Schmerz beseitigt werden kann. Wiederholt man kurz hintereinander mehrere Erwärmungsprozeduren mit Auslösung des Beschwerdekomplexes, so kann eine Verminderung der Schmerzen beobachtet werden.

Neben der Steigerung der Hauttemperatur bis 5º C über die Oberflächentemperatur des übrigen Körpers läßt sich eine Vergrößerung der Blutdruckamplitude feststellen. Nach Angaben der Patienten „pulsieren" die betroffenen Extremitätenbereiche; der Sauerstoffgehalt des aus der erkrankten Extremität abfließenden Venenblutes ist erhöht (ALLEN, BARKER und HINES 1955). Leider fehlt es an Beobachtungen über das Verhalten der arteriovenösen Anastomosen bei echten Erythromelalgien.

Klinisches Bild. Die Krankheit kommt nur selten in der Kindheit vor und betrifft Personen beiderlei Geschlechts von mittlerem oder fortgeschrittenem Alter. Anamnestisch lassen sich Hinweise auf länger bestehende abnorme Wärmeempfindlichkeit der Acren und auf abnorme Neigung zu Rötung und Erhitzung feststellen. Die Patienten klagen darüber, daß sonst als harmlos geltende Umgebungstemperaturen ihnen erhebliche Beschwerden im Bereiche der Acren verursachen und zwar Rötung, Erhitzung und Schmerzhaftigkeit. Häufig tritt unter wärmenden Bettdecken der Beschwerdekomplex in Erscheinung. In der warmen Jahreszeit verschlimmern sich die Beschwerden an Häufigkeit und Intensität (W. MÜLLER 1947). Die Kranken lassen keine Gelegenheit ungenützt, sich Kühlung zu verschaffen oder die Schmerzen durch Kompression der vermehrt blutgefüllten Acren zu vermindern. In warmer Umgebung bevorzugen sie barfüßiges Stehen und Gehen auf kühlen Steinböden, kalte Waschungen und Bäder. Sie verlegen ihre Arbeitstätigkeit mitunter in kühle Keller. Während der Schmerzanfälle ist die Empfindlichkeit gegenüber leichten mechanischen Druckwirkungen von außen (Druck der Bettdecke) charakteristisch gesteigert. Diese vermehrte Empfindlichkeit reicht erheblich über die geröteten und erhitzten Extremitätenbereiche hinaus, was zu der Diskussion einer zentralen thalamischen Schmerzentstehung führte (PIPKORN 1949; ALLEN, BARKER und HINES 1955). In schweren Fällen können die Schmerzen zu erheblichen psychischen Störungen Anlaß geben.

Im Gegensatz zu sekundären Erythromelalgien und zu Erythralgien kommen bei der idiopathischen Erythromelalgie trophische Störungen im Extremitätenbereich nicht vor.

Diagnose. Für die echte Erythromelalgie ist der Nachweis einer gesteigerten cutanen Wärmeabgabe, einer erheblich, d. h. um etwa 5º C gegenüber den übrigen Hautbereichen erhöhten Hauttemperatur und der charakteristischen, durch Wärme provozierbaren und auf Kälte reversiblen Schmerzerscheinungen zu fordern. Dabei sollte auch der kritische Punkt (LEWIS 1933) individuell bestimmt werden.

Besteht eine arterielle Insuffizienz oder eine anderweitig faßbare Gefäßkrankheit, die die Erscheinungen erklärt, so handelt es sich nur um eine symptomatische Erythralgie oder um eine sekundäre Erythromelalgie. Weiterhin ist auf die Unterscheidung gegenüber Erysipel, Phlegmonen und anderen akut entzündlichen Cellulitiden zu achten.

Therapie. Wegen der unklaren Ätiologie und Pathogenese gibt es bei der primären Erythromelalgie keine kausale Therapie. Unbefriedigend ist auch die symptomatische Behandlung dieser Kranken. Vasoconstrictorisch wirksame Substanzen wurden empfohlen, z. B. Gynergen (PIPKORN 1949), Adrenalin

(MUFSON 1937; SCHERF und BOYD 1955), und Noradrenalin (ALLEN, BARKER und HINES 1955). METZ (1950) verwendete Hypophysenhinterlappenhormone mit vasoconstrictorischem Effekt. SMITH und ALLEN (1938) beobachteten Schmerzlinderung unter Acidum acetylosalicylicum 0,65 g. F. und H. MARTORELL (1953) verwendeten Dibenzylin (3mal täglich 40 mg per os), das aber als Nebenwirkungen Tachykardie, Nasenverstopfung, Nausea und Erbrechen bewirken kann (REDISCH u. Mitarb. 1952).

Prognose. Die idiopathische Erythromelalgie ist ein progredientes Leiden mit eingestreuten Remissionen. Bei fraglicher Diagnose ist Zurückhaltung in der Prognose geboten, vor allem, wenn Fälle mit Erythromelalgie noch Zeichen anderweitiger Gefäßkrankheiten, z.B. Arteriosklerose, aufweisen, wodurch die arterielle Insuffizienz in den Bereich der Erwägungen tritt.

ββ) Erythralgien.

Bei andersartigen Zirkulationsstörungen auftretende schmerzhafte Hautrötungen werden als (sekundäre) Erythralgien bezeichnet. Hierher gehören vor allem Zustände mit Behinderung der Zirkulation proximal der geröteten Hautbezirke.

Auf die sog. „Schmerzfüße" alter Leute wird von RATSCHOW (1953) hingewiesen. Trotz örtlichen subjektiven Hitzegefühls erweist sich die Hauttemperatur häufig als erniedrigt. Es handelt sich um Erweiterungen der Endstrombahn distal von arteriellen Stenosierungen, meist auf arteriosklerotischer Basis.

Bei Polycythaemia vera können sich nach HEILMEYER und BEGEMANN (1951) periphere Durchblutungsstörungen einstellen, die mit Rotfärbung der Haut und brennenden Sensationen verbunden sind, bei denen aber die Hauttemperatur nicht ansteigt. NORMAN und ALLEN (1937) fanden unter 98 Patienten mit Polycythaemia vera 33 Fälle mit Arteriitiden, durch die distalwärts die Endstrombahn erweitert wurde. REZNIKOFF u. Mitarb. (1935) diskutierten unter Hinweis auf die Häufigkeit lumenverengender Prozesse bei Erythrämien sogar die Hypothese, daß der Blutkrankheit ursächlich eine primäre Gefäßkrankheit zugrunde liege, die durch Knochenmarksanoxie die Polycythämie herbeiführe. Schon ZADEK (1918) dachte an die Möglichkeit, daß Erythralgien bei Polycythämien durch Gefäßprozesse im Zentralnervensystem bedingt sein könnten.

Das gemeinsame Kennzeichen der Erythralgien besteht in einer Erweiterung der Endstrombahn, insbesondere der Capillaren bei behinderter arterieller Versorgung des Gewebsbezirkes. Insofern könnte die Dilatation der Endstrombahn hier als Kompensation einer durch organische Arterienstenosen bedingten proximalen Zirkulationsbehinderung aufgefaßt werden. Das jeweils beobachtete individuelle Verhalten der Patienten läßt sich am besten verstehen, wenn man die fließenden Übergänge und den manchmal erkennbaren Wechsel zwischen Rötung und Cyanose sowie den Grad und die Ausdehnung dieser Erscheinungen berücksichtigt. Andererseits gibt es auch Übergangsformen zwischen Erythralgien und den im folgenden Abschnitt beschriebenen sekundären Erythromelalgien.

Therapie. Wegen der sehr geringen Durchblutungsreserven im Bereiche der Erythralgie muß die Anwendung vasoconstrictorisch wirksamer Substanzen, wie sie bei der echten Erythromelalgie vielfach empfohlen wurde (s. oben) als ungeeignet oder zumindest bedenklich gelten. STEELE (zit. nach ALLEN, BARKER und HINES 1955) brachte durch Behandlung mit Dibenzylin Ulcera von Patienten mit Erythralgie zur Abheilung. Mitunter wird die lumbale Sympathektomie (TELFORD und SIMMONS 1940) und die Sympathicusblockade (W. MÜLLER 1947) empfohlen.

Prognose. Die sekundäre Erythralgie bei arteriellen Stenosen und Polycythämie hat eine grundsätzlich ernste Prognose, die jeweils von der Grundkrankheit abhängt.

γγ) *Sekundäre Erythromelalgie.*

Die Bezeichnung „sekundäre Erythromelalgie" (sekundäre Erythermalgie) ist nur für diejenigen Formen von Durchblutungsstörungen angängig, bei denen außer dem Syndrom „Rötung und Schmerzen" eine Erhöhung der Hauttemperatur und eine vermehrte cutane Wärmeabgabe nachweisbar ist. Solche Fälle sind selten.

Nach Nervenverletzungen kann es zu umschriebenen Rötungen der Haut kommen, die mit örtlicher Hauttemperaturerhöhung („Erythermalgie") oder Schmerzen („Erythromelalgie") einhergehen. Nach CASSIRER und HIRSCHFELD (1924) können auch bei Myelitiden, extramedullären Tumoren, spinalen Muskelatrophien und Neuritiden symptomatische Erythermalgien auftreten, desgleichen nach Tabes dorsalis (SPIELMEYER 1915) sowie nach doppelseitiger lumbaler Sympathektomie (LYNN und MARTIN 1950). Vereinzelt werden sekundäre Erythromelalgien bei septischen Krankheiten beschrieben. So beobachtete PIPKORN (1949) eine generalisierte Kausalgie bei einem 49jährigen Patienten mit Viridanssepsis und entsprechenden klinischen Zeichen; das Krankheitsbild konnte durch Gynergen günstig beeinflußt werden.

Eine gewisse Ähnlichkeit zu sekundären Erythromelalgien zeigen manche thermischen Schädigungen, wie Erythralgien bei Kesselheizern, nach Hautverbrennungen (SCHERF und BOYD 1955), sowie manche Stadien von oberflächlichen Hautschädigungen durch Unterkühlung und von Pernionen.

Therapie. Bei den sekundären Erythromelalgien, die sich gegenüber den Erythralgien durch bessere (überschießende) Kompensation der proximalen arteriellen Durchblutungsbehinderung oder durch eine anderweitig verursachte Mehrdurchblutung der Endstrombahn unterscheiden, finden die Patienten meistens selbst die besten Abhilfen. Gelegentlich vermindert das Eintauchen in Wasser von ansteigender Temperatur die Empfindlichkeit und erhöht den kritischen Punkt. Therapierefraktäre Schmerzen können notfalls durch Novocainanaesthesie von Haut und Nerven, eventuell durch Quetschung oder Durchschneidung sensibler Nerven beeinflußt werden.

δδ) *Andersartige Capillarerweiterungen.*

Entsprechend den Ausführungen über Hautfarbe (S. 36) sei an die Bedingungen für die Entstehung der Hautrötung erinnert. Sie sind oft komplexer Natur.

Bei der *vasomotorischen Gesichtsröte* werden durch zentralnervöse Einwirkungen über eine Arteriolendilatation die Capillaren von Kopf und Hals erweitert und vermehrt durchströmt. Hierher gehört das Erythema pudicitiae.

Bei einseitiger *Fleischernährung* kommt es nach GÄNSSLEN (1927) zu starker Erweiterung der Endcapillaren mit vermehrter Füllung der subpapillären Plexus, im Gegensatz zur Hautblässe bei pflanzlicher Kost (O. MÜLLER 1937; 1939). Diese Veränderungen dürften zumindest in den Initialstadien reversibel und daher vasomotorisch bedingt sein. Auf die chronischen Capillarektasien wird im Abschnitt über organische Capillarerweiterungen einzugehen sein (s. S. 538ff.).

Im Bereiche cyanotischer Hautpartien kommt es gelegentlich zu der kleinflächig begrenzten „*Zinnoberröte*" (CASSIRER 1912; O. MÜLLER 1937; 1939), bedingt durch selektive Mehrdurchblutung bei Erweiterung der örtlich zuständigen

Arteriolen mitsamt den Endcapillaren. Es darf angenommen werden, daß hierher auch die von BIER (1898) beobachteten und später von REHBERG und CARRIER (1922) sowie von WOLF (1924) studierten „roten Flecken" gehören. Nach WOLF (1924) und LEWIS (1927) entstehen diese hellroten Flecken dadurch, daß Blut durch Anastomosen der Knochengefäße trotz der angelegten Unterbindung der arteriellen Durchblutung in die Haut gelangt. Die Beteiligung einer Arteriolendilatation geht daraus hervor, daß im Bereiche der roten Flecken die Hauttemperatur erhöht gefunden wird (WOLF 1924).

Unter der Einwirkung kleiner Histamindosen kommt es nach DALE (1932) bei der Katze und bei anderen Fleischfressern, auch beim Menschen, zu einer eindeutigen Gefäßerweiterung, die mit Blutdrucksenkung einhergeht. Auf die durch größere Dosen hervorgerufene Schockwirkung wird später (S. 548; 583) eingegangen.

Capillardilatation läßt sich an der Froschzunge durch Aufträufeln einer 25%igen Urethanlösung erzielen; bei niedrigerer Konzentration ist der Effekt geringer und tritt langsamer auf (KROGH 1929). Wie Oberflächenanaesthesien mittels Cocain zeigten, geht die Wirkung teilweise über die vasomotorischen Nerven. Analoge Beobachtungen unter der Einwirkung von Chloroform und anderen Narcoticis brachten KROGH (1929) zu der Annahme, daß die leichtere Induzierbarkeit von Schockzuständen bei narkotisierten Individuen (Tierversuche) eine Folge der Gefäßdilatation sei.

Eine weitere Art der vasomotorischen Endstrombahnerweiterung wird unter *Serotoninwirkung* beobachtet.

Bei Anwesenheit von Serotonin (Enteramin; 5-hydroxy-Tryptamin), einem Produkt des Tryptophanstoffwechsels, das sich bei Patienten mit Dünndarmcarcinoiden im Kreislauf findet (LEMBECK 1953), tritt, wie THORSON, BJÖRCK, BJÖRKMAN und WALDENSTRÖM (1954) zeigen konnten, in unregelmäßig begrenzten Herden, eine bläuliche oder rötliche Hautverfärbung auf (flush), die durch eine Erweiterung der Hautcapillaren zustandekommt. Die von THORSON u. Mitarb. (1954) unter Serotoninwirkung beschriebene Erweiterung der postcapillären Venen beginnt vorzugsweise im Bereich von Gesicht und Hals und kann auf die Bereiche von Rumpf und Extremitäten übergreifen (WALDENSTRÖM und LJUNGBERG 1953). Entsprechend der Mehrdurchblutung der rötlichen flushs stellt sich eine gegenüber der Umgebung erhöhte Hauttemperatur ein, die nach operativer Entfernung der Carcinoide zur Rückbildung kommt. Nach GREENWOOD u. Mitarb. (1948) liegt der Hautverfärbung beim Carcinoidpatienten eine Anhäufung von Blut in den subpapillären Capillarplexus zugrunde; durch THORSON u. Mitarb. (1954) wurde festgestellt, daß der Zustand der Capillaren bei verschiedenen Arten von flush nicht einheitlich ist; bei roten, heißen Hautflecken konnten sie Erweiterungen der Capillaren und der Arteriolen, bei blauen, kalten Flecken nur Dilatationen der Capillaren, jedoch Engstellung der Arteriolen finden. Wahrscheinlich entsprechen die gelegentlich in bläulichen flushs auftretenden ziegelroten Verfärbungen einer herdförmigen Mehrdurchblutung infolge Dilatation der Arteriolen und der Endcapillaren, wie etwa bei der „Zinnoberröte" (vgl. S. 528).

WOOLLEY (1954) sowie WOOLLEY und SHAW (1953) nahmen auf Grund von Untersuchungen über biologische und molekulare Serotoninantagonisten an, daß in einem Leberstoff wahrscheinlich eine gegen das Serotonin gebildete, das Wachstum der Carcinoide ändernde Substanz zu erblicken sei. Vielfach wird angenommen, daß das aus dem Carcinoid stammende Serotonin nur über die Vena cava caudalis ohne Durchlaufen der Leber ins rechte Herz gelangt, wenn es zu Schädigungen der Klappen und bei der weiteren Zirkulation zum „flush" führt (BEAN u. Mitarb. 1955).

εε) *Cyanosen.*

Die beiden Capillargebiete der menschlichen Haut, die Endcapillaren in den Papillen und die subpapillären Plexus können auf physiologische Reize unabhängig voneinander und different reagieren (WOLLHEIM 1928; 1931; 1951). Ebenso lassen sich durch die klinische und capillarmikroskopische Beobachtung isolierte pathologische Veränderungen der Endcapillaren, wie sie bisher besprochen wurden, und solche der subpapillären Plexus trennen.

Wie im einleitenden Kapitel bei Würdigung der Hautfarbe dargestellt (S. 11ff.), sind zwei grundsätzlich verschiedene Formen der Cyanose zu unterscheiden:

1. Die arterielle, hypoxämische Cyanose mit erniedrigtem O_2-Gehalt des zufließenden arteriellen Blutes infolge ungenügender Sauerstoffzufuhr (Unterdruck, pulmonale Austauschstörungen oder kardial bedingte Cyanosen: Mischungscyanose angeborener Vitien).

2. Die capilläre Cyanose infolge Erweiterung der subpapillären Capillarplexus (WOLLHEIM 1927; 1928; 1931; 1933; 1951).

Die klinisch so häufige Akrocyanose kann sowohl bei arteriell wie bei capillär bedingter Cyanose beobachtet werden. Die Livedo reticularis ist als capilläre Cyanose aufzufassen.

Auf die hämodynamische Bedeutung großflächiger capillärer Cyanosen, in denen beträchtliche Blutmengen durch starke Stromverlangsamung im Nebenschluß der aktiven Zirkulation entzogen werden können, wurde von WOLLHEIM (1927; 1928; 1931) hingewiesen. So können in den subpapillären Capillarplexus in den unteren Extremitäten beim Menschen etwa 1000—1500 cm^3 Blut gespeichert werden. Speicherung und Entspeicherung dieser Blutvolumina konnten beim Lagewechsel und im Stauungsversuch nachgewiesen werden (WOLLHEIM 1927; 1928; 1931; 1933; 1955). Eine so erhebliche Verkleinerung der aktiven Blutmenge im Stehen führt zu einem verminderten diastolischen Angebot von Blut an das Herz. Als weitere Folge nimmt das Herzschlag- und Minutenvolumen ab und der Druck im Venensystem sinkt. Es kann zur Minderdurchblutung verschiedener Kreislaufgebiete kommen, die verminderte Hirndurchblutung erklärt die Mattigkeit, Konzentrationsunfähigkeit und mangelnde Initiative solcher Patienten mit vermindertem Blutvolumen (WOLLHEIM 1928; SCHUNK 1952). Im Kapitel „Hypotonie" (WOLLHEIM u. MOELLER, dieses Handbuch, Bd. IX/5, S. 808) ist auf dieses orthostatische Syndrom und auf die weiterhin möglichen hämodynamischen Störungen dieser Art (Einbeziehung auch der arteriellen Regulationen, orthostatischer Kollaps) näher eingegangen. Ferner konnte WOLLHEIM (1927; 1928) feststellen, daß der Erythrocytengehalt des längere Zeit in den subpapillären Plexus der Haut bei capillärer Cyanose verweilenden Blutes bis zu 400000—1000000 Erythrocyten pro cm^3 mehr enthalten kann als das Blut der gleichen Patienten, das einer blassen oder roten Hautstelle entnommen wurde. Daraus geht hervor, daß bei der Deponierung von Blut im Gebiet der subpapillären Plexus Flüssigkeit aus den erweiterten Capillaren dieses Gebietes austritt. Damit ist die Ödemneigung im Bereich dieser cyanotischen Hautgebiete erklärt. Im Abschnitt „Permeabilitätsstörungen" (S. 551/552) ist hierauf nochmals zurückzukommen.

1. **Arterielle (hypoxämische) Cyanose.** Bei unzureichender Sauerstoffsättigung des arteriellen Blutes kommt es zur arteriellen (hypoxämischen) Cyanose, wobei meist größere Hautflächen blau verfärbt sind. In charakteristischer Weise wird die arterielle Cyanose durch Atmung von Sauerstoff für die Dauer der Ausschaltung der Hypoxämie unterbunden. Bei schwerem Lungenemphysem, bei angeborenen Vitien mit Mischungscyanose und bei anderweitig bedingter unzu-

reichender Sauerstoffsättigung des Blutes werden solche Cyanosen regelmäßig angetroffen. Bestimmend für die Erweiterung der Capillaren dürfte die durch Hypoxämie bedingte Gewebshypoxie der Haut sein.

2. Capilläre Cyanose (Plexuscyanose). Im Gegensatz zur arteriellen Cyanose ist das den cyanotischen Gebieten zufließende arterielle Blut bei der capillären Cyanose mit Sauerstoff normal gesättigt. Die cyanotische Hautfarbe entsteht allein durch die Erweiterung der subpapillären Capillarplexus, die erhebliche Mengen von langsam strömendem Blut aufnehmen (WOLLHEIM 1927; 1928; 1933; 1951). Nach der klinischen Beobachtung lassen sich 2 Formen dieser Cyanose unterscheiden:

a) Die atonische Cyanose. Bei Fällen dieser Art kommt durch Erheben der Extremitäten die Cyanose zum Verschwinden. Mit der Senkung des hydrostatischen Druckes entleeren sich die subpapillären Plexus.

b) Die permanente, nicht lageabhängige Cyanose. Bei Patienten dieser Art ist die cyanotische Hautfarbe und Füllung der subpapillären Plexus konstant. Derartige Fälle lassen daran denken, ob eventuell, wie von VILLARET u. Mitarb. (1934) diskutiert, Kontraktionen der Venolen oder Venen für die Entstehung der Cyanose eine Bedeutung haben können. WOLLHEIM konnte allerdings keine Erhöhung des Venendruckes bei solchen Patienten finden.

Als Ursache dieser cyanotischen, capillären Funktionsstörungen kommen teils endogene, teils exogene Faktoren in Frage.

Klinik. Besonders häufig wird eine capilläre Cyanose bei Jugendlichen in und kurz nach der Pubertät beobachtet, beim weiblichen Geschlecht häufiger als beim männlichen. Prädilektionsstellen dieser Cyanose sind die Streckseiten der Oberarme, der Hände und die Unterschenkel. An anderen Körperteilen ist die Cyanose oft geringer ausgebildet; häufig ist nur eine ausgeprägte Cutis marmorata bei Abkühlung wahrnehmbar. Die funktionellen Capillarveränderungen können mit Vollendung der Geschlechtsreife zwischen dem 20. und 30. Lebensjahr, oft nach der Verheiratung oder der ersten Geburt, verschwinden. Einen zweiten Häufigkeitsgipfel dieser Störungen kann man bei Frauen um die Zeit der Menopause beobachten. Die subjektiven Beschwerden der Patienten wurden bereits oben erwähnt. Handelt es sich um lagebedingte atonische Cyanose, so treten alle Beschwerden nur im Sitzen oder Stehen auf. Sie können oft zu einer erheblichen Behinderung der Arbeitsfähigkeit führen. Man hört von diesen Patienten, daß sie im Liegen sich wesentlich besser geistig konzentrieren können, daß sie weit lieber arbeiten und lesen, wenn sie auf einem Sofa liegen können. Bei körperlicher Betätigung, besonders auch in sportlichen Leistungen, sind sie unbehindert. Die weiteren Symptome dieses orthostatischen Syndroms sind an anderer Stelle erörtert (WOLLHEIM u. MOELLER, dieses Handbuch, Bd. IX/5). Beachtenswert ist die oft zu beobachtende orthostatische Wasserretention, die bei längerem Stehen oder auch Sitzen (z. B. längere Eisenbahnfahrten) zu oft falsch gedeuteten Ödemen führen. Objektiviert werden kann diese orthostatische Wasserretention am besten in einem modifizierten 6-Std-Wasserversuch (Verabreichung von stündlich 150 cm^3 Tee und stündlicher Messung von Harnausscheidung und -konzentration), bei dem während der ersten 3 Std die Beine herabhängen und dann hochgelagert werden. Orthostatische Hypotonien, in manchen Fällen sogar die Neigung zu Ohnmachten und Kollapsen, gehören zum Krankheitsbild. Das Auftreten der Störungen mit der Pubertät, das Verschwinden mit hormonalen Umstellungen (der Ehe oder einer Geburt), ihre erneute Häufigkeit zur Zeit der Menopause legen es nahe, an endokrine und konstitutionelle Faktoren zu denken. Welcher Art diese sind, ist noch unklar; jedenfalls gelingt es nicht, die Störung durch einfache Zufuhr von Sexualhormon zu beseitigen.

Ein gleichartiges Bild cyanotischer capillärer Funktionsstörungen kann auch im postinfektiösen Zustand beobachtet werden. Hier pflegt mit Beendigung der Rekonvaleszenz auch die Cyanose zu verschwinden. Zahlreiche Symptome in dieser Phase finden durch die orthostatisch bedingte Cyanose ihre Erklärung. Auch ohne Infekt kann allein nach längerer Bettruhe, beispielsweise infolge einer Fraktur, für Wochen eine atonische Cyanose der unteren Extremitäten auftreten. Die Ursache dieses Phänomens ist noch ungeklärt (WOLLHEIM 1931; 1951).

Exogen bedingte capilläre Cyanosen werden als Berufserkrankung bei Personen beobachtet, deren Extremitäten der feuchten Kälte ausgesetzt sind: die bekannten blauen Hände von Wäscherinnen, von Frauen, die auf Fischmärkten verkaufen, und ähnlichen Berufen (WOLLHEIM 1928). Daß hier die feuchte Kälte die entscheidende pathogenetische Noxe ist, zeigt auch folgende Beobachtung von WOLLHEIM: Ein Matrose, der während der Schlacht am Skagerrak etwa 12 Std auf einem havarierten Schiff bis fast an die Hüfte im kalten Wasser stehen mußte, zeigte noch mehr als 10 Jahre später eine scharf umschriebene, bis zur Eintauchgrenze reichende capilläre Plexuscyanose als Residuum dieses Unterkühlungsschadens.

Die hier besprochenen verschiedenen Formen capillärer Cyanose mit ihren charakteristischen Beschwerden und Folgen für die Durchblutung auch anderer Organe wurden früher von OTFRIED MÜLLER (1922; 1927; 1939) und seiner Schule mit den verschiedensten andersartigen Durchblutungsstörungen der Haut unter dem umfassenden diffusen Begriff des spastisch-atonischen Symptomenkomplexes und der vasoneurotischen Diathese eingeordnet. In Wirklichkeit handelt es sich, wie WOLLHEIM (1928; 1931; 1951) zeigte, um klar abgrenzbare funktionelle Krankheitsbilder capillärer Lokalisation.

Therapie. Therapeutisch haben sich für diese cyanotische Form der capillären Betriebsstörung physikalische Maßnahmen am besten bewährt: CO_2-Teilbäder der unteren Extremitäten, Massage und Übungsbehandlung. Soweit es sich um postinfektiöse Zustände handelt, sind Sympathicomimetica (Sympatol, Effortil) anzuwenden. Auch die von PARR (1950) inaugurierte Behandlung mit Desoxycorticosteronacetat (Percorten), beginnend mit 5 mg intramuskulär, steigend auf 10—20 mg, insgesamt 200—240 mg, ist in solchen Fällen oft nützlich. Bei der Percortenbehandlung ist zur Vermeidung einer unnötigen Wasserretention auf gleichzeitige salzfreie Diät zu achten. Die Behandlung ist langsam ausschleichend mit fallenden Dosen zu beenden.

c) Akrocyanose. Bei der Akrocyanose handelt es sich im Gegensatz zu der vorher besprochenen mehr flächenhaften Cyanose an Händen, Armen und Beinen um eine auf die Acren beschränkte Cyanose, die zwar ebenfalls durch Erweiterung der subpapillären Capillarplexus der Haut (WOLLHEIM 1928) zustandekommt, bei der aber außerdem vielfach ein Dauerspasmus der zuführenden Arteriolen angenommen wird (LANGE 1937; LEWIS 1938; O. MÜLLER 1939); demgemäß kann der Venolendruck bei Annahme geöffneter arteriovenöser Anastomosen gesteigert sein (VILLARET u. Mitarb. 1934). Wahrscheinlich ist die acrale Gefäßversorgung insofern für diese Cyanose ausschlaggebend, als dabei die arteriovenösen Anastomosen tatsächlich geöffnet sind, wodurch es zu einer unzureichenden Durchblutung der peripher der Anastomosen gelegenen Endstrombahngebiete kommt (BLAICH und GERLACH 1953; RATSCHOW 1953; 1954).

Die Ätiologie der Störung ist letztlich unklar, wenn sich bei den betroffenen Individuen auch meist endokrine Störungen oder eine familiäre Neigung zu Gefäßspasmen und Vasolabilität nachweisen läßt. Diencephal-hypophysäre Ursachen werden von KOUBA (1954), allgemeine hormonale Störungen von RATSCHOW (1953; 1954) vermutet. Bei der im Kindesalter vorkommenden infantilen

Akrodynie (SELTER 1903; SWIFT 1918; FEER 1923), die gleichfalls mit vegetativen Störungen verbunden ist, werden auch Einflüsse toxischer und infektiöser Noxen diskutiert.

Der venöse Capillarschenkel ist erweitert (PARRISIUS 1921; O. MÜLLER 1939), jedenfalls im Bereich der Cyanose. Dagegen sollen die Venen nach ERBEN (1918) enggestellt und vermehrt tonisiert sein. Von BOAS (1922) wurden neben Erweiterungen der Capillaren auch Knäuelbildungen und andere Formabweichungen beschrieben. Die bei Hochheben der akrocyanotischen Extremität verschwindende Blaufärbung ist als Zeichen für unbehinderten venösen Abfluß aufzufassen (LEWIS und LANDIS 1930), scheint aber nicht regelmäßig vorzukommen (ERBEN 1918). Für eine Steigerung des zentralsympathischen Arteriolentonus spricht die Beobachtung von DAY und KLINGMAN (1939), wonach im Schlafe die vorher akrocyanotische Hand besser durchblutet wird, sich rötet und erwärmt; nach Beseitigung der Cyanose waren die Reaktionen auf Wärme und Kälte bei der 6jährigen Patientin die gleichen wie bei Normalen. VULLIAMY (1952) beobachtete ein bei Neuralanaesthesie reversibles Fehlen der reflektorischen Vasodilatation bei infantiler Akrocyanose. KLÜKEN (1949) fand im Heizkastenversuch bei Akrocyanose einen verspäteten, dann aber normal starken Anstieg der Hauttemperatur; nach subcutaner Gabe von 0,5 mg Adrenalin erfolgte der Anstieg der Hauttemperatur gegenüber dem Vergleichswert ohne Adrenalingabe bei Gesunden stärker verspätet als bei Akrocyanotikern (verschobene Reizschwelle).

Klinik. In der Mehrzahl werden Frauen befallen; sie klagen über Kältegefühl und Blaufärbung der Finger und Zehen. Bei kalter Umgebung, besonders im Winter, werden die Veränderungen stärker, bei warmer Umgebung geringer. EDWARDS (1956) hält die Krankheit allerdings für jahreszeitlich unabhängig. Häufig kommt es zu Schmerzen im Bereich der Acren, wobei histologisch neben perivasalen Infiltraten manchmal Intimaproliferation der Hautarteriolen sowie Capillarverschlüsse durch hyaline Thromben gefunden werden. Die Remissionen und Schübe der Beschwerden verlaufen äußerst unregelmäßig. Neben den Schmerzen und der Cyanose klagen die Kranken über Kälteempfindlichkeit, feuchte Extremitäten, gelegentlich auch über Ödembildung und gesteigerte Ermüdbarkeit (BLAICH 1952; BLAICH und GERLACH 1953).

Die klinische Untersuchung zeigt nur selten eine verminderte Pulsation der peripheren Arterien, dagegen wurde mit der Photoplethysmographie (BLAICH und GERLACH 1953) eine Verminderung der peripheren Pulsationen, ein Fehlen der konsensuellen Kältereaktion und eine verzögerte Reaktion auf indirekte Erwärmung (Heizkasten) festgestellt. Auch die ursprünglich fehlende spontane Vasomotion dieser Kranken läßt sich erst nach intensiver Wärmeanwendung nachweisen (BLAICH und GERLACH 1953; MERLEN u. Mitarb. 1954). Diese Beobachtungen sprechen für einen Dauerspasmus der zuführenden Arteriolen. Obwohl größere Ulcera oder Gangränen nicht auftreten, können kleinere Gewebsschäden, besonders nach akuten Akrocyanosen, mitunter beobachtet werden (PRÖSCHER 1952). Hinweise für organische Arterienverschlüsse gibt es — im Gegensatz zur Livedo reticularis — bei Akrocyanosen nicht.

Für die Diagnose der Akrocyanose ist das Fehlen der anfallsweise auftretenden Blässe und der Dauercharakter der Erscheinung zur Abgrenzung gegenüber dem Raynaud-Syndrom wichtig. Vor Verwechslungen mit Erythromelalgie schützt die stets kalte Hautoberfläche bei Akrocyanose. Symptomatische Cyanosen bei schweren arteriellen Insuffizienzen sind leicht unterscheidbar.

In Verbindung mit der Akroparästhesie (NOTHNAGEL 1866) kommt die Akrocyanose als „pink disease" (HICKS 1951) vor, wobei charakteristische Schmerzerscheinungen (Akrodynie) auftreten. Bei der infantilen Akrodynie (SELTER

1903; Swift 1918; Feer 1923) finden sich neben cyanotischen, parästhetischen Acren kalte, feuchte Extremitäten, Hautschuppungen, manchmal Stomatitiden und Polyalveolyse bis zum Zahnverlust.

Therapie. Schutz gegen Kälte verhindert unangenehme Schmerzerscheinungen. Therapeutisch wurde Anwendung von Hexamethonium (Edwards 1956), Peripherin (Blaich und Gerlach 1953), Sedativis (Kouba 1954) sowie Hypophysenextrakten und täglich 200—300 mg Vitamin E (Ratschow 1954) empfohlen. Iontophorese mit Acetyl-β-methylcholinchlorid verwendeten Allen, Barker und Hines (1955). Die Wirksamkeit der Sympathektomie wird unterschiedlich beurteilt. Von einer intensiven Bewegungstherapie sahen Blaich und Gerlach (1953) gute Wirkung. Feer (1942) gibt bei der infantilen Form Acetylcholin.

Unseres Erachtens wird man neben allgemeinen physikalischen Maßnahmen (CO_2-Teilbäder; Massage; Bewegungsübungen) medikamentös zu behandeln haben und sollte die Sympathektomie vermeiden.

Prognose. Hinsichtlich der Erhaltung von Extremitäten und Acren ist die Prognose fast immer günstig. Allerdings gilt die Krankheit als äußerst hartnäckig und läßt sich mit Ausnahme weniger Fälle, bei denen (etwa postpubertär) eine durchgreifende hormonale Umstellung erfolgt, kaum dauerhaft und vollständig beseitigen. Mit fortschreitendem Alter pflegen die Beschwerden geringer zu werden.

d) Livedo reticularis. Zum Unterschied von der banalen, als unregelmäßige Cyanose durch örtlich begrenzte Erweiterung der subpapillären Plexus bedingten Cutis marmorata versteht man unter Livedo reticularis eine intensive fleckförmige oder netzförmige bläuliche Verfärbung der Haut, die deutlich über das Niveau der blassen Hautpartien erhaben sein kann.

Ätiologie. Zumindest in einem Teil der Fälle scheinen den Hautveränderungen organische Arteriolenverengerungen oder -verschlüsse zugrunde zu liegen. Feldaker u. Mitarb. (1956) unterscheiden in Anlehnung an Williams und Goodman (1925) verschiedene ätiologische Faktoren. Außer bei Tuberkulose (Becker 1926; Ebert 1927), Syphilis (Ehrmann 1908), Periarteriitis nodosa (Ketron und Bernstein 1939), sowie verschiedenen cutanen Vasculitiden (Ruiter 1953, 1954; Gougerot und Duperrat 1954) kann die Krankheit auch bei neuralen und emotionellen Störungen (Barker, Hines und Craig 1941) sowie bei arterieller Hypotonie (Ebert 1927) bevorzugt angetroffen werden. Freudenthal (1924) berichtet über Livedo reticularis nach intramuskulärer Injektion von Wismutpräparaten; außerdem wird die Möglichkeit weiterer ätiologischer Faktoren diskutiert, so der Poliomyelitis (Senear 1949) sowie der Arteriosklerose, des Fleckfiebers, der Arsenintoxikation u. a. (Feldaker u. Mitarb. 1956). Eine gewisse jahreszeitliche Abhängigkeit, die sich gelegentlich anamnestisch herausarbeiten läßt, gestattet keine eindeutigen Rückschlüsse, weil ein Teil der Patienten die Exacerbationen im Sommer, ein anderer Teil im Winter bekommt.

Pathophysiologie. Hartnäckige, teils funktionell, teils organisch bedingte Arteriolenverschlüsse mit sekundärer Dilatation der nachgeschalteten Capillaren und Venolen stellen das anatomische Substrat der Livedo reticularis dar. Dementsprechend scheinen bei funktionellen Arteriolenverschlüssen Sympathektomien zu einer Behebung des Beschwerdekomplexes zu führen, ebenso örtliche Anwendung von Acetyl-Beta-Methylcholinchlorid. Williams und Goodman (1925) konnten feststellen, daß die cyanotischen Hautbezirke dem Versorgungsgebiet der cutanen Arteriolen, die die charakteristischen Veränderungen zeigten, entsprechen. Hierdurch wird die netzförmige Verteilung der Cyanose erklärbar. Ungeachtet des unterschiedlichen Substrates dieser örtlichen Cyanose, teilweise durch anatomische, teilweise durch funktionelle Gefäßverschlüsse, ist also durch die peripher dieser Arteriolenverschlüsse eintretende Stase bei Capillarerweiterung sowohl die Cyanose als auch die Ödemneigung dieser Bezirke erklärbar.

Klinik. Die retikulär angeordnete blaue oder blaurote Zeichnung der Haut kann sich auf Unterschenkel und Füße, seltener auch auf die Oberschenkel erstrecken. Hände und Arme sowie der Rumpf werden weniger betroffen. Die Intensität der Blaufärbung kann mit der Temperatur wechseln. Doch gilt es als Charakteristicum für Livedo reticularis, daß die Veränderungen spontan nicht verschwinden.

Das Alter der Patienten, überwiegend Frauen (FELDAKER u. Mitarb. 1956), liegt meist zwischen 20 und 30 Jahren. Die subjektiven Beschwerden sind gering. Meist führt das störende Aussehen die Patienten zum Arzt. Nur bei einer Minderzahl von Patienten machen sich Kälte-Taubheitsgefühl, dumpfe Schmerzen, Parästhesien im Bereich von Zehen, Füßen und Unterschenkeln bemerkbar. Auftreten von Ulcera wird gelegentlich beobachtet. FELDAKER u. Mitarb. (1956) fanden unter 400 Patienten mit Livedo reticularis 30 Fälle mit Ulcerationen. Bei 18 dieser Fälle waren die Verschlimmerungen des Zustandes im Winter aufgetreten, bei 12 in den Sommermonaten. Während die Kranken mit sommerlicher Exacerbation eine besondere Betonung der Ödemphase zeigten, war bei den Patienten mit winterlicher Exulceration die arterielle Durchblutung in stärkerem Maße eingeschränkt, ersichtlich aus gelegentlichen Pulsanomalien, raynaudartigen Zuständen u. a.

Auch in Fällen mit Ulcerationen wurden lediglich bisweilen an den kleineren Arterien, nie aber im Bereich der größeren Extremitätenarterien, morphologische Veränderungen gefunden.

Die Diagnose der Livedo reticularis ist bei typischen Erscheinungsformen leicht. Allerdings kommen Übergangsformen zur Akrocyanose vor. Die Unterscheidung gegenüber der typischen Akrocyanose wird durch die Eigenart der Lokalisation der Cyanose und durch die Konstanz der Cyanose bei Lagewechsel der Extremitäten möglich. Auch in warmer Umgebung bleiben die netzförmigen Cyanosen bestehen (FELDAKER u. Mitarb. 1956). Einen interessanten Fall von vorübergehender Livedo reticularis konnte ALDAO (1949) beobachten; es handelte sich um periphere Luftembolien bei Personen, die unter atmosphärischem Überdruck arbeiteten.

Der zeitliche Ablauf der Veränderungen wird als angedeutet cyclisch bezeichnet. Im Falle einer Ulcusentstehung kommt es zu einer schmerzhaften blauroten Verfärbung nach Art einer hämorrhagischen Infarzierung der Haut, die durch Platzen der oberflächlichen Epidermis ulceriert und im Laufe einer längeren Zeit zur Abheilung kommt.

Therapie. In leichten Fällen mit geringen Erscheinungen reichen meist symptomatische Maßnahmen aus. Ist die Grundkrankheit, die zu Arterien- oder Arteriolenverschlüssen führt, festgestellt, so bedeutet ihre Behandlung die kausale Therapie der Livedo reticularis. Bei Verläufen mit winterlicher Exacerbation bedürfen die Extremitäten eines wirksamen Kälteschutzes. Die in solchen Fällen mitunter auftretenden, weitgehend therapieresistenten Ulcera machen Bettruhe und Behandlung mit gefäßerweiternden Medikamenten notwendig. Sympathektomien erweisen sich gelegentlich wegen der vorwiegend cutanen Manifestation der Störung als vorteilhaft (BARKER, HINES und CRAIG 1941; SHUMACKER 1943), wenn die erzielten Remissionen auch nicht immer dauerhaft sind. Verlaufsformen mit sommerlicher Exacerbation machen eine prophylaktische Behandlung der verstärkten Ödemneigung erforderlich. Diese besteht in häufiger Hochlagerung, Bandagierung, salzarmer Ernährung und durchblutungssteigernden Medikamenten.

Prognose. Idiopathische, vorwiegend funktionell bedingte Formen der Livedo reticularis sind meist gutartig. Bei organisch bedingten symptomatischen Formen richtet sich die Prognose nach dem Verlauf der Grundkrankheit.

β) Verengerungen der Capillaren.

Als peripherster, mit dem Ausbreitungsgebiet des neuralen Terminalreticulum innig verknüpfter Gefäßanteil stellt die Endstrombahn den primären Angriffspunkt zahlreicher exogener auf die Weite der Gefäße einwirkender Faktoren dar.

αα) Kälteeinwirkung.

Die normale Antwort auf örtliche Kälteeinwirkung bei indifferenter Ausgangslage besteht in einer Konstriktion der Endstrombahn. Diese eindrucksvolle gesetzmäßig reproduzierbare Reaktion sicherte der Kälteanwendung eine Hauptrolle bei der experimentellen und klinischen Untersuchung der Fähigkeit und Neigung zur Vasoconstriction (Kältetest als Funktionsprüfung).

Bei örtlichen Erfrierungen kommt es initial nach KILLIAN (1949) zu Kontraktion von Arterien, Arteriolen und Capillaren, denen erst später anderweitige Veränderungen folgen. Lediglich für einen Teil von örtlichen Erfrierungen — nach DRUCKREY (1949) sowie LUYET und GEHENIO (1940) bei Erfrierungen 4. Grades — kommt es schon anfangs zu Gewebsgefrierungen mit Dekomposition der Zelleiweiße und Gefrierung des Zellwassers (Sprengwirkung).

Auch für Pernionen und anderweitige Unterkühlungsschäden (Schützengrabenfuß; Eintauchfuß) (s. S. 553ff.) werden vasospastisch-ischämische Initialphasen angenommen (ALLEN, BARKER und HINES 1955).

ββ) Mechanische Einwirkungen (Schuhanklopferkrankheit).

Als Beispiel für Verengung der terminalen Strombahn durch mechanische Reize kann die Wirkung von Erschütterungstraumen anhand von Beobachtungen bei Arbeitern an Schuhanklopfmaschinen dienen. MEYER-BRODNITZ und WOLLHEIM (1929) untersuchten bei 20 Arbeitern (Alter: 20—47 Jahre) an Schuhanklopfmaschinen (Schlagfrequenz 6000—9000 je min) die Ursachen der bei diesen Arbeitern besonders häufig angetroffenen Durchblutungsstörungen. Nach 4—5wöchiger Beschäftigung an den Anklopfmaschinen, manchmal erst nach längerer Arbeitszeit, klagten die Betroffenen, bemerkenswerterweise nur ein Teil der Beschäftigten, über Taubheit, Kribbeln sowie Blaß- und Kaltwerden von Fingern, Händen und bisweilen auch Unterarmen, besonders bei Kälteeinwirkung. Im Anschluß an diese Sensationen pflegte sich mit der folgenden Erwärmung und Rötung ein unangenehmes Spannungsgefühl mit Kribbeln einzustellen. Die betroffenen Arbeiter zeigten nach Bestreichen der Haut nicht die normale rote Dermographie, sondern in 6 von 20 Fällen an der Unterarmdorsalseite, in 8 von 20 Fällen am Handrücken eine weiße Dermographie (s. S. 39). Bei okkludierter A. brachialis (manuelle Kompression) wiesen die Hautcapillaren sämtlicher 20 erkrankter Schuhanklopfer sofort nach festem Druck durch Handschluß eine minutenlang anhaltende Kontraktion der Endcapillaren auf, im Gegensatz zu der unter vergleichbaren Bedingungen normalerweise zustande kommenden reaktiven Hyperämie. Schließlich erwies sich die capilläre Wiederauffüllungszeit unter capillarmikroskopischer Beobachtung bei den Personen mit weißer Dermographie als verlängert.

Aus diesen Beobachtungen von MEYER-BRODNITZ und WOLLHEIM (1929) war auf die Neigung zu vermehrter spastischer Kontraktion der Endcapillaren infolge der protrahierten Erschütterungstraumen zu schließen. Da aber nur ein Teil der an diesen Anklopfmaschinen unter den gleichen Bedingungen arbeitenden Personen erkrankte, muß eine konstitutionelle Reaktionsbereitschaft angenommen werden. Bei voll ausgebildeter Störung kommt es dann auch zur Kontraktionsneigung im Gebiet der Arteriolen, die bis zur Nekrose gehen kann, also einem sekundären Raynaud-Syndrom entspricht. Auf Grund der Arbeit von MEYER-BRODNITZ und WOLLHEIM (1929) wurde die sog. Schuhanklopferkrankheit als entschädigungspflichtig anerkannt.

Später wurden gleichartige Störungen auch bei Arbeitern beobachtet, die an anderen stark vibrierenden Maschinen (z. B. Preßlufthämmern) arbeiteten (vgl. S. 237).

γγ) Hormonale Einwirkungen.

Die unter der Wirkung von Adrenalin, Noradrenalin und verwandten Substanzen zustande kommenden Kontraktionen der Endstrombahn sind unter die funktionellen Capillarveränderungen einzureihen. Im Gegensatz zu den exogenen physikalischen Faktoren beschränken sich körpereigene vasoaktive Stoffe meist auf die physiologischen Bereiche der Veränderungen der Gefäßweite.

Vasopressin aus dem Hypophysenhinterlappen, das nach CARRIER (1922) und HEIMBERGER (1925) antagonistisch zum Histamin (VERFÜRTH 1937) unmittelbar an den „Capillaren" constrictorisch wirkt, dient in ähnlicher Weise der Kontrolle der Capillarweite durch neurogene Steuerung vom Hypothalamus aus (KROGH 1929; BOGAERT 1936).

Die allgemeine Gültigkeit der Befunde von DIBOLD und FALKENSAMMER (1937), die nach Insulininjektionen Capillarspasmen beobachtet hatten, wird von BÜRGER (1954) bestritten. Lediglich bei insulininduzierter Hypoglykämie erfolgt nach initialer Erweiterung eine Verengung der Capillaren (REDISCH 1924; HOLLAND 1940; BENDA und LOUKOPOULOS 1943).

Durch Zufuhr von täglich 1—56,5 mg Cortison pro kg Körpergewicht konnte MACHER (1956) eine Zunahme der Kaliber-Variationskurven der kleinen Gefäße am Corium der Ratte erzielen, also eine Engerstellung der Capillaren und eine Abnahme der Capillarenfläche um 60%; doch dürfte es sich dabei nicht ausschließlich um vasomotorische Effekte handeln.

δδ) Toxische Einwirkungen.

Die im Abschnitt „Sekundäre arteriospastische Zustände nach toxischen Einwirkungen" (S. 243) beschriebenen Giftwirkungen von Blei, Arsen, Phenol, Oxalsäure und Bariumchlorid, ebenso die Wirkungen von Ergotaminderivaten (HEIMBERGER 1930) auf die Arterien lassen sich gegenüber denen auf den Capillarbereich, an dem sie entsprechende Verengungen des Gefäßkalibers herbeiführen, nicht scharf abtrennen. Die Nicotinwirkungen sind auf S. 87 u. 265 beschrieben.

εε) Neurogene Einflüsse.

Neural induzierte Verengungen der terminalen Strombahn mit Blässe und Hauttemperaturabfall sind nach Traumen und sonstigen schädigenden Einwirkungen auf Gefäße und Nerven sowie bei Vernarbungen beschrieben. Die arteriospastischen neuromuskulär bedingten Schultergürtelsyndrome sind an anderer Stelle (S. 239ff.) besprochen. Auch die Wirkungen tierexperimenteller

Reizungen des Halssympathicus (Katzen in Nembutalnarkose), die mit intravenösen Procainanwendungen behoben werden können (FOWLER 1949), gehören hierher.

ζζ) „Weiße Flecken" (BIER 1898).

Die nach längerer Unterbindung der Blutzirkulation der Extremitäten (mindestens 3—5 min Kreislaufunterbrechung) auftretenden intensiv blassen „weißen Flecken", zuerst von BIER (1898) beobachtet, später von WOLF (1924) untersucht und von LEWIS (1927) und O. MÜLLER (1937) eingehend diskutiert, fanden bisher noch keine überzeugende Erklärung. Während LEWIS (1927) an die Entstehung einer gefäßverengernden Substanz in den Gewebsspalten dachte, die nach längerem Sistieren der Zirkulation über die gefäßerweiternden Substanzen prävaliert (langsame Diffusion), nahm O. MÜLLER (1937) doch die Mitwirkung neuraler Einflüsse an.

ηη) Anderweitige Einflüsse.

BREMER (1931) beobachtete bei perniziöser Anämie eine beschleunigte Strömung der Erythrozyten bei engen Capillaren. Ob dieses Verhalten auf eine funktionelle Kontraktion der Capillaren zurückzuführen ist, ist zweifelhaft, da bekanntlich bei diesen Kranken das Herzminutenvolumen vermehrt, die Kreislaufzeit verkürzt und, wie überhaupt bei chronischen Anämien, die Plasmamenge erhöht ist (WOLLHEIM und SCHNEIDER 1952 u. a.). Es wäre also möglich, daß das beobachtete Phänomen allein auf die vermehrte Plasmafüllung der Capillaren zurückzuführen wäre.

Bei *Nephritis* wird seit O. MÜLLER (1916), WEISS (1916), VOLHARD (1918) der Befund von stellenweise ischämischen Hautcapillaren sowie von Spasmen der Retina (KOLLERT 1927), verbunden mit gesteigerter Permeation der Capillaren, immer wieder diskutiert; nach O. MÜLLER (1939) entwickelt sich aus einem im akuten Stadium zunächst spastisch-atonischem Capillarbild bei zunehmendem Chronischwerden des Prozesses allmählich eine spastische, später organisch fixierte Enge der Gefäßlumina, wie GÄNSSLEN (1934) auch an der Niere zeigen konnte (s. WOLLHEIM u. MOELLER, dieses Handbuch, Bd. IX/5 S. 612).

Auch bei *eklamptischen Zuständen* lassen sich nach O. MÜLLER (1939) spastisch-atonische Capillarphänomene feststellen.

b) Vorwiegend organisch fixierte Lumenveränderungen.

α) Erweiterungen.

αα) Teleangiektasien.

Als Teleangiektasien werden Erweiterungen meist der Endcapillaren bezeichnet, deren Genese und Semiologie uneinheitlich ist. Die teleangiektatisch veränderten Hautbezirke gewinnen durch das Hervortreten der sonst unauffälligen Endcapillaren eine „dollarpapierartige" feine Zeichnung durch rote Gefäßreiserchen. Stärkere örtlich umschriebene Anhäufungen von Teleangiektasien werden manchmal als Hämangiome bezeichnet, obwohl dabei der Nachweis echter Gefäßneubildungen nicht erbracht werden kann.

Lokalisiert sind Teleangiektasien vorwiegend im Bereich von Gesicht und Acren, insbesondere an Nase und Wangen. Auf eine besondere Akroform hat MIESCHER (1919) hingewiesen.

Pathogenetisch lassen sich kongenitale und erworbene Teleangiektasien unterscheiden. Die erworbenen Teleangiektasien werden in primäre und sekundäre unterteilt.

Ätiologisch kommen bei den angeborenen Teleangiektasien, ähnlich wie bei den angeborenen Varicen (vgl. RATSCHOW 1953), Bindegewebsdefekte (MEMMESHEIMER 1928) in Betracht, bei den erworbenen außerdem infektiös toxische Einwirkungen (WERTHEIM 1932), neurale Ursachen (BLAICH und ENGELHARDT 1951, 1954) und hormonale Störungen (BUSCHKE 1924). MIESCHER (1919) weist auf den herabgesetzten Muskeltonus der kleinsten Gefäße gegenüber dem Innendruck hin.

Daß keineswegs sämtliche Teleangiektasien organisch fixierte Gefäßveränderungen darstellen, sondern zumindest fließende Übergänge zwischen funktionellen Capillarerweiterungen und organisch fixierten Teleangiektasien bestehen, geht aus den Untersuchungen von JORDAN (1950), FEGELER (1952), FEGELER und KAUTZKY (1952), BLAICH und ENGELHARDT (1954) hervor. Bereits KROLL und STAEMMLER (1948) hatten beobachtet, daß Hautefflorescenzen von der Art eines Naevus flammeus bei Sturge-Weber-Erkrankung während eines Kreislaufkollapses verschwanden und postmortal nicht mehr nachweisbar waren; die Autoren vermuteten hieraus eine ektodermale Fehlbildung im Bereich von Hirn und Vasomotoren bei diesen Fällen. Ähnlich vindizierte GEIMER (1952) als Erklärung vasomotorischer Naevi eine Unterwertigkeit der vasoconstrictorischen Gefäßnervensystemanteile unter Hinweis auf die Häufigkeit der Migräne beim Sturge-Weber-Syndrom, die nach GRAHAM und WOLFF (1937) durch abnorme Gefäßerschlaffung entsteht (vgl. S. 249 ff.).

Essentielle familiäre Teleangiektasie (Morbus Osler). *Historisches.* Nachdem bereits durch SUTTON (1864), BABINGTON (1865) und LEGG (1876) über das Auftreten familiärer erblicher Teleangiektasien berichtet worden war, wurde die essentielle familiäre Teleangiektasie durch die Arbeiten von RENDU (1896), OSLER (1901) sowie WEBER (1907) klassisch beschrieben. In der Folgezeit wurden weit über 100 Familien mit dieser Krankheit in der Literatur mitgeteilt (GJESSING 1916; GOLDSTEIN 1931; SCHUSTER 1937; BARROCK 1944); die Zahl der beschriebenen Patienten beträgt etwa 2000.

Morphologie und Pathogenese. Den herdförmig angehäuften multiplen Aussackungen der Capillaren und Venolen entsprechen histologisch blutgefüllte Hohlräume mit einfacher Endothelauskleidung, die nur mit einer äußerst dünnen Epidermis und einer schwachen bindegewebigen Abdeckung versehen sind (HANES 1909). Auffällig ist der Schwund der elastischen Strukturen im Bereich von Gefäßen und Haut (SCHUSTER 1937).

Neben der Haut werden die Veränderungen besonders häufig an den Schleimhäuten der Nase (ANDRÉ u. Mitarb. 1950) sowie von Pharynx, Trachea und im Bereiche des Magen-Darmkanals (OSLER 1901) gefunden. Auch die Schleimhäute des Urogenitalsystems können betroffen sein (FOGGIE 1928; FRANKE und BINDSEIL 1941; GRIGGS und BAKER 1941). Bedeutsam und gefürchtet sind besonders wiederholte und mitunter schwere Blutungen aus Teleangiektasien des MagenDarmtraktes (BOSTON 1930; SCHUSTER 1937)[1].

Früher diskutierte ätiologische Beziehungen zu Alkohol (nahegelegt durch gelegentlich gemeinsames Vorkommen mit Lebercirrhose) und Syphilis sind heute verlassen (WINTROBE 1943). Dagegen wurde der erbliche Charakter der Krankheit, der seit den ersten Beobachtungen des familiären Auftretens feststand, in der Folgezeit vielfach bestätigt. Die Krankheit scheint dominant vererbt zu werden (PAMIR 1952; TERRACOL u. a. 1953), wobei allerdings Generationen übersprungen

---

[1] Diese Ereignisse sind pathogenetisch zu trennen von den Blutungen bei akuter solitärer Magenerosion (DIEULAFOY 1897/98, 1900; HAUSER 1926; DRABIG 1937; 2 Fälle von KRIEGER 1950). Auch der von HIRSCHFELD (1904) beschriebene Fall einer Blutung aus einem miliaren Aneurysma einer Magenschleimhautarterie und die Mitteilung von SCHEIDEGGER (1933) über Blutung aus einem arteriellen Gefäßknäuel sind von Teleangiektasien-Blutungen abzutrennen.

werden können. Stock (1944) konnte die Krankheit in einer einzigen Familie über 6 Generationen verfolgen. Nur bei einem Drittel der Angehörigen der betroffenen Familien wird die Krankheit gewöhnlich manifest (Overholt 1957). Pathogenetische Beziehungen zu den pulmonalen arteriovenösen Fisteln (Brink 1950; Brücher und Fischer 1952; vgl. auch Dalco 1952; Grosse-Brockhoff u. Mitarb., Bd. IX/3 dieses Handbuches) sind eindeutig nachweisbar. Nach Weiss und Gasul (1954) haben 50% aller Kranken mit pulmonalen arteriovenösen Fisteln auch hämorrhagische Teleangiektasien von Haut und Schleimhäuten am übrigen Körper. Durch die Beobachtungen von Moyer und Ackerman (1948); Seaman und Goldman (1952); Tobin und Wilder (1953); Hedinger u. Mitarb. (1951); Bergann und Wiedemann (1955) sind diese Beziehungen gesichert. Auch cerebrale Gefäßmißbildungen kommen gemeinsam mit hereditärer Teleangiektasie vor, wie aus den Familienuntersuchungen von Steiger (1945) hervorgeht. Auf die Beziehungen zu Systemvaricen und den Status dysvascularis wurde vielfach hingewiesen (Curtius 1928; Sack 1936).

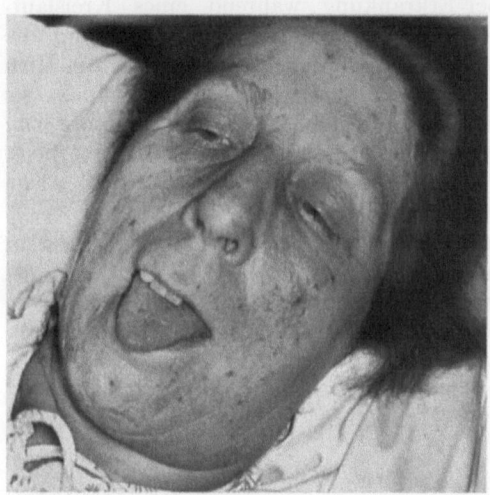

Abb. 72. Teleangiektatische Haut- und Schleimhautherde bei 40jähriger Patientin (Med. Univ.-Klinik Würzburg).

Klinik. Die Krankheit kommt bei Männern und Frauen gleichermaßen vor. Sie wird auch bei Negern beobachtet (Kushlan 1953; Smith und Lineback 1954).

Die äußere Haut wird in typischen Fällen mit mehr oder minder zahlreichen roten bis blauroten, manchmal leicht erhabenen dünn überhäuteten Herden von 1—3 mm Durchmesser überstreut gefunden. Seltener werden die Herde erbsen- bis linsengroß. Gesicht, Kopfhaut und Hals, besonders aber Lippen, Augenlider und Ohren stellen bevorzugte Lokalisationen dar (Abb. 72). Photosensibilität der Herde beschrieben Moyer und Ackermann (1948). Weniger häufig können die Teleangiektasien im Bereich der Hände und Füße, und zwar dorsal und volar, plantar, manchmal subungual (Arrak 1925), vorkommen. Gelegentlich weisen die Herde leichte Pulsationen auf (Weber 1936). Cutane Teleangiektasien sind ohne weiteres erkennbar. Wegen ihrer Zugänglichkeit für örtliche blutstillende Maßnahmen sind sie relativ harmlos gegenüber den oft unzugänglichen Schleimhautaffektionen.

Dementsprechend sind Teleangiektasien der Schleimhäute klinisch besonders bedeutsam. Im Bereich der Atmungsorgane ist die Entwicklung von Teleangiektasien am häufigsten an der Nasenschleimhaut, die bereits in der Kindheit und Jugend als Neigung zu Nasenblutungen auffällig wird (Cattaneo 1942). Zur endgültigen Manifestation der Krankheit kommt es zwischen dem 20. und 35. Lebensjahr, wie Smith und Lineback (1954) aus ihren endoskopischen Beobachtungen schließen. Auch im Bereiche der tieferen Luftwege kann es zu sogar tödlichen (Israel und Gosfield 1953) Hämorrhagien beim Aufplatzen der Teleangiektasien kommen. Unklare Hämoptysen, besonders mit Hinweisen auf familiäre Bedingtheit und ohne röntgenologisch faßbaren Lungenbefund (Markoff 1943) lassen stets an familiäre Teleangiektasien denken (Libman und Ottenberg 1923; Gössl 1944; Goldeck und Stiller 1950; Schroeter 1955). Schließlich können auch indurative Lungenveränderungen im Gefolge der pulmonalen Teleangiektasienblutungen auftreten (MARKOFF 1943).

Zu wiederholten und bisweilen ernsthaften Blutungen führen gastrointestinale Teleangiektasien, besonders bei atrophischen und entzündlichen Magen-Darmveränderungen im Erwachsenenalter (WITTKOWER und RAREY 1933; SCHULTEN 1939; HEILMEYER und BEGEMANN 1951; VANDENBROUCKE 1954). Dabei können abundante Magen-Darmblutungen mit akuten Oligämien auftreten. Auf die Möglichkeit der gastroskopischen Erkennung wurde von RENSHAW (1939) hingewiesen. Bei unklaren Fällen von Hämatemesis ist an gastrische Teleangiektasien zu denken (BOSTON 1930).

Teleangiektatische Schleimhautblutungen im Bereich des Urogenitalsystems werden seltener beschrieben (FOGGIE 1928; FRANKE und BINDSEIL 1941; GRIGGS und BAKER 1941). FRANKE und BINDSEIL (1941) beobachteten uterine, cervicale und (cystoskopische faßbar) vesicale Herde. Die „familiäre Hämaturie" beruht auf Teleangiektasien im Bereich der Nieren und Harnwege (BLUM 1936; MARKOFF 1943; GOLDECK und STILLER 1950; FANINGER, VRCEVIC 1957).

Klinische Beobachtungen über Teleangiektasien am Auge (WITMER 1951; INIGO 1951; LANDAU u. Mitarb. 1956) am Gehirn und am Rückenmark (Subarachnoidalblutungen) sind von KUFS (1928) und WERNER (1942) erwähnt.

Patienten mit familiärer Teleangiektasie weisen neben Leberfunktionsstörungen (CICOVACKI 1938) nicht selten Leberschäden mit Ausgang in Cirrhosen auf (JOHNSON und NORDENSEN 1942; ASHBY und BULMER 1951; BAKER 1953; SCHMIDT 1954). Auf Grund einer eigenen Beobachtung spricht sich WERNER (1942) dafür aus, daß sich die Leberveränderungen als Folgeerscheinungen einer primären Capillaropathie entwickeln, vergleichbar den cerebralen Folgeerscheinungen bei hereditärer Teleangiektasie. Bei primärer Lebercirrhose werden bekanntlich häufig Capillarveränderungen im Hautbereich und den übrigen Organen gefunden (vgl. Abschnitt Gefäßspinnen, S. 543).

Milzvergrößerungen bei Patienten mit essentieller familiärer Teleangiektasie sollen nur bei gleichzeitiger Hepatomegalie vorkommen (FITZ-HUGH 1931; SCHUSTER 1937; GRUNG 1954).

Als Folgezustände der in Häufigkeit und Intensität unterschiedlichen Teleangiektasienblutungen können sich akute Oligämien und chronische hypochrome mikrocytäre Anämien entwickeln. Manche Patienten werden nur selten durch Blutungen beeinträchtigt, manche erfreuen sich monate- bis jahrelanger beschwerdefreier Intervalle. Häufig rezidivierende Blutungen bilden andererseits gefährliche Komplikationen (STURGIS 1948).

Differentialdiagnostisch ist wichtig, daß sich Teleangiektasien durch Spateldruck blutleer machen lassen, im Gegensatz zu den bei Purpura verschiedenster Genese anzutreffenden Blutextravasaten. Bei Fällen mit Leber- und Milzvergrößerung kann die Diagnose gegenüber Leukämien und anderen Blutkrankheiten mit Hilfe des Blutbildes geklärt werden. Das Rumpel-Leede-Phänomen kann negativ sein (ARRAK 1925). HÖDL (1954) beschreibt unzureichende Aktivation und Produktion von Thrombokinase, das Vorkommen von Polycythämien und in seltenen Fällen (größere pulmonale a-v-Fisteln), von Trommelschlegelfingern sowie von pulsierenden Verschattungen der Lungenfelder, die beim Valsalva-Versuch kleiner und beim Johannes-Müller-Versuch größer werden. Dies gilt als Diagnosticum für pulmonale Manifestation der familiären essentiellen Teleangiektasie. Das Vorkommen von Flachnägeln (vgl. S. 48) bei Morbus Osler wird von MARTINI und HAGEMANN (1956) erwähnt; die einschlägige Patientin hatte, ähnlich den Beobachtungen von PAGNIEZ u. Mitarb. (1936), in der Anamnese vasospastische Zustände.

Therapie. Zugängliche Oberflächenblutungen bei essentieller Teleangiektasie, vor allem im Bereich von Haut, Lippen, Nase und Mundhöhle, lassen sich häufig durch äußerliche Anwendung von Thrombin, durch Kauterisation oder Verschorfungen beherrschen (FIGI und WATKINS 1943). Weniger durchgesetzt hat sich die Injektion sklerosierender Lösungen in die paravasalen Schleimhautbereiche bei Epistaxis (O'KANE 1938) und die Behandlung mit Röntgen- und Radiumbestrahlung (FIGI und WATKINS 1943). Zu Ligaturen größerer Arterien, etwa der Carotis externa bei cerebraler Lokalisation der Erkrankung, wird man sich nur in äußersten Notfällen entschließen können. Die Wirkungslosigkeit der äußerlichen Suprareninanwendung bei blutenden Teleangiektasien bildet einen

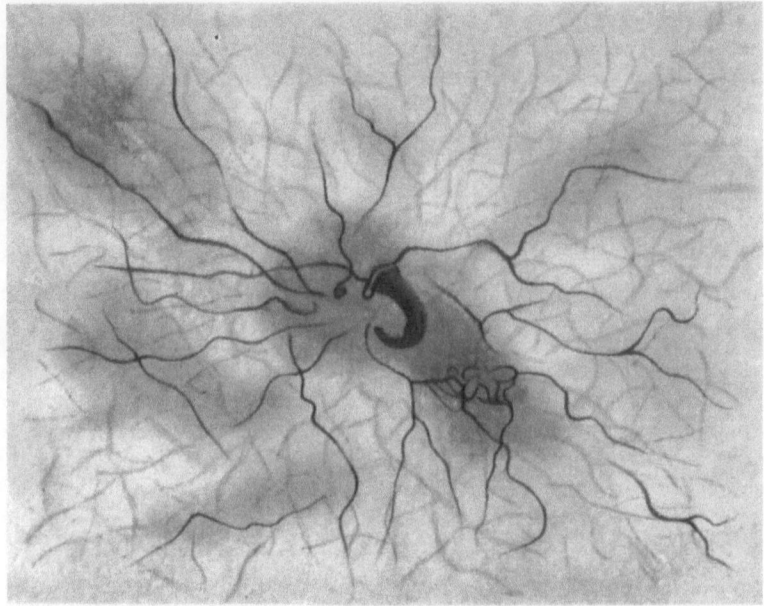

Abb. 73. Zentralgefäß einer Spinne (Vergrößerung etwa 30fach, Aquarell). (Nach MARTINI 1955.)

Hinweis auf die fehlende Fähigkeit zur Vasoconstriction. Die Folgezustände innerlicher Teleangiektasienblutungen können bei ausreichender und rechtzeitiger Erkennung rationell behandelt werden. Bei akuten Oligämien, die bei gleichzeitigem Schocksyndrom manchmal allein durch Bestimmung der Blutmenge, nicht aber durch die nur relativen Werte von Hämoglobin und Erythrocytenzahl und Hämatokrit erkannt werden können (WOLLHEIM und SCHNEIDER 1954), ist eine geeignete Volumenersatztherapie nötig. Die Behandlung der Blutungsanämien erfolgt im übrigen nach den allgemein üblichen Regeln.

Sexualhormone, bei Frauen Oestrogen-, bei Männern kombinierte Oestrogen- und Androgen-Anwendung (KOCH u. Mitarb. 1952; HYDE 1954; WALTER 1956) sollen bisweilen günstig wirken. Die Proliferation der Intima soll nach RATSCHOW (1950) durch diese Behandlung gefördert werden.

Die Wirkungen der Flavone, speziell von Rutin, werden unterschiedlich beurteilt. Gegenüber den günstigen Wirkungen, die von manchen Autoren (KUSHLAN 1953; DOENGES 1953; MESSERSCHMIDT u. Mitarb. 1953) gesehen wurden, äußert sich OVERHOLT (1957) zurückhaltend.

In seltenen Fällen kann bei abundanten gastrischen Blutverlusten Magenresektion angezeigt sein (GOLDECK u. STILLER 1950; WILLIAMS und BRICK 1955). Bei pulmonaler Manifestation ist die Lobektomie zu erwägen (NOGRETTE 1953).

Prognose. Die Krankheit führt kaum direkt zum Tode, obwohl im Gefolge von Blutungen gelegentlich bedrohliche Oligämien auftreten. Der Krankheitsverlauf schwankt in weitesten Bereichen. Trotz prinzipieller Gutartigkeit kommt es durch die Folgezustände (Blutungsanämien) mitunter zu länger dauernder Beeinträchtigung der allgemeinen körperlichen Leistungsfähigkeit. Eine kausale Therapie gegen die erbmäßig fixierte Krankheit ist nicht möglich.

ββ) Gefäßspinnen.

Als Gefäßspinnen (spiders) werden vielgestaltige seit RAYER (1835; zit. nach MARTINI 1955) wiederholt beschriebene Gefäßerweiterungen bezeichnet. Sie haben oft ein punktförmiges, kleinststecknadelkopfgroßes Zentrum, das unter Glasspateldruck manchmal Pulsationen erkennen läßt, und zuweilen das Hautniveau geringgradig überragt. Radiär von diesem Zentrum strahlen feinste Gefäßreiserchen von einigen Millimeter Länge aus, die auf Distanz als roter Hof imponieren. Das Kaliber der Gefäßreiserchen nimmt peripherwärts ab. Bei kühler Umgebungstemperatur wird um diesen roten Hof ein weißer runder Bezirk, der sog. Halo beobachtet. Die zentrale Spinnenampulle stammt aus dem cutanen Plexus (SPALTEHOLZ 1929; vgl. Abb. 73 u. 74 nach MARTINI 1955), ist also noch arteriell.

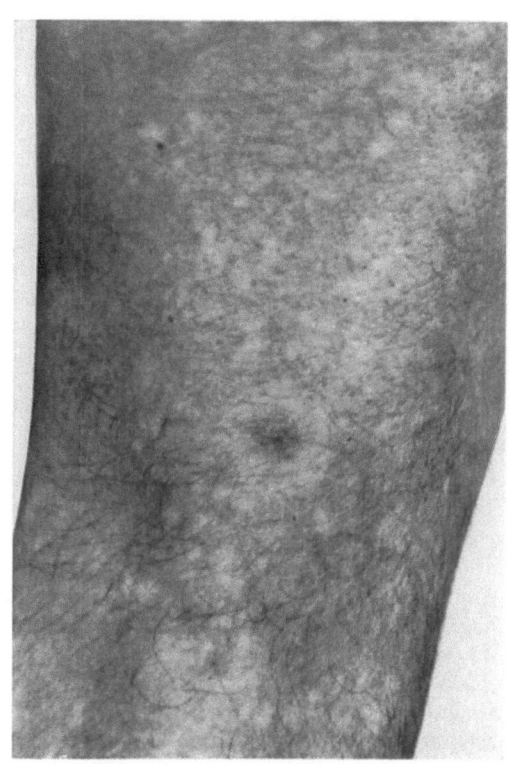

Abb. 74. Weißer Halo um eine Gefäßspinne bei einer Patientin mit Lebercirrhose (Rückseite des Oberschenkels). (Aus MARTINI 1955.)

Gefäßspinnen kommen bei Normalen, ferner in der Gravidität, bei B-Avitaminose (BEAN 1942; 1943; 1945; 1951; 1953), bei Hyperthyreosen (HYDE 1908) sowie in Vorstadien der diffusen Sklerodermie (OSLER 1901; 1907; NAEGELI 1935; MARTINI 1955) vor. Auf Grund eingehenden Studiums der Gefäßspinnen nimmt MARTINI (1955) an, daß in empfindlichen und exponierten Hautzonen unter Mitwirkung hormonaler Einflüsse eine Capillarerweiterung stattfindet, gefördert durch eine gesteigerte periphere Durchblutung, vergleichbar etwa dem Verhalten beim Palmarerythem der Lebercirrhotiker und bei den Trommelschlegelfingern der Dysproteinämiker. Altersmäßig läßt sich eine verschiedene Häufung von Gefäßspinnen nachweisen. Bei gesunden 6—10jährigen Kindern waren in 36%, bei 11—15jährigen Kindern in 30%, bei 16—20jährigen nur in 11% die Gefäßspinnen nachzuweisen. Am seltensten finden sich Spiders bei gesunden Erwachsenen; bei

31—50jährigen wurden sie in 5,5%, bei über 50jährigen nur in 2,4% gefunden (Martini 1955).

Pulsierende Gefäßspinnen werden vorwiegend bei älteren Menschen, häufig in Verbindung mit anderen Krankheiten, insbesondere Lebercirrhose, angetroffen (Weber 1936; Williams und Snell 1938). Diese sind den nicht pulsierenden Gefäßspinnen gleichzuordnen, nur mit dem Unterschied, daß die zentrale Spinnenampulle noch Pulsationen aus den arteriellen cutanen Gefäßen mitgeteilt bekommt.

Die Unterscheidung der Gefäßspinnen von den Gefäßtumoren im Sinne echter Neubildungen ist nicht immer einfach.

Die unzweifelhafte Anhäufung von Gefäßspinnen bei manchen, keineswegs aber sämtlichen Patienten mit Lebercirrhose gab Anlaß zu weitgehenden pathogenetischen Hypothesen. Martini (1955) gibt eine Aufstellung der in der Literatur niedergelegten Ansichten. Als prognostisch ungünstig galten Spider-Naevi bei Leberkranken schon seit Hanot und Gilbert (1890). Unter 37 Patienten mit Lebercirrhose hatten 30 Gefäßspinnen; 22 davon verstarben kurze Zeit später an dekompensierter Lebercirrhose mit Ascites (Martini 1955).

Pathogenetisch wird wegen des gemeinsamen Vorkommens bei Lebercirrhose, bei Gravidität (Corbett 1914; vgl. Martini 1955), bei Kindern und insbesondere bei Mädchen über 10 Jahren, ferner bei Dysprotien und bei Aneurinmangel, an Capillarveränderungen im Gefolge eines erhöhten Oestrogenspiegels im Blut gedacht (Bean 1942), wobei man sich vorstellt, daß die vielfach gleichzeitig vorhandene Gynäkomastie und das Palmarerythem durch verminderte Oestrogeninaktivierung in der Leber zu erklären sei. Signifikante Veränderungen der Oestrogenausscheidung im Urin konnten aber nicht nachgewiesen werden (Rupp u. Mitarb. 1951; Pincus u. Martin 1940); jedoch vermuten Dohan u. Mitarb. (1952) eine Anregung des Blutgefäßwachstums durch freies Oestrogen im Blut. Martini (1955) erachtet die Annahme endokriner pathogenetischer Faktoren bei der Spider-Entstehung nicht für zwingend. Er diskutiert die ätiologische Rolle der vasotropen Prinzipien (Shorr 1950); das VDM-Prinzip (vgl. Wollheim u. Moeller, dieses Handbuch Bd. IX/5, S. 202) wirkt dem an der peripheren Strombahn constrictorischen Adrenalin- und Arterenoleinfluß entgegen; es scheint bei Leberschädigungen gegenüber dem VEM-Prinzip zu prävalieren, wobei an einen verminderten hepatischen Ferritinabbau und einen verminderten renalen VEM-Aufbau gedacht wurde. Das umschriebene Auftreten der Gefäßspinnen und manche Auffälligkeiten in der Lokalisation lassen sich durch diese Hypothesen nicht erklären. Nach Eppinger (1938; 1949) sollen Gefäßspinnen nur im Einzugsgebiet der oberen Hohlvene zu beobachten sein. Hormonale Zusammenhänge erwägen auch Walsh und Becker (1941) sowie Bean (1942), der die Gebilde hauptsächlich zwischen dem 2. und 5. Schwangerschaftsmonat auftreten und post partum wieder verschwinden sah. Die relative Seltenheit von Spiders bei Negerinnen (nur insgesamt 11% gegenüber 66,6% bei graviden weißen Frauen) dürfte zumindest teilweise durch die schwierigere Erkennbarkeit an der dunkleren Haut zu erklären sein. Neben hormonalen Einflüssen halten Gougerot u. Mitarb. (1929) aktinische Einwirkungen für möglich, zumal an lichtexponierten Körperstellen häufiger als anderswo die Veränderungen auftreten.

Gefäßspinnen sind kein schlüssiger Beweis für eine Leberkrankheit. Auch bei gesunden Individuen können sie, besonders im Bereich von Nase und Stirn, gelegentlich gefunden werden.

Kosmetisch störende Gefäßspinnen lassen sich durch Kauterisation des Zentralgefäßes beseitigen.

γγ) *Andere capilläre Aneurysmen.*

Von geringer klinischer Bedeutung sind die senilen Teleangiektasien, die bei Menschen mittlerer und höherer Altersklassen in aktinisch oder anderweitig physikalisch exponierten Hautbereichen angetroffen werden.

Auch bei manchen Hautkrankheiten (Rosacea; Lupus erythematodes) und bei Diabetes mellitus (Rubeosis diabetica) lassen sich Capillarerweiterungen häufig finden. v. NOORDEN (1892; 1912) erklärt die rosige Gesichtsfarbe der Diabetiker durch spezifisch diabetische Capillarveränderungen; WEISS (1916) beobachtete die Erweiterung der zwischen arteriellem und venösem Capillarschenkel liegenden Capillarschleifen. O. MÜLLER (1939) führt diese Capillarveränderungen weniger auf Entwicklungshemmungen im Sinne von JAENSCH (1928) zurück, sondern auf zunächst funktionell auftretende, später inveterierte Gefäßerweiterungen an der „Stoffwechselstelle".

Etwas größere Capillarveränderungen stellen die bei Diabetes mellitus vorkommenden Aneurysmen der Capillaren der Retina dar (MACKENDZIE 1892; zit. nach BAJARDI 1892; zit. nach O. MÜLLER 1939; BALLANTYNE 1939; BALLANTYNE und LÖWENSTEIN 1943; ASHTON 1948; SAUER und KOCH 1953). Analoge Veränderungen lassen sich auch an der Conjunctiva bulbi (WEISS 1916; JÜRGENSEN 1918), an der Gingiva (BACK und REDISCH 1931) und an den Nierenglomerula (KIMMELSTIEL und WILSON 1936; GÜNTHER 1942; ROGERS u. ROBBINS 1952) nachweisen. Nach ROGERS und ROBBINS (1952) sollen sie unabhängig von der Schwere einer etwa vorhandenen Sklerose sein. Pathogenetisch ist eine primäre intramurale Hyalinablagerung in der Capillarwand gesichert, in deren Gefolge die Aneurysmen auftreten (BELL 1942; ALLEN 1951; SAUER und KOCH 1953; BÜRGER 1954).

Bei Patienten mit Hypertonie und Arteriosklerose konnten DRESZER und NEUBÜRGER (1938) mittels Injektionsverfahren capilläre Aneurysmen feststellen, die sich als Folgen von Capillarwandschädigungen entwickelt hatten.

Beim sog. spastisch-atonischen Symptomenkomplex beschrieb O. MÜLLER (1939) spindel- oder sackförmige Capillaraneurysmen, die als Übergänge zu den physiologischerweise manchmal stärker ausgeprägten kolbigen Verbreiterungen der Umbiegungsstellen der Endcapillaren aufzufassen sind. O. MÜLLER (1939) spricht bei dieser meist mit Steigerung der Capillarpermeabilität einhergehenden „konstitutionellen Überempfindlichkeit des feinsten Gefäßabschnittes" von einer angeborenen „Lenkungsstörung". Diese findet sich unter anderem bei Eklampsien sowie bei Muskelrheumatismus (RUHMANN 1931).

β) **Verengerungen.**

Wie häufig beim Menschen organisch fixierte Verengerungen der Capillaren vorkommen, ist schwer abzuschätzen. O. MÜLLER (1939) räumt ein, daß länger andauernde spastisch-atonische Symptomenkomplexe allmählich zu organisch fixierten Stenosen des feinsten Gefäßabschnittes werden, z.B. bei der Nephritis. Bekannt ist ferner das Vorkommen intramuraler Einlagerung von Hyalin in nodulärer Form als Ursache der für die sekundäre Aneurysmenbildung verantwortlichen Lumenverengerung (BELL 1942; ALLEN 1951).

Nach thermischen Schädigungen sowie nach entzündlichen und allergischen Vasculitiden kann eine bis zur Obliteration gehende Capillareinengung eintreten; diese Fälle werden unter den Permeabilitätsstörungen (s. S. 553ff.) besprochen.

Bei primären Bindegewebskrankheiten, z.B. den Sklerodermien, kommt es von außen her zu hochgradiger Einengung der Capillaren; auf diese Beziehungen ist im Abschnitt „sekundäre arteriospastische Zustände" (s. S. 248, 249) eingegangen, sofern sie über die rein mechanische Einengung der Endstrombahn hinausgehen.

2. Wandveränderungen der Capillaren.

Entsprechend der Kardinalfunktion der Capillaren, einerseits Blut im geschlossenen Kreislauf zu transportieren, andererseits dabei den Stoffaustausch mit den Geweben zu ermöglichen, entstehen bedeutungsvolle Funktionsstörungen durch Änderungen der Durchlässigkeit der Capillarwand oder, reziprok hierzu, der Capillarresistenz. Durch Übereinkommen ist festgelegt (BARTELHEIMER und KÜCHMEISTER 1955), daß unter Differenzierung der allgemeinen Bezeichnung „Durchlässigkeit" unter *Capillarpermeabilität* die Durchlässigkeit der Capillarwand für Wasser mit echt und unecht gelösten Substanzen, unter *Capillarresistenz* die Widerstandskraft der Capillarwand, mikroskopisch sichtbare, corpusculäre Elemente in der Blutstrombahn zu halten (gemessen an der Durchlässigkeit der Capillarwand für Erythrocyten während eines bestimmten definierten Unter- oder Überdruckes), zu verstehen ist. Auf die Untersuchungstechnik wurde S. 102 ff. eingegangen.

Klinischen Zwecken wird diese von der Untersuchungstechnik her bezogene Einteilung nur teilweise gerecht, indem wenigstens bei der Gruppe der vasculären Purpura (S. 563 ff.) der Erythrocytenaustritt aus den Capillaren das führende Symptom ist. Darüber hinaus scheinen jedoch fließende Übergänge zu bestehen zwischen Capillarpermeabilitätsstörungen und Capillarresistenzstörungen, indem stärkere Grade von Capillarpermeabilitätsstörungen, vor allem bei Entzündungen und bei toxischen Einwirkungen mit einem gleichzeitigen Austritt von corpusculären Elementen aus der Blutstrombahn kombiniert sind. Deshalb sind diese Prozesse in einem gesonderten Abschnitt „toxische Störungen der Durchlässigkeit der Capillarwand (S. 581 ff.) zusammengestellt. Die allgemeine therapeutische Beeinflussung der Capillarwanddurchlässigkeit wird im Abschnitt d) (S. 585) dargestellt.

a) Änderungen der Durchlässigkeit der Capillarwand für Wasser und gelöste Stoffe (Änderungen der Capillarpermeabilität).

Zu den Änderungen der Capillarpermeabilität gehören nach KÜCHMEISTER (1954) auch Veränderungen der Capillarwanddurchlässigkeit für die kolloidalen Plasmaeiweißkörper. Normalerweise darf nach PAPPENHEIMER (1953) ein Durchmesser der Capillarporen von 30—32 Å bei einer Länge von 0.2 μ angenommen werden. Wahrscheinlich findet auch unter physiologischen Verhältnissen ein geringgradiger Durchtritt von Eiweiß aus der Blutbahn durch die Capillarwand in den extravasalen Raum statt. Umgekehrt konnte gezeigt werden, daß z. B. nach großen intestinalen Blutungen albuminhaltige Gewebsflüssigkeit aus dem extravasalen Raum in die Blutbahn einströmt (WOLLHEIM und SCHNEIDER 1954/1955).

α) Urticaria, Oedema Quincke.

Das geläufigste klinische Beispiel akut einsetzender abnormer Permeabilitätsveränderungen der Capillaren ist die Urticariaquaddel und das akut auftretende Ödem (Oedema fugax). Letzteres wurde auch wegen seiner häufigen segmentalen Anordnung als neurogen angesehen. Schlüssige Beweise für die neurale Genese dieser Durchlässigkeitsveränderung scheinen uns aber nicht vorzuliegen. Eindeutig humoral und capillär bedingt sind die urticariellen Reaktionen auf allergischer Basis. Welche Vielfalt von nutritativen, medikamentösen, pflanzlichen und sonstigen chemischen Allergenen zur Steigerung der Permeabilität und urticariellen Reaktion führen kann, ist hinlänglich bekannt. Noch nicht im einzelnen geklärt ist dagegen der Mechanismus der Pathogenese, der zu diesem Mißverhältnis zwischen capillärer Flüssigkeitsexkretion und Resorption im Capillargebiet führt.

Für die Therapie der Urticaria stand früher die Vorstellung einer Gefäßabdichtung etwa durch Calciumsalze oder durch Hemmung des Parasympathicus mittels Atropin oder umgekehrt die Anwendung von Sympathicomimeticis im Vordergrund. Dazu kommt als wirkungsvollste antiallergische Therapie die Anwendung von Glucocorticoiden. Nie vergessen werden sollte aber die oft durch einfache diätetische Umstellung und durch Laxantien anzustrebende Beseitigung der Antigene.

Die dreifache Reaktion (EBBECKE 1923; LEWIS 1927). Die intracutane Applikation kleinster Mengen von Histamin (0,1 cm^3 einer Lösung 1:1000) bewirkt eine charakteristische 3fache Reaktion: Quaddelbildung, Rötung und roter Hof. Dabei ist die Rötung auf die Erweiterung der Endcapillaren zurückzuführen, die Quaddelbildung ein Permeabilitätsphänomen, ähnlich dem der urticariellen Reaktion, der rote Hof mit seiner unscharfen Begrenzung Ausdruck der begleitenden Erweiterung der Arteriolen. Wie die Beobachtungen nach peripheren Nervenlähmungen und Novocainblockaden ergeben, ist letztere Reaktion neurogen, möglicherweise durch kurze Axonreflexe, bedingt. Dem gleichen Typus entsprechende Reaktionen können nicht nur durch die Einführung von Histamin, sondern durch zahlreiche andere Gifte (Bienenstich, Wespenstich) und durch mechanische Einwirkung hervorgerufen werden. Hieraus schloß Sir THOMAS LEWIS (1927), daß bei all diesen verschiedenen Noxen die Freisetzung von Histamin oder histaminähnlichen Substanzen aus den geschädigten Zellen der Haut Ursache dieser capillären Reaktion wäre. Als Argument für diese Auffassung, zumindest soweit es sich um die mechanische Reizung handelt, kann auch die Beobachtung von KALK (1929) angeführt werden, daß durch Bürsten der Haut ebenso wie nach der Injektion von Histamin die Magensekretion und insbesondere die Produktion von HCl zunimmt.

β) **Capilläre Permeabilitätsstörungen bei Entzündungen.**

Die Grundvorgänge bei der Entzündung mit den klassischen Symptomen Rubor, Calor, Tumor und Dolor sowie Functio laesa lassen sich weitgehend durch Störungen der Capillarpermeabilität erklären. KROGH (1929) vergleicht diese Vorgänge mit der bereits von EBBECKE (1923) beschriebenen und später von LEWIS (1927) eingehend studierten „dreifachen Reaktion". Der Zweck entzündlicher Reaktionen ist in einer defensiven Maßnahme des lebenden Organismus gegen eine Schädigung zu sehen (RIBBERT 1909). Eine Vielzahl exogener und endogener Noxen kommt hierfür ursächlich in Frage.

Die gesteigerte Capillarpermeabilität bei der Entzündung führt zur extravasalen Ansammlung von Flüssigkeit (entzündliches Ödem, Exsudat). An der Haut entspricht diesem Vorgang die urticarielle Reaktion, die auch nach LEWIS (1928) unabhängig vom Nervensystem abläuft und am denervierten Gewebe reproduzierbar ist. Die aus den Capillaren abfiltrierte Flüssigkeit ist eiweißreich und ähnelt in ihrer Zusammensetzung dem Blutplasma. Normalerweise sammelt sie sich in der Papillenschicht der Cutis in der Umgebung der venösen Plexus in horizontaler Ausbreitung an; äußerlich imponiert sie als scharfrandig begrenzte, erhabene Quaddel, ähnlich einer artifiziell gesetzten intracutanen Quaddel mit physiologischer Kochsalzlösung. Die exsudierte Flüssigkeit kann nur langsam wieder aus dem Gewebe verschwinden, da eiweißhaltiges Exsudat nicht der onkotischen Rückresorption in die Gefäße unterliegt und durch die Lymphwege offenbar nicht hinreichend abgeführt wird (KROGH 1929). Lediglich bei tieferem Gewebssitz als in der Papillenschicht der Cutis kommt die Rückbildung leichter zustande, so daß die Quaddeldauer geringer ist (TÖRÖK 1928). Bei besonders oberflächlichem Sitz des Exsudates, etwa im Stratum germinativum, kommt es dagegen zu Blasenbildung.

Zeitliche Verschiebungen des Ablaufes scheinen bei neuralen Störungen möglich, und zwar entweder Verlangsamung oder Beschleunigung (DREYER und JANSEN 1905).

Indirekte Capillarreaktionen nach Schädigung von Gewebszellen sind seit EBBECKE (1917; 1923; 1923) und LEWIS (1928) bekannt. Grundsätzlich können durch zahlreiche exogene Einflüsse, sei es thermischer Art (Hitze, Kälte), durch mechanische Insulte und durch chemische Reizung solche Capillarveränderungen hervorgerufen werden. Bekannt sind die Wirkungen von Säuren, Laugen, Metallsalzen, Formaldehyd, von Morphium, Peptonen und Albumosen, quaternären Ammoniumbasen, von artfremdem Eiweiß nach vorhergehender Sensibilisierung. EBBECKE (1923) konnte auch mit Zuckerlösungen gleichartige Reaktionen hervorrufen. Einwirkungen von Strahlen, wie UV-Licht (FINSEN 1900), sind gleichfalls zur Ingangsetzung der dreifachen Reaktion geeignet; LEWIS (1928) konnte mit der Quecksilberdampflampe durch Bestrahlung die dreifache Reaktion auslösen. Dabei wurde die Diffusionsröte in Gestalt unregelmäßiger Ausläufer des geröteten Bezirkes mit ihrem Sitz im Lymphbahnbereich als Argument für die stoffliche Ursache bei der Auslösung aktinischer Erytheme angesehen (LEWIS und ZOTTERMAN 1926). Während die rote Dermographie bei unterbundener Zirkulation noch lange Zeit weiterbesteht, läßt sich von zwei verschiedenartig angelegten roten Reizreaktionen diejenige rasch zum Verschwinden bringen, deren Zirkulation nicht behindert ist; nach LEWIS (1928) und KROGH (1929) kann dies als Hinweis dafür gelten, daß die für die Rötung verantwortliche Substanz bei freigegebener Zirkulation weggespült wird.

KROGH (1929) vermutet, daß die sog. Schockgifte in die Gruppe der H-Substanzen zu rechnen seien; der Nachweis hierfür ist bisher nur für Verbrennungen erbracht (BARSOUM u. GADDUM 1936). Bei entsprechender Schädigung kommt es zur Alteration der Capillarwände, zur hochgradigen Lumenerweiterung mit unzureichender terminaler Durchblutung, zur Hypoxie von Capillarwand und Gewebe und zur verminderten Zufuhr tonisierender Hypophysenhormone, woraus eine noch stärkere Erweiterung und zusätzliche Steigerung der Durchlässigkeit resultiert. Damit können auch die in fortgeschrittenen Stadien von Capillarschädigungen eintretenden Plasmaverluste erklärt werden, deren Ausgleich das zentrale Problem der Schocktherapie darstellt (BAYLISS 1916; WOLLHEIM 1955; 1957; WOLLHEIM u. Mitarb. 1952; WOLLHEIM u. SCHNEIDER 1958).

Bei gesteigerter Intensität all der genannten Reaktionen kann es über die capillare Permeabilitätsstörung hinaus auch zu einer Steigerung der Durchlässigkeit für corpusculäre Bestandteile des Blutes kommen; die allgemeine Pathologie kennt den hämorrhagischen Charakter besonders intensiver Entzündungsprozesse. Ähnliche Phänomene bei Kombination von Permeabilitäts- und Resistenzstörungen werden im Abschnitt „Änderungen der Durchlässigkeit der Capillarwand unter Einwirkung von Giften" besprochen.

γ) Steigerung der Capillarpermeabilität bei Diabetes mellitus.

Erhöhte Eiweißdurchlässigkeit der Capillaren von Diabeteskranken kennt man seit langem (O. MÜLLER 1937, 1939; SÜNDERHAUF 1927; BENDA und LOUKOPOULOS 1944; BARTELHEIMER 1951; 1952; 1955; WENDT 1949; KÜCHMEISTER 1952; 1954). Mit einem modifizierten Landis-Test bei 60 mm Hg Saugdruck konnte RIES (zit. nach BÜRGER 1954) dies bestätigen. Kombinierte Untersuchungen mit Saugverfahren und Cantharidenblasen-Methode durch BARTELHEIMER (1953) führten auch zum Nachweis erhöhter Zuckerwerte im Gewebssaft von Diabetikern.

Die Capillaropathia diabetica specifica universalis (BÜRGER 1954; MOHNIKE 1958) bildet einen der wichtigsten pathologischen Vorgänge der diabetischen Erkrankung. Eine ihrer Auswirkungen ist die von MENDLOWITZ u. Mitarb. (1953) sowie BARANY (1955) bei Diabetikern in relativ jungem Alter gefundene Einschränkung der cutanen Wärmeabgabe und die verlängerte Vasoconstriction nach Gabe von Adrenalin und Noradrenalin. Letztere erklärt BARANY (1955) durch Inaktivierung vasoconstrictorisch wirksamer Substanzen in der geschädigten Capillarwand. Auch die Beobachtung unzureichender Vasodilatation nach 50 mg Priscol intravenös an Diabetikern (CHOLST u. Mitarb. 1952; HANDELSMAN 1952) gehört hierher. Im Mittelpunkt der diabetischen Capillaropathie stehen pathogenetisch weniger die Störungen im Lipidstoffwechsel als pathologische Ablagerungen von Mucopolysacchariden in der Capillarwand (LE COMPTE 1955; MOHNIKE 1958). Die Beurteilung der verschiedenen ätiologischen Faktoren der diabetischen Capillaropathie ist uneinheitlich. Auf Grund einer Übersicht über 6000 Diabetiker kommt MOHNIKE (1958) zu dem Schluß, daß das Leiden kaum vor dem 18.—20. Lebensjahr auftritt, aber besonders bei Patienten mit infantiler oder juveniler Diabetesmanifestation gehäuft und verstärkt vorkommt; eine Zunahme der Morbidität an Capillaropathia diabetica nach 10—15jähriger Diabetesdauer erscheint unverkennbar. Während BERTRAM (1952) und OTTO (1951) die Schwere der Veränderungen, geschätzt nach der Ausprägung der Retinopathia diabetica, für unabhängig von der Intensität der Stoffwechselstörungen halten, ist aus dem Material von MOHNIKE (1958) doch eine Abhängigkeit der diabetischen Komplikationen von der Güte der Stoffwechseleinstellung ersichtlich. Die Komplikationsfrequenz betrug bei guter Einstellung des Diabetes 16%, bei genügender Einstellung 39%, bei ungenügender 51%. Die divergente Beurteilung dieser Frage ergibt sich daraus, daß BERTRAM (1952) und OTTO (1951) eine „gute" Einstellung des diabetischen Stoffwechsels unter Berücksichtigung des Blutzuckerspiegels nicht für vorteilhaft halten. Sicherlich ist eine zuverlässige Beurteilung dieser Frage wegen vielfacher Täuschungsmöglichkeiten nur unter Zuhilfenahme von Blutzuckertagesprofilen möglich, worauf im Zusammenhang mit therapeutischen Problemen WOLLHEIM und ZISSLER (1950) hingewiesen haben.

Gehäuftes Vorkommen diabetischer Capillaropathien wird bei fettsüchtigen Diabetikern und Patienten mit Unterfunktion der Gonaden berichtet (MOHNIKE 1958); zu diskutieren ist auch eine vermehrte Morbidität bei Diabetikerinnen in der 2. Schwangerschaftshälfte (LACHETA 1956).

STÄRCK (1954) hält pathogenetisch allergische Vorgänge nach Art von Antigen-Antikörpermechanismen mit Beteiligung intermediärer Stoffwechselprodukte des Diabetikers für bedeutungsvoll, wobei die Präcipitation der Reagene in der Capillarwand (Basalmembran) anzunehmen wäre.

BEIDELMANN (1953) nimmt Mangelerscheinungen von Vitamin A und B an. AMERIO und BONU (1954) denken an eine Störung des Kollagensystems auf erblicher Basis.

Als charakteristisch erwähnt MOHNIKE (1958) den schubweisen Verlauf diabetischer Capillaropathien; die Exacerbationen stellen sich nach Infektionen, bei Graviditäten und während metabolischer Ansatzphasen ein; Remissionen scheinen ebenfalls häufig vorzukommen; dabei hinterbleibt nach dem Sistieren der Prozesse häufig ein funktionell weitgehend unauffälliges „Vernarbungsstadium" (MOHNIKE 1958).

Die Lokalisation der Veränderungen erfolgt an der Endstrombahn vor allem an den Capillaren, wobei besonders die Capillaren der Netzhaut und der renalen Glomerula befallen werden. Das weitgehend übereinstimmende Verhalten

glomerulärer und retinaler Veränderungen am gleichen Individuum wird von
QUIROZ u. Mitarb. (1953), SAUER und KOCH (1953) sowie SIEGEL (1952) betont.

Allgemeinsymptome. Die Serumeiweißkörper zeigen bei diabetischer Capillaropathie frühzeitig eine Vermehrung der α-2-Globuline sowie der am Serumeiweiß gebundenen Hexosen und Glucosamine. Hand in Hand mit Exacerbationen stellen sich dabei auch Anstiege der Mucopolysaccharide ein, während es bei Remissionen zum Absinken der Mucopolysaccharidfraktionen im Serum kommt. Eine signifikante Korrelation von diabetischer Capillaropathie mit Besserung diabetischer Stoffwechselsituationen konnte MOHNIKE (1958) nicht finden, wenngleich er über (unerklärbare) Beobachtungen berichtet, denen zufolge die Zuckerhaushaltsstörung während einer ungünstig verlaufenden Capillaropathie geringer wurde.

Im einzelnen wird das klinische Bild bestimmt durch die am Fundus oculi und aus dem Nierenbefund ablesbaren Auswirkungen der capillären Permeabilitätsstörungen.

$\alpha\alpha$) Retinopathia diabetica.

Der diabetische Augenhintergrund läßt als Zeichen vermehrter Exsudationsneigung circumvasale Exsudatansammlungen und deren Reaktions- und Resorptionsprodukte in Gestalt von hellfarbigen Degenerationsherden und einer Periphlebitis retinae erkennen. Protrahierte Verläufe zeigen die Entwicklung der Retinitis proliferans diabetica, die sich von hypertonischen Fundusveränderungen unterscheiden läßt (ASHTON 1948; HEINSIUS 1950; PINES 1950). Als wesentlich ist dabei die Kombination von Permeabilitätsstörungen mit organischen Capillarwandveränderungen und Lumenanomalien (Einengungen und sekundäre Aneurysmenbildungen) sowie mit arteriosklerotischen und bisweilen mit hypertonischen Gefäßveränderungen anzusehen. Die Initialphasen der diabetischen Capillaropathie liegen aber zweifellos im Durchtritt von Proteinen und Flüssigkeit durch die beteiligten Membranen auf Grund von Störungen hauptsächlich des Glykoproteinstoffwechsels.

Klinische Beobachtungen von PORSTMANN und WIESE (1953) gelangten stadienmäßig zu folgender Einteilung der diabetischen Fundusveränderungen:
1. Kleinste flohstichartige Fundusblutungen.
2. Blutungen mit weißen Degenerationsherden.
3. Nur weiße Degenerationsherde.
4. Retinitis proliferans.

STÄRCK (1954) unterschied in ähnlicher Weise:
1. Capillaraneurysmen und punktförmige Capillarblutungen.
2. Gleichzeitiges Bestehen von Stadium 1 mit zusätzlichen weißen Herden.
3. Auftreten von exsudativen Herden und weißen Degenerationsherden.
4. Periphlebitische Prozesse im Sinne der Retinitis proliferans.

Außerdem erwähnte STÄRCK (1954) eine fünfte Form, bei der diabetische Retinopathie mit angiospastischen Veränderungen kombiniert ist.

Zuverlässige Beurteilung und exakte Differenzierung der verschiedenen Arten und Grade von Fundusveränderungen erfordern die Mitarbeit speziell in der Ophthalmoskopie ausgebildeter Fachkräfte.

$\beta\beta$) Nephropathia diabetica.

Parallelerscheinungen zu den Gefäßbefunden am Augenhintergrund sind die diabetischen Veränderungen an den glomerulären Nierencapillaren, erstmals von KIMMELSTIEL und WILSON (1936) als „intercapilläre Glomerulosklerose", von HÜCKEL (1938) als „Capillarektasien" der Nierenglomerula bezeichnet und später von SPÜHLER und ZOLLINGER (1943), RANDERATH (1953) und ROGERS (1952) eingehend untersucht. SPÜHLER und ZOLLINGER (1943) werten die Veränderungen als dysorisch bedingte Membranschädigungen in verschiedenen Progressionsstufen (RANDERATH 1953), die nekrobiotische Prozesse in Gang setzen können. Strenggenommen handelt es sich nicht um intercapilläre Hyalinherde, sondern um intramurale Hyalinablagerungen in der Capillarwand, wahrscheinlich in der Basalmembran (SAUER und KOCH 1953), die nach dem Urteil von ALLEN (1951) infolge Lumeneinengung und Wandschädigung zur sekundären Aneurysmenbildung führen (vgl. S. 545). Nach SAUER und KOCH (1943) sind die Capillarveränderungen am Fundus oculi und am Glomerulum nicht nur übereinstimmend auf gleichkalibrige Gefäße (20—100 μ) beschränkt, sondern weisen auch morphologische Gemeinsamkeiten auf. Eine direkte Beziehung zur Arteriosklerose ist unwahrscheinlich (HEINSIUS 1950; ROGERS 1952). Pathogenetische Zusammenhänge mit Ernährungsstörungen wurden wegen des gehäuften Vorkommens der diabetischen Nephropathie in der Nachkriegszeit, also bei gleichzeitigem Insulinmangel, erörtert (RANDERATH 1953; BÜRGER 1954). Schlechte und vernachlässigte Kontrolle des diabetischen Stoffwechsels soll die Entwicklung diabetischer Nierencapillarenveränderungen begünstigen (MATTHEWS 1954; MOHNIKE 1958; BÜRGER 1954). Dagegen wäre bei Annahme einer auf der Grundlage allergischer Reaktionen entstehenden Capillaropathie (STÄRCK 1954) eine Abhängigkeit von der Schwere der Stoffwechselstörung und dem Insulinverbrauch nicht einzusehen.

Der wichtigste klinische Hinweis für diabetische Glomerulumveränderungen ist eine manchmal, vor allem initial geringgradige, oft aber bis zu hohen Esbach-Werten ansteigende Proteinurie als Zeichen der Membrandurchlässigkeit für Eiweiß.

Dazu können bei akzidentellen Entzündungen Leukocyturien, Hämaturien und Cylindrurien verschiedenen Grades kommen. Auf die bei diabetischer Capillaropathie vorkommenden Veränderungen der Serumeiweißkörper wurde S. 550 hingewiesen.

Therapie und Prophylaxe. Eine wirksame Therapie der diabetischen Capillarveränderungen auf direktem Wege ist bisher nicht möglich. Trotz gegenteiliger Ansicht (BERTRAM 1952; OTTO 1951; STÄRCK 1954) bietet eine gute Stoffwechseleinstellung mittels Diät, notwendigenfalls mit Insulin, und nach Möglichkeit unter Einschaltung der metabolisch günstig wirksamen Muskelarbeit am ehesten die Aussicht auf eine Eindämmung der diabetischen Capillaropathie (DAESCHNER 1952; KEIDING u. Mitarb. 1952; SIEGEL 1952; MOHNIKE 1958).

Freilich gehören diese Maßnahmen im wesentlichen zur Prophylaxe; sie erhellen aus der Beobachtung geringerer Komplikationshäufigkeit bei guter Stoffwechsellage.

Über die Beeinflussung diabetischer Capillaropathien durch oral applizierte blutzuckersenkende Substanzen lassen sich noch keine eindeutigen Aussagen machen (MOHNIKE 1958).

Als unterstützende Therapie kommen in Frage Vitamin B_{12} (BEIDELMANN 1953), männliche Sexualhormone (BERTRAM 1952). Die Wirkung lipotroper Substanzen (SIEGEL 1952) erscheint noch nicht einwandfrei gesichert. STÄRCK (1954) hält eine exakte Fokalsanierung für wichtig.

Eine rationelle Therapie eines bereits manifesten diabetischen Capillarschadens ist bisher nicht über die oben genannten Maßnahmen hinausgekommen.

δ) Zirkulatorisch bedingte Permeabilitätsstörungen.

Infolge lokaler Minderdurchblutung können Veränderungen der Zellernährung und Zellatmung auftreten. Daß hierbei Permeabilitätsstörungen der Capillaren eine entscheidende Rolle spielen können, läßt sich, wie Wollheim (1928) zeigte, im Gebiet der subpapillären Capillarplexus der Haut unmittelbar beobachten. Hier konnte die lokal stark verlangsamte Strömung zum Teil mit Wechsel der Strömungsrichtung in einzelnen Teilen der Netze unmittelbar gesehen werden. Die Veränderungen der Permeabilität mit dem vermehrten Austritt von Flüssigkeit aus den erweiterten Plexus ergeben sich aus den in manchen Fällen um 400000—1000000 höheren Erythrocytengehalt pro mm^3 der cyanotischen Hautbezirke, verglichen mit blassen oder roten Hautstellen des gleichen Patienten. Diese lokale Hämokonzentration geht oft mit einem Sluggish-Phänomen einher, das Wollheim (1928) an den subcapillären Plexus der menschlichen Haut ebenso beobachten konnte wie später Knisely u. Mitarb. (1947; 1950) in den Capillarnetzen des Splanchnicusgebietes bei Kaninchen und Affen. Ähnliche Phänomene lassen sich auch an den Capillaren der Conjunctiva nachweisen (Harders 1956).

Zur eindeutigen Unterscheidung der vielfach uneinheitlich benutzten Nomenklatur wurde von Illig und Weber (1958) folgende Definition der einschlägigen Termini vorgeschlagen.

1. Stagnation = Stillstand bedeutet lediglich das Fehlen von sichtbaren Blutbewegungen in den Gefäßen infolge vor- oder nachgeschalteter Bewegungshindernisse, also Bewegungsbehinderung bei zunächst unveränderter Blutkonsistenz und Blutzusammensetzung, etwa durch Vasoconstriction. Im konkreten Falle kann dies bewirkt werden

a) durch Konstriktion vorgeschalteter Arterien;
b) durch Konstriktion nachgeschalteter Venen;
c) als Folge eines passageren Ausgleichs von Druckdifferenzen in Capillarnetzen mit mehrfachen arteriolären Zuflüssen;
d) infolge von Abflußbehinderung durch venöse Thromben.

2. Stase = Konglomeration (Weber 1955) bedeutet eine Obturation des Gefäßlumens infolge Konsistenzzunahme des Gefäßinhaltes, ohne daß ein Zu- oder Abflußhindernis folgt. Solche Verlangsamungen oder das Aufhören der intravasalen Blutbewegung sind also ursächlich entweder durch primäre Blutveränderungen oder durch Gefäßwandschädigungen oder durch Schädigung der umgebenden Gewebe bedingt. Zweckmäßig unterscheidet man zwischen Konglomerationen mit Plasmaschwund in den Capillaren und Konglomerationen ohne capillären Plasmaschwund. Bei der Stase ohne Plasmaschwund kommt es zu einer primären intravasalen Aggregation von Blutkörperchen. Dieses von Knisely u. Mitarb. (1947) als „basic sludge" bezeichnete Phänomen stellt noch keine Permeabilitätsstörung dar, solange ein Plasmaaustritt aus der Capillare nicht stattfindet (Illig 1955). Erst mit dem Auftreten von Plasmaverlusten aus dem Capillarinhalt, der zu einer zunächst örtlichen Hämokonzentration an der Resorptionsstrecke (Schade 1927, Wollheim 1927) führt, ist eine Permeabilitätsstörung gegeben, derzufolge es auch sekundär zu Blutkörperchenaggregation kommen kann, ähnlich dem Bild des primären basic sludge. Für die Beurteilung und funktionelle Deutung weniger der histologischen, als besonders der capillarmikroskopischen Befunde ist die prinzipielle Differenzierung dieser verschiedenen Arten von Stase wichtig.

3. Schließlich erwähnen Illig und Weber (1958) nach dem Vorgang von Moon (1940, 1942) die capillarovenöse Hyperämie, wobei der arterielle Zufluß wesentlich geringer ist als es dem Gesamtquerschnitt des nachgeschalteten capillären und venösen Gefäßbezirkes entspräche, so daß eine starke capillarovenöse Strömungsverlangsamung resultiert, ein Bild, wie es bei und nach Entzündungen oft gefunden wird.

Bietet die capillaroskopische Differenzierung der Durchströmungsanomalien der Endstrombahn bereits beträchtliche Schwierigkeiten, so gestaltet sich die klinische Beurteilung der entsprechenden Vorgänge noch komplizierter. Dies gilt besonders für die Unterscheidung zwischen basic sludge im engeren Sinn mit späterem Plasmaverlust und zwischen primär mit Plasmaverlust verbundener Blutkörperchenaggregation. Einfacher ist in der Klinik die Unterscheidung von Gefäßinsuffizienzen und Capillaropathien mit Plasmaverlust von ähnlichen Bildern ohne Hämokonzentration dann, wenn das Ausmaß des capillären Plasmaverlustes das relative Erythrocytenvolumen im aktiv zirkulierenden Blut verändert und in einem Anstieg des Hämatokrit (Hämokonzentration) erkennbar wird (WOLLHEIM 1955). Zustände von capillärem Schocksyndrom finden sich bei Infektionen, Traumen und Operationen, besonders Bauchoperationen, bei einem Teil der Myokardinfarkte (WOLLHEIM 1954, 1955; WOLLHEIM und SCHNEIDER 1958; WOLLHEIM, SCHNEIDER und ZISSLER 1957), bei manchen Fällen von Virushepatitis (WOLLHEIM 1950; ZISSLER 1952) besonders auch beim epidemischen hämorrhagischen Fieber (GREISMANN 1957), ferner bei Poliomyelitiden, Variola und anderen Infektionskrankheiten (EPPINGER 1938; LETTERER 1953; LYON 1954). Das Besondere dieser Gefäßinsuffizienzen besteht darin, daß die Plasmavolumenabnahme stärker ist als die Verminderung der aktiven Erythrocytenmenge, was durch pathologisch gesteigerte Capillarpermeation erklärt wird. Einfache Gefäßinsuffizienzen infolge orthostatischer Störungen (PARR 1950), Pneumonie oder Bronchitis (ZISSLER 1952) und bei prostatektomierten Patienten (SCHNEIDER 1954) weisen nicht regelmäßig Plasmaverluste auf. Spezielle Angaben hierüber finden sich im Abschnitt Hypotonie (WOLLHEIM und MOELLER, dieses Handbuch Bd. IX/5, S. 777 ff.).

Zu den zirkulationsbedingten Permeabilitätsstörungen der Capillaren gehören auch die bei arteriospastischen Störungen auftretenden mit vermehrter Ödemneigung einhergehenden Störungen; auf die Beziehungen zwischen peripherer Vasospastik und Sklerodermie (BOCK 1957) wurde auch S. 249 hingewiesen. Die „angioneurotischen Diathesen" (ASSMANN 1932) stellen ein Bindeglied zwischen vasogenen und neurogenen Angriffspunkten der capillären Permeabilitätsstörungen dar. Hier liegen auch die Angriffspunkte vasaler Antigen-Antikörperreaktionen bei allergischen Gefäßveränderungen.

ε) Permeabilitätsstörungen im Bereich von Endstrombahn und Capillaren durch thermische Einwirkungen.

αα) Unterkühlung.

Kälteurticaria und Kälteüberempfindlichkeit. Nach Beobachtungen von BÉHIER (1886), DUKE (1925), HORTON und BROWN (1929) sowie LEWIS (1941) gibt es Personen, bei denen nach Kältereizen, die bei der Mehrzahl von Menschen störungsfrei vertragen werden, abnorme Reaktionen auftreten. Als typische Kälteüberempfindlichkeitsreaktion zeigt sich an den exponierten Körperbezirken die Kälteurticaria. Sie kann im Haut- und im Schleimhautbereich auftreten und ist in ihrer Morphe von anderen urticariellen Reaktionen nicht unterscheidbar. Sind größere Körperareale in die Reaktion einbezogen, kommt es zu Rückwirkungen auf den Kreislauf: Pulsfrequenzsteigerungen, Schockzustände und Kollapserscheinungen mit Abfall des arteriellen Blutdrucks; daneben vasomotorische Reaktionen im Bereich von Gesicht und Hals ähnlich den Erscheinungen beim Histaminschock. Der pathogenetische Grundvorgang ist eine Permeabilitätssteigerung im Capillarbereich.

URBACH, HERRMAN und GOTTLIEB (1941) unterscheiden ätiologisch bei der Kälteüberempfindlichkeit folgende Faktoren: 1. Allergien; 2. Bildung von

Autoantigenen; 3. Wirkungen histaminähnlicher Substanzen; 4. vasomotorische Störungen; 5. Störungen der zentralen Temperaturregulation. Die allergische Genese der Kälteüberempfindlichkeit läßt sich nur für eine Minderzahl von Beobachtungen nachweisen; Bluteosinophilien fehlen in der Regel; Kryoglobuline werden selten gefunden (vgl. auch S. 247). Interessant sind Beobachtungen von GRAYSON (1951), nach denen die Kälteüberempfindlichkeit bei Individuen mit abnorm niedriger Körperkerntemperatur auftrat. Inwieweit diese Beobachtungen Allgemeingültigkeit besitzen, läßt sich noch nicht feststellen. Ihre regulative Bedeutung ist S. 18 besprochen.

Klinik. Aus der Anamnese ergeben sich alle für die Diagnose wesentlichen Aufschlüsse. Es muß ermittelt werden, bei welchen Gelegenheiten die bisher beobachteten Anfälle aufgetreten sind; dabei muß nicht nur nach der Einwirkung niedriger Temperatur, sondern auch nach der Wirkung von Temperaturwechseln von Wärme zu Kälte gefragt werden. WRIGHT (1948) berichtet über eine Patientin mit Kollaps an der kalten Luft mit ähnlichen Beschwerden nach kalten Bädern. Bei Hausfrauen kann das Tragen eisgekühlter Milchflaschen mit der Hand zu lokalen und allgemeinen Reaktionen führen. Der Genuß von Speiseeis kann bei einschlägigen Patienten zur schweren Enurticaria mit Kollapserscheinungen führen; desgleichen kann die Anwendung kalter Duschen Schockzustände auslösen. HORTON, BROWN und ROTH (1936) machen für eine Reihe unerklärter Todesfälle durch Ertrinken die Kälteeinwirkung mit einer entsprechenden Allgemeinreaktion verantwortlich.

Diagnostisch bedeutungsvoll ist neben der Anamnese der Kältetest, bei dem ein kleines Körperareal (Finger oder Hand) für 3—5 min Dauer in Wasser von 12—14° C eingetaucht wird. Bei positivem Ausfall tritt innerhalb dieser Zeit ein urticarielles Hautödem auf; die Allgemeinreaktionen sind meist unbeträchtlich. Auch das Aufbringen eines Eisbeutels oder eines Eiswürfels auf eine umschriebene Hautstelle (Vorderarm; Brusthaut) für 3—5 min bewirkt bei positiver Reaktion eine Quaddelbildung. Durch intracutane Injektion von Patientenserum läßt sich die Reaktion örtlich auf andere Individuen übertragen.

Die *Behandlung* kann sich in leichteren Fällen auf Desensibilisierungsversuche mit Abgüssen und Bädern von absteigender Temperatur beschränken. WRIGHT (1948) empfiehlt Ablenkung der Reagene auf einen umschriebenen Körperteil (Hand) durch Eintauchen in kaltes Wasser. Bei größerflächigen Anwendungen besteht die Gefahr von Kreislaufkomplikationen. HORTON u. Mitarb. (1936) empfehlen Histamin in steigender Dosierung. WRIGHT (1948) empfiehlt für dieses Vorgehen zunächst 0,1 cm³ der Histaminlösung 1:1000 subcutan, dann 2mal wöchentlich bis zur Einzeldosis von täglich 0,5 cm³, unter Umständen täglich bis 1 cm³ subcutan. Außerdem soll Benadryl (3mal täglich 50—100 mg) sowie Pyribenzamin nützlich sein (WRIGHT 1948).

Spontane Remissionen kommen vor.

Der örtliche Unterkühlungsschaden. Beim örtlichen Unterkühlungsschaden handelt es sich um eine durch Einwirkung unphysiologisch niedriger Temperaturen bewirkte Gewebsschädigung, bei der die wesentlichen Veränderungen auf Permeabilitätsstörungen der Endstrombahn und der Capillaren beruhen. Die Unterscheidung der verschiedenen Arten von Unterkühlungsschäden ist oft schwierig. Während bei der Perniosis sowie beim „Eintauchfuß" und „Schützengrabenfuß" der Schwerpunkt der Schädigung an den Gefäßen liegt, sind bei der gewöhnlichen örtlichen Unterkühlung Gefäße und Gewebe betroffen. Bei der Erfrierung im engeren Sinne kommt es zur Kristallisation und Eisbildung der Zellflüssigkeiten und zur Dekomposition des Zelleiweißes auf Grund einer Sprengwirkung des gefrorenen Zellwassers (DRUCKREY 1949; LUYET und

Gehenio 1940). Mit Ausnahme dieser zuletzt genannten direkten Gefrierung, die zum unmittelbaren Gewebstod führt (R. B. Lewis 1952), scheinen die übrigen nach Unterkühlung auftretenden Reaktionen zumindest teilweise durch vasale Permeabilitätsstörungen bedingt zu sein.

Örtliche Kälteeinwirkung führt normalerweise zu typischen Veränderungen. Diese beruhen nach Killian (1949) 1. in einer unmittelbar nach Beginn der Kälteeinwirkung einsetzenden Kontraktion aller Gefäße der Endstrombahn bis zu den das betroffene Gebiet versorgenden Arterien und Venen; hierauf folgt 2. eine Dilatation mäßigen Grades der Endstrombahn mit zunächst rascher Durchblutung und heller Rötung der Haut. Es kommt 3. zu weiterer Dilatation der Endstrombahn mit Stromverlangsamung, blauroter Cyanose, Rückfluß und Stase in den venösen Capillaren, Plexus und Venolen bei anhaltendem Krampf der Präarteriolen, Arteriolen und Arterien. Anschließend kann die Durchblutungsstörung 4. nach reaktiver Hyperämie wieder abklingen.

Bei längerer Dauer der Ischämie (Stadium 3) läßt sich morphologisch häufig eine entzündliche Reaktion im Bereich von Haut und Subcutis feststellen. Prolongierte Kälteeinwirkung führt zu verlängerter Vasospastik und Steigerung der Intimareaktionen an kleinen Arterien und Arteriolen. Auch kurzfristige Unterkühlung kann, falls sie intensiv genug ist, eine Permeabilitätsstörung im Bereiche der Endstrombahn hervorrufen, eventuell mit Agglutination von Plasmaeiweißen in der Gefäßwand und mit Ausbildungen von Thromben. Auf Einflüsse der Einwirkungszeit haben Schwiegk (1950) sowie Safford u. Mitarb. (1950) hingewiesen. Bradytrophe Gewebe neigen zur hyalinen Degeneration bei länger dauernder Kälteeinwirkung. Ein Teil der „Kälteschäden" beruht wahrscheinlich auf Permeabilitätsstörungen, die sich während der Wiedererwärmung einstellen und wird deshalb als „Wiederaufwärmungsschaden" bezeichnet (Killian 1949).

Die funktionelle Bewertung der Unterkühlungsschäden hat zu berücksichtigen, daß die betroffenen Gewebe vielfach in einem Belastungsstoffwechsel stehen, so daß leicht ein sog. Erstickungsstoffwechsel auftreten kann. Dies ist ein wesentlicher Unterschied zu der unter vollkommener Ruhe geübten Refrigerationstherapie (Grosse-Brockhoff 1954).

Kriegsbeobachtungen von Killian (1949) sprechen dafür, daß für den durch eine Unterkühlung bewirkten Schaden die Art der Wiederaufwärmung entscheidend ist. Bei Blutleere (arterielle Abschnürung) und gleichzeitiger Unterkühlung in der Eisbox ($+4$ bis $+5^\circ$C) konnte das betroffene Glied noch nach 90 Std operativ versorgt werden, bei vorsichtigster Wiedererwärmung sogar mit guten Resultaten. Die Erfahrung, daß im Unterkühlungskreislauf Ischämien länger und besser vertragen werden als unter Normaltemperaturen, macht sich Killian (1949) zur Verminderung und Vermeidung von Wiedererwärmungsschäden (nach seiner Ansicht der wesentliche Teil der Unterkühlungsschäden) zunutze. Zellschäden und Nekrose treten erst unter Erstickungsstoffwechsel, d.h. bei inadäquater Sauerstoffversorgung des Gewebes auf. Dieser Erstickungsstoffwechsel wurde aber bisher nur bei Erfrierung 3. Grades (Loos 1943) nachgewiesen.

Als ausschlaggebende Faktoren für Kälteschädigungen sind Luftbewegungen von Bedeutung, da die abgestrahlte Körperwärme bei bewegter Luft schneller vom Körper entfernt wird, wodurch sich der Wärmeverlust vergrößert. Abnorme Kreislaufsituationen, Blutdrucksenkungen, orthostatische Minderdurchblutung, Unbeweglichkeit oder mangelnde Bewegungsmöglichkeit begünstigen ebenfalls örtliche Unterkühlungsschäden.

Ein wesentlicher fördernder Faktor der Kälteschäden ist vielfach eine bis dahin unbemerkt gebliebene arterielle Insuffizienz auf arteriosklerotischer oder endangitischer Basis, wodurch die Erfrierungstendenz ceteris paribus vergrößert wird. Auch funktionelle Zirkulationsstörungen, wie vermehrte Neigung zur Vasospastik stellen begünstigende Faktoren dar. Über die unter Kälteeinwirkung an den Gefäßwänden agglutinierbaren Eiweißkörper (WEINER 1953) wurde S. 248 berichtet. Für Erfrierungen in großer Höhe und Kältegraden von —40 bis —52°C sind nach DAVIS u. Mitarb. (1943) neben direkten Gefrierschäden besonders durch den Unterdruck und die dadurch bedingte Verminderung der Sauerstoffspannung der Luft erschwerende Momente gegeben; schon bei Einwirkungsdauer der Kälte von 1—2 min kommt es zu schweren acralen Erfrierungen. Der auch sonst bevorzugte Befall der Acren ist durch die vermehrte Wärmeabstrahlung bedingt; sie ist an den Fingern etwa 3—4mal höher als an den Wangen.

Klinik. WRIGHT und ALLEN (1943) schlugen folgende Einteilung der Erfrierungsgrade vor:

1. Grad: weiße bis gelbe Oberflächen der frostgeschädigten Hautareale; keine Blasenbildung, keine Schälung.

2. Grad: Blasenbildung und Schälung der obersten Hautschichten bei erhaltener tieferer Epidermis und Subcutis.

3. Grad: Schädigung der ganzen Haut und des subcutanen Gewebes.

4. Grad: Erfrierungsbedingter Verlust einer Extremität oder eines Teiles derselben durch Gangrän.

Die stumpfgelbe Verfärbung frostgeschädigter Hautareale beim 1. Erfrierungsgrad beruht auf einem Vasospasmus und einer Permeabilitäts- und Zellschädigung. Die betroffenen Gebiete sind nicht ganz gefühllos, weisen aber eine taube Oberfläche oder Juckreiz und Kribbeln auf. Mit bloßem Auge oder mit der Lupe sind manchmal oberflächliche Eiskristalle an der Haut erkennbar. Eine in diesem Stadium einsetzende sachgerechte Aufwärmungstherapie kann, wenn sie bald erfolgt, noch zur vollständigen Heilung führen. Manchmal hinterbleiben Kälteempfindlichkeiten verschiedener Grade für Monate oder Jahre.

Schwerere Kälteschädigungen 3. Grades mit Beteiligung der Subcutis brauchen sich zunächst von leichteren Fällen äußerlich nicht zu unterscheiden. Paraesthesien und Gliedmaßensteife sind erheblich stärker ausgeprägt; die betroffenen Gewebe fassen sich hart an; Finger oder Zehen sind nicht aktiv beweglich. Während des Auftauens kommt es zur Ausbildung einer reaktiven Hyperämie, zuerst im Bereich der Randzonen des geschädigten Bezirkes, später allmählich im gesamten geschädigten Hautareal. Mit der Rötung stellen sich Schmerzhaftigkeit und Brennen ein. Ödeme und Blasen können sich ausbilden. Schon in diesem Stadium kann eine umschriebene Gangrän sichtbar werden; allerdings sind die Nekrosen oft nicht so tiefgreifend, wie es nach den oberflächlichen Veränderungen zu erwarten ist. Nach Ablösung oberflächlicher Nekrosen können tiefere Gewebsschichten noch regenerationsfähig sein. Die Blasenbildung im Erwärmungsstadium unterbleibt bei der „trockenen Erfrierung" (tiefste Temperaturen in großer Höhe); die erfrorenen Partien sind von gespannter glänzender, dunkelgrau verfärbter Oberfläche und gehen in Schrumpfung und trockene Gangrän über.

Als Residuen örtlicher Kälteschädigungen können außer der Kälteüberempfindlichkeit auch chronische Pernionen hinterbleiben. MERTENS und WINDUS (1952) beobachten unter 20 Fällen mit Zustand nach Erfrierung eine arterielle Insuffizienz mit Dysbasia intermittens oder Gangrän bei einem Drittel der Patienten, wobei eine Tendenz zur Verschlimmerung nach 10jähriger Nachbeobachtung erkennbar war. Es darf als sicher unterstellt werden, daß in kältegeschädigten Bereichen, die über längere Zeit ischämisch waren, organische Gefäßveränderungen auftreten (FLÖRCKEN 1920; SORGE 1929; ULLMANN 1932; GILIBERTI 1942; LOOS 1941; BREITNER 1944; SCHMITZ 1950). Differentialdiagnostisch ist das akute Pernio-Syndrom zu berücksichtigen. Anamnestisch faßbare Angaben über kalte Füße, sonstige vasospastische Zustände, Dysbasia intermittens oder Thrombophlebitiden sollten an präexistente arterielle Insuffizienz denken lassen.

Prophylaxe. Prophylaktische Maßnahmen gegen örtliche Unterkühlungsschäden müssen den gegebenen Ausnahmesituationen Rechnung tragen, bei denen Erfrierungen zu erwarten sind. Am wichtigsten ist ein ausreichender Kälteschutz der Extremitäten. Als Handschuhe sind Fäustlinge stärker wärmesparend als Fingerhandschuhe; sie dürfen keine einschnürenden Stellen aufweisen und sollen gegen Verlust gesichert sein (Befestigung). Das Schuhwerk soll wasserabstoßend und nicht ganz luftundurchlässig sein und den Zehen ausreichende Bewegungsfähigkeit lassen. Es sollte dafür gesorgt sein, daß obligates Herabhängenlassen oder dauernde statische Belastung der Beine bei Biwak in der Kälte unterbleiben. Übermäßiger Bartwuchs steigert die Erfrierungsgefährdung des Gesichtes durch vermehrte Tendenz zur Eisbildung.

Therapie. Örtliche Erfrierungen sind medizinische Notfallssituationen. Die Betroffenen müssen schnellstens der ärztlichen Versorgung zugeführt werden. Fußmärsche sind kontraindiziert, da sie arterielle Insuffizienz und Erstickungsstoffwechsel fördern. Mechanische Druckwirkungen sind wegen drohender Nekrosen peinlich zu vermeiden (FAY 1947). Eventuelle Hautdefekte im frostgeschädigten Bereich bedürfen streng aseptischer Behandlung. Reiben, z. B. mit Schnee oder mit trockenen Gegenständen oder Körperteilen ist zu vermeiden wegen der Gefahr von Hautverletzungen und Nekrosenbildungen. Einwirkungen warmer Temperaturen auf noch gefühllose Extremitäten und Einwirkungen chemischer Substanzen müssen ebenfalls, insbesondere von nicht sachkundiger Seite, unterlassen werden. Auf schnellstem Wege muß aber die Kälteeinwirkung ausgeschaltet und der Betroffene in warme Umgebung verbracht werden.

Die Frage, ob frostgeschädigte Gewebsbezirke schnell oder langsam aufgewärmt werden sollen, erscheint auf Grund der bisher vorliegenden Untersuchungen, die meist auf akut induzierten Frostschäden basieren, zugunsten der schnellen Erwärmung beantwortet werden zu müssen (LEMPKE und SCHUMACKER 1951; LÜDI und DRIESEN 1954). Am geeignetsten sind hierzu warme Teilbäder (40 bis 42°C) für die Dauer von 2—3 min, keinesfalls länger. RÖDÉN (1950) zeigte in Kaninchenversuchen, daß die unter Kältewirkung (—20 bis —50°C) erfrorene Kaninchenpfote während des Auftauens erst vom Temperaturpunkt +23°C ab ödematös wird, bei +20°C dagegen noch nicht; überhaupt scheint die Schnelligkeit der Erwärmung von der Tiefsttemperatur bis zum Punkt +23°C für das Gewebsödem irrelevant zu sein. Von +23°C ab bis zur Normaltemperatur muß die Erwärmung möglichst rasch erfolgen, um die während der Durchschreitung des Temperaturintervalles über 23°C stattfindende Eiweißpermeation, die zur Ödembildung (mitunter sogar hämorrhagisch) führt, möglichst einzuschränken. Diese bei der Wiedererwärmung auftretenden Schäden lassen nach KILLIAN (1949) folgendes Vorgehen angezeigt erscheinen: 1. Das frostgeschädigte Glied soll zunächst so lange kühl gelagert werden, bis es sachgemäß aufgetaut werden kann. 2. Der Kältespasmus sollte durch Überheizung des Körperkerns von außen (Wasserbad, Fiebertherapie) möglichst ausgeschaltet werden. 3. Während der Aufheizung des Körperkerns sollte die kältegeschädigte Extremität noch unter Stoffwechselstillstand (kaltes Wasser oder Eisbox bei +4 bis +5°C) gehalten werden. Das Auftauen (bis 23° C) muß nach KILLIAN (1949) sukzessive *mit* dem Strom erfolgen, damit in den Grenzschichten mit wieder in Gang gesetzten Stoffwechsel eine adäquate Sauerstoffversorgung besteht. Das Auftauen von der Peripherie her (gegen den Strom) gilt als fehlerhaft.

Die Einwirkung von innerlich gegebenem Alkohol verhindert ungünstig wirksame Vasoconstrictionen und begünstigt Vasodilatation, so daß sie beim örtlichen Kälteschaden vorteilhaft ist (BALKE 1944; KRAMER und SCHULZE 1944; SULLIVAN und COVINO 1953; GROSSE-BROCKHOFF 1954). Andere gefäßerweiternde Mittel sind, soweit sie den Allgemeinblutdruck nicht wesentlich herabsetzen, harmlos, bringen andererseits jedoch keinen wesentlichen Nutzen. REDISCH und BRANDMAN (1950) empfehlen Aminophyllin, Tetraäthylammoniumbromid und Papaverin wegen der geringen Wirkungen nicht vorbehaltlos. Novocainblockaden der zuführenden Nerven sowie Sympathicusblockaden steigern die Ödemtendenz; Pendiomid (4stündlich 100 mg intramuskulär) wirkt der Ödembildung entgegen (LÜDI und DRIESEN 1954). Wegen Hautdurchblutungssteigerung wird Priscol (5mal täglich 10—50 mg intravenös) empfohlen (REDISCH und BRANDMANN 1950); bei protrahierter Anwendung müssen die Dosen so gesteigert werden, daß es häufig zu Unerträglichkeitserscheinungen kommt.

Antikoagulantienbehandlung mit Heparin, von LANGE und BOYD (1945) auf Grund günstiger Tierexperimente empfohlen, wird vielfach abgelehnt (QUINTANILLA, KRUSEN und ESSEX 1947; SULLIVAN und MASTERSON 1953). Auch synthetische Polyschwefelsäureester (Paritol) werden von SULLIVAN und MASTERSON (1953) abgelehnt.

Cortison und ACTH bringen nach HIGGINS u. Mitarb. (1952) keine therapeutischen Vorteile.

Wichtig erscheint eine frühzeitige antibiotische Behandlung auf parenteralem Wege und die Verhinderung von Hautinfektionen durch schonende oberflächliche Anwendung von Antibioticis.

Nie sollte man in den ersten Stadien von örtlicher Unterkühlung voreilig zu Amputationen schreiten, da auf Grund der Oberflächenbeschaffenheit der befallenen Körperteile häufig größere Schäden vorgetäuscht werden und die tiefer liegenden Gewebe noch regenerationsfähig sein können.

Für die ischämischen Spätschäden als Residuen von örtlichen Unterkühlungsschäden werden neben gefäßerweiternden Maßnahmen vielfach physikalische Behandlungsmethoden verwandt, wie Kurzwellen und Ganzbäder (JUDMAIER 1949). In gewissen Fällen scheinen nach Sympathicusblockaden und Sympathektomien Fortschritte erzielt worden zu sein (JUDMAIER 1949). NEUSSER (1955) empfahl Anwendung von Kohlensäuregasbädern bei Erfrierungsfällen auch im akuten Stadium; er erwähnt die rasche Ödemrückbildung, das schnelle Nachlassen der Wundsekretion, den Rückgang der Schmerzen, die Desodorierung der Hautdefekte und die beschleunigte Eintrocknung und Abheilung.

Perniosis. Unter Einwirkung niedriger Temperaturen, die aber keineswegs nahe oder unterhalb des Gefrierpunktes liegen müssen, kommt es bei allgemein und lokal disponierten Individuen zum Auftreten umschriebener Veränderungen im Bereiche der Haut und der Subcutis, die unter dem Pernio-Syndrom zusammengefaßt werden können. Es handelt sich um unterkühlungsbedingte Veränderungen im Bereich der Endstrombahngefäße, die hauptsächlich auf Veränderungen der Permeabilität zurückzuführen sind. Neben den eigentlichen akuten und chronischen Pernionen im engeren Sinn fallen unter diesen Krankheitsbegriff auch lokale Unterkühlungsschäden nach Art des Schützengrabenfußes (trench foot) und des Eintauchfußes (immersion foot). Alle perniosisartigen Zustände treten bevorzugt bei Personen mit Neigung zu hyperreaktiven Gefäßveränderungen, exsudativer Diathese und gesteigerter Capillarpermeabilität (WHEATLEY 1947) auf. Dieser Personenkreis leidet auch vielfach unter kalten Acren; hautthermometrische Untersuchungen zeigen eine verzögerte Erwärmung des Integuments in warmer Umgebung und eine stärkere Abkühlung in kalter Umgebung.

Werden Hautbezirke, die durch besonders kleinkalibrige Blutgefäße versorgt sind (Unterschenkel!), insbesondere bei Kindern und jungen Frauen mit unzureichendem Kälteschutz in feuchter und kalter Luft unterkühlt, entwickelt sich eine Dermatitis mit Ödembildung und bläulichroter Verfärbung, die besonders unter Wärmeeinwirkung stechende und brennende Schmerzen verursacht. Hämorrhagische Reaktionen und Sekundärinfektionen kommen selten vor. Bilateraler symmetrischer Befall gilt als typisch. Gerne werden auch die Dorsalseiten der Zehen betroffen, wodurch ein unangenehmer Juckreiz bei mäßiger Anschwellung verursacht wird. Nach Tagen bis Wochen können diese Erscheinungen komplikationslos und folgenlos abklingen. Andererseits können durch wiederholte Schübe der beschriebenen Art chronische Pernionen zur Entwicklung kommen. Dabei findet man neben den Schwellungen und Erythemen nicht selten Hämorrhagien und Ulcerationen, Konsistenzvermehrungen und Atrophien von Haut und Subcutis.

Die arteriolären Zuflußwege zur Endstrombahn zeigen sich kontrahiert, Capillaren und Venen sind dilatiert, die arteriovenösen Anastomosen stehen offen (SCHNEIDER 1947). Histologisch lassen sich manchmal bei chronischen Pernionen in Arteriolen und Arterien Intimaproliferationen nachweisen, ferner allgemeine perivasale Leukocyteninfiltrate. Diese uncharakteristischen Veränderungen sind differentialdiagnostisch bedeutungslos, da auch bei arteriospastischen Zuständen, örtlichen Unterkühlungsschäden und anderen Reaktionen gleiche Beobachtungen gemacht werden. Im Unterhautfettgewebe können sich chronische entzündliche Infiltrate, teilweise mit Riesenzellen, bis zu Nekrosen entwickeln. Die Haut zeigt manchmal Hyperpigmentation und Ablagerung von Hämosiderin. Pathogenetisch wird als Folge einer abnormen Beantwortung von Kältereizen ein Spasmus der Endstrombahn mit folgender anoxiebedingter Permeabilitätssteigerung und entzündlichen Reaktionen angenommen (ALLEN, BARKER und HINES 1955).

Diagnostisch entscheidend ist der Nachweis einer ungewohnten Kälteeinwirkung (MCGOVERN und WRIGHT 1941; KEINING 1955). Als charakteristisch gilt ferner brennendes oder juckendes Gefühl der leicht erhabenen, unregelmäßig begrenzten und geröteten Hautherde und insbesondere die Neigung zu Exacerbationen in der kälteren Jahreszeit und Remissionen in den warmen Monaten. Die betroffenen Hautareale erweisen sich als besonders empfindlich gegen erneute, wenn auch nur geringgradige Unterkühlung; hierbei können Blasenbildungen, Ulcerationen und spätere Hyperpigmentationen und Narben auftreten. Der Kalium-Calcium-Quotient erwies sich bei den Untersuchungen von SCHNEIDER (1947) unter einen Wert von 2 vermindert.

Bei längerer Dauer der Perniosis werden anfänglich in der warmen Jahreszeit oft noch völlig beschwerdefreie Intervalle erreicht; später werden die erzielten Sommerremissionen immer kürzer und geringer.

Die zuführenden Arterien weisen normale Pulsationen auf und ergeben oszillographisch keinen Anhaltspunkt für einen arteriellen Verschluß.

Für die Differentialdiagnose der vor allem in fortgeschrittenen Stadien oft schwer erkennbaren Pernionen ist die Abgrenzung gegenüber dem Erythema induratum Bazin wichtig, bei dem Waden und distale Unterschenkelbereiche bevorzugt befallen werden und der indurativ knotige Charakter der Herde stärker ausgeprägt ist. Die Tiefe von Bazin-Ulcerationen übertrifft die von Pernionen. Remissionen in der warmen Jahreszeit sind trotz gesicherter Beobachtungen (MONTGOMERY u. Mitarb. 1945) weniger typisch als bei Pernionen (ALLEN, BARKER und HINES 1955). Entscheidend ist der Nachweis von Tuberkelbakterien beim Erythema induratum Bazin, die in Pernionen nie gefunden werden.

Von der nodulären Vasculitis unterscheidet sich die Perniosis durch Lokalisation im Knöchelbereich und durch das meist unter 30 Jahren liegende Alter der Patienten. Histologisch ist bei der nodulären Vasculitis die Gefäßwandverdickung und die Obliterationstendenz stärker ausgeprägt (ALLEN, BARKER und HINES 1955).

Beim Erythema nodosum mit Fieber, Gelenkschmerzen und akuten Erscheinungen des Gesamtorganismus ist die jahreszeitliche Bindung nicht ausgeprägt; ferner kommt es nicht zu Ulcerationen und Blasenbildungen. Histologisch ist allerdings die Abgrenzung kaum möglich.

Bei der Livedo reticularis (s. S. 534), die im Gegensatz zur Perniosis auch bei Männern und in allen Altersstufen auftritt, fehlt die jahreszeitliche Bindung und der cyclische Ablauf (Erythem—Blase—Ulcus—Narbe), zumal Ulcerationen nur selten auftreten.

Therapeutisch empfehlen sich für pernionengefährdete Individuen zuverlässige Maßnahmen gegen Unterkühlung. Das bereits bestehende Syndrom ist in warmer Umgebung und Bettruhe zu behandeln. Hautdefekte müssen steril versorgt werden. Medikamentös empfiehlt SCHNEIDER (1947) Benzylimidazolin (Priscol, Ciba), in einer Dosierung von 3mal $^{1}/_{2}$ Tablette täglich, später 3mal 1 Tablette à 25 mg. Sympathektomien sollen bei rechtzeitiger Anwendung günstige Wirkungen hervorrufen (ALLEN, BARKER und HINES 1955). Für chronische Fälle ist die Fernhaltung von Kälteeinwirkungen die wichtigste Maßnahme.

Schützengrabenfuß und Eintauchfuß. Zum Formenkreis der Perniosis werden wegen pathophysiologischer, klinisch-morphologischer und histologischer Ähnlichkeit vielfach der Schützengrabenfuß (trench foot) und der Eintauchfuß (immersion foot) gerechnet.

Der *Schützengrabenfuß* tritt bevorzugt bei Soldaten auf, die der Einwirkung von Nässe und Kälte an den Füßen ausgesetzt waren; mangelnde Bewegungsfähigkeit sowie Dauer und Intensität dieser Einwirkungen scheinen neben individuellen Faktoren bestimmend für die graduelle Ausprägung des Krankheitsbildes zu sein. Noch bei Truppeneinsätzen des letzten Weltkrieges machten diese Unterkühlungsschäden nach ORR und FAINER (1952) in der US-Invasionsarmee in Europa 1944/45 insgesamt 46000 Fälle mit einem Lazarettaufenthalt von durchschnittlich 40 Tagen Dauer aus, entsprechend etwa dem Ausfall von 12 Infanteriedivisionen für 50 Tage.

Klinisch entwickeln sich Kältegefühl und Taubheit sowie eine den Schmerz zunächst dämpfende Anaesthesie im betroffenen Extremitätenbereich. Nach Entfernung der Schuhe nehmen die Schmerzen zu und die Füße schwellen stark an, besonders bei Verbringung der Patienten in warme Umgebung.

Der *Eintauchfuß*, so benannt nach seinem Vorkommen bei Schiffbrüchigen und bei Marineangehörigen mit Schädigung der Füße durch Einwirkung von Kälte und Nässe, führt zu ähnlichen Erscheinungen wie der Schützengrabenfuß. Der wesentliche Faktor ist das Eintauchen der Füße in unphysiologisch kaltes Wasser für längere Zeit. Auch in wärmeren tropischen Gewässern wurden entsprechende klinische Zustände beobachtet, bei denen neben der vasomotorisch bedingten Zirkulationsstörung noch hypoproteinämische und hypovitaminotische Faktoren angenommen werden (WHITE und WARREN 1944; BLACKWOOD 1944; BLOCK 1948).

Der gemeinsame pathogenetische Hauptvorgang, die schwere Permeabilitätsstörung im Bereich von Endstrombahn und Capillaren, veranlaßt die Eingliederung dieser Zustände unter der Perniosis in den Abschnitt der capillären Permeabilitätsstörungen. WHITE und WARREN (1944) fanden bei 6 Patienten mit Initialstadium von Eintauchfuß einige Monate nach Ablauf der schädigenden Einwirkung eine Fibrosierung und Kollagenablagerung in den circumvasalen und circumnervalen Bereichen der Subcutis, vergleichbar den Veränderungen bei Skleroderm, sowie Infiltrationen von Muskelbündeln durch fibröses Gewebe; sie fassen diese Veränderungen als Folgezustände einer anoxisch bedingten, mit Ödembildung und Fibrinogenexsudation einhergehenden Permeabilitätsstörung auf. Auf die gleichen Vorgänge führen sie die später bei diesen Patienten noch vorhandenen Zustände von Rigidität und Spätschmerzen zurück. Entsprechende Beobachtungen bei Schützengrabenfuß an 15 Patienten von BLOCK (1948) ergaben allerdings morphologisch sehr geringe Abweichungen gegenüber 8 normalen Kontrollpersonen.

Ähnlich dem Verhalten bei örtlicher Unterkühlung (vgl. S. 554) unterscheiden ALLEN, BARKER und HINES zur Erklärung der klinischen Beobachtungen drei Stadien:

1. Initiale vasospastisch-ischämische Phase unter Kältereizen. Bereits in dieser Phase beginnt die Permeabilitätsstörung mit Ansammlung circumvasaler und circumneuraler Ödeme und Exsudate. Längeres Fortbestehen und ungünstige Verhältnisse (Orthostase, Bewegungslosigkeit) begünstigen zusätzliches Auftreten von Petechien.

2. Phase der reaktiven Hyperämie. Sie setzt einige Stunden nach Verbringung der Patienten in wärmere Umgebung ein. Ähnlich den Zuständen von Erythermalgie kommt es zu extremer Arteriolen- und Endcapillarendilatation, Hautrötung und Erwärmung bei fehlender Schweißabsonderung. Wird die Extremität in diesem Stadium nicht rechtzeitig hochgelagert und für eine unschädliche Wärmeableitung gesorgt, so kommt es zu übermäßiger Permeation von Flüssigkeit durch die Capillarwände, eventuell sogar zur Ausbildung von teilweise hämorrhagischen Blasen. In diesem Stadium können auch sekundäre Lymphangitiden, Cellulitiden und Thrombophlebitiden, eventuell mit septischen Zuständen, vorkommen (ALLEN, BARKER und HINES 1955). Die hyperämische Phase kann über Tage oder Wochen andauern. Dabei können neben Weiterbestehen anaesthetischer Erscheinungen aus der vasospastischen Frühphase auch Ulcerationen auftreten, besonders bei Patienten mit präexistenter arterieller Insuffizienz.

3. Vasospastisch-ischämische Spätphase, bei der es von seiten der im Gefolge der Permeabilitätsstörungen aufgetretenen Schädigungen (perivasal und perineural) im Endstrombahnbereich zu arteriospastischen und arteriolospastischen Erscheinungen kommt. Hieraus erklärt sich auch die eventuell über Jahre zu beobachtende Hyperhidrosis und Kälteüberempfindlichkeit im geschädigten Bereich (WHITE 1944). Außerdem können langdauernde Neigungen zu endcapillärer Atonie (WOLLHEIM; vgl. S. 532) hinterbleiben.

Therapie und Prophylaxe. Zur Verhütung und Behandlung des Krankheitsbildes gelten prinzipiell die gleichen Richtlinien wie für örtliche Unterkühlung (S. 532). Wegen der Wirkung auf die vasospastischen Kälteeffekte wird von SULLIVAN und COVINO (1953) die orale Zufuhr von Alkohol günstig beurteilt.

ββ) Überwärmung.

Wärmeurticaria und Wärmeüberempfindlichkeit. In relativ seltenen Fällen wird eine individuell bedingte Überempfindlichkeit lokaler oder allgemeiner Art gegen Wärme beobachtet. Bei Anstieg der Hauttemperatur (Gewebstemperatur der Haut) über einen bestimmten kritischen Punkt treten als Zeichen einer Permeabilitätsstörung urticarielle Reaktionen auf, meist auf die Stelle der Wärmeeinwirkung beschränkt, mitunter auch auf die Umgebung übergreifend. Im Gegensatz zu WRIGHT (1948) nehmen ALLEN, BARKER und HINES (1955) an, daß diese Erscheinungen auch bei Personen auftreten können, die gleichzeitig kälteallergisch sind. Neben der abnormen Reaktion auf exogene Hauterwärmung kann der Beschwerdekomplex auch durch endogene Steigerung der Hauttemperatur hervorgerufen werden, z. B. bei Fieber und nach körperlicher Anstrengung. Nach vorausgegangener Einwirkung kalter Temperaturen sowie im Winter treten die Beschwerden verstärkt auf.

Etwaige Beziehungen zur Wärmeempfindlichkeit der Hypertoniker oder zu Veränderungen der Plasmaproteine konnten bisher noch nicht bewiesen werden. GROSSE-BROCKHOFF (1954) rechnet zur Wärmeüberempfindlichkeit auch die Erythromelalgie. Diese ist nach unserer Meinung zwar als erhöhte Wärmeempfindlichkeit anzusehen, unterscheidet sich jedoch von der Wärmeurticaria durch das Fehlen charakteristischer urticarieller Erscheinungen, läßt also die capilläre Permeabilitätssteigerung weitgehend vermissen. In typischen schwereren Fällen von Wärmeüberempfindlichkeit entwickelt sich das Bild einer Panurticaria mit Neigung zu Schock und Kollaps. Ursächlich werden von GROSSE-BROCKHOFF (1954) Überempfindlichkeiten gegen parasympathicomimetische körpereigene Wirkstoffe angenommen, hauptsächlich Acetylcholin, entsprechend der Beobachtung, daß Wärmeurticaria durch Atropin und Adrenalin gehemmt oder sogar unterbrochen wird, durch Pilocarpin und Eserin jedoch provoziert werden kann. Akute fieberhafte Krankheiten können zum Verschwinden der Wärmeüberempfindlichkeit führen (ALLEN, BARKER und HINES 1955).

Therapeutisch kann eine Desensibilisierung mit Bädern von progressiver Temperatur und körperlicher Belastung oder eventuell mit Histamin in steigender Dosierung (WRIGHT 1948) versucht werden. Die Resultate sollen wenig befriedigend sein.

Örtliche Überwärmungsschäden (Verbrennungen). Pathophysiologie und Klinik der allgemeinen und der lokalen Überwärmungsschäden sind in diesem Handbuch (Bd. VI, 2. Teil) ausführlich dargestellt (GROSSE-BROCKHOFF 1954). Im Zusammenhang mit den Permeabilitätsstörungen im Bereiche von Capillaren und Endstrombahn bleibt darauf hinzuweisen, daß der zentrale pathogenetische Faktor bei Überwärmungsschäden und speziell bei Verbrennungen im Haut- und Schleimhautbereich eine allgemeine Permeabilitätssteigerung darstellt, als deren Folge ubiquitäre Organschädigungen auftreten (ZINCK 1940). An den Blut- und Lymphgefäßwänden ist Ödem und Verquellung zu beobachten, wofür die toxische Wirkung der durch Hitzeeinwirkung verursachten Eiweißzerfallsstoffe verantwortlich gemacht wird (ZINCK 1940), entsprechend den Vorstellungen von PFEIFFER (1922) und SCHÜRMANN u. MACMAHON (1933) über Membrandyskorie. Die Endothelien der Gefäße richten sich auf, springen palisadenartig ins Lumen vor und zeigen Schwellungserscheinungen. An größeren Gefäßen bewirken diese Veränderungen an den Vasa vasorum mit der allgemeinen Permeabilitätssteigerung ein Aufquellen der Accessoria; die Arteriolen werden dabei häufig in kontrahiertem Zustand gefunden. In der Media der Arterien findet sich über das Ödem hinaus eine Neigung zu Blutungen, also auch eine verminderte Resistenz der Capillaren. Auch die schollige mucoide Degeneration, die ZINCK (1940) 20 Std bis 26 Tage nach Verbrennungen feststellte, das Auftreten mucoidcystischer Degenerationsherde (GRUBER 1917; ZINCK 1940), sowie die Neigung zu krümeligem Faserzerfall und zu perivasalen Histiocytosen sind als Endothelschrankenstörungen im Sinne von SCHÜRMANN u. MACMAHON (1933) anzusehen. Der Übertritt proteolytischer und peptolytischer Fermente in den extravasalen Raum bedingt schwere Parenchymschäden, der intravasale Plasmaverlust begünstigt das Auftreten von Schockzuständen mit Hämokonzentration. BÜCHNER (1933) und MEESSEN (1937) räumen der kollapsbedingten Gewebshypoxie eine ausschlaggebende Rolle bei der Entstehung von Organschädigungen ein. An eine mehr direkte Wirkung der toxischen Verbrennungsprodukte auf die Organparenchyme — also ohne vorausgehende Kreislaufveränderungen — denkt auf Grund experimenteller Untersuchungen

BLÜTHGEN (1944). Obwohl GROSSE-BROCKHOFF (1954) nachdrücklich an die Komplexität der für das klinische Bild der örtlichen Verbrennung bestimmenden Faktoren erinnert, erscheint es evident, daß als integrierender Faktor neben die neurogene Schockauslösung die pathologische Endothelpermeation tritt, zumal mindestens im hitzegeschädigten Bereich die Zellmembranen a limine zerstört sind. Das weitere klinische Bild ist durch Plasmaverluste mit resultierender Hämokonzentration (TAPPEINER 1881; UNDERHILL u. Mitarb. 1923; ZEHETNER 1949 u. a.) gekennzeichnet. Hierbei ist eine Abnahme der aktiven Blutmenge sowie eine mit Plasmaverlust und Hämokonzentration einhergehende Gefäßinsuffizienz, also ein Schockzustand (WOLLHEIM 1952, 1955) festzustellen; im Gefolge davon kommt es an den Nieren zu tubulärer Insuffizienz (WOLLHEIM 1952, 1955, 1959) mit Anstieg des Rest-N und Störungen des Elektrolytstoffwechsels.

Wie BARSOUM und GADDUM (1936) feststellten, wird nach Verbrennungen Histamin vermehrt im zirkulierenden Blut gefunden. Die Symptome des Verbrennungsschocks lassen sich zwanglos als Histaminwirkungen deuten.

SULLIVAN und MASTERSON (1950) stellten in Hamsterversuchen fest, daß Hitzeeinwirkung und Kälteapplikation zu grundsätzlich ähnlichen Reaktionen führten. Unterschiedlich war nur, daß nach Hitzeanwendung das Stadium der gesteigerten Durchblutung sofort, nach Kälteanwendung erst im Gefolge einer ischämischen Vorperiode auftrat. Beiden Schädigungsarten gemeinsam war die ischämische Nachphase als Folge der nach der Permeabilitätsstörung auftretenden Vasospasmen.

Die *Lokaltherapie* örtlicher Verbrennungen bezweckt zunächst die Verhinderung des Übergangs toxischer Substanzen aus dem geschädigten Bereich in den Gesamtorganismus. Die darauf abgestellte früher übliche Tannintherapie wurde wegen der Gefahr der Begünstigung von Lebernekrosen (GREEN 1945; CAMERON u. Mitarb. 1945; OLLINGER 1947) verlassen. Neuerdings wird örtlich Aristamidgel verwendet, von dem diese nachteiligen Wirkungen bisher nicht beschrieben sind. Austrocknungserscheinungen der Wundflächen werden durch Überspannen des Krankenlagers mit verdunstungsverhütenden feuchten Tüchern bekämpft.

An *Allgemeinmaßnahmen* ist neben der Verhinderung (soweit möglich) neurogener schockbegünstigender Einwirkungen durch Morphin vor allem eine Behandlung der Hypovolämie durch Infusion von Plasma, Humanalbumin und notfalls durch hochmolekulare Substanzen (Dextran) notwendig. Über den Wert der Therapie mit Cortison und ACTH (REHN und WHITELAW 1943) läßt sich noch nichts Endgültiges aussagen; es überwiegen eindeutig die positiven Erfahrungen.

b) Änderungen der Durchlässigkeit der Capillarwand für corpusculäre Elemente (erhöhte Capillarfragilität; verminderte Capillarresistenz; Gruppe der vasogenen Purpuraformen).

Als Capillarresistenz bezeichnen BARTELHEIMER und KÜCHMEISTER (1955) die Widerstandskraft der Capillarwand, mikroskopisch sichtbare, corpusculäre Elemente in der Blutstrombahn zu halten (gemessen an der Durchlässigkeit der Capillarwand für Erythrocyten während eines bestimmten definierten Unter- oder Überdruckes).

Zum Unterschied von den großflächigen, grobfleckigen Purpuraformen, wie sie vorzugsweise bei Störungen des Blutgerinnungsmechanismus beobachtet werden, ist den vasogenen Purpuraformen der kleinfleckig-kleinherdige Typ zuzuordnen (KOLLER 1951). Die Ursachen der mit vermehrter Zelldurchlässigkeit einhergehenden Capillarwandschädigungen sind sehr unterschiedlich; sie werden in den einzelnen Unterabschnitten besprochen. Dabei wird zu zeigen sein, daß eine scharfe Trennung der beteiligten pathogenetischen Faktoren (infektiöse und allergische Einwirkungen; Vitaminmangel-Zustände; angeborene Anomalien) vielfach unmöglich ist. Die Beziehungen zwischen Purpura und Erythemen sind ebenfalls nicht klargestellt (GANS 1932).

α) Purpura rheumatica (SCHÖNLEIN).

Durch SCHÖNLEIN (1832) wurde das gemeinsame Auftreten einer Peliosis mit Rheumarthritis als nosologische Einheit erkannt, die dem rheumatischen Formenkreis zugeordnet werden muß. Es handelt sich um eine typisch vasculär bedingte Purpura. Synonyma: Purpura anaphylactoides, Peliosis rheumatica.

Ätiologie. Wie bei anderen rheumatischen Syndromen kann auch bei der Peliosis rheumatica bisher nicht gesagt werden, welche Einzelfaktoren für das Auftreten oder Unterbleiben der Krankheit im Individualfall bestimmend sind. Die infektiöse Genese scheint aus zahlreichen Beobachtungen hervorzugehen, bei denen 2 Wochen nach Ablauf eines akuten Infektes das Krankheitsbild auftrat; diese Beobachtungen wurden neuerdings von DAMESHEK u. Mitarb. (1956) bestätigt. Insbesondere scheint streptomykotischen Herden eine Bedeutung zuzukommen. Außer infektiösen Schädigungen soll auch medikamentösen oder alimentären (HAMPTON 1941) Allergien eine Rolle zukommen.

Pathogenese. Bei den akuten oder subakuten rezidivierenden Schüben der Krankheit lassen sich Verminderungen der Capillarresistenz nachweisen (KAETHER u. SLANY 1940; GRANZ 1952; RINEHART 1937). Desgleichen ist eine erhöhte Capillarpermeabilität anzunehmen. Das aus einem primären Exanthem mit sekundären Hämorrhagien sich ausbildende Krankheitsbild entspricht einer allergischen Capillaritis. Gleichzeitig mit dieser Erscheinung kommt es zur Schwellung und Schmerzhaftigkeit von Weichteilen, vor allem in der Nähe der Gelenke. Die Feststellung, daß auch durch andere Antigene, insbesondere durch Bakterieneiweiße, ähnliche Reaktionen auslösbar sind, die passagere Eosinophilie und die für postinfektiöse allergische Komplikationen typischen Abläufe stützen die Ansicht der Beteiligung allergischer Vorgänge.

Auf Beziehungen zu septischen Krankheitsbildern wurde wiederholt aufmerksam gemacht (FRANK 1925; VEIL 1939). Die Fälle von Purpura bei abakteriellen Endokarditiden rheumatischer Genese müssen ebenfalls zur Peliosis rheumatica gerechnet werden. Über die Regelmäßigkeit der bei der Krankheit gefundenen Antistreptolysintiter-Erhöhung liegen noch keine ausreichenden Erfahrungen vor.

Die Blutungen in die Haut beruhen auf einer infektiös bedingten Steigerung der Capillarfragilität (s. oben), während Thrombocytopenien oder entscheidende Störungen des Gerinnungsmechanismus des Blutes nicht gefunden werden. Nur vereinzelt (HOET und VAN VYVE 1941) wird über Abfälle des Prothrombinspiegels berichtet. Die Gerinnungszeit ist in der Regel normal, die Blutungszeit erwartungsgemäß verlängert. Erhöhte Thrombocytenzahlen kommen vor (HEILMEYER und BEGEMANN 1951). Der Stauungsversuch (Rumpel-Leede-Phänomen) ist positiv.

Die Pathogenese des Krankheitsbildes läßt sich somit weniger durch eine einheitliche Noxe als durch ein charakteristisches pathergisches Verhalten des Organismus erklären.

In diesem Sinne können auch die Beobachtungen von SEIDLMAYER (1939) über Auftreten von Peliosis rheumatica nach grippalen und tuberkulösen Infekten verstanden werden. Übergangsformen zu den Purpuraerscheinungen bei Infektionskrankheiten (s. S. 567) sind anzunehmen.

Klinik. Die meist akut fieberhaft erkrankten Patienten klagen über allgemeine Schwäche sowie über Schmerzen und Schwellungen der gelenknahen Weichteile und der Gelenke, besonders der Knie- und Ellbogengelenke. Aus einem zunächst noch unscheinbaren primär rosaroten Hautexanthem entwickelt sich in typischen Fällen ein reiskorn- bis linsengroßer hämorrhagischer Ausschlag; dabei bleiben die massenhaft auftretenden punkt- oder fleckförmigen Herde häufig getrennt; manchmal finden sie sich kokardenartig gruppiert oder klein- bzw. großflächig konfluiert. Als charakteristisch gilt die angedeutet symmetrische Ausprägung dieser roten oder blauroten, manchmal über das Hautniveau prominenten, an den abhängigen Körperpartien gehäuft vorkommenden Suggillationen. Handteller und Fußsohlen werden nicht verschont. In schweren Fällen kommt es durch intracutane Blutungen sehr rasch zur Ausbildung pemphigoidartiger Blutblasen (KRAEMER 1947). Neben den Extremitäten werden auch Rumpf, seltener Hals und Gesicht befallen.

Subakute bis subchronische Krankheitsverläufe werden beschrieben, z. B. Fall I von HEILMEYER und BEGEMANN (1951), bei dem jahrelang unter der Wirkung eines dentogenen Herdinfektes eine Purpura mit Rheumatismus bestand.

Am Fundus oculi lassen sich mitunter feine capilläre Blutungen feststellen.

Die Beteiligung der Nierenglomerula ist nicht selten (TVETERAS 1956); sie wird meist als schubweise verlaufende hämorrhagische Glomerulitis beschrieben. Folgende eigene Beobachtung sei angeführt:

25jähriger ♂. Bis auf ein vor 2 Jahren durchgemachtes flüchtiges Exanthem im Armbereich bisher gesund. Bei einem Motorradunfall am 28. 8. 57 erlitt der Patient einen komplizierten Unterschenkelbruch und einen Bruch der Metacarp. IV und V rechts. Am 13. 12. 57 Wundrevision mit Nagelung. Am 19. 1. 58 Schmerzen in beiden Ellbogengelenken, dann Schwellung des linken Handgelenkes; starke Oberbauchschmerzen median. Am folgenden Tag kleinfleckiger Ausschlag, beginnend an den Axillae, bei Weiterbestehen der Oberbauchschmerzen und der Übelkeit. BSG 50/100 mm; Leukocyten 10000; Proteinurie. 21. 1. 58 Schwellung und Schmerzen der linksseitigen Fuß- und Kniegelenke; Teerstühle; Tachykardie. 22. 1. 58 Ausbreitung des Exanthems; Proteinurie; Erythrocyturie; Cylindrurie; RR 140/80 mm Hg. In der Folgezeit Rückgang der Gelenkerscheinungen, Ausbreitung der juckenden Exantheme, die nicht durchwegs hämorrhagisch sind. 24. 1. 58 Epistaxis, Melaena bei negativem Rumpel-Leede. 27. 1. 58 Rest-N 56,8 mg-%, Harnsäure 6,8 mg-%. Cholesterin 355 mg-% bei sonst normaler Blutchemie. Kreatininclearance 12 cm^3/min; Phenolrotausscheidung 3% in 15 min. Die bestehende akute Glomerulonephritis geht im Laufe der nächsten 4 Wochen in eine nephrotische Verlaufsform mit tubulärer Beteiligung über, obwohl von Anfang an eine diätetische, antirheumatische (Prednison), antiallergische (Antistin, Calcium) und gefäßabdichtende (Birutan, Ascorbinsäure) Therapie angewendet wurde.

Es handelt sich in diesem Falle also um eine akute diffuse Glomerulonephritis mit tubulärer Beteiligung (WOLLHEIM 1959) und später stärker hervortretendem nephrotischem Einschlag, bei der von Anfang an die Zeichen einer Purpura vorlagen.

Von HEINTZ (1952) sowie LAMPEN (1954) wurde auf die besonders ernste Prognose der im Gefolge einer Peliosis rheumatica auftretenden akuten diffusen Glomerulonephritiden, die eine hohe letale Verlaufsquote aufweisen, aufmerksam gemacht. Auf die Problematik der Pathogenese eingehend, nimmt LAMPEN (1954) das Vorhandensein abgestufter Sensibilisierungsgrade in verschiedenen Organbereichen des gleichen Organismus an. Die besonders schlechte Prognose der Purpura-Nephritis könnte nach seiner Meinung mit parallergischen Vorgängen erklärbar sein, die zu erhöhter Entzündungsbereitschaft führen.

Im Bereiche des Verdauungskanals kommt es bei der Purpura rheumatica häufig zu Blutungen in die Schleimhaut. Sie imponieren als punktförmige, manchmal anuläre Blutungen, die mit Beginn der Rückbildung der fleckförmigen urticariellen, zunächst rosafarbigen Munderytheme blaurote ödematöse Herde darstellen. Oft können gleichzeitig verschiedene Stadien der Entwicklung nebeneinander beobachtet werden. Histologisch handelt es sich um Ödembildung sowie circumvasale leukocytäre Infiltrate mit Leukoklasie, Endothelschwellung und fibrinoider Degeneration (SCHUERMANN 1955). Die sog. Henochsche Variante der rheumatischen Purpura (SCHÖNLEIN) mit hauptsächlich abdominaler, enteraler Lokalisation muß dabei unterschieden werden von der gastrischen Purpura (CHEVALIER 1937), die monosymptomatisch am Magen, ohne jede Hauterscheinung, auftreten kann. Magenschmerzen werden dabei vermißt; die Gerinnungszeit ist normal, die Blutungszeit verlängert; Hyperthrombocythämie (585000) ist beschrieben (HEILMEYER und BEGEMANN 1951).

Eine speziell pulmonale Manifestation der Purpura Schönlein wird neuerdings für gewisse Varianten der sog. idiopathischen (d. h. nicht durch vasale Stauungen im kleinen Kreislauf bedingte) Lungenhämosiderose angenommen. Dieses Krankheitsbild, in der pädiatrischen und internistischen Literatur beschrieben (FLORIAN 1956; MATZEL 1957; WYLLIE u. Mitarb. 1948; HIRRLE 1952; APT u. Mitarb. 1957; JOSEPH u. Mitarb. 1957; DOERING und GOTHE 1957), ist durch Hämoptysen und hypochrome Anämien klinisch gekennzeichnet. Der Röntgenbefund zeigt rückbildungsfähige homogene (BROWNING und HOUGHTON 1956) oder herdförmige (MARTY u. Mitarb. 1957) Infiltrate, die nicht immer so kleinfleckig sind wie bei der Lungenhämosiderose infolge Mitralstenose (PENDERGRASS u. Mitarb. 1949). Die schubweise verlaufende, manchmal durch monate- bis jahrelange Intervalle unterbrochene Erkrankung kann unter Zuständen von Atemnot zu Erstickung oder zur Insuffizienz des rechten Herzens führen. ZOLLINGER und HEGGLIN (1958) ordnen einen von ihnen beobachteten Einzelfall in das Krankheitsbild der allergischen rheumatischen Purpura ein. Der Patient erkrankte an Polyarthritis, Nierenpurpura und starb an einer Herzinsuffizienz. Autoptisch fanden sich dunkelbraune Eisenpigmenteinlagerungen in den Lungen, deren Capillaren und Mediamuskulatur kleinerer Arterien fibrinoide Nekrosen aufwiesen, analog den Veränderungen im Bereiche der Haut und der Nieren (Capillarthrombosierungen; Schlingensynechien). Die bereits früher beobachteten Elasticaschäden (CEELEN 1931; HARTL 1952; PROBST 1955) wurden vorwiegend als Entzündungserscheinungen angesprochen, mitunter auch als nicht entzündlich (WYLLIE u. Mitarb. 1948; WIESMANN u. Mitarb. 1953) deklariert. Neben der Ablagerung von Eisen in der Grundsubstanz der elastischen Fasern ist eine Vermehrung der sauren Mucopolysaccharide (PROBST 1955) sowie eine geringe Neubildung argyrophiler Fasern (HARTL 1952) beschrieben worden.

Differentialdiagnostisch ist die Unterscheidung von manchen Formen der Panangitis schwierig, zumal ZOLLINGER und HEGGLIN (1958) auch über Mediaveränderungen kleiner Lungenarterien bei der idiopathischen Lungensiderose berichteten. Ferner lassen sich auch Übergangsformen zur Purpura Symmers, mit der die Krankheit ohnehin manche gemeinsamen Züge aufweist, sowie zur Werlhofschen Purpura finden.

Therapie. In erster Linie muß eine gezielte antibiotische Behandlung eventuell vorhandene bakteriämische oder toxämische Infektwirkungen auszuschalten versuchen. Im übrigen empfehlen HEILMEYER und BEGEMANN (1951) eine dem Individualfall angepaßte antirheumatische Behandlung, wozu das ACTH und die Cortisonderivate getreten sind (HENNEMANN 1953; KUTZIM und LÜTZENKIRCHEN 1954).

Rein symptomatisch können gefäßabdichtende Medikamente wirken, wie Ascorbinsäure, Calciumgluconat, Flavonpräparate (Rutin) und Vitamin P. Die therapeutische Anwendung von Schlangengiften hat sich nicht bewährt.

Bei Fällen mit Nephritis erweist sich die antirheumatische Therapie nach eigenen Beobachtungen (s. oben) und nach den Mitteilungen von LAMPEN (1954) wenig erfolgreich.

β) Purpura bei Infektionskrankheiten.

Von der rheumatischen Purpura sind die infektiösen Purpuraformen klinisch zu trennen. Dabei finden sich bei den Infektionskrankheiten im einzelnen häufig gleichzeitig verschiedene pathogenetische Faktoren, die den örtlich umschriebenen Austritt von Blut aus den Capillaren bedingen können.

αα) *Bakterielle Infektionen.*

Bei *Typhus abdominalis* mit positivem Bakteriennachweis in der Haut konnten hämorrhagische Roseolen beobachtet werden (HERZOG und ROSCHER; zit. nach GOTTRON 1935). RÖSSLE (1945) beschrieb universelle hämorrhagische Gewebsreaktionen bei Typhus abdominalis von Schutzgeimpften, wie früher bereits SIEGMUND (1925).

Bei *bakterieller Endokarditis* wurde ebenfalls eine Endotheliosis haemorrhagica (Morbus Litten: LITTEN 1899, 1900, 1902) beobachtet (JUNGMANN 1921; SIEGMUND 1925); sie wird als immunbiologisch bedingte Reaktionsvariante gewertet. FRANK (1925) hielt die Endotheliosis haemorrhagica für ein spezifisches Kriterium der Endocarditis lenta.

Hämorrhagische Reaktionen wurden bei perakuter *Meningokokken-Sepsis* von pädiatrischer Seite beschrieben (IBRAHIM 1942; v. PFAUNDLER 1942). Sie ähneln der Purpura fulminans (s. S. 569).

Im Verlaufe der *Gonokokkensepsis* wurde ebenfalls Purpura gesehen (HIS 1892; GOTTRON 1935).

Schwere Verlaufsformen von *Scharlach* können mit hämorrhagischen, purpuriformen Exanthemen einhergehen (FEER 1942). Bei gewöhnlichen Scharlachverläufen findet sich die Capillarresistenz deutlich herabgesetzt, was zur Beschreibung des Endothelphänomens durch RUMPEL (1909) und LEEDE (1911) Anlaß gab und in der Folgezeit vielfach bestätigt wurde (HOTTINGER und SCHLOSSMANN 1931; GIBSON und HOBSON 1932; MYRGARD 1932; FRANKE 1943). Die bei Scharlach auftretenden Purpuraformen fallen mit einer etwaigen Nephritis post scarlatinam zeitlich zusammen (HUNT 1938; KOLLER u. Mitarb. 1950). In einigen Fällen scheint eine symptomatische Thrombopenie das Auftreten der Scharlachpurpura zu begünstigen (v. PFAUNDLER 1942).

Miliartuberkulose im Kindesalter kann in seltenen Fällen mit hämorrhagischem Exanthem einhergehen (LEINER und SPIELER 1911). Auch hier verweist v. PFAUNDLER (1942) auf die fakultative Mitbeteiligung von Thrombopenien und Hypovitaminosen C.

Metastatische Dermatosen bei bakterieller Allgemeininfektion geben Anlaß zu fakultativ hämorrhagischen Exanthemen mit Purpuracharakter (FRÄNKEL 1921; SIEGMUND 1925; FAUSER 1931). In solchen Fällen konnten aus Purpuraherden die Erreger der Sepsis gezüchtet werden (THOMSEN und WULFF 1920).

Nach Infektion mit *Milzbrand*bacillen kann im Bereich der Hautherde (Pustula maligna) und der Darmherde, insbesondere aber im Falle einer Generalisation (hämorrhagische Meningitis) eine erhöhte Capillarfragilität beobachtet werden.

Bei einer Anzahl von Infektionen mit *Gasbrand*bacillen (PRÉVOT 1955) wurden hämorrhagische Gewebsreaktionen beschrieben, so bei Infektion mit Bacillus perfringens Welchii, der nach KLEINSCHMIDT (1928) bei massenhaftem Befall des Säuglingsdarmes zur Melaena neonatorum führt, bei Infektion mit Clostridium oedematis maligni (KOCH und GAFFKY 1881), das in den befallenen Geweben ein blutig-seröses Ödem zustande bringt sowie bei Infektion mit Clostridium histolyticum (WEINBERG und SEGUIN 1916), das zu hämorrhagischer Histiolyse führt.

Ausgeprägt hämorrhagischen Charakter findet man bei Infektionen mit *Rotz* und damit verwandten Erregern (Pfeifferella mallei; BOUCHARD, zit. nach LÖFFLER und SCHÜTZ 1882); hierher gehört die hinterindische Melioidosis (WHITMORE und KRISHNASWAMI 1912) und der Pseudorotz, bei dem es durch Infektion mit Cryptococcus farciminosus zu hämorrhagischen Anginen kommt.

Die Erreger der *hämorrhagischen Septicämie* (Pasteurella-Gruppe) verursachen neben Tierseuchen auch Menschenerkrankungen, die durch hämorrhagische Gewebsreaktionen gekennzeichnet sein können, so die Katzenbißphlegmone und manche Hundebißinfektionen (RIMPAU und WEBER 1941; ALLOTT u. Mitarb. 1944). Die Bezeichnung „schwarze Pest" verdankt die *Pest* (Infektion mit Pasteurella pestis) der ausgeprägten hämorrhagischen Gewebsreaktion.

Auch bei *Hämophilus-Infektionen*, besonders beim *Keuchhusten*, werden Blutungen im Bereich der Conjunctiva bulbi, der Harnwege und des Magen-Darmkanals beschrieben (LEHNDORFF 1935); hierbei dürften neben einer infektiös bedingten Capillarwandschädigung auch mechanische Faktoren (Preßdruckwirkung mit Venendrucksteigerung bei den Hustenanfällen) eine gewisse Rolle spielen.

ββ) *Rickettsiosen*.

Bei Rickettsiosen, speziell beim *Fleckfieber*, kommt es zur Endothelschädigung im Bereiche der kleinsten Arteriolen und Capillaren mit ausgeprägter Neigung zur Purpura an Haut und inneren Organen.

γγ) *Spirochätosen*.

Universelle Purpura bei kongenitaler *Lues* im Säuglingsalter wird von GOTTRON (1935) diskutiert. Die seltenen Fälle von hämorrhagischen Syphilisexanthemen bei Erwachsenen nach Salvarsananwendung erscheinen pathogenetisch nicht einwandfrei erklärt.

Die hämorrhagische Komponente bei *Icterus infectiosus Weil* bildet ein diagnostisches Kriterium dieser Krankheit. Auch die übrigen Leptospirosen weisen hämorrhagische Diathesen, wenn auch seltener und geringer, auf. Als Folge direkter Schädigungen der Capillaren durch die Erreger wird das beim *Rückfallfieber* auftretende hämorrhagische Exanthem angesehen.

δδ) *Virusinfektionen*.

Bei *pulmonalen Virusinfektionen* werden zusammen mit urticariellen Hautreaktionen mitunter Hautsugillationen (z. B. hämorrhagische *Masern*; MILLS 1950) beobachtet, vorzugsweise an Hüften, Nates und Oberschenkeln (HIRSCH 1958), wobei auch der Einfluß einer Gefäßinsuffizienz mit Verlangsamung der Zirkulation ursächlich diskutiert wird. Ganz allgemein sind bei manchen Viruskrankheiten darüber hinaus universelle hämorrhagische Gewebsreaktionen beobachtet worden, so bei Fällen von *Grippe*, bei der *Ornithose* (hämorrhagische Pneumonien) und bei den *Pocken*.

Besondere Beachtung fand in letzter Zeit das *epidemische hämorrhagische Fieber*, das von SHEEDY u. Mitarb. (1954) nach Beobachtungen in Korea beschrieben wurde und neben der Hämorrhagieneigung auch anderweitige Capillarstörungen aufweist (s. S. 553). Nach FURTH (1954) liegt den dabei auftretenden Blutungen unter anderem eine Störung der Prothrombinaktivität und ein gewisser Abfall der Thrombocytenzahlen sowie eine verlängerte Gerinnungszeit zugrunde, nach EARLE (1954) eine Capillarenschädigung unbekannter (toxischer) Genese. Capillarmikroskopische Untersuchungen am Nagelfalz ergaben einen verminderten Vasomotorentonus und eine verminderte Empfindlichkeit auf Noradrenalin sowie eine Hämorrhagieneigung im Bereiche der dilatierten Capillaren, so daß auf eine primär an den Capillaren angreifende Noxe geschlossen wurde (GREISMAN 1957). Ähnlich ist die Neigung zu hämorrhagischen Komplikationen bei verschiedenen *anderen* endemischen *Viruskrankheiten* zu beurteilen, etwa beim hämorrhagischen Omsk-Fieber, beim hämorrhagischen Bukowina-Fieber und beim hämorrhagischen Usbekistan-Fieber (GAJDUSEK 1953; 1956), sowie bei dem von ABRIKOSOV u. RUDNIK (1935) charakterisierten hämorrhagischen Fernost-Fieber, das in Ostsibirien mit Erscheinungen einer hämorrhagischen Nephritis und Nephrose verläuft (GAJDUSEK 1953).

εε) *Pilzinfektionen.*

Manche unklare hämorrhagische Diathesen sind durch Toxinwirkungen bestimmter Pilze zu erklären. Hierzu rechnet GAJDUSEK (1953; 1956) die in Rußland vorkommenden *alimentären toxischen Aleukien,* die bei Patienten zwischen 10 und 40 Jahren zu einer fieberhaften nekrotisierenden Tonsillitis mit akut septischem Verlauf führen und früher bisweilen als „maligne Diphtherien" gedeutet wurden. Nach den Untersuchungen von MURASKINSKIJ (1934) liegt dem Krankheitsbild eine Intoxikation durch Pilze zugrunde, die dem Getreide (Brot) beigemischt sind. Die Erkrankungen sollen sich im Frühjahr häufen, während des übrigen Jahres sporadisch vorkommen. Sie verlaufen mit Aleukie, manchmal mit Thrombopenie; Schleimhauthyperämie und Entzündung, ein hämorrhagisches Exanthem im Bereich von Brust, seitlichem Rumpf, Oberschenkelgegend sowie Schleimhautblutungen aus Nase, Mund und Magen-Darmtrakt, überhaupt eine universell gesteigerte Vulnerabilität der feinen Gefäße, scheinen die Regel zu sein.

Ähnliche Infektionen mit Giftstoffen von Fusarium graminearum (roseum) sind bekannt geworden („besoffenes Brot"; GAJDUSEK 1953; dort Literatur). Auch als Zoonosen kommen derartige Intoxikationen vor; hierher gehört die Intoxikation nach oraler Aufnahme von Stachybothrys alternans mit fieberhafter Agranulocytose und nekrotisierender Schleimhautentzündung, die nur ausnahmsweise den Menschen befällt, sowie Dendrodochiotoxikose (Dendrodochium toxicum).

Bei *pulmonalen Pilzinfektionen* (Lungenmykosen der bronchopulmonalen Form) kann nach WOLLHEIM und BRAUN (1957) und WEICKSEL und BRAUN (1959) das zähglasige Sputum sanguinolent sein; im Hautbereich zeigten die beobachteten Patienten keine Purpuraerscheinungen.

γ) Purpura fulminans.

Das von HENOCH (1887) beschriebene Krankheitsbild der perakut mit Hautblutungen verlaufenden, stets tödlichen und fast nur bei an Pneumonie und Scharlach erkrankten Kindern im Alter von 3 Monaten bis 6 Jahren (BRÜHL 1930) vorkommende Krankheitsbild der Purpura fulminans gilt als selten. RISEL (1906) konnte über 12 Krankheitsfälle berichten.

Das klinische Bild ähnelt einem perakut verlaufenden Morbus Werlhof (GOTTRON 1935); doch darf wegen der fehlenden Nekrosen und des im allgemeinen nicht wesentlich veränderten Blutbefundes die vasogene hämorrhagische Komponente als wesentlich bezeichnet werden. Hauptsächlich kommt es im Anschluß an Pneumonien (HENOCH) oder Scharlachinfektionen (STRÖM und ARCTANDER 1888; RISEL 1906; MORAWITZ 1928) vor. In charakteristischen Fällen kommt es dabei jedoch nicht zu Schleimhautblutungen, zum Unterschied von der als

Variante der Purpura Schönlein 1890 von HENOCH beschriebenen Purpura abdominalis. Nach FRANK (1925) breiten sich die rasch progredienten Hautblutungen großflächig aus und durchsetzen die ganze Haut bis zur Fascie (RISEL 1906). Embolische oder thrombotische Gefäßprozesse werden vermißt. Die Mitwirkung thrombopenischer oder thrombasthenischer Einflüsse wird von MORAWITZ (1928) an Hand eines Erwachsenenfalles (46jähriger Patient) diskutiert. Auch FRANK (1925) sowie DYGGVE (1947) halten begleitende Thrombopenien für möglich.

δ) Purpura bei Blutkrankheiten.

Bei manchen hämorrhagischen Diathesen, bei denen die Störung zunächst nicht das Gefäßsystem betrifft, kann dennoch eine Abnahme der Capillarresistenz als Teilursache der Purpura angenommen werden. Dies gilt für die Hämophilie, bei der bekanntlich die capillarabdichtende Wirkung von Vitamin C mitunter therapeutische Erfolge ermöglicht (STEPP, KÜHNAU und SCHROEDER 1944), andererseits nach Alkoholabusus auch Purpuraschübe beobachtet werden. Auch bei der Gruppe der sog. Pseudohämophilie, auf deren nosologische Abgrenzung bei HEILMEYER und BEGEMANN (1951) eingegangen wird, dürften vielfach Störungen der Capillarresistenz als Ursachen der auftretenden Purpuraschübe fungieren. Bei der von WERLHOF (1740) beschriebenen ,,Blutfleckenkrankheit mit heftigen Blutflüssen", die auf Plättchenmangel beruht (BROHM 1881; KRAUSS 1889/90; vgl. HEILMEYER und BEGEMANN 1951), wird häufig eine positive Rumpel-Leede-Reaktion beobachtet. Die Beobachtung, daß sonst unterschwellige Traumen und kleine Hautartefakte bei diesen Patienten bereits die typischen Purpuraerscheinungen bewirken, ist mit der Mitwirkung eines Gefäßfaktors bestens zu vereinbaren, abgesehen davon, daß bei der physiologischen Endothelabdichtung der funktionelle Zusammenhang von Plättchen und Endothelien nicht getrennt werden kann. AGGELER u. Mitarb. (1946) konnten bei 75% ihrer Patienten mit thrombocytopenischer Purpura eine erhöhte Capillarfragilität nachweisen; ROSKAM (1954) kam zu ähnlichen Ergebnissen.

Die hereditäre hämorrhagische Diathese (GLANZMANN 1918, 1942), charakterisiert durch Blutungsneigung bei normaler Blutungszeit, normaler Gerinnungszeit, aber unzureichender Retraktion ist nicht vasal, sondern durch eine Thrombasthenie bedingt. v. WILLEBRAND (1931) konnte in einer Familie auf den Ålandinseln eine Blutungsneigung mit verlängerter Blutungszeit, normaler Gerinnungszeit und normaler Plättchenzahl beobachten (vgl. WILLEBRAND u. JÜRGENS 1933).

Über Purpura bei Bluteiweißstörungen wird im Abschnitt ,,Thesaurismosen und verwandte Zustände" berichtet (S. 575).

ε) Thrombotische Mikroangiopathie.
(MOSCHCOWITZ 1924, 1925; SYMMERS 1953; 1956)).

Synonyma: Moschcowitz-Syndrom (LENNOX und DACIE 1951); thrombotische mikroangiopathische hämolytische Anämie (SYMMERS 1953); thrombotische thrombocytopenische Purpura (SINGER, BORNSTEIN und WILE 1947); thrombocytische Akroangiothrombose (FITZGERALD, AUERBACH und FRAME 1947); thrombocytische, thrombocytopenische Mikroangiothrombose (LUNEDEI, zit. nach VANUCCHI 1949); Plättchen-Thrombose-Syndrom (BEIGELMAN 1951).

Es handelt sich um eine seltene Erkrankung, von der bisher etwa 50 Fälle in der Literatur mitgeteilt wurden. Allerdings liegt dies zum Teil daran, daß die Erkrankung relativ wenig bekannt war.

Erkranken können sowohl Männer als Frauen; das Morbiditätsverhältnis männlich:weiblich beträgt 2:3.

Morphologie. Das anatomische Substrat der Erkrankung wird in histologisch nachweisbaren Thrombosierungen im Bereiche der Endstrombahn, sowohl Arteriolen, Capillaren wie Venen, gesehen, wobei totale oder partielle (halbmondförmige) Lumenverschlüsse gefunden werden (ENGEL u. a. 1947). Größere Gefäße bleiben frei von den Veränderungen, weshalb die Krankheit nur bei histologischer Untersuchung erkannt werden kann. Die Thromben bestehen aus eosinophilem, hyalinem oder granulärem Material, enthalten kaum Hämosiderin oder Hämoglobin, selten Fibrin. Nach ALTSCHULE (1942), BAEHR u. a. (1936), BERNHEIM (1943), CARTER (1947) und BEIGELMAN (1951) handelt es sich um Plättchenthromben. Manchmal zeigen sich Organisations- und Rekanalisationsvorgänge. HUNSIKER u. OECHSLIN (1957) fanden subendotheliale Ablagerung fibrinoider Massen. Die Veränderungen finden sich in den kleinsten Gefäßen sämtlicher Organe, vorzugsweise im Bereich von Gehirn, Myokard, Nieren, Nebennieren, Leber und Pankreas. Ausgesprochene Zeichen von Infarktbildung und Ischämie entwickeln sich wegen der Kleinherdigkeit der Veränderungen kaum.

Die vielfach angetroffenen acidophilen Thrombenmassen werden, wie erwähnt, entweder als Plättchenagglomerate angesehen oder als Produkte aus zerfallenen Erythrocyten und Thrombocyten (WIENER 1949; GORE 1952; MEACHAM u. Mitarb. 1951), bzw. aus Endothelien und Fibrinmassen aufgefaßt (PAGEL 1949). GORE (1951), sowie MEACHAM u. Mitarb. (1951) halten die Thromben nicht für den primären Vorgang, sondern für eine Sekundärerscheinung im Gefolge der als „präthrombotische Läsion" angesehenen amorphen Hyalinablagerungen in der Media und Intima der kleineren Gefäße, die mit starken Gefäßwandödemen vergesellschaftet sind.

Pathogenese. Das Wesen der Krankheit ist noch unklar. Von SYMMERS (1953) werden Beziehungen zu den Kollagenkrankheiten durch das manchmal gemeinsame Vorkommen mit Lupus erythematodes (4 Fälle von SYMMERS 1953; 1 Fall von SINGER u. Mitarb. 1950; 1 Fall von MEACHAM u. Mitarb. 1951), sowie mit Panangitis (BERNHEIM 1943; SYMMERS und GILLETT 1951) begründet. GORE (1950) sowie ORBISON (1952) nehmen an, daß als Vorstadium der intravasalen Thrombenbildung eine subendotheliale Hyalinablagerung stattfindet. Auch nach ROSKAM (1954) ist ein vasaler Faktor stets vorhanden. Die Hypothese, daß bei der thrombotischen Mikroangiopathie die aus Thrombocyten bestehenden Thromben durch Agglutination entstehen und hierdurch eine Verarmung des Blutes an Thrombocyten bewirken, letztlich mit Überforderung des Nachschubes an Plättchen aus dem Knochenmark, wird mangels ausreichender Beweise nicht allgemein anerkannt.

Während ALLEN, BARKER und HINES (1955) die Ursache der Thrombocytopenie in einer unzureichenden myeloischen Plättchenbildung sehen, wird von HUNZIKER und OECHSLIN (1957) die Thrombopenie für die Folge eines vermehrten Plättchenverschleißes in der Peripherie gehalten, wobei eine Antigen-Antikörper-Reaktion im thrombocytären System durch Anfall eines abnormen Globulins nach dem Vorgang von VULPIS (1955) auch für die Veränderungen an den Endothelien der Gefäße verantwortlich gemacht wird. Die morphologische Ähnlichkeit mit dem Phänomen nach SHWARTZMAN u. Mitarb. (1936), bei dem ebenfalls subendotheliale Ablagerungen fibrinoider Massen, histiocytäre Reaktionen und Hämorrhagien in den Parenchymen verschiedener Organe beobachtet werden, führen HUNZIKER und OECHSLIN (1957) zur Vermutung, daß bei der thrombotischen Mikroangiopathie eine unspezifische Reaktion (ohne spezifische Antikörperbildung) vorliegen könnte. Die Erfahrung, daß auch beim Lupus erythematodes hämolytische Anämien mit thrombocytopenischer Purpura vorkommen (LASZLO u. Mitarb. 1955; DUBOIS 1953), bedeutet einen Hinweis auf eine mit den sog. Kollagenkrankheiten gemeinsame Reaktionsweise der nicht cellulären Zwischensubstanzen der Gewebe. MARCH (1954) betrachtet die Krankheit im Rahmen einer generalisierten Gefäßreaktion, wobei sich Analogien zu generalisierten Formen der Panangitis ergeben. Unzureichend geklärt ist die Rolle der Milz bei der Mikroangiopathie. Hinweise auf Jodallergien (EHRICH und SEIFTER 1949) sind nur vereinzelt zu finden.

Demnach handelt es sich bei der thrombotischen Mikroangiopathie um eine allergische Reaktion im Bereiche von Endstrombahn und Blut, bei der es zu deletären Parenchymschäden kommt. Die stoffliche Grundlage der zugrunde liegenden Reaktionen ist klinisch bisher nicht eindeutig faßbar.

Klinik. Die thrombotische Mikroangiopathie ist durch folgende 4 Hauptsymptome gekennzeichnet:

1. höheres, manchmal septisches Fieber (TROBAUGH u. a. 1946);
2. akute hämolytische Anämie;
3. thrombocytopenische Purpura mit Blutungsneigung;
4. vielgestaltige neurologische Befunde.

Trotz dieser wohl definierten Erscheinungsform wird die Krankheit meist erst post mortem erkannt.

Im Bereiche der Haut entwickelt sich ein Exanthem mit Purpura und Petechien im Bereich des ganzen Körpers. Bisweilen zeigt sich das Bild einer Akronekrose (PAGEL 1949). Die Milz, meist auch die Leber, sind erheblich vergrößert. Das Myokard weist multiple kleine Infarktbildungen auf. Die Deutung der EKG-Veränderungen als Folgen der Mikrothrombosen ist durch das Hinzukommen der oft erheblichen Anämie erschwert. Im Nervensystem kommt es nach SYMMERS (1953) seltener bereits im Anfangsstadium, meist bei längerer Dauer der Krankheit zu verschiedenartigen Störungen wie Kopfschmerzen, Schwindel, Verwirrtheitszustände, Lethargie, Desorientierung, passagere Mono- und Hemiplegien, manchmal zu Konvulsionen mit schließlich letalem Ausgang. Am peripheren Nervensystem kann sich eine schmerzhafte ischämische Neuritis ähnlich wie bei der Periarteriitis nodosa entwickeln. Das Blutbild ist gekennzeichnet durch eine hämolytische Anämie mit Thrombopenie bei verlängerter Blutungszeit und fehlender Retraktion, jedoch unveränderter Gerinnungs- und Prothrombinzeit, sowie durch Reticulocytose des peripheren Blutes (GOLDENBERG u. a. 1950; SINGER u. a. 1950). Entsprechend der Gelbfärbung der Patienten zeigt sich häufig ein Anstieg im Serumbilirubin. Der Urin enthält Blutbestandteile. Fälle ohne Thrombocytopenie sollen vorkommen (GENDEL u. Mitarb. 1952). Rasch letale Verläufe mit Exitus durch Azotämie sind beschrieben (ALLEN BARKER und HINES 1955). Die Nierenveränderungen werden von HUNZIKER und OECHSLIN (1957) als Folgen der vasalen Parenchymschäden und nicht als Auswirkungen einer Überschwemmung mit Blutabbauprodukten angesehen. In seltenen Fällen werden bilaterale Rindennekrosen der Nieren beobachtet (HUNT 1939; HUNZIKER und OECHSLIN 1957). Terminale Pneumonien werden beschrieben.

Meist wird innerhalb einiger Wochen ein tödlicher Ausgang des Krankheitsbildes beobachtet. Therapeutische Versuche mit Blut- und Plasmatransfusionen, Splenektomien und Antibioticis blieben meist frustran. Lediglich MEACHAM u. Mitarb. (1951) konnten über eine $2^1/_2$jährige Remission nach Splenektomie berichten.

Die klinische Diagnostik beruht auf dem Nachweis der Symptome und ist mit Sicherheit nur durch Biopsie im Bereiche von Haut, Muskulatur und Rippenknochen zu stellen (SYMMERS 1955). Der Thrombocytopenie mit Thrombocytenwerten unter 40000 im peripheren Blut entspricht eine nahezu normale Megakaryocytenzahl im Knochenmark (COOPER u. Mitarb. 1952; HUNZIKER u. OECHSLIN 1957).

Differentialdiagnostisch kann die Unterscheidung vom Lupus erythematodes (vgl. KEIL 1937) sowie von der generalisierten Periarteriitis nodosa schwierig sein. Die thrombotische Mikroangiopathie zeigt kein L.-E.-Phänomen, der Lupus erythematodes keine Thrombopenie. Die meisten Fälle von Periarteriitis nodosa zeigen keinen Milztumor.

Ein kürzlich beobachteter Fall unserer Klinik bot folgendes Bild.

25jährige Waldarbeiterin, bisher gesund, erkrankte am 11. 1. 58 an Epistaxis und schlechtem Allgemeinbefinden. Am 12. 1. 58 vorzeitiger Einsatz der Menstruation. Durch Tropfenbehandlung (Hausarzt) im Verlaufe des nächsten Tages Stillstand der Blutungen. Am 13. 1. 58 wegen Paradentose vom Zahnarzt Pinselung des Zahnfleisches. In der Nacht vom 13. auf 14. 1. 58 Übelkeit und wiederholtes Erbrechen. Im Laufe des 14. 1. 58 Verwirrtheit, in Sopor und Koma übergehend. 15. 1. 58 Klinikeinweisung. 15. 1. 58 Exitus.

Bei der Aufnahme war die schwerkranke Patientin komatös, blaß und motorisch unruhig. Bei Fieber bis 40° C war der Blutdruck zunächst normoton 120/70 mm Hg. Ein deutlicher Nystagmus, ein rechtsseitiges Babinski-Zeichen von wechselnder Intensität war nachweisbar. Im Blutbild eine erhebliche Anämie mit Poikilocytose, Anisocytose und 7,0 g-% Hämoglobin bei 2,3 Millionen Erythrocyten, 49°/$_{00}$ Reticulocyten; negativer Coombs-Test; Serum-Eisen 168 γ-%. Aneosinophilie bei Leukocytose von 14200. Elektrophoretisch im Serum Vermehrung der β-Globuline auf 15,1% bei Gesamteiweiß von 7%. Diastase im Serum 16, im Urin 32 WE; Blutzucker 292 mg-%; Bilirubin 3,8 mg-%. Alkalireserve 56 Vol.-%; Rest-N 37,2 mg-%; Harnsäure 4,3 mg-%. S.G.O.-Transaminase 38,6 E. Die Zahl der Thrombocyten betrug anfangs 94000; Blutungszeit 4 min, Gerinnungszeit 3,5 min; Thrombinzeit 10,4 sec; Heparintoleranztest 130 sec/293 sec; Prothrombinwert 46%; Recalcifizierungszeit (Plasma) 160 sec. Die Takata-, Cadmium- und Meinicke-Klärungsreaktion war negativ.

Unter zunehmender Verschlechterung der cerebralen Symptome, Blutdrucksteigerung bis 175/115 mm Hg und Oligurie kam es zu einem Anstieg des Rest-N auf 43,4 mg-%, Leukocytenabfall auf 11100 und Thrombocytenabfall auf 59500.

Nachdem sich zahlreiche kleinflächige Hautblutungen entwickelt hatten, kam die Patientin unter den Zeichen zentralnervöser Störungen ad exitum.

Die Obduktion durch Priv.-Doz. Dr. CAIN (Pathologisches Institut der Universität Würzburg) ergab das typische Bild einer thrombotischen Mikroangiopathie mit Einlagerung fibrinoider Massen im subendothelialen Gewebe von Capillaren, Arteriolen und kleinen Arterien und zahlreichen hyalinen Thromben in diesen Gefäßen, zum Teil mit völligem Verschluß und deutlichen Endothelproliferationen. Im Herzmuskel, in den Nieren, in den Nebennieren und im Gehirn wurden derartige Herde histologisch sichergestellt. Kleinfleckige Myokardnekrosen. Deutliche Tubulusschädigung der Nieren, zum Teil mit Epithelnekrosen und Erythrocytenzylindern. Es fanden sich außerdem subepikardiale, subendokardiale und myokardiale Hämorrhagien sowie subpleurale Blutungen und Nebennierenblutungen, daneben Schleimhautblutungen in Magen und Darm.

Es handelte sich also um einen perakuten, innerhalb einer Woche tödlichen Krankheitsverlauf bei einer bislang gesunden 25jährigen Frau unter dem Bilde eines hochfieberhaften hämorrhagischen Exanthems mit Anämie, progressiver Thrombopenie, Niereninsuffizienz und Hochdruckentwicklung, wobei in allen parenchymatösen Organen purpuriforme Veränderungen mit histologischen Zeichen einer thrombotischen thrombocytopenischen Purpura gefunden wurden.

Therapie. Der jeweilige Zustand des Patienten entscheidet über die Indikation einer Milzexstirpation, die wir nach den günstigen Erfahrungen von MEACHAM u. Mitarb. (1951) nach Möglichkeit befürworten möchten. In jedem Falle erscheint eine Behandlung mit Cortisonderivaten oder ACTH angezeigt. Die unbefriedigenden therapeutischen Erfahrungen (nur 10tägige Remission) von MEACHAM u. Mitarb. (1951) können eventuell durch zu niedrige ACTH-Dosierung (täglich 20 mg) erklärt werden. Es wären also hohe Dosen von Cortison (100—200 mg) oder entsprechende ACTH-Mengen zu verabreichen. Bluttransfusionen sind wahrscheinlich nicht nur nutzlos sondern sogar nachteilig.

Prognose. Der Ausgang der Erkrankung ist in der Regel kurzfristig tödlich, und zwar innerhalb von 2—3 Monaten nach Beginn erster klinischer Erscheinungen. Längere Verläufe (MEACHAN u. Mitarb. 1951) gelten als Seltenheit (KÖHN 1955).

ζ) Purpura bei Hautkrankheiten.

Zahlreiche Dermatosen gehen mit einer Verminderung der Capillarresistenz einher, wobei vielfach die Fragilitätssteigerung während akuter Krankheitsschübe nachweisbar ist.

Bei Ekzemen und bei der Psoriasis vulgaris konnte VÖLGYESSI (1939) im Bereich der Herde mit der von HECHT (1907) angegebenen Unterdruck-Methode die Verminderung der Capillarresistenz nachweisen. Beim Lupus vulgaris fand GRANZ (1952) im allgemeinen langdauernde Erniedrigungen der Capillarresistenz an 30 Patienten. Die letztgenannte Autorin konnte mit der modifizierten Saugmethode nach v. BORBÉLY (1930) auch bei Patienten mit seborrhoisch parasitären Ekzemen besonders während akuter Schübe erhebliche Capillarresistenzabnahmen nachweisen, nicht dagegen beim endogenen Ekzem. Träger von Kontaktekzemen boten während der akuten Phasen gleichzeitig mit der gesteigerten Ödembereitschaft eine erhöhte Capillarfragilität, desgleichen Patienten mit hämorrhagisch toxischem Exanthem. Beim Hautcarcinom gestatteten die Befunde von GRANZ (1952) keine sicheren Rückschlüsse auf Abweichungen der Capillarresistenz. Bei der Lues im Stadium I—II wurde die Capillarresistenz vermindert gefunden, dagegen bei der Lues II latens oft normal. Unter Penicillintherapie beobachteten BLAICH und EHRING (1950) eine Normalisierung der pathologisch veränderten Werte. Beim Morbus Boeck konnten ROBSON und DUTHIE (1950) unter ACTH-Therapie keine signifikanten Abweichungen der Capillarresistenz finden. In Fällen von Urticaria sah GRANZ (1952) ein akutes Absinken synchron mit dem Fieberanstieg; diese Capillarresistenzverminderung konnte auch unter Pyrifer-Wirkung produziert werden. Bei der Impetigo herpetiformis, der Mycosis fungoides, bei exacerbierten Fällen von Lupus erythematodes chronicus und bei der Psoriasis pustulosa nimmt nach GRANZ (1952) die Capillarresistenz ab. Erhöhte Werte fanden sich lediglich bei der progressiven Sklerodermie und beim Sklerödem Buschke, und zwar im Bereich der Herde (GRANZ 1952).

η) Capillarresistenzabnahme bei Stoffwechselkrankheiten.

Diabetes mellitus. Gegenüber Normalen konnte PORSTMANN (1954) mit der Saugmethode geringere Durchschnittswerte der Capillarresistenz bei Diabetikern finden. Diese Abnahme der Capillarresistenz scheint mit der Dauer des Diabetes mellitus gekoppelt zu sein und läßt sich bei über 80% der Patienten im jugendlichen Alter nachweisen. Bei der Bewertung der Befunde ist auf die auch bei Gesunden nachweisbaren Alters- und Geschlechtsdifferenzen zu achten.

Am Fundus oculi kann es beim Diabetes mellitus zu kleinsten Blutaustritten kommen (CHAUFFARD 1925; SCHIECK 1930; LICHTWITZ 1932; THIEL, zit. nach BÜRGER 1954). Dabei handelt es sich um die gewöhnlichste Form der Retinopathia diabetica (s. S. 550). Die Veränderungen kommen nach GRAFE (1922/23), WAGENER und WILDER (1921), GRAY (1933) sowie MYLIUS (1937) bei etwa $^1/_5$ der Diabetiker vor; in letzter Zeit werden sie, wohl infolge längerer Lebensdauer der Diabetiker, häufiger gesehen; nach HEINSIUS (1950) bei etwa 30%.

Unter Insulinwirkung scheint nach Untersuchungen von HOLLAND (1940) die Capillarresistenz von Stoffwechselgesunden und von Diabetikern abzunehmen, wobei ursächlich an eine mittelbare insulinabhängige hypoglykämische Wirkung auf die Gewebe (NUTI und BATTISTA 1941) gedacht wird, zumal der Effekt bei gleichzeitiger Dextroseapplikation unterdrückbar ist. Der Nutzen einer ausreichenden Kohlenhydratzufuhr zur Vermeidung von Hypoglykämien bei insulinbehandelten Diabetikern geht hieraus hervor. Unmittelbar im Anschluß an intravenöse Insulingaben kommt es zu einer Capillardilatation, in der nachfolgenden hypoglykämischen Phase zu einer Capillarkontraktion (REDISCH 1924; HOLLAND 1940; BENDA und LOUKOPOULOS 1943). Nach BÜRGER (1954) läßt sich im Hinblick auf die klinischen Untersuchungen von KNOBLOCH (1953) und PORSTMANN (1954) unter gut kontrollierter Insulinbehandlung auf längere Sicht ein signifikanter Abfall der Capillarresistenz nicht finden. BARTELHEIMER (1947) beobachtete in hypoglykämischen Phasen bei Diabetikern eine erhöhte Bereitschaft zu capillären Blutungen.

Thesaurismosen und verwandte Zustände. Bei der Hand-Schüller-Christianschen Krankheit konnten GOTTRON (1935), IGHENTI (1931), KLEINMANN (1931) sowie ATTIG (1932) auf die begleitende hämorrhagische Diathese mit Ausbildung einer Purpura hinweisen, für die die Einlagerungen von Lipiden in die feineren Blutgefäße bestimmend sein dürfte. GOTTRON (1935) hält noch andere Voraussetzungen zum Auftreten der Purpura für erforderlich.

Bei der Amyloidose, und zwar der systematisierten Amyloidose von Haut und Muskulatur werden nach LUBARSCH (1929), KÖNIGSTEIN (1932) sowie GOTTRON (1932) Purpuraherde im Bereich der Fingerspitzen gefunden. Den Hautblutungen liegen Zirkulationsstörungen der Endstrombahn zugrunde, die durch Einlagerungen amyloider Substanzen in die feinwandigen Gefäße verursacht sind.

Dysproteinämien. Ein ähnlicher Mechanismus wird bei der Purpura hyperglobulinaemica (WINTROBE und BUELL 1933) angenommen, desgleichen bei der Purpura macroglobulinaemica (WALDENSTRÖM 1943; 1952). Bei diesen Störungen treten kältefällbare Eiweißkörper auf, die sich in den kleinen Hautgefäßen niederschlagen. Stets handelt es sich um Patienten mit erhöhtem Serumeiweißspiegel, bisweilen um Kranke mit Cryoglobulinen; ein vasaler Faktor erscheint wegen des bisweilen positiven Capillarfragilitätstestes diskutabel. Klinisch kommt es zu punktförmigen Blutungen im Bereich der Beine, seltener der Arme, aus denen sich später pigmentierte Herde entwickeln (CURTZ 1946; WALDENSTRÖM 1948). Entsprechende Purpuraformen sind beschrieben bei Plasmocytom (LÜSCHER, LABHART und UEHLINGER 1949; ENGEL 1946/47) und auch bei Kryoglobulinämien (vgl. S. 247). LÜSCHER u. Mitarb. (1949) nehmen an, daß durch die pathologischen Eiweißkörper die Umwandlung von Fibrinogen in Fibrin verhindert und dadurch die Gefäßabdichtung beeinträchtigt wird.

ϑ) Purpura bei anderweitigen Krankheiten.

Durch das Auftreten endogener Stoffwechselprodukte oder durch Störungen des durch Fermentwirkungen in Funktion gehaltenen Zellgefüges lassen sich die capillären Hämorrhagien im Gefolge von Nephritiden und Urämien (GRUBER 1917) Lebercirrhose, Carcinom, von chronischer Thyreoiditis (ROULET 1933), von Unterernährung (BUDING 1946) sowie von intestinaler Autointoxikation (BECHER 1944) erklären. Bei der essentiellen Hämosiderose (WIESMANN u. Mitarb. 1953), die zeitweilig mit hämorrhagischem Asthma (SANDÖE 1954) einhergeht und von einer langdauernden hypochromen Anämie begleitet ist, werden neben mechanischen (GLANZMANN u. WALTHARD 1941; NANCEKIEVILL 1949) allergische Faktoren diskutiert (BOCK 1957).

ι) Purpura bei Kreislaufkrankheiten.

Purpura Majocchi. Durch MAJOCCHI (1895) wurde eine eigenartige Blutfleckenkrankheit beschrieben. Sie besteht aus vorwiegend ringförmigen Herden von einigen Millimetern bis Zentimetern Größe, die manchmal polycyclisch begrenzt sind und die auch generalisiert auftreten. Als gleichartig ist die von SCHAMBERG (1929) beschriebene progressive Pigmentkrankheit der Haut anzusehen, die aber keine ausgesprochenen Ringformen zeigt (GOTTRON 1935).

Die Krankheit kommt hauptsächlich bei Patienten mit Hypertonien (auch latenter Hypertonie), bei Patienten mit vasomotorischen Störungen, bei Kranken mit Aorteninsuffizienz und peripherer Engstellung der Gefäße, bei Zuständen mit sekundärer Polyglobulie, kurzum bei zahlreichen Zirkulationsstörungen vor. Männer, insbesondere Geistesarbeiter und Verkehrsbeamte, sollen bevorzugt befallen sein (GOTTRON 1930; 1935).

Die Krankheit kommt langsam zur Entwicklung; die Einzelherde kommen gleichfalls langsam zur Rückbildung.

An der Haut entwickeln sich ohne vorhergehende Hyperämie kleinste punktförmige rosarote Flecken, die Capillarektasien entsprechen und zunächst noch keine Blutaustritte erkennen lassen. Diesem Stadium folgt das Stadium hämorrhagico-pigmentosum, gekennzeichnet durch stecknadelkopfgroße, manchmal auch größere punktförmige dunkelrote Hautblutungen, die durch Diapedese in der Umgebung der Teleangiektasien des Stadiums I entstanden sind. Schließlich kommt es in der folgenden Zeit durch Abbau von Blutfarbstoff zur Braunfärbung und zur Rückbildung der Herde, teilweise unter atrophischen Vorgängen. SCHOCH (1941) sieht die Ursache des Krankheitsbildes in einer neurovasculären Dysfunktion mit erhöhter Permeabilität und Fragilität der Gefäße. Die experimentelle Erzeugung ringförmiger Purpuraherde durch örtliche Stase nach vorhergehender Ischämie konnte SILVESTRI (1942) demonstrieren.

Es darf angenommen werden, daß die Purpura Majocchi (Purpura anularis teleangiectodes) zustande kommt, wenn neben einer konstitutionellen Anomalie des Capillarsystems bestimmte Störungen am Gesamtkreislauf (Hypertonie, Aortenvitien usw.) auftreten. Das Krankheitsbild ist auf das Integument beschränkt und führt nicht zu wesentlicher Beeinträchtigung der physiologischen Funktionen.

Purpura bei chronischer venöser Insuffizienz. Bei chronischer venöser Insufizienz kommt es in den abhängigen Unterschenkel- und Fußpartien zu vasculärer Purpura, wobei der erhöhte intravasale Druck und die Hypoxie zu örtlicher Capillardurchlässigkeit führen. Ein therapeutischer Einfluß ist nur von einer entsprechenden Hochlagerungsbehandlung zu erwarten.

ϰ) Neurogene Purpuraformen.

Unter der Wirkung neurogener Faktoren zustande kommende Hämorrhagien bei Stigmatisierten können mit organisch bedingten hämorrhagischen Diathesen kombiniert vorkommen.

Eine *psychogene Hautpurpura* infolge vielfältiger Ursachen ist seit langem bekannt; eine sorgfältige Untersuchung hat dabei die Wirkungen von Artefakten, das Vorliegen von Blutkrankheiten und Gerinnungsstörungen und von anderen nicht psychogen bedingten Grundkrankheiten auszuschließen. Auf unbekannte Art kommt es dabei zu umschriebenen Hämorrhagien durch die Capillarwände in die Haut, am häufigsten im Bereich von Beinen, Armen und Stamm, mitunter auch an bestimmten Prädilektionsstellen, je nach dem psychogenen Untergrund, z. B. nach Art der Wundmale Christi (DEUTSCH 1938). Die Herde können über längere Zeit konstant vorhanden sein oder rezidivierend auftreten. Der wesentliche Nachweis ihrer psychogenen Bedingtheit ergibt sich durch die prompte Beseitigung nach Psychotherapie (BUNNEMANN 1922; SCHINDLER 1927) sowie durch die psychogene Reproduzierbarkeit anläßlich rezidivierender Psychosen. HEYER (1925) hält die Zahl der psychogenen Hämorrhagien im allgemeinen für beträchtlich. Kasuistische Beiträge wurden von JACOBI (1923) sowie HADLEY (1930) geliefert. Der eindrucksvollste Hinweis auf den psychogenen Mechanismus von Hauthämorrhagien ist ihre hypnotische Erzeugung, über die bereits KOHNSTAMM (1911) berichtet.

Ähnliche Voraussetzungen dürften auch für jene Beobachtungen zutreffen, bei denen die Sekretion blutiger Schweiße festgestellt wurde (ENGE 1910; JACOBI 1923; STELWAGON 1916; BIANCHI 1926), soweit keine essentielle familiäre Teleangiektasie (vgl. S. 539) vorliegt.

In die Gruppe der psychogenen Hämorrhagien sind auch die von REGELSBERGER (1917) beobachteten Darmblutungen und der von O. MÜLLER (1937) mitgeteilte Fall einer Lungenblutung einzuordnen, die als Äquivalente von Menstruationsblutungen auftraten.

Ursache und Pathogenese der psychogen bedingten Permeabilitätsstörung sind noch vollkommen unklar.

λ) Verminderung der Capillarresistenz bei Avitaminosen.

Vitamin C-Mangel. Die Avitaminose C führt sowohl bei dem für Erwachsene einschlägigen Krankheitsbild des Skorbut als auch bei der frühkindlichen, zwischen dem 4. Lebensmonat und dem Ende des 2. Lebensjahres auftretenden Möller-Barlowschen Erkrankung zu charakteristischen capillären Blutungen. Über die Gleichartigkeit der beiden Krankheitsbilder, die von HART und LESSING (1913) bejaht, von KOLLATH (1932) bestritten wird, sowie auf die Historie und Gesamtübersicht des Krankheitsbildes braucht hier nicht eingegangen zu werden; hierüber siehe ZELLWEGER und ADOLPH (1954), sowie die Grundlagen des Vitamin C-Stoffwechsels bei KÜHNAU (1952).

Im Mittelpunkt der Pathogenese beider Krankheitsbilder steht die gesteigerte Fragilität (und Permeabilität; vgl. S. 546) der Capillaren als Folge eines nachhaltig wirksamen Vitamin C-Mangels (HESS und FISH 1914). Demgegenüber wird der Blutstatus im wesentlichen normal gefunden, bis auf eine Vermehrung von Prothrombin und Fibrinogen (MARX und BAYERLE 1948).

Der früher bei Seefahrern nicht seltene Skorbut wird jetzt nur noch vereinzelt unter abnormen Verhältnissen in Kriegen und schlecht gehaltenen Gefangenenlagern beobachtet, im übrigen noch sporadisch bei Junggesellen oder Sonderlingen mit einseitiger Ernährung („bachelor scurvy", MCMILLAN u. INGLIS 1944) und in mitigierter Form als Hypovitaminose C bei einseitig ernährten Ulcuspatienten (OEHMEL 1932), bei Sprue, bei Enteritiden oder anderweitiger, allerdings monatelang wirksamer diätetischer Vitamin C-Karenz.

Unter Ascorbinsäuremangel büßen die Zellen die Fähigkeit ein, die zum physiologischen Zusammenhalt der Gewebe nötige intercelluläre Kittsubstanz zu produzieren (WOLBACH und HOWE 1926; JENEY und TÖRÖ 1938); dies macht sich an Knochen und Knorpel, am Dentin, am Bindegewebe und am Endothel der größeren Gefäße (LEE und LEE 1947) und der Capillaren, schließlich auch der serösen Höhlen bemerkbar. An diesen Stellen kommt es zu einer Erythrocyten-Diapedese durch die unverletzte Gefäßwand infolge Mangels an intercellularer Kittsubstanz.

An der Haut treten in Verbindung mit follikulären Hyperkeratosen — Keratosis pilaris begünstigt nach GOTTRON (1935) skorbutische Veränderungen —

in der präskorbutischen Phase vermehrte Neigung zu Einwachsen der Haare und zu Acne sowie eine graugelbe Blaßfärbung auf; später kommt es dann zu den typischen skorbutischen Purpuraherden der Haut. Diese sind entweder kleinflächig, punktförmig, wobei die Streckseiten der Unterschenkel in follikulärer Anordnung befallen werden (vgl. Abb. 75); auch der Stamm wird häufig mit ergriffen; das Gesicht bleibt frei. Andererseits entwickeln sich auch flächenhafte Blutungen an Stellen vermehrter mechanischer Belastung (Aschoff und Koch 1919), z. B. an Oberschenkeln, Waden und Kniekehlen. Diese größeren Herde erstrecken

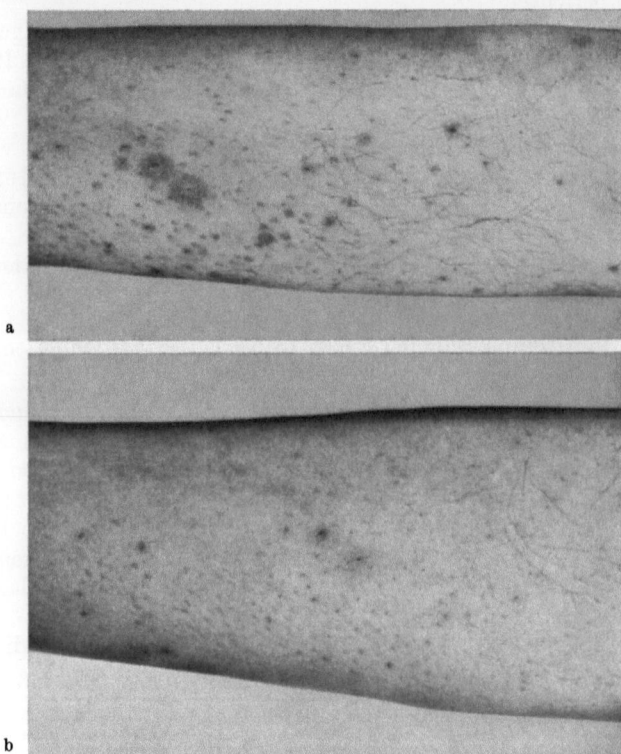

Abb. 75a u. b. Kleinfleckige Hautpurpura (Unterschenkel) einer Patientin mit Skorbut. a vor Therapie; b nach 14tägiger Behandlung mit Ascorbinsäure. (Med. Universitäts-Klinik Würzburg.)

sich auch auf das subcutane Gewebe und dürften nicht nur von den Endcapillaren ausgehen, sondern auch von den subpapillären Gefäßplexus. Bei Möller-Barlowscher Erkrankung werden die subcutanen und cutanen Purpuraherde an den Wangen, Ohrmuscheln, in der Umgebung der Orbita sowie im Bereiche der Halsfalten angetroffen. Die zunächst roten oder blauroten skorbutischen Purpuraherde gehen später über in ein Abheilungsstadium braungefärbter, hämosiderinhaltiger Plaques.

Die gesteigerte Durchdringbarkeit der capillären Intercellularlücken war auch durch Untersuchungen der Capillarresistenz nachzuweisen (Göthlin 1932, 1937); die klinische Verbindlichkeit dieses Nachweises wurde in der Folgezeit teilweise bestritten (Crandon u. Mitarb. 1940), teilweise auch bestätigt (Ahlborg und Brante 1939) oder bejaht (Stepp, Kühnau und Schroeder 1944). Bei ausgeprägtem Skorbut führt der Stau- oder Saugtest in der Mehrzahl der Fälle zu einem vermehrten Auftreten der erwähnten Punktblutungen, wenn er auch nicht streng verbindlich ist (Zellweger und Adolph 1954).

Kleinherdige Blutungen in die Muskulatur können durch capilläre Blutaustritte zustande kommen; ihre Mitwirkung an den Erscheinungen der skorbutischen Adynamie mit Muskelschwäche und auffälliger Ermüdbarkeit ist bisher nicht hinreichend berücksichtigt.

Im Knochen kann es als Folge der verminderten Bildung von intercellularer Kittsubstanz zur Degeneration von Knorpelzellen mit Epiphysenablösungen, zu osteoporotischen Veränderungen, eventuell Spontanfrakturen, zu Blutungen ins Knochenmark und auf lange Sicht zur Ausbildung des skorbutischen Fasermarkes (NAEGELI 1897) kommen. Klinisch wichtig sind die subperiostalen Blutungen, durch die der Spontan- und der Berührungsschmerz der befallenen Partien zu

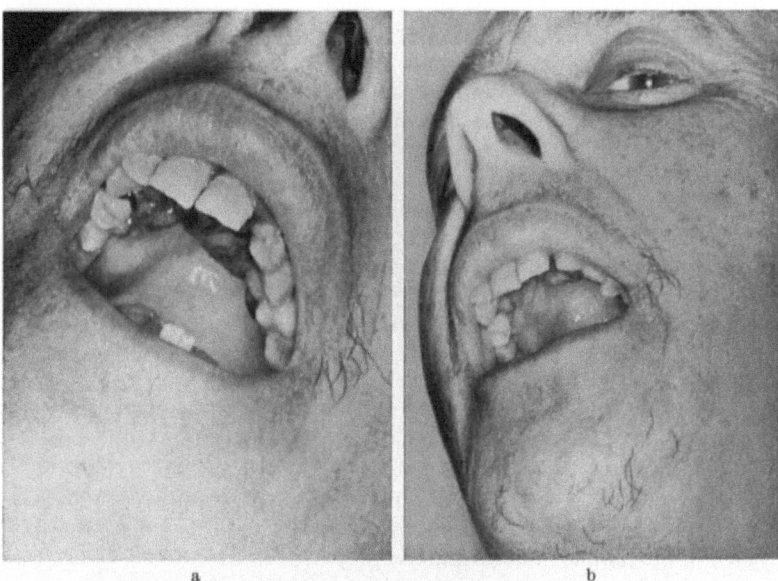

Abb. 76 a. u. b. Makrulie einer Patientin (wie Abb. 75) mit Skorbut. a vor Behandlung; b nach 14tägiger Behandlung mit Ascorbinsäure. (Med. Universitäts-Klinik Würzburg.)

erklären ist (Hampelmann-Phänomen der Pädiater bei Berührung der Oberschenkel von Kindern mit Morbus Möller-Barlow; HEUBNER 1903). Gelenkblutungen treten nicht auf.

An den Zähnen kommt es zur Degeneration der Odontoblasten und zu unzureichender Neubildung von Dentin infolge Abschlusses der Odontoblasten vom Prädentin durch eine Schicht flüssiger Intercellularsubstanz; ferner können Ödeme und Hämorrhagien der Zahnpulpa auftreten (ZELLWEGER und ADOLPH 1954).

Die Veränderungen der Mundschleimhaut beim typischen Skorbut pflegen zuerst an den Interdentalpapillen der Schneidezähne aufzutreten, und zwar nur im bezahnten Kieferbereich. Dort kommt es zu wulstigen Anschwellungen und zu blauroter Verfärbung, ähnlich dem Bild der venösen Blutfülle (SCHUERMANN 1955) und zu knolligen oder wulstigen Wucherungen der Gingiva (Makrulie) (vgl. Abb. 76). Hämorrhagische Infarzierungen, vermutlich durch gleichzeitiges Anschwellen der Gewebe bei gesteigerter Permeabilität mit begleitender Abflußbehinderung, sogar Alveolarfortsatznekrosen, sind beschrieben. Die Salivation ist gesteigert. Die größte Blutungsneigung besteht dabei im Peridentalbereich unmittelbar an den zahnnahen Gingivasäumen. Es kann zu erheblichen Blutungen aus der Mundschleimhaut kommen. Nach ZELLWEGER und ADOLPH (1954) können

Hämorrhagien auch im Bereiche des Magen-Darmkanals (selten) sowie der Harnwege (Haematuria minima) auftreten. Weiterhin sind im Bereiche der Vasa nervorum am peripheren Nerven skorbutische Blutungen möglich, die dann zu schweren Neuralgien führen. Labyrinthäre Blutungen verursachen Menièreartige Zustandsbilder.

Infolge verminderter Capillarresistenz und gesteigerter Capillarpermeabilität können sich in den serösen Höhlen blutig-seröse Ergüsse ansammeln (STEPP, KÜHNAU und SCHROEDER 1944).

Auf die weiteren Störungen beim Skorbut, die trophischen Veränderungen an Haut und Stützapparat besonders des wachsenden Organismus, sowie auf die Rolle der skorbutischen hypochromen Anämie (STEPP u. Mitarb. 1944; McINTOSH 1948), die wahrscheinlich hauptsächlich über unzureichende Eisenresorption bei Ascorbinsäuremangel zustande kommt und weniger auf Blutungen beruht, soll hier nicht näher eingegangen werden, desgleichen nicht auf den von SCHROEDER und BRAUN-STAPENBECK (1941) nachgewiesenen Parallelismus zwischen dem Vitamin C-Spiegel im Plasma und dem Eisenspiegel. Das bei manchen Skorbutpatienten auftretende Fieber erklärt FÄHNDRICH (1952) durch Resorption pyrogener Stoffe und begleitende Infektionen von den affizierten Schleimhäuten aus. Schließlich sei auf die bei Skorbut neben der Resistenzabnahme vorhandene gesteigerte Durchlässigkeit der Capillaren (Permeabilität) für Wasser und gelöste Stoffe hingewiesen (vgl. S. 546).

Die Therapie mit Ascorbinsäure in ausreichender Dosierung führt zum raschen Verschwinden der skorbutischen Purpura und der Capillarresistenzabnahme. Am schnellsten wirkt die intravenöse Injektion (täglich 1000 mg intravenös), da bei Patienten mit Avitaminose C die enterale Resorption nicht zuverlässig ist (STEPP und SCHROEDER 1936). Auch die intramuskuläre Gabe von Natriumascorbinat erweist sich als wirksam (STEPP, KÜHNAU und SCHROEDER 1944). Bemerkenswert ist der Anstieg der Plasmaalbumine nach intravenöser Vitamin C-Gabe bei Individuen mit Hypovitaminose C (BÖGER und SCHROEDER 1934), wohl eine Wirkung im Sinne einer verminderten Permeabilität des Gefäßsystems.

Vitamin B-Mangel. Bei einseitig ernährten Ratten (gerösteter Mais) kann die mangelnde Zufuhr an Vitamin B-Komplex zu multiplen cutanen und visceralen Blutungen führen, die durch Verfütterung von Rinde tropischer Bäume behebbar sind (JÜRGENS und PFALTZ 1944).

Vitamin E-Mangel. Bei Küken kann durch Tocopherol-Mangel eine Blutungsneigung entstehen (DAM und GLAWIND 1940). DAM und GLAWIND (1940) berichteten über günstige Ergebnisse der Behandlung von Frühgeborenen mit Vitamin E zur Erhöhung der Capillarresistenz.

Vitamin P-Mangel kann zu hämorrhagischen Diathesen führen (LEVITAN 1949).

Nähere Angaben s. S. 586.

µ) Purpura senilis.

Die Bezeichnung „Purpura senilis" wurde nach GOTTRON (1935) zu Beginn des 19. Jahrhunderts von BATEMAN geprägt. Das Krankheitsbild tritt nach dem 65. Lebensjahr auf und äußert sich durch punktförmige bis münzengroße Purpuraherde der Haut, vornehmlich am Handrücken und an den Streckseiten der Vorderarme und Unterschenkel. Wenn auch im allgemeinen die traumatische Genese bestritten wird (PASINI 1906), so werden vielfach doch äußere physikalische Einwirkungen nach Art von unterschwelligen Traumen (JADASSOHN, zit. nach GOTTRON 1935; „Purpura senilis factitia") angenommen. Demnach wären Diapedesis- und Rhexisblutungen pathogenetisch beteiligt. Zusammenhänge mit der Arteriosklerose sind fragwürdig (JORES 1924; GOTTRON 1935). Im allgemeinen wird die Purpura senilis durch Diapedesisblutungen im Bereiche von primär unverletzten Endstrombahngefäßen erklärt, wobei eine abnorme Fragilität angenommen wird. Das Krankheitsbild wurde durch UNNA (1894) und PASINI (1906) näher beschrieben.

Neuerdings wurde anhand von Beobachtungen bei 60 Patienten mit seniler Purpura das klinische und ätiologische Problem dieses Krankheitsbildes wieder zur Diskussion gestellt. Die Lokalisation der Herde vornehmlich an den Extensorenbereichen, an der Radialseite des Vorderarms und am Handrücken scheint demnach für die ursächliche Rolle mechanischer Mikrotraumen zu sprechen, ohne daß eine gesteigerte Capillarfragilität über das altersübliche Maß hinaus zu bestehen braucht (TATTERSALL und SEVILLE 1950). Therapeutische Bemühungen mit Ascorbinsäure, Flavonen und Nicotinsäure erwiesen sich als wirkungslos.

ν) Einfache hereditäre familiäre Purpura.

Auf dem Boden einer familiär verankerten Capillarschwäche kann sich ein Purpurasyndrom von unterschiedlicher Intensität entwickeln. Dies konnten bei 79 Angehörigen von 27 Familien im Laufe von 4 Generationen beobachtet werden; 6 Individuen des Kollektivs machten sogar eine Schönlein-Henoch-Purpura durch. Die Capillarresistenz erwies sich beim Staubindenversuch manchmal normal, manchmal reduziert (DAVIS 1941). Die Untersuchungen weisen jedenfalls auf eine familiär-hereditäre Komponente der Purpuraneigung hin.

c) Änderungen der Durchlässigkeit der Capillarwand unter der Einwirkung von Giften.

Wie S. 546 ausgeführt, ist eine strenge Unterscheidung zwischen Capillarpermeabilitätsstörungen (Durchlässigkeit für Wasser und gelöste Stoffe) und Capillarresistenzstörungen (Durchlässigkeit für corpusculäre Elemente) nicht möglich, da fließende Übergänge zwischen beiden Vorgängen bestehen, indem bei geringerer Intensität der Schädlichkeit lediglich ein Flüssigkeitsdurchtritt von gelösten Substanzen, bei gröberen Capillarwandschädigungen auch ein Austritt von Blutzellen stattfindet. Dies gilt ganz besonders von den Giftwirkungen auf die Capillarwände.

Nach KROGH (1929) werden als Capillargifte jene Substanzen bezeichnet, die in sehr schwachen Konzentrationen direkt und mehr oder minder spezifisch auf die Capillarwand wirken. MEYER und GOTTLIEB (1921) hatten die Einteilung der gefäßwirksamen Gifte in die eigentlichen Gefäßgifte (vesicantia und suppurantia), die schmerzerregenden Hautreizmittel (rubefacientia) und die zelltötenden Gifte vorgeschlagen. HEUBNER (1925) kommt zu folgender Einteilung:
1. reine Capillargifte;
2. reine Nervenreizgifte;
3. reine Zellgifte;
4. Capillar- und Nervengifte;
5. Zellgifte mit gleichzeitiger Capillarwirkung;
6. Zellgifte mit gleichzeitiger Nervenreizwirkung;
7. Zellgifte mit gleichzeitiger Capillar- und Nervenreizwirkung.

Neuerdings wird die Auffassung vertreten (NEUMANN und HABERMANN 1959), daß spezifische Endotheliotoxine und Hämorrhagine, wie sie bisher unterstellt wurden, durchaus fragwürdig sind; graduelle Übergänge von der Ödembildung über das Auftreten von Petechien zu größeren Hämorrhagien scheinen je nach Intensität der wirksamen Reize die Regel zu sein.

Gegen die Einwirkungen von Schwermetallsalzen sind die Capillaren stark empfindlich (HEUBNER 1907, 1925; FLURY 1938). Durch intravasale Applikation von Goldsalzen, z.B. $AuCl_4Na + 2H_2O$ kommt es nach vermehrter Blutfülle mit hochgradiger Capillardilatation zu circumvasalen Blutungen, besonders im Mesenterialbereich (HEUBNER 1907). Ähnliche Wirkungen besitzen andere Schwermetallsalze (KROGH 1929).

Das als Rattengift benutzte Arsenik (As_2O_3), das farb- und geruchlose Lösungen bildet, verursacht bei akuten Vergiftungen schwerste gastroenteritische Erscheinungen, vielfach mit tödlichem Ausgang; dabei finden hochgradige Flüssigkeitsverluste und Hämorrhagien statt. HEUBNER (1925) bezeichnet das Arsenik als Capillar- und Zellgift.

Ähnlich sind die Veränderungen nach enteraler Zufuhr von Brechweinstein $(CH(OH)COO)_2SbOK$.

Eine starke Capillarwirkung haben ferner verschiedenartige Kampfstoffe, so die Substanzen der Blaukreuzgruppe (Arsine), die zu Zellschäden und Fermentwirkungen führen (FLURY 1938; ZERNIK 1933, 1933) und insbesondere auch auf die Capillaren einwirken (MUNTSCH 1941). Auch bei der Gruppe der Gelbkreuzkampfstoffe (Typ Dichlordiäthylsulfid) handelt es sich um Permeabilitätsgifte (MUNTSCH 1941) und universelle Zellgifte (FLURY 1938). Ihre Wirkung wird in einer Reaktion mit körpereigenen Aminoverbindungen gesehen (LAWSON und REID 1925; MUNTSCH 1941). Es kommt zu toxischen Blutungen der Nieren, des Magen-Darmkanals und des Gehirns. Die Stoffe der Grünkreuzgruppe, insbesondere das Phosgen, erzeugen bei Einatmung ein akutes toxisches Lungenödem, das auf der Einwirkung von unzersetztem Phosgen, kombiniert mit der Wirkung von Salzsäure im statu nascendi beruht. Durch Plasmaverluste kommt es zur Hämokonzentration, zum Schock und zur Erythrocytenquellung (MUNTSCH 1941; GROSCURTH, zit. nach MUNTSCH 1941).

Als Capillargifte nennt HEUBNER (1925) ferner das Dionin und bis zu einem gewissen Grad das Coffein.

Medikamentös induzierte Gefäßschäden sind bekannt geworden nach Anwendung von Kollargol (JORES 1924); Thorium X (JOANNOVIC 1930), Germanin (DIETRICH und NORDMANN 1930). Ferner beobachteten STAEMMLER (1929), HENNEBERG (1922) sowie PETERS (1949) Gefäß- und Capillarschäden nach Anwendung von Salvarsan, wobei durchaus an eine Zweitschädigung neben einer bestehenden Zirkulationsstörung zu denken ist (RICKER und KNAPE 1912). Durch Vorbehandlung mit Morphin scheint sich die Salvarsan-Toxicität an den Hirngefäßen verhindern zu lassen (WIESENACK 1921). Insgesamt muß der älteren Literatur auch insofern kritisch begegnet werden, als die Virushepatitis noch nicht bekannt war. FÜHNER (1943) erwähnt schließlich noch Capillarschädigungen nach Emetin sowie nach Anwendung von Colchicin.

Zu einem meßbaren Absinken der Capillarresistenz führt eine wirksame Therapie mit Cumarinpräparaten (THIES 1955). LINKE (1952) beobachtete, daß die Regeneration der Gerinnungsfähigkeit des Blutes nach Unterbrechung der Cumarinbehandlung beim Tromexan rascher als beim Dicumarol erfolgt.

WEICKSEL (1954) fand die Capillarresistenz nach Isonicotinsäurehydrazid bei Gesunden sowie bei Patienten mit Lungentuberkulose innerhalb der ersten 20 bis 30 Tage der Therapie herabgesetzt (10 mg/kg), wobei die Messungen mit der Saugmethode (FRANKE 1943) erfolgten. Klinisch lassen sich bei dieser Therapie Blutextravasate und eine verstärkte Neigung zu Hämoptysen verzeichnen.

Unter Penicillin (CRIEP u. COHEN 1951; ERLINGER 1954) und Streptomycin (GROB 1954) ließ sich keine signifikante Änderung der Capillarresistenz innerhalb der gebräuchlichen therapeutischen Dosis feststellen.

Ein speziell capillaraktiver Stoff, dessen Wirkungen bei verschiedenen Tierspecies beträchtlich differieren, ist das Histamin (ACKERMANN 1910). Beim Pflanzenfresser und Frosch unwirksam, entfaltet es an der Ratte eine geringe, bei Meerschweinchen und Katzen sowie bei Carnivoren anderer Art, auch beim Menschen, stärkere Reaktionen (DALE und RICHARDS 1918; KROGH 1929; DALE 1932). Intravenöse Gabe kleiner Histaminmengen führt bei Katzen zu Blutdruckabfall infolge Capillarerweiterung (DALE und RICHARDS 1918). Dieser Effekt ist bereits im Abschnitt „Lumenveränderungen der Capillaren", S. 529 erwähnt. Höhere Dosen von 1—2 mg/kg lassen den Blutdruck auf Werte zwischen 50 und 30 mg Hg abfallen und führen zu vermindertem Blutrückfluß zum Herzen und hochgradiger Ansammlung von Blut in den mesenterialen Capillaren. Ähnlich dieser „Verblutung in die eigenen Gefäße" (DALE und LAIDLAW 1919) oder in die Netzgefäße (RICH 1921) sind die Reaktionen der Capillaren am Katzenohr nach intravenöser Histaminzufuhr (HOOKER 1920). Intracutane Histaminanwendung führt, wie schon CARRIER (1922) zeigen konnte, zur typischen dreifachen Reaktion (LEWIS 1927): nach 20 sec entwickelt sich eine kleine Rötung, anschließend der rote Hof und nach 1—2 min eine Quaddel infolge Austritts von Plasmabestandteilen ins Gewebe. Neben der erweiternden Wirkung auf Capillaren und Venen erkannte FELDBERG (1927) einen arterienverengernden Reflex, der z. B. auch am Kaninchenohr infolge arterieller Konstriktion die Ausbildung eines roten Hofes verhindern kann (LEWIS und MARVIN 1927). Beim Menschen bewirkt die subcutane Injektion von 1—2 mg Histamin eine Verkleinerung der aktiven Blutmenge, oft mit Hämokonzentration und einen nur minimalen Abfall des arteriellen Blutdrucks (WOLLHEIM 1931).

Auf die Wirkungen der H-Substanzen als Schockgifte (Plasmaverlust und Hämokonzentration) wurde bei der Besprechung der entzündlichen Permeabilitätsstörung hingewiesen. Die Herabsetzung der Capillarresistenz nach Verbrennungen (UNDERHILL u. FISK 1930) und bei aktinischen Einwirkungen (FRANKE 1943) hängt damit zusammen.

Die erweiternde Wirkung von Histamin auf Capillaren und Arteriolen läßt sich am Frosch besonders deutlich machen, wenn vorher der antagonistisch wirkende Hypophysenhinterlappenextrakt angewendet wird (HEUBNER 1925), dem KROGH und HARROP (1922) eine allgemein tonisierende Wirkung auf die Capillaren zuschrieben.

Zum Unterschied vom Histamin erfolgt der blutdrucksenkende Effekt von Acetylcholin nur über eine Beeinflussung der Arteriolen; nach Wegfall der Wirkung (z. B. nach Beendigung einer Acetylcholin-Infusion) kehrt der abgesunkene Blutdruck wieder zum Ausgangswert zurück; ist es jedoch durch Histaminwirkung mit Capillarschädigung zu einem Blutdruckabfall gekommen, so zeigt sich dieser weniger prompt reversibel.

α) Tierische Gifte.

Auf eine eingehende Beschreibung der Wirkungen der *Schlangengifte* muß im Rahmen dieser Darstellung verzichtet werden. Es sei auf die Arbeiten von FAUST (1906), PHISALIX (1922); PAWLOWSKI (1927); FLURY (1929) und SCHAUMANN (1936) verwiesen. Die Capillarwirkungen der Schlangen- und Hymenopterengifte sind neuerdings von NEUMANN und HABERMANN (1959) bearbeitet worden.

Von spezifisch neural angreifenden Giften, wie sie besonders im Colubridengift vorliegen, werden manche besonders im Viperngift (Bothropsarten) gefundene spezifische Capillargifte unterschieden (HOUSSAY 1923). Am Orte der Einwirkung verursachen die Viperngifte hämorrhagische Ödeme, am Gesamtkreislauf Schocksyndrome. Mitunter können blutige Gastroenteritiden, Epistaxis, Hautpurpura und Hämaturien vorkommen. Die in den Viperngiften enthaltenen Toxalbumine bieten die Möglichkeit, ihre antigenen Eigenschaften zur Bildung von antitoxischen Antikörpern (Immunisierung von Pferden und anderen Großtieren durch Formoltoxoide) zu nutzen. Die Toxinwirkung auf die Gefäßdurchlässigkeit läßt sich durch so gewonnene Antisera ausschalten (NEUMANN und HABERMANN 1959; SCHLOSSBERGER, BIELING und DEMNITZ 1936).

Ähnliche Wirkungen kommen gewissen Giften von Kröten, Salamandern, Fischen und Muscheln zu, auf die im Rahmen dieser Darstellung nicht näher eingegangen werden kann.

Das in der spanischen Fliege (Lytta vesicatoria) enthaltene *Cantharidin* führt zu örtlichem Brennen, zu Hautrötung sowie zur Blasen- und Geschwürsbildung; innerliche Verabreichung verursacht gastroenteritische Symptome mit Übelkeit und blutigem Erbrechen; postresorptiv können Hämaturien und Uterusblutungen auftreten. HEUBNER (1925) bezeichnet das Cantharidin nicht als Capillargift, sondern wegen des Fehlens der Quaddelbildung in seiner Versuchsanordnung nur als universales Zellgift, das auch auf die Capillarzellen nekrotisierend wirkt.

Immengifte führen infolge ihrer Wirkung auf die Capillarwand zu Ödembildung, die sich bis zu Hämorrhagien steigern kann. Hierher gehören das im Bienengift enthaltene Melittin und das im Wespengift enthaltene Kinin (NEUMANN und HABERMANN 1959) sowie verschiedene Hornissengifte. Stiche derartiger Insekten führen zu Juckreiz und Brennen, Rötung, Schwellung und Quaddelbildung. Flüssigkeitsverluste der Gewebe sind nachgewiesen (FELDBERG u. KELLAWAY 1937). Bei Todesfällen nach Insektenstichen findet sich eine Hyperämie aller Organe, bedingt durch hochgradige Erweiterung der Capillaren. Ähnliche Wirkungen werden den *Ameisengiften* zugeschrieben.

Zu erheblichen Schädigungen der Capillarwände kann auch der Kontakt mit *Nesseltieren* führen; durch den Gehalt an quaternären Ammoniumbasen zeichnen sich zahlreiche Quallen und Seerosen aus.

Schließlich muß auf die durch Trichinenbefall hervorgerufenen Capillarblutungen im Wirtsorganismus sowie auf die bei Infektion mit Amöbenruhr auftretenden histolytischen Capillarschädigungen mit Geschwürsbildungen im Dickdarmbereich hingewiesen werden.

β) Pflanzliche Gifte.

Capillarschädigungen nach Zufuhr von *Colchicin* („vegetabiler Arsenik") werden in Form blutiger Gastroenteritiden mit choleraähnlichen Durchfällen und hämorrhagischem Erbrechen beobachtet; nach Resorption des Giftes kommt es auch zu renalen Capillarschädigungen, die sich durch Hämaturie manifestieren. Ganz ähnliche Symptome können durch das in manchen Bohnenarten enthaltene *Phasin*, das beim Kochen zerstört wird, nach Genuß ungekochten Bohnensalates hervorgerufen werden.

Das im Ricinussamen enthaltene Toxalbumin *Ricin* verursacht in gleicher Weise Gastroenteritiden, Leberschädigungen und nephritische Nierensymptome; universale Capillarschädigungen führen mitunter zu Schocksyndromen (FÜHNER 1943). Ähnliche Wirkungen ruft das *Abrin* (RICKER und REGENDANZ 1921) und insbesondere das *Crotin* hervor.

Das als toxisches Abortivum bekannte in Campherarten vorkommende *Apiol* führt ebenfalls zu Nierenreizungen, die aber in der Regel ohne Hämaturie einhergehen.

Die *Senföle* und die verwandten *Allylderivate* gelten nach HEUBNER (1925) als Capillar- und Zellgifte. Die Wirkung der im Meerrettich, Rettich, Knoblauch und Zwiebel enthaltenen Reizstoffe wird hierdurch erklärt. Hingegen werden die im *spanischen Pfeffer* enthaltenen Reizstoffe (Undecylensäurevallinylamid und Nonylensäurevallinylamid) sowie das Cinnamenylacrylsäurepiperidid von HEUBNER (1925) ebenso wie von STARY (1925) nicht als spezifische Capillarreizstoffe angesehen; sie wirken nur auf die sensiblen Nerven und selektiv auf die Wärmereceptoren.

Capillarschädigungen entstehen ferner bei den Vergiftungen mit *Terpentin- und Eucalyptusöl* sowie mit zahlreichen anderen pflanzlichen ätherischen Substanzen, worauf in der Darstellung von FÜHNER (1943) ausführlich eingegangen ist. Bei diesen Substanzen kommt es nach entsprechender Dosierung zu Gastroenteritiden, Nephritiden, eventuell zur Einwirkung auf den graviden Uterus, wodurch sich der Gebrauch mancher dieser Mittel als Abortiva erklärt.

d) Therapeutische Beeinflussung der Durchlässigkeit der Capillarwand.

Abgesehen von den bei den einzelnen Abschnitten beschriebenen speziellen therapeutischen Schritten ergeben sich manche allgemeine Maßnahmen, die geeignet sind, die Durchlässigkeit der Capillarwand zu beeinflussen.

α) Maßnahmen zur Verminderung der Durchlässigkeit.

Die Steigerung der pathologisch erniedrigten Capillarresistenz läßt sich durch Gaben von *Vitamin C* erreichen (vgl. S. 580). Bei Personen ohne Zeichen von Skorbut oder Möller-Barlow-Erkrankung ist die in der Capillarresistenzprüfung erzielbare Wirkung gering oder fehlend (FRANKE 1939); besser ließ sich die Wirkung von Fruchtsäften in einem Anstieg der Capillarresistenz demonstrieren (FRANKE 1939).

Calciumsalze führen nach MEYER (1910) sowie CHIARI und JANUSCHKE (1911) zu einer Verminderung der Permeabilität der Zellmembranen am Kaninchenauge. Experimentelle Pleuritiden mit Kupfersulfat (GOLD 1928; ROTHLIN 1930) und mit Eiweißstoffen (LIEBERMANN 1936) sowie mit Tuberkelbakterien (KALLOS 1940) lassen sich durch Calciumanwendung verhindern. Der Calciumanstieg im Blut nach intravenöser Gabe ist nach ROTHLIN und SCHALCH (1934) von über zweistündiger Dauer. Allergisch bedingte Steigerungen der Capillarpermeabilität werden vorteilhaft mit intravenösen Calciumgaben behandelt, zumal auch das Wasserbindungsvermögen der Gewebe nach Calciumanwendung absinkt (BLUM u. Mitarb. 1921/22; 1928). Nebenwirkungen bei intravenöser Anwendung sind Hitzegefühl, Hautrötung und Schweißausbruch.

Brenzkatecholderivate finden ebenfalls therapeutische Verwendung zur Gefäßabdichtung, so z.B. im Präparat Stryphnon (Methylaminoaceto-brenzcatechin; Phiag, Wien) (KLIMA 1936; KUMMER 1936; WOLF und DUCHAINE 1934). Die Anwendung des Präparates geht zurück auf LAUB (1906), ALBRECHT (1923) sowie KOLLERT und REZEK (1925). Die Substanz hat eine adrenalinartige Wirkung und wird bei intravenöser Gabe mit 0,01—0,015 mg pro kg Körpergewicht dosiert.

Adenochrom-Monosemicarbazon (Adrenoxyl, Nordmarkwerke Hamburg) soll neben einer Steigerung der Capillarresistenz eine Verminderung der Capillarpermeabilität bewirken, den Muskelstoffwechsel fermentativ beeinflussen (STANGL 1953) und bei Schockzuständen günstig wirken (FRIEDLÄNDER 1956).

Die Anwendung dieses als Adrenalin-Vorläufer angesehenen Stoffes (ROSKAM und DEROUAUX 1944) erfolgt als intravenöse Infusion (50 mg auf 500 cm³ Infusionslösung) oder in Dosen von 0,5—0,75 mg als subcutane, intramuskuläre oder intravenöse Injektion. Der Stoff ist auch enteral resorbierbar und hat keine Wirkung auf die Gerinnungszeit. Er verkürzt allerdings die Blutungszeit und ist nicht frei von sympathicomimetischen Eigenschaften. Er wird als Indol durch die Niere ausgeschieden.

Pituitrin aus dem Hypophysenhinterlappen wirkt durch periphere Gefäßkontraktion antiexsudativ und antiödematös. Die Wirkung ist an den Capillaren stärker als an den Arteriolen, im Haut- und Splanchnicusbereich stärker als an der Muskulatur, an den Nierengefäßen nur gering (MØLLER 1953). EPPINGER u. Mitarb. (1924) empfahlen es bei therapieresistentem Lungenödem, was aber im Hinblick auf die coronarkontrahierenden Eigenschaften des Pituitrin nicht unbedenklich erscheint.

Extrakte aus Schlangengift, die nach KLOBUSITZKY (1954) eine thrombinähnliche Wirkung entfalten und die Gerinnungszeit verkürzen sollen (HOHNEN 1957), sind in dem Präparat Reptilase (Dr. Degen und Kuth, Düren/Rheinland) enthalten. Sie wurden bei Hämorrhagien verschiedenster Genese verwendet. Die Substanz ist nach Untersuchungen von HABERMANN (1958) am Ganztier unwirksam.

Vitamin P. Das Permeabilitätsvitamin P (Citrin), gewinnbar aus Paprika und aus Citronen (SZENT-GYÖRGYI 1936) läßt sich therapeutisch bei infektiöser Purpura (KUGELMASS 1940) und bei toxischer Purpura (SCARBOROUGH 1940; 1942 sowie SCARBOROUGH und STEWART 1938) ferner bei allergischen Purpuraformen ohne Thrombopenie, insbesondere mit gleichzeitiger Ascorbinsäuretherapie, erfolgreich verwenden (ARMENTANO u. Mitarb. 1936/37). Unter Vitamin P-Mangel ist die Capillarresistenz vermindert (RUSZNYAK und BENKÖ 1941), ohne daß manifeste Blutungen auftreten; letztere ereignen sich erst bei akzidentellem Vitamin C-Mangel (CHIANCONE 1942). Am Kaninchen führt Vitamin P-Therapie zur Beseitigung des Hydrophthalmus congenitus (SCHMITT-SAUBERMANN, zit. nach STEPP-KÜHNAU und SCHROEDER 1944). Als Hyaluronidase-Inhibitor erwies sich das Hesperidin (Hesperetin-Rutinosid, durch Phosphorylierung wasserlöslich gemacht) (HÜBNER 1954). KÜCHMEISTER (1954) konnte durch Capillarresistenzprüfungen und im Cantharidenblasen-Test die Wirksamkeit von täglich 250 mg Hesperidin-Phosphat zeigen.

Das in der Citrone gefundene Vitamin P oder Citrin (Antipermeabilitäts-Vitamin nach SZENT-GYÖRGYI u. Mitarb. 1936) besteht aus Flavon-Glykosiden und ist enteral resorbierbar.

Rutin, ein Flavon-Glykosid, läßt sich aus Tabakspflanzen u. a. leicht gewinnen (GRIFFITHS u. Mitarb. 1944; SHANNON 1946) und wirkt gleichsinnig. Fraglich ist seine Capillarwirkung bei Zuständen ohne Vitamin P-Mangel (MØLLER 1953). Nach Befunden von AMBROSE u. DE EDS (1947) wird die Permeabilität im Trypanblau-Test sowohl bei normaler als auch bei pathologisch veränderter Durchlässigkeit stets vermindert. Die Dosierung beim Präparat Birutan (Merck) beträgt täglich 3mal 50 mg per os oder parenteral.

Ein ausgesprochener Vitamin P-Effekt wird auch den in der Roßkastanie enthaltenen Glykosiden, insbesondere dem Aesculin, zugeschrieben. Untersuchungen mit Roßkastanienextrakt bei parenteraler (SCHEELE und MATIS 1952; GIGGLBERGER und KLEIBEL 1952; KÜCHMEISTER 1953), bei enteraler (GIGGLBERGER und KLEIBEL 1952) und percutaner (KOCH 1956) Anwendung sprechen für einen objektivierbaren Effekt des Präparates Venostasin, einer Kombination von Roßkastanienextrakt und Vitamin B_1. METZGER und SPIER (1953) konnten mit einem modifizierten Landis-Test die Verminderung einer pathergisch gesteigerten Capillarpermeabilität durch mehrwöchige Anwendung von täglich 2 cm³ Venostasin intravenös zeigen. KÜCHMEISTER (1953) sah nach 3—8tägiger Anwendung von täglich 4 cm³ intravenös des gleichen Präparates Verminderung der Capillarpermeabilität mit der Cantharidenblasen-Methode. Außer in dem

Vitamin B₁-haltigen Präparat Venostasin (Klinge) sind Inhaltsstoffe der Roßkastanie auch in den Präparaten Venogal (Riedel) und Venoplant (Schwabe) enthalten.

β) Maßnahmen zur Steigerung der Durchlässigkeit.

Im Gegensatz zu den bisher beschriebenen Stoffen, die eine Verminderung der Capillarwanddurchlässigkeit bezwecken, sind andere Stoffe, z. B. das Kallikrein (ROCHA e SILVA 1940; HABERMANN 1959), als permeabilitätssteigernde Faktoren bekannt.

Zu diskutieren ist in diesem Zusammenhang die *Hyaluronidase* (Invasin), eine fermentartig wirkende Substanz, die sich besonders aus Hodengewebe gewinnen läßt und auf die Kittsubstanzen des Bindegewebes (Hyaluronsäure; Chondroitinschwefelsäure) durchlässigkeitssteigernd (spreading factor) wirkt (DURAN-REYNALS 1928; CHAIN und DUTHIE 1940). Diese Wirkung wird klinisch ausgenutzt bei Anwendung von Antibioticis (SON u. Mitarb. 1949), bei subcutanen und intramuskulären Infusionen (SCHWARTZMANN 1949, LENSTRUP 1951). Zusatz von Hyaluronidase verkürzt die Wirkung der Lokalanaesthetica; Zumischung zu Adrenalin ermöglicht Verkürzung des Wirkungseintrittes und Vergrößerung des Wirkungsbezirkes der Lokalanaesthetica (KIRBY u. Mitarb. 1949). Der Effekt der Hyaluronidase wird im allgemeinen durch Corticoide gehemmt (SCHUMAN u. FINESTONE 1950) und ist entgegengesetzt der Wirkung der Flavone (LEVITAN 1949). Ob dieser nachweisbaren Wirkung auf die Kittsubstanzen des Bindegewebes auch eine entsprechende Wirkung auf die Gefäße an die Seite gestellt werden kann, ist äußerst fraglich (NEUMANN und HABERMANN 1959). HABERMANN (1959) zeigte, daß hochgradig gereinigte Hyaluronidasepräparate ohne Wirkung auf die Capillarpermeabilität sind. BENDITT u. Mitarb. (1951) fanden bereits, daß der vermeintliche Effekt von Invasin auf die Capillarpermeabilität wahrscheinlich durch Verunreinigungen der aus Hodengewebe gewonnenen Hyaluronidasepräparate vorgetäuscht war. Auch die Untersuchungen von LAMPARTER (zit. nach HABERMANN 1959; Bläuung einer Giftquaddel nach intravenöser Evans blue-Injektion) sowie von LAST und LOEW (1947) konnten keine Capillarwirkung von Invasin nachweisen.

Keine primär arterielle oder venöse Erkrankung bleibt ohne Auswirkung auf das Capillargebiet. Wie in diesem den Capillaren speziell gewidmeten Kapitel gezeigt wurde, greifen darüber hinaus die verschiedensten schädigenden Einflüsse unmittelbar im Capillargebiet an. Durch entsprechende funktionelle Analyse lassen sich bestimmte primäre Erkrankungen der Capillaren definieren.

IV. Mißbildungen und Fehlbildungen der Blutgefäße.

1. Kongenitale Angiektasien mit dystrophischen Veränderungen.

a) Klippel-Trénaunay-Syndrom.

KLIPPEL und TRÉNAUNAY (1900) beschrieben die Kombination von kongenitalen Varicen, Naevus angiomatosus und Verlängerungen des knöchernen Skelets als „Naevus variqueux osteohypertrophique", nachdem bereits 1869 durch TRÉLAT und MONOD Kombinationen von Varicen, Angiomen und Extremitätenhypertrophien beobachtet worden waren. PARKES WEBER (1918) faßte die hierher gehörenden Syndrome unter der Bezeichnung „haemangiectatic hypertrophies of limbs" zusammen. COUSIN (1947) schlug den Ausdruck „Angiectasie osteodystrophique congénitale" zur Bezeichnung vasaler und ossaler Entwicklungsstörungen vor, HOLTHUIS (1954) den Namen „dystrophische Angiomatose", bei welchem die Varicen und die arteriovenösen Fisteln unzureichend berücksichtigt sind. Zur kongenitalen dystrophischen Angiektasie (DE REUS und VINK 1955) werden auch diejenigen Varicen gerechnet, die sich auf der Basis angeborener arteriovenöser Fisteln, manchmal gemeinsam mit vermehrtem Längenwachstum der Extremitäten entwickeln.

Die Pathogenese des Krankheitsbildes ist unbekannt. Teilweise wurde das Hauptaugenmerk auf die arteriovenösen Fisteln des Syndroms gelegt (PEMBERTON und SAINT 1928; REID und CONWAY 1933; HORTON 1932). Wahrscheinlich liegen keimplasmatische Affektionen vor; bei den Eltern der Träger dieser Erkrankungen läßt sich häufig Konsanguinität nachweisen (GRAUL 1953). Französische Autoren, wie DUZEA (1886), LEBLANC (1896/97) u. a. beschrieben das Syndrom bereits vor KLIPPEL und TRÉNAUNAY (1900); später wurden von GOUGEROT und LORTAT-JACOB (1934) u. a., SERVELLE (1945; 1952), LIAN und ALHOMME (1945), DEPREZ (1946) und COUSIN (1947) ähnliche Fälle mitgeteilt. Auch in der deutschen Literatur sind Beiträge von BRAUN (1902), LÄWEN (1903), BROCKENHEIMER (1907), SONNTAG (1928), KUMER (1932), HALTER (1937), BONSE (1951) u. a. zu finden, desgleichen in der holländischen Literatur (TEN KATE 1938; SILLEVIS-SMITT und VAANDRAGER 1950; HOLTHUIS 1954; DE REUS und VINK 1955 u. a.).

Die Angiome sind meist Naevi von größerer Fläche, hellroter, dunkelroter oder grauroter Färbung, die vorzugsweise im Bereiche dystrophischer Extremitäten, sehr selten im Gebiet einer ganzen Körperhälfte, zur Entwicklung kommen, wobei eine metamere topographische Ausbreitung ersichtlich ist. Die Angiome sind allerdings nicht streng an den Ort der dystrophischen Änderungen gebunden, sondern können auch im Bereiche nichtdystrophischer Extremitäten lokalisiert sein. Als sog. „cirsoides" Angiom beschreiben v. BOGAERT und KEGELS (1947) angiomatöse Fehlbildungen im Bereich arteriovenöser Fisteln. Auch Lymphangiome kommen bei kongenitalen Dystrophien häufig vor.

Die Venektasien und Varicen bei kongenitaler dystrophischer Angiektasie entwickeln sich erst postfetal. Meist sind sie im Bereich der Beine, häufig bilateral, im Bereich der Vena saphena magna lokalisiert, was ein gewisses Unterscheidungsmerkmal gegenüber primären Varicen darstellen soll (DE REUS und VINK 1955). Bei starker Ausprägung ist die Entwicklung von Ödemen und Ulcera möglich. Bindegewebige Stränge (brides) als Venenabflußhindernisse sind beschrieben (SERVELLE 1952). Arterielle Ektasien scheinen selten zu sein, jedoch sollen sie nach GOUGEROT als Pendant der isolierten Varicen auch beim Fehlen von Hinweisen auf arteriovenöse Fisteln vorkommen; man spricht von Megalarterien oder Dolichoarterien.

Die ossalen Dystrophien bestehen gewöhnlich in einer Hyperplasie von Skeletteilen, wobei Verlängerung der Gliedmaßen bis 10 cm, vor allem während der Wachstumsperiode, beobachtet werden. Gelegentlich kommt es zu abnormer Dickenzunahme, in anderen Fällen zu abnormem Längenwachstum bei dünnem Extremitätenkaliber („allongement atrophique"). Seltener entwickelt sich eine allgemeine Hypoplasie mit Osteoporose im Bereiche der Extremitäten. Kombinationen von Varicen, Ulcera cruris und Hyperkeratose sind von HALTER (1937) beschrieben. Entsprechende Weichteilveränderungen in Muskulatur und Bindegewebe wurden als Hypertrophie oder Atrophie beschrieben.

Im Bereiche arteriovenöser Fisteln sind Gefäßgeräusche und Schwirren wahrnehmbar. Die sorgfältige Fahndung nach derartigen Symptomen ist bei allen Deformitäten mit Angiomen und Varicenbildung zu empfehlen. Phlebographische Untersuchungen liefern Aufschlüsse über Passagehindernisse im Venensystem sowie über Art und Ausmaß der Kollateralkreisläufe. Bei arteriovenösen Fisteln ist die serienvasographische Untersuchung der betroffenen Extremität zu empfehlen.

Die differentialdiagnostische Abgrenzung des Klippel-Trénaunay-Syndroms gegenüber der Sturge-Weberschen Krankheit (s. S. 590) erweist sich häufig als schwierig oder unmöglich (GRAUL 1953). Vielfach handelt es sich um Überschneidungen der verschiedenen Symptome. Die Sturge-Webersche Krankheit wird zusammen mit der Neurofibromatosis (v. RECKLINGHAUSEN), der tuberösen Sklerose und dem Morbus v. Hippel-Lindau zu den Phakomatosen gerechnet (VAN DER HOEVE 1938), worunter die neurocutanen Syndrome vorwiegend ektodermaler Abkunft zusammengefaßt sind. Wegen der häufigen Beteiligung des Mesoderms an solchen Mißbildungen empfiehlt GRAUL (1953) den von OEHLER (1907) geprägten Begriff „ektomesodermale Blastomatosen" oder „Dysplasien mit blastomatösem Einschlag" (BIELSCHOWSKY 1924). Andererseits könnten unter ektoneuralen Hamartomen sämtliche Syndrome, wie Morbus Klippel-Trénaunay, Morbus Sturge-Weber, Morbus v. Recklinghausen und Morbus v. Hippel-Lindau zusammengefaßt werden. Besonders die Abgrenzung von Abortivformen der Sturge-Weberschen Krankheit sollte nach GRAUL (1953) mit Zurückhaltung erfolgen, namentlich wenn neben einem Naevus flammeus systematisatus ein umschriebener Riesenwuchs vorliegt.

Die therapeutische Strahlensensibilität der ektoneurodermalen Hamartome ist so auffällig, daß sie von GRAUL (1953) als differentialdiagnostisches Kriterium gegenüber dem einfachen Naevus flammeus angesehen wird. Bestimmend hierfür werden vielleicht der hohe Sauerstoffgehalt der peripheren Gefäße und die erhöhte Hauttemperatur sein (BODE 1934; GRAUL 1953).

b) Maffucci-Syndrom.

Kombinationen von Hämangiomen mit Chondrodysplasien werden nach CARLETON u. Mitarb. (1942) als Maffucci-Syndrom zusammengefaßt. Die Veränderungen sind nicht homochthon und hinsichtlich ihrer Ätiologie weitgehend ungeklärt (BEAN 1955). Kombinationen mit Dyschondroplasie (Morbus Ollier) und Gefäßmißbildungen werden in 1—2% der Fälle beider Krankheiten gefunden (UMANSKY 1946).

Die leichteren Formen (formes frustes) dieser Erkrankung werden meist übersehen. Man sollte aber in den seltenen Fällen von Kombinationen von Knorpelmißbildungen und Gefäßmißbildungen eine eingehende Familienanamnese erheben.

Nach den Angaben von BEAN (1955) besteht eine nicht unwesentliche Malignomgefährdung dieser Patienten, wobei sich Chondrosarkome, Angiosarkome, maligne Lymphangiome, Gliome sowie Ovarialteratome entwickeln können.

c) Progressive Osteolyse bei Angiomatosis.

Kombinationen von Hämangiomen mit Atrophie der langen Röhrenknochen (allgemeine Volumenverminderung; Verkürzung der erkrankten Extremität) wurde von HALTER (1937) beschrieben. GORHAM (1954) sowie GORHAM u. Mitarb. (1954) berichteten über weitere Fälle von progressiver Osteolyse bei Hämangiomen und Lymphangiomen. Zunächst ist noch nicht sicher zu entscheiden, ob die Knochenauflösung als Auswirkung der arteriellen Hyperämie oder eines veränderten p_H im Blut, vielleicht auch weiterer Faktoren anzusehen ist. GORHAM u. Mitarb. denken an eine Störung des Gleichgewichtes zwischen Osteoplasten und Osteoclasten-Aktivität mit konsekutiver Knochendestruktion als Auswirkung einer erhöhten Sauerstoffsättigung des arteriellen Blutes, wobei als Parallelerscheinungen die ossalen Entkalkungsvorgänge bei Entzündungen genannt werden.

Die Krankheit schreitet am Knochensystem langsam vorwärts, kann nach Jahren eventuell zu Dauerremissionen führen. Die Entwicklung der Osteoporose wäre auch auf der Grundlage der hämodynamischen Auswirkungen einer peripheren Durchblutungsstörung vorstellbar, wie sie beim Ulcus cruris infolge chronischer venöser Insuffizienz (Ausfall der Ernährungsphase am terminalen Kreislauf infolge Öffnung arteriovenöser Verbindungen) angenommen wird.

Unmittelbare Todesfälle infolge der Erkrankung sind nicht bekannt.

d) Sturge-Weber-Syndrom.

Bei der Sturge-Weber-Krankheit (STURGE 1879; F. P. WEBER 1922; KALISCHER 1901), einer Kombination von Glaukom, Naevus flammeus des Gesichtes und Hirnangiom mit Verkalkungstendenz (kombinierte Naevi im Ausbreitungsgebiet der Hirnnerven), auf Grund vererbter Fehlentwicklung im ektodermalen Keimblatt, vielleicht mit Beteiligung mesodermaler Anteile, wird eine vermehrte Vascularisierung der weichen Hirnhäute sowie eine Atrophie der darunter liegenden Hirnrindenbezirke beobachtet (ZÜLCH 1951). Die Angiome bei dieser Krankheit sind aus Capillaren oder Venen aufgebaut. Meist sind sie einseitig, nur selten doppelseitig lokalisiert, ausnahmsweise können auch Rumpf oder Extremitäten befallen sein. Die Glaukombildung liegt auf der gleichen Seite wie das Hirngefäßangiom und kommt durch ein Angiom der Choroidea zustande. Augenmuskelparesen, hemianoptische Ausfälle und Amaurosen können als Folgeerscheinungen auftreten. Die cerebralen Erscheinungen bestehen in Kopfschmerzen von manchmal migräneartiger Periodik, spastischen Hemiparesen und epileptiformen Anfällen vom Jackson-Typ. Außer den angiographisch nachweisbaren venösen Angiomen finden sich lokalisierte Hirnrindenverkalkungen als doppelkonturierte parallel laufende Verschattungen (POSER u. TAVERAS 1957) meist im Bereich des Hinterhauptlappens, eventuell mit entsprechender (anatomisch nachweisbarer) Mikrogyrie und mit Schädelasymmetrie. Im Falle arteriovenöser Fistelbildungen im Angiombereich können die bei Carotiskompression verschwindenden pulsierenden Schädelgeräusche auftreten, wie sie im Kapitel der av-Fisteln beschrieben sind (S. 473).

Die Therapie besteht in rechtzeitiger Versorgung glaukomatöser Komplikationen. Gegen cerebrale Druckwirkungen kann durch entwässernde und entsalzende Maßnahmen z. B. Anwendung von Acetazolamid (Intervall-Therapie mit täglich 125 mg über 3—5 Tage der Woche) durch Chlorothiazide oder durch andere Diuretica vorgebeugt werden. Über die neurologischen Syndrome wurde von JUBAR und ZÉTÉNY (1956), über ophthalmologische Beobachtungen von NONNENMACHER (1955) berichtet.

e) v. Hippel-Lindau-Syndrom
(Angiomatosis cerebri et retinae).

Im Gegensatz zum Sturge-Weber-Syndrom, das mehr im Kindes- und Pubertätsalter zur Beobachtung kommt, wird das nach v. HIPPEL (1895) und LINDAU (1926) benannte Syndrom in der Regel im Erwachsenenalter gesehen. Es umfaßt Pigment- und Gefäßnaevi der Haut, Angiome im Bereich von Netzhaut, Kleinhirn und Medulla oblongata sowie Angiome im Bereich innerer Organe.

SAVELSBERG (1954) bringt in seiner Zusammenstellung über die Phakomatosen im Kindesalter die nachstehend wiedergegebene Tabelle:

Tabelle 15. *Symptomatologie der Phakomatosen.* (Nach SAVELSBERG 1954.)

	Haut	Nervensystem	Auge	Andere Symptome
Neurofibromatose (v. Recklinghausen)	Fibrome Neurofibrome Naevi pigmentosi Naevi spili Café-au-lait-Flecken Naevi anaemici	Neurinome Acusticusneurinome Schwachsinn epileptiforme Krämpfe	Exophthalmus Buphthalmus Heterochromie Netzhaut- und Opticustumoren Elephantiasis der Lider	Knochenveränderungen (Skoliose, Kyphose)
Tuberöse Sklerose (Pringle-Bourneville)	Adenoma sebaceum Pflastersteinnaevi der Lumbosacralgegend	knotige Gliawucherungen spastische Lähmungen Schwachsinn epileptiforme Krämpfe	Netzhauttumoren	Rhabdomyome (Herz) Hypernephrome Mischtumoren der Niere
Cerebro-cutane Angiomatose (Sturge-Weber)	Naevus flammeus (Gesichts- und/ oder Körpernaevi)	intrakranielle Angiome (meist Occipitallappen) spastische Lähmungen epileptiforme Krämpfe	Exophthalmus Buphthalmus Glaukom Hemianopsie Angiome der Uvea, der Conjunctiva, der Augenlider	Gefäßmißbildungen an den inneren Organen (Leber, Lunge, Colon)
Angiomatosis cerebri et retinae (v. Hippel-Lindau)	Pigment- und Gefäßnaevi	capilläre Angiome des Kleinhirns, der Medulla oblongata, des Rückenmarks	Angiome der Netzhaut	Gefäßmißbildungen an den inneren Organen

2. Pathologische Veränderungen der arteriovenösen Anastomosen.

Während die Funktion arteriovenöser Anastomosen normalerweise in physiologischen Bereichen ablaufen sollte, können sich in pathologischen Fällen erhebliche Störungen ergeben.

a) Angeborene Fehlbildungen der arteriovenösen Anastomosen.

Im Kindesalter kann es zu Angioteratomen im Bereiche arteriovenöser Anastomosen kommen (MASSON 1935). Die Beziehungen solcher Fälle zur Pathogenese der arteriovenösen Fistel (s. S. 469) sind offenkundig.

Bei der hypoxämisierenden Lungenangiomatose (GIAMPALMO 1948, 1950), die auf kongenitaler Basis häufig mit Haut und Schleimhaut-Angiodysplasien entsteht, kann es zu schweren Sauerstoffuntersättigungen kommen (vgl. arteriovenöse Fistel der Lunge bei GROSSE-BROCKHOFF u. Mitarb., dieses Handbuch Bd. IX/3).

Eine heterotope Entwicklung von Glomusorganen wird in den von MASSON (1935) bei einem Fall mit Warzenbildung an der dorsalen Handwurzel (Verdacht auf „verruköse Tuberkulose") sowie von STAUBESAND (1951) (Glomus im Bereich der Kniegelenkkapsel mit intermittierendem Hydarthros) angenommen.

b) Regressive Veränderungen im Bereich der Glomusorgane.

In hohem Alter, nach ROTTER (1952) etwa im 8. Lebensjahrzehnt, werden regelmäßig regressive Alterungsvorgänge an den epitheloidzelligen Anastomosen der Hoyer-Grosserschen Organe im Zehenbereich gefunden, was POPOFF (1934/35) auf arteriosklerotische Gefäßveränderungen zurückführt. Analoge Veränderungen wurden von ROTTER und SCHÜRMANN (1950) im Bereich der Rankenarterien des

Penis beobachtet, von POPOFF (1934/35) und SCHORN (1950; 1955) im Bereich des Glomus coccygicum und der Glomerula digitalia. Auch bei essentieller Hypertonie und bei Diabetes mellitus konnte SCHORN (1950; 1955) Verdickungen der epitheloidzelligen Anteile der Hoyer-Grosserschen Organe nachweisen, nicht jedoch bei Isthmusstenose der Aorta. Auch bei Endangitis obliterans kam es nicht zu den Veränderungen (POPOFF 1935). Dagegen beschreibt SUNDER-PLASSMANN (1943) bei dieser Krankheit eine proximal der Arterienstenose nachweisbare Öffnung von arteriovenösen Verbindungen. Die Deutung dieses Röntgenbefundes als eines Eliminationsversuches durchblutungsgestörter Bereiche aus

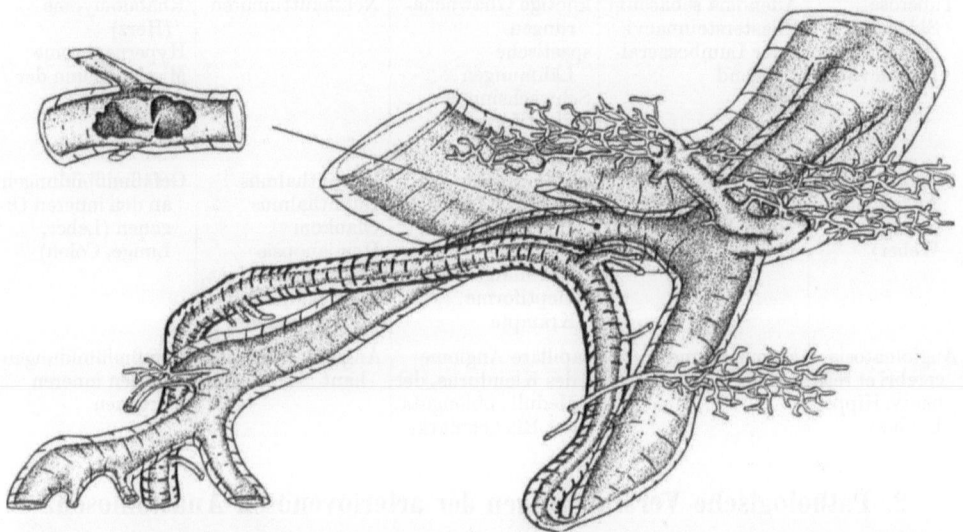

Abb. 77. Graphische Rekonstruktion einer arterio-venösen Anastomose aus der Subcutis einer Gefäßspinne vom Oberarm eines 50jährigen Mannes. Arterie stark, Venen schwach konturiert. Endothelschicht punktiert. Die dargestellten Capillarnetze sind nicht rekonstruiert, sondern den jeweiligen Schnitten entsprechend frei eingezeichnet. Links oben ist der durch einen Punkt markierte Abschnitt einer Vene in stärkerer Vergrößerung so dargestellt, daß die hier eingebauten Klappen sichtbar werden. (Aus MARTINI und STAUBESAND 1953.)

dem Kreislauf wird nicht allseits anerkannt (RÖHRL 1951). Ähnliche Befunde konnte VOGLER (1953) beim Ulcus cruris auf thrombophlebitischer Basis in sämtlichen von ihm untersuchten Fällen erheben.

c) Arteriovenöse Anastomosen in Verbindung mit Gefäßspinnen.

Auf die Ausbildung arteriovenöser Anastomosen im Bereich der Gefäßspinnen wurde durch MARTINI und STAUBESAND (1953) hingewiesen.

Die Gefäßspinnen selbst sind zwar keine direkten arteriovenösen Anastomosen; jedoch finden sich in ihrer Nähe Kurzschlußverbindungen (vgl. Abb. 77), die auch für die Hellfärbung des Halo verantwortlich gemacht werden.

d) Glomustumoren.

Von den arteriovenösen Gefäßknäueln der äußeren Haut gehen die sog. Glomangiome oder Glomustumoren aus (MASSON 1924). Das Krankheitsbild soll nach EWING (1940) bereits von WOOD (1812) beschrieben worden sein; BARRÉ hatte 1922 über chirurgische Behandlung von 3 Glomustumoren berichtet. Die eingehende Kenntnis der Glomustumoren wurde erst durch die Arbeiten von MASON und WEIL (1934); STOUT (1935) und MARTORELL (1940) weiter verbreitet, nachdem POPOFF (1934) grundlegende Untersuchungen zur Morphologie und Funktion der Glomusorgane durchgeführt hatte. Er wies darauf hin, daß Neugeborene noch keine Glomusorgane besitzen und die arteriovenösen Anastomosen erst im Laufe der ersten Lebensmonate zur Entwicklung kommen. SCHUMACHER (1955) schätzte die Zahl der in der Literatur mitgeteilten Glomustumoren auf über 350.

Die *Ätiologie* der Glomustumoren ist noch unklar. In einigen Fällen werden Traumen angenommen (SLEPYAN 1937; GRAUER und BURT 1939); meist dürfte es sich jedoch um Fehlbildungen (Hamartien) des Gefäßsystems handeln, zumal neben dem Glomangiom auch andere Tumoren an ein und derselben Person auftreten können, z. B. Lipome, Hämangiome, Neurofibrome u. a. (ADAIR 1934). Wahrscheinlich können Glomustumoren nicht nur von den epitheloidzelligen arteriovenösen Anastomosen ausgehen, sondern auch von anderen epitheloidzellhaltigen Gefäßwandabschnitten der präterminalen Strombahn (STAUBESAND 1951; SCHUMACHER 1955), wofür das Vorkommen in Regionen ohne präformierte arteriovenöse Anastomosen vom Typ der Glomusorgane spricht. Die Endothelzellen der Glomusorgane sind auf das Doppelte bis 3fache der normalen Stärke verdickt, enthalten keine Elastica (BAILEY 1935) und werden durch eine dicke Muskelschicht eingehüllt. Diese großen Zellen mit vacuoligem Cytoplasma werden als Epitheloidzellen oder Glomuszellen bezeichnet. Sie stehen in inniger Verbindung mit einem Geflecht markloser Nervenfasern, das das Glomusorgan einhüllt (POPOFF 1934). BAILEY (1935) vermutete in den Glomuszellen ein Umwandlungsprodukt der glatten Muskulatur. In der Mehrzahl der Fälle wachsen die Glomustumoren nicht invasiv und sind dementsprechend operativ relativ leicht zu entfernen. Nur ganz selten scheint es zu malignen Entartungen zu kommen. EHRHARDT (1952) beobachtete bei einem seit 7 Jahren bekannten Glomustumor an der Großzehe eine maligne Entartung mit Metastasenbildung (Lymphknoten, Lunge, Knochen) und letalem Ausgang. Ebenso beschrieben RANDERATH und CANDREVIOTIS (1955) einen metastasierenden Glomustumor, so daß die Auffassung von GLOGGENGIESSER (1947) von der uneingeschränkten Benignität der Glomustumoren nicht ausnahmslos gültig ist. Auch Sarkome sollen mitunter von Glomustumoren ausgehen können, ferner Peritheliome im Bereich des Glomus coccygicum (v. HLEB-KOSZANSKA 1904).

Histologisch sind Glomustumoren infolge der eindrucksvollen Verknüpfungen von Gefäß- und Nervenelementen leicht zu erkennen.

Das Alter der Patienten liegt selten präpubertär; lediglich in den von ADAIR (1934), KULENKAMPFF und HEILMANN (1940) sowie GRAUER und BURT (1939) beschriebenen Fällen handelte es sich um Kinder. Im Erwachsenenalter lassen sich Glomustumoren bei Patienten jeder Altersstufe finden.

Die Glomustumoren stellen stecknadelkopf- bis kleinerbsengroße Gebilde im Unterhautgewebe dar, meistens an den Mittel- oder Endgliedern von Fingern oder Zehen lokalisiert, bisweilen subungual, die als bläuliche harte Knoten imponieren. Ihr Füllungszustand kann wechseln. Das Hauptkennzeichen stellt die enorme Schmerzhaftigkeit auf Druck oder leichteste Berührung dar. Die Schmerzzustände sind manchmal ausgesprochen paroxysmal. Über die Lokalisation s. Tabelle 16.

Daneben kommt es zu Funktionsstörungen der Thermoregulation. STABINS u. Mitarb. (1937) fanden eine raschere Wiedererwärmung und eine geringere Abkühlungstendenz der glomuserkrankten Hand gegenüber der gesunden. Nach operativer Entfernung des Glomangioms verschwand das Symptom. Häufig wurden auch Erhöhungen der Hauttemperatur festgestellt (PAULIAN u. Mitarb. 1933; STOUT 1935; STABINS u. Mitarb. 1937). Andererseits beschrieben THEIS

(1937) sowie ANDRÉ-THOMAS (1933) Verminderungen der Hautoberflächentemperatur. Besondere Schmerzhaftigkeit eines Glomustumors nach peripherer Gefäßerweiterung (Alkohol) wurde von SLEPYAN (1937) und uns selbst beobachtet. Manchmal ist der Glomustumor so tief im Unterhautbindegewebe versteckt, daß er nicht sichtbar ist (BEATON und DAVIS 1941). Die oberen Extremitäten sind bevorzugt befallen (CLARA 1956). Weitere Lokalisationen sind neben den Fingern die Ohrmuscheln (RATZENHOFER 1941; ERTL 1943), der harte Gaumen (LANGER 1949), die Trachea (HUSSAREK und RIEDER 1950), das Mesenterium und Mediastinum (MASSON 1948), der Magen (KAY 1950; MURRAY und STOUT 1951), die Oberschenkelmuskulatur (ANDRÉ-THOMAS 1933), die Kniegelenkkapsel (GHORMLEY 1946, zit. nach ALLEN, BARKER u. HINES 1955), die Fußknochen (BERGSTRAND 1937) und Handknochen (HAVLICECK 1948). BERGSTRAND (1937) verweist auf die verschiedenartigen Beschwerdekomplexe bei multiplen Angiomen; erst nach endgültiger Resektion aller Glomangiome ist Schmerzfreiheit zu erzielen. Glomustumoren im Bereiche des Penis (GRAUER und BURT 1939) sowie der Klitoris (KAZANCIGIL 1951; STANGE 1951) sind sehr selten.

Tabelle 16. *Regionäre Verteilung der Glomustumoren und Angiomyome.* (Aus SCHUMACHER 1955.)

	Glomustumoren des Massonschen Typus		Angiomyome	
Kopf	10	3,2%	14	7,4%
Hals	3	1,0%	2	1,0%
Schulter	9	2,9%	—	—
Oberarm	21	6,8%	5	2,6%
Ellenbogen	12	3,8%	6	3,2%
Unterarm	54	17,5%	13	6,9%
Hand	12	3,8%	15	7,9%
Finger	14	4,5%	16	8,5%
Finger subungual	81	26,2%	—	—
Rumpf	14	4,5%	7	3,7%
Oberschenkel	16	5,1%	8	4,2%
Knie	22	7,0%	27	14,3%
Unterschenkel	22	7,0%	69	36,5%
Fuß	4	1,3%	7	3,7%
Zehe subungual	2	0,6%	—	—
Dystopisch (Mesent. usw.)	6	1,9%	—	—
Multiple Tumoren	9	2,9%	—	—
Gesamtzahl	311	100,0%	189	100,0%

Arrosionen benachbarter Knochen werden beobachtet vor allem im Fingerbereich (MARTORELL 1940). Gleichzeitiges Vorkommen von multiplen bohnen- bis taubeneigroßen Glomustumoren mit Brachymetakarpie III und IV bei einem 13jährigen Mädchen wird von OBERDALHOFF und SCHÜTZ (1951) beschrieben. Als selten gelten Hämorrhagien durch Berstungen des Glomustumors (SLEPYAN (1937).

Die Diagnose kann Schwierigkeiten bereiten, schon deswegen, weil die von dem Patienten angegebenen Schmerzen mit dem örtlichen Befund in manchmal unglaublicher Weise kontrastieren. Nach leisester Berührung kommt es zu schwersten Schmerzattacken, so daß besonders sorgfältige Abtastung der empfindlichen Stelle mit einer feinen Nadel empfohlen wird. In einem Falle von LEY und ROCA DE VINALS (1942) bestand bei einem Glomustumor des Fingers ein Horner-Syndrom. Die Verwechslung mit hysterischen Schmerzangaben liegt nahe, ist aber bei sorgfältiger Untersuchung vermeidbar (SUNDER-PLASSMANN 1950). Gegenüber anderen Gefäßtumoren ist die Unterscheidung wegen der Schmerzhaftigkeit der Glomustumoren leicht.

Die einzige rationelle Therapie besteht in der chirurgischen Entfernung des Glomustumors, die wegen der deutlichen bindegewebigen Abkapselung leicht gelingt. Bei subungualen Glomustumoren ist die Nagelresektion nicht zu umgehen. Eine gewisse Schmerzhaftigkeit nach der Operation, die dann allmählich nachläßt, wird durch einen Reizzustand der umgebenden Nervengeflechte erklärt. Rezidive können vorkommen (STOUT 1935).

3. Tumoren der Blutgefäße.

(Hämangioblastome; Hämangiome.)

Die Übersicht über Fehlbildungen und Tumoren der Blutgefäße ist dadurch erschwert, daß sich vielfach die echten Neubildungen (Tumoren) mit den Mißbildungen (Hamartien) weitestgehend überschneiden. BORST (1938) definiert als Tumoren nur echte Neubildungen von Gefäßen; diese können aus Arterien, Venen, Capillaren oder undifferenzierten Gefäßen zusammengesetzt sein. Allerdings ist eine scharfe Unterscheidung zwischen Fehlbildungen und Tumoren unmöglich. Nicht zu den Angiomen zu rechnen sind angiomartige Gefäßveränderungen, wie sie z. B. in der Lunge bei gestörter Dynamik des Lungenkreislaufs infolge Emphysems von MICHELAZZI (1954) beschrieben wurden.

Bereits die Abgrenzung gegenüber den Angiektasien (Capillarektasien, Venenektasien) bereitet Schwierigkeiten. Auf dem Gebiete der Hämangioblastome sind vielfach nicht nur blastomatöse Entartungen distinkter Gefäßwände, sondern hauptsächlich überschüssige Entwicklungen neugebildeter Gefäße anzutreffen. Überaus unterschiedlich sind die kreislaufmäßigen Verbindungen der Gefäßtumoren mit dem gefäßführenden Bindegewebe der Umgebung. Bei den Hämangiomen nimmt RIBBERT (1898) zwar keine direkten Gefäßverbindungen an, jedoch wird durch den Inhalt der Hämangiome, der vielfach aus Blut von normaler Zusammensetzung besteht, die Existenz zirkulatorischer Verbindungen mit dem übrigen Körper nahegelegt. TIWISINA (1957) betont die Unterschiede zwischen Benignomen und Malignomen hinsichtlich des angiographisch faßbaren Kontrastbefundes. Benignome wachsen fast ausschließlich nur verdrängend; bei Malignomen sind dagegen zahlreiche Gefäßverbindungen zwischen umgebendem Gewebe und Tumor anzutreffen. Ein weiterer Unterschied zwischen gutartigen und bösartigen Gefäßtumoren ist nach TIWISINA (1957) in Bau und Anordnung der tumorösen Gefäßsprosse zu ersehen; gutartige Geschwülste zeigen regelmäßigen, relativ gut gegliederten Gefäßaufbau, bösartige Tumoren eine wirre und unübersichtliche Anordnung der Gefäße.

Die Entwicklung mancher Hämangiome läßt sich von Geburt an verfolgen, nach WATSON und McCARTHY (1940) in etwa 73% der Beobachtungen; in anderen Fällen können sie während der individualen postfetalen Entwicklung erst in Erscheinung treten, in seltenen Fällen sogar stärker wachsen als das übrige Gewebe. Frauen werden im allgemeinen häufiger befallen (WATSON und MC CARTHY 1940); an der gleichen Person wird nicht selten multiples Auftreten beobachtet. In charakteristischen Fällen kommt es zu Angiomatosen mit besonderer pathologischer Charakteristik; in diesem Zusammenhang sei an die Kombination multipler Angiome mit Knochenanomalien (v. KLIPPEL und TRÉNAUNAY 1900); mit Knorpelanomalien (Maffucci-Syndrom nach CARLETON u. Mitarb. 1942) u. a. erinnert. Derartige Beziehungen werden auch nahegelegt, wenn man die häufigen Kombinationen von arteriovenösen Fisteln auf kongenitaler Basis mit Knochenanomalien und mit Hämangiomen sowie mit venösen Angiomen berücksichtigt. Auf derartige Krankheitsbilder wird im Zusammenhang mit den Fehlbildungen eingegangen (s. S. 587ff.).

Grundsätzlich zu unterscheiden ist bei den Hämangioblastomen zwischen dem einfachen Vorkommen und der systematisierten Ausbreitung im ganzen Organismus oder im Bereiche von Neurodermatomen. Andererseits müssen die verschiedenen histologischen Strukturen der Gefäßtumoren streng auseinandergehalten werden, soweit sie überhaupt differenzierbar sind. Neben den einfachen Hämangiomen, die aus einfachen Blutgefäßen aufgebaut sind, gibt es die Hämangioendotheliome, bei denen vermehrte Endothelneubildungen, also deutlich gesteigertes Zellwachstum, nachgewiesen wird; sie bilden den Übergang zu den Hämangiosarkomen mit schrankenlosem Wachstum und Metastasierungstendenz.

a) Hämangiome.

Entsprechend ihrer Ausbreitung können unter den Hämangiomen verschiedene klinische Typen unterschieden werden. Insgesamt bilden die Hämangiome das Hauptkontingent der Gefäßgeschwülste. Histologisch bestehen sie meist aus Capillaren, die in der Regel die anderen Organe nicht verdrängen, sondern in sie ohne besondere Formabweichungen eingebettet sind. Metastasen kommen nicht vor.

Naevus flammeus. Es handelt sich um flächenhafte, ausschließlich an der Hautoberfläche lokalisierte benigne Angiome, die aus einer schmalen Schicht oberflächlicher Capillaren bestehen und in die Haut der Extremitäten regulär eingebettet sind, so daß sie deren Niveau nur wenig oder nicht überragen. Ihr Vorkommen ist solitär, multipel oder systematisiert. Nur selten kommt es zur Ausbildung erhabener, knotig oder gelappt konfigurierter Naevi; in solchen Fällen sind auch diese Tumoren charakteristisch flach angeordnet. Der Naevus flammeus imponiert farblich als tiefblauer, blauroter, roter oder rötlicher Fleck, je nach Intensität der Capillarisierung und Blutgehalt der Capillaren, Heller rote, sehr flach angeordnete Naevi können durch Fingerdruck mechanisch blutleer gemacht werden. Bei nachlassendem Druck kommt es zur raschen Wiederfüllung mit Wiederherstellung der ursprünglichen Farbe.

In der Occipital- und Halsgegend zahlreicher Menschen insbesondere von Neugeborenen finden sich sehr häufig, allerdings oft in sehr geringer Ausprägung, Naevus flammeus-artige Gebilde, nach ALLEN, BARKER und HINES (1955) bei $1/3$ aller Neugeborenen.

Beerenförmige Naevi. Es handelt sich um feinlappig strukturierte Gebilde des Gesichtes oder der übrigen Körperhaut, die hauptsächlich aus einfachen, überschüssig gebildeten Capillaren bestehen. Im Gegensatz zu den Naevi flammei sind sie nicht oberflächlich und flach, sondern über das Niveau der Haut erhaben und in die Tiefe gehend. Mechanischer Druck kann sie nicht zur Entleerung und Entfärbung bringen. Die sog. beerenförmigen Naevi (LISTER 1938; ORMSBY und MONTGOMERY 1943) sind seltener als die Naevi flammei. Mitunter kommen sie auch in Bindegewebstumoren eingestreut vor.

Kavernöse Hämangiome. Es handelt sich um raumfüllende, aus Capillaren aufgebaute Gefäßtumoren im Bereiche der Haut oder anderer Gewebe. Ihr Aufbau wird mit einem Schwamm verglichen. Die kavernösen Hämangiome sind stark bluthaltig und in die betroffenen Organe einzeln oder multipel eingebettet. Der histologische Aufbau besteht aus Capillaren mit einfachem Endothel. Hauptsächlich wird eine kongenitale Entstehung im Sinne einer Fehlbildung durch überschüssige Inseln von gefäßbildenden und blutbildenden Zellen angenommen. Das Wachstum entspricht dem allgemeinen somatischen Wachstum und ist keinesfalls schrankenlos.

Am häufigsten werden kavernöse Hämangiome im Bereich von Haut und Subcutis gefunden, insbesondere an Hals, Gesicht und Mundschleimhaut sowie an den Extremitäten. Der Magen-Darmkanal ist oft Sitz solcher Angiome (HANKE 1936; GENTRY u. Mitarb. 1949; AMUNDSEN 1938; RESENDE ALVES 1950). AMUNDSEN (1938) beschrieb multipel ausgeprägte intestinale Kavernome. Auch im Bereich der Atemwege kommen sie vor, z. B. an der Trachea; SHARP (1949) berichtet über operative Beseitigung eines solchen Tumors. Weitere Beschreibungen von Kavernomen der Lunge (SANO u. Mitarb. 1954), mitunter kombiniert mit sekundärer Polyglobulie (RODES 1938; FORSEE u. Mitarb. 1950) und von solchen im Mediastinum (THOMAS und CHESSER 1950) sind mitgeteilt. Am häufigsten kommen Kavernome nächst dem Integument im Knochensystem vor.

Nach SCHMORL u. JUNGHANNS (1932), TÖPFER (1928) und JUNGHANNS (1939) lassen sich Wirbelhämangiome in 10—12% der anatomisch und histologisch untersuchten Wirbelsäulen nachweisen, in 2% sogar multipel. Die Hämangiome der Knochen konnte WYKE (1949) unter 4449 Knochentumoren in etwa 0,8% der Fälle verzeichnen (BEZOLD 1951). Knochenkavernome finden sich vorzugsweise, aber nicht ausschließlich in den Wirbelknochen (BROBECK 1950; JENSSEN 1951), wo die klinische Symptomatologie von Lokalisation und Ausbreitung abhängt; gewöhnlich werden Rückenschmerzen beschrieben; doch kann es auch zu Kompressionssyndromen der Medulla spinalis mit charakteristischen Hinweisen auf extramedulläre Rückenmarkssymptome kommen (TÖPFER 1928). PORRO (1953) beschrieb 5 Fälle mit Schmerzen und Paresen im Beinbereich. Die Diagnostik kavernöser Knochenangiome ergibt sich aus der röntgenmanifesten strähnigen, eventuell wabigen, mitunter netz- oder knäuelförmigen Struktur (SCHINZ 1935). Differentialdiagnostisch kann die Unterscheidung vom Lymphogranulom, von Tumormetastasen und von der

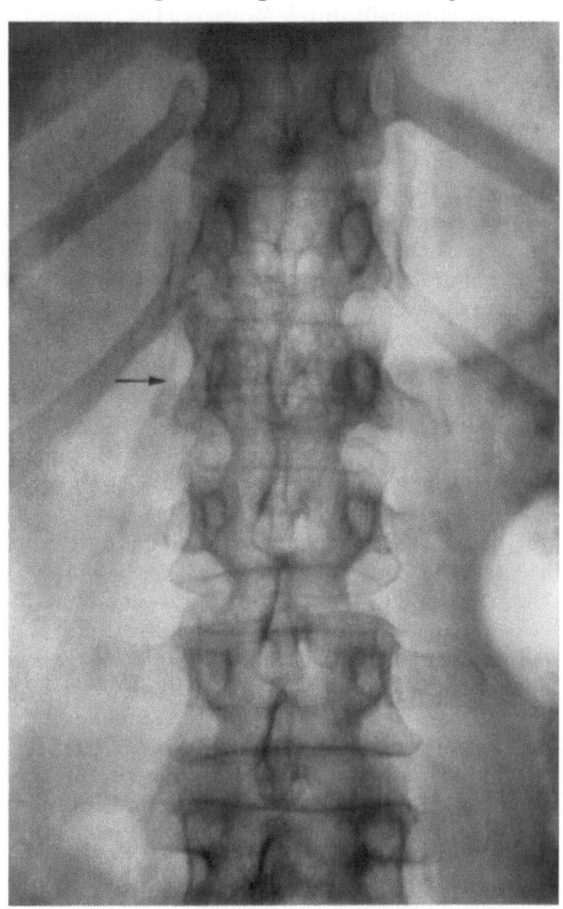

Abb. 78. Lendenwirbelhämangiom bei 50jähriger Patientin der Medizin. Universitätsklinik Würzburg.

Ostitis deformans Paget nötig sein. Abb. 78 zeigt ein kavernöses Lendenwirbelhämangiom einer Patientin, die zunächst unter unerklärten Rückenschmerzen erkrankte und eine Klopf- und Druckschmerzhaftigkeit des Dornfortsatzes von LWK 1 sowie Stauchungsschmerz der LWS aufwies. Röntgenbestrahlung mit insgesamt 2100 r in 10 Sitzungen sowie intermittierende Vigantolstöße führten zu einer Regression der Beschwerden, die bisher jahrelang anhält. Weitere kavernöse Knochenangiome sind beschrieben im Schädeldach (RICHTHAMMER 1950), an der Dura des Schädels (HÄUSSLER und DÖRING 1939), im Bereich des Gehörorgans (LUNDGREN 1949; GRAF 1950), in den Rippenknochen (GAUWERKY und HARTJEN 1951). Nierenhämangiome beschrieben BUTT und PERRY (1951), Kavernome im retroperitonealen Gewebe WARD und STEWART (1950); im Bereiche der Blase wurden Kavernome von DE LA PEÑA (1950) mitgeteilt.

Eine Sonderstellung nehmen die kavernösen Hämangiome der Leber ein (LICHTMAN 1949). Bei großen Leberkavernomen können Ikterus, kolikartige Schmerzen infolge Gallenblasenüberdehnung, angeblich sogar Ascites (SHEPPARD 1907) vorkommen. Mitunter kommt es zu venösen Geräuschen über dem Abdomen (LICHTMAN 1949). ROGGENBAU (1910) erwähnt intraperitoneale Blutungen durch Ruptur, MCWEENEY (1912) tödliche Hämatemesis. Operative Erfolge wurden mitgeteilt durch MORTON (1942) sowie SHUMACKER (1942). Meist werden die umfangreichen Kavernome von fibrösem kapselartigem Gewebe eingeschlossen. In ihrem Innern werden Durchbrechungen der Scheidewände der einzelnen die Substanz des Kavernoms ausmachenden Capillaren gefunden, bedingt wahrscheinlich durch Druckatrophie (BORST 1938).

Kavernome am Pankreas wurden durch WALZ (1924), sowie CHIARI und GRUBER (1929) beschrieben.

Im Bereiche des Zwischenhirns (LINDE 1933) sowie im gesamten Zentralnervensystem kommen Hämangiome von kavernösem Aufbau besonders häufig vor. Ihr Auftreten als gliafreie gefäßreiche, kongenitale mesodermale Wucherungen vorzugsweise am Dach des 4. Ventrikels, dem „mesodermalen Wetterwinkel" des Zentralnervensystems, kann mit dem Hinweis auf die angeborene Fehlbildung nur unzureichend erklärt werden (URBAN 1936), zumal die klinische Manifestation der Hämangiome meist erst relativ spät im postfetalen Leben erfolgt. Vielfach, bei URBAN (1936) in 5 von 6 beobachteten Fällen, kam es neben den Tumorbildungen der Gefäße auch zur Entwicklung von Cysten, entsprechend den Beobachtungen anderer Autoren über Angiomatosis des Zentralnervensystems (LINDAU 1926) und der Retina (v. HIPPEL 1930). Nach ZÜLCH (1951) wurde auf den Zusammenhang der Angiomatose des Zentralnervensystems mit Pankreascystenbildungen bereits frühzeitig durch BERBLINGER (1927) hingewiesen. Die Angiomatose des Zentralnervensystems betrifft vornehmlich Individuen zwischen 35 und 45 Jahren, wobei der Häufigkeitszuwachs nach dem 20. Lebensjahr steil zunimmt und gegen das 50.—60. Lebensjahr flach abfällt (ZÜLCH 1951). Männer sollen häufiger befallen werden als Frauen. Im Material intrakranialer Tumoren machen die Angiomatosen im allgemeinen weniger als 2% aus; CUSHING und BAILEY (1928) verzeichnen 1,2%, ZÜLCH (1951) gibt 1,9% an. Die Erkennung wird klinisch häufig durch die Beschränkung der Symptome auf die hintere Schädelgrube (Metencephalon und Rückenmark) ermöglicht. Die Syndrome entwickeln sich relativ rasch und imponieren als Verdrängungserscheinungen. Kopfschmerzen als Erstsymptome fanden CRAMER und KIMSEY (1952) in 90% der Fälle, fast regelmäßig bei tumorartigen Prozessen, weniger häufig bei rein cystischen. Daneben fanden sich cerebellare Ataxien, Adiadochokinesen, Schwindel, Tremor und Erbrechen. Die Angiome selbst sind erbsen- bis kastaniengroße Gebilde von weich-elastischer Konsistenz, häufig von mächtigen Venenkonvoluten umschlossen (STAEMMLER 1955). Neben den Cysten enthalten sie Mastzellen und die sog. Pseudoxanthomzellen (ZÜLCH 1951). Das Wachstum ist langsam, aber im Nervengewebe infiltrativ. Verkalkungen kommen niemals vor. CRAMER und KIMSEY (1952) beschrieben Klinik und Pathologie von 53 Fällen mit Kleinhirnangiomatosen, wobei besonders zur Frage der Neubildung von Blutzellen in diesen Tumoren Stellung genommen wird. Die Steigerung der Erythropoese mit Polycythämie ließ sich häufig bei soliden Gefäßtumoren nachweisen. Die Autoren vermuten in erster Linie die Entstehung von Blutzellen im Tumor, diskutieren jedoch auch die Bedeutung extramedullärer Blutbildung in Milz und Leber. Die Problematik dieser Fragen wird hauptsächlich durch vergleichende Untersuchungen der Zusammensetzung des Gesamtblutes und des im Hämangiom enthaltenen Blutes, daneben auch durch Gewebskulturversuche (zit. nach Cramer u. Kimsey 1952) angegangen. Die Therapie der Angiome des Zentralnervensystems durch operative Eingriffe führt vielfach zu guten Resultaten oder Dauerheilungen. Im Material von Cramer und Kimsey (1952) erwiesen sich einseitige Operationen bei 8,3%, doppelseitige bei 18,1% der Fälle als letal.

Diffuse Hämangiome. Ebenfalls aus einfachen Capillaren aufgebaut, lediglich hinsichtlich der Ausbreitung unterschiedlich, können im Bereiche der Extremitäten oder des übrigen Körpers große, diffuse Hämangiomatosen beobachtet werden, durch die Deformationen ganzer Körperteile oder Extremitäten verursacht werden. Im Falle der Kombination mit arteriovenösen Fisteln können auch Störungen des Längenwachstums dabei vorkommen; ohne arteriovenöse Fistelbildungen läßt sich dagegen nur eine Vergrößerung des Extremitätenkalibers erklären, die besonders in orthostatisch benachteiligten Bezirken beträchtliche Grade erreichen kann. Bei waagerechter Lagerung werden die Extremitäten rasch wieder dünner, zum Unterschied vom Lymphödem, bei dem die Kaliberabnahme nur langsam und unvollständig aufzutreten pflegt. Subjektiv bestehen bei diffusen Extremitätenangiomen ziehende oder drückende Schmerzen vor allem nach Überdehnung dieser Gewebsbezirke.

Lo Presti u. Mitarb. (1950) beschrieben diffuse Hämangiome im Leberbereich.

Diagnostisch bedeutungsvoll ist die Erfassung charakteristischer Gefäßgeräusche bei Kombinationen mit arteriovenösen Fisteln sowie der Nachweis einer verminderten arteriovenösen Sauerstoffdifferenz. Im Gefolge diffuser Extremitätenhämangiome werden nach Allen, Barker und Hines (1955) auch thrombotische Venenkomplikationen beobachtet.

Haemangioma racemosum. Durch eine verzweigte Ausbreitung der grundsätzlich benignen und aus einfachen, endothelausgekleideten Capillaren bestehenden racemischen Hämangiome ist eine weitere Wuchsform der Hämangiome charakterisiert. Diese Tumoren treten meist im Hals- und Nackenbereich auf; sie können zu Arrosionen des Knochensystems führen, namentlich bei gemeinsamem Vorkommen mit arteriovenösen Fisteln. Die klinische Symptomatik ist völlig uneinheitlich und richtet sich nach Lokalisation und Ausbreitung der Hämangiome. Zu dieser Gruppe von Angiomen dürften auch die von Wenger u. Zdansky (1954) mitgeteilten arteriellen Gefäßmißbildungen im Hals- und Thoraxbereich zu rechnen sein. Rosenhagen (1933) berichtet über schubweises Cauda-Syndrom bei racemischem Angiom der Rückenmarkshaut, das sich nach operativer Entfernung von extramedullären Varicen besserte.

Therapie der Hämangiome. Kleine und kleinste, namentlich oberflächlich angeordnete capilläre Hämangiome können im Laufe des Individuallebens spontan zur Rückbildung kommen. In solchen Fällen oder bei geringer Ausbreitung und kosmetisch nicht auffälliger Lokalisation wird man, da es sich um durchaus gutartige Tumoren handelt, vielfach auf eine Therapie verzichten können.

Anders liegt die Situation bei in die Tiefe der Haut und Gewebe reichenden Hämangiomen, bei denen nicht mit Spontanrückbildungen zu rechnen ist. Im Kindesalter kann durch Radiumspickung, Röntgentherapie, Ätzbehandlung mit 25—50%iger Chromsäure, ferner durch Kaustik, sklerosierende Injektionen oder Kohlensäureschneebehandlung eine günstige Wirkung erzielt werden. Mitunter wird die chirurgische Excision der Herde, eventuell mit Gewebstransplantation, notwendig sein. Die Größe des notwendigen Eingriffes muß dabei mit dem zu erwartenden kosmetischen Ergebnis abgewogen werden. Befriedigende Resultate lassen sich gerade bei oberflächlichen Naevi durch Kohlensäureschnee-Therapie erzielen. Tiefreichende Hämangiome müssen dagegen durch Röntgentiefenbestrahlung oder Spickungsbehandlung angegangen werden, besonders racemische Hämangiome. Bei allen Eingriffen sind unliebsame Nekrosen möglichst zu vermeiden.

Die operative Therapie racemischer Hämangiome oder von Hämangiomen in Verbindung mit arteriovenösen Fisteln kann äußerst schwierig sein, so daß erfahrene Kenner dieses Sachgebietes in individuellen Fällen von operativen Eingriffen überhaupt abraten. Dann muß versucht werden, durch Bandagierungstherapie den bestmöglichen Effekt zu erzielen. Neuerdings ist für die Bestrahlungsbehandlung von Hämangiomen die Anwendung von Strontium 90-Dermaplatten empfohlen worden (GERSING 1958).

b) Hämangioendotheliome.

Geschwulstmäßig zwischen den Hämangiomen und den Hämangiosarkomen, die durch verschiedenste Abstufungen verbunden sind, stehen die Hämangioendotheliome. Ihr histologisches Kennzeichen bilden mehrschichtige Endothelmassen. Makroskopisch unterscheiden sich die Hämangioendotheliome von den gewöhnlichen Angiomen durch die meist derbere Konsistenz. Die Bösartigkeit der Endotheliome soll in weiten Bereichen schwanken. BRODERS (1932) versuchte eine stufenweise Klassifizierung der Malignitätsgrade. Jedenfalls können bei Hämangioendotheliomen hämatogene Metastasen vorkommen. Dem entsprechend wird histologisch bei diesen Tumoren ein unregelmäßiger Zellaufbau mit Einstreuung großer heller Zellen, die nucleolenhaltige Kerne in sich schließen, und das Auftreten zahlreicher Mitosen beschrieben. Die Farbe der Hämangioendotheliome ist meist hell- bis dunkelrot. Bei oberflächlichem Sitz kommt es leicht zu Blutungen und Ulcerationen.

Neben der Haut kann auch der Magen-Darmkanal Sitz von Hämangioendotheliomen sein (ALLEN, BARKER und HINES 1955), ebenso das Herz. AMSTERDAM u. Mitarb. (1949) beschrieben ein breitbasig der Tricuspidalklappe aufsitzendes Hämangioendotheliom. BLANCHARD und HETHRINGTON (1952) beobachteten Thrombosen der zuführenden Venen bei Hämangioendotheliom des rechten Vorhofs. Auf die angiokardiographische Erfaßbarkeit dieser Gebilde wurde unter anderem von CHENG und SUTTON (1955) hingewiesen. Weiterhin wurden Hämangioendotheliome der Lunge (PLAUT 1940) und im Bereich mediastinaler Teratome (EHRENREICH u. Mitarb. 1953) beschrieben.

Hämangioendotheliome der Leber (MALLORY 1908; FISCHER 1913; SCHÖNBERG 1923; NEUBÜRGER und SINGER 1927; EWING 1938) sind gekennzeichnet durch expansives Wachstum und unterschiedliche klinische Symptomatik bei sehr verschiedenartiger Ausbreitung. Häufig treten sie schon von Geburt an durch Hepatomegalie in Erscheinung. Sie führen frühzeitig zu allgemeinen Abdominalsymptomen und Störungen der gastrointestinalen Funktionen. FOOTE (1919) nimmt an, daß auch ohne Auftreten von Ikterus, Ascites oder Metastasen angeborene Hämangioendotheliome der Leber binnen eines Jahres tödlich endigen. Im Erwachsenenalter werden ebenfalls Leberhämangioendotheliome angetroffen (BENDIEK 1939; GIBSON und WYATT 1950; HAMILTON und HOLMES 1950). Dabei kann es je nach Größe und Lokalisation zu Ikterus infolge Kompression der Gallenwege kommen (ORZECHOWSKI 1928). Metastasen sind in der Lunge und im Hautorgan beschrieben (HEWLETT 1899; ORZECHOWSKI 1928). Die klinische Symptomatologie ist recht uneinheitlich. Ascites (GOODALE 1930) kommt nicht immer vor. Die Diagnostik ist seit Einführung der Laparoskopie wohl entscheidend erleichtert. An der Leberoberfläche und am makroskopischen

Präparat erkennt man blaurote Knoten, die Teile der Leber durchsetzen und von einem hellerfarbigen Ring umrandet sind (FOOTE 1919); die Herde können konfluieren.

Eine weitere wichtige Lokalisation von Hämangioendotheliomen erstreckt sich auf das Knochensystem, speziell auf die langen Röhrenknochen wie Femur und Humerus (MEYERDING 1939). Überwiegend werden jüngere Menschen, meist Männer unter 30 Jahren, befallen (MEYERDING und POLLOCK 1940). Die klinischen Zeichen sind örtliche Schmerzen der entsprechenden Extremitätenteile, eventuell Dickenveränderungen und Weichteilreaktionen. Röntgenologisch stellt sich in den Anfangsstadien kein charakteristischer Befund dar; später kommt es zu den für diese Knochentumoren charakteristischen zwiebelschalenartigen Vorwölbungen der Konturen bei Schwund der normalen Spongiosastruktur (EWING 1940). Ein vollgültiger Beweis für die Diagnose wird aber erst durch den feingeweblichen Nachweis des Hämangioendothelioms im Probeexcisionspräparat erbracht. Die Malignität ist individuell unterschiedlich. In der Regel sollen Wachstum und Metastasierung relativ langsam erfolgen.

Typische Hämangioendotheliome werden auch in der Schilddrüse beobachtet (STAEMMLER 1955).

Therapeutisch kommen die Röntgenbestrahlungstherapie, die Anwendung von Coley-Toxin (MEYERDING 1939) sowie die chirurgische Ausräumung des Tumors weit im Gesunden in Frage. Die konservativen Maßnahmen sollen nach MEYERDING und POLLOCK (1940) in der Lage sein, jedenfalls die Frühamputation zu umgehen.

c) Hämangiosarkome.

Malignome aus Gefäßen oder auch Gefäßwandzellen werden als Hämangiosarkome bezeichnet. Ihre Pathologie und Klinik ist je nach Ausbreitung, Größe und Metastasierungstendenz äußerst unterschiedlich; sie läßt sich nicht einheitlich klassifizieren.

Hohe Malignitätsgrade weisen die Angiosarkome der peripheren Gefäße auf. Solche Beobachtungen von Angiosarkomen im Bereich der Vena femoralis (BROHL 1897), oder von Unterschenkelvaricen (BORCHARD 1906) sind jedoch relativ selten. Übergänge zu Lymphgefäßtumoren stellen die Hämoangiolymphosarkome dar.

Auch von den Arterienwänden können Malignome ausgehen; MACDONALD (1956) beschrieb ein Sarkom der A. subclavia; Milzarteriensarkome sind ebenfalls bekannt (WIENBECK und KINDLER 1938; GOMBKÖTÖ u. Mitarb. 1953). BRAUN (1951) und MOEGEN (1952) beschrieben eine apfelgroße pulmonale Verdichtung bei einem 70jährigen Patienten, bei dem elektrokardiographisch ein P pulmonale zur Entwicklung kam und Exitus an Lungenembolie erfolgte. Die Obduktion des Falles zeigte multiple Sarkomknoten in der A. pulmonalis mit blastomatöser Thrombose und Lungenarterienembolie, histologisch als riesenzelliges Angiosarkom imponierend.

Im allgemeinen ist die histologische Differenzierung von Angiosarkomen schwierig und setzt besondere Erfahrung in der Tumorhistologie voraus (ROZYNEK 1941; ZISCHKA 1950). Mit den Übergängen einfacher Gefäßtumoren zu den Intimasarkomatosen von Venen und Arterien in sarkomatösen Strumen hat sich bereits HEDINGER (1901) befaßt.

Als Peritheliome werden Tumoren mit Ausbildung vielschichtiger Zellmäntel aus Adventitiazellen um capilläre endothelausgekleidete Lumina bezeichnet (BORST 1938).

Als Gemmangiome (ORSÓS 1934) mit oft geringer oder fehlender Malignität spricht man Angiosarkome aus primitiven Angioplasten an. SCHMIDT (1937) konnte davon 16 eigene Beobachtungen mitteilen.

Die typischen Angiosarkome bestehen aus schrankenlos wuchernden, meist undifferenzierten Gefäßzellen, zwischen denen nur spärlich Endothelräume erkennbar sind. Dafür enthalten die in starker Vermehrung begriffenen Zellansammlungen zahlreiche Mitosen. Die Unterscheidung der Hämangiosarkome von den Hämangioendotheliomen ist schwierig, weil zwischen beiden Tumorarten fließende Übergänge vorkommen. Die klinischen Erscheinungen sind durch Gewebswucherungen, Schmerzen und infiltrative Organschädigungen gekennzeichnet. Die Diagnostik kann gegenüber entzündlichen Prozessen schwierig sein; letztlich bleibt die histologische Untersuchung entscheidend, besonders bei der Abgrenzung gegenüber gutartigen Angiomen.

Hämangiosarkome wurden von KERR und GOULD (1951) am Magen beschrieben; WACHSTEIN (1953) teilte einen Fall von Milzangiosarkom mit, bei dem das Gewicht der Milz 3 kg betrug. Auch am Zwerchfell wurden Hämangiosarkome als Pseudohernien, vom Herzen ausgehend, beschrieben (BRUZZONE und GUGLIELMINI 1951), weiterhin am Perikard (GROSSE-BROCKHOFF und SCHREIBER 1955), sowie am übrigen Herzen (GLASSY und MASSEY 1950). Klinisch werden bei derartigen Herztumoren Cyanose, Ödeme und symptomatische Pulmonalstenosen beschrieben (TACKET u. Mitarb. 1950).

Die Therapie, mit großen Schwierigkeiten bereits bei Hämangiosarkomen der Extremitäten belastet, ist bei visceralem Befall noch auswegloser. Meist ist die Metastasierung nicht zu verhindern. Röntgenbestrahlung ist nur von fraglicher, bestenfalls palliativer Wirkung.

d) Kaposi-Sarkom.

Das vorwiegend in der dermatologischen Fachliteratur beschriebene Krankheitsbild des Sarcoma idiopathicum haemorrhagicum multiplex (KAPOSI 1872) ist ätiologisch noch weitgehend ungeklärt. Es scheint bei Italienern, osteuropäischen Juden und manchen Negerstämmen gehäuft aufzutreten. Männer im Alter von 40—70 Jahren werden vorzugsweise befallen.

Klinisch handelt es sich um multiple Gefäßwucherungen im Hautbereich mit deutlicher Blutungsneigung. In den zunächst relativ festen, später weicher werdenden, bis zu 2 cm großen Herden finden sich Endothelwucherungen, Neubildungen undifferenzierter Capillaren mit Mitosen und Vakuolen, Hämosiderinablagerungen und Nekrosen. Hieraus entwickeln sich dann stecknadel- bis erbsengroße, teilweise auch größere, blutende Herde. Als charakteristisch gilt das Vorhandensein multipler Wucherungen, die untereinander hinsichtlich ihres Alters und Gefäßaufbaues erheblich differieren. Entlang den großen Venen treten die Herde bevorzugt auf. In ihrer Umgebung finden sich Anhäufungen von Teleangiektasien. Es kommt im Gefolge der Erkrankung zu generalisierten Lymphknotenschwellungen auch im Mediastinum, mitunter zu elephantiastischen Deformierungen der Extremitäten. Die Krankheit verläuft unter schweren Allgemeinsymptomen mit Fieber, Anämie und Kachexie. In fortgeschrittenen Stadien kommt es durch Metastasenbildung, vorzugsweise im Magen-Darmkanal und im Knochensystem, aber auch an den übrigen Organen zu zusätzlichen klinischen Organausfällen.

Die Herde zeigen häufig Juckreiz und Druckschmerzhaftigkeit. Aus dem klinischen Bild ist die Diagnose in der Regel ohne weiteres zu stellen, insbesondere wenn man die Krankheit einmal gesehen hat. In Zweifelsfällen entscheidet der histologische Befund nach bioptischer Entnahme. Differentialdiagnostisch kann manchmal die Unterscheidung des Kaposi-Sarkoms von chronischer venöser Insuffizienz, multiplen Melanomen und Purpura-Herden wichtig sein.

Die Therapie gilt bisher als aussichtslos. Die Röntgenbestrahlungsbehandlung ist auf die Dauer nicht wirksam, wenngleich für eine gewisse Zeit eine Involution der Herde erreicht werden kann. Chemotherapeutisch läßt sich bisher kein Effekt erreichen.

Die Prognose ist grundsätzlich infaust; Überlebenszeiten von 8 Monaten bis 25 Jahren sind beschrieben. Der Exitus erfolgt in der Regel durch Blutungen in innere Organe oder nach außen, bisweilen durch interkurrente Infekte oder allgemeinen Marasmus.

Über die Prinzipien der Pathogenese des Kaposi-Sarkoms, ob es sich um eine systematisierte Angiomatose im Sinne von Hamartien handelt (LANG und HASLHOFER 1935) oder a priori um multiples Tumorwachstum, herrscht Unklarheit. BECKER und THATCHER (1938) nehmen Wucherungen des reticuloendothelialen Systems mit Proliferation embryonaler perithelialer Zellen und maligner Entartung an; hierfür könnte die ausgesprochene Metastasierungstendenz (Lymphknoten, Magen-Darmkanal, Leber, Lunge u. a.) sprechen. Immer noch unentschieden ist die Frage, ob die multiplen Herde durch primär multizentrische Anlagen und nicht durch Metastasierung entstehen. ALLEN, BARKER und HINES (1955) erwähnen Fälle, bei denen die ersten Herde der Krankheit in den Eingeweiden auftraten. Hinsichtlich der Hautblutungen wird von DÖRFFEL (1932) sowie ORMSBY und MONTGOMERY (1953) angenommen, daß primär teleangiektatische Hautblutungen vorliegen.

V. Krankheiten der Lymphgefäße.
1. Lymphangitis.

Allgemeine Angaben über Bau und Funktion der Lymphgefäße finden sich S. 20, über Untersuchungsmethoden S. 115.

Entzündungen der Lymphgefäße kommen nach mechanischen oder traumatischen Gewebsschädigungen vor, sowie nach bakteriellen, chemischen oder anderweitigen toxischen Einwirkungen. Häufig werden durch Scheuerwunden, Zug- und Dehnungswirkung oder unphysiologische andersartige Gewebsbelastungen Lymphangitiden hervorgerufen. Vorher bereits geschädigte Gewebsbezirke, wie Wunden, Granulations- und Geschwürsflächen, Furunkel und Karbunkel oder Schleimhautdefekte prädisponieren in besonderem Maße zur Lymphangitis. Nach mikrobieller Invasion der Weichteile (Cellulitis) können Erreger in die Lymphgefäße vordringen und durch diese Invasion Lymphangitiden verursachen. Beim Hinausgreifen der Infektion über die Lymphknoten und Übertritt der Erreger in den Blutkreislauf kommt es häufig zu erheblichen Temperaturanstiegen, bisweilen mit Schüttelfrost und Erbrechen. Diese sog. lymphangitische Sepsis (BINGOLD 1952) geht mit schwerster Prostration einher und zeigt einen von der thrombophlebitischen Sepsis verschiedenen Fiebertyp.

Als Erreger der Lymphangitis fungieren in erster Linie Streptokokken. Die Lymphangiolitis streptococcica beim Erysipel, hervorgerufen durch den Streptococcus erysipelatos (FEHLEISEN 1883), ausgehend von einer örtlichen Cellulitis, besonders häufig rezidivierend („habituelles Erysipel"), stellt einen Prototyp der lymphangitischen Infektion dar. Rezidivierende Erysipele können zum Auftreten von Lymphödemen führen, manchmal erst nach langer Zeit (HAGENTORN 1904). Bei der sog. Elephantiasis nostras, einem chronischen Lymphödem nicht tropischer Gegenden, konnte CASTELLANI (1952) in 7 von 18 Fällen eine Streptokokkenart „Streptococcus metamimeticus", empfindlich auf Penicillin und Chloromycetin, nachweisen. Auch bei syphilitischen Gewebsentzündungen können Lymphbahnen ergriffen werden, wie das Vorkommen der Skleradenitis multiplex und das Auftreten elephantiastischer Veränderungen, z. B. an der Lippe (THOMAS 1951) in späteren Stadien beweisen. Trichophytien führen ebenfalls zu akuten und chronischen Lymphangitiden, woraus häufig Lymphgefäßinsuffizienzen im Fuß- und Knöchelbereich resultieren. Kombinationen mit sekundären Bakterieninfektionen sollen dabei allerdings eine Rolle spielen.

In tropischen Gegenden wird das Hauptkontingent chronischer Lymphangitiden und Lymphgefäßinsuffizienzen (vgl. Kapitel Lymphödem, S. 608ff.) durch Kranke mit Filariainfektionen repräsentiert. Filarien sind Würmer, die sich vorzugsweise im Lymphgewebe des Menschen aufhalten. Neben den Lymphgefäßen der Extremitäten und Genitalien, die bei diesen Panlymphangitiden (CASILE und SACCHARIN 1952) in erster Linie betroffen werden, bleibt kein Organsystem von diesen Affektionen verschont. Die Filarieninfektionen werden angetroffen in Australien, Afrika, Südseeinseln, Madagaskar, Ostasien, Mittelamerika, nördlichem Südamerika und südlichem Nordamerika sowie in Südspanien. Die Übertragung erfolgt durch Stechmücken. Außer der pferdehaardünnen Wuchereria Bancrofti (Männchen 30—50 mm, Weibchen 80—100 mm lang) gibt es zahlreiche andere Arten von Filarien, wovon nur die Filaria perstans (Dipetalonema), die Filaria ozzardi, Filaria loa (Westafrika; Augenaffektionen) sowie die Arten Onchocerca volvolus, Onchocerca caecutiens (Augenbeteiligung) und Dracunculus medinensis genannt seien. (Vgl. MINNING 1952 Infektionskrankheiten, Handbuch der Inneren Medizin, Bd. I/2.) Je nach dem Aufenthalt der Erreger im Blut während der Nacht oder am Tage unterscheidet man bei Filarieninfektionen den häufigeren Nocturna-Typ von dem selteneren Diurna-Typ; die Ursachen dieser Periodizität werden noch diskutiert.

Klinisch äußern sich Lymphangitiden durch Schwellung und Rötung (Infiltration und Hyperämisierung) der entzündeten Zellbezirke und ihrer Umgebung (Perilymphangitis) sowie durch Gewebserwärmung, Schmerzhaftigkeit und Einschränkung der Funktion. Bei oberflächlichem Sitz zeigen sich streifenförmige gerötete Hautschwellungen entlang dem Verlauf der Lymphbahnen bis zu den zuständigen regionalen Lymphknoten, die vergrößert und schmerzhaft werden können (Lymphadenitis). Durch funktionelle Behinderung des Lymphtransportes kann bereits in akuten Stadien ausgebreiteter Lymphangitiden eine Extremitätenschwellung eintreten, insbesondere bei konfluierender Lymphangitis. In Gewebsbezirken mit entzündlicher oder traumatischer Schädigung werden häufig die feinen Lymphbahnen verschlossen gefunden. Dies wird ersichtlich aus der Beobachtung, wonach örtlich ins Gewebe injizierte Fremdsubstanzen, z. B. Farbstoffe, nicht wie in unverändertem Gewebe ins Lymphgefäßsystem eingelassen werden, sondern am Orte der Injektion liegenbleiben, während nach intravenöser Injektion der Substanzen sich diese im entzündeten Bereich, herangeführt durch die Blutgefäße, ansammeln (DRINKER u. Mitarb. 1934). Bei Thrombenbildungen im Bereich der Lymphbahnen braucht allerdings kein völliger Verschluß der Lymphgefäße einzutreten, sondern es ist in der Regel noch ein beschränkter Lymphabfluß (ausreichende Drainage bei Flachlagerung) möglich. Als Komplikationen gelten nicht ausheilende, rezidivierende oder chronisch werdende Lymphangitiden, die lymphangitische Sepsis, appositionelle Thrombophlebitiden, sowie eitrige Einschmelzungen und Phlegmonen.

Chronische Lymphangitiden können demzufolge durch Rezidive akuter Lymphangitiden entstehen, die häufig durch bleibende Gewebsschädigungen aufrechterhalten werden. Bekannt ist die Rolle von Hautrhagaden als Ausgangspunkt von Lymphangitiden, insbesondere bei rezidivierenden Erysipelen im Bereich von Nase, Ohrläppchen, Mundwinkel und Schleimhäuten. Chronisch entzündete oder thrombosierte Lymphgefäße bilden die Wegbereiter bakterieller Sekundärinfektionen. In ihrem Gefolge kommt es allmählich zur chronischen Insuffizienz der Lymphgefäße bestimmter Körperbereiche. Sie tritt als Elephantiasis an den Extremitäten, Genitalien (Scrotum, Labien), im Bereich von Mamma, Gesicht (BARNES 1950; MACHACEK 1950) und an der Nase (BROWN 1950) auf. Auf die klinische Bedeutung wird im Kapitel Lymphödem (S. 612) hingewiesen. Lymphödematöse Gewebe sind in chronischen Fällen meist von einer rauhen und harten Epidermis bedeckt (Pachydermie). Die Konsistenz der chronischen Lymphödeme ist relativ derb, die Verschieblichkeit der Haut auf der Unterlage gering. Besonders beim tropischen Lymphödem können die Lymphangiektasien beträchtliche Teile des Körpers befallen und zu grotesken Form- und Größenveränderungen führen. Durch Erweiterung der Lymphgefäße im Scrotalbereich können sich bläschenartige cystische Hautgebilde, aus denen sich meist mikrofilarienhaltige Lymphe entleert, entwickeln. Platzen ektatischer Lymphgefäße mit konsekutiver Entleerung von Lymphe in die Harnwege führt zum Symptom der Chylurie, eventuell der Hämatochylurie (Blutbeimengung). Urin mit chylöser Beimischung pflegt leicht zu erstarren und bildet gelatinöse Coagula. Blasen- oder herpesförmige Lymphangiektasien kommen auch im sonstigen Hautbereich bei besonders hochgradigem Anstieg des Lymphgefäßdruckes zustande (SERVELLE 1955). Durch Punktionen lassen sich manchmal beträchtliche Flüssigkeitsmengen daraus entleeren.

2. Lymphgefäßinsuffizienz.

RUSZNYÁK, FÖLDI und SZABÓ (1957) unterscheiden folgende Typen der Lymphkreislaufinsuffizienz:

A. Mechanische Insuffizienz.
  1. Organisch (anatomische Ursachen). a) Lymphgefäßverschluß; b) Exstirpation von Lymphgefäßen und Lymphknoten.
  2. Funktionell. a) Hämodynamisch; b) Lymphangiospasmus; c) Akinetisch; d) Valvuläre Lymphgefäßinsuffizienz.

B. Dynamische Insuffizienz.

C. Resorptionsinsuffizienz.
  1. Veränderungen der Proteine.
  2. Veränderungen des Interstitium.
  3. Veränderungen der Lymphcapillaren.

Die mechanisch bedingte Lymphgefäßinsuffizienz, die vorwiegend durch obstruktive Lymphangitis, durch Thrombose der Lymphgefäße (REINHARDT 1953), eventuell des Ductus thoracicus oder der lymphathicovenösen Anastomose am Angulus venosus verursacht wird, wobei entzündliche oder blastomatöse Noxen die pathogenetische Hauptrolle spielen, läßt sich experimentell durch Einwirkung chemischer Substanzen wie Chinin-Silicat (DRINKER u. Mitarb. 1934) eindrucksvoll reproduzieren. Letztlich mechanisch bedingt sind auch verschiedene Zustände von funktionell bedingten Drucksteigerungen im Lymphgefäßsystem. Hierzu ist die Lymphgefäßdrucksteigerung bei Venendruckerhöhung zu rechnen. Auch ein sympathicotonisch induzierter Lymphangiospasmus wird von RUCZNYAK u. Mitarb. (1957) zu dieser Kategorie gerechnet. Beim Fehlen der normalen Skeletmuskeltätigkeit kann eine sog. akinetisch bedingte Lymphgefäßinsuffizienz mit Lymphödem beobachtet werden, z. B. wenn kausalgische Extremitäten von den Patienten unbewegt hängen gelassen werden oder bei Stilllegung der Motorik nach apoplektischen Insulten (LUHAN 1936; DE TAKATS und EVOY 1950; LOWENBERG 1952; EXTON-SMITH u. CROCKETT 1957). Schließlich ist der mechanische Faktor bei Insuffizientwerden der Lymphgefäßklappen nach Lymphangiektasie zu erwähnen.

Der Begriff der dynamischen Lymphgefäßinsuffizienz bezieht sich auf Zustände von unzureichender Gewebsdrainage, also auf ein Mißverhältnis zwischen Angebot und Förderleistung der Lymphgefäße, wobei die Förderleistung letztlich durch die individuell verschiedenartig begrenzte Transportkapazität des örtlichen Lymphgefäßsystems bedingt ist. Dabei spielen sich die zuständigen Veränderungen innerhalb des geschlossenen Lymphkreislaufes ab.

Die Resorptionsinsuffizienz beruht nach RUCZNYAK u. Mitarb. (1957) auf einer unzureichenden Koordination zwischen dem Lymphgefäßsystem und dem angrenzenden interstitiellen Raum. Ansammlungen eiweißreicher Flüssigkeiten im Interstitium und andere Gewebsveränderungen sind naturgemäß von Einfluß auf die Resorptionskapazität der Endausläufer des Lymphgefäßsystems.

Im Bereiche verschiedener Organsysteme werden durch Veränderungen der Lymphgefäße charakteristische Störungen verursacht.

Lymphgefäßverschlüsse am *Herzen* sind von erheblicher Bedeutung für die Pathogenese myokardialer Veränderungen, die sich bei venöser und lymphatischer Stauung einstellen. Jedenfalls scheinen die Einflüsse der Lymphstauung auf die Ernährung des Herzmuskels nach den Tierversuchen von DRINKER u. Mitarb. (1940) mit Einbinden von Kanülen sowie Tusche-Injektionsversuchen bei Unterbindung der kardialen Lymphgefäße (FÖLDI u. Mitarb. 1954) beträchtlich zu sein, indem sich erhebliche Myokardhypoxien und im Falle gleichzeitiger Ligatur der Coronarsinus auch tödliche Myokardveränderungen erzeugen lassen.

Auf die pathogenetische Rolle von Lymphgefäßaffektionen bei der Aortitis syphilitica wurde bereits hingewiesen (S. 353).

Im Bereich der *Lunge*, die ein hoch entwickeltes Lymphgefäßsystem enthält (PARFENOWA 1953), gibt es die sog. chylösen Pneumonien bei Lymphangiektasie nach puerperaler Thrombose der Vena subclavia (DELARUE 1950). Auch bei indurierten Pneumonien scheinen lymphangitische und perilymphangitische Zustände eine Rolle zu spielen; nach STEFKO (1935; 1937; 1938; zit. nach RUSZNYÁK u. Mitarb. 1957) werden durch chronisch entzündliche Veränderungen die lymphatischen Abflußbahnen der Lunge in „Sümpfe" verwandelt. Bei pulmonalen Stauungszuständen lassen sich parallel dem erhöhten Druck in den Blutgefäßen Lymphgefäßerweiterungen röntgenologisch nachweisen, die nach Commissurotomien zurückgehen (LEVIN 1955). Die Mitwirkung der Lymphgefäße an der Pathogenese des Lungenödems darf nach den Untersuchungen von HALMAGYI (1954; zit. nach RUSZNYÁK u. Mitarb. 1957) sowie FÖLDI u. Mitarb. (1955), bei denen die Wirkung der Lymphgefäßunterbindung erörtert wird, als wesentlich angesehen werden. Die günstige Wirkung von Ganglienblockern gegen die Lungenödementstehung wäre nach diesen Untersuchungen zumindest teilweise durch die Hervorrufung eines Lymphangiospasmus zu erklären.

Bei Pneumokoniosen sind die Lymphgefäße nicht nur als Transportsysteme von Fremdkörpern sondern auch durch regressive Veränderungen wie Erweiterungen, Entzündungen und Lumenverschlüsse wichtig.

Als *Chylothorax* wird der Übertritt von Lymphe in den Pleuraraum bezeichnet. Solche Zustände stellen sich ein bei chylösen Pneumonien (DELARUE u. Mitarb. 1950; REINHARDT 1953) sowie nach Thrombosierung der Vena subclavia sinistra (DYBKAER 1953). Ursächlich können dabei Lymphangitiden verschiedener Ätiologie, blastomatöse Verschlüsse des Ductus thoracicus, mechanischer Druck von Tumoren oder Herzvergrößerungen auf den Ductus thoracicus oder kongenitale Cystenbildungen eine Rolle spielen. Am häufigsten wird ein Chylothorax nach Traumen beobachtet. Auf Grund der Erfahrungen an 58 Fällen von traumatischem Spontanchylothorax nimmt MEADE (1952) an, daß es nur dann zur Ruptur des Ductus thoracicus kommt, wenn dieser Lymphleiter entweder direkt durchtrennt wird oder bereits vor dem Trauma pathologisch fixiert oder anderweitig verändert war.

Klinisch wird von DYBKAER (1953) auf das Auftreten eines primären traumatischen Schockzustandes bei Chylothorax sowie eines nach Wochen oder sogar Monaten, meist allerdings nur 2—5 Tage langen Intervalls mit folgendem sekundärem Schockzustand hingewiesen, der mit Dyspnoe, Cyanose, Schweißausbruch und Tachykardie einhergeht und ein Pleuraexsudat zeigt, das sich bei Punktion von bräunlicher oder milchiger Verfärbung erweist, und mikroskopisch nachweisbare Fettkugeln enthält. Nach Zufuhr von Sudan III per os läßt sich eine deutliche Rotfärbung des milchigen Pleuraergusses nachweisen. Therapeutisch ist zunächst die Tendenz der spontanen Rückbildung abzuwarten. Erst wenn sich der Chylothorax häufiger in unvermindertem Maße nachfüllt, ist die Ligatur des Ductus thoracicus oberhalb des Zwerchfells zu erwägen. Sie scheint nach DYBKAER (1953) sich rechtsseitig leichter durchzuführen zu lassen, muß aber bei linksseitigem Erguß auf der linken Seite ausgeführt werden, wobei auf die Schonung des Nervus splanchnicus besonders zu achten ist. Bei der geschlossenen Drainage eines sterilen Chylothorax ist wegen der besonders hohen Infektionsgefahr strengste Asepsis notwendig.

Im Bereich des *Magen-Darmkanals* wird trotz der nachweislich wichtigen Rolle der Lymphgefäße in der Pathogenese des Typhus abdominalis und anderweitiger infektiöser Darmerkrankungen, wie der Ileitis regionalis (obstruktive Lymphangitis nach SCHEPERS 1945; PRATT und FERGUSON 1947) im allgemeinen zu wenig an diese Zusammenhänge gedacht. RÉNYI-VÁMOS (1954) nimmt Lymphgefäßvernarbungen als Ursachen von callösen Ulcera ventriculi und von narbigen postulcerösen Veränderungen an.

Trotz Fehlens von Lymphgefäßen im Innern der Leberläppchen scheint die lymphatische Drainage der *Leber* nach RUSZNYÁK u. Mitarb. (1957) in mancher Hinsicht bedeutsam zu sein. Diese Autoren nehmen einen von den Blutcapillaren über die Disseschen Spalten in die Lymphgefäße der Leber gerichteten Säftestrom an, der mit dem hepatischen Anfall von Leberlymphe und der Transportkapazität des Leberlymphsystems zusammenhängt. Bei lymphatischer Insuffizienz soll sich wie bei der serösen Entzündung eine Ausweitung der Disseschen Spalten einstellen. Ungünstig soll sich besonders der Übertritt von Galle in die Leberlymphe (FLEISCHL 1874; KUNKEL 1875; KÜHN 1952) auswirken, vor allem bei der Entstehung der Lebercirrhose unter Zuständen von cholangitischem Verschlußikterus. Das Verhalten der Lymphdrainage der Gallenblase ist von MCCARRELL, THAYER und DRINKER (1941) untersucht worden.

An den Nieren wurden nach experimenteller Unterbindung der Lymphgefäße Volumenzunahmen der Organe festgestellt (KAISERLING und SOOSTMEYER 1939), vergleichbar den Wirkungen von Keiminjektion oder allergisierenden Maßnahmen (KAISERLING 1940). In diesem Zusammenhange ist auch auf die Untersuchungen von WEARN und RICHARDS (1924) hinzuweisen, nach denen sich im Glomerulumfiltrat ein Eiweißgehalt von weniger als 50 mg-% nachweisen ließ; diese Eiweiße sollen nach ROMUALDI und MONACI (1947, 1947; zit. nach RUSZNYÁK u. Mitarb. 1957) tubulär reabsorbiert und über die Lymphcapillaren wieder dem Blute zugeführt werden. Bei Glomerulonephritiden verschiedener Art sowie bei renalen

Abflußstauungen wird von RUSZNYÁK u. Mitarb. (1957) auf die wesentlich mitbestimmende Rolle einer Lymphgefäßinsuffizienz hingewiesen.

In der *Schilddrüse* soll es nach RUSZNYÁK u. Mitarb. (1957) durch lymphatische Resorptionsinsuffizienz zu regressiven Veränderungen kommen, z. B. zur Ausbildung kolloidaler Strumen.

Anderweitige Organe dürften ebenfalls häufig von diversen Störungen der Lymphzirkulation betroffen sein. Auch hier sei auf die eingehenden Darstellungen von RUSZNYÁK u. Mitarb. (1957) verwiesen.

Die klinische Einteilung der in der Körperperipherie lokalisierten Formen der Lymphgefäßinsuffizienz, also der *Lymphödeme* erfolgt zweckmäßig nach folgendem Schema:

a) Lymphoedema simplex.
b) Lymphoedema praecox.
c) Kongenitales Lymphödem.
d) Sekundäre Lymphödemformen.
  α) Lymphödem beim Malignom.
  β) Lymphödem nach chirurgischen Eingriffen.
  γ) Lymphödem bei Entzündung („primär entzündliches Lymphödem").
  δ) Sekundär entzündliches Lymphödem.

a) Lymphoedema simplex.

Beim gewöhnlichen Lymphödem handelt es sich um eine Vergrößerung von Weichteilen infolge Vermehrung der darin enthaltenen Lymphmenge und Vergrößerung des Volumens der Lymphgefäße. Vielfach wird der Begriff „Elephantiasis" gleichsinnig mit dem Begriff „Lymphödem" verwendet. ALLEN, BARKER und HINES (1955) lehnen jedoch diese Vermengung von Definitionen ab, weil sie die Ansicht vertreten, daß durch die Bezeichnung „Elephantiasis" lediglich eine Vergrößerung meist der unteren Extremitäten auf elephantiastische Proportionen zum Ausdruck gebracht wird, die über die Genese dieser Gewebsvergrößerung keinerlei Aussage präsumiert. Elephantiasis kommt auch bei arteriovenösen Fisteln, Neuromatosis, Gefäßtumoren und anderen Krankheiten vor. Nach MIDDLETON (1932) soll der Begriff „Elephantiasis" bereits im Altertum im römischen Heere aufgekommen sein, und zwar während des libyschen Feldzuges.

Ätiologie. Lymphödeme können durch unterschiedliche Faktoren zustandekommen. Sie sind eine Auswirkung einer universellen oder regional begrenzten Lymphkreislaufinsuffizienz (RUSZNYÁK, FÖLDI und SZABÓ 1957), eines Zustandes, bei dem die Drainage des Interstitium durch das Lymphgefäßsystem nicht ausreichend ist (KORANYI 1929). FÖLDI, RUSZNYÁK und SZABÓ (1952) nehmen übrigens bei jedem Ödem eine Beteiligung des Lymphgefäßsystems an, wobei allerdings die Ursachen nicht immer primär von den Lymphgefäßen, sondern auch vom Blutgefäßsystem und von den Geweben ausgehen können. Solange das Lymphgefäßsystem voll suffizient funktioniert, entsteht nach ihrer Auffassung kein Ödem, erst durch Störung der funktionellen Gleichgewichte infolge Steigerung des Capillardrucks und der Capillarpermeabilität oder Senkung des kolloidosmotischen Druckes werden Ödeme manifest. Die nicht primär durch Lymphgefäßinsuffizienz bedingte, also nur relative oder dynamische Insuffizienz des Lymphkreislaufes (RUSZNYÁK, FÖLDI und SZABÓ 1957) gehört vorwiegend ins Gebiet der Capillar- und Permeabilitätspathologie.

Die mechanisch bedingten Lymphgefäßinsuffizienzen kommen durch entzündliche oder blastomatöse Obstruktion der Lymphgefäße zustande. Im Abschnitt über entzündliche und entzündungsbedingte Lymphödeme wird hierauf speziell eingegangen. Auch durch chemische Substanzen, wie z. B. Chinin-Silicat läßt sich experimentell eine Obliteration der Lymphgefäße bewirken (DRINKER u. Mitarb. 1934). Bei sämtlichen dieser genannten Lymphgefäßverschlüsse, ebenso bei der Thrombosierung der Lymphgefäße handelt es sich um direkte Lymphgefäßerkrankungen. Demgegenüber kann eine Lymphgefäßinsuffizienz auch durch funktionelle, dynamisch bedingte Drucksteigerung hervorgerufen werden, wie sie durch Venendruckerhöhung, sympathisch ausgelöste Lymphangiospasmen oder funktionelle Stillegung der Lymphgefäßmotilität, etwa bei Apoplexien (LUHAN 1936; LOWENBERG 1952; DE TAKATS und EVOY 1950) sowie bei Kausalgien als akinetische Lymphgefäßinsuffizienzen angetroffen werden (RUSZNYÁK u. Mitarb. 1957). In diesen Fällen herrscht ein Mißverhältnis zwischen Angebot und Förderleistung der Lymphzirkulation mit unzureichender Gewebsdrainage, bedingt durch die (individuell unterschiedlich) begrenzte Transportkapazität des Lymphgefäßsystems.

Neben dem häufig erhöhten Lymphdruck scheint der erhöhte Eiweißgehalt der Lymphe das Wachstum von Fibroplasten in den Lymphgefäßwänden zu fördern, wodurch einer weiteren Zirkulationsbehinderung der Lymphe Vorschub geleistet wird. Besonders ins Gewicht fällt die erhöhte Anfälligkeit vermehrt lymphhaltigen Gewebes für mikrobielle Entzündungen.

Morphologie. Die beim Lymphödem, insbesondere bei kongenitalem Lymphödem ausgeprägte Verdickung der subcutanen Gewebe geht mit einem hochgradigen Schwund des Fettgewebes einher, sodaß das subcutane Fettgewebe durch erweiterte Lymphräume und durch bindegewebige Massen ersetzt erscheint. Rein kongenitale Lymphödeme zeigen keinerlei Hinweise auf Lymphgefäßthrombosen oder lymphangitische Veränderungen. Dagegen werden beim erworbenen Lymphödem thrombotische entzündliche und narbige Lymphgefäßveränderungen angetroffen. ALLEN, BARKER und HINES (1955) unterscheiden bei ihren zitierten 300 Fällen von Lymphödem zwischen primär entzündlichen und primär nicht entzündlichen Formen; 202 Fälle werden den primär nicht entzündlichen Formen, 98 Fälle den primär entzündlichen Formen zugeordnet. DE TAKATS und EVOY (1950) konnten unter 150 beobachteten eigenen Fällen 58 entzündlich bedingte, 11 traumatisch bedingte, 29 angeborene, 22 degenerative oder malignom bedingte und 31 kryptogenetische Lymphödeme rubrizieren.

Folgt man der Einteilung von ALLEN (1934) sowie ALLEN and GHORMLEY (1935/36), so muß bei den primär nicht entzündlichen Lymphödemformen wiederum zwischen einem primären und einem sekundären Lymphödem unterschieden werden. Das primäre Lymphödem kann unterteilt werden in das Lymphoedema praecox und in die verschiedenen Formen des kongenitalen Lymphödems.

b) Lymphoedema praecox.

Es handelt sich um Lymphödeme, die postpubertär oder während einer Gravidität erstmals in Erscheinung treten. Die Ursache ist noch nicht hinreichend geklärt. Man denkt an kongenitale Unterentwicklung der Lymphgefäße mit verminderter Anpassungsfähigkeit und daraus resultierender belastungsbedingter Lymphgefäßinsuffizienz, wofür die fast ausschließliche Lokalisation an den unteren Extremitäten und die zeitliche Manifestation sprechen. HOMANS u. Mitarb. (1934) fanden bei einem derartigen Fall deutlich erweiterte Beckenlymphgefäße und erwägen deshalb eine proximale Lymphgefäßobstruktion als ursächlichen Faktor. Weiterhin werden Abflußbehinderungen der Lymphgefäße infolge Evolution der im Becken lokalisierten Genitalorgane während und nach der

Pubertät diskutiert. In all diesen Fällen muß jedoch eine anlagebedingte Minderfunktion des Lymphgefäßsystems vorausgesetzt werden. Die komplette Exstirpation der Lymphonodi inguinales et ilici bewirkt im Tierversuch kein Lymphödem. Lediglich bei kompletter Durchtrennung sämtlicher Weichteile mit Ausnahme von Arteria und Vena femoralis entwickelt sich ein Lymphödem (REICHERT 1930).

Beim Lymphoedema praecox ohne Gravidität entwickelt sich ohne erkennbare äußere Ursache zunächst nach stärkerer Belastung, vornehmlich bei warmer Witterung und während der Menstruation in den mechanisch und hydrostatisch vermehrt belasteten Unterschenkel- und Knöchelpartien ein zunächst reversibles leichtes Ödem. Unter zunehmender Belastung, vor allem bei Vernachlässigung der Störung, schreiten die Veränderungen rasch fort. Beide Beine werden dabei meist nicht gleichzeitig in gleicher Stärke betroffen (ALLEN 1934). Manchmal wird bereits innerhalb von Tagen und Wochen ein starkes Lymphödem manifest, das allerdings häufig auf bestimmte Extremitätenteile lokalisiert bleibt. Bald kann eine Rückbildung durch Hochlagerung oder Bandagierung nicht mehr erzielt werden und die Patienten werden das schwere, drückende Gefühl des zunehmend härter werdenden Ödems nicht mehr los. Ausgesprochene Schmerzen kommen beim Lymphoedema praecox nicht vor, es sei denn bei Kombinationen mit Venenthrombosen oder Lymphangitiden. Letztere wurden im Material von ALLEN, BARKER und HINES (1955) in 13% der 93 Fälle festgestellt.

c) Kongenitales Lymphödem.

Bei den kongenitalen Lymphödemen werden 2 Formen unterschieden; einmal die familiär bedingte kongenitale Form, ferner die einfache, nicht familiär bedingte kongenitale Form.

α) Familiäres kongenitales Lymphödem

(NONNE 1891; MILROY 1892; 1928; MEIGE 1899).

Die seltene familiäre angeborene Form des Lymphödems kommt durch eine genbedingte Störung zustande; sie ist verbunden mit einer erblichen Ptose der Augenlider (BLOOM 1941). Das Merkmal wird dominant vererbt, wobei häufig Generationen übersprungen werden. Allerdings wird das Lymphödem der von BLOOM (1941) beschriebenen Familie (37 Mitglieder von 4 Generationen; davon hatten 6 Lymphödem und Augenlidptose, 3 lediglich Augenlidptosen; die Symptome traten bisweilen erst im fortgeschrittenen Individualleben nach lymphangitischen Schüben auf) von ALLEN, BARKER und HINES (1955) nicht als echtes familiär bedingtes kongenitales Lymphödem anerkannt, wenngleich die Mitwirkung erblicher Faktoren eingeräumt wird. SCHROEDER und HELWEG-LARSEN (1950) untersuchten 10 Mitglieder aus zwei erblich belasteten Familien mit kongenitalen Lymphödemen; sie vermuten als Ursache der Störung eine fehlerhafte Kontraktilität der Subcutisarteriolen.

β) Einfaches kongenitales Lymphödem.

Sehr viel häufiger wird das einfache, nicht familiär gebundene kongenitale Lymphödem beobachtet. SIMMONDS (1906) berichtet über eine Frühgeburt mit generalisiertem Ödem, Ascites und universeller Lymphangiektasie. Er denkt ursächlich an eine frühfetale Infektion, zumal die Mutter völlig gesund war und von seiten des Blutgefäßsystems keine Erklärung für das Lymphödem gefunden werden konnte. Bei einem von ELTERICH und YOUNT (1925) beschriebenen

Fall wurde im postfetalen Zustand eine Streptokokkeninfektion der kongenital lymphödematösen Gewebe nachgewiesen. Weitere Beobachtungen von BALLANTYNE (1902), DENT (1910); RUH und DEMBO (1925), v. REUSS (1922), LEOPOLD und ROGATZ (1930), LEOPOLD und CASTROVINCI (1934); MIDDLETON (1932) bringen keine sicheren ätiologischen Aufschlüsse.

Die klinischen Kennzeichen des einfachen kongenitalen Lymphödems, auch Trophödem genannt (FRAGA u. Mitarb. 1950), sind streng kongenitale Manifestation der Ödeme und meist seitenungleicher Befall bei sonst gesunden Kindern. Die Schwellungen sind zunächst weich, eindellbar, bei Hochlagerung etwas abnehmend. Von der Neurofibromatose mit knötchenförmigen Auswüchsen unterscheiden sich die Lymphödeme durch ihre Gleichmäßigkeit, von den Veränderungen bei arteriovenösen Fisteln durch das nicht vermehrte Längenwachstum und das Fehlen von Venenerweiterungen und von Veränderungen der arteriovenösen Sauerstoffdifferenz. Die Lipodystrophie ist im Gegensatz zum Lymphödem nicht einseitig. Oberflächlich ist die Haut ganz unauffällig. Der Abstand zwischen Hautoberfläche und Extremitätenfascie ist vergrößert; in diesem Bereich findet sich ein Schwund von Fettgewebe, dafür aber schwammiges feinporiges Lymphgefäßgewebe. Die unterschiedlich großen von einfachem Endothel ausgekleideten Lymphräume enthalten normale Gewebslymphe, seltener Blutbestandteile; sie sind häufig stärkstens erweitert. Entzündliche Veränderungen gelten als selten (ALLEN, BARKER und HINES 1955).

Die Genese des einfachen kongenitalen Lymphödems ist unklar. Die Ansicht von SIMMONDS (1906), daß eine intrauterine Infektion eine Rolle spielt, wird keinesfalls allgemein geteilt. MASON und ALLEN (1935) nehmen für die Störung lediglich eine Entwicklungsanomalie unbekannter Herkunft an, wobei der Unterschied zu den entzündlichen und erworbenen Lymphödemformen betont wird. Die Autoren empfehlen deshalb statt des wenig bezeichnenden Ausdruckes „kongenitales Lymphödem" die Benennung „kongenitale Lymphangiektasie"; MIDDLETON (1932) sprach von „kongenitaler, lymphangiektatischer fibröser Hypertrophie".

KINMONTH u. Mitarb. (1957) kommen auf Grund von 107 eigenen Beobachtungen von Patienten mit Lymphödem im Bereich der unteren Extremitäten zu einer Gruppierung des primären Lymphödems in 3 Gruppen, und zwar nach dem Manifestationsalter; sie unterscheiden eine angeborene Form (Lymphoedema congenitum), eine Form mit frühzeitiger Manifestation in der Kindheit (Lymphoedema praecox), sowie ein spätmanifestes Lymphödem (Lymphoedema tardum). Als Charakteristikum des primären Lymphödems geben diese Autoren die im Lymphangiogramm faßbare Hypoplasie, Dilatation und Gewundenheit (varicöse Entartung) der Lymphgefäße sowie Aplasie der Lymphgefäße an; im Gegensatz dazu sind beim erworbenen Lymphödem die Lymphgefäße obstruiert.

d) Sekundäres Lymphödem.

α) Lymphödem bei Malignomen.

Sekundäres Lymphödem kann sich bei Verlegung von Lymphbahnen infolge blastomatöser Verschlüsse einstellen. Malignome im Bereich der Mamma, des Genitale, sowie von Haut oder an den Knochen führen vorzugsweise zu Lymphabflußstauungen und damit zur Insuffizienz des Lymphkreislaufs. Auch der Befall regionaler Lymphknoten verursacht gleichsinnige Erscheinungen. Jeder Zustand von Lymphödem unklarer Genese sollte daher Anlaß zur sorgfältigen Fahndung nach Malignomen sein.

β) Lymphödem nach chirurgischen Eingriffen.

Nach Radikalamputation von Mammacarcinomen mit Ausräumung der axillaren Lymphknoten kann es mit oder ohne lymphangitische Schübe zu regionalen Lymphödemen, in erster Linie im Armbereiche, kommen. Wegen der unregelmäßigen zeitlichen, unter Umständen mehrjährigen Intervalle zwischen Eingriff und Auftreten der Ödeme (ALLEN 1934) ist die ätiologische Rolle interkurrenter Lymphangitiden oder die Wirkung von Nachbestrahlungen schwer zu erfassen. HALSTED (1921) mißt den postoperativen Infektionen der Wundgebiete und subklinisch verlaufenden Lymphangitiden, ferner auch den Röntgennachbestrahlungen, eine erhebliche Bedeutung bei. FÖLDI und GERGELY (1955), zit. nach RUSZNYÁK u. Mitarb. (1957) vertreten ebenso wie HOLMAN u. Mitarb. (1944) die Ansicht, daß das Lymphödem nach Mammaamputationen sich nur bei postoperativen entzündlichen Vorgängen oder unter der Wirkung postoperativer Röntgenbestrahlungen mit konsekutiver Vernarbungstendenz einstellt. Bekanntlich lassen sich durch Röntgenbestrahlungen Lymphbahnen zur Verödung bringen. Schließlich ist die individuell unterschiedliche Neigung zur Lymphgefäßinsuffizienz jeweils in Rechnung zu stellen. GUMRICH u. KÜBLER (1955) haben auf die Rolle venöser Veränderungen bei Fällen von postoperativem Armödem (Mamma-Axillarlymphknoten-Exstirpation) hingewiesen, die sich venographisch nachweisen lassen; sie betonen ihre primär venöse Genese.

γ) Lymphödem bei Entzündung (primär entzündliches Lymphödem).

Während oder nach entzündlichen Affektionen der Lymphbahnen können passagere oder dauernde Obstruktionen mit konsekutiver Lymphgefäßinsuffizienz eintreten. Diese Zustände werden als entzündliche Lymphödeme bezeichnet. Gegenüber der allmählich progredienten Entwicklung angeborener Lymphödeme im postfetalen Leben manifestieren sich die entzündlichen Lymphödeme schubweise oder akut. Im allgemeinen wird zwischen einem primär und einem sekundär entzündlichen Lymphödem unterschieden.

Beim primär entzündlichen Lymphödem kommt es im Gefolge akuter Lymphangitiden oder akuter lymphangitischer Schübe, im Verlauf chronisch rezidivierender Lymphangitiden, manchmal auch auf der Basis von Celluliditen der unteren Extremitäten oder des Gesichtes zur Entwicklung der Lymphgefäßinsuffizienz. Der äußere Anlaß derartiger infektiös bedingter Schübe kann banal, bisweilen sogar unerklärt sein. Jedenfalls ist bereits während des Ablaufes der Entzündung eine Verdickung der Weichteile gegenüber dem Normalzustand erkennbar. Derartige Verdickungen können wieder völlig verschwinden, aber auch ganz oder teilweise persistieren. In der Regel erfolgt im Laufe von 4—14 Tagen während der Lymphangitiden (ALLEN, BARKER und HINES 1955) schubweise oder auf einmal die Anschwellung der Extremitäten. Besonders gefürchtet sind rezidivierende Lymphangitiden, etwa im Gefolge von Erysipel, vor allem wenn bereits vor dem Rezidiv ein geringgradiges Lymphödem bestand (OCHSNER u. Mitarb. 1940; THOMAS 1951). HERMANN (1951) beobachtete bei posterysipelatösem Lymphödem in etwa 60% der untersuchten Nervenzellen Zustände von Vacuolisierung, Fibrillenzerfall und Schwellung, die bei gleichaltrigen Individuen nicht gefunden werden konnten. Die operative Entfernung der veränderten Lumbalganglien hatte keine Abnahme der Elephantiasis zur Folge. HERMANN (1951) nimmt ursächlich beim Lymphödem eine erblich bedingte Gewebsminderwertigkeit an, wodurch es zur Entwicklung neuraler und cutaner Veränderungen kommt; eine Spezifität der Ganglienzellveränderungen bei Elephantiasis für diese Krankheit ist nicht bewiesen. Über die klinischen Zeichen der Lymphangitis wird an anderer Stelle berichtet (s. S. 603).

δ) Sekundär entzündliches Lymphödem.

Wenn sich die zum Lymphödem führenden Lymphangitiden sekundär aus anderen Krankheiten entwickeln, z. B. auf der Basis einer chronischen venösen Insuffizienz, einer Trichophytie oder zahlreicher anderer Infektionen oder wenn das Lymphödem ohne äußerlich erkennbare entzündliche Schübe zustande kommt, spricht man von sekundär entzündlichem Lymphödem. Hierher gehört auch das Lymphödem nach Operationen, Traumen, Furunkeln, Abscessen, Verbrennungen und entzündlichen Veränderungen benachbarter Organe. Als charakteristisch für das sekundär entzündliche Lymphödem gilt die erst Wochen oder Monate nach der ursprünglichen Erstschädigung auftretende Gewebsanschwellung und der im allgemeinen symptomenarme Verlauf. Die Lymphgefäßinsuffizienz bleibt häufig sogar unbemerkt. In anderen Fällen kommt es durch akzidentelle Schädigungen zu entzündlicher Invasion der Lymphbahnen mit Ausbildung von Lymphödem. Gegenüber anderen Ödemen, z. B. dem kardialen Ödem, unterscheidet sich das Lymphödem durch die unproportionierte Dickenzunahme, die oft grotesken Formen und durch die in der Regel einseitige Ausprägung. In seltenen Fällen werden allerdings auch bilateral entwickelte Lymphödeme angetroffen. Besonders ausgeprägt findet sich die Eindrückbarkeit lymphödematöser Gewebsschwellungen, die erheblich stärker ist als beim kardialen, hypoproteinämischen und nephritischen Ödem. Ulcera cruris, Dermatitiden und oberflächliche Varicen entstehen nicht durch Lymphödem, sondern sprechen für chronische venöse Insuffizienz. Dagegen kann aus dem Nachweis von Cellulitiden und Lymphangitiden noch kein Rückschluß auf die Art der vorhandenen Ödeme abgeleitet werden. Am schwierigsten, eventuell unmöglich zu unterscheiden sind die Anfangsstadien von Lymphödemen und die Anfangsstadien sonstiger Ödemkrankheiten, wenn die typischen Konfigurationen und Konsistenzeigenschaften noch wenig deutlich ausgeprägt sind. Grundsätzlich kommen bei Herzkranken, schwer Infektionskranken, Wöchnerinnen sowie nach Pneumonien und Operationen Ödeme häufiger durch Venenthrombosen zustande als auf der Basis eines Lymphödems. Andererseits können nach Krampfaderoperationen, insbesondere nach Exstirpation von Varicen, Lymphödeme zur Entwicklung kommen. Manchmal ist dies durch langdauernde Absonderung weißer Flüssigkeit (Lymphe) aus geschwollenen Extremitätenteilen zu erkennen. Bei Palpation erweisen sich Lymphödeme, wenn sie nicht durch akute Cellulitiden oder Lymphangitiden kompliziert sind, als unempfindlich. Bei chronischer venöser Insuffizienz sind jedoch die Unterschenkel in der Mehrzahl der Fälle druckschmerzhaft. Es muß darauf hingewiesen werden, daß allerdings nicht selten chronische venöse Insuffizienz und Lymphödem kombiniert vorkommen.

Therapie der Lymphödeme. Unendlich viel dankbarer als jede Therapie erweist sich eine wirkungsvolle Prophylaxe der Lymphödeme. Sie ist vor allem für lymphangitische Gewebsentzündungen von Bedeutung. Je nach Erregerart sollte bei allen Zellgewebsinfektionen im Bereiche der Extremitäten und des Gesichtes eine wirkungsvolle energische antibiotische Therapie rechtzeitig eingeleitet und lange genug durchgeführt werden, verbunden mit einer zweckmäßigen entlastenden Lagerung der erkrankten Extremitätenteile (vgl. Abb. 79). Im Falle, daß keine Ruhigstellung und Lagerungsbehandlung durchgeführt wird, ist besonderes Augenmerk auf etwaige Schwellungen der Weichteile zu richten. In solchen Fällen muß entweder eine wirksame Bandagierungsbehandlung der Weichteile durchgeführt werden oder auf die Ruhigstellungs- und Lagerungsbehandlung übergegangen werden. Die Wichtigkeit einer ausreichenden Antikoagulantienbehandlung tiefer Venenthrombosen und Phlebitiden gerade hinsichtlich der funktionellen und kosmetischen Resultate dieser Krankheiten wurde bereits erörtert (S. 505; 513).

Weit undankbarer ist demgegenüber die Therapie eines bereits manifesten Lymphödems. Die Bandagierungsbehandlung bezweckt eine Behebung der Lymphostase, die durch Erweiterung der Lymphräume und relative Lymphgefäßklappeninsuffizienz bedingt ist. Frühzeitig eingeleitet, führt sie mitunter zu

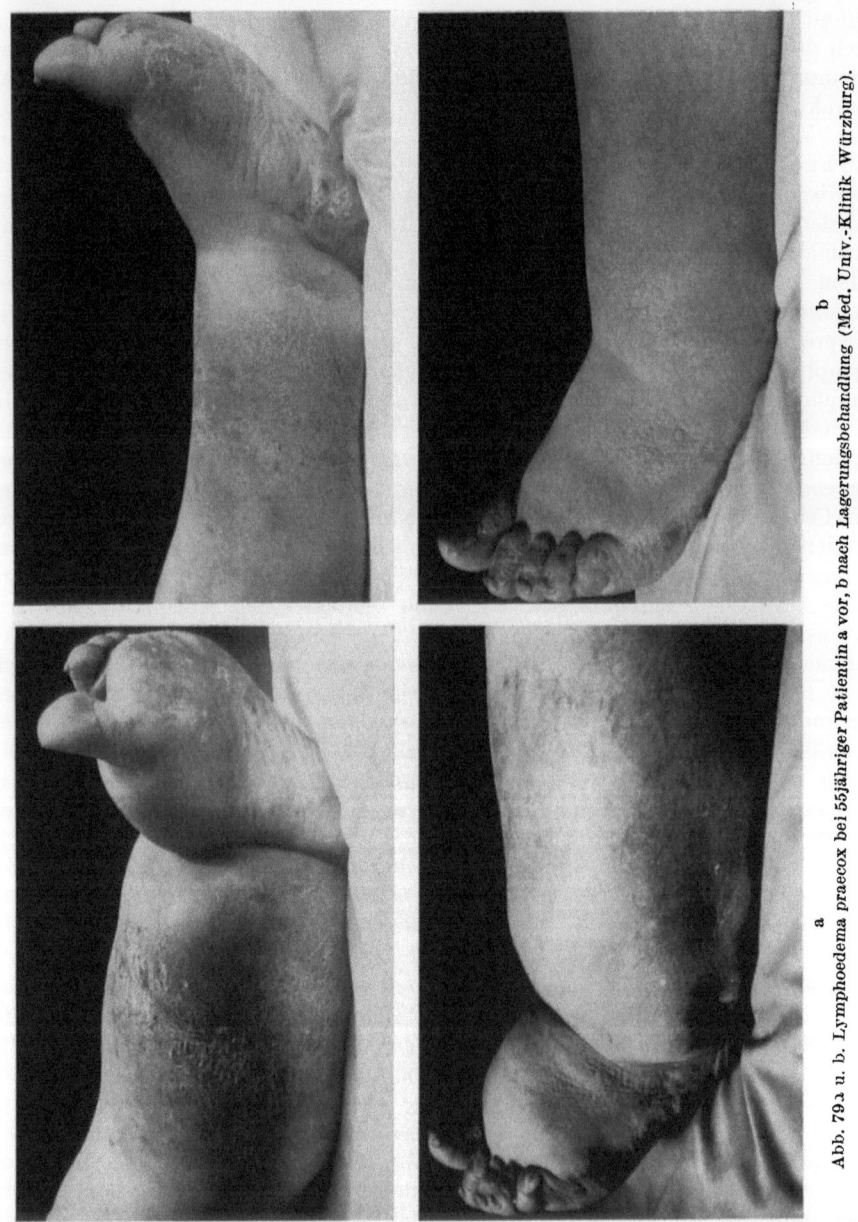

Abb. 79 a u. b. Lymphoedema praecox bei 55jähriger Patientin a vor, b nach Lagerungsbehandlung (Med. Univ.-Klinik Würzburg).

ausgezeichneten Ergebnissen, bedarf aber häufig stetiger Fortführung. Diese Fortsetzung der Bandagierungsbehandlung würde sicherlich von den meisten der später mit starken Lymphödemen behafteten Patienten retrospektiv in Kauf genommen werden, wenn ihnen klar wäre, daß die Behandlung um so schwieriger, und langwieriger wird, je chronischer, stärker und umfangreicher die Ödeme sind. In Anfangsstadien genügen vielfach elastische Strümpfe, elastische Binden oder Klebebinden; später kann nur mehr durch schwerere Gummibandagen das Lymphödem einigermaßen beherrscht werden. Während der Ruhepausen sollten die bandagierten Extremitäten ausgewickelt und hochgelagert werden. Bei intensiver Aufklärung besonders hinsichtlich der schweren Verunstaltungen, die bei Vernachlässigung von Lymphödemen drohen, sind wohl die meisten Patienten bereit, die Bandagierungsbehandlung sorgfältig durchzuführen.

Selbstverständlich müssen bei interkurrenten Cellulitiden, Phlebitiden und Lymphangitiden von Lymphödemträgern schnellstens die adäquaten therapeutischen Maßnahmen eingeleitet werden (Ruhigstellung, Hochlagerung, eventuell kombiniert mit antibiotischer und antirheumatischer Therapie und mit Antikoagulantien).

Die Anwendung von Hyaluronidase per Iontophorese soll nach SCHWARTZ (1955) zu einer meßbaren Volumenabnahme lymphödematöser Extremitäten [zwischen 140 und 200 cm^3 bei 10—31 maliger Anwendung von initial 1500 TER-Hyaluronidase/Liter, später 150 TER Hyaluronidase/Liter auf jeweils 250 cm^3 Acetatpuffer (p$_H$ 5,4) über 20—30 min] führen. DENCKER und GOTTFRIES (1954) halten Hyaluronidase für unwirksam und empfehlen Cortisonbehandlung, die sie zur Rückbildung der Ödeme führen sahen (3 g in 4 Wochen). DE TAKATS und EVOY (1950) halten die Heparintherapie für wirkungsvoll gegen Thrombenbildungen im Lymphgefäßsystem. Bei Verlegung der Lymphbahnen im Bereich der Lymphknoten soll eine 1—3malige Röntgenbestrahlung von je 50—80 r günstig wirken (DE TAKATS und EVOY 1950). ALLEN, BARKER und HINES (1955) berichten allerdings über die Entstehung von Lymphödemen nach Röntgenbestrahlung, wodurch sich die Notwendigkeit außergewöhnlicher Zurückhaltung in dieser Therapie ergibt. Kombiniert mit anderen Maßnahmen hat sich auch die Therapie mit Fibrinolysin (CASTELLANI 1952) bewährt. Bei der durch Filarien bedingten Elephantiasis erweisen sich anthelmintische Substanzen, wie etwa Diäthylcarbamazin (Hetrazan), nur in den Anfangsstadien als wirksam (10tägige Kur), später bleiben sie wirkungslos (VAN DER HOEVEN 1952).

Sympathicusblockaden sowie renale Diuretica sollen gelegentlich bei lymphatischer Insuffizienz eine Wendung zum Besseren vermitteln können (RUSZNYÁK u. Mitarb. 1957); in der Regel handelt es sich dabei nur um unterstützende Maßnahmen, die durch Lagerungs- und Bandagierungsbehandlung ergänzt werden müssen.

Chirurgische Therapie. Verständlicherweise wurden gegen die hochgradig entstellenden therapierefraktären Zustände von schwerem Lymphödem operative Maßnahmen versucht. Die Seidenfadendrainage (HANDLEY 1908) konnte keine überzeugenden Erfolge aufweisen. Auch mit Fascienplastiken (LANZ 1911; OPPEL zit. nach ROSANOW 1912) und Lymphangioplastik (ROSANOW 1912) wurden keine lohnenden Resultate erzielt. Seit KONDOLÉON (1912) und MATAS (1913) haben sich kombinierte Eingriffe mit Resektion von Lymphödemgewebe und Fascienplastik eingeführt (SISTRUNK 1918; DIEFFENBACH und MIKULICZ 1927). GHORMLEY und OVERTON (1935) verwendeten bei ihren Operationen Spinalanaesthesie sowie Staubinden der Beine; letztere sollen verhindern, daß die operierte Extremität unmittelbar postoperativ mit Blut vollläuft, wodurch Blutdruckabfälle und Gefäßinsuffizienzen hervorgerufen würden. Zweizeitige Eingriffe wurden von HOMANS (1936; 1939) empfohlen. Bei inguinaler Lymphblockade soll die Anlegung einer lymphatischen Brücke durch Transplantation von Armgewebe auf die laterale proximale Oberschenkelgegend günstig wirken; BECK (1924) versuchte durch Einpflanzung von Cellophanstreifen die Ausbildung durchgängiger Lymphgefäße im Bereich von lymphatisch blockierten Regionen anzuregen, MACEY (1940) durch Transplantation schmaler Hautstreifen.

Wichtiger als die Wahl der Operationsmethode ist die Festsetzung dieser Eingriffe auf einen Zeitpunkt, in dem keinerlei entzündliche Komplikationen des Lymphödems vorliegen. Auch dann sollte die Indikation zur operativen Therapie trotz einiger günstiger Mitteilungen (OCHSNER u. Mitarb. 1940; FARINA 1950; LLUESMA-URANGA 1951; SAWYER und WITHAM 1951) mit Zurückhaltung gestellt werden (GHORMLEY und OVERTON 1934; 1935), da die kosmetischen Ergebnisse meist schlecht sind. DE TAKATS und EVOY (1950) beobachteten unter 28 chirurgisch behandelten Fällen von Lymphödem 17mal befriedigende, 5mal zweifelhafte und 6mal schlechte Resultate.

3. Tumoren der Lymphgefäße
(Lymphangioblastome, Lymphangiome).

Tumoren der Lymphgefäße (WEGNER 1877; SICK 1903; BRÜNAUER 1932; BORST 1938) unterscheiden sich von einfachen Lymphangiektasien durch echtes geschwulstmäßiges Wachstum neugebildeter Lymphgefäße. In der Regel handelt es sich um kongenitale Tumoren mit teils diffuser, teils umschriebener Ausbreitung im Bereiche von Haut, Schleimhaut und Bindegewebe. Die an der Haut und Schleimhaut zu beobachtenden Lymphangiome weisen eine flache oder hügelige, teils glatte, teils höckerig aussehende Form auf. Die Struktur kann teilweise als porös, schwammig oder teigig bis prall-elastisch bezeichnet werden. Bevorzugter Sitz von Lymphangiomen ist vor allem der Bereich des Halses und das Mesenterialgebiet.

Im einzelnen kann man nach BORST (1938) und STAEMMLER (1955) folgende Einteilung vornehmen:

a) Lymphangioma simplex.

Entweder an der Haut (BRÜNAUER 1932) oder an den inneren Organen (BORST 1938), z. B. am Larynx (CORDRAY und GERVAIS 1951), im Darmbereich (BICKEL und BRODERS 1927; BRINDLEY und BRINDLEY 1947/48) finden Tumoren der oben beschriebenen Art, die histologisch aus einfachen Lymphcapillaren, seltener aus mehrschichtigen Gefäßwänden mit verstärkter Muscularis bestehen (wobei differentialdiagnostisch das Augenmerk auf die Unterscheidung von einfachen Lymphangiektasien zu richten ist). Lymphangiome mit mehrschichtiger Wandstruktur werden von BORST (1938) als Lymphangioma hypertrophicum bezeichnet, das direkte Übergänge zum Lymphangioendotheliom aufweist. Tumoren der letztgenannten Art wurden von HUNG (1950) an der Nase beschrieben.

b) Lymphangioma cavernosum.

Gegenüber dem einfachen Lymphangiom zeichnen sich die kavernösen Lymphangiome durch größere Weite der von den tumorösen Lymphgefäßen umschlossenen Hohlräume aus. Das Endothel ist wiederum einschichtig. Die kavernösen Lymphangiome werden ebenfalls im Haut- und Schleimhautbereich, teils diffus als Makrocheilie oder Makroglossie, teils umschrieben ausgebreitete Gebilde, vor allem am Schultergürtel, in der Mund- und Rachenschleimhaut, in der Augengegend, im Leisten- und Oberschenkelbereich, überwiegend auf der linken Körperseite beobachtet. Auch in Verbindung mit anderweitigen Entwicklungsstörungen wie kongenitalen Vitien (DASCO und ANGRIST 1950) sind sie beschrieben. Im Bereiche fetaler Spaltbildungen lokalisierte Lymphangiome werden als fissurale Lymphangiome bezeichnet (STAEMMLER 1955).

Zu den kavernösen Lymphangiomen gehören auch die Chylangiome, die nicht mit Lymphe, Detritus oder hämorrhagischen Beimischungen, sondern mit Chylus gefüllt sind. KNAPPER (1928) beschrieb Chylusfisteln und Chylangiome im Bereich der unteren Extremitäten und der äußeren Genitalien, NAUMANN (1927) im Intestinalbereich. Kavernöse Lymphangiome sind die relativ häufigsten Lymphgefäßtumoren.

HARRIS und PRANDONI (1950) berichten über generalisierte primäre Knochenlymphangiome, wobei die Analogie zu den Knochenhämangiomen nahegelegt wird. Bei einem derartigen Fall bestand ein kongenitales Lymphödem des Vorderarms.

c) Lymphangioma cysticum (Hygroma).

Es handelt sich um großkammerig gebaute Lymphangiome, deren Hohlräume untereinander in Verbindung stehen und mit serösem oder milchigem Inhalt gefüllt sind. Sie kommen im Bereiche des Halses (WERNHER 1843; RÖSSLE 1900; VOLKMANN 1929; GOETSCH 1938; KNORR 1951), am Rumpf sowie im Mesenterialgebiet vor. Die Halshygrome können sich retroauriculär, submandibulär und axillar sowohl flächenhaft als in die Tiefe ausbreiten, wobei sie bisweilen bis in das Mediastinum reichen. Über das Vorkommen von Cystenhygromen bei Hydrops fetalis hat SIMMONDS (1923) berichtet. Klinisch sind sie durch besonders transparente Wände ausgezeichnet, zum Unterschied von branchogenen Cysten, die keine durchsichtigen Wände haben. Nicht zu unterschätzen ist die Gefahr von Infektionen im Bereich der Lymphangiome, die beim Hygrom besonders beträchtlich ist, vor allem nach Verletzungen und Punktionen.

Die Therapie der Lymphangiome richtet sich nach Ausbreitung und Lokalisation und kann entweder durch chirurgischen Eingriff, durch Bestrahlungsbehandlung oder mit konservativen Maßnahmen erfolgen. Die Schwierigkeiten der radikalen Hygromentfernung werden häufig unterschätzt, weil man den Lymphangiomen ihren manchmal tiefreichenden Sitz nicht ansehen kann, der die totale Ausräumung unmöglich macht. In solchen Fällen ist eine Nachbehandlung mit Röntgen- oder Radiumstrahlen notwendig, zumal nach inkompletten Exstirpationen häufig Rezidive beobachtet werden. Die Rezidivneigung nimmt nach WATSON und MCCARTHY (1940) mit steigendem Alter zu. Außerdem stellen sich nach operativen Eingriffen an Lymphangiomen häufig pulmonale Komplikationen ein. Bei den in der Regel wenig strahlensensiblen Hygromen liegen die Verhältnisse der operativen Zugänglichkeit häufig recht ungünstig. Bei circumscripten Lymphangiomen wird von ORMSBY und MONTGOMERY (1943) generell die Bestrahlungsbehandlung empfohlen. WATSON und MCCARTHY (1940) veröden circumscripter Hygrome mit Varicenverödungsmitteln; auch dabei ist eine peinliche Asepsis und antiseptische Prophylaxe notwendig.

d) Lymphangioblastoma malignum.

Bei maligner Entartung können sich aus lymphoiden Geweben Lymphosarkome entwickeln, die histologisch von andersartigen Sarkomen kaum unterscheidbar sind und deshalb nicht als spezielle Gefäßkrankheiten bezeichnet werden können.

MIX
Papier aus verantwortungsvollen Quellen
Paper from responsible sources
FSC® C105338

If you have any concerns about our products,
you can contact us on
ProductSafety@springernature.com

In case Publisher is established outside the EU,
the EU authorized representative is:
**Springer Nature Customer Service Center GmbH
Europaplatz 3, 69115 Heidelberg, Germany**

Printed by Libri Plureos GmbH
in Hamburg, Germany

HANDBUCH DER INNEREN MEDIZIN

BEGRÜNDET VON
L. MOHR UND R. STAEHELIN

VIERTE AUFLAGE

HERAUSGEGEBEN VON

G. v. BERGMANN † W. FREY H. SCHWIEGK
MÜNCHEN BERN MÜNCHEN

NEUNTER BAND

HERZ UND KREISLAUF

SECHSTER TEIL

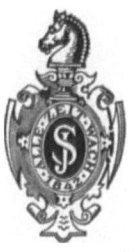

SPRINGER-VERLAG
BERLIN HEIDELBERG GMBH
1960

KRANKHEITEN DER GEFÄSSE

BEARBEITET VON

ERNST WOLLHEIM
DR. MED. O. Ö. PROFESSOR
DIREKTOR DER
MEDIZINISCHEN UNIV.-KLINIK
WÜRZBURG

JOSEF ZISSLER
DR. MED. PRIVATDOZENT
OBERARZT DER
MEDIZINISCHEN UNIV.-KLINIK
WÜRZBURG

MIT 79 ABBILDUNGEN

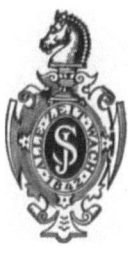

SPRINGER-VERLAG
BERLIN HEIDELBERG GMBH
1960

ISBN 978-3-642-94797-1   ISBN 978-3-642-94796-4 (eBook)
DOI 10.1007/978-3-642-94796-4

Alle Rechte, insbesondere das der Übersetzung in fremde Sprachen, vorbehalten.

Ohne ausdrückliche Genehmigung des Verlages ist es auch nicht gestattet, dieses Buch oder Teile daraus auf photomechanischem Wege (Photokopie, Mikrokopie) zu vervielfältigen

© by Springer-Verlag Berlin Heidelberg 1960
Ursprünglich erschienen bei Springer-Verlag OHG / Berlin · Göttingen · Heidelberg 1960
Softcover reprint of the hardcover 4th edition 1960

Die Wiedergabe von Gebrauchsnamen, Handelsnamen, Warenbezeichnungen usw. in diesem Werk berechtigt auch ohne besondere Kennzeichnung nicht zu der Annahme, daß solche Namen im Sinn der Warenzeichen- und Markenschutz-Gesetzgebung als frei zu betrachten wären und daher von jedermann benutzt werden dürften

Inhaltsübersicht.

Erster Teil.

Pathophysiologie der Herzinsuffizienz. Von Professor Dr. H. Schwiegk und Dr. G. Riecker München. Mit 107 Abbildungen.

Therapie der Herzinsuffizienz. Von Professor Dr. H. Schwiegk und Dr. H. Jahrmärker-München. Mit 31 Abbildungen.

Wirkung und Indikation der Bäderbehandlung bei Herzkranken. Von Professor Dr. R. Knebel-Bad Nauheim. Mit 24 Abbildungen.

Die pathologische Anatomie der Herzinsuffizienz. Von Professor Dr. A. J. Linzbach-Göttingen. Mit 37 Abbildungen.

Physiologische und pathophysiologische Grundlagen der Größen- und Formänderungen des Herzens. Von Professor Dr. H. Reindell, Dozent Dr. K. Musshoff-Freiburg i. Br. und Dozent Dr. H. Klepzig-Königstein (Taunus). Mit 37 Abbildungen.

Das Sportherz. Von Professor Dr. H. Reindell-Freiburg i. Br., Dozent Dr. H. Klepzig-Königstein (Taunus) und Dozent Dr. K. Musshoff-Freiburg i. Br. Mit 21 Abbildungen.

Schock und Kollaps. Von Dozent Dr. E. Buchborn-München. Mit 24 Abbildungen.

Zweiter Teil.

Die Rhythmusstörungen des Herzens (einschließlich der intramuralen Leitungsstörungen und des Alternans). Von Professor Dr. M. Holzmann-Zürich. Mit 168 Abbildungen.

Herzschädigung durch stumpfe Gewalteinwirkung. Von Professor Dr. F. Grosse-Brockhoff und Dozent Dr. K. Kaiser-Düsseldorf. Mit 33 Abbildungen.

Erkrankungen des Endokard. Von Professor Dr. P. Schölmerich-Marburg. Mit 78 Abbildungen.

Myokarditis und weitere Myokardiopathien. Von Professor Dr. P. Schölmerich-Marburg. Mit 33 Abbildungen.

Erkrankungen des Perikard. Von Professor Dr. P. Schölmerich-Marburg. Mit 71 Abbildungen.

Herz- und Perikardtumoren. Von Professor Dr. P. Schölmerich-Marburg. Mit 18 Abbildungen.

Spezielle Untersuchungsmethoden bei angeborenen und erworbenen Herzfehlern. Von Professor Dr. F. Grosse-Brockhoff, Dozent Dr. F. Loogen-Düsseldorf und Professor Dr. A. Schaede-Bonn. Mit 18 Abbildungen.

Erworbene Herzklappenfehler. Von Professor Dr. F. Grosse-Brockhoff, Dozent Dr. K. Kaiser und Dozent Dr. F. Loogen-Düsseldorf. Mit 115 Abbildungen.

Dritter Teil.

Pathologische Anatomie der angeborenen Herzfehler. Von Professor Dr. W. Doerr-Kiel. Mit 20 Abbildungen.

Angeborene Herz- und Gefäßmißbildungen. Von Professor Dr. F. Grosse-Brockhoff, Dozent Dr. F. Loogen-Düsseldorf und Professor Dr. A. Schaede-Bonn. Mit 233 Abbildungen.

Die Coronarerkrankungen (Coronarinsuffizienz, Angina pectoris und Herzinfarkt). Von Professor Dr. G. Schimert, Dr. W. Schimmler, Dr. H. Schwalb und Dr. J. Eberl-München. Mit 122 Abbildungen.

Vierter Teil.

Herz und Kreislauf bei atmosphärischem Unterdruck und Überdruck. Von Professor Dr. K. MATTHES-Heidelberg.

Cor pulmonale. Von Professor Dr. K. MATTHES-Heidelberg, Privatdozent Dr. W. ULMER-Bochum und Privatdozent Dr. D. WITTEKIND-Heidelberg. Mit 14 Abbildungen.

Herz und Kreislauf bei chronischer Unterernährung. Von Dr. K.-D. BOCK-Basel und Professor Dr. K. MATTHES-Heidelberg.

Herz und Kreislauf bei Störungen der Schilddrüsenfunktion. Von Professor Dr. K. MATTHES-Heidelberg.

Herz und Kreislauf bei Hypophysenvorderlappeninsuffizienz und nach Hypophysektomie. Von Privatdozent Dr. D. WITTEKIND-Heidelberg.

Herz und Kreislauf bei Erkrankungen des Stoffwechsels. Von Privatdozent Dr. H.-G. LASCH und Professor Dr. K. MATTHES-Heidelberg. Mit 1 Abbildung.

Mineralstoffwechsel und Kreislauf. Von Dr. A. GRUNDNER-CULEMANN-Heidelberg. Mit 10 Abbildungen.

Herz- und Kreislaufstörungen in der Schwangerschaft. Von Professor Dr. O. H. ARNOLD-Essen.

Herz- und Kreislaufstörungen bei Infektionskrankheiten. Von Professor Dr. O. H. ARNOLD-Essen. Mit 7 Abbildungen.

Herz und Kreislauf bei Operationen. Von Professor Dr. H. HARTERT und Professor Dr. K. MATTHES-Heidelberg. Mit 1 Abbildung.

Herz und Kreislauf bei Erkrankungen des Blutes und der blutbildenden Organe. Von Professor Dr. A. LINKE und Professor Dr. K. MATTHES-Heidelberg. Mit 1 Abbildung.

Vegetative Herz- und Kreislaufstörungen. Von Professor Dr. K. MECHELKE und Professor Dr. P. CHRISTIAN-Heidelberg. Mit 41 Abbildungen.

Fünfter Teil.

Hypertonie. Von Professor Dr. E. WOLLHEIM-Würzburg und Professor Dr. J. MOELLER-Würzburg, jetzt Hildesheim. Mit 299 Abbildungen.

Hypotonie. Von Professor Dr. E. WOLLHEIM-Würzburg und Professor Dr. J. MOELLER-Würzburg, jetzt Hildesheim. Mit 20 Abbildungen.

Sechster Teil.

Krankheiten der Gefäße. Von Professor Dr. E. WOLLHEIM und Privatdozent Dr. J. ZISSLER-Würzburg. Mit 79 Abbildungen.

Sachverzeichnis für Teil 1—6.

Inhaltsverzeichnis.

Sechster Teil.

	Seite
Krankheiten der Gefäße. Von Professor Dr. Ernst Wollheim und Privatdozent Dr. Josef Zissler-Würzburg. Mit 79 Abbildungen	1

A. Allgemeine Angiologie 1
  I. Anatomische und physiologische Vorbemerkungen (Bau und Funktion der Gefäße) . . . 1
    1. Blutgefäße . . . 1
      a) Arterien . . . 1
      b) Venen . . . 3
      c) Arteriovenöse Anastomosen . . . 5
        α) Nachweis . . . 5
        β) Morphologische Varianten . . . 6
        γ) Funktion . . . 7
      d) Capillaren . . . 9
      e) Terminale Strombahn . . . 13
    2. Lymphgefäße . . . 20
  II. Allgemeine Ätiologie . . . 22
    1. Endogene Faktoren . . . 22
      a) Stoffwechsel . . . 22
      b) Blutveränderungen . . . 23
      c) Kreislaufveränderungen . . . 23
      d) Neurogene Faktoren . . . 23
      e) Psychoneurotische Faktoren . . . 24
      f) Vegetative Faktoren . . . 24
    2. Exogene Faktoren . . . 24
      a) Physikalische Einwirkungen . . . 24
        α) Mechanische Faktoren . . . 24
        β) Thermische Einwirkungen . . . 25
          $\alpha\alpha$) Unterkühlung . . . 25
          $\beta\beta$) Überwärmung . . . 26
        γ) Strahlenwirkungen . . . 26
        δ) Elektrische Ströme . . . 26
      b) Chemische Einwirkungen . . . 27
      c) Infekte und Allergien . . . 29
      d) Ernährung . . . 30
    Anhang: Begutachtung . . . 30
  III. Allgemeine Symptomatologie . . . 32
    1. Subjektive Wahrnehmungen . . . 32
      a) Schmerz . . . 32
      b) Parästhesien . . . 34
      c) Hyperästhesie . . . 35
      d) Hypästhesie . . . 35
      e) Kältegefühl . . . 35
    2. Objektive Inspektions-, Palpations- und Auskultationsbefunde . . . 36
      a) Hautfarbe . . . 36
      b) Hauttemperatur . . . 38
      c) Dermographie . . . 38
      d) Reflektorisches Hauterythem . . . 42
      e) Die dreifache Reaktion (Ebbecke 1923; Lewis 1927) . . . 43
      f) Reflektorische Hautblässe . . . 43

	Seite
g) Schweißsekretion	43
h) Atrophie	44
i) Sklerosierungen	44
k) Hautinfektionen	45
l) Thrombophlebitis superficialis migrans	45
m) Gangrän	45
n) Deformitäten	46
o) Störungen des Haarwachstums	47
p) Störungen des Fingernagelwachstums	47
q) Veränderungen der Knochenstruktur	48
r) Arterienpalpation	48
s) Auskultation der Gefäße	50
α) Allgemeines	50
β) Vorwiegend strömungsbedingte Gefäßgeräusche	50
γ) Vorwiegend wandabhängige Gefäßgeräusche	52
δ) Spezielle klinische Beobachtungen	53
αα) Arteriengeräusche	53
ββ) Venengeräusche	54
t) Reflexausfälle	54
u) Muskelfibrillieren	55
3. Prüfungen der Anpassungsbreite der Durchblutung	55
a) Körperliche Belastung	55
b) Lagerungsprobe	55
c) Reaktive Hyperämie	57
α) Historisches	57
β) Theorie der reaktiven Hyperämie	57
αα) Metabolische Wirkungen	57
ββ) Druckwirkungen	58
γ) Untersuchungstechnik	59
d) Weitere Hyperämieteste	61
α) Erwärmungsverfahren	61
β) Abkühlungsverfahren	62
γ) Eingriffe an der nervösen Versorgung	63
δ) Mechanische arterielle Drosselung	64
e) Spezielle Teste am Venensystem	65
4. Apparative Untersuchungsmethoden	67
a) Arterieller Druck	67
b) Venendruck	68
Methodik	69
c) Volumenregistrierung (Plethysmographie)	69
d) Rheographie	74
Technik	74
e) Oscillographie und Oscillometrie	76
Technik	76
Auswertung von Oscillogrammen	78
Oscillographische Befunde bei pathologischen Zuständen	80
f) Piezographie	80
g) Pulswellengeschwindigkeitsmessung	81
h) Ballistokardiographie	83
i) Hautoberflächenthermometrie	83
Verhalten der Hauttemperatur	85
Anwendung der Hautthermometrie am Krankenbett	86
k) Calorimetrie	87
α) Calorimetrie im stehenden Medium	89
β) Strömungscalorimetrie	90
γ) Gradientencalorimetrie	91
δ) Gewebscalorimetrie mit Sonden	92
ε) Messung der Scheinleitfähigkeit der Haut	93
l) Elektrodermatographie	93
m) Messung der Dehnbarkeit der Haut	94
n) Bestimmung des Hb-Gehalts der Haut	95
o) Untersuchung der Empfindlichkeit für Schwingungen (Vibrometrie)	95
p) Elektromyographie	95
q) Untersuchungen am Capillarsystem	96

		Seite
	α) Capillarmikroskopie	96
	αα) Untersuchungen an Tieren	96
	ββ) Untersuchungen am Menschen	96
	β) Capillardruckmessung	98
	γ) Capillarresistenz	102
	αα) Stauungsmethoden	102
	ββ) Saugmethoden	102
	γγ) Stoßverfahren	103
	δ) Capillarpermeabilität	105
	ε) Capillarplethysmographie	108
	ζ) Cantharidenblasen-Methode	109
r)	Bestimmung der Kreislaufzeit	110
s)	Stromvolumen-Bestimmungen	111
t)	Untersuchungen im extravasalen Grenzgebiet	113
	α) Gewebsclearance mit radioaktiven Substanzen	113
	β) Histaminquaddelprobe	114
	γ) Kochsalzquaddeltest	114
	δ) Messung des Gewebsinnendruckes	115
	ε) Untersuchungen der Lymphzirkulation	115
u)	Photographie	116
v)	Röntgenuntersuchungen	117
	α) Allgemeines über Angiographie	117
	β) Arteriographie	121
	αα) Untersuchungen an Leichen und Amputationspräparaten	121
	ββ) Untersuchungen am Patienten	122
	γγ) Technik der Extremitäten-Arteriographie	122
	δδ) Ergebnisse der Arteriographie	126
	γ) Aortographie	130
	αα) Technik	131
	ββ) Indikation	133
	γγ) Komplikationen	134
	δδ) Kontraindikationen	135
	εε) Untersuchungsergebnisse	136
	δ) Phlebographie	138
	αα) Phlebographie im Bereich der oberen Extremitäten	139
	ββ) Phlebographie im Bereich der unteren Extremitäten	139
	γγ) Ergebnisse der Extremitäten-Phlebographie	141
	δδ) Becken-Phlebographie	141
	εε) Komplikationen	145
	ε) Angiographie der terminalen Strombahn	146
IV. Allgemeine Therapie		147
1. Behandlung der arteriellen Insuffizienz		147
a) Allgemeinmaßnahmen		148
	α) Körperliche Ruhe	148
	β) Aktive Bewegungs-Therapie	148
b) Physikalische Therapie		149
	α) Intermittierender Venenverschluß	149
	β) Synkardiale Massage	150
	γ) Alternierende Saug-Druckbehandlung	154
	δ) Oscillationsbett	155
	ε) Wärmeanwendung (allgemein)	155
	ζ) Bäderbehandlung	156
	η) Anderweitige Wärmeanwendungen	158
	ϑ) Röntgenbestrahlung	159
	ι) Elektrotherapie	160
	ϰ) Iontophorese	160
	λ) Massage	160
	μ) Aktive Übungsbehandlung	161
	ν) Kryotherapie	162
c) Medikamentöse Behandlung		162
	α) Sympathicomimetica	162
	Butylsympatol (Vasculat)	163
	Phenyl-iso-butyl-nor-Suprifen (Dilatol)	165

	Seite
Arlidin	166

- β) Sympathicolytica 166
  - αα) Mutterkornalkaloide 166
  - ββ) Imidazole 169
    - Benzylimidazolin (Priscol) 169
    - Phentolamin (Regitin) 170
  - γγ) β-Halo-Alkylamine 171
    - Dibenamin 171
    - Phenoxybenzamin (Dibenzylin) 171
  - δδ) Azapetin (Ilidar) 172
- γ) Ganglienblockierende Substanzen 173
  - αα) Methoniumsalze 173
    - Tetraäthylammonium (Etamon) 173
    - Pentamethonium (C 5) 174
    - Hexamethonium (C 6) 174
  - ββ) Pendiomid 175
  - γγ) Antrenyl (Oxyphenoniumbromid) 176
- δ) Parasympathicomimetica 176
- ε) Histamin und Antihistaminica 176
  - αα) Histamin 176
  - ββ) Kombinierte Anwendung von Histidin und Ascorbinsäure . . . 177
  - γγ) Antihistaminica 177
- ζ) Andere gefäßerweiternde Substanzen 177
  - αα) Papaverin und andere Alkaloide der Benzylisochinolinreihe . . . 177
  - ββ) Cyclospasmol 178
  - γγ) Khelline 178
  - δδ) Nitroverbindungen 178
  - εε) Nicotinsäure 179
  - ζζ) Gallensäuren 181
  - ηη) Äther 181
  - ϑϑ) Alkohol 181
  - ιι) Phenylessigsaures Natrium 182
  - κκ) Zucker 182
  - λλ) Hydralazine 183
  - μμ) Theophyllin-Präparate 184
- η) Organextrakte 184
  - αα) Adenylverbindungen 184
  - ββ) Weitere Organextrakte 185
  - γγ) Kallikrein (Padutin) 186
  - δδ) Therapie mit Gewebszellen 186
- ϑ) Anderweitige medikamentöse Therapie 186
  - αα) Jod 186
  - ββ) Kobalt 187
  - γγ) Magnesium 187
  - δδ) Schwefelverbindungen 187
  - εε) Glycin, Glykokoll 188
  - ζζ) Cocarboxylase 188
  - ηη) Strychnin 188
  - ϑϑ) Piperidin 189
  - ιι) Roßkastanienextrakte 189
  - κκ) Rauwolfiaalkaloide 189
- ι) Hormone und Vitamine 189
  - αα) Sexualhormone 189
  - ββ) ACTH 190
  - γγ) Cortison 190
  - δδ) Tocopherol 191
  - εε) Vitamin A 192
- κ) Antikoagulantien 192
  - αα) Lokale Therapie 192
  - ββ) Allgemeine Antikoagulantienbehandlung 193
    - Heparin S. 193. — Heparinoide S. 195. — Cumarine S. 195. — Weitere gerinnungshemmende Stoffe S. 197. — Routinemäßige Therapie S. 197.
- λ) Fibrinolyse 199

	Seite
μ) Neuraltherapie	201
αα) Chlorpromazin	201
ββ) Novocain	201
γγ) Segmenttherapie	202
δδ) Blockade sympathischer Nerven	202
ν) Intraarterielle Therapie	203
αα) Intraarterielle Applikation von Flüssigkeiten	203
ββ) Intraarterielle Gasinsufflation	208
ξ) Einbringung von Gasen in die Gewebe	212
d) Chirurgische Therapie	213
α) Umschneidung und Scarifikation	213
β) Periarterielle Sympathektomie	213
γ) Splanchnicotomie	213
δ) Eingriffe an den Ganglien und Verbindungen des sympathischen Grenzstranges	213
ε) Embolektomie	216
ζ) Arterienresektion	216
η) Desobstruktion von Arterien	216
ϑ) Arterienplastik	217
ι) Anlegung künstlicher arteriovenöser Fisteln	218
ϰ) Amputation	219
λ) Weitere chirurgische Methoden	220
2. Therapie bei Venenkrankheiten	220
a) Allgemeinmaßnahmen	220
b) Physikalische Therapie	221
c) Medikamentöse Therapie	221
d) Percutane Therapie	222
e) Operative Therapie	222
3. Therapie bei Capillaropathien	223
B. Spezielle Angiologie	223
I. Krankheiten der Arterien	223
1. Spastische Arteriopathien	223
a) Morbus Raynaud	223
α) Historisches	223
β) Definition und Nomenklatur	223
γ) Vorkommen	224
δ) Symptomatologie	224
ε) Diagnose	226
ζ) Differentialdiagnose	227
η) Ätiologie	227
ϑ) Pathophysiologie	228
ι) Morphologie	230
ϰ) Prognose	231
λ) Therapie	231
b) Sekundäre arteriospastische Zustände	234
α) Arterienspasmen bei organischen Gefäßkrankheiten	235
β) Arterienspasmen nach traumatischen Gefäßschädigungen	235
αα) Arterienspasmen nach Verletzungen	235
ββ) Arterienspasmen nach Operationen	236
γγ) Arterienspasmen nach Einwirkung vibrierender Werkzeuge und Kälte	237
γ) Arterienspasmen bei neuralen Störungen	239
αα) Neuromuskuläre Schultergürtelsyndrome	239
ββ) Organische Nervenaffektionen	242
δ) Arterienspasmen nach toxischen Einwirkungen	243
αα) Bleiintoxikation	243
ββ) Arsenintoxikation	244
γγ) Einwirkungen von Phenol und Oxalsäure	244
δδ) Ergotaminintoxikation	245
ε) Arterienspasmen bei Blutveränderungen	246
αα) Kältehämagglutinine	246
ββ) Kryoproteine	247

Seite
ζ) Arterienspasmen bei Gewebsveränderungen 248
αα) Diffuse Sklerodermie 248
ββ) Akrosklerose 249
Anhang: Vasomotorische Kopfschmerzen 249
2. Entzündliche Arteriopathien 254
a) Endangitis obliterans 254
α) Historisches 254
β) Nomenklatur 255
γ) Definition 256
δ) Vorkommen 256
   Häufigkeit S. 256. — Geschlechtsverteilung S. 256. — Verteilung bei verschiedenen Völkern und Rassen S. 257. — Geographische Verteilung S. 258. — Beruf S. 258.
ε) Ätiologie 258
   Vererbung S. 258. — Konstitution S. 259. — Endokrine Störungen S. 259. — Allergie S. 262. — Infektionen S. 263. — Blutgerinnungsstörungen S. 265. — Toxische Einwirkungen S. 265. — Physikalische Schädigungen S. 268. — Jod S. 268 — Neurogene Einwirkungen S. 271.
ζ) Morphologie 271
η) Pathogenese 277
ϑ) Anamnese 278
ι) Symptomatologie 279
   Blutveränderungen S. 279. — Gefäß- und Organveränderungen S. 281.
κ) Diagnose 295
λ) Differentialdiagnose 295
μ) Verlauf 296
ν) Prognose 297
ξ) Therapie 298
   Allgemeine Behandlung S. 298. — Physikalische Therapie S. 299. — Medikamentöse Therapie S. 300. — Chirurgische Behandlung S. 303.
b) Periarteriitis nodosa (Panangitis) 305
α) Historisches 305
β) Nomenklatur 305
γ) Definition 305
δ) Vorkommen 306
   Alter S. 306. — Einflüsse der Zivilisation S. 307. — Häufigkeit S. 307.
ε) Ätiologie 307
ζ) Morphologie 311
η) Pathogenese 312
ϑ) Anamnese 313
ι) Symptomatologie 313
   Allgemeines S. 313. — Organveränderungen S. 315.
κ) Diagnose 330
λ) Differentialdiagnose 331
μ) Verlauf und Prognose 332
ν) Therapie 332
c) Riesenzellenarteriitis 335
α) Historisches 335
β) Definition 335
γ) Vorkommen 335
δ) Ätiologie 336
ε) Morphologie 337
ζ) Symptomatologie 338
   Allgemeinsymptome S. 338. — Lokalsymptome S. 339.
η) Diagnose 341
ϑ) Verlauf 341
ι) Therapie 342
d) Disseminierte Arteriitis 343
e) Arteriitis bei Lupus erythematodes disseminatus 344
f) Arteriitis bei Rheumatismus 345

g) Arteriitis bei Allgemeininfektionen 346
h) Tuberkulose der Arterien 347
i) Syphilis der Arterien 347
k) Aortitis syphilitica 348
   α) Historisches 348
   β) Vorkommen 349
   γ) Morphologie 351
      Makroskopischer Befund S. 352. — Mikroskopischer Befund S. 352.
   δ) Pathogenese 353
   ε) Symptomatologie 354
      Allgemeinsymptome S. 354. — Lokalsymptome S. 355.
   ζ) Therapie 357
3. Thromboembolische Arteriopathien 361
  a) Akuter Arterienverschluß 361
   α) Ätiologie 361
   β) Symptomatologie 363
   γ) Diagnose 364
   δ) Therapie 365
   ε) Prognose 368
  b) Arterielle Thrombose 369
   α) Thrombosen der Digitalarterien 370
   β) Thrombosen im Beinbereich 370
   γ) Beckenarterienthrombosen 370
   δ) Thrombosen der Bauchaorta 371
   ε) Aortenbogensyndrom 375
4. Deformierende Arteriopathien 380
  a) Ulcus cruris ischaemicum bei Hypertonie 380
   α) Historisches 380
   β) Morphologie und Pathogenese 380
   γ) Symptomatologie 380
   δ) Therapie 381
  b) Arteriosklerose 381
   α) Historisches 381
   β) Nomenklatur und Definition 382
   γ) Morphologie und Pathogenese 383
   δ) Verlaufsformen 387
   ε) Ätiologie 387
      Alter S. 388. — Geschlecht S. 390. — Konstitution S. 390. — Geographische Faktoren S. 391. — Lebensweise S. 392. — Mechanische Einwirkungen S. 396. — Thermische Einwirkungen S. 396. — Zirkulationsstörungen S. 397. — Toxische Einwirkungen S. 400. — Stoffwechselfaktoren S. 403. — Hormonale Faktoren S. 412. — Arteriosklerosefördernde oder -hemmende Krankheiten S. 415.
   ζ) Allgemeine Diagnostik 418
   η) Prophylaxe und Therapie 420
      Symptomatische Therapie S. 420. — Diät S. 420. — Medikamentöse Behandlung S. 422.
   ϑ) Arteriosclerosis obliterans 429
      Vorkommen S. 430. — Pathophysiologie der Arteriosclerosis obliterans S. 430. — Symptomatologie S. 431. — Diagnostik S. 432. — Komplikationen S. 434. — Therapie S. 435. — Prognose S. 437.
   ι) Arteriosklerose bei Diabetes mellitus 437
      Morphologie S. 437. — Pathogenese S. 438. — Symptomatologie S. 439. — Therapie S. 440. — Prognose S. 441.
   κ) Die Mediasklerose (MÖNCKEBERG 1903) 441
  c) Arterielle Aneurysmen 441
      Morphologie S. 442. — Ätiologie S. 442.
   α) Aneurysmen der Aorta 444
    αα) Aneurysmen der Aorta thoracica 444
    ββ) Bauchaortenaneurysmen 451
    γγ) Intramurales Aortenhämatom 453

β) Arterielle Aneurysmen der kranialen Körperbereiche 462
γ) Arterielle Aneurysmen der Hirnbasis 463
δ) Miliare Hirnarterienaneurysmen 465
ε) Aneurysmen der Arteria pulmonalis 465
ζ) Arterielle Aneurysmen im Abdominalbereich 467
η) Arterielle Aneurysmen im caudalen Körperbereich 468
d) Arteriovenöse Fistel 469
 α) Angeborene arteriovenöse Fistel 469
  Pathologie S. 469. — Lokalisation S. 469. — Symptomatologie S. 470. — Diagnose S. 471. — Therapie S. 472. — Arteriovenöse Fistel im Schädelbereich S. 472.
 β) Erworbene arteriovenöse Fistel 473
  Pathologie S. 473. — Pathophysiologie und Symptomatologie S. 474. — Diagnose S. 478. — Differentialdiagnose S. 479. — Therapie S. 479. — Arteriovenöse Fisteln im Carotis cavernosus-Bereich S. 480.
II. Krankheiten der Venen 481
 1. Thrombophlebitis und Phlebothrombose 481
  a) Historisches 481
  b) Definition und Nomenklatur 482
  c) Morphologie 482
   α) Thrombose 482
   β) Phlebitis 483
  d) Ätiologie 483
   α) Örtliche Schädigung der Venenwand 483
   β) Veränderungen des Blutes 485
   γ) Änderungen der Hämodynamik 486
  e) Pathophysiologie 488
  f) Klinik 490
   α) Thrombophlebitis im Bereich der Extremitäten 491
    $\alpha\alpha$) Thrombophlebitis superficialis 491
    $\beta\beta$) Thrombophlebitis profunda 491
    $\gamma\gamma$) Überlastungsthrombosen im Beinbereich 494
    $\delta\delta$) Thrombophlebitis im Axillaris-Subclavia-Bereich 494
   β) Thrombosen im Bereich von Abdomen und Thorax 496
    $\alpha\alpha$) Thrombosen und Stenosen der Vena cava caudalis und ihrer Zuflußgebiete 496
    $\beta\beta$) Thrombosen der Vena portae und ihrer Zuflußgebiete 497
    $\gamma\gamma$) Thrombosen und Stenosen im Gebiet der Vena cava cranialis . . 499
   γ) Thrombosen im Kopfbereich 500
    $\alpha\alpha$) Thrombosen der venösen Sinus durae matris 500
    $\beta\beta$) Thrombosen der Vena jugularis 501
    $\gamma\gamma$) Thrombosen der Vena centralis retinae 501
  g) Diagnostik 501
  h) Therapie 503
   α) Thrombophlebitis superficialis der Extremitäten 503
   β) Thrombophlebitis profunda der Extremitäten 504
   γ) Überlastungsthrombosen 506
   δ) Thrombosen im Bereich der Vena axillaris, der Vena subclavia und im Gebiet der Vena cava caudalis 506
   ε) Thrombosen im Pfortaderbereich 506
   ζ) Thrombosen im Kopfbereich 506
  i) Prophylaxe 506
  k) Komplikationen der Thrombophlebitiden 507
   α) Lungenembolie 507
    Vorkommen S. 507. — Therapie S. 509. — Emboliprophylaxe S. 509.
   β) Chronische venöse Insuffizienz (postthrombotisches Syndrom) . . . 509
    Vorkommen S. 509. — Klinik S. 510. — Diagnose und Differentialdiagnose S. 512. — Therapie S. 513.
 2. Phlebektasien und Varicen 515
  a) Ätiologie 515
   α) Endogene Faktoren 515
   β) Exogene Faktoren 516

	Seite
b) Morphologie	517
c) Vorkommen	518
d) Pathophysiologie	518
e) Klinik	519
f) Therapie	521

III. Krankheiten der Capillaren 524
  1. Lumenveränderungen der Capillaren 524
    a) Vorwiegend funktionell bedingte Lumenveränderungen 524
      α) Erweiterungen der Capillaren 525
        αα) Erythromelalgie (Erythermalgie) 525
        ββ) Erythralgien 527
        γγ) Sekundäre Erythromelalgie 528
        δδ) Andersartige Capillarerweiterungen 528
        εε) Cyanosen 530
      β) Verengerungen der Capillaren 536
        αα) Kälteeinwirkung 536
        ββ) Mechanische Einwirkungen 536
        γγ) Hormonale Einwirkungen 537
        δδ) Toxische Einwirkungen 537
        εε) Neurogene Einflüsse 537
        ζζ) „Weiße Flecken" (BIER 1898) 538
        ηη) Anderweitige Einflüsse 538
    b) Vorwiegend organisch fixierte Lumenveränderungen 538
      α) Erweiterungen 538
        αα) Teleangiektasien 538
        ββ) Gefäßspinnen 543
        γγ) Andere capilläre Aneurysmen 545
      β) Verengerungen 545
  2. Wandveränderungen der Capillaren 546
    a) Änderungen der Durchlässigkeit der Capillarwand für Wasser und gelöste Stoffe (Änderungen der Capillarpermeabilität) 546
      α) Urticaria, Oedema Quincke 546
      β) Capilläre Permeabilitätsstörungen bei Entzündungen 547
      γ) Steigerung der Capillarpermeabilität bei Diabetes mellitus 548
        Retinopathia diabetica S. 550. — Nephropathia diabetica S. 550.
      δ) Zirkulatorisch bedingte Permeabilitätsstörungen 551
      ε) Permeabilitätsstörungen im Bereich von Endstrombahn und Capillaren durch thermische Einwirkungen 553
        αα) Unterkühlung 553
          Kälteurticaria und Kälteüberempfindlichkeit S. 553. — Der örtliche Unterkühlungsschaden S. 554. — Perniosis S. 558. — Schützengrabenfuß und Eintauchfuß S. 560.
        ββ) Überwärmung 561
          Wärmeurticaria und Wärmeüberempfindlichkeit S. 561. — Örtliche Überwärmungsschäden (Verbrennung) S. 562.
    b) Änderungen der Durchlässigkeit der Capillarwand für corpusculäre Elemente (erhöhte Capillarfragilität; verminderte Capillarresistenz; Gruppe der vasogenen Purpuraformen) 563
      α) Purpura rheumatica (SCHÖNLEIN) 564
      β) Purpura bei Infektionskrankheiten 567
        αα) Bakterielle Infektionen 567
        ββ) Rickettsiosen 568
        γγ) Spirochätosen 568
        δδ) Virusinfektionen 568
        εε) Pilzinfektionen 569
      γ) Purpura fulminans 569
      δ) Purpura bei Blutkrankheiten 570
      ε) Thrombotische Mikroangiopathie 570
      ζ) Purpura bei Hautkrankheiten 574
      η) Capillarresistenzabnahme bei Stoffwechselkrankheiten 574
      ϑ) Purpura bei anderweitigen Krankheiten 575
      ι) Purpura bei Kreislaufkrankheiten 576

XVI Inhaltsverzeichnis.

Seite

   ϰ) Neurogene Purpuraformen 576
   λ) Verminderung der Capillarresistenz bei Avitaminosen 577
   μ) Purpura senilis 580
   ν) Einfache hereditäre familiäre Purpura 581
  c) Änderungen der Durchlässigkeit der Capillarwand unter der Einwirkung
     von Giften 581
     α) Tierische Gifte 583
     β) Pflanzliche Gifte 584
  d) Therapeutische Beeinflussung der Durchlässigkeit der Capillarwand . . 585
     α) Maßnahmen zur Verminderung der Durchlässigkeit 585
     β) Maßnahmen zur Steigerung der Durchlässigkeit 587
 IV. Mißbildungen und Fehlbildungen der Blutgefäße 587
  1. Kongenitale Angiektasien mit dystrophischen Veränderungen 587
     a) Klippel-Trénaunay-Syndrom 587
     b) Maffucci-Syndrom 589
     c) Progressive Osteolyse bei Angiomatosis 589
     d) Sturge-Weber-Syndrom 590
     e) v. Hippel-Lindau-Syndrom (Angiomatosis cerebri et retinae) 590
  2. Pathologische Veränderungen der arteriovenösen Anastomosen 591
     a) Angeborene Fehlbildungen der arteriovenösen Anastomosen 591
     b) Regressive Veränderungen im Bereich der Glomusorgane 591
     c) Arteriovenöse Anastomosen in Verbindung mit Gefäßspinnen . . . 592
     d) Glomustumoren 592
  3. Tumoren der Blutgefäße 595
     a) Hämangiome 596
     b) Hämangioendotheliome 600
     c) Hämangiosarkome 601
     d) Kaposi-Sarkom 602
 V. Krankheiten der Lymphgefäße 603
  1. Lymphangitis 603
  2. Lymphgefäßinsuffizienz 605
     a) Lymphoedema simplex 608
     b) Lymphoedema praecox 609
     c) Kongenitales Lymphödem 610
       α) Familiäres kongenitales Lymphödem 610
       β) Einfaches kongenitales Lymphödem 610
     d) Sekundäres Lymphödem 611
       α) Lymphödem bei Malignomen 611
       β) Lymphödem nach chirurgischen Eingriffen 612
       γ) Lymphödem bei Entzündung (primär entzündliches Lymphödem) . 612
       δ) Sekundär entzündliches Lymphödem 613
  3. Tumoren der Lymphgefäße 616
     a) Lymphangioma simplex 616
     b) Lymphangioma cavernosum 616
     c) Lymphangioma cysticum (Hygroma) 617
     d) Lymphangioblastoma malignum 617

C. Schluß 618
Literatur 618
 A. Allgemeine Angiologie. I. Anatomische und physiologische Vorbemerkungen.
    II. Allgemeine Ätiologie. III. Allgemeine Symptomatologie 618
    IV. Allgemeine Therapie 668
 B. Spezielle Angiologie. I. Krankheiten der Arterien 701
    1. Spastische Arteriopathien S. 701. — 2. Entzündliche Arteriopathien
       S. 714. — Endangitis obliterans S. 714. — Periarteriitis S. 740. — Andere
       Arterienentzündungen S. 755. — 3. Thromboembolische Arteriopathien
       S. 767. — 4. Deformierende Arteriopathien S. 776. — Ulcus cruris ischaemi-
       cum bei Hypertonie S. 776. — Arteriosklerose S. 777. — Arterielle Aneu-
       rysmen S. 811. — Arteriovenöse Fistel S. 827.
   II. Krankheiten der Venen 833
  III. Krankheiten der Capillaren 858
   IV. Mißbildungen und Fehlbildungen der Blutgefäße 882
    V. Krankheiten der Lymphgefäße 890
Sachverzeichnis für Teil 1—6 896

C. Schluß.

Obgleich der periphere Kreislauf mit seinen einzelnen Teilabschnitten, und insbesondere das Capillargebiet, einen wichtigen funktionellen Abschnitt des Gesamtkreislaufs darstellt, gibt es auffallend wenig neue Darstellungen der Funktion und der Pathologie der Gefäße. Die von uns versuchte Beschreibung hat sich an die traditionelle Gliederung in Arterien, Venen und Capillaren gehalten. Man könnte dagegen vielleicht einwenden, daß die funktionelle Verknüpfung im Kreislauf so eng ist, daß gerade in der Pathologie eine solche Trennung nicht durchführbar erscheint und wichtige Zusammenhänge gefährdet werden. Wir versuchten trotzdem, von dieser traditionellen Gliederung auszugehen, da es uns damit am ehesten möglich erschien, auf die vielen noch offenen Probleme hinzuweisen. Insbesondere was die Funktion und Pathologie des Capillar- und des Lymphgefäßsystems betrifft, scheinen uns viele grundsätzliche Fragen der Bearbeitung mit modernen Methoden zu bedürfen. Der Hinweis auf diese Problematik erscheint uns als die wesentlichste Aufgabe eines Handbuchbeitrages. Die Einsicht, wie große Lücken unser Wissen auf bestimmten Gebieten hat, ist stets die beste Anregung für die weitere Forschung.

Literatur[1].
A. Allgemeine Angiologie.
I. Einleitung: Bau und Funktion der Gefäße.
II. Allgemeine Ätiologie.
III. Allgemeine Symptomatologie.

ABEATICI, S., e L. CAMPI: Dell'influenza del nervo satellite sulle modificazioni vascolari successive alla legatura della corrispondente arteria; ricerche arteriografiche sperimentali. Arch. ital. Chir. 73, 3 (1950). — ABESHOUSE, B. S., and M. E. RUBEN: Prostatic and periprostatic phlebography. J. Urol. (Baltimore) 68, 640 (1952). — ABRAMSON, D. I.: Vascular responses in the extremities of man in health and diseases. Chicago: University Chicago Press 1944. — ABRAMSON, D. I., S. M. FIERST and K. FLACHS: Rate of peripheral blood flow in the presence of edema. Amer. Heart J. 25, 328 (1943). — ABRAMSON, D. I., K. H. KATZENSTEIN and E. B. FERRIS: Observation on reactive hyperemia in various portions of the extremities. Amer. Heart J. 22, 329 (1941). — ABRAMSON, D. I., H. ZAZULA and J. MARRUS: Peripheral blood flow in man; criteria for obtaining accurate plethysmographic data. Amer. Heart J. 17, 194 (1939). — Plethysmographic studies of the peripheral blood flow in man. II. Physiological factors affecting resting blood flow in the extremities. Amer. Heart J. 17, 206 (1939). — ACKNER, B.: The relationship between anxiety and the level of peripheral vasomotor activity. An experimental study. J. psychosom. Res. 1, 21 (1956). — ADAIR, F. E.: Glomus tumor; a clinical study with a report of 10 cases. Amer. J. Surg. 25, 1 (1934). — ADAMS-RAY, J.: Photometrical studies on viscerocutaneous reflexes with vasoconstriction in venous capillaries (Wernoe's symptom) in gall bladder diseases. Angiology 2, 51 (1951). — Studies on a cutaneous pallor reflex in the fourth cervical segment in cardiac pain. Acta med. scand. 146, 457 (1953). — ADAMS-RAY, J., and H. NORDENSTAM: A system of chromaffin cells in the human skin. Lyon chir. 52, 125 (1956). — ADSON, A. W., and G. E. BROWN: Treatment of Raynaud's disease by lumbar ramisectomy and ganglionectomy and perivascular sympathetic neurectomy of the common iliacs. J. Amer. med. Ass. 84, 1908 (1925). — The treatment of Raynaud's disease by resection of the upper thoracic and lumbar sympathetic ganglia and trunks. Surg. Gynec. Obstet. 48, 577 (1929). — ALBRECHT, K., u. W. DRESSLER: Die Darstellung der Hirngefäße mit viskösem Per-Abrodil M (35%). Fortschr. Röntgenstr. 74, 689 (1951). — ALDINGER, F. P., C. M. BEHREND u. K. H. MÖSER: Über die zerebrale Angiographie. Erfahrungen, Einschränkung von Zwischenfällen, Strahlenschutz. Medizinische 1958, 1948. — ALELLA, A.: Effetti dell'ipossia sulla velocitá dell'onda sfigmica in arterie di tipo muscolare. Riv. Med. aero. 13, 432 (1950). — ALEXANDER, R. S., W. ST. EDWARDS and J. L. ANKENEY: The distensibility characteristics of the portal vascular bed. Circulat. Res. 1, 271 (1953). — ALLEN, BARKER and HINES: Peripheral vascular diseases. Philadelphia and London 1946 and 1955. — ALLEN and CAMP: Arteriography: a roentgenographic study of the peripheral arteries of the living subject following their injection with a radiopaque

---

[1] Ergänzung s. a. S. 894.

substance. J. Amer. Med. Ass. **104**, 618 (1935). — ALLEN and CRAIG: Vascular clinics; effect of lesions of the nervous system on circulation; report of a case of spinal cord tumor which produced disturbances of circulation. Proc. Mayo Clin. **9**, 131 (1938). — ALLEN, E. V.: Thromboangiitis obliterans: methods of diagnosis of chronic occlusive arterial lesions distal to the wrist with illustrative cases. Amer. J. med. Sci. **178**, 237 (1929). — Roentgenography of the arteries of the extremities with thorotrast. Proc. Mayo Clin. **8**, 61 (1933). — ALLEN, E. V., and R. K. GHORMLEY: Lymphedema of the extremities: Etiology, classification and treatment; report of 300 cases. Ann. intern. Med. **9**, 516 (1935/36). — ALLEN, W. J., H. BARCROFT and O. G. EDHOLM: On the action of adrenaline on the blood vessels in human skeletal muscle. J. Physiol. (Lond.) **105**, 255 (1946). — ALLWOOD, M. J.: Foot blood-flow records in the erect posture. J. Physiol. (Lond.) **127**, 6 P (1955). — The „after-drop" in venous occlusion plethysmograms. Circulat. Res. **4**, 268 (1956). — ALLWOOD, M. J., and H. S. BURRY: The effect of local temperature on blood flow in the human foot. J. Physiol. (Lond.) **124**, 345 (1954). — ALTENBURGER, E., u. H. PETZOLD: Über die Wirkung des Nikotins auf die Hauttemperatur und ihre Beeinflussung durch Sexualhormone. Klin. Wschr. **20**, 394 (1941). — ALYEA, E. P., and C. E. HAINES: Intradermal test for sensitivity to iodopyracet injection, or „diodrast". J. Amer. med. Ass. **135**, 25 (1947). — AMANN, G.: Methodisches zur Gefäßoszillographie. Medizinische **12**, 416 (1956). — AMSLER, M., u. A. HUBER: Methodik und erste klinische Ergebnisse einer Funktionsprüfung der Blut-Kammerwasser-Schranke. Ophthalmologica (Basel) **111**, 155 (1946). — ANDERSSON: Venography in a case of so-called traumatic thrombosis of the axillary vein. Acta radiol. (Stockh.) **19**, 126 (1938). — ANITSCHKOW, S. W.: Zur Pharmakologie der Venen. Pflügers Arch. ges. Physiol. **202**, 139 (1924). — ANREP, G. v.: On the part played by the suprarenals in the normal vascular reactions of the body. J. Physiol. (Lond.) **45**, 307 (1912). — The circulation in striated and plain muscles in relation to their activity. Harvey Lect. **30** (1936). — Lane medical lectures: Studies in cardiovascular regulation. California: Stanford University Press 1936. — ANREP, G. v., and H. N. SEGALL: The central and reflex regulation of the heart rate. J. Physiol. (Lond.) **61**, 215 (1926). — ANSCHÜTZ, F.: Über die Grenzen der auskultatorischen Methode zur Blutdruckmessung beim Kreislaufkollaps. Compt. Rend. du IIe Congr. Internat. d'angéiologie, Fribourg/Suisse, September 1955. — ANSCHÜTZ, F., u. W. SCHROEDER: Die Wirkung verschiedener pharmakologischer Substanzen auf die Durchblutung der Kapillaren bzw. der arteriovenösen Anastomosen in der Extremität des Hundes. Z. ges. exp. Med. **116**, 291 (1950/51). — ANTON, H., u. F. ELSÄSSER: Das Verhalten der Hauttemperaturen verschiedener Körperstellen — besonders der Schulter — im Abkühlungsversuch. Arch. Hyg. (Berl.) **120**, 63, 105 (1938). — ANTONI, N., and E. LINDGREN: Steno's experiment in man as complication in lumbar aortography. Acta chir. scand. **98**, 230 (1949). — APITZ, K.: Über die Ursachen der Arterienthrombose. Virchows Arch. path. Anat. **313**, 28 (1944). — ARCHER, V. W., and I. D. HARRIS: An ocular test for sensitivity to diodrast prior to intravenous urography. Amer. J. Roentgenol. **48**, 763 (1942). — ARMENTANO, L., A. BENSÁTH, T. BÉRES, ST. RUSZNYÁK u. A. SZENT-GYÖRGYI: Über den Einfluß von Substanzen der Flavongruppe auf die Permeabilität der Kapillaren. Vitamin P^1. Dtsch. med. Wschr. **62**, 1325 (1936). — ARMSTRONG, E. L., W. L. ADAMS, L. J. TRAGERMAN and E. W. TOWNSEND: The Cruveilhier-Baumgartensyndrome: Review of the literature and report of 2 additional cases. Ann. intern. Med. **16**, 113 (1942). — ASCHIERI, F., and G. BOUNOUS: The respiratory digital volume waves in patients with arterial diseases following surgical sympathetic interventions. Minerva cardioangiol. (Torino) **5**, 113 (1957). — ASCHOFF, J.: Grundversuche zur Temperaturregulation. Über vergleichende Meßwerte zur Beurteilung der Wärmeabgabe an Wasser. Pflügers Arch. ges. Physiol. **247**, 469 (1944). — Der Anstieg der Rectaltemperatur bei umschriebener Abkühlung der Körperoberfläche. Pflügers Arch. ges. Physiol. **248**, 149 (1944). — Mitteilung zur spontanen und reflektorischen Vasomotorik der Haut. Pflügers Arch. ges. Physiol. **248**, 171 (1944). — Die Vasodilatation einer Extremität bei örtlicher Kälteeinwirkung. Pflügers Arch. ges. Physiol. **248**, 178 (1944). — Über die Kältedilatation der Extremität des Menschen in Eiswasser. Pflügers Arch. ges. Physiol. **248**, 183 (1944). — Einige allgemeine Gesetzmäßigkeiten physikalischer Temperaturregulation. Pflügers Arch. ges. Physiol. **249**, 125 (1947). — Zur Regulationsbreite der physikalischen Temperaturregulation. Pflügers Arch. ges. Physiol. **249**, 137 (1948). — Die obere Extremität im Dienst der physikalischen Temperaturregulation. Pflügers Arch. ges. Physiol. **249**, 148 (1948). — ASCHOFF, J., u. R. WEVER: Fortlaufende Bestimmung des Wärmestroms und der Wärmedurchgangszahl am Menschen mit einfacher Methode. Naturwiss. **43**, 261 (1956). — ATLAS, L. N.: Oscillometry in diagnosis of arteriosclerosis of the lower extremities. Arch. intern. Med. **63**, 1158 (1939). — AUSPITZ, A.: Studie über capilläre Hautblutungen. Arch. Derm. Syph. (Berl.) **6**, 275 (1874). — AUSTIN, D. W.: Peripheral vascular disease. J. nat. Ass. Chiropod. **41**, 21 (1951). — AXHAUSEN, W.: Thermoelektrische Hauttemperaturmessungen und Priscoltest (Habelmann). Zbl. Chir. **76**, 55 (1951).

BACQUART, Y.: Considérations sur le syndrome de Leriche. Thèse de Lyon 1952. —
BÄTZNER, K.: Gewebsschädigung durch Thorotrast bei der Arteriographie. Med. Rdsch.

(Mainz) 1, 187 (1947). — Die Arteriographie der Gliedmaßen mit Joduron. Langenbecks Arch. klin. Chir. 263, 14 (1949). — Die Arteriographie der Gliedmaßen. Dtsch. Z. Nervenheilk. 162, 67 (1950). — Bätzner, K., u. H. Bayer: Arteriographische Beobachtungen über die Kreislaufgeschwindigkeit in zirkulationsgestörten Beinen. Z. Kreisl.-Forsch. 40, 74 (1951). — Bätzner, K., u. B. Vierneisel: Hauttemperaturmessungen bei Arteriographien der Gliedmaßen mit Joduron. Bruns' Beitr. klin. Chir. 182, 377 (1951). — Bäumler, Chr.: Klinische Beobachtungen über Abdominaltyphus in England. Dtsch. Arch. klin. Med. 3, 278, 365, 488, 529 (1867). — Bailey, O. T.: The cutaneous glomus and its tumor-glomangiomas. Amer. J. Path. 11, 915 (1935). — Bailliart, P.: La perméabilité capillaire. Ann. Oculist. (Paris) 183, 361 (1950). — Bainbridge, F. A.: The influence of venous filling upon the rate of the heart. J. Physiol. (Lond.) 50, 65 (1915). — The physiology of muscular exercise. Monographie Cambridge 1923. — Baitsch, H.: Zur biometrischen Analyse der Versuchsergebnisse. Z. klin. Med. 154, 184 (1956). — Balas, A.: Oscillometric examinations with the injection therapy of varicose veins. The role of venous and reflex arterial spasm in late complications. J. int. Chir. 10, 420 (1950). — Barclay, A. E.: Micro-Arteriographie. Blackwell 1951. — Barcroft, H.: Peripheral circulation. Ann. Rev. Physiol. 16, 215 (1954). — Barcroft, H., K. D. Bock, H. Hensel u. A. H. Kitchin: Die Muskeldurchblutung des Menschen bei indirekter Erwärmung und Abkühlung. Pflügers Arch. ges. Physiol. 261, 199 (1955). — Barcroft, H., W. McK. Bonnar, O. G. Edholm and A. S. Effron: On sympathetic vasoconstrictor tone in human skeletal muscle. J. Physiol. (Lond.) 102, 21 (1943). — Barcroft, H., and A. C. Dornhorst: The blood flow through the human calf during rhythmic exercise. J. Physiol. (Lond.) 109, 402 (1949). — Barcroft, H., and O. G. Edholm: The effect of temperature on blood flow and deep temperature in the human forearm. J. Physiol. (Lond.) 102, 5 (1943). — On vasodilatation in human skeletal muscle during post-hemorrhagic fainting. J. Physiol. (Lond.) 104, 161 (1945). — Barcroft, H., O. G. Edholm, J. McMichael and E. P. Sharpey-Schafer: Post haemorrhagic fainting; study by cardiac output and forearm flow. Lancet 1944 I, 489. — Barcroft, J., A. Benatt, E. Greeson and Y. Nisimaru: The rate of blood flow through cyanosed skin. J. Physiol. (Lond.) 73, 344 (1931). — Bardy, H.: Über Hemmung inflammatorischer Symptome. Skand. Arch. Physiol. 32, 198 (1915). — Bargmann, W.: Die Morphologie der Kapillaren und des Interstitiums. In Bartelheimer u. Küchmeister, Kapillaren und Interstitium, S. 3. Stuttgart: Georg Thieme 1955. — Histologie und mikroskopische Anatomie des Menschen. 2. Aufl. Stuttgart: Georg Thieme 1956. — Barker, N. W.: Vasoconstrictor effects of tobacco smoking. Proc. Mayo Clin. 8, 284 (1933). — Barker, N. W., G. E. Brown and G. M. Roth: Effect of pancreatic tissue extract on muscle pain of ischemic origin (intermittent claudication). Trans. Amer. ther. Soc. 33, 115 (1933). — Barker, N. W., and J. D. Camp: Direct venography in obstructive lesions of the veins. Amer. J. Roentgenol. 35, 485 (1936). — Barnes, R. H.: Capillary fragility studies in diabetes mellitus and the use of rutin in diabetic retinitis. Amer. J. med. Sci. 219, 368 (1950). — Barnett, A. J.: Blood flow in gout. Brit. med. J. 1951, 734—736. — Barnett, A. J., and J. R. E. Fraser: Peripheral vascular disease. Melbourne: University Press, London and New York: Cambridge University Press 1955. — Barnett, A. J., and G. R. Wigley: Calorimetry: a method of estimating peripheral blood flow. Med. J. Aust. 2, 326 (1953). — Barré, J. A.: Troubles sympathiques étendus et violents du membre supérieur par tumeur de la dernière phalange de médius. Congr. de aliénistes et neurologistes, Strasbourg, 1920. — Sur certaines sympathalgies de la périphérie des membres. Leur traitement chirurgical simple. Presse méd. 12, 311 (1922). — Barré, J. A., et P. Masson: Étude anatomo-clinique de certaines tumeurs sous-unguéales douloureuses (tumeurs du glomus neuro-myoartériel des extremités). Bull. Soc. franç. Derm. Syph. 31, 148 (1924). — Barsoum, G. S., and F. H. Smirk: Observations on the increase in the concentration of a histamine-like substance in human venous blood during a period of reactive hyperemia. Clin. Sci. 2, 353 (1936). — Bartelheimer, H.: Die Capillardichte in der Hypoglykämie. Klin. Wschr. 1947, 815. — Diabetes und Schwangerschaft. Ärztl. Wschr. 5, 541 (1950). — Fraktionierte Gewebssaftuntersuchung. Z. ges. exp. Med. 117, 364 (1951). — Die fraktionierte Gewebssaftuntersuchung als Modell zur Beobachtung extrazellulärer Stoffwechselabläufe. In Bartelheimer u. Küchmeister, Kapillaren und Interstitium, S. 202. Stuttgart: Georg Thieme 1955. — Bartelheimer, H., u. H. Hansen: Fraktionierte Gewebssaftuntersuchung. III. Mitteilung. Direkte Prüfung der Capillarpermeabilität durch Vergleich eines Salicyl-Spiegels im Blut und im Gewebssaft. Z. ges. exp. Med. 119, 476 (1952). — Bartelheimer, H., u. H. Küchmeister: Kapillaren und Interstitium. Stuttgart: Georg Thieme 1955. Ref. Symposion in Hamburg-Eppendorf vom 29.—31. Oktober 1954. Zur Funktion der Kapillaren. Dtsch. med. Wschr. 80, 1655 (1955). — Bartelheimer, H., u. W. Schwartzkopff: Fraktionierte Gewebssaftuntersuchungen. V. Mitt. Vergleichende quantitative und elektrophoretische Eiweißbestimmungen bei Normo-, Hypo- und Hyperproteinämien. Z. ges. exp. Med. 122, 478 (1954). — Bartelmez, G. W.: Premenstrual and menstrual ischemia and the myth of endometrial arteriovenous anastomoses. Amer. J. Anat. **98**, 69 (1956). — BARTELS: Das Lymphgefäßsystem, S. 280. Jena: Gustav Fischer 1909. — BARTELS, E. D., G. C. BRUN, A. GAMMELTOFT and P. A. GJØRUP: Acute anuria following intravenous pyelography in a patient with myelomatosis. Acta med. scand. **150**, 297 (1954). — BARTELS, H., u. G. RODEWALD: Die alveolar-arterielle Sauerstoffdruckdifferenz und das Problem des Gasaustausches in der menschlichen Lunge. Pflügers Arch. ges. Physiol. **258**, 163 (1953). — BARTHÉLEMY, T.: Du dermographisme. Derm. Kongr. Wien 1892, S. 545. — Étude sur le dermographisme. Paris 1893. — Dermographisme. La pract. dermat. (Besnier, Brocq, Jacquet) **1**, 892 (1900). — BARTHOLOMEW, R. A., E. D. COLVIN, W. H. GRIMES and J. S. FISH: Incidence and effects of vascular disease in 1000 consecutive pregnancies in private practice. Amer. J. Obstet. **61**, 431 (1951). — BARTMANN, K., u. A. KRAUTWALD: Die Prüfung der Reflexdilatation an den oberen Extremitäten. Z. ges. inn. Med. **4**, 502 (1949). — BARTMANN, K., A. KRAUTWALD u. D. KOLMAR: Zur Prüfung der reaktiven Hyperämie und der reaktiven Erwärmung an den oberen Extremitäten. Z. klin. Med. **146**, 666 (1950). — BARTMANN, K., A. KRAUTWALD u. B. WACHE: Prüfung der Reflexdilatation an den unteren Extremitäten durch heiße Sitzbäder unter wechselnden Umgebungsbedingungen. Z. ges. inn. Med. **4**, 329 (1949). — BARTMANN, K., A. KRAUTWALD u. V. WANDTKE: Vergleich verschiedener Verfahren zur Auslösung der Reflexdilatation an den unteren Extremitäten. Z. ges. inn. Med. **4**, 94 (1949). — BARTORELLI: La régulation sympathique des vaisseaux des membres. Minerva cardioangiol. europ. (Torino) (Suppl. Minerva cardioangiol.) **1**, 213 (1955). — BARTSTRA, D. S.: Série de recherches par artériographie aortique des extrémités inférieures avec des appareils nouveaux. Compt. Rend. du IIe Congr. Internat. d'Angéiologie, Fribourg/Suisse, Sept. 1955. Editions Universitaires, Fribourg 1956, S. 501. — BASCH, S. RITTER v.: Über den Einfluß des gereizten Nervus splanchnicus auf den Blutstrom usw. Verh. sächs. Akad. Wiss., Math.-physik. Kl. **27**, 373 (1875). — Über die Messung des Blutdrucks am Menschen. Z. klin. Med. **2**, 6 (1880). — Ein Metallsphygmomanometer. Wien. med. Wschr. 1883, 673. — Erfahrungen über den Venendruck des Menschen. Arch. Sci. biol. Pétersbourg **11**, Suppl., 117 (1904). — Ein Apparat zum Messen des Venendrucks beim Menschen. Wien. med. Presse **45**, 962 (1904). — BASLER, A.: Untersuchungen über den Druck in den kleinsten Gefäßen in der menschlichen Haut. Pflügers Arch. ges. Physiol. **147**, 393 (1912). — Untersuchungen über den Druck in den kleinsten Blutgefäßen der menschlichen Haut. II. Mitt. Pflügers Arch. ges. Physiol. **157**, 345 (1914). — Über die Blutbewegung in den Kapillaren. Pflügers Arch. ges. Physiol. **171**, 134 (1918). — Untersuchungen über den Druck in den kleinsten Blutgefäßen der menschlichen Haut. III. Mitteilung: Ein Apparat zur Messung des Blutdruckes in den Kapillarschlingen der Cutispapillen. Pflügers Arch. ges. Physiol. **173**, 389 (1919). — BATTEZZATI, M.: New early symptom in peripheral arterial diseases; inversion of the oscillometric index. Minerva med. (Torino) **41**, 254 (1940). — Su di un nuovo sintomo precoce delle affezioni arteriose periferiche: L'inversione dell'indice oscillometrico. Minerva med. (Torino) **1950**, 254. Sull'interpretazione dei dati dell'oscillometria nelle affezioni vasali periferiche Minerva chir. (Torino) **5**, 371 (1950). — Semeiological and physiopathological considerations on the tone and permeability of arteries of the extremities in diseases of the peripheral arteries. Arch. Sci. med. **89**, 540 (1950). — BATTEZZATI, M., and A. TAGLIAFERRO: Alterazioni venose nelle arteriopatie degli arti inferiori. Chir. Pat. sper. **2**, 314 (1954). — BAUER, G.: Venographic study of thromboembolic problems. Acta chir. scand. **84**, Suppl. 61, 6 (1940). — The question of phlebography in thrombosis of the lower extremities. Svenska Läk.-Tidn. **48**, 894 (1951). — BAUER, G. A.: Etiology of the leg ulcers and their treatment by resection of popliteal vein. J. internat. Chir. **8**, 937 (1948). — BAUER, JUL.: Zur Funktionsprüfung des vegetativen Nervensystems. Dtsch. Arch. klin. Med. **107**, 39 (1912). — BAUER, K. H.: Handbuch der ärztl. Begutachtung. Leipzig 1931. — BAUER, K. H.: Das Krebsproblem. Springer 1949. — BAUMANN, D. P.: The specificity of the Allen test in obliterative vascular disease. Angiology **5**, 36 (1954). — BAUMANN, R.: Die peripheren Durchblutungsstörungen. Z. Haut.- u. Geschl.-Kr. **13**, 344 u. 370 (1952). — Die peripheren Durchblutungsstörungen. II. Teil. Z. Haut- u. Geschl.-Kr. **17**, 113 (1954). — BAUMGARTEN: Infarction of the heart. Amer. J. Physiol. **2** (1899). — BAUMGARTEN, P. v.: Über die bindegewebsbildende Fähigkeit des Blutgefäßendothels. Verh. dtsch. path. Ges. **6**, 115 (1904). — BAUX, R., et J. POULHÈS: Technique de la phlébographie pelvienne. Presse méd. **58**, 451 (1950). — La phlébographie pelvienne. J. Radiol. Électrol. **31**, 7 (1950). — BAYER, O.: Untersuchungen über das Verhalten von Venendruck und Muskelinnendruck bei verschiedenen Körperstellungen. Z. ges. exp. Med. **112**, 624 (1943). — Die Bedeutung der morphologischen Struktur für die Kreislaufdynamik. Arch. Kreisl.-Forsch. **15**, 284 (1949). — BAYER, W.: Das Endothelsymptom und seine Beeinflußbarkeit: Die „Endothel-Asthenie". Jb. Kinderheilk. **128**, 311 (1930). — BAYLISS, W. M.: On the local reactions of the arterial wall to changes of internal pressure. Physiology **28**, 220 (1902). — BAZY, HUGUIER, REBOUL, LAUBRY et AUBERT: Sur quelques aspects techniques de l'artériographie. Arch. Mal. Coeur **41**, 97 (1948). — BEAN: A note on fingernail growth. J. invest. Derm. **20**, 27 (1953). — BEAN and EICHNA: Performance in relation to environmental temperature. Fed. Proc. **2**,

144 (1943). — BECHER, H.: Das Elektrodermatogramm der Headschen Zonen bei Baucherkrankungen. Med. Mschr. 6, 176 (1952). — BECK, G. J., H. E. SEANOR, A. L. BARACH and D. GATES: Effects of pressure breathing on venous pressure; a comparative study of positive pressure applied to the upper respiratory passageway and negative pressure to the body of normal individuals. Amer. J. med. Sci. 224, 169 (1952). — BECKMANN, A.: Blutdruck-Seitendifferenzen an den oberen Extremitäten. Dtsch. med. Wschr. 78, 218 (1953). — BEECHER, H. K., M. E. FIELD and A. KROGH: Method of measuring venous pressure in human leg during walking. Skand. Arch. Physiol. 73, 7 (1936). — BEIGLBÖCK, W., u. H. JUNK: Der Muskeltonus und seine Beziehungen zum peripheren Kreislauf. Z. klin. Med. 131, 241 (1937). BEIGLBÖCK, W., u. F. ODENTHAL: Kreislaufstudien mit radioaktivem Jod zur Untersuchung gefäßwirksamer Mittel. Dtsch. med. Wschr. 79, 944 (1954). — BELLMAN, S.: Microangiography. Acta radiol. (Stockh.) Suppl. 102, (1953). — BENDA, L., and H. I. ELLEGAST: Das Verhalten der Kapillärpermeabilität bei Virushepatitis. Klin. Med. (Wien) 7, 193 (1952). BENDA, L., u. A. LOCKER: Die Funktion der Kapillare im Ablauf der Entzündung. In BARTELHEIMER u. KÜCHMEISTER, Kapillaren und Interstitium. S. 150. Stuttgart: Georg Thieme 1955. BENDA, L., A. LOCKER u. K. MOSER: Das Peritoneum als Capillarmodell. Untersuchungen über die experimentelle Beeinflussung seines Stoffwechsels. Z. ges. exp. Med. 127, 345 (1956). BENDA, R., et E. ORINSTEIN: Depitre: Injections intra-médullaires osseuses de substances opaques chez l'homme. (Étude comparée des images radiologiques obtenues sur les pièces anatomiques et sur le vivant.) Sang 14, 172 (1940). — BENITEZ, M. E.: Exploración fotopletismografica en las vasopatias periféricas. Rev. clin. esp. 52, 85 (1954). — BENJAMIN, F. B., and O. BAILEY: Effect of sweating and changes in blood flow on heating of human skin. Proc. Soc. exp. Biol. (N.Y.) 92, 243 (1956). — BENNHOLD, H.: Zur Frage der Durchlässigkeit der Kapillaren für Eiweiß. In BARTELHEIMER u. KÜCHMEISTER, Kapillaren und Interstitium, S. 148. Stuttgart: Georg Thieme 1955. — BENNINGHOFF, A.: Blutgefäße und Herz. In Handbuch der mikroskopischen Anatomie des Menschen, Bd. 6/1. 1930. — BENSTZ: Strömungscalorimetrische Untersuchungen zur Beeinflussung der peripheren Wärmeabgabe und des Energieumsatzes durch synthetische Hibernatoren. Naunyn-Schmiedebergs Arch. exp. Path. Pharmak. 226, 377 (1955). — BERBERICH u. HIRSCH: Die röntgenographische Darstellung der Arterien und Venen am lebenden Menschen. Klin. Wschr. 2, 2226 (1923). — BERDAL, P., and L. EMBLEM: Percutaneous carotid angiography. Acta psychiat. (Kbh.) 26, 1 (1951). — BERG, JW. VAN DEN, and A. J. ALBERTS: Limitations of electric impedance plethysmography. Circulat. Res. 2, 333 (1954). — BERGHAUS u. VELTEN: Neurologische Ausfälle bei peripheren Durchblutungsstörungen. Langenbecks Arch. klin. Chir. 278, 434 (1954). — BERGMANN, G. v.: Das vegetative Nervensystem und seine Störungen. In Handbuch der inneren Medizin, Berlin-Göttingen-Heidelberg: Springer Bd. 5/II. 1953. — BERGSTRAND, H.: Über die sog. Glomustumoren. Nord. med. T. 1937, 361. — Multiple glomic tumors. Amer. J. Cancer 29, 470 (1937). — BERNDT, E. v.: Die Verwendung einer ,,entlasteten Membran" zur Sphygmographie und Tonographie. Wien. klin. Wschr. 1906, 39. — BERNHARD, P.: Sichere Schäden des Zigarettenrauchens bei der Frau. Med. Mschr. 3, 58 bis 60 (1949). — BERNSMEIER, A.: Zur quantitativen Bestimmung der Hirndurchblutung am Menschen. Verh. Dtsch. Ges. Kreisl.-Forsch. 19, 88 (1953). — BERRY, M. R.: A plethysmokymographic method for determining quantitative blood flow through the extremities of humans. Thesis, Grad. School of the Univ. of Minnesota, Minneapolis, Minnesota, Nov. 1941. — BERSON, S. A., R. S. YALOW, S. S. SCHREIBER and J. POST: Tracer experiments with J^{131} labeled human serum albumin: Distribution and degradation studies. J. clin. Invest. 32, 746 (1953). — BERSON, S. A., and R. S. YALOW: The distribution of J^{131} labeled human serum albumin introduced into ascitic fluid: Analysis of the kinetiecs of a three compartment altenary transfer system in man and speculations on possible sites of degradation. J. clin. Invest. 33, 377 (1954). — BERSON, G. A., R. S. YALOW, J. POST, L. H. WISHAM, K. N. NEWERLY, M. J. VILLAZON and O. N. VASQUEZ: Distribution and fate of intravenously administered modified human globin and its effect on blood volume. Studies utilizing J^{131} tagged globin. J. clin. Invest. 32, 22 (1953). — BETTMANN: Zur Capillarmikroskopie. Klin. Wschr. 5, 2066 (1926). — BETZ, E.: Hautwasserabgabe und periphere Durchblutung. Arch. phys. Ther. (Lpz.) 7, 317 (1955). — Über Untersuchungen der peripheren Durchblutung beim primär chronischen Rheumatismus. Z. Rheumaforsch. 14, 152 (1955). — Die Störungen der peripheren Durchblutung beim chronischen Rheumatismus und deren Beeinflussung durch balneotherapeutische Maßnahmen. Arch. phys. Ther. 7, 141 (1955). — BETZ, E., u. R. MAULER: Über Funktionsstörungen im peripheren Kreislauf bei Herzklappenfehlern. Z. Kreisl.-Forsch. 45, 2 (1956). — BETZ, E., u. G. PROLL: Veränderungen elektrooszillographischer Ausschlaghöhen und deren Beurteilung. Cardiologia (Basel) H. 1 (1957). — BEXELIUS, G.: Studien über die Blutungstendenz der Hautcapillaren bei künstlicher venöser Störung. Acta med. Scand. 80, 281 (1933). — BIANCHI, F., R. VECCHIATI and E. ZERBINI: L'aortografia translombare nella diagnosi delle vasculopatie periferiche e delle affezioni renali. Boll. Soc. med.-chir. Modena 54, 152 (1954). — BICK u. JUNGMANN:

Zur Differentialdiagnose der peripheren Durchblutungsstörungen. (Beitrag zum Problem der angiopathischen Reaktionslage.) Klin. Wschr. **31**, 149 (1953). — BIER, A.: Die Entstehung des Collateralkreislaufes. Theil I: Der arterielle Collateralkreislauf. Virchows Arch. path. Anat. **147**, 256, 444 (1897). — Theil II: Der Rückfluß des Blutes aus ischämischen Körpertheilen. Virchows Arch. path. Anat. **153**, 306, 434 (1898). — Hyperemia als Heilmittel. Leipzig: F. C. W. Vogel 1905. — BIERMAN, KELLY, WHITE, COBLENTZ and FISHER: Transhepatic venous catheterization and venography. **158**, 1331 (1955). — BIERMAN, H. R., E. R. MILLER, R. L. BYRON jr., S. DOD, K. H. KELLY and D. H. BLACK: Intra-arterial catheterization of viscera in man. Amer. J. Roentgenol. **66**, 555—568 (1951). — BIGELOW, N., L. L. BRYAN, G. H. CAMERON, V. J. FERRERI, S. A. KOROLJOW and G. I. MANUS: A preliminary report on a study of a correlation between emotional reactions and peripheral blood circulation, using a strain gauge plethysmograph. Psychiat. Quart. **29**, 193 (1955). — BILECKI, G., u. E. SCHILF: Neuzeitliche Vergiftungen. Z. ärztl. Fortbild. **45**, 130 (1951). — BILTON, J. L.: Peripheral vascular disease. J. Amer. Inst. Homoeop. **43**, 127 (1950). — BINET, L., F. BOURLIÈRE et D. COULLAUD: Les variations avec l'age de la résistance capillaire. Presse méd. **1952**, 1527. — BINET, L., et M. BURSTEIN: Sur les réactions vasculaires au cours de l'hémorrhagie expérimentale. (Les facteurs nerveux et humoraux de la vasoconstriction périphérique post-hémorragique chez le chien.) Rev. Hémat. **2**, 168 (1947). — Action du CO_2 sur le tonus des vaisseaux périphériques. C. R. Soc. Biol. (Paris) **141**, 488 (1947). — BING, H. J.: Ein Apparat zur Messung des Blutdrucks bei Menschen. Berl. klin. Wschr. **44**, 690 (1907). — BING, J.: Investigation on the value of Landis' capillary-permeability test in the clinic. Acta med. scand. **94**, 254 (1938). — BING, R. J.: Diseases of the cardiovascular system. Ann. Rev. Med. **4**, 55 (1953). — BIRO, L., u. A. SZÉKELY: Vergleichende Untersuchung der auf die peripheren Gefäße wirkenden gefäßerweiternden Mittel. (Kritik der Methoden zur Untersuchung der peripheren Gefäße. II. Teil.) Orv. Hetil. **91**, 292 (1950) [Ungarisch]. — BLAICH, W.: Die Bedeutung der Spontanrhythmik der peripheren Blutgefäße für die Frühdiagnose dystrophischer Hautveränderungen. Hautarzt **7**, 216 (1956). — BLAICH, W., u. U. GERLACH: Durchblutungsgröße der Haut und Heilungsverlauf bestimmter dermatologischer Krankheitsbilder als Kriterium für die periphere Kreislaufwirkung des Peripherin. Ärztl. Wschr. **7**, 525 (1952). — Die diagnostische Leistungsfähigkeit verschiedener Funktionsprüfungen der peripheren Blutgefäße bei bestimmten dermatologischen Krankheitsbildern. Derm. Wschr. **126**, 1046 (1952). — Die Reaktionsweise einiger dermatologischer Krankheitsbilder bei den üblichen Prüfungsmethoden der peripheren Blutzufuhr. Derm. Wschr. **127**, 343 (1953). — Plethysmographische Untersuchungen über die Funktionsfähigkeit der peripheren Blutbahnen bei Acrocyanose. Arch. Derm. Syph. (Berl.) **196**, 473 (1953). — BLAKEMORE: Angiography — an evaluation of its usefullness. Surg. Clin. N. Amer. **26**, 326 (1946). — BLASCHKO, A.: Dermographismus albus oder negativer Dermographismus. Zit. nach S.-B. der Berl. Dermat. Ges. Derm. Z. **6**, 384 (1899). — BLOCK, W.: Die Durchblutungsstörungen der Gliedmaßen. Monogr. Berlin 1951. — BLOOM, H. J. G.: Venous hums in hepatic cirrhosis. Brit. Heart J. **12**, 343 (1950). — BLUHM, J. L.: The arterial oxygen saturation. A. Clinical investigation. Acta med. scand. **110**, 282 (1942). — BLUMGART, H. L., and S. WEISS: Studies on the velocity of blood flow. II. The velocity of blood flow in normal resting individuals, and a critique of the method used. J. clin. Invest. **4**, 15 (1927). — VII. The pulmonary circulation time in normal resting individuals. J. clin. Invest. **4**, 399 (1927). — Clinical studies on the velocity of blood flow. XI. The pulmonary circulation time, the minute volume blood flow through the lungs, and the quantity of blood in the lungs. J. clin. Invest. **6**, 103 (1928/29). — BLUMGART, H. L., and O. C. YENS: Studies on the velocity of blood flow. J. clin. Invest. **4**, 1 (1927). — BOAS, E. P., and S. FRANT: Capillary blood pressure in arterial hypertension. Arch. intern. Med. **30**, 40 (1922). — BOCK, H. E.: Die Bedeutung der allergischen Pathogenese bei der Arteriitis. Verh. dtsch. Ges. inn. Med. **60**, 391 (1954). — BOCK, H. E., P. GRUNER and G. SEYBOLD: Die praktisch-klinische Bedeutung von Oszillographie und Combitonographie, besonders bei Endocarditis lenta. Z. ges. inn. Med. **6**, 30 (1951). — BOCK, K. D., u. H. MÜLLER: Die Wirkung von Reserpin auf die Haut- und Muskeldurchblutung bei gesunden Menschen und Hochdruckkranken. Klin. Wschr. **34**, 318 (1956). — BODE, H. G.: Über spektralphotometrische Untersuchungen an menschlicher Haut unter besonderer Berücksichtigung der Erythem- und Pigmentierungsmessung. Strahlentherapie **51**, 81 (1934). — BÖDECKER, H.: Zur Methodik der Capillarresistenzbestimmung. Z. Kreisl.-Forsch. **39**, 540 (1950). — BOEKE, J.: Problems of nervous anatomy. London 1940. — BOHNENKAMP, H.: Das Grundgesetz des Energiewechsels in der Biologie. Klin. Wschr. **10**, 1745 (1931). — BOHNENKAMP, H., u. H. W. ERNST: Untersuchungen zu den Grundlagen des Energie- und Stoffwechsels. I. Mitt. Über die Strahlungsverluste des Menschen. Das energetische Oberflächengesetz. Pflügers Arch. ges. Physiol. **228**, 40 (1931). — BOLTON, B., E. A. CARMICHAEL and G. STÜRUP: Vaso-constriction following deep inspiration. J. Physiol. (Lond.) **86**, 83 (1936). — BONDI, S.: Die Entstehung der Herzgeräusche. Ergebn. inn. Med. Kinderheilk. **50**, 308 (1936). — BONJER, F. H., JW. VAN DEN BERG and M. N. J. DIRKEN: The origin of the variations of body impedance occurring during the cardiac cycle. Circulation **6**, 415 (1952). — BONNAL, J.: A propos de 56 artériographies cérébrales; projections. Marseille chir. **2**, 623 (1950). — BONNEY, G. L. W., R. A. HUGHES and O. JANUS: Blood flow trough the normal human knee segment. Clin. Sci. **11**, 167 (1952). — BONSE, G.: Anwendungsmöglichkeiten röntgenologischer Weichteildiagnostik ohne Kontrastmittel. Fortschr. Röntgenstr. **74**, 450 (1951). — BONTE, G., et F. MARCQ: Clichés multiples en aortographie et artériographie. J. Radiol. Électrol. **31**, 456 (1950). — BORBELY, F. v.: Über die Blutungsbereitschaft der Haut. Münch. med. Wschr. **77**, 886 (1930). — BORDLEY, J. III, C. A. R. CONNOR, W. F. HAMILTON, W. J. KERR and C. J. WIGGERS: Recommendations for human blood pressure determinations by sphygmomanometers. Circulation **4**, 503 (1951). — BORNSTEIN, A.: Über die Messung der Kreislaufzeit in der Klinik. Verh. dtsch. Kongr. inn. Med. **29**, 457 (1912). — BORRIES, B. v.: Die Erweiterung des menschlichen Sehvermögens durch das Elektronenmikroskop. Glückauf **91**, 1273 (1955). — Fortschritte und Grenzen der Übermikroskopie. Radex-Rdsch. **4**, 200 (1956). — BORST, J. G. G., and J. A. MOLHUYSEN: Exact determination of the central venous pressure by a simple clinical method. Lancet **1952 II**, 304—309. — BOSTROEM, B., u. J. PIIPER: Über arterio-venöse Anastomosen und Kurzschlußdurchblutung in der Lunge. Pflügers Arch. ges. Physiol. **261**, 165 (1955). — BOSTROEM, B., u. P. W. SCHNEIDER: Über die Wirkung depressorischer Reflexe auf die Durchblutung der arterio-venösen Anastomosen der Hundeextremität. Pflügers Arch. ges. Physiol. **257**, 241 (1953). — BOSTROEM, B., u. W. SCHOEDEL: Über die Durchblutung der arterio-venösen Anastomosen in der hinteren Extremität des Hundes. Pflügers Arch. ges. Physiol. **256**, 371 (1953). — BOTTIGLIONI, E.: L'oscillografia differenziale nella stenosi mitralica. Riv. Pat. Clin. **3**, 1—24 (1948). — BOTTIGLIONI, E., and P. L. STURANI: Studio clinico e rilievi spermentali sulla risposta del circolo periferico alle alte dosi di tocoferolo. Arch. pat. Clin. med. **29**, 403 (1951). — BOUCKE, H., u. K. BRECHT: Ein neuer elektrischer Pulsschreiber und seine einfache Anwendung in der ärztlichen Praxis. Dtsch. med. Wschr. **77**, 562 (1952). — BOURNE, W. A.: Capillary resistance test: simple negative pressure method. Brit. med. J. **1951 II**, 1322. — BOUST, J. W. L., and M. E. SALNA: A stroboscopic method for estimating nailfold capillary blood flow in the skin of man. J. nerv. ment. Dis. **121**, 511 (1955). — BOYARSKY, S.: Paraplegia following translumbar aortography. J. Amer. med. Ass. **156**, 599 (1954). — BOYCE, W. H., J. H. DETAR and S. A. VEST: A new technique of venography of the lower extremities with Urokon. Surg. Gynec. Obstet. **96**, 471 (1953). — BRADLEY, S. E.: Variations in hepatic blood flow in man during health and disease. New Engl. J. Med. **240**, 456 (1949). — BRANDMAN, O., M. WAID and W. REDISCH: Quantitative measurements of responses to vasodilators. A critical study. Angiology **2**, 293 (1951). — BRANDT, F.: Venendruck und Kreislauffunktion. Dtsch. med. Wschr. **56**, 909 (1930). — Die Abhängigkeit des Venendruckes von der Größe der zirkulierenden Blutmenge. Z. klin. Med. **116**, 398 (1931). — BRANDT, F., u. G. KATZ: Über den hohen Venendruck beim Hypertonus. Dtsch. med. Wschr. **57**, 879 (1931). — Z. ges. exp. Med. **77**, 247 (1931). — Paradoxe Atemschwankungen des Venendruckes beim Menschen. Z. exp. exp. Med. **76**, 158 (1931). — BRASCHE, H.: Ein Beitrag zur Technik der Aortographie. Fortschr. Röntgenstr. **88**, 669 (1958). — BRASS u. SANDRITTER: Über die Zunahme fulminanter Lungenembolien seit der Währungsreform in Frankfurt a. M. Ärztl. Forsch. **4**, 662 (1950). — BRAUNER, F.: Eine neue Methode zur Bestimmung der Kreislaufzeit und zur Diagnostik von Durchblutungsstörungen der Extremitäten. Vorl. Mitt. Wien. med. Wschr. **104**, 97 (1954). — BRAUNER, F., u. G. NIEBAUER: Die Bestimmung der Durchströmungsgeschwindigkeit mittels Fluoreszein bei peripheren Durchblutungsstörungen. Wien. med. Wschr. **105**, 338 (1955). — BRECHT, K.: Fern- und Dauerregistrierung des Pulses mit dem „Infratonsystem". Münch. med. Wschr. **95**, 459 (1953). — BRECHT, K., u. H. BOUCKE: Neues elektrostatisches Tiefton-Mikrophon und seine Anwendung in der Sphygmographie. Pflügers Arch. ges. Physiol. **256**, 43 (1952). — Die „Infraton-Oscillographie", eine neue Methode zur Kontrolle der peripheren Durchblutung. Klin. Wschr. **31**, 1051 (1953). — Zur Abnahme des Arterienpulses am Menschen mit dem Infraton-Mikrophon. Pflügers Arch. ges. Physiol. **257**, 490 (1953). — Ein neuer Pulsabnehmer für Kleintiere. Naunyn-Schmiedeberg's Arch. exp. Path. Pharmak. **217**, 399 (1953). — BREITNER, B.: Über Arteriographie bei Frostschäden. Chirurg **16**, 8 (1944). — BREMER, F. W.: III. Zentralnervensystem und perniciöse Anämie. Ergebn. inn. Med. Kinderheilk. **41**, 143 (1931). — BREMER, L.: Die Nerven der Kapillaren, der kleinen Arterien und Venen. Arch. mikr. Anat. **21**, 663 (1882). — BRESLAUER, FR.: Die Pathogenese der trophischen Gewebsschäden nach der Nervenverletzung. Berl. klin. Wschr. **55**, 1073 (1918). — Die Pathogenese der trophischen Gewebsschäden nach der Nervenverletzung. Dtsch. Z. Chir. **150**, 50 (1919). — BRETT, R., u. H. THEISMANN: Medikamentöse Beeinflussung verschieden bedingter Erytheme. Naunyn-Schmiedeberg's Arch. exp. Path. **220**, 295 (1953). — Zur Messung der Blutfülle in der lebenden menschlichen Haut. Naunyn-Schmiedeberg's Arch. exp. Path. Pharmak. **220**, 437 (1953). — BRIGDEN, W., W. HOWARTH and E. P. SHARPEY-SCHAFER: Postural changes in the peripheral blood-flow of normal subjects with observations on vasovagal fainting reactions as a result of tilting, the lordotic posture, pregnancy and spinal anaesthesia. Clin. Sci. **9**,

79 (1950). — BROCK, J., u. A. MALCUS: Über die Capillarresistenz im Kindesalter. Z. Kinderheilk. **56**, 237 (1934). — BRODÉN, B., G. JÖNSSON and J. KARNELL: Thoracic aortography. Observations on technical problems connected with the method and various risks involved in its use. Acta radiol. (Stockh.) **32**, 498 (1949). — BRODIE, B. C.: Lectures illustrative of various subjects in pathology and surgery. London: Longman, Brown, Green and Longmans. 1846. — BRODIE, T. B., and A. E. RUSSELL: On the determination of the rate of blood-flow through an organ. J. Physiol. (Lond.) **32**, (1905). — BROEMSER, PH., u. O. F. RANKE: Die physikalische Bestimmung des Schlagvolumens des Herzens. Z. Kreisl.-Forsch. **25**, 11 (1933). BROMAN, T.: Supravital analysis of disorders in the cerebrovascular permeability; a critical analysis of the technique and results obtained in experimental animals. Acta psychiat. (Kbh.) **25**, 19 (1950). — BROMAN, T., B. FORSSMAN and O. OLSSON: Further experimental investigations of injuries from contrast media in cerebral angiography; summation of various injurious factors. Acta radiol. (Stockh.) **34**, 135 (1950). — BROOKS, : Intra-arterial injection of sodium iodide. J. Amer. med. Ass. **87**, 1016 (1924). — BROUET, G., et M. CASTILLON DU PERRON: Application de l'oxymètre de Brinkman à l'étude de la vitesse de circulation sanguine. Presse méd. **1953**, 1479—1480. — BROUHA, L.: Action des acides aminés sur les veines et les capillaires. C. R. Soc. Biol. (Paris) **92**, 202 (1925). — BROWN, A. E., and N. LEARNER: Analysis of blood flows in digital plethysmographs. Angiology **8**, 109 (1957). — BROWN, E., C. S. WISE and E. O. WHEELER: Effect of local cooling on filtration and absorption of fluid in human forearm. J. clin. Invest. **25**, 1031 (1947). — BROWN, E. E.: Evaluation of new capillary resistometer, petechiometer. J. Lab. clin. Med. **34**, 1714 (1949). — BROWN, G. E.: Calorimetric studies of the extremities. III. Clinical data on normal and pathologic subjects with localized vascular disease. J. clin. Invest. **3**, 369 (1926). — BROWN, G. E., and CH. SHEARD: Measurements of the skin capillaries in cases of polycythemia vera and the role of these capillaries in the production of the erythrosis. J. clin. Invest. **2**, 423 (1926). — BROWN, N. W.: A simple method for the determination of venous pressure. Bull. Hopk. Hosp. **29**, 93 (1918). — BRUCE, A.: Quart. J. exp. Physiol. **6**, 339 (1913). Zit. nach KOHLER u. G. v. D. WETH, Z. klin. Med. **99**, 205 (1924). — BRUCE, A. N.: Über die Beziehung der sensiblen Nervenendigungen zum Entzündungsvorgang. Naunyn-Schmiedeberg's Arch. exp. Path. Pharmak. **63**, 424 (1910). — BRÜCK, K., u. H. HENSEL: Wärmedurchgang und Innentemperatur der menschlichen Extremitäten. Pflügers Arch. ges. Physiol. **257**, 70 (1953). — BRÜCK, K., H. HENSEL, R. POCHE, A. ROTZLER u. K. SPANG: Strömungscalorimetrische Untersuchungen über die Beeinflußbarkeit der normalen und gestörten peripheren Durchblutung. Klin. Wschr. **30**, 889—893 (1952). — BRÜDIGAM, B., u. J. MOELLER: Über ein atypisches Plasmocytom mit einer schweren Überempfindlichkeitsreaktion auf Perabrodil. Klin. Wschr. **35**, 280 (1957). — BRÜGEL, H.: Die Messung der portalen Hypertension. III. Mitteilung. Die transduodenale Ätherzeit. Klin. Wschr. **31**, 33 (1953). — BRÜNING, H.: Richtlinien für die Entsendung von Kindern in Bäder- und Klimaorte. Balneologe **6**, 65 (1939). — BRÜSCHKE, G.: Untersuchungen über die Altersabhängigkeit der Kapillarresistenz beim Menschen. Z. ges. inn. Med. **6**, 292 (1955). — BRUGSCH u. SCHITTENHELM: Klinische Diagnostik und Untersuchungsmethodik. Wien 1921. — BRUNSCHWIG, A., u. TH. S. WALSH: Resection of great veins on lateral pelvic wall. Surg. **88**, 498 (1949). — BUCCIANTE, L.: Sulla struttura dei vasi prostatici dell'uomo. Atti Soc. med.-chir. Padova **23** (1945). — Anastomosi artero-venose e dispositivi regolatori del flusso sanguigno. Monit. zool. ital. **57**, Suppl., 3 (1949). — BUCHANAN, WALLS and WILLIAMS: Studies in radiosodium clearance from the skin in man. Clin. Sci. **31**, 321 (1954). — BUCHBINDER, H.: Die medizinischen Meßgeräte zur Kreislaufbestimmung und Entwicklung eines neuen Gerätes zur Blutdruckmessung. Diss. T. H. Dresden 1936. — BUCHBINDER, W. C., and H. SUGARMAN: Arterial blood pressure in cases of auricular fibrillation measured directly. Arch. intern. Med. **66**, 625 (1940). — BUCHTALA, V., u. J. GERLACH: Mandrinkanülen zur Arteriographie. Zbl. Neurochir. **14**, 118 (1954). BUCHTALA, V., u. H.-P. JENSEN: Die Probleme der zerebralen Angiographie. Fortschr. Röntgenstr. **82**, 76 (1955). — BÜCHSEL, H., B. DUMSCHAT u. E. MEIER: Über das Muskelfibrillieren bei peripheren Durchblutungsstörungen. Z. ges. inn. Med. **8**, 617 (1953). — BÜCHSEL, H., u. B. SCHMIDT: Untersuchungen über die Lagerungsprobe in der Diagnostik der peripheren Durchblutungsstörungen. Z. Kreisl.-Forsch. **40**, 100 (1951). — BUERGER, L.: The circulatory disturbances of the extremities; including gangrene, vasomotor and trophic disorders. Philadelphia; W. B. Saunders Company 1924. — BÜRGER, M.: Die C-Hypovitaminose. In Handbuch der inneren Medizin, 3. Aufl., Band VI/2, S. 766. 1944. — BÜRGER, M., u. H. KNOBLOCH: Physiologischer Wert und nosologische Bedeutung der Manuvolumetrie. Münch. med. Wschr. **99**, 581 (1957). — BUFF: Effect of cigarette smoking in the normal person. J. Amer. med. Ass. **157**, 569 (1955). — BUGÁR-MÉSZÁROS, K. K., u. G. OKOS: Untersuchung der statischen Tonusveränderungen der Arterien unter normalen Umständen und bei Gefäßerkrankungen. Acta med. Acad. Sci. hung. **4**, 35 (1953). — Investigations on changes of the static arterial tone in hypertension. Acta med. Acad. Sci. hung. **4**, 177 (1953).— Untersuchung der Arteriolen mittels einer neuen Methodik der Messung der reaktiven Er-

wärmung. Acta vet. Acad. Sci. hung. **5**, 47 (1954). — BUGUARD, L., P. GLEY et R. NONGUES: Nouvel appareil de mesure de la press. artér. basé sur l'emploi du quartz piézoelectrique. J. Physiol. Path. gén. **32**, 5 (1934). — BURCH, G. E.: A new sensitive portable plethysmograph. Amer. Heart J. **33**, 48 (1947). — Digital Plethysmography. New York 1954. — A method for measuring venous tone in digital veins of intact man. Evidence for increased digital venous tone in congestive heart failure. A.M.A. Arch. intern. Med. **94**, 724 (1954). — The George E. Brown memorial lecture. Digital rheoplethysmography. Circulation **13**, 641 (1956). — Selected quantitative applications of digital rheoplethysmography. Amer. Heart J. **52**, 388 (1956). — Hepatojugularometer. An apparatus for quantitative control of pressure and force applied over the hepatic area for the hepatojugular reflex test. J. Amer. med. Ass. **165**, 1274 (1957). — BURCH, G. E., A. E. COHN and C. NEUMANN: A study by quantitative methods of the spontaneous variations in volume of the finger tip, toe tip and postero-superior portion of the pinna of the resting normal white adults. Amer. J. Physiol. **136**, 433 (1942). — BURCH, G. E., and J. A. CRONVICH: A new electrorheoplethysmograph. Zit. nach BURCH 1956, The George E. Brown memorial Lecture: Digital rheoplethysmography. Circulation **13**, 641 (1956). — BURCH, G. E., and W. A. SODEMAN: A tonometer for measurement of tissue turgor in the human finger tip. Proc. Soc. exp. Biol. (N.Y.) **39**, 125 (1938). — BURCH, G. E., and T. WINSOR: Phlebomanometer; a new apparatus for direct measurement of venous pressure in large and small veins. J. Amer. med. Ass. **123**, 91 (1943). — BURCH, G. M., and MURTADHA: A study of the venomotor tone in a short intact venous segment of the forearm of man. Amer. Heart J. **51**, 807 (1956). — BURCHELL, H. B.: Variations in the clinical and pathologic picture of patent ductus arteriosus. Med. Clin. N. Amer. **32**, 911 (1948). — BURCKHARDT, W.: Über die Beziehungen der peripheren Zirkulation zur inneren Sekretion und zum Stoffwechsel an Hand von Hauttemperaturmessungen. Arch. Derm. Syph. (Berl.) **191**, 137 (1950). — BURG, A. P. J. VAN DER: Changes in the capillary resistance. Acta med. scand. (Stockh.) **46**, 448 (1953). — BURGER, H.: Über die Beeinflussung der Kapillarresistenz und der Kapillarpermeabilität in der Schwangerschaft durch Rutin. Z. Geburtsh. Gynäk. **135**, 182 (1951). — BÜTTNER, K.: Physikalisches zum Wärmehaushalt des Menschen, insbesondere über die Wärmeabgabe durch Leitung. Klin. Wschr. **11**, 1508 (1932). — Zur Physik der Bestimmung der menschlichen Energiebilanz im Zimmer und im Freien. Verh. dtsch. Ges. inn. Med. **45**, 369 (1933). — Die Wärmeübertragung durch Leitung und Konvektion, Verdunstung und Strahlung in Bioklimatologie und Meteorologie. Berlin 1934. — Über den Einfluß der Blutzirkulation auf die Wärmeverfrachtung in der Haut. Strahlentherapie. **55**, 333 (1936). — Über die Wärmestrahlung und die Reflexionseigenschaften der menschlichen Haut. Strahlentherapie **58**, 345 (1937). — Bioklimatische Beobachtungen auf einer Afrikareise. 2. Reisebericht. (Über Ultraviolettstrahlung, Erythem, Hauttemperatur und Schwüle.) Dtsch. med. Wschr. **65**, 472 (1939). — BURT, C. C.: Peripheral skin temperature in normal pregnancy. Lancet **1949 II**, 787—790. — BURTON, A.C.: The range and variability of the blood flow of the human fingers and the vasomotor regulation of body temperature. Amer. J. Physiol. **127**, 437 (1939). — BUSSE u. LENDLE: Nikotingewöhnung und Nebenwirkungen des Nikotins beim Rauchen. Medizinische **1954**, 593. — BUSTAMANTE, R., E. PEREZ-STABLE, R. GUERRA y B. MILANES: Opacificacion de la aorta toracica por el cateterismo de la arteria humeral. Rev. cubana Cardiol. **11**, 96 (1950).

CABRERA, E. C., y E. A. HERNÁNDEZ: Medicion del grado de desenrollamiento aortico a los rayos x y su relacion con el electrocardiograma. Arch. Inst. Cardiol. Méx. **23**, 73 (1953). CACHERA, R., et F. DARNIS: Étude de la perméabilité capillaire chez le sujet normal. Ann. Méd. **51**, 509 (1950). — CALLEBAUT, LEQUIME et DENOLIN: Determination oxymétrique de la vitesse circulatoire chez l'homme. Acta cardiol. (Brux.) **5**, 137 (1950). — CAMP and ALLEN: Angiography. In GOLDEN, ROSS, Diagnostic roentgenology. New York: Thomas Nelson and Sons **2**, 1143 (1941). — CAMPBELL, D. A., and R. G. SMITH: The arteriographic examination of the lower extremity. Angiology **1**, 100 (1950). — CAMPI, L., and S. ABEATICI: Latest experimental research on the histological lesions of the arterial walls caused by organ-iodate products used in arteriography. Radiol. med. (Torino) **36**, 312 (1950). — CARINCI, M. P., A. ABBATI e A. T. FAGGIONI: Aspetti morfologici e funzionali dei piccoli vasi cutanei nell'età senile. Nota I. Modificazioni indotte dall'adrenalina e dall'istamina. Riv. med. Bologna **2**, 69—84 (1956). — CARRIER, E. B.: Observation of living cells in the bat's wing. Physiol. pepers. Dedicated to Prof. A. KROGH, S. 1—9. Copenhagen: Levin und Numksgaard 1926. — CARRIER, E. B., and P. B. REHBERG: Capillary and venous pressure in man. Skand. Arch. Physiol. **44**, 20 (1923). — CASTAGNA, R., et G. IMPALLOMENI: La phlébographie percutanée rétrograde sous effort. Tableaux phlébographiques dans le syndrome post-phlébitique. Compt. Rend. du IIe Congr. Internat. d'Angéilogie, Fribourg/Suisse, Sept. 1955. Editions universitaires, Fribourg 1956, S. 510. — CASTELLANOS, M., and W. C. GIBSON: Abnormality of the capillary nail bed. Arch. Neurol. Psychiat. (Chicago) **63**, 140 (1950). — CASTELLANOS, A., and P. PEREIRAS: La cavografia inferior. Arch. Med. int. **4**, 362 (1938). — Retrograde or counter-current aortography. Amer. J. Roentgenol. **63**, 559 (1950). — CASTELLANOS, A.,

P. Pereiras y O. Garcia: Evolucion historica de la aortografia. Rev. cubana Cardiol. 11, 1 (1950). — Castro: La temperatura cutanea en algunos estados patologicos: arteriosclerosis obliterante, enfermedad de Leo-Buerger, y Sindrome de Lériche. Rev. argent. Cardiol. 21, 197 (1954). — Catchpole, B. N., and R. P. Jepson: An evaluation of certain vasodilator drugs by a heat flow technic. Circulation 9, 408 (1954). — Cavazzana, P.: Dispositivi di blocco e cellule epitelioidi nei vasi della cute ascellare e perianale dell'uomo. Atti Soc. med.-chir. Padova 23, 3 (1945). — Disposizioni di chiusura, anastomosi arterovenose e cellule muscolo-epitelioidi nei vasi cutanei. Riv. Morf. 22, 1 (1946). — Ceretti, A.: Methoden der Plethysmographie und Strömungsgeschwindigkeitsmessung beim Menschen. Compt. Rend. der II° Internat. Congr. d'Angéiologie, Fribourg 1956, p. 191. — Chambard: Dermatoneurose stéréograph. chez un imbécile alcool. Arch. Neurol. (Paris) 5, 8 (1889). — Chambers, R.: Blood capillary circulation under normal conditions and in traumatic shock. Nature (Lond.) 162, 835 (1948). — Ann. N. Y. Acad. Sci. 4, 549 (1948/49). — Chambers, R., and B. W. Zweifach: Endothelial cement in relation to permeability. J. cell. comp. Physiol. 15, 255 (1940). — Topography and function of the mesenteric capillary circulation. Amer. J. Anat. 75, 173 (1944). — Intercellular cement and capillary permeability. Physiol. Rev. 27, 436 (1947). — Chambraud, M. R.: La phlébographie pelvienne par voie transosseuse. Gynéc. et Obstét. 50, 447 (1951). — Chapman, D. G.: Peripheral vascular disease. Virginia med. Monthly 68, 247 (1941). — Charcot: Compt. rend. et Memoires de la Soc. de Biologie, 2. Sér. Progrès méd. (Paris) 1887, Nr. 32 et 33. Zit. nach Erb. — Chatton, P., H. Latour et L. Constantin: Étude tomographique de l'aorte et de l'artère pulmonaire gauche au cours de différentes affections cardiovasculaires. J. Radiol. Électrol. 31, 347 (1950). — Chiavacci, L. V., and T. J. Putnam: Capillaroscopic observations in cases of multiple sclerosis. Arch. Neurol. Psychiat. (Chicago) 61, 577 (1949). — Chiaverini, P.: Ricerche di oscillografia simultanea e bilaterale degli arti nel vacchio. G. Geront. 2, 115 (1954). — Child, C. G., W. O'Sullivan, M. Payne and McClure: Portal venography. Radiology 57, 691 (1951). — Chinard, F. P., and L. B. Flexner: Capillary permeability. Bull. Johns Hopk. Hosp. 88, 489 (1951). — Chobot, R.: Significance of tobacco reactions in allergic children. J. Allergy 6, 383 (1935). — Clara, M.: Die arteriovenösen Anastomosen der Vögel und Säugetiere. Ergebn. Anat. Entwickl.-Gesch. 27, 246 (1927). — Arteriovenöse Nebenschlüsse. Verh. dtsch. Ges. Kreisl.-Forsch. 11, 226 (1935). — Über arterio-venöse Anastomosen. Münch. med. Wschr. 83, 651 (1936). — Bau und Bedeutung der arterio-venösen Anastomosen. Zbl. Chir. 64, 642 (1937). — Die arteriovenösen Anastomosen, 1. Aufl. Leipzig 1939. — Über die morphologischen Grundlagen der peripheren Kreislaufregulation mit besonderer Berücksichtigung der arterio-venösen Anastomosen. Nova Acta Leopoldina, N. F. 10, 532 (1942). — Die morphologischen Grundlagen der peripheren Kreislaufregulation mit besonderer Berücksichtigung der arterio-venösen Anastomosen. 73. Internat. Fortbildungskurs Salzburg 1944. — Untersuchungen über den feineren Bau des Grundhäutchens bei den Blutcapillaren des Gehirns. Dtsch. Z. Nervenheilk. 171, 62 (1953). — Die arteriovenösen Anastomosen, 2. Aufl. Wien: Springer 1956. — Clark, E. R.: Arterio-venous anastomoses. Physiol. Rev. 18, 229 (1938). — Cobet, R.: Die Hauttemperatur des Menschen. Ergebn. Physiol. 25, 439 (1926). — Cobet, R., u. F. Bramigk: Über Messung der Wärmestrahlung der menschlichen Haut und ihre klinische Bedeutung. Dtsch. Arch. klin. Med. 144, 45 (1924). — Cohen, L.: A new instrument for determination of venous pressure by direct method. J. Lab. clin. Med. 22, 94 (1936). — Cohnheim, J.: Über Entzündung und Eiterung. Virchows Arch. path. Anat. 40, 1 (1867). — Untersuchungen über die embolischen Prozesse. Berlin 1872. Zit. nach Lewis 1927. — Collens, W. S., M. A. Altman and A. B. Stern: A motorized treatmill: a method for quantitating intermittent claudication. Amer. J. med. Sci. 230, 190 (1955). — Collens, W. S., and N. D. Wilensky: Two quantitative tests of peripheral vascular obstruction. Amer. J. Surg. 34, 71 (1936). — Peripheral vascular diseases. Springfield, Ill.: Thomas 1953. — Collens, W. S., J. D. Zilinsky and L. C. Boas: Clinical vibrometer. Amer. J. Med. 1, 636 (1946). — Conti, G.: Disposizioni di chiusra e decorso glomerulare nelle arteriole nutritive della parete dell'aorta e della carotide interna. Atti Soc. med.-chir. Padova 23, 1 (1945). — Arterie di blocco anastomosi arterio-venose nel cuore dell'uomo. Atti Soc. med.-chir. Padova 23, 5 (1945). — Contributi alla conoscenza dei dispositivi regolatori del flusso sanguigno lungo i vasi arteriosi e venosi del pene dell'uomo. Boll. Soc. ital. Biol. sper. 26, 1 (1950). — Indagini morfologiche e considerazioni funzionali sull'albuginea dei corpi cavernosi del pene e dell'uretra dell'uomo. Boll. Soc. ital. Biol. sper. 26 (1950). — Conway, H., B. Roswit, R. B. Stark and R. Yalow: Radioactive sodium clearance as a test of circulatory efficiency of tubed pedicles and flaps. Proc. Soc. exp. Biol. (N. Y.) 77, 348 (1951). — Cooper, F. W., D. C. Elkin, P. C. Shea and E. W. Dennis: The study of peripheral vascular disease with radioactive isotopes. Part II. Surg. Gynec. Obstet. 88, 711 (1949). — Cooper, J. F.: Translumbar aortography. Bull. New Engl. med. Cent. 12, 199 (1950). — Cooper, K. E., K. W. Cross, A. D. M. Greenfield, D. McK. Hamilton and H. Scarborough: A comparison of methods for ganging the blood flow trough the hand. Clin. Sci. 8, 127 (1949). — Cooper, K. E., O. G. Edholm, G. J. Fletcher, R. H. Fox and R. K.

MacPherson: J. Physiol. (Lond.) **125**, 56 P (1954). — Cooper, K. E., and D. M. Kerslake: Abolition of nervous reflex vasodilatation by sympathectomy of heated area. J. Physiol. (Lond.) **119**, 18 (1953). — Cooper, K. E., and D. Woodman: Diffusion of antiseptics through agar gels, with special reference to agar cup assay method of estimating activity of penicillin. J. Path. Bact. **58**, 75 (1946). — Cooper, W. M.: Clinical experiences in use of radioactive phosphorus. Amer. Practit. **2**, 852 (1951). — Cope, O., and F. D. A. Moore: A study of capillary permeability in experimental burns and burn shock using radioactive dyes in blood and lymph. J. clin. Invest. **23**, 241 (1944). — Copley, A. L.: The ecchymotic test for capillary hemorrhagic diathesis. Science **107**, 201 (1948). — Copley, A. L., and R. Chambers: Experimentally-induced petechial hemorrhage and white embolization in the rabbit's nictitating membrane. Amer. Heart J. **45**, 237 (1953). — Corboz, J. R.: Contribution à l'étude de la vitesse du courant sanguin dans les artères. Experientia (Basel) **3**, 377 (1947). — Coronini: Über die gefäßregulatorischen Einrichtungen im Periportalfeld der Leber. Zbl. allg. Path. path. Anat. **82**, 241 (1944). — Cotrim, E. S.: Cardiac, blood pressure and respiratory effects of some contrast media. The dangers of overdosis. Vortr. VII. Internat. Radiol. Kongr. Kopenhagen, Juli 1953. — Coxe, W. S., H. B. Shumacker jr. and L. W. Freeman: Impedance plethysmography in study of peripheral circulation. Arch. Surg. (Chicago) **65**, 611 (1952). — Cranley jr., J. J. and coworkers: A critique of laboratory methods in peripheral vascular disease. Surgery **31**, 74 (1952). — Crawford, J. H., and H. Rosenberger: An apparatus for cinematographic observation of human skin capillaries. J. clin. Invest. **2**, 343 (1926). — Cregg, Smith, Wilson and Bull: Cardioangiography. Radiology **65**, 368 (1955). — Crevasse, L. E., and R. B. Logue: Carotid artery murmurs. J. Amer. med. Ass. **167**, 2177 (1958). — Cruchaud, S.: Relation entre l'activité thérapeutique des antihistaminiques de synthèse et leur action sur la perméabilité capillaire. Praxis S. 775—777 (1951). — Cruveilhier, J.: Anatomie pathologique du corps humain, tome 1, part 16, p. 6. Paris: J. B. Ballière 1829—1835. — Csurda, O.: Angiomatöse Tumoren des Schläfenbeines. Mschr. Ohrenheilk. **82**, 164 (1948). — Curri S. B., and F. Tischendorf: Ricerche sperimentali sull'istofisiologia e istopatalogia delle anastomosi arterovenose. Riv. Anat. path. **10**, 741 (1956). — Curri, S. B., F. Tischendorf u. G. C. Maggi: Experimentelle Untersuchungen zur Histophysiologie und -pathologie der arterio-venösen Anastomosen (nach Lebendbeobachtungen am Kaninchenohr). II. Mitteilung: Der Einfluß venöser Stauung, kreislaufwirksamer Pharmaka und der Vagotonie auf das Mikrooszillogramm. Acta neuroveg. (Wien) **14**, 149 (1956). — Curtillet, E.: Les anastomoses artério-veineuses (Glomus neuro-vasculaire de Masson). Ann. Anat. path. méd.-chir. **16**, 327 (1939). — Curtis, J. B.: Cerebral angiography. Brit. J. Surg. **38**, 295 (1951). — Cutter, I. S., and C. A. Johnson: Studies on capillary fragility: a device for the study of capillary hemorrhage. J. Amer. med. Ass. **105**, 505 (1935).

Dack, S., and D. H. Paley: Electrokymography. II. The great vessel and auricular electromykograms. Amer. J. Med. **12**, 447 (1952). — Dale, H. H.: J. Pharmacol. exp. Ther. **6**, 147 (1914). — Dale, H. H., and P. Laidlaw: Histamine shock. J. Physiol. (Lond.) **52**, 355 (1919). — Dale, H. H., and A. N. Richards: The vasodilator action of histamine and of some other substances. J. Physiol. (Lond.) **52**, 110 (1918). — Dalldorf, G.: A sensitive test for subclinical scurvy in man. Amer. J. Dis. Child. **46**, 794 (1933). — Damé, Z. A.: Kreislauffunktionsstörungen beim Hirninsult. Ter. Arh. **23**, 39 (1951) [Russisch]. — Danzer u. D. R. Hooker: Determination of the capillary blood pressure in man with the micro capillary tonometer. Amer. J. Physiol. **52**, 136 (1920). — Darnis, F.: Les méthodes de mesure de la permeabilité capillaire. Presse méd. **44**, 917 (1951). — Untersuchungen über die Kapillarpermeabilität bei Gesunden und Leberkranken. In Bartelheimer u. Küchmeister, Kapillaren und Interstitium, S. 139. Stuttgart: Georg Thieme 1955. — Dastre et Morat: Système nerveux vasomoteur, p. 330. Paris 1884. — Davis and Landau: Capillary microscopy in rheumatic fever. A.M.A. Arch. intern. Med. **97**, 51 (1956). — Davis, E.: Proc. roy. Soc. Med. **39**, 314 (1945). — Capillary microscopy, with special reference to capillary petechiae. Amer. J. med. Sci. **212**, 192 (1946). — Clinical method for measuring capillary blood pressure and its application in hypertension. Arch. intern. Med. **91**, 715 (1953). — Davis jr., F. W., W. R. Scarbourough, R. E. Mason, M. L. Singewald and B. M. Baker jr.: The effects of exercise and smoking on the electrocardiograms and ballistocardiograms of normal subjects and patients with coronary artery disease. Amer. Heart J. **46**, 529 (1953). — Dawydowskie: Die pathologische Anatomie und Pathologie des Fleckfiebers. Ergebn. allg. Path. path. Anat. **20**, 723 (1923). — de Bakey, M. E., G. Burch, Th. Ray and A. Ochsner: The „borrowing-lending" hemodynamic phenomenon (hemometakinasia) and its therapeutic application in peripheral vascular disturbances. Ann. Surg. **126**, 850 (1947). — Decker, H.: Bioklin. Beibl. meteorol. Z. **2**, 5 (1935). — Decker, K.: Percutane Vertebralis-Arteriographie. Nervenarzt **22**, 32 (1951). — Entwicklung und Bedeutung der Vertebralisangiographie. Fortschr. Röntgenstr. verein. mit Röntgenprax. **83**, 301 (1955). — Decker, K., u. E. Holzer: Gefäßverschlüsse im Carotis- und Vertebralisangiogramm. Fortsch. Röntgenstr. verein. mit Röntgenprax. **80**, 565 (1954). — Decourt, P., et R. Ducrot: Étude sur la perméabilité capillaire; action de la callicréine; actions antagonistes. C. R. Soc. Biol. (Paris) **145**, 353 (1951). — DEGKWITZ, R.: Zur Technik der klinischen Venendruckmessung. Z. klin. Med. **149**, 46 (1952). — DELIUS, L., F. ODENTHAL u. G. HOMANN: Untersuchungen zur Regulation des venösen Rückstroms. II. Mitt. Über den Einfluß der Skeletmuskulatur auf den venösen Rückfluß. Z. klin. Med. **146**, 237 (1950). — DELIUS, L., F. ODENTHAL, C.-H. KELLER u. I. SCHLEIP: Untersuchungen zur Regulation des venösen Rückstroms. I. Mitt. Über Eigenfunktionen im Bereich des Venensystems. Z. klin. Med. **146**, 224 (1950). — DEMBOWSKI, U., H. M. HASSE u. H. KÖBLE: Zwischenfälle bei Angiographien. Z. Kreisl.-Forsch. **44**, 959 (1955). — DEMEL, R., u. M. SGALITZER: Zur diagnostischen Bedeutung der Venographie. Chirurg **6**, 611 (1934). — DEMLING, L.: Arterielle Durchblutung des Magens. 61. Kongr. Inn. Med. 1955. Ref. Münch. med. Wschr. **97**, 617 (1955). — DEMLING, L., u. R. GROMOTKA: Aussprache zu W. TRUTSCHEL. Kongr. inn. Med. **63**, 564 (1957). — DEMLING, L., F. WACHSMANN u. F. WOLF: Die Bestimmung des Kapillardruckes an der Rektumschleimhaut zur Beurteilung des Pfortaderdruckes. Dtsch. med. Wschr. **81**, 1153 (1956). — DENECKE, K.: Symptomatische Aufteilung der Endarteriitis obliterans. Zugleich ein Versuch zur Klärung der Ätiologie. Langenbecks Arch. klin. Chir. **201**, 339 (1941). — DENISON jr., A. B., M. P. SPENCER and H. D. GREEN: A square wave electromagnetic flowmeter for application to intact blood vessels. Circulat. Res. **3**, 39 (1955). — DENSTAD, T.: Abdominal aortography. Acta radiol. (Stockh.) **38**, 187 (1952). — D'ERRICO, G., e L. PISCITELLI: Aortografia abdominale retrograda per via femorale; ricerche sperimentali. Rif. med. **64**, 699 (1950). — DETERLING jr., R. A.: Direct and retrograde aortography. Surgery **31**, 88 (1952). — DEUTSCH, F.: Thus speaks the body. II. A psychosomatic study of vasomotor behaviour (capillaroscopy and plethysmography). Acta med. orient. (Tel-Aviv) **9**, 199 (1950). — DIAZ-RUBIO, M., y V. PLANAS-HEVIA: La topografia normal de la resistencia capilar. Rev. clin. esp. **37**, 13 (1950). — DICKSON, J. A.: The effect of limb position on the vasodilator response to cold in the finger. J. Physiol. (Lond.) **135**, 93 (1957). — DIEM, E.: Die Beeinflussung der Kapillarresistenz durch exogene und endogene Faktoren. Cardiologia (Basel) **9** (1945). — DILLON, J. B., and A. B. HERTZMAN: Form of volume pulse in finger pad in health, arteriosclerosis and hypertension. Amer. Heart J. **21**, 172 (1941). — DIMTZA, A.: Arteriographie und Venographie mit Joduron. Radiol. clin. (Basel) **16**, 2 (1947). — Technique et indication de la phlébographie. Méd. et Hyg. (Genève) **15**, 9 (1959). — Technik und Bedeutung der Venographie der Extremitäten. Radiol. clin. (Basel) **20**, 198 (1951). — DIMTZA, A., u. W. JAEGER: Arteriographie nach Unfällen. Z. Unfallmed. Berufskr. **10** (1937). — Zur Technik der Extremitätenarteriographie. Ein neues Zusatzgerät: Die Schiebeblende. Radiol. Rdsch. **7**, 203 (1938). — Über die Indikation der Arteriographie. Fortschr. Röntgenstr. **58**, 40 (1938). — Zur Technik der Arteriographie der unteren Extremitäten. Zbl. Chir. **65**, 355 (1938). — Zur Arteriographie der Extremitäten. Langenbecks Arch. klin. Chir. **196**, 631 (1939). — DITTMAR, F., u. E. HENNIG: Kapillarmikroskopische Untersuchungen von Novocain und anderen gefäßwirksamen Substanzen. Z. ges. inn. Med. **6**, 496 (1951). — DITZEL, J., and R. W. CLAIR: Clinical method of photographing the smaller blood vessels and the circulating blood in the bulbar conjunction of human subjects. Circulation **10**, 277 (1954). — DOBLER, T.: Vergleichende kapillarmikroskopische Untersuchungen bei der Behandlung peripherer Durchblutungsstörungen. Ther. Umsch. **10**, 89 (1953). — DOBSON, E. L., G. F. WARNER, C. R. FINNEY and M. E. JOHNSTON: The measurement of liver circulation by means of the colloid disappearance rate. I. Liver blood flow in normal young men. Circulation **7**, 690 (1953). — DÖRING, G. K., u. H. RIECKE: Über tagesperiodische Schwankungen der Capillarresistenz. Klin. Wschr. **30**, 1098 (1952). — DÖRNER, J.: Zur Ursache der primären Mehrdurchblutung der Skeletmuskulatur nach Injektion von Adrenalin und Arterenol. Pflügers Arch. ges. Physiol. **257**, 464 (1953). — Tierexperimentelle Studien zur Frage der Kreislaufwirkungen des Adrenalins und Arterenols. Arch. Kreisl.-Forsch. **21**, 88 (1954). — DÖRNER, J., u. H. J. KUSCHKE: Handelt es sich bei der auf nervösem Wege ausgelösten Gefäßdilatation nach Injektion von Adrenalin und Arterenol um eine Senkung des Sympathicotonus oder um eine Erregung vasodilatatorischer Nervenfasern? Naunyn-Schmiedeberg's Arch. exper. Path. Pharmakol. **222**, 199 (1954). — DOGLIOTTI u. TAGLIONE: Die Durchgängigkeit der menschlichen Capillaren nach den Konzentrationskurven für Glykose, die in die Art. humeralis injiziert und aus der V. mediana entnommen wurde. Boll. Soc. ital. Biol. sper. **9**, 859 (1934). Zit. nach DARNIS, Presse méd. **59**, 44, 917 (1951). — DOLAN, L. P.: Allergic death due to intravenous use of diodrast. J. Amer. med. Ass. **114**, 138 (1940). — DOMINI, G., u. H. REIN: Kommt Kohlensäure als physiologisches Regulans im peripheren Kreislauf in Frage. Pflügers Arch. ges. Physiol. **246**, 608 (1943). — DONAT, K., u. R. PIRTKIEN: Eine neue Methode zur Bestimmung der peripheren Kreislaufzeit. Klin. Wschr. **31**, 670 (1953). — DONATI, G. S.: Arteriography; localization of embolus of common iliac artery by means of retrograde abdominal aortography, embolectomy; restored permeability of the iliac artery. Atti Accad. Fisiocr. Siena **18**, 128 (1950). — DONDERS: Lehrbuch der Physiologie. Leipzig 1859. Zit. nach KNEBEL u. WICK 1958. — DONEGAN, J. F.: The physiology of the veins. J. Physiol.

(Lond.) **55**, 226 (1921). — DONEGAN, J. M., and W. A. THOMAS: Capillary fragility and cutaneous lymphatic flow in relation to systemic and retinal vascular manifestations; rutin therapy. Amer. J. Ophthal. **31**, 671 (1948). — DONZELOT, E., A. MEYER-HEINE y I. BENZECRY: La piezografia arterial. Prens. méd. argent. **37**, 816 (1950). — Intéres práctico de la piezografia arterial indirecta en el ánalisis de las hipertensiones leves. Rev. clin. esp. **41**, 378 (1951). — DONZELOT, E., A. MEYER-HEINE et E. CHARTRAIN: La piézographie artérielle. Son intérêt dans l'hypertension et les atteintes artérielles. Presse méd. **1954**, 379—381. — DONZELOT, E., A. MEYER-HEINE, KOLOSY et E. CHARTRAIN: Le piézogramme carotidien, reflêt des résistances et de l'atteinte artérielle dans la maladie hypertensive. Arch. Mal. Coeur **45**, 224 (1952). — DONZELOT, E., J. B. MILOVANOVICH et A. MEYER-HEINE: Piézographie et diagraphie artérielles chez l'homme normal. Arch. Mal. Coeur **43**, 1013 (1950). — DORNHORST, A. C., and R. F. WHELAN: The blood flow in muscle following exercise and circulatory arrest: the influence of reduction in effective local blood pressure, of arterial hypoxia and of adrenaline. Clin. Sci. **12**, 33—40 (1953). — DORSCHEID: Beitrag zum Elektrodermatogramm nach REGELSBERGER. Z. ges. inn. Med. **8**, 813 (1953). — DORTENMANN, S.: Der ,,oszillographische Stautest", ein neues Untersuchungsverfahren zur Beurteilung des Gefäßreaktionsvermögens im Bereich der Extremitäten. Medizinische **1953**, 682. — Doss, A. K.: Translumbar aortography: its diagnostic value in urology. J. Urol. (Baltimore) **55**, 594 (1946). — Doss, A. K., G. C. THOMAS and T. B. BOND: Renal arteriography. Its clinical value. Tex. State J. Med. **38**, 277 (1942). — DOTTER, PAYNE and O'SULLIVAN: Catheterization of the portal vein in man following portocaval anastomosis. Ann. Surg. **132**, 310 (1950). — DOTTER, CH. T., and F. S. JACKSON: Death following angiocardiography. Radiology **54**, 527 (1950). — DOTTER, CH. T., D. J. ROBERTS and I. STEINBERG: Aortic length: angiocardiographic measurements. Circulation **2**, 915 (1950). — DOTTER, CH. T., and I. STEINBERG: Clinical angiocardiography: a critical analysis of the indications and findings. Ann. intern. Med. **30**, 1104 (1949). — The angiocardiographic measurement of the normal great vessels. Radiology **52**, 353 (1949). — Angiocardiographic study of the pulmonary artery. J. Amer. med. Ass. **139**, 566 (1949). — Rapid serial contrast angiography. Angiology **2**, 173 (1951). — DOTTER, CH. T., I. STEINBERG and R. P. BALL: Angiography. Circulation **3**, 606 (1951). — DOUPE, J., and R. M. CHERNIACK: The use of priscoline (2-benzylimidazoline hydrochloride) as a test in occlusive arterial disease. Canad. J. Res., **28**, 222 (1950). — DOUTRE, L. P., et BOUYSSOU: Phlebographie par injection dans l'artère tibiale posterieure. Presse méd. **59**, 737 (1951). — DRASNAR: Intraspongiöse Dauertropfinfusion. Schweiz. med. Wschr. **76**, 36 (1946). — DUBNOFF, M. v., u. R. TAUGNER: Sonnenbestrahlung und Kapillarabdichtung. Vergleichende Untersuchungen über die Stärke der kapillarabdichtenden Wirkung des Sonnenlichtes in Heidelberg, St. Moritz und auf der Corviglia. Z. Vitamin-, Hormon- u. Fermentforsch. **5**, 272 (1953). — DUCUING, P.: La phlébographie pelvienne. Par voies veineuse, osseuse et utérine. Application à l'étude des phlébites et des cancers. Paris: Masson & Cie. 1954. — DUCUING, J., P. GUILHEM, A. ENJALBERT, R. BAUX and J. PAILLÉ: Les différentes voies d'exploration pelvienne par la phlébographie. J. Radiol. Électrol. **32**, 713 (1951). — DUCUING, J., P. GUILHEM, A. ENJALBERT, J. POULHÈS et R. BAUX: Le point de départ des phlébites postopératoires. Presse méd. **21**, 353 (1950). — DUCUING, J., H. PONS et A. ENJALBERT: L'aortographie abdominale (Technique, incidents et accidents, indications, isonographie). J. Radiol. Électrol. **30**, 497 (1949). — DUFF, PATTERSON and WHELAN: The effect of intra-arterial antihistamines following temporary arrest of the circulation in the human forearm. Clin. Sci. **14**, 267 (1955). — DUMM, J. F.: Dermografismo y pruebas intracutaneas con alergenos. Alergia (Méx.) **6**, 64 (1952). — DUMSCHAT: Inaug.-Diss. Rostock 1952. — DUNSMORE, R., W. B. SCOVILLE and B. B. WHITCOMB: Complications of angiography. J. Neurosurg. **8**, 110 (1951). — DURYEE, A. W.: Methods of examination of the peripheral vessels. Med. Clin. N. Amer. **34**, 887 (1950). — Symposium on differential diagnosis of internal disease; some diagnostic tests for peripheral vascular disease. Med. Clin. N. Amer. **38**, 781 (1954). — DZIALLAS, P.: Über das Vorkommen von Klappen in kleinsten Venen beim Menschen. Z. Anat. Entwickl.-Gesch. **114**, 309 (1949).

EBBECKE, U.: Über die chemische Regulierung der Blutverteilung. Zbl. Physiol. **28**, 725 (1914). — Die lokale vasomotorische Reaktion der Haut und der inneren Organe. Pflügers Arch. ges. Physiol. **169**, 1 (1917). — Einfache Beobachtungen zur Erfassung der Kapillarfunktionen. In BARTELHEIMER u. KÜCHMEISTER, Kapillaren und Interstitium, S. 63. Stuttgart: Georg Thieme 1955. — ECKERT, H., J. GLEISS u. F. KÜSTER: Beiträge zur Pathogenese des akuten Rheumatismus. 1. Mitt. Die Bedeutung der Permeabilitätsstörung. Z. Kinderheilk. **72**, 452 (1953). — ECKL, E., u. A. JARISCH: Die Temperaturempfindungen bei der reaktiven Hyperämie. Festschrift Prof. SIEGLBAUER. Forschungen und Forscher der Tiroler Ärzteschule 1945—1947. — EDHOLM, O. G.: The peripheral circulation. Ann. Rev. Physiol. **12**, 311 (1950). — EDHOLM, O. G., and SH. HOWARTH: Studies on the peripheral circulation in osteitis deformans. Clin. Sci. **12**, 277 (1953). — EDHOLM, P., and S. I. SELDINGER: Percutaneous catheterization of the renal artery. Acta radiol. (Stockh.) **45**, 15 (1956). —

EDWARDS, E. A.: The status of vasography. New Engl. J. Med. **209**, 1337 (1933). — Functional anatomy of the portasystemic communications. A.M.A. Arch. intern. Med. **88**, 137 (1951). — EDWARDS, E. A., and J. E. EDWARDS: The effect of thrombophlebitis on the venous valves. Surg. Gynec. Obstet. **65**, 310 (1937). — EDWARDS, E. A., and H. D. LEVINE: Auscultation in the diàgnosis of compression of the subclavian artery. New Engl. J. Med. **247**, 79 (1952). — Peripheral vascular murmurs: Mechanisms of production and diagnostic significance. Arch. intern. Med. **90**, 284 (1952). — EDWARDS, E. A., and N. L. ZIMMERMAN: Evaluation of intermittent claudication by direct stimulation ergometry. II. Results after arterial reconstruction or sympathectomy. Circulation **14**, 930 (1956). — EHARDT, K., u. P. KNEIP: Geburtsh. u. Frauenheilk. 1 (1943). Zit. nach W. H. HILSCHER 1955. — EHRHARDT, L.: Maligne entarteter Glomustumor der Großzehe. Zbl. allg. Path. path. Anat. **88**, 208 (1952). — EHRING, F.: Resistenz und Permeabilität der terminalen Hautstrombahn. Z. Haut- u. Geschl.-Kr. **10**, 341—342 (1951). — Capillarmikroskopische Bestimmung konstitutioneller Permeabilitätsstörungen an der terminalen Hautstrombahn. Ärztl. Wschr. **5**, 45 (1950). — EHRLICH, P.: Dtsch. med. Wschr. **8**, 21, 35, 54 (1882). — EICHLER, O., F. LINDER u. K. SCHMEISER: Untersuchungen des peripheren Kreislaufs mit radioaktivem Natrium. Klin. Wschr. **27**, 480 (1949). — EICHNA, L. W., and J. BORDLEY: Studies of cutaneous capillary blood pressure in man. J. clin. Invest. **18**, 491 (1939). — III. Capillary blood pressure in man. Comparison of direct and indirect methods of measurement. J. clin. Invest. **18**, 695 (1939). — EJRUP, B.: Tonoszillography after exercise. Diss. med. Stockholm, 'Karolinska Inst. 19. Mai 1948. — Tonoscillography after exercise as an early diagnostic method in organic peripheral arterial disease. Acta med. scand. **138**, Suppl. 239, 347—355 (1950). — Fluorescein after exercise: a method of investigation in peripheral arterial diseases. Angiology **4**, 253—267 (1953). — Europäisches Gespräch in Darmstadt 11./12. November 1955 über Angiologie im Rahmen der Gesamtmedizin. — EKBOM, K. A.: Restless legs. A report of 70 new cases. Acta med. scand. **138**, Suppl. 246, 64—68 (1950). — EKBOM, K. A., B. JERNELIUS and E. KUGELBERG: Notes on variations in muscle stretch reflexes in relation to tremor in parkinsonism. Acta med. scand. **141**, 301 (1952). — ELIAS, H.: Histology and dynamics of capillares and arteries. Part III. Dent. Dig. **56**, 536 (1950). — ELIASSON, S., B. FOLKOW, P. LINDGREN and B. UVNÄS: Activation of sympathetic vasodilator nerves to skeletal muskles in cat by hypothalamic stimulation. Acta physiol. scand. **23**, 333 (1951). — ELIASSON, S., P. LINDGREN and B. UVNÄS: Representation in the hypothalamus and the motor cortex in the dop of the sympathetic vasodilator outflow to the skeletal muscles. Acta physiol. scand. **27**, 18 (1952). — ELKIN, D. C., F. W. COOPER jr., R. H. ROHRER, W. B. MILLER, P. C. SHEA jr. and E. W. DENNIS: The study of peripheral vascular disease with radioactive isotopes. Part I. Surg. Gynec. Obstet. **87**, 1 (1948). — ELLEGAST, H.: Die Bedeutung der Rhodanmethode für die Klinik. In BARTELHEIMER u. KÜCHMEISTER, Kapillaren und Interstitium, S. 179. Stuttgart: Georg Thieme 1955. — ELLINGER, P., u. A. HIRT: Mikroskopische Untersuchungen an lebenden Organen: Zur Funktion der Froschniere. Naunyn-Schmiedeberg's Arch. exp. Path. Pharmak. **145**, 193 (1929). — ELLIOT, R. V., and M. E. PECK: Thrombotic occlusion of aorta as demonstrated by translumbar aortograms. Amer. med. Ass. **148**, 426 (1952). — ELLIS, L. B., and S. WEISS: The local and systemic effects of arterio-venous fistula on the circulation in man. Amer. Heart. J. **5**, 635 (1930). — Measurement of capillary pressure under natural conditions and after arteriolar dilatation in normal subjects and in patients with arterial hypertension and with arteriosclerosis. J. clin. Invest. **8**, 47 (1930). — ELSCHNIG, A.: Diabetes und Augenerkrankungen. Med. Klin. **25**, 49 (1929). — EMMELIN, K., and N. EMMELIN: Histamine and reactive hyperemia. Acta physiol. scand. **14**, 16 (1947). — EMMRICH, R.: Verhandlungsbericht 17. Jahrestagung der dtsch. Gesellsch. für Kreislaufforschung 30. 3. bis 1. 4. 1951 in Bad Nauheim. Dtsch. med. Wschr. **76**, 781 (1951). — ENRIA, G.: Curve pletismografiche di arti trattati con l'arterioterapia. Pat. sper. **38**, 89-(1949). — Latermometria cutanea nella di scriminazione diagnostica e prognostica delle arteriopatie croniche periferiche. Valore della prova di Malan e Enria. Minerva chir. (Torino) **7**, 664 (1952). — EPPINGER, H.: Die seröse Entzündung. Wien 1935. — Über Permeabilitätsänderungen im Kapillarbereiche. Verh. dtsch. Ges. Kreisl.-Forsch. **11**, 166 (1938). — Die Permeabilitätspathologie als Lehre vom Krankheitsbeginn. Wien: Springer 1949. — EPPINGER, H., u. L. HESS: Die Vagotonie. Berlin 1910. — EPPINGER, H., F. KISCH u. H. SCHWARZ: Das Versagen des Kreislaufs. Berlin: Springer 1927. — ERB, W.: Über Dysbasia angiosclerotica („intermittierendes Hinken"). Münch. med. Wschr. **51**, 905 (1904). — Zur Ätiologie der Endarteriitis obliterans. 101. Tagg Ver.igg Niederrhein.-Westfäl. Chirurgen. Zbl. Chir. **75**, 254 (1950). — ERLANGER, J.: Johns Hopkins Hospital Reports XI u. XII, 1904. — ESSEN, K. W., u. K. H. CAPPELL: Über das zeitliche Verhalten des Dermographismus bei Kranken mit Störungen im vegetativen Nervensystem. Z. klin. Med. **135**, 476 (1939). — EULER, H. E.: Die perösophageale bzw. pertracheale Kontrastmitteldarstellung des Aortenbogens und des absteigenden Aortenschenkels. Arch. Ohr-, Nas.- u. Kehlk.-Heilk. **155**, 649 (1949). — Technische Bemerkungen zur peroesophagealen Aortographie. Röntgenblätter **3**, 117 (1950). — EULER, U. S. v.: A specific sympathicomimetic ergone in adrenergic nerve fibers (Sympathin) and its relations to adrenaline and nor-adrenaline, Acta physiol. scand. **12**, 73 (1946). — EVANS, A. T.: Translumbar arteriography. Preliminary report. Cincinn. J. Med. **32**, 47 (1951). — EYSTER, J. A. E., and W. S. MIDDLETON: Clinical studies on venous pressure. Arch. intern. Med. **34**, 228 (1924).

FALCONER, E. H., N. N. EPSTEIN and G. K. WEVER: Purpura haemorrhagica following administration of neoarsphenamine; reaction to neoarsphenamine compared with reaction to mapharsen. Arch.intern. Med. **58**, 495 (1936). — FALK, H.: Beitrag zum Studium der Dermographie. Inaug.-Diss. München 1901. — FANTA, H.: Ergebnisse der Blutdruckmessung im Gefäßgebiet der Arteria centralis retinae. Klin. Med. (Wien) **4**, 401 (1949). — FARINAS: Retrograde abdominal aortography. Radiology **47**, 344 (1946). — Abdominal venography. Amer. J. Roentgenol. **58**, 599 (1947). — FARINAS, R. L.: New technic for arteriographic examination of abdominal aorta and its branches. Amer. J. Roentgenol. **46**, 641 (1941). — FATHERREE, T. J., and E. V. ALLEN: Sympathetic vasodilator fibers in the upper and lower extremities; observations concerning the mechanism of indirect vasodilatation induced by heat. Arch. intern. Med. **62**, 1015 (1938). — FAUDA, C.: Rilievi statistico-clinici sui rapporti tra pressione arteriosa ed ampiezza delle oscillazioni sfigmografiche. Folia cardiol. (Milano) **10**, 463 (1951). — FEINBERG, A. W., and H. LAX: Studies of the arterial pulse wave. Circulation **18**, 1125 (1958). — FEJFAR, Z., and F. ZAJÍC: Impedance plethysmography. Compt. Rend. du IIe Internat. Congr. d'Angéiologie, Fribourg 1956, p. 203. — FELDAKER, HINES and KIERLAND: Livedo reticularis with summer ulcerations. Arch. Derm. Syph. (Chicago) **72**, 31 (1955). Livedo reticularis with ulcerations. Circulation **13**, 196 (1956). — FELDBERG, W.: The action of histamine on the blood vessels of the rabbit. J. Physiol. (Lond.) **63**, 211 (1927). — FELDER, D. A.: A method of venography. Radiology **54**, 516 (1950). — FELLMANN, H., u. H. U. ZOLLINGER: Endangiitis obliterans v. Winiwarter-Buerger der Niere und Hypertonie. Schweiz. med. Wschr. **1953**, 556—559. — FERABOLI, P. C.: Variazioni della temperatura cutanea nelle vascolapatie periferiche. Arch. Sci. med. **78**, 1 (1953). — FÉRÉ et LAMY: La dermographie. Nouv. Iconogr. Salpêt. **1889 II**, 283. — FERRIS jr., E. B., and D. I. ABRAMSON: Description of a new plethysmograph. Amer. Heart J. **19**, 233 (1940). — FETCHER, E. S., F. HALL jr. and H. G. SHAUB: The skin temperature of an extremity as a measure of its blood flow. Science **110**, 422 (1949). — FEYRTER, F.: Über neurovasculäre Fibromatose. Nach Untersuchungen am menschlichen Magen-Darmschlauch. Virchows Arch. path. Anat. **317**, 221 (1949). — FIELD, M. E., and C. K. DRINKER: Permeability of capillaries of dog to protein. Amer. J. Physiol. **97**, 40 (1931). — Conditions governing the removal of protein deposited in the subcutaneous tissue of the dog. Amer. J. Physiol. **98**, 66 (1931). — The rapidity of interchanges between the blood and lymph in the dog. Amer. J. Physiol. **98**, 378 (1931). — FILOCAMO e ANGRISANI: Sulla documentazione fonoarteriografica dei „toni spontanei" in soggetti con particolare labilità vascolare. Folia angiol. (Firenze) **2**, 21 (1955). — FINE, J., and A. M. SELIGMAN: Traumatic shock, study of problem of "lost plasma" in hemorrhagic shock by use of radioactive plasma protein. J. clin. Invest. **22**, 285 (1943). — VII. A study of the problem of the "lost plasma" in hemorrhagic tourniquet and burn shock by the use of radioactive iodo-plasma proteins. J. clin. Invest. **23**, 720 (1944). — FINSEN, N. R.: Neue Untersuchungen über die Einwirkung des Lichtes auf die Haut. Mitt. aus Finsen's Lichtinstitut 1900. — FISCH, S., B. GILSON and R. E. TAYLOR: Capillary circulation in human arms studied by venous congestion. A cutaneo-muscular vasomotor reflex. J. appl. Physiol. **3**, 113 (1950). — FISCHER, H., u. K. FELDT: Der Priscoltest als Verlaufssymptom bei peripheren arteriellen Durchblutungsstörungen. Dtsch. Z. Verdau- u. Stoffwechselkr. **14**, 114 (1954). — FISHER, M. M.: Trauma and peripheral vascular disease. Industr. Med. Surg. **21**, 538 (1952). — FISHER, M. M., E. R. MAMLOK, A. TENDLAU, H. E. TEBROOK, A. E. DRUMM and A. SPIEGELMAN: Isonicotinic acid hydracide and its derivatives in tuberculosis: evaluation of side-effects in relation to peripheral circulation; preliminary report. N. Y. St. J. Med. **52**, 1519 (1952). — FITZPATRICK, R. J., u. L. M. ORR: Pelvioprostatic venography: Preliminary report. J. Urol. (Baltimore) **68**, 647 (1952). — FLASHER, J., D. R. DRURY and D. GORDON: The effect of physiologic variables on the diameter of small and large arterial vessels. Angiology **2**, 302 (1951). — FLASHER, J., R. H. VAN SCOYAC, D. V. MA HONEY and G. C. GRIFFITH: Priscoline: skin temperature and electrocardiographic studies. Angiology **2**, 199 (1951). — FLEISCH, A.: Experimentelle Untersuchungen über die CO_2-Wirkung auf die Blutgefäße. Pflügers Arch. ges. Physiol. **171**, 86 (1918). — Der normale Blutdruck. 6. Der Blutdruck in den Capillaren. In BETHE-V. BERGMANN-EMBDEN-ELLINGERS Handbuch der normalen und pathologischen Physiologie, Bd. VII/2, S. 1292ff. Berlin 1927. — Die Regulierung des Stromvolumens nach dem Blutbedarf. In Handbuch der normalen und pathologischen Physiologie, Bd. 16 (II), S. 1235. 1931. — Le rôle physiologique des substances vasodilatatrices et vasoconstrictrices. Schweiz. med. Wschr. **68**, 81 (1938). — FLEISCH, A., u. P. WEGER: Die gefäßerweiternde Wirkung der phosphorylierten Stoffwechselprodukte. Pflügers Arch. ges. Physiol. **239**, 362 (1937). — FLOREY, H.: Observations on the resolution of stasis in the finer blood vessels. Proc. roy. Soc. B. **100**, 269 (1926). — FOERSTER, O.: Über die Vasodilatatoren in den peripheren Nerven und hinteren Rückenmarkswurzeln beim Menschen. Dtsch. Z. Nervenheilk. 107, 41 (1929). — Handbuch der Neurologie, Bd. 5, S. 1. Berlin 1936. — Folkow, B.: Intravascular pressure as a factor regulating the tone of the small vessels. Acta physiol. scand. 17, 289 (1949). — Folkow: Peripheral circulation. Ann. Rev. Physiol. 18, 159 (1956). — Folkow, B., J. Frost, K. Haeger and B. Uvnäs: Cholinergic fibres in sympathetic outflow to heart in dog and cat. Acta physiol. scand. 15, 421 (1948). — Folkow, B., and B. Gernandt: An electrophysiological study of the sympathetic vasodilator fibers of the limb. Amer. J. Physiol. 169, 622 (1952). — Folkow, B., K. Haeger and G. Kahlson: Observations on reactive hyperemia as related to histamine, on drugs antagonizing vasodilatation induced by histamine and on vasodilator properties of adenosine-triphosphate. Acta physiol. scand. 15, 264 (1948). — Folkow, B., K. Haeger and B. Uvnäs: Cholinergic vasodilator nerves in sympathetic outflow to muscles of hind limbs of cat. Acta physiol. scand. 15, 401 (1948). — Folkow, B., and B. Uvnäs: Chemical transmission of vasoconstrictor impulses to hind limbs and splanchnic region of cat. Acta physiol. scand. 15, 365 (1948). — Do adrenergic vasodilator nerves exist ? Acta physiol. scand. 20, 329 (1950). — Fontaine, R.: Angiographie der Gliedmaßen. Langenbecks Arch. klin. Chir. 282, 413 (1955). — Europ. Gespräch 11./ 12. XI. 1955 über: Angiologie im Rahmen der Gesamtmedizin. Darmstadt 1955. — Fontaine, R., P. Frank et V. Chorwath: Contribution à l'étude des gangrènes limitées des orteils avec conservation du pouls et des oscillations. Arch. Mal. Coeur 42, 240 (1949). — Fontaine, R., P. Warter, W. Montorsi and C. Raber: Tecnica e risultati della indagine radiologica delle arterie. Minerva chir. (Torino) 7, 619 (1952). — Forker, L. L., J. L. Chaikoff and W. O. Reinhardt: Circulation of plasma proteins: their transport to lymph. J. Biol. Chem. 197, 625 (1952). — Formel, P. F., and J. T. Doyle: Rationale of venous occlusion plethysmography. Circulation 14, 936 (1956). — Forslund, G.: Stereoscopic capillaroscopy. A method for photogramm etric investigation and registration of the peripheral bloodvessel system, with special regard to the gingiva and oral mucosa. Acta odont. scand. 11, 1 (1953). — Franchebois, P.: Artériographie et phlébographie. Compt. Rend. du II° Congr. Internat. d'Angéiologie, Fribourg/Suisse, Sept. 1955. Editions universitaires, Fribourg 1956, p. 456. — Frank, A., J. Hamm u. D. Metz: Untersuchungen über den peripheren Kreislauf bei Ulcuskranken. Klin. Wschr. 32, 671 (1954). — Frank, O.: Der Puls in den Arterien. Z. Biol. 46, 441 (1905). — Ein neues optisches Federmanometer. Z. Biol. 82, 49 (1925). — Die Theorie der Pulswellen. Z. Biol. 85, 91 (1926). — Zur Methodik der Bestimmung der Blutgeschwindigkeit. S.-B. Ges. Morph. Physiol. München 39, 79 (1930). — Franke, H.: Die Wirkung von Vitamin C, Vitamin P und Fruchtsaftkuren auf die Capillarresistenz bei verschiedenen Erkrankungen. Z. klin. Med. 135, 283 (1939). — Die Capillardichte bei hepato-lienalen Erkrankungen und der Einfluß der Splenektomie. Z. klin. Med. 137, 86 (1940). — Die Veränderung der Capillarfestigkeit der Haut als reflektorisches Krankheitszeichen innerer Organe. Z. klin. Med. 138, 620 (1940). — Infektion und Capillarwanddichte. Z. klin. Med. 140, 343 (1942). — Untersuchungen über die Capillarwanddichte des Menschen in gesunden und kranken Tagen. Z. klin. Med. 142, 316 (1943). — Das Verhalten der peripheren Durchblutung beim vorübergehenden Herzstillstand. Z. ges. exp. Med. 124, 432 (1954). — Franke, H., Elsdörfer u. H. G. Vogelsang: Die Wirkung des Rauchens auf das periphere Gefäßsystem, geprüft mittels fortlaufender Strömungskalorimetrie. Verh. dtsch. Ges. inn. Med., Kongr. 60, 560 (1954). — Franke, H., u. J. Schröder: Zum Problem der Wirkung des Rauchens auf das periphere Gefäßsystem bei Gesunden und Kranken. Dtsch. Arch. klin. Med. 202, 320 (1955). — Über synchrone strömungscalorimetrische Messungen im Rectum und an der Hautoberfläche. Klin. Wschr. 33, 833 (1955). — Franklin, K. J.: The pharmacology of the isolated vein ring. J. Pharmacol. exp. Ther. 26, 215 (1926). — Freeman, N. E., Th. M. Fullenlove, E. J. Wylie and R. S. Gilfillan: An aid for the contrast visualization of the aorta and great vessels. Ann. Surg. 130, 398 (1949). — Freeman and Miller: Retrograde aortography in the diagnosis of cardiovascular lesions. I. Visualization of aneurysms and peripheral arteries. Ann. intern. Med. 30, 330 (1949). — Frey, E. K., u. W. Hartenbach: Experimentelle Grundlagen der Wirkung von Depot-Padutin. Dtsch. med. Wschr. 78, 5 (1953). — Frey, E. K., W. Hartenbach u. F. Schulz: Depot-Padutin und seine therapeutische Verwendbarkeit. Münch. med. Wschr. 95, 11 (1953). — Frey, E. K., H. Kraut u. E. Werle: Kallikrein. Stuttgart 1950. — Friedell, M. T.: Effect of cigarette smoke on the peripheral vascular system. Radioactive iodinated albumin used as indicator of volumetric change. J. Amer. med. Ass. 152, 897—900 (1953). — Friedell, M. T., W. Indeck and F. Schaffner: Radioactive isotopes in the study peripheral vascular disease. Arch. intern. Med. 85, 667 (1950). — Friedell, M. T., F. Schaffner, W. J. Pickelt and I. F. Hummon jr.: Radioactive isotopes in the study of peripheral vascular disease. I. Derivation of a circulatory index. Arch. intern. Med. 83, 608 (1949). — Friedlander, M., S. Silbert, W. Bierman and N. Laskey: Differences in temperature of skin and muscles of the lower extremities following varicus procedures. Proc. Soc. exp. Biol. (N. Y.) 38, 150 (1938). — Friedman, N. B., K. Lange u. D. Weiner: The pathology of experimental frostbite. Amer. J. med. Sci. 213, 61 (1947). — Pathology of experimental immersion foot. Arch. Path. (Chicago) **49**, 21 (1950). — FRIEDMAN, J., L. H. OTT and A. W. OUGHTERSON: A new sensitive recording oscillometer. Amer. Heart J. **16**, 575 (1938). — FRIEDRICH: Zit. nach TÖRÖK, Diskussion zu SCHWIMMER. Arch. Derm. Syph. (Berl.) **46**, 129 (1898). — Kalorimetrische Untersuchungen zur Frage einer gefäß-erweiternden Wirkung von Thrombocid. Ärztl. Wschr. **1956**, 368. — FRISCHKNECHT, W.: Über die Prüfung der Capillarresistenz beim Menschen. Cardiologia (Basel) **9**, 76 (1945). — FRÖHLICH, A., u. E. ZAK: Mikroskopische Studien am peripheren Kreislauf von Kalt- und Warmblütern. Z. ges. exp. Med. **42**, 41 (1924). — FROMENT, M. R.: Claudication intermittente douloureuse d'origine artérielle. Rev. Prat. (Paris) **1954**, 875—885. — FROMMEYER, W. B., and R. D. EPSTEIN: Medical progress; hemorrhagic diseases. New Engl. J. Med. **241**, 700 (1949). — FUCHS, M.: Zur Wirkung der syncardialen Massage bei peripheren Durchblutungs-störungen. Verh. dtsch. Ges. Kreisl.-Forsch. **15**, 229 (1949). — Die Pulswellengeschwindigkeit unter normalen und pathologischen Zuständen der Gefäße. Arch. Kreisl.-Forsch. **18**, 152 (1952). — Über die diagnostische Bedeutung von vergleichenden Messungen der Pulswellen-geschwindigkeit an symmetrischen Stellen der Extremitäten. Compt. Rend. du IIe Congr. Internat. d'Angéiologie, Fribourg/Suisse, Sept. 1955. — FULTON, G. P., R. BRENTON, PH. D. LUTZ and A. B. ROMA KAGAN: Effect of X-irradiation and Beta emanation on circulation in the hamster cheek pouch. Circulat. Res. **4**, 133 (1956). — FUNAOKA: Der Mechanismus der Lymphbewegung. Arb. III. Abt. anat. Inst. Kyoto D **1**, 1 (1930). — FUNAOKA and SKIRA-KAWA: Über die Entstehung der kollateralen Lymphbahnen nach Ausschaltung des Stamm-stroms. Arb. III. Abt. anat. Inst. Kyoto D **1**, 15 (1930).

GADERMANN, E., u. E. A. SCHRADER: Zur Technik und Indikation der lumbalen Aorto-graphie. Fortschr. Röntgenstr. **75**, 617 (1951). — Bemerkungen zur Methodik und klinischen Bedeutung der Aortographie. Münch. med. Wschr. **1953**, 348. — GÄNSSLEN, M.: Über die Durchlässigkeit der Haargefäßwand beim Menschen. Münch. med. Wschr. **69**, 263 (1922). — Der Einfluß veränderter Nahrung auf den peripheren Gefäßabschnitt. Klin. Wschr. **1927 I**, 786. — GAERTNER, G.: Die Messung des Drucks im rechten Vorhof. Münch. med. Wschr. **50**, 2038 (1903); **51**, 212 (1904). — GAHLEN u. KLÜKEN: Über Variation, Norm und Labilität der Hauttemperatur. II. Mitt. Das Verhalten der Hauttemperatur im Kindesalter. Klin. Wschr. **32**, 1007 (1954). — GALMICHE, P.: La résistance des capillaires et la vitamine de perméabilité. Sem. Hôp. Paris **22**, 1463 (1946). — GANSAU, H.: Retrograde Füllung der Beckenvenen durch perkutane Punktion der Vena cava inferior. Chirurg **26**, 375 (1955). — Cavographie. Fortschr. Röntgenstr. **84**, 575 (1956). — GARLOCK, J. H.: Parathyroidectomy for Raynaud's disease and scleroderma. Surg. Clin. N. Amer. **16**, 771 (1936). — GASKELL, P.: The nature of the after-drop in the plethysmographic tracing during venous occlusion plethysmo-graphy with the veins distended. J. Physiol. (Lond.) **127**, 5 P (1955). — The significance of the ,,after-drop" in venous occlusion plethysmography. J. Physiol. (Lond.) **131**, 627 (1956). — GASKELL, P., and A. C. BURTON: Local postural vasomotor reflexes arising from the limb veins. Circulat. Res. **1**, 27 (1953). — GASPARINI, F.: Contributi allo studio delle arterie del miometrio. Atti Soc. med.-chir. Padova **23**, 3 (1945). — Anastomosi artero-venose e dis-positivi di blocco nel velo del palato dell'uomo. Mon. zool. ital. **56**, 281 (1948). — GASPERONI, G.: Variazione dell'indice oscillometrico per somministrazione endoarteriosa di sostanze vasoattive. G. Clin. med. **31**, 421—429 (1950). — GAUER, O.: Über Pulswellengeschwindigkeit in Aorta und Beinarterien des Menschen. Z. Kreisl.-Forsch. **28**, 7 (1936). — GAYLIS, H.: The value of auscultation in obliterative arterial disease of the lower extremities. S. Afr. med. J. **30**, 562 (1956). — GEBERT, W.: Capillarfunktion und Menstruation. Klin. Wschr. **15**, 828 (1936). — GEHRKE, R., u. D. SCHULZ-FINCKE: Über die physiologische Schwankungs-breite des ,,oszillometrischen Quotienten". Dtsch. Arch. klin. Med. **201**, 74 (1954). — GER-MAN, W. J., and S. P. W. BLACK: A clinical and experimental determination of pressure within the carotid arteries. Yale J. Biol. Med. **25**, 245—249 (1953). — GESENIUS, H.: Beitrag zur Frage der Gangrän beim Fleckfieber. Z. ges. inn. Med. **1**, 16 (1946). — Die Diagnostik der Gefäßkrankheiten. Med. Klin. **42**, 517 (1947). — Oszillographie und Arteriographie. Dtsch. med. Wschr. **74**, 1 (1949). — Die abdominale Aortographie. Fortschr. Röntgenstr., Beih. zu **76**, 23 (1952). — Oszillographischer und arteriographisch-röntgenologischer Nach-weis der Arteriosklerose. Dtsch. med. J. **8**, 291 (1957). — GEYER, G., E. KEIBL u. H. KÖLBL: Über Beziehungen zwischen Permeabilität und Eiweißdurchlässigkeit der Capillaren. Z. ges. exp. Med. **122**, 1 (1953). — GIANINI, R.: Ricerche sulla senescenza. Determiazoni sfigmo-oscillografiche, angio-dilatomeriche e capillaroscopiche nei vecchi normali. G. Clin. med. **20**, 119 (1939). — GIBBON, J. H., and E. M. LANDIS: Vasodilatation in lower extremities in response to immersing forearms in warm wather. J. Clin. Invest. **11**, 1019 (1932). — GIBBS, F. A.: Thermoelectric blood flow recorder in form of needle. Proc. Soc. exp. Biol. (N.Y.) **31**, 141 (1933). — GIBERSON, WAUGH, HINES and FAULCONER: Chronic occlusive disease of the terminal aorta and its surgical treatment. Proc. Mayo Clin. **29**, 137 (1954). — GIBIAN, H.: Der Beitrag des Chemikers zur Struktur- und Funktionsaufklärung der mesenchymalen Grundsubstanz mit besonderer Bezugnahme auf die Hyaluronidase und ihre Substrate.

In BARTELHEIMER u. KÜCHMEISTER, Kapillaren und Interstitium, S. 107. Stuttgart: Georg Thieme 1955. — GIDLUND: A new apparatus for direct cineroentgenography. Acta radiol. (Stockh.) **32**, 81 (1949). — GIFFORD, R. W., and E. A. HINES: Proc. Mayo Clin. **26**, 241 (1951). GIGGLBERGER, H., u. F. KLEIBEL: Beeinflussung erhöhter Kapillarbrüchigkeit bei Hypertonie und hämorrhagischen Diathesen durch Roßkastanienextrakt. Dtsch. med. Wschr. **77**, 462 (1952). — GIGLI, DONATO, MUIESAN and ROSSI: Gli isotopi radioattivi nella determinazione dei tempi di circolo. Minerva med. (Torino) **1955** I, 1836—1843. — GILCHRIST, M. L., and L. H. D. BUXTON: Relation of finger-nail growth to nutritional status. J. Anat. (Lond.) **73**, 575 (1939). — GILDEMEISTER, M., u. M. SCHEFFLER: Beobachtungen und Versuche über Dermographismus. Klin. Wschr. **1**, 1411 (1922). — GILFILLAN, R. S., FREEMAN and F. H. LEEDS: A clinical estimation of the blood pressure in the minute vessels of the human skin by the method of elevation and reactive hyperemia. I. The treatment and prognosis of necrotic lesions of the foot. Circulation **9**, 180 (1954). — GITELSON, S.: The variations of the antecubital venous pressure following changes in the position of the arm. Cardiologia (Basel) **17**, 15 (1950). — GLOGGENGIESSER, W.: Die Glomustumoren. Zbl. Chir. **72**, 1 (1947). — GÖBEL, J.: Über die Schwankungen im Capillardruck. Klin. Wschr. **2**, 2279 (1923). — GÖTHLIN, G.: Methode zur Bestimmung der Festigkeit der Hautcapillaren und zu indirekter Beurteilung des individuellen C-Vitaminstandards. Klin. Wschr. **11**, 1469 (1932). — GOETZ, R. H.: Zur Analyse der Blutfülle peripherer Gefäßgebiete des Menschen. Klin. Wschr. **44**, 1717 (1933). — Der Fingerplethysmograph als Mittel zur Untersuchung der Regulationsmechanismen in peripheren Gefäßgebieten. Pflügers Arch. ges. Physiol. **235**, 271 (1934). — Control of bloodflow through intestine as studied by effect of adrenaline. Quart. J. exp. Physiol. **29**, 321 (1939). — Plethysmography of skin in investigation of peripheral vascular diseases. Brit. J. Surg. **27**, 506 (1940). — Clinical plethysmography. S. Afr. med. J. **22**, 391 (1948). — The diagnosis and treatment of vascular diseases. With special consideration of clinical plethysmography and the surgical physiology of the autonomic nervous system. Part I. Brit. J. Surg. **37**, 25 (1949). La diagnosi delle malattie dei vasi periferici col sussidro della pletismografia. Minerva med. (Torino) **1950** II, 847—859. — Effect of changes in posture on peripheral circulation, with special reference to skin temperature readings and the plethysmogram. Circulation **1**, 56 bis 75 (1950). — GOETZ, R. H., and F. AMES: Reflex vasodilatation by body heating in diagnosis of peripheral vascular disorders. A critism of methods. Arch. intern. Med. **84**, 396 (1949). — GOLDBLATT, H.: Observations upon reactive hyperemia. Heart **12**, 281 (1926). — GOLDMANN, E. E.: Die äußere und innere Sekretion des gesunden und kranken Organismus im Lichte der „vitalen Färbung". Beitr. klin. Chir. **64**, 1 (1909). — Beeinflussung des Blutdruckes in den Capillaren der Haut durch verschiedene Temperaturen. Pflügers Arch. ges. Physiol. **159**, 51 (1914). — GOLDSCHEIDER, A., u. H. HAHN: Über Dermographie. Dtsch. med. Wschr. **51**, 424, 465, 508 (1925). — GOLENHOFEN, K., H. HENSEL u. J. RUEF: Über die Wirkung von Adrenalin und Noradrenalin auf die Muskeldurchblutung des Menschen und ihre Beeinflussung durch Regitin. Naunyn-Schmiedeberg's Arch. exp. Path. Pharmak. **225**, 269 (1955). GOLENHOFEN, K., u. G. HILDEBRANDT: Psychische Einflüsse auf die Muskeldurchblutung. Pflügers Arch. ges. Physiol. **263**, 637 (1957). — GOLLMANN, G.: Eine Modifizierung der Seldingerschen Kathetermethode zur isolierten Kontrastfüllung der Aortenäste. Fortschr. Röntgenstr. **87**, 211 (1957). — GOLLWITZER-MEIER, KL.: Venomotoren und Kreislaufregulierung. Verh. 41. Kongr. Inn. Med., 1929, S. 361. — Rhythmische venöse Blutdruckwellen zentralen Ursprungs. Pflügers Arch. ges. Physiol. **222**, 245 (1929). — Die zentrale Regulierung des Herz-Minutenvolumens. Pflügers Arch. ges. Physiol. **222**, 124 (1929). — Venensystem und Kreislaufregulierung. Ergebn. Physiol. **34**, 1241 (1932). — Zur Wirkung des Acetylcholins auf die Reaktion des Skeletmuskelblutes. Pflügers Arch. ges. Physiol. **249**, 44 (1947). — GOMEZ, D. M.: Décroissance en fonction du temps d.l. pression artérielle. Sa détermination chez l'homme par un dispositif pièzoeléctrique. C. R. Acad. Sci. (Paris) **202**, 1814 (1936). — GOODMAN, L. S., and A. GILMAN: The pharmacological basis of therapeutics. New York: Macmillan Company 1955. — GOODWIN, W. E., P. L. SCARDINO, W. SCOTT: Translumbar aortic puncture and retrograde catheterization of the aorta in aortography and renal arteriography. Ann. Surg. **132**, 944 (1950). — GORDON, D. B., F. FLASHER and D. R. DRURY: Size of largest arterio-venous vessels in various organs. Amer. J. Physiol. **173**, 275 (1953). — GOTSCH, K., u. E. KRESBACH: Zur Früherkennung einer fokalen Streuung. Wien. klin. Wschr. **63**, 401 (1951). — GOTTLOB, R.: Zur Hämodynamik des arteriovenösen Aneurysmas. Wien. klin. Wschr. **60**, 16 (1948). — Über Strahlenschäden der großen Blutgefäße. Wien. klin. Wschr. **64**, 361 (1952). — Die arteriellen Durchblutungsstörungen der unteren Extremität. Langenbecks Arch. klin. Chir. **272**, 1 (1952). — Zur Prognose der organisch-arteriellen Durchblutungsstörungen. Wien. klin. Wschr. **64**, 839 (1952). — Über Thrombosen der Aorta und der Iliakalarterien. Langenbecks Arch. klin. Chir. **272**, 408 (1952). — Über Amputationen wegen chronischer Durchblutungsstörungen. Wien. klin. Wschr. **67**, 245 (1955). — Angiographie und Klinik. Wien: Verlag für Medizinische Wissenschaften 1956. — GOTTLOB, R., u. O. BAYER: Über die Kontrastdarstellung der Baucharterien durch retropleurale Aortenpunktion. Chirurg **25**, 346 (1954). — GOTTRON, H. A.: Skleromyxödem. Arch. Derm. Syph. (Berl.) **199**, 71 (1954). — GOTTRON, H. A., u. G. W. KORTING: Zur Pathogenese des Myxoedema circumscriptum tuberosum. Arch. Derm. Syph. (Berl.) **195**, 625 (1953). — GOTTSTEIN, M., H. HILLE u. A. OBERDORF: Die Wirkung von Adrenalin und Noradrenalin auf die Durchblutung der Skeletmuskulatur und der Haut. Über die Ursachen unterschiedlicher Reaktionen. Pflügers Arch. ges. Physiol. **261**, 78 (1955). GRABKE: Experimentelle Untersuchungen über die Beziehungen zwischen Kapillar- und Gewebsinnendruck. Inaug.-Diss. Hamburg 1953. — GRADENWITZ, H. M.: Über die Wirkung einiger Pharmaka auf den Muskelinnendruck des Musculus biceps brachii des Menschen. Inaug.-Diss. Hamburg 1951. — GRAFFLIN, A. L., and E. H. BALGEY: Studies of peripheral blood vascular beds. Bull. Johns Hopk. Hosp. **92**, 47 (1953). — GRAFFLIN, A. L., and E. G. CORDDRY: Note on peripheral blood vascular beds in bulbar conjunctiva of man. Bull. Johns Hopk. Hosp. **92**, 423 (1953). — GRAMIAK, R., J. S. WATSON, G. H. RAMSEY and S. WEINBERG: Cineangiocardiography in congenital heart disease — a study of 100 consecutive cases. N.Y. St. J. Med. **53**, 1761 (1953). — GRANT, R. T.: Observations on direct communications between arteries and veins in the rabbit's ear. Heart **15**, 281 (1930). — Further observations on vessels and nerves of rabbits ear, with special reference to effects of denervation. Clin. Sci. **2**, 1 (1935). — GRANZ, K.: Über die Capillar-Resistenz bei Hautkrankheiten. Arch. Derm. Syph. (Berl.) **194**, 565 (1952). — GRATZL, K., u. U. MARTIN: Das Vegetonogramm; eine elektrische Diagnosemöglichkeit des neurovegetativen Gesamtstatus und seiner Segmente; allgemeine Methodik. Med. Mschr. **6**, 507 (1952). — GRAUER, R. C., and J. C. BURT: Unusual location of glomus tumor. J. Amer. med. Ass. **112**, 1806 (1939). — GRAYSON, J.: Cold and warmth vasoconstrictor responses in the skin of man. Brit. Heart J. **13**, 167 (1951). — Internal calorimetry in the determination of thermal conductivity and blood flow. J. Physiol. (Lond.) **118**, 54 (1952). — GRAYSON, J., and D. H. JOHNSON: Effect of adrenaline and noradrenaline on liver blood flow. J. Physiol. (Lond.) **120**, 73 (1953). — GREEN, H. D., W. PERKINS and J. ABERNETHLY: Circulation **1**, 1277 (1950). — GREENFIELD, A. D. M., and H. SCARBOROUGH: An improved calorimeter for the hand. Clin. Sci. **8**, 211 (1949). — GREENFIELD, A. D. M., and J. T. SHEPHERD: A controlled temperature plethysmograph for the index finger. J. Physiol. (Lond.) **111**, 40 (1950). — A quantitative study of the response to cold of the circulation through the fingers of normal subjects. Clin. Sci. **9**, 323 (1950). — GREENFIELD, A. D. M., J. T. SHEPHERD and R. F. WHELAN: The average internal temperature of fingers immersed in cold water. Clin. Sci. **9**, 349 (1950). — The part played by the nervous system in the response to cold of the circulation through the finger tip. Clin. Sci. **10**, 347—360 (1951). — GREENWALD, LEFEVRE, ROOT and HUMPHRIES: Femoral arteriography in diagnosis of segmental arteriosclerosis obliterans. J. Amer. med. Ass. **158**, 1498 (1955). — GREISMAN, SH. E.: The reactivity of the capillary bed of the nailfold to circulating epinephrine and nor-epinephrine in patients with normal blood pressure and with essential hypertension. J. clin. Invest. **31**, 782 (1952). — GREWE, H. E.: Untersuchungen über medikamentöse Gefäßerweiterung bei peripheren Durchblutungsstörungen. Ärztl. Wschr. **1956**, Nr 39. — GRIVAUX, M.: Quelques applications récentes de l'angiographie. Sem. Hôp. Paris **26**, 2860 (1950). — GROSS, CH. F.: Essai sur la structure microscopique du rein. Diss. Strasbourg 1868. — GROSS, D.: Über das Verhalten der Venen nach lokaler Gewebsschädigung und Anästhesie. Z. ges. exp. Med. **126**, 203 (1955). Der oscillometrische Quotient, seine Berechnung und Wertung. Compt. Rend. du IIᵉ Congr. Internat. d'Angéiologie Fribourg/Suisse, 1955, 144. Editions universitaires — Fribourg 1956. Übersicht der angiologischen Untersuchungsmethoden. Med. Klin. **1958**, 1062. — GROSS, D., u. M. RIEDEL: Oscillographische Untersuchungen bei Narbenanästhesien. Dtsch. Arch. klin. Med. **200**, 497 (1953). — GROSS, D., u. D. SCHULZ-FINCKE: Die Reaktion der peripheren Strombahn auf Reiz. Verh. dtsch. Ges. inn. Med.**59**, 236—241 (1953). — GROSSE-BROCKHOFF, F.: Einführung in die pathologische Physiologie. Berlin-Göttingen-Heidelberg 1950. — Diskussion 1. Hauptthema 20. Tagg Pharmakol. Ges. Bonn 4.—7. 10. 1953. Naunyn-Schmiedeberg's Arch. exp. Path. Pharmak. **222**, 63 (1954). — GROSSE-BROCKHOFF, F., u. K. KAISER: Zur Anwendung der sphygmographischen Methoden der Kreislauf-Minutenvolumen-Bestimmung bei plötzlichen Kreislaufumstellungen. Z. Kreisl.-Forsch. **39**, 489 (1950). — GROSSE-BROCKHOFF, F., u. K. O. VORLAENDER: Die reaktive Erwärmung der Haut bei verschiedenen Gefäßkrankheiten. Dtsch. Arch. klin. Med. **194**, 17 (1949). — GROSSER, O.: Zur Anatomie und Entwicklungsgeschichte des Gefäßsystems der Chiropteren. Anat. H. **17**, 203 (1901), — Über arterio-venöse Anastomosen an den Extremitätenenden beim Menschen und den krallentragenden Säugetieren. Arch. mikr. Anat. **60**, 191 (1902). — GROTERJAHN, A., u. R. SEYSS: Arteriographie bei dem varicösen Symptomenkomplex. Hautarzt **3**, 159 (1952). — GRUHZIT, C. C., W. A. FREIBURGER and G. M. MOE: The nature of the reflex vasodilatation induced by epinephrine. J. Pharmacol. exp. Ther. **112**, 138 (1954). — GRUHZIT, C. C., and G. K. MOE: Reflex vasodilatation induced by epinephrine. Amer. J. Physiol. **171**, 730 (1952). — GRUNER, P., u. K. BRECHT: Über einige Anwendungsmöglichkeiten des Infraton-Pulsabnehmers in der klinischen Praxis. Medizinische **1953**, Nr 38. — GÜNTHER, H.: X. Die mechanische Erregbarkeit der Hautmuskeln und Hautgefäße. Physiologische und klinische Studie. Erg. inn. Med. Kinderheilk. **15**, 620 (1917). — GÜNTERT, W., u. E. A. ZIMMER: Grundlagen für die Messung der Strömungsgeschwindigkeit des Blutes mittels einer röntgenkymographischen Meßmethode. (Bibl. Cardiologica, Red.: R. HEGGLIN u. I. MAHAIM. Fasc. 7.) Basel u. New York: S. Karger 1957. VIII. Ref. Kongr.-Zbl. ges. inn. Med. **179**, 223 (1957). — GUILHEM, P., R. BAUX, J. FOURNIE et J. PAILLÉ: Exploration radiologique des veines du bassin chez la femme. Gynéc. et Obstét. **49**, 432 (1950). — GULL, W.: On factitious urticaria. Guy's Hosp. Rep. **5**, 316 (1859). Ref. Schmidts Jb. **106**, 181 (1860). — GUMRICH u. KÜBLER: Das phlebographische Bild der Beckenvenensperren und deren Ursachen. Fortschr. Röntgenstr. verein. mit Röntgenpraxis **82**, 757 (1955). — GUPTA, T. C., and C. J. WIGGERS: Basic hemodynamic changes produced by aortic coarctation of different degrees. Circulation **3**, 17 (1951). — GUYTON and GREGANTI: A physiologic reference point for measuring circulatory pressures in the dog, particularly venous pressure. Amer. J. Physiol. **185**, 137 (1956). — GUZZETTI, G. C.: Nouvelle méthode sphygmo-oscillographique pour les artères digitales. (Technique et résultats.) Acta cardiol. (Brux.) **6**, 963 (1951). — GVOZDANOVIĆ u. HAUPTMANN: Die perkutane lieno-portale Venographie und ihre klinische Bedeutung. Verh. dtsch. Ges. inn. Med. **60**, 644 (1954).

HAAR, H., u. W. WERITZ: Untersuchungen am peripheren sympathischen Nervengewebe mit Hilfe des Phasen-Kontrastverfahrens. Acta neuroveg. (Wien) **1**, 87 (1950). — HABELMANN, G.: Noxine. In Experiment und Klinik. Leipzig: Georg Thieme 1948. — HAEBERLIN, C., u. FR. ROELOFF: Die Meeresheilkunde in Deutschland, S. 9. Hamburg 1938. — HAEFELI: Die Fluoresceinpermeabilität der Blutkammerwasserschranke des gesunden Auges. Ophthalmologica (Basel) **112** (1946). — HAHN, W., u. M. HETTLER: Die Kreislaufzeitbestimmung mit Farbstoffen. Klin. Wschr. **1949**, 773—777. — HALES, ST.: Statical essays, containing heamostatics, etc. London 1733. — HALES, S.: Statistical essays. London 1769. Zit. nach FRIEDBERG, Diseases of the heart, second edit. Philadelphia and London 1956. — HALPERT, A.: Über Mikrokapillarbeobachtungen bei einem Fall von Raynaudscher Krankheit. Z. ges. exp. Med. **11**, 125 (1920). — HALSE, TH.: Phlebographische Funktionsdiagnostik bei venöser Insuffizienz der unteren Extremitäten. Z. Kreisl.-Forsch. **41**, 481 (1952). — Pathologie, Diagnostik und Therapie der Erkrankungen des Venensystems unter besonderer Berücksichtigung der unteren Extremitäten. Therapie-Kongreß Karlsruhe 1958. — HAMM, J., u. D. METZ: Zur Bewertung von Hauttemperaturdifferenzen bei Durchblutungsstörungen an den Extremitäten. Dtsch. Arch. klin. Med. **202**, 67 (1955). — HAMMOND, E. C., and D. HORN: The relationship between human smoking habits and death rates. J. Amer. med. Ass. **155**, 1316 (1954). — HANSEN, K., u. H. v. STAA: Reflektorische und algetische Krankheitszeichen der inneren Organe. Leipzig: Georg Thieme 1938. — WANKE, O., u. J. HILDEBRANDT: Über die Bedeutung eines ,,Zweiten oszillometrischen Quotienten". Z. Kreisl.-Forsch. **44**, 404 (1955). — HARDERS: Eine Apparatur zur Mikroskopie und Photographie der Gefäße und des zirkulierenden Blutes beim kranken Menschen. Med. Klin. **51**, 1181 (1956). — HARE, F. W., u. A. J. MILLER: Capillary resistance tests. Arch. Derm. Syph. (Chicago) **64**, 449 (1951). — HARKAVY, J., S. HEBALD and S. SILBERT: Tobacco sensitiveness in thromboangiitis obliterans. Proc. Soc. exp. Biol. (N. Y.) **30**, 104 (1932). — HARTNETT: Arterial visualization in the diagnosis of placenta previa. Amer. J. Obstet. Gynec. **55**, 940 (1946). — HASCHEK, E., u. O. T. LINDENTHAL: Ein Beitrag zur praktischen Verwerthung der Photographie nach Röntgen. Wien. klin. Wschr. **9**, 63 (1896). — HASSE: Europ. Gespräch in Darmstadt 11./12. XI. 1955 über: Angiologie im Rahmen der Gesamtmedizin. 1955. — HATFIELD, C. A., and M. V. TRONCELLITI: Some phases of diagnosis in peripheral vascular disease. Surg. Clin. N. Amer. **30**, 1585 (1950). — HATFIELD, H. S.: A heath-flow meter. J. Physiol. (Lond.) **111**, 10 P (1950). — HAUSCHILD, W.: Peridurale Kontrastmittelinjektion bei der Aortographie. Fortschr. Röntgenstr. **88**, 154 (1958). — HAUSER, W.: Atrophien. In GOTTRON-SCHÖNFELD, Dermatologie und Venerologie, Bd. II/2. Stuttgart: Georg Thieme 1958. — HAVLICECK, H.: Vasa privata und Vasa publica. Neue Kreislaufprobleme. Hippokrates (Stuttgart) **2**, 105 (1929/30). — HAVLICECK, H.: Anatomische und physiologische Grundlagen der Thromboseentstehung und deren Verhütung. Langenbecks Arch. klin. Chir. **180**, 74 (1934). — Neue Wege der Thromboseausbreitung. Verh. dtsch. Ges. Kreisl.-Forsch. **7** (1934). — Les nouvelles connaissances sur la circulation de la veine porte et leur importance en chirurgie. Assoc. franç. Chir. 1935,3. — Die Leistungszweiteilung des Kreislaufes in Vasa privata und Vasa publica. Verh. dtsch. Ges. Kreisl.-Forsch. **8**, 237 (1935). — HAYASI, K., and K. OOTANI: A new device for the estimation of the circulation time of the blood. Okayama Igakki Zasshi **41**, 2093 (1929) [Japanisch]. Ref. Kongr.-Zbl. ges. inn. Med. **56**, 839 (1930). — HAYEK, H. v.: Über einen Kurzschlußkreislauf (arteriovenöse Anastomosen) in der menschlichen Lunge. Z. Anat. Entwickl.-Gesch. **110**, 412 (1940). — Über verschlußfähige Arterien in der menschlichen Lunge. Anat. Anz. **89**, 216 (1940). — Die menschliche Lunge und ihre Gefäße, ihr Bau unter besonderer Berücksichtigung der Funktion. Ergebn. Anat. Entwickl.-Gesch. **34**, 143 (1952). — HEAD, H., u. J. SHERREN:

Injury to the peripheral nerves in man: Changes in the nails associated with nerve injuries. Brain **28**, 263 (1908). — HECHT, A. F.: Experimentell-klinische Untersuchungen über Hautblutungen im Kindesalter. Jb. Kinderheilk. **65**, Erg.-H., 113 (1907). — HECHT, H., A. NEUMAYR and B. THURNHER: Die indirekte Wirkung einer Röntgenbestrahlung der Hypophysen-Zwischenhirnregion auf die Permeabilität der Kapillaren des Menschen. Strahlentherapie **91**, 261 (1953). — HECTOR, A.: Valeur et signification des tracés oscillographiques dans l'exploration des artères. Étude expérimentale. Arch. Mal. Coeur **46**, 1095—1108 (1953). — HEGGLIN, R.: Rauchervergiftungen. Schweiz. med. Wschr. **86**, 1401 (1956). — HEIDELMANN, G.: Die klinische Prüfung der akralen Arteriolenfunktion. Z. Kreisl.-Forsch. **41**, 611 (1952). — Die Bedeutung der individuellen Kälteempfindlichkeit für die Krankheitsbereitschaft. Z. ges. inn. Med. **8**, 1016 (1953). — Sudecksyndrom als Folge obliterierender Angiopathien. 64. Tagg Dtsch. Ges. Inn. Med. 14. 4.—17. 4. 1958. — HEIDELMANN, G., H. ENGER and H. KROSCH: Überdruckplethysmographie am menschlichen Finger. I. Mitt. Problemstellung und Methodik. Z. Kreisl.-Forsch. **43**, 234 (1954). — HEIDELMANN, G., H. PETZOLD u. B. TASCHEN: Untersuchungen über die Nicotin- und Alkoholwirkung auf die acrale Arteriolenfunktion. Dtsch. Arch. klin. Med. **199**, 431 (1952). — HEIDELMANN, G., u. H. H. SCHMIDT: Vergleichende Untersuchungen über die Hautgefäßreaktionen am Stamm und an den Acren des Menschen unter pathophysiologischen Bedingungen. Z. klin. Med. **154**, 405 (1957). — HEIDELMANN, G., u. H. ZUR HORST-MEYER: Hypophyse und acrale Durchblutung. Z. klin. Med. **149**, 461 (1952). — HEIDENHAIN, R.: Beiträge zur Histologie und Physiologie der Dünndarmschleimhaut. Pflügers Arch. **43**, Suppl.-Heft, 15 (1888). — Versuche und Fragen zur Lymphbildung. Pflügers Arch. ges. Physiol. **49**, 209 (1891). — HEIKINHEIMO, R.: Capillary resistance in rheumatoid arthritis. Ann. Med. intern. Fenn. **42**, 15 (1953). — HEILMEYER, L., u. G. RIEMSCHNEIDER: Gleichzeitige Bestimmung von Blutmenge, Blutströmungsgeschwindigkeit und Durchmischungsgeschwindigkeit bei Blut- und Kreislaufkranken. Verh. dtsch. Ges. inn. Med. **42**, 232 (1930). — HEIMBECKER, R., V. THOMAS and A. BLALOCK: Experimental reversal of capillary blood flow. Circulation **4**, 116 (1951). — HEIMBERGER, H.: Über die Contractilität der kleinsten Venen. Z. ges. exp. Med. **48**, 179 (1925). — HEIMBERGER, H.: Beiträge zur Physiologie der menschlichen Capillaren. VI. Mitt. Gefäßnerven, sensorische Nerven und kleinste Gefäße. Z. ges. exp. Med. **73**, 488 (1930). — Mikrokapillarpuls und arteriovenöse Verbindungen. Z. Kreisl.-Forsch. **22**, 313 (1930). — HEIN, B.: Beziehungen zwischen Dermographia rubra und peripherer Durchblutung. Inaug.-Diss. Würzburg 1937. — HEIN, H.: Die Capillarresistenzverminderung bei Hypertension und der Versuch einer Behandlung mit Rutin. Klin. Wschr. **26**, 466 (1948). — HEINICKE, H.: Akrale Hautwiderstandsmessung bei Angioorganopathie der unteren Extremitäten. Verh. dtsch. Ges. Kreisl.-Forsch. **22**, 345 (1956). — Akrale Hautwiderstandsmessung bei Angioorganopathie der unteren Extremitäten. Inaug.-Diss. Halle 1956. — Verh. dtsch. Ges. Kreisl.-Forsch. **22**, 345 (1956). — HEINICKE, H. u. G. HEIDELMANN: Akrale Hautwiderstandsmessungen zur Erkennung trophischer Störungen bei Angioorganopathien. Z. Kreisl.-Forsch. **46**, 527 (1957). — HEINTZ, R., G. POLLMANN u. G. HANSTEIN: Über die nichteitrige Panarteriitis bei Ratten unter unspezifischer Reizbehandlung. Z. ges. exp. Med. **126**, 45 (1955). — HELMSWORTH, J. A., J. MCGUIRE and B. FELSON: Arteriography of the aorta and its branches by means of the polythylene catheter. Amer. J. Roentgenol. **64**, 196 (1950). — HENDERSON, Y.: The relation of venous pressure to cardiac efficiency. Amer. J. Physiol. **31**, 352 (1913). — The volume of the circulation and its regulation by the venopressor mechanism. J. Amer. Med. Ass. **97**, 1265 (1931). — Adventures in respiration. Übersetzt von O. KLIMMER. Leipzig 1941. — HENDERSON, Y., and H. W. HAGGARD: The circulation and its measurement. Amer. J. Physiol. **73**, 193 (1925). — HENDERSON, Y., and S. C. HARVEY: VIII. The venopressor mechanism. Amer. J. Physiol. **46**, 533 (1918). — HENRY, J. P., and O. H. GAUER: The influence of temperature upon venous pressure in the foot. J. clin. Invest. **29**, 855 (1950). — HENRY, J., J. GOODMAN, J. MEEHAN and R. FRANKEL: Capillary permeability in relation to acute anoxia and to venous oxygen saturation. J. clin. Invest. **26**, 1119 (1947). — HENSEL, H.: Ein Strömungscalorimeter für beliebige Körperstellen. Z. ges. exp. Med. **117**, 587 (1951). — Ein neues Verfahren zur peripheren Durchblutungsregistrierung an beliebigen Körperstellen. Z. Kreisl.-Forsch. **41**, 251 bis 261 (1952). — Physiologie der Thermoreception. Ergebn. Physiol. **47**, 166 (1952).—Fortlaufende Wärmeleitfähigkeits- und Durchblutungsmessung im Gewebe mit einer Differential-Calorimetersonde. Dtsch. Physiologentagg Homburg/Saar 1953. Ber. ges. Physiol. **162**, 360 (1953/54). — Recording of muscle blood flow with thermo-electric needle recorders. J. Physiol. (Lond.) **124**, 56 P (1954). — Über die Steuerung der peripheren Durchblutung. Arch. phys. Ther. (Lpz.) **7**, 60 (1955). — Untersuchungsmethoden des Muskelkreislaufs am Menschen. Comp. Rend. IIe Congr. Internat. d'Angéiologie, Fribourg 1955, p. 539.— Kritische Betrachtungen zur Messung der Hautdurchblutung mit thermischen Methoden. Klin. Wschr. **34**, 1273 (1956). — Fortlaufende Bestimmung der Hautdurchblutung am Menschen mit einem neuen Wärmeleitmesser. Naturwiss. **43**, 477 (1956). — HENSEL, H., u. F. BENDER: Fortlaufende Bestimmung der Hautdurchblutung am Menschen mit einem elektrischen

Wärmeleitmesser. Pflügers Arch. ges. Physiol. **263**, 603 (1956). — HENSEL, H., u. K. D. BOCK: Pflügers Arch. ges. Physiol. **260**, 361 (1955). — HENSEL, L., u. R. GROMOTKA: Über eine unblutige kalorimetrische Methode zur fortlaufenden Bestimmung der entero-portalen Durchblutung. Dtsch. med. Wschr. **82**, 1826 (1957). — HENSEL, H., u. J. RUEF: Fortlaufende Registrierung der Muskeldurchblutung am Menschen mit einer Calorimetersonde. Pflügers Arch. ges. Physiol. **259**, 267 (1954). — HENSEL, H., J. RUEF u. K. GOLENHOFEN: Die Muskel- und Hautdurchblutung des Menschen bei Einwirkung vasoaktiver Substanzen. Z. Kreisl.- Forsch. **43**, 756 (1954). — HERING, A. E.: Der Blutdruck regelt vermittelst der Blutdruckzügler (die Aortennerven und die Sinusnerven) den Tonus des Parasympathicus. Dtsch. med. Wschr. **57**, 528 (1931). — HERING, ED.: Tiedemann-Treviranus. Z. Physiol. **3**, 85 (1829). — HIEROLD, L.: Das Verhalten der Kapillarpermeabilität unter der Geburt und post partum. Z. Geburtsh. Gynäk. **134**, 241 (1951). — HERRMANNSDORFER, A.: Anlage und äußere Krankheitsursachen. Med. Klin. **50**, 477 (1955). — HERRNRING, G., u. H. KÜCHMEISTER: H-Ionenkonzentration und Capillarpermeabilität bei der Dekompensation des Herzens. Klin. Wschr. **28**, 269 (1950). — HERRNRING, G., H. KÜCHMEISTER and R. PIRTKIEN: Eine neue Methode der Capillarphotographie. Klin. Wschr. **30**, 897 (1952). — HERTZMAN, A. B.: Photoelectric plethysmography of nasal septum in man. Proc. Soc. exp. Biol. (N. Y.) **37**, 290, 529 (1937). — The blood supply of various skin areas as estimated by the photoelectric plethysmograph. Amer. J. Physiol. **124**, 328 (1938). — HERTZMAN, A. B., and J. B. DILLON: Selective vascular reaction patterns in the nasal septum and skin of the extremities and head. Amer. J. Physiol. **127**, 671 (1939). — Photoelectric plethysmography of animal tissues. J. Lab. clin. Med. **25**, 295 (1939). — Distinction between arterial, venous and flow components in photoelectric plethysmography in man. Amer. J. Physiol. **130**, 177 (1940). — HERTZMAN, A. B., W. C. RANDALL and K. E. JOCHIM: Relations between cutaneous blood flow and blood content in the finger pad, forearm and forehead. Amer. J. Physiol. **150**, 122 (1947). — HERZ: Zit. nach BEUTTENMÜLLER, Berl. klin. Wschr. **1908**, 1001. — HERZOG, F.: Funktionsprüfung der Arteriolen bei Polyarthritis chronica. Z. Kreisl.-Forsch. **34**, 205 (1942). — HESS, A. F., and M. FISH: Infantile scurvy; the blood, the blood-vessels and the diet. Amer. J. Dis. Child **8**, 386 (1914). — HESS, H.: Eine Methode zur Messung des Bluteinstroms in die Extremitäten. Klin. Wschr. **1954**, 175—177. — Über die Wirkung vasodilatierender Maßnahmen auf den Bluteinstrom in die untere Extremität bei obliterierenden Gefäßerkrankungen. Z. klin. Med. **153**, 35 (1955). — Klinische Erfahrungen mit der Venenstauungsplethysmographie. Compt. Rend. du IIe Internat. Congr. d'Angéiologie, Fribourg, 1956, p. 207. — HESS, H., u. KÖNIGSTEIN: Über Neurosen der Hautgefäße. Wien. klin. Wschr. **1911**, 1400. — HESS, H., u. L. SCHLICHT: Die Arteriopneumographie. In H. HESS, Die obliterierenden Gefäßerkrankungen, S. 223. München u. Berlin: Urban & Schwarzenberg 1959. — HESS, W. R.: Die Regulierung des peripheren Blutkreislaufs. Ergebn. inn. Med. Kinderheilk. **23**, 1 (1923). — Die Regulierung des Blutkreislaufes. Leipzig 1930. — Aussprachen zum Vortrag 14: Arteriovenöse Nebenschlüsse von M. CLARA, dieselbe Z. **11**, 226 (1938). Verh. dtsch. Ges. Kreisl.- Forsch. **11**, 253 (1938). — HETT: Zur feineren Innervation der arterio-venösen Anastomosen in der Fingerbeere des Menschen. Z. Zellforsch. **33**, 151 (1943). — HEUBNER, W.: Über Vergiftung der Blutcapillaren. Naunyn-Schmiedeberg's Arch. exp. Path. Pharmak. **56**, 370 (1907). — HEUPKE, W., and H. FISCHER: Der hydrodynamische Druck in den Kapillaren der Beine. Ein Beitrag zur Entstehung der kardialen Ödeme. Z. Kreisl.-Forsch. **40**, 656 (1951). — HEUSINGER: Merkwürdiger Hautaffekt. Virchows Arch. path. Anat. **39**, 337 (1867). — HEWLETT, A. W., and J. G. VAN ZWALUWENBURG: The rate of blood flow in the arm. Heart **1**, 87 (1909). — Method for estimating the flow blood in the arm. Arch. intern. Med. **3**, 254 (1909). — HICKAM, J. B., R. P. MCCULLOCH and R. J. REEVES: Normal and impaired function of the leg veins. Amer. Heart J. **37**, 1017 (1949). — HIESTAND, R. F., and R. L. MORRIS: Note on the transmission of aortic systolic murmurs on the abdominal aorta. Amer. Heart J. **8**, 249 (1932). — HILDEBRANDT u. HANKE: Zur Bewertung der Oszillographie nach Gesenius und Keller. Ärztl. Wschr. **9**, 970 (1954). — HILDEBRANDT, SCHOLZ u. WIETING: Sammlung von stereoskopischen Röntgenbildern: Das Arteriensystem des Menschen. Wiesbaden: J. F. Bergmann 1904. — HILDEBRANDT, G.: Arch. phys. Ther. (Lpz.) **4**, 385 (1952). — HILDEBRANDT, G., u. O. HANKE: Über spontane Erkrankungen des oszillometrischen Quotienten (GROSS). Ein Beitrag zur funktionellen Asymmetrie der Extremitätendurchblutung. Z. Kreisl.-Forsch. **44**, 89 (1955). — Über die Sicherheit des oscillographischen Befundes bei peripheren Durchblutungsstörungen. Arch. phys. Ther. (Lpz.) **7**, 150 (1955). — HILL und MCQUEEN: Measurement of the capillary pressure in man. J. Physiol. (Lond.) **54**, 133 (1921). HILL, L., and J. M. MCQUEEN: The measurement of capillary blood-pressure in man. Brit. J. exp. Path. **2**, 1 (1921). — HILLER, E.: Klinische und oszillographische Untersuchungen über die Wirksamkeit eines neuen wasserlöslichen Theophyllinderivates (DHT). Dtsch. med. Wschr. **1953**, 17—19. — HILSCHER: Die Phlebographie der tiefen Beckenvenen einschließlich der V. cava inferior. (Ein Erfahrungsbericht.) Fortschr. Röntgenstr. verein. mit Röntgenpraxis **82**, 741 (1955). — HINES, L. E., J. CATLIN and D. L. KESSLER: Tests for so-called capillary fragility of the skin and the significance of positive tests in vascular disease. Amer. J. Med. **15**, 175 (1953). — HINTZE, A.: Die Füllungszustände der Blutcapillaren und die auf sie einwirkenden Ursachen. Langenbecks Arch. klin. Chir. **118**, 361 (1921). — Die Verteilung des Gefäßinhaltes beim überlebenden menschlichen Organismus und beim Versuchstier unter verschiedenen physikalischen und chemischen Bedingungen. Virchows Arch. path. Anat. **281**, 526, 613 (1931). — HIRSCHHEYDT, B. v.: Abweichungen des Hautleitwertes bei peripheren Gewebsschäden. Langenbecks Arch. klin. Chir. **275**, 205 (1953). — HOCHREIN, M., u. B. SINGER: Untersuchungen über den Bau der Venenwand. Naunyn-Schmiedeberg's Arch. exp. Path. Pharmak. **125**, 301 (1927). — HÖFER, R., A. NEUMAYR, O. PARZER u. H. VETTER: Die Bestimmung der Leberdurchblutung beim Menschen. Klin. Wschr. **1955**, 792. — HÖJENSGÅRD: Phlebography in chronic venous insufficiency of the lower extremity. Acta radiol. (Stockh.) **32**, 375 (1949). — HOFF, F.: Über Dermographia elevata. Z. ges. exp. Med. **57**, 253 (1927). — Vegetatives Nervensystem und Haut. In L. R. MÜLLER, Lebensnerven und Lebenstriebe, S. 700. Berlin: Springer 1931. — Klinische Studien über dermographische Erscheinungen. Dtsch. Z. Nervenheilk. **133**, 98 (1933). — HOHMANN, H. G., R. K. ZAHN u. H. LANGENDORF: Photo-elektrisches Meßverfahren zur Bestimmung einer Maßzahl für die Gefäßbreite einzelner Capillaren und deren Durchströmung mit Erythrocyten im intakten Tier. Z. ges. exp. Med. **120**, 509—525 (1953). — HOLLDACK, K.: Lehrbuch der Auskultation und Perkussion. Stuttgart: Georg Thieme 1955. — HOLLDACK, K., u. E. KUHN: Gefäßgeräusche und periphere Durchblutung. Die Bedeutung der Gefäßgeräusche in der Aorta abdominalis und den Iliacae für die Diagnose der peripheren Durchblutungsstörungen. Dtsch. med. Wschr. **1953**, 842—844. — HOLLE, F.: Der Syncardontest, eine klinische Methode zur Funktionsprüfung der Gefäße bei peripheren Durchblutungsstörungen sowie zur Verfeinerung der Indikation für die Grenzstrangresektion. Ärztl. Wschr. **1951**, 535—538. — HOLMGREEN-LYTTKENS: Étude sur la fragilité vasculaire. Acta med. scand. **80**, 575 (1933). — HOLTZ, P.: Wirkstoffe des vegetativen Nervensystems. Klin. Wschr. **31**, 578 (1953). — HOLZAPFEL, M.: Untersuchungen über die wirksame Substanz bei dermographischen Erscheinungen. Z. ges. exp. Med. **72**, 269 (1930). — HOLZER, W., K. POLZER u. A. MARKO: Rheocardiographie. Wien 1945. — HOLZLÖHNER, E.: Aussprachen zum Vortrag 14: Arteriovenöse Nebenschlüsse von M. CLARA, dieselbe Z. **11**, 226 (1938). Verh. dtsch. Ges. Kreisl.-Forsch. **11**, 254 (1938). — HOMANS: Phlegmasia alba dolens and the relation of the Lymphatics to thrombophlebitis. Amer. Heart J. **7**, 415 (1932). — HOOBLER, MALTON, BALLANTINE, COHEN, NELIGH, PEET and LYONS: Studies on vasomotor tone. I. The effect of the tetraethylammonium ion on the peripheral blood flow of normal subjects. J. clin. Invest. **28**, 638 (1949). — HOOKER, D. R.: The functional activity of capilliares and venules. Physiol. Rev. **1**, 112 (1921). — HORIUCHI, K.: Beiträge zur Frage der Venodilatatoren. Pflügers Arch. ges. Physiol. **206**, 473 (1924). — HORST, A.: Über das Wesen des Pulses. Schweiz. med. Wschr. **1949**, 219—221. — HORST, W.: Neue Ergebnisse der Anwendung von J^{131} in Diagnostik und Therapie von Schilddrüsenerkrankungen. Strahlentherapie **94**, 169 (1954). — HORST, W., E. FISCHER, G. HANKEN und T. O. LINDENSCHMIDT: Resultate der Gewebsclearancebestimmung am Menschen mit J^{131} markiertem Jodid (Elektrolytclearance) und J^{131} markiertem Albumin (Proteinclearance). In BARTELHEIMER u. KÜCHMEISTER, Kapillaren und Interstitium, S. 199. Stuttgart: Georg Thieme 1955. — HORTON, B. T.: Hemihypertrophy of extremities associated with congenital arteriovenous fistula. J. Amer. med. Ass. **98**, 373 (1932). — HORTOPANU: The forms of gangrene exanthematic typhus. Rev. Stiintelor Med. Buckarest 1947. Zit. nach Trop. Diss. Bull. **45**, 166 (1948). — HORVAT, A.: Arteriographie und Phlebographie unterer Extremitäten mittels eines Serien-Angiographen. Compt. Rend. du IIe Congr. Internat. d'Angéiologie, Fribourg/Suisse, Sept. 1955. Editions universitaires, Fribourg 1956, p. 516. — HOWARTH, J. C., and J. G. KLOTZ: The diagnostic value of carotid arteriography, a preliminary report. Cleveland Clin. Quart. **18**, 179 (1951). — HOYER, H.: Über die unmittelbare Verbindung zwischen Arterien und Venen. Tagebl. der Naturforscher-Verslg zu Leipzig, 1872, S. 149. — Über unmittelbare Verbindungen zwischen Arterien und Venen. Denkschr. der Warschauer Ärztl. Ges. 1873, S. 51 [Polnisch]. — Über den unmittelbaren Übergang von Arterien in Venen und über eine geeignete Corrosionsmasse. Tagebl. der Naturforscher-Verslg zu Breslau, 1874, S. 207. — Über unmittelbare Anastomosen zwischen Arterien und Venen. Arb. med. Fak. Warschau **3**, 113 (1876) [Russisch]. — Über unmittelbare Einmündung kleinster Arterien in Gefäßäste venösen Charakters. Arch. mikr. Anat. **13**, 603 (1877). — HOYOS, M J. et C. GOMEZ DEL CAMPO: Angiographie de l'aorte thoracique par ponction directe. Arch. Mal. Coeur **43**, 996 (1950). — Cardiologia (Basel) **18**, 156 (1951). — HUBBARD, J. P., W. N. PRESTON and R. A. ROSS: Velocity of blood flow in infants and young children, determined by radioactive sodium. J. clin. Invest. **21**, 613 (1942). — HUBER, P.: Starkstromverletzung und Gefäßsystem. Wien. klin. Wschr. **49**, 771 (1936). — Die Bedeutung des Zirkulationssystems für den Verlauf von Starkstromunfällen. Mitt. Grenzgeb. Med. Chir. **44**, 234 (1936). — HUDACK, S. S., and P. D. MCMASTER: The gradient of permeability of the skin vessels as influenced by heat, cold and light. J. exp.

Med. **55**, 431 (1932). — The lymphatic participation in human cutaneous phenomena. J. exp. Med. **57**, 751 (1933). — HÜBNER: Nordwestdtsch. Kongr. Inn. Med., Göttingen, 1949. Zit. nach KÜCHMEISTER 1952. — HUECK: Über die Neubildung des Grundhäutchens in den Blutcapillaren. Virchows Arch. path. Anat. **296**, 416 (1936). — HUFF, ST. E., and H. L. TAYLOR: Observations on peripheral circulation in psoriasis. Arch. Derm. Syph. (Chicago) **58**, 385 (1953). — HUMBLE, J. G.: Mechanism of petechial hemorrhage formation. Blood **4**, 69 (1949). — HUNT: The Raynaud phenomena: a critical review. Quart. J. Med. **5**, 399 (1936). — HUNT, R.: Vasodilator reactions. Amer. J. Physiol. **45**, 197, 231 (1918). — HÜRLIMANN, A., u. K. BUCHER: Die Wirkung von Adrenalin auf arterio-venöse Anastomosen verschiedener Kaliber. Helv. physiol. pharmacol. Acta **8**, 331 (1950).

IBRAHIM, J.: Neurosen und Psychoneurosen des Kindesalters. In E. FEER, Lehrbuch der Kinderheilkunde, S. 507. Jena 1944. — ILLIG, L.: Die Kreislaufmikroskopie am Mesenterium und Pankreas des lebenden Kaninchens. Z. ges. exp. Med. **126**, 249 (1955). — Capillar-,,Contractilität", Capillar-,,Sphincter" und ,,Zentralkanäle" (,,A.-V.-Bridges"). Ein tierexperimenteller Beitrag zur motorischen Funktion und zum Aufbau des Capillarbettes. Klin. Wschr. **35**, 7 (1957). — ILLIG, L., u. H. W. WEBER: Zur Entstehung, Benennung und Einteilung der örtlichen Kreislaufstörungen. Ein gemeinsamer Diskussions-Beitrag. Klin. Wschr. **36**, 183 (1958). — INALLY, CAMPBELL, ROBERTSON and DOUGLAS: The clearance of radiosodium from the subcutaneous tissues of the leg. Clin. Sci. **11**, 183 (1952). — INGEGNO, A. P., and B. F. MERRILL: Red goggle examination of superficial venous collaterals. A simple clinical substitute for the infrared photograph. Gastroenterology **15**, 670 (1950). — IPSEN, J.: Les artères et l'anesthésie. Acta chir. scand. **65**, 487 (1929). — Hauttemperaturen. Kopenhagen u. Leipzig 1936. — ISSEKUTZ jr., B., I. LICHTNECKERT, Z. GÁSPÁR-NÉMETH and G. HETÉNYI jr.: Tissue metabolism and peripheral circulation. II. Effect of iodoacetic acid on peripheral circulation. Arch. int. Physiol. **59**, 116 (1951). — ISSEKUTZ jr., B., I. LICHTNECKERT Z. GÁSPÁR-NÉMETH, G. HETÉNYI jr., A. DIOSY, and G. PALKO: Tissue metabolism and peripheral circulation. IV. Factors affecting local vascular responses. Arch. int. Physiol. **59**, 191 (1951). — ISSEKUTZ jr., B., I. LICHTNECKERT, G. HETÉNYI jr., Z. GÁSPÁR-NÉMETH and A. DIOSY: Tissue metabolism and peripheral circulation. III. Effect of fluoroacetic acid on the metabolism and circulation of muscles ,,in vivo". Arch. int. Physiol. **51**, 116 (1951). — IVINS, J. C., and J. M. JANES: Technic of arteriography. In ALLEN, BARKER and HINES, Peripheral vascular diseases, p. 38. Philadelphia and London: W. B. Saunders Company 1955. — IWANOW: Die Lymphgefäße der Wände der Blutgefäße. Z. Anat. Entwickl.-Gesch. **99**, 669 (1933).

JABONERO, V.: Innervation efférente des vaisseaux sanguins. Cardiologia (Basel) **19**, 209 (1951). — JACOBJ, W.: Beobachtungen am peripheren Gefäßapparat unter lokaler Beeinflussung desselben durch pharmakologische Agentien. Naunyn-Schmiedeberg's Arch. exp. Path. Pharmak. **86**, 49 (1920). — Pharmakologische Wirkungen am peripheren Gefäßapparat und ihre Beeinflussung auf Grund einer spezifischen Veränderung der Permeabilität der Zellmembranen durch Hydroxylionen. Naunyn-Schmiedebergs Arch. exp. Path. Pharmak. **88**, 333 (1921). — JACQUET, M.: Piézographie, électro-phonocardiographie combinées et exploration analytique de l'état régional des artères. Part I. Technique et morphologie. Arch. Mal. Coeur **43**, 247 (1950). — Piézographie, électro-phonocardiographie combinées et exploration analytique de l'état régional des artères. II. Caractéristiques artérielles régionales calculées d'après nos courbes et conséquences. Arch. Mal. Coeur **43**, 343 (1950). — Artérioplethysmographie et artériopiezographie. Angéiologie **3**, 11 (1951). — JADASSOHN: Demonst. Urtic. pigm. Verh. der Dtsch. Derm. Ges., IV. Kongr. 1894, S. 380. — JÄGER, E.: Zur pathologischen Anatomie der Thrombangiitis obliterans bei juveniler Extremitätengangrän. I. u. II. Mitt. Virchows Arch. path. Anat. **284**, 526 (1932). — JALILI, M. A.: Continuous venous hum and thrill in cirrhosis of the liver. J. Fac. Med. Iraq. **16**, 50 (1952). — JAMIN u. MERCKEL: Stereoskopische Röntgenbilder des Herzens. Jena: Gustav Fischer 1907. — JAMIN, FR.: Allgemeine Diagnostik der Nervenkrankheiten. In P. KRAUSE, Lehrbuch der klinischen Diagnostik innerer Krankheiten, S. 513, 1924. — JANES, J. M.: Arteriography. Amer. Practit. **2**, 569 (1951). — JANKER u. FRIEDMAN: Serien-Leuchtschirmaufnahmen unter Schirmkontrolle als Methode der Funktionsuntersuchung peripherer Gefäße. Fortschr. Röntgenstr. **83**, 342 (1955). — JANKOFSKY, G.: Vasomotorische Reizphänomene. Inaug.-Diss. Breslau 1887/88. — JANTSCH, H.: Die Rheosphygmographie. Ein neues Verfahren zur Diagnostik peripherer Gefäßerkrankungen. Wien. med. Wschr. **1950**, 478. — JARISCH, A.: Hautkrankheiten. In NOTHNAGEL, Spezielle Pathologie und Therapie, Bd. 24, S. 161, 180, 235 (1900). — JARLØV, N.: Peripheral vascular reactions during smoking tobacco. Acta med. scand. **138**, Suppl. 239, 337—341 (1950). — JAYLE, G. E., J. PIERRON et G. BLET: Une technique nouvelle d'exploration de la circulation périphérique avec enregistrement photographique. Presse méd. **64**, 770 (1956). — JELLINEK, S.: Histologische Veränderungen im menschlichen und tierischen Nervensystem teils als Blitz-, teils als elektrische Starkstromwirkung. Virchows Arch. path. Anat. **170**, 56 (1902). — Studien über die Wirkung elektrischer Starkströme auf die einzelnen Organsysteme im Tierkörper. Pflügers Arch. ges. Physiol. 124, 271 (1908). — Klinik und Histopathologie der elektrischen Verletzung. Dtsch. med. Wschr. 1932, 1677. — JENNY: Über die Venographie an der unteren Extremität. Klinische Bedeutung und Technik. Schweiz. med. Wschr. 77, 1195 (1947). — JENNY, F.: Der elektrische Unfall. Bern: H. Huber 1945. — Über Blutgefäßschädigungen nach elektrischen Unfällen. Praxis 35, 126 (1946). — JENSEN, H. P.: Die cerebrale Seriographie mit dem Gerät nach BUCHTALA. Ärztl. Wschr. 9, 468 (1954). — JEPSEN, G.: Untersuchungen über die Beeinflussung des Capillardrucks durch die Präparate Tactocut, Ichthyol, Leukichthyol, Plesiocid, Neo-Plesiol und Praecutan. Inaug.-Diss. Hamburg 1951. — JEPSEN, R. P.: The effects of vascular occlusion and local cooling on finger skin blood flow. Clin. Sci. 13, 259 (1954). — JERSILD, T.: Therapeutic effect of vitamin P in Schönlein-Henoch purpura. Lancet 1938 I, 1445. — JERSILD, T., u. A. ELMBY: Vergleichende Untersuchungen über Methoden zur Bestimmung der Capillarresistenz. Klin. Wschr. 17, 1359 (1938). — JÖNSSON, G.: Thoracic aortography by means of a cannular inserted percutaneously into the common carotid artery. Acta radiol. (Stockh.) 31, 376 (1949). — JOHNSON, C. A.: Studies in peripheral vascular phenomena. I. A new device for the study of peripheral vascular phenomena in health and disease. Surg. Gynec. Obstet. 55, 731 (1932). — JOHNSON, R. L., E. D. FREIS and H. W. SCHNAPER: Hemodynamic changes in the small vessels in man as analyzed by digital plethysmography. Angiology 2, 412 (1951). — JOHOW, R.: Die Bekämpfung der Kapillarschäden und der dadurch bedingten Blutungen bei der Behandlung der Thrombose mit Dicumarinen. Med. Klin. 40, 1288 (1949). — JONES, C., and R. E. STEINER: Investigation and treatment of arterial disturbances in the lower limbs. Brit. J. Surg. 36, 286 (1949). — JOSENHANS, G.: Über die Beeinflußbarkeit der reaktiven Hyperämie. Z. Kreisl.-Forsch. 45, 561 (1956). — JOSSIFOW, G. U.: Das Lymphgefäßsystem des Menschen. (Russisch; übersetzt von J. W. AVTOKRATOW.) Jena: Gustav Fischer 1909. — JUDMAIER, F.: Über den Hyperämie-Test als Diagnosticum bei Durchblutungsschäden, verursacht durch Frosteinwirkung. Berl. med. Z. 1950, 410—412. — Alte Frostschäden und ihre Gefäßveränderungen. Schweiz. med. Wschr. 80, 180 (1950). — Die reaktive Hyperämie bei morphologischen Gefäßveränderungen. Med. Klin. 47, 213 (1952). — JÜRGENS, R.: Über Beeinflussung der experimentellen Hypoprothrombinämie durch Vitamine. Zbl. Vit.-Forsch. 19, 342 (1948). — Hämorrhagische Diathesen. Schweiz. med. Wschr. 79, 817 (1949). — JUNG, F.: Eigenartige Erkrankung der Pulmonalarterie. Verh. dtsch. path. Ges. (36. Tagg) 278 (1953). — JUSTIN-BESANÇON, L., et P. MAURICE: La pression veineuse périphérique. Préface de C. Laubry. Paris: Masson & Cie. 1952.

KABISCH, G., u. M. KABISCH: Untersuchungen über Dermographie bei Hypertonie. Z. ges. exp. Med. 113, 689 (1944). — KADATZ, R.: Über die Wirkung neuer Adrenalinderivate auf die kleinsten oberflächlichen Hautgefäße des Menschen. Naunyn-Schmiedeberg's Arch. exp. Path. Pharmak. 207, 263 (1949). — KAHR, E.: Darstellung der Beckenvenen mittels transossärer Serienphlebographie. Fortschr. Röntgenstr. 78, 449 (1953). — KAINDL, F.: Diagnostik peripherer arterieller Durchblutungsstörungen. Wien. klin. Wschr. 1954, 533. — Rheographie peripherer Arterien. Eine neue Methode zur Beurteilung arterieller Gefäße. Arch. Kreisl.-Forsch. 20, 247 (1954). — KAINDL, F., E. MANNHEIMER u. B. THURNHER: Lymphangiographie und Lymphadenographie am Menschen. Fortschr. Röntgenstr. 89, 1 (1958). — KAINDL, F., u. J. PÄRTAN: Zur Veränderung der Hautgefäße und der subkutan gelegenen Arterien nach Unterkühlung bei Gefäßgesunden und Patienten mit Angiopathien. Wien. Z. inn. Med. 36, 485 (1955). — KAINDL, F., K. POLZER u. F. SCHUHFRIED: Mehrfach- und Differentialrheographie peripherer Arterien. 21. Tagg der Dtsch. Ges. für Kreislaufforsch. vom 15.—17. 4. 1955 in Bad Nauheim. — Rheographie. Eine Methode zur Beurteilung peripherer Gefäße. Darmstadt 1959. — KAINDL, F., J. SCHMID u. B. THURNHER: Venendruck und Phlebographie bei venösen Thrombosen. Med. Klin. 45, 1436 (1950). — KAPPERT, A.: Die Diagnostik der peripheren Durchblutungsstörungen mit Hilfe des Ruhe- und Arbeits-Oscillogramms. Oszillograph zur qualitativen und quantitativen Beurteilung der arteriellen Erkrankungen. Praxis 1952, 980—983. — Zur Diagnostik und Therapie der peripheren Durchblutungsstörungen. Schweiz. med. Wschr. 83, 629 (1953). — Klinische Plethysmographie. Cardiologia (Basel) 24, 353 (1954). — Plethysmographische Untersuchungen in der angiologischen Praxis. Praxis 1955, 894. — Plethysmographische Untersuchungen in der angiologischen Praxis. Compt. Rend. du II⁰ Congr. Internat. d'Angéiologie, Fribourg, 1956, p. 212. KASNER, E., and J. B. HERSH: The electronic oscillometer. Angiology 1, 391 (1950). — KATZ, L. N., E. LINDNER and H. LANDT: On the nature of the substance (s) producing pain in contracting skeletal muscle: Its bearing on the problem of angina pectoris and intermittent claudication. J. clin. Invest. 14, 807 (1935). — KAUFFMANN, F.: Über den Diureseversuch unter Hochlagerung der Beine und seine diagnostische Bedeutung. Berl. klin. Wschr. 42, 1246 (1921). — Krankh.-Forsch. 2, 372, 448; 3, 263 (1926). — Entzündung und Körperverfassung. Klin. Wschr. 7, 1309 (1928). — Einfluß des hydrostatischen Druckes auf die Blutbewegung, Anpassung der Gefäße. In Handbuch der normalen und pathologischen Physiologie (BETHE-BERGMANN-EMBDEN-ELLINGER), Bd. VII/2, S. 1414ff. Berlin: Springer 1927. —

Funktion der Venenklappen. (Einschließlich der Beziehungen der Venenklappen zur Entstehung der Varicen.) In Handbuch der normalen und pathologischen Physiologie (BETHE-BERGMANN-EMBDEN-ELLINGER), Bd. VII/2, S. 1440ff. Berlin: Springer 1927. — KAUFMANN, G., u. R. HEGGLIN: Verwendung des Ohr-Oxymeters zur Bestimmung des Herzminutenvolumens. Cardiologia (Basel) 28, 207 (1956). — KAUS, H.: Genese und diagnostischer Wert von unter Saugglocken entstandenen Hautblutungen. Z. ges. exp. Med. 124, 448 (1954). — KAUTZKY, R.: Zur normalen und pathologischen Physiologie des Kreislaufs. Pflügers Arch. ges. Physiol. 171, 386 (1918). — IV. Die arteriographische Diagnose intrakranialer Erkrankungen. Ergebn. inn. Med. Kinderheilk. N. F. 1, 99 (1949). — KAUTZKY, R., u. E. A. SCHRADER: Die Wiederherstellung der arteriellen Gefäßbahn als Therapie der Claudicatio intermittens. Dtsch. med. Wschr. 1953, 464. — KEGEREIS, R.: Calorimetric studies of the extremities. II. Experimental apparatus and procedures. J. clin. Invest. 3, 357 (1926). — KEINING: Durchblutungsstörungen und Hautorgan. Europ. Gespräch über Angiologie im Rahmen der Gesamtmedizin, Darmstadt, 1955. — KEINING, E., u. O. BRAUN-FALCO: Zur Klinik und Pathogenese des Skleromyxoedems. Acta derm. venereol. (Stockh.) 36, 37 (1956). — KEISER, G.: Statistische Untersuchungen über den Einfluß des Rauchens auf die Angina pectoris. Diss. Zürich 1954. — Cardiologia (Basel) 24, 285 (1954). — KEITH, J. D., and C. FORSYTH: Aortography in infants. Circulation 2, 907 (1950). — KELLER, C.: Konstrukteur in Firma Bosch & Speidel. Zit. nach RECKLINGHAUSEN 1940. — KERSCHNER, W.: Wien. Z. inn. Med. 31, 264 (1950). — KERSLAKE, D. McK.: The effect of the application of an arterial occlusion cuff to the wrist on the blood flow in the human forearm. J. Physiol. (Lond.) 108, 451 (1949). — KESTNER, O.: Die Pathologie und Physiologie des Seeklimas. In C. HAEBERLIN, Lehrbuch der Meereskunde. Berlin u. Wien 1935. — KETTNER, M. G., C. FERRERO und P. W. DUCHOSAL: Clinical investigation by the oscillogram of peripheral arteries. Amer. Heart J. 49, 485 (1955). — KETY, S. S.: Measurement of regional circulation by the local clearance of radioactive sodium. Amer. Heart J. 38, 321 (1949). — KETY, J. S., and C. F. SCHMIDT: Determination of cerebral blood flow in man by use of nitrous oxide in low concentrations. Amer. J. Physiol. 143, 53 (1945). — Nitrous oxide method for quantitative determination of cerebral blood flow in man; theory, produce and normal values. J. clin. Invest. 27, 476 (1948). — KEY, J. A.: Blood vessels of a gastric ulcer. Brit. med. J. 1950, 1464. — KILLMANN, S. A., S. GJÖRUP and J. H. THAYSEN: Fatal acute renal failure following intravenous pyelography in a patient with multiple myeloma. Acta med. scand. 158, 43 (1957). — KINMONTH, J. B.: Lymphangiography in man. Method of outlining lymphatic trunks at operation. Clin. Sci. 11, 13 (1952). — KINMONTH, J. B., G. W. TAYLOR, G. D. TRACY and J. D. MARSH: Primary lymphedema. Clinical and lymphangiographic studies of a series of 107 patients in which the lower limbs were affected. Brit. J. Surg. 45, 1 (1957). — KIRCHMAIR, H.: Die Blutstromregulationseinrichtungen im peripheren Kreislauf unter besonderer Berücksichtigung ihrer Bedeutung für die Klinik. Wien. klin. Wschr. 1953, 812—815. — KISCH, B.: Der ultramikroskopische Bau von Herz und Kapillaren. Darmstadt: Dr. Dietrich Steinkopff 1957. — KISSIN, M., J. I. STEIN and R. I. ADLEMAN: A two-step test of exercise tolerance in intermittent claudication. Angiology 1, 141 (1950). — KLAUS, D.: Über die Differenz der Blutdruckwerte an Arm und Bein. Z. ges. inn. Med. 8, 570 (1953). — KLEIN, K.: Gefäßerkrankungen und Begutachtung. Ärztl. Wschr. 1954, 111. — KLEINSASSER: Peripheral arteriography. Surgery 22, 930 (1947). — KLEINSORG u. SCHMIER: Künstliche Veränderungen der Drosselungstoleranz im Gefäßsystem des quergestreiften Muskels. Pflügers Arch. ges. Physiol. 254, 430, 441 (1952). — KLENSCH, H.: Einführung in die biologische Registriertechnik. Stuttgart 1954. — KLINGHARDT, G. W.: Zur Pathogenese des Muskelfibrillierens, des Muskelwogens und der Crampi. Dtsch. Z. Nervenheilk. 163, 416 (1950). — KLINGMÜLLER, M.: Capillarstudien. Zur Frage der Capillarperistaltik. Z. exper. Med. 46, 94 (1925). — Über Capillardruck. Capillarstudien. Z. ges. exp. Med. 47, 244 (1925). — KLINGMÜLLER, M., u. H. NEVERMANN: Capillarstudien. V. Mitteilung. Zur Capillarmorphologie des Scharlachs, der Nephritiden, der Hypertonie der genuinen Schrumpfniere. Z. ges. exp. Med. 66, 734 (1929). — KLOSTERMEYER, W.: Die arteriographische Diagnostik der peripheren arteriellen Durchblutungsstörungen. Fortschr. Röntgenstr. 66, 103 (1942). — Über arteriographische und pathologisch-anatomische Schlagaderveränderungen bei peripheren Durchblutungsstörungen. Neue med. Welt 1950, 948—950. — KLÜKEN, N.: Die Wirkung des Rauchens auf die Hauttemperatur und ihre Beeinflussung durch gefäßaktive Substanzen. Klin. Wschr. 1950, 96—98. — Zur Frage der Tagesrhythmik der Hauttemperaturen. Pflügers Arch. ges. Physiol. 260, 148 (1954). — Berufliche Zusammenhangsfragen bei peripheren Durchblutungsstörungen. Berufsdermatosen 2, 243, 303 (1954). — Die Bedeutung der Hautthermometrie bei der Beurteilung der peripheren Durchblutung. Ärztl. Wschr. 10, 356 (1955). — KNEBEL, R., u. E. WICK: Über den Einfluß der Atmung auf den zentralen Venendruck. Z. Kreisl.-Forsch. 47, 623 (1958). — KNESSE DE MELO, H., L. LOSSO, E. AZEVEDO, DE E. JESUS ZERBINI, V. SCHUBSKY y A. CAPUTO: Aortografia (desçricáo de técnica e apresentacao de resultados). Arch. bras. Cardiol. 5, 219 (1952). — KNISELY, M. H.: Annotated bibliography on sludged blood. Postgrad.

Med. 10, 15 (1951). — KNISELY, M. H., E. H. BLOCH, TH. S. ELIOT and L. WARNER: Blood: circulating methods and apparatus. In OTTO GLASSER, Medical Physics, vol. 2, p. 129. Chicago: Year Book Publ. 1950. — Sludged blood. Science 106, 431 (1947). — The fused quartz-rod method of illuminating living structures for microscopic study. In C. E. McCLUNG, Handbook of microscopic technique for workers in animal and plant tissues, edit. 3, Chapt. 8, p. 477. New York: Paul B. Hoeber 1950. — KNISELY, M. H., E. H. BLOCH and L. WARNER: Selective phagocytosis. I. Microscopic observations concerning the regulation of the blood flow through the liver and other organs and the mechanism and rate of phagocytic removal of particles from the blood. Kgl. danske Vidensk. Selsk. biol. Skr. 4, Nr 7 (1948). — KNISELY, N. H., W. M. SATTERWHITE jr. and J. M. WALLACE: An attempt to demonstrate pulmonary arteriovenous anastomoses in rabbits, cats and dogs, and discussion of literature pertaining to such shunts. Circulation 14, 960 (1956). — KNISELY, M. H., W. K. STRATMAN-THOMAS, T. S. ELIOT and E. H. BLOCH: Knowlesi malaria in monkeys. I. Microscopic pathological circulatory physiology of rhesus monkeys during acute plasmodium knowlesi malaria. J. nat. Malar. Soc. 4, 285 (1945). — KNOLL, H., u. W. WILBRANDT: Was bedeuten kurzfristige Änderungen der Capillarresistenz? Helv. med. Acta 16, 316 (1949). — KNOLL, H., W. WILBRANDT u. F. WYSS: Was bedeuten kurzfristige Capillarresistenz-Änderungen? Helv. med. Acta 16, 443 (1949). — KNUTSON, TAYLOR, ELLIS and WOOD: Studies on circulation time with the aid of the oximeter. Proc. Mayo Clin. 25, 405 (1950). — KOBRAK, E.: Studie über Tonus und Gefäßtonus, insbesondere seine Beziehungen zu Kreislauffragen. Z. ges. inn. Med. 4, 577 (1949). — KOCH u. NORDMANN: Mikroskopische Beobachtungen am Blutkreislaufe des Säugetieres mit gleichzeitiger Verzeichnung des Blutdruckes. Z. ges. exp. Med. 61, 505 (1928). — KOCH, E.: Die Stromgeschwindigkeit des Blutes. Ein Beitrag zur Arbeitsprüfung des Kreislaufes. Dtsch. Arch. klin. Med. 140, 39 (1922). — Die Selbststeuerung des Kreislaufs. Dresden 1933. — KÖHLMEYER, W.: Über glomusartige Tumoren im Bereiche des Ohres. Mschr. Ohrenheilk. 82, 158 (1948). — KÖLLIKER: Zit. nach FRANKLIN, J. Pharmacol. exp. Ther. 26, 215 (1926). — KÖLLING, E.: Kritik der Methoden zur Bestimmung der Kapillarresistenz. Mitt. I. Z. ärztl. Fortbild. S. 647 (1952). — Kritik der Landisschen Methode zur Bestimmung der Kapillarpermeabilität. Mitt. II. Z. ärztl. Fortbild. S. 681 (1952). — KÖNIG, F.: Inaug.-Diss. Kiel 1951. — KOEPPE, H.: Muskeln und Klappen in den Wurzeln der Pfortader. Arch. f. Physiol. Suppl. 168 (1890). — KOEPPEN, S., u. F. PANSE: Klinische Elektropathologie. I. Kritische Sammlung elektropathologischer Gutachten aus interner Sicht. II. Die Neurologie des elektrischen Unfalls und des Blitzschlags. Stuttgart: Georg Thieme 1955. — KOHL, H.: Die Einwirkung einzelner und kombinierter Aminosäuren auf die Kapillarfunktion. Dtsch. Z. Verdau.- u. Stoffwechselkr. 10, 246 (1950). — KOHLER, R., u. G. VON DER WETH: Die Wirkung der cervicalen Sympathektonie auf die Angina pectoris und die Ausfallserscheinungen nach diesem operativen Eingriff. Z. klin. Med. 99, 205 (1924). — KOHLRAUSCH, F.: Praktische Physik, Bd. I. Leipzig 1953. — KOLIN, A.: An electromagnetic flowmeter, principle of the method and its application to blood flow measurements. Proc. Soc. exp. Biol. (N.Y.) 35, 54 (1936). — KOLIN, A., J. L. WEISSBERG and L. GERBER: Electromagnetic flowmeter. Proc. Soc. exp. Biol. (N.Y.) 47, 314 (1941). — KOLLER, F.: Ärztl. Mh. berufl. Fortb. S. 381—400 (1946). — KONCZ, J.: Die Untersuchung peripherer Durchblutungsstörungen mittels thermoelektrischer Registrierung der Hauttemperatur und photoelektrischer Aufzeichnung der peripheren Volumenpulse. Langenbecks Arch. klin. Chir. 266, 555 (1950). — KONCZ, J., u. E. BÜCHERL: Tierexperimentelle Untersuchungen zur Kreislaufwirkung des synthetischen Antiocoagulans Thrombocid. Langenbecks Arch. klin. Chir. 271, 27 (1952). — KONDO, B., T. WINSOR, P. YAMAUNCHI, R. E. MORRISON and B. O. RAULSTON: Five-minute arterial occlusion technique for the determination of vascular insufficiency. Amer. Heart J. 39, 99 (1950). — KONRAD, R.: Untersuchungen über die Kapillarresistenz. (Eine neue Methode zur Bestimmung der Kapillarfragilität.) Z. Kreisl.-Forsch. 45, 734 (1956). — KORNER, P. I.: The normal human blood pressure during and after exercise, with some related observations on changes in the heart rate and the blood flow in the limbs. Aust. J. exp. Biol. med. Sci. 30, 375 (1952). — KOROTKOFF: Ber. mil.ärztl. Akad. St. Petersburg 5 (1905). Zit. nach STRAUB 1922. — KOSCHEWNIKOW, P. W.: Der blaue Dermographismus. Arch. Derm. Syph. (Berl.) 171, 238 (1935). — KRAEPELIN: Psychiatrie, 4. Kap.: Hysterie. Leipzig: Johann Ambrosius Barth 1915. — KRAHL, E., G. H. PRATT and L. M. ROUSSELOT: Arterial angiography in the diagnosis, prognosis and treatment of occlusive vascular disease. Bull. N.Y. Acad. Med. 30, 122 (1954). — KRAMÁR, J., V. W. MEYERS and D. J. PEETZ: Correlation between capillary resistance and circulating eosinophils. J. Lab. clin. Med. 43, 395 (1954). — KRAMÁR, J., V. W. MEYERS and M. SIMAY-KRAMÁR: Contribution to the physiology of capillary resistance in the human. J. Lab. clin. Med. 47, 423 (1956). — KRAMER, D. W.: Manual of peripheral vascular disorders. Philadelphia: Blakiston 1940. — KRAMER, D. W., and E. B. ABRAMSON: Fluorescein studies in peripheral vascular disorders. Amer. J. med. Sci. 214, 368 (1947). — KRAMER, K., u. W. QUENSEL: Untersuchungen über den Muskelstoffwechsel des Warmblüters. I. Mitt.

Der Verlauf der Muskeldurchblutung während der tetanischen Kontraktion. Pflügers Arch. ges. Physiol. **239**, 620 (1938). — KRAUSS, H.: Der Capillardruck. Samml. klin. Vortr. **13**, 315 (1914/18). — KRAUTWALD, A., u. D. KOLMAR: Zur Prüfung der reaktiven Hyperämie an den unteren Extremitäten. Z. klin. Med. **147**, 341 (1950). — KREFFT, FR.: Über Dermographismus. Inaug.-Diss. Leipzig 1897. — KREUZIGER, H., R. HEINECKER u. F. KEMPER: Über den Einfluß des Zigarettenrauchens auf den Kreislauf. Z. Kreisl.-Forsch. **44**, 879 (1955). — KRIEG, A.: Fluorescenzanalyse und Fluorochromie in Biologie und Medizin. Klin. Wschr. **31**, 350 (1954). — KRIEGER, H., J. P. STORAASLI, W. J. MACINTYRE, W. D. HOLDEN and H. L. FRIEDELL: The use of radioactive iodinated human serum albumin in evaluating the peripheral circulation. Trans. Amer. surg. Ass. **70**, 44 (1953). — KRIES, v.: Über den Druck in den Blutcapillaren der menschlichen Haut. Verh. Ges. Wiss. Berlin, math.-phys. Kl. **27** (1875). — KROEKER, E. J., and E. H. WOOD: Comparison of simultaneous ly recorded central and peripheral arterial pressure pulses during rest, exercise and tilted position in man. Circulat. Res. **3**, 623 (1955). — KROETZ, CH.: Die Koeffizienten des klinisch meßbaren Venendruckes. Dtsch. Arch. klin. Med. **139**, 325 (1922). — Örtliche periphere Durchblutungsstörungen. Ther. d. Gegenw. **76**, 341 (1935). — KROGH, A.: The regulation of the supply of blood to the right heart. Skand. Arch. Physiol. **27**, 227 (1912). — Anatomie und Physiologie der Kapillaren. Berlin: Springer 1928. — Anatomie und Physiologie der Kapillaren. Übersetzt von W. FELDBERG. Berlin 1924 u. 2. Aufl., Berlin 1929. — Reminiscences of work on capillary circulation; a lecture to the students in the Harvard Medical School, 1946. Isis (New Haven) **41**, 14 (1950). — KROGH, A., E. M. LANDIS and A. H. TURNER: The movement of fluid through the human capillary wall in relation to venous pressure and to the colloid osmotic pressure of the blood. J. clin. Invest. **11**, 63 (1932). — KROGH, A., and P. B. REHBERG: Kinematographic methods in the study of capillary circulation. Amer. J. Physiol. **68**, 153 (1924). — KROH: Frische Schußverletzungen des Gefäßapparates. Beitr. klin. Chir. **108**, 61 (1917). — KROMPECHER: Die funktionell bedingte Verschiedenheit der Intimabildungen. Zbl. allg. Path. path. Anat. **76**, 357 (1941). — KUCSKO, L.: Über eigentümliche Gefäßveränderungen in der Lunge („Anastomositis"). Wien. klin. Wschr. **61**, 1 (1949). — Über arteriovenöse Verbindungen in der menschlichen Lunge und ihre funktionelle Bedeutung. Frankfurt. Z. Path. **64**, 54 (1953). — KÜCHMEISTER, H.: Die Wirkung des Rutins auf die Capillarpermeabilität. I. Mitt. Klin. Wschr. **27**, 297 (1949). — Experimentelle Untersuchungen über die Beziehungen zwischen Capillarwand und Gewebe. Verh. dtsch. Ges. inn. Med. **55**, 640 (1949). — Die Pathogenese des Ödems. Med. Klin. **47**, Nr 21 (1952). — Die Kapillarpermeabilitäts- und -resistenzprüfung in der Diagnostik und therapeutischen Erfolgsbeurteilung innerer Erkrankungen. Arch. Kreisl.-Forsch. **18**, 395 (1952). — Die Bestimmung des Muskelinnendrucks zur besseren Erfassung der Adynamie im Rahmen der Nebennierenfunktionsdiagnostik. Acta endocr. (Kbh.) **13**, 177 (1953). — Die Klinik der Capillarfunktionen. Erg. inn. Med. Kinderheilk., N.F. **4**, 463 (1953). — Die Klinik des Muskelinnendruckes. Arch. Kreisl.-Forsch. **21**, 339 (1954). — Die Methoden der Kapillarpermeabilitätsprüfung und ihre klinische Anwendung. In BARTELHEIMER u. KÜCHMEISTER, Kapillaren und Interstitium, S. 125. Stuttgart: Georg Thieme 1955. — Klinische Funktionsdiagnostik. Stuttgart: Georg Thieme 1956. — KÜCHMEISTER, H., u. H. HARMS: Unveröffentlicht: Zit. nach BARTELHEIMER u. KÜCHMEISTER: Kapillaren und Interstitium. Stuttgart: Georg Thieme 1955. — KÜCHMEISTER, H., u. G. HERRNRING: Eine neue Apparatur zur Capillardruckmessung und ihre klinische Anwendung. Verh. dtsch. Ges. Kreisl.-Forsch. **16**, 240 (1950). — KÜCHMEISTER, H., J. MEINICKE u. H. W. MEYER: Der 24-Stundenrhythmus des Muskelinnendruckes und seine Beziehungen zum Wasserhaushalt. Z. ges. exp. Med. **118**, 296 (1952). — KÜCHMEISTER, H., u. H. PIEL: Über Messung der Lymphstromgeschwindigkeit nach intrakutanen Adrenalininjektionen. Ärztl. Forsch. **2**, 141 (1948). — KÜCHMEISTER, H., u. R. PIRTKIEN: Die Wirkungen der Nebennierenrindenhormone im Capillarbereich. Tagg Nordwestdtsch. Ges. Inn. Med., Hamburg 1953. Folia clin. int. (Barcelona) 1953. — Die Bedeutung der Nebennierenrindenfunktionen für den Kapillarbereich. Z. Kreisl.-Forsch. **43**, 39 (1954). — KÜCHMEISTER, H., u. W. SCHÄRFE: Das Capillarresistometer, ein Apparat zur Messung der Capillarresistenz, und seine klinische Anwendung. Dtsch. med. Wschr. **75**, 317 (1950). — KÜCHMEISTER, H., u. I. TAUBE: Kapillarpermeabilität bei Mangelernährung. Ärztl. Forsch. **1**, 278 (1947). — KÜGELGEN, A. v.: Über das Verhältnis von Ringmuskulatur und Innendruck in menschlichen großen Venen. Z. Zellforsch. **43**, 168 (1955). — KÜHN, G.: Vergleichende Kapillarresistenzbestimmungen in den verschiedenen Altersklassen. Z. Alternsforsch. **5**, 363 (1951). — KÜHN, R.: Vergleichende Messungen bei peripheren Durchblutungsstörungen und deren klinische Bedeutung. Z. ges. inn. Med. **9**, 91 (1954). — KÜHN, R. A.: Kritische Betrachtungen und Untersuchungen zur Analyse oszillographischer Untersuchungsbefunde. Z. Kreisl.-Forsch. **43**, 549 (1954). — KÜHNAU, J.: Steuerungsmechanismen für den Stoffaustausch durch die Kapillarwand. In BARTELHEIMER u. KÜCHMEISTER, Kapillaren und Interstitium, S. 99. Stuttgart: Georg Thieme 1955. — KÜHNS, K.: Die Hautthermometrie als Methode zur klinischen Prüfung vasoaktiver Substanzen. Untersuchung eines neuen vasodilatatorischen

Mittels (Präparat 7337 Ciba) sowie der Nicotinsäurepräparate Niconacid, Ronicol und Trafuril. Helv. med. Acta **17**, 215 (1950). — Külz, F., u. M. Schneider: Über neue gefäßerweiternde Sympathicomimetica. Klin. Wschr. **28**, 535 (1950). — Küttner, H. v., u. M. Baruch: Der traumatische segmentale Gefäßkrampf. Beitr. klin. Chir. **120**, 1 (1920). — Kunlin, J., C. Bitry-Boely et B. Volnie: Remarques sur l'aortographie. Rev. Chir. (Paris) **69**, 286 (1950). — Kvale, W. F., and E. V. Allen: The rate of the circulation in the arteries and veins of man. I. Studies of normal subjects and of those with occlusive arterial disease and hyperthyreoidism. Amer. Heart J. **18**, 519 (1939). — Kwiatkowski, H.: Observations on the relation of histamine to reactive hyperemia. J. Physiol. (Lond.) **100**, 147 (1941). Kylin, E.: Studien über das Verhalten des Capillardruckes im besonderen bei arteriellen Blutdrucksteigerungen. Zbl. inn. Med. **41**, 505 (1920). — Eine Modifikation meines Capillardruckmessers sowie Referat der Secherschen Nachuntersuchungen mit diesem Messer. Zbl. inn. Med. **42**, 785 (1921). — On clinical determination of capillary tension. Acta med. scand. **57**, 566 (1923).
  Laewen, A.: Untersuchungen über Durchblutung des Fußes bei Frontsoldaten usw. Dtsch. Mil.arzt **7**, 479 (1942). — Lagerlöf, H., Eliasch, L. Werkö and E. Berglund: Orthostatic changes of the pulmonary and peripheral circulation in man. A preliminary report. Scand. J. clin. Lab. Invest. **3**, 85 (1951). — Lambert, J., et Ch. Neven: Réponses vasculaires locales à l'ischémie momentanée d'un membre chez l'homme. Arch. int. Physiol. **58**, 287 (1950). — Landerer, A.: Die Gewebsspannung. Leipzig 1884. — Landerer, R.: Zur Frage des Capillardruckes. Z. klin. Med. **78**, 91 (1913). — Landis, E. M.: The capillary pressure in frog mesentery as determined by microinjection methods. Amer. J. Physiol. **75**, 548 (1925/26). — Micro-injection studies of capillary permeability. III. The effect of lack of oxygen on the permeability of the capillary wall to fluid and to the plasma proteins. Amer. J. Physiol. **83**, 528 (1927/28). — Microinjection studies of capillary blood pressure in human skin. Heart **15**, 209 (1930). — Landis, E. M., L. Jonas, M. Angevine, and W. Erb: The passage of fluid and protein through the human capillary wall during venous congestion. J. clin. Invest. **11**, 717 (1932). — Landis, H. R. M., and J. Kaufman: The occurence of venous hums in children. Arch. Pediat. **29**, 88 (1912). — Landowne, M., and L. N. Katz: A critique of the plethysmographic method of measuring blood flow in the extremities of man. Amer. Heart J. **23**, 644 (1942). — Landowne, M., and W. S. Thompson jr.: Failure of antihistaminic drugs to reduce reactive hyperemia in man. Proc. Soc. exp. Biol. (N. Y.) **69**, 537 (1948). — Lang, H.: Die Behandlung der Endangitis obliterans. Ärztl. Wschr. **5**, 729 (1950). — Lange: Capillary permeability in myxedema. Amer. J. med. Sci. **208** (1944). — The use of fluorescein in the study of the physiology and pathology of the vascular tree. Proc. of the Rudolf Virchow Med. Soc. **2**, 50 (1944). — Lange, Weiner u. Boyd: Frostbite. Physiology, pathology and therapy. New Engl. J. Med. **237**, 383 (1947). — The functional pathology of experimental immersion foot. Amer. Heart J. **35**, 238 (1948). — Lange, F.: Über Thromboangiitis obliterans (Buerger) der Organe. Verh. dtsch. Ges. Kreisl.-Forsch. **9**, 311 (1936). — Durchblutungsstörungen der Gliederspitzen. Münch. med. Wschr. **84**, 121 (1937). — Lange, K.: A recording sphygmotonograph: A machine for the continuous recording of systolic and diastolic arterial pressure in man. Ann. intern. Med. **18**, 367 (1943). — Lange, K., and L. J. Boyd: The use of fluorescein to determine the adequacy of the circulation. Med. clin. N. Amer. S. 943 (1942). — The technique of the fluorescein test to determine the adequacy of circulation in peripheral vascular diseases, the circulation time and capillary permeability. Bull. N. Y. med. Coll. **6**, 78 (1943). — Lange, K., and Krewer: The dermofluorometer. J. Lab. clin. Med. **28**, 1746 (1943). — Lange, K., D. Schwimmer and L. J. Boyd: Alternations in capillary permeability in meningeal irritations. An aid to differential diagnosis. Amer. J. Med. Sci. **211**, 611 (1946). — Lange, K. J.: The use of fluorescent dyes as tracers in biology and medicine. J. electrochem. soc. **95**, 131 (1949). — De Langen, C. D.: Thrombosis and embolism as a geographical pathological nutritional problem. Voeding **19**, 572 (1958). — Langendorf, H., G. H. Hohmann u. R. K. Zahn: Untersuchungen über die Reaktionen individueller Blutcapillaren der Froschschwimmhaut unter der Wirkung kreislaufaktiver Substanzen mit Hilfe einer objektiven Registriermethode. Z. ges. exp. Med. **122**, 178 (1953). — Langendorf, H., G. Schönbach u. R. K. Zahn: Das Verhalten der kleinen Blutgefäße der Schwimmhaut des Frosches bei erhöhtem Außendruck. Z. ges. exp. Med. **126**, 82 (1955). — Langevin, A., et D. M. Gomez: Nouvelle méthode piézo-électrique pour la mesure et l'enregistrement de la pression artér. chez l'homme. C. R. Soc. Biol. (Paris) **113**, 1126 (1933).— Lanier, J. T., H. Haradaway, H. D. Johnson and W. B. Donald: Fundamental difference in the reactivity of the blood vessels in the skin compared with those in muscle. Circulat. Res. **1**, 40 (1953). — Larsson, H., and A. Palmlöv: Abdominal aortography with special reference to its complications. Acta radiol. (Stockh.) **38**, 11 (1952). — Laszt, L., u. A. Müller: Über die Druckverhältnisse im Bereich des Aortenbogens. Helv. physiol. pharmacol. Acta **9**, 442 (1951). — Vergleich der Druckverhältnisse in den Gefäßen des Halses und der oberen Extremitäten mit dem Drucke in der Aorta ascendens. Helv. physiol. pharmacol. Acta **10**, 469 (1952). —

LAUBRY, C. H., P. COTTENOT, D. ROSITIER and R. HEIM: Clinical radiology of the heart and great vessels. Paris: Masson & Cie. 1939. — LAUDAHN, G.: Lagerungsprobe und Histaminhautreaktion als Untersuchungsverfahren zur objektiven Diagnose peripherer Durchblutungsstörungen. Ärztl. Wschr. 8, 244 (1953). — LEB, A.: Die Röntgen-Serienvasographie des periartikulären Gefäßapparates bei der rheumatischen Polyarthrose. Fortschr. Röntgenstr. 75, 251 (1951). — Die Röntgendiagnostik peripherer Durchblutungsstörungen bei rheumatischen Erkrankungen. Z. Rheumaforsch. 14, 65 (1955). — LEEDE, C.: Hautblutungen durch Stauung hervorgerufen als diagnostisches Hilfsmittel beim Scharlach. Münch. med. Wschr. 58, 293 (1911). — LÉGER, J. L.: Artériographies cérébrales. Un. méd. Can. 79, 951 (1950). — LEGER, L., et C. FRILEUX: Mém. Acad. Chir. 75, 213 (1949). — La phlébographie par injection intramédullo-osseuse du produit de contraste. Presse méd. 58, 29 (1950). — Les Phlebites. Masson & Cie. 1950. — LEHNARTZ, E.: Einführung in die chemische Physiologie, 9. Aufl. Berlin: Springer 1940. — LEHR, A.: Dermographismus unter besonderer Berücksichtigung des weißen Dermographismus. Inaug.-Diss. Tübingen 1948. — LEIGH, T. F., and J. V. ROGERS jr.: Visualization of the abdominal aorta and its branches following intravenous injection of contrast medium. A report of four cases. Amer. J. Roentgenol. 64, 945 (1950). — LÉRICHE, R.: De la résection cu carrefour aortique-iliaque avec double sympathectomie lombaire pour thrombose artérique de l'aorte. Presse méd. 48, 601 (1940). — Le probleme de l'impuissance sexuelle chez l'homme. A propos d'une thrombose de la terminaison aortique traitée par double gangliectomie lombaire et réexaminée au bout de cinq ans. Presse méd. 1949, 157. — LÉRICHE, R., P. BEACONSFIELD and C. BOELY: Aortography: Its interpretation and value. Surg. Gynec. Obstet. 94, 83 (1952). — LÉRICHE, R., and J. KUNLIN: Zit. nach E. A. SCHRADER 1955, Die Klinik der arteriellen Thrombosen im Beckenbereich. Springer 1955. — LÉRICHE, R., J. KUNLIN and C. BOÉLY: Lessons of aortography. Angiology 1, 109 (1950). — LÉSCHKE, E.: Die wichtigsten Vergiftungen. München: J. F. Lehmann 1933. — LESCHLY JACOBSEN, H. E., and J. RAUNBYBERG: Arteriography of the lower extremities. Nord. med. 45, 840 (1951). — LETTERER: Acta allerg. (Kbh.) Suppl. 3, 79 (1953). — LEUN, W.: Über die Venendarstellung im Röntgenbild. Fortschr. Röntgenstr. 71, 12 (1949). — LEVENE, G., E. N. BURKE and D. C. ARNOIS: Roentgenologic diagnosis of aneurysm of thoracic aorta with particular reference to study in right posterior oblique position. Amer. J. Roentgenol. 72, 1004 (1954). — LEVINE, S. A., and P. HARVEY: Clinical auscultation of the heart. Philadelphia: W. B. Saunders Company 1949. — LÉVY-SOLAL, E., et A. MINKOWSKI: La fragilité vasculaire de la femme en travail. Sem. Hôp. Paris 1950, 1270—1271. — LEWIN: Zur Kenntnis der individuellen Strukturabweichungen der Aortenintima. Virchows Arch. path. Anat. 295, 33 (1935). — Lewis and PICKERING: Circulatory changes in the fingers in some diseases of the nervous system, with special reference to the digital atrophy of peripheral nerve lesions. Clin. Sci. 2, 149 (1936). — LEWIS, A. J., and W. REDISCH: Effect of smoking on circulatory measurements. Circulation 14, 967 (1956). — LEWIS, J. K., and A. W. HEWLETT: The cause of increased vascular sounds after epinephrin injection. Heart 10, 1 (1923). — LEWIS, L. A., R. W. SCHNEIDER and E. P. MCCULLAGH: Tiselius electrophoresis studies of plasma proteins in diabetes mellitus. J. clin. Endocr. 4, 535 (1944). — LEWIS, TH.: Blood vessels of the human skin and their responses. London: Shaw and Sons 1927. — Blutgefäße der menschlichen Haut und ihr Verhalten gegen Reize. Übersetzt von E. SCHILF. Berlin 1928. — Observations upon reactions of vessels of human skin to cold. Heart 15, 177 (1929). — Early signs of cardiac failure of the congestive type. Brit. med. J. 1, 849 (1930). — Supplementary notes upon reactions of vessels of human skin to cold. Heart 15, 351 (1931). — Ichaemia of muscle as cause of anginal pain. Lancet 1931, 1138. — Pain in muscular ischemia. Arch. Int. Med. 49, 713 (1932). — Clinical observations and experiments relating to burning pain in the extremities, and to so-called "Erythromelalgia", in particular. Clin. Sci. 1, 175 (1933). — Gefäßstörungen der Gliedmaßen. Stuttgart 1938. — LEWIS, TH., and R. T. GRANT: Vascular reactions of the skin to injury. Part II. The liberation of a histamin-like substance in injured skin; the underlying cause of factitious urticaria and of wheals produced by burning; and observations upon the nervous control of certain skin reactions. Heart 11, 209 (1924). — Observations upon reactive hyperemia in man. Heart 12, 73 (1925). — LEWIS, TH., G. W. PICKERING and P. ROTHSCHILD: Observations upon muscular pain in intermittent claudication. Heart 15, 359 (1931). LEZIUS, A., u. E. GADERMANN: Chirurgische und cardiologische Probleme bei der operativen Beseitigung stenosierter Mitralklappen. Dtsch. med. Wschr. 16, 491 (1952). — LIAN, C.: Intérêt de la mesure pression veineuse brachiale et cave supérieure dans le diagnostic des compressions veineuses médiastinales. Acta med. scand. 142, Suppl. 266, 681 (1952). — LICHTMAN, S. S.: Diseases of the liver, 2. Aufl. Philadelphia 1949. — LIEBESNY, P.: Untersuchungen über die Capillardruckmessung. Pflügers Arch. ges. Physiol. 198, 215 (1923). — LILLY, G. D., D. W. SMITH, CH. F. BIGGANE and J. T. JANA: An evalution of "high" lumbar sympathectomy in arteriosclerotic circulatory insufficiency of the lower extremities. Surgery 35, 1 (1954). — LINDBLOM, K.: Phlebographische Untersuchungen des Unterschenkels bei Kontrastinjektionen in eine subcutane Vene. Acta radiol. (Stockh.) 22,

125 (1941). — Mediastinal phlebography. Acta radiol. (Stockh.) **27**, 523 (1946). — LINDBOM, A.: Arteriosclerosis and arterial thrombosis in the lower limb. Acta radiol. (Stockh.) Suppl. **80** (1950). — Angiographie. Lehrbuch der Röntgendiagnostik von H. R. SCHINZ, W. E. BAENSCH, E. FRIEDL, E. UEHLINGER, Bd. II, Teil 2, S. 1800—1828. Stuttgart 1952. — LINDGREN, E.: Percutaneous angiography of the vertebral artery. Acta radiol. (Stockh.) **33**, 389 (1950). — Technique of abdominal aortography. Acta radiol. (Stockh.) **39**, 205 (1953). LINDQVIST, T.: Is spinal anaesthesia always a reliable method of inducing vaso-dilatation in the toes? Acta chir. scand. **97**, 354 (1949). — Värdet av olika undersökningsmetöder vid diagnostiken av perifera artärsjukdomar. Svenska Läkt.-Tidn. **52**, 2144 (1955). — Intermittent claudication and vascular spasm. III. A new theory to explain some phenomena in intermittent claudication often interpreted as being due to vasospasm. Acta med. scand. **136**, 447 (1950). — LINDQVIST, T., and K. SIGROTH: Reflex dilatation of the toe vessels in connection with elevation of the body temperature. II. Results in 100 cases with circulatory disturbances due to organic arterial disease. Acta med. scand. **144**, 137 (1952). — LINKE, H.: Differentialdiagnose des Venenschmerzes an den unteren Extremitäten. Medizinische **1959**, 522. — LINZBACH: Europ. Gespräch Darmstadt 11./12. XI. 1955. Über: Angiologie im Rahmen der Gesamtmedizin. — LINZELL, J. L.: Internal calorimetry in the measurement of blood flow with healed thermocouples. J. Physiol. (Lond.) **121**, 390 (1953). — LIPPERT, H.: Capillarfunktion und Hypertonie. Klin. Wschr. **14**, 645 (1935). — LIPPROSS, O.: Vergleichende Gewebsthermometrie. Klin. Wschr. **20**, 49 (1941). — Gewebetemperaturen. Z. klin. Med. **140**, 379 (1942). — LITTLE and WELLS: Capillary permeability to intravenously administered gelatine. Amer. J. Physiol. **138**, 495 (1943). — LÖFSTEDT, S.: Nord. Med. **31**, 1536 (1946). — LÖHR, W.: Gefäßkrankheiten und traumatische Gefäßveränderungen in arteriographischer Darstellung. Z. ges. Neurol. Psychiat. **158**, 347 (1937). — Arteriographie mit Thorotrast. Klin. Fortbild. **1937**, 653. — LÖHR, W., u. R. TÖLLE: Über die Blutströmung in gesunden und kranken Blutadern. Langenbecks Arch. klin. Chir. **189**, 321 (1937). — LOMBARD, W. B.: The blood pressure in the arterioles, capillaries and small veins of the human skin. Amer. J. Physiol. **29**, 335 (1912). — LOOSE, K. E.: Beitrag zur Röntgenkontrastdarstellung peripherer Gefäße. Chirurg **21**, 666 (1950). — Die Aortographie in der Diagnostik peripherer Gefäßleiden. Chirurg **22**, 394 (1951). — Zur Arteriographie. Serienarteriographie, lumbale, subdiaphragmale Aortographie. Fortschr. Röntgenstr. **76**, 173 (1952). — Die Bedeutung der Serien-Aortographie für die angiologische Diagnostik und Therapie. 2. Congr. Internat. Soc. of Angiology, Lissabon, 1953. — LOOSE, K. E., u. J. HARMS: Fortschrittliche Gefäßdiagnostik des Beckens und der Nieren. Chirurg **25**, 158 (1954). — LORENZ, F.: Beitrag zur Frage der Gehirnanämie bei künstlich erzeugter Epilepsie. Z. ges. exp. Med. **96**, 18 (1934). — LORENZ, R.: Die venöse Phase der Angiographie. 1. Neurochir. Tagg, Freiburg i. Br., 2.—4. IX. 1948. Dtsch. Z. Nervenheilk. **162**, 66 (1950). — LOSSEN, H.: Kontrastmittel. Röntgenärztliche Rezeptsammlung für Ärzte, Zahnärzte, technische Assistentinnen und Apotheker. München u. Berlin: J. F. Lehmann 1939. — LOTTENBACH, K., u. N. STUCKI: Die Pulswellenverzögerung bei peripheren Durchblutungsstörungen. Cardiologia (Basel) **17**, 7 (1950). — LOVSHIN, L. L., and J. W. KERNOHAN: Peripheral neuritis in periarteritis nodosa; a clinicopathologic study. Arch. intern. Med. **82**, 321 (1948). — LOWENTHAL, M., K. HARPUDER and ST. D. BLATT: Peripheral and visceral vascular effects of exercise and postprandial state in supine position. J. appl. Physiol. **4**, 689 (1952). — LUCKNER, H.: Die Funktionen der arterio-venösen Anastomosen. In BARTELHEIMER u. KÜCHMEISTER, Kapillaren und Interstitium, S. 78. Stuttgart: Georg Thieme 1955. — LUCKNER, H., u. J. STAUBESAND: Die inkretorische Funktion des Glomus coccygicum. Z. ges. exp. Med. **117**, 96 (1951). — LUDWIG, C.: Beiträge zur Kenntnis des Einflusses der Respirationsbewegungen auf den Blutlauf im Aortensystem. Müllers Arch. Anat. Physiol. S. 242 (1847). — LUDWIGS, N., u. W. RÖSSEL: Die periphere Durchblutung während der Hypoglykämie. Pflügers Arch. ges. Physiol. **257**, 137 (1953). — LUISADA, A. A.: On the pathogenesis of the signs of Traube and Duroziez in aortic insufficiency: A graphic study. Amer. Heart J. **26**, 721 (1943). — LUISADA, A. A., and F. FLEISCHNER: Attempts at clinical measurement of pulmonary arterial pressure. Exp. Med. Surg. **8**, 251 (1950). — LUKE: Thromboendoarterectomy in the treatment of lower aortic occlusion. Arch. Surg. (Chicago) **69**, 205 (1954). — LUND, F.: Plethysmographic investigations of the blood circulation in fingers and toes by means of the condenser manometer. Particularly morphological studies of the digital volume pulse. Acta med. scand. **135**, 399 (1949). — LUND, F.: Harmonisk analys av volympulskuroor fran fingar och tan medelst mechanisk analysator. Nord. med. **43**, 640 (1950) [Schwedisch]. — Morphological analysis of the digital volume pulse as a diagnostic method. Compt. Rend. du IIe Internat. Congr. d'Angéiologie, Fribourg 1956, p. 223.

MACGREGOR, A. G.: and E. J. WAYNE: Fluorescein test of circulation time in peripheral vascular disease. Brit. Heart J. **13**, 80 (1951). — MADDOCK, W. G., and F. A. COLLER: Peripheral vasoconstriction by tobacco demonstrated by skin temperature changes. Proc. Soc. exp. Biol. (N. Y.) **29**, 487 (1932). — MÄRK, W.: Über arterio-venöse Anastomosen, Gefäßsperren und Gefäße mit epitheloiden Zellen beim Menschen. Z. mikr.-anat. Forsch.

50, 392 (1941). — Arterio-venöse Anastomosen in Lippen und Nase der Säugetiere. Z. mikr.-anat. Forsch. **52**, 1 (1942). — Zur Kenntnis der sogenannten Arterienwülste beim Menschen und bei einigen Säugern. Anat. Nachr. **1**, 305 (1951). — Über Arterienwülste bei den Vögeln. Z. Zellforsch. **37**, 1 (1952). — MAGOS, L., and G. OKOS: Raynaud's syndrome and cold dilatation Acta med. (Budapest) **7**, 323 (1955). — MAGRO, G.: La photopléthysmographie dans ses applications cliniques. Arch. Mal. Coeur **45**, 40 (1952). — MAHORNER, H. R., and A. OCHSNER: The modern treatment of varicose veins as indicated by the comparative tourniquet test. Ann. Surg. **107**, 927 (1938). — MAIONE, P.: L'importanza della oscillografia nella diagnosi precore dei disturbi del circolo arterioso degli arti. Rass. int. Clin. Ter. **34**, 190 (1954). — MAKAROFF: Changes in the arterial vascular tone of athletes under the influence of physical exercise (russ. Text). Sovetsk. Med. **6**, 44 (1955). — MAKAY, J. F. S., and O. R. PICKLES: Volume changes in forearm and hand following release of obstruction to venous return. J. appl. Physiol. **2**, 261 (1949). — MALAN, E., u. A. PUGLIONISI: La pletismografia digitale della diagnostica e nella prognostica delle arteriopatie periferiche. Medicina (Parma) **1**, 497 (1951). — MALAN, E., A. PUGLIONISI, G. TATTONI, F. ASCHIERI and C. MALCHIODI: Arterial circulation in obliterative arterial disease of limbs. Angiology **6**, 144 (1955). — MALLERY jr., O. T.: Capillary fragility tests in diabetes mellitus. Proc. Amer. Fed. Clin. Res. **2**, 34 (1945). — MALMÉJAC, J., et G. CHARDON: Origine vaso-motrice nerveuse et humorale des oscillations de troisième ordre de la pression artérielle. C. R. Soc. Biol. (Paris) **147**, 1349 (1953). — MARATKA, Z.: Über die Bestimmung der Kapillarresistenz auf den Schleimhäuten des Menschen. Acta med. scand. **146**, 230 (1953). — MARCHAND, F.: Handbuch der allgemeinen Pathologie von KREHL-MARCHAND, Bd. II/1, S. 225. Leipzig 1912. — Über die Contractilität der Capillaren und die Adventitialzellen. Münch. med. Wschr. **70**, 385 (1923). — Handbuch der allgemeinen Pathologie von KREHL-MARCHAND, Bd. IV/1, S. 145. 1924. — MARDER, L., G. H. BECKER, B. MAIZEL and H. NECHELES: Fat absorption and chylomicronemia. Gastroenterology **20**, 43 (1952). — MAREY, M. J.: La contract. vascul. Ann. Sci. natur., N. s. Zool. **9**, 53 (1858). — Recherches sur le pouls au moyen d'un nouveau appareil enregisteur: le sphygmographe. Gaz. méd. Paris 1860. — MARION, P., et J. PAPILLON: Aortographie thoracique rétrograde intracarotidienne. (Application à l'artériographie des coronaires.) Presse méd. **1950**, 1474. — MARK, R. E.: Die Klinik der vegetativen Dystonie. Wien. klin. Wschr. **63**, 25, 40 (1951). — MARLEY, A., e M. SOLDATI: Contributi all'innervazione dell'ovaio: innervazione delle anastomosi arterio-venose. Boll. Soc. ital. Biol. sper. **27**, 640 (1951). — MARTIN and MCCLEERY: Surgery **28**, 322 (1950). — MARTINET, J. D.: Résultats de la phlébographie dynamique (fémorale et poplitée) comme moyen d'investigation veineuse physiologique. Compt. Rend. du IIe Congr. Internat. d'Angéiologie, Fribourg/Suisse, Sept. 1955. Editions universitaires, Fribourg 1956, p. 487. — MARTINI, G. A., u. J. E. HAGEMANN: Über Fingernagelveränderungen bei Lebercirrhose als Folge veränderter peripherer Durchblutung. Klin. Wschr. **34**, 25 (1956). — MARTINI, G. A., u. J. STAUBESAND: Zur Morphologie der Gefäßspinnen ("vascular spiders") in der Haut Leberkranker. Virchows Arch. path. Anat. **324**, 147 (1953). — MARX, H., u. W. SCHOOP: Über das Verhalten der peripheren Strombahn in der reaktiven Hyperämie. Z. Kreisl.-Forsch. **44**, 186 (1955). — MARXER, H.: Klinische Studien über Hautgefäßreflexe. Diss. München 1915. — MASSON, P.: Le glomus neuro-myo-artériel des regions tactiles et ses tumeurs. Lyon chir. **21**, 257 (1924). — Étude sur les glomus. Arch. Sci. med. **50**, 1 (1927). — Les glomus cutanés de l'homme. Bull. Soc. franç. Derm. Syph. **42**, 1174 (1935). — Innervation des glomus cutanés de l'homme. Trans. roy. Soc. Can., Sect. V **30** (1936). — L'appareil nerveux des glomus cutanés. Bull. Histol. appl. **13**, 209 (1936). — Les glomus neuro-vasculaires. Paris 1937. — Les glomus cutanées de l'homme. Progr. Med. Istanbul **2**, 59 (1948). — MASSON, P., et L. GERY: Les tumeurs glomiques sous-cutanées en dehors des diogts. Ann. anat. path. **4**, 153 (1927). — MASSOPUST, L. C., and W. D. GARDNER: Infrared photographic studies of the superficial thoracic veins in the female; anatomical considerations. Surg. Gynec. Obstet. **91**, 717 (1950). — MASTER,' A. M., E. DONOSO, L. PORDY and K. CHESKY: The ballistocardiogram in peripheral vascular disease. Amer. Heart J. **46**, 180 (1953). — MASY, S.: Un nouvel opacifiant pour l'angiographie. J. Radiol. Électr. **31**, 449 (1950). — L'angiography. J. belge Radiol. **33**, 7 (1950). — MATAS, R.: Testing the efficiency of the collateral circulation as a preliminary to the occlusion of the great surgical arteries. J. Amer. med. Ass. **63**, 1441 (1914). — MATERA y DE LU LÁCSKA: El valor de los estudios aortográficos en los trastornos arteriales de las extremidades inferiores. Pren. méd. argent. **1955**, 496. — MATTHES, K.: Untersuchungen über die Sauerstoffsättigung des menschlichen Arterienblutes. Naunyn-Schmiedeberg's Arch. exper. Path. Pharmak. **179**, 698 (1935). — Kreislaufuntersuchungen am Menschen mit fortlaufend registrierenden Methoden. Stuttgart: Georg Thieme 1951. — MATTHES, K., u. F. GROSS: Zur Methode der fortlaufenden Registrierung der Farbe des menschlichen Blutes. Naunyn-Schmiedeberg's Arch. exp. Path. Pharmak. **191**, 523 (1938). — MATTHES, K., F. GROSS u. H. GÖPFERT: Untersuchungen am peripheren Kreislauf beim Menschen. Z. ges. exp. Med. **107**, 228 (1940). — MAUER, E. F.: Amer. Heart. J. **34**, 852 (1947). — MAUL, G.:

Klinische Erfahrungen mit der Syncardonbehandlung. Münch. med. Wschr. **49**, 2483, 2531 (1952). — MAURER, H.-J.: Zur Ätiologie und Therapie von Kontrastmittel-Zwischenfällen. Fortschr. Röntgenstr. **92**, 60 (1960). — MAUTNER, S. K.: Über Hautreaktionen bei gesunden und ekzematischen Kindern. Diss. Leipzig 1913. — MAY, A. M.: Tongue sign for high venous pressure. Amer. Heart J. **26**, 685 (1943). — MAY, E., and R. HEYBLON: Les phases de Korotkow chez les hypertendus. Bull. Soc. méd. Hôp. Paris **68**, 570 (1952). — MAY, R., u. R. NISSL: Über die „Venoskopie" der unteren Extremität. Fortschr. Röntgenstr. verein. mit Röntgenpraxis **76**, 774 (1952). — Die Phlebographie der unteren Extremität. Archiv und Atlas der normalen und pathologischen Anatomie in typischen Röntgenbildern, Bd. 84. Stuttgart 1959. — MAYER, S.: S.-B. Akad. Wiss. Wien, 3. Abt. **79**, 104 (1879). — Z. wiss. Mikr. **6** (1889). — Naturwiss. Jb. „Lotos" N. T. **14** (1893). — MCCARRELL, J. D., and C. K. DRINKER: Cervical lymph production during histamine shock in dog. Amer. J. Physiol. **133**, 64 (1941). — MCCARRISON, R.: Nutrition and national health. London 1944. — MCCLURE, W. B., and C. A. ALDRICH: Intracutaneous salt solution wheel test, value in Nephritis and edema. J. Amer. med. Ass. **82**, 735 (1924). — MCDONCLD, L., and R. SEMPLE: An exercise test in intermittent claudication. Brit. Heart J. **14**, 91 (1952). — MCGIRR, E. M.: The value of intermittent venous occlusion. Its effect on local muscle circulation as determined by the clearance of radioactive sodium (sodium 24). Glasg. med. J. **33**, 83 (1952). — The rate of removal of radioactive sodium following its injection into muscle and skin. Clin. Sci. **11**, 91 (1952). — MCLEAN, R. A.: Arterial volume pulses and peripheral vascular responses to drugs. Proc. Soc. exp. Biol. (N. Y.) **75**, 585 (1950). — MECCHERI, L. A.: Semiologia de los capilares. Symptomatology of the capillary system. Sem. méd. (B. Aires) **104**, 775 (1954). — MECHELKE, K.: Über die Atemschwankungen des Blutdrucks und der Pulsfrequenz beim Menschen. Arch. Kreisl.-Forsch. **19**, 204 (1953). — Über die Beziehungen der Amplitude peripherer Volumenpulse zu den arteriellen Druckänderungen. Z. Kreisl.-Forsch. **42**, 298 (1953). — MEDA, E.: Comportamento della circolazione periferica dell'uomo nella iperventilazione forzata. Arch. Fisiol. **54**, 17 (1954). — MEESSEN, H.: Experimentelle Untersuchungen zum Kollapsproblem. Beitr. path. Anat. **102**, 191 (1939). — MEGIBOW, R. S., H. NEUHOF and S. FEITELBERG: Microplethysmography as a criterion for sympathectomy in hypertension. Surg. Gynec. Obstet. **88**, 170 (1949). — MEIER, E.: Die Wertigkeit des Dermographismus in gesunden und kranken Tagen. Acta neuroveg. (Wien) **10**, 179 (1954). — MEINERTZ, J.: Das Venenphänomen. Verh. dtsch. Ges. inn. Med. **25**, 317 (1908). — Etwas über Druck und Strömung in den Venen. Verh. dtsch. Ges. inn. Med. **26**, 221 (1909). — MELLEROWICZ, H.: Untersuchungsergebnisse über das Verhalten der Kapillarpermeabilität für Plasma-Eiweiß bei der Polyarthritis chronica vor und nach der Einwirkung von Desoxycorticosteronazetat und Askorbinsäure. Z. Rheumaforsch. **11**, 199 (1952). — MELLEROWICZ, H., and A. PETERMANN: Untersuchungen über die Pulswellengeschwindigkeit in der Aorta beim Trainierten in verschiedenen Altersstufen. Z. Kreisl.-Forsch. **45**, 716 (1956). — MELLICK, W. F., and A. E. VITT: Present status of aortography. J. Urol. (Baltimore) **60**, 312 (1948). — MENDLOWITZ, M.: Some observations on clubbed fingers. Clin. Sci. **3**, 387 (1938). — Measurements of blood flow and blood pressure in clubbed fingers. J. clin. Invest. **20**, 113 (1941). — Clubbing and hypertrophic osteoarthropathy. Medicine (Baltimore) **21**, 269 (1942). — Digital circulation in peripheral vascular diseases. J. clin. Invest. **21**, 547 (1942). — The digital circulation. New York: Grune & Stratton 1954. — MENDLOWITZ, M., and H. A. ABEL: Quantitative blood flow measured calorimetrically in the human toe in normal subjects and in patients with residua of trench foot and frostbite. Amer. Heart J. **39**, 92 (1950). — Great toe calorimetry in peripheral vascular diseases. Circulation **4**, 120 (1951). — MENGLER, O.: Die Prüfung der mechanischen Capillarresistenz der Haut bei hämorrhagischen Diathesen. Klin. Wschr. **9**, 1301 (1930). — MENKIN, Y.: Effect of adrenal cortex extract on capillary permeability. Amer. J. Physiol. **129**, 691 (1940). — MERCKER, H.: Über die Wirkung der Kohlensäure auf entnervte Gefäßgebiete. Pflügers Arch. ges. Physiol. **246**, 577 (1943). — MERKEL: Über verschlußfähige Bronchialarterien. Virchows Arch. path. Anat. **308**, 303 (1941). — MERLEN, J. F.: Die Wirkung der Hyaluronidase auf den subkutanen Gewebsdruck. In BARTELHEIMER u. KÜCHMEISTER, Kapillaren und Interstitium, S. 215. Stuttgart: Georg Thieme 1955. — Siehe BARTELHEIMER-KÜCHMEISTER u. II. Congr. Internat. d'Angéiologie, Fribourg, 1955. — MERLEN, J. F., J. P. CACHERA u. C. DUSSAUSSY: Der subkutane Gewebsdruck in der Klinik. In BARTELHEIMER u. KÜCHMEISTER, Kapillaren und Interstitium, S. 217. Stuttgart: Georg Thieme 1955. — MERLEN, J. F., MILBLED, BOUVIER u. J. P. CACHERA: Theoretischer und praktischer Wert der Kapillarresistenzmessungen. In BARTELHEIMER u. KÜCHMEISTER, Kapillaren und Interstitium, S. 163. Stuttgart: Georg Thieme 1955. — MERRINGTON, W. R., and P. W. NATHAN: A study of post-ischaemic paraesthesie. J. Neurol. Psychiat. **12**, 1 (1949). — MERTENS: Zur Physiologie der peripheren Durchblutungsregulation. Abh. dtsch. Akad. Wiss. Berlin, Kl. med. Wiss. Jg. **1954**, 29 1955). — MESSENT, D., R. E. STEINER and J. F. GOODWIN: Investigation of obliterative arterial disease of the lower limb. Lancet **1953 II**, 1324—1329. — METZ, D.: Beobachtungen über lokale Veränderungen der Pulswellengeschwindigkeit bei peripheren Durchblutungsstörungen. Klin. Wschr. **32**, 812 (1954). — Zur diagnostischen Anwendung der photoelektrischen Plethysmographie mit reflektiertem Licht. Klin. Wschr. **33**, 838 (1955). — MEYER, F., u. G. HOLLAND: Die Messung des Druckes in Geweben. I. Mitt. Naunyn-Schmiedeberg's Arch. exp. Path. Pharmak. **168**, 580 (1933). — MEYER, N.: Relation of growth of hair on digits to the severity of ischemia. New Engl. J. Med. **248**, 179 (1953). — MEYER, W.: Etiology of thromboangiitis obliterans (BUERGER). J. Amer. med. Ass. **71**, 1268 (1918). — Etiology of thromboangiitis obliterans. Med. Rec. (N. Y.) **95**, 901 (1919). — Further contribution to etiology of thromboangiitis obliterans. Med. Rec. (N. Y.) **97**, 425 (1920). — MEYER-BRODNITZ u. E. WOLLHEIM: Kapillarfunktionsstörungen als Berufskrankheit durch Schuhanklopfmaschinen. Zbl. Gew.-Hyg. **16**, 270 (1929). MEYER-HEINE, A., y I. BENZECRY: El piezograma normal y el piezograma patologico. Conclusiones sobre 400 cases. Pren. méd. argent. **38**, 1824 (1951). — MICHEL, D., u. O. HARTLEB: Über Blutdruckdifferenzen zwischen oberen und unteren Extremitäten. Ärztl. Wschr. **9**, 745 (1954). — MICHEL, H.: Physiologie und Pathologie der menschlichen Capillaren. Zugleich ein Beitrag zum Wert der Capillarmikroskopie. Grenzgeb. Med. **2**, 61 (1949). — MICHELSON, P.: Über Dujardin-Beaumetz's „femme autographique". Berl. klin. Wschr. **84**, 101 (1884). — MIGLIORINI, G., e L. GARELLO: Contributo allo studio oscillografico del tono delle arterie. Cuore e Circol. **34**, 31 (1950). — MILANES, B., E. PÉREZ-STABLE, R. CASANOVA y R. BUSTAMANTE: Estudio radiologico de la aorta abdominal y sus ramas. Rev. cubana Cardiol. **11**, 109 (1950). — MILLER, H., u. G. M. WILSON: The measurement of blood flow by the local clearance of radioactive sodium. Brit. Heart J. **13**, 227 (1951). — MILLER, R. D., M. H. KALSER, Ch. W. FRYE and A. S. GORDON: Measurement of atropine-induced vascular pooling. Circulation **10**, 423 (1954). — MILLER, G., E. J. WYLIE and F. HINMAN: Renal complication from aortography. Surgery **35**, 885 (1954). — MITCHELL, S. W.: Clinical lecture on certain painful affections of the feet. Philad. Med. Times **3**, 81, 113 (1872). — MITTELDORF, E. FR., u. W. SCHOLZ: Zum Nachweis peripherer Kreislaufregulationsstörungen. Z. ärztl. Fortbild. **44**, 368 (1950). — MOEYS, E. J., u. A. VALK: Aortography. Ned. T. Geneesk. **95**, 1653—1654. — MONIZ, E., A. PINTO and A. LIMA: Die Vorzüge des Thorotrast bei arterieller Enzephalographie. Röntgenpraxis **4**, 90 (1932). — MONIZ, E. L., DE CARVALLO und A. LIMA: Angiopneumographie. Presse méd. **39**, 996 (1931). — MONOD, O., et KATEB: Angiographie rapide sur bande de papier. J. franç. Méd. Chir. thor. **5**, 285 (1951). — MONTGOMERY, H.: Capillary fragility in rheumatic fever. U. S. nav. med. Bull. **46**, 1708 (1946). — MONTORSI, GHIRINGHELLI e GASPARINI: Sull' importanza dell'arteriografia nella diagnosi radiologica delle vasculopatie degli arti inferiori. Minerva cardioangiol. (Torino) **2**, 255 (1954). — MOORE: An evaluation of venography and venous pressures in the study of the leg veins. Brit. J. Surg. **41**, 633 (1954). — MOORE, G. E., and R. B. BRIDENBAUGH: Portal venography. Surgery **28**, 827 (1950). — MOORE, T. C.: Arch. Surg. (Chicago) **72**, 122 (1956). — MOREL, F.: Les isotopes radioactifs dans l'étude de la perméabilité capillaire. Praxis **1951**, 27. — MOREL, F., et M. MARVIS: Actions de l'histamine sur le système vasculaire du lapin étudiées au moyen du radiosodium. C. R. Soc. Biol. (Paris) **143**, 464 (1949). — MORITZ, F., u. D. V. TABORA: Über eine Methode, beim Menschen den Druck in oberflächlichen Venen exakt zu bestimmen. Dtsch. Arch. klin. Med. **98**, 475 (1910). — MORRISON, H.: A study of the dorsalis pedis and posterior tibialis pulses in one thousand individuals without systems of circulatory affections of the extremities. New Engl. J. Med. **208**, 438 (1933). — MOSCATO, V., and A. PRIVITERA: Nuova tecnica per la cateterizzazione dell'aorta nell'indagine radiologica. Nota III. Primi risultati sperimentali. Riv. Pat. Clin. **9**, 151 (1954). — MOSSO, A.: Sphygmomanomètre pour mesurer la pression du sang chez l'homme. Arch. ital. Biol. **23**, 177 (1895). — Moszkowicz, L.: Die Diagnose des Arterienverschlusses bei Gangraena pedis. Mitt. Grenzgeb. Med. Chir. **17**, 216 (1907). — MOUQUIN, REBOUL, LAUBRY et VERGOZ: Artériophlébographie et aortographie en série dans les thrombo-artérites des membres. Déductions thérapeutiques. Arch. Mal. Coeur **47**, 705 (1954). — MÜLLER, A.: Über die direkte und indirekte Blutdruckmessung beim Menschen. Bull. schweiz. Akad. med. Wiss. **7**, 402 (1951). — MÜLLER, E.: Pathologische Anatomie der Koronarthrombose unter besonderer Berücksichtigung der Koronarsklerose und Atheromatose. Verh. dtsch. Ges. Kreisl.-Forsch. **21**, 3 (1955). — MÜLLER, E. M.: Über den „roten Hof" und sein Verhalten bei trophischen Störungen. Dtsch. med. Wschr. **74**, 400 (1949). — MÜLLER, L. R.: Studien über den Dermographismus und dessen diagnostische Bedeutung. Dtsch. Z. Nervenheilk. **47**, 413 (1913). — MÜLLER, O.: Die Kapillaren der menschlichen Körperoberfläche in gesunden und kranken Tagen. Stuttgart 1922. — (1) Atlas der Kapillarmikroskopie. (2) Die feinsten Blutgefäße des Menschen in gesunden und kranken Tagen. Stuttgart: Ferdinand Enke 1939. — MUFSON, I.: Study of capillary pressure in nephritis and hypertension. Amer. J. med. Sci. **183**, 632 (1932). — MUNDINGER, F., K. PHILIPP u. W. UMBACH: Wert und Anwendbarkeit radioaktiver Clearance-Methoden zur Beurteilung peripherer Durchblutungsstörungen. Ärztl. Forsch. **8**, 547 (1954). — MURPHY, R. A.: Ballistocardiographic patterns in intraluminal aortic obstructions. Amer. Heart J. **39**, 174 (1950). — MURRAY, M. R., and A. P. STOUT: The glomus tumor. Investigation of its distribution and behaviour, and the identity of its epitheloid cell. Amer. J. Path. 18, 183 (1942). — Myers, J. D., H. V. Murdaugh, H. D. McIntosh and R. K. Blaisdell: Observations on continuous murmurs over partially obstructed arteries. Arch. intern. Med. 97, 726 (1956). — Myers, S. G., J. G. Scannell, S. M. Wyman, E. Grey-Dimond and J. W. Hurst: A typical patent ductus arteriosus with absence of the usual aortic pulmonary pressure gradient and of the characteristic murmur. Amer. Heart J. 41, 819 (1951). — Myrhe, J. R., and E. K. Brodwall: Kidney function studies in myelomatosis. J. Lab. clin. Invest. 9, 80 (1957). — Myrhe, J. R., E. K. Brodwall and S. B. Knutsen: Acute renal failure following intravenous pyelography in cases of myelomatosis. Acta med. scand. 156, 263 (1956).

Natali, Pozzi e Marabini: Analisi del pletismogramma e del fotopletismogramma digitale e dei polsi arteriosi periferici in relazione al elettrocardiogramma, al fonocardiogramma e al balistocardiogramma. Riv. crit. Clin. med. 54, 493 (1954). — Naterman, H. I., and S. A. Robins: Cutaneous test with diodrast to predict allergic systemic reactions. J. Amer. med. Ass. 119, 491 (1942). — Necchi, Silva A. della: Rapporto fra rilievi oscillografici e controllo anatomica del sistema arterioso peripherico. Atti Soc. ital. Cardiol. S. 284 (1940). — Nelson, O. A.: Arteriography of abdominal organs by aortic injection. Surg. Gynec. Obstet. 74, 655 (1942). — Arteriography in renal and abdominal conditions. J. Urol. (Baltimore) 53, 521 (1945). — Netzer, C. O.: Die Wirkung von Vaskulat auf die Extremitätendurchblutung. Klin. Wschr. 30, 408 (1952). — Die Deutung der oszillographischen Kurve und ihre Formänderungen durch lokale und allgemeine Gefäßbeeinflussung. Zbl. Chir. 78, 1554 (1953). Neumayr, A.: Die diagnostischen Methoden und internen Behandlungsmöglichkeiten der peripheren arteriellen Durchblutungsstörungen. Wien. Z. inn. Med. 32, 182 (1951). — Neumayr, A., G. Brichta u. H. Vetter: Über die Messung der peripheren Durchblutung durch Bestimmung der Gewebsclearance von radioaktivem Jod. Wien. klin. Wschr. 1953, 892. — Nicolai, G. Fr.: Die Mechanik des Kreislaufs. In Nagels Handbuch der Physiologie, Bd. I, S. 680. Braunschweig 1909. — Niekau, B.: Anatomische und klinische Beobachtungen mit dem Hautkapillarmikroskop. Dtsch. Arch. klin. Med. 132, 301 (1920). — Nieth, H., E. Zeh u. W. Jensbach: Hydergin-Behandlung bei Durchblutungsstörungen. Medizinische 1952, Nr 35/36. — Nieveen, J., L. B. van der Slikke and W. J. Reichert: Photo-electric plethysmography by the action of reflected light. Ned. T. Geneesk. 99, 1810 (1955). — Nikolsky: Le dermographisme blanc sur la peau rouge. J. Mal. cut. et syph. S. 492 (1908). — Noceti: Prove farmaco-dinamiche con cloridato di fenil-metil-amino-propando nelle arteriopatie croniche periferiche. Rass. ital. Chir. Med. 3, 861 (1954). — Nocito, F. J.: Prueba vasomotora con el cloruro de tetraetilamonio. Arev. Asoc. méd. argent. 64, 322 (1950). — Noguès, P.: La mesure de la pression artérielle. C. R. Acad. Sci. (Paris) 200, 1357 (1935). — Nolf, V., P. Langeron, J. Rohart and P. Labbé: Les techniques actuelles de phlébographie du membre inférieur. Avantages et inconvénients. J. Sci. méd. Lille 71, 281 (1953). — Nordmann: Europ. Gespräch Darmstadt 1955. — Nothhaas, R.: Experimentelle Beiträge zur Physiologie der dermographischen Erscheinungen. Z. ges. exp. Med. 102, 728 (1938). — Nuvoli: Presse méd. 61, 358 (1953). Zit. nach W. Schulze 1956. — Nyboer, J., M. Kreider and L. Hannapel: Electrical impedance plethysmography. A physical and physiologic approach to peripheral vascular study. Circulation 2, 811 (1950).

Ochsner, A., and H. Mahorner: Varicose veins. St. Louis: C. V. Mosby Comp. 1939. — Odman, P.: Percutaneous selective angiocardiography of the main branches of the aorta. Acta radiol. (Stockh.) 45, 1 (1956). — Oehme, J., u. R. Haberland: Die Kapillarresistenz bei Kindern und älteren Erwachsenen. Ärztl. Wschr. 12, 673 (1957). — Oka, M.: A nicotinic acid ester („Trafuril") skin test in rheumatic diseases. Acta med. scand. 145, 258 (1953). — Olivier, C.: Technique de la phlébographie pelvienne par injection perosseuse. Presse méd. 58, 985 (1950). — Olovson, Th.: Beitrag zur Kenntnis der Verbindung zwischen A. ilica interna und A. femoralis beim Menschen nebst tierexperimentellen Studien über die Morphologie des Kollateralkreislaufs nach Unterbindung der A. iliaca externa und A. femoralis. Acta chir. scand. 86, Suppl. 67 (1941). — Olsson, O.: Abdominal wall varices secondary to thrombosis of ilica vein. Acta chir. scand. 97, 148 (1949). — Onnis, M., N. Galante and M. Acquaviva: A new method of abdominal aortography. Compt. Rend. du II° Congr. Internat. d'Angéiologie, Fribourg/Suisse, Sept. 1955. Editions universit., Fribourg 1956, p. 519. — Opie: Thrombosis and occlusion of lymphatics. J. med. Res. 29, 131 (1913). — Ortner: Zur Klinik der Angiosklerose der Darmarterien. Wien. klin. Wschr. 1902, Nr 44. — Abdominal aortography. Sth. Surg. 16, 157 (1950). — Oshlag, J. A., and A. W. Duryee: Recording and visual oscillometry by a new standardized technic. Circulation 1, 662 (1950). — Osterchrist, W.: Die klinischen Untersuchungsmethoden bei der operativen Behandlung der peripheren Durchblutungsstörungen. Chirurg 21, 325 (1950). — Ostwald, E.: Klinische Untersuchungen über den Einfluß der Gemütsverfassung auf Blutdruck und periphere Durchblutung. Med. Klin. 1949, 861—864. — Otto, H., u. G. Hahn: Erkennung von Bleifrühschäden mit Hilfe der Lebendbeobachtung der Hauthaargefäße. Z. klin. Med. 136, 61 (1939). —

Dudot, J.: La greffe vasculaire dans les thromboses due carrefour aortique. Presse méd. **59**, 234 (1951). — Oudot, J., J. Natali, G. Marceau et M. Pelloja: Étude simultanée des températures cutanées te musculaires en pathologie vasculaire. Presse méd. **61**, 1055 (1953). — Overman, J.: Permeability alterations and diseases. J. Lab. clin. Med. **31**, 1170 (1946). — Pabst, H. W.: Über die Wirkung des Acetylcholins auf die periphere Durchblutung. (Untersuchungen mit radioaktivem Jod.) Verh. dtsch. Ges. inn. Med. **61**, 87 (1955). — Pabst, H. W., and W. Walchner: Kreislauftest mit radioaktivem Jod. Klin. Wschr. **30**, 1011 (1952). Pachon, V.: Sur la méthode des oscillations et les conditions correctes de son emploi en sphygmomanométrie. C. R. Soc. Biol. (Paris) **66**, 733 (1909). — Pässler, H. W.: Die Angiographie zur Erkennung, Behandlung und Begutachtung peripherer Durchblutungsstörungen. Fortschr. Röntgenstr. verein. mit Röntgenpraxis, Erg.-Bd. **67** (1952). — The present status of arteriography in Germany. Angiology **3**, 345 (1952). — Pässler, H. W., u. H. Berghaus: Begutachtung peripherer Durchblutungsstörungen. Stuttgart: Georg Thieme 1958. — Page, Hickam, Sieker, McIntosh and Pryor: Reflex venomotor activity in normal persons and in patients with postural hypotension. Circulation **11**, 262 (1955). — Page, J., and G. M. Brown: Effect of heating and cooling the legs on hand and forearm blood flow in the eskimo. J. appl. Physiol. **5**, 753 (1953). — Pal, J.: Ein Sphygmoskop zur Bestimmung des Pulsdrucks. Zbl. inn. Med. **27**, 121 (1906). — Pančenko, D. J.: Über die Veränderungen in den sympathischen Ganglien bei Spontangangrän. Virchows Arch. path. Anat. **306**, 606 (1940). — Versuch der konservativen Behandlung der spontanen Gangrän. Langenbecks Arch. klin. Chir. **199**, 607 (1940). — Histologische Veränderungen der peripheren Nerven bei Spontangangrän. Virchows Arch. path. Anat. **307**, 327 (1941). — Ischialgie als ein Symptom der obliterierenden Endarteriitis. Med. Klin. **37**, 163 (1941). — Panse, F.: Schädigungen des Nervensystems durch technische Elektrizität. Berlin: S. Karger 1930. — Paolucci, R., and E. Tosatti: Method for the terminal veno-venous and veno-arterious anastomoses. J. Mt. Sinai Hosp. **17**, 506 (1951). — Pappenheimer, J. R., and A. Soto-Rivera: Effective osmotic pressure of plasma proteins and other quantities associated with capillary circulation in hindlimbs of cats and dogs. Amer. J. Physiol. **152**, 471 (1948). — Parrot, J. L.: Action de la vasopressine sur la résistance capillaire du cobaye. IIe Congr. Internat. de Angéologie, Friebourg, 1955, p. 695. — Présentation d'un appareil destiné à mesurer la résistance des capillaires chez l'homme et chez l'animal „L'angiosterromètre". IIe Congr. Internat. de Angéologie, Friebourg, 1955, p. 743. — Pasquale, E. L. di, and A. A. Schiller: Effect of hypoxemia on edema formation in perfused isolated rat hind limb. Proc. Soc. exp. Biol. (N.Y.) **78**, 567 (1951). — Pasquale, N. de, and G. E. Burch: The hepatojugular reflux. A.M.A. Arch. intern. Med. **102**, 426 (1958). — Patel, D. J., and A. C. Burton: Reactive hyperemia in the human finger. Circulat. Res. **4**, 710 (1956). — Patrassi u. D'Agnolo: Anwendung und Deutung der percutanen lienoportalen Phlebographie. Verh. dtsch. Ges. inn. Med. S. 658 (1954). — Patterson, G. C.: The role of intravascular pressure in the causation of reactive hyperaemia in the human forearm. Clin. Sci. **15**, 17 (1956). — Patterson, G. C., and R. F. Whelan: Reactive hyperaemia in the human forearm. Clin. Sci. **14**, 197 (1955). — Payling-Wright, H., S. B. Osborn and D. G. Edmonds: Changes in the rate of flow of venous blood in the leg during pregnancy, measured with radioactive sodium. Surg. Gynec. Obstet. **90**, 481 (1950). — Pearce, J. W., and D. Whitteridge: The relation of pulmonary arterial pressure variations to the activity of afferent pulmonary vascular fibres. Quart. J. exp. Physiol. **36**, 177 (1951). — Peck, S. M., N. Rosenthal u. L. A. Erf: The value of the prognostic venom reaction in thrombocytopenic purpura. J. Amer. med. Ass. **106**, 1783 (1936). — Pégot, M.: Tumeur variqueuse avec anomalie du système veineux et persistance de la veine ombilicale: Developpement des veines sous-cutanées abdominales. Bull. Soc. anat. Paris 8, 49 (1833). — Peirce, E. C.: Percutaneous femoral artery catheterization in man with special reference to aortography. Surg. Gynec. Obstet. **93**, 56 (1951). — Temporary hemiplegia from cerebral injection of diodrast during catheter aortography. Report of two cases. Circulation **7**, 385 (1953). — Pellegrini, P., e S. Losurda: La permeabilità capillare, esplorata con la prova di Landis, nella ipoglicemia insulinica. Minerva med. (Torino) **1953 II**, 195—198. — Peña, A. de la: Röntgendarstellung der Gefäße des Beckens beim Manne. Z. Urol. **43**, 474 (1950). — Pendergrass, E. P., Chamberlin, Godfrey and Burdick: Survey of deaths and unfavorable sequelae following the administration of contrast media. Amer. J. Roentgenol. **48**, 741 (1942). — Pendergrass, E. P., Ph. J. Hodes, R. L. Tondreau, C. C. Powell and E. D. Burdick: Amer. J. Roentgenol. **74**, 262 (1955). — Pentschew: Die granuläre Atrophie der Großhirnrinde. Arch. Psychiat. Nervenkr. **101**, 80 (1934). — Pereiras, R., A. Castellanos, J. M. Viamonte, R. Hernandez-Beguerie, J. J. Centurion y E. Gonzalez Peña: Aortografia retrograda superior desde la arteria carotida primitiva en el nino y en el adulto. Arch. Med. infant **21**, 1 (1952). — Pereiras, R., A. Castellanos, J. M. Viamonte, R. Hernández-Beguerie, J. J. Centurión, E. Gonzàlez-Peña, Otto García, D. García-Nuñez y Lino Boudet: Aortografia retrograda superior desde la arteria carotida primitiva en el nino y en el adulto. Rev. cubana Cardiol.

11, 65 (1950). — PERLOW, S., and A. ROTH: Amputation for gangrene due to occlusive arterial disease. Surgery **25**, 547 (1949). — PERTHES, G.: Über die Operation der Unterschenkelvaricen nach TRENDELENBURG. Dtsch. med. Wschr. **1**, 253 (1895). — PETERSEN, W. F., u. E. F. MÜLLER: Über Änderungen in der Permeabilität nach Insulin. Z. ges. exp. Med. **54**, 415 (1927). — PETKOVIĆ, S.: Darstellung der Beckenvenen durch verschiedene Wege. Fortschr. Röntgenstr. **79**, 739 (1953). — PETROFF: Über die Vitalfärbung der Gefäßwandungen. Beitr. path. Anat. **71**, 115 (1923). — PFEIL, E.: Aussprache zu KOELSCH: Kreislaufschädigungen durch gewerbliche Vergiftungen. Verh. dtsch. Ges. Kreisl.-Forsch. **9**, 139 (1936). — PFLEIDERER, H.: Das Grundgesetz des Energiewechsels in der Biologie. — Bemerkungen zu der gleichnamigen Arbeit von H. BOHNENKAMP in Jg. 1931, S. 1745 dieser Wochenschrift. Klin. Wschr. **11**, 896 (1932). — Studien über den Wärmehaushalt des Menschen. Z. ges. exp. Med. **90**, 245 (1933). — Meteorophysiologie des Wärmehaushaltes. Verh. Dtsch. Ges. inn. Med. **47**, 492 (1935). — PFLEIDERER, H., u. K. BÜTTNER: Die physiologischen und physikalischen Grundlagen der Hautthermometrie. Leipzig 1935. — Methodik der thermoelektrischen Hauttemperaturmessung. In ABDERHALDENS Handbuch der biologischen Arbeitsmethoden, Abt. IV, Teil 13, S. 767—794. Berlin 1937. — PHILIPPIDES, D.: Zur Diagnostik peripherer Gefäßerkrankungen. Zbl. Chir. S. 2302 (1938). — Klinische Untersuchungsmethoden bei peripheren Gefäßstörungen. Chirurg **13**, 129 (1941). — PHILLPS, F. A., S. H. BRIND and M. N. LEVY: The immediate influence of increased venous pressure upon resistance to flow in the dog's hind leg. Circulat. Res. **3**, 357 (1955). — PICARD, D.: Titres et travaux scientifiques. 1953. — PICCOLI, B.: La prova della fluoresceina nelle sindromi ischemiche degli arti. G. ital. Chir. **6**, 236 (1950). — PICKERING, G. W.: On the clinical recognition of structural disease of the peripheral vessels. Brit. med. J. **1933**, 1106. — PICKERING, G. W., and W. HESS: Vasodilatation in the hands and feet in response to warming the body. Clin. Sci. **1**, 213 (1933/34). — PICKLES, V. R.: Baroplethysmography: a method of estimating blood flow. Quart. J. exp. Physiol. **37**, 175 (1952). — PIERCE, V. K., C. P. BOYAN and J. G. MASTERSON: Studies on venous blood pressure in patients undergoing major surgical procedures. Surg. Gynec. Obstet. **96**, 310 (1953). — PIERRON, J., and G. E. JAYLE: Résultats de l'exploration à la fluoréscéine dans 150 cas d'affections vasculaires diverses. Déductions pratiques. Results of fluorescein exploration in 150 cases of various vascular affections. Practical deductions. Arch. Mal. Coeur **45**, 815 (1952). — PIIPER, J., P. W. SCHNEIDER u. W. SCHOEDEL: Kurzschlußdurchblutung. Klin. Wschr. **32**, 540 (1954). — PIIPER, J., u. W. SCHOEDEL: Untersuchungen über die Durchblutung der arteriovenösen Anastomosen in der hinteren Extremität des Hundes mit Hilfe von Kugeln verschiedener Größe. Pflügers Arch. ges. Physiol. **258**, 489 (1954). — PINKUS, F.: Allgemeine Pathologie der Zirkulationsstörungen der Haut. In MRACEKS Handbuch der Hautkrankheiten, S. 297. Wien 1902. — Circumscripte cutis anser. Arch. Derm. Syph. (Berl.) **81**, 69 (1906). — PIRTKIEN, R.: Die Rolle des Gefäßfaktors in der Genese und Therapie der primär chronischen Polyarthritis. Medizinische **1954**, 816. — Über den intrakapillären Druck und den elastischen Widerstand der Haut. In BARTELHEIMER u. KÜCHMEISTER, Kapillaren und Interstitium, S. 169. Stuttgart: Georg Thieme 1955. — PIRTKIEN, R., u. H. KÜCHMEISTER: Capillaroskopie und Capillardruck nach perkutaner Applikation von Hormonen. Z. ges. exp. Med. **124**, 1 (1954). — PIRTKIEN, R., H. STEEGE, K. DONAT u. L. KRAUSE: Über Gewebswäsche und Capillarpermeabilität. Klin. Wschr. **31**, 672 (1953). — PLESCH, J.: „Graphotonometer" ein neuer Blutdruckapparat. Verh. dtsch. Ges. inn. Med. **34**, 428 (1922). — Tonoszillograph. Verh. dtsch. Ges. inn. Med. **41**, 400 (1929). — Studien über blutdruckregistrierende Apparate einschließlich des „Tonoscillographen" und über die Deutung der Blutdruckkurve. Z. ges. exp. Med. **69**, 255 (1930). — POGÁNY, J.: Der Venendruck und seine klinische Bedeutung. Ergebn. inn. Med. Kinderheilk. **41**, 257 (1931). — Die Wirkung des Histamins auf die Blutgefäße des Menschen. Z. ges. exp. Med. **75**, 133 (1931). — Die Kontraktion der Hautvenen bei der Kreislaufinsuffizienz. Dtsch. Arch. klin. Med. **171**, 185 (1931). — POGÁNY, J., u. G. PILAU: Die Wirkung des Histamins auf die Adrenalinempfindlichkeit des Menschen. Z. ges. exp. Med. **75**, 140 (1931). — POISEUILLE, J. L. M.: Recherches sur la force du coeur aortique. Thèse Paris 1828. Zit. nach GALLAVARDIN 1921. — POKER, N., N. FINBY and I. STEINBERG: The subclavian arteries: Roentgen study in health and disease. Amer. J. Roentgenol. **80**, 193 (1958). — POKORNÝ, J.: Beeinflussung des Fingerplethysmogramms durch die exogenen Faktoren. Compt. Rend. du IIe Congr. Internat. d'Angéiologie, Fribourg/Suisse, Sept. 1955. Editions universit. Fribourg 1956. — POLLACK, A. A., B. E. TAYLOR, TH. T. MYERS and E. H. WOOD: The effect of exercise and body position on the venous pressure at the ankle in patients having venous valvular defects. J. clin. Invest. **28**, 559 (1949). — POLLACK, A. A., and E. H. WOOD: Venous pressure in the saphenous vein at the ankle in man during exercise and changes in posture. J. appl. Physiol. **1**, 649 (1949). — POLLAK, O. J.: An etiologic concept of atherosclerosis based on study of intimal alterations after shock. Circulation **5**, 539 (1952). — POLONSKAJA: Zur Frage der Klappen in den Lymphgefäßen der unteren Extremitäten des Menschen. Anat. Anz. **74**, 395 (1932). — POLONSKY, A.: Das vasomotorische

Nachröten. Diss. Berlin 1911. — POLZER, K., u. F. SCHUHFRIED: Rheographie mit Widerstands- und Kapazitätsmessung. Z. Kreisl.-Forsch. **44**, 631 (1955). — PONS, H.: Les possibilités de l'angiographie. J. Radiol. Électrol. **31**, 106 (1950). — POPKIN, R. J.: A systolic murmur heard over the lower abdominal aorta: Its significance in peripheral vascular diseases. Angiology **1**, 244 (1950). — POPOFF, N. W.: The digital vascular system. Arch. Path. (Chicago) **18**, 295 (1934). — Recherches sur l'histologie des anastomoses artérioveineuses des extrémités et sur leur rôle en pathologie vasculaire. Bull. Histol. appl. **12**, 156 (1935). — POPPER: Über Drosselvorrichtungen an Lebervenen. Klin. Wschr. **10**, 2129 (1931). — PORJÉ, I. G.: Diagnosis of arteriostenosis (Arterial occlusion) with the aid of pulse wave recordings. Scand. J. clin. Lab. Invest. **1**, 177 (1949). — PORPORIS, A. A., G. V. ELLIOTT, G. L. FISCHER and C. B. MUELLER: The mechanism of urokon excretion. Amer. J. Roentgenol. **72**, 995 (1954). — PRATESI, F., et A. SALOTTI: Morphodynamie radiologique des maladies des vaisseaux: son appréciation clinique. Compt. Rend. du IIe Congr. Internat. d'Angéiologie, Fribourg/Suisse, Sept. 1955. Éditions universit. Fribourg 1956. p. 523. — PRATESI, G.: Ricerche capillaroscopiche in soggetti microcitemici. Policlinico, Sez. med. **57**, 103 (1950). — PRATESI, G., and C. GAROLOFI: Alterazioni della morfologia e della permeabilità dei capillari nel reumatismo articolare acuto. Policlinico, Sez. prat. **59**, 469 (1952). — PRATT, G. H.: Test for incompetent communicating branches in the surgical treatment of varicose veins. J. Amer. med. Ass. **117**, 100 (1941). — PRENGOWSKI: Beschreibung eines Dermographen usw. Arch. Psychiat. Nervenkr. **41**, 746 (1906). — PRESSMAN, D., R. F. HILL and F. W. FOOTE jr.: Zone of localization of anti-mouse-kidney serum as determined by radioautographs. Science **109**, 65 (1949). — PRICE, A., and F. WAGNER: Complete occlusion of the abdominal aorta. Report of two patients, diagnosed by aortography. Surg. Gynec. Obstet. **84**, 619 (1947). — PRINZMETAL, M.: Studies of mechanism of circulatory insufficiency in Raynaud's disease in association with sclerodactylia. Arch. intern. Med. **58**, 309 (1936). — PRINZMETAL, M., E. CORDAY, R. J. SPRITZLER and W. FLIEG: Radiocardiography and its clinical applications. J. Amer. med. Ass. **139**, 617 (1949). — PRINZMETAL, M., E. M. ORNITZ, B. SIMKIN and H. C. BERGMAN: Arterio-venous anastomoses in liver, spleen, and lungs. Amer. J. Physiol. **152**, 48 (1948). — PRINZMETAL, M., B. SIMKIN, H. C. BERGMAN and H. KRÜGER: Studies on coronary circulation; collateral circulation of normal human heart by coronary perfusion with radioactive erythrocytes and glass spheres. Amer. Heart J. **33**, 420 (1947). — PRYM, O.: Zur Messung des Druckes im rechten Vorhof. Münch. med. Wschr. **51**, 60 (1904). — PUGLIONIST, A., and F. ASCHIERI: Metodo clinico per la determinazione del gradiente pressorio nelle obliterazioni arteriose degli arti. Minerva chir. (Torino) **9**, 50 (1954).

RADNER, ST.: Subclavian angiography by arterial catheterization. Visualization of metastic tumor in the upper thoracic aperture. Acta radiol. (Stockh.) **32**, 359 (1949). — RADTKE, H.: Die Arteriographie des Fußes. Fortschr. Röntgenstr. **85**, 580 (1956). — RANDERATH, E.: Die Bedeutung der allergischen Pathogenese bei der Arteriitis. Verh. dtsch. Ges. inn. Med. **60**, 359 (1954). — RAPAPORT, S. J., H. A. FRANK and TH. B. MASSELL: The effect of smoking upon blood flow in the sympathectomized limb. Circulation **2**, 850 (1950). — RAPAPORT, S. J., A. SAUL, CH. HYMAN and M. E. MORTON: Tissue clearance as a measure of nutritive blood flow and the effect of lumbar sympathetic block upon such measures in calf muscle. Circulation **5**, 594 (1952). — RAPPAPORT, M. B., and H. B. SPRAGUE: The graphic registration of the normal heart sounds. Amer. Heart J. **23**, 591 (1942). — RATCLIFFE, A. H.: Clinical grades of intermittent claudication. Angiology **1**, 438 (1950). — RATSCHOW, M.: Uroselectan in der Vasographie unter spezieller Berücksichtigung der Varicographie. Fortschr. Röntgenstr. **42**, 37 (1930). — Klinische Dosierung und Wirkungsbreite des Atropins und eines synthetischen Tropasäureesters (Syntropan). Klin. Wschr. **13**, 8 (1934). — Periphere Durchblutungsstörungen und Berufsschaden. Verh. dtsch. Ges. Kreisl.-Forsch. S. 220 (1936). — Der Arbeitsversuch, eine einfache Methode zur Erkennung und Beurteilung peripherer arterieller Durchblutungsstörungen. Münch. med. Wschr. **1937**, 1128. — Leistung und Bedeutung der Vasographie als Funktionsprüfung peripherer Blutgefäße. Fortschr. Röntgenstr. **55**, 253 (1937). — Die peripheren Durchblutungsstörungen, S. 22, Dresden u. Leipzig 1946. — Die peripheren Durchblutungsstörungen, 4. umgearb. u. erg. Aufl., Bd. 27. Dresden u. Leipzig: Theodor Steinkopff 1949. — Zur Therapie von Permeabilitätsstörungen bei Gefäßkrankheiten. Ther. d. Gegenw. **1951**, 129—132. — Die Durchblutungsstörungen vor dem Gutachter. Med. Welt **20**, 415 (1951). — Über den Gefäßschmerz. Acta neuroveg. (Wien) **7**, 328 (1953). — Die Bedeutung von Gefäßreflexen für die Prognose innerer Erkrankungen. Acta neuroveg. (Wien) **8**, 202—210 (1953). — Grundsätzliches zum Problem der Sensibilisierung. Med. Klin. **35**, 1249 (1953). — Grundsätzliches zum Problem der Fokalintoxikation vom Standpunkt des Internisten. Therapie der Herderkrankungen. Nauheimer Tagung 1953, S. 14. München: Carl Hanser 1954. — Auswirkungen und Rückwirkungen beginnender Gefäßerkrankungen. Regensburg. Jb. ärztl. Fortbild. **3**, 480 (1954). — Kritisches zur Fokuslehre. Ber. der Dtsch. Ges. für Herdforschung, April 1954 in Bad Nauheim. — Die problematische Ätiologie der Angiopathien. Münch. med. Wschr. **1954**, 510—515. — Die pathologische Physiologie der peripheren Durchblutung. Arch. phys. Ther. (Lpz.) 7, 74 (1955). — Die Rolle der peripheren Durchblutungsstörungen bei rheumatischen Erkrankungen. Z. Rheumaforsch. 14, 76 (1955). — RATSCHOW, M., u. AHRENS: Über Störungen der Wärmeregulation bei rheumatischen Erkrankungen. Z. Rheumaforsch. 2, 430 (1939). — RATSCHOW, M., u. HASSE: Zur Indikation der Angiographie der Gliedmaßen. Münch. med. Wschr. 1955, 518—521, 543. — RATSCHOW, M., G. HEIDELMANN u. N. KLÜKEN: Z. Rheumaforsch. 8, 10 (1945). — RAYNAUD: De l'asphyxie locale et de la gangrène symétrique des extrémités. Paris: Rignoux 1862. — REBOUL, A.: L'artériographie des membres et de l'aorte abdominale. Paris: Masson & Cie. 1935. — REBOUL, A., and P. LAUBRY: Endarteriectomy in the treatment of chronic endarteritis obliterans of the limbs and abdominal aorta. Proc. roy. Soc. Med. 43, 33 (1950). — REBOUL, H., et P. LAUBRY: Comparison de la vitesse d'opacification, des signes cliniques et de l'anatomie pathologique au cours de l'évolution spontanée des artérites chroniques périphériques. Arch. Mal. Coeur 44, 209—218 (1951). — REBOUL, H., P. LAUBRY and L. VERGOZ: Mesure contrôle en enregistrement de la pression au point d'injection d'un liquide dans une cavité. Application a l'artériophlébographie et aux injections intra-artérielles thérapeutiques. Arch. Mal. Coeur 46, 845 (1953). — RECKLINGHAUSEN, H. v.: Unblutige Blutdruckmessung. Naunyn-Schmiedeberg's Arch. exp. Path. Pharmak. 55, 490 (1906). — Blutdruckmessung und Kreislauf in den Arterien des Menschen. Dresden u. Leipzig: Theodor Steinkopff 1940. — REDISCH, W., E. SHECKMAN and J. M. STEELE: Skin temperature response of normal human subjects to various conditions. Circulation 6, 862 (1952). — REDISCH, W., L. WERTHEIMER, C. DELISLE, J. M. STEELE and H. REITER: Comparison of various vascular beds in man. Their responses to a simple vasodilator stimulus. Circulation 9, 63 (1954). — REEDY, W. J., B. KOSZEWSKI and P. MURPHY: Evaluation of aortic occlusion by aortography. Ann. intern. Med. 44, 283 (1956). — REESE, H. L., M. L. CULLEN and F. D. BEYER: Local shifting of blood in the lower extremities. J. Amer. med. Ass. 149, 821 (1952). — REEVES, R. J., and J. E. MORGAN: The retention of thorium dioxide by the reticuloendothelial system. Radiology 29, 612 (1937). — REGELSBERGER, H.: Der bedingte Reflex und die vegetative Rhythmik des Menschen dargestellt am Elektrodermatogramm. Monographie. Suppl.-Bd. I der Acta Neuroveg. Wien: Springer 1952. — Über elektrographische Organdiagnostik auf Grund der Headschen Zonen. Verh. Dtsch. Ges. Inn. Med., Kongr. 56, 1950, S. 234—236. Acta neuroveg. (Wien) 3, 459 (1952). — REGELSBERGER jr., H. S.: Führt eine Störung der vegetativen Rhythmik zu trophischen Gewebsdefekten. Dargestellt an 44 Fällen von Querschnittslähmung mit Hilfe des Elektrodermatogramms. Acta neuroveg. (Wien) 8, 119 (1953). — REICHERT: The recognition of elephantiasis and elephantoid conditions by soft tissue roentgenograms with a report on the problem of experimental lymphedema. Arch. Surg. (Chicago) 20, 543 (1930). — REICHERT, F. L.: Intermittent claudication without gangrene controlled by sympathetic nerve block. Ann. Surg. 97, 503 (1933). — REID, J.: Capillary resistance test. Glasg. med. J. 136, 49 (1941). — REIN, H.: Die Thermo-Stromuhr; Arbeitsbedingungen u. Arbeitsmöglichkeiten im Tierversuch. Z. Biol. 89, 195 (1929). — Vasomotorische Regulationen Ergebn. Physiol. 32, 28 (1931). — Kreislauf und Stoffwechsel. Verh. dtsch. Ges. Kreisl.-Forsch. 14, 9 (1941). — Lehrbuch der Physiologie des Menschen. Berlin: Springer 1941. — REIN, H., K. E. LOOSE u. O. ULLRICH: Blut-Sauerstoff und Blutverteilungs-Regelung. Z. Kreisl.-Forsch. 33, 241 (1941). — REIN, H., u. M. SCHNEIDER: Die Auswirkung künstlicher Mangeldurchblutung auf den lokalen Stoffwechsel. Pflügers Arch. ges. Physiol. 239, 451 (1937). — REINÄCKER, L.: Über den Einfluß gefäßerweiternder und gefäßverengernder Stoffe auf die dermographische Latenzzeit. Diss. Würzburg 1939. — REINHARDT, E., u. G. RICKER: Kritik der Lehre von der cellularen und der humoralen Reizung der Hautstrombahn. Virchows Arch. path. Anat. 288, 393 (1933). — REISER: Über die Endausbreitung des vegetativen Nervensystems. Z. Zellforsch. 17, 610 (1933). — REMKY, H.: Die Änderungsgröße des Mitteldruckes der Arteria centralis retinae als Indicator für den Tonus der cerebralen Gefäße. Klin. Wschr. 1949, 101—102. — RENAUT: Traité d'histolog. Paris. Méd. mod. 163 (1911). — REUTER, P.: Über die Intensität des Dermographismus bei Dermatosen. Inaug.-Diss. München 1933. — REUTERWALL: Zur Frage der Arterienelastizität. Virchows Arch. path. Anat. 239, 363 (1922). — REWERTS, G.: Areflexie und periphere Durchblutungsstörung. (Zugleich ein Beitrag zur therapeutischen Wirkung des Hydergin.) Med. Klin. 47, 437 (1952). — REYNOLDS, S. R. M.: Non-dilatation of arteries with pulsating blood flow. Science 115, 485 (1952). — RICALDONÍ, A., et J. C. PLA: Le diagnostic des côtes cervicales. Sôc. méd. Hôp. Paris. Juli 1896. Zit. nach VILLARET, Monogr. — RICKER, S., u. REGENDANZ: Beiträge zur Kenntnis der örtlichen Kreislaufstörungen. Virchows Arch. path. Anat. 231, 1 (1921). — RICKLEN, P.: Percutane retrograde Aortographie. Helv. chir. Acta 21, 358 (1954). — RIECHERT: Diagnose und Therapie der Hirndurchblutungsstörungen. Regensb. Jb. ärztl. Fortbild. 3, 494 (1954). — RIECHERT, T.: Die Arteriographie und Ventrikulographie. Dieses Handbuch Bd. V/1, S. 1161 bis 1202. Berlin-Göttingen-Heidelberg 1953. — RIEDER, W.: Arterio-venöse Anastomosen im Bereiche von Hals, Nase und Ohr. Arch. Ohr-, Nas.- u. Kehlk.-Heilk. 159, 298 (1951). — Zur Bedeutung der postkapillaren Venen der Tonsillen. Mschr. Ohrenheilk. 85, 47 (1951). —

Ries: Die Osmotherapie als biorheutisches Grenzflächenproblem. Therapiewoche 5, 476 (1955). — Ries, W.: Zur Altersabhängigkeit der Kapillarpermeabilität. II. Kapillarfiltrat und Eiweißverlust unter künstlicher Stauung (Landis-Verfahren). Z. Alternsforsch. 10, 160 (1956). — Riley, R. L., and A. Cournand: ,,Ideal" alveolar air and the analysis of ventilation-perfusion relationships in the lungs. J. appl. Physiol. 1, 825 (1949). — Rimpau, A.: Zur Morphologie der Carotispunktion. Virchows Arch. path. Anat. 330, 156 (1957). — Rimpau, A., u. H. Seils: Pathologisch-anatomische Befunde an der Punktionsstelle bei der Hirnarteriographie und Betrachtungen zur Punktionstechnik. Fortschr. Röntgenstr. 87, 191 (1957). — Rissel, E.: Die klinische Bedeutung der Kapillarpermeabilität unter Berücksichtigung des Eppingerschen inneren Kreislaufs. In Bartelheimer u. Küchmeister, Kapillaren und Interstitium, S. 118. Stuttgart: Georg Thieme 1955. — Riva Rocci: Un nuovo sfigmomanometro. Gazz. med. (Torino) 1896. — Roberts jr., D. J., Ch. T. Dotter and I. Steinberg: Superior vena cava and innominate veins. Angiocardiographic study. Amer. J. Roentgenol. 66, 341 (1951). — Robb, G. P., and J. Steinberg: Visualization of chambers of heart, pulmonary circulation and great blood vessels in man; practical method. Amer. J. Roentgenol. 41, 1 (1939). — Visualization of chambers of heart, pulmonary circulation and great blood vessels in heart disease; preliminary observations. Amer. J. Roentgenol. 42, 14 (1939). — Rocha, P., O. de Moraes Dantas, E. Juarez and N. Moraes Barros jr.: O tempo de circulacão duodeno-pulmao. Sua aplicacão na sindrome de hipertensão porta. Rev. paul. Med. 43, 18 (1953). — Rodbard, S., and J. Margolis: The significance of the intensity and time of appearance of the Korotkoff sounds in auricular fibrillation. Circulation 13, 510 (1956). — Roeckelein, R.: Ein neues Verfahren zur Messung der Kapillarresistenz. Klin. Wschr. 1953, 751—754. — Röckl, H., M. Metzger u. H. W. Spier: Zur Frage der dissoziierten Eiweißpermeabilität der Capillaren. Untersuchungen mit Hilfe des Landis-Tests in Kombination mit Serum-Eiweiß-Elektrophorese. Klin. Wschr. 32, 253 (1954). — Rodbard, S.: The significance of the intermediate Korotkoff sounds. Circulation 8, 600 (1953). — Rodbard, S., and F. Jannotta: An analysis of oscillometric pulsations. Circulation 7, 922 (1953). — Rodbard, S., and J. Margolis: The significance of the intensity and time of appearance of the Korotkoff sounds in auricular fibrillation. Circulation 13, 510 (1956). — Rodbard, S., and H. Rubinstein: Arteriophonography: A new measure of cardiovascular function. J. Lab. clin. Med. 40, 933 (1952). — Röhrl: Radiographische Untersuchungen am Gefäßsystem des Kaninchenohres. Strahlentherapie 88, 276 (1952). — Röhrl, W.: Die radiographische Darstellung von arterio-venösen Anastomosen. Klin. Wschr. 29, 307 (1951). — Röntgen, W. C.: Über eine neue Art von Strahlen. S.-B. phys.-med. Ges. Würzburg 1895, 132; und 1896, 10. — Roller, D., u. B. Schober: Über ,,Begleitstreifen" der Lebergefäße bei ,,seröser Entzündung". Z. ges. exp. Med. 100, 547 (1937). — Romberg, V., u. O. Mueller: Über Bedeutung und Technik der plethysmographischen Funktionsprüfung gesunder und kranker Arterien. Z. klin. Med. 75, 93 (1912). — Rominger, E.: Über den arteriellen Blutdruck und den Capillardruck im Kindesalter. Arch. Kinderheilk. 73, 81 (1923). — Untersuchungen über den Capillardruck im Kindesalter. Mschr. Kinderheilk. 24, 631 (1923). — Rondell, P. A., W. F. Keitzer and D. F. Bohr: Distribution of flow through capillaries and arteriovenous anastomoses in the rabbit ear. Amer. J. Physiol. 183, 523 (1955). Roques, L.: Fluoreszeintest bei Gefäßleiden. Presse méd. 62, 1212 (1954). — Roskam, J., u. Mitarb.: Thrombose veineuse. Paris 1950. — Ross, C. F., and K. D. Keele: Post mortem arteriography in ,,normal" lower limbs. Angiology 2, 374 (1951). — Ross, J. P., and C. J. Longland: The value of arteriography in the diagnosis of peripheral vascular disease. Practitioner 164, 518 (1950). — Ross, R. S., and W. G. Walker: Decreased permeability of capillaries to protein in chronic congestive heart failure. Circulation 14, 991 (1956). — Rosselli, M., e G. Micheli-Pellegrini: Significato e importanza pratica delle prove da sforzo nelle claudicazioni arteriose. (Osservazioni oscillometriche.) G. Clin. med. 30, 83 (1949). — Rossello, G., and M. Servello: Sul valore pratico dell'esame fotosfigmografico nella valutazione diagnostica e nell'indirizzo terapeutico delle angiopatie periferiche. Pat. sper. Chir. (Milano) 1, 837 (1953). — Rossi, E., u. A. Prader: Die Angiokardiographie bei angeborenen Herzfehlern. Schweiz. med. Wschr. 78, 1054 (1948). — Rossier: Durchblutungskrankheiten in der inneren Medizin. Europ. Gespräch, Darmstadt 11./12. Nov. 1955 über: Angiologie im Rahmen der Gesamtmedizin. — Roswit, B., L. H. Wisham and J. Sorrentino: The circulation of radiation damaged skin; radiosodium clearance studies. Amer. J. Roentgenol. 69, 980 (1953). — Roth, G. M., and C. Sheard: Relation of basal metabolic rate to vasodilatation and vasoconstriction of the extremities of normal subjects as measured by skin temperatures. Circulation 1, 1142 (1950). — Rothlin, E.: Über die adrenergischen Funktionen am Herz und an Gefäßen. Bull. schweiz. Akad. med. Wiss. 1, 194 (1945). — Rothlin, E., u. H. J. Bluntschli: Helv. physiol. Acta 2, 149 (1944). — Rothlin, E., H. J. Bluntschli u. A. Cerletti: Helv. physiol. Acta 3, 373 (1945). — Rotter, W.: Die Sperr- (Polster- bzw. Drossel-) Arterien der Nieren des Menschen. Z. Zellforsch. 37, 101 (1952). — Zur pathologischen Anatomie der arterio-venösen Anastomosen, epitheloiden Gefäßwandzellen und

Sperrarterien. Verh. dtsch. Ges. Kreisl.-Forsch. 18, 278 (1952). — ROTTER, W., u. R. SCHÜRMANN: Die Blutgefäße des menschlichen Penis. Virchows Arch. path. Anat. 318, 352 (1950). — ROTZLER, A.: Über klinische Belastungsoscillographie. Z. Kreisl.-Forsch. 43, 110 (1954). — ROUGET, CHARLES: Mémoire sur le developpement, la structure et les properiétés physiologiques des capillaires sanguins et lymphatiques. Arch. physiol. norm. et path. 5, 603 (1873). — ROWE, G. G., J. H. HUSTON, H. TUCHMAN, G. M. MAXWELL, A. B. WEINSTEIN and CH. W. CRUMPTON: The physiologic effect of contrast media used for angiocardiography. Circulation 13, 896 (1956). — RUDEL, J.: Die Capillarresistenz und ihre Beziehungen zur Menstruation bei der Frau. Klin. Wschr. 20, 226 (1941). — RUEF, J., K. D. BOCK u. H. HENSEL: Über die Wirkung des Rauchens auf die Muskeldurchblutung. Z. Kreisl.-Forsch. 44, 272 (1955). — RUEGSEGGER, P.: Die Fluoresceinpermeabilität der Blut-Kammerwasserschranke bei hämorrhagischen Diathesen. Inaug.-Diss. Zürich 1947. — RUIZ LEIRO, A., and R. PONS CONDIS: The flicker photometer test for the evaluation of the arteriolar state. Rev. Confed. méd. panamer. 4, 142 (1957). — RUMPEL, T.: Ärztl. Verein Hamburg, Sitzung vom 15. 6. 1909: Vorkommen von Hautblutungen bei Scharlach. Münch. med. Wschr. 27, 1404 (1909). — RUNGE, H.: Über den Venendruck in Schwangerschaft, Geburt und Wochenbett. Arch. Gynäk. 122, 142 (1924). — RUSSEK, ZOHMAN and DORSET: Effects of tobacco and whiskey on the cardiovascular system. J. Amer. med. Ass. 157, 563 (1955). — RUTISHAUSER, E., u. W. BLANC: Anastomoses artério-veineuses glomiques du poumon avec syndrome d'insuffisance droite et cyanose. Schweiz. Z. allg. Path. 13, 61 (1950). — RUTLEDGE: Studies on venous pressure. Thesis, Graduate School, University of Minnesota, 1941.

SACK, A.: Beiträge zur Kenntnis der Hautblutungen. Mh. Derm. 20, 193 (1895). — SAHLI, H.: Lehrbuch der klinischen Untersuchungsmethoden, 5. Aufl. Leipzig u. Wien 1908. — SALLERAS, V.: La phlébographie dans les varices essentielles. Compt. Rend. du IIe Congr. Internat. d'Angéiologie, Fribourg/Suisse, Sept. 1955. Editions universit., Fribourg 1956, p. 530. — SAMUELS, P. S.: Prognostic value of the electronic oscillometer in peripheral arterial diseases. Angiology 4, 496 (1953). — Valor de la prueba de Samuels en el diagnóstico precoz de las enfermedades arteriales periféricas. Angiologia 6, 167 (1954). — SANDSTRÖM, C.: Contrast media for the kidneys, heart and vessels, and their toxicity. Acta radiol. (Stockh.) 39, 281 (1953). — SANGSTER: Anomal. mottled rush, accomp. by pruritus, factit. urtic. and pigment. Trans. clin. Soc. Lond. 11, 161 (1878). — SANNICANDRO, G.: Tumore glomico dell' orecchio con particolari aspetti istologici. Dermosifilografo 11 (1936). — SANTE, L. R.: Evaluation of aortography in abdominal diagnosis. Radiology 56, 183 (1951). — SANTOS, J. C. Dos: La phlebographie directe. Conception, technique, premiers résultats. J. int. Chir. 3, 1 (1938). SANTOS, R. Dos, A. C. LAMAS y Z. P. CALDAS: Arteriografia da aorta e dos vasos abdominais. Med. contemp. 47, 93 (1929). — Artériographie des membres et de l'aorte abdominale. Paris: Masson & Cie. 1931. — L'aortographie dans les tumeurs rénales et pararénales. Arch. Mal. Reins 8, 313 (1934). — SARRE, H.: Die Bedeutung der allergischen Genese bei der Arteriitis. Verh. dtsch. Ges. inn. Med. 60, 413 (1954). — SARRE, H., u. H. SOSTMANN: Capillarpermeabilität bei akuter und chronischer Nephritis. Klin. Wschr. 21, 8 (1942). — SASSA, K., and H. MIYAZAKI: The influence of venous pressure upon the heart rate. J. Physiol. (Lond.) 54, 203 (1920). — SAUNDERS, R. L. DE C. H., J. LAWRENCE, D. A. MACIVER and N. NEMETHY: Part V. The anatomic basis of the peripheral circulation in man. Or the concept of the macromesh and micromesh as illustrated by the blood supply of muscle in man. In: Peripheral circulation in health and disease, by WALTER REDISCH, FRANCISCO F. TANGCO with a special section by R. L. DE C. H. SAUNDERS, p. 113. New York: Grune & Stratton 1957. — SCHADE, H., F. HÄBLER, O. HEPP, H. PICH u. H. v. PEIN: Die Pulsationsübertragung von der Arterie auf die Vene und ihre Bedeutung für den Blutkreislauf. Z. Kreisl.-Forsch. 28, 131, 153 (1936). SCHADE, H., u. T. WOHLLEBEN: Über den Röntgennachweis der Pulsationsübertragung von Arterie auf Vene. Klin. Wschr. 12, 296 (1933). — SCHAFFNER, F., M. T. FRIEDELL, W. J. PICKETT and I. F. HUMMON jr.: Radioactive isotopes in the study of peripheral vascular disease. II. Method of evaluation of various forms of treatment. Arch. intern. Med. 83, 620 (1949). — SCHEIFFARTH: Experimentelle Untersuchungen zur hyperergischen Entzündung (mit besonderer Berücksichtigung des Nervensystems). Z. ges. exp. Med. 119, 373 (1952). — SCHEINBERG, P.: The effect of nicotinic acid on the cerebral circulation, with observations on extracerebral contamination of cerebral venous blood in the nitrous oxide procedure for cerebral blood flow. Circulation 1, 1148 (1950). — Cerebral blood flow in vascular disease of the brain. With observations on the effects of stellate ganglion block. Amer. J. Med. 8, 139 (1950). — SCHEITLIN, W., G. MARTZ u. M. BRUNNER: Akutes Nierenversagen nach intravenöser Pyelographie bei multiplem Myelom. Schweiz. med. Wschr. 90, 84 (1960). — SCHELLONG, O.: Zur Bewertung der Neurasthenie-Diagnose nach objektiven Merkmalen. Z. klin. Med. 80, 200 (1914). — SCHETTLER: Handbuch der inneren Medizin, Kapitel: Stoffwechselkrankheiten. Springer 1955. — SCHEURER, O.: Die Temperaturen der menschlichen Haut. Ergebn. inn. Med. Kinderheilk. 59, 753 (1940). — SCHEURER, O., u. G. RIEMERSCHMIDT: Zur Wirkung des Zigarettenrauchens auf die Hauttemperatur. Z. ges. exp. Med.

107, 391 (1940). — SCHIEFFERDECKER: S.-B. Niederrhein. Ges. Natur- u. Heilkunde, Bonn, 16. 2. 1896. — SCHILLER: Clinical physiology of the capillary circulation. Med. Clin. N. Amer. 36, 201 (1952). — SCHILLER, W.: Über den Einfluß der Temperatur auf den Druck in den Capillaren der Haut. Zbl. Physiol. 24, 391 (1911). — SCHIMERT, G.: Die Wirkung des Nikotins auf die Durchblutung des Magens. Klin. Wschr. 23, 164 (1944). — SCHINDLER-BAUMANN, J.: Zirkulationsstörungen bei Erkrankungen des Zentralnervensystems. Schweiz. med. Wschr. 1950, 1068—1070. — SCHINZ u. Mitarb.: Lehrbuch der Röntgendiagnostik. Stuttgart: Georg Thieme 2915 (1952). — SCHINZ, H. R., u. E. FRIEDEL: Zur Frage der Knochenatrophie. Ergebn. med. Strahlenforsch. 97, 1 (1925). — SCHLEGEL, H., u. R. HENTSCHEL: Zur Bewertung des Rumpel-Leedeschen Phänomens. Z. ges. inn. Med. 6, 207 (1951). — SCHLICHT, L.: Über das Kymogramm degenerativer Wandprozesse der Ilikalarterie bei lumbaler Aortographie. Fortschr. Röntgenstr. 88, 680 (1958). — SCHLIEPHAKE, E., F. BAHLMANN and K. H. LUKAS: Blutdruckstudien. Z. Kreisl.-Forsch. 42, 379 (1953). — SCHLORHAUFER, W.: Hauttemperaturmessungen bei Arteriographien. Z. Kreisl.-Forsch. 38, 546 (1949). — SCHMERMUND, H. J.: Die Bedeutung der Isotopenuntersuchungen zur Erfassung der Kapillarpermeabilität und der Funktion des Interstitiums. In BARTELHEIMER u. KÜCHMEISTER, Kapillaren und Interstitium, S. 188. Stuttgart: Georg Thieme 1955. — SCHMERMUND, H. J., H. A. KÜNKEL u. H. KÜCHMEISTER: Gewebsclearance-Untersuchungen mit Na^{24} beim Schwangerschaftsödem. Klin. Wschr. 32, 33 (1954). — SCHMID, A.: Die Kapillarresistenz und ihre Beeinflussung durch das Höhenklima, nebst einer Theorie des Meßverfahrens. Helv. physiol. Acta 7, 267 (1949). — SCHMIDT, E.: Mitt. Forsch.heim für Wärmeschutz, München 1923, Heft 3. Zit. nach ASCHOFF-WEVER 1956. — SCHMIDT-VOIGT: Tabak und Kreislauf. Orion, Z. Natur u. Technik 10, H. 3/4 (1955). — SCHMITT, F.: Beitrag zur Frage der Reflexionsbedingungen und Existenz stehender Wellen im arteriellen Kreislaufsystem. Zugleich ein Vorschlag zur Bestimmung der Wellenlänge bei örtlich verschiedener Wellenfortpflanzungsgeschwindigkeit. Z. Biol. 101, 259 (1943). — SCHNABEL jr., T. G., H. F. FITZPATRICK, L. H. PETERSON, W. J. RASHKIND, D. T. ILL and R. L. RAPHAEL: A technic of vascular catheterization with small plastic catheters. Its utilization to measure the arterial pulse vave velocity in man. Circulation 5, 257 (1952). — SCHNEEWIND: The walking venous pressure test and its use in peripheral vascular disease. Ann. Surg. 140, 137 (1954). — SCHNEEWIND, J. H., CH. N. MANSOUR and W. J. GROVE: The walking venous pressure test in relation to occlusive arterial disease in the lower extremities. Surg. Gynec. Obstet. 100, 697 (1955). — SCHNEIDER, M.: Durchblutungsstörungen der Organe. Darmstadt: B. Steinkopff 1953. — Die Messung der Gehirndurchblutung. Compt. Rend. du IIe Cong. Internat. d'Angéiologie, Fribourg/Suisse, Sept. 1955. Editions universit., Fribourg 1956. — SCHNEIDER, R.: Der Arbeitsversuch als Methode zur Prüfung der arteriellen Durchblutung der unteren Extremitäten. Schweiz. med. Wschr. 1940, 830. — SCHNEIDER, W.: Über das Verhalten der reaktiven Hyperämie bei Kreislaufkranken und Hochdrucklern. Inaug.-Diss. Halle 1940. — SCHOEDEL, W.: Nachweismethoden der arterio-venösen Anastomosen. Compt. Rend. du IIe Congr. Internat. d'Angéiologie Fribourg/Suisse, Sept. 1955, p. 416. Editions universit. Fribourg 1956. — SCHOEN, H.: Medizinische Röntgentechnik. Georg Thieme 1951. — SCHÖNBACH, G.: Der „Kennquerschnitt" als Maß für Änderungen des wirksamen Querschnittes der Blutstrombahn. Z. exp. Med. 127, 517 (1956). — SCHOENBERGER, J. A., G. KROLL, A. SAKAMOTO and R. KARK: Investigation of the permeability factor in ascites and edema using albumin tagged with I^{131}. Gastroenterology 22, 607 (1952). — SCHOENMACKERS u. GIAMPALMO: Über die angiektatische Alveolarkompression bei Morbus caeruleus. Verh. dtsch. Ges. Path. 36, 234 (1952). — SCHOENMACKERS, J., u. H. VIETEN: Atlas postmortaler Angiogramme. (Archiv und Atlas der normalen und pathologischen Anatomie in typischen Röntgenbildern.) Hrsg. von H. HOLTHUSEN u. R. GLAUNER, Erg.-Bd. 69. Stuttgart: Georg Thieme 1954. — SCHOLZ, W.: Über die Wertigkeit der Symptome der vegetativen Dystonie. Acta neuroveget. (Wien) 2, 329 (1951). — SCHOOP, W., u. H. MARX: Studien zur Regulation der spontanen Capillardruckschwankungen. Z. ges. exp. Med. 126, 425 (1955).— SCHORN, J.: Arterio-venöse Anastomosen und Hypertonie. Verh. dtsch. Ges. Path. 1950, 242. — Zur normalen und pathologischen Anatomie der Hoyer-Grosserschen Organe, der sogenannten „Arterio-venösen Anastomosen" in den Endgliedern der Finger und Zehen des Menschen. Habil.-Schr. Gießen 1955. — SCHRADER, E. A.: Glutaeus-Parästhesien, ein wichtiges Symptom zur Höhen-Diagnose von Stenosen der Beckenarterien. Medizinische 1955, Nr 9, 317. — Das Phänomen der paradoxen Dissoziation von Leisten- und Fußpulsen. Ein Beitrag zur Symptomatologie des Verschlusses der Arteria ilica externa. Ärztl. Wschr. 10, 197 (1955). — Die Komplikationen der translumbalen Aortographie; ihre Erklärung und Vermeidung. (Erfahrungen mit dem neuen Kontrastmittel Urografin.) Fortschr. Röntgenstr. verein. mit Röntgenpraxis 83, 476 (1955). — SCHRADER, R.: Über das Endothelsymptom. Mitt. Grenzgeb. Med. u. Chir. 34, 260 (1922). — SCHREUS, H. T., u. C. CARRIÉ: Weitere Mitteilungen zur quantitativen Porphyrinbestimmung im Harn. Klin. Wschr. 12, 146 (1933). — SCHROEDER, H.: Gefäßkrankheiten durch übermäßige seelische und körperliche Belastung; allgemeines Adaptationssyndrom von SELYE. Berl. med. Z. 2, 257 (1951). —

SCHROEDER, W.: Methodik der fortlaufenden Messung des Venen-, Kapillar- oder Arteriolendrucks in der vorderen Extremität des wachen Hundes. Z. Biol. 103, 389 (1950). — Neue Untersuchungsmethoden kreislaufwirksamer Substanzen. Ärztl. Forsch. S. 165 (1950). — Ein einfaches Gerät zur fortlaufenden Blutdruckregistrierung am Oberarm des Menschen. Z. ges. exp. Med. 117, 645 (1951). — Zur Physiologie der arterio-venösen Anastomosen. Verh. dtsch. Ges. Kreisl.-Forsch. 18, 289 (1952). — Die Bedeutung haemodynamischer Faktoren für den Stoffaustausch durch die Kapillarwand. In BARTELHEIMER u. KÜCHMEISTER, Kapillaren und Interstitium, S. 65. Stuttgart: Georg Thieme 1955. — SCHROEDER, W., u. F. ANSCHÜTZ: Zur Kreislaufwirkung des Arterenols. Untersuchungen am wachen Hund. Naunyn-Schmiedeberg's Arch. exp. Path. Pharmak. 212, 230 (1951). — SCHROEDER, W., u. E. STEIN: Zit. nach W. SCHROEDER 1955. — SCHUBERT, G., u. G. HÖHNE: Strahlenschädigungen. In Handbuch der inneren Medizin, 4. Aufl., Bd. VI/2. Berlin-Göttingen-Heidelberg: Springer 1954. — SCHULZE: Anwendung und diagnostische Bedeutung der Tomographie bei Gefäßanomalien und -erkrankungen im Brustraum. Fortschr. Röntgenstr. 84, 164 (1956). — SCHULZE, W.: Beitrag zur Funktionsprüfung der peripheren Gefäße und zur Prüfung gefäßerweiternder Substanzen. Z. ges. exp. Med. 116, 522—534 (1951). — SCHULZE-BERGMANN, G.: Zur Aortographie in der Urologie. Z. Urol. 46, 432 (1953). — SCHUMACHER, H.: Glomustumor und Angiomyom der Haut. Frankfurt. Z. Path. 66, 90 (1955). SCHUMACHER, S. v.: Über das Glomus coccygicum des Menschen und die Glomeruli caudales der Säugetiere. Arch. mikr. Anat. 71, 58 (1907). — Arterio-venöse Anastomosen in den Zehen der Vögel. Arch. mikr. Anat. 87, 309 (1915). — Zur Kenntnis der arterio-venösen Anastomosen. Bruns' Beitr. klin. Chir. 159, 335 (1934). — Über die Bedeutung der arterio-venösen Anastomosen und der epitheloiden Muskelzellen (Quellzellen). Z. mikr.-anat. Forsch. 43, 107 (1938). — SCHUSTER, A.: Kontrolle des Behandlungseffektes bei Ulcus cruris und Thrombophlebitis mittels Infrarotphotographie. Med. Klin. 51, Nr 23 (1956). — SCHWARTZ: Zit. nach SCHERF u. BOYD 1955. — SCHWIMMER: Dermograph. (Ver. ungar. Dermat.) Arch. Derm. Syph. (Berl.) 46, 129 (1898). — SCOTT, W. G.: The development of angiocardiography aortography. Radiology 56, 485 (1951). — SEAMAN, W. B., and H. G. SCHWARTZ: Cerebral arteriography with sodium acetrizoate (Urokon Sodium) 30%. Arch. Surg. (Chicago) 67, 741 (1953). SECHER, K.: Klinische Capillaruntersuchungen. III. Ugeskr. Laeg. 83, 899 (1921). — Acta med. scand. 56, 295 (1922). — SELDINGER, S. J.: Catheter replacement of the needle in percutaneous arteriography, a new technique. Acta radiol. scand. 39, 368 (1953). — SELVAAG, O., E. GLEDITSCH and I. LØNNUM: Diagnostic value of palpation of arteries evaluated on the basis of a "normal" material. J. Oslo Cy Hosp. 5, 149 (1955). — SEMPLE, R., L. MCDONALD and R. P. EKINS: Radioactive sodium (Na^{24}) in the measurement of local blood flow. [Radionatrium (Na^{24}) bei Messung des lokalen Blutflusses.] Amer. Heart J. 41, 803 (1951). — SERKIN, L. G.: Neuer Typ eines Alkohol-Arterien-Oscillometers. Klin. Med. 28, 80—81 (1950). [Russisch]. — SERRA, CL., L. AMANTEA and L. COVELLO: Muscle action potentials in chronic arterial diseases of lower limbs. Boll. Soc. ital. Biol. sper. 33, 433 (1957). — SERRA PERALBA, A., and P. BARCELÓ: La fragilidad capilar en la poliartritis cronica progresiva y en la espóndiloartritis anquilopoyética. Rev. esp. Reum. 4, 226 (1952). — SETO, F.: Studien über die pharmakologische Reaktion der Venen. Folia jap. pharmacol. 2, 305 (1926). — Ref. Ber. ges. Physiol. 37, 445 (1926). — SEWALL, H., and E. SANFORD: Plethysmographic studies of the human vasomotor mechanism when excited by electrical stimulation. J. Physiol. (Lond.) 11, 179 (1890). — SEYDERHELM, R., u. M. HEINEMANN: Die Bedeutung des Endothelsymptoms für die Diagnostik und Therapie endokriner Störungen, insbesondere der ovariellen Insuffizienz. Dtsch. med. Wschr. 56, 860 (1930). — SGALITZER, M.: Unterscheidung funktioneller und organischer Erkrankungen der Extremitätenarterien durch die Röntgenuntersuchung. Das Doppelinjektionsverfahren. Fortschr. Röntgenstr. 56, 387 (1937). — SGALITZER, M., V. KOLLERT u. R. DEMEL: Kontrastdarstellung der Venen im Röntgenbild. Klin. Wschr. 10, 1659 (1931). — SHEARD, CH.: Calorimetric studies of the extremities. I. Theory and practice of methods applicable to such investigations. J. clin. Invest. 3, 327 (1926). — The electromotive thermometer; an instrument and a method for measuring intramural, intravenous, superficial and cavity temperatures. Amer. J. clin. Path. 1, 209 (1931). — SHEARD, CH., B. T. HORTON and M. M. D. WILLIAMS: Rates of cooling and warming of the extremities in normal circulatory conditions and in peripheral vascular diseases. Proc. Mayo Clin. 14, 541 (1939). — SHEARD, CH., G. M. ROTH and B. T. HORTON: Relative roles of extremities in body heat dissipation — normal circulation and peripheral vascular disease. Arch. phys. Ther. 20, 133 (1939). — SHEARD, CH., and M. M. D. WILLIAMS: Skin temperatures of the extremities and basal metabolic rates in individuals having normal circulation. Proc. Mayo Clin. 15, 758 (1940). — SHEARD, CH., M. M. D. WILLIAMS and B. T. HORTON: Investigation on the exchanges of energy between the body and its environment. Trans. Amer. Soc. Heat. Vent. Engr. 43, 115 (1937). — The skin temperatures of the extremities and effective temperature. Trans. Amer. Soc. Heat. Vent. Engr. 45, 153 (1939). — SHEPHERD, J. T.: The blood flow through the calf after exercise in subjects with arteriosclerosis and claudication.

Clin. Sci. **9**, 49 (1950). — Evaluation of treatment in intermittent claudication. Brit. med. J. **1950**, 1413—1418. — Sherlock, Sh., A. G. Bearn, B. H. Billing and J. C. S. Paterson: Splanchnic blood flow in man by the bromsulfalein methode the relation of peripheral plasma bromsulfalein level to the calculate flow. J. Lab. clin. Med. **35**, 923 (1950). — Shipley, R. E., D. E. Gregg and E. J. Schroeder: An experimental study of flow patterns in various peripheral arteries. Amer. J. Physiol. **138**, 718 (1943). — Shumacker, Moore and Campbell: Functional venography of the lower extremities. Surg. Gynec. Obstet. **98**, 257 (1954). — Sicard u. Forestier: Zit. nach Löhr 1937. Die Arteriographie der Hirngefäße. Neue dtsch. Klin. **14**, 653 (1937). — Sido, O. H.: Anlage und äußere Krankheitsursachen. [Hermannsdorfer, H., Med. Klin. **50**, 477 (1955).] Med. Klin. **50**, 1793 (1955). — Siegmund: Zur Pathogenese und Pathologie von örtlichen Kälteschädigungen. Münch. med. Wschr. **1942**, 827. — Silva-Mello, A. da: Die Wandresistenz der Blutcapillaren (Eine einfache, klinische Methode zu ihrer genauen Messung.) Münch. med. Wschr. **76**, 1717 (1929). — Silverstein, A.: Occlusive disease of the carotid arteries. Circulation **20**, 4 (1959). — Simmons, H. T.: Intermittent claudication and its quantitative measurement. Lancet **1936**, 73. — Simons: Essai d'application, au membre inférieur, des techniques de mesure du temps circulatoire. Scalpel (Brux.) **108**, 1299 (1955). — Simonson, E., Sh. Koff, A. Keys and J. Minckler: Contour of the toe pulse, reactive hyperemia, and pulse transmission velocity: group and repeat variability, effect of age, exercise and disease. Amer. Heart J. **50**, 260 (1955). — Singer, R.: Die Bedeutung des Tastbefundes für die Diagnose peripherer arterieller Zirkulationsstörungen an den Extremitäten. Wien. med. Wschr. **104**, 79 (1954). — Singer, R., u. K. Eckelberg: Über eine diagnostische Methode zur Feststellung peripherer arterieller Durchblutungsstörungen zugleich ein Beitrag zur Kenntnis der normalen und pathologischen Gefäßfunktion nach Arbeitsversuch. Wien. med. Wschr. **1949**, 238—241, 262—265. — Skop, V., et Z. Reinis: Expériences sur l'aortographie lombaire. Compt. Rend. du IIe Congr. Internat. d'Angéiologie, Fribourg/Suisse, Sept. 1955. Editions universit. Fribourg 1956, p. 525. — Smirk, F. H.: Observations on capillary permeability in cases of nephritis and of hepatic cirrhosis with hypoproteinaemia. Clin. Sci. **2**, 57, 317 (1935). — Smith, B. C., and E. Quimby: The evaluation and treatment of gangrene in diabetes mellitus. Proc. Amer. Diabetes Ass. **6**, 231 (1946). — The use of radioactive sodium in the study of peripheral vascular disease. Ann. Surg. **125**, 360 (1947). — Smith, D. J.: Variations in vascular reactivity produced by season, cold stress and immaturity; role of thyroid and adrenal cortex. Amer. J. Physiol. **172**, 118 (1953). — Smith, H. W.: The kidney, structure and function in health and disease. New York 1951. — Smith, P. G., T. W. Rush and A. T. Evans: Interpretation of translumbar arteriograms. J. Urol. (Baltimore) **66**, 145 (1951). — Sodeman, W. A.: Direct venous pressure determinations by use of a new instrument. Amer. Heart J. **43**, 687 (1952). — Sodeman, W. A., and G. E. Burch: A direct method for the estimation of skin distensibility with its application to the study of vascular states. J. clin. Invest. **27**, 785 (1938). — Sotgiu u. Cacciari: Splenoportographie und Splenomanometrie. Verh. dtsch. Ges. inn. Med. S. 649 (1954). — Soulier, J. P.: Introduction à l'étude de la perméabilité capillaire par les colorants vitaux. Paris méd. **36**, 28 (1946). — Spalteholz: Die Arterien der Herzwand. Leipzig: Hirzel 1924. — Spalteholz, W.: Persönliche schriftliche Mitteilung an Wollheim 1927. — Spang, K., V. Obrecht u. W. Ey: Über den Wert einer Messung der Temperatur des Magens für die Beurteilung seiner Durchblutung. Klin. Wschr. **30**, 210 (1952). — Spanner: Der Abkürzungskreislauf der Glandula submaxillaris. Z. Anat. **107**, 124 (1937). — Spanner, R.: Die arteriovenösen Anastomosen im Darm. Anat. Anz. **71** (Erg.-Bd.), 24 (1931). — Neue Befunde über die Blutwege der Darmwand und ihre funktionelle Bedeutung. Morph. Jb. **69**, 394 (1932). — Zur Anatomie der arterio-venösen Anastomosen. Verh. dtsch. Ges. Kreisl.-Forsch. **18**, 257 (1952). — Speckmann, K. D.: Über einige Beobachtungen bei Reihenuntersuchungen der konsensuellen Fingerblutgefäßreaktionen an Gesunden. Z. ges. exp. Med. **116**, 454 (1950). — Über vasomotorisch-vegetative Ausfallserscheinungen bei neuritischen Erkrankungen peripherer Nerven. Dtsch. Arch. klin. Med. **197**, 231 (1950). — Spencer, M. P., u. A. B. Denison jr.: Measurement of blood flow through intact vessels with the square-wave electromagnetic flowmeter. Compt. Rend. du IIe Congr. Internat. d'Angéiologie Fribourg/Suisse, Sept. 1955, p. 263. Editions universit. Fribourg 1956. — Spencer, M. P., F. R. Johnston and J. H. Meredith: The origin and interpretation of murmurs in coarctation of the aorta. Amer. Heart J. **56**, 722 (1958). — Spickmann, F.: Änderungen der Capillarfunktion durch Rohkost und salzarme Kost. Klin. Wschr. **15**, 1271 (1936). — Spiess, G.: Bedeutung der Anästhesie in der Entzündungstherapie. Münch. med. Wschr. **1906**, 345. — Sprenger, F.: Über die lumbale Aortographie. Helv. chir. Acta **18**, 358 (1951). — Springorum, W.: Die Bedeutung der Hautgefäße für den Gesamtkreislauf. Klin. Wschr. **17**, 11 (1938). — Spurr, G. B., B. K. Hutt and S. M. Horvath: The effects of age on finger temperature responses to local cooling. Amer. Heart J. **50**, 551 (1955). — Staedtler: Diagnostischer Wert des Dermographismus. Diss. Erlangen 1907. — Staemmler: Die Erfrierung. Leipzig: Georg Thieme 1944. — Stamm, H.: Probleme des venösen Rücktransportes. Wien.

med. Wschr. 107, 404 (1957). — STARER, F., u. D. SUTTON: Aortic thrombosis. Brit. med. J. 1958, 1255. — STARLING, E. H.: The influence of mechanical factors on lymph production. J. Physiol. (Lond.) 16, 224 (1894). — On the absorption of fluid from the connective tissue spaces. J. Physiol. (Lond.) 19, 312 (1896). — The fluids of the body. Chicago: Herter Lectures, W. T. Keener & Co. 1909. — STARR, J.: The value of the cutaneous histamine reaction in the prognosis of pedal lesions in diabetes mellitus. Amer. J. med. Sci. 188, 538 (1934). — STAUBESAND, J.: Über den Wandbau der arterio-venösen Anastomosen und die Bedeutung der epitheloiden Zellen. Ärztl. Forsch. 3, 78 (1949). — Über verschiedene Typen arterio-venöser Anastomosen und Glomusorgane im Hahnenkamm. Z. Zellforsch. 35, 265 (1950). — Über verschiedene Typen arterio-venöser Anastomosen. Verh. anat. Ges. 48 (1950). — Zur Anatomie menschlicher Glomusorgane. Verh. anat. Ges. 49, 174 (1951). — Ein Glomusorgan in der menschlichen Kniegelenkkapsel. Frankfurt. Z. Path. 62, 223 (1951). — STAUBESAND, J.: Zur Morphologie der arterio-venösen Anastomosen. In BARTELHEIMER u. KÜCHMEISTER, Kapillaren und Interstitium, S. 18. Stuttgart: Georg Thieme 1955. Hamburger Symposion vom 29. bis 31. Oktober 1954. — STEAD jr., E. A., and P. KUNKEL: A plethysmographic method for the quantitative measurement of the blood flow in the fort. J. clin. Invest. 17, 711, 715 (1938). — STEAD jr., E. A., and J. V. WARREN: The protein content of the extracellular fluid in normal subjects after venous congestion and in patients with cardiac failure, anoxemia, and fever. J. Clin. Investigation 23, 283 (1944). — STECKEN, A.: Über Varizen der Lunge. Fortschr. Röntgenstr. 82, 54 (1955). — STEIN u. LAMMERT: Kältereflex und Kreislauf. Arch. phys. Ther. (Lpz.) 7, 377 (1955). — STEIN, E.: Die spontane vasomotorische Aktivität der peripheren Strombahn des Menschen. Z. Kreisl.-Forsch. 43, 73 (1954). — STEIN, E., u. W. SCHROEDER: Der Einfluß lokaler Erwärmung auf die arteriovenösen Anastomosen in der vorderen Extremität des wachen Hundes. Z. ges. exp. Med. 123, 481 (1954). — STEIN, I. D.: Arlidin: a clinical evaluation of a peripheral vasodilator with selective action on muscle vessels. Ann. intern. Med. 45, 185 (1956). — STEINACH, E.: S.-B. Akad. Wiss. Wien, math.-nat. Kl. 90 (1884). — STEINACH, E., u. R. H. KAHN: Echte Contractilität und motorische Innervation der Blutcapillaren. Pflügers Arch. ges. Physiol. 97, 105 (1903). — STEPHAN, R.: Über das Endothel-Symptom. Berl. klin. Wschr. 14, 317 (1921). — STERLING, K.: The turnover rate of serum albumin in man as measured by J^{131}-tagged albumin. J. clin. Invest. 30, 1228 (1951). — STEWARD, G. N.: Studies on the circulation in man. I. The measurement of the blood flow in the hands. Heart 3, 33 (1911). — Studies on the circulation in man. VI. Observations on the blood flow in the hands (mainly) in cases of anemia. J. exp. Med. 18, 113 (1913). — STOCKERT, F. G. v.: Die neuropathologischen Syndrome des Fleckfiebers. Dtsch. Mil.arzt 8, 327 (1943). — STÖHR jr., PH.: Zur Nervenversorgung der Blutgefäße. Dtsch. med. Wschr. 59, 1625 (1933). — Die mikroskopische Innervation der Blutgefäße. Ergebnisse der Anatomie und Entwicklungsgeschichte, Bd. 32. Berlin: Springer 1938. — Über den Aufbau und die Endausbreitung des vegetativen Nervensystems. Klin. Wschr. 18, 41 (1939). — Lehrbuch der Histologie und der mikroskopischen Anatomie des Menschen. Springer 1951. — STOLLREITER, H.: Die Beziehungen des Venendruckes zum arteriellen System. Dtsch. Arch. klin. Med. 197, 1 (1950). — STOLZENBURG, H. J.: Experimentelle Untersuchungen über das Verhalten der arterio-venösen Anastomosen. Z. mikr.-anat. Forsch. 41, 348 (1937). — STONER, H. B., and H. N. GREEN: Experimental limb ischemia in man with especial reference to the role of adenosine triphosphate. Clin. Sci. 5, 159 (1945). — STORSTEEN, K. A., and M. JANES: Arteriography and vascular studies in Paget's disease of bone. J. Amer. med. Ass. 154, 472 (1954). — STOUT, A. P.: Tumors of the neuro-myo-arterial glomus. Amer. J. Canc. 24, 255 (1935). — Solitary cutaneous and subcutaneous leiomyoma. Amer. J. Canc. 29, 435 (1937). — STOUT, A. P., and M. R. MURRAY: Hemangiopericytoma. A vascular tumor featuring Zimmermanns pericytes. Ann. Surg. 116, 26 (1942). — STRANO, A.: Demonstration de l'importance de la méthode phlébotensiographique de Condorelli pour l'examen fonctionnel de la circulation veineuse. Compt. Rend. du IIe Congr. Internat. d'Angéiologie, Fribourg/Suisse, Sept. 1955, p. 342. Editions universit. Fribourg 1956. — STRANO, A., e MIANO: Ricerche emodinamiche venose e velocità circolotoria destrettuale nelle sindromi acrocianotiche et acroasfittiche. Minerva cardioangiol. (Torino) 3, 675 (1955). — STRANO, A.: and R. MONACO: Phonoarteriographic registration of the autochthonic murmurs on peripheral arteries due to organic arteriopathies. Cardiologia (Basel) 32, 230 (1953). — STRAUB, H.: Bestimmung des Blutdrucks. Sphygmographie. Dynamische Pulsuntersuchung. Plethysmographie. Bestimmung der Geschwindigkeit des Blutstroms. In ABDERHALDENS Handbuch der biologischen Arbeitsmethoden, H. 5/4, S. 135. 1922. — STRICHT, J. VAN DER: L'aortographie directe et rétrograde. Acta chir. belg. 49, 620 (1950). — STRICKER: S.-B. Wien. Akad. Wiss., math.-nat. wiss. Kl. 51 u. 52 (1876). — STRICKER, S.: Studien über Bau und Leben der capillaren Blutgefäße. S.-B. Akad. Wiss. Wien, math.-nat. Kl. II 52, 379 (1865). — Untersuchungen über die Contractilität der Capillaren. S.-B. Akad. Wiss. Wien, math.-nat. Kl. III 74, 313 (1879). — STRÖDER, J.: Untersuchungen über Permeabilitätsprobleme bei diphtherischer Intoxikation. Ergebn. inn. Med. Kinderheilk. **62**, 532 (1942). — STROOMANN, G.: Über Adrenalinvermehrung im menschlichen Blute nach Nikotin. Verh. dtsch. Ges. inn. Med. **37**, 418 (1925). Ref. klin. Wschr. **4**, 1186 (1925). — STURSBERG, H.: Über die Bedeutung der Dermographie für die Diagnose funktioneller Neurosen. Dtsch. Arch. klin. Med. **83**, 586 (1905). — SÜNDERHAUF, R.: Untersuchungen über den Permeabilitätsquotienten mittels der Walterschen Brommethode. Z. ges. exp. Med. **55**, 378 (1927). — SÜSSE, H. J.: Angiographische Untersuchungen bei der Ostitis deformans Paget. Fortschr. Röntgenstr. verein. mit Röntgenpraxis **83**, 498 (1955). — SUGAR, O.: Pathological anatomy and angiography of intracranial vascular anomalies. J. Neurosurg. **8**, 3 (1951). — SULLIVAN, B. J., and I. D. DEFENNARO: Microscopical observations of peripheral circulation at simulated high altitudes. J. Aviat. Med. **24**, 131 (1953). — SULZBERGER, M. B.: Studies in tobacco hypersensitivity; comparison between reactions to nicotine and to denicotinized tobacco extract. J. Immunol. **24**, 88, 265 (1933). — SUNDER-PLASSMANN, P.: Der Nervenapparat des Sinus caroticus und des Glomus caroticum vom Menschen der verschiedenen Altersstufen und Foetus humanus von verschiedenen Tieren und von Kaninchen vor und nach Durchschneidung des Sinusnerven. Verh. Kreisl.-Forsch. **69** (1933). — Durchblutungsschäden und ihre Behandlung. Stuttgart: Ferdinand Enke 1943. — Klinik und Neuro-Morphologie der Glomustumoren. Acta neuroveg. (Wien) **1**, 474 (1950). — Langenbecks Arch. klin. Chir. **265**, 115 (1950). — SUNDER-PLASSMANN, P., and K. MULLER: Raynaud's disease and the neurovegetative hormone system. Klin. Wschr. **16**, 145 (1937). — SYLLA, L., u. J. PANKOW: Der Dermographismus und die Hautreaktivität beim Fleckfieber. Klin. Wschr. **22**, 57 (1943). — SZARDURSKI: Diss. Zürich 1948. — SZÉCSÉNY, A.: Abdominal arteriography by segments. Mag. Sebész. **3**, 219 (1950). — SZONELL, W.: Capillarfunktion und Fieber Klin. Wschr. **15**, 1127 (1936).

TACKE: Die Zunahme der Blutdruckamplitude an den unteren Extremitäten bei Aorteninsuffizienz. Ärztl. Wschr. **9**, 1120 (1954). — TACKENBERG, U.: Die Wirkung des Calciums auf die Capillarpermeabilität und -resistenz. Inaug.-Diss. Hamburg 1951. — TAGLIAFERRO, A.: Sulle modificazioni dei dati oscillometrici dopo somministrazione di un nor-adrenalino-simile, negli arteriopatici degli arti inferiori. Inform. med. (Genova) **6**, 120 (1952). — TAGLIAFERRO, A., NOCETI and ZACCONE: Sulle sindromi ischemiche acute degli arti. Arch. E. Maragliano Pat. Clin. **10**, 193 (1955). — TAKATS, G. DE: Clinical and angiographic correlations in arterial stenosis. J. Amer. med. Ass. **158**, 1502 (1955). — TANNENBERG, J.: Bau und Funktion der Blutcapillaren. Frankfurt. Z. Path. **34**, 1 (1926). — TARDIEU, G., et M. GAROIT: Intérêt de la thermométrie cutanée pour l'examen de diverses affections et spécialement des troubles vasculaires des membres. Presse méd. **61**, 866 (1953). — TAYLOR, F. A., A. B. THOMAS and H. G. SCHLEITER: Direct method for estimation of venous blood pressure. Proc. exp. Biol. (N. Y.) **27**, 867 (1930). — TERRY, R.: White nails in hepatic cirrhosis. Lancet **1954 I**, 757. — TETI, M., e G. MESSORE: Azione della mesomucinasi testicolare sulla permeabilità capillare. Nota I. Eliminazione di un colorante vitale inoculato endovena con jaluronidasi. Riv. Ist. sieroter. ital. **27**, 363 (1952). — TEXTER jr., E. C., W. REDISCH and M. STEELE: Induced intermittent claudicatio. Amer. J. med. Sci. **222**, 653 (1951). — TEY, A.: Fragilidad capilar normal humana. Barcelona, Salvat. Editores 1940. — Die normale Kapillarfragilität beim Menschen. Eine neue Methode zu ihrer Bestimmung. Schweiz. med. Wschr. **71**, 685 (1941). — THIEME, J.: Untersuchungen über die capillardrucksteigernde Wirkung von Mineralöl- und Schwefelölsulfonaten. Inaug.-Diss. Hamburg 1951. — THIES, H. A.: Zur Therapie arterieller Spritzenschäden. Münch. med. Wschr. **95**, 584 (1953). — Zur Verhütung von Gefäßwandschäden unter Dikumarin, Cumarin und seltenen Erden. Ther. d. Gegenw. **93**, 105 (1954). — Die Methoden der Kapillarresistenz- und Kapillarfragilitätsprüfung (unter Berücksichtigung der Antikoagulantien). In BARTELHEIMER u. KÜCHMEISTER, Kapillaren und Interstitium, S. 158. Stuttgart: Georg Thieme 1955. — THOMAS, E., u. W. ARNOLD: 1. Blaseninhaltsstoffe über spezifische Reaktionen. 2. Hautblasenfüllung. Münch. med. Wschr. **69**, 196 (1922). — THOYER-ROZAT, P., H. REBOUL, P. LAUBRY et J. PIEQUET: Les règles essentielles de l'artério-phlébographie en circulation libre et série chronographiée. J. Radiol. Électrol. **31**, 493 (1950). — THREEFOOT, H. K.: The response of the venous pressure of man to a hot and humid environment. Amer. J. med. Sci. **224**, 643 (1952). — THRON: Zur Methodik der kalorimetrischen Messung der Hautdurchblutung. Arch. phys. Ther. (Lpz.) **7**, 160 (1955). — TIETZE, K.: Über die Strömungsgeschwindigkeit des Blutes. Experiment, Physiologie und pathologische Physiologie. Leipzig: Georg Thieme 1954. — TIMMER, G. T.: Sympathicusausschaltung und Oszillometrie. Chirurg **22**, 23 (1951). — TISCHENDORF, F., u. S. B. CURRI: Le anastomosi arteriovenose e í dispositiví di blocco nella morfologia normale e patologica. Riv. Anat. pat. **8**, 285 (1954). — TIWISINA, TH.: Indikation Fehler und Gefahren der Vertebralis-Angiographie. Langenbecks Arch. klin. Chir. **282**, 459 (1955). — Angiographische Studien bei gutartigen Geschwülsten der Gliedmaßen. I. Mitt. Fortschr. Röntgenstr. **87**, 199 (1957). — TOBIN, C. E., u. M. O. ZARIQUIEY: Arteriovenous shunts in human lung. Proc. Soc. exp. Biol. (N. Y.) **75**, 827 (1950). — TOMSA, W.: Nerven der Blutgefäßkapillaren. Zbl. med. Wiss. **7**, 562 (1869). — TRASOFF, A., G. BLUMSTEIN and

M. Marks: Immunulogic aspects of tobacco in thromboangiitis obliterans. J. Allergy 7, 250 (1936). — Trendelenburg, F.: Über die Unterbindung der Vena saphena magna bei Unterschenkelvaricen. Beitr. klin. Chir. 7, 195 (1890). — Treuting, Th. F.: The effect of emotions on the peripheral circulation. Amer. J. med. Sci. 227, 94 (1954). — Trout: Ulcers due to varicose veins and lymphatic blockage; a new principle in treatment. Arch. Surg. (Chicago) 18, 2281 (1929). — Turner, R. H.: Studies in physiology of blood vessels in man; apparatus and methods. I. A sensitive plethysmograph for portion of the finger. J. clin. Invest. 16, 777 (1937). — Turner, R. H., G. E. Burch and W. A. Sodeman: Studies in the physiology of blood vessels in man. III. Some effects of raising and lowering the arm upon the pulse volume and blood volume of the human finger tip in health and in certain diseases of the blood vessels. J. clin. Invest. 16, 789 (1937). — Tweel, L. H. van der: Dynamische Blutdruckmessungen. Ned. T. Geneesk. 1952, 1459—1465 u. franz., dtsch. u. engl. Zus.fass. 1465. — Tytgat, H.-A.: L'examen thermométrique dans le diagnostic des affections vasculaires périphériques. Acta chir. belg. 49, 599 (1950).

Uhlenbruck, P.: Plethysmographische Untersuchungen am Menschen. III. Teil: Eine plethysmographische Bestimmung des maximalen Blutdrucks. Z. Biol. 80, 343 (1924). — Über die schematische Darstellung des peripheren Gefäßbefundes. Med. Klin. 47, 312 (1952). Ungeheuer: Die Bedeutung der Portographie bei der Behandlung des Pfortaderdruckes. Verh. dtsch. Ges. inn. Med. S. 662 (1954). — Unna, P.: Über ein papulo-pustulöses Exanthem in einem Fall von Diphtheritis septica. Vjschr. Derm. u. Syph. (Wien) 5, 193 (1878). — Unna, P. G.: Histopathologie der Hautkrankheiten. Berlin: August Hirschwald 1894.

Vančura, A.: Klinisch-experimentelle Beobachtungen über die Veränderungen der Permeabilität der Kapillarwände bei Herzkranken und Nephritikern. Verh. dtsch. Ges. Kreisl.-Forsch. 5, 230 (1932). — Veal, J. R., and W. M. McCord: Blood oxygen changes in intermittent claudication. Proc. Soc. exp. Biol. (N. Y.) 37, 692 (1938). — Ventura, M., N. Tessarolo et E. Pozzi-Mucelli: La phlébographie des membres inférieurs. Compt. Rend. du IIe Congr. Internat. d'Angéiologie, Fribourg/Suisse, Sept. 1955. Editions universit., Fribourg 1956, p. 533. — Viamonte, J. M., R. Hernandez Beguerie, R. Pereiras, J. Centurion, E. Gonzalez Pena, D. Garcia Nunez y Lino Boudet: Aortografia de la aorta toracica y sus ramos por el levo-angiocardiograma en el adulto. Rev. cubana Cardiol. 11, 35—56 (1950). — Vierordt, K.: Die Lehre vom Arterienpuls. Braunschweig 1855. — Viljanskij, M. P.: Vasographie als Methode zur Feststellung eines ausreichenden Kollateralkreislaufes im Experiment und in der Klinik. Chirurgija 1949, H. 7, 12 [Russisch.] — Villaret, M., et L. Justin-Besançon: La préssion veineuse périphérique. (Monographie.) Paris: Masson & Cie. 1930. — Villaret, M., et Salasc: La tension veineuse périphérique dans les varices des membres inférieurs. Ann. Méd. 18, 87 (1925). — Tension veineuse et varices. C. R. Soc. Biol. (Paris) 93, 230 (1925). — Vimtrup, Bj.: Beiträge zur Anatomie der Capillaren. I. Über contractile Elemente in der Gefäßwand der Blutcapillaren. Z. Anat. 65, 150 (1922). — Vischer, W., u. H. Staub: Über den Wert der Oszillometrie zur Feststellung einer vasokonstriktorischen Komponente und zur Beurteilung des Therapieerfolges bei peripheren arteriellen Durchblutungsstörungen. Radiol. clin. (Basel) 22, 379 (1953). — Voelkel, A.: Bestimmung des Hautcapillartonus nach Provokation durch intravenöse Novocaininjektionen. Z. ges. inn. Med. 4, 243 (1949). — Über das Verhalten der Kapillarresistenz und der Kapillarpermeabilität unter Einwirkung von Diäthylaminoäthanol. Z. ges. inn. Med. 6, 684 (1951). — Beitrag zur Wirkung kapillaraktiver Substanzen. Ärztl. Forsch. 7, I/228—I/234 (1953). — Völker: Veränderte Gefäßreaktionen bei Ermüdung. Z. ges. exp. Med. 109, 88 (1941). — Völker, R.: Die Spontanrhythmik der Hautdurchblutung beim Gesunden und bei Gefäßstörungen der Gliedmaßen. Dtsch. Arch. klin. Med. 194, 719 (1949). — Paradoxe Gefäßreaktionen bei Endangitis obliterans. Dtsch. Arch. klin. Med. 196, 1 (1950). — Die funktionelle Diagnostik peripherer Durchblutungsstörungen. Dtsch. Arch. klin. Med. 196, 639 (1950). — Herz- und Gefäßerkrankungen. Neue Wege einer funktionellen Differentialdiagnose. Darmstadt: Steinkopff 1957. — Völpel, H. W.: Zur Indikation der Aortographie. Verh. dtsch. Ges. Kreisl.-Forsch. 17, 305 (1951). — Vogler, E.: Die arterio-venösen Anastomosen im Röntgenbild. Fortschr. Röntgenstr. verein. mit Röntgenpraxis 78, 322 (1953). — Die ursächliche Bedeutung arterieller Gefäßschäden für die Entstehung der Venenerweiterungen. Fortschr. Röntgenstr. 79, 354 (1953). — Angiographische Beiträge zur Entstehung von Gefäßerkrankungen und Durchblutungsstörungen unter besonderer Berücksichtigung der terminalen Strombahn. Fortschr. Röntgenstr. 81, 479 (1954). — Angiographisch nachweisbare Veränderungen der Gefäße und der Durchblutung der Nieren bei Erkrankungen derselben. Compt. Rend. du IIe Congr. Internat. d'Angéiologie, Fribourg/Suisse, Sept. 1955, p. 674. — Vogler, E., and F. Gollman: The significance of the terminal circulation in the development of vascular disease and disturbances of blood flow. Angiology 6, 540 (1955). — Vogt, K. E.: Ernährungsspätschäden und Kreislaufbeschwerden. Dtsch. med. Wschr. 76, 1265 (1951). — Volhard, F.: Die doppelseitigen hämatogenen Nierenerkrankungen. In Handbuch der inneren Medizin, 2. Aufl., Bd. VI/1, S. 247. Berlin 1931. — Vonwiller, P.: Neue Mikroskopiermethode für Beobachtung lebender Organismen. Z. wiss. Mikr. **41**, 190 (1924). — Lebendige Gewebelehre. Eine Histophysiologie auf neuer Grundlage. St. Gallen: Verlag Zollikofer 1945. — Die Sichtbarmachung des Stoffdurchtrittes durch die Kapillarwand. In BARTELHEIMER u. KÜCHMEISTER: Kapillaren und Interstitium, S. 60. Stuttgart: Georg Thieme 1955. — VONWILLER, P., u. A. VANNOTTI: Capillaroskopie mit starken Vergrößerungen. In ABDERHALDENS Handbuch biologischer Arbeitsmethoden, Abt. V, S. 1529. 1929. — VRIES REILINGH, D. DE: Die Blutdruckmessung. München 1918. — VULPIAN, A.: Leç. sur l'appareil vasomoteur, tome I, p. 46. Paris: Baillière 1875.

WAGENER, H. P.: Retionopathy in diabetes mellitus. Proc. Amer. Diab. Ass. **5**, 201 (1946). — WAGNER: Arteriography in renal diagnosis: preliminary report and critical evaluation. J. Urol. (Baltimore) **56**, 625 (1946). — WAGNER, PRICE and SEVENSON: Abdominal arteriography; technic and diagnostic application. Amer. J. Roentgenol. **58**, 591 (1947). — WAGNER jr., F. B.: Complications following arteriography of peripheral vessels. J. Amer. med. Ass. **125**, 958 (1944). — Present status of arteriography of peripheral vessels. Angiology **2**, 499 (1951). — WAGNER jr., F. B., and A. H. PRICE: Fatality after abdominal arteriography. Prevention by new modification of technique. Surgery **27**, 621 (1950). — WAGNER, R.: Methodik und Ergebnisse fortlaufender Blutdruckschreibung am Menschen. Leipzig: Georg Thieme 1942. — WAGNER, R., u. W. BUCHHOLZ: Zur Frage der diagnostischen Bedeutung des peripheren Venendrucks bei intrathorakalen Tumoren. Dtsch. med. Wschr. **1952**, 837 bis 840. — WAKIM, K. G., G. A. PETERS, J. C. TERRIER and B. T. HORTON: The effects of intravenously administered histamine on the peripheral circulation in man. J. Lab. clin. Med. **34**, 380 (1949). — WALDER, D. N.: Arteriovenous anastomoses of human stomach. Clin. Sci. **11**, 59 (1952). — The local clearance of radio-active sodium from muscle in normal subjects and those with peripheral vascular disease. Clin. Sci. **12**, 153 (1953). — WALLACE, J. M.: Pressure relationships among arteries and large and small veins. Circulation **14**, 1013 (1956). — WALTER, FR. K.: Urämie und Permeabilität der Meningen. Münch. med. Wschr. **72**, 54 (1925). — Permeabilität der Meningen und die Systemerkrankungen des Rückenmarks. Münch. med. Wschr. **72**, 677 (1925). — Theorie und Praxis der Permeabilitätsprüfung mittels der Brommethode. Arch. Psychiat. Nervenkr. **79**, 363 (1927). — WALTERHÖFER, G.: Experimentelle Untersuchungen über das Endothelsystem. Münch. med. Wschr. **72**, 1819 (1925). — WANNAGAT, L.: Die laparoskopische Splenoportographie. Klin. Wschr. **33**, 750 (1955). — Bedeutet die laparoskopische Splenoportographie einen Fortschritt? Fortschr. Röntgenstr. **84**, 514 (1956). — WARNER, G. F., E. L. DOBSON, N. PACE, M. E. JOHNSTON and C. R. FINNEY: Studies of human peripheral blood flow: the effect of injection volume on the intramuscular radiosodium clearance rate. Circulation **8**, 732 (1953). — WARREN, R., E. A. WHITE and CH. D. BELCHER: Venous pressures in the saphenous system in normal, varicose, and postphlebitic extremities. Alterations following femoral vein ligation. Surgery **26**, 435 (1949).— WASER, P., u. W. HUNZINGER: Bestimmung von Kreislaufgrößen und radioaktiven Substanzen (Radiocirculographie). Schweiz. med. Wschr. **1951**, 216—221. — WASSERMAN, K., and H. S. MAYERSON: Exchange of albumin between plasma and lymph. Amer. J. Physiol. **165**, 15 (1951). — Plasma, lymph and urine studies after dextran infusions. Amer. J. Physiol. **171**, 218 (1952). — WATZKA, M.: Über Gefäßsperren und arterio-venöse Anastomosen des Menschen. Klin. Wschr. **21**, 263 (1942). — WEATHERALL, M.: The pharmacological action of some contrast media and a comparison of their merits. Brit. J. Radiol. **15**, 129 (1942). — WEAVER, J. C., and D. F. BOHR: The digital blood pressure. I. Values in normal subjects. Amer. Heart J. **39**, 413 (1950). — II. The brachial-to-digital systolic pressure gradient in hyperthyreoidism. Amer. Heart J. **39**, 423 (1950). — WEBB jr., R. C., and T. E. STARZIL: The effect of blood vessel pulsations on lymph pressure in large lymphatics. Bull. Johns Hopkins Hosp. **93**, 401 (1953). — WEDLER, H. W., u. K.-D. BOCK: Untersuchungen zur Vasolabilität Hirnverletzter. Dtsch. Arch. klin. Med. **199**, 206 (1952). — WEICKER, B.: Kreislaufschäden und Nikotin. Dtsch. Arch. klin. Med. **185**, 393 (1940). — WEIS, J.: Erfahrungen und Beobachtungen bei 400 Arteriographien. Fortschr. Röntgenstr. **75**, 145 (1951). — WEISS, E.: Eine neue Methode zur Suffizienzprüfung des Kreislaufs. Z. exp. Path. Ther. **19**, 390 (1918). — Blutdruckmessung und Kapillarbeobachtung. Med. Klin. **1920**, 577. — Capillarbeobachtung und Suffizienzprüfung. Med. Klin. **17**, 473 (1921). — WEISSWANGE, W., u. A. FRIEDRICH: Versuche mit Infrarotaufnahmen in der Medizin. Dtsch. med. Wschr. **62**, 1540 (1936). — WELLAUER, J.: Die abdominale Aortographie. In: Röntgendiagnostik, Ergebnisse 1952—1956, (SCHINZ-GLAUNER-UEHLINGER), S. 161—209. Stuttgart 1957. — Arteriographie der Extremitäten. In Röntgendiagnostik, Ergebnisse 1952—1956 (SCHINZ-GLAUNER-UEHLINGER), S. 210—240. Stuttgart 1957. — Venographie. In: Röntgendiagnostik, Ergebnisse 1952—1956 (SCHINZ-GLAUNER-UEHLINGER), S. 241—281. Stuttgart 1957. — WELCH, C. E., H. H. FAXON and C. E. MCGAHEY: The application of phlebography to the therapy of thrombosis and embolism. Surgery **12**, 163 (1942). — WELLS, B. G., M. B. RAPPAPORT and H. B. SPRAGUE: The sounds and murmurs in coarctation of the aorta. Amer. Heart J. **38**, 69 (1949). — WELLS, H. S., and J. J. THOMPSON: Portable apparatus for estimating the peripheral blood flow in shock. J. Lab. clin. Med. 28, 1850 (1943). — WENDE, S.: Elektrodermatologische Untersuchungen an durchblutungsgestörten Gliedmaßen nach paravertebraler Sympathektomie. Ärztl. Wschr. 1953, 100—105. — WENDENBURG, W., u. E. ZILLMER: Klinisch-experimentelle Untersuchungen bei Dystrophie mit besonderer Berücksichtigung der capillaren Resistenz. Z. klin. Med. 146, 561 (1950). — WENDT, L.: Über die Pathogenese verschiedener Diabetesformen. Arch. inn. Med. 1, 273 (1949). — WENGER, R.: Schädigungen von Herz und Kreislauf durch Nikotin. Wien. med. Wschr. 1954, 89—92. — WENGER, R., E. WICK u. H. KUHN: Untersuchungen über die Durchblutung der Extremitäten nach dem Rauchen gewöhnlicher und mit Nikotinsäureamid vorbehandelter Zigaretten. Z. Kreisl.-Forsch. 44, 29 (1955). — WERTHEIMER, REDISCH, HIRSCHHORN and STEELE: Patterns of surface temperature response to various agents. Circulation 11, 110 (1955). — WESSLER, S., and M. J. SCHLESINGER: Studies in peripheral arterial occlusive disease; methods and pathologic findings in amputated limbs. Circulation 7, 641 (1953). — WESTCOTT u. WRIGHT: Tobacco allergy and thromboangiitis obliterans. J. Allergy 9, 555 (1938). — WETTERER, E.: New Method of registering rate of blood circulation in unopened vessels. Z. Biol. 98, 26 (1937). — WEXLER and WHITTENBERGER: Objective method for determining circulation time from pulmonary to systemic capillaries by use of oximeter. J. clin. Invest. 25, 447 (1946). — WEYDE, R.: Abdominal aortography in kidney tuberculosis. Preliminary report. J. Oslo Cy Hosp. 1, 269 (1951). — WEZLER, K.: Die Funktion der peripheren Strombahngebiete. Regensb. Jb. ärztl. Fortbild. 3, 462 (1954). — WEZLER, K., u. A. BÖGER: Die Dynamik des arteriellen Systems: Der arterielle Blutdruck und seine Komponenten. Ergebn. Physiol. 41, 292 (1939). — WEZLER, K., u. G. NEUROTH: Die Koordinierung von physikalischer und chemischer Wärmeregulation. Z. ges. exp. Med. 115, 127 (1949). — WEZLER, K., u. W. SINN: Das Strömungsgesetz des Blutkreislaufs. Aulendorf i. Württ. 1953. WHITE, H. L.: Observations on venous pressure and skin blanching pressure by a modified method. Amer. J. Physiol. 69, 10 (1924). — WHITESELL, F. B., and A. M. SNELL: Thrombopenia and increased capillary fragility in hepatic disease. J. Amer. med. Ass. 140, 1071 (1949). — WHITNEY, R. J.: The measurement of volume changes in human limbs. J. Physiol. (Lond.) 121, 1 (1953). — WICKBOM, J.: Angiography of the carotid artery. Acta radiol. (Stockh.) Suppl. 72 (1948). — Thoracic aortography after direct puncture of the aorta from the jugulum. Acta radiol. (Stockh.) 38, 343 (1952). — Death following contrast injection into the thoracic aorta. Case report. Acta radiol. (Stockh.) 38, 350 (1952). — WICKE, G.: Eine neue Methode zur doppelseitigen Oszillographie. Z. Kreisl.-Forsch. 43, 163 (1954). — WIEMER, P.: Das Endothelsymptom. Z. ges. exp. Med. 78, 229 (1931). — WIEMERS, K.: Über gefäßerweiternde Aralkyle der Adrenalin-Benzedrinreihe; Analyse der peripheren Kreislaufwirkungen. Naunyn-Schmiedeberg's Arch. exp. Path. Pharmak. 213, 314 (1951). — WILBRANDT, W.: Physiologie der Zell- und Kapillarpermeabilität. Helv. med. Acta 13, 143 (1946). — WILKINS, R. W., and S. E. BRADLEY: Changes in arterial and venous blood pressure and flow distal to a cuff inflated on the human arm. Amer. J. Physiol. 147, 260 (1946). — WILKINS, R. W., J. DOUPE and H. W. NEWMAN: The rate of blood flow in normal fingers. Clin. Sci. 3, 403 (1938). — WILKINS, R. W., and L. W. EICHNA: Blood flow to the forearm and calf. I. Vasomotor reactions; role of the sympathetic nervous system. Bull. Johns Hopk. Hosp. 68, 425 (1941). — WILSON, G. M.: The blood flow to the lower limbs in peripheral arterial disease and coarctation of the aorta. Edinb. med. J. 58, 125 (1951). — Local circulatory changes associated with clubbing of the fingers and toes. Quart. J. Med., N. s. 21, 201 (1952). — WINDUS, H., u. H. G. MERTENS: Oszillographische Funktionsprüfungen der Arterien bei peripheren Durchblutungsstörungen. Dtsch. med. Wschr. 78, 60 (1953). — WINGFIELD and GOLDFOOT: Med. Press 58, 237 (1957). — WINSOR, TR.: Influence of arterial disease on the systolic blood pressure gradients of the extremity. Amer. J. med. Sci. 220, 117 (1950). — Vasomotor reactions to heat among patients with arterial diseases. Circulation 1, 670 (1950). — Simplified determination of arterial insufficiency. Plethysmographic observations of reactive hyperemia following fifteen minute arterial occlusion at the ankle. Circulation 3, 830 (1951). — Influence of peripheral arterial disease on the initial changes in digital volume during reactive hyperemia. Angiology 2, 243 (1951). — Clinical plethysmography. Angiology 4, 149 (1953). — Skin temperatures in peripheral vascular disease. J. Amer. med. Ass. 154, 1404 (1954). — WINSOR, TR., W. ADOLPH, W. C. RALSTON and G. M. LEIBY: Objective clinical procedure for determination of circulation velocity using fluorescent tracer substances. Amer. Heart J. 33, 704 (1947). — WINSOR, TR., R. E. MORRISON, B. O. KONDO and P. YAMAUCHI: Arterial insufficiency studied by several plethysmographic techniques employing occlusion of the arteries of the extremity. Amer. J. med. Sci. 219, 473 (1950). — WINSOR, TR., and W. A. SELLE: The effect of venous compression on the circulation of the extremities. Arch. phys. Med. 34, 559 (1953). — WINTERNITZ: The blood supply of the vessel wall. Symposium on atherosclerosis — Publication 338. National Academy of Sciences — National Research Council, Washington D. C., 14. 1954. — WISE, CH. S.: The effect of diathermy on blood flow. Plethysmographie studies. Arch. phys. Med. 29, 17 (1948). — WITTNEBEN: Kasuistik und

Therapie archicapillärer Zustandsbilder bei Jugendlichen. Z. Kinderforsch. **32**, 361. — WODZICKI, K.: La vascularisation des appendices cutanés de la tête chez les oiseaux. Bull. Acad. polon. sci. et lettr. 1929. — WOLFF, U.: Beitrag zur Prüfung der Kapillarresistenz. Z. ges. inn. Med. **5**, 107 (1950). — WOLFF, W. A., M. A. HAWKINS u. W. E. GILES: Nicotine in blood in relation to smoking. J. Pharmacol. **95**, 145 (1949). — WOLLHEIM, E.: Zur Funktion der subpapillären Gefäßplexus in der Haut. Klin. Wschr. **6**, 2134 (1927). — Zur funktionellen Bedeutung der Cyanose. Z. klin. Med. **108**, 248 (1928). — Kompensation und Dekompensation des Kreislaufes. Klin. Wschr. **7**, 1261 (1928). — Zum Problem der Kompensation und Dekompensation des Kreislaufes. Dtsch. med. Wschr. **56**, 556 (1930). — Die zirkulierende Blutmenge und ihre Bedeutung für Kompensation und Dekompensation des Kreislaufs. Z. klin. Med. **116**, 269 (1931). — Kreislauf und Wasserhaushalt bei Hepatitis. Der Sechs-Stunden-Wasserversuch als Leberfunktionsprüfung. Dtsch. med. Wschr. **76**, 789 (1951). — Klinik embolischer Organerkrankungen. Regensb. Jb. ärztl. Fortbild. **2**, 300 (1952). — WOLLHEIM, E., u. K. LANGE: Die Kreislaufzeit und ihre Beziehung zu anderen Kreislaufgrößen. Verh. dtsch. Ges. inn. Med. **43**, 134 (1931). — WOLLHEIM, E., u. H. MORAL: Kapillarmikroskopische Untersuchungen über die Temperaturreaktionen der peripheren Gefäße. Med. Klin. **22**, 1999 (1926). — WOOD and PAULETT: The effect of digitalis on the venous pressure. Brit. Heart J. **11**, 83 (1949). — WOOD, J. E., J. LITTER and R. W. WILKINS: The mechanism of limb segment reactive hyperemia in man. Circulat. Res. **3**, 581 (1955). — Peripheral venoconstriction in human congestive heart failure. Circulation **13**, 524 (1956). — WRIGHT, H. P.: Adhesiveness of platelets. J. Path. Bact. **53**, 255 (1941). — WRIGHT, G. W., and K. PHELPS: A comparison of procedures for increasing blood flow to limbs using an improved optical plethysmograph. J. clin. Invest. **19**, 273 (1940). — WRIGHT, I. S.: Vascular diseases in clinical practice. The Year book publishers. Inc. 304 South Dearborn Street, Chicago, 1948. — WRIGHT, I. S., and A. LILIENFELD: Pharmacologic and therapeutic properties of crystalline Vitamin C (cevitamic acid), with especial reference to its effects on the capillary fragility. Arch. intern. Med. **57**, 241 (1936). — WRIGHT, I. S., and D. MOFFAT: Effects of tobacco on peripheral vascular system. J. Amer. med. Ass. **103**, 318 (1934). — WYLIE, E. J.: Thromboendarterectomy for arteriosclerotic thrombosis of major arteries. Surgery **32**, 275 (1952). — WYLIE, E. J., and L. GOLDMAN: The role of aortography in the determination of operability in arteriosclerosis of the lower extremities. Amer. Surg. **148**, 325 (1958). — WYLIE, E. J., and J. S. MCGUINNESS: The recognition and treatment of arteriosclerotic stenostisis of major arteries. Surg. Gynec. Obstet. **97**, 425 (1953). — WYSS, F., u. H. MATTI: Über eine neue Apparatur zur Bestimmung der Kapillarresistenz (mit Verwendbarkeit auch zu Pleurapunktion und Inhalation von Aerosolen). Schweiz. med. Wschr. **79**, 644 (1949).

YASARGIL, G.: Vertebralisangiographie. In: Röntgendiagnostik, Ergebnisse 1952—1956 (SCHINZ-GLAUNER-UEHLINGER), S. 282—306. Stuttgart 1957.

ZANETTI, M. E.: Significance of elevated portal vein pressure in etiology of hemorrhagic shock. Amer. J. Physiol. **171**, 538 (1952). — ZANNINI, G.: Méthodes d'exploration de la circulation lymphatique. Comptes rendus du IIe. Congr. Internat. d'Angéiologie, Fribourg 1955, p. 436. — ZDANSKY: Röntgendiagnostik des Herzens und der großen Gefäße. Wien: Springer 1949. — ZEMAN, W., u. H. FINKEMEYER: Erfahrungen mit Hydergin bei der Behandlung arteriosklerotisch bedingter Durchblutungsstörungen. Dtsch. med. Wschr. **76**, 1207 (1951). — ZIMMERMANN: Über den Bau des Glomerulus der menschlichen Niere. Z. mikr.-anat. Forsch. **18**, 520 (1929). — Über den Bau des Glomerulus der Säugertieres. Z. mikr.-anat. Forsch. **32**, 176 (1933). — ZIMMERMANN, K. W.: Der feinere Bau der Blutcapillaren. Z. Anat. **68**, 29 (1923). — ZIMMERMANN, L.: Wien. med. Wschr. **102**, 841 (1952). Zit. nach SCHUSTER, Kontrolle des Behandlungseffektes bei Ulcus cruris und Thrombophlebitis mittels Infrarotphotographie. Med. Klin. **51**, Nr 23 (1956). — ZINK, O., u. W. KUHNKE: Wetter- und Krankheitserscheinungen vom vegetativen System her gesehen. Ärztl. Forsch. **5**, 485 (1951). — ZINNITZ, F.: Vom humoralen Kreislauf und seinen Stufen. Z. klin. Med. **145**, 87 (1949). — ZIPP, H.: Über das Verhalten der peripheren Arterien vom muskulären Typ bei Wärme- und Kältereizen. Z. Kreisl.-Forsch. **45**, 488 (1956). — ZIPP, H., u. G. PROLL: Elektrooszillographische Studien in der Kreislaufperipherie. Arch. phys. Ther. (Lpz.) H. 5 (1955). — ZISSLER, J. u. R.: Zur Kreislaufzeitbestimmung mit Fluresceinnatrium und mit Decholin. Klin. Wschr. **31**, 548 (1953). — ZONDEK, B.: Tiefenthermometrie. Münch. med. Wschr. **66**, 1315, 1379 (1919). — Tiefenthermometrie. Münch. med. Wschr. **67**, 255, 810, 1041 (1920). — Tiefenwirkung bei thermischen Behandlungsmethoden. Klin. Wschr. **1**, 1745 (1922). — ZOTHE, H.: Zur Pathogenese des Ödems. Dtsch. Arch. klin. Med. **189**, 253 (1942). — ZWEIFACH, B. W.: Structure and reactions of small blood vessels in amphibia. Amer. J. Anat. **60**, 473 (1937). — Character and distribution of blood capillaries. Anat. Rec. **73**, 475 (1939). — The structural basis of permeability and other functions of blood capillaries. Cold. Spr. Harb. Symp. quant. Biol. **8**, 216 (1940). — Factors regulating blood pressure. J. Macy Found. Caldwell, N. J. 1949. — Basic mechanisms in peripheral vascular homeostasis. 3. Conference of factors regulating blood pressure, New York 1949. — Functional deterioration of terminal vascular bed in irreversible hemorrhagic shock. Ann. N.Y. Acad. Sci. **55**, 370—380 u. Diskussion 380 (1952). — ZWEIFACH, B. W., R. CHAMBERS, E. E. LEE and C. HYMAN: Reactions of peripheral blood vessels in experimental hemorrhage. Ann. N. Y. Acad. Sci. **4**, 553 (1948/49).

IV. Allgemeine Therapie.

ABARBANEL, A. R.: The spasmolysant action of magnesium ions on the tetanically contracting human gravid uterus. Amer. J. Obstet. Gynec. **49**, 473 (1945). — ABRAHAMS, D. G., and L. E. GLYNN: Heparin tolerance in rheumatic fever. Clin. Sci. **8**, 171 (1949). — ABRAMSON, D. J., H. ZASEELA and N. SCHKLOVEN: The vasodilating action of various therapeutic procedures which are used in the treatment of peripheral vascular disease; a plethysmographic study. Amer. Heart J. **21**, 756 (1941). — ACHESON, G. H., and MOE: Tetraethylammonium. J. Pharmacol. exp. Ther. **84**, 189 (1945); **87**, 220 (1946). — ACHESON, G. H., and PEREIRA: Tetraethylammonium. Fed. Proc. **1**, 4 (1942). — Cervical ganglion. J. Pharmacol. exp. Ther. **87**, 273 (1946). — ADDIS, H. S. C. C., R. P. JEPSON and J. H. KELLGREN: On the effect of arterial occlusion and venous congestion upon limb pain. Clin. Sci. **9**, 271 (1950). — ADLER, V., u. J. BARÁTH: Vergleichende Untersuchungen über den Mechanismus der peripher gefäßerweiternden Wirkung des Hydergins. Acta med. (Budapest) **3**, 379 (1952). — ADSON, A. W., and G. E. BROWN: Treatment of Raynaud's disease by lumbar ramisection and ganglionectomy and perivascular sympathetic neurectomy of the common iliacs. J. Amer. med. Ass. **84**, 1908 (1925). — ÁGUEDA DE AZEVEDO, C., and M. CASTRO HENRIQUES: Vasodilatadores em perfusao intra-arterial na terapêutica das insuficiências de circulacao dos membros inferiores. (Nota prévia.) Portugal méd. **36**, 31 (1952). — ALBERT, E.: Direkte Sauerstoffzufuhr als Behandlung bei Geschwüren und Kreislaufstörungen. Z. Orthop. **78**, 493 (1949). — ALBONICO, P.: Terapia delle sindromi vascolari periferiche con cloridrato dell'1-metil-4-femil-piridin-4-carbonato di etile per via endoarteriosa. Gazz. med. ital. **110**, 320 (1951). — ALDENHOVEN: Therapiewoche H. 23/24, 596 (1953). — ALLARY, M.: Traitement chirurgical des artérites des membres inférieurs. France méd. **13**, 22 (1950). — Les examens de complément et les indications chirurgicales dans les artérites chroniques des membres inférieurs. Rev. Prat. (Paris) 909 (1954). — ALLEN and SMITHWICK: Use of foreign protein in the treatment of peripheral vascular diseases. J. Amer. med. Ass. **91**, 1161 (1928). — ALLEN, A. W., and G. A. DONALDSON: Venous thrombosis and pulmonary embolism. Bull. N. Y. Acad. Med. **24**, 619 (1948). — ALLEN, E. V.: Clinical use of anticoagulants; report of treatment with dicumarol in 1686 postoperative cases. J. Amer. med. Ass. **134**, 323 (1947). — ALLEN, E. V., N. W. BARKER and E. A. HINES: Peripheral vascular diseases, II. edit. Philadelphia and London: W. B. Saunders Company 1955. — ALLEN, E. V., N. W. BARKER and J. M. WAUGH: A preparation from spoiled sweet clover (3.3' methylenebis-(4-hydroxy-coumarin) which prolongs coagulation and prothrombin time of the blood: a clinical study. J. Amer. med. Ass. **120**, 1009 (1942). — ALLEN, E. V., E. A. HINES jr., W. F. KVALE and N. W. BARKER: The use of dicumarol as an anticoagulant: experience in 2307 cases. Ann. intern. Med. **27**, 371 (1947). — ALLEN, E. V., and R. E. MCKECHNIE: Effect of intermittent venous occlusion on the circulation of the extremities. J. Lab. clin. Med. **22**, 1260 (1937). — ALLEN, F. M.: Reduced temperatures in surgery. I. Surgery of limbs. Amer. J. Surg. **52**, 225 (1941). — ALLGÖWER, M.: Erfahrung mit der synkardialen Massage. Z. Unfallmed. Berufskr. **4**, 313 (1950)· — AMANN, A., K. H. JAEGER u. A. JARISCH: Vergleichende Untersuchungen über Strychnin und Strychninderivate. Naunyn-Schmiedeberg's Arch. exp. Path. Pharmak. **201**, 161 (1943). — AMSLER, E.: Prophylaxie de la thrombose par la panthésine-hydergine en urologie. Communication Soc. Suisse Urologie, Oct. 1956. — AMSLER, M., F. VERREY u. A. HUBER: Zur Physiopathologie einer Gewebsflüssigkeit. Klinische Studien am Augenkammerwasser. Schweiz. med. Wschr. **77**, 1321 (1947). — ANDERSSON, ST.: J. Anat. Physiol. **17**, 89 (1883). — ARNETH, J. E., J. JACOBI u. F. NORTHOFF: Zur Diagnose und Therapie der peripheren Durchblutungsstörungen. Ärztl. Wschr. **7**, 761 (1952). — ARON, E.: Experimentelle Versuche zur Beurteilung der therapeutischen Wirksamkeit des Chlorpromazin. Anesth. et Analg. **11**, 399 (1954). — ARQUINT, A., u. A. HAUSER: Therapeutische Mitteilung über den Placentaextrakt Biostimulin Bema. Schweiz. med. Wschr. **84**, 648 (1954). — ARTHOLD, M. K.: Die intraarterielle Injektion. Wien. med. Wschr. **101**, 339 (1951). — Die synkardiale Massage als Therapie der peripheren Gefäßerkrankungen. Wien. klin. Wschr. **65**, 200 (1953). — ARTHOLD, M. K., R. GOTTLOB and O. MEISZNER: Ergebnisse der synkardialen Therapie bei organischen arteriellen Durchblutungsstörungen der unteren Extremität. Wien. klin. Wschr. **66**, 558 (1954). — ATLAS: Conservative amputations for ischemic gangrene of the foot. West J. Surg. **43**, 555 (1955). — ATLAS, L. N.: Production of collateral circulation and relief vasospasm in peripheral vascular disease. Ohio St. med. J. **34** (1938). — AUBERT, A., and O. SELVAAG: Treatment of arterial insufficiency of the lower extremities with intra-arterial infusions of histamine and papaverine. Acta med. scand. **142**, Suppl. 266, 191 (1952). — AUSMAN, D. C., and J. J. ARNETH: Treatment

of vasospastic conditions with bentyl hydrochloride. A preliminary report. Wis. med. J. **50**, 1089 (1951).
BAER, M.: Zur Vitamin E-Behandlung der Otosklerose. Schweiz. med. Wschr. **71**, 202 (1941). — BAILA, M. R.: Therapeutic progress in internal medicine during 1950; angiology. Pren. méd. argent. **38**, 988 (1951). — BAKEY, M. E. DE, G. BURCH, T. RAY and A. OCHSNER: The „borrowing-lending" hemodynamic phenomenon (hemometakinesia) and its therapeutic application in peripheral vascular disturbances. Ann. Surg. **126**, 850 (1947). — BAKEY, M. E. DE, E. S. CRAWFORD, D. A. COOLEY and G. C. MORRIS jr.: Surgical considerations of occlusive diseases of the abdominal aorta and iliac and femoral arteries: Analysis of 803 cases. Ann. Surg. **148**, 297 (1958). — BAKEY, M. E. DE, O. CREECH jr., D. A. COOLEY and B.HALPERT: Structural changes in human aortic homografts; Study of 10 cases. Arch. Surg. (Chicago) **69**, 472 (1954). — BAKKAL, S. A., u. I. I. VERKOV: Die Heilung der spontanen Gangrän durch die Gewebetherapie des Akademikers P. F. Filatov. Chirurgija H. **9**, 65—69 (1949). [Russisch.]
BANNON, W. G., C. A. OWEN jr., and N. W. BARKER: The comparative effects of menadione sodium bisulfite and vitamin K_1 on the hypoprothrombinemia induced by dicumarol. J. Lab. clin. Med. **41**, 393 (1953). — BARCROFT, H., and O. G. EDHOLM: Effect of temperature on blood flow and deep temperature in human foream. J. Physiol. (Lond.) **102**, 5 (1943). — BARCROFT, H., H. KONZETT and H. J. C. SWAN: Observations on the action of the hydrogenated alkaloids of the ergotoxine group on the circulation in man. J. Physiol. (Lond.) **112**, 273 (1951). — BARCROFT, H., and H. J. C. SWAN: Sympathetic control of human blood vessels. Baltimore: Williams & Wilkins 1953. — BARKER, N. W.: The diagnosis and treatment of chronic occlusive disease of the peripheral arteries. Wis. med. J. **49**, 470 (1950). — Current status of the problem of thrombosis. Circulation **17**, 487 (1958). — BARKER, N. W., G. E. BROWN and G. M. ROTH: Effect of pancreatic tissue extract on muscle pain of ischemic origin (intermittent claudication). Trans. Amer. ther. Soc. **33**, 115 (1933). — Effect of tissue extracts on muscle pains of ischemic origin (intermittent claudication). Amer. J. med. Sci. **189**, 36 (1935). — BARKER, N. W., H. H. HANSEN and F. D. MANN: Bishydroxycoumarin, ethyl biscoumacetate and 4-hydroxycoumarin anticoagulant No. 63. J. Amer. med. Ass. **148**, 274 (1952). — BARKER, N. W., and G. M. ROTH: The treatment of occlusive arterial disease of the legs by means of the Sanders vasoscillator (Sanders bed). Amer. Heart J. **18**, 312 (1939).
BARTH, E.: Über die Behandlung peripherer Durchblutungsstörungen und anderer interner Leiden mit dem FAS-Strömungsapparat. Ther. d. Gegenw. 242—246, 282—288, 314—322 (1949). — BARTH, E.: Über die Wirkung und die therapeutischen Erfolge mit Diäthylaminoäthanol (Dehydasal) bei peripheren Durchblutungsstörungen und artverwandten Leiden. Dtsch. Gesundh.-Wes. **1950**, 1288. — BARRIEU, M.: L'artérite des membres inférieurs. Son traitement par les injections sous-cutanées de gaz thermaux de Royat. Arch. Mal. Coeur **40**, 239 (1947). — BARTORELLI: La régulation sympathique des vaisseaux des membres. Minerva cardioangiol. europ. (Torino) (Suppl. Min. Cardioangiol.) **1**, 213 (1955). — BARTSCH, W., A. BOROFFKA u. E. KETZ: Indikationen für die Hydergin- und Ultraschalltherapie beim klinischen Halswirbelsäulensyndrom. Ärztl. Wschr. **10**, 661 (1955). — BATTEZZATI, M.: Indicazioni agli interventi sul simpatico nelle affezioni vasali periferiche. Precisazioni sulla simpatectomia lombare. Minerva chir. (Torino) **5**, 161 (1950).— L'azione della ganglionectomia lombare sul meccanismo di coagulazione del sangue nelle affezioni vasali periferiche. Arch. Maragliano pat. clin. **5**, 1255 (1950). — BAUER, G.: Nine years' experience with heparin in acute venous thrombosis. Angiology **1**, 161 (1950). — BAUER, G., H. BOSTRÖM, E. JORPES and S. KALLNER: Intramuscular administration of heparin. Acta med. scand. **136**, 188 (1950). BAUER, R.: Die Beeinflussung der peripheren Durchblutung durch *Pendiomid*. Inaug.-Diss. Würzburg 1952. — BAUMGARTNER, J.: Les troubles veineux des membres inferieurs. (Varices et sequelles des thromboses veineuses). Med. et Hyg. (Genève) **11**, 8 (1953). — BAY, R.: Traitement des claudications intermittentes et des gangrènes des membres inférieurs par le carbogène. (Méthode des Professeurs CASTEX et DI CIO.) Sem. Hôp. Paris **1950**, 3297. — BAYRD, E. D.: Unpublished data. Zit. nach ALLEN, BARKER u. HINES 1955. — BAZY, L.: L'endartériectomie pour artérite oblitérante des membres inférieurs. J.int.Chir. **9**, 95 (1949).— Deux cas d'artériectomie pour artérite oblitérante segmentaire. Bull. Soc. med. Chir. Paris **61**, 70 (1935). — BAZY, L., H. REBOUL et P. LAUBRY: Des indications dans les thérapeutiques des artérites localiséés aux membres et à l'aorte abdominale. Les limites actuelles de l'endartériectomie désoblitérante et de la neuro-endartériectomie intra-murale. Soc. Franc. de Cardiol., 15. 5. 1949. Arch. Mal. Coeur **42**, 589 (1949).— BEACONSFIELD, P.: A. Effect of exercise on muscle blood flow in normal and sympathectomized limbs. B. Collateral circulation before and after sympathectomy. Ann. Surg. **140**, 786 (1954). — BEACONSFIELD, P., and J. GINSBURG: Effect of changes in limb posture on peripheral blood flow. Circulat. Res. **3**, 478 (1955). — BEATTIE, J. W., and A. WOODMANSEY: Effect of ACTH on the peripheral blood flow in rheumatiod arthritis. Ann. rheum. Dis. **12**, 43 (1953). — BEAUMONT, G. E.: The medical treatment of threatened gangrene. Practioner **164**, 502 (1950). — BECKER, K., u. F. KAISER: Behandlung von peripheren Durchblutungsstörungen mit Vasculat. Med. Klin. **46**, 640 (1951). — BECKER,

V.: Erfahrungen mit einem Kombinationspräparat von Theophyllin-Ephedrin und Deriphyllin (Peripherin „Homburg") bei der Kollapsbehandlung. Med. Mschr. 3, 842 (1949). — BEIGLBÖCK, W.: Über die Beeinflussung der Ergotamingangrän bei der Ratte durch Butylsympatol (-Vasculat). Naunyn-Schmiedeberg's Arch. exp. Path. Pharmak. 217, 430 (1953). — BEIGLBÖCK, W., u. H. JUNK: Der Muskeltonus und seine Beziehungen zum peripheren Kreislauf. Z. klin. Med. 131, 241 (1937). — BEIN, H. J.: Zur pharmakologischen Charakterisierung von ganglionär-blockierenden Stoffen, mit besonderer Berücksichtigung der Kreislaufwirkung des Pendiomid. Verh. dtsch. Ges. Kreisl.-Forsch. 17, 196 (1951). — BEIN, H. J., u. R. MEIER: Pharmakologische Untersuchungen über Pendiomid, eine neuartige Substanz mit ganglienblockierender Wirkung. Schweiz. med. Wschr. 81, 446 (1951). — BELCHER, E. H., and J. TETLEY: A criticalevaluation of syncardial massage. Ann. pyhs. Med. 2, 207 (1955). — BELLUCCI, G.: Terapia delle angiopatie periferiche con associazione di curaro e priscol per via endoarteriosa. Settim. med. 39, 476 (1951). — BENATT, A.: Das Verhalten der Hautcapillaren unter dem Einfluß von kohlensauren Gasbädern. Z. klin. Med. 126, 485 (1934). — BENATT, A., u. L. HÖNIGHAUS: Der Einfluß natürlicher kohlensaurer Solbäder auf die subpapillären Venenplexus der Haut. Z. klin. Med. 126, 202 (1934). — BENNETT-JONES, N., and A. F. MURPHY: Intermittent claudication. A survey of two hundred patients and an assessment of the value of intra-arterial therapy. Angiology 8, 291 (1957). — BENTHAUS, J., u. H. SCHENK: Über die Wirkung peripherer Kreislaufmittel bei peroraler Verabreichung. Ärztl. Wschr. 6, 438 (1951). — BERNARDI u. VERGANI: Rilievi sulla terapia endoarteriosa delle arteriopatie obliteranti croniche degli arti inferiori con 2-fenil-aminoametil-imidazolo. Folia angiol. (Milano) 2, 15 (1955). — BERNASCHEK, W.: Zur Kenntnis des Einflusses vasoaktiver Stoffe auf die Kallusbildung. Arch. orthop. Unfall-Chir. 48, 209 (1956). — BERNHARD, FR.: Die Resektion der Arteria femoralis bei Durchblutungsstörungen am Bein. Chirurg 19, 193 (1948). — BERNHARD, H.: Magnesiumtherapie. Verh. dtsch. Ges. inn. Med. 58, 350 (1952). — BERNHEIM, A. R., and J. M. LONDON: The treatment of spasmodic vascular disease of the extremities of the Raynaud type. Amer. Heart J. 7, 588 (1932). — BERNSMEIER, A., and J. BECKER: Über die Wirksamkeit sympathicolytischer Substanzen am Menschen. III. Die Beeinflussung der Wirkung von Noradrenalin und Adrenalin durch Sympathicolytica und die Beurteilung des antiadrenergischen Effektes. Dtsch. Arch. klin. Med. 200, 629 (1953). — Über die Wirksamkeit sympathicolytischer Substanzen am Menschen. IV. Untersuchungen über die Hemmung und Umkehr der adrenalinbedingten Blutdruckreaktionen durch sympathicolytische Substanzen. Dtsch. Arch. klin. Med. 200, 636 (1953). — BERRY, M. R., E. J. BALDES, H. E. ESSEX and K. G. WAKIM: A compensating plethysmokymograph for measuring blood flow in human extremities. J. Lab. clin. Med. 33, 101 (1948). BERTHOUD, ED., and TH. MOTTU: Le traitement des troubles ischémiques des membres inférieurs par les infusions intra-artérielles d'histamine. Acta cardiol. (Brux.) 9, 189 (1954).— BERTHRONG, M., A. R. RICH and P. C. GRIFFITH: A study of the effects of adrenocorticotropic hormone (ACTH) upon the experimental cardiovascular lesions produced by anaphylactic hypersensivity. Bull. Johns Hiopk. Hosp. 86, 131 (1950). — BETHELL, F. H., M. MEYERS, ST. MILLER and W. H. BULLOCK: Effects of ACTH and cortisone on idiopathic thrombocytopenic purpura. Trans. Ass. Amer. Phycns 64, 199 (1951). — BETTS, J. W.: Intra-arterial therapy in occlusive vascular disease. Brit. med. J. 1954, 1360. — BETZ, E.: Hautwasserabgabe und periphere Durchblutung. Arch. phys. Ther. (Lpz.) 7, 317 (1955). — BEYELER, K.: Die synkardiale Therapie nach Fuchs als Hilfsmittel zur parodontalen Reaktivierung. Dtsch. zahnärztl. Z. 7, 416 (1952). — BIEGELEISEN, H. I.: Treatment of peripheral vascular disease with controlled disintegration capsules of pentaerythritol tetranitrate. Clin. Med. 2, 1005 (1955). — BIEHLER, W.: Über die Wirkung steigender, überhoher Dauergaben von Veritol im Tierversuch. Naunyn-Schmiedeberg's Arch. exp. Path Pharmak. 210, 105 (1950). — BIER, A.: Handbuch der ärztlichen Erfahrungen im Weltkrieg 1914 bis 1918. Bd. II: Chirurgie Teil II. 1922. — BIERMAN, H. R., R. L. BYRON jr., K. H. KELLY, F. CORDES, L. P. WHITE and A. LITTMAN: The influence of intra-arterial administration of histamine upon the circulating leukocytes of man. Blood 8, 315 (1953). — BIERMAN, W.: Diagnosis and treatment of peripheral vascular disease by physical agents. N. Y. St. J. Med. 36, 19 (1936). — Physical medicine in peripheral vascular disease. J. Amer. med. Ass. 141, 318 (1949). — BISOTTI, P. L., e C. CAVALLINI-FRANCOLINI: Ricerche sperimentali sull'azione degli ormoni sessuali feminili nelle lesioni da ischemia. Riv. Pat. Clin. 4, 309 (1949). — BISOTTI, P. L., e G. DOZIO: L'associazione procamide-antistin endoarteria nella terapia della arteriti periferiche. Boll. Soc. med.-chir. Pavia 68, 679 (1954). — BITTNER, W.: Medikamentöse Therapie (Regitin und Dilatol) im Vergleich mit chirurgischer (Blockade und Sympathektomie) bei Durchblutungsstörungen. Bruns' Beitr. klin. Chir. 185, 1 (1952). — Ein modernes Sympathicolyticum (Hydergin) im Vergleich zur Sympathektomie. Dtsch. med. J. 1954, 527. — BJÖRCK, G., and B. EJRUP: Experiences with tetraethylammoniumbromide. Acta med. scand. 133, 299 (1949). — BLAKEMORE, A. H., and J. W. LORD: Blood vessel anastomosis by means of a nonsuture vitallium tube method. Experimental studies and clinical applications. Advanc. Surg. 1, 336 (1949). —

BLAICH, W.: Die therapeutische Nutzanwendung des gefäßerweiternden Penicillineffektes. Derm. Wschr. 122, 869 (1950). — Periphere Durchblutungsstörungen unter dem Bild einer Akroasphyxia chronica nercroticans beim Kind. Hautarzt 3, 262 (1952). — BLAICH, W., u. U. GERLACH: Klinische und experimentelle Beobachtungen über die Gefäßwirksamkeit des Penicillins. Ärztl. Wschr. 6, 385 (1951). — Die stimulierende Wirkung eines neuartigen Alkohol-Laevulose-Gemisches auf die periphere Durchblutung. Münch. med. Wschr. 94, 1889 (1952). — Durchblutungsgröße der Haut und Heilungsverlauf bestimmter dermatologischer Krankheitsbilder als Kriterium für die periphere Kreislaufwirkung des Peripherin. Ärztl. Wschr. 7, 525 (1952). — Medikamentös erzielte Steigerung der peripheren Durchblutung unter Berücksichtigung der Wirkung von Zuckergemischen. Ärztl. Forsch. 9, 447 (1955). — BLANCHI, V., e G. GALLO: Basidottrinali e valore pratico dell'impiego dell' adenosin-trifosfato (ATP) nel trattamento della claudicazione intermittente e degli altri fenomeni vascolari delle arteriopathie periferiche obliteranti. Minerva med. (Torino) 44, 1053 (1953). — BLAUSTEIN, A., N. SHNAYERSON u. R. WALLACH: Clinical use of a new anticoagulant, phenylindandione; report of 400 cases. Amer. J. Med. 14, 704 (1953). — BLAUSTEIN, A. U., J. J. CROCE jr., M. ALBERTIAN and N. RICHEY: Preliminary report on the clinical use of a new anticoagulant, phenylindandione. Circulation 1, 1195 (1950). — BLECKMANN, K. H.: Antistin in der kinderärztlichen Diagnostik. Zugleich ein Beitrag zur Reaktion der feinsten Gefäße bei gleichzeitiger Anwendung von Histamin und Antistin. Dtsch. med. Rdsch. 1949, 1173. — BLOCK, W.: Sympathicusblockade bei akuten Durchblutungsstörungen. Chirurg 17, 635 (1947). — BLÖMER, H., u. G. SCHIMERT: Die Wirkung eines totalen Herzextraktes auf die Durchblutung der Herzkranzgefäße. Schweiz. med. Wschr. 81, 1108 (1951). — BLOOM, N.: Sympatholytic drugs in peripheral vascular disease. Virginia med. Monthly 78, 364 (1951). — BLUMENTHAL, L. S., y M. FUCHS: Histamina endovenosa en el tratamiento de cefaleas vasculares. Rev. méd. Córdoba 38, 439 (1950). — BLUNTSCHLI, H. J., u. H. STAUB: Über die Bedeutung der Nierentätigkeit für die Blutdruckwirkungen eines dehydrierten Ergotderivats, Dihydroergocornin. Experienta (Basel) 5, 46 (1949). — BOARD, O. P.: Passive vascular exercrises in treatment of obliterative vascular disease. Sth. Surg. 5, 255 (1936). — BOAS, J., u. VANGGARD: Nord. Med. 1943, 593. — BODE, G.: Behandlung mit Bogomoletz Serum. Deutsche Therapiewoche Karlsruhe 28. 8.—3. 9. 1955. — BØE, J.: Diagnose und Behandlung bei chronischen, peripheren Arterienkrankheiten. T. norsk. Laegeforen. 73, 295 (1953). [Norwegisch.] — BÖGER, A., B. DEPPE u. K. WEZLER: Die Dynamik des menschlichen Kreislaufes unter der Wirkung von Kreislaufmitteln. Naunyn-Schmiedeberg's Arch. exp. Path. Pharmak. 189, 480 (1938). — BÖHLAU: Die Wirkung der Osmotherapie auf den Gasstoffwechsel. Therapiewoche 5, 473 (1955). — BOLT, W., u. L. WULLEN: Beitrag zur Strychnintherapie in der Herzklinik. Dtsch. med. Wschr. 75, 990 (1950). — BORGHETTI, MORGUTTI e POZZI: I gangioplegici come terapia e come test di indicazione sul simpatico nelle arteriopatie periferiche. Folia angiol. (Milano) 2, 104 (1955). — BORGO, V., e DAL: Premesse teoriche per lo studio fisico dell'aorta normale e patologica. Riv. Biol. 42, 471 (1950). BORON, R., H. REBOUL, P. LAUBRY et L. SCARBONCHI: Technical and anatomo-pathological principles of endarteriectomy. Lyon méd. 183, 113 (1950). — BORRIE, P.: Heparin tolerance test in lupus erythematosus. Brit. J. Derm. 63, 21 (1951). — BOTTENBERG, H.: Indikationserweiterung der Blutegelbehandlung. Münch. med. Wschr. 83, 127 (1936). — BOUCOMONT, R.: Le traitement thermal des artérites oblitérantes des membres. Acta phyiother. rheum. belg. 6, 30 (1951). — BOVET, D., et F. BOVET-NITTI: Structure et activité pharmacodynamique des médicaments du système nerveux végétatif. Basel: S. Karger 1948. — BOYD, A. M.: Surgery. Intermittent claudication. Brit. Encyclop. Med. Pract., p. 35, 1952. — BRANDIS, H. J., v., u. J. SCHILLING: Zur funktionellen Behandlung der posttraumatischen Blutumlaufstörungen und anderer Stauungsschäden am Unterschenkel und Fuß. Chirurg 22, 149 (1951). BRANDT: Apparatur zur Behandlung peripherer Durchblutungsstörungen mittels arterieller Überdruckinfusion. Dtsch. Gesundh.-Wes. 10, 555 (1955). — BRAUN, K., and C. H. FRYD: The effect of priscol on the peripheral venous pressure. Brit. Heart J. 13, 294 (1951). — BRAUN-FALCO, O.: Der Heparintoleranztest in vitro und in vivo bei verschiedenen Dermatosen. Hautarzt 5, 25 (1954). — BRILL, SH., and L. B. LAWRENCE: Changes in temperature of the lower extremities following the induction of spinal anesthesia. Proc. Soc. exp. Biology (N. Y.) 27, 728 (1929—30). — BROGLIE, M., u. G. JÖRGENSEN: Über die Anwendung von Phenothiazinkörpern in der inneren Medizin. Dtsch. med. Wschr. 79, 1564 (1954). — BROWN: The treatment of peripheral vascular disturbances of the extremities. J. Amer. med. Ass. 87, 379 (1926). — BROWN, HUFNAGEL, PATE and STRONG: Freeze-dried arterial homografts; clinical application. Surg. Gynec. Obstet. 97, 657 (1953). — BROWN, B. B., C. R. THOMPSON, G. R. KLAHM and H. W. WERNER: Pharmacological studies on the antispasmodic β-diethylaminoethyl 1-cyclo-hexyl-cyclohexanecarboxylate hydrochloride. J. Amer. pharm. Ass., sci. Ed. 39, 305 (1950). — BROWN, J. J. M., and W. M. ARNOTT: Intermittent venous occlusion in the treatment of obliterative vascular disease. Brit. med. J. 1937, 1106. — BRUNN, F., u. F. MANDL: Die paravertebrale Injektion zur Bekämpfung visceraler Schmerzen. Wien.

klin. Wschr. **37**, 511 (1924). — BRUNSTING, L. A., C. H. SLOCUMB and J. W. DIDCOCT: Effects of cortisone on acute disseminated lupus erythematosus. Arch. Derm. Syph. (Chicago) **63**, 29 (1951). — BRUZELIUS, S.: Dicumarin in clinical use. Acta chir. scand. **92**, Suppl. C (1945). — BUCHRUCKER, E.: Synkardon-Behandlung. Dtsch. med. Wschr. **80**, 288 (1955). — BUCHTALA, V.: Der Ultraschall in der Medizin. Schweiz. med. Wschr. **79**, 412 (1949). — BUCHTALA, V., u. J. GERLACH: Mandrinkanülen zur Arteriographie. Zbl. Neurochir. **14**, 118 (1954). — BÜCHSEL, H.: Zur Kurzwellenbehandlung von Durchblutungsstörungen der unteren Extremitäten. Arch. phys. Ther. **3**, 237 (1951). — BUERGER, L.: The circulatory disturbances of the extremities; including gangrene, vasomotor and trophic disorders. Philadelphia: W. B. Saunders Company 1924. — BÜRGER, M.: Altern und Krankheit. Stuttgart: Georg Thieme 1954. — Angiopathia diabetica. Konservative Behandlung des Zuckerbrandes. Stuttgart: Georg Thieme 1954. — BÜRGER, M., u. M. BAUR: Versuche über die physiologischen Grundlagen der Osmotherapie. I. Mitt. Die Wirkung hypertonischer Zucker- und Salzlösungen auf Wasserbewegung und Muskelfunktion im Durchströmungsversuch. Z. ges. exp. Med. **42**, 296 (1924). — Die Wirkungen hypertonischer Zucker-Ringerlösungen auf die mechanischen und elektrischen Vorgänge im überlebenden Froschherzen. II. Mitt. Versuche über die physiologischen Grundlagen der Osmotherapie. Z. ges. exp. Med. **44**, 568 (1925). — Über die Wirkungen hypertonischer Dextroselösungen auf Herzstromkurve, Atmung und Blutdruck des Kaninchens. III. Mitt. Versuche über die physiologischen Grundlagen der Osmotherapie. Z. ges. exp. Med. **49**, 147 (1926). — BUGÁR-MESZAROS, K.: On the therapy of peripheral vascular diseases. Ther. hung. **2**, 3 (1956). — BUMM, E.: Zur Frage der Intensivierung durchblutungsfördernder Maßnahmen. Dtsch. med. Wschr. **75**, 1627 (1950). — BURCH, G. E.: A method for measuring venous tone in digital veins of intact man. A.M.A. Arch. intern. Med. **94**, 724 (1954). — BURCKHARDT, W., et M. MEIER: Étude des traitements médicamenteux des troubles de la circulation périphérique. (Contrôle de l'activité des médicaments par la mesure de la température cutanée. Epxériences avec des corps sympatholytiques et parasympathomimétique.) Presse méd. **1951**, 293. — BURDZIK, G.: Zit. nach E. A. SCHRADER, Die Klinik der arteriellen Thrombosen im Beckenbereich. Berlin-Göttingen-Heidelberg: Springer 1955. — BURGESS, J. F.: Vitamin E (tocopherols) in collagenoses. Lancet **1948**, 215. — BURGESS, J. F., and J. E. PRITCHARD: Tocopherols (vitamin E). Arch. Derm. Syph. (Chicago) **57**, 953 (1948). — BURT, C. C.: Anticoagulants. Heparin. Methods of administration and control of dosage. Edinb. med. J. **54**, 632 (1947). — In T. KOLLER, Proceedings of the international conference on thrombosis and embolism. Basel, 20.—24. Juli 1954. Basel: Benno Schwabe & Co. 1955. — BURT, C. C., and A. J. P. GRAHAM: Pentamethonium and hexamethonium iodide in investigation of peripheral vascular disease and hypertension. Brit. med. J. **1950**, 455. — BUTT, H. R., E. V. ALLEN and J. L. BOLLMAN: A preparation from spoiled sweet clover (3.3'-methylene-bis-(4-hydroxy-coumarin) which prolongs coagulation and prothrombin time of the blood: Preliminary report of experimental and clinical studies. Proc. Mayo Clin. **16**, 388 (1941). — BUZZARD: The aetiology and treatment of gangrene of the extremities. Med. Press **234**, 291 (1955).

CAHAN, W. G., and A. BRUNSCHWIG: Transection and ligation of the abdominal aorta. Surgery **28**, 950 (1950). — CAITHAML, W.: Erfahrungen mit Hydergin bei peripheren Durchblutungsstörungen. Langenbecks Arch. klin. Chir. **278**, 396 (1954). — Über die Behandlung der Lungenembolie. Kongreßreferatbd. der I. Internat. Tagg über Thrombose und Embolie, Basel, 1955. — CAITHAML, W., A. BENZER, A. GROSSSCHEDL u. E. WILLOMITZER: Neurovegetative Dämpfung in der Chirurgie. Langenbecks Arch. klin. Chir. **280**, 105 (1954). — CALI, A., e. M. ADINOLFI: L'influenza della vitamina „E" sulle lesioni vascolari prodotte nel coniglio con trattamento associato colesterolo-jaluronidasi. Atti Soc. ital. Pat. **4**, 691 (1955). — CAMELIN, A., H. REBOUL, R. BORON et L. SCARBONCHI: Perfect arterial permeability seven months after de-obliterating endarteriectomy. Lyon méd. **183**, 55 (1950). — CAMPBELL, H. A., and K. P. LINK: Studies on the hemorrhagic sweet clover disease. IV. The isolation and crystallization of the hemorrhagic agent. J. biol. Chem. **138**, 513 (1941). — CAMPBELL, J. A.: Changes in the tensions of CO_2 and O_2 in gases injected under the skin and into the abdominal cavity. J. Physiol. (Lond.) **59**, 1 (1924). — CANONGE, GEORGES: La place de la physiothérapie pneumatique synchrone a l'ondée sanguine dans le traitement des artérites oblitérantes. These pour le doctorat en médecine (diplôme d'etat). Paris 1956. — CAPPELLINI, E., e G. ALLOISIO: I sali di esametonio nelle arteriopatie da ipercorticosurrenalismo sperimentale. Rass. ital. Chir. Med. **3**, 839 (1954). — CAREY, R. A., A. M. HARVEY u. J. E. HOWARD: Effect of adrenocorticotropic hormone (ACTH) and cortisone on course of disseminated lupus erythematosus and periarteritis nodosa. Bull. Johns Hopk. Hosp. **87**, 425 (1950). — CAREY, R. A., A. M. HARVEY, J. E. HOWARD and P. F. WAGLEY: Effect of adrenocorticotropic hormone (ACTH) and cortisone on drug hypersensitivity reactions. Bull. Johns Hopk. Hosp. **87**, 354 (1950). — CARRILLO, P., B. MILANÉS-LÓPEZ and G. MCCOOK: Vasodilatation and regional heparinization by arterial catheterization in peripheral vascular disorders. Angiology **8**, 537 (1957). — CARSTENSEN, G.: Kombinationstherapie bei obliterierenden

Gefäßerkrankungen. Therapiewoche **6**, 355 (1956). — CARTER, S. A., E. McDEVITT, B. W. GATJE and I. S. WRIGHT: Analysis of factors affecting the recurrence of thromboembolism off and on anticoagulant therapy. Amer. J. Med. **25**, 43 (1958). — CASTEX, M. R.: Die Gangrän der Extremitäten; einige Betrachtungen über ihre Behandlung. Schweiz. med. Wschr. **70**, 1206 (1940). — CASTEX, M. R., et A. V. DI CIO: Gangrène des extrémités d'origine artérielle. Ann. Méd. **50**, 72 (1949). — CASTRO, C. M., y L. DE SOLDATI: Acción de Beta-Piridil Carbinol (Roniacol) sobre la circulación periférica en sujetos normales y en algunos estados patólogicos. Rev. argent. Cardiol. **19**, 93 (1952). — Action of beta-pyridil carbinol (Roniacol) on the peripheral circulation of normal persons and in certain pathologic states. Angiology **4**, 165 (1953). — CASTRO, C. M., u. G. STRITZLER: Long-term treatment of some arteriopathies with tromexan. Angiology **6**, 442 (1955). — CATCHPOLE, B. N., and R. P. JEPSON: An evaluation of certain vasodilator drugs by a heat flow technic. Circulation **9**, 408 (1954). — CATCHPOLE, B. N., R. P. JEPSON and KELLGREN: Peripheral vascular effect of cortisone in rheumatoid arthritis, scleroderma, and other related conditions. Ann. rheum. Dis. **13**, 302 (1954). — CATTANEO u. FERABOLI: La cocarbossilasi nella terapia delle vascolopatie periferiche. Arch. Sci. med. **101**, 247 (1956). — CECIL: Non specific protein therapy. Amer. med. Ass. **105**, 1846 (1935). — CHARGAFF, E., and K. B. OLSON: Studies on the chemistry of blood coagulation. VI. Studies on the action of heparin and other anticoagulants: the influence of protamine on the anticoagulant effect in vivo. J. biol. Chem. **122**, 153 (1937). — CHIASSERINI, A.: Simpatectomia lombare o lombo-sacrale? Policlinico, Sez. prat. **57**, 287 (1950). — CHOTT, F., u. R. KÜHLMAYER: Experimentelle Untersuchungen über die Beeinflussung der Geschwindigkeit des venösen Blutstromes durch Venostasin. Münch. med. Wschr. **97**, 1309 (1955). — Experimentelle Beobachtungen über die analeptische Wirkung von Venostasin. Wien. klin. Wschr. **68**, 16 (1956). — CHRISTIANI, A. v., u. H. MORTH: Über den Entaktivator, ein biologisch wirksames Oxydationsprodukt des Ergosterins. Z. Krebsforsch. **54**, 379 (1944). CHRISTOPHE, L., u. P. VAN DER LINDEN: La greffe du carrefour aortique chez le chien. Acta chir. belg. **49**, 851 (1950). — CHYLA, G.: Clinical and experimental experiences with hirudoid. Dtsch. med. Wschr. **79**, 372 (1954). — CID, DOS, SANTOS et HORTA: Régénération de l'intima après désobstruction artérielle chez l'homme. Mém. Acad. Chir., Séance, 26. Mars 1952. — CIO, A. V. DI, and G. A. LISTA: Treatment of diseases of the peripheral arteries with tetraethylammonium chloride. Pren. méd. argent. **37**, 1494 (1950). — CIÓ, A. V. DI, M. SCHTEINGART and L. KLEIN: Efecto de la sociacióndel citrato fosfato de sodio con el ácido nicotínico en algunas enfernedades vasculares periféricas. Pren. méd. argent. **39**, 1566 (1952). — Efectos de la asociación del citrato y fosfato de sodio con el ácido nicotinico en algunas enfermeda des vasculares periféricas. Clin. lat. (Torino) **3**, 141 (1953). — CIOCATTO, E., A. CATTANEO e L. BIANCHETTI: Il pendiomid nella terapia delle vasculopatie periferiche. Minerva chir. (Torino) **7**, 570 (1952). — CLARKE jr., CH. W., D. R. HAYS jr., TH. B. VAN ITALLIE and I. M. THOMPSON: Clinical appraisal of a new adrenergic blocking agent: effect of regitine on digital blood flow in normal subjects and in patients with peripheral arterial diseases. Circulation **8**, 715 (1953). — CLATANOFF, O. V., P. O. TRIGGS u. O. O. MEYER: Klinische Erfahrungen mit den Kumarin-Antikoagulantien Warfarin und Warfarin-Natrium. Arch. intern. Med. **94**, 213 (1954). — CLAUSEN, J., E. THERNØE u. P. THERNØE: Intraarterielle Histamininfusion bei Arterieninsuffizienz in der unteren Extremität. Nord. Med. **47**, 119 und engl. Zus.fass. 122—123 (1952). [Dänisch.] — COBET, R.: Zur konservativen Behandlung der Extremitätengangrän. Verh. dtsch. Ges. inn. Med. **41**, 480 (1929). — Wundbehandlung mit gasförmiger Kohlensäure. Chirurg **8**, 549 (1936). — COBET, R., u. T. v. HAEBLER: Über den Einfluß der Kohlensäuregasbäder auf den Menschen. Z. klin. Med. **112**, 134 (1930). — COGSWELL, H. D., and C. A. THOMAS: Treatment of traumatic thrombosis of the brachial artery by intermittent venous occlusion. J. Amer. med. Ass. **114**, 1863 (1940). — COLE, W. R., J. A. HELMSWORTH and L. G. HERRMANN: Ivalon tubes for by-pass of long segments of aorta. Circulation **14**, 919 (1956). — COLLENS, W. S., and N. D. WILENSKY: The treatment of peripheral obliterative arterial diseases by the use of intermittent venous occlusion: a report of the results in twenty-nine cases. J. Amer. med. Ass. **107**, 1960 (1936). — Intermittent venous occlusion in treatment of peripheral vascular disease: an experience with twenty-four cases. J. Amer. med. Ass. **109**, 2125 (1937). — COLLER, A., N. CAMPBELL, M. HARRIS and E. L. BERRY: The early results of sympathectomy in far-advanced arteriosclerotic peripheral vascular disease. Surgery **26**, 30 (1949). — COLLER, F. A., K. N. CAMPBELL, R. E. L. BERRY, M. R. SUTLER, R. H. LYONS and G. K. MOE: Tetra-ethyl-ammonium as an adjunct in the treatment of peripheral vascular disease and other painful states. Ann. Surg. **125**, 729 (1947). — CONDORELLI, L.: Über die Wirkung der Nikotinsäure auf ein besonders dyspeptisch-enterokolitisches Syndrom und auf angiospastische Erscheinungen im Schädelbereich. Med. Klin. **36**, 131 (1940). — Die Nikotinsäure in der Gefäßtherapie. Schweiz. med. Wschr. **78**, 923 (1948). — CONTI, A., and G. FERRANTE: A study of the fluid of blisters provoked by cantharides plasters, in the determination of the mechanism of action of trypsin in the treatment of chronic peripheral arteriopathy. Minerva cardioangiol. (Torino) **5**, 300 (1957). — CONWAY, J. H.: Obliterative vascular disease: Report of fifty-one cases treated with passive vascular exercise. J. Amer. med. Ass. **106**, 1153 (1936). — COOGAN, T. J., J. A. DAVIS and E. S. PETERSEN: Experiences with the long range use of anticoagulant therapy. Quart. Bull. Northw. Univ. med. Sch. **27**, 189 (1953). — COOK, E. N., and G. E. BROWN: The vasodilating effects of ethyl alcohol on the peripheral arteries. Proc. Mayo Clin. **7**, 449 (1932). — COOPER, F. W., R. L. ROBERTSON, P. C. SHEA and E. W. DENNIS: The experimental production of gradual occlusion of large arteries with polythene and tantalum. Surgery **25**, 184 (1949). — COOPER, K. E., and D. Mc. K. KERSLAKE: Abolition of nervons reflex vasodilatation by sympathectomy of the heated area. J. Physiol. (Lond.) **119**, 18 (1953). — COSGRIFF, S. W., R. J. CROSS and D. V. HABIF: The management of venous thrombosis and pulmonary embolism. Surg. Clin. N. Amer. **28**, 324 (1948). — COTTIER, P., u. F. REUBI: Die Nierenfunktion während und nach Anwendung der syncardialen Massage nach Fuchs. Cardiologia (Basel) **20**, 26 (1952). — CRAFOORD, CL., and T. HIERIONN: Surgical treatment of thrombotic obliteration of the aortic bifurcation. Acta chir. scand. **104**, 81 (1952). — CRAIG: Sympathectomy for occlusive arterial disease. Proc. Mayo Clin. **29**, 143 (1954). — CRANLEY, J. J., and R. J. KRAUSE: Clinical grading of the severity of obliterative arterial disease of the lower extremities: II. Clinical and laboratory correlations. Circulation **14**, 923 (1956). — CRAWFORD, E. S., and M. E. DE BAKEY: The by-pass operation in the treatment of arteriosclerotic occlusive disease of the lower extrimities. Surg. Gynec. Obstet. **101**, 529 (1955). — CRAWFORD, E. S., M. E. DE BAKEY, O. CREECH and D. A. COOLEY: Use of arterial homografts in 90 peripheral arterial lesions. Tex. J. Med. **51**, 700 (1955). — CROMER jr., H. E., and N. W. BARKER: The effect of large doses of menadione bisulfite (synthetic vitamin K) on excessive hypoprothrombinemia induced by dicumarol. Proc. Mayo Clin. **19**, 217 (1944). — CSERNA, ST.: Thromboangiitis obliterans. Verh. dtsch. Ges. inn. Med. **42**, 344 (1930).

DAFGARD, T.: Treatment of thrombosis and thrombophlebitis with butazolidine. Svenska Läk.-Tidn. **55**, 1859 (1958). — DALCO, C.: Contributo alla terapia delle gangrene ischemiche periferiche mediante acido ascorbico associato ad istidina. Minerva med. (Torino) **1950 II**, 1038. — DALE, H. H., and P. P. LAIDLAW: Histamine shock. J. Physiol. (Lond.) **52**, 355 (1919). — DALEM, J.: La greffe du carrefour aortique chez le chien. Acta chir. belg. **49**, 759 (1950). — DALHAMN, T., and P. LINDGREN: A vasodilator effect of cobalt. Cardiologia (Basel) **23**, 45 (1953). — DALLA TORRE, L., e R. BALDRINI: L'acetado ni alfa-tocoferolo nel trattamento delle vascolopatie periferiche. Clin. nuova **12**, 617 (1951). — DALMADY, Z. v.: Studien über Kohlensäuregasbäder. Z. phys. diätet. Ther. **25**, 49 (1921). — DANIEL, W., and L. SOMLOI: Five years thromboembolic prophylaxis with hirudoid. Wien. med. Wschr. **108**, 512 (1958). — DAVIES, O. F., A. L. GROPPER u. H. A. SCHROEDER: Circulatory and respiratory effects of adenosine triphosphate in man. Circulation **3**, 543 (1951). — DAVIS, O. F., Y. T. OESTER and B. FRIEDMAN: Influence of adenosine triphosphate, adenosine monophosphate and heparin in experimental arteriopathy. Circulat. Res. **3**, 374 (1955). — DEL BELLO, P.: I sonno provocato protratto nella terapia delle arteriti. Rass. ital. Chir. Med. **1**, 173 (1952). — DELEZENNE, C.: Action vaso-dilatatrice de la strychnine. Arch. Physiol. (Paris) (3), IV 4, 899 (1894). Ref. Zbl. Physiol. **8** (1895). — DELIUS, L., D. HAMMERSCHMIDT u. F. ODENTHAL: Klinisch-experimentelle Untersuchungen über die kreislaufdynamischen Wirkungen der dihydrierten Mutterkornalkaloide. Klin. Wschr. **27**, 33 (1949). — DENECKE, K.: Das Schicksal der an Arteriitis Erkrankten. Langenbecks Arch. klin. Chir. **268**, 506 (1951). — Behandlung der Arteriitis mit einer Blockade des neurovegetativen Systems. Verh. dtsch. Ges. inn. Med. **60**, 152 (1954). — DENK, W.: Zur Behandlung der arteriellen Embolie. Münch. med. Wschr. **81**, 437 (1934). — DETERLING jr., R. A.: Recent advances in vascular surgery. A review of the literature. Arch. Surg. (Chicago) **55**, 31—50 (1947). — The use of dioxyline phosphate in peripheral vascular disorders. Angiology **4**, 397 (1953). — DETERLING jr., R. A., and H. E. ESSEX: Studies on peripheral circulation and epinephrine sensitization following sympathectomy. Amer. Heart J. **38**, 248 (1949). — DEUTSCH, E., H. ELLEGAST u. D. HOFMANN-CREDNER: Zur Behandlung des postthrombotischen Symptomenkomplexes mit Vasculat. Wien. klin. Wschr. **66**, 743 (1954). —DEWITZ, A.: Poliklinischer Beitrag zur Behandlung von arteriellen peripheren Durchblutungsstörungen. Z. ges. inn. Med. **12**, 298 (1957). — DICKE, E.: Meine Bindegewebsmassage. Stuttgart: Hippokrates-Verlag 1953. — DIECKMANN, C.: Hirudoid zur Behandlung thrombotischer Prozesse in der Schwangerschaft und im Wochenbett. Med. Klin. **46**, 798 (1951). — DIETRICH, S., u. H. SCHWIEGK: Angina pectoris und Anoxie des Herzmuskels. Z. klin. Med. **125**, 195 (1933). — Neue Anschauungen über Pathogenese und Therapie der Angina pectoris. Dtsch. med. Wschr. **60**, 967 (1934). — DIXON, J. A., W. J. M. SCOTT and M. A. EPSTEIN: Intra-arterial histamine in the treatment of occulsive peripheral arterial disease. Circulation **5**, 661 (1952). — DOBLER, T.: Vergleichende kapillarmikroskopische Untersuchungen bei der Behandlung peripherer Durchblutungsstörungen. Ther. Umsch. **10**, 89 (1953). — DONZELOT, E., et H. KAUFMANN: Le traitement anticoagulant et ses indications cardiovasculaires. Rev. Prat. (Paris) **1953**, 2483. — DORNBUSCH: Die Beeinflussung der experimentellen Cholesterin-Sklerose durch Siccazell-Plazenta. III. Tagg Forschungsgemeinsch. für Zellulartherapie, Heidelberg, 3. u. 4. März 1956. — DORNHORST, A. C.: Sympathectomy in occlusive vascular disease. Practitioner **164**, 497 (1950). — DOTTI, F., e R. LEONI: Alcune considerazioni sulla terapia eparinica. Rass. int. Clin. Ter. **32**, 320 (1952). — DOUTHWAITE, A. H., and T. R. L. FINNEGAN: Vasodilators in peripheral vascular disease. Brit. med. J. **1950**, 869. — DOWD, G. C.: Massive dosage of alpha-tocopherol in alleviation of multiple sclerosis. Ann. N.Y. Acad. Sci. **52**, 422 (1949). — DRURY, A. N., u. A. SZENT GYÖRGYI: Physiological activity of adenine compounds with especial reference to their action upon mammalian heart. J. Physiol. (Lond.) **8**, 213 (1929). — DUBOUCHER, G., et P. DUCHÊNE-MARULLAZ: Sur les propriétés vasculaires du bromure de tétraéthylammonium; étude expérimentale. Arch. Mal. Coeur **43**, 358 (1950). — DUBOST, C., N. CECONOMOS, M. DURAND u. C. METIANU: Greffe d'aorte humaine conservée; (présentation d'un cas). Sem. Hôp. Paris **26**, 4497 (1950). — DÜRÜSKEN, Ö. S.: Modern telàkkilere göre histaminin tedavide degeri. Sagl. Derg. (Ankara) **27**, 327 (1953). — DUESBERG, R.: Vasodilatierend und depressorisch wirksame Adrenalinkörper. Dtsch. med. Wschr. **74**, 529 (1949). — Über die Zentralisation des Kreislaufs. Nauheimer Fortbild.-Lehrg. **15**, 66 (1950). — DUFF, MCINTYRE and BUTLER: Cardiovascular actions of chlorpromazine, with particular reference to peripheral vascular diseases. Brit. med. J. **1956**, No 4961, 264. — DUFF, F., A. D. M. GREENFIELD, J. T. SHEPHERD, I. D. THOMPSON and R. F. WHELAN: The response to vasodilator substances of the blood vessels in fingers immersed in cold water. J. Physiol. (Lond.) **121**, 46 (1953). — DUFF, F., A. D. M. GREENFIELD, and R. F. WHELAN: Vasodilatation produced by experimental arterial gas embolism in man. Lancet **1953**, 230. — DUFF, I. F.: The effectiveness of anticoagulant therapy as observed in 303 cases. Angiology **1**, 170 (1950). — DUFF, I. F., J. W. LINMAN and R. BIRCH: The administration of heparin. Surg. Gynec. Obstet. **93**, 343 (1951). — DUFF, R. S.: Circulatory changes in the forearm following sympathectomy. Clin. Sci. **10**, 529 (1951). — DULACSKA, J. DE: Nuevo tratamiento de la claudicación intermitente por bloqueo de novocaína. Día méd. **23**, 1752 (1951). — DURYEE, A. W.: The medical management of acute and chronic arterial occlusion. Bull. N.Y. Acad. Med., ser. II, 241 (1952).

EBHARDT, K.: Über Dauerergebnisse der Chirurgie der Durchblutungsstörungen und ihre Voraussetzungen. Neue med. Welt 1686 (1950). — EBNER, M.: Peripheral circulatory disturbances. Treatment by massage of connective tissue in reflex zones. Brit. J. phys. Med. **19**, 8, 176 (1956). — EDLING, N. P. G., C. G. HELANDER, F. PERSSON and A. ASHEIM: Renal function after aortography with large contrast medium doses. An experimental study in dogs. Acta radiol. (Stockh.) **50**, 351 (1958) — EDWARDS, E. A., J. B. HAMILTON and S. Q. DUNTLEY: Testosterone propionate as a therapeutic agent in patients with organic disease of the peripheral vessels: Preliminary report. New Engl. J. Med. **220**, 865 (1939). — EGERER, H.: Der Wert der Bindegewebsmassage und der Saug-Druckbehandlung bei peripheren Durchblutungsstörungen. Med. Klin. **49**, 1179 (1954). — EHREN, H.: Behandlung peripherer Durchblutungsstörungen mit hydrierten Mutterkornalkaloiden (Hydergin). Dtsch. med. Wschr. **76**, 1334 (1951). — EICHENBERGER, E.: Acta neuroveg. (Wien) **11**, 201 (1954). — EICHENBERGER, E., M. SCHMIDHAUSER-KOPP, H. HURNI, M. FRICSAY u. O. WESTPHAL: Biologische Wirkungen eines hochgereinigten Pyrogens (Lipopolysaccharids) aus Salmonella abortus equi. Schweiz. med. Wschr. **85**, 1190, 1213 (1956). — EICHENBERGER, E., u. G. SCHÖNHOLZER: Fibrinolyse als Form der unspezifischen Reizbeantwortung. Verh. dtsch. Ges. inn. Med. **62**, 200 (1956). — EICHLER, O.: Neuere Arzneimittel. Lokalisierte Durchblutungsstörungen. Ther. d. Gegenw. 141 (1956). — EICHLER, O., u. J. HEINZEL: Langfristige Erfahrungen mit Hydergin bei peripheren Durchblutungsstörungen. Medizinische **1954**, 1443. — Die Behandlung peripherer Durchblutungsstörungen mit Hydergin. Aulendorf i. Wttbg.: Editio Cantor 1954. — EICHLER, O., J. HEINZEL u. F. LINDER: Anwendung dihydrierter Mutterkornalkaloide (CCK 179 = Hydergin) bei peripheren Durchblutungsstörungen und anderen sympathicotonen Krankheitsbildern. Versuch einer Analyse. Klin. Wschr. **28**, 298 (1950). — EICHLER, O., F. LINDER u. K. SCHMEISER: Untersuchungen des peripheren Kreislaufs mit radioaktivem Natrium. Klin. Wschr. **27**, 480 (1949). — EISEMAN, B., W. G. RAINER, M. G. MALETTE and E. R. HUFFMAN: Indications for direct arterial and aortic surgery in obliterative disease. Arch. Surg. (Chicago) **73**, 411 (1956). — EJRUP, B.: Europäisches Gespräch in Darmstadt 11. u. 12. Nov. 1955 über „Angiologie im Rahmen der Gesamtmedizin". — ELKIN, D. C., and F. W. COOPER jr.: The effect of vasodilator drugs on the circulation of the extremities. Surgery **29**, 323 (1951). — ELLIS, L. B., and J. M. FAULKNER: Circulatory effects of intravenous injection of 50 per cent dextrose and sucrose solutions in patients with heart disease. Amer. Heart J. **17**, 542 (1939). — ELSNER, W.: Segmenttherapie peripherer Durchblutungsstörungen. Med. Klin. **52**, 1410 (1957). — EMRICH, H.: Gefäßerkrankungen und ihre Behandlung in den letzten 20 Jahren an der Chirurgischen Klinik der Medizinischen Akademie in Düsseldorf. Diss. Düsseldorf 1939. — EMMRICH, R., u. E. G. PREUSS: Nekrose und Nekrose-Behandlung bei peripheren arteriellen Durchblutungsstörungen. Ärztl. Wschr. **9**, 1109 (1954). — ENGBAEK, L.: The pharmacological actions of magnesium ions with particular reference to the neuromuscular and the cardiovascular system. Pharmacol. Rev. 4, 396 (1952). — ENGELBERG, H.: Heparin therapy of severe coronary atherosclerosis, with observations of its effect on angina pectoris, the two-step electrocardiogram and the ballistocardiogram. Amer. J. med. Sci. 224, 487 (1952). — ENGELBERG, H., and T. B. MASSELL: Heparin in the treatment of advanced peripheral atherosclerosis. A preliminary report. Amer. J. med. Sci. 225, 14 (1953). — ENGELHARDT, A.: Schmerzbekämpfung durch Gewebstrainage mit Hirudin-Salbe-Itting. Colloquium Medicum 4, Nr 10, 1 (1957). — ENRIA, G., E. CIOCATTO, S. ABEATICI e R. FERRERO: Medicazione curarica per via arteriosa nelle arteriopatie periferiche; dati clinici e ricerche sperimentali. Arch. ital. chir. 73, 219 (1950). — ENVOY, M. H., and G. DE TAKATS: Place of intermittent venous hyperemia in the treatment of obliterative vascular disease. Arch. intern. Med. 1, 292 (1948). — EPPINGER, SERGIO: L'azione del Regitin nei soggetti normali e nelle arteriopatie obliteranti croniche periferiche. Minerva med. (Torino) 1956 I, 1940. — EPSTEIN, S.: The history of a group of American leg amputés before 1900; some of them forgotten, some of them celebrated. Angiology 1, 351 (1950). — ERLER, K.: Über einige Behandlungsmethoden peripherer Durchblutungsstörungen. Colloquium Medicum 2, Nr 5, 1 (1955). — ERMISCH: Behandlung der männlichen Impotenz als periphere Durchblutungsstörung. Z. ärztl. Fortbild. 48, 829 (1954). — ESPINO VELA, J., and E. BELLI CORTES: Hipoplasia de la aorta. Presentación de dos casos clínicos. Revisión de la literatura. Arch. Inst. Cardiol. Méx. 22, 183 (1952). — EYSHOLDT, K. G.: Thrombosebehandlung in der Chirurgie. In BECKERMANN, JÜRGENS u. SCHUBERT, Thrombose und Embolie, S. 81. Stuttgart: Georg Thieme 1954. — EVANS, J. A.: Choice of patients for sympathectomy in the field of peripheral vascular disease. Canad. med. Ass. J. 63, 545 (1950). — EVANS, R. S., and C. K. LIU: Effect of corticotropin on chronic, severe primary thrombocytopenic purpura. Arch. intern. Med. 88, 503 (1951). — EYLAU, O.: Durchblutungsstörungen. Materia Med. Nordmark X/2, (1958).

FAVRE-GILLY, J., J. SAUTOT, R. GAUTHIER and M. F. MILHET: Heparinization in therapy of arterial obstruction. Lyon chir. 45, 798 (1950). — FELDER, D. A., F. A. SIMEONE, R. R. LINTON and C. E. WELCH: Evaluation of sympathetic neurectomy in Raynaud's disease. Surgery 26, 1014 (1949). — FELLER, H.: Sudeck-Syndrom und Durchblutungsverbesserung mit Progresin. Münch. med. Wschr. 100, 1663 (1958). — FERABOLI, P. C.: Trattamento delle vasculopatie periferiche con tocoferoli ed eupaverina. Gazz. med. ital. 111, 285 (1952). — FERRAND u. GOVAERTS (1953): Zit. nach J. KUNLIN. In HESS, Die obliterierenden Gefäßerkrankungen, S. 322. München u. Berlin: Urban & Schwarzenberg 1959. — FERRAND u. NATTER (1957): Zit. nach J. KUNLIN. In HESS, Die obliterierenden Gefäßerkrankungen, S. 323. München u. Berlin: Urban & Schwarzenberg 1959. — FERRAND, J.: Surrénalectomie bilatérale totale chez un artéritique. Mém. Acad. Chir. 80, 284 (1954). — FERRAND, J., et C. ELBAZ: La surrénalectomie bilatérale dans le traitement des artérites malignes. I vol. Expansion Scientifique Française, Paris 1958. — FERRAND, J., J. KUNLIN et C. ELBAZ: Bilan actuel de la surrénalectomie bilatérale pour artérite des membres inférieurs (14 observations). Mém. Acad. Chir. 83, 202 (1957). — FEY; Kneipptherapie bei peripheren Durchblutungsstörungen. Arch. phys. Ther. (Lpz.) 7, 107 (1955). — FICHER, F., and C. S. GILLMOR: Periarteritis nodosa. Case report with review of the literature. J. Amer. med. Ass. 49, 320 (1952). — FIECHTER, N.: Eine Mikromethode zur Bestimmung der Prothrombinzeit. Schweiz. med. Wschr. 70, 259 (1940). — FILATOW, W. P.: Nachr. Akad. Wiss. UdSSR., Biol. 6, 23 (1951). Übersetzt in: Sowjetwissenschaft (Nat.) 37 (1952). Optische Keratoplastik und Gewebetherapie. Berlin 1954. — FINNERTY jr., F. A., and E. D. FREIS: Experimental and clinical evaluation in man of hexamethonium (C 6), a new ganglionic blocking agent. Circulation 2, 828 (1950). — Clinical appraisal of hexamethonium (C 6) in peripheral vascular disease. New Engl. J. Med. 245, 325 (1951). — FISHER. M. M., and N. D. WILENSKY: Trypsin intravenously in peripheral vascular and thromboembolic diseases. Abstract of paper presseted before the section of experimental medicine and therapeutics at the scientific session of the American Medical Association, New York City, June 1—5, 1953. — FLANDERS, J. F., G. B. HECKLER, and R. E. JONES: Intra-arterial histamine in peripheral vascular diseases. Delaware St. med. J. 24, 17 (1952). — FLASHER, J., A. E. WHITE and D. R. DRURY: Sympathetic denervation in the treatment of acute arterial occlusion. Circulation 9, 238 (1954) .— FLEISCHHACKER, H.: Zur Prophylaxe von Gefäßerkrankungen. Wien. med. Wschr. 103, 493 (1953). — FLOTHOW, P. G.: Diagnostic and therapeutic injections of sympathetic nerves. Amer. J. Surg. 14, 591 (1931). — FÖRSTER, W., G. KUSCHINSKY u. H. LÜLLMANN: Über adrenolytische Wirkungen von d,1,1-(4-oxyphenyl)-1-oxy-2-n-butylamino-aethan. Naunyn-Schmiedeberg's Arch. exp. Path. Pharmak. 210, 23 (1950). — FOLEY, W. T.: Treatment of gangrene of the feet and legs by walking. Circulation 14, 936 (1956). — FOLEY, W. T., and I. S. WRIGHT: Long term anticoagulant therapy for cardiovascular diseases. Amer. J. med. Sci. 217 136 (1949). — Medical management of arterial occlusion and thrombophletitis. Mod. Conc. cardiov. Dis. 22, 162 (1953). — FONTAINE, R.: Die konservativ-chirurgische Behandlung der arteriellen Gefäßverstopfungen mittels Thrombendarteriektomie, arteriovenösen Fisteln und freien Gefäßverpflanzungen. Med. Welt 20, 336 (1951). — Europ. Gespräch 11.—12. XI. 1955 über ,,Angiologie im Rahmen der Gesamtmedizin". Darmstadt 1955. — FONTAINE, R., u. J. HUBINONT: La chirurgie restauratrice dans les artérites. Acta chir. belg. **49**, 580 (1950). — FONTAINE, R., J. HUBINONT, P. BLICK, R. RIVEAUX et M. KIM: Le traitement des oblitérations artérielles par autogreffes fraîches et segmentaires de veines. A propos de 14 observations personnelles. Acta chir. belg. **49**, 397 (1950). — FONTAINE, R., M. KIM u. KIENY: Die chirurgische Behandlung der peripheren Durchblutungsstörungen. Helv. chir. Acta **21**, 499 (1954). — FORNO, C., H. MONTGOMERY and O. HORWITZ: Influence of an oscillating bed on cutaneous temperature and oxygen tension of ischemic toes. Circulation **17**, 277 (1958). — FOWLER, E. F., and G. DE TAKATS: Side effects and complications of sympathectomy for hypertension. Arch. Surg. (Chicago) **59**, 1213 (1949). — FRANCACIGLIO, A., et A. TURCHETTI: L'acido nicotinico quale farmaco dell'apparato cardiovascolare. Indicazioni cliniche e meccanismo d'azione. Folia cardiol. (Milano) **3**, Nr 1 (1942). — FRANCO: Criteri seguiti e risultati ottenuti nel trattamento endoarterioso delle vascolopatie periferiche Minerva cardioangiol. (Torino) **2**, 77 (1954). — FRANK, N., J. A. STRAZZA jr. and J. T. HELSPER: The effects of priscol (2-benzyl-4,5-imidazoline hydrochloride) in the treatment of peripheral vascular diseases. Ann. intern. Med. **35**, 19 (1951). — FRANKE, W.: Weitere klinische Anwendungsmöglichkeiten von Oxyaethyltheophyllin (Cordalin). Landarzt **31**, 596 (1955). — FRANZ, F.: Über den die Blutgerinnung aufhebenden Bestandteil des medizinischen Blutegels. Naunyn-Schmiedeberg's Arch. exp. Path. Pharmak. **49**, 342 (1903). — FREEMAN, N. E.: Influence of temperature on the development of gangrene in peripheral vascular disease. Arch. Surg. (Chicago) **40**, 326 (1940). — FREEMAN, N. E., F. H. LEEDS and R. E. GARDNER: Arterectomy in the treatment of intractable pain following recovery from acute arterial occlusion. Amer. Heart J. **38**, 329 (1949). — FREUND, J., L. W. WISHAM and R. S. YALOW: The effect of priscoline on the clearance of radiosodium from muscle and skin of man in normal and diseased limbs. Circulation **8**, 89 (1953). — FREY, E. K.: Zusammenhänge zwischen Herzarbeit und Nierentätigkeit. Arch. klin. Med. **142**, 663 (1926). — FREY, E. K., u. H. KRAUT: Über einen von der Niere ausgeschiedenen, die Herztätigkeit anregenden Stoff. Z. physiol. Chem. **157**, 32 (1926). — Nachweis und Wirkung eines Kreislaufhormons. Münch. med. Wschr. **75**, 763 (1928). — Ein neues Kreislaufhormon und seine Wirkung. Naunyn-Schmiedeberg's Arch. exp. Path. Pharmak. **133**, 1 (1928). — FREY, E. K., H. KRAUT u. E. WERLE: Kallikrein, Padutin. Stuttgart: Ferdinand Enke 1950. — FRIDERICH, H. H., u. M. THURN: Klinische Beobachtungen und experimentelle Untersuchungen mit einer blutgerinnungshemmenden, durchblutungsfördernden Salbe. Medizinische **1953**, 1366. — FRIEDELL, M. T., W. INDECK and F. SCHEFFNER: Radioactive isotopes in the study of peripheral vascular disease. III. Further studies on the circulation index with an evaluation of the diagnostic and therapeutic value of priscoline (R.). Arch. intern. Med. **85**, 667 (1950). — FRIEDLAND, C. K., J. S. HUNT and R. W. WILKINS: Effects of changes in venous pressure upon blood flow in the limbs. Amer. Heart J. **25**, 631 (1943). — FRIEDRICH, H. W.: Calorimetrische Untersuchungen zur Frage einer gefäßerweiternden Wirkung von Thrombocid. Ärztl. Wschr. **5**, 368 (1950). — FRIEND, D. G., and E. A. EDWARDS: Use of ,,dibenzyline" as a vasodilator in patients with severe digital ischemia. Arch. intern. Med. **93**, 928 (1954). — FROEHLICH, F., et M. CONRATH: Indications des ligatures veineuses dans le traitement des troubles artériels périphériques. Lyon chir. **45**, 614 (1950). — FROMHERZ, K.: Wirkungen des β-Pyridylcarbinols (Ronicol ,,Roche") im Tierexperiment. Schweiz. med. Wschr. **79**, 521 (1949). — FUCHS, M.: Neue Methode zur Förderung der lokalen Blutzirkulation: ,,Synkardiale Massage". Schweiz. med. Wschr. **24**, 542 (1945). — Das Prinzip der synkardialen Massage und seine Anwendung. Schweiz. med. Wschr. **44**, 971 (1945). — Die Wirkung der synkardialen Massage bei peripheren Zirkulationsstörungen. Gynaecologia (Basel) **122**, fasc. 5 (1946). — Die Wirkung der synkardialen Massage bei Zirkulationsstörungen der Extremitäten. Dermatologica (Basel) **94**, 3 (1947). — A new method of treating peripheral vascular diseases. Compte rendu général du XIe Congr. Internat. de Médecine et Pharmacie militaires, Bâle, du 2 au 7 juin, vol. II, p. 134, 1947. — Die synkardiale Massage als Methode zur Verbesserung der Blutzirkulation. Helv. med. Acta **15**, 386 (1948). — Le traitement des artérites par la méthode syncardiale. Journées Therapeutiques de Paris, p. 297, 1948. — Zur Wirkung der synkardialen Massage bei peripheren Durchblutungsstörungen. Verh. dtsch. Ges. Kreisl.-Forsch. **15**, 229—235 u. Diskussion 250—251 (1949). — The syncardial method of treating peripheral vascular diseases. Proc. of the Internat. Congr. of Physical Medicine, London Juli 1952. — Die Pulswellengeschwindigkeit unter normalen und pathologischen Zuständen der Gefäße. Arch. Kreisl.-Forsch. **18**, 152 (1952). — Über das Prinzip und die Wirkungsweise der synkardialen Behandlungsmethode bei peripheren Durchblutungsstörungen. Medizinische **35**, 1109 (1953). — Die synkardiale Behandlungsmethode bei alternden Gefäßen. Therapiewoche **4**, 375 (1954). — Klinische und experimentelle Untersuchungen über die Wirkung der synkardialen Behandlung auf die Blutzirkulation. Therapiewoche **6**, 288 (1956). — FUCHSIG, P., H. JANTSCH and E. MEISTER: Ambulante Behandlung arterieller Durchblutungsstörungen mit dihydrierten Mutterkornalkaloiden. Wien. med.

Wschr. **102**, 921 (1952). — Furtado, D., H. Moutinho, V. Chichôrro et M. Ferreira: Etude expérimentale de l'action vasodilatatrice de l'acide nicotinique et de ses dérivés, en particulier du Ronicol. Schweiz. Arch. Neurol. Psychiat. **64**, 83 (1949).
Gädecke, R.: Experimentelle Untersuchungen über das Gehirnödem nach ACTH-Gabe unter besonderer Berücksichtigung der therapeutischen Effekte gefäßabdichtender und blutdrucksenkender Substanzen. Mschr. Kinderheilk. **102**, 65 (1954). — Weitere experimentelle Untersuchungen über die Gehirngefäßpermeabilität nach ACTH-Gabe sowie deren Beeinflussung durch gefäßabdichtende und blutdrucksenkende Substanzen. Z. Kinderheilk. **75**, 512 (1954). — Gaier, H., u. H. Jantsch: Beitrag zur therapeutischen Leistung und Wirkungsweise des Vitamin B_1-haltigen Roßkastanienextrakts Venostasin bei peripheren arteriellen Durchblutungsstörungen. Wien. klin. Wschr. **68**, 16 (1956). — Gallego Tejedor, M.: Problemas de la cirurgia del simpatico en las affeciones vasculares perifericas. Acta neurochir. (Wien) **1**, 326 (1950). — Galley, A. H.: Caudal analgesia. Clinical applications in vasospastic diseases of the legs and in diabetic neuropathy. Proc. roy. Soc. Med. **45**, 748 (1952). — Galm, H.: Über die Anwendung und Erfolge der Kurzwellen bei spastischen Gefäßerkrankungen. Bruns' Beitr. klin. Chir. **164**, 235 (1936). — Garbini, G. C., e G. C. Cattini: Contributo alla terapia delle vasculopatie periferiche. Minerva cardioangiol. (Torino) **4**, 90 (1956). — Gaskell, P., and A. C. Burton: Local postural vasomotor reflexes arising from the limb veins. Circulat. Res. **1**, 27 (1953). — Gatzek, H., u. K. Mechelke: Zur Kreislaufwirkung des Beta-Pyriylcarbinols (Ronicol „Roche"). Schweiz. med. Wschr. **79**, 526 (1949). — Gesenius, H.: Unentschiedene Fragen in der Gefäßchirurgie. Chirurg **21**, 284 (1950). — Gigglberger, H., u. F. Kleibel: Beeinflussung erhöhter Kapillarbrüchigkeit bei Hypertonie und hämorrhagischen Diathesen durch Roßkastanienextrakt. Dtsch. med. Wschr. **77**, 462 (1952). — Gilbert u. Goldzieher: The mechanism and prevention of cardiovascular changes due to insulin. Ann. intern. Med. **25**, 928 (1946). — Gilbert, N. C., and L. A. Nalefski: The effect of heparin and dicumarol in increasing the coronary flow volume. J. Lab. clin. Med. **34**, 797 (1949). — Gilfillan, R. S., N. E. Freeman and F. H. Leeds: A clinical estimation of the blood pressure in the minute vessels of the human skin by the method of elevation and reactive hyperemia. I. The treatment of prognosis of necrotic lesions of the foot. Circulation **9**, 180 (1954). — Gillhespy, R. O.: Treatment of senile obliterative arteritis with cytochrome „C". Med. Press **228**, 517 (1952).—Treatment of peripheral vascular disease with „cyclospasmol". Angiology **7**, 27 (1956). — Ginzel, K. H., and S. R. Kottegoda: A study of the vascular actions of 5-hydroxy-tryptamine, tryptamine, adrenaline and noradrenaline. Quart. J. exp. Physiol. **38**, 225 (1953). — Gitman, L., and J. D. Greenblatt: Effect of intravenously administered estrogen in cardio-vascular disease. Angiology **4**, 502 (1953). — Gitsch, E.: Adeninverbindungen in der Behandlung des klimakterischen Symptomenkomplexes unter besonderer Berücksichtigung der Gonadotropinausscheidung. Wien. klin. Wschr. **66**, 354 (1954). — Giuseppe, F. di, D. Checchia, L. Fiorini jr. e R. Rabini: L'azione della kellina sul circolo periferico. (Centro per la lotta contro il reumatismo e le cardiopatie, Ancona.) Atti Soc. ital. Cardiol. **12**, 209 (1954). — Glaser, V.: Behandlung der Gefäßerkrankungen unter dem Gesichtswinkel der Ganzheitsmedizin. Berl. med. Z. **2**, 248 (1951). — Glasser, Herblin jr. and Pollock: Intra-arterial injection of penicillin for infections of the extremities. J. Amer. med. Ass. **128**, 798 (1945). — Godden, J. O., and E. A. Hines jr.: Studies of intermittent claudication. II. Effect of androgen and an androgen-estrogen combination in the treatment of intermittent claudication. Proc. Mayo Clin. **30**, 491 (1955). — Godden, J. O., R. E. Hansen, E. A. Hines jr. and N. A. Christensen: Studies of intermittent claudication. I. The effect of heparin in the treatment of intermittent claudication. Proc. Mayo Clin. **30**, 437 (1955). — Goetz, R. H.: The action of dihydroergocornine on the circulation, with special reference to hypertension. Lancet **1949**, 519. — The diagnosis and treatment of vascular disease. With special consideration of clinical plethysmography and the surgical physiology of the autonomic nervous system. Part II. Brit. J. Surg. **37**, 146 (1949). — On the measurement of the collateral circulation, with special reference to the indications for sympathectomy. Angiology **1**, 201 (1950). — The effect of intra-arterial injections of hydergine and dihydroergocornine on the peripheral circulation in man. Circulation **13**, 63 (1956). — Gohrbandt, E.: Periphere Durchblutungsstörungen und ihre operative Behandlung. Zbl. Chir. **72**, 1371 (1947). — Goksel, F. M.: Les effets sur la circulation de différents dérivés de la pyridine: la niacine, la niacinamide la nikethamide et le ronicol. Acta cardiol. (Brux.) **7**, 630 (1952). — Goldman, R., W. S. Adams, W. S. Beck, M. Levin and S. H. Bassett: The effect of ACTH on one case of periarteritis nodosa. In J. R. Mote, Proc. of the first clinical ACTH conference. Philadelphia: Blakiston Company 1950, p. 437. — Goldscheider: Zur physiologischen Wirkung der Kohlensäurebäder. Med. Klin. **7**, 766 (1911). — Golenhofen, K., G. Hildebrandt u. F. Scherer: Die Wirkung der intraarteriellen Sauerstoffinsufflation auf die Muskeldurchblutung des Menschen. Klin. Wschr. **34**, 829 (1956). — Gollwitzer-Meier, Kl.: Wissenschaftliche Grundlagen der Balneotherapie peripherer Durchblutungsstörungen. Dtsch. med. Wschr. **77**, 853 (1952). — Ann. Schweiz. ges. Baln. H. **42**, 37 (1952). —

Goodman, L. S., and A. Gilman: The pharmacological basis of therapeutics. II. edit. New York: Macmillan Company 1955. — Goodwin, J. F.: Medical treatment of peripheral vascular disease. The pharmacological approach. Brit. med. Bull. 8, 371 (1952). Goodwin, J. F., and S. Kaplan: „Priscol" in treatment of peripheral vascular disease. Brit. med. J. 1951, 1102—1107. — Gottlob, R.: Die arteriellen Durchblutungsstörungen der unteren Extremität. Langenbecks Arch. klin. Chir. 272, 1 (1952). — Gottlob, R., R. May and W. Rohm: Über den Einfluß der Synkardonbehandlung auf den Kreislauf. Arch. Kreisl.-Forsch. 21, 70 (1954). — Gotz, A.: Severe spontaneous hypersensitivity to heparin. Ann. intern. Med. 35, 919 (1951). — Grabowski, St.: Der Einfluß von Priscol auf krankhafte Veränderungen der Kreislaufgefäße. Pol. Tyg. lek. 5, 173, 218 (1950). — Graham: Effect of tetraethylammonium bromide on the return of blood-pressure in the femoral artery distal to an acute occlusion. Brit. J. Surg. 38, 519 (1951). — Green, H. D., and H. H. Du Bose: Clinical trial of ilidar, a new dibenzazepine adrenergic blocking drug, in the treatment of peripheral vascular diseases and miscellaneous complaints. Circulation 10, 374 (1954). — Green, H. D., W. K. Gobel, M. J. Moore and Th. C. Prince: An evaluation of the ability of priscoline, regitine, and roniacol to overcome vasospasm in normal man. Estimation of the probable clinical efficacy of these drugs in vasospastic peripheral vascular disease. Circulation 6, 520 (1952). — Green, H. D., and W. T. Grimsley: Effects of regitine (C-7337) in patients, particularly those with peripheral arterial vascular disease. Circulation 7, 487 (1953). — Greenblatt, I. J., S. Feldman and J. M. Linder: Use of histamine in a retarding menstruum in peripheral vascular disease. J. Amer. med. Ass. 141, 260 (1949). — Grimmeisen, H.: Bäderbehandlung bei peripheren Durchblutungsstörungen. Wissenschaftl. Beibl. zur Materia Medica Nordmark Nr 18, März 1956. — Grob, D., and A. McG. Harvey: Observations on the effects of the autonomic blocking agent, bis-trimethylammonium pentane dibromide (C_5) in normal subjects and in patients with peripheral vascular disease and hypertension, and comparison with tetraethylammonium chloride. Bull. Johns Hopk. Hosp. 87, 616 (1950). — Groedel, F. M., u. R. Wachter: Der Gaswechsel im indifferent temperierten Sandor-Schaumbad. Z. phys. Ther. 36, 189 (1929). — Experimentelle Studien über die physiologische Wirkung der kohlensauren Kochsalzthermen: Gasstoffwechsel beim Herzkranken. Z. wiss. Bäderk. 3, 718 (1929). — Gross, D.: Sensibilitätsstörungen bei Gefäßschäden. Nervenarzt 20, 361 (1949). — Gross, D., G. Matthiessen u. A. Leuterer: Aktive Apoplexiebehandlung. Münch. med. Wschr. 94, 1734 (1952). — Gross, F., u. E. Merz: Pharmakologische Eigenschaften des Trafuril, eines neuen Nikotinsäureesters mit hyperämisierender Wirkung. Schweiz. med. Wschr. 78, 1151 (1948). — Gross, H.: Zur Frage der Prüfung der Wirksamkeit einiger Kreislaufmittel in der Kinderheilkunde. Z. Kreisl.-Forsch. 44, 45 (1955). — Gross, R. E., and E. C. Pierce: Methods of preservation and transplantation of arterial grafts. Surg. Gynec. Obstet. 88, 689 (1949). — Grosse-Brockhoff, F., u. K. Kaiser: Zur Anwendung der sphygmographischen Methoden der Kreislauf-Minutenvolums-Bestimmung bei plötzlichen Kreislaufumstellungen. Z. Kreisl.-Forsch. 39, 489 (1950). — Grüning: Der heutige Stand der Anaesthesieverfahren in der Chirurgie. Langenbecks Arch. klin. Chir. 267, 55 (1951). — Gruner, R.: Zur Frage der Wärmetiefenwirkung bei Teilbädern. Z. ges. exp. Med. 104, 554 (1938). — Guagliano, G., and L. Stoppani: Hi-Nicotinamide in the treatment of degenerative arteriopathy. Minerva med. (Torino) 48, 85, 3544 (1957). — Gubner, R., J. R. di Palma and E. Moore: Specific dynamic action as a means of augmenting peripheral blood flow. Use of aminoacetic acid. Amer. J. méd. Sci. 213, 46 (1947). — Guggisberg: Mutterkorn. Vom Gift zum Heilstoff. Basel u. New York: S. Karger 1954. — Gustafson, J. R., K. N. Campbell, B. M. Harris and D. S. Malton: The use glycine in the treatment of peripheral vascular disease. Surgery 25, 539 (1949). — Gutschmidt, G.: Zur Vasculat-Therapie ulzeröser Hautprozesse an den Unterschenkeln. Hautarzt 4, 78 (1953).

Habenicht, J.: Zur Frühbehandlung des Schlaganfalles mit Nicotinsäure-Natrium. Dtsch. Gesundh.-Wesen 1953, 601. — Haimovici, H.: Clinical applications of adrenergic blockade in vascular diseases with special reference to dibenamine and 688 A. Angiology 2, 531 (1951). — Halperin, M. H., C. K. Friedland and R. W. Wilkins: The effect of local compression upon blood flow in the extremities of man. Amer. Heart J. 35, 221 (1948). — Halse, Th.: Die Fibrinolyse. Freiburg: Editio Cantor 1948. — Fortschritte bei der Behandlung der akuten Thrombose, Thrombophlebitis und Embolie mit Heparin, Dicumarol und Thrombocid. Dtsch. med. Wschr. 74, 1326 (1949). — Heparin, Heparinoide, Dicumarol. Stuttgart u. Zürich: S. Hirzel 1950. — Warum kausale Thrombosebehandlung ? Allgemeine pathogenetische Voraussetzungen und Ergebnisse. Medizinische 1953, 1642. — Das postthrombotische Syndrom. Darmstadt: Steinkopff 1954. — Halse, Th., K. Philipp u. F. Ruf: Tierexperimentelle Untersuchung über intravasale Thrombolyse mit Heparin und Thrombocid. Langenbecks Arch. klin. Chir. 263, 459 (1950). — Halse, Th., u. M. Schmitz: Thrombostatische und thrombolytische Wirkung eines synthetischen Heparinpräparates. Experimentelle und klinische Erfahrungen mit dem Heparinoid Thrombocid. Med. Klin. 44, 857 (1949). — Hamilton, M., and G. M. Wilson: The treatment of intermittent claudication.

Quart. J. Med., N. s. 21, 169 (1952). — HAMILTON, M., G. M. WILSON, P. ARMITAGE and J. T. BOYD: The treatment of intermittent claudication with vitamin E. Lancet 1953 I, 367—370. — HARPUDER, K.: Rehabilitation of the patient with arterial disease of the limbs. Geriatrics 10, 451 (1955). — HARRIS, WILLIAMS and BUCKLER: Local vascular effects of histamine iontophoresis and of the direct current. A comparative study. Ann. phys. Med. 2, 153 (1955). — HARTENBACH, W.: Zur Behandlung des Sudeckschen Syndroms mit Padutin. Dtsch. med. Wschr. 75, 751 (1950). — Die Einwirkung von Depot-Padutin auf verschiedene Zirkulationsstörungen. Dtsch. med. Wschr. 76, 1064 (1951). — Vergleichende Untersuchungen über die Wirkung der gebräuchlichsten gefäßdilatierenden Stoffe. Dtsch. med. Wschr. 78, 1061 (1953). — Über den heutigen Stand der experimentellen und klinischen Untersuchungen der Wirkung und Anwendungsmöglichkeiten von Padutin. Münch. med. Wschr. 96, 429 (1954). — HARTERT, H.: Die Thrombelastographie. Z. ges. exp. Med. 117, 189 (1951). — HARTMANN, M., u. H. ISLER: Chemische Konstitution und pharmakologische Wirksamkeit von in 2-Stellung substituierten Imidazolinen. Naunyn-Schmiedeberg's Arch. exp. Path. Pharmak. 192, 141 (1939). — HASSE, A. M., H. KÖBLE u. G. LINKER: Zur intraarteriellen Sauerstoffbehandlung peripherer Durchblutungsstörungen. Medizinische 1955, 380. — HAUFFE, G.: Die Schweninger-Hauffeschen ansteigenden Teilbäder, ihre Anwendungs- und Wirkungsweise. Balneologe 4, 359 (1937). — HAUSAMMANN, E.: Pathogenetische und therapeutische Probleme der Gliedmaßendystrophie. Z. Unfallmed. Berufskr. 1 (1953). — Zur Prophylaxe der thromboembolischen Komplikationen in der Chirurgie mit PH 203 (Panthesin-Hydergin). Schweiz. med. Wschr. 87, 219 (1957). — HAUSS, W. H., u. H. KREUZIGER: Über die Wirkung neuer Sympathikolytika bei Hypertonikern. Wien. med. Wschr. 101, 544 (1951). HAXTON: Chemical sympathectomy. Brit. med. J. 1949, 1026. — HAXTON, H. A.: Paravertebral block with aqueous phenol in the treatment of vascular disease. Angiology 4, 268 (1953). — HAYCRAFT, J. B.: Über die Einwirkung eines Sekretes des officinellen Blutegels auf die Gerinnbarkeit des Blutes. Naunyn-Schmiedeberg's Arch. exp. Path. Pharmak. 18, 209 (1884). — HAYES, D. W., K. G. WAKIM, B. T. HORTON and G. A. PETERS: The effects of dihydroergocornine on the circulation in the extremities of man. J. clin. Invest. 28, 615 (1949). — HEDIGER, St.: Experimentelle Untersuchungen über die Resorption der Kohlensäure durch die Haut. Klin. Wschr. 7, 1553 (1928). — HEGER, N.: Grundlagen zur Therapie peripherer Durchblutungsstörungen mit Acetylcholin, Nikotinsäurederivaten und Cholinesteraseblocker. Wien. med. Wschr. 107, 590 (1957). — HEIDELMANN, G., H. PETZOLD u. B. TASCHEN: Untersuchungen über die Nicotin- und Alkoholwirkung auf die acrale Arteriolenfunktion. Dtsch. Arch. klin. Med. 199, 431 (1952). — HEINICKE, H.: Behandlung peripherer Durchblutungsstörungen im Stadium der Nekrose mit Periston „N". Münch. med. Wschr. 99, 1308 (1957). — HEINSEN, H. A., u. H. SCHEFFLER: Vitamin E und periphere Durchblutungsstörungen. Med. Klin. 46, 909 (1951). — HEINZEL, F., K. MATTHES, K. MECHELKE u. E. NUSSER: Die Kreislaufwirkung des Regitin beim gesunden Menschen. Cardiologia (Basel) 21, 743 (1952). — HELLENS, v.: Artero-venous anastomosis in organic obliterative arterial diseases of the lower extremities. Ann. Chir. Gynaec. Fenn. 43, Suppl. 5, 87 (1954). — HELMER, OSCAR: Französische Patentanmeldung Nr 421187, 1909; Nr 14151, 1910. — HEMINGWAY, A., and C. W. LILLEHEI: Thermal cutaneous vasomotor response. Amer. J. Physiol. 162, 301 (1950). — HENDERSON, F. G., R. E. SHIPLEY and K. K. CHEN: Pharmacologic studies of 6,7-dimethoxy-1-(4'-ethoxy-3'-methoxybenzyl)-3-methyl-isoquinoline. J. Amer. pharm. Ass. sci. Ed. 40, 207 (1951). — HENDRICKX, J. P.: Vasodilator drugs. Acta clin. belg. 5, 309 (1950). — HENRY, J. P., O. L. SLAUGHTER and T. GREINER: A medical massage suit for continuous wear. Angiology 6, 482 (1955). — HENSEL, H., J. RUEF and K. GOLENHOFEN: Human muscle and skin blood flow. Angiology 6, 190 (1955). — HENSSGE, E.: Schmerzbekämpfung und Behandlung von Durchblutungsstörungen durch selektive Reizung von Fasergruppen des autonomen Systems. Ärztl. Forsch. 3, 69 (1949). — HEPBURN, J. S., G. W. BOERICKE, R. RICKETTS and E. D. BOONE: A laboratory study of 20 drugs on normal human beings with comments on their symptomatology and therapeutic use. J. Amer. Inst. Hemoeop. 43, 130 (1950). — HERGET, R.: Über den Einfluß der Resektion eines thrombosierten Arterienabschnittes auf periphere Durchblutungsstörungen. Langenbecks Arch. klin. Chir. 268, 266 (1951). — HERRMANN and REID: Passive vascular exercises; treatment of peripheral obliterative arterial diseases by rhythmic alternation of environmental pressure. Arch. Surg. (Chicago) 29, 697 (1934). — HERRMANN, L. D., J. J. CRANLEY and R. M. PREUNINGER: Importance of collateral circulation in obliterative arterial disease of the lower extremities. Geriatrics 9, 1 (1954). — HESS, H.: Eine Methode zur Messung des Bluteinstroms in die Extremitäten. Klin. Wschr. 32, 175 (1954). — Über die Wirkung vasodilatierender Maßnahmen auf den Bluteinstrom in die untere Extremität bei obliterierenden Gefäßerkrankungen. Z. klin. Med. 153, 35 (1955). — Die Wirkung von Adenylverbindungen auf die Durchblutung des ruhenden Skeletmuskels des Menschen. Klin. Wschr. 33, 525 (1955). — Über die Wirkung vasodilatierender Maßnahmen auf den Bluteinstrom in die untere Extremität bei obliterierenden Gefäßerkrankungen. II. Z. klin. Med. 154, 165 (1956). — Zur Behandlung peripherer organischer Durchblutungsstörungen. Med. Klin. **51**, 1031 (1956). — HESS, H., u. R. BARTELMESS: Untersuchungen zur Wirkung intraarterieller Sauerstoffinsufflationen bei Patienten mit obliterierenden Gefäßerkrankungen. Medizinische **1956 I**, 374. — HESS, H., J. KUNLIN, A. MITTELMEIER, L. SCHLICHT u. B. STAMPFL: Die obliterierenden Gefäßerkrankungen. München u. Berlin 1959. — HEYNEMANN, TH.: Der Rückgang der postoperativen Lungenembolien in den Nachkriegsjahren. Med. Klin. **1947**, 671. — Zur Bekämpfung der postoperativen Thrombose und Embolie. Geburtsh. u. Frauenheilk. **9**, 8 (1949). HIGGINS, A. R., H. A. HARPER, B. R. MCCAMPBELL, J. R. KIMMEL, T. W. D. SMITH, R. E. JONES jr., L. R. CLARK, L. E. SUITER, M. E. HUCHIN, C. J. ROGERS, B. EDWARDS and P. H. DIRSTINE: The effect of cortisone on frostbite injury. U.S. armed Forces med. J. **3**, 369 (1952). — HILLER, E.: Klinische und oszillographische Untersuchungen über die Wirksamkeit eines neuen wasserlöslichen Theophyllinderivates (DHT). Dtsch. med. Wschr. **78**, 17 (1953). — HINES jr., E. A., and N. W. BARKER: Symposium on treatment of long-term illness; anticoagulant therapy in chronic cardiovascular diseases. Med. Clin. N. Amer. **33**, 335 (1949). — HINES, H. M., and B. F. RANDALL: The effect of temperature and various methods used in physical medicine to increase temperature on local circulation. Phys. Ther. Rev. **30**, 504 (1950). — HOCHREIN, M.: Folgen von Wandveränderungen im Anfangsteil der Aorta mit besonderer Berücksichtigung der Angina pectoris. Klin. Wschr. **10**, 690 (1931). — Coronarkreislauf. Berlin 1932. — HOCHREIN, M., u. I. SCHLEICHER: Herz-Kreislauferkrankungen. 2 Bde. Darmstadt 1959. — HOCKERTS, TH., u. R. ZABKA: Kreislaufeffekte des Roßkastanienextraktes. Ärztl. Forsch. **5**, 133 (1952). — HOENE, R.: Die Angriffspunkte des synthetischen Polysaccharidschwefelsäureesters Thrombocid im Gerinnungssystem. Klin. Wschr. **30**, 105 (1952). — HÖRDER, M. H., B. KICKHÖFEN u. F. WENDT: Aktivierung der Fibrinolyse beim Menschen durch ein bakterielles Pyrogen. Der Einfluß von Phenylbutazon und Heparin auf Fibrinolyse, Blutgerinnung und Fieberreaktion. Klin. Wschr. **36**, 164 (1958). — HOFF, H. E.: Physiologic problems in peripheral vascular disease. Anaesthesiology **13**, 474, 628 (1952). — HOFFMANN-MARTINOT, R.: Quels résultats fonctionnels peut-on espérer obtenir des ultrasons dans le traitement des artérites des membres inférieurs? Sem. méd. (Paris) (Suppl. à Sem. Hôp.) 496—502 (1952). — HOFMANN-CREDNER, D.: Die quantitative Veränderung der Serumeiweißfraktionen des Menschen unter dem Einfluß jodhaltiger Kurmittel. Wien. Z. inn. Med. **35**, 119 (1954). — HOFMANN-CREDNER, D., u. H. SIEDEK: Die Hautquaddel-Resorption von J^{131} unter Jodbehandlung bei Claudicatio intermittens. Z. Kreisl.-Forsch. **42**, 2 (1953). — HOHF, R. E., W. S. DYE, J. H. OLWIN and D. C. JULIAN: Low thoracic-high lumbar sympathectomy for vascular diseases of the legs. J. Amer. med. Ass. **156**, 1238 (1954). — HOLLE, F.: Die synkardiale Massage in der Chirurgie. Ärztl. Wschr. **5**, 926 (1950). — Der Synkardontest, eine klinische Methode zur Funktionsprüfung der Gefäße bei peripheren Durchblutungsstörungen sowie zur Verfeinerung der Indikation für die Grenzstrangresektion. Ärztl. Wschr. **6**, 535 (1951). — HOLTZ, P.: Über die Entstehung von Histamin aus Histidin durch Ascorbinsäure und Sulfhydrylkörper. Naunyn-Schmiedeberg's Arch. exp. Path. Pharmak. **186**, 684 (1937). — HOLZKNECHT, F.: Klinische und experimentelle Erfahrungen mit der Hirudoidsalbe. Schweiz. med. Wschr. **84**, 254 (1954). — HOOBLER, S. W., S. D. MALTON, H. TH. BALLANTINE jr., S. COHEN, R. B. NELIGH, M. M. PEET and R. H. LYONS: Studies on vasomotor tone. I. The effect of the tetraethylammonium ion on the peripheral blood flow of normal subjects. J. clin. Invest. **28**, 638 (1949). — HORWITZ, O., H. MONTGOMERY, E. DOWNS LONGAKER and A. SAYEN: Effects of vasodilator drugs and other procedures on digital cutaneous blood flow, cardiac output, blood pressure, pulse rate, body temperature, and metabolic rate. Amer. J. med. Sci. **218**, 669 (1949). — HOWARD jr., G. T.: Recent advances in the treatment of peripheral vascular diseases. Sth. Surg. **16**, 1016 (1950). — HOWELL, W. H.: Heparin. Bull. Johns Hopk. Hosp. **42**, 199 (1928). — Blood coagulation. J. Amer. med. Ass. **117**, 1059 (1941). — Arch. intern. Med. **13**, 76 (1914). — HOWELL, W. H., and E. HOLT: Two new factors in blood coagulation; heparin and proantithrombin. Amer. J. Physiol. **47**, 328 (1918). — HUDSON, O. C., W. C. FREESE and D. E. JANELLI: Lumbar sympathectomy in peripheral vascular diseases. Med. Tms (Lond.) **79**, 204 (1951). — HUMPHRIES, A. W., V. G. DE WOLFE and F. A. LE FEVRE: Analysis of one hundred twenty consecutive cases of major arterial grafts. J. Amer. med. Ass. **161**, 953 (1956). — HUNGER: Über die Diurese fördernde Wirkung des Testosterons. Inaug.-Diss. Halle 1941. — HUNTER, J. I.: The influence of the sympathetic nervous system in the genesis of the rigidity of striated muscle in spastic paralysis. Surg. Gynec. Obstet. **39**, 721 (1924). — HUNTER, R. B., and G. R. HUDHOPE: Mode of action of tromexan. Lancet **1953**, 821.

IKAWA, MIYOSKI, M. A. STAHMANN and K. P. LINK: Studies on 4-hydroxycoumarins. V. The condensation of α, β-unsaturated ketones with 4-hydroxycoumarin. J. Amer. chem. Soc. **66**, 902 (1944). — INNERFIELD, I., A. ANGRIST and J. W. BENJAMIN: Studies on trypsin. I. The anticoagulant action of trypsin. Gastroenterology **20**, 630 (1952). — INNERFIELD, I., A. SCHWARZ and A. ANGRIST: Intravenous trypsin: its anticoagulant, fibrinolytic and thrombolytic effects. J. clin. Invest. **31**, 1049 (1952). — Fibrinolytic and anticoagulant effects of intravenous crystalline trypsin. Bull. N.Y. Acad. Med. 28, 537 (1952). — Parenteral administration of trypsin. Clinical effects in 538 patients. J. Amer. med. Ass. 152, 597 (1953). — IRONS, E. N., J. P. AYER, R. G. BROWN and S. H. ARMSTRONG jr.: ACTH and cortisone in diffuse collagen disease and chronic dermatoses; differential therapeutic effects. J. Amer. med. Ass. 145, 861 (1951). — ITALLIE, TH. B. VAN, and CH. W. CLARKE jr.: The effect of priscoline on peripheral blood flow in normal subjects and patients with peripheral vascular disorders. Circulation 3, 820 (1951).

JABLONS, B.: Diskuss.-Bemerkung zu ABRAMSON u. Mitarb. (1941.) Amer. Heart J.21, 765 (1941). — JABLONS, B., A. GRUDZINSKY, M. CANO, A. JODY and E. MALABANAN: Effect of tubulin upon chronic indolent ulcers. Angiology 6, 260 (1955). — JACONO, A., G. JULIANI e G. NIGRO: Effetti sul circolo periferico del 2-benzil-4-5-imidazolina-HCl (Priscol) e del N-N-N'-3-pentametil-N'N' dietil 3-azo-pentilen (15) di-ammonio di-bromuro (Pendiomid) in soggetti normali ed arteriopatici. Minerva cardioangiol. (Torino) 4, 577 (1956). — JACQUES, R. H.: Thrombo-angiitis obliterans treated with cortisone: Report of a case. Ohio St. med. J. 48, 620 (1952). — JACQUET, M.: Le benzène sulfonate de cobalt, hypotenseur artériel et hypoconstrictant périphérique. Arch. Mal. Coeur 45, 633 (1952). — JAEGER, W.: Experimentelle Untersuchungen über Fibrinolyse im Kammerwasser. Bericht über die 59. Zusammenk. der Dtsch. Ophthalmol. Ges. in Heidelberg, S. 163, 1955. — Klinische Erfahrungen mit der intraarteriellen Injektion eines Vasodilatans. Dtsch. med. J. 76 (1956). — JAEGER, W., u. H. HONEGGER: Der Ablauf der Fibrinolyse nach intravenöser Injektion bakterieller Pyrogene (Klinische und experimentelle Beobachtungen zur Fiebertherapie bei Iritis fibrinosa). Vortr. auf der Verslg Dtsch. Ophthalm. Ges. Heidelberg, 1956. — JAHN, H. J.: Die Behandlung peripherer Durchblutungsstörungen mit Depot-Padutin. Medizinische 1953, Nr 3, 91. — JAMES, D. F., I. L. BENNETT jr., P. SCHEINBERG and J. J. BUTLER: Clinical studies on dicumarol hypoprothrombinemia and vitamin K preparations. I. Superiority of vitamin K_1 oxide over menadione sodium bisulfite U.S.P. and synkayvite in reversing dicumarol hypoprothrombinemia. Arch. intern. Med. 83, 632 (1949). — JANTSCH, H.: Über die Behandlung peripherer Durchblutungsstörungen mit Kurzwellen und Tetraäthylammoniumbromid. Wien. klin. Wschr. 65, 355 (1953). — JAQUET, E. u. H.: Untersuchungen an einem Kreislaufmodell zur Ermittlung der hydrodynamischen Wirkung des Synkardons nach Dr. M. Fuchs. Z. ges. exp. Med. 127, 631 (1956). — JAYNE, H. W., P. SCHEINBERG, M. RICH, M. S. BELLE and J. BLACKBURN: The effect of intravenous papaverine hydrochloride. J. clin. Invest. 31, 111 (1952). — JESSAR, R. A., O. HORWITZ and H. MONTGOMERY: The vasodilator effects of intravenous procaine in patients with ischemic extremities. Amer. J. med. Sci. 224, 300 (1952). — JEWELL, P., R. PILKINGTON and B. ROBINSON: Heparin and ethyl biscoumacetate in prevention of experimental venous thrombosis. Brit. med. J. 1954 I, 1013. — JIRASEK, A.: Periarterial sympathectomy to improve vascularization of lower extremity; report of a case. J. int. Coll. Surg. 13, 520 (1950). — JÖTTEN, J.: Die Beeinflussung der paroxysmalen Durchblutungsstörungen und des Auftretens provozierter Krämpfe durch sympathikolytische Stoffe. Arch. Psychiat. Nervenkr. 187, 153 (1951). — JONES and STEINER: Investigation and treatment of arterial disturbances in the lower limbs. Brit. J. Surg. 36, 286 (1949). — JONES, G. E.: Recent advances in the treatment of peripheral vascular diseases. Physiol. Rev. 1945. — JONGH, D. K. DE, and K. KOK: Anticoagulant activity of series of 2-2-bis-(4-hydroxycoumarinyl-3) ethanol ethers. Arch. int. Pharmacodyn. 94, 470 (1953). — JORPES, E.: Heparin. Biochem. J. 29, 1817 (1935). — Über die Wirkungsweise des Heparins. Skand. Arch. Physiol. 80, 202 (1938). — Heparin; its chemistry, physiology and application in medicine. New York and London: Oxford Univ. Press 1939. — JORPES, J. E.: Heparin excretion. Z. physiol. Chem. 278, 7 (1943). — Heparin in the treatment of thrombosis. Oxford: Medical Publ. 1946. — Anticoagulant therapy in thrombosis. Surg. Gynec. Obstet. 84, 677 (1947). — I. Die Behandlung der Thrombose mit gerinnungshemmenden Mitteln. Ergebn. inn. Med. Kinderheilk., N. F. 2, 6 (1951). — JOSENHANS, W.: Über Wirkung und Wert der O_2-Drucke. Dtsch. med. Wschr. 81, 1928 (1956). — JUDMAIER, F.: Ergebnisse der Sauerstofftherapie bei peripheren Durchblutungsstörungen. Med. Klin. 48, 816 (1953). — Die kombinierte Therapie peripherer Durchblutungsstörungen. Wien. klin. Wschr. 66, 116 (1954). — Die Sauerstoffbehandlung peripherer Durchblutungsstörungen. Wien u. Innsbruck: Urban & Schwarzenberg 1956. — JÜRGENS, J.: Anticoagulantien in der Beeinflussung von Gefäßkrankheiten. Z. ges. inn. Med. 5, 568 (1950). — Erfahrungen mit Dicumarol in der inneren Medizin. Ärztl. Wschr. 5, 405 (1950). — JULIAN, O. C., and E. J. SHABART: Lumbar sympathectomy in peripheral vascular disease. Arch. Surg. (Chicago) 61, 804 (1950). — JULIANI, G., e A. JACONO: Contributo alla terapia delle vasculopatie periferiche col N-N'-N'-3-pentametil-N-N-dietil-3-azopentilen (1,5) diammonio di-brumoro (Pendiomid). Rif. med. 1956, 960. — JUNG, A., u. H. FELL: Arteriographie, Sympathicusinfiltration und Sympathektomie bei Erfrierungsschäden. Dtsch. Z. Chir. 255, 249 (1942).

KABAT, H., E. F. STOHLMAN and M. J. SMITH: Hypoprothrombinemia induced by administration of indantione derivatives. J. Pharmacol. exp. Ther. 80, 160 (1944). — KÄRCHER,

K. H., u. CL. THELEN: Zur Adenylsäurebehandlung von peripheren Durchblutungsstörungen. Fortschr. Med. 72, 167 (1954). — KAINDL, F.: Intraarterielle Dauerinfusion bei Durchblutungsstörungen. Wien. klin. Wschr. 65, 611 (1953). — KAINDL, F., u. J. PÄRTAN: Eine neue Kombinationsbehandlung bei arteriellen Durchblutungsstörungen. Wien. Z. inn. Med. 34, 292 (1953). — KAINDL, F., J. PÄRTAN u. F. WARUM: Interferenzstrombehandlung bei peripheren Durchblutungsstörungen. Wien. Z. inn. Med. 34, 465 (1953). — KAINDL, F., u. B. WATSCHINGER: Die Wirkung eines totalen Herzextraktes auf die Beindurchblutung beim Menschen. Wien. Z. inn. Med. 34, 230 (1953). — KAISER, F., E. REICH u. H. SARRE: Klinische Erfahrungen mit einem neuen ganglienblockierenden Mittel (Pendiomid). Dtsch. med. Wschr. 76, 1443 bis 1448 (1951). — KAISER, K., u. P. MARTINI: Über die Wirkung der Dihydroalkaloide des Mutterkorns bei der Hypertonie. Dtsch. med. Wschr. 75, 1516 (1950). — KAISER, K., u. H. MAURER: Ein Beitrag zur Behandlung peripherer Durchblutungsstörungen unter Berücksichtigung einer neuen vasodilatatorischen Substanz Dilatol. Ärztl. Wschr. 6, 677 (1951). — KAPPERT, A.: Zur Behandlung mit intraarteriellen Injektionen. Helv. med. Acta 14, 25 (1947). — Untersuchungen über die Wirkungen neuer dihydrierter Mutterkornalkaloide bei peripheren Durchblutungsstörungen und Hypertonie. Helv. med. Acta 16, Suppl. 22 (1949). — Über einige neuere Entwicklungen in der Behandlung peripherer Durchblutungsstörungen. Praxis 1949, 727—729. — Klinische Erfahrungen mit rhythmischer Gefäßmassage der Extremitäten. Praxis 45, 40, 915 (1956). — KAPPERT, A., and W. HADORN: Experimental and therapeutic investigations with certain new hydrogenated ergot alkaloids in peripheral vascular disorders. Angiology 1, 520 (1950). — KARASEK: Einfluß der Sexualhormone auf den Blutkreislauf. Cas. Lék. česk. 1940, Nr. 35, 725. — KATZ, R. A.: Impending ischemic gangrene; new non-surgical therapeutic suggestions (preliminary report). New Orleans med. surg. J. 98, 542 (1946). — A preliminary report of a medical treatment of diabetic ischemic gangrene with diethyl ether. Proc. Amer. Diabetes Ass. 6, 471 (1946). — Diethyl oxide: New therapy in impending gangrene. Clin. Med. 54, 92 (1947). — KAUGMAN, J., A. IGLAUER and G. K. HERWITZ: Effect of priscolin (2-benzyl-4, 5-imidazoline hydrochloride) on circulation and skin temperature in normal man. Angiology 1, 515 (1950). — KAULLA, K. N. v.: Die klinische Bedeutung der Fibrinolyse und ihre Beziehung zu den Antikoagulantien. Klin. Wschr. 30, 667 (1952). — KAUTZKY, R., u. E. A. SCHRADER: Die Wiederherstellung der arteriellen Gefäßbahn als Therapie der Claudicatio intermittens. Dtsch. med. Wschr. 78, 464—467, 475—476 (1953). — KAUTZSCH, E.: Über Wirkungsweise und Anwendung eines neuen Heparinkörpers. Dtsch. med. Wschr. 81, 1846 (1956). — KAY, J. H., G. H. BALLA, S. B. BUTTON and A. OCHSNER: Prophylaxis of intravascular clotting by use of alpha tocopherol and calcium. New Orleans med. surg. J. 103, 116 (1950). — KEKWICK, A., and A. M. BOYD: Discussion on the treatment of intermittent claudication. Proc. roy. Soc. Med. 44, 983 (1951). — KELLER: Versuche mit Venogal-Wirksubstanz in vitro. Gynaecologia (Basel) 140, 387 (1955). — KESTING, A.: Über die Behandlung der angiospastischen Gangrän mit intraarteriellen Injektionen von Apertase. Vorläufige Mitteilung. Med. Klin. 48, 1152 (1953). — KETY, S. S.: Measurement of regional circulation by local clearance of radioactive sodium. Amer. Heart J. 38, 321 (1949). — KEYSSLER, H.: Beitrag zum Problem des postoperativen Tonus der Extremitätengefäße nach Sympathektomien. Langenbecks Arch. klin. Chir. 272, 511 (1952). — KEYSSLER, H., u. J. SCHMIER: Reaktionen der peripheren Durchblutung nach Entnervung. Pflügers Arch. ges. Physiol. 253, 301 (1951). — KILLIAN, J. A., and CH. A. OCLASSEN: Comparative effect of water baths and mustard baths at varying temperatures in the rate of peripheral blood flow in man. Amer. Heart J. 15, 425 (1938). — KIRTLEY, RIDDELL and HAMILTON: Indications and late results of inferior vena cava ligation. Ann. Surg. 141, 633 (1955). — KISTNER, R. W., and G. V. SMITH: A ten year analysis of thromboembolism and dicumarol prophylaxis. Surg. Gynec. Obstet. 98, 437 (1954). — KLAHN, J.: Erfahrungen mit einem neuen Heparinkörper in der Gynäkologie. Ther. Gegenw. 96, H. 3 (1957). — KLARE, V.: Die Iontophorese mit dem neuen Hyperämisierungsmittel Trafuril. (Ein Beitrag zur gezielten lokalen Durchblutungsförderung.) Wien. med. Wschr. 102, 796 (1952). — KLAUSGRABER, F.: Die Behandlung der thrombotischen Gefäßerkrankungen mit Panthesin. Wien. med. Wschr. 106, 945 (1956). — KLECKNER jr., M. S., E. V. ALLEN and K. G. WAKIM: The effect of local application of glyceryl trinitrate (nitroglycerine) on Raynaud's disease and Raynaud's phenomenon; studies on blood flow and clinical manifestations. Circulation 3, 681 (1951). — KLEIBEL, F.: Vasculat zur Behandlung verschiedener Krankheitsbilder mit peripheren Durchblutungsstörungen. Ärztl. Forsch. 8, 374 (1954). — Venostasin als Vasoregulans bei Durchblutungsstörungen. Z. ges. inn. Med. 10, 97 (1955). — KLEINSORGE: Die Plazenta-Therapie bei Durchblutungsstörungen. III. Tagg Forschungsgemeinsch. für Zellulartherapie, Heidelberg, 3. u. 4. März 1956. — KLIMA, R., u. I. BEYREDER: Die Bedeutung der Gallensäuren in der Therapie der coronaren und peripheren Durchblutungsstörungen. Med. Klin. 46, 1333 (1951). — KLOSA, J.: Ist eine langdauernde ambulante Behandlung mit synthetischen Antikoagulantien möglich? Ärztl. Praxis 8, Nr 26 (1956). — KLÜKEN, N.: Blutverteilungsstörungen und deren Beeinflussung durch künstliches Fieber. Cardiologia (Basel) 22, 372 (1953). — Nebenwirkungen des Isonikotinsäurehydracid und ihre

Beziehungen zum peripheren Kreislauf. Münch. med. Wschr. **97**, 398 (1955). — KNEBEL, R.: Über die Kreislaufwirkung des Peripherins. I. Mitt. Naunyn Schmiedebergs Arch. exp. Path. Pharmak. **204**, 615 (1947). — KOCH, W.: Beeinflussung der Kapillarresistenz durch Vitamin B_1-haltigen Roßkastanienextrakt (Venostasin-Salbe). Medizinische **1956**, Nr 9, 326. — KÖHLER, H.: Klinische Erfahrungen mit Dehydasal. Ther. d. Gegenw. **89**, 177 (1950). — KÖNIGS, J.: Thromboembolietherapie mit Panthesin-Hydergin. Med. Klin. **52**, 1 (1957). — KÖSTLER, H.: Thrombose-Therapie und -Prophylaxe mit einem neuen Antikoagulans der Heparinreihe. Med. Klin. **51**, 646 (1956). — KOHAN, M.: Über Quecksilbervergiftungen bei gleichzeitiger Hirudinwirkung. Naunyn-Schmiedeberg's Arch. exp. Pat. Pharmak. **61**, 132 (1909). — KOHEN et MOLINE: Le sérum ortho-biotique de Bardach appliqué à douze cas d'affections vasculaires des membres avec un récul de plus de deux ans. Angéiologie (Suppl. Gaz. méd. France) **59**, 15 (1952). — KOHLSTAEDT, E., u. O. W. LÜRMANN: Über das Theophyllin und seine Lösungsvermittler. Pharmazie **2**, 305 (1947). — KOLLER, F.: Comptes rendus du troisième congrès de la Société internationale européenne d'hématologie. E.M.E.S. Roma 1952. — Thrombose und Embolie; Antikoagulantientherapie. Klin. d. Gegenw. **6**, 151 (1957). — KOLLER, F., u. H. JAKOB: Über ein neues, hochaktives Anticoagulans mit protrahierter Wirkung (Marcumar). Schweiz. med. Wschr. **83**, 476 (1953). — KOLLER, TH.: Schweiz. med. Wschr. **73**, 85 (1943). — KOLFF, W. J.: Intermittent venous reclusion. A modified apparatus. Lancet **1939**, 1381. — KONCZ, J.: Zur Pathophysiologie der Thromboemboliekrankheit. Bruns' Beitr. klin. Chir. **185**, 349 (1952). — KONCZ, J., u. E. BÜCHERL: Tierexperimentelle Untersuchungen zur Kreislaufwirkung des synthetischen Anticoagulans Thrombocid. Langenbecks Arch. klin. Chir. **271**, 27 (1952). — KONZETT, H.: Sympathicomimetica und Sympathicolytica am isoliert durchströmten Ganglion cervicale superius der Katze. Helv. physiol. pharmacol. Acta **8**, 245 (1950). — KONZETT, H., and E. ROTHLIN: Investigations on the hypotensive effect of the hydrogenated ergot alkaloids. Brit. J. Pharmacol. **8**, 201 (1953). — KORACH: Erfahrungen über die kausale Herzhormontherapie mit dem Muskelextrakt „Myoston" bei Angina pectoris und essentieller Hypertonie. Münch. med. Wschr. **78**, 473 (1931). — KOTHE, M., u. G. A. SCHOGER: Der Einfluß von Nikotinsäure auf die periphere Durchblutung. Dtsch. med. Wschr. **79**, 503 (1954). — KOTSOVSKY, D.: Abriß der Therapie des Zirkulationssystems im Alter. Med. Mschr. **4**, 401 (1950). — KOUNTZ, W. B., and J. R. SMITH: Observations on passive vascular exercise and other forms of treatment of peripheral vascular disease. Amer. Heart J. **16**, 55 (1938). — KOVACS, J., L. L. SAYLOR and J. S. WRIGHT: The pharmacological and therapeutic effects of certain choline compounds; results in the treatment of hypertension, arthritis, organic occlusive vascular disease, Raynaud's disease, scleroderma and varicose ulcers. Amer. Heart J. **11**, 53 (1936). — KOVÁCS, R.: Electrotherapy and light therapy. 2. Edit. Philadelphia. Lea and Febiger 1938. 696 pp. — KOWALSKA: Results of the treatment of peripheral vascular diseases with syncardial massages. Pol. Arch. Med. wewnet. **25**, 411 (1955). — KOWARSCHIK, J.: Physikalische Therapie, 2. Aufl. Wien: Springer 1957. — KRAMER, D. W.: Periodic or intermittent venous compression in the treatment of peripheral vascular disease. Med. Rec. **147**, 99 (1938). — Intermittent venous compression in treatment of peripheral vascular disorders; a report on 103 cases. Amer. J. med. Sci. **197**, 808 (1939). — KRAMER, D. W., P. K. PERILSTEIN and A. DE MEDIEROS: Evaluation of the medical (conservative) treatment for peripheral vascular disorders. A survey of 1000 treated cases occurring in a series of 2300 consecutive records of patients with circulatory distrurbances. Angiology **8**, 129 (1957). — KRAMER, K.: Untersuchungen über die Kohlensäurediffusion durch die Haut. Balneologe **2**, 4 (1935). — KRAUCHER, G. K.: Zur Behandlung peripherer Durchblutungsstörungen mit Tetraäthylammoniumnitrit. Acta neuroveg. (Wien) **8**, 158 (1953). — Über experimentelle Ergebnisse und klinische Erfahrungen mit einem neuen ganglienblockierenden Mittel. Med. Mschr. **7**, 165 (1953). — Zur Behandlung von Durchblutungsstörungen mit Adeninverbindungen. Wien. med. Wschr. **105**, 303 (1955). — KRAUSS u. MIEHLKE: Die Behandlung des operativen Spannungskollapses mit „Vasculat". Dtsch. med. Wschr. **75**, 1524 (1950). — KREBS, P.: Ein Beitrag zur Behandlung der peripheren Durchblutungsstörungen mit Progresin. Münch. med. Wschr. **99**, 783 (1957). — KREUZIGER, H., u. E. VEIT: Klinische Untersuchungsergebnisse über die Wirkung von Vasculat auf den Kreislauf. Neue med. Welt **1950**, 921. — KRUG, G., u. R. PEPER: Zur Behandlung peripherer Durchblutungsstörungen. Ärztl. Praxis **3**, 4, 10 (1951). — KRUMMEL, W., u. O. POPP: Praktische Erfahrungen mit der intraarteriellen Acetylcholin-Therapie bei peripheren Durchblutungsstörungen. Wien. med. Wschr. **1951**, 855. — KRUSEN jr., E. M., K. G. WAKIM, U. M. LEDEN, G. M. MARTIN and E. C. ELKINS: Effect of hot packs on peripheral circulation. Arch. phys. Med. **31**, 145 (1950). — KRYLE, L. S., E. CALVELLI, D. T. BONHAM and H. S. KUPPERMAN: Clinical studies on the use of parenteral trypsin and chymotrypsin in peripheral vascular disease. Angiology **7**, 287 (1956). — KUCK, J.: Steigerung der Nierendurchblutung unter Nikotinsäureeinwirkung. Med. Klin. **49**, 371 (1954). — KÜCHMEISTER, H.: Läßt sich die Wirkung des Roßkastanienextraktes auf die Kapillarwandfunktionen objektivieren? Ärztl. Forsch. **7**, 102 (1953). — KÜHLE,

E.: Über eine zentrale Wirkung einiger Sympathicomimetica mit peripher gefäßerweiternder Wirkung. Arzneimittel-Forsch. **2**, 529 (1952). — KÜHNS, K.: Klinisch experimentelle Untersuchungen über ein neues Sympathicolyticum Präparat 7337-Ciba (Regitin). Schweiz. med. Wschr. **1951**, 357. — KÜLZ, F., u. N. SCHNEIDER: Über neue gefäßerweiternde Sympathikomimetica. Klin. Wschr. **28**, 535 (1950). — KÜNG, H. L.: Wirkung von Butazolidin auf eine artefizielle sterile Thrombophlebitis im Tierversuch. Schweiz. med. Wschr. **85**, 262 (1955). — KUHN, W., u. F. KNÜCHEL: Zur Wirkung von Placenta-Trockengewebe auf arteriosklerotische Veränderungen. Med. Klin. **49**, 1363 (1954). — KUNKEL, P., u. E. A. STEAD jr.: Blood flow and vasomotor reactions in the foot on heath, in arteriosclerosis and in thrombangiitis obliterans. J. clin. Invest. **17**, 715 (1938). — KUNKEL, P., u. SOMA WEISS: Blood flow and vasomotor reactions in the hand, forearm, foot and calf in response to physical and chemical stimuli. J. clin. Invest. **18**, 225 (1939). — KUNLIN, J.: Die chirurgische Behandlung der obliterierenden Gefäßerkrankungen an den Extremitäten. In H. HESS, Die obliterierenden Gefäßerkrankungen, S. 320. München u. Berlin: Urban & Schwarzenberg 1959. — KUNTZ, A.: The neuroanatomic basis of surgery of the autonomic nervous system. Springfield, Ill.: Ch. C. Thomas 1949. — KUROW, G., u. A. v. LUTZKI: Cyren-A-Implantation nach lumbaler Sympathektomie wegen peripherer Durchblutungsstörungen. Med. Klin. **45**, 1079—1081 (1950). — KUSCHINSKY, G.: Pharmakotherapie der Gefäßerkrankungen. Regensburg. Jb. ärztl. Fortbild. **2**, 111 (1951). — KUSCHKE, H. J.: Zur qualitativen und quantitativen Charakterisierung der Gefäßwirksamkeit des Khellin. Arch. int. Pharmacodyn. **106**, 100 (1956). — KUSCHKE, H. J., u. E. PAAS: Beitrag zur Wertbestimmung der gefäßerweiternden Wirkung des Khellin, vergleichende Untersuchung mit Papaverin. Naunyn-Schmiedeberg's Arch. exp. Path. Pharmak. **228**, 215 (1956).

LABADIE, P.: Les ganglioplégiques. J. Méd. Bordeaux **129**, 996 (1952). — LABEY (1911): Zit. nach E. KEY, Embolectomy in the treatment of circulatory disturbances in the extremities. Surg. Gynec. Obstet. **36**, 309 (1923). — LACASSIE, R.: Behandlung des cerebralen apoplektischen Insults bei Gefäßerkrankungen mit alleiniger intravenöser Chlorpromazin-Injektion. Presse méd. **62**, 383 (1954). — LADEBURG, H.: Klinische Ergebnisse der synkardialen Behandlungsmethode. Heilkunst, Z. prakt. Med. u. die Synthese aller Heilverfahren, Heft 12, Dez. 1954. — LÄWEN, A.: Weitere Erfahrungen über paravertebrale Schmerzaufhebung zur Differentialdiagnose von Erkrankungen der Gallenblase, des Magens, der Niere und des Wurmfortsatzes, sowie zur Behandlung postoperativer Lungenkomplikationen. Zbl. Chir. **50**, 461 (1923). — LAMBERTIE, G.: Contribution à l'étude du traitement des obliterations arteriélles aigues des membres. Diss. Bordeaux 1953, 78 S. — LAMPERT, H.: Das Kohlensäuregasbad. Colloquium Medicum 2, Nr 4, 1 (1955). — LANDES, G., u. O. SARDEMANN: Untersuchungen über die Kreislaufwirkung der Strychninsäure (Movellan). Klin. Wschr. **27**, 596 (1949). — LANDGRAF u. PRÜSS: Erfahrungen bei der Behandlung peripherer Durchblutungsstörungen mit über 700 intraarteriellen Injektionen von Acetylcholin, Acetylcholin-Ronicol, Acetylcholin-Ronicol-Mestinon. Medizinische **1955**, 1475. — LANDGREN, S., G. LILJESTRAND u. Y. ZOTTERMAN: Wirkung von Alkohol, Aceton, Äther und Chloroform auf die Chemoreceptoren des Glomus caroticum. Naunyn-Schmiedeberg's Arch. exp. Path. Pharmak. **219**, 185 (1953). — LANDIS, E. M., and J. H. GIBBON jr.: Effects of alternate suction and pressure on circulation in the lower extremities. Proc. Soc. exp. Biol. (N. Y.) **30**, 593 (1933). — LANDIS, E. M., and L. H. HITZROT: Treatment of peripheral vascular disease by means of suction and pressure. Ann. intern. Med. **9**, 264 (1935). — LANDMESSER, INGRID: Sauerstoffinsufflation beim Gefäßgesunden. Inaug.-Diss. Marburg 1955. — LANG, W., H. W. PABST u. H. SCHWALB: Über Wirkungsweise und klinische Bedeutung des Theophyllins. Münch. med. Wschr. **96**, 1331 (1954). — LANGENDORF, H., H. G. HOHMANN und R. K. ZAHN: Untersuchungen über die Reaktionen individueller Blutkapillaren der Froschschwimmhaut unter der Wirkung kreislaufaktiver Substanzen mit Hilfe einer objektiven Registriermethode. Z. ges. exp. Med. **122**, 178 (1953). — LASSER, R. P., N. ROSENTHAL and L. LOEWE: Death following use of tetraethylammonium chloride. J. Amer. med. Ass. **139**, 153 (1949). — LAVOLLAY, J.: Sur la vitamine P. Action de l'esculoside et de l'escurlétol sur la résistance des capillaires. S.-B. Soc. biol. Paris **139**, 270 (1945). — LAWRENCE jr. and DODDS: The effect of venous occlusion on peripheral blood flow during acute arterial insufficiency. Surgery **38**, 333 (1955). — LAWRENCE, E. D., D. DOKTOR and J. SALL: Muscle adenylic acid: a clinical study of its effect. Angiology **2**, 405 (1951). — LAZZARINI, M. D.: Blood vessel bank-its possibilities. Angiology **4**, 516 (1953). — LEARMONTH, J.: Collateral circulation, natural and artifical. Surg. Gynec. Obstet. **90**, 385 (1950). — LAERY, H. J., G. E. KELLEY and R. O. GREGG: Branched arterial homografts. Surgery **38**, 476 (1955). — LECOMTE, J., et V. TALMAS: Effects des infusions intraveineues d'histamine sur l'appareil cardio-vasculaire de l'homme. Arch. int. Physiol. **59**, 395 (1951). — LEE, R. J., and P. D. WHITE: Clinical study of the coagulation time of blood. Amer. J. med. Sci. **145**, 495 (1913). — LE FEVRE: Management of occlusive arterial diseases of the extremities. J.Amer. med. Ass. **147**, 1401 (1951). — LE GOFF, J. M.: Un nouveau vaso-dilatateur: le cobalt. Presse méd. **1934**, 231. — LEGRAIN, C.: Indications et contre-indications de la cure thermale a Vichy. Concours méd. **72**, 1717 (1950). — LEHMANN, H.: Zur Frage der Unterbrechung oder Ausrottung des Sympathicus bei Angiospasmen der Extremitäten. Wien. med. Wschr. **1949**, 112—115. — LEIBLEIN, H.: Megaphenbehandlung organischer Gefäßkrankheiten. Ther. d. Gegenw. **93**, 413 (1954). — LEMAIRE, A.: Neue Erkenntnisse auf dem Gebiete der Arterienentzündungen der Extremitäten. Wien. klin. Wschr. **62**, 11 (1950). — 8. Dtsch. Therapiewoche in Karlsruhe: Erfolge in der Behandlung peripherer Durchblutungsstörungen. Münch. med. Wschr. **93**, 1305 (1956). — LEMAIRE, A., et E. HOUSSET: Le traitement des affections vasculaires périphériques par les sels biliaires intraveineux. Thérapie **9**, 401 (1954). — LEMAIRE, A., J. LOEPER et E. HOUSSET: Les injections intraartérielles d'oxygène dans les artérites des membres. Bull. Acad. nat. Méd. (Paris) **132**, 384 (1948). — Nouveaux résultats thérapeutiques des injections intra-artérielles d'oxygène dans les arterites des membres inferieurs. Presse méd. **1953**, 1439. — LENGGENHAGER, K.: Über die Entstehung, Erkennung und Vermeidung der postoperativen Fernthrombose, 2. Aufl. Stuttgart: Georg Thieme 1948. — LENG-LÉVY, J., J. DAVID-CHAUSSÉ, A. SERRES, G. LABORIE et R. VEAUX: Contribution au traitement des artérites chroniques oblitérantes: intérêt d'une association de produits vaso-dilatateurs. J. Méd. Bordeaux **134**, 1218 (1957). — LENTRODT, H. W.: CO_2-Trockengasbäder und Kohlensäurewasserbäder. Med. klin. **49**, 130 (1954). — LÉRICHE, R.: De l'elongation et de la section des nerfs perivasculaires dans certains syndromes douloureux d'origine arterielle et dans quelques troubles trophiques. Lyon chir. **10**, 378 (1913). — Progrès dans la chirurgie vasculaire. Lyon chir. **43**, 134, 266 (1948). — Progrès dans la chirurgie vasculaire. J. Chir. (Paris) **66**, 5 (1950). — Du minimum circulatoire vital dans les membres en voie de gangrène artéritique. Presse méd. **1955**, 153. — LE ROY and KLEINSASSER: Raynauds phenomen and atypical causalgie; the role of sympathectomy. Ann. Surg. **127**, 720 (1948). — LEUBE, H. u. E. DICKE: Massage reflektorischer Zonen im Bindegewebe, 4. Aufl. Jena 1950. — LEVIN, M. H., W. S. ADAMS, W. S. BECK, R. GOLDMAN and S. H. BASSETT: Prolonged treatment of a case of periarteritis nodosa with ACTH; the effective dose as measured by metabolic balances. J. clin. Endocr. **11**, 375 (1951). — LEVIN, S. J.: ACTH in gelatin. (Clinical results with repository adrenocorticotropic hormone in allergic diseases.) Ann. Allergy **11**, 157 (1953). — LEVINSON, J. E., M. HORWITZ, J. P. KULKA, L. PAGE and W. BAUER: Response of Schoenlein-Henoch syndrome to ACTH: Report of a case with serial skin biopsies. Ann. rheum. Dis. **10**, 255 (1951). — LEWIS, TH., and R. GRANT: Observations upon reactive hyperemia in man. Heart **12**, 73 (1925). — LIAN, C.: A propos du traitement médical des spasmes artériels et des artérites oblitérantes. Presse méd. **65/66**, 1477 (1957). — LICHERI, G., e G. C. RICCI: Un farmaco simpaticolitico in terapia circolatoria. Esperienze terapeutiche con cloruro (e bromuro) di tetraetilammonio nella ipertensione arteriosa ed in alcune vascolopatie. Rass. Fisiopat. clin. ter. **22**, 731 (1950). — LICHTENBERG, J., and A. BENEŠ: Activation of the collateral circulation in cases of arterial obliteration of the extremities by high-pressure intraarterial transfusion. Čas. Lék. čes. **94**, 1153 (1955). — LICHTENSTEIN, L., and S. SEWELL: Pulmonary and cerebral fat embolism following intravenous administration of ether therapeutically. J. Amer. med. Ass. **136**, 827 (1948). — LILJESTRAND, G., u. G. NYLIN: Über die Wirkung von Digitalis, Cardiazol, Coramin, Hexeton und Strychnin auf Kreislauf und Atmung des gesunden Menschen. Acta physiol. scand. **1**, 328 (1940). — LINDER, F.: Klinische Erfahrungen mit Dibenamin bei peripheren Durchblutungsstörungen und Schmerzzuständen. Dtsch. Arch. klin. Med. **195**, 184 (1949). — Moderne Sympathicolytica bei peripheren Durchblutungsstörungen. Langenbecks Arch. klin. Chir. **264**, 421 (1950). — LINDER, P.: Periphere Gefäßstörungen und ihre Behandlung. Therapiewoche **5**, 272 (1951). — LINK, K. P.: Dicoumarol. Fed. Proc. **4**, 176 (1945). — LINTON, R. R.: Treatment of acute arterial occlusion by means of intermittent venous occlusion. Arch. Surg. (Chicago) **46**, 395 (1943). — LINTON, R. R., P. J. MORRISON, H. ALFELDER and A. L. LIBBY: Therapeutic venous occlusion. Its effect on the arterial inflow to an extremity, as measured by means of the Rein thermostromuhr. Amer. Heart J. **21**, 721 (1941). — LIPPMAN, H. J.: Intraarterial priscoline therapy for peripheral vascular disturbances. Angiology **3**, 69 (1952). — LIPS, A. C. M., and L. DE SONNAVILLE: Heparin in the treatment of peripheral circulatory disturbances. Ned. T. Geneesk. **1953**, 1448—1456 mit engl. Zus.fass. [Holländisch.]. — LIVINGSTONE, P. D., and C. JONES: Treatment of intermittent claudication with vitamin E. Lancet **1958**, 602. — LÖHR, H.: Untersuchungen und Ergebnisse zur Physiologie des sympathektomierten Armes. Ergebn. Chir. Orthop. **36**, 361 (1950). — LOOMIS, T. A., and J. E. JESSEPH: A clinical study of prolonged anticoagulant effect with repository butacaine heparin. J. Pharmacol. exp. Ther. **106**, 83 (1952). — LOOSE, K. E.: Technik und Ergebnisse gehäufter Stellatumblockaden. Neue med. Welt 1594 (1950). — Die Arterienresektion im Rahmen sympathicuschirurgischer Therapie bei peripheren Durchblutungsstörungen. Chirurg **21**, 352 (1950). — LOOSEN, H., W. HEINEN and M. CREISCHER: Blutgerinnung bei Belastung und peripherer Stauung als Beitrag zum Trainingsproblem. Z. ges. inn. Med. **7**, 520 (1952). — LORD, GROSS, HUFNAGEL and LAZZARINI: Report of Committee on Blood Vessel Banks. Recommendations for the establishment and maintenance of a blood vessel bank. Circulation **13**, 270 (1956). — LOSADA TRULOCK, E. R.: Tratamiento de los sindromes vasculares periféricos. Rev. clin. esp. **40**, 406 (1951). — LOTTENBACH, K., u. N. STUCKI: Die Pulswellenverzögerung bei peripheren Zirkulationsstörungen. Cardiologia (Basel) **17**, H. 1 (1950). — LÜHR: Der Effekt von Oxyaethyltheophyllin an der Strombahn. Arzneimittel-Forsch. **4**, 622 (1954). — LUETH, H. C., and T. G. HANKS: Unusual reaction of patients with hypertension to glyceryl trinitrate. Arch. intern. Med. **62**, 97 (1938). LUKE, J. C., and B. N. MARIEN: Hydrogenated ergot alkaloids in treatment of intermittent claudication. Canad. med. Ass. J. **68**, 221 (1953). — LUND, F.: Percutaneous nitroglycerin treatment in cases of peripheral circulatory disorders. Acta med. scand. **130**, Suppl. 206, 196 (1948). — LUND, J.: Peripheral occlusive arterial disease. Treatment with transplantation. Månedsskr. prakt. Laegegern. **36**, 213 (1958). — LYNN, R. B.: Effects of priscol on the peripheral circulation. Lancet **1950 II**, 676. — LYNN, R. B., and H. BARCROFT: Circulatory changes in the foot after lumbar sympathectomy. Lancet **1950**, 1105. — LYNN, R. B., S. M. SANCETTA and F. A. SIMEONE: A new ganglionic blocking agent. Angiology **3**, 241 (1952). — LYONS, R. H., and V. L. LOVE: Clinical aspects of ganglionic and adrenergic blocking agents. Advanc. intern. Med. **5**, 303 (1952). — LYONS, MEADOWS and FUCHS: A new method for the treatment of peripheral vascular disease. Sth. med. J. (Bgham, Ala.) **48**, 811 (1955).

MAGIERA, T., u. ST. SOKOL: Die Novocaintherapie der Krankheiten der peripheren Arterien. Vorl. Mitt. Pol. Tyg. lek. **5**, 491 (1950). [Polnisch.] — MAGIERA, T., u. S. Z. SOKÓL: Dalsze spostrzezenia nad dzialaniem dozylnego stosowania nowokainy w chorobach tetnic obwoduwych. Pol. Tyg. lek. **6**, 840 (1951). — MAINZER, FR.: Bemerkungen zur Frühbehandlung des Schlaganfalles mit Aminophyllin. Med. Klin. **1951**, 938. — MAKOUS, N., and J. B. VAN DER VEER: Severe drug sensitivity reaction to phenindione (phenylindandione). J. Amer. med. Ass. **155**, 739 (1954). — MALAN, E.: Considerazioni sulle arteriopatie obliteranti giovanili a patogenesi infiammatoria e sulla possibilità, di un loro trattamento con fondamento eziologico. J. int. Chir. **10**, 183 (1950). — MALMÉJAC, J., G. NEVERRE et R. POULAIN: C. R. Soc. Biol. (Paris) **145**, 1512 (1951). — MANDL, F.: Zur Klassifikation, Untersuchungsmethodik und Therapie der chronisch stenosierenden peripheren Gefäßerkrankungen. Wien. med. Wschr. **1949**, 309. — Die akute Gefäßkrise nach Sympathicusoperationen. Wien. klin. Wschr. **1949**, 449. — MANDL, F., and R. GOTTLOB: Some experiences in the management of peripheral vascular disorders. Acta med. orient. (Tel-Aviv) **12**, 155 (1953). — MANFREDI, D., e A. DAURI: Il blocco del simpatico con novocaina ad azione ritardata. Minerva cardioangiol. (Torino) **3**, 280 (1955). — MANSELL, R. V.: Antepartum dicumarol therapy. Amer. J. Obstet. Gynec. **64**, 155 (1952). — MANTHEY, U.: Die Verbesserung der Heilungstendenz des Ulcus cruris durch Roßkastanienextrakt. Z. Haut- u. Geschl.-Kr. **16**, 52 (1954). — MARCHE, J.: Le traitement des syndromes vasculaires (artériolaires en particulier) par la penta-erythrite tétranitrée. Gaz. méd. Fr. **59**, Suppl., 45 (1952). — MARIA, G. DI, e L. SOLINAS: L'azione sul circolo periferico arterioso e venoso di sostanze adrenalinosimili. Studio comparativo tra sostanze con gruppo metilico, (Beta p. ossifenil) (isopropil-metil-amina) e sostanze demetilizzate (p. ossifenil-etanolamina). Clin. nuova **12**, 167 (1951). — MARMASSE, J.: Oblitération artérielle aiguë des deux membres inférieurs. Traitement par injections intra-artérielles. Cicatrisation des zones cutanées sphacelées. Arch. Mal. Coeur **48**, 706 (1955). — MARTIN, D. J.: Intra-arterial oxygen in the management of ischaemic gangrene in the elderly. Postgrad. med. J. **33**, 459 (1957). — MARTIN, G. H.: Surgical aspects of peripheral vascular disease. Amer. J. Surg. **77**, 624 (1949). — MARTIN, W. B., H. LAUFMAN and ST. W. TUELL: Rationale of therapy in acute vascular occulsions based upon micrometric observations. Ann. Surg. **129**, 476 (1949). — MARTORELL, F.: Medical treatment of aortoiliac obliteration. Angiology **6**, 28 (1955). — MARX, H.: Kritische Untersuchungen über einige sogenannte periphere Kreislaufmittel. Verh. dtsch. Ges. Kreisl.-Forsch. **16**, 245 (1950). — MARX, R.: Über einige Ergebnisse und Probleme klinisch-enzymologischer Fibrinolysestudien. Blut **1**, 275 (1955). — Ein neues Anticoagulans und Antithromboticum vom Typ der Heparin-Körper. Arzneimittel-Forsch. **6**, H. 11 (1956). — MARX, R., u. H. BAYERLE: Über die Bestimmung der Prothrombinzeit in kleinen Mengen Kapillarblut. Hoppe-Seylers Z. physiol. Chem. **283**, 243 (1949). — MARX, W.: Die Behandlung von Kreislaufstörungen mit Rulun. Ärztl. Sammelbl. H. 3, 65 (1953). — MARXER, A., u. K. MIESCHER: Über die stufenweise Quaternisierung von aliphatischen Polyaminen. Neue Verbindungen mit ganglienblockierender Wirkung. Helv. chim. acta **34**, 924 (1951). — MASSELL, TH. B., W. E. ADOLPH and J. B. FRENCH: The use of tetraethylammonium chloride as a vasodilator in peripheral vascular disease; its effect on sympathectomized extremities. Circulation **1**, 655 (1950). — MATIS, P., u. J. SCHEELE: Zur Vasoaktivität der Anticoagulantia. Wien. klin. Wschr. **65**, 102 (1953). MATIS, P., J. SCHEELE u. S. DORTENMANN: Beitrag zur Wirkungsweise und Anwendung des Venostasin (Roßkastanienextrakt mit Vitamin B 1) unter besonderer Berücksichtigung seiner membranabdichtenden und durchblutungsfördernden Wirkung. Medizinische **1953**, 223, Nr. 21. MATTEO, G. DI, and D. MANFREDI: A newer method for the experimental replacement of the aortic arch.

Policlinico, Sez. prat. **63**, 105 (1956). — MAUL, G.: Klinische Erfahrungen mit der Synkardonbehandlung. Münch. med. Wschr. **94**, 2483, 2531 (1952). — MAVOR, G. E.: Intermittent claudication and sympathectomy. Lancet **1955** II, 794. — MAY, R.: Klinische Erfahrungen mit der lokalen Heparinbehandlung von Thrombosen. In: KOLLER u. MERZ, Thrombose und Embolie, S. 770. Basel: Benno Schwabe & Co. 1954. — MAYALL: Results obtained with B-piridilcarbinol applied intra-arterially in the treatment of peripheral vascular diseases. Rev. bras. Med. **11**, 833 (1954) mit engl. Zus.fass. [Portugiesisch.] — MAYER, S.: Su di una particulare reazione a medicamento on arto paralitico e sulle sue possibilitè terapeutiche. (ricerche cliniche e spermentali.) Rif. med. **68**, 119 (1954). — McCLURE, R. D , and C. R. LAM: Experiences in heparin administration. J. Amer. med. Ass. **114**, 2085 (1940). McGRATH: Experimental peripheral gangrene. J. Amer. med. Ass. **105**, 854 (1935). — McINTYRE, CH. H., R. L. MARSH and J. D. BRIGGS: Tetraethylammonium chloride in evaluation of lower extremity arterial disorders. Surgery **25**, 348 (1949). — McKITTRICK, L. S.: The diagnosis and management of chronic obliterative vascular disease. J. Amer. med. Ass. **113**, 1223 (1939). — McKITTRICK, L. S., J. B. McKITTRICK and T. S. RISLEY: Transmetatarsal amputation for infection or gangrene in patients with diabetes mellitus. Ann. Surg. **130**, 826 (1949). — McLEAN, J.: The thromboplastic action of cephalin. Amer. J. Physiol. **41**, 250 (1916). — McLEAN, J., and A. G. JOHNSON: Gangrene following fracture treated with heparin, papaverine and intermittent venous occlusion. Surgery **20**, 324 (1946). — MEAD, S.: Physical treatment of peripheral vascular disease. J. Amer. med. Ass. **139**, 1059 (1949). — MECHELKE, K., u. F. HEINZEL: Zur Kreislaufwirkung des Vasculat beim gesunden Menschen. Z. ges. exp. Med. **116**, 193 (1950). — MEIER, M.: Zur Therapie peripherer Durchblutungsstörungen durch medikamentöse Beeinflussung des vegetativen Nervensystems. (Erfahrungen mit Hydergin und Dilvasène.) Praxis **1950**, 569. — MEISTER, TH.: Behandlungsergebnisse der synkardialen Massage bei peripheren Zirkulationsstörungen (Med. Univ. Polikl. Basel). Schweiz. med. Wschr. **79**, 61 (1949). — MEITUS, M. L., and P. WASSERMAN: Influence of longterm bishydroxycoumarin (dicumarol) therapy on liver function. A.M.A. Arch. intern. Med. **91**, 464 (1953). — MENDLOWITZ, M.: Observations on calorimetric method for measuring digital blood flow. Angiology **1**, 247 (1950). — MENEGHINI, P.: La shock-vaccino terapia nella cura di un caso di trombosi traumatica della vena carva inf. Arch. E. Maragliano Pat. Clin. **4**, 771 (1949). — Inform. méd. (Habana) **4**, 139 (1950). — Le traitement fibrinolytique des thromboses et des embolies. Thrombose und Embolie, I. Internat. Tagg Basel. Basel: Benno Schwabe & Co. 1954, S. 873. — Terapia fibrinolitica e profilassi anticoagulante nelle malatie tromboemboliche. Minerva med. (Torino) **46**, 393 (1955). — MENG, J., and W. RIEBEN: Oxygen therapy of peripheral vascular disease. Schweiz. med. Wschr. **87**, 525 (1957). — MENTHA, C., and J. BAUMGARTNER: A propos du traitement des artérites pa le massage syncardial. Praxis **40**, 603 (1951). — MERLEN et WEITZ: L'action de la vitamine E dans les troubles circulatories périphériques. Presse méd. **58**, 252 (1950). — MERZ, W. R.: Die Behandlung der Thrombose und Lungenembolie mit Antikoagulantien. Basel: S. Karger 1950. — MERZ, W. R., M. ETTERICH u. C. SCACCHI: Die konservative Behandlung der Thrombose und Embolie in der Gynäkologie und Geburtshilfe; verglichen mit der antikoagulierenden Therapie. Schweiz. med. Wschr. **81**, 565 (1951). — METZGER, M., u. H. W. SPIER: Ulcus cruris und Eiweißpermeabilität der Gefäße. Dtsch. med. Wschr. **78**, 1068 (1953). — MEYER, H.: Frischhormonbehandlung bei Kreislaufstörungen und Hochdruck. Dtsch. Therapiewoche Karlsruhe 28. 8.—3. 9. 1955. — MEYER, K.: Biological significance of hyaluronic acid and hyaluronidase. Physiol. Rev. **27**, 335 (1947). — MEYER, O. O., J. B. BINGHAM and VELMA H. AXELROD: Studies on the hemorrhagic agent, 3.3'-methylene-bis (4-hydroxycoumarin). II. The method of administration and dosage. Amer. J. med. Sci. **204**, 11 (1942). — MEYER, TH., u. R. MEIER: Über den peripheren Angriffspunkt des Priscols am Gefäßsystem. Schweiz. med. Wschr. **71**, 1206 (1941). — MEYER, W. W.: Interstitielle fibrinöse Entzündung im Formenkries dysorischer Vorgänge. Klin. Wschr. **1950**, 697. — Die Eiweißablagerung im Werdegang der Arteriosklerose. Klin. Wschr. **30**, 244 (1952). — MEYER-BISCH, R.: Der Einfluß peroral gegebener Lävulose und Dextrose auf den Wassergehalt des Blutes. Klin. Wschr. **13**, 60 (1924). — MEYER-BURGDORFF, G.: Die Bedeutung der intraarteriellen Sauerstoffinsufflation für die Muskeldurchblutung bei arteriellen Gefäßverschlüssen. Dtsch. med. Wschr. **84**, 73 (1959). — MICHANS, J. R.: Tratamiento de las arteritis de los miembros. Dia. méd. **22**, 3268 (1950). — MILCH, E., L. BERMAN and R. EGAN: Use of bishydroxycoumarin (dicumarol) for prevention of postoperative thromboembolism; a study of twenty-seven hundred consecutive surgical patients. A.M.A. Arch. Surg. **67**, 142 (1953). — MILLERET: Cobaltothérapie intraartérielle. Phlébologia Bull. Soc. franç. **8**, 95 (1955). — MILLOT, J., et J. MAGNE: Diagnostic et traitement des artérites des membres inférieurs. Concours méd. **73**, 2591 (1951). — MITCHELL, R. H., A. H. RUTLEDGE and E. DAVENPORT: Autonomic blocking agents in the treatment of peripheral arterial vascular diseases. Amer. Practit. **2**, 311 (1951). — MOE, G. K., and W. A. FREYBURGER: Ganglionic blocking agents. Pharmacol. Rev. **2**, 61 (1950). — MÖLLER, W.: Therapie der peripheren

Durchblutungsstörungen unter Berücksichtigung einer verbesserten Methodik der intraarteriellen Sauerstoffinsufflation. Therapiewoche **3**, 231 (1953). — Intravasale Sauerstofftherapie (einschließlich der intravenösen). Therapiewoche **4**, 433 (1954). — MOLLY: Erfahrungen mit Depot-Padutin mit schweren Durchblutungsstörungen. Ther. d. Gegenw. **93**, 381 (1954). MOORE, H. D.: The replacement of blood vessels by polythene tubes. Surg. Gynec. Obstet. **91**, 593 (1950). — MOORE, P. E., A. W. RICHARDSON and H. D. GREEN: Effects of a new dibenzazepine derivative Ro 2-3248, 6-allyl-6, 7-dihydro-5H-dibenz (c, e) azepine phosphate, upon the blood flow, the peripheral resistance and the response to injections of epinephrine, of the innervated hind limb of the dog. J. Pharmacol. exp. Ther. **106**, 14 (1952). — MOREL, A.: A propos de l'action de l'injection intra-artérielle de procaine après résection artérielle. Presse méd. **58**, 1332 (1950). — MORTENSEN, J. D., J. H. GRINDLAY and J. W. KIRKLIN: The arterial homograft bank. Proc. Mayo Clin. **28**, 713 (1953). — MOSER, F.: Fortschritte in der Behandlung peripherer Durchblutungsstörungen. Med. Klin. **25**, 887 (1953). — Zur Frühbehandlung akuter peripherer Gefäßverschlüsse. Med. Klin. **49**, 1390 (1954). — MOSER, K. M.: Effects of intravenous administration of fibrinolysin (Plasmin) in man. Circulation **20**, 42 (1959). — MOSER, M., A. G. PRANDONI, J. A. ORBISON and TH. W. MATTINGLY: Clinical experience with sympathetic blocking agents in peripheral vascular disease. Ann. intern. Med. **38**, 1245 (1953). — MOSER, M., D. WATKINS, N. MORRIS, A. G. PRANDONI and TH. W. MATTINGLY: Effect of dibenzyline on skin temperature, peripheral blood flow, and vasomotor responses in normal patients with increased vasoconstrictor tone. Circulation **8**, 224 (1953). — MÜHLBÄCHER, W.: Zur Behandlung der beginnenden Phlebitiden im Bereich beider Rosenadern. Med. Klin. **53**, 1061 (1958). — MÜLLER, E.: Das Saug- und Druckverfahren und seine Kombination mit Trockengasbehandlung in der Therapie der peripheren Durchblutungsstörungen. Colloquim Medicum 3, Nr 6, 1 (1956). — MÜLLER, E. A.: Die Anwendung der Frischzellentherapie nach Dr. Niehans bei Endangiitis obliterans (Bürger-Winiwarter). Therapiewoche **4**, 252 (1954). — MUFSON: A new treatment for the relief of obliterative diseases of peripheral arteries. Ann. intern. Med. **29**, 903 (1948). — MUFSON, J.: Responses of the abnormal arterial circulation to various stimuli, as studied by the use of radioactive sodium. II. Intraarterial histamine, papaverine, aminophylline and adrenaline; sympathectomy and etamonpain. Ann. intern. Med. **34**, 428 (1951). — Treatment of peripheral arterial obliterative diseases and their complications by arterial infusions of histamine. Amer. J. Med. **12**, 680 (1952). — Diagnosis and treatment of neural complications of peripheral arterial obliterative disease. Angiology **3**, 392 (1952). — Peripheral vascular diseases and their cure. J. Amer. med. Ass. **155**, 1559 (1954). — MUFSON, I., L. GOLDMAN, S. HIRSCHMAN, M. SHEIMAN, J. BLIER and G. STEINBERG: An evaluation of priscoline by artery in the treatment of peripheral arterial obliterative disease. N.Y.St. J. Med. **52**, 2651 (1952). — MUIR, J. D.: Activity of heparin in Pitkin's menstruum. Lancet **1950**, 671. — MUNDINGER, F., K. PHILIPP u. W. UMBACH: Wert und Anwendbarkeit radioaktiver Clearance-Methoden zur Beurteilung peripherer Durchblutungsstörungen. Ärztl. Forsch. **8**, 547 (1954). — MUNK, F.: Die Ursache der peripheren Haut-Hyperämie im Kohlensäurebade. Z. Balneol. **123** (1913). — MURPHY, R. A., J. N. MCCLURE, F. W. COOPER and L. G. GROWLEY: The effect of priscoline, papaverine, and nicotinic acid on blood flow in the lower extremity of man. A comparative study. Surgery **27**, 655 (1950). — MURRAY, D. G. W., and C. H. BEST: Heparin and thrombosis: The present situation. J. Amer. med. Ass. **110**, 118 (1938). — MUSSGNUG, G.: Behandlungsergebnisse mit dem Adreno- und Sympathicolyticum Ilidar bei organischen und funktionellen Durchblutungsstörungen. Medizinische **35**, 1334 (1958). — MUTH, H.-W.: Magnesiumnikotinat bei arteriellen Durchblutungsstörungen. Dtsch. med. J. **1956**, 563.

NABATOFF, R. A., A. S. W. TOUROFF and M. GROSS: Four year studies concerning the fate of experimental vena cava autografts used to bridge aortic defects. Surg. Gynec. Obstet. **101**, 20 (1955). — NAEGELI, TH., u. P. MATIS: Zur Problematik der thromboembolischen Krankheit. Schweiz. med. Wschr. **86**, Beih. zu Nr 20, 588 (1956). Festschrift Jentzer. — NAIDE, M.: Intermittent claudication treated by reducing demand of calf muscles for blood. J. Amer. med. Ass. **143**, 968 (1950). — Diphenhydramine (benadryl^R) for nocturnal leg cramps. J. Amer. med. Ass. **142**, 1140 (1950). — NAIDE, M., and A. SAYEN: Primary influence of basal vascular tone on development of postocclusive collateral circulation and in selecting patients for sympathectomy. Amer. J. med. **209**, 478 (1945). — NALLAPA, J. S.: Hypnosis in intermittent claudication. Report of a case. Indian med. Gaz. **87**, 43 (1952). — NEEDLEMAN, H. L., and O. HORWITZ: A comparative study of the effects of three vasodilator drugs, pentamethonium bromide (C-5), dilatol (SFK-1700-A) and pendiomide (BA-9295) on the digital cutaneous blood flow. Amer. J. med. Sci. **22**, 164 (1953). — NEILL, E. C., R. Y. MOON and J. B. VAN DER VEER: Clinical evaluation of a new oral anticoagulant „Sintrom". Circulation **15**, 713 (1957). — NETZER, C. D.: Die Wirkung von Vasculat auf die Extremitätendurchblutung. Klinische Untersuchungs- und Behandlungsergebnisse. Klin. Wschr. **30**, 408 (1952). — NEUMAIER, H.: Über die Verwendung von Sauerstoff in Klinik und Praxis.

Med. Mschr. H. 3, 129 (1957). — NEWMAN, H. C., and A. J. BARNETT: A comparison of placebo and heparin treatment in intermittent claudication. Aust. Ann. Med. 4, 195 (1955). — NICOLOSI, G.: Der Lösungscocktail in der Behandlung chronisch obliterierender Arteriopatien des Jugendalters. Minerva med. (Torino) 1953, 497. — NIEMEIER, W.: Die Behandlung von Durchblutungsstörungen mit Organextrakten (Embran). Zbl. Chir. 73, 99 (1948). — NIETH, N., E. ZEH u. W. JENSBACH: Behandlung arterieller Durchblutungsstörungen mit Hydergin. Medizinische 1952, 1116. — NIEVEEN, J., J. A. RODBARD and TH. W. VAN WIJK: The diagnosis and treatment of peripheral angiopathies. Data on cyclospasmol. Ned. T. Geneesk. 1954, 205—216 mit engl. Zus.fass. [Holländisch.] — NISSEN, R.: Der Wert chirurgischer Methoden zur Verbesserung arterieller Durchblutung. Med. Welt 20, 419 (1951). — NOCETI e MEL: Terapia vasotonica nelle arteriopatie croniche periferiche. Minerva med. (Torino) 1954 II, 944. — NOGUEIRA-DA SILVA, W.: Carbogen (95% Sauerstoff und 5% Kohlensäure) und andere Methoden der Therapie der peripheren Gefäßerkrankungen. Rev. Ass. méd. Minas Gerais 1, 417 mit engl. Zus.fass. (1950). [Portugiesisch.] — NORDMANN, M.: Die Behandlung der Thromboangiitis mit dem Kreislaufhormon nach Frey. Z. Chir. 227, 145 (1930). — NORMAN, A.: Behandlung von Thrombophlebitiden und Ulcus cruris mit Hirudoid. Svenska Läk.-Tidn. 52, 1369 (1955).

OBRIST, W.: Oscillographische Untersuchungen über die Wirkungsweise der synkardialen Massage. Cardiologia (Basel) 19, 34 (1951). — OBRIST, W., u. W. PULVER: Klinische Erfahrungen mit synkardialer Massage bei peripheren Durchblutungsstörungen. Ther. Usch. 7, 3 (1950). — OGILVIE, T. A., J. B. PENFOLD and D. R. T. CLENDON: Gangrene following intraarterial injection of myanesin with a study of blood and myanesin mixtures. Lancet 1948 I, 947. — OLIM, CHARLES B.: Surgical management of arteriosclerotic obstruction of the aorta and peripheral vessels. Trans. Amer. Coll. Cardiol. 6, 117 (1956). — OLIVET, J., u. G. GRUND: Zur Therapie mit Follikelhormon und aglandulären Hormonen. Medizinische 1952, Nr 27/28. — OLIVIER, G.: Étude expérimentale et clinique des injections intraartérielles d'acétylcholine dans les plaies vasculaires (avec 5 observations). Mém. Acad. Chir. 76, 698 (1950). — OLSON, K. C., and B. L. LEMING: Lumbar sympathectomy in peripheral vascular diseases. Amer. J. Surg. 84, 202 (1952). — OLWIN, J. H.: Control of dicumarol therapy. Amer. J. med. Sci. 217, 427 (1949). — OSTAPOWICZ, G.: Zur Behandlung peripherer Durchblutungsstörungen mit Progresin. Med. Klin. 51, 1637 (1956). — OSTEN, W.: Vitamin E + Magnesium-Therapie bei peripheren Durchblutungsstörungen. Berl. Med. 7, 9 (1956). — OSTEN, W., u. H.-J. ZADEMACK: Diagnose peripherer Durchblutungsstörungen und ihre Behandlung mit Hydergin. Ärztl. Wschr. 9, 437 (1954). — Beeinflussung peripherer Durchblutungsstörungen durch sympathikolytische, parasympathikolytische und ganglienblockierende Mittel. Zbl. Chir. 79, 49 (1954). — OSTWALD, E.: B-Vitaminkomplex, geistige Funktion und periphere Durchblutung. Med. Klin. 45, 1371 (1950). — Über die Behandlung von peripheren Durchblutungsstörungen mit einer neuen gefäßerweiternden Substanz. Med. Klin. 45, 733 (1950). — OTTO, W.: Durchblutungsänderungen bei segmenteller Ultraschall-Behandlung im Vergleich zu hyperthermischen Behandlungsmethoden. Z. Kreisl.-Forsch. 42, 530 (1953). — OUDOT, J.: Greffe de la bifurcation aortique depuis les artères rénales jusqu'aux artères iliaques externes pour thrombose artéritique. Mém. Acad. Chir. 77, 642 (1951). — OUDOT, J., and P. BEACONSFIELD: Thrombosis of the aortic bifurcation treated by resection and homograft replacement: Report of five cases. A.M.A. Arch. Surg. 66, 365 (1953). — OUDOT, J., et J.-M. CORMIER: Traitement des oblitérations chroniques de la fémorale superficielle au cours des artérites. Presse méd. 1953, 1512. — OUDOT, J., et M. PELLOJA: Therapeutique par voie intraartérielle dans les maladies vasculaires peripheriques. Presse méd. 1952, 869. — OVERMAN, R. S., M. A. STAHMANN, C. F. HUEBNER, W. R. SULLIVAN, LEONARD SPERO, D. G. DOHERTY, MIYOSHI IKAWA, GRAF, LLOYD, ROSEMAN, SAUL and K. P. LINK: Studies on the hemorrhagic sweet clover disease. XIII. Anticoagulant activity and structure in the 4-hydroxycoumarin group. J. biol. Chem. 153, 5 (1944). — OWREN, P.-A., and K. AAS: The control of dicumarol therapy and the quantitative determination of prothrombin and proconvertin. Scand. J. clin. Lab. Invest. 3, 201 (1951).

PABST, H. W.: Elektrotherapie peripherer Durchblutungsstörungen. Dtsch. Therapiewoche Karlsruhe 28. 8.—3. 9. 1955. — Über die Wirkung des Acetylcholins auf die periphere Durchblutung. Untersuchungen mit radioaktivem Jod. Helv. med. Acta, Ser. A 23, 285 (1956). — PABST, H. W., A. AUFDERMAUR u. W. PULVER: Über die Wirkung der synkardialen Massage bei Störungen der arteriellen Durchblutung. Dtsch. med. Wschr. 81, 880 (1956). — PABST, H. W., u. H. FEINDT: Elektrotherapie peripherer Durchblutungsstörungen. Münch. med. Wschr. 97, 637 (1955). — PÄSSLER, H. W.: Die Anzeigestellung zur chirurgischen Behandlung von Durchblutungsstörungen der Gliedmaßen. Dtsch. med. Wschr. 78, 772 (1953). Ferner Diskussion mit RATSCHOW 1953. Dtsch. med. Wschr. 78, 1478 (1953). — Chirurgische Behandlung peripherer Gefäßerkrankungen. Regensburg. Jb. ärztl. Fortbild. 3, 501 (1954). — PALUMBO, L. T., L. F. QUIRIN and R. W. CONKLING: Lumbar sympathectomy in the treatment of peripheral vascular diseases. Surg. Gynec. Obstet. 96, 162 (1953). —

Paolucci di Valmaggiore, R.: Congr. Français de Chirurgie, Oct. 1933. — Die Therapie der Endarteriitis obliterans bei vorhandener Gangrän. Wien. med. Wschr. **1942**, 711. — Parade, G. W.: Heilwirkungen des Kohlensäuregases. Fortschr. Ther. **8**, 230 (1932). — Kohlensäuregasbäder und periphere Durchblutungsstörungen. Arch. phys. Ther. **7**, 118 (1955). — Parkin, T. W., and W. F. Kvale: Neutralization of the anticoagulant effects of heparin with protamine (Salmine). Amer. Heart J. **37**, 333 (1949). — Parodi, L., M. Miglietta e L. Cavalleri: La refrigerazione nella terapia della gangrena ischemica degli arti. Riv. Chir. **2**, 438 (1950). — Parsons, H. G., F. Gerbode and A. J. Cox: Studies in aortic autografts and homografts. Do homografts survive? Angiology **3**, 306 (1952). — Paschoud, H.: Thrombose und Embolie. Referate der 1. Internat. Tagung. Basel: Benno Schwabe & Co., S. 883 1955. — Pascoe, S. C.: Skin necrosis due to levarterenol and the effects of intraarterial tolazoline (priscoline). Med. Ann. D. C. **24**, 592 (1955). — Paton, W. D. M., and E. J. Zaimis: Clinical potentialities of certain bisquaternary salts causing neuromuscular and ganglionic block. Nature (Lond.) **162**, 810 (1948). — The pharmacological actions of polymethylene bistrimethylammonium salts. Brit. J. Pharmacol. **4**, 381 (1949). — Pearse, H. E., and P. R. Schloerb: The effect of rotation of the circulation of the lower extremities. Ann. Surg. **126**, 243 (1947). — Peirotti, M. J., u. A. Juaneda: Sympathetic block in the treatment of cerebral arteriopathies. Dia. méd. **22**, 2421 (1950). — Pemberton, H. S., and D. C. Watson: Iontophoresis in the treatment of peripheral vascular disease. Brit. med. J. **1949**, 633. — Pende (1924): Zit. nach J. Kunlin. In Hess, Die obliterierenden Gefäßerkrankungen, S. 326. München u. Berlin: Urban & Schwarzenberg 1959. — Pérez Elizalde, U.: Use of ethyl ether in the treatment of obliterating arterial diseases of the extremities. Rev. méd. Hosp. esp. (B. Aires) **20**, 43 (1950). — Perlick, E., u. H. Bödecker: Die Beeinflussung der Erythrocyten- und Kapillarresistenz, der Permeabilität und der Plasma-Antithrombin-Aktivität durch Venostasin. Münch. med. Wschr. **93**, 1465 (1951). — Perlow, S.: U.S. nav. med. Bull. **4**, 433 (1944). — Perlow, S., and H. A. Roth: Amputation for gangrene due to occlusive arterial disease. Surgery **25**, 547 (1949). — Petzold, H., u. K. Hoffmeister: Die Beeinflussung der experimentellen Endoangiitis durch hydrierte Mutterkornalkaloide. Z. ges. exp. Med. **129**, 471 (1958). — Petzold, H., u. J. Huth: Klinische Erfahrungen mit dem Zweiphasen-Heilschlaf und mit Phenothiazin-Derivaten. II. Mitteilung. Z. ges. inn. Med. **9**, 742 (1954). — Pezold, F. A.: Der Einfluß der Ultraschallwellenenergie auf ätiologisch verkannte neuralgische Beschwerden. Ärztl. Wschr. **6**, 440 (1951). — Pezzuoli, Montorsi, Ghiringhelli e Gallo: A proposito delle variazioni dissociate della temperatura cutanea e muscolare degli arti inferiori in arteriopatici sottoposti ad interventi di gangliectomia lombare. Minerva cardioangiol. (Torino) **3**, 645 (1955). — Pfahler, G. E.: Roentgen therapy of thromboangiitis obliterans (Buergers disease). Amer. J. Roentgenol. **34**, 770 (1935). — Pfleiderer, H.: Klimatherapie der peripheren Durchblutungsstörungen. Arch. phys. Ther. **7**, 97 (1955). — Philippides, D.: Die gezielte Punktion des ganglion stellatum. Chirurg **12**, 239 (1940). — Klinische Untersuchungsmethoden bei peripheren Gefäßstörungen. Chirurg **13**, 129 (1941). — Pichotka, J., u. K. Mayer: Experimentelle Untersuchungen über die perkutane Wirksamkeit gerinnungshemmender Substanzen. Arzneimittel-Forsch. **4**, H. 4 (1954). — Pieper, K.: Die konservativen Behandlungsmethoden der peripheren Durchblutungsstörungen. I. Eine kritische Zusammenfassung der therapeutischen Maßnahmen. Ther. d. Gegenw. **89**, 74 (1950). — III. Eine kritische Zusammenfassung der therapeutischen Maßnahmen. Ther. d. Gegenw. **89**, 185 (1950). — Pieri, G.: Vasocostrizione consecutiva a interventi sul simpatico lombare. Chir. ital. **4**, 9 (1950). — Pieri, J., M. Wahl, J. Casalonga, G. Ambrosi et R. Doucet: Résultats de l'étude d'un nouvel alcaloide sympatholytique, la raubasine, dans le traitement des artérites. Presse med. **65**, 1569 (1957). — Pierron: Traitement des troubles vasomoteurs périphériques. Concours méd. **77**, 4207 (1955). — Plancherel, P.: Klinische und gerinnungsphysiologische Untersuchungen mit einem neuen Heparindepotpräparat. Z. klin. Med. **150**, 213 (1952). — Pocidalo, J. J., et C. Tardieu: Prévention par la chlorpromazine (4560 RP) des accidents vasculaires graves après lésion expérimentale des pédoncules cérébraux. Presse méd **62**, 24, 515 (1954). — Pomeranze, Gadek, Pitman and Scherl: Therapy in intermittent claudication. Angiology **6**, 271 (1955). — Popkin, R. J.: Nicotinic acid: Its action on the peripheral vascular system. Amer. Heart J. **18**, 697 (1939). — The rationale of the use of physical therapy in peripheral vascular diseases. Physiother. Rev. **20**, 5 (1940). — An evaluation of some dihydrogenated alkaloids of ergot in the management of chronic peripheral vascular diseases. Angiology **2**, 114 (1951). — The arteriolar circulation as a factor in the results obtained in sympathectomy for peripheral arterial occlusive disease. Angiology **4**, 210 (1953). — The role of the venous circulation in the treatment of occlusive peripheral arterial disease. Angiology **6**, 513 (1955). — Sympathectomies in peripheral vascular diseases: follow-up studies to twenty years. Angiology **8**, 156 (1957). — Posternak, J. M., and M. G. Larrabee: Depression of synaptic transmission through sympathetic ganglia following temporary occlusion of the aorta: an effect of endogenous adrenalin. Bull. Johns Hopk. Hosp. **87**, 144 (1950). — Prandoni, A. G.: The use and abuse of physical medicine in the treatment of peripheral vascular diseases. Arch. phys. Med. **32**, 100 (1951). — PRANDONI, A. G., and M. MOSER: Clinical appraisal of intra-arterial priscoline therapy in the management of peripheral arterial diseases. Circulation **9**, 73 (1954). — PRATESI, BOZZA, NUTI, SCIAGRÀ, ASCIONE e MARRA: Contributo allo studio della farmacologia endoarteriosa. Folia angiol. (Milano) **2**, 37 (1955). — PRATESI, F.: La terapia endoarteriosa nelle malattie vascolari periferiche. Nuove indicazioni: gli antistaminici nella m. di Raynaud e nella m. di Buerger-Gli estratti postipofisari nell'acrocianosi. Riv. crit. Clin. med. **51**, 99 (1951). — Intra-arterial therapy and neuro-vegetative system in peripheral vascular diseases. Minerva cardioangiol. (Torino) **1**, 270 (1955). — Therapeutique intra-artérielle des maladies vasculaires périphériques. Angéiologie, N. s. **7**, Nr 4, 8 (1955). — PRATT, G. H.: Surgery of vascular diseases. Philadelphia: W. B. Saunders Company 1949. — The present status of sympathectomy in the treatment of vascular diseases. Angiology **1**, 9 (1950). — PRAUSNITZ, C.: Untersuchungen über die Einwirkung höherer Kohlensäurekonzentration der Atemluft. Med. Klin. **24**, 282 (1928). — PROBST, J. Y.: Nouvelles précisions sur le massage syncardial. Praxis **1955**, 873. — PROSPERI, P.: Criticism of therapeutic use of vitamin E in vascular disease. Athena (Roma) **16**, 187 (1950). — PRUSSAK, G.: Versuche mit Quecksilber und Hirudin. Naunyn-Schmiedeberg's Arch. exp. Path. Pharmak. **62**, 201 (1910). — PUENTE-DOMINGUEZ, J., y R. DOMINGUEZ: Estudio experimental del effecto de la vitamina E (alfa-tocoferol) sobre la circulación colateral en las obstrucciones arteriales. Angiologia **5**, 51 (1953). — PULVER, W.: Die Synkardonbehandlung der peripheren Durchblutungsstörungen. Untersuchungen mit radioaktivem Jod. Ther. Umsch. **10**, 181 (1954). — PUTTINGER, A.: Mitteilung über Priscol-Iontophorese bei peripheren Zirkulationsstörungen. Praxis **1952**, 316.

QUADBECK, G., u. H. HELMCHEN: Die Blut-Hirnschranke. Dtsch. med. Wschr. **82**, 1377 (1957). — QUICK, A.: The physiology and pathology of hemostasis, p. 125. London: Henry Klimpton 1951. — QUICK, A. J.: On quantitative estimation of prothrombin. Amer. J. clin. Path. **15**, 560 (1945).

RANDALL, L. O., and T. H. SMITH: The adrenergic blocking action of some dibenzazepine derivatives. J. Pharmacol. exp. Ther. **103**, 10 (1951). — RAPPERT, E.: Therapie der Thrombose mit Procain, Panthesin und Hydergin. Zbl. Chir. **77**, 1 (1952). — Eingriffe an den Gefäßen bei Durchblutungsstörungen der Extremitäten. Wien. klin. Wschr. **1953**, 969. — Die intravenöse Anwendung der Lokalanästhetika in der Chirurgie. Acta neuroveg. (Wien) **10**, 357 (1954). — Thromboseprophylaxe mit Panthesin und Hydergin. Klin. Med. **10**, 133 (1955). — RATSCHOW, M.: Vergleichende experimentelle und therapeutische Erfahrungen mit Sexualhormonen und dem östrogen wirksamen Stoff der Stilbenreihe Diäthyldioxystilben. Dtsch. med. Wschr. **67**, 96 (1941). — III. Über die nichtsexualspezifischen Wirkungen der Keimdrüsenstoffe, ein Beitrag zu ihrer therapeutischen Anwendung in der inneren Medizin. Ergebn. inn. Med. Kinderheilk. **60**, 138 (1941). — Leistungen und Leistungsgrenzen der Sexualhormone als Kreislaufmittel. Endokrinologie **26**, 157 (1949). — Zur Genese und Therapie der Angioneuropathien. Z. Kreisl.-Forsch. **39**, 296 (1950). — Grundlagen zur Therapie der peripheren Durchblutungsstörungen. Dtsch. Gesundh.-Wes. **1950**, 1533. — Zur Wärmeanwendung bei arteriellen peripheren Durchblutungsstörungen. Arch. phys. Ther. **2**, 142 (1950). — Zur Therapie von Permeabilitätsstörungen bei Gefäßkrankheiten. Ther. d. Gegenw. **90**, 129 (1951). — Die Genese der peripheren Durchblutungsstörungen und ihre Behandlung. Wien. med. Wschr. **44**, 821 (1953). — Der Heilschlaf mit Phenothiazin-Derivaten (Atosil und Megaphen). Medizinische **1953**, Nr 42, 281. — Neue Verfahren zur Behandlung der Angiopathien. Ther. d. Gegenw. **93**, 121 (1954). — Untersuchungen zur Wirkung des Sauerstoffgases in der Behandlung von Angiopathien. Med. Klin. **49**, 691 (1954). — Die Behandlung chronisch-arterieller Durchblutungsstörungen mit intraarteriell gegebenem Sauerstoffgas. Internat. Kongr. für Angiologie in Edinburgh 1954. Minerva med. (Torino). — Auswirkungen und Rückwirkungen beginnender Gefäßerkrankungen auf den Gesamtorganismus. Regensburg. Jb. ärztl. Fortbild **3**, 480 (1954) — Die konservative Therapie des Sympathicus. Internat. Kongr. der ges. Medizin, Turin, Mai 1954. Internat. Z. Angiologie (Edizioni Minerva Medica, Torino, 1954). — The action of the sympathetic in vascular affections of the members. II. Medical and surgical treatment. Minerva cardioangiol. (Torino) **1**, 265 (1955). — Wirkungen der Phenothiazinderivate auf den Kreislauf. Dtsch. med. Wschr. **80**, 1234 (1955). — The treatment of peripheral circulatory disturbances by the insufflation of oxygen gas. Angiology **7**, 61 (1956). — Klinische Erfahrungen mit einem neuen Hemmungsstoff der Phenothiazinreihe. Ärztl. Praxis **10**, 96 (1958). — RATSCHOW, M., u. H. BÖDECKER: Die parenterale Venostasin-Therapie. Münch. med. Wschr. **94**, 1368 (1952). — RATSCHOW, M., u. M. L. STECKNER: Weitere Befunde zur Gefäßwirkung der Sexualhormone. Z. klin. Med. **136**, 140 (1939). — RATSCHOW, M., u. ZURHORST-MEYER: Grundlagen der Therapie mit Sexualhormonen in der Inneren Medizin. Stuttgart 1952. — REBOUL, H., et P. LAUBRY: Présentation de quatre malades aux 18., 10., 8. et 7. mois après endarteriectomies pratiqueés sur les iliaques et l'aorte abdominale. Arch. Mal. Coeur **42**, 930 (1949). — Quelques précisions sur la techniques et les résultats immédiats et éloignés des endartériectomies; déductions sur leurs indications. Acta chir. belg. **49**, 569 (1950). — REBOUL, H., P. LAUBRY et Th. VERGOZ: L'artério-phlébographie en circulation libre et en serie. Quelques deductions nosologiques et thérapeutiques au sujet des arterites peripheriques. Bull. Soc. méd. Hôp. Paris **156**, 123 (1952). Les injections intra-artérielles périphériques; traitement des lésions tissulaires d'origine vasomotrice. Arch. Mal. Coeur **45**, 619 (1952). — REDISCH, W., C. T. TEXTER jr., R. M. HOWARD, P. H. STILLMAN and J. M. STEELE: The action of SKF 688A (phenoxyethyl derivative of dibenamine) upon certain functions of the sympathetic nervous system in man. Circulation **6**, 352 (1952). — REEDY, W. J.: Comparative effects of ether, alcohol, tetraethylammonium, and priscoline in producing vasodilatation in peripheral vascular conditions. J. Lab. clin. Med. **37**, 365 (1951). — REESE, H. L., M. L. CULLEN and F. D. BEYER: Local shifting of blood in the lower extremities. J. Amer. med. Ass. **149**, 821 (1952). — REICHERT, F. L.: The neuralgias of the head and face. Amer. J. med. Sci. **187**, 362 (1934). — REID, M. R., and L. G. HERRMANN: Treatment of obliterative vascular diseases by means of intermittent negative pressure environment. J. Med. **14**, 200 (1933). — REINIS, Z., v. u. M. KUBIK: Klinische Erfahrungen mit einem neuen Präparat der Cumarinreihe. Schweiz. med. Wschr. **78**, 785 (1948). — REINSTEIN, H.: Über medikamentöse Beeinflussung des peripheren Kreislaufs. Dtsch. Gesundh.-Wes. **1950**, 1475. — REMY, M., C. CADIOT et CL. PERNOT: L'héparine dans le traitement des artérites des membres inférieurs. Presse méd. **61**, 961 (1953). — REYMOND, J. C.: Sur la sympathectomie préganglionnaire; son principle anatomique; sa technique. J. prat. (Paris) **64**, 235 (1950). — Technique de l'infiltration du sympathique pelvien. J. prat. (Paris) **64**, 354 (1950). — REYNOLDS, S. R. M., and F. J. FOSTER: Peripheral vascular action of estrogen, observed in ear of rabbit. J. Pharmacol. **68**, 173 (1940). — REYNOLDS, T. B., A. PATON, M. FREEMAN, F. HOWARD and S. SHERLOCK: The effect of hexamethonium bromide on splanchnic blood flow, oxygen consumption and glucose output in man. J. clin. Invest. **32**, 793 (1953). — RICHARDS, R. L.: Some observations on vasodilation after sympathectomy. Glasg. med. J. **34**, 245 (1953). — RIECHERT, W., u. H. KLEIN: Zur Beeinflussung der Ödemphase der Hühnereiweißentzündung der Ratte durch Ergotamin, Dihydroergotamin (DHE) und Hydergin (CCK). Naunyn-Schmiedeberg's Arch. exp. Path. Pharmak. **213**, 425 (1951). — RIEDER: Capillarmikroskopische Untersuchungen bei periarterieller Sympathektomie. Langenbecks Arch. klin. Chir. **150**, 136 (1928). — Periphere Gefäßstörungen und ihre Behandlung. Korreferat zum Vortrag LINDER. Therapiewoche **5**, 277 (1951). — RIGHINI, A.: Contribution to the knowledge of endarterial therapy with penicillin-novocaine. Riv. Clin. pediat. **48**, 281 (1950). — RIMPAU, A., u. H. SEILS: Pathologisch-anatomische Befunde an der Punktionsstelle bei der Hirnarteriographie und Betrachtungen zur Punktionstechnik. Fortschr. Röntgenstr. **87**, 191 (1957). — ROBACK, G. S., and A. C. IVY: The circulatory effects of roniacol. A physiological study in normal man. Circulation **6**, 90 (1952). — ROBERTS, J. E., L. L. ANDERSON and TH. M. PARRY: The clinical effectiveness of certain of the hydrogenated alkaloids of ergot in peripheral vascular disorders. Amer. J. med. Sci. **224**, 431 (1952). — RODRIGUEZ-ARIAS, A., A. S. PALAZZI u. F. VIDAL-BARRAQUER: Tratamiento de algunos ascorbico. Angiologia **2**, 1 (1950). — RÖHRICHT, W. J.: Zur Therapie schwerer, cerebralvasospastisch bedingter Krankheitsbilder. Dtsch. med. Wschr. **75**, 327 (1951). — RÖSSING, P., and M. GRUBER: Die Behandlung koronarer und peripherer Durchblutungsstörungen mit Nor-Adrenalin. Medizinische **1952**, 1563. — ROGERS, M. P.: Use of a sympatholyotic drug (priscol). From the point of view of a general surgical practitioner. J. Amer. med. Ass. **140**, 272 (1949). — ROLAND, O.: Unsere Erfahrungen mit Depot-Padutin. Zbl. Chir. **77**, 1147 (1952). — ROMANO, G., e E. VINDIGNI: Lestere tetraidrofurfurilico dell'acido nicotinico in terapia vascolare. Gazz. med. ital. **111**, 330 (1952). — ROOT, H.: In Joslin's treatment of diabetes mellitus. 7. Edit., p. 627. Philadelphia: Lea and Febiger 1940. — ROSE and EBEL: Intra-arterial vasodilator agents in the treatment of advanced occlusive arterial disease of the extremities. A preliminary report of a new vasodilator drug. J. Amer. Geriat. Soc. **4**, 142 (1956). — ROSE, W. M.: Anticoagulants in the management of cerebral infarction; a record of the poor result obtained. Med. J. Aust. **1**, 503 (1950). — ROSE, W. M., and V. J. KRIEGER: Observations on ethylidene dicoumarin as anticoagulant with special reference to puerperal patients. Med. J. Aust. **2**, 813 (1951). — ROSENFELD, M.: Zur Symptomatologie u. Therapie peripherer Zirkulationsstörungen. Ärztl. Wschr. **3**, 21/24 (1948). — ROSENZWEIG, J.: The effect of the position of the arm on the oxygen saturation of the effluent blood. J. Physiol. (Lond.) **129**, 281 (1955). — ROSOLLECK, H.: Behandlungsergebnisse bei arteriellen Durchblutungsstörungen. Zbl. Chir. **76**, 291 (1951). ROSSELLI e MICHELI-PELLEGRINI: Ulteriori esperienze con la terapia iodioacidificante nel campo delle arteriopatie periferiche. Minerva cardioangiol. (Torino) **3**, 407 (1955). — ROTTENSTEIN, H., O. HORWITZ, H. MONTGOMERY, A. SAYEN and L. L. SIEMS: The vasodilator effects of priscoline in patients with ischemic extremities. Amer. J. med. Sci. **221**, 661 (1951). — ROYLE, N. D.: A new operative procedure in the treatment of spastic paralysis and its experimental basis. Med. J. Aust. **1**, 77 (1924). — RUBEN, J. E.: Continuous lumbar sympathetic block for the treatment of acute arterial occlusion and other vascular

diseases of the lower extremity. Ann. Surg. 131, 194 (1950). — RÜSCHEMEYER, R.: Die Wirkungsweise der Gallensäuren bei Coronarinsuffizienz. Inaug.-Diss. München 1952.
SACHS, J. J., and R. R. HENDERSON: Use of bishydroxy coumarin (dicumarol) in the presence of impaired renal function. J. Amer. med. Ass. 148, 839 (1952). — SAGALL, E. L., and H. J. LEWENSTEIN: Prolonged cardiac pain following the intraarterial injection of priscoline. Report of a case. New Engl. J. Med. 248, 278 (1953). — SAMPSON, J. PH., and F. G. KIRBY: Evaluation of a new apparatus for the treatment of peripheral vascular disease. Arch. phys. Med. 36, 779 (1955). — SAMUELS, S. S.: Clinical experience with tensodin, a vasodilator. N.Y. St. J. Med. 56, 1804 (1956). — SAMUELS, S. S., and E. D. PADERNACHT: A new vasodilator (Roniacol). A preliminary report. Angiology 1, 236 (1950). — SANDERS, C. E.: Cardiovascular and peripheral vascular diseases; treatment by motorized oscillating bed. J. Amer. med. Ass. 106, 916 (1936). — SANGER, P. W., F. H. TAYLOR, R. E. MCCALL, R. DUCHESNE and G. LEPAGE: Seamless synthetic arterial grafts. Preliminary report on experimental and clinical experiences. J. Amer. med. Ass. 160, 1403 (1956). — SANTOS, J. C. DOS: Sur la désobstruction des thromboses artérielles anciennes. Mém. Acad. Chir. 73, 409 (1947). — SATINSKY, V. P., H. P. R. RAMIREZ, L. GILBERT: Transthoracic, thoracoabdominal portocaval anastomosis. J. thorac. Surg. 20, 272 (1950). — SAUERBRUCH, F., u. A. JUNG: Die Behandlung funktionell oder anatomisch bedingter Durchblutungsstörungen durch Umschneidung und Skarifikationen. Dtsch. Z. Chir. 258, 319 (1943). — SAUSSE, W.: Der Einfluß des weiblichen Sexualhormons auf das Gefäßsystem der Haut bei perkutaner Anwendung. Inaug.-Diss. Berlin. 1939. — SAXON, L.: Management of gangrene of the lower extremities. J. Amer. Inst. Hemeop. 43, 155 (1950). — SAYEN, HORWITZ and STROUD: III. Digital cutaneous blood flow, cardiac output, blood pressure and pulse rate immediately following the administration of four potential vasodilators. Amer. J. med. Sci. 221, 667 (1951). — SCHAER: Zur Arteriektomie bei Endoangiitis obliterans. Chirurg 12, 730 (1940). — SCHEDEL, D.: Vortr. Bayr. Chirurg.-Tagg 20. 7. 1951 München. — SCHEDEL, F.: Über den Versuch einer Thromboemboliepropyhlaxe mit Hirudoidsalbe. Dtsch. med. Wschr. 77, 685 (1952). — SCHEDEL, F., u. F. EISENREICH: Über periphere Durchblutungsstörungen und ihre Behandlung mit Padutin. Langenbecks Arch. klin. Chir. 269, 168 (1951). SCHEELE, J., u. P. MATIS: Zur Frage der Venostasinwirkung unter Berücksichtigung der Therapie und Prophylaxe der thromboembolischen Krankheit. Medizinische 1952, Nr 20. — SCHELL, L. D., D. WU and K. P. LINK: 4-hydroxycoumarin anticoagulant. Abstracts of papers, 116th meeting. Amer. Chem. Soc. Atlantic City, New Jersey, Sept. 18—23, 1949. — SCHERER, F.: Die Behandlung peripherer Durchblutungsstörungen mit der Sauerstoffinsufflation. Berlin-Göttingen-Heidelberg: Springer 1957. — SCHERF, D., and J. WEISSBERG: Hypertonie glucose solution in angina pectoris. Amer. Heart J. 18, 411 (1939). — SCHERER, F., H. B. WUERMELING u. K. H. LÖW: Die Behandlung peripherer Durchblutungsstörungen mit Sauerstoffinsufflationen. Dtsch. med. Wschr. 79, 1619 (1954). — SCHIMERT, G.: Über das Wesen der vegetativen Kreislaufstörung und ihre therapeutische Beeinflussung durch vegetativ wirkende Pharmaka. Münch. med. Wschr. 95, 950 (1953). — SCHIMERT, G., u. S. SCHMIDT: Über die Wirkung des Strychnins auf das arterielle Kreislaufstromgebiet. Ärztl. Forsch. 5, 200 (1951). — SCHIMERT, G., u. K. SCHWARZ: Über medikamentöse Beeinflussung des Cholesterinstoffwechsels; ein Beitrag zum Problem der Therapie der Arteriosklerose. Klin. Wschr. 31, 1068 (1953). — SCHIMERT, G., K. SCHWARZ u. H. LAUTER: Experimentelle Untersuchungen zur Therapie der Arteriosklerose. Verh. dtsch. Ges. inn. Med. 60, 878 (1954). — SCHIMERT, G., u. STRUPPLER: Über perkutane Beeinflussung der Blutgerinnung. Münch. med. Wschr. 93, 278 (1951). — SCHLESINGER, H.: Zur Klinik und Therapie des intermittierenden Hinkens. Med. Klin. 17, 1507 (1921). — SCHLICHT, L.: Zur Behandlung von Verschlüssen der Beinarterien mittels Kunststofftransplantaten. In H. HESS, Die obliterierenden Gefäßerkrankungen, S. 385. München u. Berlin: Urban & Schwarzenberg 1959. — SCHLIEPHAKE: Physikalische Therapie der peripheren Durchblutungsstörungen. Arch. phys. Ther. 7, 87 (1955). — SCHLIEPHAKE, E., u. L. HOFMANN: Neue Möglichkeiten zur Behandlung des Hochdruckes und peripherer Gefäßspasmen. Med. Mschr. 5, 327 (1951). — SCHLÜTER, A.: Therapeutische Erfahrungen. Kombinierte Behandlung peripherer Kreislaufstörungen mit Kurzwellen und Hydrotherapie. Hippokrates (Stuttgart) 21, 511 (1950). — SCHMAUSS, A. K.: Die Gewebetherapie nach Filatow. Therapiewoche 5, 174 (1955). — SCHMID, A.: Günstige Beeinflussung arterieller Zirkulationsstörungen durch Hydrazinophthalazin (Apresolin). Schweiz. med. Wschr. 83, 429 (1953). — SCHMID, A., F. REUBI, V. STETTLER u. P. COTTIER: Herzminutenvolumen unter synkardialer Therapie (Fuchs). Cardiologia (Basel) 24, 8 (1954). — SCHMID, H. H.: Diagnostische und therapeutische Fehler in der Geburtshilfe. Med. Klin. 32, 1097 (1936). — SCHMIDT, G.: Klinische Erfahrungen mit Hirudoid. Ärztl. Wschr. 7, 92 (1952). — SCHMITT, A.: Vorläufige Mitteilung über die praktische Weckwirkung des „Peripherin". Med. Klin. 46, 1371 (1951). — SCHMITTER, H., u. GEHENTGES: Ein Beitrag zur Behandlung von schwersten Durchblutungsstörungen. Medizinische 1956, 292. — SCHMITZ, R.: Zur Therapie peripherer arterieller Durchblutungsstörungen. Medizinische 1953, Nr 23, 877. —

Schnaper, H.W., R. L. Johnson, E. B. Tuohy and E. D. Freis: The effect of hexamethonium as compared to procaine or metycaine lumbar block on the blood flow to the foot of normal subjects. J. clin. Invest. **30**, 786 (1951). — Schneider, D.: Über die vasomotorische Benervung der Extremitäten. Naunyn-Schmiedeberg's Arch. exp. Path. Pharmak. **176**, 111 (1934). — Schneider, Fr.-W.: Dauertropfinfusion von Priscol. Med. Mschr. **3**, 134 (1949). — Schneider, K. W.: Über die Beeinflussung des Ekg durch intravenöse Zucker-Injektionen. Ärztl. Wschr. **7**, 885 (1952). — Schnetz, H., u. M. Fluch: Priscol, ein neues gefäßerweiterndes Mittel. Z. klin. Med. **137**, 667 (1940). — Schoen, R., W. Tischendorf u. W. Wepler: Schäden durch Dicumarol. Münch. med. Wschr. **93**, 21 (1951). — Schoger, G. A.: Beitrag zur Therapie der Brachialgia paraesthetica nocturna. Münch. med. Wschr. **95**, 295 (1953). — Scholtz, H.-G.: Die Behandlung peripherer arterieller Durchblutungsstörungen mit niederfrequenten Sinusströmen. Arch. phys. Ther. **4**, 102 (1952). — Scholz, O. A., u. N. W. Barker: Preliminary studies of a new anticoagulant drug. Proc. Mayo Clin. **27**, 332 (1952). — Schoop, W.: Zum Verhalten der Muskeldurchblutung distal eines chronischen Arterienverschlusses. Klin. Wschr. **34**, 1276 (1956). — Schoop, W., u. H. Marx: Periphere Kreislaufänderungen im Arm nach Stellatumanaesthesie. Klin. Wschr. **34**, 545 (1956). — Schrader, R.: Beitrag zur Behandlung peripherer Durchblutungsstörungen. Med. Mschr. **3**, 55 (1949). — Schroeder, W.: Methodik der fortlaufenden Messung des Venen-, Kapillar- oder Arteriolendrucks in der vorderen Extremität des wachen Hundes. Z. Biol. **103**, 389 (1950). — Neue Untersuchungsmethoden kreislaufwirksamer Substanzen. Ärztl. Forsch. **4**, 165 (1950). — Schubert, E. G.: Behandlung von Funktionsstörungen der Haut. Ärztl. Praxis **7** (1955). — Schubert, G., u. G. Uhlmann: Thromboseprophylaxe und -therapie in der Frauenheilkunde. In Beckermann, Jürgens u. Schubert, Thrombose und Embolie, S. 65. Stuttgart: Georg Thieme 1954. — Schultz-Friese: Neue Gesichtspunkte und Erfahrungen mit der Blutegelbehandlung. Ther. Kongr. Karlsruhe 4. 9. 1953. — Schulze, W.: Sind die Nicotinsäurepräparate geeignet für die Behandlung von Durchblutungsstörungen an den Extremitätenenden ? Klin. Wschr. **30**, 8 (1952). — Schwartz, M. S.: Use of hyaluronidase by iontophoresis in treatment of lymphedema. Arch. intern. Med. **95**, 662 (1955). — Scott, R. A. M.: Dicoumarol in general practice. Lancet **1952 I**, 488. — Seckfort, H.: Behandlung von Durchblutungsstörungen mit einem Inosit-Nicotinsäureester. Med. Klin. **10**, 416 (1959). — Segers, M., and J. P. Walsh: Modification of cardiac output after intravenous injection of hypertonic glucose solution. Amer. J. med. Sci. **271**, 494 (1949). — Selvaag, O.: Perifer arteriell insuffisiens. I. Den kliniske diagnose. Nord. Med. **50**, 1251 (1953). — Intermittent claudication. Treatment with hydergine. T. norske Laegeforen. **74**, 5—7 u. 28 mit engl. Zus.fass. (1954). [Norwegisch.] — Selvaag, O., and R. Holmboe: Intraarterial treatment of obliterative peripheral vascular diseases with tetraethylammoniumbromide. Acta med. scand. **142**, 132 (1952). — Selvaag, O., and H. Kjorstad: Sympathetic block with aqueous phenol in the treatment of peripheral vascular diseases. J. Oslo City Hosps **7**, 207 (1957). — Selvaag, O., and S. Riiser: Experiences with regitin. (A new vasodilator compound.). Acta med. scand. **146**, 209 (1953). — Semrau, S.: Kreislaufstörungen und ihre Behandlung mit Hydergin. Medizinische **1954**, 1318, Nr 39. — Seoljagina, M. I.: Die pharmacodynamische Wirkung der Geschlechtshormone auf die Gefäße. II. Mitt. Klin. Med. (Mosk.) **28**, 61 (1950). [Russisch.] — Serra, C., L. Amantea and L. Covello: The influence of cytochrome C on the muscular electric activity of patients suffering from arteriopathy. Boll. Soc. ital. Biol. sper. **33**, 1221 (1957). — Sewell S.: Fatality following the use of intravenous ether in the treatment of peripheral vascular disease. Bull. Hosp. Jt. Dis. **8**, 33 (1947). — Shapiro, S., M. H. Redish and H. A. Campbell: Prothrombin studies. III. Effect of vitamin K upon hypothrombinemia induced by dicumarol in man. Proc. Soc. exp. Biol. (N.Y.) **52**, 12 (1943). — Shaw, L. A., A. C. Messer and Soma Weiss: Cutaneous respiration in man. I. Factors affecting the rate of carbon dioxide elimination and oxygen absorption. Amer. J. Physiol. **90**, 107 (1929). — Shaw, W. M., E. M. Papper and E. A. Rovenstine: The influence of dibenamine upon circulatory reactions to ephedrine and neosynephrine in normal man. J. Lab. clin. Med. **34**, 669 (1949). — Shick, R. M., A. H. Baggenstoss, B. F. Fuller and H. F. Polley: Effects of cortisone on ACTH and periarteritis nodosa and cranial arteritis. Proc. Mayo Clin. **25**, 492 (1950). — Effects of cortisone and ACTH on periarteritis nodosa. Minn. Med. **34**, 852 (1951). — Shick, R M., A. H. Baggenstoss and H. F. Polley: The effects of cortisone and ACTH on periarteritis nodosa and cranial arteritis: Preliminary report (Abstr.). Proc. Mayo Clin. **25**, 135 (1950). — Shick, R. M., and W. F. Kvale: Periarteritis nodosa; polyarteritis; panarteritis; necrotizing arteritis; Kussmaul-Maier disease. In F. A. Kyser: Therapeutics in internal medicine, p. 505. New York: Paul B. Hoeber 1953. — Shillingford, J. P.: Apparatus for intermittent venous occlusion Lancet **1949 II**, 154. — Shumacker jr., H. B.: Treatment of peripheral vascular disorders. Illinois med. J. **98**, 6 (1950). — Shumacker jr., H. B., L. W. Freeman, L. M. Hutchings and L. Radigan: Studies in vascular repair. VI. Further observations on the growth of anastomoses and free vascular transplants in growing animals. Angiology **2**, 263 (1951). —

SHUMACKER jr., H. B., and G. E. STOKES: Studies of combined vascular and neurologic injuries. I. The effect of somatic and sympathetic denervation upon the results of arterial ligation in the rat. Trans. Amer. surg. Ass. 68, 66 (1950). — SHUTE, E., and W. SHUTE: Peripheral thrombosis treated with alpha tocopherol (Vit. E.). Amer. J. Surg. 84, 187 (1952). — SHUTE, E. V.: Notes on use of alpha-tocopherol in management of acute and subacute vascular obstructions, as well as in burns. Ann. N.Y. Acad. Sci. 52, 358 (1949). — SHUTE, E. V., A. B. VOGELSANG, F. R. SKELTON and W. E. SHUTE: The influence of vitamin E on vascular disease. Surg. Gynec. Obstet. 86, 1 (1948). — SIEDEK, H.: Über die Wirkung des Jods auf den Kreislauf und die Gefäße. Arch. phys. Ther. 6, 153·(1954). — SIEDENTOPF, H., u. A. KRÜGER: Die Wirkung hoher Vitamin E-(α-Tocopherol-)Gaben auf Gefäßerkrankungen, im besonderen auf das Ulcus cruris. Med. Klin. 1949, 1060—1062. — SIEVERT, W.: Über die toxischen Eigenschaften des Hirudins mit Rücksicht auf die Quecksilberhirudinvergiftung. Z. exp. Path. Ther. 7, 532 (1909). — SIGG, K.: Die ambulante Behandlung der Phlebitis. Schweiz. med. Wschr. 80, 33 (1950). — Über die Behandlung der Phlebitis mit Butazolidin. Praxis 43, 172 (1954). — Varizen, Ulcus cruris und Thrombose. Neue Wege zur nichtoperativen Behandlung. Berlin-Göttingen-Heidelberg: Springer 1958. — SILBERMAN, E. D., L. G. ROWNTREE and H. B. ORENSTEIN: Recovery from Addison's disease due to diffuse vascular disease with subsequent development of hypertension and glomerulonephritis. Ann. intern. Med. 32, 760 (1950). — SIMEONE, F. A., H. C. GRILLO and F. RUNDLE: On the question of ligation of the concomitant vein when a major artery is interrupted. Surgery 29, 932 (1951). — SIMON: Neue Anwendungsgebiete des Heparins. Med. Klin. 50, 535 (1955). — SINGER, R.: Über die Behandlung von arteriellen Durchblutungsstörungen mit Azetylcholin, Priscol, Eupaverin (intraarteriell verabreicht). Wien. klin. Wschr. 59, 514 (1947). — Neue Erfahrungen mit intraarteriell anwendbaren Heilmitteln bei peripheren arteriellen Zirkulationsstörungen. Wien. med. Wschr. 1950, 469. SIRIS, J. H., and J. W. KAHN: Management of intractable pain in peripheral vascular diseases. Amer. J. Surg. 82, 260 (1951). — SKINNER, H. L., and E. F. PARSON: Arteriovenous anastomosis for peripheral vascular disease. N.Y. St. J. Med. 51, 1843 (1951). — SKOOG, T.: Ganglia in the communicating rami of the cervical sympathetic trunk. Lancet 1947, 457. — SMITH, E. L., and R. A. HUGGINS: Effect of dibenamine on blood flow and cardiac output in the dog. Proc. Soc. exp. Biol. (N.Y.) 71, 106 (1949). — SMITHWICK, R., and CH. W. ROBERTSON: Surgical methods of treatment. In W. S. COLLENS u. N. D. WILENSKY, Peripheral vascular diseases, p. 297. 1953. — SNÁBL, P., Z. FIALA u. F. POLAK: Eine neue intraarterielle Behandlung von Arterienerkrankungen der unteren Extremitäten. Z. ges. inn. Med. 11, 660 (1956). — ŠNÁBL, P., F. POLAK and Z. FIALA: Experience in the treatment of organic arterial diseases of the lower extremities with tolazoline, phentolamine, N-(2-chloroethyl)-dibenzylamine nicotinic acid, tetraethylammonium bromide, dihydralazine and baths. Z. ges. inn. Med. 13, 622 (1958). — SOFFER, A., and R. B. SWEET: Effect of position changes of the lower extremities during vasomotor block. J. Amer. med. Ass. 151, 1191 (1953). — SOMMARIVA, V.: Influenza dell'eparina nell'edema polmonare acuto sperimentale. Minerva chir. (Torino) 8, 73 (1953). — SOULIER, J. P., et J. GUEGUEN: Action hypoprothrombinémiante (anti-K) de la phénylindane-dione étudiée expérimentalement chez le lapin. Son application chez l'homme. C. R. Soc. Biol. (Paris) 141, 1007 (1947). — SPECKMANN, K., u. I. DARGE: Über die Dosierung von Priscol und Histamin bei der intraarteriellen Behandlung peripherer Durchblutungsstörungen. Z. Kreisl.-Forsch. 42, 916 (1953). — SPIER, H. W., u. K. HEGEWALD: Studie über die Steigerung der Hautdurchblutung bei peripheren Durchblutungsstörungen durch einen neuen Herzextrakt. Med. Klin. 48, 960 (1953). — SPIES, T. D., W. B. BEAU and R. E. STONE: Treatment of subclinical and classic pellagra; use of nicotinic acid, nicotinic acid amide and sodium nicotinate, with special reference to vasodilator action and effect on mental symptoms. J. Amer. med. Ass. 111, 584 (1938). — SPITZBARTH, H., u. O. MERZ: Über die Behandlung peripherer Durchblutungsstörungen mit Butyl-sympatol. Dtsch. med. Wschr. 75, 615 (1950). — SPOHN, K.: Thromboembolie-Kongr. Basel 1955. Basel: Benno Schwabe & Co. 1955. S. 963. — SPOHN, K., u. G. PESCHEL: Kritische Betrachtungen zur percutanen Beeinflußbarkeit der Blutgerinnung durch Hirudoid. Chirurg 22, 481 (1951). — SPÜHLER, O.: Ortin, ein Biphosphat des Triäthanolamin-Trinitrats zur Behandlung angiospastischer Zustände. Schweiz. med. Wschr. 79, 518 (1949). — STABEL, W.: Zur Hormontherapie bei Durchblutungsstörungen und stenokardischen Beschwerden. Schweiz. med. Wschr. 81, 1270 (1951). — STALLWORTH, J. M., and J. V. JEFFORDS: Clinical effects of azapetine (Ilidar) on peripheral arterial disease. J. Amer. med. Ass. 161, 840 (1956). — STAMM, H.: Therapiebedingte Embolie bei postpartaler Afibrinogenämie. Ars medici 46, 695 (1956). — STARK-MITTELHOLZER, O.: Klinische und experimentelle Untersuchungen über das Hyperämiemittel Trafuril. Dermatologica (Basel) 100, 23 (1950). — STARR, I.: Physiologic considerations concerned with the pathogenesis and treatment of obstructive vascular disease. Circulation 6, 643 (1952). — STEELE, J. M.: Persönliche Mitteilung. Zit. nach ALLEN, BARKER u. HINES 1955. — STEFANINI, M., E. P. SANTIOGO, J. B. CHATTERJEA,

W. Dameshek and L. Salomon: Corticotropin (ACTH) and cortisone in idiopathic thrombocytopenic purpura. J. Amer. med. Ass. **149**, 647 (1952). — Steinberg: J. Amer. med. Ass. **116**, 25 (1941). — Steindl, H.: Zur Wertigkeit der Behandlungsverfahren in der Therapie arterieller Gefäßerkrankungen an den unteren Extremitäten. Wien. med. Wschr. **1949**, 530. — Šteiner, P.: New treatment of peripheral vascular disturbances. Bratisl. lek. Listy **30**, 3 (1950). — Stengel, F.: Behandlung von Durchblutungsstörungen und Sauerstoffmangelschaden mit Oxydans. Med. Klin. **46**, 796 (1951). — Sterling, J. A.: Use of antibiotics and adjuvant agents in peripheral vascular disease. Amer. Practit. **5**, 259 (1954). — Stern, E. L.: Alcohol injection of nerve roots for thromboangiitis obliterans: A preliminary report of three cases definitely improved. Amer. J. Surg. **10**, 107 (1930). — Stewart, H. J., and H. B. Jack: The effect of aminophyllin on peripheral blood flow. Amer. Heart J. **20**, 205 (1940). — Stewart u. Roboff: Zit. bei Ferrand u. Elbaz 1958. — Stirnemann, H.: Experimentelle Untersuchungen über die Wirkungsweise der Fuchsschen Synkardialmassage. Medizinische **1955**, 1342. — Stolte, J. B.: Singer's treatment of stenosing processes of arteries. Acta med. scand. **138**, 341 (1950). — Stoner, E. K.: The effect of microwave radiation on the peripheral pulse volume, digital skin temperature and digital blood flow in man. Arch. phys. Med. **32**, 408 (1951). — Straub, W.: Zwei Präzisionsspritzen. Naunyn-Schmiedeberg's Arch. exp. Path. Pharmak. **185**, 456 (1937). — Strauss, H. L.: Klinische Erfahrungen mit „Hydergin" (CCK 179). Med. Welt **1951**, 113. — Klinische Erfahrungen mit Hydergin. Therapiewoche **2**, 652 (1952). — Klinische Erfahrungen mit Hydergin. Cardiologia (Basel) **25**, 1 (1954). — Strehler, E.: Die wichtigsten Kreislaufstörungen und deren Behandlung mit Syncardon und Vasotron. Der Heilmasseur-Physiopraktiker, H. 140, S. 5—10. 1955. — Stroebel, C. F., D. C. Campbell and A. B. Hagedorn: The problem of essential thrombocytopenic purpura. Med. Clin. N. Amer. **33**, 1027 (1949). — Stubinger, H. G., and H. Hauptmeier: Über weitere Erfahrungen mit der temporären Sympathicusausschaltung in der inneren Medizin. Dtsch. med. Wschr. **76**, 1531 (1951). — Sunder-Plassmann, P.: Durchblutungsschäden und ihre Behandlung. Stuttgart: Ferdinand Enke 1943. — Sympathicus-Chirurgie. Stuttgart: Georg Thieme 1953. — Sunder-Plassmann, P., H. J. Hillenbrand u. A. Schürholz: Unsere Erfahrungen in der Behandlung der Durchblutungsschäden. Münch. med. Wschr. **96**, 1—4, 13 (1954). — Suriyomg, R., et A. Vannotti: Observations cliniques sur l'utilisation thérapeutique d'un extrait de coeur. Schweiz. med. Wschr. **80**, 208 (1950). — Suzman, M. M.: An evaluation of long-term anticoagulant therapy. Postgrad. med. J. **32**, 178 (1956). — Swan, H., and F. B. Harper: The ligation of major arteries; experimental division of the aorta. Surgery **28**, 958 (1950). — Swetlow, G. I.: Angina pectoris; paravertebral alcohol block for relief of pain. Amer. J. Surg. **9**, 88 (1930). — Symmers, W. St. C.: Pathological findings in cases of polyarteritis nodosa after treatment with adrenocorticotropic hormone. J. Path. Bact. **66**, 109 (1953). — Szalontay, K.: Unsere zehnjährigen therapeutischen Erfahrungen mit Priscol. Praxis **1951**, 700.

Tagliaferro, A.: Trattamento delle arteriopatie periferiche con estratti corico-surrenalici. Minerva med. (Torino) **1951** II, 1005—1008. — Tagliaferro, A., e L. Carratino: La noradrenalina nel trattamento delle arteriopatie croniche periferiche. Rass. ital. Chir. Med. **2**, 345 (1953). — Takáts, G. de: Obliterative vascular disease; preliminary report on treatment by alternating negative and positive pressure. J. Amer. med. Ass. **103**, 1920 (1934). Intermittent venous hyperemia for the treatment of peripheral vascular disease. Physiother. Rev. **18**, 7 (1938). — The subcutaneous use of heparin; a summary of observations. Circulation **2**, 837 (1950). — Diagnosis and management of peripheral vascular disease. Med. Clin. N. Amer. 141—158 (1952). — Takáts, G. de and N. C. Gilbert: A test of the clotting mechanism. J. Amer. med. Ass. **121**, 1246 (1943). — Takáts, G. de, F. K. Hick and J. S. Coulter: Intermittent venous hyperemia in the treatment of peripheral vascular disease. J. Amer. med. Ass. **108**, 1951 (1937). — Tattoni, G., e F. Aschieri: Variazioni delle velocità di circolo segmentaria dopo ganglionectomia lombare nelle arteriopatie croniche obliteranti. Minerva chir. (Torino) **8**, 398 (1953). — Tattoni, G., e C. Malchiodi: La terapia anticoagulante nelle arteriopatie obliteranti periferiche croniche. Arch. ital. Chir. **77**, 169 (1954). — Taylor, A., J. Lieberman, R. Oberman and I. S. Wright: Unpublished data. Zit. Allen, Barker u. Hines 1955. — Teitelbaum, M.: The use of ether intravenously in peripheral arterial occlusive disease. (Preliminary report.) Grace Hosp. Bull. (Detroit) **26**, 3 (1948). — Intravenous ether in peripheral arterial occlusive disease. Proc. Amer. Diabetes Ass. Ann. **9**, 365 (1949). — Teitge, H.: Die Behandlung der Endangiitis obliterans und des Ulcus cruris mit Sexualhormon. Med. Klin. **33**, 1153 (1937). — Thauer, R., u. W. Crispens: Fingertemperatur bei Änderung des hydrostatischen Druckes. Ein Beitrag zur Frage der Druck-Stromstärke-Beziehungen. Pflügers Arch. ges. Physiol. **261**, 470 (1955). — Theis, F. V., and M. R. Freeland: Peripheral circulatory diseases. Effect of alternating positive and negative pressure treatment on venous blood and the skin temperatures. J. Amer. med. Ass. **107**, 1097 (1936). — Thies, H. A.: Antiphlogistische Hirudoidtherapie. Neue med. Welt **1**, 1709 (1950). Zur Verhütung und Behandlung von Hautnekrosen bei Oberschenkelfrakturen im Greisenalter. Chirurg **24**, 200 (1953). — THOMPSON, J. E., N. BROSE and R. H. SMITHWICK: Patterns of electrical skin resistance following sympathectomy. Arch. Surg. (Chicago) **50**, 431 (1950). — THURNHERR, A., u. H. HELLER: Klinische Erfahrungen über die Vasodilatation durch Beta-Pyridylcarbinol (Ronicol „Roche"). Schweiz. med. Wschr. **79**, 522 (1949). — TIEMANN: Die Behandlung der Angina pectoris und des intermittierenden Hinkens. Münch. med. Wschr. **78**, 475 (1931). — TIMONEN, S., and K. A. SCHRODERUS: The effect of papaverin on the circulation of preeclamptic and eclamptic patients. Acta obstet. Gynec. scand. **29**, 377 (1950). — TINGAUD, R.: Les méthodes thérapeutiques médicales récentes des artérites des membres. J. Méd. Bordeaux **128**, 567 (1951). — TISCHENDORF, W.: Prophylaxe und Therapie der Thrombose in der Inneren Medizin. In BECKERMANN, JÜRGENS u. SCHUBERT, Thrombose und Embolie, S. 105. Stuttgart: Georg Thieme 1954. — TOLEDO, O. M. DE, G. SALLES COLONNESE, W. DA SILVA PRADO, P. LEAO, M. DEGNI y N. MORAES BARROS FILHO: Simpósio sôbre tratamento das moléstias arterials periféricas. An. paul. med. cir. **61**, 409 (1951). — TORSOLI, A., e A. FABBRINI: Modificazioni circolatorie distrettuali indotte dagli ultrasuoni. Ricerche nel soggetto normale. Rass. Fisiopat. clin. ter. **25**, 755 (1953). — TRENDELENBURG, F.: Zur Operation der Embolie der Lungenarterien. Zbl. Chir. **35**, 92 (1908). — TULLOCK, J., and J. S. WRIGHT: Long term anticoagulant therapy: further experiences. Circulation **9**, 828 (1954). — TURCHETTI, A.: Note di aggiornamento sull'impiego dell'acido nicotinico in terapia vascolare. Rif. med. **66**, 729 (1952).

UHLENBRUCK, P.: Die Gefäßkrankheiten. II. Therapie. Ärztl. Praxis **7**, H. 29 (1955). — UMBACH, PHILIPP u. MUNDINGER: Zur Behandlung vago-dystoner Durchblutungsstörungen. Dtsch. med. Wschr. **80**, 1251 (1955). — UNNA, K.: Pharmakologische Untersuchungen neuer Sympatolabkömmlinge. Naunyn-Schmiedeberg's Arch. exper. Path. Pharmak. **213**, 207 (1951). — URICCHIO, J. F., D. G. CALENDA and F. B. CUTTS: Ulceration of the skin following intravenous use of arterenol. J. Amer. med. Ass. **152**, 607 (1953).

VALORY, F. A.: De l'intérêt des infiltrations perifemorales dans certaines artérites. Ann. Soc. angéiol. histopath. **3**, 9 (1950). — VAN DER VEER, J. B., E. H. FUNK jr., F. R. BOYER and E. A. KELLER: Clinical evaluation of ethyl biscoumacetate (tromexan). Amer. J. Med. **14**, 694 (1953). — VEAL, J. R., and W. M. MCCORD: Blood oxygen changes following intermittent venous occlusion. Amer. Heart J. **17**, 401 (1939). — VECCHI, G. P., e V. RUBBIANI: Alcuni casi di vasculopatie periferiche trattati con estere tetraidrorfurfurilico dell'acido nicotinico. Minerva med. (Torino) **1953** I, 975. — VIDA, F., u. D. SCHOEN: Über die Behandlung von peripheren Durchblutungsstörungen unter besonderer Berücksichtigung des Radio-Jod-Resorptions-Tests. Medizinische **39**, 1378, 1381 (1955). — VIGLIOGLIA, P. A., and R. O. LINARES: Fenilbutazona en el tratamiento de algunas afecciones vasculares periféricas. Sem. méd. (B. Aires) **108**, 185 (1956). — VODOPIVEC, M.: Kurze Mitteilung zur Frage der Heparin-Allergisierung. Beil. z. Dtsch. med. Wschr. „Allergie", S. 23, 1954. — VODOPIVEC, M., u. R. BAUMGARTNER: Zur Behandlung der Hypertonie mit Thrombocid. Praxis **44**, 938 (1954). — VÖLKER, R.: Über die Wirkung der Saugdruckmassage bei Gefäßstörungen der Gliedmaßen. Arch. phys. Ther. **2**, 81 (1950). — Prüfung peripherer Kreislaufmittel am gesunden und kranken Menschen. Naunyn-Schmiedeberg's Arch. exp. Path. Pharmak. **212**, 149 (1950). — Kreislaufwirkungen des Dihydroergocristin. Klin. Wschr. **30**, 899 (1952). — Physikalische und balneologische Therapie peripherer Gefäßleiden. Kongreßber. über die 41. Tagg der Nordwestdtsch. Ges. für Innere Med., 24.—25. 7. 1953 in Kiel. — VÖLKER, R., u. E. KACZMAREK: Die Kreislaufwirkungen des Hydergins (CCK 179). Z. Kreisl.-Forsch. **39**, 85 (1949). — VÖLKER, R., E. KACZMAKEK u. H. PUPPE: Über die Verwendung von Fernreaktionen des Kreislaufs bei der physikalischen Therapie peripherer Durchblutungsstörungen. Arch. phys. Ther. **6**, 417 (1954). — VÖLKER, R., E. KACZMAREK u. H. PUPPE: Untersuchungen über die Wirkung von Novadral. Dtsch. med. Wschr. **79**, 812 (1954). — VÖLKER, R., u. E. ROSTOSKY: Über den therapeutischen Wert der Bindegewebsmassage bei Gefäßstörungen der Gliedmaßen. Z. Rheumaforsch. **8**, 192 (1949). — VOGT, H., u. R. MONTEIL: Zur Frage der Beeinflußbarkeit des Elektrokardiogramms durch synkardiale Massage der Arteriae carotides und der Unterschenkelarterien. Helv. Acta **18**, 547 (1951). — VOLKMANN, E.: Beitrag zur Behandlung peripherer Durchblutungsstörungen mit Nikotinsäure. Zbl. Chir. **78**, 1972 (1953). — VOLTA, A. D.: L'insulina nel trattamento delle arteriti degli arti inferiori. Arch. Pat. Clin. med. **27**, 283 (1949). — VOSSSCHULTE: Europäisches Gespräch am 11./12. XI 1955 „Angiologie im Rahmen der Gesamtmedizin". Darmstadt 1955. — VOSSSCHULTE, K.: Grundlagen der Schmerzbekämpfung durch Sympathicusausschaltung. Berlin u. München: Urban & Schwarzenberg 1949. — Welche Erfahrungen sind mit Novocain und Panthesin bei postoperativen Thrombosen gemacht worden? Dtsch. med. Wschr. **79**, 645 (1954). — Aussichten der Trendelenburgschen Operation unter Berücksichtigung neuerer Untersuchungen über die pathophysiologischen Grundlagen. Dtsch. med. Wschr. **83**, 57 (1958).

WAIBEL, P.: Restoration surgery of peripheral organic affections of the vessels. Schweiz. med. Wschr. **89**, 391 (1959). — WAKIM, K. G., J. F. K. LEHMANN, N. C. BIRKHEAD, F. H. KRUSEN and E. V. ALLEN: The influence of syncardial massage on the peripheral circulation.

Arch. phys. Med. **37**, 538 (1956). — WAKIM, K. G., G. M. MARTIN and F. H. KRUSEN: Influence of centripetal rhythmic compression on localized edema of an extremity. Arch. phys. Med. **36**, 98 (1955). — WAKIM, K. G., G. M. MARTIN, J. C. TERRIER, E. C. ELKINS, F. H. KRUSEN and A. N. PORTER: The effects of massage on the circulation in normal and paralyzed extremities. Arch. phys. Med. **30**, 135 u. Diskussion 144 (1949). — WAKIM, K. G., G. A. PETERS, B. T. HORTON and A. N. PORTER: The effects of a new sympatholytic drug (priscol) on the peripheral circulation in man. J. Lab. clin. Med. **35**, 50 (1950). — WALDER, D. N.: Dilatal in the treatment of intermittent claudication in the calf muscles. Lancet **1956**, 257. — WALKER, T. C.: The use of testosterone propionate and estrogenic substance in cardiovascular disease: Preliminary report. Med. Rec. (Houston) **34**, 667 (1940). — Use of testosterone propionate and estrogenic substance in treatment of essential hypertension, angina pectoris and peripheral vascular disease. J. clin. Endocr. **2**, 560 (1942). — WALTON, K. W.: The biological behaviour of a new synthetic anticoagulant (dextran sulphate) possessing heparin-like properties. Brit. J. Pharmacol. **7**, 370 (1952). — WARREN, R., and R. R. LINTON: The treatment of arterial embolism. New Engl. J. Med. **238**, 421 (1948). — WAYNE, E. J.: Anticoagulant therapy in peripheral vascular disease. Practitioner **164**, 509 (1950). — WEICKER, B.: Über den Chemismus des tätigen Herzmuskels. Naunyn-Schmiedeberg's Arch. exp. Path. Pharmak. **174**, 383 (1934). — WEISMAN, S. J., and E. V. ALLEN: The failure of histidine and vitamin C, and of ether to improve the peripheral circulation. Circulation **1**, 127 (1950). — WEISSBECKER, L.: Die Kobalttherapie. Dtsch. med. Wschr. **75**, 116 (1950). — WENNER, W.: 6,7-Dihydro-5H-Dibenz (c, e) Azepine derivatives, a new class of epinephrine antagonists. J. org. Chem. **16**, 1475 (1951). — WERNITZ, W., u. P. DÖRKEN: Die intraarterielle Sauerstoffinsufflation. I. Mitt. Die physiologischen Vorgänge bei der intraarteriellen Sauerstoffinsufflation. Ärztl. Forsch. **8**, 308 (1954). — WERTHEIMER, L., W. REDISCH and J. M. STEELE: Effects of an adrenergic blocking agent (Dibenzyline upon clinical manifestations of arterial insufficiency in the extremities). Circulation **10**, 366 (1954). — WERTHEIMER, P. and J. SAUTOT: Conservative surgery in obliteration of arteries. Lyon chir. **45**, 845 (1950). — WESSLER, St.: Studies of intravascular coagulation. II. A comparison of the effect of dicumarol and heparin on clot formation in isolated venous segments. J. clin. Invest. **32**, 650 (1953). — WESSLER, St., J. D. BALLON and J. H. KATZ: Studies in intravascular coagulation. V. A distinction between the anticoagulant and antithrombotic effects of dicumarol. New Engl. J. Med. **256**, 1223 (1957). — WETHMAR, A.: Über den Einfluß gefäßerweiternder Mittel auf die Gefäße der Netzhaut. Klin. Mbl. Augenheilk. **129**, 231 (1956). — WEZLER, K.: Die kombinierte Wirkung von Theophyllin und Ephedrin am Kreislauf. Pharmazie **2**, 300 (1947). — WEZLER, K.: Die Funktion der peripheren Strombahngebiete. Regensb. Jb. ärztl. Fortbild. **3**, 462 (1954). — Angiologie im Rahmen der Gesamtmedizin. Darmstadt 1955. — WEZLER, K., u. W. SINN: Das Strömungsgesetz des Blutkreislaufes. Aulendorf i. Württ. 1953. — WEZLER, K., u. R. THAUER: Beiträge zur Frage der Auswertung kreislaufaktiver Stoffe im Tier- und Menschenversuch. Naunyn-Schmiedeberg's Arch. exp. Path. Pharmak. **201**, 105 (1943). — WHITFIELD, A. G. W., W. T. COOKE, P. JAMESON-EVANS and C. RUDD: Temporal arteritis and its treatment with cortisone and ACTH. Lancet **1953**, 408. — WHITNEY, R. J.: The measurement of volume changes in human limbs. J. Physiol. (Lond.) **121**, 1 (1953). — WICK E.: Klinische und experimentelle Beobachtungen über die Einwirkung der jodhaltigen Kurmittel Bad Halls auf die Durchblutungsverhältnisse an den Extremitäten. Wien. klin. Wschr. **67**, 571 (1955). — WICKE, G.: Oszillographische Beobachtungen bei der Anwendung des Synkardon-Gerätes. Z. Kreisl.-Forsch. **43**, 861 (1954). — WIDMER, L. K.: Zur Wirkungsweise der synkardialen Massage. I. Z. Kreisl.-Forsch. **46**, 750 (1957). — WIDMER, L. K., u. J. GREENSHER: Synkardiale Massage und Kapillardurchblutung. Cardiologia (Basel) **33**, 415 (1958). — WIDMER, L. K., u. H. STAUB: Zur Wirkungsweise der synkardialen Massage. II. Z. Kreisl.-Forsch. **47**, 773 (1958). — Synkardiale Massage-Wirkungsmechanismus. III. Congr. Mondial de Cardiologie, Bruxelles 14 au 21 sept. 1958. S. 562. — WIEDEMAN, M. P.: Effect of denervation on diameter and reactivity of arteries in the bat wing. Circulat. Res. **3**, 618 (1955). — WIEDHOPF: Der Verlauf der Gefäßnerven in den Extremitäten und deren Wirkung bei der periarteriellen Sympathektomie. Münch. med. Wschr. **72**, 413 (1925). — WIEMERS, K.: Über gefäßerweiternde Stoffe aus der Adrenalinreihe. Med. Klin. **45**, 453 (1950). — Über gefäßerweiternde Aralkyle der Adrenalin-Benzedrinreihe. Naunyn-Schmiedeberg's Arch. exp. Path. Pharmak. **213**, 283 (1951). — WIJK, TH. W. VAN: The treatment of peripheral vascular diseases with cyclospasmol. (Mandelic acid ester of 3,5,5-trimethylcyclohexanol.) Angiology **4**, 103 (1953). — WILHELMJ, CH. M.: The specific dynamic action of food. Physiol. Rev. **15**, 202 (1935). — WILKE, G., u. P. CONRATH: Studien über Adrenalinausschüttung aus den Nebennieren. Naunyn-Schmiedeberg's Arch. exp. Path. Pharmak. **203**, 178 (1944). — WILKINS, R. W., M. H. HALPERIN and J. LITTER: The effects of various physical procedures on the circulation in human limbs. Ann. intern. Med. **33**, 1232 (1950). — WILKINS, R. W., G. MIXTER jr., J. R. STANTON and J. LITTER: Elastic stockings in the prevention of pulmonary embolism: A preliminary report. New

Engl. J. Med. **246**, 360 (1952). — WILLIAMS, O. C.: Intravenous ether (diethyloxide); use in treatment of cases of impending gangrene and impaired circulation. New Orleans med. surg. J. **100**, 470 (1948). — WILSON, H., and N. W. ROOME: Passive vascular exercise; observations on its value in treatment of peripheral vascular disease. J. Amer. med. Ass. **106**, 1885 (1936). — WILSON, J. L., and E. T. ONASH: Intra-arterial and oral priscoline. Amer. J. Surg. **81**, 336 (1951). — WINDESHEIM, J. H., G. M. ROTH and R. W. GRIFFORD jr.: The use of hexamethonium in treatment of arteriosclerosis obliterans. Circulation **11**, 604 (1955). — WINDFELD, P.: Some experiences concerning the use of the tetraethyl-ammonium in the diagnosis and treatment of peripheral vascular diseases. Acta chir. scand. **98**, 118 (1949). — The use of ethylon in the diagnosis and treatment of peripheral arterial diseases. Trans. N. Surg. Ass. **348—353** (1950). — WINSOR, TR.: Vasomotor reactions to heat among patients with arterial disease. Circulation **1**, 670 (1950). — Effects of SC 1950 (2,6 dimethyl diethyl piperidinium bromide) on peripheral circulation. Proc. Soc. exp. Biol. (N. Y.) **73**, 417 (1950). — Effects of hydrogenated alkaloids of ergot on vasomotor reflexes. Amer. J. med. Sci. **224**, 42 (1952). — WINSOR, TR., and R. OTTOMAN: Influence of benzyl-imidazoline on the peripheral circulation of man. Proc. Soc. exp. Biol. (N. Y.) **70**, 647 (1949). — WINSTON, B. J.: The use of tetraethylammonium chloride in treatment of phantom limb. Circulation **1**, 299 (1950). — WINTERNITZ, H.: Über die Wirkung verschiedener Bäder (Sandbäder, Soolbäder, Kohlensäurebäder usw.) insbesondere auf den Gaswechsel. Dtsch. Arch. klin. Med. **72**, 258 (1901). — WIRTSCHAFTER, Z. T., and R. WIDMAN: The elaboration of histamine in vivo. J. Amer. med. Ass. **133**, 604 (1947). — WISE, C. S.: Physical medicine in diseases of peripheral circulation. Phys. Ther. Rev. **30**, 499 (1950). — WISE, W. D., F. F. LOKER and C. E. BRAMBEL: Effectiveness of dicumarol prophylaxis against thromboembolic complications following major surgery. A four year survey: 3304 cases. Surg. Gynec. Obstet. **88**, 486 (1949). — WISHAM, L. H., A. S. ABRAMSON and A. EBEL: Value of exercise in peripheral arterial disease. J. Amer. med. Ass. **153**, 10 (1953). — WITZLEB, E.: Über die Balneotherapie der peripheren Durchblutungsstörungen. Arch. phys. Ther. **7**, 101 (1955). — Die Wirkung einer molekular gelösten Schwefelverbindung auf Durchblutung und Sauerstoffverbrauch von Warmblüter-Extremitäten. Arzneimittel-Forsch. **6**, 202 (1956). — WOBBE, J.: Klinische Erfahrungen über die perkutane Therapie des varicösen Symptomenkomplexes in der Gynäkologie und Geburtshilfe. Wien. med. Wschr. **106**, 828 (1956). — WOLF, H. F.: Syncardial therapy in the treatment of gangrene and frostbites. N. Y. St. J. Med. **53**, No 9 (1953). — WOLFF, J. M., N. W. BARKER, R. W. GIFFORD jr. and F. D. MANN: Experience with a new intravenous coumarin anticoagulant (Warfarin, sodium derivative). Proc. Mayo Clin. **28**, 489 (1953). — WOLLHEIM, E.: Die zirkulierende Blutmenge und ihre Bedeutung für Kompensation und Dekompensation des Kreislaufs. Z. klin. Med. **116**, 269 (1931). — Therapie des Myokardinfarktes. Dtsch. med. Wschr. **81**, 2080 (1956). — WOLLHEIM, E., u. F. BRANDT: Zur Wirkung intravenöser Injektion kleinster Wassermengen. I. Mitt. Veränderungen der Blutzusammensetzung. Z. klin. Med. **106**, 257, 275 (1927). — WOODWARD, D. J., S. W. HOOBLER and M. NICKERSON: Effect of dibenzyline (SKF 688-A) on peripheral blood flow in man. Fed. Proc. **11**, 404 (1952). — WOOLLING, K. R., and CL. WILSON: Heat therapy for ischemia in the lower extremities. The use of a new thermostatically controlled therapeutic heating box. Diabetes **4**, 389 (1955). — WRETE, M.: Die Entwicklung und Topographie der intermediaren vegetativen Ganglien bei gewissen Versuchstieren. Z. mikr.-anat. Forsch. **49**, 503 (1941). — WRIGHT, BOURGAIN, FOLEY, MCDEVITT, GROSS, BURKE, SIMON, LIEBERMANN, SYMONS and HUEBNER: Long term anticoagulant therapy. Circulation **9**, 748 (1954). — WRIGHT, I. S.: Vascular diseases in clinical practice. The Year Book Publ., Inc. 304 South Dearborn Street Chicago 1948. — The use of the anticoagulants in the treatment of diseases of the heart and blood vessels. Ann. intern. Med. **90**, 80 (1949). — The pathogenesis and treatment of thrombosis; with a clinical and laboratory guide to anticoagulant therapy. Modern medical monographs. New York: Grune & Stratton 1952. — Modern medical monographs; the pathogenesis and treatment of thrombosis, p. 78. New York: Grune & Stratton 1952. — WRIGHT, I. S., u. W. T. FOLEY: Use of anticoagulants in the treatment of heart disease; with special reference to coronary thrombosis, rheumatic heart disease with thromboembolic complications and subacute bacterial endocarditis. Amer. J. Med. **3**, 718 (1947). — WRIGHT, I. S., and E. MCDEVITT: Cerebral vascular diseases. Their significance, diagnosis, and present treatment including the selective use of anticoagulant substances. Lancet **1954 II**, 825. — WRIGHT, L. T., and M. ROTHMAN: Deaths from dicumarol. A.M.A. Arch. Surg. **62**, 23 (1951). — WYSE and PATTEE: Effect of the oscillating bed and tilt table on calcium, phosphorus and nitrogen metabolism in paraplegia. Amer. J. Med. **17**, 645 (1954).

ZAK, E.: Ein weiterer Beitrag zur Kenntnis des Gefäßkrampfes beim intermittierenden Hinken. Med. Klin. **19**, 454 (1923). — Über das intermittierende Hinken. Wien. klin. Wschr. **48**, 1390 (1935). — ZEMANN, W., u. H. LÜSSENHOP: Über die Wirksamkeit des Vasculat bei arteriosklerotisch bedingten Durchblutungsstörungen der Beine. Med. Klin. **46**, 1366 (1951). — ZENKER: Europäisches Gespräch „Angiologie im Rahmen der Gesamtmedizin" am 11./12.

XI. 1955. Darmstadt 1955. — ZICKGRAF, H.: Über die Kreislaufwirkung der Lumbal- und Periduralanästhesien und die Frage der Prophylaxe und Therapie der dabei auftretenden Kollapse. Dtsch. med. Wsch. **75**, 380 (1950). — Über die Kreislaufwirkungen des Beta-Pyridylcarbinols (Ronicol ,,Roche"). Z. klin. Med. **148**, 25 (1951). — Vergleichende Untersuchungen über die Wirkung moderner peripherer Kreislaufmittel auf die arterielle Strombahn. Z. Urol., Sonderh. 208—214 (1952). — Möglichkeiten und Grenzen der Therapie mit den peripheren vom Adrenalin abstammenden Kreislaufmitteln. Ärztl. Forsch. **7**, 246 (1953). ZIERZ, P., u. U. PACZYNSKI: Klinische und experimentelle Untersuchungen über die Beeinflussung peripherer Durchblutungsstörungen. Arch. klin. exp. Derm. **202**, 369 (1956). — ZIPF, K., u. W. GIESE: Über die Wirkung adenosinartiger Stoffe und einiger Organextrakte auf die Kapillaren. Naunyn-Schmiedeberg's Arch. exp. Path. Pharmak. **171**, 111 (1933). — ZÖLLNER u. Mitarb.: Ein antilipämisches, nicht gerinnungshemmendes Abbauprodukt des Heparins. Klin. Wschr. **32**, 1096 (1954). — ZOLLINGER, R., and W. H. TEACHNOR: Late results of inferior vena caval ligations. Arch. Surg. (Chicago) **65**, 31 (1952). — ZONDEK, S. G.: Die Elektrolyte. Berlin: Springer 1927. — ZOZAYA, R. G.: Traitement des troubles circulatoires périphériques par les alcaloides hydrogenées de l'ergot de seigle. Presse méd. **1956**, 1086. — ZRUBECKY, G., u. O. WRUHS: Curare zur Behandlung von peripheren Durchblutungsstörungen und Unterschenkelgeschwüren. Med. Klin. **47**, 485 (1952). — ZUELZER, G.: Diskussionsvortrag: Angina pectoris. Verh. dtsch. Ges. inn. Med. **43**, 350 (1931). — ZUKSCHWERDT, L., u. H. A. THIES: Die Thromboembolie. Dtsch. med. Wschr. **83**, 1001 (1958). — ZWEIFACH, B. W., E. SHORR and M. M. BLACK: The influence of the adrenal cortex on behaviour of terminal vascular bed. Ann. N. Y. Acad. Sci. **56**, 626 (1953).

B. Spezielle Angiologie.
I. Krankheiten der Arterien.
1. Spastische Arteriopathien[1].

ABRAMS, A., P. P. COHEN and O. O. MEYER: The physical properties of a cryoglobulin obtained from lymph nodes and serum of a case of lymphosarcoma. J. biol. Chem. **181**, 237 (1949). — ADSON, A. W., and G. E. BROWN: The treatment of Raynauds' disease by resection of the upper thoracic and lumbar sympathetic ganglia and trunks. Surg. Gynec. Obstet. **48**, 577 (1929). — ADSON, A. W., and J. R. COFFEY: Cervical rib: a method of anterior approach for relief of symptoms by division of the scalenus anticus. Ann. Surg. **85**, 839 (1927). — AGATE: An outbreak of Raynaud's phenomenon of occupational origin. Brit. J. industr. Med. **6**, 144 (1949). — AHLQVIST, R. P.: Action of various drugs on arterial blood flow of pregnant, canine uterus. J. Amer. pharm. Ass. sci. Ed. **39**, 370 (1950). — ALLEN, E. V.: The peripheral arteries in Raynaud's disease: an arteriographic study of living subjects. Proc. Mayo Clin. **12**, 187 (1937). — ALLEN, E. V., N. W. BARKER and E. A. HINES jr.: Peripheral vascular diseases. Philadelphia u. London: W. B. Saunders Company 1955. — ALLEN, E. V., and G. E. BROWN: Thrombo-angiitis obliterans: a clinical study of 200 cases. I. Etiology, pathology, symptoms, diagnosis. Ann. intern. Med. **1**, 535 (1928). — Raynaud's disease affecting men. Ann. intern. Med. **5**, 1384 (1932). — Raynaud's disease: a critical review of minimal requisites for diagnosis. Amer. J. med. Sci. **183**, 187 (1932). — ALLEN, E. V., and W. McK. CRAIG: Vascular clinics; effect of lesions of the nervous system on circulation: report of a case of spinal cord tumor which produced disturbances of circulation. Proc. Mayo Clin. **9**, 131 (1938).

BAADER, E. W.: Die Erkennung der chronischen Bleivergiftung. Z. ärztl. Fortbild. **25**, 205 (1928). — Arsenvergiftungen bei der Schädlingsbekämpfung mit Flugzeugen. Med. Welt **3**, 1285 (1929). — BABINSKI, J., et J. HEITZ: Oblitérations artérielles et troubles vasomoteurs d'origine réflexe ou centrale. Bull. Soc. méd. Hôp. Paris **40**, 570 (1916). — BAKEY, M. DE, and A. OCHSNER: Phlegmasia cerulea dolens and gangrene associated with thrombophlebitis. Case reports and review of the literature. Surgery **26**, 16 (1949). — BALOCH, G. M.: Pathogenesis of sclerodermia and acrosclerosis and their association with Raynaud's phenomenon. Pakist. J. Hlth **2**, 116 (1952). — BARGER, G.: Secale, ergot and ergotism. London u. Edinburgh 1931. — BARGER, G., u. F. H. CARR: Notiz über Mutterkornalkaloide. Chem. News **94**, 89 (1906). — Die Alkaloide des Mutterkorns. Chem. Zbl. **78**, 1435 (1907 I). — BARKER, N. W., and E. A. HINES jr.: Arterial occlusion in the hands and fingers associated with repeated occupational trauma. Proc. Mayo Clin. **19**, 345 (1944). — BARNET: Occlusive arterial disease of the hands. Med. J. Aust. **1**, 455 (1955). — BARR, D. P., G. G. READER and C. H. WHEELER: Cryoglobulinemia. I. Report of two cases with discussion of clinical manifestations, incidence and significance. Ann. intern. Med. **36**, 6 (1950). — BARRITT, D. W., and W. O'BRIEN: Heart disease in scleroderma. Brit. Heart J. **14**, 421 (1952). — BARTSCH, W.: Frühstadien der

---

[1] Siehe Ergänzung, S. 711 und 713.

spinalen Mangeldurchblutung. Nervenarzt **25**, 481 (1954). — BARTSCH, W., A. BOROFFKA u. E. KETZ: Indikationen für die Hydergin- und Ultraschalltherapie beim klinischen Halswirbelsäulensyndrom. Ärztl. Wschr. **10**, 661 (1955). — BATTEZZATI, M., F. SOAVE e A. TAGLIAFERRO: Innesto di ipofisi nella malattia di Raynaud. Accad. med. **65**, 417 (1950). — BATTEZZATI, M., e A. TAGLIAFERRO: Terapia con nor-adrenalino-simili nella mallattia di Raynaud. Nuove ipotesi patogenetiche. Minerva med. (Torino) **1951 II**, 697. — BAUMGARTL, F., H. GREMMEL and K. H. WILLMANN: Arteriographic study of the blood circulation in fractured lower legs during healing. Zbl. Chir. **83** (28), 1386 (1958). — BECHGAARD, P., and S. HAMMARSTRÖM: Surgical treatment of arterial hypertension. Acta chir. scand. Suppl. **155** (1950). — BELKNAP, E. L.: Lead poisoning; criteria for diagnosis. Industr. Med. Surg. **9**, 505 (1940). — BENTE, D., M. KRETSCHMER u. C. SCHICK: Die Krankheitsbilder bei cervicaler Osteochondrose und das Reizsyndrom des oberen Körperviertels. Arch. Psychiat. Nervenkr. **190**, 342 (1953). — BERNHEIM, A. R., and J. H. GARLOCK: Parathyroidectomy for Raynaud's disease and scleroderma. Ann. Surg. **101**, 1012 (1935). — BERNHEIM and LONDON: Treatment of spasmodic vascular disease of extremities of Raynaud's type. Amer. Heart J. **7**, 588 (1932). — BEYER and WRIGHT: The hyperabduction syndrome. With special reference to its relationship to Raynaud's syndrome. Circulation **4**, 161 (1951). — BIERLING, G., u. D. REISCH: Über das Sudecksche Syndrom nach Frakturen. Fortschr. Röntgenstr. **82**, 1 (1955). — BIFANI, I., e F. SFORZA: Sulla sofferenza del circolo arterioso in corso di trombosi venosa degli arti. (Ricerche sperimentali.) Pat. sper. **43**, 3 (1955). — BINET, L., H. BOUR et F. COTTENOT: Sur un processus vasculaire purpurique, siderocurable apparu au cours d'une maladie de Raynaud. Presse méd. **64/40**, 933 (1956). — BLADES, A. N.: Cryoglobulinaemia in multiple myelomatosis. Brit. med. J. **1951**, 169. — BLAIN, A., F. A. COLLER and G. B. CARVER: Raynaud's disease. A study of criteria for prognosis. Surgery **29**, 387 (1951). — BLOCH: Raynaudsche Krankheit und Hypophyse. Klin. Wschr. **1**, 457 (1927). — BLOCK, W.: Über die Rolle der sympathischen Ganglien in der Pathogenese der Durchblutungsschäden. Zbl. Chir. **72**, H. 9 (1947). — Die Haut bei Durchblutungsstörungen. Dtsch. med. J. 360 (1954). Die Durchblutungsstörungen der Gliedmaßen. Berlin: W. de Gruyter & Co. 1951. — BLUMENSAAT, C.: Der heutige Stand der Lehre vom Sudeck-Syndrom. (Hefte z. Unfallheilkunde, Hrsg. von A. HÜBNER. 4. 51.) Berlin-Göttingen-Heidelberg 1956. — BOCK, H. E., P. GRUNER u. G. SEYBOLD: Die praktisch-klinische Bedeutung von Oszillographie und Combitonographie, besonders bei Endocarditis lenta. Z. ges. inn. Med. **6**, 30 (1951). — BRAGA: La sindrome dello scaleno al controllo pletismografico concomitante alla manovra di Adson. Folia angiol. (Firenze) **2**, 346 (1955). — BRAUMAN, J., F. GREGOIRE, P. P. LAMBERT, F. KLEYNTJENS et P. DANIS: Un cas de myeloma à cryoglobulin: Étude clinique, chimique, et physiologique. Acta chir. belg. **8**, 333 (1953). — BRAUNSTEINER, H., R. FALKNER, A. NEUMAYER u. F. PAKESH: Makromolekulare Kryoglobulinaemie. Klin. Wschr. **32**, 722 (1954). — BROWN, G. E., and E. V. ALLEN: Thrombo-angiitis obliterans: a clinical study of 200 cases; etiology, pathology, symptoms, diagnosis. Ann. intern. Med. **1**, 535 (1928). — BROWN, G. E., W. McK. CRAIG and A. W. ADSON: The selection of cases of thromboangiitis obliterans and other circulatory diseases of the extremities for sympathetic ganglionectomy. Amer. Heart J. **10**, 143 (1934). — BROWN, G. E., P. A. O'LEARY and A. W. ADSON: Diagnostic and physiologic studies in certain forms of scleroderma. Ann. intern. Med. **4**, 531 (1930). — BRUNSTING, H. A.: Raynaud's disease of the hands with sclerodactylia. Arch. Derm. Syph. (Chicago) **61**, 880 (1950). — BÜRKLE DE LA CAMP: Über die Erkrankungen der Muskeln, Knochen und Gelenke durch Arbeiten mit Preßluftwerkzeugen. Med. Welt **1937**, 1348. — BURTON, A. C.: On the physical equilibrium of small blood vessels. Amer. J. Physiol. **164**, 319 (1951). — Peripheral circulation. Ann. Rev. Physiol. **15**, 213 (1953). — BUTLER, K. R., and J. A. PALMER: Cryoglobulinaemia in polyarteritis nodosa. Canad. med. Ass. J. **72**, 686 (1955).

CALO, A.: Enregistrement chez l'homme, de quelques dyscinésies artérielles par compression. Cardiologia (Basel) **24**, 180 (1954). — CALVERT, R. J., S. G. NARDELL and C. RAEBURN: Angiopathies in acrosclerosis. Angiology **6**, 129 (1955). — CANDIANI, G., e G. VALENTE: Alterazioni vasali in soggetto con fenomeni di ipersensibilità. Riv. Anat. pat. **3**, 42 (1950). — CASSIRER, R.: Die vasomotorisch-trophischen Neurosen, S. 506. Berlin: S. Karger 1912. — CASSIRER, R., u. R. HIRSCHFELD: Vasomotorisch trophische Erkrankungen. In Handbuch für Neurologie, Bd. 17, S. 246 (1935). — CHAPMAN, E. M.: Observations on effect of paint on kidneys with particular reference to role of terpentine. Industr. Hyg. Toxicol. **23**, 277 (1941). — CHASANOW, M.: Ein Beitrag zur Klinik des Ergotismus. Nervenarzt **4**, 694 (1931). COHEN: Traumatic arterial spasm. Lancet **1944**, 1. — COMFORT, M. W., and C. W. ERICKSON: Untoward effects from the use of ergot and ergotamine tartrate. Ann. intern. Med. **13**, 46 (1939). — COOMBS, G. A.: Two cases of the Thibierge-Weissenbach syndrome. Proc. roy. Soc. Med. **45**, 254 (1952). — COOTE (1861): Zit. nach A. W. ADSON u. J. R. COFFEY, Cervical rib: a method of anterior approach for relief of symptoms by division of the scalenus anticus. Ann. Surg. **85**, 839 (1927). — COSGROVE, K. E., and K. A. LA TOURETTE: Multiple myeloma simulating hyperparathyroidism. Amer. J. Med. **15**, 863 (1953). — COTTINGHAM: Zit. in:

The president's monthly report. Stonecutter's J. **32**, 5 (1917). — CRAIG, A. B., C. WATERHOUSE and L. E. YOUNG: Auto-immune hemolytic disease and cryoglobulinemia associated with chronic lymphatic leukemia. Amer. J. Med. **13**, 793 (1952). — CRAIG, W. McK., and B. Y. HORTON: Diagnosis and treatment of vascular disorders of extremities. S. Clin. N. Amer. **18**, 899 (1938). — CRAIG, W., McK., and P. A. KNEPPER: Cervical rib and the scalenus anticus syndrome. Ann. Surg. **105**, 556 (1937). — CUGUDDA, E.: Plasmacitoma con cryoglobulinemia e trombosi arteriose e venose multiple. Minerva med. (Torino) **43**, 205 (1952). — CUNEO, H. M.: Peripheral vascular disorders caused by industrial occupations. Industr. Med. Surg. **22**, 525 (1953). — CURSCHMANN, H. d. J.: Münch. med. Wschr. **1907**, 2519. — Vasomotorische und trophische Neurosen. In Handbuch der inneren Medizin (MOHR-STÄHELIN), Berlin: Springer 1912. — Vasomotorische und trophische Neurosen. In Lehrbuch der Nervenkrankheiten. Herausgeg. v. H. CURSCHMANN u. KRAMER 1925.

DAUDEN u. MORA: Über zwei Fälle von Raynaudscher Krankheit. Act. dermo-sifiliogr. (Madr.) **40**, 817 (1949). [Spanisch.] — DESCHAMPS, P. N.: Les sympathoses artérielles. Presse méd. **58**, 557 (1950). — DESMOND, A. M.: Industrial Raynaud's phenomenon with gangrene. Proc. roy. Soc. Med. **47**, 19 (1954). — DEWAR,: Averting incipient gangrene in Raynaud's disease. Canad. med. Ass. J. **72**, 848 (1955). — DONI e VACCUCCHI: Su di alcune manifestazioni microangiopatiche in protidoplasmopatie. Nota II. A proposito di un caso di plasmocitosi midollare e iperglobulinemia, con fenomeno di Raynaud e necrosi ischemica delle estremità. Riv. crit. Clin. med. **54**, 461 (1954). — DOPPLER: Zur Pathogenese und Therapie der angiospastischen Diathese der Extremitätengefäße. Med. Klin. **26**, 158 (1930). — DOUPE, J., C. H. CULLEN and G. Q. CHANCE: Post-traumatic pain and the causalgic syndrome. J. Neurol. Neurosurg. Psychiat. **7**, 33 (1944). — DRENCKHAHN: Vasospastic disease of the hands of miners due to vibration. Illinois med. J. **70**, 354 (1936). — DREYFUSS, F., and G. LIBRACH: Cold precipitable serum globulins („cold fractions", „cryoglobulins") in subacute bacterial endocarditis. J. Lab. clin. Med. **40**, 489 (1952). — DUESBERG: Zit. in RATSCHOW, Die peripheren Durchblutungsstörungen, S. 236. Dresden u. Leipzig: Theodor Steinkopff 1953. — DUFF, R. S.: Effect of sympathectomy on the response to adrenaline of the blood vessels of the skin in man. J. Physiol. (Lond.) **117**, 415 (1952). — DUJOVICH, A., and E. SAPISOCHIN: Arterial vasomotor disorders and sequelae in chronic vascular diseases. Pren. méd. argent. **37**, 2604 (1950). — DURYEE, A. W., and I. S. WRIGHT: Treatment of scleroderma by means of acetyl beta methylcholine chloride (mecholyl) iontophoresis. Amer. Heart J. **14**, 603 (1937). DUSTIN, J. P.: Isolément d'une cryoglobuline dans un sang myelomateux. Arch. int. Physiol. **61**, 256 (1953).

EDWARDS, E. A.: Nonarterial disorders simulating disease of the peripheral arteries. New Engl. J. Med. **225**, 91 (1941). — EICHLER, O., u. J. HEINZEL: Ergebnisse langjähriger konservativer Therapie peripherer Durchblutungsstörungen mit Hydergin. Langenbecks Arch. klin. Chir. **278**, 568—584 (1954). — ELSCHNIG, A.: Diabetes und Augenerkrankungen. Med. Klin. **25**, 49 (1929). — EMMRICH: Zur Genese der Skleropathie. Urban & Schwarzenberg 1952. — ENGLE, R. L., and D. P. BARR: Multiple myeloma treated with ACTH. Proc. 2nd Clin. ACTH. Conf. (therapeutics), vol. 2, p. 209. Edit. by J. R. MOTE. New York: Blakiston Co. 1951. — EPPINGER, H., u. L. HESS: Zur Pathologie des vegetativen Nervensystems. Z. klin. Med. **67**, 345; **68**, 206 (1910). — ESTES, J. E.: Vasoconstrictive and vasodilative syndromes of the extremities. Mod. Conc. cardiov. Dis. **25** (11), 355 (1957). — EVANS: Reflex sympathetic dystrophy; report on 57 cases. Ann. intern. Med. **26**, 417 (1947).

FALCONER, M. A., and G. WEDDELL: Costoclavicular compression of the subclavian artery and vein. Lancet **1943**, 539. — FATHERREE, T. J., and E. A. HINES jr.: Symmetrical gangrene of the extremities associated with purpura; report of a case in which ergotism was suspected. Amer. Heart J. **12**, 235 (1936). — FERRIMAN, D. G., J. V. DACIE, K. D. KEELE and JANE M. FULLERTON: The association of Raynaud's phenomena, chronic haemolytic anaemia, and the formation of cold antibodies. Quart. J. Med., N.S. **20**, 275 (1951). — FINALY, R.: Acute gangrene resulting from cramp in the calf of traumatic origin. Ned. T. Geneesk. **70**, 1038 (1926). — FOLEY, W. T., E. McDEVITT, J. A. TULLOCH, M. TUNIS and I. S. WRIGHT: Studies of vasospasm. I. The use of glyceryl trinitrate as a diagnostic test of peripheral pulses. Circulation **7**, 847 (1953). — FONTAINE, R., and L. G. HERRMANN: Post-traumatic painful osteoporosis. Ann. Surg. **97**, 26 (1933). — FONTAINE, R., L. ISRAEL et S. PEREIRA: A propos d'un cas de thrombose de la veine cave inférieure. Thrombophlebitis simulant les embolies arterielles et gangrènes d'origine veineuse. Dosuments anatomocliniques et expérimenteux. J. Chir. (Paris) **47**, 928 (1936). — FOX, M. J., and C. L. LESLIE: Treatment of Raynaud's disease with nitroglycerins. Wis. med. J. **47**, 855 (1948). — FREEMAN, N. E.: Acute arterial injuries. J. Amer. med. Ass. **139**, 1125 (1949). — FREITAS, J. F. T. DE, and R. MAYALL: Raynaud's phenomenon in the left hand by „Dirofilaria spectans". Rev. bras. Med. **10**, 463—467 mit engl. Zus.fass. (1953). [Portugiesisch.] — FUCHSIG, P.: Über die Kombination pharmakologischer und chirurgischer Behandlung bei peripheren Durchblutungsstörungen. Wien. klin. Wschr. **1949**, 952. — FÜHNER, H.: Medizinische Toxikologie. Leipzig

1943. — FÜHNER, H., u. W. BLUME: Medizinische Toxikologie. Leipzig: Georg Thieme 1947. FÜHNER, H., WIRTH u. HECHT: Medizinische Toxikologie, 3. Aufl. Stuttgart 1951.
GAGEL, O.: Die Erkrankungen des vegetativen Systems. In Handbuch der inneren Medizin, Bd. V, Teil 2, S. 777. Berlin-Göttingen-Heidelberg: Springer 1953. — GAGEL, O., u. J. W. WATTS: Zur Pathogenese der Raynaudschen Gangrän. Z. klin. Med. **122**, 110 (1932). GÉLIN, G.: Hypersplénisme et syndrome de Raynaud. Sang **24**, 392 (1954). — GELMANN, J.: Zur Klinik und Genese der Bleikrisen (Enzephalopathien). Dtsch. Arch. klin. Med. **163**, 1 (1929). — GERBIS: Amtl. Jahresberichte d. Gewerbemedizinalräte 1926. Zit. MEYER-BRODNITZ u. WOLLHEIM, Kapillarfunktionsstörungen durch Schuhanklopfmaschinen. Zbl. Gew.-Hyg. **6**, 270 (1929). — GESENIUS, H.: Über den Spasmus größerer Arterien. Berl. med. Z. **1**, 302 (1950). — GIFFORD jr., R. W., and E. A. HINES jr.: Raynaud's disease among women: A clinical and follow-up study. Circulation **14**, 941 (1956). — Raynaud's disease among women and girls. Circulation **16**, 1012 (1957). — GIFFORD jr., R. W., E. A. HINES jr. and W. McK. CRAIG: Sympathectomy for Raynaud's phenomenon: Follow-up study of seventy women with Raynaud's disease and fifty-four women with secondary Raynaud's phenomenon. Circulation **14**, 941 (1956). — Sympathectomy for Raynaud's phenomenon. Follow-up study of 70 women with Raynaud's disease and 54 women with secondary Raynaud's phenomenon. Circulation **17**, 5 (1958). — GIGANTE, D., A. CAJANO e A. GUARINO: Contributo allo studio della malattia di Raynaud. Policlinico, Sez. med. **58**, 65 (1951). — GLASER, W.: Innervation der Blutgefäße. In L. R. MÜLLER, Das vegetative Nervensystem. Berlin: Julius Springer 1920. — GÖCKE: Das Verhalten spongiösen Knochens im Druck -und Schlagversuch. Z. orthop. Chir. (20. Kongr.) **47**, 114 (1926). — LE GOFF: Zit. nach RATSCHOW, Die peripheren Durchblutungsstörungen, S. 237. Dresden u. Leipzig: Theoror Steinkopff 1953. — GRAHAM: Chronic arterial occlusion of the extremities. Ann. intern. Med. **7**, 431 (1933). — GRIFFITHS, L. L. and L. GILCHRIST: Cryoglobulinaemia in alcoholic cirrhosis. Lancet **1953**, 882. — GRIPONISSIOTIS, B.: The contribution of the upper thoracic sympathectomy to the treatment of Raynaud's disease. Acta chir. hellenica A, 305—317 mit engl. Zus.fass. (1954). [Griechisch.] — GROLNICK, M.: Case of early gangrene due to oxalic acid immersion. N.Y. St. J. Med. **29**, 1461 (1929). — GROSS, D.: Sensibilitätsstörungen bei Gefäßschäden. Ein Beitrag zur Topographie des Sympathicus. Nervenarzt **20**, 361 (1949). — GROTJAHN, M.: Untersuchungen bei Anklopfern in der Schuhindustrie. Arch. Gewerbepath. Gewerbehyg. **1**, 687 (1931). — GRUBER, G. B.: Gefäß-Störung und Gangrän. Z. Kreisl.-Forsch. **23**, 537 (1931). — GOULD, PRICE and GINSBERG: Gangrene and death following ergotamine tartrate (Gynergen) therapy. J. Amer. med. Ass. **106**, 1631 (1936). — GUALANDI, G., e R. LORENZINI: Sindrome di Raynaud da grande autoagglutinazione „a frigore" delle emazie. Minerva med. (Torino) **1951 II**, 927. — GURD, F. B.: Post-traumatic acute bone atrophy (Sudeck's atrophy). Ann. Surg. **99**, 449 (1934). — GURDIJAN and WALKIE: Traumatic vasospastic disease of the hand (white fingers). J. Amer. med. Ass. **129**, 669 (1945).
HAGEN, J.: Erkrankungen durch Preßluft-Werkzeugarbeit. Arbeitsmedizin, Abhandlungen über Berufskrankheiten und deren Verhütung, H. 22, 1947. — HAMILTON, A.: Effect of the air hammer on the hands of stonecutters. Publ. Hlth Rep. (Wash.) **33**, 488 (1918). — A vasomotor disturbance in the fingers of the stonecutters. Arch. Gewerbepath. Gewerbehyg. 348 (1930). — HAMILTON, A., and R. T. JOHNSTONE: Industrial toxicology. New York: Oxford University Press 1945. — HANDLER, J. J.: Acute arterial spasm complicating accidental haemorrhage in late pregnancy. Lancet **1949 II**, 514. — HANSEN, P. F., and M. FABER: Raynaud's syndrome originating from reversible precipitation of protein. Acta med. scand. **129**, 81 (1947). — HANSEN, P. F., and N. A. THORN: Viscosity of the blood in vitro at various temperatures in 26 patients with Raynaud's phenomenon. Amer. J. med. Sci. **231** (6), 665 (1956). — HARDGROVE, M. A. F., and N. W. BARKER: Pneumatic hammer disease: a vasospastic disturbance of the hands in stone-cutters. Proc. Mayo Clin. **8**, 345 (1933). — HAVEN, H. VAN: Neurocirculatory scalenus anticus syndrome in the presence of developmental defects of the first rib. Yale J. Biol. Med. **11**, 443 (1939). — HEIDELMANN, G.: Unterschiedliche Hauttemperaturregulationen an den Händen. Z. Kreisl.-Forsch. **40**, 31 (1951). — Die Behandlung der Brachialgia paraesthetica nocturna durch Röntgenbestrahlungen des vegetativen Nervensystems. Med. Welt **20**, 148 (1951). — HEIMBERGER, H.: Beiträge zur Physiologie der menschlichen Capillaren. Z. ges. exp. Med. **46**, 519 (1925). — Beiträge zur Physiologie der menschlichen Capillaren. VI. Mitt. Gefäßnerven, sensorische Nerven und kleinste Gefäße. Z. ges. exp. Med. **73**, 488 (1930). — HENNECKE, U.: Über zwei Fälle von ungewöhnlichen akuten Durchblutungsstörungen. Zbl. Chir. **77**, 2327 (1952). — HENSCHEN: Röntgenkrystallographische Untersuchungen am Knochen. Langenbecks Arch. klin. Chir. **186**, 98 (1936). — HERLITZ, G.: Cold urticaria with nutritional-allergy, and contralateral urticarial reaction after exposure to cold. Int. Arch. Allergy **4**, 10 (1953). — HERRICK: Effect of ergotamine tartrate on blood flow and blood pressure in femoral artery of the dog. Proc. Soc. exp. Biol. (N. Y.) **30**, 871 (1933). — HERRMANN, L. G., and E. J. McGRATH: Effect of estrogens on vascular spasm due to active angiitis in the extremities. Arch. Surg. (Chicago) **40**, 334 (1940).

HERSHEY, S. G., and B. W. ZWEIFACH: Peripheral vascular homeostasis in relation to anesthetic agents. Anesthesiology 11, 145 (1950). — HERTZMAN, A. B., and L. W. ROTH: The vasomotor components in the vascular reactions in the finger to cold. Amer. J. Physiol. 136, 669 (1942). — HEWITT: Raynaud's phenomenon in a child. Med. J. Aust. 1955 II, 1099. — HILL, R. H., S. G. DUNLOP and R. M. MULLIGAN: A cryoglobulin present in high concentration in the plasma of a case of multiple myeloma. J. Lab. clin. Med. 34, 1057 (1949). — HINCHEY, HINES and GHORMLEY: Osteoporosis occurring during potassium thiocyanate therapy for hypertensive disease. Amer. J. med. Sci. 215, 546 (1948). — HINES jr., E. A., and N. W. BARKER: Arteriosclerosis obliterans, a clinical and pathologic study. Amer. J. med. Sci. 200, 717 (1940). — HINES jr., E. A., and N. A. CHRISTENSEN: Raynaud's disease among men. J. Amer. med. Ass. 129, 1 (1945). — HINES jr., E. A., R. W. GIFFORD jr., H. S. BROWN and J. H. FLINN: Unpublished: Zit. nach ALLEN, BARKER u. HINES, Peripheral vascular diseases. Philadelphia u. London: W. B. Saunders Company 1955. — HOFFMANN, C.: Richtlinien für die Prüfung und Bewertung der Druckluftlhämmer. Bergbau 49, 39 (1936). — Prüfergebnisse von Druckluftlhämmern. Bergbau 49, 67, 76 (1936). — HOLMBERG, G. G., u. E. GRONWALL: Ein neues krystallinisches Serum-Globulin. Hoppe-Seylers Z. physiol. Chem. 273, 199 (1942). — HUGUES, J., et J. LECOMET: Réactions vasomotorices des artères mesentériques. Arch. int. Physiol. 57, 453 (1950). — HUGUIER (1842): Zit. durch RAYNAUD, On local asphyxia and symmetrical gangrene of the extremities. Paris 1862. — HUNT, J. H.: The Raynaud phenomena: A critical review. Quart. J. med. 5, 399 (1936). — HUTCHINSON, J.: Inherited liability to Raynaud's phenomena, with great proneness to chilblains-gradual increase of liability to paroxysmal local asphyxia acrosphacelus with scleroderma-cheeks affected. Arch. Surg. (Chicago) 4, 312 (1893). — Raynaud's phenomena (Abstr.) Med. Press, N.S. 72, 403 (1901). — HUTCHINSON, J. H., and R. A. HOWELL: Cryoglobulinemia: report of a case associated with gangrene of the digits. Ann. intern. Med. 39, 350 (1953). — HYNDMAN, O. R., and J. WOLKEN: Raynaud's disease: a review of its mechanism, with evidence that it is primarily a vascular disease. Amer. Heart J. 23, 535 (1942).

ISRAELS, L., and J. KILGORE: Cryoglobulinaemia in polycythaemia rubra vera. Proc. Roy. Coll. Phys. Canad. 1954. — IWAI, SEISHIRO, and NIN MEL-SAI: Etiology of Raynaud's disease. Japan med. World 5, 119 (1925).

JABLOŃSKA, S., B. LUKASIAK and B. BUBNOW: Raynaud's syndrome and scleroderma. Pol. Tyg. lek. 12, 1528 (1957). — JAFFERS, R.: Syndrome de Thibierge-Weissenbach. Rev. Rhum. 21, 426 (1954). — JAMES, T. N., and E. H. DRAKE: Cryoglobulins in coronary artery disease. New Engl. J. Med. 249, 601 (1953). — JEPSON, R. P.: Raynaud's phenomenon — a review of the clinical problem. Ann. roy. Coll. Surg. Engl. 9, 35 (1951). — Raynaud's phenomenon in workers with vibratory tools. Brit. J. industr. Med. 11, 180 (1954). — JOHNSON: A study of the clinical manifestations and the results of treatment of twenty-two patients with Raynaud's symptoms. Surg. Gynec. Obstet. 72, 889 (1941). — Posture and cervicobrachial pain syndromes. J. Amer. med. Ass. 159, 1507 (1955). — JOHNSTONE, R. T.: Occupational medicine and industrial hygiene. St. Louis: C. Mosby Co. 1948. — JONES: On the relation of the limb plexuses to the ribs and vertebral column. J. Anat. Physiol. 44, 377 (1910). — JORDAN: After-care of fractures with special reference to delayed union and Sudeck's atrophy. Arch. phys. Ther. 21, 25 (1940). — JUNGHANNS, H.: Gefäßschädigungen durch Arbeit mit Preßluftwerkzeug. Arch. orthop. Unfall-Chir. 421 (1937). — Blutgefäßschädigungen durch Dauererschütterungen infolge Arbeit mit Preßluftwerkzeugen als Berufskrankheit. Langenbecks Arch. klin. Chir. 188, 466 (1937).

KAPPERT, A.: Untersuchungen über die Wirkungen neuer dihydrierter Mutterkornalkaloide bei peripheren Durchblutungsstörungen und Hypertonie. Helv. med. Acta 16, Suppl. 22 (1949). — KAUNITZ, J.: Ergot as the cause of thromboangiitis obliterans (Buerger's disease). Angiology 6, 556 (1955). — KIENBÖCK, R.: Über akute Knochenatrophie bei Entzündungsprozessen an den Extremitäten (fälschlich sogenannte Inactivitätsatrophie der Knochen) und ihre Diagnose nach dem Röntgen-Bilde. Wien. med. Wschr. 51, 1345, 1389, 1427, 1462, 1508, 1591 (1901). — KLECKNER jr., M. S., E. V. ALLEN and K. G. WAKIM: The use of glyceryl trinitrate (nitroglycerin) ointment in the treatment of Raynaud's disease and Raynaud's phenomenon. Porc. Mayo Clin. 25, 657 (1950). — The effect of local application of glyceryl trinitrate (notriglycerine) on Raynaud's disease and Raynaud's phenomenon. Circulation 3, 681 (1951). — KLEINSASSER, L. J.: „Effort" thrombosis of the axillary and subclavian veins. Arch. Surg. (Chicago) 59, 258 (1949). — KLINEFELTER, E. W.: Successful treatment of Raynaud's disease with estrogenic substance. Arch. Derm. Syph. (Chicago) 34, 887 (1936). — KLÜKEN, N.: Die Bedeutung der Hautthermometrie bei der Beurteilung der peripheren Durchblutung. Ärztl. Wschr. 10, 356 (1955). — KOELSCH, F.: Beiträge zur Arbeitsmedizin; die Bleischäden der Leber und der Nieren und ihre arbeits- und versicherungsmedizinische Bedeutung. Jkurse ärztl. Fortbild. 18, 45 (1927). — Gewerbliche Angioneurosen. Med. Welt 2, 1885 (1928). — KOENIG u. MAGNUS: Erkrankungen der Muskeln, Knochen und Gelenke durch Arbeit mit Preßluftwerkzeugen. In Handbuch der gesamten Unfallheilkunde,

Bd. II, S. 89—111. 1932/33. — Köstler: Anatomische Beobachtungen zur Frage der Entstehung des Mondbeintodes. Arch. Orthop. **36**, 34 (1935/36). — Kovacs, J.: Iontophoresis of acetyl beta methylcholine chloride in treatment of chronic arthritis and peripheral vascular disease. Amer. J. med. Sci. **188**, 32 (1934). — Kovacs, J., L. L. Saylor and I. S. Wright: Pharmalogical and therapeutic effects of certain choline compounds: Results in treatment of hypertension arthritis, organic occlusive vascular disease, Raynaud's disease, scleroderma and varicose ulcers. Amer. Heart J. **11**, 53 (1936). — Kraetzer, A. F.: A possible etiology of Raynaud's disease. N.Y. St. J. Med. **32**, 1304 (1932). — Raynaud's disease: an hypothesis as to its cause. N.Y. St. J. Med. **35**, 1130 (1935). — Kraft, F.: Über das Mutterkorn. Arch. Pharm. (Weinheim) **244**, 336 (1906). — Kroh, F.: Kriegschirurgische Erfahrungen einer Sanitätskompagnie. Bruns' Beitr. klin. Chir. **97**, 345 (1915). — Frische Schußverletzungen des Gefäßapparates. Brun's Beitr. klin. Chir. **108**, 61 (1917). — Küttner, H. v., u. M. Baruch: Der traumatische segmentäre Gefäßkrampf. Bruns' Beitr. klin. Chir. **120**, 1 (1920).

Laarmann, A.: Der Preßluftschaden. Leipzig: Georg Thieme 1944. — Labbé, Justin-Besançon et Gouyen: Accidents consécutifs au traitement de la maladie de Basedow par le tartrate d'ergotamine. Bull. Soc. méd. Hôp. Paris **53**, 429 (1929). — Lagen, J. B.: Therapy of Raynaud's disease with benzyl-imidazoline. Amer. J. Med. **8**, 532 (1950). — Landsteiner: Über Beziehungen zwischen dem Blutserum und den Körperzellen. Münch. med. Wschr. **50**, 1812 (1903). — Langer, E., u. W. Vethacke: Gefäßveränderungen nach rhythmischen Erschütterungen. Mschr. Unfallheilk. **60** (5), 129 (1957). — Laubry, P.: Maladie de Raynaud. France méd. **13**, 25 (1950). — Leake, J. P.: Health hazards from the use of the air hammer in cutting Indiana limestone. Publ. Hlth Rep. (Wash.) **33**, 379 (1918). — Learmonth, J.: Combined neuro-vascular lesions. Acta chir. scand. (Stockh.) **104**, 93 (1952). — Le Fevre, F.: Management of occlusive arterial diseases of the extremities. J. Amer. med. Ass. **147**, 1401 (1951). — Leinwand, J., J. W. Hinton and J. W. Lord: Hypertensive vascular disease associated with quadilateral Raynaud's disease, treated by total sympathectomy. Surgery **26**, 1034 (1949). — Lemaire, Housset, Maschas, Natali et Cottenot: Le syndrome d'ischémie aiguë des membres et la réanimation artérielle. Nouvelles données étiologiques et thérapeutiques. Presse méd. **1954**, 681. — Lepow, H., L. Rubenstein, F. Woll and H. Greisman: A spontaneously precipitable protein in human sera, with particular reference to the diagnosis of polyarteritis nodosa. Amer. J. Med. **7**, 310 (1949). — Lériche, R.: The problem of osteoarticular disease of vasomotor origin; hydarthrosis and traumatic arthritis; genesis and treatment. J. Bone Jt Surg., N. S. **10**, 492 (1928). — Influence of obliteration of the subclavian artery on peripheral vasoconstriction. Angiology **3**, 380 (1952). — Qu'est-ce que la maladie de Raynaud ? Presse méd. **62**, 1071 (1954). — L'action du sympathique dans les affections vasculaires des membres. Introduction. Minerva cardioangiol. europ. (Torino) [Suppl. Minerva cardioangiol. (Torino)] **1**, 187 (1955). — Lériche, R., et R. Fontaine: Sur la nature de la maladie de Raynaud. Presse méd. **40**, 1921 (1932). — Lerner, A. B., C. P. Barnum and C. J. Watson: Studies on cryoglobulins. II. The spontaneous precipitation of protein from serum at 5° C in various disease states. Amer. J. med. Sci. **214**, 416 (1947). — Lerner, A. B., and C. J. Watson: Studies on cryoglobulins. I. Unusual purpura associated with the presence of a high concentration of cryoglobulin (cold precipitable serum globulin). Amer. J. med. Sci. **214**, 410 (1947). — Le Roy and Kleinsasser: Raynaud's phenomen and atypical causalgie; the role of sympathectomy. Ann. Surg. **127**, 720 (1948) — Leschke, E.: Die wichtigsten Vergiftungen. München: J. F. Lehmann 1933. — Lewis, Th.: Blutgefäße der menschlichen Haut und ihr Verhalten gegen Reize. Übersetzt von E. Schilf. Berlin 1928. — Experiments relating to the peripheral mechanism involved in the spasmodic arrest of the circulation in fingers, a variety of Raynaud's disease. Heart **15**, 7 (1929). — The manner in which the necrosis arises in the fowl's comb under ergot poisoning. Clin. Sci. **2**, 43 (1935). — Vascular disorders of the limbs; described for practitioners and students, p. 35. New York: Macmillan Company 1936. — Vascular disorders of the limbs, p. 111. New York: Macmillan Company 1936. — The pathological changes in the arteries supplying the fingers in warmhanded people and in cases of so-called Raynaud's disease. Clin. Sci. **3**, 287 (1938). — Lewis, Th., and G. W. Pickering: Circulatory changes in the fingers in some diseases of the nervous system, with special reference to the digital atrophy of peripheral nerve lesions. Clin. Sci. **2**, 149 (1936). — Lièvre, J. A.: Maladie de Dupuytren avec troubles trophiques et vaso-moteurs des mains après angine de poitrine. Bull. Soc. méd. Hôp. Paris **63**, 866 (1947). — Lindqvist, T.: A case of Raynaud's syndrome after head injury. Acta med. scand. (Stockh.) **138**, Suppl. 246, 116 (1950). — Linenthal, H., and R. Talkov: Pulmonary fibrosis in Raynaud's disease. New Engl. J. Med. **224**, 682 (1941). — Linke, A.: Primäre und sekundäre Dysproteninämie mit Purpura und Raynaud-Syndrom. Dtsch. Z. Verdau.- u. Stoffwechselkr. **10**, 66 (1950). — Arch. Derm. Syph. (Berl.) **191**, 123 (1950). — Littauer and Wright: Papaverine hydrochloride: Its questionable value as vasodilating agent for use in treatment of peripheral vascular disease. Amer. Heart J. **17**, 325 (1939). — Lord, J. W., and P. W. Stone: Pectoralis minor tenotomy and anterior scalenotomy with special reference of the hyperabduction syndrome and „effort thrombosis" of the subclavian vein. Circulation **13**, 537 (1956). Ref. Z. Kreisl.-Forsch. **45**, 811 (1956). — LOVE, J. G., and E. A. HINES jr.: Persönliche Mitt. an ALLEN, BARKER, HINES, Peripheral vascular diseases. Philadelphia u. London: W. B. Saunders Company 1955. — LUND, F.: Percutaneous nitroglycerin treatment in cases of peripheral circulatory disorders, especially Raynaud's disease. Acta med. scand. (Suppl.) **130**, 196 (1948). — LYNN, R. B., R. E. STEINER and F. A. K. VAN WYK: Arteriographic appearances of the digital arteries of the hands in Raynaud's disease. Lancet **1955**, 471.

MAASSEN u. BÜTTNER: Halsmarkdegeneration mit sekundärer spinaler Muskelatrophie durch Arbeit am Preßlufthammer. Arch. Gewerbepath. Gewerbehyg. **10**, 19 (1941). — MAGNUS: Experimentelle Untersuchungen zur Frage der Gefäßinnervierung. Langenbecks Arch. klin. Chir. **143**, 574 (1926). — Anlage und Abnutzung in ihrer Bedeutung für Unfall und Berufsschädigung. Ber. 8. Internat. Kongr. für Unfallmed. usw. Frankfurt 1938, S. 197. Das chronische Trauma in der Unfallheilkunde. Med. Klin. **1938**, 529. — MAGOS, L., and G. OKOS: Raynaud's syndrome and cold dilatation. Acta med. (Budapest) **7**, 323—331 (1955). — MAKINS, G. H.: On the vascular lesions produced by gunshot injuries and their results. Brit. J. Surg. **3**, 353 (1916). — MARCUS: Studie über die symmetrische Gangrän. Acta med. scand. (Stockh.) **51**, Nr 19; **54**, 413 (1921). — MARSHALL, J., E. W. POOLE and W. A. REYNARD: Raynaud's phenomen due to vibrating tools. Neurological observations. Lancet **1954 I**, 1151. — MARSHALL, R. J., and R. G. S. MALONE: Cryoglobulinaemia with cerebral purpura. Brit. med. J. **1954**, 279. — MARSHALL, R. J., J. T. SHEPHERD and I. D. THOMPSON: Vascular responses in patients with high serum titres of cold agglutinins. Clin. Sci. **12**, 255 (1953). — MARSHALL, W.: Experimental therapy of Raynaud's and Buerger's diseases with kutapressin. Amer. J. Surg. **82**, 448 (1951). — MARTIN: Raynaud's phenomen. Irish med. Ass. **36**, 53 (1955). — MARX, H., W. SCHOOP u. C. ZAPATA: Über das Verhalten der peripheren Strombahn beim Morbus Raynaud. Z. Kreisl.-Forsch. **45**, 658 (1956). — MASOERO, A.: Alterazioni vascali periferiche in operaie addette delle alla lavorazione delle acque minerali. Med. d. Lavoro **42**, 137 (1951). — MATTHIESEN, M.: Raynaud's disease caused by extensive use of somnifacients. Ugeskr. Laeg. **113**, 715 (1951). — MAURER, G.: Umbau, Dystrophie und Atrophie an den Gliedmaßen. Ergebn. Chir. Orthop. **33**, 476 (1940). — Das Sudecksche Syndrom und seine Behandlung. Vortrag, gehalten anläßlich des 16. Fortbildungskurses in Regensburg am 12. Mai 1956. — MAYFIELD, F. H.: Causalgia. W. Va med. Y. **43**, 201 (1947). — Amer. J. Surg. **74**, 522 (1947). — MAZZA, V.: Le alterazioni vascolari periferiche nel saturnismo professionale esplorate con la prova di Lian. Folia med. (Napoli) **38**, 326 (1955). — MCFARLANE, A. S., and A. DOVEY: Anusual case of hyperglobulinaemia. J. Path. Bact. **64**, 335 (1952). — MCGOWEN and VELINSKY: Costoclavicular compression: relation to the scalenus anticus and cervical rib syndromes. Arch. Surg. **59**, 62 (1949). — MCMAHON, J. M., R. R. MONROE and C. C. CRAINGHEAD: Emotional factors in scleroderma: case history. Ann. intern. Med. **39**, 1295 (1953). — MEIER, M.: Zur Therapie peripherer Durchblutungsstörungen durch medikamentöse Beeinflussung des vegetativen Nervensystems (Erfahrungen mit Hydergin und Dilvasène). Praxis (Bern) **1950**, 569. — MEIER, ROLF, u. R. TH. MEYER: Über den peripheren Angriffspunkt des Priscols am Gefäßsystem. Schweiz. med. Wschr. **2**, 1206 (1941). — MEINERS, S.: Über die Erregbarkeitssteigerung der Arterien und das Auftreten von Angiospasmen nach lokaler Gewebsschädigung. Pflügers Arch. ges. Physiol. **254**, 557 (1952). — MELLINKOFF, SH. M., and A. V. PISCIOTTA: Cold hemagglutination in peripheral vascular disease. Ann. intern. Med. **30**, 655 (1949). — MERZ, W. R., M. ETTERICH u. C. SCACCHI: Die konservative Behandlung der Thrombose und Embolie in der Gynäkologie und Geburtshilfe verglichen mit der antikoagulierenden Therapie. Schweiz. med. Wschr. **81**, 565 (1951). — MEYER, A.: Die Raynaudsche Krankheit als vegetatives Syndrom. Schweiz. Arch. Neurol. Psychiat. **46**, 261 (1941). — MEYER-BRODNITZ u. E. WOLLHEIM: Kapillarfunktionsstörungen als Berufskrankheit durch Schuhankopfmaschinen. Zbl. Gew.-Hyg. **6**, 270 (1929). — MOESCHLIN, SVEN: Klinik und Therapie der Vergiftungen. Stuttgart: Georg Thieme 1952. — MONRO, T. K.: Raynaud-Disease. Glasgow: Maclehose 1899. Zit. R. L. RICHARDS, The peripheral circulation in health and disease. Edinburgh: Livingstone 1946. — MONTGOMERY, A. H., and J. IRELAND: Traumatic segmentary arterial spasm. J. Amer. med. Ass. **105**, 1741 (1935). — MOREST, F. S.: Personal commiuncations to the authors. Zit. nach ALLEN, BARKER u. HINES. — MORGAN, J. E.: A case of Raynaud's symmetrical gangrene in a patient suffering from constitutional syphilis with some remarks on the history, nature and manifestation of the disease. Lancet **1889**, 64, 107, 157. — MORTON, J. J., and W. J. M. SCOTT: Some angiospastic syndromes in the extremities. Ann. Surg. **94**, 839 (1931). — MOSCHINSKI, GERHARD: Die Gefäßstörungen der Gußputzer. Arch. Gewerbepath. Gewerbehyg. **9**, 689 (1939). — MOST, H., and P. H. LAVIETES: Kala-azar in American military personnel. Medicine (Baltimore) **26**, 221 (1947). — MÜLLER, E.: Gefäßkrampf und Grenzstrangdurchtrennung. Med. Klin. **1949**, 892. — MÜLLER, O.: Die feinsten Blutgefäße des Menschen. Stuttgart: Ferdinand Enke 1937. — MUFSON, J.: An etiology of scleroderma. Ann. intern.

Med. 39, 1219 (1953). — MUIRHEAD, E. E., P. O. MONTGOMERY and C. E. GORDON: Thromboembolic pulmonary vascular sclerosis: report of a case following pregnancy, and of a case associated with cryoglobulinemia. Arch. intern. Med. 89, 41 (1952). — MULINOS, M. G., J. SHULMAN and J. MUFSON: On the treatment of Raynaud's disease with papaverine intravenously. Amer. J. med. Sci. 197, 793 (1939). — MURPHY, J. B.: A case of cervical rib with symptoms resembling subclavian aneurysm. Ann. Surg. 41, 399 (1905). — Brachial neuritis from pressure of the first rib. Aust. med. J. October 1910.

NAFFZIGER, H. C., and W. T. GRANT: Neuritis of the brachial plexus mechanical in origin; the scalenus syndrome. Surg. Gynec. Obstet. 67, 722 (1938). — NAIDE, M., and A. SAYEN: Venospasm: Its part in producing the clinical picture of Raynaud's disease. Arch. intern. Med. 77, 16 (1946). — NEKAM: Zit. nach RATSCHOW 1953, S. 279. — NOBLE, T. B., and E. D. W. HAUSER: Acute bone atrophy. Arch. Surg. (Chicago) 12, 75 (1926). — NOESZKE: Zit. in RATSCHOW, Die peripheren Durchblutungsstörungen, S. 282. Dresden u. Leipzig: Theodor Steinkopff 1953. — NOTHNAGEL, H.: Zur Lehre von den vasomotorischen Neurosen. Dtsch. Arch. klin. Med. 2, 173 (1866). — NOWICKI, S.: Chronic spasm of peripheral arteries. Pol. Tyg. lek. 9, 744 (1954).

OCHSNER, A., M. GAGE and M. DE BAKEY: Scalenus anticus (Naffziger) syndrome. Amer. J. Surg. 28, 669 (1935). — O'LEARY, P. A., and M. WAISMAN: Acrosclerosis. Arch. Derm. Syph. (Chicago) 47, 382 (1943). — ONDREJCAK, M., and I. RUTTKAY-NEDECKY: Pathogenesis and treatment of Raynaud's disease. Vnitřni Lek. 2, (5), 445 (1956). — OPPEL: Die Raynaudsche Krankheit als Hyperadrenalinämia. Langenbecks Arch. klin. Chir. 149, 301 (1928). — OSLER, W. et al.: Discussion on cervical ribs. Proc. roy. Soc. Med. 6, 95 (1913). — OSTWALD, E.: Über die Behandlung von peripheren Durchblutungsstörungen mit einer neuen gefäßerweiternden Substanz. Med. Klin. 45, 733 (1950).

PALMA, DE: Scalenus anticus syndrome treated by surgery and skeletal traction. Amer. J. Surg. 76, 274 (1948). — PARRISIUS, W.: Kapillarstudien bei Vasoneurosen. Dtsch. Z. Nervenheilk. 72, 310 (1921). — PAULL: The neurovascular syndrome as manifested in the upper extremities. Amer. Heart J. 32, 32 (1946). — PEACOCK, J. H.: Vasodilatation in the human hand. Observations on primary Raynaud's disease and acrocyanosis of the upper extremities. Clin. Sci. 17, 575 (1958). — PEARSE, H. E.: The influence of the heat regulatory mechanism on Raynaud's disease. Amer. Heart J. 10, 1005 (1935). — PEET and KAHN: Vasomotor phenomena allied to Raynaud's syndrome. Arch. Neurol. Psychiat. (Chicago) 35, 79 (1936). — PELNAR, P.: Raynaud's syndrome due to vibrations; traumatic spasmodic arteritis. Med. deporte 15, 3472 (1950). — PELZIG, A.: Essential cryoglobulinemia with purpura. Arch. Derm. Syph. (Chicago) 67, 429 (1953). — PERLOW, S.: Prostigmine in the treatment of peripheral circulatory disturbances. J. Amer. med. Ass. 114, 1991 (1940). — Phlegmasia cerulea dolens; massive venous thrombosis in extremity associated with shock. J. Amer. med. Ass. 114, 1257 (1950). — PICKERING, G. W.: Vascular spasm. Lancet 1951 II, 845. — PIULACHS, P., y J. VIDAL-BARRAQUER: Una nueva enfermedad vascular periférica: la isquemia cronica cutánea de las piernas. Med. clin. (Barcelona) 16, 297 (1951). — POLLACK, A. A., A. E. HINES jr. and J. M. JANES: Spontaneous rupture of a peripheral artery: report of a case. Circulation 1, 613 (1950). — POOL and NASON: Cerebral circulation: Comparative effect of ergotamine tartrate on the arteries in pia, dura and skin of cats. Arch. Neurol. Psychiat. (Chicago) 33, 276 (1935). — POPKIN, R. J.: Experiences with a new systemic analgesic, amidone: its action on ischemic pains of occlusive arterial disease. Amer. Heart J. 35, 798 (1948). — Sympathectomies in peripheral vascular diseases: follow-up studies to twenty years. Angiology 8, 156 (1957). — PRINZMETAL, M.: Studies of mechanism of circulatory insufficiency in Raynaud's disease in association with sclerodactylia. Arch. intern. Med. 58, 309 (1936). — PUTNAM, F. W., and B. UDIN: Proteins in multiple myeloma. I. Physico-chemical study of serum proteins. J. biol. Chem. 202, 727 (1953).

RAYMOND, LOUIS, BAREILLIER et POGNAN: „Coup de fouet" et claudication intermittent au cours d'une maladie de Vaquez. Bull. Soc. méd. Hop. Paris III 56, 557 (1940). — RATSCHOW, M.: Periphere Durchblutungsstörungen und Berufsschäden. Bedeutung von Kälte- und Nässeschäden für die Entstehung peripherer Durchblutungsstörungen. Verh. Dtsch. Ges. Kreisl.-Forsch. 9, 220 (1936). — Zur Gefäßwirkung der Sexualhormone. Zbl. inn. Med. 60, 378 (1939). — Zum unterschiedlichen Befallenwerden der Geschlechter durch Raynaudsche Krankheit und Endoangiitis obliterans. Münch. med. Wschr. 1950, 43—47. — Die peripheren Durchblutungsstörungen. Dreden u. Leipzig: Theodor Steinkopff 1953. — Zur Pathogenese und Behandlung des Morbus Raynaud. III. World Congr. of Cardiology, Brüssel 14.—21. 9. 1958, Abstracts of round table conferences, S. 251. — RATSCHOW, M., u. STECKNER: Weitere Befunde zur Gefäßwirkung der Sexualhormone. II. Mitt. Z. klin. Med. 136, 140 (1939). — RAYNAUD, A. G. M.: De l'asphyxie locale et de la gangrène symétrique des extrémités . Paris 1862. — New researches on the nature and treatment of local asphyxia of the extremities. (Übersetzt von BARLOW). In: Selected monographs, p. 154. London: New Sydenham Society 1888. — RECKLINGHAUSEN, v.: Handbuch der allgemeinen

Pathologie. Stuttgart 1883. — REICHERT, F. L.: Revised concepts of the treatment of Raynaud's syndrome and thromboangiitis obliterans (Buerger's disease). Amer. J. Surg. **91**, 41 (1956). — REICHLE: Das Sudeck-Syndrom. Ref. Dtsch. med. Wschr. **81**, 687 (1956). — REICHLE, R.: Zur Frage des traumatisch-segmentären Gefäßkrampfes. Bruns' Beitr. klin. Chir. **124**, 650 (1921). — REYMOND, J. C.: La maladie de Raynaud. J. Prat. (Paris) **64**, 215 (1950). — RIEDER: Klinik und Pathologie der Raynaudschen Erkrankung, zugleich ein Beitrag zur Frage der Capillarfunktion und der Anatomie der peripheren Gefäßnetze. Langenbecks Arch. klin. Chir. **159**, 1 (1930). — RIESENFELD: Zbl. Gew.-Hyg., N. F. **5**, 14 (1928). Zit. in MEYER-BRODNITZ u. WOLLHEIM, Kapillarfunktionsstörungen als Berufskrankheit durch Schuhanklopfmaschinen. Zbl. Gew.-Hyg. **6**, 270 (1929). — RISER, M., et J. GERAUD: Les troubles vasculaires cérébraux dans le maladie de Raynaud. Rev. neurol. **84**, 101 (1951). — ROBERTSON, CH. W., and R. H. SMITHWICK: The recurrence of vasoconstrictor activity after limb sympathectomy in Raynaud's disease and allied vasomotor states. New Engl. J. Med. **245**, 317 (1951). — ROCH: Ergotisme gangréneux. Presse méd. **43**, 31 (1935). — ROGNETTA: Zit. durch RAYNAUD 1862. — RORVIK, K.: Cryoglobulinemia: a survey and a case report. Acta med. scand. **137**, 390 (1950). — ROSENAUER, F., R. BUCHGEHER u. H. LOIDL: Calcinosis subcutanea bei Morbus Raynaud und Sklerodermie. Klin. Med. (Wien) **7**, 241 (1952). — RUDOLPH, C. J.: Angiospasm; general application. J. Indiana med. Ass. **43**, 376 (1950).

SAENGER: Über Puerperal-Gangrän bei septischen Zuständen und Gynergenmedikation. Zbl. Gynäk. **53**, 586 (1929). — SCHINDLER-BAUMANN, I.: Zirkulationsstörungen bei Erkrankungen des Zentralnervensystems. Schweiz. med. Wschr. **80**, 1068 (1950). — SCHNEIDER, J. A.: Über die therapeutische Beeinflußbarkeit des Raynaud-Syndroms mit hohen Vitamin-A-Gaben. Ärztl. Wschr. 821—823 (1951). — SCHRANK, A.: Beitrag zur Kenntnis der „Anklopferkrankheit". Dtsch. Arch. klin. Med. **187**, 491 (1941). — SCHROEDER, W.: Methodik der fortlaufenden Messung des Venen-, Kapillar- oder Arteriolendrucks in der vorderen Extremität des wachen Hundes. Z. Biol. **103**, 389 (1950). — SCHULZE, W.: Experimentelle Untersuchungen über die Wirkung gefäßerweiternder Sympathicomimetica mit kritischen Betrachtungen zur medikamentösen Therapie des Morbus Raynaud. Klin. Wschr. **32**, 1073 (1954). — SCHWARTZ, T. B., and B. V. JAGER: Cryoglobulinemia and Raynaud's syndrome in a case of chronic lymphocytic leukemia. Cancer (Philad.) **2**, 319 (1949). — SCHWARTZMANN, P. T.: Effect of dihydrogenates of ergot of rye on Raynaud's disease and arteriosclerosis. Rev. méd. Chile **77**, 523 (1949). — SELLEI, J.: Die Akrosklerosis (Sklerodaktylie) und deren Symptomenkomplex nebst neueren Untersuchungen bei Sklerodermie. Arch. Derm. Syph. (Berl.) **163**, 343 (1931). — SERVELLE, M.: Syndrome de Raynaud et artériographie. Arch. Mal. Coeur **42**, 532 (1949). — SEYRINGH: Gefäßschädigung durch Dauererschütterung. Arch. Gewerbepath. Gewerbehyg. **1**, 359 (1930). — SHAPIRO, R., and E. WERTHEIMER: Spontaneous crystallization of a protein from pathological human serum. Brit. J. exp. Path. **27**, 225 (1946). — SHUMACKER jr., H. B., and D. J. ABRAMSON: Posttraumatic vasomotor disorders. With particular reference to late manifestations and treatment. Surg. Gynec. Obstet. **88**, 417 (1949). — SHUMACKER jr., H. B., and H. KING: Non-specific obliterative arteritis. (1. Meet., North Amer. Chapter, Internat. Soc. of Angiol., Chicago, 7. VI. 1952.) Angiology **3**, 440 (1952). — SIMPSON, S. L., G. E. BROWN and A. W. ADSON: Observations on the etiologic mechanism in Raynaud's disease. Proc. Mayo Clin. **5**, 295 (1930). — SMITH, W. M., and I. G. KROOP: Raynaud's disease in primary pulmonary hypertension. J. Amer. med. Ass. **165**, 1245 (1957). — SPECKMANN, K., u. I. DARGE: Über die Dosierung von Priscol und Histamin bei der intraarteriellen Behandlung peripherer Durchblutungsstörungen. Z. Kreisl.-Forsch. **42**, 916 (1953). — SPERLING, M.: Zur Kasuistik der Embolie der Lungenarterie bei Schwangerschaft, Geburt und Wochenbett, nebst einigen epikritischen Bemerkungen. Z. Geburtsh. Gynäk. **27**, 439 (1938). — SPITZBARTH, H., u. O. MERZ: Über die Behandlung peripherer Durchblutungsstörungen mit Butyl-Sympatol. Dtsch. med. Wschr. **1950**, 615. — SPÜHLER, O.: Porphyrie und Bleivergiftung. Schweiz. med. Wschr. **70**, 369 (1940). — SPURLING, R. G., F. JELSMA and J. B. ROGERS: Observations in Raynaud's disease, with histopathologic studies. Surg. Gynec. Obstet. **54**, 584 (1932). — STAEMMLER, M.: Die Erfrierung. Leipzig: Georg Thieme 1944. — STATS, D., and L. R. WASSERMANN: Cold hemagglutination — an interpretive review. Medicine (Baltimore) **22**, 363 (1943). — STEIN: The effect of change of position of the arm upon blood pressure. Amer. Heart J. **31**, 477 (1946). — STEINHARDT, M. J., and G. S. FISCHER: Cold urticaria and purpura as allergic aspects of cryoglobulinemia. J. Allergy **24**, 335 (1953). — STICKNEY, J. M., and E. V. ALLEN: Osteoporosis of the foot with disability. Proc. Mayo Clin. **10**, 522 (1935). — STÖHR jr., PH.: Lehrbuch der Histologie und der mikroskopischen Anatomie des Menschen. Berlin-Göttingen-Heidelberg: Springer 1951. — STOLL, A.: Les alcaloïdes de l'ergot. Experientia (Basel) **1**, 250 (1945). — Ergot alkaloids. Helv. chim. Acta **28**, 1283 (1945). — STOLL, A., u. A. HOFMANN: Die Alkaloide der Ergotoxingruppe: Ergocristin, Ergokryptin und Ergocornin. Helv. chim. Acta **26**, 1570 (1943). — Die Dihydroderivate der natürlichen linksdrehenden Mutterkornalkaloide. Helv. chim. Acta **26**, 2070 (1943). — STORTI, E., F. VACCARI u. G. SCARDOVI: Die vasomotorische Wirkung von Heparin bei Normalen und bei an Raynaudscher Krankheit leidenden Patienten. Experientia (Basel) **10**, 225 (1954). — STRAUSS, H. L.: Klinische Erfahrungen mit ,,Hydergin". (CCK 179). Med. Welt **20**, 113 (1951). — SUDECK, P.: Über die akute (reflektorische) Knochenatrophie nach Entzündungen und Verletzungen an den Extremitäten und ihre klinischen Erscheinungen. Fortschr. Röntgenstr. **5**, 277 (1901). — Die kollateralen Entzündungsreaktionen an den Gliedmaßen (sog. akute Knochenatrophie). Langenbecks Arch. klin. Chir. **191**, 710 (1938). — SUNDER-PLASSMANN, P.: Die Raynaudsche Erkrankung und ihr Formenkreis. Dtsch. Z. Chir. **251**, 125 (1938). — Durchblutungsschäden und ihre Behandlung. Stuttgart: Ferdinand Enke 1943. — SUNDER-PLASSMANN, P., H. J. HILLENBRAND u. A. SCHÜRHOLZ: Die Raynaudsche Erkrankung und ihre Behandlung. Dtsch. med. Wschr. **79**, 1509 (1954).

TAEGER, HARALD: Die Klinik der entschädigungspflichtigen Berufskrankheiten. Berlin Springer 1941. — TAKÁTS, G. DE: Reflex dystrophy of the extremities. Arch. Surg. (Chicago) **34**, 939 (1937). — TELFORD, E. D., and S. MOTTERSHEAD: The ,,costoclavicular syndrome". Brit. med. J. **1947**, 325. — THOMPSON jr., W. S., W. W. MCCLURE and M. LANDOWNE: Prolonged vasoconstriction due to ergotamine tartrate. Report of a case with recovery, with objective evaluation of vascular findings. Arch. intern. Med. **85**, 691 (1950). — TODD, T. W.: The descent of the shoulder after birth: its significance in the production of pressure-symptoms on the lowest brachial trunk. Anat. Anz. **41**, 385 (1912). — TREMOLIERES, F., et P. VERAN: Syndrome d'obliteration artérielle du membre inférieur droit apparu au cours d'une phlébite superficielle et profonde avec embolies pulmonaires; effet thérapeutique de l'acétylcholine. Bull. méd. (Paris) **43**, 1101 (1929).

VALLE, R. DEL, y ADARO: Enfermedad y fenomeno de Raynaud. Rev. clín. esp. **53**, 46 (1954). — VILLARET, JUSTIN-BESANÇON, CACHERA et BOUCOMONT: Étude critique sur la pathogénie des troubles circulatoires périphériques: deuxième partie — syndrome de Raynaud. Arch. Mal. Coeur **28**, 1 (1935). — VIRCHOW: Zit. durch RAYNAUD, On local asphyxia and symmetrical gangrene of the extremities. (Übersetzt durch BARLOW.) In: Selected monographs, p. 6. London: New Sydenham Society 1888. — VOGLER, E., u. G. GOLLMANN: Über angiographisch nachweisbare Gefäßveränderungen bei Sklerodermia diffusa. Fortschr. Röntgenstr. **78**, 329 (1953). — VOLPE, R., A. BRUCE-ROBERTSON, A. A. FLETCHER and W. B. CHARLES: Essential cryoglobulinaemia. Review of the literature and report of a case treated with ACTH and cortisone. Amer. J. Med. **20**, 533 (1956).

WALDENSTRÖM, J.: Three new cases of purpura hyperglobulinemica. A study of long-lasting benign increase in serum globulin. Acta med. scand. (Suppl.) **226**, 931 (1952). — WARTER, J., et R. MOISE: Tumeur glomique sous-unguéale et syndrome de Raynaud. Strasbourg méd., N. S. **4**, 197 (1953). — WEISSBECKER: Zit. nach RATSCHOW, Die peripheren Durchblutungsstörungen, S. 237. Dresden u. Leipzig: Theodor Steinkopff 1953. — WERTHEIMER, E., and L. STEIN: The cold susceptible globulin fraction of pathologic sera. J. Lab. clin. Med. **29**, 1082 (1944). — WHITE: The autonomic nervous system. New York: Macmillan Company 1935. — WILLSHIRE: Referred to in clinical records — Supernumerary first rib. Lancet **2**, 633 (1860). — WINTROBE and BUELL: Hyperproteinemia associated with multiple myeloma: with report of a case in which an extraordinary hyperproteinemia was associated with thrombosis of the retinal veins and symptoms suggesting Raynaud's disease. Bull. Johns Hopk. Hosp. **52**, 156 (1933). — WIRTSCHAFTER, Z. T., and R. WIDMANN: The elaboration of histamine in vivo in the treatment of peripheral vascular disorders. J. Amer. med. Ass. **133**, 604 (1947). WIRTSCHAFTER, Z. T., D. W. WILLIAMS and E. C. GAULDEN: Cryoproteinemia: An immunologic phenomenon? Electrophoretic analysis of serum proteins of a patient with cold allergy. Amer. J. Med. **20**, 624 (1956). — WOLLHEIM, E.: Über Probleme der Physiologie und Pathologie der Kapillaren. Z. Augenheilk. **74** (1931). — WOLTMAN, ALLEN and CRAIG: Sympathectomy in the treatment of trophic ulcers. Proc. Mayo Clin. **6**, 519 (1931). — WRIGHT, I. S.: Vascular diseases in clinical practice. Chicago: Jear Book Publishers, Inc. 1948. — The pathogenesis and treatment of thrombosis. New York: Grune & Stratton 1952. — WRIGHT, CHINN u. MILLET: Zit. nach WRIGHT, Vascular diseases in clinical practice. Chicago: Year Book Publishers, Inc. 1948.

YATER and CAHILL: Bilateral gangrene of feet due to ergotamine tartrate used for pruritus of jaundice; report of a case studied arteriographically and pathologically. J. Amer. med. Ass. **106**, 1625 (1936).

ZAK: Ein weiterer Beitrag zur Kenntnis des Gefäßkrampfes beim intermittierenden Hinken. Med. Klin. **19**, 454 (1923). — ZAMBACO: Zit. durch RAYNAUD, On local asphyxia and symmetrical gangrene of the extremities. (Übersetzt durch BARLOW.) In: Selected monographs, p. 8. London: New Sydenham Society 1888. — ZIMMERMANN: Störung der Coronardurchblutung durch Ergotamin. Klin. Wschr. **14**, 500 (1935). — ZÜLCH, K. J.: Neue Befunde und Deutungen aus der Gefäßpathologie des Hirns und Rückenmarks. Zbl.

allg. Path. path. Anat. **90**, 402 (1953). — Mangeldurchblutung an der Grenze zweier Gefäßgebiete als Ursache bisher ungeklärter Rückenmarksschädigungen. Dtsch. Z. Nervenheilk. **172**, 81 (1954).

Anhang zu Spastische Arteriopathien: Vasomotorische Kopfschmerzen.

ASSMANN u. H. STÜBER: Typische Migräne, ihre Pathogenese, Symptomatologie und ihre Behandlung. Med. Klin. **51**, 983 (1956).
BAILLIART, P.: L'oblitération inorganique des artères. Notes d'ophtalmologie practique. Ann. Oculist. (Paris) **180**, 238 (1947). — Nouveaux regards sur la circulation artério-capillaire et plus particulièrement rétinienne dans l'hypertension artérielle. Presse méd. **55**, 110 (1947). BAERTSCHI-ROCHAIX, W.: Migraine cervicale. Bern: H. Huber 1949. — Zur Physiopathologie der migränösen Prodrome. Schweiz. med. Wschr. **1954**, 51. — BIMG, R.: Lehrbuch der Nervenkrankheiten, 1. Aufl. Basel 1913. — BLUNTSCHLI, H. J., u. R. H. GOETZ: Über Kreislaufwirkungen] neuer Mutterkorn-Alkaloide am Menschen. Schweiz. med. Wschr. **77**, 769 (1947). — BOECKH: Praxis **43**, 525 (1954).
CRITCHLEY, M.: Migraine. Brit. med. J. **1950**, 996.
DALSGAARD-NIELSEN, T.: On the pathogenetic role of histamine and the vascular apparatus in certain forms of headache. Acta allerg. (Kbh.) **4**, 21 (1951). — DÜRÜSKEN, Ö. S.: Atipik bas ağrisi vak'asi münasebetiyle bas ağrilarinda histamin meselesi. Klinik (Istanbul) **11**, 115 (1953).
FAY, T.: Mechanism of headache. Trans. Amer. neurol. Ass. **62**, 74 (1931). — Intracranial pressure and cerebral symptoms associated with neuro-oto-ophthalmical complications. Sth. Med. Surg. **93**, 485 (1931). — FOLDES, E.: Antiretentional migraine therapy. Rev. Gastroent. **20**, 112 (1953). — FRIEDMAN, A. P.: Modern headache therapy. St. Louis: C. V. Mosby Co. 1951. — Recent concepts in migraine and tension headache. Amer. Practit. **4**, 762 (1953). — Treatment of headache. Med. Clin. N. Amer. (N. Y. Issue) **42**, 659—676 (1958). — Migraine and other common headaches. World-Wide Abstr. gen. Med. **2**, No 8, 10—20 (1959). — FRIEDMAN, A. P., and C. BRENNER: Principles in treatment of chronic headache. N. Y. St. J. Med. **45**, 1969 (1945). — FRIEDMAN, A. P., and H. H. MERRITT: Headache: diagnosis and treatment. Philadelphia: E. A. Davis Co. 1959. — FRIEDMAN, A. P., and H. MIKROPOULOS: Cluster headaches. Neurology (Minneap.) **8**, No 9, 653 (1958). — FRIEDMAN, A. P., T. J. C. v. STORCH and H. H. MERRITT: Migraine and tension headaches: A clinical study of 2000 cases. Neurology (Minneap.) **4**, 773 (1954). — FROMM-REICHMANN, FRIEDA: Contributions to the psychogenesis of migraine. Psychoanal. Rev. **24**, 26 (1937).
GALLINI, R., S. MORI, G. VALLECORSI and G. MININNI: Studio clinico-ormonale di alcune influenze endocrine nelle cefalee ,,autonome". Rass. Neurol. veg. **9**, 33 (1951). — GOODELL, H., R. LEWONTIN and H. G. WOLFF: The familial occurrence of migraine headache: A study of heredity. Res. Publ. Ass. nerv. ment. Dis. **33**, 346 (1953). — GRAHAM, J. R., and H. G. WOLFF: Mechanism of migraine headache and action of ergotamine tartrate. Proc. Ass. Res. nerv. ment. Dis. **18**, 638 (1937). — Mechanism of migraine headache and action of ergotamine tartrate. Arch. Neurol. Psychiat. (Chicago) **39**, 737 (1938). — GIRARD, M.: Effets du tartrate d'ergotamine caféiné dans l'accès migraineux (E.C. 110 ou cafergon); premiers résultats. J. méd. chir. **121**, 165 (1950). — GREPPI, E.: Migraine et hypertension artérielle. Clin. lat. (Torino) **2**, 59 (1952).
HERRAIZ BALLESTERO, L.: Migraine and other manifestations in angiospastic diathesis. Pren. méd. argent. **37**, 2380 (1950). — HEYEK, H.: Richtlinien der prophylaktischen und symptomatischen Behandlung der Migräne und des vasomotorischen Kopfschmerzes. Schweiz. med. Wschr. **86**, 41 (1956). — Der Kopfschmerz. Differentialdiagnostik und Therapie für die Praxis. Stuttgart: Georg Thieme 1958. — HIRSCHMANN, J.: Der Narbenkopfschmerz. Lebendige Medizin Nr 12, 2 (1955). — HOFMANN, P.: Zur Pathogenese und Therapie des vasomotorischen Kopfwehs mit Dihydroergotamin (DHE). Schweiz. med. Wschr. **80**, 28 (1950). — HORTON, B. T.: Headache; clinical varieties and therapeutic suggestions. Med. Clin. N. Amer. **33**, 973 (1949). — Use of histamine in the treatment of specific types of headache. J. Amer. med. Ass. **122**, 59 (1953). — HORTON, B. T., G. A. PETERS and L. S. BLUMENTHAL: New product in treatment of migraine; preliminary report. Proc. Mayo Clin. **20**, 241 (1945). — HORTON, B. T. u. Mitarb.: Bull. Tufts-New Engl. med. Cent. **1**, 143 (1955).
IMFELD, J. P.: Erste klinische Erfahrungen mit Dihydroergotamin (DHE 45). Schweiz. med. Wschr. **76**, 1263 (1946).
JACOB, O.: Erfahrungen mit Dihydroergotamin (DHE 45) in der Oto-Rhinologie. Z. Laryng. Rhinol. **30**, 116 (1951).
KAJTOR, F.: Chronic vascular headache treated by intense histamine therapy; therapeutic and side-effects as well as mechanisms of histamine treatment. Confin. neurol. (Basel) **11**, 167 (1951). — KALLÓS, P., u. L. KALLÓS-DEFFNER: Über allergische Krankheiten im Säuglings- und Kindesalter. Bibl. paediat. (Basel) [Suppl. ad Ann. paediat. (Basel)] **58**, 371 (1954).

Kehrer, F. A.: Die konstitutionelle Verkleinerung der Hirnventrikel („Mikroventrikulie") und ihre nosologische Bedeutung. Arch. Psychiat. Nervenkr. 179, 430 (1949). — Zur nosologischen Bedeutung der Mikroventrikulie mit besonderer Berücksichtigung der Migräne. Dtsch. Z. Nervenheilk. 163, 555 (1950). — Koenig, F.: Über die Behandlung chronischer Kopfwehpatienten mit Mutterkornalkaloiden. Praxis 41, 761 (1952). — Kottmann, K.: Über Migräne und ihre Behandlung mit Gynergen. Schweiz. med. Wschr. 63, 572 (1933). — Kunkle, E. C., D. W. Lund and P. J. Maher: Studies on headache; analysis of vascular mechanisms in headache by use of human centrifuge, with observations on pain preception under increased positive G. Arch. Neurol. Psychiat. (Chicago) 60, 253 (1948).

Lanzarot, M. M.: Changes in the electrocardiogram seen during attacks of migraine and their normalization by ergotamine tartrate administration. Ann. Allergy 11, 24 (1953). — Levvine, M., and H. G. Wolff: Cerebral circulation: Afferent impulses from the blood vessels of the pia. Arch. Neurol. Psychiat. (Chicago) 28, 140 (1932).

Maier, H. W.: L'ergotamine, inhibiteur du sympathique étudié en clinique, comme moyen d'exploration et comme agent therapeutique. Rev. neurol. 33/I, 1104 (1926). — Marcussen, R. M., and H. G. Wolff: Migraine headache; what can be done about it? Postgrad. Med. 7, 362 (1950). — Meyer, H. H.: Die zerebralen Durchblutungsstörungen. Dtsch. med. Wschr. 80, 548 (1955).

Nitsch: Zur Behandlung der genuinen Migräne. Med. Welt 20, 22 (1951). — Nogueira, D. P., y F. C. Algodoal: Sobre um caso de migraine rebelde contralada pelo tolserol. Rev. clín. S. Paulo 26, 23 (1950).

Ogden, H. D.: Headache studies. Statistical data. II. Headache patterns. J. Allergy 23, 458 (1952). — Ostfeld, A. M., L. F. Chapman, H. Goodell and H. G. Wolff: Studies in headache: A summary of evidence implicating a locally active chemical agent in migraine. Trans. Amer. Neurol. Assn., 81st meeting 1956, p. 356. — Ostfeld, A. M., D. J. Reis, H. Goodell and H. G. Wolff: Headache and hydration. A.M.A. Arch. intern. Med. 96, 142 (1955). — O'Sullivan, M. E.: Termination of 1000 attacks of migraine with ergotamine tartrate. J. Amer. med. Ass. 107, 1208 (1936).

Pichler, E.: Der Kopfschmerz. Wien: Springer 1952. — Kopfschmerzbehandlung mit Cafergot. Wien. klin. Wschr. 67, 462 (1955).

Remky: Therapie des Kopfschmerzes mit Peripherin bei Gefäßhypotonie. Therapiewoche 326 (1951). — Rowntree, L. G., and R. W. Waggoner: Prevention of migraine attacks by dilantin sodium. Dis. nerv. Syst. 11, 148 (1950).

Saint-Pierre, H., A. C. Corcoran, R. D. Taylor and H. P. Dustan: Relief of hypertensive headache by intravenous injection of thiocyanate. J. Amer. med. Ass. 152, 493 (1953). — Scheinberg u. Stead: The cerebral blood flow in male subjects as measured by the nitrous oxide technique. Normal values for blood flow oxygen utilization, glucose utilization and peripheral resistance, with observations on the effect of tilting and anxiety. J. clin. Invest. 28, 1163 (1949). — Schiavo, A. J.: Tratamiento de las cefaleas paroxisticas Día. méd. 23, 584 (1951). — Schneider u. Wiemers: Über die Wirkung der hydrierten Mutterkornalkaloide auf die Gehirndurchblutung. Klin. Wschr. 20, 580 (1951). — Schottstaedt, W. W., and H. G. Wolff: Variations in fluid and electrolyte excretion in association with vascular headache of the migraine type. A.M.A. Arch. Neurol. Psychiat. 73, 158 (1955). — Schumacher, G. A., B. S. Ray and H. G. Wolff: Experimental studies on headache; further analysis of histamine headache and its pain pathways. Arch. Neurol. Psychiat. (Chicago) 44, 701 (1940). — Schwartz, M.: Is migraine an allergic disease? J. Allergy 23, 426 (1952). — Spühler, O.: Dihydroergotamin (DHE 45) als Sympathicolyticum in der inneren Medizin. Schweiz. med. Wschr. 76, 1259 (1946). — Stauffenegger, M. u. S.: Die Hydergin-Behandlung chronischer Kopfschmerzen. Schweiz. med. Wschr. 82, 128 (1952). — Stefan, H.: Zur Therapie peripherer neurovasculärer Schmerzzustände. Med. Klin. 8, 329 (1955). — Storck, Th., J. C. v.: Complications following the use of ergotamine tartrate. J. Amer. med. Ass. 111, 293 (1938). — Swendiman, G. A.: A case report of migraine headache with comments. Dent. Items 72, 468 (1950).

Taeschler, Cerletti u. Rothlin: Zur Frage der Hyderginwirkung auf die Gehirnzirkulation. Helv. physiol. pharmacol. Acta 10, 120 (1952). — Trautmann, E.: Die Beeinflussung migräneartiger Zustände durch ein sympathikushemmendes Mittel (Gynergen). Münch. med. Wschr. 75, 513 (1928).

Vaughan, W. T.: Practice of allergy. St. Louis: C. V. Mosby Co. 1939. — Virgili, R., e G. B. Ricci: Compartamento della permeabilità capillare nell'emicrania. Clin. nuova 11, 409 (1951).

Waser, E.: Beitrag zur prophylaktischen und symptomatischen Behandlung des Kopfschmerzes mit Mutterkornalkaloiden. Schweiz. med. Wschr. 84, 1175 (1954). — Wechsler, Kleiss and Kety: The effects of intravenously administered aminophylline on cerebral circulation and metabolism in man. J. clin. Invest. 29, 28 (1950). — Wepf, R., u. J. Raaflaub: Zur Frage der pharmakologischen Beeinflussung der Gehirngefäße des Menschen.

Helv. med. Acta **17**, 159 (1950). — WILD u. STIER: Klinische Erfahrungen mit Dihydroergotamin (D.H.E. 45) unter besonderer Berücksichtigung der Therapie vasomotorischer Kopfschmerzen. Medizinische **1953**, 317. — WOLFF, H. G.: Headache and other head pain. New York: Oxford University Press 1948. — Headache mechanisms. Int. Arch. Allergy **7**, 210 (1955). — WOLFF, H. G., J. D. HARDY and H. GOODELL: Nature of pain. Minn. Med. **35**, 534 (1952). — WOLFF, H. G., M. M. TUNIS and H. GOODELL: Evidence of tissue damage and changes in pain sensitivity in subjects with vascular headaches of the migraine type. Arch. intern. Med. **92**, 478 (1953). — WURM u. HAFNER: Dihydroergotamin-Behandlung der Kopfschmerzen. Dtsch. med. Wschr. **80**, 78 (1955).

ZONDEK, H.: Diencephalopathia vascularis. Schweiz. med. Wschr. **1950**, 956.

Nachtrag zu Spastische Arteriopathien.

ADSON: Cervical rib; the anterior approach with division of the scalenus anticus versus the lateral approach with resection of the rib. Atlantic med. J. **31**, 222 (1928). — Cervical ribs: Symptoms, differential diagnosis and indications for section of insertion of the scalenus anticus muscle. J. int. Coll. Surg. **16**, 546 (1951). — ADSON and ALLEN: Thrombosis of arteries of the right upper extremity resulting from anomalous first rib. Proc. Mayo Clin. **13**, 637 (1938). — ADSON and COFFEY: Cervical rib: Method of anterior approach for relief of symptoms by division of scalenus anticus. Ann. Surg. **85**, 839 (1927). — ARANDA, DEUTSCH and RODRIQUEZ: Sindrome neurovascular de origen cervical. Semblanza clinica. Arch. Inst. Cardiol. Méx. **25**, 35 (1955). — AYNESWORTH, K. H.: The cervicobrachial syndrome. Ann. Surg. **111**, 724 (1940).

BEYER, J. A., and I. S. WRIGHT: The hyperabduction syndrome. With special reference to its relationship to Raynaud's syndrome. Circulation **4**, 161 (1951). — BLAIN, A.: Scalenus anticus syndrome precipitated by an attack of pleuristy. Surgery **32**, 1003 (1952). — BLAIR, DAVIES and MCKISSOCK: The etiology of the vascular symptoms of cervical rib. Brit. J. Surg. **22**, 406 (1935). — BRAGA: La sindrome dello scaleno al controllo pletismografico concomitante alla manoevra di Adson. Fol. angiol. (Firenze) **2**, 346 (1955).

CRAIG, W. MCK., and P. A. KNEPPER: Cervical rib and the scalenus anticus syndrome. Ann. Surg. **105**, 556 (1937). — CROOKE: Mikrocosmographia 1651.

DENNY-BROWN, D., and C. BRENNER: Paralysis of nerve induced by direct pressure and by tourniquet. Arch. Neurol. Psychiat. (Chicago) **51**, 1 (1944).

EATON: Neurologic causes of pain in the upper extremities with particular reference to syndromes of protruded intervertebral disk in the cervical retion and mechanical compression of the brachial plexus. S. Clin. N. Amer. **26**, 810 (1946). — EDWARDS, E. A., and HAROLD D. LEVINE: Auscultation in the diagnosis of compression of the subclavian artery. New Engl. J. Med. **247**, 79 (1952). — EYLAU, O.: Zur Ätiologie, Pathogenese und Therapie des Schulter-Arm-Syndromes. Med. Klin. **51**, 1951 (1956).

FORD, F. R.: Tired arm syndrome, a common condition manifest by nocturnal pain in the arm and numbness of the hand. Bull. Johns Hopk. Hosp. **98**, 464 (1956). Ref. Circulation **15**, 794 (1957). — FREIBERG: Scalenus anterior muscle in relation to shoulder and arm pain. J. Bone J. Surg. **20**, 860 (1938).

GAGE: Scalenus anticus syndrome; a diagnostic and confirmatory test. Surgery **5**, 599 (1939). — GAGE and PARNELL: Scalenus anticus syndrome. Amer. J. Surg. **73**, 252 (1947).

HAGGART: Value of conservative management in cervico-brachial pain. J. Amer. med. Ass. **137**, 508 (1948). — HANSSON: Scalenus anticus syndrome. S. Clin. N. Amer. **22**, 611 (1942). — HILKER, A. W.: The shoulder-hand syndrome: a complication of coronary artery disease. Ann. intern. Med. **31**, 303 (1949). — HILL, R. M.: Vascular anomalies of the upper limbs associated with cervical ribs. Brit. J. Surg. **27**, 100 (1939). — HOLDEN, MURPHY and PORTMANN: Scalenus anticus syndrome: Unusual diagnostic and therapeutic aspects. Amer. J. Surg. **81**, 411 (1951). — HOWELL: A consideration of some symptoms which may be produced by seventh cervical ribs. Lancet **1907**, 1702.

KELLY, M.: Chronic rheumatic (rheumatoid) diarthritis and the shoulder-hand syndrome. Med. J. Aust. **40**, 330 (1953). — KOINUMA: J. Amer. med. Ass. **86**, 1924 (1926). — KOTHE, M., u. G. A. SCHOGER: Der Einfluß von Nikotinsäure auf die periphere Durchblutung. Dtsch. med. Wschr. **1954**, 503—505.

LEARMONTH: Some sequels of abnormality at the thoracic outlet. Thorax **2**, 1 (1947). — LEWIS, PICKERING and ROTHSCHILD: Centripetal paralysis arising out of arrested blood flow to the limb. Heart **16**, 1 (1931). — LOVE: The scalenus anticus syndrome with and without cervical rib. In ALLEN, BARKER and HINES, Peripheral Vascular Diseases, p. 293. Philadelphia: W. B. Saunders Company 1946.

MICHELE, DAVIES, KRUEGER and LICHTOR: Scapulocostal syndrome (fatigue-postura paradox). N.Y. J. Med. **50**, 1353 (1950). — MCCLEERY, R. S., J. E. KESTERSON, J. A. KIRTLEY and R. B. LOVE: Subclavius and anterior scalene muscle compression as a cause of intermittent obstruction of the subclavian vein. Ann. Surg. **133**, 588 (1951). — MUMENTHALER: Über die Brachialgia paraesthetica nocturna. Schweiz. Arch. Neurol. Psychiat. **74**, 362 (1954).

NAFFZIGER: The scalenus syndrome. Surg. Gynec. Obstet. **64**, 119 (1937).

PRIESSNITZ, O.: Stauung und Oedem beim cervico-brachialen Syndrom. Med. Klin. **51**, 2220 (1956).

RAAF: Surgery for cervical rib and scalenus anticus syndrome. J. Amer. med. Ass. **157**, 219 (1955). — REIL: Pflügers Arch. ges. Physiol. **8**, 59 (1908).

SCHIFF, A.: Wien. klin. Wschr. **1919**, 387. — SCHOGER: Beitrag zur Therapie der Brachialgia paraesthetica nocturna. Münch. med. Wschr. **95**, 295 (1953). — SCOTT: The diagnosis of cervical ribs from a radiograph. London Hosp. Gaz. **16**, 92 (1911). — SICHENEDER, TH.: Zur Therapie der Brachialgia paraesthetica nocturna. Med. Klin. **11**, 429 (1957). — STREISSLER, E.: Die Halsrippen. Ergebn. Chir. Orthop. **5**, 280 (1913).

TELFORD and MOTTERSHEAD: Pressure at the cervico-brachial junction: An operative and anatomical study. J. Bone Jt. Surg. **30 B**, 249 (1948). — THOMPSON: Familial atrophy of the hand muscles. Brain **31**, 286 (1908). — THORBURN: The seventh cervical rib and its effects upon the brachial plexus. Med.-chir. Trans. **88**, 109 (1905). — In DRESCHFELD, Memorial Volume (University of Manchester Publications, No XXXV, 1908), p. 85. — TODD: The relations of the thoracic operculum. J. Anat. Physiol. **45**, 304 (1911). — The descent of the shoulder after birth. Anat. Anz. **41**, 386 (1912).

WALSHE, JACKSON and WYBURN-MASON: On some pressure effects associated with cervical and rudimentary and "normal" first ribs, and the factors entering into their causation. Brain **67**, 141 (1944). — WRIGHT: The neurovascular syndrome produced by hyperabduction of the arms: immediate changes produced in 150 normal controls, and effects on some persons of prolonged hyperabduction of arms as in sleeping, and in certain occupations. Amer. Heart J. **29**, 1 (1945).

2. Entzündliche Arteriopathien.

a) Endangitis obliterans.

ADLER: Die Heilung der Gangrän der Extremitäten mittels Chemosympathektomie. Zbl. Chir. 2916 (1934). — ADSON, A. W., and G. E. BROWN: Thrombo-angiitis obliterans; results of sympathectomy. J. Amer. med. Ass. **99**, 529 (1932). — AHLBERG, A.: Thromboangiitis obliterans (Buerger). Acta chir. scand. **69**, 279 (1932). — AJMAR, F.: Contributo clinico ed anatomo-pathologico alla conscenza della gangrena spontanae giovanile. Arch. ital. Chir. **32**, 69 (1932). — ALBERT, F.: Artérites et gangrènes par artérites. Scalpel (Brux.) **1930**, 1207. — A propos des ligatures veineuses. Étude expérimentale des réactions vasomotorices périphériques. Lyon chir. **29**, 273 (1932). — ALBERTINI, A. v.: Pathologischanatomische Grundlagen der Herdinfektion. Schweiz. med. Wschr. **67**, 1017 (1937). — Pathologie und Therapie der entzündlichen nichtspezifischen Arterienerkrankungen; pathologisch-anatomischer Teil. Helv. med. Acta **11**, 233 (1944). — Schweiz. Arch. Neurol. Psychiat. **57**, 393 (1946). — Bedeutung der Allergielehre für die Pathologie. Schweiz. Z. allg. Path. **17**, 1 (1954). — ALLEN, E. V.: Thrombo-angiitis obliterans: A clinical study of 200 cases. I. Etiology, pathology, symptoms, diagnosis. Ann. internat. Méd. physique et Physiobiol. (Belg.) **1**, 535 (1928). — Thrombo-angiits obliterans: Methods of chronic occlusive arterial lesions distal to the wrist with illustrative cases. Amer. J. med. Sci. **178**, 237 (1929). — Thrombo-angiitis obliterans. Bull. N. Y. Acad. Med. **18**, 167 (1942). — ALLEN, E. V., N. W. BARKER and E. A. HINES: Peripheral vascular diseases. Philadelphia: W. B. Saunders Company 1946 u. 1955. — ALLEN, E. V., and G. E. BROWN: Thrombo-angiitis obliterans: a clinical study of 200 cases. II. Treatment and prognosis. Ann. intern. Med. **1**, 550 (1928). — Intermittent pressure and suction in the treatment of chronic occlusive arterial disease. J. Amer. med. Ass. **105**, 2029 (1935). — ALLEN, E. V., and J. D. CAMP: Arteriography; a roentgenographic study of the peripheral arteries of the living subject following their injection with a radioopaque substance. J. Amer. med. Ass. **104**, 618 (1935). — ALLEN, E. V., and T. L. LAUDERDALE: Accidental transmission of thrombo-angiitis obliterans from man to man. Proc. Mayo Clin. **11**, 641 (1936). — ALLEN, E., and H. W. MEYERDING: Surgical procedure in obliterative vascular disease (thrombo-angiitis obliterans). A report of 45 cases. Surg. Gynec. Obstet. **46**, 260 (1928). — ALLEN, E. V., and F. A. WILLIUS: Disease of coronary arteries associated with thrombo-angiitis obliterans of extremities. Ann. intern. Med. **3**, 35 (1929). — ALTSCHUL, R.: Cerebral endarteriitis obliterans in an infant. J. Neuropath. exp. Neurol. **8**, 204 (1949). — AMINJEW, A. M.: Veranlagung und Beruf als Ursache für die Entstehung von „spontaner Gangrän". Langenbecks Arch. klin. Chir. **166**, 320 (1931). —

AMMUNDSEN and LUNN: Acute fatal kidney lesion in salvarsan-treated syphilitics (obliterating endarteritis of the kidney). Acta med. scand. 112, 68 (1942). — ANGELESCU, G., G. GEORGESCU and G. V. BUZOIANU: Exanthematous typhus as etiologic factor in chronic arteritis obliterans. Spitalul 50, 401 (1930). — ANIKIN, I. D., S. I. BANAITIS, V. I. POPOV and N. N. SAMARIN: Pathogenesis of endarteritis obliterans. Vestn. Chir. 71, 16 (1951). — ANTONI: Buerger's disease, thrombo-angiitis obliterans, in the brain. Acta med. scand. 108, 502 (1941). ARCE, J., u. A. INTROZZI: Die chirurgische Behandlung der Endarteriitis obliterans. Rev. Cir. (B. Aires) 13, 631 (1934). — ARKANIKOW: 140 surrénalectomies nouvelles à la clinique d'Oppel. Lyon chir. 31, 521 (1934). — ASANG, E., u. H. MITTELMEIER: Die stenosierende und obliterierende Gefäßerkrankung der inneren Organe. Münch. med. Wschr. 98, 1604 (1956). — ASCHOFF, L.: Spezielle pathologische Anatomie, 8. Aufl. Gustav Fischer 1936. — ASSMANN: Über periphere Gefäßstörungen im jugendlichen und mittleren Lebensalter. Verh. dtsch. Ges. inn. Med. 41, 477 (1929). — Über periphere Gefäßstörungen. Dtsch. med. Wschr. 1932, 1384. — ATLAS: A case of Buerger's disease in an old woman. Amer. Heart J. 26, 120 (1943). — AUDIER, M.: Le coeur dans les artérites des membres; considérations cliniques, pronostiques et thérapeutiques. Marseille-méd. 90, 313 (1953). — AVERBUCK, S., and S. SILBERT: Thromboangiitis obliterans. IX. The cause of death. Arch. intern. Med. 54, 436 (1934).

BABKIN, S.: Die Schlammbehandlung der obliterierenden Endarteriitis. Kurortol. i Fisioter. 2, 71 (1935). — BACH, V. A.: Symptomatology in thromboangiitis obliterans; importance of early diagnosis. Prens. méd. argent. 37, 2391 (1950). — BAECKMANN, C.: Zur Behandlung der Buergerschen Krankheit. Med. Klin. 1950, 603. — BÄHL, E.: Die Behandlung der Endangitis obliterans mit Nebennierenrindenhormon. Dtsch. Z. Chir. 255, 616 (1942). — BAKER, G., and TH. B. MASSELL: An exploratory study of personality factors in thromboangiitis obliterans. — A study of 18 patients. Angiology 7, 319 (1956). — BAL, V.: Spontangangrän im Astrachangebiet. Ž. sovrem. Chir. 6, 365 (1931). — BARDELLI, S., e G. MICHELI-PELLEGRINI: Arterite bürgeriana con manifestazioni reumaticosclerodermiche. Brillanti risultati da terapia associata con antistaminici ed anticoagulanti. Settim. med. 38, 424 (1950). BARKER, N.: Results of treatment of thrombo-angiitis obliterans by foreign protein. J. Amer. med. Ass. 97, 841 (1931). — The tobacco factor in thrombo-angiitis obliterans. Proc. Mayo Clin. 6, 65 (1931). — Vasoconstrictor effects of tobacco smoking. Proc. Mayo Clin. 8, 284 (1933). — The danger of gangrene of the toes in thrombo-angiitis obliterans and arteriosclerosis obliterans. J. Amer. med. Ass. 104, 2147 (1935). — Lesions of peripheral nerves in thromboangiitis obliterans; a clinicopathologic study. Arch. intern. Med. 62, 271 (1938). — BARRON and LINENTHAL: Thrombo-angiitis obliterans; general distribution of the disease. Arch. Surg. (Chicago) 19, 735 (1929). — BASEVI, A., e G. DAGNINI: La lattacidemia nelle arteriti periferiche. Rass. Fisiopat. clin. ter. 24, 733 (1952). — BAUER,: Neurologische Störungen bei Thromboangiitis obliterans. Klin. Wschr. 1935, 204. — BAUER u. WINKELBAUER: Exstirpation der lumbalen Sympathicusganglien bei einem Fall von Endarteriitis obliterans. Wien. klin. Wschr. 43, 1423 (1930.) — BAUER, J., u. G. RECHT: Über spastische und obliterierende Gefäßprozesse mit und ohne ischämische Ernährungsstörungen. Wien. Arch. inn. Med. 23, 11 (1933). — BAUER, K. H.: Die Chirurgie des lumbalen Sympathikus. Internat. Chir. Kongr. Kairo 1936. Ref. Zbl. Chir. 641 (1936). — BAUMGARTEN: Verein für wissenschaftliche Heilkunde zu Königsberg i. Pr., Sitzg vom 19. II. 1883. Berl. klin. Wschr. 1883, 507. — BAX, H. R.: Hypertonische Salzlösung bei Thromboangiitis obliterans. Ned. T. Geneesk. 1936, 4191. — BAZY, L.: Deux cas d'artériectomie pour artérite oblitérante segmentaire. Bull. Soc. nat. Chir. 61, 70 (1935). — BEALE, S.: Insuline in obliterative lesions of the blood vessels. Amer. J. Surg. 17, 413 (1932).— BECKER, J., A. BERNSMEIER, K. SIEMONS u. E. WOLFERT: Zur Thrombangitis obliterans cerebri. Dtsch. med. Wschr. 79, 1085 (1954). — BECKER, S.: Erfahrungen mit der Saug-Druckbehandlung peripherer Durchblutungsstörungen. Med. Klin. 1937, 1133. — BENDER: Erfahrungen mit der Hormonbehandlung nach Frey. Zbl. Chir. 61 (1932). — BENEDEK, T.: Disintegration due to endarteritis obliterans of a reverdin skin graft covering total avulsion of the scalp. Plast. reconstr. Surg. 6, 287 (1950). — BENOIT: Beitrag zur Angiitis productiva obliterans. Z. Kreisl.-Forsch. 23, 261 (1931). — BENSMANN, M.: Die Bedeutung der Bleivergiftung für die Ätiologie der Gangraena spontanea. Vrač. Delo 9, (1926). Ref. Zentr.-Org. ges. Chir. 41, 239. — BERBLINGER, W.: Diskussionsbemerkungen zu GRUBER: Zur Buergerschen Thrombangiitis obliterans, S. 301. 1929. — Schwere generalisierte Arteriitis bei Serumkrankheit des Menschen. Virchows Arch. path. Anat. 318, 155 (1950). — BERENS, S. N.: The use of sodium thiosulfate and sodium iodide in a case of Buerger's disease (thromboangiitis obliterans). J. Chemother. 13, 106 (1936). — BERMAN, L. G., and F. R. RUSSO: Abdominal angina. New Engl. J. Med. 242, 611 (1950). — BERNARDI, R., E. BONOMO e M. CHIRICO: Sul comportamento dei glicoproteidi serici nelle arteriopatie obliteranti croniche. Med. int. (Milano) 62, 145 (1954). — BERNHARD, A.: Summary of the chemical blood findings in thromboangiitis obliterans. Med. Rec. (N.Y.) 97, 430 (1920). — BERNHEIM, B. M.: Amputation following „Pavaex" treatment. Report of a case. Ann. Surg. 102 (1935). — BICKEL, G.: Essai de traitement de l'artérite sténosante des extrémités par la vitamine B 1. Rev. méd.

Suisse rom. **57**, 321 (1937). — BIELSCHOWSKY, M.: Neuropathologische Mitteilungen. Z. ges. Neurol. Psychiat. **155**, 313 (1936). — Zerebrale Veränderungen bei einem Fall von Winiwarter-Buergerscher Krankheit. Z. ges. Neurol. Psychiat. **155**, 329 (1936). — BIER, A.: Diskussion zu STAPF (Verh. Berliner Ges. Chir. 21. 10. 1929). Klin. Wschr. **9**, 326 (1930). — Sitzungsbericht vom 11. XI. 1929. Zbl. Chir. **57**, 152 (1930). — Aussprache zum Thema „Extremitätengangrän". Chir. Kongr. 1932. Langenbecks Arch. klin. Chir. **173**, 86 (1932). — BIERMAN, W.: Diagnosis and treatment of peripheral vascular disease by physical agents. N.Y. St. J. Med. **36**, 19 (1936). — BIETENDÜFEL: Akute Blutdrucksteigerung nach Priscol. Münch. med. Wschr. **1941**, 888. — BILLI, A.: Considerazioni su reperti istologici vasali in arto per gangrena spontanea. Clin. Chir. (Milano) **11**, 619 (1935). — BILLROTH, TH.: Chirurgische Erfahrungen XII, 1860—1867 Zürich. Langenbecks Arch. klin. Chir. **10**, 749—893 (1869). — BIRCHER, W.: Ein Fall von Endarteriitis obliterans. Münch. med. Wschr. **1937**, 168. — BIRNBAUM, W., M. PRINZMETAL and CH. CONNOR: Generalized thromboangiitis obliterans; report of a case with involvement of retinal vessels and suprarenal infarction. Arch. intern. Med. **53**, 410 (1934). — BJÖRNBOE, M., and J. PIPER: Case of endarteritis obliterans in medium-sized vessels of kidney. Acta scand. med. **133**, 373 (1947). — BLASI, A. DE: I reperti di autopsia nel morbo di Buerger. Pathologica **26**, 258 (1934). — BLOCH, E.: Acetylcholin bei arteriosklerotischen Schmerzen und Gangrän. Hospitalstidende 1014 (1931). — BLOCK, W.: Die Durchblutungsstörungen der Gliedmaßen. Berlin: W. de Gruyter & Co. 1951. — Zur Begutachtung peripherer Durchblutungsstörungen. Dtsch. med. Wschr. **77**, 1261 (1952). — BLONDIN, S.: Maladie de Buerger. Ablation de la capsule surrénale gauche par la voie antérieur parapéritonéale de Louis Bazy. Bull. Soc. nat. Chir. **59**, 146 (1933). Ref. Zentr.-Org. ges. Chir. **63**, 92. — BOCK: Zit. nach OPPEL, Lyon chir. **24**, 1 (1927). — BOCK, H. E.: Die Bedeutung der allergischen Pathogenese bei der Arteriitis. Verh. dtsch. Ges. inn. Med. **60**, 391 (1954). — BODECHTEL: Leitsymptom Krampf. Münch. med. Wschr. **193**, 354 (1951). — BÖTHER: Z. ges. Tierheilk. **6**, 425 (1839). Zit. nach ERB 1898. — BOHLE, A.: Über Aortenthrombose bei Winiwarter-Bürgerscher Krankheit. Zugleich ein Beitrag zur Frage der Beziehungen zwischen Aortenthrombose und Hochdruck. Z. Kreisl.-Forsch. **39**, 531 (1950). — BOLLOBÁS: Ein neues Verfahren zur Diagnostik bei Endarteriitis mit dem Szirmaischen Myotonograph. Z. ges. inn. Med. **9**, 1253 (1954). — BOLO, B.: Behandlung der Endarteriitis obliterans der Gliedmaßen. Rev. Cir. (B. Aires) **13**, 615 (1934). Ref. Zentr.-Org. ges. Chir. **73**, 449. — BORCHARD: Beiträge zur primären Endarteriitis obliterans. Dtsch. Z. Chir. **44**, 131 (1896). — Aussprache zu K. DENECKE, Pathologisch-anatomische Untersuchungen zur Ätiologie der juvenilen Gangrän. Langenbecks Arch. klin. Chir. **177**, 146 (1933). — BORCHARDT: Endarterielle Gefäßneubildung. Virchows Arch. path. Anat. **259**, 373 (1926). — BORGHETTI, U., e V. ROVATI: Il potere. antijaluronidasico del sangue nelle arteriopatie periferiche. Atti Soc. lombardo Sci. med. biol. **7**, 360 (1952). — BOROVANSKY, M.: Radiumbehandlung der Endarteriitis obliterans. Čas. Lék. česk. **1933**, 463. — BOSSE, H. J.: Der zeitliche Verlauf der Endarteriitis obliterans. Inaug.-Diss. Berlin 1938. — BOTHE, F.: Lumbar sympathectomy in Buerger's disease. Ann. Surg. **97**, 461 (1933). — BOULEY: Arch. méd. **27**, 425 (1831). Zit. nach ERB 1898. — BOULIN, R., P. UHRY et NOGRETTE: Résultats de la première endartériectomie désoblitérante iliaque primitive, après trente mois d'observation. Bull. Soc. méd. Hôp. Paris **66**, 981 (1950). — BOYD, C. H., and L. G. LEWIS: Nephrectomy for arterial hypertension; preliminary report. J. Urol. (Baltimore) **39**, 627 (1938). — BRACCI, U., e G. BELLUCCI: Comportamento e significato della curva ematica da carico istaminico nella tromboangiotie obliterante. Rass. Neurol. veg. **9**, 23 (1951). — BRACHETTO BRIAN, D.: Mecanismo de la obliteracion arterial en la llamada enfermedad de Buerger. Arch. Inst. Cardiol. Méx. **23**, 484—515 (1953). — BRAEUKKER, W.: Gibt es eine traumatische Arteriitis? Langenbecks Arch. klin. Chir. **173**, 781 (1932). — Über die Ursache der Arterienentzündungen. Münch. med. Wschr. **1935**, 1186. — Die Heilerfolge bei den Gefäßerkrankungen an den Extremitäten. Verh. dtsch. Ges. Kreisl.-Forsch. **36**, 319 (1936). — BRASS: Aortenthrombose und Hochdruck. Verh. dtsch. Ges. Path. **234** (1950). — BRAUN: Diskussionsbemerkung zum Vortrag ZOEGE V. MANTEUFFEL über angiosklerotische Gangrän. Verh. dtsch. Ges. Chir. **20**, 156 (1891). — BRAUN, W.: Extremitätengangrän (Aussprache). Langenbecks Arch. klin. Chir. **173**, 86 (1932). — BRAUNER, R., E. SORIN and A. CONSTANTINESCU: Serum transaminase activity in syndromes of peripheral ischaemia. Med. interna (București) **10**, 85 (1958). — BREBNER, J. W.: The case-incidence of thrombo-angiitis obliterans as seen in Johannisburg. Diagnosis and treatment. J. med. Ass. S. Afr. **2**, 348 (1928). — BREDT, H.: Entzündung mit Sklerose der Lungenschlagader. Virchows Arch. path. Anat. **308**, 60 (1941). — Über die Sonderstellung der tödlichen jugendlichen Coronarsklerose und die gewebliche Grundlage der akuten Coronarinsuffizienz. Beitr. path. Anat. **110**, 295 (1949). — BREIDENBACH and PALMER: Thrombo-angiitis obliterans in the negro. Amer. Heart J. **33**, 849 (1947). — BROBEIL, A.: Hirndurchblutungsstörungen. Monographie, Stuttgart 1950. — BROFELDT, S. A.: Pathologisch-anatomische und klinische Studien über die Extremitätennekrose. Mit besonderer Berücksichtigung der Pathogenese und Ätiologie. Acta Soc. Med. „Duodecim" **14**, 1 (1932). — BROTSCHNER: Proc. Soc. exp.

Biol. (N.Y.) **40**, 204 (1949). — BROWN, G.: Thrombo-angiitis obliterans. Buerger's disease. Surg. Gynec. Obstet. **58**, 297 (1934). — BROWN, G., and E. V. ALLEN: Thromboangiitis obliterans. Philadelphia 1928. — Thrombo-angiitis obliterans. London 1929. — BROWN, G. E., E. V. ALLEN u. H. R. MAHORNER: Thrombo-angiitis obliterans; clinical, physiologic and pathologic studies, p. 219. Philadelphia: W. B. Saunders Company 1928. — BROWN, G. E., G. W. CRAIG and A. W. ADSON: The selection of cases of thromboangiitis obliterans and other circulatory diseases of the extremities for sympathetic ganglionectomy. Amer. Heart J. **10**, 143 (1934). — BRUK, A. M., and M. P. VILIANSKII: Problem of the significance of serial vasography during life as a diagnostic method in diseases of the arterial system. Chirurgija H. 2, 51—59 (1951). [Russisch.] — BÜCHSEL, H., u. B. SCHMIDT: Untersuchungen über die Lagerungsprobe in der Diagnostik der peripheren Durchblutungsstörungen. Z. Kreisl.-Forsch. **40**, 100 (1951). — BÜDINGER, K.: Wo beginnt die Spontangangrän der unteren Extremität? Wien. klin. Wschr. **1932**, 1119. — BUERGER, LEO: Thrombo-angiitis obliterans: a study of the vascular lesions leading to presenile spontaneous gangrene. Amer. J. med. Sci. **136**, 567 (1908). — The veins in thromboangiitis obliterans: with particular reference to arteriovenous anastomosis as a cure for the condition. J. Amer. med. Ass. **52**, 1319 (1909). — The association of migrating thrombophlebitis with thrombo-angiitis obliterans. Int. Clin. **3**, 84 (1909). — Thrombophlebitis migrans der oberflächlichen Venen bei Thromboangiitis obliterans. Mitt. Grenzgeb. Med. Chir. **21**, 353 (1910). — Is thrombo-angiitis obliterans an infectious disease? Surg. Gynec. Obstet. **19**, 582 (1914). — Concerning vasomotor and trophic disturbances of the upper extremities; with particular reference to thrombo-angiitis obliterans. Amer. J. med. Sci. **149**, 210 (1915). — The pathological and clinical aspects of thromboangiitis obliterans. Amer. J. med. Sci. **154**, 319 (1917). — The pathology of thromboangiitis obliterans. Med. Rec. (N.Y.) **97**, 431 (1920). — The circulatory disturbances of the extremities; including gangrene, vasomotor and trophic disorders, p. 628. Philadelphia. W. B. Saunders Company 1924. — Thrombo-angiitis obliterans; experimental reproduction of lesions. Arch. Path. (Chicago) **7**, 381 (1929). — Thrombo-angiitis obliterans: a study of the vascular lesions leading to presenile spontaneous gangrene. Amer. J. Med. **13**, 526 (1952). — BÜTTNER, G.: Extremitätengangrän (Aussprache). Langenbecks Arch. klin. Chir. **173**, 110 (1932). — BUNGE: Zur Pathogenese und Therapie der verschiedenen Formen der Gangrän an den unteren Extremitäten. Langenbecks Arch. klin. Chir. **62**, 179 (1900). — Zur Pathologie und Therapie der durch Gefäßverschluß bedingten Formen der Extremitätengangrän. Langenbecks Arch. klin. Chir. **63**, 467 (1901). — BURCKHART, T.: Klinischer Beitrag zu der cerebralen Form der Winiwarter-Buergerschen Krankheit (Thromboendangiitis obliterans). Langenbecks Arch. klin. Chir. **205**, 360 (1944). — Die cerebrale Form der Winiwarter-Bürgerschen Krankheit; ein neuer operativer Behandlungsweg. Chirurg **21**, 409 (1950). — BURKE, CH., and H. MEYERDING: Results in relation to the site of amputation in thrombo-angiitis obliterans. Surg. Gynec. Obstet. **53**, 389 (1931). — BUROW: Spontane Gangrän am Fuße, Amputation des Oberschenkels, Heilung. Virchows Arch. path. Anat. **38**, 569 (1867). — Gangraena pedis infolge von Arteriitis obliterans femoralis. Berl. klin. Wschr. **1883**, 507. — BUTZENGEIGER, KARL H.: Über periphere Zirkulationsstörungen bei chronischer Arsenvergiftung. Klin. Wschr. **19**, 523 (1940). — Über die chronische Arsenvergiftung. Dtsch. Arch. klin. Med. **194**, 1 (1949).

CALDÉRON-MONTERO, J., u. P. PÉREZ-GONZÁLEZ: Die Behandlung der Thrombangiitis obliterans. Consejo gen. Col. Méd. esp. **6**, 36—37 (1949). [Spanisch.] — CAMPBELL, K. N., B. M. HARRIS and F. A. COLLER: A follow-up study of patients with thromboangiitis obliterans (Buerger's disease). Surgery **26**, 1003 (1949). — CARBAJAL, C.: Tratamiento de la tromboangeitis obliterante de los miembros inferiores. Rev. méd. peru. **23**, 442 (1950). — CARFIS, P. G.: Zur Diagnostik der einzelnen Stadien der Endarteriitis und ihrer Therapie. Klin. Med. (Mosk.) **12**, 35—38 (1950). [Russisch.] — CARSTENSEN, G.: Der Einfluß der Endangiitis obliterans auf die Nierenfunktion. Tagg Mittelrhein. Chir. 6.10.1956 Gießen. — Zur Endangiitis obliterans der inneren Organe unter besonderer Berücksichtigung der Endangiitis obliterans intestinalis. Chirurg **29**, 125 (1958). — Zur Klinik der endangiitischen Aortenthrombosen. Dtsch. med. Wschr. **83**, 796 (1958). — CASTEX, M. R., and A. V. DI CIÓ: Considerations on case of symmetrical multiple cutaneous gangrene. Urol. cutan. Rev. **43**, 407 (1939). — CASTIGLIONI, G. C.: Ghiandole surrenali ed endoarterite obliterante. Minerva cardioangiol. (Torino) **4**, 100 (1956). — CASTIGLIONI, G. C., and P. PAROLA: L'eliminazione urinaria di steroidi androgeni ed estrogeni in alcuni individui affetti da morbo di Bürger. Osped. maggiore **39**, 319 (1951). — CASTRO, B. DE, C. FORATTINI e G. PETRIN: Ricerche sulla coagulazione del sangue venoso e arterioso in soggetti normali e arteritici. Arch. Pat. Clin. med. **31**, 37 (1954). — CATTAN, R., et P. FRUMUSAN: Le facteur vasculaire dans la maladie ulcéreuse. Arhc. Mal. Appar. dig. **42**, 502 (1953). — CAWADIAS, A.: Les syndromes polyariteritiques. C. R. Soc. Biol. (Paris) **76**, 1055 (1922). — Endarteriitis obliterans of the extremities. Brit. med. J. **1930 I**, 234. — CEELEN, W.: Über Extremitätenbrand. Langenbecks Arch. klin. Chir. **173**, 742 (1932). — CEELEN, W., u. E. v. REDWITZ: Beitrag zur Spontangangrän der

Extremitäten. Dtsch. Z. Chir. **234**, 613 (1931). — Cerrini, J., e F. Bardi: 'L'endoangioite obliterante intesa quale forma sistemica, alla luce di alcune indagini cliniche e di laboratorio. Osped. maggiore **41**, 169 (1953). — Champy, Ch.: Le caractère ambosexuel des hormones génitales et ses conséquences. Bull. Acad. Méd. (Paris) **113**, 915 (1935). — Charcot: Comptes rendues et mémoires de la Soc. de Biologie 2. sér., p. 225. Progrès méd. (Napoli) Nr 32 et 33 (1887). Zit. nach Erb. — Chlumský: Attempt at a causal treatment of the migrating venous inflammation in Winiwarter-Bürger's obliterating thromboangiitis. Čas. Lék. čes. **94**, 1364 (1955). — Chvilivickaja, M. J.: Die Therapie der Thromboangiitis obliterans mit Angiotrophin. Klin. Med. (Mosk.) **28**, 65 (1950). [Russisch.] — Cid dos Santos, J.: Note sur la désobstruction des anciennes thromboses artérielles. Presse méd. **1949**, 454. — Ció, A. V. di, y O. A. di Ció: Claudicación intermitente de las arterias mésentericas. Pren. méd. argent. **42**, 287 (1955). — Clara, M.: Anatomie und Biologie des Blutkreislaufs der Niere. Arch. Kreisl.-Forsch. **3**, 42 (1938). — Cloetens, W.: Les méthodes actuelles d'exploration et de traitement des endartérites des membres. Brux. méd. **30**, 1105 (1950). — Cobet, R.: Zur konservativen Behandlung der Extremitätengangrän. Verh. dtsch. Ges. inn. Med. 480 (1929). Cohen and Barron: Thrombo-angiitis obliterans with special reference to its abdominal manifestation. New Engl. J. Med. **214**, 1275 (1936). — Cohn and Benson: Iontophoresis of acetyl-beta-methylcholine chlorid in peripheral vascular diseases. Arch. phys. Ther. **18**, 583 (1937). — Collens, W. S.: Two quantitative tests of peripheral vascular obstruction. Amer. J. Surg. **34**, 71 (1936). — Collens, W. S., and N. D. Wilensky: Peripheral vascular diseases. Springfield, Ill.: Ch. C. Thomas 1953. — Constam, H.: Primary involvement of the upper extremities in thromboangiitis obliterans. Amer. J. med. Sci. **174**, 530 (1927). — Conti, A.: Il valore della velocità di eritrosedimentazione nelle arteriopatie obliteranti croniche periferiche. Rif. med. **70**, 360 (1956). — Conti, C., L. Cavallini e F. Casalini: L'idrocortisone per via intraarteriosa nella malattia di Winiwarter-Buerger. Folia endocr. (Pisa) **7**, 73 (1954). — Conway, J. H.: Obliterative vascular disease; report of 51 cases treated with passive vascular exercise. J. Amer. med. Ass. **106**, 1153 (1939). — Cottenot, P.: Zur Röntgenbestrahlung der Endarteriitis obliterans. Strahlentherapie **56**, 569 (1936). — Cserna, St.: Arteriitis obliterans mit analogen Veränderungen in den Venen. Wien. Arch. inn. Med. **12**, 213 (1926). — Thromboangiitis obliterans. Verh. dtsch. Ges. inn. Med. **42**, 344 (1930). — Cuccati, E.: Terapia medica e chirurgica associated nel morbo di Bürger. Arcisped. S. Anna Ferrara **6**, 305 (1953).

D'Agostino, A., e M. Risi: Primi risultati dell'ultrasuonoterapia nella cura della malattia di Buerger nell'ospedale San Camillo in Roma. Minerva med. (Torino) **1951** II, 654. — Danielopolu, D., A. Aslan et J. Marcou: Les bases physiologiques du traitement chirurgical des artérites des membres, sympathicotomie interlombo-sacrée. Presse méd. **1933**, 668. — Davis and Perret: Cerebral thrombo-angiitis obliterans. Brit. J. Surg. **34**, 307 (1947). — Davis, H. A., and L. D. King: A comparative study of thromboangiitis obl. in white and negro patients. Surg. Gynec. Obstet. **85**, 597 (1947). — Dawydowskie: Pathologische Anatomie und Pathologie des Fleckfiebers. Ergebn. allg. Path. path. Anat. **20**, 571 (1924). — Dazzi, P.: Contributio clinico alla localizzazione cerebrale del morbo di Winiwarter-Buerger. G. Clin. med. **34**, 12 (1953). — Delitala, P.: Il morbo di Buerger: T. A. O., sua identificazione con la endoarterite ed endoflebite con trombosi. Studi sassar. **13**, 205 (1935). — Dellen, van, and Wright: Thromboangiitis in women. Amer. Heart J. **13**, 373 (1937). — Denecke, K.: Pathologisch-anatomische und klinische Untersuchungen zur Ätiologie der juvenilen Gangrän. Langenbecks Arch. klin. Chir. **177**, 695 (1933). — Zur Behandlung der Spontangangrän. Zbl. Chir. 964 (1934). — Die konservative Behandlung der Endarteriitis obliterans. Zbl. Chir. 2304 (1938). — Symptomatische Aufteilung der Endarteriitis obliterans. Zugleich ein Versuch zur Klärung der Ätiologie. Langenbecks Arch. klin. Chir. **201**, 339 (1941). — Das Schicksal der an Arteriitis Erkrankten. Langenbecks Arch. klin. Chir. **268**, 506 (1951). — Denk, W.: Die Kapillarmikroskopie im Dienste der Sympathikuschirurgie. Wien. med. Wschr. **1935**, 679. — Zur Chirurgie der peripheren Gefäßerkrankungen. Wien. klin. Wschr. **1937**, 427. — Zur Behandlung der Embolie. XIII. Alpenländische Ärztetagg in Salzburg am 24. u. 25. 9. 1937. Zbl. Chir. **65**, 396 (1938). — Deschamps, P. N.: Les règles générales du traitement des thromboartérites des membres inférieurs. Sud méd. chir. **87**, 3407 (1954). — Deutsch: Zur Frage der Thrombophlebitis migrans. Zbl. Chir. **62**, 2732 (1935). — Dietrich: Diskussion zu Dürck. Verh. dtsch. path. Ges. **25**, 290 (1930). — Diez, J.: Die Behandlung der Thrombo-angiitis obliterans der unteren Extremitäten durch Resektion des lumbalen Sympathikus (75 Fälle). Rev. argent. Neur. **4**, 304 (1930). — Le traitement de la thromboangéite oblitérante des membres inférieurs par la résection du sympathique lombaire. J. Chir. (Paris) **37**, 161 (1931). — Behandlung der Thromboangiitis obliterans mittels sympathischer Gangliektomien. Rev. Cir. (B. Aires) **13**, 631 (1934). — Dimitrijew, J. P.: Zur Frage der Bedeutung der Nebennieren in der Pathogenese der Gangraena spontanea. Zbl. Chir. **52**, 1081 (1925). — Dimtza u. Jaeger: Arterielle Obliterationen der unteren Extremitäten bei der Arteriosklerose und bei der Endangitis obliterans. Fortschr. Röntgenstr. **60**, 65 (1939).

DIMTZA u. JENNY: Über arterielle Spätschäden an den Extremitäten nach Unfällen. Z. Unfallmed. Berufskr. **40**, 177 (1947). — DISSELBECK, L., u. P. UHLENBRUCK: Der Brand der Extremitäten. Ergebn. inn. Med. Kinderheilk. **47**, 606 (1934). — DODEN, W., H.-J. HILLENBRAND, F. MENNE, K.-B. PFENNINGS, H. RODECK u. N. WOLF: Pathologisch-anatomische und physiologisch-chemische Untersuchungen der Extremitätenmuskulatur bei Endangiitis obliterans und anderen chronisch peripheren Durchblutungsstörungen. Z. ges. exp. Med. **119**, 590 (1952). — DODEN, W., H.-J. HILLENBRAND, F. MENNE, H. RODEK u. N. WOLF: Physiologisch-chemische und pathologisch-anatomische Untersuchungen der Extremitätenmuskulatur bei chronischen peripheren Durchblutungsstörungen (insbesondere bei Endangiitis obliterans). Klin. Wschr. **1951**, 433. — DONAT: Über die hyperergische Panangiitis thrombotica obliterans bei chronischer Sepsis und ihre Beziehungen zur Thrombangiitis obliterans bzw. Periarteriitis nodosa. Zbl. allg. Path. path. Anat. **90**, 359 (1953). — DONATI, M.: Su la surrenalectomia per gangrena spontanea giovanile. Boll. Soc. piemont. Chir. **1**, 229 (1931). — Arterienresektion kombiniert mit einseitiger Nebennierenentfernung bei der Therapie der Endarteriitis obliterans der Extremitäten. Schweiz. med. Wschr. **1935**, 61. — DOPPLER, K.: Zur Pathogenese und Therapie der angiospastischen Diathese der Extremitätengefäße. Med. Klin. **1930**, 158. — DREYER, L.: Eigentümliche Fußgangränen aus dem Balkankriege. Zbl. Chir. **40**, 1628 (1913). — DÜRCK, H., Die sog. Thrombangiitis obliterans im Rahmen der infektiös-toxischen Gefäßentzündungen. Zbl. allg. Path. path. Anat. **48**, 370 (1930). — Die sog. „Thrombangiitis obliterans" im Rahmen der infektiös-toxischen Gefäßentzündungen. Verh. dtsch. path. Ges. **25**, 272 (1930). — Die pathologische Anatomie im Dienste der Unfallbegutachtung. Münch. med. Wschr. **1937**, 81. — DULCE, H. J.: Zur zentral-nervösen Pathogenese peripherer Durchblutungsstörungen. Ärztl. Wschr. **9**, 1163 (1954). — DURANTE, A. I.: Considerazioni anatomo-cliniche a proposito di un caso di malattia di Winiwarter-Buerger con diffusione del processo ai vasi coronari e renali. Rif. Med. **67**, 1421 (1953). — DURANTE, L.: Die Resektion der Nervi splanchnici (Pendesche Operation) bei der juvenilen Gangrän infolge von Endarteriitis obliterans und bei der Raynaudschen Gangrän. Wien. med. Wschr. **1932**, 1075. — DUTIL, A., et H. LAMY: Contribut a l'étude de l'artérite oblitérante progressive et des névrites d'origine vasculaire. Arch. Méd. exp. **5**, 102 (1893). — DUUS, P., u. H. R. FRANK: Über einen Fall von intermittierender Dyspraxie und Dysphonie. Dtsch. med. Wschr. **66**, 1185 (1940).

EDER, M.: Die Endarteriitis obliterans in der Umgebung chronischer Magengeschwüre; ein Beitrag zur Frage anatomisch feststellbarer Ulcusursachen. Frankfurt. Z. Path. **62**, 269 (1951). — EDWARDS, E. A.: Phlebitis and the diagnosis of thrombangiitis obliterans. Ann. intern. Med. **31**, 1019 (1949). — Thromboangiitis obliterans in women. Possible relation to rheumatic disease. New Engl. J. Med. **243**, 290 (1950). — EGEDY, E.: Über die Endarteriitis obliterans. Orvosképzés **27**, 43 (1937). — EGOROV, M.: Über die Pathogenese der spontanen Gangrän der Extremitäten. Verh. 1. russ. Path. Kongr., S. 451, 1925. — EICHHOLTZ, F.: Über den Einfluß von Nikotin und nikotinartig wirkenden Substanzen auf die Adrenalinsekretion. Naunyn-Schmiedeberg's Arch. exp. Path. Pharmak. **99**, 172 (1923). — EISEN, M. E., M. C. TYSON, D. MICHAEL and F. BAUMANN: Adhesiveness of blood platelets in arteriosclerosis obliterans, thromboangiitis obliterans, acute thrombophlebitis, chronic venous insufficiency and arteriosclerotic heart disease. Circulation **3**, 271 (1951). — ELANSKIJ, N. N., u. A. A. BEGELMAN: Die Cortico-Organ-Theorie der Entstehung der Endarteriitis obliterans. Chirurgija **9**, 43 (1950). [Russisch.] — ELOESSER, L.: Einige Bemerkungen über den arteriosklerotischen und über den thromboarteriitischen Brand. Dtsch. Z. Chir. **189**, 95 (1925). — ELSCHNER, HORST: Die Phlebitis saltans und das Krankheitsbild der Endangiitis obliterans. Derm. Wschr. **127**, 534 (1953). — EMMRICH, R., u. H. PETZOLD: Über den Lokalisatoreffekt in der Pathogenese der experimentellen Endangiitis. Klin. Wschr. **1952**, 488. — EPPINGER, H. u. R. WAGNER: Zur Pathologie der Lunge. Wien. Arch. inn. Med. **1**, 88 (1920). — ERB, K. H.: Über periphere Gefäßstörungen (Aussprache). Dtsch. med. Wschr. **1932**, 1385. — ERB, W.: Über das intermittierende Hinken und andere nervöse Störungen infolge von Gefäßerkrankungen. Dtsch. Z. Nervenheilk. **13**, 1 (1898). — Über Dysbasia angiosclerotica („intermittierendes Hinken"). Münch. med. Wschr. **1**, 905 (1904). — Klinische Beiträge zur Pathologie des „intermittierenden Hinkens" (der „Dysbasia angiosclerotica"). Münch. med. Wschr. **57**, 1105, 1181 (1910). — Zur Ätiologie der Endarteriitis obliterans. 101. Tagung Vereinigg. Niederrhein.-Westfälischer Chirurgen. Zbl. Chir. **75**, 254 (1950). — ERBSLÖH, F., u. F. KATZMEIER: Polyneuritis bei Thrombangiitis obliterans. Klinische und pathologisch-anatomische Studie. Arch. Psychiat. Nervenkr. **183**, 703 (1950). — ESSEN: Hemiplegie bei Endarteriitis obliterans. Dtsch. Z. Nervenheilk. **138**, 99 (1935). — EULER, U. v.: Noradrenalin als Nebennieren- und Sympathicushormon. Dtsch. med. Wschr. **75**, 1675 (1950). — Noradrenaline in hypotensive states and shock. Physiological aspects. Lancet **1955**, 151. — EWALD: Zur Morphologie der Immunitätsreaktionen mit besonderer Berücksichtigung des Gefäßendothels. Beitr. path. Anat. **83**, 681 (1929).

FÄNGE u. LINDQUIST: Fall av Morbus Buerger med cerebrala symptom. Nord. méd. **25**, 592 (1945). — FAIVRE, G., C. PERNOT et R. LAGARDE: Les troubles coronariens au cours des artérites des membres. Presse méd. **73**, 1515 (1954). — FALTIN, R.: Ein durch Resektion geheilter Fall von Gangrän des Dickdarms im Gebiet der A. mesenterica inferior nebst einem Verfahren, die Kontinuität des Darms durch ein Stück Ileum wiederherzustellen. Dtsch. Z. Chir. **114**, 215 (1912). — FARBER, E. M., and M. H. McLAIN: Primary involvement of upper extremities in thromboangiitis obliterans. A.M.A. Arch. Derm. Syph. **64**, 352 (1951). — FARKAS: Endarteriitis obliterans. Münch. med. Wschr. **79**, 1117 (1932). — FATHERREE, T. J., u. CECIL HURST: The treatment of thromboangiitis obliterans. Amer. Heart J. **22**, 180 (1941). FÉHÉR u. ZAK: Zur Kritik der „Gefäßschmerzen". Wien. klin. Wschr. **43**, 596 (1930). — FELDBERG: Gegenwärtige Probleme auf dem Gebiet der chemischen Übertragung von Nervenwirkungen. Naunyn-Schmiedeberg's Arch. exp. Path. Pharmak. **212**, 64 (1950). — FELLER, A.: Problems of healting endarteriitis obliterans. Scripta med. (Brno) **23**, 159—181 mit engl. Zus.fass. 180—181 (1950). [Tschechisch.] — FERITTA, S.: Sul trattamento della tromboangioite obliterante mediante surrenalectomia e gangliectomia lombare omolaterali (Osservazioni cliniche.) Pat. sper. **42**, 27 (1954). — FERRAND, J., et C. ELBAZ: Le problème théoretique de la surrénalectomie bilatérale pour artérite chronique. J. Chir. (Paris) **72**, 369 (1956). — FERRERO, R.: La componente venosa nel quadro delle arteriopatie obliteranti periferiche croniche. Minerva med. (Torino) **1951 II**, 955. — FEYRTER, F.: Über neurovasculäre Fibromatose nach Untersuchungen am menschlichen Magen-Darmschlauch. Virchows Arch. path. Anat. **317**, 221 (1949). — FILATOV, A.: Die unmittelbare Beeinflussung der Spontangangrän durch die lumbale Sympathektomie und ihre Dauerwirkung. Dtsch. Z. Chir. **244**, 491 (1935). — FIRRAO, L.: La tromboangioite obliterante (malattia di Leo Buerger). Napoli F. Bideri. Ref. Zentr.-Org. ges. Chir. **61**, 48 (1931). — FISCHER: Über einen Fall von zerebraler Form der v. Winiwarter-Buergerschen Krankheit. Beitr. path. Anat. **106**, 521 (1942). — FISHER, R. L., M. ZUKERMAN and D. N. SWEENY jr.: Thrombo-angiitis obliterans in women. Report of case. Angiology **2**, 132 (1851). — FOERSTER u. GUTTMANN: Cerebrale Komplikationen bei Thrombangiitis obliterans. Arch. Psychiat. Nervenkr. **100**, 506 (1933). — FOLKOW, B., and U. S. v. EULER: Selective activation of noradrenaline and adrenaline producing cells in the cat's adrenal gland by hypothalamic stimulation. Circulat. Res. **2**, 191 (1954). — FOLLI, GEROLA e MONTORSI: Incidenza della mallattia coronaria nell: arteriosclerosi obliteranti e nella tromboangiosi. Minerva cardioangiol. (Torino) **3**, 631 (1955). — FONTAINE: Europäisches Gespräch, Darmstadt am 11. u. 12. XI. 1955. „Angiologie im Rahmen der Gesamtmedizin". — FONTAINE, R.: A propos du traitement des artérites oblitérantes par les résections artérielles. Bull. Soc. nat. Chir. **57**, 1184 (1931). — FONTAINE, KIM, KIENY, SIBILLY et TESSAROLO: Les facteurs endocrino-sympathiques dans la thrombose artérielle périphérique. Arch. Mal. Coeur **47**, 480 (1954). — FONTAINE, R., A. HOUOT et J. DOS SANTOS: Les effects circulatoires comparés des sympathectomies lombaires hautes et basses. Application des notions acquises à la physiologie et la thérapeutique. Lyon chir. **34**, 257 (1937). — FONTAINE, R., P. MANDEL, E. KEMPF, M. KIM u. G. JUNG: Adrenalin- und Noradrenalinausscheidung im Urin bei obliterierenden Arteriitiden der Extremitäten. Presse méd. **30**, 1225 (1959). — FONTAINE, R., R. RIVEAUX, M. KIM et R. KIENY: Le traitement chirurgical des oblitérations artérielles chroniques des membres. I. Kongr. der Europ. Ges. Cardiovasculäre Chirurgie, Straßburg, Kongr.-Bd., S. 330—331, 1952. — De la valeur de la surrénalectomie et de la splanchnicectomie dans le traitement de certaines artérites oblitérantes. Rev. Chir. (Paris) **72**, 193 (1953). — FONTAINE, R., et R. SCHATTNER: Les bases expérimentales de l'artériectomie. J. Chir. (Paris) **46**, 849 (1935). — FOSSEL, M.: Über juvenile Gangrän (Thromboangiitis obliterans). Frankfurt. Z. Path. **47**, 181 (1934). — FRANK, N.: Thromboangiitis obliterans in women. Review and report of a proved case. J. med. Soc. N. Jersey **49**, 26 (1952). — FREEMANN, N.: Influence of temperature on development of gangrene in peripheral vascular disease. Arch. Surg. (Chicago) **40**, 326 (1940). — FREEMAN, N. E., F. H. LEEDS, W. C. ELLIOT and S. J. ROLAND: Thromboendarterectomy for hypertension due to renal artery occlusion. J. Amer. med. Ass. **146** 1077 (1954). — FREY, E. K.: Über ein neues inneres Sekret des Pankreas, das Kreislaufhormon Kallikrein, und seine therapeutische Verwendung. Dtsch. Z. Chir. **233**, 481 (1931). — Extremitätengangrän (Aussprache). Langenbecks Arch. klin. Chir. **173**, 99 (1932). — FREY, E. K., u. H. KRAUT: Nachweis und Wirkung eines Kreislaufhormons. Münch. med. Wschr. **18**, 763 (1928). — FREYSCHMIDT, P.: Langzeitbehandlung der Endangiitis obliterans mit Prednisolon. Ther. d. Gegenw. **96**, 413 (1957). — FRIED, C.: Über Röntgenbestrahlung der Thrombo-angiitis obl. und verwandter arterieller Störungen. Strahlentherapie **91**, 243 (1953). — FRIEDERICI, L.: Thrombangiitis obliterans und Polyneuritis als Folge allergisch-hypergischer Reaktion. Med. Klin. **1950**, 137—140. — FRIEDLAENDER, C.: Über Arteriitis obliterans. Med. Zbl. **65** (1876). — FRIEDLANDER, M., N. LASKEY and S. SILBERT: Studies in thrombo-angiitis obliterans (Buerger) X. Reduction in blood volume following bilateral oophorectomy. Endocrinology **19**, 461 (1935). — FRIEDLANDER, M., and S. SILBERT: Thrombo-angiitis obliterans (Buerger): VI. Chemistry of the blood. Arch. intern. Med. **48**, 500 (1931). — FRIEDLANDER, M., S. SILBERT and N. LASKEY: Toe lesions following tobacco injections in rats. Proc. Soc. exp. Biol. (N.Y.)

34, 156 (1936). — FRIEDMANN, R.: Ein Fall von obliterierender Endarteriitis. Klin. Wschr. 10, 382 (1931). — FRUMINA, D. M.: Einige Probleme der symptomatischen Therapie der Endarteriitis obliterans. Chirurgija 9, 49 (1950). [Russisch.] — FUCHS, M.: Neue Methode zur Förderung der lokalen Blutzirkulation „synkardiale Massage". Schweiz. med. Wschr. 75, 542 (1945). — Das Prinzip der synkardialen Massage und seine Anwendung. Schweiz. med. Wschr. 75, 971 (1945). — FUGAZZOLA, F.: Skeletveränderungen bei Buergerscher Erkrankung. Ann. Radiol. Fisica med. 12, 1 (1938).

GAGLIO, M.: Contributo alla conoscenza della terapia del M. di Leo Bürger. G. Med. Tisiol. 3, 227 (1953). — GALM, H.: Über die Anwendung und Erfolge der Kurzwellen bei spastischen Gefäßerkrankungen. Beitr. klin. Chir. 164, 235 (1936). — GAYLIS, H.: Thromboangiitis obliterans in a female. Angiology 8, 259 (1957). — GEIER, F.: Sinkende Morbidität, zunehmende Verkennung der Lues. Med. Klin. 53, 828 (1958). — GERLACH: Über juvenile Gangraen. Frankfurt. Z. Path. 15, 243 (1914). — GESENIUS, H.: Oszillographie und Arteriographie. Dtsch. med. Wschr. 74, 1 (1949). — GESENIUS, H., u. H. GANSAU: Zur Klinik der Thrombangiitis obliterans. Fortschr. Röntgenstr. 73, 64 (1950). — GEYER, L.: Über die chronischen Hautveränderungen beim Arsenicismus und Betrachtungen über die Massenerkrankungen in Reichenstein in Schlesien. — Arch. Derm. Syph. (Berl.) 43, 221 (1898). — GHIRON, V.: Sulla produzione sperimentale di trombo-angioiti obliteranti. Boll. Accad. med. Roma 54, 16 (1928). — La tromboangioite obliterante. Arch. ital. Chir. 23, 227 (1929). — GIAMPALMO, A.: Beitrag zur Endarteriitis obliterans des Gehirns. Dtsch. Z. Nervenheilk. 144, 166 (1937). — GIFFORD jr., R. W., and E. A. HINES jr.: Complete clinical remission in thromboangiitis obliterans during abstinence from tobacco: report of a case. Proc. Mayo Clin. 26, 241 (1951). — GIOVANNINI, ST.: Thromboangioite obliterante. Rilievi statistici e critici su venticinque osservazioni. Ann. ital. Chir. 26, 241 (1949). — Un caso di tromboangioite obliterante a localizzazione cerebrale. Minerva med. (Torino) 1950, 498—501. — GIRARDI, V. C.: Thromboangiitis; medico-social importance. Pren. méd. argent. 37, 2264 (1950). — GIRDWOOD, R. D.: Thrombo-angiitis obliterans. J. Path. Bact. 31, 549 (1928). — GJERTZ, A.: Einige diagnostische Gesichtspunkte zu den peripheren obliterierenden Arteriopathien. Svenska Läk.-Tidn. 1953, 2249. — GJØRUP, P. A.: Thromboangiitis obliterans with visceral localization. Nord. Med. 52, 1274—1276 u. engl. Zus.fass. 1276 (1954). [Dänisch.] — GLEBOWITSCH: Zit. nach OPPEL, Lyon chir. 24, 1 (1927). — GLUCH: Eutononbehandlung bei Endarteriitis obliterans. Med. Klin. 28, 194 (1932). — GOECKE: Zur Entstehung der Endarteriitis obliterans. Virchows Arch. path. Anat. 266, 609 (1927). — GÖNCZY, J. v.: Untersuchungen mit dem Pachonschen Oszillometer bei an Dysbasia intermittens angiosclerotica leidenden Kranken. Z. ges. exp. Med. 75, 504 (1931). — GÖTZEN, F. J.: Klinische Beiträge zum Hochdruck bei einseitigen Nierenerkrankungen. Z. Urol. 49, 407 (1956). — GOLDENBERG, M., K. L. PINES, E. DE F. BALDWIN, D. G. GREENE and C. E. ROH: The hemodynamic response of man to nor-epinephrine and epinephrine and its relation to the problem of hypertension. Amer. J. Med. 5, 792 (1948). — GOLDFLAM, S.: Über intermittierendes Hinken (Claudication intermittente Charcot's) und Arteriitis der Beine. Dtsch. med. Wschr. 1895, 587. — GOLDSCHEIDER: Über die Erkrankungen der peripherischen Blutgefäße. Z. ärztl. Fortbild. Nr 1 u. 2. (1928). — GOLDSMITH, G., u. G. BROWN: Pain in thromboangiitis obliterans: A clinical study of 100 consecutive cases. Amer. J. med. Sci. 189, 819, (1935). — GOLDZIEHER: Diskussion zu GRUBER, Zur Buergerschen Thromboangiitis obliterans (S. 290). Verh. Dtsch. Path. Ges. S. 300, 24. Tagg, 1929. — GOLLWITZER-MEIER: Wissenschaftliche Grundlagen der Balneotherapie peripherer Durchblutungsstörungen. Dtsch. med. Wschr. 77, 853 (1952). — GOODMAN, C.: Skin test to suggest diagnosis of recovered typhus and thromboangiitis obliterans. Bull. N. Y. Acad. Med. 11, 403, 527 (1935). — Thromboangiitis obliterans and typhus; evidence of etiologic relationship. Arch. Surg. (Chicago) 35, 1126 (1937). — GORDER, G.: High vein ligation in thrombo-angiitis obliterans. (A report of nine cases.) Ann. Surg. 90, 88 (1929). — GOUBEAUX: Rec. Méd. vét. prat. 578 (1846). Zit. nach v. HASSELBACH 1939. — GOVAERTS, J., A. GELIN et KARHAUSEN: Le traitement de l'artérite juvenile par la surrénalectomie totale bilatérale. Acta chir. belg. 53, 74 (1954). — GOVAERTS, J., et G.-R. HOFFMANN: La valeur de la thermométrie cutanée dans l'endartérite oblitérante. Acta chir. belg. 49, 586 (1950). — GOYENA, J. R.: Die obliterierende Thromboangiitis und ihre innere Behandlung. An. Inst. Modelo Clín. méd. (B. Aires) 10, 237 (1927). — GRASMANN, M.: Über die Spontangangrän der Extremitäten Jugendlicher. Münch. med. Wschr. 75, 1679 (1928). — GRASSI, PARODI, CAPPELLINI e CIANFANELLI: Esplorazione della funzione corticosurrenale nei pazienti da arteriopatie croniche obliteranti. 2. Dosaggio dei corticoidi urinari ossigenati in C_{11}. Rass. ital. Chir. Med. 3, 439 (1954). — GREENSPAN: Carcinomatous endarteritis of the pulmonary vessels resulting in failure of the right ventricle. Arch. intern. Med. 54, 625 (1934). — GREKOW: Ergebnisse der Epinephrektomie bei suprarenaler Arteriose. Zbl. Chir. 51, 2026 (1924). — GRUBER: Endarteriitis obliterans und Kältebrand. Beitr. path. Anat. 84, 155 (1930). — GRUBER, G. B.: Zur Buergerschen Thromboangiitis obliterans. Verh. dtsch. path. Ges. 24, 290 (1929). — Diskussion zu DÜRCK. Verh.

dtsch. path. Ges. **25**, 290 (1930). — Gefäßstörung und Gangrän. Z. Kreisl.-Forsch. **23**, 537, 573 (1931). — GÜTHERT, H.: Zur Kenntnis der Endarteriitis obliterans. Virchows Arch. path. Anat. **315**, 375 (1948). — GÜTTICH, H.: Ein Beitrag zur Frage der unfallbedingten Entstehung der Thromboangiitis obliterans. Chirurg **23**, 75 (1952). — GUILLAUME, A.: Les lésions artério-phlébitiques des artérites oblitérantes juvéniles des membres et la soi-disant maladie de Buerger. Ann. anat. path. **4**, 550 (1927). — La maladie de Buerger et l'artérite juvénile ne semblent être qu'une seule et même affection. Bull. Soc. méd. Hôp. Paris **51**, 329 (1927). — A propos de la prétendue maladie de Buerger, thromboangéite oblitérante ou artérite juvénile ? Ann. anat. path. **8**, 277, 616 (1931). — GUIMY: Thrombo-angiite oblitérante. Arch. méd. belges **80**, 49 (1927). — GUSSEV: Über eine eigenartige Gangränerkrankung. Zbl. Chir. **38**, 267 (1933).

HADORN, W.: Neue Krankheitsbilder bei Thromboangiitis obliterans Buerger. Helv. med. Acta **4**, 728 (1937). — Über Endarteriitis obliterans der Organe. Dtsch. Arch. klin. Med. **181**, 18 (1938). — HAGA: Über spontane Gangrän. Virchows Arch. path. Anat. **152**, 26 (1898). — HAGEDORN, A. B., and N. W. BARKER: Response of persons with and without intravascular thrombosis to a heparin tolerance test. Amer. Heart J. **35**, 603 (1948). — HAGER, H.: Thrombangiitis obliterans und Auge. (Mit Bemerkungen zur Tabakamblyopie und Periphlebitis retinae.) Klin. Mbl. Augenheilk. **114**, 238 (1949). — Weiterer Beitrag zur Augenbeteiligung bei Thromboangiitis obliterans. Klin. Mbl. Augenheilk. **118**, 147 (1951). — HALLER: Ungeklärte Formen von Spontangangraen an der unteren Extremität. Münch. med. Wschr. **76**, 100 (129). — HAMILTON: Arch. Gewerbepath. Gewerbehyg. **1**, 348 (1930). Zit. nach v. HASSELBACH 1939. — HAMILTON, A., and R. T. JOHNSTONE: Industrial toxicology. New York: Oxford University Press 1945. — HAMILTON, M.: Carbohydrate tolerance of patients with peripheral vascular disease. Alfred Hosp. Clin. Rep. (Melbourne) **5**, 39 (1955). — HAMLIN jr., E., R. WARREN and H. E. KENNARD: Thromboangiitis obliterans. An evaluation of therapy, with special reference to lumbar sympathectomy. New Engl. J. Med. **241**, 849 (1949). — HAMMARSTROM: Gangrene of extremities and loop of small intestine and portal thrombosis in a woman. Svenska läk.-Tidn. **36**, 1565 (1939). — HANDWERCK, C.: Extremitätengangrän Jugendlicher. Münch. med. Wschr. **75**, 1960 (1928). — HANDWERCK u. DÜRCK: Extremitätengangrän jugendlicher Individuen und deren anatomische Grundlagen. Ärztl. Verein München, 11. Januar 1928. Ref. Münch. med. Wschr. **75**, 200 (1928). — HANSER, R.: Zur Frage der Thrombangiitis obliterans. Bruns' Beitr. klin. Chir. **159**, 390 (1934). — HANTSCHMANN: Kapillarmikroskopische Untersuchungen bei der Endarteriitis obliterans. Dtsch. med. Wschr. **1932**, 1384. — HARBINSON, J. E.: Thromboangiitis obliterans. The medical management of trophic changes, including gangrene. Ther. Gaz. **51**, 96 (1927). — HARBITZ: Über Arteriitiden unbekannter Art, namentlich im Hinblick auf ihre Verwandtschaft mit der luetischen Arteriitis und Periarteriitis nodosa. Norsk Mag. Laegevidensk. No 9 (1921). Ref. Zbl. Herz- u. Gefäßkr. **14**, 59 (1922). — HARDERS, H., u. H. WENDEROTH: Das Kreislaufsyndrom bei Verschluß der Aortenbogenäste. Med. Klin. **49**, 1837 (1954). — HARKAVY, HEBALD and SILBERT: Tobacco sensitiveness to thrombo-angiitis obliterans. Proc. Soc. exp. Biol. (N.Y.) **30**, 194 (1932). — HARKAVY, J.: Tobacco sensitiveness in thromboangiitis obliterans, migrating phlebitis and coronary artery disease. Bull. N.Y. Acad. Med. **9**, 318 (1933). — HASHIMOTO, Y., and K. KAMIYA: Thrombenentwicklung bei Endangitis obliterans. Tokushima J. exp. Med. **1**, 5 (1954). — HASNER, E.: Investigations of sweatsecreting in thrombo-angiitis obliterans. Acta chir. scand. **101**, 247—250 (1951). — Function of the suprarenal cortex in thromboangitis obliterans. Acta derm.-venereol. (Stockh.) **32**, Suppl. 29, 146—149 (1952). — HASNER, E., and T. TOBIASSEN: Investigations into the radiographically demonstrable halisteric bone changes in thrombo-angiitis obliterans. Acta chir. scand. **103**, 93 (1952). — HASSE: Diskussion zu SCHRADER. Verh. dtsch. Ges. Kreisl.-Forsch. **21**, 408 (1955). — HASSELBACH, H. v.: Die Endangiitis obliterans. Arb. u. Gesdh. H. 36 (1939). — HAUSNER, E.: Thrombo-angiitis obliterans: a generalized vascular disease. Thesis, Graduate School of the University of Minnesota, 1939. — HAUSNER, E., and E. V. ALLEN: Cerebrovascular complications in thromboangiitis obliterans. Ann. intern. Med. **12**, 845 (1938). — Vascular clinics. VIII. Generalized arterial involvement in thrombo-angiitis obliterans including report of a case of thromboangiitis obliterans of a pulmonary artery. Proc. Mayo Clin. **15**, 7 (1940). — HAUSS u. BÖHLE: Diskussion. Verh. dtsch. Ges. Kreisl.-Forsch. **21**, 101 (1955). — HECKER: Über die brandige Zerstörung durch Behinderung der Zirkulation des Blutes. 1841. — HEIDELMANN: Unterschiedliche Hauttemperaturregulationen an den Händen. Ein Beitrag zur Segmentpathologie. Z. Kreisl.-Forsch. **40**, 31 (1951). — Die Behandlung der Brachialgia paraesthetica nocturna durch Röntgenbestrahlungen des vegetativen Nervensystems. Med. Welt **20**, 148 (1951). — HEINER: Ges. der Inn. Med. Wien 20. 2. 1930. Wien. klin. Wschr. **43**, 540 (1930). — HEINTZ, R.: Die mit Hochdruck einhergehende Thrombangiitis obliterans (M. Winiwarter-Buerger) der Nieren. Med. Welt **20**, 458 (1951). — HEINZEL, J.: Ergebnisse der operativen und konservativen Behandlung bei Buergerscher Erkrankung. Langenbecks Arch. klin. Chir. **276**, 735 (1953). — HEITZ, JEAN: De la cholestérinémie chez les sujets affectés d'artérites oblitérantes;

I — sujets non diabétiques. Ann. Méd. **14**, 378 (1923). — HELLMUTH, M.: Über Gefäßveränderungen bei der Frostgangrän. Langenbecks Arch. klin. Chir. **158**, 702 (1930). — HELLY: Diskussionsbemerkungen zu GRUBER, Zur Buergerschen Thrombangiitis obliterans. Verh. dtsch. path. Ges. **301** (1929). — HELMAN, S., u. S. BRAUN: Zur Pathogenese der spontanen Gangrän. Moskowskij med. Ž. **6**, 19 (1926). — HENDERSON, C. B.: Ballistocardiograms after cigarette smoking in health and in coronary heart disease. Brit. Heart J. **15**, 278 (1953).— HENRIKSEN, E.: Endarteriitis diffusa. An allergic manifestation. Ugeskr. Laeg. **1954**, 792—795 mit engl. Zus.fass. [Dänisch.] — HENSCHEN: Die splenomegale Form der v. Winiwarter-Buergerschen Endangitis obliterans. Schweiz. med. Wschr. **75**, 737 (1945). — HENSEL, H.: Ein Strömungskalorimeter für beliebige Körperstellen. Z. ges. exp. Med. **117**, 587 (1951). Ein neues Verfahren zur peripheren Durchblutungsregistrierung an beliebigen Körperstellen. Z. Kreisl.-Forsch. **41**, 251 (1952). — HERGET, R.: Früh- und Spätergebnisse nach Grenzstrangresektion bei Endangiitis obliterans und Arteriosklerose. Langenbecks Arch. klin. Chir. **268**, 394 (1951). — HERRELL, W., and E. V. ALLEN: Thrombo-angiitis obliterans in women. Report of a case. Amer. Heart J. **12**, 105 (1936). — HERRMANN and MC GRATH: Effect of estrogen on vascular spasm due to active angiitis in the extremities. Arch. Surg. (Chicago) **40**, 334 (1940). — HERZBERG, B.: Das praktische Resultat der Nebennierenexstirpation bei der sog. Spontangangrän nach den Angaben von 110 Fällen russischer Chirurgen. Langenbecks Arch. klin. Chir. **143**, 125 (1926). — HERZENBERG, H., u. L. MASCHKILEISSON: Über Thromboangiitis obliterans. Zugleich ein Beitrag zur Pathogenese des Jododerma bullosum vegetans. Beitr. path. Anat. **94**, 353 (1934). — HERZOG, E.: Los ganglios simpáticos en la trombangitis obliterante. Gaz. méd. portug. **4**, 631—640 mit franz., engl. u. dtsch. Zus.fass. (1951). [Spanisch.] — HERZOG, W.: Gefäßveränderungen beim Ulcus ventriculi und duodeni. Bruns' Beitr. klin. Chir. **188**, 236 (1954). — HESS, H.: Die Wirkung von Adenylverbindungen auf die Durchblutung des ruhenden Skeletmuskels des Menschen. Klin. Wschr. **33**, 525 (1955). — Über die Wirkung vasodilatierender Maßnahmen auf den Bluteinstrom in die untere Extremität bei obliterierenden Gefäßerkrankungen. Z. klin. Med. **153**, 35 (1955). — HIGIER: Zur Klinik und Pathogenese der atypischen Formen der Endarteriitis obliterans und des angiosklerotischen Hinkens (,, Claudication intermittente " Charcots). Dtsch. Z. Nervenheilk. **73**, 71 (1922). — HILLENBRAND: 101. Tagg Ver. igg Niederrhein. Westfälischer Chirurgen. Diskussion zu ERB. Zbl. Chir. **75**, 254 (1950). — Über die Beteiligung des Magen-Darmkanals bei der Endangiitis obliterans (v. Winiwarter-Buergersche Erkrankung). Klin. Wschr. **34**, 635 (1956). — HILLENBRAND, HEITE u. SCHMANDT: Untersuchungen über die Gefäßresistenz bei Endangitis obliterans. Ärztl. Wschr. **1955**, 246. — HILLENBRAND, H. J., u. N. WOLF: Endangiitis und Unfall. Mschr. Unfallheilk. **52**, 33 (1949). — Endangiitis und Kälteschäden. Mschr. Unfallheilk. **53**, 335 (1950). — Die Nieren bei der Endangiitis obliterans (v. Winiwarter-Buergersche Krankheit): Klinische und pathologisch-anatomische Untersuchungsergebnisse. Z. Urol. **49**, 414 (1956). — HILPERT: Über Thrombangitis obliterans (von Winiwarter-Buerger) der Hirngefäße. Münch. med. Wschr. **1938 II**, 1252. — HITZENBERGER, K.: Erkrankungen der peripheren Gefäße. Wien. med. Wschr. **1936**, 1185. — HOCHREIN: Herzkrankheiten 1943, Bd. II, S. 112. — HOENIG, J.: Das Krankheitsbild der Thromboendarteriitis obliterans pulmonalis. Dtsch. Arch. klin. Med. **180**, 645 (1937). — HÖRA, J., u. H. WENDT: Thromboendarteriitis der Lungenschlagader mit multiplen, mykotischen Aneursymen. Wien. Arch. inn. Med. **35**, 249 (1941). — HOFF, F.: Behandlung innerer Krankheiten. Stuttgart: Georg Thieme 1954. — HOFF, H., u. F. SEITELBERGER: Die Hirngefäße, ihre Physiologie und Pathologie. Dtsch. med. Wschr. **77**, 33 (1952). HOFFMANN, G., E. HENROTIN et A. CORNIL: Les endartérites oblitérantes. Acta chir. belg. Suppl. 257—451 (1950). — HOHENNER, K.: Das klinische Bild der Pulmonalsklerose. Arch. Kreisl.-Forsch. **6**, 293 (1940). — HOLLE, F., u. G. CARSTENSEN: Die Nierenfunktion bei Endangiitis obliterans. (Ein Beitrag zur Frage der Generalisation der Endangiitis obliterans und des endangiitischen Hochdrucks.) Langenbecks Arch. klin. Chir. **285**, 397 (1957).— HOLLE, G.: Über Lipoidose, Atheromatose und Sklerose der Aorta und deren Beziehungen zur Endarteriits. Virchows Arch. path. Anat. **310**, 160 (1943). — HOLMAN: Use of trichophytin in thrombo-angiitis obliterans. Arch. intern. Med. **80**, 512 (1947). — HORTON, B.: A study of the vessels of the extremities by the injection of mercury. Surg. Clin. N. Amer. **10**, 159 (1930). The outloock in thrombo-angiitis obliterans. J. Amer. med. Ass. **111**, 2184 (1938). — HORTON, B., and G. BROWN: Thrombo-angiitis obliterans among persons past middle age. Ann. intern. Med. **5**, 613 (1931). — Thrombo-angiitis obliterans among women. Arch. intern. Med. **50**, 884 (1932). — HORTON, B., and DORSEY: Bacteriologic studies in thrombo-angiitis obliterans. Proc. Mayo Clin. **5**, 337 (1930). — Experimental thrombo-angiitis obliterans; bacteriologic and pathologic studies. Arch. Path. (Chicago) **13**, 910 (1932). — HOUSSAY, B. A., and C. A. RAPELA: Adrenal secretion of adrenalin and noradrenalin. Naunyn-Schmiedeberg's Arch. exp. Path. Pharmak. **219**, 156 (1953). — HOWARD, J. E., M BERTHRONG, D. M. GOULD and E. R. YENDT: Hypertension resulting from unilateral vascular disease and its relief by nephrectomy. Bull. Johns Hopk. Hosp. **94**, 51 (1954). — HRABÁNĚ, J., and Z. REINIŠ:

Coagulation and proteins in blood following administration of pelentan in Buerger's disease. Čas. Lék. čes. 89, 1124 (1950). — HUEBER, E. F., I. PHILIPPI u. K. WOHLRAB: Über einen Fall von Endangiitis der Aorta thoracica. Wien. klin. Wschr. 66, 462 (1954). — HUECK, W.: Über Arteriosklerose bei Jugendlichen. Münch. med. Wschr. 1939, 77. — HULST, F.: Abdominale Sympathicusoperationen. Zbl. Chir. 809 (1931). — HUNT, J. R.: The role of the carotid arteries in the causation of vascular lesions of the brain, with remarks on certain special problems of symptomatology. Amer. J. med. Sci. 147, 704 (1914). — HUSTEN, K., u. H. RAMB: Zbl. Chir. 70, 1746 (1943).

IGNATOV, M. G., and K. G. TERIAN: Method of preganglionic sympathectomy in endarteritis. Vopr. Vejrochir. 14, 38 (1950). — IMPERIALE, C.: Di un caso di gangrena simmetrica della estremità consecutiva a tifo abdominale. Rif. med. 44, 242 (1928). — INTROZZI, P., e M. NINNI: Contributo clinico sugli effette immediati ed a distanze della vaccinoterapia aspecifica endovenosa nelle endoarteriti obliteranti. Minerva cardioangiol. (Torino) 3, 387 (1955). — ITO, H., and G. ASAMI: Lumbosacral sympathetic ganglionectomy. Its value as a therapeutic measure for thrombo-angiitis obliterans (with a sidelight upon alleged sympathetic innervation of the sceletal muscles). Amer. J. Surg. 15, 26, 62 (1932). — IVANOV, N.: Über Insulinanwendung bei einigen Formen der Spontangangrän. Nov. chir. Arch. 21, 42 (1930).

JABLONS, B.: Thromboangiitis obliterans. Med. J. Rec. 120, 270 (1924). — Int. Clin. 3, 193 (1925). — JACQUES, R. H.: Thrombo-angiitis obliterans treated with cortisone. Report of a case. Ohio St. med. J. 48, 620 (1952). — JÄGER, E.: Zur pathologischen Anatomie der Thrombangiitis obliterans bei juveniler Extremitätengangrän. Virchows Arch. path. Anat. 284, 526, 584 (1932). — Zur histologischen Ausheilung der Periarteriitis nodosa und deren Beziehung zur juvenilen Atherosklerose. Virchows Arch. path. Anat. 288, 833 (1933). — JAESCHKE, G.: Einiges über die Gliederabsetzung beim freiwilligen Absterben derselben. Langenbecks Arch. klin. Chir. 6, 694 (1865). — JEGOROV, M.: Spontangangrän. Nov. Chir. (russ.) 3, 1 (1926). — JOURDAN, F.: La thérapeutique thermale de Royat dans l'artérite oblitérante des membres. Etude expérimentale de ses effets. Trav. Inst. Rech. cardiol. Royat 1952—1954, S. 3. — JUDMAIER, F.: Sauerstoffbehandlung peripherer Zirkulationsstörungen. Münch. med. Wschr. 1951, 1438—1442. — Gefäßveränderungen bei Frostschäden und Endangiitis obliterans. Wien. klin. Wschr. 1952, 101—103. — JULITZ, R.: Die klinischen Ausdrucksformen der Endarteriitis obliterans und ihre Differentialdiagnose. Z. ges. inn. Med. 8, 343 (1953). — JUNGHANNS, H.: Blutgefäßschädigungen durch Dauererschütterungen infolge Arbeit mit Preßluftwerkzeugen als Berufsarbeit. Langenbecks Arch. klin. Chir. 188, 466 (1937).

KAHLER: Über Endarteriitis und Periarteriitis. Wien. klin. Wschr. 43, 1588 (1930); 44, 99, 139 (1930). — KAHLSON u. MERTENS: Zur Frage der Wirkungsgleichheit des Nebennierenmarkhormones mit dem synthetischen Adrenalin. Pflügers Arch. ges. Physiol. 237, 699 (1936). — KALLÓS u. NUSSELT: Zur Kenntnis der Thrombangiitis obliterans (Buerger). Klin. Wschr. 12, 425 (1933). — KAPPIS: Über Ergebnisse konservativer Behandlung bei Gliedbrand im jugendlichen und mittleren Alter. Chirurg 3, 684 (1931). — KARATSU, E.: Klinische und experimentelle Studie über die Spontangangrän. Z. jap. chir. Ges. 36 (1935). — KARPIŠEK, J., J. NĚMEČEK and V. VALACH: Generalized Winiwarter-Buerger's thromboangiitis obliterans in a woman 39-years of age. Čas. Lék. čes. 90, 997 (1951). — KARTAGENER, M.: Morbus Buerger und Lupus erythematodes — eine chronische Form des Libman-Sacks-Syndroms? Cardiologia (Basel) 18, 225 (1951) — KARTASOV, E.: Gangraena spontanea. Med. Mysl' 3, 12 (1924). — KARVONEN, M. J.: Bürgersche Krankheit und Ergotismus. Duodecim (Helsinki) 67, 400—419 u. engl. Zus.fass. 414 (1951). [Finnisch.] — KAUNITZ, J.: The pathological similarity of thromboarteriitis obliterans and endemic ergotism. Amer. J. Path. 6, 299 (1930). — Chronic endemic ergotism. Its relation to thrombo-angiitis obliterans. Arch. Surg. (Chicago) 25, 1135 (1932). — Importance of angiospasm in development of arteriosclerosis. Med. Rec. (N.Y.) 152, 106 (1940). — Ergot as the cause of thromboangiitis obliterans (Buerger's disease). Angiology 6, 556 (1955). — KAUTZKY u. SCHRADER: Die Wiederherstellung der arteriellen Gefäßbahn als Therapie der Claudicatio intermittens. Dtsch. med. Wschr. 1953, 464. — KAZDA, F.: Über Spontangangrän an den unteren Extremitäten. Dtsch. Z. Chir. 187, 86 (1924). — KEDFA, M.: Rzadkie powiklania sercowe w prsebiegu zarostowego zapalenia naczyn. Pol. Tyg. lek. 7, 249 (1952). — KEINING: Durchblutungsstörungen und Hautorgan. Europäisches Gespräch in Darmstadt am 11./12. Nov. 1955 über „Angiologie im Rahmen der Gesamtmedizin". — KELLER, H. W.: Die versorgungsärztliche Beurteilung der Endangitis obliterans. Med. Mschr. 11, 417 (1957). — KERL, W.: Erythema palmare hereditarium (red palms). Wien. med. Wschr. 86, 705 (1936). — KETY: Measurement of regional circulation by local clearance of radioactive sodium. Amer. Heart J. 38, 321 (1949). — KIAER, A. S.: Zur Frage der Infektion in der Pathogenese der sogenannten spontanen Gangrän. Nov. chir. Arh. 12, 297 (1931). [Russisch.] — KILLIAN, H.: Über die pathologische Physiologie der Kälteschäden und die Begründung einer rationellen Behandlung. Zbl. Chir. 69, 1763 (1942). — KIRCH, E.: Diskussion zu LANGE. Verh. dtsch. Ges. Kreisl.-Forsch. 9,

318 (1936). — KIRSCHNER, M.: Extremitätengangrän (Aussprache). Langenbecks Arch. klin. Chir. **173**, 90 (1932). — Zit. bei RÖPKE, Zur Frage des Erfolges nach Grenzstrang-Ganglien-Resektion bei Endarteriitis obliterans. Zbl. Chir. **96** (1938). — KLEINSASSER, R. J. LE: Thromboangiitis obliterans (Bürger's disease). Role of sympathectomy in treatment. Tex. St. J. Med. **49**, 20 (1953). — KLING, F.: Tuberkuloide Phlebitis als Frühmanifestation der Endangiitis obliterans. Verh. dtsch. path. Ges. 366—367 (1954). — KLINGE, F.: Der Rheumatismus. Ergebn. allg. Path. path. Anat. **27** (1933). — KLOSTERMEYER: Die sogenannte Endangitis obliterans und unsere Erfahrungen mit der lumbosacralen Grenzstrangresektion. Arch. klin. Chir. **202**, 84 (1941). — Die arteriographische Diagnostik der peripheren arteriellen Durchblutungsstörungen. Fortschr. Röntgenstr. **66**, 103 (1942). — KLOSTERMEYER, W.: Zur Frage der Arterienthrombosen unter dem Krankheitsbild der Endangiitis obliterans. Langenbecks Arch. klin. Chir. **263**, 545 (1950). — KNEPPER, R.: Über die Lokalisierung der experimentellen allergischen Hyperergie. Virchows Arch. path. Anat. **296**, 364 (1936). — KNEPPER u. WAALER: Hyperergische Arteriitis der Kranz- und Lungengefäße bei funktioneller Belastung. Virchows Arch. path. Anat. **294**, 587 (1935). — KNY, W.: Endangiitis obliterans und Kälteagglutinine. Chirurg **22**, 302 (1951). — KOCH, G.: Zur Symptomatologie und Erbpathologie der cerebralen Form der Thromboendangiitis obliterans. (v. Winiwarter-Buergersche Krankheit.) Z. menschl. Vererb.- u. Konstit.-Lehre **29**, 247 (1949). — KOCH, H.: Klinische Analyse eines Krankheitsbildes mit endarteriitischen Organveränderungen und sklerodermischen Erscheinungen. Ärztl. Wschr. **8**, 88 (1953). — KOCH, W.: Über den Verschluß der Koronararterien. Med. Klin. **1930 II**, 1139. — KODEJSZKO, E.: Winiwarter-Buerger's disease (thromboangiitis obliterans). Pol. Tyg. lek. **5**, 568 (1950). — KÖHLER, G.: Neue konservative Behandlungsmethode der Endangiitis obliterans. Ther. d. Gegenw. **89**, 188 (1950). — KÖHLER, H.: Endarteriitis obliterans der Zehenarterien beim Pferd. Frankfurt. Z. Path. **62**, 326 (1951). — KÖHLMEIER, W.: Thromboangiitis obliterans mit besonderer Beteiligung der Darmgefäße. Frankfurt. Z. Path. **54**, 413 (1940). — Multiple Hautnekrosen bei Thrombangiitis obliterans. Arch. Derm. Syph. (Berl.) **181**, 783 (1941). — KÖNNECKE: Über 20 Fälle von Endangiitis obliterans. Inaug.-Diss. Greifswald 1941. — KOEPPEN u. PANSE: Klinische Elektropathologie. Stuttgart: Georg Thieme 1955. — KÖSTER, R.: Die Endangiitis obliterans und ihre Problematik bei der Begutachtung. Münch. med. Wschr. **99**, 1709 (1957). — KOGA, G.: Zur Therapie der Spontangangrän an den Extremitäten. Dtsch. Z. Chir. **121**, 371 (1913). — KOHLMAYER, H.: Zur Indikationsstellung für Operationen am Sympathikus bei peripheren Gefäßerkrankungen. Zbl. Chir. 198 (1936). — KOYANO, K.: A clinical study of 120 cases of thromboangiitis obliterans among the Japanese. Acta Sch. med. Univ. Kioto **4**, 489 (1921/22). — KOZYREVA: Erfahrungen bei der Difaciltherapie der Endarteriitis obliterans unter den Bedingungen der Klinik und des Ambulatoriums. Klin. Med. (Mosk.) **33**, 44 (1955). [Russisch.] — KRAMER: Manual of peripheral vascular disorders, p. 448. Philadelphia: Blakiston Company 1940. — KRAMER, D. W.: Endarteritis obliterans. Angiology **1**, 55 (1950). — KRAMPF, F.: Beiträge zur spontanen Extremitätennekrose und zur Frage der Endarteriitis obliterans. Dtsch. Z. Chir. **174**, 387 (1922). — KRAUSS, K.: Zur Kenntnis der Thromboangiitis obliterans. Z. ges. inn. Med. **5**, 21 (1950). — KRAUTWALD, A., W. VÖLPEL u. H. DUTZ: Zur Klinik der Aortenthrombose und ihre Beziehung zum Hochdruckproblem. Z. klin. Med. **153**, 5 (1955). — KRAYENBÜHL: Zur Diagnostik und chirurgischen Therapie der zerebralen Erscheinungen bei der Endangiitis obliterans, v. Winiwarter-Buerger. Schweiz. med. Wschr. **1945**, 1025. — KRAYENBÜHL, H., u. G. WEBER: Die Thrombose der Arteria carotis interna und ihre Beziehung zur Endangiitis obliterans v. Winiwarter-Buerger. Helv. med. Acta **11**, 289 (1944). — KROMPECHER, ST.: Die Pathologie der Endarteriitis obliterans. Teleangiostenose. Verh. 16. Tagg Ungar. Ges. Chir., S. 321, 1930. — KUKIN, N.: Problèmes d'étiologie, de clinique et de traitement de l'endartérite oblitérante. Rev. Chir. (Rum.) **53**, 639 (1934). — KUKIN, N.: Obliterierende Endarteriitis bei Frauen. Sov. Chir. **6**, 40 (1934). — Einfluß der Bleivergiftung auf die Entwicklung und den Verlauf der obliterierenden Endarteriitis. Chirurgija **2**, 90 (1937). — KUWABARA: Beiträge zur Ätiologie der Spontangangrän an den Extremitäten. Kyoto-Igaku-Zasshi **17**, 61 (1920). — KVALE u. ALLEN: Sudden arterial occlusion in thrombo-angiitis obliterans. Amer. Heart J. **12**, 458 (1936). — KWASNIEWSKI, S., u. K. JASIŃSKI: Lesions in the peripheral vessels in rheumatic diseases. Pol. Tyg. lek. **10**, 819 u. engl. Zus.fass. 195 (1955). [Polnisch].

LABORIT, H.: Aspect neuro-biologique de quelques grands syndromes vasculaires. Sem. Hôp. Paris **29**, 4190 (1953). — LÄWEN: Nervenvereisung bei juveniler Gangrän. Zbl. Chir. 24 (1930). — Ischiadikusvereisung zur Behandlung der juvenilen Gangrän. Klin. Wschr. **1930**, 1667. — Über periphere Gefäßstörungen (Aussprache). Dtsch. med. Wschr. **1932**, 1384. LAGOV, S.: Über Lysatotherapie der obliterierenden Endarteriitis. Klin. Med. (Mosk.) **13**, 374 (1935). — LAGROT, F., G. ANTOINE et J. GRECO: La surrénalectomie bilaterale est-elle justifiée dans la maladie de Bürger? Algérie méd. **60**, 344 (1956). — LAMPEN, H.: Zur Klinik des Blutdruckzügler-Apparates. Dtsch. med. Wschr. **77**, 1431 (1952). — LAMPSON, R. ST.:

Eine quantitative Untersuchung der durch Rauchen bedingten Gefäßverengerung. J. Amer. med. Ass. **104**, 1963 (1935). — LANDIS and HITZROT: Treatment of peripheral vascular disease by means of suction and pressure. Ann. intern. Med. **9**, 264 (1935). — LANDIS, A. M., and J. H. GIBBON jr.: A simple method of producing vasodilatation in the lower extremities. With reference to its usefulness in studies of peripheral vascular disease. Arch. intern. Med. **52**, 785 (1933). — LANG, H.: Die Behandlung der Endangiitis obliterans. Ärztl. Wschr. **5**, 729 (1950). — LANGE: Durchblutungsstörungen der Gliederspitzen. Münch. med. Wschr. **1937**, 121, 163. — LANGE, F.: Über Thrombangiitis obliterans (Buerger) der Organe. Verh. dtsch. Ges. Kreisl.-Forsch. **9**, 311 (1936). — LANGER, E., u. W. VETHACKE: Gefäßveränderungen nach rhythmischen Erschütterungen. Mschr. Unfallheilk. **60**, 129 (1957). — LANGERON, L., G. DESPLATS, G. DESBONNETS et G. VINCENT: Sur le traitement des oblitérations artérielles des membres. Artérites juveniles traitées par l'insuline et la radiothérapie. Artérites locales traitées par l'artériectomie. Ann. Méd. **31**, 481 (1932). — LARIVIÈRE (1866): Zit. nach VON WINIWARTER, Über eine eigenthümliche Form von Endarteriitis und Endophlebitis mit Gangrän des Fußes. Langenbecks Arch. klin. Chir. **23**, 202 (1879). — LASKEY, N., and S. SILBERT: Thrombo-angiitis obliterans; relief of pain by peripheral nerve section. Ann. Surg. **98**, 55 (1933). — LAUSECKER, H.: Beitrag zur intestinalen Form der Trombangiitis obliterans mit Hauterscheinungen. Acta derm.-venereol. (Stockh.) **29**, 369 (1949). — Hautnekrosen bei Thrombangiitis obliterans. Hautarzt **1**, 321 (1950). — LAUWERS, E.: Sympathectomie périartérielle par badigeonnage à l'ammoniaque. Bull. Acad. Méd. Belg. **7**, 760 (1927). — LAVOCKIN, J.: Die Krisis der Oppelschen Theorie (Spontangangrän). Moskau: Verlag d. Russ. Klin. 1930. — LAVOCKIN, J. V.: Über die Oppelsche Theorie der Gangraena spontanea. Nov. hir. Arh. **8**, 257 (1925). — LEÃO, L. E. P., e J. B. NETO: Thrombangiitis obliterans and Arteriosklerosis obliterans. Ergebnisse einiger Behandlungsmethoden auf Grund der Nachprüfung von 104 Fällen. Rev. paul. Med. **40**, 247—256 mit engl. Zus.fass. (1952). [Portugiesisch.] — LEDRU, J., et R. CAUTIER: A propos des lésions surrénaliennes dans les thromboangioses. Lyon méd. **191**, 54 (1954). — LÉGER, L., et S. TSCHEKOFF: Dix cas de surrénalectomie pour artérite. Étude des résultats. Mém. Acad. Chir. **73**, 650 (1947). — LEIBOVICI, R.: Étude chirurgicale des gangrènes juvéniles par artérites chroniques non syphilitiques. Paris: Gaston Doin & Cie. 1928. — Le problème chirurgical de la maladie de Buerger et des gangrènes juvéniles. Paris méd. **18**, 21 (1928). — LEINER, G.: Die Saug-Druckbehandlung der Erkrankungen der peripheren Gefäße. Klin. Wschr. **1937**, 783. — LEINWAND, I., A. W. DURYEE and M. N. RICHTER: Thromboangiitis obliterans and atherosclerosis. Circulation **14**, 966 (1956). — LEITER: Unusual hypertensive renal disease. 1. Occlusion of renal arteries (Goldblatt hypertension). 2. Anomalies of urinary tract. J. Amer. med. Ass. **111**, 507 (1938). — LE FEVRE and BUMS: Thrombo-angiitis obliterans in women. Cleveland Clin. Quart. **11**, 49 (1944). — LE FILLIÂTRE et MERCIER-VINARD: Maladie de Buerger, amputation et examen histologique. Ann. anat. path. **5**, 819 (1928). — LEMAIRE, A., J. LOEPER et E. HOUSSET: Les injections intra-arterielles d'oxygene dans les artérites des membres. Bull. Acad. nat. Méd. (Paris) **132**, 384 (1948). — LEMANN: Coronary occlusion in Buerger's disease. (Thromboangiitis obliterans.) Amer. J. med. Sci. **176**, 807 (1928). — LENGGENHAGER: Beobachtungen an Raynaud-Patienten. Schweiz. med. Wschr. **77**, 97 (1947). — Beitrag zur Wanderlappen-Plastik. Schweiz. med. Wschr. **77**, 422 (1947). — LENZ: Beitrag zur cerebralen Form der Winiwarter-Buergerschen Thrombangiitis obliterans. Wien. med. Wschr. **1947**, 195. — LEPESCHKIN, E.: Das Elektrokardiogramm. Dresden u. Leipzig: Theodor Steinkopff 1942. — LÉRICHE, R.: Das Problem der Arteriitis obliterans. Med. Welt 1935, 8. — De l'emploides injections intraarterielles de novocaine dans les formes douloureuses des artérites oblitérantes. Bull. Soc. nat. Chir. **61**, 224 (1935). — La chirurgie de la douleur. Paris: Masson & Cie. 1937. — Des indications de la surrénalectomie dans la thromboangéite; a propos de trois résultats de plus de 10 ans. Presse méd. **47**, 377 (1939). — Physiologie pathologique et traitement chirurgicale des maladies artérielles de la vasomotricité. Paris: Masson & Cie. 1945. — Cases of failure of suprarenalectomy and ganglionectomy in thrombo-angiitis obliterans on the basis of 898 operations. Angiology **1**, 432 (1950). — LÉRICHE, R., et R. FONTAINE: Des ostéoporoses douloureuses post traumatiques. Presse méd. **38**, 617 (1930). — Einige Bemerkungen über 1199 Operationen am Sympathikus. Langenbecks Arch. klin. Chir. **186**, 338 (1936). — LÉRICHE, R., u. R. FROEHLICH: Réalisation expérimentale d'un syndrome vasculaire rappelant la thrombo-angéite de Buerger, de l'origine surrénalienne des oblitérations artérielles et veineuses dans cette maladie. Mém. Acad. Chir. **62**, 1032 (1936). — LÉRICHE, R., and P. STRICKER: Observations on juvenile obliterating arteriitis. Results of treatment by arteriectomy and epinephrectomy. Brit. J. Surg. **16**, 500 (1929). — LESCA, S.: Tre osservazioni anatomiche sulla localizzazione cerebrale della malattia di Winiwarter-Buerger. Biol. lat. (Milano) **3**, 389 (1950). — LESCHKE: Erfahrungen mit dem Kreislaufhormon Kallikrein. Münch. med. Wschr. **77**, 1524 (1930). — LEWIS, TH.: Spontaneous gangrene of the extremities. Arch. Surg. (Chicago) **15**, 613 (1927). — LEWIS, TH., and REICHERT: The collateral circulation in thrombangiitis obliterans. J.Amer. med. Ass. **87**, 302 (1926). — LIAHKOVITSKII, M. M.: Immediate and remote results in the treatment of endarteritis obliterans with Kharchenko's preparation. Vestn. Hir. **71**, 45 (1951). — LIAN, GILBERT-DREYFUS et PUECH: Du spasme et de l'oblitération en étages dans les nécroses par artérite incomplètement oblitérante. Bull. Soc. méd. Hôp. Paris **51**, 269 (1927). — LIAN, PUECH et VIAU: De l'étiologie des artérites oblitérantes des membres inférieures se traduisant par la claudication intermittente. Bull. Soc. méd. Hôp. Paris **51**, 534 (1927). — LICKINT, F.: Tabak und Organismus. Stuttgart: Hippokrates-Verlag 1939. — LINDEN, P. C. VAN DER: Quelques indications sur les méthodes modernes de diagnostic et de traitement des artérites oblitérantes du membre inférieur. Rev. belge Sci. méd. **7**, 353 (1935).— LINDENBAUM, J., u. KAPITZA, L.: Zur Klinik und pathologischen Histologie der Bürgerschen Form der Thromboangiitis obliterans. Langenbecks Arch. klin. Chir. **184**, 413 (1936). — LINDENBERG: Über die Anatomie der cerebralen Form der Thromboendangiitis obliterans (v. Winiwarter-Buerger). Z. ges. Neurol. Psychiatr. **167**, 554 (1939). — LINDENBERG u. SPATZ: Über die Thromboendarteriitis obliterans der Hirngefäße. (Cerebrale Form der v. Winiwarter-Buergerschen Krankheit.) Virchows Arch. path. Anat. **305**, 531 (1939). — LIPKE, K.: Zur Ätiologie der Endarteriitis obliterans. Dtsch. Gesundh.-Wes. **1949**, 984. — LIPPMANN, H. I.: Cerebrovascular thrombosis in patients with Buerger's disease. Circulation **5**, 680 (1952). — LIPSHUTZ, B.: The utility of ligation in treatment of Buergers disease. Penn. med. J. **32**, 551 (1929). — LISCIA et DORCHE: Ulcère de l'estomac et artérite. Arch. Mal. Appar. dig. **39**, 250 (1950). — LIVSCHITZ, N.: Zur Frage über die obliterierende Endarteriitis. Sovet. Chir. **10**, 60 (1935). — LLAVERO, F.: Thromboendangiitis obliterans des Gehirns. Neurologisch-psychiatrische Syndrome. Basel: Benno Schwabe & Co. 1948. — LODDER, J., u. H. MÜLLER: Die Winiwarter-Buergersche Erkrankung. Geneesk. T. Ned.-Ind. **3315** (1937). — LÖHR, W.: Die Endangitis obliterans und ihre Behandlung (Aussprache). Zbl. Chir. 966 (1939). — LOEWE and LENKE: The use of estrogenic hormone in experimental peripheral gangrene. J. Pharmacol. **63**, 93 (1938). — LOEWENECK u. MADLENER: Intravenöse Dauerinfusion von Padutin. Dtsch. Z. Chir. **248**, 700 (1937). — LÖWENSTEIN: Über Thromboarteriitis pulmonalis. Frankfurt. Z. Path. **27**, 226 (1922). — Über ein neues Krankheitsbild: Lähmung jugendlicher Individuen als Folge von Blutung aus tuberkulösen Hirngefäßen. Med. Klin. **27**, 879 (1931). — 2. Mitteilung über das Krankheitsbild: Rezidivierende Lähmungen als Folge von Blutung aus tuberkulös erkrankten Hirngefäßen. Med. Klin. **30**, 868 (1934). — LOOSE: Fortschrittliche Behandlung peripherer Gefäßerkrankungen. Vortr. Ärztl. Verein Hamburg vom 6. 12. 1953. — Serien-arteriographische Verlaufsbeobachtungen bei obliterierender Arteriitis. Verh. dtsch. Ges. inn. Med. **60**, 387 (1954). — LORETO, C., e C. SCALA: L'eliminazione urinaria dei 17-chetosteroidi nel morbo di Buerger, prima e dopo ganglionectomia lombare. Riv. Pat. Clin. **8**, 505 (1953). — LUBARSCH: Extremitätengangrän (Aussprache). Langenbecks Arch. klin. Chir. **173**, 89 (1932). — LUDLOW, A. I.: Four cases of thromboangiitis obliterans. China med. J. **34**, 18 (1920). — LÜERS: Weitere Mitteilungen zur Klinik und Anatomie der cerebralen Form der Thromboendangiitis obliterans (v. Winiwarter-Buergersche Krankheit). Arch. Psychiat. Nervenkr. **115**, 319 (1943). — LUNDH, G.: Two cases of endarteriitis obliterans. Acta chir. scand. **73**, 591 (1934).

MACCALLUM: Acute and chronic infections as etiological factors. In COWDRY: Arteriosclerosis; a survey of the problem, p. 355—362. New York: Macmillan & Co. 1933. — MAC CALLUM, W. G.: Rheumatic lesions of left auricle of heart. Bull. Johns Hopk. Hosp. **35**, 329 (1924). — MACHOW, N. I.: Chirurgische Therapie der Endarteriitis obliterans. Sovet. Med. **14**, 12 (1950). [Russisch.] — MACMAN: Neurosurgery in the treatment of disease of the peripheral blood vessels. Brit. J. Surg. **21**, 604 (1934). — MADDOCK, W., and F. COLLER: Peripheral vaso-constriction by tobacco demonstrated by skin temperature changes. Proc. Soc. exp. Biol. (N. Y.) **29**, 487 (1932). — MADDOCK, W., R. MALCOLM u. F. COLLER: Thromboangiitis obliterans and tobacco; the influence of sex, race, and skin sensitivity to tobacco on cardiovascular responses to smoking. Amer. Heart J. **12**, 46 (1936). — MAGGI, N.: Der Einfluß der Genitalhormone auf die durch experimentelle Nebennierenüberfunktion verursachten Gefäßveränderungen. Zbl. Chir. 136 (1936). — MAGGI, N., e E. MAZZOCCHI: Alterazioni vascolari nell'ipersurrenalismo sperimentale. Arch. ital. Chir. **35**, 369 (1933). — MAGGI, N., e L. PARODI: Contributi alla conoscenza della patogenesi della gangrena spontanea giovanile. Sul compartamento dei vasi sanguigni in animali maschi ipersurrenalizzati e contemporaneamente castrati e femminilizzati. Arch. ital. Chir. **47**, 481 (1937). — MAGNUS, G.: Experimentelle Untersuchungen zur Frage der Gefäßinnervierung. Langenbecks Arch. klin. Chir. **143**, 574 (1926). — MAGRI, G., u. F. BURIANI: Über einen seltenen Fall von generalisierter „Thrombangiitis obliterans" mit schweren visceralen Veränderungen. Bull. schweiz. Akad. med. Wiss. **6**, Suppl. 1, 64—70 (1950). — MAHORNER: Thrombo-angiitis obliterans. (BROWN, ALLEN u. MAHORNER.) Philadelphia: W. B. Saunders Company 1924. — MAJONE, P.: Confronto tra i resultati a distanza (da 5 a 20 anni della cura medica e del trattamento chirurgico nella endoarterite obliterante giovanile. Grazz. sanit. (Milano) **25**, 105 (1954). — MAJONE, P., and S. TARTARO: Sulle modificazioni pressorie ed oscillografiche indotte dall'hydergina nelle endarteriti obliteranti. Clinica (Bologna) **15**, 17 (1954). — MAKHOV, N. I.: Therapeutic surgery of endarteritis obliterans (russisch). Sovet. Med. 9, 12—14 (1950). — MALISOFF, S., and M. B. MACHT: Thromboangiotic occlusion of the renal artery with resultant hypertension. J. Urol. (Baltimore) **65**, 371 (1951). — MALLORY, T. B.: Acute thrombangiitis obliterans of the coronary artery. In: Medical papers; dedicated to Henry Asbury Christian, physician and teacher, p. 147. Baltimore: Waverly Press 1936. — MALTESOS u. SCHNEIDER: Über die Reizbedingungen von Vasoconstrictoren. Pflügers Arch. ges. Physiol. **241**, 108 (1938). — Über die Reaktionsformen vegetativer Endorgane bei nervöser und humoraler Reizung. Pflügers Arch. ges. Physiol. **241**, 154 (1938). — MARCHAK: Zit. nach LEGRAND, Maladie de Buerger (Thrombo-angéite oblitérante). Scalpel (Brux.) **81**, 658 (1928). — MARCHAND: Die Kälte als Krankheitsursache. In Handbuch der allgemeinen Pathologie von KREHL-MARCHAND. Bd. I, S. 112ff. Leipzig 1908. — MARCHESANI, O.: Eine neue Auffassung des Krankheitsbildes der sogenannten juvenilen rezidivierenden Glaskörperblutungen. Klin. Wschr. **13**, 993 (1934). — Thrombangiitis obliterans am Auge. Arch. Augenheilk. **109**, 124 (1936). — MARCHIONINI, A.: Über den Einfluß von Hautextrakten auf den Stoffwechsel. Derm. Wschr. **108**, 153 (1939). — MARINACCIO, G., e A. BUONSANTO: Il test di thorn nelle tromboangioiti periferiche. Boll. Soc. ital. Biol. sper. **29**, 1591 (1953). — MARTINEZ, D. J. J.: Lesiones viscerales en la tromboangiitis. Pren. méd. argent. **37**, 2599 (1950). — MARTINEZ-LUENGAS, M.: Un caso de arteritis obliterante tratado y curado con arteriectomia. Angiologia **4**, 184 (1952). MARTORELL, F.: Endarteriolitis primaria distal necrosante. J. int. Coll. Surg. **15**, 770—772 (1951). — La neurectomia del tibial posterior en la ulcera tromboangeitica plantar. Angiologia **3**, 1 (1951). — Thromboangiitis obliterans in two brothers. Angiology **3**, 271 (1952). — MARTORELL, F.: Obliteration de la fourche aortique et hypertension arterielle maligne. Presse méd. **1953**, 822. — MARTORELL, F.: La terapeutica heparina-esplenhormon en la arteriosclerosis obliterante aorto-iliaca. Angiologia **7**, 306 (1955). — MARTORELL, F., y R. ROCA DE VINYALS: Gangrena de los pies por endarteriolitis primaria distal. Clin. y Lab. **49**, 321 (1950). MARTORELL, F., J. VALLS-SERRA and A. MARTORELL: Thromboangeitis obliterante; revision des 103 casos. J. int. Chir. **11**, 44 (1951). — MARZANI, P. C., e F. BARBERIS: Alcuni casi di localizzazione coronarica malattia di Bürger. Rif. med. **1955**, 715. — MASERA, N.: A proposito di un caso di tromboarterite plurivescerale con infarti multiple in luetico. Arch. De Vecchi Anat. pat. **16**, 7 (1951). — MASSON, G. M. C., F. DEL GRECO, A. C. CORCORAN and I. H. PAGE: Acute diffuse vascular disease elicited by renin in rats pretreated with cortisone. Arch. Path. (Chicago) **56**, 23 (1935). — MATHIEU and HADOT: Artérite oblitérante des membres supérieurs. Rev. méd. Nancy **80**, 902 (1955). — MAVOR, G. E.: Thromboangeitis obliterans. Clinical and arteriographic findings, with a discussion on clinical diagnosis. Quart. J. Med. N. s. **24**, 229 (1955). — MAYRHOFER, O.: Thrombangitis obliterans der Vasa spermatica unter dem klinischen Bild der Epididymitis tuberculosa. Wien. klin. Wschr. **59**, 401 (1947). — McDOWELL, ESETS u. SEYBOLD: Mesenteric thrombosis associated with thromboangiitis obliterans. Proc. Mayo Clin. **24**, 1 (1949). — McGRATH, E. Y. C.: Experimental peripheral gangrene; effect of estrogenic substance and its relation to thromboangiitis obliterans. Arch. intern. Med. **55**, 942 (1935). — McGREGOR, A. L., and F. W. SIMSON: Thrombo-angiitis obliterans; with special reference to a case in volving the spermatic vessels. Brit. J. Surg. **16**, 539 (1929). — McLETCHIE, N. G. B., and D. A. GILLIS: Disseminate endarteritis. Report of a case. Amer. J. clin. Path. **25**, 502 (1955). McLURE, H. M.: Peripheral nerve section in thrombo-angiitis obliterans. Med. Bull. Veterans' Adm. (Wash.) **14**, 71 (1937). — McWHORTER, G. L.: Ligation of both the femoral artery and vein in thromboangiitis obliterans. Report of three cases. Surg. Clin. N. Amer. **10**, 283 (1930). MEESSEN, H.: Über den plötzlichen Herztod bei Frühsklerose und Frühthrombose der Koronararterien bei Männern unter 45 Jahren. Z. Kreisl.-Forsch. **36**, 185 (1944). — Zum Problem der allergischen Pathogenese der Arteriitis. Verh. dtsch. Ges. inn. Med. **60**, 385 (1954). — MELENEY and MILLER: A contribution to the study of thrombo-angiitis obliterans. Ann. Surg. **81**, 976 (1925) — MENNE, FRITSCH, HILLENBRAND u. HOELTZENBEIN: Clearance-Untersuchungen bei der Endangitis obliterans. Klin. Wschr. **1956**, 126—129. — MENNE, WETTER u. CRÄMER: Zur Methodik der Inulinclearance. Z. ges. exp. Med. **123**, 523 (1954). — MENNE, F., u. M. FRITSCH: Veränderungen der Nierenarbeit bei der Endangitis obliterans. Z. klin. Med. **153**, 550 (1956). — MERKEL, H.: Untersuchungen über die Genese des Ulcus pepticum ventriculi. Frankfurt. Z. Path. **58**, 285 (1946) — MERKELBACH, O.: Endarteriitis obliterans Winiwarter. Homonyme Hemianopsie und Spontangangrän an der unteren Extremität. Beiträge zur Frage der Endarteriitis obliterans durch Kälteschädigung und nach Trauma. Z. klin. Med. **124**, 66 (1933). — MERTENS, REIN u. VALDECASAS: Gefäßwirkungen des Adrenalins im ruhenden und arbeitenden Muskel. Pflügers Arch. ges. Physiol. **237**, 454 (1936). — MESCANINOV, A.: Zur Frage über die Behandlung gewisser Formen von Gangraena spontanea mittels Heterotransplantation eines Hodens. Med.-biol. Z. **5**, 146 (1928). — MESSENT: Obliterative arterial disease in a young female. A possible case of thrombo-angiitis obliterans associated with digital gangrene at birth. Brit. J. Surg. **41**, 268 (1953). — MESSINGER, W. J., E. N. GOODMAN and J. C. WHITE: Treatment of thrombo-angitis obliterans. Two-year follow -up after sympathectomy. Amer. J. Med. **6**, 168 (1949). — Mészaros, K.: Arteriitis obliterans (Thromboangiitis Buerger) als familiäre Erkrankung. Z. klin. Med. **171**, 391 (1931). — Thromboangiitis obliterans mit Veränderungen am Augenhintergrund. Dtsch. Arch. klin. Med. **180**, 526 (1937). — Meulengracht, E., u. E. Øllgaard: Thrombo-angiitis obliterans (Buerger's disease) in uniovular twins. Hospitalstidende **76**, 397 (1933). — Meves: Über cerebrale Beteiligung bei der Thrombangiitis obliterans (v. Winiwarter-Buergersche Krankheit). Nervenarzt **11**, 127 (1938). — Meyer, A. W.: Behandlung der Endarteriitis obliterans juvenilis. Zbl. Chir. 2084 (1933). — Meyer, H. H.: Die zerebrale Thrombangiitis obliterans. Fortschr. Neurol. Psychiat. **21**, 201 (1953). — Meyer, J.: Intermittent claudication (thrombo-angiitis obliterans) involing the intestinal tract. J. Amer. med. Ass. **83**, 1414 (1924). — Meyer, J.-E.: Studien zur cerebralen Thrombangiitis obliterans. Arch. Psychiat. Nervenkr. **180**, 647 (1948). — Meyer, Willy: Etiology of thrombo-angiitis obliterans (Buerger). J. Amer. med. Ass. **71**, 1268 (1918). — A further contribution to the etiology of thromboangiitis obliterans. Med. Rec. (N. Y.) **97**, 425 (1920). — Meyer, W. C.: Beitrag zur Klinik der visceralen Endoangiitis. Med. Mschr. **8**, 231 (1954). — Meyer, W. W.: Zum Gewebsbild der Thrombangiitis obliterans, insbesondere über die entzündliche Entstehung und weiten Umwandlung der Fibrinablagerungen in der Intima. Virchows Arch. path. Anat, **314**, 681 (1947). — Meyer, W. W., u. H. Beck: Das röntgenanatomische und feingewebliche Bild der Arteriosklerose im intrakraniellen Abschnitt der A. carotis interna. Virchows Arch. path. Anat. **326**, 700 (1955). — Meyer, W. W., u. Richter: Das Gewicht der Lungenschlagader als Gradmesser der Pulmonalarteriensklerose und als morphologisches Kriterium der pulmonalen Hypertonie. Eine quantitativ-anatomische und feingewebliche Untersuchung. Virchows Arch. path. Anat. **328**, 121 (1956). — Micheli-Pellegrini, G., and S. Bardelli: Morbo di Bürger a manifestazioni multiple (tibiali, cerebrali, coronariche). Settim. med. **39**, 20 (1951). — Milkow, W.: Extremitätengangrän. Verh. 16. Tagg Ungar. Chir. 1936. Ref. Zentr.-Orig. ges. Chir. **53**, 307. — Miller, G., and M. Kaufmann: Thrombo-angiitis obliterans. A plea for conservative surgery. Canad. med. Ass. J. **19**, 198 (1928). — Mincsev, M., and L. Borok: Experiences with filatov tissue therapy in endarteriitis obliterans. (Ungar. Text.) Orv. Hetil. **92**, 1057 (1951). — Minkowski, M.: Zur Kenntnis der Endangiitis obliterans des Gehirns. Confin. neurol. (Basel) **8**, 138 (1947/48). — Minon, R.: Angeitis visceral. Rev. clin. esp. **39**, 61 (1950). — Möller, W.: Intraarterielle Sauerstofftherapie. Verh. dtsch. Ges. inn. Med. 290—304 (1953). — Begriffsbestimmungen der Sauerstofftherapie. Verh. dtsch. Ges. inn. Med. **61**, 155 (1955). — Moeschlin, S.: Klinik und Therapie der Vergiftungen. Stuttgart: Georg Thieme 1952. — Molitoris, H. O.: Über Thrombangiitis obliterans Bürger auf Grund des Untersuchungsergebnisses bei 10 Extremitäten von 8 neuen Fällen. Diss. Erlangen 1933. — Moll, A., u. W. Schwarzbach: Das Herz bei Endangiitis obliterans. Dtsch. Arch. klin. Med. **203**, 162 (1956). — Molla, W.: Un altro metodo di cura delle arteriopatie periferiche. Osped. maggiore **43**, 498 (1955). — Monaco, B.: Morbo di Leo Buerger (Considerazioni cliniche ed anatomo -pathologiche). Ann. ital. Chir. **13**, 1363 (1934). — Morgano, G.: Considerazioni su un tipico caso di localizzazione coronarica della malattia di Winiwarter-Bürger. Arch. E. Maragliano Pat. Clin. **7**, 513 (1952). — Moore, R. M., and R. E. Moore: Studies on the pain-sensibility of arteries. I. Some observations on the pain-sensibility of arteries. Amer. J. Physiol. **104**, 259 (1933). — Morone, C.: Fenomeni regressivi dei gangli simpatici nelle arteriti periferiche. Riv. Anat. pat. **3**, 97 (1950). — Sul trattamento chirurgico dell'endoangioite obliterante delle estremita. Riv. Pat. Clin. **6**, 59 (1951). — Mougeot: Anisosphygmie locale dans l'artérite obliterante. Arch. Mal. Coeur **41**, 167 (1948). Mouquin, M.: Trombo-angéite oblitérante. Rev. Prat. (Paris) **1954**, 894—900. — Moure: Mém. Acad. Chir. **62**, 1113 (1936). Zit. bei Storan. — Müller, E. A.: Die Anwendung der Frischzellentherapie nach Dr. Niehans bei Endangiitis obliterans (Bürger-Winiwarter). Therapiewoche **4**, 252 (1954). — Möglichkeiten und Grenzen in der Behandlung peripherer Durchblutungsstörungen insbesondere der Endangiitis obliterans mit der Frischzellentherapie nach Dr. Niehans. Dtsch. Therapiewoche Karlsruhe 28. 8.—3. 9. 1955. — Müller, N.: Über den nichttraumatischen, einseitigen Verschluß der Arteria carotis interna. Dtsch. med. Wschr. **77**, 1435 (1952). — Müller, O.: Die feinsten Blutgefäße des Menschen. Stuttgart: Ferdinand Enke 1939. — Mumme, C.: Zur Klinik und Pathogenese der Endokarditis fibroplastica sowie Thromboendoarteriitis obliterans mit hochgradiger Eosinophilie im Blut, Knochenmark und in den Organen. Z. klin. Med. **138**, 22 (1940). — Murphy, M. E.: Zit bei Jäger, Zur pathologischen Anatomie der Thromboangiitis obliterans bei juveniler Extremitätengangrän. Virchows Arch. path. Anat. **284**, 526 (1932). — Deep thrombophlebitis and pulmonary embolism in thromboangiitis obliterans. Amer. J. Med. **14**, 240 (1953).

Naegelsbach: Thrombose und Spätgangrän nach Erfrierungen. Münch. med. Wschr. **66**, 353 (1919). — Naide, M.: The causative relationship of dermatophytosis to thromboangiitis obliterans. Amer. J. med. Sci. **202**, 822 (1941). — Navia-Monedero, A.: Arteritis obliterante en ninos; dos casos. Rev. colomb. Pediat. **10**, 212 (1951). — Nazarov, N.: Bepinseln der A. femoralis mit 80%igem Alkohol nach Razumovskij anstatt der Sympathektomie nach

Lériche bei spontaner Gangrän. Vestn. Chir. **10**, 63 (1927). — Nazarov, V.: Über lumbale Sympathektomie bei trophischen Geschwüren, Hyperkeratose, spastischen Lähmungen und über die Kombination von Sympathektomie und Epinephrektomie bei spontaner Gangrän. Vestn. Chir. **75**, 5 (1932). — Néel: Maladie de Buerger et typhus exanthématique. Presse méd. **1955**, 135. — Neill: Ligation of the femoral artery below the origin of the profunda femoris in the treatment of endoarteriitis obliterans of the leg. Ann. Surg. **86**, 425 (1927). — Neubürger, K.: Zur Anatomie der peripheren Gefäßstörungen. Klin. Wschr. **10**, 577 (1931). Zur Frage der juvenilen Gangrän. Klin. Wschr. **11**, 533 (1932). — Neumann, B.: Akute Thromboangiitis obliterans. Ein Beitrag zum Krankheitsbilde der juvenilen Gangrän. Langenbecks Arch. klin. Chir. **159**, 352 (1930). — Nicolosi, G.: Il ,,cocktail litico" nel trattamento delle arteriopatie obliteranti croniche giovanili. Minerva med. (Torino) **44**, 497 (1953). — Niederle, B.: Thrombophlebitis migrans superficialis. Čas. Lék. čes. **1932**, 1140. (Tschechisch.] — Niehans, Paul: Die Zellulartherapie. München u. Berlin: Urban & Schwarzenberg 1954. — Niemeier: Die Behandlung von Durchblutungsstörungen mit Organextrakten (Embran). Zbl. Chir. **73**, 99 (1948). — Niemeyer: Über primäre Endarteriitis obliterans der Extremitäten. Zbl. Herz- u. Gefäßkr. **13**, 273 (1921). — Nikisin, F.: Zur pathologischen Physiologie juveniler obliterierender Endarteriitis. Rozhl. Chir. a Gynaek. **14**, 259. [Tschechisch.] — Nishiwo, H.: Forschung über Spontangangrän. Arch. jap. Chir. (Kyoto) **15**, 388 (1938). [Japanisch.] — Noble, T. P.: Thrombo-angiitis obliterans in Siam. Lancet **1931**, 288. — Nocito, F. J.: Tratamiento medico de la tromboangiitis. Pren. méd. argent. **1950**, 2637—2642. — Noferi, G.: Considerazioni clinico-patogenetiche sopra un caso di tromboendoangioite obliterante cerebrale. Rass. Neurol. veg. 8, 390 (1950). — Nogrette, P.: Artérites des membres inférieurs. France méd. **13**, 11 (1950). — Nordmann u. Reus: Thrombose der Extremitätenarterien mit Gangrän der Beine. Z. Kreisl.-Forsch. **21**, 103 (1929). — Nordmann, M.: Die Behandlung der Thrombo-angiitis mit dem Kreislaufhormon nach Frey. Dtsch. Z. Chir. **227**, 145 (1930). — Diskussion zu Lange. Verh. dtsch. Ges. Kreisl.-Forsch. **9**, 317 (1936). — Norpoth, L.: Thromboangiitis obliterans mit Beteiligung der Abdominalgefäße. Münch. med. Wschr. **79**, 1470 (1932). — Novogorodskaja, T. J., u. N. V. Trojan: Zum Problem der intraarteriellen Transfusion von konserviertem Blut bei Endarteriitis obliterans. Klin. Med. (Mosk.) **30**, 66 (1952). [Russisch.] — Nusselt, H.: Über endokrin-vegetative Störungen bei der Buergerschen Thromboangiitis obliterans. Arch. Derm. Syph. (Berl.) **169**, 29 (1933). — Nyström, G.: A method of testing the superficial blood circulation for considering the indication and the proper level of amputation. Surgery **1**, 487 (1937).

Oberthur, H.: Des oblitérations artérielles des membres en particulier des artérites juvéniles. Rev. Chir. (Paris) **65**, 746 (1927). — Okinata u. Mitarb.: Studies on defense mechanism of body and neurohumoral regulation; on role of n. splanchnicus and adrenal gland upon antibody mobilization. Tôhoku J. exp. Med. **55**, 389 (1952). — Studies on defense mechanism of body and neurohumoral regulation; on relation between hormonal secretion of adrenal cortex and n. splanchnicus. Tôhoku J. exp. Med. **56**, 153 (1952). — Olovson, Th.: Beitrag zur Kenntnis der Verbindung zwischen A. ilica interna und A. femoralis beim Menschen nebst tierexperimentellen Studien über die Morphologie des Kollateralkreislaufes nach Unterbindung der A. ilica externa und A. femoralis. Acta chir. scand. **86**, Suppl. 67 (1941). — Onaca, N.: Contributions à l'étude de la gangrène spontanée. Rev. Chir. (Paris) **51**, 461 (1932). — Oppel (1911): Zit. nach Herzberg 1926. — Oppel, V.: Die Epinephrektomie. Centralnyi med. Z. **1**, 464 (1928). Ref. Zentr.-Org. ges. Chir. **47**, 84, 143. — Meine Antwort auf die Kritik der Hyperadrenalinämietheorie. Nov. hir. Arh. **22**, 3 (1930). 3. Ref. Zentr.-Org. ges. Chir. **57**, 557. — Oppel, W.: Beiträge zur Gangraena arteriotica suprarenalis. Ref. aus Ekaterinoslawski med. J. H. 7 u. 8 (1923). [Russisch.] u. Zbl. Chir. 1139 (1924). — Oppel, W. A.: Gangrène spontanée et surrénalectomie. Lyon chir. **24**, 1 (1927). — Obliterierende Endarteriitis bei Frauen. Zit. nach Kukin. Sov. et. Chir. **6**, 40 (1934). — Ornatzky, W. W.: Über Adrenalin im Blute an ,,spontaner" Gangrän Erkrankter. Langenbecks Arch. klin. Chir. **130**, 293 (1924). — Ortner: Abdominal aortography. Sth. Surg. **16**, 157 (1950). — Ortner, A. B.: Chronic occlusive vascular disease. J. Kentucky med. Ass. **48**, 263 (1950). —

Pässler, H.W.: Anzeigestellung zur Sympathektomie bei Gefäßerkrankungen. Langenbecks Arch. klin. Chir. **189**, 424 (1937). — Die Angiographie zur Erkennung, Behandlung und Begutachtung peripherer Durchblutungsstörungen. Stuttgart: Georg Thieme 1952. — Pagliardi, E.: Caratteristiche costanti della disprotidemia della trombo-angioite obliterante di Winiwarter-Bürger. Minerva med. (Torino) **1951 II**, 893—900. — Painter: Thrombangiitis obliterans. New Engl. J. med. **199**, 13 (1928). — Palmieri, E.: Rigenerazione della tunica aventiziale nella simpaticectomia periarteriosa alla Doppler. Policlinico **41**, 109 (1934). — Pančenko, D. J.: Histologische Veränderungen der peripheren Nerven bei Spontangangrän. Virchows Arch. path. Anat. **307**, 327 (1941). — Paolucci, R.: La parathyreoidectomie dans la maladie de Recklinghausen, la polyarthrite ankylosante et la maladie de Buerger. Procès-verb. etc. 42. Congr. franç. Chir. p. 330, 1933. — Endoarterite obliterante e surrenalectomia. Boll. Soc. piemont. Chir. **5**, 187 (1935). — PAPACHARALAMPOUS u. ZOLLINGER: Morphologie und Pathogenese des subtotalen und totalen Coronarverschlusses. Schweiz. med. Wschr. **1953**, 859. — PARKER and ALLEN: Organic disease of the digital arteries suggesting thrombo-angiitis obliterans and with the clinical features of Raynaud's disease. Proc. Mayo Clin. **12**, 118 (1937). — PARKES, F. WEBER u. H. HUBER: Stammbaumuntersuchung bei der Thromboangiitis obliterans. Dtsch. med. Wschr. **1939**, 256. — PARODI e CAPPELLINI: Fattori corticosurrenali nella genesi delle arteriopatie obliteranti periferiche. Folia angiol. (Milano) **2**, 28 (1955). — PARODI, L., e L. VALLEGA: Ricerche sulle colinesterasi ematiche nelle arteriti croniche. Nota I. Determinazione della pseudocolinesterasi e della colinesterasi ematiche nei pazienti affetti da arteriopatie croniche di tipo giovanile. Riv. Chir. **2**, 109 (1950). — Nota II. Attività di alcuni inibitori delle colinesterasi in soggetti normali ed in affetti da arteriti croniche. Riv. Chir. **2**, 281 (1950). — PEMBERTON and MAHORNER: Aneurysms associated with thromboangiitis obliterans. Surg. Clin. N. Amer. **12**, 893 (1932). — PENDER, J. W., and J. S. LUNDY: Diagnostic and therapeutic nerve blocks. Lancet **1952**, 76. — PERK: Cerebral symptoms in thromboangiitis obliterans. J. ment. Sci. **93**, 748 (1947). — PERLA: An analysis of forty-one cases of thrombo-angiitis obliterans; with a report of a case involving the coronaries and the aorta. Surg. Gynec. Obstet. **41**, 21 (1925). — PERLICK, E.: Organische Angiopathien und Gerinnungsfaktoren. Z. ges. inn. Med. **7**, 180 (1952). — PERLICK, E., u. H. LUTZ: Erythrocytenfragilität und Gefäßkrankheiten. Z. klin. Med. **150**, 421 (1953). — PERLOW, S.: Advances in the diagnosis and treatment of thromboangiitis obliterans. Ann. Surg. **98**, 43 (1933). — PERONATO, G.: La funzionalità della corticale surrenale nel M. di Buerger. L'eliminazione di 17-chetosteroidi e di 11-ossicorticoidi prima e dopo intervento chirurgico (surrenalectomia). Pat. sper. e chir. **1**, 571 (1953). — PETZOLD u. HUTH: Untersuchungen über die Beeinflußbarkeit der am Tier experimentell erzeugten Endoangiitis obliterans. Z. ges. inn. Med. **10**, 79 (1955). — PETZOLD, H.: Über die Pathogenese und die therapeutische Beeinflussung der experimentellen Endoangiitis. Arch. int. Pharmacodyn. **96**, 183 (1953). — Die Wirkung von Penicillin auf die experimentelle Endangiitis. Klin. Wschr. **1953**, 270—272. — Die experimentelle Endoangiitis und ihre medikamentöse Beeinflussung. Verh. dtsch. Ges. inn. Med. **60**, 707 (1954). — PETZOLD, H., u. H. HOFFMEISTER: Die Beeinflussung der experimentellen Endoangiitis durch hydrierte Mutterkornalkaloide. Z. ges. exp. Med. **129**, 471 (1958). — PEZZUOLI, G., W. MONTORSI, C. GHIRINGHELLI y J. S. SALVANESCHI: Contribución al estudio del cuadro electroforético de las arteriopatias de los miembros inferiores. Angiología **7**, 287 (1955). — PFAHLER, G. E.: Roentgen therapy of thromboangiitis obliterans (Buerger's disease). Amer. J. Roentgenol. **34**, 770 (1935). — PHILIPPIDES: Zur Diagnostik peripherer Gefäßstörungen. Zbl. Chir. 2302 (1938). — PHILIPS, H. B., and J. S. TUNICK: Roentgen-ray therapy of thromboangiitis obliterans. J. Amer. med. Ass. **84**, 1469 (1925). — PICCINNI, L.: Le glicoproteine seriche nel morbo di Bürger. Clinica (Bologna) **16**, 83 (1955). — PICK, LUDWIG: Thermische Kriegsschädigungen. Erfrierung. In SCHJERNINGS Handbuch der ärztlichen Erfahrungen im Weltkrieg. Pathologische Anatomie S. 523. 1921. — PIEPER: Die konservativen Behandlungsmethoden der peripheren Durchblutungsstörungen. Therapie der Gegenwart **89**, 74, 137, 185 (1950). — PIERRO, V. DI: Ricerche sugli streptococchi e sui colibatteri isolati rispettivamente da soggetti affetti da morbo di Buerger e da liatiasi biliare. Pat. sper. **39**, 302 (1951). — PINES, N., and M. B. KIEFF: Magnesium sulphate in the treatment of angiospasm. Lancet **1933**, 577. — PIRANI, C. L., F. E. EWART jr. and A. L. WILSON: Thromboendarteriitis with multiple mycotic aneurysms of branches of the pulmonary artery. Amer. J. Dis. Child. **77**, 460 (1949). — PLATH: Über die zentrale Form der Thromboendangiitis obliterans. Dtsch. med. Wschr. **1939 II**, 1519. — PLATKIN, F. M.: Obliteriruiushchii trombangioz. Klin. med. (Mosk.) **28**, 14 (1950). — PLOTNIK, F. M.: Die Thrombangiitis obliterans. Klin. Med. (Mosk.) **28**, 14 (1950). [Russisch.] — POKORNY, J.: Postihuje obliterující endarteritida i ženy? Čas. Lék. čes. **89**, 609 (1950). — POKORNY, J., u. Z. REINIS: Leceni Buergerovy choroby antibiotiky. Prakt. Lék. (Praha) **33**, 344 (1953). — POKORNY, J., Z. REINIS u. C. JOHN: Vztah obliterující thromboangoitidy k afekcím nitroblány stdecni. Čas. Lék. čes. **92**, 41 (1953). — POPKIN, R. J.: Sympathectomies in peripheral vascular diseases: follow-up studies to twenty years. Angiology **8**, 156 (1957). — POPOVA, E. A.: Some data of capillaroscopy in the course of obliterating endarteriitis. Klin. Med. (Mosk.) **33**, 79 (1955). — PORTWICH, F., u. H. REINWEIN jr.: Zur Symptomatologie generalisierter Gefäßerkrankungen. Ärztl. Wschr. **11**, 55 (1956). — POUTASSE, E. F.: Occlusion of a renal artery as a cause of hypertension. Circulation **13**, 37 (1956). — POZNIAKOW u. A. KOGAN: Untersuchung der vegetativen Reflexe bei der obliterierenden Endarteriitis. Vestn. Chir. **55**, 45 (1938). — PRATESI, F.: Le alterazioni elettrocardiografiche nella tromboangioite obliterante. Riv. crit. Clin. med. **50**, 425 (1950). — PRAUSPE, C.: Endarteriitis obliterans der Mesenterial-Arterien. Münch. med. Wschr. **82**, 275 (1935). — PRICE, H., and F. B. WAGNER: Complete occlusion of the abdominal aorta. Report of two patients diagnosed by aortography. Surgery **84**, 619 (1947). — PROCHNOW, F.: Der Wert des Padutins in der Prognose und operativen Behandlung der beginnenden Extremitätengangrän.

Beitr. klin. Chir. 158, 283 (1933). — Puech Leão, L. F., e J. I. Bueno Neto: Tromboangiite obliterante e arteriosclerose obliterante. Resultados de alguns métodos de tratamento com base na revisão de 104 casos. Rev. paul. Med. 40, 247 (1952). — Prusik, B.: A method of treatment of obliterating endarteriitis, with trophic lesions, in the extremities. The eutrophic effect of niacin derivatives. Cardiologia (Basel) 14, 81 (1949). — Pyro, R.: Zur Deutung verschiedener Gangrän herbeiführender Gliedmaßenschädigungen. Z. Kreisl.-Forsch. 28, 305 (1936).

Quandt, J.: Über eine akut verlaufene Endarteriitis obliterans der Hirngefäße. Virchows Arch. path. Anat. 316, 575 (1949).

Rabboni, F.: Treatment of thromboangiitis obliterans. Sicilia sanit. 7, 209 (1950). — Rabinowitz, H.: Experiments on the infectious origin of thromboangiitis obliterans and the isolation of a specific organism from the blood stream. Surg. Gynec. Obstet. 37, 353 (1923). — Newer concepts on the physiopathology and treatment of thromboangiitis obliterans. Amer. J. Surg., N. s. 21, 260 (1933). — Rabinowitz, H. M., and J. Kahn: Relationship of phospholipin metabolism to thromboangiitis obliterans and its treatment. Amer. J. Surg. 31, 329 (1936). — Rademacher: Krankheitsgeschichte eines Pferdes mit Verschluß der Schenkelarterien. Gurlt und Hertwigs Magazin für die gesamte Tierheilkunde, Bd. 4, S. 455. 1838. — Radlinski, Z.: Zur arterio-venösen Verbindung in Fällen von idiopathischer Extremitätengangrän. Pol. Przegl. chir. 7, 458 (1928). — Ramoino, L.: Sull'efficacia terapeutica dei noradrenalinosimili in un caso di endoarterite giovanile già trattato senza successo con farmaci vasodilatatori. Inform. méd. (Genova) 20, 501 (1953). — Rapaport, M.: Pathology of thromboangiitis. Pren. méd. argent. 37, 2342 (1950). — Rapela, C. E., y B. A. Houssay: Accion de la nicotina sobre la secrecion de adrenalina y noradrenalina de la sangue venosa suprarenal del porro. Rev. Soc. argent. Biol. 28, 219 (1952). — Ratschow, M.: Periphere Durchblutungsstörungen und Berufsschäden. Bedeutung von Kälte- und Nässeschäden für die Entstehung peripherer Durchblutungsstörungen. Verh. dtsch. Ges. Kreisl.-Forsch. 9, 311 (1936). Diskussion zu Lange. Verh. dtsch. Ges. Kreisl.-Forsch. 9, 317 (1936). — Erfolge konservativer Behandlung bei schweren Fällen von Billroth-Buergerscher Krankheit. Klin. Wschr. 1936, 1218. — Der Arbeitsversuch, eine einfache Methode zur Erkennung und Beurteilung peripherer arterieller Durchblutungsstörungen. Münch. med. Wschr. 1937, 1128. — Die konservative Behandlung der peripheren arteriellen Durchblutungsstörungen. Zbl. ges. inn. Med. 817, 834 (1937). — Die peripheren Durchblutungsstörungen. 5. umgearbeit. u. erg. Aufl. (Medizinische Praxis, Sammlg für ärztl. Fortbild. Bd. 27) Dresden u. Leipzig: Theodor Steinkopff 1953. — Untersuchungen zur Wirkung des Sauerstoffgases in der Behandlung von Angiopathien. Med. Klin. 49, 691 (1954). — Die Beurteilung der Zusammenhangsfrage bei Endoangiitis obliterans. Kriegsopferversorgung 3, H. 9/10 (1954). — Ratschow, M., u. H. C. Klostermann: Experimentelle Befunde zur Gefäßwirkung der Sexualhormone und ihre Beziehungen zu örtlichen peripheren Durchblutungsstörungen. Z. klin. Med. 135, 198 (1939). Ratschow, M., u. M. L. Steckner: Weitere Befunde zur Gefäßwirkung der Sexualhormone. 2. Mitt. Z. klin. Med. 136, 140 (1939). — Rauch, H.: Über periphere Gefäßstörungen (Aussprache). Dtsch. med. Wschr. 1932, 1385. — Aussprache zu K. Denecke, Pathologisch-anatomische und klinische Untersuchungen zur Ätiologie der juvenilen Gangrän. Langenbecks Arch. klin. Chir. 177, 146 (1933). — Ravajoli, E.: Un caso di morbo di Bürger trattato con l'associazione di butazolidina + dimetilammino-antipirina (Irgapirina), estere etilico dell'acido 3,3'ossicumarinil-acetico (Tromexan) e vitamina E dopo un intervento di simpaticectomia delle câtene laterali lombari. Settim. med. 39, 578 (1951). — Reboul, H., and P. Laubry: Endarteriectomy in the treatment of chronic endarteriitis obliterans of the limbs and abdominal aorta. Proc. roy. Soc. Med. 43, 547 (1950). — Rechtmann: Thrombangiitis obliterans. Med. J. anat. rec. 129, 367 (1929). — Redwitz, v.: 101. Tagg Ver. Niederrhein.-Westfäl. Chir. Diskussion zu Erb. Zbl. Chir. 75, 254 (1950). — Reggianini, V.: Immediate and remote results of lumbar ganglionectomy for Buerger's syndrome. Acta chir. patav. 6, 121 (1950). — Rehder, K., and G. M. Roth: Effect of smoking on the fasting blood sugar and pressor amines. Circulation 20, 224 (1959). — Reichert, F. L.: Revised concepts of the treatment of Raynaud's syndrome and thromboangiitis obliterans (Buerger's disease). Amer. J. Surg. 91, 41 (1956). — Reid, M. R., and L. G. Herrmann: Non-operative treatment of peripheral vascular diseases. Amer. Surg. 102, 321 (1935). — Rein: Über die physiologischen Aufgaben des Adrenalins als Kreislaufhormon. Verh. dtsch. Ges. Kreisl.-Forsch. 10, 27 (1937). Das Zusammenwirken von Acetylcholin, Mangelstoffwechselprodukten und vegetativer Innervation als Grundlage der natürlichen Vasomotorik des Skeletmuskels. Pflügers Arch. ges. Physiol. 248, 111 (1944). — Rein u. Mertens: Über nervös bedingte lokale Stoffwechselumstellungen als Primärerscheinung bei zentralnervösen Konstriktionen. Pflügers Arch. ges. Physiol. 237, 231 (1936). — Reinis, Z., J. Pokorny and J. F. Mestan: Clinical development of Buerger's disease. Čas. Lék. čes. 90, 709 (1951). — Remennik: Komplexe Therapie der Endarteriitis obliterans. Klin. Med. (Mosk.) 33, 38 (1955). [Russisch.] — Reyn, A.: Meadow grass dermatitis. Nord. med. T. 10, 1594 (1935). — Ricci, G. C.: I derivati idrazino-ftalazinici nella ipertensione ed in alcune vasculopatie. (Rassegna critica ed osservazioni cliniche) Rass. Fisiopat. clin. ter. **25**, 477 (1953). — RICHARDS, R. L.: Thromboangiitis obliterans. Clinical diagnosis and classification of cases. Brit. med. J. **1953**, No 4808, 478—481. — RIECHERT, T.: Die Arteriographie der Hirngefäße. München u. Berlin 1943. — RIEDEL: Endarteriitis circumscripta art. femoralis mit nachfolgender Gangrän des Beines bei 36jähriger Frau. Zbl. Chir. **15**, 554 (1888). — RIEDER, W.: Zur Ätiologie und Behandlung der Extremitätengangrän im jüngeren Lebensalter. Langenbecks Arch. klin. Chir. **173**, 94 (1932). — Die Endangiitis obliterans und ihre Behandlung. Langenbecks Arch. klin. Chir. **172**, 458 (1932). — Zur Frage der traumatischen Entstehung der Endangiitis obliterans. Langenbecks Arch. klin. Chir. **193**, 737 (1938). — RIEDER, W., u. WILKE: Zur Begutachtung der Endangiitis obliterans. Zbl. Chir. **66**, 957 (1939). — RIEHL, G.: Erfahrungen mit Natrium-Morrhuat zur Krampfaderverödung. Wien. med. Wschr. **86**, 695 (1936). — RIETSCHEL: Der augenblickliche Stand unserer Erfahrungen mit der Niehansschen Frischzellentherapie. Med. Klin. **49**, 317 (1954). — Zur Wirkungsweise der Frischzellentherapie. Med. Klin. **49**, 1359 (1954). — RIX: Generalisierte Endarteriitis (mit besonderer Bevorzugung der pialen wie intracerebralen Gefäße und ausgedehnten Nekrosen an Nase, Mundhöhle, Rachen und Kehlkopf). Frankfurt. Z. Path. **54**, 532 (1940). — Rezidivierende Thromboangiitis obliterans (mit besonders bemerkenswerten Initialbefunden an der Aorta). Z. Kreisl.-Forsch. **33**, 513 (1941). — ROBINSON: Thrombo-angiitis obliterans in a woman with the menopausal syndrome. Med. Rec. (N. Y.) **149**, 223 (1939). — RÖPKE, W.: Extremitätengangrän. Langenbecks Arch. klin. Chir. **173**, 720 (1938). — Zur Frage des Erfolges nach Grenzstrang-Ganglien-Resektion bei Endarteriitis obliterans. Zbl. Chir. 916 (1938). — RÖSSLE, R.: Zum Formenkreis der rheumatischen Gewebsveränderungen mit besonderer Berücksichtigung der rheumatischen Gefäßentzündungen. Virchows Arch. path. Anat. **288**, 780 (1933). — Allergie und Pathergie. Klin. Wschr. **1933**, 574. — ROGERS, W. N.: Sul meccanismo d'azione delle iniezioni ipertoniche di cloruro di sodio nella tromboangiotite obliterante. Riv. Clin. med. **38**, 509 (1937). — ROLLINO, A., y B. BINDA: Tromboarteritis por muletas; presentación de un caso y consideraciones. Angiología **2**, 145 (1950). — ROSENAUER, F.: Nicotin und Endangiitis obliterans. Wien. med. Wschr. **1950**, 123—125. — ROSENHAGEN: Aussprache zu R. LINDENBERG. Z. ges. Neurol. Psychiat.**167**,561 (1939). — Bemerkungen zur Klinik der cerebralen Form der Thromboendarteriitis obliterans (v. Winiwarter-Buergerschen Krankheit). Virchows Arch. path. Anat. **305**, 558 (1940). — ROSENSTIL et GARSAUX: Une méthode nouvelle de traitement des artérites oblitérantes. Presse méd. **1937** II, 1013. — ROSSIER, P. H.: A propos de la thromboangéite oblitérante. Praxis **33**, 1 (1944). — Durchblutungskrankheiten in der inneren Medizin. Europäisches Gespräch in Darmstadt am 11. u. 12. Nov. 1955 über „Angiologie im Rahmen der Gesamtmedizin". — ROSSIER, P. H., C. MAIER et E. THURLIMAN: Sclérose coronarie et endoangéite oblitérante. Acta cardiol. (Brux.) **2**, 201 (1947). — ROST, F.: Über Schwanz- und Fußgangrän bei Ratten. Münch. med. Wschr. **1929**, 910. — ROTH, G., E. V. MACLAY and E. V. ALLEN: Blood in thromboangiitis obliterans. Arch. intern. Med. **62**, 413 (1938). — ROTTER, W.: Über die Bedeutung der Ernährungsstörung, insbesondere des Sauerstoffmangels, für die Pathogenese der Gefäßveränderungen. Beitr. path. Anat. **110**, 46 (1949). — ROVIRALTA: Résultats de la névrectomie périphérique dans la thrombo-angéite oblitérante. Procès-verb. etc. 44 Congr. franc. Chir. p. 1213, 1935. — ROZENDAAL, H. M., and N. W. BARKER: Acute progressive form of thrombo-angiitis obliterans with nodular symmetric thrombosis of the radial arteries. Proc. Mayo Clin. **8**, 138 (1933). — ROZOVSKIJ, N. V., u. V. N. CERNIGOVSKIJ: Versuch einer pathogenetischen Einwirkung auf den Verlauf der Endarteriitis obliterans. Klin. Med. (Mosk.) **29**, 58 (1951). [Russisch.] — RUBASEV, S.: Zur Frage über Nebennierenentfernung und -transplantation. Vestn. Chir. **9**, 118 (1927). — RUEF, J., K. D. BOCK u. H. HENSEL: Über die Wirkung des Rauchens auf die Muskeldurchblutung. Z. Kreisl.-Forsch. **44**, 272 (1955). — RUGGIERO, F. DE y S. BLUVOL: Tromboangeitis obliterante gastroduodenal. Sem. méd. (B. Aires) **1953**, Nr 3092, 524—526. — RUTKOWSKI and ALICHNIEWICZ: Treatment of arteritis obliterans of the extremities with novocain blockades of the 3. thoracic sympathetic ganglion. Pol. T. lek. **10**, 830 (1955).

SABANOV, A. N.: Die lumbale Sympathektomie als Methode zur Therapie der obliterierenden Endarteriitis. Chirurgija H. 9, 57 (1949). [Russisch.] — Zum Problem der Arteriographie bei Endarteriitis obliterans. Chirurgija 4, 49 (1950). [Russisch.] — SACHS, W.: Thrombo-angeitis obliterans, „arteriotic gangrene" (Oppel): A preliminary note on the etiology and treatment. J. med. Ass. S. Afr. **1**, 215 (1927). — SAINZ DE AJA, E. A.: Lues und Gangrän der Extremitäten infolge Endarteriitis obliterans. Siglo méd. **81**, 165 (1928). — SAKAJAN, R.: Resultate der Epinephrektomie und der Desympathisation der A. poplitea bei der spontanen Gangrän. Vestn. Chir. **14**, 45 (1928). — SALINGER: Ein kasuistischer Beitrag zur Spontangangrän Jugendlicher. Münch. med. Wschr. **1932**, 828. — SAMUELS, S.: The incidence of thrombo-angiitis obliterans in brothers. Amer. J. med. Sci. **183**, 465 (1932). — Gangrene due to thrombo-angiitis obliterans. Further experiences with treatment. J. Amer. med. Ass. **102**, 436 (1934). — The conservative treatment of thrombo-angiitis obliterans.

Lancet **1936**, 1511. — The diagnosis and treatment of diseases of the peripheral arteries, p. 260. New York: Oxford University Press 1936. — SAMUELS, S., and S. FEINBERG: The heart in thrombo-angiitis obliterans. Amer. Heart J. **6**, 255 (1930). — SAPHIR: Thromboangiitis obliterans of the coronary arteries and its relation to arteriosclerosis. Amer. Heart J. **12**, 521 (1936). — SASAKI, K.: Über die Wirkung der Chordotomie auf Spontangangrän. Langenbecks Arch. klin. Chir. **192**, 448 (1938). — SASTRESIN, K.: Carotid thrombosis. An evaluation and follow-up study of 65 cases. Acta Neurochir. (Wien) **5**, 11 (1957). — SAUERBRUCH, F.: Die Endangitis obliterans und ihre Behandlung (Aussprache). Zbl. Chir. 967 (1939). SAXL: Diskussion zu BAUER und WINKELBAUER. Wien. klin. Wschr. **43**, 1424 (1930). — SCALABRINO: Le curve colesterolemiche da carico di colesterina nelle trombosi viscerali (infarti del miocardio e trombosi cerebrali) e nelle arteriti periferiche di tipo giovanile e senile. Fol. angiol. (Milano) **2**, 51 (1955). — SCALABRINO, R., et P. G. BIANCHI: Les lésions musculaires régionales dans les vasculopathies spontanées des membres: formes juvéniles du type Winiwarter-Buerger et artérites de l'âge adulte. Schweiz. med. Wschr. **83**, 843 (1953). — Acquisizioni vecchi e nuove in tema di arteriopatie obliteranti croniche spontanee degli arti. (Arteriti giovanili e simili) ricerche cliniche, bioumorale, istopatologiche e sperimentali. Medicina (Parma) Suppl. **4**, 5 (1954). — Contributo alla conoscenza degli aspetti bioumorali piu salienti nelle angiopatie periferiche di tipo giovanile e di tipo senile. Fol. angiol. (Milano) **2**, 55 (1955). — SCHANDER: Zur Behandlung des intermittierenden Hinkens. Münch. med. Wschr. **77**, 485 (1930). — SCHEELE, J., u. P. MATIS: Zur Frage der Venostasinwirkung unter Berücksichtigung der Therapie und Prophylaxe der thromboembolischen Krankheit. Medizinische **1952**, 693. — SCHEID, W.: Die Zirkulationsstörungen des Gehirns und seiner Häute. In Handbuch der inneren Medizin, Bd. V, Teil 3. S. 1—105. Berlin-Göttingen-Heidelberg: Springer 1953. — SCHERF, D., u. L. J. BOYD: Klinik und Therapie der Herzkrankheiten und der Gefäßerkrankungen. Wien: Springer 1955. — SCHLESINGER, H.: Die Claudicatio intermittens als Vorbote der Extremitätengangrän. Med. germ.-hisp. amer. **4**, 273 (1927). — Diskussion zu BAUER und WINKELBAUER. Wien. klin. Wschr. **43**, 1424 (1930). — Thromboangiitis obliterans (Buergersche Krankheit). Wien. med. Wschr. **1930**, 770. — Die Prognose der Thrombangiitis obliterans. Klin. Wschr. **9**, 2112 (1930). — SCHLIEF, H., C. G. SCHMIDT u. H. J. HILLENBRAND: Untersuchungen über Arteriosklerose und Endangiitis obliterans. III. Das Verhalten der Phosphomonoesterasen in der Skeletmuskulatur bei peripheren Durchblutungsstörungen. Z. ges. exp. Med. **122**, 409 (1954). — Untersuchungen über Arteriosklerose und Endangiitis obliterans. IV. Aktivität der Phosphomonoesterasen in der Gefäßwand bei Arteriosklerose und Endangiitis obliterans. Z. ges. exp. Med. **122**, 497 (1954). — Untersuchungen über Arteriosklerose und Endangiitis obliterans. VI. Das Verhalten der Succinodehydrogenase in der Skeletmuskulatur bei chronischen peripheren Durchblutungsstörungen. Z. ges. exp. Med. **123**, 491 (1954). — Untersuchungen über Arteriosklerose und Endangiitis obliterans. VIII. Das Verhalten der Hexokinase und Adenosintriphosphatase im Skeletmuskel bei peripheren Durchblutungsstörungen. Z. ges. exp. Med. **125**, 379 (1955). — SCHMID, M. A.: Endangiitis obliterans mit gleichzeitig an allen vier Gliedmaßen auftretenden Nekrosen als allergische Reaktion auf Penicillin- und Sulfonamidbehandlung. Bruns' Beitr. klin. Chir. **186**, 463 (1953). — SCHMIDT, C. G., u. H. J. HILLENBRAND: Untersuchungen über Arteriosklerose und Endangiitis obliterans. I. Der Glykogengehalt der Arterien bei Arteriosklerose und Endangiitis obliterans. Z. ges. exp. Med. **120**, 685 (1953). — Untersuchungen über Arteriosklerose und Endangiitis obliterans. II. Der Glykogengehalt der Skeletmuskulatur bei chronischen peripheren Durchblutungsstörungen. Z. ges. exp. Med. **121**, 480 (1953). — SCHMIDT, C. G., H. SCHLIEF u. H. J. HILLENBRAND: Untersuchungen über Arteriosklerose und Endangitis obliterans. V. Das Verhalten der Cytochromoxydase in der Skeletmuskulatur bei chronischen peripheren Durchblutungsstörungen. Z. ges. exp. Med. **123**, 191 (1954). — Untersuchungen über Arteriosklerose und Endangiitis obliterans. VII. Die Aktivität des Succinoxydase- und Cytochromoxydasesystems der Skeletmuskulatur und Arterien bei peripheren Durchblutungsstörungen. Z. ges. exp. Med. **125**, 369 (1955). — SCHMIDT-WEYLAND, P.: Experimentelle Untersuchungen zur Erzeugung von Gangrän und ihre Beziehungen zur Thrombangiitis obliterans. Klin. Wschr. **1932**, 2148. — Experimentelle Untersuchungen über die Erzeugung von Nekrosen durch Infektion und gleichzeitige Beeinflussung der Blutströmung. Ein Beitrag zur Frage der Pathogenese der Buergerschen Krankheit. Z. ges. exp. Med. **91**, 34 (1933). — SCHMUKLER, J., and T. C. ROMMER: Thrombo-angiitis obliterans in a young female. Report of a case. J. Newark Beth Israel Hosp. **4**, 47 (1953). — SCHNEIDER, D.: Experimentelle und klinische Untersuchungen über die Sympathektomie. Beitr. klin. Chir.**166**, 155 (1937). — Experimentelle Untersuchungen zur lumbalen Sympathektomie. Beitr. klin. Chir. **167**, 414 (1938). — SCHNEIDER, D., u. P. W. SPRINGORUM: Über die Kreislaufwirkung des Padutin. Langenbecks Arch. klin. Chir. **194**, 373 (1939). — SCHNEIDER, M., u. D. SCHNEIDER: Untersuchungen über die Regulierung der Gehirndurchblutung. Naunyn-Schmiedeberg's Arch. exp. Path. Pharmak. **175**, 606 (1934). — SCHNITZLER, J.: Zur Symptomatologie des Darmarterienverschlusses. Münch. med. Wschr. **48**, 552 (1901). —

SCHOBER, W.: Zerebrale Durchblutungsstörungen im mittleren Lebensalter. Klin. Med. (Wien) **7**, 289 (1952). — SCHÖNLEBE: Über Gefäßwandschädigungen des Lungenkreislaufes bei fetaler und frühkindlicher Endocarditis. Virchows Arch. path. Anat. **304**, 526 (1939). — SCHOTTKY: Zur Klinik der Thrombendarteriitis obliterans der Hirngefäße. Arch. Psychiat. Nervenkr. **115**, 237 (1943). — SCHRADER, E. A.: Die Arteriose der Arteria femoralis. Dtsch. med. Wschr. **1950**, 670. — Die Rolle des Bandscheibenprolapses in der Pathogenese der zur Obliteration führenden arteriellen Erkrankungen. Dtsch. med. Wschr. **1952**, 357—363. — Die Klinik der Beckenarterienthrombosen. Verh. dtsch. Ges. Kreisl.-Forsch. **21**, 386 (1955). — Glutaeus-Parästhesien, ein wichtiges Symptom zur Höhen-Diagnose von Stenosen der Beckenarterien. Die Medizinische **1955**, 317. — SCHRADER, E. A., u. E. GADERMANN: Das klinische Bild des totalen Verschlusses der Aorta abdominalis. Ärztl. Wschr. **8**, 80 (1953). — SCHRADER, E. A., u. A. WESTPHAL: Zur Ätiologie der Endangiitis und Arteriosclerosis obliterans. Klin. Wschr. **1951**, 19—20. — SCHRETZENMAYER: Ein Beitrag zur Kasuistik der Buergerschen Erkrankung des Gehirns und den Schwierigkeiten ihrer Diagnose. Nervenarzt **13**, 124 (1940). — SCHUERMANN, H.: Ulcera cruris non varicosa (und Folgezustände). Hautarzt **3**, 323 (1952). — SCHUM, H.: Das Krankheitsbild der juvenilen Gangrän. Beitr. klin. Chir. **146**, 551 (1929). — Beitrag zur Kenntnis des Jugendbrandes. Chirurg **1**, 1062 (1929). Diskussion. Zbl. Chir. **57**, 151 (1930). — SCHWARTZMANN, M.: Obliterative arterial disease treated with muscle extract. Lancet **1935**, I 1270. — SCHWARZMANN, J. S.: Weitere Beobachtungen über die Wirkung meines Muskelextraktes bei Angina pectoris und einigen anderen Zuständen. Münch. med. Wschr. **1930**, 759. — SCUPHAM und DE TAKÀTS: Peripheral vascular diseases. A review of some of the recent literature and a critical review of surgical treatment. Arch. intern. Med. **58**, 531 (1936). — SEBERT: Über intermittierendes Hinken mit Gangränfolge bei Jugendlichen. Münch. med. Wschr. **75**, 1551 (1928). — SEIDENSTEIN: Unusual peripheral vascular disease in a woman (thrombo-angiitis obliterans). Bull. Hosp. Jt. Dis. (N.Y.) **3**, 731 (1942). — SEINKMAN, L.: Zur Frage der Epinephrektomie bei der sogenannten Spontangangrän. Verh. 1. Kongr. Chir. d. Ural u. d. Nachbargeb. Sverdlowsk, S. 89, 1927. — SELVAAG, O.: Thrombo-angiitis obliterans in women. Report of 2 cases. Acta med. scand. **146**, 216 (1953). — SELYE, H.: General adaptation syndrome and diseases of adaptation. In: Cyclopedia of Medicine, Surgery and Specialties, edit. by G. M. Piersol, vol. 15, p. 15. Philadelphia: F. A. Davis & Co. 1940. — Compensatory atrophy of the adrenals. J. Amer. med. Ass. **115**, 2246 (1940). — Production of nephrosclerosis by overdosage with desoxycorticosterone acetate. Canad. med. Ass. J. **47**, 515 (1942). — Stress. Montreal, Canada: Acta Inc. Medical Publ. 1950. — Einführung in die Lehre vom Adaptationssyndrom. Stuttgart: Georg Thieme 1953. — SEROR, J.: Indications de la surrénalectomie dans les thromboangéites. Cah. méd. Alger **5**, 789 (1950). — SEVLJAGINA, M. Y.: Die pharmakodynamische Wirkung der Geschlechtshormone. III. Mitt. Die therapeutische Wirkung der Geschlechtshormone bei der Endarteriitis obliterans. Klin. Med. (Mosk.) **28**, 43—48 (1950). [Russisch.] — SHABANOVA, A. N.: K voprosu ob arteriografii pri obliteririouschem endarteriite. Chirurgija H. 4, 49—52 (1950). — SHEPHERD, J. T.: Effect of cigarette-smoking on blood flow through the hand. Brit. med. J. **1951**, No 4738, 1007. — SHIRABE: Röntgenologische und histologische Untersuchungen der Gliedergefäße bei Spontangangrän. Verh. jap. chir. Ges. **73** (1935). — SHKOL'NIKOV, L. G., and V. I. LETINA: Treatment of thrombo-angiitis obliterans with umbilical tissue transplant. Vestn. Chir. **71**, 40 (1951). — SIEGMUND, H.: Zur Pathogenese und Pathologie von örtlichen Kälteschädigungen. Münch. med. Wschr. **1942**, 827. — Probleme der Fokalinfektion unter relationspathologischen Gesichtspunkten. Dtsch. med. Wschr. **73**, 357 (1948). — SIEMONS, K.: Der zerebrale Kreislauf bei der Endangitis obliterans. Verh. dtsch. Ges. Kreis.-Forsch. **19**, 215 (1953). — SIGAL, A. M., u. M. V. LAŠČEVKER: Thrombendangiosis obliterans und die damit verbundenen elektrokardiographischen Veränderungen. Ter. Arch. **24**, 28 (1952). [Russisch.] — SIGLER, L. H.: Study of thrombo-angiitis obliterans. Ann. Chir. med. **3**, 475 (1925). — SILBERT, S.: The treatment of thrombo-angiitis obliterans by intra-venous injection of hypertonic salt solution. J. Amer. med. Ass. **86**, 1759 (1926). — Studies on thrombo-angiitis obliterans (Buerger). II. The effectiveness of therapeutic procedures. J. Amer. med. Ass. **89**, 964 (1927). — Thrombo-angiitis obliterans (Buerger). V. Results of treatment with repeated injections of hypertonic salt solution. J. Amer. med. Ass. **94**, 1730 (1930). — XI. Treatment of 524 cases by repeated intravenous injections of hypertonic salt solution; experience of ten years. Surg. Gynec. Obstet. **61**, 214 (1935). — Thrombo-angiitis obliterans in women. Report of two cases. Ann. Surg. **101**, 324 (1935). — Etiology of thrombangiitis obliterans. J. Amer. med. Ass. **129**, 5 (1945). — Further experience with thrombo-angiitis obliterans in women. Arch. intern. Med. **81**, 757 (1948). — SILBERT, S., and FRIEDLANDER: Studies in thrombo-angiitis obliterans (Buerger). VII. The basal metabolism. J. Amer. med. Ass. **96**, 1857 (1931). — VIII. Effect of thyroid administration on blood volume. J. Amer. med. Ass. **97**, 17 (1931). — SILBERT, S., KORNZWEIG and FRIEDLANDER: Thrombo-angiitis obliterans (Buerger). IV. Reduction of blood volume. Arch. intern. Med. **45**, 948 (1930). — SILBERT, S., and SAMUELS:

Thrombo-angiitis obliterans (Buerger). III. Prognostic value of the oscillometer. J. Amer. med. Ass. **90**, 831 (1928). — SIROKOGOROV, S.: Die symmetrische Gangrän der unteren Extremitäten im Verlauf der Malaria und deren Pathogenese. Med. Parazit. (Mosk.) **3**, 220 (1935). — SITENKO, V. M.: New data on the mechanism of the effect of sympathectomy on blood circulation in endarteritis obliterans. Vestn. Chir. **71**, 26 (1951). — SJÖSTRAND, T.: Eine Methode für quantitative Bestimmung der Blutmenge in den feineren Blutgefäßen in verschiedenen Organen und in verschiedenen Geweben desselben Organes. Skand. Arch. Physiol. **68**, 160 (1934). — SJURIKOW, M.: Zur Frage der Thrombophlebitis migrans. Nov. hir. Arh. **12**, 321 (1931). [Russisch.] — SKEGG, R.: Brand eines Fußes mit Verstopfung der Schenkelarterien. Schmidts Jb. **70**, 73 (1851). — SMITH, V. M., M. M. MOSER, A. G. PRANDONI and P. S. FANCHER: Thromboangiitis obliterans in women. U.S. armed Forces med. J. **4**, 1331 (1953). — SMITHWICK, R. H., and J. C. WHITE: Elimination of pain in obliterative vascular disease of the lower extremity; a technique for alcohol injection of the sensory nerves of the lower leg. Surg. Gynec. Obstet. **51**, 394 (1930). — SNAPPER, J.: Über die Verstopfung der peripheren Arterien. Wien. klin. Wschr. **45**, 667 (1932). — Chinese lessons to western medicine, p. 191. New York: Interscience 1941. — SNIJDERS, E. P.: Über die Winiwarter-Buergersche Krankheit in Niederländisch-Indien. Geneesk. T. Ned.-Ind. **73**, 4 (1933). SOKOLOVKIJ, M.: Die Behandlung der spontanen Gangrän mit intravenösen Infusionen von destilliertem Wasser. Chirurgija **5**, 42 (1937). — SORGE, F.: Frostschädigungen und Frostgangrän bei Kriegsteilnehmern. Ärztl. Mschr. 321 (1929). — SORGO, W.: Über den Art. carotis interna-Verschluß bei jüngeren Personen. Z. Neurol. Psychiat. **167**, 581 (1939). — ŠPAK, V. M.: Über ein vegetatives Symptom bei Endarteriitis obl. Nevropat. i. t. d. **18**, 28 (1949). [Russisch.] — SPANG, K.: Das Altersulcus am Magen und Zwölffingerdarm. Stuttgart: Georg Thieme 1948. — SPANGENBERG, J. J., u. F. GUAGNINI: Wirkung der Fieberbehandlung bei obliterierender Arteriitis der Extremitäten. Sem. méd. (B. Aires) **1934**, 237. — SPATZ: Über die Beteiligung des Gehirns bei der v. Winiwarter-Buergerschen Krankheit (Thromboendangiitis obliterans). Dtsch. Z. Nervenheilk. **136**, 86 (1935). — Pathologische Anatomie der Kreislaufstörungen des Gehirns. Z. ges. Neurol. Psychiat. **167**, 301 (1939). — SPEISEBECHER, B.: Das Krankheitsbild der Phlebitis migrans. Inaug.-Diss. München 1938. — SPITZMÜLLER, W.: Ein Fall von juveniler Nikotingangrän. Wien. klin. Wschr. **55**, 3, 75 (1942). — SPONHEIMER: Zur Frage der anatomischen Grundlage der Spontangangrän. Beitr. path. Anat. **82**, 122 (1929). — SPRINGORUM: Die Reaktionen der Hautgefäße auf körpereigene Wirkstoffe. Pflügers Arch. ges. Physiol. **238**, 353 (1937). — Die Hautdurchblutung bei lokaler thermischer Beeinflussung. Pflügers Arch. ges. Physiol. **238**, 517 (1937). — Kreislaufregulationen in thermisch beeinflußter Haut. Pflügers Arch. ges. Physiol. **238**, 644 (1937). — SPRUNG, H. B.: Zur Frage der Endangiitis obliterans medullae spinalis. Zbl. Chir. **75**, 1343 (1950). — SSOKOLOFF: Über den Cholesteringehalt des Blutes bei Spontangangrän der Extremitäten vor und nach der einseitigen Epinephrektomie. Dtsch. Arch. klin. Med. **144**, 202 (1924). — STAEMMLER, M.: Die Thromboendarteriitis obliterans der Lungenarterien. Klin. Wschr. **16**, 1669 (1937). — Die Erfrierung. Leipzig: Georg Thieme 1944. — STAHNKE: Zur Frage der Spontanextremitätennekrose und ihrer Erklärung im Sinne v. Winiwarters als primäre Endarteriitis obliterans. Zbl. Chir. 914 (1928). — STAPF, A.: Thromboangitis obliterans. Verh. Berliner Ges. Chir. 21. 9. 1929. Klin. Wschr. **9**, 326 (1936). — STARR: Carbaminoylcholino-(doryl or lentin); its action on normal persons in peripheral vascular disease, and in certain other clinical conditions. Amer. J. med. Sci. **193**, 393 (1937). — STAUDER, K. H.: Neurologische Störungen bei Thrombangitis obliterans (Buerger). Klin. Wschr. **13**, 1784 (1934). — STEEL, W.: The clinical aspect of thrombo-angiitis obliterans. Int. Chir. **3**, 46 (1927). — STEINACH, E., H. KUN u. O. PECZENIK: Diagnostischer Test für hormonbedingte Störungen der männlichen Sexualfunktion und seine klinische Anwendung. Wien. klin. Wschr. **49**, 388 (1936). — STEINBERG, W.: Zur Kenntnis des mykotischen Aneurysmas der Lungenschlagader. Virchows Arch. path. Anat. **290**, 433 (1933). — STENDER, A.: Zur Symptomatologie und Therapie der cerebralen Form der Endangitis obliterans. Z. ges. Neurol. Psychiat. **156**, 761 (1936). — STEPP, W.: Buergersche Krankheit, nebst Bemerkungen über schwerste zu Gangrän führende arterielle Gefäßspasmen ohne Intimaveränderungen. Münch. med. Wschr. **1937**, 715. — STERLING: Perforation of small bowel associated with thrombo-angiitis obliterans. (Case report.) Amer. J. Gastroent. **24**, 689 (1955). — STERN: Die Behandlung des intermittierenden Hinkens mit Hilfe des Bierschen Saugverfahrens. Wien. klin. Wschr. **1936** II, 1045. — STERNBERG, C.: Ein Fall von Spontangangrän auf Grund einer Gefäßerkrankung. Wien. klin. Wschr. **1895**, Nr 37 u. 39. — Endarteriitis und Endophlebitis obliterans und ihr Verhältnis zur Spontan-Gangraen. Virchows Arch. path. Anat. **161**, 199 (1900). — STERTZ: Über periodisches Schwanken der Hirnfunktion. Arch. Psychiat. Nervenkr. **48**, 199 (1911). — STÖHR, PH.: Die mikroskopische Innervation der Blutgefäße. Ergebn. Anat. Entwickl.-Gesch. **32**, 1 (1938). — STOLLREITER, H.: Über die vegetative Steuerung bei Morbus Buerger. Dtsch. Arch. klin. Med. **200**, 170 (1953). — STRADIN, P.: Über die periarterielle Sympathektomie, insbesondere bei der sog. Gangraena. spontanea (Thrombangiitis obliterans). Dtsch. Z. Chir. **194**, 338 (1926). — STRÄUSSLER: Die Endangiitis obliterans (v. Winiwarter-Buergersche Krankheit) in peripherer und zentraler Form als Kriegsdienstbeschädigung. Wien. klin. Wschr. **1947**, 133. — STRAUSS: Aussprache zum Vortrag „Extremitätengangrän". Langenbecks Arch. klin. Chir. **173**, 92 (1932). — STRICKER, P.: De la surrénalectomie unilatérale dans le traitement des artérites et de certains syndromes vasculaires. Presse méd. 88, 345, 381 (1928). — Des résections artérielles étendues dans le traitement de certaines artérites oblitérantes. Rev. Chir. (Paris) **47**, 214 (1928). — STROOMANN: Über Adrenalinvermehrung im menschlichen Blute nach Nicotin. Verh. Dtsch. Ges. inn. Med. **37**, 418 (1925). — STROPENI, L.: L'azione delle ghiandole surrenali sulla pressione arteriosa e sulla gangrena spontanea degli arti. Ann. ital. Chir. **5**, 567 (1926). — STUCKE, K.: Der Fersenschmerz. Funktionelle nud organische Störungen im Bereich der Ferse und Achillessehne. Stuttgart: Georg Thieme 1956. — STÜHLERN, V., M. AGULOVA u. A. BABKOV: Über die Wirkung des Insulins und Pilocarpins bei der spontanen Gangrän der Extremitäten. Verh. 8. Kongr. Russ. Internisten, Leningrad, 1925, S. 66. 1926. Ref. Zentr.-Org. ges. Chir. **37**, 222. — STURM: Persönliche Mitteilung über Mutterkorn. Professor u. Institut für Acker- und Pflanzenbau, Freising-Weihenstephan, 1957. — SULZBERGER: Recent immunologic studies on hypersensitivity to tobacco. J. Amer. med. Ass. **102**, 11 (1934). — SUNDER-PLASSMANN, P.: Endangitis obliterans des Gehirns. Dtsch. Z. Chir. **254**, 463 (1941). — Durchblutungsschäden und ihre Behandlung. Stuttgart 1943. — Larvierte Durchblutungsschäden. Dtsch. med. Wschr. **71**, 242 (1946). — Die operative Behandlung der Endangitis obliterans des Gehirns. Zbl. Chir. **72**, 374 (1947). — SUNDER-PLASSMANN, P., H. J. HILLENBRAND u. E. FISCHER-BRÜGGE: Zentrale Faktoren in der Genese von Endangitis obliterans und Paradentose. Nervenarzt **24**, 287 (1953). — SUNDER-PLASSMANN, P., H. J. HILLENBRAND u. SCHÜRHOLZ: Die Raynaudsche Erkrankung und ihre Behandlung. Dtsch. med. Wschr. **79**, 1509 (1954). — SUNDER-PLASSMANN, P., u. RICHTER: Beobachtungen am Nebenzellplasmodium der Grenzstrangganglien von Hingerichteten und resezierter Grenzstrangganglien bei Endangitis obliterans des Gehirns und der Extremitäten. Dtsch. Z. Chir. **258**, 133 (1944). — SUSSI, L.: Della malattia di Buerger. Arch. Sci. med. **54**, 497 (1930). — SUZMAN, M. M., C. C. FREED and J. J. PRAG: Studies on experimental peripheral vascular disease, with special reference to thrombo-angiitis obliterans. The effect of ovarian follicular hormone and of castration on the development of the trophic changes produced by ergotamine tartrate in albino rats. S. Afr. J. med. Sci. **3**, 29 (1938). — SYLVAN: Die Heilung von Gangrän durch Gymnastik und Massage. Med. Klin. **1936** I, 118. — SZIBERTH, K.: Ist die Follikelhormonbehandlung der Endangiitis obliterans als eine kausale zu betrachten ? Wien. med. Wschr. **1950**, 126.

TAKÁTS, G. DE: Heparin tolerance; a test of the clotting mechanism. Surg. Gynec. Obstet. **77**, 31 (1943). — TATTONI, BOUNOUS e MATTIUSSI: Utilizzazione del test all'insulina (Blum) nell'indagine semeiologica del surrene nelle affezioni arteriose giovanili degli arti inferiori, Nota I. Minerva cardioangiol. (Torino) **4**, 182 (1956). — TAUBE: Mesenteric involvement in Buerger's disease (Thrombo-angiitis obliterans). J. Amer. med. Ass. **96**, 1469 (1931). — TEILUM, G.: Changes in visceral blood vessels in thromboangiitis obliterans (Buerger's disesae). Ngeskr. Laeg. **103**, 1211 (1941). — TEITGE, H.: Die Behandlung der Endangiitis obliterans und des Ulcus cruris mit Sexualhormon. Med. Klin. **1937**, 1153. — TELFORD, E. D.: Thromboangiitis obliterans. Lancet **1937**, 549. — TELFORD, E. D., and J. S. P. STOPFORD: Remarks on the results of lumbar sympathectomy in thrombo-angiitis obliterans. Brit. med. J. **1933**, No 3761, 173. — Thrombo-angiitis obliterans; with special reference to its pathology and the results of sympathectomy. Brit. med. J. **1935**, 863. — THEIS, F. V.: Thrombosis of terminal aorta. Surg. Gynec. Obstet. **95**, 505 (1952). — Peripheral vascular surgery; improved outlook for conservatism. Industr. Med. **21**, 50 (1952). — THEIS, F. V., and M. R. FREELAND: The blood in thromboangiitis obliterans. Arch. Surg. (Chicago) **38**, 191 (1939). — Thromboangiitis obliterans: treatment with sodium tetrathionate and sodium thiosulfate. Arch. Surg. (Chicago) **40**, 190 (1940). — THIES u. BOECKER: Klinische Erfahrungen mit einem neuen Antithromboticum aus der Gruppe der seltenen Erden. Dtsch. med. Wschr. **78**, 222 (1953). — THOMPSON, K. W.: The relationship of the dermatomycoses to certain peripheral vascular infections. Int. Clin., N. s. IV **2**, 156 (1941). — THOMSON, F. B.: Ischemic infarction of left colon. Canad. med. Ass. J. **58**, 183 (1948). — TIEMANN: Die Behandlung der Angina pectoris und des intermittierenden Hinkens. Münch. med. Wschr. **1931** I, 475. — TINGAUD, P., and J. CARLES: Aspect histologique de la surrénale chez des thrombo-angeitiques. Lyon chir. **47**, 486 (1952). — TINOZZI, F. P., e C. MORONE: Ricerche sperimentali sull'importanza del tabacco e sul significato dell'iperistaminemia nell'endoarterite obliterante. Ann. ital. Chir. **27**, 229 (1950). — TITTEL: Über die Reaktionsweise des Gefäßsystems bei lokaler Erfrierung. Z. ges. exp. Med. **113**, 698 (1943). — TODYO, T.: Beitrag zur Pathogenese der sog. spontanen Gangrän. Langenbecks Arch. klin. Chir. **97**, 640 (1912). — TÖLLE: Doppelseitige Thrombose der Art. carotis interna. Zbl. Chir. **69**, 219 (1942). — TOPROVER, G.: Beiträge zur Frage der Spontangangrän und ihrer Behandlung. Nov. Chir. **29**, 575 (1933). — TORNOW: Vom Korn zum Brot. Dresden

u. Leipzig: Theodor Steinkopff 1950. — Toro, N.: La legatura venosa nella obliterazione dell' arteria principale degli arti. Ann. ital. Chir. **13**, 559 (1934). — Tournade u. Chabrol: Zit. nach Oppel, Lyon chir. **24**, 1 (1927). — Trabaud, J., et Medden: Maladie de Léo Buerger chez une jeune fille musulmane. Bull. Soc. méd. Hôp. Paris **1**, 579 (1931). — Trasoff, Blumstein and Marks: The immunologic aspect of tobacco in thromboangiitis obliterans and coronary artery disease. J. Allergy **7**, 250 (1936). — Trenouth: Blood oxygen studies in vascular diseases. Thesis, Graduate School of the University of Minnesota, March, 1936. — Troisier, J., et A. Horowitz: Maladie de Buerger et typhus exanthématique. Bull. Soc. méd. Hôp. Paris **49**, 151 (1933). — Troisier, J., et Ravina: La citrate de soude intravenieux dans la thrombo-angéite obliterantes. Bull. Soc. méd. Hôp. Paris **48**, 570 (1924). — Troisi, F. M.: Endoarterite obliterante in un fonditore di piombo. Med. d. Lavoro **41**, 197 (1950). — Troupjanskij, M. S.: Arteriographie und Oscillographie in der Klinik der Thromboangiitis obliterans. Chirurgija **9**, 54 (1950). [Russisch.] — Tvedegaard, F.: Endangiitis s. Thromboangiitis obliterans Buerger. Einige klinische Betrachtungen über Hormone und Kreislauf. Ugeskr. Laeg. **1954**, 467 [Dänisch.]

Uggeri, G.: Contributo allo studio della gangrena spontanea delle estremità. Arch. ital. Chir. 1 (1936). — Uhlík, F.: účast mízních cévpri vzniku thrombangiitis obliterans. Čas. Lék. čes. **91**, 1088 (1952).

Valcke, G.: L'injection intra-artérielle de novocaïne-acétylcholine dans l'endartérite oblitérante. Ann. Soc. belge Méd. trop. **30**, 131 (1950). — Vanéček, R., Z. Reiniš u. J. Pokorný: Beitrag zur Frage der frühzeitigen Diagnostik der Thromboangiitis obliterans. Comptes Rendus du IIe Congr. Internat. d'angéiologie, Fribourg (Suisse), Sept. 1955, S. 709. — Vanysek, F.: Radiumbehandlung der Endarteriitis obliterans. Čas. Lék. čes. **74**, 809. Zit. bei Neumann, Langenbecks Arch. klin. Chir. **159**, 358. — Vaquez u. Yacoel: Zit. nach Zeller: Die Extremitätengangrän, insbesondere die juvenile Gangrän. Jkurse ärztl. Fortbild. **12**, 51 (1932). — Vesely u. Bohumil: Entstehung und Behandlung der Thromboangiitis obliterans. Čas. Lék. čes. **1936**, 142. [Tschechisch.] Ref. Zentr.-Org. ges. Chir. 78, 286 (1936). — Vigdortschik, N. A.: Über die Beziehung der sogenannten Spontangangrän des Fußes zur Bleiintoxikation. Mschr. Unfallhk. **41**, 129 (1934). — Visnevskij, A.: Einige Resultate operativer Behandlung der Spontangangrän mittels Neurotomie. Nov. Chir. **29**, 428 (1933). — Völker, R.: Paradoxe Gefäßreaktionen bei Endangiitis obliterans. Dtsch. Arch. klin. Med. **196**, 1—6 (1949). — Voigt, K. D., u. E. A. Schrader: Papierelektrophoretische und arteriographische Untersuchungen bei arteriosklerotischen und endangitischen arteriellen Gefäßverschlüssen. Z. Kreisl.-Forsch. **43**, 2—11 (1954). — Voigt, M.: Observations on some conditions affecting rate of hormone output by suprarenal cortex. J. Physiol. (Lond.) **103**, 317 (1944). — Volin, M. A., E. E. Cvilichovskaja u. I. A. Cvilichovskaja: Das Problem der Thrombangiitis obliterans in der Klinik der inneren Krankheiten. Klin. Med. (Mosk.) **28**, 27 (1950). [Russisch.] — Volosin, J.: Zur Frage der Spontangangrän. Nov. Chir. **35**, 338 (1936). — Vorotyntseva, E. N.: Effect of procaine block upon the activity of enzymes catalysing the metabolism of procaine in patients with endarteritis obliterans. Bull. exp. Biol. Med. **44**, 53 (1957).

Wagner u. Neuner: Die Endarteriitis obliterans. Ergebn. Chir. Orthop. **32**, 175 (1939). — Waldorp, C. P., M. A. Mazzini y R. N. Corti: Enfermedad de Billroth-Winiwarter-Buerger (Panvásculoneuritis), eritema nudoso y mesenquimatitis reumatica tabaquismo. Rev. argent. Dermatosif. **34**, 85 (1950). — Wanke, R.: Arterielle Gefäßkrankheiten und Sympathicus-Chirurgie. Münch. med. Wschr. **95**, 388 (1953). — Die vierfache Grenzstrangresektion zur Behandlung der malignen Endangiitis obliterans. Chirurg **25**, 150 (1954). — Warner, G. F. N.: Pace a. o. Zit. nach Lawrence, Bull. N. Y. Acad. Med. **26**, 639 (1950). — Warshawsky: Thrombo-angiitis obliterans in the negro: report of a case. Med. Bull. Veterans' Adm. (Wash.) **18**, 83 (1941). — Wartburg, V.: Über Spontangangrän der Extremitäten. Bruns' Beitr. klin. Chir. **35**, 624 (1902). — Watts, D. T., and A. D. Bragg: Effect of smoking on the urinary output of epinephrine and norepinephrine in man. J. appl. Physiol. **9**, 295 (1956). Ref. Ber. Physiol. **193**, 187 (1957). — Weber: Return of pulsation in the thrombangiitis obliterans. Brit. med. J. **1924** II, 52. — Weber, Rast and Lutterotti: Thrombangiitis obliterans in non-hebrew subjects. Brit. med. J. **1930** II, 279. — Weber, F. P.: Thrombangiitis obliterans in father and son. Lancet **1937**, 72. — Weigeldt: Diskussion zum Vortrag Assmann, Über periphere Gefäßstörungen. Demonstration einer sog. Raynaudschen Erkrankung. Ref. Münch. med. Wschr. **76**, 650 (1929). — Weis: Über eine Sonderstellung der Arteria femoralis bei den obliterierenden Gefäßkrankheiten. Münch. med. Wschr. **92**, 1179 (1950). — Weiss, E.: Untersuchungen über die spontane Gangrän der Extremitäten und ihre Abhängigkeit von Gefäßerkrankungen. Dtsch. Z. Chir. **40**, 1 (1895). — Zit. nach Buerger, L.: The pathology of thromboangiitis obliterans. Med. Rec. (N. Y.) **97**, 431 (1920). — Weiss, H.: Zit nach Niehans, Med. Klin. **49**, 1289 (1954). — Weitig, W.: Klinische Beobachtungen an 2 Fällen von Thromboangiitis obliterans. Inaug.-Diss. München 1935. — Weitzmann: Die Behandlung der peripheren Durchblutungsstörungen mit Priscol. Münch. med. Wschr.

1941 I, 99. — WELCKER, A.: Die symmetrische Gangrän im Balkankrieg kein Frostschaden. Zbl. Chir. **40**, 1625 (1913). — Nachtrag zur „Cholera- und Typhusgangrän; die symptomatische Gangrän im Balkankriege kein Frostschaden." Zbl. Chir. **40**, 1769 (1913). — WENZL, H., u. F. DECKSTEIN: Beitrag zur Endangiitis obliterans der inneren Organe („visceraler Buerger"). Med. Klin. **1949**, 1603. — WEPLER, W.: Hyperergische Thromboendarteriitis in der kindlichen Lunge bei Eklampsie der Mutter. Arch. Kreisl.-Forsch. **11**, 210 (1938). — WERDENBERG: Zur Frage der tuberkulösen Ätiologie der Periphlebitis retinae. Klin. Mbl. Augenheilk. **105**, 285 (1940). — WERTHEIMER, P.: Indicaciones y resultados de la suprarrenalectomía. Rev. Asoc. méd. argent. **65**, 277 (1951). — WERTHEIMER, P., et R. GAUTIER: Indication et résultats de la surrénalectomie dans les artérites oblitérantes des membres. Lyon chir. **42**, 423 (1947). — WESTCOTT and WRIGHT: Tobacco allergy and thromboangiitis obliterans. J. Allergy **9**, 555 (1938). — WESTH, A. B.: Thromboangiitis obliterans diagnose og behandling. (Foreløbig meddelese). Ugeskr. Laeg. **116**, 1170 (1954). — WEZLER: Gefäßregulation und Durchblutung. Europäisches Gespräch in Darmstadt am 11. u. 12. Nov. 1955 über „Angiologie im Rahmen der Gesamtmedizin". — WHYTE, G. D.: Thrombo-angiitis obliterans. China med. J. **31**, 371 (1917). — Thromboangiitis obliterans in China. China med. **34**, 219 (1920). — WIDENMANN, A.: Zur Entstehung und Behandlung der Gangrän der Extremitäten. Bruns' Beitr. klin. Chir. **9**, 218 (1892). — WIENBECK, J.: Endangiitische Osteomyelosklerose (Winiwarter-Bürgersche Krankheit der Wirbelsäule.) Virchows Arch. path. Anat. **309**, 767 (1942). — WIESE: Über Thromboendarteriitis obliterans der Lungenarterien, ein Beitrag zur Pathogenese antochthoner Lungenarterienthrombosen. Frankfurt. Z. Path. **49**, 155 (1936). — WIETING: Die angiosklerotische Gangrän und ihre operative Behandlung durch arteriovenöse Intubation. Dtsch. med. Wschr. **2**, 1217 (1908). — Die erfolgreiche Behandlung der angiosklerotischen Ernährungsstörungen durch die arteriovenöse Anastomose. Dtsch. Z. Chir. **119**, 515 (1912). — Gefäßparalytische Kältegangrän. Zbl. Chir. **40**, 593 (1913). — Zur gefäßparalytischen Kältegangrän im Balkankrieg. Zbl. Chir. **40**, 1985 (1913). — WIETING, J.: Darm- und Penisgangrän auf allgemein angiospastischer Grundlage. Dtsch. med. Wschr. **47**, 1129 (1921). — WILBRAND, U.: Klinische Erfahrungen mit dem neuen Antikoagulans Thrombodym. Dtsch. med. Wschr. **1953**, 330. — WILENSKY, N. D., and W. S. COLLENS: Thrombo-angiitis obliterans in sisters. J. Amer. med. Ass. **110**, 1746 (1938). — WILL: Ein Fall von Gangrän an beiden Extremitäten infolge von Arteriitis obliterans. Berl. klin. Wschr. **1886**, 268. — WILONSKI: Über spontane Gangrän infolge von Arteriitis elastica. Med. Inaug.-Diss. Königsberg 1898. — WINIWARTER, F. v.: Über eine eigentümliche Form von Endarteriitis und Endophlebitis mit Gangrän des Fußes. Langenbecks Arch. klin. Chir. **23**, 202 (1878). — WITTEN, C. L., and J. T. BRADBURY: Hemodilution as a result of estrogen therapy. Estrogenic effects in the human female. Proc. Soc. exp. Biol. (N. Y.) **78**, 626 (1951). — WOJTA, H.: Ein Beitrag zur intestinalen Form der Thrombangitis obliterans Winiwarter-Bürger. Zbl. Chir. **77**, 757 (1952). — WOLF, N.: Endangitis obliterans. Disease concept and the assessment of endangiitis obliterans. Dtsch. med. Wschr. **76**, 1229 (1951). — Nierenveränderungen bei generalisierter Endangitis obliterans (v. Winiwarter-Buerger). Verh. dtsch. Ges. Path. **300** (1955). — WOODS, E. F., J. A. RICHARDSON, A. K. RICHARDSON and R. F. BOZEMAN jr.: Plasma concentrations of epinephrine and norepinephrine following the actions of various agents on the adrenals. J. Pharmacol. exp. Ther. **116**, 351 (1956). — WRIGHT, A.: Arterial disease of the extremities. Lancet **1933**, 1245. — Conservative treatment of occlusive arterial disease. Arch. Surg. (Chicago) **40**, 163 (1940). — Vascular diseases in clinical practice. The Year Book Publishers. Inc. 304 South Dearborn Street. Chicago 1948. — WRIGHT, D.: Endarteriectomy for chronic endarteritis. Brit. med. J. **1951**, No 4723, 95. — WRIGHT, J. S., and D. MOFFAT: The effects of tobacco on the peripheral vascular system. J. Amer. med. Ass. **103**, 318 (1934). — WULFF: Spontangangrän jugendlicher Individuen. Dtsch. Z. Chir. **58**, 478 (1901). — WWEDENSKY, A. A.: Über Arteriitis obliterans und ihre Folgen. Langenbecks Arch. klin. Chir. **57**, 98 (1898).

YANOVSKY: Sistems neuro-organo-vegetative en el sindrome trombo-angitis tipo buerger, denominado neuroangiitis fibrosa obliterante. Sem. méd. (B. Aires) **2**, 968 (1936). — YATER, W. M.: Thromboangiitis obliterans in negroes; report of five cases studied arteriographically and pathologically. Amer. Heart. J. **13**, 511 (1937). — YEAGER: Passive vascular exercise in peripheral vascular disease. Arch. phys. Ther. **19**, 158 (1938).

ZIEGLER: Über traumatische Arteriitis und deren Beziehungen zur Arteriosklerose und zum Aneurysma. (Nach Experimental-Untersuchungen von Dr. MALKOFF.) Verh. dtsch. path. Ges. **1**, 85 (1898). — ZOEGE-MANTEUFFEL, W. v.: Über arteriosclerotische Gangrän. Langenbecks Arch. klin. Chir. **42**, 569 (1891). — Über Arteriosklerose und Rheumatismus an den unteren Extremitäten. Langenbecks Arch. klin. Chir. **45**, 221 (1893). — Über die Wirkung der Kälte auf einige Körpergewebe. Zbl. Chir. **29**, 65 (1902). — ZOLOTOVA, N.: Über familiäre Formen spontaner Gangrän und obliterierender Endarteriitis. Ortop. i Travmat. **9**, 129 (1935). [Russisch.] Ref. Zentr.-Org. ges. Chir. **79**, 690. — ZUCKERKANDL: Über Erfrierungen im Felde. Bruns' Beitr. klin. Chir. **101**, 594 (1916). — ZÜLZER: Zit. nach O. ZELLER, Die Extremitätengangrän. Jkurse ärztl. Fortbild. **12**, 51 (1932).

b) Periarteriitis nodosa.

ADELSON, L.: Periarteritis nodosa in infancy; report of case following allergic reactions to penicillin. J. Pediat. **39**, 346 (1951). — AFANASYEVA, V. M.: Widespread damage of the vascular system in scarlet fever. Pediatrija **2**, 47—50 (1952). — AHLSTRÖM, C. G., KNUT LIEDHOLM and EDBON TRUEDSSON: Respirato-renal type of polyarteritis nodosa. Acta med. scand. **144**, 323—332 (1953). — ALBERTINI, A. v.: Diskussion zu RANDERATH. Verh. dtsch. Ges. inn. Med. **60**, 381 (1954). — ALBERTINI, A. v., u. H. NABHOLZ: Über Periarteriitis nodosa Kussmaul-Maier. Schweiz. med. Wschr. **68**, 1397 (1938). — ALKIEWICZ: Multiple nekrotisierende Periarteriitis nodosa der Haut in Gemeinschaft mit Acanthosis nigricans. Arch. Derm. Syph. (Berl.) **168**, 522 (1933). — ALLEN, P. D.: Periarteritis nodosa simulating an acute abdominal condition requiring operation. Arch. Surg. (Chicago) **40**, 271—276 (1940). — ARKIN, A.: A clinical and pathological study of periarteritis nodosa. A report of five cases, one histologically healed. Amer. J. Path. **6**, 401 (1930). — ARNDT, TH., u. D. WITTEKIND: Ein ungewöhnlicher Fall von Periarteriitis nodosa unter dem Bilde eines Lungentumors. Ärztl. Wschr. **10**, 63 (1955). — ASCHOFF, L.: Spezielle pathologische Anatomie, 8. Aufl. Gustav Fischer 1936. — ASKANAS, Z., W. JANUSZEWICZ and R. Z. WALENTYNOWICZ-STAŃCZYK: Przypadek guzkowego zapalenia tetnic (polyarteritis nodosa). Pol. Tyg. lek. **9**, 490 (1954). — ASSMANN: Beitrag zur Kenntnis der angioneurotischen Diathese. Krk.-forschg. 4. Fall von angioneurotischer exsudativer Diathese. Ref. Münch. med. Wschr. **73**, 890, 1462 (1926). —

BAGGENSTOSS, A. H., R. M. SHICK and H. F. POLLEY: The effect of cortisone on the lesions of periarteriitis nodosa. Amer. J. Path. **27**, 537 (1951). — BAHRMANN: Über ein gleichzeitiges Vorkommen von Asthma bronchiale mit rheumatischer eosinophiler Gefäßentzündung. Virchows Arch. path. Anat. **196**, 277 (1936). — BALL, J., and J. DAVSON: Splenic lesions in periarteritis nodosa. J. Path. Bact. **61**, 569 (1949). — BALÓ: Periarteritis nodosa beim Hund. Virchows Arch. path. Anat. **248**, 357 (1924). — BALÓ, J.: Maladie de Kussmaul-Maier et sclerose diffuse. J. belge Neurol. Psychiat. **40**, 160 (1940). — BALÓ, J., u. E. NACHTNEBEL: Über die Periarteriitis nodosa, auf Grund von 9 neueren Fällen. Virchows Arch. path. Anat. **272**, 478 (1929). — Periarteriitis nodosa und innere Sekretion. Endokrinologie **3**, 180 (1929). — BANOWITCH, M. M., S. POLAYES and R. CHARET: Periarteriitis nodosa; report of five cases. Ann. intern. Med. **16**, 1149 (1942). — BANSI, H. W.: Zur Klinik der Periarteriitis nodosa. Z. klin. Med. **106**, 439 (1927). — BARNUM, D. R., G. DE TAKATS and R. E. DOLKART: Periarteritis nodosa following thiouracil therapy of hyperthyroidism: resultant hypertension benefited by sympathectomy. Report of a case. Angiology **2**, 256—262 (1951). — BAU: Eklamptische Urämie. Dtsch. med. Wschr. **1934**, 1158. — BAUMGÄRTEL: Zum Nachweis der biologischen Bilirubinderivate; Urobilinogen und Stercobilinogen. Med. Klin. **42**, 231 (1947). — Zur Genese und Therapie des parenchymatösen Ikterus. Med. Klin. **42**, 489 (1947). Zur Klinik des Bilirubinstoffwechsels. Med. Klin. **43**, 320 (1948). — BAYLEY, E. G., D. O. N. LINDBERG and A. H. BAGGENSTOSS: Loeffler's syndrome: report of a case with pathologic examination of the lung. Arch. Path. (Chicago) **40**, 376 (1945). — BECK, J. C., and others: Occurrence of peritonitis during ACTH administration. Canad. med. Ass. J. **62**, 423 (1950). — BECKER: Über Periarteriitis nodosa. Med. Klin. **34**, 869 (1938). — BEITZKE: Über einen Fall von Arteriitis nodosa. Virchows Arch. path. Anat. **199**, 214 (1910). — BELIKOVA, O. P.: Polyradiculoneuritis bei Periarteriitis nodosa. Klin. Med. (Mosk.) **29**, 53 (1951). [Russisch.] — BENEDIKT: Über Periarteriitis nodosa. Z. klin. Med. **64**, 405 (1907). — BENHAMOU, ED., A. ALBOU, F. DESTAIG, B. FERRAND et N. BOINEAU: Périartérite nodeuse et maladie périodique. Bull. Soc. méd. Hôp. Paris, Sér. **4**, 247 (1954). — BENNETT and LEVINE: Two cases of periarteritis nodosa. Amer. J. med. Sci. **177**, 853 (1929). — BERBLINGER, W.: Das morphologische Bild der chronischen miliaren Lungentuberkulose und der Tuberkulose der Meningen nach Streptomycintherapie. Beitr. klin. Tuberk. **101**, 611 (1949). — Schwere generalisierte Arteriitis bei Serumkrankheit des Menschen. Virchows Arch. path. Anat. **318**, 155 (1950). — Die allergische Arteriitis, besonders bei der meningealen Tuberkulose. Medizinische **1954**, 590—592. — BERGQUIST, B., and H. KOCH: Contribution to the question of granuloma gangraenescens. Acta oto-laryng. (Stockh.) **37**, 405 (1949). — BERGSTRAND: Case of bronchial asthma combined with periarteritis nodosa. Nord. med. T. **3**, 2333 (1939). — BERTRAND, J. C., D. FUKS y J. DIAZ NIELSEN: Periarteritis nodosa un nino. Arch. argent. Pediat. **19**, 293 (1943). — BEST, W. R., and G. FINE: Periarteritis nodosa and multiple myeloma: Report of simultaneous occurrence in a patient receiving stilbenamidine. Ann. intern. Med. **34**, 1472 (1951). — BINI, G.: Sulla eziologia reumatica della periarterite nodosa. G. Clin. med. **33**, 687 (1952). — BJØRNEBOE, M., and H. GORMSEN: Experimental studies on the role of plasma cells as antibody producers. Acta path. microbiol. scand. **20**, 649 (1943). — BLACKBURN, C. R.: Periarteritis nodosa simulating eosinophilic leukemia. A case report. Amer. J. med. Sci. **220**, 313 (1950). — BLACK-SCHAFFER, B.: Pathology of anaphylaxis due to sulfonamide drugs. Arch. Path. (Chicago) **39**, 301 (1945). — BLAISDELL, E., and J. E. PORTER: Healed stage periarteritis nodosa. New Engl. J. Med. **214**, 1087—1090 (1941). — BLANKENHORN and KNOWLES jr.: Periarteritis nodosa-: Recognition and clinical symptoms.

Ann. intern. Med. 41, 887 (1954). — BLOCK, W.: Die Durchblutungsstörungen der Gliedmaßen. Berlin: W. de Gruyter 1951. — BOCK, H. E.: Die Bedeutung der allergischen Pathogenese bei der Arteriitis. Verh. dtsch. Ges. inn. Med. 60, 391 (1954). — BODE,: Ein Beitrag zur Kenntnis der multiplen (neurotischen) Hautgangrän. Arch. Derm. Syph. (Berl.) 168, 274 (1933). — BOGAERT, V., STOLZ et LEY: Sur une observation de périartérite noueuse à localisation neurocutanée et évolouant par poussées hémorrhagiques. Ann. Méd. 31, 530 (1932). Ref. Zbl. Neur. 65, 92 (1933). — BOHROD, M. G.: Classification of the histologic reactions in allergic diseases. Amer. J. Med. 3, 511 (1947). — BONSDORFF, B. v.: Periarteritis nodosa, leukemoid reaction and excessive increased antistreptolysin titer. Nord. Med. 44, 1874 (1951). — BORNEMANN, H.: Zur Klinik der Periarteriitis nodosa. Z. ärztl. Fortbild. 48, 80, 99 (1954). — BOUCHARD: Sur une note communiquée à l'academie sur la culture du microbe de la morve et sur la transmission de la maladie à l'aide des liquides de culture, par Mm. Bouchard Capitan et Charrin, au none d'une commission composée de Mm. Vulpian et Bouley, rapporteur. Bull. Acad. Méd. (Paris) Nr 44, p. 1239. Ref. Dtsch. med. Wschr. 9, 766 (1883). — BOYD, L. J.: The clinical aspects of periarteritis nodosa. Bull. N.Y. med. Coll. 1, 219 (1938). — Periarteritis nodosa. Cutaneous symptoms. Bull. N.Y. med. Coll. 3, 32 (1940). — Neuromyositic manifestations. Bull. N.Y. med. Coll. 3, 372 (1940). — Periarteritis nodosa. Abdominal manifestations. Bull. N.Y. med. Coll. 4, 27 (1941). — Periarteritis nodosa, renal and cardiac manifestations. Bull. N.Y. med. Coll. 4, 176 (1941). — Periarteritis nodosa, cerebral and ocular manifestations. Bull. N.Y. med. Coll. 6, 130 (1943). — Periarteritis nodosa, pulmonary manifestations. Bull. N.Y. med. Coll. 7, 94 (1944). — In SCHERF u. BOYD, Klinik und Therapie der Herzkrankheiten und der Gefäßerkrankungen, 6. Aufl., S. 570—576; im Deutschen übertragen von H. KOFLER, Salzburg. Wien: Springer 1955. — BRANCH, L. K., and M. H. ROBERTS: Case reports. Periarteritis nodosa. Report of a case with clinical diagnosis. Amer. J. Dis. Child. 81, 788 (1951). — BRASSER: Zur Frage der Periarteriitis nodosa. Münch. med. Wschr. 1924 I, 1126. — Über Periarteriitis nodosa der Niere. Klin. Wschr. 1924 II, 1422. — BRENNER: Zur Kenntnis der Hirnveränderungen bei Periarteriitis nodosa. Frankfurt. Z. Path. 51, 479 (1938). — BRINKMANN: Zur Klinik der Periarteriitis nodosa. Münch. med. Wschr. 69, 703 (1922). — BRUGSCH, TH. u. H.: Sammlung seltener klinischer Fälle, H. VII. Leipzig 1953. — BÜCHLER: Eosinophile, mikrobielle Endoallergie. Ein einheitlicher klinischpathogenetischer Formenkreis. Z. klin. Med. 140, 56 (1942). — BUFANO: Su di un caso di panarterite nodosa. Minerva med. (Torino) 1955, 1771. — BUSCHKE, A.: Über eine eigenartige Form rezidivierender, wandernder Phlebitis an den unteren Extremitäten. Arch. Derm. Syph. (Berl.) 72, 39 (1904). — BUTLER and PALMER: Cryoglobulinaemia in polyarteritis nodosa with gangrene of extremities. (Report of a case). Canad. med. Ass. J. 72 (9), 686 (1955).

CAMBIER: Le syndrome de Wegener et les formes „respiratoires" de la périartérite noueuse. Presse méd. 63, 821 (1955). — CANDIANI, G.: Rilievi anatomo-clinici e patogenetici sopra un caso di panarterite nodosa. (Con particolare riguardo alle lesioni viscerali.) Riv. Anat. pat. 6, 319 (1952). — CAREY, R. A., A. MCGEHEE HARVEY and J. E. HOWART: The effect of adrenocorticotropic hormone (ACTH) and cortisone on the course of disseminated lupus erythematosus and periarteritis nodosa. Bull. Johns Hopk. Hosp. 87, 425—460 (1950). — CARLING, E. R., and J. A. B. HICKS: A case of periarteritis nodosa, accidentally recognized during life. Lancet 1923 I, 1001—1003. — CARROLL, W.: Pulmonary lesions of periarteritis nodosa simulating neoplasma. (Report of a case.) J. Newark Beth Israel Hosp. 5, 115—121 (1954). — CATHALA: Sur un syndrome de cachexie fébrile avec pseudorheumatisme, oedème pseudo-phlegmoneux, exanthème et polynévrite noueuse, maladie de Kussmaul. Bull. Soc. méd. Hôp. Paris 44, 1811 (1928). — CENTENERA: Periarteritis nodosa. Rev. clín. esp. 39, 55 (1950). — CERVINI, C., e C. LONGO: Contributo allo studio della panarterite nodosa. Gazz. int. Med. Chir. 56, 571—607 (1952). — CHIARI: Berstung eines Aneurysmas der Arteria cystica in die Gallenblase mit tödlicher Blutung. Prag. med. Wschr. 1883, Nr 4. Zit. nach GRUBER 1925. — CHIAROLANZA, E.: Arteriti allergiche sperimentali. Policlinico, Sez. chir. 60, 30 (1953). — CHINI, V.: Periarterite nodosa. Rass. clin.-sci. Ist. biochim. ital. 28, 163 (1952). — Periarterite nodosa. II. Rass. clin.-sci. Ist. biochim. ital. 28, 195 (1952). — CHRISTELLER, E.: Über die Lokalisation der Periarteriitis nodosa, besonders in den Bauchorganen. Arch. Verdau.-Kr. 37, 249 (1926). — CHURG and STRAUSS: Allergic granulomatosis, allergic angiitis and periarteriitis nodosa. Amer. J. Path. 27, 277 (1951). — CHVOSTEK u. WEICHSELBAUM: Herdweise syphilitische Endarteriitis mit multipler Aneurysmenbildung. Allg. Wien. med. Ztg. 22, 257—265 (1877). — CLARK and KAPLAN: Endocardial, arterial and other mesenchymal alterations associated with serum disease in man. Arch. Path. (Chicago) 24, 458 (1937). — COHEN, A. M.: Two cases of polyarteritis nodosa with uraemia. Brit. med. J. 1953, 262. — COHEN, M. B., B. S. KLINE and A. M. YOUNG: The clinical diagnosis of periarteritis nodosa. J. Amer. med. Ass. 107, 1555 (1936). — COLE, L. R.: Periarteritis nodosa. Report of case with characteristic urinary sediment. J. Amer. med. Ass. 149, 1649 (1952). — COLLENS and WILENSKY: Peripheral vascular diseases. Springfield, Ill.: Ch. C. Thomas 1953.

Condoralli: Osservazioni cliniche ed anatomopatologiche sulla periarterite nodosa. Minerva med. (Torino) **23**, 526 (1932). Ref. Zbl. allg. Path. Anat. **60**, 125 (1934). — Conrad, V., J.-J. Desneux et P.-A. Bostenie: Un cas de périartérite noueuse traité à la cortisone. Acta clin. belg. **6**, 244 (1951). — Conta, G. v.: Periarteriitis nodosa der Lungengefäße und Lungenröntgenbild. Fortschr. Röntgenstr. **47**, 506 (1933). — Contratto, A. W.: Periarteritis nodosa. A report of two cases, one with special reference to sensitivity factors. Arch. intern. Med. **80**, 567 (1947). — Creyx, M., J. Leng-Levy, J. David-Chausse et A. Serres: A propos d'un cas de périartérite noueuse. J. Méd. Bordeaux **131**, 468—471 (1954). — J. W. Crofton, Livingstone J. L., N. C. Oswald and A. T. M. Roberts: Pulmonary eosinophilia. Thorax **7**, 1 (1952). — Cruickshank, B.: Focal lesions in skeletal muscles and peripheral nerves in rheumatic arthritis and other conditions. J. Path. Bact. **64**, 21—32 (1952). — Curtis and Coffey: Periarteriitis nodosa. A brief review of the literature and a report of one case. Ann. intern. Med. **7**, 1345 (1934). Ref. Kongr.-Zbl. ges. inn. Med. **78**, 366 (1935).

Dalgleish, P. G.: Polyarteritis nodosa after thiouracil. Lancet **1952**, 319—320. — Damblé: Beitrag zur Pathologie der Periarteriitis nodosa. Beitr. path. Anat. **85**, 619 (1930). — Dameshek and Rosenthal: Treatment of acquired hemolytic anemia with note on relationship of periarteritis nodosa to hemolytic anemia. Med. Clin. N. Amer. 1423—1440 (1951). — Davson, J., J. Ball and R. Platt: Kidney in periarteritis nodosa. Quart. J. Med. **17**, 175 (1948). — Dawson, J. M. P., and S. Nabarro: A case of intimal hyperplasia of arteries with hypertension in a male infant. J. Path. Bact. **66**, 493—498 (1953). — Dent, Strange, Sako and York: Periarteritis nodosa. Report of a case apparent recovery in a nine-year-old boy during cortisone therapy. Amer. J. Dis. Child. **85**, 556 (1953). — Diaz-Rivera, R. S., and A. J. Miller: Periarteriitis nodosa; a clinico-pathological analysis. Ann. intern. Med. **24**, 420 (1946). — Dickie, H. A., and E. Grimm: Loeffler's syndrome with associated eosinophilic polyserositis. Amer. J. Med. **7**, 690 (1949). — Dickson: Polyarteritis acuta nodosa and periarteritis nodosa. J. Path. Bact. **12**, 31 (1907). — Disselbeck u. Uhlenbruck: VIII. Der Brand der Extremitäten. Ergebn. inn. Med. Kinderheilk. **47**, 606 (1934). — Dönhard, A., and H. J. Mies: Beitrag zur frühzeitigen Diagnose der Periarteriitis nodosa. Klin. Wschr. **30**, 492 (1952). — Donat, R.: Über die hyperergische Panangitis thrombotica obliterans bei chronischer Sepsis und ihre Beziehungen zur Thrombangitis obliterans bzw. Periarteriitis nodosa. Zbl. allg. Path. path. Anat. **90**, 359 (1953). — Donnelly, G. H., and R. E. Campbell: Surgical aspects of periarteritis nodosa. A.M.A. Arch. Surg. **69**, 533 (1954). — Doutrelepont: Über einen Fall von acuter multipler Hautgangrän. Arch. Derm. Syph. (Berl.) **13**, 179 (1886). — Drieux, H., F. Jouve, G. Thiéry et L. Dumont: Périartérite noueuse chez une vache. Rec. Méd. vét. **126**, 193 (1950). — Drury, M. I., M. D. Hickey and J. P. Malone: A case of polyarteritis nodosa treated with cortisone. Brit. med. J. **1951**, No 4746, 1487—1489. — Druss and Maybaum: Periarteriitis nodosa of the temporalbone. Arch. Otolaryng. (Chicago) **10**, 502 (1934). Ref. Zbl. ges. Neurol. Psychiat. **74**, 347 (1934). — Duff, G. L.: The diffuse collagen diseases: a morphological correlation. Canad. med. Ass. J. **58**, 317—325 (1948). — Dungal: Ein Fall von Periarteriitis nodosa. Acta path. microbiol. scand. **13**, 239 (1936).

Ebert, M. H., V. Leaf and J. F. Sickley: Periarteritis nodosa. A.M.A. Arch. Derm. Syph. **64**, 249 (1951). — Edge, J. R., S. Fazlullah and J. Ward: Hypersensitivity angiitis. Report of a case. Lancet **1955**, 1153—1155. — Edwards, J. E., Th. W. Parkin and H. B. Burchell: Recurrent hemoptysis and necrotizing pulmonary alveolitis in a patient with acute glomerulonephritis and periarteritis nodosa. Proc. Mayo Clin. 193—199 (1954). — Ehrenreich, T., and E. V. Olmstead: Malignant hypertension following the administration of cortisone in periarteritis nodosa. Arch. Path. (Chicago) **52**, 145—154 (1951). — Ehrlich, J. C., and A. Romanoff: Allergic granuloma of the lung. Arch. intern. Med. **87**, 259 (1951). — Eichhoff, W.: Narkose und allergisch-hyperergische Entzündung. Virchows Arch. path. Anat. **299**, 300 (1937). — Zur Kenntnis der Parallergie. Experimentelle Studien über parallergische, morphologische und funktionelle Reaktionen an Haut und Schleimhäuten, sowie an isolierten Organen verschiedener Versuchstiere. Virchows Arch. path. Anat. **315**, 81 (1948). — Ensign, W. G.: Arsenotherapy in the treatment of eosinophilic pneumonopathy. J. Amer. med. Ass. **150**, 1205—1207 (1952). — Eppinger: Pathogenesis (Histogenesis und Ätiologie) der Aneurysmen einschließlich des Aneurysma equi verminosum. Langenbecks Arch. klin. Chir. **35**, Suppl. (1887). — Erlandson, S.: Neurologische Krankheitsbilder bei Periarteriitis nodosa. Acta psychiatr. (Kbh.) **6**, 369 (1931). — Om den kliniska sjudkomsbilden vid periarteriitis nodosa. Nord. med. **3**, 257 (1931). — D'Eshouges, J. R., et M. Jorda: Une forme douloureuse pure de la périartérite noueuse. Presse méd. **60**, 646 (1952). — Essellier, A. F.: Die eosinophilen Lungeninfiltrate. In Handbuch der inneren Medizin, Bd. IV/2. 1956. — Essellier, A. F., u. B. J. Koszewski: Zur Differentialdiagnose des flüchtigen Lungeninfiltrates mit Bluteosinophilie (Löfflersches Syndrom). Schweiz. med. Wschr. **1951**, 247—250. Adrenocorticotropes Hormon und Löfflersches Syndrom. Wirkung des ACTH an einem im Selbstversuch erzeugten, flüchtigen Lungeninfiltrat mit Bluteosinophilie. Beitr. Klin. Tuberk. **106**, 10—34 (1951).

FABRIS e VITALI: Sulla periarterite nodosa. Arch. Pat. Clin. med. **12**, 427 (1932). — FAGER, D. B., J. A. BIGLER and P. SIMONDS: Polyarteritis nodosa in infancy and childhood. J. Pediat. **39**, 65 (1951). — FAHEY, LEONARD, CHURG and GODMAN: Wegener's granulomatosis. Amer. J. Med. **17**, 168 (1954). — FAHR, T.: Maligne Nephrosklerose und Periarteriitis nodosa. Dtsch. med. Wschr. **67**, 1223 (1941). — FAHRLÄNDER, H.: Über Periarteriitis nodosa. Schweiz. med. Wschr. **1953**, 575—577. — FAHRLÄNDER, H., u. M. KLINGLER: Über Periarteriitis nodosa und Nervensystem. Dtsch. med. Wschr. **1954**, 952—954. — FANTIS, A., J. KARPISEK, J. HAMMER and K. OBRDA: Periarteritis nodosa; symptomatology and diagnosis. Čas. Lék. česk. **90**, 665 (1951). — FARINACCI, CH. J., H. C. JEFFREY and R. W. LACKEY: Eosinophilic granuloma of the lung. Report of two cases. U.S. armed Forces Med. J. **2**, 1085—1093 (1951). — FEITIS: Über multiple Nekrosen in der Milz (Fleckmilz). Beitr. path. Anat. **68**, 297 (1921). — FELLER: Ein Beitrag zur Frage der Periarteriitis nodosa. Wien. med. Wschr. **1929 I**, 432. — FERENCH, G.: Polyarteritis nodosa presenting as acute diabetes mellitus. Brit. med. J. **1953**, 1262. — FERRARI: Über Polyarteriitis acuta nodosa (sogenannte Periarteriitis nodosa) und ihre Beziehungen zur Polymyositis und Polyneuritis acuta. Beitr. path. Anat. **34**, 350 (1903). — FEYRTER, F.: Über die Pathogenese der Periarteriitis nodosa, insbesondere der Periarteriitis nodosa zosterica. Dtsch. Arch. klin. Med. **201**, 377 (1954). — FICHER, F., and C. S. GILLMOR: Periarteritis nodosa. Case report with review of the literature. J. Amer. med. Ass. **49**, 320 (1952). — FIENBERG, R.: Necrotizing angiitis of the lungs. With massive splenic necrosis and focal thrombotic granulomatous glomerulonephritis. Amer. J. clin. Path. **23**, 413 (1953). — FISHBERG: Zur Kenntnis der Periarteriitis nodosa. Virchows Arch. path. Anat. **240**, 483 (1923). — FITZ, R., H. PARKS and C. F. BRANCH: Periarteritis nodosa. Arch. intern. Med. **64**, 1133 (1939). — FITZGERALD, O.: Pyrexia associated with anicteric, symptomless hepatic disease due to periarteritis nodosa. Irish J. med. Sci. **6**, 356 (1954). — FLETCHER: Über die sogenannte Periarteriitis nodosa. Beitr. path. Anat. **11**, 323 (1892). — FONT, J. H.: The eosinophilic lung. Ann. Otol. (St. Louis) **56**, 804 (1947). — FOSSEL: Über einen Fall von Periarteritis nodosa mit Magendarmwandnekrosen. Münch. med. Wschr. **82**, 2060 (1935). — FOSSEY, DE: I. internat. Konferenz über die klinischen und Stoffwechselwirkungen von Meticorten und Meticortelone, New York 31. 5. und 1. 6. 1955. — FOSSEY, B. M. DE: Klinische Beobachtungen mit Metacortandracin bei verschiedenen Krankheitszuständen. 1. Internat. Konferenz über die klinischen und Stoffwechselwirkungen von Meticorten und Meticortelone, New York, 31. 5. und 1. 6. 1955. — FOX, R. A., and L. R. JONES: Vascular pathology in rabbits following administration of foreign protein. Proc. Soc. exp. Biol. (N.Y.) **55**, 294 (1944). — FRANKEL, A. L., and N. O. ROTHERNICH: Polyarteritis nodosa: A review together with report of a case due to hydantoin sensitization treated with cortisone. Ohio St. med. J. **47**, 1013 (1951). — FRENCH, A. J.: Hypersensitivity in the pathogenesis of the histopathologic changes associated with sulfonamide chemotherapy. Amer. J. Path. **22**, 679 (1946). — FREUND, F.: Apoplexia cutanea — periarteiitis nodosa. Arch. Derm. Syph. (Berl.) **152**, 158 (1926). — FRIEDBERG, C. K.: Diseases of the heart. Philadelphia: W. B. Saunders Company 1950. — FRIEDBERG, C. K., and L. GROSS: Periarteritis nodosa associated with rheumatic heart disease, with note on abdominal rheumatism. Arch. intern. Med. **54**, 170 (1934). — FROBOESE, C.: Beitrag zur Stütze der rheumatischen Ätiologie der Periarteriitis nodosa und zum subtotalen Pankreasinfarkt. Virchows Arch. path. Anat. **317**, 430 (1949). — FROEHLICH, M.: Periarteritis nodosa with transient lung infiltrations: clinical follow-up of eight years duration. Proc. Beilinson Hosp. (Petach-Tiqvah, Isr.) Suppl. **1**, 109 (1953). — FRUGONI, C.: Su un caso di periarterite nodosa. Policlinico, Sez. prat. **58**, 513 (1951). — FUCHS, E.: Zum Problem der „allergischen" Arteriitiden und ihrer Behandlung. Ther. d. Gegenw. **1956**, 365. — FUCHS, U.: Die perkutane Beeinflussung der Rattenhyperergie. Medizinische **1953**, 165.

GADERMANN, E., u. K. D. VOIGT: Die Schönlein-Henochsche Purpura und ihre Beziehungen zur Periarteriitis nodosa. Frankfurt. Z. Path. **62**, 255 (1951). — GAGSTETTER: Über Periarteriitis nodosa. Wien. klin. Wschr. **1934 I**, 332. — GALAN, E., y M. STABLE: Periarterite nodosa de Kussmaul y Maier; revision. Bol. Soc. cubana Pediat. **15**, 635 (1943). — GALEONE, A.: Periarterite nodosa a quadro clinico terminale di glomerulonefrite acuta. Minerva med. (Torino) **1952 II**, 985—995. — GANS u. STEIGLEDER: Histologie der Hautkrankheiten, Bd. 1, S. 409—411. Springer 1955. — GARDILČIĆ, A.: Perineuritis und Periarteriitis ciliaris bei einem frischen Fall von Herpes zoster ophthalmicus. Z. Augenheilk. **92**, 35 (1937). — GEISLER, W.: Urämie bei Periarteriitis nodosa. Sitzg der Ärzte zu Halle a.d.S. 1934. Münch. med. Wschr. **1934**, 847. — GELFAND, M. L., and S. ARONOFF: Periarteritis nodosa — possible relation to increased usage of sulfonamides. Arch. intern. Med. **30**, 919 1949. — GERLACH: Über Periarteriitis nodosa. Klin. Wschr. **1922 I**, 467. — GERMER, W. D.: Ein Fall von Periarteriitis nodosa. Nachweis einer vasokonstriktorischen Wirkung des Pat.-Serums. Med. Klin. **1949**, 231—234. — GERSTENBRAND, F.: Polyneuritische Form einer Periarteriitis nodosa. Wien. Z. Nervenheilk. **12**, 373 (1956). — GIAMPALMO, V.: Su una particolare forma di vasculopatia (diffusa panarterite cronica sclerosante polianeurismatica contrombo-arterite settica generalizzata). Riv. Chir. **2**, 3—16 (1950). — GIARD, P., et

E. Verstraete: La périartérite noueuse. Etude clinique et pathogénique. Critères biologiques de la maladie. Bull. méd. (Paris) **68**, 187—195. — Gibson, P. C., and F. T. Quinlan: Periarteritis nodosa in thiourea therapy. Lancet **1945 II**, 108. — Gieseler: Ein Beitrag zur Kenntnis der Periarteriitis nodosa mit besonderer Berücksichtigung des Nervenbildes. Diss. Hamburg 1919. Zit. nach Gruber. — Gillespie, M., and A. Poteliakhoff: The association of eosinophilic polyarteritis, Libman-Sacks endocarditis, and asthma with diffuse collagen disease. J. clin. Path. **4**, 402 (1951). — Gilliland, I. C., and G. C. Manning: Liver abscess and polyarteritis nodosa. Brit. med. J. **1954**, 794. — Gjertz, A., W. Nordlöw and M. Svenmar: A case of periarteriitis nodosa with specific eye changes. Acta med. scand. **100**, 310 (1939). — Gloor: Kurze neue Beiträge und Bemerkungen zur Periarteriitis nodosa. Zbl. allg. Path. path. Anat. **38**, 337 (1926). — Goder, G.: Zur Periarteriitis nodosa im Kindesalter. Z. ges. inn. Med. **11**, 652 (1956). — Goddard, J. W.: Granuloma, a characteristic „qualitative" change in focal anaphylactic inflammation. Amer. J. Path. **23**, 943 (1947). — Godman and Churg: Wegener's granulomatosis. Pathology and review of the literature. Arch. Path. (Chicago) **58**, 533 (1954). — Gohrbandt: Beiträge zur Pathologie der Periarteriitis nodosa. Virchows Arch. path. Anat. **263**, 246 (1927). — Goldman, B. A., K. L. Dickens and J. R. Schenken: The apparent cure of periarteritis nodosa with sulfapyridine; report of a case. Amer. J. med. Sci. **204**, 443—447 (1942). — Goldstein: Zur Klinik und Diagnostik der Periarteriitis nodosa. Wien. Arch. inn. Med. **21**, 255 (1931). — Goldstein, I., and D. Wexler: The ocular pathology of periarteritis nodosa. Arch. Ophthal. (Chicago) **59**, 288 (1929). — Goodman, M. J.: Periarteritis nodosa with recovery: report of an unusual case apparently due to sensitivity to sulfadiazine. Ann. intern. Med. **28**, 181 (1948). — Gool and Roegholt: Cryoglobulinaemia in a case of periarteritis nodosa. Ned. T. Geneesk. **1955**, 1568 mit engl. Zus.fass. [Holländisch.] — Gordon, B. S.: Necrotizing arteritis of the appendix. A.M.A. Arch. Surg. **62**, 92 (1951). — Gordon, E. J.: Delayed serum sickness reaction to penicillin. J. Amer. med. Ass. **131**, 724 (1946). — Gordon, W. H., and L. E. Davison: Periarteritis nodosa: a review and 2 case reports. J. Mich. med. Soc. **48**, 1472 (1949). — Gottron: Kreislaufstörungen und Hämorrhagien der Haut. In Arzt-Zieler, Handbuch der Hautkrankheiten, Bd. II, S. 1—70. Berlin u. Wien 1935. — Gottsegen, G., u. S. Pánczél: Dauerhafte Remission bei Periarteriitis nodosa. Orv. Hetil. **1952**, 1071—1073. [Ungarisch.] — Gottsegen, R., and R. J. Gorlin: Periarteritis nodosa, report of case with involvement of tongue. Oral Surg. **2**, 1250 (1949). — Graf: Über einen Fall von Periarteriitis nodosa mit multipler Aneurysmabildung. Beitr. path. Anat. **19**, 181 (1896). — Grant, R. T.: Observations on periarteritis nodosa. Clin. Sci. **4**, 245 (1940). — Griesbacher, O.: Beitrag zur Frühdiagnose der Periarteriitis nodosa mittels Sternalmarkbefunde. Wien. klin. Wschr. **1949**, 326—330. — Griffith, G. C., and I. L. Vural: Polyarteritis nodosa. A correlation of clinical and postmortem findings in seventeen cases. Circulation **3**, 481 (1951). — Gruber: Zur pathologischen Anatomie der Periarteriitis nodosa. Ref. Zbl. allg. Path. path. Anat. **33**, 590 (1923). 19. Tagg Dtsch. Path. Ges. Göttingen 1923 (16.—18. 4.), S. 313—314. — Gruber, G. B.: Zur pathologischen Anatomie der Periarteriitis nodosa. Virchows Arch. path. Anat. **245**, 123 (1923). — Zur Frage der Periarteritis nodosa, mit besonderer Berücksichtigung der Gallenblasen- und Nierenbeteiligung. Virchows Arch. path. Anat. **258**, 441 (1925). — Kasuistik und Kritik der Periarteriitis nodosa. Zbl. Herz- u. Gefäßkr. 18, 145—269 (1926). — Die Frage der Periarteriitis nodosa. Z. Kreisl.-Forsch. **36**, 401 (1944). — Guichard, A., L. Roche, N. Collard et J. Dalmais: Polyartériolite systématisée des membres avec périostite distale d'origine saturnine probable. Lyon méd. **192**, 73 (1954). — Guldner: Zwei neue Beobachtungen von Periarteriitis nodosa beim Menschen und beim Hausrinde. Virchows Arch. path. Anat. **219**, 366 (1915). — Gvozdanović, J. M.: Periarteritis (panarteritis, polyarteritis) nodosa. Kussmaul Maier disease. Med. Arch. **8**, 71—79 u. engl. Zus.fass. 78—79 (54). [Kroatisch.]

Haberich: Zur Frage der generalisierten Panarteritis. Zbl. allg. Path. path. Anat. **87**, 374 (1951). — Haberland, K.: Ein Fall von Panarteritis disseminata necrotica (Periarteritis nodosa). Mschr. Psychiat. Neurol. **121**, 78 (1951). — Hagans, J. A.: Panarteritis nodosa; a brief review of the recent literature; report of a case with antemortem diagnosis and interesting findings at necropsy. Milit. Surg. **107**, 26—37 (1950). — Haining, R. B., and T. S. Kimball: Periarteritis nodosa. Amer. J. Path. **10**, 349 (1934). — Hall, J. W., S. C. Sun and W. Mackler: Arteritis of the appendix. Arch. Path. (Chicago) **50**, 240 (1950). — Hall, M.: Ein Fall von Panarteritis nodosa bei einem $8^{1}/_{2}$jährigen Mädchen. Öst. Z. Kinderheilk. **4**, 350 (1950). — Hampel: Zwei ungewöhnliche Fälle von Periarteriitis nodosa. Zbl. ges. Neurol. Psychiat. **146**, 355 (1926). — Hann, F. v.: Pathohistologische und experimentelle Untersuchungen über Periarteriitis nodosa. Virchows Arch. path. Anat. **227**, 90 (1920).—Harbert, F., and S. D. McPherson: Amer. J. Ophthal. **30**, 727 (1947). — Harkavy, J.: Vascular allergy; pathogenesis of bronchial asthma with recurrent pulmonary infiltrations and eosinophilic polyserositis. Arch. intern. Med. **67**, 709 (1941). — Cardiovascular allergy due to penicillin, sulfadiazine, and bacterial sensitization; results of treatment with cortisone and ACTH. J. Allergy **23**, 104 (1952). — Harris, A. W., G. W. Lynch and J. P. O'Hare:

Periarteritis nodosa. Arch. intern. Med. **63**, 1163 (1939). — Periarteritis nodosa. Clin. Sci. **4**, 245 (1940). — HARRIS, J. F., and C. L. LAWS: Periarteritis nodosa. Ann. Allergy **7**, 105, 112 (1949). — HARRIS, WILL, and A. FRIEDRICHS: Periarteriitis nodosa with a classification of the pathology. J. med. Res. **43**, 285 (1920). — HARRIS, W. H., and A. V. FRIEDRICHS: The experimental production of periarteritis nodosa in the rabbit with a consideration of the specific causal excitant. J. exp. Med. **36**, 219 (1922). — HART: Die Meso-Periarteriitis. Berl. klin. Wschr. **1909 II**, 1305. — HAUN, F. v.: Pathohistologische und experimentelle Untersuchungen über Periarteriitis nodosa.. Virchows Arch. path. Anat. **227**, 90 (1920). — HECK, F. J.: Symposium on periarteritis nodosa. Proc. Mayo Clin. **24**, 17 (1949). — HEIDENREICH, R.: Über die Periarteriitis nodosa. Ärztl. Wschr. **1949**, 407—410. — HEILEMANN u. BREDT: Periarteriitis nodosa. Münch. med. Wschr. **1940 II**, 1405. — HEIM, H.: Arteritis des Hirns bei maligner Nephrosklerose und chronischer diffuser Glomerulonephritis. Mschr. Psychiat. Neurol. **121**, 39 (1951). — HEINLEIN, H.: Chronische Histaminvergiftung und Entzündung. Virchows Arch. path. Anat. **296**, 448 (1936). — Organveränderungen bei parenteraler Zufuhr von Eiweiß- und Nichteiweißkolloiden. Virchows Arch. path. Anat. **299**, 307 (1937). — HEINTZ, R., G. POLLMANN u. G. HANSTEIN: Über die nichteitrige Panarteriitis bei Ratten unter unspezifischer Reizbehandlung. Z. ges. exp. Med. **126**, 45—63 (1955). — HEJTMANCIK, M. R., N. D. SCHOFIELD and G. R. HERRMANN: Allergic cardiovascular disease, with report of two cases of periarteriitis nodosa. Amer. J. med. Sci. **217**, 187 (1949). — HELPERN, M., and M. TRUBEK: Necrotizing arteritis and subacute glomerulonephritis in gonococcic endocarditis: Toxic origin of periarteritis nodosa. Arch. Path. (Chicago) **15**, 35 (1933). — HERLITZ, G.: Clinical study of three cases of periarteritis nodosa. Acta paediat. (Uppsala) **10**, 105 (1930). — Klinische Beiträge zur Kenntnis der Periarteriitis nodosa. Acta paediat. (Uppsala) **10**, 125 (1930/31). — HERRMAN, W. G.: Pulmonary changes in case of periarteritis nodosa. Amer. J. Roentgenol. **29**, 607 (1933). — HESS: Periarteriitische Schrumpfniere. Med. Klin. **1924 I**, 480. — HERSON, R. N., and R. SAMPSON: The ocular manifestations of polyarteritis nodosa. Quart. J. Med., N.S. **18**, 123 (1949). — HIERONYMI, G.: Über einen Fall von Periarteriitis nodosa mit exzessiver Riesenzellbildung. Zbl. allg. Path. path. Anat. **90**, 34 (1953). — HOCHREIN, M.: Zur Behandlung der Periarteriitis nodosa. Med. Klin. **46**, 1367—1369 (1951). — HOFF, H., u. D. PAULSEN: Zur Frage des Löfflerschen Syndromes (eosinophiles Lungeninfiltrat). Ärztl. Wschr. **6**, 601—606 (1951). — HOFFMANN u. THEMEL: Über Endocarditis parietalis fibroplastica mit Bluteosinophilie (Löffler). Z. ges. inn. Med. **8**, 7 (1953). — HOLTERMANN, C.: Ein Beitrag zur pathologischen Anatomie der Periarteriitis nodosa. Beitr. path. Anat. **72**, 344 (1923). — HORÁNYI, B.: Gehirnveränderungen bei Periarteriitis nodosa. Acta morph. Acad. Sci. Hung. **2**, 239 (1952). — HORNE, S. F., A. C. CURTIS and E. A. KAHN: Splanchnicectomy for hypertension in lupus erythematosus and periarteriitis nodosa. Ann. intern. Med. **32**, 1202 (1950). — HOWELLS, G. H., and I. FRIEDMANN: Giant cell granuloma associated with lesions resembling polyarteritis nodosa. J. clin. Path. **3**, 220 (1950). — HÜBNER, G., u. H. KOCH: Über die Periarteriitis nodosa. Med. Klin. **1952**, 1385—1389. — HUNGERLAND, H.: Beitrag zur Frage der Periarteriitis nodosa im Kindesalter. Kinderärztl. Prax. Suppl. 21—42 (1950). — HUNGERLAND, H., u. U. GREIFELT: Die Periarteriitis nodosa im Kindesalter. Dargestellt im Zusammenhang mit einem in vivo diagnostizierten und zunächst in Heilung ausgegangenen Fall. Arch. Kinderheilk. **139**, 12 (1950).

IKONEN, E.: Sulfa preparations as a cause of periarteritis nodosa. Duodecim (Helsinki) **66**, 349—356 (1950).

JACKSON, A., and J. KASS: The relationship between periarteritis nodosa and sarcoidosis. Ann. intern. Med. **38**, 288 (1953). — JAEGER: Die Periarteriitis nodosa. Virchows Arch. path. Anat. **197**, 71 (1909). — JÄGER, ERNST: Zur histologischen Ausheilung der Periarteriitis nodosa und deren Beziehung zur juvenilen Atherosklerose. Virchows Arch. path. Anat. **288**, 833 (1933). — JAKLITSCH, H., u. R. ZIGEUNER: Über cerebrale Symptome bei Periarteriitis nodosa unter besonderer Berücksichtigung der Liquorveränderungen. Dtsch. Z. Nervenheilk. **171**, 474 (1954). — JENSEN: Zur polyneuritischen Form der Periarteriitis nodosa und deren therapeutische Beeinflussung durch Hormone. Wien. klin. Wschr. **1954**, 954. — JERNSTROM, P., and J. STASNEY: Acute ulcerative enteritis due to polyarteritis. A diagnostic dilemma. J. Amer. med. Ass. **148**, 544 (1952). — JOEST u. HARZER: Über Periarteriitis nodosa beim Schwein. Beitr. path. Anat. **69**, 85 (1921). — JOHANSMANN and ZEEK: Periarteritis nodosa in a week-old infant. Report of a case with necropsy. Arch. Path. (Chicago) **58**, 207 (1954). — JOHNSSON, S.: A case of Wegener's granulomatosis. Acta path. microbiol. scand. **25**, 573 (1948). — JONAS, W.: Periarteriitis nodosa. Münch. med. Wschr. **1912**, 1685. — JORAS: V. Periarteriitis nodosa. In HENCKE-LUBARSCH' Handbuch der pathologischen Anatomie, Bd. II, S. 652. 1924. — JØRGENSEN, J.: On the treatment of periarteritis nodosa; report of a case. Acta derm.-venereol. (Stockh.) **31**, 167—173 (1951). — JOYCE, MENNE and SMITH: The surgical aspects of periarteritis nodosa. Trans. west. S. Amer. **208** (1939). Zit. MELCZER u. VENKEI 1947. — JULICH, H.: Beitrag zur Klinik der Periarteriitis nodosa. Dtsch. Gesundh.-Wes. **1950**, 134—136.

KÄMMERER: Zur allergischen Genese der Arteriitis. Verh. dtsch. Ges. inn. Med. 60, 417 (1954). — KAHLDEN, V.: Über Periarteriitis nodosa. Zit. nach ROSENBLATH. Beitr. path. Anat. 15, 581 (1894). — KAHLER: Über Endarteriitis und Periarteriitis. Wien. klin. Wschr. 43, 1588 (1930); 44, 99, 139 (1930). — KALK, H., u. E. WILDHIRT: Beitrag zum Krankheitsbild der Periarteriitis nodosa. Dtsch. med. Wschr. 1954, 803—805. — KAMPMEIER, R. H., and JOHN L. SHAPIRO: Diffuse and sometimes recurrent course of diffuse arteritis. Observations and report of a patient observed for twenty-one years. Arch. intern. Med. 92, 856 (1953). — KARAPATA, A. P., and A. S. VAKHNITSKII: A case of takayashu's disease (multiple obliterating panarteritis). Sovetsk. Med. 8, 132 (1957). — KAUFFMANN, F.: Allergische Gefäßerkrankungen. Dtsch. med. J. 6, 376 (1955). — KAUFMAN: Focal necrotizing glomerulonephritis and diffuse hypersensitivity angiitis. Report of case with documentation by renal biopsy three years before death. Arch. Path. (Chicago) 57, 80 (1954). — KAUFMANN: Lehrbuch der speziellen pathologischen Anatomie, Bd. 1, Lief. 1. Göttingen 1954. — KAWANO: Polyarteritis nodosa as a cause of peritonitis fibrosa incapsulata. Shikoku Acta med. 5, 219 (1954) mit engl. Zus.fass. [Japanisch.] — KAZMEIER, F.: Symptomatologie und Differentialdiagnose der Periarteriitis nodosa. Med. Welt 1951, 774. — KEITH, H. M., and M. D. BAGGENSTOSS: Primary arteritis (periarteritis nodosa) among children. Proc. Mayo Clin. 16, 568 (1941). — KEMPNER, W.: Treatment of hypertensive vascular disease with ricediet. N. C. med. J. 5, 125 (1944). — KEMPNER, W., E. PESCHEL and B. BLACK-SCHAFFER: Effect of diet on experimental hypertension and on the development of polyarteritis nodosa in rats. Circulat. Res. 3, 73 (1955). — KERNOHAN, J. W., and H. W. WOLTMAN: Periarteritis nodosa: Clinicopathologic study with special reference to nervous system. Arch. Neurol. Psychiat. (Chicago) 39, 655 (1938). — Periarteriitis nodosa. Proc. Mayo Clin. 12, 554 (1954). — KETRON, L. W., and J. C. BERNSTEIN: Cutaneous manifestations of periarteriitis nodosa. Arch. Derm. Syph. (Chicago) 40, 929 (1939). — KIMMELSTIEL: Beiträge zur Frage der Periarteriitis nodosa. Virchows Arch. path. Anat. 265, 16 (1927). — KING, B. G.: The clinical diagnosis of periarteriitis nodosa. Report of four cases. Ann. intern. Med. 32, 466 (1950). — KIPKIE, G. F.: Possible role of infection in the production of periarteritis nodosa in hypertensive rabbits. Arch. Path. (Chicago) 50, 98—107 (1950). — KIPKIE, G. F., and D. S. JOHNSON: Possible pathogenic mechanisms responsible for human periarteritis nodosa as suggested by 2 cases. A.M.A. Arch. Path. 51, 387—392 (1951). — KIRCH, E.: Pathologie des Herzens. Ergebn. allg. Path. 22, 1 (1927). — KLEIN, SANDER PAUL: Periarteriitis nodosa. Study of chronicity and recovery, with report of two cases. Arch. intern. Med. 84, 983 (1949). — KLEIN, T., and R. H. OWEN: Periarteritis nodosa. Med. Clin. N. Amer. 17, 665 (1933). — KLEMPERER, P.: Diseases of the collagen system. Bull. N. Y. Acad. Med. 23, 581 (1947). — The pathogenesis of lupus erythematosus and allied conditions. Ann. intern. Med. 28 (1948). — KLEMPERER, P., A. D. POLLACK and G. BAEHR: Diffuse collagen disease: Acute disseminated lupus erythematosus and diffuse scleroderma. J. Amer. med. Ass. 119, 331 (1942). — KLINGE: Die Eiweißüberempfindlichkeit (Gewebsanaphylaxie) der Gelenke. Beitr. path. Anat. 83, 185 (1930). — Diskussion zu RANDERATH. Verh. dtsch. Ges. inn. Med. 60, 383 (1954). — KLINGER, HEINZ: Grenzformen der Periarteriitis nodosa. Frankfurt. Z. Path. 42, 455 (1931). — KLINGHOFFER, J. F.: Löffler's syndrome following use of a vaginal cream. Ann. intern. Med. 40, 343—350 (1950). — KLOTZ, O.: Periarteritis nodosa. J. med. Res. 37, 1 (1917). — KNAUER: Über einen Fall von vollkommen abgeheilter Periarteriitis nodosa. Zbl. allg. Path. path. Anat. 63, 161 (1935). — KNEPPER u. WAALER: Hyperergische Arteriitis der Kranz- und Lungengefäße bei funktioneller Belastung. Virchows Arch. path. Anat. 294, 587 (1935). — KNEZEVIC, M.: Paramyloidose bei Periarteriitis nodosa. Virchows Arch. path. Anat. 312, 628 (1944). — KNOWLES jr., H. C., P. M. ZEEK and M. A. BLANKENHORN: Studies on necrotizing angiitis. IV. Periarteritis nodosa and hypersensitivity angiitis. Arch. intern. Med. 92, 789 (1953). — KOBERNICK, S. D.: Experimental rheumatic carditis, periarteritis nodosa and glomerulonephritis. Amer. J. med. Sci. 224, 329—342 (1952). — KÖHLMEIER: Thromboangiitis obliterans mit besonderer Beteiligung der Darmgefäße (Intestinale Form der von Winiwarter-Buergerschen Krankheit). Frankfurt. Z. Path. 54, 413 (1940). — KOLPAK, H.: Über die Periarteritis nodosa im kleinen Kreislauf. Beitr. path. Anat. 110, 493 (1949). — KORTING, G. W.: Über cutane Periarteriitis nodosa unter besonderer Berücksichtigung begleitender Leberstörungen und der sogenannten Thrombophlebitis migrans. Arch. Derm. Syph. (Berl.) 199, 332—349 (1955). — KOURILSKY, GARCIN, BERTRAND et KINGLAIS: Panartérite noueuse à évolution lente et recidivante avec manifestations médullo-névritiques. Bull. Soc. méd. Hôp. Paris 54, 1781 (1938). — KRAHULIK, ROSENTHAL and LOUGHLIN: Periarteritis nodosa in childhood with meningeal involvement. Amer. J. med. Sci. 190, 308 (1935). — KREUTER: Ein ungewöhnlicher Fall von Periarteriitis nodosa. Münch. med. Wschr. 1933 II, 1473. — KROETZ: Zur Klinik der Periarteriitis nodosa. Dtsch. Arch. klin. Med. 135, 311 (1921). — KRUPP, M. A.: Urinary sediment in visceral angiitis (periarteritis nodosa, lupus erythematosus, Libman-Sacks "disesae" quantitative studies). Arch. intern. Med. 71, 54 (1943). — KRZYSZOWSKY: Periarteriitis nodosa. Ferrari-Zit. Przegl. lek. 1899. — KÜHL, I.: Über allergisch-hyperergische Erscheinungen bei Mäusen nach β-Naphthylaminbehandlung. Gekennzeichnet durch Periarteriitis nodosa, Aktivierung des reticuloendothelialen Systems, Plasmazellhyperplasie und Paraproteinose der Organe. Virchows Arch. path. Anat. **328**, 49 (1956). — KÜNNE, B.: Über Meso-Periarteriitis (Periarteriitis nodosa). Frankfurt. Z. Path. **5**, 107 (1910). — KULKA, FREIMAN and CLARK: Granulomatous polyarteritis: Report of a case with intra- and extravascular granulomas combining certain morphological features of polyarteritis nodosa and acute rheumatic fever. J. clin. Invest. **28**, 794 (1949). — KULKOW, A. E.: Zur klinischen Diagnose und Pathogenese der polyneuritischen Form von Periarteritis nodosa. Acta med. scand. **108**, 586 (1941). — KURSHAKOFF, N. A., i E. M. KOROLEVITCH: K klinikc raseiannogo angiita luzelkovogo periarteriita. Klin. Med. (Mosk.) **29**, 40—46 (1951). — KUSSMAUL, A., and R. MAIER: Über eine bisher nicht beschriebene eigenthümliche Arterienerkrankung (Periarteritis nodosa), die mit Morbus Brightii und rapid fortschreitender allgemeiner Muskellähmung einhergeht. Dtsch. Arch. klin. Med. **1**, 484 (1866). — KVALE, W. F.: Periarteritis nodosa (polyarteritis; panarteritis; necrotizing arteritis) and temporal arteritis. In: Peripheral vascular diseases by ALLEN, BARKER and HINES. 1946. — KYRIELEIS: Periarteritis nodosa der Netzhaut. Ber. dtsch. ophthal. Ges. 406—411 (1936). Ref. Zbl. ges. Neurol. Psychiat. **84**, 513 (1937).

LAFON, PAGES, MINVIELLE et BARJON: Hypertension maligne, syndrome bulbaire et diabète insipide au cours d'une périartérite noueuse. Rev. neurol. **92/6**, 536 (1955). — LAMB, A. R.: Periarteritis nodosa — a clinical and pathologic review of the disease with a report of two cases. Arch. intern. Med. **14**, 481 (1914). — LAMBERT, P. P., C. COERS et J. P. NAETS: Un cas de périarterite noueuse traitée par l'A.C.T.H. Acta clin. belg. **6**, 222 (1951). — LANGE: Studien zur Pathologie der Arterien, insbesondere zur Lehre von der Arteriosklerose. Virchows Arch. path. Anat. **248**, 475 (1923). — LANGERON, L., V. CORDONNIER, P. MICHAUX et J. DURIEZ: Syndrome conjonctivo-uréthro-synovial dysentérique et nodules sous-cutanés de périartérite noueuse. J. Sci. méd. Lille **71**, 34 (1953). — LARGE jr., H. L.: Iatrogenic "allergic" vascular disease. N. C. Med. **18/19**, 355 (1957). — LECHELLE, P., et J. DELAPORTE: Périartérite noueuse avec très forte éosinophilie sanguine survenue chez une asthmatique après une grossesse. Action remarquable de la cortisone et de l'ACTH. Bull. Soc. méd. Hôp. Paris **69**, 264—270 (1953). — LE CLUYSE, R., et R. DOGUET: Deux cas de périartérite noueuse à symptomatologie digestive. Acta gastro-ent. belg. **16**, 574 (1953). — LEGROS, J.: La périartérite noueuse ou maladie de Kußmaul-Maier. Acta paediatr. belg. **3**, 219 (1949). — LEISHMAN, A. W. D.: The clinical diagnosis of polyarteritis nodosa: with a report of four recent cases. Lancet **1937**, 803. — LELONG, M., J. VIALATTE et J. LE TAN VINH DEBRAY: Périartérite neueuse chez un nourrisson de 14 mois. Bull. Soc. méd. Hôp. Paris **67**, 559 (1951). — LEMKE: Ein Beitrag zur Frage der Periarteriitis nodosa. Virchows Arch. path. Anat. **240**, 30 (1922); **245**, 322 (1923). — LEOBARDY jr., DE: Syndrome de Loeffler d'étiologie curieuse. Un cas de rhume des troènes. J. franç. Méd. Chir. thor. **6**, 391—393 (1952). — LFPOW, H., L. RUBENSTEIN, F. WOLL and H. GREISMAN: A spontaneously precipitable protein in human sera, with particular reference to the diagnosis of polyarteritis nodosa. Amer. J. Med. **7**, 310 (1949). — LETTERER: Allergie — morphologisch gesehen. Allgemeine Histologie hyperergischer Phänomene. Ärztl. Wschr. **1948**, 196. — Über normergische und hyperergische Entzündung. Dtsch. med. Wschr. **78**, 759 (1953). — LEVIN, M. H., W. S. ADAMS, W. S. BECK, R. GOLDMAN and S. H. BASSET: Prolonged treatment of a case of periarteritis nodosa with ACTH: The effective dose as measured by metabolic balances. J. clin. Endocr. **11**, 375 (1951). — LIAN, C., et F. SIGUIER: La pan-angéite diffuse nécrosante entité anatomo-clinique nouvelle? Sem. Hôp. Paris **29**, 3666—3677 (1953). — LIAVAAG, K.: Loefflers syndrome simulating bronchial carcinoma. Nord. Med. **48**, 1585 (1952). — LICHTENSTEIN, L., and L. J. FOX: Necrotizing arterial lesions resembling those of periarteritis nodosa and focal visceral necrosis following administration of sulfathiazole; report of case. Amer. J. Path. **22**, 665 (1946). — LINDBERG, K.: Ein Beitrag zur Kenntnis der Periarteriitis nodosa. Acta med. scand. **76**, 183 (1931). — Über eine subkutane Form der Periarteriitis nodosa mit langwierigem Verlauf. Arb. path. Inst. Univ. Helsingfors **7**, 159 (1933). — LINDEBOOM u. ROYER: Akute multiple Hautnekrose. Acta derm.-venereol. (Stockh.) **23**, 489 (1943). — LINDENBERG, R.: Störungen des Blutkreislaufes und ihre Folgen für das ZNS. In HENKE-LUBARSCH, Handbuch der speziellen pathologischen Anatomie und Histologie, Bd. XIII/1 B. Berlin-Göttingen-Heidelberg: Springer. — LINDSAY, S., P. M. AGGEIER and S. P. LUCIA: Chronic granuloma associated with periarteritis nodosa. Amer. J. Path. **10**, 1057 (1944). — LIVERSEDGE, L. A., and H. M. LEATHER: Corticotrophin treatment in polyneuritis with periarteritis nodosa. Lancet **1953**, 1241. — LÖFFLER, W.: Endocarditis parietalis fibroplastica mit Bluteosinophilie. Ein eigenartiges Krankheitsbild. Schweiz. med. Wschr. **66**, 817 (1936). — Zur Biologie der eosinophilen Infiltrate. Bull. schweiz. Akad. med. Wiss. **6**, Suppl. 1, 88—90 (1950). — LÖFFLER, W., A. F. ESSELLIER, G. DE MEYER u. L. MORANDI: Flüchtige Lungeninfiltrate mit Bluteosinophilie nach therapeutischen Ölinjektionen. Schweiz. med. Wschr. **1952**, 777—785. — LÖHE u. ROSENFELD: Multiple Hautgangrän bei Periarteriitis nodosa. Ein Beitrag zur Kenntnis der multiplen neurotischen Hautgangrän und der Hautveränderungen bei Periarteriitis nodosa.

Derm. Z. **61**, 299 (1931). — LOGUE and MULLINS: Polyarteritis nodosa: Report of 11 cases with review of recent literature. Ann. intern. Med. **24**, 11 (1946). — LOHMANN, A. J. M.: Periarteriitis nodosa. Een door behandeling met ACTH genezen patient. Ned. T. Geneesk. **1952**, 671. — LOHSE, R.: Zur klinischen Diagnose der Periarteriitis nodosa. Ärztl. Forsch. **6**, I 270—282 (1952). — LOOGEN, F.: Über die Periarteriitis nodosa. Z. klin. Med. **150**, 182 (1952). — LÓPEZ GARCÍA, E., y A. MERCHANTE IGLESIAS: Un caso de panarteritis nodosa con cuadro clinico poco habitual. Rev. clin. esp. **46**, 380—383. — LOVSHIN, L. L.: Association of acquired hemolytic anemia with periarteritis nodosa. Cleveland Clin. J. **1952**, 28—32. — LOVSHIN, L. L., and J. W. KERNOHAN: Peripheral neuritis in periarteriitis nodosa. Arch. intern. Med. **82**, 321 (1948). — LOWMAN, E. W.: Joint and neuromuscular manifestations of periarteriitis nodosa. Ann. rheumat. Dis. **11**, 146 (1952). — LÜPKE, F.: Über Periarteriitis bei Axishirschen. Zbl. allg. Path. path. Anat. **17**, 878 (1906). — Über Periarteriitis nodosa bei Axishirschen. Verh. Dtsch. Path. Ges. 10. Tagg **1907**, S. 149. — LUMMIS, F. R.: Periarteritis nodosa. Ann. intern. Med. **10**, 105 (1936). — LUNDQUIST, C.: Huvuddragen av patologin vid Periarteriitis nodosa. Nord. med. T. **3**, 261 (1931).

MACKAY, M. E., T. MCLARDY and C. HARRIS: A case of periarteritis nodosa of the central nervous system. J. ment. Sci. **96**, 470 (1950). — MACKEITH, R.: Localized subcutaneous oedema with weakness of limb muscles: Syndrome due to polyarteritis nodosa. Brit. med. J. **1**, 139 (1944). — MACKEN, J., J. VANDAEL, G. TVERDY et J. VAN BOGAERT: Déterminations nerveuses de la périartérite noueuse. Acta neurol. belg. **51**, 217—232 (1951). — MANGAKIS, N.: Prispevek ke studiu pathogenesy periarteriitis nodosa. (Experimentální práce-I. cást). Sborn. lék. **56**, 79 (1954). — MANGES and BAEHR: Periarteritis nodosa. Amer. J. med. Sci. **162**, 123 (1921). — MANGUEL, M., y G. NEER: Clinica de la periarteritis nodosa. Rev. argent. Cardiol. **16**, 179 (1949). — MANNI, G.: Su un caso di periarterite nodosa. Rass. giul. Med. **6**, 440—442 (1950). — MARCUS: Polyneuritis perivasculitica. Acta psychiat. (Kbh.) **8**, 297 (1933). — MARTIN, B. F.: Periarteritis nodosa treated with ACTH, report of a case. Sth. med. J. (Bgham, Ala.) **44**, 626—628 (1951). — MARTINI: De aneurysmatis praecordiorem morbis. Florenz 1755. Zit. nach STAMMLER. — MASSON, G. M. C., F. DEL GRECO, A. C. CORCORAN and I. H. PAGE: Acute diffuse vascular disease elicited by renin in rats pretreated with cortisone. Arch. Path. (Chicago) **56**, 23 (1935). — MASSON, G. M. C., J. B. HAZARD, A. C. CORCORAN and IRVINE H. PAGE: Experimental vascular disease due to desoxycorticosterone and anterior pituitary factors. II. Comparison of pathologic changes. Arch. Path. (Chicago) **49**, 641 (1950). — MASUGI, M.: Über das Wesen der spezifischen Veränderungen der Niere und der Leber durch das Nephrotoxin bzw. das Hepatotoxin. Beitr. path. Anat. **91**, 82 (1933). — Über die experimentelle Glomerulonephritis durch das spezifische Antinierenserum. Ein Beitrag zur Pathogenese der diffusen Glomerulonephritis. Beitr. path. Anat. **92**, 429 (1933/34). — Zur Pathogenese der diffusen Glomerulonephritis als allergischer Erkrankung der Niere. Klin. Wschr. **14**, 373 (1935). — MASUGI, M., u. ISIBASI: Über allergische Vorgänge bei Allgemeininfektion vom Standpunkt der experimentellen Forschung. Zugleich ein Beitrag zur Pathogenese der diffusen Glomerulonephritis und der Periarteriitis nodosa. Beitr. path. Anat. **96**, 391 (1935/36). — MASUGI, M., and Y. SATO: Über die allergische Gewebsreaktion der Niere, zugleich ein experimenteller Beitrag zur Pathogenese der diffusen Glomerulonephritis und der Periarteriitis nodosa. Virchows Arch. path. Anat. **293**, 615 (1934). — MATTSON, ST.: Bericht über zwei mit intravenösen ACTH-Gaben behandelte eosinophile Lungeninfiltrate (Löffler-Syndrom). Sv. Läk.-Tidn. **49**, 2509 (1952). [Schwedisch.] — MCCALL, MARSH and J. W. PENNOCK: Disseminated necrotizing vascularitis — the toxic origin of periarteritis nodosa. Amer. J. med. Sci. **206**, 652 (1943). — Periarteritis nodosa: our present knowledge of the disease. Ann. intern. Med. **21**, 628 (1944). — MCCORMICK, R. V.: Periarteritis occurring during propylthiouracil therapy. J. Amer. med. Ass. **144**, 1453 (1950). — MCGURL jr., T. J.: Periarteritis nodosa: report of a case treated with para-aminobenzoic acid. Ann. intern. Med. **37**, 606 (1952). — MCNEIL, N. F., M. BERKE and J. M. REINGOLD: Polyarteritis nodosa causing deafness in an adult: report of a case with special reference to concepts about the disease. Ann. intern. Med. **37**, 1253 (1952). — MELCZER u. VENKEI: Über die Hautformen der Periarteriitis nodosa. Dermatologica (Basel) **94**, 214 (1947). — MELLER, J.: Über die Perineuritis und Periarteriitis ciliaris bei Herpes zoster ophthalmicus. Z. Augenheilk. **51**, 2 (1923). — MELNOTTE, P., M. CANTEGRIT et P. MICHON: Grande eosinophilie sanguine et medullaire chez un colonial. Discussion étiologique. Traitement antifilarien d'épreuve. Rev. méd. Nancy **77**, 603—606 (1952). — MENNENGA, MENNO: Periarteriitis nodosa mit besonderer Berücksichtigung der Leberveränderungen. Inaug.-Diss. Kiel 1933. — METZ, W.: Die gewerblichen Reaktionserscheinungen an der Gefäßwand bei hyperergischen Zuständen und deren Beziehungen zur Periarteriitis nodosa. Beitr. path. Anat. **88**, 17 (1931). — MEYENBURG, H. v.: Die pathologische Anatomie des „flüchtigen Lungeninfiltrates mit Bluteosinophilie". Virchows Arch. path. Anat. **309**, 258 (1942). — MEYER, J., J. FOLEY, and D. CAMPAGNA-PINTO: Granulomatous angiitis of the meninges in sarcoidosis. Arch. Neurol. Psychiat. (Chicago) **69**, 587 (1953). — MEYER, P.: Über Periarteriitis nodosa oder multiple Aneurysmen der mittleren und kleineren Arterien. Virchows Arch. path. Anat. **74**, 277 (1878). — MEYER, P. S.: Über die klinische Erkenntnis der Periarteriitis nodosa und ihre pathologisch-anatomischen Grundlagen. Berl. klin. Wschr. **58**, 473 (1921). — MEYLER, L., H. N. HADDERS and T. G. RIJSSEL: van Arteriitis generalisata tengevolge van methylthiouracil? Ned. T. Geneesk. **94**, 1849 (1950). — MIALE, J. B.: The manifestations and mechanisms of vascular allergy. A critical review. Ann. Allergy **7**, 124 (1949). — MIDDLETON, W. S., and J. C. McCARTER: Diagnosis of periarteritis nodosa. Amer. J. med. Sci. **190**, 308 (1935). — MIELKE, H. G.: Zum Krankheitsbild der Periarteriitis nodosa. Z. ärztl. Fortbild. **48**, 261 (1954). — MIESCHER, G.: Über kutane Formen der Periarteritis nodosa. Dermatologica (Basel) **92**, 225 (1946). — Mikrobenstreuung und Mikrobide mit besonderer Berücksichtigung der Tuberkulose. Schweiz. med. Wschr. **83**, 419 (1953). — MILLER, H. G., and R. DALEY: Clinical aspects of polyarteritis nodosa. Quart. J. Med. **15**, 255 (1946). — MILLER, H. G., and M. G. NELSON: Polyarteritis nodosa developing during antisyphilitic treatment. Lancet **1945 II**, 200. — MILLIKAN, C. H.: Clinical diagnosis of periarteritis nodosa. Dis. nerv. Syst. **12**, 131—138 (1951). — MISCH: Polyneuritis-Syndrom durch Periarteriitis nodosa. Zbl. ges. Neurol. Psychiat. **51**, 857 (1929). — MÖNCKEBERG: Über Periarteriitis nodosa. Beitr. path. Anat. **38**, 101 (1905). — MONDON, H., R. DUCROQUET et C. OLIVIER: Quelques aspects chirurgicaux de la maladie de Kussmaul-Maier. J. Chir. (Paris) **54**, 604 (1939). — MOORE, D. F., J. LOWENTHAL, MAUREEN FULLER and L. B. JACQUES: Inhibition of experimental arteritis by cortisone, salicylate and related compounds. Amer. J. clin. Path. **22**, 936 (1952). — MORAWITZ, P., u. H. BRUGSCH: Gefäßkrankheiten. In: Neue Deutsche Klinik Bd. 11, S. 287. 1933. — MORE and KOBERNICK: Arteritis, carditis, glomerulonephritis and bilateral renal cortical necrosis induced in rabbits. Arch. Path. (Chicago) **51**, 361 (1951). — MORE and McLEAN: Amer. J. Path. **25**, 703 (1946). — MORE, R. H., G. C. McMILLAN and G. L. DUFF: The pathology of sulfonamide allergy in man. Amer. J. Path. **22**, 703 (1946). — MORRISON and ABITBOL: Granulomatous arteritis with myocardial infarction: a case report with autopsy findings. Ann. intern. Med. **42**, 691 (1955). — MOSCHCOWITZ, ELI: An acute febrile pleiochromic anemia with hyaline thrombosis of the terminal arterioles and capillaries: An undescribed disease. Arch. intern. Med. **36**, 89 (1925). — MOSES: Über Periarteriitis nodosa mit Bekanntgabe eines Falles. Inaug.-Diss. München 1920. — MOTLEY, L.: Periarteritis nodosa, with report of case showing unusual features and apparent recovery. J. Amer. med. Ass. **106**, 898 (1936). — MOVITT, E. R., F. C. MACKENBROCK and C. E. CLEMENT: Periarteritis nodosa; the antigens of Trichinella spiralis and poison oak as exciting causes. Stanf. med. Bull. **8**, 59 (1950). — MOWREY, F. H., and E. A. LUNDBERG: The clinical manifestations of essential polyangiitis (periarteritis nodosa), with emphasis on the hepatic manifestations. Ann. intern. Med. **40**, 1145 (1954). — MÜHE, J.: Periarteriitis nodosa im Bereich der oberen Luftwege. Hals-, Nas.- u. Ohrenarzt **33**, 313 (1943). — MÜLLER u. HOPPE: Zur Frage der Genese und der Lokalisation anaphylaktischer Arterienveränderungen bei Serumkrankheit. Frankfurt. Z. Path. **65**, 247 (1954). — MÜLLER, CARSTEN: Periarteriitis nodosa — Asthma bronchiale — Isododerma tuberosum. Acta med. scand. **136**, 378 (1950). — MÜLLER, N.: Beitrag zur Frage der Entstehung cerebraler Veränderungen bei Periarteriitis nodosa. Dtsch. Z. Nervenheilk. **172**, 275 (1954). — MUMME, C.: Über Gefäßveränderungen nach einer Typhus-Paratyphus-Schutzimpfung sowie bei einer Endokarditis und Aortitis fibroplastica mit hochgradiger Eosinophilie im Blut, Knochenmark und in den Organen. Verh. dtsch. Ges. inn. Med. 710 (1954). — MUNDY, W. L., W. G. WALKER jr., H. A. BICKERMAN and G. J. BECK: Periarteriitis nodosa. Report of a case treated with ACTH and cortisone. Amer. J. Med. **11**, 630 (1951).

NABHOLZ: Periarteriitis nodosa generalisata Kussmaul-Maier. Schweiz. Z. allg. Path. **2**, 112 (1939). — NEUMANN, R.: Eigenartige Riesenzellgranulome mit Strahlennekrosen bei Periarteriitis nodosa. Virchows Arch. path. Anat. **306**, 389 (1940). — NICAUD: Periarteriitis nodosa. Čas. Lék. čes. **87**, 7 (1948). Ref. Dtsch. med. Rdsch. **1949**, 270. Zit. nach STAMMLER. NIEBERLE: Zur Kenntnis der Periarteriitis nodosa bei Tieren. Virchows Arch. path. Anat. **256**, 131 (1925). — Periarteriitis nodosa unter dem Bilde eines schweren Muskelrheumatismus beim Hund. Arch. Tierheilk. **72**, 333 (1937). — Über Folgen der Periarteriitis nodosa. Arch. Tierheilk. **76**, 47 (1940). — NIGHTINGALE, E. J.: A review of 220 cases of periarteritis nodosa reported since 1939. Zit. COLLENS WILENSKY 1953. — NOEL, R.: Contribution à l'étude de la périartérite noueuse (Maladie de Kussmaul) Revue critique de la litterature. Acta clin. belg. **6**, 165 (1951). — Contribution á l'étude de la périartérite noueuse (maladie de Kussmaul). Documents cliniques et histopathologiques personnels. Acta clin. belg. **6**, 203—221 (1951). — NORDMANN u. REUYSS: Über eigenartige Ausgänge der Periarteriitis nodosa. I. Akuter Verblutungstod durch Diapedesis aus der Aortenwand. Z. Kreisl.-Forsch. **21**, 1 (1929). — NOVER, A.: Augenveränderungen bei generalisierter hyperergischer Gefäßrandentzündung. Klin. Mbl. Augenheilk. **121**, 297 (1952). — NUZUM jr., JOHN W., and JOHN W. NUZUM sr. †: Polyarteritis nodosa — statistical review of one hundred seventy-five cases from the literature and report of a „typical" case. A.M.A. Arch. intern. Med. **94**, 942 (1954). — NYSTRÖM, G.:

Associated rheumatoid arthritis, periarteritis nodosa and Felty's syndrome. Report of three cases. Ann. Med. intern. Fenn. **42**, 52 (1953).
— OLINER, L., M. TAUBENHAUS, TH. SHAPIRA and N. LESHIN: Nonsyphilitic interstitial keratitis and bilateral deafness (Cogan's syndrome) associated with essential polyangitis (periarteritis nodosa). A review of the syndrome with consideration of a possible pathogenic mechanism. New Engl. J. Med. **248**, 1001—1007 (1953). — OPHÜLS, W.: Periarteritis acuta nodosa. Arch. intern. Med. **32**, 870 (1923). — OTANI: Zur Frage nach dem Wesen der sog. Periarteriitis nodosa. Frankfurt. Z. Path. **30**, 208 (1924). — OURY, P., and R. DENNIEL: Segmentary polyarteritis; assocation of coronaritis and arteritis of the lower extremities. Sem. Hôp. Paris **26**, 1402—1408 (1950).
PAGEL, W.: Acronecrosis due to fibrin thrombi and endothelial cell thrombi. Amer. J. med. Sci. **218**, 425 (1949). — Polyarteritis nodosa and the "rheumatic" diseases. J. clin. Path. **4**, 137 (1951). — PARIENTE, PH.: Péri-artérite noueuse. France méd. **16**, 5—9 (1953). — PASS: Infarction of liver. Arch. Path. (Chicago) **11**, 503 (1930). — PAUL: Zur Histogenese der „Periarteritis nodosa" und ihre Stellung im System der Gefäßerkrankungen. Krankenhausforsch. **5**, 192 (1927). — PEALE, A. R., N. GILDERSLEEVE and P. F. LUCCHESI: Periarteritis nodosa complicating scarlet fever. Amer. J. Dis. Child. **72**, 310 (1946). — PELLETAN: Clin. Chir. Paris 1810. Zit. nach L. v. SCHRÖTTER, S. 36. Wien 1899. — PENNOCK, L. L., and H. D. PRIMAS jr.: Non-specific obliterative angiitis (five case reports, including a father and son). Angiology **7**, 32 (1956). — PETRIDES, P.: Die pathogenetische Bedeutung der Allergie für Blut- und Knochenmarksschäden. Ergebn. inn. Med. Kinderheilk., N. F. **4**, 195 (1953). — PETROHELOS, M. A.: Necroscleritis nodosa. A.M.A. Arch. Ophthal. **55**, 221—228 (1956). — PETTE: Zur Klinik und Anatomie der Periarteriitis nodosa. Zbl. ges. Neurol. Psychiat. **49**, 327 (1928). — PICKERT-MENKE: Über einen Fall von Periarteriitis nodosa. Frankfurt. Z. Path. **23**, 313 (1920). — PLACHTA, A., and F. D. SPEER: Periarteritis nodosa with unusual liver involvement and hypotension. Review of literature and report of case. Bull. N. Y. med. Coll. **15**, 79 (1952). — PLAUT: Asymptomatic focal arteriitis of the appendix. Amer. J. Path. **27**, 247 (1951). — POLANO, M. K.: Periarteriitis nodosa cutanea. Ned. T. Geneesk. **94**, 1881—1883 (1950). — POPP u. ZANDANELL: Ein Beitrag zur Endocarditis parietalis fibroplastica mit Bluteosinophilie (LÖFFLER). Cardiologia (Basel) **27**, 303 (1955). — PORTUONDO, J. M., y DE CASTRO: Formas clinicas de la periarteritis nudosa. Rev. méd. cubana **64**, 24 (1953). — POSTEL, E., u. E. LAAS: Periarteriitis nodosa. Ein Bericht über zwei Fälle mit Erkrankung der Lungen. Z. Kreisl.-Forsch. **32**, 545 (1941). — POWELL, R. E., and J. L. PRITCHARD: Periarteritis nodosa, with report of case involving one kidney. Brit. J. Urol. **4**, 317 (1932). — PRICE, H. P., and C. J. FLANAGAN: Infarction of the liver due to polyarteritis nodosa. J. med. Soc. N. J. **50**, 500 (1953). — PRITCHARD, P. M. M.: Periarteritis nodosa. Pro infirmis **8**, 236 (1950). — PROUTY, M., and E. L. SCHAFER: Periarteritis nodosa associated with ratbite fever due to streptobacillus moniliformis (erythema arthriticum epidemicum). J. Pediat. **36**, 605 (1950).
QUIRNO, N., M. F. VILLAMIL y TH. KISERUD: La periarteritis nodosa como causa de corazón pulmonar crónico. Rev. Asoc. méd. argent. **67**, 755—758 (358—359) (1953).
RABINOVITCH, J., and S. RABINOWITCH: Infarction of the small intestine sequent to poliarteritis nodosa of the mesenteric vessels. Amer. J. Surg. **88**, 896 (1954). — RABL, L.: Diskussion zu RANDERATH. Verh. dtsch. Ges. inn. Med. **60**, 383 (1954). — RACE and PESCHEL: Pathogenesis of polyarteritis nodosa in hypertensive rats. Circulat. Res. **2**, 483 (1954). — RACKEMANN, F. M., and J. E. GREENE: Periarteriitis nodosa and asthma. Trans. Ass. Amer. Phycns **54**, 112 (1939). — RAEDER et ROOT: Périartérite noueuse avec lésions neurologiques dans le diabète sucré. Rev. neurol. **92**, 541 (1955). — RAKE: Multiple infarcts and necroses of the spleen (Fleckmilz). Amer. J. Path. **8**, 107 (1932). — RALSTON and KVALE: The renal lesions of periarteritis nodosa. Proc. Mayo Clin. **24**, 18—28 (1949). — RANDERATH, E.: Die Bedeutung der allergischen Pathogenese bei der Arteriitis. Verh. dtsch. Ges. inn. Med. **60**, 359 (1954). — REICHLIN, S., M. H. LOVELESS and E. G. KANE: Loeffler's syndrome following penicillin therapy. Ann. intern. Med. **38** (1953). — REIMANN, H. A., A. H. PRICE and P. A. HERBUT: Trichinosis and Periarteritis nodosa. J. Amer. med. Ass. **122**, 274 (1943). — REITANO, U.: Un caso di panarterite nodosa poliviscerale. Arch. De Vecchi Anat. pat. **12**, 133 (1949). — REPKE, K.: Röntgenbilder bei Periarteriitis nodosa der Lunge. Z. klin. Med. **146**, 285 (1950). — Zur Klinik der Periarteriitis nodosa. Z. ärztl. Fortbild. **44**, 191 (1950). — REYMOND, A., u. P. MIESCHER: Rezidivierende Vasculitis auf dem Boden einer bakteriellen Allergie. (Beitrag zur Frage der allergischen Mikrobide). Verh. dtsch. Ges. inn. Med. 697 (1954). — RICH: Hypersensitivity in disease. Harvey Lect., Series **42**, 106—142 (1946/47). — RICH, A. R.: The role of hypersensitivity in periarteritis nodosa, as indicated by seven cases developing during serum sickness and sulfonamide therapy. Bull. Johns Hopk. Hosp. **71**, 123 (1942). — Additional evidence of the role of hypersensitivity in the etiology of periarteritis nodosa. Bull. Johns Hopk. Hosp. **71**, 375 (1942). — RICH, A. R., and J. E. GREGORY: The experimental demonstration that periarteritis nodosa is a manifestation of hypersensitivity.

Bull. Johns Hopk. Hosp. **72**, 65—88 (1943). — RICHARDSON: Läsionen des Zentralnervensystems bei Periarteriitis nodosa. Z. ges. Neurol. Psychiat. **115**, 626 (1928). — RIECKE, H. G.: Zur Differentialdiagnose des Lupus vulgaris. (Periarteriitis nodosa.) Z. Hals-, Nas.- u. Ohrenheilk. **46**, 67 (1939). — RINGERTZ, N.: En egenarted form av periarteritis nodosa (Wegener's granulomotos). Nord. Med. **36**, 2252 (1947). — RINTELEN, W.: Über die experimentelle allergisch-hyperergische Arteriitis. Virchows Arch. path. Anat. **299**, 629 (1937). — RITAMA, V., and S. LAHDENSUU: Periarteritis nodosa in children. Report of two cases. Ann. Med. intern. Fenn. **40**, 37 (1951). — RIX, E.: Generalisierte Endarteritis. Frankfurt. Z. Path. **54**, 532 (1940). — RÖSSLE, R.: Zum Formenkreis der rheumatischen Gewebsveränderungen, mit besonderer Berücksichtigung der rheumatischen Gefäßentzündungen. Virchows Arch. path. Anat. **288**, 780 (1933). — ROGER, H., Y. POURSINES et J. ROGER: La périartérite noueuse (maladie de Kussmaul); ses manifestations neurologiques. Ann. Méd. **54**, 22 (1953). — ROGERS, J. V., and A. E. ROBERTO: Circumscribed pulmonary lesions in periarteritis nodosa and Wagener's granulomatosis. Amer. J. Roentgenol. **76**, 88 (1956). — ROKITANSKY, C.: Über einige der wichtigsten Krankheiten der Arterien. Wien: Kaiserl. Hof- u. Staatsdruckerei 1852. — ROKITANSKY, K. F.: Denkschr. Akad. Wiss. Wien **4** (1852). Quoted by DICKSON. J. Path. Bact. **12**, 31 (1908). — ROSE, M. H., D. LITTMAN and J. HOUGHTON: Polyarteritis nodosa: A clinical and pathological study and report of six cases. Ann. intern. Med. **32**, 1114 (1950). — ROSENBLATH: Ein seltener Fall von Erkrankung der kleinen Arterien der Muskeln und Nerven, der klinisch als Dermatomyositis imponierte. Z. klin. Med. **33**, 547 (1897). — ROSKAM, J., H. v. CAUWENBERGE, H. VAN CAUWENBERGE (Mrs.) et J. LECOMTE: La dosage des corticoides urinaires dans la périartérite noueuse. Bull. Soc. méd. Hôp. Paris **67**, 755—761 (1951). — ROSKAM, J., J. LECOMTE et H. VAN CAUWENBERGE: Observation d'un cas de périartérite noueuse traité par l'aspirine avec dosage des corticostéroides urinaires. Acta clin. belg. **6**, 235 (1951). — Une maladie d'avenir; la périartérite noueuse. Rev. méd. Liège **6**, 469—474 (1951). — ROSSIER: Durchblutungskrankheiten in der inneren Medizin. Europäisches Gespräch Darmstadt, 11./12. Nov. 1955 über ,,Angiologie im Rahmen der Gesamtmedizin". — ROSSNER: Über Periarteriitis nodosa. Dtsch. Mil.arzt **3**, 308 (1938). — ROTHSTEIN, J. L., and S. WELT: Periarteritis nodosa in infancy and in childhood. Amer. J. Dis. Child. **45**, 1277 (1933). — ROULET: Beitrag zur Kenntnis der ,,Endocarditis parietalis fibroplastica mit Bluteosinophilie" (LÖFFLER). Schweiz. med. Wschr. **74**, 427 (1944). — RUITER and BRANDSMA: Arteriolitis allergica. Dermatologica (Basel) **97**, 265—271 (1948). — RUITER, POMPEN u. WYERS: Granulomatöse Panvaskulitiden mit ausschließlich kutan-subkutaner Lokalisierung. Dermatologica (Basel) **97**, 257 (1948). — RUITER, M.: Die cutane Form der Periarteriitis nodosa. Ned. T. Geneesk. **1952**, 794—799. [Dänisch.] — Allergic cutaneous vasculitis. Acta derm. venereol. (Stockh.) **32**, 274—288 (1952). — A case of allergic cutaneous vasculitis (Arteriolitis allergica). Brit. J. Derm. **65**, 77 (1953). — Über die sogenannte Thrombophlebitis migrans. Arch. Derm. Syph. (Berl.) **197**, 22 (1953). — RUNGE, W., u. R. MELZER: Über Periarteriitis nodosa mit starker Beteiligung des Zentralnervensystems (und sehr eigenartigem klinischem Befund). J. Psychol. Neurol. (Lpz.) **40**, 298 (1930). — RUZIC, J. P., J. M. DORSEY, M. L. HUBER and S. HOWARD ARMSTRONG jr.: Gastric lesion of Loeffler's syndrome. Report of a case with inflammatory lesion simulating carcinoma. J. Amer. med. Ass. **149**, 534—537 (1952).

SACKI, F.: Zur Klinik der Periarteriitis nodosa. Med. Klin. **20**, 44 (1924). — SAGAL, Z.: Periarteritis nodosa: report of a case with brain involvement. Ann. intern. Med. **42**, 711 (1955). — SANDLER, B. P.: Periarteritis nodosa: report of case diagnosed clinically and confirmed by necropsy. Amer. J. med. Sci. **195**, 651 (1938). — SANDLER, B. P., J. H. MATTHEWS and S. BORNSTEIN: Pulmonary cavitation due to polyarteritis. J. Amer. med. Ass. **144**, 754—757 (1950). — SARRE, H.: Die Bedeutung der allergischen Genese bei der Arteriitis. Verh. dtsch. Ges. inn. Med. **60**, 413 (1954). — SCARZELLA, M., e A. FORTINA: Contributo allo studio della periarterite nodosa nell'infanzia. Minerva pediat. (Torino) **4**, 287 (1952). — SCHEIFFARTH u. BERG: Zum Nachweis von Auto-Antikörpern bei Leberparenchymerkrankungen (unter Verwendung der Collodium-Präcipitin-Reaktion nach CANNON und MARSHALL). Klin. Wschr. **31**, 441 (1953). — SCHEIFFARTH, BERG u. MERCK: Zum Nachweis präcipitierender Antikörper gegen Penicillin und Streptomycin. Klin. Wschr. **31**, 1047 (1953). — SCHEIFFARTH, F.: Hyperergische Neuritis. Verh. dtsch. Ges. inn. Med. **55** (1949). — Experimentelle Untersuchungen zur hyperergischen Entzündung (mit besonderer Berücksichtigung des Nervensystems). Z. ges. exp. Med. **119**, 373 (1952). — SCHENK, J., u. H. H. VOLLHABER: Ein Beitrag zu den allergischen Gefäßerkrankungen (Arteriitis nodosa). Klin. Wschr. **32**, 416 (1954). — SCHERF u. BOYD: Klinik und Therapie der Herzkrankheiten und der Gefäßerkrankungen. Wien: Springer 1955. — SCHEUER-KARPIN, R.: Bericht über einen Fall von Periarteriitis (-Polyarteriitis) nodosa. Z. ges. inn. Med. **5**, 65 (1950). — SCHMINCKE: Über Neuritis bei Periarteriitis nodosa. Verh. dtsch. path. Ges. **18**, 287 (1921). — SCHMORL: Diskussion zu C. P. BENDA: Verh. dtsch. path. Ges. **6**, 203 (1903). — SCHRAGER, N.: A case of periarteritis nodosa treated with benadryl and penicillin. Acta med. orient. (Jerus.) **9**, 293—298 (1950). —

Schrötter, L. v.: Erkrankungen der Gefäße. In Nothnagels Handbuch der speziellen Pathologie und Therapie, Bd. XV, Teil III, I. Hälfte. — Schürmann u. MacMahon: Die maligne Nephrosklerose, zugleich ein Beitrag zur Frage der Bedeutung der Blutgewebsschranke. Virchows Arch. path. Anat. **291**, 47 (1933). — Schuermann, Hans: Krankheiten der Mundschleimhaut und der Lippen. In: Die Zahn-, Mund- und Kieferheilkunde, Bd. II, S. 639—779. 1955. — Schwartz, E.: Transitory pulmonary infiltration with blood eosinophilia of eighteen months duration treated with cortisone. J. Allergy **3**, 510 (1952). — Sejnberg, D. E., u. S. K. Sulejmanova: Ein Fall von klinisch diagnostizierter Periarteriitis nodosa. Pediatrics **1951**, H. 4, 58—61. [Russisch.] — Selye, H.: Production of nephrosclerosis by overdosage with desoxycorticosterone acetate. Canad. med. Ass. **47**, 515 (1942). — The general adaptation syndrome and diseases of adaptation. J. clin. Endocr. **6**, 117 (1946).— Die Rolle des somatotropen Hormons bei der Erzeugung der malignen Nephrosklerose, Periarteriitis nodosa und Hypertension. Brit. med. J. **1951**, 263. — Selye, H., and E. I. Pentz: Pathogenetical correlations between periarteritis nodosa, renal hypertension and rheumatic lesions. Canad. med. Ass. J. **49**, 264 (1943). — Shedrow, A.: Étude clinique de la périartérite noueuse. Sem. Hôp. Paris **1953**, 170—176. — Sheeran, A. D.: Pulmonary infiltration with blood eosinophilia. Amer. J. Med. **10**, 269—274 (1951). — Sherman, W. B.: Drug allergy. Amer. J. Med. **3**, 586 (1947). — Cortisone, ACTH and allergic reaction. Practitioner **170**, 374 (1953). — Shick, R. M., A. H. Baggenstoss, B. F. Fuller and H. F. Polley: Effects of cortisone and ACTH on periarteritis nodosa and cranial arteritis. Proc. Mayo Clin. **25**, 492—494 (1950). — Shick, R. M., and W. F. Kvale: Periarteriitis nodosa; polyarteritis; panarteritis; necrotizing arteritis; Kussmaul-Maier disease. In F. A. Kyser, Therapeutics in internal medicine, p. 505. New York: Paul B. Hoeber, Inc. 1953. — Siegenthaler, W., u. U. Isler: Klinische und pathologisch-anatomische Beobachtungen bei einem Fall von Periarteriitis nodosa. Schweiz. med. Wschr. **86**, 355 (1956). — Siegmund: Gefäßveränderungen bei chronischer Streptokokkensepsis. (Sepsis lenta.) Zbl. allg. Path. path. Anat. **35**, 276 (1924). — Siegmund, H.: Untersuchungen über Immunität und Entzündung. Verh. dtsch. path. Ges. **19**, 114 (1923). — Silberberg u. Lublin: Pathologie und Klinik der Periarteriitis nodosa syphilitica. Virchows Arch. path. Anat. **252**, 240 (1924). — Silbermann: Zur Klinik und pathologischen Histologie der Periarteriitis nodosa. Mschr. Psychiatr. Neurol. **72**, 225 (1929). — Sillevis Smitt, W. G.: Der neurologische Aspekt der Periarteriitis nodosa. Ned. T. Geneesk. **1952**, 2851—2856. [Holländisch.] — Simpson, J. H., M. Hall and B. Morgan: Polyarteritis nodosa treated with A.C.T.H. Report of a case, with recovery. Brit. med. J. **1953**, No 4837, 659. — Sinapius, D.: Zur Ätiologie und Pathogenese der Atherosklerose. Dtsch. med. Wschr. **79**, 1135 (1954). — Sinclair jr., W., and E. Nitsch: Polyarteritis nodosa of the coronary arteries. Report of a case in an infant with rupture of an aneurysm and intrapericardial hemorrhage. Amer. Heart J. **38**, 898 (1949). — Singer, H. A.: Periarteritis nodosa, with special reference to the acute abdominal manifestations: report of two cases. Arch. intern. Med. **39**, 865 (1927). — Slinger, W. N., and V. Starck: Cutaneous form of polyarteritis nodosa; report of a case. A.M.A. Arch. Derm. Syph. **63**, 461—468 (1951). — Smith, C. C., and P. M. Zeek: Studies on periarteritis nodosa: II. The role of various factors in the etiology of periarteritis nodosa in experimental animals. Amer. J. Path. **23**, 148 (1947). — Smith, C. C., P. M. Zeek and J. McGuire: Periarteritis nodosa in experimental hypertensive rats and dogs. Amer. J. Path. **20**, 721 (1944). — Smith, J. F.: Disseminated focal necrosis with eosinophilia and arteritis in a case of asthma (? Loefflers' syndrome). J. Path. Bact. **60**, 489 (1948). — Spiegel, R.: Clinical aspects of Periarteritis nodosa. Arch. intern. Med. **58**, 993 (1936). — Spier: Thrombophlebitis (Panvasculitis) migrans. Hautarzt **2**, 376 (1951). — Spiro, P.: Zur Kenntnis des Wesens der Periarteriitis nodosa. Virchows Arch. path. Anat. **227**, 1 (1919). — Staehelin, H. R.: Zur Frage der Besnier-Boeckschen Krankheit und der Periarteriitis nodosa. Virchows Arch. path. Anat. **309**, 235 (1942). — Staemmler, M.: Generalisierende Arteriitis obliterans. Sitzg Med. Ges. Kiel 15. 11. 1934. Münch. med. Wschr. **81**, 1995 (1934). — Stammler, A.: Neurologische Syndrome bei der Periarteriitis nodosa. Fortschr. Neurol. Psychiat. **18**, 606 (1950). — Klinik, Pathologie und Probleme der Periarteriitis nodosa des Nervensystems. Erschienen in der Schriftenreihe Medizin: Theorie und Klinik in Einzeldarstellungen, Bd. 7. Heidelberg: Dr. A. Hüthig Verlag G.m.b.H. 1958. — Steinberg, Ch. L., and A. I. Roodenburg: Metacortandracin (meticorten) in the treatment of disseminated lupus erythematosus and periarteritis nodosa. Ann. intern. Med. **44**, 316 (1956). — Stender, H. St., u. M. Taubert: Zum klinischen Erscheinungsbild der Arteriitis pulmonalis. Ärztl. Wschr. **8**, 121 (1953). — Stern, J.: Hemorrhage in the liver due to periarteritis nodosa. Report of a case. Dapim Refuiim Suppl. **1** (67—68) (1953). — Sternberg, C.: Tödliche Lungenblutung infolge Periarteriitis nodosa. Wien. klin. Wschr. **38**, 729 (1925). — Stewart, J. P.: Progressive lethal granulomatous ulceration of the nose. J. Laryng. **48**, 657 (1933). — Stich u. Zörpitz: Zur Histologie der Gefäß- und Organtransplantation. Beitr. path. Anat. **46** (1909). — Stillman, J. S.: Discussion on the effect of ACTH on one case of periarteritis nodosa. Fed. Proc. First Clinical ACTH Conf.,

Mote, H. R. Philadelphia: Blakiston Co. 1950. — Stoll, A.: New ergot alkaloid. Science **82**, 415 (1935). — Straight, W. M.: Periarteritis nodosa: a review with the presentation of 7 cases. Bull. Sch. Med. Maryland **34**, 11—33 (1950). — Stratton, H. J. M., T. M. L. Price and M. Skelton: Granuloma of the nose and periarteritis nodosa. Brit. med. J. **1953**, 127. — Strauss, Churg and Zak: Cutaneous lesions of allergic granulomatosis. J. invest. Derm. **17**, 349—359 (1951). — Strehler, E., Y. Kwok-Wei u. K. Hunziker: Untersuchungen über den Gewebsautolysefaktor von Winternitz (Mitursache der malignen Sklerose) bei Kaninchen. Z. ges. exp. Med. **115**, 446 (1950). — Stroebe, F.: Polyarteriitis nodosa. Verh. dtsch. Ges. inn. Med. **65**, 101 (1959). — Strong, G. F.: Periarteritis nodosa. Canad. med. Ass. J. **19**, 534 (1928). — Sumikawa: Ein Beitrag zur Genese der Arteriosklerose. Beitr. path. Anat. **34**, 242 (1903). — Summers, V. K.: Nervous manifestations of periarteritis nodosa. Lancet **1950 I**, 1148. — Surdakowski, A. Z.: Periarteritis nodosa due to penicillin. N.Y. St. J. Med. **54**, 388 (1954). — Sussman, J., and P. Price: Right-sided endocarditis on a patent foramen ovale associated with periarteritis nodosa. Ann. intern. Med. **37**, 612 (1952). — Sutherland, J. M.: Two cases of periarteritis nodosa: with observations on aetiology, diagnosis, and treatment. Brit. med. J. **1948 I**, 832—835. — Svanberg, T.: Eosinophilic leukocytosis and periarteritis nodosa in connection with case with leukemia-like blood picture. Nord. Med. (Hygiea) **22**, 948 (1944). — Roentgenographical pulmonary changes in periarteritis nodosa. Acta radiol. (Stockh.) **26**, 307 (1945). — Sweeney jr., A. R., and A. H. Baggenstoss: Pulmonary lesions of periarteritis nodosa. Proc. Mayo Clin. **24**, 35 (1949). — Symmers, W. St. C.: Pathological findings in cases of polyarteritis nodosa after treatment with adrenocorticotropic hormone. J. Path. Bact. **66**, 109 (1953). — Symmers, W. St. C., and R. Gillett: Polyarteritis nodosa. Associated with malignant hypertenison, disseminated platelet thrombosis, "Wire loop" glomeruli, pulmonary silicotuberculosis, and sarcoidosis-like lymphadenopathy. Arch. Path. (Chicago) **52**, 489 (1951). — Symmers, W. St. C., and J. A. Litchfield: Healing polyarteritis nodosa. Observations on three cases after A.C.T.H. and on one case after sympathectomy. Lancet **1952 II**, 1193—1199. — Szentpétery: Ein Fall von Periarteriitis nodosa mit Darmnekrose. Zbl. allg. Path. path. Anat. **80**, 294 (1943). — Szymanski, F. J.: Allergic vasculitis. Ann. Allergy **13**, 408 (1955).

Taylor, A. W., and N. M. Jacoby: Acute polyarteritis nodosa in childhood. Lancet **1949 II**, 792—794. — Ten Bokkel Huinink, S. A.: Periarteriitis nodosa. (Review and report of a case.) Ned. T. Geneesk. **99**, III/39, 2931 (1955). — Thiers, H., Racouchot, Potton and Colomb: Maladie de Kussmaul-Maier à déterminations multiples, ayant débuté par un purpura thrombocytopénique avec porphyrinurie. Lyon méd. **188**, 381 (1953). — Thinnes, P.: Periarteriitis nodosa bei einem Säugling. Frankfurt. Z. Path. **30**, 104 (1924). — Tisell: Periarteritis nodosa and its relation to allergic conditions. Nord. med. T. **3**, 2345 (1939). — Tisell, F.: Periarteritis nodosa und ihre Beziehung zu allergischen Zuständen. Acta med. scand. (Suppl.) **123**, 284 (1941). — Tomenius, J.: Periarteritis nodosa (Löfflers Syndrom). Acta med. scand. **133**, 55 (1949). — Tonkien and Pulvertaft: Polyarteriitis nodosa. Lancet **1948 I**, 291. — Touraine, A., Boltanski et L. Vissian: Périartérite noueuse avec artérite temporale. Bull. Soc. franç. Syph. 303—304 (1950). — Tschamer: Ein weiterer Beitrag zur Kenntnis der Periarteriitis nodosa. Frankfurt. Z. Path. **23**, 344 (1920). — Tweedall, D. C., and R. S. Weiss: Periarteritis nodosa; a review of the literature. Mississippi V. med. J. **72**, 133—134 (1950).

Unverricht, W.: Zur Periarteriitis nodosa. Ther. Gegenw. **1949**, 152—155. — Urechia, C. I.: Maladie de Pick, diagnostiquée pendant la vie. Mschr. Psychiat. Neurol. **103**, 353 (1941).

Vance, B. M., and J. E. Graham: Periarteritis nodosa complicated by fatal intrapericardial hemorrhage; report of a case. Arch. Path. (Chicago) **12**, 521 (1931). — Vaněk, J.: Periarteriitis nodosa cerebri u 5 leteho děvcěte. Pediat. Listy **5**, 335—336 (1950). — Vaubel: Die Eiweißüberempfindlichkeit (Gewebshyperergie) des Bindegewebes (Teil II). Experimentelle Untersuchungen zur Erzeugung des rheumatischen Gewebsschadens im Herzen und in den Gelenken. Beitr. path. Anat. **89**, 375 (1932). — Veith: Über die unspezifische, interstitielle, granulierende Entzündung des Wurzelnerven. Arch. Psychiat. Nervenkr. **182**, 400 (1949). — Veran, P.: Gangrene aigue massive de pied chez un nourrisson. Periarteriolite noueuse. Arch. Mal. Coeur **38**, 149 (1945). — Versé, M.: Über Periarteriitis nodosa. Münch. med. Wschr. **38**, 1809 (1905). — Periarteriitis nodosa und Arteriitis syphilitica cerebralis. Beitr. path. Anat. **40**, 407 (1907). — Diskussion zu Jaeger, Vergleichende pathologische Untersuchungen über die Periarteriitis nodosa. Verh. dtsch. path. Ges. **13**, 209, 213 (1909). — Periarteriitis nodosa. Med. Ges. Leipzig 10. 7. 1917. Ref. Münch. med. Wschr. **64**, 1467 (1917). — Veszprémi u. Jancsó: Über einen Fall von Periarteriitis nodosa. Beitr. path. Anat. **34**, 1 (1903). — Virchow: Über die akute Entzündung der Arterien. Ges. Abh. wiss. Med. 380 (1856). — Vireira, C. B., B. L. Wajchenberg, E. L. Nascimento, J. C. Dias u. A. Miksian: Polyarteriitis nodosa. Bemerkungen über die Diagnose und Behandlung mit Cortison (Untersuchung zweier Fälle). Rev. paul. Med. **44**, 286 (1954). [Portugiesisch.] — Volevic, R. V.: Das neurologische Bild der Periarteriitis nodosa. Klin. Med. (Mosk.) **29**, 50—53 (1951). [Russisch.] —

Volland: Periarteriitis nodosa mit atypischer Amyloidose nach luischer Infektion. Beitr. path. Anat. **96**, 81 (1935). — Vorlaender: Über den Nachweis komplementbindender Auto-Antikörper bei Nieren- und Lebererkrankungen. Z. ges. exp. Med. **118**, 352(1952). — Weitere Untersuchungen zur Frage der klinischen Bedeutung von Auto-Antikörpernachweisen beim Rheumatismus und bei entzündlichen Organerkrankungen. Z. ges. exp. Med. **120**, 9 (1953).
Wainwright, J., and J. Davson: The renal appearances in the microscopic form of periarteritis nodosa. J. Path. Bact. **62**, 189—196 (1950). — Walker, H., and W. Kay: Clinicopathological reports; acute polyarteritis (acute necrotizing arteritis and arteriolitis — so-called periarteritis) of liver, periadrenal fat, duodenum and renal pelvis. Virginia med. Monthly **77**, 655—661 (1950). — Walter: Beitrag zur Histopathogenese der Periarteriitis nodosa. Frankfurt. Z. Pathol. **25**, 305 (1921). — Wasserman: Necrotizing angiitis associated with chronic ulcerative colitis. Amer. J. Med. **17**, 736 (1954). — Waugh, D.: Myocarditis, arteritis, and focal hepatic, splenic, and renal granulomas apparently due to penicillin sensitivity. Amer. J. Path. **28**, 437 (1952). — Wechsler and Bender: The neurological manifestation of periarteritis nodosa. J. Mt. Sinai Hosp. **8**, 1071 (1942). Zit. nach Lovshin u. Kernohan. — Wechsler, W.: Beitrag zur Pathogenese cerebraler und spinaler Gewebsschäden bei Panarteriitis nodosa (P. n.). Klinische und pathologisch-anatomische Studie. Arch. Psychiat. Nervenkr. **198**, 331 (1959). — Wegener, F.: Über generalisierte, septische Gefäßerkrankungen. Verh. dtsch. path. Ges. **29**, 202 (1936). — Über eine eigenartige rhinogene Granulomatose mit besonderer Beteiligung des Arteriensystems und der Nieren. Beitr. path. Anat. **102**, 36 (1939). — Weigelt: Periarteriitis nodosa. Med. Klin. **1924 I**, 230. — Weinberg, T.: Periarteritis nodosa in granuloma of unknown etiology. Amer. J. clin. Path. **16**, 784 (1946). — Weiss, S.: Arteritis: Diseases associated with inflammatory lesions of the peripheral arteries. New Engl. J. Med. **225**, 579 (1941). — Wepler, W.: Über Nierenbefunde bei durch Fleckfieber komplizierter Feldnephritis. Arch. klin. Med. **196**, 177 (1949). — Über Skeletveränderungen bei Periarteriitis nodosa. (32. Tagg, Dortmund, 21.—24. 9. 1948.) Verh. dtsch. Ges. Path. 1950, 153—163 u. Diskussion 168—170. — Über Spätveränderungen der Periarteriitis nodosa im Stromgebiet einer Extremität. Frankfurt. Z. Path. **61**, 499 (1950). — Wesemann: Ein Fall von Arteriitis nodosa. Inaug.-Diss. Köln 1921. — Westwood, L. R., and S. Levin: The eosinophilic lung. Tubercle (Lond.) **32**, 98—107 (1951). — Wever and Perry: Periarteritis nodosa. Report of a case with fatal perirenal hemorrhage. J. Amer. med. Ass. **104**, 1390 (1935). — Wilens, L. S., and J. Glynn: Hypertensive and nonhypertensive periarteritis nodosa. Arch. intern. Med. **88**, 51 (1951). — Williams, H. L.: Lethal granulomatous ulceration involving mid-line facial tissues. Ann. Otol. (St. Louis) **58**, 1013 (1949). — Wilmer: Periarteritis nodosa in the first month of life. Bull. Johns Hopk. Hosp. **77**, 275 (1939). — Wilson, K. S., and H. L. Alexander: Relation of periarteritis nodosa to bronchial asthma and other forms of human hypersensitiveness. J. Lab. clin. Med. **30**, 195 (1945). — Winkelman, N. W., and M. T. Moore: Disseminated necrotizing panarteritis (periarteritis nodosa). A clinico-pathologic report. J. Neuropath. exp. Neurol. **9**, 60 (1950). — Woerdemann and Prakken: Eosinophilic granulomas of the skin. An attempt at their classification. Dermatologica (Basel) **105**, 133 (1952). — Wohlwill: Periarteriitis nodosa. Münch. med. Wschr. **1917 II**, 1649. — Ein Fall von Periarteriitis nodosa. Dtsch. med. Wschr. **1918 I**, 366. — Über die nur mikroskopisch erkennbare Form der Periarteriitis nodosa. Virchows Arch. path. Anat. **246**, 377 (1923). — Periarteriitis nodosa und Nervensystem. Zbl. ges. Neurol. Psychiat. **34**, 305 (1924). — Wold and Barker: Periarteritis nodosa (essential polyarteritis): Clinical data on 30 cases proved at necropsy. Minn. Med. **32**, 715 (1949). — Woodburn, C. C., and H. E. Harris: Idiopathic lethal granulomatous ulceration of the nose and face. Cleveland Clin. Quart 18, 165 (1951). — Woods, A. C., and R. M. Wood: The action of ACTH and cortisone on experimental ocular inflammation. Bull. Johns Hopk. Hosp. **87**, 482 (1950). — Worken, B., and R. D. Pearson: Hematoxylin bodies associated with allergic angiitis in absence of lupus erythematosus. A.M.A. Arch. Path. **56**, 293 (1953). — Wright, I: Vascular diseases in clinical practice. Chicago: Year book publishers Inc. 1948. — Wyke, J. J. van, and C. R. Hoffman: Periarteritis nodosa: a case of fatal exfoliative dermatitis resulting from Dilantin Sodium sensitization. Arch. intern. Med. **81**, 605—611 (1948).
Zeek, P. M.: Periarteriitis nodosa: a critical review. Amer. J. clin. Path. **22**, 777—790 (1952). — Periarteritis nodosa and other forms of necrotizing angiitis. New Engl. J. Med. **248**, 764—772 (1953). — Zeek, P. M., C. C. Smith and J. C. Weeter: Studies on periarteritis nodosa. Amer. J. Path. **24**, 889 (1948). — Zimmern, A., et R. Brunet: Radiothérapie surrénale dans les gangrènes artéritiques. Bull. Soc. Rad. Méd. Franc. **18**, 56 (1930). — Zimmerman, H. J., W. P. Kleitsch, A. M. Greene and H. F. McFadden jr.: Periarteritis (Polyarteritis) nodosa producing intussusception. Report of two cases. Arch. intern. Med. **94**, 264 (1954). — Zlotnokov, M. D.: Periarteriitis nodosa. Moskau 1934. [Russisch.] — Zoysa, V. P. de: Tropical eosinophilia and its possible relationship to Loeffler's syndrome und periarteritis nodosa. Ann. Allergy **9**, 621 (1951). — Zuelzer, W. W., and L. Apt: Disseminated visceral lesions associated with extreme eosinophilia. Amer. J. Dis. Child. **78**, 153 (1949).

c—k) Andere Arterienentzündungen.

ACEVES, S., R. A. ELIZALDE and M. GONZÁLEZ: Bacterial endocarditis developed on syphilitic aortitis. Gac. méd. Méx. **87**, 305 (1957). — AEGERTER and LONG: The collagen diseases. Amer. J. med. Sci. **218**, 324 (1949). — AGREST, A., A. J. RONCORONI, A. LERNER y M. FINKELSTEIN: Aortitis y arteritis pulmonar sifiliticas. Sindrome de coartación istmica invertida y de hipertensión arterial pulmonar. Medicina (B. Aires) **12**, 158 (1952). — ALBERTINI, A. v.: Pathologie und Therapie der entzündlichen nicht spezifischen Arterienerkrankungen. Helv. med. Acta, **11**, 233 (1944). — Nochmals zur Pathogenese der Coronarsklerose. Cardiologia (Basel) **7**, 233 (1943). — Aussprache zu RANDERATH: „Die Bedeutung der allergischen Pathogenese bei der Arteritis". Verh. Dtsch. Ges. inn. Med. **60**, 381 (1954). — ALBRICHT, R. W., and M. J. KUFFEL: Erythema nodosum. Treatment with cortisone by mouth. Calif. Med. **75**, 368 (1951). — ALLEN, BARKER and HINES: Peripheral vascular diseases. Philadelphia u. London: W. B. Saunders Company 1955. — ALZHEIMER: Syphilitische Geistesstörungen. Z. allg. Psychiat. u. psychisch-gerichtl. Med. **66**, 920 (1909). — AMMUNDSEN, E., u. V. LUNN: Acute fatal kidney lesion in salvarsan-treated syphilitics. Acta med. scand. **112**, 68 (1942). — ANDERSEN, T.: Temporal arteritis (Horton). A case without temporal arteritis. Acta med. scand. **128**, 230 (1947). — ARNETT, J. H.: Cardiovascular syphilis. Med. Clin. N. Amer. **10**, Nr 1 (1926). — ARNOLDI, W.: Syphilis der Kreislauforgane. In KRAUS-BRUGSCH, Spezielle Pathologie und Therapie, 4, Berlin u. Wien: Urban & Schwarzenberg 1925. — ASCHOFF, L.: Die „rheumatischen" Leiden im Lichte der deutschen Pathologie. Dtsch. Med. Wschr. **60**, 7 (1934). — ASK-UPMARK, E.: On the „pulseless disease" outside of Japan. Acta med. scand. **149**, 161 (1954). — ASSMANN: Röntgendiagnostik innerer Erkrankungen, 3. Aufl. Leipzig: F. C. W. Vogel 1924. — AVELING, J. V., and F. H. STEVENSON: Temporal arteritis treated with A.C.T.H. Lancet **1952 II**, 610.

BABES: Verh. Dtsch. Path. Ges. 1899, München, Diskussion zu HELLER und STRAUB, S. 367. — BACKHAUS: Über Mesarteriitis syphilitica und deren Beziehungen zur Aneurysmenbildung der Aorta. Beitr. path. Anat. **22** (1897); Inaug.-Diss. Kiel 1897. — BAEHR, G., P. KLEMPERER and A. SCHIFRIN: A diffuse disease of the peripheral circulation (usually associated with lupus erythematosus and endocarditis.) Trans. Ass. Amer. Phycns **50**, 139 (1935). — A diffuse disease of the peripheral circulation (usually associated with lupus erythematosus and endocarditis). Amer. J. Med. **13**, 591 (1952). — BANKS: Is there a common denominator in scleroderma, dermatomyositis, disseminated lupus erythematosus, Libman-Sacks syndrome and polyarteritis nodosa? New Engl. J. Med. **225**, 433 (1941). — BARKER, N. W., and G. E. BROWN: Progressive disseminated obliterating arteritis of unknown origin. Med. Clin. N. Amer. **16**, 1313 (1933). — BARKER, N. W., and J. E. EDWARDS: Primary arteritis of the aortic arch. Circulation **11**, 486 (1955). — BARKER, W. F.: Syphilitic aortitis with obstruction of multiple aortic ostia. New Engl. J. Med. **241**, 524 (1949). — BARNETT, CH. W., and A. A. SMALL: The effect of treatment on the prognosis of cardiovascular syphilis. Amer. J. Syph. **34**, 301 (1950). — BASS, M. M., and T. Z. GUREVICH: Case of acute suppurative arteritis of the brachial artery following fragmental blind injury of the left shoulder. Khirurgiia, Moskva No 2, Feb. 51, p. 66. — BAUMGARTEN: Verh. Dtsch. Path. Ges. 1899 München, Diskussion zu HELLER und STRAUB S. 364. — BAUMGARTEN, E. C., and M. O. CANTOR: Tuberculous mesarteritis with aneurysm of femoral artery; report of case. J. Amer. med. Ass. **100**, 1918 (1933). — BAUMGARTEN: Diskussionsbemerkung zu den Referaten über syphilitische Aortenerkrankungen. Verh. Dtsch. Path. Ges. 6. Tagg 1903, S. 200. — BECKH, W.: The serologic reaction in cardiovascular syphilis. Amer. Heart J., **25**, 30 (1943). — BEERMAN, H.: Penicillin treatment of cardiovascular syphilis. Amer. J. med. Sci. **224**, 446 (1952). — BEHNCKE: Über Insuffizienz der Aortenklappen auf luetischer Basis. Inaug. Diss. Kiel 1902. — BEIGLBÖCK, W., u. H. HOFF: Über das Sjögrensche Syndrom. Dtsch. med. Wschr. **77**, 7, 42 (1952). — BELFANTI: Caso di aortite subacuta d'origine sifilitica. Sperimentale **286** (1894). — BENDA: Aneurysma und Syphilis. 6. Verh. Dtsch. Path. Ges. 1903, S. 164—196. Berl. klin. Wschr. **1904**, 1112, 1908. — BENEKE: Verh. Dtsch. Path. Ges. 1899 München, Diskussion zu HELLER und STRAUB, S. 365. — BENNETT, H. D., and L. A. BAKER: Temporal arteritis occurring in a negro. Amer. Heart J. **42**, 447 (1951). — BENTHAUS, J., u. R. NABER: Arteriitis temporalis. Ein kasuistischer Beitrag. Med. Klin. **1951**, 616—618. — BERBLINGER: Die allergische Arteriitis, besonders bei der meningealen Tuberkulose. Medizinische **1954**, Nr 17, 590. — BERBLINGER, W.: Tödliche Hämoptoe bei Tuberkulose großer Pulmonalarterienäste. Schweiz. Z. Path. **10**, 12—24 (1947). — BERGOUIGNAN, M.: A propos d'un troisième cas d'artérite temporale. Rev. Oto-neuro-ophthal. **22**, 545 (1950). — BERGOUIGNAN, M., and R. JULIEN: Constatations ophtalmoscopiques dans deux cas d'artérite temporale. Rev. Oto-neuro-ophthal. **22**, 540 (1950). — BERGSTRAND, H.: Vascular lesions in allergic diseases. Acta path. microbiol. scand. Suppl. **91**, 11 (1950). — BERTHOUD, E.: L'aortite syphilitique; considérations diagnostiques et thérapeutiques sur 108 cas d'aortite contrôlés histologiquement. Helv. med. Acta **17**, 231 (1950). — BJÖRKMAN, S. E.: Phenylbutazone in the treatment of temporal arteritis. Lancet **1958**, 935. — BLUMGART, H. L.: Detection and treatment of cardiovascular syphilis. New Engl. J. Med. **223**, 443 (1940). — BOCK:

Wassermann-Reaktion an der Leiche. Med. Klin. 1920. — Bock, H. E.: Die Bedeutung der allergischen Pathogenese bei der Arteriitis. Verh. dtsch. Ges. inn. Med. 60, 391 (1954). — Bodechtel: Leitsymptom Krampf. Münch. med. Wschr. 193, 354 (1951). — Böttger, H.: Bakteriell-embolische Arteriitis und Aneurysmen. Zbl. allg. Path. path. Anat. 87, 269 (1951).— Bollinger: Über Arteriosklerose. Münch. med. Wschr. 1902, 641. — Boquien, Y., J.-P. Kerneis, D. Hervouet et Moyon: Artérite temporale avec hémoculture positive au streptocoque. Action très favorable de l'auréomycine. Presse méd. 1951, 1774—1776. — Borrie, J., and S. G. Griffin: Twenty-seven cases of syphilitic aneurysm of the thoracic aorta and its branches. Thorax 5, 293 (1950). — Boucher, M.: L'artérite temporale. Diss. Lyon 1954, 87 S. — Bowers: Arteritis of the temporal vessels. Arch. intern. Med. 66, 384 (1940). — Boyd, L. J., u. D. Scherf: Hypertension in Aortitis. Urol. cutan. Rev. 46, 169 (1942). — Braae, M.: Arteritis temporalis (Horton). Nord. Med. 43, 877 (1950). [Dänisch.] — Branson, W. P. S.: Obliterative arteritis. Trans. path. Soc. Lond. 56, 212 (1905). — Braun, L.: Über die Behandlung der syphilitischen Herz- und Gefäßerkrankungen. Wien. med. Wschr. 77, 83 (1927). — Braunsteiner, H.: Cortison zur Unterdrückung der Herxheimerschen Reaktion bei luetischer Mesaortitis. Wien. klin. Wschr. 69, 154 (1957). — Bredt, H.: Über die Sonderstellung der tödlichen jugendlichen Coronarsklerose und die gewebliche Grundlage der akuten Coronarinsuffizienz. Beitr. path. Anat. 110, 295 (1949). — Broch, O. J., and Ø. Ytzehus: Three new cases of temporal arteritis. Nord. Med. 34, 1111 (1947). — Bruce, G. M.: Temporal arteritis as a cause of blindness. Review of the literature and report of a case. Amer. J. Ophthal. 33, 1568 (1950). — Bruenn, H. G.: Syphilitic disease of coronary arteries. Amer. Heart J. 9, 421 (1934). — Bruetsch: Penicillin therapy of cardiovascular syphilis with large total dosage. Its rationale based on histological studies. Amer. J. Syph. 35, 252 (1951). — Bruetsch, W. L.: Sedimentation rate and white blood count in mental patients with rheumatic brain disease. Amer. J. Psychiat. 104, 20 (1947). — Brugsch, Th.: Lehrbuch der Herz- und Gefäßkrankheiten, 3. Aufl., VIII. Gefäßerkrankungen, S. 443—547. Stuttgart: S. Hirsch 1948. — Burch, G. E., and T. Winsor: Syphilitic coronary stenosis, with myocardial infarction. Amer. Heart J. 24, 740 (1942). — Bustamante, R. A., B. Milanés, R. Casas and A. de la Torre: The chronic subclavian-carotid obstruction syndrome. (Pulseless disease.) Angiology 5, 479 (1954). — Busz: Spirochätennachweis bei Mesaortitis syphilitica. Zbl. allg. Path. path. Anat. 40, 139 (1930). — Butterfly, J. M., and L. Fishman: Jarisch-Herxheimer reaction following penicillin therapy in case of syphilitic aortitis. J. Amer. med. Ass. 148, 370 (1952).

Caccamise, W. C., and J. F. Whitman: Pulseless disease: A preliminary case report. Amer. Heart J. 44, 629 (1952). — Calo, A.: Contribution à l'étude phonocardiographique des aortites chroniques. Cardiologia (Basel) 14, 279 (1949). — Camus, J. P.: Aortite syphilitique. Gaz. méd. Fr. 58, 653 (1951). — Candreviotis, N.: Über einen Fall von Intimatuberkel der Pfortader. Beitr. Klin. Tuberk. 105, 314 (1951). — Cannon, J. H.: Syphilitic coronary occlusion in aortic insufficiency. Amer. Heart J. 5, 93 (1929). — Cardell, B. S., and K. J. Gurling: J. Path. Bact. 68, 137 (1954). — Cardell, B. S., and T. Hanley: A fatal case of giant-cell or temporal arteritis. J. Path. Bact. 63, 587 (1951). — Carter, Agostas and Sydenstricker: Rupture of an aortic aneurysm into the pulmonary artery. Circulation 5, 449 (1952). — Carter, E. P., and B. M. Baker jr.: Certain aspects of syphilitic cardiac disease. Bull. Johns Hopk. Hosp. 48, 315 (1931). — Castellanos, A., O. Garcia y R. Montero: Arteritis sifilitica con gangrena de ambas piernas en una niña de cuatro años. Rev. cubana Pediat. 23, 575 (1951). — Ceelen, W.: Die pathologische Anatomie des Fleckfiebers. Ergebn. allg. Path. path. Anat. 19, 312 (1919). — Chang Hsioh-Teh, Chang An and Ch'Iu Fu-Hsi: The pulseless disease. China med. J. 73, 163 (1955). — Chasnoff and Vorzimer: Temporal arteritis: A local manifestation of a systemic disease. Ann. intern. Med. 20, 327 (1944). — Chavany, J. A., et J. N. Taptas: A propos d'un cas d'artérite temporale (importance de l'artérite de Horton dans la céphalée des vieillards). Presse méd. 56, 835 (1948). — Chiari: (a) Verh. Dtsch. Path. Ges. 1899 München, Diskussion zu Heller und Straub, S. 367. — (b) Über die syphilitische Aortenerkrankung. Verh. Dtsch. Path. Ges. 6. Tagg 1903, S. 137. Kassel 1904. — Diskussion zu Scherf, Ges. inn. Med. Wien, 5. März 1930. — Chiari, H.: Syphilitische Aortenerkrankungen. Verh. dtsch. Path. Ges., Basel 1903. — Über Veränderungen in der Adventitia der Aorta und ihrer Hauptäste im Gefolge von Rheumatismus. Beitr. path. Anat. 80, 336 (1928). — Über Veränderungen in der Arteria pulmonalis in Fällen von akuter rheumatischer Endocarditis oder bei Herzfehlern rheumatischen Ursprungs. Klin. Wschr. 1936, 1862. — Ch'In, K. Y., M. Y. Tang and F. S. Liu: Gangrene resulting from thrombarteriitis, apparently of rheumatic fever origin. With special reference to histopathology of rheumatic aortitis and arteritis and occurrence of thrombosis. Amer. Heart J. 43, 889 (1952). — Clawson and Bell: The heart in syph. aortitis. Arch. Path. (Chicago) 4, 922 (1927). — Clawson, B. J.: Incidence of types of heart disease among 30,265 autopsies with special reference to age and sex. Amer. Heart J. 22, 607 (1941). — Cole, H. N. et al.: Cooperative clinical studies in the treatment of syphilis. The effect of specific therapy on the prophylaxis and progress of cardiovascular syphilis. J. Amer. med. Ass. **108** II, 1861 (1937). — COLE, H. N., and L. J. USILTON: Co-operative clinical studies in the treatment of syphilis: Cardiovascular syphilis. I. Uncomplicated syphilitic aortitis: its symptomatology, diagnosis, progression and treatment. Arch. intern. Med. **57**, 893 (1936). — COOKE, W. T., P. C. P. CLOAKE, A. D. T. GOVAN and J. C. COLBECK: Temporal arteritis: A generalized vascular disease. Quart. J. Med. **15**, 47 (1946). — COOMBS, C. F.: Syphilis of the heart and great vessels. Lancet **1930**, 227. — Diagnosis and treatment of syphilis of the aorta and heart. Quart. J. Med. **1**, 179 (1932). — CORDES: Temporal arteritis syndrome with ocular involvement. A report of two cases. Amer. J. Ophthal. **38**, 495 (1954). — CORDONNIER, F.: Artérite des membres inférieurs d'origine focale. J. Sci. méd. Lille **69**, 244 (1951). — COSMA, J., Y. MARUYAMA, J. R. PETTET and V. CUTSHALL: Takayasu's disease. A case report with an angiocardiographic study. Circulation **20**, 167 (1959). — COWAN, J., and J. S. FAULDS: Syphilis of the heart and aorta. Brit. med. J. **1929** II, 285. — CROOKE, G. F.: Über zwei seltene und aus verschiedenen Ursachen entstandene Fälle von rapider Herzlähmung. Virchows Arch. path. Anat. **129**, 186 (1892). — CROSBY and WADSWORTH: Arch. intern. Med. **81**, 431 (1948). — CRUICKSHANK: The arteritis of rheumatoid arthritis. Ann. rheum. Dis. **13**, 136 (1954). — CÜPPERS, C.: Über die Mitbeteiligung des Auges bei der Arteritis temporalis. Klin. Mbl. Augenheilk. **118**, 645 (1951).

DANIELOPOLU, LUPU, CRACIUM et PETRESCO: Bull. Acad. Méd. Roum. **1**, 404 (1936). — DANTES, D. A.: Temporal arteritis. J. Amer. med. Ass. **131**, 16, 1265 (1946). — DAVIES, B. M.: Disseminated lupus erythematosus, with renal involvement, treated with nitrogen mustard. Brit. med. J. **1956**, 670. Ref. Circulation **14**, 1167 (1956). — DAWYDOWSKIE, J. W.: Die pathologische Anatomie und Pathologie des Fleckfiebers. Ergebn. allg. Path. path. Anat. **20**, 2, 1, 723 (1923). — Pathologische Anatomie und Pathologie des Fleckfiebers. Ergebn. allg. Path. path. Anat. **20**, 571 (1924). — DENEKE, TH.: Über die syphilitische Aortenerkrankung. Dtsch. med. Wschr. **39**, 441 (1913). — Die Aorta im Röntgenbild. Dtsch. med. Wschr. **50**, 293 (1924). — DENST u. NEUBUERGER: Intracranial vascular lesions in late rheumatic heart disease. Arch. Path. (Chicago) **46**, 191 (1948). — DERICK, C. L., and G. M. HASS: Diffuse arteritis of syphilitic origin. Amer. J. Path. **11**, 291 (1935). — DESNEUX, J. J., et W. GEPTS: Artérite temporale. Acta clin. belg. **6**, 272 (1951). — DICK: Proc. roy. Soc. Med. **41**, 379 (1948). — DICK and FREEMAN: Temporal arteritis. J. Amer. med. Ass. **114**, 645 (1940). — DIETRICH: Die Reaktionsfähigkeit des Körpers bei septischen Erkrankungen in ihren pathologisch-anatomischen Äußerungen. 37. Verh. Dtsch. Ges. Inn. Med. 1925, 180—203. — DMITRIJEFF: Die Veränderungen des elastischen Gewebes der Arterienwände bei Arteriosklerose. Beitr. path. Anat. **22** (1897). — DÖHLE: Ein Fall von eigentümlicher Aortenerkrankung bei einem Syphilitischen. Inaug.-Diss. Kiel 1885. — Über Aortenerkrankung bei Syphilitischen und deren Beziehung zur Aneurysmabildung. Deutsch. Arch. klin. Med. **55**, 190 (1895). — DOEPFMER, R.: Die Wirkung von ACTH und Cortison beim Lupus erythematodes acutus. Hautarzt **2**, 385—389 (1951). — DOLKART, R. E., and G. X. SCHWEMLEIN: The treatment of cardiovascular syphilis with penicillin. J. Amer. med. Ass. **129**, 515 (1945). — DOMEYER: Luetische Endaortitis mit Aneurysma der Brustaorta. Inaug.-Diss. München 1902. — DOMINGUEZ, C., R. F. SCHÄRER and E. R. PIETRAFESA: Intrapericardial aneurysm caused by congenital syphilis. Amer. Heart J. **27**, 121 (1944). — DONATH: Wassermannsche Reaktion bei Aortenerkrankungen. Berl. klin. Wschr. **1909**. — DORET, J. P., J. L. ROUX et A. RYWLIN: L'artérite „temporale" á propos d'un cas traité par la cortisone. Schweiz. med. Wschr. **1951**, 946—949. — DRESSLER, M., and M. SILVERMAN: Cardiovascular syphilis: an approach to early clinical recognition and early treatment. Ann. intern. Med. **19**, 224 (1943). — DROST: Ein Fall von Aneurysma der Arteria basilaris bei einem luetischen Individuum. Inaug.-Diss. Kiel 1877. — DUBOIS, E. L.: The effect of the LE cell test on the clinical picture of systemic lupus erythematosus. Ann. intern. Med. **38**, 1265 (1953).

EBERHARD, H. F.: Über Panaortitis streptococcica. (Ein Beitrag zur Abgrenzung der Aortitis streptococcica von der Mesaortitis luica.) Zbl. allg. Path. path. Anat. **38**, 261 (1926). — EDEIKEN, BEERMAN, STOKES and STANNARD: Ambulatory treatment of cardiovascular syphilis with penicillin. Amer. J. Syph. **37**, 237 (1953). — EDEIKEN, J., M. S. FALK and H. P. STEIGER: Observations on penicillin-treated cardiovascular syphilis. Amer. J. med. Sci. **217**, 475 (1949). — EDEIKEN, J., W. T. FORD, M. S. FALK and J. H. STOKES: Further observations on penicillin-treated cardiovascular syphilis. Circulation **6**, 267 (1952). — EDELMAN, Z. I.: Zum Problem der Genese der Herz-Gefäßschäden beim Rheumatismus der Kinder. Vop. Pediat. **19**, 41—48 (1951). [Russisch.] — EHRICH: Nature of collagen diseases. Amer. Heart J. **43**, 12 (1952). — EICKE, W. J.: Gefäßveränderungen bei Meningitis und ihre Bedeutung für die Pathogenese frühkindlicher Hirnschäden. Virchows Arch. path. Anat. **314**, 88 (1947). — EISENBERG, H.: Treatment of cardiovascular syphilis. Ann. intern. Med. **29**, 71 (1948). — EISENBERG, H., and M. BRANDFONBRENNER: Observations on penicillin-treated cardiovascular syphilis. I. Uncomplicated aortitis. Amer. J. Syph. **37**, 439 (1953). — Observations on the penicillin treatment of cardiovascular syphilis. II. Complicated aortitis. Amer.

J. Syph. **37**, 442 (1953). — EISENBERG, HENRY: Stethograms in cardiovascular syphilis as an aid for early diagnosis. Amer. J. Syphilis **36**, 407—417 (1952). — ERBSLÖH, F.: Nosologische und klinische Besonderheiten der sogenannten Arteriitis temporalis. Verh. dtsch. Ges. inn. Med. **60**, 702 (1954). — ESSER, A.: Perforiertes Aneurysma der Arteria vertebralis sinistra auf dem Boden gummöser Gefäßwanderkrankung. (Zugleich ein Beitrag zur Meningoencephalitis syphilitica.) Frankfurt. Z. Path. **43**, 448 (1932).
    FAHR, T.: Zur Frage der Aortitis syphilitica. Münch. med. Wschr. **1904**, 498. — Virchows Arch. path. Anat. **177**, 508 (1904). — Zur Frage der Polymyositis (Dermatomyositis). Arch. Derm. Syph. (Berl.) **130**, 1 (1921). — FARMER, T. W.: The Jarisch-Herxheimer reaction in early syphilis treated with crystalline penicillin G. J. Amer. med. Ass. **138**, 480 (1949). — FEY: Über Aortenveränderungen bei chronischen Infekten. Z. Kreisl.-Forsch. **33**, 689 (1941). — FINCK: Ein seltenes Bild von vaskulärer Lues. Medizinische **1954**, 786. — Cortisone overdosage in rheumatoid arthritis. Arterial and parenchymatous necroses. Autopsy case report. Arch. Path. (Chicago) **60**, 374 (1955). — FINLAYSON, R., and J. O. ROBINSON: Giant-cell arteriitis of the legs. Brit. med. J. **1955**, 1595. — Ref. in Circulation **15**, 148 (1957). — FISCHER: Über die spezifische Behandlung der Aortensyphilis. Wien. klin. Wschr. **43**, 598 (1930). — FLANDIN: Diagnostic et traitement des aortites. Bull. Soc. méd. Hôp. Paris 1551 (1927). — FOX, R. A.: Disseminated lupus erythematosus — allergic disease ? Arch. Path. (Chicago) **36**, 311 (1943). — FRÄNKEL u. MUCH: Die Wa.R. an der Leiche. Münch. med. Wschr. **1908**, 2479. — FRÄNKEL, A.: Syphilis der Aorta und des Herzens. In MEIROWSKY-PINKUS, Die Syphilis. Berlin: Springer 1923. — FRAENKEL, E.: Zur Fleckfieberdiagnose. Münch. med. Wschr. **62**, 805 (1915). — FRANGENHEIM, H.: Zur Frage der Riesenzellarteriitis. Zbl. allg. Path. path. Anat. **88**, 81 (1951). — FRANK: Klinische Beobachtungen beim disseminierten Lupus erythematodes. Ärztl. Wschr. **11**, 127 (1956). — FRANK, L., u. W. WORMS: Aortalgie und Angina pectoris. Dtsch. med. Wschr. **1926**, 570. — FRANKL, J., u. B. KORANYI: Über die Wirkung des Penicillins auf die Spirochaeta pallida. Arch. Derm. Syph. (Berl.) **190**, 50 (1950). — FRIEDBERG, CH. K.: Diseases of the heart. Philadelphia: W. B. Saunders Company 1950. — FRIEDMAN, B., and S. OLANSKY: Diagnosis of syphilitic cardiovascular disease with special reference to treponemal immobilization tests. Amer. Heart. J. **50**, 323 (1955). — FRISCH, F.: Nervenlues und Aortitis luetica. Klin. Wschr. 2, Nr 30 (1924). — FRISK: Acta med. scand. **130**, 455 (1948). — FROMENT, R., L. RICHARD, L. GALLAVARDIN et R. BRETTE: La syphilis cardio-vasculaire, telle qu'elle apparaît actuellement; (à propos de 80 observations d'aortite syphilitique). J. Méd. Lyon **31**, 941 (1950).
    GANDER, G.: Un cas de tuberculose de la media de l'aorte. Schweiz. med. Wschr. **65**, 406 (1935). — GEIPEL: Rheumatische Myokarditis. Münch. med. Wschr. **1912**, 1347. — GERLACH, W.: Studien über hyperergische Entzündung. Virchows Arch. path. Anat. **247**, 294 (1923). — GERSTENBERG, GÜNTER: Das Verschwinden des Treponema pallidum unter Neosalvarsan-, Penicillin-, Neosalvarsan + Penicillin-, Streptomycin- und Pyriferbehandlung von Kranken mit Frühlues. Diss. Würzburg 1951. — GIBBONS, TH. B., and R. L. KING: Obliterative brachiocephalic arteritis. Pulseless disease of Takayasu. Circulation **15**, 845 (1957). — GILMOUR, J. R.: Giant-cell chronic arteritis. J. Path. Bact. **53**, 263 (1941). — GLAHN, W. V., and H. WILSHUSEN: S. aortitis und acute rheumat. myocarditis. Proc. of the New York pathol. Soc. **1924**, S. 71. — GLASS, R. M., and F. E. FLEMING: Uncomplicated syphilitic aortitis — can it be diagnosed ? Vener. Dis. Inform. **23**, 254 (1942). — GLUSHIEN: Syphilitic paroxysmal cold hemoglobinuria of fortyone years duration associated with syphilitic heart disease. Amer. J. Syph. **33**, 444 (1949). — GOMES MARQUES, M.: Artérite temporale. (Syndrome de Horton, Magath et Brown). Clin. lat. (Roma) **3**, 146 (1953). — GOSDA, J.: Zur Therapie der Arteriitis temporalis mit ACTH. Z. ärztl. Fortbild. **51**, 623 (1957). — GOUGEROT, H.: Discussion sur la pénicilline en syphilithérapie. J. Prat. (Paris) **64**, 73 (1950). — GOULD, D. M., and M. L. DAVES: Roentgenologic findings in systemic lupus erythematosus. J. chron. Dis. **2**, 136 (1955). — Ref. Circulation **14**, 467 (1956). — GRACIANSKY, P. DE, et C. GRUPPER: Cortisone et syphilis; résultats et commentaires de la corticothérapie dans 90 cas de syphilis. Sem. Hôp. Paris **31**, 2141 (1955). — GRACIANSKY, P. DE, C. GRUPPER, P. LEFORT et B. GRANIER: Cortisone et syphilis. Bull. Soc. franç. Derm. Syph. **59**, 97 (1952). — GRAMBERG-DANIELSEN: Zur Kenntnis der Arteriitis temporalis. Medizinische **1954**, 882. — GRAMBERG-DANIELSEN, B.: Die Bedeutung der Arteriitis temporalis für die Neurologie. Nervenarzt **25**, 298 (1954). — GRAU, H.: Über die luetische Aortenerkrankung. Z. klin. Med. **72**, 292 (1911). — GROSS, L.: The cardiac lesions in Libman-Sachs disease with a consideration of its relationship to acute diffuse lupus erythematosus. Amer. J. Path. **16**, 375 (1940). — GROSS, L., M. A. RUGEL and E. Z. EPSTEIN: Lesions of coronary arteries and their branches in rheumatic fever. Amer. J. Path. **11**, 253 (1935). — GROSS, L., and G. SILVERMAN: Aortic commissural lesion in rheumatic fever. Amer. J. Path. **13**, 389 (1937). — GROSS, P.: Tuberculous vegetations of trunc of pulmonary artery. Amer. J. Path. **9**, 17 (1933). — GRUBER, B. G.: Die Döhle-Hellersche Mesaortitis (Aortitis luetica). Jena: Gustav Fischer 1914. — GRUBER, G. B.: Zum Kapitel der luischen Aortenerkrankungen und des plötzlich eingetretenen

Todes. Zbl. Herz- u. Gefäßkr. **11**, 173 (1919). — GRUBER, G. G.: Zur Frage der Mesaortitis luica, besonders in Beziehung zur progressiven Paralyse. Z. Kreisl.-Forsch. **25**, 22 (1933). — GUARINÍ: Schulterschmerz bei Aortitis. Rinasc. med. **1924**, Nr 18. — GÜRICH: Die syphilitischen Organveränderungen etc. Münch. med. Wschr. **1925**, 980. — GUION, C. M., and E. C. ADAMS: Six autopsied cases of disseminate lupus erythematosus. Amer. J. med. Sci. **205**, 33 (1943).

HAAS, E.: Über die rheumatische Genese einer generalisierten Gefäßerkrankung mit Sjögrenschem Syndrom. (Dacrio-sialo-adenopathia atrophicans.) Virchows Arch. path. Anat. **320**, 264 (1951). — HAAS, J.: Die Endangitis tuberculosa aortae. Beitr. klin. Tuberk. **78**, 315 (1931). — HAMPELN: Über Syphilis und das Aortenaneurysma. Berl. klin. Wschr. **1894**, Nr. 44, S. 1000. — HAMPERL, H.: Elastische Fasern als Fremdkörper. Bemerkungen zur sog. Arteriitis temporalis. Virchows Arch. path. Anat. **323**, 591 (1953). — HANSEMANN: Verh. Dtsch. Path. Ges. 1899, München. Diskussion zu HELLER und STRAUB, S. 364. — HARRISON: J. clin. Path. **1**, 197 (1948). — HARRISON, R. J., C. V. HARRISON and H. KOPELMAN: Giant-cell arteritis with aneurysms. Effects of hormone therapy. Brit. med. J. **2**, 1593 (1955). — HART: Die syphilitische Aortenerkrankung. Z. ärztl. Fortbild. **11**, Nr. 11 (1914). — HARVEY, A. M., L. E. SHULMAN, P. A. TUMULTY, C. L. CONLEY and E. H. SCHOENRICH: Systemic lupus erythematosus: Review of the literature and clinical analysis of 138 cases. Medicine (Baltimore) **33**, 291 (1954). — HAUSER, W.: Lupus erythematodes. In: Dermatologie und Venerologie, H. A. GOTTRON u. W. SCHÖNFELD, Bd. II, Teil 1, S. 584. Stuttgart: Georg Thieme 1958. — HAUSS, W. H., u. R. BURWINKEL: Über die Arteriitis temporalis. Z. Kreisl.-Forsch. **38**, 210 (1949). — HEDINGER: Über experimentell durch Adrenalin und Hämostasin erzeugte Arterienerkrankungen bei Kaninchen. Korresp.-Bl. Schweiz. Ärzt. Nr, 20 (1905). — HEGGLIN, R.: Lupus erythematosus visceralis. Verh. dtsch. Ges. inn. Med. **65**, 91 (1959). — HEIBERG, H.: a) 3 Fälle von syphilitischer Gefäßerkrankung. Norweg. med. Ges., Sitzg 22. März 1876. Norsk. Mag. Laegevidensk. III. Reihe. b) Zusammenhang zwischen Syphilis und Aneurysmen. Norweg. med. Ges., Sitzg 12. Sept. 1877. Norsk. Mag. Laegevidensk. III. Reihe 7 (1877). c) Den luetiske arteriosklerose og aneurysmedannelse. Verh. skand. Naturforsch. Verslg Kopenhagen 4.—9. Juli 1892, 518. — HEJTMANCIK, BRADFIELD and RIGDON: Pulmonary arteritis due to acquired syphilis. Amer. J. Syph. **34**, 236 (1950). — HELLER, A.: Über die syphilitische Aortitis und ihre Bedeutung für die Entstehung von Aneurysmen. Verh. dtsch. path. Ges., 2. Tagung 1899. — a) Die Aortensyphilis als Ursache von Aneurysmen. Münch. med. Wschr. **1899**, 1669. — b) Über die syphilitische Aortitis und ihre Bedeutung für die Entstehung von Aneurysmen. Verh. dtsch. path. Ges. **2**, 346, 1899 (1900). — c) Aortenaneurysma und Syphilis (zur Berichtigung). Virchows Arch. path. Anat. **171**, 177 (1903). — HELMSTEDTER: Du mode de formation des anévrysmes spontanés. Inaug.-Diss. Straßburg 1873. — HENTSCHER: Über Aneurysmenbildung bei jugendlichen Individuen. Inaug.-Diss. Kiel 1893. — HERZOG, GG.: Zur Pathologie des Fleckfiebers. Zbl. allg. Path. path. Anat. **29**, 97 (1918). — HERXHEIMER, G.: Zur Ätiologie und pathologischen Anatomie der Syphilis. Ergebn. allg. Path. path. Anat. **11**, 1 (1907). — Syphilitische Veränderungen des Herzens und der Arterien. Abschnitt Aorta. In JADASSOHNS Handbuch der Haut- und Geschlechtskrankheiten, Bd. XVI. 1931. — HEUBNER: Die luetischen Erkrankungen der Hirnarterien. Leipzig 1874. — HEYDENREICH: Ein Fall von Aortitis luetica. Inaug.-Diss. München 1901. — HILLENBRAND, H. J., and TH. TIWISINA: Arteriitis temporalis (Horton) bzw. Riesenzellarteriitis. Zbl. Chir. **78**, 1345 (1953). — HOCHREIN, M.: Therapie der Mesaortitis luica. Med. Klin. **49**, 1937 (1954). — HÖÖK, O., and B. JERNELIUS: "Temporal" arteritis: Report of three cases with eye symptoms. Nord. Med. **48**, 1224—1226 u. engl. Zus.fass. 1226—1227 (1952). [Schwedisch.] — HÖRSTEBROCK: Arb.-Gem. rhein.-westf. Path., Januar 1952. — HOMMERICH, K. W.: Über seröse Mesaortitis. Zugleich ein Beitrag zur Frage spontaner Aortenrupturen und ihrer Ursachen. Virchows Arch. path. Anat. **322**, 282 (1952). — HOPKINS, J. G.: Subacute disseminated lupus erythematosus; remission after treatment with chloramphenicol. A.M.A. Arch. Derm. Syph. **63**, 792—793 (1951). — HORTON, B. T., T. B. MAGATH and G. E. BROWN: An undescribed form of arteritis of the temporal vessels. Proc. Mayo Clin. **7**, 700 (1932). — Arteritis of the temporal vessels. Arch. intern. Med. **53**, 400 (1934). — HORTON, T., and B. MAGATH: Arteritis of temporal vessels: Report of seven cases. Proc. Mayo Clin. **12**, 548 (1937). — HUBERT: Frühsymptom der Aortitis luetica. Dtsch. Röntgenges. Nauheim, April 1925. — HUCHARD: Traité clin. des maladies du cœur et de l'aorte. Paris 1899. — HUDÉLO: Artérites syphilitiques. Gaz. hebsom. **1893**, No 33. — HUECK, W.: Über Arteriosklerose. Münch. med. Wschr. **85**, 1 (1938). — HUTCHINSON, JONATHAN: Diseases of the arteries. Arch. Surg. (Lond.) **1**, 323 (1890).

IFF: Über angeborene Verkalkung, besonders der Arterien. Virchows Arch. path. Anat. **281**, 377 (1931). — IGARASHI, Y., and D. TADAKI: A case of arteriitis tuberculosa nodosa. Iryo, Tokyo **6**, 54 (1952). [Japanisch]. — INTROZZI, ANGELERI: Arterite luetica degli arti inferiori, in via di obliterazione, trattata con penicillina. Gazz. Osp. Clin. **47**, 193 (1946). — IRBY, R., G. R. HENNIGAR and J. KIRK: Acute disseminated lupus erythematosus in the

Negro male: report of a case with autopsy findings. Ann. intern. Med. **37**, 1274 (1952). — ISENBERG: Ein Aneurysma aortae mit Durchbruch in den Oesophagus: ein Beitrag zur Lehre von der syphilitischen Entstehung der Aneurysmen. Inaug.-Diss. Kiel 1899. — JAFFÉ, R. H.: Über die Häufigkeit der Aortenlues mit besonderer Berücksichtigung ihres Vorkommens bei der weißen und farbigen Rasse. Klin. Wschr. **10**, 2081 (1931). — JAGIC, N.: Über Mesaortitis luetica. Wien. klin. Wschr. **1928**, 845. — JAHNEL: Über das Vorkommen von Spirochäten in der Aorta bei progressiver Paralyse. Vorl. Mitteilung. Z. ges. Neurol. Psychiat. **60**, 360 (1920). — JAKOB: Aortitis syphilitica (?). Inaug.-Diss. Erlangen 1891. — JARLOV: Lethally progressing disease of vessels of kidney and heart as complications in antisyphilitic therapy. Acta med. scand. **133**, 377 (1949). — JENNINGS, G. H.: Temporal arteritis. Brit. med. J. **1948**, 443. — Schweiz. med. Wschr. **1949**, 370. — Brit. med. J. III, 6, 443. — Arteritis of temporal arteries. Lancet **1938 I**, 424. — "Temporal arteritis"; some aspects of subacute arteritis in later life. Brit. med. J. **1948**, 443. — Rupture of an aortic aneurysm into the pulmonary artery. Brit. Heart J. **15**, 456 (1953). — JERVELL, A.: Pulseless disease. Amer. Heart J. **47**, 780 (1954). — JESSAR, R. A., W. LAMONT-HAVERS and C. RAGAN: Natural history of lupus erythematosus disseminatus. Ann. intern. Med. **38**, 717 (1953). — JESSNER: Frühe Aortitis und tabische (?) Erscheinungen bei „renitenter" Lues. Zbl. Haut- u. Geschl.-Kr. **24**, 584 (1927). — JOHNSON, R. H., R. D. HARLEY and B. T. HORTON: Arteritis of the temporal vessels associated with loss of vision; report of two cases. Amer. J. Ophthal., III. s., **26**, 147 (1943). — JOHNSON, S. A. M., and H. H. SHAPIRO: Observations on treatment of cardiovascular system syphilis with aqueous penicillin G. A.M.A. Arch. Derm. Syph. **63**, 426 (1951). — JORES, L.: Arterien. In: Handbuch der speziellen Anatomie und Histologie von HENKE-LUBARSCH, Bd. II. S. 608. Berlin: Springer 1924. — JÜRGENS: Neue Deutsche Klinik, Bd. 3, S. 373 (1929). — JULITZ, R.: Die klinischen Ausdrucksformen der Endarteriitis obliterans und ihre Differentialdiagnose. Z. inn. Med. **8**, 343 (1953). — JUSTIN-BESANÇON, KLOTZ, RUBENS-DUVAL et SIKORAV: Bull. Soc. méd. Hôp. Paris 1022 (1947).

KAJTOR, F.: Vascular headache caused by arterialgia of the superficial temporary artery and its surgical treatment. Mschr. Psychiat. Neurol. **118**, 1 (1949). — KALKER: Ein Fall von Aneurysma der Aorta nach chronischer Endarteriitis. Inaug.-Diss. Kiel 1899. — KAMPMEIER, R. H.: Aneurysm of the abdominal aorta: a study of 73 cases. Amer. J. med. Sci. **192**, 97 (1938). — Saccular aneurysm of the thoracic aorta: a clinical study of 633 cases. Ann. intern. Med. **12**, 624 (1938). — KAMPMEIER, R. H., and S. R. COMBS: The prognosis in syphilitic aortic insufficiency. Amer. J. Syph. **24**, 578 (1940). — KAMPMEIER, R. H., and H. J. MORGAN: Specific treatment of syphilitic aortitis. Circulation **5**, 771 (1952). — KAPOSI, M.: Arch. Derm. Syph. (Berl.) **4**, 36 (1872). — KARSNER, H. T.: Acute inflammations of arteries. Publication No 6. Springfield, Ill.: Ch. C. Thomas 1947. — KAUFMANN: Lehrbuch der Speziellen Pathologischen Anatomie, 2. Auflage. 1901. 1903. — KAYE, S. L.: Temporal arteritis; report of 7 cases. Lancet **1949**, 1039. — KEEN, H.: Cranial arteritis presenting as meningitis. Brit. med. J. **1950**, 993. — KEITH, N. M.: The renal problem in lupus erythematosus. Proc. Mayo Clin. **15**, 682 (1940). — KEMP, J. E., and K. D. COCHEMS: Studies in cardiovascular syphilis. IV. The influence of the treatment of early syphilis upon the incidence of cardiovascular syphilis. Amer. J. Syph. **21**, 625 (1937). — KENDALL, D.: Günstige Wirkung von Salicylaten bei Arteriitis der Temporalis. Brit. med. J. **1953**, 418. — KIERLAND, R. R.: Classification and cutaneous manifestations of lupus erythematosus. Proc. Mayo Clin. **15**, 675 (1940). — KILBOURNE and WOLF: Ann. intern. Med. **24** (1946). — KIMMELSTIEL, GILMOUR and HODGES: Degeneration of elastic fibers in granulomatous giant cell arteritis (temporal arteritis). A.M.A. Arch. Path. **54**, 157 (1952). — KIMMERLING, D. F., and P. F. NORDIN: Cranial arteritis: a case report and discussion. Ann. intern. Med. **36**, 1520 (1952). — KISCH, F.: Syphilitische und nicht syphilitische Aorteninsuffizienz. Wien. Arch. klin. Med. **31**, 712 (1936). — KISS, A.: Über pathologisch-anatomische Befunde bei Mesaortitis luica und ihre Beziehungen zur Klinik. Klin. Med. (Wien) **6**, 545 (1951). — KLEMPERER: Diffuse collagen disease. Acute disseminated lupus erythematosus and diffuse scleroderma. J. Amer. med. Ass. **119**, 331 (1942). — Concept of collagen diseases. Amer. J. Path. **26**, 505 (1950). — Changing patterns in the definition of acute lupus erythematosus. J. Mt. Sinai Hosp. **17**, 793 (1950/51). — Über fibrinoide Substanzen. Wien. klin. Wschr. **1953**, 713. — KLEMPERER, P., A. D. POLLACK and G. BAEHR: Pathology of disseminated lupus erythematosus. Arch. Path. (Chicago) **32**, 569 (1941). — On the nature of acute lupus erythematosus. N.Y. St. J. Med. **42**, 2225 (1942). — KLINGE: Der Rheumatismus. Ergebn. allg. Path. path. Anat. **27**, 1 (1933). — KLINGE u. VAUBEL: Die Gefäße beim Rheumatismus, insbesondere die „Aortitis rheumatica" mit Betrachtungen zur Ätiologie des fieberhaften Rheumatismus vom pathologisch-anatomischen Standpunkt. Virchows Arch. path. Anat. **281**, 701 (1931). — KLOTZ, O. Arterienschädigungen bei Rheumatismus. J. Path. Bact. **18** (1913). — Some points respecting the localisation of syphilis upon the aorta. Amer. J. med. Sci. **155**, 92 (1918). — KOĎOUSEK: Gigantocellular granulomatous arteritis. Čas. Lék. Čes. **94**, 909 (1955). — KÖSTER: (a) Über die Entstehung der spontanen Aneurysmen und die chronische Mesarteriitis.

Sitzgsber. niederrhein. Ges. Natur- u. Heilk. Bonn 1875, 15. Berl. klin. Wschr. 1876, 322. — (b) Ein Fall von Aortenaneurysma. Verh. niederrhein. Ges. Natur- u. Heilk. Bonn, 15. Nov. 1881. Berl. klin. Wschr. 1881, 377. — KOGOJ, FR.: Die Bedeutung der Reaktion nach NELSON und MAYER für die Diagnose und Therapie der Syphilis. Hautarzt 6, 511 (1955). — KOSZYNSKI, L.: Syphilitische Aortenerkrankung. Wien. klin. Wschr. 1916, 1432. — KOULUMIES, R., and O. HEINIVAARA: Observations on penicillin therapy in cardiovascular syphilis. Acta med. scand. 159, 453 (1957). — KRAFFT: Über Entstehung der wahren Aneurysmen. Inaug.-Diss. Bonn 1877. — KRASNOFF, S. O., and H. BRODY: Dissecting hematoma due to giant cell aortitis: Report of two cases and the consideration of a systemic disease, giant cell arteritis. Circulation 14, 962 (1956). — KRAUS, F.: Die Aortenerweiterung bei der Heller-Doehleschen Aortitis. Dtsch. med. Wschr. 1914, Nr 12. — KREUZFUCHS, S.: Über eine neue Methode der Aortenmessung. Med. Klin. 16, 36 (1920). — KRUPP, M. A.: Urinary sediment in visceral angiitis (periarteritis nodosa, lupus erythematosus, Libman-Sacks disease); quantitative studies. Arch. intern. Med. 71, 54 (1943). — KRYSTA, F.: Arteriitis temporalis mit Augenbeteiligung. Klin. Mbl. Augenheilk. 122, 739 (1953). — KÜLBS: Erkrankung der Zirkulationsorgane. In MOHR-STÄHELINS Handbuch der inneren Medizin, Bd. 2, S. 451. 1928.

LAMPEN, H., u. H. WADULLA: Stenosierende Aortenlues unter dem klinischen Bild einer „umgekehrten Isthmusstenose". Dtsch. med. Wschr. 1950, 144—147. — LANGER, E.: Die Häufigkeit der luetischen Organveränderungen, insbesondere der Aortitis luetica. Münch. med. Wschr. 73, 1782 (1926). — LASZLO, T.: Die Syphilis der Aorta als Ursache fieberhafter Zustände. Wien. Arch. inn. Med. 30, 97 (1937). — LAVERAN: (a) Aneurysme de l'aorte ouvert dans l'artère pulmon., aortite probablement syphilit. Union méd. 24, 3 (1877). Soc. méd. Hôp., 12. Okt. 1877. — (b) Sem. méd. (Paris) 1892, 269. — O'LEARY: Prognosis and treatment of lupus erythematosus. Proc. Mayo Clin. 15, 686 (1940). — LEATHER, H. M.: Syphilitic mediastinitis. Lancet 1953 II, 116—118. — LEECH, C. B.: Cardiovascular syphilis. R.I. med. J. 33, 186—188 (1950). — LENK, R.: Zur Röntgendiagnose der Aneurysmen der Aorta descendens und der Aortenlues überhaupt. Fortschr. Röntgenstr. 30, 134 (1922/23). — LESSER, F.: Zur Ätiologie und Pathologie der Tabes, speziell ihr Verhältnis zur Syphilis. Berl. klin. Wschr. 1904, 80. — LEVY, A., and P. JOBARD: Artérite oblitérante rheumatismale de la pulmonaire. Strasbourg méd. 4, 171 (1953). — LIBMAN, E., and B. SACKS: A hitherto undescribed form of valvular and mural endocarditis. Trans. Ass. Amer. Phycns 38, 46 (1923). — LICHTENSTEIN: Zur Entstehung der Aortenaneurysmen. Inaug.-Diss. Freiburg 1901. — LIEK: Die rezente Aortitis luetica im Röntgenbild. Fortschr. Röntgenstr. 17, 23 (1911). — LINZENMEIER, G.: Die Senkungsgeschwindigkeit der roten Blutkörperchen und ihre praktische Bedeutung. Münch. med. Wschr. 70, 1243 (1923). — Ein Beitrag zur Blutsenkungsgeschwindigkeit unter Mitteilung einer verbesserten Kapillarmethode. Münch. med. Wschr. 81, 174 (1934). — LIPPMANN-QUIRING: Röntgenuntersuchungen bei Aortenerkrankungen. Fortschr. Röntgenstr. 19, 253 (1912). — LÖWENBERG, K.: Syphilis des Zentralnervensystems und der Aorta. Klin. Wschr. 1924, 531. — LONGCOPE: The association of aortic insufficiency with syphilit. aortitis. J. Amer. med. Ass. 54, 118 (1910). — LOVE jr., W. S., and C. G. WARNER: Observations upon syphilis of the heart, coronary ostia, and coronary arteries, with special reference to myocardial lesions noted in stenosis of coronary ostia. Amer. J. Syph. Neurol. 18, 154 (1934), — LOWMAN and SLOCUMB: The peripheral vascular lesions of lupus erythematosus. Ann. intern. Med. 36, 1206 (1952). — LUBARSCH: (a) Über die Fortschritte der pathologischen Anatomie der Syphilis. Zbl. Haut.- u. Geschl.-Kr. 5, 273 (1922). — (b) 14. Verh. dtsch. path. Ges. 250, 252, 1910. — LUCIA, S. P., V. C. HARP and M. L. HUNT: Cardiovascular syphilis in a general medical clinic. Publ. Hlth Rep. (Wash.) 68, 405 (1953). — LYON, E.: Das Sjoegren-Syndrom, Med. Klin. 51, 133 (1956).

MACDONALD and MOSER: Periarteritis and Arteritis of temporal vessels: Case report. Ann. intern. Med. 10, 1721 (1937). — MALI, J. W. H., J. N. VAN DER HORST: Onderzoek naar periphere vaatstoornissen bij lupus erythematodes. Ned. T. Geneesk. 95, 2083—2084 (1951).— MALMSTEN: Aorta-aneurysmens etiologie. Stockholm 1888. — MANCHOT: Über die Entstehung der wahren Aneurysmen. Virchows Arch. path. Anat. 121 (1890). — MANGOLD u. ROTH: Zur Kenntnis des Aortenbogensyndroms. Schweiz. med. Wschr. 84, 1192 (1954). — MARCHAND: (a) Arterien. In EULENBURGS Realenzyklopädie, 3. Aufl., Bd. 2, S. 203. 1894. (b) Über das Verhältnis der Syphilis und Arteriosklerose zur Entstehung der Aortenaneurysmen. Verh. dtsch. path. Ges. 6, 197 (1903, ersch. 1904). — c) Aortitis syphilitica. Med. Ges. Leipzig, Sitzg. 29. Jan. 1907. Dtsch. med. Wschr. 1907, 908. — MARESCH, R.: Über Aortenlues. Wien. med. Wschr. 81, 971 (1931). — MARINONE, G.: La valeur thérapeutique des transfusions substitutives partielles dans le traitement du Lupus-érythémato-viscérite malin (maladie de Libman-Sacks). Sangue 24, 115 (1951). — MARTLAND, H. S.: Syphilis of the aorta and heart. Amer. Haert J. 6 (1930). — MATHIEU, L., J. SIMONIN, CADIOT, GRILLIAT: Nodule d'artérite temporale par processus emboligène. Arch. Mal. Coeur 43, 549 (1950). — MAYNARD, E. P. et al.: Cardiovascular syphilis; early diagnosis and clinical course of aortitis in three hundred and forty-six cases of syphilis. Arch. intern. Med. 55, 873 (1935). — McCANN, J. S., and

D. C. Porter: Calcification of the aorta as an aid to the diagnosis of syphilis. Brit. med. J. 1, 826 (1956). — McCulloch, H.: Congenital syphilis as cause of heart disease. Amer. Heart J. 6, 136 (1930). — McGuire, J., R. C. Scott and E. A. Gall: Chronic aortitis of undetermined cause with severe and fatal aortic insufficiency. Amer. J. med. Sci. 235, 394 (1958). — McLetchie, N. G. B., and D. A. Gillis: Disseminate endarteritis — Report of a case. Amer. J. clin. Path. 25, 502 (1955). — McMillan, G. C.: Diffuse granulomatous aortitis with giant cells associated with partial rupture and dissection of aorta. Arch. Path. (Chicago) 49, 63 (1950). — Meessen, H.: Zum Problem der allergischen Pathogenese der Arteriitis. Verh. dtsch. Ges. inn. Med. 60, 385 (1954). — Mehmel, L.: Das Auftreten der Riesenzellarteriitis in Deutschland. Z. Kreisl.-Forsch. 43, 242 (1954). — Meinicke, K.: Bedeutung der Treponemen-Antigen-Antikörper-Reaktion für die Diagnose der Lues. Hautarzt 8, 23, 77 (1957). — Meneely jr. J. K., and N. H. Bigelow: Temporal arteritis. A critical evaluation of this disorder and a report of three cases. Amer. J. Med. 14, 46 (1953). — Merten, C. W., N. Finby and J. Steinberg: The antemortem diagnosis of syphilitic aneurysm of the aortic sinuses. — Report of nine cases. Amer. J. Med. 20, 345 (1956). — Metz, U.: Über die Veränderung von Dehnbarkeit und Festigkeit der basalen Hirnarterien bei Lungentuberkulose. Z. Kreisl.-Forsch. 39, 599 (1950). — Meyer-Krahmer, H. G.: Die Erweiterung der Arteria anonyma (Truncus brachio-cephalicus). Fortschr. Röntgenstr. 74, 193 (1951). — Meyers, L., and J. W. Lord: Cranial arteriitis, report of its occurrence in a young woman. J. Amer. med. Ass. 136, 169 (1948). — Meyerratken, E.: Über Augenveränderungen bei der Arteriitis temporalis und der Endangiitis obliterans. Klin. Mbl. Augenheilk. 123, 433 (1953). — Meyer-Schwickerath, G.: Erblindung bei Arteriitis temporalis. Ärztl. Wschr. 6, 704 (1951). — Meyrl, M.: Über die Bedeutung der Jarisch-Herxheimerschen Reaktion. Inaug.-Diss. 1948 München. — Mignone, L., et M. Mortara: L'artérite temporale. Minerva Med. (Torino) 2, 477 (1949). — Nuove osservazione sull'arterite temporale. Arch. Med. interna (Parma) 2, 39 (1950). — Mönckeberg: Über die Beziehungen zwischen Syphilis und schwieliger Aortensklerose vom pathologisch anatomischen Standpunkt. Med. Klin. 1905, 1027. — Mohr and Hahn: Therapeutic paradox (?) in cardiovascular syphilis. Amer. J. Syph. 36, 82 (1952). — Molinari: Die schwielige Arteriosklerose und ihre Beziehung zur Syphilis. Inaug.-Diss. Leipzig 1904. — Moll: Über einen Fall von Aortenaneurysma bei Tabes dorsalis. Inaug.-Diss. Kiel 1898. — Montgomery, H.: Pathology of lupus erythematosus. Proc. Mayo Clin. 15, 678 (1940). — Moore, J. E.: Cardiovascular syphilis. A summary of recent information with special reference to treatment with penicillin. Amer. J. Syph. 33, 43 (1949). — Morin, M., J. Graveleau, J. Lafon, J. Leveau et J. Acar: Artérite temporale traitée par ACTH et cortisone. Trois observations. Bull. Soc. Méd. Paris, IV. s. 69, 697 bis 713 (1953). — Moritz, F.: Über spezifische Gefäßerkrankungen. Z. wiss. Bäderk. 1/2, 131 (1926). — Morrison and Abitbol: Granulomatous arteritis with myocardial infarction; a case report with autopsy findings. Ann. intern. Med. 42, 691—700 (1955). — Mouquin, Desvignes, P., C. Macrez, P. Y. Hatt et J. Fanjoux: Un cas d'oblitération des trois branches artérielles nées de la crosse aortique. „Pulseless diasease". Syndrome de Takayashu. Amélioration de vision par l'ACTH. Bull. Soc. Med. Paris 71, 1056 (1955). — Müller, E.: (a) Über die Bedeutung der Syphilis für das Atherom der Aorta. Festschr. zur Eröffnung des neuen Krankenhauses der Stadt Nürnberg 1898. (b) Zur Statistik der Aneurysmen. Inaug.-Diss. Jena 1902. — Muijden, N. H. van, and D. Scherf: Über ein durch hochgradige luische Verengerung der Coronarostien hervorgerufenes Krankheitsbild. Wien. klin. Wschr. 47, 746 (1934). — Mumme, C.: Über Gefäßveränderungen nach einer Typhus-Parathyphus-Schutzimpfung sowie bei einer Endokarditis und Aortitis fibroplastica mit hochgradiger Eosinophilie im Blut, Knochenmark und in den Organen. Verh. dtsch. Ges. inn. Med. 60, 710 (1954). — Munk: Verh. dtsch. Kongr. inn. Med. in Warschau. Wiesbaden: J. F. Bergmann 1916. — Myers, J. D., H. V. Murdaugh, H. D. McIntosh and R. K. Blaisdell: Observations on continuous murmurs over partially obstructed arteries. Arch. intern. Med. 97, 726 (1956).

Nauwerck u. Eyrich: Zur Kenntnis der verrukösen Aortitis. Beitr. path. Anat. 5, 47 (1889). — Nelson jr., R. A., and M. M. Mayer: Immobilization of treponema pallidum in vitro by antibody produced in syphilitic infection. J. exp. Med. 89, 369 (1949). — Neubert, B.: Die Gefäßveränderungen bei den verschiedenen Formen der Lungentuberkulose. Virchows Arch. path. Anat. 301, 364 (1938). — Neumann, M. A.: Tuberculous lesions of the circulatory system. Report of two cases. Amer. J. Path. 28, 919 (1952). — Nicod, J. L.: De la localisation à la pulmonaire de la mésartérite luétique. Schweiz. Z. Path. 10, 66—73 (1947). — Les lésions vasculaires dans le poumon silicotique et leurs relations avec la tuberculose. Schweiz. Z. Path. 12, 157 (1949). — Nissl: Zur Lehre von der Hirnlues. Neurol. Zbl. 23, 42 (1904). — Norris, J. C.: Myocardial syphilis with aneurysm of the sinus of Valsalva. U.S. nav. med. Bull. 30, 37 (1932). — Norris, R. F.: Syphilitic aortitis in childhood and youth. Bull. Johns Hopk. Hosp. 57, 206 (1935).

Oberndorfer: Die syhilitische Aortenerkrankung. Münch. med. Wschr. 60, 505 (1913). — Odinokova, V. A.: A dissecting aneurysm of the pulmonary artery. Arh. Patol. 18, 87

(1956). [Russisch.] — OLANSKY, S. J.: The Herxheimer reaction of relatively small dosis of penicillin. J. vener. Dis. Inform. 28, 26 (1947). — OLIVEIRA, O. DE: Die Quecksilberbehandlung bei Herz-Gefäß-Syphilis. Rev. bras. Med. 9, 696—699 (1952). [Portugiesisch.] — OPPENHEIM: Zur Kenntnis der syphilitischen Erkrankungen des Zentralnervensystems. Berlin 1890. — ORMSBY and MONTGOMERY: Diseases of the skin, 6th. edit. Philadelphia: Lea & Febiger 1943. 1360 pp. — ORTH: Verh. Dtsch. Path. Ges. 1899 München, Diskussion zu HELLER und STRAUB, S. 366. — OSLER, W.: On the visceral complications of erythema exudativum multiforme. Amer. J. med. Sci. 110, 629 (1895).

PAPACHARALAMPOUS u. ZOLLINGER: Morphologie und Pathogenese des subtotalen und totalen Coronarverschlusses. Schweiz. med. Wschr. 1953, 859. — PADGET, WEBSTER, DENSEN, NICOL and RICH: Studies in cardiovascular syphilis. I. A preliminary report. Amer. J. Syph. 34, 319 (1950). — PARDO and TACKER: The Jarisch-Herxheimer reaction in early congenital syphilis. Amer. J. Syph. 33, 225 (1949). — PATERSON, M. W.: Ocular changes in the pulseless disease. (Takayasu's disease: the aortic arch syndrome). Scot. med. J. 2, 57 (1957). — PAUTRIER: Les lupus érythémateux aigus. Formes cliniques . Considérations générales. VIII. Congr. des Dermatologistes et Syphiligraphes de langue française, p. 121. Rapports. Nancy: G. Thomas 1953. — PEABODY, G. E., G. G. READER, CH. T. DOTTER, I. STEINBERG and B. WEBSTER: Angiocardiography in the diagnosis of cardiovascular syphilis. Amer. J. med. Sci. 219, 242 (1950). — PEARSON, J. R., and E. ST. NICHOL: The syndrome of compression of the pulmonary artery by a syphilitic aortic aneurysm resulting in chronic cor pulmonale, with report of a case. Ann. intern. Med. 34, 483 (1951).—PEET, R. M.: Temporal arteritis complicating migraine. Irish J. med. Sci. 6, 387 (1951). — PENTSCHEW, A.: Gibt es eine Endarteriitis luica der kleinen Hirnrindengefäße (Nissl-Alzheimer)? Nervenarzt 8, 393 (1935). — PERALTA, A.: Amer. Heart J. 37, 661 (1949). — PERLA, D., and M. DEUTCH: Intimal lesion of aorta in rheumatic infections. Amer. J. Path. 5, 45 (1929). — PERLA, D., and B. SELIGMAN: Diffuse obliterating endarteritis of unknown etiology. Arch. Path. (Chicago) 7, 55 (1929). — PESARE, BAUER and GLEESON: Untreated syphilis in the male negro. Amer. J. Syph. 34, 201 (1950). — PHILIPS: Statistik der erworbenen Syphilis. Inaug.-Diss. Kiel 1896. — PICK u. PROSKAUER: Die Komplementbindung als Hilfsmittel der anatomischen Syphilisdiagnose. Med. Klin. 1908, 539. — PINCOFFS, M. C., and W. S. LOVE JR.: Observations upon syphilis of the heart, coronary ostia, and coronary arteries, with special reference to the clinical picture presented by syphilitic stenosis of the coronary ostia. Amer. J. Syph. 18, 145 (1934). — PIRANI, C. L., R. M. KARK and R. C. MUEHRCKE: Diseases of the kidney studied by pericutaneous kidney biopsy. Proc. Inst. Med. Chicago 20, 290 (1955). — PLETNEW, D. D.: Die Syphilis als ätiologisches Moment chronischer Herz- und Aortenerkrankungen. Z. klin. Med. 103, 579 (1926). — PONFICK: Verh. Dtsch. Path. Ges. 1899 München, Diskussion zu HELLER und STRAUB, S. 363. — PORT: Häufigkeit einer Aortitis syphilitica bei älteren Leuten. Münch. med. Wschr. 1924, 712. — PORTER, R. R.: Virginia med. Monthly 75, 357 (1948). Ref. Amer. J. Syph. 35, 319 (1951). — POZZA, E., e M. SOSSAI: Sul significato delle placche calcari della aorta toracica (considerazioni su di un caso di eccezionale calcificacione aortica). Acta med. patav. 11, 169 (1950). — PROFANT, H. J.: Temporal arteritis. Ann. Otol. (St. Louis) 53, 308 (1944). — PUPPE: Untersuchungen über das Aneurysma der Brustaorta. Dtsch. med. Wschr. 1894, 854, 874.

RAASCHOU-NIELSEN, W., and H. KOPP: Cardiovascular syphilis in neurosyphilitic patients. Acta derm.-venereol. (Stockh.) 37, 446 (1957). — RANDERATH, E.: Die pathologische Anatomie des Fleckfiebers. Med. Klin. 37, 463 (1941). — RANSON, F. T.: Babcock's operation for thoracic aneurysm. Brit. med. J. 1947, No 4530, 692. — RATSCHOW, M.: Durchblutungsstörungen und Eiweißmangel. Dtsch. Gesundh.-Wes. 1948, 787. — REDLICH, F., u. P. STEINER: Statistische Untersuchungen über Lues und innere Erkrankungen. Wien. Arch. klin. Med. 15. Zit. nach SCHLESINGER, Syphilis des Herzens und der Gefäße. In JADASSOHN Bd. 16, Teil II. 1931. — REICHE, F.: Zur Frage der kongenitalluetischen Aorteninsuffizienz. Klin. Wschr. 5, 1711 (1926). — REIN, G.: Über Riesenzellenarteriitis, besonders der Aorta. Z. Kreisl.-Forsch. 44, 393 (1955). — REUTER: (a) Über Spirochäte pallida in der Aortenwand bei Hellerscher Aortitis. Münch. med. Wschr. 1906, 778. — (b) Neue Befunde von Spirochäta pallida (Schaudinn) im menschlichen Körper und ihre Bedeutung für die Ätiologie der Syphilis. Z. Hyg. Infekt.-Kr. 54, 49 (1906). — RIBBERT: Lehrbuch der speziellen Pathologie und der speziellen pathologischen Anatomie. 1902. — RICE-OXLEY, J. A., and A. M. COOKE: Temporal arteritis. Two cases treated with aureomycin. Lancet 1951 I, 89—90. — RICH and GREGORY: Experimental anaphylactic lesions of the coronary arteries of the "sclerotic type", commonly associated with rheumatic fever and disseminated lupus erythematosus. Bull. Johns Hopk. Hosp. 81, 312 (1947). — RICHMAN, B., and M. POMERANCE: An unusual case of multiple thoracic aneurysms. N.Y. St. J. Med. 53, 335 (1953). — RICHTER: Zur Statistik der Aneurysmen, besonders der Aortenaneurysmen, sowie über die Ursachen derselben. Langenbecks Arch. klin. Chir. 32, 542 (1885). — RIEDERER, J.: Beitrag zur Therapie der Arteriitis temporalis. Ärztl. Wschr. 1954, 67—69. — RIMSA, A., and G. C. GRIFFITH: Ann. intern. Med. 46, 915 (1957). — RITAMA, V.: Temporal arteritis. Ann. Med. intern. Fenn. 40, 63 (1951). — ROBERTSON:

Temporal or gigant-cell arteritis. Brit. med. J. **1947**, No 4517, 168. Ref. Klin. Wschr. **1949**, 286. — RÖMER, K.: Das Krankheitsbild der Arteriitis temporalis. Fortschr. Neurol. Psychiat. **17**, 222 (1949). — RÖSSLE, R.: Zum Formenkreis der rheumatischen Gewebsveränderungen, mit besonderer Berücksichtigung der rheumatischen Gefäßentzündungen. Virchows Arch. path. Anat. **288**, 780 (1933). — ROMBERG: Krankheiten des Herzens und der Blutgefäße. Stuttgart 1921. — Über die inneren Erkrankungen bei Syphilis, besonders über Aortitis syphilitica. Münch. med. Wschr. **1918**, 1266. — ROSENTHAL, A.: Ein Beitrag zur Lehre von den angeborenen Herzfehlern. Inaug.-Diss. Breslau 1911. — ROSENTHAL, O.: Ueber Erkrankungen des Herzens im Verlaufe der Syphilis und der Gonorrhoe. Berl. klin. Wschr. **37**, 1081, 1109 (1900). — ROSKAM, J., et H. VAN CAUWENBERGE: Comment agissent les salicylés? Comment faut-il les prescrire. Presse méd. **62**, 165 (1954). — Ross, S. W., and B. B. WELLS: Systemic lupus erythematosus. A review of the literature. Amer. J. clin. Path. **23**, 139 (1953). — ROTH, F.: Veröff. Konstit.- u. Wehrpath. 1943. — ROUBIER, CH.: Des aortites douloureuses (Considérations anatomocliniques). J. Méd. Lyon **35**, 741 (1954). — ROUX, J.-L.: Le syndrome de l'artérite temporale. Helv. med. Acta, Ser. A **21**, Suppl. 34 (1954). 82 S. — RUSSEK, H. I., J. C. CUTLER, S. A. FROMER and B. L. ZOHMAN: Treatment of cardiovascular syphilis with penicillin. Ann. intern. Med. **25**, 957 (1946). — RUSSEK, H., F. NICHOLSON and B. L. ZOHMAN: Penicillin in cardiovascular syphilis. N.Y. St. J. Med. **49**, 2176 (1949). — RUSSU, G., G. MARDARE, E. MIHAIL and E. COJOCARU: Clinical considerations of a case of Horton's syndrome. Rev. Med. Chir. **60** (2), 161 (1956).

SANTHA, K. v.: Über Gefäßveränderungen im Zentralnervensystem bei Chorea rheumatica. Virchows Arch. path. Anat. **287**, 405 (1932). — SAPHIR, O., and R. W. SCOTT: Observations on 107 cases of syphilitic aortic insufficiency, with special reference to aortic valve area, myocardium and branches of aorta. Amer. Heart J. **6**, 56 (1930). — SAR, A. VAN DER: Disseminated arteritis. Docum. Med. geogr. trop. (Amst.) **5**, 56 (1953). — SATO, T.: Ein seltener Fall von Arterienobliteration. Klin. Wschr. **17** (II), 1154 (1938). — SCALABRINO u BIANCHI: Alte und neue Erfahrungen bei spontanen chronischen obliterierenden Arteriopathien der Gliedmaßen. (Juvenile und senile Arteritiden); klinische, biohumorale, histopathologische und experimentelle Untersuchungen. Medicina (Parma), Suppl. **4**, 5 (1954). — SCHAERSTRÖM, R.: Arteritis temporalis and ACTH. Acta med. scand. **145**, 447 (1953). — SCHALLOCK, G.: Über die Darstellung von Tuberkellbazillen in histologischen Schnitten. Fortschr. Diagn. Therap. 1 (1949). — SCHARPFF, A.: Über das Verhalten der Gefäße bei akuten Infektionskrankheiten. Frankfurt. Z. Path. **2** (1909). — Zur Frage der Aortenveränderungen bei kongenitaler Syphilis. Frankfurt. Z. Path. **2**, 287 (1909). — SCHEHL, R.: Neuere Erkenntnisse über die Jarisch-Herxheimersche Reaktion unter besonderer Berücksichtigung der Penicillintherapie. Inaug.-Diss. Würzburg 1953. — SCHERF, D.: Koronarerkrankungen. Ergebn. inn. Med. **20**, 237 (1935). — SCHERF, D., and L. J. BOYD: Clinical electrocardiography. Philadelphia: 2nd edit. Philadelphia J. B. Lippincott Company 1945. — SCHITTENHELM, A.: Über Aortitis luica. Dtsch. med. Wschr. **48**, 60 (1922). — SCHLESINGER: Syphilis und innere Medizin, Teil II u. III. Berlin: Springer 1926 u. 1928. — SCHLESINGER, H.: Die syphilitischen Erkrankungen des Herzens und der großen Gefäße. In Handbuch der Haut- und Geschlechtskrankheiten, Bd. XVI/2, S. 272. 1931. — SCHMORL: Mitteilungen zur Spirochätenfrage. Münch. med. Wschr. **1907**, 188. — SCHOPPER, W.: Zur Pathologie des Fleckfiebers (insbesondere zur Frage der Myokardveränderungen und Extremitätengangrän bei Fleckfieber). Virchows Arch. path. Anat. **310**, 70 (1943). — SCHOTTMÜLLER: Zur Behandlung der Spätlues, insbesondere der Aortitis luica. Med. Klin. **15**, 157 (1919). — Dauererfolge der Behandlung der Aortitis luica. Dtsch. Ges. inn. Med. 451 (1922). — SCHRADER, E. A.: Zur Arteriitis der Kopfarterien. Dtsch. med. Wschr. **75**, 541 (1949). — Die Stellung der „arteriits temporalis" in der Angiologie. Z. Kreisl.-Forsch. **41**, 524 (1952). — SCHREITZER u. DE YONG: Ned. T. Geneesk. **30**, 2536. — SCHRÖTTER, v.: Erkrankungen der Gefäße. In NOTHNAGEL, Spezielle Pathologie und Therapie, Bd. 15, S. 3. Wien 1901. — SCHUERMANN, H.: Festigung von Erregern gegen spezifische Heilmittel. Fortschr. prakt. Derm. (1952), 112. — SCHUERMAN, H., u. R. DOEPFMER: Behandlung des Lupus erythematodes acutus mit A.C.T.H. Hautarzt **1**, 421 (1950). — SCHUERMANN, H., u. W. HAUSER: Über die Hargraves-Haserick-(„L. E.") Zelle (insbesondere im Sternalmark) beim Lupus erythematosus acutus. Hautarzt **1**, 557 (1950). — SCHÜLE: Hirnsyphilis und Dementia paralytica. Allg. Z. Psychiat. 28, 605 (1872). — SCHULMAN, S., and D. BERGENSTAL: Treatment of temporal arteritis with cortisone: a case report. Ann. intern. Med. **37**, 1088 (1952). — SCHULTE, K.: Über juvenile Mesaortitis luica. Z. Kreisl.-Forsch. **22**, 753 (1930). — SCOTT, D. H.: Aneurysms of the coronary arteries. Amer. Heart J. **36**, 403 (1948). — SCOTT, J. W., E. S. MAXWELL and A. E. GRIMES: Tuberculous false aneurysm of the abdominal aorta with rupture into the stomach. A case report with review of the literature. Amer. Heart J. **37**, 820 (1949). — SCOTT, V.: Abdominal aneurysms: A report of 96 cases. Amer. J. Syph. **28**, 682 (1944). — SCOTT, V., R. W. MAXWELL and J. S. SKINNER: The Jarisch-Herxheimer reaction in late syphilis. Probable fatal reactions to penicillin. J. Amer. med. Ass. **139**, 217 (1949). — SEELMANN, K., u. B. KORNATZ-STEGMANN: Zur Vermeidung der Jarisch-Herxheimer-Reaktionen bei der Penicillinbehandlung des Lues connata. Mschr. Kinderheilk. **100**, 472 (1952). — SEIDEL: Arteriosklerotisches oder luetisches Aortenaneurysma. Ärztl. Praktiker 8, Nr 10 (1895). — SEMSROTH u. KOCH: Über Gefäßläsionen bei Allgemeininfektionen. Krankh.-Forsch. **8**, 191 (1930). — SEYDEL, F. C.: Über die luetische Erkrankung der Herzkranzgefäße mit einem Fall eines syphilitischen Aneurysmas an dem vorderen absteigenden Ast der linken Kranzarterie. Z. Kreisl.-Forsch. **27**, 265 (1935). — SÈZE, S. DE, et A. DENIS: Un cas d'artérite temporale „gueri" par la cortisone. Rev. Rhum. **20**, 233 (1953). — SHAFFER and SHENKIN: Fatal Herxheimer reaction following penicillin therapy. Report of a case of syphilitic pachyleptomeningitis. Amer. J. Syph. **34**, 78 (1950). — SHANNON, E. W., and J. SOLOMON: Bilateral temporal arteritis with complete loss of vision. J. Amer. med. Ass. **127**, 647 (1945). — SHEARN, M. A., and B. PIROFSKY: Disseminated lupus erythematosus. Arch. intern. Med. **90**, 790 (1952). — SHELDON, W. H., and A. HEYMAN: Morphologic changes in syphilitic lesions during the Jarisch-Herxheimer reaction. Amer. J. Syph. **33**, 213 (1949). — SHELDON, W. H., A. HEYMAN and L. D. EVANS: The production of Herxheimer reactions by injection of immune serum in rabbits with experimental syphilis. Amer. J. Syph. **35**, 405 (1951). — Production of Herxheimer-like reactions in rabbits with spirillum minus infections by administration of penicillin or immune serum. Amer. J. Syph. **35**, 411 (1951). — EL SHERIF, A., A. SOROUR and M. IBRAHIM: Heart disease in Egypt. Part II. Cardiovascular syphilis. J. roy. Egypt. med. Ass. **34**, 114 (1951). — SIEBECK: Die Syphilis des Herzens und der Gefäße. Münch. med. Wschr. **77**, 1533 (1930). — SIEGENTHALER u. HEGGLIN: Der viscerale Lupus erythematosus (Kaposi-Libman-Sacks-Syndrom). Ergebn. inn. Med. Kinderheilk., N. F. **7**, 373 (1956). — SIEGMUND: Gefäßveränderungen bei chronischer Streptokokkensepsis (Sepsis lenta). Zbl. allg. Path. path. Anat. **35**, 276 (1924). — SINCLAIRE, H. A., and B. WEBSTER: The problem of the Jarisch-Herxheimer reaction in the penicillin therapy of cardiovascular syphilis. Amer. J. Syph. **35**, 312 (1951). — The effect of penicillin treatment on the microscopic appearance of syphilitic aortitis. Amer. J. Syph. **38**, 54 (1954). — SJÖGREN, H.: Zur Kenntnis der Keratoconjunctivitis sicca (Keratitis filiformis bei Hypofunktion der Tränendrüsen). Acta ophtal. (Kbh.) **11**, Suppl. 2, 1—151 (1933). — SLOCUMB, C. H.: Arthralgia and arthritis of lupus erythematosus. Proc. Mayo Clin. **15**, 683 (1940). — SMITH, J. R., J. A. SAXTON jr., and H. C. FRITZ: Syphilitic cardiovascular disease combined with chronic endocardial lesions usually attributed to rheumatic fever. Amer. J. Med. **10**, 37 (1951). — SNOW: Syphilitic degeneration of arteries as a cause of aneurism with a rept. of 2 cases. Med. Rec. (N. Y.) **18**, 229 (1880). — SNYDER, G. A. C., and W. C. HUNTER: Syphilitic aneurysm of left coronary artery with concurrent aneurysm of a sinus of Valsalva and an additional case of valsalva aneurysm alone. Amer. J. Path. **10**, 757 (1934). — SOKOLOFF, L., S. L. WILENS and J. J. BUNIN: Arteritis of striated muscle in rheumatoid arthritis. Amer. J. Path. **27**, 157 (1951). — SOSKIN: Über Aortitis luetica. Inaug.-Diss Halle 1924. — SPANG, K.: Über die Gefäßveränderungen bei der tuberkulösen Meningitis und ihre Bedeutung für die Rolle der subendothelialen Schicht als mesenchymales Keimlager. Virchows Arch. path. Anat. **297**, 264 (1936). — SPROUL: N. Y. St. J. Med. **42**, 345 (1942). — SPÜHLER, O., u. L. MORANDI: Sklerodermie und ihre Beziehungen zu Libman-Sacks-Syndrom, Dermatomyositis und rheumatischen Infektionskreis. Helv. med. Acta **16**, 147 (1949). — STADLER, E.: Syphilis des Herzens und der Gefäße. Dresden: Theodor Steinkopff 1932. — STAEMMLER: Beitrag zur Kasuistik der Syphilis des Zentralnervensystems. Dtsch. Arch. klin. Med. **136**, 271 (1921). — Über Syphilis der Mitralis. Zbl. allg. Path. path. Anat. **42**, 177 (1930). — In KAUFMANNS Lehrbuch der speziellen pathologischen Anatomie, 11. u. 12. Aufl. Berlin 1955. — STEIN, E.: Über die Arteriitis cranialis. Ärztl. Wschr. **1954**, 361—363. — STEINBERG, CH. L., and A. I. ROODENBURG: Metacortandracin (meticorten) in the treatment of disseminated lupus erythematosus and periarteritis nodosa. Ann. intern. Med. **44**, 316 (1956). — STEINBERG, I., CH. DOTTER, G. PEABODY, G. READER, L. HEIMOFF and B. WEBSTER: The angiocardiographic diagnosis of syphilitic aortitis. Amer. J. Roentgenol. **62**, 655 (1949). — STICKNEY, J. M.: Systemic involvement in disseminated lupus erythematosus. Proc. Mayo Clin. **15**, 680 (1940). — STOKES, J. H., and assoc.: Treatment of cardiovascular syphilis. J. Amer. med. Ass. **147**, 944 (1951). — STOKES, J. H., H. BEERMAN and N. R. INGRAHAM: Modern clinical syphililogy. Philadelphia: W. B. Saunders Company 1946. — STONE: Myocarditis syphilitica. J. Amer. med. Ass. **1473** (1927). — STRAUB: Über die Veränderungen der Aortenwand bei der progressiven Paralyse. Verh. dtsch. path. Ges. **2**, 351 (1900). — SWANSON, HOMER: Combined syphilitic aortitis and rheumatic disease of the heart. Report of four cases. Amer. Heart J. **18**, 672 (1939). — SZYMANSKI, F. J.: Allergic vasculitis. Ann. Allergy **13**, 408 (1955). — SYLLA: Mil.arzt 263 (1944). — SYMMERS, O.: Anatomic lesions in late aquired syphilis: A study of 314 cases based on the analysis of 4880 necropsies at Bellevue hospital. J. Amer. med. Ass. **66**, 1457 (1916).

TAKAYASU, M.: A case with peculiar changes of the central retinal vessels. Acta Soc. ophthalm. jap. **12**, 554 (1908). — TATE, W. M., and J. A. WHEELER: Temporal arteritis: report of a case with ACTH therapy. J. Kans. med. Soc. **52**, 374 (1951). — TAUBENHAUS, M.,

B. Eisenstein and A. Pick: Cardiovascular manifestations of collagen diseases. Circulation 12, 903 (1955). — Thorel, Ch.: Pathologie der Kreislauforgane des Menschen. In Lubarsch-Ostertag, Bd. 17/II, S. 90. 1915.—Thorner, M. C., R. A. Carter and George C. Griffith: Calcification as a diagnostic sign of syphilitic aortitis. Amer. Heart J. 38, 641 (1949). — Thorner, M. C., and G. C. Griffith: Cardiovascular syphilis. J. Insur. Med. 6, 5 (1951). — Tiitinen, E.: Mediastinal tumors. Ann. Chir. Gynaec. Fenn. 38, 185 (1949). — Trias de Bes, Sanchez Lucas and Ballesta Barcons: A case of Takayashu's syndrome: The pulseless disease. Brit. Heart J. 17, 484 (1955). — Trias Pujol, C.: Contribution to the study of temporal arteritis. Angiologia 2, 196 (1950). — Touraine, A., Boltanski et L. Vissian: Périartérite noueuse avec artérite temporale. Bull. Soc. franç. Derm. Syph. 303 (1950). — Tucker, H. A., and T. F. Farmer: Penicillin in cardiovascular syphilis. Early reaction to administration. Arch. intern. Med. 80, 322 (1947). — Turnbull, M. H.: Anatomie der Gefäßsyphilis. Quart. J. Med. 8, 31 (1915). — Turner, T. B.: Race and sex distributions of lesions of syphilis in 10000 cases. Bull. Johns Hopk. Hosp. 46, 159 (1930). — Turner, T. B., A. Gelperin and J. R. Enright: Results of contact investigation in syphilis in an urban community. Amer. J. publ. Hlth 29, 768 (1939).

Uhlenbruck: Die Ätiologie der Klappenfehler. Inaug.-Diss. Köln 1922. — Unna, P.: Ein weiterer Beitrag zur Anatomie der syphilitischen Initialsklerose. Vjschr. Derm. u. Syph. Wien 5, 543 (1878). — Usilton, Remein, Thorner and Donohue: Syphilis mortality during the period of the fifth revision of the international lists of cases of death. Amer. J. Syph. 37, 403 (1953).

Vallin: Ánévrysme abdom. chez. un syphilit. Soc. méd. Hôp., Sitzg 28. Febr. 1879. Gaz. Hôp. (Paris) 1879, 205. — Vaquez-Bordet: In: Herz und Aorta. Leipzig: Georg Thieme 1916. — Várgedö, A.: Neue Beiträge zur Kenntnis der Arteriitis temporalis. Dtsch. med. Wschr. 75, 573 (1950). — Verdié: Des aneurysmes l'origine syphilit. Thèse de Paris 1884. — Verga, G.: Periarterielle Infiltration eines Antihistamins bei Arteriitis temporalis. Minerva med. (Torino) 1953, Nr 59/60, 242. — Vilanova, X.: Lupus érythémateux exanthématique aigue, quatre jours; avant la mort (illustration). Ann. Derm. Syph. (Paris) 78, 200 (1951). — Volhard, F.: Besondere Fälle von Hochdruck. Neue med. Welt 1950, Nr 1, 3. — Vonderlehr, R. A., and L. J. Usilton: The chance of acquiring syphilis and the frequency of its disastrous outcome. Vener. Dis. Inform. 19, 396 (1938).

Waaler, E.: Morphological changes in the superior vena cava and right auricle in rheumatic heart disease. Amer. J. Path. 13, 855 (1937). — Wagner-Jauregg, J. v.: Über die Infektionsbehandlung der progressiven Paralyse. Münch. med. Wschr. 78, 4 (1931). — Walton, K. W., and D. W. Ashby: Diffuse arteritis of unknown origin accompanied by eosinophilia. Brit. Med. J. 1951, 1310. — Warthin, A.: Cardiovascular syphilis. Atlantic med. J. Aug. 1927. — Waser, P.: Die miliare Aortentuberkulose; Betrachtungen anhand einer Miliartuberkulose mit tuberkulöser Lebercirrhose. Schweiz. Z. Path. 11, 29 (1948). — Wassermann, S.: Asthma cardiale etc. Wien. klin. Wschr. 1924, Nr 37; 1927, Nr 16; 1928, Nr 6, 44, 45. — Weber, H. W.: Über diffuse nicht-eitrige Aortitis und ihre Abgrenzung von der Aortenlues. Frankfurt. Z. Path. 61, 586 (1950). — Webster, Rich, Densen, Moore, Nicol and Padget: Studies in cardiovascular syphilis. III. The natural history of syphilitic aortic insufficiency. Amer. J. Syph. 37, 301 (1953). — Webster, B., and Reader: The effect of antisyphilitic treatment on the microscopic appearance of syphilitic aortitis. Amer. J. Syph. 32, 19 (1948). — Webster, B., C. Rich jr., P. M. Densen, J. E. Moore, C. S. Nicol and P. Padget: Studies in cardiovascular syphilis. III. The natural history of syphilitic aortic insufficiency. Amer. Heart J. 46, 117 (1953). — Wegener, F.: Über eine eigenartige rhinogene Granulomatose mit besonderer Beteiligung des Arteriensystems und der Nieren. Beitr. path. Anat. 102, 36 (1939). — Weigert, C.: Ausgedehnte umschriebene Miliartuberkulose in großen offenen Lungenarterienästen. Virchows Arch. path. Anat. 104, 31 (1886). — Weil, H.: Zwei weitere Fälle von Arteriitis temporalis. Münch. med. Wschr. 93, 167 (1951). — Weinberg, T., and H. F. Beissinger: Syphilitic gummatous aortitis as cause of coronary artery ostial stenosis and myocardial infarction; report of case. Amer. Heart J. 32, 665 (1946). — Weintraud: Über die Salvarsanbehandlung syphilitischer Herz- und Gefäßerkrankungen. Ther. d. Gegenw. 1911. — Welch, F. H.: On aortic aneurysm in the army, and the conditions associated with it. Med.-Chir. Tr., London 41, 59 (1876). — Wenckebach u. Winterberg: Die unregelmäßige Herztätigkeit. Berlin: Springer 1927. — Wetzel, U.: Cortison-Behandlung des Erythema nodosum. Ther. d. Gegenw. 147 (1956). — Wheeler and Curtis: Treatment of cardiovascular syphilis with penicillin. Amer. J. Syph. 35, 319 (1951). — White, P. D., and T. D. Jones: Heart disease and disorders of New England. Amer. Heart J. 3, 302 (1928). — Whitfield, A. G. W., W. T. Cooke, P. Jameson-Evans and C. Rudd: Temporal arteritis and its treatment with cortisone and ACTH. Lancet 1953 I, 408—412. — Whorton, C. M., and S. W. Denham: The occurrence of the Jarisch-Herxheimer reaction in a patient with gummatous syphilitic aortitis. Amer. J. Syph. 35, 255 (1951). — Wiesel, J.: Die Erkrankungen arterieller Gefäße im Verlaufe akuter Infektionen. Z. Heilkde

27, 262 (1906). — WIESNER, R.: Über Erkrankung der großen Gefäße bei Lues congenita. Zbl. allg. Path. path. Anat. 16, 822 (1905). — WIGAND: Über die Entstehung der spontanen Aortenruptur. Z. Kreisl.-Forsch. 33, 1 (1941). — WILE, U. J.: The principles underlying the treatment of cardiovascular syphilis. Ann. intern. Med. 15, 817 (1941). — WILLIUS: The newer concepts of cardiovascular syphilis. J. Tenn. med. Ass. 27, 494 (1934). — Cardiac clinics: XLI. A talk on the genesis of cardiovascular syphilis. Proc. Mayo Clin. 12, 605 (1937). WINGE: One de hos sifilit. forandr. de invendige organor. Forh. as de Skandinav. Naturforsk monde mote. 1863. — WINTER: Rheumatische Erkrankungen des Gefäßsystems und Atherosklerose. Beitr. path. Anat. 108, 35 (1943). — WITMER, R.: Arteriitis temporalis. Ophthalmologica (Basel) 12, 160 (1951). — WITTGENSTEIN, A., u. F. BRODNITZ: Häufigkeit der syphilitischen Herz- und Gefäßerkrankungen. Münch. med. Wschr. 71, 1351 (1924). — WODTKE, G.: Zur Behandlung der Aortitis luica. Dtsch. Arch. klin. Med. 144, 357 (1924). — WOLKIN, A.: The significance of calcification in the ascending portion of the aortic arch. Radiology 62, 101 (1954). — WOODRUFF, O.: Cardiovascular syphilis. Amer. J. Med. 4, 248 (1948). — WORMS, R., E. WOLINETZ, C. ALBAHARY et CL. LÉVY: A propos du procès-verbal. Effets de l'ACTH dans un cas d'artérite temporale. Bull. Mém. Soc. méd. Hôp. Paris 69, 312 (1953). — WUHRMANN, F., CH. WUNDERLY u. P. DE NICOLA: Über die Heterogenität der γ-Globuline im krankheitshalber veränderten Blutserum. Klin. Wschr. 28, 667 (1950). — WYCKOFF, J., and C. LINGG: Statistical studies bearing on problems of classification of heart disease; etiology in organic heart disease. Amer. Heart J. 1, 446 (1926).

YAMPOLSKY, J., and C. C. POWEL: Syphilitic aortitis of congenital origin in young children. Amer. J. Dis. Child. 63, 371 (1942).

ZBAR, M. J.: Ischemic necrosis of the legs as a complication of coarctation of the aorta. Ann. intern. Med. 43, 1099 (1955). — ZDANSKY, E.: Röntgendiagnostik des Herzens und der Gefäße. Wien: Springer 1939. — ZEITLHOFER: Über die granulomatöse Riesenzellarteriitis (Arteriitis temporalis). Wien. med. Wschr. 1954, 677. — ZEMAN, W., and S. STORCH: Syphilitic heart disease in aged. Amer. intern. Med. 36, 1423 (1952). — ZIEGLER: Verh. Dtsch. Path. Ges. 1899 München, Diskussion zu HELLER und STRAUB, S. 366. — ZIEGLER, A.: Wien. klin. Wschr. 61, 722 (1949).

3. Thromboembolische Arteriopathien.

AGGELER, P. M., S. P. LUCIA and J. H. THOMPSON: A syndrome due to occlusion of all arteries arising from the aortic arch. Amer. Heart J. 22, 825 (1941). — AKRAWI, Y. Y., and G. M. WILSON: Observations on the development and function of elastic-coated vascular channels in occluded arteries. J. Path. Bact. 62, 69 (1950). — ALERGANT, C. D.: Sudden simultaneous arterial embolism involving all four limbs. Brit. med. J. 1954, 86. — ALLEN: The surgical treatment of embolism of the extremities. New Engl. J. Med. 201, 304 (1929). — ALLEN and MACLEAN: Treatment of sudden arterial occlusion with papaverine hydrochloride; report of case. Proc. Mayo Clin. 10, 216 (1935). — ALLEN and NORMAN: The vascular complications of polycythemia. Amer. Heart J. 13, 257 (1937). — ALLEN, E. V.: The emergency treatment of vascular occlusions. J. Amer. med. Ass. 185, 15 (1947). — ALLEN, E. V., N. W. BARKER and E. A. HINES: Peripheral vascular diseases. Philadelphia u. London: W. B. Saunders Company 1946 u. 1955. — AMATTLER TRIAS, A.: Dos casos con sindrome isquemico agudo de extremidades inferiores. Ann. Med. Cir. (Barcelona) 36, 62 (1956). — ANDERSON: Contusion of arteries. Brit. J. Surg. 7, 95 (1919). — APITZ, K.: Über die Ursachen der Arterienthrombose. Virchows Arch. path. Anat. 313, 28 (1944). — APPEL: Embolien bei intern-medizinischen Krankheiten. Inaug.-Diss. Würzburg 1953. — ARNULF, G., et B. DU COLOMBIER: Documents cliniques et expérimentaux sur la contusion artérielle et leurs déductions thérapeutiques. Lyon chir. 47, 566 (1952). — ARRUDA, S., y G. C. DE LEMOS-CORDETRO: Accidente vascular de la extremidad tras inyección oleosa de bismuto en el coltoides. Angiologia 4, 59 (1952). — ASCHENBRENNER, R.: Über urämische Zustände beim Fleckfieber. Klin. Wschr. 23, 8 (1944). — Klinik der Rickettsiosen. In Handbuch der inneren Medizin, 4. Aufl. Bd. 1, S. 682—761. Berlin-Göttingen-Heidelberg: Springer 1952. — ASCHENBRENNER u. V. BAEYER: Epidemisches Fleckfieber. Stuttgart: Ferdinand Enke 1944. — ASCHENBRENNER, R., u. R. MARX: Zur Frage des „Nachfiebers" in der Fleckfieber-Rekonvaleszenz. Klin. Wschr. 22, 159 (1943). — ASKEY, J. M.: The pathogenesis of systemic arterial embolism in rheumatic heart disease. Med. Conc. Cardiovas. Dis. 26, 399 (1957). — ASK-UPMARK, E.: On the „pulseless disease" outside of Japan. Acta med. scand. 149, 161 (1954). — On the laterality of cerebral embolies. Acta med. scand. 152, 433 (1955). Ref. Circulation 15, 312 (1957). — ASK-UPMARK, E., and C.-M. FAJERS: Further observations on Takayashu's syndrome. Acta med. scand. 155, 275 (1956). — AUSTIN, W. E.: Arterial embolism of the extremities. A survey of twenty-four cases. West J. Surg. 62, 32 (1954).

BABLOCH: Klinische Erfahrungen in der Thrombose- und Emboliebehandlung mit dem Heparinoid „Thrombocid". Langenbecks Arch. klin. Chir. 263, 497 (1950). — BALDES,

HERRICK and ESSEX: The measurement of flow of blood and the effects of anesthesia and lumbar sympathectomy. Proc. Mayo Clin. **7**, 535 (1932). — BALDWIN, R. B. T., and D. F. THOMAS: Embolism and secondary thrombosis of the bifurcation of the aorta. Report of a case. Brit. med. J. **1954**, No 4884, 399. — BARGEN and BARKER: Extensive arterial and venous thrombosis complicating chronic ulcerative colitis. Arch. intern. Med. **58**, 17 (1936). — BARKER: The danger of gangrene of the toes in thromboangiitis obliterans and arteriosclerosis obliterans. J. Amer. med. Ass. **104**, 2147 (1935). — BARKER and HINES: Arterial occlusion in the hands and fingers associated with repeated occupational trauma. Proc. Mayo Clin. **19**, 345 (1944). — BARKER, N. W.: Current status of the problem of thrombosis. The George E. Brown memorial lecture. Circulation **17**, 487 (1958). — BARKER, N. W., and J. E. EDWARDS: Primary arteritis of the aortic arch. Circulation **11**, 486 (1955). — BARKER, W. F.: Syphilitic aortitis with obstruction of multiple aortic ostia. New Engl. J. Med. **241**, 524 (1949). — BARNETT, W. E., W. W. MOORMAN and B. A. MERRICK: Thrombotic obliteration of the abdominal aorta: a report of six cases. Ann. intern. Med. **37**, 944 (1952). — BARRÉ, J. A., F. ROHMER et F. ISCH: Etude électroencéphalographique des thromboses de la carotide interne. A propos de quatre cas. Rev. neurol. **82**, 568 (1950). — BAUMGARTNER, W.: Zur Anzeigestellung bei der Behandlung der Embolie der großen Körperschlagadern. Klin. Med. (Wien) **6**, 97 (1951). — BEAN, W. B., G. W. FLAMM and A. SAPADIN: Hemiplegia attending acute myocardial infarction. Amer. J. Med. **7**, 765 (1949). — BECKWITH, R., E. R. HUFFMAN, B. EISEMAN and S. G. BLOUNT jr.: Chronic aortoiliac thrombosis. A review of sixty-five cases. New Engl. J. Med. **258**, 721 (1958). Ref. Circulation **18**, 1046 (1958). — BENEDINI, E.: Trombosi obliterante dell'aorta abdominale e sindrome di Lériche. Ann. ital. Chir. **27**, 713 (1950). — BERNASCONI, P., et R. PALOMBA: Le syndrome d'insuffisance circulatoire de l'artère fémorale profonde. Algérie méd. **57**, 373 (1953). — BIELING u. HEINLEIN: Viruskrankheiten des Menschen. In: Naturforschung und Medizin in Deutschland 1939—1946. Wiesbaden: Dietrich 1947. — BIGELOW, N. H.: Paradoxic embolism. Amer. J. Med. **14**, 648 (1953). — BITTORF, A.: Über die Entwicklung eines arteriellen Collateralkreislaufes bei Obliteration der großen Arm- und Kopfgefäße. Med. Klin. **1947**, 422—423. — BLACK, D. M.: Absence of pulse. Chin. med. J. **45**, 552 (1931). — BLUM, L.: Successful removal of a tumor embolus from the femoral artery. J. Amer. med. Ass. **142**, 986 (1950). — BOGARDUS, G. M., F. F. BERETTA, R. L. HUFF and J. Th. PAYNE: Endarterectomy for peripheral arteriosclerosis. Arch. Surg. (Chicago) **68**, 222 (1954). — BOHLE, A.: Über Aortenthrombose bei Winiwarter-Bürgerscher Krankheit. Z. Kreisl.-Forsch. **39**, 531 (1950). — BOQUIEN, Y., D. HERVOUET, G. DAUPHIN et VERDIER: Polygangrène aigue symétrique au cours d'une endocardite maligne. Presse méd. **1952**, 1581—1583. — BORDET, F.: Concerning the enigma of the „woman without pulse". Arch. Mal. Coeur **48**, 1105 (1955). Ref. Circulation **15**, 302 (1957). — BOURDE, C.: Considération pratique sur les oblitérations artérielles aiguës des membres. Sud. méd. chir. **97**, 3428 (1954). — BOYD, A. M.: A classification of occlusive vascular disease. Practitioner **164**, 489 (1950). — The diagnosis and pathogenesis of obliterative vascular disease of the lower extremities. Angiology **1**, 373 (1950). — BOYD, A. M., and R. P. JEPSON: External iliac artery thrombosis. Brit. med. J. **1950**, 1457. — BOYD, L. J.: A study of 4000 reported cases of aneurysm of the thoracic aorta. Amer. J. med. Sci. **168**, 654 (1924). — BRANDO, M.: Thrombosis of internal carotid artery in childhood after injuries in region of soft palate. Brit. med. J. **1956**, 665. — BRASS, K.: Aortenthrombose und Hochdruck. Verh. Dtsch. Ges. Path. 1950. — BROADBENT, W. H.: Absence of pulsation in both radial arteries, the vessels being full of blood. Trans. clin. Soc. Lond. **2**, 165 (1875). — BROBEIL, A.: Praktische Bedeutung der cerebralen Arteriographie in der Neurologie und Psychiatrie. Nervenarzt **21**, 210—215 (1950). BROWN and ADSON: Calorimetric studies of the extremities following lumbar sympathetic ramisection and ganglionectomy. Amer. J. med. Sci. **170**, 232 (1925). — BROWN and COOK: The vasodilating effects of alcohol. J. clin. Invest. **11**, 857 (1932). — BROWN, C. F.: Absence of pulse; case of absence of pulse in both axillary, radial and carotid arteries, while normal in femoralis and dorsalis pedis arteries. China med. J. **43**, 269 (1929). — BRYANT: Contused femoral artery; occlusion of vessel; recovery. Lancet **1881**, 88. — Surgical cases. Lancet **1885**, 64. — BUCHEM, F. S. P. VAN: Artérite des deux artères sous-clavières (pulseless disease). Presse méd. **64** (15), 350 (1956). — BUKHOVSKAYA, A. V.: The use of ascorbic acid in atherosclerosis. Sovetsk. Med. **1**, 77 (1957). [Russisch.] — BURGESS, C. M., and A. S. HARTWELL: Removal of saddle embolus of aorta. J. Amer. med. Ass. **141**, 387 (1949). — BURT, C. C., J. LEARMONTH and R. L. RICHARDS: On occlusion of the abdominal aorta. III. Aortic embolism. Edinb. med. J. **59**, 113 (1952). — BURTON, A. C.: The range and variability of the blood flow of the human fingers and the vasomotor regulation of body temperature. Amer. J. Physiol. **127**, 437 (1949). — Peripheral circualtion in man. In: Ciba Foundation Symposium. London: Churchill 1954. — BUSTAMANTE, R. A., B. MILANÉS, R. CASAS and A. DE LA TORRE: The chronic subclavian-carotid obstruction syndrome. (Pulseless disease). Angiology **5**, 479 (1954). — BUSTOS, F. M.: Sindrome del canal de Hunter (sindrome de Palma en las arteriopatias cronicas obliterantes). Bol. Acad. argent. cir., B. Air. **34**, 687 (1950). — BUSTOS, F. M., y F. BASCH: El síndrome del canal de Hunter en las arteriopatías periféricas. Prens. méd. argent. **38**, 1609 (1951).

CACCAMISE, W. C., and K. OKUDA: Takayasu's or pulseless disease. Amer. J. Ophthal. **37**, 784 (1954). — CACCAMISE, W. C., and J. F. WHITMAN: Pulseless disease: A preliminary case report. Amer. Heart J. **44**, 629 (1952). — CAITHAML: Beitrag zur Therapie der arteriellen Embolie. Langenbecks Arch. klin. Chir. **278**, 494 (1954). — CALLOW: Insidious thrombosis of the aorta. Geriatrics **9**, 472 (1954). — CARROLL, B. J., H. S. YOOD and S. H. SCHWARTZ: Chronic thrombotic occlusion of the abdominal aorta. J. med. Soc. N.J. **49**, 466 (1952). — CARSTENSEN, G.: Zur Klinik der endangiitischen Aortenthrombosen. Dtsch. med. Wschr. **83**, 796 (1958). — CHANG HSIOH-TEH, C. AN and C. FU-HSI: The pulseless disease. Chin. med. J. **73**, 163 (1955). — CHIAPPA, S.: Occlusion of the abdominal aorta. Amer. J. Roentgenol. **80**, 297 (1958). — CHRÁST, B.: The possibility of clinical diagnosis of internal carotid thrombosis in the light of 14 cases. Lék. Listy **8**, 42 (1953). — CIER, J. F., et A. GELLER: Recherches physiologiques sur l'occlusion de l'aorte thoracique. J. Physiol. (Paris) **42**, 271—284 (1950). — CLELAND, J. B.: Occlusion of the abdominal aorta by ante-mortem thrombosis. Med. J. Austr. **2**, 359 (1944). — COHEN, H., and T. B. DAVIE: Bilateral obliteration of radial and carotid pulses in aortic aneurysm. Lancet **1933**, 852. — COLLINS: The value of papaverine hydrochloride in the treatment of arterial embolism. Med. Rec. **148**, 186 (1938). — Surgical importance of papaverin hydrochlorid. Calif. west. Med. **51**, 307 (1939). — COMITI, J.: A. propos d'une embolie artérielle manquée. Marseille chir. **2**, 277 (1950). — COSTANTINI, H.: Trombose de la bifurcation aortique; résection du carrefour après désobstruction; guérison. Afr. franç. chir. No 1—3, 33—34. — CRAIG, HORTON and SHEARD: Thermal changes in peripheral vascular disease during sympathetic ganglionectomy under general anesthesia. J. clin. Invest. **12**, 573 (1933). — CRAWFORD, J. R.: Bilateral pulse obliteration in thoracic aneurysm. J. Amer. med. Ass. **76**, 1395 (1921). — CREVASSE, L. E., and R. B. LOGUE: Carotid artery murmurs. J. Amer. med. Ass. **167**, 2177 (1958). — CURRIER, R. D., R. N. DE JONG and G. G. BOLE: Pulseless disease: Central nervous system manifestations. Neurology (Minneap.) **4**, 818 (1954).

DALEY, R., TH. W. MATTINLY, C. L. HOLT, E. F. BLAND and P. D. WHITE: Systemic arterial embolism in rheumatic heart disease. Amer. Heart J. **42**, 566 (1951). — DANIELOPOLU: Le typhus exanthématique ou historique et autres fièvres exanthématiques, 2. Aufl. Paris: Masson & Co. 1941. — DANZIS: Arterial embolectomy. Ann. Surg. **98**, 249, 422 (1933). — DAVIS, J. T.: Mesenteric vascular occlusion. Mississippi Doct. **27**, 525 (1950). — DENECKE, K.: Symptomatische Aufteilung der Endarteriitis obliterans. Zugleich ein Versuch zur Klärung der Ätiologie. Langenbecks Arch. klin. Chir. **201**, 339 (1941). — DENEKE, TH.: Dtsch. med. Wschr. **1913**, 441. — DÉNES, J.: Successful excision of an arterial embolus. Mag. Sebész. **3**, 211 (1950). — DENK: Zur Behandlung der arteriellen Embolie. Münch. med. Wschr. **81**, 437 (1934). — DICK, D.: Über Embolektomien aus der Aorta. Wien. klin. Wschr. **1949**, 99—104. — DJIBLADZE, D. N.: A case of an absent pulse. [Russian text.] Klin. Med. (Mosk.) **35** (1), 115 (1957). — DORMANNS, E., u. E. EMMINGER: Fleckfieber-Übertragung von Mensch zu Mensch durch Bluttransfusion im Inkubationsstadium. Münch. med. Wschr. **89**, 559 (1942). — DREYER, L.: Eigentümliche Fußgangränen aus dem Balkankriege. Zbl. Chir. **40**, 1628 (1913). — DURANTE, L., e L. GROSSI: Sindrome cervico-brachiale neuro circulatoria con raro anomalia della prima costa e trombosi dell' arteria succlavia. Fol. cardiol. (Milano) **8**, 5 (1949). — DURANT, TH. M., M. J. OPPENHEIMER, M. R. WEBSTER and JOAN LANG: Arterial air embolism. Amer. Heart J. **38**, 481 (1949).

EDWARDS and LYONS: Trahmatic arterial spasm and thrombosis. Ann. Surg. **140**, 318 (1954). — EDWARDS, E. A.: Localized ischemia in the lower extremity. GP (Kansas) **9**, 40 (1954). — EICHHORST: Über multiple Arterienthrombose. Arch. klin. Med. **80**, 75 (1904). — ELKIN, D. C., and F. W. COOPER: Surgical treatment of insidious thrombosis of the aorta. Ann. Surg. **130**, 417 (1949). — ELLIOT, A. H., N. T. USSHER and L. S. STONE: Bilateral carotid sinus denervation in a patient having syncopal attacks and a congenital vascular anomaly. Amer. Heart J. **17**, 69 (1939). — ELLIOT, J. A.: Acute arterial occlusion: An unusual cause. Surgery **39**, 825 (1956). Ref. Circulation **15**, 791 (1957). — ELLIOTT, R. V., and M. E. PECK: Thrombotic occlusion of aorta as demonstrated by translumbar aortogramms. J. Amer. med. Ass. **148**, 426 (1952). — EMMETT: Subarachnoidal injections of procaine hydrochloride; the quantitative effects of clinical doses on sensory, sympathetic and motor nerves. J. Amer. med. Ass. **102**, 425 (1934). — EPSTEIN, E.: Sluchai udaleniia embola iz bifurkatsii aorty. Klin. med. (Mosk.) **28**, 84 (1950). — ESSER A., u. O. SCHOLL: Erfahrungen mit „Thrombocid" in der Schwangerschaft, unter der Geburt und in der Laktationsperiode. Med. Welt **20**, 319 (1951). — EYSHOLDT, K. G.: Grundlagen der Thrombosebehandlung in der modernen Chirurgie. Bruns' Beitr. klin. Chir. **180**, 367 (1950). — Erfahrungen mit Thrombocid bei Behandlung der Thrombo-Embolie. Bruns' Beitr. klin. Chir. **184**, H. 3 (1952). — Die experimentelle Thrombose und ihre Beeinflussung durch Heparin und Heparinoide. 70. Tagg der Dtsch. Ges. für Chir. 7.—11. 4. 1953 in München. Langenbecks Arch. klin. Chir. **277**, 455 (1954).

FAVRE-GILLY, J., R. FROMENT, A. GONIN, S. ITHIER et J. BOREL-MILHET: Note sur le traitement de 60 thromboses (artérielles ou veineuses) par le dicoumarinylacétate d'ethyle. Bull. Soc. méd. Hôp. Paris **67**, 353. — FELLMANN, H., u. H. N. ZOLLINGER: Endangiitis obliterans v. Winiwarter-Buerger der Niere und Hypertonie. Schweiz. med. Wschr. **1953**, 556. — FELIX: Klinisches und Experimentelles zur arteriellen Luftembolie (a.Le) des großen Kreislaufes. Zbl. Chir. **76**, 905 (1951). — FELLINGER, K., u. B. THURNHER: Über die Möglichkeit klinischer Diagnostik von Anomalien des Aortenbogens. Wien. klin. Wschr. **1951**, 81—84. — FIDDIAN, J. V.: Simultaneous embolism in both arms. Brit. med. J. **1949**, No 4602, 480. — FINCK: Ein seltenes Bild von vaskulärer Lues. Medizinische **1954**, 786. — FLASHER, J., D. R. DRURY and G. JACOBSON: Experimental arterial stenosis; post stenotic dilation and collateral blood flow. Angiology **2**, 60 (1951). — FLASHER, J., A. E. WHITE and D. R. DRURY: Sympathetic denervation in the treatment of acute arterial occlusion. Circulation **9**, 238 (1954). — FLETCHER and RAVEN: War wounds and injuries, p. 262. Baltimore: Williams & Wilkins Company 1940. — FONTAINE: Europ. Gespräch. Darmstadt 11./12. XI. 1955 „Angiologie im Rahmen der Gesamtmedizin". Darmstadt 1955. — FRANKE, H.: Beitrag zur Klinik und Pathogenese der kardialen Form des gesteigerten Sinus caroticus-Reflexes. Arch. Kreisl.-Forsch. **15**, 198 (1948). — FRASER, K., and A. GOLDBERG: Saddle embolus of the aorta. Lancet **1951**, 136—137. — FREEMAN, N. E., and R. S. GILFILLAN: Regional heparinization after thromboendarterectomy in the treatment of obliterative arterial disease. Surgery **31**, 115 (1952). — FREEMAN, N. E., and F. H. LEEDS: Vein inlay graft in treatment of aneurysms and thrombosis of abdominal aorta, a preliminary communication with report of 3 cases. Angiology **2**, 579 (1951). — FREEMAN, N. E., F. H. LEEDS, W. G. ELLIOTT and S. J. ROLAND: Thromboendarterectomy for hypertension due to renal occlusion. J. Amer. med. Ass. **156**, 1077 (1954). — FRIEDRICH, H. W.: Experimentelle Untersuchungen über Fibrinolyse durch Thrombocid. Ärztl. Wschr. **6**, 352 (1951). — FRIMANN-DAHL, J.: Roentgen examination in mesenteric thrombosis. Amer. J. Roentgenol. **64**, 610 (1950). — FROVIG, A. G.: Bilateral obliteration of the common carotid artery. Acta psychiat. scand. Supp. **39**, 7 (1946). — FROVIG, A. G., u. A. G. LÖKEN: The syndrome of obliteration of the arterial branches of the aortic arch due to arteritis. Acta psychiat. scand. **26**, 313 (1951).

GADRAT et MOREAU: Thrombose des troncs de la crosse aortique. Arch. Mal. Coeur **45**, 830 (1952). — GÄRTNER, F.: Über einen Fall von arterieller Gefäßembolie. Wien. med. Wschr. **101**, 499 (1951). — GAQUIÈRE, A., et MORAND: Gangrène d'un membre inférieur au cours d'un accès de tachycardie paroxystique chez un enfant de 9 ans. Arch. Mal. Coeur **43**, 78 (1950). — GARCÍA GUTIÉRREZ, A.: Diagnostico del sindrome de Lériche. Bol. Col. méd. Habana **3**, 55 (1952). — GARRIDO, T. A., y J. RAMÍREZ GUEDES: Ausencia bilateral de pulso en las extremitades superiores. (Enfermedad de Takayasu.) Rev. clín. esp. **50**, 19 (1953). — GAUTIER, P., et A. SOULIER: Thrombose de l'artère radiale. Lille chir. **6**, 93 (1951). — GELIN, L. E.: Pain in the hand caused by localized thrombosis in the radial artery. Report of a case. Acta chir. scand. **98**, 497 (1949). — GESENIUS, H.: Beitrag zur Frage der Gangrän beim Fleckfieber. Z. ges. inn. Med. **1**, 16 (1946). — Arterienverschlüsse und ihre Beziehung zur Extremitätengangrän (unter Mitteilung des erstmaligen oscillographisch-aortographischen Nachweises einer von einer 30jährigen Krankenschwester ohne Operation überstandenen kompletten Aortenembolie). Zbl. Gynäk. **72**, 257 (1950). — GESENIUS, H., u. P. NEUBART: Über den Kollateralkreislauf beim Verschluß größerer Arterien. Berl. med. Z. 400—410 (1950). — GIBBONS, TH. B., and R. L. KING: Obliterative brachiocephalic arteritis. Pulseless disease of Takayasu. Circulation **15**, 845 (1957). — GIBERSON, WAUGH, HINES and FAULCONER: Chronic occlusive disease of the terminal aorta and its surgical treatment. Proc. Mayo Clin. **29**, 137 (1954). — GIFFIN, H. M., T. J. DRY and B. T. HORTON: Reversed coarctation and vasomotor gradient: Report of a cardiovascular anomaly with symptoms of brain tumor. Proc. Mayo Clin. **14**, 561 (1939). — GILFILLAN, JONES, ROLAND and WYLÍE: Arterial occlusions simulating neurological disorders of the lower limbs. J. Amer. med. Ass. **154**, 1149 (1954). — GILFILLAN, R. S., J. L. STEINFELD and F. H. LEEDS: The syndrome of peripheral arterial insufficiency with partial occlusion of the iliac artery. A study of nine cases. Surgery **35**, 598 (1954). — GILMOUR, J. R.: J. Path. Bact. **53**, 263 (1941). — GOFFRINI, P., e A. RUFFO: Studio comparativo del circolo collaterale in seguito a blocco circolatorio arterioso da legatura trombosi, arteriectomia; ricerche fotomanometriche sperimentali. Angiología **2**, 297 (1950). — GOSSET, BERTRAND et PATEL: Sur la physio-pathologie des embolies artérielles des membres (recherches expérimentales). Ann. anat. path. **9**, 841 (1932). — GOTTLOB, R.: Über Thrombosen der Aorta und der Iliacalarterien. Langenbecks Arch. klin. Chir. **272**, 408 (1952). — GOTTSEGEN, G., u. I. SZAM: Über eine eigenartige, unter dem Bilde des brachiozephalischen Arterienverschlusses verlaufende Gefäßerkrankung. Z. Kreisl.-Forsch. **45**, 196 (1956). — GRAHAM: Effect of tetraethylammonium bromide on the return of blood-pressure in the femoral artery distal to an acute occlusion. Brit. J. Surg. **38**, 519 (1951). — GREEN, R.: A method for maintaining viability of an extremity with acutely obstructed arterial circulation. Arterial auto-perfusion. Proc. Inst. Med. Chicago **20**, 27 (1954). — GROSS, S. W., J. R. LISA

and L. J. SOFFER: Thrombosis of the basilar artery. A.M.A. Arch. Neurol. Psychiat. 66, 223 (1951). — GROTH: Tumor embolism of the common femoral artery, treated by embolectomy and heparin. Surgery 8, 617 (1940).
HAIMOVICI, H.: Peripheral arterial embolism. A study of 330 unselected cases of embolism of the extremities. Angiology 1, 20 (1950). — HARBITZ, F.: Bilateral carotid arteritis. Arch. Path. (Chicago) 1, 499 (1926). — HARDERS, H., u. H. WENDEROTH: Das Kreislaufsyndrom bei Verschluß der Aortenbogenäste. Med. Klin. 49, 1837 (1954). — Das „Aortenbogensyndrom" mit Hypotonie der oberen und Hypertonie der unteren Körperhälfte (Pulseless disease). Dtsch. Arch. klin. Med. 202, 194 (1955). — HARDY, E. G., and CH. NOON: Simultaneous aortic and axillary embolism. Successful treatment followed by mitral valvotomy. Lancet 1953 I, 107, 172. — HARE, H. A., and O. H. HOLDER: Some facts in regard to aneurysm of the aorta. Amer. J. med. Sci. 118, 329 (1899). — HAUSER, W.: Behandlung von Thrombose und Embolie mit Thrombocid. Praxis 41, 574 (1952). — HELLERSTEIN, H. K., and J. W. MARTIN: Incidence of thrombo-embolic lesions accompanying myocardial infarction. Amer. Heart J. 33, 443 (1947). — HESS, H.: Zur Diagnostik und Behandlung obliterierender Gefäßerkrankungen der unteren Extremität. Dtsch. med. Wschr. 81, 1308 (1956). — Über die Wirkung vasodilatierender Maßnahmen auf den Bluteinstrom in die untere Extremität bei obliterierenden Gefäßerkrankungen. Z. klin. Med. 154, 165 (1956). — HEYDENREICH, A.: Die Durchblutungsstörungen am Auge bei der „pulseless disease". Z. ärztl. Fortbild. 51, 199 (1957). — HILLENBRAND, H. J., u. N. WOLF: Die Nieren bei der Endangitis obliterans (v. Winiwarter-Buergersche Krankheit): Klinische und pathologisch-anatomische Untersuchungsergebnisse. Z. Urol. 49, 414 (1956). — HÖLSCHER, E.: Die luetischen Erkrankungen der Halsgefäße. Inaug.-Diss. Bonn 1914. Zit. nach LAMPEN u. WADULLA 1950. — HOLDEN, W. D.: Acute peripheral arterial occlusion. Blackwell 1952. — HOMMERICH, K. W.: Über seröse Mesaortitis. Zugleich ein Beitrag zur Frage spontaner Aortenrupturen und ihrer Ursachen. Virchows Arch. path. Anat. 322, 282 (1952). — HORTOPANU: Prognose des Fleckfiebers. Trop. Dis. Bull. 45, 698 (1948). — The forms of gangrene exanthematic typhus. Rev. Ştiint. med. 1947. Zit. nach Trop. Dis. Bull. 45, 166 (1948). — HORVATH, S. M., E. ALBAUGH and L. HAMILTON: Demonstration of collateral circulation during acute obstructions of the thoracic aorta. Amer. J. Physiol. 183, 193 (1955). Ref. Circulation 15, 148 (1957). — HUEBER, E. F., J. PHILIPPI u. K. WOHLRAB: Über einen Fall von Endangiitis der Aorta thoracica. Wien. klin. Wschr. 66, 462 (1954).

INGHAM: Paradoxical embolism. Amer. J. med. Sci. 196, 201 (1938).

JACOBSEN, H. E. L.: Intraarterielle Injektionen mit katastrophalen Folgen. Ugeskr. Laeg. 1952, 1034—1039. [Dänisch.] — JEPSON: Peripheral arterial embolism. Brit. med. J. 1955, 405. — JEPSON, R. P.: Widespread and sudden occlusion of the small arteries of the hands and feet. Circulation 14, 1084 (1956). — JERVELL, A.: Pulseless disease. Amer. Heart J. 47, 780 (1954). — JIRZIK, H.: Zur Therapie des embolischen Aortenverschlusses. Materia Med. Nordmark 7, 85 (1955). — JOHNSON: Ascending thrombosis of abdominal aorta as a fatal complication of Leriche's syndrome. Arch. Surg. (Chicago) 69, 663 (1954). — JOHNSON, B. J.: Paradoxical embolism. J. clin. Path. 4, 316 (1951). — JOHNSON, H. C., and E. A. WALKER: Thrombosis of the internal carotid artery. A.M.A. Arch. Neurol. Psychiat. 66, 249 (1951). — JOHOW, R., u. H. A. THIES: Weitere Fortschritte der Behandlung des thrombo-embolischen Geschehens mit Antikoagulantien. Chirurg 22, 153 (1951). — JOÓB, A.: Zwei eigenartige Fälle von Arterienerkrankung. Schweiz. med. Wschr. 1947, 431. — JORDAN u. HAAR: Ein Fall von vollkommenem Verschluß der Aorta thoracica. Anat. Anz. 66, 24 (1928/29). — JOSE and BONNIN: Arterial embolus: Report of cases, with an account of the conditions and its treatment. Aust. N. Z. J. Surg. 9, 164 (1939). — JUDMAIER, F.: Die Sauerstoffbehandlung peripherer Durchblutungsstörungen. Wien u. Innsbruck: Urban & Schwarzenberg 1956. — JUNG, F.: Sur deux cas d'artériotomie par embolie artérielle. Toulouse méd. 52, 314 (1951).

KALMANSOHN, R. B., and R. W. KALMANSOHN: Thrombotic obliteration of the branches of the aortic arch. Circulation 15, 237 (1957). — KAMPMEIER, R. H., and V. F. NEUMANN: Bilateral absence of pulse in the arms and neck in aortic aneurysm. Arch. intern. Med. 45, 513 (1930). — KEEN: Zit. nach WELCH, Thrombosis. In ALLBUTT, CLIFFORD and ROLLESTON, System of medicine, Bd. 6, S. 691. London: Macmillan & Co. 1909. — KEKWICK, A., L. MCDONALD and R. SEMPLE: Obliterative disease of the abdominal aorta and iliac arteries with intermittent claudication. Quart. J. Med., N. S. 21, 185—200 (1952). — KIRBERGER, E.: Beitrag zum Schulter-Hand-Syndrom. Ärztl. Wschr. 9, 365 (1954). — KNEPPER, P. A., J. R. MCDANIEL, R. M. BROOKEF and L. G. NEUDORFF: Primary mesenteric thrombosis treated with resection and anticoagulants. Amer. J. Surg. 80, 937 (1950). — KOCCUREK, T.: Ein Fall von plötzlichem Herztod infolge einer Embolie in die Aorta ascendens. Wien. med. Wschr. 91, 9 (1949). — KÖNIG: Experimentelle Untersuchungen über die Entstehung der Thrombose. Ein Beitrag zur Lehre von den Blutplättchen. Langenbecks Arch. klin. Chir. 171, 30 (1932). — KONEČNI, J., and A. LEKIC: Obliterations of the branches of the aortic arch (Pulseless disease). Case report of syphilitic aortitis. Srpski Arhiv. celok. Lek. **83** (7), 826 (1955). — KONRETAS, D., et C. DJACOS: Ann. Oculist (Paris) **177**, 167 (1941). — KOSZEWSKI, B. J., and TH. F. HUBBARD: Pulseless disease due to branchial arteritis. Circulation **16**, 406 (1957). — KRAHL, PRATT, ROUSSELOT and RUZICKA: Collateral circulation in the arterial occlusive disease of the lower extremity. Surg. Gynec. Obstet. **98**, 324 (1954). — KRAMER, D. W., P. K. PERILSTEIN and A. DE MEDEIROS: Disorders of the abdominal aorta. Clinical observations on survey of two hundred seven cases. J. Amer. med. Ass. **166**, 1711 (1958). — KRASNOFF, S. O., and H. BRODY: Dissecting hematoma due to giant cell aortitis: Report of two cases and the consideration of a systemic disease, giant cell arteritis. Circulation **14**, 962 (1956). — KRAUSE, R. J., and J. J. CRANLEY: Management of peripheral arterial embolism. Circulation **14**, 963 (1956). — KRAUTWALD, VÖLPEL u. DUTZ: Zur Klinik der Aortenthrombose und ihre Beziehung zum Hochdruckproblem. Z. klin. Med. **153**, 5 (1955). — KROSCH, H.: Die Früherkennung des Aortenbogensyndroms. Verh. dtsch. Ges. inn. Med. **63**, 660 (1957). — KUSHELEVSKII, B. P., i S. S. BARATS: K simptomatologii i diagnostike tromboza pochechnykh arterii. Klin. Med. (Mosk.) **28**, 39 (1950). — KVALE, W. F.: An evaluation of medical and surgical treatment of occlusive arterial disease. Proc. Mayo Clin. **29**, 148 (1952).

LAMPEN, H.: Zur Klinik des Blutdruckzügler-Apparates. Dtsch. med. Wschr. **1952**, 1431. — LAMPEN, H., u. H. WADULLA: Stenosierende Aortenlues unter dem klinischen Bilde einer „umgekehrten Isthmusstenose". Dtsch. med. Wschr. **75**, 144 (1950). — LANGE: Arterial embolism: diagnosis and therapy. Proc. Rudolf Virchow Med. Soc. City of New York. **6**, 49 (1947). LANGERON, P.: Le syndrome d'ischémie aiguë des membres. J. Sci. méd. Lille **73**, 462 (1955). LANGERON, P., et P. MORANGE: Remarques à propos de quatre observations d'ischémie aiguë par thrombose artérielle. Bull. méd. (Paris) **65**, 263 (1951). — LARY, B. G., and G. DE TAKATS: Peripheral arterial embolism after myocardial infarction. Occurrence in unsuspected cases and ambulatory patients. J. Amer. med. Ass. **155**, 10 (1954). — LATHEM, W., G. T. LESSE, W. J. MESSINGER and M. GALDSTON: Peripheral embolism by metallic mercury during arterial blood sampling (report of two cases). Arch. intern. Med. **93**, 550 (1954). — LAWRENCE jr. and DODDS: The effect of venous occlusion on peripheral blood flow during acute arterial insufficiency. Surgery **38**, 333 (1955). — LE FEVRE: Arterial thrombosis following simple contusion; report of a case. Amer. Heart J. **17**, 111 (1939). — LEMAIRE et HOUSSET: Le traitement des affections vasculaires périphériques par les sels biliaires intraveineux. Thérapie **9**, 401 (1954). — LEMAIRE, HOUSSET, MASCHAS, NATALI et COTTENOT: Le syndrome d'ischémie aigue des membres et la réanimation artérielle. Nouvelles données étiologiques et thérapeutiques. Presse méd. **1951**, 681. — LÉRICHE, R.: Des oblitérations artérielles hautes (oblitération de la terminaison de l'aorte) comme cause des insuffisances circulatoires des membres inférieurs. Bull. Soc. nat. Chir. **49**, 1404 (1923). — Principles rationnels du traitement des oblitérations artérielles spontanées. Rev. Chir. (Paris) **70**, 65 (1951). — LÉRICHE, R., and A. MOREL: The syndrome of thrombotic obliteration of the aortic bifurcation. Ann. Surg. **127**, 193 (1948). — LEVITAL, Z., and M. MAZOVEC: Embolus of the peripheral artery in the course of myocardial infarction. Srpski Arhiv celok. Lek. **48**, 661 (1950). — LEWIS, D.: Spontaneous gangrene of the extremities. Arch. Surg. (Chicago) **15**, 613 (1927). — LEWIS, T., and J. STOKES: A curious syndrome with signs suggesting cervical arterio-venous fistula and the pulses of the neck and arm lost. Brit. Heart. J. **4**, 57 (1942). — LINDBOM, A.: Localization of thrombosis in the main arteries and deep veins of the lower limb. A.M.A. Arch. Path. **52**, 128 (1951). — Angiographie. In Lehrbuch der Röntgendiagnostik von SCHINZ, BAENSCH, FRIEDL, UEHLINGER, Bd. II, Teil II. Stuttgart: Georg Thieme 1952. — LINDGREN and WILANDER: Use of heparin in vascular surgery. Acta med. scand. **107**, 148 (1941). — LITTMANN, I., R. GERGELY, A. PADÁNYI and P. KESZLER: Stricture of the aorta. Mag. Sebész. **3**, 213—218 (1950). — LOIZZI, A.: Le sindromi di occlusione arteriosa acuta delle estremità. Recenti Progr. Med. **14**, 525 (1953). — LOOSE, K. E., u. J. HARMS: Fortschrittliche Gefäßdiagnostik des Beckens und der Nieren. Chirurg **25**, 158 (1954). — LORENZO, J. de, and T. SMANIO: Mesenteric vascular occlusion. Med. Cirurg. Farm. **175**, 510 (1950). — LOWENBERG: Acute traumatic arterial thrombosis of the extremities. Virginia med. Monthly **67**, 630 (1940). — LUETH: Thrombosis of the abdominal aorta; report of four cases whowing the variability of symptoms. Ann. intern. Med. **13**, 1167 (1940). — LUKE: Thromboendoarterectomy in the treatment of lower aortic occlusion. Arch. Surg. (Chicago) **69**, 205 (1954). — Management of segmental occlusion of major arteries. Geriatrics **10**, 5 (1955). — LUND: The treatment of embolism of the greater arteries. Ann. Surg. **106**, 880 (1937).

MADSEN: Use of papaverin hydrochlorid in mesenteric embolism. Calif. west. Med. **52**, 176 (1940). — MALINOW, M. R., B. MOIA, E. OTERO and M. ROSENBAUM: Occurrence of paroxysmal hypertension in patients with intermittent claudication. Amer. Heart J. **38**, 702 (1949). — MALISOFF, S., and M. B. MACHT: Thromboangiotic occlusion of the renal artery with resultant hypertension. J. Urol. (Baltimore) **65**, 371 (1951). — MANGOLD u. ROTH: Zur Kenntnis des Aortenbogensyndroms. Schweiz. med. Wschr. **84**, 1192 (1954). — MARBERGER, H.: Ein Fall von Embolie der Arteria spermatica interna. Z. Urol. **44**, 541

(1951). — MARINESCO, G., et A. KREINDLER: Considérations sur le rôle des sinus carotidiens dans la pathogénie de l'accès épileptique. Presse méd. 1936, 833. — MARQUARDT and CUMMINS, jr.: Obliterative vascular disease of the aorta and peripheral arteries. Med. Clin. N. Amer. 40, 203 (1956). — MARTORELL, F.: Oblitération de la fourche aortique et hypertension artérielle maligne. Presse méd. 1953, 822. — MARTORELL, F., and J. FABRE: The syndrome of obliteration of the supra-aortic branches. Angiology 5, 39 (1954). — MARTORELL, F., y J. FABRE TERSOL: Med. clín. (Barcelona) 2, 26 (1944). — MATHIEU, L., S. HADOT, CL. PERNOT et METZ: Deux cas d'artérite oblitérante des troncs supraaortiques des jeunes femmes (maladie de Takayashu). Arch. Mal. Coeur 48, 1172 (1955). — MATIS, P., K. BAUER u. CH. ROCKSTROH: Das Heparinoid Thrombocid in der Therapie und Prophylaxe thromboembolischer Zustände. Neue med. Welt Nr 46 (1950). — MAZZEI, E. S., F. SCHAPOSNIK, R. R. RECA and D. GRINFELD: Thrombose chronique-aorto-iliaque (syndrome de Lériche) étude aortographique. France méd. 13, 3—8 (1950). — Trombosis crónica aorto-ilíaca (síndrome de Lériche); contralor aortográfico. Pren. méd. argent. 37, 1427 (1950). — McMILLAN, G. C.: Diffuse granulomatous aortitis with giant cells associated with partial rupture and dissection of aorta. Arch. Path. (Chicago) 49, 63 (1950). — MEESSEN, H.: Experimentelle Untersuchungen zum Kollapsproblem. Beitr. path. Anat. 102, 191 (1939). — Arterielle Thrombosen nach Lungenschuß. Beitr. path. Anat. 105, 432 (1941). — MEILLERE: Greffe de bifurcation aortique chez un malade présentant une thrombose du segment inférieur de l'aorte et des artères iliaques primitives. Mém. Acad. Chir. 76, 986 (1950). — MERSHEIMER, W. L., J. M. WINFIELD and R. L. FANKHAUSER: Mesenteric vascular occlusion. Arch. Surg. (Chicago) 66, 752 (1953). — MEYER, A. W., u. R. KOHLSCHÜTTER: Über echte Erfrierungsgangränen im bulgarisch-türkischen Krieg. Dtsch. Z. Chir. 127, 518 (1914). — MILANÉS, B., R. BUSTAMENTE, R. GUERRA, A. NÚÑEZ NÚÑEZ, A. L. HERNANDEZ, E. PÉREZ-STABLE, J. McCOOK and J. RODRIGUEZ INIGO: Chronic obstruction of the abdominal aorta (report of 30 cases). Angiology 3, 472 (1952). — MILETTI, M.: Does a clinical syndrome of primitive thrombose of the internal carotid at the neck exist? Acta neurochir. (Wien) 1, 196 (1950). — MILWIDSKY, H., E. N. EHRENFELD and A. DE VRIES: Conservative treatment and recovery in two cases of aortic embolism. Angiology 3, 275 (1952). — MOHR, W.: Die Herz- und Gefäßstörungen bei den verschiedenen Malariaformen unter besonderer Berücksichtigung elektrokardiographisch faßbarer Befunde. Ergebn. inn. Med. Kinderheilk. 58, 73 (1940). — MONTGOMERY, H.: Occlusive disease of the arteries. Industr. Med. 19, 517 (1950). — MOUQUIN, P. DESVIGNES, C. MACREZ, P. Y. HATT et J. FANJOUX: Un cas d'oblitération des trois branches artérielles nées de la crosse aortique. ,,Pulseless disease." Syndrome de Takayashu. Amélioration de vision par l'ACTH. Bull. Soc. méd. Hôp. Paris 71, 1056 (1955). — MÜLLER, E.: Pathologische Anatomie der Koronarthrombose unter besonderer Berücksichtigung der Koronarsklerose und Atheromatose. Verh. dtsch. Ges. Kreisl.-Forsch. 21, 3 (1955). — MULVIHILL and HARVEY: Studies on collateral circulation. I. Thermic changes after arterial ligation and ganglionectomy. J. clin. Invest. 10, 423 (1931). — MUNK, F.: Klinische Studien beim Fleckfieber. Z. klin. Med. 82, 415 (1916). — Über die zerebralen Erscheinungen beim Fleckfieber. Med. Klin. 36, 452 (1940). — Zur Klinik des Fleckfiebers. Dtsch. med. Wschr. 67, 1256 (1941). — MURRAY and BEST: The use of heaprin in thrombosis. Ann. Surg. 108, 163 (1938). — MYERS, J. D., H. V. MURDAUGH, H. D. McINTOSH and R. K. BLAISDELL: Observations on continous murmurs over partially obstructed arteries. Arch. intern. Med. 97, 726 (1956).

NELSON, L. E., and A. J. KREMEN: Experimental occlusion of the superior mesenteric vessels with special reference to the role of intravascular thrombosis and its prevention by heparin. Surgery 28, 819 (1950). — NIERMANN, W. A., and J. E. BRADLEY: Postoperative thrombosis of the aorta following coarctectomy: Report of a case treated with intravenous trypsin. Ref. J. Amer. med. Ass. 157, 1247 (1955). — Bull. Sch. Med. Maryland 40, 5 (1955). — NYGAARD and BROWN: Essential thrombophilia (thrombosing disease): Report of five cases. Proc. Mayo Clin. 10, 13 (1935). — Essential thrombophilia. Report of five cases. Arch. intern. Med. 59, 82 (1937).

ÖRNDAHL, G.: Oscillometric examinations in two surgical cases of obturating diseases of the aorta. Nord. Med. 50, 1098—1100 u. engl. Zus.fass. 1100 (1953). [Schwedisch.] — OLOVSON: Bericht über 8 Embolektomien, nebst einigen Bemerkungen über die Verhütung sekundärer Thrombenbildung. Acta chir. scand. 81, 281 (1938/39). — Über die Anwendung von Heparin bei Arterienembolie. Eine experimentelle Untersuchung über die Blutungsverhältnisse bei Arteriotomie unter Heparinwirkung. Acta chir. scand. 82, 487 (1939). — OOTA, K.: Rare case of bilateral carotid-subclavian occlusion: Contributions to pathology of peripapillary anastomosis of the eye with absence of radial pulse. Trans. Soc. Path. Japan 30, 680 (1940). — OSLER, W.: Modern medicine, 4th edit., p. 476. Philadelphia: Lea & Febiger 1908. — OUDOT, J.: Le greffe vasculaire dans les thromboses du carrefour aortique. Presse méd. 59, 234 (1951). — Deux cas de greffe de la bifurcation aortique pour syndrome de Lériche par thrombose artéritique. Mém. Acad. Chir. 77, 636 (1951). — GREffe de la bifurcation

aortique depuis les artères rénales jusqu'aux artères iliaques externes pour thrombose artéritique. Mém. Acad. Chir. **77**, 642—644 (1951). — Un deuxième cas de greffe de la bifurcation aortique pour thrombose de la fourche aortique. Mém. Acad. Chir. **77**, 644—645 (1951).
PAISSEAU et LEMAIRE: Gangrène palustre. Bull. Soc. méd. Hôp. Paris **33**, 219 (1917). — PALLIN: The differential diagnosis: arterial embolism-venous thrombosis. Acta chir. scand. **65**, 558 (1929). — PALMA, E. C.: Arteriopatias estenosantes del miembro inferior. Sindrome del canal de Hunter y anilo del tercer adductor. Bol. Acad. argent. cir., B. Aires **34**, 771 (1950). PATEL, J., et L. ROUQUÈS FOUCQUIER: Nouveau cas d'embolie aortico-iliaque; embolectomie; guérison. Presse méd. **58**, 706 (1950). — PAYNE, J. H., and T. WINSOR: Management of acute popliteal arterial occlusion. Amer. J. Surg. **90**, 287 (1955). Ref. Circulation **14**, 437 (1956). — PEMBERTON: Embolectomy: report of three cases. Ann. Surg. **87**, 652 (1928). — PERRY and ALLEN: Vascular clinics XVII. Acute arterial thrombosis following contusion. Proc. Mayo Clin. **18**, 19 (1943). — PIERI, G.: Sympathectomy in thrombosis of the large arteries. Rif. med. **64**, 153 (1950). — PLATT: Occlusion of the axillary artery due to pressure by a crutch; report of two cases. Arch. Surg. (Chicago) **20**, 314 (1930). — PLOTEGHER, A.: Sulla sindrome pseudoembolica arteriosa degli arti. Ann. ital. Chir. **27**, 704 (1950). — POINOT, GAUSSEN et L. CORNET: Thrombose de l'artère humérale consécutive à une luxation ,,erecta" ouverte; artériectomie; guérison. Mém. Acad. Chir. **76**, 209 (1950). — PORTWICH, F., u. H. REINWEIN jr.: Zur Sypmptomatologie generalisierter Gefäßerkrankungen. Ärztl. Wschr. **11**, 55 (1956). — POUTASSE, E. F.: Occlusion of a renal artery as a cause of hypertension. Circulation **13**, 37 (1956).
RAEDER, J. G.: Ein Fall von symmetrischer Karotisaffektion mit präseniler Katarakt und ,,Glaukom" sowie Gesichtsatrophie. Klin. Mbl. Augenheilk. **78**, 63 (1927). — RAEVSKAJA, G. A.: Thrombosen und Embolien peripherer Arterien beim Myokardinfarkt. Sovetsk. Med. **14**, H. 9, 9—11 (1950). [Russisch.] — RAPPERT, E.: Über die Behandlung der Fettembolie. Ther. d. Gegenw. H. 8, 352 (1939). — REED, P. A.: Idiopathic simple arterial thrombosis. Report of a case. Med. Ann. D. C. **20**, 602 (1951). — REINIS, Z.: Traitement des thromboses artérielles par un nouvel anticoagulant du groupe coumarine. Presse méd. **58**, 475 (1950). — RESNIKOFF, S. S., J. C. CÁRDENAS and P. LOEWE: Thrombosis of the internal carotid artery in the neck. A.M.A. Arch. intern. Med. **100**, 467 (1957). — RICHARDS, R. L.: The effects of peripheral arterial embolism. Quart. J. Med., N. S. **23**, 73 (1954). — RICHTER, J. H., H. B. EIBER and L. LOEWE: Subcutaneous heparin in the treatment of arterial thrombotic disease. Preliminary report. Surgery **22**, 489 (1947). — RING, A., and J. R. BAKKE: Chronic massive pulmonary artery thrombosis. Ann. intern. Med. **43**, 781 (1955). Ref. Circulation **14**, 895 (1956). — RIOLAN, JEAN (RIOLANUS) (1577—1657): Angabe aus F. A. WILLIUS and TH. J. DRY: A history of the heart and the circulation. Philadelphia u. London: W. B. Saunders Company 1948. — RITCHIE, H. D., and D. M. DOUGLAS: Atresia of the abdominal aorta. Brit. med. J. **1956**, 144—145. Ref. Z. Kreisl.-Forsch. **45**, 802 (1956). — ROB and STANDEVEN: Closed traumatic lesions of the axillary and brachial arteries. Lancet **1956**, 597. — ROSS, R. S., and V. A. McKUSICK: Aortic arch syndromes: Diminished or absent pulses in arteries arising from arch of aorta. Arch. intern. Med. **92**, 701 (1953).
SALAND: Acute occlusions of the peripheral arteries; clinical analysis and treatment. Ann. intern. Med. **14**, 2027 (1941). — SAMUELS, S. S.: Gangrene of the heel. Angiology **1**, 46 (1950). — Dos SANTOS, J.: Note sur la désobstruction des anciennes thromboses artérielles. Presse méd. **1949**, 544. — SATO, T.: An unusual case of arterial obliteration. Klin. Wschr. **17**, 1154 (1938). — SAUTOT, J.: La résection du carrefour aortique en un temps pour thrombose; considerations techniques-possibilités et limites; (a propos de deux nouvelles observations). Lyon. chir. **46**, 206 (1951). — SCALABRINO: Le curve colesterolemiche da carico di colesterina nelle trombosi viscerali (infarti del miocardio e trombosi cerebrali) e nelle arteriti periferiche di tipo giovanile e senile. Fol. angiol. (Firenze) **2**, 51 (1955). — SCHÄR u. NEFF: Traumatische Arterienthrombose am Vorderarm unter dem Bilde der Neuritis oder Tendovaginitis stenosans dolorosa Dtsch. Z. Chir. **246**, 95 (1935). — SCHAPOSNIK, F., D. GRINFELD y R. R. RECA: Trombosis aguda de la arteria humeral. Arteriectomie. Día. méd. **23**, 886 (1951). — SCHLICHTER, J., H. K. HELLERSTEIN and L. N. KATZ: Aneurysm of heart. Correlative study of 102 proved cases. Medicine (Baltimore) **33**, 43 (1954). — SCHNEIDER, H.: Über die zerebrale Hemiplegie mit Vorhofflimmern und gleichseitiger Beinarterienembolie. Klin. Med. (Wien) **7**, 260 (1952). SCHNEIDER, K. W.: Persönliche Mitteilung 1958. — SCHRADER, E. A.: Die Arteriose der Arteria femoralis. Dtsch. med. Wschr. **1950**, 670. — Die Klinik der Beckenarterienthrombosen. 21. Tagg der Dtsch. Ges. für Kreislaufforsch. vom 15.—17. 4. 1955 in Bad Nauheim. — Die Klinik der arteriellen Thrombosen im Beckenbereich. Pathogenese, Untersuchungsmethoden, Diagnostik und Therapie. Berlin-Göttingen-Heidelberg: Springer 1955. — SCHRADER, E. A., u. E. GADERMANN: Das klinische Bild des totalen Verschlusses der Aorta abdominalis. Ärztl. Wschr. **1953**, 80—85. — SCHRECK, W.: Über die Behandlung von Thrombosen und Embolien mit den Antikoagulantien Dicuman und Thrombocid. Münch. med. Wschr. **93**, Nr 23 (1951). — SCHÜPBACH, A.: Helv. med. Acta **20**, 257 (1953). — Vortr. Schweiz. Ges. Inn. Med., Bern 9./10. Mai 1953. Ref. Schweiz. med. Wschr. **1953**, 830. — SCHULZ, F. H.,

u. H. KNOBLAUCH: Periphere Gangrän nach Myokardinfarkt. Z. ärztl. Fortbild. **47**, 503 (1953). — SCOTT, jr. H. W., and J. M. WILLIAMS jr.: Multiple arterial emboli. Three successful embolectomies in a case of bacterial endocarditis. Arch. Surg. (Chicago) **58**, 28 (1949). — SEIDEL: Über den Einfluß der Venensperre bei arteriellen Durchblutungsstörungen. Bericht über einen Fall. Dtsch. Gesundh.-Wes. **1955**, 335. — SEIFERT: Die Deutung des Schmerzes bei der arteriellen Embolie. Dt. Z. Chir. **232**, 187 (1931). — SEMPLE, R., and C. G. WHITESIDE: Arteriography of the abdominal aorta in vascular disorders; preliminary report with a note on thrombosis of the abdominal aorta. Arch. Middx Hosp. **1**, 9 (1951). — SHANK, P. J.: Aneurysm of left common iliac artery producing thrombosis of spermatic artery and vein. With a review of literature. Ohio St. med. J. **46**, 1069 (1950). — SHAPIRO, D.: The Leriche syndrome. Amer. J. Roentgenol. **67**, 891 (1952). — SHIMIZU, K.: Pulseless disease. Abstr. J. Amer. med. Ass. **145**, 1095 (1951). — SHIMIZU, K., and K. SANO: Pulseless disease. J. Neuropath. clin. Neurol. **1**, 37 (1951). — SHIPMAN, J. J., and J. F. GOODWIN: Saddle embolus of the aorta. Lancet **1951**, 133. — SHNAYERSON, N.: Arteriectomy for arterial obstruction in the extremities. Geriatrics **6**, 12 (1951). — SILBERT, S.: Peripheral arterial embolism. J. Mt Sinai Hosp. **17**, 517 (1951). — SKIPPER, E., and F. J. FLINT: Symmetrical arterial occlusion of the upper extremities, head and neck. A rare syndrom. Brit. med. J. **1952**, 9. — SOPER, DAVIS, MARKHAN and RIEHL: Typhus fever in Italy. Amer. J. Hyg. **45**, 305 (1947). — STADLER, E.: Syphilis des Herzens und der Gefäße. Dresden u. Leipzig: Theodor Steinkopff 1932. — STAHNKE, E.: Studien zur Wirkung des Ergotamins. Klin. Wschr. **7**, 23 (1928). — STARER, F., and D. SUTTON: Aortic thrombosis. Brit. med. J. **1958**, 1255. — STARLINGER, F.: Über chirurgische Behandlung heischende Komplikationen des Fleckfiebers. Zbl. Chir. **6** 208 (1943). — STEFǍNESCU, S., et T. NICOLAESCU: La maladie sans pouls (Syndrome Takayashu). Med. interna (Bucuresti) **8**, 87 (1956) u. franz. Zus.fass. [Rumänisch.] — STEINBROCKER, O., D. NEUSTADT and L. LAPIN: Shoulder-hand syndrome. Sympathetic block compared with corticotropin and cortisone therapy. J. Amer. med. Ass. **153**, 788 (1953). — STEINHARDT, O.: Die Behandlung von Arterienobliterationen durch Resektion und Venentransplantation. Wien. klin. Wschr. **1950**, 587—588. — STEINHOFF, F.: Pulmonalarterienthrombose. Fortschr. Röntgenstr. **74**, 106 (1951). — STERNE, J.: Trois cas marocains de maladie de Takayashu. Maroc. méd. **35**, 57 (1956). — STIPA, F.: Su tre casi de embolie arteriose periferiche curate con embolectomia. Policlinico, Sez. prat. **57**, 1560 (1950). — STONE, P. W., and F. W. COOPER: Treatment of experimental acute arterial insufficiency. A comparison of the sympatholytic agent priscoline (2-benzyl-4,5-imidazoline HCl) and sympathectomy. Surgery **27**, 572 (1950). — STRAUS, DOMINGUEZ and MERLISS: Slowly progressive occlusive thrombosis of the abdominal portion of the aorta. Amer. J. med. Sci. **211**, 421 (1946). — STRICKER et ORBAN: Recherches expérimentals sur la thrombose artérielle et des artériectomies. J. Chir. (Paris) **36**, 697 (1930). — STUCKE, K.: Der Fersenschmerz. Funktionelle und organische Störungen im Bereich der Ferse und Achillessehne. Stuttgart: Georg Thieme 1956. — SUSSMAN, I., R. LEMPKE and R. WALLACE: Stellate ganglion block in cerebral thrombosis and embolism. Amer. Practit. **2**, 217 (1951). — SWAN, W. G. A., and C. B. HENDERSON: Peripheral gangrene in myocardial infarction. Brit. Heart J. **13**, 68 (1951). — SWANK and DUGGER: Fat embolism: A clinical and experimental study of mechanisms involved. Surg. Gynec. Obstet. **98**, 641 (1954). — SWANSON, H. S.: Spontaneous thrombosis of the internal carotid artery. Sth. med. (Bgham. Ala.) **44**, 705 (1951). — SYLLA, A.: Ursachen, Verhütung und Behandlung der Gliedmaßengangrän beim Fleckfieber. Dtsch. med. Wschr. **68**, 1185 (1942). — SYLLA, L., u. J. PANKOW: Der Dermographismus und die Hautreaktivität beim Fleckfieber. Klin. Wschr. **22**, 57 (1943). — SZABOLCS, Z., and A. BIKFALVI: Treatment of arterial embolism. Mag. Sebész. **3**, 203 (1950). — SZILAGYI and OVERHULSE: Segmental aorto-iliac and femoral arterial occlusion. J. Amer. med. Ass. **157**, 426 (1955). — TAKÁTS, DE: The use of papaverine in acute arterial occlusion. J. Amer. med. Ass. **106**, 1003 (1936). — TAKATS, G. DE and H. M. COELHO: Vertebral vein thrombosis clinical syndrome. Gynaecologia (Basel) **138**, 135 (1954). — TAKAYASHU, M.: A case with peculiar changes of the central retinal vessels. Acta Soc. ophthal. jap. **12**, 554 (1908). — TAYLOR, F. W.: Saddle embolus of the aorta. A.M.A. Arch. Surg. **62**, 38 (1951). — TEITELBAUM, M.: Intravenous ether in peripheral arterial occlusive disease. Proc. Amer. diab. Ass. **9**, 363 (1950). — TEN CATE, J., et J. TH. F. BOELES: Action de l'occlusion de l'aorte ascendante sur l'E.C.G. Arch. int. Physiol. **64**, 281 (1956). Ref. Kongr.-Zbl. ges. inn. Med. **175**, 83. — THEIR and GRANROTH: Thrombosis aortae abdominalis. Nord. Med. **43**, 549 (1950). — THEIS, F. V.: Thrombosis of the terminal aorta. Surg. Gynec. Obstet. **95**, 505 (1952). — THOMPSON and SMITHWICK: Human hypertension due to unilateral renal disease with special reference to renal artery lesions. Angiology **3**, 493 (1952). — THOMSON, F. B.: Ischemic infarction of left colon. Canad. med. Ass. J. **58**, 183 (1948). — TÖPPICH, G.: Über nicht thrombotischen Verschluß der großen Gefäßostien des Aortenbogens, insbesondere des Ostiums der Carotis Frankfurt. Z. Path. **25**, 236 (1921). — TOPALOGLU, A., and I. MENGÜ: Arteria femoralis embolism. Türk. Tip. Cem. Mec. **17**, 278 (1951). — TOTY, L., et A. KOEBERLE: A propos de 9 observations d'ischémie aiguë des membres. Strasbourg méd. **2**, 207 (1951). — TRIAS DE BES, SANCHEZ LUCAS and BALLESTA BAREONS: A case of Takayashu's syndrome: the pulseless disease. Brit. Heart J. **17**, 484 (1955). — TÜRK, W.: Wien. klin. Wschr. **32**, 757 (1901).

VALLS-SERRA, J.: Arteritis por muletas; trombosis aguda tratada por arteriectomía axilar. Angiología **3**, 59 (1951). — VANDER VEER, FUNK, BOYER and KELLER: Clinical evaluation of ethyl biscoumacetate (Tromexan). Amer. J. Med. **14**, 694 (1953). — VEAL, J. R., and T. J. DUGAN: Peripheral arterial embolism. Ann. Surg. **133**, 603 (1951). — VOLHARD, F.: Besondere Fälle von Hochdruck. Neue med. Welt Nr 1, 3 (1950).

WANG, H. W.: Hypertonie bei circumscripter Stenose der Bauchaorta. Cardiologia (Basel) **15**, 30 (1949). — WANG MING-CH'EN: Pulseless disease in relation to visual disturbances. Chin. J. Ophthal. **8** (4), 212 (1958). — WANKE, R.: Arterielle Gefäßkrankheiten und Sympathicus-Chirurgie. Münch. med. Wschr. **1953**, 388. — WANKE, R., u. P. ALNOR: Das Aorten-Bifurcations-Syndrom. Med. Klin. **50**, 578 (1955). — WARREN, LINTON and SCANNELL: Arterial embolism. Ann. Surg. **140**, 311 (1954). — WEBER: Über multiple Hautgangrän auf dem Boden vaskulärer Erkrankungen. Derm. Wschr. **132**, 913 (1955). — WEIS, J.: Über eine Sonderstellung der Arteria femoralis bei den obliterierenden Gefäßkrankheiten. Münch. med. Wschr. **1950**, 1179—1184. — WEISS, S., R. B. CAPPS, E. B. FERRIS and D. MUNRO: Syncope and convulsions due to a hyperactive carotid sinus reflex. Arch. intern. Med. **58**, 407 (1936). — WEISS, S., and D. DAVIS: Rheumatic heart disease; embolic manifestations. Amer. Heart J. **9**, 45 (1933). — WELCH: Thrombosis. In ALLBUTT, CLIFFORD and ROLLESTON, System of medicine, vol. 6, p. 691. London: Macmillan & Co. 1909. — WELCKER, A.: Cholera- und Typhusgangrän. Die symmetrische Gangrän im Balkankriege kein Frostschaden. Zbl. Chir. **40**, 1625 (1913). — WELLS, J. J., and E. V. DENNEEN: A successful embolectomy for a saddle embolus of the abdominal aorta. U.S. armed Forces med. J. **2**, 763—767 (1951). — WESSLER, ST.: Medical management of peripheral arterial occlusive diseases. New Engl. J. Med. **249**, 233 (1953). — WESSLER, ST., M. J. SCHLESINGER and M. SPILBERG: Studies in peripheral arterial occlusive disease. I. Methods and pathologic findings in amputated limbs. Circulation **7**, 641 (1953). — WESSLER, ST., SH. G. SHEPS, M. GILBERT and M. C. SHEPS: Studies in peripheral arterial occlusive disease. III. Acute arterial occlusion. Circulation **17**, 512 (1958). — WESSLER, ST., and N. R. SILBERG: Studies in peripheral arterial occlusive disease. II. Clinical findings in patients with advanced arterial obstruction and gangrene. Circulation **7**, 810 (1953). — WIETING: Gefäßparalytische Kältegangrän. Zbl. Chir. **40**, 593 (1913). — WILBRAND: Klinische Erfahrungen mit dem neuen Antikoagulans Thrombodym. Dtsch. med. Wschr. **78**, 330 (1953). — WILLIAMS: Experimental arterial thrombosis. J. Path. Bact. **69**, 199 (1955). — WILSON, H.: Aortic embolectomy. Successful removal of saddle embolus by transabdominal route. J. Amer. med. Ass. **141**, 389 (1949). — WOHLWILL: Pathologisch-anatomische Beiträge zum Problem der Sepsis. Arqu. Pat. **2** (1935). — DE WOLFE, V. G., F. A. LEFEVRE, A. W. HUMPHRIES, M. B. SHAW and G. S. PHALEN: Intermittent claudication of the hip and the syndrome of chronic aorto-iliac thrombosis. Circulation **9**, 1—16 (1954). — WOLLHEIM, E.: Klinik embolischer Organerkrankungen. Regensburg. Jb. ärztl. Fortbild. **2**, 1 (1952). — Therapie des Myokardinfarkts. Dtsch. med. Wschr. **81**, 2080 (1956). — WRIGHT, MCDEVITT and FOLEY: Diagnosis and modern treatment of cerebral vascular disease. A.M.A. Arch. intern. Med. **96**, 552 (1955). — WRIGHT, H. P., M. M. KUBIC and M. HAYDEN: Recanalization of thrombosed arteries under anticoagulant therapy. Brit. med. J. **1953**, 1021—1023. — WYATT, G. M., and B. FELSON: Aortic thrombosis as a cause of hypertension: An arteriographic study. Radiology **69**, 676 (1957). — WYLIE, E. J., and J. S. MCGUINESS: The recognition and treatment of arteriosclerotic stenostisis of major arteries. Surg. Gynec. Obstet. **97**, 425 (1953).

YOUNG, R. D., and W. C. HUNTER: Primary myxoma of the left ventricle with embolic occlusion of the abdominal aorta and renal arteries. Arch. Path. (Chicago) **43**, 89 (1947). —

ZAMOTOEV, J. P.: Zum Problem der in vivo-Diagnose der Thromben der Lungenarterie. Klin. Med. (Mosk.) **30**, H. 6, 79—80 (1952). [Russisch.] — ZISCHKA, W.: Zur Ätiologie der Thrombose der Arteria pulmonalis. Frankfurt. Z. Path. **62**, 124 (1951).

4. Deformierende Arteriopathien.

a) Ulcus cruris ischaemicum bei Hypertonie.

ALLEN, E. V., N. W. BARKER u. E. A. HINES: Peripheral vascular diseases. Philadelphia and London: W. B. Saunders Company 1946 u. 1955. — ALONSO, T.: Diastolic arterial hypertension and ulcer of the leg. Martorell's syndrome. Lancet **1954 I**, 1059.

FARBER, HINES, MONTGOMERY, HAMILTON and CRAIG: The arterioles of the skin in essential hypertension. J. invest. Derm. **9**, 285 (1947). — FARBER and SCHMIDT: Hypertensive-ischemic leg ulcers. Calif. Med. **72**, 4 (1950). — FARBER, E. M., u. O. E. L. SCHMIDT: Hypertensive ischemic leg ulcers. Calif. Med. **72**, 4 (1950).

HAXTHAUSEN: Ulcus cruris arterioscleroticum. Nord. méd. 8, 1663 (1940). — HINES and FARBER: Ulcer of the leg due to arteriosclerosis and ischemia, occurring in the presence of hypertensive disease (hypertensive-ischemic ulcers): A preliminary report. Proc. Mayo Clin. 21, 337 (1946). — Proc. centr. Soc. clin. Res. 19, 15 (1946). — Hypertensive-ischemic ulcers of the leg (Abstr.) programm, twenty-fifth scientific sessions. Amer. Heart Assoc., Cleveland, Ohio, p. 57, 1952.
MARTORELL: Las ulcers supramaleolares por arteriolitis de las grandes hipertensas. Actas le las reuniones cientificas del cuerpo facultativo del Instituto Policlinico de Barcelona 1, 6—9 (1945). — MARTORELL, F.: Hypertensive ulcer of the leg. Angiology 1, 133 (1950).
RATSCHOW, M.: Zum unterschiedlichen Befallenwerden der Geschlechter durch RAYNAUDsche Krankheit und Endoangiitis obliterans. Münch. med. Wschr. 1950, 43.
UCAR, SANTIAGO: Un caso tipico de ulcera hipertensiva. Angiología 1, 333 (1949).
VALLS-SERRA: Sobre el tratamiento de la úlcera supramaleolar de los grandes hipertensas. Actas de las reuniones cientificas del cuerpo facultativo del Instituto Policlinico de Barcelona 3, 86 (1946).
WRIGHT: Vascular diseases in clinical practice. 2. edit., p. 552. Chicago: Year Book Publ. 1952.

b) Arteriosklerose.

AARSETH, S.: Kardiovaskuläre und renale Erkrankungen bei Diabetes mellitus. Acta med. scand. Suppl. 281 (1953). — ABRAHAMSON, E. M.: Hypercholesterolemia and senescence. Amer. J. dig. Dis. 19, 186 (1952). — ABRAMS, W. B., and J. B. GERE: Arteriosclerosis of the aorta. Report of an unusual case with features of Leriche's syndrome, aortic arch syndrome and left ventricular hypertension. Arch. intern. Med. 100, 283 (1957). — ABS, O.: Frühsterblichkeit, Hypertonie und Arteriosklerose bei den Eskimos. Medizinische 1956, 116. — ACHOR, R. W. P., K. G. BERGE, N. W. BARKER and B. F. McKENZIE: Treatment of hypercholesterolemia with nicotinic acid. Circulation 16, 499 (1957). — Treatment of hypercholesterolemia with nicotinic acid. Circulation 17, 497 (1958). — ADLERSBERG, D.: Hypercholesteremia with predisposition to atherosclerosis. An inborn error of lipid metabolism. Amer. J. Med. 11, 600 (1951). — ADLERSBERG, D., H. R. COLER and J. LAVAL: Effect of weight reduction on course of arterial hypertension. J. Mt Sinai Hosp. 12, 984 (1946). — ADLERSBERG, D., A. D. PARETS and E. P. BOAS: Genetics of atherosclerosis. Studies of families with xanthoma and unselected patients with coronary artery disease under the age of fifty years. J. Amer. med. Ass. 141, 246—254 (1949). — Hereditary and metabolic aspects of atherosclerosis. Proc. Amer. Diabetes Ass. 9, 171—200 (1950). — ADLERSBERG, D., L. E. SCHAEFER, ST. R. DRACHMAN and RH. DRITCH: Incidence of hereditary hypercholesterolemia. Proceedings of the American Society for the study of arteriosclerosis. Circulation 2, 475 (1950). — ADLERSBERG, D., L. E. SCHAEFER and R. DRITCH: Effect of cortisone, adrenocorticotropic hormone (ACTH), and desoxycorticosterone acetate (DOCA) on serum lipids. J. clin. Invest. 29, 795 (1950). — ADLERSBERG, D., L. E. SCHAEFER and C. J. WANG: Adrenal cortex, lipid metabolism and atherosclerosis: experimental studies in the rabbit. Science 120, 319 (1954). — ADLERSBERG, D., and F. G. ZAK: Atherosclerosis of early age: clinical and pathological studies. Proceedings of the American Society for the study of arteriosclerosis. Circulation 2, 473 (1950). — AHRENS jr., E. H., J. HIRSCH, W. INSULL and M. L. PETERSON: Chemistry of lipids as related to atherosclerosis. Springfield 1958. — AHRENS and KUNKEL: The stabilization of serum lipid emulsion by serum phospholipids. J. exp. Med. 90, 409 (1949). — ALBERT, Z.: Veränderungen der Aorta bei Kindern und ihr Verhältnis zur Atherosklerose. Virchows Arch. path. Anat. 303, 265 (1939). — ALBERTINI, A. v.: Studien zur Aetiologie der Arteriosklerose. Schweiz. Z. allg. Path. 1, 3, 163 (1938). — Pathologie und Therapie der entzündlichen nicht spezifischen Arterienerkrankungen; path.-anat. Teil. Helv. med. Acta 11, 233 (1944). — Zur Frage der juvenilen Koronarsklerose. Schweiz. med. Wschr. 73, 796 (1943). — Pathologie der entzündlichen, nicht spezifischen Arterienerkrankungen. Schweiz. med. Wschr. 74, 513 (1944). — Nochmals zur Pathogenese der Coronarsklerose. Cardiologia (Basel) 7, 233 (1943). — ALBRECHT, R.: Social roles in prevention of senility. J. Geront. 6, 380 (1951). — ALESSANDRINI, P.: Orientamenti dietetico-profilattici nell'arteriosclerosis. Recenti Progr. Med. 10, 375—398 (1951). — ALLAN and KINTNER: Personal communication to the authors. Zit. nach ALLEN, BARKER u. HINES 1949. — ALLEN, BARKER and HINES: Peripheral vascular diseases. Philadelphia and London 1946 u. 1955. — ALLEN, E. V., L. N. KATZ, A. KEYS and J. W. GOFMAN: Atherosclerosis. A symposium. Circulation 5, 98—100 (1952). — ALLEN, J. G., C. VERMEULEN, F. M. OWENS and L. R. DRAGSTEDT: Effect of total loss of pancreatic juice on blood and liver lipids. Amer. J. Physiol. 138, 352 (1943). — ALLEN, O. P.: Arteriosclerosis and heredity in the diabetic. Ohio St. med. J. 49, 991 (1953). — ALONSO, T.: Splenotherapy in arteriosclerotic gangrene. Angiología 2, 242 (1950). — ALTSCHUL, R.: White blood cells in old age and in arteriosclerosis. Proceedings of the American Society for the study of arteriosclerosis. Circulation **2**, 470 (1950). — ALTSCHUL, R.: Inhibition of experimental cholesterol arteriosclerosis by ultraviolett irradiation. New Engl. J. Med. **249**, 96—99 (1953). — Einfluß von Sauerstofftherapie auf experimentelle Cholesterinatherosklerose. Z. Kreisl.-Forsch. **44**, 129 (1955). — Die Beeinflussung des Blutcholesterinspiegels und der experimentellen Atherosklerose durch Nikotinsäure. Z. Kreisl.-Forsch. **45**, 573 (1956). — ALTSCHUL, R., and A. HOFFER: Effect of large doses of nicotinic acid on serum cholesterol and on BMR. Circulation **16**, 499 (1957). — Effects of salts of nicotinic acid on serum cholesterol. Brit. med. J. **1958**, 713. — ALTSCHUL, R., and M. E. MARTIN: Experimental cholesterol arteriosclerosis. III. The reaction of the white blood cells. A.M.A. Arch. Path. **51**, 617—622 (1951). — *American Society for the study of arteriosclerosis.* 10th annual meeting at the Palmer House, Chicago, Ill., November 11 and 12, 1956. Program and proceedings in Circulation **14**, 479 (1956). — AMMON, R.: Die Hemmung der Cholinesterase durch Novocain und Larocain. Klin. Wschr. **1941**, 696. — Die Methoden der Fermentforschung. Hrsg. von BAMANN u. MYRBÄCK, Liefg 5, S. 1585. Leipzig: Georg Thieme 1946. — ANDERSEN, P. E.: Arteriosclerose der cerebralen Arterien. Fortschr. Röntgenstr. **82**, 491 (1955). — ANDERSON, G. E.: Metabolic aspects of vascular degeneration in diabetes mellitus. N.Y. St. J. Med. **49**, 2055 (1949). — Metabolic aspects of vascular degeneration. Med. Clin. N. Amer. **33**, 783 (1949). — ANDERSON, N. G., and B. FAWCETT: An antichylomicronemic substance produced by heparin injection. Proc. Soc. exp. Biol. (N.Y.) **74**, 768 (1950). — ANFINSEN jr., C. B.: Lipoprotein metabolism in the etiology of atherosclerosis. Minn. Med. **38**, 767 (1955). — Physiological aspects of lipid transport. Symposium on atherosclerosis — Publ. 338 National Acad. of Sciences — National Research Council, Washington, D. C., p. 217, 1954. — ANITSCHKOW: Über die Atherosklerose der Aorta beim Kaninchen und über deren Entstehungsbedingungen. Beitr. path. Anat. **59**, 306 (1914). — Einige Ergebnisse der experimentellen Atheroskleroseforschung. Verh. dtsch. path. Ges. **20**, 149 (1925). — Zur Histophysiologie der Arterienwand. Klin. Wschr. **4**, 2233 (1925). — ANITSCHKOW and CHALATOW: Über experimentelle Cholesterinsteatose und ihre Bedeutung für die Entstehung einiger pathologischer Prozesse. Zbl. allg. Path. path. Anat. **24**, 1 (1913). — ANITSCHKOW, U.: Das Wesen und die Entstehung der Atherosklerose. Ergebn. inn. Med. Kinderheilk. **28**, 1 (1925). — ANNING, S. T., J. DAWSON, D. E. DOLBY and T. INGRAM: The toxic effects of calciferol. Quart. J. Med. **17**, 203 (1949). — ANTONINI, F. M., G. PIVA, L. SALVINI and A. SORDI: Lipoproteine ed eparina nel quadro umorale della chemiopatogenesi dell'aterosclerosi. G. Geront. Suppl. **1**, 95 S. (1953). — APPEL, PIPER u. STARKE: Zur Pathogenese der Augenveränderungen bei Diabetes. Halle a. d. Saale: C. Marhold 1952. — APPEL, W.: Arteriosklerose und Ernährung. Ärztl. Wschr. **8**, 497 (1953). — ASCHOFF: Vorträge über Pathologie, K 4. Jena: Gustav Fischer 1925. — Pathologische Anatomie. Jena: Gustav Fischer 1928. — Über Arteriosklerose. Kongr. für Inn. Med., Wiesbaden 27.—30. 3. 1939, S. 28. — Über Arteriosklerose. Z. ges. Neurol. Psychiat. **167**, 214 (1939). — Observations concerning the relationship between cholesterol metabolism and vascular disease. Brit. med. J. **1952** II, 1131. — ASCHOFF, L.: Über Atheroklerose und andere Sklerosen des Gefäßsystems. Beitr. med. Klin. H. 1 (1908). — Zur Morphologie der lipoiden Substanzen. Ein Beitrag zur Verfettungsfrage. Beitr. path. Anat. **47**, 1 (1910). — Arteriosklerose. Beih. z. Med. Klin. **10**, 1 (1914). — Virchows Lehre von den Degenerationen (passiven Vorgängen) und ihre Weiterentwicklung. Virchows Arch. path. Anat. **235**, 152 (1921). — Die Arteriosklerose (Arteriopathia deformans). Ein Ernährungs- und Abnutzungsproblem. Beih. z. Med. Klin. **26**, 1 (1930). — Spezielle pathologische Anatomie, 8. Aufl. Jena: Gustav Fischer 1936. — Lehrbuch der path. Anatomie. Jena: Gustav Fischer 1938. — Über Arteriosklerose. Verh. dtsch. Ges. inn. Med. **28** (1939). — ATLAS, L. N.: Advanced peripheral arteriosclerosis. (A physiological approach to management.) Calif. Med. **80**, 441 (1954). — ATTINGER, E.: Chronische Schwefelkohlenstoffvergiftung unter dem Bilde einer schweren Gefäßkrankheit. Schweiz. med. Wschr. **82**, 829 (1952). — AUFDERMAUR, M.: Coronarthrombose bei Kranzarterienrissen durch physische und psychische Belastung. Schweiz. med. Wschr. **82**, 1086 (1952). — AVIGAN, J., and D. STEINBERG: Effect of corn oil feeding on cholesterol metabolism in the rat. Circulation **16**, 492 (1957). — AZÉRAD, E.: Les ostéoses diabetiques. Bull. Soc. méd. Hôp. Paris **69**, 302 (1953).

BAEDER, D. H., W. J. BECKFIELD and J. SEIFTER: Effect of aluminium hydroxide gels on experimental hypercholesterolemia and atheromatosis in chicks. Proc. Soc. exp. Biol. (N.Y.) **86**, 326 (1954). — BÄFVERSTEDT, B., and F. LUND: Pseudoxanthoma elasticum and vascular disturbances. Acta derm.-venerol. (Stockh.) **35**, 438 (1955). — BAGUENA, B.: Action inhibitive évidente sur l'artériosclérose expérimentale cholestérinique du lapin. Rev. méd. Liège **5**, 622 (1950). — BAINBOROUGH, A. R., and G. C. MCMILLAN: Effect of thyroxin and 2,4-dinitrophenol on the retrogression of experimental atherosclerosis. Arch. Path. (Chicago) **54**, 204—207 (1952). — BAKEY, DE, CREECH and HALPERT: Regeneration of the elements of the vessel wall. Symposium on atherosclerosis — Publication 338. National Academy of Sciences — National Research Council, Washington, D. C., p. 103, 1954. — BAKEY, M. E. DE, O. CREECH and J. P. WOODHALL: Evaluation of sympathectomy in arteriosclerotic peripheral vascular disease. J. Amer. med. Ass. **144**, 1227 (1950). — BALÓ, J. V.: Die mit Ammoniumhydroxydvergiftung erzeugbare experimentelle Arteriosklerose. Frankfurt. Z. Path. **52**, 205 (1938). — Action of thyroxine in arteriosclerosis. Beitr. path. Anat. **102**, 341 (1939). — BALÓ, J. V., u. J. BANGA: Elastase und Arteriosklerose. Acta physiol. (Budapest) **1**, Suppl., 25—26 (1951). — Change in the elastase content of human pancreas in relation to arteriosclerosis. Acta physiol. (Budapest) **4**, 187 (1953). — BANSI, H. W., R. T. GRONOW u. H. REDETZKI: Über den klinischen Wert der Lipoidelektrophorese, ihre Beziehung zu den Serumlipoiden und ihre Beeinflussung durch orale Fettbelastung. Klin. Wschr. **33**, 101 (1955). — BARACH, J. H., and A. D. LOWY: Lipoprotein molecules, cholesterol and atherosclerosis in diabetes mellitus. Diabetes **1**, 441 (1952). — BÁRÁNY, F. R.: Abnormal vascular reactions in diabetes mellitus. A clinical physiological study. Acta med. scand. **152**, Suppl., 304 (1955). — BARBAGALLO-SANGIORGI, G., e A. CAJOZZO: Comportamento dei complessi lipoproteici del siero nell'arterosclerosi umana. Policlinico, Sez. med. **59**, 342—356 (1952). — Sul comportamento dei complessi lipoproteici del siero nell'arterosclerosis umana. Boll. Soc. ital. Biol. sper. **28**, 1523—1525 (1952). — BARILLARI, F.: Modificazioni al metodo di Kingsley e Shaffert per la determinazione della colesterolemia. Quad. Urol. **1**, 162 (1952). — BARONDES, R. DE: Carcinoma and arteriosclerosis; factors concerned in the altered calcium-binding mechanisms in cancer and the aging phenomena. Med. Rec. (N.Y.) **163**, 133 (1950). — BARR, D. P.: The George E. Brown memorial lecture. Some chemical factors in the pathogenesis of atherosclerosis. Circulation **8**, 641 (1953). — Hormonal factors in the pathogenesis of atherosclerosis. Minn. Med. **38**, 788 (1955). — Influence of sex and sex hormones upon the development of atherosclerosis and upon the lipoproteins of plasma. J. chron. Dis. **1**, 63 (1955). — BARR, D. P., E. M. RUSS and H. A. EDER: Protein-lipid relationships in human plasma. II. In atherosclerosis and related conditions. Amer. J. Med. **11**, 480 (1951).— Relactiones entre las proteínas y los lípidos en la arteriosclerosis. Arch. méd. Cuba **4**, 587 (1953). — BARTELS, E. C., u. G. BELL: Myxedema and sclerotic heart disease. Trans. Amer. Ass. Stud. Goitre 5 (1939). — BATCHELOR: Lipoproteins in the arterial wall. Symposium on atherosclerosis — Publication 338 National Acad. of Sciences — National Research Council, Washington, D. C. 212, 1954. — BAVINA, M. V., and M. G. KRITSMAN: Protein metabolism in experimental atherosclerosis. Electrophoretic determination of protein fractions of the blood in experimental atherosclerosis. Dokl. Akad. Nauk SSSR. **88**, 313 (1953). [Russisch.] — BAZAN, M.: Arteriopatie obliteranti croniche giovanili. Sicilia sanit. **6**, 411 (1953). — BEAUMONT, V., J.-L. BEAUMONT and J. LENÈGRE: Studies on the lipid metabolism in human atherosclerosis. I. Cholesterolaemia, phenol and dextran sulphate tests in 1000 patients with cardiac affection. Rev. franç. Et. clin. biol. **3**, 746 (1958). — BECKER, W.: Inaug.-Diss. Mainz 1951. — BEHER, W. T., and W. L. ANTHONY: Effects of β-sitosterol and ferric chloride on accumulation of cholesterol in mouse liver. Proc. Soc. exp. Biol. (N.Y.) **90**, 223 (1955). Ref. Circulation **14**, 1172 (1956). — BEIN: Experientia (Basel) **9**, 107 (1953). — BEITZKE, H.: Zur Entstehung der Atherosklerose. Virchows Arch. path. Anat. **267**, 625 (1928). — Die Entstehung der Atherosklerose bei Jugendlichen. Virchows Arch. path. Anat. **275**, 532 (1930). — BELL, E. T.: Incidence of gangrene of the extremities in nondiabetic and in diabetic persons. Arch. Path. (Chicago) **49**, 469 (1950). — Renal vascular disease in diabetes mellitus. Diabetes **2**, 376 (1953). — BENEKE: Verh. Dtsch. Path. Ges. 1899, München. Diskussion zu HELLER u. STRAUB. — Zur Genese der Koronarsklerose. Zbl. allg. Path. path. Anat. **48**, 369 (1930). — BEREGI, E.: Neue Methode zur Erzeugung experimenteller Arteriosklerose. Zbl. allg. Path. path. Anat. **94**, 323 (1955/56). — BERMAN, L. G., and F. C. RUSSO: Abdominal angina. New Engl. J. Med. **242**, 611 (1950). — BERNHARD, A.: Serum lipase (tributyrinase) in hypertension and arteriosclerosis. Proc. Soc. exp. Biol. (N.Y.) **78**, 533—535 (1951). — BERRY, R. E. L., and C. T. FLOTTE: Peripheral arteriosclerotic vascular disease in diabetics. Arch. Surg. (Chicago) **71**, 460 (1955). Ref. Circulation **14**, 472 (1956). — BERTELSEN, A.: Grönlands medicinisk statistisk og nosografi; Medd. om Grönland **117**, Teil I (1935); Teil III 1940. Zit. nach ABS 1956. — BERTOLI, R., B. SALOTTOE e G. PRATI: Effetti di una dieta iperlipidica in conigli con aterosclerosi sperimentale. Folia cardiol. (Milano) **9**, 473—490 (1951). — BEST, M. M., and CH. H. DUNCAN: Effects of sitosterol on the cholesterol concentration in serum and liver in hypothyroidism. Circulation **14**, 344 (1956).— Metabolic effects of thyroxine analogs on the cholesterol fed rat. Circulation **16**, 503 (1957). — Observations on the mechanism of the hypocholesterolemic effect of sitosterol. Circulation **14**, 911 (1956). — BEST, M. M., CH. H. DUNCAN, E. J. VAN LOON and J. D. WATHEN: Lowering of serum cholesterol by the administration of a plant sterol. Circulation **10**, 201 (1954). — Effects of prolonged administration of sitosterol on serum lipids. Circulation **10**, 590 (1954). — The effects of sitosterol on serum lipids. Amer. J. Med. **19**, 61 (1955). — BETETTO, G.: Structural changes of the retinal central vein and artery in diffuse arteriosclerosis. Ann. Ottal. **83**, 1 (1957). — Structural modifications of the central artery and vein of the retina in connection with cerebral arteriosclerosis. Ann. Ottal. **83**, 8 (1957). — Structural modifications of the central retinal artery and of the arterioles of the optic nerve in relation with renal arterio- and arteriolo-sclerosis. Ann. Ottal. **84**, 61 (1958). — BEVANS, M., B. TAYLOR and L. L. ABELL: Spontaneous canine arteriosclerosis. Proc. of the Amer. Soc. for the study of arteriosclerosis. Circulation **2**, 477 (1950). — BEVERIDGE, J. M. R., W. F. CONNELL and G. A. MAYER: The nature of the substances in dietary fat affecting the level of plasma cholesterol in humans. Canad. J. Biochem. **35**, 257 (1957). — BICK, H. D., u. H. JUNGMANN: Zur Differentialdiagnose der peripheren Durchblutungsstörungen. (Beitrag zum Problem der angiopathischen Reaktionslage.) Klin. Wschr. **1953**, 149—153. — BICK, H. D., u. G. LORCH: Zur Behandlung der arteriosklerotischen Gangrän. (Vorläufige Mitteilung.) Dtsch. med. Wschr. **78**, 918 (1953). — BIERI, J., u. F. X. WIEDERKEHR: Beitrag zur Behandlung von Altersgangrän mit Sulfocillin. Schweiz. med. Wschr. **80**, 1192 (1950). — BIGGS and COLLMAN: A quantitative metabolic defect in lipid metabolism associated with abnormal serum lipoproteins in man. Circulation **7**, 393 (1953). — BINDER, M. J., G. M. KALMANSON, E. J. DRENICK and L. ROSOVE: Clinical evaluation of heparin in the treatment of angina pectoris. J. Amer. med. Ass. **151**, 967 (1953). — BING: Über das intermittierende Hinken und verwandte Motilitätsstörungen. Med. Klin. 5. Beih., 111—142 (1907). — BJÖRCK, G.: Wartime lessons on arteriosclerotic heart disease from Northern Europe. In: Cardiovascular Epidemiology by A. KEYS and P. D. WHITE. New York: Harper & Brothers 1956. — The social significance of cardiovascular diseases in Sweden. Acta med. scand. **140**, Suppl. **262**, 163 (1951). — BJORKSTEN, J.: A mechanism of cholesterol deposition on arterial walls. Proc. Soc. exp. Biol. (N.Y.) **81**, 350—353 (1952). — BLAIN, A., and K. N. CAMPBELL: Lumbar sympathectomy for arterio-sclerosis obliterans. Rationale and results. Surgery **25**, 950—962 (1949). — BLAKE, T. M.: Arteriosclerosis: The present status of the problem. South M. J. **48**, 1080 (1955). Ref. Circ. **15**, 146 (1957). — BLAKE, TH. M.: Intramural hemorrhage in coronary arteries. Circulation **16**, 496 (1957). — BLANKENHORN, D. H., D. G. FREIMAN and H. C. KNOWLES: Carotinoid pigments found in human atherosclerosis. Circulation **14**, 912 (1956). — BLOCH, K.: The intermediary metabolism of cholesterol. Circulation **1**, 214 (1950). — BLOCK, W.: Die Durchblutungsstörungen der Gliedmaßen. Berlin: W. de Gruyter & Co. 1951. XII, 298 S. u. 104 Abb. — BLOCK, W. J., N. W. BARKER and F. D. MANN: Effect of small doses of heparin in increasing the translucence of plasma during alimentary lipimia. Studies in normal persons und patients having atherosclerosis. Circulation **4**, 674—678 (1951). — BLOHM, TH. R., M. E. WINJE, T. KARIYA and M. KANE: Inhibition of aortic atherogenesis in the parakeet by stilbestrol. Circulation **16**, 503 (1957). — BLOOM, B.: Lipoproteins and atherosclerosis. Ariz. Med. **9/8**, 21—25 (1952). — BLOOM, B., and F. T. PIERCE jr.: Relationship of ACTH and cortisone to serum lipoproteins and atherosclerosis in humans. Metabolism **1**, 152—155 (1952). — BLUMENTHAL, H. T., F. P. HANDLER, J. ZUCKNER and S. H. GRAY: A comparison of aging processes in the pulmonary artery and aorta. Proc. of the Amer. Soc. for the study of arteriosclerosis. Circulation **2**, 476 (1950). — BLUMGART, H. L., A. ST. FREEDBERG and G. S. KURLAND: Hypercholesterolemia, myxedema and atherosclerosis. Amer. J. Med. **14**, 665 (1953).— BOAS, E. P.: Arteriosclerosis and diabetes. J. Mt Sinai Hosp. **19**, 411—419 (1952). — BOAS, E. P., and D. ADLERSBERG: Genetic studies on coronary atherosclerosis developing after the age of sixty years. Arch. intern. Med. **90**, 347—354 (1952). — BOAS, E. P., and F. H. EPSTEIN: Prevalence of manifest atherosclerosis in a working population. (Preliminary report.) Arch. intern. Med. **94**, 94—101 (1954). — BOCCARDELLI and BOLDRINI: The hypoxia test in arteriosclerosis without angina. Arch. Mal. Coeur **48**, 1123 (1955). — BODECHTEL: Zentrale Durchblutungsstörung und ihre Behandlung. Regensburg. Jb. ärztl. Fortbild. **3**, 487 (1954). — BOEHLE, E., R. BIEGLER and G. HOHNBAUM: Problem of the interrelationship of the increase in the serum lipid level and the constitution and age in patients with arteriosclerosis. Medizinische **16**, 664 (1958). — BOLINGER, R. E., H. J. GRADY and B. J. SLINKER: The effect of injected heparin on the electrophoresis of the lipoproteins in patients with hypercholesterolemia. Amer. J. med. Sci. **227**, 193 (1954). — BONACCORSI, R., e F. VICARI: Sulla terapia medica delle arteriti periferiche con particolare riguardo all'uso dell'acetato di a-tocoferolo (vitamin E). Riv. Pat. Clin. **7**, 469—486 (1952). — BORBÉLY, F. v.: Ueber die Blutungsbereitschaft der Haut. Münch. med. Wschr. **77**, 886 (1930). — BORNEMANN: Therapie zerebraler Durchblutungsstörungen. Med. Mschr. **9**, 148 (1955). — BORNEMANN, K., u. H. HOCHREIN: Zur Frage des Nikotins bei Herz-Kreislauferkrankungen. Med. Klin. **50**, 20, 869 (1955). — BORST u. ENDERLEN: Über Transplantation von Gefäßen und ganzen Organen. Dtsch. Z. Chir. **99**, 54 (1909). — BORST, J. R., u. E. J. W. HOLLEMAN: Myokardinfarkt als Folge intravenöser Verabreichung von hypertonischer Natriumchloridlösung bei Patienten mit Arteriosclerosis obliterans der peripheren Gefäße. Ned. T. Geneesk. **1947**, 2905—2912 u. franz., dtsch. u. engl. Zus.fass. S. 2912—2913. [Holländisch.] — BOSSAK, E. T., CHUN-I. WANG and D. ADLERSBERG: Studies of serum proteins, lipids and lipoproteins in coronary atherosclerosis. Circulation **14**, 914 (1956). — Prolonged low-dose estrogen therapy in idiopathic hyperlipemia and hypercholesteremia. Circulation **16**, 503 (1957). — BOTTON, J.: Artériosclérose cérébrale. Étude anatomo-clinique et statistique. Encéphale **44**, 350 (1955). — BEVERIDGE, J. M. R., W. F. CONNELL, G. A. MAYER and H. HAUST: Further assessment of the role of sitosterol in accounting for the plasma cholesterol depressant action of corn oil. Circulation **16**, 491 (1957). — BOUCEK, R. J., N. L. NOBLE and K-Y, T. KAO: Sex differences in the biochemistry of rat biopsy-connective tissue. Circulation **16**, 485 (1957). — BOULIN, R.: Particularités de l'artério-sclérose des membres chez des diabétiques. Presse méd. **1954**, 887—893. — BOULIN, R.: Cholestérol et diabète sucré. Médecine **34**, 8 (1953). — BOULIN, R., P. UHRY, PIETTE et CHAUDERLOT: Accident mortel provoqué par l'injection intraveineuse de sérum éthéré dans le traitement de l'artérite diabétique des membres inférieurs. Bull. Soc. méd. Hôp. Paris **63**, 830 (1947). — BOURNE, G.: The riddle of arteriosclerosis. Practitioner **164**, 481 (1950). — BOYD, G. S., and M. F. OLIVER: Hormonal control of the circulating lipids. Brit. med. Bull. **4**, 239 (1958). — BOZIAN, R. C., I. J. LAUFER, L. J. STUTMAN, K. HIRSCHHORN and CH. F. WILKINSON jr.: Clinical studies with unsaturated fats in patients with hypercholesterolemia and hyperlipemia. Circulation **16**, 494 (1957). — BRAGDON, EDER, GOULD and HAVEL: Lipid Nomenclature. Recommendations regarding the reporting of serum lipids and lipoproteins made by the committee on lipid and lipoprotein nomenclature of the American Society for the study of arteriosclerosis. Circulat. Res. **4**, 129 (1956). — BRAGDON and MICKELSEN: Experimental athersclerosis in the rat. Amer. J. Path. **31**, 965 (1955). — BRAGDON, J. H.: Spontaneous atherosclerosis in the rabbit. Circulation **5**, 641—646 (1952). — Hyperlipemia and atheromatosis in hibernator Citellus columbianus. Circulat. Res. **2**, 520 (1954). — BRAGDON, J. H., and R. J. HAVEL: In vivo effects of antiheparin agents on serum lipids and lipoproteins. Amer. J. Physiol. **177**, 128 (1954). — BRANDMAN, O., and W. REDISCH: Incidence of peripheral vascular changes in diabetes mellitus. A survey of 264 cases. Diabetes **2**, 194 (1953). — BRAUN: Zur Pathogenese und Behandlung der Arteriosklerose. Med. Klin. **1908**, 983. — Über Adrenalinsklerose. S.-B. Akad. Wiss. Wien, math.-naturwiss. Kl. III, Abt. II b, 1, 116. — BREDT, H.: Entzündung und Sklerose der Lungenschlagader. Virchows Arch. path. Anat. **308**, 60 (1941). — Über die Sonderstellung der tödlichen jugendlichen Coronarsklerose und die gewebliche Grundlage der akuten Coronarinsuffizienz. Beitr. path. Anat. **110**, 295 (1949). — Pathologische Anatomie als Grundlage der Therapie der Arteriosklerose. Therapiewoche **7**, 1 (1956/57). — BREDT, H., u. L. STADLER: Das Gewebsbild des kleinen Kreislaufes bei entzündlichen Herzfehlern und seine Bedeutung für das klinische Krankheitsbild. Arch. Kreisl.-Forsch. **7**, 54 (1940). — BREUSCH u. THIERSCH: Der Einfluß des Jods auf die Kaninchenatheromatose. Z. ges. exp. Med. **95**, 458 (1935). — BRONTE-STEWART, B., A. ANTONIS, L. EALES and J. F. BROCK: Effects of feeding different fats on serum-cholesterol level. Lancet **1956 I**, 521. — BROUWER, M.: Erfahrungen über die Verwendung eines neuen Heilmittels gegen die Arterienverkalkung. Berl. Ges. Bl. **1** (1955). — BROWN and PAGE: Mechanism of iodide action on cholesterol metabolism. Circulation **5**, 647 (1952). — BROWN, H. B., and I. H. PAGE: Plasma iodine fractions and plasma and hepatic cholesterol in rabbits. Proc. of the Amer. Soc. for the study of arteriosclerosis. Circulation **2**, 477 (1950). — BRUETSCH, W. L.: Arteriosclerotic occlusion of cerebral arteries: mechanism and therapeutic considerations. Circulation **11**, 909 (1955). — BRUGER, M., and E. OPPENHEIM: Experimental and human atherosclerosis: possible relationship and present status. Bull. N.Y. Acad. Med. **27**, 539—559 (1951). — BUCHER: Sondervorrichtungen an Kranzgefäßen. Schweiz. med. Wschr. **1945**, 966. — Zur Histologie der Herzgefäße. Schweiz. med. Wschr. **1944**, 1088. — Polsterbildungen in den Arterien des Myocards. (Polsterkissen und Polsterarterien.) Schweiz. med. Wschr. **1944**, 522. — BUCK, R. C., and R. J. ROSSITER: Lipids of normal and atherosclerotic aortas; a chemical study. A.M.A. Arch. Path. **51**, 224 (1951). — BUDDECKE, E.: Angiochemische Alterswandlungen des Aortenbindegewebes. Verh. der Dtsch. Ges. für Kreislaufforsch., 24. Tagg, Bad Nauheim 11.—13. 4. 1958, S. 143. 1958. — BÜCHNER, F.: Die pathologische Bedeutung der Hypoxämie. Klin. Wschr. **16**, 1409 (1937). — Durchblutungsstörungen des Herzmuskels. (Nach Beobachtungen bei der Truppe.) Mil.arzt **6**, 570 (1941). — Die pathogenetische Wirkung des allgemeinen Sauerstoffmangels, insbesondere bei der Höhenkrankheit und dem Höhentode. Klin. Wschr. **21**, 721 (1942). — Spezielle Pathologie. München u. Berlin: Urban & Schwarzenberg 1955. — BÜCHSEL, H.: Zur Bedeutung des Alters für periphere Durchblutungsstörungen. Verh. der Dtsch. Ges. für Inn. Medizin, 60. Kongr., 1954, S. 892. 1954. — BÜRGER, M.: Die chemischen Altersveränderungen an Gefäßen. Verh. dtsch. Ges. inn. Med. **51**, 87 (1939). — Die Ergebnisse chemischer Altersuntersuchungen an Blutgefäßen. Zbl. inn. Med. 438 (1939). — Die Bedeutung des aufrechten Ganges für Funktion und Struktur der menschlichen Kreislauforgane. Münch. med. Wschr. **95**, 185 (1953). — Angiopathia diabetica. Stuttgart: Georg Thieme 1954. — Altern und Krankheit. Leipzig: Georg Thieme 1954 u. 1957. — Geschlecht und Krankheit. München 1958. — BÜRGER, M., u. HABS: Über die alimentäre Hypercholesterinämie bei stoffwechselgesunden Menschen. Z. ges. exp. Med. **56**, 640 (1927). — BÜRGER, M., u. SCHLOMKA: Ergebnisse und Bedeutung chemischer Gewebsuntersuchungen für die Alternsforschung. Klin. Wschr. **7**, 1944 (1928). — BURGER, C., and G. WENZEL: Über einen Versuch in der Behandlung von peripheren Durchblutungsstörungen mit einem Plazentaextrakt. Med. Klin. **48**, 603 (1953).

CABOT: The relation of alcohol to arteriosclerosis. J. Amer. med. Ass. **43**, 774 (1904). — CAMPBELL: Prevention of arteriosclerosis. Geriatrics **7**, 10 (1953). — CAMPBELL, D. A., and R. G. SMITH: Arteriography in the evaluation of arteriosclerotic vascular insufficiency. Amer. J. Surg. **80**, 76 (1950). — CAMPIONE: Le arteriopatie obliteranti nella donna. Rilievi clinici. Clinica (Bologna) **16**, 77 (1955). — CAPRETTI, G., e B. MAGNANI: Vitamina B 6 ed aterosclerosi sperimentale de colesterolo. II. Gior. Clin. med. **32**, 417—424 (1951). — CAREN, R., and L. CORBO: The degree of unsaturation of plasma lipid fractions in coronary artery disease. Amer. J. med. Sci. **236**, 362 (1958). — CASASSA, P. M., P. CHIESURA and A. BERRA: Sul trattamento eparinico dei vecchi ipertesi aterosclerotici. Acta geront. (Milano) **5**, 167 (1955). — CASTRO: La temperatura cutanea. I. Su estudio en algunos sujetos normales y en la esclerosis arterial no obliterante. Rev. argent. Cardiol. **21**, 189 (1954). — CASTRO, C. M., y G. STRITZLER: Tratamiento prolongado con tromexan en la arteriosclerosis obliterante y en las obstrucciones aortoiliacas no agudas. Pren. méd. argent. **1955**, 902. — CAZZOLA, R., e L. MILLO: Il potere colesterinolitico del siero nelle arteriopatie periferiche. Arch. Pat. Clin. med. **29**, 485—492 (1951). — CAZZOLA, R., e E. PRADELLI: L'attività eparinica del plasma e il tasso di protrombina in corso di insulino-terapia endoarteriosa delle arteriti periferiche. Folia Cardiol. (Milano) **11**, 45—52 (1952). — CHAIKOFF, I. L., M. D. SIPERSTEIN and C. W. NICHOLS: Prevention of plasma cholesterol elevation and atheromatosis in cholesterol-fed bird by administration of dihydrocholesterol. Circulation **7**, 37 (1953). — CHAIKOFF, I. L., F. S. SMYTH and G. E. GIBBS: The blood lipids of diabetic children. J. clin. Invest. **15**, 627 (1936). — CHAIKOFF, I. L., and C. ENTENMAN: Antifatty-liver factor of the pancreas-present status. Advanc. Enzymol. **8**, 171 (1948). — CHAIKOFF, ZILVERSMIT and ENTENMAN: Phospholipid metabolism in diabetes: turnover rate of plasma phospholipids in completely depancreatized dogs. Proc. Soc. exp. Biol. (N. Y.) **68**, 6 (1948). — CHALATOW: Über experimentelle Cholesterinlebercirrhose in Verbindung mit eigenen neuen Erhebungen über flüssige Kristalle des Organismus und über den Umbau der Leber. Beitr. path. Anat. **57**, 85 (1913). — CHANDLER, H. L., and G. V. MANN: Heparin treatment of patients with angina pectoris; failure to influence either the clinical course or the serum lipids. New Engl. J. Med. **249**, 1045 (1953). — CHAPIN, M. A., and S. PROGER: The distribution of lipid and phospholipid in paper electrophoresis of the serum lipoproteins in normal subjects and in patients with atherosclerosis. J. Lab. clin. Med. **53**, 39 (1959). — CHIARI, O.: Diabetes im Kindesalter. Wien. klin. Wschr. **52**, 1058 (1939). — Über Arteriosklerose. Wien. klin. Wschr. **54**, 1053 (1941). — CHUTE, A. L., J. L. ORR, M. J. O'BRIEN and E. E. JONES: Vascular lesions in alloxan diabetic rats. Proc. of the Amer. Soc. for the study of arteriosclerosis. Circulation **2**, 468 (1950). — CLARK, D. E., M. L. EILERT and L. R. DRAGSTEDT: Lipotropic action of lipocaic. A study of the effects of lipocaic, methionine and cystine on dietery fatty livers in the white rat. Amer. J. Physiol. **144**, 620 (1945). — CLARKSON, TH. B., J. ST. KING and N. H. WARNOCK: Mechanism of the hypocholesterolizing effect of the diethanolamine salt of the camphoric acid ester of α,4-Dimethylbenzyl'alcohol. Circulation **14**, 919 (1956). — COLE, F. R.: Results of sympathectomy in diabetic arteriosclerotic peripheral vascular disease. N. Y. St. J. Med. **50**, 1607 (1950). — COLLENS and WILENSKY: Peripheral vascular diseases. Springfield, Ill.: Ch. C. Thomas 1953. — COLLENS, W. S., M. C. BANOWITCH and J. COLSKY: Lipoprotein studies in diabetics with arteriosclerotic disease. J. Amer. med. Ass. **155**, 814—817 (1954). — COLLER, F. A., K. N. CAMPBELL, B. M. HARRIS and R. E. L. BERRY: The early results of sympathectomy in far-advanced arterio-sclerotic peripheral vascular disease. Surgery **26**, 30—40 (1949). — *The Committee on nomenclature of the American Society for the study of arteriosclerosis:* Report of Committee on nomenclature of the American Society for the study of arteriosclerosis. Tentative classification of arteriopathies. Circulation **12**, 1065 (1955). — COMPTE, LE: Vascular lesions in diabetes mellitus. J. chron. Dis. **2**, 178 (1955). — COOK, D. L., L. M. MILLS and D. M. GREEN: The mechanism of alloxan protection in experimental atherosclerosis. J. exp. Med. **99**, 119 (1954). — COOPER, E. E.: Sex hormones and atherogenesis. Amer. Practit. **7**, 436 (1956). — COPPO, M.: Pathogénie de l'atherosclérose. Rev. méd. Liège **5**, 628 (1950). — Clinical observations on the relation between hyperlipidemia and atherosclerosis. Sci. med. ital. (engl. edit.) **2**, 30—45 (1951). — CORNFORTH, J. W., and G. POPJACK: Biosynthesis of cholesterol. Brit. med. Bull. **14**, 221 (1958). — COTTET et MATHIVAT: L'acide phényl-éthyl-acétique est-il anti-athérogène? Presse méd. **63**, 1005 (1955). — COTTET, J., M. MATHIVAT et J. REDEL: Étude thérapeutique d'un hypocholestérolémiant de synthèse: l'acide phényl-éthyl-acétique. Presse méd. **62**, 939 (1954). — COWPER: Of ossifications or petrifications in the coats of arteries, particularly in the valves of the great artery. 1666—1709. — CREED, D. L., W. F. BAIRD and E. R. FISHER: The severity of aortic arteriosclerosis in certain diseases. A necropsy study. Amer. J. med. Sci. **230**, 4 (1955). — CURRAN, G. L., and R. L. COSTELLO: Reduction of excess cholesterol in the rabbit aorta by inhibition of endogenous cholesterol synthesis. J. exp. Med. **103**, 49 (1956). — CURSCHMANN: Fortschr. Ther. **460** (1925). — CSERMELY, E.: Necrosi circoscritta degli arti inferiori di origine arteriosclerotica in soggetto con porpora recidivante. G. ital. Derm. Sif.

91, 542 (1950). — CUARLES VAN UFFORD, W. J.: Determinations of the cholesterol content in the blood of allergic patients. Int. Arch. Allergy 3, 84 (1952).
DAUBER, D. V., and L. N. KATZ: Experimental cholesterol atheromatosis in an omnivorous animal the chick. Arch. Path. (Chicago) 34, 937 (1942). — DAVIDSON, J. D., W. MEYER and F. E. KENDALL: The effect of choline and inositol upon experimental canine arteriosclerosis. Proc. of the Amer. Soc. for the study of arteriosclerosis. Circulation 2, 471 (1950). — Effect of choline upon experimental canine arteriosclerosis. Circulation 3, 332—338 (1951). — DAVIS, OESTER and FRIEDMAN: Influence of adenosine triphosphate, adenosine monophosphate and heparin in experimental arteriopathy. Circulat. Res. 3, 374 (1955). — DAVIS, H. L., and N. L. DAVIS: Surfactant effects on plasma gels. Circulation 16, 482 (1957). DAVIS, O., u. M. J. KLAINER: Studies in hypertensive heart disease; incidence of coronary atherosclerosis in cases of essential hypertension. Amer. Heart J. 19, 185 (1940). — DAVIS, O., and Y. T. OESTER: Experimental arteriosclerosis: inhibitory effects of ascorbic acid and inositol. Proc. Soc. exp. Biol. (N. Y.) 81, 284—286 (1952). — DAWBER, TH. R., and T. GORDON: An epidemiological study of coronary heart disease in an american community. III. Congr. mondial de cardiologie, Bruxelles 14 au 21 sept. 1958. Resumes des communications, p. 635. — DAY, A. J., and G. N. WILKINSON: Clearing factor inhibitor in human atherosclerosis. Circulation 18, 76 (1958). — DELACHAUX, A.: The treatment of arteriosclerosis. Praxis 47, 57 (1958). — DELGA, J.: Zur Behandlung der Atheromatose. Ärztl. Praxis 9, 2 (1957). — DEMING, Q. B., E. H. MOSBACK, M. BEVANS, M. M. DALY, L. L. ABELL, E. MARTIN, L. M. BRUN, E. HALPERN and R. KAPLAN: Blood pressure, cholesterol content of serum and tissues, and atherogenesis in the rat. The effect of variations in blood pressure on the cholesterol content of serum and tissues and on the development of atherosclerosis in rats on a high cholesterol diet. J. exp. Med. 107, 581 (1958). — DEPISCH, F.: Fettstoffwechsel und seine Beziehungen zur Arteriosklerose. Wien. Z. inn. Med. 34, 89—104 (1953). — DÉROT, M.: Artérite diabétique. Gaz. méd. Fr. 57, 565—571 (1950). — DESCHAMPS, P.-N.: Le traitement hydro-minéral de l'athérosclérose. Presse therm. clim. 92, 182—186 (1955). — DIBOLD, H., u. L. FALKENSAMMER: Über den Brand der unteren Extremitäten bei Diabetikern. Dtsch. Arch. klin. Med. 181, 125 (1937).—DICKINSON, P. H., and D. N. WALDNER: Sympathectomy for atherorosis. Preliminary heating test. Lancet 1954 I, 75—77. — DIETRICH: Die Reaktionsfähigkeit des Körpers bei septischen Erkrankungen in ihren pathologisch-anatomischen Äußerungen. 37. Verh. Dtsch. Ges. Inn. Med., S. 180, 1925. — DITZEL: Angioscopic changes in the smaller blood vessels in diabetes mellitus and their relationship to aging. Circulation 14, 386 (1956). — DOCK, W.: Prophylaxis and therapy of arteriosclerosis. Tr. Ass. Life Insur. med. Dir. Amer. 34, 4 (1950).The causes of arteriosclerosis. Bull. N.Y. Acad. Med., II. s. 26, 182—188 (1950). — Athero-sclerosis — inevitable or controllable ? Canad. med. Ass. J. 69, 355—363 (1953). — DOCK, W., D. ADLERSBERG, H. A. EDER, F. E. KENDALL and C. F. WILKINSON: Current concepts in the management of arteriosclerosis. Transcription of a panel meeting on therapeutics. Bull. N.Y. Acad. Med. 31, 198 (1955). — DÖRING, G.: Klinik und Therapie der cerebralen Arteriosklerose. 38. Tagg der Nordwestdtsch. Ges. für Inn. Med., Hamburg, 1952. — Über Klinik und Therapie der cerebralen Gefäßsklerose. Zbl. ges. Neurol. Psychiat. 126, 380 (1954). — DOERR, W., u. K. HOLLDACK: Über das Myxoedemherz. Virchows Arch. path. Anat. 315, 653 (1948). — DOLGER, H.: Clinical evaluation of vascular damage in diabetes mellitus. J. Amer. med. Ass. 134, 1289 (1947). — DONNISON, C. P.: Blood pressure in African native; its bearing upon aetiology of hyperpiesia and arteriosclerosis. Lancet 1929 I, 6. — DORMANNS, E.: Betrachtungen zur Frage der Atherosklerose. Münch. med. Wschr. 82, 298 (1935). — DRABKIN, D. L.: Independent biosynthesis of different hemin chromoproteinscytochrome in various tissues. Proc. Soc. exp. Biol. (N. Y.) 76, 527 (1951). — DRAGSTEDT, L. R., J. S. CLARKE, G. R. HLAVACEK and P. V. HARPER jr.: Relation of the pancreas to the regulation of the blood lipids. Amer. J. Physiol. 179, 439 (1954). — DRAGSTEDT, L. R., J. S. CLARKE, G. R. ROGERS and P. V. HARPER jr.: Effects of feeding autoclaved pancreas to depancreatized and duct ligated dogs. Amer. J. Physiol. 177, 95 (1954). — DROLLER, H.: The intra-arterial injection of priscol in the management of senile arterial obstruction. Cardiologia (Basel) 22, 238—246 (1953). — DRY and HINES: The role of diabetes in the development of degenerative vascular disease. With special reference in the incidence of retinitis and peripheral neuritis. Amer. intern. Med. 14, 1893 (1941). — DUFF, G. L.: The pathogenesis of atherosclerosis. Canad. med. Ass. J. 64, 387—394 (1951). — Functional anatomy of the blood vessel wall; adaptive changes. Symposium on atherosclerosis—Publ. 338 National Academy of Sciences — National Research Council, Washington D. C., p. 33, 1954. — DUFF, G. L., and G. C. MCMILLAN: The accumulation of colloidal thorium dioxide in the lesions of experimental cholesterol atherosclerosis. Proc. of the Amer. Soc. for the study of arteriosclerosis. Circulation 2, 465 (1950). — Pathology of atherosclerosis. Amer. J. Med. 11, 92 (1951). — The effect of alloxan diabetes on experimental cholesterol atherosclerosis in the rabbit. I. The inhibition of experimental cholesterol atherosclerosis in alloxan diabetes. II. The effect of alloxan diabetes on the retrogression of experimental cholesterol athero-

sclerosis. J. exp. Med. 89, 611 (1949). — DUFF, G. L., and PAYNE: The effect of alloxan diabetes on experimental cholesterol atherosclerosis in the rabbit. III. The mechanism of the inhibition of experimental cholesterol atherosclerosis in alloxan-diabetic rabbits. J. exp. Med. 92, 299 (1950). — DUGUID, J. B.: Pathogenesis of atherosclerosis. Lancet 1949 II, 925—927. — DUGUID, J. B., and G. S. ANDERSON: The pathogenesis of hyaline arteriosclerosis. J. Path. (Chicago) 64, 519—522 (1952). — DUNCAN, CH. H., and M. M. BEST: Effects of sitosterol on serum lipids of hypercholesterolemic subjects. J. clin. Invest. 34, 930 (1955). — Extrathyroidal effects of thiouracil on cholesterol metabolism of the rat. Circulation 16, 493 (1957). — DUNLOP, D. M.: Are diabetic degenerative complications preventable? Brit. med. J. 2, 383 (1954). — DYE, W. S., J. H. OLWIN and O. C. JULIAN: Further considerations on the indications for and limitations of direct surgery in arteriosclerosis. Circulation 8, 708 (1953).

EDER: Plasma lipoproteins in atherosclerosis and related diseases. Symposium on atherosclerosis — Publ. 338 National Academy of Sciences — National Research Council, Washington, D. C., p. 228, 1954. — EDGREN, R. A., and D. W. CALHOUN: Steroid interactions and estrogen therapy for atherosclerosis. Circulation 16, 505 (1957). — EDWARDS, E. A.: Chronic organic arterial disease. New Engl. J. Med. 221, 251 (1939). — Atypical manifestations of peripheral arteriosclerosis. New Engl. J. Med. 247, 627—631 (1952). — EDWARDS, E. A., and C. CRANE: Lumbar sympathectomy for arteriosclerosis of lower extremities. New Engl. J. Med. 244, 199 (1951). — Lumbar sympathectomy for arteriosclerosis. Status of one hundred patients five years after operation. Arch. Surg. (Chicago) 72, 32 (1956). — EDWARDS, E. A., and H. D. LEVINE: Peripheral vascular murmurs. Mechanism of production and diagnostic significance. Arch. intern. Med. 90, 284 (1952). — EHRSTRÖM, M. C.: Medical studies in North Greenland 1948—1949. Acta med. Scand. 140, 416 (1951). — EIBER, H. B., A. A. GOLDBLOOM, L. J. BOYD, I. CHAPMAN and O. DEUTSCHBERGER: Newer clinical and laboratory studies in the aged. II. Correlated serum lipid partitions and lipoprotein molecules ($S_f 0$—400) in patients 80—100 years of age: Preliminary report. Bull. N. Y. Acad. Med. 30, 719 (1954). — EIBER, H. B., A. A. GOLDBLOOM, O. DEUTSCHBERGER, I. CHAPMAN and LOEWE: An outline of the newer methods of study of atheroscletotics. Geriatrics 10, 213 (1955). — EICKHOFF, W.: Rheumatische Coronarsklerose. Z. Rheumaforsch. 41, 40 (1943). — EILERT, M. L.: Current views on the relation of cholesterol metabolism to degenerative arterial disease. Mod. Conc. cardiov. Dis. 20, 92 (1951). — EISELSBERG, V.: Die Krankheiten der Schilddrüse. In: Die Chirurgie, Liefg 38, S. 47. Stuttgart 1901. — Über Wachstumsstörungen bei Tieren nach frühzeitiger Schilddrüsenexstirpation. Langenbecks Arch. klin. Chir. 49, 207 (1895). — EJRUP, B., and T. G. NYSTRÖM: Diseases of the peripheral arteries with special attention to arteriosclerosis and thrombo-angiitis obliterans. Trans. N. Surg. Ass. 274—311 (1950). — ENGELBERG, H.: Human plasma heparin levels following intravenous fat emulsions. Circulation 16, 481 (1957). — ENGELBERG, H., u. R. KUHN: Studies of arteriovenous oxygen differences in atherosclerotic individuals before and after heparin. Circulation 10, 604 (1954). — Studies of forearm arteriovenous oxygen differences in atherosclerotic patients before and after heparin. Angiology 7, 73 (1956). — ENGELBERG, H., and TH. B. MASSELL: Heparin in the treatment of advanced peripheral atherosclerosis. A preliminary report. Amer. J. Med. Sci. 225, 14—19 (1953). — ENGELBERG, H., R. KUHN and M. STEINMAN: A controlled study of the effect of intermittent heparin therapy on the course of human coronary atherosclerosis. Circulation 13, 489 (1956). — Ref. Z. Kreislauf-Forsch. 45, 811 (1956). — ENOS, W. F., J. C. BEYER and R. H. HOLMES: Pathogenesis of coronary disease in american soldiers killed in Korea. J. Amer. med. Ass. 158, 912 (1955). — ENOS, W. F., R. H. HOLMES and J. BEYER: Coronary disease among united states soldiers killed in action in Korea. J. Amer. med. Ass. 152, 1090 (1953). — ENZINGER, H.: Zur Therapie des extrarenalen Hochdrucks und der Atherosklerose in der Allgemeinpraxis. Med. Mschr. 6, 354 (1952). — ERB jr., W.: Über experimentell erzeugte Arterienerkrankung beim Kaninchen. Verh. 21. Kongr. für Inn. Med. 1904. — Über Arterienerkrankung nach Adrenalininjektionen. Münch. med. Wschr. 52, 829 (1905). — ERDHEIM, J.: Medionecrosis aortae idiopathica cystica. Virchows Arch. path. Anat. 276, 187 (1930). — ERNST, R.: Inaug.-Diss. Frankfurt a. M. 1951.

FABER, M.: The influence of serum cholesterol concentration on the cholesterol deposits seen in xanthomatosis. Acta med. scand. 124, 545 (1946). — The human aorta. Sulfatecontaining polyuronides and the deposition of cholesterol. Arch. Path. (Chicago) 48, 342—350 (1949). — FABER, M., and F. LUND: Influence of obesity on development of arteriosclerosis in human aorta. Arch. Path. (Chicago) 48, 351 (1949). — Human aorta; aorta in diabetes mellitus. A.M.A. Arch. Path. 52, 239 (1951). — FAILEY, R. B.: Effect of large doses of pyridoxine on serum cholesterol in the human. Circulation 16, 506 (1957). — FAILEY jr., R. B., J. A. KERNEN and M. E. HODES: The bile acids of man relation to atherosclerosis. J. Lab. clin. Med. 53, 426 (1959). — FALLOPIUS: Medici mutinensis observations. Padua 1562. — FANCONI, G., u. E. DE CHASTONAY: Die D-Hypervitaminose im Säuglingsalter. Helv. paediatr. Acta Beih. zu 5 (1950). — FARQUHAR, J. W., and M. SOKOLOW: A comparison of the effects of β-sitosterol and safflower oil, alone and in combination, on serum lipids of humans. A longterm study. Circulation **16**, 494 (1957). — FASOLI, SALTERI u. CESANA: Untersuchungen mit der Ultra-Zentrifuge und der Papierelektrophorese an Serumlipoproteiden bei Koronarerkrankung: Die Wirkung einiger pharmakologischer Agenzien. Vortr. auf dem IV. Internat. Kongr. für Erkrankungen der Thoraxorgane des American College of Chest-Physicians, Köln 19.—23. 8. 1956. — FAZEKAS, J. F., J. KLEH and F. A. FINNERTY: Influence of age and vascular disease on cerebral hemodynamics and metabolism. Amer. J. Med. **18**, 477 (1955). — FAZIO, V. DE, and F. MARSICO: Action of lipotropic factors in experimental cholesterol arteriosclerosis in rabbits. II. Action of antifatty liver factor. Riv. Ist. sieroter. ital. **25**, 125 (1950). — Contributo allo studio dell'azione dei fattori lipotropi nell'arteriosclerosi sperimentale da colesterolo nei conigli. Riv. Ist. sieroter. ital. **25**, 45 (1950). — FEINBLATT u. Mitarb.: Ref. Amer. J. Pharm. **127**, 95 (1955). — FERABOLI: Gazz. med. ital. Nr 11 (1953). — FERNÁNDEZ-CRUZ, A.: El interés en clinica del colesterol y los lipidos en la arterogénesis. Folia clin. int. (Barcelona) **4**, 135—140 (1954). — FERRERO, R., u. C. MAIRANO: Über die Pathogenese der nach wiederholten Nebennierenimplantationen aufgetretenen Arteriopathie. Vergleichsuntersuchungen gegenüber Arterienveränderungen nach Adrenalinvergiftung. Minerva cardioangiol. (Torino) **3**, 241 (1955). — FEY, M.: Über Aortenveränderungen bei chronischen Infekten. Z. Kreisl.-Forsch. **33**, 689 (1941). — FIELDS, A.: Treatment of peripheral arteriosclerosis obliterans; physical agents. Amer. Practit. **1**, 1156 (1950). — FIRSTBROOK, J. B.: Factors influencing the atherosclerotic process. Proc. of the Amer. Soc. for the study of arteriosclerosis. Circulation **2**, 464 (1950). — The newer knowledge of atherosclerosis. Brit. med. J. **1951**, 133—138. — FISCHER, B.: Experimentelle Arterienerkrankungen durch Adrenalininjektionen. Münch. med. Wschr. **52**, 46, 928 (1905). — FISCHER, F. K.: Ein Beitrag zur enzymologischen Behandlung der Cerebralsklerose bei Schädel-Hirnverletzten. Med. Klin. **51**, 15 (1956). — FISCHER-WASELS, B.: Grundsätzliches über Funktionsstörungen der Kreislaufperipherie. Verh. dtsch. Ges. Kreisl.-Forsch. **11** (1938). — FISCHER-WASELS, B., u. R. JAFFÉ: Arteriosklerose. In Handbuch der normalen und pathologischen Physiologie (BETHE, BERGMANN, EMBDEN u. ELLINGER), Bd. VII/2, S. 1088. Berlin 1927. — FLASHER, J.: Some vascular considerations in the treatment of arteriosclerosis. Angiology **3**, 53 (1952). — FLECKSEDER, R.: Über die Rolle des Pankreas bei der Resorption der Nahrungsstoffe aus dem Darme. Naunyn-Schmiedeberg's Arch. exp. Path. Pharmak. **59**, 407 (1908). — FOLLI, GEROLA e MONTORSI: Incidenza della malattia coronarica nell'arteriosclerosi obliteranti e nella tromboangiosi. Minerva cardioangiol. (Torino) **3**, 631 (1955). — FONTAINE: Aufbewahrung der zu implantierenden Gefäße bei —70⁰ C. 1. Europäisches Gespräch über Angiologie im Rahmen der Gesamtmedizin, 11.—12. 11. 1955 Darmstadt. — FORBES, J. C., and O. M. PETTERSON: Effect of intravenous administration of paritol-C on serum lipids of hypercholesterolemic rabbits. Proc. Soc. exp. Biol. (N. Y.) **83**, 665 (1953). — FORMIJNE, P.: Ouderdom en bloedvaten. Ned. T. Geneesk. **94**, 2046 (1950). — FOX, H.: Some comments on arteriosclerosis in wild mammals and birds. Bull. N. Y. Acad. Med. **15**, 748 (1939). — Arteriosclerosis in lower mammals and birds; its relation to disease in man. In E. V. COWDRY, Arteriosclerosis, p. 153. New York: Macmillan & Co. 1933. — Die Arteriosklerose der wilden Säugetiere und Vögel. Klin. Wschr. **13**, 1260 (1934). — Some nutritional problems amongst Bantu in South Africa. Bull. Hyg. (Lond.) **19**, 139 (1944). — FRANCO, A.: A accão da heparina na ateròsclerose. (Contribuição clínica e experimental para o seu estudo.) J. Soc. Ciénc. méd. Lisboa **118**, 352—382 (1954). — FRANCHIS, DE, GALLETTI, LOLI-PICCOLOMINI e PUVIANI: I glicoprotidi siero-ematici nella patologia e nella chimica delle arteriopatie croniche. Arch. Pat. Clin. med. **32**, 400 (1956). — FRANCO, A.: A importância da alimentação na aterosclerose. Bol. clín. Hosp. Lisboa **16**, 370—393 (1952). — FRANTZ jr., I. D.: Cholesterol metabolism. Minn. Med. **38**, 779 (1955). — FRENCH and DOCK: Fatal coronary arteriosclerosis in young soldiers. J. Amer. med. Ass. **124**, 1233 (1944). — FRENCH, J. E., B. MORRIS and D. S. ROBINSON: Removal of lipids from the blood stream. Brit. med. Bull. **14**, 234 (1958). — FRIEDMAN, M., and S. G. BYERS: Source of excess plasma cholesterol in phosphatide induced hypercholesterolemia. Amer. J. Physiol. **195**, 185 (1958). — FRIEDMAN, M., R. HOMER and S. O. BYERS: Experimental and clinical study on the effect of beta sitosterol administration on intestinal absorption of dietary cholesterol and the plasma cholesterol content of patients with coronary artery disease. Proc. Amer. Heart Ass. New Orleans, 1955. — FRIEDMAN, M., and R. H. ROSENMAN: Comparison of fat intake of American man and women. Circulation **16**, 339 (1957). — FRIEDMAN, M., BYERS and SHIBATA: Observations concerning the production and excretion of cholesterol in mammals. X. Factors affecting the absorption and fate of ingested cholesterol. J. exp. Med. **98**, 107 (1953). — FRIEDMAN, M., R. H. ROSENMAN and S. O. BYERS: The effect of beta-sitosterol upon intestinal absorption of cholesterol in the rat. Circulat. Res. **4**, 157 (1956). — FROEHLICH, F.: Ligature veineuse et vascularisation périphérique chez certains artéritiques. Presse méd. **59**, 1788 (1951). — FRYMARK u. SULLIVAN: Lumbar sympathectomy for arteriosclerotic peripheral vascular disease. Ann. Surg. **138**, 759 (1953). — FÜGENER, R.: Ein Beitrag zur Behandlung

organisch bedingter zerebraler Durchblutungsstörungen mit Progresin. Ther. d. Gegenw. **96**, 386 (1957). — FULLERTON, H. W.: The relationship of lipaemia to thrombosis and atheroma. Proc. Nutr. Soc. **15**, 66 (1956). — FURMAN, R. H., R. P. HOWARD and L. H. NORCIA: Serum lipid and lipoprotein response to therapy of abnormal thyroid function and to triiodothyroacetic acid (Triac.). Administration in euthyroid subjects. Circulation **16**, 489 (1957).
GAMBASSI, G., e V. MAGGI: Aterosclerosi colesterolica e donatori di fosforo. Boll. Soc. ital. Biol. sper. **28**, 1493—1595 (1952). — GAMBASSI and MAGGI: The protein pattern in experimental arteriosclerosis due to cholesterol; a contribution to the interpretation of the antiarteriosclerotic effect of ATP. Acta geront. (Milano) **5**, 206 (1955). — GARCIA, J. A.: La simpaticectomía lumbar en el tratamiento de la arteriosclerosis obliterante de los miembros communicación previa. Rev. méd. Cordoba **38**, 515 (1950). — GARN, GERTLER, LEVINE and WHITE: Body weight versus weight standards in coronary artery disease and healthy groups. Ann. intern. Med. **34**, 1416 (1951). — GEINITZ u. SCHILD: Fortschritte in der Charakterisierung der Serumlipoide durch die Elektrophorese. Ärztl. Forsch. **10**, 167 (1956). — GEIRINGER, E., J. B. DUGUID, O. J. POLLACK, BELTRAN BAGUENA, M. COPPO, G. SCARDIGLI, G. MININNI, P. CAPELLI, S. HIRSCH et A. L. VISCHER: Artériosclérose. Rev. méd. Liège **5**, 614—636 (1950). — GEIRINGER, E.: Intimal vascularisation and atherosclerosis. J. Path. Bact. **63**, 201—211 (1951). — GERBER, L.: Lumbar ganglionectomy in peripheral arteriosclerosis. J. int. Chir. **10**, 126 (1950). — GERBER, L., W. S. MCCUNE and W. EASTMAN: Lumbar sympathectomy for arteriosclerotic gangrene. Arch. Surg. **59**, 1234—1243 (1949). — GERLACH: Zur Frage der Vitamin-D-Sklerose beim Menschen. Münch. med. Wschr. **83**, 49 (1936). — GERTLER, GARN and BLAND: Proc. Amer. Soc. of the study of atherosclerosis. Circulation **2**, 517 (1950). — GERTLER, GARN and LERMAN: The interrelationships of serum cholesterol, cholesterol esters and phospholipids in health and coronary artery disease. Circulation **2**, 205 (1950). — GERTLER, GARN and WHITE: Diet, serumcholesterol and coronary artery disease. Circulation **2**, 696 (1950). — GERTLER, PUTSON and JOST: Effects of castration and diethylstilboestrol on the serum lipid pattern in man. Geriatrics **8**, 9 (1953). — GERTLER, M. M., and B. S. OPPENHEIMER: The interrelationships of serum lipids in man and woman past sixty five. Circulation **7**, 533 (1953). — GERTLER, M. M., and B. S. OPPENHEIMER: The total cholesterol-lipid phosphorus ratio. Its significance in atherosclerosis. Geriatrics **9**, 157—162 (1954). — GERTLER, M. M., and P. D. WHITE: Coronary heart disease in young adults: A multi-disciplinary study. Cambridge: Harvard University Press 1954. — GESENIUS: Über den Spasmus größerer Arterien. Berl. med. Z. **1**, H. 13/14 (1950). — GESENIUS u. NEUBART: Über den Kollateralkreislauf beim Verschluß größerer Arterien. Berl. med. Z. **1**, H. 15/16 (1950). — GIANNI, A.: Patogenesi dell'aterosclerosi umana. Settim. med. **39**, 634 (1951). — Alterazioni endoteliali nell'ipercolesterinemia sperimentale. Settim. med. **39**, 634 (1951). — Nuove vedute in tema di patogenesi dell'aterosclerosi. Acta geront. (Milano) **1**, 10—27 (1951). — Considerazioni anatomiche sulle lesioni intimali iniziali dell'aterosclerosi umana dovute ad insudazione di plasma attraverso la parete dei vasi. Settim. med. **39**, 633 (1951). — GIBERT-QUERALTÓ, J., J. BALAGUER-VINTRÓ y L. GRAU-CODINA: El lipograma de la arteriosclerosis y sus variaciones por la heparina. Med. clin. (Barcelona) **13**, 18 (1955). — GIBBS, BUCKNER and BLOOR: Cholesterol to cholesterol-ester ratio in plasma of diabetics with advanced arteriosclerosis. New Engl. J. Med. **209**, 384 (1933). — GIRGENSOHN, H.: Die pathologische Anatomie der Gefangenschaftskrankheiten. Tagg des Verb. der Heimkehrer u. Kriegsgefangenen, Bad Ems, 1955. — GITMAN, L., and I. J. GREENBLATT: Effect of intravenously administered estrogen in cardiovascular disease. Angiology **4**, 502 (1953). — GLAS, ENGELBERG, MARCUS, JONES and GOFMAN: Lack of effect of administered estrogen on the serum lipids and lipoproteins of male and female patients. Metabolism **2**, 133 (1953). — GLASS: Anatomical and biochemical aspects of heredity in reference to atherosclerosis. Symposium on atherosclerosis — Publ. 338 National Academy of Sciences — National Research Council, Washington D. C., p. 7, 1954. — GODDEN, J. O., R. E. HANSEN, E. A. HINES and N. A. CHRISTENSEN: Studies of intermittent claudication. I. The effect of heparin in the treatment of intermittent claudication. Proc. Mayo Clin. **30**, 437 (1955). Ref. Circulation **14**, 472 (1956). — GODDEN, J. O., and HINES jr.: Studies of intermittent claudication. II. Effect of androgen and an androgen-estrogen combination in the treatment of intermittent claudication. Proc. Mayo Clin. **30**, 491 (1955). — GOFMAN, J. W.: Lipoproteins and atherosclerosis. Proc. of the Amer. Soc. for the study of arteriosclerosis. Circulation **2**, 466 (1950). — Amer. J. Med. **11**, 358 (1951). — Diet and lipotrophic agents in atherosclerosis. Bull. N. Y. Acad. Med. **28**, 279—293 (1952). — Diet and coronary heart disease. Trans. Amer. Coll. Cardiol. **4**, 230 (1954). — Eine neue Auffassung über die Entstehung coronarer Herzerkrankungen. Medizinische **1955**, 572, 639. — GOFMAN, J. W., and H. B. JONES: Obesity, fat metabolism and cardiovascular disease. Circulation **5**, 514 (1952). — GOFMAN, J. W., H. B. JONES, F. T. LINDGREN, T. P. LYON, H. A. ELLIOTT and B. STRISOWER: Blood lipids and human atherosclerosis. Circulation **2**, 161 (1950). — GOFMAN, J. W., H. B. JONES, T. P. LYON, B. S. LINDGREN, B. STRISOWER, COLMAN and HERRING: Blood lipids and human atherosclerosis. Circulation **5**, 119 (1952). —

Gofman, J. W., F. Lindgren, H. Elliott, W. Mantz, J. Hewitt, B. Strisower, V. Herring and Th. P. Lyon: The role of lipids and lipoproteins in atherosclerosis. Science 111, 166—171, 186 (1950). — Gofman, J. W., F. T. Lindgren, H. B. Jones, Th. P. Lyon and B. Strisower: Lipoproteins and atherosclerosis. J. Geront. 6, 105—119 (1951). — Gofmann, J. W., u. F. J. Rinehart: Arteriosklerose, Heparin und Vitamin A, B 6, C und E. Die Vitamine, Wiss. Roche-Dienst, S. 1, 1955. — Gofman, J. W., J. F. Rinehart and E. V. Cowdry: The process of aging. Newer approaches to the problems of atherosclerosis. Some nutitional factors in aging. The cell and senility. Bull. Univ. Calif. med. Center (San Francisco) 2, 489 (1951). — Gofman, J. W., L. Rubin, J. P. McGinley and H. B. Jones: Hyperlipoproteinemia. Amer. J. Med. 17, 514 (1954). — Gofman, J. W., A. Tamplin and B. Strisower: Relation of fat and caloric intake to atherosclerosis. J. Amer. diet. Ass. 30, 317 (1954). — Gofman, J. W., M. Hanig, H. B. Jones, M. A. Lauffer, E. Y. Lawry, L. A. Lewis, G. V. Mann, F. E. Moore, F. Olmsted and J. F. Yeager and the Committee on Lipoproteins and Atherosclerosis of the National Advisory Heart Council: E. C. Andrus, J. H. Barach, J. W. Beams, J. W. Fertig, J. W. Gofman, M. A. Lauffer, I. H. Page, J. A. Shannon, F. J. Stare and P. D. White: Evaluation of serum lipoprotein and cholesterol measurements as predictors of clinical complications of atherosclerosis. Report of a cooperative study of lipoproteins and atherosclerosis. Circulation 14, 691 (1956). — Goldberg, B., and M. M. Suzman: Longterm anticoagulant therapy in myocardial infarction. (A preliminary report.) S. Afr. med. J. 1953, 389—392. — Goldberg, G. A.: Über den Einfluß des Jods auf den Fett- und Lipoidgehalt des Blutes bei Atherosklerose. Ter. Arh. 24, 60—68 (1952). [Russisch.] — Goldberg, L., and D. J. Morantz: An in-vitro study of lipid infiltration of the chick aorta. J. Path. Bact. 74, 1 (1957). — Goldbloom: Clinical studies in blood lipid metabolism. III. Serial serum lipid partitions in a patient with myocardial infarction during the acute, recurrent and chronic stages. Bull. N. Y. med. Coll. 14, 75 (1951). — Goldbloom, A. A.: Clinical studies in blood lipid metabolism. VI. Serial serum lipid partitions in patients with chronic coronary artery disease. Amer. Practit. 3, 799 (1952). — Clinical studies of blood lipid metabolism. I. Normal blood lipid variations of phosphorlipids, neutral fats, total lipids, and lipid fraction percentages. Amer. J. dig. Dis. 19, 9 (1952). — Clinical studies of blood lipid metabolism: II. Blood serum variations of cholesterol, phosphorlipids, neutral fats, total lipids, and blood lipid fraction percentages in peptic ulcer patients. Gastroenterology 20, 79 (1952). — Goldbloom, A. A., and L. J. Boyd: Clinical studies in blood lipids metabolism. Bull. N. Y. med. Coll. 15, 103 (1952). — Goldbloom, A. A., H. B. Eiber, I. Chapman, O. Deutschberger and W. R. Loewe: Newer clinical and laboratory studies in the aged. IV. Atherosclerosis in normal patients 80 to 100 years of age. Circulation 10 (1954). — Goldbloom, A. A., H. B. Eiber and L. J. Boyd: Clinical studies in blood lipid metabolism. IX. Effect of lipotropic agents on serum lipid partitions in fifty patients with generalized atherosclerosis: A three year study. Amer. J. dig. Dis. 21,152 (1954). — Goldenberg, S., M. Alex and H. T. Blumenthal: Sequelae of arteriosclerosis of aorta and coronary arteries; statistical study in diabetes mellitus. Diabetes 7, 98 (1958). — Goldner, Loewe, Lasser and Stern: Effect of caloric restriction on cholesterol atherogenesis in the rabbits. Proc. Soc. exp. Biol. (N. Y.) 87, 105 (1954). — Goldner, M. G., and L. E. Vallan: Marked and sustained blood cholesterol lowering effect by medication with niacin and pyridoxine. Amer. J. med. Sci. 236, 341 (1958). — Goodman: Malignant hypertension with unilateral renal-artery occlusion. New Engl. J. Med. 8 (1952). — Goodman, J. I., S. Wasserman, L. J. Marcus and L. Frankel: A study of atherosclerosis in a group of diabetic patients. Amer. J. med. Sci. 220, 30—45 (1950). — Goodman, L. S., and A. Gilman: The pharmacological basis of therapeutics. Second Edition. New York: Macmillan & Co. 1955. — Gordon, A.: Epilepsy and arteriosclerosis. J. nerv. ment. Dis. 113, 170 (1951). — Gordon, D., S. D. Kobernick, G. C. McMillan and G. L. Duff: Effect of cortisone on serum lipids and on development of experimental cholesterol atherosclerosis in rabbit. J. exp. Med. 99, 371 (1954). — Gordon, I.: Mechanism of lipophage deposition in atherosclerosis. Arch. Path. (Chicago) 44, 247 (1947). — Gordonoff, T.: Über die Pharmakotherapie der Arteriosklerose. Pharmazie 7, 701—705 (1952). — Gottfried, S. P., N. H. Friedman, I. B. Akerson, R. H. Pope and S. di Mauro: The relation between blood organic acid soluble phosphate fractions, citric acid, protein fractions, and lipid fractions in atherosclerotic heart diseases and in lipemias. Circulation 10, 271—276 (1954). — Gottfried, S. P., R. H. Pope, N. H. Friedman, I. B. Akerson and S. di Mauro: Lipoprotein studies in atherosclerotic and lipemic individuals by means of paper electrophoresis. Amer. J. med. Sci. 229, 34 (1955). — Gould, R. G.: The comparative metabolism of dietary and endogenous cholesterol differentiated by use of radioactive carbon. Proc. of the Amer. Soc. for the study of arteriosclerosis. Circulation 2, 467 (1950). — Lipid metabolism and atherosclerosis. Amer. J. Med. 11, 209—227 (1951). — Sterol metabolism and its control. Symposium on atherosclerosis — Publ. 338 National Academy of Sciences — National Research Council, Washington, D. C., p. 153, 1954. — Grafe, E.: Der Diabetes mellitus. In Handbuch der inneren Medizin, Bd. II. Springer 1955. — Graham: Effect of tetraäthylammonium bromide on the return of blood pressure in the femoral artery distal to an acute occlusion. Brit. J. Surg. 38, 519 (1951). Ref. Circulation 5, 312 (1952). — GRAHAM, D. M., T. P. LYON, J. W. GOFMAN, H. B. JONES, A. YÀNKLEY, J. SIMONTON and S. WHITE: Blood lipids and human atherosclerosis. II. The influence of heparin upon lipoprotein metabolism. Circulation 4, 666 (1951). — GRAY, S. H., F. P. HANDLER, J. O. BLACHE, J. ZUCKNER and H. T. BLUMENTHAL: Aging processes of aorta and pulmonary artery in negro and white races. Comparative study of various segments. Arch. Path. (Chicago) 56, 238—253 (1953). — GREENBLATT, I. J.: Use of massive doses of vitamin E in humans and rabbits to reduce blood lipids. Circulation 16, 508 (1957). — GREENWALD, LE FEVRE, ROOT and HUMPHRIES: Femoral arteriography in diagnosis of segmental arteriosclerosis obliterans. J. Amer. med. Ass. 158, 1498 (1955). — GREIF u. WENNIG: Kobalt-Chlorophyllin als Blutbildungs- und Regenerationswirkstoff. Med. Klin. 48, 1330 (1953). — GRIVAUX, M.: Le rôle des dépots lipidiques dans l'artériolosclérose rénale. Sem. Hôp. Paris 26, 1824 (1950). — GRODDECK, H.: Sektionsbefunde bei über Achtzigjährigen. (Feststellungen am Leichengut des Pathologischen Instituts Rostocks in den Jahren 1921—1938.) Z. Alternsforsch. 1, 238 (1939). — GROSS, J.: An evaluation of electron microscopy in the study of blood vessels. Symposium on atherosclerosis — Publ. 338 National Academy of Sciences — National Research Council, Washington, D. C., p. 129, 1954. — GROSS: Arteriosklerose und Ernährung. Ärztl. Mitt. Nr 11, 11. 4. 1957. — GROSS, PH., u. H. WEICKER: Die Bedeutung des Lipoidelektrophoresediagrammes. Klin. Wschr. 1954, 509. — GROTEL et al.: Etiologic factors in atherosclerosis of 134 cases. Klin. Med. (Mosk.) 18, 34 (1940). Abstr. J. Amer. med. Ass. 114, 2345 (1940). — GRÜNEIS, P.: Über klinische Erfahrungen mit Theobromin-Magnesium-Oleat (Perskleran) bei Atherosklerose. I. Mitt. Wien. med. Wschr. 103, 38—41 (1953). — GRÜNER, A., u. T. HILDEN: Neuere Gesichtspunkte zur Pathogenese der Atherosklerose. Ugeskr. Laeg. 1952, 1027—1032. [Dänisch.] — GRÜNER, A., T. HILDEN, F. RAASCHOU and H. VOGELIUS: Heparin treatment of angina pectoris. Amer. J. Med. 14, 433 (1953). — GSELL, O.: Wandnekrosen der Aorta als selbständige Erkrankung und ihre Beziehung zur Spontanruptur. Virchows Arch. path. Anat. 270, 1 (1928). — GUBNER, R.: The diagnosis of arteriosclerosis including observations on lipid metabolism and the ballistocardiogram. Trans. Ass. Life Insur. med. Dir. Amer. 34, 20 (1950). — GUBNER, R., and H. E. UNGERLEIDER: Arteriosclerosis. A statement of the problem. Amer. J. Med. 6, 60 (1949). — GUPTA, D. M.: Clinical aspects to the study of cerebral arteriosclerosis and apoplexy. Calcutta med. J. 47, 59—61 (1950). — GUTMAN, A., A. STEINER, D. SEEGALL, M. BEVANS, W. BATCHELOR, D. RITTENBERG, F. KENDALL, J. DAVIDSON, K. TURNER: Cholesterol metabolism and arteriosclerosis. Amer. J. Med. 6, 103—124 (1949).

HAGLIN, J. J., T. O. MURPHY and D. A. FELDER: Effect of laboratory studies on treatment of atherosclerosis. Arch. Phys. Med. Rehabilit. 38, 491 (1957). — HAHN: Abolishment of alimentary lipemia following injection of heparin. Science 98, 19 (1943). — HALLER, V.: Opuscula pathologica. 1755. — HANDEL, VAN: Atherosclerosis. Hawaii med. J. 14, 485 (1955). — HANDELSMAN, M. B., L. M. LEVITT u. H. CONRAD: Small vessels dysfunction in patients with diabetes mellitus; skin temperature response to priscoline in toes of diabetics. Amer. J. med. Sci. 224, 34 (1952). — HANDLER, F. P.: Clinical and pathologic significance of atheromatous embolization, with emphasis on an etiology of renal hypertension. Amer. J. Med. 20, 366 (1956). — HANIG, M., and M. LAUFFER: Ultracentrifugal studies of lipoproteins in diabetic sera. Diabetes 1, 447 (1952). — HANIG, M., J. R. SHAINOFF and A. D. LOWY jr.: Flotational lipoproteins extracted from human atherosclerotic aortas. Science 124, 176 (1956). Ref. Circulation 15, 936 (1957). — HARDERS, H., u. H. WENDEROTH: Das „Aortenbogensyndrom" mit Hypotonie der oberen und Hypertonie der unteren Körperhälfte. (Pulseless disease.) Dtsch. Arch. klin. Med. 202, 194 (1955). — HARDINGE and STARE: Nutritional studies of vegetarians: 2. Dietary and serum levels of cholesterol. J. clin. Nutr. 2, 83 (1954). — HARMISON, CH. R., and H. S. SIMMS: Lipfanogen and antilipfanogen levels in diabetes before and after insulin. Circulation 16, 500 (1957). — HARTROFT, W. ST., J. H. RIDOUT, E. A. SELLERS and C. H. BEST: Atheromatous changes in aorta, carotid and coronary arteries of choline-deficient rats. Proc. Soc. exp. (N.Y.) Biol. 81, 384—393 (1952). — HARTROFT, W. ST., and W. A. THOMAS: Production of coronary thromboses and myocardial infarcts in rats by dietary means. Circulation 16, 481 (1957). — HARVEY, W.: Exercitatio anatomica de motu cordis et sanguinis in animalibus. Frankfurt 1628. — HASS: Observations on vascular structure in relation to human and experimental arteriosclerosis. Symposium on atherosclerosis — Publ. 338. National Academy of Sciences — National Research Council, Washington D. C., p. 24, 1954. — HATCH, ABELL and KENDALL: Effects of restriction of dietary fat and cholesterol upon serum lipids and lipoproteins in patients with hypertension. Amer. J. Med. 19, 48 (1955). — HAUSE, W. A., and G. J. ANTELL: Arteriosclerosis in infancy. Arch. Path. (Chicago) 44, 82—86 (1947). — HAUSS, W. H., u. E. BÖHLE: Über die Fettfraktionen im Blut bei Kreislaufkranken, insbesondere bei Herzinfarktpatienten. Dtsch. Arch. klin. Med. 202, 579 (1955). — HEGSTED, D. M., A. GOTSIS and F. J. STARE: Relation of oil composition to serum cholesterol levels in hypercholesterolemic rats. Circulation 16, 479 (1957). —

HELLMAN, L., R. S. ROSENFELD, M. L. EIDINOFF, D. K. FUKUSHIMA, T. F. GALLAGHER and CH.-J. WANG and D. ADLERSBERG: Isotopic studies of plasma cholesterol of endogenous and exogenous origins. J. clin. Invest. **34**, 48 (1955). — HELLMAN, L., R. S. ROSENFELD, W. INSULL jr. and E. H. AHRENS jr.: Regulation of plasma cholesterol levels by fecal sterol excretion. Circulation **16**, 497 (1957). — HENSCHEN, F.: Geographic and historical pathology of arteriosclerosis. J. Geront. **8**, 1—5 (1953). — HERBST, F. S. M., and N. A. HURLEY: Effects of heparin on alimentary hyperlipemia an electrophoretic study. J. clin. Invest. **33**, 907 (1954). — HERMANN, S.: Etiology and therapy of arteriosclerosis. Exp. Med. Surg. **8**, 210—220 (1950). — HERNANDEZ, H. H., D. W. PETERSON, L. L. CHAIKOFF and W. G. DAUBEN: Absorption of cholesterol-4-C^{14} in rats fed mixed soybean sterols and β-sitosterol. Proc. Soc. exp. Biol. (N.Y.) **83**, 498 (1953). — HERRMAN, J. B., E. KIRSTEN and J. S. KRAKAUER: Hypercalcemie syndrome with androgenic and estrogenic therapy. J. clin. Endocr. **9**, 1 (1949). — HERRMANN, G. R.: The aging of man. Geriatrics **9**, 283 (1954). — HERVOUET, D.: Arteriosclerosis and arterial spasm. J. Prat. (Paris) **64**, 433 (1950). — HERXHEIMER, G.: Syphilitische Veränderungen des Herzens und der Arterien. Abschnitt Aorta. In JADASSOHNS Handbuch der Haut- und Geschlechtskrankheiten, Bd. XVI/2, S. 1—207, 1931. — Grundriß der pathologischen Anatomie, 20. Aufl. München 1932. — HERZSTEIN, J., C. J. WANG and D. ADLERSBERG: Fat-loading studies in relation to age. A.M.A. Arch. intern. Med. **92**, 265 (1953). — Effect of heparin on plasma lipid partition in man: Studies in normal persons and in patients with coronary atherosclerosis, nephrosis, and primary hyperlipemia. Ann. intern. Med. **40**, 290 (1954). — HESSE, E.: Silizium und Cholesterinsklerose des Kaninchens. Klin. Wschr. **1939**, 502. — HEUPER, W. C.: Arteriosclerosis. Arch. Path. (Chicago) **39**, 51 (1945). — HEVELKE, G.: Beiträge zur Funktion und Struktur der Gefäße. Angiochemische Untersuchungen der Extremitätenarterien. Verh. dtsch. Ges. inn. Med. **60**, 901 (1954). — Beiträge zur Funktion und Struktur der Gefäße. I. Mitt. Vergleichende angiochemische Untersuchungen der Arteria brachialis und Arteria femoralis. Z. Alternsforsch. **8**, 219 (1955). — Die Angiochemie der Gefäße und ihre physiologischen Alternswandlungen. Verh. der Dtsch. Ges. für Kreislaufforsch., 24. Tagg, Bad Nauheim 11. bis 13. 4. 1958, S. 131. 1958. — HICKAM, J. B., J. F. SCHIEVE and W. P. WILSON: The relation between retinal and cerebral vascular reactivity in normal and arteriosclerotic subjects. Circulation **7**, 84 (1953). — HIERONYMI, G.: Über den altersbedingten Formwandel elastischer und muskulärer Arterien. S.-B. Heidelberg. Akad. Wiss., math.-naturwiss. Kl. 1956. — HIGGINSON, J., and W. J. PEPLER: Fat intake, serum cholesterol concentration, and atherosclerosis in the South African Bantu. Part II. Atherosclerosis and coronary artery disease. J. clin. Invest. **33**, 1366 (1954). — HILDRETH, E. A., MELLINKOFF, BLAIR and D. M. HILDRETH: The effect of vegetable fat ingestion on human serum cholesterol concentration. Circulation **3**, 641 (1951). — HILGARTNER, H. L.: Arteriosclerotic macular degeneration. Effect of lipotropic substances (Lipotriad) in treatment. Tex. St. J. Med. **51**, 733 (1955). — HILTBOLD, P.: Die Sklerose der Pulmonalarterien. Schweiz. med. Wschr. **1954**, 161—167. — HINDHEDE, M.: Rationeringens inwirkning. Lund 1920. — HINES jr., E. A., and N. W. BARKER: Arteriosclerosis obliterans. Clinical and pathological study. Amer. J. med. Sci. **200**, 717 (1940). — HIRSCH, E. F., and S. WEINHOUSE: Role of lipids in atherosclerosis. Physiol. Rev. **23**, 185 (1943). — HIRSCH, F. J.: The metabolism of cholesterol with special reference to atherosclerosis. Ariz.med. J. **8**, 35—44 (1951). — HIRSCH, S.: L'athérome aortique des enfants. Cardiologia (Basel) **5**, 122 (1941). — Considérations sur la signification clinique actuelle de l'artériosclérose. Arch. Mal. Coeur **44**, 303—311 (1951). — The relations between experimental and human arteriosclerosis; a look at the campaign against arteriosclerosis. Cardiologia (Basel) **20**, 27—39 (1952). — Über den gegenwärtigen Stand der Frage der Arteriosklerose. Medizinische **1955**, 1495. — HIRSCHHORN, K., J. F. HEFFERNAN jr., L. J. STUTMAN, R. C. BOZIAN and CH. F. WILKINSON jr.: Fat tolerance test in apparently healthy young adults. Circulation **16**, 509 (1957). — HOCHREIN, M.: Über die Arterienelastizität bei der Tuberkulose. Münch. med. Wschr. **37**, 1512 (1926). — HOCHREIN, M., u. J. SCHLEICHER: Kritische Betrachtungen zur Entstehung und Behandlung der Atherosklerose. Med. Klin. **51**, 1691 (1956). — HOELZER, H.: Über Arteriosklerose im Kindesalter bei angeborenem vollkommenen Schilddrüsenmangel. Beitr. path. Anat. **104**, 289 (1940). — HOFF, F.: Behandlung innerer Krankheiten. Stuttgart: Georg Thieme 1954. — HOLLE, G.: Über Lipoidose, Atheromatose und Sklerose der Aorta und deren Beziehungen zur Endaortitis. Virchows Arch. path. Anat. **310**, 160 (1943). — HOLMAN, R. L.: Experimental arterial lesions in dogs related to diet and renal insufficiency. Proc. of the Amer. Soc. for the study of arteriosclerosis. Circulation **2**, 469 (1950). — HOLMAN, R. L., H. C. MCGILL jr., J. P. STRONG and J. C. GEER: The natural history of atherosclerosis. The early aortic lesions as seen in New Orleans in the middle of the 20th century. Amer. J. Path. **34**, 209 (1958). — HOLMBERG, L.: Some surgical considerations concerning circulatory disturbances in the lower extremities of the thromboangitic and arteriosclerotic type. Acta chir. scand. **100**, 199—220 (1950). — HOOGERWERF, S.: Der Einfluß von Vasolastine auf künstliche Sklerose bei Ratten und Arteriosklerose beim Menschen. Ärztl.

Forsch. **9**, 11, 540 (1955). — HORLICK and KATZ: The effect of diethylstilbesterol on blood lipids and the development of atherosclerosis in chickens on a normal or low fat diet. J. Lab. clin. Med. **33**, 733 (1948). — The relationship of atheromatosis development in the chicken to the amount added to the diet. Amer. Heart J. **38**, 336 (1949). — HORLICK, L.: Serum lipoprotein stability in atherosclerosis. Circulation **10**, 30 (1954). — Effect of long chain polyunsaturated and saturated fatty acids on the blood lipids in man. Circulation **16**, 491 (1957). — HORLICK, L., L. N. KATZ and J. STAMLER: The effect of a low fat diet on the spontaneously occurring arteriosclerosis of the chicken. Amer. Heart J. **37**, 689—700 (1949). — HORTON, R. E.: Use of grafts in treatment of atherosclerosis of lower limbs. Brit. med. J. **1956**, No 4958, 81. — HOWELL, T. H.: Old age, London, 1944, Monogr. — HOYE, S. J., and R. WARREN: Follow-up studies of iliofemoral arterial reconstruction in arteriosclerosis obliterans. New Engl. J. Med. **254**, 102 (1956). — HUCHARD: Causes et pathogénie de l'artériosclérose. 1889. — Maladies du coeur et des vaisseaux. 1892. — Quelques considérations sur les causes, la nature et le traitement de l'artériosclérose. Bull. Acad. Méd., III. s. **60**, 15 (1908). — HUECK: Anatomisches zur Frage nach Wesen und Ursache der Arteriosklerose. Münch. med. Wschr. **19**, 535 (1920). — HUECK, W.: Über Arteriosklerose. Münch. med. Wschr. **85**, 1 (1938). — HUEPER: The etiology and the causative mechanism of arteriosclerosis and atheromatosis. Medicine (Baltimore) **20**, 397 (1941). — HUEPER, W. C.: Arteriosclerosis. Arch. Path. (Chicago) **39**, 117 (1945). — HUMPHRIES, A. W., F. A. LE FEVRE and V. G. DE WOLFE: Surgical treatment of arteriosclerosis obliterans; preliminary report. Clevel. clin. Quart. **21**, 197 (1954).

IFF: Über angeborene Verkalkung, besonders der Arterien. Virchows Arch. path. Anat. **281**, 377 (1931). — IGNATIEV, M. V.: The influence of varying doses of vitamin C on blood prothrombin of patients with atherosclerosis. Ter. Arh. **29**, 52 (1957). [Russisch.] — IGNATOWSKI, A.: Über die Wirkung des tierischen Eiweißes auf die Aorta und die parenchymatösen Organe der Kaninchen. Virchows Arch. path. Anat. **198**, 248 (1909). — ILJINSKI, B. V.: Pathogenesis of atherosclerosis. Klin. Med. **34**, 13 (1956). Ref. Circulation **15**, 609 (1957). — INDERBITZIN, T.: Experimentelle Untersuchungen zur Frage der antilipämischen Wirkung von Heparin. Schweiz. med. Wschr. **1954**, 1150.

JACKSON, R. S., and CH. F. WILKINSON jr.: The ratio between phospholipoid and the cholesterols in plasma as an index of human atherosclerosis. Ann. intern. Med. **37**, 1162—1171 (1952). — JACKSON, R. S., CH. F. WILKINSON jr., E. A. HAND, A. M. WALDRON and W. C. VOGEL: The relationship between the phospholipids and the cholesterols in human plasma. Proc. of the Amer. Soc. for the study of arteriosclerosis. Circulation **2**, 472 (1950). — JAEGER: Diss. Marburg 1955. Zit. nach SCHETTLER. — JAFFÉ: Demonstrationen. Berl. Med. Ges. 20. X. 1926. Dtsch. med. Wschr. **52**, 2013 (1926). — JAHN u. LEUTSCHAFT: Erfahrungen über die Behandlung von Hochdruckkranken mit den Rauwolfiaserpentina-Präparaten Rivadescin und Reserpin. Med. Klin. (Wien) **48**, 1779 (1953). — JAHNKE, K., u. W. SCHOLTAN: Klinische Ultrazentrifugen-Untersuchungen. II. Mitt. Pathologische Veränderungen im Serum-Ultrazentrifugen-Diagramm. Z. ges. exp. Med. **122**, 39 (1953). — JANTSCH, H.: Zur Behandlung der peripheren Arteriosklerose. Über den Einfluß der Theobromin-Magnesiumoleat-Medikation auf das Oszillogramm der Extremitäten. Dtsch. med. Wschr. **1956**, 776, 785. — JELKE, H.: Vitamin D intoxication in a case of parathyreoprival tetany. Acta med. scand. **122**, 339 (1949). — JEMERIN, E. E.: Sympathectomy in peripheral arteriosclerosis. Ann. Surg. **129**, 65—73 (1949). — JOBST u. SCHETTLER: Chylomikronen und Arteriosklerose. Dtsch. med. Wschr. **1955** (im Druck). — JOBST, H.: Die Chylomikronen des Blutes. Klin. Wschr. **33**, 746 (1955). — JOHNSTON: Racial differences in the incidence of coronary sclerosis. Amer. Heart J. **12**, 162 (1936). — JONES, H. B., J. W. GOFMAN, F. T. LINDGREN, T. P. LYON, D. M. GRAHAM, B. STRISOWER and A. V. NICHOLS: Lipoproteins in atherosclerosis. Amer. J. Med. **11**, 358 (1951). — JONES, N. W., and A. L. ROGERS: Chronic infection and atherosclerosis. Med. J. Aust. **1**, 851 (1939). Ref. Amer. Heart J. **18**, 380 (1939). — JONES, R. J., TH. F. KEOUGH, D. CUMMINGS and S. KRAFT: Factors determining the hypercholesteremic response in patients fed a brain extract. Circulation **16**, 497 (1957). — JONES, R. J., S. C. KRAFT, S. HUFFMAN, E. L. BALTER and R. B. GORDON: The effect of a cholesterol-free brain fraction against diet-induced atherosclerosis. Circulat. Res. **1**, 530—533 (1953). — JOÓB, A.: Zwei eigenartige Fälle von Arterienerkrankung. Schweiz. med. Wschr. **1947**, 431—432. — JORDAN, W. R.: Neuritic manifestations in diabetes mellitus. Arch. intern. Med. **57**, 307 (1936). — JORES, L.: Hypertrophie und Arteriosklerose an den Nierenarterien. (Erwiderung an Dr. ULRICH FRIEDEMANN.) Virchows Arch. path. Anat. **181**, 568 (1905). — Arteriosklerose. In Handbuch der speziellen pathologischen Anatomie und Histologie. Bd. II, Abschnitt: Arterien, S. 608, Kap.: Arteriosklerose, S. 703. Berlin 1924. — JOSLIN, E. P.: Arteriosclerosis and diabetes. Ann. clin. Med. **5**, 1061 (1927). — Arteriosclerosis in diabetes. Ann. intern. Med. **4**, 54 (1930). — JOSUÉ: Les lésions du tissu élastique des artères dans l'athérome. C. R. Soc. Biol. (Paris) **2**, 539 (1904). — JOUVE, A., J. PIERRON et E. BOURDONCLE: Le dépistage précoce des troubles artériels des membres chez les diabétiques. Arch.

Mal. Coeur **46**, 108—116 (1953). — JOUVE, A., et M. DELAAGE: Pathogénie de l'athérosclérose. Notions actuelles. Rev. Prat. (Paris) **1954**, 859—869. — JOYNER, C., and P. T. KUO: Sterin gegen Atherosklerose. Amer. J. med. Sci. **230**, 636 (1955). — JOYNER: Essential hyperlipemia. Ann. intern. Med. **38**, 759 (1953). — JUDMAIER, F.: Sauerstoffbehandlung peripherer Zirkulationsstörungen. Münch. med. Wschr. **93**, 1437 (1951). — JULIAN, O. C., G. DE TAKATS and W. S. OYE: Segmental nature of peripheral arteriosclerosis: Surgical application. Angiology **4**, 12 (1953). — JULIAN, O. C., u. Mitarb.: Direct surgery of arteriosclerosis. Ann. Surg. **138**, 387 (1953). — JUNG, A.: Zur Toxizität der Vitamine D_2 und D_3. Ann. paediat. (Basel) **159**, 241 (1942). — JUNGMANN, H., u. W. D. ERDMANN: Über den Puls in sklerotischen Arterien. Z. Kreisl.-Forsch. **45**, 252 (1956).

KAHLER, O. H., u. R. WEBER: Zur Erbpathologie von Herz- und Kreislauferkrankungen. Z. klin. Med. **137**, 507 (1940). — KAISER u. TSCHABITSCHER: Erfahrungen mit Hydergin in der Behandlung zerebraler Durchblutungsstörungen im höheren Alter. Wien. klin. Wschr. **1956**, 150. — KALLNER, G.: Epidemiology of arteriosclerosis in Israel. Lancet **1958**, 1155. — KARTUN, P.: Les complications cardio-vasculaires du diabète en dehors du collapsus. (Physiopathologie de l'athérosclérose artérielle.) Presse méd. **61**, 1330 (1953). — KATZ, L.: Current trends in atherosclerosis research. Circulat. Res. **4**, 123 (1956). — KATZ, L., J. STAMLER and L. HORLICH: Cholesterol metabolism in health and disease; its relationship to arteriosclerosis. Amer. Practit. **1**, 461 (1950). — KATZ, L. B., G. J. RHODES, R. S. GEORGE and C. MOSES: Total serum cholesterol, cholesterol-lipid phosphorus ratio, and Sf 12—20 concentration in hypertension, diabetes, and coronary artery disease. Amer. J. med. Sci. **225**, 120 (1953). — KATZ, L. N.: Experimental atherosclerosis. III. Congr. Mondial de Cardiologie Bruxelles 14.—21. 9. 1958. Resumes des Symposia, p. 411. — KATZ, L. N., R. PICK and J. STAMLER: Atherosclerosis. Mod. Conc. cardiov. Dis. **23**, 239 (1954). — KATZ, L. N., and J. STAMLER: Experimental atherosclerosis, publication 124, American lecture series, monograph in Bannerstone division of American lectures in metabolism, p. 124—127. Springfield, Ill.: Ch. C. Thomas 1953. — Experimental arteriosclerosis. Springfield, Ill. 1952. Monogr. — KATZ, L.N., J. STAMLER and R. PICK: The role of the hormones in atherosclerosis. Symposium on atherosclerosis — Publ. 338 National Academy of Sciences — National Research Council, Washington, D. C., p. 236, 1954. — KATZ, L. N., J. STAMLER, R. PICK and S. RODBARD: Experimental atherosclerosis. Part 2. J.-Lancet **72**, 372—376, 390 (1952). — KAUTZKY, R., u. E. A. SCHRADER: Die Wiederherstellung der arteriellen Gefäßbahn als Therapie der Claudicatio intermittens. Dtsch. med. Wschr. **78**, 464 (1953). — KEATES and MAGIDSON: Dysphagia associated with sclerosis of the aorta. Beih. J. Radiol. **28**, 184 (1955). — KEAY, A. J., M. F. OLIVER and G. S. BOYD: Progeria and atherosclerosis. Arch. Dis. Childh. **30**, 410 (1955). Ref. Circulation **14**, 473 (1956). — KEESER, E.: Zur Ätiologie und Therapie der Arteriosklerose. Münch. med. Wschr. **1943**, 595. — Dtsch. Z. Verdau.- u. Stoffwechselkr. **8**, 44 (1944). — Über die Ätiologie und Therapie der Arteriosklerose. Klin. Wschr. **24/25**, 165 (1946). — Über das Wesen der Cholesterinolyse. Naunyn-Schmiedeberg's Arch. exp. Path. Pharmak. **204**, 36 (1947). — Theobromin-Magnesiumoleat (Theomagnol) zur Prophylaxe und Therapie der Arteriosklerose. Mat. Med. Nordm. **8** (1949). — Zur Therapie der Arteriosklerose und Pharmakologie der Ölsäure. Arch. int. Pharmacodyn. **87**, 3 (1951). — Therapy of arteriosclerosis and pharmacology of oleic acid. Arch. int. Pharmacodyn. **87**, 371 (1951). — Neue Befunde der Arteriosklerose-Prophylaxe. Verh. Ber. Ärztl. Verein Hamburg, Biol.-Naturwiss. Sekt. 11. 11. 1952. — Naunyn-Schmiedeberg's Arch. exp. Path. Pharmak. **198**, 683 (1952). — Pharmakologie der Arteriosklerosetherapie. Med. Klin. (Wien) **47**, 1, 6 (1952). — KEESER, E., u. K. F. BENITZ: Entstehung und Behandlung der Arteriosklerose. Med. Klin. (Wien) **48**, 499 (1953). — KEIDING, N. R., G. V. MANN, H. F. ROOT, E. Y. LAWRY and A. MARBLE: Serum lipoproteins and cholesterol levels in normal subjects and in young patients with diabetes in relation to vascular complications. Diabetes **1**, 434—440 (1952). — KELLER, R.: Zur Heparinbehandlung der Arteriosklerose. Medizinische **1954**, 995—998. — KELLNER: The lipid and protein content of tissue fluid in normal and hyperlipemic rabbits. Symposium on atherosclerosis — Publ. 338 National Academy of Sciences — National Research Council, Washington D. C., p. 42, 1954. — KELLNER, A.: Lipid metabolism and atherosclerosis. Bull. N. Y. Acad. Med. **28**, 11—27 (1952). — KELLNER, A., and D. C. DJU CHANG: The lipid composition of tissue lymph in normal and in hyperlipemic rabbits. Proc. of the Amer. Soc. for the study of arteriosclerosis. Circulation **2**, 465 (1950). — KELLY jr., F. B., C. B. TAYLOR and G. M. HASS: Experimental athero-arteriosclerosis. Localization of lipids in experimental arterial lesions of rabbits with hypercholesterolemia. Arch. Path. (Chicago) **53**, 419 (1952). — KEMPNER, W.: Treatment of kidney disease and hypertensive vascular disease with rice diet. N.C. med. J. **5**, 125, 273 (1944). — Treatment of heart and kidney disease and of hypertensive and arteriosclerotic vascular disease with the rice diet. Ann. intern. Med. **31**, 821 (1949). — Wirkung der Reisdiät bei experimenteller Hypertonie und bei Patienten mit Herz-, Nieren- und Gefäßkrankheiten. Z. klin. Med. **152**, 328 (1954). — KERNWEIN, G. A.: Management of arteriosclerosis obliterans in cold climates. J.-Lancet **70**, 318

(1950). — KEYS, A.: The relation in man between cholesterol levels in the diet and in the blood. Science 112, 79 (1950). — Cholesterol "giant molecules" and atherosclerosis. J. Amer. med. Ass. 147, 1514—1519 (1951). — "Giant molecules" and cholesterol in relation to atherosclerosis. Bull. Johns Hopk. Hosp. 88, 473—483 (1951). — The age trend of serum concentrations of cholesterol and of Sf 10—20 ("G") substances in adults. J. Geront. 7, 201 (1952). — Atherosclerosis; a problem in newer public health. J. Mt Sinai Hosp. 20, 118 (1953). — Field studies in Italy, 1954. In: Cardiovascular Epidemiology. Selected papers from 2nd world congr. of cardiology and 27th annual scientific sessions of the Amer. Heart Assoc. held in Washington, p. 50. New York: Hoeber Harper 1956. — KEYS, A., and J. T. ANDERSON: The relationship of the diet to the development of atherosclerosis in man. Symposium on atherosclerosis — Publ. 338 National Academy of Sciences — National Research Council, Washington, D. C., p. 181, 1954. — KEYS, A., J. T. ANDERSON, F. FIDANZA, M. H. KEYS and B. SWAHN: Clin. Chem. 1, 34 (1955). — KEYS, A., J. T. ANDERSON and F. GRANDE: Serum cholesterol response to natural and hydrogenated fats. Circulation 16, 480 (1957). — Serum cholesterol in man: Diet fat and intrinsic responsiveness. Circulation 19, 201 (1959). — KEYS, A., F. FIDANZA, V. SCARDI and G. BERGAMI: The trend of serumcholesterol levels with age. Lancet 1952, 209. — KEYS, A., M. J. KARVONEN, and F. FIDANZA: Serum-cholesterol studies in Finland. Lancet 1958, 175. — KEYS, A., N. KIMURA, A. KUSUKAWA, B. BRONTE-STEWART, N. LARSON and M. H. KEYS: Lessons from serum cholesterol studies in Japan, Hawaii and Los Angeles. Ann. intern. Med. 48, 83 (1958). — KEYS, A., O. MICKELSEN, E. v. O. MILLER, E. R. HAYES and R. L. TODD: The concentration of cholesterol in the blood serum of normal man and its relation to age. J. clin. Invest. 29, 1347 (1950). — KEYS, A., VIVANCO, MIÑON, KEYS and MENDOZA: Studies on the diet, body fatness and serum cholesterol in Madrid. Metabolism 3, 195 (1954). — KIEFER, BRIGHAM and WHEELER: Boston med. surg. J. 194, 191 (1926). — KING: Vitamin C und Arteriosklerose. Ref. Dtsch. med. Wschr. 78, 797 (1953). — KING, CLARKSON and WARNOCK: The hypocholesterolizing effects of drugs. Fed singly and in combination — on Cholesterol-fed cockerels. Circulat. Res. 4, 162 (1956). — KINMONTH, J. B.: Arteriosclerosis: thrombosis of iliac arteries. Proc. roy. Soc. Med. 43, 480 (1950). — KINSELL, MICHAELS, COCHRANE, PARTRIDGE, JAHN and BALCH: Effect of vegetable fat on hypercholesterolemia and hyperphospholipidemia. Diabetes 3, 113 (1954). — KINSELL, MICHAELS and FOREMAN: High vegetabile diet in diabetics with extensive vascular disease. Geriatrics 10, 67 (1955). — KINSELL, MICHAELS, PARTRIDGE, BOLING, BALCH and COCHRANE: Effect upon serum cholesterol and phospholipids of diets containing large amounts of vegetable fat. J. clin. Nutr. 1, 224 (1953). — KINSELL, L. W.: 2. Int. Diabetiker-Kongr., Cambridge, 1955. — KINSELL, L. W., G. D. MICHAELS and J. P. DAILEY: Effects of ethyl linoleate, ethyl oleate, trilinolein, triolein, and of a phosphatide mixture containing tetranoic acid, upon fatty acid compositions of plasma lipids in normal and abnormal subjects. Circulation 16, 479 (1957). — KIRCH, E.: Pathologie des Herzens. Ergebn. allg. Path. path. Anat. 22, 1 (1927). — Z. ang. Anat. 7, 235 (1921). — Ärztl. Fortbildungskurs Bad Kissingen 1928. — Arteriosklerose und Dienstbeschädigung. In K. GÜNTHER, Sammlung und Auswertung ärztlicher Gutachten aus der Kriegsbeschädigtenversorgung. Leipzig: Georg Thieme 1940. — KIRCH, F.: Zur funktionellen Diagnostik der Dysbasia (Claudicatio) intermittens. Med. Klin. 32, 283 (1936). — KIRK, J. E., and E. PRAETORIUS: Further studies on the human aortic phosphatase. Proc. of the Amer. Soc. for the study of arteriosclerosis. Circulation 2, 477 (1950). — KISSIN, M., J. STEIN and R. J. ADLEMAN: The effect of drugs used in the treatment of intermittent claudication on the exercise tolerance of individuals with obliterating arteriosclerosis. Angiology 2, 217—224 (1951). — KLEITSCH, W. P., and J. W. KEHNE: Paradoxical gangrene following lumber sympathectomy. Amer. Heart J. 40, 150—153 (1950). — KLINGE: Das Gewebsbild des fieberhaften Rheumatismus. XII. Mitt. Zusammenfassende kritische Betrachtungen zur Frage der geweblichen Sonderstellung des rheumatischen Gewebsschadens. Virchows Arch. path. Anat. 286, 344 (1932). — KLINGER, R., and P. DALLE COSTE: Su di un caso eccezionale di endoarterite diabetica degli arti, giovanile e precocissima. Eccezionale successo terapeutico. Gazz. med. ital. 112, 164—167 (1953). — KLOTZ: Arterienschädigungen bei Rheumatismus. J. of Path. Bact. 18 (1913). — KNÜCHEL, F.: Eine neue unspezifische Sero-Reaktion und deren Anwendung in der Differentialdiagnose rheumatischer Erkrankungen. Medizinische 13 (1953). — Untersuchungen über die medikamentöse Beeinflußbarkeit der Serumlipoide bei der Arteriosklerose. Therapiewoche 5, 570 (1955). — Die Wirkung von Zellinjektionen innersekretorischer Drüsen. III. Tagg Forschungsgemeinsch. für Zellulartherapie, Heidelberg, 3. u. 4. März 1956. — KOCH: Provinzielle Ausbreitung und Charakter der Arteriosklerosen im röntgen-anatomischen Bilde. 23. Verh. Dtsch. Path. Ges. 1928, S. 478. — KÖHNLEIN, H.: Über die Vererbung von Gefäßkrankheiten. Med. Klin. 1941, 222. — KOELSCH, F.: Beiträge zur Arbeitsmedizin; die Bleischäden der Leber und der Nieren und ihre arbeits- und versicherungsmedizinische Bedeutung. J.kurse ärztl. Fortbild. 18, 45 (1927). KOKATNUR, M. G., N. T. RAND, F. A. KUMMEROW and H. M. SCOTT: Dietary protein: A factor which may reduce serum cholesterol levels. Circulation 14, 962 (1956). — KOLLER,

F.: Die Beeinflussung der Blutgerinnung durch Vitamin K. Helv. med. Acta **6**, 686 (1939). — KONWALER, B. E., and T. H. BREM: Clinicopathologic conference; generalized arteriosclerosis; malignant essential hypertension with dissecting aneurysm of the artery and coronary occlusion. Ann. west. Med. Surg. **4**, 410 (1950). — KORENCHEVSKY, V., S. K. PARIS and B. BENJAMIN: Treatment of senescence in female rats with sex and thyreoid hormones. J. Geront. **5**, 120 (1950). — KORN, E. D.: Properties of clearing factor obtained from rat heart aceton powder. Science **120**, 399 (1954). — J. biol. Chem. **215**, 15 (1955). — KRAHL, PRATT and ROUSSELOT: Arterial angiography in the diagnosis, prognosis and treatment of occlusive vascular disease. Bull. N. Y. Acad. Med. **30**, 122 (1954). — KRAINICK, H. G.: Bestimmung des Lipoidphosphors in kleinen Blutmengen. Klin. Wschr. **17**, 706 (1938). — KRAMER, W. D.: Diabetic gangrene: Incidence and pathogenesis. An analysis of 58 cases among 1008 diabetics. Amer. J. med. Sci. **183**, 503 (1932). — KRAUSE, K.: Zur Frage der Arteriosklerose bei Rind, Pferd und Hund. Beitr. path. Anat. **70**, 121 (1922). — KRITCHEVSKY, D., A. W. MOYER, W. C. TESAR, J. B. LOGAN, R. A. BROWN, M. C. DAVIES and H. R. COX: Effect of cholesterol vehicle in experimental atherosclerosis. Amer. J. Physiol. **178**, 30 (1954). — KRITCHEVSKY, D., A. W. MOYER, W. C. TESAR, J. B. LOGAN, R. A. BROWN and G. RICHMOND: Squalene feeding in experimental atherosclerosis. Circulat. Res. **2**, 340 (1954). — KRITCHEVSKY, D., A. W. MOYER, W. C. TESAR, R. F. J. MCCANDLESS, J. B. LOGAN, R. A. BROWN and M. ENGLERT: The effect of sodium 2-phenyl-butyrate in experimental atherosclerosis. Angiology **7**, 156 (1956). Ref. Circulation **15**, 937 (1957). — KROETZ, CH., u. F. W. FISCHER: Zur Blutchemie der akuten fortschreitenden Arteriosklerose. Elektrophoretische Lipoproteinbestimmungen bei Atheromatose und Atherosklerose. Dtsch. med. Wschr. **1954**, 653—657. — KRONBERGER, L.: Bericht über drei Fälle von Aortenthrombose und ihre Behandlung mit Panthesin und Hydergin. Wien. klin. Wschr. **69**, 576 (1957). — KRUG u. SROKA: Beitrag zur Behandlung der Arteriosklerose aller Formen. Erste therapeutische Mitteilung: Diäthylaminoäthanol. Ärztl. Sammelbl. H. **7**, 170 (1953). — KÜCHMEISTER, H.: Die Kapillarpermeabilitäts- und resistenzprüfung in der Diagnostik und therapeutischen Erfolgsbeurteilung innerer Erkrankungen. Arch. Kreisl.-Forsch. **18**, 395 (1952). — KÜCHMEISTER, H., H. GOLDECK u. H. HAMMERS: Therapeutische Stoffwechselstudien bei der Arteriosklerose. Med. Klin. **51**, 1455 (1956). — KUCZYNSKI: Pathologisch-geographische Untersuchungen in der kirgisisch-dsungarischen Steppe. Klin. Wschr. **4**, 39 (1925). — KÜHN: Die Kieselsäure. Stuttgart: 1926. — KÜHN, R., u. H. WIEDING: Oszillographische und blutchemische Untersuchungen bei Patienten mit allgemeiner Arteriosklerose. Ärztl. Wschr. **10**, 127 (1955). — KÜLBS: Experimentelle Studien über die Wirkung des Nebennierenextraktes. Naunyn-Schmiedeberg's Arch. exp. Path. Pharmak. **53**, 140 (1905). — Die organischen Erkrankungen der Gefäße. In Handbuch der inneren Medizin, 2. Aufl., Bd. II, Teil 1. Springer-Verlag 1928. KUHN: Bemerkungen zur Zellulartherapie bei Durchblutungsstörungen. III. Tagg Forschungsgemeinsch. für Zellulartherapie, Heidelberg, 3. u. 4. März 1956. — KUHN, W., u. F. KNÜCHEL: Zur Wirkung von Placenta-Trockengewebe auf arteriosklerotische Veränderungen. Med. Klin. **49**, 1363 (1954). — KUNLIN, J.: Le traitement de l'artérite oblitérante par la greffe veineuse. Arch. Mal. Coeur **42**, 371—372 (1949). — Communic. 1. Kongr. der Europ. Ges. für cardio-vasculäre Chir. Straßburg 5. u. 6. 10. 1952. — KUNTZ, A., and N. M. SULKIN: Lesions induced in rabbits by cholesterol feeding, with special reference to their origin. Arch. Path. (Chicago) **47**, 248 (1949). — KUO, P. T.: Effects of lipemia on tissue oxygenation in arteriosclerosis patients. Circulation **14**, 964 (1956). — KUO, P. T., and A. F. WHEREAT: Lipemia as a cause of arterial oxygen unsaturation, and the effect of its control in patients with atherosclerosis. Circulation **16**, 493 (1957). — KUROYANAGI, T., S. RODBARD and C. WILLIAMS: Inhibition of cerebrovascular lipid infiltrations by estrogen administration in the chick. Circulation **16**, 501 (1957). — KUTSCHERA-AICHBERGEN: Über die Lipoide in der atherosklerotischen Gefäßwand. Zugleich eine kritische Studie über die Grenzen der morphologischen Lipoidanalyse. Klin. Wschr. **4**, 645 (1925). — KVORNING, S. A.: The silica content of the aortic wall in various age groups. J. Geront. **5**, 23—25 (1950).

LABORIT, H., J. DELGA, H. BAYLON, R. HUGONOT et J. DECHEN: La thérapeutique „héparine-lipocaïc" par administration sublinguale. Presse mèd. **1954**, 79—81. — LAKSHINA, L. K.: The importance of sclerosis of large vessels in determination of velocity of propagation of the pulse wave. Tr. I Mosk. Med. Inst. **1**, 114 (1956). [Russisch.] — LANDE and SPERRY: Human atherosclerosis in relation to the cholesterol content of the blood serum. Arch. Path. (Chicago) **22**, 301 (1936). — LANGE: Studien zur Pathologie der Arterien, insbesondere zur Lehre von der Arteriosklerose. Virchows Arch. path. Anat. **248**, 463 (1924). — LANGE, F.: Hypertonie und Arteriosklerose. Regensburg. Jb. ärztl. Fortbild. **2**, 104—111 (1951). — Hypertonie und Sklerose der Blutstrombahn. Kreislaufbücherei Bd. 5. Dresden u. Leipzig: J. Steinkopff. — LANGEN, C. D. DE: Factors with influence the pressure gradient of the arterial wall and their significance for the development of arteriosclerosis. Cardiologia (Basel) **23**, 372—376 (1953). — The pressure gradient in the arterial wall and the problem of arteriosclerosis. Cardiologia (Basel) **22**, 315 (1953). — LANSING: Experimental studies on arteriosclerosis. Symposium on atherosclerosis — Publ. 338 National Academy of Sciences — National Research Council, Washington D. C., p. 50, 1954. — LANSING, A. J., T. B. ROSENTHAL and M. ALEX: Significance of medial age changes in the human pulmonary artery. J. Geront. **5**, 211—215 (1950). — LANSING, A. L., M. ALEX and T. B. ROSENTHAL: Calcium and elastin in human arteriosclerosis. J. Geront. **5**, 112—119 (1950). — LAPICCIRELLA, V., u. G. WEBER: Die Claudicatio mesenterica als Alarmsyndrom der Coronarerkrankung nebst systematischen anatomisch-histologischen Untersuchungen über die coronare und gastromesenteriale Lokalisation des arteriosklerotischen Prozesses. Arch. De Vecchi, Anat. pat. **19**, 1123 (1953). — LARSEN: The animal fat diet and atherosclerosis. Hawaii Med. J. **14**, 485 (1955). — LARSEN, N. P.: Diet and atherosclerosis. A.M.A. Arch. intern. Med. **100**, 436 (1957). — LARSSON, Y., A. LICHTENSTEIN and K. G. PLOMAN: Degenerative vascular complications in juvenile diabetes mellitus treated with "free diet". Diabetes **1**, 449 (1952). — LASCH, G., u. K. MATTHES: Herz und Kreislauf bei Erkrankungen des Stoffwechsels. Handbuch der inneren Medizin (dieses Handbuch Bd. IX/4). — LÁSZLÓ, J., and D. SCHULER: The role of lipids in the elastolysis of atherosclerotic vessels. Acta physiol. **6**, 463 (1954). — LAUGHLIN jr., CH. W. C., and CH. F. HEIDER jr.: The continuing problem of infection and gangrene in the diabetic extremity. Amer. J. Surg. **89**, 964—967 (1955). — LAWRENCE, R. D.: Vascular changes in diabetes. Brit. med. J. **1950**, 107. — LEARY, T.: Crystalline ester cholesterol and atherosclerosis. Arch. Path. (Chicago) **47**, 1—28 (1949). — LECHTKEN, P., u. I. RIEDER: Zur Behandlung coronarer Durchblutungsstörungen mit Nyxanthan-Basitorien. Ther. d. Gegenw. **92**, 6 (1953). — LEHNINGER: Lipids, lipid metabolism, and the atherosclerosis problem. A general introduction. Symposium on atherosclerosis — Publ. 338 National Academy of Sciences — National Research Council, Washington, D. C., p. 139, 1954. — LEIBETSEDER and VILLINGER-KWERCH: The influence of rutin on the capillary permeability in arteriosclerosis. Ther. Umsch. **12**, 39 (1955). — LEIBLEIN: Megaphenbehandlung organischer Gefäßkrankheiten. Ther. d. Gegenw. 413 (1954). — LEINWAND, I., A. W. DURYEE, and M. N. RICHTER: Thromboangiitis obliterans and atherosclerosis: Part II. Circulation **14**, 966 (1956). — LEINWAND, I., and D. H. MOORE: Serum lipid and protein fractions. IX. Comparisons of ninety-six patients with vascular disease and sixty normal controls (with additional notes on blood donors). Circulation **10**, 94 (1954). — LEIPERT, TH.: Neuere Ergebnisse der Atheroskleroseforschung. Acta' neuroveg. (Wien) **10**, 429 (1955). — LEIPERT, TH., W. PIRINGER u. W. PILGERSTORFER: Laboratoriumstechnik. Wien: Urban & Schwarzenberg 1953. — Cholesterinaufnahme und Gefäßsklerose. J. Amer. med. Ass. **144**, 469 (1950). — LENEL, R., L. N. KATZ and S. RODBARD: Arterial hypertension in the chicken. Amer. J. Physiol. **152**, 557 (1948). — LEOPOLD, S. S.: The etiology of pulmonary arteriosclerosis (Ayerza's syndrome) with report of an illustrative case. Amer. J. med. Sci. **219**, 152 (1950). — LÉRICHE: Mécanisme des troubles consécutifs aux oblitérations artérielles spontanées, d'origine artéritique en dehors de l'athérome. Lyon chir. **22**, 69, 521 (1925). — LÉRICHE, R.: Arterial calcifications; mechanism and therapy. Presse méd. **58**, 1045 (1950). — LERMAN, J., and P. D. WHITE: Metabolic changes in young people with coronary heart disease. J. clin. Invest. **25**, 914 (1946). — LETTERER, E.: Über epitheliale und mesodermale Schleimbildung. Virchows Arch. path. Anat. **293** (1934). — LEUPOLD: Untersuchungen der Serumlipoide während medikamentöser Arteriosklerose-Therapie, Vortrag beim Internationalen Symposion über Arteriosklerose, Basel, 8.—10. 8. 1956. — LEUPOLD, F.: Serumlipide und Serumjodzahl bei Gesunden und Arteriosklerosekranken. Z. Kreisl.-Forsch. **47**, 281 (1958). — LEUTENEGGER, F.: Diabetes mellitus und Gefäßsystem. Klinisches Vorkommen von Gefäßveränderungen bei 1000 Diabetikern. Z. klin. Med. **119**, 164 (1931). — LEVER, SMITH and HURLEY: Idiopathic hyperlipemia and hypercholesteremic xanthomatosis. I. Clinical data and analysis of the plasma lipids. J. invest. Derm. **22**, 33 (1954). — LÉVY, G.: Phlébite syphilitique précoce. Bull. Soc. franç. Derm. Syph. 534 (1926). — LEVY and BOAS: Coronary artery disease in women. J. Amer. med. Ass. **107**, 97 (1936). — LEVY, S. W., and R. L. SWANK: The effects of in vivo heparin on plasma esterase activity and lipaemia clearing. J. Physiol. (Lond.) **123**, 301 (1954). — LEWEY, F. H.: Neurological, medical and biochemical signs and symptoms indicating chronic industrial carbon disulphide absorption. Zit. nach E. ATTINGER, Schweiz. med. Wschr. **82**, 829 (1952). — LEWIS, L. A., A. A. GREEN and J. H. PAGE: Ultracentrifuge lipoprotein pattern of serum of normal, hypertensive and hypothyroid animals. Amer. J. Physiol. **171**, 391 (1952). — LEWIS, L. A., G. M. C. MASSON and I. H. PAGE: Effects of sex hormones on serum lipoproteins in rabbits. Proc. Soc. exp. Biol. (N.Y.) **82**, 684 (1953). — LEWIS, L. A., and I. H. PAGE: Ultracentrifuge and electrophoretic studies of serum lipoproteins in relationship to vascular disease. Proc. of the Amer. Soc. for the study of arteriosclerosis. Circulation **2**, 466 (1950). — Electrophoretic and ultracentrifugal analysis of serum lipoproteins of normal, nephrotic and hypertensive persons. Circulation **7**, 707 (1953). — LEWIS, L. A., I. H. PAGE and W. KOLFF: Serum lipoproteins and cholesterol changes in nephrectomized dogs maintained by peritoneal dialysis. Amer. J. Physiol. **195**, 161 (1958). — LEWIS, L. A., I. H. PAGE and CH. THOMAS: Effect of hepatectomy on serum lipoproteins in dogs. Amer. J. Physiol. **172**,

83 (1953). — LI CHIEN-CHAI: Quantitative study on the distribution of cholesterol and phospholipid in serum lipoproteins of normal chinese and atherosclerotic patients. J. int. Med. **6**, 13 (1958). — LIEBIG, H.: Cholesterinämie und Arteriosklerose. Klin. Wschr. **1941**, 538. — LIEBOW, I. M., H. K. HELLERSTEIN and M. MILLER: Arteriosclerotic heart disease in diabetes mellitus. A clinical study of 383 patients. Amer. J. Med. **18**, 438 (1955). — LILLY, G. D., D. W. SMITH, CH. F. BIGGANE jr. and J. T. JANA jr.: An evaluation of "high" lumbar sympathectomy in arteriosclerotic circulatory insufficiency of the lower extremities. Surgery **35**, 1—8 (1954). — LIMPEROS, G., and K. E. RANTA: A rapid screening test for the determination of the approximate cholinesterase activity of human blood. Science **117**, 453 (1953). — LINDBOM, A.: Arteriosclerosis and arterial thrombosis in the lower limb. A roentgenological study. Acta radiol. (Stockh.) Suppl. 80 (1950). — LINDEMAYR, W., u. B. WATSCHINGER: Über Arteriosklerose der Haut. I. Erzeugung des renalen Drosselungshochdruckes bei Ratten zum Studium der Entwicklung von Hautgefäßveränderungen. Arch. Kreisl.-Forsch. **17**, 1 (1951). — LINDER: Beitrag zur pathogischen Anatomie der pyelonephritischen Schrumpfniere unter besonderer Berücksichtigung ihrer Arterienveränderungen. Frankfurt. Z. Path. **51**, 150 (1938). — LINDGREN, F. T., H. A. ELLIOTT and J. W. GOFMAN: The ultracentrifugal characterization and isolation of human blood lipids and lipoproteins, with applications to the study of atherosclerosis. Z. physic. Colloid Chem. **55**, 80 (1951). — LINTON, R. R.: The arteriosclerotic popliteal aneurysm. A report of fourteen patients treated by a preliminary lumbar sympathetic ganglionectomy and aneurysmectomy. Surgery **26**, 41—58 (1949). — LINZBACH, A. J.: Über generalisierte Gefäßverkalkungen bei einem Fall von gleichzeitiger knöcherner Stenose der Trachea und der Bronchien und ihre Beziehungen zur Dystrophie der Interzellularsubstanzen. Virchows Arch. path. Anat. **308**, 629 (1942). — Vergleich der dystrophischen Vorgänge an Knorpel und Arterien als Grundlage zum Verständnis der Arteriosklerose. Virchows Arch. path. Anat. **311**, 432 (1943). — Z. Zellforsch. **37**, 554 (1952). — Vergleich der dystrophischen Vorgänge an Knorpel und Arterien als Grundlage zum Verständnis der Arteriosklerose. Virchows Arch. path. Anat. **311**, 432 (1944). — LIPMAN, B. L., I. M. ROSENTHAL and H. LOWENBURG jr.: Arteriosclerosis in infancy. Amer. J. Dis. Child. **82**, 561—566 (1951). — LIPPI, M.: Modifications of blood cholinesterase in normal subjects over a 24 hour period. Minerva med. (Torino) **41**, 301 (1950). — LIPPI, M., and L. ARGIOLAS: Cholesterin in normal subjects over a 24-hour period. Minerva med. (Torino) **41**, 307 (1950). — LIPPMANN: Medical management of peripheral vascular diseases in diabetes. Proc. Rud. Virchow Med. Soc. **12**, 95 (1954). — LISA, J. R., M. MAGIDAY, I. GALLOWAY and J. F. HART: Arteriosclerosis with diabetes mellitus. J. Amer. med. Ass. **120**, 192 (1942). — LISA, J. R., M. MAGIDAY and J. F. HART: Peripheral arteriosclerosis in diabetics and non-diabetics. Study of 106 amputated legs. J. Amer. med. Ass. **118**, 1353 (1942).— LITTLE, J. A., and SHANOFF: Lipids, lipoproteins and diet in clinical coronary atherosclerosis. Amer. Soc. for the study of arteriosclerosis. Circulation **16**, 482 (1957). — LOBSTEIN: Traité d'anatomie pathologique, Bd. 2. Paris 1833. — LOEPER: Le pouvoir cholestérolytique du sérum humain normal et pathologique. C. R. Soc. Biol. (Paris) **98**, 101 (1928). — LOEPER, J., et J. LOEPER: L'utilisation de la lécithine dans la prévention de l'athérome artérial. Thérapie **10**, 554 (1955). — LOEWE, L., G. RICHMOND, R. BROWN, R. P. LASSER, C. COHEN and H. COX: The effect of repository heparin upon lipoprotein patterns in human beings. Angiology **4**, 295 (1953). — LOOSE, K. E.: Der Wert der Serien-Arteriographie bei der Beurteilung peripherer Gefäßleiden. Med. Welt 1146—1148 (1951). — LUBARSCH: Generalisierte Xanthomatose bei Diabetes. Dtsch. med. Wschr. **1918**, 484. — (a) Über die Forschritte der pathologischen Anatomie der Syphilis. Zbl. Haut- u. Geschl.-Kr. **5**, 273 (1922). — (b) 14. Verh. Dtsch. Path. Ges. S. 250 u. 252, 1910. — LUNDBAEK, K.: Diabetic angiopathy (a specific vascular disease). Lancet **1954**, 377. — I. Das spätdiabetische Syndrom — Angiopathia diabetica. Ergebn. inn. Med. Kinderheilk., N.F. **8**, 1 (1957). — LUSZTIG, G.: The relations between atherosclerosis and nutritional state. Acta morph. (Budapest) **1**, 265 (1951). — LYDING: Zur Kenntnis der Arteriosklerose bei Haustieren. Z. Tiermed. **11** (1907). — LYON, TH. P., H. B. JONES, D. M. GRAHAM, J. W. GOFMAN, F. T. LINGREN and A. VANKLEY: Further studies on the relationship of S_f 10—20 lipoprotein molecules to atherosclerosis. Arch. intern. Med. **89**, 421—427 (1952). — LYNCH, R. C.: The value of lumbar sympathectomy in arteriosclerotic peripheral vascular disease; analysis of 64 cases. N. Orleans med. surg. J. **103**, 155 (1950).

MACCALLUM: Acute and chronic infections as etiological factors. In COWDRY, Arteriosclerosis; a survey of the problem, p. 355—362. New York: Macmillan & Co. 1933. — MACCALLUM, W. G.: Obliterative pulmonary arteriosclerosis. Bull. Johns Hopk. Hosp. **49**, 37 (1931). — MACKAY, E. M.: The influence of a pancreas extract ("fat metabolizing hormone") upon fat deposition in the liver on a low protein diet. Amer. J. Physiol. **119**, 783 (1937). — MACKEY, W. A.: Intra-arterial histamine in treatment of claudication and rest pain. Brit. med. J. **1950**, 1086. — MAGNANI, B.: La permabilità endoteliale nella patogenesi della aterosclerosi sperimentale. Nota 1: azione protettiva del 4-metilesculetolo. G. Clin. med. **36**,

185 (1955). — MAGYAR, RÓNA and VÁGÓ: Experimental studies on the pathogenesis of diabetic angiopathy. Acta med. (Budapest) 8, 37 (1955). — MAHER, J. A., F. H. EPSTEIN and E. A. HAND: Xanthomatosis and coronary heart disease. Necropsy studies of two affected siblings. A.M.A. Arch. intern. Med. **102**, 437 (1958). — MALAN, PUGLIONISI, TATTONI, ASCHIERI u. MALCHIODI: Die lumbale Ganglionektomie der chronischen, obliterierenden Arterienerkrankungen an den unteren Gliedmaßen. Angiology **6**, 1 (1954). — MALINOW, M. R.: Relaciones entre arteriosclerosis y colesterol. Rev. argent. Cardiol. **18**, 223 (1951). — Lipoproteins and arteriosclerosis. Rev. argent. Cardiol. **21**, 219 (1954). — MALINOW, M. R., D. HOJMAN and R. PELLEGRINO: Different methods for the experimental production of generalized atherosclerosis in the rat. Acta cardiol. (Brux.) **9**, 480 (1954). — MALINOW, M. R., B. MARTINEZ y D. WERBIN: La production de balances negativos de colestrol como posible terapeutica de la arterioesclerosis en el hombre. Rev. argent. Cardiol. **19**, 457—464 (1952). — MALINOW, M. R., A. A. PELLEGRINO and E. H. RAMOS: Chemical and pathologic correlations between coronary and aortic atherosclerosis in cholesterol-fed rabbits. Circulation **16**, 510 (1957). — MALJATZKAJA: Über die Atherosklerose der Baucharterien. Beitr. path. Anat. **94**, 81 (1934). — MALMROS, H.: Arteriosklerose und andere Formen von Cholesterinose. Nord. Med. **42**, 1785 (1949). [Schwedisch.] — The relation of nutrition to health. A statistical study of the effect of the war-time on arteriosclerosis, cardiosclerosis, tuberculosis and diabetes. Acta med. scand. Suppl. **246**, 137 (1950). — Paper electrophoresis of serum lipids. Presented before the Amer. Soc. for the study of arteriosclerosis, Nov. 1953. — MALMROS, H., and C. WIGAND: Treatment of hypercholesteremia. Minn. Med. **38**, 864 (1955). — MAMÁN, A.: Teoría sobre la génesis de la arteriosclerosis. Acta med. venez. **3**, 87 (1955). — MANDL, F.: Treatment of peripheral sclerosis by surgery of the sympathetic nervous system. Rass. int. Clin. Ter. **30**, 567 (1950). — MANN, MUNOZ and SCRIMSHAW: The serum lipoprotein and cholesterol concentrations of central and north americans with different dietary habits. Amer. J. Med. **19**, 25 (1955). — MANN and STARE: Nutrition and atherosclerosis. Symposium on atherosclerosis — Publ. 338 National Academy of Sciences — National Research Council, Washington, D. C., p. 169, 1954. — MANN, G. V.: Arteriosclerosis, sulfur or choline deficiency ? Science **120**, 900 (1954). — Essential fatty acids and atherosclerosis; a critique of the present knowledge. Arch. intern. Med. **100**, 77 (1957). — MANN, G. V., E. Y. LAWRY and F. J. STARE: Evaluation of cholesterol and lipoprotein measurements as indices of atherogenesis. Circulation **14**, 970 (1956). — MANUELIDIS, E. E.: Pathologisch-anatomische Begleitbefunde bei endogenen Psychosen. Vergleichende Untersuchungen bei Geisteskranken und Geistesgesunden mit besonderer Berücksichtigung von Tuberkulose, Carcinom und Arteriosklerose. Z. menschl. Vererb.- u. Konstit.-Lehre **30**, 572 (1952). — MARCHAND: Arteriosklerose — Atherosklerose. 21. Verh. Ges. Inn. Med., Leipzig 1904. — Arterien. Eulenburgs Real-Enzyklopädie, 4. Aufl., Bd. 2. Wien u. Leipzig 1907. — Referat über Arteriosklerose. Verh. 21. Kongr. für Inn. Med. 1904. — MARDONES, J., J. MONSALVE, M. VIAL and M. PLAZA DE LOS REYES: Tissue cytochrome c and prevention of experimental atherosclerosis. Science **114**, 387 (1951). — MAFORI SAVINI, L., S. VULTERINI, G. LA GRECA e M. PICCARDO: Il quadro lipidico ematico nella vasculopathia aterosclerotica. Rass. clin. sci. **27**, 111—113 (1951). — MARFORI SAVINI, L., S. VULTERINI e N. NAPOLEONE: Arco colesterinico (gerontoxon) e lipidi del sangue. Policlinico, Sez. prat. **57**, 1437 (1950). — Experimental atherosclerosis; lipid blood fractions of the rabbit on hypercholesterol diet and treatment with lipotropes. Rass. Fisiopat. clin. ter. **22**, 31 (1950). — MARS, G., R. SEIDENARI and M. MORPURGO: Trattamento della retinopatia arteriosclerotica e ipertensiva con vitamina E. Settim. med. **39**, 622 (1951). — MARTORELL: La terapeutica heparina-esplenhormon en la arteriosclerosis obliterante aorto-iliaca. Angiología **7**, 306 (1955). — Medical treatment of aortoiliac obliteration. Angiology **6**, 28 (1955). — MARTORELL, F., J. VALLS-SERRA y A. MARTORELL: La simpatectomia lumbar en la arteriosclerosis obliterante de los miembros inferiores. Rev. esp. Cardiol. **5**, 181—197 (1951). — MARTT, J. M., and W. E. CONNOR: Idiopathic hyperlipemia associated with coronary atherosclerosis. Arch. intern. Med. **97**, 492 (1956). — Circulation **15**, 937 (1957). — MARX: Ärztl. Sammelbl. **43**, 66 (1953). — MARX, W., L. MARX, E. R. MESERVE, F. SHIMODA and H. J. DEUEL jr.: Effects of the administration of a vitamin E concentrate and of cholesterol and bile salt on the aorta of the rat. Arch. Path. (Chicago) **47**, 440—445 (1949). — MASLOVA, K. K.: Über den Einfluß von Nicotin auf die experimentelle Atherosklerose. Bjul. eksp. Biol. i Med. **41**, 20 (1956). Ref. Kongr.-Zbl. ges. inn. Med. **175**, 87. — MASON, R. E.: Clinical diagnosis of atherosclerosis. J. Amer. Geriat. Soc. **1**, 749 (1953). — MASSON: Metabolic factors in vascular disease. Symposium on atherosclerosis — Publ. 338 National Academy of Sciences — National Research Council, Washington D. C., p. 99, 1954. — MASTER, A. M.: Hypertension and coronary occlusion. Circulation **8**, 170 (1953). — MATTHES, K., F. GROSS u. H. GÖPFERT: Untersuchungen am peripheren Kreislauf beim Menschen. Z. ges. exp. Med. **107**, 228 (1940). — MAURIZI, M. DE, M. A. DINA and F. GALLETTI: Mucopolysaccharides and lipids in arteriosclerotic plaques. G. Geront. **6**, 103 (1958). — MAYER, L.: Über diabetische Gangrän. Diss. Berlin 1885. — MAZZONE, O.: Contributo allo studio dell'azione dei fattori lipotropi nella mesoarteriopatia da vitamina D. Atti

Soc. ital. Cardiol. **12**, 285—286 (1954). — McCarrison, R.: Nutrition and national health. London 1944. — McDonald, L.: Ischaemic heart disease and peripheral occlusive arterial disease. Brit. Heart J. **15**, 101 (1953). — McGill and Holman: The influence of alloxan diabetes on cholesterol atheromatosis in the rabbit. Proc. Soc. exp. Biol. (N. Y.) **72**, 72 (1949). McLaughlin jr., and Heider: The continuing problem of infection and gangrene in the diabetic extremity. Amer. J. Surg. **89**, 964 (1955). — McLetchie, N. G. B.: The pathogenesis of atheroma. Amer. J. Path. **28**, 413 (1952). — McManus, J. F. A.: The granular cells of the renal arteriole and hypertension. Proc. of the Amer. Soc. for the study of arteriosclerosis. Circulation **2**, 469 (1950). — McPheeters: Peripheral circulatory disease in the geriatric patient. Geriatrics **10**, 129 (1955). — Meessen, H.: Über Coronarinsuffizienz nach Histaminkollaps und nach orthostatischem Kollaps. Beitr. path. Anat. **99**, 329 (1937). — Experimentelle Untersuchungen zum Collapsproblem. Beitr. path. Anat. **102**, 191 (1939). — Meessmann, A.: Behandlung arteriosklerotischer Sehnervenerkrankungen. Med. Klin. **50**, 44, 1886 (1955). — Megibow, R. S., S. J. Megibow, H. Pollack, J. J. Bookman and K. Ossermann: The mechanism of accelerated peripheral vascular sclerosis in diabetes mellitus. Amer. J. Med. **15**, 322 (1953). — Mellinghoff, K.: Zur konservativen Behandlung der diabetischen Gangrän. Med. Klin. **50**, 779 (1955). — Mellinkoff, S. M., T. E. Machella and J. G. Reinhold: The effect of a fat-free diet in causing low serum cholesterol. Amer. J. med. Sci. **220**, 203 (1950). — Merkel: Über die sog. primäre Pulmonalsklerose. Beitr. path. Anat. **109**, 437 (1947). — Merkel, H.: Über Gefäßveränderungen bei dystropischem Hypothyreoidismus. Beitr. path. Anat. **104**, 332 (1940). — Messent, D., R. E. Steiner and J. F. Goodwin: Investigation of obliterative arterial disease of the lower limb. Lancet **1953 II**, 1324. — Meyer, G.: Die Anfänge des Gerontoxon. Albrecht v. Graefes Arch. Ophthal. **119**, 41 (1928). Meyer, W. W.: Wiederauflösung von Kalkablagerungen bei Arterieklerose. Virchows Arch. path. Anat. **317**, 414—429 (1949). — Die Bedeutung der Eiweißablagerungen in der Histogenese arteriosklerotischer Intimaveränderungen der Aorta. Virchows Arch. path. Anat. **316**, 268—316 (1949). — Beobachtungen über Abheilung arteriosklerotischer Geschwüre der Aorta. Virchows Arch. path. Anat. **319**, 44 (1950). — Interstitielle fibrinöse Entzündung im Formenkreis dysorischer Vorgänge. Klin. Wschr. **28**, 697 (1950). — Über das normale und pathologische Gewicht der Aorta erwachsener Menschen in seiner Beziehung zur Arteriosklerose. Virchows Arch. path. Anat. **320**, 67 (1951). — Die Eiweißablagerung im Werdegang der Arteriosklerose. Klin. Wschr. **80**, 244 (1952). — Über die eigenartige Beziehung des elastischen Gerüstes zur glatten Muskulatur im extrapulmonalen Abschnitt der Lungenarterie des Menschen. Z. Zellforsch. **43**, 383 (1955). — Die Lebenswandlungen der Struktur von Arterien und Venen. Verh. der Dtsch. Ges. für Kreislaufforsch., 24. Tagg, Bad Nauheim 11.—13. 4. 1958, S. 15. — Meyer, W. W., u. H. Beck: Das röntgenanatomische und feingewebliche Bild der Arteriosklerose im intrakraniellen Abschnitt der A. carotis interna. Virchows Arch. path. Anat. **326**, 700 (1955). — Meyer, W. W., u. Richter: Das Gewicht der Lungenschlagader als Gradmesser der Pulmonalarteriensklerose und als morphologisches Kriterium der pulmonalen Hypertonie. Eine quantitativ-anatomische und feingewebliche Untersuchung. Virchows Arch. path. Anat. **328**, 121 (1956). — Miasnikov, A. L.: Effect of some neurotropic drugs on blood cholesterol in persons with atherosclerosis. Klin. med. **37**, 65 (1956). Ref. Circulation **15**, 937 (1957). — Mininni, G.: Importanza del fattore lipidico e lipoproteico nella malattia arteriosclerotica. Aspetti etiopatogenetici clinici sperimentali e terapeutici del problema. Acta geront. (Milano) **1**, 28 (1951). — Mininni, G., P. Cappelli and C. Checchia: Effetti della lecitina di soja sulla colesterolemia e sull'arteriosclerosi sperimentali del coniglio. Settim. med. **39**, 628 (1951). — Mischel, W.: Über die chemische Zusammensetzung der menschlichen Placenta, mit besonderer Berücksichtigung des biogenen Amin. Zbl. Gynäk. **78**, 28, 1089 (1956). — Mjasnjikow, A. L.: Die klinischen und experimentellen Grundlagen der Atheroseprophylaxe. Acta med. (Budapest) **8**, 235 (1955). — Über den Einfluß einiger Vitamine auf die Cholesterinämie und die Entwicklung der experimentellen Atherosklerose. Klin. Med. (Mosk.) **28**, 3 (1950). [Russisch.] — Moeller, J.: Isthmusstenose der Aorta, Nierendurchblutung und Blutdruck. Z. Kreisl.-Forsch. **44**, 501 (1955). — Mönckeberg: Über Knochenbildung in der Arterienwand. Virchows Arch. path. Anat. **167**, 191 (1902). — Über die reine Mediaverkalkung der Extremitätenarterien und ihr Verhalten zur Arteriosklerose. Virchows Arch. path. Anat. **171**, 141 (1903). — Über die Beziehungen zwischen Syphilis und schwieliger Aortensklerose vom pathologisch-anatomischen Standpunkt. Med. Klin. **1905**, 1027. — Über die Atherosklerose der Kombattanten (nach Obduktionsbefunden). Zbl. Herz- u. Gefäßkr. **7**, 7 (1915). — Anatomische Veränderungen im Kreislaufsystem bei Kriegsteilnehmern. Zbl. Herz- u. Gefäßkr. **7**, 336 (1915). — Moinat et Scheidegger: Peut-on parler syndrome humoral caractéristique chez les diabétiques hypertendus? Helv. med. Acta, Ser. A **21**, 502 (1954). — Molla, W.: Un altro metodo di cura delle arteriopatie periferiche. Osped. maggiore **43**, 498 (1955). — Monasterio, G., and G. Berti: Gli steroidi emtatici nell'atero-sclerosi. (Nota preventiva.) Rif. med. **66**, 141 (1952). — Moore, M. R.: Endocrine therapy of arteriosclerosis: A preliminary report of 100 cases.

Conn. met. J. 18, 26 (1954). — MOORE, F. E., and I. H. PAGE: Assessment of serum lipoproteins and cholesterol for the prediction of clinical complications of coronary atherosclerosis. IIIe Congr. Mondial de Cardiologie, Bruxelles 14 au 21 sept. 1958. Resumes des Symposia, p. 381—389. — MOREIRA, U.: Breves consideracóes em tôrno do problema da arterioesclerose. An. paul. med. ctr. 59, 402 (1950). — MORETON: Atherosclerosis and alimentary hyperlipemia. Science 106, 190 (1947). — MORETON, J. R.: Chylomicronemia, fat tolerance, and atherosclerosis. J. Lab. clin. Med. 35, 373 (1950). — MORGAGNI: De sedibus et causis morborum per anatomen indagatis libri quinque. 1761. — MORITZ, A. R., and M. R. OLDT: Arteriolarsclerosis in hypertensive and non hypertensive individuals. Amer. J. Path. 13, 679 (1937). — MORRIS, J. N.: Recent history of coronary disease. Lancet 1951, 69. — Incidence of coronary disease in population groups in England. In: Cardiovascular epidemiology, p. 42. New York: A Hoeber-Harper book 1956. — MORRISON, L. M.: Role of liver in atherosclerosis. Ann. west. Med. Surg. 4, 665 (1950). — MORRISON, L. M.: Arteriosclerosis. Recent advances in the dietarynand medicinal treatment. J. Amer. med. Ass. 145, 1232 (1951). — Reduction of mortality rate in coronary atherosclerosis by a low cholesterol-low fat diet. Amer. Heart J. 42, 538 (1951). — Diet and atherosclerosis. Ann. intern. Med. 37, 1172 (1952). — Results of betaine treatment of atherosclerosis. Amer. J. dig. Dis. 19, 381 (1952). — The serum phospholipid-cholesterol ratio as a test for coronary atherosclerosis. J. Lab. clin. Med. 39, 650 (1952). — Serum cholesterol reduction by lecithin. Circulation 16, 511 (1957). — MORRISON, L. M., C. BERLIN and E. WOLFSON: The relationship of cholestoirl esterase to atherosclerosis. Proc. of the Amer. Soc. for the study of arteriosclerosis. Circulation 2, 479 (1950). — MORRISON, L. M., and W. F. GONZALEZ: Effect of blood cholesterol disorders on the coronary arteries and aorta. Geriatrics 5, 188—195 (1950). — MORRISON, L. M., P. GONZALEZ and E. WOLFSON: The phospholipid/cholesterol ratio as a test for atherosclerosis. Circulation 2, 472 (1950). — MORRISON, L. M., H. SOBEL and E. WOLFSON: A clinical comparison of three tests for atherosclerosis. Proc. of the Amer. Soc. for the study of arteriosclerosis. Circulation 2, 478 (1950). — MORRISON, L. M., and E. WOLFSON: The effect of lipotropic agents (choline, inositol) and estrogenic hormones in serum lipid fractions. Proc. of the Amer. Soc. for the study of arteriosclerosis. Circulation 2, 479 (1950). — MORRISON, L. M., M. ZWIERLEIN and E. WOLFSON: The effects of low fat-low cholesterol diets on the serum lipids. Proc. of the Amer. Soc. for the study of arteriosclerosis. Circulation 2, 475 (1950). — MOSES, C.: Dietary cholesterol and atherosclerosis. Amer. J. med. Sci. 224, 212 (1952). — Prevention of arteriosclerosis. Geriatrics 8, 534—544 (1953). — Effect of oral inositol phosphatide on development of experimental atherosclerosis. Geriatrics 9, 325 (1954). — Development of atherosclerosis in dogs with hypercholesterolemia and chronic hypertension. Circulat. Res. 2, 243 (1954). — The effect of phosphorylated hesperidin on experimental atherosclerosis. Amer. Heart J. 48, 264 (1954). — Prevention and treatment of atherosclerosis. J. Amer. med. Ass. 156, 5, 492 (1954). — MOSES, C., J. R. JABLONSKI, T. S. DANOWSKI and M. H. KUNKLE: Changes in lipid and lipoprotein partition induced by feeding a skim milk-corn oil mixture. Circulation 16, 511 (1957). — MOSES, C., and G. M. LONGABAUGH: Evaluation of choline in the prevention of experimental atherosclerosis; importance of changes in body weight. Arch. Path. (Chicago) 50, 179 (1950). — Effect of potassium iodide on aortic atherosclerosis in rabbits. Geriatrics 5, 310 (1950). — MOSES, C., and G. M. LONGABAUGH: Rapid production of atherosclerosis by administration of uranium in presence of hypercholesterolemia. Proc. Soc. exp. Biol. (N. Y.) 74, 92 (1950). — MOSES, C., and G. L. RHODES: The effect of heparin on cholesterol partition, lipoproteins and atherosclerosis in experimental hypercholesterolemia. Angiology 5, 429 (1954). — MOSES, C., G. L. RHODES and J. P. LEVINSON: The effect of alpha tocopherol on experimental atherosclerosis. Angiology 3, 397 (1952). — MOSCHCOWITZ: Hyperplastic arteriosclerosis versus atherosclerosis. J. Amer. med. Ass. 143, 861 (1939). — MOSCHCOWITZ, E.: The relation of hyperplastic arteriosclerosis to diabetes mellitus. Ann. intern. Med. 34, 1137 (1951). — Pathogenesis of arteriosclerosis. J. Mt Sinai Hosp. 21, 49 (1954). — MOUQUIN, M.: The diet of patients with atheromatosis. Rev. franç. Geront. 4, 235 (1958). — MOVITT, GERSTL, SHERWOOD and EPSTEIN: Essential hyperlipemia. Arch. intern. Med. 87, 79 (1951). — MOYER, J. H., W. HUGHES and R. A. HUGGINS: Cardiovascular and renal hemodynamic response to administration of reserpine (serpasil). Amer. J. med. Sci. 227, 640 (1954). — MÜLLER, C.: Xanthomata, Hypercholesterolemia, Angina pectoris. Acta med. scand. Suppl. 89, 75 (1938). — Angina pectoris in hereditary xanthomatosis. Arch. intern. Med. 64, 675 (1939). — MÜLLER, E.: Die pathogenetische Bedeutung der Intima-Verquellung und der Quellungsnekrose für das anatomische und klinische Bild der Coronarsklerose bei Jugendlichen. (Als Monographie bei Kriegsende im Druck bei G. Fischer, Jena.) — Durch Benzol erzeugte Thrombopenie. Ein Beitrag zur Frage der Benzolschädigungen beim Kaninchen. Beitr. path. Anat. 86, 273 (1931). — Vorweisungen zur Frage der tödlichen Frühsklerose der Herzkranzgefäße. Vortr. Med. Ges. Freiburg i. Br. Ref. Klin. Wschr. 1941, 725. — Tödliche Frühcoronarveränderungen bei jugendlichen Wehrmachtsangehörigen. Vortr. Berl. Militärärztl. Ges. Ref. Dtsch. Mil.arzt 414 (1942). — Die tödliche

Frühsklerose des Coronarsystems. Ber. 4. Arb.tagg der berat. Ärzte, Hohenlychen, 1944, S. 227. — Zur Morphogenese der tödlichen Coronarsklerose Jugendlicher. Zbl. allg. Path. path. Anat. **83**, 70 (1945). — Die tödliche Coronarsklerose bei jungen Männern. Beitr. path. Anat. **110**, 103 (1949). — Pathologische Anatomie der Koronarthrombose unter besonderer Berücksichtigung der Koronarsklerose und Atheromatose. Verh. dtsch. Ges. Kreisl.-Forsch. **21**, 3 (1955). — MÜLLER, J. M., E. SCHLITTLER u. H. J. BEIN: Reserpin, der sedative Wirkstoff aus Rauwolfia serpentina Benth. Experientia (Basel) **8**, 338 (1952). — MÜSEBECK, K., u. E. HEUER: Über die Therapie mit Ganglienblockern bei arteriosklerotischer Durchblutungsstörung der unteren Gliedmaßen. Dtsch. Gesundh.-Wes. **13**, 88 (1958). — MUNK: Über Arteriosklerose, Arteriolosklerose und genuine Hypertonie. Ergebn. inn. Med. Kinderheilk. **22**, 1 (1922). — Krankheitslehre und Behandlung der Arteriosklerose. Leipzig: Georg Thieme 1942. Zur klinischen Pathologie der Arteriosklerose. Dtsch. med. Wschr. **65**, 441, 491, 1156, 1268 (1939). — MUTH, H. W.: Magnesiumnikotinat bei arteriellen Durchblutungsstörungen. Dtsch. med. J. **1956**, 563.

NEBER: Die symptomatische Behandlung der Arteriosklerose in ambulanter Praxis. Med. Klin. **50**, 1145 (1955). — NELSON, A. M.: Blood lipid correction in arteriosclerosis and its hypotensive effect. Northw. Med. (Seattle) **51**, 860 (1952). — NICHOLS jr., C. W., S. LINDSAY, and I. L. CHAIKOFF: Production of arteriosclerosis in birds by the prolonged feeding of dihydrocholesterol. Proc. Soc. exp. Biol. (N.Y.) **89**, 609 (1955). Ref. Circulation **15**, 148 (1957). — NIEBERLE: Über Atherosklerose beim Papagei. Zbl. allg. Path. path. Anat. **48**, 371 (1930). — Über Atherosklerose beim Papagei. Verh. dtsch. path. Ges. **25**, 291 (1930). — NIEHAUS, F. W.: Arteriosclerosis — present concept of significance pathogenesis, and therapy. Neb. St. med. J. **36**, 287 (1951). — NIKKILÄ, E.: Atheromatose unter besonderer Berücksichtigung der Blutlipoide. 21. Tagg der Dtsch. Ges. für Kreislaufforsch. 15.—17. 4. 1955 in Bad Nauheim. — Studies on the lipid-protein relationship in normal and pathological sera and the effect of heparin on serum lipoproteins. Scand. J. clin. Lab. Invest. **8** (1953). — NIKKILÄ, E. A., and S. MAJANEN: The blood heparinoid substances in human atherosclerosis. Scand. J. clin. Lab. Invest. **4**, 204 (1952). — NINGER, E.: Blood lipids in atherosclerosis. Vnitřni Lek. **1**, 750 (1955). — NOBLE, N. L., and R. J. BOUCEK: Biochemical observations on human atheromatosis: Analysis of aortic intima. Circulation **14**, 978 (1956). — NOBLE, N. L., R. J. BOUCEK and K.-Y. T. KAO: Biochemical observations of human atheromatosis. Analysis of aortic intima. Circulation **15**, 366 (1957). — NORDMANN: Kreislaufstörungen und pathologische Histologie. Dresden: Theodor Steinkopff 1933. — Die Grundlagen der Arteriosklerose nach allgemein-pathologischen Gesichtspunkten. Ber. 38. Tagg Nordwestdtsch. Ges. Inn. Med. Hamburg-Altona 1952. — NORDMANN, M.: Die Grundlagen der Arteriosklerose nach allgemeinpathologischen Gesichtspunkten. Z. Alternsforsch. **6**, 214 (1952). — NORDMEYER: Über die Regeln, welche die Ablagerungen der Infiltrate in den einzelnen arteriellen Gefäßprovinzen bei der Atherosklerose beherrschen. Beitr. path. Anat. **86**, 149 (1931). — NÚÑEZ, A. N., B. MILANÉS and J. R. IÑIGO: Endarteriectomy, or surgical restoration of the lumen of an obstructed artery in arteriosclerosis obliterans. A preliminary report. Circulation **5**, 670 (1952). — NUYT, J. M. C.: Cyclospasmol in the treatment of a case of diabetic gangrene. Nederl. Tijdschr. Geneesk. 1954, 224-225 u. engl. Zus.fass. 225. [Holländisch.]

OBERNDORFER: Beitrag zur Frage der Lokalisation atherosklerotischer Prozesse in den peripheren Arterien. Dtsch. Arch. klin. Med. **102**, 515 (1911). — ODESSKY, L.: Arteriosclerosis: its role in the pathogenesis of rectal haemorrhage: case report with autopsy findings. Ann. intern. Med. **36**, 1121 (1952). — ODIER, J.: Evolution du traitement diététique de l'artériosclérose. Rev. méd. Suisse rom. **73**, 1033 (1953). — OESTER, DAVIS and FRIEDMAN: Experimental arteriopathy. Amer. J. Path. **31**, 717 (1955). — OETZMANN: Zellulartherapie bei Arteriosklerose. III. Tagg Forschungsgemeinsch. für Zellulartherapie, Heidelberg, 3. u. 4. März 1956. — OHARA, I., u. A. TANNO: Abnormal mediastinal shadows caused by the tortuous thoracic aorta. Amer. J. Roentgenol. **80**, 231 (1958). — OLIVER: The clearing by heparin of alimentary lipaemia in coronary artery disease. Clin. Sci. **12**, 293 (1953). — OLIVER, M. F. and G. S. BOYD: The clearing by heparin of alimentary lipaemia in coronary artery discase. Chin. Sci. **12**, 293 (1953). — OLIVIER (1906): Zit. nach KÜHN, Die Kieselsäure. Stuttgart 1926. — OLMI, G.: Beobachtungen über eine Jodglutinat-Theophyllin-Kombination bei Arteriosklerose. Riv. Attualita Med. **16**, 10 (1951). — ONCLEY, J. L., F. R. N. GURD and M. MELIN: Preparation and properties of serum and plasma proteins. XXV. Composition and properties of human serum beta-lipoprotein. J. Amer. chem. Soc. **72**, 458 (1950). — OPDYKE, ROSENBERG, SILVER, OTT and SIEGEL: Effect of chronic injection of a heparin complex on aortic atherosclerosis in cholesterol-fed chickens. J. Lab. clin. Med. **45**, 270 (1955). — OPPENHEIMER, F.: Review of 100 autopsies of Shanghai Chinese. China med. J. **39**, 1067 (1925). — OPPENHEIMER, R.: Über Aortenruptur und Arteriosklerose im Kindesalter. Virchows Arch. path. Anat. **181**, 382 (1905). — ORSOS, F.: Über die Rolle der Coronargefäße beim Altern des Herzens. Beitr. path. Anat. **106**, 1 (1941). — ORTHMAYR, A.: Sklerose des intrakranialen Abschnittes der Arteria carotis int. durch Druck eines Meningioms.

Zbl. allg. Path. path. Anat. **86**, 328 (1950). — ORTNER: Zur Klinik der Angiosklerose der Darmarterien. Wien. klin. Wschr. **1902**, Nr 44. — ORVIS, H. H., u. J. M. EVANS: Serum lipids and enzymes in pancreatic disease. Circulation **16**, 512 (1957). — OSTERBERG, RYNEARSON and RENDRICKS: Unpublished data. Zit. nach ALLEN, BARKER, HINES. Peripheral vascular diseases. Philadelphia and London: Saunders Company W. B. 1949. — OSTROVE: Evaluation of lumbar sympathectomy in advanced arteriosclerotic peripheral vascular disease complicated by gangrene. Amer. J. Surg. **89**, 600 (1955). PAGE, I. H.: The Lewis A. Connor memorial lecture. Atherosclerosis. An introduction. Circulation **10**, 1—27 (1954). — PAGE, I. H., and BERNHARD: Cholesterol-induced atherosclerosis. Arch. Path. (Chicago) **19**, 530 (1935). — PAGE, I. H., L. A. LEWIS and G. PLAHL: The lipoprotein composition of dog lymph. Circulat. Res. **1**, 87 (1953). — PAGEL: Über ausgedehnte Xanthomzellablagerungen in organisierten Pfröpfen der Lungenschlagadern. Virchows Arch. path. Anat. **258**, 414 (1925). — PALMA: Femoral and iliac arteriopathy. Angiology **5**, 502 (1954). — PANKOW: Arch. Gynäk. **80**, 271 (1906). — PAREIRA, M. D., F. P. HANDLER and H. T. BLUMENTHAL: Aging process in the arterial and venous systems of the lower extremities. Circulation **8**, 36 (1953). — PARMLEY jr., L. F., and F. S. JONES: Primary pulmonary arteriosclerosis. Arch. intern. Med. **90**, 157—181 (1952). — PARODI e CAPPELLINI: Fattori corticosurrenali nella genesi delle arteriopatie obliteranti periferiche. Folia angiol. (Milano) **2**, 28 (1955). — PARODI, GRASSI e CAPPELLINI: Il quadro protidemico ed elettrolitico dell'arteriopatico. Folia angiol. (Milano) **2**, 354 (1955). — PARSONS jr., W. B., R. W. P. ACHOR, K. G. BERGE, B. F. MCKENZIE and N. W. BARKER: Changes in concentration of blood lipids following administration of large doses of nicotonic acid to persons with hypercholesterolemia: Preliminary observations. Proc. Mayo Clin. **31**, 391 (1956). Ref. Circulation **15**, 936 (1957). — PARSONS jr., W. B., and J. H. FLINN: Success of niacin and failure of niacinamide in reducing plasma cholesterol levels in patients with hypercholesterolemia. Circulation **16**, 499 (1957). — PASARGIKLIAN, M., M. BALDINI and E. PASARGIKLIAN: Effect of choline on phospholipid metabolism. Arch. Fisiol. **49**, 260 (1950). — PATERSON: The reaction of the arterial wall to intramural haemorrhage. Symposium on atherosclerosis — Publ. 338 National Academy of Sciences — National Research Council, Washington, D.C., p. 65, 1954. — PATERSON, J. C.: Medial degeneration of the coronary arteries of chickens: lesion or artefact? Proc. of the Amer. Soc. for the study of arteriosclerosis. Circulation **2**, 470 (1950). — PAYNE and DUFF: Studies on the mechanism of imbibition of experimental cholesterol atherosclerosis in alloxan diabetes in the rabbit. Amer. Heart J. **38**, 460 (1949). — PAYNE, T. P. B., and G. L. DUFF: The effect of tween 80 on the serum lipids and the tissues of cholesterol-fed rabbits. Proc. of the Amer. Soc. for the study of arteriosclerosis. Circulation **2**, 471 (1950). — PEARL and KANDEL: Peripheral vascular status of one hundred unselected patients with diabetes. Arch. Surg. (Chicago) **39**, 86 (1939). — PEARL, F. L., and L. D. ROSENMAN: Lumbar sympathectomy for peripheral arteriosclerosis. Circulation **4**, 402 (1951). — PECORA, L.: Study of peripheral vascular changes in diabetes by Lian's test. Rif. med. **64**, 157 (1950). — PELESSIER: C.R. Acad. Sci. (Paris) **171**, 416 (1920). — PERLMAN, R. M.: Selective hyperlipoproteinemia alteration through high potency B-complex and C-vitamin administration. Circulation **14**, 982 (1956). — PETERS, J. H.: Vascular complications of diabetes. Amer. Practit. **2**, 8 (1951). — PETERSON, D. W.: Effect of soybean sterols in the diet on plasma and liver cholesterol in chicks. Proc. Soc. exp. Biol. (N.Y.) **78**, 143 (1951). — PETERSON, D. W., C. W. NICHOLS and I. A. SHNEOR: Some relationships among dietary sterols, plasma and liver cholesterol levels, and atherosclerosis in the chicks. J. Nutr. **47**, 57 (1952). — PETERSON, J. E., and A. E. HIRST: Studies on the relation of diet, cholesterol and atheroma in chickens. Amer. J. med. **8**, 525 (1950). — PEZZUOLI, MONTORSI, GHIRINGHELLI e SALVANESCHI: Contribucion al estudio del cuadro electroforético de las arteriopatias de los miembros inferiores. Angiología **7**, 287 (1955). — PFEIFFER, J.: Aortensklerose bei 27jähriger Patientin als Folge einer D-Hypervitaminose. Fortschr. Röntgenstr. **84**, 2 (1956). — PICK, R., J. STAMLER and L. N. KATZ: Effects of various grain germs and grain oils on plasma lipids and atherogenesis in cholesterol-fed cockerels. Circulation **16**, 513 (1957). — PICK, R., J. STAMLER, S. RODBARD and L. N. KATZ: Estrogen-induced regression of coronary atherosclerosis in cholesterol-fed chicks. Circulation **6**, 858 (1952). — PIERCE: The relationship of serum lipoproteins to atherosclerosis in the cholesterol-fed alloxanized rabbit. Circulation **5**, 401 (1952). — PIHL, A.: Cholesterol studies. I. The cholesterol content of foods. Scand. J. clin. Lab. Invest. **4**, 115 (1952). — II. Dietary cholesterol and atherosclerosis. Scand. J. Clin. Lab. Invest. **4**, 122 (1952). — PIPER, J., and L. ORRILD: Essential familial hypercholesterolemia and xanthomatosis. Follow-up study of twelve danish families. Amer. J. Med. **21**, 34 (1956). — PLOTZ, M.: Fat metabolism and arterial disease. Cardiologia (Basel) **21**, 365 (1952). — POLLAK, O.J.: A study of lecithin and albumin as stabilizers of cholesterol sols and of their usefulness in the prophylaxis of experimental atherosclerosis. Proc. of the Amer. Soc. for the study of arteriosclerosis. Circulation **2**, 464 (1950). — Plasmatic dyscolloidity as cause of atherosclerosis. Rev. méd. Liège **5**, 619 (1950). — Studies in atherosclerosis. VI. Albumin as stabilizer of cholesterol sols. Geriatrics 6, 182 (1951). — Intimal alterations in alarm reaction, an etiologic factor in atherosclerosis. Amer. J. Path. 27, 686 (1951). — Studies in atherosclerosis. VII. Effect of bile acids on atherosclerosis induced by cholesterol sols. Geriatrics 6, 234 (1951). — Lecithin in the development and prevention of atherosclerosis. Geriatrics 6, 73 (1951). — An etiologic concept of atherosclerosis based on study of intimal alterations after shock. Circulation 5, 539 (1952). — Some unorthodox views on atherosclerosis. Delaware St. med. J. 26, 138 (1953). — Successful prevention of experimental hypercholesteremia and cholesterol atherosclerosis in the rabbit. Circulation 7, 696 (1953). — Reduction of blood cholesterol in man. Circulation 7, 702 (1953). — Visceral atherosclerosis in rabbits and in man. Geriatrics 8, 135 (1953). Ref. Circulation 9, 773 (1954). — Rabbits on egg diets. Circulation 16, 494 (1957). — POLLAK, O. J., and B. WALDER: Rapid turbidimetric assay of cholesterols. J. Lab. clin. Med. 39, 791 (1952). — POLLIOT, L.: Optic atrophy during arteriosclerosis of the vessels of the base of the brain. Bull. méd. (Paris) 64, 369 (1950). — POMERANZE, J.: Etiology and treatment of atherosclerosis. Geriatrics 8, 359 (1953). — POMERANZE, J., and W. H. BIENFIELD: Fat tolerance relationship to atherosclerosis. Bull. N.Y. med. Coll. 14, 70 (1951). — POMERANZE, J., W. H. BEINFIELD and M. CHESSIN: Serum lipid and fat tolerance studies in normal, obese and atherosclerotic subjects. Circulation 10, 742 (1954). — POMERANZE, J., L. J. BOYD and A. A. GOLDBLOOM: Clinical studies in geriatrics. I. Serum lipid partitions. A.M.A.Arch. intern. Med. 91, 740 (1953). — POMERANZE, J., and H. G. KUNKEL: Serum lipids and atherosclerosis in diabetes mellitus. Proc. Amer. Soc. for the study of arteriosclerosis. Circulation 2, 474 (1950). — POMERANZE, J., and H. J. KUNKEL: Arteriosclerosis and serum lipids in diabetes mellitus. Angiology 1, 5031 (1950). — POMERANZE, J., A. GOALWIN and L. B. SLOBODY: Effect of dietary fat on serum cholesterol levels in infancy and childhood. Circulation 16, 481 (1957). — PONOMAREVA, E. V.: Ketonkörper im Blut bei Atherosklerotikern und ihre Veränderungen bei Jodtherapie. Ter. Arh. 25, 45 (1953). [Russisch.] — POPKIN, R. I.: An evaluation of inositol in the treatment of arteriosclerosis obliterans. Angiology 2, 398 (1951). — A systolic murmur heard over the lower abdominal aorta: Its significance in peripheral vascular diseases. Angiology 1, 244 (1950). — POPPER, L.: Die cerebralen Insulte. Wien. Z. inn. Med. 30, 1 (1949). — PORTA, C. F.: Dysharmonies vasculaires de l'oreille dans la sénilité. Rev. méd. Liège 5, 644 (1950). — POTTENGER jr., F. M., and B. PROHN: Reduction of hypercholesterolemia by high-fat diet plus soybean phospholipids. Amer. J. dig. Dis. 19, 109 (1952). — POUMAILLOUX, M., et H. TÉTREAU: L'hypercholestérolémie et la pathologie artérielle. II. Son intérêt pour le pronostic et la prévention des thromboses coronaires. Arch. Mal. Coeur 45, 596 (1952). — POURSINES, Y., et M. PÉAN: Note sur l'histopathologie de la sénescence vasculaire. Place et importance de la lipidose vasculaire dans le processus. Un mot sur les sanctions thérapeutiques. Cholest. et Nutr. 405—414 (1952). — POUTASSE: Occlusion of a renal artery as a cause of hypertension. Circulation 13, 37 (1956). — PRATT: Surgical managements of vascular diseases. Philadelphia 1949. — PREWITT, G.: Arteriosclerosis obliterans. Portl. Clin. Bull. 4, 109 (1951).— PRIDDLE, W. W.: Hypercholesteremia: an analysis of 529 cases and treatment of 297 by a low animal fat diet and desiccated thyroid substance. Ann. intern. Med. 35, 836 (1951). — PROHASKA, J. VAN, L. R. DRAGSTEDT and H. P. HARMS: The relation of pancreatic juice to the fatty infiltration and degeneration of the liver in the depancreatized dog. Amer. J. Physiol. 117, 166 (1936). — PUIG, J. S.: Cerebrale Arteriosklerose, Cholesterinämie und Schilddrüsenbehandlung. Statistische Studie nach unserer eigenen Kasuistik. Rev. clin. esp. 52, 36 (1954). — PUTSCHAR: Über Vigantolschädigungen der Niere beim Menschen. Klin. Wschr. 8, 858 (1929).

RAAB: Alimentäre Faktoren in der Entstehung von Arteriosklerose und Hypertonie. Med. Klin. 28, 487, 521 (1932). — Arteriosklerose und innere Sekretion. Klin. Wschr. 18, 611 (1939). — RABINOWITCH: Prevention of premature arteriosclerosis in diabetes mellitus. Canad. med. Ass. J. 51, 300 (1944). — RAFSKY, H. A., A. HORONICK, W. ARONSON and L. J. HONIG: Atherosclerosis. I. The monolayer theory. Rev. Gastroenterol. 19, 739 (1952). — RAND, N. T., S. N. SHAH, C. J. ARGOUDELIS and F. A. KUMMEROW: Effect of dietary protein on the serum and total cholesterol and the carcass fat composition of growing chicks. Circulation 16, 500 (1957). — RANKE: Über die Änderung des elastischen Widerstandes der Aortenintima und ihre Folgen für die Entstehung der Atheromatose. Beitr. path. Anat. 71 (1922). — RATSCHOW: VI. Diagnostik peripherer Durchblutungsstörungen. Ergebn. inn. Med. Kinderheilk. 48, 261 (1935). — RATSCHOW, M., u. M. L. STECKNER: Weitere Befunde zur Gefäßwirkung der Sexualhormone. 2. Mitt. Z. klin. Med. 136, 140 (1939). — RAU, H.: Zur Bedeutung der chronischen Blutdruckerhöhung für die Entstehung und Schwere der Arteriosklerose. Klin. Wschr. 34, 167 (1956). — RAVAULT: Les thromboses oblitérantes primitives des artères des membres. Arch. franco-belg. Chir. 473 (1926). — RAYNAUD, R.: Le traitement actuel de l'athérosclérose et ses bases pathogéniques. Brux.-méd. 35, 2115 (1955). — Stéatose artérielle et athérosclérose. Semaine Hôp. Paris 32, 2617 (1956). Ref. Kongr.-Zbl. ges. inn. Med. 175, 87. — L'héparine en thérapeutique cardio-vasculaire. Sem. Hôp. Paris

32, 656 (1956). — RAYNAUD, R., et J. R. D'ESHOUGUES: Le syndrome humoral des athéroscléreux. Presse therm. clim. 92, 164 (1955). — RAYNAUD, R., J. R. D'ESHOUGUES et G. NAKACHE: Le traitement actuel de l'athérosclérose. Presse therm. clim. 92, 177 (1955). — Les anticoagulants dans le traitement de l'athérosclérose. Presse méd. 63, 1594 (1955). — RAYNAUD, R., J. R. D'ESTHOUGUES et P. PASQUET: Action des anticoagulants et de l'hormone lipocaique sur l'équilibre humoral des athéroscléreux. Arch. Mal. Coeur 47, 426 (1954). — Les perturbations des lipoprotéines sanguines et leur correction par l'héparine dans l'athérosclérose. Algérie méd. 56, 75 (1952). — RAYNAUD, R., J. R. D'ESHOUGUES, P. PASQUET et S. CRUCK: L'électrophorèse dans l'athérosclérose. Presse méd. 1952, 1215—1217. — RAYNAUD, R., J. R. D'ESHOUGUES, P. PASQUET et S. DI GIOVANNI: Intérêt clinique de l'exploration des lipoprotéines sériques dans les syndromes thromboartériques chroniques des membres. Algérie méd. 57, 685 (1953). — REIN: Über Riesenzellenarteriitis, besonders der Aorta. Z. Kreisl.-Forsch. 44, 393 (1955). — REINE, P., J. PEKRANINEN, M. J. KARVONEN and J. KIHLBERG: Diet and cardiovascular disease in Finland. Lancet 1958, 173. — REINIS, Z., J. HRABÁNE, J. NEUMANN, J. POKORNY, F. KARÁSEK, T. TRÁVNÍCEK, R. VANECEK and N. MANGAKIS: Vyvoj alimentárni atheromatosy králici a pokus o její prevenci pelentanem. Čas. Lék. čes. 91, 718 (1952). — REMESOW: Zur Genese der experimentellen Arteriosklerose. Zbl. allg. Path. path. Anat. 49, 361 (1930). — RESSLER, N., A. J. BOYLE and M. KOSAI: The relation of serum stability to the development of arteriosclerosis. Amer. J. clin. Path. 24, 194 (1954). — REUTERWALL: Über die Elastizität der Gefäßwände und die Methoden ihrer näheren Prüfung. Stockholm 1921. Zit. nach JORES 1924. — REVANS, DAVIDSON and KENDALL: Regression of lesions in canine arteriosclerosis. Arch. Path. (Chicago) 51, 288 (1951). — RIBBERT u. HAMPERL: Lehrbuch der allgemeinen Pathologie und pathologischen Anatomie. Berlin: F. Vogel 1939. — RICHTER, I. H., M. FOGEL and H. FABRICANT: An evaluation of roniacol tartrate in arteriosclerosis obliterans. N.Y. St. J. Med. 51, 1303 (1951). — RICKETTS, H. T.: The problem of vascular disease in diabetes. Proc. Amer. Diabetes Ass. 8, 3 (1948). — The problem of degenerative vascular disease in diabetes. Amer. J. Med. 19, 933 (1955). Ref. Circulation 15, 147 (1957). — RIEGEL, C.: Stress and the vascular system: the chemistry of vascular deterioration. Geriatrics 10, 523 (1955). — RINEHART, J. F.: Arteriosclerotic lesions in pyridoxine-deficient monkeys. Amer. J. Path. 25, 481 (1949). — Pathogenesis of experimental arteriosclerosis in pyridoxine deficiency; with notes on similarities to human arteriosclerosis. A.M.A. Arch. Path. 51, 12 (1951). — RINEHART, J. F. et al.: Histogenesis of coronary arteriosclerosis. Circulation 6, 481 (1952). — RINEHART, J. F., and L. D. GREENBERG: Arteriosclerotic lesions in pyridoxine deficient monkeys. Fed. Proc. 7, 278 (1948). — RIVIN, A. U., and S. P. DIMITROFF: The incidence and severity of atherosclerosis in estrogen-treated males, and in females with a hypoestrogenic or a hyperestrogenic state. Circulation 9, 533 bis 539 (1954). — RIZKALLA: Glutamic acid in the treatment of cerebral arteriosclerosis and some cases of hypertension. J. Egypt. med. Ass. 38, 691 (1955). — RIZZI, F., V. ROSSETTI e V. SALVETTI: Contributo allo studio dell'eziopatogenesi dell'arteriosclerosi: le modificazioni indotte dall'eparina sui complessi lipoproteici serici (chilomicroni). Atti Soc. ital. Cardiol. 12, 288 (1954). — ROBERTS jr., J. C., and C. MOSES: Development of atherosclerosis in the major cerebral arteries. Circulation 16, 483 (1957). — ROBINSON, HIGANO, COHEN, SNIFFEN and SHERER: Effects of estrogen therapy on hormonal functions and serum lipids in men with coronary atherosclerosis. Circulation 14, 365 (1956). — RODAHL, K.: Studies on the blood and blood pressure in the eskimo. Skrifter Nr 102 Norsk Polarinstitut, Oslo 1954. — RODBARD, S., CH. BOLENE, R. PICK and L. N. KATZ: The effect of ingested aluminium hydroxide on cholesteremia and atheromatosis in the chick. Proc. of the Amer. Soc. for the study of arteriosclerosis. Circulation 2, 479 (1950). — RODBARD, S., CH. BOLENE, R. PICK, M. LOWENTHAL, G. GROS and L. N. KATZ: The age factor in cholesterolemia and atheromatosis in the chick. Proc. of the Amer. Soc. for the study of arteriosclerosis. Circulation 2, 473 (1950). — RODBARD, S., C. BOLENE-WILLIAMS, R. PICK and L. N. KATZ: The beneficial effects of intermittent dietary regimes on the tendency to atherosclerosis. J. Lab. clin. Med. 41, 587 (1953). — RODBARD, S., R. PICK, C. BOLENE-WILLIAMS and L. N. KATZ: Age-conditioned spontaneous regression of atherosclerosis in the cholesterol-fed chick. Circulation 6, 459 (1952). — RODBARD, S., and C. WILLIAMS: Dietary factors affecting unloading of plasma cholesterol and arterial lipids. Circulation 16, 514 (1957). — RODDA, R.: Arteriosklerosis in the lower limbs. J. Path. (Chicago) 65, 315 (1953). — RODRIGUEZ-MINON, J. L., y J. M. PALACIOS-MATEOS: Diabetes y arteriosclerosis. Rev. clin. esp. 43, 385 (1951). — ROEN, P. B.: Clinical experiences with safflower oil. Preliminary report. Circulation 16, 514 (1957). — RÖSSLE, R.: J.kurse ärztl. Fortbild. 15 (1919). — Zum Formenkreis der rheumatischen Gewebsveränderungen, mit besonderer Berücksichtigung der rheumatischen Gefäßentzündungen. Virchows Arch. path. Anat. 288, 780 (1933). — ROFFO, A. H.: Yale J. Biol. Med. 18, 25 (1954). — ROHRSCHNEIDER, W.: Der Arcus lipoides corneae; seine Bedeutung für die Erkennung der Arteriosklerose. Med. Klin. 53, 782 (1958). — ROKITANSKY: Über einige der wichtigsten Krankheiten der Arterien. Wien 1852. — ROOT, BLAND, GORDON and

WHITE: Coronary atherosclerosis in diabetes mellitus. J. Amer. med. Ass. **113**, 27 (1939). — ROOT, H. F.: Diabetes and vascular disease in youth. Amer. J. med. Sci. **217**, 345 (1949). — ROOT, H. F., and K. M. WEST: The increasing incidence of coronary arteriosclerosis in diabetes mellitus (preliminary manuscript). J. Okla St. med. Ass. **46**, 6 (1953). — ROOT, H. F., and J. L. WILSON: Factors in the development of premature vascular disease in young diabetics. Proc. of the Amer. Soc. for the study of arteriosclerosis. Circulation **2**, 474 (1950). — ROSENBERG, I. N., E. YOUNG and S. PROGER: Serum lipoproteins of normal and atherosclerotic persons studied by paper electrophoresis. Amer. J. Med. **16**, 818 (1954). — ROSENMAN, FRIEDMAN and BYERS: Observations concerning the metabolism of cholesterol in the hypo- and hyperthyroid rat. Circulation **5**, 589 (1952). — ROSENMAN, H., and M. FRIEDMAN: Change in the serum cholesterol and blood clotting time in man subjected to cyclic variation of emotional stress. Proc. of the 30th scientific sessions of the Amer. Heart Ass., Oct. 25—28, 1957, Chicago, Ill., p. 85. — ROSKAM, J.: Survie purement végétative dans la cérébrosclérose; euthanasie, dysthanasie, orthothanasie. Rev. méd. Liège **5**, 709 (1950). — ROSSELLI, M., e G. MICHELI-PELLEGRINI: Variazioni della temperatura cutanea in soggetti normali e vascolari (tromboangioite e arteriosclerosi obliterante dopo acidificazione provocata. Athena (Roma) **16**, 9 (1950). — Ulteriori esperienze con la terapia iodioacidificante nel camp delle arteriopatie periferiche. Minerva cardioangiol. (Torino) **3**, 407 (1955). — ROSSI: Observations on the optic density of plasma during fasting in normal and in arteriosclerotic subjects, and on the effect of heparin in clearing up the lip/aemia induced by eating fat in arteriosclerotic patients. Cuore e Circol. **39**, 40 (1955). — ROSSI, B., and V. RULLI: The hypocholesterolaemic effect of the amide of phenylethylacetic acid in hypercholesterolaemic atherosclerotic patients. Boll. Soc. ital. Cardiol. **1**, 165 (1956). — ROTH, K.: Klinische Erfahrungen bei der Behandlung der Coronar- und Cerebralsklerose mit gefäßerweiternden Substanzen. Ther. d. Gegenw. **94**, 9 (1955). — Lipostabil im Greisenalter. Ther. d. Gegenw. **95**, 9 (1956). — ROTTER: Über die Bedeutung der Ernährungsstörung, insbesondere des Sauerstoffmangels, für die Pathogenese der Gefäßveränderungen. Beitr. path. Anat. **110**, 46 (1949). — ROTTINO, A.: Medial degeneration of the aorta. Arch. Path. (Chicago) **28**, 377 (1939). — ROY, G. V. LE: Studies of cholesterol synthesis in man using carbon labeled acetate. Ann. intern. Med. **44**, 524 (1956). Ref. Circulation **15**, 610 (1957). — RUBENSTEIN, E.: A theory about the relation of arterial temperature to the localization of atherosclerotic lesions. Clin. Res. Proc. **6**, 1 (1958). — RÜHL: Über die Gangarten der Arteriosklerose. Veröff. Kriegs- u. Konstit.-Path. **5**, H. 3 (1929). — RUFFER: On arterial lesions found in Egyptian mummies. J. Path. Bact. **15**, 453 (1911). — RUNDLE, P.: Arteriosclerosis obliterans involving the upper limbs case report. Med. J. Aust. **1**, 224 (1951). RUSKIN, H. D., TH. D. COHN, I. J. GREENBLATT and B. M. BLOOMBERG: Serum beta-lipoprotein studies in the south african Bantu. Circulation **14**, 992 (1956). — RUSS, EDER u. BARR: Protein-lipid relationships in human plasma. I. In normal individuals. Amer. J. Med. **11**, 468 (1951). — Influence of gonadal hormones on protein-lipid relationships in human plasma. Amer. J. Med. **19**, 4 (1955). — RUTISHAUSER, E.: Bleigangrän und Encephalopathie. Virchows Arch. path. Anat. **297**, 119 (1936). — RUTKOWSKI and ALICHMIEWICZ: Treatment of arteritis obliterans of the extremities with novocain blockades of the 3. thoracic sympathetic ganglion. Pol. Tyg. lek. **19**, 830 u. engl. Zus.fass. 195 (1955). [Polnisch.] — RZENTKOWSKI, v.: Atheromatosis aortae bei Kaninchen nach intravenösen Adrenalininjektionen. Berl. klin. Wschr. **41**, 830 (1904).

SACHS, B. A., and E. DANIELSON: Effects of soybean lipositol on serum lipids and lipoproteins. Circulation **16**, 498 (1957). — SACHS, B. A., E. DANIELSON, M. C. ISAACS and R. E. WESTON: Effect of triiodothyronine on serum lipids and lipoproteins of euthyroid and hyperthyroid subjects. Circulation **16**, 514 (1957). — SACHS, B. A., and R. E. WESTON: Sitosterol administration in normal and hypercholesteremic subjects. Arch. intern. Med. **97**, 738 (1956). Ref. Circulation **15**, 937 (1957). — SAEGESSER, M.: Der diabetogene Brand. Verh. Dtsch. Ges. Verdauungskrankheiten 1951. — SALTYKOW: Experimentelle Arteriosklerose. Beitr. path. Anat. **57**, 415 (1914). — Jugendliche und beginnende Atherosklerose. Korresp.-Bl. schweiz. Ärz. **45**, 1057, 1089, 1317 (1915). Zit. nach SCHETTLER 1955. — SALVINI, L., F. GRANDONICO and G. SCARDIGLI: L'importanza del fattore disprotidemico nell'aterosclerosi. Acta geront. (Milano) **1**, 14 (1951). — SAMARCQ, P., G. LAGRUE, H. XIMÉNÈS et P. MILLIEZ: Hypertension et artériosclérose. Sem. Hôp. **1956**, 1369. — SAMUELS, S. S.: Sustained-action peritrate in arterial insufficiency of the lower extremities. N. Y. St. J. Med. **58**, 1301 (1958). — SAMUELS, S. S., and E. D. PADERNACHT: Peritrate in peripheral arterial diseases. Angiology **3**, 20 (1952). — SANDÚS-PERPIÑÁ, V.: Arteritis esclerierosas de los miembros. Consejo gen. Col. Méd. esp. **9**, 25 (1950). — SAVIĆ, S., and B. DRAGOJEVIĆ: A contribution to the study of medial sclerosis. Mönckeberg's arteriosclerosis. Acta med. iugosl. **8**, 103 (1954). — SAVINI, L. M., S. VULTERINI, G. LA GRECA e N. D'ERAMO: Studi sull'aterosclerosi sperimentale. IV. Azione di alcune sostanze lipotrope sull'ateromasia aortica. Arch. E. Maragliano Pat. clin. **5**, 1063 (1950). — SAVINI, L. M., S. VULTERINI and N. NAPOLEONE: Experimental atherosclerosis. V. Preventive action of some lipotropics on aortic atheromasia. Ann. Igiene **40**, 31 (1950). — SCARDIGLI, SALVINI and ARADAS: L'absorption de l'héparine par voie sublinguale. Presse méd. **63**, 1140 (1955). — SCARDIGLI, G., G. MININNI et P. CAPPELLI: Traitement associé; propionate de testostéronevitamine E, et athérosclérose provoquée chez le lapin. Rev. méd. Liège **5**, 631 (1950). — Associated testosterone-vitamin E therapy and experimental arteriosclerosis of the rabbit. Rif. med. **64**, 895 (1950). — SCARPA, ANTONIO (1804): Zit. nach LONG 1933. — SCHAEFER, L. E., D. ADLERSBERG and A. G. STEINBERG: Heredity, environment, and serum cholesterol. A study of 201 healthy families. Circulation **17**, 537 (1958). — SCHALTENBRAND, G.: Zit. nach M. BÜRGER, Briefliche Mitteilungen. Münch. med. Wschr. **1953**, 185, 214. — SCHEFFLER: Presse méd. **28**, 806 (1920). — SCHEIDEMANDEL, E.: Über die durch Adrenalininjektionen zu erzeugende Aortenverkalkung der Kaninchen. Virchows Arch. path. Anat. **181**, 363 (1905). — SCHELLONG, F.: Regulationsprüfung des Kreislaufs. Dresden u. Leipzig: Theodor Steinkopff 1938. — SCHERF u. BOYD: Klinik und Therapie der Herzkrankheiten und der Gefäßerkrankungen. Wien: Springer 1955. — SCHETTLER, G.: Vorkrankheiten und Arteriosklerose. Verh. dtsch. Ges. inn. Med. **60**, 883 (1954). — Heparin-,,Klärungsfaktor" und Arteriosklerose. Dtsch. med. Wschr. **79**, 1053 (1954). — Der gegenwärtige Stand einer kausalen Arteriosklerosetherapie. Medizinische **36**, 1247 (1955). — Arteriosklerose. In Handbuch der inneren Medizin., 4. Aufl., Bd. VII/2. Berlin-Göttingen-Heidelberg: Springer 1955. — Über die Therapie der Arteriosklerose. Medizinische **1955**, Nr 36. — Das Arterioskleroseproblem. Dtsch. med. Wschr. **81**, 526 (1956). — Die Arteriosklerose in der Sicht des Klinikers. Vortr. auf dem Dtsch. Therapie-Kongr., Karlsruhe, 2.—8. 9. 1956. — SCHETTLER, G., u. F. DIETRICH: Die Bedeutung von Xanthomen und Kanthelasmen für die Atherosklerose. Klin. Wschr. **31**, 1040 (1953). — SCHETTLER, G., F. DIETRICH u. EGGSTEIN: Lipid- und Lipoproteinspektren bei Koronarkranken jugendlichen und mittleren Alters. 21. Tagg der Dtsch. Ges. für Kreislaufforsch. 15.—17. 4. 1955 in Bad Nauheim. — SCHETTLER, G., u. M. EGGSTEIN: Fette, Ernährung und Arteriosklerose. Dtsch. med. Wschr. **83**, 702 (1958). — SCHETTLER, G., u. H. JOBST: Die Bedeutung alimentärer Fettbelastungen für die Diagnose der Arteriosklerose. Dtsch. med. Wschr. **80**, 1077 (1955). — SCHETTLER, G., u. H. LUKAS: Der Blutcholesterinspiegel bei Schilddrüsenerkrankungen. Diabetes mellitus und Nephrosen. Z. ges. inn. Med. **6**, 14 (1951). — SCHIAVETTI, L., and S. LUCA: Rilievi clinici nell'arteriosclerosi trattata con estratti d'arteria. Gazz. med. ital. **112**, 97 (1953). — SCHIMERT, G., u. K. SCHWARZ: Über medikamentöse Beeinflussung des Cholesterinstoffwechsels; ein Beitrag zum Problem der Therapie der Arteriosklerose. Klin. Wschr. **31**, 1068 (1953). — SCHIMERT, G., K. SCHWARZ u. H. LAUTER: Experimentelle Untersuchungen zur Therapie der Arteriosklerose. Verh. der Dtsch. Ges. für Inn. Med., **60**, 878 (1954). — SCHINZ, H. R., u. TH. REICH: Alter und Arteriosklerose. Dtsch. med. Wschr. **80**, 952 (1955). — SCHITTENHELM, A.: Schädigungen durch radioaktive Strahlen, ihre Beurteilung und Behandlung. In ASSMANN-BERGMANN, Lehrbuch der inneren Medizin, 5. Aufl, Bd. II, S. 786. Berlin 1942. — SCHLICHTER: Vascularization of the aorta in different species in health and disease. Amer. Heart J. **35**, 850 (1948). — SCHLICHTER, J. G., L. N. KATZ and J. MEYER: Occurrence of atheromatous lesions after cauterization of aorta followed by cholesterol administration. Amer. J. med. Sci. **218**, 603 (1949). — SCHLIEF, H., C. G. SCHMIDT u. H. J. HILLENBRAND: Untersuchungen über Arteriosklerose und Endangiitis obliterans. III. Das Verhalten der Phosphomonoesterasen in der Skeletmuskulatur bei peripheren Durchblutungsstörungen. Z. ges. exp. Med. **122**, 409 (1954). — IV. Aktivität der Phosphomonoesterasen in der Gefäßwand bei Arteriosklerose und Endangiitis obliterans. Z. ges. exp. Med. **122**, 497 (1954). — VI. Das Verhalten der Succinodehydrogenase in der Skeletmuskulatur bei chronischen peripheren Durchblutungsstörungen. Z. ges. exp. Med. **123**, 491—496 (1954). — VIII. Das Verhalten der Hexokinase und Adenosintriphosphatase im Skeletmuskel bei peripheren Durchblutungsstörungen. Z. ges. exp. Med. **125**, 379 (1955). — SCHMIDT, C. G., u. H. J. HILLENBRAND: Untersuchungen über Arteriosklerose und Endangitis obliterans. I. Der Glykogengehalt der Arterien bei Arteriosklerose und Endangitis obliterans. Z. ges. exp. Med. **120**, 685 (1953). — II. Der Glykogengehalt der Skeletmuskulatur bei chronischen peripheren Durchblutungsstörungen. Z. ges. exp. Med. **121**, 480—487 (1953). — SCHMIDT, C. G., H. SCHLIEF u. H. J. HILLENBRAND: Untersuchungen über Arteriosklerose und Endangitis obliterans. Das Verhalten der Cytochromoxydase in der Skeletmuskulatur bei chronischen peripheren Durchblutungsstörungen. Z. ges. exp. Med. **123**, 191—200 (1954). VII. Die Aktivität des Succinoxydase- und Cytochromoxydasesystems der Skeletmuskulatur und Arterien bei peripheren Durchblutungsstörungen. Z. ges. exp. Med. **125**, 369 (1955). — SCHMIDT, H.: Die essentielle Hypertonie des Lungenkreislaufes und deren Beziehungen zur sogenannten primären Pulmonalsklerose. Arch. Kreisl.-Forsch. **19**, 91—177 (1953). — SCHMIDT, M. B.: Über die Schlängelung der Arteria temporalis. Zbl. allg. Path. path. Anat. **30**, 49 (1919). — SCHMIDT-THOMÉ, J., u. F. PREDIGER: Untersuchungen über den Blutcholesterinspiegel in den Jahren 1942—1949. Hoppe-Seylers Z. physiol. Chem. **285**, 91 (1950). — SCHMIDTMANN: Experimentelle Studien zur Pathogenese der Arteriosklerose. Virchows Arch. path. Anat. **237**, 1 (1922). — SCHMIDTMANN u. HUTTICH: Die Bedeutung der

Gefäßwandreaktion für die Arteriosklerose. Virchows Arch. path. Anat. **267**, 601 (1928). — SCHMIDTMANN, M.: Das Vorkommen der Arteriosklerose bei Jugendlichen und seine Bedeutung für die Ätiologie des Leidens. Virchows Arch. path. Anat. **255**, 206 (1925). — SCHMITT: The application of newer techniques to the study of blood vessels. Symposium on atherosclerosis — Publ. 338 National Academy of Sciences — National Research Council, Washington, D. C., p. 133, 1954. — SCHNEYER: Inwieweit ist das Fehlen der Fußpulse pathognomonisch für die Claudicatio intermittens? Dtsch. med. Wschr. **50**, 109 (1924). — SCHOBER, W.: Cerebrale Durchblutungsstörungen im mittleren Lebensalter. Klin. Med. (Wien) **7**, 289 (1952). — Zur Klinik und Therapie cerebraler Sauerstoffmangelschäden. Med. Klin. **49**, 2, 65 (1954). — SCHÖNHEIMER: Zur Chemie der gesunden und der atherosklerotischen Aorta. Hoppe-Seylers Z. physiol. Chem. **160**, 61 (1926). — SCHÖNHEIMER and SPERRY: A micro-method for the determination of free and combined cholesterol. J. biol. Chem. **106**, 745 (1934). — SCHÖNHOLZER, G.: Über die Flockung der löslichen Aorteneinweißstoffe durch Ammoniumsulfat unter normalen und pathologischen Bedingungen. I. Mitt. Dtsch. Arch. klin. Med. **186**, 27 (1940). — II. Mitt. Dtsch. Arch. klin. Med. **186**, 40 (1940). — XI. Die experimentelle Arterioskleroseforschung und ihre Ergebnisse für Pathogenese und Klinik. Ergebn. inn. Med. Kinderheilk. **62**, 794 (1942). — SCHOTZ, M. C., and I. H. PAGE: Hormonal factors in the hyperlipemia induced by protamine. Circulation **16**, 515 (1957). — SCHRADER: Die Klinik der arteriellen Thrombosen im Beckenbereich. Pathogenese, Untersuchungsmethoden, Diagnostik und Therapie. Berlin-Göttingen-Heidelberg: Springer 1955. — SCHRADER u. GADERMANN: Das klinische Bild des totalen Verschlusses der Aorta abdominalis. Ärztl. Wschr. **8**, 80 (1953). SCHROEDER, H. A.: Is atherosclerosis a conditioned pyridoxal deficiency? J. chron. Dis. **2**, 28 (1955). — SCHROEDER, H. A., u. H. W. OCHEL: Zur therapeutischen Beeinflussung der Hypercholesterinämie. Dtsch. med. J. **7**, 606 (1956). — SCHRÖTTER, V.: Erkrankungen der Gefäße. In Nothnagel, Spezielle Pathologie u. Therapie. Wien 1901. — SCHULTZ: Pathologie der Blutgefäße. Ergebn. allg. Path. path. Anat. **22** (I), 207 (1927). — SCHULZ, HUGO: Über den Kieselsäuregehalt menschlicher und thierischer Gewebe. Pflügers Arch. ges. Physiol. **84**, 67 (1901). — SCHUNK u. CORNELIUS: Morphologische Organerkrankungen auf emotionaler Grundlage im Tierexperiment. Z. ges. exp. Med. **120**, 101 (1952). — SCHÜRMANN, P., u. H. E. MACMAHON: Die maligne Nephrosklerose, zugleich ein Beitrag zur Frage der Bedeutung der Blutgewebsschranke. Virchows Arch. **291**, 47 (1933). — SCHWARTZ, C. J., and H. R. GILMORE: Effect of atherosclerosis and age upon the serum mucoprotein and hexosamine levels in man. Circulation **18**, 191 (1958). — SCHWARZ, F.: Langdurige diabetes mellitus. Ned. T. Geneesk. **97**, 89 (1953). — SCRIMSHAW, N. S., M. TRULSON, C. TEJADA, M. HEGSTED and F. J. STARE: Serum lipoprotein and cholesterol concentrations. Comparison of rural Costa Rican, Guatemalan, and United States populations. Circulation **15**, 805 (1957). — SECRÉTAN: Thèse de Lausanne 1923. — SÉE et LAPIQUE: R. v. de la science medic. 1876. Bull. Acad. Med. (Paris) **22**, 328 (1889). — SEEL u. KREUZBERG: Experimentelle und klinische Beiträge zur Pharmakologie des Jods. Naunyn-Schmiedeberg's Arch. exp. Path. Pharmak. **161**, 674 (1931). — SEEL, H.: Jodtherapie und Joddosis. Eine klinisch-pharmakologische Kritik der Jodtherapie bei Arteriosklerose. Ther. d. Gegenw. 93—99 (1951). — SEEMANN: Über das Schicksal des ins Blut eingeführten Cholesterin. Beitr. path. Anat. **83**, 705 (1930). — SELIGER, H.: Die Bedeutung der Chylomikronen für die Genese der Arteriosklerose und deren Beeinflussung durch Magnesiumoleat. Med. Klin. **47**, 722 (1952). — Experimentelle und klinische Untersuchungen über die Behandlung der Lungentuberkulose mit Hypophysenvorderlappen-Nebennierenrinden-Hormon. Z. Tuberk. **104**, 322 (1954). — SEMPLE, R.: Diabetes und periphere Arterienerkrankungen. Lancet **1953**, 1065. — SENIGAGLIESI, S.: Del trattamiento endoarterioso con penicillina e insulina nell'arterite diabetica. (Nota preventiva.) Folia angiol. (Milano) **1**, 49—60 (1954). — SERRE, H., et J. MIROUZE: Endartériectomie désoblitérante dans une artérite thrombosante diabétique. Bull. Soc. méd. Hôp. Paris Nr 24, 493 (1950). — SETALA, K.: Preliminary observations on the effects of irradiation upon the chylomicrons in human blood. Radiology **50**, 803 (1948). — SHAPIRO: Relation of certain glands of internet secretion to development of atherosclerosis. Endocrinology **11**, 279 (1927). — SHAPIRO, S. I., and R. NOMLAND: Arteriosclerosis obliterans as a cause of ulcers of the leg. Arch. Derm. Syph. (Chicago) **61**, 80 (1950). — SHAPIRO, W., E. H. ESTES jr., and L. HILDERMAN: Hourly variations in serum total cholesterol in normal males. Circulation **16**, 493 (1957). SHAW, C. R.: Diet and arteriosclerosis. N. Y. St. J. Med. **50**, 1471 (1950). — SHELDON, J. H.: A case of aneurysm of a sinus of valsalva bursting externally. Lancet **1926**, 178. — SHELDON, W. H., S. S. STEVENS and W. B. TUCKER: The varieties of human physique. New York: Harper & Brothers 1940. — SHEPHERD, J. T.: The blood flow through the calf after exercise in subjects with arteriosclerosis and claudication. Clin. Sci. **9**, 49—58 (1950). — SHERBER, D. A., and M. M. LEVITES: Hypercholesteremia. Effect on cholesterol metabolism of a polysorbate 80-choline-inositol complex (monichol). J. Amer. med. Ass. **152**, 682 (1933). — SHUTE, W. E., and E. V. SHUTE: Alpha tocopherol (Vitamin E) in cardiovascular disease, Toronto 1954. p. 238. — SIEDEK, H., u. H. HAMMERL: Über die Wirkung von Herzextrakten auf den Fettstoffwechsel im Hinblick auf die Arteriosklerose. Vortr. gehalten am Symposion über Arteriosklerose vom 8.—10. Aug. 1956, veranstaltet von der Schweiz. Akad. der med. Wissenschaften. — SIEGMUND: Gefäßveränderungen bei chronischer Streptokokkensepsis. (Sepsis lenta.) Zbl. allg. Path. path. Anat. **35**, 276 (1924). — SILBERT, S.: Amputation of the lower extremity in diabetes mellitus. A follow-up study of 294 cases. Diabetes **1**, 297 (1952). — SILBERT, S., H. I. LIPPMANN and E. GORDON: Mönckeberg's arteriosclerosis. J. Amer. med. Ass. **151**, 1176 (1953). — SILBERT, S., and H. ZAZEELA: Prognosis in arteriosclerotic peripheral vascular disease. J. Amer. med. Ass. **166**, 1816 (1958). — SILVERSTEIN, A.: Occlusive disease of the carotid arteries. Circulation **20**, 4 (1959). — SIMARRO PUIG, J.: Arteriosclerosis cerebral, colesterinemia y tratamiento tiroideo. Estudio estadistico de nuestra casuistica personal. Rev. clin. esp. **52**, 36—40 (1954). — SIMMS, H. S., CH. R. HARMISON and R. B. BEST: Cholesterol and antilipfanogen in arteriosclerosis. J. Geront. **9**, 133 (1954). — SIMMS, H. S., A. KELLNER, F. E. KENDALL and J. M. STEELE: Aging and atherosclerosis. Bull. N. Y. Acad. Med. **32**, 517 (1956). — SIMON, E., u. W. W. MEYER: Das Volumen, die Volumendehnbarkeit und die Drucklängen-Beziehungen des gesamten aortalen Windkessels in Abhängigkeit von Alter, Hochdruck und Arteriosklerose. Klin. Wschr. **1958**, 424. — SIMON, E. P., and I. S. WRIGHT: Controlled ergometric studies of effect of heparin on intermittent claudication. J. Amer. med. Ass. **153**, 98 (1953). — SIMONTON, J. H., and J. W. GOFMAN: Macrophage migration in experimental atherosclerosis. Circulation **4**, 557 (1951). — SINAPIUS, D.: Zur Genese atherosklerotischer Frühveränderungen der Aorta. Virchows Arch. path. Anat. **318**, 316 (1950). — Über das Aortenendothel. Virchows Arch. path. Anat. **322**, 662 (1952). — Zur Ätiologie und Pathogenese der Arteriosklerose. Dtsch. Med. Wschr. **79**, 1135 (1954). — SINGER, R.: Verlaufsformen arteriosklerotischer Zirkulationsstörungen an den Extremitäten. Wien. klin. Wschr. **65**, 214 (1953). — SIPERSTEIN, M. D., I. L. CHAIKOFF and S. S. CHERNICK: Significance of endogenous cholesterol in arteriosclerosis; synthesis in arterial tissue. Science **113**, 747—749 (1951). — SIPERSTEIN, M. D., C. W. NICHOLS and I. L. CHAIKOFF: Effects of ferric chlorids and bile on plasma cholesterol and atherosclerosis in the cholesterol-fed bird. Science **117**, 386 (1953). — Prevention of plasma cholesterol elevation and atheromatosis in the cholesterol-fed bird by administration of Dihydrocholesterol. Circulation **7**, 1 (1953). — SLAVICH, E.: L'arteriosclerosi nei suoi aspetti eziopatogenetici sociali e profilattici. Rass. giul. Med. **10**, 170 (1954). — SMITH, D. E., H. M. ODEL and J. W. KERNOHAN: Causes of death in hypertension. Amer. J. Med. **9**, 516 (1950). — SMITH, R. G., M. GULLICKSON and D. A. CAMPBELL: Some limitations of lumbar sympathectomy in arteriosclerosis obliterans. Early results in one hundred consecutive cases. Arch. Surg. (Chicago) **64**, 103 (1952). — SNAPPER, I.: Chinese lessons to western Medicine: A contribution to geographical medicine from the clinics of Peiping Union Medical College. New York: Interscience Publ. 1941. — SOBANSKI, A.: Dyslipidaemia and dysproteinaemia in arteriosclerosis. Pol. Tyg. lek. **12**, 1144 (1957). — SOBEL, H., and L. M. MORISON: The action of saponin upon serum from atherosclerotic and nonatherosclerotic individuals. Proc. of the Amer. Soc. for the study of arteriosclerosis. Circulation **2**, 480 (1950). — SOFFER, A., and M. MURRAY: Prolonged observation of the cardiovascular status in essential hyperlipemia. With special reference to serum lipid response to heparin. Circulation **10**, 255 (1954). — SOHMA, M.: Über die Histologie der Ovarialgefäße in den verschiedenen Lebensaltern, mit besonderer Berücksichtigung der Menstruations- und Ovulationssklerose. Arch. Gynäk. **84**, 377 (1908). — SOLEZ, C.: Premature vascular degeneration in diabetes mellitus: pathogenesis and relation to aging. J. Amer. Geriat. Soc. **3**, 804 (1955). — Ref. Circulation **14**, 473 (1956). — SOLIGNAC, H.: Héparine et athéro-sclérose. France méd. **16**, 21—25 (1953). — SOULIER, J. P., and D. ALAGILLE: Étude des lipoprotéines dans l'athéro-sclérose humaine et expérimentale, par l'électrophorèse et les réactions non spécifiques des protéines. Effet de l'héparine. Sem. Hôp. Paris **29**, 3171 (1953). — SPAIN, D. M., V. A. BRADRESS and G. HUSS: Observations on atherosclerosis of the coronary arteries in males under the age of 46: A necropsy study with special reference to somatotypes. Ann. intern. Med. **38**, 254 (1953). — SPAIN, M. D., I. J. GREENBLATT, I. SNAPPER and TH. COHN: The degree of coronary and aortic atherosclerosis in necropsied cases of multiple myeloma. Amer. J. med. Sci. **231**, 2, 165 (1956). — SPITZER, J. J.: Comparison of the lipemia clearing and anticoagulant activities of heparin. Amer. J. Physiol. **177**, 337 (1954). — SPRINGORUM: Arterienschlängelung und Arteriosklerose. Untersuchungen an der Arteria lienalis. Virchows Arch. path. Anat. **290**, 733 (1933). — STAEMMLER, M.: Z. ärztl. Fortbild. **20** (1923). — Beitr. path. Anat. **71** (1923). — Dtsch. med. Wschr. **58**, 1960 (1932). — Virchows Arch. path. Anat. **295**, 366 (1935); Klin. Wschr. **15**, 1579 (1936); Münch. med. Wschr. **83**, 658 (1936). — Virchows Arch. path. Anat. **254**, 304 (1923) (Arteriolen b. Kryptorch.); Z. menschl. Vererb.- u. Konstit.-Lehre **26**, 449 (1943). — Z. ges. Neurol. Psychiat. **164**, 179 (1939) (Rückenmarksart.). — Klin. Wschr. **1937 II**, 1669 u. Münch. med. Wschr. **1938**, 1170 u. Arch. Kreisl.-Forsch. **3**, 125 (1938); **17**, 264 (1951) (Pulmonalskler.). — In KAUFMANN, Lehrbuch der speziellen pathologischen Anatomie, 11. u. 12. Aufl. Berlin 1955. — Die pathologisch-anatomischen Grundlagen der peripheren Durchblutungsstörungen. Regensb. Jb. ärztl.

Fortbild. **3**, 455 (1954). — STAFFIERI, D.: Arteriosklerose und Diabetes. Sem. Hôp. Paris **28**, 2357 (1952). — STAMBUL, J.: Atherosclerosis: Interpretation of its mechanisms and new approach to prevention and treatment. J. A. Einstein med. Cent. **3**, 149 (1955). — STAMLER, J., and L. N. KATZ: The effect of salt-induced hypertension on spontaneous atherosclerosis in the chick. Proc. of the Amer. Soc. for the study of arteriosclerosis. Circulation **2**, 468 (1950). — The effect of desoxycorticosterone on cholesterol metabolism and atherosclerosis in the chick. Proc. of the Amer. Soc. for the study of arteriosclerosis. Circulation **2**, 480 (1950). — The effect of pancreatectomy on lipemia, tissue lipidosis and atherogenesis in chicks. Circulation **4**, 255 (1951). — Production of experimental cholesterol-induced atherosclerosis in chicks with minimal hypercholesterolemia and organ lipidosis. Circulation **2**, 705—713 (1950). — STAMLER, J., R. PICK and L. N. KATZ: Effects of desoxycorticosterone acetate on cholesterolemia, blood pressure and atherogenesis in chicks. Circulation **4**, 262 (1951). — Prevention of coronary atherosclerosis by estrogen-androgen administration in the cholesterol-fed chick. Circulat. Res. **1**, 94 (1953). — Effects of cortisone, hydrocortisone and corticotropin on lipemia, glycemia and atherogenesis in cholesterol-fed chicks. Circulation **10**, 237 (1954). — Effects of oleic acid on plasma lipids and atherogenesis in cholesterol-fed cockerels. Circulation **16**, 483 (1957). Effects of heparin and dicumarol on atherogenesis in cholesterol-fed cockerels. Circulation **16**, 515 (1957). — STEFANICS, J., S. PAPP, P. GÖRGÖ u. L. RÁNKY: Zur Frage der medikamentösen Vasodilatation bei der obliterierenden Arteriosklerose der unteren Extremität. Zbl. Chir. **81**, 151 (1956). — STEINBERG, CH. L., and A. I. ROODENBURG: Advanced atherosclerosis of the abdominal aorta. Case report of a 38-year-old male. Geriatrics **7**, 337—340 (1952). — STEINER, A., and B. DOMANSKI: Effect of feeding of "soya lecithin" on serum cholesterol level of man. Amer. J. med. Sci. **201**, 820 (1941). — Serum cholesterol and atherosclerosis in chronic glomerulonephritis. Amer. J. med. Sci. **204**, 79 (1942). — STEINER, A., and F. E. KENDALL: Atherosclerosis and arteriosclerosis in dogs following ingestion of cholesterol and thiouracil. Arch. Path. (Chicago) **42**, 433 (1946). — STEINER, A., F. E. KENDALL and M. BEVANS: Production of arteriosclerosis in dogs by cholesterol and thiouracil feeding. Amer. Heart J. **38**, 34—42 (1949). — STEINER, A., E. KENDALL and MATHERS: The abnormal serum lipid pattern in patients with coronary arteriosclerosis. Circulation **5**, 605 (1952). — STEINER, A., A. VARSON and D. RUDMAN: Effect of a formula diet containing various vegetable oils upon the serum lipids of human subjects. Circulation **16**, 495 (1957). — STEINER, P. E.: Necropsies on okinawans — anatomic and pathologic observations. Arch. Path. (Chicago) **42**, 359 (1946). — STERNBERG, J., and P. DAVID: Electrophoretic studies in acute and chronic coronary diseases. Circulation **16**, 515 (1957). — STEWART, I. McD. G.: Coronary disease and modern stress. Lancet **1950**, 867. — STEWART, J. W., and E. D. ACHESON: Atherosclerosis in a haemophiliac. Lancet **1957**, 1121. — STIEGLITZ: Geriatric Medicine, 2. Aufl. Philadelphia and London 1949. — STOLINSKY, A.: The enigma of arteriosclerosis; a short summary of the literature. Med. Rec. (N. Y.) **163**, 127 (1950). — STREHLER, E., and H. MEYER: Die Plasma-Cholinesterase bei Gesunden und Kranken. Helv. med. Acta **19**, 555 (1952). — STROM, A.: Examination into diet of norwegian families during the war-years 1942—1945. Acta med. scand. Suppl. **214**, 131, 1 (1948). — STROM, A., and R. A. JENSEN: Mortality from circulatory diseases in norway 1940 to 1945. Lancet **1951**, 126. — STRONG, J. P., H. C. MCGILL jr., C. TEJADA and R. L. HOLMAN: The natural history of atherosclerosis. Comparison of the early aortic lesions in New Orleans. Guatemala and Costa Rica. Amer. J. Path. **34**, 731 (1958). — STUDER, A.: Probleme der Arterioskleroseforschung. Praxis **44**, 425 (1955). — STUMPF, H. H., and S. L. WILENS: Inhibitory effect of cortisone hyperlipemia on arterial lipid deposition in cholesterol-fed rabbits. Proc. Soc. exp. Biol. (N. Y.) **86**, 219 (1954). — SUAREZ, I. D.: Tratamientos medicos y quirurgicos de la arterioesclerosis obliterante. Bol. Soc. argent. Cirujanos **14**, 380 (1953). — SUBIRANA, A.: Le lobe temporal en O.N.O.; les lésions vasculaires. Rev. Oto-neuro., **22**, 369 (1950). — SUMAROKOFF, A.V.: Stenosing arteriosclerosis of the renal arteries. Sovetsk. med. **11**, 29 (1952). SURGENOR: Extracellular lipoproteins. Symposium on atherosclerosis — Publ. 338 National Academy of Sciences — National Research Council, Washington, D. C., p. 204, 1954. — SVEDBERG, T., u. K. O. PEDERSEN: Die Ultrazentrifuge. Dresden u. Leipzig 1940. — SWAHN, B.: Method for localization and determination of serum lipids after electrophoretical separation on filter paper. Scand. J. clin. Lab. Invest. **4**, 98 (1952). — SWANK: Effect of high fat feedings on viscosity of the blood. Science **120**, 427 (1954). — SYLLM-RAPAPORT u. I. STRASSBURGER: Herz-Gefäß- und Nierenverkalkung bei experimentellem Magnesiummangel. Klin. Wschr. **34**, 762 (1956).

TAKATS, DE: Revascularization of the arteriosclerotic extremity. Arch. Surg. (Chicago) **70**, 5 (1955). — TAKAYASU: Arch. Augenheilk. **43**, 154 (1901). — TATARSKII, V. V., u. V. D. ZINSERLING: O vliianii tireoidina na obratnoe razvitie eksperimental'nogo ateroskleroza u krolika. Arkh. Pat. (Mosk.) **12**, 44 (1950). — TAYLOR: The reaction of arteries to injury by physical agents — with a discussion of arterial repair and its relationship to atherosclerosis. Symposium on atherosclerosis — Publ. 338 National Academy of Sciences — National Research Council, Washington D.C., p. 74, 1954. — TAYLOR, C. B., and R. G. GOULD: Effect of dietary cholesterol on rate of cholesterol synthesis in the intact animal measured by means of radioactive carbon. Proc. of the Amer. Soc. for the study of arteriosclerosis. Circulation **2**, 467 (1950). — TAYLOR, E. H.: The rôle of mucopolysaccharides in the pathogenesis of intimal fibrosis and atherosclerosis of the human aorta. Amer. J. Path. **29**, 871—883 (1953). — TEJADA, C., and I. GORE: Comparison of atherosclerosis in Guatemala city and New Orleans. Amer. J. Path. **33**, 887 (1957). — TELKKÄ, A., J. LATVALAHTI and P. I. HALONEN: Aortic calcification in a young woman. Ann. Med. intern. Fenn. **41**, 134—140 (1952). — TERBRÜGGEN, A.: Zur pathologischen Anatomie der arteriellen Gefäßerkrankungen. Regensb. Jb. ärztl. Fortbild. **2**, 90 (1951). — TEXTER jr., E. C., W. REDISCH, E. SHECKMAN, S. FERGUSON, J. M. STEELE and L. SASLAW: Evaluation of vasodilator drugs in four patients with arteriosclerosis obliterans. Amer. J. med. Sci. **224**, 408 (1952). — THANNHAUSER, S. J.: Serum lipids and their value in diagnosis. New Engl. J. Med. **237**, 515, 546 (1947). — Lipidoses. Diseases of the cellular lipid metabolism, 2nd edit., p. 11. New York: Oxford University Press 1950. — The significance of cholesterol in the pathogenesis of vascular lesions. A discussion of the intracellular accumulation of cholesterol in the intima and of the extracellular precipitation of cholesterol in the arterial tissue. New Engl. J. Med. **246**, 695 (1952). — THATCHER, L.: Hypervitaminosis D. Lancet **1936**, 20. — THIERSCH: Beitrag zur Pathologie der Arteria lienalis. Beitr. path. Anat. **96**, 147 (1935). — THIESSENHUSEN: Über die Arteriosklerose der Zungenarterien. Virchows Arch. path. Anat. **294**, 32 (1935). — THOMA: Über die Elastizität der Arterien und die Angiomalacie. Virchows Arch. path. Anat. **236**, 243 (1922). — Experimentelle und klinische Beobachtungen zur Kieselsäuretherapie bei akuten und chronischen Infektionskrankheiten. Münch. med. Wschr. **69**, 1603 (1922). — THOMAS, W. A.: Health of a carnivorous man: Study of the Eskimo. J. Amer. med. Ass. **88**, 1559 (1927). — THOMPSON, C. E., F. J. STAACK, J. C. KING and L. ROBERTSON: A comparative study of serum cholesterol levels in the executive and working groups. Industr. Med. Surg. **26**, 471 (1957). — THOMPSON, J. E., and R. H. SMITHWICK: Human hypertension due to unilateral renal disease with special reference to renal artery lesions. Angiology **3**, 493 (1952). — THURNHERR: Klinische Erfahrungen in der Therapie der Arteriosklerose. Ein Beitrag zur Objektivierung der Arteriosklerose-Therapie. Vortr. auf dem Dtsch. Therapie-Kongr., Karlsruhe 2.—8. 9. 1956. — THURNHERR, A., u. J. KOCH: Gefäßelastizitätsbestimmung und Enzymtherapie der Arteriosklerose. Helv. med. Acta **24**, 342 (1957). — THURNHERR, A., u. W. NIEDERBERGER: Neuere Auffassungen über Ätiologie und Therapie der Atherosklerose unter besonderer Berücksichtigung von Heparin. Schweiz. med. Wschr. **84**, 285 (1954). — TIXIER, L., et P. OUDOT: Cholestérol et pouvoir cholestérolytique dans la pathologie vasculaire. Médications. Cholestérol. et Nutr. 1952, 239—242. — TOBIAN, L.: Hypertension and atherosclerosis. Minn. Med. **38**, 784 (1955). — TOOR, M., A. KATCHALSKY, J. AGMON and D. ALLALOUF: Serum lipids and atherosclerosis among Yemenite immigrants in Israel. Lancet **1957**, No 6982, 1270. — TOTTEN: Peripheral arteriosclerosis. Clinical and arteriographic evaluation with reference to conservative surgical treatment. Angiology **5**, 355 (1954). — TRENCKMANN, H.: Idiopathische Hyperlipidämie mit coronaren und peripheren Durchblutungsstörungen. Ärztl. Wschr. **11**, 423 (1956). — TRUEHEART, R. E., M. STUMPE and G. M. HASS: Experimental arteriosclerosis due to combinations of hypercholesterolemia and hypervitaminosis D. Circulation **14**, 1009 (1956). — TSCHIMAKADSE, G. N.: Therapie der experimentellen Atherosklerose mit Histidin. Phamarkologie u. Toxikologie (russ.) **17**, 3, 11 (1954). — TUCKER, R. G., and A. KEYS: Concentration of serum protein-bound iodine in normal men. J. clin. Invest. **30**, 869 (1951). — TURNER, K. B.: Studies on prevention of cholesterol atherosclerosis in rabbits. J. exp. Med. **58**, 915 (1933). — TUTTLE, E.: Dietary cholesterol and atherosclerosis. Geriatrics **7**, 37—41 (1952).

VARTEINEN, J., and KANERVA: Arteriosclerosis and wartime. Ann. med. intern. Fenn. **36**, 748 (1947). — VAUBEL, E.: Die Eiweißüberempfindlichkeit (Gewebshyperergie) des Bindegewebes; experimentelle Untersuchungen zur Erzeugung des rheumatischen Gewebsschadens im Herzen und in den Gelenken. Beitr. path. Anat. **89**, 373 (1932). — VERSÉ: Über den Cholesterinstoffwechsel. (Morphologischer Teil.) Zbl. allg. Path. path. Anat. **36**, 214 (1925). — VIGLIANI, E. C., e C. L. CAZZULLO: Alterazioni del sistema nervoso centrale di origine vascolare nel solfocarbonismo. Med. d. Lavoro **41**, Nr 2 (1950). — VIRCHOW, R.: Die Cellularpathologie in ihrer Begründung auf physiologische und pathologische Gewebslehre. Berlin: August Hirschwald 1858. — Akute Entzündung der Arterien. Gesammelte Abh., S. 395 u. 492. — VOGELIUS, H., and P. BECHGAARD: The ophthalmoscopical appearance of the fundus oculi in elderly persons with arteriosclerosis and normal blood pressures. Brit. J. Ophthal. **34**, 440 (1950). — VOIGT, K. D., u. E. A. SCHRADER: Papierelektrophoretische und arteriographische Untersuchungen bei arteriosklerotischen und endangiitischen arteriellen Gefäßverschlüssen. Z. Kreisl.-Forsch. **43**, 2 (1954). — Untersuchungen über das Verhalten der Lipo- und Glykoproteide bei arteriographisch gesicherten Arteriosklerosen. Klin. Wschr. **33**, 465 (1955). — VULTERINI, S.: Il ruolo dei fosfolipidi e delle proteine de siero nell'aterosclerosi. Progr. med. (Napoli) **9**, 617 (1953).

WACKER u. HUECK: Über experimentelle Arteriosklerose und Cholesterinämie. Münch. med. Wschr. **1913**, 2097. — WAGNER, H.: Vigantolvergiftung beim Erwachsenen. Virchows Arch. path. Anat. **316**, 666 (1949). — Clinical implications of recent experimental trends in atherosclerosis. Quart. Bull. Northw. Univ. med. School **29**, 244 (1955). — WAIFE, S. O.: Recent advances in the study of arteriosclerosis. Ann. intern. Med. **30**, 635—645 (1949). — WAKERLIN, G. E.: Recent advances in the pathogenesis and treatment of atherosclerosis. (Review.) Ann. intern. Med. **37**, 313 (1952). — WALKER and ARVIDSSON: Fat intake, serum cholesterol concentration, and atherosclerosis in the South African Bantu. Part I. Low fat intake and the age trend of serum cholesterol concentration in the South African Bantu. J. clin. Invest. **33**, 1358 (1954). — WALKER, W. J., E. Y. LAWRY, D. E. LOVE, G. V. MANN, S. A. LEVINE and F. J. STARE: Effect of weight reduction and caloric balance on serum lipoprotein and cholesterol levels. Amer. J. Med. **14**, 654 (1953). — WALKER, W. J., N. WEINER and L. J. MILCH: Differential effect of dietary fat and weight reduction on serum levels of β-lipoproteins. Circulation 1012 (1956). — WANG, CH.-I., L. E. SCHAEFER and D. ADLERSBERG: Tissue permeability — a factor in atherogenesis. Studies with cortisone and hyaluronidase. Circulat. Res. **3**, 293 (1955). — WARBURG: Über den Stoffwechsel der Tumoren. Berlin 1926. — WARREN, S.: The pathology of diabetes mellitus, 2. edit. Philadelphia: Lea and Febiger 1938. — WARREN, S., and P. LE COMPTE: The pathology of diabetes mellitus, 3. edit. Philadelphia: Lea and Febiger 1952. — WARTMAN, W. B.: Hemorrhage into the arterial wall as a cause of peripheral vascular disease. Amer. Heart J. **39**, 79 (1950). — WATERS: The reaction of the artery wall to hypertension and to hypervolemia. Symposium on atherosclerosis — Publ. 338 National Academy of Sciences — National Research Council, Washington, D. C., p. 112, 1954. — The reaction of the artery wall to injury by chemicals or infection. Symposium on atherosclerosis — Publ. 338 National Academy of Sciences — National Research Council, Washington D. C., p. 91, 1954. — WATKIN, D. M., E. Y. LAWRY, G. V. MANN and M. HALPERIN: A study of serum beta lipoprotein and total cholesterol variability and its relation to age and serum level in adult human subjects. J. clin. Invest. **33**, 874 (1954). — WEBER: Über multiple Hautgangrän auf dem Boden vaskulärer Erkrankungen. Derm. Wschr. **132**, 913 (1955). — WEBER, G., and G. CAMAGNI: Frequency and entity of aortic atherosclerosis in chronic and acute endocarditis; inflammatory genesis of the atherosclerotic process). Arch. De Vecchi Anat. pat. **14**, 45 (1950). — WEENS, H. S., and C. A. MARIN: Infantile arteriosclerosis. Radiology **67**, 168 (1956). — Circulation **15**, 936 (1957). — WEINROTH, L. A., and J. HERZSTEIN: Relation of tobacco smoking to arteriosclerosis obliterans in diabetes mellitus. J. Amer. med. Ass. **131**, 205 (1946). — WEISS and MINOT: Nutrition in relation to arteriosclerosis. In COWDRY: Arteriosclerosis, p. 153. New York: MacMillan 1933. — WEITZ, W.: Über die Erblichkeit der Herz-Gefäß- und Nierenkrankheiten. Dtsch. med. Wschr. **1934 II**, 1280. — WEITZEL, G., H. SCHÖN u. F. GEY: Anti-atherosklerotische Wirkung fettlöslicher Vitamine. Klin. Wschr. **33**, 772 (1955). — WELLMAN, W. E., and J. E. EDWARDS: Thickness of the media of the thoracic aorta in relation to age. Arch. Path. (Chicago) **50**, 183—188 (1950). — WELLS: The chemistry of arteriosclerosis. Brit. med. J. **1906**, 1767. — WELLS, J. S., and P. BROWN: Cor pulmonale resulting from pulmonary arteriolosclerosis. Report of a case. Amer. J. Roentgenol. **66**, 894—899 (1951). — WELTMANN: Zur klinischen Bedeutung des Cholesterinnachweises im Blutserum. Wien. klin. Wschr. **26**, 874 (1913). — WENDLAND, J. P.: The relationship of retinal and renal arteriosclerosis in living patients with essential hypertension. Amer. J. Ophthal. **35**, 1748 (1952). — WESSLER, ST.: Intermittent claudication. Circulation **11**, 806 (1955). — WESSLER, ST., and N. R. SILBERG: Studies in peripheral arterial occlusive disease. II. Clinical findings in patients with advanced arterial obstruction and gangrene. Circulation **7**, 810 (1953). — WESSLER, ST., M. J. SCHLESINGER and M. SPILBERG: Studies in peripheral arterial occlusive disease. I. Methods and pathologic findings in amputated limbs. Circulation **7**, 641 (1953). — WESTENHOEFFER: Bericht über die Tätigkeit des pathologisch-anatomischen Instituts der Universität Santiago de Chile in den Jahren 1908 und 1909. Berl. klin. Wschr. 48, 1259 (1911). — WEXLER, B. C., and B. F. MILLER: Production of arteriosclerosis in the rat by ACTH. Circulation **16**, 498 (1957). — WHITE, P.: Diabetes in children. Bull. N.Y. Acad. Med. **10**, 347 (1934). — WHITE, P., and WASKOW: Arteriosclerosis in childhood diabetes. Sth. med. J. (Bgham, Ala.) **41**, 561 (1948). — WIEDMANN, A., W. LINDEMAYR u. B. WATSCHINGER: Über Arteriosklerose der Haut. II. Veränderungen der Hautarteriolen beim renalen Drosselungshochdruck der Ratte. Arch. Kreisl.-Forsch. **17**, 11 (1951). — WIJK, VAN: Treatment of peripheral vascular diseases with cyclospasmol. Angiology **4**, 103 (1953). — WILENS, S. L.: Bearing of general nutritional state on atherosclerosis. Arch. intern. Med. **79**, 129 (1947). — WILENS and McCLUSKEY: The permeability of exised arteries and other tissues to serum lipid. Circulat. Res. **2**, 175 (1954). — WILKINSON jr., C. F.: Brief survey of arteriosclerosis. GP **1**, 49 (1950). — Fat metabolism and arteriosclerosis. J. med. Ass. Ga **40**, 279 (1951). — WILLINGE-WITTERMANS, A.: Die Medikation gegen Dementia arteriosclerotica. Freie Arzt 10/12 (1954). — WILLIS, G. C.: The reversibility of atherosclerosis. Canad. med. Ass. J. **77**, 106 (1957). — WINDAUS, A.:

Hoppe-Seylers Z. physiol. Chem. 67, 174 (1910). — WIND, L. T. DE, G. D. MICHAELS and L. W. KINSELL: Lipid studies in patients with advanced diabetic atherosclerosis. Ann. intern. Med. 37, 344 (1952). — WINDESHEIM, J. H., G. M. ROTH and R. W. GIFFORD jr.: The use of hexamethonium in treatment of arteriosclerosis obliterans. Circulation 11, 604 (1955). — WINTER: Rheumatische Erkrankungen des Gefäßsystems und Atherosklerose. Beitr. path. Anat. 108, 35 (1943). — WINTERNITZ, M. C., R. M. THOMAS and P. M. LECOMPTE: Studies in pathology of vascular disease. Amer. Heart J. 14, 399 (1937). — WOLDOW, A., J. E. CHAPMAN and J. M. EVANS: Fat tolerance in subjects with atherosclerosis: heparin effects upon lipemia, lipoproteins and gamma globulin. Amer. Heart J. 47, 568 (1954). — WOLFFE, J. B.: Studies in clinical atheromatosis. IV. Important roentgenologic signs. Proc. of the Amer. Soc. for the study of arteriosclerosis. Circulation 2, 476 (1950). — Atherosclerosis. (A review of its complications and management.) Geriatrics 9, 211 (1954). — Continued vigorous physical activity as a possible factor in the prevention of atherosclerosis. Circulation 16, 517 (1957). — WOLFFE, J. B., N. W. BARKER, A. C. CORCORAN, G. L. DUFF and A. B. SPRAGUE: Rep. of Committee on nomenclature of the Amer. Soc. for the study of arteriosclerosis. Tentative classification of arteriopathies. Circulation 12, 1065 (1955). — WOLFFE, J. B., J. B. MUNCH, H. V. RABINOWITZ and V. A. DIGILIO: Desymatone — a fraction of insulin-free pancreatic extract. J. physiol. USSR. 21, 226 (1935). — WOLKOWA, K. G.: Gegenwärtiger Stand der Pathogenese der Atherosklerose. Klin. Med. 3, 17 (1953). — WOLLHEIM, E.: Alterserscheinungen an Herz und Kreislauf und ihre Behandlung. Regensburg. Jb. ärztl. Fortbild. 4 (1954/55). — WOLTMAN, H. W., and R. M. WILDER: Diabetes mellitus. Pathological changes in the spinal cord and peripheral nerves. Arch. intern. Med. 44, 576 (1929). — WOODHALL, J. P., and O. H. CREECH: Prophylactic lumbar sympathectomy in arteriosclerotic peripheral vascular disease. Amer. Surg. 17, 649 (1951). — WOODRUFF, G. H.: Cardiovascular epistaxis and the naso-nasopharyngeal plexus. Laryngoscope (St. Louis) 59, 1238 (1949). — WRIGHT, J. S.: Vascular diseases in clinical practice. Chicago: Year Book Publ. 1948. — WRIGHT, J. S., E. MCDEVITT and W. T. FOLEY: Diagnosis and modern treatment of cerebral vascular disease. A.M.A. Arch. internat. Med. 96, 552 (1955). — WUEST jr., J. H., TH. J. DRY and J. E. EDWARDS: The degree of coronary atherosclerosis in bilateral oophorectomized women. Circulation 7, 801 (1953). — WYLIE, E. J.: Thromboendarterectomy for arteriosclerotic thrombosis of major arteries. Surgery 32, 275 (1952). — WYLIE, E. J., and R. E. GARDNER: Peripheral arteriosclerosis (present concepts of management). Calif. Med. 79, 346 (1953). — WYLIE, E. J., and J. S. MCGUINNESS: The recognition and treatment of arteriosclerotic stenosis of major arteries. Surg. Gynec. Obstet. 97, 425 (1953).

YACOWITZ, S. G. KAHN, S. WIND and B. AMREIN: Hypercholesterolemia of starvation as related to changes in plasma volume. Circulation 16, 485 (1957). — YATER, W. M., A. H. TRAUM, W. G. BROWN, R. P. FITZGERALD, M. A. GEISLER and B. B. WILCOX: Coronary artery disease in men eighteen to thirty-nine years of age. Amer. Heart J. 36, 334, 481, 683 (1948). — YEAGER, COWLEY and CURTIS: Lumbar sympathectomy in organic peripheral vascular disease. Amer. Surg. 21, 233 (1955). — YUILE: Obstructive lesions of main renal artery in relation to hypertension. Amer. J. med. Sci. 207, 394 (1944).

ZAK, F. G., and K. ELIAS: Embolization with material from atheromata. Amer. J. med. Sci. 218, 510 (1949). — ZANNINI, G.: Considerazioni sulla arteriosclerosi periferica e sul suo trattamento. Folia angiol. (Milano) 1, 97—121 (1954). — ZELLWEGER, H., u. W. H. ADOLPH: Vitamine und Vitaminkrankheiten. In Handbuch der inneren Medizin, Bd. VI/2, S. 734—736. ZEMAN, W., u. H. FINKEMEYER: Erfahrungen mit Hydergin bei der Behandlung arteriosklerotisch bedingter Durchblutungsstörungen. Dtsch. med. Wschr. 76, 1207 (1951). — ZEMAN, W., and H. LÜSSENHOP: Über die Wirksamkeit des Vasculat bei arteriosklerotisch bedingten Durchblutungsstörungen der Beine. Med. Klin. 46, 1366 (1951). — ZIEGLER: Über die Wirkung i.v. Adrenalininjektionen auf das Gefäßsystem und ihre Beziehung zur Arteriosklerose. Beitr. path. Anat. 38, 229 (1905). — ZIEGLER, E.: Neuere Ergebnisse über die Regulation des Kohlehydratstoffwechsels. Mat. Med. Nordm. H. VI/8, 285 u. H. VII, 223 (1955). — ZIEGLER, K.: Über die Wirkung intravenöser Adrenalininjektion auf das Gefäßsystem und ihre Beziehung zur Arteriosklerose. Beitr. path. Anat. 38, 229 (1905). — ZILVERSMIT, D. B., M. L. SHORE and R. F. ACKERMAN: The origin of aortic phospholipid in rabbit atheromatosis. Circulation 9, 581 (1954). — ZEMAN, F. D., and M. SCHENK: The clinical diagnosis of arteriosclerosis in the aged, with particular reference to interpretation of roentgen findings. Amer. J. Roentgenol. 66, 73 (1951). — ZILVERSMIT, D. B.: Current concepts of lipide metabolism. Amer. J. Med. 23, 120 (1957). — ZIMMER: Silicium als Reizmittel. Münch. med. Wschr. 70, 233 (1923). — ZINK: Pathologische Histologie des Kreislaufs nach Verbrennungen. Verh. dtsch. Ges. Kreisl.-Forsch. 11, 203 (1938). — ZINN, W. J., and G. C. GRIFFITH: A study of serum fat globules in atherosclerotic and non-atherosclerotic male subjects. Amer. J. med. Sci. 220, 597 (1950). — ZINNITZ, F., u. H. ENZINGER: Zum Wirkungsmechanismus der Cholinesterase und seiner Anwendung bei der Cholinesterase-Therapie.

Münch. med. Wschr. **92**, 1170 (1950). — ZINSSER, H. H., J. LEONARD, H. EDMONDSON and R. BAKER: Correlation of mechanical, X-ray diffraction and electron microscope properties of the aging aorta. Western Soc. for Clinical Res. — Abstr. of Papers Presented at the Seventh Ann. Meeting, Portland. Oregon, January 29 and 30, 1954. — ZINSERLING: Über die pathologischen Veränderungen der Aorta beim Pferde in Verbindung mit der Lehre der Atherosklerose beim Menschen. Virchows Arch. path. Anat. **213**, 23 (1913). — Über die Verfettung der Thromben des Herzens und der Aorta. Virchows Arch. path. Anat. **258**, 165 (1925).

c) Arterielle Aneurysmen.

ABBOTT, M. E.: On the relative incidence and clinical significance of a congenitally bicuspid aortic valve. In: Contributions to the Medical Sciences in Honor of Dr. EMANUEL LIBMAN, pp. 1—28. New York: International press 1932. — ABBOTT, O. A.: Clinical experiences with the application of polythene cellophane upon aneurysms of the thoracic vessels. J. throac. Surg. **18**, 435 (1949). — ABEL, M. S., and C. C. CUTTING: Angiography: representative case reports of patent ductus arteriosus, cerebral aneurysm and cerebral vascular tumor. Permanente Fdn. med. Bull. **8**, 87 (1950). — ABESHOUSE, B. S.: Aneurysm of the renal artery; report of two cases and review of the literature. Urol. cutan. Rev. **55**, 451 (1951). — ADA, A. E. W., and J. P. WEST: Excision of aortic aneurysms with restoration of circulation by aortorrhaphy or arterial graft. Ann. Surg. **143**, 57 (1956). — Ref. Circulation **15**, 310 (1957). — ADORNI, CIPOLLA y ADORNI: Doble aneurisma de la arteria pulmonar. Rev. Fac. Cienc. med. B. Aires **1**, 47 (1954). — AGOSTONI, G.: Anevrysmes de l'aorte thoracique et traumatisme. La région de l'istheme aortique: "Locus minoris resistentiae". Arch. Mal Coeur **46**, 550 (1953). — ALBRECHT, H. U.: Zur Röntgendiagnostik der Aneurysmen der Sinus Valsalvae der Aorta. Fortschr. Röntgenstr. **53**, 218 (1937). — ALEXANDER, J., and F. X. BYRON: Aortectomy for thoracic aneurysm, Univ. hospit. Bull. Ann Arbor **9**, 101 (1943). — ALLAN, W. B., and J. P. McCRACKEN: Aneurysm of the pulmonary arteries. Amer. J. Syph. **24**, 563 (1940). — ALLEN, BARKER and HINES: Peripheral vascular diseases. Philadelphia u. London: W. B. Saunders Company 1955. — ALMEIDA PRADO, A. DE: Aneurysm of the ascending aorta and the right flexure. Pren. méd. argent. **37**, 2093 (1950). — Aneurysms of the intrapericardial ascending aorta. Pren. méd. argent. **37**, 2313 (1950). — ALPERS, B. J.: Diagnosis and treatment of cerebral aneurysm. Postgrad. Med. **7**, 410 (1950). — ALSLEV, J.: Über das klinische Bild des Aneurysma dissecans aortae. Dtsch. med. Wschr. **1949**, 1422 bis 1425. — ÁLVAREZ, R., y L. G. MOSCA: El enfisema retroperitoneal; diagnóstico del aneurisma de aorta abdominal y del quiste seroso del rinon. Pren. méd. argent. **37**, 779 (1950). — El enfisema retroperitoneal: diagnóstico del aneurisma de aorta abdominal y del quiste seroso de rinón. Clín. J. Lab. **49**, 330 (1950). — AMROMIN, G. D., J. G. SCHLICHTER and A. J. L. SOLWAY: Medionecrosis of aorta. Arch. Path. (Chicago) **46**, 380 (1948). — ANDERS, H. E.: Aussprache zu H. SPATZ. Z. Neur. **167**, 351 (1939). — ANDERS, H. E., u. W. J. EICKE: Über Veränderungen an Gehirngefäßen bei Hypertonie. Z. Neur. **167**, 562 (1939). — Die Gehirngefäße beim Hochdruck. Arch. Psychiat. Nervenkr. **112**, 1 (1940). — ANDERSON, E. G.: Massive aortic dissection (dissecting aneurysm) associated with pregnancy and hypertension). Amer. J. Obstet. Gynec. **57**, 793 (1949). — ANGERVALL, G.: Aneurysma dissecans aortae. Nord. Med. **1949**, 456—458 u. engl. Zus.fass. 458. [Schwedisch.] — ARRILLAGA, F. C.: Sclérose de l'artère pulmonaire (cardiaques noirs). Bull. Mém. Soc. méd. Hôp. Paris **1**, 292 (1924). — ASCROFT, B. P.: A case of blindness due to aneurysm of the anterior cerebral artery. Arch. Midd. Hosp. **1**, 92 (1951). — D'AUBIGNÉ, M.: Quatre cas d'anévrismes traumatiques de la racine des membres traités par opération conservatrice. Mém. Acad. Chir. **73**, 375 (1947). — AUERBACH, OSCAR: Pathology and pathogenesis of pulmonary arterial aneurysm in tuberculous cavities. Amer. Rev. Tuberc. **39**, 99 (1939). — AURIG, G., u. H. RADKE: Die Bedeutung der Aortographie für die Diagnostik der abdominalen Aortenaneurysmen. Fortschr. Röntgenstr. **84**, 661 (1956). — AURIG, G., u. H.-J. SÜSSE: Das Aneurysma der Aorta thoracica und seine Darstellungsmöglichkeiten. Fortschr. Röntgenstr. **79**, 650 (1953). — AUTZIS, E., J. DUNN and A. J. SCHILERO: Rupture of abdominal aneurysm into the gastrointestinal tract. Amer. J. Med. **11**, 531 (1951).

BABES, V.: Über die pathologische Bedeutung der Anwesenheit von nur zwei Aortenklappen. Virchows Arch. path. Anat. **124**, 562 (1891). — BABES, V., and T. MIRONESCU: Über dissezierende Arteriitis und Aneurysma dissecans. Beitr. path. Anat. **48**, 221 (1910). — BACHHUBER, T. E., and J. J. LALICH: Production of dissecting aneurysms in rats fed lathyrus odoratus. Science **120**, 712 (1954). — BAER, R. W., H. B. TAUSSIG and E. H. OPPENHEIMER: Congenital aneurysmal dilatation of the aorta associated with arachnodactyly. Bull. Johns Hopk. Hosp. **72**, 309 (1943). — BAER, S.: Dissecting aneurysm of the aorta. Med. Concepts cardiovas. Dis. **23**, 214 (1954). — BAER, S., and H. L. GOLDBURGH: The varied clinical syndromes produced by dissecting aneurysms. Amer. Heart J. **35**, 198 (1948). — BÄTZNER,

K., F. Kaiser u. L. Walz: Klinische Erscheinungen bei längere Zeit bestehenden arteriovenösen Fisteln und deren Behandlung. Langenbecks Arch. klin. Chir. **266**, 152 (1950). — Bagnuolo, W. G., and H. D. Bennett: Nontraumatic aortic perforations into gastrointestinal tract; review of the literature and report of an unusual case. Amer. Heart J. **40**, 784 (1950). — Bahnson, H. T.: Considerations in the excision of aortic aneurysms. Ann. Surg. **138**, 377 (1953). — Treatment of abdominal aortic aneurysm by excision and replacement by homograft. Circulation **9**, 494 (1954). — Baird, McL.: Saccular aneurysms of the abdominal aorta. Arch. intern. Med. **626**, 91 (1953). — Bakey, M. de: Read at the meeting of the Amer. Surg. Ass., Philadelphia, Pennsylvania, April 27 to 29, 1955. — Bakey, M. E. de: Successful resection of aneurysm of the distal aortic arch and replacement by homograft. J. Amer. med. Ass. **155**, 1398 (1954). — Bakey, M. E. de, and D. A. Cooley: Surgical treatment of aneurysm of abdominal aorta by resection and restoration of continuity with homograft. Surg. Gynec. Obstet. **97**, 3 (1953). — Bakey, M. E. de, D. A. Cooley and O. Creech: Treatment of aneurysms and occlusive disease of the aorta by resection. J. Amer. med. Ass. **157**, 203 (1955). — Surgical consideration of dissecting aneurysms of the aorta. Ann. Surg. **142**, 586 (1955). — Balaban, I. Y., and M. I. Pokidoff: Zur Diagnostik der Aneurysmen der Lungenarterie. Röntgenpraxis **1**, 454 (1929). — Barker, W. F.: Micotic aneurysm. Ann. Surg. **139**, 84 (1954). — Barratt-Boyes, B. G.: Symptomatology and prognosis of abdominal aortic aneurysm. Lancet **1957**, No 6998, 716. — Barth, H.: Ein Fall von Mesarteriitis luetica der Arteria pulmonalis mit Aneurysmabildung. Frankfurt. Z. Pathol. **5**, 139 (1910). — Bartol, G. M., J. E. Edwards and M. E. Lamb: Mycotic and dissecting aneurysms of the aorta complicating bacterial endocarditis. Arch. Path. (Chicago) **35**, 285 (1943). — Basabe, H., F. A. Gentile and C. F. Harovsky: Aneurysm of the popliteal artery. Día méd. **22**, 2482 (1950). — Basabe, H., D. Hojman and E. Rósemblit: Bicuspid aortic valve and aortic (Valsalva) sinus aneurysm opening into right auricle: embolic gangrene of left foot. Rev. Asoc. méd. argent. **68**, 173 (1954). — Bauersfeld, S. R.: Dissecting aneurysm of the aorta: A presentation of fifteen cases and a review of the recent literature. Ann. intern. Med. **26**, 873 (1947). — Baumgarten, P.: Über chronische Arteriitis und Endarteriitis mit besonderer Berücksichtigung der sog. „luetischen" Erkrankung der Gehirnarterien nebst Beschreibung eines Beispiels von spezifisch-syphilitischer (gummöser) Entzündung der großen Zerebralgefäße. Virchows Arch. path. Anat. **73**, 90 (1878). — Bay, E. B.: Dissecting aneurysm of the aorta. Med. Clin. N. Amer. **28**, 112 (1944). — Beadles, C. F.: Aneurysms of the larger cerebral arteries. Brain **30**, 285 (1907). — Bean, W. B., and I. V. Ponseti: Dissecting aneurysm produced by diet. Circulation **12**, 185 (1955). — Beaven and Murphy: Dissecting aneurysm during methonium therapy. A report of nine cases treated for hypertension. Brit. med. J. **1956**, No 5958, 77. — Bebin, J., and R. D. Currier: Cause of death in ruptured intracranial aneurysms. Arch. intern. Med. **99**, 771 (1957). — Becker, W.: Inaug.-Diss. Mainz 1951. — Beerman, H., I. L. Schamberg, L. Nicholas and M. S. Greenberg: Syphilis. A.M.A. Arch. intern. Med. **101**, 952 (1958). — Beliaev, M. I. A.: Significance of massive blood transfusion in traumatic aneurysms. Chirurgija H. 6, 29—33 (1951). — Bellet, S., and D. Gelfand: Coarctation of the aorta. Rupture through a "jet lesion" distal to the point of coarctation. Arch. intern. Med. **90**, 266 (1952). — Benda, C.: Das Arterienaneurysma. Ergebn. allg. Path. path. Anat. **8**, 196 (1902). — „Aneurysma und Syphilis". 6. Verh. Dtsch. Path. Ges. 1903, S. 164—196. Berl. Klin. Wschr. **1904**, 1112, 1908. — Berensford, O. D.: The clinical diagnosis of dissecting aneurysm of the aorta. Brit. med. J. **1951**, 397. — Berger: Zur Mechanik der Aneurysmabildung. Inaug.-Diss. Bonn 1913. — Berger, W.: Über Aneurysmen der Hirngefäße unter besonderer Berücksichtigung der Ätiologie. Virchows Arch. path. Anat. **245**, 138 (1923). — Bergstrand, H., H. Olivecrona u. W. Tönnis: Gefäßmißbildungen und Gefäßgeschwülste des Gehirns. Leipzig 1936. — Berneike, R. R., and H. M. Pollock jr.: True renal-artery aneurysm; report of a case. New Engl. J. Med. **243**, 12 (1950). — Betts, J. W., and B. C. Rowlands: Leaking abdominal aneurysms. Two unusual cases. Brit. med. J. **1953**, 73. — Bigelow, N. H.: The association of polycystic kidneys with intracranial aneurysms and other related disorders. Amer. J. med. Sci. **225**, 485 (1953). — Multiple intracranial arterial aneurysms. Arch. Neurol. Psychiat. (Chicago) **73**, 76 (1955). — Bittorf, A.: Kardiopulmonales oder durch Abknickung bedingtes Gefäß-(Aorten-) Geräusch? Zugleich über Traktionsdivertikel(-Aneurysmen) der Aorta durch tuberkulöse Drüsen. Münch. med. Wschr. **52**, 899 (1905). — Über Leptomeningitis haemorrhagica acuta. Dtsch. Z. Nervenheilk. **54**, 375 (1916). — Blades, B., W. Ford and P. Clark: Pulmonary artery aneurysms. Report of a case treated by surgical intervention. Circulation **2**, 565 (1950). — Blain, A., and F. S. Gerbasi: The surgical significance of dissecting aortic aneurysms. Surgery **25**, 628 (1949). — Blakemore, A. H.: The clinical behavior of arteriosclerotic aneurysm of the abdominal aorta: A rational surgical therapy. Ann. Surg. **126**, 195—207 (1947). — Progressive constrictive occlusion of the abdominal aorta with wiring and electrothermic coagulation. Ann. Surg. **133**, 446 (1951). — Blakemore, A. H., and B. G. King: Electrothermic coagulation of aortic aneurysms. J. Amer. med. Ass. 111, 1821 (1938). — BLANCO-QUINTANA, R.: Aneurisma disecante de la aorta. Rev. cubana Cardiol. 13, 89 (1952). — BÖRGER, G.: Über ein Aneurysma der Aorta ascendens. Zbl. allg. Path. path. Anat. 86, 129 (1950). — BOERGER, H.: Über einen Fall von geheiltem Aneurysma dissecans der Aorta. Z. klin. Med. 58, 282 (1906). — BOGEN, E.: Pathogenesis of tuberculous hemoptysis; clinical-pathological investigation. Amer. J. clin. Path. 2, 299 (1932). — BOHN, H.: Der offene Ductus arteriosus Botalli. Zbl. inn. Med. 58, 33 (1937). — BORNSTEIN: Dissecting aneurysm of the thoracic aorta due to trauma. Tex. St. J. Med. 50, 720 (1954). — BORRIE, J., and S. G. GRIFFIN: Twenty-seven cases of syphilitic aneurysms of the thoracic aorta and its branches. Thorax 5, 293 (1950). — BORST, M.: Seltene Ausgänge von Aortenaneurysmen. S.-B. phys.-med. Ges. Würzburg 1901. BOSDORFF, ERNST: Über Häufigkeit und Vorkommen der Aneurysmen. Inaug.-Diss. Kiel 1889. — BOSTROEM, E.: Das geheilte Aneurysma dissecans. Dtsch. Arch. klin. Med. 42, 1 (1888). — BOURNE, G., and P. J. WILLS: Dissecting aneurysm of the aorta with cardigrams suggestive of cardiac infarction. Brit. Heart J. 8, 180 (1946). — BOWIE, D. C., and A. W. KAY: Traumatic false aneurysm simulating bone-sarcoma. Brit. J. Surg. 36, 310 (1949). — BOYD, L. J.: A study of 4000 reported cases of aneurysm of the thoracic aorta. Amer. J. med. Sci. 168, 654 (1924). — BOYD, L. J., and T. H. MCGAVACK: Aneurysm of the pulmonary artery. Amer. Heart J. 18, 562 (1939). — BOYD, L. J., and S. C. WERBLOW: Coarctation of the aorta. Dissecting aneurysm and aneurysmal dilatation of the left vertebral artery: Report of a case. Ann. intern. Med. 11, 845 (1937). — BRADFORD, jr.. B., and F. L. JOHNSTON: Traumatic rupture of the aorta; report of a case in which the patient survived for eighty-one days. Surgery 28, 893—895 (1950). — BRANDENBURG u. SAYRE: Unpublished data. Zit. nach BURCHELL, Circulation 12, 1068 (1955). — BRAUN, H.: Ein Fall von Aneurysma der rechten Carotis communis nicht-luetischer Genese. Z. Kreisl.-Forsch. 40, 303 (1951). — Atelektase der linken Lunge durch ein den Hauptbronchus komprimierendes Aortenaneurysma. Med. Klin. 50, 1703 (1955). — BRAUN, H., u. H. KLEINFELDER: Zur Differentialdiagnose der durch pulmonale Gefäßprozesse bedingten Hilusvergrößerungen. Med. Klin. 51, 2157 (1956). — BREBNER, H.: Dissecting aneurysm of the aorta with renal complications. Brit. med. J. 1951, No 4703, 394—395. — BRECKHOFF, K.: Ein Beitrag zur Röntgendiagnostik des Aneurysma der Aorta ascendens. Fortschr. Röntgenstr. 74, 43 (1951). — BRENNER, O.: Pathology of the vessels of the pulmonary circulation. Arch. intern. Med. 56, 1189 (1935). — BRETTEL, OTTO: Über das anatomische Verhalten und die pathologische Bedeutung zweiteiliger Aortenklappen. Inaug.-Diss. Gießen 1897. — BRINDLEY, P., and V. A. STEMBRIDGE: Aneurysms of aorta: A clinico-pathologic study of 369 necropsy cases. Amer. J. Path. 32, 67 (1956). Ref. Circulation 15, 141 (1957). — BROBEIL, A.: Praktische Bedeutung der cerebralen Arteriographie in der Neurologie und Psychiatrie. Nervenarzt 21, 210 (1950). — BRONSON, E., and G. A. SUTHERLAND: Aortic aneurysms in childhood with the report of a case. Brit. J. Child. Dis. 15, 241 (1918). — BROUSTET, P., J. BELOT, R. CASTAING, P. BLANCHOT, H. BRICAUD et C. MARTIN: Anévrysme disséquant et rupture de l'aorte en aval d'une coarctation. Arch. Mal. Coeur 48, 609—617 (1955). — BROWN, G. E., and L. G. ROWNTREE: Right-sided carotid pulsations in cases of severe hypertension. J. Amer. med. Ass. 84, 1016 (1925). — BRUMFITT, W., and N. E. RANKIN: An unusual case of dissecting aneurysm of the aorta. Lancet 1954, 792. — BRUWER, A. J., and G. A. HALLENBECK: Aneurysm of hepatic artery: roentgenologic features in one case. Amer. J. Roentgenol. 78, 270 (1957). — BUCHEM, F. S. P. VAN: Arachnodactyly heart. Circulation 20, 88 (1959). — BUCHWALD: Aneurysma des Stammes der Arteria pulmonalis. Dtsch. med. Wschr. 4, 1, 13, 25 (1878). — BURCHELL, H. B.: Aortic dissection (dissecting hematoma; dissecting aneurysm of the aorta). Circulation 12, 1068 (1955). — BURCHELL, H. B., and T. E. KEYS: The heart of George II of England. Bull. med. Libr. Ass. 30, 198 (1942). — BUSSE, O.: Über Zerreißungen und traumatische Aneurysmen. Virchows Arch. path. Anat. 183, 440 (1906). — BUTTROSS jr. and SALATICH: Rupture of aortic aneurysm into the pulmonary artery. Report of a case proved by cardiac catheterization. Amer. J. Med. 19, 159 (1955).

CAMPBELL, M.: Dissecting aneurysm with survival for three months after rupture into the pleura. Brit. Heart J. 8, 200 (1946). — CARTER, C. H., W. N. AGOSTAS and V. P. SYDENSTRICKER: Rupture of an aortic aneurysm into the pulmonary artery. A case report. Circulation 5, 449 (1952). — *Case Records of the Massachusetts General Hospital:* Case 22212: Presentation of case. New Engl. J. Med. 214, 1052 (1936). — CASTEX, M. R.: Las manifestaciones alergicas de la cabeza y del cerebro. Pren. méd. argent. 38, 533 (1951). — CASTEX, M. R., A. V. DI CIO and A. BATTRO: Anéurisme de la branche droite de l'artere pulmonaire. Arch. méd.-chir. Appar. resp. 6, 303 (1931). — CELIS, A., C. R. PACHECO and H. DEL CASTILO: Angiocardiographie diagnosis of mediastinal tumors, with special reference to aortic aneurysms. Radiology 56, 31 (1951). — CELLINA, M.: Medionecrosis disseminata aortae. Virchows Arch. path. Anat. 280, 65 (1931). — CERNICH, I. R., E. AYAS and J. DE LELIS: Aneurisma de aorta. Aortografia y tratamineto quirúrgico. Pren. méd. argent. 38, 778 (1951). — ÇETINGIL, A. I., and S. H. EREL: Anevrysma dissecans. Dissecting aneurysm of the abdominal aorta (case report). Türk. Tip. Cem. Mec. **20**, 20, 219 (1954). — CHARCOT et BOUCHARD: Nouvelles recherches sur la pathogénie de l'hémorrhagie cérébrale. Arch. Physiol. 1868. — CHARCOT, J. M. C.: C. R. Soc. Biol. (Paris), II. s. 5, 225 (1858). — CHARTON: Multiple aneurysm of pulmonary artery. Brit. med. J. **1897**, No 1223. — CHAVEZ, I., N. DORBECKER and A. CELLS: Direct intracardiac angiocardiography — its diagnostic value. Amer. Heart J. **33**, 560 (1947). CHERRY, C. B., and K. T. CHERRY: Dissecting aneurysm of the aorta: Evaluation of the role of exertion in its production. Industr. Med. Surg. **10**, 525 (1941). — CHIARI: Berstung eines Aneurysmas der Arteria cystica in die Gallenblase mit tödlicher Blutung. Prag. med. Wschr. **1883**, Nr 4. Zit. nach GRUBER 1925. — Tödliche Hämoptoe aus Berstung von Aneurysmen in, ihrem Ursprung nach, nicht tuberkulösen Bronchiektasien. Berl. klin. Wschr. **1909**, Nr 4, 141. — CHIARI, H.: Zur Kenntnis der Aneurysmen der großen Lungenschlagaderäste. Wien. klin. Wschr. **50**, 692 (1937). — CHILDRESS, H. M.: Concealed traumatic rupture of aorta in orthopedic patient. N.Y. St. J. Med. **50**, 1503 (1950). — CLELAND, J. B.: Small aneurysms at the base of the brain and subarachnoid haemorrhage. Med. J. Aust. **1937 II**, 141. — CLIFFORD, W. J., W. F. MACGILLIVRAY and R. H. GOODALE: Aneurysm of the pulmonary artery. Amer. J. Roentgenol. **64**, 414 (1950). — COGGESHALL, W. E., and P. D. GENOVESE: Rupture of an abdominal aneurysm associated with massive gastrointestinal hemorrhage. Amer. Heart J. **40**, 789 (1950). — COHEN, M. M., and A. B. BAKER: Clinical pathologic conference (on aneurysm of the right superior cerebellar artery). Neurology **1**, 253 (1951). — COLEMAN, P. N.: A case of dissecting aneurysm in a child. J. clin. Path. **8**, 313 (1955) . — COOLEY, D. A., and M. E. DE BAKEY: Surgical considerations of intrathoracic aneurysms of the aorta and great vessels. Ann. Surg. **135**, 660 (1952). — Ruptured aneurysms of abdominal aorta. Postgrad. Med. **16**, 334 (1954). — COOLEY, D. A., M. E. DE BAKEY and O. CREECH jr.: Surgical treatment of aortic aneurysms. Amer. J. Surg. **22**, 1043 (1956). — COOLEY, D. A., D. E. MAHAFFEY and M. E. DE BAKEY: Total excision of the aortic arch for aneurysm. Surg. Gynec. Obstet. **101**, 667 (1955). — COOMBS, C. F.: Diagnosis and treatment of syphilis of the aorta and heart. Quart. J. Med. **1**, 179 (1932). — COSTA, A.: Morphologie und Pathogenese der Aneurysmen der Arteria pulmonalis. Arch. Pat. Clin. med. **8**, 257 (1929). — COSTA, J. C.: Study of a case of aneurysm of the carotid fork with a discussion of the reconstructive therapy of carotid aneurysms. J. Chir. (Paris) **66**, 638 (1950). — CRANE, C.: Arteriosclerotic aneurysms of the abdominal aorta. New Engl. J. Med. **253**, 954 (1955). — CRANLEY, HERRMANN and PREUNINGER: Natural history of aneurysms of the aorta. Arch. Surg. (Chicago) **69**, 185 (1954). — CRISP, E.: A treatise on the structure, diseases and injuries of the blood vessels. London: John Churchill Co. 1847. — CRISP, EDWARD: Von den Krankheiten und Verletzungen der Blutgefäße. Aus dem Englischen übersetzt, Berlin 1848. — CROSS, K. W., and G. M. WILSON: The circulatory changes associated with aneurysm of the axillary artery and clubbing of the fingers. Clin. Sci. **9**, 59 (1950). — CURRENS, J. H., and P. D. WHITE: Cough as a symptom of cardiovascular disease. Ann. intern. Med. **30**, 528 (1949). — CURSCHMANN: Besserungs- und Heilungsvorgänge bei Aneurysmen der Brustaorta. Arb. aus der med. Klinik zu Leipzig 1893, S. 275.

DAHLÉN, BIRGER: Über einen Fall von Aortenaneurysma mit Durchbruch in den linken Vorhof, nebst Bemerkungen über Aortenaneurysma, die „fibröse Aortitis" und Lues. Z. klin. Med. **63**, 163 (1907). — DAL BORGO, V.: Considerazioni fisiche sulla patogenesi degli aneurismi. Riv. Biol. **45**, 463 (1953). — DANDY, W. E.: Arteriovenous aneurysm of the brain. Arch. Surg. (Chicago) **17**, 190 (1928). — Carotid-cavernous aneurysms. Zbl. Neurochir. **2**, 77, 165 (1937). — DARNAUD, C., J. MONNIER and P. FERRET: A case of Mauriac's syndrome. Arch. Mal. Appar. dig. **47**, 822—824 (1952). — DASSEN, R., A. M. PEROSIO and H. GOTLIEB: Aneurisma disecante de la aorta. Diagnóstico retrospectivo a los dos anos y medio. Comprabación necrópsia. Pren. méd. argent. **39**, 1373 (1952). — DAVID, P., E. M. McPEAK, E. VIVAS-SALAS and P. D. WHITE: Dissecting aneurysm of aorta: A review of 17 autopsied cases of acute dissecting aneurysm of the aorta encountered at the Massachusetts General Hospital from 1937 to 1946 inclusive, eight of which were correctly diagnosed ante mortem. Ann. intern. Med. **27**, 405 (1947). — DECKER, K.: Zur Klinik und Röntgendiagnostik basaler Aneurysmen. Dtsch. Z. Nervenheilk. **165**, 1 (1951). — DECKER, K., u. E. HIPP: Der basale Gefäßkranz. Morphologie und Angiographie. Anat. Anz. **105**, 100 (1958). — DEREUX, J.: Endocardite d'Osler. Volumineux anévrysme de l'artère tibiale postérieure. Régression spontanée ostéopoecilie. Bull. Mém. Soc. méd. Hôp. Paris **69**, 549 (1953). — DEROBERT, L., and MICHON: Mort subite par rupture d'anévrysme carotidien. Ann. méd. lég. **30**, 385 (1950). DETERLING jr. R. A., and O. TH. CLAGETT: Aneurysm of the pulmonary artery: Review of the literature and report of a case. Amer. Heart J. **34**, 471 (1947). — DETERTS, U., u. H. CH. MOELLER: Funktionelle Aortenerweiterung bei vegetativer Dystonie. Z. Kreisl.-Forsch. **43**, 12 (1954). — DIEMER, KARL: Traumatisches Aortenaneurysma mit ungewöhnlich langer Überlebensdauer. Zbl. allg. Path. path. Anat. **94**, 182 (1955/56). — DIETRICH: Herzklappenentzündung. Z. ges. exp. Med. **50** (1926). — Beiträge zur Pathologie der Arterien des Menschen. Virchows Arch. path. Anat. **274**, 452 (1929). — DITTRICH, P.: Plötzlicher Tod durch Ruptur eines Aneurysma der Arteria meningea media sinistra nebst Bemerkungen über Blutungen aus letzterer im allgemeinen. Prag. med. Wschr. 1897, Nr 47. — DJIN-YUAN GUO: Dissecting aneurysm of the aorta related to trauma. Acta radiol. (Stockh.) **28**, 25 (1947). — DONALDSON, G. A., and E. HAMLIN jr.: Massive hematemesis resulting from rupture of a gastric-artery aneurysm. New Engl. J. Med. **243**, 369 (1950). — DONEV, TV., TS.: A case of rheumatic aneurysm of the aorta. Sävr. Med. **5**, 91 (1957). — DOTT, N. M.: Intracranial aneurysms. Edinb. med. J. **40**, 219 (1933). — DOTTER, CH. T., and I. STEINBERG: The diagnosis of congenital aneurysm of the pulmonary artery. Report of two cases. New Engl. J. Med. **240**, 51 (1949). — In: Angiocardiography. New York: Paul B. Hoeber, Inc. 1951. — DRATZ, H. M., and B. WOODHALL: Traumatic dissecting aneurysm of left internal carotid, anterior cerebral and middle cerebral arteries. J. Neuropath. exp. Neurol. **6**, 286 (1947). — DROST: Ein Fall von Aneurysma der Arteria basilaris bei einem luetischen Individuum. Inaug.-Diss. Kiel 1877. — DRY, T. J., J. E. EDWARDS, A. E. MAYNARD, A. E. MOE and I. M. VIGRAN: Mycotic aneurysm of the posterior tibial artery complicating subacute bacterial endocarditis: ante mortem diagnosis confirmed by instrumental means. Proc. Mayo Clin. **22**, 105 (1947). — DUBILIER, W. H., T. L. TAYLOR and I. STEINBERG: Aortic sinus aneurysm associated with coarctation of the aorta. Amer. J. Roentgenol. **73**, 10 (1955). — DUBOST, C., M. ALLARY and N. OECONOMOS: A propos du traitement des anévrysmes de l'aorte; ablation de l'anévrysme; rétablissement de la continuité par greffe d'aorte humaine conservée. Mém. Acad. Chir. **77**, 381 (1951). DUBOST, C., et C. DUBOST: Traitement chirurgical des anévrysmes de l'aorte: Les possibilités d'éxerèse. J. Chir. (Paris) **69**, 581 (1953). — Resection of aneurysms of the aorta. Angiology **5**, 260 (1954). — DUFF, G. L., J. D. HAMILTON and D. MAGNER: Proc. Soc. exp. Biol. (N.Y.) **41**, 295 (1939). — DUNNING, E. J., and T. E. JONES: Obstruction of the duodenum by an aneurysm of the abdominal aorta. Amer. J. Surg. **79**, 848 (1950). — DURNO, L., and BROWN: A case of dissecting aneurysm of the pulmonary artery; patent ductus arteriosus, rupture into the pericardium. Lancet **1908 I**, No 1693.

EBBINGHAUS, K. D.: Zur Symptomatologie und traumatischen Entstehung des Aneurysmas der Aorta abdominalis. Ärztl. Wschr. **1954**, 41—43. — EDGREN: Case of endocarditis of pulmonary valve with multiple infarcts of lungs. Finska Läk.-Sällsk. Handb. **80**, 151 (1937). — EISENBERG, H., and M. BRANDFONBRENER: Observations on penicillin treated cardiovascular syphilis. I. Uncompleted aortitis. Amer. J. Syph. **37**, 439 (1953). — II. Complicated aortitis. Amer. J. Syph. **37**, 442 (1953). — EISEMAN, B., and W. G. RAINER: Traumatic rupture of thoracic aorta. Mod. Med. (Minneap.) **26**, 90 (1958). — ELLIS, A. G.: The pathogenesis of spontaneus cerebral haemorrhage. Proc. path. Soc. Philad. 1909. — ELLIS jr., F. H., R. A. HELDEN and E. A. HINES jr.: Aneurysm of the abdominal aorta involving the right renal artery: Report of case with preservation of renal function after resection and grafting. Ann. Surg. **142**, 992 (1955). Ref. Circulation **15**, 148 (1957). — EMMERICH, OTTO: Über die Häufigkeit der inneren Aneurysmen in München. Inaug.-Diss. München 1888. ENGLAND, D. L.: Rupture of aortic aneurysm into superior vena cava. Arch. intern. Med. **92**, 897 (1953). — EPPINGER: Pathologie der Aneurysmen, einschließlich des Aneurysma equi verminosum. Langenbecks Arch. klin. Chir. **35** (1887). — EPPINGER, H.: Die miliaren Hirnaneurysmen (CHARCOT-BOUCHARD). Virchows Arch. path. Anat. **111**, 405 (1888). — ERDHEIM, J.: Medionecrosis aortae idiopathica. Virchows Arch. path. Anat. **273**, 454 (1929). — Medionecrosis aortae idiopathica cystica. Virchows Arch. path. Anat. **276**, 187 (1930). — ESKUCHEN, E.: Beiträge zur Klinik des Bauchaortenaneurysmas mit Angabe besonderer radioskopischer Merkmale. Klin. Wschr. **48**, 2202 (1923). — ESSER, A.: Seltene Formen von Aneurysmen. Z. Kreisl.-Forsch. **24**, 737 (1932). — ESSER, J.: Die Ruptur des Ductus arteriosus Botalli. Arch. Kinderheilk. **33**, 398 (1902). — ESTES jr., J. E.: Abdominal aortic aneu rysm: a study of one hundred and two cases. Circulation **2**, 258—264 (1950). — ETHEREDGE, S. N., J. YEE, J. V. SMITH, S. SCHONBERGER and M. J. GOLDMAN: Successful resection of a large aneurysm of the upper abdominal aorta and replacement with homograft. Surgery **38**, 1071 (1955). — ETHERIDGE, C. L., D. E. SANDO and E. E. FOLTZ: Dissecting aortic aneurysm. Quart. Bull. Northw. Univ. med. Sch. **25**, 221—239 (1951). — ETTER, L. E., and L. P. GLOVER: Arachnodactyly complicated by dislocated lens and death from dissecting aneurysm of aorta. J. Amer. med. Ass. **123**, 88 (1943). — EVANS, W.: The heart in sternal depression. Brit. Heart J. **8**, 162 (1946).

FAGGE: Aneurysm of a branch of the pulmonary artery in a cavity in the lung of a child. Trans. path. Soc. Lond. **28** (1878). — FALHOLT, W., and G. THOMSEN: Congenital aneurysm of the right sinus of Valsalva, diagnosed by aortography. Circulation **8**, 549 (1953). — FAURE, L., M. CAZEILLES et C. HILTENBRAND: Dilatation congénitale de l'artère pulmonaire avec malformations des valvules sigmoides pulmonaires et aortiques. Mort subite. Vérification anatomique. J. Méd. Bordeaux **130**, 1160 (1953). — FAZIO, V. DE, and F. MARSICO: Aneurysm of the ascending aorta simulating pulmonary artery dilatation; angiocardiographic diagnosis. Progr. med. (Napoli) **7**, 225 (1951). — FEARNSIDES, E. G.: Intracranial aneurysms. Brain **39**, 224 (1916). — FELDMAN, L., J. FRIEDLANDER, R. DILLON and R. WALLYN:

Aneurysm of right sinus of Valsalva with rupture into right atrium and into the right ventricle. Amer. Heart J. **51**, 314 (1956). — FILLMAN, F. M.: Abdominal aneurism-presentation of a case of upper and lower aortic aneurism of different etiology. J. Kans. med. Soc. **51**, 517 (1950). — FIOLLE, J.: Anévrysme traumatique de la carotide primitive compliqué d'hemiplégie et d'aphasie; résection; amélioration fonctionnelle. Marseille chir. **2**, 690 (1951). — FISCHER, R., u. M. SCHURR: Mykotische Endokarditis und Endarteriitis der Arteria pulmonalis bei offenem Ductus Botalli. Klin. Wschr. **11**, 114 (1932). — FONTAINE, R., A. DANY et J. N. MULLER: A propos de deux nouvelles observations de dystrophie polyanévrysmale. Étude anatomo-clinique et discussion étiologique. Rev. Chir. (Paris) **68**, 193 (1949). — FORBUS, W. D.: Über den Ursprung gewisser Aneurysmen der basalen Hirnarterien. Zbl. allg. Path. path. Anat. **44**, 243 (1928/29). — On the origin of miliary aneurysms of the superficial cerebral arteries. Bull. Johns Hopk. Hosp. **47**, 239 (1930). — FORMAN, D., C. A. COBB, and W. ORR: Intracranial aneurysm. J. Tenn. med. Ass. **43**, 201 (1950). — FORSHEIM, A.: Ein Beitrag zum Studium der spontanen Subarachnoidalblutung. Dtsch. Z. Nervenheilk. **49**, 123 (1913). — FRÄNKEL, A.: Über die Bedeutung des Oliverschen Symptoms für die Diagnostik der Aneurysmen der Brustaorta. Dtsch. med. Wschr. **1899**, Nr 1, 7. — FRAENKEL, G. J., and J. F. NEIL: Dissecting aortic aneurysm simulating arterial embolism. Report of two cases. Lancet **1950 I**, 801—802. — FRAENTZEL: Charité-Ann. **2**, 365 (1875). Zit. nach POSSELT: Die Erkrankungen der Lungenschlagader. Ergebn. allg. Path. path. Anat. **13**, 487 (1909). — FRANCO, P. M.: Consultations in cardiology and angiology, hemicrania and aneurysms of the cerebral vessels. Rass. int. Clin. Ter. **31**, 186 (1951). — FREEMAN, N. E.: Direct measurement of blood pressure within arterial aneurysms and arteriovenous fistulas. Surgery **21**, 646 (1947). — FREEMAN, N. E., and E. R. MILLER: Retrograde arteriography in the diagnosis of cardiovascular lesions. I. Visualization of aneurysmas and peripheral arteries. Ann. intern. Med. **30**, 330 (1949). — FRIEDBERG, CH. K.: Diseases of the heart. Philadelphia: W. B. Saunders Company 1950. — FUCHS, H.: Zur Differentialdiagnose der Mediastinaltumoren. Fortschr. Röntgenstr. **71**, 938 (1949). — FURMAN, R. H., J. A. KENNEDY and R. A. DANIEL jr.: Coarctation of aorta complicated by dissecting aneurysm in pregnancy; report of case with survival, studied by arteriography. Amer. Heart J. **43**, 765 (1952).

GAO LE, LE HÉNAFF et MULLET: Volumineux anevrisme de la crosse de l'aorte chez un indigene du Haut-Oubangui (A.E.F.). Méd. trop. **10**, 555 (1950). — GALBRAITH and NORMAN: Dissecting aneurysm of the aorta. A diagnostic approach. New Engl. J. Med. **250**, 670 (1954). — GALENUS, CLAUDIUS: 138—201 n. Chr. Zit. nach F. A. WILLIUS u. TH. J. DRY, A history of the heart and the circulation, S. 16—19. Philadelphia u. London: W. B. Saunders Company 1948. — GARLAND, E. A.: Aneurysm of the celiac artery. J. int. Coll. Surg. **15**, 737 (1951). — GARVIN, C. F., and M. L. SIEGEL: Cor pulmonale due to obstruction of the pulmonary artery by syphilitic aortic aneurysm. Amer. J. med. Sci. **198**, 679 (1939). — GASBARRINI, A.: Aneurisma del tronco brachio-cefalico. Athena (Roma) **16**, 242 (1950). — GERBRODE, F.: Ruptured aortic aneurysm: A surgical emergency. Surg. Gynec. Obstet. **98**, 759 (1954). — GERHARDT sen.: Bemerkungen über Aortenaneurysma. Dtsch. med. Wschr. **1897**, 385. — GERMAN, W. J., and S. P. W. BLACK: Experimental production of carotid aneurysms. New Engl. J. Med. **250**, 104 (1954). — GERMER, W. D., u. L. FISCHER: Das Aneurysma bei Endocarditis lenta. Z. ges. inn. Med. **6**, 269 (1951). — GHON: Aneurysma der A. iliaca communis. Dtsch. med. Wschr. **33**, 2165 (1907). — GIFFORD, R. W., TH. W. PARKIN and J. M. JANES: Atherosclerotic popliteal aneurysm in a man thirty-five years old. Report of a case. Circulation **9**, 363 (1954). — GIFFORD jr., R. W., E. A. HINES jr. and J. M. JANES: An analysis and follow-up study of one hundred popliteal aneurysms. Surgery **33**, 284 (1953). — GIGLI, G.: Sul comportamento dell'onda P in alcuni casi di aneurisma dell'aorta et dell'a. polmonare. Folia cardiol. (Milano) **9**, 453 (1950). — GIRAUD, G., H. LATOUR, A. LEVY et P. PUECH: Médianécrose disséquante de l'aorte; évolution non douloureuse terminée par un hémipéricarde. Montpellier méd. **44**, 564 (1953). — GLASS, E.: Über intramurale Aneurysmen des linken Sinus Valsalvae valvulae aortae. Frankfurt. Z. Path. **11**, 428 (1912). — GLENDY, R. E., B. CASTLEMAN and P. D. WHITE: Dissecting aneurysm of the aorta: A clinical and anatomical analysis of nineteen cases (thirteen acute) with notes on the differential diagnosis. Amer. Heart J. **13**, 129 (1937). — GOETZ, R. H., and M. NELLEN: Idiopathic dilatation of the pulmonary artery. S. Afr. med. J. **27**, 360 (1953). — GOLDBECK: Beitrag zur Kenntnis der inneren Thoraxaneurysmen. Diss. Gießen 1868. — GOLDEN, A., and H. S. WEENS: The diagnosis of dissecting aneurysm of the aorta by angiocardiography: Report of a case. Amer. Heart J. **37**, 114 (1949). — GONIN, A., LAGADOU and R. FROMENT: Incomplete aortic rupture in Marfan's syndrome (with reference to a personal case of dissecting hematoma). Arch. mal. Coeur **51**, 1105 (1958). — GONZALES-SABATHIE, L.: Aneurysma des linken Astes der Arteria pulmonalis (Abst.). Z. Kreisl.-Forsch. **28**, 461 (1936). — GORE, I.: Pathogenesis of dissecting aneurysm of the aorta. Arch. Path. (Chicago) **53**, 142 (1952). — Dissecting aneurysms of the aorta in persons under forty years of age. Arch. Path. (Chicago) **55**, 1 (1953). — GORE, I., and V. J. SIEWERT: Dissecting aneurysm of the aorta. Pathologic aspects. An analysis of eighty-five fatal cases. Arch. Path. (Chicago) 53, 121 (1952). — GOTTLIEB, CH., and W. K. PECK: Report of a case of rupture of the thoracic aorta. Amer. J. Roentgenol. 63, 63 (1950). — GOULEY, B. A., and E. ANDERSON: Chronic dissecting aneurysm of the aorta, simulating syphilitic cardiovascular disease: Notes on the associated aortic murmurs. Ann. intern. Med. 14, 978 (1940). — GOYETTE, E. M., HU. A. BLAKE, J. H. FORSEE and H. SWAN: Traumatic aortic aneurysms. Circulation 10, 824 (1954). — GOYETTE, E. M., and P. W. PALMER: Cardiovascular lesions in arachnodactyly. Circulation 7, 373 (1953). — GRAHAM, J. G., and J. A. MILNE: Dissecting aneurysm: Review of 29 cases. Glasg. med. J. 33, 320 (1952). — GRANT, J. L., W. T. FITTS jr. and I. S. RAVDIN: Aneurysm of the hepatic artery, report of two cases and a consideration of surgical treatment. Surg. Gynec. Obstet. 91, 527 (1950). — GRASS, I. J.: Rapid development of aneurysm of the aorta. S. Afr. med. J. 21, 638 (1947). — GRAVES, ST.: Relation of syphilis to aneurysm. Sth. med. J. (Bgham, Ala.) 20, 92 (1927). — GRAYSON, CH. E., and B. R. KENNEDY: Roentgen diagnosis of ruptured aneurysm of the abdominal aorta. Radiology 54, 413—416 (1950). — GRELLAND, R.: Aneurysm of pulmonary artery. Acta med. scand. 137, 374 (1950). — GRIEBEL, ERNST: Über traumatische Bauchgefäßaneurysmen. Dtsch. Z. Chir. 155, 338 (1920). — GRIFFITHS, G. J., A. P. HAYHURST and RAYMOND WHITEHEAD: Dissecting aneurysm of the aorta in mother and child. Brit. Heart J. 13, 364 (1951). — GROEDEL, F. M.: Aneurysm of the pulmonary artery. Radiology 33, 219 (1933). — GROSS, R.: Coarctation de l'aorte. Circulation 1, 41 (1950). — GRUNERT, V.: Über das Aneurysma der Arteria hepatica. Dtsch. Z. Chir. 71, 158 (1904). — GSELL, O.: Wandnekrosen der Aorta als selbständige Erkrankung und ihre Beziehung zur Spontanruptur. Virchows Arch. path. Anat. 270, 1 (1928). — GUGLIELMO, DI, and GUTTADAVRO: Aortic stenosis associated with aneurysmal dilatation of the ascending aorta. Acta radiol. (Stockh.) 43, 437 (1955). — GULL, W.: Cases of aneurysm of the cerebral vessels. Guy's Hosp. Rep., V.s 3, 281 (1859). — GURIN, D., J. W. BULMER and R. DERBY: Dissecting aneurysm of the aorta: Diagnosis and operative relief of acute arterial obstruction due to this cause. N.Y. St. J. Med. 35, 1200 (1935).

HABAY, G.: Un cas de compression de l'artère pulmonaire par anévrysme aortique. Brux. méd. 37, 957 (1957). — HALL, E. M.: Healed dissecting aneurysm of the aorta. Report of a case with patent ductus arteriosus and enormous hypertrophy of the heart. Arch. Path. Lab. Med. 2, 41 (1926). — HALONEN, P. I., and A. AHO: Coarctation of the thoracic aorta with an aneurysm distal to the obstruction. Acta path. microbiol. scand. 26, 77 (1949). — HALPERT and BROWN: Dissecting aneurysm of the aorta. A study of twelve cases. Arch. Path. (Chicago) 60, 378 (1955). — HAMILTON, W. F., and MAUDE E. ABBOTT: Patent ductus arteriosus with acute infective pulmonary endarteritis. Trans. Ass. Amer. Phycns 29, 294 (1914). — HANSEN, K., u. H. v. STAA: Über Subarachnoidalblutungen. Nervenarzt 12, 113 (1939). — HANSER, A.: Vom Aneurysma dissecans der Aorta. Zugleich eine neue Entstehungsweise der Hämoglobinurie. Dtsch. Arch. klin. Med. 152, 61 (1926). — HARDAWAY, R. M., and M. M. GREEN: Intrapericardial rupture of aorta. Amer. Heart J. 10, 384 (1935). — HARDERS, H., u. H. WENDEROTH: Das Kreislaufsyndrom bei Verschluß der Aortenbogenäste. Med. Klin. 1954, 1837. — HARRISON, R. J., C. V. HARRISON and H. KOPELMAN: Giant-cell arteritis with aneurysms. Effects of hormone therapy. Brit. med. J. 1955, No 1593. Ref. Circulation 15, 148 (1957). — HART, CARL: Beiträge zur Pathologie des Gefäßsystems. Virchows Arch. path. Anat. 177, 205 (1904). — HART, K.: Über das Aneurysma des re. Sinus Valsalvae der Aorta und seine Beziehungen zum vorderen Ventrikelseptum. Virchows Arch. path. Anat. 182, 167 (1905). — HARTMAN, H. J., and H. SHULMAN: Dissecting aneurysm of the aorta. J. Iowa St. med. Soc. 41, 172 (1951). — HARTOG, H. A. P., and J. GROEN: Clinical diagnosis of dissecating aortic aneurysm. Ned. T. Geneesk. 95, 1502 (1951). — HASEGAWA, FUKASHI and HIDEO KUMABE: Ueber das Rassmussensche Aneurysma. Trans. Soc. path. jap. 29, 72 (1939). — HAUBRICH, R.: Über multiple Aortenaneurysmen mit seltener Lokalisation. Fortschr. Röntgenstr. 74, 137 (1951). — HAYNAL, E.: Zirkumskripte Erweiterung der Aortenwurzel bei vegetativ Stigmatisierten. Wien. klin. Wschr. 1949, 380—381. — HEATH, D., J. E. EDWARDS and L. A. SMITH: The rheologic significance of medial necrosis and dissecting aneurysm of the ascending aorta in association with calcific aortic stenosis. Proc. Mayo Clin. 33, 228 (1958). — HEIDENBLUT: Röntgendiagnostik des verkalkten Renalisaneurysmas. Fortschr. Röntgenstr. ver. mit Röntgenprax. 83, 868 (1955). — HELDEN, R. A., J. W. KIRKLIN and R. W. GIFFORD: The treatment of abdominal aortic aneurysms by excision and grafting. Proc. Mayo Clin. 28, 707 (1953). Ref. Circulation 10, 945 (1954). — HELLER, A.: Die Aortensyphilis als Ursache von Aneurysmen. Münch. med. Wschr. 1899, 1669. — HENDRICH, F.: Tepenné výdute v prubehu akatni endokarditidy. Arterial aneurysms occurring in the course of acute endocarditis. Lék. Listy 7, 332 (1952). — HENSCHEN, C.: Maladies de l'artère pulmonaire et interventions chirurgicales. Presse méd. 2, 510 (1945). — HENSCHEN, S. E.: Das Aneurysma Arteriae Pulmonalis. Samml. klin. Vortr., N. F., Nr 422 bis 423 (1906). — HERRMANN, G. R., and N. D. SCHOFIELD: The syndrome of rupture of aortic root or sinus of Valsalva aneurysm into the right atrium. Amer. Heart J. 34, 87

(1947). — HERXHEIMER, G.: (a) Zur Ätiologie und pathologischen Anatomie der Syphilis. Ergebn. allg. Path. path. Anat. I, **11**, 1 (1907). — (b) Syphilitische Veränderungen des Herzens und der Arterien. Abschnitt Aorta. In JADASSOHNS Handbuch der Haut- und Geschlechtskrankheiten, Bd. XVI/2, S. 43—150. 1931. — HEUBNER, O.: Die luetische Erkrankung der Gehirnarterien. Leipzig 1874. — HEYMANN, PAUL: Über Insuffizienz der Aortenklappen, verursacht durch Aneurysma am Sinus Valsalvae. Inaug.-Diss. Berlin 1874. Zit. nach JORES. — HIBBARD, J., R. L. DRAKE and L. E. VIN ZANT: Intracranial aneurysms. J. Kans. med. Soc. **52**, 213 (1951). — HILLER, F.: Zirkulationsstörungen im Gehirn, eine klinische und pathologisch-anatomische Studie. Arch. Psychiat. Nervenkr. **103**, 1 (1935). — HIRSCHOWITZ, B. I., and L. BAGG: Aneurysm of the abdominal aorta with a report of four unusual cases. Gastroenterology **18**, 371—376 (1951). — HIRST jr., A. E., and J. E. AFFELDT: Abdominal aortic aneurysm with rupture into the duodenum: A report of 8 cases. Gastroenterology **17**, 504 (1951). — HIRST jr., A. E., V. J. JOHNS jr. and S. WESLEY KIME jr.: Dissecting aneurysm of the aorta: A review of 505 cases. Medicine (Baltimore) **37**, 217 (1958). — HÖRA, J.: Zur Histologie der klinischen Primären Pulmonalsklerose". Frankfurt. Z. Path. **47**, 100 (1935). — HÖRA, J., u. H. WENDT: Thromboendarteriitis der Lungenschlagader mit multiplen mykotischen Aneurysmen. Wien. Arch. inn. Med. **35**, 249 (1941). — HOFFMANN, H. R.: Zur Pathogenese und Klinik dissezierender Aortenaneurysmen. Zbl. allg. Path. path. Anat. **91**, 64 (1953). — HOFMANN, E.: Über Aneurysmen der Basilararterien und deren Ruptur als Ursache des plötzlichen Todes. Wien. klin. Wschr. **1894**, Nr 44, 823. — HOLLAND, L. F., and R. H. BAYLEY: Dissecting aneurysm: A report of nineteen cases, with a review of the recent American literature. Amer. Heart J. **20**, 223 (1940). — HOLLER, W.: Über Aneurysmenbildung im Kiefer-Gesichtsbereich. Dtsch. zahnärztl. Z. **6**, 638 (1951). — HOLMAN, E.: On circumscribed dilation of an artery immediately distal to a partially occluding band: Poststenotic dilatation. Surgery **36**, 3 (1954). — The obscure physiology of poststenotic dilatation: its relation to the development of aneurysms. J. thorac. Surg. **28**, 109 (1954). — HOLST, L.: Die Erweiterung des Pulmonalbogens im Röntgenbilde (4 Fälle von Aneurysma der Pulmonalarterie). Fortschr. Röntgenstr. **50**, 349 (1934). — HOLZMANN, M.: Aneurysma dissecans der Brustaorta im Röntgenbild. Acta radiol. (Stockh.) **13**, 21 (1932). — HOPE, J.: A treatise on diseases of the heart and great vessels. London: W. KIDD 1831. — HORN, L.: Zur Kasuistik der Aneurysmen der Pulmonalarterien. Z. Kreisl.-Forsch. **21**, 249 (1929). — HUEBER, E. F., u. E. MAYER: Über einen klinisch diagnostizierten Fall eines Aneurysma des Sinus Valsalvae. Z. Kreisl.-Forsch. **42**, 905 (1953). — HÜCKSTÄDT, O.: Über ein peripheres Aneurysma der Pulmonalarterie. Fortschr. Röntgenstr. **74**, 593 (1951). — HUEPER, W. C., and C. T. ICHNIOWSKI: Experimental studies in cardiovascular pathology; late vascular reactions of histamine shock in dogs. Amer. J. Path. **20**, 211 (1944). — HUFNAGEL u. RABIL: Surgical treatment of obliterative arterial disease and arterial aneurysm. J. Amer. med. Ass. **159**, 875 (1955). — HUFNAGEL, C. A., and J. F. GILLESPIE: The treatment of aneurysms of the aorta. Bull. Georgetown Univ. med. Cent. **4**, 124 (1951). — HUKILL, P. B.: Healed dissecting aneurysm in cystic medial necross of the aorta. Circulation **15**, 540 (1957). — HUNTER, W. C., and J. H. LIUM: Unusual pathologic manifestations of dissecting aortic aneurysm. Including one example of so-called incomplete rupture. Amer. J. Path. **28**, 1035—1057 (1952).

IMLER jr., R. L., R. A. HAYNE and A. STOWELL: Aneurysm of the subclavian artery associated with cervical rib. Report of two cases. Amer. Surg. **17**, 478 (1951). — ISRAELS, M. G.: Aneurysm of the pulmonary artery. Canad. med. Ass. J. **64**, 433 (1951).

JACKSON, A., and M. SLAVIN: Dissecting aneurysm of the aorta; report of six cases with etiopathologic and diagnostic considerations. Angiology **4**, 357 (1953). — JACOBSON: Analysis of some factors in spontaneous subarachnoid hemorrhage. Arch. Neurol. Psychiat. (Chicago) **72**, 712 (1954). — JAFFÉ, R. H.: Über die Häufigkeit der Aortenlues mit besonderer Berücksichtigung ihres Vorkommens bei der weißen und farbigen Rasse. Klin. Wschr. **10**, 2081 (1931). — JAGO, M.: A case of dissecting aneurysm of the aorta with hemiplegia, diagnosed during life. Brit. Heart J. **14**, 279 (1952). — JANES, J. M.: The treatment of peripheral aneurysms. Proc. Mayo Clin. **28**, 718 (1953). — JANSEN, A.: Zur Ätiologie und Symptomatik der Aneurysmen der Bauchaorta und Iliacalgefäße. Zbl. Chir. **75**, 65—74 (1950). — JAVID, H., W. S. DYE, W. J. GROVE and O. C. JULIAN: Resection of ruptured aneurysms of the abdominal aorta. Ann. Surg. **142**, 613 (1955). — JEFFERSON, G.: On the saccular aneurysms of the internal carotid artery in the cavernous sinus. Brit. J. Surg. **26**, 267 (1938/39). — JENNINGS, G. H.: Four cases of abdominal aneurysm. Lancet **1941 I**, 719. — JIMENEZ, M.: Ruptura de aneurisma aórtico en arbol bronquial. (Rupture of aortic aneurysm into the bronchial tree.) Rev. mex. tuberc. **11**, 48 (1950). — JIRSA, M.: Clinical diagnosis of dissecting aneurysm of the aorta. Čas. Lék. čes. **93**, 47 (1954). — JOHNSTON, J. B., J. W. KIRKLIN and R. O. BRANDENBURG: The treatment of saccular aneurysms of the thoracic aorta. Proc. Mayo Clin. **28**, 723 (1953). — JOKL, E., and R. H. MACKINTOSH: Sudden death of young athlete from rupture of ascending aorta. Lancet **1950**, 54. — JONES, A. M., and F. A. LANGLEY:

Aortic sinus aneurysms. Brit. Heart J. **11**, 325 (1949). — JORDAN, W. M.: Dissecting aneurysm of the aorta. Report of 2 cases. Brit. med. J. **1954**, 131. — JORES, L.: Aneurysmen. In HENKE-LUBARSCH, Handbuch der speziellen pathologischen Anatomie und Histologie, Bd. II, S. 732—758. Berlin 1924. — JOULE, J. W.: Dissecting aneurysms and "rupture" of the aorta in association with pregnancy. J. Obstet. **56**, 1010 (1949). — JUNG, F.: Rupture d'un anévrysme traumatique. (Rupture of traumatic aneurysm.) Toulouse méd. **52**, 321 (1951). — JUNGHANNS, H.: Die Pathologie der Wirbelsäule. In HENKE-LUBARSCH, Handbuch der speziellen pathologischen Anatomie und Histologie, Bd. 9, Teil 4, S. 216ff. Berlin: Springer 1939.

KÄPPELI, A.: Über einen Fall von Aneurysma der Pulmonalarteria. Z. klin. Med. **123**, 603 (1933). — KAHLAU, G.: Über die traumatische Entstehung von Aneurysmen der Hirnbasisarterien. Frankfurt. Z. Path. **51**, 319 (1938). — KAHN jr., A., and M. J. KILBURY: Saccular aneurysm of the aorta in a 32-year old man with persistently negative serologic test. Amer. J. Syph. **35**, 263 (1951). — KAHN, F. H., M. L. PEARCE and E. R. BORUN: Aneurysms of two aortic sinuses, associated with aortic insufficiency, perforation into the left ventricle, and complete heart block with prolonged ventricular arrest. Arch. intern. Med. **100**, 126 (1957). — KAMPMEIER, R. H.: Aneurysms of the abdominal aorta: a study of 73 cases. Amer. J. med. Sci. **192**, 97 (1936). — Saccular aneurysm of the thoracic aorta: a clinical study of 633 cases. Ann. intern. Med. **12**, 624 (1938). — KAPPIS, ARTHUR: Die Aneurysmen der Arteria occipitalis. Beitr. klin. Chir. **40**, 673 (1903). — KARABIN, J. E.: Retroperitoneal hemorrhage with special reference to the accompanying paralytic ileus. Amer. J. Surg. **56**, 471 (1942). — KENYON, J. R., and K. E. COOPER: Control of hypotension following removal of aortic clamps. Lancet **1956**, 543. — KERLEY, P.: Intrathoracic aneurysms. Brit. J. Radiol. **12**, 158 (1939). — KERPOLLA, WILLIAM: Zur Kenntnis der Aneurysmen an den Basalarterien des Gehirns, Bd. 2, S. 115. Helsingfors 1919. — KIDD, PERCY: Unusual cases of pulmonary aneurysm. Trans. path. Soc. Lond. **35**, 98 (1884). — KIENBÖCK, R.: Zur Differentialdiagnose der rechtsseitigen extrakardialen Sinusaneurysmen der Aorta und der abgesackten zystischen Perikardialexsudate. Wien. med. Wschr. **77**, 558 (1927). — KING, R. C., and J. O. ROBINSON: Rupture of intra-abdominal aneurysm simulating renal colic. Lancet **1956 I**, 1047. — KIRKLAND, K., and K. W. STARR: Aneurysm of the right internal iliac artery: Five years cure. Med. J. Aust. **1953**, 299. — KIRKLIN, J. W.: Cited by H. B. BURCHELL, Unusual forms of heart disease. Circulation **10**, 574 (1954). — KIRKPATRICK, N.: Dissecting aneurysm of the aorta. Thesis, Graduate School, University of Minnesota, 1949. — KLINEFELTER, E. W.: Significance of calcification for roentgen diagnosis of aneurysms of the abdominal aorta. Radiology **47**, 597 (1946). — KLOTZ, O.: Some points respecting the localization of syphilis upon the aorta. Amer. J. med. Sci. **155**, 92 (1918). — KLOTZ, O., and W. SIMPSON: Spontaneous rupture of the aorta. Amer. J. med. Sci. **184**, 455 (1932). — KNEIDEL, J. H.: A case of aneurysm of the ductus arteriosus with postmortem roentgenologic study after instillation of barium paste. Amer. J. Roentgenol. **62**, 223—228 (1949). — KONHAUS, C. H., and P. A. KUNKEL jr.: Aneurysm of a pulmonary artery: Report of a case in which treatment was surgical. Ann. Surg. **142**, 997 (1955). — KONSCHEGG, TH.: Herz- und Gefäßerkrankungen bei Arachnodaktylie. Wien. klin. Wschr. **1952**, 934—939. — KOUNTZ, W. B., and L. H. HEMPELMANN: Chromatrophic degeneration and rupture of the aorta following thyroidectomy in cases of hypertension. Amer. Heart J. **20**, 599 (1940). — KRATZER, G. L., and R. H. DILCHER: Aneurysm of the common iliac artery revealed by proctoscopic examination (case report). Amer. J. dig. Dis. **17**, 210 (1950). — KRAYENBÜHL, H.: Das Hirnaneurysma. Schweiz. Arch. Neurol. Psyiatr. **47**, 155 (1941). — Immediate and late results of carotid ligature in intracranial aneurysms. Schweiz. med. Wschr. **1946**, 908. — KRAYENBÜHL, H., u. G. G. NOTO: Das intracranielle subdurale Hämatom. Bern 1949. — KRCZYWICKI, C. v.: Das Septum membranaceum ventriculorum cordis, sein Verhältnis zum Sinus Valsalvae dexter aortae. und die aneurysmatischen Ausbuchtungen beider. Beitr. path. Anat. **6**, 463 (1889). — KREY, H.: Ein Fall von Aneurysma der Arteria cerebelli superior anterior. Inaug.-Diss. Greifswald 1891. — KRISNAPOLLER, N. H.: Zur Pathogenese des Traktionsaneurysmas der Aorta. Acta med. scand. **129**, 381 (1947). — KRÖGER: Statistik der Aortenaneurysmen nach den Sect. prot. 1872—99. Inaug.-Diss. Kiel 1900. — KROOK, S. S.: Dissecting aortic aneurysm. Svenska Läk.-Tidn. **48**, 872 (1951). — KRÜCKEMEYER, K.: Über das Vorkommen seltener Aneurysmen der Aorta und ihrer großen Äste. Zbl. allg. Path. path. Anat. **90**, 363—373 (1953). — KRZYSKOWSKI, J.: Aneurysma des Stammes der Pulmonar-arterie und multiple Aneurysmen ihrer Verästelungen bei Persistenz des Ductus Botalli; anatomischer Theil. Wien. klin. Wschr. **15**, 92 (1902). — KÜLBS: Erkrankung der Zirkulationsorgane. In MOHR-STÄHLEINS Handbuch der inneren Medizin, Bd. 2, S. 451. 1928. — KUNOS, I., I. HARKÁNYI u. L. KOVÁCS: Überempfindlichkeit des Sinus caroticus, durch echtes Aneurysma der Carotis communis verursacht. Orv. Hetil. **1952**, 1307—1310. [Ungarisch.]

LACHNIT, V.: Septische Endokarditis bei arteriellem Aneurysma. Wien. med. Wschr. **1951**, 73—74. — LAËNNEC, RENÉ, TH.-H.: (1781—1826) Zit. nach F. A. WILLIUS u. TH. J. DRY,

A hystory of the heart and the circulation, S. 115. Philadelphia u. London: W. B. Saunders Company 1948. — LAINE, SOOTS: Étude d'une série d'anevrysmes intracraniens de la carotide interne. Rev. neurol. **83**, 351 (1950). — LANGE, K.: Osteomyelitis der Wirbelsäule und Aneurysma der Aorta abdominalis. Chirurg **19**, 180—184 (1948). — LANGERHANS: Grundriß der pathologischen Anatomie. Berlin 1896. Zit. nach FORES 1924. — LAPENNA, M.: Angiografia e angiocardiografia. II. Sull'aortografia toracica con cateterismo getrogrado. Osservazione di due casi di aneurysma dell'àrco. Radioter. Radiobiol. Fis. med. **6**, 430 (1951). — LATHAM, P., and K. SWAINE: Dissecting aneurysm of the aorta. Trans. path. Soc. Lond. 1856. — LAUBRY, C.: Sur le diagnostic radioscopique des anévrismes de l'aorte abdominale. Bull. Soc. méd. Hôp. Paris **44**, 1293 (1920). — LAUBRY, CHARLES, et MARCEL THOMAS: Les formes anatomocliniques des artérites pulmonaires chez les syphilitiques. Bull. Soc. méd. Hôp. Paris **1**, 9 (1927). — LEARY, T.: Syphilitic aortitis as cause of sudden death. New Engl. J. Med. **223**, 789 (1940). — LEBERT: Über die Aneurysmen der Hirnarterien. Berl. klin. Wschr. **1866**, Nr 20, 22. — LELLI, G.: Multiple mykotische Aneurysmen der Lungenarterien bei ulzeröser Endokarditis der Aortenklappen und offenem Ductus Botalli. Zbl. allg. Path. path. Anat. **77**, 342 (1941). — LEONARD and NAKIB: "Pack" wiring of aortic aneurysm. Angiology **5**, 433 (1954). — LERICHE, R.: Des oblitérations artérielles hautes (oblitération de la terminaison de l'aorte) comme causé des insuffisances circulatoires des membres inférieurs. Bull. Soc. Chir. Paris **49**, 1404 (1923). — LESCHKE: Aorten- und Herzsyphilis. Nauheimer Fortbildungskurs. Leipzig: Georg Thieme 1930. — LEVI, G., et M. ZORZI: Étude anatomo-clinique de deux cas d'anévrisme communicant aorto-ventriculaire droit (anévrismes du sinus de valsalva). Cardiologia (Basel) **15**, 1 (1949). — LEVINE, E., M. STEIN, G. GORDON and N. MITCHELL: Chronic dissecting aneurysm of the aorta resembling chronic rheumatic heart disease. New Engl. J. Med. **244**, 902 (1951). — LEVINSON, D. C., D. T. EDMEADES and G. C. GRIFFITH: Abdominal pain in dissecting aneurysm of the aorta. Amer. J. Med. **8**, 474 (1950). — Dissecting aneurysm of the aorta; its clinical, electrocardiographic and laboratory features. A report of fifty-eight autopsied cases. Circulation **1**, 360 (1950). — LEXOW, R.: Angeborenes Aneurysma der Arteria pulmonalis (Stamm und linker unterer Ast). Z. Kreisl.-Forsch. **23**, 409 (1931). — LIAN, C., M. MARCHAL et M. DEPARES: Le diagnostic, clinique et radiologique des anevrismes aortiques intrapericardiques. Soc. méd. Hôp. **49**, 522 (1933). — LIEBIG, H.: Cholesterinämie und Arteriosklerose. Klin. Wschr. **1941**, 538. — LIN, T. K., J. E. CROCKETT and E. G. DIMOND: Ruptured congenital aneurysm of the sinus of valsalva. Amer. Heart J. **51**, 445 (1956). — LINDBOOM, OSKAR: Beitrag zur Kenntnis der embolischen Aneurysmen als Komplikation der akuten Endokarditiden. Mitt. Grenzgeb. Med. Chir. **27**, 912 (1914). — LINDEBOOM, G. A., and W. F. BOUWER: Dissecting aneurysm (and renal cortical necrosis) associated with arachnodactyly (Marfan's disease). Cardiologia (Basel) **15**, 12 (1949). — LINDEBOOM, G. A., and E. R. WESTERVELD-BRANDON: Dilatation of the aorta in arachnodactyly. Cardiologia (Basel) **17**, 217—222 (1950). LINTON, R. R.: The arteriosclerotic popliteal aneurysm. A report of fourteen patients treated by a preliminary lumbar sympathetic ganglionectomy and aneurysmectomy. Surgery **26**, 41 (1949). — LINTON, R. R., and I. B. HARDY jr.: Treatment of thoracic aortic aneurysms by the "Pach" method of intrasaccular wiring. New Engl. J. Med. **246**, 847 (1952). — LISSAUER, M.: Über das Aneurysma am Stamme der Pulmonalarteria. Virchows Arch. path. Anat. **180**, 462 (1905). — Experimentelle Arterienerkrankungen beim Kaninchen. Berl. klin. Wschr. **1905**, Nr. 22, 675. — LOBSTEIN: Mém. de l'Acad. des sciences, annèe 1717 (obs. 3 STOLL, Ratj. med. t. I. p. 200 Zit.) — Lehrbuch der pathologischen Anatomie, Bd. 2, S. 476. 1835. — LODWICK, G. S.: Dissecting aneurysms of thoracic and abdominal aorta; report of 6 cases, with discussion of roentgenologic findings and pathologic changes. Amer. J. Roentgenol. **69**, 907 (1953). — LÖFFLER, W.: Nephritis. Korresp.-Bl. schweiz. Ärz. **48**, 1185 (1918). — LOEWENFELD, LEOPOLD: Studien über Ätiologie und Pathogenese der spontanen Hirnblutungen. Wiesbaden 1886. — LOGUE, R. B.: Dissecting aneurysm of the aorta. Amer. J. med. Sci. **206**, 54 (1943). — LOGUE, R. B., and CL. SIKES: A new sign in dissecting aneurysm of aorta. Pulsation of a sternoclavicular joint. J. Amer. Med. Assoc. **148**, 1209 (1952). — LOPES DE FARIA, J.: Medionekrose der großen und mittelgroßen Arterien nach orthostatischem Kollaps des Kaninchens. Beitr. path. Anat. **115**, 373 (1955). — LOPEZ, M.: Un caso di aneurisma da erosione tubercolare dell'aorta toracica con complicazione polmonare emoftoica. Riv. Pat. Clin. Tuberc. **24**, 129 (1951). — LORD jr., J. W.: Clinical behaviour and operative management of popliteal aneurysms. J. Amer. med. Ass. **163**, 1102 (1957). — LOUTFY, K. D.: Rheumatic aortic aneurysm in a boy of 19. Lancet **1950** I, 996—997. — LOWENBERG, E. L.: Aneurysm of the abdominal aorta; report of two cases treated by cutis grafting. Angiology **1**, 396 (1956). — LUCKE, B., and M. H. REA: Studies on aneurysm. I. General statistical data on aneurysm. J. Amer. med. Ass. **77**, 935 (1921). — LÜDIN, M.: Aneurysma der Arteria pulmonalis. Acta radiol. (Stockh.) **14**, 259 (1933). — LUISADA, A.: Aneurisma vero dell'arteria pulmonare da arterite luetica. Minerva med. (Torino) **2**, 421 (1934).

MACCUISH, R. K.: Dissecting aortic aneurysm: a varied clinical picture. Brit. med. J. **1953**, No 4801, 71. — MAGEE, C. G.: Spontaneous subarachnoid haemorrhage. Lancet **1943** II,

497. — MAHORNER: The treatment of aortic aneurysms. Surg. Gynec. Obstet. 100, 110 (1955). — MANDEL, EVANS and WALFORD: Dissecting aortic aneurysm during pregnancy. New Engl. J. Med. 251, 1059 (1954). — MANIGLIA, R., and J. E. GREGORY: Increasing incidence of arteriosclerotic aortic aneurysms. Analysis of six thousand autopsies. Arch. Path. (Chicago) 54, 298 (1952). — MANZ, O.: Über ein Aneurysma der Schläfenarterie. Beitr. path. Anat. 24 (1898). MARBLE, H. C., and P. D. WHITE: A case of traumatic aneurysm of the pulmonary artery. J. Amer. med. Ass. 74, 1778 (1920). — MARCHAND, F.: Über das Verhältnis der Syphilis und Arteriosklerose zur Entstehung der Aortenaneurysmen. Dtsch. path. Ges. Kassel 6, 197 (1903). MARFAN, A. B.: Un cas de deformation congenitale des quatre membres plus prononcée aux extremites characterisée par l'allongment des os avec un certain degre d'amincissement. Bull. Soc. méd. Hôp. Paris 13, 220 (1896). — MARMOLEVSKAJA, G. S.: Zwei Fälle von schichtweisem Aneurysma aortae. Sovetsk. Med. 14, 19 (1950). [Russisch.] — MARQUES, A.: Le problème du diagnostic dans les ruptures sous -péritonéales des anévrysmes de l'aorte. Paris méd. 40, 619 (1950). — MARTIN, KIRKLIN and DUSHANE: Aortic aneurysm and aneurysmal endarteritis after resection for coarctation. Report of a case treated by resection and grafting. J. Amer. med. Ass. 160, 871 (1956). — MARTLAND, H. S.: Syphilis of the aorta and heart. Amer. Heart J. 6 (1930). — Spontaneous subarachnoid haemorrhage and congenital "berry" aneurysms of the circle of Willis. Amer. J. Surg. 43, 10 (1939). — MARTORELL, F., J. VALLS-SERRA and R. ROCA DE VINALS: Cellophane fibrosis in the treatment of aneurysms; experimental study. Angiologia 2, 237 (1950). — MARVEL, R. J., and P. B. GENOVESE: Cardiovascular disease in Marfan's syndrome. Amer. Heart J. 42, 814 (1951). — MASPES, P. E., e G. KLUZER: Cinque casi di aneurismi artero-venosi cerebrali trattati con legatura della carotide. Minerva chir. (Torino) 6, 311 (1951). — MATAS, R.: Aneurysm of the adbominal aorta at its bifurcation into the common iliac arteries. Ann. Surg. 112, 909 (1940). — MATTISON, W. E., and L. E. CLUFF: Fusiform aneurysm of the ascending aorta associated with medionecrosis. Bull. Johns Hopk. Hosp. 98, 309 (1956). — MAUNOIR, P.: Mém. phys. sur l'anévrisme, Geneva, 1802. — MAXIMOFF, NIKOLAUS: Beitrag zur Statistik der Aortenaneurysmen. Diss. München 1910. — MCCLOSKEY, J. F., and P. T. CHU: Lesions of the vasa vasorum and dissecting aneurysms of the aorta; analysis of incidence, etiological aspects, pathogenesis and pathological changes. A.M.A. Arch. Path. 52, 132 (1951). — MCDONALD, CH. A., and M. KORB: Intracranial aneurysms. Arch. Neurol. Psychiat. (Chicago) 42, 298 (1939). — MCGEACHY, T. E., and J. E. PAULLIN: Dissecting aneurysm of the aorta. J. Amer. med. Ass. 108, 1690 (1937). — MCKUSICK, V. A.: The cardiovascular aspects of Marfan's syndrome: a heritable disorder of connective tissue. Circulation 11, 321 (1955). — MCKUSICK, V. A., R. B. LOGUE and H. T. BAHNSON: Association of aortic valvular disease and cystic medial necrosis of the ascending aorta. Report of four instances. Circulation 16 (2), 188 (1957). — MCMILLAN, G. C.: Diffuse granulomatous aortitis with giant cells associated with partial rupture and dissection of the aorta. Arch. Path. (Chicago) 49, 63 (1950). — MCNEILL, D. L., and I. C. M. STEVENSON: Dissecting aneurysm. (A discusion and study of eight cases.) Alberta med. Bull. 16, 10 (1951). MCSWAIN, B., and W. DIVELEY: Arterial aneurysms. Ann. Surg. 132, 214 (1950). — MEDICOLEGAL: Aortic aneurysm and cerebral embolism due to accident. J. Amer. med. Ass. 94, 1529 (1930). — MEESSEN, H.: Experimentelle Untersuchungen zum Kollapsproblem. Beitr. path. Anat. 102, 191 (1939). — Veränderungen am Zentralnervensystem des Hundes nach Histamincollaps. Beitr. path. Anat. 109, 352 (1944). — Zur pathologischen Anatomie des Kollapses. Ärztl. Forsch. 1, 256 (1947). — MERKEL, H.: Zirkuläre Aortenruptur und Aneurysma spurium bei eitriger Aortitis. Zbl. allg. Path. path. Anat. 86, 227 (1950). — Das Aneurysma der Hirnbasisarterien. Z. allg. Path. path. Anat. 94, 8 (1955/56). — MERKEL, HERMANN: Zur Kenntnis der Aneurysmen im Bereich der Arteria hepatica. Virchows Arch. path. Anat. 214, 289 (1913). — MERTEN, CH. W., N. FINBY and I. STEINBERG: The antemortem diagnosis of syphilitic aneurysm of the aortic sinuess. — Report of nine cases. Amer. J. Med. 20, 345 (1956). — MESTER, B.: Das Aneurysma der Arteria hepatica. Z. klin. Med. 28 (1905). — MEYER, R.: Mesaortitis luica mit ungewöhnlich ausgeprägter Aneurysma-Bildung. Z. Haut- u. Geschl.-Kr. 23, 161 (1957). — MICKS, R. H.: Congenital aneurysms of all three sinuses of valsalva. Brit. Heart J. 2, 63 (1940). — MIDDLEMAN, I. C., and N. W. DREY: Cellophane wrapping of an abdominal aortic aneurysm. Surgery 29, 890 (1951). — MIDDLETON, W. S., and R. R. PORTER: The diagnosis of spontaneous dissecting aneurysm of the aorta. Trans. Ass. Amer. Phyns 52, 67 (1937). — MILLETTI, M.: Clinical contribution to the pathogenesis of spontaneous subaracnhoid hemorrhage; hemorrhage due to rupture of aneurysms of cerebral vessels. Rass. clin. sci. 27, 15 (1951). — MILLS, J. H., and B. T. HORTON: Clinical aspects of aneurysm. Arch. intern. Med. 62, 949 (1938). — MOERSCH, F. P., and G. P. SAYRE: Neurologic manifestations associated with dissecting aneurysm of the aorta. J. Amer. med. Ass. 144, 1141 (1950). — MOLANO, P. A.: Several cases of aortic aneurysm. Bol. Asoc. méd. P. Rico 42, 544 (1950). — MONAHAN, D. T.: Ligation of the aorta and both common iliacs for aneurysm: Report of a case and review of seven operative survicals of aortic ligation. Surgery 16, 519 (1944). — MONIZ, E., A. PINTO and A. LIMA: Die Vorzüge des Thorotrast bei

arterieller Enzephalographie. Röntgenpraxis 4, 90 (1932). — MONOD, O., and A. MEYER: Resection of an aneurysm of the arch of the aorta with preservation of the lumen of the vessel. Circulation 1, 220 (1950). — MORGAGNI, G. B.: De sedibus et causis morborum. 26. art., 21 (1761). — MORGAN, W. L.: Important diagnostic signs of a leaking abdominal aortic aneurysm. Arch. intern. Med. 99, 134 (1957). — MORGAN-JONES, A., and F. A. LANGLEY: Aortic sinus aneurysms. Brit. Heart J. 11, 325 (1949). — MORITZ, A. R.: Medionecrosis aortae idiopathica cystica. Amer. J. Path. 8, 717 (1932). — MOSER, RUDOLF: Über wahre extrakranielle Aneurysmen der Carotis interna. Inaug.-Diss. Straßburg 1911. — MOSES, M. F.: Aortic aneurysm associated with arachnodactyly. Brit. med. J. 1951, 81. — MOTE, C. D., and J. L. CARR: Dissecting aneurysm of the aorta. Amer. Heart J. 24, 69 (1942). — MOVIUS II, H. J.: Resection of abdominal arteriosclerotic aneurysm. Amer. J. Surg. 90, 298 (1955). Ret. Circulation 14, 473 (1956). — MOXON: Trans. path. Soc. Lond. 1868, 55. Zit. nach A. POSSELT, Die Erkrankungen der Lungenschlagader. Ergebn. allg. Path. path. Anat. 13, 487 (1909). — MULLER, S. E.: Dissecting aneurysm of the aorta and the superior vena cava syndrome. Bull. Sch. Med. Maryland 39, 25 (1954).

NARDI, G. L.: Perforation of the aorta by benign esophageal ulcer. New Engl. J. Med. 248, 820 (1953). — NICHOLLS, FR.: Amer. phil. Trans. Lond. 52, 265 (1761). — NISSIM, J. A.: Dissecting aneurysm of the aorta: A new sign. Brit. Heart J. 8, 203 (1946). — NOACK, F. K.: Das Aneurysma des Sinus Valsalvae der Aorta. Zbl. Herz- u. Gefäßkr. 11, 233 (1919). — NORLÉN, G.: Arteriovenous aneurysm of the brain. J. Neurosurg. 6, 475 (1949). — NUNNO jr., R. DE: Contributo allo studio degli aneurismi dell'arteria poplitea. Clinica chir. 48, 29—35 (1949).

ODINOKOVA, V. A.: A dissecting aneurysm of the pulmonary artery. Arch. Patol. 18, 87 (1956). [Russisch.] — OESTREICH, R.: Das Aneurysma der Nierenarterie. Berl. klin. Wschr. 1891, Nr 42. — OHARA, I., and A. TANNO: Abnormal mediastinal shadows caused by the tortuous thoracic aorta. Amer. J. Roentgenol. 80, 231 (1958). — OLIVECRONA, H.: Die arteriovenösen Aneurysmen des Gehirns. Dtsch. med. Wschr. 1950 II, 1169. — ORAM, S., and M. C. HOLT: Coronary involvement in dissecting aneurysm of the aorta. Brit. Heart J. 12, 10 (1950). — ORSOLA, I., y F. MARTORELL: Ruptura subperitoneal de un aneurisma disecante de la aorta simulando una afección renal. Med. clin. (Barcelona) 22, 106 (1954). — ORSÓS, F.: Aneurysmen des Isthmus der Aorta. Beitr. path. Anat. 93, 140 (1934). — OSLER, W.: Aneurysms of the abdominal aorta. Lancet 1905, 1089. — OSTRUM, H. W., u. Mitarb.: Aneurysms of the sinuses of Valsalva. Amer. J. Roentgenol. 40, 828 (1938). — OWENS jr., J. N., and A. C. BASS: Tuberculotic aneurysm of the abdominal aorta. Arch. intern. Med. 74, 413 (1944).

PALMER, H. D., and MYRNA KEMPF: Streptococcus viridans bacteremia following extraction of teeth; a case of multiple myotic aneurysms in the pulmonary arteries: report of cases and necropsies. J. Amer. med. Ass. 113, 1788 (1939). — PALMER, J. D., and A. K. MATHISON: Dissecting aneurysm of the aorta (a study of a series of fourteen cases). Canad. med. Ass. J. 55, 585 (1946). — PALMER, T. H.: Aneurysms of the splenic artery. New Engl. J. Med. 243, 989 (1950). — PANNHORST, R.: Symptomatologie und Diagnose der Aortenruptur und des Aneurysma dissecans. Dtsch. Arch. klin. Med. 175, 115 (1933). — PARÉ AMBROÏSE (1510—1590). Zit. nach F. A. WILLIUS u. TH. J. DRY, A history of the heart and the circulation, S. 41. Philadelphia u. London: W. B. Saunders Company 1948. — PAULLIN, J. E., and D. F. JAMES: Dissecting aneurysm of aorta. Postgrad. Med. 4, 291 (1948). — PEABODY, G. E., G. G. READER, C. T. DOTTER, I. STEINBERG and B. WEBSTER: Angiocardiography in the diagnosis of cardiovascular syphilis. Amer. J. med. Sci. 219, 242 (1950). — PEACOCK, T. B.: Report on cases of dissecting aneurism. Trans. path. Soc. Lond. 14, 87 (1863). — PEDOWITZ, P., and A. PERELL: Aneurysms complicated by pregnancy. Part I. Aneurysms of the aorta and its major branches. Amer. J. Obstet. Gynec. 73, 720 (1957). — Aneurysms complicated by pregnancy. Part II. Aneurysms of the cerebral vessels. Amer. J. Obstet. Gynec. 73, 736 (1957). — PEERY, T. M.: "Healed" dissecting aneurysm of the aorta. Arch. Path. (Chicago) 21, 647 (1936). — Incomplete rupture of the aorta: A heretofore unrecognized stage of dissecting aneurysm and a cause of cardiac pain and cardiac murmurs. Arch. intern. Med. 70, 689 (1942). — PEMBERTON, J., and H. R. MAHORNER: Aneurysm associated with thromboangiitis obliterans. Surg. Clin. N. Amer. 12, 893 (1932). — PENICK jr., R. M.: Technic for wiring aortic aneurysms. Sth. med. J. (Bgham, Ala.) 31, 1096 (1938). — PERRY, S. M., and J. W. CONLEY: Dissecting aortic aneurysm with bizarre neurologic and vascular aspects. Calif. Med. 74, 434 (1951). — PETROVSKIJ, B. V.: Traumatic aneurysm and their treatment. Mag. Sebészi. 3, 193 (1950). — PETTAVEL, C. A., et J. P. CROSETTI: Anévrisme de l'aorte abdominale traité par le procédé du „wiring". Mem. Acad. Chir. 17, 372 (1951). — PHELAN, J. T., P. E. BERNATZ and J. H. DE WEERD: Abdominal aortic aneursym associated with a horseshoe kidney: Report of case. Proc. Mayo Clin. 32, 77 (1957). — PICK, A., and G. MININNI: The mechanism of sudden death in dissecting aneurysm with intracardiac rupture. Brit. Heart J. 15, 369 (1953). — PICK, L.: Über die sogenannten miliaren Aneurysmen der Hirngefäße. Berl. klin. Wschr. **1910**, Nr 8, 325. — PINNIGER, J. L.: Aneurysm of the ductus arteriosus. J. Path. Bact. **61**, 458 (1949). — PINTO, C. DA R., A. NUNES e J. M. DA FONSECA: A angiocardiografia no diagnóstico diferencial dos aneurismas dos grossos vasos e dos tumores do mediastino. Gaz. méd. port. **4**, 383 (1951). — PITT, G. N.: The Gaulstonian lectures on some cerebral lesions. Brit. med. J. **1890 I**, 827. — PLENCZNER, S.: Rare case of aneurysm of pulmonary artery. Mag. Röntgen Köz. **13**, 91 (1939). — PLENCZNER, A.: Seltener Fall eines Aneurysmas der Art. pulmonalis. Z. Kreisl.-Forsch. **31**, 881 (1939). — PLENGE, K.: Zur Frage der Syphilis der Lungenschlagader. Virchows Arch. path. Anat. **275**, 572 (1930). — PLESSINGER, V. A., and P. N. JOLLY: Rasmussen's aneurysms and fatal hemorrhage in pulmonary tuberculosis. Amer. Rev. Tuberc. **60**, 589—603 (1949). — PLOEGER: Das Aneurysma der Arteria pulmonalis. Frankfurt. Z. Path. Bd. **4**, 286 (1910). — PONFICK: Über embolische Aneurysmen, nebst Bemerkungen über das akute Herzaneurysma (Herzgeschwür). Virchows Arch. path. Anat. **58**, 528 (1873). — POPPE, J. K.: Treatment of aortic aneurysms. Dis. Chest **15**, 726 (1949). — Reinforcement of aortic aneurysms by wrapping. J. thorac. Surg. **27**, 36 (1954). Ref. Circulation **10**, 948 (1954). — POPPE, J. K., and H. R. DE OLIVEIRA: Treatment of syphilitic aneurysms by cellophane wrapping. J. thorac. Surg. **15**, 186 (1946). — POPPEN, J. L.: Specific treatment of intracranial aneurysms; experiences with 143 surgically treated patients. J. Neurosurg. **8**, 75 (1951). — PORCHET-BRAUCHLI, A.: Zum klinischen Bilde des Aneurysma dissecans. Cardiologia (Basel) **29**, 354 (1956). — POSSELT, A.: Die klinische Diagnose der Pulmonalarteriensklerose. Münch. med. Wschr. **55**, 1625 (1908). — Die Erkrankungen der Lungenschlagader. Ergebn. allg. Path. path. Anat. **13**, 298 (1909). — POUMAILLOUX, M., et P. VERNANT: Les anévrismes disséquants et la médianécrose disséquante de l'aorte. Arch. Mal. Cœur **43**, 481 (1950). — POWELL: Diseases of the pulmonary artery. Syst. Med. Reynolds, London, 1879, V. 124. — PRATT, G.: Surgical treatment of arterial aneurysms. Angiology **3**, 461 (1952). — PRATT, G. H.: Surgery of vascular diseases. Philadelphia: W. B. Saunders Company 1949. — Surgical treatment of aneurysms. Amer. Heart J. **38**, 43 (1949). — PRIOR, J. T., R. T. BURAN and T. PERL: Chronic (healed) dissecting aneurysms. J. thorac. Surg. **33**, 213 (1957). — PRITCHARD, W. H., W. J. MACINTYRE, W. C. SCHMIDT, B. L. BROFMAN and D. J. MOORE: The determination of cardiac output by a continuous recording system utilizing jodineted (J^{131}) human serum albumin. I. Clinical studies. Circulation **6**, 572 (1952). — PRIVITERI, CH. A., and B. GAY jr.: Aneurysm of the pulmonary artery. A case diagnosed by angiocardiography. Radiology **55**, 247 (1950). — PUPOVAC, DOMINIK: Aneurysma verum arteriae temporalis superficialis dextrae. Wien. klin. Wschr. **1907**, Nr 48, 1506. — PYCKE, D. A.: Dissecting aneurysm of the aorta. Recovery after treatment with hexamethonium. Lancet **1953**, No 6797, 1189.

QUAIN: Aneurysma varicosum der Pulmonalarterie. Trans. path. Soc. Lond. **17**, 79 (1867). Zit. nach A. POSSELT, Die Erkrankungen der Lungenschlagader. Ergebn. allg. Path. path. Anat. **13**, 487 (1909). — QUINCKE, H.: Die Lumbalpunktion des Hydrocephalus. Berl. klin. Wschr. **1891**, 965.

RAMAGE, J. H., G. J. AITKEN and E. CALDER: Aneurysm of the sinus of valsalva with rupture into the right ventricle: further observations on a case with post-mortem report. Glasg. med. J. **31**, 191 (1950). — RASMUSSEN: Über Hämoptyse bei Kindern. Hospitalstidende **14**. Zit. nach POSSELT 1908; 1909. — RATHMELL, T. K., G. MORA and J. F. PESSEL: Mycotic aneurysma of the circle of Willis. J. Amer. med. Ass. **150**, 555—556 (1952). — RATTINO, A.: Aneurysms of the abdominal aorta, with rupture into the duodenum. Amer. Heart J. **25**, 826 (1942). — REBOUL, J., et CHAVOIX: Sur un cas d'anévrysme avec compression du rectum. J. Radiol. Electrol. **32**, 116 (1951). — REDDY, D. G.: Aneurysm of the pulmonary artery. Report of a case with a brief review of the literature. Indian J. med. Sci. **7**, 97 (1953). — REITTER, K.: Aneurysma dissecans und Paraplegie, zugleich ein Beitrag zur Pathologie der Blutzirkulation im Rückenmark. Dtsch. Arch. klin. Med. **119**, 561 (1916). — RENAUD, M.: Rupture spontanée de l'aorte et d'une artère tibiale. Bull. Soc. méd. Hôp. Paris **67**, 391 (1951). — RESNIK, W. H., and C. S. KEEFER: Dissecting aneurysm with signs of aortic insufficiency: Report of a case in which the aortic valves were normal. J. Amer. med. Ass. **85**, 422 (1925). — RICHARDS and LEARMONTH: Lumbar sympathectomy in treatment of popliteal aneurysm. Lancet **1942**, 383. — RIDER, J. A., J. W. CRISS and G. R. HERMAN: Dissecting aneurysms of the aorta. Tex. St. J. Med. **46**, 311 (1950). — RIJSSEL, E. C. VAN: Het aneurysma der basale hersenarteriae. Ned. T. Geneesk. **78**, 3840 (1934). — RINDFLEISCH, E. v.: Zur Entstehung und Heilung des Aneurysma dissecans Aortae. Virchows Arch. path. Anat. **131**, 374 (1893). — Diskussionsbemerkung zu den Vorträgen über syphilitische Aortenerkrankung. Verh. Dtsch. Path. Ges. 6. Tagg 1903, S. 203. — RITVO, M., and P. J. VOTTA: Clinical and roentgen manifestations of dissecting aneurysm of the aorta. Amer. J. Roentgenol. **52**, 583 (1944). — ROBERTS, B., G. DANIELSON and W. S. BLAKEMORE: Aortic aneurysm. Report of 101 cases. Circulation **15**, 483 (1957). — ROBERTS, J. TH.: Medionecrosis aortae idiopathica cystica. Report of a case, with „healed" dissecting aneurysm. Amer. Heart J. **18**, 188 (1939). — ROBERTSON, D. E.: Cerebral lesions due to intracranial aneurysms. Brain

72, 150 (1949). — ROEDER, H.: Ein Fall eines solid thrombosierten Dilatations-Aneurysma des Ductus arteriosus Botalli. Virchows Arch. path. Anat. **166**, 513 (1901). — ROGERS, H.: Dissecting aneurysm of the aorta. Amer. Heart J. 18, 67 (1939). — ROKITANSKY, C.: A manual of pathologic anatomy (translated from the German). Vol. 4, p. 313. London: The Sydenham Society 1852. — ROSEMAN, E., B. M. BLOOR and R. P. SCHMIDT: The electroencephalogram in intracranial aneurysms. Neurology 1, 25 (1951). — ROSENFELD: Zur Diagnostik der Aneurysmen der Arteria pulmonalis. Fortschr. Röntgenstr. 8, 290 (1904). — Ross, R. S., and V. A. McKUSICK: Aortic arch syndromes. Diminished or absent pulses in arteries arising from arch of aorta. Arch. intern. Med. **92**, 701 (1953). — ROTH, O.: Über primäre Endarteriitis pulmonalis (zugleich ein Beitrag zur Prognose des offenen Ductus Botalli). Z. Kreisl.-Forsch. **19**, 537 (1927). — RUKSTINAT, G. J.: Acute abdominal pain. A result of dissecting aortic aneurysm. Amer. J. Proctol. **6**, 228 (1955). — Intraabdominal symptoms due to aneurysms. Amer. J. Gastroent. **25**, 333 (1956). — RUNDLES, R. W.: Hemorrhagic telangiectasia with pulmonary artery aneurysm: case report. Amer. J. med. Sci. **210**, 76 (1945). — RUPPRECHT, A., u. E. SCHERZER: Über die persistente Karotis-Basilaris-Verbindung. Fortschr. Röntgenstr. **91**, 196 (1959).

SAATHOFF: Beitrag zur Pathologie der Arteria basilaris. Dtsch. Arch. klin. Med. **84**, 384 (1905). — SACHS: Zur Casuistik der Gefäßerkrankungen. Dtsch. med. Wschr. **18**, 443 (1892). — SAILER, S.: Dissecting aneurysm of the aorta. Arch. Path. (Chicago) **33**, 704 (1942). — SALEEBY, E. R., and P. A. McCARTHY: Aneurysms: a statistical study of 84 cases from the Surgical Department of the Philadelphia General Hospital. Penn. med. J. **11**, 969 (1938). — SALZER, G.: Über zwei Fälle von eitriger Entzündung der Lungenschlagader. Zbl. allg. Path. path. Anat. **41**, 100 (1928). — SANAZARO, P. J.: Healed dissecting aneurysm of the aorta. Calif. Med. **82**, 340 (1955). — SANDO, D. E., and ST. HELM: Acquired coarctation in the new channel of a healed dissecting aortic aneurysm. Ann. intern. Med. **37**, 793 (1952). — SANFORD, S. P.: An unusual case of aortic aneurysm. Ann. intern. Med. **22**, 599 (1945). — SANTOS DOS, LAMAS et CALDAS: Artériographie des membres et de l'aorte abdominale. Paris: Masson & Cie. 1931. — SARACOGLU, K.: Aneurysm of the pulmonary artery. Acta med. turc. **2**, 55 (1950). — SCHEID, W.: Die Zirkulationsstörungen des Gehirns und seiner Häute. In Handbuch der inneren Medizin, 4. Aufl., Bd. V/3. 1953. — SCHERF, D., u. L. J. BOYD: Klinik und Therapie der Herzkrankheiten und der Gefäßerkrankungen. Wien: Springer 1955. — SCHILLER, M.: Über die Aneurysmen der Arteria anonyma. Inaug.-Diss. Kiel 1929. — SCHINZ, R.: Lehrbuch der Röntgendiagnostik. Stuttgart: Georg Thieme 1953. — SCHLESINGER, H.: Die syphilitischen Erkrankungen des Herzens und der großen Gefäße. Handbuch der Haut- und Geschlechtskrankheiten, Bd. XVI/2, S. 272. 1931. — SCHLICHTER, J. G., G. D. AMROMIN and A. J. L. SOLWAY: Dissecting aneurysms of the aorta. Arch. intern. Med. **84**, 558 (1949). — SCHLUDERMANN, H.: Über kongenitale und erworbene periphere Aneurysmen der Arteria pulmonalis. Fortschr. Röntgenstr. **76**, 8 (1952). — SCHMIDT, M. B.: Tödliche Blutung aus einem Aneurysma der Leberarterie bei Gallensteinen. Dtsch. Arch. klin. Med. **52**, 536 (1894). — SCHMORL u. JUNGHANNS: Die gesunde und kranke Wirbelsäule im Röntgenbild: Leipzig: Georg Thieme 1932. — SCHNEIDER, K. W.: Persönliche Mitteilung. 1958. — SCHNITKER, M.: Anévrysmes disséquants de l'aorte chez les individus jeunes. Ann. Inter. Méd. p. 486. 1944. — SCHNITKER, M. A., and C. A. BAYER: Dissecting aneurysm of the aorta in young individuals, particularly in association with pregnancy: With report of a case. Ann. intern. Med. **20**, 486 (1944). — SCHOLZ, W., u. D. NIETO: Studien zur Pathologie der Hirngefäße. I. Fibrose und Hyalinose. Z. ges. Neurol. Psychiat. **162**, 675 (1938). — SCHORR, S., K. BRAUN u. J. WILDMAN: Congenital aneurysmal dilatation of the ascending aorta associated with arachnodactyly. An angiocardiographic study. Amer. Heart J. **42**, 610 (1951). — SCHORR, S., and M. A. SZABO: Coarctation of aorta with aortic calcified aneurysm. Brit. J. Radiol. **23**, 370 (1950). — SCHRADER, E. A.: Die Klinik der arteriellen Thrombosen im Beckenbereich. Berlin-Göttingen-Heidelberg: Springer 1955. — SCHRAFT jr., W. C., and J. R. LISA: Dissecting aneurysm of the aorta with peripheral embolization; a case report. Ann. intern. Med. **34**, 507 (1951). — SCHREINER, G. E., N. FREINKEL, J. W. ATHENS and W. STONE: Cardiac output, central volume and dye injection curves in traumatic arteriovenous fistulas in man. Circulation **7**, 718 (1953). — SCHULTZE, WALTER: Über zwei Aneurysmen von Baucheingeweidearterien. Beitr. path. Anat. **38**, 374 (1905). — SCHULZE, W.: Anwendung und diagnostische Bedeutung der Tomographie bei Gefäßanomalien und -erkrankungen im Brustraum. Fortschr. Röntgenstr. **84**, 164 (1956). — SCHWAB, E. H., and C. B. SANDERS: Aortic aneurysm rupturing into conus arteriosus of the right ventricle. Amer. J. med. Sci. **182**, 208 (1931). — SCOTT, D. H.: Aneurysms of the coronary arteries. Amer. Heart J. **36**, 403 (1948). — SCOTT, J. W., E. S. MAXWELL and A. E. GRIMES: Tuberculous false aneurysm of the abdominal aorta with rupture into the stomach. A case report with review of the literature. Amer. Heart J. **37**, 820 (1949). — SCOTT, R. B.: Aneurysm of the pulmonary artery; with report of a case. Lancet **1934 I**, 567. — SCOTT, R. W.: Aortic aneurysm rupturing into the pulmonary artery. J. Amer. med. Ass. **82**, 1417 (1924). — SCOTT, R. W., and S. M.

Sancetta: Dissecting aneurysm of aorta with hemorrhagic infarction of the spinal cord and complete paraplegia. Amer. Heart J. **38**, 747 (1949). — Scott, V.: Abdominal aneurysms: a report of 96 cases. Amer. J. Syph. **28**, 682 (1944). — Scupham, de Takáts, Van Dellen and Marcus: Vascular diseases: Eight annual review. Arch. intern. Med. **70**, 444 (1942). — Seibert, F. M.: Zur Technik der Kontrastdarstellung von Aneurysmen. Methodik der einzeitigen Darstellung von Aneurysmen in 2 Ebenen. Fortsch. Röntgenstr. **74**, 707 (1951). — Sharp, A.: Abdominal aortic aneurysm: Resection of bifurcation and homografting (with hypothermia). Med. J. Aust. **2**, 125 (1955). Ref. Circulation **14**, 474 (1956). — Sharp, R. F., and M. M. Green: Diagnostic and therapeutic considerations in renal aneurysm with a report of two additional cases. J. Urol. (Baltimore) **64**, 214 (1950). — Shaw, R. S.: Acute dissecting aortic aneurysm. Treatment by fenestration of the internal wall of the aneurysm. New Engl. J. Med. **253**, 331 (1955). Ref. Circulation **14**, 469 (1956). — Shelden, C. H., R. H. Pudenz and L. E. Brannon: Intracranial aneurysms. Arch. Surg. (Chicago) **61**, 294 (1950). — Sheldon, J. H.: A case of aneurysm of a sinus of Valsalva bursting externally. Lancet **1926** 178. — Shennan, T.: Dissecting aneurysms. Great Britain Privy Council. Med. Res. Council Spec. Rep. Series No 193, 138. London: H. M. S. O. 1934. — Sheps, S. G., J. A. Spittel jr., J. F. Fairbairn II, and J. E. Edwards: Aneurysms of the splenic artery with special reference to bland aneurysms. Proc. Mayo Clin. **33**, 281 (1958). — Shipp, J. C., L. V. Crowley and R. Wigh: Aortic sinus aneurysm. Amer. J. Med. **18**, 160 (1955). — Shnider, B. I. v., and N. J. Cotsonas: Embolic mycotic aneurysmas, a complication of bacterial endocarditis. Amer. J. Med. **16**, 246 (1954). — Shucksmith, H. S., and I. Macpherson: Dissecting aneurysm of the aorta simulating embolism at the aortic bifurcation. Brit. med. J. **1949**, 963. — Sichel, M. S., J. Nohlgren and G. E. Muehleck jr.: Dissecting aneurysm of the ascending aorta associated with pregnancy. Amer. J. Obstet. Gynec. **67**, 429 (1954). — Siegenthaler, W.: Die cardio-vasculären Veränderungen beim Marfan-Syndrom (Arachnodactylie). Cardiologia (Basel) **28**, 135 (1956). — Siegmund, H.: Über nicht syphilitische Aortitis (Pathologisch-anatomische Demonstration zur Frage der Gefäßwandveränderungen bei Allgemeininfektionen). Z. Kreisl.-Forsch. **21**, 389 (1929). — Simon, R.: Un cas d'anevrysme de l'artère rénale. J. urol. méd. chir. **56**, 171 (1950). — Sirota, J. H.: Spontaneous perforation of an aortic aneurysm into the superior vena cava with survival for 136 days. Amer. Heart J. **39**, 782 (1950). — Slany: Anomalien des Circ. art. Willisi in ihrer Beziehung zu Aneurysmenbildungen an der Hirnbasis. Virchows Arch. path. Anat. **301**, 62 (1938). — Smith, F.: A case of traumatic aneurysm of the right superficial temporal artery. Brit. J. Surg. **37**, 241 (1949). — Smith, J. Ch., and S. M. Sancetta: Healed dissecting aneurysm of the aorta erroneously diagnosed paramediastinal effusion; death following attempted aspiration. Circulation **1**, 792 (1950). — Smith, W. A.: Aneurysm of the sinus of Valsalva. J. Amer. med. Ass. **62**, 1878 (1914). — Smoljak, L. G.: Unsere Erfahrungen in der Therapie der Aneurysmen (Fehler und Komplikationen). Vestn. Chir. **70**, 34—39 (1950). [Russisch.] — Snapper, J., and P. Formijne: Aneurysms of the cerebral arteries and polycystic kidney. Acta med. scand. **101**, 105 (1939). — Sommer, Hermann: Kasuistische Beiträge zur pathologischen Anatomie des Herzens. Frankfurt. Z. Path. **5**, 103 (1910). — Sorgo, J.: Die Lungenblutung. In Handbuch der Tuberkulose von Brauer, Schröder, Blumenfeld, Bd. 2, S. 250. Leipzig 1914. — Soubiran, J.: Anévrysme de l'artère ischiatique. Bordeaux chir. Nr 1, 37 (1951). — Spitzbarth, H., u. H.-G. Fassbender: Über die Komplikation eines Falles von solitärem Aneurysma des re. Hauptstammes der A. pulmonalis mit Lungentuberkulose. Z. Kreisl.-Forsch. **38**, 78 (1949). — Stanley, T. E., C. Harrison and R. R. Landes: Dissecting aneurysm of the aorta with complete occlusion at the bifurcation simulating saddle embolism. Virginia med. Monthly **77**, 237 (1950). — Starosta, K., and R. Blaha: Aneurysm of the main pulmonary artery. Cardiologia (Basel) **30**, 289 (1957). — Stefaniak, W.: Pseudoaneurysm of the carotid artery in the horse. Med. vet. **6**, 223 (1950). — Steinberg, I.: Diagnosis of arteriosclerotic aneurysms of the thoracic aorta: Report of six cases. Ann. intern. Med. **46**, 218 (1957). — Steinberg, I., and Ch. T. Dotter: The differentiation of mediastinal tumour and aneurysm: value of angiocardiography. Brit. J. Radiol. **22**, 567 (1949). — Steinberg, I., and N. Finby: Angiocardiography in the diagnosis of saccular aneurysm of the abdominal aorta. Report of a case. New Engl. J. Med. **255**, 204 (1956). — Steinberg, I., and W. Geller: Aneurysmal dilatation of aortic sinuses in arachnodactyly. Ann. intern. Med. **43**, 120 (1955). — Steinberg, K., C. T. Dotter, G. E. Peabody, G. G. Reader, L. Heimoff and B. Webster: The angiocardiographic diagnosis of syphilitic aortitis. Amer. J. Roentgenol. **62**, 655 (1949). — Steinberg, William: Zur Kenntnis des mykotischen Aneurysmus der Lungenschlagader. Virchows Arch. path. Anat. **290**, 430 (1933). — Steiner, G.: Über das „Aneurysma der Arteria pulmonalis". Röntgenpraxis **7**, 168 (1935). — Stengel, A., and C. C. Wolferth: Mycotic (bacterial) aneurysms of intravascular origin. Arch. intern. Med. **31**, 527 (1923). — Stern: Basilar artery aneurysm. Report of a case diagnosed roentgenologically. Amer. J. Roentgenol. **71**, 428 (1954). — Stoerk, P., u. F. Epstein: Über arterielle Gefäßveränderungen bei Grippe. Frankfurt. Z.

Path. 23, 163 (1920). — SUSSMAN, M. L., and S. A. BRAHMS: Interpretation of normal cardiovascular angiograms. Amer. J. Roentgenol. 66, 29 (1951). — SUTER, W.: Das kongenitale Aneurysma der basalen Gehirnarterien und Cystennieren. Schweiz. med. Wschr. 1949, 471. — SWAN, H., C. MAASKE, M. JOHNSON and R. GROVER: Arterial homografts. II. Resection of thoracic aortic aneurysm using a stored human arterial transplant. A. M. A. Arch. Surg. 61, 732 (1950). — SWENNING, G.: Dissekerande aorto-aneurysm, simulerande hjärtinfarkt. Svenska Läk.-Tidn. 50, 535—540 (1953).

TAKATS, DE and LARY: Traumatic axillary aneurysm of thirteen years'duration. Arch. Surg. (Chicago) 70, 390 (1955). — TAKATS, G. DE, and M. R. MARSHALL: Surgical treatment of arteriosclerotic aneurysms of the abdominal aorta. Arch. Surg. (Chicago) 64, 307 (1952). — TAKATS, G. DE, and C. L. PIRANI: Aneurysms, general considerations. Angiology 5, 173 (1954). — TEMPLE, L. J.: Aneurysm of the first part of the left subclavian artery, review of the literature and a case history. J. thorac. Surg. 19, 412 (1950). — TERPLAN, K.: Mykotisches Aneurysma des Stammes der Pulmonalarterie mit Endarteritis des offenen Ductus Botalli mit einem Falle von Endocarditis lenta. Med. Klin. 20, 1331 (1924). — THIES, W.: Veränderungen der Aortenmedia nach Tod im akuten Kollaps. Ein Beitrag zum Problem der Medianekrosen der Aorta. Beitr. path. Anat. 116, 461 (1956). — THOMA, R.: Über das Tractionsaneurysma der kindlichen Aorta. Virchows Arch. path. Anat. 122, 535 (1890). — THOMSEN, K. Å.: Multiple perifere aneurysmer i lungerne. Nord. Med. 49, 788 (1953). — THOMSON, A. P., and F. G. W. MARSON: Dissecting aneurysm of the aorta. Lancet 1955, 482. — TOBIN, J. R., E. B. BAY and E. M. HUMPHREYS: Marfan's syndrome in the adult. Dissecting aneurysm of the aorta assoxiated with arachnodactyly. Arch. intern. Med. 80, 475 (1947). — TÖNNIS, W.: Zur Behandlung intrakranieller Aneurysmen. Langenbecks Arch. klin. Chir. 189, 474 (1937). — TOES, N. A.: Ruptured splenic arterial aneurysm during parturition. Brit. med. J. 1, 495 (1956). Ref. Circulation 15, 149 (1957). — TOMPKINS, R. D.: Aneurysm of left aortic sinus (valsalva) with rupture into right ventricle: intra-vitam diagnosis. Med. Bull. Veterans' Adm. (Wash.) 18, 173 (1941). — TROSHINA, L. N.: Case of embolic-mycotic aneurysm of the abdominal artery. [Russ. Text.] Klin. Med. (Mosk.) 29, 83 (1951). — TUNG, H., and A. A. LIEBOW: Marfan's syndrome: observations at necropsy: with special reference to medionecrosis of the great vessels. Lab. Invest. 1, 382 (1952).

UHLBACH, P.: Ein Beitrag zur Ursache der spontanen Aortenruptur. Z. Kreisl.-Forsch. 38, 283 (1949). — USAWA, T.: Pathologische Anatomie und Genese der spontanen Leptomeninxblutungen. Frankfurt. Z. Path. 37, 550 (1929). — USCHOLD, G.: Über einen Fall von Endarteriitis pulmonalis unter dem Bild eines offenen Ductus Botalli bei einem 7¹/₂jährigen Kind Langenbecks Arch. klin. Chir. 271, 17 (1952).

VAN'T HOFF, W.: Dissecting aneurysm of the aorta (with reappearance of absent peripheral pulsation). Guy's Hosp. Rep. 103, 80 (1954). — VARTIO, T., and P. I. HALONEN: The Ortner-syndrome. Ann. Med. intern. Fenn. 39, 57 (1950). — VÉGH, P., u. I. JAKABFI: Periodische Atemnotanfälle durch Kompressionsstenose der Luftröhre infolge eines Aortenbogenaneurysmas. Wien. klin. Wschr. 1950, 140—141. — VELÁSQUEZ, T., y J. A. MÉRIGO-JANÉ: Arteriosclerosis aneurismatica de la arteria pulmonar. Revision de la literatura y presentacion du un caso. Arch. Inst. Cardiol. Méx. 21, 526 (1951). — VENNING, G. R.: Aneurysms of the sinus of Valsalva. Amer. Heart J. 42, 57 (1951). — VERREY, ARNOLD E.: Un cas d'aneurysmes dissequants multiples des artères principales de l'abdomen. Paris et Cahors. Zit. nach JORES 1924. — VERSÉ, M.: Periarteriitis nodosa und Arteriitis syphilitica cerebralis. Beitr. path. Anat. 40, 409 (1907). — VIAR and LOMBARDO: Abdominal aortic aneurysm with rupture into the inferior vena cava. Circulation 5, 287 (1952). — VIEHWEGER, G.: Multiple Aneurysmen der Milzarterie. Fortschr. Röntgenstr. 87, 265 (1957). — VILLAMIL, A., J. VERDAGUER-ARRIAGAY y O. A. ITOIZ: Un caso de aneurisma disecante de la aorta diagnosticado en vida. Medicina (B. Aires) 10, 389 (1950). — VOGL, A.: Ein Fall von luischem Aneurysma der Arteria pulmonalis. Med. Klin. 27, 1352 (1931).

WAGENER, O.: Beitrag zur Pathologie des Ductus arteriosus (Botalli). Dtsch. Arch. klin. Med. 79 (1904). — Thrombenbildung am durchgängigen Ductus arteriosus (Botalli). Dtsch. Arch. klin. Med. 89 (1907). — WAINWRIGHT, C. W.: Dissecting aneurysm producing coronary occlusion by dissection of the coronary artery. Bull. Johns Hopk. Hosp. 75, 81 (1944). — WALCHER, K.: Ein Fall von zweiteiligen Aortenklappen mit Aneurysmen beider Sinus Valsalvae. Virchows Arch. path. Anat. 234, 71 (1921). — WARTHIN, A. S.: Syphilis of the pulmonary artery; Syphilitic aneurysm of left upper division: demonstration of spirochete pallida in wall of artery and aneurysmal sac. Amer. J. Syph. 1, 693 (1917). — The new pathology of syphilis. Amer. J. Syph. 2, 425 (1918). — WAWZONEK, S., J. V. PONSETI, R. S. SHEPARD and L. G. WIEDENMANN: Epiphyseal plate lesions, degenerative arthritis, and dissecting aneurysm of the aorta produced by aminonitriles. Science 121, 63 (1955). — WEAVER, E. N.: Dissecting aneurysm of the aorta, with neurological involvement. Virginia med. Monthly 83, 431 (1956). — WECHSLER, I. S., S. W. GROSS and I. COHEN: Further report on arteriography and carotid artery ligation in intracranial aneurysms and vascular malformations. Trans. Amer. Neurol. Ass. 119—121 (1950); discussion p. 123—125. — WEIGERT, C.: In die Milzvene geborstenes Aneurysma einer Milzarterie. Virchows Arch. path. Anat. **104** (1886). — WEISCHER, P.: Über die Aneurysmen der Arteria pulmonalis. Würzburg 1904. — WEISE, H.: Beitrag zur Röntgendiagnostik multipler Aneurysmen der Pulmonalarterien. Fortschr. Röntgenstr. **72**, 345 (1950). — WEISS, S.: The clinical course of spontaneous dissecting aneurysm of the aorta. Med. Clin. N. Amer. **18**, 1117 (1935). — Dissecting aneurysm of the aorta: Two cases with unusual features. New Engl. J. Med. **218**, 512 (1938). — WEISS, S., T. D. KINNEY and M. M. MAHER: Dissecting aneurysm of aorta with experimental atherosclerosis. Amer. J. med. Sci. **200**, 192 (1940). — WEPLER, W.: Über Spätveränderungen der Periarteriitis nodosa im Stromgebiet einer Extremität. Frankfurt. Z. Path. **61**, 499 (1950). — WERNER, J.: Über extrakranielle Aneurysmen der Carotis interna. Dtsch. Z. Chir. **67**, 591 (1902). — WEST, SAMUEL: Case of aneurysm of a branch of the pulmonary artery; death from haemorrhage. Trans. path. Soc. Lond. **29**, 41 (1877/78). — Two cases of complete excavation of one lung, with death in one case from exhaustion; in the other from rupture of an aneurysm of the pulmonary artery. Trans. path. Soc. Lond. **31**, 50 (1880). — Aneurysm of the pulmonary artery. Trans. path. Soc. Lond. **36**, 67 (1881). — Two cases of pulmonary aneurysm of large size, with profuse recurrent haemoptysis for twelve and forty-five days respectively, with remarks upon pulmonary aneurysms in general. Trans. path. Soc. Lond. **35**, 93 (1884). — WHITMAN, C., and J. W. MIHALY: Aortic aneurysm: Analysis of the statistics from Harlem hospital. 1932—1952. Harlem Hosp. Bull., Harlem Hosp., N.Y. **6**, 4 (1954). — WHITTAKER, S. R. F., and J. D. SHEEHAN: Dissecting aortic aneurysm in Marfan's syndrome. Lancet **1954**, 791. — WICHERN: Klinische Beiträge zur Kenntnis der Hirnaneurysmen. Dtsch. Z. Nervenheilk. **44**, 220 (1912). — WIEDENMANN, O., u. E. HIPP: Abnorme Kommunikationen zwischen dem Versorgungsgebiet der Arteria carotis interna und der Arteria basilaris (Karotido-basiläre Anastomosen). Fortschr. Röntgenstr. **91**, 350 (1959). — WIESEL, J.: Die Erkrankungen arterieller Gefäße im Verlaufe akuter Infektionen, Teil 2. Z. Heilk., Abt. path. Anat. **27**, 262 (1906). — Die Erkrankungen arterieller Gefäße im Verlaufe akuter Infektionen, Teil 3: Die akute herdförmige Mesarteriitis der Coronararterien und ihre Folgezustände. Z. Heilk., Abt. path. Anat. **28**, 69 (1907). — WILDHAGEN: Aneurysma des Hauptstammes der Arteria pulmonalis. Med. Klin. **2**, 168 (1920). — WILLIAMS, BAHN and SAYRE: Congenital cerebral aneurysms. Proc. Mayo Clin. **30**, 161 (1955). — WILLIUS, F. A., and R. W. CRAGG: Cardiac clinics LXXIX. A talk on dissecting aneurysm of the aorta. Proc. Mayo Clin. **16**, 41 (1941). — WILLSON, R. N., and A. MARCY jr.: Rupture of an aortic aneurism in a child of four years. J. Amer. med. Ass. **49**, 15 (1907). — WOLFF-BREMEN, K.: Über eine in beiden Nieren gleichmäßig verteilte herdförmige Xanthelasmatose bei gleichzeitigen multiplen Aneurysmen der Lungenschlagader. Z. Kreisl.-Forsch. **28**, 741 (1936). — WOLKIN, A.: The significance of calcification in the ascending portion of the aortic arch. Radiology **62**, 101 (1954). — WOLLHEIM: Die Blutmenge bei Gefäßinsuffizienz. J. Cardiol. Lisboa **1**, 147 (1955). — WOLLHEIM, E., u. K. W. SCHNEIDER: Untersuchungen zur funktionellen Pathologie und Therapie großer intestinaler Blutungen. Verh. dtsch. Ges. inn. Med. (Kongr.) **60**, 333 (1954). — WOOD, F. C., E. P. PENDERGRASS and H. W. OSTRUM: Dissecting aneurysm of the aorta: With special reference to its roentgenographic features. Amer. J. Roentgenol. **28**, 437 (1932). — WRIGHT, I. S.: Vascular diseases in clinical practice. Chicago: Year Book Publishers, Inc. 1948. — WRIGHT, I. S., E. URDANETA and B. WRIGHT: Re-opening of the case of the abdominal aortic aneurysm. Circulation **13**, 754 (1956). — WUHRMANN, F.: Elektrokardiographische Befunde beim Aneurysma dissecans der aufsteigenden Aorta. Schweiz. med. Wschr. **70**, 627 (1940). — WYLIE, E. J., E. VERR and O. DAVIES: Experimental and clinical experiences with the use of fascia lata applied as a graft about major arteries after thromboendoarterectomy and aneurysmorrhaphy. Surg. Gynec. Obstet. **93**, 257 (1951). — WYSS, O.: Aneurysma dissecans der Aorta ascendens. Arch. Heilk. **10**, 490 (1869).

YATER, W. M.: Ruptured popliteal aneurysm. Report of four cases. Amer. Heart J. **18**, 471 (1939).

ZDANSKY, E.: Röntgendiagnostik des Herzens und der großen Gefäße. Wien 1939. — ZIEDSES DES PLANTES, B. G.: Operatieve behandeling van een sacculair aneurysma van een hersenarterie. Ned. T. Geneesk. **94**, 1672 (1950). — ZIEGLER, PAUL: Das Nierenaneurysma. Sammelref. Zbl. Grenzgeb. Med. u. Chir. **6**, Nr 1, 2. — ZINCK, K. H.: Pathologische Anatomie der Verbrennung, zugleich ein Beitrag zur Frage der Blutgewebsschranke und zur Morphologie der Eiweißzerfallsvergiftungen. Veröff. Konstit.- u. Wehrpath. H. **46** (1940). — ZOULEK, D., J. LHOTKA and J. VOJÍK: Spontaneous aneurysms of the femoral arteries. Čas. Lék. čes. **89**, 849 (1950).

d) Arteriovenöse Fistel.

ALLEN and CAMP: Arteriography; a roentgenographic study of the peripheral arteries of the living subject following their injection with a radiopaque substance. J. Amer. med. Ass. **104**, 618 (1935). — ALLEN, E. V., N. W. BARKER and E. A. HINES jr.: Peripheral vascular diseases. Philadelphia u. London: W. B. Saunders Company 1955. — Amyes, E. W., and C. B. Courville: Traumatic arteriovenous aneurysm of the scalp; review of the literature and report of a case. Bull. Los Angeles neurol. Soc. 15, 47—58 (1950). — Anton, J. I., and H. H. Cooperman: Carotid-jugular arteriovenous fistula. Amer. J. Surg. 79, 324 (1950). — Aschenbrenner: Operative Behandlung schwerer Herz- und Kreislaufdekompensation. Klin. Wschr. 1934, 689.

Babcock, W. W.: Direct arteriovenous anastomosis. J. Mt Sinai Hosp. 17, 499 (1951). — Bätzner, K., F. Kaiser u. L. Walz: Klinische Erscheinungen bei längere Zeit bestehenden arteriovenösen Fisteln und deren Behandlung. Langenbecks Arch. klin. Chir. 266, 152 (1950). — Baron, G. J., and R. H. Koenemann: Arteriovenous fistula of renal vessels; case report. Radiology 64, 85 (1955). — Bennett, R. J.: Traumatic arteriovenous fistula. Amer. J. Surg. 80, 805 (1950). — Berneike, R. R., and H. M. Pollock jr.: True renal-artery aneurysm; report of a case. New Engl. J. Med. 243, 12 (1950). — Bernsmeier, A., u. K. Siemons: Gesamtkreislauf und Hirndruckblutung bei intracraniellen Angiomen und Aneurysmen. Dtsch. Z. Nervenheilk. 169, 421 (1953). — Bigger, I. A., and K. M. Lippert: Arteriovenous fistula involving the common carotid artery and internal jugular vein. Surgery 2, 555 (1937). — Bird: The use in arteriography of substitutes for colloidal thorium dioxide. J. Amer. med. Ass. 109, 1626 (1937). — Bishop, J. M., K. W. Donald and O. L. Wade: Circulatory dynamics at rest and on exercise in the hyperkinetic states. Clin. Sci. 14, 329 (1955). — Blakemore, A. H.: Portocaval anastomosis for the relief of portal hypertension. Gastroenterology 11, 488 (1948). — Blum, L.: Mechanics of an arterio-venous fistula for peripheral vascular disease. Bull. N.Y. Acad. Med. 27, 388 (1951). — Bodechtel, G.: Zerebrale arterio-venöse Aneurysmen. Verh. dtsch. Ges. Kreisl.-Forsch. 18, 305 (1952). — Bosher jr., L. H., D. E. Smith, R. A. Lemmer and I. A. Bigger: Experimental arteriovenous fistula; histologic changes in the small collateral arteries. Surgery 29, 560 (1951). — Bosher jr., L. H., S. Vasli, C. M. McCue and L. F. Belter: Congenital coronary arteriovenous fistula associated with large patent ductus. Circulation 20, 254 (1959). — Bourde, C., E. Bourdoncle and A. Jouve: Observations on arterio-venous fistulas of the limbs. Arch. Mal. Cœur 48, 775 (1955). Ref. Circulation 14, 474 (1956), — Bowie, D. C., and A. W. Kay: Traumatic false aneurysm simulating bone-sarcoma. Brit. J. Surg. 36, 310 (1949). — Barnham, H. H.: Aneurismal varix of the femoral artery and vein following a gunshot wound. Int. J. Surg. 3, 250 (1890). — Braun: Med. Ges. Leipzig, Sitzg vom 19. 11. 1901. Ref. Münch. med. Wschr. 1902, 163. — Breschet, G.: Mémoire sur les anéurysmes. Mém. Acad. roy. Méd. (Paris) 3, 101 (1833). — Bret, J.: Congenital arteriovenous aneurysm of the right cervical zone. Arch. Enferm. Corazón 56, 10 (1954). — Broadbent, J. C., and E. H. Wood: Indicator-dilution curves in acyanotic congenital heart disease. Circulation 9, 890 (1954). — Brown, G. E.: Abnormal arteriovenous communications diagnosed from the oxygen content of the blood of the regional veins. Arch. Surg. (Chicago) 18, 807 (1929).

Cabanié, G.: Anévrisme jugulocarotidien. Ligature de la fistule vasculaire suivie d'endoanévrismorraphie. Mém. Acad. Chir. 73, 369 (1947). — Cabrera, E., y J. R. Monroy: Repercusion de la hemodinamica sobre el electrocardiograma en un caso de fistula arteriovenosa. Arch. Inst. Cardiol. Méx. 21, 457 (1951). — Callander, C. I.: Study of arteriovenous fistula with an analysis of 447 cases. Bull. Johns Hopk. Hosp. Rep. 19, 259 (1920). — Cassel, W. G., J. A. Spittel jr., F. H. Ellis jr. and A. J. Bruwer: Arteriovenous fistula of the splenic vessels producing ascites. Circulation 16, 1077 (1957). — Cazals, F., et A. Roy: Communication aorte-artère pulmonaire consécutive à une plaie pénétrante de la poitrine par arme blanche. Arch. Mal. Cœur 45, 522 (1952). — Chaves, J. A.: Traumatic arteriovenous aneurysm involving the humeral artery. J. int. Coll. Surg. 13, 443 (1950). — Cohen, S. M., and C. A. R. Schulenburg: A case of arteriovenous aneurysm. Brit. J. Surg. 28, 582 (1941). — Cohn, R., and L. Lipsitch: A case of bacterial endarteritis and heart failure superimposed on a long standing fermoral arteriovenous fistula cured by excision. Stanf. med. Bull. 9, 70 (1951). — Curtin, J. A., R. G. Petersdorf and I. L. Bennett jr.: Acquired arteriovenous fistula complicated by pseudomonas aeruginosa endarteritis and endocarditis. Bull. Johns Hopk. Hosp. 101, 140 (1957). — Cutler, S. S., and Julius Wolf: Acquired arteriovenous fistula with coexistent subacute endocarditis and endarteritis. Ann. intern. Med. 25, 972 (1946).

Dandy: Carotid-cavernosus aneurysma. Zbl. Neurochir. 3 (1937). — Davison, P. H., G. H. Armitage and W. Melville Arnott: The mechanisms of adaptation to a central venous-arterial shunt. Brit. Heart J. 15, 221 (1953). — Decker, P.: Traitement opératoire d'une fistule aorto-cave abdominale haute. Mém. Acad. Chir. 76, 453 (1950). — Deterling jr., R. A., H. E. Essex and J. M. Waugh: Experimental studies of arteriovenous fistula with regard to the development of collateral circulation. Proc. Mayo Clin. 22, 495 (1947). — Dieulafé, Lo and Sirvain: Jugular-subclavian arterio-venous aneurysm. Mém. Acad. Chir. 76, 696 (1950). — Dry, T. J., and B. T. Horton: Traumatic arteriovenous fistula involving the right femoral artery and vein: Spontaneous closure. Arch. Surg. (Chicago) 33,

248 (1936). — Dubost, C., et L. Badaro: A propos du traitement chirurgical des anévrysmes artérioveineux. Bull. méd. (Paris) **65**, 9 (1951).
Edwards, E. A., and H. D. Levine: The murmur of peripheral arteriovenous fistula. New Engl. J. Med. **247**, 502 (1952). — Elkin, D. C.: Arteriovenous aneurysm of the phrenic vessels. Report of a case following thoracentesis. J. Amer. med. Ass. **141**, 531 (1949). — Elkin, D. C., and J. V. Warren: Arteriovenous fistulas. Their effect on the circulation. J. Amer. med. Ass. **134**, 1524 (1947). — Epstein and Ferguson: The effect of the formation of an arteriovenous fistula upon blood volume. J. clin. Invest. **34**, 434 (1955). — Epstein, F. H., R. S. Post and M. McDowell: The effect of an arteriovenous fistula on renal hemodynamics and electrolyte excretion. J. clin. Invest. **32**, 233 (1953). — Epstein, F. H., O. W. Shadle, T. B. Ferguson and M. E. McDowell: Cardiac output and intracardiac pressures in patients with arteriovenous fistulas. J. clin. Invest. **32**, 543 (1953).
Ferguson, Gregg and Shadle: Effect of blood and saline infusion on cardiac performance in normal dogs and dogs with arteriovenous fistulas. Circulat. Res. **2**, 565 (1954). — Fick, W.: Kreislaufwirkung arterio-venöser Aneurysmen. Langenbecks Arch. klin. Chir. **173**, 773 (1932). — Kreislaufwirkung arteriovenöser Aneurysmen. Dtsch. Z. Chir. **240**, 113 (1933). — Fontaine, R., et A. Dany: Le thrill dans les dilatations segmentaires et isolées des grosses artères sans participation veineuse. Presse méd. **1947**, 229—230. — Fontaine, R., Buck, Riveaux et Kim: Présentation d'un malade présentant une thrombose étendue de l'artère fémorale superficielle et chez lequel un shunt artério-veineux a été fait. Strasbourg méd. **1**, 650 (1950). — Fontaine, R., P. Buck, R. Riveaux, M. Kim et J. Hubinont: Sur le traitement des oblitérations artérielles; de la valeur respective des thrombectomies et thrombendartériectomies, des shunts artério-veineux et des greffes vasculaires (autogreffes veineuses fraîches). Lyon chir. **46**, 73 (1951). — Forman, L., and H. E. Holling: Ulcers of foot with congenital arteriovenous communication of the leg. Brit. J. Derm. Syph. **62**, 321 (1950). — Frank, Wang, Lammerant, Miller and Wegria: An experimental study of the immediate hemodynamic adjustments to acute arterio-venous fistulae of various sizes. J. clin. Invest. **34**, 722 (1955). — Franklin and Mankin: Arteriovenous aneurysms of the innominate vessels. Arch. intern. Med. **96**, 413 (1955). — Franklin and Pollock: Thoracic aorto-caval aneurysm. A review and the addition of three cases. Medicine (Baltimore) **34**, 97 (1955). — Franz: Klinische und experimentelle Beiträge betreffend das Aneurysma arteriovenosum. Langenbecks Arch. klin. Chir. **75**, 572 (1905). — Freedman, L. M.: Arteriovenous aneurysm of the internal carotid artery in the cavernous sinus. A.M.A. Arch. Otolaryng. **52**, 351 (1950). — Freeman, N. E.: Direct measurement of blood pressure within arterial aneurysms and arteriovenous fistulas. Surgery **21**, 646 (1947). — Friedlich, A., R. J. Bing and S. G. Blount jr.: Physiological studies in congenital heart disease. IX. Circulatory dynamics in the anomalies of venous return to the heart including pulmonary arteriovenous fistula. Bull. Johns Hopk. Hosp. **86**, 20 (1950).
Gage, M.: Acute arteriovenous aneurysm of right common carotid artery and internal jugular vein. Transpleural approach to control the arterial supply. Ann. Surg. **131**, 617 (1950). — Garritano, R. P., G. T. Wohl, C. K. Kirby and A. L. Pietroluongo: The roentgenographic demonstration of an arteriovenous fistula of renal vessels. Amer. J. Roentgenol. **75**, 905 (1956). — Gauer u. Linder: Kreislaufdynamik und vegetativer Tonus des Menschen bei arterio-venösen Fisteln. Klin. Wschr. **1948**, 1. — Gibson. S., W. J. Potts and W. H. Langewisch: Aortic-pulmonary communication due to localized congenital defect of the aortic septum. Pediatrics **6**, 357 (1950). — Goodhart, J. F.: Arterio-venous aneurysm of splenic vessels, with thrombosis of mesenteric veins and localised acute colitis. Trans. path. Soc. Lond. **40**, 67 (1889). — Gordon, B. S., M. St. Aronson and A. Azulay: Multiple arterio-venous aneurysms of soft tissues and bone (pelvis and vertebrae) resulting in cardiac failure. Amer. Heart J. **44**, 51 (1952). — Gordon, D. B., H. Glasher and D. R. Drury: Size of the largest arterio-venous vessels in various organs. Amer. J. Physiol. **173**, 275 (1953). — Grimault, L.: L'endartérite maligne; complications des fistules et des anévrysmes artério-veineux. Rev. méd. Nancy **76**, 459 (1951). — Gütgemann, A., F. Grosse-Brockhoff u. F. Kaiser: Hochdruck und Herzmuskelinsuffizienz bei traumatischer Fistel zwischen Arteria renalis und Vena cava inferior und ihre operative Beseitigung. Z. Kreisl.-Forsch. **40**, 321 (1951). — Gundermann, W.: Kriegschirurgischer Bericht aus der Gießener Klinik: Über die ersten 5 Monate des Krieges. Bruns' Beitr. klin. Chir. **97**, 479 (1915).
Heckler, G. B., and I. J. Tikellis: Acquires arteriovenous fistula with subacute bacterial endocarditis and endarteriitis. J. Amer. med. Ass. **150**, 1301 (1952). — Hilton, Kanter, Hays, Bowen, Golub, Keating and Wégria: The effect of acute arteriovenous fistula on renal functions. J. clin. Invest. **34**, 732 (1955). — Hermannes, Paul: Zur Frage der arterialisierten Venen beim arteriovenösen Aneurysma. Bruns' Beitr. klin. Chir. **130**, 40 (1924). — Hines jr., E. A., and J. M. Waugh: Congestive heart failure; the result of arteriovenous fistula: Report of a case. Proc. Mayo Clin. **11**, 545 (1936). — Hirsch, W.: Die Ostitis deformans Paget. Leipzig: Georg Thieme 1953. — Holman, E.: Arteriovenous aneurysm.

Abnormal communications between the arterial and venous circulations. New York: Macmillan Company 1937. 244 pp. — HOLMAN, E., and G. TAYLOR: Problems in the dynamics of blood flow. II. Pressure relations at site of an arteriovenous fistula. Angiology 3, 415 (1952). — HORTON: Arteriovenous fistula involving the common femoral artery identified by arteriography. Proc. Mayo Clin. 8, 189 (1933). — HORTON, B. T.: Hemihypertrophy of extremities associated with congenital arteriovenous fistula. J. Amer. med. Ass. 98, 373 (1932). — HORTON, B. T., and R. K. GHORMLEY: Congenital arteriovenous fistula. Proc. Mayo Clin. 8, 773 (1933). — Congenital arteriovenous fistulae of the extremities visualized by arteriography. Surg. Gynec. Obstet. 60, 978 (1935). — HORTON, B. T., and B. E. HEMPSTEAD: Congenital arteriovenous fistula of the middle ear and external auditory canal. Arch. Otolaryng. (Chicago) 27, 736 (1938). — HORTON, B. T., L. H. ZIEGLER and A. W. ADSON: Intracranial arteriovenous fistula. III. Diagnosis by discovery of arterial blood in jugular veins. Arch. Neurol. Psychiat. (Chicago) 33, 1232 (1935). — HOWARTH, SH.: Cardiac output in osteitis deformans. Clin. Sci. 12, 271 (1953). — HUNTER, W.: Observations upon a particular species of aneurism. Med. Obs. Soc. Phys. Lond. 2, 390 (1762). — The history of an aneurism of the aorta with some remarks on aneurisms in general. Med. Obs. Phys. Lond. 1, 323 (1757).

ISRAEL, A.: Veränderungen der Kreislauforgane bei arterio-venösen Aneurysmen. Langenbecks Arch. klin. Chir. 157, 109 (1929).

JACOB, P., J. CHAUVEAU et VIVERET: Anévrysme artéro-veineux de la paroi thoracique consécutif à une section de brides. Bull. Soc. méd. Hôp. Paris 67, 862 (1951). — JAEGER, R.: Arteriovenous aneurysm of the brain cured by ligation of the left middle cerebral artery; report of a case. A.M.A. Arch. Neurol. Psychiat. 64, 745 (1950). — JAHAN, I.: Reflex modulation of heart rate on closure and opening of an A-V fistula. Proc. Soc. exp. Biol. (N.Y.) 71, 60 (1949). — JOHNSTON, C. G., P. JORDAN jr. and T. CLOUD: Arteriovenous anastomosis in traumatic vascular lesions. Amer. J. Surg. 80, 809 (1950). — JONNART, L., J. LEQUIME et H. DENOLIN: Recherches expérimentales sur les anévrysmes artério-veineux périphériques chroniques. Acta cardiol. (Brux.) 7, 76 (1952).

KAISER, H., u. G. KARCHER: Zur Dynamik des arteriellen Kreislaufs bei arteriovenöser Fistel der A. femoralis dextra bei gleichzeitig bestehender dekompensierter Aorteninsuffizienz. Dtsch. Arch.klin. Med. 196, 460 (1949). — KENNEDY, J. A., and C. S. BURWELL: Measurements of the circulation in a patient with multiple arteriovenous connections. Amer. Heart J. 28, 133 (1944). — KLEIN, O.: Über die Anwendung der blutgasanalytischen Methode zum Nachweis der arterio-venösen Kurzschlußverbindungen. Ärztl. Forsch. 4, 295 (1950). — KRAMER, M. L., and J. W. KAHN: Effect of atropine on the Branham sign in arteriovenous fistula. Arch. intern. Med. 78, 28 (1946).

LÄWEN: Über die genuine diffuse Phlebarteriektasie an der oberen Extremität. Dtsch. Z. Chir. 68, 364 (1903). — LANGE, K.: Über die Unzuverlässigkeit subjektiver Kreislaufzeitbestimmungen. Ztschr. Kreisl.-Forsch. 49, 256 (1960). — LANGE, K., u. S. E. KREWER: The dermofluorometer. J. Lab. clin. Med. 28, 1746 (1943). — LEQUIME, J., H. DENOLIN et L. JONNART: Les anevrysmes arterioveineux peripheriques. Étude clinique et physio-pathologique de 4 cas. Acta cardiol. (Brux.) 6, 11 (1951). — LEWIS, D. D.: Congenital arteriovenous fistulae. Lancet 1930, 621. — LEWIS, THOMAS: The adjustment of bloodflow to the affected limb in arteriovenous fistula. Clin. Sci. 4, 277 (1940). — LIAN, C.: Réalisation chirurgicale d'une fistule artérioveineuse avec ligature veineuse sus-jacente dans le traitement de la grande hypertension artérielle permanente. Cardiologia (Basel) 21, 346 (1952). — LIAN, C., and H. WELTI: La réalisation chirurgicale d'une fistule artérioveineuse fémorale dans le traitement de la grande hypertension artérielle. Mém. Acad. Chir. 76, 930 (1950). — La réalisation chirurgicale d'une fistule artérioveineuse dans le traitement de la grade hypertension artérielle permanente. Arch. Mal. Cœur. 45, 872 (1952). — LINDER, F.: Dreißig Jahre bestehende arteriovenöse Fistel der A. femoralis mit sekundärem Aneurysma der V. iliaca; Heilung durch Operation. Chirurg 22, 77 (1951). — LÜCHTRATH, H.: Der Herztod beim arteriovenösen Aneurysma und seine Begutachtung. Verh. dtsch. Ges. Path. 36, 235 (1953).

MADDING, G. F., W. L. SMITH and L. R. HERSHBERGER: Hepatoportal arteriovenous fistula. J. Amer. med. Ass. 156, 593 (1954). — MAKINS, G. H.: The bradshaw lecture on gunshot injuries of the arteries. Lancet 1913, 1743. — On gunshot injuries to the bloodvessels. Bristol, England: John Wright & Sons, Ltd. 1919. 251 pp. — MARCHAND, E. J., M. R. HEJTMANCIK and G. R. HERRMANN: Extracardiac arteriovenous fistulas in the thorax. Amer. Heart J. 42, 682 (1951). — MARTORELL, F.: Arteriovenous fistula as treatment in arterial hypertension. Angiology 2, 110 (1951). — MASSELL, TH. B.: The fluorescin wheal test for collateral circulation in the preoperative evaluation of patients with aneurysms and arteriovenous fistulas. Surgery 21, 635 (1947). — MASTURZO, M.: Studio anatomo-clinico a proposito di un aneurysma arteriovenoso al triangolo di scarpa. Progr. med. (Napoli) 6, 717 (1950). — MAYBURY, B. C.: Traumatic false aneurysm, aneurysmal varix and varicose aneurysm: II. Aneurysmal varix and varicose aneurysm. St Thom. Hosp. Gaz. 39, 77 (1941). —

McGuire, Johnson: Circulatory studies on a case of arteriovenous aneurysm. Amer. Heart J. **10**, 360 (1935). — Meisen: Zit nach Franklin 1937. — Mörl, F.: Herzveränderungen durch arteriovenöse Aneurysmen. Dtsch. med. Wschr. **1951**, 296—298. — A contribution to the study of the causative factors of arterial dilatation in arteriouvenous aneurysmas. Langenbecks Arch. klin. Chir. **277**, 586 (1954). — Moniz, E.: Angiomas arteriovenosos do cérebro. Med. contemp. **69**, 283 (1951).

Nanu, I., C. Alexandrescu-Dersca et E. Lazeanu: Les troubles cardiaques consécutifs aux anéurismes artério-veineux. Arch. Mal. Coeur **15**, 829 (1922). — Nickerson, J. L., D. C. Elkin and J. V. Warren: The effect of temporary occlusion of arteriovenous fistulas on heart rate, stroke volume, and cardiac output. J. clin. Invest. **30**, 215 (1951). — Nicoladoni, Carl: Phlebarteriectasie der rechten oberen Extremität. Langenbecks Arch. klin. Chir. **18**, 252 (1875). — Norlén: Arteriovenous aneurysms of the brain. — Report of ten cases of total removal of the lesion. J. Neurosurg. **6**, 475 (1949). — Norman, J. A., K. W. Schmidt and J. B. Grow: Congenital arteriovenous fistula of the cervical vertebral vessels with heart failure in an infant. J. Pediat. **36**, 598 (1950). — Norris, G. W.: Varicose aneurism at the bend of the arm; ligature of the artery above and below the sac; secondary hemorrhages with a return of the aneurismal thrill on the tenth day; cure. Amer. J. med. Sci. N. S. **5**, 27 (1843). — Nusselt, H.: Über einige bemerkenswerte Beobachtungen bei 224 Aneurysmen. Langenbecks Arch. klin. Chir. **261**, 557 (1949).

Olivecrona, H.: Arteriovenösa aneurysm i hjärnam. Nord. Med. **41**, 843 (1949). — Die arteriovenösen Aneurysmen des Gehirns. Dtsch. med. Wschr. **1950 II**, 1169. — Considérations sur un cas d'anévrisme artérioveineux à développement temporal; son exstirpation chirurgicale. Rev. Oto-neuro-ophtal. **23**, 231 (1951). — Olivecrona, H., and J. Ladenheim: Congenital arteriovenous aneurysms of the carotid and vertebral arterial systems. Berlin-Göttingen-Heidelberg: Springer 1957.

Paliard, Plauchu, Thomasset, Maral, P. F. Girard, A. Garde and A. Perrin: Arterio-venous angioma of the spinal cord; racemose venous angioma of the spinal cord; anatomo-clinical, radiological and therapeutic considerations two cases. Lyon méd. **183**, 177 (1950). — Parmley, L. F., J. A. Orbison, C. W. Hughes and Th. W. Mattingly: Acquired arteriovenous fistulas complicated by endarteritis, and endocarditis lenta due to Streptococcus faecalis. New Engl. J. Med. **250**, 305 (1954). — Pearse, R., and R. L. MacMillan: Congenital arteriovenous aneurysm of the renal artery. J. Urol. (Baltimore) **58**, 235 (1947). — Pemberton, J., de, and J. H. Saint: Congenital arteriovenous communications. Surg. Gynec. Obstet. **46**, 470 (1928). — Peter, R.: Arteriovenöses Aneurysma und Endokarditis. Ein kasuistischer Beitrag zum Thema der kardiovaskulären Komplikationen bei arteriovenösen Aneurysmen. Zbl. Chir. **75**, 825 (1950). — Pirner, F.: Herzbefunde vor und nach Operation traumatischer Aneurysmen. Zbl. Chir. **76**, 388 (1951). — Porter, W. B.: Differential diagnosis of traumatic aneurysm in arteriovenous fistula. Amer. J. med. Sci. **196**, 75 (1938). — Porter, W. B., and J. P. Baker: The significance of cardiac enlargement caused by arteriovenous fistula. Ann. intern. Med. **11**, 370 (1937). — Pratt, G. H.: Arterial varices. A syndrome. Amer. J. Surg. **77**, 456 (1949). — Proctor jr., W. H.: Arteriovenous fistula of the aortic arch. Report of a case with successful treatment. J. Amer. med. Ass. **144**, 818 (1950).

Reid, M. R.: The effect of arteriovenous fistula upon the heart and blood vessels: An experimental and clinical study. Bull. Johns Hopk. Hosp. **31**, 43 (1920). — Studies on abnormal arteriovenous communications, acquired and congenital. I. Report of a series of cases. Arch. Surg. (Chicago) **10**, 601 (1925). — II. The origin and nature of arteriovenous aneurysms, cirsoid aneurysms, and simple angiomas. Arch. Surg. (Chicago) **10**, 997 (1925). — III. The effects of abnormal arteriovenous communications of the heart, blood vessels and other structures. Arch. Surg. (Chicago) **11**, 25 (1925). — IV. The treatment of abnormal arteriovenous communications. Arch. Surg. (Chicago) **11**, 237 (1925). — Reid, M. R., and H. G. Conway: Congenital cirsoid aneurysm of leg. J. Amer. med. Ass. **101**, 1391 (1933). — Reynolds, R. P., C. I. Owen and M. O. Cantor: Arteriovenous aneurysm of uterine artery and vein. J. Amer. med. Ass. **141**, 841 (1949). — Rieder, W.: Sonderstellung arterio-venöser Aneurysmen der Nierengefäße im Rahmen operativer Behandlung schwerer Herz-Kreislaufschäden beim arteriovenösen Aneurysma. Chirurg **14**, 609 (1942). — Rienhoff, W. F.: Congenital arteriovenous fistula: An embryological study, with the report of a case. Bull. Johns Hopk. Hosp. **35**, 271 (1924). — Rienhoff jr., W. F., and L. Hamman: Subacute streptococcus viridans septicemia cured by excision of an arteriovenous aneurysm of the external iliac artery and vein. Ann. Surg. **102**, 905 (1935). — Röhrl, W.: Die radiographische Darstellung von arteriovenösen Anastomosen. Klin. Wschr. **29**, 307 (1951). — Roscoe, M. H., and G. M. M. Donaldson: Effect of arteriovenous aneurysms on blood volume and blood picture. Edinb. med. J. **53**, 391 (1946). — Roseman, E., B. B. Whitcomb and F. G. Woodson: Carotid sinus syncope secondary to ligation of carotid vessels for intracranial arteriovenous aneurysm. J. Neurosurg. **2**, 287 (1945). — Rouzaud, R.: Remarques à propos d'un anévrisme artério-veineux carotido-caverneux. Rev. neurol. **82**, 266 (1950). — RUSSELL, DOROTHY S., and SAMUEL NEVIN: Aneurysm of the great vein of Galen causing internal hydrocephalus; report of two cases. J. Path. Bact. **51**, 375 (1940). — ROWNTREE, L. G., and G. E. BROWN: (With the technical assistance of GRACE M. ROTH): The volume of the blood and plasma in health and disease, chap. 11, p. 165. Philadelphia: W. B. Saunders Company 1929.

SABIN, FLORENCE R.: Origin and development of the primitive vessels of the chick and of the pig. Contr. Embryol. Carneg. Instn **6**, 61 (1917/18). — SABISTON jr., D. C., E. O. THEILEN and D. E. GREGG: Physiologie studies in experimental high output caroiac failure produced by aortic-caval fistula. Surg. Forum **6**, 233 (1956). — SATTLER, H.: Die Basedowsche Krankheit. Leipzig: Wilhelm Engelmann 1909. — SCHEID, W.: Die Zirkulationsstörungen des Gehirns und seiner Häute. In Handbuch der inneren Medizin,, Bd. V/3, S. 78, 4. Aufl. Berlin-Göttingen-Heidelberg: Springer 1953. — SCHEIFLEY, CH. H., and G. W. DAUGHERTY: Arteriovenous fistula of the kidney. New observations and report of three cases. Circulation **19**, 662 (1959). — SCHREINER, G. E.: The physiology of arteriovenous fistulas. The Davidson lecture for 1953. Med. Ann. D. C. **24**, 1, 54 (1954). — SCHREINER, G. E., N. FREINKEL, J. W. ATHENS and W. STONE III: Cardiac output, central volume and dye injection curves in traumatic arteriovenous fistulas in man. Circulation **7**, 718 (1958). — SEEGER, S. J.: Congenital arteriovenous anastomoses. Surgery **3**, 264 (1938). — SERVELLE, M., P. LACOLLEY, P. CARTIER, J. SICOT, F. BOUCHARD and P. LAURENS: Bilateral traumatic arteriovenous fistula of the legs. Arch. Mal. Cœur **47**, 159 (1954). — SHUMACKER jr., H. B.: Tests for and means of improving the collateral circulation in cases of aneurysm and arteriovenous fistula of the extremities. Angiology **5**, 167 (1954). — SIGWART, H.: Portaler Hochdruck durch arteriovenöses Aneurysma der Milzgefäße. Chirurg **24**, 318 (1953). — SMITH, F. L., and B. T. HORTON: Sclerosing treatment of congenital arteriovenous fistula: Report of two early cases. Proc. Mayo Clin. **12**, 17 (1937). — SMITH, V. W., C. W. HUGHES, O. SAPP, R. J. T. JOY and T. W. MATTINGLY: High-output circulatory failure due to arteriovenous fistula. Complication of intervertebral disk surgery. Arch. intern. Med. **100**, 833 (1957). — SONNTAG, F.: Phlebarteriektasie. Zbl. Chir. **52**, 66 (1925). — SORGO: Weitere Mitteilung über die Klinik und Histologie des kongenitalen arteriovenösen Aneurysmas. Zbl. Neurochir. **3**, 64 (1938). — SORNBERGER, C. F., and M. I. SMEDAL: The mechanism and incidence of cardiovascular changes in Paget's disease (osteitis deformans). A critical review of the literature with case studies. Circulation **6**, 711 (1952). — STATLAND, M., and T. G. GORR: Streptococcus viridans endarteritis of an arteriovenous aneurysm. Cured by penicillin and surgical excision. J. Lab. clin. Med. **34**, 221 (1949). — STEINBERG, I., J. S. BALDWIN and C. T. DOTTER: Coronary arteriovenous fistula. Circulation **17**, 372 (1958). — STENER, B.: Arteriovenous shunt in the spleen diagnosed before operation: Case report. Acta chir. scand. **108**, 344 (1955). — STENGER, A.: Zu den Ursachen der Entstehung der Arterienerweiterung und zur Entwicklung des Kollateralkreislaufes bei arterio-venösen Aneurysmen. Z. ges. inn. Med. **7**, 366 (1952). — STEWART, F. T.: Arteriovenous aneurysm treated by angiorrhyphy. Ann. Surg. **57**, 574 (1913). — STRICKLER, J. H., N. LUFKIN and C. O. RICE: Hepatic portal arteriovenous fistula: A case report. Surgery **31**, 583 (1952).

TÖNNIS, W.: Zur Behandlung intrakranieller Aneurysmen. Langenbecks Arch. klin. Chir. **189**, 474 (1937). — TORRES, R. A. P., y A. LAZZARI: La insuficiencia cardiaca en la osteitis deformante de Paget. Rev. Asoc. méd. argent. **64**, 90 (1950).

VEAL, J. R., and W. M. McCORD: Congenital abnormal arteriovenous anastomoses of the extremities with special reference to diagnosis by arteriography and by the oxygen saturation test. Arch. Surg. (Chicago) **33**, 848 (1936).

WACHSMUTH, W.: Das arterio-venöse Aneurysma als Kreislaufkurzschluß. Militärarzt **8**, 541 (1943). — WARD, C. E., and B. T. HORTON: Congenital arteriovenous fistulas in children. J. Pediat. **16**, 746 (1940). — WARREN, J. V., J. L. NICKERSON and D. C. ELKIN: The cardiac output in patients with arteriovenous fistulas. J. clin. Invest. **30**, 210 (1951). — WEIGERT, V. Č.: In die Milzvene geborstenes Aneurysma einer Milzarterie. Virchows Arch. path. Anat. **104**, 26 (1886). — WIGDOROWITSCH: Ein bemerkenswertes Reflexphänomen bei einem Aneurysma der A. femoralis. Dtsch. med. Wschr. **41**, 711 (1915). — WILLIAMS, M. H.: Traumatic arteriovenous aneurysm associated with streptococcic septicemia. Report of a case with cure following penicillin therapy and operation. J. Amer. med. Ass. **148**, 726 (1952). — WILSON, G. M.: Peripheral circulatory changes associated with arteriovenous aneurysms. Brit. Heart J. **13**, 334 (1951). — WOLFE, H. R. I., and N. E. FRANCE: Arteriovenous aneurysm of the great vein of Galen. Brit. J. Surg. **37**, 76 (1949). — WOLFF, H., u. B. SCHMID: Das Arteriogramm des pulsierenden Exophthalmus. Zbl. Neurochir. **4**, 241, 310 (1939). — WOLLHEIM, ERNST: Die zirkulierende Blutmenge und ihre Bedeutung für Kompensation und Dekompensation des Kreislaufs. Z. klin. Med. **116**, 269 (1931). — WOLLHEIM, E., u. K. W. SCHNEIDER: Untersuchungen zur funktionellen Pathologie und Therapie großer intestinaler Blutungen. Verh. dtsch. Ges. inn. Med. **60**, 334 (1954). — Zur Bestimmung der Kreislaufzeit. Erfahrungen mit einer neuen objektiven Methode nach K. Lange. Dtsch med. Wschr. **23**, 1003 (1960). — WOOLLARD, H. H.: The development of the principal arterial stems in the forelimb of the pig. Contr. Embryol. Carneg. Instn **14**, 139 (1922). — WRIGHT, I. S.: Vascular diseases in clinical practice. Chicago: Year Book Publishers Inc. 1948.

YATER: A study of four cases of acquired arteriovenous fistula by means of thorotrast arteriography. Ann. intern. Med. **10**, 466 (1936). — YATER, W. M., W. F. LUCKETT and B. W. LEONARD: Mycotic arteriovenous fistula: Report of a case. Med. Ann. D. C. **9**, 439 (1940).

ZANNINI, G.: Aneurysma artero-venoso della femorale; sutura laterale dell'arteria e della vena seguita da guarigione controllata con arterio e flebografia. Policlinico, Sez. chir. **57**, 238 (1950). — ZISSLER, J.: Zur Wirkung einiger Herzglykoside auf die Hämodynamik des Menschen. Arch. Kreisl.-Forsch. **22**, 97 (1955).

II. Krankheiten der Venen.

ABBOTT and A. OSLER: Congenital aneurysm of the superior vena cava. Report of one case with operative correction. Ann. Surg. **131**, 259 (1950). — ABD-EL-MALEK, SH., and B. BOULGAKOW: A collateral venous circulation after obstruction of the superior and part of the inferior vena cava. J. egypt. med. Ass. **33**, 157 (1950). — D'ABREU, A. L.: Relation of thrombophlebitis migrans to thrombo-angiitis obliterans. Brit. med. J. **1934**, 101. — ACKERMAN, R. G., and J. E. ESTES: Prognosis in idiopathic thrombophlebitis. Ann. intern. Med. **34**, 902 (1951). — ADAMS, J. C.: Etiological factors in varicose veins of lower extremities. Surg. Gynec. Obstet. **69**, 717 (1939). — ADLER, V. G.: Beitrag zur Diagnostik und Therapie des phleboarthrotischen Symptomenkomplexes. Med. Klin. **51**, 1407 (1956). — AGREST, A., A. LANARI y A. J. RONCORONI: Embolia pulmonar unilateral experimental con torax cerrado. Medicina (B. Aires) **13**, 51 (1953). — AL ASSAL, F., E. VASCONCELOS and TH. REIFF: Postphlebitic syndrome. Its diagnosis and treatment. Rev. paul. Med. **48**, 149 (1956). — ALEXANDER, H. A.: Fundamental principles in the treatment of varicose veins. Minn. Med. **33**, 626 (1950). — ALLAN, J. C.: The incidence of inequality in the length of lower extremities in peripheral venous insufficiency in the South African native. S. Afr. J. med. Sci. **18**, 105 (1953). — ALLEN and BROWN: Neurosis of the extremities following phlebitis. Med. Clin. N. Amer. **15**, 123 (1931). — ALLEN, HINES, KVALE and BARKER: The use of dicumarol as an anticoagulant. Experience in 2.307 cases. Ann. intern. Med. **27**, 371 (1947). — ALLEN, A. W.: Thrombosis and embolism. Bull. N. Y. Acad. Med. **22**, 169 (1946). — Interruption of the deep veins of the lower extremities in the prevention and treatment of thrombosis and embolism. Surg. Gynec. Obstet. **84**, 519 (1947). — The present evaluation of the prophylaxis and treatment of venous thrombosis and pulmonary embolism. Surgery **26**, 1 (1949). — ALLEN, A. W., and G. A. DONALDSON: Venous thrombosis and pulmonary embolism. Bull. N.Y. Acad. Med. **24**, 619 (1948). — ALLEN, A. W., R. R. LINTON and G. A. DONALDSON: Thrombosis and embolism; review of 202 patients treatment by femoral vein interruption. Ann. Surg. **118**, 728 (1943). — Venous thrombosis and pulmonary embolism, further experience with thrombectomy and femoral vein interruption. J. Amer. med. Ass. **128**, 397 (1945). — ALLEN, E. V., N. W. BARKER and E. A. HINES jr.: Peripheral vascular diseases. Philadelphia: W. B. Saunders Company 1955. — ALSLEV, J.: Über die Zunahme der subakuten bakteriellen Endokarditis. Dtsch. med. Wchr. **73**, 208 (1948). — ANDERSEN, HANSEN. HUSFELDT u. THOMSEN: Superior caval vein syndrome. Acta med. scand. **150**, 81 (1954). — ANDERSEN, A. H., A. T. HANSEN, E. HUSFELDT, A. PEDERSEN and G. THOMSEN: The syndrome of occlusion of the superior vena cava; three cases probably caused by thrombosis. Ugeskr. Laeg. **116**, 785 (1954). — ANDERSON, M. W., N. W. BARKER u. T. H. SELDON: A clinical evaluation of powdered human blood cells in the treatment of ulcers of the extremities associated with vascular disorders. Amer. Heart J. **32**, 754 (1946). — ANDERSON, G. M., and E. HULL: The effect of dicumarol upon the mortality and incidence of thromboembolic complications in congestive heart failure. Amer. Heart J. **39**, 697 (1950). — ANGELMAN, H., E. G. HALL and R. SPENCER: The syndrome of obstruction of inferior vena cava in childhood. Bit. med. J. **1950**, 752. — ANLYAN, CAMPBELL, SHINGLETON and GARDNER: Pulmonary embolism following venous ligation. Arch. Surg. (Chicago) **64**, 200 (1952). — ANNING, S. T.: The aetiology of gravitational ulcers of the leg. Brit. med. J. **1949**, 458. — The cause and treatment of leg ulcers. Lancet **1952**, 789. — APPERLY, F. L., C. E. McKEOWN, W. B. YOUNG and F. M. STRAYER: An electrical method for the prevention of venous thrombosis and pulmonary embolism. Amer. J. Surg. **31**, 451 (1951). — ARMSTRONG, E. L., W. L. ADAMS, L. J. TRAGERMAN and E. W. TOWNSEND: The Cruveilhier-Baumgarten Syndrome: Review of the literature and report of 2 additional cases. Ann. intern. Med. **16**, 113 (1942). — ARTHUR, H. R.: Portal thrombosis. J. Obst. Gynaec. Brit. Emp. **58**, 483 (1951). — ASCHOFF, L.: Lectures on pathology, p. 253. New York: Paul B. Hoeber 1924. — ASSAL, F. A.: Varizes dos membros inferiores. Arch. Cirurg. clin. exp. **14**, 23 (1951). — ATKINS, H. J. B.: Postoperative thrombosis. Discussion on thrombosis. Proc. roy. Soc. Med. **40**, 193 (1947). —

Azúa Dochao, L. de, A Zubiri Vidal y S. Ucar Sánchez: Ulceras vasculares de las extremidades inferiores; estudio anatomopatológico, clinico y terapéutico. Act. dermo-sifiliogr. (Madr.) **42**, 238 (1950).
Bachmann, G.: Der Schröpfkopf, seine Indikation und Anwendung. Hippokrates (Stuttgart) **21**, 281 (1950). — Bailey, W. A.: Ovarian vein phlebothrombosis and fatal pulmonary embolism. Ann. Surg. **132**, 986 (1950). — Baistrocchi, J. D., y V. J. Pranparo: Varices de los miembros inferiores. Clínica y técnica quirúrgica. Pren. méd. argent. **38**, 256 (1951). — Bakey, de M., and A. Ochsner: Phlegmasia cerulea dolens and gangrene associated with thrombophlebitis. Case reports and review of the literature. Surgery **26**, 16 (1949). — Bakey, de M., Schroeder and A. Ochsner: Significance of phlebography in phlebothrombosis. J. Amer. med. Ass. **123**, 738 (1943). — Balás, A.: Oscillometric studies of injection treatment of varicose veins; role of venous and reflectory arterial spasm in development of subsequent complications. Mag. Sebész. **3**, 221 (1950). — Balás, Á., P. Görgö, L. Ránky et J. Stefanics: Phénomènes spastiques de système veineux du membre inférieur. Acta med. (Budapest) **2**, 289 (1951). — Bálas, A., J. Stefanics, L. Ránky u. P. Görgö: Klinik und Behandlung des Paget-Schroetterschen Syndroms. Chirurg **24**, 241 (1953). — Ball, K. P., J. F. Goodwin and V. V. Harrison: Massive thrombotic occlusion of the large pulmonary arteries. Circulation **14**, 766 (1956). — Bancroft, Stanley-Brown and Quick: Postoperative thrombosis and embolism. Amer. J. Surg. **28**, 648 (1935). — Bargen, J. A., and N. W. Barker: Extensive arterial and venous thrombosis complicating chronic ulcerative colitis. Arch. intern. Med. **58**, 17 (1936). — Barker, N. W.: Physical agents in treatment of circulatory diseases of extremities. Arch. phys. Ther. **17**, 554 (1936). — Primary idiopathic thrombophlebitis. Arch. intern. Med. **58**, 147 (1936). — Thrombophlebitis complicating infectious and systemic disease. Proc. Mayo Clin. **11**, 513 (1936). — Anticoagulant Therapy in thrombosis and embolism. Postgrad. Med. **1**, 265 (1947). — Anticoagulant therapy in peripheral vascular disease. Circulation **4**, 613 (1951). — Barker, N. W., and A. W. Allen: Vascular clinics. IX. The differential diagnosis between acute thrombophlebitis and acute cellulitis of the legs. Proc. Mayo Clin. **15**, 110 (1940). — Barker, N. W., and V. S. Counseller: Prevention and treatment of postoperative thrombophlebitis. Amer. J. Obstet. Gynec. **37**, 644 (1939). — Barker, N. W., K. K. Nygaard, W. Walters and J. T. Priestley: A statistical study of postoperative venous thrombosis and pulmonary embolism. I. Incidence in various types of operations. Proc. Mayo Clin. **15**, 769 (1940). — A statistical study of postoperative venous thrombosis and pulmonary embolism. II. Predisposing factors. Proc. Mayo Clin. **16**, 1, 17, 33 (1941). — Barker, N. W., and Randall: Treatment of postpartum thrombophlebitis. M. Clin. N. Amer. **22**, 1205 (1938). — Barnes: Pulmonary embolism. J. Amer. med. Ass. **109**, 1347 (1937). — Barreda, P de la, y E. Castro Fariñas: Consideraciones sobre la thrombosis por es fuerzo del miembro inferior. Angiología **3**, 64 (1951). — Basset, A.: Thrombophlébite entièrement latente; spasme artériel — phlébectomie — suites éloignées. Arch. Mal. Cœur **43**, 1120 (1950). — Bauer, G.: Thrombosis. Lancet **1946**, 447. — Combating thrombosis and pulmonary embolism. The rôle of the nurse. Amer. J. Nursing **47** (1947). — Nine years' experience with heparin in acute venous thrombosis. Angiology **1**, 161 (1950). — The rôle of arterial disease in leg ulcers. Acta chir. scand. **100**, 502 (1950). — Baulande, M.: Physiothérapie des varices et de leurs complications. Paris méd. **41**, 295 (1951). — Baumgarten: Entzündung, Thrombose, Embolie und Metastase im Lichte neuerer Forschung. München 1925. — Baumgarten, P.: Die sogenannte Organisation des Thrombus. Leipzig: Wigand 1877. — Baumgartner, J.: A propos du traitement chirurgical des thromboses veineuses récentes. Rev. méd. Suisse rom. **70**, 315 (1950). — Beattie, A. S., and E. Hildenbrand: Thrombosis of the hepatic veins. Arch. Path. (Chicago) **50**, 247 (1950). — Beccaria, A.: Sul presunto potere terapeutico dell'alluminio nell'ulcera varicosa. Minerva chir. (Torino) **6**, 271 (1951). — Beckermann, F., R. Jürgens u. G. Schubert: Thrombose und Embolie. Hamburger Symposion 2. u. 3. April 1954. Stuttgart: Georg Thieme 1954. — Beecher, H. K.: Adjustment of flow of tissue fluid in presence of localized, sustained high venous pressure as found with varices of great saphenous system during walking. J. clin. Invest. **16**, 733 (1937). — Bein, H. J.: Vergleichende Untersuchungen von ganglionärblockierenden Substanzen, von Sympathikolytica und von Parasympathikolytika bei experimenteller Lungenembolie. Experientia (Basel) **8**, 67 (1952). — Beitzke, H.: Über Phlebitis hepatica bei angeborener Syphilis. Beitr. path. Anat. **84**, 317 (1930). — Beller, F. K.: Experimentelle und klinische Untersuchung des Hirudoid. Ärztl. Forsch. **5**, 127 (1951). — Belt: Thrombosis and pulmonary embolism. Amer. J. Path. **10**, 129 (1934). — Beltran Cribillero, G.: Algunas consideraciones sobre las trombosis venosas de los miembros inferiores. An. Fac. Med. Lima **33**, 341 (1950). — Benda, C.: Venen. In Handbuch der speziellen pathologischen Anatomie und Histologie. Berlin 1924. — Bennett jr., I. L.: A unique case of obstruction of the inferior vena cava. Bull. Johns Hopk. Hosp. **87**, 290 (1950). — Benz, E. J., A. H. Baggenstoss and E. E. Wollaeger: Symposium on some aspects of the normal and abnormal circulation of the

liver. Atrophy of the left lobe of the liver. Proc. Mayo Clin. 28, 232 (1953). — BERG, H. H.: Thrombo-Embolie und Diätetik. (Bemerkungen im Rahmen des Panoramawandels innerern Krankheiten.) In BECKERMANN, JÜRGENS u. SCHUBERT, Thrombose und Embolie, S. 61. Stuttgart: Georg Thieme 1954. — BERNARDI, R., G. VERGANI and A. GAIDO: Trypsin in the treatment of the thrombotic syndrome. Minerva med. (Torino) 48, 2377 (1957). — BERRY, F. B., and J. A. BOUGAS: Agnogenic venous mesenteric thrombosis. Tr. Amer. surg. Ass. 68, 130 (1950). — BEURIER, F.: Le traitement des ulcères de jambe par les eaux thermales. Acta physiother. rheum. belg. 5, 345 (1950). — BIANCO, I.: Tromboflebite dell'arto superiore da soforzo. (Illustrazione di un caso.) Policlinico, Sez. prat. 57, 341 (1950). — BIBLE, L. A.: The problem of thrombophlebitis and phlebothrombosis. Mississippi Doct. 28, 157 (1950). — BIEBL, M.: Thrombektomie bei blander Thrombose der Vena axillaris und subclavia, gleichzeitig ein kritischer Beitrag zur Genese dieses Krankheitsbildes unter besonderer Berücksichtigung der Unfallfrage. Zbl. Chir. 66, 1560 (1939). — BIELSCHOWSKY, P.: Über den Einfluß des Lagewechsels, insbesondere der Beinhochlagerung, auf das Minutenvolumen des Herzens bei gesunden und kranken Menschen. Klin. Wschr. 11, 1252 (1932). — BIELSCHOWSKY, P., u. K. LANGE: Zur Frage der Blutströmungsgeschwindigkeit. Dtsch. med. Wschr. 59, 1637 (1933). — BIÉRENT, NICODEME: Phlébite avec spasme artériel; héparinothérapie. Lille chir. 5, 95 (1950). — BIERSTEDT, P.: Über die Beeinflussung der Blutgerinnung durch ein neues Antikoagulans aus Salzen der Seltenen Erden. Dtsch. med. J. 9, 39 (1958). — BIFANI e SFORZA: Sulla sofferenza del circolo arterioso in corso di trombosi venosa degli arti. (Ricerche sperimentali.) Pat. sper. 43, 3—15 (1955). — BIJDENDIJK, A., and F. J. NOORDHOEK: Massive doses of vitamin E in the tratment of crural ulcer. Ned. Tschr. Geneesk. 95, 1039 (1951). — BILLMANN, F., u. C. POHL: Zur Klinik und Pathogenese der Pfortaderstenose im Kindesalter. Virchows Arch. path. Anat. 300, 277 (1937). — BINGOLD, K.: Über die Pylephlebitis septica. Ärztl. Wschr. 5, 473 (1950). — BIRCH-JENSEN, A.: Combined resection-injection treatment of varicose veins. Ugeskr. Laeg. 113, 287 (1951). — BISGAARD, H.: Ulcus og eczema cruris, phlebiditis sequelae. Kopenhagen 1939. — Ulcers and eczema of the leg sequels of phlebitis. Copenhagen 1948. — BLAINEY, HARDWICKE and WHITFIELD: The nephrotic syndrome associated with thrombosis of the renal veins. Lancet 1954, 1208. — BLALOCK, A.: Oxygen content of blood in patients with varicose veins. Arch. Surg. 19, 898 (1929). — BOBEK, K., u. J. VANĚK: Cor pulmonale chronicum infolge der Lungenembolisation. Z. ges. inn. Med. 596—601 (1953). — Čas. Lék. čes. 1953, 20—21 (576—582). — BOUSLOG, J. S.: Roentgen irradiation of thrombophlebitis. Radiology 52, 216 (1949). — BOŽIN, T.: Varices et ulcera cruris varicosa. Med. Pregl., Novi Sad. Nr 8, Nov 50, 94—101. — BRADSHAW, H. H., and F. HIGHTOWER: Surgical treatment of thrombophlebitis and phlebothrombosis of the lower extremities. N.C. med. J. 11, 172 (1950). — BRAMBEL, HUNTER and FITZPATRICK: Prophylactic use of anticoagulants in puerperal period (Dicumarol, Heparin and Link Compound 63). Bull. Sch. Med. Maryland 35, 91 (1950). — BRAMBEL and LOKER: Significance of variations of prothrombin activity of dilute plasma. Proc. Soc. exp. Biol. (N.Y.) 53, 218 (1943). — BRANDT, F.: Die Abhängigkeit des Venendruckes von der Größe der zirkulierenden Blutmenge, zugleich ein Beitrag zur Frage seiner klinischen Bedeutung. Z. klin. Med. 116, 398 (1931). — BRASS, K., u. W. SANDRITTER: Statistische Untersuchungen an blanden Fernthrombosen, fulminanten und nicht tödlichen Lungenembolien am Sektionsgut der Jahre 1905—1948. Frankfurt. Z. Path. 61, 98 (1949). — BRETHAUER, E. A.: Thrombophlebitis of the cavernous sinus. Report of complete recovery in case with multiple pulmonary abscesses complicating pregnancy. J. Amer. med. Ass. 134, 1086 (1947). — BRIGGS: Recurring phlebitis of obscure origin. Bull. Johns Hopk. Hosp. 16, 228 (1905). — BRINDEAU: Zit. nach H. STAMM 1956. — BROMBART, M.: Les varices oesophagiennes. Acta gastro-ent. belg. 14, 637 (1951). — BRONTE-STEWART, B., and R. H. GOETZ: Budd-Chiari's syndrome. High inferior vena caval obstruction demonstrated by venography. Angiology 3, 167 (1952). — BROWN: Postoperative phlebitis: a clinical study. Arch. Surg. (Chicago) 15, 245 (1927). — BRUGSCH, H.: Die Klinik der Milzvenenerkrankungen. Ergebn. inn. Med. Kinderheilk. 45, 43 (1933). — BRUZELIUS, S.: Dicoumarin in clinical use; studies on its prophylactic and therapeutic value in treatment of thromboembolism. Acta chir. scand. 92, 1 (1945). — BUCHTALA, V.: Oesophagusvarizen bei sehr großer Struma und gleichzeitigem Magenvolvulus. Fortschr. Röntgenstr. 73, 585 (1950). — BUDD, G.: Krankheiten der Leber. Berlin 1846. — BUERGER, L.: The association of migrating thrombophlebitis with thrombo-angeitis obliterans. Internat. Clin. 19, 384, (1909). — BÜTTNER, I.: Über den Verschluß der Vena centralis retinae. Medizinische 1958, 945. — BUKHOVSKAYA, A. V.: The use of ascorbic acid in atherosclerosis. Sovet. Med. 1, 77 (1957). [Russisch.] — BURCKHARDT, L.: Endophlebitis hepatica obliterans im Kindesalter. Ein frischer Erkrankungsfall. Frankfurt. Z. Path. 52, 567 (1938).— BURGER u. WENZEL: Über einen Versuch in der Behandlung von peripheren Durchblutungsstörungen mit einem Placentaextrakt. Med. Klin. 48, 603 (1953). — BUXTON, R. W.: Venous thrombosis in the upper extremity. Univ. Hosp. Bull. Ann Arbor 12, 53 (1946). — BYRNE, J. J.: Phlebitis: A study of 748 cases at the Boston city hospital. New Engl. J. Med. 253, 579 (1955).

CADENAT: Les thrombo-phlébites du membre supérieur. Paris méd. **35**, 253 (1920). — CAHEN, P., S. ITHIER et R. FROMENT: Les diurétiques mercuriels créent-ils un réel danger de thrombose chez les malades en insuffisance cardiaque ? Arch. Mal. Cœur **46**, 446 (1953). — CAITHAML: Über die Behandlung der Lungenembolie. Thrombose und Embolie. I. Internat. Tagg, Basel, S. 651, 1954. — Thrombosebehandlung mit Hydergin, Procain und Panthesin. Zbl. Chir. **79**, 1114 (1954). — CALENDA, D. O., u. J. F. URICCHIO: Superior vena cava syndrome. Differentiation between simple obstruction and aorticocaval communication. Arch. intern. Med. **91**, 800 (1953). — CALHOUN, C. W., and J. R. BROUN: The problem of varicose veins. Northw. Med. (Seattle) **49**, 467 (1950). — CAMERA, A.: La terapia anticoagulante delle tromboflebiti. Progr. med. (Napoli) **7**, 370 (1951). — CAMP, P. T. DE, A. OCHSNER and M. DE BAKEY: Thrombo-embolism in children; analysis of 35 cases. Ann. Surg. **133**, 611 (1951). — CAMP, P. T. DE, J. A. WARD and A. OCHSNER: Ambulatory venous pressure studies in postphlebitic and other disease states. Surgery **29**, 365 (1951). — CANNON and BARKER: Indications for vein interruption in treatment of venous thrombosis. Geriatrics **9**, 507 (1954). — CARRAL, F., and C. A. SOTO: Abdominal venous thrombosis in the adult cardiac. Arch. Inst. Cardiol. Méx. **28**, 333 (1958). — CARROLL, D.: Chronic obstruction of major pulmonary arteries. Amer. J. Med. **9**, 175 (1950). — CARROLL, W. W.: Varicosities of the lesser saphenous vein. Arch. Surg. (Chicago) **59**, 578 (1949). — CASSEL, M. A.: Treatment of postthrombotic syndrome by interruption of superficial femoral vein. Arch. Surg. (Chicago) **61**, 540 (1950). — CASTAGNA, R.: Il trattamento locale dell'eczema di origine flebostatica. Minerva chir. (Torino) **6**, 270 (1951). — CASTAGNA, R., e G. IMPALLOMENI: L'interruzione chirurgica della vena poplitea nella sindrome post-flebitica degli arti interiori; indicazioni e risultati. Minerva chir. (Torino) **6**, 258 (1951). — Su 2500 casi di varici dell'arto inferiore trattati col metodo chirurgico-sclerosante di Mairano; considerazioni cliniche e statistiche. Minerva chir. (Torino) **6**, 248 (1951). — CASTAÑEDA URIBE, M.: Varices and varicose veins. Cirurg y Ciruj. **19**, 249 (1951). — CATHCART, R. T., and D. W. BLOOD: Effect of digitalis on the clotting of the blood in normal subjects and in patients with congestive heart failure. Circulation **1**, 1176 (1950). — CAVALLAZZI, A.: Sull'uso clinico dell'alluminio. (2. Nota.) Riv. Pat. Clin. **5**, 28 (1950). — CECCALDI, F.: Thérapeutique thermale des séquelles de phlébite. Acta physiother. rheum. belg. **5**, 220 (1950). — CECCHINI, M.: Su possibili rapporti fra tromboflebite migrante e neoplasia, clinicamente silente, del tubo digerente. G. Clin. med. **33**, 399 (1952). — CHAMBRAUD: Practical applications of new ideas on the diagnosis and treatment of phlebitis. Médecine **31**, 4 (1950). — CHAKRAVARTI, A., and G. CHAKRAVARTI: A case of giant-cell polyphlebitis. Brit. med. J. **1955**, No 4908, 253. — CHAMPEAU, BUCAILLE et SEYLAN: Quelques considérations sur le traitement chirurgical des phlébites. Presse méd. **58**, 1216 (1950). — CHAPMAN, D. W., L. J. GUGLE and P. W. WHEELER: Experimental pulmonary infarction. Abnormal pulmonary circulation as a prerequisite for pulmonary infarction following an embolus. Arch. intern. Med. **83**, 158 (1949). — CHAPMAN, E. M., and E. ASMUSSEN: On the occurrence of dyspnea, dizziness and precordial distress occasioned by the pooling of blood in varicose veins. J. clin. Invest. **21**, 393 (1942). — CHIARI, H.: Selbständige Phlebitis obliterans der Hauptstämme der Venae hepaticae als Todesursache. Verh. dtsch. path. Ges. 1. Tagg 19.—22. 9. 1898, S. 18. — Über die selbständige Phlebitis obliterans der Hauptstämme der Venae hepaticae als Todesursache. Beitr. path. Anat. **26**, 1 (1899). — CHILD, C. G., R. F. MILNES, G. R. HOLSWADE and A. L. GORE: Sudden and complete occlusion of the portal vein in the Macaca mulatta monkey. Trans. Amer. surg. Ass. **68**, 155 (1950). — CHLUMSKY: Über Phlebitis chronica migrans. Zbl. Chir. **54**, 75 (1927). — CHOTT, F., u. R. KÜHLMAYER: Experimentelle Untersuchungen über die Beeinflussung der Geschwindigkeit des venösen Blutstromes durch Venostasin. Münch. med. Wschr. **1955**, 1309. — CLARK: Etiology of post-operative femoral thrombophlebitis. Univ. Pennsylvania med. Bull. **15**, 154 (1902). — CLIFFTON, E. E., and J. C. NEEL: Ligation of the vena cava in extending thrombophlebitis. Arch. Surg. (Chicago) **59**, 1122 (1949). — COCKERHAM jr., H. L.: Leg ulcers. Mississippi Doct. **28**, 387 (1951). — COCKETT, F. B., and D. E. ELGAN JONES: The ankle-blow-out syndrome. A new approach to the varicose ulcer problem. Lancet **1953 I**, 17—23. — COHEN, M. B.: Treatment of thrombophlebitis. Amer. J. Surg. **80**, 44 (1950). — COLIN, J.: Aperçu sur la séméiologie et le traitement des varices. Rev. méd. Liège **5**, 288 (1950). — COLLINS, NELSON, RAY, WEINSTEIN and COLLINS: Ligation of the vena cava and ovarian vessels; a follow-up study of 59 cases. Amer. J. Obstet. Gynec. **58**, 1155 (1949). — CONDORELLI, L.: Clinical physiopathology of venous circulation. Día méd. **22**, 2018 (1950). — L'ipertensione venosa attiva. Schweiz. med. Wschr. **1950**, 14—16. — CONNER: Zit. nach H. STAMM, 1956. — CONNOLLY and WOOD: Distensibility of peripheral veins in man determined by a miniature-balloon technic. J. appl.Physiol. **7**, 239 (1954). — COOPER and BARKER: Recurrent venous thrombosis: An early complication of obscure visceral carcinoma. Minn. Med. **27**, 31 (1944). — CORDIER, A. H.: Phlebitis following abdominal and pelvic operations. J. Amer. med. Ass. **45**, 1792 (1905). — CORONINI, C., u. G. OBERSON: Neue histologische Ergebnisse bei Endophlebitis obliterans hepatica. Virchows Arch. path. Anat. **298**, 251

(1937). — CORRÊA DA COSTA, C., and H. G. PEREIRA: Flebites e flebotromboses puerperais. An. bras. Ginec. **29**, 135 (1950). — COSGRIFF, ST. W.: Thromboembolic complications associated with ACTH and cortisone therapy. J. Amer. med. Ass. **147**, 924 (1951). — COSTANTINI, H.: L'orthostatisme, le décubitostatisme et le clinostatisme chez les grands variqueux. Vers un traitement chirurgical de l'orthostatisme. Presse méd. **1947**, 880—881. — COSTELLO, J. A., and J. O. COSTELLO: Phlebothrombosis and thrombophlebitis in obstetrics and gynecology. J. Amer. Osteopath. Ass. **49**, 581 (1950). — COTTALORDA, J.: La thrombo-phlébite par effort. Lyon chir. **29**, 169 (1932). — COURTOY, P., and N. SALONIKIDES: Acute experimental pulmonary hypertension by pulmonary embolization. I. Circulatory dynamics. Acta cardiol. (Brux.) **11**, 52 (1956). Ref. Circulation **15**, 301 (1957). — CRANE, CH.: Deep venous thrombosis in the leg following effort of strain. New Engl. J. Med. **246**, 529 (1952). — CREECH jr., OVERTON and DE BAKEY: Deep venous thrombosis and pulmonary infarction occurring as premonitory symptoms of thromboangiitis obliterans. Surgery **36**, 52 (1954). — CRILE jr., G.: Transesophageal ligation of bleeding esophageal varices, a preliminary report of seven cases. A.M.A. Arch. Surg. **61**, 654 (1950). — CROLLE, G., F. BOGLIONE and S. BIANCO: Considerazioni sul significato ed i limiti del test di tolleranza in vitro all'eparina in soggetti affetti da trombosi. Boll. Soc. ital. Biol. sper. **29**, 188 (1953). — CRUVEILHIER, J.: Anatomie pathologique du corps humain. Vol. 1, part. 16, p. 6. Paris: J. B. Ballière 1829—1835. — CULOT, Y.: Prophylaxis des thromboses au cours de la maladie post-opératoire. Presse méd. **59**, 268 (1951). — CURTIS, A. C., and R. W. HELMS: Congenital absence of the valves in the veins as a cause of varicosities. Arch. of Dermat. **55**, 639 (1947). — CURTIUS, F.: Untersuchungen über das menschliche Venensystem. III. Mitteilung: Septumvaricen und Oslersche Krankheit als Teilerscheinungen allgemeiner ererbter Venenwanddysplasie (Status varicosus). Klin. Wschr. **7**, 2141 (1928). — Untersuchungen über das menschliche Venensystem. 1. Mitt. Die hereditäre Ätiologie der Bein-Phlebektasien. Arch. klin. Med. **162**, 194 (1928). — Schlußwort zu der Arbeit von SIEMENS: Das Problem der allgemeinen Venenwandschwäche (sog. Status varicosus). Med. Klin. **33**, 822 (1937). — CURTIUS, F., u. K. F. PASS: Untersuchungen über das menschliche Venensystem. Die klinische Bedeutung des Status varicosus. Med. Welt **9**, 1156 (1935). — CURTIUS, F., u. E. SCHOLZ: Untersuchungen über das menschliche Venensystem. Neue statistische Untersuchungen über den Status varicosus. Med. Welt **9**, 802 (1935).

DACK, S., A. M. MASTER, H. HORN, A. GRISHMAN and L. E. FIELD: Acute coronary insufficiency due to pulmonary embolism. Amer. J. Med. **7**, 464 (1949). — DAFGÅRD, T.: Treatment of thrombosis and thrombophlebitis with Butazolidine. Svenska Läk.-Tidn. **55**, 1859 (1958). — DALE, W. A.: Ligation of the inferior Vena cava for thromboembolism. Surgery **43**, 24 (1958). — DAMIANOS: Eitrige Thrombophlebitis der Sinus cavernosi infolge Zahncaries. Wien. klin. Wschr. **13**, 377 (1903). — DAMMANN, F.: Medizinische **1955**, 287. — DASCO, M. M., and B. B. GRYNBAUM: The application of benzacoline HCl by means of ion transfer. Angiology **5**, 76 (1954). — DAVIS: An essay on the proximate cause of the disease called phlegmasia dolens. Trans. roy. med.-chir. Soc. Lond. **12**, 419 (1823). — DAVIS, W. L.: Antepartum phlebothrombosis and thrombophlebitis. Amer. J. Obstet. **62**, 353 (1951). — DECOULX, P., and J. DEVAMBEZ: Preventive and curative treatment of some cases of postoperative phlebitis by modern biologic methods. Lille chir. **5**, 186 (1950). — DECOURT, L. V., and E. C. BARBATO: Foreign letters. J. Amer. med. Ass. **131**, 353 (1946). — DEHLINGER, K., and P. RIEMENSCHNEIDER: Pulmonary embolism. Analysis of 74 autopsy cases since 1941. New Engl. J. Med. **240**, 497 (1949). — DÉROBERT, L., et R. MARTIN: Mort au cours d'un traitement sclérosant de varices par oléate de mono-éthanol-amine. Ann. Méd. lég. **31**, 176 (1951). — DESCHAMPS, P. N.: Present concepts of phlebitis therapy. Maroc méd. **29**, 630 (1950). — DEWEES: On phlegmasia dolens. Amer. J. med. Sci. **5**, 66 (1829). — DEUTSCH, E.: Die Diagnose der Thrombosegefährdung. Klin. Med. (Wien) **5**, 295 (1950). — DIEHL, O.: Untersuchungen über das menschliche Venensystem. Dtsch. med. Wschr. **59**, 1635 (1933). — DIETRICH: Thrombose. Ihre Grundlagen und ihre Bedeutung. Berlin u. Wien: Springer 1932. — DIFTRICH u. SCHRÖDER: Abstimmung des Gefäßendothels als Grundlage der Thrombenbildung. Virchows Arch. path. Anat. **274**, 425 (1930). — DINKELAKER, H.: Ein Beitrag zur Behandlung der Thrombophlebitis migrans. Hippokrates (Stuttgart) **21**, 163 (1950). — DOMANIG, E.: Erfahrungsbericht über systematische Thromboseprophylaxe. Wien. klin. Wschr. **63**, 478 (1951). — DOUGLASS, B. E., u. A. M. SNELL: Gastroenterology **15**, 407 (1950). — DREYFUS, B.: A propos de certaines recherches sur le moyen de prévoir et de traiter les thromboses; la question du thrombocytopène. Rev. Hémat. **5**, 234 (1950). — DUCUING, J., P. GUILHEM, A. ENJALBERT, J. POULHES and R. BAUX: Le point de départ des phlébites post-operatoires. Presse méd. **58**, 353 (1950). — DUCUING, J., et G. TOURNEUX: Préambule physiologique pour servir à l'étude des phlébites. Bull. Soc. Obstét. Gynéc. Paris **18**, 178 (1929). — DUDIK, E., u. K. H. HEINRICH: Klinische Beobachtungen bei einem Kranken mit Thrombophlebitis migrans. Medizinische **1955**, 451. — DÜGGELIN, M.: Über die primäre Sinusthrombose im Wochenbett. Diss. Zürich 1939. — DUFF, GAMBLE, WILLIS,

HODGSON, WILSON and POLHEMUS: The controll of excessive effects by anticoagulants. Ann. intern. Med. 43, 955 (1955). — DUGGAN, J. J., V. L. LOVE and R. H. LYONS: A study of reflex venomotor reactions in man. Circulation 7, 869 (1953). — DUGUID, J. B.: The etiology and pathogenesis of varicose veins. Practitioner 166, 223 (1951). — DUNCAN, A. S.: Venous thrombosis in pregnancy and the pueperium. Nurs. Mirror 93, 159 (1951). — DUNN, JACKSON and LYONS: Fibrinogen B: A preliminary survey of the incidence of fibrinogen B in normal and diseased states. Med. J. Aust. 1, 266 (1949). — DURHAM: Thrombophlebitis migrans and visceral carcinoma. Arch. intern. Med. 96, 380 (1955).

EBEL, A., M. KAUFMANN and TH. EHRENREICH: Gangrene of an extremity secondary to venous thrombosis. Arch. Int. Med. 90, 402 (1952). — EBERTH, J. G., u. C. SCHIMMELBUSCH: Die Thrombose. Stuttgart 1888. — EDUARDS, E.: Functional anatomy of the portasystemic communications. Arch. intern. Med. 88, 137 (1951). — EDWARDS, E. A.: Observations on phlebitis. Amer. Heart J. 14, 428 (1937). — EDWARDS: Migrating thrombophlebitis associated with carcinoma. New Engl. J. Med. 240, 1031 (1949). — EDWARDS, E. A.: Clinical anatomy of lesser variations of the inferior vena cava; and a proposal for classifying the anomalies of this vessel. Angiology 2, 85 (1951). — EDWARDS, E. A., and J. D. ROBUCK: Applied anatomy of the femoral vein and its tributaries. Surg. Gynec. Obstet. 85, 547—557. (1947). — EDWARDS, E. A., and H. D. LEVINE: The murmur of arteriovenous fistale. New Engl. J. Med. 247, 502 (1952). — EDWARDS, J. E., and E. A. EDUARDS: The saphenons valves in varicose veins. Amer. Heart J. 19, 338 (1940). — ECKL, E., u. F. LEIBETSEDER: Thrombophlebitis saltans und Phlebothrombose. Wien. klin. Wschr. 62, 420 (1950). — EGER, S. A., and S. L. CASPER: Etiology of varicose veins from anatomic aspect, based on dissection of 38 adult cadavers. J. Amer. med. Ass. 123, 148 (1943). — EISEN, TYSON, MICHAEL and BAUMANN: Adhesiveness of blood platelets in arteriosclerosis obliterans, thromboangiitis obliterans, acute thrombophlebitis, chronic venous insufficiency and arteriosclerotic heart disease. Circulation 3, 271 (1951). — EISENDORF, L. H.: Phlebothrombosis of the lower extremities. Critical factors in evaluating the sites of femoral vein section. Amer. J. Surg. 78, 431 (1949). — EITEL, H.: Acetylcholin, ein wirksames Mittel in der Behandlung des Ulcus cruris. Helv. chir. Acta 18, 170 (1951). — ELLERBROEK, U.: Zur Behandlung der akuten oberflächlichen Thrombophlebitis. Medizinische 1956, 428. — ELMAN, R.: Thromboembolic disease. J. Missouri med. Ass. 47, 421 (1950). — EMERSON, E. C., and J. J. MULLER: Treatment of varicose veins with a flexible stripper. Surgery 29, 71 (1951). — ENGELHARD: The effect and indications of the Luxeuil thermal cure in affections of the veins of the legs. Rev. méd. Nancy 79, 222 (1954). — EPPINGER, H.: Die hepato-lienalen Erkrankungen. Berlin: Springer 1920. — Über schwer heilbare Fußgeschwüre bei hämolytischem Ikterus. Klin. Wschr. 9, 10 (1930). — Die Leberkrankheiten. Wien: Springer 1937. — ERB, W. H., and F. SCHUMANN: An appraisal of bilateral superficial femoral vein ligation in preventing pulmonary embolism. Surgery 29, 819 (1951). — ESCHENRECKER, H.: Über die Morbidität bei Früh- und Spätaufstehen im Wochenbett. Diss. Würzburg 1931. — ESSELBORN, V., and L. J. JANCHAR: Propagating axillary and subclavian venous thrombosis with extension into the dural sinuses and intracerebral veins. Ohio St. med. J. 42, 739 (1946). — EVANS, J. M.: Medical management of pulmonary embolism. Med. Ann. D. C. 20, 305 (1951). — EYLAU, O.: Die primär spastische Venensperre der oberen Extremität. Med. Klin. 52, 30, 1291 (1957). — EYSHOLDT: Grundlagen der Thrombosebehandlung in der modernen Chirurgie. Bruns' Beitr. klin. Chir. 180, 368 (1950).

FALCONER, C. W. A.: Active physiotherapy in chronic gravitational oedema and ulceration. Minerva cardioangiol. europ. (Torino) Suppl. Minerva cardioangiol. 1, 106 (1955). — FARMER, D. A., and R. H. SMITHWICK: Thromboembolic disease; a discussion of the problem in surgical patients with particular reference to the fatal embolus. Angiology 1, 291 (1950). — FAVRE-GILLY, M. J., M. F. BOREL-MILHET, M. BRUEL et M. GARNIER: Le traitement des thrombo-phlébites et des embolies pulmonaires depuis l'avènement des anticoagulants du type de l'héparine et de la dicoumarine (à propos de 50 observations). J. Méd. Lyon 32, 205, 277 (1951). — FELDER, D. A.: Evaluation of the various clinical signs of thrombophlebitis and experience in the therapy with anticoagulants. Surg. Gynec. Obstet. 88, 337 (1949). — FELLER, A.: Thrombose und Embolie. Wien. klin. Wschr. 47, 1473 (1934). — FENNEY, P. W.: Surgical treatment of varicose veins. A survey of the methods of treatment with a description of intraluminary stripping and its results. Ann. Surg. 133, 386 (1951). — FERIOZI, D., E. C. RICE, W. F. BURDICK and F. J. TROENDLE: Thrombosis of the inferior vena cava and renal veins with hemorrhagic renal infarction in infancy. J. Pediat. 38, 235 (1951). — FESANI, F.: Sui risultati tardivi del trattamento delle varici con allacciutura della safena e sclerosi retrograda. Minerva chir. (Torino) 6, 289 (1951). — FIELD, A.: Varicose veins; early studies and treatments. Ann. West. M. & S. 4, 403 (1950). — FIELDS, A.: Varicose veins; advance in treatment. Ann. west. Med. Surg. 4, 618 (1950). — FIELDS, A., and P. M. MARCUS: Varicose veins; basic anatomy. J. Nat. Ass. Chiropod. 41, 28 (1951). — FISCHER, HEINR.: Eine neue Therapie der Phlebitis. Med. Klin. 1910 II, 1172. — FISCHER, R.: Berücksichtigung des

Venendruckes, der eosinophilen Leukocyten und der Bluteiweißkörper. Langenbecks Arch. klin. Chir. **274**, 88 (1952). — FISCHER-WASELS, B.: Die funktionellen Störungen des peripheren Kreislaufs. Frankfurt. Z. Path. **45**, 1 (1933). — FISCHER-WASELS, B., u. J. TANNENBERG: (1) Handbuch der normalen und pathologischen Physiologie, Bd. 7/2, S. 1496. 1927. — (2) Endothel, Thrombose und Embolie. Dtsch. med. Wschr. **55**, 574 (1929). — FLEMING jr., J. W.: Mesenteric vascular occlusion; recovery of a case of venous occlusion. J. Missouri med. Ass. **48**, 531 (1951). — FOERSTERLING, K.: Entzündliche Thrombose fast des gesamten peripheren Venensystems. Mitt. Grenzgeb. Med. Chir. **19**, 727 (1909). — FOLEY, McDEVITT, SYMONS and WRIGHT: Further experience with long-term anticoagulant therapy. Arch. intern. Med. **95**, 497 (1955). — FOLEY, W. T., and I. S. WRIGHT: The treatment of cerebral thrombosis and embolism with anticoagulant drugs; prelininary observations. Med. Clin. N. Amer. **34**, 902 (1950). — FONTAINE, R., L. ISRAEL et S. PEREIRA: A propos d'un cas de thrombose de la veine cave inférieure. Thrombophlebitis simulant les embolies artérielles et gangrènes d'origine veineuse. Documents anatomo-cliniques et expérimenteux. J. chir. (Paris) **47**, 928 (1936). — FONTAINE, R., CH. KAYSER et R. RIVEAUX: Contribution à la pathogénie des scléroses cutanées et des ulcères de jambe d'origine postphlebique et variqueuse. Conception personelle et déductions thérapeutiques. Rev. Chir. (Paris) 357 (1951). — FONTAINE, R., et S. PEREIRA: Obliterations et resections veineuses expérimentales, contribution à l'étude de la circulation collatérale veineuse. Rev. Chir. (Paris) **75**, 161 (1937). — FOOTE, R. R.: Varicose veins, haemorrhoids and other conditions: Their treatment by injection. London 1944. — Some reflections on the operative results obtained on 600 varicose limbs. Practitioner **166**, 244 (1951). — FOSTER and WHIPPLE: Blood fibrin studies. I. An accurate method for the quantitative analysis of blood fibrin in small amounts of blood. II. Normal fibrin values and the influence of diet. III. Fibrin values influenced by transfusion, hemorrhage, plasma depletion and blood pressure changes. IV. Fibrin values influenced by cell injury, inflammation, intoxication, liver injury and the Eck fistula. Amer. J. Physiol. **58**, 365 (1921). — FOWLER, N., and J. McGUIRE: The treatment of thromboembolic disease. Ohio St. med. J. **46**, 660 (1950). — FOWLER, N. O.: Thromboembolism. A survey of the recent literature. Angiology **1**, 257 (1950). — FRANKLIN: A monograph of veins. Springfield, Ill.: Ch. C. Thomas 1937, 410 p. p. — FREUND, E.: Kreislaufprobleme bei Einflußhindernis vor dem rechten Herzen. Ärztl. Wschr. **1953**, 302—307. — FRIEDLI, P.: Zunahme der thromboembolicgefährdeten Patientenkategorie. (Altersstrukturwandel in der schweizerischen Wohnbevölkerung 1860—1953.) Aus: Thrombose und Embolie, S. 1034. I. Internat. Tagg, Basel, 1954. Basel: Benno Schwabe & Co. 1955. — Thromboemboliemortalität in der Schweiz. Aus: Thrombose und Embolie, S. 1029. I. Internat. Tagg, Basel, 1954. Basel: Benno Schwabe & Co. 1955. — FRIDERICH, H.: Grundzüge der Behandlung von Ulcera cruris sowie deren Begleit- und Folgezustände an der Haut. Medizinische **10**, 362 (1955). — FRIEDERISZICK, F. K.: Embolien während intramuskulärer Penicillinbehandlung. Klin. Wschr. **1949**, 173—174. — FRIEDRICH, H. W.: Experimenteller Beitrag zur Thrombocidbehandlung der Thrombose. Ärztl. Wschr. **5**, 178 (1950). — Experimentelle Untersuchungen über Fibrinolyse durch Thrombocid. Ärztl. Wschr. **6**, 352 (1951). — Statistische und klinische Untersuchungen über den Einfluß der Antibiotica auf die Thromboemboliehäufigkeit. Ärztl. Wschr. **8**, 759 (1953). — FRILEUX, C.: Experimental investigation on the therapy of phlebothrombosis with the association of dicumarol-vitamin E. Presse méd. **59**, 748 (1951). — FRIMANN-DAHL: Roentgen examinations of the soft tissue in acute thrombosis. Acta radiol. (Stockh.) **30**, 1 (1948). — FRIMANN-DAHL, J.: Roentgen examination in acute thrombosis. Radiology **54**, 408 (1950). — FRYD, C. H., A. DE VRIES, S. GITELSON, K. GALEWSKI and E. HEIMAN-HOLLAENDER: Prophylaxis and therapy of thromboembolism with anticoagulants. Acta med. orient. (Tel-Aviv) **9**, 105 (1950). — FUCHS, T., J. GORDON u. O. OROWSKA: Case of extensive thrombosis of portal lienal and superior mesenteric veins. Pol. Tyg. lek. **5**, 1341 (1950). — FUHRMANN: Cantharidenpflaster-Behandlung der Thrombophlebitis. Hippokrates (Stuttgart) 749 (1955).

GABRIEL, H.: Ulcus cruris und arterielle Durchblutungsstörung. Z. Haut- u. Geschl.-Kr. **13**, 37 (1952). — Zur Frage der arteriellen Durchblutungsstörung beim Ulcus cruris. Hautarzt **4**, 553 (1953). — GABRIEL, H., u. A. LUGER: Klinik und Gefäßveränderungen beim Ulcus cruris. Derm. Wschr. **125**, 433 (1952). — GABRIEL, H., u. K. SPITZER: Beitrag zur Ätiologie des Ulcus cruris. Wien. klin. Wschr. **1948**, 364. — GAGE, M.: Hidden thrombus of fatal pulmonary embolism. Chairman's address. J. Amer. med. Ass. **151**, 433 (1953). — GARBER, N.: A criticism of present-day methods in the treatment of varicose veins. S. Afr. med. J. **21**, 338 (1947). — GARCÍA VALCÁRCEL, A.: Sobre la patogenia, fisiopatología y tratamiento de las varices y de sus complicationes. Med. esp. **25**, 33 (1951). — GAST, W.: Über Venensklerose. Klin. Med. (Wien) **4**, 110 (1949). — GATCH, W. D.: Mechanism of blood flow in veins of abdomen and lower extremities. Arch. Surg. (Chicago) **61**, 34 (1950). — GAUSS: Zur Diätetik des Wochenbettes. Verh. dtsch. Ges. Gynäk. **12**, 802 (1908). — GAVEY, J. C.: The prevention and treatment of thrombophlebitis. Practitioner **166**, 260 (1951). — GEIRINGER, E.: Venous atheroma. Arch. Path. (Chicago) **48**, 410 (1949). — GEISSENDÖRFER: Thrombose und Embolie. Leipzig: Johann Ambrosius Barth 1935. — GELIN, G., G. GROSS, J.-P. GAROBY et J. DE BRUX: Phlébothrombose de la veine splénique sans splénomegalie. Bull. Soc. méd. Hôp. Paris **67**, 1280 (1951). — GENNES, L. DE, et BEAUMONT: L'embolie pulmonaire cause d'hémorrhagie dans deux cas de phlébite traités par le tromexane. Presse méd. **1952**, 61—62. — GERBER, I. E., and M. MENDLOWITZ: Visceral thrombophlebitis migrans. Ann. intern. Med. **30**, 560 (1949). — GERMAIN, J.: Pathogénie et traitement des thromboses veineuses postopératoires des membres inférieurs. Maroc méd. **30**, 54 (1951). — GERSON, L.: La thrombogénie; orientation des études sur la thrombose. Presse méd. **58**, 1125 (1950). — GERVAIS, M.: Un cas de gangrène d'origine veineuse. Un. méd. Can. **80**, 939 (1951). — GIANNICO, O., e P. MARRAZZA: La flebotrombosi idiopatica ricorrente. Rif. med. **64**, 635 (1950). — GIBSON and RICHARDS: Cavernous transformation of the portal vein. J. Path. Bact. **70**, 81 (1955). — GILLMANN: Extraartikuläre Knieschmerzen der Frau. Dtsch. med. Wschr. **79**, 1909 (1954). — GIOVANNI, S.: Osservazioni fotopletismografiche in corso di tromboflebiti degli arti inferiori. Rif. med. **64**, 381 (1950). — GIUSEPPE, F. DI: Quadri clinici di embolia polmonare. Minerva med. (Torino) **42**, 44 (1951). — GLAHN, W. C. v., and J. W. HALL: The reaction produced in the pulmonary arteries by embolie of cotton fibers. Amer. J. Path. **25**, 575 (1949). — GLASER, J. L.: "Effort" thrombosis of the axillary vein. Rocky Mtn med. J. **47**, 523 (1950). — GLASSER, S. TH.: The postphlebitis leg. Results with femoral vein interruption. Surg. Gynec. Obstet. **89**, 541 (1949). — GLENK, M.: Varizen in der oberen Oesophagushälfte. Fortschr. Röntgenstr. **74**, 725 (1951). — GLUECK, H. J., H. J. RYDER and P. WASSERMAN: The prevention of thromboembolic complications in myocardial infarction by anticoagulant therapy. A clinical-pathologic study. Circulation **13**, 884 (1956). — GLUSHIEN, A. S., and M. M. MANSUY: Superior vena caval obstruction with survival after thirty-six years. Angiology **2**, 210 (1951). — GOLDMANN, G.: Zur Kasuistik der Milzvenen- und Pfortaderthrombose. Dtsch. med. Wschr. **1913**, 1542. — GONZÁLEZ NAVAS, A., y R. BAQUERO GONZÁLEZ: Thrombophlebitis, phlebothrombosis. Rev. Obstet. Ginec. **10**, 155 (1950). — GOTTLIEB, PH. M., D. TURNOFF, J. J. ZIMMERMAN and W. D. CHAMBLIN: Idiopathic thrombophlebitis migrans with unusual manifestations. Ann. intern. Med. **33**, 1275 (1950). — GOULD and PATEY: Primary thrombosis of the axillary vein: a study of eight cases. Brit. J. Surg. **16**, 208 (1928). — GRASSI, L. R.: Varices in pregnancy, kinetic therapy. Día méd. **22**, 2120 (1950). — GRASSI, B., S. CALTABIANO and F. TALARICO: Influenza della fatica su l'emocoagulazione in sogetti normali e vasculopatici. Boll. Soc. med.-chir. Pisa **23**, 36 (1955). — GRAY, H. K., and F. B. WHITESELL jr.: Hemorrhage from esophageal varices; surgical management. Trans. Amer. surg. Ass. **68**, 477 (1950). — GREENSTEIN, J., and H. E. TURNER: Anticoagulant therapy in thromboembolic disease. R.I. med. J. **34**, 193 (1951). — GREITHER, A.: Vergleichende Untersuchungen über das Venen- und Krampfaderblut. Arch. Derm. Syph. (Berl.) **200**, 507 (1955). — Über die Pathogenese der Krampfaderfolgen. Dtsch. med. Wschr. **81**, 1797 (1956). — GREITZ, T.: Phlebography in a recumbent position following thrombosis of the ilicofemoral veins. Svenska Läk.-Tidn. **48**, 816 (1951). — GRERWIG, W. H.: Internal jugular phlebectasia. J. int. Chir. **10**, 151 (1950). — GREWE, H. E., u. K. KREMER: Weitere Erfahrungen über die Anwendung von Roßkastanienextrakten zur Thromboseprophylaxe. Ther. d. Gegenw. **93**, 56 (1954). — GRIFFIN, G. D. J., H. E. ESSEX and F. C. MANN: Experimental evidence concerning death from small pulmonary emboli. Int. Abstr. Surg. **92**, 313 (1951). — GRIVAUX, M.: Les phlébites cardiaques et leur traitement par les anticoagulants et les ligatures veineuses. Sem. Hôp. Paris **1950**, 28—34. — GROSS, D.: Über das Verhalten der Venen nach lokaler Gewebsschädigung und Anästhesie. Z. ges. exp. Med. **126**, 203 (1955). — GROSS, H., and B. J. HANDLER: Sclerosis of the superior vena cava in chronic congestive heart failure. Arch. Path. (Chicago) **28**, 22 (1939). Ref. Amer. Heart J. **18**, 379 (1939). — GRUBER, G. B.: Embolie und Thrombose. Klin. Wschr. **9**, 721 (1930). — GRÜNING: Klinische Erfahrungen mit dem Heparinoid „Thrombo-Stop". Med. Mschr. **5**, 281 (1951). — GRUPP, A.: Perivar-Medikation in der Geburtshilfe und Gynäkologie. Münch. med. Wschr. **96**, 323 (1954). — GÜTGEMANN, A., G. HENNRICH u. H. W. SCHREIBER: Über die echte Milzvenenstenose. (Ihre Morphologie, Klinik und Hämodynamik.) Langenbecks Arch. klin. Chir. **288**, 117 (1958). — GÜTGEMANN, A., u. H. K. PARCHWITZ: Ösophagus- und Magenvaricen und ihr röntgenologischer Nachweis. Fortschr. Röntgenstr. **90**, 547 (1959). — GULLMO, A.: The strain obstruction syndrome of the femoral vein. Acta Radiol. (Stockh.) **47**, 119 (1957). — GUTSCHMIDT: Zur Vasculattherapie ulceröser Hautprozesse an den Unterschenkeln. Hautarzt **4**, 78 (1953).

HACHMEISTER, W.: Das Problem der tödlichen Lungenembolie. Naunyn-Schmiedeberg's Arch. exp. Path. Pharmak. **210**, 175 (1950). — HACKENSELLNER, H. A., and K. SCHMIDT: Rare anatomical cause of a case of acute Budd-Chiari's syndrome. Cardiologia (Basel) **31**, 162 (1957). — HADFIELD, G.: Thrombosis. Ann. roy. Coll. Surg. Engl. **6**, 219 (1950). — HAGEDORN and BARKER: Response of persons with and without intravascular thrombosis to a heparin tolerance test. Amer. Heart J. **35**, 603 (1948). — HAIMOVICI, H.: Gangrene of the extremities of venous origin. Review of the literature with case reports.

Circulation **1**, 225 (1950). — HALSE, TH.: Postthrombotische Störungen nach konservativer und spezifischer Behandlung tiefer Beinvenenthrombosen. Med. Mschr. H. 6, 422 (1949). — Thrombostase and Thrombolyse mit Heparin und Heparinoiden. Langenbecks Arch. klin. Chir. **264**, 84 (1950). — Soll und kann kausale Thrombosebehandlung in der ambulanten Praxis betrieben werden? Med. Klin. **48**, 7 (1951). — Aktuelle Probleme der praktischen Gerinnungsphysiologie mit besonderer Berücksichtigung postthrombotischer Zustände und ihrer Behandlung. Regensburg. Jb. ärztl. Fortbild. **2**, 264 (1952). — Das postthrombotische Syndrom. Diagnostik, Behandlung und Verhütung der Folgezustände nach akuter Beinvenenthrombose. Darmstadt: Dr. Dietrich Steinkopff 1954. — Pathologie, Diagnostik und Therapie der Erkrankungen des Venensystems unter besonderer Berücksichtigung der unteren Extremitäten. Therapie-Kongr., Karlsruhe, 1958. — HALSE, TH., K. PHILIPP u. F. RUF: Tierexperimentelle Untersuchung über intravasale Thrombolyse mit Heparin und Thrombocid. Langenbecks Arch. klin. Chir. **263**, 459 (1950). — HANDLEY, R. S.: The treatment of varicose veins. Practitioner **166**, 228 (1951). — HANDFIELD, R. P. C., P. F. JONES and H. B. M. LEWIS: Rubber tubing as cause of infusion thrombophlebitis. Lancet **1952 I**, 585. — HARA, M., and J. R. SMITH: Experimental observations on embolism of pulmonary lobar arteries. J. thorac. Surg. 18, 536 (1949). — HARKAVY: Phlebitis and thrombophlebitis migrans. Med. J. Rec. **120**, 64 (1924). — HARTERT, I.: Behandlung von Thrombophlebitiden der oberflächlichen Beinvenen mit Butazolidin. Medizinische **13**, 460 (1956). — HARTFALL and ARMITAGE: Thrombo-phlebitis migrans; a report of two cases. Guy's Hosp. Rep. **82**, 424 (1932). — HARTOG, H. A. PH:. Langdurige insufficiëntie van de circulatie na massieve longembolie. Ned. T. Geneesk. **97**, 1239 (1953). — HARVEY, W. P., and C. A. FINCH: Dicumarol prophylaxis of thromboembolic disease in congestive heart failure. New Engl. J. Med. **242**, 208 (1950). — HATT, P.-Y., et J.-P. SEBILLOTTE: Étude angiocardiopneumographique des embolies pulmonaires. Semaine Hôp. Paris **1952**, 87—91. — HAUNFELDER, D., u. J. GERLACH: Über eine nach Zahnextraktion entstandene Thrombophlebitis des Sinus cavernosus. Zahnärztl. Rdsch. **65**, 215 (1956). — HAUSAMMANN, E.: Zur Prophylaxe der thromboembolischen Komplikationen in der Chirurgie mit PH 203 (Panthesin-Hydergin). Schweiz. med. Wschr. **87**, 219 (1957). — HAUSER, A.: Behandlung von Thrombose und Embolie mit Thrombocid. Praxis **41**, 574 (1952). — HAUSER, A., P. ERB, F. LASAGNI u. H. BOSSART: Thrombose-Embolie-Morbidität an der Universitäts-Frauenklinik Basel von 1943 bis 1952 in zwei Fünfjahresgruppen (Gynäkologie und Geburtshilfe). Kongreßreferatbd. der I. Internat. Tagg über Thrombose und Embolie. Basel: Benno Schwabe & Co. 1955. — HAUSER, W.: Diskussionsbemerkung zum Vortrag G. WESENER †. Zur Kenntnis der Atrophie blanche (MILIAN). 80. Tagg Ver.igg Südwestdtsch. Dermatol., Stuttgart 4. u. 5. Mai 1957. Atrophien in Dermatologie und Venerologie von H. GOTTRON u. W. SCHÖNFELD, Bd. II. Stuttgart 1958. — Zur Kenntnis der Atrophie blanche als Stauungsdermatose. Derm. Wschr. **138**, 934 (1958). — HAVLICECK, H.: Anatomische und physiologische Grundlagen der Thromboseentstehung und deren Verhütung. Langenbecks Arch. klin. Chir. **180**, 74 (1934). — HAVLICZEK, H.: Anatomische und physiologische Grundlagen der Thromboseentstehung und deren Verhütung. Bruns' Beitr. klin. Chir. **160**, 174 (1934). — HAXTHAUSEN, H.: Die Kreislaufverhältnisse bei Varicen und ihr Zusammenhang mit Ulcus und Ekcema cruris. Arch. Derm. Syph. (Berl.) **166**, 639 (1932). — HAYMANN, L.: Die otogene Sinusthrombose und die otogene Allgemeininfektion. In Handbuch der Hals-, Nasen- und Ohrenheilkunde, Bd. 8, S. 66. 1927. — HECKSCHER, H.: Mobilizing treatment of thrombo-phlebitis. Acta med. scand. **138**, Suppl., 239, 293—296 (1950). — HEDINGER, E.: Ueber Intima-Sarcomatose von Venen und Arterien in sarcomatösen Strumen. Virchows Arch. path. Anat. **164**, 199 (1901). — Über Intimafibromatose von Venen. Frankfurt. Z. Path. **27**, 91 (1922). — HEILMEYER, L., u. H. BEGEMANN: Blut und Blutkrankheiten. In Handbuch der inneren Medizin, 4. Aufl., Bd. II. Berlin-Göttingen-Heidelberg: Springer 1951. — HEINRICH, H.-G.: Die Beeinflussung des Gerinnungssystems durch Seltene Erden im Tierexperiment. Z. ges. inn. Med. **12**, 721 (1957). — HEJTMANCIK, M. R., and E. I. BRUCE: Symmetrical peripheral gangrene complicating pulmonary embolism. (Case report.) Amer. Heart J. **45**, 289 (1953). — HELD, E., and J. L. PFAEFFLI: Thrombose et embolie 4 ans de traitement par les anticoagulants. Gynaecologia (Basel) **130**, 392 (1950). — HELLERSTEIN and MARTIN: Incidence of thromboembolic lesions, accompanying myocardial infarction. Amer. Heart J. **33**, 443 (1947). — HENDERSON, R. R.: Venous thrombosis and pulmonary embolism. East. Afr. med. J. **28**, 11 (1951). — HENNINGSEN, O.: Gefäßschädigungen durch Muskelarbeit. Münch. med. Wschr. **87**, 441 (1940). — HENRY: Zur Therapie des varicösen Symptomenkomplexes. Schriftenreihe 1956 „Antipiol", Berlin-Dahlem, IV. Folge. — HENSCHEN, C.: Venopathia saltans (sog. Thrombophlebitis migrans) als Folgekrankheit eines chronischen Gallenblasenempyems. Schweiz. med. Wschr. **66**, 164 (1936). — Thrombose und Embolie. Basel: Benno Schwabe & Co. 1957. — HESSE, E., u. W. SCHAACK: Die Klappenverhältnisse der Oberschenkelvene und der Vena saphena magna in ihrer klinischen Bedeutung für die Operation der saphenofemoralen Anastomose bei Varicen. Virchows Arch. path. Anat. **205**, 145 (1911). — HEYNE-

Mann, Th.: Der Rückgang der postoperativen Lungenembolien in den Nachkriegsjahren. Med. Klin. 1947, 671—672. — Hickam, J. B., R. P. McCulloch and R. J. Reeves: Normal and impaired function of leg veins. Amer. Heart J. 37, 1017 (1949). — Hillemanns: Statistische Untersuchungen über die Häufigkeit der tödlichen Lungenembolien im Freiburger Obduktionsgut der Jahre 1911—1950. Arch. Kreisl.-Forsch. 17, 309 (1951). — Hilscher, W. H.: Zur Frage der venösen Aneurysmen. Fortschr. Röntgenstr. verein. mit Röntgenprax. 82, 244 (1955). — Hinshaw, D. B.: Obstructions of the superior vena cava. A review of the literature with two case reports. Amer. Heart J. 37, 958 (1949). — Hirschboeck and Coffey: Clot retraction time in thrombophlebitis and pulmonary embolism. Amer. J. med. Sci. 205, 727 (1943). — Højensgård, I. C.: Phlebography in chronic venous insufficiency of the lower extremity. A preliminary report. Acta radiol. (Stockh.) 35, 375 (1949). — Højensgård, I. C., and H. Stürup: Venous pressure in primary and postthrombotic varicose veins. A study of the statics and dynamics of the venous system of the lower extremity under pathological conditions. Acta chir. scand. 99, 133 (1949). — Static and dynamic pressures in superficial and deep veins of the lower extremity in man. Acta physiol. scand. 27, 49 (1952). — Höra, J.: Zur Frage der Milzvenenstenose der Kinder. Virchows Arch. path. Anat. 300, 670 (1937). — Høst, H.: Phenylbutazone in the treatment of thrombophlebitis. T. norske Laegeforen. 77, 423 (1957). — Holden, W. D.: Treatment of deep venous thrombosis with reference to subcutaneous injection of heparin and use of dicumarol. Arch. Surg. (Chicago) 54, 183 (1947). — Holden, W. D., B. W. Shaw, D. B. Cameron, P. J. Shea and J. H. Davis: Experimental pulmonary embolism. Surg. Gynec. Obstet. 88, 23 (1949). — Hollister, L. E., and V. L. Cull: The syndrome of chronic thrombosis of the major pulmonary arteries. Amer. J. Med. 21, 312 (1956). — Holzknecht, F.: Klinische und experimentelle Erfahrungen mit der Hirudoidsalbe. Schweiz. med. Wschr. 84, 254 (1954). — Homans, J.: Phlegmasia alba dolens and the relation of the lymphatics to thrombophlebitis. Amer. Heart J. 7, 415 (1932). — Thrombosis as a complication of venography. J. Amer. med. Ass. 119, 136 (1942). — The management of recovery from venous thrombosis in the lower limbs. Surgery 26, 8 (1949). — Diseases of veins. New Engl. J. Med. 235, 193 (1946). — The management of recovery from venous thrombosis in the lower limbs. Surgery 26, 8 (1949). — Horn, H., S. Dack and Ch. K. Friedberg: Cardiac sequelae of embolism of the pulmonary artery. Arch. intern. Med. 64, 296 (1939). — Hove, R. van: A propos des varices superficielles du membre inférieur. Acta chir. belg. 49, 729, 852 (1950). — Données expérimentales et théoriques concernant les varices superficielles du membre inférieur. Acta chir. belg. 49, 889 (1950). — Howell, C. A. H.: A case of thrombophlebitis migrans. Brit. med. J. 1949, 989. — Howell, D. S.: Circulatory manifestations of obstruction of the superior vena cava in a patient with portal hypertension. R. I. med. J. 33, 659 (1950). — Hueck, W.: Über das Mesenchym. II. Teil. Beitr. path. Anat. 83, H. 1 (1929). — Hughes, E. S. R.: Venous obstruction in the upper extremity (Paget-Schroetters syndrome). A review of 320 cases. Surg. Gynec. Obstet. 88, 89 (1949). — Hunt, A. H., and B. R. Whittard: Thrombosis of the portal vein in cirrhosis hepatis. Lancet 1954, 1. — Hunter: Observations on the inflammation of the internal coats of veins. In Palmer, The Works of F. R. S. John Hunter, London, Longman, Rees, Orme, Brown, Green and Longman, vol. 3, p. 581. 1837. — Hunter, A.: Some clinical aspects of thrombophlebitis. Practitioner 166, 251 (1951). — Hurn, Barker and Mann: Variations in prothrombin and antithrombin in patients with thrombosing tendencies. Amer. J. clin. Path. 17, 709 (1947).

Ibragimova, B. I.: Ein Fall von Thrombose der oberen Hohlvene. Sovet. Med. 3, 18 (1949). [Russisch.] — Impallomeni, G.: Terapia endoarteriosa nella sindrome post-flebitica. Minerva chir. (Torino) 6, 264 (1951). — Innerfield: Trypsin given intramuscularly in chronic recurrent thrombophlebitis. J. Amer. med. Ass. 156, 1056 (1954). — Inthorn, W.: Endophlebitis hepatica obliterans unter dem Bilde rheumatischer Wandveränderungen. Inaug.-Diss. Berlin 1932. — Ipsen, J.: Eine protrahierte postoperative Arterienbeeinflussung. Langenbecks Arch. klin. Chir. 158, 713 (1930). — Hauttemperaturen. Leipzig 1936. — Izarn, P.: Le traitement des thromboses veineuses par le dicoumarol acétate d'éthyle. Réglé d'après les résultats du contrôle quotidien du temps de Quick et du temps de coagulation plasmatique en présence d'une unité d'héparine. Paris méd. 61, 146 (1953).

Jablons, B., A. Grudzinsky, M. Cano, A. Jody and E. Malabanan: Effect of tubulin upon chronic indolent ulcers. Angiology 6, 260 (1955). — Jacobson, I., and I. Schrire: A case of fatal post-operative pulmonary embolism. S. Afr. med. J. 25, 161 (1951). — Jäger, A.: Strömungstechnisches zur Venenthrombose. Z. ges. exp. Med. 100, 502 (1937). — Jaeger, F.: Über Entstehung und Behandlung von Krampfadern und Hämorrhoiden. Med. Mschr. 3, 574 (1949). — Jahn, H.: Beeinflussung der Druckverhältnisse im rechten Herzen nach experimentellen Lungenembolien durch Venostasin. Ärztl. Wschr. 8, 1239 (1953). — Einfluß von Roßkastanienextrakt auf den Verlauf tierexperimenteller Lungenembolien. Ärztl. Forsch. 8, 41 (1954). — Jáki: Über Thrombophlebitis migrans (saltans) und ihre Ätiologie. Zbl. Chir. 62, 2056 (1935). — Jamain, B., and R. Legros: Intérêt du test de tolérance à l'héparine "in vitro pour le diagnostic des thromboses veineuses du post-partum et pour suivre l'action du traitement. Bull. Féd. Gynéc. Obstét. franç. **4**, 59 (1952). — JANBON, M., et L. BERTRAND: Thromboses veineuses multiples au cours d'une leucose à monocytes. Bull. Soc. méd. Hôp. Paris **69**, 483 (1953). — JANES, R. M.: A surgical view of thrombosis and the anti-thrombotics. Canad. med. Ass. J. **64**, 319 (1951). — JASCHKE, R. T. v.: Die zentrale Bedeutung des Kreislaufes für die Prophylaxe der postoperativen Thrombose und Embolie. Ärztl. Forsch. **3**, 41 (1949). — Zum Problem der Thromboembolie. Zbl. Gynäk. **73**, 479 (1951). — JAUSION, H.: L'ulcère de jambe. Ulcère capillaritique et son traitement. Acta physiother. rheum. belg. **6**, 61 (1951). — Réflexions sur allergic veineuse et phléboscérose. Bull. Soc. franç. Phlébol. **9**, 129 (1956). — JEANNÉE, H.: Zur Frage der Metastasenbildung bei Einbrüchen von Carzinomen in den großen Kreislauf. Virchows Arch. path. Anat. **256**, 684 (1925). — JEANNIN: Etiologie et pathogénie des infections puerpérales putrides. Thèse de Paris 1902. — JENNINGS, M. H.: Surgical management of varicose veins of the lower extremities; a discussion of the surgical procedures and injection therapy. Med. Wom. J. **57**, 15 (1950). — JENNY, F.: Über die Venographie an den unteren Extremitäten. Klinische Bedeutung und Technik. Schweiz. med. Wschr. **77**, 1195 (1947). — JENSEN, W.: Venöse Stauungszustände am Oberarm und in der Achselhöhle. Zbl. Chir. **67**, 1198 (1940). — JEUTHER, A., H. KOEPER u. H. PIONTEK: Die bösartigen Geschwülste, Lungenkrebse und tödlichen Lungenembolien unter den Prager Leichenöffnungen 1894—1943. Virchows Arch. path. Anat. **314**, 242 (1947). — JÖNSSON, G.: Venous circulation in the lower half of the body. A clinico-experimental study with special reference to the postoperative phase. Acta chir. scand. Suppl. **161**, 112 S. (1951). — JOHN, H.: Thrombose- und Embolieprophylaxe ohne Gefahren. Ther. d. Gegenw. **96**, 174 (1957). — JOHOW, R., u. H. A. THIES: Weitere Fortschritte der Behandlung des thromboembolischen Geschehens mit Antikoagulantien. Chirurg **22**, 153 (1951). — JONES, P. F.: Thrombophlebitis following intravenous infusions. Lancet **1954 II**, 970. — JORPES: The origin and the physiology of heparin: the specific therapy in thrombosis. Ann. intern. Med. **27**, 361 (1947). — I. Die Behandlung der Thrombose mit gerinnungshemmenden Mitteln. Berlin-Göttingen-Heidelberg: Springer 1951. — Die Behandlung der Thrombose mit gerinnungshemmenden Mitteln. Ergebn. inn. Med. Kinderheilk. **2**, 5 (1951). — Recent trends in anticoagulant therapy of thrombosis. Acta haemat. (Basel) **7**, 257 (1952). — JORPES, BOSTRÖM and ROCH-NORLUND: On the administration of heparin. Acta chir. scand. **101**, 279 (1951). — JÜRGENS, R.: Zur Pathogenese der Thrombose. In BECKERMANN, JÜRGENS u. SCHUBERT, Thrombose und Embolie, S. 1. Stuttgart: Georg Thieme 1954. — Pharmakologie der Anticoagulantien. In BECKERMANN, JÜRGENS u. SCHUBERT, Thrombose und Embolie, S. 18. Stuttgart: Georg Thieme 1954. — JULY, E.: Quelques données nouvelles sur la thérapeutique des ulcères de jambe de cause circulatoire et autres. Acta physiother. rheum. belg. **5**, 144 (1950).

KAISER, S.: Orthostatic venous pressure in varicose and normal legs. Med. Cirurg. Farm. Nr **169**, 201 (1950). — KALLENBERGER, W.: Beitrag zur Pathogenese der Varicen. Virchows Arch. path. Anat. **180**, 130 (1905). — KALLNER, S.: Thrombosis as a complication of internal diseases. Arch. intern. Med. **81**, 126 (1948). — KANIA, U.: Die venösen Strombahnen des Beines. Anat. Anz. **97**, 430 (1950). — KAPLAN, T.: Thrombophlebitis of veins of lower extremities following effort and strain. Industr. Med. **10**, 328 (1941). — KAUFMANN: Spezielle pathologische Anatomie, IX u. X. Aufl., Bd. I, S. 140. 1931. — KAUFMANN, A.: Obturierende tuberkulöse Thrombophlebitis der Pfortader. Zbl. allg. Path. path. Anat. **88**, 289 (1952). — KAUP, M.: Tuberculosis of vessels in pia and arachnoid with fatal cerebral hemorrhage. Frankfurt. Z. Path. **34**, 116 (1926). — KAUTZSCH, E.: Das Kompressionssyndrom der oberen Hohlvene. Z. Kreisl.-Forsch. **40**, 67 (1951). — KAY, HUTTON, WEISS and OCHSNER: Studies of an antithrombin. III. A plasma antithrombin test for the prediction of intravascular clotting. Surgery **28**, 24 (1950). — KEITEL, H.: Thrombose der Vena subclavia und jugularis externa nach Sportunfall; ein Beitrag zur Genese des Krankheitsbildes der sog. autochthonen Thrombose der Armvenen. Zbl. Chir. **68**, 1192 (1941). — KEMPE, S. G., and H. KOCH: Injection of sclerosing solutions in the treatment of esophageal varices. Acta oto-laryng. (Stockh.) Suppl. **118**, 120 (1954). — KENT, E. M.: Symposium on bleeding esophageal varices and the problem of portal hypertension. Rev. Gastroent. **20**, 307 (1953). — KERR, K. T.: Causes and prevention of thrombophlebitis and phlebothrombosis. N. C. med. J. **11**, 165 (1950). — KIBEL, M. A., and H. B. MARSDEN: Inferior vena caval and hepatic vein thrombosis: The Chiari syndrome in childhood. Arch. Dis. Childh. **31**, 225 (1956). — KING, E. S. J.: The genesis of varicose veins. Aust. N.Z. J. Surg. **20**, 126 (1950). — KIRSCHNER, K. H.: Über den Status varicosus und die Bedeutung der Konstitution für die Entstehung der Varicen, insbesondere im Pfortaderbereich. Veröff. Konstit.- u. Wehrpath. H. 24 (1939). — KLAHN: Thromboembolieprophylaxe im Wochenbett mit Venostasin. Geburtsh. u. Frauenheilk. **14**, H. 4 (1954). — KLAPP, R.: Experimentelle und klinische Studie über Varicen. Langenbecks Arch. klin. Chir. **127**, 500 (1923). — KLEINSASSER and J. LE ROY: "Effort thrombosis" of the axillary and subclavian veins. An analysis of sixteen personal cases and fifty-six cases collected from the literature. Arch. Surg. (Chicago) **59**, 258 (1949). — KLETZ: Thrombophlebitis migrans. Lancet **1932**, 938. — KNISELY, M., E. BLOCK, P. ELLIOT and L. WARNER: Sludged blood. Science **106**, 431 (1947). — KOCH, W.: Über Thrombose und Embolie. Dtsch. med. Wschr. **66**, 1009 (1940). — KOEGEL, R.: Zusammenstellung der Lungenembolien im pathologisch-anatomischen Beobachtungsgut eines Jahres. Schweiz. med. Wschr. **86**, 507 (1956). — KÖNIG, W.: Ein Vorschlag zur Vermeidung der postoperativen Thrombose und Embolie. Dtsch. med. Wschr. **59**, 88 (1933). — Weitere Erfahrungen über die Vermeidung der postoperativen Thrombose und Embolie. Dtsch. med. Wschr. **60**, 739 (1934). — KÖNIGS, J.: Thromboembolietherapie mit Panthesin-Hydergin. Med. Klin. **52**, 1 (1957). — KÖSTLER: Thrombose-Therapie und -Prophylaxe mit einem neuen Antikoagulans der Heparinreihe. Med. Klin. **51**, 646 (1956). — KOLLER, F.: Die Beeinflussung der Blutgerinnung durch Vitamin K. Helv. med. Acta **6**, 686 (1939). — Thromboembolie-Kongr., Basel, 1954. Basel: Benno Schwabe & Co. 1955. — KOLLER, F., A. PEDRAZZINI u. E. SALVIDIO: Eine Methode der Bestimmung der Prothrombinaktivität in der Praxis. Schweiz. med. Wschr. **79**, 428 (1949). — KOLLER, TH.: Beitrag zur Thrombosenfrage. Schweiz. med. Wschr. **72**, 1008 (1942). — Diagnose und Therapie der Thrombose und Embolie. Geburtsh. u. Frauenheilk. **11**, 13 (1951). — KOLLER, TH., e A. GALLINO: Diagnosi e terapia delle trombo-embolie. Minerva ginec. (Torino) **3**, 229 (1951). — KOLLER, TH., W. R. MERZ u. H. STAMM: Thrombose und Embolie in Frauenheilkunde und Geburtshilfe. München: Urban & Schwarzenberg 1957. — KOLLER, TH., H. STAMM, G. A. HAUSER u. M. KLINGLER: Die zerebralen Venen- und Sinusthrombosen in der Geburtshilfe. Thromb. diath. haemorrhag. 1, 37 (1957). — KONRADS, J.: Ein Beitrag zu dem seltenen Krankheitsbild der Thrombophlebitis migrans. Dtsch. med. Wschr. **1949**, 552—553. — KOSTROMOV, I. A.: Recent research in venous valves and criticism of Bardeleben's theory. Arkh. pat. Moskva **12**, 79 (1950). — KRAEMER, C.: Über die Ätiologie und die chirurgische Therapie (insbesondere die Radicaloperation) der Varicen an den unteren Extremitäten. Münch. Med. Wschr. **45**, 1206, 1242 (1898). — KRAUSE and SILVERBLATT: Pulmonary embolisms. Arch. intern. Med. **96**, 19 (1955). — KRĆÍLEK, A., F. TION and F. ZÁVODNÝ: Thrombophlebitis of axillary and subclavian veins following physical strain. Čas. Lék. česk. **89**, 546 (1950). — KRIEG, E.: Die Behandlung von Beinthrombosen in der Praxis. Praxis **1950**, 351—354. — Die Behandlung der Venenentzündung. Therapiewoche **5**, 587 (1955). — KRISTENSON, A.: Ein Fall von postembolischer chronischer Stenosierung der Arteria pulmonalis. Svenska Läk.-Tidn. **1949**, 382—385. [Schwedisch.] — KRÖNIG: Weitere Erfahrungen über Frühaufstehen von Laparotomierten und Wöchnerinnen. Mschr. Geburtsh. Gynäk. **28**, 557 (1908). — KROETZ, CH.: Örtliche periphere Durchblutungsstörungen. Ther. d. Gegenw. **76**, 341 (1935). — KRYLE: Weitere Erfahrungen bei der Behandlung der „akuten Pankreatitis" mit intravenös verabreichten Lokalanaesthetika. Neuralmedizin **4**, 95 (1956). — KÜGELGEN, A. v.: Über den Wandbau der großen Venen. Gegenbaurs morph. Jb. **91**, 447 (1951). — KÜSTNER: Ist einer gesunden Wöchnerin eine protrahierte Bettruhe dienlich? Zbl. Geburtsh. Gynäk. **23**, 705 (1899). — KULWIN, M. H., and E. A. HINES jr.: Blood vessels of the skin in chronic venous insufficiency. Circulation **2**, 225 (1950). — KUSZ, C. V.: Venography in the postphlebitic syndrome. Minn. Med. **33**, 619 (1950).

LADEBURG, H., u. K. ZUR: Über die Kontraindikation der Behandlung des Ulcus cruris postthromboticum mit Ultraschall. Ärztl. Wschr. **5**, 953 (1950). — LAMMING, R. L.: The modern treatment of varicose veins. Med. Press. **224**, 243 (1950). — LAMY, J., et C. BOURDE: Le traitement des thrombo-embolies veineuses des membres par l'héparine. Marseille chir. **2**, 371 (1950). — LANDER, E.: Aesculus und Hamamelis in der Behandlung venöser Durchblutungsstörungen. Med. Klin. **48**, 48 (1953). — LANG, K.: Beitrag zur Therapie des varikösen Symptomenkomplexes unter Berücksichtigung einer neuartigen Entstauungsbehandlung. Med. Klin. **16**, 551 (1952). — LANGENBECK, B.: Beiträge zur chirurgischen Pathologie der Venen. Langenbecks Arch. klin. Chir. **1**, 1 (1861). — LANGERON, J., et FOUCAUD: Endocardite et phlébite ourliennes. Phlebologie (Paris) **6**, 59 (1953). — LANGERON, P.: Syndrome douloureux du membre supérieur paraissant lié à un trouble fonctionnel de la circulation veineuse. Presse méd. **64**, 147 (1956). — LASCH, F.: Über Beingeschwüre bei perniziöser Anämie. Dtsch. med. Wschr. **65**, 377 (1939). — LASCH, H. G., K. MECHELKE, E. NUSSER u. H. H. SESSNER: Über Beziehungen zwischen Blutgerinnung und Kreislauffunktion. Z. ges. exp. Med. **129**, 484 (1958). — LATASTE, J.: Complications des varices et ulceres de jambe. Gaz. méd. France **58**, 249—252, 331—336 (1951). — Varices des membres inférieurs. Gaz. méd. France **58**, 181 (1951). — LAUBIE, A.: Deux cas de thrombo-phlébite par effort. J. Méd. Bordeaux **109**, 132 (1932). — LAUBRY, CH., et J. LOUVEL: Traité des maladies des veines. Paris: G. Doin & Cie. 1950. — LAUCHE, A.: Pathologisch-anatomische Grundlagen von Thrombose und Embolie. Regensburg. Jb. ärztl. Fortbild. **2**, 255 (1952). — LAWRENCE, G. H., and T. H. BURFORD: Congenital aneurysm of the superior vena cava. J. thorac. Surg. **31**, 327 (1956). — LAWSON: Thrombophlebitis migrans and thrombophlebitis generally. Canad. med. Ass. J. **73**, 557 (1955). — LAZAROU, P.: Thrombo-phlébite après une section de brides au cours d'un traitement de streptomycin pré- et post-opératoire; sufflage cavitaire suivi de perforation traitée par pleurotomie, antibiotiques et P.A.S. Rev. Tuberc. (Paris) **14**, 329 (1950). — LEDDERHOSE, G.: Studien über den Blutlauf in den Hautvenen unter physiologischen und pathologischen Bedingungen. Mitt. Grenzgeb. Med. Chir. **15**, 355 (1906). — LEE, M.: Thrombosis and embolism. Nurs. Times **46**, 970 (1950). — LEE, E. A.: Pulmonary embolism. A review of twenty-four cases in a five-year period at St. Mary's infirmary. J. nat. med. Ass. (N.Y.) **43**, 181 (1951). — LEE, R. I., and P. D. WHITE: A clinical study of the coagulation time of blood. Amer. J. med. Sci. **145**, 495 (1913). — LEFEMINE, A. A., and R. WARREN: Thrombophlebitis migrans. Angiology 8, 266 (1957). — LEGER, L.: L'acquis et l'inconnu en matière de maladie thromboembolique. Ann. Soc. angéiol. histopath. **3**, 6 (1950). — LÉGER, L., et C. FRILEUX: Les phlébites. Paris: Masson & Cie. 1950. — LEGER, L., J. OUDOT, H. LEGER et R. BALLADE: La participation phlébitique au cours des artérites des membres (la phlébographie chez les artériques). Presse méd. **1950**, 1462—1465. — LEGER, L., and L. QUENU: Les thromboses veineuses du système porte. Presse méd. **60**, 1031 (1952). — LENEGRE, J., A. GERBAUX, L. SCEBAT and R. LECONTE DES FLORIS: Four new observations of chronic cor pulmonale due to arterial pulmonary thrombosis. Arch. Mal. Coeur 48, 1132 (1955). Ref. Circulation **15**, 147 (1957). — LENGGENHAGER: Über die Entstehung, Erkennung und Vermeidung der postoperativen Fernthrombose, 2. Aufl. Stuttgart: Georg Thieme 1948. — Kurze Zusammenfassung über Entstehung und Vermeidung der postoperativen Fernthrombose. Regensburg. Jb. ärztl. Fortbild. **2**, 295 (1952). — LENGGENHAGER, K.: Die toxische Lungenembolie. Schweiz. med. Wschr. **1950**, 297—300. — LENZ, F.: Die krankhaften Erbanlagen. In BAUR-FISCHER-LENZ, Menschliche Erblehre und Rassenhygiene, 4. Aufl., Bd. I. München 1936. — LEONELLI, U.: Le tromboflebiti da sforzo o traumatiche. Policlinico, Sez. prat. **39**, 965 (1932). — LERICHE, R.: Considérations sur le traitement chirurgical de la phlébite du membre inférieur et de ses séquelles éloignées. J. int. Chir. **35**, 585 (1938). — Pathogénie et traitement des thromboses veineuses post-opératoires du membre inférieur. Progr. méd. (Paris) 78, 539 (1950). — Physiologie pathologique de la thrombose veineuse du menbre inférieur. Presse méd. 58, 1221 (1950). — Les thromboses veineuses physiopathologie et traitement. Concours méd. **72**, 3833 (1950). — Pathologic physiology of venous thrombosis of the lower extremities. Día méd. **23**, 1288 (1951). — LERICHE, R., et J. KUNLIN: Traitment immédiat des phlébites postopératoires par l'infiltration novocainique du symphatique lombaire. Presse méd. **42**, 1481 (1934). — LEV, M., and O. SAPHIR: Endophlebohypertrophy and phlebosclerosis. I. The popliteal vein. A.M.A. Arch. Path. **51**, 154 (1951). — LEVI, J. E., and E. F. LEWISON: Venous velocity in the leg measured with radioactive sodium. Bull. Johns Hopk. Hosp. **86**, 370 (1950). — LEWING, F.: Über die Frühbehandlung der Thrombophlebitis. Med. Klin. **45**, 1107 (1950). — LIE, H. P.: Vascular changes in leprosy. Norsk. Mag. Laegevidensk. **88**, 1108 (1927). — LIÉVAIN, O.: Séquelles de phlébite et phlébographie trans-medullo osseuse. Angéiologie 58, 15—16 (1951). — LILLIE, BUXTON and DUFF: Prevention and management of thromb. embolism. Arch. Surg. (Chicago) **59**, 609 (1949). — LINDE, P.: Post. thrombotic varices. Results of phlebography and radical operative treatment. Acta chir. scand. **97**, 430 (1949). — LINDGREN, S.: Sympathectomy for severe painful leg ulcers. Acta chir. scand. **100**, 498 (1950). — LINSER, VOHWINKEL u. SCHNEIDER: Moderne Therapie der Varizen, Hämorrhoiden und Varicocele. Stuttgart: Ferdinand Enke 1955. — LINTON, R. R.: Ann. Surg. **134**, 433 (1951). — Modern concepts in the treatment of the postphlebitic syndrome with ulcerations of the lower extremity. Angiology **3**, 431 (1952). — LIPPERT, K. M., and L. D. FREDERICK jr.: A sacculated aneurysm of the saphenous vein. Ann. Surg. **134**, 924 (1951). — LIPPMANN, H. J.: Cerebrovascular thrombosis in patients with Buerger's disease. Circulation 5, 680 (1952). — Subcutaneous ossification in chronic venous stasis. Circulation 14, 968 (1956). — LISTO, M.: Zur Therapie der Venenerweiterungen während der Schwangerschaft. Ann. Chir. and Gynec. Fenn. **38**, Suppl. 3, 299—307 (1949). — LITTMAN, LEV und SAPHIR: Endophlebohypertrophy and phlebosclerosis. III. The left innominate vein and superior vena cava. Angiology 4, 301 (1953). — LJUNGGREN, E.: Über die sogenannte traumatische Venenthrombose der oberen Extremität. Acta chir. scand. **77**, 111 (1935). — LOCASCIO, R.: Le tromboflebiti cerebrali, con particolare riguardo alle forme primitive. Rif. med. **64**, 15 (1950). — LOCHHEAD, R.P., D. J. ROBERTS jr. and CH. T. DOTTER: Pulmonary embolism. Experimental angiocardiographic study. Amer. J. Roentgenol. **68**, 627 (1952). — LÖFFLER u. SCHÜTZ: Siehe BOUCHARD 1882. — LÖHR, W.: Die Claudicatio venosa intermittens der oberen Extremität. Ein kritischer Beitrag zur sog. traumatischen Thrombose der Vena axillaris und subclavia (thrombose par effort). Arch. klin. Chir. **176**, 701 (1933). — Über die sogenannte „traumatische" Thrombose der Vena axillaris und subclavia. (Thrombose der oberen Extremität nach Anstrengungen, thrombose par effort.) Dtsch. Z. Chir. **214**, 263 (1929). — LOEWE, L., L. BERGER and R. P. LASSER: The prevention of thromboembolism. Angiology 2, 26 (1951). — LORD jr., J. W.: Symposium on bleeding esophageal varices and the problem of portal hypertension. Rev. Gastroent. **20**, 295 (1953). — LORING, W. E.: Venous thrombosis in the upper extremities as a complication of myocardial failure. Amer. J. Med. **12**, 397 (1952). — LOUVEL, J.: Facteurs météorologiques et circulation veineuse; les veines et leur traitement thermal. Acta physiother. rheum. belg. **5**, 189 (1950). — LOUVEL, J., et J.-J. LAUBRY: Sur un symptôme peu connu de thrombophlébite. Arch. Mal. Coeur **45**, 630 (1952). — LOWENBERG, E. L.: Diseases on the peripheral veins in the aged. Geriatrics **11**, 275 (1956). — LOWENSTEIN: Thrombosis of the axillary vein: an anatomic study. Amer. med. Ass. **82**, J. 854 (1924). — LUBARSCH, O.: Pathologische Anatomie der Milz. In Handbuch der speziellen pathologischen Anatomie und Histologie, herausgeg. von HENKE-LUBARSCH, Bd. I/2, S. 374. 1927. — LÜSCHER, E. F.: Die physiologische Bedeutung der Thrombocyten. Schweiz. med. Wschr. **86**, 345 (1956). — LUGER, A.: Kapillarbefunde beim varikösen Symptomenkomplex. Z. Haut- u. Geschl.-Kr. **11**, 459 (1951). — LUKE, J. C.: The pathology and treatment of the post-phlebitic leg and its complications. Canad. med. Ass. J. **61**, 270 (1949). — Evaluation of the deep veins following previous thrombophlebitis. A.M.A. Arch. Surg. **61**, 787 (1950). — Sequelae of thrombophlebitis. Angiology **4**, 413 (1953).

MACHT, D. I.: Experimental studies on heparin and its influence on toxicity of digitaloids, congo red, cobra venom and other drugs. Ann. intern. Med. **18**, 772 (1943). — MADDEN, J. L.: Symposium on bleeding esophageal varices and the problem of portal hypertension. Rev. Gastroent. **20**, 300 (1953). — MAGNUS, G.: Zirkulationsverhältnisse in Varicen. Dtsch. Z. Chir. **162**, 71 (1921). — Über den Ursprungsort der Lungenembolie und die Bedeutung der Vena saphena für den Vorgang. Klin. Wschr. **3**, 142 (1924). — MAHLER, L.: Thrombose, Lungenembolie und plötzlicher Tod. Arb. Kgl. Frauenklinik Dresden **2**, 72 (1895). — Kasuistischer Beitrag zur Pathologie und Klinik der otogenen aseptischen Sinusthrombose. Mschr. Ohrenheilk. **45**, 1214 (1911). — MAIRANO, M.: Sul carattere sociale delle varici e dello loro complicazioni. Minerva chir. (Torino) **6**, 242 (1951). — Metodo combinato chirurgico-sclerosante semplice nel trattamento delle varici essenziali ? Minerva chir. (Torino) **6**, 244 (1951). — Sull'uso della giarrettiera nei varicosi. Minerva chir. (Torino) **6**, 269 (1951). — MAJER, E.: Ein Beitrag zur Frage der sog. traumatischen Achselvenenthrombose. Med. Klin. **35**, 1106 (1939). — MALLET-GUY, P., R. LACOUR et J. NORMAND: Anthrax de la lèvre inférieure; phlébite ascendante; pénicillino-résistance; guérison par l'auréomicine. Lyon chir. **45**, 738 (1950). — MALLORY, G. K., N. BLACKBURN, H. J. SPARLING and D. A. NICKERSON: Maternal pulmonary embolism by amniotic fluid; report of three cases and discussion of the literature. New Engl. J. Med. **243**, 583 (1950). — MANTZ, J. M., et J. LE CORROLLER: Les greffes de placenta dans les ulcères de jambe. Bull. Soc. franç. Derm. Syph. **57**, 742 (1950). — MARBET, R.: Bestimmungsmethoden zur Kontrolle der Anticoagulantientherapie. In BECKERMANN, JÜRGENS u. SCHUBERT, Thrombose und Embolie, S. 37. Stuttgart: Georg Thieme 1954. — MARGULIES and BARKER: The coagulation time of blood in silicone tubes. Amer. J. med. Sci. **218**, 42 (1949). — MARGULIS, A. R., C. M. NICE jr. and T. O. MURPHY: Arteriographic manifestations of peripheral occlusive vascular disease with the report of 2 new signs. Amer. J. Roentgenol. **78**, 273 (1957). — MARION, P.: Le ostruzioni portali. Minerva med. (Torino) **1**, 809 (1952). — MARKS, J.: Anticoagulant therapy in idiopathic occlusion of the axillary vein. Brit. med. J. **1956**, 11. — Ref. Circulation **15**, 312 (1957). — MARMONT, A.: Die Wirkung des intravenös verabreichten Heparins auf die Blutplättchen der Menschen im Kapillar- und Venenblut. In BECKERMANN, JÜRGENS u. SCHUBERT, Thrombose und Embolie, S. 50. Stuttgart: Georg Thieme 1954. — MARQUÉS, E.: Trombosis de venas varicosas por compresión de la vena iliáca externa, a nivel del arco crural, por lipoma subperitoneal. Angiologia **3**, 108 (1951). — MARRAZZA, P., and L. DI GIROLAMO: La protidemia e le frazioni protidemiche nelle malattie tromboemboliche e diatesi trombogene e nelle malattie emorragiche. Arch. E. Maragliano Pat. Clin. **7**, 85 (1952). — MARSHALL, W.: Ambulatory therapy for thrombophlebitis with rutin and vitamin C. Amer. J. Surg. **80**, 52 (1950). — MARTIN: Phlegmasia caerulea dolens. Brit. med. J. **1953**, 1351. — MARTINET, J. D., et R. TUBIANA: Pathologie des veines. Traitement médical et chirurgical. Préf. de Funck-Brentano. Paris: G. Doin & Cie. 1950. — MARTLAND, H. S.: Static or spontaneous thrombosis of veins of lower extremity and pelvis, and fatal pulmonary embolism following trauma and surgical operations. Surg. Clin. N. Amer. **21**, 383 (1941). — MARTORELL, F.: Tratamiento de las várices. Colección Espanola de Monografias médicas 1941. — Heparin in the diagnosis of latent thrombosis and unrecognized pulmonary embolism. Angiología **2**, 217 (1950). — Trombosis de la vena cava inferior. Pren. méd. argent. **37**, 2521 (1950). — Crisis precordiales y péqueño embolismo pulmonar recurrente. Act. epo fac. Inst. policlin. (Barcelona) **6**, 62 (1953). — MARTORELL, F., y A. SANCHÍZ: Flebedema y linfedema postflebiticos. Angiologia **2**, 306 (1950). — MARX, H.: Eigenartige Fälle von Sinusthrombose. Arch. Ohrenheilk. **122**, 198 (1938). — Die Sinusthrombose. In MARX, Kurzes Handbuch der Ohrenheilkunde, S. 571. Jena: Gustav Fischer 1947. — MARX, R.: Über die Verwendung antithrombotischer Substanzen. Regensburg. Jb. für ärztl. Fortbild. **2**, 280 (1952). — Ein neues Anticoagulans und Antithromboticum vom Typ der Heparinkörper. Arzneimittel-Forsch. **6**, 3 (1956). — Welche Antikoagulantientherapie ist für ein mittleres Krankenhaus am geeignetsten. Med. Klin. **51**, 2222 (1957). — MASSELL, TH. B., and A. R. KRAUS: A physiological approach to peripheral venous stasis. Angiology **1**, 150 (1950). — MASSIE, E., H. S. STILLERMAN, C. S. WRIGHT and V. MINNICH:

Effect of administration of digitalis on coagulability of human blood. Arch. intern. Med. **74**, 172 (1944). — MATAS, R.: On the so-called primary thrombosis of the axillary vein caused by strain: report of a case with comments on diagnosis, pathogeny and treatment of this lesion in its medico-legal relations. Amer. J. Surg. **24**, 642 (1934). — MATHIVAT, A., and P. LE BRIGAND: Phlebitis and cardiac insufficiency; unexspected influence of phlebitis of lower extremities on the evolution of a refractory cardiac insufficiency. Bull. Soc. méd. Hôp. Paris **66**, 1242 (1950). — MATIS, P., u. I. HARTERT: Grundlagen der Behandlung tiefer und oberflächlicher Beinvenenthrombosen sowie des postthrombotischen Syndroms. Medizinische **1957**, Nr. 24, 896. — MATIS, P., K. BAUER u. CH. ROCKSTROH: Das Heparinoid Thrombocid in der Therapie und Prophylaxe thromboembolischer Zustände. Medizinische 1950, 1520. — MATTHES, M.: Pathologisch-histologische Untersuchungen zu dem Problem der latenten Jugularphlebitis. II. Mitt. Histologische Untersuchungen der V. jugularis bei Erkrankungen fokaler Genese. Arch. Ohr.-, Nas.- u. Kehlk.-Heilk. **155**, 520 (1949). — MATRONOLA, F.: Legatura della vena cava inferiore in un caso di flebite ricorrente degli arti inferiori con ripetuti infarti polmonari. Chir. ital. **5**, 100 (1951). — MAY, R., u. R. NISSL: Die Phlebographie der unteren Extremität. Stuttgart: Georg Thieme 1959. — MAYER, K.: Histologische Veränderungen des Lymphogranuloms unter der Wirkung der Röntgenstrahlen. Frankfurt. Z. Path. **22**, 443 (1920). — MAYER, L.: Thrombophlébites. Brux. méd. **30**, 955 (1950). — MAYERSON, H. S., C. H. LONG and E. J. GILES: Venous pressures in patients with varicose veins. Surgery **14**, 519 (1943). — MCCARTHY, H. M., L. D. MCGUIRE, A. C. JOHNSON and J. W. GATWOOD: A new method of preventing the fatal embolus. Preliminary report. Surgery **25**, 891 (1949). — MCCLUSKEY, R. T., and S. L. WILENS: The infrequency of lipid deposition in sclerotic veins. Amer. J. Path. **29**, 71 (1953). — MCPHEETERS, H. O.: Varicose veins; with special reference to the injection treatment, edit. 2. Philadelphia: F. A. Davis Company 1931. 233 pp. — Resumé of present-day care and treatment of varicose veins and their complications. Minn. Med. **33**, 628 (1950). — Periphere Kreislauferkrankung am Alterspatienten. Geriatrics **10**, 129 (1955). — MCPHEETERS, H. O., and C. O. RICE: Varicose veins — the circulation and direction of the venous flow; experimental proof. Surg. Gynec. Obstet. **49**, 29 (1929). — MEISEN, V.: Varicose veins and hemorrhoids. London: Oxford University Press 1932. — MELLO, H. DE, S. VILLACA BRAGA, E. AZEVEDO and V. SCHUBSKY: Contribution to the study of collateral circulation in syndromes of obstruction of the superior vena cava system. An. paul. Med. Cir. **61**, 220 (1951). — MENEGHINI, P.: La shock — vaccino terapia nella cura di un caso di trombosi traumatica della vena cava inf. Arch. E. Maragliano Pat. Clin. **4**, 771 (1949). — Le traitement fibrinolytique des throboses et des embolies. I. Internat. Tagg, Basel, 1954, p. 873. Basel: Benno Schwabe & Co. — Terapia fibrinolitica e profilassi anticoagulante nelle malatie tromboeboliche. Minerva med. (Torino) **46**, 393 (1955). — MENGERT, W. F., and D. P. MURPHY: Intra-abdominal pressures created by voluntary muscular effort. III. Relation to body measurements, with comment on etiology of genital prolapse. Surg. Gynec. Obstet. **58**, 150 (1934). — MERKEL, H.: Über atypische Amyloidose insbesondere des Herzens und der Gefäße. Dtsch. med. Rdsch. **1949**, 1068—1073. — MERLE AUBIGNE, R.: Traitement chirurgical des varices. Sem. Hôp. Paris **26**, 1353 (1950). — MERLI, A.: La flebite nell'infarto miocardico. Osped. maggiore **38**, 135 (1950). — Thrombophlebitis, symptom revealing latent neoplasm. Osped. maggiore **39**, 180 (1951). — MERTON, T. A.: The treatment of varicose and allied gravitational eczema and ulceration with tetra ethyl ammonium bromide. Med. J. Aust. **1**, 734 (1950). — MERZ, W. R.: Thrombose und Lungenembolie. Basel: Benno Schwabe & Co. 1949. — Die Behandlung der Thrombose und Lungenembolie mit Antikoagulantien. Gynaecologia (Basel) **130**, 1 (1950). — Krise und Lyse der Thrombose-Erkrankung. Gynaecologia (Basel) **130**, 395 (1950). — Kontrolle der therapeutischen Heparinwirkung im Blut bei Thromboseerkrankung. Schweiz. med. Wschr. **83**, 110 (1953). — Erhöhte Pulslage als Thrombosesymptom. Schweiz. med. Wschr. **84**, 813 (1954). — Richtlinien für die antikoagulierende Therapie der schweren postoperativen und postpartalen akuten Venenthrombose. Schweiz. med. Wschr. **84**, 315 (1954). — Klinik der Venenthrombose und Lungenembolie. Schweiz. Rote Kreuz Nr 4 (1957). — MERZ, W. R., M. ETTERICH u. C. SCACCHI: Die konservative Behandlung der Thrombose und Embolie in der Gynäkologie und Geburtshilfe, verglichen mit der antikoagulierenden Therapie. Schweiz. med. Wschr. **81**, 565 (1951). — METZGER u. SPIER: Ulcus cruris und Eiweißpermeabilität der Gefäße. Dtsch. med. Wschr. **78**, 1068 (1953). — MEYER, O.: Die latente Thrombophlebitis, ihre Diagnose und ihre Bedeutung als Fokalinfektion. Med. Welt **6**, 1241 (1932). — Zum Syndrom der latenten Jugularphlebitis. Dtsch. med. Wschr. **1949**, 1456—1457. — Die Behandlung der Phlebitis. Dtsch. med. Wschr. **75**, 461 (1950). — MEYER, W. C.: Die Endophlebitis hepatica als Teilsymptom einer mehr oder weniger generalisierten Endophlebitis obliterans. Ärztl. Forsch. **2**, 313 (1948). — MICHAELIS, H.: Prodromalerscheinungen der puerperalen und postoperativen Thrombose und Embolie. Münch. med. Wschr. **58**, 73 (1911). — MIESCHER: Zur Klinik der Phlebitis saltans. Schweiz. med. Wschr. **77**, 251 (1947). — MIETTINEN, M.: On thrombosis in children. Acta paediat. (Uppsala) **39**, 267

(1950). — Miguel Caprile, A., G. Cal y R. E. Marine: Conducta a seguir en el tratamiento de las varices de la safena interna. Rev. Sanid. milit. argent. **50**, 57 (1951). — Miklós, A.: The cure of cavernous sinus thrombophlebitis. Brit. J. Ophthal. **34**, 235 (1950). — Millet, J. A. P.: Considerazioni psicodinamiche sulle malattie vascolari periferiche con particolare riferimento alla tromboflebite migrante ed al morbo di Raynaud. Gazz. int. Méd. Chir. **59**, 62 (1954). — Mills, E. S., and R. C. Bennetts: Phlegmasia cerulea dolens as a cause of gangrene of the fingers. Canad. med. Ass. J. **72**, 917 (1955). — Milwidsky, H., and Z. Neumann: Venous thrombo-embolism (Hebrew text; English summary). Harefuah **39**, 113 (1950). — Mitchell jr., R. E., and J. L. Grindle: Obstruction of the superior and inferior venae cavae in the same individual. Ann. intern. Med. **39**, 936 (1953). — Mlczoch, F., and E. Kopp: Die Venektasien am Thorax und ihre diagnostische Bedeutung. Beitr. Klin. Tuberk. **108**, 375 (1953). — Moberg, G.: Early pleural effusion in pulmonary embolism and pneumonia or bronchopneumonia. Acta radiol. (Stockh.) **29**, 7 (1948). — Moeschlin u. Schorno: Klinische Erfahrungen mit einem neuen 4-Oxycumarin-Derivat: „Sintrom" (Geigy 23350). Schweiz. med. Wschr. **85**, 590 (1955). — Montgomery, H., and H. A. Zintel: Clinical study and treatment of varicose veins. Circulation **10**, 442 (1954). — Montigel u. Pulver: Tierexperimentelle Untersuchungen über ein neues hochaktives 4-Oxycumarin-Derivat mit kurzer Wirkung: Sintrom (G 23350). Schweiz. med. Wschr. **85**, 586 (1955). — Montorsi, W., C. Chiringhelli and G. Ballarin: Contributo allo studie del quadro sieroproteico nella sindrome postflebitica degli arti inferiori. Minerva cardioangiol. (Torino) **3**, 585 (1955). Moore, H. D.: Deep venous valves in the aetiology of varicose veins. Lancet **1951 II**, 7. — Ligation of the popliteal vein for the gravitational syndrome. Lancet **1953 I**, 23—25. — Moorhead, J. J., and L. J. Unger: Human red cell concentrate for surgical dressings. Amer. J. Surg. **59**, 104 (1943). — Moran, Th. J.: Pulmonary embolism in nonsurgical patients with prostatic thrombosis. Amer. J. clin. Path. **17**, 205 (1947). — Morgan, Allen and MacCarty: Acute peripheral circulatory failure caused by acute venous thrombosis. Proc. Mayo Clin. **23**, 425 (1948). — Morger, R.: Zum Problem der Thromboembolie-Prophylaxe. Praxis **47**, 549 (1958). — Morissette, L.: Thrombose des veines sus-hépatiques; syndrome de Budd-Chiari. Un. méd. Can. **80**, 452 (1951). — Moroni, P.: Di una nuova formula di colla zi zinco nel trattamento delle dermatosi da varici. Minerva med. (Torino) **41**, 1042 (1950). — Morris, M. H.: Thrombo-phlebitis of the jugular vein. Angiology **2**, 299 (1951). — Morton, J. J., E. B. Mahoney and G. B. Mider: An evaluation of pulmonary embolism following intravascular venous thrombosis. Ann. Surg. **125**, 590 (1947). — Moser, Babin, Cotts and Prandoni: Acute massive venous occlusion: Report of a case successfully treated with exercise. Ann. intern. Med. **40**, 361 (1954). — Moses, C.: The effect of digitalis epinephrine and surgery on the response to heparin. J. Lab. clin. Med. **30**, 603 (1945). — Bicycle exercises and deep breathing in the prevention of thrombosis. Angiology **2**, 139 (1951). — Mottura, G.: Trombosi venosa ed embolia polmonare. Minerva med. (Torino) **1950 I**, 169—173. — Mouquin, Reboul, Hatt, Sauvain et Vergoz: Rôle des dystonies et des communications artériolo-capillaires dans la pathogénie des ulcérations chroniques et des troubles trophiques des membres inférieurs (ulcérations oxycarbonées en particulier). Bull. Soc. méd. Hôp. Paris **71**, 773 (1955). — Müller: Thrombose-Behandlung in der Praxis. Praxis **41**, 462 (1952). — Müller, E.: Zur funktionellen Pathologie der Sperrarterien und der arteriovenösen Kurzschlüsse der Lunge am Beispiel der Geschwulstzell-Embolie. Frankfurt. Z. Path. **64**, 459 (1953). — Müller, H.: Über Ösophagusvarizen im Kindesalter. Kinderärztl. Prax. **19**, 143 (1951). — Müller, O.: Die feinsten Blutgefäße des Menschen, Bd. I, 1937; Bd. II, 1939. Stuttgart: Ferdinand Enke. — Muller, C. A.: L'action de la pendiomide sur la douleur des embolies pulmonaires. Nouvelles perspectives thérapeutiques. Schweiz. med. Wschr. **83**, 61 (1953). — Murley, R. S.: Post-operative venous thrombosis and pulmonary embolism with particular reference to current methods of treatment. Ann. roy. Coll. Surg. Engl. **6**, 283 (1950). — Murphy, J. P. H.: Accidents and injuries; comperative study of their causes among various groups. M. Ann. D.C. **3**, 1 (1934). — Murray, Jacques, Perrett and Best: Heparin and the thrombosis of veins following injury. Surgery **2**, 163 (1937). Murray, G.: Anticoagulants in venous thrombosis and the prevention of pulmonary embolism. Surg. Gynec. Obstet. **84**, 665 (1947). — Myers, Th. T.: Varicose veins. In Allen, Barker u. Hines, S. 546. 1955. — Results and technique of stripping operation for varicose veins. J. Amer. med. Ass. **163**, 87 (1957). — Myers, Th. T., and J. C. Cooley: Surgical treatment of varicose veins associated with chronic insufficiency of the deep veins of the lower extremities. Surg. Gynec. Obstet. **99**, 568 (1955).

Nabatoff: Simple palpation to detect valvular incompetence in patients with varicose veins. J. Amer. med. Ass. **159**, 27 (1955). — Naegeli, Matis, Gross, Runge u. Sachs: Die thromboembolischen Erkrankungen und ihre Behandlung. Stuttgart: Friedrich-Karl Schattauer 1955. — Naegeli, Matis u. Schmiederer: Zur Thromboembolie-Prophylaxe unter besonderer Berücksichtigung der Frühprophylaxe. Medizinische **1955**, 1240. — Naegeli, Th., u. P. Matis: Die Bedeutung einiger Vitamine für die Behandlung der Thromboembolie.

Int. Z. Vitaminforsch. **27**, 324 (1957). — NAIDE, M.: Allergic lesions following thrombophlebitis. Arch. intern. Med. **80**, 388 (1947). — NAVA, E.: Treatment of varicose veins. Arch. ital. Chir. **73**, 108 (1950). — NAZZI, V., e D. INDOVINA: Considerazioni cliniche sulla sindroma della vena cava superiore. Minerva cardioangiol. (Torino) **3**, 575 (1955). — NAY and BARNES: Incidence of embolic or thrombotic processes during the immediate convalescence from acute myocardial infarction. Amer. Heart J. **30**, 65 (1945). — NEBER, H.: Variköser Symptomenkomplex und pektanginöse Beschwerden. Ärztl. Prax. **8**, H. 8, 2 (1956). — NEUDA, P. M.: The prophylactic problem of postoperative thrombosis and embolism. Med. Rec. (N.Y.) **164**, 175 (1950). — NEUHOF, H., and S. H. KLEIN: Massive pulmonary embolism: based in part on study of 88 fatal cases. J. Mt Sinai Hosp. **11**, 87 (1944/45). — NEUMANN, R.: Die natürliche Retraktion und die Dehnbarkeit der Vena saphena magna. Untersuchungen über die mechanisch-funktionellen Grundlagen der Entstehung von Varicen. Virchows Arch. path. Anat. **296**, 158 (1936). — Histologie der Vena saphena magna unter dem Gesichtswinkel der Architektur-Pathologie. Virchows Arch. path. Anat. **299**, 479 (1937). — Ursprungszentren und Entwicklungsformen der Bein-Thrombose. Virchows Arch. path. Anat. **301**, 708 (1938). — NIDEN, A. H., and D. M. AVIADO: Effects of pulmonary embolism on the pulmonary circulation with special reference to arteriovenous shunts in the lung. Circulat. Res. **4**, 67 (1956). — NOBEL, E., u. R. WAGNER: Beitrag zur Diagnose und Therapie der Milzvenenstenose. Wien. klin. Wschr. **45**, 1214 (1932). — NOBL, G.: Der variköse Symptomenkomplex. Berlin: Urban & Schwarzenberg 1918. — NORMAN and ALLEN: The vascular complications of polycythemia. Amer. Heart J. **13**, 257 (1937). — NOTTER-BLUM, A. H.: Beitrag zur Kenntnis der Endophlebitis hepatica obliterans. Schweiz. Z. Path. **12**, 24 (1949). NÜRNBERGER, L.: Thrombose und Embolie in der Geburtshilfe und Gynäkologie. Verh. dtsch. Ges. Kreisl.-Forsch. **7**, 101 (1934).

OCHSNER, A.: Intravenous clotting. Surgery **17**, 240 (1945). — Venous thrombosis. J. Amer. med. Ass. **132**, 827 (1946). — The use of vasodilatation in the treatment of venous thrombosis. Surg. Gynec. Obstet. **84**, 659 (1947). — OCHSNER, A., and M. DE BAKEY: Thrombophlebitis and Phlebothrombosis. Sth. Surg. **8**, 269 (1939). — Thrombophlebitis; the role of vasospasm in the production of the clinical manifestations. J. Amer. med. Ass. **114**, 117 (1940). — Therapy of phlebothrombosis and thrombophlebitis. Arch. Surg. (Chicago) **40**, 208 (1940). — Therapeutic considerations of thrombophlebitis and phlebothrombosis. New Engl. J. Med. **225**, 207 (1941). — Postphlebitis sequelae. J. Amer. med. Ass. **139**, 423 (1949). — Venous thrombosis. A consideration of its cause, prevention, treatment and sequelae. J. int. Chir. **9**, 310—311 dtsch. Text 312—313, span. Text 314—315, franz. Text 316—318 u. ital. Text 319—320 (1949). — OCHSNER, A., M. E. DE BAKEY and P. T. DE CAMP: Venous thrombosis. J. Amer. med. Ass. **144**, 831 (1950). — J. Fla med. Ass. **37**, 79 (1950). — OCHSNER, A., M. DE BAKEY, P. T. DE CAMP, I. M. RICHMAN, CH. I. RAY, R. C. LLEWELLYN and O. CREECH: Postphlebitic syndrome. Treatment by conservative measures, sympathectomy, and other operative measures. Surgery **27**, 161 (1950). — OCHSNER, A., M. E. DE BAKEY, P. T. DE CAMP and E. DA ROCHA: Thrombo-embolism; analysis of cases at Charity hospital in New Orleans over 12-year period. Ann. Surg. **134**, 405 (1951). — OERI, J.: Thrombelastographie. In BECKERMANN, JÜRGENS u. SCHUBERT, Thrombose und Embolie, S. 47. Stuttgart: Georg Thieme 1954. — O'KEEFE, A. F., R. WARREN and G. A. DONALDSON: Venous circulation in lower extremities following femoral vein interruption. Surgery **29**, 267 (1951). — OLDHAM, J. B.: The complications of varicose veins. Practitioner **166**, 236 (1951). — OLIVIER, C.: Les varices profondes existent-elles ? phlébographie „au fil de l'eau" et phlébographie „à contre courant". Presse méd. **58**, 688 (1950). — Les varices profondes existent-elles ? Phlébographie „au fil de l'eau" et phlébographie „a contre courant". Presse méd. **1950**, 688—690. — Traitement des phlébites récentes du membre inférieur. Sem. Hôp. Paris **27**, 892 (1951). — Pour le traitement anticoagulant des phlébites récentes du membre inférieur. Presse méd. **58**, 793 (1955). — OLLER-CROSIET, L.: Embolia pulmonar por varicoflebitis. Angiologia **2**, 214 (1950). — OLLINGER, P.: Die „nichtthrombotische Venensperre der oberen Extremität" und die Bedeutung der Venendruckmessung für die Frage der Diagnose und Ätiologie. Langenbecks Arch. klin. Chir. **260**, 277 (1948). — OLOW, J.: Sur un détail concernant le diagnostic de la thrombose crurale. Acta obstet. Gynec. scand. **10**, 159 (1930). — OPPENHEIM, F.: Über die Milzinfarkte bei Typhus abdominalis und ihre Pathogenese. Zbl. allg. Path. path. Anat. **31**, 313 (1921). — ORBACH, E. J.: Contributions to the therapy of the varicose complex. J. internat. Coll. Surg. **13**, 765 (1950). — A new approach to the sclerotherapy of varicose veins. Angiology **1**, 302 (1950). — Leg ulcers of vascular origin and their therapy. Amer. J. Surg. **81**, 568 (1951). — ORGAIN, E. S.: The problem of thrombophlebitis and phlebothrombosis from the medical standpoint. N. C. med. J. **11**, 167 (1950). — ORTIZ-RAMIREZ and SERNA-RAMIREZ: New early diagnostic sign of phlebitis of the lower extremities. Amer. Heart J. **50**, 366 (1955). — OURY, LARMURIER et ABEILLE: Troubles vaso-moteurs dans la pathogénie des accidents hémorroidaires. Rôle des injections intraartérielles de procaine. Arch. Mal. Appar. dig. **41**, 1166 (1952). — OWEN: Thrombo-phlebitis migrans. Brit. med. J. **1**, 690

(1928). — Owen, W. R., W. A. Thomas, B. Castleman and E. F. Bland: Unrecognized emboli to the lungs with subsequent cor pulmonale. New Engl. J. Med. **249**, 919 (1953). — Owens, F. M. jr.: Vena cava ligation in thromboembolic disease. Arch. Surg. **65**, 600 (1952).—
Paaby, H.: Incidence of thromboembolism in surgical patients mobilized early. Results of heparin treatment. Dan. med. Bull. **2**, 82 (1955). — Page, B. H., G. Raine and P. F. Jones: Thrombophlebitis following intravenous infusions. Lancet **1952 II**, 778. — Paget, James: On gouty and some other forms of phlebitis. St Bart's Hosp. Rep. **2**, 82 (1866). — Palmer, E. D., and I. B. Brick: On the natural history of esophageal varices secondary to portal cirrhosis. I. Observations on spontaneous changes in the severity of varices over short intervals (less than one year). Gastroenterologia (Basel) **80**, 258 (1953). — Paschoud, H.: Réflexions sur quelques nouveautés dans la prophylaxie de la thrombo-phlébite postopératoire. J. int. Chir. **3**, 671 (1938). — Thrombose und Embolie. Referate der 1. Internat. Tagung. S. 883. Basel: Benno Schwabe & Co. 1955. — Patek, A. J., and Blakemore: J. Amer. med. Ass. **138**, 543 (1948). — Paterson, J. C.: Capillary rupture with intimal hemorrhage as a cause of pulmonary thrombosis. Amer. Heart J. **18**, 451 (1939). — Paul, H.: Neuartige Behandlung entzündlicher Infiltrationen und Thrombophlebitiden. Dtsch. med. Wschr. **75**, 1083 (1950). — Payne, M. A.: Symposium on bleeding esophageal varices and the problem of portal hypertension (physiology and pathology of the cirrhotic liver). Rev. Gastroent. **20**, 302 (1953). — Payr, E.: Gedanken und Beobachtungen über die Thrombo-Emboliefrage. Anregung zu einer Sammelforschung. Zbl. Chir. **56**, 961 (1930). — Pearson, J. S.: „Phlebodynia". A new epidemic (?) disease. Circulation **7**, 370 (1953). — Pedersen, B. S.: Klinische Symptome bei Thrombose in den Venen der unteren Extremitäten und des Beckens. Ugeskr. Laeg. **1949**, 239—241. [Dänisch.] — Pedro-Botet, J.: Utilidad diagnóstica de la esplenoportografia en el sindrome de Cruveilhier-Baumgarten. Med. clin. (Barcelona) **27**, 25 (1956). — Pégot, M.: Tumeur variqueuse avec anomalie du système veineux et persistance de la veine umbilicale: Developpement des veines sous-cutanées abdominales. Bull. Soc. anat. Paris **8**, 49 (1833). — Pennock, H. L., and A. M. Minno: Vitamin E in treatment of leg ulcers. Angiology **1**, 337 (1950). — Perlow, S.: Phlegmasia cerulea dolens; massive venous thrombosis in extremity associated with shock. J. Amer. med. Ass. **144**, 1257 (1950). — Perlow, S., and E. E. Barth: Primary thrombosis of the axillary and brachial veins. Report of two cases. Quart. Bull. Northw. Univ. med. Sch. **16**, 123 (1942). — Perlow, S., and J. L. Daniels: Venous thrombosis and obscure visceral carcinoma. A.M.A. Arch. intern. Med. **97**, 184 (1956). — Perthes, G. V.: Über die Operation der Unterschenkelvarizen nach Trendelenburg. Dtsch. med. Wschr. **21**, 253 (1895). — Pfeiffer: Magnesium-Wirkung bei Thrombose und Embolie. Ärztl. Prax. **8**, H. 12 (1956). — Pichler: Bericht über 6 Todesfälle nach Zahnextraktion. Z. Stomat. **2**, 110 (1925). — Pick, L.: Über totale hämangiomatöse Obliteration des Pfortaderstammes und über hepatopetale Kollateralbahnen. Virchows Arch. **197**, 490 (1909). — Pierce, F. R., and T. J. Domenici: Problems and practices in a community hospital. I. Treatment of venous thrombosis. New Engl. J. Med. **242**, 395 (1950). — Pierre, M.: Traitement des ulcères de jambe par les greffes cutanées. Marseille chir. **2**, 679 (1950). — Pirkey, W. P.: Thrombosis of the cavernous sinus. Arch. Otolar. **51**, 917 (1950). — Pitous, A.: Le syndrome humoral de la phlébite. Augmentation de la densité sanguine et de la densité plasmatique. Action correctrice sur la densité sanguine du traitement hydrominéral à grand débit de Borbatan. Acta physiother. rheum. belg. **5**, 215 (1950). — Piulachs, P., and F. Vidal-Barraquer: Pathogenic study of varicose veins. Angiology **4**, 59 (1953). — Pletz, N.: Thrombo-phlebitis migrans. Lancet **1932**, 938. — Plimpton, N. C.: The postthrombotic syndrome. Minn. Med. **33**, 618 (1950). — Poindexter C. A., and L. Myers: A study of the effect on the prothrombin time of the drugs more commonly used in cardiovascular diseases. Quart. Bull. Northw. Univ. med. Sch. **20**, 130 (1946). — Pokrzywnicki, S., and S. Chwat: Leczenie zatorów plucnych pendiomidem. Pendiamid in the treatment of pulmonary embolism. Pol. Tyg. lek. **8**, 947 (1953). — Pollack and Wood: Venous pressure in the saphenous vein at the ankle in man during exercise and changes in posture. J. Appl. Physiol. **1**, 649 (1949). — Pollack, A. A., B. E. Taylor, E. H. Wood and T. T. Myers: Effect of exercise and body position on the venous pressure at the ankle in patients with varicose veins. Amer. J. Physiol. **155**, 461 (1948). — Poller, L.: Coagulability and thrombosis. Clin. Sci. **15**, 56 (1956). Ref. Circulation **15**, 296 (1957). — Pollosson, E., J. Favre-Gilly et M. Garnier: Les anticoagulants modernes dans les phlébites et embolies pulmonaires post-opératoires. Gynéc. et obstét. **50**, 117 (1951). — Pons jr., E. R., and R. S. Diaz-Rivera: Anticoagulant therapy of thromboembolic diseases. Bol. Assoc. méd. P. Rico **42**, 223 (1950). — Popesco, I., and V. Ciobanu: Migratory thrombophlebitis as a clue to visceral cancer. Sem. Hôp. Paris **34**, 26 (1958). — Posey jr., E. L., J. W. Long and S. L. Stephenson jr.: Acute thrombosis of the portal vein. Sth. med. J. (Bgham, Ala.) **50**, 8 (1957). — Ref. Circulation **17**, 613 (1958). — Pototschnig, H.: Über trophische Beingeschwüre bei hyperchromer Anämie. Med. Klin. **46**, 242 (1951). — Prat, D., y A. Garcia Fuelfi: Flebitis y trombosis venosas. An. Fac. Med. Montevideo **35**, 216 (1950). — Prat,

D., y A. GARCIA GUELFI: Várices. An. Fac. med. a Montevideo **35**, 169 (1950). — PRATT, G. H.: An early sign of femoral thrombosis. J. Amer. med. Ass. **140**, 496 (1949). — Differential diagnosis and treatment of pathologically enlarged veins. Med. Clin. N. Amer. **34**, 897 (1950). — Classification and treatment of the varicose, post-thrombotic, and arterial venous problems. Bull. N.Y. Acad. Med. **26**, 306 (1950). — Surgical management of the postthrombotic syndrome, with reference to the use of sympathectomy. Amer. J. Surg. **81**, 562 (1951). — Complications of phenylbutazone in treatment of thrombophlebitis. Geriatrics **11**, 31 (1956). — PRETTIN, F.: Thrombose und tödliche Lungenembolie. Virchows Arch. path. Anat. **297**, 535 (1936). — PROVENZALE, L.: L'eparinizzazione regionale nella chirurgia delle tromboembolie arteriose periferiche; osservazioni du due casi e ricerche sperimentali. Policlinico, Sez. prat. **58**, 772 (1951). — PSCHYREMBEL, W.: Über einen Fall von symptomlos verlaufener tiefer Oberschenkelvenenthrombose im Wochenbett mit nachfolgender tödlicher Lungenembolie. Zbl. Gynäk. **72**, 616 (1950). — PUHL, H.: Zur Frage der sogenannten Thrombose der Vena axillaris. Langenbecks Arch. klin. Chir. **190**, 569 (1937). — PULVERTAFT, R. J. V.: Post-operative pulmonary embolism. Ann. roy. Coll. Surg. **1**, 181 (1947). — PUTZER, R.: Die Wadenvenenthrombose und ihre Beziehung zur Architektur der Wade. Arch. Gynäk. **169**, 444 (1939).

QUATTLEBAUM, F. W.: Fundamental principles in the treatment of varicose veins. Minn. Med. **33**, 623 (1950). — QUESNE, L. P. LE: External iliac vein thrombosis. Arch. Middx. Hosp. **1**, 119 (1951). — QUICK, A. J.: Modern concepts of venous thrombosis. Practitioner **166**, 213 (1951). — Clinical significance of defective clotting. Gen. Practit. Aust. **6**, 43 (1952).

RALLO, A.: Patogenesi e tratiamento delle trombosi postoperatorie dell'arto inferiore. Rif. med. **65**, 45 (1951). — RAMSEY, H., N. W. PINSCHMIDT and H. B. HAAG: The effect of digitalis upon coagulation time of the blood. J. Pharmacol. Ther. **85**, 159 (1945). — RAPPERT, E.: Die Ätiologie der Varizen. Wien 1947. — Therapie der Thrombose mit Procain, Panthesin und Hydergin. Zbl. Chir. **77**, 1 (1952). — Die Grundlagen der Behandlung der Thrombose mit Panthesin. Thrombose und Embolie, I. Internat. Tagg, Basel, 1954, S. 644. — Thromboseprophylaxe mit Panthesin und Hydergin. Klin. Med. **10**, 133 (1955). — RATSCHOW, M.: Über Kreislaufbedingungen im varicös entarteten Venengebiet. Z. klin. Med. **119**, 177 (1931). — Zur Gefäßwirkung der Sexualhormone. Zbl. ges. inn. Med. **60**, 378 (1939).— Die peripheren Durchblutungsstörungen. Dresden u. Leipzig: Theodor Steinkopff 1953. — Vortr. beim Ärzteverein Vorarlberg im März 1954 über den varicösen Symptomenkomplex. Ärztebl. Vorarlberg 1954. — Über Venenerkrankungen. Round Table-Gespräch auf dem Therapie-Kongr. in Karlsruhe, Sept. 1954. — RATSCHOW, M., and H. BÖDECKER: Die parenterale Venostasin-Therapie. Münch. med. Wschr. **94**, 1368 (1952). — RATSCHOW, M., u. D. THÜRE: Zur Wirkung des Butazolidins auf die peripheren Gefäße und seine Eignung in der Behandlung von Thrombophlebitiden und Thrombosen. Medizinische **1957**, 359. — RAVDIN, I. S., and C. K. KIRBY: Experience with ligation and heparin in thromboembolic disease. Surgery **29**, 334 (1951). — RAY, C. TH., and G. BURCH: Vascular responses in man to ligation of the inferior vena cava. Arch. intern. Med. **80**, 587 (1947). — READ, A. E., A. M. DAWSON, D. N. S. KERR, M. D. TURNER and S. SHERLOCK: Brit. med. J. **1960**, 227. — REHN, E.: Über die rationelle Thrombosebekämpfung zu einer emboliefreien Chirurgie. Dtsch. med. Wschr. **1947**, 18—24. — Arterielle Durchblutungsstörungen als Spätfolgen der Thrombophlebitis. Therapiewoche **4**, 131 (1953). — REHN. E., u. K. N. v. KAULLA: Zur klinischen Lösung des Thromboembolieproblems. (Vortr. aus der prakt. Chirurgie, H. 32.) Stuttgart: Ferdinand Enke 1947. — REID, S. E., and R. A. SNYDER: Mesenteric vascular occlusion complicating recurrent peripheral thrombophlebitis in young people. Quart. Bull. Northw. Univ. med. Sch. **32**, 29 (1958). — REIMER, O.: Geschwüre an den Unterschenkeln. Wien. med. Wschr. **101**, 279 (1951). — REINHARDT, AD.: Über Venenveränderungen und Blutungen im Unterhautfettgewebe bei Fleckfieber. Zbl. allg. Path. path. Anat. **28**, 593 (1917). — RENES, G.L.: Varicose veins of the lower extremities. Geneesk. Gids **29**, 245 (1951). — RENFER, H. R.: Thrombophlebitis der Vv. anonyma und subclavia sin. als Komplikation eines Oesophagusdivertikels. Schweiz. med. Wschr. **81**, 750 (1951). — RENNER, W. F.: Pulmonary embolism — present status. Amer. Practit. **2**, 266 (1951). — RICE, L., J. FRIEDEN, L. N. KATZ, E. I. ELISBERG and E. ROSENBERG: A case of spontaneous thrombosis of the superior vena cava with some observations on the mechanism of edema formation. Amer. Heart J. **43**, 821 (1952). — RITTER, A., u. K. ZÄBISCH: Thrombose und Embolie. Berlin: W. de Gruyter & Co. 1955. — RIX, E.: Hochgradige Stenose und Obliteration der Pfortader im Kindesalter mit epibiliärer Kollateralbildung. Frankfurt. Z. Path. **53**, 467 (1939). — RIXFORD, E.: Thrombosis by effort. West. J. Surg. **43**, 233 (1935). — RIZZO, E. M., and P. BINETTI: Cerebral localizations of Vaquez-Leconte subacute venous septicemia (thrombophlebitis migrans). G. Psichiat. Neuropat. **78**, 219 (1950). — ROBERTSON: Pulmonary embolism following surgical operation. Amer. J. Surg. **26**, 15 (1934). — ROBINSON, L. S.: The collateral circulation following ligation of the inferior vena cava. Injection studies in stillborn infants. Surgery **25**, 329 (1949). — ROCHETTE, M.: Role thrombogène des antibiotiques. Inform. dent. (Paris) **33**,

1381 (1951). — ROE, B. B., and J. C. GOLDTHWAIT: Pulmonary embolism. A statistical study of post-mortem material at the Massachusetts General Hospital. New Engl. J. Med. **241**, 679 (1949). — ROELSEN, E.: So-called traumatic thrombosis of axillary-subclavian vein. Hospitalstidende **81**, 889 (1938). — Primary thrombosis of the axillary vein. Acta chir. scand. **90**, 547 (1944/45). — ROEMER, H.: In Thrombose und Embolie. Referate der I. Internat. Tagg, Basel, 1954. Basel: Benno Schwabe & Co. 1955. S. 909. — RÖSSLE, R.: Über die Bedeutung und Entstehung der Wadenvenenthrombose. Virchows Arch. path. Anat. **300**, 180 (1937). — Über die Häufung von Thrombose und Embolie nach dem Kriege. S.-B. preuß. Akad. Wiss. (1935). — Über die Bedeutung und Entstehung der Wadenvenenthrombosen. Virchows Arch. path. Anat. **300**, 180 (1937). — ROKITANSKY, C.: A manual of pathological anatomy. (Translated by G. E. DAY.) London, The Sydenham Society **4**, 398 (1852). — ROLLO, G.: Importanza del segno di Homans e del segno di Bauer per la diagnosi precoce delle malattia tromboembolica. Clinica (Bologna) **14**, 161 (1953). — ROMANOWSKY: Varizen der Hirnbasis. Zbl. allg. Path. path. Anat. **64**, 210 (1936). — ROSENBAUM and BARKER: A test of the coagulation time of blood heparinized in vitro; studies of normal subjects and of patients with intravascular thrombosis. J. Lab. clin. Med. **33**, 1342 (1948). — ROSSI, R., H. V. CAINO and A. CARBROU: Phlebitis migrans and neoplasms. Sem. méd. (B. Aires) **57**, 1092 (1950). — ROSWIT, B., G. KAPLAN and H. G. JACOBSON: The superior vena cava obstruction syndrome in bronchogenic carcinoma. Pathologic physiology and therapeutic management. Radiology **61**, 722 (1953). — ROTTINO, A., R. BOLLER and G. H. PRATT: Therapeutic action of muscle adenylic acid on ulcers and dermatitis associated with varicose or phlebitic veins. Preliminary report. Angiology **1**, 194 (1950). — RÜHL, A.: Über einen Fall von Varizenbildung im Gehirn in Verbindung mit einem Angioma racemosum. Tod an Varixruptur. Beitr. path. Anat. **82**, 163 (1929). — RUITER, M.: Über die sogenannte Thrombophlebitis migrans. Zugleich ein Beitrag zu der Histiogenese eines wahrscheinlich allergisch bedingten Gefäßleidens. Arch. Derm. Syph. (Berl.) **197**, 22 (1953). — RUTLEDGE, D. I.: Studies on venous pressure. Thesis; Graduate school of the University of Minnesota, April, 1941. — RYLE: Thrombo-phlebitis migrans. Lancet **1930**, 731.

SACHS, J. J.: Experiences with the dilute prothrombin time in the diagnosis of thromboembolic disease. Amer. J. med. Sci. **220**, 674 (1950). — SALA DE PABLO, J.: Aneurysma venoso. Angiología **2**, 82 (1950). — SALISBURY, P. F., and D. STATE: Experimental pulmonary embolism: Effect of variation of the arterial pressure on the hemodynamic changes and the clinical course after standard embolization of the pulmonary artery. Circulation **14**, 994 (1956). — SALLERAS, V.: Recurrent varices. Angiología **2**, 204 (1950). — La asociacíon alfatocoferol-calcio en la profilaxis de la flebotrombosis. Angiología **3**, 68 (1951). — SALVESEN, H. A., and O. TORGERSEN: Chiari's disease, due to non-inflammatory thrombosis of the hepatic veins without involvement of the main trunks. Acta med. scand. **137**, 179 (1950). — SANCHEZ FREIJO, C.: Fisiopatologia y sindrome de la hipertensión portal. Medicamenta (Madr.) **11**, 387 (1953). — SANDERS, J. H., and I. M. ISOE: Intravenous oxygen and pulmonary embolism. Ann. Surg. **126**, 208 (1947). — SANDROCK and MAHONEY: Prothrombin activity; a diagnostic test for early postoperative venous thrombosis. Ann. Surg. **128**, 521 (1948). — SANDSTRÖM, C.: The question of phlebography in thrombosis of the lower extremities. Svenska Läk.-Tidn. **48**, 959 (1951). — SANFILIPPO, J. A.: Leg ulcers; a practicable method of treatment. Industr. Med. **20**, 245 (1951). — SAUTHOFF, R.: Zur Frage der Thrombopathien im Kindesalter. Arch. Kinderheilk. **141**, 113 (1951). — SAYER, W. S., L. F. PARMLEY jr. and J. DE L. S. MORRIS: Mediastinal tumor simulated by azygos phlebectasia. Ann. intern. Med. **40**, 175 (1954). — SCARRONE, L. A., D. F. BECK and I. S. WRIGHT: A comparative evaluation of Tromexan and Dicumarol in the treatment of thromboembolic conditions — based on experience with 514 patients. A report of the committee on anti-coagulants of the American Heart Association. Circulation **6**, 489 (1952). — SCHÄFER, H.: Nierenvenenverkalkungen. Fortschr. Röntgenstr. **91**, 531 (1959). — SCHARPFF, E.: Erfahrungen mit dem Vitamin K 1. In BECKERMANN, JÜRGENS u. SCHUBERT, Thrombose und Embolie, S. 52. Stuttgart: Georg Thieme 1954. — SCHECHTER, M. M.: The superior vena cava syndrome. Amer. J. med. Sci. **227**, 46 (1954). — SCHEDEL, F.: Über den Versuch einer Thromboembolieprophylaxe mit Hirudoid-Salbe. Dtsch. med. Wschr. **77**, 685 (1952). — SCHEELE, J., u. P. MATIS: Zur Frage der Venostasinwirkung unter Berücksichtigung der Therapie und Prophylaxe der thromboembolischen Krankheit. Medizinische **1952**, 693. — SCHENK, H.: Behandlung des varikösen Symptomenkomplexes mit Perivar. Ther. d. Gegenw. **1955**, 336. — SCHERF, D., u. L. J. BOYD: Herzkrankheiten und Gefäßerkrankungen. Wien: Springer 1955. — SCHILDBERGER, J.: Thrombosa v. portae. Lék. Listy **5**, 725 (1950). — SCHLANDER: Die klinische Bedeutung der Anomalien am venösen Halsnetz. Mschr. Ohrenheilk. **61**, 430 (1927). — SCHMID, H. H.: Verhütung von Thrombosen und Embolien. Zbl. Gynäk. **60**, 150 (1936). — Thromboembolieverhütung nach gynäkologischen Operationen. In: Thrombose und Embolie. Ref. 1. Internat. Tagg. Basel: Benno Schwabe 1955. S. 1007. — SCHMID, J.: Die Blutgerinnung in Theorie und Praxis. Wien: Willhelm Maudrich 1951. — SCHMIDT, H. G.: Gefäßbedingte Schmerzzustände. Ein

Beitrag zu ihrer Beeinflussung. Medizinische 1952, Nr. 40. — SCHMIDT, M. B.: Naturforscher-Versammlung, Braunschweig, 1898. — SCHMIDT, R.: Beitrag zur Behandlung des Ulcus cruris mit Ulceroplast. Wien. med. Wschr. 101, 83 (1951). — SCHMIDT, W., u. E. HESSE: Therapie des Ulcus cruris mit dem Heftpflaster-Deck-Zugverband. Med. Klin. 45, 1106 (1950). — SCHRECK, W.: Über die Behandlung von Thrombosen und Embolien mit den Anticoagulantien Dicuman und Thrombocid. Münch. med. Wschr. 92, 1170 (1951). — SCHROETTER, L. v.: Erkrankungen der Gefäße. In NOTHNAGELS Handbuch der allgemeinen Pathologie, S. 533. 1884. — SCHUBERT, G., u. G. UHLMANN: Thromboseprophylaxe und -therapie in der Frauenheilkunde. In BECKERMANN, JÜRGENS u. SCHUBERT, Thrombose und Embolie, S. 65. Stuttgart: Georg Thieme 1954. — SCHÜPBACH, A.: Über Endophlebitis obliterans hepatica. Schweiz. med. Wschr. 68, 513 (1938). — SCHUSTER, A.: Kontrolle des Behandlungseffektes bei Ulcus cruris und Thrombophlebitis mittels Infrarotphotographie. Med. Klin. 51, 982 (1956). — SCHWARTZ, S. J., H. W. BALES, G. L. EMERSON and E. B. MAHONEY: The use of intervenous pituitrin in treatment of bleeding esophageal varices. Surgery 45, 72 (1959). — SCHWEITZER: Thrombose bei Chlorose. Virchows Arch. path. Anat. 152, 337 (1898). — SCOTT, W. J. M., and M. RADAKOVICH: Venous and lymphatic stasis in the lower extremities. A test for incompetence in the perforating veins. Surgery 26, 970 (1949). — SEIRO, V.: Über Blutdruck und Blutkreislauf in den Krampfadern der unteren Extremitäten. Acta chir. scand. 80, 41 (1937). — SENGSTAKEN, R. W., and A. H. BLAKEMORE: Balloon tamponage for control of hemorrhage from esophageal varices. Ann. Surg. 131, 781 (1950). — SERVELLE, M.: Étude de 420 cas de séquelles de phlébites. Sem. Hôp. Paris 26, 2483 (1950). — SHANE, S. J., and H. J. MARTIN: Cerebral thrombosis following rapid diuresis in the treatment of congestive heart failure. Canad. med. Ass. J. 68, 158 (1953). — SHAPIRO, S.: Hyperprothrombinemia, premonitory sign of thromboembolization. Exp. Med. Surg. 2, 103 (1944). — SHARP, A. C. R.: Venous thrombosis at or near the thoracic outlet. J. Surg. 18, 348 (1949). — SHEA and ROBERTSON: Late sequelae of inferior vena cava ligation. Surg. Gynec. Obstet. 93, 153 (1951). — SHEEHAN, H. L.: Discussion rapport de Ritchie Russel. Proc. roy. Soc. Med. 32, 584 (1939). — SHORT, D. S.: The jugular venous pulse. Postgrad. med. J. 33, 389 (1957). — SHUTE, E., and W. SHUTE: Peripheral thrombosis treated with alpha tocopherol (vitamin E). Amer. J. Surg. 84, 187 (1952). — SIBTHORPE, E. M.: Antenatal pulmonary embolism. A report of three cases. Brit. med. J. 2, 1063 (1955). — SICKELS, E. W.: Primary mesenteric venous thrombosis. Report of a case. Northw. Med. (Seattle) 53, 708 (1954). — SIDORINA, F. J.: Spastische Veränderungen in der Arteria femoralis bei der Thrombophlebitis der unteren Extremitäten. Klin. Med. Mosk. 28, 52 (1950). [Russisch.] — Die Dicumarintherapie bei Kranken mit Extremitäten-Thrombophlebitis. Sovet. Med. 18, 18 (1954). [Russisch.] — SIEDENTOPF, H., u. A. KRÜGER: Die Wirkung hoher Vitamin-E (a-Tocopherol) Gaben auf die Gefäßerkrankungen im besonderen auf das Ulcus cruris. Med. Klin. 1949, 1060—1062. — SIEMENS, H. W.: Untersuchungen über die verschiedenen Naevusformen zu einander, als Beitrag zur ätiologischen Naevusforschung. Klin. Wschr. 6, 153 (1927). — Die Vererbung in der Ätiologie der Hautkrankheiten. In Handbuch der Haut- und Geschlechtskrankheiten, Bd. III. Berlin 1929. — SIGG, B.: Die Behandlung der akuten Thrombophlebitis mit Irgapyrin. Praxis 41, 1072 (1952). — SIGG, K.: Über die Behandlung der Phlebitis mit Butazolidin. Praxis 43, 172 (1954). — Zur Behandlung der Venenthrombose mit Butazolidin. Schweiz. med. Wschr. 85, 261 (1955). — Die ambulante Behandlung der Phlebitis. Schweiz. med. Wschr. 1950, 33—39. — Varicen, Ulcus cruris und Thrombose. Neue Wege zur nichtoperativen Behandlung. Berlin-Göttingen-Heidelberg: Springer 1958. — SIMONS, R. D. G. P.: Ambulant treatment of varicose veins; a brief survey of 3000 cases. Ned. T. Geneesk. 95, 1300 (1951). — SINAPIUS, D.: Über die Thrombose der Venen der Kubitalgegend. Arch. Kreisl.-Forsch. 24, 26 (1956). — SLEVIN, J. G.: New test in diagnosis and surgical treatment of varicose veins. Two hundred ligations evaluated. Amer. J. Surg. 75, 469 (1948). — SLIVON, K.: Thromboseprophylaxe mit Venostasin. In: Thrombose und Embolie. I. Internat. Tagg, Basel, 1954, S. 899. Basel: Benno Schwabe & Co. 1955. — SNEAD, C. R., J. LASNER, E. L. JENKINSON and G. DE TAKATS: Roentgen therapy of thrombophlebitis. J. Amer. med. Ass. 141, 967 (1949). — SOKOLOFF, L., and M. I. FERRER: Effect of digitalization on coagulation in man. Proc. Soc. exp. Biol. (N.Y.) 59, 309 (1945). — SOKOLOV, F. YA., N. M. MATSNEVA and O. D. KLYUKINA: Thrombophlebitis and its treatment. Za. soc. Zdravoohr. Uzbekist. 4, 11 (1956). — SOLERO, M.: Sul trattamento delle sequele de tromboflebite. Arch. ital. Chir. 73, 343 (1950). — SOLOFF, L. A.: The syndrome of superior vena caval obstruction. Amer. Heart J. 18, 318 (1939). — SONNTAG: Über genuine diffuse Phlebektasie am Bein. Münch. med. Wschr. 66, 155 (1919). — Über einen Fall von genuiner diffuser Phlebektasie an Unterarm und Hand. Langenbecks Arch. klin. Chir. 153, 802 (1928). — SOULIER, J. P.: Étude des thrombose indications et utilisation des anticoagulants dans le traitement des thromboses. Sem. Hop. Paris 26, 3690 (1950). — SOULIER, J. P., et LE BOLLOCH: Le test de tolérance a l'héparine in vitro dans les syndromes hémorragiques et les thromboses. Sem. Hôp. Paris 26, 3702 (1950). — SORIANO, M., and A. AMATLLER TRIAS: Thrombosis of the vena cava superior. An. Méd.

(Mex.) **43**, 117 (1957). — Soubiran, J.: Ligature de la veine cave pour phlébite bilaterale avec embolies recidivantes. Bordeaux chir. Nr 1, 35 (1951). — Soucheray, P. H., and B. J. L'Loughlin: Cavitation within bland pulmonary infarcts. Dis. Chest **24**, 180 (1953). — Spitzer, J. M., N. Rosenthal, M. Weiner and Sh. Shapiro: Relation of pulmonary embolism to peripheral thrombosis. Arch. intern. Med. **84**, 440 (1949). — Spohn, K.: Thromboembolie-Kongr., Basel, 1954. Basel: Benno Schwabe & Co. 1955. S. 963. — Spohn, K., u. G. Peschel: Kritische Betrachtungen zur percutanen Beeinflußbarkeit der Blutgerinnung durch Hirudoid. Chirurg **22**, 481 (1951). — Spohn, K., u. H. Winckler: Untersuchungen mit Depot-Thrombocid. Chirurg H. 6, 249 (1953). — Spooner, M., and O. O. Meyer: Effect of dicumarol on platelet adhesiveness. Amer. J. Physiol. **142**, 279 (1944). — Sproul: Carcinoma and venous thrombosis: The frequency of association of carcinoma in the body or tail of the pancreas with multiple venous thrombosis. Amer. J. Cancer **34**, 566 (1938). — Staemmler, M.: Anatomische Befunde beim Rückfallfieber. Frankfurt. Z. Path. **60**, 560 (1949). — In Kaufmanns Lehrbuch der speziellen pathologischen Anatomie, 11. u. 12. Aufl. Berlin 1955. — Die Nierenvenenthrombose und ihre Folgen. Dtsch. Arch. klin. Med. **205**, 231 (1958). — Staemmler, M., u. P. Wilhelms: Thrombose und Embolie als Todesursachen. Medizinische **1953**, 1639. — Stamm, H.: Erfahrungen mit Tromexan. Praxis **43**, Nr 28 (1954). — Übersicht über Klinik und Therapie der venösen Thromboembolie (TE). Praxis **45**, 693 (1956). — Übersicht über Nomenklatur und Diagnostik bei venöser Thromboembolie. Schweiz. med. Wschr. **1957**, Beih. zu Nr 24, 736. — Übersicht über die Prophylaxe der venösen Thromboembolie. Schweiz. med. Wschr. **1957**, Beih. zu Nr 24, 737. — Erhöhte Kapillardurchlässigkeit bei Antikoagulantientherapie und beim postthrombotischen Syndrom. Ther. Umsch. **14**, 144 (1957). — Beeinflussung der venösen Rückflußgeschwindigkeit. Medizinische **1957**, 904. — Prophylaxie postopératoire au moyen de la Butazolidine. Gynaecologia (Basel) Suppl. **144**, 16 (1957). — Klinische Probleme der Thrombophlebitis. Ther. Umsch. **14**, 213 (1957). — Stamm, H., u. H. Hertig: Klinischer Beitrag zur Genese und Therapie der Antikoagulantienblutung. Schweiz. med. Wschr. **87**, 53 (1957). — Stamm, H., G. Rutishauser u. P. Waibel: Thromboembolie-Kongr., Basel, 1954. Basel: Benno Schwabe & Co. 1955. — Stanton, J. R., E. D. Freis and R. W. Wilkins: The acceleration of linear flow in the deep veins of the lower extremity of man by local compression. J. clin. Invest. **28**, 553 (1949). — Staudacher, V., e A. Pulin: Le tromboembolie dell'arteria polmonare. Stato attuale del problema. Omnia med. (Pisa) **28**, 141 (1950). — Steel, G. C.: Interruption of sympathetic pathways in the treatment of thrombophlebitis; a study of four cases. Anesthesia **6**, 154 (1951). — Stein: Inhibition of experimental venous thrombosis. Angiology **6**, 403 (1955). — Further observations on the treatment of superficial thrombophlebitis with phenylbutazone (butazolidin). Circulation **12**, 833 (1955). — Stein, J. D., and O. A. Rose: Treatment of superficial thrombophlebitis with phenylbutazone (butazolidin). A.M.A. Arch. intern. Med. **93**, 899 (1954). — Steiner, C. A., and L. H. Palmer: Simplification ot the diagnosis of varicose veins. Ann. Surg. **127**, 362 (1948). — Stone, D. J., and F. J. Lovelock: A case of multiple pulmonary infarctions occurring in an ambulant male, and associated with rectal lesions. Dis. Chest **22**, 399—406 (1952). — Storck, H.: Degenerative Erkrankung von Venen und Gelenken. Med. Welt **20**, 354 (1951). — Stover, L., and W. E. Herrell: Extensive thrombosis of the right subclavian and axillary veins associated with thrombophlebitis, lymphedema and polycythemia vera. Proc. Mayo Clin. **15**, 817 (1940). — Straffon, R. A., and R. W. Buxton: Deep vein ligation in the postphlebitic extremity. Surgery **41**, 471 (1957). — Strauch, V.: Über Venenthrombose der unteren Extremitäten nach Köliotomien bei Beckenhochlagerung und Äthernarkose. Zbl. Gynäk. **18**, 304 (1894). — Stroebe, F.: Verh. dtsch. Ges. Verdau.- u. Stoffwechselkr. **152** (1956). — Struppler, A.: Ein weiterer Beitrag zur perkutanen Beeinflussung der Blutgerinnung. Med. Welt **20**, 856 (1951). — Stuart, E. A., F. H. O'Brien and W. J. McNally: Cerebral venous thrombosis. Its occurrence; its localization; its sources and sequelae. Ann. Otol. (St. Louis) **60**, 406 (1951). — Stürup, H.: Vitamin E-therapy of the postthrombotic state. Nord. méd. **43**, 721 (1950). — Stürup, H., and I. C. Højensgård: Venous pressure in varicose veins in patients with incompetent communicating veins. A study of the statics and dynamics of the venous system of the lower extremity under pathological conditions. II. Acta chir. scand. **99**, 518 (1950). — Venous pressure in the deep veins of the lower extremity of patients with primary and postthrombotic varicose veins. A study of the statics and dynamics of the venous system of the lower extremity under pathological conditions. III. Acta chir. scand. **99**, 526 (1950). — Summers, J. E.: Thrombophlebitis in the lower extremity and its sequelae. West Virginia M. J. **46**, 115 (1950). — Sullivan, J. M., and B. R. Walske: Thrombophlebitis migrans. Case report with autopsy and review of literature. Ann. Surg. **132**, 260 (1950). — Suter-Lochmatter, H.: Die spinale Varikose. Acta neurochir. (Wien) **1**, 154 (1950). — Sziberth, K.: Was vermag das Follikelhormon in der Behandlung des Ulcus cruris zu leisten? Wien. med. Wschr. **100**, 516 (1950).

Takáts, G. de: Heparin tolerance. A test of the clotting mechanism. Surg. Gynec. Obstet. **77**, 31 (1943). — Thrombo-embolism. J. int. Chir. **8**, 903 (1948). — Takáts, G. de and

GILBERT: The response to heparin: A test of the clotting mechanism. (Abstr.) J. Amer. med. Ass. **121**, 1246 (1943). — TAKATS, G. DE, and H. QUINT: Injection treatment of varicose veins. Surg. Gynec. Obstet. **50**, 545 (1930). — TAKATS, G. DE, R. A. TRUMP and N. C. GILBERT: The effect of digitalis on the clotting mechanism. J. Amer. med. Ass. **125**, 840 (1944). — TANAKA, H.: Okayama-Igakkai-Zasshi **40**, 1817 (1928). — TANNENBERG u. FISCHER-WASELS: Die lokalen Kreislaufstörungen. In Handbuch der normalen und pathologischen Physiologie, Bd. VII. 1927. — TAREEV, E. M.: Pathogenesis and treatment of thrombo-embolic disease. Sovet. Med. H. **9**, 6 (1950). — TARTULIER, M., A. TOURNIAIRE and R. GUYOT: Death through pulmonary embolism: Electrocardiographic study of six clinical and anatomical observations. Arch. Mal. Coeur **48**, 844 (1955). Ref. Circulation **14**, 472 (1956). — TAUBMANN u. WINKLER: Über eine hochwirksame antithrombotische Substanz von Heparincharakter. Klin. Wschr. **20**, 296 (1951). — THEBAUT, B. R., and CH. S. WARD: Ligation of the inferior vena cava in thromboembolism. Report of 36 cases. Surg. Gynec. Obstet. **84**, 385 (1947). — THIERS, H.: Remarques sur les varices et leurs complications. J. Méd. Lyon **32**, 661 (1951). — THIES, H.-A.: Thromboseprophylaxe in der Chirurgie. In BECKERMANN, JÜRGENS u. SCHUBERT, Thrombose und Embolie, S. 90. Stuttgart: Georg Thieme 1954. — THOMAS, TAYLOR and O'DONNELL: Thrombophlebitis migrans. Canad. med. Ass. J. **69**, 40 (1953). — THOMPSON: Thrombosis of the peripheral veins in visceral cancer. Clin. J. **67**, 137 (1938). — TICHY, V. L.: Prevention of venous thrombosis and pulmonary embolism by electrical stimulation of leg muscles. Surgery **26**, 109 (1949). — TISCHENDORF, W.: Prophylaxe und Therapie der Thrombose in der Inneren Medizin. In BECKERMANN, JÜRGENS u. SCHUBERT, Thrombose und Embolie, S. 105. Stuttgart: Georg Thieme 1954. — TIWISINA, TH.: Der Achselvenenstau, seine Erkennung, Behandlung und Begutachtung. Chirurg **24**, 292 (1953). — TOMLIN, C. E.: Pulmonary infarction complicating thrombophlebitis of the upper extremity. Amer. J. Med. **12**, 411 (1952). — TORRE, J. A. DE LA, y I. URQUIZA: Tromboflebitis iliofemoral aguda. Bol. méd. Hosp. infant. (Méx.) **8**, 54 (1951). — TOURNEUX, M. J. P.: Les embolies veineuses dans les fractures fermees. Concours méd. **72**, 1311 (1950). — TREMOLIERES, F., and P. VERAN: Syndrome d'obliteration artérielle du membre inférieur droit apparu au cours d'une phlébite superficielle et profonde avec embolies pulmonaires; effet thérapeutique de l'acétylcholine. Bull. méd. (Paris) **43**, 1101 (1929). — TRENDELENBURG, F.: Über die Unterbindung der Vena saphena magna bei Unterschenkelvaricen. Beitr. klin. Chir. **7**, 195 (1890/91). — TRUEDSSON, E.: Venenkollateralen auf der Bauchwand. Nord. Med. **46**, 1481—1487 u. engl. Zus.fass. 1487 (1951). [Schwedisch.] — TSCHMARKE, G.: Erfahrungen über den Fußsohlendruckschmerz als Frühsymptom der Thrombose. Chirurg **3**, 924 (1931). — TUFT and ROSENFIELD: Significance of accelerated reaction in determination of prothrombin time of diluted plasma. Amer. J. clin. Path. **17**, 704 (1947). — TULLOCH, J., and J. S. WRIGHT: Long-term anticoagulant therapy. Further experiences. Circulation **9**, 823 (1954).

UEHLINGER, E.: Über eine Blutgerinnungsstörung bei Dysproteinämie. (Beitrag zur Kenntnis der körpereigenen Antikoagulantia.) Helv. med. Acta **16**, 508 (1949). — UHLMANN, G.: Praktische Anwendung der Bestimmungsmethoden in der Klinik. In BECKERMANN, JÜRGENS u. SCHUBERT, Thrombose und Embolie, S. 42. Stuttgart: Georg Thieme 1954. — UHTHOFF (1915): Zit. nach HARMS, Die nicht-otogenen und nicht rhinogenen Sinusthrombosen. Die spezielle Chirurgie der Gehirnkrankheiten, Bd. I. Neue Deutsche Chirurgie, Bd. III. Stuttgart: Ferdinand Enke 1930. — UMLAUFT, W.: Thrombosen und Pankreaskarzinom. Münch. med. Wschr. **80**, 607 (1933). — UNGEHEUER, E.: Diagnose und Therapie des portalen Hochdruckes. Medizinische **1958**, 616. — USANDIVARAS, A. M., and C. O. BRAVO-FIGUEROA: Considerations of the pathogenesis of chronic leg ulcers. Pren. méd. argent. **38**, 1216 (1951). —

VALENCIA-PARPARCEN, J., and F. C. LECHIN: Frecuencia, importancia y tratamiento de las várices de esófago en la cirrosis hepatoesplénica. G.E.N. (Caracás) **7**, 273 (1953). — VAMOS, G.: Ein Fall von Endophlebitis obliterans hepatica mit hepatischer Hyposomie. Zbl. allg. Path. path. Anat. **71**, 1 (1938). — VANCE, B. M.: Thrombosis of veins of lower extremity and pulmonary embolism as complication of trauma. Amer. J. Surg. **26**, 19 (1934).— VANDECASTEELE, J.: La ligature de la veine cave inférieure pour phlébites embolisantes; (a propos de 4 observations). Lille chir. **5**, 221 (1950). — VANDECASTEELE, J., MADRANGE, DUPEYRON-CHEVAT et J. F. MERLEN: Thrombophlébite du membre supérieur dite d'effort. Echo méd. Nord **21**, 359 (1950). — VANDERVEER, J. B.: Anticoagulant therapy in acute myocardial infarction, venous thrombosis and pulmonary embolism. Delaware St. med. **23**, 145 (1951). — VEER, J. B. VAN DER, P. T. KUO and D. S. MARSHALL: Experiences with venous thrombosis and pulmonary embolism, with special reference to anticoagulant therapy. Amer. J. Med. Sci. **219**, 117 (1950). — VEAL, J. R.: Thrombosis of the axillary and subclavian veins. Amer. J. med. Sci. **200**, 27 (1940). — VEAL, J. R., and H. H. HUSSEY: Thrombosis of the subclavian and axillary veins. Report of 46 cases. Amer. Heart J. **25**, 355 (1943). — VEAL, J. R., TH. J. DUGAN, W. L. JAMISON and R. S. BAUERSFELD: Acute massive venous occlusion of the lower extremities. Surgery **29**, 355 (1951). — VECCHI, DE: Bull. sci. Med. Bologna **6** (1906). — VECCHIETTI, G.: Das Verhalten der mit Streptokinase aktivierten Fibrinolyse im postoperativen Stadium. In BECKERMANN, JÜRGENS u. SCHUBERT, Thrombose und Embolie, S. 56. Stuttgart: Georg Thieme 1954. — VEJDA, A.: Bedeutung der Venenligatur für die Prophylaxe der Lungenembolie. Wien. klin. Wschr. **62**, 281 (1950). — VERSCHUER, O. v.: Erbpathologie, 3. Aufl. Dresden u. Leipzig 1945. — VILLAMIL, M. F., and H. BEHERÁN: Treatment of phlebothrombosis and its sequelae with intraarterial trypsin. Angiology **7**, 179 (1956). — VINTHER-PAULSEN, N.: Thrombophlebitis migrans. Nord. Med. **46**, 1357 bis 1361 u. engl. Zus.fass. 1361 (1951). [Dänisch.] — VIRCHOW, R.: Cellular pathology as based upon physiological and pathological histology, p. 544. New York: Robert M. DeWitt 1860. — VISO, R. A., and J. R. PITALUGA: Painful varices of pregnancy treated with estrogens. Rev. Obstet. Ginec. **10**, 56 (1950). — VOGEL, K.: Zur Pathologie des Bindegewebes. Münch. med. Wschr. **52**, 1433 (1905). — VOGLER, E.: Vasographischer Beitrag zur Ätiologie und Genese des Ulcus cruris. Fortschr. Röntgenstr. **79**, 79 (1953). — Die ursächliche Bedeutung arterieller Gefäßschäden für die Entstehung der Venenerweiterungen. (Vasographischer Beitrag.) Fortschr. Röntgenstr. **79**, 354 (1953). — VUČKOVAČKI, B.: Treatment of varicose veins and their complications. Srpski Arhiv celok. Lek. **48**, 250 (1950).

WAGNER, A. L., and L. B. YEAGER: Pulmonary embolism complicating thrombophlebitis of the upper extremity. Quart. Bull. Northw. Univ. med. Sch. **26**, 340 (1952). — WAGNER, F. B., and P. A. HERBUT: Etiology of primary varicose veins. Histologic study of one hundred saphenofemoral junctions. Amer. J. Surg. **78**, 876 (1949). — WAGNER, G.: Zur Methodik des Vergleichs altersabhängiger Dermatosen. (Zugleich korrelationsstatistische Kritik am sog. „Status varicosus".) Z. menschl. Vererb.- u. Konstit.-Lehre **33**, 57 (1955). — WAGNER, H.: Postoperative Thrombogenese und ihre Prophylaxe. Z. Geburtsh. Gynäk. **143**, 318 (1951). — WAGNER, H., u. B. LINDNER: Ein Beitrag zur Kasuistik der Thrombophlebitis migrans. Z. Haut- u. Geschl.-Kr. **10**, 259 (1951). — WAGNER, W.: Beobachtungen und Behandlung bei der sogenannten Achselvenenthrombose. Z. Chir. **65**, 2169 (1938). — Über Claudicatio intermittens venosa. Med. Welt **1939**, 1297. — WALKER, A. J., and C. J. LONGLAND: Venous pressure measurement in foot in exercise as aid to investigation of venous disease in leg. Clin. Sci. **9**, 101 (1950). — WALLOIS, P.: Varices de la grossesse et cure thermale. Acta physiother. rheum. belg. **5**, 204 (1950). — WARREN, R., E. A. WHITE and C. D. BELCHER: Venous pressures in saphenous system in normal varicose and postphlebitic extremities; alterations following femoral vein ligation. Surgery **26**, 435 (1949). — WAUGH and RUDDICK: Studies on increased coagulability of the blood. Canad. med. Ass. J. **51**, 11 (1944). — WEGELIUS, O.: Deep venous thrombosis in the lower limbs as a complication of internal diseases. Acta med. scand. **148**, 27 (1954). — WEGENER, E. H.: Zur Frage der Behandlung des varikösen Symptomenkomplexes vom Standpunkt der kosmetischen Chirurgie. Medizinische **48**, 1551—1553 (1953). — WEGENER, F.: Über generalisierte septische Gefäßerkrankungen. Verh. dtsch. path. Ges. **29**, 202 (1936). — WEGNER, A.: Zur Behandlung des Unterschenkelgeschwüres mit hohen Dosen Vitamin E. Derm. Wschr. **123**, 385 (1951). — WEIGERT, C.: Über Venentuberkel und ihre Beziehungen zur tuberkulösen Blutinfektion. Virchows Arch. path. Anat. **88** (1882). — WEINER, M., W. REDISCH u. J. M. STEELE: Über das Auftreten fibrinolytischer Aktivität nach Gaben von Nikotinsäure. Proc. Soc. exp. Biol. (N.Y.) **98**, 755 (1958). — WEINER, M., K. ZELTMACHER, C. REICH and SH. SHAPIRO: Platelet adhesiveness. J. Hematology **3**, 1275 (1948). — WEINSTEIN and MEADE: Idiopathic thrombophlebitis. Report of two cases with no evidence of venous involvement in acute phase. Arch. intern. Med. **95**, 578 (1955). — WEITZ, W.: Erkrankungen des Herzens und der Gefäße. In BAUER-FISCHER-LENZ, Menschliche Erblehre und Rassenhygiene, 5. Aufl., Bd. I/2. Berlin u. München 1940. — WELCH and FAXON: Thrombophlebitis and pulmonary embolism. J. Amer. med. Ass. **117**, 1502 (1941). — WELCH, W. H.: Venous thrombosis in cardiac disease. Trans. Ass. Amer. Phycns **15**, 441 (1900). — Thrombosis. In ALLBUTT, CLIFFORD and H. D. ROLLESTON, A system of medicine, edit. 2, vol. 6, p. 691. London: Macmillan & Co. 1909. — WERCH, S. C.: Reduction of coagulation time of rabbits' blood by digitalis. Quart. Bull., Northw. Univ. med. School **17**, 50 (1943). — WERTHEIMER, P., P. MILLERET et J. SAUTOT: Trois observations de "phlébite d'effort" du membre supérieur. Lyon chir. **46**, 477 (1951). — WERTHEIMER, P., et J. SAUTOT: Moignon douloureux d'origine veineuse. Lyon chir. **45**, 753 (1950). — WESSLER, ST.: Studies in intravascular coagulation. III. The pathogenesis of serum-induced venous thrombosis. J. clin. Invest. **34**, 647 (1955). — WESSLER, ST., J. D. BALLON, L. REINER and D. G. FREIMAN: Pulmonary embolism: Observations with a new experimental approach. Circulation **14**, 1016 (1956). — WESTERMARK: Roentgen studies of the lungs and heart, p. 216. Minneapolis: University Minnesota Press 1948. — WHITE, E. A., and R. WARREN: The walking venous pressure test as a method of evaluation of varicose veins. Surgery **26**, 987 (1949). — WICHMANN, R.: Thrombosis venae renalis. Nord. méd. **45**, 316 (1951). — WIEDMANN, A.: Der varicöse Symptomenkomplex. Hautarzt **1**, 241 (1950). — Die arterielle Genese des Ulcus cruris "varicosum". Hautarzt **5**, 85 (1954). — WILDMAN, C. J.: Intramuscular trypsin in the treatment of chronic thrombophlebitis. Angiology **6**, 473 (1955). — WILKINS and STANTON: Elastic stockings in the prevention of pulmonary embolism. II. A progress report. New Engl. J. Med. 248, 1087 (1953). — WILLIAMS: Malignant disease associated with vascular phenomena. Brit. med. J. 1954, 82. — WILLIAMS, M. H.: Mechanical vs. reflex effects of diffuse pulmonary embolism in anesthetized dogs. Circulat. Res. 4, 325 (1956). — WILSON, H.: Surgery for the prevention of pulmonary embolism. Amer. J. Surg. 78, 421 (1949). — WILSON, J. P.: Fatal pulmonary embolism; with special reference to pelvic thrombosis as an origin. Amer. Surg. 17, 770 (1951). — WILSON, M. G.: A method of treatment for varicose veins. Lancet 1953 I, 1273. — WINIWARTER, F. v.: Über eine eigenthümliche Form von Endarteriitis und Endophlebitis mit Gangrän des Fußes. Langenbecks Arch. klin. Chir. 23, 202 (1878). — WINTERSTEIN: Über Gefäßverletzungen mit Beiträgen zum traumatischen Arterienspasmus und zur „traumatischen" Thrombose der Vena subclavia. Schweiz. med. Wschr. 6, 360 (1925). — WINTERSTEIN, A.: Chemie der Anticoagulantien. In BECKERMANN, JÜRGENS u. SCHUBERT, Thrombose und Embolie, S. 12. Stuttgart: Georg Thieme 1954. — WISE, LOKER and BRAMBEL: Effectiveness of dicumarol prophylaxis against thromboembolic complications following major surgery; a four year survey: 3.304 cases. Surg. Gynec. Obstet. 88, 486 (1949). — WOLD, L. E.: Traumatic thrombophlebitis during intraarterial histamine therapy. Ann. intern. Med. 32, 987 (1950). — WOLFF, L.: Pulmonary embolism. Circulation 6, 768 (1952). — WOLLHEIM, E.: Die zirkulierende Blutmenge und ihre Bedeutung für Kompensation und Dekompensation des Kreislaufs. Z. klin. Med. 116, 269 (1931). — Herzinfarkt und Angina pectoris. Dtsch. med. Wschr. 57, 617 (1931). — Experimentelle Untersuchungen über die Entstehung der Anaemien bei Thrombosen im Pfortadergebiet und die Bedeutung antianaemischer Stoffe des Magens. Acta path. microbiol. scand. 20, 372 (1943). — Untersuchungen zur Hämodynamik unter Digitalis und Strophanthin. Dtsch. med. Wschr. 75, 482 (1950). — Klinik der Herzinsuffizienz. Verh. dtsch. Ges. Kreisl.-Forsch. 16, 75 (1950). — Klinik embolischer Organerkrankungen. Regensburg. Jb. ärztl. Fortbild. 2, 300 (1952). — Die aktive Blutmenge bei Gefäßinsuffizienzen. (Einfache oligämische Gefäßinsuffizienz, Schock, Kollaps, Minusdekompensation.) Klin. Wschr. 33, 1065 (1955). — Begriff und Formen der Herzinsuffizienz. In: Herzinsuffizienz und Digitaliswirkungen. Bad Oeynhausener Gespräche III, S. 29, zusammengestellt von W. LOCHNER u. E. WITZLEB. Berlin-Göttingen-Heidelberg 1959. — WOLLHEIM, E., G. BECKER u. K. W. SCHNEIDER: Die Bestimmung der aktiven Blutmenge mittels Evans blue, radioaktivem P^{32} und Cr^{51}. Klin. Wschr. 36, 800 (1958). — WOLLHEIM, E., u. K. W. SCHNEIDER: Untersuchungen zur funktionellen Pathologie und Therapie großer intestinaler Blutungen. Verh. dtsch. Ges. inn. Med. 60, 333 (1954). — Zur Behandlung großer intestinaler Blutungen. Medizinische 1955 I, 958. — WRIGHT, H. P.: Changes in the adhesiveness of blood platelets following parturition and surgical operations. J. Path. Bact. 54, 461 (1942). — WRIGHT, H. P., and S. B. OSBORN: Effect of posture on venous velocity, measured with ^{24}NaCl. Brit. Heart J. 14, 325 (1952). — WRIGHT, H. P., S. B. OSBORN and D. G. EDMONDS: Measurement of the rate of venous blood-flow in the legs of women at term and in the puerperium, using radioactive sodium. J. Obstet. Gynaec. Brit. Emp. 56, 36 (1949). — WRIGHT, H. P., S. B. OSBORN and M. HAYDEN: Venous velocity in bedridden medical patients. Lancet 1952 II, 699—700. — WRIGHT, I. S.: Vascular diseases in clinical praxis. New York: Year Book Publ. 1948. — Pathogenesis and treatment of thrombosis. Circulation 5, 161 (1952). — WRIGHT, I. S., C. D. MARPLE and D. F. BECK: Report of the committee for the evaluation of anticoagulants in the treatment of coronary thrombosis with myocardial infarction (a progress report on the statistical analysis of the first 800 cases studied by this committee). Amer. Heart J. 36, 801 (1948). — WRIGHT, R. B.: The treatment of varicose veins of the lower limb with particular reference to the location of the communicating veins. Glasg. med. J. 31, 351 (1950). — Gravitational ulcer. Lancet 1953, 1273. — WULSTEN, J.: Zur Pathogenese der Thrombose der Vena axillaris. Zbl. Chir. 58, 72 (1931). — WURM, H.: Gehäuftes Auftreten einer Endophlebitis hepatica obliterans im Säuglingsalter. Klin. Wschr. 18, 1527 (1939). — WYBURN-MASON, R.: Costo-clavicular compression of the subclavian vein. Brit. med. J. 1953, 1198. — WYDLER: Über den Bau und die Ossifikation von Venensteinen. Inaug.-Diss. Zürich 1911.

ZELTNER, C.: L'ulcère de jambe, considérations pathogéniques et thérapeutiques. Praxis 40, 162 (1951). — ZILLIACUS, H.: On specific treatment of thrombosis and pulmonary embolism with anticoagulants; with particular reference to post-thrombotic sequelae; results of 5 years' treatment of thrombosis and pulmonary embolism at series of Swedish hospitals during years 1940—1945. Acta med. scand. Suppl. 171 (1946). — Venous thrombosis and intravascular aggregation of erythrocytes. Acta chir. scand. 99, 407 (1950). — Die thromboembolische Krankheit. Med. Welt 20, 343 (1951). — ZIMMERMANN and DE TAKÁTS: The mechanism of thrombophlebitic edema. Arch. Surg. (Chicago) 23, 937 (1931). — ZIMMERMANN, L. M., D. MILLER and A. N. MARSHAL: Pulmonary embolism. Its incidence, significance and relation to antecedent vein disease. Surg. Gynec. Obstet. 88, 373 (1949). — ZINS, E. J.: Concerning the location of pulmonary infarction. Amer. Rev. Tuberc. 60, 206 (1949). — ZUKSCHWERDT, L.: Seltene Lokalisation einer Venektasie. Dtsch. Z. Chir. 216, 283 (1929). —

ZUKSCHWERDT, L., u. H. A. THIES: Die Thromboembolie. Dtsch. med. Wschr. 83, 1001 (1958). — ZURHELLE: Über Thrombosen und Embolien nach gynäkologischen Operationen. Zbl. Gynäk. 31, 1309 (1907).

III. Krankheiten der Capillaren.

AARSETH, S.: Kardiovaskuläre und renale Erkrankungen bei Diabetes mellitus. Acta med. scand. Suppl. 281 (1953). — ABRIKOSOV, A., u. E. RUDNIK: Über die allergischen Gefäßveränderungen im Anschluß an Infektionskrankheiten. Arch. path. Anat. 4, 10 (1935). [Russisch.] — ACKERMANN, D.: Über den bakteriellen Abbau des Histidins. Hoppe-Seylers Z. physiol. Chem. 65, 504 (1910). — AGGELER, P. M., J. HOWARD, G. P. LUCIA u. E. MILLS: Plättchenzahl und Plättchenfunktion. Blood 1, 472 (1946). — AHLBORG and BRANTE: Parallel investigations into the ascorbic acid (vitamin C) content in the blood plasma and into the strength of the cutaneous capillaries in healthy children. Acta med. scand. (1939). — AKAGI, Z.: Effects of sodium dehydrocholate on the circulatory system. I. Effects of dehydrocholate on the contractile force of the heart muscle and upon the permeability of congo-red and water through the capillary walls. Hiroshima J. med. Sci. 2, 117 (1953). — ALBRECHT, P.: Über die Stillung capillärer und parenchymatöser Blutungen. Wien. klin. Wschr. 36, 4 (1923). — ALBRICH, E.: IV. Die Bedeutung der B-Vitamine für die Permeabilität der Capillaren. Ergebn. inn. Med. Kinderheilk. 63, 264 (1943). — ALDAO, C. N. G.: Formas cutaneas de la enfermedat del aire comprimido. Rev. argent. Dermatsoif. 33, 20 (1949). — ALLEN, A. C.: The kidney. New York: Grune & Stratton 1951. — ALLEN, E. V., N. W. BARKER and E. A. HINES: Peripheral vascular diseases. Philadelphia and London: W. B. Saunders Company 1955. — ALLEN, F. M., L. W. CROSSMANN and F. K. SAFFORD: Reduced temperature treatment for burns and frostbite. N.Y. St. J. Med. 43, 951 (1943). — ALLOTT, E. N. u. a.: Infection of cat-bite and dog-bite wounds with pasteurella septica. J. Path. Bact. 56, 411 (1944). — ALTSCHULE, M. D.: Rare type of acute thrombocytopenic purpura; widespread formation of platelet thrombi in capillaries. New Engl. J. Med. 227, 477 (1942). — ALTSCHULE, M. D., A. S. FREEDBERG and M. J. MCMANUS: Effects on the cardio-vascular system of fluids administered intravenously in man. V. Function of cutaneous capillaries and lymphatic vessels. Arch. intern. Med. 80, 491 (1947). — ALTSCHULE, M. D., and W. M. SULZBACH: Effect of carbon dioxide on acrocyanosis in schizophrenia. Arch. Neurol. Psychiat. (Chicago) 61, 44 (1949). — AMBROSE, A. M., and F. DE EDS: Further observations on the effect of rutin and related compounds on cutaneous capillaries. J. Pharmacol. 97, 115 (1949). AMERIO, A., and G. BONU: Vascular affections in diabetes. Case report of an affection of the cutaneous and visceral capillary system. Minerva Med. (Torino) 45, 836 (1954). — ANDRÉ, R., B. DREYFUS et J. PIERQUIN: A propos du traitement des hémorragies nasales de la maladie de Rendu-Osler. Bull. Soc. méd. Hôp. Paris 66, 27—28, 1463—1464 (1950). — APT, L., M. POLLYCOVE and J. F. ROSS: Idiopathic pulmonary hemosiderosis. A study of the anemia and iron distribution using radioiron and radiochromium. J. clin. Invest. 36, 1150 (1957). — ARENA jr., J. A., F. S. GERBASI and A. BLAIN: Experimental frostbite; an inquire into the effect of sympathetic block using tetra-ethyl ammonium chloride in the acute stage. Angiology 1, 492 (1950). — ARMENTANO, L.: Die Wirkung der Flavonfarbstoffe auf den Blutdruck. Z. ges. exp. Med. 102, 219 (1938). — ARMENTANO, L., A. BENTRÁTH, J. BÉRES, ST. RUSZ-NYÁK u. A. SZENT-GYÖRGYI: Über den Einfluß von Substanzen der Flavongruppe auf die Permeabilität der Kapillaren. Vitamin P. Dtsch. med. Wschr. 62, 1325 (1936). — ARRAK, A.: Zur Kenntnis der Teleangiectasia hereditaria haemorrhagica. Dtsch. Arch. klin. Med. 147, 287 (1925). — ASCHOFF, J.: Über die Kältedilatation der Extremität des Menschen in Eiswasser. Pflügers Arch. ges. Physiol. 248, 183 (1944). — Kreislaufregulatorische Wirkungen der Kältedilatation einer Extremität als Folge extremer, umschriebener Abkühlung. Pflügers Arch. ges. Physiol. 248, 436 (1944). — Über den Wärmedurchgang der Haut und seine Änderung bei Vasokonstriktion. Pflügers Arch. ges. Physiol. 249, 112 (1948). — ASCHOFF, L., u. W. KOCH: Skorbut, eine pathologisch-anatomische Studie. Jena: Gustav Fischer 1919. — ASHBY, D. W., and ERNEST BULMER: Hereditary haemorrhagic telangiectasia with hepatosplenomegaly and ascites. Brit. med. J. 1951, 1059. — ASHTON, N.: Vascular changes in diabetes with particular reference to the retinal vessels. Department of pathology, London, May 1948. — ASSMANN: Über periphere Gefäßstörungen. Dtsch. med. Wschr. 1932, 1384. — ATTIG: Ein Fall von generalisierter Xanthomatose vom Typus Schüller-Christian. Jb. Kinderheilk. 134, 196 (1932).

BABINGTON, B. G.: Hereditary epistaxis. Lancet 1865 II, 362. — BACK, H., u. W. REDISCH: Die Bedeutung der Kapillaroskopie für die Klinik und Therapie der Alveolarpyorrhoe. Med. Klin. 27, 1493 (1931). — BAEHR, G., P. KLEMPERER and A. SCHIFRIN: Acute febrile anemia and thrombocytopenic purpura with diffuse platelet thromboses of capillaries and arterioles. Trans. Ass. Amer. Phycns 51, 43 (1936). — BAKER, G. P.: Hereditary haemorrhagic telangiectasia with gastrointestinal haemorrhage and hepatosplenomegaly. Guy's

Hosp. Rep. 102, 246 (1953). — BALKE, D.: Die Grenzen der chemischen Wärmeregulation. Klin. Wschr. 1944 I, 196. — BALLANTYNE: New formed vessels in the fundus oculi. New York, Acta Med. Sect. Ophthal. 21. IV. 1947. Arch. Ophthal. (Chicago) 445 u. Disk. 446 (1939). BALLANTYNE, A. J., and A. LOEWENSTEIN: Pathology of diabetic retinopathy. Trans. ophthal. Soc. U.K. 63, 95 (1943). — BALLANTYNE, A. J., J. C. MICHAELSON and J. F. HEGGIE: Vascular changes in the retina, optic nerve, brain and kidney: A clinical and pathological study. Trans. ophthal. Soc. U.K. 58, 255 (1938). — BÁRÁNY: Abnormal vascular reactions in diabetes mellitus. A clinical physiological study. Acta med. scand. 152, Suppl., 304 (1955). — BÁRCZI, E.: Die Wirkung von Vitaminen, Hormonen und anderen biogenen Stoffen auf die Capillargefäße. Klin. Med. (Wien) 4, 670 (1949). — BARKER, HINES and CRAIG: Livedo reticularis: A peripheral arteriolar disease. Amer. Heart J. 21, 592 (1941). — BARISHAW, S. B.: The use of hesperidin C in the treatment of abnormal capillary fragility. Exp. Med. Surg. 7, 358 (1949). — BARROCK, J. J.: Hereditary hemorrhagic telangiectasis. Wis. med. J. 43, 805 (1944). — BARSOUM, G. S., and J. H. GADDUM: Effects of cutaneous burns on the blood histamine. Clin. Sci. 2, 357 (1935/36). — BARTELHEIMER, H.: Die Capillardichte in der Hypoglykämie. Klin. Wschr. 1947, 815. — Neuzeitliche Endokrinologie-Fragen. Klin. Mbl. Augenheilk. 119, 225 (1951). — Insulinbedingte Hautnekrosen bei einem Diabetiker. Schweiz. med. Wschr. 82, 573 (1952). — Die fraktionierte Gewebssaftuntersuchung als Modell zur Beobachtung extracellulärer Stoffwechselabläufe. In BARTELHEIMER u. KÜCHMEISTER, Capillaren und Interstitium, S. 202. Stuttgart: Georg Thieme 1955. — BATEMAN (1820): Zit. nach W. BLAICH, Hämorrhagische Diathesen. In: Handbuch der Dermatologie und Venerologie, Bd. II/2, S. 823. Gottron u. Schönfeld 1958. — BAYLISS, W. M.: Methods of raising a low arterial pressure. Proc. roy. Soc. 89, 380 (1916). — BAZIN, A. P. E.: Leçons théoriques et cliniques sur la scrofule; considérée en elle-môme et dans ses rapports avec la syphilis, la dartre et l'arthritis, 2 edit. Paris: A. Delahaye 1861, 668 pp. — BEAN, R. B., and W. B. BEAN: Osler aphorisms. New York: Henry Schuman, Inc., Publ. 1950. — BEAN, W. B.: Note on development of cutaneous arterial „spiders" and palmar erythema in persons with liver disease and their development following administration of estrogens. Amer. J. med. Sci. 204, 251 (1942). — Acquired palmar erythema and cutaneous vascular "spiders". Amer. Heart J. 25, 463 (1943). — The cutaneous arterial spider: A survey Medicine (Baltimore) 24, 243 (1945). — A note on venous stars. Trans. Ass. Amer. Phycns 64, 100 (1951). — The arterial spider and similar lesions of the skin and mucous membrane. Circulation 8, 117 (1953). — Osler's disease (Hereditary hemorrhagic telangiectasia). J. Iowa St. med. Soc. 43, 107 (1953). — BEAN, W. B., D. OLCH and H. B. WEINBERG: The syndrome of carcinoid and acquired valve lesions of the right side of the heart. Circulation 12, 1 (1955). — BECHER, E.: Nierenkrankheiten. Bd. I. Jena: Gustav Fischer 1944. — BECHGAARD, P., and S. HAMMARSTRÖM: Surgical treatment of arterial hypertension. Acta chir. scand. Suppl. 155 (1950). — BECK, G. E., et P. MAGNENAT: Un cas de maladie de Rendu-Osler avec hépatosplénomégalie. Helv. med. Acta 23, 653 (1956). — BECKER, S. W.: Generalized teleangiectasia: A clinical study, with special consideration of etiology and pathology. Arch. Derm. Syph. (Chicago) 14, 387 (1926). — BÉHIER: Discussion. Bull. Soc. méd. Hôp. Paris, II. s 3, 362 (1866). — BEIDELMANN, B.: Clinical vitamin deficiencies in patients with diabetes mellitus. J. clin. Nutr. H. 1/2 (119—123) (1953). — BEIGELMAN, P. M.: Variants of platelet thrombosis syndrome and their relationship to disseminated lupus. Arch. Path. (Chicago) 51, 213 (1951). — BELL, E. T.: Renal lesions in diabetes mellitus. Amer. J. Path. 18, 744 (1942). — BENDA, L., u. L. LOUKOPOULOS: Über den Einfluß des Insulins auf die Capillardurchlässigkeit. Z. klin. Med. 143, 718 (1944). — BENDITT, E. P., S. SCHILLER, M. B. MATHEWS and A. DORFMAN: Evidence that hyaluronidase is not the factor in testicular extract causing increased vascular permeability. Proc. Soc. exp. Biol. (N.Y.) 77, 643 (1951). — BERNECKER, G.: Die Beeinflussung der Blutgerinnung durch „Calcium-Sandoz". Diss. Hannover 1949. — BENTSÁTH, A., S. RUSZNYAK and A. SZENT-GYÖRGYI: Vitamin nature of flavones. Nature (Lond.) 138, 789 (1936). — BERGANN, G., u. E. WIEDEMANN: Beobachtungen in vier Sippen mit Teleangiectasia hereditaria haemorrhagica (Oslersche Krankheit). Dtsch. Arch. klin. Med. 202, 26 (1955). — BERNHEIM, A. I.: Widespread capillary and arteriolar platelet thrombi; case report. J. Mt Sinai Hosp. 10, 287 (1943). — BERTOLANI, F., and F. GIOVANARDI: Clinical studies on the pathogenesis of Rendu-Osler-Weber disease. Minerva med. (Torino) 45, 1345 (1954). — BERTRAM, F.: Die Zuckerkrankheit. Stuttgart: Georg Thieme 1949. — Traitement des troubles ultérieurs en diabetes mellitus. Voeding 13, 604 (1952). — BIANCHI, V.: Sudor sanguigno e stigmate religiose. Arch. Antropol. crim. 46, 152 (1926). — BIER, A.: Die Entstehung des Collateralkreislaufs. Theil I: Der arterielle Collateralkreislauf. Virchows Arch. path. Anat. 147, 256 (1897). — Theil II: Der Rückfluß des Blutes aus ischämischen Körpertheilen. Virchows Arch. path. Anat. 153, 306 (1898). — BIERLING: Abdominal pains in angioneurotic edema. Acta med. scand. 153, 373 (1956). — BINGOLD, K.: Die septischen Erkrankungen. Dieses Handbuch, Bd. I/1, S. 943—1171. — BLACKWOOD, W.: Studies in pathology of human "immersion foot". Brit. J. Surg. 29, 329 (1944). — BLAICH, W.: Periphere Durchblutungsstörungen unter dem Bild einer Akroasphyxia chronica necroticans beim Kind. Hautarzt **3**, 262 (1952). — Hämorrhagische Diathesen. In H. A. GOTTRON u. W. SCHÖNFELD, Dermatologie und Venerologie, Bd. II, Teil II, S. 794. Stuttgart: Georg Thieme 1958. — BLAICH, W., u. F. EHRING: Untersuchungen über den Wirkungsmechanismus des Penicillin: Beobachtung an den Hautcapillaren während der Penicillinbehandlung. Arch. Derm. Syph. (Berl.) **188**, 676 (1950). — BLAICH, W., u. H. ENGELHARDT: Intermittierende Erythembildung als Ausdruck syndromatischer Verknüpfung bestimmter Hautveränderungen mit einer Polyneuroradikulitis (Guillain-Barré). Derm. Wschr. **123**, 289 (1951). — Zur Frage der Entstehung der essentiellen Teleangiektasien, der „vasomotorischen Dauerrötung" und ähnlicher Gefäßveränderungen. Hautarzt **5**, 357 (1954). — BLAICH, W., u. GERLACH: Plethysmographische Untersuchungen über die Funktionsfähigkeit der peripheren Blutbahnen bei Acrocyanose. Arch. Derm. Syph. (Berl.) **196**, 473 (1953). — BLAICH, W., u. B. TÜSHAUS: Über die Wirkung des Kutin (Kutinion) auf die Permeabilität der Kapillarwandungen. Ärztl. Wschr. **1950**, 696—698. — BLAIR, MONTGOMERY and SWAN: Posthypothermic circulatory failure. I. Physiologic observations on the circulation. Circulation **13**, 909 (1956). — BLAUSTEIN, ANCEL: Treatment of thrombosis occurring in individuals with hereditary hemorrhagic teleangiectasis. Report of three cases including two members of one family. Angiology **7**, 55 (1956). — BLOCK, M.: Genesis of the gangrenous and reparative processes in trench foot. Arch. Path. (Chicago) **46**, 1 (1948). — BLÜTHGEN, H.: Beitrag zur Pathologie der Verbrennung. Frankfurt. Z. Path. **58**, 85 (1944). — BLUM, J.: Auslöschphänomen und Scharlachdiagnose. Münch. med. Wschr. **69**, 466 (1922). — BLUM, L., E. AUBEL and R. HAUSKNECHT: Diuretic action of calcium. Bull. Soc. méd. Hôp. Paris **45**, 1561 (1921). — Calcium salts in nephritis. Bull. Soc. méd. Hôp. Paris **46**, 206 (1921). — BLUM, L., P. GRABAR et J. WEILL: Influence de la minéralisation sur la pression osmotique des protéines du sang. C.R. Acad. Sci. (Paris) **186**, 466 (1928). — BLUM, V.: Familiäre essentielle Hämaturie. Beitrag zur Frage der Oslerschen Krankheit. Med. Klin. **32** (II), 1254 (1936). — BLUME, H. G., u. H. LIEBESKIND: Rezidivierende Purpura bei Kryoglobulinämie. Dtsch. med. Wschr. **85**, 377 (1960). — BOAS: The capillaries of the extremities in acrocyanosis. J. Amer. med. Ass. **79**, 1404 (1922). — BOCK, H. E.: Allergische Erkrankungen des Herzens und des Gefäßsystems. In: Allergie von HANSEN, S. 532. Stuttgart: Georg Thieme 1957. — BÖGER, A., u. H. SCHRÖDER: Über die Stillung schwerster Blutungen bei allen Formen der hämorrhagischen Diathese und der Hämophilie durch parenterale Zufuhr von C-Vitamin („Cebion Merck"). Münch. med. Wschr. **81**, 1335 (1934). — BÖTTCHER, H.: Experimentelle Untersuchungen über örtliche Erfrierungen durch langdauernde Einwirkung geringer Kältegrade. Virchows Arch. path. Anat. **312**, 464 (1944). — BOGAERT, A. VAN: Hypothalamus und zentralnervöse Blutdruckregulation. Wien. klin. Wschr. **49**, 1061 (1936). — Régulation hypothalamo-hypophysaire de l'appareil circulatoire. Arch. Mal. Coeur **29**, 15, 109 (1936). — BOGIN, M., and J. THURMOND: Hemangioma with purpura, thrombocytopenia and erythropenia. A.M.A. Amer. J. Dis. Child. **81**, 675 (1951). — BORBÉLY, F. V.: Über die Blutungsbereitschaft der Haut. Münch. med. Wschr. **77**, 886 (1930). — BOSTON, L. N.: Gastric hemorrhage due to familial teleangiectasis. Amer. Jb. med. Sci. **180**, 798 (1930). — BOTTONI, A.: Retinopatia diabetica e insulinoterapia. G. ital. Oftal. **5**, 408 (1952). — BRANDEL, E.: Recurrent gastrointestinal hemorrhage in hereditary hemorrhagic teleangiectasia (Osler). Acta med. scand. **137**, 436 (1950). — BRANDSTADT, W. G.: Frostbite. Milit. Surg. **107**, 386 (1950). — BRAUCH, M.: Die periphere Durchblutung bei Diabetikern. Inaug.-Diss. Würzburg 1952. — BRECHT u. PULFRICH: Über die Vasomotorik normaler und kältegeschädigter Haut (Zehen). Pflügers Arch. ges. Physiol. **250**, 109 (1948). — BREDA, R., e R. BERNARDI: Ostacolo costituzionale alla conversione protrombinica (in membri di famiglia con m. di Rendu-Osler). Haematologica **34**, 561 (1950). — BREHM: Experimentelle und therapeutische Untersuchungen beim orthostatischen Kreislaufversagen. Medizinische **1952**, Nr 19. — Der orthostatische Symptomenkomplex und seine Therapie. Z. Kreisl.-Forsch. **44**, 471 (1955). — BREITNER, B.: Über Frostschäden. Dtsch. Z. Chir. **259**, 273 (1944). — Über Arteriographie bei Frostschäden. Chirurg **16**, 8 (1944). — BREMER, FRIEDR. WILH.: Zentralnervensystem und perniziöse Anämie. Ergebn. inn. Med. u. Kinderheilk. **41**, 143 (1931). — BRETT u. THEISMANN: Medikamentöse Beeinflussung verschiedenb bedingter Erytheme. Naunyn-Schmiedeberg's exp. Path. Pharmak. **220**, 295 (1953). — BRINK, A. J.: Telangiectasis of the lungs with two case reports of hereditary haemorrhagic telangiectasia with cyanosis. Quart. J. Med. **19**, 239 (1950). — BRINKMANN, E.: Über Oslersche Krankheit. Mschr. Kinderheilk. **98**, 431 (1950). — BROHM (1881): Zit. nach E. FRANK, Die hämorrhagischen Diathesen. In SCHITTENHELMS Handbuch der Krankheiten des Blutes, Bd. II, S. 289. Berlin: Springer 1925. — BROUSTET, P., J. BRISOU et CH. BERGE: Les aspects de la maladie d'Osler depuis l'ère des antibiotiques. France méd. **16**, 5 (1953). — BROWN, G. E.: Erythromelalgia and other disturbances of the extremities accompanied by vasodilatation and burning. Amer. J. med. Sci. **183**, 468 (1932). — BROWNING, J. R., and J. D. HOUGHTON: Idiopathic pulmonary hemosiderosis. Amer. J. Med. **20**, 374 (1956). — BRUCK, H.: Über einen operativen Test zur Prüfung von Hämostyptika und die Erfahrungen mit „Reptilase" an einem großen Krankengut. Wien. klin. Wschr. **1957**, 571. — BRÜCHER, H., u. K. P. FISCHER: Arterio-venöse Aneurysmen im Pulmonalkreislauf und Morbus Osler. Dtsch. Arch. klin. Med. **200**, 1 (1952). — BRÜHL: Beitrag zum Krankheitsbild der Purpura fulminans. Z. Kinderheilk. **50**, 547 (1930). — BRUNNETTI, E., e L. RIBECCO: L'associazione atropina-papaverina nel trattamento di alcune affezioni vascolari periferiche. Minerva med. (Torino) **1954** I, 1686—1688. — BRUUN, E.: The so-called angioneurotic edema. J. Allergy **24**, 97 (1953). — BRUUNSGAARD, E., and THJØTTA: A case of meningitis and purpura Go. Acta derm.-venereol. (Stockh.) **6**, 262 (1925). — BUCHHOLZ: Tierexperimentelle Untersuchungen über die Veränderungen der Endstrombahn durch das Blutersatzmittel Subsidal. Med. Klin. **50**, 589 (1955). — BUDING, A.: Symmetrische Hautblutungen bei Unterernährung. Ärztl. Wschr. 342 (1946). — BÜCHNER, F.: Die Pathologie der Unterkühlung. Klin. Wschr. **1943**, 89. — BÜCHSEL, H.: Hautkapillaruntersuchung bei der vegetativen Dystonie. Acta neuroveg. (Wien) **8**, 494 (1954). — BÜRGER, M.: Angiopathia diabetica. Konservative Behandlung des Zuckerbrandes. Stuttgart: Georg Thieme 1954. — BÜTTNER, K., A. FRANK u. F. BOLZE: Das Anfrieren der Haut auf kalten Metallen. Dtsch. Mil.arzt **9**, 18 (1944). — BUNNEMANN, O.: Über psychogene Dermatosen. Eine biologische Studie, zugleich ein Beitrag zur Symptomatologie der Hysterie. Z. ges. Neurol. Psychiat. **78**, 115 (1922). — BUSCHKE: Essentielle Teleangiektasien im Anschluß an die Menopause. Berl. Dermat. Ges. 11. 11. 1924. Ref. Zbl. Haut- u. Geschl.-Kr. **15**, 320 (1925).

CACHERA, R., et F. DARNIS: Les troubles de la perméabilité capillaire dans les hépatites infectieuses et dans les cirrhoses. Sem. Hôp. Paris **27**, 1849 (1951). — CAMERON, J. D., and EDGE: Agranulocytosis after sulphonamide sensitization: Penicillin therapy: Septicemia. Brit. med. J. **1945**, No 4428, 688. — CAMISASCA, L.: Considerazioni sull'etiopatogenesi dell' edema della laringe. Edema laringeo in peritonico. Ann. Laring. **48**, 1 (1949). — CAMPBELL, R.: Zur Behandlung der örtlichen Erfrierungen. Schweiz. med. Wschr. **1932**, 1183. — CARRIER, E. B.: Studies on the physiology of capillaries. V. The reaction of the human skin capillaries to drugs and other stimuli. Amer. J. Physiol. **61**, 528 (1922). — CARTER, J. R.: Generalized capillary and arteriolar platelet thrombosis. Amer. J. med. Sci. **213**, 585 (1947).— CASSIRER u. HIRSCHFELD: Vasomotorische-trophische Erkrankungen. In KRAUS-BRUGSCH, Spezielle Pathologie und Therapie, Bd. X/3, S. 577. 1924. — CASSIRER, R.: Die vasomotorisch-trophischen Neurosen, S. 182—274. Berlin: S. Karger 1912. — CATTANEO, A.: Particolartta cliniche ed anatologiche in casi di malatta di Rendu-Osler. Haematologica **24**, 833 (1942). — CATTANEO, R., e P. C. FERABOLI: Modificazioni distrettuali da freddo dell'acido piruvico in vasculopatici periferici. Minerva med. (Torino) **1954** I, 1295—1299. — CEELEN, W.: In HENKE-LUBARSCH' Handbuch der speziellen Pathologie, Bd. III/3, S. 20. Berlin: Springer 1931. — CHAIN, E., and E. S. DUTHIE: Identity of hyaluronidase and spreading factor. Brit. J. exp. Path. **21**, 324 (1940). — CHAMBERS, R.: Blood capillary circulation under normal conditions and in traumatic shock. Nature (Lond.) **162**, 835 (1948). — CHAUFFARD, A., A. GRIGAUT and M. NIDA: Effect of insulin in case of diabetic retinitis. C. R. Soc. Biol. (Paris) **92**, 1356 (1925). — CHEVALIER, P.: S.-B. I. Intermed. Hämatologentagg, Münster-Pyrmont, 1937. — CHEVAT, H., P. DUPEYRON et J. F. MERLEN: A propos d'une manifestation encore inconnue de la maladie de Rendu-Osler. Fibro-angiome capillaire monstrueux du diaphragme. Bull. Soc. méd. Hôp. Paris **67**, 11, 393 (1951). — CHIANCONE, F. M.: La vitamina P e l'azione dell'esperidina nello scorbuto sperimentale. Rass. med. (Milano) **22**, 6 (1942). — CHIARI u. JANUSCHKE: Hemmung von Transsudat- und Exsudatbildung durch Calciumsalz. Naunyn-Schmiedeberg's Arch. exp. Path. Pharmak. **65**, 120 (1911). — CHOLST, M. R., L. M. LEVITT and M. B. HANDELSMAN: Small vessel dysfunction in patients with diabetes mellitus. II. Retinal vessel response in diabetics following priscoline. Amer. J. med. Sci. **224**, 39 (1952). — CHUTE, A. L., J. L. ORR, M. J. O'BRIEN and E. E. JONES: Vascular lesions in alloxan diabetic rats. A.M.A. Arch. Path. **52**, 105 (1951). — CIARROCHI: Purpura anularis teleangiectodes del Majocchi. Giorn. ital. Derm. Sif. **72**, 1525 (1931). — CICOVACKI, D., u. R. STÖGER: Über die Oslersche Krankheit. Wien. klin. Wschr. **52**, 708 (1939). — CLARK, W. G., and E. JACOBS: Experimental nonthrombocytopenic vascular purpura: a review of the Japanese literature, with preliminary confirmatory report. Blood **5**, 320 (1950). — COCHRANE, T., and G. LESLIE: Hereditary haemorrhagic teleangiectasia. Lancet **1950** I, 255—256. — COLWELL, SR. A. R., L. K. ALPERT, B. BECKER, F. E. KENDALL and PH. M. LECOMPTE: Vascular disease. Panel discussion. Diabetes **6**, 180 (1957). — COOPER, J. M. STICKNEY, G. L. PEASE and W. A. BENNETT: Thrombotic thrombocytopenic purpura; confirmation of clinical diagnosis by bone marrow aspiration. Amer. J. Med. **13**, 374 (1952). — CORBETT, D.: Royal Society of Medicine. Dermatological Section. Meeting on April 16th 1914. Brit. J. Derm. **26**, 200 (1914). — COTTENOT, F., and P. TANRET: Sur quelques modifications du tissue conjonctif chez les diabetiques. Bull. Soc. méd. Hôp. Paris **69**, 356 (1953). — CRANDON, J. H., C. C. LUND and D. B. DILL: Experimental human scurvy. New Engl. J. Med. **223**, 353 (1940). — CREYX, M., J. LENG-LÉVY, J. DAVID-CHAUSSE, A. SERVES et J.-J. LAUTIER: Erythromélalgie et maladie de Raynaud avec hypertension artérielle. Heureux effet de la surrénalectomie.

Bull. Soc. méd. Hôp. Paris **69**, 476 (1953). — CRIEP, L. H., and S. G. COHEN: Purpura as a manifestation of penicillin sensivity. Ann. Intern. Med. **34**, 1219 (1951). — CRISMON, J. M.: Effect of hypothermia on the heart rate, the arterial pressure and the electrocardiogramm of the rat. Arch. intern. Med. **74**, 235 (1944). — CROSSMAN, L. W., and F. M. ALLEN: Skock and refrigeration. J. Amer. med. Ass. **130**, 185 (1946). — CUGELL, D. W.: Cardiac output in epidemic hemorrhagic fever. Amer. J. Med. **16**, 668 (1954). — CURSCHMANN, H.: Über Perniones und andere Dermatosen. Z. Haut- u. Geschl.-Kr. **9**, 328 (1950). — CURTIUS, F.: Untersuchungen über das menschliche Venensystem. III. Mitt. Septumvaricen und Oslersche Krankheit als Teilerscheinung allgemeiner ererbter Venenwanddysplasie (Status varicosus). Klin. Wschr. **7**, 2141 (1928). — CURTZ: Zit. nach WALDENSTRÖM 1946.

DACK, S.: Treatment of intractable nasal hemorrhage by injections of moccasin snake venom. J. Amer. med. Ass. **105**, 412 (1935). — DAESCHNER, C. W.: A brighter outlook for the juvenile diabetic patient. Tex. St. J. Med. **48**, 694 (1952). — DALCO, C.: L'angiomatosi arterovenosa pulmonare nel quadro della malattia di Rendu-Osler. Arch. Pat. Clin. med. **30**, 209 (1952). — DALE, H.: Über Kreislaufwirkungen körpereigener Stoffe. Verh. Dtsch. Ges. inn. Med. **44**, 17 (1932). — Über Kreislaufwirkungen körpereigener Stoffe. Naunyn-Schmiedeberg's Arch. exp. Path. Pharmak. **167**, 21 (1932). — DALE, H. H., and P. LAIDLAW: Histamine shock. J. Physiol. (Lond.) **52**, 355 (1919). — DALE, H. H., and A. N. RICHARDS: The vasodilator action of histamine and of some other substances. J. Physiol. (Lond.) **52**, 110 (1918). — DAM, H., u. J. GLAWIND: Vitamin E und Capillarpermeabilität. Naturwissenschaften **28**, 207 (1940). — DAMASHEK, W.: Cold hemagglutinins in acute hemolytic reactions. J. Amer med. Ass. **123**, 77 (1943). — Acute vascular purpura. An immuno-vascular disorder. Blood **8**, 382 (1953). — DAMASHEK, W., u. Mitarb.: Treatment of idiopathic thrombocytopenic purpura. J. Amer. med. Ass. **166**, 1805 (1958). — DAVIS, ELI: Hereditary familial purpura simplex: Review of 27 families. Lancet **1941**, 145. — DAVIS, L., J. E. SCARFF, N. ROGERS and M. DERKSON: High altitude frostbite. Surg. Gynec. Obstet. **77**, 561 (1943). — DAY, R., and W. O. KLINGMAN: The effect of sleep on the skin temperature reactions in a case of acrocyanosis. J. clin. Invest. **18**, 271 (1939). — DECAUDIN, A.: Cécité et diabète sucré: problème social. Sem. Hôp. Paris **28**, Suppl. 469—471 (1952). — DEUTSCH, J.: Wunder oder Betrug in Konnersreuth. Lippstadt/Westf.: Laumanns 1938. — DIBOLD, H., u. L. FALKENSAMMER: Über den Brand der unteren Extremitäten bei Diabetikern. Dtsch. Arch. klin. Med. **181**, 125 (1937). — DIECKMANN, W. J., Z. AKBASLI and G. T. ARAGON: Capillary fragility and the use of rutin in toxémias of pregnancy. Amer. J. Obstet. **57**, 711 (1949). — DIETRICH u. NORDMANN: Versuche zur hämorrhagischen Diathese. Verh. dtsch. path Ges. **25**, 46 (1930). — DIEULAFOY, P.: Clinique medicale de l'Hôtel-Dieu de Paris, Bd. 2. 1897/98. — DITTRICH, O.: Über Frostschäden. Arch. Derm. Syph. (Berl.) **157**, 1 (1929). — DITZEL, J.: Morphologic and hemodynamic changes in the smaller blood vessels in diabetes mellitus. I. Considerations based on the literature. New Engl. J. Med. **250**, 541—546 (1954). — Angiospastic changes in the smaller blood vessels in diabetes mellitus and their relationship to aging. Circulation **14**, 386 (1956). — DITZEL, J., and U. SAGILD: Morphologic and hemodynamic changes in the smaller blood vessels in diabetes mellitus. II. The degenerative and hemodynamic changes in the bulbar conjunctiva of normotensive diabetic patients. New Engl. J. Med. **250**, 14, 587—594 (1954). — DOENGES, J. P.: Treatment of hereditary hemorrhagic telangiectasia with rutin; a case report. Bull. Sch. Med. Maryland **38**, 142 (1953). — DOERING, P., u. H. D. GOTHE: Die idiopathische Lungenhämosiderose, klinische Beobachtungen und radiologische Untersuchungen mit Eisen [59] bei einem 17jährigen Patienten. Klin. Wschr. **35**, 1105 (1957). — DOHAN, F. C., E. M. RICHARDSON, L. W. BLUEMLE jr. and P. GYÖRGY: Hormone excretion in liver disease. J. clin. Invest. **31**, 481 (1952). — DOMARUS, A. v.: Zur Kenntnis der Hämophilie. Klin. Wschr. **1931**, 446. — DOMSCHKE-WOLF, U.: Über Capillarresistenzverminderung bei rheumatischen Erkrankungen. Z. Rheumaforsch. **8**, 206 (1949). — Dow, J. W., H. D. LEVINE, M. ELKIN, F. W. HAYNES, H. K. HELLEMS, J. W. WHITTENBERGER, B. G. FERRIS, W. T. GOODALE, W. P. HARVEY, E. C. EPPINGER and L. DEXTER: Studies of congenital heart disease. IV. Uncomplicated pulmonic stenosis. Circulation **1**, 267 (1950). — DRABIG, F.: Über zwei tödliche Magenblutungen aus arrodierten submukösen Magenarterien. Virchows Arch. path. Anat. **300**, 487 (1937). — DRESZER, R., u. R. NEUBÜRGER: Zur Frage der Blutverteilung im menschlichen Gehirn. Z. Kreisl.-Forsch. **30**, 318 (1938). — DREYER, G., u. H. JANSEN: Über den Einfluß des Lichtes auf tierischen Geweben. Mitt. Finsen's Lichtinstit. **9**, 180 (1905). — DRUCKREY: Wirkung von Kälte und Sauerstoffmangel. Zit. nach KILLIAN, Das Wesen der Kälteschäden. Schweiz. med. Wschr. **79**, 1262 (1949). — DUBOIS, E. L.: The effect of the LE cell test on the clinical picture of systemic lupus erythematosus. Ann. intern. Med. **38**, 1265 (1953). — DUKE, W. W.: Allergy, asthma, hay fever, urticaria and allied manifestations of reaction, p. 257. St. Louis: C. V. Mosby Comp. 1925. p. 257. — DURAN-REYNALS, F.: Studies on inactivation of vaccine virus and action of certain substances upon infecting power of inactivated virus. J. exp. Med. **47**, 389 (1928). — DURET, R. L.: La fragilité capillaire dans l'hypertension artérielle. Acta clin. belg. **7**, 356 (1952). — DYGGVE, H.: A case

of purpura fulminans with fibrinogenopenia in association with scarlatina. Acta med. scand. **127**, 382 (1947).
EARLE, D. P.: Analysis of sequential physiologic derangements in epidemic hemorrhagic fever. With a commentary on management. Amer. J. Med. **16**, 690 (1954). — EARLE, D. P., R. H. YOE and D. W. CUGELL: Relation between hematocrit and total serum proteins in epidemic hemorrhagic fever. Amer. J. Med. **16**, 662 (1954). — EAST: Proc. roy. Soc. Med. **20**, 1 (1926). — EBBECKE, U.: Die lokale vasomotorische Reaktion der Haut und der inneren Organe. Pflügers Arch. ges. Physiol. **169**, 1 (1917). — Über Gewebsreizung und Gefäßreaktion. Pflügers Arch. ges. Physiol. **199**, 197 (1923). — Getäßreaktionen. Ergebn. Physiol. **22**, 401 (1923). — EBERT, M. N.: Livedo reticularis. Arch. Derm. Syph. (Chicago) **16**, 426 (1927). — EDEL: 89. Tagg Niederl. Dermatol., 2.—5. Juni 1928. Ref. Zbl. Haut- u. Geschl.-Kr. **27**, 736 (1928). — EDWARDS, E. A.: Remittent necrotizing acrocyanosis. J. Amer. med. Ass. **161**, 1530 (1956). — EHRICH, W. E., and J. SEIFTER: Thrombotic thrombopenic purpura caused by iodine; report of case. Arch. Path. (Chicago) **47**, 446 (1949). — EHRMANN, S., u. ST. R. BRÜNAUER: Sclerodermie. In Handbuch der Haut- und Geschlechtskrankheiten, Bd. 7/2. 1931. — ELLIOTT, A. H., R. D. EVANS and C. S. STONE: Acrocyanosis: a study of the circulatory fault. Amer. Heart J. **11**, 431 (1936). — ELLISON, D.: Thrombotic thrombocytopenic purpura. Brit. med. J. **1954**, No 4888, 612. Ref. Schweiz. med. Wschr. **85**, 406 (1955). — ENGE: Blutschwitzen bei einer Hysterischen. Zbl. Nervenheilk. u. Psychiat. **33**, 153 (1910). — ENGEL, G. L., I. M. SCHEINKER and D. C. HUMPHREY: Acute febrile anemia and thrombocytopenic purpura with vasothromboses. Ann. intern. Med. **26**, 919 (1947). — ENGEL, R.: Purpura bei Paramyloidose. Klin. Wschr. **24/25**, 368 (1946/47). — EPPINGER, V. PAPP u. SCHWARTZ: Über das Asthma cardiale. Berlin 1924. — EPPINGER, H.: Über Permeabilitätsänderungen im Kapillarbereiche. Verh. dtsch. Ges. Kreisl.-Forsch. **11**, 166 (1938). — Permeabilitätspathologie. Springer-Verlag 1949. — ERBEN, S.: Über vasomotorische Störungen. Wien. klin. Wschr. **1918**, 11. — ERDHEIM, J.: Medionecrosis aortae idiopathica. Virchows Arch. path. Anat. **273**, 454 (1929). — Medionecrosis aortae idiopathica cystica. Virchows Arch. path. Anat. **276**, 187 (1930). — ERLINGER: Capillar-Resistenz unter Penicillin. Inaug.-Diss. Würzburg 1954. — ERNESTO, T.: Rutin and capillary permeability. Minerva med. (Torino) **44**, 1742 (1953).
FABRE, J., et A. FALBRIARD: La résistance capillaire et les accidents de l'hypertension artérielle. Rev. méd. Suisse rom. **72**, 512 (1952). — FÄHNDRICH, W. H.: Zit. nach K. LANG u. R. SCHOEN: Die Ernährung. Berlin-Göttingen-Heidelberg: Springer 1952. — FALCK: Samml. klin. Fälle **3** (1951). Zit. nach BERGANN u. WIEDEMANN, Beobachtungen in 4 Sippen mit Teleangiectasia hereditaria haemorrhagica (Oslersche Krankheit). Dtsch. Arch. klin. Med. **202**, 26 (1955). — FANINGER, A., and B. VRCEVIĆ: Rendu-Osler-Weber disease. Med. Pregl. **10**, 292 (1957). — FAUSER: Gefäßwandveränderungen bei septischen Hautblutungen. Derm. Z. **62**, 36 (1931). — FAUST, E. ST.: Tierische Gifte. Braunschweig 1906. — FAY, T.: Refrigeration therapy. Med. Physics **1947**, 227. — FEER, E.: Eine eigenartige Neurose des vegetativen Nervensystems beim Kleinkind. Ergebn. inn. Med. Kinderheilk. **24**, 100 (1923). — Die akuten Infektionskrankheiten. In E. FEER, Lehrbuch der Kinderheilkunde, S. 524. Jena: Gustav Fischer 1942. — FEGELER, F.: Ausgedehnter systematisierter Naevus flammeus und Naevus anaemicus mit Bemerkungen zur Pathogenese. Arch. Derm. Syph. (Berl.) **195**, 171 (1952). — FEGELER, F., u. R. KAUTZKY: Systematisierte Hautveränderungen, Naevusmarmerie und Innervation. Arch. Derm. Syph. (Berl.) **194**, 614 (1952). — FELDAKER, M., E. A. HINES and R. R. KIERLAND: Livedo reticularis with summer ulcerations. Arch. Derm. Syph. (Chicago) **72**, 31 (1955). Ref. Dtsch. med. Wschr. **80**, 1679 (1955). — Livedo reticularis with ulcerations. Circulation **13**, 196 (1956). — FELDBERG, W.: The action of histamine on the blood vessels of the rabbit. J. Physiol. (Lond.) **63**, 211 (1927). — FELDBERG, W., and C. H. KELLAWAY: Liberation of histamine and its role in the symptomatology of bee venom poisoning. Aust. J. exp. Biol. med. Sci. **15**, 461 (1937). — FERUGLIO, F. S., and R. RIMINI: Concentrazione proteinica e comportamento elettroforetico del liquido di edema. Minerva med. (Torino) **47**, 719 (1956). — FIGI and WATKINS: Hereditary hemorrhagic telangiectasia. Ann. Otol. (St. Louis) **52**, 330 (1943). — FINNERTY jr., F. A.: Does vascular damage follow toxemia of pregnancy? J. Amer. med. Ass. **154**, 1075 (1954). — FINSEN, N. R.: Neue Untersuchungen über die Einwirkung des Lichtes auf die Haut. Mitt. aus Finsen's Lichtinstitut 1900. — FISCHL, F.: Identity of dermatitis nodularis necrotica and papulonecrotic tuberculid. Derm. Wschr. **92**, 50 (1931). — FISHMAN, J.: Treatment of frostbite. Report of a case. U.S. armed Forces med. J. **2**, 957 (1951). — FITZ-HUGH jr., T.: Splenomegaly and hepatic enlargement in hereditary hemorrhagic telangiectasia. Amer. J. med. Sci. **181**, 261 (1931). — FITZGERALD, P. J., O. AUERBACH and E. FRAME: Thrombocytic acroangiothrombosis (platelet thrombosis of capillaries, arterioles, and venules). Blood **2**, 519 (1947). — FLEISCHHACKER, H.: Zur Therapie der Gerinnungsstörungen. Wien. med. Wschr. **104**, 171 (1954). — FLÖRCKEN, H.: Die Kälteschädigungen (Erfrierungen) im Kriege. Ergebn. Chir. Orthop. **12**, 166 (1920). — FLORIAN, J.: Zur Klinik der idiopathischen Lungenhämosiderose der

Erwachsenen. Münch. med. Wschr. **98**, 1597 (1956). — FLURY, F.: Tierische Gifte und ihre Wirkung. In BETHE-BERGMANNS Handbuch der Physiologie usw., Bd. XIII. Berlin 1929. — Die toxikologischen Grundprobleme der Kampfstoffwirkung. Dtsch. Mil.arzt **2**, 56 (1938). — FLURY, F., u. H. ZANGGER: Lehrbuch der Toxikologie, bearbeitet von M. CLOETTA, E. ST. FAUST, F. FLURY, E. HÜBENER, H. ZANGGER. Berlin: Springer 1928. — FÖLDI, RUSZNYÁK and SZABÓ: On the inhibitory effect of antistin on hyaluronidase. Biochem. biophys. Acta **4**, 579 (1950). — FOGGIE, W. E.: Hereditary haemorrhagic telangiectasia with recurring haematuria. Edinb. med. J. **35**, 281 (1928). — FONTAN BALESTRA, E.: Un nuevo síntoma de alergia: las telangiectasias. Nota previa. Sem. méd. (B. Aires) **100**, 251—258 (1952). — FORRÓ, L., and L. SZÁDECZKY: A capillaris resistentia növekedése nagy adag D_2 vitaminra. Magy. belorv. Arch. **3**, 64 (1950). — FOWLER jr., E. P.: Capillary circulation with changes in sympathetic activity. I. Blood sludge from sympathetic stimulation. Proc. Soc. exp. Biol. (N.Y.) **72**, 592 (1949). — FRÄNKEL, E.: Weitere Untersuchungen über metastatische Dermatosen bei akuten bakteriellen Allgemeinerkrankungen. Arch. Derm. Syph. (Berl.) **129**, 386 (1921). — FRANK: Die hämorrhagischen Diathesen. In SCHITTENHELMS Handbuch des Blutes und der blutbildenden Organe, 2. Berlin: Springer 1925. — FRANK, F.: In BRUGSCH: Ergebnisse der gesamten Medizin, Bd. 3, S. 171. — FRANKE, H.: Die Wirkung von Vitamin C, Vitamin P und Fruchtsaftkuren auf die Capillarresistenz bei verschiedenen Erkrankungen. Z. klin. Med. **135**, 283 (1939). — Infektion und Capillarwanddichte. Z. klin. Med. **140**, 343 (1942). — Untersuchungen über die Capillarwanddichte der Menschen in gesunden und kranken Tagen. Z. klin. Med. **142**, 316 (1943). — FRANKE, H., u. W. BINDSEIL: Beitrag zur genitalen Form der Oslerschen Erkrankung. Dtsch. med. Wschr. **67**, 1012 (1941). — FRANZ, G.: Zur pathologischen Anatomie der Intoxikationsschäden bei lokalen Erfrierungen. Virchows Arch. path. Anat. **315**, 708 (1948). — FRERICKS, C. T., I. G. TILLOTSON and J. M. HAYMAN jr.: The effect of rutin on capillary fragility and permeability. J. Lab. clin. Med. **35**, 933 (1950). — FREUDENTHAL, W.: Lokales embolisches Bismogenol-Exanthen. Arch. Derm. Syph. (Berl.) **147**, 155 (1924). — FRICK, P. G.: Hemorrhagic diathesis with increased capillary fragility caused by salicylate therapy. Amer. J. med. Sci. **231**, 402 (1956). Ref. Circulation **14**, 1168 (1956). — FRIEDENWALD, J. S.: Diabetic retinopathy. J. Amer. med. Ass. **15**, 969—971 (1952). — FRIEDLÄNDER, M.: Über Blutstillung und Schockbekämpfung in der Chirurgie. Wissenschaftl. Beibl. zur Materia Medica Nordmark, Nr 17 März 1956. — FRIEDMAN, N. B., K. LANGE and D. WEINER: The pathology of experimental frostbite. Amer. J. med. Sci. **213**, 61 (1947). — Pathology of experimental immersion foot. Arch. Path. (Chicago) **49**, 21 (1950). — FRITZE, J. T.: De pernionibus: Halle u. Magdeburg 1745. — FROEB, H. F., and M. E. McDOWELL: Renal function in epidemic hemorrhagic fever. Amer. J. Med. **16**, 671 (1954). — FUCHSIG, P.: Über Endangitis obliterans und Frostgangrän. Chirurg **19**, 314 (1948). — FÜHNER, H.: Medizinische Toxikologie. Leipzig: Georg Thieme 1943. — FUHRMANN, F. A., and J. FIELD: Physiological effects of heat and cold. Ann. Rev. Physiol. **6**, 69 (1944). — FURTH, F. W.: Observations on the hemostatic defect in epidemic hemorrhagic fever. Amer. J. Med. **16**, 651 (1951).

GÄDEKE: Weitere experimentelle Untersuchungen über die Gehirngefäßpermeabilität nach ACTH-Gabe sowie deren Beeinflussung durch gefäßabdichtende und blutdrucksenkende Substanzen. Z. Kinderheilk. **75**, 512 (1954). — GÄNSSLEN, M.: Der Einfluß veränderter Nahrung auf den periphersten Gefäßabschnitt. Klin. Wschr. **1927**, 786. — Der feinere Gefäßaufbau gesunder und kranker menschlicher Nieren. Ergebn. inn. Med. Kinderheilk. **47**, 275 (1934). — GAFFKY: Experimentell erzeugte Septicaemie mit Rücksicht auf progressive Virulenz und akkomodative Züchtung. Mitt. Kons. Ges. A. **49**, 80 (1881). — GAIER u. JANTSCH: Beitrag zur therapeutischen Leistung und Wirkungsweise des Vitamin B_1-haltigen Roßkastanienextraktes Venostasin bei peripheren arteriellen Durchblutungsstörungen. Wien. klin. Wschr. **1955**, 879. — GAJDUSEK, D. C.: Acute infectious hemorrhagic fevers and mycotoxicoses in the union of soviet socialist republics. Walter Reed Army Medical Center Washington, D. C., May 1953. — Suspended cell tissue cultures for study of virus growth kinetics. Proc. Soc. exp. Biol. (N.Y.) **83**, 621 (1953). — Das epidemische hämorrhagische Fieber. Klin. Wschr. **34**, 769 (1956). — GALLE, P., u. R. KÜHLMAYER: Zur Prophylaxe des posttraumatischen Ödems. Arch. orthop. Unfall-Chir. **48**, 417 (1956). — GANS, O.: Die allgemeine pathologische Anatomie der Haut. In JADASSOHNS Handbuch der Haut- und Geschlechtskrankheiten, Bd. IV/3, S. 1—175. Berlin 1932. — GARLAND, H. G., and S. T. ANNING: Hereditary haemorrhagic teleangiectasia. Brit. med. J. **1950**, 700. — GASSER, E.: Ein schweres Sklerödem (Buschke) bei einem zwölfjährigen Knaben im Verlauf eines Scharlachs. Öst. Z. Kinderheilk. **2**, 415 (1949). — GEIMER, R.: Über die Haemangiectasia hypertrophicans Klippel-Trénaunay-Parkes-Weber. Hautarzt **3**, 342 (1952). — GENDEL, B. R., J. M. YOUNG and A. P. KRAUS: Thrombotic thrombocytopenic purpura. Amer. J. Med. **13**, 3 (1952). — GERECHT, K.: Früh- und Spätschäden am Kreislauf bei lang andauernder Einwirkung von Hunger und Kälte. Z. Kreisl.-Forsch. **38**, 238 (1949). — GEYER, G., and E. KEIBL: Über den Einfluß von Cortison und ACTH auf die Permeabilität der Kapillaren. Wien. Z. inn. Med.

33, 148 (1952). — GIBSON, A. G., and F. G. HOBSON: Haemorrhagic purpura following scarlet fever; report of two cases in one family. Lancet 1932 I, 509. — GIGGLBERGER u. KLEIBEL: Beeinflussung erhöhter Kapillarbrüchigkeit bei Hypertonie und hämorrhagischen Diathesen durch Roßkastanienextrakt. Dtsch. med. Wschr. 77, 462 (1952). — GILES, R. B., and E. A. LANGDON: Blood volume in epidemic hemorrhagic fever. Amer. J. Med. 16, 654 (1954). — GILES, R. B., J. A. SHEEDY, C. N. EKMAN, H. F. FROEB, CH. C. CONLEY, J. L. STOCKARD, D. W. CUGELL, J. W. VESTER, R. K. KIYASU, G. ENTWISLE and R. H. YOE: Sequelae of epidemic hemorrhagic fever. With a note on causes of death. Amer. J. Med. 16, 629 (1954). — GILIBERTI, P.: Spätfolgen von Erfrierungen. Zbl. Chir. 69, 1298 (1942). — GIORDANO, G.: Le modificazioni neurovegetative della resistenza capillare nel trattamento proteinoterapico. Acta neurol. (Napoli) 2, 792 (1947). — GJESSING, E.: Teleangiectasia hereditaria haemorrhagica (Osler). Derm. Z. 23, 193 (1916). — GLANZMANN, E.: Hereditäre, hämorrhagische Thrombasthenie. Jb. Kinderheilk. 88, 113 (1918). — GLANZMANN, E., u. B. WALTHARD: Idiopathische progressive braune Lungeninduration im Kindesalter mit hereditärer Hämoptyse, intermittierender sekundärer Anämie und Eosinophilie und embolischer Herdnephritis. Mschr. Kinderheilk. 88, 1 (1941). — GLENN, W. W. L., F. B. MARAIST and O. M. BRAATEN: Treatment of frostbite with particular reference to the use of adrenocorticotrophic hormone (ACTH). New Engl. J. Med. 247, 191 (1952). — GÖSSL, W.: Über einen Fall von Hämoptyse bei Oslerscher Erkrankung. Wien. klin. Wschr. 1944, 368. — GÖTHLIN, G.: Methode zur Bestimmung der Festigkeit der Hautcapillaren und zu indirekter Beurteilung des individuellen C-Vitaminstandards. Klin. Wschr. 11, 1469 (1932). — When is capillary fragility a sign of Vitamin C subnutrition in man? Lancet 1937 II, 703. — GOLD, H.: Calcium. Arch. intern. Med. 42, 576 (1928). — J. Pharmacol. 34, 169 (1928). — GOLDECK, H., u. S. STILLER: Morbus Osler. Med. Klin. 1950, 1617—1621. — GOLDMAN, J.: Moccasin snake venom therapy in recurrent epistaxes, to be published. Zit. nach PECK u. Mitarb., J. Amer. med. Ass. 106, 1790 (1936). — GOLDENBERG, P. T., J. E. THAYER and L. P. HASTINGS: Febrile thrombopenic purpura with hemolytic anemia and platelet thrombosis. New Engl. J. Med. 243, 252 (1950). — GOLDMAN, R., L. ASHER and E. R. WARE: Hereditary hemorrhagic telangiectasis. Gastroenterology 12, 495 (1949). — GOLDSTEIN: Goldstein's heredofamilial angiomatosis with recurring familial hemorrhages (Rendu-Osler-Weber's disease). Arch. intern. Med. 48, 836 (1931). — GORE, I.: Disseminated arteriolar and capillary platelet thrombosis; morphologic study of its histogenesis. Amer. J. Path. 26, 155 (1950). — GOTSCH, K.: Vessel-aparatus and rheumatism. Rev. esp. Reum. Sonderbd. 375—384 (1952). — GOTTRON, H.: Mitteilung je eines tödlich verlaufenen Falles von Encephalitis haemorrhagica und akuter gelber Leberatrophie. Derm. Z. 35, 300 (1922). — Purpura Majocchii. Arch. Derm. Syph. (Berl.) 159, 355 (1930). — Systematisierte Haut-Muskel-Amyloidose unter dem Bild eines Skleroderma amyloidosum. Arch. Derm. Syph. (Berl.) 166, 584 (1932). — Kreislaufstörungen und Hämorrhagien der Haut. In: Die Haut- und Geschlechtskrankheiten von ARZT u. ZIELER, Bd. II, S. 1—70. Berlin u. Wien 1935. — GOUGEROT et BLUM: Purpura angioscléreux prurigineux avec éléments lichénoides. Bull. Soc. franç. Derm. Syph. 32, 161 (1925). — GOUGEROT, H., and B. DUPERRAT: The nodular dermal allergides of Gougerot. Brit. J. Derm. 66, 283 (1954). — GOUGEROT, H., et J. MEYER: Téleangiectasies périodiques, gravidiques et familiales, aparaissant et disparaissant avec la grossesse. Bull. Soc. franç. Derm. Syph. 36, 1032 (1929). — GRAEF, H. C.: The case of Therese Neumann. Westminster, Maryland: Newman Press 1951. — GRAFE, EDUARD: Über Netzhautveränderungen bei Diabetes. Klin. Wschr. 2, 1216 (1923). — GRAHAM, J. R., and H. G. WOLFF: Mechanism of migraine headache and action of ergotamine tartrate. Proc. Ass. Res. nerv. ment. Dis. 28, 638 (1937). — GRANZ: Über die Kapillarresistenz bei Hautkrankheiten. Inaug.-Diss. Würzburg 1952. — GRAUX, MERLEN: Les formes de passage entre le syndrome de Raynaud l'érythromélalgie et l'acrocyanose. Écho méd. Nord. 22, 90 (1951). — GRAVES (1834): Zit. nach ALLEN, BARKER u. HINES, Peripheral vascular diseases, S. 155. Philadelphia and London: W. B. Saunders Company 1955. — GRAY, W. A.: Brit. J. Ophthal. 17, 577 (1933). Zit. nach BÜRGER 1954. — GRAYSON, J.: Cold and warmth vasoconstrictor responses in the skin of man. Brit. Heart J. 13, 167 (1951). — GREEN, F. H. K.: Local treatment of thermal burns. Bull. War. Med. 5, 605 (1945). — GREEN, M. A., and S. ROSENTHAL: Generalized blood platelet thrombosis; report of 3 cases with necropsy findings. J. Mt Sinai Hosp. 16, 110 (1949). — GREENE, D. G., E. DE F. BALDWIN, J. S. BALDWIN, A. HIMMELSTEIN, C. E. ROH and A. COURNAND: Pure congenital pulmonary stenosis and idiopathic congenital dilatation of the pulmonary artery. Amer. J. Med. 6, 24 (1949). — GREENWALD, H. M.: Dilute snake venom for the control of bleeding in thrombocytopenic purpura. Amer. J. Dis. Child. 49, 347 (1935). — GREENWOOD, W. F., A. C. BARGER, J. R. DI PALMA, J. STOKES III and L. H. SMITH: Factors affecting the appearance and persistence of visible cutaneous reactive hyperemia in man. J. clin. Invest. 27, 290 (1948). — GREIF, S., u. E. MORO: Der diabetische Kapillarschaden. Dtsch. med. Wschr. 76, 133 (1951). — GREISMAN, S. E.: Capillary observations in patients with hemorrhagic fever and other infectious illnesses. J. clin. Invest.

36, 1688 (1957). — GRIFFITH jr., J. Q., J. F. COUCH and M. A. LINDAUER: Effect of rutin on increased capillary fragility in man. Proc. Soc. exp. Biol. (N.Y.) 55, 228 (1944). — GRIGGS, D. E., and M. Q. BAKER: Hereditary hemorrhagic telangiectasia with gastrointestinal bleeding. Amer. J. dig. Dis. 8, 344 (1941). — GROB: Capillar-Resistenz unter Streptomycin. Inaug.-Diss. Würzburg 1954. — GROSCURTH: Zit. nach MUNTSCH 1941. — GROSS, H.: Das Kapillarbild bei Ernährungsstörungen im Säuglingsalter. Öst. Z. Kinderheilk. 5, 103 (1950). — GROSSE-BROCKHOFF, F.: Krankheiten aus äußeren physikalischen Ursachen. In Handbuch der inneren Medizin, Bd. 6, Teil 2. 1954. — GROTT, J. W.: Witamina P i jej zastosowanie w lecznictwie. Pol. Arch. Med. wewnet. 22, 443 (1952). — GRSCHEBIN, S.: Concerning the identity of sarcoid Boeck, sarcoids Darier-Roussy, erythema induratum Bazin and lupus pernio. Urol. cutan. Rev. 39, 477 (1935). — GRUBER, B.: Über die Pathologie der urämischen Hauterkrankungen. Dtsch. Arch. klin. Med. 121, 241 (1917). — GRUBER, G. B.: Endarteriitis obliterans und Kältebrand. Beitr. path. Anat. 84, 155 (1930). — Zur Statistik der peptischen Affektionen in Magen, Oesophagus und Duodenum. Münch. med. Wschr. 8, 1668, 1730 (1911). — GRUNG, P.: Teleangiectasia haemorrhagica hereditaria Osler with arteriovenous aneurysms of the lung and with hepatosplenomegaly. A case report. Acta med. scand. 150, 95 (1954). — GSELL, O.: Wandnekrosen der Aorta als selbständige Erkrankung und ihre Beziehung zur Spontanruptur. Virchows Arch. path. Anat. 270, 1 (1928). — GÜNTHER, W. H.: Intercapilläre Glomerulussklerose bei Diabetes mellitus. Virchows Arch. path. Anat. 307, 380 (1941). — Über die Hämolyse roter Blutkörperchen. Virchows Arch. path. Anat. 308, 322 (1942).

HABERMANN, E.: Über Permeabilitätsänderungen durch tierische Gifte. Naunyn-Schmiedeberg's Arch. exp. Path. Pharmak. 225, 158 (1954). — Über das thrombinähnlich wirkende Prinzip von Jaracagift. Naunyn-Schmiedeberg's Arch. exp. Path. Pharmak. 234, 291 (1958). — Gewinnung und pharmakologische Bedeutung einiger Komponenten des Giftes des Gasbranderregers. (Clostridium Welchii Typ A.) Naunyn Schmiedeberg's Arch. exp. Path. Pharmak. 236, H. 1 (1959). — Über Zusammenhänge zwischen esterolytischen und pharmakologischen Wirkungen von Jaracagift, Kallikrein und Thrombin. Naunyn-Schmiedeberg's Arch. exp. Path. Pharmak. 236, 492 (1959). — HADLEY, E. E.: Axillary "menstruation" in male. Amer. J. Psychiat. 9, 1101 (1930). — HALDIN, D.: Skin diseases in the winter. Practitioner 141, 741 (1938). — HALL, POLTE, KELLEY and EDWARDS: Skin and extremity cooling of clotbed humans in cold water immersion. J. appl.Physiol. 7, 188 (1954). — HALLAM, R.: Enigma of chilblain. Brit. med. J. 1, 215 (1931). — HAMMING, H. D.: Permeability of capillary wall in diabetes. Acta physiol. pharmacol. neerl. 1, 178 (1950). — HAMPTON, ST. F.: Henoch purpura based on food allergy. A report of two cases. J. Allergy 12, 579 (1941). — HANDELSMAN, M. B., L. M. LEVITT and H. CONRAD jr.: Small vessel dysfunction in patients with diabetes mellitus. I. Skin temperature response to priscoline in the toes of diabetics. Amer. J. med. Sci. 224, 34—38 (1952). — HANES, F. M.: Multiple hereditary telangiectases causing hemorrhage (hereditary hemorrhagie telangiectasia). Bull. Johns Hopk. Hosp. 20, 63 (1909). — HANOT, V., et A. GILBERT: La cirrhose alcoolique hypertrophique. Bull. Soc. méd. Hôp. Paris 7, 492 (1890). — HANSEN, J. A.: Behandlung von Oedema circum-scriptum acutum (Quincke) mit Hyaluronidase. Nord. Med. 43, 172—173 u. engl. Zus.fass. 173 (1950). [Dänisch.] — HARDERS: Eine Apparatur zur Mikroskopie und Photographie der Gefäße und des zirkulierenden Blutes beim kranken Menschen. Med. Klin. 51, 1181 (1956). — HART u. LESSING: Der Skorbut des kleinen Kindes. Leipzig 1913. — HARTFORD, J. J.: Retinal vascular changes in diabetes mellitus. Amer. J. Ophthal. 36, 324—330 (1953). — HARTL, F.: Das Krankheitsbild der „Idiopathischen Hämosiderosis Pulmonum" des frühen Kindesalters. Verh. dtsch. path. Ges. 36, 284 (1952). — HARTMANN, J.: Die Kapillarresistenz unter dem Einfluß von Calcium-Vitamin C und Rutin. Ärztl. Wschr. 1953, 407—409. — HAUSER, G.: Exulcerativ simplex Dieulafoy. In Handbuch der speziellen Pathologie und pathologischen Anatomie von HENKE-LUBARSCH, Bd. IV/1, S. 355. 1926. — HECHT: Zur Pathologie und Therapie der Erfrierungsgangrän. Wien. med. Wschr. 1915, 1487. — HECHT, A. F.: Experimentelle klinische Untersuchungen über Hautblutungen im Kindesalter. Jb. Kinderheilk. 65, 113 (1907) Erg.-H. — HECHTER, O.: Studies on spreading factors; importance of mechanical factors in hyaluronidase action in skin. J. exp. Med. 85, 77 (1947). — HEDINGER, CHR., W. H. HITZIG u. C. MARMIER: Über arterio-venöse Lungenaneurysmen und ihre Beziehungen zur Oslerschen Krankheit. Schweiz. med. Wschr. 81, 367 (1951). — HEILMEYER, L.: Hormonales System und Rheumatismus. Med. Welt 20, 141 (1951). — HEILMEYER, L., u. H. BEGEMANN: Blut und Blutkrankheiten. In Handbuch der inneren Medizin, Bd. II. Berlin-Göttingen-Heidelberg: Springer 1951. — HEIMBERGER, H.: Beiträge zur Physiologie der menschlichen Capillaren. Z. ges. exp. Med. 46, 519 (1925). — Beiträge zur Physiologie der menschlichen Capillaren. VI. Mitt. Gefäßnerven, sensorische Nerven und kleinste Gefäße. Z. ges. exp. Med. 73, 488 (1930). — HEINSIUS, E.: Erfahrungen bei Retinitis diabetica. Ber. der 56. Zusammenkunft der Dtsch. Ophthalm. Ges., München, 1950, S. 216. — HEINTZ, R.: Peliosis rheumatica (M. Schönlein-Henoch) und diffuse

Glomerulonephritis als allergisches Syndrom. Ärztl. Wschr. **7**, 352 (1952). — HEISS, H.: Zur hämostatischen Therapie in der operativen Gynäkologie und Geburtshilfe. Wien. med. Wschr. **106**, 512 (1956). — HENNEBERG, R.: Über Salvarsan-Hirntod. Klin. Wschr. **1**, 207 (1922). — HENNEMANN, H. H.: ACTH bei der Purpura Schönlein-Henoch. Z. ges. inn. Med. **8**, 260 (1953). — HENOCH (1887): Vorlesungen über Kinderkrankheiten, 5. Aufl. Berlin 1890. HENOCH, E.: Über eine eigenthümliche Form von Purpura. Berl. klin. Wschr. **11**, 641 (1874). HEPDING, L.: Zur Wirkung des Rutins auf die Gefäßpermeabilität und -fragilität von normal ernährten und sensibilisierten Versuchstieren. Dtsch. med. Wschr. **1949**, 1575—1576. — HERZOG, F., u. A. ROSCHER: Zur Klinik und Pathogenese der Kollargolintoxikation beim Menschen. Virchows Arch. path. Anat. **236**, 361 (1922). — HESS, A. F., and M. FISH: Infantile scurvy; the blood, the bloodvessels and the diet. Amer. J. Dis. Child. **8**, 386 (1914). — HEUBNER, O.: Über die Barlowsche Krankheit. Berl. klin. Wschr. **40**, 285 (1903). — Lehrbuch der Kinderheilkunde, Bd. 1/I, S. 697. Leipzig 1903. — HEUBNER, W.: Über Vergiftung der Blutkapillaren. Naunyn-Schmiedeberg's Arch. exp. Path. Pharmak. **56**, 370 (1907). — Zur Pharmakologie der Reizstoffe. Naunyn-Schmiedeberg's Arch. exp. Path. Pharmak. **107**, 129 (1925). — HEYER, G. R.: Das körperlich-seelische Zusammenwirken in den Lebensvorgängen. An Hand klinischer und experimenteller Tatsachen dargestellt. (Grenzfragen des Nerven- und Seelenlebens, Heft 121.) München: Bergmann 1925. 65 S. — HICKAM, J. B., and H. O. SIEKER: Early detection of retinal vascular abnormalities in diabetes mellitus. Circulation **14**, 953 (1956). — HICKS, C. ST.: Some typical data from cases of pink disease. Brit. med. J. **1951**, 317—322. — HIGGINS, A. R., H. A. HARPER, B. R. McCAMPBELL, J. R. KIMMEL, T. W. J. SMITH, R. E. JONES jr., L. R. CLARK, L. E. SUITER, M. E. HUCHIN, C. J. ROGERS, B. EDWARDS and P. H. DIRSTINE: The effect of cortisone on frostbite. U.S. armed Forces med. J. **3**, 369 (1952). — HINSELMANN, H.: Kapillarbeobachtungen bei normalen und hydropischen Schwangeren. Zbl. Gynäk. **45**, 7 (1921). — Über das Ödem der Schwangeren. Zbl. Gynäk. **45**, 1361 (1921). — Über die Unterbrechungen der Kapillarströmung bei Schwangeren. Zbl. Gynäk. **46**, 1426 (1922). — HIRRLE, W.: Über sog. essentielle braune Lungeninduration. Frankfurt. Z. Path. **63**, 328 (1952). — HIRSCH, S.: Le phénomène de la vasoconstriction et la plasticité de la musculature artérielle chez l'homme. Presse méd. **62**, 978 (1954). — HIRSCH, W., u. K. RUST: Praktische Diagnostik ohne klinische Hilfsmittel. München: Johann Ambrosius Barth 1958. — HIRSCHFELD, H.: Ein Fall von tödlicher Magenblutung in Folge miliarer Aneurysmas einer Magenschleimhautarterie. Berl. klin. Wschr. **41**, 584 (1904). — HIS: Über Herzkrankheiten bei Gonorrhöe. Berl. klin. Wschr. **1892**, 993. — HÖDL, H.: Gerinnungsphysiologische Untersuchungen bei 6 aus einer Sippe stammenden Fällen von hereditärer, haemorrhagischer Teleangiektasie (Morbus Osler) mit Störungen des Plättchenapparates und der Blutgerinnung. Dtsch. Gesundh.-Wes. **9**, 869 (1954). — HOET, J., et A. VAN VYVE: Bull. Acad. Méd. Belg., VI. s. **6**, 629 (1941). — HOFF, F., u. M. KESSLER: Capillarfunktion und Lebensalter. Klin. Wschr. **12**, 1413 (1933). — HOHNEN, H. W.: Experimentelle Studien zur Frage der Beeinflussung der Blutgerinnung durch Peptilase. Z. ges. exp. Med. **128**, 427 (1957). — HOLLAND, G.: Capillardichte und Insulin. Z. ges. exp. Med. **108**, 178 (1940). — HOOKER, D. R.: The functional activity of the capillaries and venules. Amer. J. Physiol. **54**, 30 (1920). — HORTON, B. T., and G. E. BROWN: Systemic histamine-like reactions in allergy due to cold. A report of six cases. Amer. J. med. Sci. **178**, 191 (1929). — HORTON, B. T., G. E. BROWN and G. M. ROTH: Hypersensitiveness to cold with local and systemic manifestations of a histamine-like character: its amenability to treatment. J. Amer. med. Ass. **107**, 1263 (1936). — HOTTINGER u. SCHLOSSMANN: Scharlach. In PFAUNDLER-SCHLOSSMANNS Handbuch der Kinderkrankheiten, 4. Aufl., Bd. 2. 1931. — HOUSSAY, B.-A.: Action locale des venins de serpents. C. R. Soc. Biol. (Paris) **89**, 55 (1923). Zit. Ber. ges. Physiol. **21**, 320 (1924). — HÜBNER, K. A.: Experimentelle Untersuchungen zur Frage der Hemmwirkung des Hesperidinphosphats auf die Spermahyaluronidase. Z. ges. exp. Med. **124**, 289 (1954). — HÜBNER, K. A., R. GERSING u. H. SCHUMACHER: Experimentelle Untersuchungen zur Frage der Hyaluronidasewirkung auf die Kapillarwände. Ärztl. Wschr. **1952**, 913—916. — HÜCKEL, R.: Eigenartige Glomerulusveränderungen bei benigner Nephrosklerose. Verh. dtsch. path. Ges. (31. Tagg) 392 (1938). — HUNT, F. G.: Bilateral cortical necrosis of kidney. J. roy. med. Service **25**, 270 (1939). — HUNT, L. W.: Hemorrhagic purpura in scarlet fever: A report of two cases. Amer. J. Dis. Child. **56**, 1086 (1938). — HUNTER, R. B., R. H. YOE and E. C. KNOBLOCK: Electrolyte abnormalities in epidemic hemorrhagic fever. Amer. J. Med. **16**, 677 (1954). — HUNZIKER, A., u. R. OECHSLIN: Zur pathologischen Anatomie und Pathogenese der thrombotischen Mikroangiopathie. Beitr. path. Anat. **117**, 456 (1957). — HYDE, J. N.: Teleangiectatic lesions of the skin occurring in the subjects of Graves' disease. Brit. J. Derm. **20**, 33 (1908).

IGHENTI, W. K.: Zur Frage der allgemeinen granulomatösen Xanthomatose. Virchows Arch. path. Anat. **282**, 585 (1931). — ILLIG, L.: Die Kreislaufmikroskopie am Mesenterium und Pankreas des lebenden Kaninchens. (Ein kritischer und technischer Beitrag zur Methodik der subjektiven Beobachtung und Photographie der terminalen Strombahn am Säugetier.)

Z. ges. exp. Med. **126**, 249 (1955). — ILLIG, L., u. H. W. WEBER: Zur Entstehung, Benennung und Einteilung der örtlichen Kreislaufstörungen. Ein gemeinsamer Diskussions-Beitrag. Klin. Wschr. **36**, 183 (1958). — IMIG, ROBERSON, GAULT and HINES: Blood flow in the hind legs of dogs after exposure to cold. Amer. J. Physiol. **181**, 395 (1955). — INIGO, L.: Manifestaciones oftalmológicas en la enfermedad de Rendu-Osler. Arch. Soc. oftal. hisp.-amer. **11**, 362 (1951). — IRWIN, J. B., and H. SCHULTZ: Treatment of frostbite of toes. U.S. armed Forces med. J. **2**, 1161 (1951). — ISRAEL, H. L., and E. GOSFIELD jr.: Fatal hemoptysis from pulmonary arteriovenous fistula. Report of a case in a patient with hereditary haemorrhagic telangiectasia. J. Amer. med. Ass. **152**, 40 (1953).

JACOBI, W.: Die Stigmatisierten. Beiträge zur Psychologie der Mystik. (Grenzfragen des Nerven- und Seelenlebens, Heft 114.) München: J. F. Bergmann 1923. 57 S. — JACOBJ, W.: Beobachtungen am peripheren Gefäßapparat unter lokaler Beeinflussung desselben durch pharmakologische Agentien. Naunyn-Schmiedeberg's Arch. exp. Path. Pharmak. **86**, 49 (1920). — JAENSCH, W.: Erkennung und Behandlung körperlich-geistig Minderwertiger und Abnormer. Dtsch. Z. öff. Gesundh.-Pflege 171 (1928). — Die Hautkapillaren. In ABDERHALDENS Handbuch der biologischen Arbeitsmethoden, Abt. IX, Teil 3, 2. Hälfte. Berlin: Urban & Schwarzenberg 1930. — JAHN, H.: Einfluß von Roßkastanienextrakt auf den Verlauf tierexperimenteller Lungenembolien. Ärztl. Forsch. **8**, 41 (1954). — JENEY, A. v., u. E. TÖRÖ: Die Wirkung der Ascorbinsäure auf die Faserbildung in Fibroblastkulturen. Virchows Arch. path. Anat. **298**, 87 (1936/37). — JOANNOVIĆ: Diskussion zu GREIL, Endoätiologische Theorie der hämorrhagischen Diathesen. Verh. dtsch. path. Ges. **25**, 99 (1930). — JOBE, H.: Contribution au traitement de la fragilité capillaire par l'acide ascorbique et la rutine. Praxis **43**, 139 (1954). — JOHNSON, S. R., u. N. G. NORDENSEN: Oslersche Krankheit (mit besonderer Berücksichtigung von Leberschäden) — ein relativ unbeachtetes klinisches Symptom. Svenska Läk.-Tidn. **1942**, 981. — JORDAN, P.: Zur Klinik und Pathogenese der Hämangiome der Haut mit besonderer Bezugnahme auf die Sturge-Webersche Krankheit. Hautarzt **1**, 266 (1950). — JORES, L.: Handbuch der speziellen pathologischen Anatomie und Histologie, Abschnitt Arterien. Berlin 1924. — JOSEPH, R., J. C. JOB et C. GENTIL: L'hemosidérose pulmonaire idiopathique; une observation avec revue de la littérature. Arch. franç. Pédiat. **14**, 36 (1957). — JUD, H.: Zur Begutachtung von Durchblutungsstörungen nach Kälteschäden. Wien. med. Wschr. **1952**, 695. — JUDMAIER, F.: Die Behandlung peripherer Durchblutungsstörungen mit besonderer Berücksichtigung der alten Erfrierungen. Wien. klin. Wschr. **1949**, 85—90. — Alte Frostschäden und ihre Gefäßveränderungen. Schweiz. med. Wschr. **1950**, 1180—1183. — JÜRGENS, R., u. H. PFALTZ: Entzündliche Erkrankungen der Respirationsorgane bei Ratten infolge von Pantothensäuremangel. Z. Vitaminforsch. **14**, 243 (1944). — JÜRGENSEN, E.: Bewertung von Capillarpulsbeobachtungen. Z. klin. Med. **83** (1916). — Mikrokapillarbeobachtungen und Puls der kleinsten Gefäße. Z. klin. Med. **86**, 410 (1918). — JUNG u. FELL: Arteriographie, Sympathicusinfiltration und Sympathektomie bei Erfrierungsschäden. Dtsch. Z. Chir. **255**, 249 (1942). — JUNGMANN: Zur Klinik und Pathogenese der Streptokokkenendokarditis. Dtsch. med. Wschr. **1921**, 496.

KAETHER, H., u. P. SLANY: Untersuchungen über die Permeabilität der Capillaren bei Rheumatikern und therapeutische Versuche. Z. klin. Med. **137**, 702 (1940). — KALK, H.: Zur Frage der Existenz einer histaminähnlichen Substanz beim Zustandekommen des Dermographismus. Klin. Wschr. **8**, 64 (1929). — KALLÓS: Progress in allergy, Bd. I, II u. III. Basel u. New York: S. Karger 1939, 1949, 1952. — KALLÓS, P.: Calcium. Arch. int. Pharmacodyn. **65**, 249 (1941). — KATZ, L. N.: Experimental atherosclerosis. Circulation **5**, 101 (1952). — KEHRER, F. A.: Die konstitutionellen Vergrößerungen umschriebener Körperabschnitte. Stuttgart: Georg Thieme 1948. — KEIDING, N. R., H. F. ROOT and A. MARBLE: Importance of control of diabetes in prevention of vascular complications. J. Amer. med. Ass. **15**, 964—969 (1952). — KEIL, H.: Relation between "systemic" lupus erythematosus and peculiar form of thrombocytopenie purpura. Brit. J. Derm. Syph. **49**, 221 (1937). — KEINING: Europäisches Gespräch über „Angiologie im Rahmen der Gesamtmedizin", Darmstadt 11. u. 12. Nov. 1955. — KELLAWAY, C. H.: Snake venom. Brit. J. exp. Path. **10**, 281 (1929). — KETRON, L. W., and J. C. BERNSTEIN: Cutaneous manifestations of periarteriitis nodosa. Arch. Derm. Syph. (Chicago) **40**, 929 (1939). — KILLIAN, H.: Das Wesen der Kälteschäden. Schweiz. med. Wschr. **79**, 1262 (1949). — Therapie der Unterkühlung und Erfrierung. Therapiewoche **6**, 276 (1956). — Über die pathologische Physiologie der Kälteschäden und die Begründung einer rationellen Behandlung. Zbl. Chir. **69**, 1763 (1942). — KILLIAN, H., H. VOIGT, R. HEMMER u. F. KOCH: Die Fieberbehandlung von Kälteschäden, zugleich ein Beitrag über die Kreislaufwirkungen des künstlichen Fiebers. Dtsch. Gesundh.-Wes. **1**, Nr 6/7 (1946). — KIMMELSTIEL, P., and C. WILSON: Intercapillary lesions in glomeruli of kidney. Amer. J. Path. **12**, 83 (1936). — KING, R. C.: Trench-foot in peacetime England. Brit. med. J. **1958**, No 5079, 1099. — KIRBY, C. K., J. E. ECKENHOFF and J. P. LOVBY: Use of hyaluronidase with local anesthetic agents in nerve block and infiltration anesthesia. Surgery **25**, 101 (1949). — KISTIAKOVSKY: Erythrocyanosis cutis symmetrica; angioneurosis endocrinopathica polyglandularis. Arch. Derm. Syph. (Chicago) **20**, 780 (1929). — KLAUS: Untersuchungen zur Klärung eines plötzlichen Todesfalles beim Wettschwimmen. Dtsch. Arch. klin. Med. **181**, 275 (1934). — KLEINMANN: Beitrag zur Lipoidchemie der granulomatösen Xanthomatose. Virchows Arch. path. Anat. **282**, 613 (1931). — KLEINSCHMIDT, H.: Der Fraenkelsche Gasbazillus im Darm des Säuglings. Klin. Wschr. **7**, 1823 (1928). — KLEMPERER, P., A. D. POLLACK and G. BAEHR: Pathology of disseminated lupus erythematosus. Arch. Path. (Chicago) **32**, 569 (1941). — KLIMA, R.: Über ein neues Behandlungsverfahren bei thrombopenischer Purpura. Klin. Wschr. **15**, 935 (1936). — KLINGMÜLLER, F., and O. DITTRICH: Über Frostschäden. Derm. Z. **49**, 1 (1926). — KLOBUSITZKY, D. v.: Gerinnungsfördernde und gerinnungshemmende Bestandteile der Schlangengifte. Klin. Med. **9**, 310 (1954). — KLÜKEN, N.: Zur Pathogenese der Akrocyanose. Derm. Wschr. **1949**, 249—255. — Zur Frage der Gefäßwirkung des Penicillins. Z. Haut- u. Geschl.-Kr. **10**, 340 (1951). — KNEPPER: Über die Lokalisierung der experimentellen allergischen Hyperergie. Virchows Arch. path. Anat. **296**, 364 (1936). — KNIGHT, G. C.: Sympathectomy in the treatment of erythrocyanosis frigida and chronic oedema of the leg. St. Bart's Hosp. Rep. **71**, 173 (1938). — KNISELY, M. H., E. H. BLOCH, T. S. ELIOT and L. WARNER: Sludged blood. Science **106**, 431 (1947). — Blood: Circulating methods and apparatus. In OTTO GLASSER, Medical Physics, vol. 2, p. 129. Chicago: Year Book Publ. 1950. — KNOBLOCH, U.: Die Kapillarresistenz bei Diabetikern. Inaug.-Diss. Leipzig 1952. — KOCH, J. H., G. C. ESCHER and J. S. LEWIS: Hormonal management of hereditary hemorrhagic telangiectasia. J. Amer. med. Ass. **149**, 1376 (1952). — KOCH, R.: Zur Ätiologie des Milzbrandes. Mitt. Kons. Ges. A. **1**, 49 (1881). — KOCH, W.: Beeinflussung der Kapillarresistenz durch Vitamin B_1-haltigen Roßkastanienextrakt. (Venostasin-Salbe.) Medizinische **1956**, Nr 9, 326. — KÖHN, K.: Zur Kenntnis der thrombotischen thrombocytopenischen Purpura. (Thrombarteriolitische Purpura.) Dtsch. med. Wschr. **80**, 573 (1955). — KÖNIGSTEIN: In JADASSOHNS Handbuch, Bd. IV/3, S. 254 u. 516. 1932. — KOHNSTAMM, O.: Demonstration in Kohnstamms Sanatorium anl. der 5. Jahresverslg der Ges. Dtsch. Nervenärzte, Frankfurt, 1911. Dtsch. Z. Nervenheilk. **43**, 447 (1911). — KOLLATH: Der Vollwert der Nahrung. Stuttgart 1950. — KOLLER, F.: Hämorrhagische Phänomene in der Dermatologie. Dermatologica (Basel) **102**, 189 (1951). — KOLLER, F., C. GASSER, G. KRÜSI and G. DE MURALT: Purpura fulminans nach Scharlach mit Faktor V-Mangel und Antithrombinüberschuß. Acta haemat. (Basel) **4**, 33 (1950). — KOLLERT, V.: Entstehungs- und Heilungsbedingungen der Retinitis nephritica. Z. klin. Med. **106**, 449 (1927). — KOLLERT, V., u. N. REZEK: Über Stryphnoninjektionen. Med. Klin. **21**, 962 (1925). — KORTING: Gynäkomastie als Urethan-Nebenwirkung bei einem Falle von Mycosis fungoides. Z. Haut- u. Geschl.-Kr. **8**, 480 (1950). — KOUBA, K.: A contribution to the treatment of acrocyanosis. Čas. Lék. čes. **93**, 1041 (1954). — KRAEMER, M.: Henochs purpura. A case with bullous skin lesions and residual scars, roentgenologic considerations. (Purpura Henoch.) Gastroenterology **9**, 608 (1947). — KRAMÁR, J.: Stress and capillary resistance (capillary fragility). Amer. J. Physiol. **175**, 69 (1953). — KRAMÁR, J., and M. SIMAY-KRAMÁR: The effect of adrenalectomy surgical trauma and ether anesthesia upon the capillary resistance of the albino rat. Endocrinology **52**, 453 (1953). — KRAMER, K., u. W. SCHULZE: Die lokale Auskühlung. Klin. Wschr. **23**, 201 (1944). — Die Kältedilatation der Hautgefäße. Pflügers Arch. ges. Physiol. **250**, 141 (1948). — KRAUSS, E.: Über Purpura. Inaug.-Diss. Heidelberg 1883. — KRAUSS, H.: Der Kapillardruck. Vergleichende Untersuchungen an Gesunden und Kranken. Samml. klin. Vortr. 1914. — KRAYER: Die akute Kreislaufwirkung des Neosalvarsans. Naunyn-Schmiedeberg's Arch. exp. Path. Pharmak. **146**, 20 (1929); **153**, 50. — KREIDBERG, M. B., W. DAMASHEK and R. LATTORRACA: Acute vascular (Schönlein-Henoch) purpura — an immunologic disease? New Engl. med. J. **253**, 1014 (1955). — KREINDLER u. ELIAS: Zur Klinik und Pathogenese der juvenilen Akrocyanose. Z. Kinderheilk. **50**, 608 (1931). — KRETSCHMER, R.: Neue Ergebnisse der Flavontherapie. Dtsch. Gesundh.-Wes. **1951**, 272—280. — KREYBERG, L.: Development of acute tissue damage due to cold. Physiol. Rev. **29**, 156 (1949). — KREYBERG, L., and O. E. HANSSEN: Necrosis of whole mouse skin in situ and survival of transplanted epithelium after freezing to —78°. Scand. J. clin. Lab. Invest. **2**, 168 (1950). — KRIEGER, A.: Die akute solitäre Magenerosion Dieulafoy mit tödlicher Massenblutung. Inaug.-Diss. Zürich 1950. — KROGH, A.: Anatomie und Physiologie der Capillaren. Springer-Verlag 1929. — KROLI, F. W., u. M. STAEMMLER: Sturge-Webersche Erkrankung. Arch. Psychiat. Nervenkr. **181**, 168 (1948). — KÜCHMEISTER, H.: Capillar- und Gewebsinnendruckmessungen zur Objektivierung der Wirkung eines Kreislauf mittels aus der Adrianolreihe. Klin. Wschr. **1952**, 944—946. — Läßt sich die Wirkung des Roßkastanienextraktes auf die Kapillarwandfunktionen objektivieren? Ärztl. Forsch. **7**, 102 (1953). — KÜCHMEISTER, H., u. ASSMANN: Zum Kapillar-Gewebeeffekt von Benzoyl-Carbinol-Derivaten. Ärztl. Forsch. **10**, 223 (1956). — KÜCHMEISTER, H., u. R. B. KRISTAL: Therapeutische Kapillarstudien bei peripheren Durchblutungsstörungen. Schweiz. med. Wschr. **86**, 880 (1956). — KÜHNAU: Verh. Ges. Stoffwechselkrankh. Wiesbaden 1934. — Schles. Ges. vaterl. Kultur 1934/II, S. 15. — KÜHNAU, J.: Zit. in K. LANG u. R. SCHOEN, Die Ernährung. Berlin-Göttingen-

Heidelberg: Springer 1952. — Rufs, H.: Über heredofamiliäre Angiomatose des Gehirns und der Retina, ihre Beziehungen zueinander und zur Angiomatose der Haut. Z. ges. Neurol., Psychiat. **113**, 651 (1928). — Kugelmass, I. N.: Vitamin P in vascular purpura. J. Amer. med. Ass. **115**, 519 (1940). — Kummer, F.: Klinische Erfahrungen und experimentelle Untersuchungen über die perorale Stryphnondarreichung. Med. Klin. **32**, 87 (1936). — Kuschinsky, G., W. Dupont u. R. Hennes: Über den Einfluß des Rutins auf die Permeabilität der Gefäße. Naunyn-Schmiedeberg's Arch. exp. Path. Pharmak. **207**, 138 (1949). — Kushlan, S. D.: III. Hereditary hemorrhagic telangiectasia. Occurrence in the negro. Relation to blood group. Effects of rutin and dicumarol therapy. Angiology **4**, 346 (1953). — Kutzim, H., u. A. Lützenkirchen: Behandlung einer Purpura Schoenlein-Henoch mit Cortison. Med. Klin. **49**, 298 (1954).

Lacheta, H.: Diabetes und Schwangerschaft. Inaug.-Diss. Würzburg 1956. — Laewen, A.: Untersuchungen über Durchblutung des Fußes bei Frontsoldaten usw. Dtsch. Mil.arzt **7**, 479 (1942). — Lambie and Morson: Acrocyanosis. J. Aust. **2**, 1070 (1937). — Lampen, H.: Akute Nephritis als Komplikation der anaphylaktoiden Purpura Schönlein-Henoch. Medizinische **1954**, Nr 48, 1604. — Landau, J., and E. Davis: Capillary skinning and high capillary blood pressure in hypertension. Lancet **1957**, 1327. — Landau, J., E. Nelken and E. Davis: Hereditary haemorrhagic telangiectasia with retinal and conjunctival lesions. Lancet **1956**, 230. — Landes, G.: Über den Status dysvascularis. Med. Klin. **1947**, 581—583. Lang, K., H. W. A. Schöttler, F. Schütte, H. Schwiegk u. U. Westphal: Der Gewebsstoffwechsel bei örtlicher Erfrierung. Klin. Wschr. **22**, 444, 653 (1943). — Lange, F.: Durchblutungsstörungen der Gliederspitzen. Münch. med. Wschr. **1937**, 121. — Lange, K., and L. J. Boyd: The functional pathology of experimental frostbite and the prevention of subsequent gangrene. Surg. Gynec. Obstet. **80**, 364 (1945). — Lange, K., L. J. Boyd and D. Weiner: Prerequisites of successful heparinization to prevent gangrene after frostbite. Proc. Soc. exp. Biol. (N.Y.) **74**, 1 (1950). — Lange, K., D. Weiner and L. J. Boyd: Frostbite. Physiology, pathology and therapy. New Engl. J. Med. **237**, 383 (1947). — The functional pathology of experimental immersion foot. Amer. Heart J. **35**, 238 (1948). — Langen, C. D. de: Kapillarfunktion und Histamin. Schweiz. med. Wschr. **1951**, 35—37. — Über hormonale vasoaktive Wirkungen. In Bartelheimer u. Küchmeister, Kapillaren und Interstitium, S. 91. Stuttgart: Georg Thieme 1955. — Larsson: The vasoconstrictor tone of the cutaneous arterioles in acroasphyxia, hypertension and in the cold pressor test. Acta med. scand. **130**, Suppl. 206, 146 (1948). — Last, M. R., and E. R. Loen: Effect of antihistamine drugs on increased capillary fermeability following intradermal injections of histamine, horse serum and other agents in rabbits. J. Pharmacol. exp. Ther. **89**, 81—91 (1947). — Laszlo, M. H., A. Alvarez and N. F. Feldman: The association of thrombotic thrombocytopenic purpura and disseminated lupus erythematosus. Ann. intern. Med. **42**, 1308 (1955). — Laub (1906): Zit. nach Kollert u. Rezek 1925. Wien. med. Wschr. **19** (1906). — Lawson and Reid: J. Amer. chem. Soc. **47**, 2821 (1925). — Lechler, A.: Das Rätsel von Konnersreuth im Lichte eines neuen Falles von Stigmatisation. Elberfeld: Licht und Leben-Verlag, Buchhandlung der Evangelischen Gesellschaft für Deutschland 1933. — Le Compte: Vascular lesions in diabetes mellitus. J. chron. Dis. **2**, 178 (1955). — Lee, R. E., and N. Z. Lee: The peripheral vascular system and its reaction-in scurvy. An experimental study. Amer. J. Physiol. **149**, 465 (1947). — Leede: Zur Beurteilung des Rumpel-Leedeschen Scharlachphänomens. Münch. med. Wschr. **1911 II**, 293. — Legg, W.: A case of haemophilia complicated with multiple naevi. Lancet **1876**, 856. — Lehndorff, H.: Blutungskrankheiten. Wien u. Berlin: Springer 1935. — Lehner, E.: Kälteurticaria. Klin. Wschr. **8**, 306 (1929). — Leiner u. Spieler: Über disseminierte Hauttuberkulosen im Kindesalter. Ergebn. inn. Med. Kinderheilk. **7**, 59 (1911). — Lembeck, F.: 5-Hydroxytryptamine in a carcinoid tumour. Nature (Lond.) **172**, 910 (1953). — Lempke, R. E., and H. B. Shumacker jr.: Studies in experimental frostbite. VII. An inquiry into the mode of action of rapid thawing in immediate treatment. Angiology **2**, 270 (1951). — Lempke, R. E., H. B. Shumacker, K. Lange and L. J. Boyd: Functional pathology of experimental frostbite. Surg. Gynec. Obstet. 346 (1946). — Lennox, B., u. J. V. Dacie: Unveröffentlichte Demonstration vor dem Internat. Kongr. der klinischen Pathologie in London, Juli 1951. Zit. nach Symmers 1953. — Lenstrup, J.: Hyaluronidase in subcutaneous infusion of fluid. Acta pharmacol. (Kbh.) **7**, 143 (1951). — Lerner, A. B., and C. J. Watson: Studies of cryoglobulins; unusual purpura associated with presence of high concentration of cryoglobulin (cold precipitable serum globulin). Amer. J. med. Sci. **214**, 410 (1947). — Leschke, E., u. E. Wittkower: Die Werlhofsche Blutfleckenkrankheit (thrombopenische Purpura). Ein Beitrag zur Pathologie der Blutplättchen und Capillaren und zur Pathogenese der hämorrhagischen Diathese. Z. klin. Med. **102**, 649 (1926). — Letterer: Acta allerg. (Kbh.) Suppl. **3**, 79 (1953). — Levitan, B. A.: The biochemistry and clinical application of vitamin P. New Engl. J. Med. **241**, 780 (1949). — Lewis, R. B.: The wellcome prize essay for 1951. Local cold injury-frostbite. Milit. Surg. **110**, 25 (1952). — Lewis, Th.: Blood vessels of the human skin and their responses. London: Shaw and Sons 1927. — Blutgefäße der menschlichen Haut und ihr Verhalten gegen Reize. Übersetzt von E. SCHILF, Berlin 1928. — Observations upon the reactions of the vessels of the human skin to cold. Heart **15**, 177 (1929). — Clinical observations and experiments relating to burning pain in the extremities, and so-called "Erythromelalgia" in particular. Clin. Sci. **1**, 175 (1933). — Gefäßstörungen der Gliedmaßen. Eine Darstellung für praktische Ärzte und Studierende. Übersetzt von HESS, Leipzig, 1938. — Observations on some normal and injurious effects of cold upon the skin and underlying tissues. I. Reaction to cold and injury of normal skin. II. Chilblains and allied conditions. (Home Lecture.) Brit. med. J. **1941**, 795, 837. — LEWIS, TH., and E. M. LANDIS: Observations upon the vascular mechanism in acrocyanosis. Heart **15**, 229 (1930). — LEWIS, TH., and H. M. MARVIN: Observations relating to vasodilatation arising from antidromic impulses, to herpes zoster and trophic effects. Heart **14**, 27 (1927). — LEWIS, TH., and Y. ZOTTERMAN: Vascular reactions of the skin to injury. Part VI. Some effects of ultra-violet light. Heart **13**, 203 (1926). — LIBMAN, E., and R. OTTENBERG: Hereditary hemoptysis. J. Amer. med. Ass. **81**, 2030 (1923). — LICHTWITZ: Kurzes Handbuch der Ophthalmologie, Bd. VII. Berlin: Springer 1932. — LIEBEGOTT, G.: Pathologie des Penicillinschadens des Zentralnervensystems. Beitr. path. Anat. **115**, 216 (1955). — LIEBERMANN, A.: Calcium. Arch. int. Pharmacodyn. **52**, 214 (1936). — LINKE: Vergleichende Untersuchungen über die Wirkung von Dicumarol und Tromexan auf den Prothrombingehalt des Blutes, die Kapillarresistenz und die Kapillarpermeabilität. Dtsch. med. Wschr. **77**, 775 (1952). — LINZBACH: Briefliche Mitteilung an Bürger. Zit. nach M. BÜRGER, Angiopathia diabetica, 1954. — LITTEN: Über die maligne, nicht septische Form der Endocarditis rheumatica. Berl. klin. Wschr. **1899**, Nr 28. — Die Endocarditis und ihre Beziehungen zu anderen Krankheiten. Congr. für Internat. Medicin 1900. — Über Endocarditis. Dtsch. med. Wschr. **1902**, 21. — LÖFFLER u. SCHÜTZ: Ref. Dtsch. med. Wschr. **9**, 766 (1883). — LÖHE: Toxikologische Betrachtungen über Thorium X bei Mensch und Tier. Virchows Arch. path. Anat. **209**, 156. — LOOS, H. O.: Histamin als Gewebsgift bei Erfrierungen. Derm. Wschr. **1939 II**, 1017. — Erkennung und Behandlung der Erfrierungen. Zbl. Chir. **68**, 449 (1941). — Zur Klinik und Therapie örtlicher Erfrierungen. Münch. med. Wschr. **1943**, 155. — LORENZ, W.: Zur Kenntnis der hämorrhagischen Diathesen im höheren Alter. Med. Klin. **37**, 274 (1941). — LUBARSCH, O.: Zur Kenntnis ungewöhnlicher Amyoidablagerungen. Virchows Arch. path. Anat. **271**, 867 (1929). — LUCA, G. DE: Acrociania cronica e morbo di Raynaud; caso clinico. Rass. int. Clin. Ter. **30**, 206 (1950). — LÜDI u. DRIESEN: Die Behandlung der akuten Zirkulationsstörungen bei Erfrierungen. Helv. chir. Acta **21**, 460 (1954). — LÜSCHER, E., A. LABHART u. E. UEHLINGER: Blutgerinnungsstörungen durch körpereigene Anticoagulantien. Vortr. gehalten auf der Tagg Schweiz. Hämatol. Ges., Lugano, 1949. — LUKE, C. J.: Arterial injuries. Treatm. Serv. Bull. (Ottawa) **5**, 187 (1950). — LUKES, R. J.: The pathology of thirty-nine fatal cases of epidemic hemorrhagic fever. Amer. J. Med. **16**, 639 (1954). — LUNDBOEK, K.: Diabetic angiopathy. Lancet **1954**, 377. — Diabetische Angiopathie. Schweiz. med. Wschr. **84**, 538 (1954. — I. Das spätdiabetische Syndrom — Angiopathia diabetica. Ergebn. inn. Med. Kinderheilk., N. F. **8**, 1 (1957). — LUYET, B. J., and T. M. GEHENIO: Life and death at low temperature. Biodynamica (1940). — LYNEN, F.: Über die Atmung tierischer Gewebe nach dem Einfrieren in flüssiger Luft. Hoppe Seylers Z. physiol. Chem. **264**, 146. — LYNN, R. B., and P. MARTIN: Lack of return of vascular tone in the feet after sympathectomy. Lancet **1950 I**, 1108—1109. — LYON: The capillary syndrome in viral diseases. Cardiologia (Basel) **24**, 143 (1954).

MACHER: Über die Wirkung des Cortison auf die kleinen Gefäße der Rattenhaut. Klin. Wschr. **34**, 391 (1956). — MACKENZIE (1892): Zit. nach BAJARDI, Communicazione gia fatta il 14. Aprile. Al Congresso di oculista i Palermo. Zit. nach O. MÜLLER 1939. — MAJOCCHI, D.: Malatte venere e delle pelle **31** (1896). — Dtsch. Arch. Derm. **43**, 44 (1908). — MARCH: The diffuse vascular lesion of so-called "thrombotic thrombocytopenic purpura". Circulation **10**, 43 (1954). — MARKOFF, N. G.: Lungen- und Magen-Darmblutungen bei Rendu-Weber-Oslerscher Krankheit. Klin. Wschr. **22**, 15 (1943). — MARMIER, C., u. W. H. HITZIG: Multiple arteriovenöse Lungenaneurysmen bei Morbus Osler. Radiol. clin. (Basel) **19**, 333 (1950). — MARTINI, G. A.: Über Gefäßveränderungen der Haut bei Leberkranken. Z. klin. Med. **153**, 470 (1955). — MARTINI, G. A., u. J. E. HAGEMANN: Über Fingernagelveränderungen bei Lebercirrhose als Folge veränderter peripherer Durchblutung. Klin. Wschr. **34**, 25 (1956). — MARTORELL, F.: Los accidentes vasculares de la poliglobulia. Angiología **4**, 68—71 (1952). — MARTORELL, F., y A. MARTORELL: Sindrome eritromelálgico en una enferma hipertensa curado répidamente con la nueva droga adrenalítica 688-A. Angiología **5**, 120 (1953). — MARTY, J., M. ROUX, C. LAGARDE, J. J. NICOLAS et MOLLARET: Hémosidérose pulmonaire idiopathique. Presse méd. **65**, 1959 (1957). — MARX, H., u. H. BAYERLE: Das Blutgerinnungssystem beim experimentellen Skorbut. Biochem. Z. **319**, 47 (1948). — MATIS, J. SCHEELE u. S. DORTENMANN: Beitrag zur Wirkungsweise und Anwendung des Venostasin (Roßkastanienextrakt mit Vitamin B 1) unter besonderer Berücksichtigung seiner membranabdichtenden und durchblutungsfördernden Wirkung. Medizinische 1953, Nr 21, 223. — MATSUOKA: Über die Haemophilia spontanea. Dtsch. Z. Chir. 102, 364 (1909). — MATTHEWS: Vascular disease in diabetes mellitus. Lancet 1954, 573. — MATZEL, W.: Idiopathische Lungenhämosiderose bei einer Erwachsenen. Dtsch. med. Wschr. 82, 2194 (1957). — MAY, E., and P. HILLEMAND: Erythromelalgia; étude de la pathologie du sympathique. Ann: Méd. 16, 51 (1924). — McCLURE, W. W.: Plethysmographic studies in epidemic hemorrhagic fever. Preliminary observations. Amer. J. Med. 16, 664 (1954). — McCULLOCH, C., and T. J. PASHBY: The significance of conjunctival aneurysms in diabetics. Brit. J. Ophthal. 34, 495 (1950). — McGOVERN, T., and I. S. WRIGHT: Pernio: A vascular disease. Amer. Heart J. 22, 583 (1941). — McINTOSH, R.: Infantile scurvy. In BRENNEMAN, Practice of pediatrics, Cap. 35. Hagertown, Med.: Prior & Co. 1948. — McMILLAN, R. R., and J. C. INGLIS: Scurvy: A survey of 53 cases. Brit. med. J. 1944 II, 233. — MEACHAM, G. C., J. L. ORBISON, R. W. HEINLE, H. J. STEELE and J. A. SCHAEFER: Thrombotic thrombocytopenic purpura, a disseminated disease of arterioles. Blood 6, 706—719 (1951). — MECHELKE: Orthostatische Kreislaufänderungen bei Personen mit nervösen Herz- und Kreislaufstörungen. Z. klin. Med. 150, 551 (1953). — Über orthostatische Kreislaufstörungen. Therapiewoche 4, 149 (1954). — MEESSEN, H.: Experimentelle Untersuchungen zum Kollapsproblem. Beitr. path. Anat. 102, 191 (1939). — MEMMESHEIMER, A. M.: Zur Pathogenese der sogenannten essentiellen Teleangiektasien. Derm. Z. 53, 399 (1928). — MENDLOWITZ, M., E. B. GROSSMAN and S. ALPERT: Decreased hallucal circulation, an early manifestation of vascular disease in diabetes mellitus. Amer. J. Med. 15, 316 (1953). — MERLEN, J. F.: La part des lésions capillaires dans l'installation des troubles circulatoires périphériques. Echo méd. Nord 27, 100 (1956). — MERLEN, J. F., H. CHEVAT and J. P. CACHERA: Acrocyanose et capillaro pléthysmogramme. Bull. Soc. franç. Phlébol. 7, 9 (1954). — MERTENS, H. G., u. H. WINDUS: Über Spätfolgen nach Erfrierungen. Z. ges. inn. Med. 7, 891 (1952). — MESSERSCHMITT, J., P. BERNASCONI, G. LEGEAIS and J. VIDEAU: Angiomatose hémorragique familiale. (Maladie de Rendu-Osler.) Algérie méd. 57, 55 (1953). — METZ, M. H.: Erythromelalgia treated with posterior pituitary extract: report of a case. Circulation 1, 684 (1950). — METZGER, M., u. H. W. SPIER: Ulcus cruris und Eiweißpermeabilität der Gefäße. Dtsch. med. Wschr. 78, 1068 (1953). — MEYER u. LINZBACH: Briefliche Mitteilungen. Zit. nach BÜRGER 1954. — MEYER, G.: Lehrbuch der Pharmakologie. 1921. — MEYER, H. H.: Über die Wirkung des Kalkes. Münch. med. Wschr. 57, 2277 (1910). — MEYER, P.: Untersuchungen über den kolloidosmotischen Druck des Blutes. I. Ödem und Ödemausschwemmung. Z. klin. Med. 115, 647 (1931). — MEYER-BRODNITZ u. WOLLHEIM: Kapillarfunktionsstörungen als Berufskrankheit durch Schuhanklopfmaschinen. Zbl. Gew.-Hyg. 6, 270 (1929). — MICHAEL, M., u. W. BUSCHKE: Beobachtungen an den Hautcapillaren bei Basedowkranken. Z. klin. Med. 122, 83 (1932). — MIESCHER, G.: Über essentielle Teleangiektasien nebst einigen Bemerkungen zur Pathogenese der Teleangiektasien. Arch. Derm. Syph. (Berlin) 127, 791 (1919). — MILLS, S. D.: Purpuric manifestations occurring in measles in childhood. J. Pediat. 36, 35 (1950). — MITCHELL, S. W.: Clinical lecture on certain painful affections of the feet. Philad. med. Times 3, 81, 113 (1872). — On a rare vasomotor neurosis of the extremities, and on the maladies with which it may be confounded. Amer. J. med. Sci. 76, 2 (1878). — MOHNIKE, G.: Das Gefäßleiden des Zuckerkranken. Ärztl. Prax. 10, 735 (1958). — MOLL, H.: Die pathologisch-anatomischen und chemischen Veränderungen beim lokalen Kälteschaden. Inaug.-Diss. Bonn 1948. — MØLLER, K. O.: Pharmakologie. Basel: Benno Schwabe & Co. 1953. — MONTGOMERY, H., P. A. O'LEARY and N. W. BARKER: Nodular vascular diseases of the legs: Erythema induratum and allied conditions. J. Amer. med. Ass. 128, 335 (1945). — MONTO, R. W., D. W. BALES and M. J. BRENNAN: Hereditary capillary fragility. J. Mich. med. Soc. 52, 62, 109 (1953). — MOOG: Hautfunktionsprüfungen. Jena: Gustav Fischer 1927. — MOON, V. H.: Circulatory failure of capillary origin. J. Amer. med. Ass. 114, 1312 (1940). — Shock. Its dynamics, occurrence and management. London: Kimpton 1942. — MORAWITZ: Physiologie der hämorrhagischen Diathese. In Handbuch der normalen und pathologischen Physiologie, Bd. 6/1, S. 412. 1928. — MOSCHCOWITZ, E.: Proc. path. Soc. Philad. 24, 21 (1924). — An acute pleiochromic anemia with hyaline thrombosis of the terminal arterioles and capillaries: an undescribed disease. Arch. intern. Med. 36, 89 (1925). — The association of capillary sclerosis with arteriosclerosis and phlebosclerosis; its pathogenesis and clinical significance. Ann. intern. Med. 30, 1156 (1949). — MOURSUND, M. P., and V. R. HIRSCHMANN: Telangiectasia macularis eruptiva perstans; review of the literature, report of a case and discussion of the etiology and pathology of generalized telangiectasia. A.M.A. Arch. Derm. Syph. 63, 232 (1951). — MOYER, J. H., and A. J. ACKERMAN: Hereditary hemorrhagic teleangiectases associated with pulmonary arteriovenous fistula in 2 members of a family. Ann. intern. Med. 29, 775 (1948). — MRAČEK: Die Syphilis des Herzens bei erworbener und ererbter Lues. Arch. Derm. Syph. (Berl.) (1893). — MÜHLBERG: Beitrag zur Lehre von den erworbenen essentiellen Teleangiektasien. Inaug.-Diss. Zürich 1918. Zit. nach WERTHEIM in JADASSOHNs Handbuch für Haut- und Geschlechtskrankheiten, Bd. XII/2. Berlin 1932. —

MÜLLER: Aussprache zu HIRSCH, Nierenentzündungen im Felde. Kongr.-Zbl. inn. Med. 374 (1916). — MÜLLER, O.: Die Kapillaren der menschlichen Körperoberfläche in gesunden und kranken Tagen. Stuttgart 1922. — Die feinsten Blutgefäße des Menschen in gesunden und kranken Tagen, Bd. 1. Stuttgart: Ferdinand Enke 1937. — Zur speziellen Pathologie des feinsten Gefäßabschnittes beim Menschen. Stuttgart: Ferdinand Enke 1939. — MÜLLER, W.: Grenzstrangausschaltungen zur Behandlung der Erythromelalgie. (Bericht über 1 Fall.) Z. Haut- u. Geschl.-Kr. **3**, 350 (1947). — MUFSON, I.: Clinical observations in erythromelalgia and a method for its symptomatic relief. Amer. Heart J. **13**, 483 (1937). — MUIRHEAD, E. E., G. CRASS and J. M. HILL: Diffuse platelet thromboses with thrombocytopenia and hemolytic anemia (thrombotic thrombocytopenie purpura). Amer. J. clin. Path. **18**, 523 (1948). — MULZER u. HABERMANN: Adalinexanthem unter dem Bilde der Pupura Majocchii. Z. ges. Neurol. Psychiat. **128**, 374 (1930). — MUNTSCH, O.: Leitfaden der Pathologie und Therapie der Kampfstofferkrankungen. Leipzig: Georg Thieme 1941. — MUSCHAWECK, R.: Über die Wirkung von Rutin, Methylorutinen und Rutinestern auf die Permeabilität der Hautcapillaren bei der Ratte. Naunyn-Schmiedeberg's Arch. exp. Path. Pharmak. **209**, 279 (1950). — MYLIUS, K.: Diabetische Augenerkrankungen und ihre Behandlung. Klin. Mbl. Augenheilk. **98**, 377 (1937). — MYRGARD, A.: Über die Capillarresistenz und die Quaddelprobe bei Scharlach. Upsala Läk.-Fören. Förh., N.F. **37**, 417 (1932).

NAEGELI, O.: Zbl. path. Anat. (1897). Zit. nach O. NAEGELI, Blutkrankheiten und Blutdiagnostik. Berlin 1931. — Wenig bekannte Prodrome der progressiven diffusen Sklerodermie. (Eruptive Teleangiektasien, herdförmige und diffuse Pigmentierungen. Urtikarielles Erythem. Schweiz. med. Wschr. **65**, 982 (1935). — NÄGELSBACH: Thrombose und Spätgangrän nach Erfrierung. Münch. med. Wschr. **1919**, 353. — Die Entstehung der Kältegangrän. Dtsch. Z. Chir. **160**, 205 (1920). — NANCEKIEVILL, L.: Acute idiopathic pulmonary haemosiderosis. Brit. med. J. **1**, 431 (1949). — NAUWERCK, C.: Gastritis ulcerosa chronica. Münch. med. Wschr. **44**, 955, 987 (1897). — NEUMANN, W., u. E. HABERMANN: Änderung der Gewebspermeabilität durch tierische Gifte. Pharmacol. Rev. (im Druck). — NEUSSER: Kohlensäuregasbehandlungen bei Erfrierungen. Arch. phys. Ther. (Lpz.) **7**, 134 (1955). — NEVE, J. DE: Osler-Rendu's disease or hereditary haemorrhagic angiomatosis. Brux.-méd. **34**, 965 (1954). — NEVERMANN, H.: Wie wirkt der Aderlaß bei Eklampsie. Zbl. Gynäk. **45**, 609 (1921). — NITSCH, K.: Untersuchungen zur vegetativen Regulation der Capillarpermeabilität. Mschr. Kinderheilk. **98**, 194 (1950). — NOGRETTE, P.: Anévrysmes artério-veineux pulmonaires. Presse méd. **1953**, 25—26. — NOORDEN, v.: Die Zuckerkrankheit und ihre Behandlung, 6. Aufl., S. 181. Berlin: August Hirschwald 1912. — NOORDEN, C. v.: Beiträge zur Pathologie des Asthma bronchiale. Z. klin. Med. **20**, 98 (1892). — NOORDEN, K. v.: Chlorosis, Nothnagels Encyclopedia of practical medicine, diseases of the blood, translated by Alfred Stengel, p. 339. Philadelphia: W. B. Saunders Company 1905. — NOORDEN, W. v.: Die neuere Frostbeulen-Behandlung. Münch. med. Wschr. **75**, 691 (1928). — NORDMANN: Kreislaufstörungen und pathologische Histologie. Dresden: Theodor Steinkopff 1933. — Briefliche Mitteilung vom 17. 1. 1953. Zit. nach M. BÜRGER 1954. — NORDMANN, M.: Die pathologische Anatomie der Kapillaren. In BARTELHEIMER u. KÜCHMEISTER, Kapillaren und Interstitium, S. 41. Stuttgart: Georg Thieme 1955. — NORMAN, J. L., and E. ALLEN: The vascular complications of polycythemia. Amer. Heart J. **13**, 257 (1937). — NOTHNAGEL, H.: Zur Lehre von den vasomotorischen Neurosen. Dtsch. Arch. klin. Med. **2**, 173 (1866). — NUTI, F., u. U. BATTISTA: Widerstandsfähigkeit der Kapillaren und Insulin. Rass. int. Chir. **22**, 451 (1941). Ref. Z. Kreisl.-Forsch. **34**, 70 (1942).

OEHMEL: Aktuelle Skorbutfragen. Arch. Verdau.-Kr. **51**, 281 (1932). — OEHNELL, H.: Zbl. Hals-, Nas.- u. Ohrenheilk. **39**, 440 (1950). — OGURA, J. H., and B. H. SENURIA: Epistaxis. Laryngoscope (St. Louis) **59**, 743 (1949). — OHNSORGE: Über einen vasomotorisch-psychischen Symptomenkomplex. Z. ges. Neurol. Psychiat. **167**, 180 (1939). — O'KANE, G. H.: Hereditary multiple telangiectasies with epistaxis. J. Amer. med. Ass. **111**, 242 (1938). — OLLINGER, P.: Ist die Tanninbehandlung bei Verbrennungen schädlich. Chirurg 629 (1947). — ORBISON, J. L.: Morphology of thrombotic thrombocytopenic purpura with demonstration on aneurysms. Amer. J. Path. **28**, 129 (1952). — ORR, K. D., and D. C. FAINER: Cold injuries in Korea during winter of 1950/51. Medicine (Baltimore) **31**, 177 (1952). — OSLER, W.: On a family of recurring epistaxis, associated with multiple telangiectases of the skin and mucous membranes. Bull. Johns Hopk. Hosp. **12**, 333 (1901). — On multiple hereditary telangiectases with recurring haemorrhages. Quart. J. Med. **1**, 53 (1907). — OTTO, H.: Die Bedeutung des Nüchternblutzuckers für die Beurteilung der diabetischen Stoffwechsellage. Dtsch. med. Wschr. **76**, 1297 (1951). — OVERHOLT, E. L.: Hereditary hemorrhagic teleangiectasia in three families. Arch. intern. Med. **99**, 301 (1957).

PÄSSLER: Die Behandlung von Frostschäden. Zbl. Chir. 1596 (1943). — PAGE, I. H.: Influence of the liver on vascular reactivity. Amer. J. Physiol. **160**, 421 (1950). — PAGEL, W.: Acronecrosis due to fibrin thrombi and endothelial cell thrombi. Amer. J. med. Sci. **218**, 425 (1949). — PAGNIEZ, P., A. PLICHET et C. RENDU: Contribution à la connaissance de la maladie de Rendu-Osler (angiomatose hémorragique) à propos de deux cas anormaux. Bull. Acad. Méd. (Paris) **115**, 742 (1936). — PAMIR, Z. H.: Ein Fall von Morbus Osler. Teleangiectasia hereditaria haemorrhagica. Istanbul Univ. Tip Fak. Mec. **15**, 667 mit dtsch. u. engl. Zus.fass. (1952). [Türkisch.] — PANSINI, R.: Su alcuni particolari compartamenti del letto arteriolo-capillare nei quadri morbosi a sfondo tossico. Folia cardiol. (Milano) **8**, 177 (1949). — PAPPENHEIMER: Passage of molecules through capillary walls. Physiol. Rev. **33**, 387 (1953). — PARADE, G. W.: Die Bedeutung des Nebennierenrindenhormons für die körperliche Leistungsfähigkeit. Z. klin. Med. **137**, 25 (1940). — PARR, F.: Zur Beeinflussung und Deutung des orthostatischen Symptomenkomplexes. Z. klin. Med. **147**, 203 (1950). — PARR, F., u. T. WILLE: Zur Klinik und Diagnostik der orthostatischen Kreislaufstörungen. Klin. Wschr. **29**, 506 (1951). — PARRISIUS: Kapillarstudien bei Vasoneurosen. Dtsch. Z. Nervenheilk. **72**, 310 (1921). — PATRASSI e JONA: Riv. Clin. med. **37**, 166, 193 (1936). — PAWLOWSKI, E. N.: Gifttiere und ihre Giftigkeit. Jena 1927. — PEACOCK, T. B.: Malformations of the human heart, edit. 2. London: Churchill & Sons 1866. — PECK, S. M., and N. ROSENTHAL: Effect of moccasin snake venom ancistrodon. Piscivorus in hemorrhagic conditions. J. Amer. med. Ass. **104**, 1066 (1935). — PECK, S. M., N. ROSENTHAL and A. E. LOWELL: The value of the prognostic venom reaction in thrombocytopenic purpura. J. Amer. med. Ass. **106**, 1783 (1936). — PECK, S. M., and H. SOBOTKA: Production of a refractory state as concerns the Shwartzman phenomenon by the injection of venom of the Moccasin snake (Ancistroden Piscivorus). J. exp. Biol. Med. **54**, 407 (1931). — PEIN, H. v.: IX. Die physikalisch-chemischen Grundlagen der Ödementstehung. Ergebn. inn. Med. **56**, 461 (1939). PENA REGIDOR, P. DE LA, F. CAVERO y F. SEGARRA: Comportamiento de la papula histaminica frente a la rutina. Rev. Clín. esp. **37**, 118 (1950). — PENDERGRASS, E. P., E. L. LAME and H. W. OSTRUM: Hemosiderosis of lung due to mitral disease; report of 6 cases simulating pneumoconiosis. Amer. J. Roentgenol. **61**, 443 (1949). — PERRETTA, A., R. MURATORIO-POSSE and J. DUMAS: Observations on 4 cases of Rendu-Osler-Weber's disease. Angiologia **6**, 65 (1954). — A propósito de 4 observaciones clínicas de enfermedad de Rendu-Osler-Weber. Angiología **6**, 65 (1954). — PERUTZ, A.: Über eine eigenartige Lokalisation von Frostschäden. Derm. Wschr. **88**, 709 (1929). — PETERS, G.: Über die Pathologie der Salvarsanschäden des Zentralnervensystems. Beitr. path. Anat. **110**, 371 (1949). — PFAUNDLER, M. v.: Pathologie des Blutes und der Blutungsbereitschaft. In E. FEER, Lehrbuch der Kinderheilkunde, S. 133. Jena: Gustav Fischer 1942. — PFEIFFER, H.: Über den schützenden und heilenden Einfluß des Wärmekastens auf Eiweißzerfallsvergiftungen und verwandte Zustände. Z. ges. exp. Med. **29**, 46 (1922). — PHISALIX, M.: Animaux venimeux et venins. Paris 1922. — PICHA, E., A. ROCKENSCHAUB u. K. WEGHAUPT: Beitrag zur hämostatischen Behandlung in der operativen und konservativen Gynäkologie. Wien. med. Wschr. **107**, 74 (1957). — PICK, L.: Histologische und histologisch-bakteriologische Befunde beim petechialen Exanthem der epidemischen Genickstarre. Dtsch. med. Wschr. **1916**, 994. — PIERQUIN, J., G. RICHARD et B. PIERQUIN: La radiothérapie dans le traitement de l'angiomatose hemorragique familiale; maladie de Rendu-Osler. Presse méd. **59**, 733 (1951). — PINCUS, G., and D. W. MARTIN: Liver damage and estrogen inactivation. Endocrinology **27**, 838 (1940). — PINES, N. A.: A clinical study of diabetic retinal angiopathy. Brit. J. Ophthal. **34**, 303 (1950). — PIOTROWSKI, G.: Studien über den peripherischen Gefäßmechanismus. Pflügers Arch. ges. Physiol. **55**, 240 (1894). — PIPKORN, UDO: Zur Genese der symptomatischen Erythromelalgie. Acta med. scand. **135**, 77 (1949). — PIRAINO, A. F., and O. OBERLIN: Schönlein-Henoch syndrome. With report of a case. Ann. Allergy **11**, 332 (1953). — PIRTKIEN, R., u. H. KÜCHMEISTER: Capillaroskopie und Capillardruck nach percutaner Applikation von Hormonen. Z. ges. exp. Med. **124**, 1 (1954). — PORSTMANN: Die Kapillarresistenz als meßbare Größe des diabetischen Gefäßschadens. Dtsch. Z. Verdau.- u. Stoffwechselkr. **14**. Zit. nach BÜRGER 1954, S. 43. — PORSTMANN u. WIESE: Augenärztliche Erfahrungen bei 730 Diabetikern in Zusammenarbeit mit der Med. Univ.-Klinik (Diabetesambulanz) in Leipzig. Nach einem Vortrag zur Ophthalmologen-Tagg Halle 1953. — PRAŠIL, K.: Arteriovenous pulmonary aneurysm in Rendu-Osler's disease, clinical diagnosis. Čas. Lék. čes. **89**, 838 (1950). — PRÉVOT, R.: Biologie des maladies dues aux anaérobes. Collection du l'Insitut Pasteur. Paris: Flammaroon 1955. — PRÖSCHER, H.: Eine ungewöhnliche akute Durchblutungsstörung. Zbl. Chir. **77**, 762 (1952). — PROPST, A.: Morphologie und Pathogenese der essentiellen Lungenhämosiderose. Virchows Arch. path. Anat. **326**, 633 (1955).

QUINTANILLA, R., F. H. KRUSEN and H. E. ESSEX: Studies on frostbite with special reference to treatment and the effect on minute blood vessels. Amer. J. Physiol. **149**, 149 (1947). — QUIROZ, J. A., H. VILLARREAL, C. HERNANDEZ ESQUIVEL and A. SAUTER: Complicaciones vasculares de la diabetes. Relación de las alteraciones de la retina con otras complicaciones vasculares. Valor pronóstico de la retinosis diabética. Rev. invest. Clín. **4**, 375 (1953).

RANDERATH, E.: Zur Frage der intercapillären (diabetischen) Glomerulosklerose. Virchows Arch. path. Anat. **323**, 483 (1953). — RATSCHOW, M.: Grundlagen zur Therapie der peripheren Durchblutungsstörungen. Dtsch. Gesundh.-Wes. 1950, 1533—1541. — Die peripheren Durchblutungsstörungen. Dresden u. Leipzig: Theodor Steinkopff 1953. — Fragekasten. Münch. med. Wschr. 96, 351 (1954). — Die peripheren Durchblutungsstörungen. Dresden u. Leipzig: Theodor Steinkopff 1953. — RAYER, M.: Traité des maladies de la peau. Paris 1827. Zit. nach G. A. MARTINI: Über Gefäßveränderungen der Haut bei Leberkranken. Z. klin. Med. 153, 470 (1955). — REDISCH, W.: Neue Beobachtungen mit dem Capillarmikroskop. Klin. Wschr. 3, 2235 (1924). — REDISCH, W., and O. BRANDMAN: The use of vasodilator drugs in chronic trench foot. Angiology 1, 312 (1950). — REDISCH, W., O. BRANDMAN and S. RAINONE: Chronic trench foot: a study of 100 cases. Ann. intern. Med. 34, 1163 (1951). — REDISCH, W., C. T. TEXTER jr., R. M. HOWARD, P. H. STILLMAN and J. M. STEELE: The action of SKF 688 A (phenoxyethyl derivative of dibenamine) upon certain functions of the sympathetic nervous system in man. Circulation 6, 352 (1952). — REHBERG, P. B., u. E. B. CARRIER: Concerning the reaction of the human skin capillaries to venous blood. Skand. Arch. Physiol. 42, 250 (1922). — RENDU, M.: Epistaxis repétées chez un sujet porteur de petits angiomes cutanés et muqueux. Bull. Soc. méd. Hôp. Paris 13, 731 (1896). — RENSHAW, R. J. F.: Multiple hemorrhagic telangiectasis with special reference to gastroscopic appearance. Cleveland Clin. Quart. 6, 226 (1939). — REVILL and McWILSON: Thrombotic microangiopathy. Brit. med. J. 1954, No 4879, 81—82. — REZNIKOFF, P., N. C. FOOT and J. M. BETHEA: Etiologic and pathologic factors in polycythemia vera. Amer. J. med. Sci. 189, 753 (1935). — RIBBERT-HAMPERL: Lehrbuch der allgemeinen Pathologie, 13. Aufl. Berlin: F. C. Vogel 1940. — RICH, A. R.: Condition of the capillaries in histamine shock. J. exp. Med. 33, 287 (1921). — RICHTER, K., u. W. ALBRICH: Über den Einfluß der weiblichen Sexualhormone auf die Permeabilität. Wien. klin. Wschr. 1952, 177—179. — RICKER, G., u. W. KNAPE: Mikroskopische Beobachtungen am lebenden Tier über die Wirkung des Salvarsans und des Neosalvarsans auf die Blutströmung. Med. Klin. 8, 1275 (1912). — RICKER, S., u. REGENDANZ: Beiträge zur Kenntnis der örtlichen Kreislaufstörungen. Virchows Arch. path. Anat. 231, 1 (1921). — RIES, W.: Zur Altersabhängigkeit der Kapillarpermeabilität. I. Verhalten der Gesamteiweißwerte im Serum unter künstlicher Stauung (Landis-Verfahren). Z. Alternsforsch. 10, 153 (1956). — RINEHART, J. F.: Vitamin C and rheumatic fever. Int. Clin. 2, 22 (1937). — RISCHPLER, A.: Über die histologischen Veränderungen nach Erfrierung. Beitr. path. Anat. 28, 541 (1900). — RISEL, H.: Ein Beitrag zu den Purpuraerkrankungen. Z. klin. Med. 58, 163 (1906). — RISEL, W.: Ein Beitrag zur thrombotischen Obliteration und kavernösen Umwandlung der Pfortader. Dtsch. med. Wschr. 35, 1685 (1909). — ROBERTS, E., and J. A. GRIFFITH: Quantitative study of cutaneous capillaries in hyperthyroidism. Amer. Heart J. 14, 598 (1937). — ROBSON, H. N., and J. J. R. DUTHIE: Capillary resistance and adrenocortical activity. Brit. med. J. 1950, 971. — Further observations on capillary resistance and adrenocortical activity. Brit. med. J. 1952, 994. — ROCHA e SILVA: Kallikrein and histamine. Nature (Lond.) 1, 591 (1940). — RÖDÉN, ST.: The treatment of cold injury. Experimental studies on the extremities of rabbits. II. The effect of prolonged thawing and warming. Acta chir. scand. 100, 515 (1950). — RÖSSLE, R.: Über Grenzformen der Entzündung und über die serösen Organentzündungen. Klin. Wschr. 14, 769 (1935). — Über die serösen Entzündungen der Organe. Virchows Arch. path. Anat. 311, 252 (1944). — Seröse Entzündung. Dienstbesprechung der Dtsch. Pathol. 3.—4. 6. 1944, Breslau. (Ref. FRESEN, Düsseldorf.) Zbl. allg. Path. path. Anat. 83, 51 (1945). — ROGERS, J., and ST. L. ROBBINS: Intercapillary glomerulosclerosis: a clinical and pathologic study. I. Specificity of the clinical syndrome. Amer. J. Med. 12, 688 (1952). — ROSKAM, J.: Il fattore vascolare nelle sindromi purpuriche. (Studio patogenetico.) Quad. Coagul. 2, 1 (1954). — ROSKAM et DEROUAUX: Arch. int. Pharmacodyn. 69, 348 (1944). — ROSSINI, G., e A. ROSSI: Fattori vitaminici e aumentata fragilità capillare dei tubercolotici del polmone. Acta Vitaminologica (Milano) 4, 216 (1950). — ROTHLIN, E.: Calcium gluconate. Schweiz. med. Wschr. 57, 388 (1927). — Experimentelle Untersuchungen über Resorption und Wirkungsweise des gluconsauren Calciums. Z. ges. exp. Med. 70, 634 (1930). — ROTHLIN, E., u. W. R. SCHALCH: Zur Physiologie der Calcium-Therapie. Schweiz. med. Wschr. 1927 I, 388. — Calcium. Z. ges. exp. Med. 94, 114 (1934). — ROULET: Über eigenartige Gefäßbefunde bei chronischer Thyreoiditis. Virchows Arch. path. Anat. 280, 640 (1933). — RUHMANN, W.: Die örtliche Histamin-Einwirkung bei Muskelrheuma. Münch. med. Wschr. 78, 2201 (1931). — Muskelrheuma und Tastmassage; muskelrheumatische Disposition. Med. Klin. 27, 1242 (1931). — RUITER, M.: A case of allergic cutaneous vasculitis (arteriolitis allergica). Brit. J. Derm. 66, 174 (1953). — Some further observations on allergic cutaneous vasculitis. Brit. J. Derm. 65, 77 (1954). — RUMPEL: Über das Vorkommen von Hautblutungen beim Scharlach. S.-B. ärztl. Ver. Hamburg 15. 6. 1909. Münch. med. Wschr. 1909 I, 27. — RUPP, J., A. CANTAROW, A. E. RAKOFF and K. E. PASCHKIS: Hormone excretion in liver disease and in gynecomastia. J. clin. Endocr. 11, 688 (1951). — RUSSELL, B., and R. N. R. GRANT: Purpura anularis telangiectodes (arciform type; Touraine). Proc. roy. Soc. Med. 43, 173 (1950). — RUSZNYAK, ST., u. A. BENKÖ: Die Vitaminnatur der Flavone. Klin. Wschr. 20, 1265 (1941).

Sack, G.: Status dysvascularis, ein Fall von besonderer Zerreißlichkeit der Blutgefäße. Dtsch. Arch. klin. Med. 178, 663 (1936). — Beitrag zur vasculären Purpura und ein neuer Vorschlag zur Behandlung. Dtsch. Arch. klin. Med. 185, 186 (1939). — Safford, F. K., J. R. Lisa and F. M. Allen: Local and systemic effect of heat and cold in rats. Arch. Surg. (Chicago) 61, 499 (1950). — Salén: Beitrag zur Kenntnis über Verlauf und Prognose der Kältehämoglobinurie. Acta med. scand. 75, 612 (1931). — Thermostabiles, nicht komplettes Autohämolysin bei transitorischer Kältehämoglobinurie. Acta med. scand. Suppl. 78, 870 (1936). — Salle u. Rosenberg: Über Skorbut. Ergebn. inn. Med. Kinderheilk. 19, 31 (1921). Sanchez Caballero, H. J.: La fisiologia de los capilares y el problema del shock. Medicina (B. Aires) 10, 46 (1950). — Sandöe (1954): Zit. nach H. E. Bock, Allergie von K. Hansen, S. 572. Stuttgart: Georg Thieme 1957. — Sauer, H., u. H. Koch: Retinopathia diabetica proliferans bei diabetischer Glomerulosklerose. (Kimmelstiel-Wilson.) Klin. Mbl. Augenheilk. 123, H. 4 (1953). — Saylor, B. W.: Treatment of allergic and vasomotor rhinitis with hesperidin chalcone sodium. Arch. Otolaryng. (Chicago) 50, 813 (1949). — Scarborough, H.: Deficiency of vitamin C and vitamin P in man. Lancet 1940 II, 644. — Discussion on vitamins and hemorrhagic states. Proc. roy. Soc. Med. 35, 407 (1942). — Scarborough, H., u. C. P. Stewart: Wirkung von Hesparidin (Vitamin P auf die Zerreißlichkeit der Capillaren. Lancet 1938 II, 610. — Schade, H.: Über Quellungsphysiologie und Ödementstehung. Ergebn. inn. Med. 32, 425 (1927). — Schamberg, J. F.: A peculiar progressive pigmentary disease of the skin. Arch. Derm. Syph. (Chicago) 20, 131 (1929). — Schaumann, O.: Pharmakologische Versuche mit Schlangengiften und Schlangensera. In Behringwerk-Mitteilungen, Heft 7: Die europäischen und mediterranen Ottern und ihre Gifte, S. 33. Marburg a. d. Lahn: Selbstverlag der Behringwerke 1936. — Scheele, J., u. P. Matis: Zur Frage der Venostasinwirkung unter Berücksichtigung der Therapie und Prophylaxe der thromboembolischen Krankheit. Medizinische 1952, Nr 20. — Scheid, H.: Permeabilitätsänderungen durch Trafuril. Arch. int. Pharmacodyn. 104, 90 (1955). — Permeabilitätsänderungen an der Blut-Gewebeschranke unter Hyaluronidase. Z. ges. exp. Med. 127, 624 (1956). — Scheidegger, S.: Über zwei seltene Formen von Blutungen aus Speiseröhre und Magen. Frankfurt. Z. Path. 44, 527 (1933). — Scherf, D., u. L. J. Boyd: Klinik und Therapie der Herzkrankheiten und der Gefäßerkrankungen. Wien: Springer 1955. — Schick: Die Erkrankungen der Retina. In: Kurzes Handbuch der Ophthalmologie von Schiek u. Brückner, Bd. V, S. 428. Berlin: Springer 1930. — Schill, K.: Erfahrungen bei Blutungen in einer Lungenabteilung mit besonderer Berücksichtigung des Hämostaticums Reptilase. Wien. klin. Wschr. 68, 576 (1956). — Schilling: Über hochgradige Monozytose mit Makrophagen bei Endocarditis ulcerosa und über die Herkunft der großen Mononukleären. Z. klin. Med. 88, 317 (1918). — Physiologie der blutbildenden Organe. In Handbuch der normalen und pathologischen Physiologie, Bd. 6/2, S. 98. 1930. — Schindler, R.: Nervensystem und spontane Blutungen. Mit besonderer Berücksichtigung der hysterischen Ecchymosen und der Systematik der hämorrhagischen Diathese. Berlin: Karger 1927, 68 S. — Schloessmann, H.: Die Hämophilie. In: Neue Deutsche Chirurgie von H. Küttner, Bd. 47. 1930. — Schlossberger, H., R. Bieling u. A. Demnitz: Untersuchungen über Antitoxine gegen Schlangengifte und die Herstellung eines Heilserums gegen die Gifte der europäischen und mediterranen Ottern. In Behringwerk-Mitteilungen, Heft 7: Die europäischen und mediterranen Ottern und ihre Gifte, S. 111. Marburg a. d. Lahn: Selbstverlag der Behringwerke 1936. — Schludermann: Fortschr. Röntgenstr. 76, 8 (1952). — Zit. in Bergann u. Wiedemann, Beobachtungen in 4 Sippen mit Teleangiectasia hereditaria haemorrhagica (Oslersche Krankheit).. Dtsch. Arch. klin. Med. 202, 26 (1955). — Schmidt, K. E. A.: Über Leberveränderungen bei Morbus Osler. Dtsch. Arch. klin. Med. 201, 257 (1954). — Schmidt, H., u. R. Marx: Zur Frage der Kapillarschädigung unter Dicumaroltherapie und deren Beeinflussung durch Rutin. Med. Klin. 46, 812 (1951). — Schmidt-Voigt, J.: Fortschritte in der Erkennung orthostatischer Kreislaufstörungen. Dtsch. med. Wschr. 75, 462 (1950). — Schmitz, R.: Kältespätschäden der Haut in ihren Beziehungen zum Kreislauf. Derm. Wschr. 122, 1167 (1950). — Schneider: Zur Ätiologie der Kälteschäden (Pernionis). Zbl. Haut- u. Geschl.-Kr. 66, 11 (1941). — Schneider, K. W.: Über die Veränderungen der aktiven Blutmenge nach Prostatektomien und Elektroresektionen der Prostata. Z. klin. Med. 151, 254 (1954). — Schneider, W.: Zur Priscolbehandlung der Pernionis und der echten Erfrierung. Med. Klin. 1947, 15—17. — Schock, A.: Klinische und hämatologische Beobachtungen bei Purpura Majochii. Schweiz. med. Wschr. 71, 653 (1941). — Schönlein, J. L.: (1) Vorlesungen Würzburg 1832. — (2) Allgemeine und spezielle Pathologie und Therapie, 3. Aufl., Bd. 2. Nach dessen Vorlesungen niedergeschrieben und herausgeg. von einigen seiner Zuhörer. Herisau 1837. — Schroeder: Klin. Wschr. 1935, Nr 14, 484. — Schroeder, Germeyer u. Freund: Die Bedeutung der Capillardruckmessung für die Beurteilung der Wirkung sog. capillarabdichtender Substanzen. Naunyn-Schmiedeberg's Arch. exper. Path. Pharmak. 228, 566 (1956). — Schroeder, H.: Vitamin C-Mangel durch Stress bzw. nach ACTH und Cortisondarreichung. Münch. med. Wschr. 1952, 339. — Schroeder, H., u. M. Braun-Stapenbeck: Vitamin C-Gehalt des

Blutes und Serumeisenspiegel. Klin. Wschr. **20**, 979 (1941). — SCHRÖDER, J.: Kreislaufstörungen bei Infektionskrankheiten. Ärztl. Wschr. **1948**, 80—84. — SCHROETER: Kasuistischer Beitrag zur pulmonalen Form der Oslerschen Krankheit. Beitr. Klin. Tuberk. **113**, 185 (1955). — SCHUERMANN, H.: Krankheiten der Mundschleimhaut und der Lippen. Die Zahn-Mund und Kieferheilkunde, Bd. II, S. 639. 1955. — Krankheiten der Mundschleimhaut und der Lippen, 2. Aufl. München u. Berlin 1958. — SCHÜRMANN, P., u. H. E. MACMAHON: Die maligne Nephrosklerose, zugleich ein Beitrag zur Frage der Bedeutung der Blutgewebsschranke. Virchows Arch. path. Anat. **291**, 47 (1933). — SCHULTEN, H.: Lehrbuch der klinischen Hämatologie. Stuttgart 1939. — SCHULTZ, J. H.: Stigmatisierung und Organneurose. Dtsch. med. Wschr. **53**, 1584 (1927). — SCHUNK, J.: Das psychische Syndrom der verminderten aktiven Blutmenge. Nervenarzt **23**, 136 (1952). — SCHUSTER, N. H.: Familial haemorrhagic telangiectasia associated with multiple aneurysms of the splenic artery. J. Path. Bact. **44**, 29 (1937). — SCHWARTZMAN, J.: Hyaluronidase in pediatrics. J. Pediat. **34**, 559 (1949). — SCHWIEGK, H.: Schock und Kollaps. Funktionelle Pathologie und Therapie. Klin. Wschr. **1942**, 747, 765. — Kreislauf und Gewebsstoffwechsel bei der örtlichen Erfrierung. Klin. Wschr. **23**, 198 (1944). — Pathogenesis and treatment of local cold injury. German Aviation Medicine, World War II p. 843. Department of Air Force. 1950. — SCHWIEGK, H., u. W. H. A. SCHÖTTLER: Kreislaufveränderungen nach Esmarchscher Blutleere. Klin. Wschr. **22**, 477 (1943). — SEAMAN, W. B., and A. GOLDMAN: Roentgen aspects of pulmonary arteriovenous fistula. A.M.A. Arch. intern. Med. **89**, 70 (1952). — SECHER, K.: Klinische Kapillaruntersuchungen. Acta med. Scand. **56**, 295 (1922). — SEIDLMAYER, H.: Die frühinfantile postinfektiöse Kokarden-Purpura. Zbl. Kinderheilk. **61**, 217, 488 (1939). — SELFA, E.: Consideraciones sobre los factores lipotrópicos en oftalmologia. Med. esp. **23**, 208 (1950). — SELSMAN, G. J. V., and ST. HOROSCHAK: The treatment of capillary fragility with a combination of hesperidin and vitamin C. Amer. J. dig. Dis. **17**, 92 (1950). — SELTER, P.: Über Trophodermatoneurose. Verh. Ges. Kinderheilk. **20**, 45 (1903). — SELZER, A., and W. H. CARNES: The role of pulmonary stenosis in the production of chronic cyanosis. Amer. Heart J. **45**, 382 (1953). — SELZER, A., W. H. CARNES, C. A. NOBLE jr., W. H. HIGGINS jr. and R. O. HOLMES: The syndrome of pulmonary stenosis with patent foramen ovale. Amer. J. Med. **6**, 3 (1949). — SENEAR, F. E.: Perniones and livedo reticularis in a poliomyelitic limb. Arch. Derm. Syph. (Chicago) **60**, 865 (1949). — SEZE, S. DE, and J. CL. RENIER: A propos d'un cas d'erythrodermie aurique traité par la cortisone. Rev. Rhum. **19**, 829 (1952). — SHANNO, R. L.: Rutin: new drug for treatment of increased capillary fragility. Amer. J. med. Sci. **211**, 539 (1946). — SHEEDY, J. A., H. F. FROEB, H. A. BATSON, CH. C. CONLEY, J. P. MURPHY, R. B. HUNTER, D. W. CUGELL, R. B. GILES, S. C. BERSHADSKY, J. W. VESTER and R. H. YOE: The clinical course of epidemic hemorrhagic fever. Amer. J. Med. **16**, 619 (1954). — SHERMAN, H., TH. D. COHN and J. SHERMAN: Studies of capillary resistance in allergic states. I. The Gothlin index in allergic disease. Ann. Allergy **10**, 445 (1952). — SHORR: Liver injury. Trans. of the 8th Conf. Josiah Macy-Foundation, New York 1950. — SHUMACKER: Discussion in: Cold injury: Transactions of the first Conf. June 4—5, 1951, New York, Josiah Macy. Jr. Foundation, 1952, pp. 103—104. — SHUMACKER, CRISMON, FUHRMANN, LANGE, BOYD and FREEDMANN: The reactions of tissue to cold. Amer. J. clin. Path. **16**, 634 (1946). — SHUMACKER, WHITE, CARDELL, WRENN and SANFORD: Studies in experimental frostbite; the effect of heparin in preventing gangrene. Surg. Gynec. Obstet. **22**, 900 (1947). — SHUMACKER jr. H. B.: Sympathectomy in the treatment of peripheral vascular disease. Surgery **13**, 1 (1943). — SHUMACKER jr., H. B., and D. ABRMASON: Sympathectomy in trench-foot. Ann. Surg. **125**, 203 (1947). — SHUMAN, C. R., and A. J. FINESTONE: Inhibition of hyaluronidase in vivo by adrenal cortical activation. Proc. Soc. exp. Biol. (N.Y.) **73**, 248 (1950). — SHWARTZMAN, G., P. P. KLEMPERER and I. E. GERBER: Phenomenon of local tissue reactivity to bacterial filtrates, rôle of altered vascular response in certain human diseases. J. Amer. med. Ass. **107**, 1946 (1936). — SIEGEL, R.: Diabetic retinopathy, with special reference to juvenile diabetes. J. med. Soc. N.J. **49**, 402 (1952).— SIEGMUND, H.: Über einige Reaktionen der Gefäßwände und des Endokards bei experimentellen und menschlichen Allgemeininfektionen. Verh. dtsch. path. Ges. **20**, 260 (1925). — Einfache Entzündungen des Darmrohrs. In Handbuch der speziellen pathologischen Anatomie und Histologie, herausgeg. von HENKE u. LUBARSCH, Bd. 4/3, S. 349. Berlin 1929. — Bemerkungen zur pathologischen Anatomie und Pathogenese der Gefäßveränderungen bei peripheren Durchblutungsstörungen. Oeynhauser Ärztevereinskurse 3, Dresden 1936. — Untersuchungen zur Pathogenese der Endocarditis, insbesondere der Frühveränderungen. Virchows Arch. path. Anat. **290**, 3 (1933). — Pathologie und Therapie des peripheren Kreislaufs. Verlag: Theodor Steinkopff 1936. — Die pathologisch-anatomischen Grundlagen der örtlichen Kälteschäden. Arch. Derm. Syph. (Berl.) **184**, 34 (1942). — Zur Pathogenese und Pathologie von örtlichen Kälteschädigungen. Münch. med. Wschr. **89**, 827 (1942). — Pathologisch-anatomische Befunde bei örtlichen Kälteschädigungen mit Berücksichtigung der Spätschäden. Zbl. Chir. **70**, 1558 (1943). — Veränderungen der Leber beim Icterus epidemicus. Virchows Arch. path. Anat. 311, 180 (1944). — SIEHL, D.: Skin grafting of burns. J. Amer. Osteopath. Ass. 50, 521 (1951). — SIEMENS, H. W.: Das Problem der allgemeinen Venenwandschwäche (sog. Status varicosus). Med. Klin. 23, 822 (1937). — SILVESTRI: Bull. Sci. med. 113, 439 (1942). — SIMON, K.: Med. Mschr. 502 (1956). — SINGER, K., F. P. BORNSTEIN and S. A. WILE: Thrombotic thrombocytopenic purpura: hemorrhagic diathesis with generalized platelet thromboses. Blood 2, 542 (1947). — SINGER, K., A. G. MOTULSKY and J. N. SHAMBERGE: Thrombotic thrombocytopenic purpura; studies on hemolytic syndrome in this disease. Blood 5, 434 (1950). — SKOUBY, A. P.: Studies in acrocyanosis. Acta med. scand. 134, 335 (1949). — SKOUGE: Zur Frage des plötzlichen Badetodes. Arch. klin. Med. 177, 151 (1935). — SMITH, L. A., and E. V. ALLEN: Erythermalgia (Erythromelalgia) of the extremities. Amer. Heart J. 16, 175 (1938). — SMITH, J. L., and M. I. LINEBACK: Hereditary hemorrhagic telangiectasia. Nine cases in one negro family, with special reference to hepatic lesions. Amer. J. Med. 17, 41 (1954). — ŠMRHOVÄ, I.: Rendu-Osler disease. Vnitřni Lek. 5, 489 (1959). — SNELL, CRANSTON and GERBRANDY: Cutaneous vasodilatation during fainting. Lancet 1955, 693. — SOLEM, J. H.: Cutaneous arterial spiders following use of adrenocorticotropic hormone. Lancet 1952, 1241. — SORGE: Frostspätschädigungen und Frostspätgangrän bei Kriegsteilnehmern. Ärztl. Mschr. 1929, 321. — SPAET, T. H.: Vascular factors in the pathogenesis of hemorrhagic syndromes. Blood 7, 641 (1952). — SPALTEHOLZ, W.: In Handbuch der Haut- und Geschlechtskrankheiten, Bd. III, S. 87. Berlin 1929. — SPIELMEYER: Zur Klinik und Anatomie der Nervenschußverletzungen. Berlin: Springer 1915. — SPÜHLER, O., u. H. U. ZOLLINGER: Die diabetische Glomerulosklerose. Dtsch. Arch. klin. Med. 190, 321 (1943). — STAEHLER, MATIS u. BAUER: Die lokale Rutin-(Rutinion) applikation zur Verhütung penicillinbedingter Störungen des Wundheilverlaufes. Med. Welt 20, 118 (1951). — STAEMMLER: Die Erfrierung. Leipzig: Georg Thieme 1944. — STAEMMLER, M.: Pathologische Demonstrationen. Med. Welt 3, 269 (1929). — Örtliche Erfrierungen, ihre pathologische Anatomie und Pathogenese. Zbl. Chir. 1942, 1757. — Örtliche Erfrierungen, ihre pathologische Anatomie und Pathogenese. Zbl. Chir. 69, 1757 (1942). — STÄRCK, G.: Zur Pathogenese des diabetischen Kapillarschadens. Schweiz. med. Wschr. 84, 1440 (1954). — STANGL, E.: Über einen muskelaktiven Wirkstoff aus der Adrenalinreihe (Adrenochrom). Experientia (Basel) 9, 384 (1953). — STARLING, E. H.: The glomerular functions of the kidney. J. Physiol. (Lond.) 24, 317 (1899). — STARY, Z.: Über Erregung der Wärmenerven durch Pharmaka. Naunyn-Schmiedeberg's Arch. exp. Path. Pharmak. 105, 77 (1925). — STEELE, J. M.: Persönliche Mitteilung. Zit. nach ALLEN, BARKER u. HINES 1955. — STEIGER, R.: Ergebnisse der Untersuchung einer großen bernischen Sippe mit Teleangiectasia haemorrhagica hereditaria Osler. Schweiz. med. Wschr. 75, 73 (1945). — STEINER, L., and H. VOERNER: Angiomatosis miliaris. Dtsch. Arch. klin. Med. 96, 105 (1909). — STELWAGON, H. W.: A treatise on diseases of the skin. 8th edit. Philadelphia and London: W. B. Saunders Company 1916. 1309 pp. — STEPP, W., J. KÜHNAU u. H. SCHROEDER: Die Vitamine und ihre klinische Anwendung. Stuttgart: Ferdinand Enke 1944. — STEPP, W., u. H. SCHROEDER: Über die Beziehungen des Vitamin C zum Stoffwechsel des Carcinomgewebes. Z. ges. exp. Med. 98, 611 (1936). — STOCK, M. F.: Hereditary hemorrhagic telangiectasia (Osler's disease). Arch. Otolaryng. (Chicago) 40, 108 (1944). — STRAUSS, E.: Zur Frage des Status dysvascularis. Dtsch. Arch. klin. Med. 196, 530 (1949). — STRÖM u. ARCTANDER: Jb. Kinderheilk. 27, 180 (1888). — STURGIS, C. C.: Hematology. Springfield, Ill.: Ch. C. Thomas 1948. — SÜNDERHAUF, R.: Untersuchungen über den Permeabilitätsquotienten mittels der Walterschen Brommethode. Z. ges. exp. Med. 55, 378 (1927). — SÜSSE, H. J., W. OELSSNER, M. HERBST u. G. KUNDE: Das arteriovenöse Aneurysma der Lunge und die Darstellung seiner Kreislaufdynamik durch kinematographische Pneumangiographie. Fortschr. Röntgenstr. 79, 4, 498 (1953). Zit. in BERGMANN und WIEDEMANN, Beobachtungen in 4 Sippen mit Teleangiectasia hereditaria haemorrhagica (Oslersche Krankheit). Dtsch. Arch. klin. Med. 202, 26 (1955). — SULLIVAN, B. J., and B. G. COVINO: Peripheral vascular responses to frostbite as influenced by alcohol. Amer. J. Physiol. 175, 61 (1953). — SULLIVAN, B. J., and W. K. MASTERSON: Peripheral vascular responses to remote thermal burns and frostbite as influenced by heparin and paritol. Amer. J. Physiol. 175, 56 (1953). — SUTTON, H. G.: Epistaxis as an indication of impaired nutrition and of degeneration of the vascular system. Med. Mirror 1, 769 (1864). — SWIFT, H.: Erythroedema. Lancet 1918, 144, 611. — SWYER, G. J. M.: Antihistamine effect of sodium salicylate and its bearing upon the skin differing activity of hyaluronidase. Biochem. J. 42, 28 (1948). — SYMMERS, W. ST. C.: Über die thrombotische Mikroangiopathie und ihre Beziehungen zu den sogenannten Kollagenkrankheiten. Verh. dtsch. Ges. Path. 36, 224 (1953). — Thrombotic microangiopathy. Histological diagnosis during life. Lancet 1956, 592. — SYMMERS, W. ST. C., and D. F. BARROWCLIFF: Platelet thrombosis syndrome. J. Path. Bact. 63, 552 (1951). — SYMMERS, W. ST. C., and R. GILLETT: Polyarteritis nodosa. Associated with malignant hypertension, disseminated platelet thrombosis, „wire loop" glomeruli, pulmonary silicotuberculosis and sarcoidosis-like lymphadenopathy. Arch. Path. (Chicago) 52, 489 (1951).

TAPPEINER: Veränderungen des Blutes und der Muskeln nach ausgedehnten Hautverbrennungen. Zbl. med. Wiss. **19**, 385 (1881). — TATTERSALL, R. N., and R. SEVILLE: Senile purpura. Quart. J. Med., N. s. **19**, 151 (1950). — TAUGNER, R., u. A. FLECKENSTEIN: Kapillarabdichtung durch Ultraviolettbestrahlung und Vitamin D. Versuche an weißen Ratten bei ernährungsbedingter und toxischer Kapillarschädigung. Z. Vitamin-, Hormon- u. Fermentforsch. **5**, 89 (1953). — TAYLOR, K. B., and F. W. WRIGHT: Purpura gangrenosa. Lancet **1956**, 284. — TELFORD and STOPFORD: Some experiences of sympathectomy in anterior poliomyelitis. Brit. med. J. **1933**, 770. — TELFORD, E. D., and H. T. SIMMONS: Erythrocyanosis. Brit. med. J. **1936**, 629. — Erythromelalgia. Brit. med. J. **1940**, 782. — TERRACOL, J., Y. GUERRIER et P. IZARN: La maladie de Rendu-Osler affection du glomus artério-veineux. Montpellier méd. **44**, 3 (1953). — THANNHAUSER, S.: Zur Frage des Badetodes. Münch. med. Wschr. **1932**, 1890. — THEDERING, F.: Die Bedeutung des Kapillarschadens bei der Behandlung mit Antikoagulantien. 21. Tagg der Dtsch. Ges. für Kreislaufforsch. vom 15.—17. 4. 1955 in Bad Nauheim. — THEIS, F. V., W. R. O'CONNOR and F. J. WAHL: Anticoagulants in acute frostbite. J. Amer. med. Ass. **146**, 992 (1951). — THIES, H. A.: Die Methoden der Kapillarresistenz- und Kapillarfragilitätsprüfung (unter Berücksichtigung der Antikoagulantien). In BARTELHEIMER u. KÜCHMEISTER, Kapillaren und Interstitium. Stuttgart: Georg Thieme 1955. — THOMSEN, O., u. F. WULFF: Meningococcus infection problems. Hospitalstidende **64**, 17 (1921). — THORSON, A., G. BIÖRCK, G. BJÖRKMAN and J. WALDENSTRÖM: Malignant carcinoid of the small intestine with metastases to the liver, valvular disease of the right side of the heart (pulmonary stenosis and tricuspid regurgitation without septal defects), peripheral vasomotor symptoms, bronchoconstriction, and an unusual type of cyanosis. A clinical and pathological syndrome. Amer. Heart J. **47**, 795 (1954). — TOBIN, jr. J. R., and T. C. WILDER: Pulmonary arteriovenous fistula associated with hereditary hemorrhagic teleangiectasis; a report of their occurrence in father and son. Ann. intern. Med. **38**, 868 (1953). — TÖRÖK, L.: Störungen der Blut- und Lymphströmung der Haut. In Handbuch der Haut- und Geschlechtskrankheiten, Bd. 6, S. 1. 1928. — TROBAUGH jr., F. E., M. MARKOWITZ, C. S. DAVIDSON and W. F. CROWLEY: Acute febrile illness characterized by thrombopenic purpura, hemolytic anemia and generalized platelet thrombosis. Arch. Path. (Chicago) **41**, 327 (1946). — TROPEANO, L., and E. CACCIOLA: Familial haemorrhagic telangiectasia (Osler-Rendu). Gazz. sanit. (Milano) **25**, 362 (1954). — TVETERAS, E.: Anaphylactoid purpura (Schönlein-Henoch's syndrom) med nefrit som komplikation. Svenska Läk.-Tidn. **53**, 1434 19 56).

ULLMANN, K.: Thermische Schädigungen. In JADASSOHNS Handbuch der Haut- und Geschlechtskrankheiten, Bd. IV/1, S. 268—323. — UNDERHILL, F. P., G. L. CARRINGTON, R. KAPSINOW and G. T. PACK: Blood concentration changes in extensive superficial burns. Arch. intern. Med. **32**, 31 (1923). — UNDERHILL, F. P., u. M. E. FISK: Veränderungen der Capillarpermeabilität durch oberflächliche Verbrennungen. Amer. J. Physiol. **95**, 315 (1930). — UNGER, L.: Progress in allergy, vol. III, p. 142. Basel u. New York: S. Karger 1952. — UNGER, R.: Erfahrungen mit parenteraler Calciumtherapie. Ther. d. Gegenw. **76**, 69 (1935). — UNGLEY, C. C.: The immersion foot syndrome. Advanc. Surg. **1**, 269 (1949). — UNNA, P. G.: Histopathologie der Hautkrankheiten. Berlin: August Hirschwald 1894. — URBACH, E., M. F. HERRMAN and P. M. GOTTLIEB: Cold allergy and cold pathergy. Arch. Derm. Syph. (Chicago) **43**, 366 (1941).

VANCURA: Arch. Mal. Reins **6**, 147 (1931). — VANDENBROUCKE, J.: Haemorrhagische diathesen en maagdarmbloedingen. Haemorrhagic diathesis and gastro-intestinal haemorrhage. Belg. T. Geneesk. **9**, 477 (1953). — VANNUCCHI, V.: La microangiotrombosi trombocitica piastrinopenica. Riv. Clin. med. **49**, 129 (1949). — VANNUCCHI, V., e I. ESENTE: G. ital. Oftal. **2**, 26 (1949). — VARELA FUENTES, B., y H. GUTIÉRREZ BLANCO: Angioma estelar en la cirrosis de Laennec. Importancia diagnóstica. Arch. urug. Med. **40**, 281 (1952). — VEIL, H. W.: Der Rheumatismus. Stuttgart: Ferdinand Enke 1939. — VERFÜRTH, H.: Die Wirkung körpereigener kreislaufwirksamer Stoffe auf die Nachströmungszeit des Blutes in den Capillaren. Z. klin. Med. **132**, 514 (1937). — VILLARET, JUSTIN-BESANÇON, CACHERA et BOUCOMONT: Étude critique sur la pathogénie des troubles circulatoires périphériques. Première partie. — Les acrocyanoses. Arch. Mal. Coeur **27**, 725 (1934). — VINCENDEAU, J.: Un cas de maladie de rendu-osler. Rev. Laryng. (Bordeaux) **71**, 80 (1950). — VIRCHOW, R.: Über capilläre Embolie. Virchows Arch. path. Anat. **9**, 307 (1856). — VÖLGYESSY, F.: Capillary resistance in dermatoses. Bud. orv. Ujság **37**, 601 (1939). — VOLHARD: Erkrankungen der Niere, des Nierenbeckens und der Harnleiter. In MOHR-STÄHELINS Handbuch der inneren Medizin, Bd. III/2, S. 1149. 1918. — VULLIAMY, D. G.: The vasomotor disturbance in pink disease. Lancet **1952 II**, 1248—1251. — VULPIS, N.: Experimental study on thrombocytopenic purpura induced by immune anti-platelet serum. Acta haemat. (Basel) **14**, 72 (1955).

WAGENER, H. P.: Retinopathy in diabetes mellitus. Proc. Amer. Diabetes Ass. **5**, 201 (1946). — WALDENSTRÖM, J.: Kliniska metoder för påvisande av hyperproteinämi och deras praktiska värde för diagnostiken. Nord. Med. **20**, 2288 (1943). — Zwei interessante Syndrome mit Hyperglobulinämie. Schweiz. med. Wschr. **1948**, 927. — Three new cases of purpura hyperglobulinemica. Study in long-lasting benign increase in serum globulin. Acta med. scand. Suppl. **266**, 142, 931 (1952). — Die Makroglobulinämie. Ergebn. inn. Med. Kinderheilk. N.F. **9**, 586 (1958). — WALDENSTRÖM, J., and E. LJUNGBERG: Carcinoids and vasomotoric symptoms. Svenska Läk.-Tid. **50**, 690 (1953). — WALLACE, D. C.: Diffuse disseminated platelet thrombosis (thrombotic thrombocytopenic purpura) with report of 2 cases. Med. J. Aust. **2**, 9 (1951). — WALSH, E. N., and S. W. BECKER: Erythema palmare and naevus-araneus-like telangiectases. Arch. Derm. Syph. (Chicago) **44**, 616 (1941). — WALTER, J. V.: Ann. intern. Med. **44**, 204 (1956). — WALTERHÖFER: Experimentelle Untersuchungen über das Endothelsymptom. Münch. med. Wschr. **1925 II**, 1819—1821. — WEBER: Haemorrhagic teleangiectasia of the Osler type — "telangiectatic dysplasia". An isolated case, with discussion on multiple pulsating stellate telangiectases and other striking haemangiectatic conditions. Brit. J. Derm. **48**, 182 (1936). — WEBER, F. P.: A case of multiple hereditary developmental angiomata (telangiectases) of the skin and mucous membranes associated with recurring hemorrhags. Lancet **1907**, 160. — Hemangiectatic hypertrophy of limbscongenital phlebarteriectasis and so-called congenital varicose veins. Brit. J. Child. Dis. **25**, 13 (1918). — WEBER, H.: Beeinflussung der Kapillarresistenz durch Rutinpräparate bei Lungentuberkulose. Ärztl. Forsch. **8**, I/278 bis I/281 (1954). — WEBER, H. W.: Untersuchungen über das Rickersche Stufengesetz. Frankfurt. Z. Path. **65**, 137 (1954). — Zur Begriffsbestimmung der Stase. Klin. Wschr. **33**, 387 (1955). — WEICKSEL, P.: Veränderung der Kapillarresistenz durch Isonicotinsäurehydrazid. Beitr. Klin. Tuberk. **3**, 523 (1954). — WEICKSEL, P., u. H. BRAUN: Die Lungenmykosen. Vortr. 8. Tagg fränk. Tuberkuloseärzte 9.—11. 10. 1959 Kutzenberg. Ref. Tuberkulosearzt **14**, 45 (1960). — WEIL, A. J.: Das Verhalten der Kapillaren bei Arthritiskranken. Med. Klin. **2**,2049 (1930). — WEINBERG, M., et P. SÉGUIN: Formes pseudo-graves d'infection gazeuse. C. R. Soc. Biol. (Paris) **79**, 116 (1916). — Démonstration de lésions provoquées chez le cobaye, par le Bac. histolyticus. Quelques observations sur la toxine de ce microbe. C. R. Soc. Biol. (Paris) **80**, 157 (1917). — WEINER, D.: Role of cold hemagglutinins in frostbite. J. Lab. clin. Med. **41**, 114 (1953). — WEISS, E.: Ein neuer Apparat zur blutigen Kapillardruckmessung. Zbl. Physiol. **38**, 7 (1916). — Beobachtung und mikrophotographische Darstellung der Hautkapillaren am lebenden Menschen. Dtsch. Arch. klin. Med. **119**, 1 (1916). — WEISS, E., and B. M. GASUL: Pulmonary arteriovenous fistula and Teleangiectasia. Ann. intern. Med. **41**, 989 (1954). — WELTZ, G. A., A. J. WENDT u. H. RUPPIN: Erwärmung nach lebensbedrohender Abkühlung. Münch. med. Wschr. **89**, 1092 (1942). — WENDT, L.: Permeabilitätsstörungen der Capillarmembranen als Ursache der essentiellen Hypertonie, des Alters-Diabetes und der Alters-Polyglobulie. Arch. Kreisl.-Forsch. **15**, 132—172 (1949). — WERLHOF, P. G.: Opera medica, collegit et auxit. Hannover: J. E. Wichmann 1775. — WERNER, M.: Oslersche Krankheit und Leberveränderung. (Zugleich ein Beitrag zur cerebralen Form der Teleangiectasia haemorrhagica hereditaria.) Dtsch. Arch. klin. Med. **189**, 214 (1942). — WERTHEIM, L.: Hämangiome (einschließlich der Teleangiektasien und verwandter Hautveränderungen). In JADASSOHNS Handbuch für Haut- und Geschlechtskrankheiten, Bd. XII/2, S. 375—468. Berlin 1932. — WHEATLEY, D. P.: Vitamin K for relief of chilblains. Brit. med. J. **2**, 689 (1947). — WHITE, J. C.: Immersion foot. Mod. Conc. cardiov. Dis. **13**, No 2 (1944). — WHITE, J. C., and SH. WARREN: Causes of pain in feet after prolonged immersion in cold water. War Med. (Chicago) **5**, 6 (1944). — WHITMORE, A., and C. S. KRISHNASWAMI: Indian med. Gaz. **47**, 262 (1912). — WIECHMANN, E.: Zur Permeabilitätstheorie des Diabetes mellitus. Dtsch. Arch. klin. Med. **150**, 186 (1926). — WIENER, A. S.: Pathogenesis of erythroblastosis fetalis and Shwartzman phenomenon. Exp. Med. Surg. **7**, 200 (1949). — WIESE: Zit. nach BÜRGER, Angiopathia diabetica 1954. — WIESENACK, H.: Weitere Versuche über die Herabsetzung der Salvarsan-Toxizität. Berl. klin. Wschr. **58**, 845 (1921). — WIESMANN, W., D. WOLVIUS and M. C. VERLOOP: Idiopathic pulmonary hemosiderosis. Acta med. scand. **146**, 341 (1953). — WILLEBRAND, E. A. v.: Über hereditäre Pseudohämophilie. Acta med. scand. **76**, 521 (1931). — WILLEBRANDT, E. A., v. u. R. JÜRGENS: Über ein neues vererbbares Blutungsübel: Die konstitutionelle Thrombopathie. Dtsch. Arch. klin. Med. **175**, 453 (1933). — WILLIAMS and BRICK: Gastrointestinal bleeding in hereditary hemorrhagic teleangiectasia. Review of the literature and report of a case with severe recurrent hemorrhages necessitating total gastrectomy. Arch. intern. Med. **95**, 41 (1955). — WILLIAMS and GOODMAN: Livedo reticularis. J. Amer. med. Ass. **85**, 955 (1925). — WILLIAMS and SNELL: Pulsating angioma (generalized teleangiectasia) of the skin associated with hepatic disease. Arch. intern. Med. **62**, 872 (1938). — WILSON: Chilblains and other circulatory disorders of the extremities. Med. Press **1955**, No 6041, 141. — WINTROBE, M. M.: Clinical hematology, 3. edit., p. 530. Philadelphia: Lea and Febiger 1943. — WINTROBE, M. M., and M. V. BUELL: Hyperproteinemia associated with multiple myeloma: With report of a case in which an extraordinary hyperproteinemia was associated with thrombosis of the retinal veins and symptoms suggesting Raynaud's disease. Bull. Johns Hopk. Hosp. **52**, 156 (1933). — WISSLER, H.: Arteriovenöses

Aneurysma der Lunge und Teleangiectasia haemorrhagica hereditaria Osler. Helv. paediat. Acta **8**, 111 (1953). — WITMER, R.: Conjunctivalveränderungen beim Morbus Osler. Ophthalmologica (Basel) **121**, 158 (1951). — WITTKONER, E., u. B. RAREY: Beitrag zur Oslerschen Krankheit. Z. klin. Med. **124**, 41 (1933). — WOLBACH, S. B., and P. R. HOWE: Intercellular substances in experimental scorbutus. Arch. Path. (Chicago) **1**, 1 (1926). — WOLF, E. P.: Local changes of colour in the skin deprived of its normal blood supply. Heart **11**, 327 (1924). WOLF, J. E., u. J. DUCHAINE: Die dringliche Behandlung der Hämoptoe. Brux.-méd. **1934**, Nr 25. — WOLFF, J.: Über Oslersche Krankheit. Mschr. Kinderheilk. **98**, 431 (1950). — WOLLHEIM, E.: Zur Funktion der subpapillären Gefäßplexus in der Haut. Klin. Wschr. **6**, 2134 (1927). — Zur funktionellen Bedeutung der Cyanose. Z. klin. Med. **108**, 248 (1928). — Über Probleme der Physiologie und Pathologie der Kapillaren. Z. Augenheilk. **74** (1931). — Die Blutreservoire des Menschen. Klin. Wschr. **12**, 12 (1933). — Leber, Wasserhaushalt und Kreislauf. Verh. der Dtsch. Ges. für Verdau.- u. Stoffwechselkr. XV. Tagg, Bad Kissingen 1950, S. 129. — Kapillarfunktionsstörungen und ihre Behandlung. Med. Welt **20**, 371 (1951). — Die aktive Blutmenge bei Gefäßinsuffizienz. (Einfache oligämische Gefäßinsuffizienz, Schock, Kollaps, Minusdekompensation.) Klin. Wschr. **33**, 1065 (1955). — 3. Freiburger Symposion, 27.—29. 6. 1954. Pathologische Physiologie und Klinik der Nierensekretion. Berlin-Göttingen-Heidelberg 1955. S. 82 u. 213. — Tubuläre Insuffizienz als sekundäres Syndrom. Verh. dtsch. Ges. inn. Med. **65**, 284 (1959). — Bluttransfusion und Blutmenge. Ergebnisse der Bluttransfusionsforschung III. Bibl. haemat. (Basel) **6**, 73 (1957). — Tubuläre Insuffizienz und sogenanntes „akutes Nierenversagen". Münch. med. Wschr. **101**, 597 (1959). — WOLLHEIM, E., u. H. BRAUN: Pilzinfektionen der Lunge mit septischem Verlauf. Dtsch. med. Wschr. **82**, 1397 (1957). — WOLLHEIM, E., u. K. W. SCHNEIDER: C. R. III. Congr. Soc. internat. Europ. d'Hémat., Rome 1951, p. 27. — Untersuchungen zur funktionellen Pathologie und Therapie großer intestinaler Blutungen. Verh. dtsch. Ges. inn. Med. **60**, 333 (1954). — Zur Behandlung großer intestinaler Blutungen. Medizinische **1955**, 958. — Zur Hämodynamik nach Myokardinfarkt. Arch. Kreisl.-Forsch. **28**, 171 (1958). — Das Blutvolumen nach Plasma- und Bluttransfusionen. Dtsch. med. Wschr. **83**, 1117 (1958). — WOLLHEIM, E., K. W. SCHNEIDER u. J. ZISSLER: Hämodynamik des Myokardinfarktes. Kongr. Stockholm 1957. — WOLLHEIM, E., K. W. SCHNEIDER, J. ZISSLER u. M. EIFERT: Veränderungen der aktiven Plasma- und Blutmenge nach Plasma- und Bluttransfusionen. Cardiologia (Basel) **21**, 320 (1952). — WOLLHEIM, E., u. J. ZISSLER: Zur Behandlung des Diabetes mellitus, insbesondere bei erhöhter Nierenschwelle. Ärztl. Wschr. **5**, 340 (1950). — WOOLLEY, D. W.: Some neurophysiological aspects of serotonin. Brit. med. J. **1954**, 122. — WOOLLEY, D. W., and E. SHAW: Antimetabolites of serotonin. J. biol. Chem. **203**, 69 (1953). — WRIGHT and DURYEE: Human capillaries in health and disease. Arch. intern. Med. **52**, 545 (1933). — WRIGHT, I. SH.: Vascular diseases in clinical practice. Chicago: Year Book Publ. Inc. 1948. — WRIGHT, I. SH., and E. V. ALLEN: Frostbite, immersion foot and allied conditions. Army med. Bull. **65**, 136 (1943). — WURZSCHMITT, B.: Systematik und qualitative Untersuchung capillaraktiver Substanzen. Z. analyt. Chem. **130**, 105 (1950). — WYATT, J. P., and R. S. LEE: Hemorrhagie encephalopathy due to disseminated thrombocytic thrombosis; report of case. Arch. Path. (Chicago) **49**, 582 (1950). — WYLLIE, W. G., W. SHELDON, M. BODIAN and A. BARBON: Idiopathic pulmonary haemosiderosis (essential brown induration of lungs). Quart J. Med. **17**, 25 (1948).

YOE, R. H.: L-arterenol in the treatment of epidemic hemorrhagic fever. Amer. J. Med. **16**, 683 (1954).

ZADEK: Erythromelalgie bei Polycythaemia vera. Berl. klin. Wschr. **55**, 1193 (1918). — ZARAPICO ROMERO, M.: Perniosis. Medicina (Madr.) **18**, 216 (1950). — ZEHETNER, H.: Fortschritte in der Therapie der Verbrennungen. Wien. klin. Wschr. **61**, 937 (1949). — ZEHETNER, H., u. E. MEISTER: Die Hauttransplantation im Rahmen der modernen Verbrennungsbehandlung. Wien. klin. Wschr. **62**, 864 (1950). — ZEISSLER: Handbuch der pathologischen Mikroorganismen, 3. Aufl., Bd. 10. 1930. — ZELLWEGER, H., u. W. H. ADOLPH: Vitamine und Vitaminkrankheiten. In Handbuch der inneren Medizin, Bd. VI/II. Berlin-Göttingen-Heidelberg: Springer 1954. — ZERNIK: Reizstoff und Reizgas. Gasschutz u. Luftschutz Nr 3 (1933). — Neuere Erkenntnisse auf dem Gebiete der schädlichen Gase und Dämpfe. Ergebn. Hyg. Bakt. 1933. — ZERWECK: Konstitutionelle Faktoren bei orthostatischen Kreislaufregulationsstörungen. Med. Klin. **46**, 1126 (1951). — ZINCK, K. H.: Pathologische Anatomie der Verbrennung, zugleich ein Beitrag zur Frage der Blutgewebsschranke und zur Morphologie der Eiweißzerfallsvergiftungen. Veröff. Konstit.- u. Wehr.-Path. **10**, H. 46 (1940). — Die Verbrennungskrankheit. Hefte Unfallheilk. **47**, 10 (1954). — ZISSLER, J., and R. ZISSLER: Zur Hämodynamik bei capillärer Betriebsstörung der Lunge. Z. klin. Med. **149**, 345 (1952). — Zur Hämodynamik bei capillärer Betriebsstörung der Leber. Z. klin. Med. **149**, 448 (1952). — ZOLLINGER, H. CL., u. F. HEGGLIN: Die idiopathische Lungenhämosiderose als pulmonale Form der Purpura Schönlein-Henoch. Schweiz. med. Wschr. **88**, 439 (1958).

IV. Mißbildungen und Tumoren der Blutgefäße.

ADAIR: Glomus tumor; a clinical study with a report of 10 cases. Amer. J. Surg. **25**, 1 (1934). — ADAIR, FRANK and STEWART: A tumor of the glomus. Bull. Mem. Hosp. (New York) **1**, 42 (1929). — ADAMS, R., and S. B. LURIA: Uncommon benign lesions of lower esophagus, diaphragm and cardia. J. Amer. med. Ass. **154**, 662 (1954). — AGOSTINI, DELANOË et VIOLLET: Syndromes des 4 derniers nerfs craniens du à un hémangiome kystique de la veine jugulaire interne. Ann. Oto-laryng. (Paris) **66**, 38 (1949). — D'AGOSTINO, M., et E. A. TORRES: Hemangiectasia atrofica. Sem. méd. **1**, 544 (1936). — AJELLO: Lav. Ist. B. de Vecchi Catania, Palermo 1924 u. 1925. — ALAJOUANINE, T., et R. THUREL: Un cas de naevus variquereux osteo-hypertrophique (rôle de la circulation dans la physiologia de l'os). Rev. neurol. **63**, 719 (1935). — ALAJOUANINE, T., R. THUREL et T. HORNET: Étude anatomoclinique d'un anévrysme cirsoide de la main. Sou retentissement sur la système vasculaire et sur le squelette du membre correspondant. Presse méd. **43**, 1835 (1935). — ALLAIRE: Rev. neurol. **1**, 252 (1914). — ALLEN, BARKER and HINES: Peripheral vascular diseases. Philadelphia u. London: W. B. Saunders Company 1955. — AMSTERDAM, H. J., D. M. GRAYZEL and A. L. LOURIA: Hemangioendothelioblastoma of the heart. Amer. Heart J. **37**, 291 (1949). — AMUNDSEN, P.: Case of multiple hemangiomas of intestinal tract. Norsk. Mag. Laegevidensk. **99**, 278 (1938). — ANDRÉ-THOMAS: Tumeurs comparables à des tumeurs glomiques développées dans les muscles de la cuisse à la suite d'un traumatisme. Ann. anat.-path. **10**, 657 (1933). — ASKANAZY: Lindausche Krankheit. Schweiz. med. Wschr. **1939**, 320. — AUFFERMANN, H.: Primäre Aortengeschwulst mit eigentümlichen Riesenzellen. Z. Krebsforsch. **11**, 294 (1912). — AUFRECHT, E.: Über die Genese des Bindegewebes, nebst einigen Bemerkungen über die Neubildung quergestreifter Muskelfasern und die Heilung per primam intentionem. Virchows Arch. path. Anat. **44**, 180 (1869). — AUSBÜTTEL, FRIEDRICH: Primäres Lungenvenensarkom. Frankfurt. Z. Path. **53**, 303 (1939).

BAILEY: Die Hirngeschwülste. Stuttgart: Ferdinand Enke 1951. — BAILEY, O. T.: The cutaneous glomus and its tumors—glomangiomas. Amer. J. Path. **11**, 915 (1935). — BARRÉ: Sur certaines; sympathalgies de la périphérie des membres. Leur traitement chirurgical simple. Paris méd. **45**, 311 (1922). — BEAN, W. B.: The natural history and significance of certain vascular changes in the skin and mucous membranes (The Zeit Memorial Lecture.) Quart. Bull. Northw. Univ. med. Sch. **27**, 89 (1953). — Dyschondroplasia and hemangiomata. (Maffucci's syndrome.) A.M.A. Arch. intern. Med. **95**, 767 (1955). — BEATON and DAVIS: Glomus tumor; report of three cases; analysis of 271 recorced cases. Quart. Bull. Northw. Univ. med. Sch. **15**, 245 (1941). — BECKER and THATCHER: Multiple idiopathic hemorrhagic sarcoma of Kaposi; historical review, nomenclature and theories relative to the nature of the disease, with experimental studies of two cases. J. invest. Derm. **1**, 379 (1938). — BEEK, C. H.: Pseudo-sarcome de Kaposi (illustration). Ann. Derm. Syph. (Paris) **78**, 200. — BENDIEK, ERNST: Zur Kenntnis der atypischen malignen Hämangio-Endotheliome der Leber. Frankfurt. Z. Path. **53**, 234 (1939). — BERBLINGER, W.: Zur Auffassung der sogenannten Hippelschen Krankheit der Netzhaut. Albrecht v. Graefes Arch. Ophthal. **110**, 395 (1927). — BERGSTRAND: Multiple glomic tumors. Amer. J. Cancer **29**, 470 (1937). — BERGSTRAND, OLIVECRONA u. TÖNNIS: Gefäßmißbildungen und Gefäßgeschwülste des Gehirns. Leipzig: Georg Thieme 1936. — BERTELSEN, A.: Treatment of hemangioma, with special consideration of surgical indication. Ugeskr. Laeg. **112**, 433 (1950). — BESSONE, L.: Angiectasia hypertrophicans di Klippel-Trenaunay-Parkes Weber. Arch. ital. Derm. **23**, 133 (1950). — BETTMANN: Angiokeratoma naeviforme und Capillaraneurysmen. (Capillarmikroskopische Untersuchungen.) Arch. f. Dermat. **152**, 97 (1926). — BEZOLD, K.: Ein Fall von ausgedehnter Knochenhämangiomatose. Fortschr. Röntgenstr. **75**, 636 (1951). — BICKEL, W. H., and A. C. BRODERS: Primary lymphangioma of ileum. J. Bone Jt Surg. **29**, 517 (1947). — BIELSCHOWSKY, M.: Zur Histologie und Pathogenese der tuberösen Sklerose. J. Psychol. Neurol. (Lpz.) **30** (1924). — BLAICH, W., u. H. ENGELHARDT: Zur Frage der Entstehung der essentiellen Teleangiektasien, der „vasomotorischen Dauerrötung" und ähnlicher Gefäßveränderungen. Hautarzt **5**, 357 (1954). — BLANCHARD: The pathology of glomus tumours. Canad. med. Ass. J. **44**, 357 (1941). — BLANCHARD, A. J., and H. HETHRINGTON: Malignant haemangioendothelioma of heart. Canad. med. Ass. J. **66**, 147 (1952). — BOCK, R. H.: A case of bilateral Sturge-Weber syndrome. Amer. J. Ophthal. **33**, 1127 (1950). — BODE, H. G.: Über spektralphotometrische Untersuchungen an menschlicher Haut unter besonderer Berücksichtigung der Erythem- und Pigmentierungsmessung. Strahlentherapie **51**, 81 (1934). — BOETTCHER, ARTHUR: Verschiedene Mitteilungen. Virchows Arch. path. Anat. **47**, 370 (1869). — BOGAERT, A. V., et C. KEGELS: Syndrome de Klippel-Trenaunay avec communication arterio-veneuse. Arch. Mal. Coeur **40**, 93 (1947). — BOGAERT, L. VAN: Pathologie des angiomatoses. Acta neurol. belg. **50**, 525 (1950). — BONVALLET, J. M.: Angiomes des muscles du squelette. Presse méd. **58**, 535 (1950). — BOUSE, G.: Röntgenbefunde bei ausgedehnten angiomatösen Veränderungen im Bereich der rechten oberen Körperhälfte. Fortschr. Röntgenstr. **74**, 91 (1951). — Röntgenbefunde bei einer Phakomatose (Sturge-Weber kombiniert mit Klippel-Trenaunay). Fortschr. Röntgenstr. **74**, 727 (1951). — BONSE, G., u. R. KARG:

Röntgenbefunde bei Angiomatosis Kaposi. Fortschr. Röntgenstr. **78**, 456 (1953). — BORCHARD: Über eine von Varicen des Unterschenkels ausgehende eigenthümliche Geschwulstbildung (Angiosarkom). Langenbecks Arch. klin. Chir. **80**, 675 (1906). — BORRIE, P. F.: Kaposi's varicelliform eruption treated with aureomycin. Lancet **1950**, 1038. — BORST, M.: Echte Geschwülste. In ASCHOFFS Lehrbuch der allgemeinen Pathologie, 7. Aufl. S. 688 bis 803. 1938. — BORST, MAX: Pathologische Histologie, 4. Aufl. München 1950. — BOWERS, W. F.: Rupture of visceral hemangioma as cause of death; with report of a case of pulmonary hemangioma. Neb. St. med. J. **21**, 55 (1936). — BRADFORD: Hemangioblastoma of the posterior fossa (Lindaus disease). Report of two cases with familial history. J. Neurosurg. **5**, 196 (1948). — BRANCH, H. E.: Acute spontaneous absorption of bone. Report of a case involving a clavicle and a scapula. J. Bone Jt Surg. **27**, 706 (1945). — BRAUN: Fall von Phlebarteriektasia der rechten oberen Extremität. Ref. Münch. med. Wschr. **1902**, 163. — BRAUN, H.: Die Lungenmetastasen eines sarkomatösen Tumors der Arteria pulmonalis dextra im Röntgenbild. Fortschr. Röntgenstr. **74**, 360 (1951). — BRINDLEY jr., G. V.: Glomus tumor of mediastinum. J. thorac. Surg. **18**, 417 (1949). — BRØBECK, O.: Haemangioma of vertebra associated with compression of the spinal cord. Acta radiol. (Stockh.) **34**, 235 (1950). — BROCKENHEIMER: In: Festschrift für G. E. v. RINDFLEISCH, S. 331. Leipzig 1907. Zit. nach STAEMMLER (1955). — BRODERS, A. C.: Practical points on the microscopie grading of carcinoma. N.Y. St. J. Med. **32**, 667 (1932). — Microscopic grading of cancer. Surg. Clin. N. Amer. **21**, 947 (1941). — BROHL: Sarcoma venae femoralis dextrae ligatura venae femoralis. Dtsch. med. Wschr. **1897**, Vereinsbeilage Nr 5, 30. — BRUZZONE, P. L., e G. GUGLIELMINI: Immagini anatomi-radiologiche cisto-simili del diaframma di destra e dell'angolo cardiofrenico. (Pseudo-ernia del diaframma e angiosarcoma del cuore.) Minerva med. (Torino) **1951**, 968—976. — BUCY: Blood vessels tumors of the spinal canal. Surg. Clin. N. Amer. Nr 1323 (1934). — BUCY and RITCHEY: Klippel-Feil's syndrome associated with compression of the spinal cord by an extradural hemangiolipoma. J. Neurosurg. **4**, 5, 476 (1947). — BUTT, A. J., and J. Q. PERRY: Hemangioma of the kidney. J. Urol. (Baltimore) **65**, 15 (1951).

CARDINI, G.: La malattia di Sturge-Weber. Lattante **22**, 158 (1951). — CARLETON, A., J. ST. C. ELKINGTON, J. G. GREENFIELD and A. H. T. ROBB-SMITH: Maffucci's syndrome (Dyschondroplasia with haemangiomata). Quart. J. Med. **11**, 203 (1942). — CARRERAS MATAS, B.: Über einen ungewöhnlichen Fall von Aderhautangiom. Ophthalmologica (Basel) **119**, 377 (1950). — CARSTENSON, INGEBORG: Über subunguale Tumoren, zugleich ein Beitrag zur Frage des sog. subungualen Angiosarkoms. Langenbecks Arch. klin. Chir. **144**, 409 (1927). CERNEZZI: Fibroleiomyom, ausgehend von einer Vene des plexus spermaticus. Gazz. Osp. Clin. No 146 (1903). Ref. Münch. med. Wschr. **51**, 676 (1904). — CHENG, T. O., and D. C. SUTTON: Primary hemangioendotheliosarcoma of heart, diagnosed by angiocardiography. — Review of the literature and report of a case. Circulation **11**, 456 (1955). — CHIARI u. GRUBER: Bauchspeicheldrüse. In Handbuch der speziellen pathologischen Anatomie und Histologie, Bd. V/2, S. 497, 498. 1929. — CIOFFARI, A.: Angiomatosis; attempted unitary nosologic conception. G. Clin. med. **31**, 783 (1950). — CLARA, M.: Die arteriovenösen Anastomosen. Leipzig 1939; 2. Aufl. Wien: Springer 1956. — CLARK, J. J., and R. M. TANKESLEY: Facial angiomas associated with brain calcification. J. med. Ass. Ga **40**, 99 (1951). — CORBETT, DUDLEY: Diskussion, Sitzg v. 16. 4. 1914. Brit. J. Derm. **26**, 200 (1914). — COUSIN: Les dystrophies osseuses en rapport avec les malformations vasculaires congénitales des membres. Thèse, Lille 1947. — CRAIG-WAGNER-KERNOHAN: Lindau v. Hippels disease. Arch. Neur. **46** (1941). Ref. Z. ges. Neurol. Psychiat. **102**, 41 (1942). — CRAMER, F., and W. KIMSEY: The cerebellar hemangioblastomas: review of 53 cases, with special reference to cerebellar cysts and association of polycythemia. A.M.A. Arch. Neurol. Psychiat. **67**, 237 (1952). — CUSHING and BAILEY: Hemangiomas of cerebellum and retina. Arch. Ophthal. (Chicago) **57** (1928). — CUSHING, H., and P. BAILEY: Tumors arising from the blood-vessels of the brain: angiomatous malformations and hemangioblastomas, pp. 105—219. Springfield, Ill.: Ch. C. Thomas 1928.

DANDY: Venous abnormalities and angiomas of the brain. Arch. Surg. (Chicago) **17** (1928). — DAZZI, L.: Alterazioni ematologiche nel quadro della neuroangiomatosi encefalofacciale (malattia di Sturge-Weber disease). Rif. med. **64**, 729 (1950). — DELLA TORRE, P. L.: Microangiomi (neoformazioni, angiomatoidi) della diploe cranica: nota preventiva. Sist. nerv. **2**, 29 (1950). — DEPREZ: Contribution à l'étude du syndrôme de Parkes-Weber. Thèse Marseille 1946. — DÖRFFEL: Histogenesis of multiple idiopathic hemorrhagic sarcoma of Kaposi. Arch. Derm. Syph. (Chicago) **26**, 608 (1932). — DÖRING: Zur Kenntnis multipler Glomustumoren. Nervenarzt **18**, 6 (1947). — DRUKKER: Intracranielle Angiomen. Amsterdam 1937. — DUCHEN, L. W., L. HIRSOWITZ and J. F. MURRAY: A fatal case of sarcoma idiopathicum haemorrhagicum of Kaposi. S. Afr. med. J. **27**, 1078 (1953). — DUFRESNE, O., et G. GILL: Le traitement des angiomes. Un. méd. Can. **80**, 313 (1951). — DUZEA: Sur quelques troubles de développement du squelette dûs à des angiomes superficiels. Thèse, Lyon 1886.

EGGINK, F. A.: Congenital vascular abnormalities of legs; 3 cases. Ned. T. Geneesk. **97**, 671 (1953). — EHRENREICH, T., A. J. FREUND and H. N. SHAPIRO: Hemangio-endothelioma arising in a mediastinal teratoma. Dis. Chest **23**, 294 (1953). — EHRHARDT, LOTHAR: Maligne entarteter Glomustumor der Großzehe. Zbl. allg. Path. path. Anat. **88**, 208 (1952). — ERTL, E.: Glomusgeschwulst der Ohrmuschel. Mschr Ohrenheilk. **77**, 15 (1943). — ESCHBACH, HEINRICH: Über ein malignes Leiomyom des Endocards mit Verstopfung der Lungenschlagader. Beitr. path. Anat. **80**, 672 (1928). — ESTEVES, J.: Angioma serpiginoso (angioma infectivum de Hutchinson). Gaz. méd. port. **4**, 438 (1951). — EWING: Neoplastic diseases; a treatise on tumors, 4. edit., p. 1160. Philadelphia: W. B. Saunders Company 1940. —

FALK, W.: Beitrag zur Ätiologie und Klinik der Sturge-Weberschen Krankheit. Öst. Z. Kinderheilk. **5**, 175 (1950). — FÈVRE, M. M.: Les angiomes chirurgicaux et la place de la chirurgie dans le traitement des angiomes. Concours méd. **72**, 1149 (1950). — FEYRTER, F.: Über die vaskuläre Neurofibromatose, nach Untersuchungen am menschlichen Magen-Darmschlauch. Virchows Arch. path. Anat. **317**, 221 (1949). — FIGI: Treatment of angioma of the face. Proc. Mayo Clin. **12**, 437 (1937). — FISCHER, B.: Über ein primäres Angioendotheliom der Leber. Frankfurt. Z. Path. **12**, 399 (1913). — FISCHER, WASELS, BERNHARD: v. BETHE-BERGMANN: Handbuch der normalen und pathologischen Physiologie, Bd. 14/II. Abschnitte: Metaplasie und Gewebsmißbildung. S. 1211—1340. Allgemeine Geschwulstlehre S. 1341—1790. 1927. — FISHER, C. J., R. EICH and W. W. FALOON: Arteriovenous shunting in palmar erythema; the effect upon blood ammonia determinations. J. Lab. clin. Med. **51**, 118 (1958). — FOERSTER, O., H. ALTENBURGER u. F. W. KROLL: Über die Beziehungen des vegetativen Nervensystems zur Sensibilität. Z. ges. Neurol. Psychiat. **121**, 139 (1929). — FOOTE, J.: Endothelioma of the liver in the infant and so-called angiosarcoma. In W. OSLER, Contributions to Medical and Biological Research, vol. 11, p. 935. New York 1919. — FORSEE, J. H., H. W. MAHON and L. A. JAMES: Cavernous hemangioma of the lung. Ann. Surg. **131**, 418 1950). — FRAIN and GUIOT: Medullary and vertebral angiomatosis. J. Radiol. Électrol. **28**, 116 (1927). — Year Book Neurol. 1947. — FRANDSEN, A. D.: A case of haemangioma retinae. Acta ophthal. (Kbh.) **28**, 97 (1950). — FRANKE, H.: Münch. med. Wschr. **97**, 612 (1955). — FRENKEL, M., J. F. HAMPE and R. M. VAN DER HEIDE: Lymphatische leucaemia en sarcoom van Kaposi bij dezelfde patient. Ned. T. Geneesk. **97**, 1998 (1953). FRIART, G., et L. VAN DER MEIREN: Tumeurs glomiques. Arch. belges Derm. **7**, 28 (1951). — FROBOESE, C.: Emboliformes Sarkom des Hauptstammes der Pulmonalarterie. Zbl. allg. path. Path. Anat. **44**, 148 (1928).

GANGLER, J.: Ein seltenes angeborenes Lipom der Vena femoralis. Virchows Arch. path. Anat. **265**, 643 (1927). — GAUWERKY, F., u. A. HARTJEN: Rippenhämangiome. Langenbecks Arch. klin. Chir. **266**, 665 (1951). — GENTRY, R. W., M. B. DOCKERTY and O. CLAGETT: Collective review; vascular malformations and vascular tumors of gastrointestinal tract. Int. Abstr. Surg. **88**, 281 (1949). — GERSING, R.: Die Strontium[90]-Dermaplatten und ihre Anwendung zur Hämangiombehandlung. Fortschr. Röntgenstr. **88**, 233 (1958). — GHORMLEY: Personal communication to Allen, Barker and Hines, Peripheral vascular diseases. Philadelphia u. London: W. B. Saunders Company 1946. — GIAMPALMO, A.: L'angiomato polmonare arterovenosa iperemizzante. Pathologica **40**, 61 (1948). — The arteriovenous angiomatosis of the lung with hypoxaemia. Acta med. scand. **248** (Suppl.), 1 (1950). — GIBSON, D. M., and W. M. WYATT: Angiomata of the liver, spleen and mesentery; a case report. J. Kans. med. Soc. **51**, 417 (1950). — GILMOUR, J. R.: Essential identity of Klippel-Feil syndrome and iniencephaly. J. Path. Bact. **53**, 117 (1941). — GIRARD, P., BONAMOUR, M. DEVIC and D. GEVIGNEY: Angioma of the face, cirsoid aneurysm of the retina and of the brain; one case. Lyon méd. **183**, 150 (1950). — GLASSY, F. J., and F. C. MASSEY: Primary hemangio-endothelial sarcoma of the heart. Amer. J. Med. **8**, 544 (1950). — GLOBUS, J. H.: Hemorrhage into hemangiomatous cerebellar cyst. J. nerv. ment. Dis. **112**, 263 (1950). — GLOGGENGIESSER, W.: Angiomartige Umwandlungen des Gefäßmesenchyms als Systemerkrankung. Beitr. path. Anat. **103** (1939). — Die Glomustumoren. Zbl. Chir. **72**, 1090 (1947). — GOEDEL, ALFRED: Zur Kenntnis des primären Lungenschlagadersarkoms. Frankfurt. Z. Path. **49**, 1 (1936). — GOMBKÖTÖ, B., A. BÄN u. T. FÜLÖP: Angiosarkom der Milz. Dtsch. Arch. klin. Med. **200**, 378 (1953). — GOODALE, R. H.: Hemangio-endothelioma of liver. Arch. Path. (Chicago) **9**, 528 (1930). — GORHAM, L. W., and A. P. STOUT: Hemangiomatosis and its relation to massive osteolysis. Trans. Ass. Amer. Phycns **67**, 302 (1954). — GORHAM, L. W., A. W. WRIGHT, H. H. SHULTZ and F. C. MAXON: Disappearing bones: a rare form of massive osteolysis. Amer. J. Med. **17**, 674 (1954). — GOUGEROT, GIRAUDEAU, GRACIANSKI: Zit. nach COUSIN, Les dystrophies osseuses en rapport avec les malformations vasculaires congénitales des membres. Thèse, Lille 1947. — GOUGEROT, H., and E. LORTAT-JACOB: Naevus variceux osteohypertrophique (de Klippel et Trenaunay) du membre inférieur gauche. Bull. Soc. franç. Derm. Syph. **41**, 1668 (1934). — GOUGH: A case of cerebellar hemangioblastoma. J. Path. Bact. **42**, 647 (1936). — GRAF, K.: Angiomatöse Tumoren des Ohres. Pract. oto-rhino-laryng. (Basel) **12**, 129 (1950). — GRAUER and BURT: Unusual location of glomus tumor; report of two cases. J. Amer. med. Ass. **112**,

1806 (1939). — GRAUL: Die Subsumption von Morbus Sturge-Weber, Morbus Klippel-Trénaunay und Morbus Parkes Weber unter der Bezeichnung „ekto-neurodermale Hamartome". Hautarzt **4**, 510 (1953). — GREEN: Encephalo-trigeminal angiomatosis. J. Neuropath. exp. Neurol. **4**, 27 (1945). — GREEN, J. R., J. FOSTER and D. L. BERENS: Encephalo-trigeminal angiomatosis (Sturge-Weber syndrome); with particular reference to the roentgenological aspects before and after neurosurgery. Amer. J. Roentgenol. **64**, 391 (1950). — GRENINGER, G., et MARLAND: La maladie de Sturge-Weber. J. Prat. (Paris) **65**, 182 (1951). — GROSSE-BROCKHOFF, F., and H. W. SCHREIBER: Angiosarcoma of the pericardium. Z. Kreisl.-Forsch. **44**, 866 (1955). Ref. in Circulation **14**, 457 (1956). — GROSSMAN, M. O., and B. H. KESSERT: Familial incidence of tumors of brain; cerebellar hemangioblastoma. Arch. Neurol. Psychiat. (Chicago) **36**, 384 (1936). — GUMPEL, F.: Zur Kasuistik der Glomustumoren. Zbl. Chir. **83**, 788 (1958).

HABERLAND, K.: Über ein spinales Angioma racemosum venosum. Arch. Psychiat. Nervenkr. **184**, 417 (1950). — HÄUSSLER u. DÖRING: Über eine hämangioblastische Geschwulst der Dura in der linken Parietalgegend. Bruns' Beitr. klin. Chir. **169**, 624 (1939). — HALLORAN, CHRIS: Hereditary hemorrhagic teleangiectasia. Arch. Derm. Syph. (Chicago) **45**, 175 (1942). HALTER, KLAUS: Haemangioma verrucosum mit Osteoatrophie. Derm. Z. (Basel) **75**, 271 (1937). — HAMILTON, F. E., and R. H. HOLMES: Cavernous hemangioma of the left lobe of the liver; report of a case. U.S. armed Forces med. J. **1**, 443 (1950). — HANKE, H.: Osteodystrophische Erkrankungen und ihre Begrenzung. Dtsch. Z. Chir. **245**, 641 (1935). — Hämangiomatose des Darmes. Dtsch. Z. Chir. **248**, 52 (1936). — HARST, L. C. A. VAN DER: Trois cas de naevus variceux ostéo-hypertrophique de Klippel-Trenaunay. Ann. Derm. Syph. (Paris) **78**, 315 (1951). — HARTOG-JAGER, W. A. DEN: About two new forms in group of phacomatoses; naevus varicosus osteohypertrophicus with angiomatosis cerebelli (and choreoiditis); congenital lymphangioma with angioma cavernosum and teleangiectases of one leg, combined with intradural angioma venosum (varicosus spinalis). Folia psychiat. neerl. **52**, 356 (1949). — HAVLICECK, H.: Die Durchblutung der Niere im Rahmen des Gesetzes der Leistungszweiteilung des Kreislaufes. Ärztl. Forsch. **2**, 265 (1948). — HEDINGER, ERNST: Über Intima-Sarcomatose von Venen und Arterien in sarcomatösen Strumen. Virchows Arch. path. Anat. **164**, 199 (1901). — HENSCHEN: Beitr. zur Geschwulstpathologie des Chylusgefäßsystems. Inaug.-Diss. Zürich 1905. — HERXHEIMER, GOTTHOLD: Grundriß der pathologischen Anatomie, 20. Aufl. München 1932. — HEWLETT (1899): Zit. nach S. S. LICHTMAN, Diseases of the liver, gallbladder and bile ducts. Philadelphia: Lea & Febiger 1949. — HIPPEL, B.: Zur Kenntnis der Mischgeschwülste der Leber. Virchows Arch. path. Anat. **201**, 326 (1910). — HIPPEL, E. V.: Vorstellung eines Patienten mit einem sehr ungewöhnlichen Aderhautleiden. Ber. 24. Versamml. der Ophthalm. Ges. 1895, S. 269. — Die Angiomatosis retinae, v. Hippelsche Erkrankung. Kurzes Handbuch der Ophthalmologie, Bd. V. Berlin: Springer 1930. — HLEB-KOSZANSKA, M. V.: Perithelioma der Luschkeschen Steißdrüse im Kindesalter. Beitr. path. Anat. **35**, 589 (1904). — HOEVE, J..VAN DER: Phakomatoses. Ned. T. Geneesk. **82**, 4418 (1938). — HOLTHUIS, J. W.: Ned. T. Geneesk. **98**, 326 (1954). — HOPF: Über Tumoren des neuromyoarteriellen Glomus (Masson). Frankfurt. Z. Path. **40**, 387 (1930). — HORTON, B. T.: Hemihypertrophy of extremities associated with congenital arteriovenous fistula. J. Amer. med. Ass. **98**, 373 (1932). — HOYER: Zit. von POPOFF: The digital vascular system; with reference to the state of glomus in inflammation, arteriosclerotic gangrene, diabetic gangrene, thrombo-angiitis obliterans and supernumerary digits in man. Arch. Path. (Chicago) **18**, 295 (1934). — HUSSAREK, M., u. W. RIEDER: Glomustumor der Luftröhre. Krebsarzt **5**, 208 (1950).

IMMINK, E. A.: Angioma of the muscle. Ned. T. Geneesk. **94**, 1782 (1950).

JABOULAY: Zit. von STOUT, Tumors of the neuromyoarterial glomus. Amer. J. Cancer **24**, 255 (1935). — JADASSOHN: Handbuch für Haut- und Geschlechtskrankheiten, Bd. XII/2. Berlin 1932. — JAEGER, H.: Hemangiectasie hypertrophique de Parkes Weber. Dermatologia (Basel) **102**, 4 (1951). — JAEGER, H., et A. RETORNAZ: Hémangiomes multiples de la face, du tronc et des membres, et crises épileptiformes (Syndrome Sturge-Weber?). (Illustration.) Dermatologica (Basel) **100**, 345 (1950). — JAFFÉ, R.: Angiomatosis hepatis. Ref. Zbl. allg. Path. path. Anat. **73**, 357 (1939). — JENSSEN, J.: Vertebral hemangiomes. Nord. Med. **45**, 768 (1951). — JONATA, O., J. DOBIAS and J. SLANINA: Cerebro-cutaneous angiomatos; contribution to the etiology of Sturge-Weber's disease. Neurol. psychiat. čsl. **13**, 294 (1950). — JUBA, A., u. G. ZÉTÉNY: Über die Sturge-Webersche Krankheit. Mschr. Psychiat. Neurol. **131**, 163 (1956). — JUNG: Über die Angiome Lindaus, eine charakteristische Gruppe unter den Kleinhirntumoren. Arch. Psychiat. Nervenkr. **103** (1935). — JUNGHANNS, H.: Die Pathologie der Wirbelsäule. In HENKE-LUBARSCH' Handbuch der speziellen pathologischen Anatomie und Histologie, Bd. 9, Teil 4, S. 128ff. Berlin: Springer 1939.

KALISCHER: Ein Fall von Telangiectasie des Gesichts und der weichen Hirnhaut. Arch. Psychiat Nervenkr. **34**, 171 (1901). — KAPOSI: On lymphadenoma and lymphangioma cutis. M. & S. Rep. **32**, 118 (1875). — Zit. durch J. DÖRFFEL, Histogenesis of multiple idiopathic hemorrhagic sarcoma of Kaposi. Arch. Derm. Syph. (Chicago) **26**, 608 (1932). — KAPOSI,

M.: Sarcomatosis universalis. Tod. Jahrb. d. Wien. K. K. Krankenanstalt 4; Theil II, 123 (1895). — KAPOSI, M. K.: Idiopathisches multiples Pigmentsarkom der Haut. Arch. Derm. Sysph. (Chicago) 4, 265 (1872). — KARHOFF: Primärtumor der Aorta. Zbl. allg. Path. path. Anat. 89, 46 (1952). — KATE, TEN: Ned. T. Geneesk. 82, 4149 (1938). — KAUTZKY: Die Bedeutung der Hirnhaut-Innervation und ihrer Entwicklung für die Pathogenese der Sturge-Weberschen Krankheit. Dtsch. Z. Nervenheilk. 161, 506 (1949). — KAY, S.: Sarcoidosis of spleen; report of four cases with twenty — three year follow — up in one case. Amer. J. Path. 26, 427 (1950). — KAZANCIGIL, T. R.: Jinekoloji'de histo-patholojik teshis. Istanbul 1951. — KERR, H. H., and E. A. GOULD: Hemangiosarcoma (hemangio-endothelioma) of the stomach. Amer. Surg. 17, 218 (1951). — KLIPPEL, M., et P. TRÉNAUNAY: Du naevus variqueux ostéohypertrophique. Arch. gén. Méd. 77, 641 (1900). — KOCH, F.: Cerebrale Erkrankungen und Gefäßgeschwülste bzw. Gefäßmißbildungen. Z. Kinderheilk. 59, 638 (1938). — KÖNIG u. SCHÖN: Ausgedehnte Angiomatosis der Medulla oblongata usw. (Lindausches Syndrom). Bruns' Beitr. klin. Chir. 170 (1939). — KOLACZEK: Über das Angio-Sarkom. Dtsch. Z. Chir. 9, 1. 165 (1878). — KRASKE: Über subunguale Geschwülste. Münch. med. Wschr. 34, 889 (1887). — KUDLICH, H., u. W. SCHUH: Ein Beitrag zum myoplastischen Sarkom der Lungenschlagader. Virchows Arch. path. Anat. 294, 113 (1935). — KÜHNKE, F.: Zur Pathogenese und Klinik des cerebrocutanen Angioms (Sturge-Weber). Mschr. Kinderheilk. 88, 78 (1941). — KUFS: Klinik, Histopathologie und Vererbungspathologie der v. Hippel-Lindauschen Erkrankung. Z. ges. Neurol. Psychiat. 138 (1932). — KUHLENKAMPFF, D., u. P. HEILMANN: Über einen Glomustumor. Zbl. Chir. 67, 515 (1940). — KUMER, L.: Chronisches Tropfödem (Nonnesche, Milroysche, Meigesche Erkrankung) und Naevus varicosus osteo-hypertrophicus (Klippel u. Trenaunay), (Haemangiectasia hypertrophicans, Parkes Weber). Derm.Z. 64, 129 (1932). — KYRLE: Histologie der menschlichen Haut. Berlin 1925.

LÄWEN: Über die genuine diffuse Phlebarterioektasie an der oberen Extremität. Dtsch. Z. Chir. 68, 364 (1903). — LANG, F. J., u. L. HASLHOFER: Über die Auffassung der Kaposischen Krankheit als systematisierte Angiomatosis. Z. Krebsforsch. 42, 68 (1935). — LANGE, C. DE: Das Krankheitsbild der tuberösen Sklerose in den ersten Lebensjahren. Acta paediat. (Uppsala) 28, 79 (1940). — LANGEN, C. D. DE: Clinical significance of arteriovenous communications in the control of blood pressure and organ function. Versl. Kon. Akad. 66, 102 (1957). — LANGER, R.: Glomustumor am harten Gaumen. Wien. med. Wschr. 99, 67 (1949). — LARMANDE, A. M.: La neuro-amgiomatose encéphalofaciale. Paris: Masson & Cie. 1948. — LAZAR, A. M., and E. P. LEROY: Hemangioma of the larnyx in infants. Eye, Ear, Nose Thr. Monthby 29, 249 (1950). — LEBLANC: Contribution à l'étude de l'hypertrophie unilatérale partielle ou totale. Thèse, Paris 1896/97. — LEHMANN, W. L., and C. J. KRAISSL: Glomus tumor within bone. Surg. Gynec. Obstet. 25, 118 (1949). — LENDRUM, A. C., and W. A. MACKEY: Glomangioma, a form of „painful subcutaneous tubercle". Brit. med. J. 1939 II, 676. — LERICHE: Physiologie et pathologie du tissu osseux. Paris: Masson & Cie. 1939. — LEVICK, C. B., and J. RUBIE: Haemangioendothelioma of the liver simulating congenital heart disease in an infant. Arch. Dis. Childh. 28, 49 (1953). — LEVIN, P. M.: Multiple herditary hemangioblastomas of the nervous system. Arch. Neurol. Psychiat. (Chicago) 36, 384 (1936). — LEY y ROCA DE VINALS: Contribución al estudio de los tumores glómicos. Rev. clín. esp. 6, 7 (1942). — LIAN, C., et P. ALHOMME: Les varices congénitales par dysembryoplasie (syndrome de Klippel-Trenaunay). Arch. Mal. Coeur 78, 176 (1945). — LICHTMAN, S. S.: Diseases of the liver, gallbladder and bile ducts. Philadelphia: Lea & Febiger 1949. — LICHTENSTEIN, B .W.: Sturge-Weber-Dimitri syndrome: cephalic form of neurocutaneous hemangiomatosis. A.M.A. Arch. Neurol. Psychiat. 71, 291 (1954). — LIEBEGOTT: Ein Beitrag zur Klinik und Pathologie der Kleinhirnangiome Lindaus. Nervenarzt 10 (1937). LINDAU, A.: Studien über Kleinhirncysten, Bau, Pathogenese und Beziehungen zur Angiomatosis retinae. Acta path. microbiol. scand. Suppl. 1, 1—128 (1926). — Zur Frage der Angiomatosis retinae und ihrer Hirnkomplikationen. Acta ophthal. (Kbh.) 4, 193 (1947). — LINDE, MARIANNE: Über einen Fall von Hämangioma cavernosum des Zwischenhirns. Z. ges. Neurol. Psychiat. 147, 230 (1933). — LISTER: The natural history of strawberry naevi. Lancet 1938, 1429. — LOMBARD, P.: Angiome du rachis avec compression médullaire; laminectomie; coagulation; guérison passagère; reprise des accidents 2 ans plus tard. Afr. franç. chir. No 1 bis 3, 1 (1950). — Lo PRESTI, J. M., P. KAUFMAN and F. J. TROENDLE: Diffuse hemangioma of the liver. Clin. Proc. Child. Hosp. (Wash.) 6, 152 (1950). — LORENZ, O.: Kavernöses Angiom des Rückenmarks mit tödlicher Blutung. Inaug.-Diss. Jena 1901/02. — LORTAT-JAKOB et BROSSE: Tumeur tonsungnéale violacée et douloureuce avec causalgie du membre supérieur (glomus tumoral neuro-myoartériel). Bull. Soc. franç. Derm. Syph. 35, 303, 362 (1928). — LOTMAR: Zur Kenntnis der Lindauschen Krankheit. Schweiz. Arch. Neurol. Psychiat. 36, 257 (1935). — LOUTCHITCH: Zit. von STOUT, Tumors of the neuromyo-arterial glomus. Amer. J. Cancer 24, 255 (1935). — LOVE and KERNOHAN: Glomangioma or glomus tumor. In ALLEN, BARKER and HINES, Peripheral vascular diseases, S. 562. Philadelphia u. London: W. B. Saunders Company 1949. — LUNDGREN, H.: Tympanic body tumours in middle ear; tumours of carotid body type. Acta oto-laryng. (Stockh.) 37, 367 (1949).

MacDonald, A. E.: Lindau's disease: Six cases with surgical verification in four living patients. Arch. Ophthal. (Paris) **23**, 564 (1940). — MacDonald, R. A.: A carotid-body-like tumor on the left subclavian artery. Arch. Path. (Chicago) **62**, 107 (1956). — Makrycortas, K.: Über das Wirbelangiom, -lipom und -osteom. Virchows Arch. path. Anat. **265**, 259 (1927). — Die praktisch-klinische Bedeutung des Wirbelangioms. Langenbecks Arch. klin. Chir. **155**, 663 (1929). — Mallory, F. B.: J. exp. Med. **10**, 575 (1908). — Mandelstamm, Moritz: Über primäre Neubildungen des Herzens. Virchows Arch. path. Anat. **245**, 43 (1923). — Manuelidis, E. E.: Über Hämangiome des Gehirns; Teleangiektasien, Kavernome, Sturge-Webersche Krankheit. Arch. Psychiat. Nervenkr. (Berl.) **184**, 601 (1950). — Marino, H., y J. Fairman: Tratamiento moderno de los angiomas planos. Día. méd. **22**, 3470 (1950). Martini, G. A., u. J. Staubesand: Zur Morphologie der Gefäßspinnen („vascular spiders") in der Haut Leberkranker. Virchows Arch. path. Anat. **324**, 147 (1953). — Martovell: Tumores clomicos. Monografias Miquel Servet. Estudio anatomoclinico. Barcelona u. Madrid 1940. — Masmejean: Des hypertrophies latérales du corps totales et partielles. Thèse, Montpellier 1888. — Mason, M. L., and A. Weil: Tumor of a subcutaneous glomus: — tumeur glomique; tumeur du glomus neuromyo-artériel; subcutaneous painful tubercle; angio-myoneurome; subcutaneous glomal tumor. Surg. Gynec. Obstet. **58**, 807 (1934). — Masson, P.: Le glomus neuro-myo-artériel des régions tactiles et ses tumeurs. Lyon chir. **21**, 257 (1924). — Zit. von Popoff, The digital vascular system; with reference to the state of glomus in inflammation, arteriosclerotic gangrene, diabetic gangrene, thrombo-angiitis obliterans and supernumerary digits in man. Arch. Path. (Chicago) **18**, 295 (1934). — Les glomus cutanés de l'homme. Bull. Soc. franç. Derm. Syph. **42**, 1174 (1935). — Progr. med. (Istanbul) **2**, 59 (1948). — Masson, P., et L. Gery: Les tumeurs glomiques sous-cutanées en dehors des doigts (angio-neuromyomes artériels). Annal. anat. path. **4**, 153 (1927). — Maximov, A.: Bindegewebe und blutbildende Gewebe. In Handbuch der mikroskopischen Anatomie, Bd. 12/II. Berlin: Springer 1927. — McWeeny (1912): Zit. von S. S. Lichtman, Diseases of the liver, gallbladder and bile ducts. Philadelphia: Lea & Febiger 1949. — Melchior, Eduard: Sarkom der Vena cava inferior. Dtsch. Z. Chir. **213**, 135 (1928). — Mennenga: Zur Klinik und Pathologie der Lindauschen Erkrankung, Bruns' Beitr. klin. Chir. **164**, 633 (1936). — Meyerding, H. W.: The diagnosis and treatment of Ewing's tumor (endothelial myeloma; solitary diffuse endothelioma; hemangio-endothelioma). Trans. west. surg. Ass. **48**, 183 (1939). — Meyerding, H. W., and G. A. Pollock: Ewing's tumor (hemangio-endothelioma; endothelial myeloma; solitary diffuse endothelioma; a problem in differential diagnosis. Minn. Med. **23**, 416 (1940). — Michelazzi, A. M.: Angiomatous type changes in the emphysematous lung and their probable functional significance. Cardiologia (Basel) **24**, 210 (1954). — Moegen, P.: Über einen primären sarkomatösen Tumor der Pulmonalarterie mit ausgedehnten Metastasen in der rechten Lunge. Z. Kreisl.-Forsch. **40**, 150 (1951). — Primäres Sarkom der Arterienintima. Verh. dtsch. Ges. Path. **35**, 267 (1952). — Möller, H. U.: Familial angiomatosis retinae et cerebelli; Lindau's disease. Acta ophthal. (Kbh.) **7**, 244 (1929). — Morton, H. B.: Large pedunculated cavernous hemangioma of liver; case report. Amer. J. Surg. **56**, 673 (1942). — Murray and Stout: Glomus tumor; investigation of its distribution and behaviour, and identity of its „epithelioid" cell. Amer. J. Path. **18**, 183 (1942).

Neubürger, K., u. L. Singer: Zur Frage des diffusen Hämangioendothelioms der Leber. Frankfurt. Z. Path. **35**, 543 (1927). — Newman, B.: Diskussion zu Halloran u. Robinson. Arch. Derm. Syph. (Chicago) **45**, 176 (1942). — Nonnenmacher, A.: Augenärztliche Betrachtungen zum Symptomenkomplex Morbus Sturge-Weber, Klippel-Trénaunay und Parkes-Weber. Klin. Mbl. Augenheilk. **126**, 154 (1955).

Oberdalhoff, H., u. W. Schütz: Zur Genese der multiplen Glomustumoren. Chirurg **22**, 145 (1951). — Oehler, F.: Über einen bemerkenswerten Fall von Dyskinesia intermittens brachiorum. Dtsch. Arch. klin. Med. **92**, 154 (1907). — Ormsby and Montgomery: Diseases of the skin, 6th edit., p. 1360. Philadelphia: Lea & Febiger 1943. — Orsós, F.: Gefäßsproßgeschwulst (Gemmangioma). Beitr. path. Anat. **93**, 121 (1934). — Orzechowski, G.: Über die primären blutbildenden Hämangioendotheliome der Leber. Virchows Arch. path. Anat. **267**, 63 (1928). — Ostertag: Die raumfordernden Prozesse im Schädel. 1941. — Ottley, C. M.: Glomus tumour. Brit. J. Surg. **29**, 387 (1942).

Pack, G. T., and T. R. Miller: Hemangiomas; classification, diagnosis and treatment. Angiology **1**, 405 (1950). — Parkes Weber: Brit. J. Child. Dis. **15**, 13 (1918); **30**, 102 (1936). — Parkes Weber, F.: Notes on the association of extensive hemangiomatous naevus of the skin with cerebral hemangioma. Proc. roy. Soc. Med. **22**, 25 (1928). — Some telangiectatic and other anomalous vascular groups especially those of dysplastic origin. Med. Press **210**, 219 (1943). — Rare diseases and some debatable subjects, 1st edit. p. 51—66. London: Staples Press Ltd. 1946. — Paulian, D., Stefan-Popescu et D. Marinesco-Slatina: Tumeur glómique sous-unguéale suivie d'hémihyperthermie et guérison complete après l'ablation chirurgicale. Ann. Anat. path. méd.-chir. **10**, 271 (1933). — Peixoto, P. G.: Tumor glomico. An. bras. Derm. Sif. **25**, 102 (1950). — Pemberton, J., de J., and J. H.

SAINT: Congenital arteriovenous communications. Surg. Gynec. Obstet. 46, 470 (1928). — PENA, A. DE LA: Angioma vesical. Rev. clín. esp. 39, 343 (1950). — PENDERGRASS, E. P., J. C. KATTERJOHN and J. B. BUTEHART: Some considerations in the treatment of hemangioma in infants and children. Amer. J. Roentgenol. 60, 182 (1948). — PETERS, GERD, u. F. TEBELIS: Beitrag zur Klinik, Anatomie und Pathogenese der Sturge-Weberschen Krankheit. Z. ges. Neurol. Psychiat. 157, 782 (1937). — PLAUT, A.: Hemangioendothelioma of lung; report of 2 cases. Arch. Path. (Chicago) 29, 517 (1940). — POPOFF, N. W.: The digital vascular system; with reference to the state of glomus in inflammation, arteriosclerotic gangrene, diabetic gangrene, thrombo-angiitis obliterans and supernumerary digits in man. Arch. Path. (Chicago) 18, 295 (1934). — Recherches sur l'histologie des anastomoses artério-veineuses des extrémités et sur leur rôle en pathologie vasculaire. Bull. Histol. appl. etc. 12, 156 (1935). PORRO, G.: Sull'angioma vertebrale. Radiologia (Roma) 9, 365 (1953). — POSER, C. M., and J. M. TAVERAS: Cerebral angiography in encephalo-trigeminal angiomatosis. Radiology 68, 327 (1957). — PROKS, C., u. F. TOMSI: Z. ges. inn. Med. 10, 1053 (1955). — PURETIE, S., u. B. PURETIE: Sturge-Weber sindrom. Liječn. Vjesn. 73, 11 (1951).

RANDERATH, E., u. N. CANDREVIOTIS: Über einen malignen metastasierenden Glomustumor des rechten Daumens. Zbl. allg. Path. path. Anat. 93, 454 (1955). — RATZENHOFER, M.: Demonstration von zwei Beobachtungen. Zbl. allg. Path. path. Anat. 77, 173 (1941). — Zur Bildung von Längsmuskulatur in Blutgefäßen. Verh. dtsch. Ges. Path. 36, 267 (1952). — RAVITCH, M. M.: Radical treatment of massive mixed angiomas (hemolymph angiomas) in infants and children. Ann. Surg. 134, 228 (1951). — REID, M. R., and H. G. CONWAY: Congenital cirsoid aneurysm of leg. J. Amer. med. Ass. 101, 1391 (1933). — REIFFERSCHEID: Symmetrisch-segmentartig angeordnetes ausgedehntes Haemangioma cavernosum. Zbl. Chir. 73, 23 (1948). — RESENDE ÁLVES, J. B.: De hemangioma cavernoso do mesentério ileal. Hospital (Rio de J.) 37, 587 (1950). — REUS, H. D. DE: Aorta- und Arteriographie bei arteriellen Zirkulationsstörungen in den Extremitäten. Keminek en Zoon, Utrecht 1953. Ned. T. Geneesk. 98, 1064 (1954). — REUS, H. D. DE u. M. VINK: Kongenitale dystrophische Angiektasie. Fortschr. Röntgenstr. verein. mit Röntgenpraxis 83, 690 (1955). — RIBBERT: Über Bau, Wachstum und Genese der Angiome, nebst Bemerkungen über Cystenbildung. Virchows Arch. path. Anat. 151, 381 (1898). — RIBBERT, H.: Geschwulstlehre. Bonn: Cohen 1904. — RICHTHAMMER, H.: Osteoangiom des Schädeldaches. Krebsarzt 5, 62 (1950). — ROBINSON, SAUL S.: Angioma serpiginosum. Arch. Derm. Syph. (Chicago) 45, 175 (1942). — RODES, C. B.: Cavernous hemangiomas of the lung with secondary polycythemia. J. Amer. med. Ass. 110, 1914 (1938). — RÖHRL, W.: Die radiographische Darstellung von arterio-venösen Anastomosen. Klin. Wschr. 29, 307 (1951). — ROGGENBAU (1910): Zit. in: Diseases of the liver gallbladder and bile ducts, von S. S. LICHTMAN, p. 720. Philadelphia: Lea & Febiger 1949. — ROSE, L. M.: Hypertrophy of lower limbs with cutaneons naevus and varicose veins. Arch. Dis. Childh. 24, 162 (1950). — ROSENHAGEN, H.: Zur Klinik des Angioma racemosum arteriovenosum der Rückenmarkshäute. Z. ges. Neurol. Psychiat. 147, 216 (1933). — ROTTER, W.: Zur pathologischen Anatomie der arterio-venösen Anastomosen, epitheloiden Gefäßwandzellen und Sperrarterien. 18. Tagg Dtsch. Ges. Kreisl.-Forsch. 18, 278 (1952). — ROTTER, W., u. R. SCHÜRMANN: Die Blutgefäße des menschlichen Penis. Virchows Arch. path. Anat. 318, 352 (1950). — ROWBOTHAM: Small aneurysm completely obstructing lower end of aqueduct of Sylvius. Arch. Neurol. Psychiat. (Chicago) 40, 1241 (1938). — ROZYNEK, M.: Untersuchungen über die Differenzierung der Blutgefäße in Angiomen. Virchows Arch. path. Anat. 307, 678 (1941).

SANO, K., K. UTIKOSI and S. YOSIMI: Angioma of the lung. Lung 1, IV—V engl. Zus.fass. (1954). [Japanisch.] — SARGENT and GREENFIELD: Haemangiomatous cysts of the cerebellum. Brit. J. Surg. 17, 84 (1929). — SAVELSBERG, W.: Die Phakomatosen im Kindesalter. Ärztl. Wschr. 9, 121 (1954). — SCHALTENBRAND, W.: Über Hirnblutungen durch Rankenangiome oder Varizen. Frankfurt. Z. Path. 52, 363 (1938). — SCHMAUS-HERXHEIMER: Grundriß der pathologischen Anatomie. München 1932. — SCHINZ u. Mitarb.: Lehrbuch der Röntgendiagnostik. Stuttgart: Georg Thieme 1952. — SCHINZ, H. R.: Fortschritte in der Röntgendiagnostik der Wirbelsäule. Wien. klin. Wschr. 48, 321 (1935). — SCHINZ, H. R., A. ZUPPINGER, R. SARASIN and R. BAUMANN: Bilanz über die Bestrahlungsresultate bei malignen Tumoren im Jahre 1934. Röntgenpraxis 7, 217 (1935). — SCHMID u. GAUPP: Zur Frage der Angioblastomatose des Rückenmarks. Nervenarzt 16, 290 (1943). — SCHMIDT, H.: Zur Kenntnis des Haemangioms und seiner Beziehungen zum Angiosarkom. Frankfurt. Z. Path. 51, 43 (1937). — SCHMORE, G., u. H. JUNGHANNS: Die gesunde und kranke Wirbelsäule im Röntgenbild. Leipzig: Georg Thieme 1932; 2. Aufl. Stuttgart 1951. — SCHNYDER, K.: Leiomyom der Vena marginalis lateralis pedis. Zbl. allg. Path. path. Anat. 25, 529 (1914). — SCHOEN: Doppelseitige Nebenhoden-Tumoren und extrarenale Grawitz-Geschwülste im Rahmen des v. Hippel- und Lindauschen Syndroms. Tagg Dtsch. Path. 1849. Zbl. allg. Path. path. Anat. 1948. — SCHÖNBERG, S.: Das Hämangioendotheliom der Leber. Frankfurt. Z. Path. 29, 77 (1923). — SCHOFIELD, A. L.: Primary haemangioma of the malar bone. Brit. J. plast. Surg. 3, 136 (1950). — SCHORN, J.: Arterio-venöse Anastomosen und Hypertonie. Verh. dtsch. Ges. Path. 242 (1950). — Zur normalen und pathologischen Anatomie der Hoyer-Grosserschen Organe, der sogenannten „arterio-venösen Anastomosen", in den Endgliedern der Finger und Zehen des Menschen. Habil.-Schr. Gießen 1955. — SCHUBACK, A.: Über die Angiomatosis des Zentralnervensystems. Lindausche Krankheit.) Z. ges. Neurol. Psychiat. **110**, 359 (1927). — SCHUMACHER, H.: Glomustumor und Angiomyom der Haut. Frankfurt. Z. Path. **66**, 90 (1955). — SEHMISCH: Beitrag zur Kenntnis der cavernösen Haemangiome des Gehirns. Virchows Arch. path. Anat. **277**, 431 (1930). — SERVELLE: Pathologie vasculaire médicale et chirurgicale. Paris: Masson & Cie. 1952. — SERVELLE, M.: La veinographie va-t-elle vous permettre de démembrer le syndrom de Klippel et Trenaunay et l'hémangiectasie hypertrophique de Parkes Weber. Presse méd. **1945**, 353. — SHAPIRO: Hemangioblastomas of the cerebellum. Arch. Path. (Chicago) **8**, 915 (1929). — SHARP, H. S.: Haemangioma of the trachea in an infant, successful removal. J. Laryng. **63**, 413 (1949). — SHEPPARD (1907): Zit. von S. S. LICHTMAN, Diseases of the liver, gallbladder and bile ducts. Philadelphia: Lea & Febiger 1949. — SHORR: Liver injury. Transaction of the 8th conference Josiah Macy-Foundation, New York, 1950. — SHUMACKER jr., H. B.: Hemangioma of liver; discussion of symptomatology and report of patient treated by operation. Surgery **11**, 209 (1942). — SICK, P.: Zur Entwicklungsgeschichte von Krebs, Eiter und Sarcom nebst einem Fall von Venenkrebs. Virchows Arch. path. Anat. **31**, 265 (1864). — SILLEVIS SMITT, W. G., and W. A. VAANDRAGER: Phacomatoses in children and Klippel-Trenaunay syndrome. Mschr. Kindergeneesk. **18**, 11 (1950). — SILVER, M. L.: Hereditary vascular tumors of the nervous system. J. Amer. med. Ass. **156**, 1053 (1954). — SILVER, M. L., and G. R. HENNIGAR: Cerebellar hemangioma (hemangioblastoma): Clinicopathological review of forty cases. J. Neurosurg. **9**, 484 (1952). — SLEPYAN: The glomus tumor; report of two cases with histologic observations. Arch. Dermat. Syph. (Chicago) **36**, 77 (1937). — SONNTAG, F.: Phlebarteriektasie. Zbl. Chir. **52**, 66 (1925). — STABINS, S. J., J. J. THORNTON and M. J. SCOTT: Changes in vasomotor reaction associated with glomus tumors. J. clin. Invest. **16**, 685 (1937). — STAEMMLER, M.: Geschwülste der Blut- und Lymphgefäße. In KAUFMANN, Spezielle anatomische Pathologie, Bd. I/1, S. 368. Berlin 1955. — Die Kreislauforgane. In Lehrbuch der speziellen pathologischen Anatomie — begründet von KAUFMANN. Berlin: Walter de Gruyter & Co. 1955. — STANGE, H. H.: Rezidivierender Glomustumor an der Glandarfalte der Klitoris. Zbl. Gynäk. **73**, 803 (1951). — STAUBESAND, J.: Ein Glomusorgan in der menschlichen Kniegelenkkapsel. Frankfurt. Z. Path. **62**, 223 (1951). — STEINER, L., and H. VOERNER: Angiomatosis miliaris. „Eine idiopathische Gefäßerkrankung." Dtsch. Arch. klin. Med. **96**, 105 (1909). — STOUT, A. P.: Human cancer; etiological factors, precancerous lesions, growth, spread, symptoms, diagnosis, principles of treatment, p. 1007. Philadelphia: Lea & Febiger 1932. — Tumors of the neuromyo-arterial glomus. Amer. J. Cancer **24**, 255 (1935). — STURGE, W. A.: Clin. Soc. Trans. **12**, 162 (1879). — SUCQUET: Zit. von POPOFF, The digital vascular system; with reference to the state of glomus in inflammation, arteriosclerotic gangrene, diabetic gangrene, thrombo-angiitis obliterans and supernumerary digits in man. Arch. Path. (Chicago) **18**, 295 (1934). — SUNDER-PLASSMANN, P.: Durchblutungsschäden und ihre Behandlung. Stuttgart: Ferdinand Enke 1943. — Klinik und Neuromorphologie der Glomustumoren. Langenbecks Arch. klin. Chir. **265**, 115 (1950).

TACKET, H. S., R. S. JONES and J. W. KYLE: Primary angiosarcoma of the heart. Amer. Heart J. **39**, 912 (1950). — TAGLIAFERRO, E., e N. MORANDINI: Considerazioni su tre casi di tumori glomici. Rass. giul. Med. **6**, 398 (1950). — TANNENBERG: Über die Pathogenese der Syringomyelie, zugleich ein Beitrag zum Vorkommen des Capillarhämangioms im Rückenmark. Z. ges. Neurol. Psychiat. **92**, 119 (1924). — THEIS, F. V.: Subungual neuro-myo-arterial glomus tumor of the toe. Effect of increased peripheral temperature. Arch. Surg. (Chicago) **34**, 1 (1937). — THOMAS, N. K., and JAN M. CHESSER: Cavernous hemangioma of the mediastinum. Case report. J. thorac. Surg. **20**, 321 (1950). — TIWISINA, TH.: Angiographische Studien bei gutartigen Geschwülsten der Gliedmaßen. 1. Mitteilung. Fortschr. Röntgenstr. **87**, 199 (1957). — TÖPFER, D.: I. Über ein infiltrierend wachsendes Hämangiom der Haut und multiple Kapilarektasien der Haut und inneren Organe. II. Zur Kenntnis der Wirbelangiome. Frankfurt. Z. Path. **36**, 337 (1928). — TONNING, H. O., R. F. WARREN and H. J. BARRIE: Familial hemangiomata of the cerebellum: Report of three cases in a family of four. J. Neurosurg. **9**, 124 (1952). — TRÉLAT, N., et A. MONOD: Arch. gén. Méd. **1**, 536 (1869). — TURNER and KERNOHAN: Vascular malformations and vascular tumors involving the spinal cord. Amer. Ass. Neuropath. 1941. Ref. J. Neuropath. exp. Neurol. **1**, 121 (1942).

UMANSKY: Dyschondroplasia with hemangiomata (Maffucci's syndrome): Early case with mild osseous manifestations. Bull. Hosp. Jt Dis. (N.Y.) **7**, 59 (1946). — URBAN, H.: Zur Klinik und Pathologie der Hämangioblastome im Zentralnervensystem. Z. ges. Neurol. Psychiat. **155**, 798 (1936).

VALDÉS OLASCOAGA, H.: Congenital frontal hemangioma. Bol. Soc. Cir. Uruguay **21**, 88 (1950). — VOGLER: Die arterio-venösen Anastomosen im Röntgenbild. Fortschr. Röntgenstr. verein. mit Röntgenpraxis **78**, 322 (1953). — Vogler, E.: Die ursächliche Bedeutung arterieller Gefäßschäden für die Entstehung der Venenerweiterungen. Fortschr. Röntgenstr. verein. mit Röntgenpraxis **79**, 354 (1953).

Wachsmuth, N., et A. Löwenthal: Détermination chimique d'elêments minéraux dans les calcifications intracérébrales de la maladie de Sturge Weber. Acta neurol. belg. **50**, 305 (1950). — Wachstein, M.: Primary hemangiosarcoma of the spleen diagnosed by needle biopsy. J. Amer. med. Ass. **152**, 237 (1953). — Walthard: Diffuse Angiomatose des Rückenmarks. Schweiz. med. Wschr. **1935**, 1014. — Walz: Zwei Demonstrationen. Zbl. allg. Path. path. Anat. **34**, 620 (1924). — Ward, G. E., and E. H. Stewart jr.: Retroperitoneal cavernous hemangioma. Amer. J. Surg. **80**, 470 (1950). — Watson and McCarthy: Blood and lymph vessels tumors; a report of 1056 cases. Surg. Gynec. Obstet. **71**, 569 (1940). — Weber, F. P.: Hemangiectatic hypertrophy of limbs — congenital phlebarteriectasis and so-called congenital varicose veins. Brit. J. Child. Dis. **25**, 13 (1918). — J. Neurol. **3**, 134 (1922). — Wegelin, C.: 2. Das Hämangioendotheliom. 3. Das Lymphangioendotheliom. In Handbuch der speziellen pathologischen Anatomie, Bd. VIII, S. 297 u. 302. 1926. — Weidman and Wise: Multiple glomus tumors of order of telangiectases. Arch. Dermat. Syph. (Chicago) **35**, 414 (1937). — Wenger, R., u. E. Zdansky: Ein Fall von arterieller Gefäßmißbildung in der linken Hals- und Thoraxhälfte. Cardiologia (Basel) **25**, 57 (1954). — Werf, van der: Spontaneous disappearance of hemangiomas. Ned. T. Geneesk. **98**, 676 (1954). — Wienbeck, J., u. K. Kindler: Hülsenarteriengeschwulst der Milz. Z. Krebsforsch. **47**, 135 (1938). — Wohlwill: Ein Fall von Angiomatosis des ZNS (Lindausche Erkrankung). Zbl. Ges. Neurol. Psychiat. **46**, 456 (1927). — Wolf, Abner and Brock: Histopathologic study of two angiomas of the brain. Arch. Neurol. Psychiat. (Chicago) **29**, 1362 (1933). — Wood (1812): Zit. nach Ewing 1940. — Wulf: Mündliche Mitteilung. Zit. in Martini, Über Gefäßveränderungen der Haut bei Leberkranken. Z. klin. Med. **153**, 470 (1955). — Wyburn-Mason, R.: The vascular abnormalities and tumours of the spinal cord and its membranes, pp. 60—90. London: Henry Kimpton 1944. — Wyke, B. D.: Primary hemangioma of skull; rare cranial tumor; review of literature and report of case with special reference to roentgenographic appearances. Amer. J. Roentgenol. **61**, 302 (1949).

Yakovlev-Guthrie: Congenital ectodermoses (neurocutaneous syndromes) in epileptic patients. Arch. Neurol. Psychiat. (Chicago) **26**, 244 (1931).

Zeitlin: Hemangioblastomas of the meninges and their relation to Lindaus disease. J. Neuropath. exp. Neurol. **1**, 14 (1942). — Zischka, W.: Über den geweblichen Feinbau der Blutgefäßgeschwülste. Frankfurt. Z. Path. **61**, 447 (1950). — Zülch, K. J.: Die Hirngeschwülste in biologischer und morphologischer Darstellung. Leipzig: Johann Ambrosius Barth 1951.

V. Krankheiten der Lymphgefäße.

Allen, E. V.: Lymphedema of the extremities; classification, etiology and differential diagnosis; a study of three hundred cases. Arch. intern. Med. **54**, 606 (1934). — Allen, E. V., and R. K. Ghormley: Lymphedema of the extremities: Etiology, classification and treatment; report of 300 cases. Ann. intern. Med. **9**, 516 (1935/36). — Alves, J. B., de R., e L. A. Ribeiro: Tratamento cirúrgico da elefantíase. Hospital (Rio de J.) **37**, 729 (1950). — Arora, U. S., N. V. Bhaduri, A. B. Chowdhury and S. P. Basu: Lymphangiography in filarial scrotum. Preliminary observations. Bull. Calcutta Sch. trop Med. **4** (3), 99 (1956).

Ballantyne: Manual of antenatal pathology and hygiene; the foetus, p. 527. Edinburgh: William Green & Sons 1902. — Barcroft, H., and H. J. C. Swan: Sympathetic control of human blood vessels. London: Edward Arnold 1953. — Barnes, J.: A case of filarial elephantiasis of the face resembling nodular leprosy. Leprosy Rev. **21**, 35 (1950). — Beck, C. S.: A study of lymph pressure. Bull. Johns Hopk. Hosp. **35**, 206 (1924). — Bellinazzo et Gasparini: Influence du système nerveux sympathique sur la circulation de la lymphe dans les membres. Recherches expérimentales moyennant lymphographie avec thorotrast. Minerva cardioangiol. europ. (Torino) Suppl. Minerva cardioangiol. **1**, 66 (1955). — Bentley, J. F. R.: Elephantiasis of left lower limb. Proc. roy. Soc. med. **43**, 481 (1950). — Bhaduri, N. V., S. P. Basu, U. S. Arora and A. B. Chowdhury: Radiotherapy in filarial chyluria. Bull. Calcutta Sch. trop. Med. **4** (4), 157 (1956). — Bhaduri, N. V., and A. B. Chowdhury: Diamino-diphenyl-sulphone (DDS) in the treatment of filariasis. Indian med. Gaz. **87**, 520 (1952). — Bickel, W. H., and A. C. Broders: Primary lymphangioma of the ilium. J. Bone Jt Surg. **45**, 517 (1947). — Bingold, K.: Lymphangitische Sepsis. In: Die septischen Erkrankungen. Handbuch der inneren Medizin, 4. Aufl., S. 1006ff. 1952. — Bloom, B., I. L. Chaikoff, W. O. Reinhardt, C. Entenman and W. G. Dauben: The quantitative significance of the lymphatic pathway in transport of absorbed fatty acids. J. biol. Chem. **184**, 1 (1950). — Bloom, D.: Hereditary lymphedema (Nonne-Milroy-Meige); report of family with hereditary lymphedema associated with ptosis of the eyelid in several generations. N.Y. St. J. Med. **41**, 856 (1941). — Borst, M.: Die Krebstheorien und die Mischgeschwülste. Schweiz. med. Wschr. **68**, 811 (1938). — Braham, J., and G. Howells: Hereditary oedema

(Milroy's disease). Brit. med. J. **1948**, No 4556, 830—832. — BRINDLEY, G. V., and G. V. BRINDLEY jr.: Lymphangioma of mesentery. Trans. sth. surg. Ass. **59**, 156 (1947/48). — BROUNST, G., et NAFFAH: Un foyer de filariose au Liban. Traitement par le diéthylcarbamazine. Results d'un essai de dépistage par l'intra-dermo réaction. Rev. méd. Moyen Orient **9**, 487 (1952). — BROWN, A. M.: Elephantiasis nostras nasalis; circumscribed lymphedema of the nose. Plast. reconstr. Surg. **6**, 467 (1950). — BRÜNAUER, STEFAN ROBERT: Lymphangiome. In JADASSOHNS Handbuch der Haut- und Geschlechtskrankheiten, Bd. XII/2, S. 469—542. 1932. — BRUUN, E.: The so-called angioneurotic edema.. J. Allergy **24**, 97 (1953). BRYGOO, E. R., et G. AIGLE: Exemples de la périodicité nocturne de Wuchereria bancrofti au Sud-Vietnam. Bull. Soc. Path. exot. **45**, 614 (1952).

CAIN, J. C., J. H. GRINDLAY, J. L. BOLLMAN, V. FLOCK and F. C. MANN: Lymph from liver and thoracic duct. An experimental study. Surg. Gynec. Obstet. **85**, 559 (1947). — CANNON, B.: Lymphedema of the extremities. Postgrad. Med. **8**, 317 (1950). — CARNOCHAN: Zit. nach MATAS, The surgical treatment of elephantiasis and elephantoid states dependent upon chronic obstruction of the lymphatic and venous channels. Amer. J. trop. Dis. and Prev. Med. **1**, 60 (1913). — CASILE, M., et H. SACCHARIN: Sur un cas de lésions génitales lympathico-veineuses dans la filariose de bancroft. Bull. Soc. Path. exot. **45**, 56 (1952). — CASTELLANI, A.: Elephantiasis nostras. Impr. méd. (Lisboa) **16**, 479 (1952). — CHARDOME, M.: et E. PEEL: Une nouvelle filiare chez l'homme au Congo belge: Tetra petalonema berghei, N.sp. Ann. Soc. belge Méd. trop. **31**, 571 (1951). — CHAVES, A. D., and H. ABELES: Transient undiagnosed intrathoracic lymphadenopathy in apparently healthy persons. Amer. Rev. Tuberc. **67**, 45 (1953). — CH'EN TZU-TA, LI LI-SHIH and CH'EN CHING-TS'AI: Tissue extract in treatment of lymphatic obstruction secondary to filariasis: Report of 84 cases. Nat. Med. J. China **43**, 266 (1957). — CHIARI, H.: Über die selbständige Phlebitis obliterans der Hauptstämme der venae hepatic. als Todesursache. Beitr. path. Anat. **26**, 1 (1899). — Zur Kenntnis der Verlegungen der Pfortader. Wien. klin. Wschr. **42**, 422 (1929). — CLEMENS, H.: Zur Frage des posttraumatischen Ödems. Zbl. Chir. **76**, 433 (1951). — CONFORTI, P., G. ESPOSITO and M. URSINI: Some researches on the physiopathology of the lymphatic circulation. Minerva cardioangiol. (Torino) **3** (Suppl.) 110 (1955). — CONN, H. C., and F. S. GREENSLIT: Filariasis residuals in veterans with report of a case of microfilaremia. Amer. J. trop. Med. **1**, 474 (1952). — CORDRAY, D. P., and R. F. GERVAIS: Lymphangioma of the larynx. A.M.A. Arch. Otolaryng. **53**, 83 (1951).

DASCO, M. R., and A. A. ANGRIST: Retroperitoneal bilateral cavernous lymphangioma in a patient with congenital heart disease. A.M.A. Arch. Path. **50**, 623 (1950). — DEJOU, L.: Les lymphangiectasies de la filariose de Bancroft. Presse méd. **60**, 1530 (1952). — DELARUE, J., R. DEPIERRE et J. ROUJEAU: Lymphangiectasie pulmonaire et pneumonie chyleuse. Sem. Hôp. (Paris) **1950**, 4906—4917. — DEMKOV, S. M.: Limfangoity i limfadenity. Feldsher & akush. No 4, 14 (1950). — DENCKER and GOTTFRIES: Cortisone in the treatment of chronic hereditary oedema. (Milroy's disease.) Case report. Acta med. scand. **150**, 277 (1954). — DENT, C. T.: „Congenital elephantiasis" of the arm. Proc. roy. Soc. Med. (Sect. Dis. Child) pt. 1, **4**, 24 (1910). — DIEFFENBACH u. MIKULICZ: Zit. nach KEYSSER, Zur operativen Behandlung der Elephantiasis. Dtsch. Z. Chir. **203—204**, 356 (1927). — DRINKER and FIELD: Lymphatics, lymph and tissue fluid, p. 254. Baltimore: Williams & Wilkins Company 1953. — DRINKER, C. K., M. E. FIELD and J. HOMANS: The experimental production of edema-elephantiasis as a result of lymphatic obstruction. Amer. J. Physiol. **108**, 509 (1934). — DRINKER, C. K., M. D. WARREN, F. V. MAURER and J. D. MCCARRELL: The flow, pressure and composition of cardiac lymph. Amer. J. Physiol. **130**, 43 (1940). — DYBKAER, R.: Chylothorax. A survey. Nord. Med. **49**, 387—390 u. engl. Zus.fass. 390 (1953). [Dänisch.]

ELTERICH, TH., and C. C. YOUNT: Congenital elephantiasis. Amer. J. Dis. Child. **29**, 59 (1925). — EXTON-SMITH, A. N., and D. J. CROCKETT: Nature of oedema in paralyzed limbs of hemiplegic patients. Brit. med. J. **1957**, 1280.

FARINA, R.: Elephantiasis of lower extremity; treatment by circular dermofibrolipectomy followed by free skin graft. An. paul. Med. Cir. **60**, 121 (1950). — FAUST, E. C., M. AGOSIN, A. GARCIA-LAVERDE, W. Y. SAYAD, V. M. JOHNSON and N. A. MURRAY: Unusual findings of filarial infections in man. Amer. J. trop. Med. **1**, 239 (1952). — FEHLEISEN: Ätiologie des Erysipels. 1883. Zit. nach BINGOLD, Erysipel. In Handbuch der inneren Medizin, Bd. I/1, S. 1172—1201. Berlin-Göttingen-Heidelberg 1952. — FISCHER-BRÜGGE, E., P. SUNDER-PLASSMANN u. K. RÖPER: Über die terminale Innervation der Lymphgefäße an der Appendix, sowie Beobachtungen über Zellvorgänge an der Blut-Lymphschranke bei der menschlichen Appendicitis. Langenbecks Arch. klin. Chir. **265**, 120 (1950). — FLEISCHL, E.: Von der Lymphe und den Lymphgefäßen der Leber. Arb. physiol. Anst. Leipzig **4**, 24 (1874).— FÖLDI, RUSZNYÁK and SZABÓ: The role of lymph-circulation in the pathogenesis of edema. Acta med. (Budapest) **3**, 259 (1952). — FÖLDI, M., J. KEPES, F. ROBICSEK u. GY. SZABO: Hämodynamische Untersuchungen an Hunden mit experimentellem vitium bei dem durch Lymphgefäßunterbindung hervorgerufenem Lungenödem. Mag. Tud. Akad. Biol. orv. Tud. Osztal. Közl. **6**, 121 (1955). [Ungarisch.] — FÖLDI, M., GY. ROMHÁNYI, J. RUSZNYÁK, F.

Solti u. Gy. Szabó: Über die Insuffizienz der Lymphströmung des Herzens. Mag. Tud. Akad. Biol. orv. Tud. Osztal. Közl. 5, 63 (1954). [Ungarisch.] — Földi, M., Gy. Romhányi, J. Rusznyák, F. Solti u. Gy. Szabó: Über die Insuffizienz der Lymphströmung im Herzen. Acta med. hung. 6, 61 (1954). — Fraga, R., V. Huerta and F. Salas: Simple congenital lymphedema or trophedema (nonhereditary Milroy type); case report of a 3 month old girl. Arch. Med. infant. 19, 2 (1950).

Gamal Nor el Din and M. El Tamimi: Hetrazan in the treatment of filarial manifestations. J. Egypt. med. Ass. 35, 826 (1952). — Gans: Histologie der Hautkrankheiten; die Gewebsveränderungen in der kranken Haut unter Berücksichtigung ihrer Entstehung und ihres Ablaufs, Bd. 2, S. 177. Berlin: Springer 1928. — Ghormley and Overton: The surgical treatment of severe forms of lymphedema (elephantiasis) of the extremities; a study of end-results. Proc. Mayo Clin. 9, 564 (1934). — Surg. Gynec. Obstet. 61, 83 (1935). — Gifford, Estes, Code, Baldes and Roth: Study of movements of cutaneous interstitial fluids in human beings by means of a fluorescent tracer substance. J. Lab. clin. Med. 42, 299 (1953). Gifford jr., R. W., J. H. Windesheim, J. E. Estes jr. and G. M. Roth: Fluorescent patterns of intracutaneous wheals in normal and edematous extremities. Circulation 13, 515 (1956). — Gillies and Fraser: Treatment of lymphoedema by plastic operation; a preliminary report. Brit. med. J. 1, 96 (1935). — Goetsch: Hygroma colli cysticum and hygroma axillare: pathologic and clinical study and report of twelve cases. Arch. Surg. (Chicago) 36, 394 (1938). — Gumrich, H., u. E. Kübler: Zur Klärung der Genese des Armstaus nach Mammaradikaloperation und seine chirurgische Bedeutung. Chirurg 26, 204 (1955).

Hagentorn, A.: Fall elephantiatischer Verdickung des Unterschenkels mit diffuser Knoten- und Warzenbildung. Münch. med. Wschr. 51, 795 (1904). — Halsted, W. S.: The swelling of the arm after operations for cancer of the breast — elephantiasis chirurgica — its cause and treatment. Bull. Johns Hopk. Hosp. 32, 309 (1921). — Handley: Lymphangioplasty: a new method for the relief of the brawny arm of breast-cancer and for similar conditions of lymphatic oedema. Lancet 1908, 783. — Harris, R., and A. G. Prandoni: Generalized primary lymphangiomas of bone; report of case associated with congenital lymphedema of forearm. Ann. intern. Med. 33, 1302 (1950). — Hermann, H.: Mikroskopische Beobachtungen an menschlichen Lumbalganglien bei Elephantiasis nach Erysipel. Virchows Arch. path. Anat. 320, 58 (1951). — Hoeven, J. Z. van der: Some remarks on filariasis, in relation to the administration of „Hetrazan". Docum. Med. geograph. et trop., Amsterdam 4, 107 (1952). — Holman, C., B. McSwain and J. N. Beal: Swelling of the upper extremity following radical mastectomy. Surgery 15, 757 (1944). — Homans: Thrombophlebitis of the lower extremities. Ann. Surg. 87, 641 (1928). — Treatment of elephantiasis of the legs: preliminary report. New Engl. J. Med. 215, 1099 (1936). — Circulatory diseases of the extremities, p. 330. New York: Macmillan Company 1939. — Homans, Drinker and Field: Elephantiasis and the clinical implications of its experimental reproduction in animals. Ann. Surg. 100, 812 (1934). — Homans and Zellinger: Experimental thrombophlebitis and lymphatic obstruction of the lower limb: a preliminary report. Arch. Surg. (Chicago) 18, 992 (1929). — Hung, W.: Primary lymphangioendothelioma of the nose. Arch. Otolaryng. (Chicago) 52, 278 (1950).

Innocenti, M.: The formative determinism of lymphangiomas understood as lymphatic capillary malformations and as dysontogenetic tumors. Arch. De Vecchi Anat. pat. 14, 1015 (1950). — Iwanow, G.: Die Lymphgefäße der Wände der Blutgefäße — Vasa lymphatica vasorum sanguinorum. Z. Anat. Entwickl.-Gesch. 669—685 (1933).

Jopson: Two cases of congenital elephantiasis. Arch. Pediat. 15, 173 (1898). — Jorns, G.: Über den Lymphtransport. Ärztl. Forsch. 8, I/141 (1954).

Kaindl, F., E. Mannheimer, P. Polsterer and B. Thurnher: Etiology of edema in the limbs. Z. Kreisl.-Forsch. 46, 296 (1957). — Kaiserling, H.: Lymphgefäße und Lymphangitis der Niere. Virchows Arch. path. Anat. 306, 322 (1940). — Kaiserling, H., u. T. Soostmeyer: Die Bedeutung des Nierenlymphgefäßsystems für die Nierenfunktion. Wien. klin. Wschr. 52, 1113 (1939). — Kinmonth, J. B., G. W. Taylor, G. D. Tracy and J. D. Marsh: Primary lymphoedema. Clinical and lymphangiographic studies of a series of 107 patients in which the lower limbs were affected. Brit. J. Surg. 45, 1 (1957). — Knapper, C.: Über das Chylangiom und die Chylusfisteln der unteren Gliedmaßen und der äußeren Geschlechtsorgane. Langenbecks Arch. klin. Chir. 150, 202 (1928). — Knorr, G.: Das cystische Lymphangiom des Halses. Virchows Arch. path. Anat. 319, 347 (1951). — Koester, K.: Über Hygroma cysticum colli congenitum. Würzburg. Verh. physik. med. Ges. 3, 44 (1872). — Kondoléon, E.: Die Lymphableitung, als Heilmittel bei chronischen Ödemen nach Quetschung. Münch. med. Wschr. 59, 525 (1912). — Korányi, A.: Vorlesungen über funktionelle Pathologie und Therapie der Nierenkrankheiten. Berlin: Springer 1929. — Kühn, H. A.: Über den Übertritt von Gallenbestandteilen in die Leberlymphe. Klin. Wschr. 30, 662 (1952). Kunkel, A.: Untersuchungen über den Stoffwechsel der Leber. Würzburg 1875.

Lanz: Eröffnung neuer Abfuhrwege bei Stauung im Bauch und unteren Extremitäten. Zbl. Chir. 38, 153 (1911). — Lawton, A. H., and A. B. Wight: An endemic site of filarial elephantiasis in Nicaragua. Milit. Surg. 112, 40 (1953). — LEOPOLD, J. S., and F. CASTRO-VINCI: Congenital lymphangiectatic edema; report of a case in a child aged two years. Arch. Pediat. 51, 34 (1934). — LEOPOLD, J. S., and J. L. ROGATZ: Unilateral edema; report of a case in an infant four months old. Amer. J. Dis. Child. 39, 1045 (1930). — LEVIN: On the recognition and significance of pleural lymphatic dilatation. Amer. Heart J. 49, 521 (1955). — LISFRANC: Zit. nach KEYSSER, Zur operativen Behandlung der Elephantiasis. Dtsch. Z. Chir. 203—204, 356 (1927). — LLUESMA-URANGA, E.: Tratamiento quirurgico de la elefantiasis de la pierna con la simpatectomie lumbar y la flebectomia poplitea simultaneas. J. int. Chir. 11, 20 (1951). — LÖFFLER, W.: Zur Therapie des Oedems. Helv. med. Acta 3, 525 (1936). — LOWENBERG: Lymphedema of extremities. Virginia med. Monthly 66, 345 (1939). — LOWENBERG, E. L.: Edema and lymphedema of the lower extremities. Virginia med. Monthly 79, 351 (1952). — LUKAN, J. A.: Hemiedema in cases of hemiplegia. Arch. Neurol. Psychiat. (Chicago) 36, 42 (1936).

MACEY: A new surgical procedure for lymphedema of the extremities; report of case. Proc. Mayo Clin. 15, 49 (1940). — MACHACEK, G. F.: Chronic lymphedema of the face. A. M. A. Arch. Derm. Syph. 62, 913 (1950). — MACHACEK, J.: Über eine Vitamin-Sulfonamid-Therapie offener Hautschäden. Wien. med. Wschr. 100, 259 (1950). — MANSON-BAHR, PH.: The clinical manifestations and ecology of pacific filariasis. Docum. Med. geogr. trop. (Amst.) 4, 193 (1952). — MAREŠOVÁ, J.: An unusual form of elephantiasis. Oesk. derm. 25, 183 (1950). — MARTORELL, F.: Edemas cronicos de los miembros inferiores. Angiología 3, 163 (1951). — MASON, P. B., and E. V. ALLEN: Congenital lymphangiectasis (lymphedema). Amer. J. Dis. Child. 50, 945 (1935). — MATAS, R.: The surgical treatment of elephantiasis and elephantoid states dependent upon chronic obstruction of the lymphatic and venous channels. Amer. J. trop. Dis. 1, 60 (1913). — McCARRELL, J. D., S. THAYER and C. K. DRINKER: lymph drainage of the gall bladder together with observations on the composition of liver lymph. Amer. J. Physiol. 133, 79 (1941). — MEADE, R. H.: Spontaneous chylothorax. Observations on its pathogenesis and management based on study of five cases. Arch. intern. Med. 90, 30 (1952). — MEIGE, H.: Le trophoedème chronique héréditaire. Nouv. Iconogr. Salpêt. 12, 453 (1899). — MEYER-BISCH u. GÜNTHER: Untersuchungen an der Brustganglymphe des Hundes. II. Mitteilung. Über die Wirkung intravenös gegebener Dextrose und Laevulose auf die Zusammensetzung der Lymphe bei wechselnder Dosierung und verschiedener Infusionsgeschwindigkeit. Pflügers Arch. Physiol. 209, 92 (1925). — Untersuchungen an der Brustganglymphe des Hundes. IV. Mitteilung. Über den Einfluß peroraler Zuckerbelastung auf die intermediäre Wasser- und Ionenbewegung. Pflügers Arch. Physiol. 210, 763 (1925). — MIDDLETON, D. S.: Congenital lymphangiectatic fibrous hypertrophy (elephantiasis congenita fibrosa lymphangiectatica). Brit. J. Surg. 19, 356 (1932). — MILROY, W. F.: An undescribed variety of hereditary oedema. N. Y. med. J. 56, 505 (1892). — Chronic hereditary edema: Milroy's disease. J. Amer. med. Ass. 91, 1172 (1928). — MINNING, W.: Filariosen. In Handbuch der inneren Medizin, Bd. I/2: Infektionskrankheiten S. 860ff. Berlin-Göttingen-Heidelberg 1952. — MITCHELL, N.: Testis, spermatic cord: filariasis. Broklyn Hosp. J. 10, 172 (1952). — MONTGOMERY: Lymphedema (elephantiasis) of the extremities caused by invasion of lymphatic vessels by cancer cells: report of two cases. Arch. intern. Med. 57, 1145 (1936).

NAUMANN, HERBERT: Über einen Fall von Chylangioma cavernosum et cysticum intestini ilei. Langenbecks Arch. klin. Chir. 147, 314 (1927). — NONNE, M.: Vier Fälle von Elephantiasis congenita hereditaria. Virchows Arch. path. Anat. 125, 189 (1891).

OCHSNER, A., and M. DE BAKEY: Therapy of phlebothrombosis and thrombophlebitis. Arch. Surg. (Chicago) 40, 208 (1940). — OCHSNER, A., A. B. LONGACRE and S. D. MURRAY: Progressive lymphedema associated with recurrent erysipeloid infections. Surgery 8, 383 (1940). — OPPEL: Zit. nach ROSANOW, Lymphangioplastik bei Elephantiasis. Langenbecks Arch. klin. Chir. 99, 645 (1912). — ORMSBY and MONTGOMERY: Diseases of the skin, 6th edit., p. 1360. Philadelphia: Lea & Febiger 1943. — OTTO, G. F., H. W. BROWN, S. D. BELL jr. and N. D. THETFORD: Arsenamide in the treatment of infections with the periodic form of the filaria, Wuchereria bancrofti. Amer. J. trop. Med. 1, 470 (1952).

PARFENOWA, I. P.: Changes in the lymphatic vessels of normal lungs in connection with age. [Russian text.] Pediatrija 1, 9 (1953). — PRATT, G., H., and L. K. FERGUSON: Cicatrizing enterocolitis. Amer. J. Surg. 73, 28 (1947).

REICHERT, F. L.: The regeneration of the lymphatics. Arch. Surg. (Chicago) 13, 871 (1926). — The recognition of elephantiasis and of elephantoid conditions by soft tissue roentgenograms with a report on the problem of experimental lymphedema. Arch. Surg. (Chicago) 20, 543 (1930). — REINHARDT, K.: A propos d'un cas de lymphangiectasie pulmonaire. Radiol. clin. (Basel) 22, 162 (1953). — RÉNYI-VÁMOS, F.: Neuere Untersuchungen über das Lymphsystem einiger Organe. Diss. Budapest 1954. — REUSS, A. R. v.: The diseases of the newborn, p. 626. New York: William Wood & Company 1922. — ROBISON, J. M.: The lymph pump mechanism of the nose and paranasal sinuses. Laryngoscope (St. Louis) 60, 489 (1950). — RÖSSLE, R.: Cystenhygrom des Halses. Inaug.-Diss. München 1900. — ROMUALDI, G., e

M. Monaci: Le modificazioni della funzione dei reni in corso di linfostasi in animali normali e nell'ipertrofia vicariante. Arch. De Vecchi Anat. pat. **9**, 973 (1947). — La nefrosí consecutiva a linfostasi sperimentale e la nefrosí da tossicí esogení nel rene in linfostasí. Arch. De Vecchi Anat. pat. **9**, 987 (1947). — Rosanow: Lymph- angioplastik bei Elephantiasis. Langenbecks Arch. klin. Chir. **99**, 645 (1912). — Ruh, H. O., and L. H. Dembo: Congenital lymphangiectatic edema. J. Amer. med. Ass. **84**, 1410 (1925). Rusznyák, I.: Die Rolle der Lymphgefäße in der Entstehung des Ödems. Acta med. hung. **1**, 5 (1950). — Lymph circulation insufficiency. Acta med. Acad. Sci. hung. **4**, 305 (1953). — Rusznyák, I., M. Földi and G. Szabó: Lymphangiospasm. Acta med. scand. **137**, 37 (1950). Physiologie und Pathologie des Lymphkreislaufes. Budapest: Verlag der Ungarischen Akademie der Wissenschaften 1957.

Sawyer, K. C., and R. G. Witham: Surgical treatment of elephantiasis of the lower extremity. Amer. J. Surg. **31**, 460 (1951). — Schenck, H. P.: The anatomy, physiology and pathology of nasopharyngeal lymphoid tissue. Trans. Amer. Acad. Ophthal. Otolaryng. **479** (1950). — Schepers, G. W. H.: The pathology of regional ileitis. Amer. J. dig. Dis. **12**, 97 (1945). — Schobinger and R. v. Schowingen: Further experiences in the treatment of filariasis with hetrazan. Acta trop. (Basel) **9**, 270 (1952). — Schroeder, E., and H. Fr. Helweg-Larsen: Chronic hereditary lymphedema (Nonne-Milroy-Meige's disease(. Acta med. scand. **137**, 198 (1950). — Schwartz, M. S.: Use of hyaluronidase by iontophoresis in treatment of lymphedema. Arch. intern. Med. **95**, 662 (1955). — Sequeira: Diseases of the skin, 3rd edit., p. 644. Philadelphia: P. Blakiston's Son & Co. 1919. — Servelle, M.: Pathologie vasculaire médicale et chirurgicale. Paris: Masson & Cie. 1952. — Oedème chronique des membres (phlébites exceptées). Minerva cardioangiol. (Torino) **3**, 122 (1955). — Servelle, M., et Deysson: Reflux du chyle intestinal dans les lymphatiques jambiers. Arch. Mal. Coeur **42**, 1181 (1949). — Sick, Konrad: Über Lymphangiome. Virchows Arch. path. Anat. **172**, 445 (1903). — Simmonds: Über Elephantiasis congenita mollis. Münch. med. Wschr. **53**, 2176 (1906). — Simmonds, M.: Über das Vorkommen von Zystenhygromen bei Hydrops fetalis. Zbl. allg. path Anat., Erg.-Bd. zu **33**, 90 (1923). — Sistrunk: Further experiences with the Kondoléon operation for elephantiasis. J. Amer. med. Ass. **71**, 800 (1918). — Sonntag, E.: Grundriß der gesamten Chirurgie. Berlin 1943. — Staemmler, M.: Die Kreislauforgane. In Lehrbuch der speziellen pathologischen Anatomie — begründet von Kaufmann. Berlin: W. de Gruyter & Co. 1955.

Takats, G. de, and M. H. Evoy: Lymphedema. Angiology **1**, 73 (1950). — Thomas, B. A.: Elephantiasis nostras. Brit. J. Derm. **63**, 265 (1951). — Syphilitic lymphoedema of lip. Brit. J. Derm. **63**, 266 (1951). — Thooris, G. C., J. Heuls, J. F. Kessel, L'Hoiry and B. Bambridge: Diagnosis and treatment of filariasis due to wucheria bancroft in French Oceania. Bull. Soc. Path. exot. **49**, 1138 (1956). — Tisseuil, J.: Essai d'une nouvelle pathogénie de l'élephantiasis: stase par insuffisance vascularie lymphathique, par asystolie lymphatique. Bull. Soc. franç. Derm. Syph. Nr 3, 323 (1950). — Tonge, J. I., J. A. Inglis and E. H. Derrick: Regional non-bacterial suppurative lymphadenitis and its relationship to „cat-scratch" disease Med. J. Aust. **2**, 81 (1953).

Villaret, B.: Conférence sur la filariose et l'élephantiasis. Sem. méd. (Paris) **1952**, 28 (Suppl. 25 Sem. Hôp. Paris) (270—272). — Volkmann, Joh.: Über Chyluscysten am Halse (Lymphangioma chylocysticum). Bruns' Beitr. klin. Chir. **146**, 654 (1929).

Walther: Note sur le traitement de l'éléphantiasis des membres pa le drainage lymphatique á tubes perdus. Bull. Acad. Méd. (Paris) **82**, 262 (1919). — Watson and McCarthy: Blood and lymph vessel tumors; a report of 1056 cases. Surg. Gynec. Obstet. **71**, 569 (1940). — Wearn, J. T., and A. N. Richards: Observations on the composition of glomerular urine, with particular reference to the problem of reabsorption in the renal tubules. Amer. J. Physiol. **71**, 209 (1924). — Wegner, G.: Über Lymphangiome. Langenbecks Arch. klin. Chir. **20**, 641 (1877). — Wernher: Die angeborenen Cystenhygrome und die ihnen verwandten Geschwülste. Gießen 1843. Zit. nach Staemmler. — Winckel, W. E. F., and J. Fros: Contribution to the geotraphical pathology of Surriname. 9. Acute lymphadenitis caused by Wuchereria Bancrofti. Docum. Med. geogr. trop. (Amst.) **4**, 361 (1952). — Wirz: Elephantiasis. In Jadassohns Handbuch der Haut- und Geschlechtskrankheiten, Bd. 8, S. 924. Berlin: Springer 1931. — Wising, P.: Akut adult toxoplasmos med lymphadenopathi och chlorioretinit. Nord. Med. **47**, 563 (1952).

Zannini: La physiopathologie des oedèmes chroniques des membres. Cardioangiol. **1**, 18 (1955). — Zimmermann, L. M., and G. de Takáts: The mechanism of thrombophlebitic edema. Arch. Surg. (Chicago) **23**, 937 (1931).

Nachtrag zur Literatur.
Allgemeine Angiologie, Abschnitt I, II, III.

Kaindl, F.: Die Lymphangiographie in der Klinik. Verh. Dtsch. Ges. inn. Med. **66** (1960). — Lange, K.: Über die Unzuverlässigkeit subjektiver Kreislaufzeitbestimmungen. Z. Kreisl.-Forsch. **49**, 256 (1960).

NARDI, G. L., H. M. PALAZZI and M. L. LEVY: Liver blood flow in man: Studies utilizing radioactive colloid. Gastroenterology **37**, 295 (1959). — NGUYEN TRINH Co, A. K. SCHMAUSS, NGUYEN VAN KHE u. TON DUE LANG: Die Bedeutung der Splenoportographie für die Diagnostik und die Kontrolle des Heilverlaufs der Leberabscesse. Fortschr. Röntgenstr. **89**, 13 (1958).

WOLLHEIM, E., u. K. W. SCHNEIDER: Zur Bestimmung der Kreislaufzeit. Erfahrungen mit einer neuen objektiven Methode nach K. LANGE. Dtsch. med. Wschr. **85**, 1003 (1960).

ZIMMERMANN, CL.: Zit. nach W. WEISSWANGE und A. FRIEDRICH 1936.

Allgemeine Angiologie, Abschnitt IV.

HIERTONN, T.: Arterial homografts. An experimental study in dogs. Acta orthop. scand. Suppl. **10** (1952).

MAINZER, FR.: Frühbehandlung des Schlaganfalles mit Aminophyllin. Schweiz. med. Wschr. **79**, 508 (1949). — MALAN, E.: La circulation collaterale. I. Congr. Soc. Europ. Chir. Cardio-Vasculaire, Strasbourg, 1952.

SISE, H. S., S. M. LAVELLE, D. ADAMIS and R. BECKER: Relation of hemorrhage and thrombosis to prothrombin during treatment with coumarin-type anticoagulants. New Engl. J. Med. **259**, 266 (1958).

Spastische Arteriopathien.

BRAEUCKER, W.: Gibt es eine traumatische Arteriitis? Langenbecks Arch. klin. Chir. **173**, 781 (1932). — Über die Ursache der Arterienentzündungen. Münch. med. Wschr. **82**, 1186 (1935).

THIBIERGE, G., et R. J. WEISSENBACH: Ann. Derm. Syph. (Paris) **2**, 129 (1911).

Endangitis obliterans.

WOLLHEIM, E., u. F. BRANDT: Zur Wirkung der intravenösen Injektion kleinster Wassermengen. I. Mitt. Veränderungen der Blutzusammensetzung. Z. klin. Med. **106**, 257 (1927). — II. Mitt. Zirkulierende Blutmenge und Blutdruck. Z. klin. Med. **106**, 274 (1927).

Periarteriitis nodosa.

VIRCHOW, R.: Nachschrift zu KUSSMAUL u. MAIER, Dtsch. Arch. klin. Med. **1**, 517 (1866).

Andere Arterienentzündungen.

BAUMGARTEN, P.: Über chronische Arteriitis und Endarteriitis mit besonderer Berücksichtigung der sog. „luetischen" Erkrankung der Gehirnarterien nebst Beschreibung eines Beispiels von spezifisch-syphilitischer (gummöser) Entzündung der großen Zerebralgefäße. Virchows Arch. path. Anat. **73**, 90 (1878).

Arteriosklerose.

DAVIS, F. W., W. R. SCARBOROUGH, B. M. BAKER, M. L. SINGEWALD and R. E. MASON: Experimental hormonal therapy of atherosclerosis: Preliminary observation on the effects of two compounds. Circulation **16**, 501 (1957).

Krankheiten der Capillaren.

KROGH, A., et HARROP: C. R. Soc. Biol. (Paris) **87**, 461 (1922).

Anmerkung bei der Korrektur.

Auf S. 6 in der 14. Zeile von oben ist statt „Überdrucke" zu lesen „Übertritte".

Sachverzeichnis.

Die *kursiv* gesetzten Seitenzahlen weisen auf den Ort der *ausführlicheren* Darstellung hin.
Die römischen Zahlen bezeichnen die einzelnen Teilbände.

Unter c vermißte Begriffe siehe unter k oder z.

Abasin bei essentieller Hypertonie V 495
Abducensparese
 bei Periarteriitis nodosa VI 327
Ablatio retinae s. u. Retinaablösung
Abort
— und angeborene Herzfehler III 17, 112, 115
— artefizielle s. u. Interruptio gravid.
— nach Commissurotomie II 1389ff.
— und Endokarditis acuta bact. II 728
— und Endokarditis lenta II 681ff., 733
— und Endokarditis subacuta II 733
— bei Graviditätstoxikose IV 505ff.
— und hämorrhagischer Schock I 959
— und Herzklappenfehler II 1388
— und Kollaps I 957, 1119 IV 604ff.
—, Luftembolie bei IV 126
— bei Mitralstenose II 1388ff.
— und Schock I 957ff., 1119 IV 604ff.
— und Schockniere I 1119
— bei Vena cava-Anomalie III 17
„abortive capture" II 235
Abrin und Capillarpermeabilität VI 584
— und Capillarresistenz VI 584
— und hämorrhagische Diathese VI 584
Abscesse bei Aktinomykose II 940
— und angeborener Herzfehler III 357
— bei bakterieller Endokarditis II 725ff.
— bei Endokarditis II 682, 691ff., 719, 726ff.

Abscesse bei Endokarditis acuta II 725ff., 730
— und Endokarditis lenta II 682, 691ff., 719
— und Fallotsche Tetralogie III 357
— und Herzinfarkt III 1079ff.
— und Herztamponade II 1065
— und Lymphgefäßinsuffizienz VI 613
— und Lymphödem VI 613
— bei Myokarditis II 876ff., 881, 899, 903
— und Perikarditis II 1077, 1084
— und Perikarditis purulenta II 1084
— und Pneumoperikard II 1153ff.
— bei Scharlach II 899, 903
— und Sepsis II 903
— bei Tuberkulose II 1077
Absterbeflimmern II 175
Acanthosis nigricans und Periarteriitis nodosa VI 325
Accelerans s. u. Nervus accelerans
Acceleratet conduction, Begriff II 378, 393ff.
Acceleration und vegetative Labilität IV 833
Accelerin und Angiopathia diabetica IV 371
— und Arteriosklerose IV 371
— und Diabetes mellitus IV 371
— bei Endangitis obliterans VI 279
— bei Waterhouse-Friedrichsen-Syndrom IV 564
Accretio pericardii II 1091ff.
Accrochage, Begriff II 239
Acetazolamid als Diureticum I 526ff.
— bei Gefäßmißbildungen VI 590
— bei Hämangiomen VI 590
— bei Sturge-Weber-Syndrom VI 590
Acetylaminothiadiazol-sulfonamid und Diurese I 536ff.

Acetylcholin I 854; V 167, *199*ff., *235*ff.
— und Adrenalin V 175, 200
— bei Akrocyanose VI 534
— und Angina pectoris III 851ff.
— und Atmung IV 10
— und Atropin V 200
— und Beriberi IV 396
— und Blutdruck V 29, 70, *199*ff., 235ff., 256ff., 663, 672, 780ff.
— und Capillarpermeabilität VI 583
— und Capillarresistenz VI 104ff., 583
—, Chemie V *199*ff., *235*ff.
— und Cholin V *199*ff.
— und Cocain V 185
— nach Commissurotomie II 1393
— und Coronardurchblutung III 676ff., 851ff.
— und Coronarinsuffizienz III 851ff.
— und Curare V 200
— und Dermographie VI 40
— bei Digitalisvergiftung I 499
— bei endokriner Hypertonie V 663, 672
— und essentielle Hypertonie V 256ff.
— und essentielle Hypotonie V 790
— und experimentelle Hypertonie V 70, *199*ff.
— und Extrasystolie II 44ff.
— und Ganglienblocker V 565ff.
— bei Gefäßkrankheiten VI 176ff. 333
— und Hämodynamik V 167, 200
— und hämorrhagische Diathese VI 104ff., 583
— und hämorrhagischer Schock I 1033
— und Hauttemperatur VI 83
— und Herzfunktion I 854, 877ff.; II 5ff.

Acetylcholin und Herzglykoside I 449
— und Herzklappenfehler II 1393
— und Herztonus I 877 ff.
— bei Herztrauma II 526 ff.
— und Höhenadaptation IV 10
— und Hypertonie V 70, 199 ff., 235, 256 ff.
— und Hypoglykämie IV 379
— und Hypokaliämie IV 437
— und Hypotonie V 200, 780 ff., 790
— und Insulin IV 379
—, intraarteriell VI 205
— und Kälte-Test V 250
— und Kalium IV 437
— und Klima IV 10
— und Kollaps I 970, 976, 1033
— und Luftdruck IV 10
— bei Luftembolie IV 132
— und maligne Hypertonie V 257
— bei Mitralstenose II 1393
— und Muscarin V 200
— und Myokardstoffwechsel III 851 ff.
— und Narkose IV 618
— und Nicotin V 200
— und Novocain V 497
— und Parasympathicus V 167
— bei paroxysmaler Tachykardie II 146 ff.
— bei Periarteriitis nodosa VI 333
— bei Phäochromocytom V 663, 672
— Pharmakologie I 854; V 167, 199 ff., 235 ff.
— bei postthrombotischem Syndrom VI 514
— und primärer Schock I 976
— und reaktive Hyperämie VI 57 ff.
— und Reizleitung II 183
— und renale Hypertonie V 256 ff.
— und Sauerstoffmangel IV 10
— und Schenkelblock II 341
— und Schock I 970, 976, 1033
— und Serotonin V 185
— bei Tachykardie II 146 ff.
— und Terminalstrombahn VI 15 ff.
— bei Ulcus cruris VI 514
— und Vasomotorik III 676 ff., 851 ff.; IV 850; V 29, 70, 199 ff.; 235, 256, 663, 672, 780 ff.
— bei vegetativer Labilität IV 850

Acetylcholin und Vorhofflimmern II 80
— bei Wärmeurticaria VI 562
Acetylcholintest und Blutdruck V 663, 672
Acetyl-Diginatin, Chemie I 428 ff.
Acetyl-Digitoxin I 427 ff.
— bei Arrhythmie II 113 ff.
—, Chemie I 427 ff.
—, Erhaltungsdosis I 476 ff., 484 ff.
— bei Herzinsuffizienz I 113, 427 ff.
—, Latenz I 434 ff.
—, Pharmakologie I 457 ff., 484 ff.
—, Resorption I 478, 484 ff.
—, Sättigung I 475 ff., 484 ff.
—, Vergiftung mit I 461 ff.
— bei Vorhofflimmern II 113 ff.
—, Wirkdauer I 434 ff., 479, 484 ff.
Acetyl-Digoxin und Chemie I 428 ff.
Acetylen zur Kreislaufanalyse V 279 ff.
Acetyl-Gitoxin, Chemie I 428 ff.
Acetylmethylcholin V 505
— bei Akrocyanose VI 534
— bei Gefäßkrankheiten VI 534
— bei Livedo reticularis V 534
— bei paroxysmaler Tachykardie II 147
— bei Tachykardie II 147
Acetylmethylcholinchlorid bei Akrocyanose VI 534
— bei Livedo reticularis VI 534
Acetyl-Strophanthidin, Chemie I 427 ff.
—, Latenz I 434 ff., 482
—, Pharmakologie I 434 ff., 468, 474, 482
—, Resorption I 478, 482
—, Sättigung I 474 ff.
—, Wirkdauer I 434 ff., 468, 474, 482
Achromycin s. a. u. Tetracycline
— bei bakterieller Endokarditis II 757
— bei Endokarditis lenta II 757
Achylia gastrica durch Carboanhydrasehemmung I 538 ff.
— bei Herzinsuffizienz I 417
Acidose und Adipositas IV 231

Acidose bei Anämie IV 650
— und Angiopathia diabetica VI 438
— durch Ansäuerung I 561
— und Arteriosclerosis obliterans diabetica VI 438
— und Atmung I 195, 204 f., 301; IV 2, 4 ff.
— bei Belastung IV 766 ff.
— und Blutdruck V 26 ff.
— bei Blutkrankheiten IV 650
— und Cantharidenblase VI 109
— und Capillarpermeabilität VI 109
— und Carboanhydrase I 536 ff.
— und Chlorothiazid I 542 ff.
— und Coma diabeticum IV 375 ff.
— und Coronarinsuffizienz III 892
— bei Cor pulmonale IV 168, 171 ff.
—, dekompensierte II 561
— bei Diabetes mellitus IV 375 ff.; VI 438
— und Diurese I 301, 527 ff., 566 ff.
— durch Diuretica I 527 ff.
— und experimenteller Schock I 992
— und hämorrhagischer Schock I 992
— bei Hepatitis-Myokarditis II 928
— und Herzinfarkt III 892
— und Herzinsuffizienz I 130, 195, 204 ff., 566 ff., 588 ff.
— und Höhenadaptation IV 2, 4 ff.
—, hyperchlorämische I 561
— und Hypokaliämie I 586 ff.; IV 420 ff.
— bei Hyponatriämie I 568 ff.
— und Hypotonie V 806
— bei Infektionskrankheiten IV 541, 562
— und Kaliumstoffwechsel I 568 ff.; IV 420 ff., 541
— und Kallikrein V 220
— und Kationenaustauscher I 557 ff.
— und Klima IV 2, 4 ff.
— und Kollaps I 992, 1049, 1107 ff.
—, kompensierte I 205, 301
— und Lebensalter IV 623 ff.
— und Luftdruck IV 2, 4 ff.
— und Lungenödem I 130
— und Magnesiumstoffwechsel IV 455 ff.
—, metabolische I 205 ff., 211

Acidose und Mineralstoffwechsel I 561, 568 ff., 586 f.; IV 420 ff.
— und Morphin I 420
— und Myokardstoffwechsel III 892
— und Narkose IV 595 ff.
— und Operabilität IV 623 ff., 629 ff.
— und Operationen IV 599
— bei Poliomyelitis IV 541
— und Purine I 549
— und Quecksilberdiuretica I 532 ff.
—, respiratorische I 130, 195, 204 ff., 301, 561; IV 171
— und Salicylsäure II 649
— und Sauerstoffmangel IV 2, 4 ff.
— und Schock I 992, 1049, 1107 ff.
— und Schockniere I 1107 ff.
Acne conglobata, Antistreptolysin bei II 591
— rosacea und Capillaraneurysmen VI 545
— bei Skorbut VI 578
Aconitinvergiftung, Alternans durch II 408
— und Arrhythmie II 80, 106
— und Extrasystolie II 42 ff.
— und Interferenz-Dissoziation II 291 ff.
— und Vorhofflattern II 106
— und Vorhofflimmern II 80, 106
Acroamphithermie, Begriff VI 86
Acrohomoiothermie, Begriff VI 86
Acropoikilothermie, Begriff VI 86
ACTH s. u. Adrenocorticotropin
Actin im Myokard I 18 ff.
Actinomyces s. a. u. Aktinomykose
— bovis II 677
— graminis II 677
— muris II 677
— septicus II 677
Actinomykose und Aneurysmen VI 443
— und Endokarditis II 73, 677 ff.
— und Gefäßkrankheiten VI 443
— und konstriktive Perikarditis II 1094
— und Myokarditis II 874
— und Perikarditis purulenta II 1085
Actomyosin I 448
— im Myokard I 19 ff., 29 ff.

Acylamid I 484
— bei Arrhythmie II 113 ff.
Adäquan bei Kollaps I 1132 ff.
— bei Schock I 1132 ff.
Adalin bei essentieller Hypertonie V 495
Adams-Stokes-Syndrom II 228 ff., *251* ff.
—, abortives II 257
—, Ätiologie II 262
— bei allergischer Myokarditis II 953
—, Anatomie II 262
— bei angeborenem Herzfehler III 261 ff.
— bei Aortenstenose II 1433 ff.
—, asystolische Form II 253 ff.
— und Atmung II 252 ff., 258 ff.
— bei Atrioventricularblock II 224, 228 ff., *251* ff.
—, Begriff II 251 ff.
—, Blutdruck bei V 795
— nach Bradykardie II 253 ff., 261 ff.
— und Carotis-Sinus-Syndrom II 255 ff., 273 ff.
— bei Chagas-Myokarditis II 933
— und Cheyne-Stokes-Syndrom II 260
—, Definition II 251 ff.
— bei Dermatomyositis II 991
— bei Digitalisvergiftung I 492, 496, 498
— bei Diphtherie II 224, 263
— bei Diphtherie-Myokarditis II 896 ff.
— bei Endokarditis lenta II 708 ff.
— und Extrasystolie II 258, 263
—, Formen II 253 ff.
— und Gravidität IV 496
— bei Grippemyokarditis II 925
— und Herzglykoside I 463
— bei Herzinfarkt II 263
— bei Herzklappenfehler II 1433 ff.
— bei Herztrauma II 505 f.
— bei Herztumoren II 1178
— bei Hypothyreose IV 332
—, Hypotonie bei V 795
— bei Infekten II 901, 922, 925
— und Kammerflattern II 174, 253 ff., 258 ff.
— und Kammerflimmern II 174, 253 ff., 258 ff.
— bei Kammertachykardie II 152, 253 ff., 257 ff.
— bei Karditis rheumatica II 583 ff.

Adam-Stokes-Syndrom bei Kollagenosen II 991
—, Lähmungsform II 253 ff.
— bei Masern II 922
—, Mischformen II 258
—, muskulärer Typus II 252
— bei Myokarditis II 263, 879 ff., 897
— bei Myokardsarkoidose II 947
— bei Myxödem IV 332
— und Natriumstoffwechsel IV 442
— und Nervensystem II 251 ff., 255 ff., 258 ff.
—, neurogener Typ II 254
—, und Operabilität IV 628, 632
— pankardiale Form II 253 ff.
— bei paroxysmaler Tachykardie II 152, 253 ff., 258 ff.
—, Pathogenese II 253 ff.
—, Pathologie II 262
— und postsynkopales Bradykardie-Syndrom II 261 ff.
—, Prophylaxe II 271 ff.
—, „Reizleitungstypus" II 252 ff.
— bei Reticulosarkom IV 678
— bei rheumatischem Fieber II 583 ff.
— bei Sarkoidose II 947
— bei Scharlach-Myokarditis II 901
— und Schenkelblock II 361 ff.
— sinuauriculäre Form II 253 ff.
—, Symptome II 252 ff.
— bei Tachykardie II 152, 253 ff., 257 ff.
—, Therapie II 263 ff.
— und Thyreoidea IV 332
—, totale Form II 253 ff.
— bei totalem Block II 228 ff., 251 ff.
— bei Tumoren II 1178; IV 678
— und vegetative Labilität IV 865
—, ventrikuläre Form II 253 ff.
— bei Vorhofseptumdefekt III 261 ff.
Adaptationshypertrophie, Begriff III 138
Adaptationssyndrom IV 829
— und Kollaps I 1068, 1071 ff.
— und Myokardose II 969 ff.
— und Schock I 1068, 1071 ff.
Addisonismus, Begr. V 798
— und Hypotonie IV 811; V 798
— und vegetative Labilität IV 811 ff.

Addison-Krise I 338; V 799
Addison-Syndrom und Aldosteron I 277, 333; V 710ff.
—, Blutdruck bei V 705ff., 708, 780ff., *796*ff., 814
— und Digitalis I 496ff.
—, Diurese bei I 551
— und DOCA-Hypertonie V 705ff., 708
— und endokrine Hypertonie V 705ff.
— und Extrasystolie II 45
— bei Gravidität IV 483
— und Hegglin-Syndrom I 32
— und Herzatrophie I 759ff.
— und Herzinsuffizienz I 759ff.
— und Hypertonie V 705ff., 708
—, Hypotonie bei V 780ff., 796ff., 814
— und Kaliumhaushalt I 496ff.
— und Kallikrein V 224
— und Kollaps I 957, 1005ff., 1071, 1074; IV 602ff.
— und Natriumstoffwechsel IV 444
— und Operationen IV 597ff.
—, Posturalhypotension bei V 814
— und Schock I 957, 1005ff., 1071, 1074; IV 602ff.
—, Steroide bei V 705ff.
Adelphan bei essentieller Hypertonie V 585ff., 590
Adenin, Chemie V 201
Adenocarcinom, Perikarditis bei II 1044
Adenochrom-Monosemicarbazon
— und Capillarpermeabilität VI 585
— und Capillarresistenz VI 585
Adenome und Akromegalie V 704
— bei Bleivergiftung V 772
— und Blutdruck V 37ff.
— und Cushing-Syndrom V 684ff.
— und endokrine Hypertonie V 684ff.
— und Hypertonie bei II 37ff.
— bei Vergiftungen V 772
Adenopurin bei Gefäßkrankheiten VI 185
Adenosarkom und renale Hypertonie V 606
Adenosin V 201, 235ff.
— und Atropin V 202
— und Blutdruck V 29, 201ff., 235ff.
—, Chemie V 201, 235ff.
— bei Endangitis obliterans VI 301

Adenosin und essentielle Hypotonie V 790
— bei Gefäßkrankheiten VI 207, 301
— und Hypertonie V 201ff.
— und Hypotonie V 201ff., 790
—, intraarteriell VI 207
— und Kollaps I 971
— und Nervensystem V 202
— und Parasympathicus V 202
— in Parmanil I 548
— bei paroxysmaler Tachykardie II 149
— und Reizleitung V 202
— und Schock I 971
— bei Tachykardie II 149
— und Vasomotorik V 29, 201ff., 235ff.
Adenosindiphosphorsäure V 201ff.
—, Chemie V 201
— und Kollaps I 1105
— im Myokard I 19ff., 28ff.
— bei Schock I 1105
— bei Schockniere I 1105
Adenosinmonophosphorsäure V 201
— bei Angina pectoris III 1388
—, Chemie V 201
— bei Coronarinsuffizienz III 1388
— bei Gefäßkrankheiten III 1388; VI 184ff.
—, intraarteriell VI 207
— und Vasomotorik III 1388
Adenosinphosphatase bei Herzinfarkt III 722
Adenosintriphosphorsäure V 201ff.
— und Adrenalin V 168
— bei Angina pectoris III 1388
— und Arteriosklerose VI 419
— und Atmung IV 9ff.
— und Beriberi IV 394
— und Blutdruck V 494
—, Chemie V 201
— und Coronarinsuffizienz III 696
— und Coronardurchblutung III 696
— bei Digitalisvergiftung I 499
— bei Embolie VI 366
— bei Endangitis obliterans VI 301
— bei essentieller Hypertonie V 494
— bei Gefäßkrankheiten VI 184ff., 207, 301
— und Hämodynamik V 202
— und Herzglykoside I 448
— und Herztonus I 878ff.
— und Höhenadaptation IV 9ff.

Adenosintriphosphorsäure bei Hypernatriämie IV 443ff.
— bei Hypertonie V 494
—, intraarteriell VI 207
— und Klima IV 9ff.
— und Kollaps I 971, 1030, 1105
— und Luftdruck IV 9ff.
— und Magnesiumstoffwechsel IV 457ff.
— und Mesoappendix-Test V 193
— und Myokardstoffwechsel I 19ff., 28ff., 488; III 696
—, Nebenwirkungen V 494
— und Noradrenalin V 168
— und reaktive Hyperämie VI 57ff.
— und Sauerstoffmangel IV 9ff.
— und Schock I 971, 1030, 1105
— und Schockniere I 1105
— und Thyreoidea IV 318ff.
Adenylsäure V 201ff.
— und Adrenalin V 173
— bei Angina pectoris III 1374, *1387*ff.
— und Blutdruck V 181, 201
—, Chemie V 201
— bei Coronarinsuffizienz III 1374, *1387*ff.
— und Hämodynamik V 201
— bei Herzinfarkt III 1481
— und Hypotonie V 201
— und Reizleitung V 202
Aderlaß I 324
— bei angeborenem Herzfehler III 147
— bei Cor pulmonale IV 123, 175ff.
— und Ganglienblocker I 592ff.
— bei Hämochromatose IV 685
— bei Herzinsuffizienz I 136, 324ff., *590*ff.
— und Hydralazine V 547
— und Kollaps I 959ff., *989*ff., 1016ff.
— bei Lungenembolie IV 123
— bei Lungenödem I 136
— und Ödeme I 324ff., 591ff.
—, Ohnmacht bei VI 761ff.
— und Schock I 959ff., *989*ff., 1016ff.
—, unblutiger I 136, 326, 591ff.
— und vegetative Labilität IV 761ff.
Adigal I 483ff.
Adipinsäure als Kochsalzersatz I 509
Adipositas IV 382ff.
— und ACTH II 645

Adipositas und Angina pectoris III 748ff., 761ff.
— und Angiopathia diabetica VI 549ff.
— und Aortographie VI 135
— und Arrhythmie II 23ff.
— und Arteriosklerose III 748ff., 761ff.; IV 382ff., 385ff.; V 354; VI 390ff.
—, Atmung bei IV 231, 382ff., 385ff.
— und Blutdruck IV 382ff., 385ff.; V 17ff., 272, 334ff.
— und Capillaropathia diabetica VI 549ff.
— und Capillarpermeabilität VI 549ff.
— und Coronardurchblutung III 761ff.
— und Coronarinsuffizienz III 748ff., 761ff.
— und Coronarsklerose III 748ff., 761ff.
— und Cor pulmonale IV 94, 231, 385
— und Cortison II 645
— bei Cushing-Syndrom V 682ff.
— und Diabetes mellitus IV 383; VI 549ff.
— und Druckfall-Syndrom IV 47
— und Embolie IV 94, 385
— bei endokriner Hypertonie V 682ff.
— und essentielle Hypertonie IV 382ff.; V 272, 334ff.
— und essentielle Hypotonie V 788
— und Gefäßkrankheiten III 748ff., 761ff.; IV 382ff., 385ff.; VI 390ff.
— und Graviditätstoxikose IV 510; V 742
—, Herz bei I 404, 417, 505ff., 601; II 11, 23ff.; IV 47, 94, *382*ff.; V 17ff., 272, 334ff.
— und Herzfrequenz II 11; IV 382ff.
— und Herzgröße I 826ff.
— und Herzinfarkt III 761ff.
— und Herzinsuffizienz I 404, 417, 505ff., 601
— und Herzvolumen I 826ff.
— und Hypertonie IV 382ff., 385ff.; V 272, 334ff.
— und Hypotonie V 788
—, Kreislauf bei I 404, 417, 505ff., 601; II 11, 23ff.; IV 47, 94, *382*ff.; V 17ff., 272, 334ff.

Adipositas und Lungenembolie IV 94
— und Myokardstoffwechsel III 761ff.
— und Operabilität IV 625ff.
— und Operationen IV 599
— und Orthostase IV 732ff.
— und Oscillogramm VI 78
— und Phlebektasien VI 516
— und Polycythämie IV 667
—, Polyglobulie bei IV 660
— bei Pseudo-Cushing-Syndrom V 700ff.
— und respiratorische Arrhythmie II 23ff.
—, Tachykardie bei II 11; IV 382ff.
— und Thrombophlebitis VI 488
— und Thrombose VI 488
— und Varicen IV 625; VI 516
— und vegetative Labilität IV 732ff.
Adiuretin I *280*ff.
— bei Anämie IV 646ff.
— bei Blutkrankheiten IV 646ff.
— und Blutmenge I 153, 323
— und Diurese I 568ff.
— und Gravidität IV 483
— und Graviditätstoxikose V 743
— und Herzinsuffizienz I 568ff.
— und Hyponatriämie I 568ff.
— und Kollaps I 1075ff.; IV 730ff.
— und Ödeme I 236ff., 275, *280*ff., 323, 510
— und Ohnmacht IV 764
— und Orthostase IV 730ff.
— und Schock I 1075ff.
— und vegetative Labilität IV 730ff.
— und Veratrumalkaloide V 562ff.
— und Wasserhaushalt I 236ff., 275, *280*ff., 323, 510, 554
Adiuretinhemmung und Diurese I 526ff.
Adonis vernalis bei Herzinsuffizienz I 426, 486
Adrenalektomie und Blutdruck V 93, 112, 134, 144, 149, 158, 195, 397
— bei Conn-Syndrom V 701
— und Cortison V 134, 144
— und Cushing-Syndrom V 691, *698*ff.
— bei Endangitis obliterans VI 303
— bei endokriner Hypertonie V 691, 698ff.

Adrenalektomie und Entzügelungshochdruck V 149
— bei essentieller Hypertonie V 397, 445, 489ff.
— und experimentelle Hypertonie V 93, 112, 134, 144, 149, 158, 195
— bei Gefäßkrankheiten VI 303
— und Hirndurchblutung V 397
— und Hypertensinogen V 93
— bei Hypertonie V 93, 112, 134, 144, 149, 158, 195, 397
— und Kollaps I 1071, 1074
— bei maligner Hypertonie V 629
—, Nebenwirkungen V 490
— und Perinephritis V 195
— und Schock I 1071, 1074
— und Serotonin V 185
—, subtotale V 445, 489ff.
— und Sympathektomie V 490
—, therapeutische V 445, 489ff.
— und Vasoexcitormaterial V 195
— und zentralnervöse Hypertonie V 158
Adrenalin und Acetylcholin V 175, 200
— bei Adams-Stokes-Syndrom II 265, 267
— bei Akrocyanose VI 533
— und Anaesthesie IV 612
— und Angina pectoris III 849ff.
— und Angiopathia diabetica VI 549ff.
— und Antesystolie II 392
— und Arteriosklerose VI 400ff.
— und Atmung IV 13ff., 29
— und Atrioventricularblock II 231, 242, 251
— und Atrioventricular-Dissoziation II 290
— und Atrioventricular-Rhythmus II 279ff.
— bei Belastung IV 765ff.
— und Benzodioxan V 493
— und Beriberi VI 396
— und Blutdruck V 25ff., 39ff., 70, 74ff., 132, 145, 150ff., 157ff., *166*ff., 250ff., 312ff., 780ff.
— und Bradykardie II 17
— bei Capillarektasien VI 526ff.
— und Capillaren VI 14
— und Capillarfunktion V 192ff.

Adrenalin und Capillaropathia diabetica VI 549
— und Capillarresistenz VI 104ff.
— und Capillarspasmen VI 537
— und Carotissinus V 150
— und Chemie V 166ff.
— und Coronardurchblutung III 676ff., 849ff.
— und Coronargefäße III 676ff., 849
— und Coronarinsuffizienz III 849ff.
— bei Cor pulmonalis IV 170ff.
— und Cyanose VI 533
— und Cyclopropan II 41
— und Depressan V 232
— und Dermographie VI 40
— und Diabetes mellitus IV 378ff.; VI 549ff.
— und Dibenzylin V 493
— und DOCA V 132, 145, 705
— bei Dystrophie IV 296
— und Embolie VI 366
— und Endangitis obliterans VI 259ff.
— und Endokardfibrose II 786
— und Endokarditis pariet. fibroplast. II 786
— und endokrine Hypertonie V 646ff., 672ff.
— und Entzügelungs-Hochdruck V 150ff., 154
— bei Erythromelalgie VI 526ff.
— und essentielle Hypertonie V 250ff., 312ff., 672ff.
— und essentielle Hypotonie V 791ff.
— und experimentelle Hypertonie V 70, 74ff., 132, 145, 150ff., 154, 157ff., 166ff.
— und Extrasystolie II 41, 42ff.
— und Ferritin V 493
— und Ganglienblocker V 566ff.
— und Gefäßgeräusche VI 50
— bei Gefäßkrankheiten VI 163ff., 259ff.
— und Genußgifte IV 826
— und Graviditätstoxikose V 744
— und hämorrhagischer Schock I 1033, 1043, 1070
— und Hauttemperatur VI 83
— und Hegglin-Syndrom I 32ff.
— und Heparin V 504
— und Herzaktion II 5ff., 9
— und Herzblock II 231, 242, 251
— und Herzglykoside I 480ff., 496

Adrenalin bei Herzinfarkt III 722
— und Herzmechanik I 12, 15, 32, 853ff.; II 5ff., 9ff.
— und Herztonus I 875ff.
— und Höhenadaptation IV 13ff., 29
— und Hydralazine V 542ff.
— und Hypertensin V 93, 98, 100ff.
— und Hyperthyreose IV 317ff., 326
— und Hypertonie V 39ff., 70, 74ff., 132, 145, 150ff., 154, 157ff., *160*ff., 250ff., 312ff.
— und Hypertonie-Therapie V 492ff.
— und Hypoglykämie IV 378ff.
— und Hypokaliämie IV 437
— und Hypotonie V 780ff., 823ff.
— bei Infektionskrankheiten IV 560ff.
— und Insulin IV 378ff.
— und Kammerflattern II 173, 178ff.
— und Kammerflimmern II 173, 178ff.
— und Klima IV 13ff., 29
— und Kollaps I 1033, 1043, *1069*ff.; II 17
— und Kreislauf V 173ff.
— und Luftdruck IV 13ff., 29
— und Lungenkreislauf IV 71
— und Mesoappendixtest V 192ff., 202ff.
— und Myokardstoffwechsel III 722
— und Narkose IV 613ff.
—, neurogene Hypertonie V 157ff., 725
— und Nicotin III 879ff., IV 826; VI 266
— und Nierendurchblutung V 408, 411
— und Noradrenalin V 168
— und Oxytyramin V 168, 180
— bei paroxysmaler Tachykardie II 149
— und Phäochromocytom V 646ff., 672ff.
— Postural hypotension IV 737
— und Rauwolfia-Alkaloide V 526
— und Raynaud-Syndrom VI 227
— und reaktive Hyperämie VI 58ff.
— und Regitin V 493
— und Reizleitung II 231, 242, 251

Adrenalin und Renin V 100ff., 145
— und Sauerstoffmangel IV 13ff., 29
— und Schenkelblock II 341
— und Schock I 1033, 1043, *1069*ff.
— und Steroide V 132, 145
—, Synthese V 166ff.
— und Tachykardie II 9ff., 149
— und Terminalstrombahn VI 14ff.
— bei Thalliumvergiftung V 774
— und Thyreoidea IV 317ff., 326; V 169
— und totaler Block II 231, 242, 251
— und Tyramin V 165ff., 177ff.
— und Vasodepressormaterial V 193ff., 202ff.
— und Vasoexcitormaterial V 195ff.
— und Vasomotorik III 676ff., 849ff.
— und vegetative Labilität IV 724
— und Veratrumalkaloide V 557ff.
— bei Vergiftungen V 774, 807
—, Vorkommen V 165ff.
— und Wärmeurticaria VI 562
— und Waterhouse-Friedrichsen-Syndrom IV 565
— und Wirkung I 853, 1069ff.; V 165ff., 173ff.
— und Wolff-Parkinson White-Syndrom II 392
— und zentralnervöse Hypertonie V 157ff., 725
Adrenalindehydrogenase V 313
Adrenalinschock I 1043
Adrenalon V 313
Adrenocorticotropin bei Addisonismus V 799ff.
— und Addison-Syndrom V 798
— und Adrenalin V 173
— und Akromegalie V 704
— bei allergischer Myokarditis II 950ff., 954
— und Antihyaluronidase II 595
— und Antistreptolysin II 591
— bei Aortenbogensyndrom VI 379
— bei Aortitis luica VI 360
— und Arteriosklerose III 792ff.; VI 413ff., 428
— und Blutdruck V 79ff., 138, 141ff.; V 144, 319ff.
— und Blutmenge I 152

Adrenocorticotropin und Capillarresistenz VI 566
— und Conn-Syndrom V 701
— und Coronarinsuffizienz
III 792ff.
— und Coronarsklerose
III 792ff.
— bei Cor pulmonale
IV 169ff.
— und Cushing-Syndrom
V 684ff., 688
— und Diurese I 269
— als Diureticum I 551
— und Endangitis obliterans
VI 261, 302
— und endokrine Hypertonie
V 657, 684ff., 688
— bei Erfrierung VI 558
— bei Erythemathodes
II 983ff.
— und essentielle Hypertonie
V 319ff.
— und essentielle Hypotonie
V 792
— und experimentelle Hypertonie V 79ff., 138, 141ff.,
144
— bei Fiedler-Myokarditis
II 958
— bei Gefäßkrankheiten
II 983ff.; III 792ff.;
VI 190, 261, 302, 333,
360, 413ff., 428, 566
— bei Gravidität IV 483ff.
— und Graviditätstoxikose
IV 511
— bei hämorrhagischer Di-
athese VI 566
— und Herzglykoside I 459
— und Herzhypertrophie
V 366
— und Hypertonie V 79ff.,
138, 141ff., 144, 319ff.,
657
— und Hypotonie V 792,
827ff.
— bei idiopathischer Perikarditis II 1076
— bei Infektionen IV 556,
560ff.
— bei Karditis rheumatica
II 556, 573, 584, 591,
634ff., 641ff.
— bei Kollagenosen II 983ff.
— und Kollaps IV 603ff.
— und Lungenembolie IV 96
— bei Lues VI 360
— und Menopause IV 870ff.
— und Mineralhaushalt V 117,
144
— bei Moschcowitz-Symmers-
Syndrom VI 573
— bei Myokarditis II 949
— bei Myokarditis rheumatica
II 584

Adrenocorticotropin bei Myokardsarkoidose II 949
—, Nebenwirkungen II 645
— und Noradrenalin
V 173
— bei Periarteriitis nodosa
VI 333
— bei Perikarditis II 1071,
1076, 1089
— und Phäochromocytom
V 657
—, Pharmakologie II 636ff.
— bei Pneumokoniose
IV 215
— bei Porphyrie IV 402
— bei Postcommissurotomie-
Syndrom II 1394
— und Pseudo-Cushing-Syn-
drom V 700ff.
— bei Purpura rheumatica
VI 566
— bei rheumatischem Fieber
II 556, 573, 584, 591,
634ff., 641ff.
— bei rheumatischer Perikarditis II 1071
— bei Riesenzellarteriitis
VI 342
— bei Sarkoidose II 949
— und Schock IV 603ff.
— und Sexualfunktion
IV 870ff.
— bei Silikose IV 215
— bei Simmonds-Syndrom
V 799ff.
— und Thrombophlebitis
VI 468
— bei Verbrennung VI 563
Adrenogenitalismus V 701ff.
— und Aldosteron V 711
— und Conn-Syndrom
V 704
— und Cushing Syndrom
V 702
— und endokrine Hypertonie
V 700ff.
Adrenosteron und Blutdruck
V 114ff.
Adrenoxyl und Capillarpermeabilität VI 585
— und Capillarresistenz
VI 585
— und hämorrhagische Dia-
these VI 585
Adrianol bei Gefäßkrank-
heiten VI 163
Adsonsche Sympathektomie
V 471
Adventitia bei angeborener
Pulmonalstenose III 73
— bei Dystrophie IV 301ff.
— bei Myokarditis rheumatica
II 567
— bei rheumatischen Fieber
II 567

ÄDTA bei Digitalisvergiftung
I 498
Aerobacter areogenes und
Endokarditis lenta
II 675
— — und Waterhouse-
Friedrichsen-Syn-
drom IV 564
Aerobacterinfekte und bact.
Endokarditis II 675, 760
—, Therapie II 760
— und Waterhouse-Fried-
richsen-Syndrom IV 564
Aerosole bei Cor polmonale
IV 170ff.
Äsculin und Capillarper-
meabilität VI 586
Äther IV 592
— und Embolie VI 366
—, Extrasystolie durch II 41,
43
— bei Gefäßkrankheiten
VI 181
— und Histamin V 198ff.
— zum Hyperämietest VI 64
— und Kallikrein V 221
— und Kammerflattern
II 179
— und Kammerflimmern
II 179
— zur Kreislaufzeitbestimmung I 168ff.
— und Lebensalter IV 625
— zur Narkose IV 614ff.
— und Operabilität IV 625
— und Renin V 98
— und Vasomotorik VI 64
Äther-Decholin-Verfahren s. u.
Kreislaufzeit
Äthylendiamin und Coronaranastomosen III 705
— bei Coronarinsuffizienz
III 706
— in Euphyllin I 545ff.
— bei Herzinfarkt III 706
Äthylendiamintetraessigsäure
bei Digitalisvergiftung I 498
Äthylenöstradiol bei Arteriosklerose VI 427
Äthylmethylbutylbarbitur-
säure s. u. Penthotal und
Nembutal
Äthylnoradrenalin bei Adams-
Stokes-Syndrom II 268
Ätzung bei Hämangiomen
VI 599
Afibrinämie und Lungenembo-
lie IV 115
Afibrinogenie und Lungen-
embolie IV 115
Aglykon in Glykosiden I 426ff.
Agranulocytose und Carboan-
hydrase I 539ff.
— durch Chlorathiazid I 544
— und Hydralazine V 551

Sachverzeichnis.

Agranulocytose durch Hypertonie-Therapie V 494
— durch Quecksilberdiuretica I 534
— durch Thiocyanate V 494
Ajmalicin V 521 ff. s. a. u. Rauwolfia-Alkaloide
Ajmalin V 521 ff. s. a. u. Rauwolfia-Alkaloide
— bei Angina pectoris III 1405
— bei Hypertonie V 521 ff.
Ajmalinin V 521 ff. s. a. u. Rauwolfia-Alkaloide
Akardie III 10
Akkommodation und Ganglienblocker V 492, 580
— und Hypertonie-Therapie V 492
„Akkordeonherz", Begriff IV 332
Akroangiothrombose s. u. Moschcowitz-Symmers-Syndrom
Akrocyanose VI 530, 532 ff.
—, Ätiologie VI 532 ff.
— bei angeborenem Herzfehler III 144 ff., 261
—, Balneotherapie bei VI 156, 534
— bei Coronargefäß-Mißbildungen III 569 ff.
— und Dystrophie IV 307
— bei endokriner Hypertonie V 701
— bei essentieller Hypotonie V 788
— bei Gefäßkrankheiten VI 535
— bei Gefäßmißbildungen III 569 ff.
— bei Herzdekompensation V 383
— bei Herzinfarkt III 1259 ff.
— bei Herzklappenfehler II 1506
— bei Hypertonie V 701
— bei Hypotonie IV 809; V 788
— und Livedo reticularis VI 535
— bei Orthostase IV 732; V 811
— bei Plus-Dekompensation V 383
—, Prognose VI 534
— bei Pseudo-Cushing-Syndrom V 701
— und Schweißsekretion VI 44
—, Symptome VI 353 ff.
—, Therapie VI 534
— bei Tricuspidalinsuffizienz II 1506
— und vegetative Labilität IV 732, 809; V 811

Akrocyanose bei Vorhofseptumdefekt III 261
Akrodermatitis atrophicans, Antistreptolysin bei II 591
Akrodynie VI 533 ff.
Akromegalie V 684
— und Blutdruck V 37 ff.
— und Cushing-Syndrom V 684
— und Diabetes mellitus IV 362
— und endokrine Hypertonie V 684
—, Hypertonie bei V 37 ff.
— und Kallikrein V 224
— und Menopause IV 870 ff.
Akronekrose bei Moschcowitz-Symmers-Syndrom VI 572
Akroparästhesie VI 533
Akrosklerose bei Endangitis obobliterans VI 284 ff.
— und sekundäres Raynaud-Syndrom VI 249
Akroteleangiektasien VI 538
Akutes-Phasen-Protein s. u. C-reaktives-Protein
Alarmreaktion und Kollaps I 1071 ff.
— und Schock I 1071 ff.
Albumine (Bluteiweißkörper) bei Anämie IV 645 ff.
— und Atmung IV 26
— bei bakterieller Endokarditis II 741
— bei Blutkrankheiten IV 645 ff.
— bei Chagas-Myokarditits II 931
— und Depressan V 230
— bei Endokarditis acuta bact. II 728
— bei Endokarditis lenta II 741
— bei Gravidität IV 480 ff., V 726 ff.
— bei Graviditätstoxikose IV 513; V 743
— im hämorrhagischen Schock I 1096
— bei Herzinfarkt III 720 ff., 1214
— bei Höhenadaptation IV 26
— und Kallikrein V 215
— bei Karditis rheumatica II 570 ff.
— und Klima IV 26
— und Kollaps I 979 ff., 1007, 1096
— bei konstriktiver Perikarditis II 1014 ff.
— und Luftdruck IV 26
— bie Myokarditis II 931
— und Myokardose II 969

Albumine und Ödeme I 247 ff.
— bei Perikarditis II 1104 ff.
— bei rheumatischem Fieber II 570 ff.
— bei Sauerstoffmangel IV 26
— und Schock I 979 ff., 1007, 1096
— bei traumatischem Schock I 1096
— bei Verbrennungsschock I 979 ff., 1096
Albumin-Globulin-Quotient und Atmung IV 26
— bei bakterieller Endokarditis II 698, 741
— bei Endokarditis lenta II 698, 741
— bei Gravidität V 726 ff.
— bei hämorrhagischem Schock I 1096
— bei Höhenadaptation IV 26
— und Klima IV 26
— und Kollaps I 980, 1096
— und Luftdruck IV 26
— bei Sauerstoffmangel IV 26
— und Schock I 980, 1096
— bei traumatischem Schock I 1096
— bei Verbrennungsschock I 980, 1096
Albuminurie s. u. Proteinurie
Albumosen und Blutdruck V 196
Aldolasen bei Herzinfarkt III 724
Aldosteron I *269 ff.*
— bei Anämie IV 646 ff.
— und Ascites I 306
— und Blutdruck V 114 ff., 136 ff., 144, 320
— bei Blutkrankheiten IV 646 ff.
— und Blutmenge I 153, 323 ff.
— und Carboanhydrase I 536 ff.
— bei Conn-Syndrom V 704 ff.
— bei Cushing-Syndrom V 690
— bei Diabetes mellitus IV 374
— und Diurese I 236 ff., *269 ff.*, 323 ff., 402 ff., 510, 550 ff.; V 710 ff.
— bei endokriner Hypertonie V 690, 704 ff., 710 ff.
— und essentielle Hypertonie V 320
— und experimentelle Hypertonie V 114 ff., 136 ff., 144
— bei Gravidität IV 483 ff., V 728 ff., 744

Aldosteron bei Graviditätstoxikose V 744
— bei Herzinfarkt I 344ff.
— bei Herzinsuffizienz
   I 236ff., 255, 269ff., 306,
   323ff., 402ff., 510;
   V 710
— und Hypertension V 100
— und Hypertonie V 114ff.,
   136ff., 144, 320
— und Hypokaliämie I 583
— und Hypophysektomie
   IV 344
— bei Hypotonie V 800
— und Infektionen IV 559ff.
— und Kollaps I 1074ff.;
   IV 603ff.
— und Mineralhaushalt
   V 188ff., 136
— und Ödeme I 236ff., 255,
   269ff., 323ff., 402ff.,
   550ff.; V 710ff.
— und Orthostase IV 730ff.,
   735
— und Schock I 1074ff.;
   IV 603ff.
— und Simmonds-Syndrom
   IV 342
— und vegetative Labilität
   IV 735
— und Wasserhaushalt
   I 236ff., 255, 269ff.,
   323ff., 402ff., 550ff.;
   V 118ff.
Aldosteron-Antagonisten als
   Diuretica I 526ff.
Aldosteronhemmer als Diuretica I 550ff.
Aletezucker bei Gefäßkrankheiten VI 183
Aleukie, alimentäre, toxische
   und Purpura infektiosa
   VI 569
Aleuronat und constrictive
   Perikarditis II 1096
Alkalireserve bei Anämie
   IV 650
— bei Cor pulmonale
   IV 176
— und Coronardurchblutung
   III 892
— und Coronarinsuffizienz
   III 892
— bei Endokarditis lenta
   II 699ff.
— bei experimentellem Schock
   I 992
— bei hämorrhagischem
   Schock I 992, 1036,
   1049
— bei Herzinsuffizienz I 211,
   227
— und Kallikrein V 220
— und Kationenaustauscher
   I 557ff.

Alkalireserve und Kollaps
   I 992, 1036, 1049
— bei Moschcowitz-Symmers-
   Syndrom VI 573
— und Myokardstoffwechsel
   III 892
Alkalose und Atmung I 195,
   204ff.; IV 2ff., 27ff.
— und Chlorothiaziol I 541
— bei Conn-Syndrom V 704ff.
— bei Cor pulmonale IV 173ff.
— und Diurese I 275, 300ff.,
   561, 563ff., 566ff.
— durch Diuretica I 527ff.,
   531ff.
— bei Effort-Syndrom
   IV 815ff.
— bei endokriner Hypertonie
   V 704ff.
— und Herzinsuffizienz I 195,
   204ff., 510, 566ff.
— und Höhenadaptation
   IV 2ff., 27ff.
— bei Hypertonie V 704ff.
— bei Hypochlorämie
   I 581ff.
—, hypochlorämische
   I 563ff.
— und Hypokaliämie I 586ff.;
   IV 420ff.
— und Kallidin V 226ff.
— und Klima IV 2ff., 27ff.
—, kompensierte I 205
—, kongenitale IV 420
— und Luftdruck IV 2ff.,
   27ff.
— bei Luftembolie IV 131
—, metabolische I 205
— und Mineralstoffwechsel
   IV 420ff.
— und Nebenniere V 116
— und Quecksilberdiuretica
   I 532ff.
—, respiratorische I 195, 204ff.
   IV 2ff., 27ff.
— bei Sauerstoffmangel
   IV 2ff., 27ff.
— und Steroide V 116
Alkoholgenuß bei Angina pectoris III 1386
— und Arrhythmie II 103ff.
— und Arteriosklerose VI 401
— bei Arteriosclerosis obliterans VI 435
— bei Beriberi IV 391ff.
— und Blutdruck V 263ff.
— und Blutspeicher I 1009
— als Diureticum I 526
— und Eintauchfuß VI 561
— und Embolie VI 366
— bei Endangitis obliterans
   VI 301
— bei Erfrierung VI 558
— und essentielle Hypertonie
   V 263ff.

Alkoholgenuß bei Gefäßkrankheiten VI 181, 230ff., 301,
   366, 401, 435, 558, 561
— und Gefäßmißbildungen
   VI 594
— und Glomustumoren VI 594
— und hämorrhagischer
   Schock I 1042
— und Herzglykoside I 449
— und Herzinfarkt II 1349
— bei Herzinsuffizienz I 422
— und Hypertonie V 263ff.
— und Kollaps I 1009
— bei Lungenödem I 137
— und Magnesiumstoffwechsel
   IV 455ff.
— und Myokardose II 969
— und Perikarditis II 1089
— und Perniosis VI 561
— und Plethysmogramm
   VI 72ff.
— bei Raynaud-Syndrom
   VI 230ff.
— und Schock I 1009, 1042
— und Schützengrabenfuß
   VI 561
—, Tachykardie durch II 10
— und Vasomotorik I 1009
— und vegetative Labilität
   IV 825ff.
— und Vorhofflattern II 103ff.
— und Vorhofflimmern
   II 103ff.
Alkoholismus und Beriberi
   IV 391ff.
— und Blutspeicher I 1009
— und Kollaps I 1009
— und Magnesiumstoffwechsel
   IV 455ff.
— und Perikarditis II 1089
— und Schock I 1009
— und Vasomotorik I 1009
Alkoholvergiftung und Herzinsuffizienz I 44
Allen-Test bei Gefäßkrankheiten VI 55ff.
Allergie s. a. u. Anaphylaxie
— und ACTH II 635
— und Angina pectoris II 888,
   893ff.
— und Angiographie VI 118ff.
— und Angiokardiographie
   II 1265ff.
— bei Angiopathia diabetica
   V 621; VI 549
— und Antistreptokinase
   II 596
— und Antistreptolysin II 591
—, Antesystolie bei II 395
— bei Aortitis luica VI 358ff.
— und Aortographie VI 135
— und Arteriosklerose VI 399
— bei bakterieller Endokarditis II 691ff., 711, 716, 740
—, Blutdruck bei V 775

Allergie und Capillaropathia diabetica VI 549
— und Capillarpermeabilität VI 546 ff., 549, 553 ff.
— und Capillarresistenz VI 564 ff.
— und Carboanhydrase I 538 ff.
— gegen Chinidin II 119
— gegen Chlorothiazid I 544
— und Coronardurchblutung III 888, *893* ff.
— und Coronarinsuffizienz III 888, *893* ff., 1082
— und Cortison II 635
— und Dextranreaktion V 618
— bei Diabetes mellitus V 621; VI 549
— und diabetische Glomerulosklerose V 621
— bei Echinokokkose II 938
— und Endangitis obliterans V 626, 663; VI 262 ff., 277 ff.
— und Endokardfibrose II 786
— und Endokarditis fibrin. II 776 ff.
— und Endokarditis lenta II 691 ff., 711, 716, 740
— und Endokarditis pariet. fibroplast. II 786
— und Endokarditis verruc. simpl. II 776 ff.
— bei Erythemathodes II 977 ff.
— und Fiedler-Myokarditis II 954 ff.
— und Gefäßkrankheiten II 977, 984 ff.; III 889, 893 ff.; V 621; VI 23 ff., 27, 29 ff., 251, 262 ff., 277 ff., 307, 337, 366, 399, 486, 494, 549, 621
— und Glomerulonephritis V 612, 614 ff.
— und Glomerulosklerose V 621
— und Herzaktion II 7
— gegen Herzglykoside I 499
— und Herzinfarkt III 893 ff., 1082
— und Hydralazine V 551
— und Hyperkaliämie IV 420 ff.
— und Hypertonie V 612, 614 ff., 775
— und idiopathische Perikarditis II 1073
— bei Infektionen II 899 ff.; IV 530, 534 ff., 564 ff.
— und infektiöser Schock I 983 ff.
— und Kälteurticaria VI 553 ff.

Allergie und Karditis rheumatica II 543 ff., 548 ff., *552* ff.; V663; VI 564
— bei Kollagenosen II 977 ff.
— und Kollaps I 958, 982
— bei Libman-Sacks-Endokarditis V 663
— bei Lues II 945
— bei Lungenembolie IV 124
— und Migräne VI 251
— bei Moschcowitz-Symmers-Syndrom VI 571 ff.
— und Myokarditis II 870 ff., 874 ff., 880, 899 ff.
— und Myokardstoffwechsel III 888, *893* ff., 1082
— bei Myokardtuberkulose II 942
— und Nephritis V 612, 614 ff.
— gegen Nicotin s. u. Nicotinallergie
— bei Periarteriitis nodosa II 984 ff.; V 621 ff.; VI 307 ff.
— und Perikarditis II 1073, *1088* ff.
— und Phlebitis VI 486, 497
— und Pulmonalsklerose IV 247 ff.
— und Purpura rheumatica VI 564 ff.
— und Pyrazole II 654
— und Quecksilberdiuretica I 533, 534
— und Quinckesches Ödem VI 546 ff.
— und renale Hypertonie V 612, 614 ff.
— und rheumatisches Fieber II 543 ff., 548 ff., *552* ff.; VI 564
— und Riesenzellenarteriitis VI 337
— gegen Salicylsäure II 647
— und Scharlach-Myokarditis II 899 ff.
— und Schock I 958, 982
— und Tachykardie II 7
— und Thrombophlebitis VI 486, 497
— bei Trichinose II 939
— bei Tuberkulose II 942
— und Urticaria VI 546 ff.
— und Vasomotorik I 958, 982
— und vegetative Labilität I 958, 982
— und Wärmeurticaria VI 561 ff.
— bei Waterhouse-Friedrichsen-Syndrom IV 564 ff.
—, Wolff-Parkinson-White-Syndrom bei II 395
Allorhythmie II 32 ff., 213 ff.
— bei Herztrauma II 497 ff.

Allorhythmie, Interferenz-Dissoziation als II 291
Alloxan und Arteriosklerose VI 413
— und Rauwolfia-Alkaloide V 526
Allo-Yohimbin s. a. u. Rauwolfia-Alkaloide V 521
Allyläthylaminouracil als Diureticum I 546 ff.
Allylformiat und Capillarpermeabilität VI 106
— und Kollaps I 970
— und Schock I 970
Allylmorphin I 420
Alseroxylon s. a. u. Rauwolfia-Alkaloide V 532 ff.
Alstonine s. a. u. Rauwolfia-Alkaloide V 523
Alternans II 70, 137, 139, 155, 161, 219, *403* ff.
—, Ätiologie II 410 ff.
— und Amyloidose II 963 ff.
—, Definition II 403 ff.
—, einseitiger II 405
—, elektrischer II 403, 406 ff.
—, Erregungsrückbildungs- II 408
— und Extrasystolie II 406, 409
—, Gruppen- II 410
—, hämodynamischer II 403, 410
— bei Herzkatheterismus II 1259 ff.
— bei Herztumoren II 1178
—, juxta-maximaler II 404
— der Kammern II 408
— und Kammertachykardie II 155, 161
—, Leitungs- II 408, 410
—, major II 406 ff.
—, mechanischer II 403, 404 ff.
—, minimus II 404
—, minor II 406 ff.
— bei Myokarditis II 891, 919
—, parvus II 407
—, passagerer II 405
— bei Perikarditis II 1060
— bei Poliomyelitis II 919
—, primärer II 403
—, Prognose II 411 ff.
—, Pseudo- II 405
—, Symptome II 404 ff.
— und Tachykardie II 155, 161, 403 ff., 409 ff.
—, Therapie II 412 ff.
— der Vorhöfe II 407
— und Vorhofflattern II 409
— und Vorhofflimmern II 409
—, Vorkommen II 409 ff.

Altersdisposition

Sachverzeichnis

Altersdisposition s. u. Lebensalter
Altersemphysem IV 181 ff., 193 ff.
Altersherz I 757
Aludrin bei Adams-Stokes-Syndrom II 268
— und Arrhythmie II 120, 122
— bei Bradykardie II 19, 122
— und Chinidin II 120
— bei Cor pulmonale IV 170 ff.
— und Parasystolie II 302
— bei Vorhofflimmern II 120, 122
Aluminium bei postthrombotischem Syndrom VI 513
— bei Ulcus cruris VI 513
Aluminium-Pneumokoniose und Cor pulmonale IV 219 ff.
Alvarenga-Peacocksche Ektokardie III 11
Alveolarbelüftung I 193 ff.
„Alveolo-capillarer-Block" Begriff IV 81
— und Lungenfibrose IV 198 ff.
— bei Sklerodermie IV 201
Amaurose bei Aortenbogensyndrom VI 377 ff.
— bei Aortenhämatom, intramuralen VI 458
— bei bakterieller Endokarditis II 720
— bei Bleivergiftung V 772
— und Blutdruck V 61, 660
— bei Endangitis obliterans VI 288
— bei Endokarditis lenta II 720
— bei endokriner Hypertonie V 660
— bei experimenteller Hypertonie V 61
— bei Gefäßkrankheiten II 988; VI 225, 288, 326 ff., 339
— bei Gefäßmißbildungen VI 590
— bei Hämangiomen VI 590
— bei Hirnbasisaneurysma VI 464
— bei Kollagenosen II 988
— nach Kollaps I 1112
— bei Marfan-Syndrom III 492
— bei Periarteriitis nodosa II 988; VI 326 ff.
— bei Phäochromocytom V 660
— bei Raynaud-Syndrom VI 225

Amaurose bei Riesenzellarteriitis VI 339 ff.
— nach Schock I 1112
— bei Sturge-Weber-Syndrom VI 590
— bei Vergiftungen V 772
Ambonestyl bei Digitalisvergift. I 498
Ameisengifte und Capillarpermeabilität VI 584
— und Capillarresistenz VI 584
Amenorrhoe s. a. u. Geschlechtsfunktion und unter Menses
— bei Cushing-Syndrom V 683 ff.
— bei endokriner Hypertonie V 683 ff.
Amide IV 592 ff.
Aminochlorphenylaminosymtriazin als Diureticum I 546 ff.
Aminoisoamylaminosymtriazin als Diureticum I 546 ff.
Aminoisometradin als Diureticum I 546 ff.
Aminometramid als Diureticum I 546 ff.
Aminooxydase bei Arteriosklerose VI 424
— und Blutdruck V 29, 179 ff., 500 ff., 780 ff.
— bei essentieller Hypertonie V 500 ff.
— bei Gefäßkrankheiten VI 424
— und Hypotonie V 780 ff.
— und Oxytyramin V 179 ff.
— und Pepsitensin V 102
— und Thyreoidea IV 319
Aminophenol und Kallikrein V 214
Aminophyllin s. a. u. Purinkörper
— bei Angina pectoris III 1035
— und Blutdruck V 400, 494, 498
—, Chemie I 546
— bei Coronarinsuffizienz II 1035
— als Diureticum I 526 ff., 546 ff.
— bei Erfrierung VI 558
— bei essentieller Hypertonie V 400, 494, 498
— und Hirndurchblutung V 400
— bei Hypertonie V 400, 494, 498
—, Nebenwirkungen V 494
Aminosäuren und Adrenalin V 168 ff.

Aminosäuren bei Coronarinsuffizienz III 710
— bei Gravidität V 726 ff.
— bei Graviditätstoxikose V 726 ff.
— bei Herzinfarkt III 710
— im Hypertensin V 95
— und Kallidin V 227
— im Kallikrein V 213
— als Kationenaustauscher I 558
— und Kollaps I 1027, 1092 ff.
— in Myokardstoffwechsel I 26 ff.; III 710
— und Noradrenalin V 168 ff.
— und Oxytyramin V 179
— und Porphyrie IV 399
— im Renin V 86
— und Schock I 1027, 1092 ff.
— und Serotonin V 182
— und Tyramin V 177
Aminouracile I 546
—, Chemie I 546
— als Diuretica I 526 ff., 546 ff.
—, Pharmakologie I 548 ff.
Ammoniumchlorid und Diurese I 561
— als Diureticum I 300, 315, 532, 535, 539, 561
— bei Herzinsuffizienz I 113
— und Hyperchlorämie I 588
Ammoniumglutaminat als Salzersatz I 509
Ammoniumhydroxyd und Arteriosklerose VI 402 ff.
Ammoniumstoffwechsel und Arteriosklerose VI 402 ff.
— und Carboanhydrase I 536 ff.
— und Diurese I 300, 315, 532, 535, 561
— und Gefäßkrankheiten VI 402 ff.
— und Herzinsuffizienz I 113
— und Hyperchlorämie I 588
— und Kationenaustauscher I 555 ff.
— im Kollaps I 1094 ff.
— und Purine I 548 ff.
— und Säure-Basen-Gle'chgewicht I 206 ff., 532
— im Schock I 1094 ff.
Amnion und angeborene Herzfehler III 113
Amöbenruhr s. u. Amöbiasis
Amöbiasis und Adams-Stokes-Syndrom II 272
— und Kollaps I 1006
—, Myokarditis bei II 935 ff.
— und Schock I 1006
Amphenon als Diureticum I 550
— und experimentelle Hypertonie V 137

Amphenon und Hypertonie
V 137
— und Steroide V 137
Amphetamin und Orthostase
IV 741
— bei Posturalhypotension
IV 741
— und Tachykardie II 10
— bei vegetativer Labilität
IV 741, 855
Amplitudenfrequenzprodukt
V 278
Amputationen bei Arteriosclerosis obliterans
VI 433, 436
— bei Arteriosclerosis obliterans diabetica VI 440
— und Blutdruck V 340ff.
— bei Diabetes mellitus
VI 433ff., 440
— bei Embolie VI 369
— bei Endangitis obliterans
VI 286, 304
— bei Erfrierung VI 558
— und essentielle Hypertonie
V 340ff.
— bei Gefäßkrankheiten
VI 219ff., 286, 304, 369ff., 433ff., 440ff., 558
— bei Hämangioendotheliom
VI 601
— und Hypertonie V 340ff.
Amylnitrit bei Angina pectoris
III 1003, 1034, 1379
— bei Antesystolie II 382ff.
— bei Aorteninsuffizienz
II 1476ff.
— und Atrioventricular-Rhythmus II 283
— und Blutdruck V 259
— und Blutverteilung I 91
— bei Coronarinsuffizienz
III 1003, 1034, 1379
— und essentielle Hypertonie
V 259
— bei Fettembolie IV 137
— und Hypertonie V 259
— bei Herzklappenfehler
II 1476ff.
— und Lungenkreislauf IV 71
— und Schenkelblock II 341ff.
— im Sedations-Test V 259
—, Tachykardie durch II 14
— bei Wolff-Parkinson-White-Syndrom II 382ff.
Amyloidose II 960ff.
— bei Altersherz I 759
—, Anatomie II 961ff.
— und Blutdruck V 37ff., 617
— und Capillarresistenz VI 575
—, Diagnose II 964
—, Elektrokardiogramm bei
II 963ff.
— und Gefäßkrankheiten
VI 308ff., 481

Amyloidose, generalisierte
II 960ff.
—, Häufigkeit II 961
— bei Herzhypertrophie I 759
— und Hypertonie V 37ff.,
617
— bei Karditis rheumatica
II 607
—, lokale II 960ff.
— im Myokard I 759
— und Myokardose II 959,
960ff.
— der Nieren s. u. Amyloidnephrose und Nierenamyloid
—, Pathogenese II 961ff.
—, Pathologie II 961ff.
— und Periarteriitis nodosa
VI 308ff.
—, primäre II 960ff.
— und Purpura VI 575
— und renale Hypertonie
V 617
— bei rheumatischem Fieber
II 607
—, sekundäre II 960ff.
—, Symptome II 963
—, tumoröse II 960ff.
— der Venen VI 481
Amyloidnephrose, Blutdruck
bei V 37ff., 617
—, Hypertonie bei V 37ff., 617
— bei Karditis rheumatica
II 607
—, renale Hypertonie bei V 617
— bei rheumatischem Fieber
II 607
Amytal und Blutdruck V 258,
489
— und essentielle Hypertonie
V 258, 489
— und Hypertonie V 258, 489
—, Pharmakologie IV 593
— und Sympathektomie
V 489
Anacidität s. u. Achylia gastrica
Anämie III 867ff.; IV 642ff.
— und Aderlaß I 591ff.
—, akute IV 657ff.
— bei angeborenem Herzfehler III 182
— bei Ankylostoma II 939
— bei Aorteninsuffizienz
II 1477
— bei arteriovenöser Fistel
III 389
— bei arteriovenöser Lungenfistel III 389
—, Atmung bei IV 642ff.,
648ff.
— bei bakterieller Endokarditis II 688, 694ff., 740;
IV 656
— und Blutmenge I 153

Anämie und Capillarresistenz
VI 566
— und Capillarspasmen
VI 538
— und Coronaranastomosen
III 706
— und Coronardurchblutung
III 687ff., 706, 867ff.,
1082ff.
— und Coronargefäße III 706,
867ff.
— und Coronarinsuffizienz
III 706, 867ff., 1082ff.
— und Cor pulmonale IV 62,
240ff.
— bei Ductus Botalli persistens III 182
— bei Dystrophie IV 304
— bei Endokarditis acuta
II 728
— bei Endokarditis lenta
II 688, 694ff., 703,
740ff.; IV 656
— und Endokardsklerose
II 789
— und Erythemathodes
II 976, 979ff.; VI 344
— und Gefäßkrankheiten
II 976, 985ff.; VI 23ff.,
315, 338
— bei Gefäßmißbildungen
III 389
— und Gravidität IV 510
— und Graviditätstoxikose
IV 510; V 742
—, hämolytische, Atmung bei
IV 649
—, —, bei Endokarditis lenta
II 695
—, —, bei Erythematodes
II 982
—, —, bei Kollagenosen II 982
—, —, bei Moschcowitz-Symmers-Syndrom
VI 570ff.
—, —, bei Periarteriitis nodosa
VI 315
— und Hämosiderose
IV 257ff.
—, Herz bei I 888; III 642ff.;
IV 642ff., 652ff.
— und Herzform I 888
— und Herzgröße I 888
— bei Herzinfarkt III 706,
1082ff.
— und Herzinsuffizienz I 41,
44, 46ff., 153, 173, 404ff.;
IV 652ff., 656ff.
— bei Herzklappenfehler
II 1477
—, Hirn bei IV 646ff.
— und Hydralazine V 546,
551ff.
— bei Hypertonie V 633
— bei Hypothyreose IV 333ff.

Anämie bei Kaposi-Sarkom
VI 602
— bei Karditis rheumatica
II 569, 575 ff., *610*
— und Kollagenosen II 976,
979 ff.
— und Kollaps IV 602 ff.
—, Kreislauf bei IV *642* ff.
—, Kreislaufzeit I 173
— bei Leukämie IV 670 ff.
— bei Libman-Sacks-Endo-
karditis II 979 ff.
— und Lungenembolie IV 96 ff.
— bei maligner Hypertonie
V 633
— bei Moschcowitz-Symmers-
Syndrom VI 570 ff.
—, Myokard bei III 687 ff.,
867 ff.; IV 653, 655 ff.
— bei Myokarditis II 885
— bei Myxödem IV 333 ff.
—, Niere bei IV 648
— und Operationen IV 596 ff.
— und Orthostase IV 739
— bei Periarteriitis nodosa
II 976, 985 ff.; VI 315
— bei Posturalhypotension
IV 739
— bei Purpura rheumatica
VI 566
— bei renaler Hypertonie
V 633
— bei rheumatischem Fieber
II 569, 575 ff., *610*;
VI 566
— bei Riesenzellarteriitis
VI 338
— und Schock IV 602 ff.
—, Sichelzellanämie s. dort
— bei Teleangiektasien VI 541
— und Thrombophlebitis
VI 485
— und vegetative Labilität
IV 739
— als Volumenbelastung I 898
Anaesthesie IV 591 ff., 611
— zur Angiographie VI 122,
133
— zur Aortographie VI 133
— zur Arteriographie VI 122
— und Ernährung IV 591 ff.
— bei Graviditätstoxikose
V 749 ff.
— und Hypertonie V 749 ff.
— und Kollaps IV 600 ff.
— und Kreislauf IV 591 ff.
— und Lebensalter IV 624 ff.
—, Methoden IV 611 ff.
— und neurogener Schock
I 973 ff.
— und Operationsschock I 966
—, Prämedikation IV 612 ff.
— und primärer Schock I 977
— und traumatischer Schock
I 966

Anaesthesie und Schock
IV 600 ff.
— und Vasomotorik I 966
—, Verfahren IV 611 ff.
Analgetica s. a. unter den einzelnen Präparaten
— bei Angina pectoris
III 1397 ff.
— bei angeborenem Herz-
fehler III 154 ff.
— bei Aortographie IV 131 ff.,
135
— bei Arteriographie VI 122
— und Blutdruck V 27,
398 ff.
— und Carotissinus V 151
— bei Coronarinsuffizienz
III 1397 ff.
— bei Cor pulmonale IV 174
— bei Embolie VI 366
— bei Endangitis obliterans
VI 301
— bei endokriner Hypertonie
V 663
— bei Erfrierung VI 558
— bei essentieller Hypertonie
V 398 ff.
— bei Gefäßkrankheiten
VI 177 ff., 314
— und Gravidität IV 496
— bei Graviditätstoxikose
V 749, 750 ff.
— und Hämodynamik
V 279
— bei Herzinfarkt III 1446
— bei Herzinsuffizienz I 419 ff.
— bei Herztrauma II 525 ff.
— und Hirndurchblutung
V 398 ff.
— bei Hypertonie V 399 ff.,
750
— bei Kammertachykardie
II 166
— und Kollaps I 958, 1102,
1147
— und Lebensalter IV 624 ff.
— bei Lungenembolie IV 100,
103, 105, 107, 122 ff.
— bei Lungeninfarkt IV 107 ff.,
124
— zur Narkose IV 612 ff.,
617 ff.
—, Nebenwirkungen I 420
— und Operabilität IV 624 ff.
— bei Operationen IV 612 ff.
— bei paroxysmaler Tachy-
kardie II 166
— bei Periarteriitis nodosa
VI 314, 333
— bei Phäochromocytom
V 663
— bei Postcommissurotomie-
Syndrom II 1394
— bei Raynaud-Syndrom
VI 231

Analgetica und Schock I 958,
1102, 1147
— und Schockniere I 1102
— bei Tachykardie II 166
— bei Verbrennung VI 563
Analeptica s. a. unter den einzelnen Präparaten
— bei Adams-Stokes-Syn-
drom II 265, 271
— bei Akrocyanose VI 534
— bei Angina pectoris
III 1374
— bei Angiographie VI 122
— bei Antesystolie II 384
— bei Arteriographie
VI 122 ff.
— und Arteriosklerose VI 401
— und Blutdruck IV 741;
V 29, 98, 150, 655, 663;
667, 794, 800, 823 ff.,
827 ff.
— bei Bradykardie II 19
— und Capillarpermeabilität
VI 582
— und Capillarresistenz
VI 582
— und Carotissinus V 150
— bei Carotis-Sinus-Syndrom
II 277
—, Chemie I 546
— und Chinidin II 120
— bei Coronarinsuffizienz
III 1374
— bei Cyanose VI 532
— und Dermographie
VI 40
— als Diureticum I 545 ff.
— bei endokriner Hypertonie
V 663, 667
— bei essentieller Hypotonie
V 794
— und Extrasystolie II 75
— bei Fettembolie IV 137
— bei Gefäßkrankheiten
VI 184
— und Glykoside I 480 ff.
— und Hauttemperatur
VI 83
— und Herzarbeit I 15;
II 10, 19
— und Herzblock II 194, 198,
251
— und Herzglykoside I 480 ff.,
496
— bei Herzinsuffizienz I 422
— und Herzmechanik
I 853 ff.
— und Hydralazine V 544
— und Hypertensin V 98
— bei Hypothyreose V 800
— bei Hypotonie IV 741;
V 794, 800, 823 ff., 827
— bei Infekten IV 562 ff.
— und Kallikrein V 214
— bei Luftembolie IV 131

Analeptica und Magnesium-Stoffwechsel IV 459
— und Mesoappendix-Test V 193
— bei Migräne VI 254ff.
— bei Morphinüberdosierung I 420, 422
— bei Orthostase IV 741
— bei paroxysmaler Tachykardie II 149
— und Pepsitensin V 102
— und Phäochromocytom V 655, 663, 667
—, Pharmakologie I 546ff., 853ff.
— bei Postural hypotension VI 740
—, Purine als I 546ff.
— und Rauwolfia-Alkaloide V 522
— und Reizleitung II 194, 198
— und Sinuauricularblock II 194, 198
— bei Tachykardie II 10ff., 149
— zum Test V 663
— bei totalem Block II 251
— und Vasomotorik IV 799ff., 825ff.; V 29, 800, 823ff.
— bei vegetativer Labilität IV 741, 799ff., 825ff., 848ff., 856
— bei Wolff-Parkinson-White-Syndrom II 384
Anaphylaxie s. a. u. Allergie
— und ACTH II 635
— und allergische Myokarditis II 949ff.
— bei allergischer Perikarditis II 1089
— und Angiopathia diabetica VI 549
— und Antirenin V 107ff.
— und Cantharidenblase VI 110
— und Capillaropathia diabetica VI 549
— und Capillarpermeabilität VI 110, 546, 549, 554
— und Capillarresistenz VI 564ff.
— bei Coronarinsuffizienz III 893ff.
— und Cortison II 635
— bei Diabetes mellitus VI 549
— bei Echinokokkose II 937ff.
— bei Encephalomyokarditis II 919
— und Endangitis obliterans VI 262ff., 277ff.
— und Endokarditis fibrinosa II 776ff.

Anaphylaxie bei Endokarditis lenta II 716
— und Endokarditis verrucosa simplex II 776ff.
— bei Erythemathodes II 982ff.
— bei Fiedler-Myokarditis II 954ff.
— bei Gefäßkrankheiten II 988; V 621ff.; VI 262ff., 277ff., 307, 336, 549, 554
— bei Glomerulonephritis V 612ff., 614ff.
— bei Herzklappenfehler II 136
— und Hypertonie V 612, 614ff.
— und infektiöser Schock I 983
—, inverse, bei rheumatischem Fieber II 553
— und Kälteurticaria VI 554
— bei Karditis rheumatica II 553, 605; VI 564
— bei Kollagenosen II 982ff.
— und Kollaps I 958, 982; II 938
—, Lebernekrose bei I 779
— bei Mitralstenose II 1368ff.
— bei Moschcowitz-Symmers-Syndrom VI 571ff.
— und Myokarditis II 871ff., 900ff.
— bei Nephritis V 612ff., 614ff.
— bei Periarteriitis nodosa II 988; V 621ff.; VI 307ff.
— und Postcommissurotomie-Syndrom II 1394
— und Purpura rheumatica VI 564ff.
— und renale Hypertonie V 612ff., 614ff.
— und Renin V 108ff.
— bei rheumatischem Fieber II 552ff., 605; VI 564
— bei Riesenzellarteriitis VI 336ff.
— und Salicylsäure II 647
— und Scharlach-Myokarditis II 900
— und Schock I 958, 982; II 938
— und Vasomotorik I 958, 982
Anasarka bei Amyloidose II 963ff.
— bei Herzinsuffizienz I 790ff.
—, Pathologie I 790ff.
—, Punktion I 560ff.
— und Schenkelblock II 371
— und Verzweigungsblock II 371

Anastomosen, arteriovenöse, und Adrenalin V 176
—, —, bei Akrocyanose VI 532ff.
—, —, Anatomie VI 5ff.
—, —, bei Aortenbogensyndrom VI 377ff.
—, —, Arteriographie VI 130
—, —, Balneotherapie VI 156
—, —, und Capillarektasien VI 529
—, —, Entwicklungsgeschichte VI 7, 469
—, —, Formen VI 6ff.
—, —, bei Gefäßkrankheiten VI 511ff., 559
—, —, und Gefäßmißbildungen III 381; VI 591
—, —, und Gefäßspinnen VI 592
—, —, und Glomustumoren VI 592ff.
—, —, bei Herzklappenfehler II 1318
—, —, und infektiöser Schock I 985ff., 1046
—, —, und Kollaps I 985ff., 1046
—, —, bei Mitralstenose II 1318ff.
—, —, Nachweis VI 5ff.
—, —, und Noradrenalin V 174
—, —, bei Ohnmacht IV 760ff.
—, —, pathologische s. u. Fisteln, arteriovenöse
—, —, bei Perniosis VI 559
—, —, Physiologie VI 7ff.
—, —, und postthrombotisches Syndrom VI 511ff.
—, —, bei Pulmonalarterienaplasie III 381
—, —, Röntgendiagnose VI 130
—, —, und Schock I 985ff., 1046
—, —, und Terminalstrombahn VI 19
—, —, Vorkommen VI 6ff., 469ff.
—, —, und Wärmetherapie VI 156
— der Coronargefäße III 662ff.
Androgene s. a. u. Geschlechtshormone
— und angeborene Herzfehler III 111
— bei Angina pectoris III 1413
— und Angiopathia diabetica VI 551
— und Arteriosklerose III 790ff.; VI 414, 427
— und Blutdruck V 139ff., 144, 445, 504

Androgene bei Capillaropathia diabetica VI 551
— und Capillarpermeabilität VI 551
—, Chemie V 114ff.
— und Coronarinsuffizienz III 790ff., 1413
— und Coronarsklerose III 790ff.
— bei Diabetes mellitus VI 551
— bei Endangitis obliterans VI 261
— bei essentieller Hypertonie V 445, 504
— und experimentelle Hypertonie V 139ff., 144
— bei Gefäßkrankheiten III 790ff.; VI 190, 261, 343, 551
— bei Gravidität V 729ff.
— bei Herzinsuffizienz I 602
— bei Hypertonie V 139ff., 144, 445, 504
— und Myokardstoffwechsel I 28, 601; III 790, 1413
— und Niere V 139
— bei Riesenzellarteriitis VI 343
— bei Teleangiektasien VI 542
Andromedotoxin bei essentieller Hypertonie V 503, 590
Androsteron s. a. u. Androgene
— und Blutdruck V 139
— und experimentelle Hypertonie V 139
— und Hypertonie V 139
— und Niere V 139
Anergie bei bakterieller Endokarditis II 740
— bei Endokarditis lenta II 740
— bei Nephrose V 617
Aneural, Angina pectoris III 1398ff.
Aneurin s. u. Vitamin B
Aneurysmen VI 441ff.
—, Ätiologie VI 442ff.
—, Anatomie VI 442
—, angeborene III 56ff., 741f., 204ff., 213ff.; VI 443
— und angeborene arteriovenöse Fisteln VI 472ff.
— und angeborene Herzfehler II 714; III 56ff., 59, 171ff., 182ff.
—, Angina pectoris bei III 939ff.
— nach Angiographie VI 124, 127
— bei Angiopathia diabetica IV 363, 365; VI 545, 550
— der Aorta s. u. Aortenaneurysmen

Aneurysmen bei Aortenisthmusstenose III 205, 451 ff., 454, 468ff.; V 763
— bei Aortitis luica II 780ff.; VI 356ff.
— bei Aortographie VI 134
— bei Aortopulmonalseptumdefekt III 199ff., 202
— arterielle VI 441ff.
— bei Arteriitis luica VI 347ff., 442ff.
— bei Arteriitis rheumatica VI 346
— bei Arteriitis tuberculosa VI 347
— nach Arteriographie VI 124, 127
— bei Arteriosclerosis obliterans VI 429ff., 433, 435
— bei Arteriosklerose III 939ff.; VI 429ff., 433, 435, 442ff.
— und arteriovenöse Fisteln VI 472ff.
—, arteriovenöse, angeborene III 56ff., 204ff., 213ff.
—, —, und angeborene Herzfehler als III 74
—, —, Arteriographie bei VI 127
—, —, und Arteriosklerose III 833
—, —, und bakterielle Endokarditis II 686ff., 703, 715, 762
—, —, und Blutdruck V 37, 40, 57, 601, 769ff.
—, —, capilläre IV 254
—, —, der Coronargefäße III 213, 833, 941
—, —, und Coronarinsuffizienz III 833, 941
—, —, und Coronarsklerose III 833
—, —, und Cor pulmonale IV 169ff., 251ff.
—, —, Ductus Botalli persistens als III 74
—, —, und Endokarditis lenta II 686ff., 703, 715, 762
—, —, und Gefäßkrankheiten III 833
—, —, und Herzgröße I 887ff.
—, —, Herzhypertrophie bei I 736
—, —, und Herzinsuffizienz I 46, 59
—, —, und Hypertonie V 37, 40, 57, 601, 769ff.
—, —, und Myokardstoffwechsel I 736; III 833
—, —, der Nierengefäße V 37
—, —, und Operabilität IV 630
—, —, Polyglubulie bei IV 659

Aneurysmen, arteriovenöse, und renale Hypertonie V 601, 769
—, —, als Volumenbelastung I 887ff.
—, Balantynesche IV 365
— bei bakterieller Endokarditis II 667ff., 686, 703, 711, 713ff., 740, 762
— und Blutdruck V 37, 40, 57, 596ff., 601, 769ff.
—, capilläre IV 254, s. a. u. Capillaraneurysmen
— bei Capillaropathia diabetica VI 545, 550
— und Capillarpermeabilität VI 550
— der Coronarien (angeborene) III 213ff.
— und Coronardurchblutung III 833ff., 939ff.
— und Coronarembolie III 971
— und Coronarinsuffizienz III 833ff., 939ff., 971
— bei Coronarmißbildung III 56ff.
— bei Coronarsklerose III 939ff.
— und Cor pulmonale IV 169, 232, 252ff.
— bei Cossio-Syndrom III 59
— bei Diabetes mellitus IV 363, 365; VI 545, 550
— dissecans, Begriff VI 442
— dissecans der Aorta s. u. Aortenhämatom, intramuralem
—, Ductus Botalli persistens als III 73, 74ff.
— bei Ductus Botalli persistens II 714; III 171ff., 182ff.
— und Embolie VI 362
— bei Endangitis obliterans VI 289
— bei Endokarditis lenta II 667ff., 686, 703, 711ff. 713ff., 740, 762
— bei Endokarditis luica II 780ff.
— und endokrine Hypertonie V 661
— falsum, Begriff VI 442
—, Formen VI 442
—, fusiforme, Begriff VI 442
—, Gefäßgeräusche bei VI 51, 53ff.
— bei Gefäßkrankheiten II 984ff.; III 939ff.; IV 363, 365, 429ff., 433,

435; VI 289, 311, 325, 336, 443 ff., 448
Aneurysmen und Hämoperikard II 1151 ff.
— und Herzgröße I 887 ff.
— und Herzhypertrophie I 736
— und Herzinsuffizienz I 46, 59
— und Herztamponade II 1044
— durch Herztrauma II 475, 512, 521
— und Hypertonie V 40, 596 ff., 601, 768 ff.
— und kardiogener Schock I 1025
— bei Kollagenosen II 984 ff.
— und Kollaps I 957, 1025
— bei Lues II 780 ff., 945 ff.; III 936 ff.; VI 347 ff., 356 ff., 442
— bei Marfan-Syndrom III 490 ff.
— und Myokardstoffwechsel I 736; III 833 ff., 939 ff.
— bei Periarteriitis nodosa II 984 ff.; III 934, 936 ff., 939; VI 311 ff., 325 ff., 443 ff.
— und Phäochromocytom V 661
— und Phlebektasien VI 448
—, Polyglobulie bei IV 659 ff.
— der Pulmonalarterie s. u. Pulmonalaneurysma
— und renale Hypertonie V 37, 596 ff., 601, 764 ff.
— und Riesenzellarteriitis VI 336 ff.
— nach Röntgendiagnose VI 124
— sacculare, Begriff VI 442
— und Schock I 957, 1025
— des Sinus-Valsalvae III 56 ff., 204 ff.; VI 444
— und Thrombophlebitis VI 496 ff.
—, traumatische VI 443 ff.
— und Tuberkulose VI 347
— bei Ventrikelseptumdefekt III 61
— des Ventrikelseptums III 61
— als Volumenbelastung I 887 ff.
— bei Vorhofseptumdefekt III 59
—, Vorkommen VI 442 ff.
Aneurysmenruptur bei angeborenem Herzfehler III 57, 74, 183, 205, 468 ff. 492 ff.
— bei Aortenaneurysma VI 449, 453
— bei Aortenisthmusstenose III 205, 468 ff.

Aneurysmenruptur bei Arteriitis rheumatica VI 346
— bei Ductus Botalli persistens III 74, 183.
— bei Endokarditis lenta II 714 ff., 718 ff.
— bei Gefäßkrankheiten II 985; VI 325 ff., 346, 449, 453
— und Hämoperikard II 1151 ff.
— und hämorrhagischer Schock I 957
— und Herztamponade II 1044
— bei Kollagenosen II 985
— und Kollaps I 957
— bei Marfan-Syndrom III 492 ff.
— bei Periarteriitis nodosa II 985; VI 325 ff.
— und Schock I 957
— des Sinus Valsalvae III 57, 204 ff.
Anfangsminutenvolumen I 8
Angelica-Laktone bei Digitalisvergiftung I 499
Angiectasie osteodystrophique congénitale s. u. Klippel-Trénaunay-Syndrom
Angina pectoris III 699 ff., 975 ff., 989 ff.
— — bei Adipositas III 773 ff.; IV 383 ff.
— —, Ätiologie III 725 ff.
— — und Allergie II 952 ff.; III 888, 893 ff.
— — bei allergischer Myokarditis II 952 ff.
— — bei Anämie III 867 ff.; IV 655
— — bei Aneurysmen III 214
— — bei angeborenem arteriovenösem Coronaraneurysma III 214
— — bei angeborenem Herzfehler II 1432 ff., 1447; III 261, 945; IV 379; V 754
— — bei Angiopathia diabetica IV 360 ff.
— — bei Aortenbogensyndrom VI 379
— — bei Aortenhämatom, intramuralem VI 458
— — bei Aorteninsuffizienz II 1456 ff., 1472 ff., III 942 ff.
— — bei Aortenisthmus-Stenose V 754 ff.
— — bei Aortenstenose II 1432 ff., 1447; III 944
— — bei Aortitis luica VI 357

Angina pectoris, Arrhythmie bei II 104 ff.
— — bei Arsenvergiftung III 890 ff.
— — bei Arteriosklerose III 730 ff.
— — und Atmung IV 37 ff.
— — bei Atrioventricularblock II 231
— —, Ballistokardiogramm bei III 700, 1003, 1046 ff.
— — und Balneotherapie I 680, 699
— — und Beriberi IV 390 ff.
— —, Blutdruck bei III 1007 ff.; V 7, 101, 185, 240 ff., 369, 657
— — und Blutdruckmessung V 7
— — bei Blutkrankheiten IV 655
— — bei Brucellosen II 904
— — und Carotis-Sinus-Syndrom II 275
— — bei Cervicalsyndrom IV 863 ff.
— — und Cholesterin III 740 ff., 756 ff., 767 ff., 779 ff.
— — bei Coronaraneurysma III 214, 939
— —, Coronardurchblutung bei III 569, 699 ff., 829 ff.
— — bei Coronargefäß-Mißbildungen III 214, 569 ff., 829 ff., 939 ff.
— — bei Coronarinsuffizienz III 569, 699 ff., 829 ff.
— — bei Coronarsklerose III 730 ff.
— — bei Coronarspasmen III 834 ff.
— — bei Cor pulmonale IV 145 ff.
— — bei Cyanidvergiftungen III 893
— — bei Diabetes mellitus III 788 ff.; IV 360 ff., 381
— —, Diagnose III 989 ff., 1016 ff.
— —, Differentialdiagnose III 1282 ff., 1284 ff.
— — und divergierender Schenkelblock II 364
— —, Elektrokardiogramm bei III 1017 ff.
— — und Elektrounfall III 905 ff.

Angina pectoris bei Endangitis obliterans
VI 286ff.
— — bei endokriner Hypertonie V 657ff.
— — und Epilepsie IV 876
— — und Ernährung III 773ff.; IV 383ff.
— — und essentielle Hypertonie V 240ff., 369
— — und experimentelle Hypertonie V 101, 185
— — und Fokaltoxikose II 914
— — und Gefäßkrankheiten III 569, 730ff., 828ff., 934ff.; IV 360ff., 458; VI 225, 286ff., 357, 379, 458, 519
— — bei Gefäßmißbildungen III *214*, 569ff., 825ff., *829*ff., 939; IV 360ff., 458
— — und Genußgifte III 878ff., 884; IV 826
— — bei Glomerulonephritis V 644
— — und Gravidität IV 498
— — bei Grippemyokarditis II 924ff.
— — bei Hämochromatose IV 684
— —, Hämodynamik bei III 699ff.
— — und Heredität III 750ff.
— — bei Herzblock II 231
— —, Herzfrequenz bei III 1007ff.
— — und Herzglykoside I 458, 463ff.
— — bei Herzhypertrophie III 822ff.
— — und Herzinfarkt III 1068ff., 1088ff.
— — bei Herzklappenfehler II 1321, 1432ff., 1447, 1456ff., 1472ff.; III 941ff.
— — bei Herzneurose IV 822ff.
— — bei Herztamponade II 1065ff.
— — bei Herztrauma II 503ff.
— — und Höhenadaptation IV 37ff.
— — und Hormone III 749ff., *788*ff.
— — und Hydralazine V 552, 594
— — und Hypertensin V 101
— — bei Hyperthyreose IV 316ff., 328ff.

Angina pectoris und Hypertonie III 734ff., 754ff., 796ff., *798*ff.; V 101, 185, 240ff., 369, 631, 657ff.
— — bei Hypocalcämie IV 448
— — bei Hypoglykämie IV 381
— — bei Hypothyreose IV 333, 335
— — bei idiopathischer Herzhypertrophie II 975
— — und Insulin IV 381
— — bei Kammertachykardie II 152, 166
— — und Klima IV 37ff.
— — bei Kohlenoxyd-Vergiftung III 873ff.
— — bei konstriktiver Perikarditis II 1100
— —, Kreislauf bei III 699ff.
— — bei Leukämie IV 670
— — und Links-Schenkelblock II 356
— — bei Lues III 828ff., 937; VI 357
— — und Luftdruck IV 37ff.
— — bei Lungenembolie IV 105ff.
— — und Magnesium-Stoffwechsel IV 461ff.
— — bei maligner Hypertonie V 631
— — bei Mitralstenose II 1321ff.; III 941ff.
— — bei Myokarditis II 904
— —, Myokardstoffwechsel bei III 699ff.
— — bei Myxödem IV 333, 335
— — und Nebenniere III 749ff., 791ff.
— — bei Nephritis V 644
— — und Nicotin III 878, 884ff.; IV 826
— — bei Nicotinallergie III 888
— — und Operabilität IV 634
— — bei paroxysmaler Tachykardie II 131ff., 137, 152, 166
— —, Pathogenese III 725ff.
— — bei Periarteriitis nodosa III 934
— — bei Perikarditis II 1065ff., 1100
— — bei Phäochromocytom V 657ff.
— — bei Phlebektasien VI 519
— — bei Phosphorvergiftung III 890

Angina pectoris bei Polycythämie IV 663ff.
— —, Prognose III 1340ff.
— —, Prophylaxe III 1498ff.
— — und Psyche III 854ff., 1003ff., 1009ff.
— — bei Pulmonalsklerose IV 245
— — und Raynaud-Syndrom VI 225
— — und Rechts-Schenkelblock II 331, 349, 356
— — bei Reizleitungsstörungen II 231
— — bei renaler Hypertonie V 631
— — bei Reticulosarkom IV 677
— — und rheumatisches Fieber III 929ff.
— — bei Riesenzellenarteriitis III 935
— —, Röntgendiagnose III 1049ff.
— — bei Roemheld-Syndrom IV 865
— — und Sauerstoffmangel IV 37ff.
— — und Schenkelblock II 331, 349ff., 356
— —, Schmerz bei III 700ff., *991*ff.
— — und Schwefelwasserstoff III 892
— — und Serotonin V 185
— —, Symptome III 989ff.
— —, Synkardialmassage bei VI 152
— — bei Tachykardie II 131ff., 137, 152, 166; III 842ff.
— — bei Tetanie IV 449ff.
— — bei Tetrachlorkohlenstoffvergiftung III 891
— —, Therapie III 1366ff., *1373*ff.
— — bei Thoraxdeformation IV 229
— — und Thyreoidea III 792ff.; IV 316ff., 328ff., 333
— — und Thyreoidea-Hemmung I 599
— — bei totalem Block II 231
— — bei Typhus-Myokarditis II 906
— — bei Varicosis VI 519
— — und Vasomotorik III 699ff., 834ff.; IV 710
— — bei vegetativer Labilität IV 710ff., 719, 863ff.

Sachverzeichnis.

Angina pectoris bei Vergiftungen III 873 ff.
— —, Vorhofflattern bei 104 ff.
— —, Vorhofflimmern bei II 104 ff.
— — bei Vorhofseptumdefekt III 261 ff.
— — und Wilson-Block II 331, 349, 356
— — bei Xanthomatose III 754 ff.
— tonsillaris bei angeborenem Herzfehler III 154
— —, Antesystolie bei II 395, 402 ff.
— —, Antihyaluronidase bei II 594
— — und Antistreptokinase II 596
— —, Antistreptolysin bei II 590
— — und Arteriosklerose III 925 ff.
— —, Atrioventricularblock bei II 224 ff.
— —, Autoantikörper bei II 600
— — und bakterielle Endokarditis II 680 ff., 741, 762
— —, Blutdruck bei V 801 ff.
— — und Bradykardie II 18
— — und Carotissinussyndrom II 277
— — und Commissurotomie II 1387 ff.
— — und Coronarinsuffizienz III 925 ff.
— — und Coronarsklerose III 925 ff.
— — und Cushing-Syndrom V 964 ff.
— — und Endangitis obliterans VI 264
— — und Endokarditis II 680 ff., 725, 728, 741, 762; IV 553
— — und Endokarditis acuta II 725, 728
— — und Endokarditis lenta II 680 ff., 741, 762
— — und endokrine Hypertonie V 694 ff.
— — und Extrasystolie II 69
— — und Gefäßkrankheiten III 925 ff.; VI 264
— — und Herzblock II 224 ff.
— — und Herzklappenfehler II 1320 ff., 1381, 1387
— — und Hypertonie IV 568, V 694 ff.
— —, Hypotonie bei V 801 ff.

Angina tonsillaris, Interferenz-Dissoziation bei II 296 ff.
— — und Kälte-Test IV 785
— — und Karditis rheumatica II 572 ff., 605, 621
— — und konstriktive Perikarditis II 1094 ff.
— — und Mitralstenose II 1320 ff., 1381, 1387
— — und Myokarditis II 874, 903 ff., *912 ff.*; IV 550
— — und Periarteriitis nodosa VI 310
— — und Perikarditis purul. II 1084
— —, Reizleitungsstörung bei II 224 ff.
— — und rheumatisches Fieber II 572 ff., 605, 621
— —, Schenkelblock bei II 357
— — und Sepsis II 903 ff.
— —, Tachykardie bei II 9 ff.
— —, Umkehr-Extrasystolie bei II 314
— —, Waterhouse-Friedrichsen-Syndrom bei IV 565
— —, Wolff-Parkinson-White-Syndrom bei II 395, *402* ff.
Angiogramm VI 117 ff., s. a. u. Arteriogramm und Phlegramm
— bei Aneurysmen III 210, 216; IV 253; VI 445, 464 ff., 467
— bei angeborenen arteriovenösen Fisteln VI 130, 470 ff., 479
— bei angeborenem Herzfehler III 181 ff., 202, 296, 453, 466 ff.
— bei angeborenem perfektem Sinus-Valsalvae-Aneurysma III 210
— bei Angina pectoris III 1051
— der Aorta s. u. Aortographie
— bei Aortenaneurysma VI 445
— bei Aortenbogensyndrom V 767
— bei Aortenfehler II 1468, 1478
— bei Aorteninsuffizienz II 1468 ff.
— bei Aortenisthmusstenose III 453, *466* ff.
— bei Aortenthrombose VI 372 ff.
— bei Aortopulmonalseptumdefekt III 202
— bei Arteriosclerosis obliterans VI 433

Angiogramm bei arteriovenösen Aneurysmen VI 253
— bei arteriovenösen Fisteln VI 130, 470 ff., 479
— bei bakterieller Endokarditis II 712
— und Blutdruck V 393, 596, 625, 678
— bei Canalis atrioventr. commun. III 296
— der Capillaren VI 146 ff.
— bei Coronargefäßmißbildungen III 210, 216
— bei Coronarinsuffizienz III 1051
— bei Duct. Botallis persistens III 181 ff.
— bei Embolie IV 113 ff.; VI 365
— bei Endangitis obliterans V 625; VI 285, 295
— bei Endokarditis lenta II 712
— bei endokriner Hypertonie V 678
— —, Ergebnisse VI 126 ff., 136 ff.
— bei essentieller Hypertonie V 393
— bei Gefäßkrankheiten IV 253, 289; VI 117 ff., 138 ff., 145, 227, 285, 287, 295, 372 ff., 433, 484, 493, 511 ff.
— bei Gefäßmißbildungen III 210, 216; VI 130, 253, 470 ff., 479, 588
— bei Hämangioendotheliom VI 600
— bei Hämangiom VI 145 ff.
— bei Herzklappenfehler II 1359 ff., 1468 ff., 1478, 1490
— bei Herztumoren II 1180 ff., *1185 ff.*
— bei Hirnbasis aneurysma VI 464 ff.
— bei Hypertonie V 393, 596, 678
— und Kallidin V 217
— bei Klippel-Trénaunay-Syndrom VI 588
— und Kollaps I 1017
— bei kombiniertem Aortenfehler II 1478
— —, Komplikationen VI 134 ff.
— —, Kontraindikationen VI 135 ff.
— —, Kontrastmittel VI 119 ff.
— bei Lungenembolie IV 113 ff.
— bei Lymphgefäßinsuffizienz VI 612
— bei Lymphödem VI 612
— bei Mitralstenose II 1359 ff.
— und Operabilität IV 630
— bei Perikarditis II 1050 ff.

Angiogramm bei Phäochromocytom V 678
— und Phlebitis VI 484, 493
—, postmortales VI 121 ff.
— bei postthrombotischem Syndrom VI 511 ff., 515
— bei Raynaud-Syndrom VI 227
— bei renaler Hypertonie V 596, 625
— und Schock I 1017
— bei Sturge-Weber-Syndrom VI 590
— der Terminalstrombahn VI 146 ff.
— und Thrombophlebitis VI 484, 493
— bei Thrombose VI 133 ff., 145, 327, 484, 493
— bei Tricuspidalstenose II 1490
— bei Ulcus crusis VI 515
— bei Valsalva-Versuch IV 775 ff.
— bei Varicosis VI 138 ff.
— und Vasomotorik VI 122 ff., 127 ff., 133

Angiokardiogramm II 1263 ff.
— bei Aneurysmen III 210, 216; IV 255
— bei angeborener Aortenstenose III 437 ff.
— bei angeborenem, arteriovenösem Coronaraneurysma III 216
— bei angeborenen, arteriovenösen Fisteln VI 470ff.
— bei angeborenen Herzfehlern III 139 ff., 180, 184 ff., 191, 202, 210, 216, 240, 275, 296, 354, 372
— bei angeborener Mitralstenose III 550 ff.
— bei angeborener Pulmonalinsuffizienz III 567 ff.
— bei angeborener Pulmonalstenose III 322 ff.
— bei angeborenem Sinus-Valsalvae-Aneurysma III 210 ff.
— bei angeborener Tricuspidalinsuffizienz III 432
— bei angeborener Tricuspidalstenose III 415
— bei Aortenaneurysma VI 445
— bei Aortenatresie III 562
— bei Aortenbogen-Anomalien III 482 ff.
— bei Aortenisthmusstenose III 465 ff., 468
— bei Aortenstenose II 1441 ff.
— und Aortographie VI 131 ff.
— bei Aortopulmonalseptumdefekt III 202

Angiokardiogramm bei arteriovenösen Aneurysmen IV 255
— bei arteriovenöser Fistel III 384, 392 ff.
— bei arteriovenöser Lungenfistel III 392 ff.
— bei Canalis atrioventricularis communis III 296
— bei Cor biloculare III 548
— bei Coronargefäß-Mißbildungen III 210, 216, 570
— bei Cor pulmonale IV 113 ff.
— bei Cor triatriatum III 555
— bei Cor triloculare biatriatum III 544
— bei Dextrokardie III 576 ff.
— bei Ductus Botalli persistens III 180 ff., 184 ff., 191
— bei Ebstein-Syndrom III 426 ff.
— bei Echinokokkose II 938
— bei Fallotscher Tetralogie III 354 ff.
— bei Gefäßmißbildungen III 210 ff., 216, 255, 372 ff., 378, 384, 470 ff. 482 ff., 516 ff., 524 ff., 530 ff.
—, gezielte II 1268 ff.
— bei Hämangioendotheliom VI 600
— bei Herzdivertikel III 594
— und Herzform I 805 ff. 816 ff.
— und Herzgröße I 816 ff.
—, Herzkatheterismus zur II 1263 ff.
— bei Herzklappenfehler II 1350 ff., 1363 ff., 1419, 1426, 1441, 1497, 1500, 1509 ff.
— bei Herztrauma II 513
— bei Herztumoren II 1178 ff., *1185 ff.*
— bei idiopathischer Pulmonalektasie III 372
— bei kombiniertem Mitralfehler II 1426
— bei konstriktiver Perikarditis II 1125 ff.
— bei Luftembolie IV 125
— bei Lungenembolie IV 113 ff.
— bei Lungenvenentransposition III 524 ff., 530 ff.
— bei Mesokardie III 589
— bei Mitralatresie III 559
— bei Mitralinsuffizienz II 1419
— bei Mitralstenose II 1350 ff. 1363 ff.

Angiokardiogramm bei Perikarditis III 1125
— bei peripherer Pulmonalstenose III 378
— bei Pulmonalaneurysma III 374
— bei Pulmonalarterienaplasie III 384
— bei Pulmonalatresie III 367
— bei Pulmonalektasie III 372
— bei Pulmonalstenose III 378
— bei Taussig-Bing-Komplex III 509
—, Technik II 1263 ff.
— bei Transposition der Aorta und Pulmonalis III 505 ff.
— bei Tricuspidalatresie III 406 ff.
— bei Tricuspidalinsuffizienz II 1509 ff.
— bei Tricuspidalstenose II 1497, 1500 ff.
— bei Truncus arter. commun. persist. III 538
— bei Vena cava-Anomalie III 514, 516 ff., 519 ff.
— bei Ventrikelseptumdefekt III 240 ff.
— bei Vorhofseptumdefekt III 275 ff.
Angiokardiopathie, angeborene s. u. Herzfehler, angeborene
Angiokeratoma corporis diffusum universale und Myokard II 967
Angiomatoid bei Bilharziose IV 239 ff.
Angiomatose, dystrophische s. u. Klippel-Trénaunay-Syndrom
Angiomatosis cerebelli et retinae und Phäochromocytom V 653
Angiome s. u. Hämangiome
Angioneuropathie s. u. Vasoneurose
Angiopathia diabetica s. a. u. Arteriosklerosis obliterans diabetica und Capillaropathia diabetica IV 354 ff., 364 ff., 369 ff.; VI 437 ff., 548 ff.
— — und Aneurysmen VI 545 550
— — und Augenhintergrund VI 550
— — und Blutdruck IV 354 ff., 361 ff., 366 ff.
— — und Capillarpermeabilität VI 548 ff.

Angiopathia diabetica und Cerebralsklerose IV 354, 361, 367
— — der Coronargefäße IV 354ff., *358*ff., 367
— — bei Diabetes mellitus IV *354*ff.; V 337, 353, 395, 419ff., 425ff.; VI 437ff.
— — und diabetische Glomerulosklerose IV 364ff.; V 618ff.
— — und Durchblutungsstörungen bei IV 356ff., 367; VI 437ff.
— — und Eiweißstoffwechsel IV 371ff.
— — und Fettstoffwechsel IV 369ff.
— — und Gangrän IV 356ff., 367
— — und Herzinfarkt IV 358ff, 367
— — und Hormone IV 373ff.
— — und Hypertonie IV 354ff., *361*ff., 366ff.
— — und Kohlenhydratstoffwechsel IV 372ff.
— —, Morphologie VI 437ff.
— — der Niere IV 354ff., 364ff., 367; V 337, 419ff.; VI 550ff.
— —, Pathogenese VI 438ff., 549
— —, Pathologie VI 437ff.
— —, periphere IV 356ff., 367; VI 437ff.
— —, Prognose VI 441
— —, Prophylaxe VI 551
— — und renale Hypertonie IV 364ff., 366ff.
— — Retina bei VI 550
— —, Symptome VI 439ff, 550
— —, Therapie VI 440ff., 551
— —, Vorkommen VI 549
Angiopneumokardiographie bei Pneumokoniose VI 210ff.
Angioreticulom s. u. Hämangioreticulom
Angiospasmen s. u. Vasospasmen
Angiotensin bei Kollaps I 1138
— bei Schock I 1138
Angiotonin und Blutdruck V 88
— und Hypertonie V 88
— und Hypokaliämie IV 437
— Pikrat V 94
Angiotonininhibitor V 103

Angioxyl und Blutdruck V 208, 236
Angitis s. a. u. Arteriitis
— bei Endokarditis lenta II 706ff., *710*ff.
— bei Infektionskrankheiten IV 577
—, postinfektiöser IV 577
Anilinvergiftung und Coronarsklerose III 891
Anisophymia s. u. Aortenbogensyndrom
Anitschkow-Zellen bei Leptospirosen II 905
Ankylostoma duodenale und Graviditätstoxikose V 742
— — und Myokarditis II 939ff.
Anonymaaneurysma VI 462
Anonymafistel, arteriovenöse VI 473
Anorexie bei bakterieller Endokarditis II 741
— bei Chagas-Myokarditis II 931ff.
— durch Chlorothiacid I 544
— bei Endocarditis lenta
— durch Digitalis I 489ff.
— bei Endokardfibrose II 789 II 691ff.
— bei Erythematodes II 983
— bei essentieller Hypotonie V 787ff.
— bei Fibroelastose II 789
— bei Gefäßkrankheiten II 987; VI 313ff., 338
— bei Glykogenose II 966
— bei Herzinfarkt III 1118
— bei Herzinsuffizienz I 504
— bei Hyperchlorämie I 588
— und Hypokaliämie I 583ff.
— bei Hyponatriämie I 574
— bei Hypotonie V 787ff.
— bei Kollagenosen II 983
— bei Myokarditis II 877ff., 902
— bei Pankarditis rheumatica II 619ff.
— bei Periarteriitis nodosa II 987; VI 313ff.
— bei Riesenzellarteriitis VI 338
— bei Scharlach-Myokarditis II 902
— bei vegetativer Labilität IV 719, 799ff.
Anorexe, nervöse und Hypokaliämie IV 430
— — und Operabilität IV 625
Anoxie s. u. Hypoxie
Ansäuerung bei Herzinsuffizienz I 561
Ansolysen V 594

Anspannungszeit (Herzfunktion) I 14ff.
— bei Aorteninsuffizienz II 1454ff.
— bei Aortenstenose II 1428ff.
— und Coronardurchblutung III 680
— bei Mitralinsuffizienz II 1405ff.
Anterolateralinfarkt III 1182ff.
Antesystolie II 27, *378*ff.
—, Abarten II 385ff.
—, Anatomie II 395
—, angeborene II 393ff.
— bei angeborenem Herzfehler II 396; III 402, 458
— bei Angina pectoris III 1033ff.
— bei Aortenisthmusstenose III 458
— und Arrhythmie II 378ff.
— bei Arteriosklerose III 1033
—, Begriff II 378ff.
— bei Coronarsklerose III 1033
— bei Diphtherie-Myokarditis II 896ff.
—, Dysrhythmie bei II 378ff.
—, Elektrokardiogramm bei II 378ff.
—, erworbene II 393ff.
— und Extrasystolie II 387ff.
—, fragliche II 386ff.
— bei Gefäßkrankheiten III 1033
—, Häufigkeit II 393ff.
—, Handharmonika-Phänomen II 380, 383ff.
— bei Herzinfarkt II 390, 395; III 1200
— bei Hyperthyreose II 323, 394, 402
— bei Infektionskrankheiten IV 539
—, intermittierende II 382ff.
— bei Myokarditis II 881f.; IV 539
— bei Myokardtuberkulose II 944
—, Normalisierung II 382ff.
— und Operabilität IV 628
— bei Parotitis II 928
—, Pathogenese II 397ff.
—, Pathologie II 395
—, Physiologie II 378ff., 391ff.
—, Prognose II 401ff.
—, Pseudonormalisierung II 383, 385
— und Schenkelblock II 387
— und Tachykardie II 378, 385, 387ff., 395ff.

58*

Antesystolie, temporäre
II 382ff.
—, Therapie II 402ff.
— und Thyreoidea II 323, 394, 402
—, transistorische II 385
— bei Tricuspidalatresie II 396; III 402
— bei Tuberkulose II 944
—, Typen II 380ff., 383ff.
—, unvollständige II 386ff.
— und Vorhofflattern II 389
— und Vorhofflimmern 389ff.
—, Vorkommen II 393ff.
Anthrax s. u. Milzbrand
Antiarin, Alternans durch II 408
Antibiotica bei Adams-Stokes-Syndrom II 272
— und allergische Myokarditis II 949
— bei Aneurysmen VI 445
— bei angeborenem Herzfehler III 154, 357; IV 491ff., 495
— und Angina pectoris III 893ff.
— und Antihyaluronidase II 593
— bei Aortenaneurysma VI 445ff.
— bei Aortenbogensyndrom VI 380
— bei Aortitis luica II 782; VI 357ff., 360
— bei Arteriosclerosis obliterans diabetica VI 440
— bei Atrioventricularblock II 250
—, Bactericidie durch II 748
— bei bakterieller Endokarditis II 709ff., 740, 748ff.
—, Bakteriostase durch II 748
— und Capillarpermeabilität VI 582
— und Capillarresistenz VI 582
— bei Commissurotomie II 1388ff.
— und Coronarinsuffizienz III 893ff.
— bei Cor pulmonale IV 170ff.
—, Empfindlichkeitstestungen II 749ff.
— bei Endangitis obliterans VI 302
— und Endokardfibrose II 786
— bei Endokarditis IV 490ff.
— nach Endokarditis acuta II 724ff., 731ff.

Antibiotica bei Endokarditis lenta II 709, 711, 740, 748ff.
— bei Endokarditis luica II 782
— und Endokarditis pariet. fibroplast. II 786
— und Endokarditis subacuta II 731ff.
— bei Erfrierung VI 558
— bei Erythemathodes II 983ff.
— bei Fallotscher Tetralogie III 357
— bei Gravidität IV 490ff., 495
— und Herzglykoside I 481
— bei Herzinsuffizienz I 600ff.
— bei Hypertonie V 643
— bei idiopathischer Perikarditis II 1073, 1075
— und infektiöser Schock I 983ff., 1145ff.
— bei Infektionskrankheiten IV 536
—, intraarteriell VI 208
— bei Karditis rheumatica II 550ff., 605, 641, 646, 657ff.
— und Kationenaustauscher I 558
— bei Kollagenosen II 983ff.
— und Kollaps I 983ff., 1145ff.
— bei Lues II 782, 946; VI 357ff., 360
— bei Lungenembolie IV 124
— und Lymphgefäßinsuffizienz VI 613
— und Lymphödem VI 613
— bei Mitralstenose II 1381ff.
— bei Moschcowitz-Symmers-Syndrom VI 572
— bei Myokarditis II 892
— und Myokardtuberkulose II 945
— bei Ödemdrainage I 560
— und Operabilität IV 631
— und Periarteriitis nodosa II 988; VI 309, 333ff.
— und Perikarditis II 1041, 1068, 1071, 1075ff.
— und Perikarditis purulenta II 1084ff.
— bei Purpura rheumatica VI 566
— bei Pyelonephritis V 642
— bei renaler Hypertonie V 643
— und rheumatisches Fieber II 550ff., 605, 641, 646, 657ff.

Antibiotica bei rheumatischer Perikarditis II 1071, 1075ff.
— und Riesenzellarteriitis VI 336ff., 343
— bei Scharlach-Myokarditis II 903
— und Schock I 983ff., 1145ff.
— und Sepsis II 903ff.
— bei Thrombophlebitis VI 498
— bei totalem Block II 250
— bei Toxoplasmose II 934
— bei tuberkulöser Perikarditis II 1079ff.
— bei Tuberkulose II 945
— und Typhus-Myokarditis II 906
Antidesoxyribonuclease bei Karditis rheumatica II 573
— bei rheumatischem Fieber II 573
Antigen-Antikörper-Reaktion und allergische Myokarditis II 949ff.
Antigene bei allergischer Myokarditis II 949ff.
— und Angiopathia diabetica VI 549
— und Blutdruck V 612
— und Cantharidenblase VI 110
— und Capillaropathia diabetica VI 549
— und Capillarpermeabilität VI 110, 546, 549, 554, 564
— und Capillarresistenz VI 564
— und Coronarinsuffizienz II 894
— bei Diabetes mellitus VI 549
— bei Echinokokkose II 937ff.
— und Endangitis obliterans VI 262ff., 277ff.
— und Endokarditis fibrin. II 776ff.
— und Endokarditis verruc. simpl. II 776ff.
— und Glomerulonephritis V 612
— und Graviditätstoxikose V 741
— bei Gefäßkrankheiten VI 262ff., 277ff., 307f., 549
— bei hämorrhagischer Diathese VI 564, 571
— und Hypertonie V 612
— und Kälteurticaria VI 554
— und Karditis rheumatica II 548ff., 590ff.; VI 564
— bei Moschcowitz-Symmers-Syndrom VI 571ff.

Antigene und Myokarditis
II 871ff.
— und Nephritis V 612
— bei Periarteriitis nodosa
VI 307ff.
—, Placenta als V 741
— und Postcommissurotomie-Syndrom II 1394
— bei Purpura rheumatica
VI 564
— und renale Hypertonie
V 612
— und rheumatisches Fieber
II 548ff., 590ff.; VI 564
— und Scharlach-Myokarditis
II 900
Antihistaminica bei allergischer Myokarditis II 950ff., 954
— und Blutdruck V 496
— und Capillarresistenz
VI 565
—, Chemie VI 177
— und Dextranreaktion V 618
— bei essentieller Hypertonie
V 496
— bei Gefäßkrankheiten
VI 162, 176ff., 333
— und Heparin V 504
— und Hydralazine V 546
— bei hämorrhagischer Diathese VI 565
— bei Hypertonie V 496, 644
—, intraarteriell VI 207
— und Kallidin V 227
— bei Karditis rheumatica
VI 565
— bei Myokarditis II 950ff.
— bei Nephritis V 644
— bei renaler Hypertonie
V 644
— und Migräne VI 254
— bei Periarteriitis nodosa
VI 333
— bei Purpura rheumatica
VI 565
— bei rheumatischem Fieber
VI 565
— und Serotonin V 185
— und Veratrumalkaloide
V 555ff.
Anti-Human-Globulin-Ablenkung bei rheumatischem
Fieber II 555ff.
Antihyaluronidase bei Arteriosklerose VI 424
— und Capillarpermeabilität
VI 586
— und Capillarresistenz
VI 586
— bei Chorea II 595
— bei Endocarditis lenta
II 699
— bei Gefäßkrankheiten
VI 424

Antihyaluronidase bei hämorrhagischer Diathese
VI 586
— bei Karditis rheumatica
II 549ff., 552ff., 573, 593ff.
— bei Purpura VI 586
— und rheumatisches Fieber
II 549ff., 552ff., 573, 593ff.
Antikoagulantien bei angeborenem Herzfehler III 155
— bei Angina pectoris
III 1409ff.
— und Angiographie VI 145ff.
— bei Aortenbogensyndrom
VI 379
— bei Aortenthrombose
VI 374
— bei Arteriosklerose
VI 422ff.
— bei Arteriosclerosis obliterans VI 435
— bei arteriovenösen Fisteln
VI 480
— bei Bettruhe I 416
— und Blutdruck V 504ff.
— und Capillarpermeabilität
VI 582
— und Capillarresistenz
VI 105, 582
— und Chinidin II 121
— bei Commissurotomie
II 1385ff., 1391ff.
— bei Coronarinsuffizienz
III 1409ff.
— bei Embolie IV 108;
VI 366ff.
— bei Endangitis obliterans
VI 302ff.
— bei Endocarditis pariet. fibroplast. II 787
— bei Endokardfibrose II 787
— bei Erfrierung VI 558
— bei essentieller Hypertonie
V 504ff.
— bei Fiedler-Myokarditis
II 958
— bei Gefäßkrankheiten
VI 105, 192ff., 221ff., 302ff., 333, 343, 366ff., 374, 379, 422ff., 435, 558, 582
— und Hämoperikard
II 1150ff.
— und hämorrhagische Diathese II 1150; III 1462ff.
— bei Herzinfarkt II 1083; III 1362, 1453, 1462ff.
— und Herzinfarkt-Perikarditis II 1083
— bei Herzinsuffizienz I 599, 601
— bei Herzkatheterismus
II 1263

Antikoagulantien bei Herzklappenfehler II 1322, 1385ff.
— bei Herztrauma II 526ff.
— und Hypertensinogen V 504
— bei Hypertonie V 504ff.
— bei Lungenembolie IV 108
— bei Lungeninfarkt IV 108, 117ff.
— und Lymphgefäßinsuffizienz VI 606, 613
— und Lymphödem VI 613
— bei Mitralstenose II 1322, 1385ff.
— bei Myokarditis II 892
— bei Myokardose nach Gravidität IV 478
— bei Periarteriitis nodosa
VI 333ff.
— und Perikarditis II 1083
— bei Phlebitis VI 491ff., 498, 504ff.
— bei Phlebographie
VI 145ff.
— und postthrombotisches Syndrom VI 509ff., 513ff.
— und Renin V 504
— bei Riesenzellarteriitis
VI 343
— bei Thrombophlebitis
VI 374, 491ff., 498, 504ff.
Antikörper und ACTH II 635, 643, 655
— bei allergischer Myokarditis II 949ff.
— und Angiopathia diabetica
VI 549, 620
— und Blutdruck V 58
— und Cantharidenblase
VI 110
— und Capillaropathia diabetica VI 549
— und Capillarpermeabilität
VI 110, 546, 549
— und Capillarresistenz
VI 564ff.
— und Cortison II 635, 655
— und Diabetes mellitus
VI 549
— und diabetische Glomerulosklerose V 620
— bei Encephalomyokarditis
II 919
— und Endangitis obliterans
VI 262ff., 277ff.
— und Endocarditis fibrinosa
II 776ff.
— bei Endocarditis lenta
II 699, 716
— und Endocarditis verrucosa simplex II 776ff.
— und Erythematodes
II 982ff.

Antikörper bei Fiedler-Myokarditis II 954 ff.
— und Gefäßkrankheiten
II 988; VI 262 ff., 277 ff.,
308, 336, 571
— bei Glomerulonephritis
V 612 ff.
— und Glomerulosklerose
V 621
— und Graviditätstoxikose
V 741
— bei hämorrhagischer
Diathese VI 564 ff.
— bei Herzklappenfehler
II 1368
— und Hypertonie V 58, 612
— bei Karditis rheumatica
II 548 ff., 552 ff., 573 ff.,
590 ff.; VI 564
— und Kollagenosen
II 982 ff.
— bei Mitralstenose II 1368 ff.
— bei Moschcowitz-Symmers-
Syndrom VI 571 ff.
— und Myokarditis II 871 ff.
— bei Nephritis V 612 ff.
— bei Periarteriitis nodosa
II 988; VI 308 ff.
— bei Postcommissurotomie-
Syndrom II 1393 ff.
— bei Purpura rheumatica
VI 564 ff.
— und renale Hypertonie
V 612 ff.
— und rheumatisches Fieber
II 548 ff., 552 ff., 573 ff.
590 ff.; VI 564
— bei Riesenzellarteriitis
VI 336 ff.
— und Salicyl II 648, 655
— und Scharlach-Myokarditis
II 900
Antimon und Myokard
II 968
Antimyokardserum II 951
Antiparkinsoneffekt VI 29
Antirenin V 100, 105 ff.
— und Diurese V 100
— und Blutdruck V 105 ff.
— und experimentelle
Hypertonie V 105 ff.
— und Hypertonie V 105 ff.
— und Niere V 100, 105 ff.
— und Renin V 105 ff.
Antistin bei allergischer Myokarditis II 950 ff.
— und Capillarresistenz
VI 565
— bei Karditis rheumatica
VI 565
— bei Myokarditis II 950 ff.
— bei Purpura rheumatica
VI 565
— bei rheumatischem Fieber
VI 565

Antistreptokinase bei Karditis
rheumatica II 549 ff.,
573, 595
— und rheumatisches Fieber
II 549 ff., 573, 595 ff.
Antistreptolysin und ACTH
II 655
— bei Angina tonsillaris
II 590, 592
— und Capillarresistenz
VI 564 ff.
— und Cortison II 643, 655
— bei Endocarditis lenta
II 699
— bei Erythema nodosum
II 590
— bei Erythematodes II 591,
983 ff.
— bei hämorrhagischer
Diathese VI 564 ff.
— bei Herzklappenfehler
II 1368 ff.
— bei Karditis rheumatica
II 549 ff., 551 ff., 554 ff.,
570, 590 ff.
— bei Kollagenosen II 983 ff.
— bei Mitralstenose II 1368 ff.
— bei Myokarditis II 900
— bei Nephritis II 590 ff., 592
— bei Nephrose II 591
— bei Periarteriitis nodosa
II 988
— bei Postcommissurotomie-
Syndrom II 1393 ff.
— bei Purpura rheumatica
VI 564 ff.
— und rheumatisches Fieber
II 549 ff., 551 ff., 554 ff.,
570, 590 ff.
— und Salicyl II 648, 655
— bei Scharlach-Myokarditis
II 900
—, Vorkommen II 590 ff.
Antithrombin und Angiopathia
diabetica IV 371 ff.
— und Arteriosklerose
IV 371 ff.
— und Diabetes mellitus
IV 371 ff.
— bei Endangitis obliterans
VI 279
— bei Gefäßkrankheiten
VI 279, 371, 485
— und Thrombophlebitis
VI 485 ff.
Antrenyl bei Gefäßkrank-
heiten VI 1760
Anurie s. a. u. Diurese und
Wasserstoffwechsel
— bei Anämie IV 659
— bei Aortenhämatom, intramuralem IV 458
— durch Aortographie VI 135
— bei Blutkrankheiten
IV 659

Anurie bei Cor pulmonale
IV 105 ff. 124
— bei Coronarinsuffizienz
III 1118
— durch Cortison V 709
— bei Embolie IV 105, 124
— bei Endangitis obliterans
VI 290
— bei endokriner Hypertonie
V 659
— bei Gefäßkrankheiten
VI 290, 458
— bei Graviditätstoxikose
IV 517; V 736
— bei Herzinfarkt III 1118
— bei Infektionen IV 562
— im Kollaps I 1076, 1098 ff.,
1107 ff.
— bei Lungenembolie
IV 105 ff., 124
— und Magnesium-Stoff-
wechsel IV 455 ff.
— und Narkose IV 595 ff.
— bei Phäochromocytom
V 659
—, postoperative IV 605 ff.
— im Schock I 1076, 1098 ff.,
1107 ff.
— bei Schockniere I 1098 ff.
Aorta und Adrenalin V 173
—, Anatomie VI 1 ff.
— bei Aneurysmen
III 204 ff., 207 ff.
— bei angeborenem Herzfehler
III 24 ff., 34 ff., 45 ff.,
71 ff., 160, 171, 196 ff.,
218 ff., 232 ff., 267 ff.,
282 ff., 294, 344 ff., 349 ff.,
398, 403, 434 ff., 447 ff.,
454, 468, 490 ff., 509,
589
— bei angeborenem perf.
Sinus-Valsalvae-Aneu-
rysma III 204 ff., 207 ff.
— bei angeborener Aorten-
stenose III 434 ff., 443
— bei angeborener Mitral-
stenose III 26
— bei angeborener Pulmonalstenose III 34 ff.
— bei Aortenatresie III 560 ff.
— bei Aorteninsuffizienz
II 1464 ff.
— bei Aortenisthmusstenose
III 447 ff., 454 ff., 468 ff.
— bei Aortenstenose II 1437 ff.
— und Aortographie VI 130 ff.
— bei Aortopulmonalseptumdefekt III 196 ff.
— bei Arterienmißbildungen
III 65
— bei Arteriitis rheumatica
VI 345
— bei Arteriitis tuberculosa
VI 347

Aorta bei Arteriosklerose
   III 821 ff.; V 353 ff.
— bei bakterieller Endokarditis II 705 ff., 731
— und Balneotherapie I 665
— bei Beriberi IV 393
— und Blutdruck V 22 ff., 61 ff., 173, 207, 243 ff., 287 ff., 353 ff., 596 ff., 601
— bei Blutkrankheiten IV 674
— bei Canalis atrioventricularis communis III 294 ff.
—, Chemoreceptoren V 23 ff.
— bei Cor biloculare III 546 ff.
— und Coronardurchblutung III 677 ff., 821 ff.
— und Coronargefäße III 677 ff.
— und Coronarinsuffizienz III 677 ff., 821 ff.
— und Coronarsklerose III 821 ff.
— und Cor pulmonale IV 233
— bei Cor triloculare biatriatum III 539 ff.
— bei Dextrokardie III 576 ff.
— bei Dextroversion III 582 ff.
— und Druckbelastung I 887
— und Ductus Botalli persistent III 71 ff., 160 ff., 171 ff.
— bei Eisenmenger-Komplex III 38, 218 ff.
— bei Endangitis obliterans V 624; VI 272 ff., 278 ff., 286
— bei Endokardfibrose II 789
— und Endokarditis acuta bakt. II 705, 731
— bei Endokarditis lenta II 705 ff.
—, Entwicklungsgeschichte III 1 ff., VI 1 ff.
— bei essentieller Hypertonie V 243 ff., 287 ff., 353 ff.
— bei experimenteller Hypertonie V 61 ff., 173
— bei Fallotscher Tetralogie III 36 ff., 330 ff., 344 ff., 349 ff.
— bei Fibroelastose II 789
—, Gefäßgeräusche der VI 53 ff.
— bei Gefäßkrankheiten III 821 ff.; V 624; VI 272 ff., 278 ff., 286, 340 ff.
— und Hämoperikard II 1151
— bei Herzklappenfehler II 1437, 1464 ff.
— bei Herztrauma II 475 ff., 488 ff., 512 ff., 521 ff.
— bei Hypertonie V 61 ff., 173, 243 ff., 287 ff., 353 ff., 596 ff., 601

Aorta bei Infektionen
   IV 536 ff.
— und intraarterielle Sauerstoffinsufflation VI 209
— bei Karditis rheumatica II 578 ff., 603 ff.
— bei kombiniertem Aortenfehler II 1478
— lata congenita s. u. Aortendilatation, angeborene III 41
— bei Leukämie IV 674
— bei Links-Schenkelblock II 337 ff.
— bei Lues s. u. Aortitis luica und Mesaortitis luica
— bei Lungenembolie IV 98 ff.
— bei Lungenvenentransposition III 527 ff.
— bei Lutembacher-Syndrom III 282 ff.
— bei Marfan-Syndrom III 490 ff.
— bei Mesokardie III 589
— und Noradrenalin V 173
— und Perikard II 1035 ff.
— und Perikarddivertikel II 1143
— bei Perikardtumoren II 1217 ff.
—, Pressoreceptoren V 23 ff.
—, und Pulswelle VI 81 ff.
— bei Rechts-Schenkelblock II 337 ff.
— reitende, bei angeborenem Herzfehler III 36 ff., 38 ff., 218 ff., 298 ff., 332 ff.
— —, und angeborene Pulmonalstenose III 36 ff., 298
— —, bei Eisenmenger-Komplex III 38 ff., 218 ff.
— —, bei Fallotscher Tetralogie III 36 ff., 332 ff.
— —, bei Transposition der Aorta und Pulmonalis III 497 ff.
— —, und Ventrikelseptumdefekt III 218 ff.
— und renale Hypertonie V 596 ff., 601
— bei rheumatischem Fieber II 578 ff., 603 ff.
— bei Riesenzellarteriitis VI 340 ff.
— bei Schenkelblock II 337 ff.
— bei Taussig-Bing Komplex III 39, 509
— bei Transposition der Aorta und Pulmonalis III 45 ff., 494 ff., 499 ff.
— bei Tricuspidalatresie III 24 ff., 398, 403 ff.

Aorta bei Tuberkulose VI 347
— und Vagotonin V 207
— bei Valsalva-Versuch IV 777 ff.
— bei Ventrikelseptumdefekt III 60, 217 ff., 232 ff.
— bei Vorhofseptumdefekt III 267 ff.
—, Windkesselfunktion V 19 ff., 287 ff.
Aortalisation, Begriff III 146
Aortenaneurysma VI 444 ff.
—, abdominales VI 451 ff.
— und angeborene Herzfehler VI 446, 454, 491 ff.
— des Aortenbogens VI 446 ff.
— und Aortenbogensyndrom VI 376
— bei Aortenisthmusstenose III 454; V 763
— bei Aortitis luica II 780 ff.; VI 356
—, Aortographie bei VI 134
— und arteriovenöse Fisteln VI 473
— bei bakterieller Endokarditis II 714
— und Blutdruck V 601
— und Blutdruckmessung V 7
—, Cor pulmonale bei IV 62, 233
—, Diagnose VI 449 ff.
—, diffuses VI 444
—, dissecans s. u. Aortenhämatom, intramurales
— und Ductus-Botalli-persistens VI 446
— bei Endocarditis lenta II 714
— bei Endocarditis luica II 780 ff.
—, Formen VI 442, 444 ff.
—, Gefäßgeräusche bei VI 54
— bei Herztrauma II 475, 512, 521 ff., 534
— und Hypertonie V 601
—, intramurales VI 445
— und kardiogener Schock I 1025
— bei Karditis rheumatica II 604
— und Kollaps I 1025
—, Komplikationen VI 449
—, Lokalisation VI 444 ff.
— bei Marfan-Syndrom III 491 ff.
— und Phlebektasien VI 448
—, Prognose VI 450
— und renale Hypertonie V 601
— bei rheumatischem Fieber II 604
—, Röntgendiagnose VI 134

Aortenaneurysma und Schock I 1025
— des Sinus Valsalvae s. dort
—, Symptome VI 446 ff.
—, Therapie VI 450
—, thorakales VI 444 ff.
— und Thrombophlebitis VI 496 ff., 499
—, traumatische II 475, 512
—, Vasomotorik bei VI 449
Aortenatheromatose und Aortenisthmus-Stenose V 763
— und Aortitis luica VI 353
— und Blutdruckmessung V 7
— bei Lues VI 353
Aortenatresie III 25, 560 ff.
— und Anatomie III 39 ff., 560
— bei angeborener Mitralstenose III 27
—, Entwicklungsgeschichte III 560
— und Mitralatresie III 562 ff.
—, Pathologie III 39 ff., 560
—, Pathophysiologie III 561
—, Prognose III 562
—, Symptome III 561 ff.
— und Tricuspidalatresie III 25
— und Trunc. arter. commun. persist. III 30 ff.
Aortenbogen bei Aneurysmen III 208; VI 446 ff.
— bei angeborenen Herzfehlern III 66 ff., 171, 237, 344 ff., 447 ff., 480 ff., 487 ff., 492 ff., 499 ff., 576 ff., 582 ff., 589
— bei angeborenem perforiertem Sinus-Valsalvae-Aneurysma III 208
— und Aortenaneurysma VI 446 ff.
— bei Aortenbogensyndrom s. dort
— bei Aortenisthmusstenose III 66 ff., 447 ff.
— bei Aortenstenose II 1437 ff,
— bei Aortitis luica VI 351 ff., 356
— bei Arteriosklerose VI 387
— bei Dextrokardie III 576 ff.
— bei Dextroversion III 582 ff.
—, doppelter III 65, 480 ff.
— bei Ductus Botalli persistens III 171 ff.
— bei Endangitis obliterans VI 286
— bei Fallotscher Tetralogie III 344 ff.
— bei Gefäßkrankheiten VI 286, 340 ff., 387
— und Gefäßmißbildungen III 208

Aortenbogen bei Herzklappenfehler II 1437 ff.
—, Knickung III 487 ff.
— bei Marfan-Syndrom III 492 ff.
— bei Mesokardie III 589
—, Rechtslage des III 482 ff.
— bei Riesenzellarteriitis VI 340 ff.
— bei Transposition der Aorta und Pulmonalis III 499 ff.
— bei Ventrikelseptumdefekt III 237
Aortenbogenanomalien III 477 ff.
—, Anatomie III 477 ff.
— bei angeborener Mitralstenose III 549
—, Entwicklungsgeschichte III 467
—, Formen III 477 ff.
—, Pathophysiologie III 479
—, Symptome III 479 ff.
—, Therapie III 489
Aortenbogensyndrom V 766 ff.; VI 375 ff.
— und Aortenaneurysma VI 448
— und arteriovenöse Fisteln VI 377
— und Blutdruck V 766 ff.
—, Diagnose VI 379
— bei Endangitis obliterans VI 286
—, Gefäßgeräusche bei VI 53
— bei Gefäßkrankheiten VI 286, 340
— und Hypertonie V 766 ff.
—, Pathogenese VI 376 ff.
—, Prognose VI 380
— bei Riesenzellarteriitis VI 340 ff.
—, Symptome VI 377 ff.
—, Therapie VI 379 ff.
Aortenconusstenose III 41
— und angeborene Mitralstenose III 26
— und Tricuspidalatresie III 25
Aortendilatation, angeborene III 41
— bei angeborener Aortenstenose III 436 ff.
— bei angeborenem Herzfehler III 349 ff., 459 ff., 490 ff.
— und Aorteninsuffizienz II 1453 ff.
— bei Aortenisthmusstenose III 459 ff.
— bei Aortenstenose II 1437 ff.
— bei Aortitis luica VI 352, 356 ff.
— bei Fallotscher Tetralogie III 349 ff.

Aortendilatation bei Gefäßkrankheiten VI 352, 356 ff.
— bei Herzklappenfehler II 1437 ff., 1453 ff.
— bei Lues VI 352, 356 ff.
— bei Marfan-Syndrom III 490 ff.
Aortendrosselung und Hypertonie V 54
Aortendruck bei angeborener Aortenstenose III 437 ff.
— bei angeborenem Herzfehler III 71, 160, 178 ff., 183 ff., 187 ff., 196 ff., 201 ff., 239 ff., 437 ff., 505, 508, 548, 558; V 755, 761
— bei Aorteninsuffizienz II 1454 ff., 1458
— bei Aortenisthmusstenose III 464; V 755, 761
— bei Aortenstenose II 1431, 1443
— bei Aortopulmonalseptumdefekt III 196 ff., 201 ff.
— bei Cor biloculare III 548
— und Coronardurchblutung III 677 ff., 703
— bei Coronarinsuffizienz III 703
— bei Druckbelastung I 884 ff.
— bei Ductus Botalli persistens III 71, 160, 178 ff., 183 ff., 187 ff.
— bei Herzinfarkt III 703
— bei Herzklappenfehler I 884 ff.; II 1333 ff., 1431, 1443, 1454, 1458, 1478 ff.
— im Kollaps I 1014 ff.
— bei kombiniertem Mitral-Aortenfehler II 1478 ff.
— bei Mitralatresie III 558
— bei Mitralstenose II 1333 ff.
— bei Pulmonalstenose I 884 ff.
— im Schock I 1014 ff.
— bei Taussig-Bing-Komplex III 508
— bei Transposition der Aorta und Pulmonalis III 505
— bei Ventrikelseptumdefekt III 239 ff.
Aortenembolie VI 362, 366 ff.
Aortenfehler II 1289, *1427* ff.
— s. a. u. Aorteninsuffizienz und Aortenstenose
—, Alternans bei II 409
—, angeborene s. u. Aorta, reitende Aortenatresie Aortenbogenanomalien Aortenconusstenose Aortenisthmusstenose

Aortenfehler, angeborene s.a.u.
Aortenstenose, angeborene
Aortopulmonalseptumdefekt
Canalis atrioventricularis communis
Transposition der Aorta und Pulmonalis
Truncus arteriosus communis persistens
—, Antesystolie bei II 395
— und Aortenisthmus-Stenose V 763
— bei Aortitis luica II 780ff.
— und bakterielle Endokarditis II 701ff.
— und Balneotherapie I 698
— und Blutdruck V 37ff., 768, 780ff., 794ff.
— und Capillarresistenz VI 576
— und Commissurotomie II 1386
— als Druckbelastung I 886ff.
— und Endocarditis lenta II 701ff.
— bei Endocarditis luica II 780ff.
— und Gravidität IV 488ff.
— und Herzform I 886ff.
— und Herzgröße I 886ff.
— und Hirndurchblutung V 394
— und Hypertonie V 37ff., 768ff.
—, Hypotonie bei V 780ff., 794ff.
— bei Karditis rheumatica II 578ff., 581ff.
—, kombinierte II 1478
— und Links-Schenkelblock II 352ff., 356
—, Linksverspätung bei II 374
— und Mitralfehler II 1386, 1427ff., 1478ff.
— und Mitralinsuffizienz II 1424, 1479ff.
— und Mitralstenose II 1386, 1478ff.
— und Operabilität IV 631ff.
— und Purpura Majocchi VI 576
— und Rechts-Schenkelblock II 356
— und relative Mitralinsuffizienz II 1424
— bei rheumatischem Fieber II 578ff., 581ff.
— und Schenkelblock II 352ff., 356
— und Sportherz I 941ff.
— und Tricuspidalstenose II 1484, 1487
—, Verspätungskurven bei II 374

Aortenfehler als Volumenbelastung I 887ff.
— und Wilson-Block II 356
—, Wolff-Parkinson-White-Syndrom bei II 395
Aortenfenster, helles III 344ff.
—, bei Fallotscher Tetralogie III 344
Aortenhämatom, intramurales VI 453ff.
—, —, Ätiologie VI 455ff.
—, — und angeborene Herzfehler VI 456
—, — und Aortenisthmusstenose VI 456
—, — und Arteriosklerose VI 456ff.
—, — und Blutdruck VI 456ff.
—, —, Diagnose VI 461ff.
—, — und Gravidität IV 493
—, — und Hypertonie VI 456ff., 459
—, — und Lues 454ff.
—, —, Morphologie VI 454ff.
—, —, Pathogenese VI 454ff.
—, —, Pathologie VI 454ff.
—, —, Prognose VI 461ff.
—, —, Symptome VI 458ff.
—, —, Therapie VI 462
—, —, Verlauf VI 461ff.
—, —, Vorkommen VI 454
Aorteninsuffizienz II 1289, 1452ff.
—, Ätiologie II 1452
—, Alternans bei II 409
— und angeborener Herzfehler III 60, 242, 244ff.
— bei angeborenem perf. Sinus-Valsalvae-Aneurysma III 207, 211
— und Angina pectoris III 942
— bei Aortenaneurysma VI 445ff.
— und Aortenhämatom, intramurales VI 459ff.
— und Aortenstenose II 1427
— bei Aortitis luica II 780ff.; VI 351ff.
— und Arrhythmie II 103ff.
— und Atmung I 208ff.
— und Atrioventricularblock II 214
— und Atrioventricular-Rhythmus II 281
—, Auskultationsbefund II 1458ff.
— und bakterielle Endokarditis II 702ff.,1452ff., 1472
— und Balneotherapie I 698
— und Blutdruck II 37ff., 1461; V 768

Aorteninsuffizienz und Capillarresistenz VI 576
— und Commissurotomie II 1386
— und Coronarinsuffizienz III 942ff.
— und Dermographie VI 41
—, Differentialdiagnose II 1447, 1475
—, Elektrokardiogramm bei II 1466ff.
— und Endokarditis lenta II 702ff., 1452ff., 1472
— bei Endokarditis luica II 780ff.
—, Extrasystolie bei II 37ff.
— und Gefäßkrankheiten II 780ff.; VI 351ff., 445ff., 459ff.
— und Gefäßmißbildungen III 207, 211
—, Grade II 1457ff.
— und Gravidität IV 488ff.
— und hämorrhagische Diathese VI 576
— und Herzblock II 214
— und Herzform I 887ff.
—, Herzfrequenz bei II 11
—, und Herzfunktion I 17ff.
—, Herzglykoside bei I 465
— und Herzgröße I 887ff.
— und Herzinfarkt III 942ff.
—, Herzkatheterismus bei II 1468ff.
— und Hirndurchblutung I 81ff.; V 394
— und Hypertonie II 37ff.; V 768
— bei Karditis rheumatica II 578ff., 581ff., 1294, 1452ff., 1472
—, kongenitale II 1472
—, Kreislaufzeit bei I 174
— und Links-Schenkelblock II 356
— und Lues II 780ff., 1453, 1472; VI 351ff.
— und Lungenödem I 129ff.
— bei Marfan-Syndrom III 491ff.
— und Mitralinsuffizienz II 1480ff.
— und Mitralstenose II 1386, 1479ff.
— und Myokardstoffwechsel III 493
— und paroxysmale Tachykardie II 131ff.
—, Physiologie II 1454ff.
— und primäre chronische Polyarthritis II 993
—, Prognose II 1471ff.
— und Purpura Majocchi VI 576

Aorteninsuffizienz und
  Rechts-Schenkelblock
  II 356
— relative, bei Arteriosklerose
  II 1453
— bei rheumatischem Fieber
  II 578ff., 581ff., 1294,
  1452ff., 1472
—, Röntgendiagnose I 889;
  II 1454ff., *1463*ff.
— und Säure-Basenhaushalt
  I 208ff.
— und Schenkelblock
  II 356
— und Sportherz I 941ff.
—, Symptome II 1456ff.
—, Tachykardie bei II 11,
  131ff.
—, Therapie II 1476ff.
— und Ventrikelseptumdefekt
  III 60, 242, 244ff.
—, Verlauf II 1471ff.
— als Volumenbelastung
  I 887ff.
— und Vorhofflattern
  II 103ff.
— und Vorhofflimmern
  II 103ff.
— und Wenckebachsche
  Periodik II 214
— und Wilson-Block
  II 356
Aortenisthmusatresie s. u.
  Aortenisthmusstenose
Aortenisthmusstenose
  III *445*ff.; V 753ff.
—, Anatomie II 66ff.,
  *447*ff.
— und Aneurysmen III 205,
  451ff., 454, 468ff.
— und angeborene Aortenstenose III 41
— bei angeborener Mitralstenose III 27, 549
— und angeborenes perf.
  Sinus-Valsalvae-Aneurysma II 205
—, Angiokardiographie bei
  III 465ff.
— und Aortenhämatom, intramurales VI 456
— als Arterienmißbildung
  II 66ff.
— und Arteriosklerose
  V 362ff., 754, 757ff.
— und Atmung I 193
— und bakterielle Endokarditis II 685
— und Blutdruck III 449ff.,
  468ff.; V 37ff., 251ff.,
  362ff., 596, *753*ff.
— und Dextroversion
  II 588
—, Diagnose III 470ff.;
  V 754ff.

Aortenisthmusstenose als
  Druckbelastung I 886ff.;
  III 449
— und Ductus Botalli persistens III 71, 447, 451ff.
—, Elektrokardiogramm bei
  III 445, 455ff.
— und Endocarditis lenta
  II 685
— und Endokarditis II 685;
  V 754ff.
—, Entwicklungsgeschichte
  III 66ff., 446ff.
—, Formen III 67, 447ff.
—, funktionelle III 70
— und Geburtsakt IV 493
—, Geschlechtsverteilung
  III 108, 449
— und Gravidität IV 493ff.
—, Heredität III 108ff.
—, Herzform bei I 886ff.;
  III 452ff.
—, Herzgröße bei I 886ff.;
  III 452ff.
—, Herzkatheterismus bei
  III 463ff.
— und Hirnbasisaneurysma
  VI 464
—, Hypertonie bei III 449ff.,
  468ff.; V 37ff., 251ff.,
  362, 596, *753*ff.
— und Kältetest V 251ff.
—, Komplikationen III 468ff.
— bei Marfan-Syndrom
  III 491ff.
— und Mitralinsuffizienz
  II 1424; III 459
—, Pathologie III 66ff., *447*ff.
—, Prognose III 470; V 556ff.
— und Puerperium IV 493ff.
— und renale Hypertonie
  III 450ff.; V 596
— und relative Mitralinsuffizienz II 1424; III 453
—, Röntgendiagnose III 446,
  458ff.
—, Symptome III 445, 449ff.;
  V 754ff.
— und Taussig-Bing-Komplex
  III 39, 508
—, Therapie III *473*ff.;
  V 763ff.
— und Tricuspidalatresie
  III 25
—, umgekehrte s. u. Aortenbogensyndrom
—, Vorkommen III 108, 449;
  V 753ff.
Aortenkatheterismus zur Aortographie VI 131
Aortenklappen bei angeborener Aortenstenose III 41,
  433ff.
— bei angeborenem Herzfehler
  III 41, 202, 242, 357,

433ff., 448ff., 469ff.,
  491ff.
Aortenklappen bei angeborenem perf. Sinus-Valsalvae-Aneurysma
  III 204ff., 207ff., 211
— bei Aortenhämatom, intramuralem VI 459
— bei Aortenisthmusstenose
  III 448ff., 469ff.
— bei Aortenstenose II 1427ff.
  1442
— bei Aortitis luica II 780ff.;
  VI 351ff.
— bei Aortopulmonalseptumdefekt III 202
— bei bakterieller Endokarditis II 667ff., 685ff.,
  *701*ff., 709
— bei Blutkrankheiten IV 674
— bei Karditis rheumatica
— und Commissurotomie
  II 1386ff., 1396
— bei Endocarditis acuta
  bact. II 729, 731
— bei Endocarditis lenta
  II 667ff., 685ff., *701*ff.,
  709
— bei Endocarditis luica
  II 780ff.
— bei Endocarditis rheumatica II 563ff., 614
— bei Endocarditis tuberculosa II 780
— bei Fallotscher Tetralogie
  III 37, 357
— bei Gefäßkrankheiten
  II 780ff.; VI 351ff.,
  459
— bei Gefäßmißbildungen
  III 204ff., 207ff., 211
— bei Herzklappenfehler
  II 1325ff., 1381, 1386ff.,
  1405ff., 1427ff.
— und Herztöne II 575
— bei Herztrauma II 490ff.
  II 563ff., 614ff.
— und Kollaps I 1025
— bei Leukämie IV 674
— bei Lues II 780ff.;
  VI 351ff.
— bei Marfan-Syndrom
  III 491ff.
—, Mißbildungen II 685ff.;
  III 56ff.
— bei Mitralinsuffizienz
  II 1405ff.
— bei Mitralstenose II 1325ff.,
  1381, 1386ff.
— bei rheumatischem Fieber
  II 563ff., 614ff.
— und Schock I 1025
— bei Ventrikelseptumdefekt
  III 242
—, zweizipflige II 685ff.

Aortenklappenaneurysma bei Endocarditis lenta II 703 ff.
Aortenklappenriß bei Endocarditis lenta II 703 ff., 709
— bei Herztrauma II 490 ff.
— und Herzversagen I 338
— und kardiogener Schock I 1025
— und Kollaps II 1025
— und Schock I 1025
Aortenklappenverkalkung und Aortenstenose II 281, 1427 ff., 1442
Aortenkompression und Blutdruck V 54
Aortennerven s. a. u. Pressoreceptoren
— und Blutdruck V 23, 69 ff., 146 ff.
— und Depressan V 231 ff.
— und Entzügelungshochdruck V 37 ff., 146 ff.
— und experimentelle Hypertonie V 69 ff., 146 ff.
— und Hypertonie 69 ff., 146 ff.
Aortenpuls bei Aortenthrombose VI 373 ff.
— bei Gefäßkrankheiten VI 48, 373 ff.
Aortenpunktion zur Aortographie VI 1314 ff.
Aortenruptur und Aortenhämatom, intramurales VI 457, 459, 462
— bei angeborenem Herzfehler III 468 ff., 492 ff.; V 754 ff.
— bei Aortenisthmusstenose III 468 ff.; V 754 ff.
— bei Blutkrankheiten IV 674
— und Gravidität IV 493
— und Hämoperikard II 1151
— bei Herztrauma II 512 ff., 521 ff.
— bei Leukämie IV 674
— bei Marfan-Syndrom III 492 ff.
—, primär-traumatische II 534
—, pseudotraumatische II 534
—, spontane II 534
Aortensklerose und Aortenbogensyndrom VI 376
— und Aorteninsuffizienz II 1453 ff
— bei Aortitis luica VI 349 ff., 353 ff.
— und Arteriitis rheumatica VI 345
— bei Beriberi IV 393
— und Embolie VI 362 ff.
— und Gefäßkrankheiten VI 345 ff., 349 ff., 353 ff., 362 ff., 376

Aortensklerose und Herztrauma II 484 ff., 534
— bei Karditis rheumatica II 603
— und Lues V 353
— bei rheumatischem Fieber II 603
Aortenstenose II 1289, 1294, 1427 ff.; III 39 ff., 433 ff.
—, angeborene II 1427; III 39 ff., 433 ff.
—, — Anatomie III 40 ff., 433 ff.
—, — und angeborene Mitralstenose III 26 f., 549
—, — und angeborene Pulmonalstenose III 41
—, — und Angina pectoris III 945
—, —, Angiokardiogramm bei III 437 ff.
—, — und Aortenisthmusstenose III 448
—, — und Coronarinsuffizienz III 945
—, — und Dextroversion III 588
—, —, Differentialdiagnose III 438 ff.
—, —, Elektrokardiogramm bei III 436 ff.
—, — und Endocarditis lenta II 685
—, —, Entwicklungsgeschichte III 433
—, —, Häufigkeit III 434
—, —, Herzkatheterismus bei III 437
—, —, Pathologie III 40 ff., 433 ff.
—, —, Physiologie III 434 ff.
—, —, Prognose III 441 ff.
—, —, Röntgendiagnose III 436 ff.
—, —, supravalvuläre III 442 ff.
—, —, Symptome III 435 ff.
—, —, Therapie III 441 ff.
—, erworbene II 1427 ff.
—, —, Ätiologie II 1289 ff., 1294 ff., 1427 ff.
—, —, Alternans bei II 409
—, — und Angina pectoris III 944
—, — und Arrhythmie II 103 ff.
—, — und Arteriosklerose V 362 ff.
—, — und Atrioventricular-Rhythmus II 281
—, — und Balneotherapie I 698
—, — und Blutdruck II 1435 ff.; V 362 ff., 780 ff., 794 ff.

Aortenstenose, erworbene und Bradykardie II 16
—, — bei Carditis rheumatica II 603
—, — und Commissurotomie II 1386 ff.
—, — und Coronarinsuffizienz III 944
—, —, Differentialdiagnose II 1447
—, — als Druckbelastung I 886 ff.
—, —, Elektrokardiogramm bei II 1443 ff.
—, — und Endangitis obliterans VI 286
—, — und Endocarditis lenta II 685 ff., 704 ff.
—, — bei Endocarditis luica II 782
—, — bei Endocarditis rheumatica II 581 ff., 614 ff.
—, —, Extrasystolie bei II 37 ff.
—, — und Gefäßkrankheiten II 782; V 362 ff.; VI 286
—, —, Grade II 1432, 1449
—, — und Gravidität IV 488 ff.
—, —, Häufigkeit II 1427 ff., 1431 ff.
—, — und Herzform I 886 ff.
—, — und Herzfunktion I 17 ff.
—, — und Herzgröße I 886 ff.
—, —, Herzkatheterismus bei II 1446
—, — und Hirndurchblutung I 81 ff.
—, — und Hypertonie V 362 ff.
—, —, Hypotonie bei V 780 ff., 794 ff.
—, — und Kammerflattern II 177
—, — und Kammerflimmern II 177
II 581 ff., 614 ff., II 1289 ff., 1294
—, — und Kollaps I 959; II 1433 ff.
—, — und Links-Schenkelblock II 356
—, — und Mitralinsuffizienz II 1408 ff., 1479
—, — und Mitralstenose II 1386 ff., 1478 ff.
—, —, Myokardstoffwechsel bei III 944 ff.
—, — und Operabilität IV 631 ff.
—, —, Operation bei II 1449 ff.
—, —, Physiologie II 1428 ff.
—, —, Prognose II 1447

Aortenstenose, erworbene, und Rechts-Schenkelblock II 356
—, —, relative II 1427
—, — bei rheumatischem Fieber II 581 ff., 614 ff.
—, —, Röntgendiagnose II 1437 ff.
—, — und Schenkelblock II 356
—, — und Schock I 959; II 1433 ff.
—, —, Symptome II 1432 ff.
—, —, Therapie II 1448 ff.
—, — und Tricuspidalstenose II 1487, 1501
—, —, verkalkte II 281, 1427 ff., 1427
—, —, Verlauf II 1447 ff.
—, — und Vorhofflattern II 103 ff.
—, —, und Vorhofflimmern II 103 ff.
—, —, Vorkommen II 1289 ff., 1427 ff.
—, — und Wilson-Block II 356
Aortenthrombose VI 371 ff.
— und Aortographie VI 136
—, ascendierende VI 372
— und Blutdruck V 596 ff., 625, 640 ff.
—, descendierende VI 372
—, Diagnose VI 373
— bei Endangitis obliterans V 625; VI 290
— und Hypertonie V 596 ff., 625, 640 ff.
— und renale Hypertonie V 596 ff., 625, 640 ff.
— bei Riesenzellarteriitis VI 340
—, Symptome VI 372 ff.
—, Therapie V 640 ff.
Aortentöne II 575
— bei angeborener Aortenstenose III 435 ff.
— bei angeborenem Herzfehler III 307, 340 ff., 435 ff.
— bei angeborener Pulmonalstenose III 307 ff.
— bei Aortenbogensyndrom V 767
— bei Aortenstenose II 1434
— bei Aortitis luica VI 356
— bei bakterieller Endokarditis II 703 ff.
— nach Commissurotomie II 1396
— bei Endocarditis lenta II 703 ff.
— bei Fallotscher Tetralogie III 340 ff.

Aortentöne bei Gefäßkrankheiten VI 356
— und Herzmechanik II 575
— bei Herzklappenfehler II 1396, 1412 ff., 1434 II 576 ff.
— bei Lues VI 356
— bei Mitralinsuffizienz II 1412 ff.
— bei Mitralstenose II 1396
— bei rheumatischem Fieber II 576 ff.
Aortentransplantation s. u. Gefäßtransplantation
Aortenverschluß und Aortographie VI 133 ff., 136 ff.
—, embolischer s. u. Aortenembolie
— bei Endangitis obliterans VI 286, 290
— bei Riesenzellarteriitis VI 340
—, thrombotischer s. u. Aortenthrombose
Aortenvitium s. u. Aortenfehler, Aorteninsuffizienz, Aortenstenose
Aortikopulmonalfistel s. u. Aortopulmonalseptumdefekt
Aortitis bei Ductus Botalli persistens III 74
— fibroplastica VI 340
— und Herztrauma II 534
— bei Infektionen II 780 ff.; IV 536 ff.; VI 348 ff.
— luica II 780 ff.; VI 348 ff.
— — und Aortenbogensyndrom VI 376
— —, Blutdruck bei V 716; VI 356
— — und Carotissinus V 716
— — und Coronarinsuffizienz III 828 ff., 936 ff.
— — und Endocarditis luica II 780 ff.
— —, Häufigkeit VI 350
— — und Herzinfarkt III 828 ff.
— — und Hypertonie V 716; VI 356
— —, Morphologie VI 351 ff.
— — und neurogene Hypertonie V 716
— — und Operabilität IV 631
— —, Pathogenese II 781 ff.;
— —, Pathologie VI 351 ff.
— —, Symptome II 782; VI 354 ff.
— —, Vorkommen VI 349 ff.
— —, Therapie II 782; VI 357 ff.
— rheumatica VI 345 ff.
— bei Riesenzellarteriitis VI 340

Aortographie II 1269 ff.; VI 130 ff.
— bei Aneurysmen III 210, 216; VI 445
— bei angeborenem arteriovenösem Coronaraneurysma III 216
— bei angeborenen arteriovenösen Fisteln VI 470
— bei angeborenem Herzfehler III 181 ff., 202, 296, 453
— bei angeborenem perf. Sinus-Valsalvae-Aneurysma III 210
— bei Aortenaneurysma VI 445
— bei Aorteninsuffizienz II 1468 ff.
— bei Aortenisthmusstenose III 453, 466 ff.
— bei Aortenthrombose VI 372 ff.
— bei Aortopulmonalseptumdefekt III 202
— und Blutdruck V 596, 625, 678
— bei Canalis atrioventricularis communis III 296
— bei Coronargefäßmißbildungen III 210, 216
— bei Ductus Botalli persistens III 181 ff.
— bei Endangitis obliterans V 625
— bei endokriner Hypertonie V 678
—, Ergebnisse VI 136 ff.
— bei Gefäßkrankheiten V 627; VI 372 ff.
— bei Gefäßmißbildungen III 210, 216; VI 470
— bei Herzklappenfehler II 1468 ff., 1478
— bei Hypertonie V 596, 625
—, Indikationen VI 133 ff.
— bei kombiniertem Aortenfehler II 1478
—, Komplikationen VI 134 ff.
—, Kontraindikationen VI 135 ff.
— bei Phäochromocytom V 678
— bei renaler Hypertonie V 596, 625
—, retrograde, bei Aneurysmen III 211, 216; VI 445
—, —, bei angeborenem arteriovenösem Coronaraneurysma III 216
—, —, bei angeborenem Herzfehler III 181 ff., 202, 466 ff.

Aortogaphie, retrograde, bei angeborenem perf. Sinus-Valsalvae-Aneurysma III 211
—, —, bei Aortenaneurysma VI 445
—, —, bei Aorteninsuffizienz II 1468 ff.
—, —, bei Aortenisthmusstenose III 466 ff.
—, —, bei Aortopulmonalseptumdefekt III 202
—, —, bei Ductus Botalli persistens III 181 ff.
—, —, bei Gefäßmißbildungen III 211, 216
—, —, bei Herzklappenfehler II 1468 ff., 1478
—, —, bei kombiniertem Aortenfehler II 1478
—, Technik II 1269 ff.; VI 131 ff.
— bei Thrombose VI 133 ff., 327
—, Vasomotorik bei VI 133
Aortopulmonalseptumdefekt III 61 ff., 195 ff.
—, Anatomie III 61, 196 ff.
—, Angiokardiographie bei III 202
—, Definition III 195
—, Differentialdiagnose III 203
—, Entwicklungsgeschichte III 61, 196 ff.
—, Elektrokardiogramm bei III 198
—, Häufigkeit III 196
—, Herzkatheterismus bei III 196 ff., 200 ff.
—, Komplikationen III 202
—, Pathologie III 61, 196 ff.
—, Physiologie III 196 ff.
—, Prognose III 202
—, Röntgendiagnose III 199 ff.
—, Symptome III 195, 197 ff.
—, Therapie III 203 ff.
Apiol und Capillarpermeabilität VI 584
— und Capillarresistenz VI 584
Apnoe bei Adams-Stokes-Syndrom II 252 ff., 260
— und Antesystolie II 382, 384
— bei Lungenembolie IV 98 ff., 181 ff.
— bei paroxysmaler Tachykardie II 144
— und respiratorische Arrhythmie II 23 ff.
— und Schenkelblock II 341
— und Serotonin V 185
— bei Tachykardie II 144
— und Wolff-Parkinson-White-Syndrom II 382, 384
Apocynaceen bei Herzinsuffizienz I 426

Apoferritin V 203
Apoplexie bei angeborenem Herzfehler III 468 ff.
— bei Aortenisthmusstenose III 468 ff.; V 754 ff.
— bei Arteriitis luica VI 348
— und Augenhintergrund V 387, 424
— und Blutdruck V 32 ff., 263 ff., 367, 387 ff., 424, 602 ff.
— und Carotisdruck II 144
— bei Cushing-Syndrom V 695
— und Dystrophie IV 311
— bei Endangitis obliterans VI 288
— und Endokarditis fibrinosa II 778
— bei Endokarditis lenta II 719 ff.
— und Endokarditis verruc. simplex II 778
— bei endokriner Hypertonie V 695
— bei Erythemathodes II 983 ff.
— und essentielle Hypertonie V 263 ff., 367, 387 ff., 424
— und Extrasystolie II 44
— durch Ganglienblocker V 579 ff.
— und Geburtsakt IV 522
— bei Gefäßkrankheiten VI 288, 326 ff., 348
— bei Gravidität IV 522
— bei Graviditätstoxikose V 737 ff.
— bei hämorrhagischer Diathese IV 563
— bei Hirnbasisaneurysma VI 464
— und Hypertonie V 32, 263 ff., 367, 387 ff., 424, 602
— bei Hypoglykämie IV 380
— und Insulin IV 380
— bei Karditis rheumatica II 604
— bei Kollagenosen II 983 ff.
— und Kollaps I 958
— bei Lues VI 348
— und Lymphgefäßinsuffizienz VI 606
— bei maligner Hypertonie V 626 ff., 629 ff., 632
— bei Myokarditis II 877 ff.
— und Myokardose II 969
— bei Myokardsarkoidose II 947 ff.
— und Operabilität IV 632
— bei Periarteriitis nodosa VI 326 ff.
— im Puerperium IV 522
— und Rauwolfia-Alkaloide V 532

Apoplexie bei renaler Hypertonie V 602, 626, 629, 632
— bei rheumatischem Fieber III 604
— bei Sarkoidose II 947 ff.
— und Schock I 958
— und Vasomotorik I 958
— bei Waterhouse-Friedrichsen-Syndrom IV 563
Appendix und C-reaktives Protein II 597
— und Endokarditis lenta II 682
— bei Gefäßkrankheiten VI 321
— und Karditis rheumatica II 606
— und Lungenembolie IV 95
—, Mesoappendix-Test V 192 ff., s. a. dort
— bei Periarteriitis nodosa VI 310, 321
— und rheumatisches Fieber II 606
Appetit bei bakterieller Endokarditis II 741
— bei Beriberi IV 395
— bei Chagas-Myokarditis II 931 ff.
— und Chlorothiazid I 544; V 594
— und Digitalis I 489 ff.
— bei Endokardfibrose II 789
— bei Endokarditis lenta II 691 ff.
— bei endokriner Hypertonie V 662
— bei Erythemathodes II 983
— bei essentieller Hypotonie V 787 ff.
— bei Fibroelastose II 789
— und Ganglienblocker V 594
— bei Gefäßkrankheiten II 987; VI 313 ff., 338
— bei Glykogenose II 966
— und Herzglykoside I 489 ff.
— bei Herzinfarkt III 1118
— bei Herzinsuffizienz I 504 ff.
— bei Hyperchlorämie I 588
— bei Hypertonie V 583 ff., 662, 787 ff.
— und Hypokaliämie I 583 ff.
— bei Hyponatriämie I 574
— bei Hypotonie V 787 ff.
— bei Kollagenosen II 983
— bei Myokarditis II 877 ff., 902
— bei Pankarditis rheumatica II 619 ff.
— bei Periarteriitis nodosa II 987; VI 313 ff.
— bei Phäochromocytom V 662

Appetit und Rauwolfia-Alkaloide V 539, 594
— bei Riesenzellarteriitis VI 338
— bei Scharlach-Myokarditis II 902
— bei vegetativer Labilität IV 719, 799 ff.
Appetitlosigkeit s. u. Anorexie
Apresolin V 541 ff. s. a. u. Hydralazine
— bei Aortenisthmus-Stenose V 763
— und Blutdruck V 73, 133, 145, 156, 161, 248, 399, 492, 541 ff., 594
—, Chemie V 541
— und DOCA V 133
— und Entzügelungs-Hochdruck V 156
— bei essentieller Hypertonie V 399, 492, *541* ff., 594
— und experimentelle Hypertonie V 133, 145, 156, 161
— bei Gefäßkrankheiten VI 183 ff.
— bei Graviditätstoxikose V 751 ff.
— und Hirndurchblutung V 399
— und Hypertonie V 133, 145, 156, 161, 248, 399, 492, *541* ff., 594
— in der Kombinations-Therapie V 587
—, Kontraindikationen V 594
—, Nebenwirkungen V 492, 546, 550 ff., 594
— und Nierendurchblutung V 411
—, Pharmakologie V 492
— und Serotonin V 185
— und Steroide V 133, 145
— und Vasomotorik V 541 ff.
— und zentralnervöse Hypertonie V 161
Aquaeductus Sylvii und zentralnervöse Hypertonie V 157
Arachnodaktylie bei Marfan-Syndrom III 491 ff.
Aramine beim Kollaps I 1137
— beim Schock I 1137
Arbeitsbelastung s. u. Belastung
Arborisation-Block s. u. Verzweigungsblock
Arcus aortae dexter circumflexus III 484
— — sinister circumflexus III 486
Arcus lipoides corneae bei Arteriosklerose VI 419

Arfonad V 567 s. a. u. Ganglienblocker
— und Blutdruck V 567 ff., 575, 746 ff.
— bei essentieller Hypertonie V 567 ff.
— bei Gravidität V 746
— bei Graviditätstoxikose V 746
— bei Hypertonie V 567 ff.
— und Niere V 575 ff.
Arginin im Hypertensin V 95
— und Kallidin V 227
Argochrom bei Endokarditis lenta II 747
Aricin s. a. u. Rauwolfia-Alkaloide V 523
Aristamidgel bei Verbrennung VI 563
Arlidin VI 166
— bei Gefäßkrankheiten VI 166
Arrhenoblastom und Blutdruck V 40
Arrhythmie II 1 ff., *27* ff.
—, absolute II 1 ff.; 85 ff.
—, —, Ätiologie II 102 ff.
—, —, bei allergischer Myokarditis II 953
—, —, bei Amyloidose II 963 ff.
—, —, bei Aneurysmen III 207, 215
—, —, bei angeborenem arteriovenösem Coronaraneurysma III 215
—, —, bei angeborenem Herzfehler III 265 ff., 283 ff.
—, —, bei angeborenem perf. Sinus-Valsalvae-Aneurysma III 207
—, —, bei Angina pectoris III 843, 1032 ff.
—, —, und Antesystolie II 387 ff.
—, —, bei Aorteninsuffizienz II 1466 ff.
—, —, bei Aortenisthmusstenose III 456 ff.
—, —, bei Aortenstenose II 1445 ff.
—, —, Auslösung II 79 ff.
—, —, und Blutdruck V 657 ff.
—, —, bei Brucellosen II 904
—, —, bei Carcinoid II 785
—, —, bei Chagas-Myokarditis II 932
—, —, und Commissurotomie II 1385 ff., 1391 ff.
—, —, und Coroninsuffizienz III 843
—, —, bei Dermatomyositis II 992
—, —, durch Digitalis I 489 ff.

Arrhythmie, absolute, bei Diphtherie-Myokarditis II 898
—, —, bei Dystrophia muskulor. progr. II 972
—, —, bei Dystrophia myotonica II 971
—, —, bei Ebstein-Syndrom III 422
—, —, Elektrokardiogramm bei II 92 ff.
—, —, bei Elektrounfall III 906 ff.
—, —, und Embolie II 120; VI 95, 105, 125, 142 361 ff.
—, —, bei Endokarditis lenta II 708 ff.
—, —, bei Endokardfibrose II 788
—, —, bei endokriner Hypertonie V 657 ff.
—, —, bei Endomyokardfibrose II 788
—, —, bei Fiedler-Myokarditis II 958
—, —, und Gravidität IV 487, 490 ff., 496
—, —, bei Hämochromatose II 965; IV 683
—, —, bei Heredoataxie II 973
—, —, und Herzglykoside I 450 ff., *459* ff., *462* ff., 471 ff., 479 ff., 489 ff.
—, —, bei Herzinfarkt III 1175 ff.
—, —, und Herzinsuffizienz I 403 ff.; II 112
—, —, bei Herzkatheterismus II 1259 ff.
—, —, bei Herzklappenfehler II 1322, 1416, 1445 ff. 1466 ff., 1440, 1507 ff.
—, —, bei Herzneurose IV 821 ff.
—, —, bei Herztrauma II 467 ff., 498 ff., 519 ff.
—, —, bei Herztumoren II 1180 ff., *1183* ff.
—, —, bei Hyperthyreose II 97, 103 ff., 114; IV 316 ff., 323
—, —, und Hypertonie V 657 ff.
—, —, bei idiopathischer Herzhypertrophie II 975
—, —, bei Infekten II 104 ff.
—, —, bei Kammerflattern II 79 ff.
—, —, bei Kammerflimmern II 39, 41, 79 ff.
—, —, bei Kammertachykardie II 155 ff.

Arrhythmie, absolute, bei Karditis rheumatica II 589ff.
—, —, bei Kohlenoxydvergiftung III 875
—, —, und Kollaps I 959
—, —, bei konstriktiver Perikarditis II 1119ff.
—, —, labile II 81, 97
—, —, langsame II 81, 92
—, —, bei Leptospirosen II 905
—, —, bei Luftembolie IV 125
—, —, und Lungenembolie IV 95ff., 105ff., 142ff.
—, —, bei Lutembacher-Syndrom III 283ff.
—, —, bei Mitralinsuffizienz II 1416
—, —, bei Mitralstenose II 1322, 1339ff., 1369ff.
—, —, bei Myocarditis rheumatica II 589ff.
—, —, bei Myokarditis II 589, 898
—, —, bei Myokardsarkoidose II 948
—, —, und Myokardstoffwechsel III 843
—, —, bei Myokardtuberkulose II 943ff.
—, —, und Operabilität IV 628, 632
—, —, paroxysmale II 128ff.
—, —, bei paroxysmaler Tachykardie II 155ff.
—, —, bei Periarteriitis nodosa II 987ff.
—, —, bei Perikarditis II 1074
—, —, perpetua II 85, 112
—, —, bei Phäochromocytom V 657ff.
—, —, bei Pneumonie-Myokarditis II 912
—, —, bei Poliomyelitis II 819
—, —, Prognose II 112
—, —, bei Reticulosarkom IV 678
—, —, bei rheumatischem Fieber II 589ff.
—, —, bei Sarkoidose II 948
—, —, und Schock I 959
—, —, schnelle II 81, 90ff.
—, —, bei Sklerodermie II 990
—, —, Symptome II 80ff.
—, —, bei Tachykardie II 155ff.
—, —, terminale II 85ff.
—, —, Therapie II 112ff.
—, —, und Thrombose II 120
—, —, und Thyreoidea II 97, 103ff., 114; IV 316ff., 323

Arrhythmie, absolute, bei Tricuspidalinsuffizienz II 1507ff.
—, —, bei Tricuspidalstenose II 1490ff.
—, —, bei Tuberkulose II 943ff.
—, —, bei tuberkulöser Perikarditis II 1079
—, —, und Vasomotorik I 959
—, —, bei Vergiftungen III 875
—, —, Verlauf II 112
—, —, bei Vorhofflimmern II 80ff.
—, —, bei Vorhofseptumdefekt III 265ff.
—, —, Vorkommen II 101ff.
—, —, und Wolff-Parkinson-White-Syndrom II 387ff.
— bei Adams-Stokes-Syndrom II 251ff., 258, 263
—, Ätiologie II 102ff.
— bei allergischer Myokarditis II 951ff.
—, Allorhythmie II 32ff.
— und Alternans II 403ff.
— bei Amöbiasis II 935
— bei Amyloidose II 963ff.
— bei Aneurysmen III 207, 215
— bei angeborenem arteriovenösem Coronaraneurysma III 215
— bei angeborenem Herzfehler III 265ff.
— bei angeborenem perf. Sinus-Valsalvae-Aneurysma III 207
— bei Angina pectoris III 843, 1032ff.
— bei Angina tonsillaris II 914
— und Antesystolie II 27, 380, 382ff., 387ff.
— bei Aorteninsuffizienz II 1466ff.
— bei Aortenisthmusstenose III 456ff.
— bei Aortenstenose II 1445ff.
— und Atmung s. u. Arrhythmie, respiratorische
— bei Atrioventricularblock II 213ff., 221ff., 231ff., 237, 242
— bei Atrioventricular-Dissoziation II 286ff.
— bei auriculärer Leitungsstörung II 198ff.
—, Bigeminie I 492; II 32ff., 40ff., 53, 68, 72
— und Blutdruck V 144, 154, 657ff.
— bei Blutkrankheiten IV 674, 680
— und Bradykardie II 15

Arrhythmie bei Brucellosen II 904
—, Bündelstamm- II 60ff.
— bei Carcinoid II 785
—, bei Carotis-Sinus-Syndrom II 142, 145, 272ff., 275ff.
— bei Chagas-Myokarditis II 931ff.
— bei Coma diabeticum IV 376ff.
— und Commissurotomie II 1385ff., 1391ff.
— und Coronarinsuffizienz III 834
— und Cor pulmonale IV 95ff., 105ff., 109ff., 125, 142ff.
— bei Coxsackie-Infekt II 921
—, Definition II 27ff.
— bei Dermatomyositis II 991
— bei Diabetes mellitus IV 376ff.
— durch Digitalis I 490ff.; II 39ff.
— bei Diphtherie-Myokarditis II 878ff., 894ff.
— bei Dystrophia musculor. progr. II 972
— bei Dystrophia myotonica II 971
— bei Ebstein-Syndrom III 422
— bei Effort-Syndrom IV 715
—, Elektrokardiogramm bei II 32ff.
— bei Elektrounfall III 906ff.
— und Embolie II 120; IV 95, 105ff., 109, 125; VI 361ff.
— bei Endokarditis lenta II 708ff.
— bei Endokardfibrose II 788
— bei endokriner Hypotonie V 657ff.
— bei Endomyokardfibrose II 788
— und Entzügelungs-Hochdruck V 154
— bei essentieller Hypertonie V 788
— und experimentelle Hypertonie V 144, 154
—, fetale II 35ff.
— durch Extrasystolie s. dort
— bei Fiedler-Myokarditis II 957ff.
— bei Fleckfieber II 907
— bei Fokaltoxikose II 914
— und Genußgifte IV 826
— und Gravidität II 45; IV 487, 490ff., 495ff.
— bei Grippemyokarditis II 925
— bei Hämochromatose II 965; IV 683

Arrhythmie bei Heredoataxie
II 973
— bei Herzblock s. a. dort
  II 179ff., 193ff., 198ff.,
  212ff., 214ff., 221ff.,
  228ff., 235ff., 242
— und Herzglykoside I 462,
  479, 490ff.; II *39*ff., 66ff.
— bei Herzinfarkt III 1175ff.
— und Herzinsuffizienz II 77,
  112ff.
— bei Herzkatheterismus
  II 1258ff.
— bei Herzklappenfehler
  II 1411ff., 1416, 1322,
  1339ff., 1369ff., 1392,
  1445ff., 1466ff., 1490ff.,
  1507ff.
— bei Herzneurose IV 821ff.
— bei Herztrauma II 464ff.,
  467ff., 497ff., 519ff.
— bei Herztumoren II 1180ff.,
  *1182*ff.
— bei Hypercalcämie IV 447,
  449
— bei Hyperkaliämie IV 433,
  436
— bei Hyperthyreose II 21ff.,
  44, 71, 97, 103ff., 114;
  IV 316ff., 322ff.
— bei Hypertonie V 657ff.
— bei Hypocalcämie IV 449ff.
— und Hypophyse V 144
— bei Hypothyreose II 44
— bei Hypotonie V 788
— bei idiopathischer Herzhypertrophie II 975
— bei idiopathischer Perikarditis II 1074
— bei Infekten II 104ff.,
  223ff.
— bei Interferenz-Dissoziation
  II 290ff.
— und Kaliumstoffwechsel
  IV 436
—, Kammerextrasystolie
  s. dort
— bei Kammerflattern
  II 79ff.
— bei Kammerflimmern
  II 39, 41, 79ff.
— bei Kammertachykardie
  II 128, 132, 136ff., 150ff.,
  155ff., 161ff.
— bei Karditis rheumatica
  II 589ff.
— bei Kohlenoxydvergiftung
  III 875
— bei Kollagenosen II 589ff.,
  987ff.
— und Kollaps I 959
— bei konstriktiver Perikarditis II 1119ff.
— bei Leptospirosen II 905
— bei Leukämie IV 674

Arrhythmie, Luciani-Perioden
II 27
— bei Luftembolie IV 125
— und Lungenembolie
  IV 95ff., 105ff., 109ff.
— bei Lutembacher-Syndrom
  III 283ff.
— und Magnesium-Stoff-
  wechsel IV 457, 459
— durch Magnesiumsulfat
  II 148
— bei Masern II 922
—, Mechanismus II 29ff.
— bei Mitralinsuffizienz
  II 1411ff., 1416
— bei Mitralstenose II 1322,
  1339ff., 1369ff., 1392
— bei Mononucleose II 927
— bei Myokarditis II 589ff.,
  618, 877ff., 895ff., 899ff.
— bei Myokarditis rheumatica
  II 589ff., 618
— bei Myokardsarkoidose
  II 947
— und Myokardstoffwechsel
  III 843
— bei Myokardtuberkulose
  II 943ff.
— bei Myxödem II 44
— in der Narkose II 41
— und Nebenniere II 45
— und Nervensystem II *41*ff.
— und Nicotin IV 826
— und Operabilität IV 628,
  632
—, Pararhythmie II 285ff.
—, Parasystolie II 27, 29ff.,
  30ff., 299ff., 304
— bei Parotitis II 928
—, paroxysmale II 128ff.
— bei paroxysmaler Tachy-
  kardie II 128ff., 132ff.,
  136ff., 145, 155ff., 158ff.,
  161ff.
— bei Periarteriitis nodosa
  II 987ff.
— bei Perikarditis II 1074
— perpetuelle s. u. Arrhythmie, absolute
— bei Phäochromocytom
  V 657ff.
— durch Pharmaka II 39ff.
— und Pitressin V 144
— bei Pneumonie-Myokarditis
  II 912
— bei Poliomyelitis II 818ff.,
  918
—, Polygeminie II 32ff., 53, 72
—, postoperative IV 608
— bei postsynkopalem Syn-
  drom II 261ff.
—, pränatale II 35ff.
— bei primär chronischer
  Polyarthritis II 993
—, Prognose II 112

Arrhythmie, Quadrigeminie
II 32ff.
—, Reentrey-Theorie II 29ff.
—, respiratorische II 19ff.
—, —, bei Adipositas II 23
—, —, bei Dystrophie IV 296
—, —, bei Hyperthyreose
  II 21ff.
—, —, bei Karditis rheumatica
  II 590
—, —, und Myokarditis rheumatica II 590
—, —, und rheumatisches
  Fieber II 590
—, —, bei Sportherz I 927ff.,
  945
—, —, und Thyreoidea
  II 21ff., 44, 71, 97,
  103, 114; IV 316ff.,
  322, 323ff.
—, —, bei vegetativer Labilität IV 722
— bei Reticulosarkom
  IV 678
— bei Reizleitungsstörungen
  s. dort
— bei rheumatischem Fieber
  II 589ff.
— bei Roemheld-Syndrom
  IV 865
— bei Sarkoidose II 947
— bei Scharlach-Myokarditis
  II 878ff., 895ff., 900
— und Schenkelblock II 51ff.,
  159, 341ff.
— und Schock I 959
— bei Sinuauriculärblock
  II 193ff.
—, Sinus- II 19ff.
—, Sinusextrasystolie II 32ff.,
  35ff., *45*ff.
— bei Sklerodermie II 990
— bei Sportherz I 927ff., 945
— bei Tachykardie II 30, 34,
  38, 44, 73ff., 128ff.,
  132ff., 136ff., 145, 150ff.,
  158, 161ff.
—, terminale II 128ff.
— bei Tetanie IV 449ff.
—, Therapie II 75ff., 112ff.
— bei Thoraxdeformation
  IV 229ff.
— und Thrombose II 120
— und Thyreoidea II 97,
  103ff., 114; IV 316ff.,
  323
— bei totalem Block II 228f.
  231ff., 235ff., 237, 242
— bei Tricuspidalinsuffizienz
  II 1507ff.
— bei Tricuspidalstenose
  II 1490ff.
—, Trigeminie II 32ff., 58
—, bei Tuberkulose
  II 943ff.

Arrhythmie bei tuberkulöser Perikarditis II 1079
— bei Umkehr-Extrasystolie II 72, 190, 290, 296, *309*ff.
— bei Umkehrrhythmus II 309ff.
— und Vasomotorik I 959
— bei vegetativer Labilität IV 704ff., 709ff., 787ff.
— bei Vergiftungen III 875
—, Vorhofextrasystolie II 32ff., 35ff., *47*ff., 190ff.
— bei Vorhofflattern s. a. dort II 78ff., 86ff.
— bei Vorhofflimmern s. a. dort II 37, 41, 44, 73ff., 78ff., 86ff., 189ff.
— bei Vorhofseptumdefekt III 265ff.
—, Vorkommen II 35ff., 101ff.
— bei Wenckebachscher Periodik s. dort
— und Wolff-Parkinson-White-Syndrom II 380, 382ff., 387ff.
Arsen bei Aortitis luica VI 357ff.
— bei Gefäßkrankheiten VI 357ff.
— und Myokarditis II 874
— und Myokardose II 968ff.
— bei Lues VI 357ff.
Arsenik und Capillarpermeabilität VI 582
— und Capillarresistenz VI 582
— und Purpura VI 582
—, vegetabiler VI 584
Arsenvergiftung III 890ff.
— und Angina pectoris III 890
— und Capillarresistenz VI 582
— und Capillarspasmen VI 537
— und Capillarpermeabilität VI 582
— und Coronarinsuffizienz III 890
— und Endangitis obliterans VI 267ff.
— und Gefäßkrankheiten VI 244, 267ff., 534ff., 582
— und hämorrhagische Diathese VI 582
— und Herzinfarkt III 891
— und Kollaps I 958
— und Livedo reticularis VI 534ff.
— und Schock I 958
— und sekundäres Raynaud-Syndrom VI 244
— und Vasomotorik VI 244

Arsenvergiftung und vegetative Labilität IV 827
Arsine und Capillarpermabilität VI 582
— und Capillarresistenz VI 582
— und hämorrhagische Diathese VI 582
Arterenol s. u. Noradrenalin
,,Arterial orthostatic anaemia", Begriff IV 732
Arterien VI 1ff.; s. a. unter den einzelnen Arterien unter ihrem Eigennamen
— bei Addison-Syndrom V 797
— und Adipositas IV 625
— bei Akrocyanose VI 533
—, Anatomie VI 1ff.
— bei Aneurysmen VI 442ff., 463ff.
— bei angeborenen arteriovenösen Fisteln VI 469ff.
— bei angeborenem Herzfehler III 73, 162, 195ff., 445ff., 450ff., 478ff.
— bei Angiomen VI 588ff.
— bei Angiopathia diabetica IV *354*ff.
— bei Aortenaneurysma VI 448
— bei Aortenbogen-Anomalien III 478ff.
— bei Aortenbogensyndrom VI 375ff.
— bei Aortenhämatom (intramural) VI 458ff.
— bei Aortenisthmusstenose III 445ff., 450ff; V 362ff., 754ff., 766
— bei Aortenstenose II 1431
— bei Aortenthrombose VI 372ff.
— bei Aortitis luica VI 349ff., *351*ff.
— und Aortogramm VI 130ff.
— bei Aortopulmonalseptumdefekt III 195ff.
— bei Arteriitis disseminata VI 343ff.
— bei Arteriitis luica VI 347ff.
— bei Arteriitis rheumatica VI 345ff.
— und Arteriographie VI 121ff.
— bei Arteriosklerose V 351ff.; VI 387ff.
— bei Arteriosklerosis obliterans VI 429ff.
— bei Arteriosklerosis obliterans diabetica VI 437ff.
— bei arteriovenösen Fisteln VI 469ff., 473ff.
— und Balneotherapie I 664ff.

Arterien bei Bilharziose IV 239ff.
— und Blutdruck V 8ff., 19ff., 37ff., 122, 287ff., 293ff., 344, 351ff., 415ff., 595ff., 658, 781ff., 790ff.
— und Calciumstoffwechsel IV 454
— und Capillarpermeabilität VI 552
— und Capillarektasien VI 527
— bei Carotissinus-Syndrom V 818
— und Chlorothiazid V 590
— und Cor pulmonale IV 62ff. 98ff., 140ff.
— und Cyanose VI 530ff.
— bei Diabetes mellitus IV 345ff., 354ff.; V 337, 353, 395, 419ff., 425ff., 618; VI 437ff.
— bei diabetischer Glomerulosklerose IV 364ff.; V 618ff.
— bei Ductus Botalli persist. III 73ff., 162ff.
— bei Dystrophie IV 301ff.
— bei Eisenmenger-Komplex III 38
—, Elastizität V 8ff., 20ff., 287ff.
— bei Embolie VI 361ff.
— bei Endangitis obliterans VI 271ff., 281ff.
— bei Endokardfibrose II 786
— bei Endokarditis acuta bact. II 727ff.
— bei Endokarditis lenta II 692ff., 705ff., *710*ff.
— bei Endokarditis pariet. fibroplast. II 786
— und Endokardsklerose II 789
— bei endokriner Hypertonie V 658ff., 797
—, Entwicklungsgeschichte III 1ff., 5ff.; II 1ff.
— bei Erfrierung I 981; VI 555ff.
— und Ernährung IV 625
— bei Erythematodes VI 344
— bei Erythralgie VI 527
— und essentielle Hypertonie V 287ff., 293ff., 344, 351ff., 415ff., 790ff.
— und experimentelle Hypertonie V 37ff., 122ff.
— und Gefäßgeräusche VI 53
— und Gefäßmißbildungen VI 588
— und Gefäßspinnen VI 543
— bei Glomerulosklerose V 618ff.
— bei Gravidität IV 500ff.

Arterien bei Graviditätstoxikose IV 512ff., 517ff.
— und Hämangiome VI 595
— bei Hämangiosarkom VI 601 ff.
— bei Hämochromatose IV 684
— des Herzens III 657 ff.
  s. a. unter Coronargefäße
— bei Herzinfarkt III 718
— bei Herzklappenfehler II 1303 ff., 1311 ff., 1431
— und Herztrauma II 464 ff.
— bei Hirnbasisaneurysma VI 463 ff.
— und Hydralazine V 546 ff.
— und Hydrochlorothiazid V 590
— und Hyperämieteste VI 57 ff., 61 ff.
— bei Hyperthyreose IV 316 ff.
— und Hypertonie V 37 ff., 122, 287 ff., 293 ff., 344, 351 ff., 415 ff., 595 ff., 658
— bei Hypothyreose IV 320 ff., 335; V 353
— und Hypotonie V 781 ff., 790 ff.
— bei Infektionen IV 577; V 801 ff.
— bei Karditis rheumatica II 603 ff.
— bei Klippel-Trénaunay-Syndrom VI 588
— und Körpergewicht IV 625
— und Kollaps I 987 ff., 993 ff., 1037 ff., 1044 ff., 1112
— bei konstriktiver Perikarditis II 1101 ff.
— und Lebensalter IV 620 ff.
— bei Leukämie IV 674
— bei Livedo reticularis VI 534 ff.
— bei Lungenembolie IV 98 ff.
— bei Lues VI 347 ff., 351 ff.
— bei maligner Hypertonie V 626 ff.
— bei Martorelli-Syndrom V 344
— bei Mediasklerose VI 441
— bei Mitralstenose II 1303 ff., 1311 ff.
— des Myokards III 657 ff.
  s. a. unter Coronargefäße
— bei Myokardtuberkulose II 943
— bei Myxödem IV 320 ff., 335; V 353
— bei Orthostase IV 729 ff.; V 811

Arterien und Oscillogramm VI 78 ff.
— bei Periarteriitis nodosa II 984 ff.
— bei Pericarditis II 1101
— bei Perniosis VI 559 ff.
— bei Periarteriitis nodosa V 612 ff., VI 311 ff.
— bei Phlebitis VI 489, 492
— bei Phäochromocytom V 658 ff.
—, Physiologie VI 1ff.
— und Plethysmogramm VI 71 ff.
— bei Pneumokoniose IV 209 ff.
— bei Polycythämie IV 665
— bei postthrombotischem Syndrom VI 511 ff.
— bei Postural hypotension IV 740 ff.; V 815
— bei Pulmonalaneurysma VI 466
— bei Pulmonalsklerose IV 241 ff.
— und Pulswelle VI 50, 81 ff.
— bei Pyelonephritis V 607 ff., 611
— bei Raynaud-Syndrom VI 223 ff.
— und reaktive Hyperämie VI 57 ff.
— und Regelkreis IV 745 ff.
— und renale Hypertonie V 595 ff.
— und Rheogramm VI 74 ff.
— bei rheumatischem Fieber II 603 ff.
— bei Riesenzellarteriitis VI 337 ff., 339 ff.
— und Saug-Drucktherapie VI 154 ff.
— und Schock I 987 ff., 993 ff., 1037 ff., 1044 ff., 1100 ff., 1112
— bei Schockniere I 1100 ff.
— bei sekundärem Raynaud-Syndrom VI 234 ff.
— bei Silikose IV 209 ff.
— und Steroide V 122
— und Synkardialmassage VI 151 ff.
— bei Thrombophlebitis VI 489 ff., 492 ff.
—, Thrombose der VI 371 ff.
— und Thyreodea IV 316 ff.
— bei Tuberkulose II 943; VI 347
— bei Ventrikelseptumdefekt III 221 ff.
— bei Vorhofseptumdefekt III 257 ff.
— und Wärmetherapie VI 155 ff.

Arterien, Windkesselfunktion V 19 ff., 287 ff. s. a. u. Windkessel
Arterienembolie s. u. Embolie
Arterienmißbildungen III 64 ff.
— bei Angiomen VI 588
—, Aortenisthmusstenose s. a. dort III 66 ff.
— der Coronargefäße s. u. Coronargefäßmißbildungen
—, Ductus Botalli persistent s. a. dort III 70 ff.
— und Hirnaneurysma VI 465
— und Hirnbasisaneurysma VI 463 ff.
— bei Klippel-Trénaunay-Syndrom VI 588
Arterienplastik s. u. Gefäßtransplantation
Arterienpulse bei Akrocyanose VI 533
— bei Angiopathia diabetica VI 439 ff.
— bei Aortenbogensyndrom VI 376 ff.
— bei Aortenhämatom, intramuralem VI 458, 460
— bei Aortenisthmusstenose III 445 ff., 453 ff.
— bei Aortenthrombose VI 372 ff.
— bei Arteriosklerosis obliterans VI 431 ff.
— bei Arteriosklerosis obliterans diabetica VI 439 ff.
— bei Capillarektasien VI 533
— bei Diabetes mellitus VI 439 ff.
— bei Embolie VI 363 ff.
— bei Endangitis obliterans VI 281 ff.
— bei Gefäßkrankheiten s. u. den einzelnen Erkrankungen
— bei Perniosis VI 559
— bei Phlebitis VI 489 ff., 493
— bei Riesenzellarteriitis VI 339 ff.
— bei Thrombophlebitis VI 489 ff., 493
— und Thrombose VI 371 ff.
Arterienpunktion, Technik II 1242 ff.
Arterienresektion s. u. Gefäßresektion
Arterienthrombose VI 369 ff.
— und Arteriosklerose VI 400, 429 ff.
— bei Arteriosklerosis obliterans VI 429 ff., 435
— bei Herzinfarkt III 1230
— im Kollaps I 1112

Arterienthrombose im Schock
I 1112
— und sekundäres Raynaud-
Syndrom VI 235, 247
—, Vasomotorik bei VI 369 ff.
Arterientransplantation s. u.
Gefäßtransplantation
Arterienverschluß s. u. Gefäßverschluß
Arteriitis VI 335 ff.
— allergische II 984 ff.
— — und allergische Myo-
karditis II 951 ff.
— und Aneurysmen VI 348,
442 ff., 463 ff.
— und Arteriosklerose
III 922 ff., 928 ff.,
IV 241 ff., 247 ff.
— und arteriovenöse Fisteln
VI 473
— bei Bilharziose IV 239 ff.
— und Blutdruck V 40, 122
— brachiocephalica VI 340
s. a. u. Aortenbogensyn-
drom
— der Coronargefäße III 920 ff.
— und Coronardurchblutung
III 922 ff., 928 ff., 930
—, Cor pulmonale bei IV 62,
140 ff.
— cranialis VI 341
— disseminata VI 343 ff.
— bei Ductus Botalli persistent. III 73, 74 ff.
— und Dystrophie IV 311
— bei Endangitis obliterans
III 920 ff.
— bei Endokardfibrose II 786
— bei Endokarditis acuta
bakt. II 727 ff.
— bei Endokarditis lenta
II 705 ff., *710* ff.
— bei Endokarditis pariet.
fibroplast. II 786
— und Fokaltoxikose
III 923 ff.
— gigantocellularis s. u.
Riesenzellarteriitis
— granulomatosa s. u. Riesenzellarteriitis
— und Herzinfarkt III 930
— und Hypertonie V 40, 122
— und Infekte III 923 ff.;
IV 577 ff.
— bei Karditis rheumatica
II 603 ff.
— und Links-Schenkelblock
II 356
— luica VI 347 ff.
— — und Aneurysmen
VI 348, 442 ff., 463 ff.
— — und Hirnbasisaneu-
rysma VI 348, 463 ff.
— und Myokarditis II 951 ff.
— und Nebenniere V 122

Arteriitis nodosa s. u. Periarteriitis nodosa
— bei Polycythämie IV 665
—, postinfektiöse IV 577 ff.
—, pulmonale IV 62
— und Pulmonalsklerose
IV 241 ff., 247 ff.
— bei Pyelonephritis V 611
— und Rechts-Schenkelblock
II 356
— rheumatica III 922, 928 ff.;
V 663
— und Coronarinsuffizienz
III 922 ff., 928 ff.
— und Coronarsklerose
III 922 ff., 928 ff.
— und Herzinfarkt III 930
— bei rheumatischem Fieber
II 603 ff.; III 922, 928 ff.;
V 663; VI 345 ff.
—, Rothsche III 73
— und Schenkelblock II 356
— stenosans III 730 ff., 920 ff.
— — coronaria III 730, 737
— — und Coronarsklerose
III 920 ff.
— —, Pathologie III 921
— und Steroide V 122
— temporalis V 663; VI 335 ff.;
s. a. u. Riesenzell-
arteriitis
— tuberculosa VI 347
— und Wilson-Block II 356
Arteriogramm s. a. u. Angiogramm VI 121 ff.
— bei Aneurysmen III 216;
VI 464 ff., 467
— bei angeborenem arteriovenösem Coronar-
aneurysma III 216
— bei angeborenen arteriovenösen Fisteln
VI 470 ff.
— bei angeborenem Herzfehler
III 181 ff., 202
— der Aorta s. a. Aortogramm
— bei Aortenbogensyndrom
V 767
— bei Aortopulmonalseptumdefekt III 202
— bei Arteriosclerosis obliterans VI 433 ff.
— bei arteriovenösen
Fisteln VI 130, 470 ff.,
479
— bei bakterieller Endokarditis II 712
— und Blutdruck V 393, 596
— cerebrales V 393; VI 122
— bei Ductus Botalli persistent. III 181 ff.
— bei Embolie IV 113 ff.;
VI 365
— bei Endangitis obliterans
VI 295

Arteriogramm bei Endocarditis
lenta II 712
— bei endokriner Hypertonie
V 678
—, Ergebnisse VI 126 ff.
— bei essentieller Hypertonie
V 393
— bei Gefäßkrankheiten
VI 122 ff., 227, 295, 433 ff.
— bei Gefäßmißbildungen
III 216; VI 464 ff., 470 ff.
— bei Hirnbasisaneurysma
VI 464 ff.
— bei Hypertonie V 393,
596, 678
— und Kallikrein V 217
— bei Lungenembolie
IV 113 ff.
— bei Phäochromocytom
V 678
—, postmortales VI 121 ff.
— bei Raynaud-Syndrom
VI 227
— bei renaler Hypertonie
V 596
—, Technik VI 122 ff.
— bei Valsalva-Versuch
IV 775 ff.
— und Vasomotorik VI 122,
127 ff.
—, vertebrales VI 122
Arteriohypertensin und Blutdruck V 161
Arteriolen bei Akrocyanose
VI 532 ff.
— bei Amyloidose V 617
—, Anatomie VI 3 ff.
— bei angeborenem Herzfehler
III 162 ff., 223, 257 ff.,
450 ff.; V 757 ff.
— bei Aorteninsuffizienz
II 1461 ff.
— bei Aortenisthmusstenose
III 450 ff.; V 757 ff.
— und Aortographie VI 138
— bei Arteriitis disseminata
VI 343 ff.
— bei Arteriosklerose V 351 ff.
— und Balneotherapie
V 591 ff.
— bei Beriberi IV 395
— bei Bleivergiftung V 772
— und Blutdruck V 344, 350,
352 ff., 415 ff., 595 ff.,
607 ff., 617 ff., 658, 781 ff.,
791 ff.
— und Capillardruck VI 98 ff.
— bei Capillarektasien
VI 525 ff., 528 ff.
— und Capillarspasmen
VI 537
— und Cor pulmonale IV 62
— und Digitalis V 494
— bei Ductus Botalli per-
sistens III 162 ff.

Arteriolen bei Eintauchfuß
VI 561
— bei Elektrounfall III 904 ff.
— bei Embolie VI 373
— bei endokriner Hypertonie
V 658
— bei Endokarditis lenta
II 692 ff., 719 ff.
— bei Endangitis obliterans
VI 274 ff.
— bei Erfrierung VI 555
— und Erythem VI 42
— bei Erythromelalgie
VI 525 ff.
— bei essentieller Hypertonie
V 344, 350, 352 ff.,
415 ff.
— und essentieller Hypotonie
V 791 ff.
— und Ganglienblocker
V 566 ff.
— bei Gefäßkrankheiten
II 984 ff.; V 351 ff.;
VI 224 ff., 274 ff., 343 ff.,
525 ff., 532 ff., 555, 561 ff.
— und Gefäßspinnen VI 543
— bei Graviditätstoxikose
IV 512 ff.; V 731 ff.
— und Hauttemperatur VI 88
— bei Herzinfarkt III 718
— bei Herzklappenfehler
II 1303 ff., 1313 ff.
— und Hypertonie IV 364 ff.;
V 344, 350, 352 ff., 415 ff.,
595 ff., 607 ff., 617, 618 ff.,
658
— und Hypertonie-Therapie
V 494
— und Hypotonie V 781 ff.,
791 ff.
— bei Infektionen I 983 ff.;
V 801 ff.; VI 568
— bei infektiösem Schock
I 983 ff.
— im Kollaps I 976, 983 ff.,
1012
— bei kombiniertem Mitralfehler II 1409
— und Lebensalter IV 620 ff.
— bei Livedo reticularis
VI 534 ff.
— und Lymphgefäßinsuffizienz VI 610
— und Lymphödem VI 610
— bei maligner Hypertonie
V 352, 415 ff., 626 ff.
— und Martorelli-Syndrom
V 344; VI 380
— bei Mitralstenose II 1303 ff.
1313 ff.
— bei Moschcowitz-Symmers-Syndrom VI 571 ff.
— und Nitrite V 494
— bei Orthostase IV 729 ff.
— und Oscillogramm VI 79

Arteriolen bei Periarteriitis
nodosa II 984 ff.;
VI 31 ff.
— bei Phäochromocytom
V 658
— und Plethysmogramm
VI 73
— bei postthrombotischem
Syndrom VI 511 ff.
— bei primärem Schock
I 976
— bei Pulmonalsklerose
IV 241 ff.
— und Purine V 494
— bei Purpura infectiosa
VI 568
— und Pyelonephritis
V 607 ff.
— bei Raynaud-Syndrom
VI 224 ff.
— und reaktiver Hyperämie
VI 60
— und Regelkreis IV 745 ff.
— und renaler Hypertonie
IV 364 ff.; V 595 ff.,
607 ff., 617, 618 ff.
— bei Schock I 976, 983 ff.,
1012
— bei Schützengrabenfuß
VI 561
— und Serotonin VI 529
— und Terminalstrombahn
VI 13 ff.
— bei Ulcus cruris V 344;
VI 380
— und Vasomotorik V 566 ff.;
VI 537
— bei Ventrikelseptumdefekt
III 223
— bei Verbrennung VI 562
— bei Vergiftungen V 772;
VI 243
— bei Vorhofseptumdefekt
III 257 ff.
— und Waterhouse-Friedrichsen-Syndrom
IV 565
Arteriolitis und Blutdruck
V 122 ff.
— bei Endangitis obliterans
V 626
— bei Endokarditis lenta
II 692 ff., 719 ff.
— und experimentelle Hypertonie V 122 ff.
— und Hypertonie V 122 ff.
Arteriolonekrose bei Bleivergiftung V 772
— und Blutdruck V 362
— und essentielle Hypertonie
V 362
— und experimentelle Hypertonie V 362
— bei Herzinsuffizienz I 767
— und Hypertonie V 362

Arteriolonekrose bei maligner
Hypertonie V 626 ff.
— bei Ventrikelseptumdefekt
223
— bei Vergiftungen V 772
Arteriolosklerose bei Bleivergiftung V 772
— und Blutdruck V 417 ff.,
595 ff.
— und Coronarsklerose
I 757 ff.
—, Cor pulmonale bei IV 62
— bei essentieller Hypertonie
V 417 ff.
—, Gefäßgeräusche bei VI 50
— und Herzhypertrophie
I 758
— bei Hypertonie V 417 ff.,
595 ff.
— und Lebensalter I 757;
IV 620 ff.
— bei maligner Hypertonie
V 626 ff.
— des Myokard I 758
— der Niere V 417 ff.
—, pulmonale IV 62, 241 ff.;
s. a. u. Pulmonalsklerose
—, renale Hypertonie bei
V 595 ff.
Arteriopathia chronica deformans IV 385
— pulmonalis s. u. Pulmonalsklerose
Arteriosclerosis obliterans
VI 429 ff.
— — und Aneurysmen
VI 433, 435
— — und Aortenbogensyndrom VI 376
— —, Aortenthrombose bei
VI 372 ff.
— — und Arterienthrombose
VI 435
— —, Arteriogramm bei
VI 127 ff.
— — und Coronarinsuffizienz
III 737
— — und Coronarsklerose
III 737
— — bei Diabetes mellitus s.
u. Arteriosklerosis obliterans diabetica
— —, Diagnose VI 432 ff.
— — und Endangitis obliterans VI 287 ff.
— —, Komplikationen
VI 434 ff.
— — und Myokardstoffwechsel III 737
— —, Pathologie VI 430 ff.
— —, Physiologie VI 430 ff.
— —, Prognose VI 437
— —, Symptome VI 431 ff.
— — und Synkardialmassage
VI 151 ff.

Arteriosclerosis obliterans, Therapie VI 423, 435 ff.
— — und Thrombose VI 434 ff.
— —, Vasomotorik bei VI 434
— —, Vorkommen VI 430 ff.
— — diabetica VI 437 ff.
— — —, Morphologie VI 437 ff.
— — —, Pathogenese VI 438 ff.
— — —, Pathologie VI 437 ff.
— — —, Prognose VI 441
— — —, Symptome VI 439 ff.
— — —, Therapie VI 440 ff.
Arteriosklerose V 595 ff., 618 ff.; VI *381* ff.
— und Adams-Stockes-Syndrom II 263
— und Aderlaß I 591 ff.
— und Adipositas IV 382 ff., 385 ff., 390, 625
—, Ätiologie VI 387 ff.
— und Allergie III 388 ff.
— und Altersherz I 757 ff.
— und Anämie IV 644, 653
— und Anaesthesie IV 612
—, Anatomie V 417 ff.
— bei Aneurysmen III 373, 940; VI 429 ff., 433 ff., 442 ff., 466
— und angeborener Herzfehler III 78, 432, 450, 457, 501 ff.
— bei angeborener Pulmonalstenose III 78
— bei angeborener Tricuspidalinsuffizienz III 432
— und Angina pectoris III 730 ff., 739
— bei Angiopathia diabetica IV 354 ff., 364 ff., 369 ff.; VI 415, 550
—, Antesystolie bei II 395
—, Antihistamine bei V 496
— und Aortenbogensyndrom V 766 ff.; V 376
— und Aortenhämatom (intramural) VI 454, 456 ff.
— und Aorteninsuffizienz II 1453 ff.
— bei Aortenisthmusstenose III 450 ff., 457 ff.; V 362 ff., 754 ff., 757 ff., 763
— und Aortenthrombose VI 372 ff.
— bei Arsenvergiftung III 890 ff.
— und arteriovenöse Lungenfistel III 388
— und Aortenstenose II 1427 ff., 1447

Arteriosklerose bei Aortopulmonalseptumdefekt III 195 ff.
— und Arryhtmie II 90, 100, 103 ff.
— und Arteriitis rheumatica VI 345 ff., 399
—, Arteriogramm bei VI 127 ff.
—, Atherome bei V 352 ff.
— und Atrioventricularblock II 211 ff., 223 ff., 231 ff., 242 ff.
— und Atriventricular-Rhythmus II 280 ff.
— und Augenhintergrund V 423
— und Balneotherapie I 700
— und Belastung III 913 ff.
— bei Beriberi IV 393 ff.
— und Beruf VI 395 ff.
— und Bleivergiftung III 889; V 77
—, Blutdruck V 32 ff., 37 ff., 307 ff., *351* ff., 366 ff., 397, 595 ff., 618 ff., 780 ff., 995; VI 397 ff.
— und Blutgerinnung III 948 ff., 963 ff.
— und Blutkrankheiten IV 644, 653
— und Bradykardie II 19
— und Calciumstoffwechsel IV 454
— und Capillaraneurysmen 545
— und Capillarektasien VI 527
— und Capillarpermeabilität VI 550
— und Capillaropathia diabetica VI 550
— und Capillarresistenz VI 105
— und Carotissinus-Reflex II 145; V 714
— und Carotissinus-Syndrom II 274 ff.; V 818
— und Chinidin II 122
— und Cholesterin III 740 ff., 756 ff., 767 ff., 779 ff.; VI 384 ff., *403* ff.
— und Cholinderivate II 147
— und Commissurotomie II 1385 ff., 1388
—, Coronaraneurysma bei III 940
— und Coronarembolie III 971 ff., 974
— der Coronargefäße III 730 ff. s. a. u. Coronarsklerose
— bei Coronargefäßmißbildungen III 568 ff., 940
— und Coronarinsuffizienz III 730 ff., 739
— und Coronarspasmen III 834 ff.

Arteriosklerose und Coronarsklerose III 730 ff., 739, 803 ff.
— und Coronarthrombose III 947 ff.
— und Coronarverschluß III 947 ff.
— bei Cor triloculare biatriatum III 540 ff.
— bei Cossio-Syndrom III 59
—, Definition VI 382
—, Deltatheorie V 353
— und Diabetes mellitus III 788 ff.; IV 354 ff., 364 ff., 369 ff., 381; V 353, 419 ff.; VI 415, 550
— bei diabetischer Glomerulosklerose V 595 ff.
—, Diagnose VI 418 ff.
— und Digitalis II 122
—, divergierender Schenkelblock bei II 364
—, doppelseitiger Schenkelblock bei II 362
— und Ductus Botalli persist. III 73, 179, 183
— und Dystrophie IV 294, 301, 311 ff.
—, Elektromyogramm bei VI 95
— und Elektrounfall III 905 ff.
— und Embolie VI 362 ff.
— und Encephalopathie V 391
— und Endangitis obliterans III 918 ff., 930 ff.; VI 274 ff., 278, 287 ff., 399
— und Endocarditis lenta II 713
— und Erfrierung VI 555
— und Ernährung III 773 ff.; VI 390, 392 ff., 625
— und Erythralgie VI 527
— und essentielle Hypertonie V 307 ff., *351* ff., 366 ff., 397
—, experimentelle V 355 ff.; VI 388
— und Extrasystolie II 379
— und Fettstoffwechsel V 353 ff.
— und Fokaltoxikose III 924 ff.
—, Formen VI 387
— und Ganglienblocker V 594
— und Genußgifte III 885 ff.; VI 400 ff.
— und Gefäßmißbildungen III 376, 381 ff., 386 ff., 388, 568 ff., 825 ff., 829 ff., 940
—, Geschlechtsdisposition VI 390

Arteriosklerose und Geschlechtshormone
VI 390ff., 396, *414*ff., 427ff.
— und Glomerulosklerose V 618ff.
— und Gravidität IV 504
— und Hämochromatose IV 684ff.
— und Hämoperikard II 1151
—, Heparin bei VI 422ff.
—, Heredität III 750ff.
— und Herzblock II 196ff., 211ff., 223ff., 231ff., 242ff.
— und Herzglykoside I 462, 464ff., 499
—, Herzhypertrophie bei I 736, 755ff., 757ff.; III 822ff.
— und Herzinfarkt III 730ff., 1060ff.
— und Herzinsuffizienz I 113, 123, 403
— und Herzklappenfehler II 1427ff., 1447; III 942, 1314ff., 1359ff., 1388
— und Herztrauma II 483ff., 534
— und Hirnaneurysma VI 465
— und Hirnbasisaneurysma VI 463
— und Hirndurchblutung V 397
—, Histologie V 351ff.
— und Hormone III 749ff., *788*ff.; VI 390ff., 412ff.
— und Hyperthyreose IV 316ff., *319*ff.
— und Hypertonie III 734ff., 754ff., 796ff., *798*ff., *803*ff.; V 32ff., 37ff., 307ff., *331*ff., 366, 397, 595, 618, 658; VI 397ff.
— und Hypoglykämie IV 381
— und Hypophyse VI 414
— bei Hypothyreose IV 335
—, Hypotonie bei V 780ff., 795; VI 397ff.
— und Hypoxie VI 398ff.
— und Infekte III 924ff.
— und Insulin IV 381
—, Interferenz-Dissoziation bei II 295ff.
—, Kammerflattern bei II 171ff.
— und Kammertachykardie II 150ff., 166ff.
— und Karditis rheumatica II 603ff.
— und Klima VI 391ff.
— und Körperbau VI 390ff.
— und Körpergewicht IV 625
— und Kollaps I 1027, 1113
— und konstrikt. Perikarditis II 1130

Arteriosklerose und Kreislaufstörungen VI 397ff.
— und Leukämie IV 674
— und Lebensalter VI 382, 388ff., 620ff.
— und Links-Schenkelblock II 339ff., 352ff., 356
—, Linksverspätung bei II 374
— und Livedo reticularis VI 534ff.
—, Lokalisationsproblem V 353
— und Lues III 828ff.
— bei Lungenemphysem IV 178ff.
— und Lungenödem I 134
— und maligne Hypertonie V 352
— und Magnesiumstoffwechsel IV 461
— und Mediasklerose VI 441
— und Mineralhaushalt IV 461; VI 401ff.
— und Minutenvolumen V 281
— und Mitralinsuffizienz II 1410ff., 1424
— bei Mitralstenose II 1314ff., 1359ff., 1388
— und Morphin I 420
—, Morphologie VI 382ff.
—, Myokard bei I 707, 736; III 730ff.
— und Myokarditis II 882, 903
— und Nebenniere III 749ff., 791ff.; VI 413
—, nekrotisierende V 360ff.
— und Nicotin III 885ff.; VI 400ff.
— und Nicotinallergie III 888
— der Niere V 416ff.
— und Nitrobenzol III 891
—, Oscillogramm bei VI 80
— obliterierende s. u. Arteriosclerosis obliterans
— und Operabilität IV 620ff., 625ff., 627ff., 629ff.
—, Pararhythmie bei II 295ff., 305ff.
—, Parasystolie bei II 305ff.
— und paroxysmale Tachykardie II 130ff., 137, 145, 150ff., 166ff.
—, Pathogenese V 353ff.; VI 383ff.
—, Pathologie V 351ff., 417ff.; VI 383ff.
— und Periarteriitis nodosa VI 399
— und Perikarditis II 1130
— bei peripherer Pulmonalstenose III 376

Arteriosklerose bei Phosphorvergiftung III 890
— bei Polycythämie IV 663, 665
— und Postural hypotension IV 738ff.; V 815
—, Prophylaxe III 1498ff.; VI 420ff.
— und Psyche III 854ff., 865ff.
— und Pulmonalaneurysma III 373; VI 466
— bei Pulmonalarterienaplasie III 381
— und Pulmonalsklerose IV 246
— bei Pulmonalstenose III 376
— und Rauwolfia-Alkaloide V 540
— und Rechts-Schenkelblock II 331, 340, 342, 352ff., 356
— und Reizleitungsstörungen II 196ff., 211ff., 223ff., 231ff., 242ff.
— und relative Aorteninsuffizienz II 1453
—, renale Hypertonie bei V 595ff., 618ff.
— und rheumatisches Fieber II 603ff.; III 922ff., 928ff.
—, Röntgendiagnose VI 419ff.
— und Scharlach-Myokarditis II 903
—, Schenkelblock bei II 331, 339ff., 342, 352ff., 356, 362ff.
— und Schock I 1027, 1113; 397ff.
— bei Sinuauriculärblock II 196ff.
— und Stoffwechsel VI 382ff., 390ff., *403*ff., 415ff.
— und Strophanthin II 147
— und Sympathicomimetica II 149
—, Synkardialmassage bei VI 151ff.
— und Tachykardie II 130ff., 137, 145ff., 150ff., 166ff.
—, Therapie VI 420ff.
— und Thrombophlebitis VI 501
— und Thrombose VI 384, 400
— und Thyreoidea I 600; III 792ff., IV 316ff., 319ff., 335; V 353; VI 412ff.

Arteriosklerose und Thyreoidea-Hemmung I 600
— und totaler Block II 231 ff., 242 ff , 263
— bei Transposition der Aorta und Pulmonalis III 501 ff.
— und Trauma VI 396
— bei Tuberkulose III 938 ff.
— und Vasomotorik VI 400
— und vegetative Labilität VI 400
— und Vergiftungen V 771, 772; VI 401 ff.
—, Verlauf VI 387
—, Verspätungskurven bei II 374
— bei Ventrikelseptumdefekt III 223 ff.
— und Vitamine VI 394 ff., 402 ff., 417 ff.; 427
— und Vorhofflattern II 100, 103 ff.
— und Vorhofflimmern II 90, 103 ff.
— bei Vorhofseptumdefekt III 59
—, Umkehr-Extrasystolie bei II 315
—, Umkehrrythmus bei II 315
— und Umwelt VI 391 ff., 395 ff.
—, Wilson-Block bei II 331, 352 ff., 356
—, Wolff-Parkinson-White-Syndrom bei II 395
— und Xanthomatose 754 ff.
Arteriotomie und Blutdruck V 161
Arteriovenöse Fistel s. u. Fistel, arteriovenöse
— Aneurysmen s. u. Aneurysmen, arteriovenöse
Asbest-Pneumokoniose und Cor pulmonale IV 217 ff.
Aschoffsche Knötchen II 566 ff.
— — bei allergischer Myokarditis II 952
— —, Anatomie II 566 ff.
— — und C-reaktives Protein II 597
— — und Endocarditis lenta II 684 ff., 701 ff., 705 ff.
— — der Gefäße II 603 ff.
— — der Haut II 602 ff.
— — bei Herzklappenfehler II 1368 ff., 1381 ff.
— — bei Karditis rheumatica II 566 ff., 602 ff.
— — bei Mitralstenose II 1368 ff., 1381 ff.
— — bei Myokarditis II 566 ff., 597, 619, 899 ff.

Aschoffsche Knötchen bei Myokarditis rheumatica II 566 ff., 597
— — bei Pankarditis rheumatica II 619 ff.
— —, Pathologie II 566 ff.
— — bei Perikarditis rheumatica II 899 ff.
— — bei rheumatischem Fieber II 566 ff., 602 ff.
— — bei Scharlach-Myokarditis II 899 ff.
— —, subcutane II 602 ff.
Ascites I 303 ff.
— bei angeborenen arteriovenösen Fisteln VI 470
— bei Beriberi IV 391 ff.
— bei Blutkrankheiten IV 674
— und Blutmenge I 327 ff.
—, Eiweißgehalt I 298 ff.
— bei Fiedler-Myokarditis II 957 ff.
— bei Graviditätstoxikose V 727
— bei Hämangioendotheliom VI 600
— bei Herzinsuffizienz I 137, 178, 180, 214, 242 ff., 299 ff., 303 ff., 402 ff., 791
— bei Herzklappenfehler II 1411, 1490 ff., 1506 ff.
— bei Herztrauma II 508 ff.
— und Kallidinogen V 226
— bei konstrikt. Perikarditis II 1098 ff., 1100 ff.
— und Leber I 305 ff.
— bei Leukämie IV 674
— und Lungenelastizität I 178
— und Lungenödem I 137
— und Lymphgefäßinsuffizienz VI 610
— und Lymphödem VI 610
—, Mineralgehalt I 299 ff.
— bei Mitralinsuffizienz II 1411 ff.
— bei Myokarditis II 957
—, Pathogenese I 243 ff., 304 ff.
— bei Perikarditis II 1098, 1100
— bei Phlebitis VI 497 ff.
— praecox II 1103
— und Säure-Basen-Gleichgewicht I 214, 299 ff.
—, Steroide bei I 553 ff.
— bei Thoraxdeformation IV 229
— bei Thrombophlebitis VI 497 ff.
— bei Tricuspidalinsuffizienz II 1506 ff.
— bei Tricuspidalstenose II 1490 ff.
— und Vena-cava-inferior-Ligatur I 597
— und Vitalkapazität I 180

Ascitespunktion I 560 f.
— und Blutmenge I 327
— bei Herzinsuffizienz I 327, 560 ff.
— und Kollaps I 957, 959
— bei konstrikt. Perikarditis II 1130
— bei Perikarditis II 1130
— und Schock I 957, 959
— und Vasomotorik I 957, 959
Asclepiadaceen bei Herzinsuffizienz I 426 ff.
Ascorbinsäure s. u. Vitamin C
Askariden und Myokarditis II 940
Aspergillose und Endokarditis lenta II 677
— und Myokarditis II 941
Aspergillus flavus und Endokarditis lenta II 677
Asphyxie s. u. Erstickung
Aspirin s. a. u. Salicylsäure
— bei Karditis rheumatica II 650
— bei Periarteriitis nodosa VI 333
— bei rheumatischem Fieber II 650
— bei Riesenzellarteriitis VI 342
Asthenie, neurozirkulatorische, Begriff IV 714 ff.
Asthma bronchiale bei allergischer Myokarditis II 952 ff.
— — und Antistreptokinase II 596
— —, Arrhythmie bei II 105
— — und Balneotherapie I 698
— —, Blutdruck bei V 796
— — und Capillarpermeabilität VI 575
— — und Capillarresistenz VI 575
— — bei Carcinoid II 783 ff.
— — und Cholinderivate II 147
— —, Cor pulmonale bei IV 62, 139 ff., 144 ff., 169 ff., 177 ff., 180 ff., 195 ff.
— — und Endokardfibrose II 786
— — und Endokarditis pariet. fibroplast. II 786
— — und Gravidität IV 496 ff.
— — und hämorrhagische Diathese VI 575
— — und Hyperkaliämie IV 420 ff.
— —, Hypotonie bei V 796
— — und Lungenelastizität I 178

Asthma bronchiale und Lungenemphysem
 IV 180ff., 195ff.
— — und Lungenödem I 135
— — und Myokarditis II 952
— —, Narkose bei IV 618
— — und Operabilität IV 629
— — und Operationen IV 599
— — und Periarteriitis nodosa V 621; VI 308, 318
— — bei Perikardcysten
 II 1144
— — und Perikarditis II 1089
— — und Pneumokoniose
 IV 204ff.
— —, Purine bei I 546ff.
— — und Purpura VI 575
— — und Quecksilberdiure-
 tica I 534
— — und Serotonin II 783ff.
— — und Silikose IV 204ff.
— — bei Thoraxdeformation
 IV 229ff.
— —, Vorhofflattern bei
 II 105
— —, Vorhofflimmern II 105
— —, Winterschlaf bei IV 618
— cardiale I 129ff.
— — Ätiologie I 129ff.
— — bei Adipositas IV 383ff.
— — und Beriberi IV 390ff.
— — und Balneotherapie
 I 698
— — und Blutdruck V 360
— — und Coronardurchblu-
 tung I 342; III 1215ff.
— — und essentielle Hypertonie V 360
— — und Ganglienblocker
 V 577
— — bei Herzinfarkt
 III 1215ff.
— — und Hypertonie V 360
— — und kardiogener Schock
 I 1025
— — und Kollaps I 1025
— —, Kreislaufzeit bei I 179
— — und Operabilität IV 634
— —, Pathogenese I 130ff.
— — und Schock I 1025
— —, Symptome I 129ff.
— — bei Tachykardie I 345
— —, Therapie I 136, 420
Asthmadrin bei Cor pulmonale
 IV 170
Asthmo-Kranit bei Cor pulmo-
 nale IV 170
Asthmolysin bei Cor pulmonale
 IV 170
Asystolie und Alternans II 408
— bei Carotissinus-Syndrom
 V 818
„Asystolie veineuse" VI 68
AT 10 bei Hypocalcämie
 IV 449, 451ff.

AT 10 bei vegetativer Labilität
 IV 860
Atarax bei Angina pectoris
 III 1398ff.
Ataxie, Friedreichsche s. u.
 Heredoataxie
— bei Hämangiomen VI 598
—, hereditäre s. u. Heredoataxie
— bei Kavernomen VI 598
— bei Periarteriitis nodosa
 VI 326ff.
— bei Vergiftungen I 131
Ataractica s. a. u. den einzelnen Präparaten
— bei Angina pectoris
 III 1398ff.
— bei Coronarinsuffizienz
 III 1398ff.
— bei vegetativer Labilität
 IV 852
Atebrin bei Arrhythmie II 122
—, Extrasystolie durch II 41
— und Myokard II 968
— bei paroxysmaler Tachy-
 kardie II 149
— bei Tachykardie II 149
— bei Vorhofflimmern II 122
Atebrinhydrochlorid bei Arrhythmie II 122
— bei Vorhofflimmern II 122
Atelektase s. u. Lungenatelektase
Atemäquivalent I 183
Atemfrequenz s. a. u. Atmung
 und Tachypnoe
— und Adenosin V 202
— bei angeborenem Herzfehler
 III 216, 527, 535ff.,
 569ff.
— bei Aortogramm VI 135
— und Blutdruck V 233
— und Carotissinus V 716
— bei Coronargefäßmißbildungen III 569ff.
— bei Cor pulmonale IV 144ff.
— und Depressan V 233
— und Dyspnoe I 419
— bei Effort-Syndrom
 IV 814ff.
— bei Gefäßmißbildungen
 III 527, 569ff.
— bei Gravidität IV 485
— bei Herzinsuffizienz I 178,
 183ff., 186ff., 215, 419ff.
— und Herzrhythmus II 21ff.
— und Hydralazine V 544,
 546ff.
— und Hypotonie V 233
— bei idiopathischer Perikarditis II 1074
— bei Infektionen IV 531ff.
— und Kollaps I 965
— bei konstrikt. Perikarditis
 II 1103

Atemfrequenz bei Luftüberdruck IV 41ff.
— bei Lungenembolie
 IV 103ff.
— bei Lungenemphysem
 IV 186ff.
— bei Lungenvenentrans-
 position II 527
— und Operabilität IV 627ff.
— bei Perikarditis II 1074
— und Rauwolfia-Alkaloide
 V 530
— und Regelkreis IV 757ff.
— und Schock I 965, 1018
— und Sedativa I 419ff.
— bei traumatischem Schock
 I 965
— bei Truncus arteriosus communis persistens
 III 535ff.
— und Vagotonin V 207ff.
— bei vegetativer Labilität
 II 8; IV 814
— bei Vorhofseptumdefekt
 III 261ff.
Atemgrenzwert I 184ff.
Atemgymnastik bei Angina
 pectoris III 1420ff.
— bei Coronarinsuffizienz
 III 1420ff.
— bei Cor pulmonale IV 167ff.
— bei Effort-Syndrom
 IV 819ff.
— und Thoraxdeformation
 IV 230
— bei Trichinose II 937
— bei vegetativer Labilität
 IV 819ff.
Atemminutenvolumen I 183ff.
Ateminsuffizienz s. u. Dyspnoe
 und Orthopnoe
Atemmuskulatur und Blut-
 druck V 718
— bei Herzklappenfehler
 II 1318
— und Hypertonie V 718
— bei Hypokaliämie IV 421ff.
— bei Mitralstenose II 1318
— und neurogene Hypertonie
 V 718
— bei Poliomyelitis IV 541;
 V 718
— und Relaxantien IV 616
Atemnot s. u. Dyspnoe und
 Orthopnoe
Atempfeife bei Herzinsuffizienz
 I 595
Atemreserve I 183
Atemzentrum I 202
— und Adams-Stokes-Syn-
 drom II 260
— bei Adipositas IV 385
— bei angeborenem Herzfehler
 III 151
— und Balneotherapie I 656ff.

Atemzentrum und Barbiturate V 492, 495
— und Cheyne-Stokessche Atmung I 230 ff.
— bei Cor pulmonale IV 174
— und Dyspnoe I 215 ff.
— bei Erfrierung I 982
—, Erregbarkeit I 224 ff., 419
— und Gravidität IV 497
— bei Herzinsuffizienz I 202, 215 ff., 224 ff., 419
— und Hypertonietherapie V 495
— und Kollaps I 958, 973, 1018, 1054
— und Morphin I 419 ff.
— bei neurogenem Schock I 973
— bei paroxysmaler Tachykardie II 133 ff.
— und Purine I 546 ff.
— und Schock I 958, 973, 1018, 1054
— und Sedativa V 492, 495
— bei Tachykardie II 133 ff.
Atheromatose und Allergie III 895
— bei angeborenem Herzfehler III 59, 73, 78, 450 ff.; V 596 ff., 763
— bei angeborener Pulmonalstenose III 78
— und Angina pectoris III 730 ff.
— bei Angiopathia diabetica IV 357, 369 ff.
— bei Aortenbogensyndrom V 766 ff.
— bei Aortenisthmusstenose III 450 ff.; V 763
— bei Arsenvergiftung III 890 ff.
— und Arteriosklerose III 730 ff., 737, 756 ff.; V 352 ff.; VI 437 ff.
— bei Arteriosklerosis obliterans diabetica VI 437 ff.
— und Belastung II 913 ff.
— und Blutdruck V 7, 40, 596 ff.
— und Blutdruckmessung V 7
— und Cholesterin III 740 ff., 756 ff., *767* ff., 779 ff.
— und Coronarembolie III 971, 974
— und Coronarinsuffizinz II 730 ff., 834 ff.
— und Coronasklerose III 730 ff., 737, 756 ff., 437 ff.
— und Coronarspasmen III 834 ff.
— und Coronarthrombose III 948 ff.
— bei Cossio-Syndrom III 59

Atheromatose bei Diabetes mellitus III 788 ff.; IV 357, 369 ff.,
— und Ductus Botalli persistens III 73
— und Dystrophie IV 301 ff.
— und Ernährung III 773 ff.
— und Fettstoffwechsel III 756 ff., 765 ff.
— bei Gefäßmißbildungen III 825 ff., *829* ff.
— und Graviditätstoxikose IV 511 ff.
—, Heredität III 756 ff.
— bei Herzhypertrophie III 822 ff.
— und Herzinfarkt III 730 ff., 1060 ff., 1095
— und Herztrauma II 487 ff.
— und Hormone III 749 ff., *788* ff.
— und Hypertonie III 734 ff., 754 ff., 796 ff., *798* ff.; V 40, 596 ff.
— und Infekte III 927 ff.
— und Lues III 828 ff.
— und Myokardstoffwechsel III 730 ff.
— und Nebenniere III 749 ff., 791 ff.
— und Nicotin III 885 ff.
— bei Phosphorvergiftung III 890
—, Prophylaxe III 1498 ff.
— und Psyche III 854 ff., 865 ff.
— und renale Hypertonie V 596 ff.
— und Thyreoidea III 792 ff.
— und Vasomotorik III 834 ff.
— bei Vergiftungen III 890
— bei Vorhofseptumdefekt III 59
— und Xanthomatose III 755 ff.
Atherosklerose s.u. Atheromatose
Athetose bei Periarteriitis nodosa VI 327
Athmosphärendruck s.u. Luftdruck
Atmung bei Acidose I 588
— und Adams-Stokes-Syndrom II 252 ff., 258 ff.
— und Adenosin V 202
— bei Adipositas IV 231, 382 ff., 385 ff.
— und Alternans II 405, 409
—, Alveolarbelüftung I 193 ff.
— bei Amyloidose II 962
— bei Anämie IV 642 ff., *648* ff., 657
— und Anaesthesie IV 591 ff., 598 ff.

Atmung bei angeborenem arteriovenösem Coronaraneurysma III 214
— bei angeborenem Herzfehler III 146 ff., *150* ff., 165 ff., 293 ff., 336 ff., 410, 425, 452 ff., 480, 498 ff., 535 ff., 547, 561, 710; V 754
— bei angeborenem, perforiertem Sinus-Valsalvae-Aneurysma III 204 ff.
— bei angeborener Pulmonalstenose III 298 ff., 303 ff.
— bei angeborener Tricuspidalstenose III 410 ff.
— bei Angina tonsillaris II 914
— und Antesystolie II 382, 384
— bei Aortenaneurysma VI 445 ff.
— bei Aortenatresie III 561 ff.
— bei Aortenbogen-Anomalien III 480
— bei Aorteninsuffizienz II 1457 ff.
— bei Aortenisthmusstenose III 452 ff.; V 754 ff.
— bei Aortenstenose II 1933 ff.
— bei Aortogramm VI 135
—, apneuistische I 230
— und Arrhythmie II 19 ff.
— und arteriovenöse Aneurysmen IV 252 ff.
— bei arteriovenösen Fisteln VI 476 ff.
— und Ascitespunktion I 560 ff.
—, Atemäquivalent I 183
—, Atemgrenzwert I 184 ff.
—, Atemreserve I 183 ff.
—, Atmungsarbeit I 186 ff.
— bei bakterieller Endokarditis II 726 ff., 741 ff.
— und Balneotherapie I 655 ff., 674 ff., 684 ff.; V 698
— und Barbiturate V 492, 495
— bei Belastung IV 764 ff., 769
— biotische I 230 ff.
— bei Beriberi IV 390 ff.
— und Blut IV 4 ff., 11 ff., 18, 23, 25 ff., 31 ff.
— und Blutdruck I 72, 7; V 26 ff., 100 ff., 185, 202, 207 ff., 219 ff., 227 ff., 233, 257, 339, 718, 723
—, Blutgase I 201 ff.
— bei Blutkrankheiten IV 642 ff., *648* ff., 657
— und Blutspeicher I 1009
— und Bradykardie II 19

Atmung bei Canalis atrio-
  ventricularis communis
  III 293 ff.
— bei Carcinoid II 783 ff.
— und Carotis-Sinus V 716
— Chemoregulation
  I 215 ff.
—, Cheyne-Stokessche
  I 230 ff.
— und Cholinderivate
  II 147
— bei Chylothorax VI 607
— bei Coma diabeticum
  IV 376
— nach Commissurotomie
  II 1383 ff., 1403 ff.
— bei Cor biloculare
  II 547 ff.
— bei Coronargefäß-Miß-
  bildungen II 569 ff.
— bei Coronarinsuffizienz
  III 1112, 1215 ff.
— und Cor pulmonale IV 60,
  67, 79 ff., 98, 101 ff.,
  124 ff., 134 ff., 140 ff.,
  144 ff., 167 ff.
— bei Cor triatriatum
  III 553 ff.
— und Cyanose I 232 ff.,
  530 ff.
— und Depressan V 233
— bei Dermatomyositis
  II 991
— bei Diabetes mellitus
  IV 376 ff.
—, Diffusionstörungen
  IV 79 ff.
— und Digitalis II 19
— bei Diphtherie-Myo-
  karditis II 894 ff.
— und Diurese I 329
— bei Druckfall-Syndrom
  IV 47
— und Ductus Botalli
  persistens III 159, 165 ff.,
  710
— und Dystrophie IV 307
— bei Dystrophia myotonica
  II 971
— bei Effort-Syndrom IV 715,
  770 ff., 814 ff.
— bei Elektrounfall
  III 905 ff.
— bei Encephalomyokarditis
  II 920
— bei Endocarditis acuta
  II 726 ff.
— bei Endocarditis lenta
  II 690 ff.
— und Endocarditis serosa
  II 773 ff.
— und Endokardsklerose
  II 789
— und Endomyokardfibrose
  II 788

Atmung, Entwicklungsge-
  schichte III 2 ff.
— bei Erfrierung I 982;
  VI 556
— und Ernährung I 417 ff.
— bei Erythematodes
  II 983 ff.
— und essentielle Hyper-
  tonie V 233, 257, 339
— bei essentieller Hypotonie
  V 788 ff.
— bei experimentellem
  Schock I 989 ff.
— und Extrasystolie II 43, 53
— bei Fallotscher Tetralogie
  III 336 ff.
— bei Fettembolie IV 134 ff.
— bei Fibroelastose II 789
— bei Fokaltoxikose II 914
— und Ganglienblocker
  V 580
—, Gasaustausch I 196 ff.;
  IV 4 ff., 79 ff.
— und Geburtsakt IV 486 ff.
— bei Gefäßmißbildungen
  III 214, 382 ff., 480,
  498 ff., 569 ff., 582
—, Globalinsuffizienz I 194 ff.
— bei Gravidität IV 485 ff.,
  496 ff.
— bei Grippemyokarditis
  II 925
— bei Hämangiosarkom
  VI 602
— bei Hämochromatose
  IV 685
— bei Hepatitis-Myokarditis
  II 929
— und Herzglykoside
  I 453 ff., 471 ff.
— und Herzgröße I 833 ff.,
  843
— bei Herzinfarkt III 1112 ff.,
  1215 ff.
— bei Herzinsuffizienz I 33 ff.,
  69 ff., 75, 113 ff., 129 ff.,
  137, *176* ff., 195, *203* ff.,
  230 ff., 275, *300* ff., 346,
  402 ff., 419 ff., 767, 775;
  V 383
— bei Herzklappenfehler
  II 1317, 1381, 1411,
  1433 ff., 1457 ff., 1490,
  1492 ff., 1506 ff.
— bei Herzneurose IV 821 ff.
— und Herzrhythmus
  II 19 ff.
— und Herztonus I 874 ff.
— bei Herztrauma II 501 ff.,
  508 ff.
— bei Herztumoren
  II 1187 ff., *1194* ff.
— und Herzvolumen I 833 ff.,
  843
— und Hirn IV 7, 10 ff., 13 ff.

Atmung und Hirndurchblutung
  V 395
— bei Höhenadaptation
  IV 2 ff., 10 ff., 13 ff., 17;
  V 22 ff., 27 ff., 31 ff., 34, 82
— und Hydralazine V 544,
  546 ff.
— bei Hyperchlorämie I 588
— und Hypertensin V 100, 102
— bei Hyperthyreose I 200;
  IV *316* ff.,; V 770
— und Hypertonie V 100 ff.,
  185, 202, 207 ff., 219 ff.,
  227 ff., 233, 257, 339, 718,
  723
— und Hypertonie-Therapie
  V 492
— bei Hypokaliämie I 586;
  IV 421 ff.
— bei Hyponaträmie
  IV 441 ff.
— bei Hypothyreose IV 333
— und Hypotonie IV 809;
  V 233, 257, 788 ff., 822
— bei idiopathischer Perikarditis II 1074
— bei Infektionskrankheiten
  IV 531 ff., 556
— bei Kälte-Test IV 784 ff.
— und Kallidin V 227
— und Kallikrein V 219, 220
— bei Karditis rheumatica
  II 605
— und Klima IV 1 ff., 10 ff.,
  13 ff., 17, 22 ff., 27 ff.,
  31 ff., 34, 82
— und Körperstellung I 113,
  173, 228 ff., *413* ff., s.a.u.
  Orthopnoe
— bei Kollagenosen II 983 ff.
— und Kollaps I 957 ff., 965,
  982, 989 ff., 1009, 1011,
  1018 ff., 1054
—, Komplementärluft I 182 ff.
— bei konstriktiver Peri-
  karditis II 1100 ff.
— und Kreislaufzeit I 173
—, Kurzschlußdurchblutung
  I 196 ff.
— und Lebensalter IV 620 ff.
— und Leber IV 18 ff.
— bei Leukämie IV 670
— und Luftdruck IV 1 ff.,
  10 ff., 13 ff., 17, 22 ff.,
  27 ff., 31 ff., 34, 39 ff., 82
— bei Luftembolie IV 124 ff.
— und Luftüberdruck
  IV 39 ff.
—, Lungenelastizität I 176 ff.
— bei Lungenembolie I 346;
  IV 98, 101 ff., 104 ff.
— bei Lungenemphysem
  IV 178 ff., *181* ff·
— und Lungenfibrose
  IV 198 ff.

Atmung und Lungenkreislauf
I 115ff., 121ff., 128;
IV 60, 67
— bei Lungenödem I 129ff., 137
— bei Lungenresektion
IV 225ff.
— bei Lungenstauung I 775
— bei Lungenvenentransposition III 527ff.
— und Lungenvolumina
I 179ff.
— und Magnesiumstoffwechsel IV 455ff.
— und maligne Hypertonie
V 257, 631
—, Mechanik I 177ff.
— bei Minus-Dekompensation
V 383
— bei Mitralinsuffizienz
II 1411ff.
— bei Mitralstenose II 1317ff., 1381
— bei Monge-Syndrom IV 34
— bei Myokarditis II 877ff., 887ff.
— bei Myokardsarkoidose
II 947ff.
— und Narkose IV 591ff., 592ff., 613ff.
— und neurogene Hypertonie
V 718
— und Niere IV 17ff.
— bei Ohnmacht IV 760ff., 763
— und Operabilität IV 620ff., 626ff., 629ff.
— und Operationen IV 591ff., 598ff.
— und Orthostase IV 728ff.;
V 809ff.
— und Oscillogramm VI 78
— bei Pancarditis rheumatica
II 620
— bei paroxysmaler Tachykardie II 133ff., 144
—, Partialinsuffizienz I 194ff.
— bei Periarteriitis nodosa
V 622; VI 318ff.
— bei Pericarditis purulenta
II 1085
— und Perikard II 1035ff.
— und Perikardcysten II 1145
— und Perikarddivertikel
II 1145
— bei Perikarditis II 1045ff., 1085
—, periodische I 230ff.
— bei Phäochromocytom
V 655ff.
— und Phlebitis VI 499ff.
—, Physiologie IV 2ff., 79ff.
— und Pleurapunktion I 559ff.
— bei Plus-Dekompensation
V 383
— bei Pneumokoniose
IV 205ff., 214ff.

Atmung und Pneumothorax
IV 224ff.
— bei Poliomyelitis II 917;
IV 541; V 718
— bei Polycythämie IV 666ff.
— und Polyglobulie IV 659
— bei Postcommissurotomie-Syndrom II 1393ff.
— bei Postural hypotension
V 817
— und Puerperperium
IV 486ff.
— bei Pulmonalaneurysma
VI 466
— bei Pulmonalarterienaplasie
III 382
— bei Pulmonalsklerose
IV 243ff.
— und Purine I 546ff.
— und Rauwolfia-Alkaloide
V 492, 530
— und Regelkreis IV 757ff.
— durch Relaxantien IV 616
— und renale Hypertonie
V 257, 622, 631
—, „Requirement" I 189
—, Reserveluft I 182ff.
—, Residualluft I 182ff.
— bei rheumatischem Fieber
II 605
— und Säure-Basengleichgewicht I 195, 203ff., 275, 300ff.
— und Salicyl II 649
— bei Sarkoidose II 947ff.
—, Sauerstoffaufnahme I 192ff.
— und Sauerstoffmangel
IV 1ff., 10ff., 13ff., 17, 22ff., 27ff., 31ff., 34, 82
—, Sauerstoffschuld I 188ff.
—, Sauerstoffverbrauch I 188ff.
— bei Scharlachmyokarditis
II 902
— und Schenkelblock II 341
— und Schock I 957ff., 965, 982, 989ff., 1009, 1011, 1018ff., 1054
— und Sedativa I 419ff.;
V 492, 495
— und Serotonin II 783ff.;
V 185
— bei Sichelzellanämie IV 240
— bei Silikose IV 205ff., 214ff.
— bei Sklerodermie II 990
— bei Sportherz I 927ff.
—, Steuerung, synaptische
I 219ff.
— bei Sympathicotonie
IV 721ff.
— bei Tachykardie II 133ff., 144
— und Thorakoplastik
IV 221ff.
— bei Thoraxdeformation
IV 229

Atmung bei Thrombophlebitis
VI 499ff.
— und Thyreoidea I 200;
IV 316ff., 333
—, Tiffeneau-Test I 187
—, Totraumventilation I 193ff.
— bei Toxoplasmose II 934
— bei Transposition der Aorta
und Pulmonalis III 498ff.
— bei traumatischem Schock
I 965
— bei Tricuspidalisinsuffizienz
II 1506ff.
— bei Tricuspidalstenose
II 1490ff., 1492ff.
— bei Truncus arteriosus communis persistens
III 535ff.
— bei Tuberkulose IV 222ff.
— bei Tumormetastasen
IV 237ff.
— und Atrioventrikularzeit
II 217
— bei Vagotonie IV 721ff.
— und Vagotonin V 207ff.
— bei Valsalva-Versuch
IV 776ff.
— bei vegetativer Labilität
II 8, 22ff.; IV 715, 719ff., 769, 800ff., 809
— und Vena cava inferior-Ligatur I 596ff.
— und Venendruck I 99; VI 68
—, Ventilation I 183ff.
— bei Ventrikelseptumdefekt
III 217ff., 226ff.
—, Vitalkapazität I 179ff.
— bei Vorhofseptumdefekt
III 261ff.
— und Wolff-Parkinson-White-Syndrom II 382
—, künstliche, bei Arteriographie VI 122ff.
—, — bei Cor pulmonale
IV 172ff.
—, —, bei Herzinsuffizienz
I 594ff.
—, — und Kollaps I 957
—, — bei Luftembolie IV 131
—, — und Schock I 957
—, — und Vasomotorik I 957
Atmungsferment, Warburgsches und Luftdruck
IV 9ff.
—, und Narkose IV 592ff.
Atmungstetanie s. u. Effort-Syndrom
Atonische Inkoordination
II 171
Atosil bei Angina pectoris
III 1398ff.
— bei Aortographie VI 135
— bei Coronarinsuffizienz
III 1398ff.
— bei Herztrauma II 525ff.

Atosil beim Kollaps I 1119, 1134
— zur Narkose IV 617ff.
— beim Schock I 1119, 1134
— und Schockniere I 1119
Atoxyl und Fettembolie IV 134ff.
— und Kallikrein V 214
Atrioventrikularblock II 181ff., 208ff., 227ff.
—, Adams-Stokes-Syndrom bei II 251ff.
—, Ätiologie II 223ff., II 243ff.
— und Alternans II 406
— bei Amöbiasis II 935
— bei Amyloidose II 963ff.
—, Anatomie II 224, 248ff.
— bei angeborenem Herzfehler III 207, 232, 265
— bei angeborenem perforiertem Sinus-Valsalvae-Aneurysma III 207
— und Antesystolie II 390
— bei Aortenstenose II 1433, 1445
— bei bakterieller Endokarditis II 708ff.
— bei Beriberi IV 392
—, bidirektionaler II 285ff.
— und Blutdruck V 768
— bei Blutkrankheiten IV 674
— und Carotis-Sinus-Syndrom II 273ff.
— bei Chagas-Myokarditis II 932
— bei Cor pulmonale IV 125
— bei Dermatomyositis II 991
— und Digitalis II 218ff., 226s 243, 248
— bei Diphtherie-Myokarditis II 878ff., 896ff.
— und Dissoziation II 285
— und doppelseitiger Schenkelblock II 361ff.
— bei Dystrophia myotonica II 971
— bei Dystrophie IV 297ff.
— bei Echinokokkose II 937ff.
—, Elektrokardiogramm bei II 208ff., 212ff., 232ff.
— bei Endocarditis lenta II 708ff.
— und Extrasystolie II 214ff., 222ff., 228ff., 235ff., 242
— bei Fiedler-Myokarditis II 957ff.
—, funktioneller II 209ff.
—, 1. Grades II 210ff., 223ff.
—, 2. Grades II 212ff., 223ff.
—, 3. Grades II 212ff., 227ff.
— bei Grippemyokarditis II 925

Atrioventrikularblock bei Hämochromatose II 965; IV 683
— bei Herzinfarkt III 1175ff.
— bei Herzkatheterismus II 1259ff.
— bei Herzklappenfehler II 1433, 1445
— und Herztöne II 574ff.
— bei Herztrauma II 498ff.
— bei Herztumoren II 243ff., 246ff., 1178ff., 1183ff.
— bei Hypercalcämie IV 447ff.
— bei Hyperkaliämie IV 432ff.
— bei Hyperthyreose II 248; IV 323ff.
—, Hypertonie bei V 768
— bei Hypothyreose II 248; IV 332ff.
— bei idiopathischer Herzhypertrophie II 975
—, infektiöser II 217, 223ff., 241
—, intermittierender II 231ff.
— und Kaliumstoffwechsel IV 432ff.
— und Kammerautomatie II 214, 220, 228ff., 237ff., 285ff.
— bei Karditis rheumatica II 582ff., 589ff., 616ff.
— und Kollaps I 959
—, kongenitaler II 245ff.
—, latenter II 231ff.
— bei Leukämie IV 674
— bei Luftembolie IV 125
— bei Luftüberdruck IV 41
— bei Lymphogranulomatose IV 680
— und Magnesium-Stoffwechsel IV 457
— bei Masern II 922
— bei Mononucleose II 927
—, Myokard bei I 707
— bei Myokarditis II 582ff., 589, 616ff., 878ff., 896ff., 901, 911, 922, 925, 927
— bei Myokarditis rheumatica II 582ff., 589ff., 616ff.
— bei Myokardsarkoidose II 947
— bei Myokardtuberkulose II 943ff.
— bei Pancarditis rheumatica II 620
— und Pararhythmie II 221ff., 285ff.
— und Parasystolie II 305
— bei Parotitis II 928
—, partieller II 209, 212ff.

Artioventrikularblock, partieller, und Adams-Stokes-Syndrom II 255ff.
—, —, Ätiologie II 223ff.
—, —, bei Amyloidose II 963ff.
—, —, Anatomie II 224
—, —, bei angeborenem Herzfehler III 265
—, —, bei Aortenstenose II 1445
—, —, bei bakterieller Endokarditis II 708
—, —, bei Blutkrankheiten IV 674
—, —, bei Chagas-Myokarditis II 932
—, —, und Digitalis II 218ff., 226
—, —, bei Diphtherie-Myokarditis II 896
—, —, bei Dystrophie IV 297ff.
—, —, Elektrokardiogramm bei II 208ff., 212ff.,
—, —, bei Endocarditis lenta II 708ff.
—, —, und Extrasystolie II 214, 222
—, —, bei Fiedler-Myokarditis II 957ff.
—, —, funktioneller II 209ff.
—, —, bei Grippemyokarditis II 925
—, —, bei Herzinfarkt III 1176
—, —, bei Herzkatheterismus II 1259ff.
—, —, bei Herzklappenfehler II 1445
—, —, bei Herztrauma II 498ff.
—, —, bei Herztumoren II 1181ff., 1183ff.
—, —, infektiöser II 217, 223ff.
—, —, bei Karditis rheumatica II 582ff., 589ff., 616ff.
—, —, bei Leukämie IV 674
—, —, bei Myokarditis II 582ff., 589ff., 616ff., 879ff., 896, 901, 957ff.; III 912, 925
—, —, bei Myokarditis rheumatica II 582ff., 589ff., 616ff., 879ff.
—, —, bei Myokardsarkoidose II 948
—, —, bei Myokardtuberkulose II 943ff.
—, —, und Operabilität IV 628
—, —, bei Pancarditis rheumatica II 620

Atrioventrikularblock, partieller, bei Pneumonie-Myokarditis II 912
—, —, Physiologie II 209ff., 212ff.
—, —, Prognose II 223ff.
—, —, bei rheumatischem Fieber II 582ff., 589ff., 616ff.
—, —, bei Roemheld-Syndrom IV 865
—, —, bei Röteln II 923
—, —, bei Sarkoidose II 948
—, —, bei Scharlach-Myokarditis II 901
—, —, Symptome II 221ff.
—, —, toxischer II 217, 223ff.
—, —, bei Tuberkulose II 943ff.
—, —, bei Vorhofseptumdefekt III 265
—, —, Vorkommen II 223ff.
—, Pathologie II 209ff., 212ff., 224, 248ff.
— bei Periarteriitis nodosa II 987ff.
—, permanenter II 231ff.
—, Physiologie II 209ff., 212ff., 227ff.
— bei Pneumonie-Myokarditis II 911ff.
— bei primär chronischer Polyarthritis II 993
—, Prognose II 223ff., 249ff.
—, reflektorischer II 247ff.
— bei Reticulosarkom IV 678
—, retrograder II 282, 285
— bei rheumatischem Fieber II 582ff., 584ff., 616ff.
— bei Roemheld-Syndrom IV 865
— bei Röteln II 923
— bei Sarkoidose II 947
— bei Scharlach-Myokarditis II 901
— und Schenkelblock II 343, 361ff.
— und Schock I 959
— bei Sklerodermie II 990
—, subtotaler II 213ff.
—, Symptome II 221ff., 228ff.
—, Therapie II 250ff.
— und Thyreoidea II 248; IV 323ff.
—, totaler II 227ff.
—, —, und Adams-Stokes-Syndrom II 251ff.
—, —, Ätiologie II 243ff.
—, —, Anatomie II 248ff.
—, —, bei angeborenen Herzfehler III 207, 265ff.

Atrioventrikularblock, totaler, bei angeborenem perforiertem Sinus-Valsalvae-Aneurysma III 207
—, —, bei Aortenstenose II 1433, 1445
—, —, bei bakterieller Endokarditis II 708ff.
—, —, und Blutdruck V 768ff.
—, —, bei Blutkrankheiten IV 674
—, —, bei Chagas-Myokarditis II 932
—, —, und Digitalis II 243, 248
—, —, bei Diphtherie-Myokarditis II 878ff., 896ff.
—, —, und doppelseitiger Schenkelblock II 361ff.
—, —, bei Dystrophia myotonica II 971
—, —, bei Echinokokkose II 937ff.
—, —, Elektrokardiogramm bei II 232ff.
—, —, bei Endocarditis lenta II 708ff.
—, —, und Extrasystolie II 228ff., 235 ff., 242
—, —, bei Fiedler-Myokarditis II 957ff.
—, —, bei Grippemyokarditis II 925
—, —, bei Hämochromatose II 965; IV 683
—, —, bei Herzinfarkt III 1175ff.
—, —, bei Herzkatheterismus II 1259ff.
—, —, bei Herzklappenfehler II 1433, 1445
—, —, und Herztöne II 574ff.
—, —, bei Herztumoren II 243ff., 246ff., 1178ff., 1183ff.
—, —, Hypertonie bei V 768
—, —, infektiöser II 241
—, —, intermittierender II 231ff.
—, —, und Karditis rheumatica II 616
—, —, kongenitaler II 245ff.
—, —, bei Leukämie IV 674
—, —, bei Lymphogranulomatose IV 680
—, —, bei Masern II 922
—, —, bei Myokarditis II 616, 878ff., 902ff.,911,922, 925, 957
—, —, und Myokarditis rheumatica II 616
—, —, bei Myokardsarkoidose II 947

Atrioventrikularblock, totaler, bei Myokardtuberkulose II 944
—, —, und Operabilität IV 628
— — bei Pancarditis rheumatica II 620
— — Pathologie II 248ff.
— — permanenter II 231ff.
—, —, bei Pneumonie-Myokarditis II 911
—, —, Prognose II 249ff.
—, —, reflektorischer II 247ff.
—, —, bei Reticulosarkom IV 678
—, —, und rheumatisches Fieber II 616
—, —, bei Röteln II 923
—, —, bei Sarkoidose II 947
—, —, bei Scharlach-Myokarditis II 902ff.
—, —, bei Sklerodermie II 990
—, —, Symptome II 223ff.
—, —, Therapie II 250ff.
—, —, toxischer II 241
—, —, transitorischer II 231
—, —, bei Tuberkulose II 944
—, —, bei Vorhofseptumdefekt III 265ff.
—, —, Vorkommen II 242ff.
—, toxischer II 217ff., 223ff., 241
—, transitorischer II 231ff.
— bei Tuberkulose II 943ff.
—, unindirektionaler II 190, 285ff.
— bei Ventrikelseptumdefekt III 232
— bei Vorhofseptumdefekt III 265ff.
—, Vorkommen II 223ff., 242ff.
— mit Wenckebachscher Periodik II 213ff.
— und Wolff-Parkinson-White-Syndrom II 390
Atrioventrikulardissoziation II 285, *286*ff.
— bei angeborenem Herzfehler III 232, 261ff., 284, 402
— bei Beriberi IV 392
— und Commissurotomie II 1392
— bei Dystrophie IV 297
—, Elektrokardiogramm bei II 287ff.
—, einfache II 286ff.
— bei Herzkatheterismus II 1259ff., 1261ff.
— bei Herzinfarkt III 1175
— bei Herzklappenfehler II 1392
— nach Herztrauma II 505ff.

Atrioventrikulardissoziation
und „hohe Verbindungen" II 363
—, isorhythmische II 288 ff.
— bei Karditis rheumatica II 583 ff.
— bei Lutembacher-Syndrom III 284
—, Mechanik II 286 ff.
— bei Mitralstenose II 1392
— bei Myokarditis II 919
— bei Myokarditis rheumatica II 583 ff.
— bei Myokardsarkoidose II 947
— bei Poliomyelitis II 919
— bei rheumatischem Fieber II 583 ff.
— bei Sarkoidose II 947
—, Symptome II 287 ff.
—, Therapie II 290
— bei Tricuspidalatresie III 402
— bei Ventrikelseptumdefekt III 232
— bei Vorhofseptumdefekt III 261 ff.
—, Vorkommen II 289 ff.
Atrioventrikularextrasystolie II 32 ff., 35 ff., 55 ff.
—, blockierte II 55 ff.
— bei Myokarditis II 878 ff.
— bei Parotitis II 928
—, infranodale II 55
—, interpolierte II 55 ff.
— Ketten II 57
—, nodale II 55
—, supranodale II 55
Atrioventrikularknoten II 48, 51, 52, 57, 184
— bei Adams-Stokes-Syndrom II 256 ff.
— und angeborener Herzfehler III 62 ff.
— bei angeborenem perforiertem Sinus-Vasalvae-Aneurysma III 207
— und Antesystolie II 387, 392
— und Atrioventrikular-Dissoziation II 286 ff., 290
— bei Blutkrankheiten IV 674
— und Coronargefäße III 658
— bei Diphtherie-Myokarditis II 224, 893 ff.
— bei divergierendem Schenkelblock II 367
— bei doppelseitigem Schenkelblock II 361
— bei Herzinfarkt III 1175
— nach Herztrauma II 505 ff.
— bei Herztumoren II 247, 360, 1178, 1201
— bei Interferenz-Dissoziation II 290 ff.

Atrioventrikularknoten bei Karditis rheumatica II 583 ff., 616 ff.
— bei Leukämie IV 674
— bei Myokarditis II 878 ff., 904
— bei Myokarditis rheumatica II 616 ff.
— und Pararhythmie II 285 ff.
— bei Parasystolie II 302
— bei paroxysmaler Tachykardie II 130 ff., 143
— bei Pneumonie-Myokarditis II 911
— bei rheumatischem Fieber II 583 ff., 616 ff.
— und Schenkelblock II 181, 317 ff., 339 ff., 363
— bei Sepsis II 904
— bei Sportherz I 927 ff.
— und Sympathicus II 231
— und Tachykardie II 339 ff.
— und totaler Block II 227 ff., 245 ff.
—, Tumoren im II 247, 360
— und Umkehr-Extrasystolie II 310 ff.
— und Umkehrrhythmus II 310 ff.
— und Ventrikelseptumdefekt III 63
— bei vereiltetem doppelseitigem Schenkelblock II 363
— und Verspätungskurven II 374
— bei Verzweigungsblock II 320 ff., 371 ff.
— und Vorhofseptumdefekt III 62
— u. Wolff-Parkinson-White-Syndrom II 387, 392
Atrioventrikularrhythmus II 278 ff.
—, Anatomie II 284
— bei angeborenem Herzfehler III 207 ff.
— bei angeborenem perforiertem Sinus-Vasalvae-Aneurysma III 207 ff.
— und Antesystolie II 397
— und Atrioventrikular-Dissoziation II 286 ff.
—, Begriff II 278 ff.
— bei Blutkrankheiten IV 680
— bei Dystrophia musculorum progressiva II 972
— bei Dystrophie IV 297
— bei Diphtherie-Myokarditis II 878 ff.
—, Ersatzschläge II 278, 283
—, Formen II 279 ff.
— bei Graviditätstoxikose II 915
— bei Herzinfarkt III 1175 ff.

Atrioventrikularrhythmus, bei Herztumoren II 1180 ff., 1183 ff.
— und Interferenz-Dissoziation II 290 ff.
— bei Karditis rheumatica II 589 ff.
— bei Luftüberdruck IV 41
— bei Lymphogranulomatose IV 680
—, mittlerer II 281 ff.
— bei Myocarditis rheumatica II 589 ff.
— bei Myokarditis II 878 ff.
—, oberer II 280 ff.
— und Orthostase IV 739
— und Pararhythmie II 285 ff.
— bei Parotitis II 928
—, Pathologie II 284
— bei Pneumonie-Myokarditis II 912
— bei Poliomyelitis II 919
— bei Posturalhypotension IV 739
— bei rheumatischem Fieber II 589 ff.
— bei Scharlach-Myokarditis II 878 ff.
—, Symptome II 279 ff.
—, Therapie II 284
— und Umkehr-Extrasystolie II 310 ff.
—, unterer II 281 ff.
— und Veratrumalkaloide V 559 ff.
—, Vorkommen II 283 ff.
— und Wolff-Parkinson-White-Syndrom II 397
Atrioventrikulartachykardie II 130 ff.
Atrioventrikularzeit II 185 ff.
— bei Adams-Stokes-Syndrom II 255 ff.
— bei allergischer Myokarditis II 951 ff.
— und Alternans II 407
— und Amyloidose II 963 ff.
— bei Anämie IV 655
— bei angeborener Tricuspidalinsuffizienz III 431
— bei Angina pectoris III 1033 ff.
— bei Antesystolie II 378 ff.
— bei Aortenisthmusstenose III 458 ff.
— bei Arrhythmie II 80 ff., 84, 92, 96 ff., 105, 113 ff., 122
— und Atmung IV 25
— bei Atrioventriculärblock II 209 ff.
— bei Atrioventrikular-Dissoziation II 287 ff.

Atrioventrikularzeit bei Atrioventrikular-Extrasystolie II 56 ff.
— bei atrioventrikulärer Reizleitungsstörung II 210 ff., 228
— bei auriculärer Leitungsstörung II 201
— bei bakterieller Endokarditis II 7080
— und Balneotherapie I 677 ff.
— und Belastung II 194, 197, 218 ff. 230 ff.
— bei Beriberi IV 392
— bei Blutkrankheiten IV 655, 674
— bei Brucellosen II 904
— bei Canalis atrioventricularis communis III 294
— bei Carotissinussyndrom II 273 ff.
— bei Chagas-Myokarditis II 931 ff.
— und Chinidin II 121, 148, 165, 183
— bei Coma diabeticum IV 376
— bei Coronarinsuffizienz III 1033
— bei Dermatomyositis II 992
— bei Diabetes mellitus IV 376
— und Digitalis I 490 ff., *500*ff.; II 114, 193 ff., 198 218 ff., 226
— bei Diphtherie-Myokarditis II 894, 896 ff.
— bei doppelseitigem Schenkelblock II 361 ff.
— bei Dystrophia muskulorum progressiva II 972
— bei Dystrophia myotonica II 971
— bei Dystrophie IV 299 ff.
— bei Ebstein-Syndrom III 422
— bei Echinokokkose II 937 ff.
— im Elektrokardiogramm II 184
— bei Elektrounfall III 907
— bei Endocarditis lenta II 708 ff.
— bei Extrasystolie II 46 ff., 49 ff.
— bei Fiedler Myokarditis II 957 ff.
— bei Fleckfieber II 907
— und Geschlechtsdisposition II 185
— bei Glykogenose II 966 ff.
— und Gravidität II 915
— und Graviditätstoxikose II 915

Atrioventrikularzeit bei Grippemyokarditis II 925
— bei Hämochromatose II 965; IV 683
— bei Hepatitis II 928
— bei Herzblock II 179 ff., 193 ff., 201 ff., 209 ff.
— und Herzfrequenz II 185
— und Herztöne II 574 ff.
— bei Herztrauma II 504 ff.
— bei Höhenadaptation IV 25
— bei Hypercalcämie IV 452 ff.
— und Hyperkaliämie IV 422 ff.
— bei Hyperthyreose II 248, 375, 382, 394, 402; IV 223, 225, 323, 325
— bei Hypoglykämie IV 381
— und Hypokaliämie IV 422 ff.
— bei Hypothyreose II 248; IV 332
— bei idiopathischer Herzhypertrophie II 975
— bei idiopathischer Perikarditis II 1074 ff.
— und Insulin IV 381
— bei Interferenz-Dissoziation II 292 ff.
— und Kaliumstoffwechsel IV 421 ff.
— bei Kammerextrasystolie II 61 ff.
— bei Karditis rheumatica II 574 ff., *581* ff., 616 ff.
— und Klima IV 25
— bei Kohlenoxyd-Vergiftung III 875
— bei Kollagenosen II 990
— und Lebensalter II 210, 217
— bei Leukämie IV 674
— bei Links-Schenkelblock II 318 ff., 325 ff.
— bei Lues II 946
— und Luftdruck IV 25
— bei Luftüberdruck IV 41
— und Magnesium-Stoffwechsel IV 456 ff., 458 ff.
— und Magnesiumsulfat II 148
— und Masern II 922
— bei Mononucleose II 927
— bei Myokarditis II 878 ff.
— bei Myokarditis rheumatica II 582 ff., 616 ff.
— bei Myokardlues II 946
— bei Myokardsarkoidose II 947 ff.
— bei Myokardtuberkulose II 943 ff.
— und Nervensystem II 210 ff. 217, 226

Atrioventrikularzeit und Pararrhythmie II 285 ff.
— bei Parasystolie II 301
— bei paroxysmaler Tachykardie II 128 ff., 134 ff., 138
— bei Perikarditis II 1060 ff., 1074 ff.
—, Physiologie II 179 ff.
— bei Pneumonie-Myokarditis II 912
— bei Poliomyelitis II 918
— bei posttachykardem Syndrom II 167 ff.
— bei Rechts-Schenkelblock II 318, 329 ff.
— bei rheumatischem Fieber II 574 ff., *581* ff., 616 ff.
— bei Reizleitungsstörungen II 179 ff., 193 ff., 201 ff., 209 ff.
— bei Rickettsiosen II 907
— bei Sarkoidose II 947 ff.
— bei Sauerstoffmangel IV 25
— bei Scharlach-Myokarditis II 900 ff.
— bei Schenkelblock II 317 ff., 321 ff., 325 ff., 330 ff., 347 ff.
— bei Sinuauriculärblock II 194 ff., 201
— bei Sinusextrasystolie II 46 ff.
— bei Sinustachykardie II 11 ff.
— bei Sklerodermie II 990, 999
— bei Sportherz I 927 ff., 945 ff.
— bei Tachykardie II 11 ff., 128 ff., 135 ff., 138
— und Thyreoidea II 248, 357, 382, 394, 402; IV 223, 225, 332
— bei totalem Block II 228 ff.
— bei Trichinose II 939
— bei Tuberkulose II 943 ff.
— bei Umkehr-Extrasystolie II 310 ff.
— bei Umkehrrhythmus II 310 ff.
— und Veratrumalkaloide V 594
— bei Vergiftungen III 875
— bei Vorhofextrasystolie II 48 ff.
— bei Vorhofflattern II 84, 92, 96 ff., 105, 113
— bei Vorhofflimmern II 80 ff., 105, 113 ff., 122
— bei Vorhofseptumdefekt III 264 ff.
— und Wenkebachsche Perioden II 187 ff., 195, 213 ff.

Atrioventrikularzeit bei Wilson-Block II 320, 330ff.
— bei Wolff-Parkinson-White-Syndrom II 378ff.
Atropin und Acetylcholin V 200
— und Adenosin V 202
— bei allergischer Myokarditis II 950ff.
— bei Angina pectoris III 1397ff., 1403ff.
— bei Antesystolie II 382ff.
— bei arteriovenösen Fisteln VI 478
— und Atrioventrikularblock II 226, 231, 242
— und Atrioventrikular-Dissoziation II 289ff.
— und Atrioventrikular-Rhythmus II 278ff., 283ff.
— und Blutdruck V 29
— und Bradykardie II 5ff., 15
— und Capillaraneurysmen VI 545
— und Capillarpermeabilität VI 547
— bei Carotissinus-Syndrom II 277
— als Cholinderivatantidot II 147
— und Depressan V 228, 231
— und Dermographie VI 90
— und Diabetes mellitus VI 545
— bei Digitalis-Intoxikation I 492
— bei Dystrophie IV 296
— und Enteramin V 183
— bei essentieller Hypertonie V 493
— bei Extrasystolie II 39, 44, 75, 77
— und Gefäße V 493; VI 180
— bei Gefäßkrankheiten V 493; VI 180
— und hämorrhagischer Schock I 1033
— und Herzaktion II 5ff., 15
— und Herzblock II 194, 198, 226, 231, 242
— bei Herzinfarkt III 1481
— und Herztonus I 875ff.
— und Hypertensin V 98, 101
— bei Hypertonie V 493
— und Hypotonie IV 737; V 817
— und Interferenz-Dissoziation II 291ff.
— und Kallikrein V 214, 219, 221
— bei Kammertachykardie II 166
— bei Karditis rheumatica II 583ff.

Atropin und Kationenaustauscher I 557
— und Kollaps I 1033, 1142; IV 760
— bei Luftembolie IV 132
— und Lungenembolie I 347
— und Lungenkreislauf I 347; IV 72
— bei Migräne VI 253
— bei Myokarditis II 950ff.
— und Narkose IV 592ff., 612ff.
— zur Narkose IV 612ff.
— bei Ohnmacht IV 760
— bei Operationen IV 612ff.
— bei paroxysmaler Tachykardie II 166
— und Pepsitensin V 102
— und Pherentasin V 187
— und Postural hypotension IV 737; V 817
— und Prostaglandin V 206
— und Rauwolfia-Alkaloide V 524
— und Reizleitung II 194, 198, 226, 231, 242
— und Renin V 98
— bei rheumatischem Fieber II 583ff.
— und Schenkelblock II 341
— und Schock I 1033, 1142
— und Serotonin V 183ff.
— und Sinoauriculärblock II 194, 198
— und Substanz P V 203
— bei Tachykardie II 166
— und Terminalstrohmbahn VI 15ff., 16ff.
— und totaler Block II 231, 242
— und Umkehr-Extrasystolie II 315
— und Umkehrrhythmus II 315
— und Urticaria VI 547
— und Vagotonin V 207
— und Vasomotorik VI 16ff.
— und vegetative Labilität IV 724, 734, 851ff., 856; V 817
— und Veratrumalkaloide V 557ff.
— und Vesiglandin V 207
— und Vorhofflimmern II 80
— bei Wärmeurticaria VI 562
— bei Wolff-Parkinson-White-Syndrom II 382ff.
Augen bei angeborenem Herzfehler III 81, 114, 454, 489ff., 492ff.
— bei Angiopathia diabetica IV 354ff., 362ff.; V 425; VI 550
— bei Aortenbogensyndrom V 767; VI 377

Augen bei Aortenhämatom, intramuralem VI 458
— bei Aorteninsuffizienz II 1462
— bei Aortenisthmusstenose III 454; V 754ff.
— bei Arteriosklerose VI 419ff.
— bei arteriovenösen Fisteln VI 481
— und Atmung IV 8, 27ff.
— und Atropin V 493
— bei bakterieller Endokarditis II 691ff., 712, 720
— bei Bleivergiftung V 771ff.
— und Blutdruck V 61ff., 156, 243ff., 387ff., 395, 401ff.
— und Bulbus-Druckversuch II 144
— bei Capillaraneurysmen VI 545
— bei Capillaropathia diabetica VI 550
— und Capillarpermeabilität VI 549ff.
— und Capillarresistenz VI 565
— und Carboanhydrase I 538ff.
— und Carotissinus V 716
— bei Cor pulmonale IV 148ff.
— und Cortison V 709
— bei Cushing-Syndrom V 683ff.
— bei Diabetes mellitus IV 354ff., 362ff.; V 425; VI 545, 550
— bei Dystrophia myotonica II 970
— bei Endangitis obliterans VI 288ff.
— bei Endocarditis lenta II 691ff., 712, 720
— bei endokriner Hypertonie V 659ff.
— bei Erythematodes II 979f.; VI 344ff.
— bei essentieller Hypertonie V 243ff., 387ff., 395, 401ff., 422ff.
— bei experimenteller Hypertonie V 61ff., 156
— bei Fettembolie IV 135ff.
— und Flicker-Test V 257ff.
— und Ganglienblocker V 492, 495, 580, 594
— und Geburtsakt IV 522
— bei Gefäßkrankheiten VI 224ff., 326ff., 419ff.,
— bei Gefäßmißbildungen VI 464, 590
— und Gravidität IV 501ff., 517

Augen bei Graviditätstoxikose
  IV 501ff., 517; V 731
— bei Hämangiomen VI 590,
  598
— bei Hämochromatose
  IV 684
— bei hämorrhagischer Diathese VI 568
— bei Herzglykosidvergiftung
  I 499
— bei Hippel-Lindau-Syndrom VI 590
— bei Hirnbasisaneurysma
  VI 464
— und Hirndurchblutung
  V 395, 401ff.
— bei Höhenadaption IV 27ff.
— und Hydergin V 514
— und Hydralazine V 550
— bei Hypertonie V 61ff., 156,
  243ff., 387ff., 395, 401ff.
— und Hypertonie-Therapie
  V 492ff.
— bei Hypoglykämie IV 380
— bei Hypotonie V 816
— bei idiopathischer Herzhypertrophie II 975
— und Insulin IV 380
— bei intraarterieller Sauerstoffinsufflation VI 209
— und Kallikrein V 209, 218
— bei Karditis rheumatica
  VI 565
—, Kavernome der VI 598
— und Klima IV 8, 27ff.
— bei Kollagenosen II 979ff.
— und Kollaps I 1112
— bei Leukämie IV 675ff.
— und Luftdruck IV 8, 27ff.
— bei Luftembolie IV 127ff.
— bei Lymphgefäßinsuffizienz
  VI 610
— bei Lymphödem VI 610
— bei maligner Hypertonie
  V 626ff., 629ff.
— bei Marfan-Syndrom
  III 489ff., 492ff.
— bei Migräne VI 249
— bei Periarteriitis nodosa
  II 988; VI 326ff.
— bei Phäochromocytom
  V 569ff.
— bei Phlebitis VI 500ff.
— bei Polycythämie IV 664ff.
— bei Postural hypotension
  V 816
— bei Pseudo-Cushing-Syndrom V 701
— und Puerperium IV 522
— bei Purpura infektiosa
  VI 568
— bei Purpura rheumatica
  VI 565
— und Rauwolfia-Aklaloide
  V 524

Augen bei Raynaud-Syndrom
  VI 224ff.
— bei rheumatischem Fieber
  VI 565
— bei Riesenzellarteriitis
  VI 238ff.
— bei Sauerstoffmangel
  IV 287ff.
— im Schock 1112
— und Serotonin V 185
— bei Sturge-Weber-Syndrom
  VI 590
— und Sympathektomie
  V 474ff., 478ff.
— und Teleangiektasen
  VI 541
— bei Thrombophlebitis
  VI 500ff.
— bei Toxoplasmose II 933
— u. Vasomotorik V 185,
  474f., 478f.
— und Veratrumalkaloide
  V 564
— bei Vergiftungen V 771ff.
Augenhintergrund bei angeborenem Herzfehler II 492,
  454
— bei Angiopathia diabetica
  IV 354ff., 362ff.; VI 550
— bei Aortenbogensyndrom
  III 454; VI 377
— bei Aorteninsuffizienz
  II 1462
— bei Aortenisthmusstenose
  III 454
— bei Arteriosklerose V 423;
  VI 419ff., 501
— bei arteriovenösen Fisteln
  VI 481
— bei bakterieller Endokarditis II 691, 712, 720f.
— bei Bleivergiftung V 771ff.
— und Blutdruck V 61ff., 156,
  243ff., 387ff., 395, 401ff.,
  422ff.
— bei Capillaraneurysmen
  VI 545
— bei Capillaropathia diabetica VI 550
— und Capillarpermeabilität
  VI 549ff.
— und Capillarresistenz
  VI 565
— und Carotissinus V 716
— bei Cor pulmonale IV 148ff.
— und Cortison V 709
— bei Diabetes mellitus
  IV 354ff., 362ff.; V 425,
  450; VI 545, 550
— bei Endangitis obliterans
  VI 289
— bei Endocarditis lenta
  II 691ff., 712, 720ff.
— bei endokriner Hypertonie
  V 659ff.

Augenhintergrund bei Entzügelungs-Hochdruck
  V 156
— bei Erythemathodes
  II 979ff.
— bei essentieller Hypertonie
  V 243ff., 387ff., 395,
  401ff., 422ff.
— bei experimenteller Hypertonie V 61ff., 156
— bei Fettembolie IV 136
— und Flicker-Test V 257ff.
— und Geburtsakt IV 522
— bei Gefäßkrankheiten
  II 988; V 423; VI 289,
  320, 419ff., 550
— bei Gefäßmißbildungen
  VI 590
— und Gravidität IV 501ff.,
  517
— bei Graviditätstoxikose
  IV 501ff.; V 731
— bei Hämangiomen VI 590,
  598
— bei Hämochromatose IV
  684
— bei hämorrhagischer
  Diathese VI 565
— bei Herzklappenfehler
  II 1462
— bei Hippel-Lindau-Syndrom VI 590
— bei Hirnbasisaneurysma
  VI 464
— und Hirndurchblutung
  V 395, 401ff.
— und Hydergin V 514
— und Hydralazine V 550
— bei Hypertonie V 61ff., 156,
  243ff., 387ff., 395, 401ff.,
  422ff.
— bei Hypoglykämie IV 380
— bei idiopathischer Herzhypertrophie II 975
— und Insulin IV 380
— und Kallikrein V 218
— bei Karditis rheumatica
  VI 565
— bei Kavernomen VI 598
— und Klima IV 8
— bei Kollagenosen II 979ff.
— im Kollaps I 1112
— bei Leukämie IV 675ff.
— und Luftdruck IV 127ff.
— bei Luftembolie IV 127ff.
— bei maligner Hypertonie
  V 422, 425, 626ff., 629ff.
— bei Marfan-Syndrom
  III 492
— bei Migräne VI 251
— und Niere V 422, 425
— bei Periarteriitis nodosa
  II 988; VI 326ff.
— bei Phäochromocytom
  V 659ff.

Augenhintergrund bei Phlebitis
VI 500
— bei Polycythämie IV 664ff.
— bei Pseudo-Cushing-Syndrom V 701
— und Puerperium IV 522
— bei Purpura rheumatica VI 565
— bei rheumatischem Fieber VI 565
— bei Riesenzellarteriitis VI 337ff.
— und Sauerstoffmangel IV 8
— im Schock I 1112
— bei Sturge-Weber-Syndrom VI 590
— und Sympathektomie V 478ff.
— bei Thrombophlebitis VI 500ff.
— und Vasomotorik VI 251
— und Veratrumalkaloide V 564
— bei Vergiftungen V 771
Augenhintergrundsblutung s. u. Retinablutung
Aureomycin bei bakterieller Endokarditis II 756ff.
— bei Endocarditis lenta II 756ff.
— bei idiopathischer Perikarditis II 1073, 1075
— und infektiöser Schock I 984
— und Kationenaustauscher I 558
— und Kollaps I 984
— bei Perikarditis II 1073, 1075
— bei Perikarditis purulenta II 1086
— bei Riesenzellarteriitis VI 343
— und Schock I 984
Auriculärblock II 198ff.
—, Linksverspätung II 202ff.
—, Rechtsverspätung II 203
Auriculärtachykardie II 130ff; „Ausbrechen der Kammern", Begriff II 222
Auskultationsbefund, kardialer, bei Aktinomykose II 940
—, —, bei Ankylostoma II 939ff.
—, —, bei allergischer Myokarditis II 953
—, —, bei Amyloidose II 963ff.
—, —, bei Anämie III 870ff.; IV 653ff.
—, —, bei Aneurysmen III 204, 206, 214; VI 51, 53ff., 443ff., 445, 448, 467

Auskultationsbefund, kardialer, bei angeborener Aortenstenose III 453ff.
—, —, bei angeborenem arteriovenösem Coronaraneurysma III 214
—, —, bei angeborenen arteriovenösen Fisteln VI 470
—, —, bei angeborener Mitralstenose III 549ff.
—, —, bei angeborenem perforiertem Sinus-Valsalvae-Aneurysma III 204, 206
—, —, bei angeborener Pulmonalinsuffizienz III 564ff.
—, —, bei angeborener Pulmonalstenose III 298, 304ff.
—, —, bei angeborener Tricuspidalinsuffizienz III 431
—, —, bei angeborener Tricuspidalstenose III 410ff.
—, —, bei Ankylostoma II 939ff.
—, —, bei Aortenaneurysma VI 445, 448
—, —, bei Aortenbogensyndrom V 767
—, —, bei Aortenhämatom, intramuralem VI 458
—, —, bei Aorteninsuffizienz II 1458ff.
—, —, bei Aortenisthmusstenose III 445, 454ff.
—, —, bei Aortenstenose II 1433ff.
—, —, bei Aortenthrombose VI 373ff.
—, —, bei Aortitis luica VI 356ff.
—, —, bei Aortopulmonalseptumdefekt III 195, 197ff.
—, —, bei Arteriosklerose VI 433
—, —, bei arteriovenösen Fisteln III 386ff.; VI 470ff., 474ff., 478ff.
—, —, bei arteriovenöser Lungenfistel III 386ff.
—, —, bei bakterieller Endokarditis II 690ff., 703ff.
—, —, bei Blutkrankheiten IV 653ff., 672
—, —, bei Canalis atrioventricularis communis III 293ff.

Auskultationsbefund, kardialer, bei Carcinoid III 293 ff.
—, —, bei Chages-Myokarditis II 931ff.
—, —, bei Coma diabeticum IV 376ff.
—, —, nach Commissurotomie II 1393ff., 1399ff.
—, —, bei Cor biloculare III 547ff.
—, —, bei Coronargefäßmißbildungen III 569
—, —, bei Cor triatriatum III 554
—, —, bei Cor triloculare biatriatum III 541ff.
—, —, bei Dermatomyositis II 991
—, —, bei Dextrokardie III 575
—, —, bei Dextroversion III 583
—, —, bei Diabetes mellitus IV 376ff.
—, —, bei Ductus Botalli persistens III 157, 165ff., 187
—, —, bei Dystrophia musculorum progressiva II 972
—, —, bei Dystrophia myotonica II 970
—, —, bei Ebstein-Syndrom III 417, 420ff.
—, —, bei Encephalomyokarditis II 920
—, —, bei Endokardfibrose II 787
—, —, bei Endokarditis II 551ff., 576ff., 614, 690ff., 703ff., 726ff., 780, 787, 979ff.; IV 551
—, —, bei Endokarditis acuta II 726ff.
—, —, bei Endokarditis lenta II 690, 703ff.
—, —, bei Endokarditis parietalis fibroplastica II 787
—, —, bei Endokarditis rheumatica II 576ff., 614ff.
—, —, bei Endokarditis tuberculosa II 780
—, —, bei Erythematodes II 979ff.
—, —, bei Fallotscher Tetralogie III 329ff., 338ff.
—, —, bei Fleckfieber II 907
—, —, bei Foramen ovale persistens III 262
—, —, bei Gefäßkrankheiten VI 50ff.

Auskultationsbefund, kardialer, bei Gefäßmißbildungen III 386ff., 569; VI 470, 474ff., 478ff., 588ff.
—, —, bei Hämangiomen VI 590, 598
—, —, bei Hepatitis-Myokarditis II 929
—, —, bei Heredoataxie II 973
—, —, bei Herzdivertikel III 593
—, —, bei Herzinfarkt II 1083; III 1139ff.
—, —, bei Herzinfarkt-Perikarditis II 1083
—, —, bei Herztrauma II 503ff.
—, —, bei Herztumoren II 1179ff., *1187* ff.
—, —, bei Hydroperikard II 1153
—, —, bei idiopathischer Herzhypertrophie II 975
—, —, bei idiopathischer Perikarditis II 1074ff.
—, —, bei idiopathischer Pulmonalektasie III 369
—, —, bei intraarterieller Sauerstoffinsufflation VI 209
—, —, bei Karditis rheumatica II 576ff., 614
—, —, bei Kavernomen VI 598
—, —, bei Klippel-Trénaunay-Syndrom VI 558
—, —, bei Kollagenosen II 979ff.
—, —, bei kombiniertem Aortenfehler II 1478
—, —, bei kombiniertem Mitral-Aortenfehler II 1478ff.
—, —, bei kombiniertem Mitralfehler II 426, 1425ff.
—, —, bei kombiniertem Tricuspidalfehler II 1514
—, —, bei konstriktiver Perikarditis II 1102ff., 1120ff.
—, —, bei Leukämie IV 672
—, —, bei Libman-Sacks-Endokarditis II 979ff.
—, —, bei Lues VI 356
—, —, bei Luftembolie IV 124ff.
—, —, bei Lungenembolie IV 105
—, —, bei Lungenvenentransposition III 523ff., 527

Auskultationsbefund, kardialer, bei Lutembacher-Syndrom III 283ff.
—, —, bei Lymphogranulomatose IV 680
—, —, bei Malaria II 935
—, —, bei Marfan-Syndrom III 492
—, —, bei Masern II 922
—, —, bei Mitralatresie III 558
—, —, bei Mitralinsuffizienz II 1411ff.
—, —, bei Mitralstenose II 1320ff., 1323ff., 1376
—, —, bei Mononucleose II 927
—, —, bei Myokarditis II 575ff., 877ff., *882* ff.
—, —, bei Myokarditis rheumatica II 575ff.
—, —, und Operabilität IV 634
—, —, bei Panzerherz II 1102ff., 1120ff.
—, —, bei Parotitis II 928
—, —, bei Perikarditis II 597ff., 619, 1045ff., 1060ff., 1079ff., 1082, 1085
—, —, bei Perikarditis purulenta II 1085
—, —, bei Perikarditis rheumatica II 579ff., 619
—, —, bei Perikardtumoren II 1182
—, —, bei peripherer Pulmonalstenose III 377
—, —, bei Phlebitis VI 53
—, —, bei Pneumoperikard II 1154
—, —, bei Postcommissurotomie-Syndrom II 1393ff.
—, —, bei Pulmonalaneurysma VI 466
—, —, bei Pulmonalarterienaplasie III 382
—, —, bei Pulmonalatresie III 366
—, —, bei Pulmonalektasie III 369
—, —, bei Pulmonalsklerose IV 246
—, —, bei Pulmonalstenose III 377
—, —, bei rheumatischem Fieber II 574ff., 614, 1069ff.
—, —, bei rheumatischer Perikarditis II 1069ff.
—, —, bei Rickettsiosen II 907

Auskultationsbefund, kardialer, bei Scharlach-Myokarditis II 900ff.
—, —, bei Sklerodermie II 990
—, —, bei Sturge-Weber-Syndrom VI 590
—, —, bei Thrombophlebitis VI 53
—, —, bei Transposition der Aorta und Pulmonalis III 498ff.
—, —, bei Trichinose II 939
—, —, bei Tricuspidalatresie III 395, 401ff.
—, —, bei Tricuspidalinsuffizienz II 1507ff.
—, —, bei Tricuspidalstenose II 1491ff.
—, —, bei Truncus arteriosus communis persistens III 532, 535ff.
—, —, bei tuberkulöser Perikarditis II 1079ff.
—, —, bei urämischer Perikarditis II 1082
—, —, bei Valsalva-Versuch IV 783
—, —, bei Variola II 923
—, —, bei Ventrikelseptumdefekt III 217ff., 227
—, —, bei Vorhofseptumdefekt III 249ff., 262ff.
—, vasaler VI 50ff.
—, —, bei Aneurysmen VI 443ff., 467
—, —, bei angeborenem Herzfehler III 340, 455ff.
—, —, bei Aortenbogen-Anomalien III 478ff.
—, —, bei Aortenhämatom, intramuralem VI 458
—, —, bei Aorteninsuffizienz II 1462ff.
—, —, bei Aortenisthmusstenose III 455ff.
—, —, bei Aortenstenose II 1434
—, —, bei Aortenthrombose VI 373ff.
—, —, bei Arteriosklerosis obliterans VI 433
—, —, bei arteriovenöser Lungenfistel III 389
—, —, bei Fallotscher Tetralogie III 340
—, —, Formen VI 51
—, —, bei Gefäßkrankheiten VI 50ff.

Auskultationsbefund, vasaler,
  bei Hämangiomen
  VI 590, 598
—, —, bei intraarterieller
  Sauerstoffinsufflation
  VI 209 ff.
—, —, bei Kavernomen
  VI 598
—, —, bei Klippel-Trénaunay-
  Syndrom VI 588
—, —, Mechanismus VI 50 ff.
—, —, bei Pulmonalaneu-
  rysma VI 466
—, —, bei Sturge-Weber-Syndrom VI 590
—, —, bei Thrombophlebitis
  VI 53
—, —, Traubescher II 1462
—, —, bei Tricuspidal-
  insuffizienz
  II 1506 ff.
Außenschichtschaden (Elektrokardiogramm) bei Ery-
  thematodes II 979 ff.
— bei Fallotscher Tetralogie
  III 330
— bei Herzkatheterismus
  II 1258 ff.
— bei Herztrauma II 519 ff.
— bei Kollagenosen
  II 979 ff.
— bei Libman-Sacks-Endo-
  karditis II 979 ff.
— und Links-Schenkelblock
  II 351
— bei Mononucleose IV 543
— bei Myokarditis II 881 ff.
— und Schenkelblock
  II 351
Austin-Flint-Geräusch II 1301,
  1336, 1460 ff.
— bei Aorteninsuffizienz
  II 1460
Austreibungszeit (Herzfunktion) I 14 ff.
— bei Aorteninsuffizienz
  II 1454
— bei Aortenstenose
  II 1428 ff.
— und Coronardurchblutung
  III 680
— und Coronargefäße
  III 680
— und Mitralinsuffizienz
  II 1405 ff.
— und Vasomotorik II 680
Austrittsblockierung und Pararhythmie II 285 ff.,
  297 ff., 304, 307
— bei Parasystolie II 297 ff.,
  304, 307
Autoallergie und allergische
  Myokarditis II 950 ff.
— und Capillarpermeabilität
  VI 554

Autoallergie und diabetische
  Glomerulosklerose V 621
— und Endangitis obliterans
  VI 262, 277
— und Endocarditis fibrinosa
  II 776 ff.
— bei Endocarditis lenta
  II 716
— und Endocarditis verrucosa
  simplex II 776 ff.
— bei Erythemathodes
  II 977, 982 ff.
— bei Glomerulonephritis
  V 612 ff.
— und Glomerulosklerose
  V 621
— und Hypertonie V 612
— und Kälteurticaria
  VI 554
— bei Karditis rheumatica
  II 555 ff., 600
— bei Kollagenosen II 977,
  982 ff.
— und Myokarditis II 950 ff.,
  871
— bei Nephritis II 716;
  V 612
— und renale Hypertonie
  V 612 ff.
— und rheumatisches Fieber
  II 555 ff., 600
Automatie s. u. Kammerauto-
  matie
„Autonomic imbalance", Be-
  griff IV 716
Autoperfusion bei Embolie
  VI 367
Autotransfusion durch Blut-
  speicher I 1008
Autovaccine bei bakterieller
  Endokarditis II 761
— bei Endocarditis lenta
  II 761
„Auxomerie, unbeschränkte",
  Begriff II 181
Avertin zur Narkose IV 613 ff.
— bei Graviditätstoxikose
  V 750 ff.
— und Hypertonie V 750
Ayerza-Syndrom und Pulmo-
  nalsklerose IV 249 ff.
Azapetine (Ilidar), Chemie
  VI 172
— bei Gefäßkrankheiten
  VI 172 ff.
Azoospermie und Hydralazine
  V 594
Azotämie bei Hyperchlorämie
  I 588
— bei Hyperkaliämie
  IV 421 ff.
— bei Hyponatriämie I 565 ff.,
  574
— bei Waterhouse-Friedrich-
  sen-Syndrom IV 565

Bachelor scurvy, Begriff VI 577
Bachmannsches Bündel II 199
Bacitracin bei bakterieller
  Endokarditis II 734, 748,
  750 ff., 755
— bei Endocarditis lenta
  II 748, 750 ff., 755
— bei Pericarditis purulenta
  II 1086
Backward failure I 69
Bacterioides fragilis und Endo-
  karditis II 676, 734
— fundiliformis und Endo-
  karditis II 676
Bäderbehandlung s. u. Balneo-
  therapie
Bagassose IV 221
Bainbridge-Reflex I 11, 66;
  II 231
— bei artiovenösen Fisteln
  VI 476
— und Bludruck V 27, 827
— und respiratorische Ar-
  rhythmie II 24
—, umgekehrter II 18
Bakteriämie s. u. Sepsis
Baktericidie, Begriff II 748 ff.
Bakteriostase, Begriff II 748 ff.
BAL und Chlorothiazid I 541
— bei Quecksilbervergiftung
  I 533 ff.
Balantynesche Aneurysmen
  IV 365
Baldrian s. u. Valeriana
Ballistokardiogramm V 278 ff.
— bei Angina pectoris III 700,
  1003, 1046 ff.
— bei Aorteninsuffizienz
  II 1468 ff.
— bei Aortenisthmusstenose
  III 458
— bei Aortenstenose II 1446
— bei Carcinoid II 785
— bei Chorea II 581
— bei Coronarinsuffizienz
  III 700
— bei Gefäßkrankheiten
  VI 83
— bei Herzinfarkt III 1205
— bei Karditis rheumatica
  II 581
— bei Mitralstenose II 1341 ff.
— bei Myokarditis II 889 ff.,
  939
— und Nicotin III 879 ff.,
  883 ff.
— bei rheumatischem Fieber
  II 581
— bei Trichinose II 939
Balneotherapie bei Akrocyanose VI 156, 534
— bei Angina pectoris
  III 1373 ff., 1417 ff.
—, Auftrieb I 654
—, Badereaktion I 694 ff.

Balneotherapie und Blutdruck
I 664, 673ff., 689, 695,
698ff.; V 496ff., *591*ff.,
794, 822
— bei Capillarektasien VI 526
— bei Coronarinsuffizienz
III 1373ff.
— bei Cor pulmonale IV 170ff.
— bei Cyanose VI 532ff.
— und Diabetes mellitus
I 700
— und Diurese I 666
—, Dosierung I 692ff.
— bei Endangitis obliterans
VI 300
— bei Erfrierung VI 557
— bei Erythromelalgie VI 526
— bei essentieller Hypertonie
I 695, 698ff.; V 496ff.,
*591*ff.
— bei essentieller Hypotonie
V 794
— bei Gefäßkrankheiten
VI 156ff.
—, Gefahren I 403
— und Hämodynamik I 654ff.
—, Hauffesche Teilbäder
s. dort
— bei Herzinsuffizienz I 653ff.
—, hydrostatischer Druck
I 654ff.
— bei Hypertonie I 664, 695,
698ff.; V 496ff., *591*ff.
— bei Hypotonie V 794, 822
—, Indikationen I 653ff.,
697ff.
—, Jodbäder I 692; V 496ff.,
591
— bei Kälteurticaria VI 554
—, Kohlensäurebäder I 655ff.,
*682*ff.; V 591ff.
—, Kontraindikationen
I 697ff.
—, Kurerfolge I 694ff.
— bei maligner Hypertonie
I 649
—, Moorbäder I 654ff.
— bei postthrombotischem
Syndrom VI 513
— bei renaler Hypertonie
I 699
—, Solebäder I 654ff.
—, Thermowirkung I 667ff.
— bei Ulcus cruris VI 513
— bei vegetativer Labilität
IV 845
—, Wirkung I 653ff.
— bei Wärmeurticaria VI 562
Bamberger-Zeichen bei Aortenaneurysma VI 448
Bandagen bei Hypotonie
V 821ff.
— und Kollaps I 968
— bei Livedo reticularis
VI 535

Bandagen und Lymphgefäßinsuffizienz VI 610, 614
— und Lymphödem VI 610, 614
— und Phlebektasien VI 521ff.
— bei Phlebitis VI 503ff.
— bei postthrombotischem
Syndrom VI 513ff.
— und Schock I 968
— bei Thrombophlebitis
VI 503ff.
— und traumatischer Schock
I 968
— bei Ulcus cruris VI 514
— und Varicosis VI 521ff.
Bandscheiben und essentielle
Hypertonie V 344
Bangsche Krankheit, Endokarditis bei IV 553
— — und Myokarditis IV 904
Banthin bei essentieller Hypertonie V 493
Banti-Syndrom und Thrombophlebitis VI 497
Barbiturate bei angeborenem
Herzfehler III 154
— bei Angina pectoris
III 1374, 1397ff.
— bei Antesystolie II 402
— bei Aortenaneurysma
VI 450ff.
— bei Aortogramm VI 135ff.
— und Blutdruck V 257ff.,
492ff., 495ff., 808
— und Carotissinus V 715
— und essentielle Hypertonie
V 257ff., 492ff., 495ff.
— bei Extrasystolie II 77
— bei Graviditätstoxikose
V 749ff.
— und Hämodynamik V 279
— und hämorrhagischer
Schock I 1042
— und Herzfunktion I 8, 28ff.
— bei Herzinfarkt III 1447ff.
— bei Herzinsuffizienz
I 419ff.
— und Hypertonie V 257ff.,
492ff., 495ff.
— und Hypotonie V 808
— und Kollaps I 958, 1042;
IV 601ff.
— und Kreislauf IV 592ff.
— und Lebensalter IV 624
— bei Luftembolie VI 131
— bei Lungenembolie IV 122
— bei Migräne VI 253
— und Myokard II 968
— zur Narkose IV 592ff., 612ff.
— und Operabilität IV 624
— bei Operationen IV 592ff., 612ff.
—, Pharmakologie IV 592ff.;
V 492

Barbiturate und renale Hypertonie V 257
— und Schock I 958 1042;
IV 601ff.
— und Schockniere I 1102
— im Sedationstest V 258ff.
— und Serotonin V 184
— bei vegetativer Labilität
IV 853
— bei Wolff-Parkinson-White-Syndrom II 402
Barbitursäurevergiftung
III 893
—, Blutdruck bei V 808
— und Coronarinsuffizienz
III 893
—, Hypotonie bei V 808
— und Myokard II 968;
III 893
Barium und Extrasystolie II 31
— und Lungenembolie IV 98
Bariumchlorid bei Adams-Stokes-Syndrom II 272
— und Capillarspasmen
VI 537
— und Myokard II 968
— und Vasomotorik VI 537
Bariumsulphat zur Arteriographie VI 121ff.
„Barrage artériolaire protégeant", Begriff II 1314
Bartonellen und Endocarditis
lenta II 677
Basalganglien s. u Stammganglien
Basedow-Syndrom s. u. Hyperthyreose
Basisnarkose IV 613ff.
Bazettsche Formel II 586ff.
BCG-Impfung und Periarteriitis nodosa VI 309
Bechersche Zellen bei experimenteller Hypertonie
V 60
Bechterew-Syndrom s. u.Spondylitis ancylopoetica
Beckenarterien und Aortenhämatom, intramurales
VI 461
— und Aortogramm VI 136
— bei Arteriosclerosis obliterans VI 433ff.
— und arteriovenöse Fisteln
VI 470, 474
— bei Embolie VI 365
— bei Endangitis obliterans
VI 285ff.
— bei Thrombose VI 370ff.
Beckenarterienaneurysmen
VI 468
— bei Endocarditis lenta
II 713
— bei Periarteriitis nodosa
VI 325ff.
Beckenarterienembolie VI 365

Beckenarterienpulse bei Gefäßkrankheiten VI 48ff.
Beckenarterienthrombose VI 370ff.
Beckenarterienverschluß und Aortogramm VI 133ff.
— bei Embolie VI 365
— bei Thrombose VI 370
Becken-Phlebographie VI 141ff.
Beckenvenenthrombose VI 484, 492ff., 496ff.
— und Lungenembolie IV 92ff.
— und Phlebektasien VI 518ff.
—, Röntgendiagnose VI 141ff.
— und Varicosis VI 518ff.
Beck-Operation bei Angina pectoris III 1436
Belastung IV 764ff.
— und Adams-Stokes-Syndrom II 264
— und Adipositas IV 382ff.
— bei Anämie IV 644ff., 651ff., 657
— bei angeborener Aortenstenose III 435ff.
— bei angeborenem, arteriovenösem Coronaraneurysma III 214
— und angeborener Herzfehler III 144
— bei angeborenem perforiertem Sinus-Valsalvae-Aneurysma III 206ff.
— bei angeborener Pulmonalinsuffizienz III 564ff.
— bei angeborener Pulmonalstenose III 298ff., 303ff.
— bei angeborener Tricuspidalinsuffizienz III 431ff.
— und Angina pectoris III 1009ff., 1035ff., 1375ff.
— bei Aortenaneurysma VI 450ff.
— und Aortenhämatom, intramurales VI 456
— bei Aorteninsuffizienz II 1457ff.
— bei Aortenisthmusstenose III 445ff., 452ff.; V 759ff.
— und Antesystolie II 382ff.
— bei Aortopulmonalseptumdefekt III 197ff.
— bei Aortenstenose II 1432ff.
— und Aortitis luica VI 349, 355
— und Arteriosklerose III 786ff.; VI 395ff.
— und arteriovenöse Anastomosen VI 8
— bei arteriovenöser Lungenfistel III 386ff.

Belastung und Atmung IV 4ff., 22ff., 33ff., 81
— und Atrioventrikulärblock II 218ff., 230ff.
— und Atrioventrikular-Dissoziation II 289ff.
— und Atrioventrikular-Rhythmus II 283ff.
— und Beriberi IV 390ff.
— und Blutdruck V 14, 28, 149, 240ff., 263ff., 787ff.
— und Blutdruckmessung V 4ff.
— bei Blutkrankheiten IV 644ff., 651ff., 657
— und Blutspeicher I 1009
— und Bradykardie II 17
— und Capillarpermeabilität VI 562
— und Coronarinsuffizienz III 694ff., 786ff., 911ff., 1009ff., 1035ff., 1375ff.
— und Coronarsklerose III 786ff.
— und Coronarspasmen III 912ff.
— und Cor pulmonale IV 60, 67ff., 81, 143ff.
— bei Cor triatriatum III 553ff.
— bei Cor triloculare biatriatum III 541
— und Cyanose VI 531
— nach Commissurotomie II 1403ff.
— und Dermographie VI 40
— bei Druckbelastung I 887
— bei Ductus Botalli persistens III 157ff., 165ff.
— bei Dystrophia myotonica II 971
— bei Dystrophie IV 300, 305ff.
— bei Ebstein-Syndrom III 417, 420ff.
— und Effort-Syndrom IV 715, 769ff.
— und Endangitis obliterans VI 278ff., 285
— und Erfrierung I 981
— und Entzügelungs-Hochdruck V 149
— und essentielle Hypertonie V 240ff., 263ff., 787ff.
— und experimentelle Hypertonie V 149
— und Extrasystolie II 34, 37
— bei Fallotscher Tetralogie III 336ff.
— bei Fiedler-Myokarditis II 955ff.
— und Gasaustausch IV 81

Belastung bei Gefäßkrankheiten VI 55
— bei Gefäßmißbildungen III 366, 370ff., 382ff., 386ff.
— bei Gravidität IV 485, 488ff.
— und Graviditätstoxikose V 742
— bei Hämochromatose IV 685
— und Herzblock II 194, 197, 218ff., 230ff.
— und Herzdekompensation V 383
— bei Herzdivertikel III 593
— und Herzform I 865ff., 913ff.
— und Herzgewicht I 816, 865
— und Herzgröße I 816, 823, 830ff., 839ff., *847ff.*, 854ff., *856ff.*, *913ff.*
— und Herzhypertrophie I 733ff.
— und Herzinfarkt III 1491ff.
— und Herzruptur III 1240ff.
— und Herztonus I 881ff.
— und Herztrauma II 477, 480ff., 493ff., 516ff., 535
— bei Herztumoren II 1194
— und Herzvolumen I 829ff., 839ff., *847ff.*, 854ff., *856ff.*
— bei Höhenadaptation IV 4ff., 22ff., 33ff.
— bei Hyperthyreose IV *316ff.*, 322ff.
— und Hypertonie V 149, 240ff., 263ff.
— bei Hypothyreose IV 332ff.
— und Hypotonie IV 768ff., 809; V 787ff.
— bei idiopathischer Pulmonalektasie III 370
— bei Infektionen IV 550
— und Kallikrein V 223
— und Klima IV 4ff., 22ff., 33ff.
— und Kohlenoxyd-Vergiftung III 875
— und Kollaps I 958, 1009; IV 332ff., 771
— bei konstriktiver Perikarditis II 1100ff.
—, Kreislauf bei IV 764ff.
— und Luftdruck IV 4ff., 22ff., 33ff., 42ff.
— bei Luftüberdruck IV 42ff.
— bei Lungenemphysem IV 184ff., 189ff.
— und Lungenkreislauf IV 60, 67ff., 81
— bei Lungenvenentransposition III 527

Belastung bei Mitralatresie
 III 558
— bei Mitralinsuffizienz
 II 1411ff.
— bei Mitralstenose
 II 1312ff., 1319ff.
— und Monge-Syndrom
 IV 33ff.
— und Myokard I 733ff.
— bei Myokarditis II 955ff.;
 IV 550
— und Myokardstoffwechsel
 III 694ff., 911ff.
— und Ohnmacht IV 761ff.
— bei Oscillogramm VI 79ff.
— bei Panzerherz II 1100ff.
— und paroxysmale Tachykardie II 131ff., 144ff.
— bei Perikarditis II 1100ff.
— beim Perthestest VI 66
— und Phlebektasien VI 516
— und Phlebitis VI 949ff.
— und Plusdekompensation
 V 383
— bei Pneumokoniose
 IV 205ff., 214ff.
— und postthrombotisches
 Syndrom VI 510ff.,
 512ff.
— bei Postural hypotension
 IV 738ff.
— bei Pulmonalarterienaplasie
 III 382
— bei Pulmonalatresie III 366
— bei Pulmonalektasie
 III 370
— und Pulmonalsklerose
 IV 244ff.
— und reaktive Hyperämie
 VI 61
— und Reizleitung II 194, 197,
 218ff., 230ff.
— und Regelkreis IV 744ff.,
 751ff., 767
— und respiratorische Arrhythmie II 22
— und Sauerstoffmangel
 IV 4ff., 22ff., 33ff.
— und Schock I 958, 1009
— bei Sichelzellanämie
 IV 240ff.
— bei Silikose IV 205ff.,
 214ff.
— und Sinuauriculärblock
 II 194, 197
— und Sportherz I 733ff., 736,
 928ff., 937ff.
— und Sympathicotonie
 IV 722
— und Tachykardie II 8,
 131ff., 144ff.,
— und Terminalstrombahn
 VI 14
— bei Thoraxdeformation
 IV 230

Belastung und Thrombophlebitis VI 494ff.
— und Thyreoidea IV 316ff.,
 322ff., 333
— bei totalem Block II 230ff.
— bei Tricuspidalatresie
 III 395ff.
— bei Tricuspidalstenose
 II 1486ff.
— bei Truncus arteriosus,
 communis persistens
 III 535ff.
— und Vagotonie IV 722
— und Valsalva-Versuch
 IV 781
— und Varicen VI 516
— und Vasomotorik I 1009
— und vegetative Labilität
 IV 715, 738, 768, 781ff.,
 788ff., 809, 827ff.
— bei Ventrikelseptumdefekt
 III 217ff., 226ff.
— bei Vergiftung III 875
— und Vorhofflimmern
 II 86ff.
— bei Vorhofseptumdefekt
 III 257ff., 260ff.
— und Wärmeurticaria
 VI 562
— und Wolff-Parkinson-White-Syndrom II 382ff.
Belcaloid bei vegetativer Labilität IV 853ff.
Belladonna-Alkaloide s. a. u.
 Atropin
— und Acetylcholin V 200
— und Adenosin V 202
— bei allergischer Myokarditis
 II 950ff.
— bei Angina pectoris
 III 1397ff., 1403ff.
— bei Antesystolie II 382ff.
— bei arteriovenösen Fisteln
 VI 478
— und Atrioventrikularblock
 II 226, 231, 242
— und Atrioventrikulardissoziation II 289ff.
— und Atrioventrikular-Rhythmus II 278ff.,
 283ff.
— und Blutdruck V 29
— und Bradykardie II 5ff, 15
— und Capillaraneurysmen
 VI 545
— u. Capillarpermeabilität
 VI 547
— bei Carotissinus-Syndrom
 II 277
— als Cholinderivatantidot
 II 147
— und Depressan V 228, 231
— und Dermographie VI 40
— und Diabetes mellitus
 VI 545

Belladonna-Alkaloide bei Digitalis-Intoxikation I 492
— bei Dystrophie IV 296
— und Enteramin V 183
— bei essentieller Hypertonie V 493
— bei Extrasystolie II 39, 44,
 75, 77
— bei Gefäßkrankheiten
 V 493; VI 180
— und hämorrhagischer
 Schock I 1033
— und Herzaktion II 5ff., 15
— und Herzblock II 194, 198,
 226, 231, 242
— bei Herzinfarkt III 1481
— und Herztonus I 875ff.
— und Hypertensin V 98,
 101
— bei Hypertonie V 493
— und Hypotonie IV 737;
 V 817
— und Interferenz-Dissoziation II 291ff.
— und Kallikrein V 214, 219,
 221
— bei Kammertachykardie
 II 166
— bei Karditis rheumatica
 II 583ff.
— und Kationenaustauscher
 I 557
— und Kollaps I 1033;
 1142; IV 760
— bei Luftembolie IV 132
— und Lungenembolie I 347
— und Lungenkreislauf
 I 347; IV 72
— bei Migräne VI 253
— bei Myokarditis II 950ff.
— und Narkose IV 592ff.,
 612ff.
— zur Narkose IV 612ff.
— bei Ohnmacht IV 760
— bei Operationen IV 612ff.
— bei paroxysmaler Tachykardie II 166
— und Pepsitensin V 102
— und Pherentasin V 187
— bei Postural hypotension
 IV 737; V 817
— und Prostaglandin V 206
— und Rauwolfia-Alkaloide
 V 524
— und Reizleitung II 194, 198,
 226, 231, 242
— und Renin V 98
— bei rheumatischem Fieber
 II 583ff.
— und Schenkelblock II 341
— und Schock I 1033, 1142
— und Serotonin V 183ff.
— und Sinoauriculärblock
 II 194, 198
— und Substanz P V 203

Belladonna-Alkaloide bei Tachykardie II 14, 166
— und Terminalstrombahn VI 15ff., 16ff.
— und totaler Block II 231, 242
— und Umkehr-Extrasystolie II 315
— und Umkehrrhythmus II 315
— und Urticaria VI 547
— und Vagotonin V 207
— und Vasomotorik VI 16ff.
— und vegetative Labilität IV 724, 734, 851ff, 856; V 817
— und Veratrumalkaloide V 557ff.
— und Vesiglandin V 207
— und Vorhofflimmern II 80
— bei Wärmeurticaria VI 562
— bei Wolff-Parkinson-White-Syndrom II 382ff.
Bellafolin bei Carotis-Sinus-Syndrom II 277
Bellaravil bei Tachykardie II 14
Bellergal bei Extrasystolie II 75
— bei Tachykardie II 14
— bei vegetativer Labilität IV 856
Benadryl bei allergischer Myokarditis II 950ff.
— bei Gefäßkrankheiten VI 177
— bei Myokarditis II 950ff.
— bei Periarteriitis nodosa VI 333
Bends, Begriff IV 47
Bentyl-Hydrochlorid s. u. Dicyclomin
Benzazolin bei Gefäßkrankheiten VI 169ff.
— bei postthrombotischen Syndrom VI 514
— bei Ulcus cruris VI 514
Benzedrin bei Hypotonie IV 741; V 823ff.
— bei Postural hypotension IV 741
— bei vegetativer Labilität IV 741; V 823ff.
Benzidin und Depressan V 230
Benzodioxan und Blutdruck V 161, 493
— bei endokriner Hypertonie V 663, 668ff.
— bei essentieller Hypertonie V 493
— und experimentelle Hypertonie V 161
— bei Graviditätstoxikose V 750ff.
— und Hypertensin V 98

Benzodioxan und Hypertensinogen V 93
— und Hypertonie V 161, 493, 663, 668ff., 750
—, Nebenwirkungen V 493
— bei Phäochromocytom V 663, 668ff.
— und Pepsitensin V 102
— und Renin V 98
— und zentralnervöse Hypertonie V 161
Benzodioxantest V 663
Benzoesäure bei bakterieller Endokarditis II 754
— bei Endocarditis lenta II 754
Benzolvergiftung und Coronarinsuffizienz III 891
— und vegetative Labilität IV 827
Benzylimidazolin s. u. Priscol
Benzylimidazolinhydrochlorid s. u. Priscol
Benzylisochinoline bei Gefäßkrankheiten VI 177
Bergkrankheit s. u. Höhenkrankheit
Beriberi IV 389ff.
—, Anatomie IV 392ff.
— und Blutdruck V 717, 807
— und Entzügelungs-Hochdruck V 717
— und Fiedler-Myokarditis II 955
—, Formen IV 389ff.
— und Graviditätstoxikose IV 510
—, Herz bei I 27, 42, 44, 59, 128, 173, 448, 762
— und Herzinsuffizienz I 27, 42, 44, 59, 128, 448, 762
— und Hypertonie IV 510; V 717
—, Hypotonie bei V 807
—, kardiovasculäre IV 389ff.
—, Kreislauf bei I 27, 42, 44, 59, 128, 173, 448, 762
—, Kreislaufzeit bei I 173
— und Myokard I 762
— und Myokarditis II 955
— und Myokardose II 959ff.
— und neurogene Hypertonie V 717
—, okzidentale IV 391ff.
—, orientalische IV 389ff.
—, Pathologie IV 392ff.
—, polyneuritische IV 389ff.
—, Stoffwechsel bei IV 394ff.
—, Symptome IV 390
—, Therapie IV 396ff.
Berliner Blau-Reaktion auf Herzfehlerzellen I 771
Bernhard-Anastomose bei Aortenisthmusstenose V 764

Bernheim-Syndrom bei angeborenem Herzfehler III 143
—, P mitropulmonale bei II 206
Bernsteinsäure-Dehydrase bei Herzinfarkt III 710
— im Myokardstoffwechsel III 710
Berolase bei Schenkelblock II 378
Beruf und angeborener Herzfehler III 154
— und Aortitis luica VI 349
— und Arteriosklerose III 855; VI 395ff.
— und Blutdruck V 263ff.
— und Capillarresistenz VI 576, 577
— und Capillarspasmen III 855; VI 536
— und Coronarinsuffizienz III 855ff.
— und Coronarspasmen III 855
— und Cor pulmonale IV 139, 167ff., 199ff., 203ff.
— und Embolie VI 362
— und Endangitis obliterans VI 258
— und essentielle Hypertonie V 263ff.
— und Gefäßkrankheiten VI 24
— und Hämosiderose IV 258
— und Herzinfarkt III 855
— und Hypertonie V 263ff.
— und Karditis rheumatica II 557ff.
— und Lungenfibrose IV 199ff., 203ff.
— und Monge-Syndrom IV 34
— und Myokardstoffwechsel III 855ff.
— und Pneumokoniose IV 203ff.
— und Purpura VI 577
— und Purpura Majocchi VI 576
— und rheumatisches Fieber II 557ff.
—, sekundäres Raynaud-Syndrom als VI 237
— und Silikose s. dort
— und Skorbut VI 577
— und Vasomotorik VI 536
Berufskrankheiten s. a. u. den einzelnen Erkrankungen
—, Bleivergiftung als IV 221; V 771

Berufskrankheiten durch Cadmium IV 221
—, Capillarspasmen als VI 536
— durch Chromat IV 220
— und Cor pulmonale IV 139, 167 ff., 199 ff., *203* ff., *216* ff.
— durch Mangan IV 221
— durch Thomasschlacke IV 221
— durch Vanadiumpentoxyd IV 220
— durch Zink IV 221
— durch Zinnoxyd IV 220
— und Embolie VI 362
—, Gefäßkrankheiten als VI 24
— und Hämosiderose IV 258
— und Lungenfibrose IV 199 ff., 203 ff.
— und Monge-Syndrom IV 34
— und Operationen IV 599
—, Pneumokoniose s. dort
— und sekundäres Raynaud-Syndrom VI 237
—, Silikose s. dort
— und Vasomotorik VI 536
—, Vergiftungen als V 771
Berylliose IV 220 ff.
— und Atmung IV 81, 199
— und Cor pulmonale IV 81, 199 ff., 220 ff.
— und Lungenfibrose IV 199 ff.
— und Lungenkreislauf IV 81
Betain bei Arteriosklerose VI 425
Bettruhe I 413 ff.
— bei Angina pectoris III 1373 ff.
— bei Aortenaneurysma VI 450 ff.
— bei Arteriitis rheumatica VI 345
— vor Commissurotomie II 1387
— bei Coronarinsuffizienz III 1373 ff.
— bei Embolie VI 365 ff.
— bei Gefäßkrankheiten VI 148 ff.
— bei Grippemyokarditis II 526
— bei Herzinfarkt III 1443 ff.
— bei Herzinsuffizienz I 413 ff.
— bei Herzklappenfehler II 1387
— bei Herztrauma II 525 ff.
— bei Hypertonie V 645
— und Kallikrein V 223
— bei Livedo reticularis VI 535

Bettruhe und Lungenödem I *129* ff., 416
— bei Mitralstenose II 1387
— bei Myokarditis II 526, 892, 928
— bei Nephritis V 645
— bei Parotitis-Myokarditis II 928
— bei Perniosis VI 560
— und Phlebektasien VI 517
— und Phlebitis VI 486 ff., 491, 504 ff.
— bei postthrombotischem Syndrom VI 513
— bei renaler Hypertonie V 645
— und Thrombophlebitis VI 486 ff., 491, 504 ff.
— bei Trichinose II 939
— und Ulcus cruris VI 380 ff.
— und Varicosis VI 517
— und vegetative Labilität IV 824 ff.
Bewegungstherapie s. u. Gymnastik und Training
Bewußtlosigkeit s. a. u. Ohnmacht
— bei Adams-Stokes-Syndrom II 251 ff.
— bei arteriovenöser Fistel III 389
— bei arteriovenöser Lungenfistel III 389
— und Atmung IV 7, 10 ff., 28 ff.
— und Blutdruck II 144, 273 ff.; IV 735; V 818
— bei Carotissinus-Syndrom II 144, 273 ff.; V 818
— bei Cor pulmonale IV 98 ff., 105 ff., 124 ff.
— bei Diphtherie-Myokarditis II 895 ff.
— bei Gefäßmißbildungen III 389
— bei hämorrhagischer Diathese IV 563
— bei Herzinfarkt III 1122 ff.
— bei Herztrauma II 503 ff.
— bei Herztumoren II 1179 ff.
— und Höhenadaptation IV 7, 10 ff., 28 ff.
— bei Hypotonie I 959 ff.; IV 735 ff.
— bei Infektionskrankheiten IV 563
— und Klima IV 7, 10 ff., 28 ff.
— bei Kohlenoxydvergiftung III 874 ff.
— beim Kollaps I 959, 973, 975, 1054
— und Luftdruck IV 7, 10 ff., 28 ff.
— bei Luftembolie IV 124 ff.
— bei Lungenembolie IV 98 ff., 105 ff.
— bei Myokarditis II 879 ff.

Bewußtlosigkeit und neurogener Schock I 975
— und Orthostase IV 735
— bei Periarteriitis nodosa VI 328
— bei Phlebitis VI 499
— bei primärem Schock I 975 ff.
— bei Sauerstoffmangel IV 7, 10 ff., 28 ff.
— bei Scharlach-Myokarditis II 902
— beim Schock I 959, 973, 975, 1954
— bei Thrombophlebitis VI 499 ff.
— bei vegetativer Labilität IV 735; s. a. u. Kollaps und Orthostase
— bei Vergiftungen III 874
— bei Waterhouse-Friedrichsen-Syndrom IV 563
Bezold-Reflex s. u. Jarisch-Bezold-Reflex
Bicarbonathaushalt und Alkalose I 582
— bei angeborenem Herzfehler III 151
— und Atmung I 204 ff.
— und Blutdruck V 69
— und Carboanhydrase I 536 ff.
— und Chlorothiazid I 541 ff.
— bei Cushing-Syndrom V 684 ff.
— bei endokriner Hypertonie V 684 ff.
— bei experimenteller Hypertonie V 69
— bei Herzinsuffizienz I 204 ff., 211 ff., 299 ff.
— bei Hyperchlorämie I 588
— bei Hypertonie V 69
— bei Hypochlorämie I 582
— und Hyponatriämie I 568
— und Ödemflüssigkeit I 299 ff.
— und Purine I 549
— und Säure-Basengleichgewicht I 206 ff., 211 ff.
Bienenadel und Capillarpermeabilität VI 584
— und Capillarresistenz VI 584
Biersche Stauung und Capillarresistenz VI 102
Bigeminie II 32 ff.
— und Adams-Stokes-Syndrom II 259
— bei Atrioventrikularblock II 228 ff., 242
— durch Digitalis I 490 ff.; II 114
— bei Blutkrankheiten IV 674
— bei Endocarditis lenta II 708 ff.
— und Herzglykoside I 492; II 40 ff., 114, 161

Bigeminie bei Herzkatheterismus II 1259 ff.
— bei Herztrauma II 465 ff., 519 ff.
— Kammer- II 40 ff., 68, 72 ff.
— und Kammertachykardie II 161
— bei Leukämie IV 674
— und Nervensystem II 42 ff.
— und Parasystolie II 304
— und paroxysmale Tachykardie II 161
— Pseudo- II 99, 310
— bei Reizleitungsstörungen II 228 ff., 242 ff.
— und Tachykardie II 161
— bei totalem Block II 228 ff., 242
— bei Umkehr-Extrasystolie II 310 ff.
— bei Umkehrrhythmus II 310 ff.
— Vorhof- II 53
Bilharziose, Cor pulmonale bei IV 62, 140 ff., 239 ff.
Bilirubin s. a. u. Ikterus
— und Bradykardie II 18
— bei Endocarditis lenta II 721
— bei Hämangioendotheliom VI 600
— bei Hämangiomen VI 598
— bei hämorrhagischer Diathese VI 572
— bei Herzinfarkt III 721; 1157; IV 108
— bei Kavernomen VI 598
— bei Lungenembolie IV 108
— bei Lungeninfarkt IV 108
— bei Moschcowitz-Symmers-Syndrom VI 572 ff.
— und Myokarditis II 874
— bei Periarteriitis nodosa VI 314, 322
— bei Purpura VI 572 ff.
Bindegewebsmassage s. u. Massage
Biosal als Kochsalzersatz I 509
Bishydroxycumarin s. u. Dicumarol
Bistrium bei Gefäßkrankheiten VI 174
Birutan und Capillarpermeabilität VI 586
— und Capillarresistenz VI 565, 586
— bei hämorrhagischer Diathese VI 565, 586
— bei Purpura rheumatica VI 565
— bei rheumatischem Fieber VI 565
Biuretreaktion und Capillarplethysmogramm VI 108

Blalock-Clagett-Anastomose bei Aortenisthmus-Stenose V 764
Blalock-Taussig-Anastomose III 156
— bei Cor triloculare biatriatum III 545 ff.
— bei Ebstein-Syndrom III 429
— und Endocarditis lenta II 681
— bei Fallotscher Tetralogie III 359 ff.
—, spontane III 66
— bei Tricuspidalatresie III 408
Bland-White-Garland-Syndrom III 55
Blasser Hochdruck V 33 ff.
Blastomatosen, ektodermale VI 598 ff.
Blastomykose und Endocarditis lenta II 677
— und Myokarditis II 874, 941
— und Perikarditis II 1044
Blausucht s. u. Cyanose und Morbus coeruleus
Bleiäthylvergiftung und vegetative Labilität IV 827
Bleistaub-Pneumokoniose und Cor pulmonale IV 221
Bleivergiftung III 889
— und Angina pectoris III 889
— und Arteriosklerose III 889; VI 401
— und Blutdruck V 58, 771 ff.
— und Capillarspasmen III 889; VI 537
— und Coronarinsuffizienz III 889
— und Coronarsklerose III 889
— und Coronarspasmen III 889
— und Dermographie VI 41 ff.
— und Endangitis obliterans VI 268
— und Gefäßkrankheiten VI 27
—, Hypertonie bei V 58, 771 ff.
—, sekundäres Raynaud-Syndrom bei VI 243 ff.
— und Vasomotorik III 889; V 58, 771 ff.; VI 41, 243 ff.
— und vegetative Labilität IV 827
Blitzschlag, Kammerflattern bei II 173
—, Kammerflimmern bei II 173
Bloc bilateral manqué II 363
Blockdissoziation II 227, 285 ff.
Blockierung (Elektrokardiogramm) s. u. Herzblock

und den einzelnen Blockformen
Block im Block, Begriff II 235, 257
Blut s. a. u. Blutkrankheiten
— und ACTH II 644 ff.
— bei Adipositas IV 385
— bei angeborenem Herzfehler III 123 ff., *144* ff., 187
— bei Aortenbogensyndrom VI 377
— bei Aortitis luica VI 354
— und arteriovenöse Aneurysmen IV 252
— bei arteriovenöser Fisel III 388
— bei arteriovenöser Lungenfistel III 388
— und Atmung IV 4 ff., 11 ff., 18, 23, 25 ff., 31 ff., 34
— bei bakterieller Endokarditis II 740
— und Capillardruck VI 98 ff.
— und Capillarektasien VI 572
— und Capillarmikroskopie VI 96 ff.
— und Capillarpermeabilität VI 106 ff.
— und Capillarresistenz VI 564 ff.
— bei Chagas-Myokarditis II 931
— und Chlorothiazid I 544
— bei Chorea II 570, 609 ff.
— bei Coma diabeticum IV 375 ff.
— bei Cor pulmonale IV 144 ff.
— und Cortison II 644 ff.
— und Cyanose I 232 ff.; VI 530 ff.
— bei Cushing-Syndrom V 684 ff., 687 ff.
— bei Diabetes mellitus IV 371 ff., 375 ff.
— bei Digitalisvergiftung I 499 ff.
— bei Ductus Botalli persistens III 165
— bei Echinokokkose II 938
— bei Endangitis obliterans VI 247 ff., 265, 279 ff.
— bei Endokardfibrose II 786 ff.
— bei Endokarditis IV 551, 694, 697, 786 ff.
— bei Endokarditis acuta bactericidis II 727 ff.
— bei Endokarditis lenta II 694 ff., 697
— bei Endokarditis parietalis fibroplastica II 786 ff.
— bei endokriner Hypertonie V 662, 684 ff., 687 ff.

Blut bei Endomyokardfibrose II 787ff.
— bei Erythemathodes II 982ff.; VI 344
— und Erythralgie VI 527
— bei essentieller Hypotonie V 788ff.
— bei Fallotscher Tetralogie III 356
— bei Fettembolie IV 134
— bei Fiedler-Myokarditis II 957ff.
— bei Fruchtwasserembolie IV 137ff.
— bei Gravidität IV 479ff., 506, 510, 512ff; V 726ff.
— bei Graviditätstoxikose IV 506, 510, 512ff.
— bei Hämangiomen VI 597ff.
— bei hämorrhagischer Diathese VI 564ff.
— und Hämosiderose IV 257ff.
— und Herzglykoside I 459
— bei Herzinfarkt III 721, *1149*ff., 1353ff.
— bei Herzinsuffizienz I 163ff., 167ff., 459
— bei Herztamponade II 1063ff.
— bei Herztrauma II 505ff.
— bei Höhenadaptation IV 4ff., 11ff., 18, 23, 25ff., 31ff., 34ff.,
— bei Hyperthyreose IV 327, 333
— bei Hypertonie V 662, 684f., 687f.
— bei Hyponatriämie IV 441ff.
— bei Hypothyreose IV 333
— bei Hypotonie V 788ff.
— bei idiopathischer Perikarditis II 1074ff.
— bei Kälteurticaria VI 554
— bei Kaposi-Sarkom VI 602
— und Karditis rheumatica II 556, 569ff., 605, *609*ff.; VI 564ff.
— und Kavernome VI 597ff.
— und Klima IV 4ff., 11ff., 18, 23, 25ff., 31ff., 34
— und Kollagenosen II 982ff.
— und Kollaps I 1006
— bei Leukämie IV 670ff.
— bei Lues VI 354
— und Luftdruck IV 4ff., 11ff., 18, 23, 25ff., 31ff., 34, 41
— bei Luftüberdruck IV 41
— und Lungenembolie IV 95ff., 98ff., 107ff., 115ff.
— bei Lungenfibrose IV 198ff.
— bei Lungeninfarkt IV 107ff.
— und Lungenödem I 129ff.

Blut und Mineralstoffwechsel I 165ff.
— bei Mitralstenose II 1323, 1368
— bei Möller-Barlow-Syndrom VI 577
— bei Monge-Syndrom IV 34
— bei Moschcowitz-Symmers-Syndrom VI 572
— bei Myokarditis II 876ff.
— bei Periarteriitis nodosa II 988; V 621ff.; VI 314ff.
— bei Perikarditis II 1063ff.
— bei Phäochromocytom V 662
— bei Phlebitis VI 485ff.
— bei Pneumokoniose IV 205ff.
— bei Poliomyelitis IV 542
— bei Polycythämie IV 660ff., 664ff.
— bei Polyglobulie IV 659ff.
— bei Porphyrie IV 397ff.
— bei Postcommissurotomie-Syndrom II 1393ff.
— bei Purpura rheumatica VI 564ff.
— und Pyrazole II 654
— und Quecksilberdiuretica I 534
— bei Raynaud-Syndrom VI 226
— und rheumatisches Fieber II 556, 569ff., 605, *609*ff.; VI 564ff.
— bei Riesenzellarteriitis VI 338ff.
— bei Sauerstoffmangel IV 4ff., 11ff., 18, 23, 25ff.; IV 31ff., 34
— und Schock I 1006
— und sekundäres Raynaud-Syndrom VI 246ff.
— bei Sichelzellanämie IV 240
— bei Silikose IV 205ff.
— bei Skorbut VI 577
— bei Sympathicotonie IV 722ff.
— bei Thoraxdeformation IV 229ff.
— und Thrombophlebitis VI 485ff.
— und Thrombose VI 369ff.
— und Thyroidea IV 327, 333
— bei Tumormetastasen IV 238
— bei Vagotonie IV 722ff.
— und vegetative Labilität IV 722ff.
— bei Verbrennung VI 562
— und Wasserhaushalt I 165

Blut bei Waterhouse-Friedrichsen-Syndrom IV 564ff.
Blutbildung s. u. Blut und Knochenmark
Blutdruck s. a. u. Hypertonie und Hypotonie
— und Acetylcholin V 29, 70, *199*ff., 235ff., 256
— und ACTH II 645; V 79ff., 138, 141ff., 708
— und Adams-Stokes-Syndrom II 259
— bei Addisonismus V 799ff.
— bei Addison-Syndrom V 780, *796*ff.
— und Adenosin V 201ff., 235ff.
— und Adipositas IV 382ff., 385ff., 625; V 17ff., 272, 334ff.
— und Adrenalektomie V 93, 112, 134, 144, 149, 158, 195, 397, 445, 489ff.
— und Adrenalin V 25ff., 29, 39ff., 70, 74ff., 132, 145, 150ff., 154, 157ff., *166*ff., 250ff., 649ff., 672ff.
— bei Adrenogenitalismus V 701ff.
— bei Akromegalie V 704
— und Aldosteron V 114ff., 136ff., 704ff., 710ff.
— und Allergie II 950; V 775
— bei allergischer Myokarditis II 950ff.
— und Alternans II 405, 409
—, Amplitude s. a. u. Blutdruckamplitude
— und Amputationen V 340ff.
— und Amyloidose II 963; V 617
— bei Anämie IV 644, 645ff., 653, 657ff.
— und Anaesthesie IV 612
— und Androgene V 139ff.
— und Aneurysmen V 596, 601, 796
— bei angeborener Aortenstenose III 435
— bei angeborener perforiertem Sinus-Valsalvae-Aneurysma III 204ff., 207
— bei angeborener Pulmonalstenose III 320
— bei angeborener Tricuspidalinsuffizienz III 431
— bei Angina pectoris III 700ff., 1007ff.
— bei Angina tonsillaris II 914
— bei Angiopathia diabetica IV 354ff., *361*ff; VI 550
— und Angiotomie V 88
— und Angioxyl V 208, 236

Blutdruck und Antesystolie
II 395
— und Antihistamine V 496
— und Antirenin V 105 ff.
— und Apoplexie V 32 ff., 263 ff., 367, *387* ff.
— bei Aortenaneurysma VI 448, 452
— bei Aortenbogensyndrom V 766 ff.; VI 377 ff.
— und Aortenhämatom, intramurales VI 456 ff., 459
— und Aorteninsuffizienz II 1436, 1453, 1454, 1456 ff., 1461; V 768
— bei Aortenisthmusstenose III 449 ff., 453 ff.; V 37 ff., 251 ff., 362 ff., 596, *753* ff.
— bei Aortenkompression V 54
— bei Aortenstenose II 1431 ff., *1435* ff.; V 780, 794
— bei Aortenthrombose VI 372 ff.
— und Aortitis luica V 716; VI 355 ff.
— und Aortogramm VI 135 ff.
— bei Arrhythmia absoluta II 81, 86, 103 ff.
— und Arterien V 277 ff., 293 ff.,
— und Arteriosklerose III 734 ff., 748 ff., 754, 798 ff.; V 32 ff., 37 ff., 307 ff., *351* ff., 387, 780, 795; VI 387 ff., *397* ff., 416 ff., 535
— bei Arteriosklerosis obliterans VI 435 ff.
— und arteriovenöse Aneurysmen IV 252; V 769 ff.
— und arteriovenöse Fisteln V 32 ff., 37 ff., 57, 307 ff., *351* ff., 601; VI 67, 474 ff., 477 ff.
— und Asthma bronchiale V 339, 796
— und Asthma cardiale V 360
— und Atmung I 72, 129 ff., 200; IV 10 ff., 22 ff., 31 ff., 38; V 233
— und Atrioventrikulärblock II 213, 224, 230, 243 ff.
— und Atrioventrikulardissoziation II 290
— und Atrioventrikular-Rhythmus II 283 ff.
— und Augenhintergrund V 61 ff., 156, 243 ff., 387 ff., 395, 401 ff., *422* ff., 659 ff.
— und Balneotherapie I 664 ff. 673 ff., 689; V 496 ff., *591* ff.

Blutdruck und Banthin V 493
— und Barbiturate V 257 ff., 492 ff.
— bei Belastung IV 767 ff., 768 ff.; V 14, 28, 149, 240 ff., 263 ff.
— und Benzodioxan V 161, 493, 506 ff., 519 ff.
— bei Beriberi IV 390 ff.
— bei Bleivergiftung V 771 ff.
— bei Blutkrankheiten IV 644, 645 ff., 653, 657 ff.; V 40, 337 ff.
— und Blutmenge V 8, 68 ff., 125, 149, 158, 277 ff., 289 ff.
— und Blutspeicher I 1008 ff.
— und Bradykardie II 16
— und Calciumstoffwechsel IV 453 ff.; V 29
— und Cantharidenblase VI 109
— und Capillaraneurysmen VI 545
— und Capillardruck VI 100 ff.
— bei Capillarektasien VI 526 ff.
— und Capillaren V 192 ff., 293 ff.; VI 13 ff.
— und Capillaropathia diabetica VI 550
— und Capillarpermeabilität VI 109, 550
— und Capillarresistenz VI 104 ff.
— und Carcinom V 341 ff.
— und Carotissinus V 23 ff., 39 ff., 69 ff., 146 ff., 304 ff., 713 ff.
— und Carotissinus-Syndrom II 274 ff.; V 817 ff.
— bei Cellophannephritis V 39, 54 ff.
— und Chemoreceptoren V 23 ff.
— und Chinidin II 119
— und Chlorothiazid V 588 ff.
— und Cholin V 144, 505
— und Cholinderivate II 147
— und Cholinmangel V 144 ff.
— und Chyne-Stoke-Atmung I 232
— und Coffein IV 826
— bei Coma diabeticum IV 375 ff.; V 806
— und Commissurotomie II 1386, 1388, 1397 ff.
— bei Conn-Syndrom V 704 ff.
— und Coronardurchblutung III 676 ff., 692 ff., 1007 ff.
— und Coronargefäße III 676 ff., 692 ff., 754 f.; V 122 ff., 154, 173 ff., 197, 199 ff., 216 ff., 232 ff., 241 ff., 366 ff.

Blutdruck und Coronarinsuffizienz III 692 ff., 700, 1007 ff.
— und Coronarsklerose III 734 ff., 748 ff., 754, 798 ff.
— und Coronarspasmen III 835 ff.
— und Cor pulmonale V 339, 781, 796
— und Cortison II 645; V 73, 75 ff., 79 ff., 114 ff., 134 ff., 708 ff.
— bei Cushing-Syndrom V 682 ff.
— und Cyanose VI 530 ff.
— bei Cystenniere V 37 ff., 603, *606* ff.
— und Depressan V 29, 86 ff., 228 ff., 323 ff., 502 ff.
— und Depressorsubstanzen V 196 ff.
— und Dermographie VI 40
— bei Diabetes mellitus IV 354 ff., *361* ff., 366 ff., 375 ff.; V 272, 336 ff., 806; VI 550
— bei diabetischer Glomerulosklerose IV 364 ff.; V 618 ff.
— und Diät V 244, 335, *445* ff.
—, Diagnose V 663 ff.
—, diastolischer V 1 ff.
— und Dibenamin V 151, 493, 508 ff., 516 ff.
— und Dibenzylin V 493, 508 ff., 516 ff.
—, Differenzen V 7
— und Digitalis V 494
— und Dihydroergotamin V 509 ff.
— bei Diphtherie-Myokarditis II 894 ff.
— und Diuretica V 494, 588 ff.
— und divergierender Schenkelblock II 367
— und DOCA V 119 ff., 315, 705 ff.
— und doppelseitiger Schenkelblock II 362
— und Doryl V 255 ff.
— und Druckbelastung I 884 ff.
— bei Ductus Botalli persistens III 157, 167 ff.
— bei Dystrophia myotonica II 970
— bei Dystrophie IV 301, 302 ff., 311 ff.; V 17 ff., 790, 800, 806
— bei Effort-Syndrom IV IV 814 ff.
— und Elastizität der Gefäße V 26

Blutdruck bei infektiösem Schock

Sachverzeichnis.

Blutdruck und Elektrokardiogramm V 374ff.
— bei Elektrounfall III 905ff.
— und Embolie I 717; V 597, 599ff.; VI 364ff.
— und Encephalopathie V 398ff.
— bei Endangitis obliterans V 37, *624*ff.; VI 277ff., 289ff.
— und Endocarditis lenta II 688, 707ff., 715ff., 717ff.
— bei Endocarditis parietalis fibroplastica II 787
— bei Endokardfibrose II 787ff.
— und Enteramin V 182ff.
—, Entwicklungsgeschichte III 2ff.
— bei Epilepsie IV 875ff.
— bei Erfrierung I 981ff.; VI 555
— und Ernährung IV 625; V 144, 244, 263ff., 272ff., 334ff.
— bei Erythematodes II 976; V 622; VI 344
— bei Erythromelalgie VI 526ff.
— und experimenteller Schock I 989ff.
— und Extrasystolie II 37ff., 70
— bei Fallotscher Tetralogie III 334ff.
— und Fettembolie IV 133ff.
— und Ferritin V 195, 202ff., 493
— und Fieber V 17, 28, 244, 256ff., 445, 501ff.
— bei Fiedler-Myokarditis II 957ff.
— und Flicker-Test V 257ff.
— und Fokaltoxikose II 914
— und Ganglienblocker V 73, 161, 185, 205, 249, 378ff., 384, 389ff., 397, 489, 492, *565*ff.
— und Gefäße V 8, 19ff., 22ff., 37ff., 61, 122, 154, 165ff., 172ff., 176ff., 191ff., 197ff., 237ff., *244*ff., 277ff., 293ff., 344, 351ff.
— und Gefäßgeräusche VI 50ff.
— und Gefäßkrankheiten VI 23ff., 679
— und Genußgifte IV 826
— und Geschlecht V 9ff., 16ff., 240ff., 262, 264ff., 271ff.
— bei Glomerulonephritis V 612ff.

Blutdruck bei Glomerulosklerose II 603, 607, 684; IV 364ff.; V 37ff., 337, 595ff., 618ff.
— bei Goldblatt-Nephritis V 37, *49*ff.
— bei Gravidität IV 482ff., 493, 497ff., *500*; V 37ff., 725ff.
— und Graviditätstoxikose IV 482ff., 493, 497ff., *500*ff., 510ff., 517ff.; V 37ff., 387, 725ff., 730ff.
— bei Grippemyokarditis II 925
— und Guanidin V 67ff., 190
— und Hämatokritwert I 139
— bei Hämochromatose IV 684ff.
— und Hämodynamik V 37ff., 237ff., 277ff.
— und Hämoperikard II 1150ff.
— im hämorrhagischen Schock I 960ff., 1035ff.
— und Heparin V 445, 504ff.
— bei Hepatitis II 928ff.
— und Heredität V 18, 235, 239, 240ff., 269ff.
— und Herzblock II 213, 224, 230, 243ff.; V 768
— und Herzdekompensation V 383ff.
— und Herzform I 884, 886
— und Herzfrequenz II 9, 11, 16
— und Herzfunktion I 15ff., 45, 112, 403, 824, 886ff.; V 339, 360, *363*ff., 657ff.
— und Herzgewicht I 824
— und Herzglykoside I 453ff., 462ff.
— und Herzgröße I 824, 884, 886ff.
— und Herzhypertrophie I 736ff.
— und Herzinfarkt I 339ff.; III 707, 712ff., 1068, 1070ff., *1128*ff., 1351ff., 1359ff.; V 368, 818ff.
— und Herzinsuffizienz I 15, 33ff., 45, 70ff., 112, 121ff., 129ff., 173, 208, 232, 339ff., 345ff., 768ff.; V 39ff., 68, 149, 339ff., 360, 367, 381ff., 780, 795ff.
— und Herzkatheter I 831
— und Herzklappenfehler V 345ff., 780, *794*ff.
— und Herzruptur III 1240ff.
— bei Herztamponade II 1063ff.
— und Herztöne II 576ff.

Blutdruck und Herztrauma II 470ff., 500ff., 525ff.
— und Herzvolumen I 884, 886ff.
— und Hirn V 387ff.
— und Hirnaneurysma V 391; VI 465
— bei Hirnbasisaneurysma VI 464
— und Hirndruchblutung V 387ff., 393ff.
— und Hirndruck V 722ff.
— und Hirnsubstanz (MAJOR u. WEBER) V 206, 236
— und Histamin V 29, 159, 197ff., 235ff., 255, 494
— und Hochdruckstoff V 188
— bei Höhenadaptation IV 10ff., 22ff., 31ff., 38
— und Hormone V 29, 37ff., 113ff., 312ff., 445, 504
— und Hydergin V 445, 475, 492, 509ff.
— und Hydralazine V 73, 133, 145, 156, 161, 248, 399, 492, *541*ff.
— und Hydrochlorothiazid V 588ff.
— und Hydrocortison V 114ff., 136, 144
— bei Hyperkaliämie IV 421ff., 438, 442
— und Hypertensin V 29, 74, 80ff., 88ff., *93*ff., *111*ff., 308ff.
— und Hypertensinase V 103ff.
— und Hypertensinogen V 75, 88ff.
— bei Hyperthyreose IV 326ff.; V 40, 770
— bei Hypoglykämie IV 378ff.
— bei Hypokaliämie I 586ff.; IV 421ff., 437, 438
— und Hyponatriämie IV 441ff., 446
— und Hypophyse IV 345, 348ff.; V 37ff., 68, 70, 79ff., 133, *141*ff., 314ff., 490ff.
— und Hypophysektomie IV 345, 348ff.
— bei Hypothyreose IV 333ff., V 771, 800
— und idiopathische Herzhypertrophie II 974
— und Imidazol 494, 506, 517ff.
— und Infekte IV 824ff.; V 37ff., 263ff., 343ff.
— bei infektiösem Schock I 985ff.

Blutdruck bei Infektionen
   IV 530ff., 537, 557ff.,
   560ff., 567ff.; V 780,
   801ff.
— und Insulin IV 378ff.
— und Interferenz-Dissoziation II 296
— und intraarterielle Sauerstoffinsufflation VI 208
— und Jod V 496ff.
— und Kälte-Test IV 783ff.;
   V 70, 247ff.
— und Kallidin V 226ff.
— und Kallikrein V 208ff.,
   216ff., 236
— und Kationenaustauscher
   V 467ff.
— und Klima IV 10ff., 22ff.,
   31ff., 38; V 16ff., 246,
   263ff., 271ff.
— und Körpergewicht IV 625
— und Körperstellung V 15,
   24
— bei Kohlenoxydvergiftung
   V 774
— bei Kollagenosen II 976
— bei Kollaps I 960, 969,
   975ff., 978, 987ff.,
   1004ff., 1019ff., 1034ff.,
   1099ff., 1107ff., 1035;
   IV 601ff.
— bei kombiniertem Aortenfehler II 1436, 1478
— und Konstitution V 15ff.,
   239, 264ff., 269ff.
— bei konstriktiver Perikarditis II 1096ff.,
   1100ff.
— und Kreislauf V 237ff.,
   277ff., 658ff.
—, Kreislaufzeit I 173ff.
— und Lebensalter IV 621ff.;
   V 9ff., 16ff., 238ff.,
   260ff., 263ff., 271ff.
— und Links-Schenkelblock
   II 352ff., 356
— bei Livedo reticularis
   VI 534ff.
— und Lordose-Test V 339
— und Lues V 716; VI 355ff.
— und Luftdruck IV 10ff.,
   22ff., 31ff., 38
— bei Luftembolie
   IV 124ff.
— und Luftüberdruck
   IV 40ff.
— bei Lungenembolie I 346;
   IV 104ff., 123ff.
— und Lungenemphysem
   V 338ff., 796
— und Lungenkreislauf
   I 121ff.; V 297ff., 339ff.,
   346ff.
— und Lungenödem I 129ff.,
   768ff.

Blutdruck und Lungenstauung
   I 768ff.
— und Magnesium-Stoffwechsel IV 455ff., 460ff.;
   V 497
— und Magnesiumsulfat
   II 148
— bei Malaria II 935
— und Martorelli-Syndrom
   V 344; VI 380
— und Masern II 922
— und Menopause IV 870
— und Mesoappendix-Test
   V 192ff.
—, Messung s. a. u. Blutdruckmessung V 1ff.
— und Migräne VI 250ff.
— und Mineralhaushalt
   V 67ff., 315ff., 497
— und Minus-Dekompensation V 383ff.
— und Minutenvolumen
   V 280ff.
— bei Mitralinsuffizienz
   II 1411ff., 1424
— bei Mitralstenose II 1302.,
   1316ff., 1377ff., 1386,
   1388; V 345ff., 780,
   794
—, Mitteldruck V 1ff.
— bei Moschcowitz-Symmers-Syndrom VI 573
— und Myokard I 736ff.
— bei Myokarditis I 33ff.;
   II 877ff., 968ff.; V 780,
   795
— bei Myokardose nach Gravidität IV 497ff.
— und Myokardstoffwechsel
   III 692ff.
— bei Myxödem IV 333ff.
— und Narkose IV 592ff.,
   607ff., 613ff.
— und Natriumstoffwechsel
   IV 441ff., 445ff.
— und Nebenniere V 37ff.,
   69ff., 74ff., 98ff., 112,
   113ff., 312ff., 489
— bei Nebennierenregeneration V 137ff.
— und Nephrektomie
   V 41ff.
— und Nephrin V 179,
   188ff.
— bei Nephritis V 612ff.
— bei Nephrose V 613,
   617
— und Nephrotoxine
   V 57ff.
— und Nervensystem V 13ff.,
   22ff., 29ff., 37ff., 69ff.,
   71ff., 146ff., 163ff.,
   298ff., 660ff.
— bei neurogenem Schock
   I 972ff.

Blutdruck und Nicotin
   III 879ff.; IV 826
— und Niere V 32ff., 37ff.,
   41ff., 119ff., 144, 154,
   157, 163ff., 250ff., 307ff.,
   402ff., 415ff., 595ff.,
   659ff.
— und Nierendurchblutung
   V 37ff., 49ff., 57, 65ff.,
   68, 99, 165, 176ff., 185,
   259, 307ff, 328, 402ff.
— und Nierendystopie V 602
— bei Nierenembolie V 37ff.,
   57
— bei Nierenischämie V 37ff.
   49ff.
— bei Nierenkompression
   V 39ff., 54ff.
— bei Nierentuberkulose
   V 37ff., 596ff., 611ff.
— und Nitrite V 489, 494,
   498ff.
— und Nitroglycerin V 250,
   255
— und Noradrenalin V 75,
   132, 150, 154, 157ff.,
   166ff., 251, 649ff., 672ff.
—, normaler V 1ff.
— und Novocain V 497ff.
— und Oestrogene V 139ff.
— und Ohnmacht IV 760ff.
— und Operabilität IV 621ff.,
   627ff., 632ff.
— und Operationen IV 601ff.,
   607ff.; V 806ff.
— und Ornitho-Kallikrein
   V 225ff.
— und Oscillogramm VI 79
— und Orthostase IV 729ff.,
   732ff., 736ff; V 808ff.
— und Oxytyramin V 179ff.,
   312
— bei Panzerherz II 1096ff.,
   1100
— und Pararhythmie II 290,
   296, 303, 305
— und Parasystolie II 303,
   305ff.
— und Parathyreoidea V 140
— bei Parotitis II 928
— bei paroxysmaler Tachykardie II 133ff., 164
— und Pepsitensin V 93,
   102ff.
— bei Periarteriitis nodosa
   II 976; V 37ff., 122, 133,
   598, 621ff.; VI 310, 314
— bei Perikarderguß I 347
— bei Perikarditis II 1045ff.;
   V 780, 795
— und Perinephritis V 39ff.,
   54ff., 602ff.
— und peripherer Widerstand
   V 38ff., 68ff., 283ff.
— bei Perniciosa IV 647ff.

Blutdruck bei Phäochromocytom V 646ff., *656*ff. s. a. dort
— und Phenothiazin V 495ff.
— und Pherentasin V 186ff.
— und Phlebektasien VI 519
— und Phlebitis VI 496ff.
—, Physiologie V 1ff.
— und Plethysmogramm VI 72
— bei Pneumonie-Myokarditis II 911
— bei Poliomyelitis II 917; IV 573ff; V 37ff., 718ff.
— und Polyarthritis V 343
— bei Polycythämie IV 663; V 40, 337ff.
— bei Porphyrie IV 397ff.; V 37ff.
—, postinfktiöser IV 567ff.
— bei Postural hypotension IV *736*ff.; *814*ff.
— und Pressoreceptoren V 23ff., *146*ff., 713ff.
— und Pressorsubstanzen V 75ff., 80ff., 111ff., 166ff.
— bei primärem Schock I 975ff.
— und Procain V 492, 497
— und Prostaglandin V 206ff., 236
— bei Pseudo-Cushing-Syndrom V 700ff.
— und Psyche III 861ff.; V 13ff., 28, 163ff.,324ff., 418
— und Psychotherapie V 592ff.
— im Puerperium IV 501ff.
— und Purine V 399ff., 494, 498ff.
— und Purpura Majocchi VI 576
— bei Pyelonephritis V 37, 243, 602ff., *607*ff.
— bei Querschnittslähmung V 721
— und Rasse V 16ff., 263ff., 271ff.
— und Rauwolfia-Alkaloide V 133, 136, 145, 186, 248, 445, *492*ff., *520*ff.
— und Raynaud-Syndrom VI 224ff.
— und reaktive Hyperämie VI 58ff.
— und Rechts-Schenkelblock II 356
—, Regelkreis IV 741ff., 744ff., 750ff.; V 19ff.
— und Regitin V 151ff., 187, 384, 493, 519ff.

Blutdruck, Regulation V 19ff., 23ff.
— und Reizleitungsstörung II 213, 224, 230, 243ff.
— und relative Aorteninsuffizienz II 1453
— und relative Mitralinsuffizienz II 1424
— und Renin V 29, 45ff., 49ff., 60, 64, 70, 75, 79, *80*ff., *111*ff., 308ff., 503
— und Renotropin V 141
— und respiratorische Arrhythmie II 23ff.
—, retinaler V 429ff.
— bei Riesenzellarteriitis VI 341
— bei Roemheld-Syndrom IV 865
— bei Röntgenschäden V 40, 57
— und Säure-Basengleichgewicht I 208
— und Sauerstoffbedarf I 21
— bei Sauerstoffmangel IV 10ff., 22ff., 31ff., 38
— bei Scharlach-Myokarditis II 900ff.
— und Schenkelblock II 352ff. 356, 362
— und Schock I 960ff., 969, 975ff.,978,987ff.,1004ff., 1019ff., *1034*ff., 1035, 1099ff., 1107ff.; IV 601ff.
— und Schockniere I 1099ff., 1107ff.
—, Schwankungen V 8ff., 245ff.
— und Sedations-Test V 258ff.
— und Sedativa V 445, 492, 495ff.
— bei Seidennephritis V 39, 54ff.
—, Seitendifferenzen V 7
— und Serotonin V 75, 150, 161, *181*ff.
— bei Sheehan-Syndrom V 799
— bei Simmonds-Syndrom IV 342; V 799ff.
— bei Sportherz I 871ff., 927ff., *935*ff.
— und Steroide V 113ff., 315, 319ff., 445, 504, 657, 662, 684ff., 687ff., *705*ff.
—, Steuerung V 23ff.
— und Strahlentherapie V 490ff.
— und Substanz P V 203ff., 236

Blutdruck und Sustained pressor principle V 188
— und Sympathektomie V 149, 374ff., 390, 397, 408, *470*ff.
— und Sympathin V 167
— und Sympathicolytica V 29, 70, 73, 149ff.,155, 158, 445, 492ff., 506ff.
— und Sympathicomimetica II 149
— bei Sympathicotonie IV 722ff.
—, systolischer V 1ff.
— und Tachykardie I 345; II 9, 11, 133ff., 164
—, Tagesschwankungen V 15
—, Testverfahren V 783ff.
— und Terminalstrombahn VI 13ff.
— bei Thalliumvergiftung V 773ff.
—, Thermoregulatoren V 28
— und Thiocyanate V 494, 499ff.
— bei Thrombophlebitis VI 496ff., 501ff.
— und Thrombose VI 569ff.; V 396ff.
— und Thymus V 39ff., 141
— und Thyreoidea IV 326ff., 333ff.; V 40, 132ff., 145, 159
— und Tyramin V 177ff.
— und totaler Block II 320, 243ff.
— und Trauma V 601ff.
— bei traumatischem Schock I 965, 969, 1035ff.
— bei Trichinose II 939
— und Trypsin V 222
— und Tuberkulose V 343ff., 796
— bei Tumoren V 341ff., 596ff., 601ff., *605*ff.
— und Ulcus cruris V 344; VI 380
— und Umwelt V 16ff., 263ff., 271ff.
— und Urämie V 36, 41ff., 65ff., 281, 307ff., 367, 369, 402, 420ff.
— bei Ureterenverschluß V 39ff., 56
— und Urohypertensin V 189
— bei Vagotonie IV 722ff.
— und Vagotonin V 207ff., 236
— bei Valsalva-Versuch IV 776ff.
—, Varianten V 7, 8ff.
— und Varicosis V 791; VI 519
— und Vasodepressormaterial V 193ff., 195, 202ff.

Blutdruck und Vasoexcitormaterial V 190ff.
— und Vasomotorik V 22ff., 166ff., 197ff., 244ff., 298ff., 322ff.
— bei vegetativer Labilität IV 704ff., *732*ff., 797ff.
— und Venen V 293ff.
— und Venendruck I 91
— bei Ventrikelseptumdefekt III 238
— und Veratrumalkaloide V 73, 159, 248, 492ff., *553*ff.
— bei Verbrennung I 969ff., 978ff., 1035
— bei Verbrennungsschock I 969ff., 897ff., 1035
— bei Vergiftungen V 771ff., 808
— und Verzweigungsblock II 370
— und Vesiglandin V 207, 236
— und Vorhofflattern II 103ff.
— bei Vorhofflimmern II 81, 86ff., 103ff.
— und Wärmeurticaria VI 562
— und Wasserhaushalt V 67ff.
— und Wilson-Block II 356
— und Windkessel V 19ff.
— und Wolff-Parkinson-White-Syndrom II 395
— und Zentralnervensystem V 29ff., 37ff., 156ff.
Blutdruckamplitude V 1ff.
— bei Aneurysmen, arteriovenösen V 769ff.
— bei angeborener Aortenstenose III 435
— bei angeborenem, perforiertem Sinus-Valsalvae-Aneurysma III 204ff., 207
— bei Aortenaneurysma VI 449, 452
— bei Aorteninsuffizienz II 1436, 1461; V 768
— bei Aortenisthmusstenose V 755ff., 763
— bei Aortenstenose II 1431ff. *1435*ff.
— bei arteriovenösen Fisteln VI 477ff.
— und Atmung IV 10ff.
— und Balneotherapie I 664, 689
— bei Belastung IV 767ff.
— bei Beriberi IV 390ff.
— und Calciumstoffwechsel IV 454

Blutdruckamplitude bei Capillarektasien VI 526ff.
— und Commissurotomie II 1386
— bei Ductus Botalli persistens III 157, 167ff.
— bei Dystrophie IV 302
— bei Erythromelalgie VI 526
— bei essentieller Hypotonie V 788ff.
— bei Fiedler-Myokarditis II 957ff.
— bei Gefäßkrankheiten VI 67
— bei Gravidität V 727
— bei Hämoperikard II 1151ff.
— bei hämorrhagischem Schock I 1037
— und Herzglykoside I 453ff.
— bei Herzinfarkt III 1131ff.
— bei Herzinsiffizienz I 348
— und Herzkatheter I 831
— bei Höhenadaptation IV 10ff.
— und Hydralazine V 546
— bei Hyperkaliämie IV 421ff., 438
— bei Hyperthyreose IV 326; V 770
— bei Hypoglykämie IV 378ff.
— bei Hypokaliämie IV 421ff., 438
— bei Hypothyreose IV 333ff.
— bei Hypotonie V 788ff.
— bei Infektionen IV 531ff., 561ff.
— und Insulin IV 378ff.
— und Kallidin V 227
— und Kallikrein V 219
— und Klima IV 10ff.
— und Kollaps I 977, 1037
— bei kombiniertem Aortenfehler II 1436, 1478
— bei konstriktiver Perikarditis II 1096ff., 1100ff.
— und Lebensalter IV 621ff.
— und Luftdruck IV 10ff.
— und Mitralstenose II 1386
— bei Myokarditits I 348; II 957
— und Narkose IV 592ff.
— bei neurogenem Schock I 967
— und Nicotin III 879ff.
— und Noradrenalin V 176
— bei Orthostase IV 730ff., 734ff.; V 809ff.
— bei Panzerherz II 1096ff., 1100ff.
— bei paroxysmaler Tachykardie II 133
— bei Perikarditis I 347, 1096ff., 1100

Blutdruckamplitude bei Porphyrie IV 398
— bei primärem Schock I 977
— bei Roemheld-Syndrom IV 865
— bei Sauerstoffmangel IV 10ff.
— und Schock I 977, 1037
— bei Sportherz I 936ff.
— und Tachykardie II 11, 133
— und Thyreoidea IV 326, 333ff.
— bei Valsalva-Versuch IV 777ff.
— und Vasomotorik IV 734ff.; V 809
— bei vegetativer Labilität IV 730ff.,734ff.; V 809ff.
Blutdruckdifferenzen V 7
— bei angeborenem Herzfehler III 451
— bei Aortenaneurysma VI 448
— bei Aortenbogensyndrom V 766
— bei Aortenhämatom, intramuralem VI 458
— bei Aortenisthmusstenose III 451, 453ff.; V 754ff.
— bei Aortits luica VI 356
— bei Gefäßkrankheiten VI 67ff.
— bei Lues VI 356
Blutdruckkrisen V 33
— und Angina pectoris III 835ff., 1007ff.
— bei Aorteninsuffizienz II 1456ff.
— bei Aortenisthmusstenose V 763
—, Atrioventriculardissoziation bei II 290
— und Balneotherapie I 700
— bei Beriberi IV 391ff.
— und Bradykardie II 16
— und Coronarinsuffizienz III 835ff.
— und Coronarspasmen III 835ff.
— und Depressan V 235
— bei Endangitis obliterans V 625
—, Extrasystolie bei II 37ff.
—, Ganglienblocker bei V 584
—, Interferenz-Dissoziation bei II 296
— und Lebensalter IV 623ff.
— und Lungenödem I 129ff.
— und Menopause IV 872
— und Narkose IV 607
— und Operationen IV 607
— bei Phäochromocytom V 646ff.
— bei Porphyrie IV 397ff.

Blutdruckkrisen und Rauwolfia-Alkaloide V 540
Blutdruckmessung V 1 ff.
—, direkte V 1 ff.
— bei Gefäßkrankheiten VI 67 ff
—, indirekte V 2 ff.
— nach RIVA-ROCCI V 2 ff.
Blutdruckregulation s.u. Blutdrucksteuerung
Blutdrucksteuerung V 19 ff., 23 ff.
—, Chemoreceptoren V 23 ff.
—, eigenreflektorische V 23 ff.
—, hormonale V 29 ff.
—, Mechanoreceptoren V 23 ff.
—, Pressoreceptoren V 22 ff.
—, Regelkreis IV 741 ff.; V 29 ff.
—, Thermoregulation V 28
—, zentrale V 28 ff.
Blutdruckzügler s.u. Pressoreceptoren
Blutegel bei Gefäßkrankheiten VI 192, 504
— bei Thrombophlebitis VI 504
Bluteindickung s.u. Hämokonzentration
Bluteiweißkörper s. a. u. Albumine, Dysproteinämie, Globuline
— und ACTH II 635 ff.
— und Amyloidose II 961 ff.; V 617
— bei Anämie IV 645 ff.
— und Angiopathia diabetica IV 371 ff.; VI 550
— bei Aortenbogensyndrom VI 377
— und Arteriosklerose IV 371 ff.; V 353; VI 394 ff.
— und Atmung IV 26
— bei bakterieller Endokarditis II 697 ff., 717, 728, 741
— bei Beriberi IV 390 ff.
— und Blutdruck V 70 ff., 781 ff.
— bei Blutkrankheiten IV 645 ff., 668, 682, 688
— und Blutmengenbestimmung I 141
— und Calciumstoffwechsel IV 446 ff.
— und Cantharidenblase VI 109
— bei Capillaropathia diabetica VI 550 ff.
— und Capillarpermeabilität VI 107 ff., 550 ff.
— und Capillarplethysmogramm VI 108
— und Capillarresistenz VI 575

Bluteiweißkörper bei Chagas-Myokarditis II 931
— bei Coma diabeticum IV 375 ff.
— und Cortison II 635 ff.
— und Depressan V 230
— und Diabetes mellitus IV 371 ff., 375 ff.; V 620; VI 550
— bei diabetischer Glomerulosklerose V 620
— und Diät I 402 ff., 417 ff.
— bei Dystrophie IV 302
— und Eintauchfuß VI 560
— bei Endangitis obliterans VI 263, 280
— bei Endocarditis acuta bacterialis II 728
— bei Endocarditis lenta II 572, 697, 717 ff., 741
— bei Endocarditis rheumatica II 572
— und Ernährung I 402 ff., 417 ff.
— bei Erythemathodes II 982 ff.
— und essentielle Hypotonie V 790
— bei experimenteller Hypertonie V 70 ff.
— bei Gefäßkrankheiten II 985 ff.; VI 226, 263, 280, 338
— und Gefäßspinnen VI 544
— bei Glomerulosklerose V 620
— bei Gravidität IV 480 ff.; V 726 ff.
— bei Graviditätstoxikose IV 513; V 726 ff., 734, 748
— bei Hämochromatose IV 682 ff., 688
— und hämorrhagische Diathese I 1096; IV 564; VI 575, 580
— im hämorrhagischen Schock I 1096
— bei Hepatitis-Myokarditis II 929
— bei Herzinfarkt III 720 ff., 1213 ff.
— bei Herzinsuffizienz I 34, 131, 204 ff., 244 ff., 323 ff., 404 ff., 417 ff.
— bei Herzklappenfehlern II 1491 ff., 1507
— bei Höhenadaptation IV 26
— und Hydralazine V 546
— und Hydroperikard II 1152
— bei Hypertonie V 70 ff.
— und Hypocalcämie IV 446 ff.

Bluteiweißkörper bei Hyponatrimäie I 576 ff.
— und Hypotonie V 781 ff., 790
— bei Infektionen IV 542, 559
— bei Kälteurticaria VI 554
— bei Karditis rheumatica II 570 ff., 590 ff.
— und Klima IV 26
— bei Kollagenosen II 982 ff.
— und Kollaps I 980, 997 ff., 1001 ff., 1006 ff., *1096*; IV 602 ff.
— bei konstriktiver Perikarditis II 1104 ff.
— und Kreislauf IV 559
— und Luftdruck IV 26
— bei Lungenembolie IV 107
— bei Lungeninfarkt IV 107
— und Lungenödem I 131
— bei Möller-Barlow-Syndrom VI 580
— bei Moschcowitz-Symmers-Syndrom VI 571 ff., 573
— und Myokardamyloidose II 961 ff.
— bei Myokarditis II 876 ff., 929, 1104
— und Myokardose II 959, *969* ff.
— bei Myokardtuberkulose II 944
— bei Nephritis V 617
— bei Nephrose V 617
— und Ödeme I 244 ff., 247 ff., 323 ff., 402 ff.
— in Ödemflüssigkeiten I 298 ff., 323 ff.
— und Operabilität IV 620, 625 ff.
— und Operationen IV 596 ff.
— bei Panzerherz II 1104 ff.
— bei Periarteriitis nodosa II 985 ff.
— bei Perikarditis II 1104 ff.
— bei Poliomyelitis IV 542
— bei Polycythämie IV 668
— und Purpura VI 575
— und Rauwolfia-Alkaloide V 530
— bei Raynaud-Syndrom VI 226
— bei renaler Hypertonie V 617
— bei rheumatischem Fieber II 570 ff., 590 ff.
— bei Riesenzellarteriitis VI 338
— und Säure-Basen-Gleichgewicht I 204 ff.
— bei Sauerstoffmangel IV 26
— und Schock I 979 ff., 1001 ff., 1006 ff., *1096*; IV 602 ff.

Bluteiweißkörper und sekundäres Raynaud-Syndrom VI 246ff.
— bei Skorbut VI 580
— bei Tricuspidalinsuffizienz II 1507
— bei Tricuspidalstenose II 1491, 1495
— bei Tuberkulose II 944
—, Vasomotorik VI 246ff.
— bei Verbrennungsschock I 979ff.
— und Wärmeurticaria VI 562
— bei Waterhouse-Friedrichsen-Syndrom IV 564
— bei Verbrennung VI 562
Blutgase s. a. u. Kohlensäure und Sauerstoff
— und Adams-Stokes-Syndrom II 260
— bei Adipositas IV 382ff., 385ff.
— und Adrenalin V 177
— bei allergischer Myokarditis II 952ff.
— bei Anämie III 868ff., 642ff.
— bei angeborenem arteriovenösem Coronaraneurysma III 215
— bei angeborenen arteriovenösen Fisteln VI 471
— bei angeborenem Herzfehler III 71ff., 124, 146ff.
— bei angeborener Mitralstenose III 550
— bei angeborenem perforiertem Sinus-Valsalvae-Aneurysma III 206
— bei angeborener Pulmonalstenose III 302ff., 320ff.
— und Angina pectoris III 847ff.
— bei Aortenatresie III 561
— bei Aorteninsuffizienz V 768
— bei Aortenisthmusstenose III 464
— und Arteriosklerose VI 398ff.
— und arteriovenöse Anastomosen VI 7ff.
— und arteriovenöse Aneurysmen IV 252ff.
— und arteriovenöse Fistel III 388
— bei arteriovenöser Lungenfistel III 388
— und Atmung IV 2ff., 31ff.
— und Balneotherapie I 656ff., 681ff.; VI 156
— bei Belastung IV 764ff.
— und Blut IV 4ff., 11ff., 18, 23, 25ff.

Blutgase und Blutdruck V 26ff., 67, 339ff., 718, 768
— bei Blutkrankheiten IV 642ff.
— und Bradykardie II 4ff., 17
— bei Canalis atrioventricularis communis III 294ff.
— und Cantharidenblase VI 109
— und Capillarektasien VI 527
— und Capillaren VI 12
— und Capillarpermeabilität VI 109
— und Carboanhydrase I 538ff.
— und Commissurotomie II 1396ff.
— und Coronaranastomosen III 706ff.
— bei Cor biloculare III 546ff.
— und Coronardurchblutung III 680ff., 847ff.
— und Coronargefäße III 680ff., 847ff.
— und Cor pulmonale IV 60, 72ff., 79ff., 140ff., *144ff.*
— bei Cor triatriatum III 554
— bei Cor triloculare biatriatum III 540ff.
— und Cyanose VI 530ff.
— bei Ductus Botalli persistens III 71ff., 164ff., 179ff., 187
— bei Effort-Syndrom IV 815ff.
— und Eintauchfuß IV 561
— bei Eisenmenger-Komplex III 218ff.
— bei Endangitis obliterans VI 280ff.
— und Endocarditis lenta II 688
— und Erfrierung I 981; VI 556
— und Erythralgie VI 527
— und essentielle Hypertonie V 339ff.
— bei essentieller Hypotonie V 788ff.
— bei experimenteller Hypertonie V 67
— und experimenteller Schock I 992
— und Extrasystolie II 43
— bei Fallotscher Tetralogie III 336ff., 353ff., 356ff.
— und Gefäße VI 23ff.
— und Gefäßkrankheiten VI 23ff.
— bei Gravidität IV 485
— und Graviditätstoxikose V 734, 742ff.
— bei hämorrhagischem Schock I 961ff.

Blutgase und Herz IV 1ff., 10ff, 13ff., 21ff.
— und Herzfrequenz II 4ff., 17
— und Herzgröße I 833ff.
— bei Herzinfarkt III 706ff., 709ff.; IV 116
— und Herzinsuffizienz I 201ff., 215ff., 471, 767, 775; IV 17
— bei Herzklappenfehlern II 1312ff.
— bei Herztrauma II 509ff.
— und Herzvolumen I 833ff.
— bei Höhenadaptation IV 2ff., 31ff.
— und Hydralazine V 547
— und Hypernatriämie IV 444
— bei Hyperthyreose IV 317ff., 326; V 770
— bei Hypertonie V 67, 339ff., 718
— bei Hypoglykämie IV 378ff.
— und Hypophyse V 143ff.
— bei Hypothyreose IV 333
— bei Hypotonie V 788ff.
— bei Infektionskrankheiten IV 531ff.
— und Insulin IV 378ff.
— und Kallikrein V 220
— und Klima IV 1ff., 3ff.
— und Kollaps I 958, 961ff. 972ff., *987ff.*, 1011, 1026ff., 1077ff., 1103ff.; IV 601ff.
— bei konstriktiver Perikarditis II 1096
— und Kreislauf IV 1ff., 10ff., 13ff.
— und Lebensalter IV 620ff.
— und Leber IV 18ff.
— und Lebernekrose I 779
— und Leberstauung I 779, 782
— und Luftdruck IV 1ff., 31ff., 39ff.
— und Luftüberdruck IV 39ff.
— und Lunge IV 20
— bei Lungenemphysem IV 178ff., 182ff.
— bei Lungenfibrose IV 198ff.
— und Lungenkreislauf IV 72ff., 79ff.
— bie Lungenstauung I 775
— und Mesoappendix-Test V 193
— bei Mitralatresie III 557
— bei Mitralstenose II 1311ff., 1317ff.
— bei Monge-Syndrom IV 34
— bei Myokarditis II 882
— und Myokardstoffwechsel II 680ff., 847ff.

Blutgase und Narkose
IV 592ff., 615ff.
— und neurogene Hypertonie
V 718
— und neurogener Schock
I 972ff.
— und Noradrenalin V 173, 177
— und Ohnmacht IV 760ff., 763
— und Operabilität IV 620ff., 627, 629ff., 636
— und Operationen IV 599
— und Orthostase IV 713ff.; V 810
— und Oxytyramin V 180
— bei paroxysmaler Tachykardie II 134ff.
— bei Perikarditis II 1096
— und Perniosis VI 556
— und Pitressin V 143ff.
— bei Pneumokoniose IV 205ff.
— bei Poliomyelitis II 917; V 718
— bei Polycythämie IV 659ff., 667ff.
— bei Pulmonalarterienaplasie III 382
— und Pulmonalsklerose IV 243, 245f.
— und Quecksilberdiuretica I 534
— und reaktive Hyperämie VI 57ff.
— und Renin V 81ff.
— und respiratorische Arrhythmie II 23ff.
— bei Sauerstoffmangel IV 1ff.; 31ff.
— und Saug-Drucktherapie VI 154
— und Schock I 958, 961ff., 972ff., *987ff.*, 1011, 1026ff., 1077ff., 1103ff.; IV 601ff.
— und Schockniere I 1103ff.
— und Schützengrabenfuß VI 561
— bei Sichelzellanämie IV 240ff.
— bei Silikose IV 205ff.
— bei Sportherz I 936ff.
— bei Sympathicotonie IV 721ff.
— und Tachykardie II 4ff., 17, 134ff.
— bei Taussig-Bing-Komplex III 509
— bei Thoraxdeformation IV 229ff.
— und Thrombophlebitis VI 487ff.

Blutgase und Thrombose
VI 369ff.
— und Thyreoidea IV 317ff., 326, 333
— bei Transposition der Aorta und Pulmonalis III 498ff., 509
— und traumatischer Schock I 967
— bei Tricuspidalatresie III 406
— bei Truncus arteriosus communis persistens III 535ff.
— bei Tuberkulose IV 222ff.
— bei Tumormetastasen IV 238ff.
— bei Vagotonie IV 721ff.
— bei Valsalva-Versuch IV 777
— und Vasodepressormaterial V 193
— und Vasoexcitormaterial V 193
— und Vasomotorik III 680ff.
— und vegetative Labilität IV 760ff.
— bei Vena-cava-Anomalie III 518ff.
— und Verbrennung I 980; VI 562
— und Verbrennungsschock I 980
— bei Ventrikelseptumdefekt III 218ff., 236ff., 242
— bei Vorhofseptumdefekt III 260ff., 271ff.
Blutgefäße s. u. Gefäße
Blutgefäßkrankheiten s. u. Gefäßkrankheiten
Blutgefäßtumoren s. u. den einzelnen Tumoren
Blutgefäßwiderstand s. u. Gefäßwiderstand
Blutgerinnung III 949ff.
— bei Adipositas IV 388ff.
— bei angeborenem Herzfehler III 123ff., 155
— und Angiopathia diabetica IV 371ff.
— und Aortographie VI 133ff.
— bei Arteriosklerose III 950ff., 963ff.; IV 371; VI 133ff., 145ff.
— und Blutdruck V 29, 65
— bei Blutkrankheiten IV 668ff.
— und Capillarresistenz VI 105, 564ff.
— und Chinidin II 119
— und Chlorothiazid I 544
— und Coronarinsuffizienz III 901ff.
— und Coronarsklerose III 950ff., 963ff.

Blutgerinnung und Coronarthrombose III 948ff., 963ff.
— und Diabetes mellitus IV 371ff.
— bei Dystrophie IV 301ff.
— und Endangitis obliterans VI 265, 279ff., 302
— bei experimenteller Hypertonie V 65
— und experimenteller Schock I 992
— bei Fettembolie IV 137
— bei Fruchtwasserembolie IV 137ff.
— und Gefäßkrankheiten VI 23
— und Hämoperikard II 1150.
— bei hämorrhagischer Diathese IV 564ff., 568; VI 572
— und hämorrhagischer Schock I 992
— und Herzglykoside I 459, 499
— und Herzinfarkt III 722, 901ff., 948ff., 963ff.
— bei Hyperthyreose IV 327
— und Hypertonie V 65
— bei Infektionskrankheiten IV 537, 562
— und Karditis rheumatica VI 564
— und Kollaps I 992, *1095ff.*, 1112
—, latente IV 371
— bei Leukämie IV 675
— und Lungenembolie IV 95ff., 98, 101ff.; IV 108ff., 115ff.
— bei Lungeninfarkt IV 108ff., 118ff.
— bei Moschcowitz-Symmers-Syndrom VI 572
— bei Phlebitis VI 483, 485f.
— und Phlebographie VI 145ff.
— bei Polycythämie IV 668ff.
— und postthrombotisches Syndrom VI 513
— bei Purpura infectiosa VI 568
— bei Purpura rheumatica VI 564ff.
— und Quecksilberdiuretica I 534
— bei rheumatischem Fieber VI 564
— und Salicyl II 650
— und Schock I 992, *1095ff.*, 1112
— und Serotonin V 181ff.
— und Thrombophlebitis VI 483, 485ff.

Blutgerinnung und Thrombose
III 948ff., 963ff.;
VI 369ff., 483, 485ff.
— und Thyreoidea
IV 327
— bei Waterhouse-Friedrichsen-Syndrom IV 564ff.
Blutgruppe und Blutdruck
V 343.
— und essentielle Hypertonie
V 343
— und Hypertonie V 343
— und Karditis rheumatica
II 556
— und rheumatisches Fieber
II 556
Blutkörperchensenkungsgeschwindigkeit und
ACTH II 637
— bei Aortenbogensyndrom
VI 377
— bei Aortitis luica
VI 354
— bei bakterieller Endokarditis II 741ff.
— und Capillarresistenz
VI 565
— bei Chorea II 570
— und Commissurotomie
II 1387
— und Cortison II 637
— bei Endangitis obliterans
VI 279
— bei Endokardfibrose
II 787ff.
— bei Endokarditis acuta
II 728
— bei Endokarditis lenta
II 700
— bei Endokarditis parietalis fibroplastica II 787
— bei Erythemathodes
II 982; VI 344
— bei Gefäßkrankheiten
II 988; VI 279, 315
— bei hämorrhagischer Diathese VI 565
— bei Herzinfarkt III 720ff., *1153*ff., 1353ff.;
V 818ff.
— bei idiopathischer Perikarditis II 1074
— bei Karditis rheumatica
II 569ff.
— bei Kollagenosen II 982, 988
— bei konstriktiver Perikarditis II 1104ff.
— bei Lues VI 354
— bei Lungenembolie
IV 107ff.
— bei Lungeninfarkt
IV 107ff.
— bei Mitralstenose II 1368, 1381ff.

Blutkörperchensenkungsgeschwindigkeit bei
Myokarditis II 877ff.
— und Operabilität IV 626
— bei Panzerherz II 1104ff.
— bei Periarteriitis nodosa
II 988; VI 315
— bei Perikarditis II 1045ff., 1074, 1104
— bei Postcommissurotomie-Syndrom II 1395
— bei Purpura rheumatica
VI 565
— bei Pyelonephritis V 609
— bei Raynaud-Syndrom
VI 226
— bei rheumatischem Fieber
II 569ff.; VI 565
— bei Riesenzellarteriitis
VI 338ff.
— bei Scharlach-Myokarditis
II 900
Blutkrankheiten IV *642*ff.
— und Aderlaß I 591ff.
— und Adipositas IV 385ff.
— bei angeborenem Herzfehler III 123ff., *144*ff.
— bei Ankylostoma II 939
— bei Aorteninsuffizienz
II 1477
— und Arteriosklerose III 803;
VI 415
— und arteriovenöse Aneurysmen IV 252
— bei arteriovenöser Lungenfistel III 388ff.
—, Atmung bei IV 642ff., 648ff.
— und Atrioventrikularblock
V 248ff.
— bei bakterieller Endokarditis II 688, 694ff., 740; IV 656
— und Blutdruck V 40, 337ff.
— und Blutgerinnung
IV 668ff.
— und Blutmenge I 153, 162
— und Capillarektasien
VI 527ff.
— und Capillarresistenz
VI 566, 570
— und Capillarspasmen
VI 538
— und Coronaranastomosen
III 706
— und Coronardurchblutung
III 687ff., 706, 803
— und Coronarinsuffizienz
III 706
— und Coronarsklerose
III 803
—, Cor pulmonale bei IV 62, 240ff., 654
— bei Cushing Syndrom
V 684ff.

Blutkrankheiten und Cyanose
I 233ff.
— bei Ductus Botalli persistens III 182
— bei Dystrophie IV 304
— bei Endocarditis acuta bact. II 728
— und Endocarditis fibrinosa
II 778
— und Endocarditis lenta
II 688, 694ff., 740;
IV 656
— und Endocarditis verrucosa simplex II 778
— und Endokardsklerose
II 789
— bei endokriner Hypertonie
V 684ff.
— bei Erythematodes II 976;
VI 344
— und Erythralgie VI 527
— und essentieller Hypertonie
V 337ff.
— bei Fallotscher Tetralogie
III 356
— und Gefäße VI 23ff.
— und Gefäßkrankheiten
VI 23ff., 246ff.
— und Gravidität IV 510
— und Graviditätstoxikose
IV 510; V 742
— bei Hämangiomen VI 597ff.
—, Hämoperikard bei
II 1152
— und hämorrhagischer Diathese IV 668ff.
— und Hämosiderose
IV 257ff.
—, Herz bei IV *642*ff., *652*ff.
— und Herzform I 888
— und Herzgröße I 888
— und Herzinfarkt III 1082
— und Herzinsuffizienz I 41, 44, 46ff., 153, 173, 404;
IV 652ff., *656*ff.
— und Herztumoren II 1179, 1208, *1212*ff.
—, Hirn bei IV 646ff.
— und Hydralazine V 546, 551ff.
— und Hypercalcämie IV 446
— und Hypertonie V 40, 337ff., 633
— durch Hypertonie-Therapie V 494
— bei Hypothyreose
IV 333ff.
— bei Kaposi-Sarkom VI 602
— bei Karditis rheumatica
II 569, 575ff.
— und Kavernome VI 597ff.
— bei Kollagenosen II 976
— und Kollaps IV 602ff.
—, Kreislaufzeit I 173;
IV *642*ff., 663ff.

Blutkrankheiten und Libman-
  Sacks-Endokarditis
  II 979ff.
— und Lungenembolie
  IV 96ff.
— bei Lungenfibrose
  IV 198ff.
— bei maligner Hypertonie
  V 633
— bei Mitralstenose II 1323
—, Myokard bei IV 653,
  655ff.
— bei Myokarditis II 885
— und Myokardstoffwechsel
  III 687ff.
— bei Myxödem IV 333ff.
—, Niere bei IV 648
— und Operationen IV 596
— und Orthostase IV 739
— bei Periarteriitis nodosa
  II 976, 985ff.; VI 315
— und Perikarditis II 1042
— und Perikardtumoren
  II 1224ff.
— bei Pneumokoniose
  IV 205ff.
— bei Postural hypotension
  IV 739
— und Purpura VI 570
— und Purpura Majocchi
  VI 576
— bei Purpura rheumatica
  VI 566
— bei renaler Hypertonie
  V 633
— und rheumatischem Fieber
  II 569, 575ff.; VI 566
— bei Riesenzellarteriitis
  VI 338
— und Schock IV 602ff.
— und sekundäres Raynaud-
  Syndrom VI 246ff.
— bei Silikose IV 205ff.
— bei Teleangiektasien
  VI 541
— durch Thiocyanate V 494
— bei Thoraxdeformation
  IV 229ff.
— und Thrombose IV 666,
  669ff.
— und Thrombophlebitis
  VI 485ff.
— und totaler Block II 248ff.
— als Tumoren IV 676ff.
— bei Tumormetastasen
  IV 238
— und Vasomotorik VI 246ff.
— und vegetative Labilität
  IV 739
— und Vitalkapazität I 182
— als Volumenbelastung I 888
Blutkreislauf s. u. Kreislauf
Blutkreislaufstörungen s. u.
  Durchblutungsstörungen
  und Kreislaufstörungen

Blutmenge bei Addison-Syndrom V 797
— bei Adipositas IV 384ff.
— und Adrenalin V 173ff.
—, aktive I 151
— bei Anämie IV 645ff.,
  657
— bei Aneurysmen, arteriovenösen V 769ff.
— bei Angina pectoris
  III 871ff.
— bei Aortenhämatom, intramuralem VI 458
— und arteriovenöse Anastomose VI 8
— bei arteriovenösen Fisteln
  VI 476ff.
— und Atmung IV 11ff.,
  34
— und Balneotherapie
  V 591ff., VI 156
— bei Belastung IV 765ff.
—, Bestimmungsmethoden
  I 138ff.; II 1278f.
— bei Beriberi IV 395
— und Blutdruck V 8ff.,
  68ff., 125, 149, 158,
  277ff., 289ff., 342,
  780ff., 784
— bei Blutkrankheiten
  IV 645ff., 657
— und Blutspeicher I 150ff.,
  1007ff.
— und Capillarmikroskopie
  VI 97
— und Capillarpermeabilität
  VI 108
— bei Coma diabeticum
  IV 375ff.
— und Coronardurchblutung
  III 692ff., 871ff.
— und Coronargefäße
  III 692ff., 871ff.
— und Coronarinsuffizienz
  III 692ff., 871ff.
— bei Cor pulmonale
  IV 144ff.
— und Cyanose I 233;
  VI 530ff.
— und Dekompensation
  V 382ff.
— bei Diabetes mellitus
  IV 375ff.
— und Diurese I 153, 155, 162,
  323ff.
— und DOCA I 152; V 705
— bei Dumping-Syndrom
  IV 865
— und Dystrophie IV 304;
  V 807
— bei Embolie VI 364ff.
— und Endangitis obliterans
  VI 261, 279ff.
— bei endokriner Hypertonie
  V 663

Blutmenge bei Entzügelungs-
  Hochdruck V 149
— bei Erfrierung I 981
—, Erythrocytenvolumenbe-
  stimmung I 142ff.
— bei essentieller Hypertonie
  V 277ff., 289ff., 342
— bei essentieller Hypotonie
  V 789ff.
— bei experimenteller Hypertonie V 68ff., 125, 149,
  158
— und experimenteller Schock
  I 989ff.
— und Ganglienblocker
  V 573ff.
— bei Gravidität I 838ff.;
  IV 479ff.; V 726ff.
— bei Graviditätstoxikose
  IV 512ff.
— und Glykoside I 454ff.
— bei hämorrhagischem
  Schock I 957ff., 959ff.,
  986ff.
— und Herzgröße I 835ff.
— bei Herzinfarkt I 341ff.;
  III 717ff.; V 818ff.
— und Herzinsuffizienz I 68,
  90ff., 114, 129, 137,
  *138*ff., *153*ff., 236, 244,
  323ff., 402; V 382ff.
— bei Herztrauma II 525ff.
— und Herzvolumen
  I 835ff.
— und Histamin V 199
— und Höhenadaptation
  IV 11ff., 34
— bei Hyperthyreose I 154;
  IV 327; V 770
— bei Hypertonie V 68ff., 125,
  149, 158, 277ff., 289ff.,
  342
— und Hyponatriämie I 568;
  IV 441ff.
— bei Hypothyreose IV 333
— und Hypotonie V 780ff.,
  784, 789ff.
— bei Infektionen V 801ff.
— bei Infektionskrankheiten
  IV 532ff., 556ff.
— bei Infektions-Schock
  I 985ff.
— und Kallikrein V 219
— und Klappenfehler I 149
  157, 160
— und Klima IV 11ff., 34
— und Kollaps I 957ff.,
  966ff., 986ff., 993ff.,
  1020ff.; IV 600ff.
— bei konstriktiver Peri-
  karditis II 1097ff.,
  1101ff.
— und Kreislaufzeit I 175
— und Lebensalter IV 620ff.
— bei Leukämie IV 675

Blutmenge und Luftdruck
IV 11ff., 34
— bei Lungenembolie I 347
— und Lungenkreislauf I 129
— und Lungenödem I 133ff., 137
— und Mineralhaushalt I 152ff., 161, 323ff.
— und Minus-Dekompensation V 382ff.
— bei Monge-Syndrom IV 34
— und Myokardstoffwechsel III 692ff., 871ff.
— bei Myxödem IV 333
— und Natriumstoffwechsel IV 441ff.
— bei Nephritis V 644
— und neurogener Schock I 974
— und Niere I 153, 155, 162, 323ff.
— und Noradrenalin V 174
—, Normalwerte I 150
— und Novocain V 498
— und Ödeme I 236, 244, 323ff.
— und Operabilität IV 620ff., 626
— und Operationen IV 596ff.; V 805ff.
— bei Operationsschock I 965ff.
— und Orthopnoe I 229
— bei Orthostase IV 728ff., 733ff.; V 808ff.
— bei Phäochromocytom V 663
— und Perikarditis II 1097ff.
— und Phlebektasien VI 519ff.
— und Phlebitis VI 487
— und Plus-Dekompensation V 382ff.
— bei Polycythämie IV 660ff.
— und Postural hypotension IV 736ff.; V 816
— bei primärem Schock I 977
—, pulmonale IV 20ff., 70ff.
— und Regelkreis IV 741ff.
—, Regulation I 150ff.
—, Reserveblut I 150ff.
— und Sauerstoffmangel IV 11ff., 34
— und Schock I 957ff., 966ff., 986ff., 993ff., 1020ff.; IV 600 ff.
— und Schockniere I 1097ff.
— bei Sportherz I 937
— bei Teleangiektasien VI 542
— und Terminalstrombahn VI 17
— und Thrombophlebitis VI 487

Blutmenge und Thyreoidea
I 154; IV 326, 333
— und traumatischer Schock I 965ff., 993ff.
— und Tyramin V 179
— und Varicosis VI 519ff.
— und Vasomotorik VI 17ff.
— und vegetative Labilität IV 733ff.
— und Venendruck I 155, 159; VI 68
— und Verbrennung I 978ff., 993ff.; VI 563
— und Verbrennungsschock I 978ff., 993ff.
— bei Vorhofseptumdefekt III 256ff.
— und Wasserhaushalt I 152ff., 161ff., 323ff.
— und zentralnervöse Hypertonie V 158
Blutplasma bei Addison-Syndrom V 797
— und Blutdruck V 68, 125, 149, 342, 780ff.
— bei Blutkrankheiten IV 662
— und Blutmenge I 139ff., 161ff.
— und Capillaren VI 12
— und Capillarpermeabilität VI 107, 552
— und Capillarresistenz VI 580
— und Entzügelungs-Hochdruck V 149
— bei Erfrierung I 981ff.
— bei essentieller Hypertonie V 342
— bei experimenteller Hypertonie V 68, 125, 149
— bei Gravidität I 838ff.; IV 479ff.; V 726ff.
— bei Graviditätstoxikose IV 512
— bei hämorrhagischem Schock I 960ff.
— bei Herzinfarkt V 818ff.
— und Histamin V 199
— bei Hypertonie V 68, 125, 149, 342
— bei Hypothyreose IV 333
— und Hypotonie V 780ff.
— bei infektiösem Schock I 983ff.
— bei Infektionen V 803ff.
— und Kallidin V 226ff.
— und Kallidinogen V 226
— und Kallikrein V 211, 214ff.
— und Kollaps I 957, 960ff., 966ff., 993ff., 1020ff.; IV 600ff.
— bei Leukämie IV 675
— und Lungenödem I 129ff.
— bei Möller-Barlow-Syndrom VI 580

Blutplasma bei Nephritis V 644
— bei neurogenem Schock I 974
— bei Operationen V 805ff.
— bei Orthostase IV 728ff., 733ff.
— bei Polycythämie IV 662
— bei Purpura VI 580
— und Schock I 957, 960ff., 966ff., 993ff., 1020ff.; IV 600ff.
— und Serotonin V 181ff.
— und Skorbut VI 580
— und Substanz P V 204
— und Thyreoidea IV 333
— bei traumatischem Schock I 964ff.
— und vegetative Labilität IV 733ff.
— und Verbrennung I 978ff.; VI 562
— bei Verbrennungsschock I 978ff.
—, Volumenbestimmung I 139
Blutsenkung s. u. Blutkörperchensenkungsgeschwindigkeit
Blutspeicher I 1007ff.
—, Autotransfusion durch I 1008
—, Capillaren als I 1009
—, Haut als I 1009
— bei Herztamponade II 1063ff.
— und Kollaps I 988ff., 997ff., 1007ff., 1081ff.
—, Leber als I 1007ff.
—, Lunge als I 1009, 1016ff.
—, Milz als I 988ff., 1007ff.
—, Muskulatur als I 1009
—, 1. Ordnung I 1007ff.
—, 2. Ordnung I 1008ff.
—, 3. Ordnung I 1008ff.
— bei Perikarditis II 1063ff.
— und Schock I 988ff., 997ff., 1007ff., 1081ff.
—, Venen als I 1009
Blutströmungsgeschwindigkeit s. a. u. Kreislaufzeit
— bei Adipositas IV 384ff., 388
— bei Anämie IV 646, 649, 653
— bei Arteriosklerose III 810
— und arteriovenöse Fisteln VI 476ff.
— bei bakterieller Endokarditis II 705
— bei Belastung IV 765ff.
— bei Beriberi I 173
—, Bestimmungsmethoden I 168ff.; II 1277ff.; IV 454, 461; VI 110ff.

Blutströmungsgeschwindigkeit und Blutdruck V 277ff., 784
— bei Blutkrankheiten IV 646, 649, 653
— und Blutmenge I 159
— und Blutspeicher I 1009ff.
— und Calcium IV 454
— und Cantharidenblase VI 109
— und Capillaren VI 11ff.
— und Capillarmikroskopie VI 111
— und Capillarpermeabilität I 981, 983; VI 106ff., 109, 552ff.
— und Capillarresistenz VI 568
— und Coronargefäße III 810ff.
— und Coronarinsuffizienz III 948ff.
— und Coronarsklerose III 810ff.
— und Coronarthrombose III 948ff., 952
— und Cyanose VI 530ff.
— bei Dystrophie IV 302ff.; V 807
— bei Endocarditis lenta II 705ff.
—, Entwicklungsgeschichte III 2ff.
— bei Erfrierung I 981; VI 555ff.
— und essentielle Hypertonie V 277ff.
— bei Fiedler-Myokarditis II 957ff.
— und Gefäßgeräusche VI 50ff.
— bei Gravidität IV 481ff.
— und hämorrhagischer Schock I 1095
— bei Hegglin-Syndrom IV 428
— und Herzdekompensation V 382ff.
— und Herzglykoside I 453ff., 471ff.
— bei Herzinfarkt I 342; III 718, 948ff., 952
— bei Herzinsuffizienz I 168ff.
— bei Herztamponade II 1064ff.
— bei Herztrauma II 509ff.
— und Hydralazine V 546
— und Hypertensin V 101
— bei Hyperthyreose I 173; IV 327, 333; V 770
— und Hypertonie V 277ff.
— und Hypophyse IV 343
— bei Hypothyreose I 173; IV 333

Blutströmungsgeschwindigkeit und Hypotonie V 784
— bei infektiösem Schock I 983
— bei Infektionen IV 532ff., 558ff.
— bei Karditis rheumatica II 576ff.
— bei Kollagenosen II 990
— und Kollaps I 967, 981, 983, 1009, 1010, 1079, 1095, 1112
— bei konstriktiver Perikarditis II 1101ff.
— und Lebensalter IV 622ff.
— und Magnesium IV 461
— und Minus-Dekompensation V 383ff.
— bei Myokarditis II 957
— und Operabilität IV 622ff.
— und Orthostase IV 728ff., 733
— bei Panzerherz II 1101ff.
— bei Perikarditis II 1064ff., 1101ff.
— und Plus-Dekompensation V 382ff.
— bei Polycythämie IV 663ff.
— und postthrombotischem Syndrom VI 509ff.
— bei Postural hypotension IV 737ff.
— und Purpura infectiosa VI 568
— bei rheumatischem Fieber II 576ff.
— und Schock I 967, 981, 983, 1009ff., 1010, 1079, 1095, 1112
— und Simmonds-Syndrom IV 343
— bei Sklerodermie II 989ff.
— bei Sportherz I 937
— und Thrombophlebitis VI 486ff., 487ff.
— und Thrombose VI 369ff.
— und Thyreoidea I 173; IV 327, 333
— bei traumatischem Schock I 967
— bei Tricuspidalstenose II 1490ff.
— bei vegetativer Labilität IV 733ff., 737ff.
— bei Vorhofflimmern II 86ff.
Bluttransfusion bei Anämie IV 657
— bei angeborenem Herzfehler III 154
— bei bakterieller Endokarditis II 747, 761
— und Blutdruck V 775
— bei Blutkrankheiten IV 657

Bluttransfusion bei Coma diabeticum IV 375
— bei Diabetes mellitus VI 375
— bei Endangitis obliterans VI 300
— bei Endocarditis lenta II 747, 761
— bei Erythemathodes II 983ff.
— und experimenteller Schock I 989ff.
— bei Fettembolie IV 136
— bei Fruchtwasserembolie IV 139
— bei Gefäßkrankheiten IV 566; VI 300
— bei hämorrhagischer Diathese VI 572
— bei hämorrhagischem Schock I 963
— bei Herzinfarkt III 1451
— bei Herztrauma II 525ff.
— und Hypertonie V 775
— bei Hypotonie V 828
— bei Infektionen IV 562
—, intraarterielle, beim Schock I 1129ff.
— bei Karditis rheumatica II 569
— bei Kollagenosen II 983ff.
— und Kollaps I 958, 963, 965ff., 989ff., 1119ff., 1126ff.
— und Lebensalter IV 624ff.
— und Luftembolie IV 130ff.
— und Lungenödem I 133
— bei Moschcowitz-Symmers-Syndrom VI 572
— und Operabilität IV 624ff.
— bei Operationen IV 596ff.
— und Operationsschock I 965ff.
— bei rheumatischem Fieber II 569
— und Schock I 958, 963, 965ff., 989ff., 1119ff., 1126ff.
— und Thrombophlebitis VI 486
— und traumatischer Schock I 965ff.
— bei Waterhouse-Friedrichsen-Syndrom IV 566
Blutungszeit s. u. Blutgerinnung
Blutverdünnung s. u. Hämodilution
Blutverlust und angeborene Herzfehler III 114, 154
— und Angina pectoris III 868ff.
— bei arteriovenöser Lungenfistel III 389

Blutverlust und Blutdruck
V 804 ff.
— und Blutmenge I 153
— und Blutspeicher
 I 1007 ff.
— und Capillaren VI 16 ff.
— und Coronardurchblutung
 III 692 ff., 868 ff.
— und Coronarinsuffizienz
 III 692 ff., 868 ff.
— und Erfrierung I 981
— und experimenteller Schock
 I 989 ff.
— bei Fruchtwasserembolie
 IV 138 ff.
— bei Gefäßmißbildungen
 III 389
— bei Hämangioendotheliom
 VI 600
— bei Hämangiomen VI 598
— und hämorrhagischer
 Schock I 959 ff.
— und Herzversagen I 338
— und Hypotonie V 799,
 804 ff.
— bei Kaposi-Sarkom
 VI 602 ff.
— bei Kavernomen VI 598
— und Kollaps I 957, 959 ff.,
 989 ff., 995 ff.; IV 599 ff.
—, Leber bei IV 606
— und Myokardstoffwechsel
 I 27 ff.; III 692 ff.
— und neurogener Schock
 I 974
—, Ohnmacht bei IV 761 ff.
— bei Operationen IV 596;
 V 804 ff.
— und Operationsschock
 I 965 ff.
— und Schock I 957, 959 ff.,
 989 ff., 995 ff.;
 IV 599 ff.
— und Schockniere I 1101 ff.,
 1105 ff., 1108 ff., 1117
— und Sheehan-Syndrom
 V 799
— bei Teleangiektasien
 VI 539
— und Terminalstrombahn
 VI 16 ff.
— und traumatischer Schock
 I 964
— und vegetative Labilität
 IV 761 ff.
— und Verbrennungsschock
 I 978
— und Vasomotorik
 VI 16 ff.
— bei Waterhouse-Friedrichsen-Syndrom IV 563 ff.
„Blutversacken" s. a. u. Blutverteilung
— und Kollaps I 1064 ff., 1081,
 1112

„Blutversacken" und Schock I
 1064 ff., 1081, 1112
Blutverteilung und Blut-
 speicher I 1007 ff.
— bei Herztamponade
 II 1063 ff.
— bei infektiösem Schock
 I 983
— im Kollaps I 993 ff., 1064 ff.,
 1081, 1111 ff.
— bei Perikarditis II 1063 ff.
— im Schock I 993 ff., 1064 ff.,
 1081, 1111 ff.
Blutviscosität bei Anämie
 IV 653
— bei angeborenem Herz-
 fehler III 147
— und Atmung IV 26
— bei arteriovenöser Lungenfistel III 388
— und Blutdruck V 8 ff., 293
— bei Blutkrankheiten IV 653
— und Coronardurchblutung
 III 694
— und Coronarinsuffizienz
 III 694
— bei Endangitis obliterans
 VI 279 ff.
— und essentielle Hypertonie
 V 293
— bei Fettembolie IV 133 ff.
— bei Gefäßkrankheiten
 VI 279 ff.
— bei Gefäßmißbildungen
 III 388
— bei Gravidität IV 481 ff.
— bei Graviditätstoxikose
 IV 513 ff.
— bei Höhenadaptation IV 26
— und Hypertonie V 293
— bei Karditis rheumatica
 II 614
— bei Klima IV 26
— im Kollaps I 967, 980, 1025,
 1079, 1112
— bei Luftdruck IV 26
— und Lungenembolie
 IV 96 ff.
— und Myokardstoffwechsel
 III 694
— bei Polycythämie IV 661,
 663
— bei rheumatischem Fieber
 II 614
— bei Sauerstoffmangel
 IV 26
— im Schock I 967, 980, 1025,
 1079, 1112
— bei Sichelzellanämie IV 240
— bei Simmonds-Syndrom
 IV 343
— und Thrombophlebitis
 VI 485 ff.
— bei traumatischem Schock
 I 967

Blutviscosität und Verbrennungsschock I 980
Blutzucker und ACTH II 645
— und Adrenalin V 171
— und Angiopathia diabetica
 IV 368; V 438; VI 549 ff.
— und Arteriosclerosis obliterans diabetica VI 438
— und Arteriosklerose
 VI 415 ff., 438
— und Blutdruck V 100, 149,
 320, 336 ff.
— und Cantharidenblase
 VI 110
— und Capillaropathia diabetica VI 549 ff.
— und Capillarpermeabilität
 VI 110, 549 ff.
— und Capillarresistenz
 VI 104 ff.
— und Capillarspasmen VI 537
— und Carboanhydrasehem-
 mer I 539
— und Carotissinus V 716
— im Coma diabeticum
 IV 375 ff.
— und Cortison II 645
— bei Cushing-Syndrom
 V 684 ff., 687 ff.
— und Depressan V 234
— bei Diabetes mellitus
 IV 368, 375 ff.; VI 438,
 549 ff.
— und Dumping-Syndrom
 IV 866
— bei Endangitis obliterans
 VI 280
— bei endokriner Hypertonie
 V 662, 684 ff., 687 ff.
— bei Entzügelungs-Hoch-
 druck V 149
— und essentielle Hypertonie
 V 320, 336 ff.
— bei essentieller Hypotonie
 V 788
— und experimentelle Hypertonie V 100, 149
— bei Fettembolie VI 136
— bei Gefäßkrankheiten
 VI 280
— bei Glykogenose
 II 965 ff.
— im hämorrhagischen Schock
 I 1080, 1090 ff.
— und Hauttemperatur VI 88
— bei Hepatitis myocarditis
 II 928
— bei Herzinfarkt III 721,
 1155 ff., 1355
— und Hirndurchblutung
 V 395
— und Hypertensin V 100
— und Hypertonie V 100, 149,
 320, 336 ff.
— und Hypokaliämie IV 420 ff.

Blutzucker bei Hypotonie
  IV 810ff.; V 788
— und Kallikrein V 220
— im Kollaps I 965, 1080,
  1090ff.
— bei Moschcowitz-Symmers-
  Syndrom VI 573
— bei Myokarditis II 928
— und Noradrenalin V 171
— bei Phäochromocytom
  V 655, 662
— bei Pseudo-Cushing-Syn-
  drom V 701
— und Rauwolfia-Alkaloide
  V 525, 530
— und Renin V 100
— im Schock I 965, 1080,
  1090ff.
— bei Simmonds-Syndrom
  V 799
— bei traumatischem Schock
  I 965
— und vegetative Labilität
  IV 810ff.
Bohr-Effekt IV 171
Borelomyceten und Endocarditis lenta II 677
Bornholmkrankheit s. u.
  Coxsackie-Infekt
„borrowing-lending" VI 203
Botalli-Narbe, Begriff
  III 67
Bouveret-Hoffmannsche par-
  oxysmale Tachykardie
  II 128ff.
Brachialgia paraesthaetica noc-
  turna VI 239
Brachialisdarstellung durch
  Röntgendiagnose VI 125ff.
Brachialispuls bei Endangitis
  obliterans VI 282
— bei Gefäßkrankheiten
  VI 49
Brachiocephalicafistel, arterio-
  venöse VI 473
Bradyarrhythmie II 81, 92,
  97, 122, 221
— bei Atrioventrikularblock
  II 210, 217, 221ff.
— und Umkehr-Extrasystolie
  II 311
Bradykardie und Acetylcholin
  V 200
— bei Adams-Stokes-Syndrom
  II 251ff., 259, 261ff.
— und Adenosin V 202
— und Adrenalin V 176
— bei Aortenaneurysma
  VI 449ff.
— und Arrhythmie II 81, 92,
  122, 221
— bei arteriovenösen Fisteln
  VI 478
— und Atmung IV 11ff.,
  21ff.

Bradykardie bei Atrioventrikularblock II 210, 217,
  221ff., 228ff.
— bei Atrioventrikular-
  Dissoziation II 287ff.
— bei Atrioventrikular-
  rhythmus II 279ff.
— bei Beriberi IV 392
— und Blutdruck V 387,
  657ff., 785
— bei Blutkrankheiten
  IV 674
— bei Brucellosen II 904
— und Carotissinus V 713ff.
— bei Carotissinus-Syndrom
  II 16, 273ff.; V 818
— und Coronardurchblutung
  III 714
— durch Digitalis I 451,
  479ff.; II 19
— bei Diphtherie-Myokarditis
  II 878, 895ff.
— bei Dystrophia myotonica
  II 970
— bei Dystrophie II 7, 18;
  IV 295ff.
— bei endokriner Hypertonie
  V 657ff.
— und Epilepsie IV 875
— bei essentieller Hypertonie
  V 387
— bei essentieller Hypotonie
  V 786ff.
— und Extrasystolie II 15
— und Fleckfieber II 907
— und Ganglienblocker
  V 492ff.
— und Geburtsakt IV 495ff.
— und Gravidität IV 495ff.
— bei Grippemyokarditis
  II 924ff.
— und Grundumsatz II 18
— bei Herzblock II 18ff.,
  185ff., 210, 217, 221,
  228ff.
— und Herzglykoside
  I 479ff.
— bei Herzinfarkt III 714ff.,
  1136ff.
— bei Herztrauma II 465ff.,
  497ff., 519ff.
— und Hirndruck V 723
— und Höhenadaptation
  IV 11ff., 21ff.
— bei Hypercalcämie
  IV 447ff., 452
— bei Hyperkaliämie IV 421ff.
— bei Hypernaträmie
  IV 441ff.
— und Hypertensin V 101
— bei Hypertonie V 387,
  657ff.
— durch Hypertonie-Therapie
  V 493
— bei Hypoglykämie IV 379

Bradykardie bei Hyponaträmie
  IV 441ff.
—, hypothermische II 17ff.
— bei Hypothyreose II 5, 18;
  IV 331ff.
— und Hypotonie V 785
—, infektiöse II 18
— bei Infektionen IV 532ff.,
  567; V 802ff.
— und Insulin IV 379
— und Interferenz-Disso-
  ziation II 291ff.
— bei Karditis rheumatica
  II 590
— und Klima IV 11ff.,
  21ff.
— und Kollaps I 959, 976,
  1032; II 17; IV 600ff.
—, konstitutionelle II 17
— bei Leukämie IV 674
— und Luftdruck IV 11ff.,
  21ff.
— und Luftüberdruck IV 40ff.
— und Magnesium-Stoffwechsel IV 456ff.
— bei Mononucleose IV 543
— bei Myocarditis rheumatica
  II 590
— bei Myokarditis II 878ff.
— bei Myokardose II 968ff.
— bei Myxödem II 5, 18;
  IV 331ff.
— in Narkose IV 615ff.
— und neurogene Hypertonie
  V 723
— und Nicotin III 883ff.
— und Noradrenalin V 176
— und Ohnmacht IV 760ff.
— bei Orthostase II 259;
  V 811
— bei Pancarditis rheumatica
  II 620
— bei Phäochromocytom
  V 657ff.
— bei Poliomyelitis II 917
—, postinfektiöse IV 567
— bei postsynkopalem Syn-
  drom II 261ff.
— bei Postural hypotension
  V 816
— bei primärem Schock
  I 976
— und Puerperium
  IV 495ff.
— und Rauwolfia-Alkaloide
  V 524, 534, 537ff., 594
— und Renin V 101
— bei rheumatischem Fieber
  II 590, 620
— als Rhythmusstörung
  II 1ff.
— und Rickettsiosen II 907
— bei Sauerstoffmangel
  IV 11ff., 21ff.
— bei Scharlach IV 532

Bradykardie bei Scharlach-Myokarditis II 900ff.
— und Schock I 959, 976, 1032; IV 600ff.
— und Serotonin V 184
— und Simmonds-Syndrom IV 343
— Sinus- II 14ff.
— bei Sportherz I 919ff.
—, tetanische IV 448
—, Therapie II 19
— und Thyreoidea II 5, 18; IV 331ff.
— bei totalem Block II 228ff.
—, toxische II 18
— durch Training II 16
— bei Typhus IV 532
— und Überleitungszeit II 210, 217, 221
— und Umkehr-Extrasystolie II 311
— bei Vagotonie IV 721ff.
—, Vagotonin V 207ff.
— bei Valsalva-Versuch IV 775ff.
— und vegetative Labilität IV 787ff.
— und Veratrumalkaloide V 555ff., 594
— bei Vergiftungen V 807
— bei Vorhofflattern II 97ff.
— bei Vorhofflimmern II 81, 92, 122
—, Vorkommen II 4ff., 16ff.
— und zentralnervöse Hypertonie V 723
„Bradykardie orthostatique" II 259
Bradykardie-Stoffwechselsyndrom, postsynkopales II 261ff.
„Bradykardisches Ödem" s. u. Dystrophie
Bradykinin V 204, 222, 227
— und Migräne VI 252
— und Trypsin V 222
— und Vasomotorik VI 252
Bradykinogen V 222, 227
— und Trypsin V 222
Brauersche Kardiolyse bei konstriktiver Perikarditis II 1135
„break through", Begriff IV 829
Brechmittel bei paroxysmaler Tachykardie II 146ff.
Brechreiz s. u. Nausea
Brechweinstein und Capillarresistenz VI 582
Brenzcatechole und Capillarpermeabilität VI 585
— und Capillarresistenz VI 585

Brenztraubensäurestoffwechsel III 686
— und Beriberi IV 394ff.
— und Coronardurchblutung III 686
— und Coronarinsuffizienz III 686
— bei Cor pulmonale IV 171ff.
— und Herzglykoside I 448ff.
— bei Herzinfarkt III 710, 722
— bei Herzinsuffizienz I 212, 602; III 710, 722
— und Kollaps I 1027, 1091ff.
— bei Luftüberdruck IV 43
— und Magnesiumstoffwechsel IV 457ff.
— und Myokard I 25ff., 448
— und Myokardstoffwechsel III 686
— und Säure-Basengleichgewicht I 212
— und Schock I 1027, 1091ff.
Brenztraubensäure-Transaminase und Herzinfarkt III 723
Breuer-Reflex I 223
Brocksche Operation bei angeborener Pulmonalstenose III 326ff.
Brodie-Trendelenburgtest s. u. Trendelenburgtest
Bromäthyl zur Narkose IV 615ff.
Bromharnstoff bei essentieller Hypertonie V 495
Bromide und Blutdruck V 258, 492ff., 495
— und essentielle Hypertonie V 258, 495
—, Nebenwirkungen V 492ff.
— im Sedations-Test V 258
Bromismus durch Hypertonie-Therapie V 493
Bromsulphophthaleinprobe und Blutdruck V 736, 814
— bei Graviditätstoxikose V 736
— bei Orthostase V 814
Bromural bei essentieller Hypertonie V 495
Bronchialcarcinom und Arteriosklerose VI 415
—, Cor pulmonale bei IV 239
— und Herztumoren II 1210
— und Links-Schenkelblock II 360
— und Lungenembolie IV 96
— und Perikarditis II 1044

Bronchialtumoren und Perikardtumoren II 1224ff.
— und Pneumoperikard II 1153
— und Schenkelblock II 360
Bronchialcysten und Perikardcysten II 1140
Bronchialkreislauf bei angeborenem Herzfehler III 29, 31, 36, 146ff., 381, 384, 402ff.
— und arteriovenöse Aneurysmen IV 252
— bei Bilharziose IV 239ff.
— bei Fallotscher Trilogie III 36
— bei Gefäßmißbildungen IV 252
— bei Herzklappenfehler II 1321ff.
— bei Lungenemphysem IV 178ff.
— und Lungenkreislauf IV 75ff.
— bei Mitralstenose II 1321ff.
— und Pericarditis purulenta II 1084
— und Perikarditis II 1084
—, Physiologie IV 75ff.
— und Pulmonalarterienaplasie III 381, 384
— bei Pulmonalstenose, angeborene III 36
— bei Tricuspidalatresie III 402ff.
— bei Truncens arteriosus communis persistus III 29, 31
Bronchialschleimhaut bei Cor pulmonale IV 255
— und Lungenemphysem IV 180ff.
Bronchialsystem bei Adipositas IV 385ff.
— und Adrenalin V 172
— bei allergischer Myokarditis II 952ff.
— bei angeborenem Herzfehler III 154, 217, 226, 242, 260
— bei Angina pectoris III 1006
— bei Angina tonsillaris II 914
— bei Aortenaneurysma VI 446, 448ff.
— bei Aortenbogen-Anomalien III 480ff.
— bei Aorteninsuffizienz II 1472
— und Arteriosklerose VI 415
— und arteriovenöse Aneurysmen IV 252ff.
— und Atmung I 186ff., 419; IV 37, 82
— bei bakterieller Endokarditis II 667, 682, 722

Bronchialsystem und Balneotherapie I 698
— bei Bilharziose IV 239 ff.
— bei Canalis atrioventricularis communis III 297
— und Capillarpermeabilität VI 553
— bei Carcinoid II 784
— bei Coronargefäß-Mißbildungen III 569ff.
— und Coronarinsuffizienz III 1006
— und Cor pulmonale IV 62, 71, 82ff., 102ff., 106ff., 129ff., 139ff., 144ff., 167ff., *177*ff., 198ff., 210ff., 229ff., 232, 245, 252ff., 255ff.
— bei Cor triatriatum III 554
— und Cyanose I 233
— bei Dextrokardie III 577
— bei Dextroversion III 585ff.
— bei Endangitis obliterans VI 294
— und Endocarditis lenta II 667, 682, 722
— bei Erythemathodes II 983
— und Fiedler-Myokarditis II 954ff.
— bei Fokaltoxikose II 914
— und Geburtsakt IV 486
— und Gefäßkrankheiten V 621; VI 308, 318ff.
— bei Gefäßmißbildungen III 380ff., 480ff.; IV 252ff.
— bei Glomustumoren VI 594
— und Gravidität IV 486
— bei Grippemyokarditis II 925
— und Hämangiome VI 596
— bei Herzinfarkt III 1239
— bei Herzinsuffizienz I 186ff., 233, 419, 772, 775
— und Herztumoren II 1207, 1210ff.
— und Histamin V 198
— und Höhenadaptation IV 37
— und idiopathische Perikarditis II 1073
— bei Infektionen IV 556
— bei Karditis rheumatica II 605
— und Kavernome VI 596
— und Klima IV 37
— bei Kollagenosen II 983
— bei konstriktiver Perikarditis II 1103
— und Lebensalter IV 623
— und Luftdruck IV 37
— und Luftembolie IV 129ff.
— und Luftüberdruck IV 39ff.

Bronchialsystem bei Lungenembolie IV 102ff., 106ff.
— bei Lungenemphysem IV 178ff.
— und Lungenfibrose IV 198ff.
— bei Lungeninfarkt IV 107ff.
— und Lungenkreislauf IV 71
— bei Lungenstauung I 772, 775
— bei Lungenvenentransposition III 523ff.
— bei Mitralstenose II 1314ff., 1321ff., 1345ff., 1381
— und Myokarditis II 877ff., 911
— bei Myokardsarkoidose II 947
— und Narkose IV 614ff., 617ff.
— und Noradrenalin V 172
— und Operabilität IV 623ff., 629ff.
— nach Operationen IV 598ff.
— bei Panzerherz II 1103
— und Partialinsuffizienz IV 82ff.
— und Periarteriitis nodosa V 621; VI 308, 318ff.
— und Perikardcysten II 1140ff.
— und Pericarditis purulenta II 1084
— und Perikarditis II 1044, 1073, 1084, 1086
— und Perikardtumoren II 1224ff.
— bei Pneumokoniose IV 210ff.
— und Pneumoperikard II 1153
— bei Poliomyelitis II 917; IV 541
— bei Pulmonalarterienaplasie III 380ff.
— bei Pulmonalsklerose IV 245
— und Purine I 546ff.
— bei rheumatischem Fieber II 605
— bei Sarkoidose II 947
— und Sauerstoffmangel IV 37
— und Serotonin II 784; V 185
— bei Silikose IV 210ff.
— bei Teleangiektasien VI 539
— bei Thoraxdeformation IV 229ff.
— bei Tuberkulose IV 224
— bei Tumormetastasen IV 237
— bei Ventrikelseptumdefekt III 217ff., 226ff., 242

Bronchialsystem bei Vorhofseptumdefekt III 260ff.; 276ff.
Bronchiektasien und Balneotherapie I 698
— und Bronchialkreislauf IV 77
—, Cor pulmonale bei IV 62, 77, 140ff., 167ff., *177*ff., *196*ff.
— bei Dextrokardie III 577
— bei Dextroversion III 585ff.
— und Gefäßmißbildungen und Lungenemphysem IV 196
— und Lungenfibrose IV 198ff.
— und Lungenkreislauf IV 77
— und Narkose IV 617ff.
— und Pneumokoniose IV 211
— und Silikose IV 211
— bei Tuberkulose IV 224
Bronchiolen und Luftembolie IV 129ff.
— bei Lungenemphysem IV 178ff.
Bronchiolitis und Lungenemphysem IV 180ff.
Bronchiolostenose und Lungenemphysem IV 180ff.
Bronchitis bei Adipositas IV 385
— bei angeborenem Herzfehler III 154
—, asthmatoide IV 180ff., 195ff.
—, —, bei Lungenembolie IV 106
— und Blutdruck V 339
— und Capillarpermeabilität VI 553
— bei Coronargefäß-Mißbildungen III 569ff.
— bei Cor triatriatum III 554
— und Cor pulmonale IV 106, 139ff., 144ff., 167ff., 180ff., 195ff.
— und Cyanose I 233
— deformans IV 180, 211
— bei Endangitis obliterans VI 294
— und essentielle Hypertonie V 339
— und Geburtsakt IV 486
— und Gefäßkrankheiten VI 294, 319
— und Gravidität IV 486
— und Herzinsuffizienz I 775
— und Hypertonie V 339
— bei Infektionskrankheiten IV 556
— bei Karditis rheumatica II 605
— und Lebensalter IV 623ff.

Bronchitis und Luftüberdruck

Bronchitis und Luftüberdruck IV 39 ff.
— bei Lungenembolie IV 106
— und Lungenemphysem IV 180 ff., 195 ff.
— bei Lungenstauung I 775
— bei Mitralstenose II 1321 ff.
— und Operabilität IV 623 ff., 629 ff.
— nach Operationen IV 598 ff., 599
— und paroxysmale Tachykardie bei II 143
— bei Periarteriitis nodosa VI 319
— bei Pulmonalsklerose IV 245
— und Rauwolfia V 594
— bei rheumatischem Fieber II 605
— und Silikose IV 211
— spastische bei Lungenembolie IV 106
—, Tachykardie bei II 143
— bei Thoraxdeformation IV 229 ff.
— bei Vorhofseptumdefekt III 276 ff.
Bronchographie und Lebensalter IV 624
— und Lungenfibrose IV 201 ff.
— und Operabilität IV 624
Bronchopneumonie bei Angina tonsillaris II 914
— bei Aortenbogen-Anomalien III 480
— und Atmung IV 37
— bei bakterieller Endokarditis II 667, 682, 722
— und Blutdruck V 339
— und Commissurotomie II 1395
— bei Coronargefäß-Mißbildungen III 569 ff.
— und Cor pulmonale IV 107 ff., 144 ff., 172, 255
— und Endokarditis lenta II 667, 682, 722
— und essentielle Hypertonie V 339
— und Fokaltoxikose II 914
— und Gefäßmißbildungen III 480
— bei Herzinfarkt III 1239
— und Herzinsuffizienz I 131, 403, 775
— und Höhenadaptation IV 37
— und Hypertonie V 339
— bei Karditis rheumatica II 605

Bronchopneumonie und Klima IV 37
— und Lebensalter IV 623 ff.
— und Luftdruck IV 37
— und Luftüberdruck IV 39 ff.
— bei Lungenembolie IV 107 ff.
— und Lungenfibrose IV 199 ff.
— bei Lungeninfarkt IV 107 ff.
— und Lungenödem I 131
— bei Lungenstauung I 775
—, Myokarditis bei II 911; IV 544
— und Myokardsarkoidose II 947
— und Operabilität IV 623 ff., 631
— und Postcommissurotomie-Syndrom II 1395
— bei rheumatischem Fieber II 605
— und Sarkoidose II 947
— und Sauerstoffmangel IV 37
— bei Thoraxdeformation IV 229 ff.
— bei Vorhofseptumdefekt III 276 ff.
Bronchoskopie bei Aortenaneurysma VI 450
— und Kreislaufanalyse I 116
— und Lebensalter IV 624
— und Operabilität IV 624
Bronchospasmen s. u. Asthma bronchiale
Bronchostenosen und Cor pulmonale IV 232
— und Lungenemphysem IV 180 ff.
— und Lungenödem I 135
— und Partialinsuffizienz IV 82 ff.
— bei Pneumokoniose IV 211 ff.
— bei Silikose IV 211 ff.
—, spastische IV 180 ff.
Brucella abortus und Endokarditis acuta II 730
— — und Endokarditis lenta II 676, 705, 730
Brucella-Antigen und rheumatisches Fieber II 554
— melitense und Endocarditis acuta II 730
— — und Endocarditis lenta II 676
Brucellosen II 904 ff.; IV 552
— und bakterielle Endokarditis II 676, 705, 723, 730, 758

Brucellosen und Endocarditis acuta II 723, 730 ff.
— und Endocarditis lenta II 676, 705, 758
—, Myokarditis bei II 875 ff., 904 ff.; IV 545
— und Phlebitis VI 484
—, Therapie II 758, 760
— und Thrombophlebitis VI 484
„Bruit de canon", Begriff II 228, 575
— — bei Myokarditis II 885
„Bruit de galop postsystolique" bei konstriktiver Perikarditis II 1121
Brustwandelektrokardiogramm s. a. u. Elektrokardiogramm
— bei Adipositas IV 388
— beim Alternans II 407
— bei Anämie IV 654
— und angeborener Herzfehler III 170, 293 ff., 341 ff., 422, 541 ff., 554, 576
— bei angeborenem perforiertem Sinus-Valsalvae-Aneurysma III 207
— bei angeborener Pulmonalstenose III 308 ff.
— bei Antesystolie II 380 ff.
— bei Aortenatresie III 562
— bei Aorteninsuffizienz II 1466 ff.
— bei Aortenstenose II 1445
— bei Atrioventrikular-Rhythmus II 279 ff.
— bei auriculärer Leitungsstörung II 199 ff., 202 ff.
— bei Bayley-Block II 332
— und Blutdruck V 375 ff.
— bei Blutkrankheiten IV 654
— bei Canalis atrioventricularis communis III 293 ff.
— nach Commissurotomie II 1402 ff.
— bei Coronargefäß-Mißbildungen III 570 ff.
— bei Cor pulmonale IV 109 ff., 159 ff.
— bei Cor triatriatum III 554
— bei Cor triloculare biatriatum III 541 ff.
— bei Dextrokardie III 576 ff.
— bei divergierendem Schenkelblock II 363 ff.
— und Druckbelastung I 885
— bei Ductus Botalli persistens III 170
— bei Dystrophia musculorum progressiva II 972
— bei Ebstein-Syndrom III 422 ff.

Brustwandelektrokardiogramm
bei Elektrounfall
III 907
— bei essentieller Hypertonie
V 375 ff.
— bei Fallotscher Tetralogie
III 341 ff.
— bei Gefäßmißbildungen
III 570
— bei hämorrhagischem
Schock I 1031
— bei Herzdivertikel
III 59
— bei Herzinfarkt III 1168 ff.,
1179 ff.
— bei Herzinfarkt-Perikarditis II 1083
— und Hydralazine V 546
— bei Hypertonie V 375 ff.
— bei Hypothyreose
IV 332
— bei Kammerextrasystolie
II 63 ff.
— bei Kammertachykardie
II 153 ff., 160
— bei Karditis rheumatica
II 585 ff.
— bei Knotenrhythmus
II 279
— im Kollaps I 1031 ff.
— bei Links-Schenkelblock
II 325 ff.
— bei Linksverspätung
II 373 ff.
— bei Lungenembolie
IV 109 ff.
— bei Lungenvenentransposition III 529
— und Masern II 922
— bei Mitralatresie III 558
— bei Mitralinsuffizienz
II 1414 ff.
— bei Mitralstenose
II 1338 ff.
— bei Mononucleose II 927
— bei Myocarditis rheumatica
II 585 ff.
— bei Myokarditis II 880
— bei Myxödem IV 332
— bei paroxysmaler Tachykardie II 134 ff., 153 ff.,
160
— bei Perikarditis II 1058 ff.
— bei posttachykardem Syndrom II 167 ff.
— bei Pulmonalatresie
III 366
— bei Rechts-Schenkelblock
II 329 ff.
— bei Rechtsverspätung
II 373 ff.
— bei rheumatischem Fieber
II 585 ff.
— bei Schenkelblock
II 319 ff., 324 ff.

Brustwandelektrokardiogramm
im Schock I 1031 ff.
— bei Sinusbradykardie II 15
— bei Sinustachykardie
II 11 ff.
— bei Sportherz I 928 ff., 946
— bei Tachykardie II 134 ff.,
153 ff., 160
— und Thyreoidea IV 332
— bei Transposition der Aorta
und Pulmonalis III 503 ff.
— bei Tricuspidalatresie
III 401 ff.
— bei Tricuspidalinsuffizienz
II 1508 ff.
— bei Tricuspidalstenose
II 1502
— bei Ventrikelseptumdefekt
III 217, 230 ff.
— bei Verspätungskurven
II 373 ff.
— bei Verzweigungsblock
II 369 ff.
— bei Vorhofextrasystolie
II 50 ff.
— bei Vorhofflattern II 93 ff.
— bei Vorhofflimmern
II 88 ff.
— bei Wilson-Block II 332 ff.
— bei Wolff-Parkinson-White-Syndrom II 380 ff.
Bucky-Tisch zur Aortographie
VI 133
Budd-Chiari-Syndrom VI 521
Bündelstamm-Extrasystolen
II 60 ff.
Bürgersche Krankheit s. u.
Endangitis obliterans
Bufotoxin bei Herzinsuffizienz
I 426 ff.
Bulboauricularsporn III 7
Bulbusdrehung, vektorielle
III 6, 9, 44
Bulbusdruck und Atrioventrikularblock II 227
— und Bradykardie II 16
— und Herzblock II 194,
227
— bei paroxysmaler Tachykardie II 144 ff.
Bulbusreflex, hyperaktiver
II 145
— und Reizleitung II 194, 227
— und Sinoauriculärblock
II 194
— bei Tachykardie II 144 ff.
— und Vagotonin V 207
Bulbus-truncus-torsion III 9
Buscopan bei Gefäßkrankheiten VI 29
Butacain-Heparin bei Gefäßkrankheiten VI 193
Butamid und Diurese I 536 ff.
Butazolidin bei allergischer
Myokarditis II 950 ff.

Butazolidin bei Aorteninsuffizienz II 1476 ff.
— bei Karditis rheumatica
II 651 ff., 1476
— bei Kollagenosen II 988
— bei Lungenembolie
IV 120
— bei Lungeninfarkt IV 121 ff.
— bei Myokarditis II 950
— bei Periarteriitis nodosa
II 988
— bei rheumatischem Fieber
II 651 ff., 1476
Butylsympatol s. u. Vasculat
Bypass-Methode IV 437 ff.
Byssinose IV 221

Cadmium-Pneumokoniose
IV 221
Cadmiumsulfatreaktion bei
bakterieller Endokarditis
II 728, 741
— bei Endocarditis acuta
bacter. II 728
— bei Endocarditis lenta
II 698 ff.
— bei Karditis rheumatica
II 571
— bei Moschcowitz-Symmers-Syndrom VI 573
— bei rheumatischem Fieber
II 571
Caisson-Krankheit s. u. Druckfall-Syndrom
Calciumchlorid und Herzglykoside I 480 ff.
— und Herztonus I 876 ff.
— bei Kammerflattern
II 178
— bei Kammerflimmern
II 178; IV 449
Calciumgluconat und Blutdruck IV 453
— und Capillarresistenz
VI 566
— bei Fettembolie IV 137
— bei Hypocalcämie IV 449
— bei paroxysmaler Tachykardie IV 149
— bei Purpura rheumatica
VI 566
— bei Tachykardie II 149
Calciumstoffwechsel IV 446 ff.
s. a. u. Hypercalcämie
und Hypocalcämie
— und ACTH II 645
— und angeborener Herzfehler III 113
— und Blutdruck IV 453 ff.;
V 29
— und Cantharidenblase
VI 110
— und Capillarpermeabilität
VI 110, 547, 585

Sachverzeichnis

Calciumstoffwechsel und
    Capillarresistenz VI 585
— und Carboanhydrase I 539
— und Cortison II 645
— bei Cushing-Syndrom
    V 684ff., 687ff.
— und Digitalis IV 450ff.
— bei Digitalisvergiftung
    I 496
— und Diurese I 255
— und Elektrokardiogramm
    IV 419ff.
— bei Endangitis obliterans
    VI 280
— bei endokriner Hypertonie
    V 684ff., 687ff.
— und Extrasystolie II 31
— bei Gefäßkrankheiten
    VI 280
— und Gravidität IV 479
— und hämorrhagische
    Diathese VI 585
— und Hegglin-Syndrom I 32
— und Herzaktion II 4ff.
— und Herzglykoside I 449,
    480ff.
— bei Herzinsuffizienz I 32,
    34, 255, 299ff., 588
— und Herztonus I 876ff.
— und Hypertonie V 29
— und Kaliumstoffwechsel
    IV 450ff.
— und Kationenaustauscher
    I 555ff.
— und Kreislauf IV 446ff.
— und Magnesium-Stoff-
    wechsel IV 458, 497
— und Myokard I 19ff., 31ff.,
    34; IV 446ff.
— bei Myokardose I 34
— und Ödemflüssigkeit
    I 299ff.
— und Perniosis VI 559
— bei Porphyrie IV 398ff.
— und Schenkelblock II 341
— bei Sympathicotonie
    IV 722ff.
— und Urticaria VI 547
— bei Vagotonie IV 722ff.
— bei vegetativer Labilität
    IV 722ff., 860
Calcium-Test bei endokriner
    Hypertonie V 663, 672
— bei Phäochromocytom
    V 663, 672
Calometrie VI 87ff.
— bei Gefäßkrankheiten
    VI 87ff.
—, Gradient- VI 91ff.
—, Methodik VI 87ff.
—, Sonden- VI 92
—, mit stehendem Medium
    VI 89ff.
—, Strömungs- VI 90ff.
Cambil I 558ff.

Campher s. u. Campheröle
Campheröle und Capillar-
    permeabilität VI 584
— und Capillarresistenz
    VI 584
— und Fettembolie IV 134
— und hämorrhagische
    Diathese VI 584
Camphidonium s. a. u. Gan-
    glienblocker
—, Chemie V 568
Canalis atrioventricularis com-
    munis III 291ff.
— — —, Anatomie III 292ff.
— — —, Angiokardiographie
    bei III 296
— — —, Definition III 291ff.
— — — und Dextrokardie
    III 580
— — — und Dextroversion
    III 588
— — —, Differentialdiagnose
    III 297
— — —, Elektrokardio-
    gramm bei
    III 293ff.
— — —, Entwicklungs
    geschichte
    III 291ff.
— — —, Häufigkeit III 292ff.
— — —, Herzkathetherismus
    bei III 294ff.
— — — und Lävokardie
    III 590
— — —, partialis III 291
— — —, Pathologie
    III 292ff.
— — —, Physiologie III 293
— — —, Prognose III 296
— — —, Röntgendiagnose
    III 294
— — —, Symptome III 293
— — —, Therapie III 297
— — —, totalis III 291
Candida albicans und Endocar-
    ditis lenta II 677
Canescine V 523 s.a.u. Rau-
    wolfia-Alkaloide
Cannonsche Notfallreaktion
    s.u. Notfallreaktion
Cantharidenblasentest VI 109ff.
— und Capillarpermeabilität
    VI 109ff., 548
— bei Diabetes mellitus
    VI 548
— bei Gefäßkrankheiten
    VI 109ff.
— zur Interstitialflüssigkeits-
    analyse I 298
Capillaraneurysmen VI 545,
    550
— bei Angiopathia diabetica
    IV 363
— bei Arteriosclerosis oblite-
    rans VI 433

Capillaraneurysmen bei Capil-
    laropathia diabetica
    VI 550
— und Capillarpermeabilität
    VI 550
— bei Diabetes mellitus
    IV 363; VI 550
Capillardruck VI 98ff.
— bei Aorteninsuffizienz
    II 1468
— bei Aortenisthmusstenose
    III 464
— und Capillarmikroskopie
    VI 97
— nach Commissurotomie
    II 1396ff.
— bei Cor triatriatum
    III 554ff.
— bei Gefäßkrankheiten
    VI 98ff.
— und Kollaps I 1001,
    1012ff.
— bei kombiniertem Mitral-
    fehler II 1426
— bei konstriktiver Peri-
    karditis II 1097
— und Lymphgefäßinsuffi-
    zienz VI 608ff.
— und Lymphödem
    VI 608ff.
—, Meßmethoden VI 98ff.
— bei Mitralinsuffizienz
    II 1408ff.
— bei Mitralstenose II 1307ff.,
    1312ff, 1365ff.
— und Ödeme I 239ff.
— bei Perikarditis II 1097
—, pulmonaler bei Aorten-
    insuffizienz II 1468ff.
—, —, bei Aortenisthmus-
    stenose III 464ff.
—, —, bei Cor triatriatum
    III 554ff.
— — bei kombiniertem
    Mitralfehler II 1426
—, —, bei Tricuspidalstenose
    II 1488ff.
— bei Raynaud-Syndrom
    VI 230
— und Schock I 1001, 1012ff.
— bei Tricuspidalstenose
    II 1488ff
Capillarektasien VI 525ff.
    s.a.u. Teleangiektasien
— bei Capillaropathia diabe-
    tica VI 550ff.
— und Capillarpermeabilität
    VI 550ff.
— und Capillarresistenz
    VI 576
— und Cyanose VI 530ff.
— bei Diabetes mellitus
    VI 550ff.
— bei Endangitis obliterans
    VI 283

Capillarektasien bei Erythematodes II 979ff.
— bei Gefäßkrankheiten VI 283
— und Hämangiome VI 595
— bei Kollagenosen II 979ff.
— bei Purpura Majocchi VI 576
— und Vasomotorik VI 525, 528ff.
—, vegetative Labilität VI 525
Capillaren VI 524ff.
— und ACTH II 635
— bei Addison-Syndrom V 797
— und Aderlaß I 590ff.
— bei Adipositas IV 384ff.
— bei Akrocyanose VI 532ff.
— bei Amyloidose V 617
— bei Anämie IV 646ff.
—, Anatomie VI 1, 9ff.
— bei angeborenem Herzfehler III 123ff., 146ff.
— bei angeborenem perforiertem Sinus-Valsalvae-Aneurysma III 204
— bei Angiopathia diabetica IV 354ff., 366ff.; VI 438ff., 548ff.;
— bei Aorteninsuffizienz II 1461ff.
— bei Aortenisthmusstenose III 464
— und Aortographie VI 138
— und Apoplexie V 400ff.
— bei Arteriosklerose III 737, 924ff.; VI 438ff.
— bei Arteriosklerosis obliterans diabetica VI 438ff.
— bei arteriovenöser Fistel III 386ff.
— bei arteriovenöser Lungenfistel III 386ff.
— und Ascites I 306
— nach Atmung IV 4, 7ff., 34
— und Balneotherapie I 666, 680, 684ff.; V 591ff.
— und Belastung IV 771
— bei Beriberi IV 391ff., 395
— und Blutdruck V 293ff., 344, 351ff., 371, V 400ff., 781ff.
— bei Blutkrankheiten IV 646ff.; VI 570
— als Blutspeicher I 1009
— nach Calciumstoffwechsel IV 454
— und Capillarektasien VI 525
— und Capillarmikroskopie VI 96ff.
— bei Capillaropathia diabetica VI 548ff.
— bei Coma diabeticum IV 375

Capillaren nach Commissurotomie II 1396ff.
— und Coronarsklerose III 737, 924ff.
— bei Coronarthrombose III 956ff.
— und Cortison II 635
— bei Cor triatriatum III 554ff.
— bei Cushing-Syndrom V 683ff.
— und Cyanose VI 530ff.
— bei Dermatosen VI 574
— und Dermographie VI 39ff.
— bei Diabetes mellitus IV 354ff., *366*ff., 375; VI 438ff., 548ff., 574ff.
— bei diabetischer Glomerulosklerose V 621
— und Digitalis V 494
— bei Diphtherie-Myokarditis II 894
— und Diuretica V 494
— bei Dystrophie IV 301, 303ff.
— bei Eintauchfuß VI 560ff.
— bei Elektrounfall III 904ff.
— bei Endangitis obliterans VI 273ff., 283ff.
— bei Endocarditis lenta II 693ff., 706ff., *711*ff.
— bei endokriner Hypertonie V 658, 683ff.
—, Entwicklungsgeschichte VI 1
— bei Entzündung VI 547ff.
— bei Erfrierung I 980ff.; VI 554ff.
— und Erythem VI 42
— bei Erythematodes II 979ff.
— bei Erythralgie VI 527
— bei Erythromelalgie VI 525
— und essentielle Hypertonie V 293ff., 344, 351ff., 371; 400ff.
— bei Fettembolie IV 133ff.
— bei Fokaltoxikose III 924ff.
— bei Gefäßmißbildungen VI 590
— bei Gefäßspinnen VI 543ff.
— und Gewebsclearance VI 113
— bei Glomerulonephritis V 612ff., 615
— bei Glomerulosklerose V 621
— bei Glomustumoren VI 592ff.
— bei Gravidität IV 481ff.
— bei Graviditätstoxikose IV 512ff., 517ff.; V 733, 747
— bei Hämangiomen VI 590, 595

Capillaren und hämorrhagische Diathese VI 564, 567, 569, 570, 576ff.
— bei hämorrhagischem Schock I 957, 961ff., 1045
— und Hämosiderose IV 258
— bei Herzinsuffizienz I 402, 767, 770
— bei Herztrauma II 482ff., 486ff.
— und Histamin V 494
— bei Höhenadaptation IV 4ff., 7ff., 34
— und Hydralazine V 547ff.
— und Hydroperikard II 1153
— und Hyperämieteste VI 57ff.
— bei Hyperthyreose IV 320ff., 331ff.
— und Hypertonie V 293ff., 344, 351ff., 371, 400ff., 612ff., 615
— und Hypertonie-Therapie V 494
— bei Hypoglykämie IV 379
— bei Hyponatriämie IV 441ff., 446
— bei Hypothyreose IV 331ff.
— und Hypotonie V 781ff.
— bei Infekten III 924ff.; IV 558ff.; V 801ff.; VI 567ff.
— bei infektiösem Schock I 983ff.
— und Insulin IV 379
— und intraarterielle Sauerstoffinsufflation VI 210
— bei Kälteurticaria VI 543ff.
— bei Kaposi-Sarkom VI 602
— bei Karditis rheumatica II 567, 604ff., 607; VI 564ff.
— und Kavernome VI 596ff.
— und Klima IV 4, 7ff., 34
— bei Kollagenosen II 979ff.
— und Kollaps I 957, 961ff., 964, 966ff., 979ff., 983ff. 994ff., 1001ff., 1009ff., 1012ff., 1062ff., *1112*ff.; IV 601ff., 771; VI 548, 553ff.
— bei kombiniertem Mitralfehler II 1426
— bei Livedo reticularis VI 534ff.
— und Luftdruck IV 4, 7ff., 34
— und Lungenembolie IV 99ff.
— bei Lungenemphysem IV 178ff.
— bei Lungenstauung I 767, 770

Capillaren und Lymphgefäß-
    insuffizienz VI 608ff.
— und Lymphödem VI 608ff.
— und Lymphsystem VI 108
— bei Malaria II 935
— bei Martorelli-Syndrom
    V 344
— bei Mitralinsuffizienz
    II 1408ff.
— bei Mitralstenose II 1307ff.,
    1312ff.
— bei Möller-Barlow-Syndrom
    VI 577ff.
— bei Monge-Syndrom
    IV 34
— bei Moschcowitz-Symmers-
    Syndrom VI 570ff.
— bei Myocarditis rheumatica
    II 567
— bei Myokarditis II 894
— des Myokards III 667
— bei Nephritis V 612ff.,
    615
— bei Nephrose V 617
— und Ödeme I 239ff., 298ff.
— und Orthostase IV 728ff.,
    732ff., 771; V 809ff.
— bei Periarteriitis nodosa
    II 984ff; VI 311ff.
— und Perikarditis II 1089
— bei Perniciosa IV 647ff.
— bei Perniosis VI 558ff.
— bei Phäochromocytom
    V 658
—, Physiologie VI 9ff.
— und Plethysmogramm
    VI 74
— bei Pneumonie-Myokarditis
    II 911
— bei Polycythämie IV 664
— bei Porphyrie IV 397ff.
— und postthrombotisches
    Syndrom VI 510ff.
— bei Pulmonalsklerose
    IV 242ff.
— und Purine V 494
— bei Purpura fulminans
    VI 569ff.
— bei Purpura infectiosa
    VI 567
— bei Purpura Majocchi
    VI 576
— bei Purpura rheumatica
    VI 564ff.
— und Pyrazole II 651
— und Quinckesches Ödem
    VI 546ff.
— bei Raynaud-Syndrom
    VI 224ff.
— und reaktive Hyperämie
    VI 58ff.
— und Regelkreis IV 745ff.;
    VI 13ff.
— und renale Hypertonie
    V 612ff., 615

Capillaren bei rheumatischem
    Fieber II 567, 604ff.,
    607; VI 564ff.
—, Röntgendiagnose VI 146ff.
— und Sauerstoffmangel
    IV 4, 7ff., 34
— und Schock I 957, 961, 964,
    966, 979ff., 983, 994ff.,
    1001, 1009, 1012ff.,
    1062ff., *1112*ff.; VI 548,
    553ff., 601 ff.
— und Schockniere I 1097ff.,
    1116ff.
— bei Schützengrabenfuß
    VI 560ff.
— und Serotonin VI 529
— bei Simmonds-Syndrom
    IV 343
— bei Skorbut VI 577ff.
— bei Sturge-Weber-Syn-
    drom VI 590
— bei Teleangiektasien
    VI 538ff.
— als Terminalstrombahn
    VI 13ff.
— bei Thrombose VI 370
— und Thyreoidea IV 320ff.,
    331ff.
— und traumatischer Schock
    I 964, 966ff.
— bei Tricuspidalstenose
    II 1488ff.
— und Urticaria VI 546ff.
— bei Variola II 923
— und Venendruck VI 68
— bei Verbrennung
    I 968ff.,
    979ff; VI 562ff.
— bei Verbrennungsschock
    I 968ff., 979ff.
— bei Vergiftungen VI 243,
    582ff.
— und Vitamine VI 577ff.
— bei Wärmeurticaria
    VI 561ff.
— bei Waterhouse-Friedrich-
    sen-Syndrom IV 563ff.
Capillargifte VI 581ff.
Capillaritis, allergische VI 564
— und Capillarpermeabilität
    VI 564
— und Capillarresistenz
    VI 564
— bei Endocarditis lenta
    II 706ff., *711*ff.
— bei rheumatischem Fieber
    VI 564
Capillarmikroskopie VI 96ff.
— und Blutspeicher I 1009
— und Capillardruck VI 98ff.
— und Capillarpermeabilität
    VI 106
— und Capillarresistenz
    VI 97, 102ff.
— bei Erfrierung I 981

Capillarmikrospopie bei Gefäß-
    krankheiten VI 96ff.
— bei hämorrhagischem
    Schock I 1045
— bei Infektionen VI 567ff.
— beim Kollaps I 981, 1009,
    1045
— und Kreislaufzeit VI 111
— bei Purpura infectiosa
    VI 568
— bei Raynaud-Syndrom
    VI 226, 228ff.
— beim Schock I 981, 1009,
    1045
—, Technik VI 96ff.
Capillaropathia diabetica
    IV 366ff.; VI *548*ff.
— — und Aneurysmen
    VI 545, 550
— —, Augenhintergrund bei
    VI 550
— — und Capillarpermeabili-
    tät VI 548ff.
— — der Niere VI 550ff.
— —, Pathogenese VI 549
— —, Prophylaxe VI 551
— —, Symptome VI 550
— —, Therapie VI 551
— —, Vorkommen VI 549
Capillarpermeabilität VI 11ff.,
    105ff., 524ff., *546*ff.
— und ACTH II 635
— bei Amyloidose V 617
— bei Anämie IV 646ff.
— bei Angiopathia diabetica
    VI 548ff.
— und Arteriosklerose
    III 924ff.; VI 438ff.
— bei Arteriosklerosis ob-
    literans diabetica
    VI 438ff.
— und Blutdruck V 781ff.
— bei Blutkrankheiten
    IV 646ff.
— und Capillaraneurysmen
    VI 545
— und Capillarmikroskopie
    VI 97
— bei Capillaropathia dia-
    betica VI 548ff.
— und Capillarresistenz
    VI 105ff.
— und Coronarinsuffizienz
    III 924ff.
— und Coronarsklerose
    III 924ff.
— und Cortison II 635
— bei Diabetes mellitus
    V 621; VI 438ff.,
    548ff.
— bei diabetischer Glomerulo-
    sklerose V 621
— bei Diphtherie-Myo-
    karditis II 894
— bei Eintauchfuß VI 560ff.

Capillarpermeabilität bei
  Endocarditis lenta
  II 693 ff.
— bei endokriner Hypertonie
  V 658, 683 ff.
— bei Entzündung VI 547 ff.
— bei Erfrierung I 980 ff.;
  VI 554 ff.
— bei Erythematodes
  II 979 ff.
— und Fokaltoxikose
  III 924 ff.
— bei Gefäßkrankheiten
  VI 23 ff., 97, 105 ff.
— und Gewebsclearance
  VI 113
— bei Glomerulosklerose
  V 621
— bei Graviditätstoxikose
  V 733, 747
— und hämorrhagischer
  Diathese VI 564, 576
— bei hämorrhagischem
  Schock I 961 ff.
— und Hydroperikard II 1153
— und Hypertonie V 615
— und Hypotonie V 781 ff.
— und Infekte III 924 ff.;
  IV 558 ff.
— bei infektiösem Schock
  I 983 ff.
— bei Karditis rheumatica
  II 572 ff., 604 ff., 607;
  VI 564 ff.
— bei Kollagenosen II 979 ff.
— und Kollaps I 964, 966 ff.,
  979 ff., 983 ff., 994 ff.,
  1062 ff.; VI 548, 553 ff.,
  601 ff.
— und Lymphgefäßinsuffi-
  zienz VI 608 ff.
— und Lymphödem VI 608 ff.
— und Lymphsystem VI 108
—, Meßmethoden VI 105 ff.
— bei Myokarditis II 894
— bei Nephrose V 617
— und Ödeme I 244 ff.
— und Operationen IV 596 ff.
— und Perikarditis II 1089
— bei Perniciosa IV 647 ff.
— bei Perniosis VI 558 ff.
— bei Phäochromocytom
  V 658
— und postthrombotisches
  Syndrom V 510 ff.
— bei Purpura Majocchi
  VI 576
— bei Purpura rheumatica
  VI 564 ff.
— und Pyrazole II 651
— und Quinckesches Ödem
  VI 546 ff.
— bei rheumatischem Fieber
  II 572 ff., 604 ff., 607;
  VI 564 ff.

Capillarpermeabilität und
  Schock I 961 ff., 964,
  966 ff., 979 ff., 983 ff.,
  994 ff., *1062* ff.; IV 601 ff.;
  VI 548, 553 ff.
— und Schockniere I 1097 ff.,
  1116 ff.
— bei Schützengrabenfuß
  VI 560 ff.
— bei Simmonds-Syndrom
  IV 343
— und Trauma I 964 ff.;
  VI 553
— bei traumatischem Schock
  I 964 ff.
— und Urticaria IV 546 ff.
— bei Variola II 923
— bei Verbrennung I 979 ff.;
  986 ff., VI 562 ff.
— bei Verbrennungsschock
  I 968 ff., 979 ff.
— bei Vergiftungen VI 581 ff.
— bei Wärmeurticaria
  VI 561 ff.
Capillarplethysmogramm
  VI 108 ff.
— bei Gefäßkrankheiten
  VI 108
Capillarpuls II 1461
— bei angeborenem perforiertem Sinus-Valsalvae-
  Aneurysma III 204
— bei Aorteninsuffizienz
  II 1461 ff.
— bei Gravidität IV 482
— bei totalem Block II 229
Capillarresistenz V 400 ff.;
  VI 102 ff., 524 ff.
— bei Blutkrankheiten
  VI 570
— und Capillarektasien
  VI 576
— und Capillarmikroskopie
  VI 97, 102 ff.
— und Capillarpermeabilität
  VI 105 ff.
— bei Dermatosen VI 574
— bei Diabetes mellitus
  VI 574 ff.
— bei Gefäßkrankheiten
  VI 97, 102 ff.
— bei hämorrhagischer Diathese VI 567, 569, 570,
  577 ff.
— bei Infektionen VI 567 ff.
— bei Karditis rheumatica
  VI 564 ff.
—, Meßmethoden VI 102 ff.
— bei Möller-Barlow-Syn-
  drom VI 577 ff.
— bei Moschcowitz-Symmers-
  Syndrom VI 570 ff.
— und Perikarditis II 1089
— bei Purpura fulminans
  VI 569 ff.

Capillarresistenz bei Purpura
  infectiosa VI 567
— bei Purpura Majocchi
  VI 576
— bei Purpura rheumatica
  VI 564 ff.
— und rheumatisches Fieber
  VI 564 ff.
— bei Skorbut VI 577 ff.
— und Vasomotorik VI 104 ff.
— bei Verbrennung VI 562
— bei Vergiftungen VI 581 ff.
— und Vitamine VI 577 ff.
Capillarspasmen VI 536 ff.
„Capillary fibrosis" V 32
„Capsular drop", Begriff
  IV 365
Caput medusae bei Thrombo-
  phlebitis VI 498 ff.
Carbaminoylcholinchlorid s. u.
  Doryl
Carbethoxysyringoylchlorid
  V 540, s. a. u. Rauwolfia-
  Alkaloide
Carboanhydrase und Cor pul-
  monale I 538 ff.
— und Säure-Basengleich-
  gewicht I 206
Carboanhydrasehemmer,
  Chemie I 536 ff.
— bei Cor pulmonale IV 175 ff.
— und Diabetes mellitus
  I 538 ff.
— als Diuretica I 526 ff., 535 ff.
—, Dosierung I 539 ff.
— und Hypokaliämie I 584 ff.
—, Indikation I 538 ff.
—, Kontraindikationen I 539
— bei Luftembolie IV 132
— und Mineralhaushalt
  I 537 ff.
—, Nebenwirkungen I 539 ff.
—, Präparate I 526 ff., 539 ff.
— und Säure-Basengleich-
  gewicht I 214, 536 ff.
—, Wirkungsweise I 536 ff.
Carbomycin bei bakterieller
  Endokarditis II 750 ff.
— bei Endocarditis lenta
  II 750 ff.
Carboresin I 558 ff.
Carcinoid, malignes, und Capil-
  larektasien VI 529
—, —, Endokard bei II 782 ff.
—, —, Pathogenese II 783 ff.
—, —, und Serotonin V 186
Carcinom und Arteriosklerose
  VI 415
— und Bleivergiftung V 772
— und Blutdruck V 37 ff.,
  341 ff., 603, 606, 637
— und Capillarresistenz
  VI 574 ff.
—, Cor pulmonale bei IV 62,
  140 ff., 199 ff., 237 ff.

Carcinom und Cushing-
   Syndrom V 684ff.
— und Endocarditis fibrinosa
   II 777ff.
— und Endocarditis lenta
   II 682
— und Endocarditis verrucosa
   simplex II 777ff.
— und endokrine Hypertonie
   V 684ff.
— und essentielle Hypertonie
   V 341ff.
— als Herztumoren II 1179,
   1208ff., *1210*ff.
—, Hypercalcämie bei
   IV 446
— und Hypertonie II 37ff.;
   V 341ff., 603, 606, 637,
   684
— und Links-Schenkelblock
   II 360
— und Lungenfibrose
   IV 199ff.
— und Lymphgefäßinsuffi-
   zienz VI 612
— und Lymphödem VI 612
— und Perikarditis II 1044,
   1091
— als Perikardtumoren
   II 1225ff.
— und Phlebitis VI 484ff.
— und Pneumoperikard
   II 1153
— und Purpura VI 574ff.
— und renale Hypertonie
   V 603, 606, 637
— und Schenkelblock II 360
— und Thrombophlebitis
   VI 484ff.
— und Vergiftungen V 772
„cardiac jelly", Begriff III 5, 50
„cardiac shock", Begriff I 338
cardiacos negros IV 249
Cardiaques noirs IV 249
Cardiazol und Dermographie
   VI 40
— bei Fettembolie IV 137
— bei Hypotonie V 827
— bei Luftembolie IV 131
— und Magnesiumstoffwechsel
   IV 459
— und Rauwolfia-Alkaloide
   V 522
— und Vasomotorik IV 856;
   VI 40
— bei vegetativer Labilität
   IV 856
Cardiazolschock und Hirn-
   durchblutung V 394
„Cardiogenic shock", Begriff
   I 338
„Cardiovascular disease", Begriff IV 706
cardite recurrente de Henoch
   II 619

Cardrase und Diurese I 536ff.
Carnigen bei Gefäßkrankheiten
   VI 185
— bei vegetativer Labilität
   IV 849
Caronamid bei Endocarditis
   lenta II 754
Carotinoide und Arteriosklerose
   VI 384
Carotis und angeborene arteriovenöse Fisteln VI 469ff.
— bei Aortenbogensyndrom
   V 766; VI 376
— bei Aortenhämatom, intramuralem VI 455, 458
— bei Aorteninsuffizienz
   II 1461
— bei Arteriitis tuberculosa
   VI 347
— bei Arteriosklerose VI 387ff.
— bei Arteriosklerosis obliterans VI 433ff.
— und arteriovenöse Fisteln
   VI 469ff., 473ff., 480ff.
— und Blutdruck V 159ff.
— und Hirnbasisaneurysma
   VI 463ff.
— und Hypertonie V 159ff.
— bei Thrombose V 716
Carotisaneurysmen VI 443, 463
Carotiscavernosisaneurysma
   VI 480
Carotispuls bei Aorteninsuffizienz II 1461
— bei Gefäßkrankheiten
   VI 49
— in Kollaps I 1031
— im Schock I 1031
Carotissinus VI 2ff., s. a. u.
   Carotissinusreflex
Carotissinus-Anaesthesie und
   Blutdruck V 715ff.
— und neurogene Hypertonie
   V 715ff.
— bei Poliomyelitis V 718
Carotissinusdruck s. u. Carotissinusreflex
Carotissinusreflex I 87; II 144,
   273ff.; V *22*ff., *713*ff.
— und Adams-Stokes-Syn-
   drom II 255ff., 273ff.
— und Adrenalin V 169
— und angeborene arterio-
   venöse Fisteln VI 473
— und Angina pectoris
   III 835ff., 846ff.
— und Antesystolie II 380,
   382ff.
— bei Aortenbogensyndrom
   V 766; VI 379
— bei Aorteninsuffizienz
   V 768
— bei Aortenisthmusstenose
   V 756ff., 762ff.
— bei Aortenstenose II 1433

Carotissinusreflex und arteriovenöse Anastomosen
   VI 8
— und Atmung IV 11ff.
— und Atrioventricularblock
   II 227, 243, 255ff., 273ff.
— und Blutdruck V 23ff.,
   39ff., 69ff., 146, 304,
   *713*ff., 780ff., 784, 817ff.
— und Bradykardie II 16,
   273ff.
— und Coronardurchblutung
   III 676, 835, 846ff.
— und Coronarinsuffizienz
   III 835ff., 846ff.
— und Coronarspasmen
   III 835ff.
— und Depressan V 231ff.
— und Digitalis V 495
— und Elektrokardiogramm
   bei II 274ff.
— und Entzügelungshoch-
   druck V 37ff., 146ff.,
   716ff., 718
— und essentielle Hypertonie
   V 304ff.
— bei essentieller Hypotonie
   V 790ff.
— und experimentelle Hypertonie V 69ff., 146ff.
— und Extrasystolie II 42,
   275ff.
— und Ganglienblocker
   V 570ff.
— und Graviditätstoxikose
   V 746
— und Herzblock II 105, 194,
   227, 243, 273ff.
— und Herzdekompensation
   V 383
— und Herzglykoside I 463;
   II 274ff.
— und Höhenadaptation
   IV 11ff.
—, hyperaktiver s. u. Carotissinussyndrom
— und Hypertensin V 97
— bei Hypertonie V 39ff.,
   69ff., 146ff., 304ff.,
   *713*ff.
— und Hypoglykämie IV 379
— und Hypophyse V 144
— und Hypotonie V 780ff.,
   784, 790ff., 817ff.
— bei Infektionen V 801
— und Insulin IV 379
— und Kammertachykardie
   II 163
— bei Karditis rheumatica
   II 584
— und Klima IV 11ff.
— und Kollaps I 958ff., 976,
   1033, 1055, 1061ff.
— und Luftdruck IV 11ff.
—, Mechanismus II 273ff.

Carotissinusreflex und neurogene Hypertonie V 713 ff.
— und Noradrenalin V 169, 173
— und Orthostase IV 729 ff.
— bei paroxysmaler Tachykardie II 134 ff., 140, 143 ff., 163
—, Physiologie II 273 ff.; V 713 ff.
— und Pitressin V 144
— und Plusdekompensation V 383
— bei Poliomyelitis V 718
— bei Postural hypotension IV 737 ff.; V 816
— und primärer Schock I 976
— und Rauwolfia-Alkaloide V 522 ff.
— und Regelkreis IV 745 ff.
— und Regitin V 518
— und Reizleitung II 105, 194, 227, 243, 273 ff.
— und Renin V 97
— bei rheumatischem Fieber II 584
— und Sauerstoffmangel IV 11 ff.
— und Schenkelblock II 341
— und Schock I 958 ff., 976, 1033, 1055, 1061 ff.
— und Serotonin V 184
— und Sinoauriculärblock II 194, 273 ff.
—, spontaner II 276 ff.
— und Sportherz I 945
— und Synkope II 144 ff., 255 ff., 273 ff.
— und Tachykardie II 134 ff., 140, 143, 163
— bei Thalliumvergiftung V 774
—, Therapie II 277 ff.
— und totaler Block II 243, 255 ff., 273 ff.
— und Umkehrextrasystolie II 315
— und Umkehrrhythmus II 315
— und Vagotonin V 207
— und Veratrumalkaloide V 557 ff.
— und Wolff-Parkinson-White-Syndrom II 380, 382 ff.
Carotissinussklerose und Blutdruck V 39 ff.
Carotissinussyndrom II 145, 272 ff.; IV 873 ff.; V 714 ff.
—, Ätiologie II 274 ff.
— und angeborene arteriovenöse Fisteln VI 473
— bei angeborenem Herzfehler III 78, 164

Carotissinussyndrom und Angina pectoris III 846 ff.
— bei Aortenbogensyndrom VI 379
— bei Aortenstenose II 1433
— und Balneotherapie I 700
—, Blutdruck bei V 780 ff., 817 ff.
— und Coronarinsuffizienz III 846 ff.
—, depressorisches V 714
—, Elektrokardiogramm bei II 274 ff.
—, Hypotonie bei V 780 ff., 817 ff.
—, kardio-vagales V 714
— und Kollaps I 958 ff., 1061 ff.
—, Mechanismus II 273 ff.
— und Ohnmacht IV 761
—, Pathogenese II 274 ff.
—, Physiologie II 273 ff.
— und Schock I 958 ff., 1061 ff.
—, spontanes II 276 ff.
—, Therapie II 277 ff.
—, zentrales V 714
Carotisthrombose V 716
Carotisverschluß bei Aortenbogensyndrom V 766
— und Blutdruck V 159 ff.
— und Depressan V 232
— und experimentelle Hypertonie V 159 ff.
— und Hypertonie V 159 ff.
— und neurogene Hypertonie V 159 ff., 716
— und Serotonin V 184
— durch Thrombose V 716
— und zentralnervöse Hypertonie V 159 ff.
Catecholamine und Acetylcholin V 175, 200
— bei Adams-Stokes-Syndrom II 265, 267 ff.
— bei Addison-Syndrom V 797
— bei Akrocyanose VI 533
— bei allergischer Myokarditis II 954
— und Anaesthesie IV 612
— und Angina pectoris III 744, 849 ff.
— bei Angiopathia diabetica VI 549
— und Antesystolie II 392.
— bei Arteriographie VI 122 ff.
— und Arteriosklerose VI 400 ff.
— und Atmung IV 13 ff., 29
— und Atrioventrikularblock II 231, 242, 251
— und Atrioventrikular-Dissoziation II 290

Catecholamine und Atrioventrikular-Rhythmus II 279 ff.
— bei Belastung IV 764 ff.
— und Benzodioxan V 493
— und Beriberi IV 396
— und Blutdruck V 25 ff., 27, 39 ff., 70, 74 ff., 132, 145, 150 ff., 154, 157 ff., *166* ff., 250 ff., 312 ff., 780 ff., 791 ff., 797, 807, *823* ff.
— und Blutdruckmessung V 8
— und Bradykardie II 17
— bei Capillarektasien VI 526 ff.
— und Capillaren VI 14
— und Capillarfunktion V 192 ff.
— und Capillaropathia diabetica VI 549
— und Capillarresistenz VI 104 ff.
— und Capillarspasmen VI 537
— und Carotissinus V 150
— bei Carotissinus-Syndrom II 277
—, Chemie V 166 ff.
— bei Coma diabeticum IV 376 ff.
— und Coronardurchblutung III 676 ff., *695* ff., 849 ff.
— und Coronargefäße III 676 ff., *695* ff., 849 ff.
— und Coronarinsuffizienz III 695 ff., 849 ff.
— und Coronarsklerose III 744
— bei Cor pulmonale IV 123 ff., 170 ff.
— bei Cyanose VI 533
— und Cyclopropan II 41
— und Depressan V 232
— und Dermographie VI 40
— bei Diabetes mellitus IV 376 ff., 378 ff.; VI 549
— und Dibenzylin V 493
— und DOCA V 132, 145, 174, 705 ff.
— bei Dystrophie IV 296
— bei Embolie VI 366
— und Endangitis obliterans VI 259 ff., 266
— und Endocarditis parietalis fibroplastica II 786
— und Endokardfibrose II 786
— und endokrine Hypertonie V 646 ff., 672 ff.
— und Entzügelungs-Hochdruck V 150 ff., 154
— bei Erythromalgie VI 326 ff.

Catecholamine bei Erythromelalgie VI 526ff.
— und essentielle Hypertonie V 250ff., 312ff., 672ff.
— und essentielle Hypotonie V 791ff.
— und experimentelle Hypertonie V 70, 74ff., 132, 145, 150ff., 154, 157ff., *166*ff.
— und Extrasystolie II 41, 42ff.
— und Ferritin V 493
— bei Fettembolie IV 137
— und Ganglienblocker V 566ff.
— und Gefäßgeräusche VI 50
— bei Gefäßkrankheiten VI 162ff., 227ff.
— und Genußgifte IV 826
— und Glomerulonephritis V 615
— und Glykoside I 480ff., 496
— und Graviditätstoxikose V 744
— und hämorrhagischer Schock I 1033, 1042ff., 1070
— und Hauttemperatur VI 83
— und Hegglin-Syndrom I 32ff.
— und Heparin V 504
— und Herzaktion II 5ff., 9
— und Herzblock II 231, 242, 251
— bei Herzinfarkt III 722, 1450ff.
— und Herzmechanik I 12, 15, 32, 853ff.; II 5ff., 9ff.
— und Herztonus I 875ff.
— bei Herztrauma II 525ff.
— und Höhenadaptation IV 13ff., 29
— und Hydralazine V 542ff.
— und Hypertensin V 93, 98, 100ff.
— und Hyperthyreose IV 317ff., 326
— und Hypertonie V 27, 39ff., 70, 74ff., 132, 145, 150ff. 154, 157ff., *166*ff., 250ff., 312ff.
— und Hypertonie-Therapie V 492ff.
— und Hypoglykämie IV 378ff.
— und Hypokaliämie IV 437
— und Hypotonie V 780ff., 791ff., 797, 807, *823*ff.
— bei Infektionskrankheiten IV 559ff., 562ff.
— und Insulin IV 378ff.

Catecholamine und Interferenz-Dissoziation II 296
— und Kammerflattern II 173, 178ff.
— und Kammerflimmern II 173, 178ff.
— und Klima IV 13ff., 29
— und Kollaps I 1033, 1042ff., *1069*ff., *1135*ff.; II 17; IV 602ff.
— und Kreislauf V 173ff.
— und Luftdruck IV 13ff., 92
— bei Luftembolie IV 131ff.
— bei Lungenembolie IV 123ff.
— und Lungenkreislauf IV 71, 123ff.
— und Menopause IV 870
— und Mesoappendixtest V 192ff., 202ff.
— bei Myokarditis II 892
— und Myokardstoffwechsel III 695ff.
— und Narkose IV 613ff.
— und Nephritis V 615
— und neurogene Hypertonie V 157, 725
— und Nicotin III 879ff.; IV 826; V 266
— und Nierendurchblutung V 408, 411
— und Noradrenalin V 168
— bei Ohnmacht IV 761ff.
— und Orthostase IV 734ff.
— und Oxytyramin V 168, 180
— und Pararhythmie II 290, 296
— bei paroxysmaler Tachykardie II 149
— und Phäochromocytom V 646ff., *672*ff.
—, Pharmakologie I 1135ff.
— bei Postural hypotension IV 737, 740
— und Rauwolfia-Alkaloide V 526
— und Raynaud-Syndrom VI 227ff., 232
— und reaktive Hyperämie VI 58ff.
— und Regelkreis IV 746ff.
— und Regitin V 493
— und Reizleitung II 231, 242, 251
— und Reizleitungsstörungen II 242
— und renale Hypertonie V 615
— und Renin V 100ff., 145
— und Sauerstoffmangel IV 13ff., 29
— und Schenkelblock II 341

Catecholamine und Schock I 1033, 1042ff., *1069*ff., *1135*ff.; IV 602ff.
— und Schockniere I 1108
— und Sexualfunktion IV 870
— und Steroide V 132, 145, 174
— und Sympathektomie V 475ff.
—, Synthese V 166ff.
— und Tachykardie II 9ff., 149; III 845
— und Terminalstrombahn VI 14ff.
— bei Thalliumvergiftung V 774
— und Thyreoidea IV 317ff., 326; V 169
— und totaler Block II 231, 242, 251
— und Tyramin V 165ff., 177ff.
— und Vasodepressormaterial V 193ff., 202ff.
— und Vasoexitormaterial V 195ff.
— und Vasomotorik III 676ff., *695*ff., 849
— und vegetative Labilität IV 724, 734ff.
— und Veratrumalkaloide V 557ff.
— bei Vergiftungen V 774, 807
—, Vorkommen V 165ff.
— und Wärmeurticaria VI 562
— und Waterhouse-Friedrichsen-Syndrom IV 565
—, Wirkung I 853, 1069ff., 1135ff.; V 165ff., 173ff.
— und Wolff-Parkinson-White-Syndrom II 392
— und zentralnervöse Hypertonie V 157ff., 725
Causat bei vegetativer Labilität IV 860
Cedilanid s. a. u. Lanatoside
— bei Arrhythmie II 113ff.
—, Erhaltungsdosis I 476ff., 482
— bei Kollaps I 465
—, Kontraindikation I 461ff.
— bei paroxysmaler Tachykardie II 147ff
—, Pharmakologie I 437ff., 458, 461ff., 468, *482*
—, Resorption I 478, 482
— bei Tachykardie II 147ff.
—, Vergiftung mit I 461ff., 482
— bei Vorhofflimmern II 112ff.
—, Wirkdauer I 437ff., 482
Celadigal, Eigenschaften I 482

Cellophannephritis V 39, 54ff., 60
— und Heparin V 504
Cellulartherapie bei Endangitis obliterans VI 302
Cellulitis und Lymphangitis VI 603
— und Lymphgefäßinsuffizienz VI 613
— und Lymphödem VI 613
— und Myokarditis II 874
Cerebralsklerose und Angiopathia diabetica IV 354, 361
— und Blutdruck V 352ff., 374, 397
— und Bradykardie II 19
— und Carotissinusreflex II 144
— und Cheyne-Stokes-Atmung I 232
— und Diabetes mellitus IV 354, 361, 381; VI 439ff.
— und essentielle Hypertonie V 352ff., 374, 397
—, experimentelle V 357
— und Ganglienblocker V 594
— und Herzglykoside I 464ff., 499
— und Hirndurchblutung V 397
— und Hypertonie V 352ff., 374, 397
— und Hypoglykämie IV 381
— und Insulin IV 381
— bei Karditis rheumatica II 604
— und Rauwolfia-Alkaloide V 540
— bei rheumatischem Fieber II 604
Cerebroside bei Arteriosklerose VI 428
Cerebrosidose und Cor pulmonale IV 201
— und Lungenfibrose IV 201
— und Myokard II 967
Ceruloplasmin bei Herzinfarkt III 724
Cervicalsyndrom IV 862ff.
— und sekundäres Raynaud-Syndrom VI 242
— und vegetative Labilität IV 862ff.
Cevadin V 554 s. a. u. Veratrumalkaloide
Cevin V 554 s. a. u. Veratrumalkaloide
Chagas-Myokarditis II 871, 874, 879, *931*ff., 936
—, Elektrokardiogramm bei 879, *931*ff.
—, Röntgendiagnose II 885ff., 932

Chemoreceptoren (Blutdruck) V 23ff.
— bei Anämie IV 650ff.
— und Atmung IV 11ff.
— und Blutdruck V 781ff.
— bei Blutkrankheiten IV 650ff.
— bei Cor pulmonale IV 172
— und Höhenadaptation IV 11ff.
— und Hypotonie V 781ff.
— und Klima IV 11ff.
— im Kollaps I 1056
— und Luftdruck IV 11ff.
— und Sauerstoffmangel IV 11ff.
— im Schock I 1056
„Chest discomfort", Begriff IV 814
„Chest pain", Begriff IV 708, 719ff., 814
Cheyne-Stokes-Syndrom I 230ff.
— und Adams-Stokes-Syndrom II 260
— bei Adipositas IV 385
— und Alternans II 409
— bei Angina tonsillaris II 914
— bei Coronarinsuffizienz III 1113
— bei Cor pulmonale IV 144
— bei essentieller Hypotonie V 789
— und Extrasystolie II 43
— bei Fokaltoxikose II 914
— bei Herzinfarkt III 1113
— und Höhenadaptation IV 34ff.
— bei Hypotonie V 789
— und Klima IV 34
— und Luftdruck IV 34
— bei Lungenemphysem IV 191
— bei paroxysmaler Tachykardie II 133ff.
— und respiratorischer Arrhythmie II 23ff.
— und Sauerstoffmangel IV 34
— und Tachykardie I 345; II 133ff.
Chiari-Syndrom s. u. Budd-Chiari-Syndrom
Chikago-Blau und Capillarpermeabilität VI 107
Chinidin II 115ff.
— und Alternans II 412
— und Aludrin II 120
— bei angeborenem Herzfehler III 155
— bei Angina pectoris III 1404ff.
— und Antesystolie II 382ff., 402
— und Antikoagulantien II 121

Chinidin und Arrhythmie II 105, 115ff.
— und Carotis-Sinus-Syndrom II 274ff.
— nach Commissurotomie II 1391
— und Coronaranastomosen III 706
— bei Coronarinsuffizienz III 706, 1404ff.
— und Digitalis II 117ff., 121ff.
— bei Digitalis-Vergiftung I 496, 498
—, Dosierung II 115ff.
— und Elektrokardiogramm II 121
— und Ephedrin II 120
—, Erhaltungstherapie II 115ff.
— bei Extrasystolie II 37, 39, 40ff., 45, 52ff., *76*ff.
— und Glykoside I 481, 496, 498
— und Gravidität II 45
— und Herzblock II 198
— bei Herzinfarkt III 706, 1458ff.
— und Herzinsuffizienz II 117ff.
— bei Herztrauma II 526ff.
— und Hypertonie-Therapie V 589
—, Indikationen II 117ff.
— und Interferenz-Dissoziation II 291, 295ff.
— und Kallikrein V 214
— bei Kammerflattern II 179
—, Kammerflattern durch II 171
—, Kammerflimmern durch II 171
— und Kammerflimmern II 37, 179
— bei Kammertachykardie II 163ff.
— bei Karditis rheumatica II 589
—, Kontraindikationen II 117ff., 148
— bei Mitralstenose II 1322ff., 1391
— und Myokard II 968, 1391
— bei Myokardinfarkt II 37
— bei Myokarditis rheumatica II 589
—, Nebenwirkungen II 119ff., 372
— bei paroxysmaler Tachykardie II 148ff., 163ff.
— zur Prophylaxe II 37
— und Reizleitung II 121, 165, 183, 198, 372
— bei rheumatischem Fieber II 589

Chinidin und Sinuauriculärblock II 198
—, Stoßtherapie II 115ff.
— und Sympatol II 120
— bei Tachyarrhythmie
    II 115ff.
— bei Tachykardie I 460;
    II 148ff., 163ff.
—, Tachykardie durch II 40ff.,
    119
— und Vorhofextrasystolie
    II 53
— bei Vorhofflattern II 125
—, Vorhofflattern durch II 105
— bei Vorhofflimmern
    II 115ff.
—, Vorhofflimmern durch
    II 105
— und ventrikuläre Reizlei-
    tungsstörung II 372
— und Wolff-Parkinson-
    White-Syndrom
    II 382ff., 402
Chinidinum carbamidatum bei
    Tachykardie II 164
— dihydrochloricum bei Ta-
    chykardie II 164
— gluconicum bei Kammer-
    flattern II 179
— — bei Kammerflimmern
    II 179
— — bei Kammertachykar-
    die II 164
— — bei paroxysmaler Ta-
    chykardie II 148,
    164
— — bei Tachykardie II 148,
    164
— hydrochloricum bei Tachy-
    kardie II 164
— lactinum bei Tachykardie
    II 164
— sulfuricum bei Tachykardie
    II 148ff., 150ff.
Chinin und Alternans II 412
— und Antesystolie II 382ff.
— und Carotissinus-Syndrom
    II 274ff.
— nach Commissurotomie
    II 1393
— und Embolie VI 362
— und Extrasystolie II 41,
    76ff.
— und Fettembolie IV 134ff.
— bei Herztrauma II 526ff.
— und Kallikrein V 214
—, Kammerflattern durch
    II 171
—, Kammerflimmern durch
    II 171
— bei Kammertachykardie
    II 163ff.
— und Kationenaustauscher
    I 557ff.
— bei Mitralstenose II 1393

Chinin bei paroxysmaler
    Tachykardie II 148, 163ff.
— bei Tachykardie II 148,
    163ff.
— bei vegetativer Labilität
    IV 860
— und Wolff-Parkinson-
    White-Syndrom II 382ff.
Chinin-Silicat und Lymph-
    gefäßinsuffizienz
    VI 605ff., 609
— und Lymphödem VI 609
Chininum dihydrochloricum bi-
    carbamidatum II 148
Chloräthyl zur Narkose
    IV 614ff.
Chloral bei Graviditätstoxikose
    V 749ff.
— und Histamin V 199
Chloralosenarkose V 231
Chloramphenicol bei bakteriel-
    ler Endokarditis II 731,
    750ff., 758ff.
— bei Endocarditis acuta
    II 731
— bei Endocarditis lenta
    II 750ff., 758ff.
— und infektöser Schock I 983
— und Kationenaustauscher
    I 558
— und Kollaps I 983
— und Myokarditis II 906
— bei Pericarditis purulenta
    II 1086
— und Schock I 983
— und Typhus-Myokarditis
    II 906
Chlorazinil als Diureticum
    I 546ff.
Chlorbarium, Kammerflattern
    durch II 171
—, Kammerflimmern durch
    II 171
Chloralhydrat bei Angina pec-
    toris III 1400ff.
— und Blutdruck V 258
— bei Carcinoid II 785
— und essentielle Hypertonie
    V 258
— und Hypertonie V 258
Chlorisondamin bei Hypertonie
    V 583ff. s. a. u. Ganglien-
    blocker
Chlorkalivergiftung, Fett-
    embolie bei IV 132ff.
Chlormerodrin als Diureticum
    I 530ff., 535 s. a. u. Queck-
    silber
Chloroform, Alternans durch
    II 408
—, Extrasystolie durch II 41
—, Kammerflattern durch
    II 171, 179
—, Kammerflimmern durch
    II 171, 179

Chloroform und Myokard II 968
— und Myokardose II 969
— zur Narkose IV 614ff.
— und Reizleitung II 183
Chlorom, Herz bei IV 677
Chloromycetin s. a. u. Chlor-
    amphenicol
— bei bakterieller Endokardi-
    tis II 731, 750ff., 758ff.
— bei Endocarditis acuta
    II 731
— bei Endocarditis lenta
    II 750ff., 758ff.
— und Myokarditis II 906
— und Typhus-Myokarditis
    II 906
Chloroquin bei Erythematho-
    des II 984
Chlorose und Thrombophlebitis
    VI 485
Chlorothiazid und Alkalose
    I 581ff.
— bei angeborenem Herz-
    fehler III 155
— und Blutdruck V 588ff.,
    594
—, Chemie I 540ff.; V 588
— bei Cor pulmonale IV 176
— als Diureticum I 526ff.,
    540ff.
—, Dosierung I 545
— bei essentieller Hypertonie
    V 588ff., 594
— bei Gefäßmißbildungen
    VI 590
— bei Hämangiomen VI 590
— bei Hypertonie V 588ff., 594
— und Hypochlorämie
    I 581ff.
— und Hypokaliämie I 584ff.
—, Indikation I 542ff.
— bei Infektionskrankheiten
    IV 556
— und Kollaps IV 603ff.
— in der Kombinationsthera-
    pie V 589ff.
—, Kontraindikationen V 594
— und Leber IV 606
—, Nebenwirkungen I 544;
    V 594
— und Schock IV 603ff.
— bei Sturge-Weber-Syndrom
    VI 590
—, Wirkung I 541ff.
Chlorpromazin s. u. Phenothia-
    zin
Chlorstoffwechsel bei Adrenal-
    ektomie V 490
— und Alkalose I 581ff.
— und Ansäuerung I 561
— und Arteriosklerose
    V 356ff.
— bei arteriovenösen Fisteln
    VI 477
— bei Beriberi IV 395ff.

Chlorstoffwechsel und Blutdruck V 791 ff.
— und Blutmenge I 152 ff., 161
— und Carboanhydrase I 536 ff.
— und Chlorothiazid I 542 ff.; V 589
— und Cholinmangel V 146
— und Commissurotomie II 1387, 1393
— bei Cor pulmonale IV 148, 171 ff.
— bei Cushing-Syndrom V 684 ff., 687 ff.
— und Diät I 402 ff., 417 ff.
— und Diurese I 255, 562 ff., 563 ff.
— und Diuretica I 525 ff., 531 ff.; V 589
— und DOCA-Hypertonie V 705 ff.
— bei Endangitis obliterans VI 300 ff.
— bei endokriner Hypertonie V 684 ff., 687 ff.
— und Ernährung I 402 ff., 417 ff.
— und essentielle Hypotonie V 791 ff.
— und Extrasystolie II 31
— bei Fleckfieber II 907
— und Ganglienblocker V 575
— bei Gravidität IV 479, 483 ff., 488 ff., 497, 503 ff., 511 ff.
— bei Graviditätstoxikose IV 503 ff., 511 ff.
— und Herzaktion II 4 ff.
— bei Herzinfarkt I 344 ff.; III 710
— bei Herzinsuffizienz I 97, 113 ff., 129, 131, 205 ff., 211, *234 ff.*, 269 ff., 284 ff., 299 ff., 307 ff., *402 ff.*, *417 ff.*, *504 ff.*, *562 ff.*, 563 ff., 581 ff.
— und Hydro-Chlorothiazid V 589
— und Hypertensin V 99, 122
— und Hypertonie V 701
— bei Hypochlorämie I 581 ff.
— und Hypokaliämie IV 420 ff.
— und Hypotonie IV 739; V 791 ff.
— bei Infektionen V 803 ff.
—, intracellulärer, bei Ödemen I 307 ff.
— und Kationenaustauscher I 555 ff.
— und Kollaps I 1005 ff.; IV 602 ff.

Chlorstoffwechsel bei Lungenödem I 131
— bei Mitralstenose II 1387, 1393
— und Myokard I 30 ff.
— bei Myokarditis II 907
— und Myokardose II 969
— und Myokardstoffwechsel III 710
— und Nebenniere V 116 ff.
— und Ödeme I 97, 113 ff., 129 ff., 205 ff., 211, *234 ff.*, 269 ff., *284 ff.*, 299 ff., 307 ff., 402 ff., 562 ff.
— und Ödemflüssigkeit I 299 ff.
— und Orthostase IV 731 ff.
— bei Postural hypotension IV 739
— bei Pseudo-Cushing-Syndrom V 701
— und Purine I 547 ff.
— und Renin V 99, 112
— bei Rickettsiosen II 907
— und Säure-Basengleichgewicht I 205 ff., 211 ff.
— und Schock I 1005 ff.; IV 602 ff.
— und Steroide V 116 ff.
— und Venendruck I 97, 113 ff.
— und Veratrumalkaloide V 559 ff.
— und Wasserhaushalt I 562 ff.
Chlortetracylin s. a. u. Tetracyline
— bei Endocarditis lenta II 750 ff., 755 ff.
Chlotride s. a. u. Chlorothiazid
— bei angeborenem Herzfehler III 155
— als Diureticum I 527 ff., 540 ff.
Chokes, Begriff IV 47
Choledyl als Diureticum I 548
Cholera und Hypokaliämie IV 420 ff.
— und infektiöser Schock I 982 ff.
— und Kollaps I 957, 982; II 902
— und Mineralstoffwechsel IV 420 ff.
—, Myokard bei IV 550
— und Myokarditis II 909
— und Schock I 957, 982; II 902
Cholera-Vaccine und rheumatisches Fieber II 554
Cholesterin bei Angiopathia diabetica IV 335 ff., 369 ff.

Cholesterin und Arteriosklerose III 740 ff., 756 ff., 767 ff., 779 ff.; IV 369 ff.; V 353 ff.; VI 384 ff., *403 ff.*
— und Blutdruck V 17 ff., 315, 319, 353 ff., 457 ff.
— und Capillarresistenz VI 565
— und Coronarinsuffizienz III 740 ff., 756 ff., 767 ff.; III 797 ff.
— und Coronarsklerose III 740 ff., 756 ff., 767 ff., 779 ff.
— bei Cushing-Syndrom V 687 ff.
— bei Diabetes mellitus IV 355 ff., 369 ff.
— und Diät V 457 ff.
— bei Endangitis obliterans VI 280
— bei endokriner Hypertonie V 662, 687 ff.
— und essentielle Hypertonie V 315, 319, 353 ff., 457 ff.
— und Gefäße VI 22 ff.
— und Gefäßkrankheiten VI 22 ff., 182, 280, 384
— bei hämorrhagischer Diathese VI 565
— bei Hydroperikard II 1153
— und Hyperthyreose IV 319 ff., 322
— und Hypertonie V 315, 319, 353 ff., 457 ff.
— und Leber V 457
— und Myokardstoffwechsel III 740 ff.
— und Perikarditis II 1088
— bei Phäochromocytom V 662
— bei Purpura rheumatica VI 565
— bei rheumatischem Fieber VI 565
— und Thyreoidea I 600; IV 319 ff., 322
— und Thyreoidea-Hemmung I 600
Cholesterinose und Capillarresistenz VI 575
— und Cor pulmonale IV 201
— und hämorrhagische Diathese VI 575
— und Lungenfibrose IV 201
Cholin und Acetylcholin V 199 ff.
—, Acetylmethyl- V 505
— und Adrenalin V 168
— bei Arteriosklerose V 356; VI 425
— und Blutdruck V 144 ff., 505

Cholin, Carbaminoyl- s. u. Doryl
— nach Commissurotomie II 1393
— bei Endangitis obliterans VI 280
— bei essentieller Hypertonie V 505
— und experimentelle Hypertonie V 144ff., 505
— und Extrasystolie II 40ff.
— und Gefäßkrankheiten VI 280
— im Harn V 209
— und Hypertonie V 144ff., 505
— und Karditis rheumatica II 556
— und Kollaps I 958
— bei Mitralstenose II 1393
— und Noradrenalin V 168
— und Novocain V 497
— und rheumatisches Fieber II 556
— und Schock I 958
Cholinacetylase s. u. Cholinderivate
Cholinderivate, Acetylcholin siehe dort
— bei Angina pectoris III 1383
— und Angiopathia diabetica IV 374
— und Blutdruck V 144, 255, 505
— bei Coronarinsuffizienz III 1383
— und Diabetes mellitus IV 374ff.
—, Doryl s. dort
— bei essentieller Hypertonie V 255ff., 505
— bei Hypertonie V 144, 255, 505
— und Hypoglykämie IV 379
— und Insulin IV 379
—, Nebenwirkungen II 146, 147
— bei paroxsysmaler Tachykardie II 146ff., 149ff.
— und renale Hypertonie V 255ff., 505
— bei Tachykardie II 146ff., 149ff.
— und Terminalstrombahn VI 16ff.
Cholinesterase und Acetylcholin V 200
— bei Endangitis obliterans VI 280
— bei Herzinfarkt III 722, 724
— und Luftembolie IV 132
— und Novocain V 497
— bei Sympathicotonie IV 722ff.
— und Thyreoidea IV 318ff.
— bei Vagotonie IV 722ff.

Cholinesterase-Hemmer und Blutdruck V 497ff.
— bei essentieller Hypertonie V 497ff.
— bei Hypertonie V 497ff.
—, Novocain als V 497
— bei paroxysmaler Tachykardie II 146ff.
— bei Tachykardie II 146ff.
— bei vegetativer Labilität IV 850
Cholinmangelhochdruck V 144ff.
Chondrodysplasie bei Maffucci-Syndrom VI 589
Chondrom und Gefäßmißbildungen VI 589
— und Maffucci-Syndrom VI 589
— und Thrombophlebitis VI 484ff.
Chondrosarkome und Gefäßmißbildungen VI 589
— als Herztumoren II 1216
— und Maffucci-Syndrom VI 589
— als Perikardtumoren II 1225
Chorda arteriosa III 71
Chordae tendineae s. u. Sehnenfäden
Chordotomie bei Endangitis obliterans VI 304
Chorea rheumatica II 607ff.
— — und Antihyaluronidase II 595
— —, Blutbefunde bei II 609
— —, C-reaktives Protein bei II 597
— — und Erythematodes II 980
— —, Hämodynamik bei II 581
— — und Herzklappenfehler II 1320ff., 1381
— — und Karditis rheumatica II 544ff., 607ff.
— — und Kollagenosen II 980
— — und Libman-Sacks-Endokarditis II 980
— — und Mitralstenose II 1320ff., 1381
— —, Prognose II 627ff.
— — bei rheumatischem Fieber II 544ff., 607ff.
— —, Salicylsäure bei II 648
Chorion und angeborener Herzfehler III 113
Chorionepitheliom und Blutdruck V 40
— und Cor pulmonale IV 237
— und Hypertonie V 40
Christafolin I 484
Chrom, radioaktives s. u. Radiochrom

Chromat-Pneumokoniose und Cor pulmonale IV 220
Chromobacterium prodigiosum und Endocarditis lenta II 676
„Chromoproteinniere", Begriff I 1119
Chromsäureätzung bei Hämangiomen VI 599
Chylangiom VI 617
Chylomikronien III 765, 770
— und Arteriosklerose III 770
— und Coronarsklerose III 770
— und Coronarthrombose III 965
Chyloperikard II 1154
Chylothorax VI 606ff.
— und Lymphangitis VI 606ff.
— und Lymphgefäßinsuffizienz VI 606ff.
—, spontaner VI 607
— und Sympathektomie V 486
Chylurie VI 605
— und Lymphangitis VI 605
Chymotrypsin und Graviditätstoxikose V 741
„Circus movement"-Theorie, Begriff II 107ff.
Cirpon bei Angina pectoris III 1398ff.
Cirrhose cardiaque s. u. Stauungscirrhose
Citochol-Reaktion bei Endocarditis lenta II 699
Citrin s. u. Vitamin P
Citrogenase bei Arteriosklerose VI 424
„claquement d'ouverture de la mitral" s. u. Mitralöffnungston
„claquement mesostolique pleuropericardique" II 1062
Claudicatio intermittens s. u. Dysbasia intermittens
Clearance (Nierenfunktion) I 255ff. s. a. u. Filtrationsfraktion, Glomerulusfiltrat, Plasmadurchströmung sowie den einzelnen Clearanceverfahren
— und Adrenalin V 176ff.
— bei Anämie IV 648ff.
— bei Aortenisthmusstenose III 450; V 761
— bei Aortenthrombose VI 375
— und Aortographie VI 135
— und arteriovenösen Anastomosen VI 8
— bei arteriovenösen Aneurysmen V 769
— bei arteriovenösen Fisteln VI 477
— und Atmung IV 18

Clearance und Augenhintergrund V 424
— bei bakterieller Endokarditis II 718
— bei Belastung IV 765ff.
— bei Beriberi IV 395
— bei Bleivergiftung V 773
— und Blutdruck V 66, 68, 99, 165, 176ff., 185, 259, 307ff., 328ff., 402ff.
— bei Blutkrankheiten IV 648ff.
— und Capillarresistenz VI 565
— und Chlorothiazid V 589ff.
— bei Cor pulmonale IV 148
— und Cortison V 710
— bei diabetischer Glomerulosklerose V 620
—, Diodrast- s. dort
— bei Endangitis obliterans V 625; VI 259ff., 289ff., 290ff., 375
— bei Endocarditis lenta II 718
— bei endokriner Hypertonie V 660
— bei Erythematodes II 983ff.
— bei essentieller Hypertonie V 259, 307ff., 328ff., 402ff.
— bei experimenteller Hypertonie V 66, 68, 99
— bei experimentellem Schock I 1100
— und Ganglienblocker V 574ff.
— bei Gefäßkrankheiten VI 112, 259ff.
— bei Glomerulonephritis V 613
— bei Glomerulosklerose V 620
— bei Gravidität IV 482ff.; V 727
— bei Graviditätstoxikose IV 503, 505ff., 512ff.; V 734ff.
— bei hämorrhagischem Schock I 1074
—, Harnstoff- s. dort
— bei Herzdekompensation V 404
— bei Herzinfarkt III 717
— bei Herzinsuffizienz I 256ff.
— bei Höhenadaptation IV 18
— und Hydralazine V 548
— und Hydrochlorothiazid V 589ff.
— und Hypertensin V 99
— bei Hypertonie V 66, 68, 99, 165, 176ff., 185, 259, 307ff., 328ff., 402ff., 602, 609, 613

Clearance und Hypophysektomie IV 344
— bei Hypotonie IV 739; V 816
— bei Infektionen IV 531ff.
— Inulin- s. dort
— bei Kältetest IV 784ff.
— bei Karditis rheumatica II 607
— und Klima IV 18
— bei Kollagenosen II 983ff.
— im Kollaps I 1074, *1098*ff., 1107ff.
— bei konstriktiver Perikarditis II 1096ff., 1105
— Kreatinin- s. dort
— und Luftdruck IV 18
— bei maligner Hypertonie V 633
— bei Nephritis V 609, 613
— bei neurogener Hypertonie V 721
— und Noradrenalin V 176ff.
— bei Orthostase IV 731ff., 735; V 813
— bei Panzerherz II 1096ff., 1105
— Paraaminohippursäure- s. dort
— Perabrodil- s. dort
— bei Perikarditis II 1096ff., 1105
— bei Phäochromocytom V 660
— Phenolrot- s. dort
— bei Poliomyelitis V 721
— bei Polycythämie IV 665
— bei Polyglobulie IV 666
— bei Porphyrie IV 399
— bei Postural hypotension IV 739; V 816
— und Psyche V 328ff.
— bei Purpura rheumatica VI 565
— bei Pyelonephritis V 609
— und Rauwolfia-Alkaloide V 527ff.
— bei renaler Hypertonie V 602, 609, 613
— und Renin V 99
— bei rheumatischem Fieber II 607; VI 565
— bei Sauerstoffmangel IV 18
— im Schock I 1074, *1098*ff., 1107ff.
— bei Schockniere I 1098ff., 1107ff.
— und Sedationstest V 259
— und Serotonin V 185
— und spontane Hypertonie V 165
— und Steroide V 710
— und Sympathektomie V 479ff.
— und Vasomotorik V 479ff.

Clearance bei vegetativer Labilität IV 735ff.
— und Veratrumalkaloide V 561ff.
— bei Verbrennungsschock I 1100
— bei Vergiftungen V 773
Clostridieninfekte und Endocarditis lenta II 677
— und Kollaps I 958, 983
— und Purpura infectiosa VI 567
— und Schock I 958, 983
Clostridium haemolyticum und Purpura infectiosa VI 567
Clostridium oedematis maligni und Purpura infectiosa VI 567
Coarctatio aortae s. u. Aortenisthmusstenose
Cocarboxylase bei Digitalisvergiftung I 499
— und Myokard I 27ff.
Cocain und Acetylcholin V 185
— und Adrenalin V 175
— und Arrhythmie II 108
— und Beriberi IV 394ff., 397
— und Blutdruck V 70
— und experimentelle Hypertonie V 70
— bei Gefäßkrankheiten VI 188
— bei Herzinsuffizienz I 602
— und Histamin V 185
— und Hypertensin V 93, 98
— und Hypertonie V 70
— und Magnesiumstoffwechsel IV 457ff.
— und Pherentasin V 187
—, bei posttachykardem Syndrom II 170
—, Rauwolfia-Alkaloide V 522
— und Renin V 98
— bei Schenkelblock II 378
— und Substanz P V 205
— und Tyramin V 93, 178
— und Vorhofflattern II 108
— und Vorhofflimmern II 108
Coccidiomykose und konstriktive Perikarditis II 1094
— und Myokarditis II 874,940
— und Panzerherz II 1094
— und Pericarditis purulenta II 1085
— und Perikarditis II 1044
Cocktail lytique nach LABORIT und HUGUENARD II 148; III 1447ff.; IV 617
Codein bei Herzinsuffizienz I 420
Coecum s. u. Darm

Cölomcysten und Perikard-
cysten II 1140, 1149
Cölotheliom, Atrioventrikularblock bei II 247
— des Perikards II 1217, 1219
—, totaler Block bei II 247
Cœur en sabot, Elektrokardiogramm bei II 204
— — — bei Fallotscher
Tetralogie III 346
— toxique bei Tuberkulose
II 944
Coffein I 546
— bei Adams-Stokes-Syn-
drom II 265
— bei Angiographie VI 122
— bei Arteriographie VI 122
— und Arteriosklerose VI 401
— und Capillarpermeabilität
VI 582
— und Capillarresistenz VI 582
—, Chemie I 546
— und Dermographie VI 40
— als Diureticum I 545 ff.
— und Extrasystolie II 75
— und Gefäßkrankheiten
VI 253, 401
— bei Herzinsuffizienz I 422
— und Herzmechanik I 854
— und Kallikrein V 214
— bei Luftembolie IV 131
— bei Migräne VI 253
—, Pharmakologie I 546 ff.
— und Rauwolfia-Alkaloide
V 522
—, Tachykardie durch II 10
— und Vasomotorik VI 253
— bei vegetativer Labilität
IV 799 ff., 825 ff.
Cogans-Syndrom bei Peri-
arteriitis nodosa VI 327
Cola bei vegetativer Labilität
IV 855
Colchicin und Capillarpermeabilität VI 582, 584
— und Capillarresistenz
VI 582, 584
Cold-pressure-Test s. u. Kälte-
Test
Coley-Toxin bei Hämangio-
endotheliom VI 601
Coliinfektionen und ange-
borener Herzfehler
III 81
— und bakterielle Endo-
karditis II 675, 723 ff.,
730, 751, 757
— und Endangitis obliterans
VI 264
— und Endocarditis acuta
II 723, *730*
— und Endocarditis lenta
II 675, 730, 751, 757
— und hämorrhagische Dia-
these IV 563 ff.

Coliinfektionen und Kollaps
I 958
— und Myokarditis
II 904
— und Pericarditis purulenta
II 1085
— und Schock I 958
— und Sepsis II 904
—, Therapie II 751, 757,
760
— und Waterhouse-Fried-
richsen-Syndrom
IV 563 ff.
Colitis und Hypokaliämie
IV 420 ff.
— und Mineralstoffwechsel
IV 420 ff.
— und Myokardose II 969
— bei Periarteriitis nodosa
VI 315
— und Phlebitis VI 493
— durch Quecksilberdiuretica
I 533
— und Thrombophlebitis
VI 493
— ulcerosa und Endocarditis
fibrinosa II 778
— — und Endocarditis
verrucosa simplex
II 778
— — und Kollaps I 1006
— — und Periarteriitis
nodosa V 621
— — und Phlebitis VI 493
— — und Schock I 1006
— — und Thrombophlebitis
VI 493
Colon s. u. Darm
Coloncarcinom und Cor pulmonale IV 237
— und Endocarditis fibrinosa
II 777 ff.
— und Endocarditis lenta
II 682
— und Endocarditis verrucosa
simplex II 777 ff.
Colostomie und Lungenembolie
IV 95
Coma diabeticum s. u. Koma,
diabetisches
— hepaticum s. u. Koma,
hepatisches
— hyperglycaemicum s. u.
Koma diabetisches
— uraemicum s. u. Koma,
urämisches
Commissurotomie II 1382 ff.
— bei angeborener Pulmonalstenose III 326 ff.
— bei angeborener Tricus-
pidalstenose II 417
— bei Aortenstenose
II 1449 ff.
— und bakterielle Endo-
karditis II 681, 770

Commissurotomie und Endo-
carditis lenta II 681, 770
—, Extrasystolie bei II 39
— bei Gravidität II 1377,
1388 ff.; IV 488 ff.
— bei Herzklappenfehler
II 1322, 1377, *1382* ff.,
1449, 1501
—, Indikationen II 1383 ff.
— und Karditis rheumatica
II 632, 1385, 1387 ff.
—, Komplikationen II 1390 ff.
— bei Mitralstenose II 1322,
1377, *1382* ff.
—, Operationsvorbereitung
II 1380 ff.
— und Postcommissurotomie-
Syndrom II 1393 ff.
— und Rezidive II 632 ff.
— und rheumatisches Fieber
II 632, 1385, 1387 ff.
— bei Tricuspidalstenose
II 1501
„Common ejectile force", Begriff bei Ventrikelseptum-
defekt III 221
Commotio cerebri und neuro-
gene Hypertonie
V 723
— — und sekundäres Ray-
naud-Syndrom
VI 243
— — und zentralnervöse Hy-
pertonie V 723
— cordis II 462 ff.
— — und Extrasystolie II 39
— —, Pathologie II 477 ff.
— —, Physiologie II 463 ff.
— —, Prognose II 523 ff.
— —, Therapie II 525 ff.
Compliance, Begriff I 178
Compound F s. u. Hydrocor-
tison
Compressio cordis II 462 ff.
— —, Pathologie II 477 ff.
— —, Physiologie II 463 ff.
„conceald-conduction", Be-
griff II 188
„Concertina-effect", Begriff
II 383
Concretio cordis II 1092 ff.
s. a. u. Perikarditis, kon-
striktive
Concretio pericardii II 1091 ff.
— — bei Herztrauma
II 476 ff.
— —, Leberstauung bei I 780
Concussio, Begriff I 952 s. a. u.
Kollaps und Schock
Conjunctiva bei Angiopathia
diabetica IV 363
—, Capillaraneurysmen der
VI 545
— und Capillarmikroskopie
VI 97 ff.

Conjunctiva bei Diabetes mellitus IV 363
— bei Endocarditis lenta II 693ff.
— bei Purpura infectiosa VI 568
Conn-Syndrom V 702, 704ff.
Conteben bei tuberkulöser Perikarditis II 1080
Contusio cerebri und neurogene Hypertonie V 723
— — und zentralnervöse Hypertonie V 723
— cordis II 462ff.
— — und Coronargefäße III 900ff.
— — und Extrasystolie II 39
— —, Pathologie II 477ff.
— —, Physiologie II 463ff.
— —, Prognose II 523
— —, Therapie II 525ff.
Conus pulmonalis bei Mitralinsuffizienz II 1418
— — bei Mitralstenose II 1332, 1353ff.
— — bei Tricuspidalinsuffizienz II 1510
Convallaria majalis bei Herzinsuffizienz I 426ff, 468, 486
Convallosid, Chemie I 429 ff.
—, Wirkung I 486
Convallotoxin, Chemie I 427ff
—, Resorption I 431, 486
—, Wirkung I 486
Convertin und Angiopathia diabetica IV 371
— und Arteriosklerose IV 371
— bei Blutkrankheiten IV 670
— und Diabetes mellitus IV 371
— bei Polycythämie IV 670
— und Waterhouse-Friedrichsen-Syndrom IV 564
Coombs-Test bei Endokardfibrose II 787ff.
— bei Endocarditis lenta II 695
— bei Endocarditis parietalis fibroplastica II 787
— bei Erythemathodes II 983ff.
— bei Karditis rheumatica II 555ff.
— bei Kollagenosen II 983ff.
—, und Moschcowitz-Symmers-Syndrom VI 573
Coramin bei Adams-Stokes-Syndrom II 271
— bei Fettembolie IV 137
— bei Hypotonie V 827
Cor biloculare III 546ff.
— —, Angiokardiogramm bei III 548

Cor biloculare, Elektrokardiogramm bei III 547
— —, Herzkatheterismus bei III 547ff.
— — und Lungenvenentransposition III 525
— — bei Mesokardie III 589
— —, Pathophysiologie III 546
— —, Prognose III 548
— —, Röntgendiagnose III 547
— —, Symptome III 547
— —, Therapie III 548
— — bei Tricuspidalatresie III 402ff.
— — und Vena cava-Anomalie III 518
— bovinum bei idiopathischer Herzhypertrophie II 975
— — und Schenkelblock II 343
Cordabromin bei Angina pectoris III 1383
Cordalin, Chemie I 546
— als Diureticum I 527ff., 546ff.
— und Herzmechanik I 853ff.
—, Wirkung I 546ff., 854
Cordalin-Ephedrin bei Adams-Stokes-Syndrom II 271
Cordelcortone bei Carditis rheumatica II 644
Corhormon bei Angina pectoris III 1388
Coronaranastomosen III 662ff.
— bei Coronarinsuffizienz III 704ff.
— bei Herzinfarkt III 704ff.
— und Kollateralkreislauf III 706ff.
Coronaraneurysma III 939ff., VI 347ff.
— arteriovenöses angeborenes III 213ff., 941
— — —, Anatomie III 213ff.
— — —, Angiokardiographie bei III 216
— — — und Arteriosklerose III 833
— — — und Coronarinsuffizienz III 833
— — — und Coronarsklerose III 833
— — —, Definition III 213
— — —, Differentialdiagnose III 216
— — —, Elektrokardiogramm bei III 215

Conoraraneurysma, arteriovenöses angeborenes, Entwicklungsgeschichte III 213
— — —, Häufigkeit III 214
— — —, Herzkatheterismus bei III 215ff.
— — —, Pathologie III 213ff.
— — —, Physiologie III 214
— — —, Prognose III 216ff.
— — —, Röntgendiagnose III 215
— — —, Symptome III 214
— — —, Therapie III 217
— erworbenes III 939ff.
— —, Ätiologie III 939
— —, Angina pectoris bei III 939
— — bei Arteriitis luica VI 347ff.
— — bei Arteriosklerose III 939ff.
— — und Belastung III 912ff.
— — und Coronardurchblutung III 823ff., 939ff.
— — und Coronarembolie III 971
— — und Coronarinsuffizienz III 833ff., 939ff.
— — bei Coronarsklerose III 939ff.
— — bei Gefäßkrankheiten II 984ff.; III 934, 939ff.; VI 347ff.
— — bei Kollagenosen II 984ff.
— — bei Lues III 936ff; VI 347ff.
— — und Myokardstoffwechsel III 833, 939ff.
— — bei Periarteriitis nodosa II 984ff.; III 934, 939
Coronardurchblutung III 657ff., 674ff., 728ff.
— und Acetylcholin V 197, 200
— und Adenosin V 201
— und Adipositas IV 382ff., 387ff., 625
— und Adrenalin III 695; V 173ff.
— und Allergie III 888, 893ff.
— bei allergischer Myokarditis II 951ff.
— und Alternans II 408, 410
— bei Amyloidose II 961ff.
— bei Anämie III 867ff.; IV 642ff., 651ff., 655ff.
— und Anaesthesie IV 612
— bei angeborener Aortenstenose III 443
— bei angeborenem arteriovenösem Coronaraneurysma III 213ff.

Coronardurchblutung und angeborene arteriovenöse
Fisteln VI 470
— bei angeborenem Herzfehler III 143ff., 443, 496, 508, 945
— bei angeborenem Sinus-Valsalvae-Aneurysma III 211
— bei Angina pectoris III 699ff., 725f.
— bei Angiopathia diabetica IV 354ff., *358*ff.
— bei Aortenatresie III 40, 560ff.
— bei Aortenbogensyndrom VI 379
— und Aortenfehler II 1428ff.
— bei Aorteninsuffizienz II 1455ff., 1472ff.; III 942ff.
— bei Aortenisthmusstenose V 754ff.
— bei Aortenstenose II 1428ff., 1432ff., 1447; III 944
— bei Aortitis luica II 780ff.; VI 351ff.
— und Aortographie VI 136
— bei Arrhythmie II 37ff., 58, 74, 77, 79
— bei Arsenvergiftung III 890ff.
— bei Arteriitis luica VI 347ff.
— bei Arteriitis rheumatica VI 345
— und Arteriosklerose VI 387ff.
— und Atmung IV 7, 10, 13ff., 16ff., 37ff.
— und Balneotheraphie I 680, 699; V 591ff.
— und Barbitursäure III 893
— bei Belastung III 694ff., 912ff.
— bei Bleivergiftung III 889
— und Blutdruck III 677ff.; V 122ff., 154, 173ff., 197, 199ff., 216ff., 232ff., 241ff., *366*ff., 498
— und Blutgerinnung III 948ff., 963ff.
— bei Blutkrankheiten IV 642ff., 651ff., *655*ff.
— und Blutviscosität III 694
— und Bradykardie II 19
— bei Brucellosen II 904
— und Carotissinus V 714
— und Cholesterin III 740ff., 756ff., *767*ff., 779ff.

Coronardurchblutung bei Coronaraneurysma III 823ff., 939ff.
— bei Coronarembolie III 971ff.
— bei Coronargefäßmißbildungen III 54ff., 213ff., 564ff., 568ff., 661ff.
— und Coronarinsuffizienz III 688ff.
— bei Coronarsklerose III 736ff.
— bei Coronarspasmen III 834ff.
— bei Coronarthrombose III 947ff.
— und Coronarverschluß III 946ff.
— und Cor pulmonale VI 112, 125ff., 134ff.
— und Cyanidverbindungen III 893
— und Depressan V 232ff.
— bei Dermatomyositis II 991ff.
— bei Diabetes mellitus III 788ff.; IV 354ff., *358*ff., 381
— bei Druckhypertrophie I 739, 742ff.
— bei Dystrophia myotonica II 970
— bei Dystrophie IV 294ff., 311
— bei Echinokokkose II 937ff.
— bei Elektrounfall III 903ff.
— bei Endangitis obliterans III 737, 745ff., *918*ff., 930ff.; V 624ff.; VI 273, *286*ff.
— bei Endokardfibrose II 786ff.
— bei Endokarditis lenta II 705ff.
— bei Endokarditis luica II 780ff.
— bei Endokarditis parietalis fibroplastica II 786ff.
—, Entwicklungsgeschichte III 8
— bei Entzügelungs-Hochdruck V 154
— und Ernährung III 773ff.; IV 625
— bei Erythemathodes II 976ff.
— bei essentieller Hypertonie V 241ff., *366*ff., 498
— und experimentelle Hypertonie V 122ff., 154, 173ff.
— und Extrasystolie II 37ff., 58, 74, 77
— bei Fettembolie IV 134ff.

Coronardurchblutung und Fettstoffwechsel III 740ff., 756ff., *765*ff., 773
— bei Fiedler-Myokarditis II 957ff.
— bei Fokaltoxikose III 923ff.
— und Ganglienblocker V 573ff., 580ff., 594
— bei Gefäßkrankheiten III 730ff., *918*ff.
— bei Gefäßmißbildungen III 54ff., 213ff., 534ff., 561ff., 568ff., 825ff., *829*ff.
— bei Gefügedilatation I 753ff.
— und Geschlechtshormone III 749, 790ff.
— und Glykoside I 450ff., 458, 463ff.
— bei Gravidität IV 498
— bei Hämochromatose IV 684
— und Hämoperikard II 1151ff.
— bei hämorrhagischem Schock I 962ff., 1026, 1111; III 692
— und Herzfrequenz III 678
— und Herzgewicht I 43ff.
— und Herzhypertrophie I 733ff., 736ff., 739ff., 742ff.; III 807ff., 822ff.
— bei Herzinfarkt III 701ff., 725ff.
— bei Herzinsuffizienz I 74ff., 76ff., 786
— bei Herzkatheterismus II 1257ff.
— bei Herzklappenfehler III 941ff.
— und Herztamponade II 1065
— und Herztrauma II 464ff., 477ff., 486ff., 505ff.; III 900ff.
— bei Herztumoren II 1184
— und Histamin V 199
— und Höhenadaptation IV 7, 10, 13ff., 16ff., 37ff.
— und Hormone III 749ff., 788ff.
— und Hydralazine V 594
— bei Hypercalcämie IV 447ff.
— bei Hyperthyreose IV 316ff., *328*ff.
— bei Hypertonie II 734ff., 754ff., 796ff.; III *798*ff., V 122ff., 154, 173ff., 241ff., *366*ff., 498
— bei Hypocalcämie IV 447ff.

Coronardurchblutung bei
  Hypoglycämie IV 381
— und Hypophyse III 749 ff.,
  791 ff.
— bei Hypothermie III 693
— bei Hypothyreose IV 334 ff.
— und Hypotonie V 199 ff.
— und idiopathische Herz-
  hypertrophie II 974
— und Infekte III 923, 926 ff.;
  IV 557 ff.
— und Insulin III 699 ff.;
  IV 381
— und Kallikrein V 216, 219
— bei Kammerflimmern
  II 79; III 676, 693
— bei Karditis rheumatica
  II 586, 603 ff.
— und Katecholamine
  III 676 ff.
— und Klima IV 7, 10, 13 ff.,
  16 ff., 37 ff.
— und Körperbau III 759 ff.
— und Körpergewicht IV 625
— bei Kohlenoxyd-Vergiftung
  III 873 ff.
— bei Kollagenosen II 976 ff.
— im Kollaps I 962 ff., 1025 ff.,
  1027, 1032, 1040, 1111
— bei konstriktiver Peri-
  karditis II 1095 ff.,
  1100 ff.
— und Lebensalter IV 622 ff.
— bei Leukämie IV 673
— bei Libman-Sacks-Endo-
  karditis II 979 ff.
— und Links-Schenkelblock
  II 356
— und Linksverspätung
  II 374
— bei Lues II 945; III 828 ff.,
  935 ff.
— und Luftdruck IV 7, 10,
  13 ff., 16 ff., 37 ff.
— bei Luftembolie IV 125 ff.
— bei Lungenembolie
  IV 98 ff., 112
— bei Lymphogranulomatose
  IV 680
— und Magnesium-Stoff-
  wechsel IV 461 ff.
— bei Malaria II 935
— bei maligner Hypertonie
  V 632
— und Methylalkohol III 892
— und Minutenvolumen
  III 674
—, Mißbildungen III 54 ff.
— bei Mitralstenose II 1321 ff.;
  III 941 ff.
— und Myokarditis II 904,
  911
— bei Myokarditis rheumatica
  II 586
— und Myokardlues II 945

Coronardurchblutung bei Myokardose IV 498
— und Myokardstoffwechsel
  III 680 ff.
— bei Myokardtuberkulose
  II 943 ff.
— und Narkose IV 594 ff.,
  617 ff.
— und Nebenniere II 749 ff.,
  791 ff.
— und Nervensystem III
  III 675 ff.
— und Nicotin III 878 ff.
— bei Nicotinallergie
  III 888 ff.
— und Nitrobenzol III 891
— und Noradrenalin III 676,
  695 ff.; V 173 ff.
— und Operabilität IV 622 ff.,
  625
— und Operationen IV 599
— bei Orthostase V 810
— bei Paramyloidose II 962
— bei paroxysmaler Tachy-
  kardie II 130 ff., 133 ff.
—, Pathophysiologie III 687 ff.
— bei Periarteriitis nodosa
  II 976, 984 ff.; III 739,
  923, 934 ff.; VI 311 ff.,
  315 ff.
— bei Perikarditis II 1055 ff.,
  1091
— bei Perikardtumoren
  II 1221 ff.
— bei Phosphorvergiftung
  III 890
—, Physiologie III 674 ff.
— und Pneumonie II 911
— bei Polycythämie IV 664
— und Purine I 547 ff.; V 498
— bei Quecksilbervergiftung
  III 889 ff.
— und Rauwolfia-Alkaloide
  V 527, 532
— und Rechts-Schenkelblock
  II 356
— und Reizleitungssystem
  III 658 ff.
— und renale Hypertonie
  V 624
— bei Reticulosarkom IV 677
— bei rheumatischem Fieber
  II 586, 603 ff.; III 922 ff.,
  928 ff.
— bei Riesenzellarteriitis
  III 935; VI 340
— und Sauerstoffmangel
  IV 7, 10, 13 ff., 16 ff., 37 ff.
— bei Scharlach-Myokarditis
  II 903
— und Schenkelblock II 342,
  356
— im Schock I 962 ff., 1025 ff.,
  1032, 1040, 1111;
  III 692 ff.

Coronardurchblutung und
  Schwefelkohlenstoff
  III 892
— und Schwefelwasserstoff
  III 892
— bei Sklerodermie II 990
— bei Sportherz I 733 ff.,
  736 ff., 939 ff.
— und Steroide V 122 ff.
— und Stoffwechsel III 680
— und Synkardialmassage
  VI 152
— bei Tachykardie II 130 ff.,
  133 ff.; III 842 ff.
— bei Taussig-Bing-Komplex
  III 508
— bei Tetanie IV 449 ff.
— und Tetrachlorkohlenstoff
  III 891
— und Thyreoidea III 697 ff.,
  792 ff.; IV 316 ff., 328 ff.,
  334 ff.
— bei Transposition der Aorta
  und Pulmonalis III 496
— bei Trauma III 900 ff.
— bei traumatischer Peri-
  karditis II 1086
— bei traumatischem Schock
  I 1026 ff.
— und Trichloräthylen
  III 891 ff.
— bei Truncus arteriosus
  communis persistens
  III 31, 534 ff.
— bei tuberkulöser Perikarditis II 1079
— bei Tuberkulose
  III 938 ff.
— bei Valsalva-Versuch
  IV 782 ff.
— und Vasomatorik III 657 ff.,
  834 ff.
— bei vegetativer Labilität
  IV 793 ff.
— bei Vena cava-Anomalie
  III 513 ff.
— bei Verbrennung I 1111
— bei Vergiftungen III 873 ff.
— und Verspätungskurven
  II 374
— bei Volumenhypertrophie
  I 755 ff.
— und Wilson-Block II 356
— bei Xanthomatose
  III 755 ff.
Coronarembolie III 970 ff.
— und Angina pectoris
  III 709 ff., 970 ff.
— und Blutdruck III 712 ff.
— und Coronardurchblutung
  III 709 ff.
— und Coronarinsuffizienz
  III 709
— bei Endocarditis lenta
  II 706 ff.

Coronarembolie bei Fiedler-Myokarditis II 957
— und Herzinfarkt III 730 ff., 709 ff., 1060 ff.
—, Hypotonie bei III 712 ff. 730 ff.
— bei Myokarditis II 957
—, Myokardstoffwechsel bei III 709 ff.
— und Trauma III 902
Coronargefäßanomalien III 54 ff., 213 ff., 564 ff., 661 ff.
Coronargefäße III 657 ff.
— und Acetylcholin V 197, 200
— und Adenosin V 201
— und Adipositas IV 382 ff., 387 ff., 625
— und Adrenalin III 695; V 173 ff.
— und Allergie III 888, 893 ff.
— bei allergischer Myokarditis II 951 ff.
— und Alternans II 408, 410
— bei Amyloidose II 961 ff.
— bei Anämie III 867 ff.; IV 642 ff., 651 ff., *655* ff.
— und Anaesthesie IV 612
—, Anatomie III 657 ff.
— bei angeborener Aortenstenose III 443
— bei angeborenem arteriovenösem Coronaraneurysma III 213 ff.
— und angeborene arteriovenösen Fisteln VI 470
— bei angeborenem Herzfehler III 143 ff., 443, 496, 508, 945
— bei angeborenem Sinus-Valsalvae-Aneurysma III 211
— bei Angina pectoris III 699 ff., 725 ff.
— bei Angiopathia diabetica IV 354 ff., *358* ff.
—, Anomalien III 661 ff.
— bei Aortenatresie III 40, 560 ff.
— bei Aortenbogensyndrom VI 379
— bei Aortenfehler II 1428 ff.
— bei Aorteninsuffizienz II 1455 ff., 1472 ff.; III 942 ff.
— bei Aortenisthmusstenose V 754 ff.
— bei Aortenstenose II 1428 ff., 1432 ff., 1447; III 944
— bei Aortitis luica II 780 ff.; VI 351 ff.
— und Aortographie VI 136
— bei Arrhythmie II 37 ff., 58, 74, 77, 79
— bei Arsenvergiftung III 890 ff.

Coronargefäße bei Arteriitis luica VI 347 ff.
— bei Arteriitis rheumatica VI 345
— bei Arteriosklerose VI 387 ff.
— und Atmung IV 7, 10, 13 ff., 16 ff., 37 ff.
— und Balneotherapie I 680, 699; V 591 ff.
— und Barbitursäure III 893
— bei Belastung III 694 ff., 912 ff.
— bei Bleivergiftung III 889
— und Blutdruck III 677 ff.; V 122 ff., 154, 173 ff., 197, 199 ff., 216 ff., 232 ff., 241 ff., *366* ff., 498
— und Blutgerinnung III 948 ff., 963 ff.
— bei Blutkrankheiten VI 642 ff., 651 ff., *655* ff.
— und Blutviscosität III 694
— und Bradykardie II 19
— bei Brucellosen II 904
— und Carotissinus V 714
— und Cholesterin III 740 ff., 756 ff., 767 ff., 779 ff.
— bei Coronaraneurysma III 823 ff., 939 ff.
— bei Coronarembolie III 971 ff.
— bei Coronargefäßmißbildungen III 54 ff., 213 ff., 564 ff., 568 ff., 661 ff.
— und Coronarinsuffizienz III 688 ff.
— bei Coronarsklerose III 736 ff.
— bei Coronarspasmen III 834 ff.
— bei Coronarthrombose III 947 ff., 956 ff.
— und Coronarverschluß III 946 ff.
— und Cor pulmonale IV 112, 125 ff., 134 ff.
— und Cyanidverbindungen III 893
— und Depressan V 232 ff.
— bei Dermatomyositis II 991
— bei Diabetes mellitus III 788 ff.; IV 354 ff., *358* ff., 381
— bei Druckhypertrophie I 739, 742 ff.
— bei Dystrophia myotonica II 970
— bei Dystrophie IV 294 ff., 311
— bei Echinokokkose II 937 ff.
— bei Elektrounfall III 903 ff.
— bei Endangitis obliterans III 737, 745 ff., *918* ff.,

930 ff.; V 624 ff.; VI 273, *286* ff.
Coronargefäße bei Endokardfibrose II 786 ff.
— bei Endokarditis lenta II 705 ff.
— bei Endokarditis luica II 780 ff.
— bei Endokarditis parietalis fibroplastica II 786 ff.
—, Entwicklungsgeschichte III 8
— bei Entzügelungshochdruck V 154
— und Ernährung III 773 ff.; IV 625
— bei Erythematodes II 976 ff.
— bei essentieller Hypertonie V 241 ff., *366* ff., 498
— und experimentelle Hypertonie V 122 ff., 154, 173 ff.
— und Extrasystolie II 37 ff., 58, 74, 77
— bei Fettembolie IV 134 ff.
— und Fettstoffwechsel III 740 ff., 756 ff., *765* ff., 773
— bei Fiedler-Myokarditis II 957 ff.
— bei Fokaltoxikose III 923 ff.
— und Ganglienblocker V 573 ff., 580 ff., 594
— bei Gefäßkrankheiten III 730 ff., *918* ff.
— und Gefäßmißbildungen III 54 ff., 213 ff., 534 ff., 561 ff., 568 ff., 825 ff., *829* ff.
— bei Gefügedilatation I 753 ff.
— und Geschlechtshormone III 749, 790 ff.
— und Glykoside I 450 ff., 458, 463 ff.
— bei Gravidität IV 498
— bei Hämochromatose IV 684
— und Hämoperikard II 1151 ff.
— und hämorrhagischer Schock I 962, 1026, 1111; III 692
— und Herzfrequenz III 678
— und Herzgewicht I 43 ff.
— bei Herzhypertrophie I 733 ff., 736 ff., 739 ff., 742 ff.; III 807 ff., 822 ff.
— bei Herzinfarkt III 701 ff., 725 ff.
— bei Herzinsuffizienz I 74 ff., 76 ff., 786
— bei Herzkatheterismus II 1257 ff.
— bei Herzklappenfehler III 941 ff.
— und Herztamponade II 1065

Coronargefäße bei Herztrauma
II 464ff., 477ff., 486ff.,
505ff.; III 900ff.
— bei Herztumoren II 1184
— und Histamin V 199
—, Histologie III 665ff.
— und Höhenadaptation IV 7,
10, 13ff., 16ff., 37ff.
— und Hormone III 749ff.,
788ff.
— und Hydralazine V 594
— bei Hypercalcämie
IV 447ff.
— bei Hyperthyreose IV 316ff.,
*328*ff.
— und Hypertonie II 734ff.,
754ff., 796ff.; III *798*ff.;
V 122ff., 154, 173ff.,
241ff., *366*ff., 498
— bei Hypocalcämie IV 447ff.
— bei Hypoglykämie IV 381
— und Hypophyse III 749ff.,
791ff.
— bei Hypothermie III 693
— bei Hypothyreose IV 334ff.
— und Hypotonie V 199ff.
— und idiopathische Herzhypertrophie II 974
— und Infekte III 923ff.,
926ff.; IV 557ff.
— und Insulin III 699ff.;
IV 381
— und Kallikrein V 216, 219
— bei Kammerflimmern
II 79; III 676, 693
— bei Karditis rheumatica
II 586, 603ff.
— und Katecholamine
III 676ff.
— und Klima IV 7, 10, 13ff.,
16ff., 37ff.
— und Körperbau III 759ff.
— und Körpergewicht IV 625
— bei Kohlenoxydvergiftung
III 873ff.
— bei Kollagenosen II 976ff.
— im Kollaps I 962ff., 1025ff.,
1027ff., 1032, 1040, 1111
— bei konstriktiver Perikarditis II 1095, 1100ff.
— und Lebensalter IV 622ff.
— bei Leukämie IV 673
— bei Libman-Sacks-Endokarditis II 979ff.
— und Links-Schenkelblock
II 356
— und Linksverspätung
II 374
— bei Lues II 945; III 828ff.,
935ff.
— und Luftdruck IV 7, 10,
13ff., 16ff., 37ff.
— bei Luftembolie IV 125ff.
— bei Lungenembolie IV 98ff.,
112

Coronargefäße bei Lymphogranulomatose IV 680
— und Magnesiumstoffwechsel
IV 461ff.
— und Malaria II 935
— bei maligner Hypertonie
V 632
— und Methylalkohol III 892
— und Minutenvolumen
III 674
—, Mißbildungen II 54ff.
— bei Mitralstenose II 1321ff.;
III 941ff.
— bei Myocarditis rheumatica
II 586
— und Myokarditis II 904,
911
— und Myokardlues II 945
— bei Myokardose nach Gravidität IV 498
— und Myokardstoffwechsel
III 680ff.
— bei Myokardtuberkulose
II 943ff.
— bei Myxödem IV 334ff.
— und Narkose IV 594ff.,
617ff.
— und Nebenniere III 749ff.,
791ff.
— und Nervensystem
III 675ff.
— und Nicotin III 878ff.
— bei Nicotinallergie III 888
— und Nitrobenzol III 891
— und Noradrenalin III 676ff.
*695*ff.; V 173ff.
— und Operabilität IV 622ff.,
625
— und Operationen IV 599
— bei Orthostase V 810
— bei Paramyloidose II 962
— bei paroxysmaler Tachykardie II 130ff., 133ff.
—, Pathophysiologie III 687ff.
— bei Periarteriitis nodosa
II 976, 984ff.; III 739,
923, 934ff.; VI 311ff.,
315ff.
— bei Perikarditis II 1055ff.,
II 1091
— bei Perikardtumoren
II 1221ff.
— bei Phosphorvergiftung
III 890
—, Physiologie III 674ff.
— bei Pneumonie II 911
— bei Polycythämie IV 664
— und Purine I 547ff.;
V 498
— bei Quecksilbervergiftung
III 889ff.
— und Rauwolfia-Alkaloide
V 527, 532
— und Rechts-Schenkelblock
II 356

Coronargefäße und Reizleitungssystem III 658ff.
— und renale Hypertonie
V 624
— bei Reticulosarkom IV 677
— bei rheumatischem Fieber
II 586, 603ff.; III 922ff.,
928ff.
— bei Riesenzellarteriitis
III 935; VI 340
— und Sauerstoffmangel IV 7,
10, 13ff., 16ff., 37ff.
— und Scharlach-Myokarditis
II 903
— und Schenkelblock II 342,
356
— im Schock I 1025, 1027,
1032, 1040, 1111;
III 692ff.
— und Schwefelkohlenstoff
III 892
— und Schwefelwasserstoff
III 892
— bei Sklerodermie II 990
— bei Sportherz I 733ff.,
736ff., 939ff.
— und Steroide V 122ff.
— und Stoffwechsel III 680
— und Synkardialmassage
VI 152
— bei Tachykardie II 130ff.,
133ff.; III 842ff.
— bei Taussig-Bing-Komplex
III 508
— bei Tetanie IV 449ff.
— und Tetrachlorkohlenstoff
III 891
— und Thyreoidea III 697ff.,
792ff.; IV 316ff., *328*ff.,
334ff.
— bei Transposition der Aorta
und Pulmonalis III 496
— und Trauma III 900ff.
— und traumatische Perikarditis II 1086
— bei traumatischem Schock
I 1026ff.
— und Trichloräthylen
III 891ff.
— bei Truncus arteriosus communis persistens III 31,
534ff.
— bei tuberkulöser Perikarditis II 1079
— bei Tuberkulose II 943ff.;
III 938ff.
— bei Valsalva-Versuch
IV 782ff.
—, Variationen III 659ff.
— und Vasomotorik III 675ff.,
834ff.
— bei vegetativer Labilität
IV 793ff.
— und Vena cava-Anomalie
III 513ff.

Coronargefäße bei Verbrennung I 1111
— bei Vergiftungen III 873ff.
— und Verspätungskurven II 374
— bei Volumenhypertrophie I 755ff.
— und Wilson-Block II 356
— und Xanthomatose III 754ff.
Coronargefäß-Mißbildungen III 54ff., 213ff., 568ff.
—, Anatomie III 55
— und angeborenes perforiertes Sinus-Valsalvae-Aneurysma III 205
—, Angiokardiographie bei III 571
— und Arteriosklerose III 833
— und Coronarinsuffizienz III 833
— und Coronarsklerose III 833
—, Elektrokardiogramm bei III 570ff.
—, Entwicklungsgeschichte III 56
—, Herzkatheterismus bei III 570ff.
— und idiopathische Herzhypertrophie II 974
— und Myokardstoffwechsel III 833
—, Pathologie III 55
—, Prognose III 571
— und Pulmonalis III 568ff.
—, Röntgendiagnose III 570
Coronarinfarkt s. u. Herzinfarkt
Coronarinsuffizienz III 688ff.
— und Adipositas IV 382ff., 387ff.
— und Adrenalin III 695
—, Ätiologie III 725ff.
— und Allergie II 952ff.; III 888, 893ff.
— bei allergischer Myokarditis II 952ff.
— bei Amyloidose II 963
— bei Anämie III 867ff; IV 651ff., 655ff.
— bei angeborenem arteriovenösem Coronaraneurysma III 214
— bei angeborenem Herzfehler III 945; V 754ff.
— und Angina pectoris III 699ff., 725ff.
— bei Angiopathia diabetica IV 354ff., 358ff.
— bei Aortenbogensyndrom V I379

Coronarinsuffizienz bei Aorteninsuffizienz II 1456ff., 1472ff.; III 942ff.
— bei Aortenisthmus-Stenose V 754ff.
— und Aortenstenose II 1428ff., 1432ff., 1447; III 944
— bei Aortitis luica VI 351ff.
— und Aortographie VI 136
— bei Arsenvergiftung III 890ff.
— bei Arteriitis luica VI 347ff.
— bei Arteriosklerose III 730ff.
— und Atmung IV 37ff.
—, Ballistokardiogramm bei III 700, 1003, *1046*ff.
— und Barbitursäure III 893
—, Begriff III 726ff.
— und Belastung III 694ff., 912ff.
— bei Bleivergiftung III 889
— und Blutgerinnung III 948ff., 963ff.
— bei Blutkrankheiten IV 651ff., 655ff.
— und Blutviscosität III 694
— und Cholesterin III 740ff., 756ff., *767*ff., 779ff.
— bei Coma diabeticum IV 376ff.
— bei Coronaraneurysma III 823ff., 939ff.
— und Coronardurchblutung III 688ff.
— bei Coronarembolie III 971ff.
— und Coronargefäße III 688ff.
— bei Coronargefäß-Mißbildungen III 569ff.
— bei Coronarsklerose III 730ff.
— bei Coronarspasmen III 834ff.
— bei Coronarthrombose III 947ff.
— und Coronarverschluß III 946ff., 971ff.
— bei Cor pulmonale IV 99ff., 112, 125ff., 145ff.
— und Cyanidvergiftungen III 893
— bei Diabetes mellitus III 788ff.; IV 354ff., *358*ff., 376ff., 381
—, Differentialdiagnose III 1282ff., *1284*ff., *1288*ff., 1295ff.
— bei Druckhypertrophie I 742ff.
— bei Endangitis obliterans III 737, 745ff., *918*ff., 930ff.; VI 286ff.

Coronarinsuffizienz bei Endokarditis lenta II 707ff.
—, Elektrokardiogramm bei III 1017ff.
— bei Elektrounfall III 903ff.
— und Ernährung III 773ff.
— und Fokaltoxikose III 923ff.
— bei Gefügedilatation I 753ff.
— bei Gefäßkrankheiten III 730ff., *918*, 935; VI 286ff., 316ff., 340
— bei Gefäßmißbildungen III 825ff., *829*ff.
— und Gravidität IV 498
— bei Hämochromatose IV 684
— bei hämorrhagischem Schock I 1031; III 692ff.
— und Heredität III 750ff.
— bei Herzhypertrophie I 742ff; III 807ff., 822ff.
— und Herzinfarkt III 701ff., 725ff., 1068ff.
— bei Herzinsuffizienz I 742ff.
— bei Herzklappenfehler III 941ff.
— bei Herztrauma II 464ff.; III 900ff.
— bei Herztumoren II 1184
— und Höhenadaptation IV 37ff.
— und Hormone III 749ff., *788*ff.
— bei Hyperthyreose IV 316ff., *328*ff.
— und Hypertonie III 734ff., 754ff., 796ff., *798*ff.
— bei Hypoglykämie IV 381
— bei Hypothyreose IV 335
— bei Infekten III 923, 926ff.; IV 557ff.
— und Insulin III 699ff.; IV 381
— bei Kälte III 693
— bei Kammerflimmern III 693
— und Klima IV 37ff.
— bei Kohlenoxydvergiftung III 873ff.
— und Kollaps I 1031
— bei konstriktiver Perikarditis III 1100ff.
—, Kreislauf bei III 699ff.
—, latente I 743
— und Lebensalter IV 622ff.
— bei Leukämie IV 673
— bei Lues III 828, 935ff.; VI 351ff.
— und Luftdruck IV 37ff.
— bei Luftembolie IV 125ff.
— bei Lungenembolie IV 99ff., 112

Sachverzeichnis.

Coronarinsuffizienz und Magnesium-Stoffwechsel IV 461 ff.
— bei maligner Hypertonie V 632
— und Methylalkohol III 892
— bei Mitralstenose II 1321 ff.; III 941 ff.
— und Myokard I 743 ff.
— bei Myokarditis II 911
— bei Myxödem IV 335
— und Nebenniere III 749 ff., 791 ff.
— und Nicotin III 878 ff.
— bei Nicotinallergie III 888
— und Nitrobenzol III 891
— und Noradrenalin III 695 ff.
— und Operationen IV 599
— und Orthostase V 810
— bei Panzerherz II 1100 ff.
—, Pathogenese III 725 ff.
—, Pathophysiologie III 688 ff.
— bei Periarteriitis nodosa III 739, 923, 934 ff.; VI 316 ff.
— bei Perikarditis II 1079
— bei Phosphorvergiftung III 890
— bei Pneumonie-Myokarditis II 911
—, Prophylaxe III 1498 ff.
— bei Quecksilbervergiftung III 889 ff.
—, relative I 743
— bei Reticulosarkom IV 677
— bei rheumatischem Fieber III 922 ff., 928 ff.
— bei Riesenzellarteriitis III 935; VI 340
—, Röntgendiagnose III 1049 ff.
— und Sauerstoffmangel IV 37 ff.
—, Schmerz bei III 700, 991 ff.
— und Schock I 1031; III 692 ff.
— und Schwefelkohlenstoffvergiftung III 892
— und Schwefelwasserstoffvergiftung III 892
— bei Sportherz I 939 ff.
—, Synkardialmassage bei VI 152
— bei Tachykardie III 842 ff.
— und Tetrachlorkohlenstoff III 891
—, Therapie III 1366 ff., 1373 ff.
— und Thyreoidea III 697 ff., 792 ff.; IV 316 ff., 328 ff., 335
— und Trauma III 900 ff.
— und Trichloräthylenvergiftung III 891 ff.
— bei tuberkulöser Perikarditis II 1079

Coronarinsuffizienz bei Tuberkulose II 1079; III 938 ff.
— und Vasomotorik III 691 ff., 834 ff.
— bei vegetativer Labilität IV 793 ff.
— bei Vergiftungen III 873 ff.
— bei Volumenhypertrophie I 754 ff.
— und Xanthomatose III 754 ff.
Coronaritis und Allergie III 893 ff.
— und Coronarinsuffizienz III 894
— bei Erythemathodes II 976 ff.
— und Fokaltoxikose III 923 ff.
— bei Gefäßkrankheiten II 976
— und Infekte III 923 ff.
— bei Kollagenosen II 976 ff.
— bei Periarteriitis nodosa II 976
— rheumatica III 922 ff.
— bei Sklerodermie II 990
— stenosans III 920 ff.
Coronarreserve III 841 ff.; IV 86
— bei Anämie IV 651
— und Angina pectoris III 1375
— bei Blutkrankheiten IV 651
— und Coronardurchblutung III 841 ff.
— bei Coronarinsuffizienz III 841 ff.
— bei Hyperthyreose IV 316 ff.
— und Kollaps I 1027
— und Magnesiumstoffwechsel IV 461 ff.
— und Myokardstoffwechsel III 841 ff.
— und Schock I 1027
— und Thyreoidea IV 316 ff.
Coronarruptur bei Periarteriitis nodosa VI 316 ff.
— und Trauma III 901 ff.
„Coronarsinusrhythmus" II 280 ff.
Coronarsklerose III 731 ff.
—, Adams-Stokes-Syndrom bei II 263
— und Adipositas IV 382 ff., 387 ff., 625
— und Allergie III 889
— und Alternans II 410
— bei Altersherz I 757
— und Anämie IV 653, 655 ff.
—, Anatomie I 755 ff.
— und Angina pectoris III 730 ff.

Coronarsklerose bei Angiopathia diabetica IV 358 ff.
—, Antesystolie bei II 395
— und Aortenstenose II 1428, 1447
— und Arrhythmie II 90, 100 ff., 103 ff.
— bei Arteriitis luica VI 348 ff.
— und Arteriitis rheumatica VI 346
— und Atmung IV 37 ff.
— und Atrioventrikulärblock II 211 ff., 223 ff., 231 ff., 242 ff.
— und Belastung III 913 ff.
—, benigne III 737 ff.
— bei Bleivergiftung III 889
— und Blutdruck III 734 ff., 748 ff., 754 ff.; V 336 ff.
— und Blutgerinnung III 948 ff., 963 ff.
— und Blutkrankheiten IV 653, 655 ff.
— und Carotissinusreflex II 145; V 714
— und Carotissinussyndrom II 274 ff.
— und Chinidin II 122
— und Cholesterin III 740 ff., 756 ff., 767 ff., 779 ff.
— und Cholinderivate II 147
—, Coronaraneurysma bei III 939 ff.
— bei Coronargefäß-Mißbildungen III 568 ff.
— und Coronarinsuffizienz III 699 ff., 750 ff., 834 ff.
— und Coronarspasmen III 834 ff.
— und Coronarthrombose III 946 ff.
— bei Diabetes mellitus III 788 ff.; IV 358 ff., 381
— und Digitalis II 122
—, divergierender Schenkelblock bei II 364
—, doppelseitiger Schenkelblock bei II 362
— und Dystrophie IV 294, 311
— und Elektrounfall III 905 ff.
— bei Endangitis obliterans III 737, 918 ff., 930 ff.; VI 287 ff.
— und Ernährung III 773 ff.; IV 625
— und essentielle Hypertonie V 366 ff.
— und Extrasystolie II 37 ff., 58, 74, 77
— bei Gefäßkrankheiten III 730 ff., 918 ff., 930 ff.; VI 287 ff.

Coronarsklerose bei Gefäßmißbildungen

Coronarsklerose bei Gefäßmißbildungen III 825 ff.,
  829 ff.
— bei Hämochromatose
  IV 684
— bei Hämoperikard II 1152
—, Häufigkeit III 732 ff.
— und Herzblock II 196 ff.,
  211 ff., 223 ff., 231 ff.,
  242 ff.
— und Herzinfarkt III 703,
  730 ff.
—, Herzhypertrophie bei
  I 736, 756; III 822 ff.
— bei Herzklappenfehler
  III 942 ff.
— und Herztrauma II 483 ff.;
  III 901 ff.
— und Höhenadaptation
  IV 37 ff.
— und Hormone III 749 ff.,
  788 ff.
— bei Hyperthyreose
  IV 328 ff.
— und Hypertonie III 734 ff.,
  754 ff., 796 ff., *798* ff.;
  V 366 ff.
— und Hypoglykämie
  IV 381
— und Hypothyreose IV 335
—, infantile III 732 ff.
— und Infekte III 924, 928;
  IV 558
— und Insulin IV 381
—, Interferenz-Dissoziation
  bei II 295 ff.
—, juvenile III 732 ff.
—, Kammerflattern bei
  II 171 ff.
—, Kammerflimmern bei
  II 171 ff.
— und Kammertachykardie
  II 150 ff., 166 ff.
— bei Karditis rheumatica
  II 603 ff.
— und Klima IV 37 ff.
— und Körperbau III 759 ff.
— und Körpergewicht IV 625
— und Kollaps I 1027
— und konstriktive Perikarditis II 1130
—, Kreislauf bei III 699 ff.
— und Links-Schenkelblock
  II 339, 352 ff., 356
—, Linksverspätung bei II 374
— und Lues II 945; III 828 ff.,
  938
— und Luftdruck IV 37 ff.
— und Magnesiumstoff-
  wechsel IV 461
—, maligne III 737
— bei Mitralstenose III 942 ff.
—, Myokard bei I 707, 736,
  755 ff.; III *731* ff.
— und Myokarditis II 903, 944

Coronarsklerose und Myxödem
  IV 335
— und Narkose IV 595 ff.,
  617 ff.
— und Nebenniere III 749 ff.,
  791 ff.
— und Nicotin III 878 ff.,
  885 ff., 889 ff.
— und Nitrobenzolvergiftung
  III 891
— und Operabilität IV 625 ff.,
  627 ff., 632 ff.
— und Operationen IV 599
— und Panzerherz II 1130
—, Pararhythmie bei II 295 ff.,
  305
—, Parasystolie bei II 305 ff.
— und paroxysmale Tachy-
  kardie II 130 ff., 133 ff.,
  137, 145, 150 ff., 166 ff.
—, Pathogenese III 748 ff.
—, Pathologie III 735 ff.
— und Perikarditis II 1130
— bei Phosphorvergiftung
  III 890
— bei Polycythämie IV 664
—, Prophylaxe III 1498 ff.
— und Psyche III 855 ff.,
  865 ff.
— und Rechts-Schenkelblock
  II 331, 340, 342, 352 ff.,
  356
— und Reizleitungsstörungen
  II 196 ff., 211 ff., 223 ff.,
  231 ff., 242 ff.
— und rheumatisches Fieber
  II 603 ff.; III 922 ff.,
  928 ff.
— und Sauerstoffmangel
  IV 37 ff.
— und Scharlach-Myokarditis
  II 903
—, Schenkelblock bei II 331,
  339 ff., 342, 352 ff., 365,
  362 ff.
— und Schock I 1027
— und Schwefelwasserstoff
  III 892
— bei Sinuauriculärblock
  II 196 ff.
— und Strophanthin II 147
— und Sympathicomimetica
  II 149
— und Thrombose III 737
— und Thyreoidea III 792 ff.;
  IV 328 ff., 335
— und totaler Block II 231 ff.,
  242 ff., 263
— und Trauma III 901 ff.
— und Tuberkulose III 939
— und Tachykardie II 130 ff.,
  133 ff., 137, 145, 150 ff.,
  166 ff.
—, Umkehrextrasystolie bei
  II 315

Coronarsklerose, Umkehr-
  rhythmus bei II 315
—, Verspätungskurven II 374
— und Vorhofflattern II 100,
  103 ff.
— und Vorhofflimmern II 90,
  103 ff.
— und Wilson-Block II 331,
  352 ff., 356
— und Xanthomatose
  III 754 ff.
—, Wolff-Parkinson-White-
  Syndrom bei II 395
Coronarspasmen III 730, *834* ff.
— und Allergie III 888, 893 ff.
—, Angina pectoris bei
  III 834 ff.
— und Arteriosklerose III 834
— und Belastung 912 ff.
— bei Bleivergiftung III 889
— und Coronardurchblutung
  III 730, 834 ff.
—, Coronarinsuffizienz bei
  III 834 ff.
— und Coronarsklerose
  III 834
— und Coronarthrombose
  III 948 ff.
— bei Coronarverschluß
  III 946 ff.
— bei Endangitis obliterans
  III 930 ff.
— bei Gefäßkrankheiten
  III 834, 930 ff.
— und Herzinfarkt III 1479 ff.
— bei Herztrauma II 477 ff.;
  III 901 ff.
— bei Kohlenoxyd-Vergiftung
  III 873 ff.
—, Myokardstoffwechsel bei
  III 834 ff.
— und Nicotin III 879 ff., 888
— und Psyche III 855 ff.
— und Trauma II 477 ff.;
  III 901 ff.
— und Trichloräthylen
  III 891 ff.
— bei Vergiftungen III 873 ff.
Coronarstenose III 730
—, Alternans bei II 410
— bei Anämie III 872
— und Angina pectoris
  III 730 ff., 975 ff.
— bei Aortenstenose II 1447
— bei Aortitis luica II 780 ff.;
  VI 352 ff.; 359
— bei Arteriitis luica VI 348 ff.
— bei Arteriosklerose
  III 730 ff.
— und Coronarinsuffizienz
  III 730 ff.
— bei Coronarsklerose
  III 730 ff.
— und Coronarspasmen
  III 730, *834* ff.

Coronarstenose bei Endangitis obliterans III 919ff.; VI 287
— bei Endocarditis lenta II 707ff.
— bei Endocarditis luica II 780ff.
— und Fokaltoxikose III 923ff.
— bei Gefäßkrankheiten III 730, 919; VI 287
— und Hämodynamik III 817ff.
— und Herzinfarkt III 730ff.
— und Herzklappenfehler III 942
— bei Herztumoren II 1184
— und Infekte III 923ff., 926ff.
— bei Lues II 780ff., 945; III 936ff.; VI 348ff., 352ff., 359
— bei Mitralstenose III 942
— und Myokarditis II 945
— bei Myokardlues II 945
— bei Perikarditis II 1079
— bei Schwefelwasserstoffvergiftung III 892
— und Trauma III 902
— bei tuberkulöser Perikarditis II 1079
— und Vasomotorik III 730, 834ff.
Coronarthrombose III 730, 947ff.
— und Adipositas IV 388
— und Angina pectoris III 730, 745ff.
— bei Aortenstenose II 1447
— bei Arteriosklerose III 737, 745ff., 946, 948ff., 954ff.
—, Auslösung III 954ff.
— und Blutdruck V 369
— und Blutgerinnung III 948ff., 963ff.
— und Bradykardie II 19
— bei Brucellosen II 904
— und Carotissinus-Syndrom II 274ff.
— bei Coronaraneurysma III 939ff.
— und Coronarinsuffizienz III 730ff., 745ff., 946ff., 948ff., 954ff.
— bei Coronarsklerose III 737, 745ff., 946ff., 948ff., 954ff.
— und Coronarspasmen III 948ff.
— bei Dermatomyositis II 991
— und Diurese I 590
— bei Endocarditis lenta II 706ff.
— und essentielle Hypertonie V 369

Coronarthrombose, Extrasystolie bei II 37
— bei Gefäßkrankheiten II 984; III 737, 745ff., 946ff., 954ff.; VI 316ff.
—, Häufigkeit III 947ff.
—, Heredität III 750ff.
— und Herzinfarkt III 714, 730ff., 745ff., 946ff., 1060ff.
— bei Herztrauma II 482ff., 505ff., 526
— und Hypertonie V 369
— bei Infekten III 926ff.
— bei Kammertachykardie II 167
— und Kohlenoxydvergiftung III 875ff.
— bei Kollagenosen II 984ff., 991
— und Kollaps I 1032
— bei Lues III 936ff.
— bei Myokarditis II 904
— und Myokardstoffwechsel III 730ff.
— und Operabilität IV 633
— bei paroxysmaler Tachykardie II 167
— bei Periarteriitis nodosa II 984; VI 316ff.
— und Perikarditis II 1091
— und Rauwolfia-Alkaloide V 532
— und Rechts-Schenkelblock II 348
— und Schenkelblock II 348
— und Schock I 1032
— bei Tachykardie II 167
— und Trauma III 901ff., 955ff.
— und Vasomotorik III 948ff.
— bei Vergiftung III 875ff.
Coronarverschluß III 946ff.
—, Ätiologie III 730ff.
— und Angina pectoris III 730ff.
— bei Arteriosklerose III 946ff.
— und Blutgerinnung III 949ff.
— durch Coronarembolie III 970ff.
— und Coronarinsuffizienz III 730ff., 946ff.
— bei Coronarsklerose III 946ff.
— und Coronarspasmen III 948ff.
— durch Coronarthrombose III 946ff.
— bei Endangitis obliterans III 919
— bei Gefäßkrankheiten III 919, 946ff.; VI 316ff.

Coronarverschluß und Herzinfarkt III 701ff., 730ff., 946ff., 1060ff.
— bei Lues III 936ff.
—, Pathogenese III 948
— bei Periarteriitis nodosa VI 316ff.
— und Vasomotorik III 948ff.
Cor pulmonale IV 59ff.
— — und Aderlaß I 591
— — und Adipositas IV 94, 231, 385
— —, akutes IV 59, 62, 91ff.
— —, —, Elektrokardiogramm bei IV 109ff.
— —, —, bei Fettembolie IV 132ff.
— —, —, bei Fruchtwasserembolie IV 137ff.
— —, —, bei Infektionskrankheiten IV 539
— —, —, bei Luftembolie IV 124ff.
— —, —, bei Lungenembolie IV 92ff.
— —, —, bei Myokarditis IV 539
— —, —, durch Operationen IV 598
— — und Anämie IV 62, 240ff., 654
— — bei arteriovenösen Aneurysmen IV 251ff.
— — bei Asthma bronchiale IV 62, 139ff., 144ff., 169ff., 177ff., 180ff., 195ff.
— —, Atmung bei IV 84ff., 103, 106, 142ff., 144ff., 167ff.
— — und Balneotherapie I 655ff., 698
— —, Begriff IV 69ff.
— — bei Bilharziose IV 62, 140ff.; 239ff.
— —, Blutdruck bei V 339, 346ff., 781, 796
— — und Blutkrankheiten IV 62, 240ff., 654
— — und Bronchiektasen IV 62, 77, 140ff., 167ff., 177ff., 196ff.
— — und Bronchitis IV 106, 139ff., 144ff., 167ff., 180ff., 195ff.
— — und Carboanhydrase I 538ff.
— —, chronisches IV 59ff., 62, 139ff.
— —, —, Atmung bei IV 144ff., 167ff.
— —, —, Diagnose IV 141ff.

63*

Cor pulmonale, chronisches,
Elektroencephalogramm bei IV 146, 161ff.
— —, —, Elektrokardiogramm bei IV 157ff.
— —, ,— Häufigkeit IV 139ff.
— —, —, bei Lungenembolie IV 108
— —, —, und Operabilität IV 631ff.
— —, —, Prophylaxe IV 167ff.
— —, —, Röntgendiagnose IV 151ff.
— —, —, Symptome IV 141ff.
— —, —, Therapie IV 167ff.
— —, —, Vorkommen IV 139ff.
— — und Coronaranastomosen III 706
— — und Coronarinsuffizienz III 706
— — und Cyanose I 234
— —, dekompensiertes IV 95, 139ff., 170ff.
— — bei Dermatomyositis II 991ff.
— — und Diabetes mellitus IV 108, 124, 136
— — bei Echinokokkose II 938
— —, Elektroencephalogramm bei IV 146, 161ff.
— —, Elektrokardiogramm IV 99ff., 108ff., 125, 135ff., 157ff.
— — bei Endangitis obliterans VI 294ff.
— — und essentielle Hypertonie V 339, 346ff.
— — bei Fettembolie IV 132ff.
— — bei Fruchtwasserembolie IV 137ff.
— — und Gefäßkrankheiten VI 294ff., 319
— — und Glykoside I 453ff., 465
— — und Gravidität IV 496ff.
— — und Hämosiderose IV 257ff.
— —, Häufigkeit IV 139ff.
— — und Hypertonie V 339, 346ff.
— —, Hypotonie bei V 781, 796
— — bei Infektionskrankheiten IV 539
— —, juveniles IV 255ff.
— — bei Kollagenosen II 989
— — und Linksschenkelblock II 356

Cor pulmonale bei Lipoidosen IV 201
— — bei Luftembolie IV 62, 91, 124ff.
— — bei Lungenembolie IV 59ff., 62, 91, 92ff., . 598
— — bei Lungenemphysem IV 59ff., 62, 139ff., 167ff., 177ff., 180ff., 195ff.
— — und Lungenfibrose IV 62, 81, 140ff., 169ff., 197ff.
— — und Lungenfunktion IV 85ff.
— — bei Lungeninfarkt IV 106ff.
— — und Lungenkreislauf I 128
— — und Lungenödem IV 123ff.
— — und Lungenvenen IV 250ff.
— —, und Minutenvolumen I 44, 48ff.
— — und Morphin I 420
— —, Myokard bei I 707
— — bei Myokarditis II 539
— — und Operabilität IV 628ff., 631ff.
— — durch Operationen IV 598
— — bei Periarteriitis nodosa VI 319
— — bei Pneumokoniose IV 62, 139ff., 167ff., 197ff., 203ff.
— — und Pneumothorax IV 62, 115, 167ff., 224ff.
— —, P pulmonale bei II 205
— — und Pulmonalsklerose IV 140ff., 178ff., 206ff., 241ff.
— —, Purine bei I 546ff.
— — und Quecksilberdiuretica I 533
— — und Rechtsschenkelblock II 352ff., 356
— —, Rechtsverspätung bei II 374
— —, Röntgendiagnose IV 151ff.
— — bei Sarkoidose II 946ff.; IV 62, 81, 140ff., 199, 200
— — und Schenkelblock II 352ff., 356
— —, sekundäres IV 60
— — bei Sichelzellanämie IV 62, 240ff.
— — und Silikatosen IV 217ff.

Cor pulmonale bei Silikose IV 139, 167ff., 199ff., 204ff.
— — bei Sklerodermie II 989; IV 61ff., 81, 140ff., 197ff., 200ff.
— —, Steroide bei I 555
— —, subakutes IV 59, 62, 237ff.
— — bei Thorakoplastik IV 140ff., 221ff.
— — und Thoraxdeformation IV 61ff., 140ff., 167ff., 181ff., 221ff., 229ff.
— — durch Thrombose IV 233ff.
— — und Tuberkulose II 944; IV 62, 77, 81, 139ff., 167ff., 197ff., 204ff., 221ff.
— — bei Tumormetastasen IV 62, 237ff.
— —, Ursachen IV 62ff.
— — und Venendruck I 99
— —, Verspätungskurven bei II 374
— —, Vorkommen IV 60ff., 62ff., 139ff.
— — und Wilson-Block II 356
Corrigansche Lungencirrhose IV 201
Cortexon bei vegetativer Labilität IV 859ff.
„Cortico-hypothalamic imbalance", Begriff IV 829
Corticosteron und Blutdruck V 114ff.
—, Chemie V 114ff.
— und Diurese I 279
— und experimentelle Hypertonie V 114ff.
— bei Gravidität V 729
— und Hypertonie V 114ff.
— und Myokardstoffwechsel I 28
— und Ödeme I 279
— und Wasserhaushalt I 297
Cortidelt bei Carditis rheumatica II 644
— bei rheumatischem Fieber II 644
Cortisol und Arteriosklerose III 794ff.
—, Chemie V 114ff.
— und Coronarsklerose III 794ff.
— und Diurese I 279
— und Endokarditis parietalis fibroplastica II 786
— und Endokardfibrose II 786
— und Kollaps I 1073, 1145
— und Ödeme I 279
— und Schock I 1073, 1145
— und Wasserhaushalt I 279

Cortisolhemisuccinate s.u.
Decortin, Scherisolon solub.
Ultracorten, Urbason soluble
Cortison s. a. u. Steroide
— bei Adams-Stokes-Syndrom II 271 ff.
— bei Adrenalektomie V 490
— bei Adrenogenitalismus V 703
— bei allergischer Myokarditis II 950 ff., 954
— bei allergischer Perikarditis II 1089
— bei Antesystolie II 402
— und Antistreptolysin II 643
— bei Aortenbogensyndrom VI 379
— und Aortenfehler II 1476 ff.
— bei Aorteninsuffizienz II 1476 ff.
— bei Arteriitis disseminata VI 343 ff.
— bei Arteriitis rheumatica VI 346
— und Arteriosklerose III 792, VI 413 ff., 428
— bei bakterieller Endokarditis II 761
— und Blutdruck V 73, 75 ff., 79 ff., *114* ff., *134* ff., 144
— und Capillarresistenz VI 566
— und Capillarspasmen VI 537
—, Chemie V 114 ff.
— bei Chorea II 609
— und Coronarinsuffizienz III 792
— und Coronarsklerose III 792
— bei Dermatomyositis II 992
— und Diurese I 269 ff., 279
— als Diureticum I 551 ff.
— und DOCA V 132
— bei Endangitis obliterans VI 302
— bei Endocarditis lenta II 761
— bei Erfrierung VI 558
— bei Erythematodes VI 345
— und experimentelle Hypertonie V 73, 75 ff., 79 ff., *114* ff., *134* ff., 144
— bei Fiedler-Myokarditis II 958
— bei Gefäßkrankheiten II 988; III 792; VI 190 ff., 302, 333; 413 ff., 428
— bei Gravidität IV 483
— und Graviditätstoxikose IV 511
— und Herzglykoside I 459
— und Herzhypertrophie V 366

Cortison bei Herzinfarkt III 1451 ff., 1483 ff.
— und Hypertonie V 73, 75 ff., 79 ff., *114* ff., *134* ff., 144
— bei Hypotonie V 800, 827 ff.
— bei idiopathischer Perikarditis II 1076
— bei Karditis rheumatica II 570, 573, 584, 633, *634* ff., 641, *642* ff., *636* ff., 1476
— und Lungenembolie IV 96
— bei Lymphgefäßinsuffizienz VI 615
— bei Lymphödem VI 615
— und Mineralhaushalt V 117 ff.
— bei Moschcowitz-Symmers-Syndrom VI 573
— bei Myocarditis rheumatica II 584
— bei Myokarditis II 892
— bei Myokardsarkoidose II 949
—, Nebenwirkungen I 645
— und Ödeme I 269 ff., 279
— bei Periarteriitis nodosa II 988; VI 333 ff.
— bei Perikarditis II 1071 ff.
— bei Perikarditis purulenta II 1086
— bei Pneumokoniose IV 215
— bei Porphyrie IV 402
— bei Postcommissurotomie-Syndrom II 633, 1395
— bei Purpura rheumatica VI 566
— bei Raynaud-Syndrom VI 232
— bei rheumatischem Fieber II 570, 573, 584, 609, 633, *634* ff., *636* ff., 641, *642* ff., 1071, 1476
— bei rheumatischer Perikarditis II 1071
— bei Riesenzellarteriitis VI 337, 343
— bei Sarkoidose II 949
— bei Silikose IV 215
— bei Sklerodermie II 991
— und Thrombophlebitis VI 468
— bei Verbrennung VI 563
— und Wasserhaushalt I 269 ff.
— bei Waterhouse-Friedrichsen-Syndrom IV 563
— bei Wolff-Parkinson-White-Syndrom II 402
Cor triatriatum III 19 ff., 551 ff.
— —, Ätiologie III 552
— —, Anatomie III 552
— —, Angiokardiogramm bei III 555
— —, Elektrokardiogramm bei III 554

Cor triatriatum, Herzkatheterismus bei III 554 ff.
— —, Pathophysiologie III 553
— —, Prognose III 555
— —, Röntgendiagnose III 554
— —, Symptome III 553 ff.
— —, Therapie III 556
— triloculare biatriatum III *538* ff.
— — —, Anatomie III 539 ff.
— — — und angeborenes arteriovenöses Coronaraneurysma III 213
— — —, Angiokardiogramm bei III 544
— — — und Dextrokardie III 577
— — — und Dextroversion III 588
— — —, Differentialdiagnose III 545
— — —, Elektrokardiogramm bei III 541 ff.
— — —, Entwicklungsgeschichte III 539
— — —, Herzkatheterismus bei III 543 ff.
— — — und Lungenvenentransposition III 525
— — — und Mitralatresie III 557
— — —, Pathophysiologie III 540 ff.
— — —, Prognose III 544 ff.
— — — und Pulmonalsklerose IV 243
— — — und Rechts-Schenkelblock II 359
— — —, Röntgendiagnose III 542 ff.
— — — und Schenkelblock II 359
— — —, Symptome III 541 ff.
— — —, Therapie III 545 ff.
— — — und Truncus arteriosus communis persistens III 34
— — — und Ventrikelseptumdefekt III 60
— uniatrium triventriculosum III 10
— villosum nach Perikarditis II 1043
Corynebacterium diphtheriae und bakterielle Endokarditis II 675, 731
— — und Endokarditis acuta II 731

Corynebacterium diphtheriae und Endokarditis lenta II 675
— endokarditis II 675, 734
— haemolyticum und Endokarditis II 675
— liquefaciens und Endokarditis II 675
— paradiphtheriae und Endokarditis II 675
— pseudodiphtheriae und Endokarditis II 675
Co-Salt I 509
Cossio-Syndrom III 39, 59ff.
— — Anatomie III 59
— —, Pathologie III 59
— — und Vorhofseptumdefekt III 59
Costoclavicular-Syndrom IV 865
— und Gefäßkrankheiten VI 240
— und sekundäres Raynaud-Syndrom VI 240
— und Thrombophlebitis VI 487, 495
„Cotton candy lung" IV 248
Covatix und Angina pectoris III 1398ff.
Coxsackie-Infekt und Fiedler-Myokarditis II 956ff.
— und idiopathische Perikarditis II 1073
— und Myokarditis II 920
— und Perikarditis II 1073, 1086
Crafoord-Gross-Anastomose bei Aortenisthmusstenose V 764
Crataegus bei Angina pectoris III 1396
— und Blutdruck V 503
— bei essentieller Hypertonie V 503
— bei Extrasystolie II 77
— bei Herzinsuffizienz I 426ff., 486
— bei Hypertonie V 503
C-reaktives-Protein und Commissurotomie II 1387
— bei Herzinfarkt III 724
— bei Karditis rheumatica II 550ff., 570ff., 573, 596ff.
— bei Mitralfehler II 1381
— bei Mitralstenose II 1381
— bei Myokarditis II 877
— bei Postcommissurotomie-Syndrom II 1393ff.
— bei rheumatischem Fieber II 550ff., 570ff., 573, 596ff.
Crédescher Handgriff und Kollaps IV 762

Crush-Syndrom und Blutdruck V 39
— und Hyperkaliämie IV 420ff.
—, Hypertonie bei V 39
— und Kollaps I 957
—, Leber bei I 1115
—, Lebernekrose bei I 779
—, Niere bei I 1107, 1117
—, postoperatives IV 605
— und Schock I 957
— und Schockniere I 1107ff.
— und traumatischer Schock I 965ff.
Cruveilhier-Baumgarten-Syndrom, Gefäßgeräusche bei VI 54
— — — bei Thrombophlebitis VI 498
Cryoglobuline s. u. Kryoproteine
Cryptococcus farciminosus und Purpura infectiosa VI 568
Cumarine bei angeborenem Herzfehler III 155
— bei Angina pectoris III 1410ff.
— bei Arteriosclerosis obliterans VI 436
— und Capillarpermeabilität VI 582
— und Capillarresistenz VI 105, 582
—, Chemie VI 195ff.
— bei Coronarinsuffizienz III 1410ff.
— bei Endangitis obliterans VI 302
— bei Gefäßkrankheiten VI 195ff., 302, 436
— bei Herzinfarkt III 1462ff., 1472ff., 1477ff.
— bei Herzkatherismus II 1263
— bei Lungenembolie IV 118ff.
— bei Mitralstenose II 1322
— bei Periarteriitis nodosa VI 333
— bei Phlebitis VI 498, 505ff.
— bei Thrombophlebitis VI 498, 505ff.
Cumertilin als Diureticum I 530ff.
Curare und Acetylcholin V 200
—, intraarteriell VI 206
— und Lebensalter IV 624
— zur Narkose IV 611, 616ff.
— und Operabilität IV 624
Curshmannsche Nadeln I 560ff.
Curtasal I 509
— und Blutdruck V 126

Curtasal und experimentelle Hypertonie V 126
Cushing-Syndrom durch ACTH II 645
— und Adrenogenitalismus V 702
— und Akromegalie V 704
— und Aldosteron V 711
—, Anatomie V 684ff.
— und Arteriosklerose III 791; VI 414
— und Blutdruck V 37ff., 682ff.
— und Blutmenge I 153
— und Conn-Syndrom V 704
— und Coronarinsuffizienz III 791
— und Coronarsklerose III 791
— durch Cortison II 645
— und Depressan V 235
— und Diabetes mellitus IV 362
—, Diagnose V 692ff.
—, endokrine Hypertonie bei V 37ff., 682ff.
— und Extrasystolie II 45
— und Gefäßkrankheiten III 791; VI 414
—, Hauttemperatur bei VI 86
—, Hypertonie bei V 37ff., 682ff.
— und Hypokaliämie IV 420ff.
— und Kaliumstoffwechsel IV 420ff.
— und Lungenembolie IV 96
— und Mineralstoffwechsel IV 420ff.
— und Noradrenalin V 174
—, Pathologie V 684ff.
—, Pathogenese V 686ff.
—, Polyglobulie bei IV 660
—, Prognose V 694ff.
— und Steroide V 684ff., 687ff.
—, Symptome V 682ff., 687ff.
—, Therapie V 697ff.
—, Verlauf V 694ff.
Cutis mormorata I 233; VI 531
— — bei angeborenem Herzfehler III 144
— —' bei Hypotonie IV 809
— — bei vegetativer Labilität IV 809
Cyanidvergiftung III 893
— und Angina pectoris III 893
— und Coronarinsuffizienz III 893
— und Kollaps I 1102
— und Myokard II 968
— und Oxytyramin V 179ff.
— und Renin V 81ff.
— und Schock I 1102
— und Schockniere I 1102

Cyanose VI 530ff.
— bei Adams-Stokes-Syndrom II 252ff.
— bei Adipositas IV 385ff.
—, Ätiologie I 232ff.
— Akro- s. u. Akrocyanose
— bei angeborenem Herzfehler III 80ff., *105*ff., *144*ff., 298ff., 303, 336, 366, 395, 400ff., 420, 451, 471, 497ff., 532ff., 549
— bei angeborener Mitralstenose III 549
— bei angeborener Pulmonalstenose III 298ff., 303ff.
— bei Angina pectoris III 1006
— bei Angina tonsillaris II 914
— bei Aortenatresie III 561ff.
— bei Aortenisthmusstenose III 451ff., 471
—, arterielle I 233; VI 530ff.
— bei arteriovenösen Anastomosen VI 7
— und arteriovenöse Aneurysmen IV 252
— bei arteriovenöser Lungenfistel III 386ff.
—, atonische VI 531ff.
— bei Beriberi IV 390ff.
— bei Bilharziose IV 239
— bei Canalis atrioventricularis communis III 293ff.
— bei Capillarektasien VI 527ff., 530ff.
—, capilläre I 233; VI 12ff., 530ff.
— bei Chylothorax VI 607
— bei Coma diabeticum IV 375ff.
— und Commissurotomie II 1389
— bei Cor biloculare III 547ff.
— bei Coronargefäß-Mißbildungen III 569ff.
— bei Coronarinsuffizienz III 1000
— bei Cor triatriatum III 554
— bei Cor triloculare biatriatum III 540ff.
— bei Cossio-Syndrom III 59
— bei Dextrokardie III 580
— bei Dextroversion III 587
— bei Diabetes mellitus IV 375ff.
— bei Diphtherie-Myokarditis II 894ff.
— bei Ductus Botalli persistens III 165ff., 187
— bei Dystrophie IV 304ff.

Cyanose bei Ebstein-Syndrom III 420ff.
— bei Effort-Syndrom IV 715
— bei Eisenmenger-Komplex III 38
— bei Embolie VI 363ff.
— bei Encephalomyokarditis II 920
— bei Endangitis obliterans VI 283ff.
— bei Endocarditis lenta II 690ff.
— bei Endokardfibrose II 789
— bei Erfrierung VI 555ff.
— bei Erythralgie VI 527
— bei Fallotscher Tetralogie III 329ff., 336ff.
— bei Fettembolie IV 134ff.
— bei Fibroelastose II 789
— bei Fokaltoxikose II 914
— bei Gefäßkrankheiten VI 36ff.
— bei Gefäßmißbildungen III 386ff.
—, gemischte I 234
— bei Glykogenose II 966
— bei Grippenmyokarditis II 925
— bei Hämangiosarkom VI 602
— und Herzdekompensation V 383
— bei Herzinfarkt I 339; III 1124
— bei Herzinsuffizienz I 33ff., 232ff.; V 383
— bei Herztrauma II 404ff.
— bei Herztumoren II 1198
— bei Hypokaliämie IV 421ff.
—, hypoxämische VI 530ff.
— bei intraarterieller Sauerstoffinsuffizienz VI 210
— bei Karditis rheumatica II 605
— bei konstriktiver Perikarditis II 1103ff.
— bei Livedo reticularis VI 534ff.
— bei Luftembolie IV 124ff.
— bei Lungenembolie IV 102ff., 122ff.
— bei Lungenvenenstransposition III 527ff.
— und Minus-Dekompensation V 383
— bei Mitralatresie III 558
— bei Mitralstenose II 1312ff., 1318ff., 1389
— bei Monge-Syndrom IV 34
— bei Myokarditis II 887ff.
— bei Myokardose I 33ff.
— bei Orthostase IV 735; V 810
—, orthostatische VI 13
—, Pathophysiologie I 232ff.

Cyanose bei paroxysmaler Tachykardie II 133ff.
— bei Perikarditis II 1045ff.
—, periphere I 233ff., III 303
—, permanente VI 531ff.
— und Plus-Dekompensation V 383
— bei Pneumonie-Myokarditis II 911
— bei Polycythämie IV 665
— bei postthrombotischem Syndrom VI 510ff.
— bei Pseudo-Cushing-Syndrom V 701
— bei Pulmonalaneurysma VI 466
— bei Pulmonalatresie III 366
— bei Pulmonalsklerose IV 245ff.
— bei Raynaud-Syndrom VI 224ff., 228ff.
— bei rheumatischem Fieber II 605
— bei Sichelzellanämie IV 240
—, Symptome VI 531ff.
— bei Tachykardie II 133ff.
— bei Taussig-Bing-Komplex III 39, 497ff.
—, Therapie VI 532ff.
— bei Thoraxdeformation IV 229
— bei Thrombophlebitis VI 370, 492, 499ff.
— bei Thrombose VI 370
— bei Transposition der Aorta und Pulmonalis III 497ff.
— bei Tricuspidalatresie III 395, 400ff.
— bei Tricuspidalinsuffizienz II 1506
— bei Tricuspidalstenose II 1491ff.
— bei Truncus arteriosus communis persistens III 532, 535ff.
— bei Tumormetastasen IV 237ff.
— bei vegetativer Labilität IV 708, 715, 735
— bei Vena cava-Anomalie III 17, 518ff.
— bei Ventrikelseptumdefekt III 61, 217ff.
— bei Vorhofseptumdefekt III 59, 249, 253ff., 261ff.
—, zentrale I 233ff.; III 303
Cyclocumarol, Chemie VI 196
— bei Gefäßkrankheiten VI 196ff.
Cyclopentanoperhydrophenandren (Glykoside) I 426
Cyclopropan und Adrenalin II 41
—, Extrasystolie durch II 41

Cyclopropan und Kammer-
  flattern II 179
— und Kammerflimmern
  II 179
— und Lebensalter IV 625
— zur Narkose IV 614 ff.
— und Operabilität IV 625
—, Wirkung IV 595
Cyclospasmol VI 178
— bei Arteriosclerosis obliterans diabetica VI 440
— bei Gefäßkrankheiten
  VI 178
Cymarin, Chemie I 427 ff.
—, Resorption I 431
—, Wirkung I 486
Cymarose in Glykosiden
  I 427 ff.
Cysten und Chylothorax
  VI 607
— bei Graviditätstoxikose
  V 737
— bei Hämangiomen VI 598
— im Herzen II 1201
—, Hypertonie bei V 602
— bei Kavernomen VI 598
— bei Lymphangiom VI 617
— und Lymphgefäßinsuf-
  fizienz VI 607
— des Perikards II 1140 ff.
—, renale Hypertonie durch
  V 602
— und Vergiftungen V 772
Cystenlunge und Cor pulmonale
  IV 62, 140 ff., 196 ff.
— und Lungenemphysem
  IV 196 ff.
Cystenniere und Bleivergiftung
  V 772
— und Blutdruck V 37 ff., 603,
  606 ff.
— und Hirnbasisaneurysma
  VI 464
— und Hypertonie V 37 ff.,
  603, 606 ff.
— und renale Hypertonie
  V 37 ff., 603, 606 ff.
—, Therapie V 642
— und Vergiftungen V 772
Cystin bei Gravidität V 726 ff.
— bei Graviditätstoxikose
  V 726 ff.
— und Kallidin V 227
— und Kallikrein V 214
Cystinurie und Myokard
  II 967
Cystopyelitis und Blutdruck
  V 609
— und Hypertonie V 609
— und renale Hypertonie
  V 609
Cytochrome bei Angina pectoris
  III 1389 ff.
— bei Arteriosklerose VI 428
— und Atmung IV 9 ff.

Cytochrome bei Gefäßkrankheiten VI 185 ff.
— bei Herzinsuffizienz I 602
— und Klima IV 9 ff.
— im Kollaps I 1030, 1147
— bei Myokarditis II 892
— und Narkose IV 593 ff.
— und Luftdruck IV 9 ff.
— bei Porphyrie IV 398
— und Sauerstoffmangel
  IV 9 ff.
— im Schock I 1030, 1147
— und Thyreoidea IV 319
Cytochromoxydase und Arteriosklerose VI 419
— und Atmung IV 9 ff.
— bei Endangitis obliterans
  VI 281
— und Klima IV 9 ff.
— und Luftdruck IV 9 ff.
— und Sauerstoffmangel
  IV 9 ff.
Cytostatica bei Lymphogranulomatose IV 680

Da-Costa-Syndrom II 8 ff.;
  IV 714
Dakinsche Lösung und kon-
  striktive Perikarditis
  II 1096
Dakryosialoadenopathia atrophicans s. u. Sjögren-Syndrom
Darm s. a. u. Digestionssystem
— und Acetylcholin V 200
— und Adams-Stokes-Syn-
  drom II 259
— bei Adipositas IV 382 ff.
— bei allergischer Myokarditis II 951 ff.
— und Ammoniumchlorid
  I 561
— bei Amyloidose II 961
— bei Angina pectoris
  III 1006
— bei Aortenaneurysma
  VI 452
— bei Aortenhämatom, intramuralem VI 458
— bei Aortographie
  VI 134 ff.
— bei Arteriosklerose
  V 361
— und arteriovenöse Ana-
  stomose VI 6
— bei arteriovenöser Lungenfistel III 389
— bei Bleivergiftung
  V 771 ff.
— und Blutdruck V 361, 388,
  787 ff., 803 ff.
— und Capillarresistenz
  VI 565
— bei Carcinoid II 782 ff.

Darm bei Chagas-Myokarditis
  II 931 ff.
— und Chinidin II 119
— und Chlorothiazid V 594
— und Cholinmangel V 146
— bei Coronarinsuffizienz
  III 1006
— und Depressan V 232 ff.
— bei Dermatomyositis
  II 992
— bei Dextrokardie III 577
— bei Druckfall-Syndrom
  IV 46
— bei Dystrophia myotonica
  II 970
— bei Echinokokkose II 938
— bei Encephalopathie
  V 388
— bei Endangitis obliterans
  VI 292 ff.
— und Endokarditis lenta
  II 682, 690 ff.
— bei Erythemathodes
  II 983 ff.; VI 344 ff.
— bei essentieller Hypertonie
  V 361, 388
— bei essentieller Hypotonie
  V 787 ff.
— und Gefäßmißbildungen
  III 389
— und Lungenembolie IV 95
— und Lymphgefäßinsuffi-
  zienz VI 607
— und Ganglienblocker
  V 492, 566 ff., 580 ff.,
  594
— und Glomustumoren
  VI 594
— bei Graviditätstoxikose
  IV 512
— bei Hämangioendotheliom
  VI 600
— und Hämangiome VI 596
— bei Hämochromatose
  IV 686
— und Herzinfarkt III 1074 ff.,
  1117 ff.
— und Histamin V 199
— und Hydralazine V 551, 594
— und Hypertensin V 100
— bei Hypertonie V 361, 388
— und Hypocalcämie IV 446
— und Hypokaliämie I 583 ff.;
  IV 420 ff.
— bei Hyponatriämie I 574
— und Hypotonie IV 810;
  V 787 ff., 803 ff.
— und infektiösem Schock
  I 984
— und Kaliumstoffwechsel
  IV 419 ff.
— und Kallidin V 226 ff.
— und Kallikrein V 218 ff.,
  221 ff.
— bei Kaposi-Sarkom VI 602

Darm bei Karditis rheumatica II 606; VI 565
— und Kationenaustauscher I 555ff.
— und Kavernome VI 596
— bei Kollagenosen II 983ff.
— und Kollaps I 957, 982ff. 997ff., *1121*ff.
— und Magnesium-Stoffwechsel IV 455ff., 460
—, Mesoappendix-Test V 192ff., s. a. dort
— bei Migräne VI 250
— und Mineralstoffwechsel IV 419ff.
— bei Möller-Barlow-Syndrom VI 580
— bei Moschcowitz-Symmers-Syndrom VI 573
— bei Myokarditis II 931ff., 951ff.
— und Myokardose II 969ff.
— und Nephrin V 189
— bei Ohnmacht IV 761ff.
— und Oxytyramin V 180ff.
— und Paramyloidose II 961
— und Pepsitensin V 102
— bei Periarteriitis nodosa II 986ff.; V 621; VI 315, 321
— bei Phlebitis VI 492ff., 499
— bei Postural hypotension IV 738
— und Prostaglandin V 206
— bei Purpura rheumatica VI 565
— und Quecksilberdiuretica I 533ff.
— und Rauwolfia-Alkaloide V 525, 528, 538ff., 594
— und Renin V 100
— bei rheumatischem Fieber II 606; VI 565
— und Salicyl II 650
— und Schock I 957, 982ff., 997ff., *1121*ff.
— und Serotonin V 181ff.
— bei Sklerodermie II 989ff.
— bei Skorbut VI 580
— und Substanz P V 203ff., 205
— und Sympathektomie V 486
— bei Teleangiektasien VI 539
— bei Thalliumvergiftung V 774
— bei Tricuspidalinsuffizienz II 1506
— bei Tricuspidalstenose II 1490
— bei Thrombophlebitis VI 492ff., 499

Darm bei vegetativer Labilität IV 719ff., 799ff., 810
— bei Vergiftungen V 771
— und Vesiglandin V 207
— bei Waterhouse-Friedrichsen-Syndrom IV 563ff.
Darmdivertikel III 1325
Darmresektion und Lungenembolie IV 95
„Darmstoff" V 205
Darmtumoren und Herztumoren II 1207
— und Perikardtumoren II 1224ff.
Daptazol als Analepticum I 420
Daquine als Diureticum I 546ff.
„Débilité surrénal congénitale", Begriff IV 811
Decadron bei Carditis rheumatica II 644
Decamethonium bei Gefäßkrankheiten VI 175
Decholin bei Fettembolie IV 137
— zur Kreislaufzeitbestimmung I 168ff.
Decidua und angeborener Herzfehler III 113
— und Graviditätstoxikose IV 511
Decortin bei allergischer Myokarditis II 954
— bei Carditis rheumatica II 644ff.
— bei Myokarditis II 954
— bei rheumatischem Fieber II 644ff.
„Defibrillator" bei Adams-Stokes-Syndrom II 266ff.
— bei Kammerflattern II 177
Defibrillation, elektrische, bei Adams-Stokes-Syndrom II 265ff.
—, —, bei Kammerflattern II 177ff.
—, —, bei Kammerflimmern II 177ff.
Deformationswiderstand (Lunge), Begriff I 179
DHT s. u. Dihydrotheophyllin
Dehydasal bei Gefäßkrankheiten V 202
Dehydratation s. u. Exsiccose
Dehydrocortison bei Cor pulmonale IV 170ff.
Dehydroergotamin bei Migräne VI 253
Dekadron als Diureticum I 551ff.
Dekompensation s. u. Herzdekompensation
Delphicort bei Carditis rheumatica II 644

Deltacortone bei Carditis rheumatica II 644
Deltacortril bei Carditis rheumatica II 644
Deltatheorie (Arteriosklerose und Hypertonie) V 353
Delta-Welle (Elektrokardiogramm) bei Antesystolie II 379ff.
— bei Wolff-Parkinson-White-Syndrom II 379ff
Dendrodochiotoxikose und Purpura infektiosa VI 569
Dengue-Fieber und Myokarditis II 930ff.
Denitrogenisation bei Druckfall-Syndrom IV 48
Depot-Novadral bei Schock IV 602ff.
Depot-Padutin bei Gefäßkrankheiten VI 186
Depot-Penicillin bei Endocarditis lenta II 753ff.
Depot-Salicylsäure bei Pancarditis rheumatica II 649
Depressan und Adrenalin V 232
— und Atropin V 228, 231
— und Blutdruck V 29, 86ff., 133, 209ff., 222, 225, *228*ff., 323ff., 502ff.
— und Carotissinus V 715
— und Chemie V 228ff.
— und essentielle Hypertonie V 323ff., 502ff.
— und essentielle Hypotonie V 790
— und experimentelle Hypertonie V 86ff., 133
— und Hypertensin V 232ff.
— und Hypertonie V 86ff., 133, 323ff., 502ff.
— und Hypotonie V 209, 222, 225, 228ff., 790
— und Magnesium-Stoffwechsel IV 461ff.
— und maligne Hypertonie V 502
—, Pathologie V 234ff.
—, Pharmakologie V 231ff.
—, Physiologie V 234ff.
— und Renin V 232
— und Trypsin V 228
— im Urin V 209ff., 222, 225, *228*ff., *234*ff.
— und Vasopressin V 232
Depression und ACTH II 645
— bei Anämie IV 646ff.
— bei Aortitis luica VI 355
— bei Blutkrankheiten IV 646ff., 666
— nach Commissurotomie II 1396
— und Cortison II 645

Depression bei Gefäßkrankheiten VI 328
— bei Herzglykosidvergiftung I 499
— und Herzneurose IV 822
— und Hydralazine V 551
— und Lues VI 355
— bei Periarteriitis nodosa VI 328
— bei Polycythämie IV 666
— und Rauwolfia-Alkaloide V 530, 537ff.
— bei Riesenzellarteriitis VI 340
— und vegetative Labilität IV 822, 878
Depressorsubstanzen V 196ff.
—, Acetylcholin V 199ff., 235ff.
—, Adenosin V 201ff., 235ff.
—, Angioxyl V 208, 236
— aus Blut V 208, 236
— aus dem Darm V 208
—, Depressan V 209ff., 222, 225, 228ff.
— bei essentieller Hypertonie V 494ff., 500ff.
— und essentielle Hypotonie V 790ff.
— aus Hirn V 208, 236
—, Histamin V 197ff., 235ff., 494
— bei Hypertonie V 494ff., 500ff.
— zur Hypertonie-Therapie V 494ff., 500ff.
— und Hypotonie V 790ff.
—, Kallidin V 224, 226ff.
—, Kallikrein V 208ff., 236
— aus der Niere V 208, 236ff.
—, Prostaglandin V 206ff., 236
—, Substanz P V 203ff., 235ff.
—, 4. Substanz V 208, 236
— und Vagotonin V 207ff., 236
—, Vasodepressormaterial V 193, 195, 202ff.
— bei Verbrennungsschock I 978ff.
—, Vesiglandin V 207, 236
— aus Urin V 208, 236
Depressorteste V 255ff.
— mit Acetylcholin V 256
— und Blutdruck V 255ff.
— mit Doryl V 255ff.
— bei essentieller Hypertonie V 255ff.
— und Flicker-Test V 257ff.
— mit Histamin V 255
— bei Hypertonie V 255ff.
— mit Nitroglycerin V 255ff.
—, Sedations-Test V 258ff.
— mit Vasculat V 256
Deriphyllin bei Angina pectoris III 1383

Deriphyllin bei Coronarinsuffizienz III 1383
Dermatitis und Entzügelungs-Hochdruck V 37ff., 146ff.
— exfoliatica und Myokarditis II 874
— durch Quecksilberdiuretica I 534
Dermatomyositis II 991ff.
—, C-reaktives Protein bei II 597
— als Kollagenose II 976, 991
— und Periarteriitis nodosa VI 324
Dermofluorometer VI 106
Dermographia alba VI 39ff.
— bei Aneurysmen, arterio-venösen V 769ff.
— und Capillarpermeabilität VI 548
— und Capillarspasmen VI 536ff.
— Coerulea VI 41
— elevata VI 41
— und Entzündung VI 548
— und Erythem VI 42
— bei Gefäßkrankheiten VI 38ff.
— und Histamin V 198
—, Latenzzeiten VI 39ff.
—, Mixta VI 41
—, negative VI 39ff.
— rabra VI 40ff.
—, Vasomotorik VI 38ff.
Dermoidcyste und Perikard-cysten II 1150, 1217ff.
Desacetyl-Oleandrin I 430f., 486
Desoxycorticosteron und Blutdruck V 69
— und Diurese I 269ff., 279
— und experimentelle Hypertonie V 69
— und Graviditätstoxikose IV 511ff.
— und Herzglykoside I 459
— bei Herzinfarkt III 1451
— und Hypertonie V 69
— bei Infektionskrankheiten IV 562ff.
— und Myokardstoffwechsel I 28
— und Ödeme I 269ff., 279
— und Periarteriitis nodosa VI 309
— und Wasserhaushalt I 269ff., 279
Dexacortidelt bei Carditis rheumatica II 644
Dexamethason als Diureticum I 551ff.
— bei Karditis rheumatica II 644

Dextran und Kollaps I 1102, 1133
— und Schock I 1102, 1133
— und Schockniere I 1102
— bei Verbrennung VI 563
Dextranreaktion bei Hypertonie V 618
— bei Nephritis V 618
Dextransulfat bei Gefäßkrankheiten VI 195
Dextrin bei Gefäßkrankheiten VI 183
Dextrogramm II 1266ff.
— bei angeborener Tricuspidalstenose III 415
— bei Fallotscher Tetralogie III 354ff.
— bei Pulmonalarterien-aplasie III 384
— bei Tricuspidalinsuffizienz II 1511
— bei Tricuspidalstenose II 1500
— bei Vorhofseptumdefekt III 276
Dextrokardie III 12, 75ff., 573ff., 582ff.
—, Anatomie III 582ff.
— und Arterienmißbildungen III 66
— und Cor biloculare III 546
—, Elektrokardiogramm bei III 576ff.
—, Formen III 573
— und Heredität III 109
—, Röntgendiagnose III 576
— und Situs inversus III 573
—, Spiegelbild III 573ff.
— und Vena-cava-Anomalie III 518
Dextropositio cordis III 75ff.
Dextrose bei Endangitis obliterans VI 301
Dextroversion III 75ff., 581ff.
—, Anatomie III 582
—, Elektrokardiogramm III 584ff.
—, Röntgendiagnose III 583ff.
— und Transposition der Aorta und Pulmonalis III 548ff.
Diacetyl-Adrenalin und Carotissinus V 150
— — und Blutdruck V 150
Di-Adreson bei Karditis rheumatica II 644
— bei rheumatischem Fieber II 644
Diäthylstilboestrol und Arterio-sklerose VI 412
Diabetes insipidus und Kollaps I 957
— — bei Periarteriitis nodosa VI 326

Sachverzeichnis.

Diabetes insipidus und Schock
I 957
— mellitus IV 353 ff.
— — und ACTH II 645
— — und Adrenalektomie
V 490
— — und Adipositas IV 383
— — und Anaesthesie IV 612
— — und angeborener Herzfehler III 81, 111
— —, Angiopathia diabetica
bei IV 345 ff.;
VI 548 ff.
— — und Aortenthrombose
VI 372 ff.
— — und Arteriosklerose
III 749 ff., 788 ff.;
IV 354 ff., 364 ff.,
369 ff.; V 353, 419 ff.;
VI 415 ff., 548 ff.
— — und Augenhintergrund
IV 354 ff., 362 tf.;
V 425; VI 550
— — und Balneotherapie
I 700
— — und Beriberi IV 389
— — und Blutdruck
IV 354 ff., 361 ff.,
366 ff.; V 272, 336 ff.
— —, Cantharidenblase bei
VI 110
— —, Capillaraneurysmen bei
VI 545, 550
— — und Capillarektasien
VI 550 ff.
— —, Capillaropathia diabetica bei IV 548 ff.
— —, Capillarpermeabilität
bei VI 110, 548 ff.
— —, Capillarresistenz bei
VI 104 ff., 574 ff.
— — und Carboanhydrase
I 538 ff.
— — und Cerebralsklerose
IV 354, 361
— —, Coma diabeticum
IV 375 ff.
— — und Coronargefäße
III 749 ff., 788 ff.;
IV 354 ff., 358 ff.
— — und Coronarinsuffizienz
III 788 ff.
— — und Coronarsklerose
III 749 ff., 788 ff.
— — und Cor pulmonale
IV 108, 124, 136
— — und Cortison II 645
— — bei Cushing-Syndrom
V 684 ff., 687 ff.
— —, Durchblutungsstörungen bei IV 356 ff.
— — und Eiweiß-Stoffwechsel IV 371 ff.
— — und Endokarditis lenta
II 667

Diabetes mellitus bei endokriner Hypertonie
V 684 ff., 687 ff.
— — und essentielle Hypertonie V 272, 336 ff.
— — und Fettembolie IV 136
— — und Fettstoffwechsel
IV 369 ff.
— —, Gangrän bei IV 356 ff.
— — und Gefäßkrankheiten
VI 45, 354 ff., 437 ff.
— —, Glomerulosklerose bei
IV 364 ff.; V 337,
618 ff.; VI 550 ff.
— — bei Glykogenose II 966
— — bei Gravidität IV 504
— — und Graviditätstoxikose IV 510 ff.
— — und Hämochromatose
IV 681 ff.
— —, Herz bei I 27, 33, 338,
496 ff., 538 ff., 557,
700; IV 108, 124
354 ff.
— — und Herzglykoside
I 496 ff.
— — und Herzinfarkt
III 789 ff.,
1073 ff., 1359 ff.;
IV 358 ff.
— — nach Herzversagen
I 338
— — und Hirndurchblutung
IV 354 ff., 361;
V 395
— — und Hypertonie
IV 354 ff., 361 ff.,
366 ff.; V 272, 336 ff.
— —, Hypocalcämie bei
IV 452
— —, Hypoglykämie bei
IV 378 ff.
— — und Hypokaliämie
IV 420 ff., 430
— —, Hypotonie bei V 806
— — und Insulin IV 378 ff.
— — und Kaliumhaushalt
I 496 ff.
— — und Kallikrein V 220,
224
— — und Kaliumstoffwechsel
IV 420 ff.
— — und Kationenaustauscher I 557 ff.
— — und Kohlenhydratstoffwechsel IV 372 ff.
— — und Kollaps I 957, 1005
— —, Kreislauf bei I 27, 33,
338, 496, 538 ff., 557,
700; IV 108, 124;
354 ff.
— — und Lungenembolie
IV 108, 124
— — und Magnesium-Stoffwechsel IV 455 ff.

Diät bei Gravidität

Diabetes mellitus und Mineralstoffwechsel
IV 420 ff.
— — und Myokardose II 969
— — und Myokardstoffwechsel I 27, 33
— —, Niere bei IV 354 ff.,
364 ff.; V 337, 419 ff.;
VI 550 ff.
— — und Operabilität
IV 629 ff
— — und Orthostase IV 738
— —, Postural hypotension
bei IV 738; V 814
— —, Purpura bei VI 574 ff.
— — und Rauwolfia-Alkaloid
V 526, 530
— —, renaler II 645
— — und renale Hypertonie
IV 354 ff., 366 ff.;
V 337, 419 ff.
— — und Salicyl II 647
— — und Schock I 957, 1005
— — Steroid- II 645; IV 362
Diät und ACTH II 645
— bei Adipositas IV 389
— bei allergischer Myokarditis II 954
— bei Anämie IV 657
— und angeborener Herzfehler III 113
— bei Angina pectoris III 1445
— bei Angiopathia diabetica
VI 551
—, ansäuernde I 561
— bei Aortenaneurysma
VI 450 ff.
— bei Arteriosklerose VI 420 ff.
— und Blutdruck V 244,
335 ff., 445 ff., 465 ff.
— bei Blutkrankheiten IV 657
— bei Capillaropathia diabetica VI 551
— und Capillarpermeabilität
VI 551
— und Coronarinsuffizienz
III 1445
— bei Cor pulmonale IV 171 ff.,
177
— und Cortison II 645
— und Dermographie VI 40
— bei Diabetes mellitus
VI 551
— und Eiweiß-Haushalt
V 454
— bei Endokardfibrose II 788
— bei Endomyokardfibrose
II 788
— bei essentieller Hypertonie
V 244, 335 ff., 445 ff.,
465 ff.
— bei Gefäßmißbildungen
VI 590
— bei Gravidität IV 488 ff.,
503 ff.

Diät bei Graviditätstoxikose

Diät bei Graviditätstoxikose
  IV 503 ff.
— bei Hämangiomen VI 590
— bei Herzinfarkt III 1445
— bei Herzinsuffizienz I 403 ff.,
  417 ff., 504 ff.
— bei Hypertonie V 465 ff.
— und Hypokaliämie I 583 ff.;
  IV 420 ff.
— und Lebensalter IV 624 ff.
— bei Migräne VI 254
— und Mineralhaushalt
  V 455 ff.
— bei Myokarditis II 954
— bei Nephritis V 644
— und Operabilität IV 624 ff.,
  631 ff.
— und Periarteriitis nodosa
  VI 334
— bei Pyelonephritis V 644
— bei renaler Hypertonie
  V 644
— und Salicyl II 649
— und Skorbut VI 577
— und Stickstoffhaushalt
  V 454 ff.
— bei Sturge-Weber-Syndrom
  VI 590
— bei Thrombophlebitis
  VI 504, 507
— bei vegetativer Labilität
  IV 859 ff.
Diäthylaminoäthanol und
  Blutdruck V 497
— bei essentieller Hypertonie
  V 497 ff.
— bei Gefäßkrankheiten
  VI 202
— bei Hypertonie V 497 ff.
— und Novocain V 497
Diäthylbarbitursäure s. u.
  Veronal
Diäthyloxyphenyläthylamin
  und Adrenalin V 168
— und Noradrenalin V 168
Dialister und Endocarditis lenta II 677
Diaminophosphatide im Myokard II 967
Diamox s. a. u. Carboanhydrasehemmer
— bei angeborenem Herzfehler
  III 155
— bei Cor pulmonale
  IV 175 ff.
— als Diureticum I 527 ff.,
  535 ff.
— und Kollaps IV 603 ff.
— und Leber IV 606
— bei Luftembolie IV 132
— und Schock IV 603 ff.
Diarrhoe bei allergischer Myokarditis II 951 ff.
— durch Ammoniumchlorid
  I 561

Diarrhoe und bakterielle
  Endokarditis II 620
— bei Bleivergiftung V 772
—, Blutdruck bei V 803 ff.
— und Calciumstoffwechsel
  IV 448
— bei Carcinoid II 785
— bei Chagas-Myokarditis
  II 931 ff.
— durch Chinidin II 119
— durch Cholinderivate II 147
— und Chlorothiazid I 544
— und Coronarinsuffizienz
  III 1092, 1117 ff.
— durch Digitalis I 490
— bei Dystrophia myotonica
  II 970
— bei Echinokokkose II 938
— bei Endocarditis lenta
  II 690 ff.
— bei Erythemathodes
  II 983 ff.
— und Ganglienblocker V 594
— und Herzinfarkt III 1092,
  1117 ff.
— und Herzinsuffizienz I 520
— und Hydralazine V 551, 594
— und Hyperkaliämie
  IV 420 ff.
— und Hypokaliämie I 583 ff.;
  IV 420 ff., 430, 446, 448
—, Hypotonie bei V 803 ff.
— und infektiöser Schock
  I 982 ff.
— und Kaliumstoffwechsel
  IV 420 ff.
— und Kationenaustauscher
  I 557 ff.
— bei Karditis rheumatica
  II 606
— bei Kollagenosen II 983 ff.
— und Kollaps I 957, 982 ff.,
  997 ff., 1005; IV 602 ff.
— und Magnesium-Stoffwechsel IV 455 ff.
— bei Migräne VI 250
— und Mineral-Stoffwechsel
  IV 420 ff.
— und Myokarditis II 931
— und Myokardose II 969
— und Operationen IV 596 ff.
— bei Periarteriitis nodosa
  II 987 ff.
— und Postural hypotension
  IV 738
— und Quecksilberdiuretica
  I 534
— und Rauwolfia-Alkaloide
  V 525, 528, 539, 594
— bei rheumatischem Fieber
  II 606
— und Salicyl II 650
— und Schock I 957, 982 ff.,
  997 ff., 1005; IV 602 ff.
— und Sympathektomie V 486

Diarrhoe bei vegetativer
  Labilität IV 719 ff.
— bei Vergiftungen V 772
— und Wasserhaushalt
  I 520
— bei Waterhouse-Friedrichsen-Syndrom IV 563 ff.
Diasal I 509
Diastole I 730 ff.
— und Alternans II 405
— und Amyloidose II 963 ff.
— bei angeborener Pulmonalstenose III 322 ff.
— bei Aorteninsuffizienz
  II 1454 ff., 1464
— bei Aortenstenose II 1441
— bei arteriovenösen Fisteln
  VI 476
— und Balneotherapie I 663
— und Belastung I 854 ff.
— und Blutdruck V 154
— und Calciumstoffwechsel
  IV 454
— und Coronardurchblutung
  III 680
— und Coronargefäße
  III 680
— bei Coronarsklerose
  I 756
— bei Druckhypertrophie
  I 740 ff.
— bei Ebstein-Syndrom
  III 419
— elektrische II 5
— und Elektrokardiogramm
  V 379
— bei Entzügelungs-Hochdruck V 154
— und experimentelle Hypertonie V 154
— bei Fiedler-Myokarditis
  II 957 ff.
— und Ganglienblocker
  V 572 ff.
— bei Gefügedilatation
  I 750 ff.
— und Glykoside I 449 ff.,
  463
— bei Hegglin-Syndrom
  I 31 ff.
— bei Herzblock V 768
— und Herzgröße I 834,
  842 ff.
— bei Herzhypertrophie I 736,
  737 ff., 740 ff.
— bei Herztamponade
  II 1064 ff.
— und Herztöne II 574 ff.
— und Herztonus I 873 ff.
— bei Herztrauma II 475 ff.
— und Herzvolumen I 834,
  842 ff.
— und Hypertonie V 154
— bei Hypocalcämie
  IV 447 ff.

Diastole bei konstriktiver Perikarditis II 1099 ff., 1122 ff.
— und Lebensalter IV 621 ff.
— bei Lungenembolie IV 98 ff.
—, Mechanik I 850 ff.
— bei Mitralfehler II 1313 ff.
— bei Mitralinsuffizienz II 1405 ff.
— bei Mitralstenose II 1313 ff., 1341 ff., 1382
— und Myokard I 730 ff.
— bei Myokarditis II 957
— und Nervensystem I 853 ff.
— und Orthostase IV 729 ff.
— bei paroxysmaler Tachykardie II 132 ff.
— und Perikard II 1037 ff.
— und Perikardcysten II 1145
— und Perikarddivertikel II 1145
— bei Perikarderguß I 347
— bei Perikarditis II 1064 ff.
— bei Sportherz I 736, 872, 921 ff.
— bei Tachykardie I 345; II 132 ff.; III 845
— bei totalem Block II 229 ff.
— und Training I 872
— bei Tricuspidalinsuffizienz II 1508 ff.
— bei Tricuspidalstenose II 1486 ff.
— und Venenpuls II 84
— bei Volumenhypertrophie I 753 ff.
— und U-Welle V 379
Diathese, angiospastische, Begriff, IV 712, s. a. u. vegetative Labilität
—, hämorrhagische, und ACTH II 645
—, —, bei angeborenem Herzfehler III 125, 154
—, —, und Angina pectoris III 868 ff.
—, —, bei Angiopathia diabetica IV 363 ff., 367
—, —, bei Aortenhämatom, intramuralem VI 458
—, —, bei arteriovenösen Aneurysmen IV 253
—, —, bei arteriovenöser Lungenfistel III 389
—, —, bei bakterielle Endokarditis II 690, 692, 742
—, —, bei Beriberi IV 393
—, —, und Blutdruck V 422 ff.
—, —, bei Blutkrankheiten IV 668 ff.

Diathese, hämorrhagische, und Carboanhydrase I 539 ff.
—, —, und Capillaren VI 11
—, —, und Capillarresistenz VI 102 ff., 564 ff.
—, —, durch Chinidin II 119
—, —, durch Chlorothiazid I 544
—, —, nach Commissurotomie II 1393
—, —, und Coronarinsuffizienz III 868 ff.
—, —, und Cortison II 645
—, —, bei Cushing Syndrom V 683 ff.
—, —, bei Dermatosen VI 574
—, —, bei Diabetes mellitus IV 363 ff., 367; VI 574 ff.
—, —, bei Endocarditis acuta bactericidis II 727
—, —, bei Endocarditis lenta II 690, 692 ff., 714, 722, 742
—, —, bei endokriner Hypertonie V 683 ff.
—, —, bei Erythematodes II 745
—, —, bei essentieller Hypertonie IV 422 ff.
—, —, bei experimenteller Hypertonie V 61
—, —, bei Fallotscher Tetralogie III 338 ff., 356 ff.
—, —, familiäre VI 570, 581
—, —, bei Fettembolie IV 135, 137
—, —, bei Fruchtwasserembolie IV 138
—, —, und Gefäße VI 23
—, —, und Gefäßkrankheiten VI 23, 102 ff.
—, —, und Gefäßmißbildungen III 382, 385 ff.; VI 594
—, —, bei Glomustumoren VI 594
—, —, durch Glykoside I 459, 499
—, —, bei Gravidität IV 488 ff.
—, —, bei Graviditätstoxikose IV 512, 517
—, —, und Hämoperikard II 1150 ff.
—, —, bei Hämosiderose IV 257 ff.
—, —, hereditäre VI 570, 581
—, —, bei Heredoataxie II 973

Diathese, hämorrhagische, und Herzinfarkt III 1068
—, —, bei Herzinsuffizienz I 768, 770
—, —, bei Herzklappenfehler II 1314 ff.
—, —, bei Herztumoren II 1194
—, —, bei Hypertonie IV 422 ff.; V 633
—, —, bei Hypoglykämie IV 380
—, —, bei Infekten IV 537, 559 ff., 563 ff.; VI 567 ff.
—, —, und Insulin IV 380
—, —, bei Kaposi-Sarkom VI 602
—, —, bei Karditis rheumatica II 572, 604 ff.; VI 564
—, —, bei Kollagenosen II 987 ff.
—, —, im Kollaps I 957, 1113, 1121
—, —, bei Leukämie IV 675 ff.
—, —, bei Libman-Sacks-Endokarditis II 745
—, —, und Lungenembolie IV 106 ff., 115 ff.
—, —, bei Lungenödem I 768
—, —, bei Lungenstauung I 768, 770
—, —, bei maligner Hypertonie IV 423; V 633
—, —, und Mitralfehler II 1314 ff., 1320
—, —, und Mitralstenose II 1314 ff, 1319 ff.
—, —, bei Möller-Barlow-Syndrom VI 577 ff.
—, —, bei Moschcowitz-Symmers-Syndrom VI 570 ff.
—, —, Myokardstoffwechsel bei III 868 ff.
—, —, neurotische, bei Lungenödem I 768
—, —, bei Periarteriitis nodosa II 985 ff.; 987; VI 315 ff., 318 ff., 321 ff.
—, —, und Perikarditis II 1086, 1089
—, —, bei Perikardtumoren II 1217 ff.
—, —, und Phlebitis VI 492
—, —, bei Polycythämie IV 668 ff.
—, —, bei Postcommissurotomie-Syndrom II 1393 ff.
—, —, bei Pulmonalaneurysma VI 466
—, —, bei Pulmonalarterienaplasie III 382, 385

Diathese, hämorrhagische, bei Pulmonalsklerose
IV 245
—, —, und Purpura VI 570
—, —, bei Purpura fulminans VI 569ff.
—, —, bei Purpura infectiosa VI 567ff.
—, —, bei Purpura rheumatica VI 564ff.
—, —, bei renaler Hypertonie V 633
—, —, bei rheumatischem Fieber II 572, 604ff.; VI 564
—, —, im Schock I 957, 1113, 1121
—, —, senile VI 580ff.
—, —, bei Skorbut VI 577ff.
—, —, bei Teleangiektasien VI 540ff.
—, —, Therapie VI 585ff.
—, —, bei Thrombophlebitis VI 492
—, —, und traumatische Perikarditis II 1086
—, —, Tricuspidalinsuffizienz II 1506
—, —, und Tricuspidalstenose II 1490
—, —, bei Waterhouse-Friedrichsen-Syndrom IV 563ff.
Diatrizoat zur Angiographie VI 120
Diazobenzolsulfosäure und Kallidin V 226
Dibenamin und Blutdruck V 151, 493, 508ff., 516f.
— und Carotissinus V 151
—, Chemie V 508, 516; VI 171
— bei endokriner Hypertonie V 663, 671ff., 679
— bei essentieller Hypertonie V 493, 508ff., 516ff.
— bei Gefäßkrankheiten VI 171ff.
— und Hypertonie V 151, 493, 508ff., 516ff.
— und Kollaps I 1042, 1142
— und Lungenkreislauf IV 72
—, Nebenwirkungen V 493
— bei Phäochromocytom V 663, 671ff., 679
— und Pherentasin V 187
— und Schock I 1042, 1142
— und hämorrhagischer Schock I 1042
— und Serotonin V 185
—, Test V 663, 671ff.
— und vegetative Labilität IV 851
—, Wirkung V 492ff., 508ff., 516ff.

Dibenzylchloräthylaminohydrochlorid s. u. Dibenamin
Dibenzylin und Blutdruck V 493, 508ff., 516ff.
— bei Capillarektasien VI 527ff.
—, Chemie V 508; VI 171
— bei Erythromelalgie VI 527
— bei Erythralgie VI 527
— bei essentieller Hypertonie V 493, 508ff., 516ff.
— bei Gefäßkrankheiten VI 171ff.
— bei Hypertonie V 493, 508ff., 516ff.
—, Nebenwirkungen V 493
—, und Vasomotorik VI 527
—, Wirkung V 492ff., 508ff., 517
Dibucain bei Digitalismitose I 499
Dichlordiäthylsulfid und Capillarresistenz VI 582
— und hämorrhagische Diathese VI 582
Dichlotride s. a. u. Chlorothiazid
— als Diureticum I 527ff., 540ff.
Dicodid bei Herzinsuffizienz I 420
Dicumarine s. u. Cumarine
Dicumarol bei Angina pectoris III 1410ff.
— und Capillarpermeabilität VI 582
— und Capillarresistenz VI 582
— und Coronarinsuffizienz III 1410ff.
— bei Gefäßkrankheiten VI 195ff., 333
— und hämorrhagische Diathese VI 582
— und Herzinfarkt III 1462ff. 1472ff., 1477ff.
— bei Lungenembolie IV 118ff.
— bei Mitralstenose II 1322
— bei Periarteriitis nodosa VI 333
Dicurin als Diureticum I 529ff., 535
Dicyclomin bei Gefäßkrankkrankheiten VI 178
„Diencephalic autonomic attacks" IV 876ff.
Diencephalose und Hypertonie V 723ff.
Diet Saver I 509
Diffusion (Atmung) IV 79ff.
— und Cor pulmonale IV 84ff., 140ff.

Diffusion, Globalinsuffizienz IV 84ff.
— und Höhenadaptation IV 4ff., 82
— und Klima IV 4ff., 82
—, Kurzschlußdurchblutung IV 85ff.
— und Luftdruck IV 4ff., 82
— bei Lungenemphysem IV 178ff.
— bei Lungenfibrose IV 198ff.
— und Lungenkreislauf IV 79ff.
—, Partialinsuffizienz IV 82ff.
— bei Pneumokoniose IV 205ff.
— bei Sauerstoffmangel IV 4ff., 82
— bei Silikose IV 205ff.
—, Verteilungsstörungen s. u. Partialinsuffizienz
Diffusionsfibrose IV 198ff.
Diffusionskapazität (Lunge) I 197ff.; IV 79ff.
Diffusionskoeffizient (Atmung) I 197ff.
Diffusionskonstante (Atmung) I 197ff.
Diffusionsstörungen (Lunge) IV 79ff.
— bei Adipositas IV 231, 385
— bei angeborenem Herzfehler III 146ff.
— bei Cor pulmonale IV 144ff., 168ff.
— und Cyanose VI 530ff.
— im Kollaps I 1018ff.
— bei Lungenembolie IV 103, 106ff.
— bei Lungenemphysem IV 179ff.
— bei Lungenfibrose IV 198ff.
— und Lungenkreislauf IV 79ff.
— bei Mitralstenose II 1317ff.
— und Narkose IV 595ff., 598
— und Operabilität IV 629ff.
— und Operationen IV 598
— bei Pneumokoniose IV 205ff.
— bei Polycythämie IV 667
— und Polyglobulie IV 659
— bei Pulmonalsklerose IV 243
— und Schock I 1018ff.
— bei Silikose IV 205ff.
— bei Sklerodermie IV 201
— bei Thoraxdeformation IV 230
— bei Tuberkulose IV 222ff.
— bei Tumormetastasen IV 238ff.

Diffusionsstörungen bei Ventrikelseptumdefekt III 226
—, Vorkommen IV 81 ff.
Digalen I 480
— bei Arrhythmie II 113
— bei Herzinsuffizienz I 480 ff.
— bei Vorhofflimmern II 113
Digestionssystem und Acetylcholin V 200 ff.
— und Adams-Stokes-Syndrom II 255, 259, 262
— bei Adipositas IV 382 ff.
— und Alkalose I 581 ff.
— und allergische Myokarditis II 949 ff.
— und Ammoniumchlorid I 561
— bei Amyloidose II 961 ff.
— und Angioxyl V 208
— bei Angina pectoris III 1006
— bei Aortenaneurysma VI 452 ff.
— bei Aortenhämatom VI 458
— und Aortographie VI 134 ff.
— und Arrhythmie II 105
— bei Arteriosklerose V 361
— und arteriovenöse Anastomose V 6 ff.
— bei arteriovenöser Lungenfistel III 389
— bei bakterieller Endokarditis II 682, 690 ff., 741
— und Banthin V 493
— bei Beriberi IV 390 ff., 395
— bei Bleivergiftung V 771 ff.
— und Blutdruck IV 390, 395, V 28, 61 ff., 361, 388, 786 ff., 803 ff.
— und Bradykardie II 16
— und Carboanhydrase I 538 ff.
— bei Carcinoid II 782 ff.
— und Capillaren VI 12
— und Capillarresistenz VI 565
— und Carboanhydrasehemmer I 538 ff.
— bei Chagas-Myokarditis II 931 ff.
— und Chinidin II 119
— und Chlorothiazid I 544; V 594
— und Cholinmangel V 146
— und Coronarinsuffizienz III 1006
— und Depressan V 232 ff.
— bei Dextrokardie III 577
— bei Dermatomyositis II 992
— und Dibenamin V 493
— und Dibenzylin V 493
— und Digitalis V 494

Digestionssystem bei Digitalis-Intoxikation I 489 ff.
— bei Diphtherie-Myokarditis II 895
— bei Druckfall-Syndrom IV 46
— und Dumping-Syndrom IV 865
— bei Dystrophia myotonica II 970
— bei Echinokokkose II 938
— bei Endangitis obliterans VI 291 ff.
— und Endocarditis fibrinosa II 778
— und Endocarditis lenta II 682, 690 ff., 741
— und Endocarditis verrucosa simplex II 778
— bei endokriner Hypertonie V 661
— und Erythematodes II 983 ff.; VI 344 ff.
— bei essentieller Hypertonie V 361, 388
— bei essentieller Hypotonie V 786 ff.
— und Extrasystolie II 43, 75
— und Ganglienblocker V 492, 566 ff., 580 ff., 594
— und Gefäßkrankheiten II 986 ff.; V 621; VI 291 ff., 315, 320
— und Gefäßmißbildungen III 389
— bei Glomustumoren VI 594
— bei Glykogenose II 966
— und Glykoside I 478, 489
— bei Graviditätstoxikose IV 512
— bei Hämangioendotheliom VI 600
— und Hämangiome VI 596
— und Hämangiosarkom VI 602
— und Hämatokritwert I 139
— bei Hämochromatose IV 686
— und Herzinfarkt III 1074 ff., 1092, 1115 ff.
— bei Herzinsuffizienz I 33, 417, 478
— bei Herztrauma II 504 ff.
— und Histamin V 199, 494
— und Hydergin V 492
— und Hydralazine V 546, 549 ff., 594
— bei Hypercalcämie IV 448
— und Hyperkaliämie IV 420 ff.
— und Hypertensin V 100 ff.
— und Hypertensinase V 103 ff.
— bei Hypertonie V 61 ff., 361, 388

Digestionssystem und Hypertonie-Therapie V 486, 492
— und Hypotonie IV 809 ff.
— und Hypocalcämie IV 446, 452
— und Hypochlorämie V 581 ff., 588
— und Hypokaliämie I 583 ff.; IV 420 ff., 436
— und Hyponatriämie I 568 ff.
— und Hypotonie IV 810; V 786 ff., 803 ff.
— und infektiöser Schock I 984
— bei intraarterieller Sauerstoffinsufflation VI 210
— und Kallidin V 226 ff.
— und Kallikrein V 210, 218 ff., 221 ff.
— und Kaliumstoffwechsel IV 420 ff.
— bei Kaposi-Sarkom VI 602
— bei Karditis rheumatica II 606, 619, 621; VI 565
— und Kationenaustauscher I 555 ff.
— und Kavernome VI 596
— und Kollagenosen II 983 ff.
— und Kollaps I 957, 982 ff., 997, 1121 ff.; IV 599 ff.
— bei konstriktiver Perikarditis II 1100 ff.
— bei Lymphangitis VI 603
— und Lymphgefäßinsuffizienz VI 607
— bei Luftembolie IV 127 ff.
— bei Lungenembolie IV 95, 104 ff., 107 ff.
— bei Lungeninfarkt IV 107 ff.
— und Magnesium-Stoffwechsel IV 455 ff., 460
— bei maligner Hypertonie V 631 ff.
—, Mesoappendix-Test V 192 ff. s. a. dort
— bei Migräne VI 250
— und Mineral-Stoffwechsel IV 420 ff.
— bei Möller-Barlow-Syndrom VI 580 ff.
— bei Moschcowitz-Symmers-Syndrom VI 573
— bei Myokarditis II 877 ff.
— bei Myokardose I 33; II 969
— und Nephrin V 189
— und Nicotinwirkung II 10
— bei Ohnmacht IV 761 ff.
— und Oxytyramin V 180 ff.
— bei Pancarditis rheumatica II 619 ff.
— und Paramyloidose II 960 ff.

Digestionssystem und paroxysmale Tachykardie
II 131 ff., 144
— und Pepsitensin V 102
— bei Periartriitis nodosa
  II 986 ff.; V 621; VI 315, 320 ff.
— und Perikarditis II 1100 ff.
— bei Phäochromocytom V 661
— und Phlebitis VI 492, 497 ff.
— und Pneumoperikard II 1153
— bei Porphyrie IV 398
— bei postsynkopalem Syndrom II 261 ff.
— und Postural hypotension IV 738
— und Prostaglandin V 206
— und Purine I 547 ff.
— bei Purpura rheumatica VI 565
— und Pyrazole II 654
— und Quecksilberdiuretica I 533 ff.
— und Rauwolfia-Alkaloide V 525, 528, 538 ff., 594
— bei Raynaud-Syndrom VI 228
— bei renaler Hypertonie V 631
— und Renin V 100
— bei rheumatischem Fieber II 606, 619, 621; VI 565
— bei Riesenzellarteriitis VI 338, 341
— bei Roemheld-Syndrom IV 865
— und Salicyl II 650
— bei Scharlach-Myokarditis II 902
— und Schock I 957, 982 ff., 997, 1121 ff.; IV 599 ff.
— und Serotonin V 181 ff.
— bei Sklerodermie II 989 ff.
— bei Skorbut VI 580 ff.
— und Substanz P V 203 ff.
— und Sympathektomie V 486
— und Tachykardie II 131 ff., 144
— bei Teleangiektasien VI 539
— bei Thalliumvergiftung V 774
— und Thiocyanate V 494
— bei Thrombophlebitis VI 492, 497 ff.
— bei Tricuspidalinsuffizienz II 1506
— und Tricuspidalstenose II 1490
— und Vagotonin V 207 ff.
— und Vasomotorik VI 228
— bei vegetativer Labilität IV 719 ff., 799 ff., 809 ff.

Digestionsstörungen und Veratrin V 492
— und Veratrumalkaloide V 565, 594
— und Vergiftungen V 771, 774
— und Vesiglandin V 207
— und Vorhofflattern II 105
— und Vorhofflimmern II 105
— bei Waterhouse-Friedrichsen-Syndrom IV 563 ff.
Digilanid s. a. u. Lanatoside I 431
— bei Arrhythmie II 113 ff.
—, Chemie I 427 ff.
—, Eigenschaften I 431 ff., 483
—, Erhaltungsdosis I 476 ff., 483
—, Latenz I 434 ff., 483
—, Resorption I 478, 483
— bei Vorhofflimmern II 113 ff.
—, Wirkdauer I 434 ff., 479, 483
—, Wirkung I 431, 434 ff., 458, 476 ff., 478, 483
Digimerck (s. a. u. Digitoxin) I 427 ff.
— bei Arrhythmie II 113
— bei Herzinsuffizienz I 427 ff.
— bei paroxysmaler Tachykardie II 148
— bei Tachykardie II 148
— bei Vorhofflimmern II 113
Diginatin, Chemie I 428 ff.
Diginatingenin, Chemie I 427 ff.
Digipuratum I 485
Digitaline bei Vorhofflimmern II 113
Digitalinum verum, Chemie I 428
Digitalis I 404 ff.
— bei Adams-Stokes-Syndrom II 272
— und Adrenalin I 480 ff.
—, Alternans durch II 408
— bei Amyloidose II 963
— bei angeborenem Herzfehler III 155
— bei Angina pectoris III 1395 ff.
— und Antesystolie II 382 ff.
— bei Aortenbogensyndrom VI 380
— bei Aortenfehler II 1448 ff., 1476
— bei Aorteninsuffizienz II 1476
— bei Aortenstenose II 1448 ff.
— und Arrhythmie I 489 ff.; II 105, 113 ff.

Digitalis und Atrioventrikularblock II 218 ff., 226, 243 ff., 248, 251
— und Atrioventricular-Rhythmus II 282
— bei Beriberi IV 396
—, Bigeminie I 490 ff.; II 40 ff., 114
— und Blutdruck I 71; V 494
— und Blutmenge I 149, 155
—, Bradykardie durch I 451, 479 ff.; II 19
— und Calcium I 480
— und Calciumstoffwechsel IV 450 ff.
— und Carotis-Sinus-Syndrom II 274 ff.
—, Chemie I 426 ff.
— und Chinidin II 117 ff., 121 ff.
— vor Commissurotomie II 1387, 1391 ff.
— bei Cor pulmonale IV 122 ff., 174 ff.
— bei Diabetes mellitus IV 378
— zur Diagnose I 462
— und Diurese I 457 ff.
— bei Dystrophia musculorum progressiva II 972
— und Elektrokardiogramm I 463, 479, 489 ff., *500* ff.; II 10
— und Elektrolythaushalt I 30, 113 ff.
— bei Endokardfibrose II 788
— bei Endomyokardfibrose II 788
—, Erhaltungsdosis I 476 ff.
— bei essentieller Hypertonie V 494
— und Extrasystolie I 462, 479, 490 ff.; II 39 ff., 53, 66 ff., *76* ff.
— bei Fibroelastose II 789
— bei Fiedler-Myokarditis II 958
— bei Gefäßkrankheiten VI 486, 986
— bei Gravidität IV 488, 498, 504
— bei Graviditätstoxikose IV 504
— bei Hämochromatose II 965
— und Herzarbeit I 8 ff., 30, 55 ff., 58 ff., 113 ff.
— und Herzblock II 193 ff., 198, 218 ff., 226
— bei Herzinfarkt I 464; III 1453 ff.
— bei Herzinsuffizienz I 8 ff., 30, 55 ff., 58 ff., 113 ff., 127 ff., 136, 149, 155, *404* ff., 458 ff.

Digitalis bei Herzthypertrophie II 975
— bei Herztrauma II 526 ff.
— bei Hyperthyreose I 461 ff., 471, 500, 503; IV 319, 323
— bei Hypertonie V 494
— und Hypocalcämie IV 451 ff.
— und Hypokaliämie I 584 ff.
— bei idiopathischer Herzhypertrophie II 975
—, Indikationen I 459 ff.; II 113 ff.
— und Interferenz-Dissoziation II 295 ff.
—, Intoxikation I 461 ff., 479, 487 ff.
— und Kallikrein V 216
—, Kammerflattern durch II 171
—, Kammerflimmern durch II 171
— und Kammertachykardie II 151 ff., 165
— bei Karditis rheumatica II 584 ff., 656
— bei Klappenfehlern I 465
— im Körper I 432 ff.
— bei Koma, diabetisches IV 378
—, Kontraindikation I 461 ff.
— und Kollaps I 959, 968
— lanata I 426 ff.
—, Latenz I 434 ff.
— bei Lungenembolie IV 122 ff.
— und Lungenkreislauf I 127 ff.
— und Lungenödem I 136
— und Magnesium-Stoffwechsel IV 457 ff., 459 ff.
— bei Mitralfehler II 1382, 1387
— bei Mitralstenose II 1382, 1387
— bei Myocarditis rheumatica II 656
— und Myokard II 968
— und Myokarditis II 656, 877, 892, 918
— bei Myokardose II 969 ff.; IV 498
— bei Myokardose nach Gravidität IV 498
— bei Myokardsarkoidose II 949
— bei Myokardtuberkulose II 945
— und Narkose IV 615 ff.
—, Nebenwirkungen V 494
— und Operabilität IV 626, 634 ff.

Digitalis und Pararhythmie II 295 ff., 304, 307
— und Parasystolie II 304, 307
— und paroxysmale Tachykardie II 147 ff., 151 ff., 165
— bei Pneumonie-Myokarditis II 912
—, Präparate I 482 ff.; II 113
—, probatorische Gaben I 462
— mit Puerperium IV 498
— purpurea I 426 ff.
— und Reizleitungsstörungen II 193 ff., 198, 218 ff., 226, 243 ff., 248, 251
—, Resorption I 431, 478
— bei rheumatischem Fieber II 584 ff., 656
—, Sättigung I 474 ff.
— bei Sarkoidose II 949
— und Schenkelblock II 341, 356
— und Schock I 465, 959, 968
— und Sinuauricularblock II 193, 198
—, Standardisierung I 430 ff.
— und Tachykardie II 147 ff., 149, 151 ff., 165
— und Thrombophlebitis VI 486
— und Thrombose VI 986
—, Toleranztest I 472, 479
— bei Tricuspidalstenose II 1501 ff.
—, Überdosierung I 458 ff., 480, 493 ff.
— und Umkehr-Extrasystolie II 315
— und Umkehrrhythmus II 315
— und Venendruck I 113 ff.
— und Vorhofflattern II 105, 123 ff.
— und Vorhofflimmern II 105, 113 ff.
— und Wenckebachsche Periodik II 218 ff.
—, Wirkung I 56 ff., 71, 127, 431 ff., 448 ff., 458 ff., 468 ff., 474 ff., 478 ff.
—, Wirkungsdauer I 434 ff., 479
— und Wolff-Parkinson-White-Syndrom II 382 ff.
Digitalis-Bigeminie I 490 ff.; II 40 ff., 114, 304
Digitalis-Dispert I 485
Digitalisvergiftung I 489 ff., 499 ff.
—, Ätiologie I 487 ff.
—, Alternans bei II 408

Digitalisvergiftung und Arrhythmie I 489 ff.; II 105, 243 ff.
— und Atrioventrikularblock II 218 ff., 226, 243 ff., 248
—, Blut bei I 499
—, Digestionssystem bei I 489
—, Herzrhythmus bei I 489 ff.; II 105
— bei Hypertonietherapie V 494
— und Kaliumhaushalt I 458 ff., 480, 493 ff.
—, Mechanismus I 487 ff.
— und Mineralhaushalt I 458 ff., 493 ff.
— und Myokard II 968
— und Myokardose II 959
—, Nervensystem bei I 499
— und Reizleitungsstörungen II 193 ff., 198, 218 ff., 226, 243, 248
—, Symptome I 489 ff., 499 ff.; II 105
— und Therapie I 495 ff.
— und totaler Block II 243 ff., 248
Digitaloide I 433 ff., 456 ff., 471 ff.
— bei Adrenalektomie V 490
— bei angeborenem Herzfehler III 155
— bei Angina pectoris III 1395 ff.
— und Antesystolie II 392
— bei Aorteninsuffizienz II 1476
— bei Arrhythmie II 113 ff.
— bei Beriberi IV 396
— und Blutmenge I 149
— und Calcium I 480; IV 450 ff.
— und Chemie I 426 ff., 429 ff.
— bei Cor pulmonale IV 122 ff., 174 ff.
— und Diurese I 457 ff., 485 ff.
—, Eigenschaften I 430 ff., 481 ff., 485 ff.
— und Elektrokardiogramm I 500 ff.
—, Erhaltungsdosis I 476 ff.
—, Extrasystolie durch I 462; II 39 ff., 44, 77 ff.
— und Herzarbeit I 16 ff., 25, 55 ff., 76
— bei Herzinfarkt I 464; III 1453 ff.
—, Indikationen I 459 ff., 485 ff.
— bei Infektionskrankheiten IV 556, 562 ff.
— und Interferenz-Dissoziation II 291 ff., 295 ff.

Digitaloide, Intoxikation
I 461 ff., 485 ff.
—, Kammerflattern durch
II 171
—, Kammerflimmern durch
II 171
— bei Karditis rheumatica
II 656
— bei Klappenfehlern I 465
—, Kontraindikation I 461 ff.
—, Latenz I 434 ff., 481,
485 ff.
— bei Lungenembolie
IV 122 ff.
— bei Myokarditis II 892
— und Operabilität IV 626,
634 ff.
— bei paroxysmaler Tachykardie II 147 ff., 149
— bei Pneumonie-Myokarditis
II 912
— und Poliomyelitis II 918
— bei Pseudourämie V 388
—, Resorption I 431, 478, 481,
485 ff.
— bei rheumatischem Fieber
II 656
—, Sättigung I 474 ff.
—, Standardisierung I 430 ff.
— und Stereoide I 459
— bei Tachykardie II 147 ff.,
149
— und Thrombophlebitis
VI 486
—, Todesfälle I 464; II 78
— bei Vorhofflimmern
II 113 ff.
—, Wirkdauer I 434 ff., 479,
481, 485 ff.
—, Wirkung I 16 ff., 25, 55 ff.,
76, 149, 431 ff., 434 ff.,
448 ff., 458 ff., 464,
468 ff., 474 ff., 481 ff.,
485 ff.
— und Wolff-ParkinsonWhite-Syndrom II 392
Digitalysat I 485
Digitoxigenin, Chemie
I 427 ff.
Digitoxin I 430 ff., 489 ff.
— bei Arrhythmie II 113
—, Chemie I 427 ff.
— nach Commissurotomie
II 1391
— und Diurese I 457 ff.
—, Erhaltungsdosis I 476 ff.,
484 ff.
— bei Herzinsuffizienz
I 113 ff., 427 ff., 468 ff.
— bei Herztrauma II 526 ff.
—, Intoxikation I 461 ff.,
484 ff.
—, Kontraindikation I 461 ff.
—, Latenz I 434 ff., 484 ff.
— bei Mitralstenose II 1391

Digitoxin bei paroxysmaler
Tachykardie II 148 ff.
—, Pharmakologie I 430 ff.,
484 ff.
—, Resorption I 431, 478,
484 ff.
—, Sättigung I 475 ff., 484 ff.
—, Standardisierung I 430 ff.
— bei Tachykardie II 148 ff.
— in Verodigen I 483
— bei Vorhofflimmern II 113
—, Wirkdauer I 434 ff., 479,
484 ff.
—, Wirkung I 431 ff., 434 ff.,
448 ff., 457 ff., 468 ff.,
484 ff.
Digitoxose in Glykosiden
I 427 ff.
Digoxigenin, Chemie I 427 ff.
Digoxin I 427 ff., 482 ff.
— bei Arrhythmie II 113 ff.
—, Chemie I 427 ff.
—, Eigenschaften I 431 ff.,
482 ff.
—, Erhaltungsdosis I 476 ff.,
482
— bei Extrasystolie II 76
— und Herzmechanik I 58,
427 ff.
—, Latenz I 434 ff., 482
—, Resorption I 431, 478, 482
—, Sättigung I 474 ff.
— und Steroide I 459
— bei Vorhofflimmern
II 113 ff.
—, Wirkdauer I 434 ff., 479, 482
—, Wirkung I 58, 427 ff., 434 ff.,
474 ff. 478, 482
Digitus mortuus bei RaynaudSyndrom VI 224
Diglucomethoxan als Diureticum I 530 ff.
Dihydrazinophthalazin s. u.
Nepresol
Dihydrochinidinchlorhydrat
bei Vorhofflimmern II 115
Dihydroergocornin bei Angina
pectoris III 1403
— und Blutdruck V 398,
509 ff.
—, Chemie V 509
— bei Coronarinsuffizienz
III 1403
— bei essentielle Hypertonie
V 398, 509 ff.
— bei Gefäßkrankheiten
VI 166 ff.
— und Hirndurchblutung
V 398
— bei Hypertonie V 398,
509 ff.
Dihydroergocristin und Blutdruck IV 858; V 509
— und essentielle Hypertonie
V 509 ff.

Dihydroergocristin bei Gefäßkrankheiten VI 166 ff.
— und Hypertonie V 509 ff.
— bei vegetativer Labilität
IV 858
Dihydroergokryptin und Blutdruck V 509
— und essentielle Hypertonie
V 509
— bei Gefäßkrankheiten
VI 166 ff.
— und Hypertonie V 509
Dihydroergotamin und Blutdruck IV 581; V 151,
509 ff.
— und Carotissinus V 151
— und essentielle Hypertonie
V 509 ff.
— und Hypertonie V 151,
509 ff.
— bei vegetativer Labilität
IV 851 ff.
Dihydrostreptomycin bei
Endocarditis lenta II 754 ff.
Dihydrotachysterin und Hypercalcämie IV 446, 448
Dihydrotheophyllin als Diureticum I 527 ff., 548 ff.
— und Herzglykoside I 486
— und Oscillogramm VI 79
Dihydroxyphenylserin und
Adrenalin V 168
— und Noradrenalin V 168
Dihyprylon bei vegetativer
Labilität IV 859
Dilantin bei Digitalisvergiftung
I 499
Dilatol VI 165
—, Chemie VI 165
— bei Gefäßkrankheiten
VI 165 ff.
—, intraarteriell VI 207
— bei Raynaud-Syndrom
VI 232
— und Terminalstrombahn
VI 16
Dilaudid bei Angina pectoris
III 1397
— bei Coronarinsuffizienz
III 1397
— bei Herzinfarkt III 1446
— bei Lungenembolie IV 122
Dimedon und Kallikrein
V 214
Dimercaprol bei essentieller
Hypertonie V 501
Dimethylphenylpiperazin bei
Phäochromocytom
V 663, 667
—, Test V 663
Dinatriumäthylendiaminacetat
und Calciumstoffwechsel
IV 451
Dinitrophenol und Arteriosklerose VI 412

Diurese und Aldosteron

Sachverzeichnis. 1011

Diodon, Kammerflattern durch II 173
—, Kammerflimmern durch II 173
Diodrast zur Angiographie VI 120
— bei bakterieller Endokarditis II 754
— bei Endocarditis lenta II 754
Diodrastclearance und Adrenalin V 176
— bei Anämie IV 648
— und Blutdruck V 68, 406
— bei Blutkrankheiten IV 648
— bei essentieller Hypertonie V 406
— bei experimenteller Hypertonie V 68
— bei Gravidität V 727
— bei Herzinsuffizienz I 256
— und Hypertensin V 99
— bei Hypertonie V 602
— im Kollaps I 1098 ff.
— und Orthostase IV 735
— bei renaler Hypertonie V 602
— und Renin V 99
— im Schock I 1098 ff
— bei Schockniere I 1098 ff.
— und Sympathektomie V 479 ff.
— bei vegetativer Labilität IV 735
Dionin und Capillarpermeabilität VI 582
— und Capillarresistenz VI 582
— und hämorrhagische Diathese VI 582
— bei Herzinsuffizienz I 420
Dioxylin bei Gefäßkrankheiten VI 178
Dioxyphenylacetaldehyd und Blutdruck V 180
— und Hypotonie V 180
— und Oxytyramin V 179 ff.
Dioxyphenylalanin und Adrenalin V 168
— und Noradrenalin V 168
— und Oxytyramin V 179
Dioxypropyltheophyllin bei Angina pectoris III 1383
Diparcol und Gefäßkrankheiten VI 29
Dipetalonema und Lymphangitis VI 604
Diphenylaminreaktion bei Carditis rheumatica II 598
Diphenylenmethandisulfonamid und Diurese I 530 ff.
Diphenylhydantoin und Periarteriits nodosa VI 309
Diphosphorpyridinnucleotid V 313

Diphtherie, Adams-Stokes-Syndrom bei II 263
— und Addison-Syndrom V 798
— und angeborener Herzfehler III 114
—, Antesystolie bei II 395
—, Atrioventrikularblock bei II 224, 243 ff.
— und Blutdruck V 716, 798, 801 ff.
—, Bradykardie bei II 18
— und Endocarditis acuta bactericidis II 731
— und Entzügelungshochdruck V 716
—, Extrasystolie bei II 36 ff.
— und Gefäßkrankheiten VI 27
—, Herzblock bei II 224, 243 ff.
—, Herzinsuffizienz bei I 763 ff., 779
— und Hypertonie IV 569
— und Hypotonie V 798, 801 ff.
— und infektiöser Schock I 983 ff.
—, Interferenzdissoziation bei II 295
— und Kammertachykardie II 150 ff.
— und Kollaps I 958, 983
—, Lebernekrose bei I 779 ff.
—, Links-Schenkelblock bei II 357
—, maligne II 249, 357
— und Myokarditis I 348, 707, 763 ff.; II 357, 869 ff., 874 ff., 892 ff.; IV 546 ff.
— und neurogene Hypertonie V 716
—, Prognose II 897 ff.
—, Rechts-Schenkelblock bei II 357
—, Reizleitungsstörungen bei II 224, 243 ff., 357
— und Schenkelblock II 357
— und Schock I 958, 983 ff.
—, Tachykardie bei II 9 ff., 150
— und totaler Block II 243 ff., 249, 272
—, toxische II 249, 357, 893
—, Umkehrextrasystolie bei II 315
—, Umkehrrhythmus bei II 315
—, Verzweigungsblock bei II 357
—, Wilson-Block bei II 357
—, Wolff-Parkinson-White-Syndrom bei II 395

Diphtheriebakterien und Endocarditis lenta II 675
Diphtherie-Myokarditis I 763; II 357, 869 ff., 874 ff., 892 ff.; IV 546
—, Anatomie II 893 ff.,
—, Elektrokardiogramm bei II 878 ff., 895 ff.
—, Häufigkeit II 893
— und kardiogener Schock II 896
—, Kreislauf bei II 894 ff.
—, Pathologie II 893 ff.
—, Prognose II 897 ff.
—, Röntgendiagnose II 885
—, Symptome II 895 ff.
Diphtherieserum und allgerische Myokarditis II 952
— und allergische Perikarditis II 1089
— bei Diphtherie-Myokarditis II 892
Diphtherietoxin und Blutdruck V 57
— und Hypertonie V 57
— und Myokarditis IV 546 ff.
Diphtherie-Toxoid und rheumatisches Fieber II 554
Diplococcus pneumoniae s. u. Pneumokokken
Dipyrin bei Carditis rheumatica II 651
Dirnate und Diurese I 536 ff.
Diskordanz (EKG), Begriff II 317
,,Dissociation isorhythmique", Begriff II 239
Dissoziation (Elektrokardiogramm) II 285 ff.
—, atrioventrikulare II 285, 286 ff.
— Block- s. a. dort II 227, 285 ff.
—, einfache II 285
—, —, Elektrokardiogramm bei II 287 ff.
— Interferenz- s. a. dort II 240 ff., 285 ff., 290 ff.
—, —, isorhythmische II 288 ff.
—, —, Mechanik II 286 ff.
—, —, Symptome II 287 ff.
Diurese und Acidose I 566 ff., 588 ff.
— und ACTH II 645
— und Aderlaß I 591 ff.
— und Adiuretin I 236 ff., 275 280 ff., 323 ff., 510
— und Adrenalin V 176 ff.
— und Aldosteron I 236 ff., 269 ff., 323 ff., 402 ff., 510, 550; V 710 ff.

64*

Diurese durch Aldosteronhemmer I 550ff.
— und Alkalose I 566ff., 581ff.
— bei Anämie IV 646ff., 648, 657, 659
— bei Angina pectoris III 1006
— bei Angiopathia diabetica IV 354ff., 365ff.
— und Angioxyl V 208
— bei Aortenhämatom, intramuralem VI 458
— bei Aortenstenose II 1448
— bei Aortenthrombose VI 375
— und Aortographie IV 135
— bei arteriovenösen Aneurysmen V 769ff.
— bei arteriovenösen Fisteln VI 477ff.
— und Atmung I 329; IV 17ff., 26
— durch Ansäuerung I 561ff.
— und Augenhintergrund V 424
— und Balneotherapie I 666ff.
— bei Beriberi IV 395
— und Blutdruck V 68ff., 99ff., 165, 176ff., 185, 189, 208, 220, 241, 259, 307ff., 328ff., 402ff., 784
— bei Blutkrankheiten IV 646ff., 648, 657, 659
— und Blutmenge I 153, 155, 162, 323ff.
— und Calciumstoffwechsel IV 446
— und Capillarpermeabilität VI 106ff.
— durch Carboanhydrasehemmer I 536ff.
— durch Chlorothiazid I 541ff.; V 589ff.
— und Coma diabeticum IV 375ff.
— und Commissurotomie II 1387
— und Coronarinsuffizienz III 1006
— bei Cor pulmonale IV 96, 105ff., 124ff., 175ff.
— durch Corticoide I 550ff.
— und Cortison II 645; V 709ff.
— und Cyanose VI 531
— und Dehydratation I 566ff., 589ff.
— bei Dekompensation V 404
— bei Diabetes mellitus IV 354ff., 365ff., 375ff.; V 337, 419ff.

Diurese durch Digitalis I 406; V 494
— und Embolie I 534, 596
— bei Endangitis obliterans VI 259ff., 290
— bei Endokardfibrose II 788
— bei endokriner Hypertonie V 659
— bei Endomyokardfibrose II 788
— bei Erythemathodes II 983ff.
— und essentielle Hypertonie V 259, 307ff., 328ff., 402ff.
— bei experimenteller Hypertonie V 68ff., 99ff., 165, 176ff., 185, 189
— und Ganglienblocker V 570, 574ff.
— bei Gravidität IV 482ff., 727
— bei Graviditätstoxikose IV 503ff., 512ff., 517; V 734
— bei Hämochromatose IV 685
— bei Herzinfarkt III 717ff., 1118; V 818ff.
— bei Herzinsuffizienz I 33, 69, 74ff., 85, 91, 101, 129ff., 204ff., 214, 235ff., 255ff., 275, 280ff., 301ff., 329ff., 338ff., 402ff., 419, 433, 456ff., 480, 496ff., 502ff., 516ff., 521ff.; V 404, 566
— bei Höhenadaptation IV 17ff., 26
— und Hydralazine V 548
— und Hydro-Chlorothiazid V 589ff.
— und Hyperchlorämie I 588ff.
— bei Hyperkaliämie IV 421ff.
— und Hypertensin V 99ff.
— bei Hypertonie V 68ff., 99ff., 165, 176ff., 185, 189, 241, 259, 307ff., 328ff., 402ff., 602ff.
— und Hypertonie-Therapie V 494, 589ff.
— und Hypocalcämie IV 446
— und Hypochlorämie I 581ff.
— und Hypokaliämie I 583ff.; IV 420ff.
— und Hyponatriämie I 568ff.
— und Hypotonie V 784
— bei Infektionskrankheiten IV 556, 562

Diurese und Kälte-Test IV 784
—, Kaliumhaushalt I 497ff., 566
— und Kallikrein V 220
— und Kationenaustauscher I 212, 507, 555ff.
— und Klima IV 17ff., 26
— bei Kollagenosen II 983ff.
— und Kollaps I 957, 997ff., 1074ff., 1098ff., 1107ff.; IV 602ff.
— bei konstriktiver Perikarditis II 1096ff., 1105
— und Luftdruck IV 17ff., 26
— und Luftembolie IV 131
— und Lungenembolie IV 96, 105ff., 124ff.
— und Magnesiumstoffwechsel I 256; IV 455ff.
— bei Migräne VI 254
— und Mineralhaushalt I 562ff., 566
— bei Mitralstenose II 1387
— bei Moschcowitz-Symmers-Syndrom VI 573
— bei Myokarditis II 902
— und Narkose IV 595ff.
— und Nephrin V 189
— bei Nephrose IV 617
— und Noradrenalin V 176ff.
— bei Ohnmacht IV 761ff.
— und Operabilität IV 626, 631ff.
— und Operationen IV 596ff., 605ff.
— bei Orthostase IV 730ff., 735; V 810, 813
—, osmotische I 561
— bei paroxysmaler Tachykardie II 134ff.
— bei Periarteriitis nodosa VI 317ff.
— bei Perikarditis II 1096, 1105
— bei Perniciosa IV 648
— bei Phäochromocytom V 659ff.
— bei Phlebitis VI 488, 496ff.
— bei Polycythämie IV 665ff.
— bei Postural hypotension IV 738ff.; V 816
— durch Purine I 526ff., 545ff.; V 494
— bei Pyelonephritis V 609
— und Pyrazole II 651, 654
— bei renaler Hypertonie V 602ff.
— und Renin V 99ff.
— und Säure-Basengleichgewicht I 204ff., 214, 301, 510, 566ff., 581ff., 588ff.

Diurese bei Sauerstoffmangel
　IV 17 ff., 26
— bei Scharlach-Myokarditis
　II 902
— und Schock I 957, 997 ff.,
　1074 ff., 1098 ff., 1107 ff.;
　IV 602 ff.
— bei Schockniere I 1074 ff.,
　1098 ff., 1107 ff.
— durch Scilla I 485
— und Sedations-Test V 259
— und Sedativa I 419 ff.
— und Serotonin V 185
— bei spontaner Hypertonie
　V 165
— und Steroide I 269 ff., 323 ff.
— und Sympathektomie
　V 479 ff.
— bei Tachykardie I 345;
　II 134 ff.
— bei Therapie I 404, 407 ff.,
　566
— und Thrombophlebitis
　VI 488, 496 ff.
— und Thrombose I 534,
　590
— und Tyramin V 179
— bei vegetativer Labilität
　IV 719, 735
— und Vena cava-inferior-
　Ligatur I 596 ff.
— und Venendruck I 85, 91
— und Veratrumalkaloide
　V 559 ff.
— und Wasserhaushalt
　I 562 ff.
Diuretica I 521 ff.
— und Acidose V 566 ff.,
　588 ff.
—, Aldosteronhemmer I 550 ff.
— und Alkalose I 566 ff., 581 ff.
— bei Anämie IV 657
— bei angeborenem Herzfehler
　III 155
— bei Aortenstenose II 1448
— und Blutdruck V 494
— bei Blutkrankheiten IV 657
— und Calciumstoffwechsel
　IV 446
—, Carboanhydrasehemmer
　I 535 ff.
—, Chemie I 526 ff.
—, Chlorothiazid I 540 ff.
— und Commissurotomie
　II 1387
— bei Cor pulmonale IV 175 ff.
—, Corticoide als I 550 ff.
—, Definition I 525 ff.
— und Dehydratation
　I 566 ff., 589 ff.
— und Diabetes mellitus
　I 538 ff., 557 ff.
—, Dosierung I 527 ff.
—, Eigenschaften I 527 ff.
— und Embolie I 534, 590

Diuretica bei Endokardfibrose
　II 788
— bei Endomyokardfibrose
　II 788
—, Erhaltungstherapie I 524 ff.
— bei essentieller Hypertonie
　V 494
—, extrarenale I 526 ff.
— bei Gefäßmißbildungen
　VI 590
— bei Graviditätstoxikose
　IV 504
— bei Hämangiome VI 590
— bei Hämochromatose
　IV 685
— bei Herzinsuffizienz
　I 113 ff., 129, 300 ff., 315,
　407 ff., 507 ff., 521 ff.,
　528 ff., 566
— und Hyperchlorämie
　I 588 ff.
— bei Hypertonie V 494
— und Hypocalcämie IV 446
— und Hypochlorämie I 581
— und Hypokaliämie I 583 ff.,
　584; IV 420 ff.
— und Hyponatriämie
　I 5, 568 ff.
— bei idiopathischer Herz-
　hypertrophie II 975
—, Indikation I 522 ff.
—, Kationenaustauscher I 212,
　507, 555 ff.
— und Kollaps I 957; IV 602 ff.
—, Kontraindikationen I 525
— und Leber IV 606
— bei Luftembolie IV 131
— und Lungenembolie IV 96
— bei Lymphgefäßinsuffizienz
　VI 615
— bei Lymphödem VI 615
— und Magnesiumstoffwechsel
　IV 455 ff.
— bei Migräne VI 254
— und Mineralhaushalt I 255,
　496 ff., 525 ff., 531 ff.,
　566
— bei Mitralstenose II 1387
—, Präparate I 526 ff., 528 ff.
— und Operabilität IV 631
—, osmotische I 526 ff.
—, Quecksilber I 528 ff.
—, renale I 526 ff.
— und Schock I 957; IV 602 ff.
—, Scilla I 485
— bei Sturge-Weber-Syndrom
　VI 590
— und Thrombose I 534,
　590
—, Wirkung I 526 ff.
—, Wirkungsweise I 526 ff.
Diuretin bei Herzinsuffizienz
　I 545 ff.
Diuril als Diureticum s. a. u.
　Chlorothiazid I 541

Divertikelruptur bei Herz-
　divertikel III 594
Divinyläther zur Narkose
　IV 615 ff.
DOCA bei Addison-Syndrom
　V 797
— bei Adrenalektomie V 490
— bei allergischer Myokarditis
　II 950 ff.
— und Arteriosklerose
　V 357 ff.; VI 413 ff.
— und Blutdruck V 39 ff.,
　46 ff., 70, 73 ff., 112,
　114 ff., 144, 315
— und Blutmenge I 152;
　V 705
—, Chemie V 114 ff.
— und Cortison V 132
— bei Cyanose VI 532
— und endokrine Hypertonie
　V 705 ff.
— und essentielle Hypertonie
　V 315, 706
— und essentielle Hypotonie
　V 791 ff.
— und experimentelle Hyper-
　tonie V 46 ff., 70, 73 ff.,
　112, 114 ff., 144
— und Gravidität V 729 ff.
— und Graviditätstoxikose
　V 741
— Herzglykoside I 459
— und Herzhypertrophie
　V 366
— und Hydralazine V 544
— und Hypertensin V 127
— und Hypertensinogen
　V 93
— und Hypertonie V 39 ff.,
　46 ff., 70, 73 ff., 112,
　114 ff., 144, 315
— und Hypotonie V 791 ff.,
　826 ff.
— bei Kollaps IV 602 ff.
— und Mineralhaushalt I 306;
　V 116 ff., 144
— und Myokarditis II 950 ff.
— und Noradrenalin V 174
— und Orthostase IV 740 ff.
— bei Postural hypotension
　IV 740 ff.
— bei Pseudo-Cushing-Syn-
　drom V 701
— und Renin V 112, 127,
　144
— bei Schock IV 602 ff.
— und Vasoexcitor material
　V 195
— bei vegetativer Labilität
　IV 850, 859 ff.
— und Wasserhaushalt
　V 116 ff.
DOCA-Hypertonie V 705 ff.
— und Cortison V 132
— und Arteriosklerose V 357

DOCA-Hypertonie als endo-
krine Hypertonie
V 705ff.
— und essentielle Hypertonie
V 315
— und experimentelle Hypertonie V 46ff., 70, 73ff.,
112, 114ff., 144
— und Heparin V 504
— und Hydralazine V 544ff.
— und Hypertensin V 127
— und Natriumstoffwechsel
IV 444
— und Noradrenalin V 174
— und Renin V 112, 127,
144
Doerrsche Theorie (Transposition der Aorta und Pulmo-
nalis) III 48ff.
Dolantin bei Angina pectoris
III 1397ff.
— bei Aortographie VI 135
— und Coronarinsuffizienz
III 1397ff.
— und Herzinfarkt III 1446
— bei Herzinsuffizienz I 420
— bei Kollaps I 1142
— bei Lungenembolie
IV 122
— zur Narkose IV 617ff.
— bei paroxysmaler Tachy-
kardie II 148
— beim Schock I 1142
— bei Tachykardie II 148
Donnan-Gleichgewicht I 299
Dopa und Adrenalin V 168
— und Noradrenalin V 168
Dopa-Decarboxylase und Adrenalin V 168, 173
— und Noradrenalin V 168,
173
— und Oxytyramin V 179ff.
—, Vorkommen V 180
„Doppel-Kanonenschlag",
Begriff II 228
Doryl und Blutdruck V 255ff.
— nach Commissurotomie
II 1393
— und Dermographie VI 40
— und essentielle Hypertonie
V 255ff., 505
— bei Gefäßkrankheiten
VI 160
— und Hauttemperatur
VI 83
— bei Herztrauma II 526ff.
— und Hypertonie V 255ff.,
505
— bei Mitralstenose II 1393
— bei paroxysmaler Tachy-
kardie II 147ff., 149
— und renale Hypertonie
V 255ff., 505
— bei Tachykardie II 147ff.,
149

Doryl bei vegetativer Labilität
IV 850
„double bruit de canon", Begriff, II 228
DPN s. u. Diphosphorpyridinnucleotid
Dracunculus medinensis und
Lymphangitis VI 604
Drahtschlingenarterien bei
Erythematodes VI 344
— durch Hydralazine V 546
Dreifachreaktion und Capillarpermeabilität VI 547
Drosselgefäße (Lunge) bei
Herzklappenfehler
II 1304ff.
— bei Mitralstenose II 1304ff.
Drosselungshochdruck V 111,
309, 596ff.
— durch Allergie V 775
— und Antirenin V 110ff.
— und Aortenisthmus-Stenose
V 757
— bei Aortenhämatom, intramuralem VI 459
— und Arteriosklerose
V 358
— und Blutdruck V 37, 49ff.,
596ff.
— bei Cystenniere V 607
— bei Durchblutungsstörungen V 596ff.
— und Encephalopathie
V 388
— bei Endangitis obliterans
V 624ff.
— bei Endocarditis lenta
II 717
— und Graviditätstoxikose
V 741
—, Hirndurchblutung bei
V 388
— und Hypertonie V 37, 49ff.,
596ff.
— und maligne Hypertonie
V 626ff.
— und Natriumacid V 501
— und Nephrin V 189, 355
— bei Perinephritis V 602ff.
— bei Pyelonephritis V 611
—, renale Hypertonie als
V 596ff.
— und Renin V 110
— durch Tumoren V 605ff.
— und Vasodepressormaterial
V 195, 230
— und Vasoexcitormaterial
V 195, 203
Druckbelastung I 736ff.,
884ff.
— bei angeborener Aorten-
stenose III 443
— und angeborener Herzfehler
III 302, 443, 449ff.,
508

Druckbelastung bei angeborener Pulmonalstenose
III 302
— bei Aortenatresie III 561
— bei Aortenisthmusstenose
I 886ff.; III 449ff.,
457ff., 471ff.
— bei Aortopulmonalseptumdefekt III 199ff.
— bei Canalis atrioventricularis communis
III 296
— bei Cor triatriatum
III 553ff.
— bei Ductus Botalli persistens III 160ff.
— und Herzform I 884ff.
— und Herzgröße I 884ff.
— bei Herzklappenfehler
II 1311ff.
— und Herzvolumen I 885ff.
— bei Mitralinsuffizienz
II 1408ff.
— bei Mitralstenose II 1311ff.,
1336ff.
— bei Taussig-Bing-Komplex
III 508
— bei Transposition der Aorta
und Pulmonalis III 508
— bei Tricuspidalinsuffizienz
II 1505ff.
— bei Ventrikelseptumdefekt
III 225, 232ff.
Druckfall-Syndrom IV 45ff.
— und Luftembolie IV 128ff.
—, Symptome IV 45ff.
Druckhyperplasie s. u. Druckhypertrophie
Druckhypertrophie I 736ff.,
884ff.
—, exzentrische I 736ff.,
744ff., 885ff.
—, —, Anatomie I 745ff.
—, —, Dynamik I 746ff.,
751ff.
—, —, und Herzinsuffizienz
I 751ff.
—, —, Mechanismus I 747ff.
—, —, Morphologie I 745ff.
—, —, Vorkommen I 744ff.
—, Gefügedilatation, plasti-
sche I 744ff.
— bei Herzklappenfehler
II 1311ff.
—, konzentrische I 736ff.
—, —, Anatomie I 738ff.
—, —, bei angeborener Pulmo-
nalstenose III 302ff.
—, —, Funktion I 740
—, —, Mechanik I 740ff.
—, —, Morphologie I 737ff.
—, —, Vorkommen I 737,
744
— bei Mitralstenose
II 1311ff.

Sachverzeichnis.

Druckpuls und Schock I 959
Druck-Volumen-Diagramm des Herzens I 3ff.
Ductus arteriosus persistens s. u. Ductus Botalli persistens
Ductus Botalli III 5ff.
— — persistens, Ätiologie III 159
— — —, Anatomie III 70ff., 159ff.
— — —, Aneurysma des II 714; III 171ff., 182ff.
— — — und angeborene Aortenstenose III 434
— — — und angeborenes arteriovenöses Coronaraneurysma III 213
— — — und angeborene arteriovenöse Fisteln VI 470
— — — und angeborene Mitralstenose III 27, 349ff.
— — — bei angeborener Pulmonalstenose III 34ff.
— — —, Angiokardiographie bei III 180ff., 184ff.
— — — und Aortenaneurysma VI 446
— — — und Aortenatresie III 40, 561ff.
— — — und Aortenbogen-Anomalien III 478ff.
— — — und Aortenisthmusstenose III 66, 71, 447, 451ff.
— — — und bakterielle Endokarditis II 667ff., 685, 689ff., 702ff., 714, 747, 762
— — — und Blutdruckmessung V 7
— — — und Cor pulmonale IV 232
— — —, Definition III 157ff.
— — — und Dextrokardie III 580
— — —, Differentialdiagnose III 191ff.
— — —, doppelter III 65ff.
— — — bei Eisenmenger-Komplex III 38
— — —, Elektrokardiogramm bei III 157, *168*ff., 187, 191
— — — und Endangitis obliterans VI 294

Ductus Botalli persistens und Endokarditis III 74, 182ff., 193ff.
— — — und Endokarditis lenta II 667ff., 685, 689ff., 702ff., 714, 747; III 74, 182ff., 193ff.,
— — —, Entwicklungsgeschichte III 70ff., 157ff.
— — — bei Fallotscher Tetralogie III 333, 337
— — —, Formen III 73, 159ff.
— — — und Geburtsakt IV 492ff.
— — — und Gravidität IV 492ff.
— — —, Geschlechtsverteilung III 108
— — — und Mitralatresie III 558
— — —, Häufigkeit III 160
— — — und Heredität III 109, 159
— — —, Herzform bei I 887; III 157
— — —, Herzgröße bei I 887
— — —, Herzkathetherismus bei III 140, *174*ff., 187
— — — und Hirnbasisaneurysma VI 464
— — —, Komplikationen III 182ff.
— — —, Kymogramm bei I 890; III 174
— — —, Prognose III 190ff.
— — —, Physiologie III 160ff.
— — —, Pathologie III 70ff., 159ff.
— — — und Puerperium IV 492ff.
— — — und Pulmonalaneurysma III 373; VI 466
— — — bei Pulmonalatresie III 366
— — — und Rechts-Schenkelblock II 330; III 170ff.
— — —, Röntgendiagnose I 890; III 157, *171*ff.
— — — und Schenkelblock II 170ff., 330
— — —, Shuntumkehr bei III 170, *183*ff.

Ductus Botalli persistens, Symptome III 157ff., 165ff.
— — —, Therapie III 193ff.
— — — bei Transposition der Aorta und Pulmonalis III 47ff., 495ff., 502ff., 509ff.
— — — und Tricuspidalatresie III 23, 396ff.
— — — bei Truncus arteriosus communis persistens III 29
— — — und Tuberkulose III 129ff.
— — — als Volumenbelastung I 887ff.
— — —, Unterbindung bei Ductus Botalli persistens III 193ff.
— — — bei Endokarditis lenta II 762; III 182, 193ff.
Ductus Cuvieri III 5
— —, Entwicklungsgeschichte III 5
— — und Vena-cava-Anomalie III 513ff.
Ductus thoracicus und Chylothorax VI 607
— — beim Kollaps I 969
— — bei konstriktiver Perikarditis II 1098, 1104
— — beim Schock I 969
— — und Sympathektomie V 486
Ductus-thoracicus-Thrombose und Lymphgefäßinsuffizienz VI 605
Dünndarmcarcinoid s. u. Carcinoid
Dura-Sinus-Thrombose VI 500
Durchblutungsstörungen, abdominale VI 291ff.
— bei Adams-Stokes-Syndrom II 251ff., 260
— bei Addison-Syndrom V 799
— und Adenosin V 202
— und Adrenalin V 176ff.
— und Allergie VI 23ff., 27ff., 29ff., 262ff., 277ff.
— bei Amyloidose II 963; V 617
— bei Anämie III 868ff.; IV 643ff., *646*ff.
— und Anaesthesie IV 612
— bei Aneurysmen VI 442ff.
— bei Aneurysmen, arteriovenösen V 769

Durchblutungsstörungen bei
angeborenen arterio-
venösen Fisteln VI 469 ff.
— bei angeborenem Herzfehler
III 123 ff., 150, 356
— bei Angina pectoris
III 699 ff., 989 ff.
—, Angiographie bei VI 117 ff.
— bei Angiomen VI 587 ff.
— bei Diabetes mellitus
IV *354* ff., 361; V 337,
353, 395, 419 ff., 425 ff.;
VI 437 ff.
— und Antihistamine VI 176 ff.
— bei Aortenaneurysma
VI 445 ff., 448
— bei Aortenbogensyndrom
V 767; VI 375 ff.
— bei Aortenhämatom, intramuralem VI 458 ff.
— bei Aorteninsuffizienz
II 1456 ff.
— bei Aortenisthmusstenose
III 447 ff., 450 ff.;
V 754 ff., 757, 761
— bei Aortenstenose II 1428 ff.,
1432 ff., 1447; VI 1461
— bei Aortenthrombose
VI 371 ff., 375
— bei Aortitis luica VI 349 ff.
— und Aortographie VI 130 ff.,
135
—, arterielle VI 223 ff.
—, Arterienpuls bei VI 48 ff.
— bei Arteriitis disseminata
VI 343 ff.
— bei Arteriitis luica VI 347 ff.
— bei Arteriitis rheumatica
VI 345
— bei Arteriitis tuberculosa
VI 347
— und Arteriographie
VI 122 ff.
— bei Arteriosclerosis obliterans VI 429 ff., 431 ff.
— bei Arteriosclerosis obliterans diabetica VI 437 ff.,
439 ff.
— bei Arteriosklerose V 351,
397, 595 ff., 618 ff.;
VI *381* ff., 429 ff.,
437 ff.
— und arteriovenöse Anastomosen VI 7 ff.
— bei arteriovenösen Fisteln
VI 469 ff., 473 ff.,
477 ff.
— bei arteriovenöser Lungenfistel II 389
— und Atmung IV 7, 10 ff.,
13 ff.
—, Atrioventrikularblock bei
II 225 ff.
— und Augenhintergrund
V 387 ff., 423 ff., 429

Durchblutungsstörungen bei
bakterieller Endokarditis
II 712, 718 ff., 741,
767 ff.
— und Balneotherapie I 698,
700; V 156 ff., 591 ff.;
VI 156 ff.
— und Barbiturate V 495
—, Belastungsprobe VI 55
— bei Beriberi IV 395
— und Bleivergiftung III 889;
V 773
— und Blutdruck V 32 ff.,
37 ff., 39 ff., 49 ff., 59 ff.,
65 ff., 68, 99, 165, 176,
185, 241, 259, 263 ff.,
307 ff., 328 ff., 344, 351 ff.,
367, 387 ff., 391, 393 ff.,
402, 498, 596 ff., 605
— und Blutgerinnung VI 265,
279 ff.
— bei Blutkrankheiten
IV 643 ff., 646 ff., *648* ff.,
676; VI 246 ff.
— und Blutspeicher I 1007 ff.
— und Calciumstoffwechsel
IV 454
— und Calometrie VI 87 ff.
— und Cantharidenblasentest
VI 109 ff.
— bei Capillaraneurysmen
VI 545
—, Capillardruck bei VI 98 ff.
— bei Capillarektasien
VI 525 ff.
—, Capillarmikroskopie bei
VI 96 ff.
— bei Capillaropathia diabetica VI 548 ff.
—, Capillarpermeabilität bei
VI 97, 105 ff., 548 ff.,
551 ff.
—, Capillarplethysmogramm
bei VI 108
—, Capillarresistenz bei
VI 102 ff., 565
— bei Capillarspasmen
VI 536 ff.
— und Carotissinus II 144,
273 ff.; V 714 ff.
— und Carotissinus-Syndrom
II 144, 273 ff.; V 815
— bei Cervicalsyndrom
IV 864
— und Chlorothiazid V 589,
591
— bei Commissurotomie
II 1385 ff., 1396
— bei commotio cordis
II 462 ff.
— bei compressio cordis
II 463 ff.
— bei contusio cordis II 463 ff.
— bei Coronargefäßmißbil-
dungen III 569 ff.

Durchblutungsstörungen bei
Coronarinsuffizienz
III 688 ff., 699
— bei Coronarsklerose
III 731 ff.
— bei Cor pulmonale IV 148 ff.,
173
— und Cortison V 710
— bei Coxsackie-Infekt II 921
— und Cyanose VI 530 ff.
— bei Cystenniere V 607
— bei Dermatomyositis II 991
— und Dermographie VI 38 ff.
— bei Diabetes mellitus
IV 354 ff., 361; VI 437 ff.,
439 ff.
— bei diabetischer Glomerulosklerose V 620
— und Diurese I 590
— bei Druckfall-Syndrom
IV 47
—, Dysbasia intermittens bei
VI 32 ff.
— bei Dystrophie IV 305
— bei Effort-Syndrom IV 817
— bei Eintauchfuß VI 560 ff.
—, Elektrodermatogram bei
VI 93 ff.
—, Elektromyogramm bei
VI 95 ff.
— bei Elektrounfall III 904 ff.
— bei Embolie VI 361 ff.
— bei Endangitis V 624 ff.;
VI 255, 259 ff., 278 ff.,
281 ff., 287, 289 ff., 375 ff.
— und Endocarditis fibrinosa
II 776 ff.
— bei Endocarditis lenta
II 691, 706 ff., 710 ff., 712,
718 ff., 741, 767 ff.
— und Endocarditis verrucosa
simplex II 776 ff.
— bei endokriner Hypertonie
V 660
— bei Erfrierung I 981 ff.;
VI 554 ff., 557
— und Ernährung VI 30
—, Erythem bei VI 37 ff., 43 ff.
— bei Erythematodes
II 983 ff.; VI 344 ff.
— bei Erythralgie VI 527
— bei Erythromelalgie
VI 525
— bei essentieller Hypertonie
V 241, 259, 263, 307 ff.,
328 ff., 344, 351 ff., 367 ff.,
387 ff., 391, 393 ff., 402 ff.,
498
— bei experimenteller Hypertonie V 65 ff., 68, 99
— und experimenteller Schock
I 989 ff., 1099 ff.
— und Extrasystolie II 44
— bei Fallotscher Tetralogie
III 356 ff.

Durchblutungsstörungen bei
Fettembolie IV 132ff.,
134ff.
—, Ganglienblocker bei V 570,
575ff., 582ff.; VI 162,
173ff.
—, Gangrän bei VI 45ff.
—, Gefäßgeräusche bei
VI 50ff.
— bei Gefäßkrankheiten
VI 32ff., 112, 259ff.
— bei Gefäßmißbildungen
III 64ff., 389; VI 587ff.,
590
— und Gefäßspinnen VI 543ff.
—, Gehtest bei VI 55
— und Genußgifte IV 826
—, Gewebsclearance bei
VI 113ff.
— bei Glomerulonephritis
V 612ff.
— bei Glomerulosklerose
V 620
— bei Glomustumoren
VI 593ff.
— und Gravidität IV 481, 482,
522; V 727
— bei Graviditätstoxikose
IV 503, 506, 510ff., 513;
V 387ff., 397, 734ff.,
736ff.
—, Haare bei VI 47
— bei Hämangioendotheliom
VI 600
— und Hämangiome VI 590,
595, 599
— bei Hämangiosarkom
VI 601ff.
— und Hämodynamik V 403ff.
— und hämorrhagische Diathese VI 102ff., 565
— bei hämorrhagischem
Schock I 957, 960ff.,
986ff., 1074, 1101
—, Haut bei VI 36ff.
—, Hauttemperatur bei
VI 38ff., 83ff.
— und Heparin V 505
—, Herzblock durch II 225ff.
— bei Herzinfarkt III 701,
716ff., 1230ff., 1234ff.,
1256ff.
— bei Herzinsuffizienz
I 256ff., 767, 788ff.
— und Herzklappenfehler
II 1298, 1433ff., 1447
— und Herzminutenvolumen
V 403ff.
— bei Herztrauma II 463ff.
— bei Herztumoren II 1181ff.,
1184, 1194
— bei Hirnbasisaneurysma
VI 463ff.
— und Histamin V 199;
VI 176ff.

Durchblutungsstörungen und
Höhenadaptation IV 7,
10ff., 13ff.
— und Hydergin V 513
— und Hydralazine V 542,
549
— und Hydrochlorothiazid
V 589ff., 591
—, Hyperämietest bei VI 57ff.,
61ff.
— bei Hyperthyreose IV 321
— und Hypertensin V 99
— und Hypertonie V 32, 39ff.,
59, 241, 263ff., 328, 344,
351ff., 367, 387ff., 391,
393ff., 402, 498, 596, 602,
605, 609, 613;
VI 289ff.
— bei Hypoglykämie IV 380
— und Hyponatriämie
I 568ff.
— bei Hypophysektomie
IV 344
— bei Hypotonie IV 739;
V 799, 804, 816
— bei idiopathischer Herzhypertrophie II 975
— und Infekte IV 531ff., 562;
V 804; VI 27, 29ff.,
263ff.
— bei infektiösem Schock
I 983ff.
— und Insulin IV 380
—, intraarterielle Sauerstoffinsufflation bei VI 208ff.
— bei Kälte VI 17, 25ff.
— bei Kälte-Test IV 784
— bei Kälteurticaria VI 543ff.
— und Kallikrein V 219
— bei Karditis rheumatica
II 604, 634
— und Kavernome VI 596
— und Klima IV 7, 10ff.,
13ff.
— bei Klippel-Trénaunay-
Syndrom VI 587ff.
— bei Kohlenoxyd-Vergiftung
III 873ff.
— bei Kollagenosen II 983ff.
— und Kollaps I 957, 960ff.,
972, 974, 986ff., 1044ff.,
1052ff., 1112, 1117;
IV 601, 605ff.
— bei konstriktiver Perikarditis II 1095ff.,
1100ff.
— und Kreislaufzeit VI 110ff.
—, Lagerungsprobe bei
VI 55ff.
— bei Leukämie IV 676
— bei Livedo reticularis
VI 543ff.
— bei Lues VI 347ff.
— und Luftdruck IV 7, 10ff.,
13ff., 42ff.

Durchblutungsstörungen bei
Luftembolie IV 128ff.
— bei Luftüberdruck IV 42ff.
— und Lungenembolie
IV 95ff., 98ff., 105ff.
— bei Lymphangitis VI 604
— und Lymphgefäßinsuffizienz VI 609
— und Lymphödem VI 609
— und Lymphsystem VI 108,
113, 115ff.
— und Magnesium-Stoffwechsel IV 461ff.
— bei Maffucci-Syndrom
VI 589
— bei Malaria II 935
— bei maligner Hypertonie
V 391, 626, 633
— bei Martorelli-Syndrom
V 344; VI 380
— bei Mediasklerose VI 441
—, Meßmethoden V 393;
VI 112
—, Migräne als VI 249ff.
— bei Mitralfehler II 1298
— bei Mitralstenose II 1371ff.
— bei Moschcowitz-Symmers-
Syndrom VI 571ff.
— bei Myokarditis II 899, 944
— bei Myokardtuberkulose
II 944
—, Nägel bei VI 47
— und Narkose IV 594ff.
— bei Nephritis V 609, 612ff.
— bei neurogener Hypertonie
V 721
—, neurogener Schock I 972ff.
— und Nicotin III 878ff.;
IV 226; VI 16ff.; 27ff.,
265ff.
— bei Nicotinallergie III 888
— bei Nierentuberkulose
V 612
— und Noradrenalin V 176ff.
— bei Ohnmacht IV 761ff.
— bei Orthostase IV 731ff.;
V 810, 812ff., 813
—, Oscillogramm bei VI 76ff.
— und Oxytyramin V 180ff.
— bei Panzerherz II 1096ff.,
1105
— bei Paramyloidose II 963
— bei Periarteriitis nodosa
II 984ff.; V 624;
VI 305ff., 327, 328ff.
— bei Perikarditis II 1055ff.,
1105
— bei Perniciosa IV 646ff.,
648ff.
— bei Perniosis VI 558ff.
— periphere VI 13ff.
—, Perthestest bei VI 66
— bei Phäochromocytom V 660
— bei Phlebektasien VI 515ff.
— bei Phlebitis VI 483ff.

Durchblutungstörungen, Phlebographie bei VI 138ff.
— der Placenta und Graviditätstoxikose IV 510ff.
— und Plethysmogramm VI 69ff.
— bei Poliomyelitis V 721
— bei Polycythämie IV 665ff.
— bei Porphyrie IV 400
— bei postsynkopalem Syndrom II 261 ff.
— und postthrombotisches Syndrom VI 509ff.
— bei Postural hypotension IV 739; V 816
— und Pratt-Test VI 67
— und Prostaglandin V 206
— und Psyche III 861ff.; V 328ff.
— im Puerperium IV 522
— und Pulswelle VI 81ff.
— und Purine V 498
— und Purpura Majocchi VI 576
— bei Purpura rheumatica VI 566
— bei Pyelonephritis V 609, 611
— und Rauwolfia-Alkaloide V 528ff.
—, Raynaud-Syndrom VI 223ff.
— und reaktive Hyperämie VI 57ff.
—, Reizleitungsstörungen bei II 225ff.
—, renale Hypertonie bei V 49ff., 59ff.; V 387ff., 596ff., 602, 609, 613
— und Renin V 99
—, Rheogramm bei VI 74ff.
— bei rheumatischem Fieber II 604, 634; VI 565
— bei Riesenzellarteriitis VI 335ff.
—, Röntgendiagnose VI 117ff.
— und Sauerstoffmangel IV 7, 10ff., 13ff.
—, Saug-Drucktherapie bei VI 154
— bei Scharlach-Myokarditis II 899
— und Schock I 957, 960ff. 972ff., 974, 1035, *1052*ff., 1074, *1098*ff., 1112; IV 601f.
— bei Schockniere I 1098ff., 1100ff., 1107, 1117
—, Schmerz bei VI 32ff.
— bei Schützengrabenfuß VI 560ff.
—, Schwankungen V 393ff.

Durchblutungstörungen, Schweißsekretion bei VI 43ff.
—, sekundäres Raynaud-Syndrom VI 234ff.
— und Serotonin V 185; VI 529
—, Skelet bei VI 46, 48
— bei Sklerodermie II 989ff.; VI 44
—, spastische VI 223ff., s. a. u. Vasospasmen
— und spontane Hypertonie V 165
— und Steroide V 710
— und Stoffwechsel VI 22ff.
— und Strahlenschäden VI 26
— bei Sturge-Weber-Syndrom VI 590
— und Sympathektomie V 479
— und Sympathicotonie VI 24
—, Symptome VI 32ff.
—, Synkardialmassage bei VI 150ff.
— bei Teleangiektasien VI 538ff.
— und Terminalstrombahn VI 13ff.
—, Testmethoden V 393
—, Therapie VI 147ff., 162ff.
— und Thrombophlebitis VI 483ff., 496ff.
— und Thrombophlebitis migrans VI 44
— bei Thrombose VI 369ff., 483ff., *486*ff.
— und Thyreoidea IV 321
—, Training bei VI 161ff.
— und Trauma VI 24ff., 235ff., 276
— und traumatischer Schock I 965ff., 1035
—, Trendelenburgtest bei VI 65ff.
— bei Tricuspidalatresie III 400ff.
— bei Tuberkulose II 944, VI 347
— bei Ulcus cruris V 344; VI 380
—, Untersuchungsmethoden VI 48ff., 55ff.
— bei Valsalva-Versuch IV 780ff.
— bei Varicen VI 515ff.
— und Vasodepressormaterial V 195
— und Vasoexcitormaterial V 195
— und Vasomotorik I 1100ff.; V 479; VI 223ff.
— und vegetative Labilität VI 24, 705ff.; 734ff.
—, Venendruck bei 65ff., *68*ff.

Durchblutungsstörungen und Veratrumalkaloide V 558ff., 561ff.
— bei Verbrennung I 980, 1117; VI 562
— bei Verbrennungsschock I 980, 1100
— bei Vergiftungen VI 243ff., 267ff.
—, Vibrometrie bei VI 95
—, Vorkommen VI 22ff.
—, Wärmetherapie bei VI 155ff.
— bei Wärmeurticaria VI 561ff.
— bei Waterhouse-Friedrichsen-Syndrom IV 564
Durst und Blutdruck V 75
— bei experimenteller Hypertonie V 75
— bei Herzinsuffizienz I 516
— und Hypertensinogen V 91
— bei Hypertonie V 75
— und Hyponatriämie I 574
— beim Kollaps I 1133
— beim Schock I 1133
— bei vegetativer Labilität VI 799ff.
Duvadilan bei Gefäßkrankheiten V 166
„Dynamische Zentrenlehre" IV 829
Dysbasia intermittens bei Aortenisthmusstenose V 754ff.
— — bei Aortenthrombose VI 372ff.
— — bei Arteriosklerosis obliterans VI 431ff.
— — bei Arteriosklerosis obliterans diabetica VI 439ff.
— — und Blutdruck V 241
— — und Diabetes mellitus VI 349ff.
— — bei Endangitis obliterans VI 278ff., 281ff.
— — und Erfrierung VI 557
— — bei essentieller Hypertonie V 241
— — bei Gefäßkrankheiten VI 32ff.
— — bei Herztumoren II 1194
— — bei Hypertonie V 241
— — bei Thrombose VI 370
— masticatoria VI 378
— visuelle VI 377
Dysphagia lusoria III 39, 65ff.
Dysphagie bei Aortenaneurysma VI 448
— bei Aortenbogenanomalien III 480
— bei Gefäßmißbildungen III 480

Dysphagie bei konstriktiver Perikarditis II 1100ff.
— bei Mitralstenose II 1345ff.
— bei Panzerherz II 1100ff.
Dyspnoe I 214ff. s. a. u. Atmung, Orthopnoe und Tachypnoe
— bei Anämie IV 645ff.
— bei Adipositas IV 382ff.
—, Ätiologie I 214ff.
— und Amyloidose II 963
— bei angeborenem arteriovenösem Coronaraneurysma III 214
— bei angeborenem Herzfehler III 150ff.
— bei angeborenem perforiertem Sinus-Valsalvae-Aneurysma III 204ff.
— bei angeborener Pulmonalstenose III 298ff., 303ff.
— und Angina tonsillaris II 914
— bei Aortenaneurysma VI 445ff.
— bei Aortenatresie III 561ff.
— bei Aorteninsuffizienz II 1457ff.
— bei Aortenisthmusstenose III 452; V 754ff.
— bei Aortenstenose II 1433ff.
— und arteriovenöse Aneurysmen IV 252ff.
— bei arteriovenösen Fisteln VI 476ff.
— und Atemfrequenz I 419
— und Atmung IV 27ff.
— und Atmungsregulation I 218ff.
— bei bakterieller Endokarditis II 726, 741ff.
— und Balneotherapie I 655ff.
— bei Belastung IV 770ff.
— bei Beriberi IV 390ff.
— und Blutdruck V 241ff., 360
— und Blutgase I 195, 202, 215ff.
— bei Blutkrankheiten IV 645ff.
— bei Canalis atrioventricularis communis VI 293ff.
— bei Chylothorax VI 607
— bei Coma diabeticum IV 376ff.
— und Commissurotomie II 1383ff.
— bei Cor biloculare III 547ff.
— bei Coronargefäßmißbildungen III 569ff.
— und Coronarinsuffizienz III 1112ff., 1215ff.
— bei Cor pulmonale IV 82, 102ff., 124ff., 134ff., 142ff.

Dyspnoe bei Cor triatriatum III 553ff.
— bei Dermatomyositis II 991
— bei Diabetes mellitus IV 376ff.
— bei Druckfall-Syndrom IV 47
— bei Ductus Botalli persistens III 165ff.
— und Dystrophie IV 307
— bei Dystrophia myotonica II 971
— bei Effort-Syndrom IV 715, 770, 814ff.
— bei Encephalomyocarditis II 920
— bei Endokardfibrose II 789
— bei Endokarditis acuta II 726ff.
— bei Endocarditis lenta II 690ff.
— bei Erythematodes II 983ff.
— bei essentieller Hypertonie V 241ff., 360
— bei Fallotscher Tetralogie 336ff.
— bei Fettembolie IV 134ff.
— bei Fibroelastose II 789
— und Fokaltoxikose II 914
— und Ganglienblocker V 580
— und Gasaustausch IV 82ff.
— und Gravidität IV 485, 488ff.
— und Grippemyokarditis II 925
— bei Hämochromatose IV 685
— bei Hepatitis-Myokarditis II 929
— und Herzglykoside I 453ff., 471ff.
— bei Herzinfarkt III 1112ff., 1215ff.
— bei Herzinsuffizienz I 33ff., 69ff., 113ff., 129ff., 137, *176*ff., 402ff., 419ff.; V 383
— bei Herztrauma II 501ff.
— bei Herztumoren II 1194
— unf Hirndurchblutung V 394
— bei Höhenadaptation IV 27ff.
— und Hydralazine V 551
— bei Hyperthyreose IV *316*ff. 333
— bei Hypertonie V 241ff., 360
— bei Hyponatriämie IV 441ff.
— und Hypotonie IV 809

Dyspnoe bei idiopathischer Perikarditis II 1074ff.
— bei Kammertachykardie II 152ff.
— bei Karditis rheumatica II 605
— und Klima IV 27ff.
— und Körperlage I 113, 173, 228ff., *413*ff., s. a. u. Orthopnoe
— bei Kollagenosen II 983ff.
— bei konstriktiver Perikarditis II 100ff.
— und Kreislaufzeit I 173
— bei Leukämie IV 670
— und Luftdruck IV 27ff., 39ff.
— bei Luftembolie IV 124ff.
— bei Luftüberdruck IV 39ff.
— und Lungenelastizität I 178ff.
— bei Lungenembolie I 346; IV 102ff.
— und Lungenkreislauf IV 82ff.
— bei Lungenödem I 129ff., 137
— bei Lungenvenentransposition III 527ff.
— und Lungenvolumina I 179ff.
— bei maligner Hypertonie V 631
— bei Minus-Dekompensation V 383
— bei Mitralinsuffizienz II 1411ff.
— bei Mitralstenose II 1317ff., 1381
— bei Myokarditis II 877ff., 887ff.
— bei Myokardose I 33ff.
— und Myokardsarkoidose II 947ff.
— in Narkose IV 615ff.
— und Operabilität IV 626ff.
— bei Pankarditis rheumatica II 620
— bei paroxysmaler Tachykardie II 152ff.
—, Pathogenese I 214ff.
— bei Periarteriitis nodosa V 622; VI 318ff.
— bei Perikarditis II 1045ff.
— bei Perikarditis purulenta II 1085
— und Phlebitis VI 499ff.
— und Pleurapunktion I 559ff.
— bei Plus-Dekompensation V 383
— bei Pneumokoniose IV 214ff.

Dyspnoe bei Postcommissurotomie-Syndrom
II 1393 ff.
— bei Pulmonalaneurysma VI 466
— bei Pulmonalarterienaplasie III 382
— bei Pulmonalsklerose IV 244 ff.
— durch Purine I 547 ff.
— und renale Hypertonie V 622, 631
— bei rheumatischem Fieber II 605
— und Säure-Basen-Gleichgewicht I 207 ff., 211
— bei Sarkoidose II 947 ff.
— bei Sauerstoffmangel IV 27 ff., 39 ff.
— bei Scharlach-Myokarditis II 902
—, Sedativa bei I 419 ff.
— bei Sichelzellanämie IV 240
— bei Silikose IV 214 ff.
— bei Sklerodermie II 990
— bei Tachykardie II 152 ff.
— bei Thoraxdeformation IV 229
— bei Thrombophlebitis VI 499 ff.
— und Thyreoidea IV 316 ff., 333 ff.
— und Toxoplasmose II 934
— bei Tricuspidalinsuffizienz II 1506 ff.
— bei Transposition der Aorta und Pulmonalis III 498 ff.
— bei Truncus arteriosus communis persistens III 535 ff.
— bei Tumormetastasen IV 238 ff.
— bei vegetativer Labilität IV 715, 719 ff., 809
— und Vena -cava -inferior- Ligatur I 596 ff.
— bei Ventrikelseptumdefekt III 217 ff., 226 ff.
— und Vitalkapazität I 178 ff.
— bei Vorhofseptumdefekt III 261 ff.
Dysproteinämie bei Amyloidose II 961 ff.; V 617
— bei Angiopathia diabetica IV 371 ff.; VI 550
— und Arteriosklerose VI 394 ff.
— und Blutdruck V 790
— bei Blutkrankheiten IV 682, 688
— und Blutmengenbestimmung I 141
— bei Capillaropathia diabetica VI 550 ff.
— und Capillarpermeabilität VI 108, 550

Dysproteinämie und Capillarplethysmogramm VI 108
— und Capillarresistenz VI 575
— bei Chagas-Myokarditis II 931
— bei Diabetes mellitus IV 371 ff.; VI 550
— bei diabetischer Glomerulosklerose V 620
— bei Endocarditis lenta II 697 ff., 717 ff.
— und Erythematodes II 982 ff.
— und essentielle Hypotonie V 790
—, Gefäßspinnen bei VI 544
— bei Glomerulosklerose V 620
— bei Graviditätstoxikose V 726 ff., 734
— bei Hämochromatose IV 682, 688
— und Hepatitis-Myokarditis II 929
— bei Herzinsuffizienz I 34, 417
— und Hypocalcämie IV 446 ff.
— und Hypotonie V 790
— und Kollagenosen II 982 ff.
— und Kollaps I 980, 1006 ff.; IV 602 ff.
— bei konstriktiver Perikarditis II 1104
— und Myokardamyloidose II 961 ff.
— und Myokarditis II 929
— und Myokardose I 33 ff.; II 959, 969 ff.
— bei Myokardtuberkulose II 944
— bei Nephrose V 617
— und Operabilität IV 620, 625 ff.
— bei Periarteriitis nodosa II 985 ff.
— und Perikarditis II 1104
— und Purpura VI 575
— und Schock I 980, 1006 ff.; IV 602 ff.
— und sekundäres Raynaud-Syndrom VI 247 ff.
— bei Tricuspidalinsuffizienz II 1507
— bei Tricuspidalstenose II 1495
— bei Tuberkulose II 944
— und Vasomotorik VI 247 ff.
— bei Verbrennung I 980
Dysrhytmie, Begriff II 1 ff.
Dystonie, vegetative s. u. Labilität, vegetative
Dystrophia musculorum progressiva und Antesystolie II 349

Dystrophia musculorum progressiva und Capillarektasien VI 528
— — — und Erythromelalgie VI 528
— — — und Myokard II 971 ff.
— — — myotonica und Myokard I 970 ff.
— — — und sekundäres Raynaud-Syndrom VI 242
— polyaneurysmalis arterialis VI 469
Dystrophie IV 293 ff.
— und Addison-Syndrom V 798
— und angeborener Herzfehler III 81, 112 ff.
— bei Aortopulmonalseptumdefekt III 197
— und Arteriosklerose IV 294, 301, 311 ff.; VI 394 ff.
— und Belastung IV 305 ff.
— und Blutdruck IV 301, 302 ff., 311 ff.; V 17 ff.
—, Bradykardie bei II 7, 18; IV 295 ff.
— und Calciumstoffwechsel IV 447 ff.
— und Cantharidenblase VII 109
— und Capillarpermeabilität VI 109
— und Capillarresistenz VI 575
— und Coronarsklerose IV 311
—, Elektrokardiogramm bei IV 297 ff.
— und Endokarditis IV 310 ff.
— und Endokarditis lenta II 698
— und Endomyokardfibrose II 788
— und essentielle Hypotonie V 790
— und Gefäßkrankheiten IV 294, 301, 303 ff.; VI 394
—, Herz bei I 402 ff., 417 ff., 504 ff., 759 ff.; II 7, 18; IV 292 ff.; V 17 ff., 91
— und Herzaktion II 7, 18
— und Herzatrophie I 759 ff.; IV 293 ff.
—, Herzfrequenz bei II 7, 18; IV 295 ff.
— und Herzinfarkt IV 311
— und Herzinsuffizienz I 402 ff., 417 ff., 504 ff., 759 ff.; IV 307, 309
—, Herzmechanik bei IV 300 ff.
—, Herztöne bei IV 296 ff.
— und Hypertensinogen V 91
— und Hypocalcämie IV 446

Eiweißstoffwechsel und Blutdruck

Sachverzeichnis.

Dystrophie und Hypotonie
V 790, 800, 806
— und Kollaps I 1006
— und Körperlage IV 305ff.
—, Kreislauf bei I 759ff.;
II 7, 18; IV 17ff.,
91, *292*ff., *301*ff.
—, Myokard bei I 759ff.;
IV 294ff., 310ff.
— und Myokarditis II 874
— und Myokardose I 759;
II 969
—, Niere bei IV 305
— und Ödeme I 298
— und Operabilität
IV 625ff.
— und Orthostase IV 306ff.,
732ff.; V 80f.
— und Polyarthritis rheumatica IV 310ff.
— und Purpura VI 575
—, Rehabilitationsphase
IV 307ff.
— und Schock I 1006
— und Tachykardie IV 296,
306ff.
— vegetative Labilität
IV 732ff.

„early diastolic dip" bei Endokardfibrose II 787
Ebrantan bei essentieller Hypertonie V 590
Ebstein-Syndrom III 417ff.
—, Anatomie III 418
—, Angiokardiographie bei
III 426
—, Differentialdiagnose
III 428ff.
—, Elektrokardiogramm bei
III 417, 421ff.
—, Entwicklungsgeschichte
III 418
—, Häufigkeit III 418ff.
—, Herzkatheterismus bei
III 424ff.
—, Komplikationen III 427
—, Physiologie III 419ff.
—, Prognose III 427ff.
—, Röntgendiagnose III 417,
422ff.
—, Symptome III 420ff.
—, Therapie III 429
Echinokokkose, Embolie bei
II 938
— und Endokard II 937ff.
— und Myokard V 7
— und Perikardcysten II 1141,
1149
Ecolid bei Hypertonie V 575,
583ff.
— s. a. u. Ganglionblocker
Ectokardia Alvarenga-Peacock
III 11

Ectopia cordis abdominalis
III 11
— — cephalica III 11
— — cervicalis III 11
— — extrathoracica III 11
— — nuda III 11
— — pectoralis III 11
— — subthoracica III 11
— — tecta III 11
— — thoracica III 11
— — ventralis III 11
Effortil bei Arteriographie
VI 122ff.
— und Blutdruck V 800, 824ff.
— bei Cyanose VI 532
— und Herzmechanik I 853ff.
— bei Hypotonie V 800, 824ff.
— bei Hypothyreose V 800
— bei Migräne VI 254
—, Pharmakologie I 853ff.
— bei vegetativer Labilität
IV 848ff.
Effort syncope IV 631
Effort-Syndrom II 8; IV 709,
714ff., *814*ff.
—, Atmung bei IV 814ff.
—, Begriff IV 714
—, Belastung bei IV 769
— und Blutdruck IV 814ff.
— und Hypotonie IV 814ff.
— und Infekte IV 825
— und Orthostase IV 814ff.
—, Symptome IV 715, *814*ff.
„Effort-thrombosis" VI 494
Einfluß-Stauung s.a.u.
Stauungssyndrom
— bei angeborener Tricuspidalinsuffizienz
III 431ff.
— bei Cor triatriatum III 553
— bei Ebstein-Syndrom
III 149ff.
— bei Hämoperikard II 1151ff.
— bei Herzinfarkt III 1215ff.
— bei Herztumoren II 1180ff.
— bei konstriktiver Perikarditis II 1 095,1098ff.
— bei Panzerherz II 1095,
1098ff.
— bei Perikarddivertikel
II 1146
— bei Perikarditis II 1095ff.
— bei Perikardtumoren
II 1217ff.
— bei Phlebitis VI 487, 499ff.
— und Thrombophlebitis
VI 487, 499ff.
— bei Tricuspidalinsuffizienz
II 1506ff.
— bei Tricuspidalstenose
II 1485ff., 1490ff.
Einthovensches Dreieck II 50,63
Eintauchfuß VI 536, *560*ff.
— und Capillarpermeabilität
VI 560ff.

Eisen, radioaktives, s.u. Radioeisen
Eisenmenger-Komplex III 38
—, Anatomie III 38ff.
—, Definition III 218ff.
—, Entwicklungsgeschichte
III 38, 53ff.
— und Geburtsakt IV 492
— und Gefäßkrankheiten
VI 310
— und Gravidität IV 492ff.
—, Pathologie III 38ff.
— und Periarteriitis nodosa
VI 310
— und Puerperium IV 492
— und Pulmonalsklerose
IV 243
—, Rechtsschenkelblock bei
II 359
—, Schenkelblock bei II 359
— und Ventrikelseptumdefekt
III 60, 218ff.
Eisenstoffwechsel und angeborener Herzfehler III 113
— und Blutbildung I 166
— und Capillarresistenz
VI 573, 580
— und Cor pulmonale
IV 257ff.
— und Depressan V 230
— bei Endocarditis lenta II 695
— und Gravidität IV 479
— und Hämochromatose
IV 681ff.
— bei hämorrhagischer Diathese VI 573, 580
— bei Herzinsuffizienz I 166,
505
— und Kationenaustauscher
I 557ff.
— bei Möller-Barlow-Syndrom
VI 580
— bei Moschcowitz-Symmers-Syndrom VI 573
— bei Periarteriitis nodosa
VI 315
— bei Purpura 573ff.
— bei Skorbut VI 580
Eiweißmangelödem s.u.
Dystrophie
Eiweißstoffwechsel und ACTH
II 644ff.
— bei Amyloidose V 617
— und angeborener Herzfehler
III 81
— bei Angiopathia diabetica
IV 371
— und Arteriosklerose
III 784ff.; IV 371;
VI 385ff., 394ff.
— und Augenhintergrund
V 425
— bei Beriberi IV 394ff.
— und Blutdruck V 17, 67ff.,
448ff.

Eiweißstoffwechsel und Blutmenge I 141
— und Calciumstoffwechsel IV 452
— und Capillaren VI 11 ff.
— bei Capillaropathia diabetica VI 550
— und Capillarpermeabilität VI 107, 550
— und Cantharidenblase VI 109
— bei Coma diabeticum IV 375
— und Coronarinsuffizienz III 784 ff.
— und Coronarsklerose III 784 ff.
— und Cortison II 644 ff.
— bei Diabetes mellitus IV 371, 375 ff.; V 620; VI 550
— bei diabetischer Glomerulosklerose V 620
— und Diät I 402 ff., 417 ff.; V 454 ff.
— bei Dystrophia myotonica II 970
— und Dystrophie IV 293 ff.
— bei Endocarditis lenta II 697 ff.
— und Ernährung I 402 ff., 417 ff.
— bei essentieller Hypertonie V 448 ff.
— und essentielle Hypotonie V 790
— bei experimenteller Hypertonie V 67 ff.
— und Gefäßkrankheiten III 784; IV 371
— bei Glomerulosklerose V 620
— bei Gravidität IV 479; V 726 ff.
— bei Graviditätstoxikose IV 513 ff.
— in hämorrhagischem Schock I 1080
— bei Herzinfarkt III 720 ff.
— bei Herzinsuffizienz I 131, 204 ff., 244 ff., 323 ff., 402 ff., 417 ff., 504 ff.
— bei Hypertonie V 67 ff., 448 ff.
— und Hypocalcämie IV 452
— und Hypotonie V 790
— bei Karditis rheumatica II 570 ff.
— und Kollaps I 980, 1027 ff., 1080, *1092* ff.; IV 603 ff.
— bei Lungenödem I 131
— und Magnesium-Stoffwechsel IV 455 ff.
— im Myokard I 18 ff., 26 ff., 33 ff.

Eiweißstoffwechsel bei Myokardose I 33 ff.
— bei Nephrose V 617
— und Ödeme I 244 ff., 247 ff.
— und Operabilität IV 620, 625
— und Operationen IV 596 ff.
—, und Punktionsbehandlung I 559 ff.
— bei rheumatischem Fieber II 570 ff.
— und Säure-Basengleichgewicht I 204 ff.
— und Schock I 980, 1027 ff., 1080, *1092* ff.; IV 603 ff.
— und Schockniere I 1107 ff.
— bei traumatischem Schock I 1096
— und Tricuspidalfehler II 1491, 1507
— bei Tricuspidalinsuffizienz II 1507
— bei Tricuspidalstenose II 1491
— bei Verbrennung VI 562 ff.
— im Verbrennungsschock I 980, 1096
Eklampsie IV 510 ff. s. a. u. Graviditätstoxikose
— und angeborener Herzfehler IV 492
— und Blutdruck V 387 ff., 730 ff.
— und Capillaraneurysmen VI 545
— und Capillarspasmen VI 538
—, Dextranreaktion bei V 618
— und Hirndurchblutung V 387 ff., 397
— und Hypertonie V 387 ff., 397, 730 ff.
— und Magnesiumstoffwechsel IV 455 ff.
— und Narkose IV 615
— und Nephritis IV 504 ff.
—, organotoxische V 736 ff.
Ekzem und allergische Myokarditis II 952 ff.
—, Capillarresistenz bei VI 574
— durch Chinidin II 119
— bei Endocarditis lenta II 693
— und Myokarditis II 952
— bei postthrombotischem Syndrom VI 511 ff.
—, Purpura bei VI 574
Elastizitätshochdruck V 38 ff.
— bei Arteriosklerose V 767 ff.
Elastofibrome des Herzens II 1198
Elastolyse bei Silikose IV 209 ff.
Elastomyxom des Herzens II 1192

Elastose bei Arteriosklerose VI 424
Eleblan V 561 s. a. u. Veratrumalkaloide
— bei essentieller Hypertonie V 590
Elektrolythaushalt s. u. Mineralhaushalt
Elektrodermatogramm VI 93 ff.
— und Capillardruck VI 98
— und Capillarmikroskopie VI 98
Elektroencephalogramm bei Adams-Stokes-Syndrom II 261
— bei Allergie II 951 ff.
— bei Amyloidase II 963 ff.
— bei Anämie IV 647
— bei angeborenem Herzfehler III 150
— bei Angiopathia diabetica IV 361
— und Atmung IV 8 ff., 14 ff.
— bei Carotissinus-Syndrom II 276
— bei Cor pulmonale IV 146, *161* ff.
— bei Blutkrankheiten IV 647
— und Blutdruck V 616
— bei Diabetes mellitus IV 361
— bei endokriner Hypertonie V 661
— bei Epilepsie (visceraler) IV 875 ff.
— und Extrasystolie II 44
— und Glomerulonephritis V 616
— bei Graviditätstoxikose V 734
— und Höhenadaptation IV 8 ff., 14 ff.
— bei Hypertonie V 387, 616
— und Klima IV 8 ff., 14 ff.
— bei Kollaps IV 763
— und Luftdruck IV 8 ff., 14 ff.
— und Nephritis V 616
— bei Ohnmacht IV 763
— bei paroxysmaler Tachykardie II 134 ff.
— bei Perniciosa IV 647
— bei Phäochromocytom V 661
— bei Porphyrie IV 401
— bei Postural hypotension IV 763
— und Rauwolfia-Alkaloide V 530
— und Regelkreis IV 753 ff.
— und renale Hypertonie V 616
— und Sauerstoffmangel IV 8 ff., 14 ff.
— bei Tachykardie II 134 ff.
— bei vegetativer Labilität IV 799 ff.

Elektrokardiogramm s. a. u.
den einzelnen Teilen wie
P-Welle, Kammerkomplexe, S-T-Strecke,
T-Welle, Lagetyp
—, Absterbekurven II 355, 373
— und ACTH II 645
— bei Adams-Stokes-Syndrom
II 254ff., 261ff.
— bei Adipositas IV 388
— bei allergischer Myokarditis
II 951ff.
— beim Alternans II 406ff.
— und Amyloidose II 963ff.
— bei Anämie III 870ff.;
IV 654
— bei angeborener Aortenstenose III 436ff.
— bei angeborenem arteriovenösem Coronaraneurysma III 215
— bei angeborener Mitralstenose III 549ff.
— bei angeborenem perforiertem Sinus-Valsalvae-Aneurysma
III 204, 207ff.
— bei angeborener Pulmonalinsuffizienz III 564ff.
— bei angeborener Pulmonalstenose III 298, *308*ff.
— bei angeborener Tricuspidalinsuffizienz
III 431
— bei angeborener Tricuspidalstenose III 411ff.
— bei Angina pectoris
III 834ff., 1017ff.
— bei Angina tonsillaris
II 912ff.
— bei Angiopathia diabetica
IV 354
— bei Ankylostoma II 939ff.
— bei Antesystolie II 378ff.
— bei Aortenaneurysma
VI 447
— bei Aortenatresie III 561ff.
— bei Aorteninsuffizienz
II 1466ff.
— bei Aortenisthmusstenose
III 445, *455*ff.; V 755ff.
— bei Aortenstenose
II 1443ff.
— bei Aortopulmonalseptumdefekt III 198
— bei Arteriosklerosis obliterans VI 433ff.
— bei arteriovenösen Fisteln
VI 479
— bei arteriovenöser Lungenfistel III 386ff.
— und Atmung IV 13ff., 25, 32
— bei Atrioventrikular-Dissoziation II 287ff.

Elektrokardiogramm bei atrioventrikulärer Reizleitungsstörung II 208ff., 232ff.
— bei atrioventrikulärer Reizleitungsstörung ersten Grades II 210ff.
— bei atrioventrikulärer Reizleitungsstörung zweiten Grades II 212ff.
— bei Atrioventrikular-Extrasystolie II 56ff.
— bei Atrioventrikular-Rhythmus II 278ff.
— bei auriculärer Reizleitungsstörung II 198ff.
— bei bakterieller Endokarditis II 707ff.
— und Balneotherapie
I 677ff.
— und Barbitursäure III 893
— bei Bayley-Block II 332
— bei Beriberi IV 392
— und Blutdruck V 374ff., 657ff., 783
— bei Blutkrankheiten IV 654
— bei Brucellosen II 904
— bei Canalis atrioventricularis communis III 293ff.
— bei Carcinoid II 784ff.
— bei Carotissinus-Syndrom
II 274ff.
— bei Chagas-Myokarditis
II 879, *931*ff.
— und Chinidin II 121ff.
— bei Coma diabeticum
IV 376
— nach Commissurotomie
II 1400ff.
— bei Cor biloculare III 547
— und Coronardurchblutung
III 711, 834ff.
— bei Coronargefäßmißbildungen III 569ff.
— und Coronarinsuffizienz
III 711ff., 834ff.
— bei Coronarspasmen
III 834ff.
— und Cortison II 645
— bei Cor triatriatum III 554
— bei Cor triloculare biatriatum III 541ff.
— bei Coxsackie-Infekt II 921
— bei Dermatomyositis
II 991ff.
— bei Dextrokardie III 576ff., 578ff.
— bei Dextroversion
III 584ff.
— bei Diabetes mellitus
IV 354, 376
— bei Digitalis-Intoxikation
I 490ff.
— bei Diphtherie-Myokarditis
II 878ff., *894*ff.

Elektrokardiogramm, Diskrepanztypen III 1167ff.
— bei divergierendem Schenkelblock II 363ff.
— bei doppelseitigem Schenkelblock II 361ff.
— und Druckbelastung I 885
— bei Druckfall-Syndrom
IV 46
— bei Ductus Botalli persistens III 157, *168*ff., 187, 191
— bei Dumping-Syndrom
IV 866
— bei Dystrophia musculorum progressiva II 972
— bei Dystrophia myotonica
II 971
— bei Dystrophie IV 297
— bei Ebstein-Syndrom
III 417, *421*ff.
— bei Echinokokkose II 937ff.
— bei Elektrounfall III 906ff.
— bei Encephalomyokarditis
II 920
— bei Endokardfibrose
II 787ff.
— bei Endocarditis parietalis fibroplastica II 787
— bei Endocarditis lenta
II 707ff.
— bei endokriner Hypertonie
V 657ff.
— bei Endomyokardfibrose
II 788
— bei Erythematodes
II 979ff.
— bei essentieller Hypertonie
V 374ff.
— bei Extrasystolie II 32ff., 44, 46ff., 49ff.
— bei Fallotscher Tetralogie
III 330ff.
— bei Fettembolie IV 135ff.
— bei Fibroelastose II 789
— bei Fiedler-Myokarditis
II 957ff.
—, Flatterwellen II 92ff., 108ff., 124
— bei Fleckfieber II 907
—, Flimmerwellen II 82, 84, *87*ff., 108ff.
— bei fokalem Block II 320, 367ff.
— bei Fokaltoxikose
II 912ff.
— bei Foramen ovale persistens III 264ff.
— bei Fruchtwasserembolie
IV 138
— und Ganglienblocker
V 573ff.
— und Gefäßmißbildungen
III 204ff., 215ff., 386ff.

Elektrokardiogramm bei generalisierter ventrikulärer Leitungsstörung
II 372 ff.
— und Glomerulonephritis II 915
— und Glykogenose II 966
— bei Gravidität II 995; IV 484, 498; V 729 ff.
— und Graviditätstoxikose II 915
— bei Grippemyokarditis II 924 ff.
— bei Hämangiosarkom VI 601
— bei Hämochromatose II 964; IV 682 ff.
— bei hämorrhagischem Schock I 1031
—, Hegglin-Syndrom I 31 ff.
— und Hepatitis II 928
— bei Heredoataxie II 973
— bei Herzblock II 194 ff.
— bei Herzdivertikel III 593
— und Herzform I 885 ff.
— und Herzglykoside I 463, 472, 479, 490 ff., 493 ff.
— bei Herzglykosidtherapie I 463, 479, 489, 490 ff., 500 ff.
— bei Herzinfarkt III 710, 1162 ff.
— bei Herzinfarkt-Perikarditis II 1083
— bei Herzkatheterismus II 39, 1258 ff.
— und Herztöne I 31 ff.; II 574 ff.
— bei Herztrauma II 464 ff., 498 ff., 519 ff.
— bei Herztumoren II 1179 ff., 1182 ff.
— und Höhenadaptation IV 13 ff., 25, 32
— und Hydergin V 512
— und Hydralazine V 546, 551 ff.
— bei Hydroperikard II 1153
— bei Hypercalcämie IV 452 ff.
— bei Hypernatriämie IV 445 ff.
— bei Hyperthyreose IV 323, 325 ff.
— bei Hypertonie V 374 ff., 657 ff.
— bei Hypocalcämie IV 449, 451 ff.
— bei Hypoglykämie IV 381
— bei Hypokaliämie I 584 ff.; IV 431 ff.
— bei Hyponatriämie IV 445 ff.

Elektrokardiogramm und Hypophysektomie IV 346
— bei Hypothyreose IV 332
— und Hypotonie V 783
— bei idiopathischer Herzhypertrophie II 975
— bei idiopathischer Perikarditis II 1074
— bei idiopathischer Pulmonalektasie III 369 ff.
— und Infarktlokalisation III 1178 ff., 1181 ff.
— bei Infektionskrankheiten IV 539, 541, 550 ff.
— und Insulin IV 381
— bei Interferenz-Dissoziation II 292 ff.
— bei Kala-Azar II 936
— und Kaliumhaushalt I 495
— und Kaliumstoffwechsel IV 419 ff., 431 ff., 432 ff.
— bei Kammerextrasystolie II 60 ff.
— bei Kammerflattern II 174 ff.
— bei Kammerflimmern II 174 ff.
— bei Kammertachykardie II 153 ff., 160, 166 ff.
— bei Karditis rheumatica II 581 ff., 616 ff.
— und Klima IV 13 ff., 25, 32
— bei Kohlenoxyd-Vergiftung III 873 ff.
— bei Kollagenosen II 979 ff.
— im Kollaps I 1031 ff.
— bei kombiniertem Aortenfehler II 1478
— bei kombiniertem Mitral-Aortenfehler II 1479 ff.
— bei kombiniertem Tricuspidalfehler II 1514
— bei konstriktiver Perikarditis II 1095 ff., 1114 ff.
— bei Lävokardie III 591 ff.
—, Leitungszeiten II 184 ff.
— bei Leptospirosen II 905
— bei Leukämie IV 674
— bei Libman-Sacks-Endokarditis II 979 ff.
— bei Links-Schenkelblock II 318 ff., 325 ff., 343, 347 ff.
—, Linksverspätung II 373 ff.
— bei Lues II 946
— und Luftdruck IV 13 ff., 25, 32, 39 ff.
— bei Luftembolie IV 125
— bei Luftüberdruck IV 39, 41

Elektrokardiogramm bei Lungenembolie I 346; IV 99 ff., 108 ff., 125, 135 ff., 157 ff.
— bei Lungenvenentransposition III 529 ff.
— bei Lutembacher-Syndrom III 283 ff.
— bei Lymphogranulomatose IV 678 ff., 680
— und Malaria II 935
— bei maligner Hypertonie V 632
— und Masern II 922
— und Methylalkohol III 892
— und Mineralhaushalt I 495; II 4 ff.; IV 458 ff.
— und Mineralstoffwechsel IV 419 ff.
— bei Mitralatresie III 558
— bei Mitralinsuffizienz II 1414 ff.
— bei Mitralstenose II 1336 ff., 1339 ff., 1369, 1381
— bei Mononucleose II 926 ff.; IV 543
— bei Moschcowitz-Symmers-Syndrom VI 572 ff.
— bei Myokarditis II 877, 878 ff.; IV 539, 541
— bei Myocarditis rheumatica II 581 ff., 616 ff.
— und Myokardlues II 946
— bei Myokardose I 33 ff.; II 969 ff.
— bei Myokardose nach Gravidität IV 498
— bei Myokardsarkoidose II 947 ff.
— und Myokardtuberkulose II 943 ff.
— bei Myxödem IV 332
— und Narkose IV 592
— und Natriumstoffwechsel IV 442
— und Nicotin III 881 ff.
— bei Nicotinallergie III 888
— und Nitrobenzol III 891
— und Ohnmacht IV 760 ff.
— und Operabilität IV 626 ff., 628 ff.
— bei Ornithose II 926
— bei Orthostase V 809 ff.
— bei Pancarditis rheumatica II 620
— bei Parasystolie II 299 ff.
— bei Parotitis II 928
— bei paroxysmaler Tachykardie IV 134 ff., 153 ff., 160, 166 ff.
— bei Periarteriitis nodosa II 986 ff.; VI 316 ff.
— bei Perikardcysten II 1146

Elektrokardiogramm bei
Perikarddivertikel
II 1146
— bei Perikarditis II 1054ff.
— bei Perikarditis purulenta
II 1085
— bei Perikarditis rheumatica
II 619
— bei Perikardtumoren
II 1182, 1220ff.
— bei peripherer Pulmonalstenose III 377
— bei Phäochromocytom
V 657ff.
— und Plethysmogramm
VI 72
— bei Pneumonie-Myokarditis II 911ff.
— bei Poliomyelitis II 381, 917ff.; IV 541
— bei Porphyrie IV 398
— bei postsynkopalem Syndrom II 261ff.
— bei posttachykardem Syndrom II 167ff.
— bei Postural hypotension
V 816
— bei primärer chronischer Polyarthritis II 993
— bei Psittakose II 926
— und Psyche III 863ff.
— im Puerperium IV 498
— bei Pulmonalaneurysma
VI 466
— bei Pulmonalarterienaplasie III 382
— bei Pulmonalatresie III 366
— und Pulmonalektasie
III 369ff.
— bei Pulmonalsklerose
II 205; IV 245
— bei Pulmonalstenose III 377
— bei Rechts-Schenkelblock
II 318ff., *329ff.*, 331, 340, 342
—, Rechtsverspätung II 373ff.
— bei Reizleitungsstörungen
II 194ff.
— bei respiratorischer Arrhythmie II 21ff., 24ff.
— bei Reticulosarkom
IV 677ff.
— und Rheogramm VI 76
— bei rheumatischem Fieber
II 581ff., 616ff.
— bei rheumatischer Perikarditis II 1069ff.
— und Rhythmusstörungen
II 2ff.
— und Rickettsiosen II 907
— und Röntgendiagnose
I 802
— bei Sarkoidose II 947ff.
— und Sauerstoffmangel
IV 13ff., 25, 32

Elektrokardiogramm bei
Scharlach-Myokarditis
II 878ff., *900*ff., 901ff.
— bei Schenkelblock II 316ff., 321ff.
—, Schenkelblockbild bei Extrasystolie II 51ff.
— bei Schlafkrankheit II 936
— im Schock I 1031ff.
— und Schwefelkohlenstoff
III 892
— bei Sinuauriculärblock
II 194ff.
— bei Sinusbradykardie II 15
—, Sinusextrasystolie II 44, 46ff.
—, Sinusrhythmus II 3ff.
— bei Sinustachykardie
II 11ff.
— bei Sklerodermie II 990
— bei Sportherz I 927ff., 939ff., 945ff.
—, Stauchungsform II 373
— und Sympathektomie V 477
— bei Tachykardie II 11ff., 134ff., 153ff., 160, 166ff.
— bei Tetanie IV 449, 451ff.
— bei Tetrachlorkohlenstoffvergiftung III 891
— bei Thalliumvergiftung
V 773ff.
— bei Thoraxdeformation
IV 229
— und Thyreoidea IV 323, 325ff., *332*ff.
— bei totalem Block II 232ff.
— bei Toxoplasmose II 933ff.
— bei Transposition der Aorta und Pulmonalis III 502ff.
— bei traumatischer Perikarditis II 1087
— bei Trichinose II 938ff.
— bei Tricuspidalatresie
III 395, 401ff.
— bei Tricuspidalinsuffizienz
II 1508ff.
— bei Tricuspidalstenose
II 1498ff.
— bei Truncus arteriosus communis persistens III 532, 536ff.
— bei tuberkulöser Perikarditis II 1079ff.
— und Tuberkulose II 943ff.; IV 222
— bei Typhus-Myokarditis
II 905ff.
— bei Umkehr-Extrasystolie
II 310ff.
— bei Umkehrrhythmus
II 310ff.
— bei urämischer Perikarditis II 1082
— bei Valsalva-Versuch IV 783

Elektrokardiogramm bei
Variola II 923
— bei vegetativer Labilität
IV 760ff., *787*ff.
— bei Ventrikelseptumdefekt
III 217ff., *229*ff.
— und Veratrumalkaloide
V 559ff.
— bei Vergiftungen I 32ff.; III 873ff., 891; V 773ff.
—, Verspätungskurven II 317, 320, *373*ff.
— bei Verzweigungsblock
II 320ff., 369ff.
— bei Volumenbelastung I 889
—, Vorhofextrasystolie
II 47ff.
— bei Vorhofflattern II 92ff., 108ff., 124
— bei Vorhofflimmern II 82, 84, *87*ff., 108ff.
— bei Vorhofseptumdefekt
II 359; III 249ff., *264*ff.
— bei Wenckebachscher Periodik II 187, 195, 213ff.
— bei Wilson-Block II 320, 330ff.
— bei Wolff-Parkinson-White-Syndrom II 378ff.
Elektrokymogramm bei
Alternans II 405
— bei angeborener Pulmonalstenose III 315ff.
— bei Angina pectoris
III 1054ff.
— bei Antesystolie II 391
— bei Aorteninsuffizienz
II 1464ff., 1468
— bei Aortenisthmusstenose
III 463ff.; V 756ff.
— bei Aortenstenose II 1442
— bei Coronarinsuffizienz
III 1054ff.
— bei Fallotscher Tetralogie
III 349
— bei Herztumoren II 1185ff.
— bei kombiniertem Aortenfehler II 1478
— bei konstriktiver Perikarditis II 1105ff., 1113ff.
— bei Links-Schenkelblock
II 337ff.
— bei Mitralinsuffizienz
II 1411ff.
— bei Mitralstenose II 1362ff.
— bei Panzerherz II 1105ff., 1113ff.
— bei Perikarditis II 1050, 1105ff., 1113ff.
— bei Rechts-Schenkelblock
II 337ff.
— bei Schenkelblock II 337ff.
— bei Wolff-Parkinson-White-Syndrom II 391
Elektromyogramm VI 95ff.

Elektrophorese und Capillarplethysmogramm VI 108
— bei Endokarditis acuta bact. II 728
— bei Endokarditis lenta II 572ff., 697ff.
— bei Endokarditis rheumatica II 572ff.
— bei Herzinfarkt III 720ff.
— bei Herzinsuffizienz I 248ff.
— bei Karditis rheumatica II 571ff.
— bei Moschcowitz-Symmers-Syndrom VI 573
— des Renins V 84ff.
— bei rheumatischem Fieber II 571ff.
Elektro-Plethysmogramm VI 73ff.
Elektroschock und Coronarinsuffizienz III 907ff.
— und Hirndurchblutung V 395
— und Kollaps IV 762ff.
— und Ohnmacht IV 762ff.
— und vegetative Labilität IV 762ff.
— und zentralnervöse Hypertonie V 724
Elektrotherapie bei Adams-Stokes-Syndrom II 265ff.
— und Extrasystolie II 44
— bei Gefäßkrankheiten VI 160
— bei Herztrauma II 526ff.
— bei Kammerflattern II 177
— bei Kammerflimmern II 177
— bei Phlebitis VI 507
— bei Thrombophlebitis VI 507
Elektrounfall III 903ff.
— und Angina pectoris III 905ff.
—, Antesystolie bei II 395
—, Arrhythmie bei II 104ff.
—, Blutdruck bei III 905
— und Coronarinsuffizienz III 903ff.
— und Coronarsklerose III 905ff.
—, Elektrokardiogramm bei III 906ff.
— und Endangitis obliterans VI 270ff.
— und Gefäßkrankheiten III 905ff.; VI 26, 270ff.
—, Kammerflattern durch II 171ff.
—, Kammerflimmern durch II 171ff.
— und Kollaps I 1119
—, Kreislauf bei III 905ff.

Elektrounfall, Pathologie III 904
— und Rhythmusstörungen III 904ff.
— und Schenkelblock II 357
— und Schock I 1119
— und Schockniere I 1119
—, Vorhofflattern bei II 104ff.
—, Vorhofflimmern bei II 104ff.
—, Wolff-Parkinson-White-Syndrom bei II 395
Elephantiasis VI 603ff., 608, 612
— und Lymphangitis VI 604, 612
— und Lymphödem VI 608, 612
— nostras VI 603ff.
—, Vorkommen VI 608
Elheparin bei Gefäßkrankheiten VI 195
Embolektomie bei Embolie VI 366ff.
— bei Gefäßkrankheiten VI 216
„Embolia pulmonar aminocaseosa" IV 137
Embolie VI 361ff.
— und Addison-Syndrom V 799
— und Adipositas IV 94, 385, 625
—, Ätiologie VI 361ff.
— und Aneurysmen III 340, 373; VI 450, 463
— bei angeborener Aortenstenose III 444ff.
— und angeborene Herzfehler III 123ff.
— und Angina pectoris III 730ff.
— und Angina tonsillaris II 914
—, Angiographie bei VI 127ff.
— bei Aortenaneurysma VI 450
— bei Aorteninsuffizienz II 1472
— bei Aortenstenose II 1447
— und Aortographie VI 134ff.
— und Arrhythmie II 87, 106
—, arterielle VI 361ff.
—, Arteriographie bei VI 127ff.
— bei arteriovenöser Lungenfistel III 389
— bei bakterieller Endokarditis II 690ff., 706, 711ff., 727, 741ff.
— und Balneotherapie I 698; VI 156
— bei Bettruhe I 416
— und Blutdruck V 37ff., 596ff.

Embolie und Calciumstoffwechsel IV 454
— bei Carcinoid II 785
— durch Chinidin II 120
— und Commissurotomie II 1383ff., 1390ff.
— und Coronaraneurysma III 940
— und Coronarinsuffizienz III 730
— und Cor pulmonale IV 59ff., 62, 91, 92ff., 137ff., 140ff., 232
— und Cushing-Syndrom V 695
— und Diabetes millitus IV 108, 124
—, Diagnose VI 364ff.
—, Differentialdiagnose VI 364
— und Diurese I 534, 590
— bei Druckfall-Syndrom IV 47
— bei Ductus Botalli persistens III 162, 182
— und Dystrophie IV 302
— bei Echinokokkose II 938
— und Endangitis obliterans VI 282, 293
— bei Endokardfibrose II 786ff.
— bei Endokarditis acuta bacter. II 727
— und Endokarditis fibrinosa II 776ff.
— bei Endokarditis lenta II 690ff., 706ff., 711ff., 741
— bei Endokarditis parietalis fibroplastica II 786ff.
— und Endokarditis verrucosa simplex II 776ff.
— und endokrine Hypertonie V 695
— und Entzügelungs-Hochdruck V 717
— und Ernährung IV 625
— und Extrasystolie II 44
— und Fallotsche Tetralogie III 357
—, falsche VI 363
— Fett- s. u. Fettembolie
— bei Fiedler-Myokarditis II 957ff.
— und Fokaltoxikose II 914
— und Foramen ovale persistens IV 106
— durch Fruchtwasser IV 137ff.
— Gas- s. u. Gasembolie
— und Geburtsakt IV 486
— und Gefäßgeräusche VI 539
— bei Gefäßkrankheiten VI 282, 293

Embolie und Gefäßmißbildungen III 373, 389
— und Gravidität IV 486, 497 ff.
— bei Hämangiosarkom VI 601
— und Herzglykoside I 461 ff.
— und Herzinfarkt III 716, 730 ff., 1060 ff., *1228* ff., 1360
— bei Herzinsuffizienz I 416, 461 ff., 534, 590, 601 ff., 698, 767, 774
— bei Herzkatheterismus II 1261 ff.
— bei Herzklappenfehler II 1298
— und Herztrauma II 474, 478 ff., 484 ff., 505 ff.
— bei Herztumoren II 1181 ff., 1192 ff.
— und Hirnbasisaneurysma VI 463
— Hirn- s. u. Hirnembolie
— bei Hyperthyreose IV 327
— und Hypertonie V 37 ff., 596 ff.
— und Hypotonie V 799, 819
— bei idiopathischer Herzhypertrophie II 975
— bei Infektionskrankheiten IV 530
— und Kammerflattern II 173 ff.
— und Kammerflimmern II 173 ff.
— und Kammertachykardie II 166 ff.
— bei Karditis rheumatica II 586, 604, 634
— und Körpergewicht IV 625
— und Kollaps I 957 ff., 964 ff., 1112, 1124; IV 600 ff.
— und Lebensalter IV 622 ff.
— und Leukämie IV 675
— Luft- s. u. Luftembolie
— Lungen- s. u. Lungenembolie
— und Lungenkreislauf IV 59 ff., 62, 91 ff.
— und Lungenstauung I 774
— bei Mitralfehler II 1298
— bei Mitralstenose II 1322 ff., 1368 ff., 1376 ff., 1385 ff., 1391 ff.
— bei Myokarditis II 889 ff., 904
— bei Myokardose nach Gravidität IV 497
— bei Myokardsarkoidose II 948
— und Myokardstoffwechsel III 730 ff.

Embolie bei Myokardtuberkulose II 944
— und Narkose IV 617
— und neurogene Hypertonie V 717
— und neurogener Schock I 976
— Nieren- s. u. Nierenembolie durch Operationen IV 598 ff., 608 ff.
—, paradoxe IV 106; VI 361
— und paroxysmale Tachykardie II 166 ff.
—, periphere VI 361 ff.
— bei Phlebitis VI 489 ff., 504 ff.
— und Placenta IV 486
— bei Polycythämie IV 667
—, postoperative IV 608 ff., 617
— und postthrombotisches Syndrom VI 509 ff.
— und primärer Schock I 976
—, Prognose VI 368 ff.
—, im Puerperium IV 486, 497 ff.
— und Pulmonalaneurysma III 373
— durch Quecksilberdiuretica I 534
— und renale Hypertonie V 596 ff.
— bei rheumatischem Fieber II 586, 604, 634
— bei Riesenzellarteriitis VI 337 ff.
—, Röntgendiagnose VI 127 ff.
— bei Sarkoidose II 948
— und Saug-Drucktherapie VI 154
— und Schock I 957 ff., 964, 1112, 1124; IV 600 ff.
—, septische II 904; IV 107 ff., 109, 124, 232
—, Symptome VI 363 ff.
— und Tachykardie II 166 ff.
—, Therapie VI 365 ff.
— und Thrombophlebitis VI 489 ff., 504 ff., 507 ff.
— und Thrombose VI 361 ff.
— und Thyreoidea IV 327
— und Trauma I 964 ff.; III 902
— und traumatischer Schock I 964 ff.
— bei Tricuspidalstenose II 1500 ff.
— bei Truncus arteriosus communis persistens III 538
— bei Tuberkulose II 944
—, Vasomotorik bei VI 364 ˙
— und Vena cava inferior-Ligatur I 596

Embolie bei Ventrikelseptumdefekt III 242
— und Vorhofflattern II 106
— und Vorhofflimmern II 87, 106
— bei Vorhofseptumdefekt III 277
— und Waterhouse-Friedrichsen-Syndrom IV 564 ff.
Embran bei Angina pectoris III 1388
— bei Coronarinsuffizienz III 1388
— bei Gefäßkrankheiten VI 185
Embryokardie II 132
— bei Carditis rheumatica II 618
Embryopathia rubeolosa III 110
Emedian bei vegetativer Labilität IV 858
Emetin bei Adams-Stokes-Syndrom II 272
— bei Amöbiasis II 935
— und Capillarresistenz VI 582
— und Capillarpermeabilität VI 582
— und hämorrhagische Diathese VI 582
— und Interferenz-Dissoziation II 291 ff.
— und Myokard 968
— und Myokarditis II 874
„Emphysem-Herz" s. u. Cor pulmonale
Encephalin und Blutdruck V 161
— und experimentelle Hypertonie V 158, 161
— und neurogene Hypertonie V 158, 161, 725
— und zentralnervöse Hypertonie V 158, 161, 725
Encephalitis bei Bleivergiftung V 773
— und Blutdruck V 37 ff.
— bei Chagas-Myokarditis II 931 ff.
—, Chorea als II 608 ff.
— und Cor pulmonale IV 231
— und Encephalomyokarditis II 919
— und Extrasystolie II 44
— bei Gefäßkrankheiten VI 328
— und hämorrhagische Diathese IV 563
— und Hypertonie IV 574; V 37 ff.
— durch Hypertonie-Therapie V 494
— bei Hypokaliämie IV 420 ff.

Encephalitis, Hypotonie bei
  IV 738
— bei Infektionen IV 530, 537
— und Karditis rheumatica
  II 608ff.
—, Kreislauf bei IV 561
— und Kollaps I 958
— und Lungenödem I 132
— und Myokarditis II 874,
  918ff.; IV 542
— und neurogene Hypertonie V 722ff.
— und Orthostase IV 738
— bei Parotitis II 927ff.
— und Periarteriitis nodosa
  VI 328
— und Postural hypotension
  IV 738
— und rheumatisches Fieber
  II 608ff.
— und Schock I 958
—, Tachykardie bei II 9ff., 44
— durch Thiocyanate V 494
— und Toxoplasmose I 934
— und vegetative Labilität
  IV 738
— bei Vergiftungen V 773
— und Waterhouse-Friedrichsen-Syndrom IV 563
— und zentralnervöse Hypertonie V 722ff.
Encephalomalacie und Augenhintergrund V 424
— und Blutdruck V 352, 374, 387ff.
— bei Endangitis obliterans
  VI 288
— bei essentieller Hypertonie
  V 352, 374, 387ff.
— bei Fettembolie IV 135ff.
— bei Gefäßkrankheiten
  VI 288
— bei Graviditätstoxikose
  V 737
— bei Herzinsuffizienz I 767
— bei Hypertonie V 352, 374, 387ff.
— bei Hypoglykämie IV 380
— und Insulin IV 380
— und Orthostase IV 740
— und Phlebitis VI 500
— und Postural hypotension
  IV 740
— bei Thrombophlebitis
  VI 500
— und vegetative Labilität
  IV 740
Encephalomyelitis bei Chagas-Myokarditis II 931
Encephalomyokarditis
  II 918ff.
— und Fiedler-Myokarditis
  II 956
Encephalopathie, angiospastische, Ätiologie V 387ff.

Encephalopathie, angiospastische, und Arteriosklerose V 391
—, —, und Augenhintergrund
  V 387ff., 424
—, —, und Blutdruck V 387ff.
—, —, bei Cor pulmonale
  IV 148
—, —, bei essentieller Hypertonie V 387ff.
—, —, bei experimenteller
  Hypertonie V 388
—, —, und Ganglienblocker
  V 579ff., 582ff.
—, —, bei Gravidität IV 493
—, —, bei Graviditätstoxikose
  IV 506
—, —, bei Hypertonie V 387ff.
—, —, bei Lungenemphysem
  IV 148
—, —, Pathologie V 387ff.
—, —, und Veratrumalkaloide
  V 563ff.
Endangitis obliterans VI 254ff.
—, abdominale VI 291ff.
—, Ätiologie VI 258ff.
— — und Angina pectoris
  III 737ff., 918ff.,
  930ff. 945ff.,
— — und Allergie VI 262ff.,
  277ff.
—, aortale VI 286
— — und Aortenbogensyndrom VI 376ff.
— — und Aortenthrombose
  VI 372ff.
—, Arteriographie bei
  VI 127ff.
— — und Arteriosklerose
  III 737, 918, 930ff.;
  VI 274, 399
— — und Balneotherapie
  I 698
—, bronchiale IV 179ff.
—, Blutbefunde VI 279ff.
— — und Blutdruck V 37ff.,
  624ff.; VI 289ff.
— — und Blutgerinnung
  VI 265, 279ff., 302
— — und Calciumstoffwechsel IV 454
—, cerebrale VI 287ff.
—, coronare III 737, 745ff.,
  918ff., 930ff.;
  VI 286ff.
— — und Coronardurchblutung III 737,
  745ff., 918ff., 930ff.
— — und Coronarinsuffizienz
  III 737, 745ff., 918ff.,
  930ff.
— — und Coronarsklerose
  III 737, 918ff., 930ff.
—, Definition VI 256
—, Diagnose VI 295

Endangitis obliterans, Differentialdiagnose
  VI 295
— — und Erfrierung VI 556
— — Fokaltoxikose III 923ff.
— —, Formen VI 281ff.
— —, generalisierte VI 295
— —, Geschlechtsverteilung
  VI 256ff.
— —, Heredität VI 258ff.
— — und Herzinfarkt
  III 933ff.
— — und Hormone VI 259ff.
— —, Hypertonie bei V 37ff.,
  624ff.
— — und Infekte VI 263ff.
— —, intestinale VI 281
— — und Karditis rheumatica
  II 604
— —, Kreislauf bei VI 279ff.
— —, Lokalisation VI 281ff.
— — und Lungenembolie
  IV 95ff.
— — bei Lungenemphysem
  IV 179ff.
— —, Morphologie VI 271ff.
— — und Myokardstoffwechsel III 737, 745ff.,
  918ff., 930ff.
— — und Nicotin IIJ 878ff.;
  VI 265ff.
— —, Pathogenese VI 277ff.
— —, Pathologie VI 271ff.
— —, periphere VI 281
— — und Phlebitis VI 490
— —, Prognose VI 297ff.
— —, pulmonale VI 294
— —, renale VI 289ff.
— —, renale Hypertonie bei
  V 624ff.
— — und rheumatisches
  Fieber II 604
— — und Röntgendiagnose
  VI 128
— —, Saugdrucktherapie
  VI 154ff.
— — und sekundäres Raynaud-Syndrom
  VI 235, 283
— — bei Sichelzellanämie
  IV 240ff.
— —, Symptome VI 279ff.
— — und Synkardialmassage
  VI 150ff.
— — und Tetanie IV 454
— —, Therapie VI 298ff.
— — und Thrombophlebitis
  VI 490
— — und Thrombose
  VI 372ff., 490
— — und Trauma VI 270ff.
— — und Varicosis VI 282
— — und Vasomotorik
  VI 235, 259, 272ff.,
  274ff.

Endangitis obliterans und Vergiftungen VI 267 ff.
— —, Vorkommen VI 256 ff.
— —, Verlauf VI 296 ff.
— —, zentrale VI 281
Endarteriektomie bei Gefäßkrankheiten VI 216
Endarteriitis und arteriovenöse Fisteln VI 475
— und Blutdruck V 19 ff., 738,
— bei Beriberi IV 393
— bei Ductus Botalli persistens III 73, 74 ff., 183
— bei Eisenmenger-Komplex III 38
— und Endocarditis acuta bactericidis II 731
— bei Endocarditis lenta II 707 ff.
— bei Graviditätstoxikose V 738
— und Hypertonie V 738
— bei Karditis rheumatica II 604
— bei Lues II 225; V 738; VI 348
— bei maligner Hypertonie V 626
— necroticans II 604
— obliterans (Winiwarter Bürger) s. u. Endangitis obliterans
— bei rheumatischem Fieber II 604
— pulmonalis s. u. Pulmonalsklerose
— bei Tuberkulose VI 347
Endarteriolitis necroticans VI 255
Endokard bei Adipositas IV 383 ff.
— und Allergie II 553 ff., 556, 567, 950
— bei allergischer Myokarditis II 950 ff.
— bei Amyloidose II 961 ff.
— und angeborene Aortenstenose III 433, 444
— bei angeborenem Herzfehler III 12 ff., 82 ff.
— bei angeborener Mitralstenose III 549
— bei angeborener Pulmonalinsuffizienz III 567
— bei angeborener Tricuspidalinsuffizienz III 429 ff.
— bei Angina tonsillaris II 912
— bei Aortenatresie III 560
— und Aorteninsuffizienz II 1294, 1452 ff., 1472
— bei Aortenisthmusstenose III 453, 469 ff.
— und Aortenstenose II 1427 ff.

Endokard bei Aortitis luica VI 352
— bei Beriberi IV 393
— bei Blutkrankheiten IV 680
— bei Brucellosen IV 552 ff.
— bei Carcinoid II 782 ff.
— bei Chagas-Myokarditis II 932
— und Commissurotomie II 1387 ff.
— bei Coronargefäß-Mißbildungen III 568 ff.
— bei Coxsackie-Infekt II 921
— bei Ductus Botalli persistens III 74, 182 ff.
— bei Dystrophia musculorum progressiva II 972
— bei Echinokokkose II 937 ff.
— bei Elektrounfall III 904 ff.
— bei Endangitis obliterans VI 287
— bei Endokardfibrose II 785 ff.
— bei Endokarditis chronica fibrosa II 778 ff.
— bei Endokarditis fibrinosa II 775 ff.
— bei Endokarditis lenta II 701 ff.; s. a. dort
— bei Endokarditis luica II 780 ff.
— bei Endokarditis parietalis fibroplastica II 786 ff.
— bei Endokarditis serosa II 772, 773 ff.
— bei Endokarditis verrucosa simplex II 776 ff.
— bei Endokardsklerose II 789 ff.
—, Entwicklungsgeschichte III 5 ff.
— bei Erythematodes II 976, 978; VI 344
— bei Fallotscher Tetralogie III 356
— bei Fiedler-Myokarditis II 958
— bei Fleckfieber II 907
— und Fokaltoxikose II 912
— bei Gefäßkrankheiten VI 287, 309, 316
— bei Gefäßmißbildungen III 568 ff.
— bei Glomerulonephritis II 915
— bei Herzdivertikel III 12 ff., 592 ff.
— bei Herzinfarkt III 1258
— bei Herzkatheterismus II 1262 ff.
— bei Herzklappenfehler II 1296 ff.
— bei Herztrauma II 485 ff., 492, 534
— bei Herztumoren II 1211

Endokard, Hyalinose II 790
— bei idiopathischer Herzhypertrophie II 974 ff.
— bei Infektionskrankheiten IV 530 ff., 536, 551 ff.
— bei Karditis rheumatica II 544 ff., 548 ff., 553 ff., 562 ff., 567
— bei Kollagenosen II 976 ff.
— im Kollaps I 1111
— und kombinierte Tricuspidalfehler II 1513
— bei Leptospirosen II 905
— und Libman-Sacks-Endokarditis II 979 ff.
— bei Lues VI 352
— bei Lymphogranulomatose IV 680
— bei Malaria II 935
— bei Marfan-Syndrom III 491
— bei Mitralfehler II 1296 ff.
— bei Mitralinsuffizienz II 1410
— bei Mitralstenose II 1320 ff., 1368 ff., 1381
— bei Moschcowitz-Symmers-Syndrom VI 573
— bei Myocarditis rheumatica II 567 ff.
— bei Myokarditis II 871, 874
— und Myokardsarkoidose II 947 ff.
— bei Parotitis II 928
— bei Periarteriitis nodosa VI 309, 316
— und Perikarditis II 1042 ff., 1088
— bei Pneumonie IV 552
— bei Poliomyelitis IV 553
— bei primärer chronischer Polyarthritis II 992 ff.
— bei rheumatischem Fieber s. a. u. Endocarditis rheumatica II 544 ff., 548 ff., 553 ff., 562 ff., 567
— bei Rickettsiosen II 907
— und Riesenzellarteriitis VI 336 ff.
— bei Sarkoidose II 947 ff.
— bei Scharlach IV 549, 553
— bei Schlafkrankheit II 936
— im Schock I 1111
— bei Sepsis II 903
— bei Sklerodermie II 990
— bei Tricuspidalatresie III 408
— und Tricuspidalinsuffizienz II 1503
— und Tricuspidalstenose II 1482 ff.
— bei Tuberkulose IV 552 ff.
— bei Typhus IV 552 ff.
Endokardfibrose II 785 ff., 787 ff.

Endokardfibrose bei angeborenem Herzfehler III 27, *82*ff., 453, 491, 549, 560, 568
— und angeborene Mitralstenose III 27, 549
— bei Aortenatresie III 560
— bei Aortenisthmusstenose III 453
— und bakterielle Endokarditis II 786ff.
— bei Coronargefäßmißbildungen III 568ff.
— bei Dystrophia musculorum progressiva II 972
—, Endocarditis parietalis fibroplastica II 786ff.
— und Endocarditis lenta II 768ff.
—, Fibroelastose II 788ff.
— bei Gefäßmißbildungen III 568
— bei Herzklappenfehler II 1296ff.
— und idiopathische Herzhypertrophie II 974
— bei Marfan-Syndrom III 491
— bei Mitralfehler II 1296ff.
— und Tricuspidalstenose II 1483
Endokarditis, abakterielle II *736*ff., 776
—, —, und Capillarresistenz VI 564ff.
—, —, bei Erythematodes II 978
—, —, und Purpura rheumatica VI 564ff.
—, akute II 546ff., 723ff.; IV 551
—, —, bakterielle II 723ff
—, —, —, Ätiologie II 723ff.
—, —, —, Anatomie II 725ff.
—, —, —, Pathogenese II 724ff.
—, —, —, Pathologie II 725ff.
—, —, —, und Sepsis II 724ff.
—, —, —, Symptome II 726ff.
— und Aneurysmen III 211, 940; VI 443, 445
— und angeborener Herzfehler III 23, 74, 117, *119*ff., 154, 182ff., 356, 444, 469ff., 567; VI 49
— bei angeborener Pulmonalinsuffizienz III 567
— und angeborene Pulmonalstenose III 117, 301ff., 324ff.
— bei angeborenem Sinus-Valsalvae-Aneurysma III 211

Endokarditis und Antistreptokinase II 596
— und Aortenaneurysma VI 445
— und Aorteninsuffizienz II 1294, 1452ff., 1472
— bei Aortenisthmusstenose II 685; III 469ff.; V 754
— und Aortenstenose II 1427ff.
— und Aortopulmonalseptumdefekt III 202
— und Aortitis luica VI 352
—, Arrhythmie bei II 104ff.
— und arteriovenöse Fisteln VI 475
—, atypische abakterielle, bei Erythematodes II 978
— und Atrioventricularblock II 248
—, bakterielle, II 662ff., 723ff.
—, —, und Aneurysmen VI 443
—, —, und angeborener Herzfehler III 74, 121ff., 154, 182ff., 356ff; 469ff.
—, —, bei angeborener Pulmonalinsuffizienz III 567
—, —, bei angeborenem Sinus-Valsalvae-Aneurysma III 211
—, —, und Aortenaneurysma VI 445ff.
—, —, und Aorteninsuffizienz II 1452ff., 1472
—, —, bei Aortenisthmusstenose III 469ff.
—, —, und Aortenstenose II 1427ff.
—, —, und Aortitis luica VI 352
—, —, und arteriovenöse Fisteln VI 475
—, —, und Capillarresistenz VI 567
—, —, und Commissurotomie II 1388ff.
—, —, und Coronaraneurysma III 940
—, —, und Coronarembolie III 971ff.
—, —, und Coronarinsuffizienz III 940
—, —, bei Ductus Botalli persistent II 762; III 74, 182ff., 193ff.
—, —, und Endocarditis serosa II 727
—, —, und Embolien II 711 ff.
—, —, bei Fallotscher Tetralogie III 356ff.

Endokarditis, bakteriellle, und Herzinfarkt III 1258
—, —, und Herztumoren II 1193
—, —, Hypertomie bei II 717; V 597
—, —, bei Karditis rheumatica II 546ff.
—, —, und Mitralinsuffizienz II 1410
—, —, und Mitralstenose II 1368ff.
—, —, bei Myokarditis II 874, 903
—, —, Niere bei II 690ff., 699, 710ff., 767
—, —, und Purpura infectiosa VI 567
—, —, bei rheumatischem Fieber II 546ff.
—, —, und sekundäres Raynaud-Syndrom VI 247
—, —, und Sepsis II 903
—, —, und Tricuspidalstenose II 1482ff.
—, —, bei Ventrikelseptumdefekt III 242
—, —, bei Vorhofseptumdefekt III 276
— und Balneotherapie I 699
— und Blutdruck V 123
— bei Brucellosen II 676, 705, 723, 730; VI 552ff.
— und Capillarresistenz VI 564ff.
— bei Carcinoid II 782ff.
—, chronica II 778; IV 551
—, fibrosa II *778*ff.; IV 551
—, —, —. und Endocarditis verrucosa simplex II 778
—, —, —, und Karditis rheumatica II 778
—, —, bei Karditis rheumatica II 546ff., 563ff.
—, Coli- II 675, 723, *730*
— und Commissurotomie II 1387ff.
— und Coronaraneurysma III 940
— und Coronarinsuffizienz III 940
— und Coronarembolie III 971ff.
— und Cor pulmonale IV 232
—, C-reaktives Protein bei II 597
—, Diagnose IV 551ff.
— bei Ductus Botalli persistens II 762; III 74, 182ff., 193ff.
— und Dystrophie IV 310ff.
— und Embolie VI 361

Endokarditis und Endangitis
obliterans VI 263, 287
— bei Erythemathodes
II 976ff.; VI 344
—, Enterokokken- II 666,
669ff., *672ff.*, 689ff.,
718, 732ff.
— und experimentelle Hypertonie V 123
—, experimentelle II 687ff.
— und Extrasystolie II 36ff.
— bei Fallotscher Tetralogie
III 356
— und Fallotsche Trilogie
III 117
—, fetale II 779
— —, und angeborener Herzfehler III 23, 117, 301
—, — und angeborene Pulmonalstenose III 117,
301
—, — und Fallotsche Tetralogie II 117, 301
—, — und Fallotsche Trilogie
III 117, 301
—, — und Tricuspidalstenose
III 23
— fibrinosa II 773, *775ff.*;
IV 551
— — bei bakterieller Endokarditis II 688, 711, 724
— — bei Endocarditis acuta
II 724 ff.
— — und Endocarditis lenta
II 688, 711
— — bei Karditis rheumatica
II 546ff., 565ff.
— fibroplastica Loeffler s. u.
Endocarditis parietalis
fibroplastica
—, Formen IV 551
— bei Gefäßkrankheiten
VI 263, 287, 309, 316
— und Geburtsakt IV 490ff.
—, Gonokokken- II 225, 666,
669ff., 723ff., *729ff.*,
789ff.,
— granulomatosa II 662ff.,
773; IV 551
— — bei bakterieller Endokarditis II 662ff., 773
— — bei Endocarditis lenta
II 662ff.
— und Gravidität IV 490ff.
— und hämorrhagische Diathese IV 564ff., 567
— und Herzinfarkt III 1258
— und Herzklappenfehler
II 563ff., 573ff., 614ff.,
683ff., 701ff., 1288ff.,
1298
— und Herztumoren II 1193
— und Hirnbasisaneurysma
VI 463
—, hyperergische IV 552ff.

Endokarditis, hyperergische,
bei Scharlach IV 553
— und Hypertonie V 123
— bei Infektionen IV 530ff.,
536ff., 551ff.
— bei Karditis rheumatica
II 545ff., 565ff.
— bei Kollagenosen II 976
— und kombinierter Tricuspidalfehler II 1513
—, Lebernekrose bei I 779ff.
— lenta II 731ff.
— — und Aneurysmen
III 211, 940; VI 443,
445
— — bei angeborenem Herzfehler III 356, 469ff.
— — bei angeborener Pulmonalinsuffizienz
III 567
— — bei angeborenem Sinus-Valsalvae-Aneurysma III 211
— — bei Aortenfehler
II 1427
— — bei Aortenaneurysma
VI 445
— — und Aorteninsuffizienz
II 1452ff., 1472
— — bei Aortenisthmusstenose III 469ff.
— — und Aortenstenose
II 1427ff.
— — und arteriovenöse
Fisteln VI 475
— — und Capillarresistenz
VI 567
— — und Commissurotomie
II 1388ff.
— — und Coronaraneurysma
III 940
— — und Coronarembolie
III 971ff.
— — und Coronarinsuffizienz
III 940
— — bei Ductus Botalli persistent II 762; III 74,
182ff., 193ff.
— — bei Fallotscher Tetralogie III 356ff.
— — bei Gefäßkrankheiten
VI 247
— — und Herzinfarkt
III 1258
— — und Herzklappenfehler
II 683ff., *701ff.*,
1288ff., 1298
— — und Herztumoren
II 1193
— — und Mitralfehler II 1298
— — und Mitralinsuffizienz
II 1410
— — und Mitralstenose
II 1368ff.
— — und Myokarditis II 874

Endokarditis lenta und Purpura infectiosa VI 567
— — und sekundäres Raynaud-Syndrom
VI 247
— — und Tricuspidalstenose
II 1482ff.
— — und Ventrikelseptumdefekt III 242
— — bei Vorhofseptumdefekt
III 276
— bei Leptospirosen II 905
—, Libman-Sacks II 745
— — und Erythemathodes II 978
— — und Periarteriitis
nodosa VI 309
— luica II 225, 780ff.
— — bei Aortitis luica
II 780ff.
— —, Pathogenese II 781
— —, Symptome II 782
— —, Therapie II 782
— und Lutembacher-Syndrom III 282
—, Meningokokken- II 673ff.,
691ff., 725, 727
— minima II 777
— und Mitralfehler II 1294ff.,
1298ff.
— und Mitralinsuffizienz
II 1410
— und Mitralstenose
II 1320ff., 1368ff., 1381
— und Myokarditis II 871,
874, 903
— und Operabilität IV 631
— parietalis fibroplastica
II 786ff.
— —, Anatomie II 786ff.
— — und bakterielle Endokarditis II 776ff.
— — und Endocarditis lenta
II 776ff.
— —, Pathogenese II 786
— bei Parotitis II 928ff.
—, Pathogenese IV 552ff.
— und Perikarditis II 1042ff.,
1088
— und Periarteiitis nodosa
VI 309ff., 316
—, Pneumokokken- II 666ff.,
669ff., 689ff., 703, 723ff.,
727, *729*
— bei Pneumonie IV 552
— bei Poliomyelitis IV 553
— polyposa s. u. bakterielle
Endokarditis und
Endocarditis lenta
—, Symptome II 787
—, postinfektiöse IV 536ff.
— bei primär chronischer
Polyarthritis II 992
— und Puerperium
IV 490ff.

Endokarditis und Purpura
infectiosa VI 567
— und Purpura rheumatica
   VI 564ff.
— und Quecksilberdiuretica
   I 533
— und Reizleitungsstörungen
   II 248
—, rezidivierende s. a. u.
   Endokarditis chronica
   fibrosa
— — bei bakterieller Endokarditis II 768ff.
— — bei Endokarditis lenta
   II 768ff.
— — bei Karditis rheumatica
   II 546ff., 563ff., 778
— rheumatica II 545ff.,
   s. a. u. Karditis rheumatica
— — und angeborener Herz-
   fehler III 154, 276
— — und Aorteninsuffizienz
   II 1294, 1452ff., 1472
— — und Aortenstenose
   II 1427ff.
— — und Capillarresistenz
   VI 564ff.
— — und Commissurotomie
   II 1387ff.
— — bei Fallotscher Tetralogie III 356
— — und Gefäßkrankheiten
   VI 316, 336
— — und hämorrhagische
   Diathese VI 564ff.
— — und Herzklappenfehler
   II 547ff., 563ff.,
   576ff., 614ff., 631ff.,
   1288ff.
— — und kombinierter
   Tricuspidalfehler
   II 1513
— — und Lutembacher-Syn-
   drom III 282
— — und Mitralfehler
   II 1294ff.
— — und Mitralinsuffizienz
   II 1410
— — und Mitralstenose
   II 1320ff., 1368ff.,
   1381
— — und Periarteriitis
   nodosa VI 316
— — und Purpura rheuma-
   tica VI 564ff.
— — und Tricuspidalinsuffizienz II 1503
— — und Tricuspidalstenose
   II 1482ff.
— — bei Vorhofseptumdefekt
   III 276
— bei Riesenzellarteriitis
   VI 336ff
— bei Scharlach IV 553

Endokarditis, septische II 248,
   724ff., 903
— serosa II 772ff.; IV 551
— —, Anatomie II 774
— — und bakterielle Endo-
   karditis II 668ff.,
   711, 727
— — und Endokarditis acuta
   II 727
— — und Endokarditis chronica fibrosa II 778ff.
— — und Endokarditis lenta
   II 668ff., 711
— — und Endokarditis verrucosa simplex II 776ff.
— —, Häufigkeit II 772ff.
— —, bei Karditis rheumatica
   II 546ff., 564ff., 605
— —, Pathogenese II 772ff.
— —, Pathologie II 774
— — bei rheumatischem
   Fieber II 546ff.,
   564ff., 605
— simplex II 776ff.
— —, Anatomie II 776ff.
— — und Endokarditis
   serosa II 776ff.
— —, Pathologie II 776ff.
— —, Symptome II 777ff.
— —, Vorkommen II 776ff.
—, Staphylokokken-
   II 666ff., 678ff., 689ff.,
   702ff., 712, 718, 723ff.,
   728ff.
— und Steroide V 123
—, Streptokokken- II 666ff.,
   669ff., 723ff., 727ff.,
   728ff.
— subakute bakterielle s. u.
   lenta
— thrombotische II 776ff.
— — bei Endokarditis tuberculosa II 780
— und totaler Block II 248
— traumatica II 492
— bei Tricuspidalatresie
   III 408
— und Tricuspidalinsuffizienz
   II 1503
— und Tricuspidalstenose
   III 23, 1482ff.
— bei Tuberkulose II 780;
   IV 552ff.
— bei Typhus IV 552ff.
— ulceröse II 248, 773
— —, akute II 725ff.
— — bei Endokarditis lenta
   II 667ff.
— — und Hirnbasisaneu-
   rysma VI 463
— — bei Infektionen IV 553
— — bei Karditis rheumatica
   II 546ff.
— bei Ventrikelseptumdefekt
   III 242

Endokarditis verrucosa
   II 562ff., 773, 778;
   IV 551
— —, Anatomie II 562ff.
— — und Endokarditis chro-
   nica fibrosa II 778ff.
— — und Endokarditis lenta
   II 668
— — bei Erythematodes
   II 978
— — und Mitralstenose
   II 1370ff.
— —, Pathologie II 562ff.
— — bei rheumatischem
   Fieber II 562ff., 773,
   778; IV 551
— Viridans- II 549ff., 670ff.,
   689ff., 718
— —, Vorhofflattern bei II 104ff.
— —, Vorhofflimmern bei II 104ff.
— bei Vorhofseptumdefekt
   III 276
Endokardkissen, Begriff III 5
Endokardreaktion s. u. Endo-
   carditis serosa
Endokardsklerose II 785, 789
— und angeborener Herzfehler
   III 82ff.
„Endokrine Heredodegenera-
   tion", Begriff IV 811
„Endokrine Niere" V 59
Endomyokardfibrose II 787ff.
— und angeborener Herzfehler
   III 82ff.
Endophlebitis bei Endangitis
   obliterans VI 276ff.
— und Thrombose VI 484ff.,
   497ff.
Endophlebitis hepatica obliterans VI 497
— — bei rheumatischem
   Fieber II 604;
   VI 497
— idiopathica venae portae
   VI 498
— mesenterialis VI 498ff.
Endothel bei Allergie III 895
— bei angeborenem Herzfehler IV 450ff.
— und Angiographie VI 119ff.
— bei Aortenhämatom (intramural) VI 454.
— bei Aortenisthmusstenose
   III 450ff.
— bei Arteriosklerose
   VI 383ff.
— bei bakterieller Endokarditis II 706ff., 716, 721ff.,
   740
— und Capillarpermeabilität
   VI 562
— und Capillarresistenz VI 566
— und Coronarthrombose
   III 948
— bei Dystrophie IV 301ff.

Endothel bei Endangitis obliterans V 626; VI 272
— bei Endokarditis fibrinosa II 776ff.
— bei Endokarditis lenta II 706ff., 716, 721ff., 740
— bei Endokarditis verrucosa simplex II 776ff.
— bei Endokarditis rheumatica II 564ff.
—, Entwicklungsgeschichte III 4ff.
— bei Erythematodes VI 344ff.
— bei Gefäßkrankheiten V 626; VI 272, 383ff.
— bei Gefäßmißbildungen VI 593
— bei Glomerulonephritis V 612, 614
— bei Glomustumoren VI 593
— bei Hämangioendotheliom VI 595, 600
— bei hämorrhagischer Diathese VI 311, 571, 577
— bei Herzklappenfehler II 1302ff.
— und Hypertonie V 612, 614
— bei Kaposi-Sarkom VI 602
— bei Karditis rheumatica II 564ff., 604ff.
— bei Kavernomen VI 596
— und Kollaps I 1120
— bei Lymphangiom VI 616
— bei Möller-Barlow-Syndrom VI 577
— bei Moschcowitz-Symmers-Syndrom VI 571ff.
— bei Mitralstenose II 1302ff.
— bei Myokarditis II 911
— bei Nephritis V 612, 614
— bei Periarteriitis nodosa VI 311ff.
— bei Phlebitis VI 489
— bei Pneumonie-Myokarditis II 911
— bei Purpura rheumatica VI 566
— bei renaler Hypertonie V 612, 614
— bei rheumatischem Fieber II 564ff., 604; VI 566
— und Schock I 1112
— bei Schockniere I 1112
— bei Skorbut VI 577
— und Thrombophlebitis VI 489
— bei Verbrennung VI 562
Endothelherz, Begriff III 4
Endotheliom, Atrioventrikularblock bei II 247
—, Blutdruck bei V 605
— als Herztumoren II 1203
—, Hypertonie bei V 605

Endotheliom, renale Hypertonie bei V 605
—, totaler Block bei II 247
Endotheliotoxine und Capillarresistenz VI 581
— und Purpura VI 581
Enteramin V 182ff., 236
— und Blutdruck V 182ff.
— und experimentelle Hypertonie V 182ff.
— und Hypertonie V 182ff.
—, Pharmakologie V 184
—, Vorkommen V 182
—, Wirkung V 184ff.
Enteritis, Blutdruck bei V 804ff.
— und Hypokaliämie IV 420ff.
—, Hypotonie bei V 804ff.
— und infektiöser Schock I 982ff.
— und Kaliumstoffwechsel IV 420ff.
— und Kollaps I 982
— und Mineralstoffwechsel IV 420ff.
— und Myokarditis II 874
— und Schock I 982
Enterokokkeninfekte und bakterielle Endokarditis II 666, 669ff., 672ff., 689ff., 718, 732ff., 755ff.
— und Blutdruck V 804ff.
— und Endokarditis lenta II 666, 669ff., 672ff., 689ff., 718, 732ff., 755ff.
— und Hypotonie I 982; V 804
— und Karditis rheumatica II 657
— und Kollaps I 982ff.
— und rheumatisches Fieber II 657
— und Schock I 982f.
—, Therapie II 755ff.
Entspannungskollaps I 976ff., 1041, 1060
Entzügelungshochdruck V 37ff., 146ff., 716ff.
— bei Aortenbogensyndrom V 766; VI 379
— bei Aortenhämatom, intramuralem VI 459
— und Carotis-Sinus V 716
— und Depressan V 231ff.
— bei Endangitis obliterans VI 286
— bei Gefäßkrankheiten VI 286
—, neurogene Hypertonie als V 716ff.
— bei Porphyrie IV 400
— und Serotonin V 184
— bei Thalliumvergiftung V 716ff., 773ff.
—, Vorkommen V 716ff.

Eosinophile, Angina tonsillaris II 912
— bei allergischer Myokarditis II 952ff.
— bei bakterieller Endokarditis II 740
— bei Chagas-Myokarditis II 932
— bei Chorea II 609ff.
— bei Cushing-Syndrom V 684ff., 687ff.
— bei Echinokokkose II 938
— bei Endangitis obliterans VI 279ff.
— bei Endokarditis acuta bacterialis II 728
— bei Endokarditis lenta II 695ff.
— bei Endokarditis parietalis fibroplastica II 786ff.
— bei Endokardfibrose II 786ff.
— bei endokriner Hypertonie V 684ff., 687ff.
— bei Fiedler-Myokarditis II 958
— und Fokaltoxikose II 912
— bei Gefäßkrankheiten II 985ff.; V 621ff.; VI 279ff., 314ff.
— bei hämorrhagischer Diathese VI 564
— und Herzglykoside I 459
— bei Herzinfarkt III 721
— und Histamin V 199
— bei Kälteurticaria VI 554
— bei Karditis rheumatica II 609ff.; VI 564
— bei Kollagenosen II 985
— bei Moschcowitz-Symmers-Syndrom VI 571ff.
— bei Myokarditis II 876, 899
— bei Periarteriitis nodosa II 985ff.; V 621ff.; VI 314ff.
— bei Purpura rheumatica VI 564
— bei rheumatischem Fieber II 609ff.; VI 564
— bei Riesenzellarteriitis VI 337ff.
— bei Scharlach-Myokarditis II 899
— bei Trichinose II 939
Ephedrin bei Adams-Stokes-Syndrom II 271
— und Blutdruck V 29, 150
— bei Bradykardie II 19
— und Carotissinus V 150
— bei Carotissinus-Syndrom II 277
— und Chinidin II 120

Ephedrin bei Gefäßkrank-
heiten VI 184
— und Glykoside I 480 ff.
—, und Herzarbeit I 15; II 10
— und Herzblock II 194, 198, 251
— und Hydralazine V 544
— und Hypotonie V 823
— bei Infektionskrankheiten IV 562 ff.
— und Mesoappendix-Test V 193
— und Orthostase V 823
— bei Postural hypotension IV 740
— und Reizleitung II 194, 198
— und Sinuauriculärblock II 194, 198
—, Tachykardie durch II 10 ff.
— bei totalem Block II 251
— und Vasomotorik V 29
— und vegetative Labilität IV 740
Ephedrinsulfat bei Adams-Stokes-Syndrom II 271
— bei Bradykardie II 19
Ephetonin und Blutdruck V 98, 655, 663, 667
— bei endokriner Hypertonie V 663, 667
— und Hypertensin V 98
— und Phäochromocytom V 655, 663, 667
—, Test V 663
Epididymis bei Periarteriitis nodosa VI 323
Epikard bei angeborenem Herzfehler III 12 ff.
— bei Blutkrankheiten IV 672
— bei Endocarditis lenta II 705 ff.
—, Entwicklungsgeschichte III 4 ff.
— bei Gefäßkrankheiten VI 315 ff.
— bei hämorrhagischer Diathese VI 573
— bei Herzdivertikel III 12 ff., 592 ff.
— bei Herzinfarkt III 1212
— und Herztrauma II 474 ff., 485 ff., 519 ff., 523 ff.
— bei konstriktiver Perikarditis II 1095
— bei Leukämie IV 672
— bei Lymphogranulomatose IV 678 ff., 680
— bei Malaria II 935
— bei Moschcowitz-Symmers-Syndrom VI 573
— bei Myokarditis II 903
— bei Panzerherz II 1095
— bei Periarteriitis nodosa VI 315 ff.

Epikard und Perikard II 1035 ff.
— bei Perikarditis II 1055 ff., 1095
— bei Perikarditis purulenta II 1084 ff.
— bei Reticulosarkom IV 678
— bei Sarkoidose II 947
— bei Schlafkrankheit II 936
— bei Sepsis II 903
— bei traumatischer Perikarditis II 1087
— bei tuberkulöser Perikarditis II 1079 ff.
Epilepsie bei Adams-Stokes-Syndrom II 251 ff., 260
— bei angeborenen arteriovenösen Fisteln VI 472 ff.
— bei Aortenstenose II 1433
— und Aortographie VI 136
— und Blutdruck V 387 ff.
— und Carboanhydrase I 538 ff.
— bei Cor pulmonale IV 147 ff.
— bei Endangitis obliterans VI 288
— bei essentieller Hypertonie V 387 ff.
— bei experimenteller Hypertonie V 388
— bei Fettembolie IV 135 ff.
— bei Gefäßkrankheiten VI 288, 326 ff.
— bei Gefäßmißbildungen VI 590
— bei Hämangiomen VI 590
— bei Herzinfarkt III 1122 ff.
—, Hirndurchblutung bei V 387 ff., 395
— bei Hypertonie V 387 ff.
— bei Luftembolie IV 126
— und Magnesiumstoffwechsel IV 455 ff.
— und paroxysmale Tachykardie II 134 ff.
— bei Periarteriitis nodosa VI 326 ff.
— bei Phlebitis VI 500
— bei Sturge-Weber-Syndrom VI 590
— und Tachykardie II 134 ff.
— bei Thrombophlebitis VI 500
— und vegetative Labilität IV 875 ff.
Epinephrektomie s. u. Adrenalektomie
Epinephrin und Lungenkreislauf IV 71
Epistaxis bei angeborenem Herzfehler III 165, 338 ff.; V 754 ff.
— bei Aortenisthmusstenose V 754 ff.

Epistaxis bei arteriovenöser Lungenfistel III 389
— und Capillarresistenz VI 565
— bei Ductus Botalli persistens III 165
— bei Fallotscher Tetralogie III 338 ff.
— bei Gefäßkrankheiten VI 320
— bei Gefäßmißbildungen III 389
— bei hämorrhagischer Diathese VI 565
— bei Karditis rheumatica II 604, 621
— bei Periarteriitis nodosa VI 320
— und Phlebektasien VI 516
— bei Purpura rheumatica VI 565
— bei rheumatischem Fieber II 604, 621; VI 565
— bei Teleangiektasien VI 540 ff.
— und Varicen VI 516
Epitheloidzellen bei experimenteller Hypertonie V 61
— bei Myokardsarkoidose II 946 ff.
— bei Myokardtuberkulose II 942
— bei Sarkoidose II 946 ff.
— bei Tuberkulose II 942
Erbleichungsherde bei Herzinsuffizienz I 789
Erblindung s. u. Amaurose
Erbrechen bei Adams-Stokes-Syndrom II 262
— bei allergischer Myokarditis II 951 ff.
— und Alkalose I 581 ff.
— durch Ammoniumchlorid I 561
— bei Angina pectoris III 1006
— bei Aortenaneurysma VI 452
— und Banthin V 493
— bei Beriberi IV 390
— und Blutdruck V 61, 387, 631, 661, 802 ff.
— bei Chagas-Myokarditis II 931 ff.
— durch Chinidin II 119
— durch Cholinderivate II 147
— und Chlorothiazid V 594
— bei Coronarinsuffizienz III 1006
— und Dibenamin V 493
— und Dibenzylin V 493
— durch Digitalis I 489 ff.; V 494

Erbrechen bei Diphtherie-
  Myokarditis II 895 ff.
— bei Endangitis obliterans
  VI 293 ff.
— bei Endokarditis lenta
  II 690 ff.
— bei endokriner Hypertonie
  V 661
— bei Erythematodes
  II 983 ff.
— bei essentieller Hypertonie
  V 387
— bei experimenteller Hypertonie V 61
— und Ganglienblocker
  V 594
— bei Hämangiomen VI 598
— bei Herzinfarkt III 1116
— bei Herztrauma II 503 ff.
— und Hydralazine V 546,
  549 ff., 594
— bei Hyperchlorämie I 588
— bei Hyperkaliämie
  IV 421 ff.
— und Hypertensin V 101
— bei Hypertonie V 61, 387,
  631, 661
— durch Hypertonie-Therapie
  IV 486, 492 ff.
— und Hypochlorämie
  I 581 ff.
— bei Hypokaliämie IV 420,
  421 ff., 430
— und Hypotonie V 802 ff.
— und infektiöser Schock
  I 985 ff.
— und Kaliumstoffwechsel
  IV 420 ff.
— bei Karditis rheumatica
  II 606
— bei Kavernomen VI 598
— und Kationaustauscher
  I 557 ff.
— bei Kollagenosen II 983 ff.
— und Kollaps I 957, 997 ff.;
  IV 602 ff.
— bei Luftembolie IV 127 ff.
— bei Lungenembolie
  IV 104 ff.
— bei Lymphangitis VI 603
— und Magnesiumstoffwechsel
  IV 455 ff.
— bei maligner Hypertonie
  V 631
— bei Migräne VI 249
— und Mineralstoffwechsel
  IV 420 ff.
— bei Myokarditis II 877 ff.
— und Operationen IV 596 ff.
— und Operationsschock
  I 966
— und paroxysmale Tachykardie II 144, 146
— bei Periarteriitis nodosa
  VI 315, 321

Erbrechen bei Phäochromocytom V 661
— bei postsynkopalem
  Syndrom II 262 ff.
— und Purine I 548
— und Pyrazole II 654
— und Quecksilberdiuretica
  I 534
— und renale Hypertonie
  V 631
— bei rheumatischem Fieber
  II 606
— bei Riesenzellarteriitis
  VI 338
— und Säure-Basen-Haushalt
  I 205 ff., 214
— und Salicyl II 649
— und Schock I 957, 997 ff.;
  IV 602 ff.
— und Sympathektomie
  V 486
— und Tachykardie II 144,
  146
— und traumatischer Schock
  I 966
— bei vegetativer Labilität
  IV 719 ff.
— durch Veratrin V 492
— und Veratrumalkaloide
  V 565, 594
— und Wasserhaushalt I 520
Erfrierung VI 554 ff.
— und Arteriosklerose VI 555
— und Balneotherapie I 700
— und Capillarektasien VI 528
— und Capillarpermeabilität
  VI 554 ff.
— und Capillarspasmen
  VI 536 ff.
— und Cyanose VI 532 ff.
— und Endangitis obliterans
  VI 268 ff., 556
— und Erythromelalgie
  VI 528
— und Gefäße VI 25 ff.
— und Gefäßkrankheiten
  VI 25 ff.
— und Kollaps I 957
— und Perniosis VI 556
—, Prophylaxe VI 557
—, Saug-Drucktherapie bei
  VI 154
— und Schock I 957
—, Therapie VI 557 ff.
—, „trockene" VI 556
Ergaloid bei vegetativer
  Labilität IV 858
Ergocornin und essentielle
  Hypertonie V 509
Ergokristin und essentielle
  Hypertonie V 509
Ergokryptin und essentielle
  Hypertonie V 509
Ergosterin und Arteriosklerose
  VI 402

Ergotamin und Adrenalin
  V 93
— bei Angina pectoris
  III 1034
— und Blutdruck V 93, 98,
  151, 509
— und Carotissinus V 151
— bei Coronarinsuffizienz
  III 1034
— und experimentelle Hypertonie V 93, 98, 151, 509
— und Herzfrequenz II 9
— und Hydralazine V 550
— und Hypertensin V 93
— und Hypertonie V 93, 98,
  151, 509
— bei Kammertachykardie
  II 151 ff.
— und Lungenkreislauf IV 71
— bei paroxysmaler Tachykardie II 151 ff.
— und Renin V 98
—, Tachykardie durch II 14,
  15 ff.
— bei vegetativer Labilität
  IV 851
— und zentralnervöse Hypertonie V 151
Ergotamintartrat und experimentelle Hypertonie
  V 157
— und Hypertonie V 157
— bei Migräne VI 253
Ergotamintest bei Angina
  pectoris III 1034 ff.
— bei Coronarinsuffizienz
  III 1034
Ergotaminvergiftung s. u.
  Ergotismus
Ergothionin und Kallikrein
  V 214
Ergotin und Endangitis
  obliterans VI 267
Ergotismus und Endangitis
  obliterans VI 267
— und sekundäres Raynaud-
  Syndrom VI 245 ff.
Ergotoxin und endokrine
  Hypertonie V 649
— und Phäochromocytom
  V 649
— bei vegetativer Labilität
  IV 851
„Ergotropes System", Begriff
  IV 726
Erholungsquotient bei Anämie
  IV 649
Ernährung s. a. u. Adipositas,
  Dystrophie, Hunger
— und Addison-Syndrom
  V 798
— und Adipositas IV 382 ff.,
  389
— und allergische Myokarditis
  II 949 ff.

Ernährung und Anaesthesie
IV 591 ff.
— und angeborene Herzfehler III 81, 112 ff.
— und Angina pectoris III 1375 ff.
— bei Aortenaneurysma VI 450
— und Arteriosklerose III 773 ff., VI 390 ff., 392 ff.
— und Blutdruck V 17, 144 ff., 244 ff., 263 ff., 272 ff., 334 ff., *445* ff., 790 ff.
— und Bradykardie II 18
— und Capillarektasien VI 528
— und Cantharidenblase VI 109
— und Capillarpermeabilität VI 109
— und Capillarresistenz VI 575 ff.
— und Coronarinsuffizienz III 773 ff., 964 ff.
— und Coronarsklerose II 773 ff.
— und Dermographie VI 40
— und Druckfall-Syndrom IV 46
— und Endokarditis lenta II 698
— und Endomyokardfibrose II 788
— und essentielle Hypertonie V 244, 263 ff., 272 ff., 334, 335 ff., *445* ff.
— und essentielle Hypotonie V 790 ff.
— und experimentelle Hypertonie V 144 ff.
— und Gefäße IV 301, 303 ff.
— und Gefäßkrankheiten VI 30
— bei Gefäßmißbildungen VI 590
— und Genußgifte IV 826
— und Graviditätstoxikose IV 510
— bei Hämangiomen VI 590
— und Herz I 402 ff., 417 ff., *504* ff., 759 ff.; II 7, 18; IV *93* ff., *292* ff.; V 17 ff., 144 ff., 223, 244, 263 ff., 272 ff., 335 ff., *445* ff.
— und Herzaktion II 7, 18
— und Herzatrophie I 759 ff.; IV *293* ff.
— und Herzinfarkt III 773 ff.
— und Herzinsuffizienz I 402 ff., 417 ff., *504* ff., 759 ff.
— und Hypertonie V 144 ff., 244, 263 ff., 272 ff., 334 ff., *445* ff.

Ernährung und Hypotonie V 268 ff., 790 ff.
— und Hypocalcämie IV 446
— und Hypokaliämie I 583 ff.
— und Kallikrein V 223
— und Karditis rheumatica II 556, 558
— und Kreislauf I 404, 417, 505 ff., 601, 759 ff.; II 11, 23 ff.; IV 47, 93 ff., 292 ff., 301 ff., *382* ff.; V 17 ff., 272, 334 ff.
— und Lungenembolie IV 93 ff., 95 ff.
— bei Migräne VI 254
— und Möller-Barlow-Syndrom VI 577
— und Myokard I 759 ff.
— und Myokarditis II 874
— und Myokardose II 969
— und Narkose IV 591 ff.
— und Nicotin IV 826
— und Operabilität IV 620, 625 ff., 631
— und Operationen IV 591 ff.
— und Orthostase IV 732 ff.
— und Periarteriitis nodosa VI 310, 334
— und Phlebitis VI 483 ff., 488, 504, 507
— und Purpura VI 575 ff.
— und rheumatisches Fieber II 556, 558
— und Skorbut VI 577
— bei Sturge-Weber-Syndrom VI 590
— und Vasomotorik VI 528
— und vegetative Labilität IV 732 ff., 799 ff., 826, 859 ff.
— und Thrombophlebitis VI 483 ff., 488, 504, 507
— und Thrombose VI 483 ff.
Ernährungsbehandlung s. u. Diät
„Erregungskollaps" IV 764
Erregungsrückbildungsalternans II 408
Erregungsrückkehr, Begriff II 309
Ersatzrhythmus II 194, 197, 221 ff., 227
— bei Carotis-Sinus-Syndrom II 273 ff.
Ersatzsystolen II 221 ff., 227, 286
— und Antesystolie II 383, 390
—, atrioventrikuläre II 278 ff.
— bei Atrioventrikular-Dissoziation II 286, 288
— bei Atrioventrikular-Rhythmus II 278, 283
— bei Carotissinus-Syndrom II 272 ff.

Ersatzsystolen bei Knotenrhythmus II 278, 283
— bei Sportherz I 927
— und Wolff-Parkinson-White-Syndrom II 383, 390
„Erschöpfung, gespannte", bei vegetativer Labilität IV 800
Erstickung bei Adams-Stokes-Syndrom II 260 ff.
— und Atrioventrikularblock II 227, 248, 260
— und Herztrauma II 514 ff.
— bei Lungenembolie IV 101, 104 ff.
— in Narkose IV 615 ff.
— und totaler Block II 227, 248, 260 ff.
— und Valsalva-Versuch IV 777
Erysipel und angeborener Herzfehler III 114
— und Antistreptokinase II 596
— und Endokarditis acuta bactericidis II 728
— und Gefäßkrankheiten VI 324
— und Lymphangitis VI 603
— und Lymphgefäßinsuffizienz VI 612
— und Lymphödem VI 612
— bei Periarteriitis nodosa VI 324
Erysipeloid und Endokarditis acuta II 730
— und Endokarditis lenta II 675
— und Purpura infectiosa IV 568
Erysipelothrixinfekte s. u. Erysipeloid
Erythem durch Acetylcholin V 256
— bei Angina pectoris III 1006
— bei Arteriosclerosis obliterans IV 431 ff.
— und Blutdruck V 256
— bei Capillarektasien VI 525 ff.
— und Capillarresistenz VI 565
— und Capillarspasmen VI 536
— und Carboanhydrase I 539 ff.
— durch Chlorothiazid I 544
— bei Coronarinsuffizienz III 1006
— und Dermographie VI 42
— bei Embolie VI 362 ff.
— bei Erfrierung VI 556
— bei Erythematodes II 978 ff., 982 ff.; VI 344

Erythem bei Erythralgie
  VI 527
— bei Erythromelalgie
  VI 525 ff.
— und essentielle Hypertonie
  V 256
— bei Gefäßkrankheiten
  VI 37 ff., 43 ff., 324, 431
— und Heparin V 505
— und Histamin V 198
— und Hydralazine
  V 546 ff.
— und Hypertonie V 256
— bei Hypertonie-Therapie
  V 494
— durch Imidazol V 494
— und Kallikrein V 217
— bei Kollagenosen II 978 ff., 982 ff.
— bei Luftembolie IV 128
— durch Quecksilberdiuretica
  I 534
— bei Periarteriitis nodosa
  VI 324
— und Phlebitis VI 491 ff.
— bei Purpura rheumatica
  VI 565
— und renale Hypertonie
  V 256
— und rheumatisches Fieber
  VI 565
— bei Riesenzellarteriitis
  VI 339
— bei Thrombophlebitis
  VI 491 ff.
— und Vasomotorik
  VI 525 ff.
—, vasomotorisches VI 528
Erythema annulare bei rheumatischem Fieber
  II 602 ff.
— circinatum bei rheumatischem Fieber II 603
— exsudativum multiforme bei rheumatischem Fieber II 603
— gyratum bei rheumatischem Fieber II 603
— induratum Bazin und Arteriitis rheumatica
  VI 346
— marginatum und C-reaktives Protein II 597
— — bei Karditis rheumatica
  II 603, 622
— — bei Mitralstenose
  II 1381
— — bei rheumatischem Fieber II 603, 622
— —, Salicyl bei II 648
— —, Therapie II 637
— multiforme und Myokarditis II 875
— nodosum und Antistreptolysin II 590

Erythema nodosum und Arteriitis rheumatica
  VI 346
— — und Endangitis obliterans VI 263
— — bei rheumatischem Fieber II 603, 621
— — und Tuberkulose II 603
Erythematodes II 977 ff.
—, Ätiologie II 977 ff.
— und Allergie VI 344
— und allergische Myokarditis II 953
—, Anatomie II 978 ff.
—, Antistreptolysin bei II 591
—, Arteriitis bei VI 344 ff.
— und Blutdruck V 40, 622
— und Capillaraneurysmen
  VI 545
—, C-reaktives Protein bei
  II 597
—, Diagnose II 982
— und Endocarditis fibrinosa
  II 777
— und Endocarditis verrucosa simplex II 777
— und Endokardsklerose
  II 789
— als Gefäßkrankheiten
  VI 344 ff.
—, Häufigkeit II 977
— und Herzklappenfehler
  II 1483
— und Hydralazine V 546, 551
— und Hypertonie V 40, 622
— und Karditis rheumatica
  II 607
— und Libman-Sacks-Endokarditis II 745
— und Magnesium-Stoffwechsel IV 455 ff.
— und Myokarditis II 874, 953
—, Pathologie II 978 ff.
— und Perikarditis II 979 ff., 1041, 1044, 1088
—, renale Hypertonie bei V 622
— und rheumatisches Fieber
  II 607
— und sekundäres Raynaud-Syndrom VI 247, 344
—, Symptome II 625 ff., 978 ff.
— und Vasomotorik VI 344
—, Therapie II 636, 984
— und Tricuspidalstenose
  II 1483
Erythermalgie s. u. Erythromelalgie
Erythralgie VI 527
Erythrocyanose bei Mitralstenose II 1323
Erythrocyanosis puellarum
  IV 708
Erythroltetranitrat bei Angina pectoris III 1034, 1379
— und Blutdruck V 498

Erythroltetranitrat bei Coronarinsuffizienz V 498
— bei essentieller Hypertonie
  V 498
— bei Gefäßkrankheiten
  VI 179
— bei Hypertonie V 498
Erythromelalgie VI 525 ff.
—, Ätiologie VI 525
—, Diagnose VI 526
—, idiopathische VI 525
—, Pathologie VI 525 ff.
—, primäre VI 525 ff.
—, Prognose VI 527
—, sekundäre VI 528
—, Symptome VI 526
—, symptomatische VI 525
—, Therapie VI 526 ff.
— und Vasomotorik VI 525
Erythromycin bei bakterieller Endokarditis II 750 ff., 755 ff.
— bei Endokarditis lenta
  II 750 ff, 755 ff.
— bei Perikarditis purulenta
  II 1086
— bei Toxoplasmose II 934
Erythrophoren und Kallikrein
  V 217
Erythropoese s. u. Knochenmark
Erythrosis bei Polycythämie
  IV 664 ff.
Erythrozyten s. a. u. Anämie und Knochenmark sowie Polycythämie
— bei Adipositas IV 385 ff.
— bei Anämie IV 642 ff.
— bei angeborenem Herzfehler III 123 ff., 144 ff.
— und arteriovenöse Aneurysmen IV 252
— und Atmung IV 4 ff., 11 ff., 18, 23 ff., 25 ff., 34
— und Blutdruck V 40, 337 ff., 342
— und Blutmenge V 342
— und Blutspeicher
  I 1008 ff.
— und Capillardruck
  VI 98 ff.
— und Capillaren VI 11
— und Capillarmikroskopie
  VI 96 ff.
— bei Cor pulmonale IV 96, 144 ff.
— bei Cushing-Syndrom
  V 683 ff., 687 ff.
— und Cyanose VI 530 ff.
— bei Ductus Botalli persistens III 165, 187
— bei Endangitis obliterans
  VI 247 ff., 279 ff.
— bei Endokarditis lenta
  II 694 ff.

Erythrozyten bei endokriner
Hypertonie V 663, 683ff.,
687ff.
— bei essentieller Hypertonie
V 337ff., 342
— bei Fallotscher Tetralogie
III 356
— bei Gefäßkrankheiten
VI 247ff., 279f., 315
— bei Gravidität IV 480, 510;
V 726ff.
— und Graviditätstoxikose
IV 510
— bei Hämangiomen VI 597
— bei hämorrhagischer Diathese VI 571
— bei Herzinsuffizienz
I 163ff., 167ff.
— und Höhenadaptation
IV 4ff., 11ff., 18, 23ff.,
25ff., 34
— und Hydralazine V 546, 551
— und Hypertonie V 40,
337ff., 342
— bei Kaposi-Sarkom VI 602
— bei Karditis rheumatica
II 569, 575ff., *610*ff.
— und Kavernome VI 597
— und Klima IV 4ff., 11ff.,
18, 23ff., 25ff., 34
— und Kollaps I 994, 997ff.,
1006, 1067, 1112
— und Luftdruck IV 4ff.,
11ff., 18, 23ff., 25ff., 34,
41
— bei Luftüberdruck IV 41
— und Lungenembolie IV 96
— bei Lungenfibrose IV 198ff.
— bei Malaria II 935
—, Mineralgehalt I 333ff.
— bei Monge-Syndrom IV 34
— bei Moschcowitz-Symmers-Syndrom VI 571
— bei Myokarditis II 935
— bei Periarteriitis nodosa
VI 315
— bei Phäochromocytom
V 663
— bei Pneumokoniose
IV 205ff.
— bei Polycythämie IV 660,
664
— bei Polyglobulie IV 659
— bei Porphyrie IV 397ff.
— bei postthrombotischem
Syndrom VI 513
— bei rheumatischem Fieber
II 569, 575ff., *610*
— und Sauerstoffmangel
IV 4ff., 11ff., 18, 23ff.,
25ff., 34
— und Schock I 994, 997ff.,
1006, 1067, 1112
— bei Sichelzellanämie
IV 240

Erythrozyten bei Silikose
IV 205ff.
— bei Thoraxdeformation
IV 229ff.
— und Thrombophlebitis
VI 485
— bei Tumormetastasen
IV 238
— bei Verbrennung I 979, 994
— bei Verbrennungsschock
I 979, 994
— bei Ulcus cruis VI 513
Erythrozyturie s. u. Hämaturie
Esanin bei Extrasystolie II 75
— bei vegetativer Labilität
IV 859
„escape from control", Begriff
IV 829
Escherichia coli s. a. u. Coli-infektionen
— — und bakterielle Endokarditis II 675,
723ff., 730, 751, 757
— — und Endokarditis acuta
II 723, *730*
— — und Endokarditis lenta
II 675, 751, 757
— imperfecta und Endokarditis II 675
Eserin und Capillarpermeabilität VI 562
— und Cholinesterase V 200
— bei Wärmeurticaria VI 562
Esichése als Diureticum
I 527ff., 540ff.
Esidron als Diureticum
I 527ff., 535
Etamon s. u. Tetraäthyl-ammoniumbromid
Etappentheorie, Begriff
II 109ff.
Ethoxyzolamide und Diurese
I 536ff.
Ethylen und Kammerflattern
II 179
— und Kammerflimmern
II 179
Eucalyptusöl und hämorrhagische Diathese VI 585
— und Capillarresistenz VI 585
Eucodal bei Angina pectoris
III 1397ff.
— bei Herzinfarkt III 1446
Eupaverin bei Angina pectoris
III 1381
— bei Coronarinsuffizienz
III 1381
— bei Cor pulmonale
IV 123ff.
— bei Embolie VI 366
— bei Fettembolie IV 137
— bei Gefäßkrankheiten
VI 178
— und Hauttemperatur VI 83

Eupaverin bei Herzinfarkt
III 1480
—, intraarteriell VI 207
— bei Lungenembolie
IV 123ff.
— und Oscillogramm VI 79
— und Phlebitis VI 506
— bei Thrombophlebitis
VI 506
— und Vasomotorik VI 83
Euphorie und ACTH II 645
— bei Anämie IV 646ff.
— und Atmung IV 15ff.,
27ff.
— bei Blutkrankheiten
IV 646ff.
— und Cortison II 645
— und Höhenadaptation
IV 15ff., 27ff.
— und Hydralazine V 551
— und Klima IV 15ff.,
27ff.
— und Luftdruck IV 15ff.,
27ff.
— durch Narkose IV 613
— und Pyrazole II 654
— und Sauerstoffmangel
IV 15ff., 27ff.
Euphyllin s. a. u. Purinkörper
— bei angeborenem Herzfehler
III 155
— bei Angina pectoris
III 1382ff.
— und Blutdruck V 498
—, Chemie I 546
— und Coronaranastomosen
III 706
— bei Coronarinsuffizienz
III 706, 1382ff.
— bei Cor pulmonale IV 123ff.,
131, 170ff.
— als Diureticum I 527ff.,
*545*ff.
— bei essentieller Hypertonie
V 498
— bei Gefäßkrankheiten
VI 184
— und Herzglykoside I 486
— bei Herzinfarkt III 706,
1480
— bei Hypertonie V 498
—, intraarteriell VI 207
— und Kollaps I 1102
— bei Luftembolie IV 131
— bei Lungenembolie
IV 123ff.
— bei Lungenödem I 137
— und Schockniere I 1102
— und Vasomotorik I 547;
III 706; VI 184, 207
—, Wirkung I 547ff.
Eutonon bei Gefäßkrankheiten
VI 185
Evans-Blau zur Blutmengen-bestimmung I 139ff.

Evans-Blau und Capillar-
   permeabilität VI 107
— zum Hirnödemnachweis
   V 388
— zur Kreislaufanalyse
   I 139 ff., 172; II 1278 ff.;
   V 279
— Kreislaufzeit I 172
Evipan bei Aortographie
   VI 135
— und Blutdruck V 259
— und essentielle Hypertonie
   V 259
— bei Herzinfarkt III 1447
— und Hypertonie V 259
— bei Luftembolie IV 131
— im Sedationstest V 259
—, Wirkung IV 593
Exantheme und Capillar-
   resistenz VI 565 ff.
— und Chlorothiazid V 594
— bei Erythematodes
   II 983 ff.
— bei Karditis rheumatica
   VI 565 ff.
— bei Kollagenosen II 983 ff.
— und Purpura infectiosa
   VI 567 ff.
— bei Purpura rheumatica
   VI 565 ff.
— und rheumatisches Fieber
   VI 565 ff.
Exophthalmus bei arterio-
   venösen Fisteln VI 481
— bei Cushing-Syndrom
   V 683 ff.
— bei endokriner Hypertonie
   V 683 ff.
— und Gefäßkrankheiten
   VI 327
— bei Hirnbasisaneurysma
   VI 464
— und Hypertonie VI 683 ff.
— bei Periarteriitis nodosa
   VI 327
— und Phlebitis VI 500
—, pulsierender VI 481
— bei Thrombophlebitis
   VI 500
Explosionsverletzungen, Herztrauma bei II 473 ff.,
   487 ff., 492 ff., 516 ff.
— und Kollaps I 976
—, Luftembolie bei IV 129 ff.
— und neurogener Schock
   I 976
— und primärer Schock I 976
Exsiccose bei Coma diabeticum
   IV 375
— bei Diabetes mellitus
   IV 375
— und Diurese I 566 ff.
— bei Herzinsuffizienz I 566 ff.
— und Hyperkaliämie
   IV 420 ff.

Exsiccose, hypertonische
   I 567, 589; IV 440 ff.
— bei infektiösem Schock
   I 985 ff.
—, isotonische I 567, 589
— und Kollaps IV 602 ff.
— und Magnesiumstoff-
   wechsel IV 455 ff.
— bei Myokarditis II 906
— und Myokardose II 969
— und Operationsschock
   I 966
— und Schock I 966, 985 ff.;
   IV 602 ff.
— und traumatischer Schock
   I 966
— und Typhus-Myokarditis
   II 906
Extrasystolie II 1 ff., 32 ff.
— und Adams-Stokes-Syn-
   drom II 258, 263
—, Allorhythmie II 32 ff.
— und Alternans II 406, 409
— und Antesystolie II 387 ff.
— bei angeborenem Herz-
   fehler III 422
— bei Angina pectoris III 843,
   1032 ff.
— und Atmung II 43
—, atrioventriculare II 32 ff.,
   35 ff., 55 ff.
— und Atrioventricularblock
   II 214 ff., 222 ff., 228 ff.,
   235 ff., 242
—, Bedeutung II 73 ff.
—, Bigeminie I 492; II 32 ff.,
   40 ff., 53, 68, 72
—, blockierte II 49 ff., 52 ff.,
   55 ff.
— und Blutdruck V 144, 154,
   657 ff.
— bei Blutkrankheiten
   IV 674, 680
— und Bradykardie II 15
— bei Brucellosen II 904
—, Bündelstamm- II 60 ff.
— durch Carotisdruck II 145
— und Carotissinus-Syndrom
   II 42, 275 ff.
— bei Chagas-Myokarditis
   II 932
— und Commissurotomie
   II 1392
— und Coronarinsuffizienz
   III 843, 1032 ff.
— bei Cor pulmonale
   IV 109 ff., 142 ff.
— bei Coxsackie-Infekt II 921
—, Definition II 27 ff.
— bei Dermatomyositis
   II 991
— durch Digitalis I 490 ff.;
   II 39 ff.
— bei Dystrophia musculorum
   progressiva II 972

Extrasystolie bei Ebstein-
   Syndrom III 422
— bei Effort-Syndrom IV 715
—, ektopische Reizbildung
   II 31 ff.
—, Elektrokardiographie bei
   II 32 ff.
— und Elektrounfall III 906 ff.
— bei Endokarditis lenta
   II 708 ff.
— bei endokriner Hypertonie
   V 657 ff.
—, Entstehungsorte II 32 ff.,
   35 ff., 45 ff.
— und Entzügelungshoch-
   druck V 154
— bei essentieller Hypotonie
   V 788
— und experimentelle Hypertonie V 144, 154
—, fetale II 35 ff.
— bei Fiedler-Myokarditis
   II 957 ff.
— und Fleckfieber II 907
—, funktionelle II 34, 36
— und Genußgifte IV 826
— und Gravidität IV 45;
   IV 495 ff.
— bei Grippemyokarditis
   II 925
— bei Hämochromatose
   II 965; IV 683
— bei Heredoataxie II 973
— und Herzblock II 214 ff.,
   222 ff., 228 ff., 235 ff.,
   242
— und Herzglykoside I 462,
   479, 490 ff.; II 39 ff.,
   66 ff.
— bei Herzinfarkt III 1175 ff.
— und Herzinsuffizienz II 77
— bei Herzkatheterismus
   II 1258 ff.
— bei Herzneurose IV 821 ff.
— bei Herztrauma II 464 ff.,
   497 ff., 519 ff.
— bei Herztumoren II 1180 ff.,
   1183 ff.
— bei Hypercalcämie IV 447,
   449
— und Hyperkaliämie IV 436
— bei Hyperthyreose II 44,
   71; IV 323 ff.
— und Hypertonie V 144, 154,
   657 ff.
— bei Hypocalcämie IV 449 ff.
— und Hypophyse V 144
— bei Hypothyreose IV 44
— bei Hypotonie V 788
— bei idiopathischer Perikarditis II 1074
—, infranodale II 55 ff.
—, interpolierte II 55, 59, 68
— und Kaliumstoffwechsel
   IV 436

Extrasystolie, Kammer- s. dort
— und Kammerflimmern
II 39, 41
— und Kammertachykardie
II 128ff., 132, 136ff.,
150ff., 161ff.
— bei Karditis rheumatica
II 589ff.
— bei Kollagenosen II 987ff.
— bei konstriktiver Perikarditis II 1120
—, Kupplung II 29ff., 48ff.,
53, 65ff.
— bei Leukämie IV 674
— bei Lungenembolie
IV 109ff.
— und Magnesiumstoffwechsel II 31; IV 457
— durch Magnesiumsulfat
II 148
— und Masern II 922
—, Mechanismus II 29ff.
— bei Mitralinsuffizienz
II 1411ff., 1416
— bei Mitralstenose II 1392
— bei Mononucleose II 927
— bei Myokardinfarkt
II 37ff., 66
— bei Myokarditis II 877ff.
— bei Myokarditis rheumatica
II 589ff., 618
— und Myokardsarkoidose
II 947
— und Myokardtuberkulose
II 943ff.
— bei Myxödem II 44
— in der Narkose II 41
— und Nebenniere II 45
— und Nervensystem II *41*ff.
— und Nicotin IV 826
—, nodale s. u. Atrioventrikularextrasystolie
— und Operabilität IV 628
— und Parasystolie II 27, 29,
30ff., 304
— bei Parotitis II 928
— und paroxysmale Tachykardie II 128ff., 132ff.,
136ff., 145, 158ff., 161ff.
— bei Periarteriitis nodosa
II 987
— bei Perikarditis II 1074
— bei Phäochromocytom
V 657ff.
— durch Pharmaka II 39ff.
— und Pitressin V 144
— bei Pneumonie-Myokarditis
II 912
— und Poliomyelitis II 918
—, Polygeminie II 32ff., 53,
72
—, postoperative IV 608
—, pränatale II 35ff.
—, Quadrigeminie II 32ff.
—, Reentry-Theorie II 29ff.

Extrasystolie bei rheumatischem Fieber II 589ff.
— und Reizleitungsstörungen
s. dort
— und Rickettsiosen II 907
— bei Roemheld-Syndrom
IV 865
— und Sarkoidose II 947
— bei Scharlach-Myokarditis
II 878ff., 895ff., 900ff.
— und Schenkelblock II 51ff.,
159, 341ff.
—, Septum- II 61ff.
—, Sinus- II 32ff., 35ff., *45*ff.
—, supranodale II 55ff.
— und Tachykardie II 30, 34,
38, 44, 73ff., 128ff.,
132ff., 136ff., 145, 150ff.,
158, 161ff.
—, terminale II 128ff.
— bei Tetanie IV 449ff.
—, Therapie II 75ff.
— und Thyreoidea II 44, 71;
IV 323ff.
— bei totalem Block II 228ff.,
235ff., 242
—, Trigeminie II 32ff., 58
— und Tuberkulose II 943ff.
—, Umkehr- II 72, 190, 290,
296, *309*ff.
— bei vegetativer Labilität
IV 704ff., 787ff.
—, ventrikuläre s. u. Kammerextrasystolie
—, Vorhof- II 32ff., 35ff.,
47ff., 190f.
— und Vorhofflimmern II 37,
41, 44, 73ff., 189ff.
—, Vorkommen II 35ff.
— und Wenckebachsche
Periodik II 214ff.
— und Wolff-Parkinson-White-Syndrom
II 387ff.
„Extrasystolie à paroxysmes
tachycardiques", Begriff
II 128
„Extrasystolie ventriculaire en
salves" II 151
Extrauteringravidität und
hämorrhagischer Schock
I 957
Eystersches Bündel II 199

Facialisparese bei Periarteriitis
nodosa VI 326
factor for invasiveness s. u.
Hyaluronidase
Fagarin bei Arrhythmie
II 122
— bei Vorhofflimmern
II 122
Fagarinchlorid bei Vorhofflimmern II 122

Faint (Fainting) s. u. Ohnmacht
Fallotsche Pentalogie III 38,
330
— —, Anatomie III 38
— — und Dextrokardie
III 576
— —, Pathologie III 38
— Tetralogie III 316ff.
— —, Anatomie III 36ff.,
*331*ff.
— —, angeborene Pulmonalstenose bei III 36ff.,
298, *329*ff.
— — und angeborene Tricuspidalstenose
III 409
— —, Angiokardiogramm bei
III 354ff.
— —, Auskultationsbefund
bei III 338ff.
— — und Cor triatriatum
III 552
— — und Cyanose I 234
— —, Definition III 330
— — und Dextroversion
III 588
— —, Differentialdiagnose
III 357ff.
— — und Ductus Botalli
persistens III 333
— —, Elektrokardiogramm
bei III 341ff.
— —, Entwicklungsgeschichte
III 53ff., 331
— — und Gravidität IV 492ff.
— —, Häufigkeit III 333ff.
— —, Herzkatheterismus bei
III 349ff.
— —, Komplikationen
III 356ff.
— — und Lungenvenentransposition III 522
— —, Pathologie III 36ff.,
*331*ff.
— —, Phonokardiogramm bei
III 338ff.
— —, Physiologie III 334ff.
— —, Prognose III 357ff.
— — und Pulmonalarterienaplasie III 381
— —, Rechts-Schenkelblock
bei III 359
— —, Röntgendiagnose
III 344ff.
— —, Schenkelblock bei
II 359
— —. Symptome III 329ff.,
*336*ff.
— —, Therapie III 359ff.
— —, Ventrikelseptumdefekt
bei III 60, *329*ff.
— — und Vorhofseptumdefekt III 330ff.,
335ff.

Sachverzeichnis.

Fallotsche Trilogie III 35ff., 319
— —, Anatomie III 35ff.
— —, angeborene Pulmonalstenose bei III 35ff., 298ff.
— — und Geburtsakt IV 492ff.
— — und Gravidität IV 492
— —, Pathologie III 35ff.
— — und Puerperium IV 492ff.
— —, Pulmonalstenose, angeborene bei III 35ff.
Farmerlunge IV 221
Febris recurrens s. u. Rückfallfieber
Feer-Syndrom, Entzügelungshochdruck bei V 717
Feldnephritis und Myokarditis II 915
Felsol bei Cor pulmonale IV 170ff.
Felty-Syndrom als Kollagenosen II 985
Femoralaneurysma bei Endocarditis lenta II 713
Femoralarterie bei Arteriitis tuberculosa VI 347
— bei Arteriosclerosis obliterans VI 433
— und arteriovenöse Fisteln VI 476ff.
—, Embolie der VI 365
—, Thrombose der VI 370
Femoralembolie bei Endocarditis lenta II 712
Femoralis-Phlebographie VI 139ff.
Femoralispuls bei Aortenisthmusstenose III 445ff., 453
— bei Gefäßkrankheiten VI 48ff.
Femoralis-Syndrom VI 370
Femoralisverschluß und Aortenhämatom, intramurales VI 462
— und Arteriographie VI 126ff.
— durch Embolie II 712
— bei Endangitis obliterans VI 272ff.
—, Röntgendiagnose VI 126ff.
— durch Thrombose IV 92
Femoralthrombose und Lungenembolie IV 92
Fenn-Effekt I 21
„Fernthrombose", Begriff VI 369
Ferritin und Blutdruck V 195, 202ff., 493
— bei essentieller Hypertonie V 493
— und Hämochromatose IV 688

Ferritin und Schock I 972, 1080, 1096
— und Vasodepressor material V 195, 202ff.
Fertilität s. u. Geschlechtsfunktion
Fettembolie IV 132ff.; VI 362ff.
— und Adipositas IV 385
—, Ätiologie IV 132ff.
— und Calciumstoffwechsel IV 137
—, cerebrale IV 133ff.
—, coronare III 971ff.
—, Cor pulmonale bei IV 62, 91, 132ff.
— und Entzügelungshochdruck V 717
—, Häufigkeit IV 133ff.
— und Herzinfarkt III 971ff.
— und Hypertonie V 717
— und Kollaps I 964, 1112, 1124; IV 600ff.
—, portale IV 132ff.
—, pulmonale IV 134ff.
— und traumatischer Schock I 964ff.
—, Vorkommen IV 132ff.
„Fettherz" IV 383
Fettsäuren und Arteriosklerose III 782ff.
— und Coronarinsuffizienz III 686, 782ff.
— und Coronarsklerose III 782ff.
— und Coronarthrombose III 965
— und Kollaps I 1027, 1097
— und Schock I 1027, 1097
Fettstoffwechsel und ACTH II 644ff.
— und Angina pectoris III 740
— bei Angiopathia diabetica IV 355ff., 369ff., 549ff.
— bei Arteriosklerose III 740ff., 756ff., 765ff.; IV 369ff.; V 353ff.; VI 383ff., 390ff., 403ff.
— und Blutdruck V 17ff., 315, 319, 353ff.; V 448, 457ff.
— und Calciumstoffwechsel IV 452
— bei Capillaropathia diabetica VI 549ff.
— und Capillarpermeabilität VI 571
— und Coronarinsuffizienz III 740
— bei Coronarsklerose III 740ff., 756ff., 765ff.
— und Coronarthrombose III 964ff.
— und Cortison II 644ff.
— bei Cushing-Syndrom V 687ff.

Fettstoffwechsel bei Diabetes mellitus IV 355ff., 369ff., 549ff.
— und Diät V 457ff.
— bei Dystrophia myotonica II 970
— und Dystrophie IV 293ff.
— bei Endangitis obliterans VI 280
— bei endokriner Hypertonie V 662, 687ff.
— und essentielle Hypertonie V 315, 319, 353ff., 448, 457ff.
— bei Fettembolie IV 136
— und Gefäßkrankheiten III 740ff., 756ff., 765ff.; IV 355, 369ff., 549ff.; V 353 ff.; VI 22ff., 182, 383ff., 390ff., 403ff.; VI 22ff.
— bei Glykogenose II 966
— und hämorrhagische Diathese VI 571
— und Heparin V 504
— und Herzinfarkt III 964ff.
— bei Hydroperikard II 1153
— und Hyperthyreose IV 319ff., 322
— und Hypertonie V 315, 319, 353ff., 448, 457ff.
— und Hypocalcämie IV 452
— und Karditis rheumatica II 556
— im Kollaps I 1027ff., 1096ff.
— bei Moschcowitz-Symmers-Syndrom VI 571
— und Myokardose I 34
— und Myokardstoffwechsel I 19ff.; III 686
— und Perikarditis II 1088
— bei Phäochromocytom V 662
— und rheumatisches Fieber II 556
— im Schock I 1027ff., 1096ff.
— und Thyreoidea I 600; IV 319ff., 322
— und Thyreoidea-Hemmung I 600
Fibrillo-Flutter, Begriff II 96
Fibrin und Angiopathia diabetica IV 371
— und Arteriosklerose IV 371
— und bakterielle Endokarditis II 668, 747ff., 761
— und Coronarthrombose III 966ff.
— und Cor pulmonale IV 115
— und Diabetes mellitus IV 371
— und Endokarditis lenta II 668, 747ff., 761
— und Endokarditis rheumatica II 565ff.

Fibrin bei Fruchtwasserembolie
IV 138
— und Herzinfarkt III 966ff.
— und Karditis rheumatica
II 565ff.
— und Lungenembolie IV 115
— im Lungenödem I 770
— bei Perikarditis II 1042
— und rheumatisches Fieber
II 565ff.
— bei Waterhouse-Friedrichsen-Syndrom IV 564ff.
„Fibrin caps", Begriff IV 365
Fibrinogen und ACTH II 637
— bei Blutkrankheiten
IV 668
— und Cor pulmonale IV 96, 115
— und Cortison II 637
— bei Eintauchfuß VI 561
— bei Endocarditis lenta
II 700
— und Endocarditis serosa
II 773ff.
— bei Fruchtwasserembolie
IV 139
— bei Infektionen IV 562
— und hämorrhagische Diathese VI 577
— bei Herzinfarkt III 722, 1213
— bei Karditis rheumatica
II 571ff.
— im Kollaps I 1095
— und Lungenembolie IV 96, 115
— bei Möller-Barlow-Syndrom
VI 577
— und Ödeme I 247
— bei Polycythämie IV 668
— bei rheumatischem Fieber
II 571ff.
— und Salicyl II 647
— im Schock I 1095
— bei Schützengrabenfuß
VI 561
— bei Skorbut VI 577
— bei Waterhouse-Friedrichsen-Syndrom IV 564ff.
Fibrinogen-Polymerisations-Test bei Fiedler-Myokarditis II 958
Fibrinoid bei allergischer Myokarditis II 952
— und Capillarresistenz VI 566
— bei Endangitis obliterans
VI 272ff.
— bei Endocarditis rheumatica II 566ff.
— bei Erythematodes
II 976ff.; VI 344
— bei experimenteller Hypertonie V 63ff.
— und hämorrhagische Diathese VI 566

Fibrinoid bei Karditis rheumatica II 566ff., 603ff.
— bei Kollagenosen II 976ff.
— bei Libman-Sacks-Endokarditis II 979ff.
— bei Myokarditis II 952
— bei Periarteriitis nodosa
V 621ff.; VI 312ff.
— bei Pericarditis rheumatica
II 568
— bei Purpura rheumatica
VI 566
— bei rheumatischem Fieber
II 566ff., 603ff.; VI 566
— bei Riesenzellarteriitis
VI 337ff.
Fibrinolyse und Angiopathia diabetica IV 371
— und Arteriosklerose
IV 371
— bei bakterieller Endokarditis II 761
— und Coronarthrombose
III 966
— und Cor pulmonale IV 98, 101ff., 115
— und Diabetes mellitus
IV 371
— bei Endangitis obliterans
VI 301ff.
— bei Endokarditis lenta
II 761
— bei Erstickung IV 101
— bei Gefäßkrankheiten
VI 199ff., 301, 371
— bei Lungenembolie IV 98, 101ff., 115, 121
— und Salicylsäure II 648
— im Schock IV 98
—, therapeutische VI 199ff.
— bei Thrombophlebitis
VI 490, 505ff.
Fibrinolysin bei Lymphödem
VI 615
Fibroangiomyxom des Herzens
II 1192
Fibrochondrosarkome als Perikardtumoren II 1225
Fibroelastomyxom des Herzens
II 1192
Fibroelastose II 788ff.
— und angeborener Herzfehler
III 27, 83, 453
— und angeborene Mitralstenose III 27
— und Aortenisthmusstenose
III 453
— und Tricuspidalstenose
II 1483ff.
Fibrolipome des Herzens
II 1199
Fibrome als Herztumoren
II 1179, 1197ff.
— als Perikardtumoren
II 1217, 1218

Fibromyxosarkome als Herztumoren II 1203
Fibrosarkome als Herztumoren
II 1203
— als Perikardtumoren
II 1225
Ficksche Kreislaufanalyse
I 36, 50
— — bei Herzinfarkt III 716
— — bei Herzinsuffizienz
I 36, 50
— — bei Hypertonie
V 278ff.
— — bei Mitralinsuffizienz
II 1408
— — bei Mitralstenose
II 1312ff.
Fieber und ACTH II 637
— bei allergischer Myokarditis II 950ff.
— bei Angina tonsillaris
II 914
— und Antesystolie II 382
— bei Aortenbogensyndrom
VI 377
— bei Aortenhämatom, intramuralem VI 458
— bei bakterieller Endokarditis II 740
— und Blutdruck V 17, 28, 244, 256ff., 501ff., 801ff.
— und Capillarpermeabilität
VI 565
— und Capillarresistenz
VI 565ff.
— bei Chagas-Myokarditis
II 931ff.
— durch Chinidin II 119
— bei Chorea II 569, 608ff.
— und Commissurotomie
II 1387
— bei Cor pulmonale IV 148
— und Cortison II 637
— und Depressan V 235
— und Dermographie VI 40
— bei Ductus Botalli persistens III 182
— bei Echinokokkose II 938
— bei Endokarditis VI 551ff.
— bei Endokarditis acuta
II 726ff.
— bei Endokarditis bact.
II 726ff.
— bei Endokarditis lenta
II 690ff., 692
— bei Endokarditis rheumatica II 568
— bei Erythematodes
II 978ff; VI 344ff.
— und essentielle Hypertonie
V 244, 256ff., 501ff.
— bei Fettembolie IV 134ff.
— bei Fiedler-Myokarditis
II 957ff.
— bei Fokaltoxikose II 914

Fieber bei Gefäßkrankheiten
II 985 ff.; V 622;
VI 313 ff., 338 ff.
— und hämorrhagische Diathese VI 565
— bei Hämosiderose IV 257
— und Hauttemperatur
VI 85
— bei Herzinfarkt III 720 ff.,
1125 ff., 1349 ff.
— bei Herztumoren II 1194
— bei Herztrauma II 505 ff.
— und Hydralazine V 551,
594
— und Hyperkaliämie
IV 420 ff.
— und Hypertonie V 244 ff.,
256 ff., 501
— bei Hypertonietherapie
V 492
— und Hypotonie V 801 ff.
— bei idiopathischer Perikarditis II 1074 ff.
— und infektiöser Schock
I 983 ff.
— bei Infektionen IV 530 ff.
— bei Kaposi-Sarkom VI 602
— bei Karditis rheumatica
II 543 ff., 568 ff., 575 ff.,
605, 608 ff., 619, 1071
— bei Kollagenosen II 978 ff.
— und Kollaps I 958, 983 ff.,
997 ff.; IV 601 ff.
— bei Libman-Sacks-Endokarditis II 979 ff.
— bei Luftembolie IV 132
— und Luftüberdruck
IV 39 ff.
— und Lungenembolie
IV 96, 107 ff.
— bei Lungeninfarkt IV 107 ff.
— bei Lymphangitis VI 603 ff.
— und maligne Hypertonie
V 502
— bei Mitralstenose II 1368 ff.,
1381 ff.
— bei Möller-Barlow-Syndrom VI 580
— bei Moschcowitz-Symmers-Syndrom VI 572 ff.
— bei Myokarditis II 877 ff.
— bei Myokarditis rheumatica
I 568, 605
— bei Myokardtuberkulose
II 944
— und Narkose IV 613, 618
— bei Pancarditis rheumatica
II 619 ff.
— bei Periarteriitis nodosa
II 985 ff.; V 622;
VI 313 ff.
— bei Perikarditis II 1045 ff.
— bei Perikarditis rheumatica
II 568, 605, 619
— bei Phlebitis VI 492 ff.

Fieber bei Postcommissurotomie-Syndrom
II 1393 ff.
— bei Purpura rheumatica
VI 565 ff.
— bei Pyelonephritis V 609
— und Pyrazole II 651
— und Quecksilberdiuretica
I 534
— und renale Hypertonie
V 256 ff.
— und respiratorische
Arrhythmie II 21 ff.
— bei rheumatischem Fieber
II 543 ff., 568 ff., 575 ff.,
605, 608 ff., 618, 1071;
VI 565
— bei rheumatischer Perikarditis II 1071
— bei Riesenzellarteriitis
VI 338 ff.
— und Salicylsäure II 648
— bei Scharlach-Myokarditis
II 900 ff.
— und Schock I 958, 983 ff.,
997 ff.; IV 601 ff.
— bei Skorbut VI 580
— und Tachykardie II 9 ff.
— bei Thrombophlebitis
VI 492 ff.
— bei tuberkulöser Perikarditis II 1079
— bei Tuberkulose II 944,
1079
— und Vasomotorik V 244,
256 ff.
— und Wärmeurticaria
VI 562
— bei Waterhouse-Friedrichsen-Syndrom IV 565 ff.
—, Winterschlaf bei IV 618
— und Wolff-Parkinson-White-Syndrom II 382
—, zentrales IV 132
Fiedler-Myokarditis II 143,
871, 880, 886, 954 ff.
—, Anatomie II 955 ff.
—, Diagnose II 958
—, Pathogenese II 954 ff.
—, Pathologie II 955 ff.
—, Symptome II 956 ff.
—, Therapie II 958
Filariose und Lymphangitis
VI 604
— und Pericarditis purulenta
II 1085
Filtrationsfraktion (Clearance)
bei Anämie IV 648
— bei Belastung IV 765 ff.
— und Blutdruck V 408 ff.
— bei Blutkrankheiten
IV 648
— bei Cor pulmonale IV 148
— bei Endangitis obliterans
V 625; VI 290 ff.

Filtrationsfraktion (Clearance)
bei endokriner Hypertonie V 660
— bei essentieller Hypertonie
V 408 ff., 735
— und Ganglienblocker V 570
— bei Glomerulonephritis
V 613
— bei Gravidität IV 483;
V 727 ff.
— bei Graviditätstoxikose
IV 506 ff., 513 ff.;
V 734 ff.
— bei Herzinfarkt III 717
— und Hydralazine V 548
— bei Hypertonie V 408 ff.,
609, 613
— bei konstriktiver Perikarditis II 1105
— bei maligner Hypertonie
V 633
— bei Nephritis V 609, 613
— bei Perikarditis II 1105
— bei Phäochromocytom
V 660
— bei Polycythämie IV 665
— bei renaler Hypertonie
V 609, 613
— und Veratrumalkaloide
V 559 ff.
— bei Verbrennungsschock
I 1100
Fingerarterienpuls bei Gefäßkrankheiten VI 49
Fischmaulatmung bei Coma
diabeticum IV 376
— bei Hypokaliämie
IV 42 ff.
Fischmaulstenosen bei angeborenem Herzfehler III 34
Fisteln, arteriovenöse VI 469 ff.
—, — und Aneurysmen
VI 472 ff.
—, —, angeborene VI 469 ff.
—, —, —, Diagnose VI 471 ff.
—, —, —, Entwicklungsgeschichte VI 469
—, —, —, Lokalisation
VI 469 ff.
—, —, —, Pathologie VI 469
—, —, —, Symptome VI 470 ff.
—, —, —, Therapie VI 472
—, —, Angiogramm bei
VI 130, 470 ff., 479
—, —, und Aortenbogensyndrom VI 377
—, —, und Blutdruck V 37;
VI 67, 474 ff.
—, —, und Coronarinsuffizienz
III 730
—, —, Diagnose VI 471 ff.,
478 ff.
—, —, Elephantiasis bei VI 60
—, —, und Gefäßgeräusche
VI 51, 54, 474 ff.

Fisteln, arteriovenöse, artefizielle, bei Gefäßkrankheiten VI 23 ff., 218
—, —, und Gefäßmißbildungen VI 588ff.
—, —, Haare bei VI 47
—, —, und Hämangiome VI 587, 590, 595ff.
—, —, bei Klippel-Trénaunay-Syndrom VI 588ff.
—, —, der Lunge s. u. Lungenfistel, arteriovenöse
—, —, Pathologie VI 469ff., 473ff.
—, —, und Phlebektasien VI 470, 478
—, —, und Phlebitis VI 499
—, —, Physiologie VI 474ff.
—, —, und postthrombotisches Syndrom VI 510ff.
—, —, Röntgendiagnose VI 130, 470ff., 479
—, —, und Schweißsekretion VI 44
—, —, Skelet bei VI 46
—, —, bei Sturge-Weber-Syndrom VI 590
—, —, Symptome VI 470ff., 474ff.
—, —, und Teleangiektasien VI 540
—, —, Therapie VI 472ff., 479ff.
—, —, und Thrombophlebitis VI 499
—, —, und Varicosis VI 470, 478
—, —, Venendruck bei VI 68, 475ff.
Flack-Test IV 782
Flavone und Capillarpermeabilität VI 586
— und Capillarresistenz VI 556, 586
— bei Gefäßkrankheiten VI 189
— bei hämorrhagischer Diathese VI 566, 586
— bei Purpura VI 566, 586
— bei Purpura rheumatica VI 566
— bei Teleangiektasien VI 542
Fleckfieber II 907
—, Arteriitis bei VI 346
—, Blutdruck bei V 801ff.
—, Capillarresistenz bei VI 568
— und Coronarinsuffizienz III 927
— und Endangitis obliterans VI 264
— und Gefäßkrankheiten VI 27, 264, 568

Fleckfieber und hämorrhagische Diathese VI 568
—, Herzinsuffizienz bei I 762ff.
—, Hypotonie bei V 801ff.
— und Livedo reticularis VI 234ff.
—, Myokarditis bei I 762ff.; II 874ff., *907*; IV 543
—, Purpura infectiosa bei VI 568
— und Thrombophlebitis VI 484ff.
— und Waterhouse-Friedrichsen-Syndrom IV 564
Flicker-Test V 257ff.
— bei Graviditätstoxikose V 725ff.
— mit Nitroglycerin V 257ff.
Flimmerskotom bei Endangitis obliterans VI 288
— bei Migräne VI 249
— und Sympathektomie V 474
Flintsches Geräusch s. u. Austin-Flint-Geräusch
Flumethiazide und Diurese s. a. Chlorothiozid I 540ff.
Fluorescintest und Capillarpermeabilität VI 106ff.
— und Kreislaufzeit I 172, 174; VI 110
„Flush" und Capillarektasien VI 529
— und Serotonin VI 529
„Flying strain s. u. Effort-Syndrom
Föhn und Atmung IV 1ff., 35
— und Coronarinsuffizienz III 1083ff.
— und Herzinfarkt III 1083ff.
— und Höhenadaptation IV 35
— und Klima IV 1ff., 35
— und Luftdruck IV 1ff., 35
— und Sauerstoffmangel IV 35
— und vegetative Labilität IV 799ff.
Fokaler Block II 320, *367*ff.
Fokaltoxikose IV 537
— und angeborener Herzfehler III 154
— und Angiopathia diabetica VI 551
— und Antesystolie II 402
— und Antistreptokinase II 596
— und Arrhythmie II 106ff.
— bei Arteriitis rheumatica VI 346
— und Arteriosklerose III 923ff.
— und Atrioventriculärblock II 223ff.
—, Autoantikörper bei II 600

Fokaltoxikose bei bakterieller Endokarditis II 679ff., 741, 762
—, Blutdruck bei V 801ff.
— und Capillaropathia diabetica VI 551
— und Capillarpermeabilität VI 551
— und Capillarresistenz VI 565
— und Commissurotomie II 1387
— und Coronarinsuffizienz III 923ff.
— und Coronarsklerose III 924ff.
— und Cushing-Syndrom V 694ff.
— und Diabetes mellitus VI 551
— und Endangitis obliterans VI 262ff.
— und Endokarditis acuta II 725
— und Endokarditis lenta II 679ff., 741, 762
— und endokrine Hypertonie V 694ff.
— und Gefäßkrankheiten III 923ff.; VI 225, 262ff., 310, 336, 346
— und hämorrhagische Diathese VI 565
— und Herzblock II 223ff.
— und Herzinfarkt III 923ff.
— und Hypertonie V 694ff.
—, Hypotonie bei V 801ff.
— und idiopathische Perikarditis II 1072
— bei Karditis rheumatica II 572ff., 605, 621
— und konstriktive Perikarditis II 1094ff.
— und Kreislauf IV 537
— und Mitralstenose II 1320ff., 1381, 1387
— und Myokarditis II 874, 903, *912*ff.
— und Periarteriitis nodosa VI 310
— und Perikarditis II 1072, 1094ff.
— und Phlebitis VI 484
— und Purpura rheumatica VI 565
— und Raynaud-Syndrom VI 225
— und Reizleitungsstörung II 223ff.
— bei rheumatischem Fieber II 572ff., 605, 621
— und Riesenzellarteriitis VI 336ff.
—, Schenkelblock bei II 357
— und Sepsis II 903

Fokaltoxikose und Sportherz I 941
— und Thrombophlebitis VI 484
— und Valsalva-Versuch IV 781
— und vegetative Labilität IV 781, 825
— und Vorhofflattern II 106ff.
— und Vorhofflimmern II 106ff.
— und Wolff-Parkinson-White-Syndron II 402
Folia digitalis bei Herzinsuffizienz I 429ff.
Foliandrin, Extrasystolie durch II 40ff.
Follikelhormon s. u. Oestron
Foramen interventriculare III 7
Foramen ovale, Entwicklungsgeschichte III 7, 250ff.
— — persistens s. a. u. Vorhofseptumdefekt
— — — und angeborene Mitralstenose III 27, 549ff.
— — — und angeborene Pulmonalstenose III 35ff., 298, 301
— — — und angeborene Tricuspidalstenose III 409
— — — bei Aortenatresie III 40, 560ff.
— — — und bakterielle Endokarditis II 703ff.
— — — und Coronarembolie III 972
— — — bei Cor triatriatum III 552
— — — bei Cossio-Syndrom III 59
— — — bei Ebstein-Syndrom III 418ff.
— — — bei Eisenmenger-Komplex III 38
— — — —, Elektrokardiogramm, bei III 264ff.
— — — und Embolie VI 361
— — — und Endokarditis lenta II 703ff.
— — — bei Fallotscher Pentalogie III 38
— — — und Fallotsche Trilogie III 35
— — — und Herzinfarkt III 972
— — — bei Levoatrialcardinalvein III 18

Foramen ovale, persistens und Luftembolie IV 125, 127ff.
— — — und Lungenembolie IV 106
— — — und Lungenvenentransposition III 522
— — — bei Transposition der Aorta und Pulmonalis III 498ff.
— — — und Tricuspidalatresie III 23
— — — als Vorhofseptumdefekt III 58ff., 252ff.
— — primum III 7, 251
— — sekundum III 7, 252
— — Panizzae III 61
— — subseptale III 7
— — und Aorticopulmonalfistel III 61
Formalin und Schock I 957ff.
Formoguanamine als Diureticum I 546ff.
Formyl-Gitoxin I 484
Formylstrospesid I 483
Fortecortin bei rheumatischem Fieber II 644
Formolgel-Probe bei Endokarditis lenta II 699
— bei Karditis rheumatica II 571
„Forward failure" I 71, 236, 339, 345, 347
— bei Herzinfarkt I 339, 345
Fourneau 933 s. u. Benzodioxan
Fragmentatio cordis s. u. Myokardfragmentation
Frakturen und Arteriosklerose III 795
— und Blutdruck V 684
— und Coronarsklerose III 795
— bei Cushing-Syndrom V 684
— bei endokriner Hypertonie V 684
—, Entzügelungshochdruck bei V 716ff.
— und Fettembolie IV 132ff.
— und Hypertonie V 684
— und Kollaps I 1112
— bei Möller-Barlow-Syndrom VI 579
— und Perikarditis II 1086
— und Phlebitis VI 483ff.
— bei Pseudo-Cushing-Syndrom V 701
— und Schock I 1112
— bei Skorbut VI 579
— und Thrombophlebitis VI 483ff.

Frank-Pettersches Manometer V 216
Frank-Straub-Starling-Gesetz s. u. Starling-Gesetz
Fremdkörpergranulome bei Fruchtwasserembolie IV 138
Frischzellentherapie s. u. Cellulartherapie
Fruchtwasserembolie IV 137ff.
— und Cor pulmonale IV 137ff.
Fructose-Aldolase bei Herzinfarkt III 724
„Frühgift" s. u. Adenylsäure
Fuadin bei Trichinose II 939
Fundus diabeticus IV 501ff., 684,; V 767ff.
— hypertonicus V 422
— polycythämicus IV 664ff.
Furunkulose und Endokarditis lenta II 682
— und Lymphangitis VI 603
— und Lymphödem VI 613
— und Perikarditis II 1042
Fusarium graminearum und Purpura infectiosa VI 569
Fußpulse bei Aortenisthmusstenose III 445ff.
— bei Endangitis obliterans VI 282
— bei Gefäßkrankheiten VI 49

„Gänsehaut" VI 17
Gaffkya tetragena und Endokarditis II 734
Galaktosamin bei Karditis rheumatica II 573
Gallavardinsche paroxysmale Tachykardie II 128ff.
Gallenwegssystem und Acetylcholin V 200
— bei Adipositas IV 383
— und Arteriosklerose III 803
— und bakterielle Endokarditis II 682, 725, 730
— und Coronarsklerose III 803
— bei Endangitis obliterans VI 291
— und Endokarditis acuta II 725
— und Endokarditis fibrinosa II 778
— und Endokarditis lenta II 682
— und Endokarditis verrucosa simplex II 778
— und Extrasystolie II 43
— bei Hämangioendotheliom VI 600
— und Hämangiome VI 598
— und Herzglykoside I 433
— und Herzinfarkt III 1074

Gallenwegssystem und Hypertensin V 100
— und Kallikrein V 221
— und Kavernome VI 598
— und Kollagenosen II 986 ff.
— und Kollaps I 957
— und Lymphgefäßinsuffizienz VI 607
— bei Periarteriitis nodosa II 986 ff.; VI 322 ff.
— und Pericarditis purulenta II 1084
— und Schock I 957
— und Substanz P V 204
Gallensäuren bei Angina pectoris III 1414 ff.
— und Arteriosklerose VI 402
— und Bradykardie II 18
— bei Gefäßkrankheiten VI 181
Galopprhythmus bei Amyloidose II 963
— bei angeborenem Herzfehler III 262
— bei Angina tonsillaris II 914
— bei Blutkrankheiten IV 672
— bei Chagas-Myokarditis II 931
— bei Cor pulmonale IV 105, 142 ff.
— bei Endokardfibrose II 787
— bei Endokarditis lenta II 704, 707 ff.
— bei Endokarditis parietalis fibroplastica II 787
— bei Fiedler-Myokarditis II 957
— bei Fleckfieber II 907
— bei Fokaltoxikose II 914
— und Gravidität IV 498
— bei Herzinfarkt III 1141, 1357
— bei idiopathischer Herzhypertrophie II 975
— bei Karditis rheumatica II 577 ff., 618, 638
— bei Leukämie IV 672
— bei Lungenembolie IV 105
— bei Lymphogranulomatose IV 680
— und Magnesium-Stoffwechsel IV 459
— bei Masern II 922
— bei Myokarditis II 877 ff., 882, 883 ff.
— bei Myokarditis rheumatica II 618
— bei Myokardose II 968 ff.; IV 498
— bei Pneumonie-Myokarditis II 911 ff.
— bei Pneumokoniose IV 214
—, präsystolischer, bei angeborenem Herzfehler III 262 ff.

Galopprhythmus, präsystolischer, bei Karditis rheumatica II 577 ff., 618
—, —, bei Myokarditis rheumatica II 618
—, —, bei Vorhofseptumdefekt III 262 ff.
—, protodiastolischer, bei Fiedler-Myokarditis II 957
—, —, bei Karditis rheumatica II 578 ff., 618
—, —, bei Myokarditis II 877 ff., 883 ff., 957
—, —, bei Myokarditis rheumatica II 618
— bei rheumatischem Fieber II 577 ff., 618, 638
— bei Rickettsiosen II 907
— bei Scharlach-Myokarditis II 900
— bei Silikose IV 214
— bei Vorhofseptumdefekt III 262 ff.
Ganglienblocker V 492 ff., 565 ff., 568 ff., 576 ff.
— und ACTH V 709
— und Aderlaß I 592
— bei Akrocyanose VI 534
— bei angeborenem Herzfehler V 763
— bei Angina pectoris III 1401 ff.
— bei Aortenhämatom, intramuralem VI 462
— bei Aortenisthmusstenose V 763
— und Arteriosklerose V 397
— bei Arteriosklerosis obliterans VI 436
— und Blutdruck V 73, 161, 185, 205, 249, 378 ff., 384, 389 ff., 397, 489, 492, 565 ff., 584 ff., 590, 629, 645 ff., 727
—, Chemie V 565 ff.
— bei Coronarinsuffizienz III 1401 ff.
— bei Cor pulmonale IV 123 ff., 175 ff.
— und Cortison V 709
—, Dosierung V 576 ff.
— und Elektrokardiogramm V 378 ff.
— bei Embolie VI 366
— bei endokriner Hypertonie V 663, 666 ff.
— bei Erfrierung VI 558
— bei essentieller Hypertonie V 249, 378 ff., 384, 389 ff., 397, 489, 492, 565 ff., 584 ff., 590
— bei experimenteller Hypertonie V 73 ff., 161, 185

Ganglienblocker bei Fettembolie IV 137
— bei Gefäßkrankheiten VI 162, *173* ff.
— bei Graviditätstoxikose V 727, 744, 749 ff.
— und Hämodynamik V 566 ff., 571 ff.
— bei hämorrhagischem Schock I 963, 1042
— bei Herzinsuffizienz I 419, 592 ff.
— und Herztonus I 877 ff.
— und Hirndurchblutung V 397
— und Hydralazine V 547
— zum Hyperämietest VI 64
— bei Hypertonie V 73, 161, 185, 205, 249, 378 ff., 384, 389 ff., 397, 489, 492, 565 ff., 584 ff., 590, 629, 645 ff., 727
— und Hypotonie V 205, 805
— bei Infektionen IV 562 ff.
—, intraarteriell VI 205 ff.
— und Kältetest V 249
— und Kollaps I 958, 963, 1042, *1142* ff.; IV 602 ff.
—, Kontraindikationen V 580 ff.
— und Lebensalter IV 624
— bei Lungenembolie IV 123 ff.
— und Lungenkreislauf IV 72
— bei Lungenödem I 592
— bei Lymphgefäßinsuffizienz VI 606
— bei maligner Hypertonie V 398, 574, 584, 629, 645 ff.
— bei Mitralstenose II 1316 ff.
— zur Narkose IV 616 ff.
—, Nebenwirkungen V 492, 579 ff.
— und neurogene Hypertonie V 161
— und Niere V 570 ff., 574 ff.
— und Operabilität IV 624
— und Orthostase V 812
— und Oscillogramm VI 79
— bei Phäochromocytom V 663, 666 ff.
—, Pharmakologie V 492, 568 ff., 571 ff.
— und Postural hypotension IV 738
— bei Raynaud-Syndrom VI 232
— bei renaler Hypertonie V 389 ff.
— und Schock I 958, 963, 1042 ff., *1142* ff.; IV 602 ff.
— und Serotonin V 185
— und Steroide V 709

Ganglienblocker und Substanz P V 205
— und Sympathektomie V 489
— und Terminalstrombahn VI 16 ff.
— zum Test V 663, 666
— bei traumatischem Schock I 1043, 1142
— bei vegetativer Labilität IV 853
— und Veratrumalkaloide V 558 ff.
— bei Verbrennungsschock I 1142
Ganglioneurom und renale Hypertonie V 597, 601
Ganglion stellatum bei Angina pectoris III 1431
— — und Blutdruck V 396, 471 ff., 489
— — bei Cor pulmonale IV 123 ff.
— — bei essentieller Hypertonie V 396, 471 ff., 489
— — bei Fettembolie IV 137
— — bei Graviditätstoxikose V 749 ff.
— — und Hirndurchblutung V 396
— — bei Hypertonie V 396, 471 ff., 489
— — und Luftembolie IV 127 ff., 131
— — bei Lungenembolie IV 123 ff.
— — bei paroxysmaler Tachykardie II 149
— — bei Raynaud-Syndrom VI 232
— — bei Riesenzellarteriitis VI 342
— — bei Tachykardie II 149
Gangliostat bei Cor pulmonale IV 104 ff., 123 ff.
— bei Lungenembolie IV 123 ff.
Gangrän bei Angiopathia diabetica IV 356 ff.; VI 438
— und Aortographie VI 134
— bei Arteriitis disseminata VI 343 ff.
— bei Arteriosclerosis obliterans VI 432
— bei Arteriosclerosis obliterans diabetica VI 438 ff.
— bei arteriovenösen Fisteln VI 480
— bei Diabetes mellitus IV 356 ff.; VI 438 ff.
— bei Embolie VI 369

Gangrän bei Endangitis obliterans VI 283 ff.
— bei Endocarditis lenta II 712
— bei Erfrierung VI 556 ff.
— bei Gefäßkrankheiten VI 225, 283 ff., 323 ff., 343 ff., 432, 438 ff., 556 ff.
— bei Herzinfarkt III 1256 ff.
— und intraarterielle Sauerstoffinsufflation VI 212
— und Kollaps I 968
— bei Periarteriitis nodosa VI 323 ff.
— bei Phlebitis VI 489 ff., 493
— bei Polycythämie IV 665
— bei postthrombotischem Syndrom VI 514
— bei Raynaud-Syndrom VI 225 ff.
— und Saug-Drucktherapie VI 155
— und Schock I 968
—, Synkardialmassage bei VI 152 ff.
— bei Thrombophlebitis VI 489 ff., 493
— bei Waterhouse-Friedrichsen-Syndrom IV 564
— bei Ulcus cruris VI 514
Gargoylismus und Myokard II 967
Garland-Syndrom III 55
Gasaustausch (Lunge) s. u. Diffusion
Gasbrand und infektiöser Schock I 983 ff.
— und Kollaps I 958, 983
— und Purpura infectiosa VI 567
Gasembolie IV 124 ff.; VI 362 ff.
— und Aortographie VI 135
—, arterielle IV 126 ff.
—, cerebrale IV 128 ff.
—, coronare III 982; IV 125 ff.
—, Cor pulmonale bei IV 62, 91, 124 ff.
— bei Druckfall-Syndrom IV 47, 128 ff.
— und Herzinfarkt III 982 ff.
— bei intraarterieller Sauerstoffinsufflation IV 128, 130; VI 209
— und Kammerflimmern II 173
—, Prophylaxe IV 129 ff.
— und Raynaud-Syndrom VI 230
—, spinale IV 130
—, Therapie IV 131 ff.
—, venöse IV 126 ff.
Gaskell-Effekt II 6
Gastritis und Beriberi IV 391
—, Blutdruck bei V 804 ff.

Gastritis und Coronarembolie III 972 ff.
— und essentielle Hypotonie V 786
— und Hypokaliämie IV 420 ff.
— und Hypotonie IV 810; V 786, 804 ff.
— und Kollaps I 982
— und Mineralstoffwechsel IV 420 ff.
— und Myokarditis II 874
— und Schock I 982
— bei vegetativer Labilität IV 799 ff., 810 ff.
Gaucher-Syndrom s. u. Cerebrosidose
Geburtsakt und Aneurysmen IV 485 ff., 522
— und angeborener Herzfehler III 357, 538; IV 491 ff.
— und bakterielle Endokarditis II 681 ff., 728, 733
— und Blutdruck V 799
— und Commissurotomie II 1389 ff.
— und Endokarditis acuta II 728
— und Endokarditis lenta II 681 ff., 733
— und Fallotsche Tetralogie III 357
— und Fettembolie IV 132 ff.
— und Fruchtwasserembolie IV 137 ff.
— und hämorrhagischer Schock I 957
— und Herzklappenfehler II 1389 ff.
— und Hirnbasisaneurysma IV 522
— und Hypophyse IV 342; V 799
— und Hypotonie IV 342; V 799
— und Kollaps I 957, 959, 1112, 1117
— und Kreislauf IV 485 ff.
— und Luftembolie IV 126 ff.
— und Lungenembolie IV 94 ff., 115
— bei Mitralstenose II 1388 ff.
— und Myokarditis II 903, 915
— und Pericarditis purulenta II 1084
— und Phlebitis VI 487 ff., 500
— und Schock I 957, 959, 1112, 1117
— und Schockniere I 1117
— und Sepsis II 903
— und Sheehan-Syndrom IV 342 ff.; V 799

Geburtsakt und Thrombophlebitis VI 487 ff., 500
— bei Truncus arteriosus
communis persistens
III 538
Gefäße VI 1 ff. s. a. u. Arterien,
Capillaren, Venen, Terminalstrombahn
— und Acetylcholin V 200
— und ACTH II 635
— bei Addison-Syndrom
V 797
— und Adenosin V 201 ff.
— und Aderlaß I 590 ff.
— bei Adipositas IV 382 ff.,
385 ff., 625
— und Adrenalin V 165 ff.,
172 ff., 176 ff.
— bei Akrocyanose VI 532 ff.
— und Allergie II 951; III 888,
893 ff.; VI 23 ff., 27, 29 ff.,
262 ff., 277 ff.
— und allergische Myokarditis
II 951 ff.
— bei Amyloidose II 960 ff.;
V 617
— bei Anämie IV 644, 645 ff.,
653
—, Anatomie VI 1 ff.
— bei Aneurysmen III 214 ff.;
V 769 ff.; VI 442 ff.
— bei angeborenem arteriovenösem Coronaraneurysma III 214 ff.
— bei angeborenen arteriovenösen Fisteln VI 469 ff.
— bei angeborenem Herzfehler III 77 ff., 431, 561,
563 ff.
— und angeborener Pulmonalinsuffizienz III 563 ff.
— bei angeborener Pulmonalstenose III 36, 78
— bei angeborener Tricuspidalinsuffizienz III 431
— bei Angina pectoris
III 699 ff.
— und Angiographie VI 117 ff.
— bei Angiopathia diabetica
IV *354* ff.; VI 548 ff.
— und Angioxyl V 208
— bei Aortenaneurysma
VI 445 ff.
— bei Aortenatresie III 561
— bei Aortenbogensyndrom
V 766 ff.; VI 375 ff.
— und Aorteninsuffizienz
II 1453 ff., 1461 ff.
— bei Aortenisthmusstenose
III 445, 447 ff., 452 ff.;
V 362 ff., 754 ff.
— und Aortenstenose
II 1427 ff.
— bei Aortenthrombose
VI 371 ff.

Gefäße bei Aortitis luica
VI 349 ff.
— und Aortogramm VI 130 ff.
— bei Aortopulmonalseptumdefekt III 195 ff.
— bei Arsenvergiftung
III 890 ff.
— bei Arterienthrombose
VI 371 ff.
— bei Arteriitis disseminata
VI 343 ff.
— bei Arteriitis luica VI 347 ff.
— bei Arteriitis rheumatica
VI 345
— und Arteriographie
VI 121 ff.
— bei Arteriosklerose s. a.
dort III 731 ff., 736 ff.;
V 351 ff., 595 ff., 618 ff.;
VI 381 ff.
— bei Arteriosklerosis obliterans VI 429 ff.
— bei Arteriosklerosis obliterans diabetica VI 437 ff.
— bei arteriovenösen Aneurysmen IV 251 ff.;
V 769 ff.
— bei arteriovenösen Fisteln
VI 469 ff., 473 ff., 477
— und Atmung IV 4, 7 ff., 34
— im Augenhintergrund s.
dort
— und Balneotherapie
I 654 ff., 680, 684 ff.;
V 591 ff.; VI 156 ff.
— und Barbitursäure III 893
— bei Belastung IV 765 ff.,
772 ff.
— bei Beriberi IV 390 ff.
— bei Bilharziose IV 239 ff.
— und Bleivergiftung III 889;
V 771 ff.
— und Blutdruck V 8 ff., 19 ff.,
37 ff., 61, 122, 154, 165 ff.,
172 ff., 176 ff., 191 ff.,
198 ff., 237 ff., 244 ff.,
277 ff., 293 ff., 344 ff.,
351 ff., 387 ff., 595 ff.,
780 ff.; VI 67 ff.
— und Blutgerinnung
III 948 ff., 963 ff.; VI 265,
279 ff.
— bei Blutkrankheiten IV 644,
645 ff., 653; VI 246 ff.,
570
— als Blutspeicher I 1009
— bei Brucellosen II 904
— und Calciumstoffwechsel
IV 447 ff., 454
— und Calometrie VI 87 ff.
— und Cantharidenblasentest
VI 109 ff.
— bei Capillaraneurysmen
VI 545
— und Capillardruck VI 98 ff.

Gefäße bei Capillarektasien
VI 525 ff.
— und Capillarmikroskopie
VI 96 ff.
— bei Capillaropathia diabetica VI 548 ff.
— nnd Capillarpermeabilität
VI 105 ff.
— und Capillarplethysmogramm VI 108
— und Capillarresistenz
VI 102 ff.
— bei Carcinoid II 783 ff.
— und Carotissinus V 714 ff.
— bei Carotissinus-Syndrom
V 818
— bei Cervicalsyndrom
IV 863 ff.
— und Chlorothiazid V 589 ff.
— bei Coma diabeticum
IV 375 ff.
— nach Commissurotomie
II 1396 ff.
— bei Cor biloculare III 546 ff.
— bei Coronarembolie
III 971 ff.
— bei Coronargefäßmißbildungen III 214, 568 ff.
— bei Coronarinsuffizienz
III 699 ff.
— bei Coronarsklerose
III 731 ff., 736 ff.
— und Coronarthrombose
III 946 ff.
— und Cor pulmonale IV 60,
62 ff., 95 ff., 124 ff.,
132 ff., 140 ff.
— und Cortison II 635
— bei Cor triatriatum III 554 ff.
— bei Cor triloculare biatriatum III 540 ff.
— bei Cossio-Syndrom III 59
— bei Coxsackie-Infekt II 921
— bei Cushing-Syndrom
V 683 ff.
— bei Cyanidvergiftung
III 893
— und Cyanose VI 530 ff.
— und Depressan V 228 ff.
— bei Dermatomyositis II 991
— bei Dermatosen VI 574
— und Dermographie VI 38 ff.
— bei Diabetes mellitus
IV *354* ff., 375 ff.; V 337,
353, 395, 419 ff., 425 ff.;
VI 437 ff., 548 ff., 574 ff.
— bei diabetischer Glomerulosklerose IV 362 ff.;
V *618* ff.
— und Digitalis V 494
— bei Diphtherie-Myokarditis
II 894
— und Diuretica V 494, 589 ff.
— bei Druckfall-Syndrom
IV 46 ff.

Gefäße und DOCA V 705
— bei Ductus Botalli persistens III 70 ff., 74, 162 ff.
— bei Dumping-Syndrom IV 865
— bei Dystrophie IV 294 ff., 301 ff.; V 807
— bei Echinokokkose II 938
— bei Eintauchfuß VI 560 ff.
— bei Eisenmenger-Komplex III 38, 218 ff.
—, Elastizität V 8, 20 ff.
— und Elektrodermatogramm VI 93 ff.
— und Elektromyogramm VI 95 ff.
— bei Elektrounfall III 904 ff.
— und Elephantiasis VI 608
— bei Embolie VI 361 ff.
— bei Endangitis obliterans III 918 ff., 930 ff.; V 624 ff.; VI 255 ff.
— und Endokardfibrose II 786
— bei Endokarditis acuta bacterialis II 727 ff.
— bei Endokarditis lenta II 692 ff., 705 ff., 710 ff.
— und Endokarditis parietalis fibroplastica II 786
— und Endokardsklerose II 789
— bei endokriner Hypertonie V 658 ff.
— bei Endomyokardfibrose II 787 ff.
—, Entwicklungsgeschichte III 1 ff., 5 ff.; VI 1
— bei Entzügelungs-Hochdruck V 154
— bei Entzündung VI 547 ff.
— und Epilepsie IV 875
— bei Erfrierung I 981 ff.; VI 554 ff.
— und Ernährung IV 625; VI 30
— und Erythem VI 37 ff., 42 ff.
— bei Erythematodes II 978 ff.; VI 344 ff.
— bei Erythromelalgie VI 525 ff.
— bei Erythralgie VI 527
— und essentielle Hypertonie V 237 ff., *244* ff., 277 ff., 293 ff., 344, *351* ff., 387 ff., 402 ff., 422 ff.
— bei essentieller Hypotonie V 786 ff., 790 ff.
— bei experimenteller Hypertonie V 37, 61 ff., 122, 154
— und experimenteller Schock I 991 ff.
— bei Fallotscher Tetralogie III 36 ff., 332 ff., 337 ff.

Gefäße und Fettembolie IV 132 ff.
— und Fiedler-Myokarditis II 955 ff.
— bei Fleckfieber II 874, 907
— bei Fokaltoxikose III 923 ff.
— und Ganglienblocker V 492, 565 ff., 571 ff.
— und Gefäßgeräusche VI 50 ff.
— bei Gefäßmißbildungen III 64 ff.; VI 587 ff.
— bei Gefäßspinnen VI 543 ff.
— und Gewebsclearance VI 113 ff.
— bei Glomerulonephritis V 612 ff.
— bei Glomerulosklerose IV 364 ff.; V *618* ff.
— bei Glomustumoren VI 592 ff.
— bei Gravidität IV 481 ff., 492 ff., *500* ff.
— bei Graviditätstoxikose IV 501 ff., *510* ff., *517* ff.; V 73 ff.
— bei Hämangioendotheliom VI 595 ff., 600 ff.
— bei Hämangiomen VI 587 ff., *595* ff.
— bei Hämangiosarkom VI 601 ff.
— und Hämoperikard II 1151 ff.
— bei hämorrhagischer Diathese VI 564 ff., 570 ff., 576, 577 ff.
— bei hämorrhagischem Schock I 957, 961 ff., 1045
— und Hämosiderose IV 258, 684
— und Haut VI 36 ff.
— und Hauttemperatur VI 83 ff.
— und Heparin V 504 ff.
— des Herzens III 657 ff. s. a. u. Coronargefäße
— und Herzhypertrophie III 822 ff.
— bei Herzinfarkt III 716, 718; V 818 ff.
— bei Herzinsuffizienz I 767, 768 ff., 772 ff.; V 383 ff.
— und Herzkatheterismus I 831; II 1261 ff.
— bei Herzklappenfehler II 1302 ff.; III 941 ff.
— bei Herztamponade II 1063 ff.
— bei Herztrauma II 464 ff.
— bei Herztumoren II 1179 ff.
— bei Hirnbasisaneurysma VI 463 ff.
— und Histamin V 198 ff.

Gefäße bei Höhenadaptation IV 4 ff., 7 ff., 34
— und Hydralazine V 546 ff.
— und Hydrochlorothiazid V 589 ff.
— und Hyperämieteste VI 57 ff., 61 ff.
— bei Hypercalcämie IV 447
— und Hypertensin V 98, 100
— bei Hyperthyreose IV 316 ff., 319 ff.
— und Hypertonie V 37 ff., 61, 122, 154, 165 ff., 172 ff., 176 ff., 191 ff., 198 ff., 237 ff., *244* ff., 277 ff., 293 ff., 344, *351* ff., 387 ff., 595
— und Hypertonietherapie V 494
— bei Hypocalcämie IV 447 ff.
— bei Hypoglykämie IV 379
— und Hypokaliämie I 586
— bei Hyponaträmie IV 441 ff., 446
— und Hypophysektomie IV 344 ff.
— bei Hypothyreose IV 320 ff., 335; V 353
— und Hypotonie V 198 ff., 780 ff., 786 ff., 790 ff.
— und idiopathische Herzhypertrophie II 974
— bei Infektionen I 983 ff.; III 923 ff., 926 ff.; IV 530 ff., 557 ff., 563 ff., 577 ff.; V 801 ff.; VI 27, 29 ff., 263 ff., 567 ff.
— bei infektiösem Schock I 983 ff.
— und Insulin IV 379
— und intraarterielle Sauerstoffinsufflation VI 208 ff.
— und Jod V 496 ff.
— und Kälte VI 17, 25 ff., 543 ff.
— und Kälte-Test IV 783 ff.; V 70, 247 ff.
— bei Kälteurticaria VI 543 ff.
— und Kaliumstoffwechsel IV 439
— und Kallikrein V 208 ff., 216 ff.
— bei Kaposi-Sarkom VI 602
— bei kardiogenem Schock I 1025
— bei Karditis rheumatica II 567, 572 ff., 586, 603 ff., 607; VI 564 ff.
— bei Kavernomen VI 596 ff.
— und Klima IV 4, 7 ff., 34
— bei Klippel-Trénaunay-Syndrom VI 587 ff.
— und Körpergewicht IV 625

Gefäße bei Kohlenoxydvergiftung III 875ff.
— bei Kollagenosen II 976ff.
— im Kollaps I 957, 961, 964ff., 974ff., 983ff., 987ff., 993ff., 1027, 1037ff., 1044, *1112*ff.; IV 600ff.; VI 548, 553ff.
— bei kombiniertem Mitralfehler II 1408ff., 1426
— bei konstriktiver Perikarditis II 1095ff., 1101ff.
— und Kreislaufzeit VI 110ff.
— und Lebensalter IV 620ff.
— bei Leukämie IV 674ff.
— bei Levoatrialcardinalvein III 19
— bei Livedo reticularis IV 534ff.
— bei Lues II 945; III 935ff.; VI 347ff.
— bei Lues-Myokarditis II 945
— und Luftdruck IV 4, 7ff., 34
— bei Luftembolie IV 124ff.
— und Lungenembolie IV 95ff.
— bei Lungenemphysem IV 178ff.
— und Lungenfibrose IV 198ff.
— bei Lungenödem I 768ff.
— und Lungenstauung I 767ff., 772ff.
— bei Lungenvenentransposition III 523ff.
— bei Lutembacher-Syndrom III 282ff.
— und Lymphangitis VI 603ff.
— und Lymphgefäßinsuffizienz VI 608
— und Lymphsystem VI 108, 113, 115ff.
— und Magnesiumstoffwechsel IV 459ff.; V 497
— bei Malaria II 935
— bei maligner Hypertonie V 626ff.
— bei Marfan-Syndrom III 490ff.
— bei Martorelli-Syndrom V 344
— bei Mediasklerose VI 441
—, Mesoappendix-Test V 192ff.
— bei Migräne VI 249ff.
— und Minus-Dekompensation V 383ff.
— bei Mitralatresie III 558
— bei Mitralinsuffizienz II 1408ff.
— bei Mitralstenose II 1302ff., 1311ff.; III 942
— bei Möller-Barlow-Syndrom VI 577ff.

Gefäße bei Monge-Syndrom IV 34
— bei Moschcowitz-Symmers-Syndrom VI 570ff.
— des Myokards III 657ff. s. a. u. Coronargefäße
— und Myokarditis II 882
— bei Myokarditis rheumatica II 567
— bei Myokardose nach Gravidität IV 498
— und Myokardstoffwechsel III 699ff.
— bei Myokardtuberkulose II 943
— und Narkose IV 592ff.
— und Natriumstoffwechsel IV 445ff.
— bei Nephritis V 612ff.
— bei Nephrose V 617
—, Netzcapillaren V 191
— und neurogene Hypertonie V 720
— bei neurogenem Schock I 972ff.
— und Nicotin III 878f., 888; VI 16ff., 265
—, Niederdrucksystem I 656ff.
— der Niere s. u. Nierendurchblutung
— und Nitrite V 494
— bei Nitrobenzolvergiftung III 891
— und Noradrenalin V 165ff., 172ff., 174, 176ff.
— und Ödeme I 239ff.
— bei Ohnmacht IV 760ff.
— und Operabilität IV 620ff., 625ff., 627ff., 629ff.
— bei Operationen I 966; V 805ff.
— und Operationsschock I 966
— bei Orthostase IV 728ff., 732ff.; V 809ff.
— und Oscillogramm VI 76ff.
— bei Paramyloidose II 961ff.
— bei Periarteriitis nodosa II 984ff.; III 934; V 621ff.; VI 305ff.
— bei Perikarditis II 1063f., 1097ff.
— bei peripherer Pulmonalstenose III 376
— bei Perniosis VI 558ff.
— und Perthestest VI 66
— bei Phäochromocytom V 658ff.
— bei Phlebektasien VI 515ff.
— bei Phlebitis VI 483ff.
— und Phlebogramm VI 138ff.
— bei Phosphorvergiftung III 890

Gefäße, Physiologie VI 1ff.
— und Plethysmogramm VI 69ff.
— bei Pneumokoniose IV 209ff.
— bei Pneumonie-Myokarditis II 911
— bei Poliomyelitis V 720
— bei Polycythämie IV 663ff.
— bei Porphyrie IV 397ff.
— und postthrombotisches Syndrom VI 509ff.
— bei Postural hypotension IV 740ff.; V 815
— und Pratt-Test VI 67
— bei primärem Schock I 975ff.
— und Prostaglandin V 206
— und Psyche III 865ff.
— und Pulmonalaneurysma III 373; VI 466
— bei Pulmonalsklerose IV 241ff.
— bei Pulmonalstenose III 376
— und Pulswelle VI 50, 81ff.
— und Purine V 494, 498ff.
— bei Purpura fulminans VI 569ff.
— bei Purpura infectiosa VI 567
— bei Purpura Majocchi VI 576
— bei Purpura rheumatica VI 564ff.
— und Pyelonephritis V 607ff.
— und Pyrazole II 651
— bei Quecksilbervergiftung III 889ff.
— und Quinckesches Ödem VI 546ff.
— und Rauwolfia-Alkaloide V 527ff., 537ff.
— bei Raynaud-Syndrom VI 223ff.
— und reaktive Hyperämie VI 57ff.
— und Regelkreis IV 745ff.; VI 13ff.
— und relative Aorteninsuffizienz II 1453
— und renale Hypertonie V 595ff.
— und Renin V 87, 100
— der Retina s. u. Augenhintergrund
— und Rheogramm VI 74ff.
— bei rheumatischem Fieber II 564ff., 567, 572ff.,586, 604ff., 607; III 922ff., 928ff.
— bei Rickettsiosen II 874, 907

Gefäße bei Riesenzellarteriitis VI 335ff., 339ff.
— und Röntgendiagnose VI 117ff.
— und Sauerstoffmangel IV 4, 7ff., 34
— und Saug-Drucktherapie VI 154
— im Schock I 957, 961ff., 964ff., 979ff., 983ff., 987ff., 993ff., 1027, 1037ff., 1044ff., 1112ff.; IV 600ff.; VI 548, 553ff.
— bei Schockniere I 1100ff.
— bei Schützengrabenfuß VI 560ff.
— bei Schwefelwasserstoffvergiftung III 892
— und Schweißsekretion VI 43ff.
— bei sekundärem Raynaud-Syndrom VI 234ff.
— und Serotonin II 783ff.; VI 529
— bei Sichelzellanämie IV 240ff.
— bei Silikose IV 209ff.
— bei Simmonds-Syndrom IV 343
— bei Sklerodermie II 989ff.; VI 44
— bei Skorbut VI 577ff.
— bei Sportherz I 936ff.
— und Stoffwechsel VI 22ff.
— bei Strahlenschäden VI 26
—, Stromcapillaren V 191
— beim Sturge-Weber-Syndrom VI 590
— und Substanz P V 203ff.
— und Sympathektomie V 475ff.
— bei Sympathicotonie IV 24, 721ff.
— und Synkardialmassage VI 150ff.
— bei Taussig-Bing-Komplex III 508
— bei Teleangiektasien VI 538ff.
— und Tetrachlorkohlenstoffvergiftung III 891
— bei Thalliumvergiftung V 774
— bei Thrombophlebitis VI 482ff.
— bei Thrombose VI 369ff., 482f.
— und Thyreoidea IV 316ff., 319ff., 331ff.; V 353
— und Training VI 161ff.
— bei Transposition der Aorta und Pulmonalis III 45ff., 496, 498ff.
— und Trauma I 964ff., 1045; VI 235ff., 270

Gefäße und traumatischer Schock I 964ff., 1045
— und Trendelenburg-Test VI 65ff.
— bei Tricuspidalatresie III 401ff.
— bei Tricuspidalinsuffizienz II 1505ff.
— bei Tricuspidalstenose II 1488ff., 1498ff.
— bei Truncus arteriosus communis persistens III 29ff., 535
— bei Tuberkulose II 943; VI 347
—, Tumoren der, s. u. den einzelnen Tumoren
— und Tyramin V 178
— bei Ulcus cruris V 344; VI 380
— bei Urticaria VI 546ff.
— bei Vagotonie IV 721ff.
— und Vagotonin V 207ff.
— bei Valsalva-Versuch IV 775ff.
— bei Varicen VI 515ff.
— bei Variola II 923
— und Vasodepressor material V 193ff., 202ff.
—, Vasomotion V 191ff.
— bei vegetativer Labilität IV 24, 705ff., 710ff., 732ff.
— bei Vena cava-Anomalie III 19
— und Vena cava inferior-Ligatur I 596ff.
— und Venendruck VI 68
— bei Ventrikelseptumdefekt III 217ff., 221ff.
— und Veratrumalkaloide V 559ff.
— bei Verbrennung I 968ff., 978ff.; VI 562ff.
— bei Verbrennungsschock I 968ff., 978ff.
— und Vergiftungen III 875ff.; V 771ff., 807ff.; VI 243ff., 267ff., 581ff.
— und Vesiglandin V 207
— und Vibrometrie VI 95
— und Vitamine VI 577ff.
— bei Vorhofseptumdefekt III 59, 257ff.
— und Wärmetherapie VI 155ff.
— bei Wärmeurticaria VI 561ff.
— bei Waterhouse-Friedrichsen-Syndrom IV 563ff.
—, Widerstand, elastischer V 8, 20ff.
—, Windkesselfunktion V 19ff.

Gefäßgeräusche VI 50ff.
— bei Aneurysmen VI 443ff., 467
— bei Aortenbogen-Anomalien III 478ff.
— bei Aortenhämatom, intramuralem VI 458
— bei Aorteninsuffizienz II 1462ff.
— bei Aortenisthmusstenose III 455ff.
— bei Aortenstenose II 1434
— bei Aortenthrombose VI 373ff.
— bei Arteriosclerosis obliterans VI 433
— bei arteriovenöser Lungenfistel III 389
— bei Fallotscher Tetralogie III 340
—, Formen VI 51
— bei Gefäßkrankheiten VI 50ff.
— bei Gefäßmißbildungen III 387ff., 389; VI 588ff.
— bei Hämangiomen VI 590, 598
— bei intraarterieller Sauerstoffinsufflation VI 209ff.
— bei Kavernomen VI 598
— bei Klippel-Trénaunay-Syndrom VI 588
—, Mechanismus VI 50ff.
— bei Pulmonalaneurysma VI 466
— bei Sturge-Weber-Syndrom VI 590
— bei Thrombophlebitis VI 53
—, Traubesche II 1462
— bei Tricuspidalinsuffizienz II 1506ff.
Gefäßkrankheiten VI 22ff., s. a. u. den einzelnen Gefäßkrankheiten
—, Acetylcholin VI 176
—, Ätiologie VI 22ff.
— und Allergie III 888, 893ff., VI 23ff., 27ff., 262ff., 277ff.
— und allergische Myokarditis II 951ff.
—, Aneurysmen VI 442ff.
— bei angeborenen arteriovenösen Fisteln III 388; VI 470
— bei angeborenen Herzfehlern III 38, 59, 74ff., 162ff., 376, 450ff., 496
— und Angina pectoris III 730ff., 918ff., 971ff.
—, Angiographie bei VI 117ff.
— und Antihistamine VI 176ff.
—, Antikoagulantien bei VI 192ff.

Gefäßkrankheiten bei Aortenaneurysma VI 444ff.
— und Aortenbogensyndrom V 766ff., VI *375*ff.
— und Aorteninsuffizienz II 1453ff.
— bei Aortenisthmusstenose III 450ff.
— und Aortenstenose II 1427ff.
— und Aortenthrombose VI 371ff.
—, Aortographie bei VI 130ff.
— bei Arsenvergiftung III 890ff.
—, arterielle VI 223ff.
—, Arterienpuls bei VI 48ff.
— und Arterienthrombose VI 369
—, Arteriographie bei VI 122ff.
— bei arteriovenösen Fisteln III 388; VI 51, 54, 470ff., 474ff., 478ff.
— und arteriovenöse Lungenfistel III 388
—, Balneotherapie VI 156ff.
—, Belastungsprobe VI 55
— und Bleivergiftung III 889
— und Blutbefunde VI 279ff.
— und Blutdruck V 596ff., 621ff.; VI 67ff., 289ff.
— und Blutgerinnung III 948ff., 963ff.; VI 265, 279ff.
— bei Blutkrankheiten VI 246ff.
— bei Brucellosen II 904
—, Calometrie bei VI 87ff.
—, Cantharidenblase bei VI 109ff.
—, Capillardruck bei VI 98ff.
—, Capillarmikroskopie bei VI 96ff.
—, Capillarpermeabilität bei VI 97, 105ff.
—, Capillarplethysmogramm bei VI 108
—, Capillarresistenz bei VI 102ff.
— und Coronaraneurysma III 934ff., 939ff.
— und Coronardurchblutung III 730ff., *918*ff.
— und Coronarembolie III 974
— der Coronargefäße III 730ff., *918*ff.
— bei Coronargefäß-Mißbildungen III 568ff.
— und Coronarinsuffizienz III 730ff., *918*ff., 971ff.
— und Coronarsklerose III 730ff., 918ff.
— und Coronarthrombose III 946ff.

Gefäßkrankheiten bei Cor triloculare biatriatum III 540ff.
— bei Cossio-Syndrom III 59
— bei Dermatosen VI 574
— bei Dermatomyositis II 991
— und Dermographie VI 38ff.
— bei Diabetes mellitus IV 354ff.; VI 437ff., 548ff.
— bei Ductus Botalli persistens III 74, 162ff.
—, Dysbasia intermittens bei VI 32ff.
— bei Eisenmenger-Komplex III 38
—, Elektrodermatogramm bei VI 93ff.
—, Elektromyogramm bei VI 95ff.
— bei Elektrounfall III 904ff.
— und Elephantiasis VI 608
— und Embolie VI 361ff.
— und Ernährung VI 30
—, Erythem bei VI 37ff., 42ff.
— bei Erythematodes VI 344ff.
— und Fiedler-Myokarditis II 955ff.
— bei Fleckfieber II 874, 907
— und Fokaltoxikose III 923ff.
—, Ganglienblocker bei VI 162, 173ff.
—, Gangrän bei VI 45ff.
—, Gefäßgeräusche bei VI 50ff.
— und Gefäßmißbildungen III 373, 376, 381ff., 386ff.
—, Gefäßverschluß bei s. dort
—, Gehtest bei VI 55
—, Gewebsclearance bei VI 113ff.
—, Haare bei VI 47
— und Hämoperikard II 1151
— und hämorrhagische Diathese VI 102ff.
— und Haut VI 36ff.
—, Hauttemperatur bei VI 38ff., *83*ff.
— und Herzinfarkt III 730ff., 933ff., 1060ff., 1068
— und Herzkatheterismus II 1261ff.
— bei Herztumoren II 1180ff.
— und Hirnbasisaneurysma VI 327, 463ff.
— und Histamin VI 176ff.
— und Hormone VI 189ff.
—, Hydergin bei VI 167
— und Hydralazine VI 179, 183ff.
—, Hyperämieteste VI 57ff., 61ff.

Gefäßkrankheiten, Hypertonie bei V 596, 621ff.; VI 289ff.
— und idiopathische Herzhypertrophie II 974
— und Infekte III 923ff.; VI 27, 29ff., 263ff.
—, intraarterielle Sauerstoffinsufflation bei VI 208ff.
— und Kälte VI 25ff.
— und Kallikrein VI 186
— als Kollagenose II 976ff.
— und Kollaps I 966, 1027, 1031, 1113
—, Kreislaufzeit bei VI 110ff.
—, Lagerungsprobe bei VI 55ff.
— bei Lues VI 347ff.
— und Lymphgefäßinsuffizienz VI 606
— und Lymphsystem VI 15ff., 108, 113
— bei Marfan-Syndrom III 490ff.
—, Martorelli-Syndrom V 344; VI 380
—, Migräne als VI 249ff.
— und Mitralinsuffizienz II 1410ff., 1424
— bei Mitralstenose II 1314ff.; III 942
— und Myokarditis II 882
— und Myokardstoffwechsel III 730ff., 918ff.
—, Nägel bei VI 47
— und Neuraltherapie VI 201ff.
— und Nicotin III 878ff., 888; VI 16ff., 27ff., 265ff.
—, Nicotinsäure bei VI 179
— bei Nitrobenzolvergiftung III 891
— und Operationsschock I 966
—, Oscillogramm bei VI 76ff.
— und Perikarditis II 1089
— bei peripherer Pulmonalstenose III 376
—, Perthes-Test bei VI 66
— und Phlebitis migrans VI 45
—, Phlebographie bei VI 138ff.
— bei Phosphorvergiftung III 590ff.
—, Plethysmogramm bei VI 69ff.
—, Pratt-Test bei VI 67
—, Prophylaxe III 1498ff.
— und Pulmonalaneurysma III 373; VI 466
— und Pulmonalstenose III 376
— und Pulswelle VI 81ff.

Gefäßkrankheiten und Purine 184
—, Purpura als VI 102ff.
— bei Pyelonephritis V 611
— und Rauwolfiaalkaloide VI 189
—, und reaktive Hyperämie VI 57ff.
— und Regitin VI 170ff.
— und relative Aorteninsuffizienz II 1453
—, renale Hypertonie bei V 596ff., 621ff.
—, Rheogramm bei VI 74ff.
— und rheumatisches Fieber III 922ff., 928ff.; VI 345ff.
— bei Rickettsiosen II 874, 907
—, Röntgendiagnose VI 117ff.
—, Saug-Drucktherapie bei VI 154
—, Scarifikation bei VI 213
—, Schmerz bei VI 32ff.
— und Schock I 966, 1027, 1031, 1113
—, Schweißsekretion bei VI 43ff.
—, Secalealkaloide bei VI 166ff.
— und Serotonin VI 529
—, Skelet bei VI 46, 48
— bei Sklerodermie II 989ff.; VI 44
—, spastische VI 223ff.
— und Stoffwechsel VI 22ff.
— und Strahlenschäden VI 26
— und Sympathektomie VI 213ff.
— und Sympathicotonie VI 24
— und Sympathicusblockade VI 202ff.
—, Symptome VI 32ff.
—, Synkardialmassage bei VI 150ff.
—, Therapie VI 147ff., 162ff.
— und Thrombophlebitis migrans VI 45
—, Training bei VI 161ff.
— bei Transposition der Aorta und Pulmonalis III 496
— und Trauma I 966; VI 24ff., 235ff., 270
— und traumatischer Schock I 966
—, Trendelenburg-Test bei VI 65ff.
— bei Tuberkulose VI 347
— Ulcus cruris als V 344; VI 380
—, Untersuchungsmethoden VI 48ff., 55ff.
— und Vasomotorik VI 23ff.
— und vegetative Labilität VI 24

Gefäßkrankheiten, Venendruck bei VI 65ff., 68ff.
— bei Vergiftungen III 889; VI 243ff., 267ff.
—, Vibrometrie bei VI 95
—, Vitamine bei VI 189ff.
— bei Vorhofseptumdefekt III 59
—, Vorkommen VI 22ff.
—, Wärmetherapie bei VI 155ff.
Gefäßkrisen, Palsche V 33
s. a. unter Blutdruckkrisen
Gefäßmißbildungen III 64ff.; VI 587ff.
— des Aortenbogens s. u. Aortenbogen-Anomalien
— und arteriovenöse Anastomosen VI 591ff.
— und Coronarinsuffizienz III 825ff., 829ff.
— und Coronarsklerose III 825ff., 829ff.
— bei Hippel-Lindau-Syndrom VI 590
— und idiopathische Herzhypertrophie II 974
— bei Klippel-Trénaunay-Syndrom VI 587ff.
— bei Maffucci-Syndrom VI 589
— bei Marfan-Syndrom III 491ff.
— und Myokardstoffwechsel III 825ff., 829ff.
— und Pulmonalaneurysma III 373
— bei Sturge-Weber-Syndrom VI 590
Gefäßresektion VI 216
— bei Aortenbogensyndrom VI 380
— bei Arteriosclerosis obliterans VI 436
— bei Embolie VI 367ff.
— bei Riesenzellarteriitis VI 342
Gefäßspinnen VI 543ff.
— und Gefäßmißbildungen VI 592
—, pulsierende VI 544
—, Therapie VI 544
Gefäßtraining bei Endangitis obliterans VI 299ff.
— bei Thrombose VI 370ff.
Gefäßtransplantation VI 217ff.
— bei angeborenem Herzfehler III 465, 473ff.
— bei Aortenaneurysma VI 450ff., 453
— bei Aortenhämatom, intramuralem VI 462
— bei Aortenisthmusstenose III 465, 473ff.; V 764
— und Aortographie VI 136

Gefäßtransplantation bei Gefäßkrankheiten VI 217ff.
— bei Gefäßmißbildungen III 375
— bei Pulmonalaneurysma III 375
— bei Thrombose VI 371ff.
Gefäßtumoren s. u. den einzelnen Tumoren
Gefäßverschluß, abdominaler VI 496ff.
— und ACTH II 645
— und Addison-Syndrom V 799
— und Adipositas IV 94, 385, 388, 625
—, Ätiologie VI 361ff., 483ff.
— bei Akrocyanose VI 533
—, akuter VI 361ff.
—, Anatomie VI 482ff.
— und Aneurysmen III 340, 373; VI 442ff., 450, 463, 499
— bei angeborener Aortenstenose III 444ff.
— und angeborener Herzfehler III 19, 73, 123ff.
— und Angina pectoris III 730ff.
— und Angina tonsillaris II 914
—, Angiographie VI 127ff.
— bei Angiopathia diabetica IV 371; VI 439ff.
— bei Aortenaneurysma VI 450
— bei Aortenbogensyndrom VI 375ff.
bei Aorteninsuffizienz II 1472
— bei Aortenstenose II 1447
— bei Aortenthrombose VI 371ff.
— bei Aortitis luica VI 359
— und Aortographie VI 133ff., 134ff.
—, Arrhythmie bei II 87, 104ff., 106
—, arterieller VI 361ff., 369ff.
— bei Arteriitis disseminata VI 343ff.
— bei Arteriitis luica VI 347ff.
— bei Arteriitis rheumatica VI 346
—, Arteriographie bei VI 127ff.
— und Arteriosklerose IV 371, 384, 362ff.; V 595ff., 618ff.; VI 381ff., 384ff., 400
— bei Arteriosklerosis obliterans VI 429ff., 435
— bei Arteriosklerosis obliterans diabetica VI 437ff., 439ff.

Gefäßverschluß und arteriovenöse Aneurysmen
IV 254
— bei arteriovenösen Fisteln VI 499
— bei arteriovenöser Lungenfistel III 389
—, autochthone VI 500
— bei bakterieller Endokarditis II 690ff., 706, *711*ff., 727, 741ff.
— und Balneotherapie I 698, 700; VI 156
— bei Beriberi IV 393
— bei Bettruhe I 416
—, blastomatöse VI 484
— und Blutdruck V 37ff., 391, 596ff., 607
— und Blutgerinnung VI 485ff.
— bei Blutkrankheiten IV 666ff., *669*ff.
— und Calciumstoffwechsel IV 454
— bei Capillarektasien VI 533
— bei Carcinoid II 785
— und Carotissinus V 716
— und Carotis-Sinussyndrom II 144, 273ff.
— durch Chinidin II 120
— und Commissurotomie II 1383ff., 1390ff.
— und Coronaraneurysma III 940
— und Coronarinsuffizienz III 730
— und Cor pulmonale IV 59ff., 62, 91ff., *92*ff., 106ff., 137ff.; IV 140ff., 210, 232, 250
— und Cortison II 645
— und Cushing-Syndrom V 695
— bei Cyanose VI 533
—, Definition VI 482ff.
— bei Diabetes mellitus IV 108, 124, 371; VI 439ff.
—, Diagnose VI 53, 65, 133, 145, 364ff., *501*ff.
—, Differentialdiagnose VI 364
— und Diurese I 534, 590
— bei Druckfall-Syndrom IV 47
— bei Ductus Botalli persistens III 73, 162ff., 182
— und Dystrophie IV 301ff.
— bei Echinokokkose II 938
— bei Embolie VI 361ff., 507ff.
— bei Encephalopathie V 391

Gefäßverschluß bei Endangitis obliterans V 624ff.; VI 272ff., 281ff., 293, 490
— bei Endokardfibrose II 786ff.
— bei Endokarditis acuta bacterialis II 727
— und Endokarditis fibrinosa II 776ff.
— bei Endokarditis lenta II 682, 690ff., 706ff., *711*ff., 725ff., 741
— bei Endokarditis parietalis fibroplastica II 786ff.
— und Endokarditis verrucosa simplex II 776ff.
— bei Endokardsklerose II 790
— und endokrine Hypertonie V 695
— bei Endomyokardfibrose II 788
— und Entzügelungs-Hochdruck V 717
— und Ernährung IV 625
— bei Erythematodes VI 344
— bei essentieller Hypertonie V 391
— und Extrasystolie II 37, 44
— und Fallotsche Tetralogie III 357
—, falsche VI 363
—, Fett- s. u. Fettembolie
— bei Fiedler-Myokarditis II 957ff.
— und Fokaltoxikose II 914
— und Foramen ovale persistens IV 106
— bei Fruchtwasserembolie IV 137ff.
— bei Gasembolie IV 124; VI 326
— und Geburtsakt IV 486
— und Gefäße VI 23
— und Gefäßgeräusche VI 53ff.
— bei Gefäßkrankheiten VI 23, 45, 282, 293
— und Gefäßmißbildungen III 373, 389
— und Gravidität IV 486, 497ff.
— bei Graviditätstoxikose V 737
— bei Hämangiosarkom VI 601
— und Hämodynamik VI 486ff.
— bei hämorrhagischer Diathese VI 571ff.
— und Herzglykoside I 461ff.
— und Herzinfarkt III 716, 730ff., 1060ff., *1228*ff., 1360

Gefäßverschluß bei Herzinsuffizienz I 416, 461ff., 534, 590, 601ff., 698, 767, 774, 782ff.
— bei Herzkatheterismus II 1261ff.
— bei Herzklappenfehler II 1298
— und Herztrauma II 474, 478ff., 484ff., 505ff.
— bei Herztumoren II 1181ff., 1192ff.
— und Hirnbasisaneurysma VI 463ff.
— bei Hyperthyreose IV 327
— und Hypertonie V 37ff., 391, 596, 607
— und Hypotonie V 799, 819
—, idiopathischer VI 498, 500
— bei idiopathischer Herzhypertrophie II 975
— bei Infektionen IV 530
— und Kammerflattern II 173ff.
— und Kammerflimmern II 173ff.
— und Kammertachykardie II 166ff.
— bei Karditis rheumatica II 564ff., 586, 604, 634
— und Körpergewicht IV 625
— und Kollaps I 957ff., 964ff., 1112, 1124; IV 600ff.
—, Komplikationen VI 507ff.
— und Lebensalter IV 622ff.
— bei Leberstauung I 782ff.
— und Leukämie IV 675
— bei Livedo reticularis VI 534ff.
—, Lokalisation VI 370ff.
— und Lues IV 347, 359
— bei Luftembolie IV 124; VI 362
— bei Lungenembolie IV 59ff., 62, *91*ff.; VI 492ff., *507*ff.
— und Lungeninfarkt IV 106ff.
— und Lungenkreislauf IV 59ff., 62, 91ff.
— und Lungenstauung I 774
— und Martorelli-Syndrom VI 380
— bei Mitralfehler II 1298
— bei Mitralstenose II 1322ff., 1368ff., 1376ff., 1385ff., 1391ff.
—, Morphologie VI 482ff.
— bei Moschcowitz-Symmers-Syndrom VI 571ff.
— bei Myokarditis II 889ff., 904
— bei Myokardose IV 497ff.

Gefäßverschluß bei Myokardsarkoidose II 948
— bei Myokardtuberkulose II 944
— und Narkose IV 617
— und neurogene Hypertonie V 716 ff.
— und neurogener Schock I 976
— der Nierengefäße V 37
— bei Operationen IV 598 ff., 608 ff.
—, paradoxe IV 106; VI 361
— und paroxysmale Tachykardie II 166 ff.
—, Pathologie VI 482 ff.
— bei Periarteriitis nodosa VI 312 ff., 321
—, periphere VI 361 ff.
— und Phlebektasien VI 497 ff., 517 ff.
— bei Phlebitis VI 483
— bei Phlebographie VI 145 ff., 484, 493
—, Physiologie VI 488 ff.
— und Placenta IV 486
— bei Pneumokoniose IV 210
— bei Polycythämie IV 666 ff., 667, 669 ff.
—, postoperative IV 608 ff., 617
— und postthrombotisches Syndrom VI 509 ff.
— und primärer Schock I 976
—, Prognose VI 368 ff.
—, Prophylaxe VI 501 ff., 506 ff.
— im Puerperium IV 486, 497 ff.
— und Pulmonalaneurysma III 373
— bei Purpura VI 571 ff.
— und Pyelonephritis V 607
— durch Quecksilberdiuretica I 534
— bei Raynaud-Syndrom VI 223 ff., 230
— und renale Hypertonie V 596 ff., 607
— bei rheumatischem Fieber II 564, 586, 604, 634
— und Riesenzellarteriitis VI 336, 337 ff.
—, Röntgendiagnose VI 127 ff.
— bei Sarkoidose II 948
— und Saug-Drucktherapie VI 154
— und Schock I 957, 964, 1112, 1124; IV 600 ff.
— und sekundäres Raynaud-Syndrom VI 235, 247
—, septische II 904; IV 107 ff., 109, 124, 232
— bei Sichelzellanämie IV 240 ff.

Gefäßverschluß bei Silikose IV 210
—, Symptome VI 363 ff., 490 ff.
— und Tachykardie II 166 ff.
—, Therapie VI 365 ff., 503 ff.
— bei Thrombophlebitis VI 483, 489 ff., 507 ff.
— bei Thrombose VI 361 ff., 369 ff. 481 ff., 483
— und Thyreoidea IV 327
— und Trauma I 964 ff.; III 902
— und traumatischer Schock I 964 ff.
— und Trendelenburg-Test VI 65
— bei Tricuspidalstenose II 1500 ff.
— bei Truncus arteriosus communis persistens III 538
— bei Tuberkulose II 944
— bei Ulcus cruris VI 380
— und Varicosis VI 497 ff., 517 ff.
—, Vasomotorik VI 364, 369 ff., 489 ff.
— und Vena cava-inferior-Ligatur I 596 ff.
—, Venendruck bei VI 68, 496, 499
— bei Ventrikelseptumdefekt III 223 ff., 242
—, Vorhof- II 87, 104 ff.
— und Vorhofanomalie III 19
— und Vorhofflattern II 106
— und Vorhofflimmern II 87, 106
— bei Vorhofseptumdefekt III 277
— und Waterhouse-Friedrichsen-Syndrom IV 564 ff.
Gefäßwiderstand, cerebraler V 399,
—, —, bei Anämie IV 646 ff.
—, —, bei Aortenisthmusstenose V 759
—, —, bei Blutkrankheiten IV 646 ff.
—, —, bei Gefäßkrankheiten VI 177 ff.
—, —, und Kollaps IV 731 ff., 761
—, —, und Narkose IV 594 ff.
—, —, bei Ohnmacht IV 761
—, —, bei Orthostase IV 731 ff., 734 ff.
—, —, bei Perniciosa IV 646 ff.
—, —, und vegetative Labilität IV 731 ff., 734 ff.
—, coronarer III 676 ff., 682 ff., 806
—, —, bei Coronarsklerose III 806

Gefäßwiderstand, coronarer, bei Herzhypertrophie III 824
—, —, und Schock I 1025
—, elastischer V 8 ff., 20 ff.
—, —, bei Belastung IV 773
—, —, und Blutdruck V 8 ff., 20 ff., 287 ff.
—, —, und Calciumstoffwechsel IV 454
—, —, bei Dystrophie IV 303
—, —, und essentielle Hypertonie V 287 ff.
—, —, und essentielle Hypotonie V 791
—, —, und hämorrhagischer Schock I 1040 ff.
—, —, und Hydralazine V 585
—, —, und Hypertonie V 287 ff.
—, —, und Hypotonie V 791
—, —, und Kollaps I 962, 1040 ff.
—, —, und Orthostase IV 734 ff.
—, —, bei Panzerherz II 1101 ff.
—, —, bei Perikarditis II 1101 ff.
—, —, und Rauwolfia-Alkaloide V 585
—, —, und Schock I 962, 1040 ff.
—, —, bei Sportherz I 936 ff.
—, —, bei Sympathicotonie IV 721 ff.
—, —, bei Vagotonie IV 721 ff.
—, —, und vegetative Labilität IV 721 ff., 734 ff.
—, peripherer V 8 ff., VI 590
—, —, bei Anämie IV 645 ff.
—, —, bei angeborenem Herzfehler III 136 ff., 145 ff., 183 ff., 296, 334 ff., 402 ff., 508, 535, 540 ff., 561
—, —, bei angeborenem Sinus-Valsalvae-Aneurysma III 210
—, —, bei Aortenaneurysma VI 453
—, —, bei Aortenatresie III 561
—, —, bei Aorteninsuffizienz II 1454 ff.; V 768
—, —, bei Aortenisthmusstenose III 451 ff.; V 757 ff.
—, —, bei Aortopulmonalseptumdefekt III 169 ff.
—, —, bei arteriovenösen Aneurysmen V 769 ff.
—, —, bei arteriovenösen Fisteln VI 476 ff.

Gefäßwiderstand, peripherer,
und Atmung IV 10ff.
—, —, bei bakterieller Endokarditis II 686
—, —, und Balneotherapie I 664ff.; V 591ff.
—, —, bei Belastung IV 765ff., 772ff.
—, —, bei Beriberi IV 395
—, —, und Blutdruck V 8ff., 20ff., 37ff., 68ff., 283ff., 383, 782ff., 790ff.
—, —, bei Blutkrankheiten IV 645ff.
—, —, und Blutspeicher I 1008ff.
—, —, und Calciumstoffwechsel IV 454
—, —, bei Canalis atrioventricularis communis III 296
—, —, und Carotissinus V 715
—, —, und Chlorothiazid V 589
—, —, bei Coma diabeticum IV 376ff.
—, —, bei Cor biloculare III 546ff.
—, —, und Coronardurchblutung III 682ff., 699ff.
—, —, bei Coronarinsuffizienz III 682ff., 699ff.
—, —, bei Cor triloculare biatriatum III 540ff.
—, —, und Cyanose III 145
—, —, bei Diabetes mellitus IV 376ff.
—, —, und DOCA V 705
—, —, bei Ductus Botalli persistens III 170ff., 183ff.
—, —, bei Dumping-Syndrom IV 866
—, —, bei Dystrophie IV 303; V 807
—, —, bei Elastizitätshochdruck V 768
—, —, und Endocarditis lenta II 686
—, —, und essentielle Hypertonie V 283ff., 383
—, —, bei essentieller Hypotonie V 790ff.
—, —, und experimentelle Hypertonie V 68ff.
—, —, bei Fallotscher Tetralogie III 334ff.
—, —, bei Fettembolie IV 133ff.
—, —, und Ganglienblocker V 566ff., 572ff.
—, —, und Gefäßkrankheiten VI 164, 177

Gefäßwiderstand, peripherer, bei Glomerulonephritis V 614
—, —, bei Gravidität IV 481ff.
—, —, bei Graviditätstoxikose IV 513ff.
—, —, und hämorrhagischer Schock I 1040
—, —, und Herzdekompensation V 383ff.
—, —, und Herzform I 886ff.; III 822ff.
—, —, und Herzgröße I 886ff.
—, —, und Herzhypertrophie III 822ff.; V 363ff.
—, —, bei Herzinfarkt III 717ff.
—, —, und Herzkatheter I 831
—, —, bei Herzklappenfehler II 1454ff.
—, —, bei Herztamponade II 1063ff.
—, —, bei Herztrauma II 525ff.
—, —, bei Höhenadaptation IV 10ff.
—, —, und Hydergin V 513
—, —, und Hydralazine V 542ff., 546ff.
—, —, und Hydrochlorothiazid V 589
—, —, bei Hyperthyreose IV 321, 325; V 770
—, —, und Hypertonie V 38ff., 68ff., 283ff., 383, 615
—, —, und Hypophysektomie IV 344
—, —, bei Hypothyreose IV 333
—, —, und Hypotonie V 782ff., 790ff.
—, —, bei infektiösem Schock I 983ff.
—, —, bei Infektionen IV 560; V 801ff.
—, —, und Klima IV 10ff.
—, —, und Kollaps I 976, 977, 979, 983, 987ff., 1004, 1020ff., 1037ff.; IV 600ff., 760ff.
—, —, bei konstriktiver Perikarditis II 1096ff., 1101ff.
—, —, und Lebensalter IV 621ff.
—, —, und Luftdruck IV 10ff.
—, —, bei Lungenembolie IV 98
—, —, bei Lungenvenentransposition III 527
—, —, und Magnesiumstoffwechsel IV 460
—, —, und Narkose IV 592ff.
—, —, bei Nephritis V 614
—, —, bei neurogener Hypertonie V 720

Gefäßwiderstand, peripherer, bei neurogenem Schock I 977
—, —, bei Ohnmacht IV 760ff.
—, —, und Orthostase IV 729ff., 734ff.
—, —, bei Panzerherz II 1096ff., 1101ff.
—, —, bei Perikarditis II 1063ff., 1096ff., 1101
—, —, bei Poliomyelitis V 720
—, —, bei Postural hypotension IV 736ff.
—, —, bei primärem Schock I 976
—, —, und Purine V 498ff.
—, —, und Rauwolfia-Alkaloide V 527ff., 529ff.
—, —, bei Raynaud-Syndrom VI 225
—, —, und Regelkreis IV 745ff.
—, —, bei Sauerstoffmangel IV 10ff.
—, —, und Schock I 976, 977, 979, 983, 987ff., 1004, 1020ff. 1037ff.; IV 600ff.
—, —, bei Sichelzellanämie IV 240
—, —, bei Sportherz I 936ff.
—, —, und Suprifen V 499
—, —, und Sympathektomie V 475ff.
—, —, bei Sympathicotonie IV 721ff.
—, —, und Sympathicus IV 721; V 399
—, —, bei Taussig-Bing-Komplex III 508
—, —, und Terminalstrombahn VI 16ff.
—, —, und Thyreoidea IV 321, 325, 333
—, —, bei Transposition der Aorta und Pulmonalis III 508
—, —, bei Tricuspidalatresie III 402ff.
—, —, und Truncus arteriosus communis persistens III 535
—, —, bei Vagotonie IV 721ff.
—, —, bei Valsalva-Versuch IV 775ff.
—, —, und Vasculat V 499
—, —, und Vasomotorik III 682ff., 699ff.; IV 734; V 8ff., 475ff.
—, —, und vegetative Labilität IV 734ff.
—, —, bei Ventrikelseptumdefekt III 217ff.

Gefäßwiderstand, peripherer, und Veratrumalkaloide V 559ff.
—, —, im Verbrennungsschock I 979
—, portaler, und Kollaps I 1008, 1017, 1082; IV 31ff., 761ff.
—, —, bei Ohnmacht IV 761
—, —, bei Orthostase IV 31ff.
—, —, und Schock I 1008, 1017ff., 1082
—, —, und vegetative Labilität IV 761
—, pulmonaler IV 65ff.
—, —, bei angeborenem arteriovenösem Coronaraneurysma III 214
—, —, bei angeborenem Herzfehler III 137ff., 145ff.
—, —, bei angeborenem Sinus-Valsalvae-Aneurysma III 210
—, —, bei angeborener Tricuspidalinsuffizienz III 430ff.
—, —, bei arteriovenöser Lungenfistel III 388
—, —, und Atmung IV 67
—, —, bei Aortenatresie III 561
—, —, bei Aortenisthmusstenose III 451, 464
—, —, bei Aortenstenose II 1430ff.
—, —, bei Aortopulmonalseptumdefekt III 196ff.
—, —, und arteriovenöse Aneurysmen IV 252
—, —, und Belastung IV 67ff.
—, —, bei Canalis atrioventricularis communis III 293ff.
—, —, nach Commissurotomie II 1396ff.
—, —, bei Cor biloculare III 546ff.
—, —, und Cor pulmonale IV 59ff., 87ff., 91ff., 143ff.
—, —, bei Cor triloculare biatriatum III 540ff.
—, —, und Cyanose III 145
—, —, als Druckbelastung I 884ff.
—, —, bei Ductus Botalli persistens III 160ff., 183, 194ff.
—, —, bei Eisenmenger-Komplex III 219
—, —, bei Endangitis obliterans VI 294ff.

Gefäßwiderstand, pulmonaler, bei Fettembolie IV 133ff.
—, —, bei Gefäßmißbildungen III 388
—, —, und Herzform I 884
—, —, und Herzgröße I 884
—, —, bei Herzklappenfehler II 1307ff.
—, —, bei Hyperthyreose IV 321ff., 325
—, —, bei Hypothyreose IV 333
—, —, bei Infektionen IV 538
—, —, bei kombiniertem Mitralfehler II 1409
—, —, bei konstriktiver Perikarditis II 1101ff., 1125
—, —, bei Luftembolie IV 124ff.
—, —, bei Lungenembolie IV 91ff., 97ff., 123ff.
—, —, bei Lungenemphysem IV 179ff.
—, —, bei Lungenvenentransposition III 526ff.
—, —, Meßmethoden II 1252ff.
—, —, bei Mitralatresie III 557
—, —, bei Mitralinsuffizienz II 1409
—, —, bei Mitralstenose II 1307ff., 1313ff., 1352ff.
—, —, und Operationen IV 607
—, —, bei Panzerherz II 1101ff., 1125
—, —, bei Perikarditis II 1101ff., 1125
—, —, bei peripherer Pulmonalstenose III 377
—, —, und Pulmonalaneurysma III 373
—, —, bei Pulmonalsklerose IV 245ff.
—, —, bei Pulmonalstenose III 377
—, —, bei Sichelzellanämie IV 240
—, —, bei Taussig-Bing-Komplex III 508
—, —, bei Thoraxdeformation IV 230
—, —, und Thyreoidea IV 321ff., 325
—, —, bei Transposition der Aorta und Pulmonalis III 501ff., 508
—, —, bei Tricuspidalatresie III 402ff.
—, —, bei Tricuspidalstenose II 1488ff.
—, —, und Truncus arteriosus communis persistens III 535ff.

Gefäßwiderstand, pulmonaler, bei Tuberkulose II 944
—, —, bei Valsalva-Versuch IV 775ff.
—, —, bei Vorhofseptumdefekt III 256ff.
—, —, bei Ventrikelseptumdefekt III 217ff., 221ff., 238ff.
—, renaler V 409ff.,
—, —, bei Aortenisthmusstenose V 761
—, —, bei Glomerulonephritis V 613ff.
—, —, bei Gravidität V 727
—, —, bei Graviditätstoxikose V 734ff.
—, —, bei hämorrhagischem Schock I 1101
—, —, und Hypophysektomie IV 344
—, —, im Kollaps I 1101; IV 761ff.
—, —, und Narkose IV 594ff.
—, —, bei Nephritis V 613ff.
—, —, bei Ohnmacht IV 761ff.
—, —, bei Polycythämie IV 665
—, —, und vegetative Labilität IV 761ff.
—, —, im Schock I 1101
Gefügedilatation, plastische I 736ff., 744ff.
—, —, bei Altersherz I 759
—, —, Anatomie I 745ff.
—, —, bei Beri-Beri I 762
—, —, bei Coronarsklerose I 756
—, —, Dynamik I 746ff., 751ff.
—, —, bei Herzatrophie I 762
—, —, und Herzdilatation I 764ff.
—, —, bei Herzhypertrophie I 744ff., 747ff., 751ff.
—, —, und Herzinsuffizienz I 751ff.
—, —, Mechanismus I 747ff.
—, —, Morphologie I 745ff.
—, —, bei Myokarditis I 764
—, —, Vorkommen I 744ff.
Gegenstromseptum, Begriff III 7
„Gegentorsion", Begriff III 8
Gehstreckentest bei Gefäßkrankheiten VI 55
Gelamon und Salicylsäure II 649
Gelatinelösung bei Schock I 1132ff.
„gelatinous reticulum", Begriff III 5, 50
Gelbfieber und Myokarditis II 930

Gelenke, ACTH bei II 645
— bei Amyloidose II 960, 961 ff.
— und Angiographie VI 127 ff.
— und Antihyaluronidase II 594
— und Antistreptokinase II 596
— und Antistreptolysin II 592
— und Arteriographie VI 127 ff.
— bei Arteriosclerosis obliterans VI 433 ff.
— und Autoantikörper II 600
— bei bakterieller Endokarditis II 683 ff., 690, II 727, 740
—, Capillarresistenz bei VI 104, 564
— und Commissurotomie II 1387
—, Cortison bei II 645
—, C-reaktives Protein bei II 597
— bei Druckfall-Syndrom IV 47
— bei Endokarditis acuta bact. II 727 ff.
— bei Endokarditis lenta II 683 ff., 690, 740
— und endokrine Hypertonie V 709
— bei Erythematodes II 976, 978 ff.; VI 344
— bei Gefäßkrankheiten II 985; VI 325 ff., 338, 433 ff.
— bei hämorrhagischer Diathese VI 104, 564
— bei Herzinfarkt III 1258 ff.
— bei Karditis rheumatica II 553 ff., 560 ff., 601 ff., 611 ff.,; VI 564 ff.
— bei Kollagenosen II 976 ff., 979
— bei Mitralstenose II 1381
— und Pancarditis rheumatica II 619 ff.
— bei Paramyloidose II 961
— bei Periarteriitis nodosa II 985 ff.; VI 325 ff.
— und Perikarditis II 992, 1044, 1088
— bei Polyarthritis rheumatica s. dort
— bei Postcommissurotomie-Syndrom II 1393 ff.
— bei primär chronischer Polyarthritis III 992 ff.
— bei Purpura rheumatica VI 564 ff.
— bei rheumatischem Fieber II 553 ff., 560 ff., 601 ff., 611 ff.; VI 569

Gelenke bei Riesenzellarteriitis VI 338
— und sekundäres Raynaud-Syndrom VI 247
— bei Sklerodermie II 989 ff.
Gemmangiome VI 602
Genine, Chemie I 426 ff., 431 ff.
Genußgifte und Angina pectoris III 878 ff.
— und Arteriosklerose VI 400 ff.
— bei Arteriosclerosis obliterans VI 435
— und Capillarspasmen VI 537
— und Coronarinsuffizienz III 878 ff.
— und Eintauchfuß VI 561
— und Embolie VI 366
— und Endangitis obliterans VI 265 ff., 301
— bei Erfrierung VI 558
— bei Gefäßmißbildungen VI 594
— und Gefäßkrankheiten VI 27, 181
— und Glomustumoren VI 594
— und hämorrhagischer Schock I 1042
— und Herzinfarkt III 1349, 1445
— und Kollaps I 1009, 1042
— und Myokardose II 968 ff.
— und Perikarditis II 1089
— bei Perniosis VI 561
— und Raynaud-Syndrom VI 228, 230, 231 ff.
— und Schock I 1009, 1042
— und Schützengrabenfuß VI 561
— und Terminalstrombahn VI 16 ff.
— und Vasomotorik I 1009; VI 16 ff.
— und vegetative Labilität IV 799 ff., 825 ff.
Gerinnungszeit s. u. Blutgerinnung
Germanin und Capillarpermeabilität VI 582
— und hämorrhagische Diathese VI 582
— und Kallikrein V 214
Germerin s. a. u. Veratrumalkaloide V 554
Germidin s. a. u. Veratrumalkaloide V 554
Germin s. a. u. Veratrumalkaloide V 554
Germitetrin s. a. u. Veratrumalkaloide V 554
Germitrin s. a. u. Veratrumalkaloide V 554

Gerusan bei Gefäßkrankheiten VI 182
Geschlechtsfunktion und Acetylcholin V 200
— und ACTH II 645
— bei Adrenogenitalismus V 701 ff.
— und Aldosteron V 711
— bei angeborenem Herzfehler III 81 ff., 108 ff., 111 ff., 115, 302, 357, 538; IV 492 ff.
— bei angeborener Pulmonalstenose III 302 ff.
— und Angina pectoris III 1009, 1413
— und Angiopathia diabetica VI 549 ff.
— und Aortenhämatom (intramural) IV 373; VI 454, 456 ff.
— bei Aortenthrombose VI 372 ff.
— und Arteriosklerose III 749 ff., 790; IV 373; VI 390 ff., 396, *414* ff.
— und bact. Endokarditis II 681 ff., 728 ff.
— und Blutdruck V 37 ff., 139 ff., 144, 268 ff., 486, 787 ff.
— und Capillaraneurysmen VI 545
— und Capillaropathia diabetica VI 549 ff.
— und Capillarpermeabilität VI 549 ff.
— und Capillarresistenz VI 105
— und Capillarspasmen VI 538
— und Cholinmangel V 146
— und Commissurotomie II 1377, 1388 ff.
— und Conn-Syndrom V 705
— und Chorea II 608
— und Coronarinsuffizienz III 749 ff., 790, 926, 1009, 1413
— und Coronarsklerose III 749 ff., 790
— und Cor pulmonale IV 237
— und Cortison II 645; V 709
— bei Cushing-Syndrom V 683 ff.
— und Cyanose VI 531
— und Depressan V 234
— und Dermographie VI 40
— Diabetes mellitus IV 362, 373; VI 549 ff.
— und Dystrophie IV 294 ff.
— und Endangitis obliterans VI 261, 301
— und Endokarditis acuta bact. II 728

Geschlechtsfunktion und
Endokarditis lenta
II 681 ff., 733
— und Endokarditis subacuta
II 733
— und endokrine Hypertonie
IV 342 ff.; V 678, 683 ff.
— und Enteramin V 183
— bei Erythemathodes
II 983 ff.
— und essentielle Hypertonie
V 268 ff.; V 486, 787 ff.
— und experimentelle Hypertonie V 139 ff., 144
— und Extrasystolie II 44 ff.
— und Fallotsche Tetralogie
III 357
— und Fettembolie IV 132 ff.
— und Fruchtwasserembolie
IV 137 ff.
— und Ganglienblocker
V 580, 594
— und Gefäßkrankheiten
VI 225 ff., 261, 301, 323, 549
— und Gefäßspinnen
VI 543 ff.
— und Hämochromatose
IV 687
— und hämorrhagischer
Schock I 957
— und Hauttemperatur
VI 86
— und Herzglykoside I 459, 500
— und Herzgröße I 838 ff.
— und Herzinsuffizienz I 422
— und Herzklappenfehler
II 1377 ff.
— und Herzvolumen I 838 ff.
— und Hirnaneurysma IV 522
— und Hydralazine V 594
— und Hypertensin V 100
— und Hypertonie V 37 ff., 139 ff., 144, 268 ff., 486
— bei Hypotonie IV 809 ff.; V 787 ff.
— und Hypophyse IV 342 ff.
— und Kälte-Test V 252
— und Kallidin V 227
— und Kallikrein V 219, 224
— und Karditis rheumatica
II 608
— bei Kollagenosen II 983 ff.
— und Kollaps I 957 ff., 1073, 1112
— und Luftembolie IV 126 ff.
— und Lungenembolie
IV 94 ff.
— und Lungeninfarkt IV 94 ff.
— bei Lutembacher-Syndrom
III 283 ff.
— und Lymphgefäßinsuffizienz VI 606 ff., 609 ff.
— und Lymphödem VI 609 ff.

Geschlechtsfunktion und Magnesium-Stoffwechsel
IV 455 ff.
— und Migräne VI 251
— und Mitralstenose II 1377 ff.
— und Myokarditis II 903, 915
— und Nephrin V 189
— und neurogene Hypertonie
V 721
— und Orthostase V 811
— bei Periarteriitis nodosa
VI 323
— und Pericarditis purulenta
II 1084
— und Phäochromocytom
V 678
— und Phlebektasien
VI 517 ff., 521 ff.
— und Phlebitis VI 484
— und Postural hypotension
IV 736 ff.
— und Prostaglandin
V 206 ff.
— und Pseudo-Cushing-Syndrom V 700 ff.
— bei Querschnittslähmung
V 721
— und Rauwolfia-Alkaloide
V 525, 540, 594
— bei Raynaud-Syndrom
VI 225 ff., 227 ff.
— und Renin V 100
— und rheumatisches Fieber
II 608
— bei Riesenzellarteriitis
VI 338
— und Schock I 957 ff., 1073, 1112, 1117
— und Schockniere I 1117
— und Sepsis II 309
— und Serotonin V 183
— und Sheehan-Syndrom
IV 342 ff; V 799
— bei Simmonds-Syndrom
V 799 ff.
— und Substanz P V 203
— und Sympathektomie
V 486
— und Sympathicotonie
IV 722
— und Thrombophlebitis
VI 484 ff.
— und Thrombose VI 371, 484 ff., 487 ff., 500
— bei Truncus arteriosus communis persistens
III 538
— und Vagotonie IV 722
— und Varicosis VI 517 ff., 521 ff.
— und Vasomotorik VI 538
— und vegetative Labilität
IV 708 ff., 722 ff., 736 ff., 809 ff., 833, 870 ff.

Geschlechtsfunktion bei Vena cava-Anomalie III 17
— und Veratrumalkaloide
V 594
— und Vesiglandin V 207
Geschlechtshormone und angeborene Herzfehler
III 111 ff.
— bei Angina pectoris
III 1412 ff.
— und Angiopathia diabetica
VI 549, 551
— und Arteriosklerose III 749, 768, 790 ff.; IV 373; VI 390 ff., 396, 414 ff., 427 ff.
— und Blutdruck V 139 ff., 144, 445, 504
— und Capillaropathia diabetica VI 549 ff., 551
— und Capillarpermeabilität
VI 549 ff., 551
—, Chemie V 114 ff.
— und Coronarinsuffizienz
III 768
— und Coronarsklerose III 749, 768, 790 ff.
— und Cyanose VI 531
— und Diabetes mellitus
IV 373
— und Diurese I 279, 551; V 9
— und Endangitis obliterans
VI 261
— bei essentieller Hypertonie
V 445, 504
— bei experimenteller Hypertonie V 139 ff., 144
— bei Gefäßkrankheiten
VI 189 ff.
— und Gefäßspinnen VI 544
— bei Gravidität IV 483 ff.; V 728
— bei Herzinsuffizienz I 279, 551, 602
— bei Hypertonie V 139 ff., 144, 445, 504
— und Kollaps I 1073
— und Martorelli-Syndrom
VI 380
— und Myokard I 28, 601
— zur Narkose IV 613
— und Niere I 279, 551; V 139
— und Ödeme I 279, 551
— bei Phlebektasien VI 516
— bei postthrombotischem
Syndrom VI 513
— und Raynaud-Syndrom
VI 225 ff.
— bei Riesenzellarteriitis
VI 343
— und Schock I 1073
— bei Teleangiektasien VI 542
— und Ulcus cruris VI 380, 513
— bei Varicen VI 516

67*

Geschlechtshormone und
    Vasomotorik VI 251
— und Wasserhaushalt I 279,
    551
Geschlechtsorgane und Acetylcholin V 200
— und ACTH II 645
— bei Adrenogenitalismus
    V 701 ff.
— und Aldosteron V 711
— bei Amyloidose II 961 ff.
— und angeborene Herzfehler III 111 ff.
— und Angiopathia diabetica
    IV 373
— bei Aortenhämatom, intramuralem VI 459
— bei Aortenthrombose
    VI 372 ff.
— und Arteriosklerose
    III 749, 768, 790 ff.;
    IV 373; VI 390 ff., 396,
    414 ff.
— und arteriovenöse Anastomosen VI 6
— und Beriberi IV 389 ff.
— und Blutdruck V 37 ff.,
    139 ff., 144, 268 ff., 486,
    603
— und Cholinmangel V 146
— und Coronarinsuffizienz
    III 768
— und Coronarsklerose
    III 749, 768, 790 ff.
— und Cor pulmonale IV 94 ff.,
    115, 237
— und Cortison II 645; V 709
— bei Cushing-Syndrom
    V 683 ff., 686
— und Depressan V 234
— und Diabetes mellitus
    IV 362, 373
— bei Dystrophia myotonica
    II 970
— bei Endangitis obliterans
    VI 294, 301
— und Endokarditis acuta
    bactericidis II 728, 730
— und Endokarditis lenta
    II 681 ff., 733
— und Endokarditis subacuta
    II 733
— bei endokriner Hypertonie
    V 683 ff., 686
— und Enteramin V 183
— und essentielle Hypertonie
    V 268 ff., 486
— bei essentieller Hypotonie
    V 787 ff.
— und experimentelle Hypertonie V 139 ff., 144
— und Extrasystolie II 44 ff.
— und Fettembolie IV 132 ff.
— und Fruchtwasserembolie
    IV 137 ff.

Geschlechtsorgane und Ganglienblocker V 580, 594
— und Gefäßkrankheiten
    VI 227
— bei Glomustumoren VI 594
— und Glykoside I 459, 500
— und Hämochromatose
    IV 687
— und Hauttemperatur
    VI 86, 88
— und Herzinsuffizienz
    I 422
— und Hydralazine V 594
— und Hypertensin V 100
— und Hypertonie V 37 ff.,
    139 ff., 144, 268 ff., 486,
    603
— bei Hypotonie V 787 ff.
— und Kälte-Test V 252
— und Kallidin V 227
— und Kallikrein V 219, 224
— bei Kollagenosen II 976
— und Kollaps I 957, 976;
    IV 762 ff.
— und Luftembolie IV 126 ff.
— und Lungenembolie
    IV 94 ff., 115
— bei Lymphangiom VI 617
— bei Lymphangitis VI 605
— und Lymphgefäßinsuffizienz VI 609 ff.
— und Lymphödem VI 609 ff.
— und Magnesiumstoffwechsel IV 455 ff.
— und Nephrin V 189
— und neurogene Hypertonie
    V 721
— und Ohnmacht IV 762 ff.
— und Orthostase V 811
— und Paramyloidose II 961
— bei Parotitis II 928
— bei Periarteriitis nodosa
    II 976, 986; VI 323
— und Pericarditis purulenta
    II 1084
— und Phlebitis VI 484 ff.,
    492 ff., 500 ff.
— und Phlebographie VI 142
— und Prostaglandin V 206 ff.
— bei Pseudo-Cushing-Syndrom V 700 ff.
— bei Querschnittslähmung
    V 721
— und Rauwolfia-Alkaloide
    V 525, 540, 594
— und Raynaud-Syndrom
    VI 227
— und renale Hypertonie
    V 603
— und Renin V 100
— und Schock I 957, 976
— und Serotonin V 183
— bei Simmonds-Syndrom
    V 799 ff.
— und Substanz P V 203

Geschlechtsorgane und Sympathektomie V 486
— bei Teleangiektasien VI 540
— und Thrombophlebitis
    VI 484 ff., 492 ff., 500
— und Thrombose VI 371,
    484 ff., 487 ff.
— und vegetative Labilität
    IV 870
— und Vesiglandin V 207
— und Waterhouse-Friedrichsen-Syndrom IV 564
Geschlechtsverteilung bei
    Adrenogenitalismus
    V 701 ff.
— und Akrocyanose VI 533
— bei Alternans II 409
— bei Amyloidose II 961 ff.
— bei Aneurysmen III 205,
    214; VI 442 ff., 450
— bei angeborenem Herzfehler III 13, 108, 293, 301,
    434 ff., 449, 560 ff.
— bei angeborener Aortenstenose III 434 ff.
— bei angeborenem arteriovenösem Coronaraneurysma III 214
— bei angeborenen arteriovenösen Fisteln VI 470
— bei angeborener Pulmonalstenose III 301
— bei angeborenem Sinus-Valsalvae-Aneurysma
    III 205
— bei Angina pectoris
    III 1342 ff.
— und Angiopathia diabetica
    IV 356, 367 ff., 373
— bei Antesystolie II 393
— und Antihyaluronidase
    II 594
— bei Aortenaneurysma
    VI 450
— bei Aortenatresie III 560 ff.
— bei Aortenbogensyndrom
    VI 376
— bei Aortenhämatom (intramural) VI 454
— bei Aorteninsuffizienz
    II 1452 ff., 1472
— bei Aortenisthmusstenose
    III 108, 449; V 753 ff.
— bei Aortenstenose II 1431 ff.
— bei Aortenthrombose
    VI 372 ff.
— bei Aortitis luica VI 349
— und Arrhythmie II 102
— bei Arteriosklerose III 733,
    748 ff.; IV 373; V 368;
    VI 390, 430
— bei Arteriosklerosis obliterans VI 430
— bei Arteriosklerosis obliterans diabetica VI 439 ff.

Geschlechtsverteilung und
arteriovenöse Aneurysmen IV 252
— bei arteriovenöser Fistel III 387
— bei arteriovenöser Lungenfistel III 387
— und Atrioventriculärblock II 223, 242ff.
— und Blutbildung I 163ff.
— und Blutdruck V 9ff., 16ff., 240ff., 262, 264ff., 271ff.
— und Blutmenge I 140, 157
— bei Canalis atrioventricularis communis III 293
— bei Capillarektasien VI 526ff., 533
— und Capillarresistenz VI 104ff.
— und Carotissinus V 714
— bei Chagas-Myokarditis II 932
— bei Coronarinsuffizienz III 733, 748ff., 1065ff., 1342ff.
— bei Coronarsklerose III 733, 748ff.
— bei Coronarthrombose III 948ff.
— und Cor pulmonale IV 39, 139ff.
— und Cortison II 646
— und Cyanose VI 533
— bei Dextrokardie III 575
— und Diabetes mellitus IV 356, 367ff., 373; VI 439ff.
— bei Ductus Botalli persistens III 108
— und Dystrophie IV 294ff.
— bei Endangitis obliterans VI 256ff.
— bei Endokarditis lenta II 665ff.
— bei Endokarditis parietalis fibroplastica II 786ff.
— bei Endokardfibrose II 786ff.
— und endokrine Hypertonie V 700ff.
— bei Erythemathodes II 977; VI 344
— bei Erythromelalgie VI 526
— und essentielle Hypertonie V 240ff., 262, 264ff., 271ff.
— bei Gefäßkrankheiten III 733, 748ff.; IV 356, 367, 373; V 368; VI 256ff., 306ff., 390, 430
— bei Gefäßmißbildungen III 387
— bei Gefäßspinnen VI 544
— bei Hämangioendotheliom VI 601

Geschlechtsverteilung bei Hämangiomen VI 598
— bei Hämochromatose II 965
— bei hämorrhagischer Diathese VI 576
— und Herzblock II 223, 242ff.
— bei Herzdivertikel III 13
— und Herzfrequenz II 6
— und Herzgewicht I 814ff.
— und Herzglykoside I 444
— und Herzgröße I 814ff., 823ff.
— und Herzinfarkt III 720ff., 1065ff., 1348; V 368
— bei Herzklappenfehler II 1289
— und Herzneurose IV 821ff.
— und Herzruptur III 1243
— bei Herztumoren II 1196, 1202
— und Herzvolumen I 826ff.
— und Hyperthyreose V 770
— und Hypertonie V 240ff., 262, 264ff., 271ff.
— bei idiopathischer Perikarditis 1072
— und Kammertachykardie II 150ff.
— und Karditis rheumatica II 548ff., 561ff.
— bei Kavernomen VI 598
— bei Kollagenosen II 977
— bei konstriktiver Perikarditis II 1092ff.
— bei Lävokardie III 590
— und Links-Schenkelblock II 355
— bei Livedo reticularis VI 535
— und Lungenembolie IV 93
— bei Lutembacher-Syndrom III 59, 282ff.
— bei maligner Hypertonie V 629
— bei Marfan-Syndrom III 490
— bei Martorelli-Syndrom VI 380
— und Masernmyokarditis II 922
— und Migräne VI 249
— bei Mitralfehler II 1294ff., 1320
— bei Mitralinsuffizienz II 1410ff.
— bei Mitralstenose II 1294ff., 1319ff.
— bei Moschcowitz-Symmers-Syndrom VI 570ff.
— bei Myokardamyloidose II 961ff.
— und Myokarditis II 922
— und Narkose IV 591ff.
— und Operationen IV 591ff.
— bei Panzerherz II 1092
— und Paramyloidose II 961

Geschlechtsverteilung und Pararrhythmie II 307
— und Parasystolie II 307
— bei Parotitis II 928
— und paroxysmale Tachykardie II 130ff., 150ff.
— bei Periarteriitis nodosa VI 306ff.
— bei Perikarditis II 1041ff., 1072, 1077, 1092
— bei Phlebektasien VI 518
— bei Phlebitis VI 488, 495
— bei Porphyrie IV 398ff.
— und Postural hypotension IV 739
— und Pseudo-Cushing-Syndrom V 700ff.
— und Purpura Majocchi VI 576
— bei Raynaud-Syndrom VI 224, 227
— und Rechts-Schenkelblock II 354
— und Reizleitung II 185, 223, 242, 352ff.
— bei renaler Hypertonie V 629
— und rheumatisches Fieber II 548ff., 561ff.
— bei Riesenzellarteriitis VI 335
— bei Sarkoidose II 946
— und Schenkelblock II 352ff., 354ff.
— bei Sklerodemie II 989ff.
— bei Sportherz I 914ff.
— und Tachykardie II 130ff., 150ff.
— bei Teleangiektasien VI 540
— und Thrombophlebitis VI 488, 495
— und totaler Block II 242ff.
— bei Transposition der Aorta und Pulmonalis III 497ff.
— bei Tricuspidalstenose II 1484
— bei tuberkulöser Perikarditis II 1077ff.
— bei Varicosis VI 518
— bei vegetativer Labilität IV 708ff.
— bei Vorhofflattern II 102
— bei Vorhofflimmern II 102
— und Vorhofseptumdefekt III 108, 252
— bei Wolff-Parkinson-White-Syndrom II 393
„Gespannte Erschöpfung" bei vegetativer Labilität IV 800
Gestosen s. u. Graviditätstoxikose
Getreidestaublunge IV 221
Gewebsclearance und Capillarpermeabilität VI 113

Gewebsinnendruck bei Gefäßkrankheiten VI 115
Gicht, Blutdruck bei V 618
—, Diurese bei I 545
—, Glomerulosklerose bei V 618
„Giddiness" IV 720
Gießfieber IV 221
Gingivitis durch Quecksilberdiuretica I 533
— durch Thiocyanate V 494
Gitalin, Chemie I 428ff., 436ff., 483ff.
—, Erhaltungsdosis I 476ff., 483ff.
—, Latenz I 436ff., 483ff.
—, Resorption I 478, 483ff.
—, Wirkdauer I 436ff., 479, 483ff.
—, Wirkung I 434ff., 476, 478ff., 483ff.
Gitaloxin, Chemie I 427ff., 483ff.
Gitoxin I 483
Glaukom bei Angiopathia diabetica IV 363
— bei Aortenbogensyndrom VI 377
— bei arteriovenösen Fisteln VI 481
— und Carboanhydrase I 538ff.
— bei Diabetes mellitus IV 363
— und Gefäßkrankheiten IV 363; VI 224, 327
— bei Gefäßmißbildungen VI 590
— bei Hämangiomen VI 590
— bei Marfan-Syndrom III 492
— bei Periarteriitis nodosa VI 327
— und Phlebitis VI 501
— und Raynaud-Syndrom VI 224
— bei Sturge-Weber-Syndrom VI 590
— bei Thrombophlebitis VI 501
— und Vasomotorik VI 224
Gliom und Maffucci-Syndrom VI 589
Globalinsuffizienz bei Adipositas IV 231, 385
— bei Blutkrankheiten IV 667
— und Cor pulmonale IV 84ff., 103, 106, 142ff.
—, Herz bei V 384
— bei Herzinsuffizienz I 194ff., 203, 233
— bei Lungenembolie IV 103, 106
— bei Lungenemphysem IV 183ff., 190ff.

Globalinsuffizienz und Lungenkreislauf IV 84ff.
— und Lungenödem I 130
— und Lungenresektion IV 227
— und Narkose IV 595ff., 598
— und Operabilität IV 629ff.
— und Operationen IV 598
— bei Pneumokoniose IV 205ff.
— bei Polycythämie IV 659, 667
— bei Silikose IV 205ff.
— bei Thoraxdeformation IV 230
— bei Tuberkulose IV 222ff.
— bei Tumormetastasen IV 238
Globuline und ACTH II 635ff.
— und Amyloidose II 961ff.
— und Angiopathia diabetica IV 372; VI 550f.
— bei Aortenbogensyndrom VI 377
— und Arteriosklerose IV 372
— und Atmung IV 26
— bei Capillaropathia diabetica VI 550ff.
— und Capillarpermeabilität VI 550ff.
— und Capillarplethysmogramm IV 108
— und Chagas-Myokarditis II 931
— und Cortison II 635ff.
— und Diabetes mellitus IV 372; VI 550f.
— bei Endangitis obliterans VI 263, 280
— bei Endokarditis acuta bact. II 728
— bei Endokarditis lenta II 572, 697ff.
— bei Endokarditis rheumatica II 572
— bei Erythemathodes II 982ff.
— bei Gefäßkrankheiten II 985ff.; IV 372; VI 338, 550
— bei Gravidität IV 480ff.; V 726ff.
— bei Graviditätstoxikose V 743
— bei hämorrhagischer Diathese VI 550ff.
— bei hämorrhagischem Schock I 1096
— bei Herzinfarkt III 1214
— bei Höhenadaptation IV 26
— bei Kälteurticaria VI 554
— und Kallikrein V 215
— bei Karditis rheumatica II 571ff., 590ff.

Globuline und Klima IV 26
— und Kollagenosen II 982ff.
— bei Kollaps I 979ff., 1007, 1073, 1096
— und Luftdruck IV 26
— bei Lungenembolie IV 107
— bei Lungeninfarkt IV 107
— bei Moschcowitz-Symmers-Syndrom VI 571ff.
— und Myokardamyloidose II 961ff.
— bei Myokarditis II 931
— und Myokardose IV 969ff.
— und Ödeme I 247ff.
— bei Periarteriitis nodosa II 985ff.
— bei rheumatischem Fieber II 571ff., 590ff.
— bei Riesenzellarteriitis VI 338
— bei Sauerstoffmangel IV 26
— und Schock I 979ff., 1007, 1073, 1096
— und Substanz P V 204
— bei traumatischem Schock I 1096
— und Verbrennungsschock I 979ff., 1096
Glomangiome s. u. Glomustumoren
Glomeruli bei Amyloidose V 617
— bei Angiopathia diabetica IV 354ff., 364ff.
— bei Bleivergiftung V 771ff.
— und Blutdruck V 58ff., 415ff.
— bei Capillaropathia diabetica VI 549ff.
— und Capillarpermeabilität VI 549ff.
— und Capillarresistenz VI 565
— bei Crush-Syndrom I 1120
— bei Diabetes mellitus IV 365ff., 364ff.; V 337
— bei Dystrophie IV 301
— bei Endangitis obliterans VI 291
— bei Endokarditis lenta II 716
— bei endokriner Hypertonie V 659ff.
— bei Erythematodes II 978ff.; V 622
— bei essentieller Hypertonie V 415ff.
— bei experimenteller Hypertonie V 58ff.
— und Gefäßkrankheiten VI 291
— bei Glomerulonephritis V 612
— bei Graviditätstoxikose IV 512, 515; V 734ff., 737ff., 747

Glomeruli bei hämorrhagischer Diathese VI 565
— bei Hypertonie V 58ff., 415ff.
— bei Infektionskrankheiten IV 530, 535
— bei Kollagenosen II 978ff.
— und Kollaps I 1074ff., *1099*ff., 1107ff., *1120*ff.
— bei Nephrose V 617
— bei Periarteriitis nodosa VI 315
— bei Phäochromocytom V 659ff.
— bei Purpura rheumatica VI 565
— bei Pyelonephritis V 607
— bei rheumatischem Fieber VI 565
— bei Schock I 1074ff., *1099*ff., 1107ff., *1120*ff.
— bei Schockniere I *1099*ff., 1107ff., *1120*ff.
— bei Verbrennung I 1120
— bei Vergiftungen V 771ff.
Glomerulonephritis, akute, und Antistreptolysin II 590
—, —, Autoantikörper bei II 600
—, —, Capillarresistenz bei VI 104
—, —, und Endokarditis fibrinosa II 778
—, —, und Endokarditis verrucosa simplex II 778
—, —, und Graviditätstoxikose IV 505ff., 510ff.
—, —, Hypertonie bei V *612*ff.
—, —, bei Periarteriitis nodosa VI 317ff.
—, —, renale Hypertonie bei V *612*ff.
—, —, Therapie V 644ff.
— und Angiopathia diabetica IV 354ff.
— Antihyaluronidase bei II 594
—, Antistreptolysin bei II 590
— und Antistreptokinase II 596
— bei Aortenisthmusstenose V 762
— und Augenhintergrund V 425, 429ff.
—, Autoantikörper bei II 600
— bei bakterieller Endokarditis II 740
— und Blutdruck V 32ff., 37ff., 281, 387, 595ff., *612*ff.
—, Capillarresistenz bei VI 104, 565
—, chronische, und Gravidität IV 504ff., V 729

Glomerulonephritis, chronische, und Graviditätstoxikose IV 504ff.
—, —, Hypertonie bei V 617
—, —, und Nephrose V 617
—, —, und Operationen IV 596ff.
—, —, bei Periarteriits nodosa VI 317ff.
—, —, und renale Hypertonie V 617
—, C-reaktives Protein bei II 597
— und Depressan V 234ff.
— und Dextranreaktion V 618
— und Diabetes mellitus IV 354ff.
— und Endangitis obliterans VI 263
— bei Endokarditis, acuta bacterialis II 727
— und Endokarditis fibrinosa II 778
— bei Endokarditis lenta II 710, 715ff.
— und Endokarditis verrucosa simplex II 778
— bei Erythematodes II 979ff.; VI 344
—, experimentelle V 37, 49ff., 58ff.
— und Gravidität IV 504ff; V 729
— und Graviditätstoxikose IV 504ff.
— und hämorrhagische Diathese VI 565
—, herdförmige s. u. Herdnephritis
— und Herzminutenvolumen V 281
— und Hydralazine V 548
— und Hypertensinogen V 91
— und Hypertonie V 32ff., 37, 281, 387, 595ff., *612*ff.
— bei Infektionskrankheiten IV 530, 535, 571ff.
— und Kälte-Test IV 785
— und Karditis rheumatica II 606ff.
— bei Kollagenosen II 979ff.
— und Lungenödem I 131
— und Lymphgefäßinsuffizienz VI 607ff.
— und maligne Hypertonie V 627ff.
— und Mitralstenose II 1320
— und Myokarditis II 874, 915
— und Nephrose V 613, 617
— durch Nephrotoxin V 58
— bei Nierentuberkulose V 612
— und Ödeme I 245, 267, 275
— und Operationen IV 596ff.

Glomerulonephritis bei Periarteriitis nodosa VI 317ff.
—, postinfektiöse IV 571ff.
— bei Purpura rheumatica VI 565
—, renale Hypertonie bei V 595ff., *612*ff.
— und rheumatisches Fieber II 606ff.; VI 565
— und Sauerstoffbedarf I 267
—, Therapie V 644ff.
— und Wasserhaushalt I 245, 267, 275
Glomerulonephrose bei Graviditätstoxikose V 737
Glomerulosklerose bei Angiopathia diabetica IV 364ff.
— und Blutdruck V 37ff., 337, 595, *618*ff.
— und Blutkrankheiten IV 684
—, Cantharidenblase bei VI 109
— bei Capillaropathia diabetica VI 550ff.
—, Capillarpermeabilität bei VI 109, 550ff.
—, Capillarresistenz bei VI 104
— bei Diabetes mellitus IV 364ff.; V 337, *618*ff.; s. a. u. Kimmelstiel-Wilson-Syndrom
—, diffuse V 618
— und essentielle Hypertonie V 337
—, extracapilläre IV 364ff.; V 337, *618*ff.
— und Hämochromatose IV 684
— und Hypertonie V 37ff., 337, 595ff., *618*ff.
— und Karditis rheumatica II 603, 607
—, Kimmelstiel-Wilsonsche IV 364ff.; V 337, *618*ff.
—, noduläre V 618
— und renale Hypertonie IV 364ff.; V 595ff., 618ff.
— und rheumatisches Fieber II 603, 607
Glomerulusfiltrat (Clearance) und Adrenalin V 176
— bei Anämie IV 648
— bei Aortenisthmusstenose V 761
— bei Aortenthrombose VI 375
— bei arteriovenösen Aneurysmen, V 769ff.
— und Atmung IV 18
— bei Beriberi IV 395

Glomerulusfiltrat bei Bleivergiftung V 773
— und Blutdruck V 66, 68, 99, 185, 259, 405 ff.
— bei Blutkrankheiten IV 648
— und Capillarresistenz VI 565
— und Chlorothiazid V 591
— bei Cor pulmonale IV 148
— und Cortison V 710
— bei diabetischer Glomerulosklerose V 620
— bei Endangitis obliterans VI 259 ff., 290 ff.
— bei endokriner Hypertonie V 660
— bei Erythematodes II 983 ff.
— bei essentieller Hypertonie V 185, 259, 405 ff., 735
— bei experimenteller Hypertonie V 66, 68
— bei experimentellem Schock I 1100
— und Ganglienblocker V 574 ff.
— bei Glomerulonephritis V 613
— bei Glomerulosklerose V 620
— bei Gravidität IV 482 ff.; V 727
— bei Graviditätstoxikose IV 506, 513 ff.; V 734 ff.
— bei hämorrhagischem Schock I 1074
— bei Herzinfarkt III 717
— bei Herzinsuffizienz V 257, 295
— bei Höhenadaptation IV 18
— und Hydralazine V 548
— und Hydro-Chlorothiazid V 589, 591
— und Hypertensin V 99
— bei Hypertonie V 66, 68, 259, 405, 602, 609, 613
— und Hyponatriämie I 568 ff., 573
— und Hypophysektomie IV 344
— und Klima IV 18
— bei Kollagenosen II 983 ff.
— im Kollaps I 1074, 1099
— bei konstrikterer Perikarditis II 1097 ff.
— und Luftdruck IV 18
— bei Nephritis V 609, 613
— bei neurogener Hypertonie V 721
— und Nierendurchblutung V 405 ff.
— und Noradrenalin V 176
— und Orthostase IV 731 ff., 735; V 813

Glomerulusfiltrat bei Panzerherz II 1097 ff.
— bei Perikarditis II 1097 ff.
— bei Phäochromocytom V 660
— bei Poliomyelitis V 721
— bei Polycythämie IV 665
— bei Porphyrie IV 399
— bei Postural hypotension IV 739; V 816
— bei Purpura rheumatica VI 565
— bei Pyelonephritis V 609
— und Rauwolfia-Alkaloide V 527 ff.
— bei renaler Hypertonie V 602, 609, 613
— und Renin V 99
— bei rheumatischem Fieber VI 565
— bei Sauerstoffmangel IV 18
— im Schock I 1074 ff., 1099 ff., 1107 ff.
— bei Schockniere I 1099 ff., 1107 ff.
— und Sedations-Test V 259
— und Serotonin V 185
— und Sympathektomie V 479 ff.
— und vegetative Labilität IV 735
— und Vena cava-inferior-Ligatur I 596
— und Veratrumalkaloide V 559 ff.
— bei Verbrennungsschock I 1100
— bei Vergiftungen V 773
Glomusorgane s. a. u. arteriovenösen Anastomosen VI 7
Glomustumoren VI 592 ff.
—, Ätiologie VI 593
—, Diagnose VI 544
—, Lokalisation VI 594
—, maligne VI 593
—, Pathologie VI 593
—, Symptome VI 594 ff.
—, Therapie VI 594
— und Vasomotorik VI 594
Glossitis bei Periarteriitis nodosa VI 320 ff.
— durch Thiocyanate V 494
Glossopharyngeusneuralgie II 276 ff.
Glossopharyngeussyndrom IV 873 ff.
Glottis und Luftembolie IV 129 ff.
Glucagon und Arteriosklerose III 789
— und Glykogenose II 966
Glucocorticoide s. a. u. Steroide
— bei Addison-Syndrom V 797

Glucocorticoide und Arteriosklerose III 794
— und Blutdruck V 690, 780 ff.
—, Chemie V 114 ff.
— und Coronarsklerose III 794
— bei Cushing-Syndrom V 690
— und Diurese I 279
— als Diuretica I 551 ff.
— und Endangitis obliterans VI 261
— bei endokriner Hypertonie V 690
— und Gefäßkrankheiten III 794; VI 261
— bei Gravidität V 729 ff.
— und Hypertonie V 690
— und Hypotonie V 780 ff.
— im Kollaps I 1091
— zur Narkose IV 613
— und Ödeme I 279
— im Schock I 1091
— und Wasserhaushalt I 279
Glucogitaloxin, Chemie I 428 ff.
Glucose bei Angina pectoris III 1390 ff.
— zur Clearance I 257
— bei Coma diabeticum IV 375 ff.
— als Diureticum I 526, 561
— und Extrasystolie II 31
— bei Fettembolie IV 136
— bei Gefäßkrankheiten VI 183
— und Herzglykoside I 427 ff., 481, 499
— bei Herzinfarkt III 709 ff.
— bei Herzinsuffizienz I 481, 499
— bei Luftembolie IV 131
— im Myokardstoffwechsel I 25 ff.; III 686
— bei posttachykardem Syndrom II 170
— und Vasomotorik VI 183
Glucosamin und Angiopathia diabetica IV 372 ff.
— bei rheumatischem Fieber II 573
Glucoverodoxin, Chemie I 428 ff.
Glutamat-Oxalat-Transaminase und Herzinfarkt III 722 ff., 1158
Glutamin im Hypertensin V 96
Glutaminase und Carboanhydrase I 536 ff.
Glutaminsäure und Herzinfarkt III 710, 1159 ff.
— in Kochsalzersatz I 509
Glutathion und Herzinfarkt III 710

Glycerintrinitrat bei Angina
 pectoris III 1377
Glycin und Gefäßkrankheiten
 VI 188
Glykogenose II 965ff.
— und idiopathische Herz-
 hypertrophie II 974
— und Myokardose II 965ff.
Glykogenstoffwechsel und
 Adrenalin V 171, 173
— und Cortison II 635
— bei Coronarinsuffizienz
 III 709
— im hämorrhagischen
 Schock I 1090ff.
— bei Herzinfarkt III 709
— und Herzinsuffizienz I 779
— im Kollaps I 1027ff.,
 1090ff.
— und Lebernekrose I 779
— und Leberstauung I 779
— im Myokardstoffwechsel
 I 19ff.; III 686ff., 709
— und Noradrenalin V 171
— und Salicylsäure II 647
— im Schock I 1027ff., 1090ff.
Glykokoll bei Gefäßkrank-
 heiten VI 188
Glykoproteine bei rheumatischem Fieber II 573
Glykoside s. u. Herzglykoside
Glykosurie und ACTH
 II 645
— bei Arteriosklerose V 620
— bei Bleivergiftung V 772
— und Coma diabeticum
 IV 375
— und Cortison II 645
— bei Cushing-Syndrom
 V 687ff.
— bei Diabetes mellitus
 IV 375; V 620
— bei diabetischer Glomerulosklerose V 620
— bei Endangitis obliterans
 VI 280
— bei endokriner Hypertonie
 V 655, 687ff.
— bei Gefäßkrankheiten
 VI 280
— bei Glomerulosklerose
 V 620
— bei Herzinfarkt III 1155ff.
— bei Hypertonie V 655,
 687ff.
— bei Phäochromocytom
 V 655
— und Salicylsäure II 647
— bei Vergiftungen V 772
Glyoxylsäure, Alternans durch
 II 408
Goldberger-Ableitungen
 (Elektrokardiogramm)
 bei Dextrokardie III 577
— bei Herzinfarkt III 1168ff.

Goldberger-Ableitungen
 bei konstriktiver Peri-
 karditis II 1116ff.
— bei Panzerherz II 1116ff.
— bei Perikarditis II 1058ff.,
 1116ff.
Goldblattnephritis V 37, 49ff.
— bei Endokarditis lenta
 II 717
— und Hypertonie V 37,
 49ff.
— bei Periarteriitis nodosa
 VI 326
Goltzscher Klopfversuch I 958,
 972ff.
— — und Kollaps I 972ff.;
 IV 762
Gonadotropin und angeborener
 Herzfehler III 111
— bei Angina pectoris
 III 1413
— und Blutdruck V 139
— und Coronarinsuffizienz
 III 1413
— und Diurese I 279, 551
— und experimentelle Hypertonie V 139
— und Gravidität V 728
— bei Herzinsuffizienz I 279,
 551
— und Hypertonie V 139
— bei Karditis rheumatica
 II 657
— und Ödeme I 279, 551
— bei rheumatischem Fieber
 II 657
Gonokokkeninfekte und Atrioventricularblock II 223ff.
— und bacterielle Endokarditis II 666, 669ff., 673,
 689ff., 703, 723ff., 729ff.,
 751ff.
—, Capillarresistenz bei
 VI 567
— und Endokarditis acuta
 II 723ff., 727, 729ff.
— und Endokarditis lenta
 II 666, 669ff., 673, 689ff.,
 703, 723ff., 729ff 751ff.
— und hämorrhagische Dia-
 these VI 567
— und Herzblock II 223ff.
— und Myokarditis II 903ff.,
 910
— und Pericarditis purulenta
 II 1085
—, Purpura infectiosa bei
 VI 567
— und Sepsis II 903ff.
—, Therapie II 751
Gradientcalometrie VI 91ff.
Grahamella und Endocarditis
 lenta II 677
Graham-Shell-Geräusch
 II 1335

Granulome bei allergischer
 Myokarditis II 952ff.
—, Aschoffsche II 566ff.
—, Atrioventricularblock
 durch II 245, 249
— und C-reaktives Protein
 II 597
— und Endocarditis lenta
 II 684ff., 701ff., 705ff.
— bei Fiedler-Myokarditis
 II 955ff.
— durch Fremdkörper IV 138
— bei Fruchtwasserembolie
 IV 138
— bei Gefäßkrankheiten
 II 603ff.
— und Hämoperikard II 945
— und Herzblock II 245,
 249
— bei Herzklappenfehler
 II 1368ff., 1381ff.
— bei Karditis rheumatica
 II 566ff., 602ff., 1069
—, luische II 945
— bei Mitralstenose II 1368ff.,
 1381ff.
— bei Myokarditis II 566ff.,
 597, 871, 899ff., 942,
 945ff., 952ff.
— bei Myokarditis rheumatica
 II 566ff., 597
— bei Myokardsarkoidose
 II 946
— bei Myokardtuberkulose
 II 942
— bei Pancarditis rheumatica
 II 612ff.
— bei Pericarditis rheumatica
 II 1069
—, rheumatische s. u. Aschoffsche Knötchen
— bei Sarkoidose II 946
— bei Scharlach-Myokarditis
 II 899ff.
— bei Tuberkulose II 942
Graphit-Pneumokoniosen und
 Cor pulmonale IV 216ff.
Gravidität IV 479ff.
— und Aldosteron V 711
— und angeborener Herz-
 fehler III 81ff., 375,
 491ff., 583
— und Angiopathia diabetica
 IV 374
— und Aortenhämatom
 (intramural) VI 454,
 456ff.
— und Aortographie VI 134
— und Arteriosklerose IV 504
— und Beriberi IV 389ff.
— und Blutdruck IV 482ff.,
 486, 493, 497ff., 500ff.;
 V 37ff., 387, 725, 727,
 730ff.
—, Bluteiweiße bei V 726ff.

Gravidität und Capillaraneurysmen VI 545
— und Capillarektasien VI 531
— und Capillaropathia diabetica VI 549ff.
— und Capillarpermeabilität VI 549ff.
— und Capillarresistenz VI 105
— und Capillarspasmen VI 538
— und Chorea II 608
— und Commissurotomie II 1388ff.
— und Conn-Syndrom V 705
— und Cor pulmonale IV 94ff., 115, 237, 496
— und C-reaktives Protein II 597
— und Cyanose VI 531
— und Depressan V 234
— und Diabetes mellitus IV 374, 504; VI 549ff.
— und Diurese I 551
— und Encephalopathie V 387
— und Endangitis obliterans VI 294
— und Endokarditis acuta bacterialis II 728
— und Endokarditis lenta II 681ff., 733
— und Endokarditis subacuta II 681, 733
— und endokrine Hypertonie V 700, 711
—, Extrasystolie bei II 45
— und Fallotsche Tetralogie III 357
— und Fettembolie IV 132ff.
—, Fruchtwasserembolie bei IV 137ff.
— und Ganglienblocker V 580
— und Gefäßkrankheiten VI 227
—, Gefäßspinnen bei VI 543
— und hämorrhagischer Schock I 957
—, Hauttemperatur bei VI 86
—, Herz bei IV 479ff.
— und Herzgröße I 838ff.
— und Herzinsuffizienz I 404, 422; IV 486, 488ff.
— und Herzklappenfehler IV 487ff.
— und Herzvolumen I 838ff.
— und Hirnaneurysma IV 522
— und Hirndurchblutung V 387ff., 397
— und Hypertonie IV 482ff., 493, 497ff., 500; V 37ff., 387, 725ff., 730ff., 799
— und Hypophyse IV 342ff.
— und Hypotonie V 727, 799
— und Kälte-Test V 252
— und Kallikrein V 219, 224

Gravidität und Karditis rheumatica II 608
— und Kollaps I 957, 959, 1073, 1112, 1117
—, Kreislauf bei IV 479ff.; V 726ff.
— und Luftembolie IV 126ff.
— und Lungenembolie IV 94ff., 115
— bei Lutembacher-Syndrom III 283ff.; IV 492ff.
— und Lymphgefäßinsuffizienz VI 606ff.
— und Lymphödem VI 609ff.
— und Magnesium-Stoffwechsel IV 455ff.
— und Migräne VI 251
— und Mitralstenose II 1377, 1388ff.
— und Myokarditis II 903, 915
— und Myokardose II 969ff.; IV 497ff.
— und Narkose IV 615
— und Nephritis IV 504ff.
— und Niere IV 504ff.
— und Perikarditis purulenta II 1084
— und Phlebektasien VI 517ff., 519, 521ff.
— und Thrombophlebitis VI 484ff., 487ff.
— und Thrombose VI 484ff., 500
— und Vagotonie IV 722
— und Varicosis VI 517ff., 519, 521ff.
— und vegetative Labilität IV 722
— bei Vena cava-Anomalie III 17
— und Phlebitis VI 484ff., 487ff.
— und Polyarthritis rheumatica IV 488ff.
— und Pseudo-Cushing-Syndrom V 700ff.
— und Rauwolfia-Alkaloide V 525
— und Raynaud-Syndrom VI 227
— und rheumatisches Fieber II 608
— und Röntgendiagnose VI 134
— und Schock I 957, 959, 1073, 1112, 1117
— und Schockniere I 1117
— und Sepsis II 903
— und Sheehan-Syndrom IV 342ff.; V 799
— und Sympathektomie VI 486
— und Sympathicotonie IV 722

Gravidität bei Truncus arteriosus communis peristens III 538
— und Wasserhaushalt V 726ff.
Graviditätsnephropathie V 387ff.
— und Blutdruck V 387
—, Dextranreaktion bei V 618
— und Encephalopathie V 387
— und Hirndurchblutung V 387ff., 397
— und Hypertonie V 387
— und Kallikrein V 224
— und Magnesium-Stoffwechsel IV 455ff.
— und Myokardose II 969ff.
Graviditätstoxikose IV 500ff., 510ff.; V 725ff.
—, Ätiologie IV 510ff.
—, Anatomie V 736ff.
—, aufgepfropfte IV 501ff.; V 725, 730ff.
— und Blutdruck IV 500ff.; V 37ff., 387, 725ff., 730ff.
— und Capillaraneurysmen VI 545
— und Capillarspasmen VI 538
— und Conn-Syndrom V 705
—, Dextranreaktion bei V 618
— und Encephalopathie V 387
— und Endangitis obliterans VI 294
— und endokrine Hypertonie V 705
— und Hirndurchblutung V 387ff., 397, 734ff.
—, Hypertonie bei IV 500ff.; V 37ff., 387, 705, 725ff., 730ff.
— und Kallikrein V 224
—, Koma bei V 733ff.
—, Krämpfe bei V 512;
V 730ff., 733ff.
— und Magnesium-Stoffwechsel IV 455ff.
— und Myokarditis II 915
— und Myokardose II 969ff.
— und Narkose IV 615
— und Nephritis IV 504ff.; V 729
—, Niere bei IV 515ff.; V 734ff.
—, Ödeme bei V 724, 731, 732
—, Pathogenese IV 512ff.;
V 740ff.
—, Pathologie V 736ff.
—, primäre IV 500ff.
—, Restschäden V 738ff.
—, Symptome IV 500ff.;
V 731ff.
—, Therapie V 748ff.
—, Urinbefund bei IV 502ff.;
V 731, 732

Grimsonsche Sympathektomie V 471
Grippe und angeborener Herzfehler III 114
—, Arrhythmie bei II 104 ff.
—, Atrioventricularblock bei II 225, 241
— und bakterielle Endokarditis II 676 ff., 682, 734, 755 ff.
—, Blutdruck bei V 801 ff.
—, Bradykardie bei II 18
— und Capillarresistenz VI 564 ff.
— und Coronarinsuffizienz III 926
— und Cor pulmonale IV 232
— und Endocarditis lenta II 676 ff., 682, 734, 755 ff.
— und Fiedler-Myokarditis II 954 ff.
— und Gefäßkrankheiten VI 27
— und hämorrhagische Diathese VI 564, 568
—, Herzblock bei II 225, 241
— und Herzinfarkt III 1079 ff.
—, Hypotonie bei V 801 ff.
— und infektiöser Schock I 982 ff.
— und Kollaps I 958, 982
— und Myokarditis II 225, 875, 924 ff.; IV 543 ff.
— und Myokardstoffwechsel III 926, 1079 ff.
—, paroxysmale Tachykardie bei II 143
— und Perikarditis purulenta II 1085
— und Phlebitis VI 485 f.
—, Purpura infectiosa bei VI 568
— und Purpura rheumatica VI 564
— und Riesenzellarteriitis VI 336 ff.
— und Schock I 958, 982
—, Tachykardie bei II 143
— und Thrombophlebitis VI 485 ff.
— und Thrombose VI 485 ff.
—, totaler Block bei II 241
—, Vorhofflattern bei II 104 ff.
—, Vorhofflimmern bei II 104 ff.
— und Waterhouse-Friedrichsen-Syndrom IV 564
Grundumsatz s. a. u. Stoffwechsel
— und Adipositas IV 384 ff.
— bei Anämie IV 648 ff.
— und Arrhythmie II 114
— bei arteriovenösen Aneurysmen V 769 ff.
— und Blutdruck V 785

Grundumsatz bei Blutkrankheiten IV 648 ff.
— bei Cushing Syndrom V 687 ff.
— und Dermographie VI 40
— bei Effort-Syndrom IV 815 ff.
— bei Endangitis obliterans VI 280
— bei endokriner Hypertonie V 661, 687 ff.
— bei essentieller Hypotonie V 788
— bei Fallotscher Tetralogie III 336
— bei Gravidität IV 485
— und Hämochromatose IV 687
— und Hauttemperatur VI 86
— und Herzaktion II 4 ff., 7, 10
— bei Herzinsuffizienz I 188
— und Hypertensin V 102
— bei Hyperthyreose IV 316 ff.; V 770
— bei Hypothyreose IV 333
— und Hypotonie V 785
— bei Infektionen IV 531 ff.
— und Kallikrein V 220
— im Kollaps I 1079 ff.
— bei Leukämie IV 673
— bei Myxödem IV 333
— und Narkose IV 592, 613
— und Operabilität IV 626
— und Orthostase IV 739
— bei Phäochromocytom V 661
— bei Polycythämie IV 668
— bei Postural hypotension IV 739; V 816
— und Rauwolfia-Alkaloide V 530
— und Schock I 1079 ff.
— und Tachykardie II 4 ff., 10
— und Thyreoidea I 599 ff.; IV 316 ff.
— und Thyreoidea-Hemmung I 599 ff.
— und vegetative Labilität IV 739
— und Vorhofflimmern II 114
Gruppenalternans II 410
Guanidin und experimentelle Hypertonie V 67 ff., 190
Guillain-Barré-Syndrom und Myokarditis II 874
— bei Periarteriitis nodosa VI 329
Gummen II 945
—, Atrioventricularblock durch II 245, 249
— und Hämoperikard II 1151
— bei Myokarditis II 945

Gummilösung bei Schock I 1132 ff.
Gustamate (Salzersatz) I 509
Gymnastik bei Akrocyanose VI 534
— bei Angina pectoris III 1420 ff., 1423 ff.
— bei Coronarinsuffizienz III 1423 ff.
— bei Cor pulmonale IV 167 ff.
— bei Effort-Syndrom IV 819 ff.
— bei Gefäßkrankheiten VI 148 ff., 503, 534
— bei Phlebitis VI 503, 507
— bei Thoraxdeformation IV 230
— bei Thrombophlebitis VI 503 ff.
— bei Trichinose II 939
— bei vegetativer Labilität IV 814 ff., 844 ff.
Gynäkomastie und ACTH II 645
— und Cortison II 645
— und Gefäßspinnen VI 544
— durch Glykoside I 459, 500
— bei Periarteriitis nodosa VI 322
Gynergen bei Capillarektasien VI 526, 528
— bei Erythromelalgie VI 526, 528
— und Gefäße VI 17 ff.
— und Hauttemperatur VI 83
— bei Migräne VI 253
— und Vasomotorik VI 253, 526, 528

Hämangioendotheliome VI 595 ff., 600 ff.
— als Herztumoren II 1179, 1185, 1203
—, Pathologie VI 595, 600 ff.
— und renale Hypertonie V 605
—, Therapie VI 600 ff.
Hämangiolymphosarkom VI 601
Hämangioma racemosum VI 599
Hämangiome VI 587 ff., 595 ff.
— bei arteriovenösen Aneurysmen IV 251 ff.
—, diffuse VI 599
— und Gefäßmißbildungen VI 587 ff., 595
— und Glomustumoren VI 593
— als Herztumoren II 1179, 1195 ff.

Hämangiome bei Hippel-Lindau-Syndrom VI 590
— und Hirndurchblutung V 395
—, kavernöse VI 596ff. s. a. u. Kavernome
— bei Klippel-Trenaunay-Syndrom VI 587ff.
— bei Maffucci-Syndrom VI 589
—, Pathologie VI 595
— als Perikardtumoren II 1218ff.
— bei Sturge-Weber-Syndrom VI 590
—, Therapie VI 599ff.
Hämangioreticulom, Schenkelblock bei II 358ff.
Hämangiosarkome VI 601ff.
— als Herztumoren II 1203
Hämatemesis bei Hämangiomen VI 598
— bei Herzinfarkt III 1258
— bei Herzklappenfehler II 1440, 1506
— bei Kavernomen VI 598
— bei Periarteriitis nodosa VI 321
— bei Teleangiektasien VI 539
— bei Tricuspidalinsuffizienz II 1506
— bei Tricuspidalstenose II 1490
Hämochromatose II 964ff.; IV 681ff.
— und Cor pulmonale IV 257
—, Herz bei II 964ff.; IV 681ff.
—, Kreislauf bei IV 681ff.
—, Pathogenese IV 687
—, Pathologie IV 686
Hämodilution und Schock I 997ff., 1111
Hämatokrit bei Anämie IV 645ff.
— und Atmung IV 18
— und Blutdruck V 785
— bei Blutkrankheiten IV 645ff.
— und Blutmenge I 138ff.
— und Capillarpermeabilität VI 108
— und Capillarplethysmogramm VI 108
— bei Coma diabeticum IV 375
— dynamischer I 1102
— bei experimentellem Schock I 991ff.
— bei Fallotscher Tetralogie III 356
— bei Gravidität IV 480
— bei Graviditätstoxikose IV 506, 512

Hämatokrit bei hämorrhagischem Schock I 991
— bei Herztamponade II 1063ff.
— bei Höhenadaptation IV 18
— bei Hyponatriämie IV 441
— bei Hypothyreose IV 333
— und Hypotonie V 785
— bei Infektionskrankheiten IV 560
— bei Karditis rheumatica II 576, 610
— und Klima IV 18
— im Kollaps I 966ff., 991, 998ff.
— und Luftdruck IV 18
— bei Nephritis V 644
— bei Perikarditis II 1063ff.
— bei Polycythämie IV 660ff., 665ff.
— bei rheumatischem Fieber II 576, 610
— bei Sauerstoffmangel IV 18
— im Schock I 966ff., 991, 998ff.
— bei Schockniere I 1102
— bei Simmonds-Syndrom IV 343
— und Thyreoidea IV 333
— bei traumatischem Schock I 966
— bei Verbrennungsschock I 979ff.
Hämatom, intramurales, der Aorta VI 453ff.
— bei Periarteriitis nodosa VI 317
—, perirenales VI 317
Hämatoperikard s. u. Hämoperikard
Hämatothorax bei arteriovenösen Aneurysmen IV 254
— bei Aortenhämatom, intramuralem VI 458
— bei Herztrauma II 484ff.
— und Lungenfibrose IV 199ff.
Hämaturie bei Angiopathia diabetica VI 551
— bei Aortenhämatom, intramuralem VI 459
— bei bakterieller Endokarditis II 741ff.
— bei Bleivergiftung V 772
— bei Capillaropathia diabetica VI 551
— und Capillarpermeabilität VI 551
— und Capillarresistenz VI 565
— bei Diabetes mellitus VI 551
— bei Endangitis obliterans VI 290

Hämaturie bei Endokarditis lenta II 715ff.
— bei endokriner Hypertonie V 659ff.
— bei Erythematodes II 983ff.
— bei Gefäßkrankheiten II 987; V 622; VI 290, 315, 317ff.
— bei Graviditätstoxikose V 733ff.
— und hämorrhagische Diathese VI 565
— und Hydralazine V 551
— bei Hypertonie V 659ff.
— bei Karditis rheumatica II 607
— bei Kollagenosen II 983ff.
— bei Libman-Sacks-Endokarditis II 745
— bei maligner Hypertonie V 631, 633
— und Moschcowitz-Symmers-Syndrom VI 572
— bei Möller-Barlow-Syndrom VI 580
— bei Periarteriitis nodosa II 987; V 622; VI 315, 317ff.
— bei Phäochromocytom V 659ff.
— bei Purpura rheumatica VI 565
— und Quecksilberdiuretica I 532ff.
— bei renaler Hypertonie V 596ff., 660, 622, 631
— bei rheumatischem Fieber II 607, VI 565
— bei Riesenzellarteriitis VI 341
— bei Skorbut VI 580
— bei Teleangiektasien VI 541
— bei Vergiftungen V 772
Hämodynamik und Acetylcholin V 197, 200
— und ACTH V 708ff.
— bei Adams-Stokes-Syndrom II 251ff.
— bei Addisonismus V 799ff.
— bei Addison-Syndrom V 796ff.
— und Adenosin V 201ff.
— und Aderlaß I 590ff.
— bei Adipositas I 404, 417, 505ff., 601; II 11, 23ff.; IV 47, 94, 231, 382ff., 625; V 17ff., 272, 334ff.
— und Adrenalin V 173ff.
— bei Adrenogenitalismus V 701ff.
— bei Akromealie V 704
— bei akuter Herzinsuffizienz I 338ff.
—, akutes Versagen I 338ff.

Hämodynamik und Aldosteron
I 236 ff. 255, *269* ff.,
306, 323 ff., 402 ff., 510;
V 710 ff.
— und Alkohol IV 827
— und Allergie II 950 ff.;
III 888
— beim Alternans II 403 ff.
— bei Altersherz I 759
— bei Amöbiasis I 1006;
II 935
— und Amputationen
V 340 ff.
— bei Amyloidose II 963;
V 617
— bei Anämie III 869 ff.;
IV *642* ff., *652* ff.
—. und Anaesthesie IV 591 ff.
— bei Aneurysmen VI 442 ff.
— bei angeborener Aortenstenose III 40, 435 ff.
— bei angeborenem arteriovenösem Coronaraneurysma III 213 ff.
— bei angeborenen arteriovenösen Fisteln
VI 469 ff.
— bei angeborenem Herzfehler III 136 ff.
— bei angeborener Mitralstenose III 549 ff.
— bei angeborener perforiertem Sinus-Valsalvae-Aneurysma III 204 ff.
— bei angeborener Pulmonalinsuffizienz III 563 ff.
— bei angeborener Pulmonalstenose III 34 ff., 298 ff., 302 ff.
— bei angeborener Tricuspidalinsuffizienz
III 430 ff.
— bei angeborener Tricuspidalstenose III 410
— bei Angina pectoris
III 699 ff., 1007 ff.
— bei Angina tonsillaris
II 912 ff., 914
— und Angiographie
VI 119 ff., 122 ff.
— bei Angiokardiographie
II 126 ff.
— bei Angiomen VI 587 ff.
— bei Angiopathia diabetica
IV *354* ff.
— bei Antesystolie II 390 ff., 401 ff.
— bei Aortenaneurysma
VI 445 ff.
— und Aortenatresie III 25, 39 ff., 561 ff.
— bei Aortenbogenanomalien III 479
— bei Aortenbogensyndrom
V 766 ff.; VI 375 ff.

Hämodynamik bei Aortenhämatom (intramural)
VI 453 ff.
— bei Aorteninsuffizienz
II 1454 ff., 1461 ff.;
V 768
— bei Aortenisthmusstenose
III 66 ff., 449 ff.;
V 754 ff., 758 ff.
— bei Aortenstenose
II 1428 ff.
— bei Aortenthrombose
VI 371 ff.
— bei Aortikopulmonalfistel III 61 ff.
— bei Aortitis luica VI 348 ff.
— und Aortographie
VI 135 ff.
— bei Aortopulmonalseptumdefekt III 61 ff., *195* ff.
— und Arrhythmie II 78 ff.
—, arterielle VI 223 ff.
— bei Arterienmißbildungen
III 65 ff.
— bei Arterienthrombose
VI 369 ff.
— bei Arteriitis disseminata
VI 343 ff.
— bei Arteriitis luica
VI 347 ff.
— bei Arteriitis rheumatica
VI 345
— bei Arteriitis tuberculosa
VI 347
— und Arteriographie
VI 122 ff.
— bei Arteriosklerose
V 595 ff., 618 ff.;
VI *381* ff., 397 ff., 1419 ff.
— bei Arteriosklerosis obliterans VI 429 ff.
— bei arteriovenösen Anastomosen IV 5 ff.
— und arteriovenöse Aneurysmen IV 251 ff.; V 769 ff.
— bei arteriovenösen Fisteln
VI 469 ff., 473 ff.
— bei arteriovenöser Lungenfistel III 387 ff.
— und Ascitespunktion
I 560 ff.
— und Atmung I *176* ff.;
II 21 ff.; IV 1 ff., 7 ff., 10 ff., 21 ff., 27 ff., 31 ff., 34
— bei Atrioventricularblock
II 217 ff., 228 ff.
— bei Atrioventricular-Dissoziation II 287 ff.
— bei Atrioventricular-Rhythmus II 279 ff.
— und Atrioventrikularzeit
II 217, 228
— und Augenhintergrund
V 387 ff., 422 ff.

Hämodynamik bei bakterieller Endokarditis II 662 ff., 668, 705, 707, 709 ff., 726 ff., 741 ff., 767 ff.
— und Balneotherapie
I 654 ff., 667 ff., 682 ff.;
V 591 ff.; VI 156
— und Belastung I 829 ff., 839 ff., *847* ff., *854* ff.;
IV 764 ff., 768 ff., 781, 809, 827 ff.
— und Benzodioxan V 493
— bei Beriberi I 27, 42, 44, 59, 128, 173, 448, 762;
IV *389* ff., 395 ff.
— bei Bilharziose IV 62, 140 ff., *239* ff.
— bei Bleivergiftung V 771 ff.
— und Blutbildung I 163 ff.
— und Blutdruck V 8 ff., 19 ff., *37* ff., 68 ff., 124 ff., 148 ff., 158 ff., 173 ff., 198 ff., 237 ff., 277 ff., 363 ff., 382 ff., 780 ff., 794 ff.
— bei Blutkrankheiten
IV *642* ff., *652* ff.;
VI 246 ff.
— und Blutmenge I 68, 90 ff., 114, 129, 138 ff., 149, *153* ff., 957, *959* ff., *986* ff.;
IV 600 ff.
— und Blutspeicher I 1007 ff.
— bei Brucellosen II 904
— und Calciumstoffwechsel
IV 446 ff., 453 ff.
— bei Canalis atrioventricularis communis
III 291 ff.
— und Cantharidenblase
VI 109
— und Capillardruck VI 98 ff.
— bei Capillarektasien
VI 525 ff.
— und Capillaren VI 11 ff.
— und Capillarmikroskopie
VI 96 ff.
— bei Capillaropathia diabetica VI 548 ff.
— und Capillarpermeabilität
VI 106 ff., 109, 548 ff., 551 ff.
— und Capillarplethysmogramm VI 108
— bei Capillarspasmen
VI 536 ff.
— und Carboanhydrasehemmer I 536 ff.
— bei Carcinoid II 782 ff.
— und Carotissinus V 713 ff.
— bei Carotissinus-Syndrom
II 272 ff.; V 817 ff.
— bei Cervicalsyndrom
IV 868 ff.
— und Chagas-Myokarditis
II 931

Hämodynamik und Chlorothiazid I 541 ff.; V 589 ff.
— bei Cholera I 957, 982; II 909
— und Chylothorax VI 607
— und Coffein IV 825 ff., 855
— bei Coma diabeticum IV 375 ff.; V 806
— und Commissurotomie II 1386 ff., 1391 ff., 1396 ff.
— und Conn-Syndrom V 704 ff.
— bei Cor biloculare III 546 ff.
— und Coronardurchblutung III 666, 699 ff.
— bei Coronargefäßmißbildungen III 569 ff.
— bei Coronarinsuffizienz III 699 ff.
— bei Coronarsklerose I 756; III 795 ff.
— bei Coronarstenose III 817 ff.
— und Coronarthrombose III 948, 952 ff.
— bei Cor pulmonale I 44, 48 ff.; IV 59 ff., 95 ff., 104 ff., 124 ff., 133 ff., 139 ff.
— und Cortison V 708 ff.
— bei Cor triatriatum III 553 ff.
— bei Cor triloculare biatriatum III 540 ff.
— bei Cossio-Syndrom III 59
— und Coxsackie-Infekt II 921
— bei Cushing-Syndrom V 682 ff., 695
— und Cyanose I 232 ff.; VI 530 ff.
— und Depressan V 232 ff.
— bei Dermatomyositis II 991 ff.
— und Dermographie VI 40
— bei Dextrokardie III 575
— bei Dextroversion III 589
— bei Diabetes mellitus I 27, 33, 338, 496, 538 ff., 557, 700; IV 108, 124, *354* ff.; V 336 ff., 353, 395, 419 ff., 425 ff., 806,; VI 437 ff.
— bei diabetischer Glomerulosklerose IV 364 ff.; V 618 ff.
— und Diät I 417 ff., *504* ff.
— und Dibenamin V 493
— und Digitalis V 494
— bei Diphtherie-Myokarditis II 893 ff.
— und Diuretica I 113 ff., 129, 300 ff., 315, *407* ff., 507, *521* ff.; V 494, 589 ff.

Hämodynamik und DOCA-Hypertonie I 152; V 705 ff.
— bei Druckbelastung I 884 ff.
— bei Druckfall-Syndrom IV 47 ff.
— bei Druckhypertrophie I 740 f ff., 746 ff., 751 ff.
— bei Ductus Botalli persistens III 70 ff., *157* ff.
— bei Dumping-Syndrom IV 865
— bei Dystrophia musculorum progressiva II 972
— bei Dystrophia myotonica II 970
— bei Dystrophie I 402 ff., 417 ff., *504* ff., 759 ff.; II 7, 18; IV *293* ff., *301* ff.; V 17 ff., 91, 790, 800, 806 ff.
— bei Ebstein-Syndrom III 418 ff.
— bei Echinokokkose II 937 ff.
— bei Effort-Syndrom IV 709, 714 ff., 769, 809, *814* ff.
— bei Eintauchfuß VI 560 ff.
— bei Eisenmenger-Komplex III 38, 218 ff.
— bei Elektrounfall III 904 ff.
— bei Embolie VI 361 ff., 364 ff.
— bei Endangitis obliterans V 624 ff.; VI 255 ff., 259 ff., 277 ff., 279 f., 287, 294
— bei Endokarditis acuta II 726 ff.
— und Endokarditis fibrinosa II 778
— und Endokarditis lenta II 662 ff., 688, 703 ff., *705* ff., 709 ff., 741 ff., 767 ff.
— bei Endokarditis parietalis fibroplastica II 787 ff.
— bei Endokarditis rheumatica II 614 ff.
— bei Endokarditis serosa II 773 ff.
— und Endokarditis verrucosa simplex II 778
— bei Endokardfibrose II 786 ff.
— und Endokardsklerose II 789
— bei endokriner Hypertonie V 649 ff., 657 f., 663, 695
— bei Endomyokardfibrose II 787 ff.
—, Entwicklungsgeschichte III 1 ff., 3 ff.
— und Entzügelungs-Hochdruck V 148 ff., 716 ff.

Hämodynamik und Epilepsie IV 875 ff.
— bei Erfrierung I 980 ff.; VI 554 ff.
— und Ernährung I 414 ff., *504* ff.; IV 625
— bei Erythematodes II 979; VI 344
— bei Erythralgie VI 527
— bei Erythromelalgie VI 525
— und essentielle Hypertonie V 237 ff., 277 ff., 363 ff., 382 ff., 786 ff.
— bei essentieller Hypotonie V 786 ff.
— bei experimenteller Hypertonie V 68 ff., 124 ff., 148 ff., 158 ff.
— und experimenteller Schock I 989 ff.
— und Extrasystolie II 33 ff.
— bei Fallotscher Pentalogie III 38
— bei Fallotscher Tetralogie III 36, 329 ff., 334 ff., 336 ff.
— bei Fallotscher Trilogie III 35 ff.
— und Fettembolie IV 133 ff.
— bei Fibroelastose II 789
— bei Fiedler-Myokarditis II 955 ff., 957 ff.
— und Fleckfieber II 907
— und Fokaltoxikose II 912 ff., 914
— und Ganglienblocker V 492 ff., 566 ff., 571 ff.
— und Geburtsakt IV 485 ff.
— und Gefäßgeräusche VI 50 ff.
— und Gefäßkrankheiten VI 23, 65 ff.
— bei Gefäßmißbildungen III 64 ff.; VI 587 ff.
— und Gefäßspinnen VI 543 ff.
— bei Gefügedilatation I 744 ff.
— und Genußgifte IV 799 ff., 825 ff.
— und Gewebsclearance VI 113 ff.
— und Glomerulonephritis II 915; V *612* ff., 644
— bei Glomerulosklerose IV 364 ff.; V 37 ff., 337, 595 ff., *618* ff.
— bei Glomustumoren VI 593 ff.
— bei Glykogenose II 966
— und Gravidität I 404, 422, 551, 838 ff.; II 45; IV *479* ff. 497; V 726 ff.
— bei Graviditätstoxikose IV 500 ff., *512* ff.

Hämodynamik bei Grippemyokarditis II 924
— bei Hämangioendotheliom VI 600
— und Hämangiome VI 595, 599
— bei Hämangiosarkom VI 601 ff.
— bei Hämochromatose II 964; IV 681 ff.
— bei Hämoperikard I 959; II 1151 ff.
— und hämorrhagische Diathese VI 566 ff.
— bei hämorrhagischem Schock I 957, 959 ff., 986 ff.
— und Hämosiderose IV 257 ff.
— und Haut I 74 ff.
— und Hauttemperatur VI 85 ff.
— bei Hegglin-Syndrom I 31 ff.; IV 428 ff.
— bei Hepatitis II 928 ff.
— und Herediät IV 708 ff., 722 ff., 832 ff.
— bei Heredoataxie II 973
— bei Herzatrophie I 759 ff.
— bei Herzblock II 194 ff., 217 ff., 228 ff.; V 768
— bei Herzdivertikel III 593
— und Herzfrequenz I 41 ff., 60 ff.; II 9, 11, 16
— und Herzglykoside I 8 ff., 16 ff., 25, 55 ff., 76 ff., 113 ff., 127 ff., 136, 149, 155, *404* ff., *422* ff., *459* ff.
— bei Herzinfarkt I 339 ff.; III 702 ff., 711 ff., 1096 ff., V 818 ff.
— bei Herzinsuffizienz I 2 ff., *67* ff., 83 ff., 402 ff.; V 383
— und Herzkatheter I 831
— bei Herzklappenfehler II 1298
— bei Herzneurose IV 819 ff.
— bei Herztamponade II 1063 ff.
— und Herztonus I 874 ff.
— bei Herztrauma II 466 ff., 497 ff., 519 ff.
— bei Herztumoren III 1179 ff.
— und Hirn I 69 ff., 74 ff., *80* ff., 767, 788 ff.
— bei Hirnbasisaneurysma VI 463 ff.
— und Hirndruck V 722 ff.
— und Histamin V 199
— und Höhenadaptation IV 1 ff., 7 ff., 10 ff., 21 ff., 27 ff., 31 ff., 34
— und Hydergin V 492, 512
— und Hydralazine V 541 ff.

Hämodynamik und Hydrochlorothiazid V 589 ff.
— und Hyperperikard III 1152
— bei Hypercalcämie IV 447 ff.
— und Hyperkaliämie IV 420 ff.
— bei Hypernatriämie IV 443 ff., 446
— und Hypertensin V 101
— und Hyperthermie IV 618
— bei Hyperthyreose I 41, 44, 46, 154, 173, 253, 403, 598 ff.; II 5; IV *316* ff.; V 382, 770
— und Hypertonie V 37 ff., 68 ff., 124 ff., 148 ff., 158 ff., 173 ff., 237 ff., 277 ff., 363 ff., 382 ff., 615
— bei Hypertonie-Therapie V 492 ff.
— und Hypocalcämie IV 446 ff.
— bei Hypoglykämie IV 378 ff.
— und Hypokaliämie IV 420 ff.
— bei Hyponatriämie I 568 ff.; IV 441 ff., 446
— und Hypophyse V 143
— und Hypophysektomie IV 344
— und Hypothermie IV 628
— bei Hypothyreose I 173, 598 ff.; II 5, 18, 44, 248; IV 320 ff., *332* ff.; V 800
— und Hypotonie V 198 ff., 780 ff., 794 f.
— bei idiopathischer Herzhypertrophie II 975
— bei idiopathischer Perikarditis II 1074
— und idiopathische Pulmonalektasie III 369
— bei infektiösem Schock I 983 ff.
— bei Infektionen I 983 ff.; II 9 ff., 150 ff., 223 ff.; IV 529 ff., 557 ff., 824 ff.; V 801 ff.
— und Insulin IV 378 ff.
— bei Interferenz-Dissoziation II 292 ff.
— und intraarterielle Sauerstoffinsufflation VI 212
— und Kälte-Test IV 783 ff.; V *247* ff., 255
— bei Kälteurticaria VI 553 ff.
— bei Kala-Azar II 936
— und Kaliumstoffwechsel IV *419* ff.
— und Kallidin V 227
— und Kallikrein V 216 ff.
— bei Kammerflattern II 79 ff., 170 ff.
— bei Kammerflimmern II 79 ff., 170 ff.

Hämodynamik und Kammertachykardie II 150 ff., 166 ff.
— bei kardiogenem Schock I 1025
— und Karditis rheumatica II 544 ff., 574 ff.
— und Klima IV 1 ff., 7 ff., 10 ff., 21 ff., 27 ff., 31 ff., 34
— bei Klippel-Trénaunay-Syndrom VI 587 ff.
— und Körperbau IV 810, 832 ff.
— und Körpergewicht IV 625
— und Körperlage I 91, 113, 129 ff., 173, *228*, 338, *413* ff.
— bei Kohlenoxyd-Vergiftung III 874 ff.; V 774
— und Kollagenosen II 979 ff.
— und Kollaps s. a. dort I 957, 959 ff., 986 ff.; IV 600 ff.
— bei kombiniertem Aortenfehler II 1478
— bei kombiniertem Mitral-Aortenfehler II 1478 ff.
— bei kombiniertem Mitralfehler II 1408 ff.
— bei kombiniertem Tricuspidalfehler II 1513 ff.
— bei konstriktiver Perikarditis II 1097 ff., 1100 ff., 1122 ff.
— und Kreislaufzeit VI 110 ff.
— bei Lävokardie III 590
— und Lebensalter IV 620 ff.
— und Lebensweise I 421 ff.
— und Leber I 33, *78* ff.
— und Lebernekrose I 779
— bei Leberstauung I 776 ff.
— bei Leukämie IV 670 ff.
— bei Levoatrialcardinalvein III 18
— bei Libman-Sacks-Endokarditis II 979 ff.
— bei Linksinsuffizienz s. dort
— bei Livedo reticularis VI 534 ff.
— bei Lues II 945 ff.
— und Luftdruck IV 1 ff., 7 ff., 10 ff., 21 ff., 27 ff., 31 ff., 34
— bei Luftembolie IV 124 ff.
— und Luftüberdruck IV 39 ff.
— und Lunge I 69 ff., 176 ff.
— und Lungenelastizität I 178 ff.
— und Lungenembolie I 346; IV 95 ff., 104 ff.
— bei Lungenemphysem I 42 ff., 47
— und Lungenkreislauf IV 59 ff., 63 ff., 87 ff.
— bei Lungenödem I 768 ff.

Hämodynamik bei Lungen-
stauung I 768 ff., 770 ff.
— bei Lungenvenentransposition III 522 ff., 526 ff.
— und Lungenvolumina
I 179 ff.
— bei Lutembacher-Syndrom
III 58 ff., 282 ff.
— Lymphangitis VI 603 ff.
— und Lymphgefäßinsuffizienz VI 605 ff.
— und Lymphödem VI 609
— bei Lymphogranulomatose
IV 678 ff.
— und Lymphsystem VI 115 ff.
— bei Maffucci-Syndrom
VI 589
— und Magnesium-Stoffwechsel IV 456 ff.
— bei Malaria II 935
— bei maligner Hypertonie
V 626 ff., 629 ff., 632 ff.
— bei Marfan-Syndrom
III 492
— bei Martorelli-Syndrom
V 344; VI 380
— Masern II 922
— bei Mediasklerose VI 441
— und Menopause II 45;
IV 708 ff., 810, *870* ff.;
V 700, 799
— bei Mesokardie III 589
— bei Migräne VI 249 ff.
— und Mineralhaushalt I 19 ff.,
29 ff., 33 ff., 69 ff., 113 ff.,
129, 203 ff., *234* ff., *269* ff.,
280 ff., *299* ff., *307* ff.,
323 ff.
— und Mineral-Stoffwechsel
IV *419* ff.
— bei Minus-Dekompensation
V 383 ff.
— bei Mitralatresie III 557 ff.
— bei Mitralinsuffizienz
II 1405 ff.
— bei Mitralstenose II 1311 ff.,
1368 ff.
— bei Monge-Syndrom IV 34
— bei Mononucleose II 926 ff.
— bei Moschcowitz-Symmers-Syndrom VI 571 ff.
— bei Myokarditis I 348,
764 ff.; II 877 ff., 887 ff.,
900, 931, 950 ff.;
IV 540 ff.
— bei Myokarditis rheumatica
II 615 ff.
— und Myokardlues II 941 ff.
— bei Myokardose I 33 ff.;
II 968 ff.; IV 497
— bei Myokardsarkoidose
II 946 ff.
— bei Myokardtuberkulose
II 942 ff., 944 ff.
— und Narkose IV 591 ff.

Hämodynamik und Natriumstoffwechsel IV 439 ff.
— und Nebenniere II 45
— bei Nephritis V *612* ff., 644
— und Nervensystem I 853 ff.
— neurogener Schock I 972 ff.
— und Nicotin III 878 ff., 888;
IV 825 ff.
— und Niere I 33, 69 ff., 74 ff.,
77 ff., 101, *235* ff., *255* ff.,
269 ff., *280* ff.; V 403 ff.
— und Nierendurchblutung
V 403 ff.
— und Nitrite V 494
— und Noradrenalin V 173 ff.
— und Novocain V 498
— und Ödeme I 2, 30, 69 ff.,
113 ff., 129 ff., 165 ff.,
234 ff., *269* ff., *280* ff.
— bei Ohnmacht s. a. dort
IV 760 ff.
— und Operabilität IV 620 ff.,
627 ff.
— und Operationen IV 591 ff.,
606 ff.; V 804 ff.
— bei Operationsschock
I 965 ff.
— bei Ornithose II 926
— und Orthopnoe I 228 ff.
— bei Orthostase IV 728 ff.,
732 ff.; V 808 ff.
— und Oscillogramm VI 77 ff.
— bei Pancarditis rheumatica
II 619 ff.
— bei Paramyloidose II 963
— bei Parasystolie II 299 ff.
— Parotitis II 928
— bei paroxysmaler Tachykardie I 345; II *127* ff.,
132 ff., *150* ff., 166 ff.
— bei Periarteriitis nodosa
II 984 ff.; V 621 ff.;
VI 305 ff., 315 ff.
— und Perikard II 1035 ff.
— bei Perikarderguß I 347
— bei Perikarditis II 1043 ff.,
1062 ff., 1074
— bei Perikarditis purulenta
II 1085
— bei Perikarditis rheumatica
II 619
— bei Perikardtumoren
II 1217 ff.
— bei peripherer Pulmonalstenose III 376 ff.
— bei Perniciosa IV 646 ff.,
652 ff.
— bei Perniosis VI 558 ff.
— beim Perthes-Test VI 66
— bei Phäochromocytom
V 649 ff., 657 ff., 663
— und Phenothiazin V 496
— bei Phlebektasien VI 515 ff.
— und Phlebographie
VI 138 ff.

Hämodynamik und Pitressin
V 143
— und Plethysmogramm
VI 69 ff., 72 ff.
— und Pleurapunktion
I 559 ff.
— bei Plus-Dekompensation
V 383 ff.
— bei Pneumonie-Myokarditis
II 911 ff.
— bei Pneumokoniose
IV 205 ff., 214 ff.
— bei Pneumothorax
IV 62, 115, 167 ff., *224* ff.
— bei Poliomyelitis I 132,
762 ff.; II 9 ff., 381, 919 ff.;
IV 540; V 37 ff., 718 ff.
— bei Polycythämie IV 659 ff.,
662 ff.
— bei Porphyrie IV 397 ff.
— bei postsynkopalem
Syndrom II 261 ff.
— bei posttachykardem
Syndrom II 167 ff.
— und postthrombotischem
Syndrom VI 509 ff.
— Postural hypotension
IV 736 ff.; V 814 ff.
— bei primärem Schock
I 975 ff.
— und Procain V 492
— und Prostaglandin V 206
— bei Pseudo-Cushing
Syndrom V 700
— bei Psittakose II 926
— und Psyche II 861 ff.;
IV 704 ff., 714 ff., 739,
761, 798 ff., 809 ff., 816,
825 ff., 829 ff., *835* ff.
— im Puerperium IV 486 ff.
— und Pulmonalaneurysma
VI 466
— bei Pulmonalarterienaplasie
III 382
— bei Pulmonalatresie III 366
— und Pulmonalektasie
III 369
— und Pulmonalsklerose
IV 140 ff., 178 ff., 206 ff.,
241 ff.
— bei Pulmonalstenose
I 884; III 376 ff.
— und Pulswelle VI 81 ff.
— und Purine I 547 ff.; V 494,
498 ff.
— und Purpura Majocchi
VI 576
— bei Purpura rheumatica
VI 566
— bei Pyelonephritis V 37,
243, 602 ff., 607 ff.
— und Quecksilberdiuretica
I 534
— bei Querschnittslähmung
V 721

Hämodynamik und Rau-
wolfia-Alkaloide V 528,
534, 594
— bei Raynaud-Syndrom
VI 223ff., 228
— bei Rechtsinsuffizienz
s. dort
—, Regelkreis IV 557ff., *741*ff.
— bei Reizleitungsstörungen
II 194ff., 217ff., 228ff.
— bei renaler Hypertonie
V 615
— und Renin V 101ff.
— und Rheogramm VI 75
— und rheumatisches Fieber
II 544ff., 574ff. 1070ff.
— bei rheumatischer Peri-
karditis II 1070ff.
— bei Rickettsiosen II 907
— bei Riesenzellarteriitis
VI 341, 353ff.
— bei Roemheld-Syndrom
IV 865
— bei Röteln II 923
— bei Ruhr II 908
— und Säure-Basengleich-
gewicht I 204ff.
— bei Sarkoidose II 946ff.
— und Sauerstoffmangel
IV 1ff., 7ff., 10ff., 21ff.,
27ff., 31ff., 34
— und Saug-Drucktherapie
VI 154
— bei Scharlach-Myokarditis
II 900
— bei Schenkelblock II 335ff.
— und Schock I 957, *959*ff.,
*986*ff.; IV 600ff.
— bei Schockniere I 1100ff.
— bei Schützengrabenfuß
VI 560ff.
— und Sedativa I 419ff.
— bei sekundärem Raynaud-
Syndrom VI 234ff.
— bei Sepsis II 903ff.
— und Serotonin V 184ff.;
VI 529
— bei Sheehan-Syndrom
IV 342ff.; V 799
— bei Sichelzellanämie
IV 240ff.
— bei Silikose IV 205ff., 214ff.
— bei Simmonds-Syndrom
IV 342ff.; V 799ff.
— bei Sinuauriculärblock
II 193ff.
— bei Sklerodermie II 989ff.;
IV 201
— bei Sportherz I 916ff.,
920ff., *935*ff.
— und Steroide V 124ff.
—, Strömungswiderstand
I 72ff.
— bei Sturge-Weber-Syndrom
VI 590

Hämodynamik und Substanz P
V 204ff.
— und Sympathektomie
V 474ff.
— bei Sympathicotonie
IV 721ff.
— und Synkardialmassage
VI 150ff.
— bei Tachykardie I 345ff.;
II 7ff., *127*ff., *132*ff.,
*150*ff., 160ff.; III 845
— bei Taussig-Bing-Komplex
III 39, 508ff.
— bei Teleangiektasien
VI 538ff.
— und Terminalstrombahn
VI 13ff.
— bei Tetanie IV 448ff.
— bei Thalliumvergiftung
V 773ff.
— bei Thorakoplastik
IV 140ff., *221*ff.
— und Thoraxdeformation
IV 61ff., 140ff., 167ff.,
181ff., 221ff., *229*ff.
— und Thrombophlebitis
VI 483ff., *486*ff.
— und Thrombose VI 369ff.,
483ff., *486*ff.
— und Thyreoidea I 41, 44, 46,
154, 173, 200, 253, 403,
461, 471, 500, 503, 598ff.,
787; II 5, 10, 18, 21, 44,
71, 103, 114, 130, 248,
357, 383, 394, 402;
IV *316*ff., *326*ff., *332*ff.;
V 40, 224, 353, 382
— und Thyreoidea-Hemmung
I 598ff.
— bei totalem Block II 228ff.
— und Toxoplasmose II 934
— und Training IV 844ff.;
VI 161ff.
— bei Transposition der Aorta
und Pulmonalis III 45ff.,
497ff.
— bei Transposition der
Venen III 51
— bei Transposition der
Venae pulmonales
III 277ff.
— bei traumatischem Schock
I 964ff.
— beim Trendelenburgtest
VI 65
— bei Trichinose II 939
— bei Tricuspidalatresie
III 402ff.
— bei Tricuspidalinsuffizienz
II 1505ff.
— bei Tricuspidalstenose
II 1485ff.; III 23ff.
— bei Truncus arteriosus
communis persistens
III 534ff.

Hämodynamik bei tuber-
kulöser Perikarditis
II 1079ff.
— bei Tuberkulose II 942ff.;
IV 221ff.; VI 347
— bei Tumoren IV 876ff.
— bei Tumormetastasen
IV 237ff.
— und Tyramin V 179
— und Ulcus cruris V 344;
VI 380
— bei Umkehr-Extrasystolie
II 309ff.
— bei Umkehrrhythmus
II 309ff.
—, Untersuchungsmethoden
V 277ff.
— bei urämischer Perikarditis
II 1082
— bei Vagotonie IV 721ff.
— und Vagotonin V 207ff.
— bei Valsalva-Versuch
IV 775ff., 778ff.
— bei Varicen VI 515ff.
— bei Variola II 923
— und Vasodepressor material
V 193, 195, 202ff.
— bei vegetativer Labilität
IV 704ff., *732*ff.
— bei Vena-cava-Anomalie
III 17, 515ff.
— bei Vena-cava-inferior-
Ligatur I 596ff.
— und Venendruck VI 68
— bei Ventrikelseptumdefekt
III 60ff., 217ff.
— und Veratrumalkaloide
V 555ff., 594
— bei Verbrennung VI 562
— bei Verbrennungsschock
I 968ff., 978ff., 993ff.
— bei Vergiftungen III 874;
IV 827; V 771ff., 807;
VI 243ff.
— und Vesiglandin V 207
— und Vitalkapazität
I 179ff.
— bei Volumenbelastung
I 887ff.
— bei Volumenhypertrophie
I 753ff.
— bei Vorhofanomalie III 20
— bei Vorhofflattern II 78ff.,
86ff. s. a. dort
— bei Vorhofseptumdefekt
III 58ff., 249ff.
— und Wärmetherapie
VI 155ff.
— bei Wärmeurticaria
VI 561ff.
— und Wasserhaushalt I 2, 30,
69ff., 113ff., 129ff.,
165ff., *234*ff., *255*ff.,
*269*ff., *280*ff., 290ff.,
*299*ff., *307*ff.

Handbuch der inneren Medizin, 4. Aufl., Bd. IX/6.

Hämodynamik bei Water-
 house-Friedrichsen-
 Syndrom IV 563ff.
— und Windkessel V 19ff.
— bei Wolff-Parkinson-
 White-Syndrom
 II 390ff., 401ff.
— und zentralnervöse Hypertonie V 158ff., 722ff.
Hämofuscin bei Hämochromatose II 964; IV 686
Hämoglobin bei Anämie
 IV 642ff.
— bei angeborenem Herzfehler
 III 145ff.
— und Atmung IV 4ff., 18,
 25ff., 34
— bei bakterieller Endo-
 karditis II 740
— bei Blutkrankheiten
 IV 642ff.
— und Blutspeicher I 1008
— bei Coma diabeticum
 IV 375
— bei Cor pulmonale IV 134,
 144ff.
— und Cyanose I 232ff.
— bei Diabetes mellitus
 IV 375
— bei Ductus Botalli persistens
 III 165
— bei Endokarditis lenta
 II 694ff.
— bei endokriner Hypertonie
 V 663
— bei Fettembolie IV 134
— bei Gravidität V 726ff.
— und hämorrhagische
 Diathese VI 576
— und Herzgröße I 835ff.
— und Herzvolumen I 835ff.
— bei Höhenadaptation
 IV 4ff., 18, 25ff., 34
— und Hypertonie V 663
— bei Karditis rheumatica
 II 569, 610
— und Klima IV 4ff., 18, 25ff.,
 34
— und Kollaps I 997ff.
— und Luftdruck IV 4 ff., 18,
 25ff., 34, 41
— bei Luftüberdruck IV 41
— bei Monge-Syndrom IV 34
— bei Moschcowitz-Symmers-
 Syndrom VI 571ff.
— bei Phäochromocytom
 V 663
— bei Polycythämie IV 661
— und Purpura Majocchi
 VI 576
— bei rheumatischem Fieber
 II 569, 610
— und Sauerstoffmangel
 IV 4ff., 18, 25ff., 34
— und Schock I 997ff.

Hämoglobinurie im Kollaps
 I 1107, 1119
— bei Schockniere I 1107,
 1119
Hämokonzentration bei Addison-Syndrom V 799
— und Atmung IV 25ff.
— und Blutdruck V 799, 803ff.
— und Capillarpermeabilität
 VI 108, 552
— und Coronarthrombose
 III 964
— und Endangitis obliterans
 VI 265
— bei Erfrierung I 981
— bei Gefäßkrankheiten
 VI 265
— bei Graviditätstoxikose
 IV 512
— bei Herzinfarkt III 964;
 V 818
— bei Höhenadaptation
 IV 25ff.
— und Hypotonie V 799,
 803ff.
— bei Infektionen I 985ff.;
 V 803ff.
— und infektiöser Schock
 I 985ff.
— und Klima IV 25ff.
— im Kollaps I 966ff., 997ff.,
 1111ff.
— und Luftdruck IV 25ff.
— und Magnesiumstoffwech-
 sel IV 455ff.
— und Operationen IV 597;
 V 805ff.
— bei Pulmonalarterien-
 aplasie III 382, 385
— bei Sauerstoffmangel
 IV 25ff.
— im Schock I 966ff., 997ff.,
 1111ff.
— im traumatischen Schock
 I 966ff.
— bei Verbrennung I 979ff.,
 VI 563
— bei Verbrennungsschock
 I 979ff., 980
Hämolyse und Blutdruck
 V 775
— und Blutmengenbestim-
 mung I 140
— bei Endokarditis lenta
 II 695
— bei Erythematodes II 982
— bei Gefäßkrankheiten
 VI 315ff.
— und Hyperkaliämie
 IV 420ff.
— und Hypertensinase
 V 105
— und Hypertonie V 775
— bei Karditis rheumatica
 II 610

Hämolyse bei Kollagenosen
 II 982
— und Kollaps I 1107, 1117
— bei Periarteriitis nodosa
 VI 315
— bei Porphyrie IV 397ff.
— bei rheumatischem Fieber
 II 610
— und Schockniere I 1107,
 1117
— durch Streptokokken
 II 548ff.
Hämometakinesie VI 203
Hämoperikard II 1150ff.
— bei Aortenhämatom, intramuralem VI 459
— bei Herzinfarkt II 1083,
 1150ff.; III 1241
— und Herzinsuffizienz I 347
— bei Herzruptur III 1241
— und Herztamponade
 II 1151
— bei Herztrauma II 475ff.
— und Hydroperikard II 1153
— und Kollagenosen II 985
— und Kollaps I 959;
 II 1151ff.
— bei Myokarditis II 917,
 1151
—, Pathogenese II 1150ff.
— bei Periarteriitis nodosa
 II 985ff., 1151
— bei Perikarditis II 1083,
 1150ff.
— bei Perikardtumoren
 II 1217ff.
—, Poliomyelitis II 917
— und Postcommissurotomie-
 Syndrom II 1394
— und Schock I 959;
 II 1151f.
—, Symptome II 1151ff.
—, Therapie II 1152
— durch Trauma II 1087
Hämophilie und Capillar-
 resistenz VI 570
Haemophilusinfekte und Capillarresistenz VI 568
— und Endokarditis lenta
 II 676, 755ff., 760
— und Purpura infectiosa
 VI 568
—, Therapie II 755ff., 760
Hämoptoe bei angeborenem
 Herzfehler III 338ff.
— bei Aortenhämatom, intramuralem VI 458
— bei arteriovenösen Aneurysmen IV 253
— bei arteriovenöser Lungenfistel III 389
— nach Commissurotomie
 II 1393
— bei Endokarditis lenta
 II 714, 722

Hämoptoe bei Fallotscher
  Tetralogie III 338 ff.
— bei Gefäßkrankheiten
  II 987; VI 318 ff.
— bei Gefäßmißbildungen
  III 382, 385 ff., 389
— bei Gravidität IV 488 ff.
— bei hämorrhagischer
  Diathese IV 563
— und Hämosiderose IV 257
— bei Herzinsuffizienz I 768,
  770
— bei Herzklappenfehler
  II 1314 ff.
— bei Herztumoren II 1194
— bei Hypoglykämie IV 380
— bei Infektionen IV 563;
  VI 567 ff.
— durch Insulin IV 380
— bei Kollagenosen
  II 987 ff.
— und Kollaps I 957
— bei Lungenembolie
  IV 106 ff.
— bei Lungenödem I 768
— bei Lungenstauung I 768,
  770
— bei Mitralstenose II 1314 ff.,
  1319 ff.
—, neurotische I 768
— bei Periarteriitis nodosa
  II 987 ff.; VI 318 ff.
— bei Postcommissurotomie-
  Syndrom II 1393 ff.
— bei Pulmonalaneurysma
  VI 466
— bei Pulmonalsklerose
  IV 245
— und Schock I 957
— bei Teleangiektasien
  VI 540 ff.
— bei Waterhouse-Friedrichsen-Syndrom IV 563 ff.
Hämorrhagine und Capillarresistenz VI 581
„Hämorrhagische Diathese"
  s. u. Diathese, hämorrhagische
Hämosiderin bei Anämie IV 648
— und Capillarresistenz
  VI 566
— bei Endokarditis lenta
  II 720
— und Hämochromatose
  II 964; IV 685 ff. s. a.
  dort
— bei hämorrhagischer Diathese VI 566, 571 f., 578
— in Herzfehlerzellen I 770 ff.
— bei Kaposi-Sarkom VI 602
— und Lungenstauung I 770
— bei Mitralstenose II 1310 ff.,
  1355 ff.
— bei Möller-Barlow-Syndrom
  VI 578

Hämosiderin bei Moschcowitz-
  Symmers-Syndrom
  VI 571 ff.
— bei Perniciosa IV 648 ff.
— bei Perniosis VI 559
— bei postthrombotischem
  Syndrom VI 510 ff.
— bei Purpura rheumatica
  VI 566
— bei Skorbut VI 578
Hämosiderose s. u. Hämochromatose
Hämostase und Capillarpermeabilität I 1067; VI 552
— und Coronarthrombose
  III 948, 952 ff.
— bei Erfrierung I 981;
  VI 555 ff.
— und Herzinfarkt III 948,
  952 ff.
— und infektiöser Schock
  I 983
— und Kollaps I 981, 1067,
  1112
— bei Malaria II 935
— bei Mitralstenose II 1323
— bei Myokarditis II 935
— und Schock I 981, 1067,
  1112
— bei Thrombose III 948 ff.
Haflutan als Diureticum I 540,
  545
Halsrippen und Blutdruckmessung V 7
— und Cervicalsyndrom
  IV 864
— und Gefäßkrankheiten
  VI 239
— und sekundäres Raynaud-
  Syndrom VI 239
— und Thrombophlebitis
  VI 495
— und Vasomotorik VI 239
Hamartoblastom des Herzens
  II 1200
Hamartome des Herzens
  II 1199
Handharmonika-Phänomen bei
  Antesystolie II 380,
  383 ff.
— bei Wolff-Parkinson-
  White-Syndrom II 380,
  383 ff.
Hand-Schüller-Christian-
  Syndrom s. u. Cholesterinose
Haptoglobulin bei rheumatischem Fieber II 573
Harnblase und Gefäßkrank-
  heiten VI 317
— und Banthin V 493
— und Blutdruck V 603
— und Capillarresistenz VI 580
— und Ganglionblocker V 580,
  594

Harnblase, Hämangiome der
  VI 597
— und hämorrhagische Dia-
  these VI 580
— und Hypertonie V 603
— und Hypertonietherapie
  V 493
—, Kavernome der VI 597
— und Pepsitensin V 102
— bei Periarteriitis nodosa
  VI 317
— bei Purpura VI 580
— und renale Hypertonie
  V 603
— bei Skorbut VI 580
— bei Teleangiektasien
  VI 541
— bei vegetativer Labilität
  IV 719
Harnsäurestoffwechsel und
  Ammoniumchlorid
  I 561
— und Capillarresistenz
  VI 565
— und Chlorothiazid I 544
— und Diurese I 255
— bei Endangitis obliterans
  VI 280
— bei hämorrhagischer
  Diathese VI 565, 573
— bei Herzinfarkt III 721
— im Kollaps I 1094 ff.
— bei Moschcowitz-Symmers-
  Syndrom VI 573
— bei Purpura rheumatica
  VI 565
— im Schock I 1094 ff.
Harnstoffclearance V 66
— bei Graviditätstoxikose
  IV 512 ff.
— und Hypertensin V 99
— bei Hypertonie V 66, 68
— bei Postural hypotension
  IV 739; V 816
— und Renin V 99
— und Sympathektomie
  V 479 ff.
Harnstoffstoffwechsel und Ammoniumchlorid I 561
— und Diurese I 255, 426 ff.,
  561 ff.
— bei Herzinfarkt III 1157 ff.
— im Kollaps I 1092, 1098
— bei Postural hypotension
  V 816
— bei Schockniere I 1098 ff.
Hasselbach-Hendersonsche
  Gleichung I 205
Hauffesche Teilbäder I 680;
  V 497
— — bei Angina pectoris
  I 680; III 1373 ff.,
  1418 ff.
— — bei Gefäßkrankheiten
  VI 156 ff.

68*

Hauffesche Teilbäder bei
    Herzinsuffizienz
    I 680
— — bei Hypertonie V 497
Haut und ACTH II 645
— bei Adams-Stokes-Syndrom II 252ff.
— und Adrenalin V 173
— bei Amyloidose II 961ff.
— bei Anämie IV 643ff.
— bei angeborenen arteriovenösen Fisteln VI 471
— bei angeborenem Herzfehler III 144ff., 336ff., 366
— bei Angina pectoris III 1006
— bei Angiomen VI 587
— bei Angiopathia diabetica IV 357ff., 364, 367
— und Antistreptolysin II 591
— bei Aortenaneurysma VI 448
—, Aortenfehler
—, Aorteninsuffizienz II 1461
— bei Arteriosclerosis obliterans diabetica VI 438ff.
— bei Arteriosclerosis obliterans VI 431ff.
— und arteriovenöse Anastomosen VI 6
— bei arteriovenösen Aneurysmen V 769ff.
— bei arteriovenösen Fisteln VI 471, 475, 478ff.
— und Atmung IV 10ff., 32
— bei bact. Endokarditis II 691ff., 726
— und Balneotherapie I 673ff., 680, 684ff.; VI 156
— und Blutdruck V 240ff., 658ff.; 785
— bei Blutkrankheiten IV 643ff.
— als Blutspeicher I 1009ff.
— und Cantharidenblase VI 109
— bei Capillaraneurysmen VI 545
— und Capillardruck VI 98ff.
— bei Capillarektasien VI 525ff.
— und Capillaren VI 11, 14
— und Capillarpermeabilität VI 107, 553ff.
— und Capillarresistenz VI 104ff., 564ff.
— und Capillarspasmen VI 536ff.
— und Carboanhydrase I 539ff.
— und Carotissinus V 716
— bei Cervicalsyndrom IV 863ff.
— und Chinidin II 119
— und Chlorothiazid I 544
— und Cholinmangel V 146

Haut bei Coma diabeticum IV 375ff.
— bei Coronarinsuffizienz III 1006
— bei Cor pulmonale IV 144, 149ff.
— und Cortison II 645
— und C-reaktives Protein II 597
— bei Cushing-Syndrom V 683ff.
— und Cyanose I 232ff.
— und Depressan V 232ff.
— bei Dermatomyositis II 991ff.
— bei Dermographie VI 38ff.
— bei Diabetes mellitus IV 357ff., 364, 367, 375; VI 438ff.
— bei Dystrophie IV 304ff.
— bei Echinokokkose II 938
— bei Effort-Syndrom IV 715
— bei Eintauchfuß VI 561
— bei Embolie VI 362ff.
— bei Endangitis obliterans VI 266, 278ff., 282ff.
— bei Endokarditis acuta II 726ff.
— bei Endokarditis lenta II 691, 692ff.
— bei endokriner Hypertonie V 658ff., 683ff.
— bei Erfrierung VI 555ff.
— bei Erythem VI 42ff.
— bei Erythemathodes II 978f.; VI 344ff.
— bei Erythralgie VI 527
— und essentielle Hypertonie V 240ff.
— bei Fallotscher Tetralogie III 336ff.
— und Ganglienblocker V 566
— bei Gefäßkrankheiten VI 36ff., 114ff.
— bei Gefäßmißbildungen VI 587ff.
— bei Gefäßspinnen VI 543ff.
— und Genußgifte IV 826
— bei Glomustumoren VI 593ff.
— bei Glykosidintoxikation I 499
— bei Gravidität IV 482
— bei Graviditätstoxikose IV 513ff.
—, Hämangioendotheliom der VI 600
— bei Hämangiomen VI 587ff.
— bei hämorrhagische Diathese VI 104ff., 564ff.
— bei hämorrhagischem Schock I 960ff., 1045ff.
— und Heparin V 505

Haut bei Herzinfarkt I 339; III 1124, 1259ff.
— bei Herzinsuffizienz I 74ff.
— bei Herztrauma II 464
— und Histamin V 198
— bei Höhenadaptation IV 10ff., 32
— und Hydralazine V 546, 547, 551, 594
— und Hypertonie V 173ff., 198, 240ff., 658ff.
— bei Hyponatriämie IV 441
— bei Hypotonie IV 730, 739; 809; V 785
— und Imidazol V 494
— bei Infektionskrankheiten IV 532
— bei infektiösem Schock I 985ff.
— bei intraarterieller Sauerstoffinsufflation VI 210
— bei Kälteurticaria VI 553ff.
— und Kalium IV 419ff.
— und Kallikrein V 216ff.
— bei Kaposi-Sarkom VI 602
— bei Karditis rheumatica II 602ff., 621; VI 564
—, Kavernome der VI 596ff.
— und Klima IV 10ff., 32
— bei Klippel-Trénaunay-Syndrom VI 587ff.
— bei Kollagenosen II 978ff.
— beim Kollaps I 960ff., 980, 985ff., 1009ff., 1039ff., 1045ff.; IV 602ff.
— bei Libman-Sacks-Endokarditis II 745
— bei Livedo reticularis VI 534ff.
— und Luftdruck IV 10ff., 32
— bei Luftembolie IV 127ff.
— bei Luftüberdruck IV 42ff.
— und Lymphangiom VI 616ff.
— bei Lymphangitis VI 604ff.
— bei Lymphgefäßinsuffizienz VI 611
— bei Lymphödem VI 611
— und Lymphsystem VI 115ff.
— bei Martorelli-Syndrom V 344; VI 680
— bei Migräne VI 250
— und Mineral-Stoffwechsel IV 419ff.
— bei Mitralstenose II 1381
— bei Moschcowitz-Symmers-Syndrom VI 571ff.
— bei Myokarditis II 901
— und Narkose IV 594ff., 616ff.
— und Nicotin IV 826; VI 266
— und Noradrenalin V 174

Sachverzeichnis.

Haut und Orthostase IV 730 ff.
— und Oscillogramm VI 79
— bei Pancarditis rheumatica II 619 ff.
— bei Periarteriitis nodosa II 986 ff.; V 621, 622; VI 314, 321, *323* ff., 329
— bei Perniosis VI 558 ff.
— bei Phäochromocytom V 655, 658 ff.
— und Phlebektasien VI 516
— und Phlebitis VI 491 ff.
— bei Polycythämie VI 664 ff.
— bei Porphyrie IV 397 ff.
— bei postthrombotischem Syndrom VI 510 ff.
—, Postural hypotension IV 739
— bei Pseudo-Cushing-Syndrom V 701
— bei Pulmonalatresie III 366
— bei Purpura fulminans VI 569 ff.
— bei Purpura Majocchi VI 576
— bei Purpura rheumatica VI 564 ff.
— und Quecksilberdiuretica I 534
— und Rauwolfia-Alkaloide V 529 ff.
— bei Raynaud-Syndrom VI 224 ff., 228 ff.
— und reaktive Hyperämie VI 57 ff.
— und Rheogramm VI 74 ff.
— bei rheumatischem Fieber II 602 ff.; VI 564
— bei Riesenzellarteriitis VI 339 ff.
— bei Sauerstoffmangel IV 10 ff., 32
— und Saug-Drucktherapie VI 154
— bei Scharlach-Myokarditis II 901
— beim Schock I 960 ff., 980, 985 ff., 1009., 1039 ff., *1045* ff.; IV 602 ff.
— bei Schützengrabenfuß VI 561
— und Schweißsekretion VI 43
— und Serotonin VI 529
— bei Sklerodermie II 989 ff.
— bei Skorbut VI 577 ff.
— bei Sturge-Weber-Syndrom VI 590
— und Synkardialmassage VI 151
— bei Teleangiektasien VI 539 ff.
— und Terminalstrombahn VI 14 ff.
— bei Tricuspidalstenose II 1492

Haut bei Thrombophlebitis VI 491 ff.
— bei Thrombose VI 370 ff.
— bei traumatischem Schock I 1045 ff.
— bei Ulcus cruris V 344; VI 380
— und Varicen VI 516
— und Vasomotorik VI 528 ff.
— bei vegetativer Labilität IV 708, 715, 809
— und Venendruck VI 68
— bei Verbrennung VI 562 ff.
— bei Verbrennungsschock I 980
— bei Vorhofseptumdefekt III 261 ff.
— und Wärmeurticaria VI 561 ff.
— bei Waterhouse-Friedrichsen-Syndrom IV 563 ff.
Hautatmungsherz, Begriff III 3
Hautatrophie bei Gefäßkrankheiten VI 44
— bei Perniosis VI 559
— und Purpura Majocchi VI 576
Hautdiphterie und Herzblock II 224
Hautdurchblutung I 74 ff.
— bei Anämie IV 643 ff.
— bei angeborenen atriovenösen Fisteln VI 471
— bei Angina pectoris III 1006
— bei Aorteninsuffizienz II 1461
— bei Arteriosclerosis obliterans VI 432
— — — diabetica VI 438 ff.
— bei arteriovenösen Fisteln VI 471, 475, 478 ff.
— und Balneotherapie VI 156
— und Blutdruck V 658 ff., 785
— bei Capillaraneurysmen VI 545
— bei Capillarektasien VI 525 ff.
— und Capillarspasmen VI 536 ff.
— und Carotissinus V 716
— bei Cervicalsyndrom IV 863 ff.
— bei Coronargefäß-Mißbildungen III 569 ff.
— bei Coronarinsuffizienz III 1006
— bei Dermographie VI 38 ff.
— bei Diabetes mellitus VI 438 ff.
— bei Eintauchfuß VI 561
— bei endokriner Hypertonie V 658 ff.

Hautdurchblutung und Synkardialmassage

1077

Hautdurchblutung bei Erfrierung VI 555 ff.
— bei Erythem VI 42 ff.
— bei Erythralgie VI 527
— bei Erythromelalgie VI 525 ff.
— bei Gefäß-Mißbildungen III 569 ff.
— bei Gefäßspinnen VI 543 ff.
— und Genußgifte IV 826
— bei Glomustumoren VI 593 ff.
— bei Hämangiomen VI 587
— bei hämorrhagischem Schock I 960 ff.
— bei Herzinfarkt III 1124, 1259 ff.
— und reaktive Hyperämie VI 57 ff.
— bei Hypertonie V 658 ff.
— und Hypotonie V 785
— bei Infektionskrankheiten IV 532
— bei infektiösem Schock I 985 ff.
— bei intraarterieller Sauerstoffinsufflation VI 210
— bei Kollagenosen II 987 ff.
— beim Kollaps I 960 ff., 980, 985 ff., 1039 ff., *1045* ff.; IV 602 ff.
— bei Livedo reticularis VI 534 ff.
— und Martorelli-Syndrom VI 380
— bei Migräne VI 250
— und Narkose IV 594 ff., 614
— und Nicotin VI 266, 826
— und Oscillogramm VI 79
— bei Periarteriitis nodosa II 987 ff.
— bei Perniosis VI 558 ff.
— bei Phäochromocytom V 658 ff.
— und Phlebitis VI 492
— und Plethysmogramm VI 72
— bei Polycythämie IV 664 ff.
— bei postthrombotischem Syndrom VI 511 ff.
— bei Raynaud-Syndrom VI 224 ff., 228 ff.
— und Saug-Drucktherapie VI 154
— beim Schock I 960 ff., 980, 985 ff., 1039 ff., *1045* ff.; IV 602 ff.
— bei Schützengrabenfuß VI 561
— und Schweißsekretion VI 43
— und Serotonin VI 529
— und Synkardialmassage VI 151

Hautdurchblutung und Terminalstrombahn
VI 14ff.
— bei Thrombophlebitis VI 492
— bei Thrombose VI 370ff.
— beim traumatischen Schock I 1045
— bei Ulcus cruris VI 380
— und Vasomotorik VI 528ff.
— bei Verbrennung VI 563
— beim Verbrennungsschock I 980
Hautfarbe VI 43 s.a.u. Cyanose
— bei Adams-Stokes-Syndrom II 252ff.
— bei Adipositas IV 385ff.
—, Ätiologie I 232ff.
— bei Akrocyanose s. dort
— bei angeborenen arteriovenösen Fisteln VI 471
— bei angeborenem Herzfehler III 80ff., 105ff., 144ff., 298ff., 303, 336, 366, 395, 400ff., 420, 451, 471, 497ff., 532ff., 549
— bei angeborener Mitralstenose III 549
— bei angeborener Pulmonalstenose III 298ff., 303ff.
— bei Angina pectoris III 1000, 1006
— bei Angina tonsillaris II 914
— bei Aortenatresie III 561ff.
— bei Aorteninsuffizienz II 1461ff.
— bei Aortenisthmusstenose III 451ff., 471
— bei Arteriosclerosis obliterans VI 431ff.
— bei arteriovenösen Anastomosen IV 7
— und arteriovenöse Aneurysmen IV 252
— bei arteriovenösen Fisteln VI 471, 475
— bei arteriovenöser Lungenfistel III 386ff.
— bei Beriberi IV 390ff.
— bei Bilharziose IV 239
— bei Canalis atrioventricularis communis III 293ff.
— bei Capillaraneurysmen VI 545
— bei Capillarektasien VI 525ff., 527ff., 530ff.
— und Capillarspasmen VI 536ff.
— bei Chylothorax VI 607
— bei Coma diabeticum IV 375ff.
— und Commissurotomie II 1389
— bei Cor biloculare III 547ff.

Hautfarbe bei Coronargefäßmißbildungen III 569ff.
— bei Coronarinsuffizienz III 1000, 1006
— bei Cor triatriatum III 554
— bei Cor triloculare biatriatum III 540ff.
— bei Cossio-Syndrom III 59
— bei Dermographie VI 38ff.
— bei Dextrokardie III 580
— bei Dextroversion III 587
— bei Diabetes mellitus IV 375ff.
— bei Diphtherie-Myokarditis II 894ff.
— bei Ductus Botalli persistens III 165ff., 187
— bei Dystrophie IV 304ff.
— bei Ebstein-Syndrom III 420ff.
— bei Effort-Syndrom IV 715
— bei Eintauchfuß VI 561
— bei Eisenmenger-Komplex III 38
— bei Embolie VI 362ff.
— bei Encephalomyokarditis II 920
— bei Endangitis obliterans VI 278ff., 283ff.
— bei Endokarditis lenta II 690ff.
— bei Endokardfibrose II 789
— bei Erfrierung VI 555ff.
— bei Erythem VI 42
— bei Erythematodes II 983ff.; VI 344ff.
— bei Erythralgie VI 527
— bei Erythromelalgie VI 525ff.
— bei Fallotscher Tetralogie III 329ff., 336ff.
— bei Fettembolie IV 134ff.
— bei Fibroelastose II 789
— bei Fokaltoxikose II 914
— bei Gefäßkrankheiten VI 36ff.
— bei Gefäßmißbildungen III 386ff.; VI 588ff., 589
— bei Glykogenose II 966
— bei Grippemyokarditis II 925
— bei Hämangiomen VI 587
— bei Hämangiosarkom VI 609
— bei hämorrhagischer Diathese VI 564ff.
— im hämorrhagischen Schock I 1045
— und Herzdekompensation V 383
— bei Herzinfarkt I 339; III 1124
— bei Herzinsuffizienz I 33ff., 232ff.; V 383

Hautfarbe bei Herztrauma II 404ff.
— bei Herztumoren II 1198
— bei Hypokaliämie IV 421ff.
— bei Hypoxämie VI 530ff.
— bei intraarterieller Sauerstoffinsufflation VI 210
— bei Karditis rheumatica II 605
— bei Klippel-Trénaunay-Syndrom VI 588, 589
— bei Kollagenosen II 983ff.
— bei Kollaps I 980, 1039ff., 1045ff.
— bei konstriktiver Perikarditis II 1103ff.
— bei Livedo reticularis VI 534ff.
— bei Luftembolie IV 124ff.
— bei Lungenembolie IV 102ff., 122ff.
— bei Lungenvenentransposition III 527ff.
— bei Martorelli-Syndrom VI 380
— bei Migräne VI 250
— und Minus-Dekompensation V 383
— bei Mitralatresie III 558
— bei Mitralstenose II 1312ff., 1318ff., 1389
— bei Monge-Syndrom IV 34
— bei Myokarditis II 887ff.
— bei Myokardose I 33ff.
— bei Orthostase IV 735; V 810
—, Pathophysiologie I 232ff.
— bei paroxysmaler Tachykardie II 133ff.
— bei Periarteriitis nodosa VI 314, 329
— bei Perikarditis II 1045ff.
— bei Perniosis VI 559ff.
— bei Phlebitis VI 491ff.
— und Plus-Dekompensation V 383
— bei Pneumonie, Myokarditis II 911
— bei Polycythämie IV 665
— bei postthrombotischem Syndrom VI 510ff.
— bei Pseudo-Cushing-Syndrom V 701
— bei Pulmonalaneurysma VI 466
— bei Pulmonalatresie III 366
— bei Pulmonalsklerose IV 245ff.
— bei Raynaud-Syndrom VI 224ff., 228ff.
— bei rheumatischem Fieber II 605
— bei Riesenzellarteriitis VI 339ff.

Sachverzeichnis.

Hautfarbe beim Schock I 980, 1039 ff., *1045* ff.
— bei Schützengrabenfuß VI 561
— und Serotonin VI 529
— bei Sichelzellanämie IV 240
— bei Skorbut VI 578
— bei Tachykardie II 133 ff.
— bei Taussig-Bing-Komplex III 39, 497 ff.
— bei Thoraxdeformation IV 229
— bei Thrombophlebitis VI 370 ff., 491 ff., 499 ff.
— bei Thrombose VI 370 ff.
— bei Transposition der Aorta und Pulmonalis III 497 ff.
— bei Tricuspidalatresie III 395, 400 ff.
— bei Tricuspidalinsuffizienz II 1506
— bei Tricuspidalstenose II 1491 ff.
— bei Truncus arteriosus communis persistens III 532, 535 ff.
— bei Tumormetastasen IV 237 ff.
— bei Ulcus crusis VI 380
— und Vasomotorik VI 528 ff.
— bei vegetativer Labilität IV 708, 715, 735
— bei Venacava-Anomalie III 17, 518 ff.
— bei Ventrikelseptumdefekt III 61, 217 ff.
— bei Verbrennung VI 562 ff.
— bei Verbrennungsschock I 980
— bei Vorhofseptumdefekt III 59, 249, 253 ff., 261 ff.
Hautinfarkt bei Endangitis obliterans VI 282
— bei Periarteriitis nodosa VI 324
Hauttemperatur bei Adams-Stokes-Syndrom II 252 ff.
— bei Akrocyanose VI 533
— bei angeborenen arteriovenösen Fisteln VI 471
— bei Angiopathia diabetica IV 357 ff.
— bei Arteriosclerosis obliterans VI 432
— bei Arteriosclerosis obliterans diabetica VI 438 ff.
— bei arteriovenösen Fisteln VI 471, 475, 478 ff.
— und Balneotherapie I 673 ff., 681
— und Blutdruck V 658 ff., 785
— bei Capillarektasien VI 525 ff.

Hauttemperatur und Capillarpermeabilität VI 555 ff.
— und Capillarspasmen VI 536
— und Carotis-Sinus V 716
— bei Cor pulmonale IV 144, 149
— und Cyanose I 233
— bei Diabetes mellitus IV 357 ff., 438 ff.
— bei Druckfall-Syndrom IV 48
— bei Dystrophie IV 304 ff.
— bei Effort-Syndrom IV 715
— bei Embolie VI 363 ff.
— bei Endangitis obliterans VI 283 ff.
— bei endokriner Hypertonie V 658 ff.
— bei Erfrierung VI 555 ff.
— und Erythem VI 42
— bei Erythralgie VI 527
— bei Erythromelalgie VI 525 ff.
— und Ganglienblocker V 566
— bei Gefäßkrankheiten VI 38 ff., *83* ff.
— bei Gefäßmißbildungen VI 589
— bei Glomustumoren VI 593 ff.
— bei Gravidität IV 482
— bei Hämangiomen VI 587
— im hämorrhagischen Schock I 1045
— bei Herzinfarkt III 1259 ff.
— und Hydralazine V 547 ff.
— und Hyperämieteste VI 85
— und Hypertensin V 101
— bei Hypertonie V 658 ff.
— und Hypotonie V 785
— bei intraarterieller Sauerstoffsufflation VI 210
— bei Klippel-Trénaunay-Syndrom VI 589
— im Kollaps I 1045; IV 602 ff.; V 217
—, Meßmethoden VI 83 ff.
— bei Migräne VI 250
— und Nicotin VI 266
— und Orthostase IV 730 ff.
— und Oscillogramm VI 79
— bei Perniosis VI 558 ff.
— bei Phäochromocytom V 658 ff.
— bei Phlebitis VI 492
— bei postthrombotischem Syndrom VI 511 ff.
— und Postural hypotension IV 739
— bei Raynaud-Syndrom VI 224 ff.
— und reaktionäre Hyperämie VI 60, 85

Hauttemperatur und Saug-Drucktherapie VI 154
— im Schock I 1045; IV 602 ff.
— und Schweißsekretion VI 43
— und Sympathektomie V 475
— und Synkardialmassage VI 151
— bei Thrombophlebitis VI 492
— bei traumatischem Schock I 1045
— und Vasomotorik VI 85 ff.
— bei vegetativer Labilität IV 715
— und Wärmeurticaria VI 561 ff.
Hauttest und Capillarpermeabilität VI 116
— bei Echinokokkose II 938
— bei Endangitis obliterans VI 264
— bei Gefäßkrankheiten VI 109 ff., 114 ff., 264
— bei Karditis rheumatica II 600
— und Lymphsystem VI 116
— bei rheumatischem Fieber II 600
Hauttransplantation bei Lymphödem VI 615 ff.
Hautwiderstand, elektrischer VI 93 ff.
— und Capillardruck VI 98
— und Capillarmikroskopie VI 98
Hegglin-Syndrom I 31 ff.; IV 428
— bei allergischer Myokarditis II 954
— und Atrioventrikularblock II 237
—, Begriff 31 ff.
— bei Coma diabeticum IV 377
— bei Dystrophia myotonica II 971
— bei Hepatitis II 929
— und Hyperkaliämie IV 442
— bei Hypocalcämie IV 448 ff.
— bei Hypoglykämie IV 381
— und Insulin IV 381
—, Kreislauf bei I 31 ff.; IV 428
— und Mineral-Stoffwechsel IV 428, 442
— bei Myokarditis II 912
— und Myokardose I 34
— bei Pneumonie II 912
— bei Poliomyelitis II 918
— bei Porphyrie IV 398
— bei Tetanie IV 448 ff.
— und totaler Block II 237
Heilschlaf s.u. Schlaftherapie
Heine-Medinsche Erkrankung s.u. Poliomyelitis

Helium zur Atmungsanalyse
I 181, 184
Helleborin und Extrasystolie
II 40ff.
Hellebrin I 430
Hellibrigenin, Chemie I 430
Hemiplegie bei angeborenem
  Herzfehler III 123ff., 356
— bei Aortenhämatom, intramuralem VI 458
— bei arteriovenöser Lungenfistel III 389
— und Blutdruck V 661
— durch Carotisdruck II 144
— bei Endokarditis lenta
  II 690ff., 719
— bei endokriner Hypertonie
  V 661
— bei Fallotscher Tetralogie
  III 356
— und Geburt IV 522
— bei Gefäßkrankheiten
  VI 326ff.
— bei Gefäßmißbildungen
  III 389
— und Gravidität IV 522
— bei hämorrhagischer Diathese VI 572
— bei Hypertonie V 661
— bei Luftembolie IV 129
— bei Periarteriitis nodosa
  VI 326ff.
— bei Phäochromocytom
  V 661
— im Puerperium IV 522
— bei Moschcowitz-Symmers-Syndrom VI 572
Hendersonsche Gleichung
I 205
Heparin bei angeborenem
  Herzfehler III 155
— bei Angina pectoris
  III 1409ff.
— und Angiopathia diabetica
  IV 371
— und Arteriosklerose IV 371;
  VI 422ff., 436
— bei Arteriosclerosis obliterans IV 436
— bei bakterieller Endokarditis II 747, 761
— und Capillarresistenz
  VI 105ff.
—, Chemie VI 193
— bei Coronarinsuffizienz
  III 1409ff.
— und Diabetes mellitus
  IV 371
— bei Embolie VI 366ff.
— bei Endangitis obliterans
  VI 302ff.
— bei Endokarditis lenta
  II 747, 761
— bei Erfrierung VI 558
— bei Fettembolie IV 137

Heparin bei Gefäßkrankheiten
  VI 193ff.
— bei Herzinfarkt III 1475ff.
— bei Herzkatheterismus
  II 1263
—, intraarteriell VI 208
— und Kallidin V 227
— und Kallikrein V 214
— bei Karditis rheumatica
  II 657
— und Lungenembolie
  IV 96ff., 118ff.
— bei Lymphgefäßinsuffizienz
  VI 615
— bei Lymphödem VI 615
— und Periarteriitis nodosa
  VI 333
— bei Raynaud-Syndrom
  VI 232
— bei rheumatischem Fieber
  II 657
— bei Thrombophlebitis
  VI 498, 505ff.
— bei Waterhouse-Friedrichsen-Syndrom IV 566
Heparinoide bei Embolie
  VI 366
— bei Gefäßkrankheiten
  VI 193, 195ff.
Heparintoleranztest und
  Thrombophlebitis
  VI 485ff., 502
Hepaticaaneurysmen VI 467
„Hepaticareflex" I 1085
Hepatitis und Adams-Stokes-
  Syndrom II 272
—, Antistreptolysin bei II 591
— und Conn-Syndrom V 705
— und Endokarditis lenta
  II 721
— und Hypertonie V 705
—, Kreislauf bei IV 558ff.
—, Myokarditis bei I 762ff.;
  II 874, 928ff.; IV 543
— und Myokardose II 969
— bei Periarteriitis nodosa
  VI 322
Hepatojugularometer VI 69
Hepatorenales Syndrom
  IV 605
Heptakardie III 10
Herdnephritis bei Aortenisthmus-Stenose V 762
— bei bakterieller Endokarditis II 740
—, Blutdruck bei V 612
—, embolische II 727
— bei Endocarditis acuta bact.
  II 727
— bei Endokarditis lenta
  II 715ff.
— bei Gefäßkrankheiten
  VI 317
— hämorrhagische II 716
— und Hypertonie V 718

Herdnephritis bei Infektionskrankheiten IV 530, 535
— und Karditis rheumatica
  II 607
—, Löhleinsche II 715ff.
— und neurogene Hypertonie
  V 718
— bei Periarteriitis nodosa
  VI 317
— bei Poliomyelitis V 718
— und rheumatisches Fieber
  II 607
Heredität bei Adipositas
  III 761ff.
— bei angeborenem Herzfehler III 11, 81, 84ff.,
  108ff., 159, 489ff., 575
— und Angina pectoris
  III 751ff.
— bei Antesystolie II 394ff.
— und Akrocyanose VI 532ff.
— bei Aortenisthmusstenose
  III 108ff.
— und Arteriosklerose
  III 750ff.
— bei arteriovenösen Aneurysmen IV 251
— und Blutdruck V 18, 235,
  239, 240ff., 269ff., 629,
  793
— und Capillarresistenz
  VI 570
— und Coronarinsuffizienz
  III 751ff.
— und Coronarsklerose
  III 750ff.
— und Coronarthrombose
  III 751ff.
— und Cor pulmonale IV 249
— und Depressan V 235
— bei Dextrokardie III 575
— bei Ductus Botalli persistens III 109, 159
— bei Dystrophia musculorum
  progressiva II 971ff.
— bei Dystrophia myotonica
  II 970ff.
— bei Endangitis obliterans
  VI 258ff.
— bei Erythemathodes
  II 977ff.
— und essentielle Hypertonie
  V 239, 240ff., 269ff.
— und essentielle Hypotonie
  V 793
— bei Gefäßkrankheiten
  VI 258ff.
— bei Gefäßmißbildungen
  III 489; VI 588ff.
— bei Glykogenose II 966
— und Hämochromatose
  IV 686
— und hämorrhagische
  Diathese VI 570
— und Hämosiderose IV 258

Sachverzeichnis.

Heredität bei Heredoataxie
II 973ff.
— und Hypertonie V 239,
240ff., 269ff., 629
— und Hypotonie V 793
— bei idiopathischer Herzhypertrophie II 975
— und Karditis rheumatica
II 548ff., 556ff.
— bei Klippel-Trénaunay-
Syndrom VI 588
— bei Kollagenosen II 977ff.
— und Lymphgefäßinsuffi-
zienz VI 610
— und Lymphödem VI 610
— und maligne Hypertonie
V 629
— bei Marfan-Syndrom
III 489ff.
— und Migräne VI 249
— und Phlebektasien
VI 516ff.
— bei Pulmonalsklerose
IV 249
— und Purpura VI 570
— bei Pyelonephritis V 609
— bei Raynaud-Syndrom
VI 224
— und rheumatisches Fieber
II 548ff., 556ff.
— und Sympathicotonie
IV 722ff.
— bei Teleangiektasien
VI 538ff.
— und Vagotonie IV 722ff.
— und Varicen VI 516ff.
— und vegetative Labilität
IV 708ff., 722ff., 832ff.
— bei Wolff-Parkinson-
White-Syndrom
II 394ff.
— bei Xanthomatose
III 755ff.
Heredoataxie, Herz bei
II 973ff.
Herellae vaginicola und Endocarditis lenta II 677
Hering-Breuer-Reflex I 223
Hernien II 1317ff.
— und Antesystolie II 394
— und Cor pulmonale IV 256
— des Perikards s. u. Peri-
karddivertikel
— und Wolff-Parkinson-
White-Syndrom II 394
Herniotomie und Lungen-
embolie IV 95
Herpangina s. u. Coxsackie-
Infekt
Herpes zoster III 1337
— — und Carotissinus-
syndrom II 277
Herxheimer-Mönckeberg-
Theorie (angeborener Herz-
fehler) III 41ff., 48

Herxheimer-Reaktion s. u.
Jarisch-Herxheimer-
Reaktion
Herz und Acetylcholin V 200
— und ACTH II 645
— bei Adams-Stokes-Syndrom
II 251ff., 261ff.
—, Addison I 759ff.; V 797
— bei Addison-Syndrom
V 797
— und Adenosin V 201ff.
— und Aderlaß I 590ff.
— und Adipositas I 404, 417,
505ff., 601; II 11, 23ff.;
IV 47, 94, 231, *382*ff.,
625; V 17ff., 272, 334ff.
— und Adrenalin III 676, 695;
V 167ff., 173ff.
— bei Aktinomykose II 940
— bei akuter Insuffizienz
I 338ff.
— und Aldosteron I 236ff.,
255, *269*ff., 306, 323ff.,
402ff., 510; V 710ff.
— und Allergie III 893ff.
— bei allergischer Myokarditis
II 870ff., 949ff.
— bei allergischer Perikarditis
II 1088ff.
— bei Allorhythmie II 32ff.
— beim Alternans II 403ff.
— bei Altersherz I 757ff.
— bei Amöbiasis II 935
— bei Amyloidose II 961ff.
— bei Anämie I 888; III 642,
868ff.; IV 642, ff.; 651 ff.
652
— und Anaesthesie IV 591ff.
— bei angeborenem arteriovenösem Coronaraneurys-
ma III 213ff.
— bei angeborenen arteriovenösen Fisteln VI 470
— bei angeborener Aorten-
stenose IV 40, 434ff.
— bei angeborener Mitral-
stenose III 26, 549ff.
— bei angeborener Pulmonalinsuffizienz III 563
— bei angeborener Pulmonalstenose III 34, 298ff.
— bei angeborenem perforiertem Sinus-Valsalvae-
Aneurysma III 204ff.
— bei angeborener Tricus-
pidalinsuffizienz
III 429ff.
— bei angeborener Tricus-
pidalstenose III 409ff.
— bei Angina pectoris
III 699ff., 725ff.
— bei Angina tonsillaris
II 874, 903, *912*ff.
— bei Angiokardiographie
II 1267ff.

Herz und Angiopathia diabetica V 336ff., 806
— bei Ankylostomainfekt
II 939
—, Anspannungszeit I 14ff.
— bei Antesystolie II 27,
378ff.
— bei Aortenaneurysma
VI 445ff., 449ff.
— und Aortenatresie III 25,
39ff., 560ff.
— bei Aortenbogen-Anoma-
lien III 479
— bei Aortenbogensyndrom
V 767; VI 378ff.
— bei Aortenhämatom, intramuralem VI 458
— bei Aorteninsuffizienz
II 1454ff.; V 768
—, Aortenisthmusstenose
III 66ff., 449ff.; V 754ff.
— bei Aortenstenose
II 1427ff.
— bei Aortikopulmonafistel
III 61ff.
— bei Aortitis luica VI 351
— und Aortographie VI 135ff.
— bei Aortopulmonalseptumdefekt III 61ff., *195*ff.
— und Arbeitsbelastung
I 829ff., 839ff., *847*ff.,
*854*ff.; IV 768ff., 781,
809, 827ff.
—, Arbeitskurven I 5ff.
— und Arrhythmie s. a. dort
II 78ff., 103ff.
— bei Arterienmißbildungen
III 65ff.
— bei Arteriitis luica
VI 347ff.
— bei Arteriitis rheumatica
VI 345
— bei Arteriosclerosis obliterans VI 432ff.
— und arteriovenöse Anastomosen VI 6
— und arteriovenöse Aneu-
rysmen IV 251ff.
— bei arteriovenösen Fisteln
VI 470, 473ff.
— bei arteriovenöser Lungenfistel III 386ff.
— und Atmung I 176ff.;
II 21ff.; IV 1ff., 10ff.,
13ff., *21*ff., 27ff., 31ff.,
34
— bei Atrioventrikulärblock
II 209, 213ff., 228ff.
— bei Atrioventrikular-Dissoziation II 286ff.
— bei Atrioventrikularextrasystolie II 32ff., 35ff.,
55ff.
— bei Atrioventrikular-
Rhythmus II 279ff.

Herz und Augenhintergrund
V 387ff., 422ff.
— bei auriculärer Leitungsstörung II 198ff.
—, Austreibungszeit I 14ff.
— bei bakterieller Endokarditis II 725ff., 741ff., 767ff.
— und Balneotherapie I 654ff.; V 591ff.; VI 156
— bei Bayley-Block II 332ff.
— bei Belastung I 829ff., 839ff., *847*ff., 854ff.; III 694; IV 764ff.
— und Benzodioxan V 519
— bei Beriberi I 27, 42, 44, 59, 128, 173, 448, 762; IV *389*ff.
—, Bigeminie I 492; II 32ff., 40ff., 53, 68, 72
— bei Bilharziose IV 62, 140ff., *239*ff.
— bei Bleivergiftung III 989
— und Blutdruck I 15ff., 736; II 9, 11, 16; V 32ff., 37ff., 61, 68ff., 88, 122ff., 139, 148, 159ff., 167ff., 199ff., 241ff., 277ff., 339, 360, *363*ff., 382ff., 780ff., 788ff., 794
— bei Blutkrankheiten IV *642*ff.
— und Blutmenge I 68, 90ff., 114, 129, 137, *138*ff., 149, *153*ff.
— und Blutspeicher I 1008ff.
— und Blutviscosität III 694
— bei Brucellosen II 875, *904*
— und Calciumstoffwechsel IV 446ff.
— bei Canalis atrioventricularis communis III 291ff.
— und Cantharidenblase VI 109
— und Capillarpermeabilität VI 109, 553
— und Capillarresistenz VI 564ff.
— bei Carcinoid II 782ff.
— und Carotissinus V 713ff.
— bei Carotissinus-Syndrom II 272ff.; V 817ff.
— bei Cervicalsyndrom IV 863ff.
— bei Chagas-Myokarditis II 871, 874, 879, *931*ff.
— bei Chlorom IV 677
— und Chlorothiazid V 589ff.
— bei Cholera I 957, 982; II 909
— bei Cholesterin-Perikarditis II 1088
— und Cholinmangel V 146
— und Chylothorax VI 607

Herz und Coffein IV 826
— bei Coma diabeticum IV 375ff.; V 806
— nach Commissurotomie II 1396ff.
— bei Commotio cordis II 462ff.
— bei Compressio cordis II 462ff.
— und Conn-Syndrom V 705
— bei Contusio cordis II 462 ff.
— bei Cor biloculare III 546ff.
— bei Coronaraneurysma III 823ff., 939ff.
— und Coronardurchblutung III 674ff., 692ff.
— bei Coronarembolie III 970ff.
— und Coronargefäße III 657ff., 675ff., 692ff.
— bei Coronargefäß-Mißbildungen III 54ff., 568ff.
— bei Coronarinsuffizienz III 688ff., 692ff.
— bei Coronarsklerose I 755ff.; III 736ff.
— bei Coronarspasmen III 834ff.
— bei Coronarthrombose III 947ff.
— bei Cor pulmonale s. dort
— und Cortison II 645
— bei Cor triatriatum III 552ff.
— bei Cor triloculare biatriatum III 539ff.
— bei Cossio-Syndrom III 59
— bei Coxsackie-Infekt II 920ff.
— bei Cushing-Syndrom V 695
— und Cyanidverbindungen III 893
— und Cyanose I 232ff.; VI 530ff.
—, Dehnbarkeit I 12
— und Depression V 232ff.
— bei Dermatomyositis II 991ff.
— und Dermographie VI 41
— bei Dextrokardie III 573ff.
— bei Dextroversion III 581ff.
— bei Diabetes mellitus I 27, 33, 338, 496, 538ff., 557, 700; IV 108, 124, *354*ff.; V 336ff., 806
— und Diät I 417ff., *504*ff.
— und Digitalis V 494
— bei Diphtherie I 958, 983ff.; II 9ff., 36, 150, 224, 243ff., 357ff., 731, 763ff., 779, 878ff., *893*ff.; IV 546

Herz und Diuretica I 113ff., 129, 300ff., 315, *407*ff., 507, *521*ff.; V 589ff.
— bei divergierendem Schenkelblock II 363ff.
— bei doppelseitigem Schenkelblock II 361ff.
— bei Druckbelastung I 884ff.
— bei Druckfall-Syndrom IV 46
—, Druckhypertrophie I 737ff.
—, Druck-Volumen-Diagramm I 3ff.
— bei Ductus Botalli persistens III 70ff., *157*ff.
— bei Dumping-Syndrom IV 865
—, Dysrhythmie, Begriff II 1ff.
— bei Dystrophia musculorum progressia II 972
— bei Dystrophia myotonica II 970
— bei Dystrophie I 402ff., 417ff., *504*ff., 795ff.; II 7, 18; IV *293*ff.; V 17ff., 91, 790, 800, 806ff.
— bei Ebstein-Syndrom III 417ff.
— bei Echinokokkose II 937ff.
— bei Ectopia cordis III 11
— bei Effort-Syndrom IV 715, 814
— bei Eisenmenger-Komplex III 38, 228ff.
— bei Embolie VI 361ff.
— bei Elektrounfall III 903ff.
— bei Embolie VI 361ff.
— bei Encephalitis IV 542
— bei Encephalomyokarditis II 920
— bei Endangitis obliterans III 918ff.; VI 286ff., 294
— bei Endokarditis acuta II 725ff.
— bei Endokarditis chronica fibrosa II 778ff.
— bei Endokarditis fibrinosa II 775ff.; III 82
— bei Endokarditis lenta II 662ff., 688, 690ff., *701*ff., 741ff., 767ff.
— bei Endokarditis luica II 780ff.
— bei Endokarditis parietalis fibroplastica II 786ff.
— bei Endokarditis rheumatica II 562ff., 614ff.
— bei Endokarditis serosa II 773ff.
— bei Endokarditis tuberculosa II 780

Herz bei Endokarditis verrucosa simplex II 776ff.
— bei Endokardfibrose II 785ff.
— bei Endokardsklerose II 789; III 82
— bei endokriner Hypertonie V 649, *657*ff., 695
— bei Endomyokardfibrose II 787ff.
— und Energieübertragung I 28ff.
— und Enteramin V 182
—, Entwicklungsgeschichte III 1ff.
— bei Entzügelungshochdruck V 148, 716ff.
— bei Epilepsie IV 875ff.
— bei Erfrierung I 982
— und Ernährung I 417ff., *504*ff.; IV 625
— bei Erythematodes II 976, *978*ff.; VI 344
— bei essentieller Hypertonie V 241ff., 277ff., 339, 360, *363*ff., 382ff.
— bei essentieller Hypotonie V 786ff.
— bei experimenteller Hypertonie V 68ff., 122ff., 139, 148, 159ff., 167ff.
— bei experimentellem Schock I 989ff., 1014
— bei Extrasystolie s. dort
— bei Fallotscher Pentalogie III 38
— bei Fallotscher Tetralogie III 36ff., 329ff., 334ff., 353ff.
— bei Fallotscher Trilogie III 35, 319
— und Fenn-Effekt I 21
— bei fetaler Endokarditis II 779
— bei Fettembolie IV 134ff.
— bei Fibroelastose II 789; III 83
— bei Fiedler-Myokarditis II 955ff.
— bei Fleckfieber II 874, 907
— bei fokalem Block II 320, 367ff.
— bei Fokaltoxikose II 874, 903, *912ff.*; III 923ff.
— bei Fruchtwasserembolie IV 137ff.
—, Funktionsproben IV 627ff.
— und Ganglienblocker V 492ff., 572ff.
— und Geburtsakt IV 485ff.
— und Gefäßgeräusche VI 51ff.
— bei Gefäßkrankheiten III 918ff.

Herz und Gefäßmißbildungen III 213, 386ff.; IV 470ff.
— bei Gefügedilatation I 736ff., 744ff.
— bei Gelbfieber II 930
— und Genußgifte IV 799ff., 825ff.
— und Geschlechtsfunktion IV 708ff., 722ff., 736ff., 809ff., 833, *870*ff.
— und Glomerulonephritis II 874, 915
— bei Glykogenose II 965ff.
— bei Gonorrhoe II 903, 910
— und Gravidität I 404, 422, 551, 838; II 45, 915; IV 479ff.; V 727ff.
— bei Graviditätstoxikose IV 500ff., *512*ff.
— bei Grippemyokarditis II 875, *924*ff.
— bei Hämangioendotheliom VI 600
— und Hämangiosarkom VI 601ff.
— und Hämochromatose II 964, 965; IV 681
— und Hämoperikard II 1150ff., 1151ff.
— bei hämorrhagischem Schock I 959ff., 1014, 1032ff., 1111; III 692
— bei hämorrhagischer Diathese VI 564ff.
— und Hämosiderose IV 257ff.
— bei Hegglin-Syndrom I 31ff.; I V 428ff.
— bei Hepatitis I 762ff.; II 272, 874, *928*; IV 543
— bei Heredoataxie II 973
— bei Herzatrophie I 759ff.
— bei Herzblock II 179ff., 193ff., 198ff., 209ff., 213ff., 228ff.; V 768
— bei Herzdivertikel III 12ff., 592ff.
— und Herzfrequenz I 41ff.
— und Herzglykoside I 8ff., 16ff., 25, 55ff., 76ff., 113ff., 127ff., 136, 149, 155, *404*ff., 422ff., *459*ff.
— bei Herzglykosidintoxikation I 500
— bei Herzhypertrophie I 734ff.
— bei Herzinfarkt I 339ff.; II 1083; III 701ff., 725ff.; V 818ff.
— bei Herzinsuffizienz I *785*ff.
— bei Herzkatheterismus II 125ff.

Herz bei Herzklappenfehler II 1298, 1311ff.
— bei Herzneurose IV 819ff.
— bei Herztamponade II 1063ff.
— und Herztöne II 574ff.
— bei Herztrauma II 462ff., 497ff., 519ff.
— bei Herztumoren II 243ff., 1178ff.
— und Hirn I 767, 788ff.
— und Hirnbasisaneurysma II 713, 718; VI 463
— und Hirndruck V 723ff.
— und Histamin V 199
— bei Höhenadaptation IV 1ff., 10ff., 13ff., *21*ff., 27ff., 31ff., 34
— und Hydergin V 513
— und Hydralazine V 541ff.
— und Hydrochlorothiazid V 589ff.
— bei Hyperperikard II 1152ff.
— bei Hypercalcämie IV 447ff.
— und Hyperkaliämie IV 420ff.
— bei Hypernatriämie IV 441ff.
— und Hypertensin V 101
— bei Hyperthyreose I 41, 44, 46, 154, 173, 253, 403, 598ff.; II 5; IV *316*ff.; V 382, 770
—, hypertones I 874
— bei Hypertonie I 15ff., 736ff.; V 32ff., 37ff., 61, 68ff., 112ff., 139, 148, 159ff., 167ff., 241ff., 277ff., 339, 360, *363*ff., 382ff.
— und Hypertonie-Therapie V 492ff.
— bei Hypocalcämie IV 446ff.
— bei Hypoglykämie IV 378ff.
— bei Hypokaliämie I 584ff.
— bei Hyponatriämie I 568ff.; IV 441ff.
— und Hypophyse I 787ff.; V 143ff.
— und Hypophysektomie IV 344
— bei Hypothermie III 693; IV 618
— bei Hypothyreose I 173, 598ff.; II 5, 18, 44, 248; IV 320ff., *332*ff.; V 800
— und Hypotonie V 780ff., 788ff., 794
— bei idiopathischer Herzhypertrophie II 974ff.

Herz bei idiopathischer Perikarditis II 1074
— bei idiopathischer Pulmonalektasie III 368ff.
— bei Infekten II 9ff., 150ff., 223ff.; III 923, *926*ff.; IV 529ff., 555ff., 824ff.; V 801ff.
— und infektiösem Schock I 983ff.
— und Insulin III 699; IV 378ff.
— bei Interferenzdissoziation I 290ff.
—, isoliertes I 3
—, Isometrie I 847ff.
—, Isotonie I 847ff.
— und Kältetest IV 783ff.; V 247ff., 255
— bei Kala-Azar II 936
— und Kaliumstoffwechsel IV *419*ff.
— und Kallidin V 227
— und Kallikrein V 216ff.
— bei Kammerextrasystolie II 32ff., 35ff., *58*ff.
— bei Kammerflattern II 79ff., 170
— bei Kammerflimmern II 79ff., 170
— und Kammertachykardie II 150ff., 166ff.
— bei kardiogenem Schock I 1025
— bei Karditis rheumatica II 543ff. 574ff.
— bei Klappenfehlern I 17ff.; II 1298ff.
— und Klima IV 1ff., 10ff., 13ff., *21*ff., 27ff., 31, 34
— und Körperbau II 10, 17; IV 832ff.
— und Körpergewicht IV 625
— und Körperstellung I 91, 113, 129ff., 173, *228*ff., 338, *413*ff.
— bei Kohlenoxydvergiftung III 873ff.
— bei Kollagenosen II 976ff.
— und Kollaps I 959ff., 965ff., 968ff., 976, 982ff., 987ff., *1019*ff., 1031ff., *1110*ff.; IV 600ff.
— bei kombiniertem Aortenfehler II 1478
— bei kombiniertem Mitralfehler II 1408ff.
— und Kreislaufzeit I 168ff.
— bei Lävokardie III 590
— und Lebensalter IV 620ff.
— und Lebensweise I 421ff.
— und Leber I 33, *78*ff.
— und Lebernekrose I 777ff.
— und Leberstauung I 777ff.
— bei Lepra II 909

Herz bei Leptospirosen II 905
— bei Leukämie IV 670ff.
— bei Levatrialcardinalvein III 18
— bei Libman-Sacks-Endokarditis II 745, 978ff.
— bei Linksinsuffizienz s. dort
— bei Linksschenkelblock II 318ff., 325ff.
— bei Linksverspätung II 373ff.
— bei Lipoidosen IV 201
—, Luciani-Perioden II 27
— bei Lues II 871, 874, *945*ff.; III 828ff.
— und Luftdruck IV 1ff., 10ff., 13ff., *21*ff., 27ff., 31ff., 34
— bei Luftembolie IV 124ff.
— und Luftüberdruck IV 39ff.
— und Lunge I 69, 99, 110, *115*ff., 176ff.
— und Lungenelastizität I 178ff.
— bei Lungenembolie I 346; IV 95ff., 104ff.
— bei Lungenemphysem I 42ff., 47; IV 178ff.
— bei Lungenfibrose IV 62, 81, 140ff., 169ff., 197ff.
— und Lungenkreislauf I 115ff., 121ff., 129ff.; IV 59ff., 63ff., 86ff.
— und Lungenödem s. dort
— und Lungenstauung s. dort
— bei Lungenvenentransposition III 522ff., 526ff.
— bei Lutembacher-Syndrom III 58ff., 282ff.
— und Lymphgefäßinsuffizienz VI 606ff.
— bei Lymphogranulomatose IV 678ff.
— bei Lymphom IV 677
— bei Lymphosarkom IV 677
— und Magnesiumstoffwechsel IV 456ff.
— bei Malaria II 874, *935*
— bei maligner Hypertonie II 737; V 626ff., 629ff., 632ff.
— bei Marfan-Syndrom III 490ff.
— bei Masern III 395, 875, 921ff.; IV 543
— bei Meningitis II 910; IV 542
— und Menopause II 45; IV 708ff., 810, *870*ff.; V 700, 799
— und Methylalkohol III 892
— und Mineralhaushalt I 19ff., 29ff., 33ff., 69ff., 113ff., 129, 203ff., *234*ff., *269*ff.,

*280*ff., *299*ff., *307*ff., *323*ff., *402*ff., *504*ff.; II 4ff.; IV *419*ff.
— bei Minusdekompensation V 382ff.
—, Minutenvolumen s. u. Herzminutenvolumen
— bei Mitralatresie III 26ff.
— bei Mitralfehler II 1298
— bei Mitralinsuffizienz II 1405ff.
— bei Mitralstenose II 1311ff.; IV 557ff.
— bei Monge-Syndrom IV 34
— bei Mononucleose II 874, *926*ff.; IV 543
— bei Moschcowitz-Symmers-Syndrom VI 571ff.
— bei Multiplicitas cordis III 10
— bei Myasthenia gravis II 974
— bei Mykosen II 871, 874, *940*ff.
— bei Myokarditis I 348, 762ff.; II *875*ff., *877*ff., 905ff.; IV 539
— bei Myokarditis rheumatica II 543ff., 566ff., 575ff.; II 615
— und Myokardlues II 871, 874, *945*ff.
— bei Myokardose I 33ff.; II 968ff.; IV 497ff.
— bei Myokardsarkoide II 947ff.
— und Myokardstoffwechsel III 680ff., 692ff.
— und Myokardtuberkulose II 871, 874ff., *941*ff.
— und Narkose IV 591ff.
— und Natriumstoffwechsel IV 440ff.
— und Nebenniere I 28, 33, 787ff.; II 45
— und Nephrin V 189
— bei Nephritis V 644
—, Nerven des III 670ff.
— und Nervensystem I 853ff.
— und neurogene Hypertonie V 159ff., 723ff.
— und Nicotin III 878ff.; IV 826
— bei Nicotinallergie III 888
— und Niere I 33, 69ff., 74ff., 76, 101, 235ff., *255*ff., *269*ff., *280*ff.; V 403ff.
— und Nierendurchblutung V 403ff.
— und Noradrenalin III 676, 695ff.; V 173ff.
—, normotones I 874
— und Novocain V 498
— und Ödeme I 2, 30, 69, 113ff., 129ff., 165ff., *234*ff., *269*ff., *280*ff., *290*ff.

Herz und Ohnmacht IV 760 ff.
— und Operabilität IV 620 ff., 627 ff.
— und Operationen IV 591 ff., 606 ff.; V 804 ff.
— und Operationsschock I 966
— bei Ornithose II 926
— und Orthopnoe I 228 ff.
— und Orthostase IV 728 ff., 723 ff.; V 808 ff.
— und Oszillogramm VI 79
— bei Ostium atrioventriculare commune III 22 ff.
— bei Pankarditis rheumatica II 619 ff.
— und Pankreas I 33
— bei Paramyloidose II 961
— bei Pararrhythmie II 285 ff.
— Parasystolie II 27, 29 ff., 298 ff.
— bei Parotitis II 874, *927 ff.*
— bei paroxysmaler Tachykardie I 345; II *127 ff.*, *132 ff.*, *150 ff.*, 166 ff.
— bei Periarteriitis nodosa II 984 ff.; III 923, 934 ff.; VI 309 ff., *315 ff.*
— und Perikard II 1035 ff.
— und Perikardcysten II 1145
— und Perikarddivertikel II 1145
— bei Perikarderguß I 347
— bei Perikarditis II 1043 ff., 1070, 1077, 1082 ff., 1087
— bei Perikarditis purulenta II 1084 ff.
— bei Perikarditis rheumatica II 543 ff., 568 ff., 619, 1070
— bei Perikarditis tuberculosa II 1077 ff.
— bei Perikardtumoren II 1217 ff.
— und periphere Pulmonalstenose III 376
— bei Perniciosa IV 652 ff.
— bei Pertussis II 909
— bei Pest II 909
— bei Phäochromocytom V 649, *657 ff.*
— und Phlebektasien VI 517 ff.
— bei Phlebitis VI 491 ff.
— bei Phosphorvergiftung III 890
— und Pitressin V 143 ff.
— und Pleurapunktion I 559 ff.
— und Plethysmogramm VI 72
— bei Plusdekompensation V 383 ff.
— bei Pneumokoniose IV 62, 139 ff., 167 ff., 197 ff., *203 ff.*, *214 ff.*

Herz bei Pneumonie II 874, 897, 903 ff., *911 ff.*
— bei Pneumothorax IV 62, 115, 167 ff., *224 ff.*
— bei Poliomyelitis I 132, 762 ff.; II 9 ff., 381, 873 ff., 915 ff.; IV 540; V 37 ff., 718 ff.
— bei Polycythämie IV 59 ff., 662 ff., 663 ff.
— bei Polygeminie II 32 ff., 53
— bei Porphyrie IV 397 ff.
— bei postsynkopalem Syndrom II 261 ff.
— bei posttachykardem Syndrom II 167 ff.
— und Postural hypotension IV 736 ff.; V 814 ff.
— bei primärer chronischer Polyarthritis II 992 ff.
— bei primärem Schock I 976
— bei Psittakose II 926
— und Psyche I 129 ff., 176 ff., 228, 416, *418 ff.*, 499; II 7 ff.; III 861 ff.
— und Puerperium IV 486 ff.
— bei Pulmonalaneurysma VI 466
— bei Pulmonalarterienaplasie III 381 ff.
— bei Pulmonalatresie III 366
— bei Pulmonalektasie III 368 ff.
— bei Pulmonalsklerose IV 140 ff., 178 ff., 206 ff., *241 ff.*
— bei Pulmonalstenose I 884 ff.; III 376
— und Purine I 547 ff.; V 498 ff.
— bei Purpura Majocchi VI 576
— bei Purpura rheumatica VI 564 ff.
— bei Quadrigeminie II 32 ff.
— und Quecksilberdiuretica I 534
— bei Quecksilbervergiftung III 889 ff.
— und Rauwolfia-Alkaloide V 522 ff., 534, 537 ff., 594
— bei Raynaud-Syndrom VI 228
— bei Rechtsinsuffizienz s. dort
— bei Rechts-Schenkelblock II 318, 329 ff.
— bei Rechtsverspätung II 373 ff.
— und Regelkreis IV 741 ff.
— und Regitin V 518
—, Reizbildung II 3 ff.
— bei Reizleitungsstörungen s. u. d. einzelnen Reizleitungsstörungen

Herz bei renaler Hypertonie I 737; V 615
— und Renin V 101 ff.
— bei respiratorischer Arrhythmie II 21 ff.
— bei Reticulosarkom IV 677
— und Rheogramm VI 75
— bei rheumatischem Fieber II 543 ff., 574 ff., 619, 1070
—, Rhytmiemass II 21 ff.
— bei Rickettsiosen II 874, 907
— bei Riesenzellarteriitis VI 337, 341
— bei Roemheld-Syndrom IV 865
—, Röntgendiagnose I 801 ff.
— bei Röteln II 923
—, Ruhe-Dehnungskurve I 4 ff.
— bei Ruhr II 908
— bei Sarkoidose II 874, *946 ff.*
— und Säure-Basen-Gleichgewicht I 203 ff.
—, Sauerstoffbedarf I 20 ff., 188 ff.
— und Sauerstoffmangel IV 1 ff., 10 ff., *21 ff.*, 27 ff., 31 ff., 34
— bei Scharlach-Myokarditis II 878 ff., *899 ff.*
— bei Schlafkrankheit II 936
—, Schlagvolumen s. u. Herzschlagvolumen
— bei Schenkelblock II 316 ff.
— und Schock I 959 ff., 965 ff., 968 ff., 976, 982 ff., 987 ff., *1019 ff.*, *1110 ff.*; III 692; IV 600 ff.
— und Sedativa I 419 ff.
— und Serotonin V 184 ff.; VI 529
— bei Sepsis II 903 ff.
—, Septation, Begriff III 3
— bei Sheehan-Syndrom V 799; IV 342 ff.
— bei Sichelzellanämie IV 240 ff.
— bei Silikose IV 139, 167 ff., 199 ff., *204 ff.*, *214 ff.*
— und Simmonds-Syndrom IV 342 ff.
— bei Sinuauriculärblock II 193 ff.
— bei Sinusarrhytmie II 19 ff.
— bei Sinusextrasystolie II 32 ff., 35 ff., *45 ff.*
— bei Sinusrhythmus II 3 ff.
— bei Situs inversus III 12, 47, *75 ff.*
— bei Sklerodermie II 989 ff.; IV 61 ff., 81, 140 ff., 197 ff., 200 ff.
— bei Sportherz I 734 ff., 916 ff.

Herz und Substanz P V 204ff.
— und Sympathektomie
  V 474ff.
— bei Sympathicotonie
  IV 721ff.
— und Sympathin V 167
— und Synkardialmassage
  VI 150ff.
— bei Tachykardie I 345;
  II 7ff., 127ff., 132ff.,
  150ff., 166ff.; III 842ff.
— bei Taussig-Bing-Komplex
  III 39, 508ff.
— bei Tetanie IV 448ff.
— und Tetrachlorkohlenstoff
  III 891
— bei Thalliumvergiftung
  V 773ff.
— bei Thorakoplastik
  IV 140ff., 221ff.
— und Thoraxdeformation
  IV 61ff., 140ff., 167ff.,
  181ff., 221ff., 229ff.
— bei Thrombophlebitis
  VI 491ff.
— und Thyreoidea I 41, 44,
  46, 154, 173, 253, 403,
  461, 471, 500, 503, 598ff.,
  787; II 5, 10, 18, 21, 44,
  71, 103, 114, 130, 248,
  357, 383, 394, 402;
  III 697ff.; IV 316ff.;
  V 40, 224, 353, 382
— und Thyreoidea-Hemmung
  I 598ff.
—, Tonus s.u. Herztonus
—, Torsion, Begriff III 3
— bei totalem Block II 228ff.
— bei Toxoplasmose II 933ff.
— und Training I 9; II 16
— bei Transposition der Aorta
  und Pulmonaris III 45ff.,
  497ff.
— bei Transposition der Vena
  pulmonaris III 277ff.
— bei Transposition der Venen
  III 51
— und Trauma II 1087;
  III 900ff.
— bei traumatischem Schock
  I 965ff., 1034
— bei Trichinose II 938ff.
— und Trichloräthylen
  III 891ff.
— bei Tricuspidalatresie
  III 25, 395ff.
— bei Tricuspidalinsuffizienz
  II 1505ff.
— bei Tricuspidalstenose
  III 23ff.
— bei Trigeminie II 32ff.,
  58
— bei Truncus arteriosus
  communis persistens
  III 29ff., 532, 536ff.

Herz bei Tuberkulose II 871,
  874ff., 941ff., 1077ff.;
  IV 62, 77, 81, 139ff.,
  167ff., 197ff., 204ff.,
  221ff.
— bei Tularämie II 874, 909
— bei Tumormetastasen
  IV 237ff.
— bei Typhus II 905ff.
— und Tyramin V 179
—, Umformungszeit I 15ff.
— bei Umkehr-Extrasystolie
  II 309ff.
— bei Umkehrrhythmus
  II 309ff.
— bei urämischer Perikarditis
  II 1082
— bei Vagotonie IV 721ff.
— und Vagotonin V 207ff.
— bei Valsalva-Versuch
  IV 775ff.
— bei Varicellen II 923;
  IV 543
— und Varicosis VI 517ff.
— und Variola II 923
— und Vasodepressor material
  V 230
— bei vegetativer Labilität
  IV 704ff., 732ff.
— bei Vena-cava-Anomalie
  III 17, 513ff., 515ff.
— und Vena-cava-inferior-
  Ligatur I 596ff.
— und Venendruck I 98ff.;
  VI 68
— und Venensystem I 83ff.,
  98ff.
— bei Ventrikelseptumdefekt
  III 60ff., 217ff.
— und Veratrumalkaloide
  V 555ff., 592ff
— bei Verbrennungsschock
  I 968ff., 1111
— bei vereiteltem doppelseitigem Schenkelblock II 363
— bei Vergiftungen I 32;
  III 873ff.; IV 827;
  V 807ff.
— bei Verspätungskurven
  II 373ff.
— bei Verzweigungsblock
  II 316ff., 369ff.
— und Vitalkapazität I 179ff.
— bei Volumenbelastung
  I 887ff.
—, Volumenhypertrophie
  I 753ff.
— bei Vorhofanomalie
  III 19ff.
—, bei Vorhofextrasystolie
  II 32ff., 35ff., 47ff.
— bei Vorhofflattern II 78ff.,
  86ff., 103ff. s.a. dort
— bei Vorhofflimmern II 78ff.,
  86ff., 103ff. s. a. dort

Herz bei Vorhofseptumdefekt
  III 58ff., 249ff.
—, Wachstum I 724ff.
— und Wasserhaushalt I 2, 30,
  69ff., 113ff., 129ff.,
  165ff., 234ff., 255ff.,
  269ff., 280ff., 290ff.,
  299ff., 307ff., 323ff.,
  504ff., 515ff.
— bei Wenckebachscher Periodik II 187ff., 213ff.
— bei Wilson-Block II 320,
  330ff.
— bei Wolff-Parkinson-
  White-Syndrom II 378ff.
— bei Xanthomatose III 755
—, Zeitkurven I 13ff.
— und zentralnervöse Hypertonie V 159ff., 723ff.
Herzaneurysmen II 1206ff.,
  1250ff.
—, akute III 1242
— bei Coronarsklerose I 756
—, Diagnose III 1253ff.,
  1297ff.
—, Häufigkeit III 1251
— bei Herzinfarkt III 1139ff.,
  1206ff., 1250ff.
— und Herztamponade
  II 1044
— bei Herztrauma II 476ff.
— bei Lues II 946
— bei Myokarditis II 904, 946
— und Perikarddivertikel
  II 1149
—, Prognose III 1253
—, Röntgendiagnose III 1207f.
— bei Sepsis II 904
Herzangiom II 1179, 1195ff.
Herzarbeit I 3ff.
Herzatrophie I 759ff.
— bei Addison-Syndrom
  I 759ff.
— bei angeborener Mitral-
  stenose III 27
— bei Beri-Beri I 762
— bei Dystrophia musculorum
  progressiva II 972
— bei Dystrophie I 759ff.,
  IV 293ff.
— bei Hämochromatose
  II 965
— und Herzinsuffizienz
  I 759ff.
— bei konstriktiver Perikarditis II 1095ff.
— und Lebensalter IV 620ff.
— bei Mitralstenose II 1312ff.
—, Morphologie I 759ff.
— und Operabilität IV 620ff.,
  626
— bei Perikarditis II 1079,
  1095ff.
— bei Simmonds-Syndrom
  IV 343

Herzatrophie bei tuberkulöser Perikarditis II 1079
Herzblock s. a. u. den einzelnen Formen
— und Adams-Stokes-Syndrom II 252ff. s. a. dort
— und Adenosin V 202
— bei Adipositas IV 383ff.
— und Adrenalin V 176
—, Ätiologie II 192ff., 223ff., 243ff.
— bei Allergie II 951
— bei Alternans II 406ff.
—, Amöbiasis II 935
—, Amyloidose II 963ff.
—, Anatomie II 192ff., 224, 248ff.
— bei angeborenem arteriovenösem Coronaraneurysma II 215
— bei angeborenem perforiertem Sinus-Valsalvae-Aneurysma III 207ff.
— bei angeborener Pulmonalinsuffizienz III 565
— bei angeborener Pulmonalstenose III 310
—, bei angeborener Tricuspidalinsuffizienz III 431
— bei angeborener Tricuspidalstenose III 412
— bei Angina pectoris III 1034
— und Antesystolie II 390
— bei Aortenaneurysma VI 447
— bei Aortenisthmusstenose III 445, 456ff.; V 756
— bei Aortenstenose II 1433, 1444ff.
— und Arrhythmie II 80ff., 84, 91ff., 96, 98, 105, 113ff., 122, 189ff., 213, 221, 231ff., 237
— und Atmung II 53
—, atrioventrikulärer II 181, 208ff., s. a. u. Atrioventrikularblock
— und Atrioventrikular-Extrasystolie II 55ff.
— und Atrioventrikular-Rhythmus II 282ff.
—, auriculärer II 181ff., 198ff.
—, Austritts- II 285
— bakterielle Endokarditis II 708ff.
—, Bayley-Block II 332ff.
— bei Beriberi IV 392
—, bidirektionaler II 285
—, bilateraler ventrikulärer II 361ff.
—, Block im Block II 235, 257
— und Blutdruck V 37ff., 697ff.

Herzblock bei Blutkrankheiten IV 674
— und Bradykardie II 18ff., 185ff., 210, 217, 221, 228ff.
— und Calciumstoffwechsel II 341; IV 447ff.
— bei Canalis atrioventricularis communis III 293ff.
— bei Carcinoid II 785
— und Carotis-Sinus-Syndrom II 273ff.
— bei Chagas-Myokarditis II 932
— und Chinidin II 121, 148, 165, 183, 198
— bei Coronarinsuffizienz III 1034
— bei Cor pulmonale IV 109ff. 125, 159ff.
— bei Dermatomyositis II 992
— und Digitalis I 463, 490ff.; II 193ff., 198, 218ff., 226, 243ff., 248
— bei Diphtherie-Myokarditis II 878ff., 894ff.
— und Dissoziation II 285ff.
—, divergierender Schenkelblock II 363ff.
—, doppelseitiger Schenkelblock II 361ff.
— bei Ductus Botalli persistens II 330; III 170ff.
— bei Dystrophia myotonica II 971
— bei Dystrophie IV 297
— bei Echinokokkose II 937ff.
— bei Ebstein-Syndrom III 421ff.
—, Elektrokardiogramm bei II 208ff., 212ff., 232ff.
— bei Endokardfibrose II 788
— bei Endokarditis lenta II 708ff.
— bei endokriner Hypertonie V 657ff.
— bei essentieller Hypotonie V 786ff.
— und Extrasystolie II 30, 49ff., 51ff., 55ff., 189ff., 214ff., 228ff., 235ff., 242
— bei Fiedler-Myokarditis II 957ff.
—, fokaler II 320, 367ff.
—, funktioneller II 209 ff.
— und Geburtsakt IV 496
—, Grade II 186ff., 210ff.
— und Gravidität IV 496
— bei Grippemyokarditis II 925
— bei Hämochromatose II 965; IV 683

Herzblock bei Heredoataxie II 973
— bei Herzinfarkt II 37ff., 232, 243ff., 348ff.; III 1175ff.
— bei Herzkatheterismus II 1259ff.
— und Herztöne II 574ff.
— bei Herztrauma II 464ff., 498ff., 503ff., 519ff.
— bei Herztumoren II 358, 1178ff., *1182ff.*
— und „hohe Verbindungen" II 363
— bei Hypercalcämie IV 447ff.
— bei Hyperkaliämie IV 432ff.
— bei Hypertonie II 37ff.; V 657ff., 768
— bei Hyperthyreose II 248, 357, 382, 394, 402; IV *323ff.*, 332
— bei Hypothyreose II 248; IV 332
— bei idiopathischer Pulmonalektasie III 369
— bei idiopathischer Herzhypertrophie II 975
— bei Infekten II 193, 217ff., 241; IV 539
—, infrafokaler II 293ff.
—, interauriculärer II 201
— und Interferenzdissoziation II 290ff.
—, intermittierender II 231ff.
— und Kaliumstoffwechsel IV 432ff.
—, Kammerextrasystolie II 32ff., 35ff., 58ff.
— und Kammerflattern II 173
— und Kammerflimmern II 173
— und Kammertachykardie II 156ff., 161ff.
— bei Karditis rheumatica II 582ff., 589ff., 616ff.
— und Kollaps I 959
—, kongenitaler II 245ff.
—, latenter II 210
— bei Leptospirosen II 905
— bei Leukämie IV 674
—, Links-Schenkelblock II 318, 325ff.
— bei Lues II 946
— bei Luftembolie IV 125
— bei Luftüberdruck IV 41
— bei Lungenembolie IV 109ff.
— bei Lungenvenentransposition III 529
— bei Lutembacher-Syndrom III 284

Herzblock bei Lymphogranulomatose IV 680
— und Magnesium-Stoffwechsel IV 457 ff.
— bei Mitralinsuffizienz II 1422
— bei Mitralstenose II 1338 ff.
—, Mononucleose II 927
— bei Myokarditis II 878 ff; IV 539
bei Myokarditis rheumatica II 582 ff., 589 ff., 616 ff.
— bei Myokardlues II 946
— bei Myokardsarkoidose II 947 ff.
— bei Myokardtuberkulose II 943 ff.
— und Noradrenalin V 176
— und Operabilität IV 628
— bei Pancarditis rheumatica II 620
— und Pararrhythmie II 285 ff.
— bei Parasystolie II 297 ff., 305 ff.
— bei Parotitis II 928
— und paroxysmale Tachykardie II 128 ff., 135, 138, 156 ff., 161 ff.
—, partieller I 491; II 186 ff., 209, 212 ff.
—, —, und Adams-Stokes-Syndrom II 255
—, —, Ätiologie II 223 ff.
—, —, Amyloidose II 963 ff.
—, —, Anatomie II 224
—, —, bei Aortenstenose II 1445
—, —, und bakterielle Endokarditis II 708
—, —, bei Blutkrankheiten IV 674
—, —, und Chagas-Myokarditis II 932
—, —, und Digitalis II 218 ff., 226
—, —, bei Dystrophie IV 297 ff.
—, —, Elektrokardiogramm bei II 208 ff., 212 ff.
—, —, bei Endocarditis lenta II 708 ff.
—, —, und Extrasystolie II 214, 222
—, —, bei Fiedler-Myokarditis II 957 ff.
—, —, funktioneller II 209 ff.
—, —, bei Grippemyokarditis II 925
—, —, bei Herzinfarkt III 1176
—, —, bei Herzkatheterismus II 1259 ff.
—, —, bei Herztrauma II 498 ff., 503 ff., 519 ff.

Herzblock, partieller, bei Herztumoren II 1181 ff., 1183 ff.
—, —, infektiöser II 217, 223 ff.
—, —, bei Karditis rheumatica II 582 ff., 589 ff., 616 ff.
—, —, bei Leptospirosen II 905
—, —, bei Leukämie IV 674
—, —, bei Myokarditis II 879 ff.
—, —, bei Myokarditis rheumatica II 582 ff., 589 ff., 616 ff.
—, —, und Myokardsarkoidose II 948
—, —, und Myokardtuberkulose II 943 ff.
—, —, bei Pneumonie-Myokarditis II 912
—, —, und Operabilität IV 628
—, —, bei Pancarditis rheumatica II 620
—, —, Physiologie II 209 ff., 212 ff.
—, —, Prognose II 223 ff.
—, —, bei Roemheld-Syndrom IV 865
—, —, bei Röteln II 923
—, —, bei rheumatischem Fieber II 582 ff., 589 ff., 616 ff.
—, —, und Sarkoidose II 948
—, —, Symptome II 221 ff.
—, —, und Veratrumalkaloide V 559
—, —, Vorkommen II 223 ff.
—, —, Pathologie II 209 ff., 212 ff., 224, 248 ff.
—, sinoauriculärer II 181 ff., 192 ff., 198 ff.
—, —, Ätiologie II 192 ff.
—, —, Anatomie II 198 ff.
—, —, bidirektionaler II 285 ff.
—, —, und Chinidin II 198
—, —, und Digitalis II 193 ff., 198
—, —, Elektrokardiogramm bei II 194 ff.
—, —, infektiöser II 193
—, —, Mechanismus II 192 ff.
—, —, Pathologie II 179 ff., 198 ff.
—, —, Physiologie II 179 ff., 198 ff.
—, —, Prognose II 198
—, —, Symptome II 194 ff.
—, —, Therapie II 198
—, —, toxischer II 192
—, —, umschriebener II 198 ff.
—, —, Vorkommen II 193 ff.
—, sinu-caudaler II 202
—, sinu-linksauriculärer II 201
—, sinu-kranialer II 201 ff.

Herzblock, sinu-rechtsauriculärer II 201
— bei Sklerodermie II 990
— bei Sportherz I 946
—, subtotaler II 188, 213 ff.
—, Symptome II 192 ff., 221 ff., 228 ff.
— und Tachykardie II 1 ff., 7 ff., 128 ff., 135, 138, 156 ff., 161 ff.
— bei Transposition der Aorta und Pulmonalis III 503 ff.
—, Therapie II 250 ff.
— und Thyreoidea II 348, 357, 382, 394, 402; IV 323 ff., 332 ff.
—, totaler I 491; II 186 ff., 188, 227 ff. s. a. unter atrioventriculärer, totaler
—, —, und Adams-Stokes-Syndrom II 252 ff.
—, —, Ätiologie II 243 ff.
—, —, Anatomie II 248 ff.
—, —, bei Aortenstenose II 1433, 1445
—, —, bei bakterieller Endokarditis II 708
—, —, Blutdruck bei V 768
—, —, bei Blutkrankheiten IV 674
—, —, und Carotis-Sinus-Syndrom II 273 ff.
—, —, und Chagas-Myokarditis II 932
—, —, und Digitalis II 243, 248
—, —, bei Diphtherie-Myokarditis II 878 ff., 896 ff.
—, —, und doppelseitiger Schenkelblock II 361
—, —, bei Dystrophia myotonica II 971
—, —, bei Echinokokkose II 937 ff.
—, —, Elektrokardiogramm bei II 232 ff.
—, —, bei Endocarditis lenta II 708 ff.
—, —, und Extrasystolie II 228 ff., 235 ff., 242
—, —, bei Fiedler-Myokarditis II 957 ff.
—, —, bei Grippemyokarditis II 925
—, —, und Hämochromatose II 965; IV 683
—, —, bei Herzinfarkt III 1175 ff.
—, —, bei Herzkatheterismus II 1259 ff.
—, —, und Herztöne II 577 ff.
—, —, bei Herztrauma II 464, 499 ff., 519 ff.

Herzblock, totaler, bei Herztumoren II 243 ff., 246 ff., 1178 ff., 1183 ff.
—, —, Hypertonie bei V 768
—, —, bei Hypothyreose II 248; IV 332
—, —, infektiöser II 241
—, —, intermittierender II 231 ff.
—, —, bei Karditis rheumatica II 616 ff.
—, —, bei Kollagenosen II 990
—, —, kongenitaler II 245 ff.
—, —, bei Leptospirosen II 905
—, —, bei Leukämie IV 674
—, —, bei Lymphogranulomatose IV 680
—, —, und Masern II 922
—, —, bei Myokarditis II 878 ff.
—, —, bei Myokarditis rheumatica II 616 ff.
—, —, bei Myokardsarkoidose II 947 ff.
—, —, bei Myokardtuberkulose II 944
—, —, und Operabilität IV 628
—, —, bei Pancarditis rheumatica II 620
—, —, Pathologie II 248 ff.
—, —, permanenter II 231 ff.
—, —, bei Pneumonie-Myokarditis II 911 ff.
—, —, Prognose II 249 ff.
—, —, reflektorischer II 247 ff.
—, —, bei Reticulosarkom IV 678
—, —, bei rheumatischem Fieber II 616 ff.
—, —, bei Röteln II 923
—, —, Sarkoidose II 947 ff.
—, —, bei Scharlach-Myokarditis II 902 ff.
—, —, bei Sklerodemie II 990
—, —, Symptome II 228 ff.
—, —, Therapie II 250 ff.
—, —, und Thyreoidea II 248
—, —, toxischer II 241
—, —, transitorischer II 231 ff.
—, —, bei Tuberkulose II 944
—, —, und Veratrumalkaloide V 559
—, —, bei Vorhofseptumdefekt III 265 ff.
—, —, Vorkommen II 242 ff.
—, —, mit Wenckelbachscher Periodik II 187, 195, 213 ff.
—, toxischer II 193, 217, 223 ff., 241
—, —, bei Periarteriitis nodosa II 987 ff.

Herzblock, toxischer, und Periinfarktion-Block II 368
—, —, permanenter II 231 ff.
—, —, bei Phäochromocytom V 657 ff.
—, —, Physiologie II 192 ff., 209 ff., 212 ff., 227 ff.
—, —, bei Pneumonie-Myokarditis II 911 ff.
—, —, bei posttachykardem Syndrom II 167 ff.
—, —, bei Posturalhypotension IV 739
—, —, bei primärer chronischer Polyarthritis II 993
—, —, Prognose II 223, 249 ff.
—, —, und Pulmonalektasie III 369
—, —, reflektorischer II 247 ff.
—, —, bei Reticulosarkom IV 678
—, —, retrograder II 282, 285 ff.
—, —, bei rheumatischem Fieber II 582 ff., 589 ff., 616 ff.
—, —, bei Roemheld-Syndrom IV 865
—, —, und Röteln II 923
—, —, und Sarkoidose II 947 ff.
—, —, bei Scharlach-Myokarditis II 901
—, —, und Schenkelblock s. dort
—, —, bei Schlafkrankheit II 936
—, —, und Schock I 959
—, Toxoplasmose II 934
— bei Trichinose II 939
— bei Tricuspidalatresie II 354 ff.; III 401 ff.
— bei Tricuspidalinsuffizienz II 1508 ff.
—, Tuberkulose II 943 ff.
—, Typen II 181, 187 ff.
— bei Umkehr-Extrasystolie II 309 ff.
— und Umkehrrhythmus II 309 ff.
—, unindirektionaler II 190, 285
— bei Ventrikelseptumdefekt III 232
—, vereitelter doppelseitiger Schenkelblock II 363
— und Vorhofextrasystolie II 49 ff., 52 ff.
— und Vorhofflattern II 84, 92, 96, 98, 105, 113 ff., 189 ff.
— und Vorhofflimmern II 80 ff., 84 ff., 91 ff., 105, 113 ff., 122, 189 ff.

Herzblock bei Vorhofseptumdefekt II 359; III 249, 264 ff., 565 ff.
—, Vorkommen II 193 ff., 223 ff., 242 ff.
—, Verzweigungsblock II 320 ff., 369 ff.
— und Wenckebachsche Perioden II 187, 213 ff.
—, Wilson-Block II 320, 330 ff.
— und Wolff-Parkinson-White-Syndrom II 390
Herzbucht s. u. Herztaille
Herzdämpfung bei Perikarditis II 1045 ff.
Herzdekompensation s. a. u. Herzinsuffizienz
— und Aldosteron V 711
— bei Anämie IV 652 ff., 656 ff.
— und Anaesthesie IV 612
— bei Aneurysmen, arteriovenöse V 76 ff.
— bei angeborenen arteriovenösen Fisteln VI 470
— bei angeborenem perforiertem Sinus-Valsalvae-Aneurysma III 206 ff., 211
— bei angeborener Pulmonalstenose III 302 ff., 325
— bei Aorteninsuffizienz II 1457 ff.; V 768
— bei Aortenisthmusstenose III 452 ff., 469 ff.
— bei Aortenstenose II 1447
— bei Aortitis luica II 782
— und Aortographie VI 135 ff.
— bei arteriovenösen Fisteln VI 470, 473 ff.
— und Atmung IV 37
— und Balneotherapie V 591 ff.
— und Blutdruck V 369, 375, 382 ff.; V 658, 796
— bei Blutkrankheiten IV 652 ff., 656 ff., 672
— und Calciumstoffwechsel IV 454
— und Cor pulmonale IV 95, 139 ff., 170 ff.
— bei Diphtherie-Myokarditis II 893 ff.
— bei Ductus Botalli persistens III 164
— bei Endocarditis lenta II 705 ff., 709 ff.
— bei Endocarditis luica II 782
— bei endokriner Hypertonie V 658
— bei essentieller Hypertonie V 369, 375, 382 ff.
—, Extrasystolie bei II 37 ff.
— und Geburtsakt IV 485 ff.

Herzdekompensation und
Graviditát IV 486ff.
— bei Hämochromatose
IV 685
— und Herzform I 897ff.
— und Herzfrequenz II 11
— und Herzgröße I 897ff.
— bei Herzklappenfehler
II 1298
— bei Herztrauma II 464ff.,
497ff.
— und Höhenadaptation
IV 37
— bei Hyperthyreose V 770
— und Hypertonie V 369, 375,
382ff., 632ff., 658
— bei Hypocalcämie IV 448
—, Hypotonie bei V 796
— bei Infektionskrankheiten
IV 555ff.
— bei Karditis rheumatica
II 581ff., 631ff.
— und Klima IV 37
— bei kombiniertem Mitral-
Aortenfehler II 1479ff.
— bei kombiniertem Mitralfehler II 1409
— bei Leukämie IV 672
—, Links- s. u. Linksdekom-
pensation
— und Luftdruck IV 37
— und Lungenembolie IV 95
— bei maligner Hypertonie
V 632ff.
—, Mechanismus V 382ff.
—, Minus-Dekompensation
s. dort
— bei Mitralfehler II 1298
— bei Mitralinsuffizienz
II 1408ff., 1411ff.
— bei Mitralstenose II 1369ff.,
1381ff.
— und Myokarditis II 885ff.
— und Narkose IV 615ff.
— und Operabilität IV 631ff.
— und paroxysmale Tachy-
kardie II 134
— bei Perniciosa IV 652ff.,
656ff.
— bei Phäochromocytom
V 658
—, Plus-Dekompensation s.
s. dort
— bei Pneumokoniose
IV 204ff.
—, Rechts- s. u. Rechtsdekom-
pensation
— bei rheumatischem Fieber
II 581ff., 631ff.
— und Sauerstoffmangel IV 37
— bei Silikose IV 204ff.
— und Tachykardie II 134ff.
— bei Tetanie IV 448
— und Tricuspidalinsuffizienz
II 1504ff., 1506ff.

Herzdekompensation bei Truncus arteriosus communis
persistens III 535ff.
— bei Vena-cava-Anomalie
III 17
—, Venendruck bei VI 68
— bei Vorhofflimmern
II 86ff.
Herzdilatation, akute traumatische II 464ff., 497ff.
— bei allergischer Myokarditis
II 953ff.
— bei Anämie IV 652ff., 656ff.
— bei angeborenem, arteriovenösem Coronar-
aneurysma III 214
— bei angeborenem Herzfehler
III 137ff., 444
— bei angeborener Mitral-
stenose III 27
— bei angeborenem per-
foriertem Sinus-Valsal-
vae-Aneurysma III 212
— bei angeborener Pulmonalinsuffizienz III 565
— bei angeborener Pulmonalstenose III 311
— bei angeborener Tricus-
pidalinsuffizienz
III 429ff.
— bei Angina tonsillaris II 912
— bei Ankylostoma II 939
— bei Aorteninsuffizienz
II 1460ff., 1463ff.
— bei Aortenisthmusstenose
III 452ff.
— bei Aortopulmonalseptumdefekt III 199ff.
— und Arbeitsbelastung
I 868ff.
— bei arteriovenösen Fisteln
VI 475ff.
— bei arteriovenöser Lungenfistel III 393
— und Atmung IV 21ff.
— bei bakterieller Endo-
karditis II 741ff.
—, barogene IV 87
— bei Beriberi I 762; IV 390ff.
— bei Blutkrankheiten
IV 652ff., 656ff., 672
— bei Canalis atrioventricularis communis III 294
— bei Carcinoid II 784
— bei Chagas-Myokarditis
II 931
— und Chinidin II 118, 123
— bei Coma diabeticum
IV 376ff.
— bei Coronargefäßmißbil-
dungen III 568ff.
— bei Cor pulmonale IV 59ff.,
87ff., 152ff.
— bei Cor triatriatum III 554
— bei Cossio-Syndrom III 59

Herzdilatation bei Diabetes
mellitus IV 376ff.
— bei Diphtherie-Myokarditis
II 893ff.
— bei Ductus Botalli persistens III 183
— bei Dystrophia musculorum
progressiva II 972
— bei Dystrophie IV 307
— bei Ebstein-Syndrom
III 421ff.
— bei Eisenmenger-Komplex
III 38
— und Embolie VI 361ff.
— bei Endangitis obliterans
VI 287
— bei Endocarditis acuta
II 726ff.
— bei Endocarditis bacteri-
cides II 726ff.
— bei Endocarditis lenta
II 707ff.
— bei Fallotscher Tetralogie
III 36ff.
— bei Fettembolie IV 134ff.
— bei Fiedler-Myokarditis
II 955ff.
— bei Fleckfieber II 907
— bei Fokaltoxikose II 912
— bei Fruchtwasserembolie
IV 137ff.
— bei Gefäßmißbildungen
III 393
— und Gravidität IV 492ff.,
498
— bei Hämochromatose
II 964; IV 682ff.
— bei Hepatitis II 929
— bei Heredoataxie II 973
— und Herzhypertrophie
I 7, 744ff.
— und Herzinfarkt III 1147ff.
— bei Herzinsuffizienz
I 706ff., 744ff., 766
— bei Herzklappenfehler
II 1298
— und Herztonus I 874ff.
— bei Herztrauma II 464ff.,
497ff., 509ff., 520ff.
— und Höhenadaptation
IV 21ff.
— bei Hyperthyreose
IV 316ff.
— bei Hypokaliämie
IV 421ff., 427
— bei Hypothyreose IV 331ff.
— bei Infektionskrankheiten
IV 540
— bei Kala-Azar II 936
— und Kammertachykardie
II 162
— bei Karditis rheumatica
II 575ff., 631ff.
— und Klima IV 21ff.
— bei Kollagenosen II 989ff.

Herzdilatation bei Leptospirosen II 905
— bei Leukämie IV 672
—, Linksverspätung bei II 374
— und Luftdruck IV 21 ff.
— bei Luftembolie IV 124 ff.
— bei Luftüberdruck IV 39 ff.
— bei Lungenembolie IV 98 ff., 105 ff.
— bei Lungenkreislauf IV 59 ff., 87 ff.
— bei Lutembacher-Syndrom III 58
— bei Lymphogranulomatose IV 680
— und Malaria II 935
— bei Marfan-Syndrom III 490 ff.
— bei Masern IV 543
— bei Mitralfehler II 1298
— bei Mitralinsuffizienz II 1405 ff.
—, myogene I 872, 897
—, —, bei angeborenem Herzfehler III 137 ff.
—, —, bei Myokarditis II 885 ff.
—, —, bei Vorhofseptumdefekt III 267 ff.
—, Myokard bei I 706 ff., 744 ff.
— bei Myokarditis II 885 ff.; IV 540, 928
— bei Myokarditis rheumatica II 575 ff.
— bei Myokardose nach Gravidität IV 498
— und Parasystolie II 303
— bei Parotitis II 928
— bei paroxysmaler Tachykardie II 132 ff., 162 ff.
— bei Perniciosa IV 652 ff., 656 ff.
— bei Pneumokoniose IV 204 ff.
— bei Pneumonie-Myokarditis II 911
— bei Poliomyelitis II 916 ff.; IV 540
— bei Pulmonalaneurysma VI 466
— bei Pulmonalstenose, angeborene III 36 ff.
— und Rechts-Schenkelblock II 340
—, Rechtsverspätung bei II 374
—, regulative I 871, 919, 943
— bei rheumatischem Fieber II 575 ff., 631 ff.
— bei Rickettsiosen II 907
— bei Sauerstoffmangel VI 21 ff.
— bei Scharlach-Myokarditis II 900 ff.

Herzdilatation und Schenkelblock II 320 ff., 340
— bei Sichelzellanämie IV 240 ff.
— bei Silikose IV 204 ff.
— bei Sklerodermie II 989 ff.
— und Sportherz I 868 ff., 919, 943 ff.
— und Sympathektomie V 477 ff.
— bei Tachykardie II 132 ff., 162 ff.
— bei Taussig-Bing-Komplex III 39
— bei Thoraxdeformation IV 229 ff.
— und Thyreoidea IV 316 ff., 331 ff.
—, tonogene I 872, 894; IV 97
—, —, antereismogene I 894
—, —, plesmogene I 894
—, —, traumatische II 464 ff., 497 ff.
— bei Trichinose II 939
— bei Tricuspidalatresie III 23
— und Tricuspidalinsuffizienz II 1504 ff.
— bei Typhus-Myokarditis II 906
— bei Ventrikelseptumdefekt III 221 ff.
—, Verspätungskurven bei II 374
— bei Volumenbelastung I 888 ff.; III 136 ff.
— bei Vorhofseptumdefekt III 58, 267 ff.
Herzdivertikel III 12 ff., 592 ff.
—, Ätiologie III 592
—, Anatomie III 592 ff.
—, Elektrokardiogramm bei III 593
—, Physiologie III 593
—, Prognose III 594
—, Röntgendiagnose III 593 ff.
—, Symptome III 593
—, Therapie III 595
Herzextrakte s. a. u. den einzelnen Präparaten
— bei Angina pectoris III 1388
— bei Coronarinsuffizienz III 1388
— bei Gefäßkrankheiten VI 185
— bei Herzinfarkt III 1388
— bei Herzinsuffizienz I 602
— bei vegetativer Labilität IV 849
Herzfehler s. u. Herzklappenfehler
—, angeborene III 1 ff., s. a. u. den einzelnen Formen
—, —, Ätiologie III 108 ff.
—, —, Anatomie III 1 ff.

Herzfehler, angeborene, und angeborene arteriovenöse Fisteln VI 470
—, —, und Antesystolie II 394
—, —, und Aortenaneurysma VI 446
—, —, und Aortenhämatom, intramurales VI 456
—, —, und Aorteninsuffizienz II 1454, 1472
—, —, und Arrhythmie II 103
—, —, und Atmung I 193; IV 37
—, —, und Atrioventricularblock II 232, 243 ff.
—, —, bei bakterieller Endokarditis II 667 ff., 684 ff., 689 ff., 701 ff., 741, 770 ff.
—, —, Blutdruck bei V 753 ff.
—, —, und Blutdruckmessung V 7
—, —, und Blutmenge I 160
—, —, und Bronchialkreislauf IV 78
—, —, und Capillarektasien VI 530
—, —, und Carcinoid II 782 ff., 784
—, —, und Cor pulmonale IV 232
—, —, und Cyanose I 233 ff.; III 105 ff., 144 ff.; VI 530
—, —, als Druckbelastung I 884 ff.
—, —, und Dyspnoe III 150 ff.
—, —, Einteilung III 106 ff.
—, —, und Embolie III 123 ff.; VI 361
—, —, und Endangitis obliterans VI 294
—, —, und Endokardfibrose II 789, III 27, 82 ff.
—, —, und Endokarditis III 23, 117, 119 ff., 154; IV 491 ff.
—, —, und Endokarditis lenta II 667 ff., 684 ff., 689 ff., 701 ff., 770 ff.
—, —, und Endokarditis serosa II 773 ff.
—, —, und Endokardsklerose III 82
—, —, und Endomyokardfibrose III 82 ff.
—, —, Entwicklungsgeschichte III 1 ff., 80 ff.
—, —, und Extrasystolie II 36
—, —, und Fibroelastose II 789, III 83
—, —, und Gefäßkrankheiten VI 294
—, —, Genese III 80 ff.

69*

Herzfehler, angeborene, Geschlechtsverteilung III 108
—, —, und Graviditätstoxikose IV 491 ff.
—, —, Häufigkeit III 107 ff.
—, —, Heredität III 81, *84* ff., *108* ff.
—, —, und Herzblock II 232, 243 ff.
—, —, Herzform bei I 884 ff.
—, —, Herzgröße bei I 884 ff.
—, —, Herzhypertrophie bei I 736 ff.; III 23
—, —, und Herzinsuffizienz III 143 ff.
—, —, und Herzklappenfehler II 1295 ff.
—, —, und Hirnbasisaneurysma VI 464
—, —, und Höhenadaptation IV 37
—, —, Hypertonie bei V 753 ff.
—, —, und idiopathische Herzhypertrophie II 974
—, —, und Kammertachykardie II 150 ff.
—, —, und Klima IV 37
—, —, und Körperentwicklung III 131 ff.
—, —, Komplikationen III 119 ff., 154
—, —, und Kreislaufzeit I 170
—, —, und Lebensalter III 107 ff., 117 ff.
—, —, und Links-Schenkelblock II 356 ff.
—, —, und Luftdruck IV 37
—, —, Lunge bei III 77 ff.
—, —, und Lungenkreislauf IV 78
—, —, und Lymphangiom VI 617
—, —, bei Marfan-Syndrom III 491 ff.
—, —, und Mißbildungen III 11, 81 ff., *113* ff., *118* ff.
—, —, und Mitralfehler II 1295 ff.
—, —, Myokard bei I 736 ff.
—, —, und Narkose IV 615
—, —, und Operabilität IV 631
—, —, und paroxysmale Tachykardie II 150 ff.
—, —, Pathologie III 1 ff.
—, —, Periarteriitis nodosa VI 310
—, —, Physiologie III 136 ff.
—, —, Polyglobulie bei III 123 ff., *144* ff.; IV 659
—, —, und Postcommissurotomie-Syndrom II 1394

Herzfehler, angeborene, pulmonale bei II 204
—, —, Prognose III 117
—, —, und Pulmonalaneurysma VI 466
—, —, und Pulmonalsklerose IV 243 ff.
—, —, und Rechts-Schenkelblock II 330, 352 ff., 356 ff.
—, —, Rechtsverspätung bei II 374
—, — und Reizleitungsstörung II 232, 243 ff.
—, —, Röntgendiagnose I 810
—, —, Sauerstoffmangel IV 37
—, —, und Schenkelblock II 330, 352 ff., 356 ff.
—, —, und Serotonin II 784
—, —, und Tachykardie II 150 ff.
—, —, Therapie, allgemeine III 153 ff.
—, —, und Thrombose III 19, 73, *123* ff.
—, —, und totaler Block II 232, 243 ff.
—, —, und Toxoplasmose II 933 ff.
—, —, und Trommelschlegelfinger III 81, 144 ff., *151* ff.
—, —, und Tuberkulose III 77, 109, 114, *125* ff., 277
—, —, Umkehrextrasystolie bei II 315
—, —, Umkehrrhythmus bei II 315
—, —, Verspätungskurven bei II 374
—, —, als Volumenbelastung I 887 ff.
—, —, und Vorhofflattern II 103 ff.
—, —, und Vorhofflimmern II 103 ff.
—, —, und Wilson-Block II 356 ff.
—, —, Wolff-Parkinson-White-Syndrom II 394
Herzfibrom II 1197
Herzform I *801* ff.
— bei Addison-Syndrom V 797
— bei Anämie IV 652 ff.
— bei Aneurysmen, arteriovenösen V 769 ff.
— bei angeborener Aortenstenose III 434 ff., 436 ff.
— bei angeborenem arteriovenösem Coronaraneurysma III 214
— bei angeborenem Herzfehler I 884 ff.; III 139 ff.

Herzform bei angeborener Mitralstenose II 550
— bei angeborenem perforiertem Sinus-Valsalvae-Aneurysma III 208
— bei angeborener Pulmonalinsuffizienz III 565
— bei angeborener Pulmonalstenose III 298 ff., 311 ff.
— bei angeborener Tricuspidalinsuffizienz III 429 ff.
— bei angeborener Tricuspidalstenose III 412 ff.
— bei Angina pectoris III 1052 ff.
— und Angina tonsillaris II 914
— bei Aortenatresie III 561 ff.
— bei Aorteninsuffizienz II 1463 ff.
— bei Aortenisthmusstenose I 886 ff.; III 452 ff.; V 755 ff.
— bei Aortenstenose II 1437 ff.
— bei Aortitis luica VI 356 ff.
— bei Aortopulmonalseptumdefekt III 198 ff.
— und Arbeitsbelastung I 865 ff.
— bei arteriovenösen Fisteln VI 475 ff.
— bei arteriovenösen Lungenfisteln III 386 ff.
— und Belastung IV 765 ff.
—, „Bocksbeutelform" II 619
— und Botalli III 140
— und Blutdruck V 658
— bei Blutkrankheiten IV 652 ff.
— bei Canalis atrioventricularis communis III 293 ff.
— nach Commissurotomie II 1400 ff.
— bei Coronargefäßmißbildungen III 568 ff.
— und Coronarinsuffizienz III 1052 ff.
— bei Cor pulmonale IV 141 ff., 151 ff., 178 ff.
— bei Cor triatriatum III 554
— bei Cor triloculare biatriatum III 542 ff.
— bei Dextrokardie III 578
— bei Druckbelastung I 884 ff.
— bei Ductus Botalli persistens I 887; III 157, *171* ff.
— bei Dystrophie IV 294 ff.
— bei Ebstein-Syndrom III 417 ff., 427
— bei Echinokokkose II 938
— bei endokriner Hypertonie V 658

Herzform bei Fallotscher Tetralogie III 338 ff., 344 ff.
— bei Fiedler-Myokarditis II 956 ff.
— und Fokaltoxikose II 914
— und Gefäßmißbildungen III 386, 568 ff.; IV 475
— bei Glykogenose II 966
— bei Gravidität IV 484, 488 ff.
— bei Herzinfarkt III 1049 ff., 1147 ff.
— und Herzinsuffizienz I 895 ff.
— bei Herzklappenfehlern I 884 ff.
— und Herztonus I 875
— bei Hyperthyreose IV 324
— bei Hypertonie V 658
— idiopathische Pulmonalektasie III 369 ff.
— bei Karditis rheumatica II 619
— bei Kollagenosen II 990
— bei kombiniertem Mitral-Aortenfehler II 1478 ff.
— bei konstriktiver Perikarditis II 1105
— bei Lävokardie III 590 ff.
— bei Lungenemphysem IV 178 ff.
— bei Lungenvenentransposition III 523
— bei Mitralatresie III 558
—, mitrale I 121, 885
— bei Mitralinsuffizienz II 1405 ff., 1411 ff.
— bei Mitralstenose II 1311 ff., 1343 ff.
— bei Myokarditis II 887 ff.
— und Orthostase IV 729 ff.
— bei Perikarditis II 1045 ff., 1082
— bei Perikarditis rheumatica II 619
— bei Perikardtumoren II 1182
— bei Perniciosa IV 652 ff.
— bei Phäochromocytom V 658
— und Pulmonalarterienaplasie III 381
— bei Pulmonalatresie III 367
— bei Pulmonalektasie III 369 ff.
— bei Pulmonalstenose I 884
— bei rheumatischem Fieber II 619
—, Röntgendiagnose I 801 ff.
— bei Sklerodemie II 990 bei Sportherz I 867 ff.
— bei Taussig-Bing-Komplex III 504
— bei Thoraxdeformation IV 229

Herzform und Thyreoidea IV 324
— und Training I 867 ff.
— bei Transposition der Aorta und Pulmonalis III 499 ff.
— bei Tricuspidalatresie III 386 ff., 402 ff.
— bei Tricuspidalinsuffizienz II 1508
— und Tricuspidalstenose III 23 ff.
— bei Truncus arteriosus communis persistens III 532, 536 ff.
— bei Typhus-Myokarditis II 906
— bei urämischer Perikarditis II 1082
— bei Valsalva-Versuch I 843; IV 775 ff.
— und vegetative Labilität IV 733
— bei Ventrikelseptumdefekt III 217 ff., *232* ff.
— bei Volumenbelastung I 887 ff.
— und Vorhofseptumdefekt I 887; III 140, 249, 266 ff.
Herzfrequenz II 1 ff.
— und Acetylcholin V 200
— bei Adams-Stokes-Syndrom II 251 ff.
— bei Addison-Syndrom V 797
— und Adenosin V 202
— bei Adipositas II 11, 23 ff.; IV 382 ff.
— und Adrenalin V 167 ff., 174 ff.
— und Allergie III 888
— bei allergischer Myokarditis II 950 ff.
—, Allorhythmie II 32 ff.
—, beim Alternans II 155, 161, 403 ff., 408
— bei Anämie III 868 ff.; IV 644 ff., 657 ff.
— bei angeborenem Herzfehler III 155
— bei angeborenem perforiertem Sinus-Valsalvae-Aneurysma III 206 ff.
— bei Angina pectoris III 700, 843 ff., 1007 ff., 1032 ff.
— bei Angina tonsillaris II 914
—, Antesystolie II 27 ff., 378 ff., 387 ff.
— bei Aortenaneurysma VI 449 ff.
— bei Aortenbogensyndrom V 767; VI 378 ff.
— bei Aorteninsuffizienz II 1456 ff.

Herzfrequenz und Aortographie VI 135 ff.
— und Arrhythmie s. a. dort II 78 ff., 81, 86, 90 ff., 112 ff.
— und arteriovenöse Aneurysmen IV 252
— bei arteriovenösen Fisteln VI 476, 478
— und Atmung I 193, 345; II 21 ff.; IV 10 ff., 21 ff., 27 ff., 31 ff., 34
— bei Atrioventrikulärblock II 209 ff., 213 ff., 228 ff.
— bei Atrioventrikular-Dissoziation II 286 ff.
— bei Atrioventrikular-Rhythmus II 278 ff.
— und Atrioventrikularzeit II 210, 217
— bei auriculärer Leitungsstörung II 198 ff.
—, A-V-Extrasystolie II 32 ff., 35 ff., *55* ff.
— bei bakterieller Endokarditis II 703, 726
— und Balneotherapie I 663 ff., 677 ff., 698
—, Beeinflussung II 3 ff.
— bei Belastung I 856 ff.; IV 765 ff.
— und Benzodioxan V 493, 519
— bei Beriberi IV 390 ff., 392
—, Bigeminie I 492; II 32 ff., 40 ff., 53, 68, 72
— und Blutdruck II 9, 11, 16; V 68 ff., 148, 167 ff., 200 ff., 242 ff., 387, 780 ff., 795 ff.
— und Blutkrankheiten IV 644 ff., 657 ff.
— und Blutmenge I 153, 345
— bei Brucellosen II 904
— und Calciumstoffwechsel IV 447 ff.
— bei Canalis atrioventricularis communis III 293 ff.
— und Carotissinus V 713 ff.
— bei Carotissinus-Syndrom II 272 ff.; V 818
— und Chagas-Myokarditis II 932
— bei Chylothorax VI 607
— und Coffein IV 826
— bei Coma diabeticum IV 375 ff.
— und Commissurotomie II 1392, 1397 ff.
— und Coronardurchblutung III 676, 678 ff., 843 ff.
— und Coronargefäße III 676, 678 ff.
— bei Coronarinsuffizienz III 700, 843 ff.

Herzfrequenz bei Cor pulmonale
IV 104ff., 109ff., 134ff., 142ff., 214ff.
— bei Coxsackie-Infekt II 921
— bei Dermatomyositis II 991ff.
— bei Diabetes mellitus IV 375ff.
— bei Digitalis-Intoxikation I 489ff.
— bei Diphtherie-Myokarditis II 878ff., *894*ff.
— bei Ductus Botalli persistens III 182
— bei Dumping-Syndrom IV 866
— bei Dystrophia musculorum progressiva II 972
— bei Dystrophia myotonica II 970
— bei Dystrophie II 7, 18; IV *295*ff., 306ff.
— bei Ebstein-Syndrom III 420ff.
— bei Echinokokkose II 938
— bei Effort-Syndrom IV 715, 814
— bei Elektrounfall III 906ff.
— bei Encephalomyokarditis II 920
— bei Endokarditis II 703, 726ff.; IV 551ff.
— bei Endokarditis acuta II 726ff.
— bei Endokarditis bacter. II 726ff.
— bei Endokarditis lenta II 703ff.
— bei endokriner Hypertonie V 649, 657ff.
— bei Entzügelungs-Hochdruck V 148, 716ff.
— und Epilepsie IV 875ff.
— und Erythematodes II 979ff.
— bei essentieller Hypertonie V 242ff., 387
— bei essentieller Hypotonie V 786ff.
— bei experimenteller Hypertonie V 68ff., 148, 167ff., 242ff.
— und experimenteller Schock I 989ff.
— bei Extrasystolie s. dort
— und Extrasystolie II 30, 33, 34, 38
— bei Fettembolie IV 134ff.
— bei Fiedler-Myokarditis II 957ff.
— und Fleckfieber II 907
— und Fokaltoxikose II 914
— und Ganglienblocker V 492ff.
— und Geburtsakt IV 495ff.

Herzfrequenz und Genußgifte IV 826
— bei Glykogenose II 966
— und Glykoside I 419, 450ff., 461, 462, 479ff., 489ff.
— und Gravidität II 45, 115; IV 481ff., *495*ff.; V 729ff.
— und Graviditätstoxikose II 915
— bei Grippemyokarditis II 924ff.
— bei Hämochromatose II 965; IV 683
— bei Hämoperikard II 1151ff.
— bei hämorrhagischem Schock I 959, 1033
— bei Heredoataxie II 973
— bei Herzblock II 179ff., 193ff., 198ff., 209ff., 213ff., 228ff.
— und Herzgröße I 833ff.
— bei Herzinfarkt I 339, 344; III 714ff., 1081ff., *1133*ff., 1175ff., 1350ff.; V 818ff.
— bei Herzinsuffizienz I 41ff., 60ff.
— bei Herzneurose IV 820ff.
— bei Herztamponade II 1063ff.
— und Herztöne II 575ff.
— und Herztonus I 876ff.
— bei Herztrauma II 465ff., 497ff., 519ff.
— bei Herztumoren II 1180ff., *1180*ff.
— und Herzversagen I 338
— und Herzvolumen I 833ff.
— und Hirndruck V 723ff.
— bei Höhenadaptation IV 10ff., 21ff., 27ff., 31ff., 34
— und Hydralazine V 546ff.
— bei Hypercalcämie IV 447ff., 452ff.
— bei Hyperkaliämie IV 421ff., 422ff.
— bei Hypernatriämie IV 441ff., 446
— und Hypertensin V 101
— bei Hyperthyreose II 4ff., 10, 130ff.; IV 316ff., *322*ff., V 770
— bei Hypertonie V 68ff., 148, 167ff.; V 242ff., 387
— bei Hypocalcämie IV 447ff.
— bei Hypoglykämie IV 379
— und Hypokaliämie IV 422ff.
— bei Hyponatriämie I 574ff.; IV 441ff.

Herzfrequenz bei Hypothyreose II 5, 18, 248; IV 331ff.
— und Hypotonie V 780ff., 795ff.
— bei Infekten II 9ff., 150ff., 223ff.; IV 530ff., 538ff., 566ff.; V 802ff.
— bei infektiösem Schock I 984ff.
— und Insulin IV 379
— bei Interferenz-Dissoziation II 290ff.
— bei Kala-Azar II 936
— und Kallidin V 227
— und Kallikrein V 216ff., 219
— bei Kammerextrasystolie II 32ff., 35ff., *58*ff.
— bei Kammerflattern II 78ff., 171ff.
— bei Kammerflimmern II 79ff., 171ff.
— bei Kammertachykardie II 150ff., 166ff.
— und kardiogener Schock I 1025
— bei Karditis rheumatica II 574ff., 580ff., 618, 638
— und Klima IV 10ff., 21ff., 27ff., 31ff., 34
— bei Knotenrhythmus II 278ff.
— bei konstriktiver Perikarditis II 1100ff., 1120
— bei Kohlenoxyd-Vergiftung III 874ff.
— Kollagenosen II 979ff.
— und Kollaps I 959, 965ff., 976, 984ff., 987ff., 1010, *1032*ff.; II 17; IV 600ff.
— und Konstitution II 10
—, kritische I 65ff., 193, 345
— und Lebensalter IV 620ff.
— bei Leptospirosen II 905
— bei Leukämie IV 672ff.
— und Libman-Sacks-Endokarditis II 979ff.
— bei Luciani-Perioden II 27
— und Luftdruck IV 10ff., 21ff., 27ff., 31ff., 34
— und Luftüberdruck IV 39ff.
— bei Lungenembolie IV 104ff., 109ff.
— bei Lutembacher-Syndrom III 284
— bei Lymphogranulomatose IV 680
— und Magnesium-Stoffwechsel IV 456ff.
— und Masern II 922
— und Menopause IV 870
— und Mineralhaushalt II 4ff.
— und Minutenvolumen I 41ff., 345

Herzfrequenz bei Mitralinsuffizienz II 1410ff.
— bei Mitralstenose II 1321 ff., 1382, 1392
— bei Mononucleose II 927; IV 543
— bei Myocarditis rheumatica II 618
— bei Myokarditis II 877ff.; IV 538ff.
— bei Myokardose I 33ff.; II 968ff.
— und Myokardsarkoidose II 947ff.
— und Myokardstoffwechsel III 683, 843ff.
— bei Myokardtuberkulose II 943ff.
— und Narkose IV 592ff., 613ff.
— und Natriumstoffwechsel IV 439ff.
— und Nebenniere II 45
— und Nervensystem I 853ff.
— und neurogene Hypertonie V 723
— und Nicotin III 879ff., 883; IV 826
— bei Nicotinallergie III 888
— und Noradrenalin V 174ff.
— und Ohnmacht IV 760ff.
— und Operabilität IV 620ff., 627ff.
— bei Operationen IV 592ff., 607ff.; V 805
— und Orthostase IV 729ff., 734ff.; V 809ff.
— bei Pancarditis rheumatica II 620
— und Pararhythmie II 285ff.
— bei Parasystolie II 27, 29ff., 298ff.
— bei paroxysmaler Tachykardie I 345; II 127ff., 150ff., 166ff.
— bei Parotitis II 928
— bei Periarteriitis nodosa II 985ff.; V 622; VI 315ff.
— bei Perikarderguß I 347
— bei Perikarditis II 1045ff., 1100ff.
— und peripherer Widerstand I 831
— bei Phäochromocytom V 649, 657ff.
— bei Phlebitis VI 491
— und Plethysmogramm VI 72
— bei Pneumokoniose IV 214ff.
— bei Pneumonie-Myokarditis II 912
— bei Poliomyelitis II 9ff., 917; IV 541; V 718ff.

Herzfrequenz bei Polygeminie II 32ff., 53
— bei Porphyrie IV 397ff.
—, postinfektiöse IV 566ff.
— bei postsynkopalem Syndrom II 261ff.
— bei posttachykardem Syndrom II 167ff.
— bei Postural hypotension IV 736ff.; V 816
— bei primärem Schock I 976
— und Psyche II 9ff.; III 861ff.
— im Puerperium IV 495ff.
— bei Pulmonalsklerose IV 245ff.
— und Purine I 547ff.
— bei Purpura rheumatica VI 565
— bei Quadrigeminie II 32ff.
— und Rauwolfia-Alkaloide V 522ff., 534, 537ff., 594
— bei Raynaud-Syndrom VI 228
— und Regelkreis IV 741ff., 756ff.
— und Regitin V 518
— bei Reizleitungsstörungen II 179ff., 193ff., 198ff., 209ff., 213ff., 228ff.
— und Renin V 101
— und respiratorische Arrhythmie II 21ff.
— und Rheogramm VI 75
— bei rheumatischem Fieber II 574ff., 580ff., 618, 638
—, Rhythmiemaß II 21ff.
— und Rhythmusstörung II 1ff.
— bei Rickettsiosen II 907
— bei Roemheld-Syndrom IV 865
— bei Sarkoidose II 947ff.
— bei Sauerstoffmangel IV 10ff., 21ff., 27ff., 31ff., 34
— bei Scharlach IV 532
— bei Scharlach-Myokarditis II 878ff., 900ff.
— und Schenkelblock II 339ff., 371
— und Schlagvolumen I 41ff., 60ff., 345; II 9
— und Schock I 959, 965ff., 976, 984ff., 987ff., 989ff., 1010, 1032ff.; IV 600ff.
—, Schrittmachertheorie II 4ff.
— und Serotonin V 184ff.
— bei Silikose IV 214ff.
— und Simmonds-Syndrom IV 343
— bei Sinuauricularblock II 193ff.
— bei Sinusarrhythmie II 19ff.

Herzfrequenz bei Sinusbradykardie II 14ff.
— bei Sinusextrasystolie II 32ff., 35ff., 45ff.
— bei Sinusrhythmus II 3ff.
— bei Sinustachykardie II 7ff.
— bei Sportherz I 919ff., 945
— und Substanz P V 204
— bei Sympathicotonie IV 721ff.
— und Sympathin V 167
— bei Tachykardie I 345; II 7ff., 127ff., 150ff., 166ff.; III 845
— bei Tetanie IV 448ff.
— bei Thalliumvergiftung V 773ff.
— bei Thrombophlebitis VI 491ff.
— und Thyreoidea I 41, 44, 46; II 4ff., 10, 18, 21ff., 44, 130ff.; IV 316ff., 322ff., 331ff.
— bei totalem Block II 228ff.
— bei Toxoplasmose II 934
— und Training II 16
— bei traumatischem Schock I 965ff., 1034
— bei Trigeminie II 32ff., 58
— und Tuberkulose II 943ff.
— bei Typhus IV 532
— bei Typhus-Myokarditis II 906
— und Tyramin V 179
— bei Umkehr-Extrasystolie II 309ff.
— bei Umkehrrhythmus II 309ff.
— bei Vagotonie IV 721ff.
— und Vagotonin V 207ff.
— bei Valsalva-Versuch IV 776ff.
— bei Variola II 923
— und Vasomotorik III 678ff.
— bei vegetativer Labilität IV 705ff., 734ff., 787ff., 800ff.
— und Venendruck I 66, 345
— und Veratrumalkaloide V 555ff., 594
— und Vergiftungen III 874; V 773ff., 807
— bei Verzweigungsblock II 371
— bei Vorhofextrasystolie II 32ff., 35ff., 47ff.
— bei Vorhofflattern II 78ff., 86ff. s. a. dort
— bei Vorhofflimmern s. a. dort II 78ff., 86ff., 90ff., 112ff.
— bei Vorhofseptumdefekt III 261ff.
— bei Wenckebachscher Periodik II 187, 213ff.

Herzfrequenz bei Wolff-Parkinson-White-Syndrom II 378ff., 387ff.
— und zentralnervöse Hypertonie V 723ff.
Herzfüllung s. a. u. Herzvolumen
— bei Addison-Syndrom V 797
— bei angeborener Aortenstenose III 434ff., 436ff.
— bei angeborenem Herzfehler III 136ff.
— bei angeborener Pulmonalinsuffizienz III 565ff.
— bei angeborener Tricuspidalinsuffizienz III 431ff.
— bei Aorteninsuffizienz II 1454ff.
— bei arteriovenösen Fisteln VI 476
— bei Ebstein-Syndrom II 419ff.
— bei hämorrhagischem Schock I 962
— und Herzgröße I 813ff.
— bei Herzklappenfehler II 1311ff.
— bei Herztamponade II 1064ff.
— und Herztonus I 874ff.
— bei Herztumoren II 1178
— bei Hydroperikard II 1152
— und Kollaps I 962, 1011ff., 1032
— bei kombiniertem Mitral-Aortenfehler II 1478ff.
— bei konstriktiver Perikarditis II 1098ff., 1121ff.
— bei Mitralinsuffizienz II 1405ff.
— bei Mitralstenose II 1311ff., 1330ff.
— bei Myokarditis II 883ff., 889ff.
— bei Myokardtuberkulose II 942
— bei Orthostase IV 728ff., 733ff.
— und Perikard II 1037ff.
— bei Perikarditis II 1064ff., 1050ff.
— bei Perikardtumoren II 1217ff.
—, Restblutmenge I 816ff.
—, Schlagvolumen I 820
— im Schock I 962, 1011ff., 1032
— und Training I 881
— bei Tricuspidalinsuffizienz II 1508
— bei Tricuspidalstenose II 1485ff.

Herzfüllung bei Tuberkulose II 942
— bei Valsalva-Versuch I 843; IV 775ff.
— und vegetative Labilität IV 733ff.
— als Volumenbelastung I 887ff.
Herzgeräusche II 935 s. a. u. Herztöne
— bei Aktinomykose II 940
—, akzidentelle, bei Anämie IV 653ff.
—, —, bei Carditis rheumatica II 577; IV 653ff.
—, —, bei Gravidität IV 484
—, —, bei Hyperthyreose IV 324
—, —, bei Masern II 922
—, —, bei Mitralinsuffizienz II 1412ff.
—, —, bei Mononucleose II 927
—, —, bei Myokarditis II 885ff.
—, —, bei rheumatischem Fieber II 577; IV 653ff.
— bei allergischer Myokarditis II 953
— bei Amyloidose II 963ff.
— bei Anämie III 870ff.; IV 653ff.
— bei Aneurysmen III 204, 206, 214
— bei angeborener Aortenstenose III 435ff.
— bei angeborenem arteriovenösem Coronaraneurysma III 214
— bei angeborenen arteriovenösen Fisteln VI 470
— bei angeborener Mitralstenose III 549
— bei angeborener Pulmonalinsuffizienz III 564ff.
— bei angeborener Pulmonalstenose III 298, 304ff.
— bei angeborenem Sinus Valsalvae-Aneurysma III 204ff., 206ff.
— bei angeborener Tricuspidalinsuffizienz III 431
— bei angeborener Tricuspidalstenose III 410ff.
— bei Ankylostoma II 939ff.
— bei Aortenaneurysma VI 445
— bei Aortenbogensyndrom V 767
— bei Aorteninsuffizienz II 1458ff.
— bei Aortenisthmusstenose III 445, 454ff.
— bei Aortenstenose II 1433ff.
— bei Aortitis luica VI 356

Herzgeräusche bei Aortopulmonalseptumdefekt III 195, 197ff.
— bei arteriovenöser Lungenfistel III 386ff.
—, Austin-Flintsche II 1301, 1336, 1460ff.
— bei bakterieller Endokarditis II 690ff., 703ff., 726ff.
— bei Beriberi IV 390ff.
— bei Bilharziose IV 239
— bei Blutkrankheiten IV 653ff., 672
— bei Canalis atrioventricularis communis III 293ff.
— bei Carcinoid II 784
— bei Coma diabeticum IV 376ff.
— nach Commissurotomie II 1399ff.
— bei Cor biloculare III 547ff.
— bei Coronargefäß-Mißbildungen III 569
— bei Cor pulmonale IV 142ff.
— bei Cor triatriatum III 554
— bei Cor triloculare biatriatum III 541ff.
— mit Crescendocharakter bei angeborener Mitralstenose III 549
—, —, bei angeborener Pulmonalstenose III 305
—, —, bei angeborener Tricuspidalstenose III 410ff.
—, —, bei Canalis atrioventricularis communis III 294ff.
—, —, bei Fallotscher Tetralogie III 339ff.
—, —, bei Lutembacher-Syndrom III 283ff.
—, —, bei Mitralinsuffizienz II 1412ff.
—, —, bei Mitralstenose II 1327
— mit Decrescendocharakter bei angeborener Pulmonalinsuffizienz III 564ff.
—, —, bei angeborener Pulmonalstenose VI 305
—, —, bei Aorteninsuffizienz II 1458ff.
—, —, bei Aortenisthmusstenose III 455
—, —, bei Canalis atrioventricularis communis III 294ff.
—, —, bei kombiniertem Mitral-Aortenfehler II 1480ff.
—, —, bei Lutembacher-Syndrom III 283ff.

Herzgeräusche mit Decrescendocharakter bei Mitralinsuffizienz II 1411 ff.
—, —, bei Mitralstenose II 1327 ff.
—, —, bei Ventrikelseptumdefekt III 228
—, —, bei Vorhofseptumdefekt III 262 ff.
— bei Dermatomyositis II 991
— bei Diabetes mellitus IV 376 ff.
—, diastolische, bei Anämie IV 654
—, —, bei angeborenem arteriovenösem Coronaraneurysma III 214
—, —, bei angeborener Mitralstenose III 549
—, —, bei angeborener Pulmonalinsuffizienz III 564 ff.
—, —, bei angeborenem Sinus-Valsalvae-Aneurysma III 204 ff., 206 ff.
—, —, bei angeborener Tricuspidalstenose III 410 ff.
—, —, bei Aortenbogensyndrom V 767
—, —, bei Aorteninsuffizienz II 1458 ff.
—, —, bei Aortenisthmusstenose III 445, 454 ff.
—, —, bei Aortenstenose II 1435
—, —, bei Aortopulmonalseptumdefekt III 197
—, —, bei arteriovenöser Lungenfistel III 386 ff.
—, —, bei bakterieller Endokarditis II 576 ff., 614 ff.
—, —, bei Beriberi IV 390 ff.
—, —, bei Blutkrankheiten IV 654
—, —, bei Canalis atrioventricularis communis III 293 ff.
—, —, bei Carditis rheumatica II 576 ff., 614 ff.
—, —, nach Commissurotomie II 1399 ff.
—, —, bei Cor biloculare III 547
—, —, bei Coronargefäß-Mißbildungen III 569
—, —, bei Cor pulmonale IV 142 ff.
—, —, bei Cor triatriatum III 554

Herzgeräusche, diastolische, bei Cor triloculare biatriatum III 541 ff.
—, —, bei Ductus Botalli persistens III 157, 165 ff. 187
—, —, bei Ebstein-Syndrom III 417, 421 ff.
—, —, bei Endocarditis lenta II 703 ff.
—, —, bei Endocarditis rheumatica II 576 ff., 614 ff.
—, —, bei Erythematodes II 979 ff.
—, —, bei Fallotscher Tetralogie III 340 ff.
—, —, bei Gravidität IV 486 ff.
—, —, bei Heredoataxie II 973
—, —, bei Herzdivertikel III 593
—, —, bei idiopathischer Herzhypertrophie II 975
—, —, bei Kollagenosen II 979 ff.
—, —, bei kombiniertem Aortenfehler II 1478
—, —, bei kombiniertem Mitral-Aortenfehler II 1479 ff.
—, —, bei kombiniertem Tricuspidalfehler II 1514
—, —, bei Libman-Sacks-Endokarditis II 979 ff.
—, —, bei Lungenvenentransposition III 523 ff., 527
—, —, bei Mitralinsuffizienz II 1414 ff.
—, —, bei Mitralstenose II 1320 ff., 1325 ff.
—, —, bei Myokarditis II 877 ff., 885 ff.
—, —, bei Pericarditis rheumatica II 619
—, —, bei peripherer Pulmonalstenose III 377
—, —, bei Pneumokoniose IV 214
—, —, bei Pulmonalatresie III 366
—, —, bei Pulmonalstenose III 377
—, —, bei rheumatischem Fieber II 576 ff., 614 ff.,
—, —, bei Silikose IV 214
—, —, bei Transposition der Aorta und Pulmonalis III 499
—, —, bei Trichinose II 939

Herzgeräusche, diastolische, bei Tricuspidalatresie III 401
—, —, bei Tricuspidalinsuffizienz II 1508
—, —, bei Tricuspidalstenose II 1492 ff.
—, —, bei Truncus arteriosus communis persistens III 535 ff.
—, —, bei Ventrikelseptumdefekt III 217 ff., 229
—, —, bei Vorhofseptumdefekt III 262 ff.
— bei Ductus Botalli persistens III 157, 165 ff., 187
— bei Dystrophia musculorum progressiva II 972
— bei Dystrophia myotonica II 971
— bei Dystrophie IV 297
— bei Ebstein-Syndrom III 417, 420 ff.
— bei Encephalomyokarditis II 920
— bei Endokardfibrose II 787
— bei Endokarditis II 551 ff., 576 ff., 614, 690 ff., 703 ff., 726 ff., 780, 787, 979; IV 551
— bei Endokarditis acuta II 726 ff.
— bei Endokarditis lenta II 690, 703 ff.
— bei Endokarditis parietalis fibroplastica II 787
— bei Endokarditis rheumatica II 576 ff., 614 ff.
— bei Endokarditis tuberculosa II 780
—, Entstehung II 574 ff.
— bei Erythematodes II 979 ff.
— bei Fallotscher Tetralogie III 329 ff., 338
— bei Foramen ovale persistens III 262
— bei Gefäßkrankheiten VI 356
— bei Gefäßmißbildungen III 214, 382, 470, 569
—, Graham-Shellsche II 1335
— bei Gravidität IV 484
— bei Hepatitis II 929
— bei Heredoataxie II 973
— bei Herzdivertikel III 593
— bei Herzinfarkt II 1083; III 1139 ff.
— bei Herztrauma II 503 ff., 509 ff.
— bei Herztumoren II 1179 ff., 1187 ff.
—, holosystolische, bei Fallotscher Tetralogie III 329 ff., 339 ff.

Herzgeräusche, holosystolische, bei Herzinfarkt
III 1140ff.
—, —, bei kombiniertem Mitralfehler II 1426
—, —, bei Mitralinsuffizienz II 1412ff.
—, —, bei Ventrikelseptumdefekt III 228
— bei Hyperthyreose IV 324
— bei Hypokaliämie IV 421
— bei idiopathischer Herzhypertrophie II 975
— bei idiopathischer Perikarditis II 1074
— bei idiopathischer Pulmonalektasie III 369
— bei Karditis rheumatica II 575ff., 614, 619
— bei Kavernomen VI 598
—, „Klick", bei konstriktiver Perikarditis II 1121
—, —, bei Mitralinsuffizienz II 1412ff.
—, —, bei Perikarditis II 1062ff., 1121
— bei Kollagenosen II 979ff.
— bei kombiniertem Aortenfehler II 1478ff.
— bei kombiniertem Mitral-Aortenfehler II 1426, 1478ff.
— bei kombiniertem Mitralfehler II 1426
— bei kombiniertem Tricuspidalfehler II 1514
— bei konstriktiver Perikarditis II 1102, 1121
— bei Leukämie IV 672
— bei Libman-Sacks-Endokarditis II 745, 979ff.
—, Littensche IV 105
—, „Lokomotivgeräusch" II 619
—, —, bei Aortenaneurysma VI 445
—, —, bei konstriktiver Perikarditis II 1121ff.
—, —, bei Ductus Botalli persistens III 157, 166
—, —, bei Perikarditis II 1060ff., 1069ff., 1121ff.
—, —, bei rheumatischem Fieber II 1069ff.
—, —, bei Vorhofseptumdefekt III 262ff.
— bei Lues VI 356
— bei Luftembolie IV 124ff.
— bei Lungenembolie IV 105
— bei Lungenvenentransposition III 523ff., 527
— bei Lutembacher-Syndrom III 283ff.

Herzgeräusche bei Lymphogranulomatose IV 680
— bei Malaria II 935
— „Maschinengeräusche" s. u. „Lokomotivgeräusch"
— bei Masern II 922
— bei Mitralatresie III 558
— bei Mitralinsuffizienz II 1411ff.
— bei Mitralstenose II 1320ff., 1325ff., 1335, 1376ff., 1381
— bei Mononucleose II 927
— Mühlengeräusch IV 124
— bei Myocarditis rheumatica II 575ff.
— bei Myokarditis 575ff., II 877ff., 882ff.
— und Operabilität IV 634
— bei Parotitis II 928
— bei Perikarditis II 579ff., 619, 1045ff. 1060ff., 1079ff., 1082ff., 1085
—, perikarditische II 580, 619
—, —, bei Aktinomykose II 940
—, —, bei Erythemathodes II 979ff.
—, —, bei Herzinfarkt III 1143ff.
—, —, bei Herztumoren II 1187
—, —, bei idiopathischer Perikarditis II 1074ff.
—, —, bei Herzinfarkt III 1139
—, —, bei Karditis rheumatica II 580, 619
—, —, bei Kollagenosen II 979ff.
—, —, bei konstriktiver Perikarditis II 1121ff.
—, —, Libman-Sacks-Endokarditis II 979ff.
—, —, bei Lymphogranulomatose IV 680
—, —, bei Parotitis II 928
—, —, bei Pericarditis purulenta II 1085
—, —, bei Perikarditis II 1060ff., 1074ff., 1082ff., 1121ff.
—, —, bei Perikardtumoren II 1182
—, —, bei Postcommissurotomie-Syndrom II 1393ff.
—, —, bei rheumatischem Fieber II 580, 619
—, —, bei urämischer Perikarditis II 1082
— bei Perikarditis purulenta II 1085
— bei Perikarditis rheumatica II 579ff., 619

Herzgeräusche bei Perikardtumoren II 1182, *1187*ff.
— bei peripherer Pulmonalstenose III 373, 377
— bei Pneumokomiosen IV 214
— bei Postcommissurotomie-Syndrom II 1393ff.
—, präsystolische, bei angeborener Mitralstenose II 549
—, —, bei angeborener Tricuspidalstenose III 410ff.
—, —, bei Canalis atrioventricularis communis III 294
—, —, bei Carcinoid II 784
—, —, nach Commissurotomie II 1399ff.
—, —, bei Cor triatriatum III 554
—, —, bei Herztumoren II 1179ff., 1187ff.
—, —, bei Hyperthyreose IV 324
—, —, bei Karditis rheumatica II 577ff., 618
— — bei Lungenembolie IV 105
—, —, bei Lutembacher-Syndrom III 283ff.
—, —, bei Mitralstenose II 1325ff.
—, —, bei Myocarditis rheumatica II 618
—, —, bei Perikarditis II 1060ff.
—, —, bei rheumatischem Fieber II 577ff., 618
— — Tricuspidalstenose II 1503
—, —, bei Ventrikelseptumdefekt III 228
—, —, Vorhofseptumdefekt III 262ff.
— von Preßstrahlcharakter bei Fallotscher Tetralogie III 329ff.
—, protodiastolische, bei angeborener Tricuspidalstenose III 411
—, —, bei Carcinoid II 784
—, —, bei Herztumoren II 1179ff., 1187ff.
—, —, bei idiopathischer Pulmonalektasie III 369
— — bei Karditis rheumatica II 618
—, —, bei Lungenembolie IV 105
— —, bei Lutembacher-Syndrom III 283ff.
—, —, bei Mitralinsuffizienz II 1412ff.

Herzgeräusche, protodiastolische, bei Mitralstenose II 1327ff.
—, —, bei Myocarditis rheumatica II 618
—, —, bei Perikarditis II 1060ff.
—, —, bei peripherer Pulmonalstenose III 377
—, —, bei Pulmonalektasie III 369
—, —, bei Pulmonalstenose III 377
—, —, bei rheumatischem Fieber II 618
—, —, bei Ventrikelseptumdefekt III 228
—, —, bei Vorhofseptumdefekt III 249
— bei Pulmoralaneurysma VI 466
— bei Pulmonalarterienaplasie III 382
— bei Pulmonalatresie III 366
— bei Pulmonalektasie III 369
— bei Pulmonalsklerose IV 246
— bei Pulmonalstenose III 377
— bei rheumatischem Fieber II 574ff., 614ff., 1069ff.
— bei rheumatischer Perikarditis II 1069ff.
— rhombenförmige s. u. spindelförmige
— bei Scharlach-Myokarditis II 900ff.
— bei Silikose IV 214
— bei Sklerodermie II 990
—, spindelförmige bei angeborener Pulmonalstenose III 304ff., 411
—, —, bei Aortenisthmusstenose III 454f.
—, —, bei Aortenstenose II 1434ff.
—, —, bei Fallotscher Tetralogie III 339
—, —, bei Mitralinsuffizienz II 1411ff.
—, —, bei Ventrikelseptumdefekt III 228
—, systolische, bei allergischer Myokarditis II 953
—, —, bei Amyloidose II 963ff.
—, —, bei Anämie IV 653ff.
—, —, bei angeborener Aortenstenose III 435ff.
—, —, bei angeborenem arteriovenösem Coronaraneurysma III 214
—, —, bei angeborenen arteriovenösen Fisteln VI 470ff.

Herzgeräusche, systolische, bei angeborener Mitralstenose III 549
—, —, bei angeborener Pulmonalinsuffizienz III 564ff.
—, —, bei angeborener Pulmonalstenose III 298, 304ff.
—, —, bei angeborenem Sinus-Valsalvae-Aneurysma III 204ff., 206ff.
—, —, bei angeborener Tricuspidalinsuffizienz III 431
—, —, bei Ankylostoma II 939
—, —, bei Aortenbogensyndrom V 767
—, —, bei Aorteninsuffizienz II 1461ff.
—, —, bei Aortenisthmusstenose III 445, 454ff.
—, —, bei Aortenstenose II 1433ff.
—, —, bei Aortitis luica VI 356
—, —, bei Aortenpulmonalseptumdefekt III 197
—, —, bei arteriovenöser Lungenfistel III 386ff.
—, —, bei bakterieller Endokarditis II 703ff., 726ff.
—, —, bei Beriberi IV 390ff.
—, —, bei Bilharziose IV 239
—, —, bei Blutkrankheiten IV 653ff.
—, —, bei Canalis atrioventricularis communis III 293ff.
—, —, bei Carcinoid II 784
—, —, nach Commissurotomie II 140ff.
—, —, bei Cor biloculare III 547ff.
—, —, bei Coronargefäß-Mißbildungen III 569
—, —, bei Cor pulmonale IV 142ff.
—, —, Cor triatriatum III 554
—, —, bei Cor triloculare biatriatum III 541ff.
—, —, bei Ductus Botalli persistens III 157, 165ff., 187
—, —, bei Dystrophia myotonica II 971
—, —, bei Dystrophie IV 297
—, —, bei Ebstein-Syndrom III 417, 421ff.
—, —, bei Encephalomyokarditis II 920
—, —, bei Endokardfibrosen II 787

Herzgeräusche, systolische, bei Endokarditis IV 551ff.
—, —, bei Endokarditis acuta II 726ff.
—, —, bei Endokarditis lenta II 703ff.
—, —, bei Endokarditis parietalis fibroplastica II 787
—, —, bei Endokarditis rheumatica II 576ff., 614ff.
—, —, bei Endokarditis tuberculosa II 780
—, —, bei Erythematodes II 979ff.
—, —, bei Fallotscher Tetralogie III 329ff., 338ff.
—, —, bei Foramen ovale persistens III 262
—, —, bei Gefäßkrankheiten VI 356
—, —, bei Gefäßmißbildungen III 5, 214, 382; VI 470, 569
—, —, bei Gravidität IV 484
—, —, bei Hepatitis II 929
—, —, bei Heredoataxie II 973
—, —, bei Herzdivertikel III 593
—, —, bei Herzinfarkt III 1139ff.
—, —, bei Herztrauma II 509ff.
—, —, bei Herztumoren II 1179ff., *1187*ff.
—, —, bei Hypokaliämie IV 421
—, —, bei idiopathischer Pulmonalektasie III 369
—, —, bei Karditis rheumatica II 574ff., 614ff.
—, —, bei Kavernomen VI 598
—, —, bei Kollagenosen II 979ff.
—, —, bei kombiniertem Aortenfehler II 1478
—, —, bei kombiniertem Mitral-Aortenfehler II 1478ff.
—, —, bei kombiniertem Mitralfehler II 1426
—, —, bei kombiniertem Tricuspidalfehler II 1514
—, —, bei konstriktiver Perikarditis II 1121
—, —, bei Leukämie IV 672
—, —, bei Libman-Sacks-Endokarditis II 979ff.

Herzgeräusche, systolische,
  bei Lues VI 356
—, —, bei Lungenembolie
  IV 105
—, —, bei Lungenvenentransposition III 523 ff.,
  527
—, —, bei Malaria II 935
—, —, bei Mitralatresie
  III 558
—, —, bei Mitralinsuffizienz
  II 1411 ff.
—, —, bei Mitralstenose
  II 1320 ff., *1325* ff.,
  1335, 1376 ff., 1381
—, —, bei Mononucleose
  II 927
—, —, bei Myocarditis rheumatica II 575 ff.
—, —, bei Myokarditis
  II 877 ff., 882 ff.
—, —, bei Pericarditis rheumatica II 579 ff., 619
—, —, bei Perikarditis
  II 1060 ff.
—, —, bei peripherer Pulmonalstenose III 377
—, —, bei Pulmoralaneurysma
  VI 466
—, —, bei Pulmonalatresie
  III 366
—, —, bei Pulmonalarterienaplasie III 382
—, —, bei Pulmonalektasie
  III 369
—, —, bei Pulmonalstenose
  III 377
—, —, bei rheumatischem Fieber II 575 ff., 614 ff.,
  619
—, —, bei Scharlach II 900 ff.
—, —, bei Sklerodermie II 990
—, —, bei Transposition der
  Aorta und Pulmonalis
  III 499
—, —, bei Trichinose II 939
—, —, bei Tricuspidalatresie
  III 395, 401 ff.
—, —, bei Tricuspidalinsuffizienz II 1507 ff.
—, —, bei Truncus arteriosus
  communis persistens
  III 532, 535
—, —, bei Ventrikelseptumdefekt III 217 ff.,
  227 ff.
—, —, bei Vorhofseptumdefekt
  III 249 ff., 262 ff.
— bei Transposition der Aorta
  und Pulmonalis III 498 ff.
— bei Trichinose II II 939
— bei Tricuspidalatresie
  III 395, 401 ff.
— bei Tricuspidalinsuffizienz
  II 1507 ff.

Herzgeräusche bei Tricuspidalstenose II 1492 ff.
— bei Truncus arteriosus
  communis persistens
  III 532, 535 ff.
— bei tuberkulöser Perikarditis II 1079 ff.
— bei urämischer Perikarditis
  II 1082
— bei Valsava-Versuch
  IV 783
— bei Ventrikelseptumdefekt
  III 217 ff., 227 ff.
— bei Vorhofseptumdefekt
  III 249 ff., 262 ff.
Herzgewicht I 813 ff.
— und Adipositas IV 383
— bei Amyloidose II 962
— bei Anämie IV 653
— und Arbeitsbelastung
  I 816, 865 ff.
— bei Blutkrankheiten IV 653
— und Coronardurchblutung
  III 674 ff., 824 ff.
— und Coronarinsuffizienz
  III 824 ff.
— bei Diphtherie-Myokarditis II 894
— und Druckhypertrophie
  I 743 ff.
— bei Dystrophie I 759 ff.;
  IV 293 ff.
— bei Fiedler-Myokarditis
  II 955 ff.
— und Geschlecht I 814 ff.
— bei Glykogenose II 966
— bei Gravidität IV 484
— bei Hämochromatose
  II 964; IV 686
— bei Herzatrophie I 759 ff.
— und Herzgröße I 813 ff.
— bei Herzhypertrophie
  I 737 ff., 896
— bei idiopathischer Herzhypertrophie II 975
— bei Kollagenosen II 989 ff.
— bei konstriktiver Perikarditis II 1095
—, kritisches, Begriff I 737,
  869 ff., 896, 941; III 824
— und Lebensalter I 814 ff.
— bei Mitralstenose II 1311 ff.
—, Müller-Index I 814
— und Myokard I 813 ff.;
  III 674 ff., 824 ff.
— bei Myokarditis II 894
— und Myokardstoffwechsel
  I 743; III 824
— bei Paramyloidose II 962
— bei Perikarditis II 1095
— bei Sklerodermie II 989 ff.
— bei Sportherz I 869 ff., 941
— und Training I 816
— und Volumenhypertrophie
  I 753 ff.

Herzglykoside s. a. u. Digitalis
  Digitaloide, Strophanthin
  sowie den übrigen Glykosiden
— bei Adams-Stokes-Syndrom
  II 272
— bei Adrenalektomie V 490
— und Adrenalin I 480 ff.
—, Allergie gegen I 499 ff.
— und Alternans II 408, 412
— bei Amyloidose II 963 ff.
— bei angeborenem Herzfehler
  III 155
— bei Angina pectoris
  III 1391 ff.
—, Anssprechbarkeit I 441 ff.
— und Antesystolie II 382 ff.,
  392
— und Antibiotica I 481
—, Anwendungsweise I 470 ff.
— bei Aortenbogensyndrom
  VI 380
— bei Aorteninsuffizienz
  II 1476
— bei Aortenstenose
  II 1448 ff.
— und Arrhythmie I 489 ff.;
  II 105, 113 ff.
— und Atrioventrikularblock
  II 218 ff., 226, 243 ff.,
  248, 251
— und Atrioventrikularrhythmus II 282
— und Atrioventrikularzeit
  II 193 ff., 198, 218 ff.,
  226, 243 ff., 251
— bei Beriberi IV 396
— und Bigeminie I 490 ff.;
  II 40 ff., 114
— und Blutdruck I 71; V 494
— und Blutmenge I 149, 155
—, Bradykardie durch I 451,
  479 ff.; II 19
— und Calcium I 480 ff.
— und Calciumstoffwechsel
  IV 450 ff.
— und Carotissinus-Syndrom
  I 463; II 274 ff.
— bei Cerebralsklerose I 464 ff.
— bei Chagas-Myokarditis
  II 933
—, Chemie I 426 ff., 429 ff.
— und Chinidin I 481;
  II 117 ff., 121 ff.
— bei Coma diabeticum
  IV 378
— vor Commissurotomie
  II 1387, 1391 ff.
— und Coronardurchblutung
  I 463 ff.; III 1392 ff.
— bei Coronarinsuffizienz
  I 463 ff.; III 1392 ff.,
  1453 ff.
— bei Cor pulmonale I 453 ff.,
  465; IV 122 ff., 174 ff.

Herzglykoside und Diabetes mellitus I 496ff.; IV 378
— zur Diagnose I 462
—, Diurese I 456ff., 485ff.
—, Dosierung I 466ff.
— bei Dystrophia musculorum progressiva II 972
—, Eigenschaften I 430ff., *481*ff., *485*ff.
—, Einzelpräparate I 481ff.
— und Elektrokardiogramm I 463, 479, 489ff., *500*ff.; II 10
— und Elektrolythaushalt I 33, 113ff.
— bei Endokardfibrose II 788
— bei Endomyokardfibrose II 788
—, Erhaltungsdosis I 476ff.
— bei essentieller Hypertonie V 494
— und Extrasystolie I 462, 479, 490ff.; II *39*ff., 44ff., 53, 66ff., *76*ff., 78
— bei Fibroelastose II 789
— bei Fiedler-Myokarditis II 958
— bei Gravidität IV 488ff., 498, 504
— bei Graviditätstoxikose IV 504
— und Grippemyokarditis II 925
— bei Hämochromatose II 965; IV 685
— und Herzarbeit I 8ff., 16ff., 25, 30, 55ff., 58ff., 76, 113ff.
— und Herzblock II 193ff., 198, 218ff., 226
— und Herzfrequenz I 450ff.
— bei Herzinfarkt I 442ff., 464; III 1453ff.
— bei Herzinsuffizienz I 8ff., 16ff., 25, 30, 55ff., 58ff., 76ff., 113ff., 127ff., 136, 149. 155, *404*ff., *422*ff., 426ff., 458, 468, 486
— und Herzrhythmus I 450ff., *459*ff., *462*ff., 471ff., 479, *489*ff.
— bei Herztrauma II 526ff.
— und Hypothreose I 461ff., 471, 500, 503; IV 319, 332
— bei Hypertonie V 494
— und Hypocalcämie IV 451ff
— und Hypokaliämie I 584ff.
— bei Hypothyreose IV 332
— bei idiopathischer Herzhypertrophie II 975
—, Indikationen I 459ff., 485ff.; II 113ff.
— bei Infekten I 465ff.; IV 556, 562ff.

Herzglykoside, inotrope Wirkung I 449
— und Interferenzdissoziation II 291ff., 295ff.
— und Kaliumhaushalt I 458ff., 480, *493*ff.
— und Kallikrein V 216
—, Kammerflattern durch II 171
—, Kammerflimmern durch II 171
— und Kammertachykardie II 150ff., 165
— bei Karditis rheumatica II 584ff., 656
—, bei Kindern I 479ff.
— bei Klappenfehlern I 465
— im Körper I 432ff.
— bei Kollaps I 1145
— bei Koma, diabetischem IV 378
—, Kontraindikationen I 461ff.
— und Kollaps I 959, 968
—, Latenz I 434ff., 481, 485ff.
— bei Lungenembolie IV 122ff.
— und Lungenkreislauf I 127ff.
— und Lungenödem I 136
— und Magnesium I 481; IV 457, 459ff.
— und Mineralhaushalt I 448ff., *456*ff., 458ff., 480, *493*ff.
— bei Mitralstenose II 1382, 1387
— und Myokard II 968
— und Myokarditis II 656, 877, 892, 918
— bei Myokarditis rheumatica II 656
— bei Myokardose II 969ff.; IV 498
—, Myokardsarkoidose II 949
—, Myokardtuberkulose II 945
—, Nachweismethoden I 432
— und Narkose IV 615ff.
—, natürliche I 467ff.
—, Nebenwirkungen V 494
— und Nervensystem I 499
— und Operabilität IV 626, 634ff.
— und Pararhythmie II 295ff., 304, 307
— und Parasystolie II 304, 307
— bei paroxysmaler Tachykardie II 147ff., 149, 150ff., 165
— bei Pneumonie-Myokarditis II 912
—, Präparate I 481ff.; II 113
—, Präparatwahl I 466ff.
—, Präparatwechsel I 477ff.
—, probatorische Gaben I 462

Herzglykoside und Procain I 481
— bei Pseudourämie V 388
— mit Puerperium IV 498
— Purpura I 426ff.
—, reine I 467ff.
— und Reizleitungsstörungen II 193ff., 198, 218ff., 226, 243ff., 248, 251
—, Resistenz I 462
—, Resorption I 431ff., 478, 481, 485ff.
— bei rheumatischem Fieber II 584ff., 656
—, Sättigung I 474ff.
— bei Sarkoidose II 949
— und Schenkelblock II 341, 356
—, Schnellsättigung I 472ff.
— im Schock I 465ff., 959, 968, 1145
— und Sinuauriculärblock II 193ff., 198
—, Standardisierung I 430ff.
— und Steroide I 459
— bei Tachykardie II 10, 147ff., 149, 150ff., 165
—, therapeutische Breite I 447ff.
— und Thrombophlebitis VI 486
— und Thrombose VI 486
— und Thyreoidea I 461ff., 471, 500, 503; IV 319, 322, 332
—, Todesfälle I 464; II 78
—, Toleranztest I 472, 479
— und totaler Block II 243ff., 248, 251
— bei Tricuspidalstenose II 1501ff.
— bei Tuberkulose II 945
— bei Typhus-Myokarditis II 907
—, Überdosierung I 458ff., 480, *493*ff.
— und Umkehr-Extrasystolie II 315
— und Umkehrrhythmus II 315
—, unverträgliche Kombinationen I 480ff.
— und Venendruck I 113ff.
—, Vorbehandlung I 477ff.
— und Vorhofflattern II 105, 123ff.
— und Vorhofflimmern II 105, 113ff.
— und Wenckebachsche Periodik II 218ff.
—, Wirkdauer I 434ff., 479, 481, 485ff.
—, Wirkung I 16ff., 25, 55ff., 71, 76, 127, 149, 431ff., 434ff., 448ff., 458ff.

Herzglykoside, Wirkungsweise

464, 468 ff., 474 ff., *481* ff., 485 ff.
Herzglykoside, Wirkungsweise I 448 ff.
— und Wolff-Parkinson-White-Syndrom II 382 ff., 392
Herzglykosidvergiftung I 461 ff., 479, *487* ff.
—, Corticoide bei I 555
—, und Tachykardie II 10
Herzgröße I *801* ff., s. a. u. Herzform und Herzhypertrophie
—, absolute I 822 ff.
— bei Addison-Syndrom V 797
— und Adipositas I 826 ff.
— bei allergischer Myokarditis II 953 ff.
— beim Altersherz I 757 ff.
— und Amyloidose II 962
— bei Anämie III 870 ff.; IV 652 ff., *656* ff.
—, Anatomie I 733 ff., 738 ff., 745 ff.
— bei Aneurysmen I 736 ff.
— bei angeborener Aortenstenose III 434 ff.
— bei angeborenem arteriovenösem Coronaraneurysma III 214
— bei angeborenem Herzfehler I 736 ff., 884 ff.; III 23, 137 ff,. 444
— bei angeborener Mitralstenose III 27, 550
— bei angeborenem perforiertem Sinus-Valsalvae-Aneurysma III 208, 212
— bei angeborener Pulmonalinsuffizienz III 565
— bei angeborener Pulmonalstenose III 298 ff., *311* ff.
— bei angeborener Tricuspidalinsuffizienz III 429 ff.
— bei Angina pectoris III 1052 ff.
— und Angina tonsillaris II 912, 914
— bei Ankylostom II 939
— bei Aortenatresie III 561 ff.
— bei Aorteninsuffizienz II 1456 ff., 1460 ff., 1463
— bei Aortenisthmusstenose I 886; III 452 ff., 458; V 755 ff., 768
— bei Aortenstenose II 1433 ff., 1437 ff.
— bei Aortitis luica VI 356 ff.
— und Aortographie VI 135 ff.
— bei Aortopulmonalseptumdefekt III 198 ff.

Herzgröße und arteriovenöse Aneurysmen IV 252, 254; V 769
— bei arteriovenösen Fisteln VI 475 ff.
— bei arteriovenöser Lungenfistel III 386 ff., 393
— und Atmung I 833 ff., 843; IV 17, 21 ff., 32
— und bakterielle Endokarditis II 741 ff.
— und Balneotherapie VI 156
— bei Belastung I 816, 823, 829 ff., 830, 839 ff., *847* ff., 854 ff., *856* ff., 865 ff., 867 ff., *893* ff.; IV 765 ff.
— bei Beriberi I 762; IV 390 ff., 392 ff.
— und Blutdruck I 736 ff.; V 32 ff., 61, 122 ff., 149, 163, 339, 360, 658, 783
— bei Blutkrankheiten IV 652 ff., *656* ff., 672
— und Blutmenge I 835 ff.
— bei Canalis atrioventriculare communis III 293 ff.
— bei Carcinoid II 784
— und Chagas-Myokarditis II 931 ff.
— und Chinidin II 118, 123
— und Chylothorax VI 607
— bei Coma diabeticum IV 376 ff.
— nach Commissurotomie II 1400 ff.
— bei Cor biloculare III 547
— und Coronardurchblutung III 674 ff., 824 ff.
— bei Coronargefäßmißbildungen III 55, 568 ff.
— und Coronarinsuffizienz III 824 ff.
— bei Coronarsklerose I 736 ff., 756; III 807 ff.
— bei Cor pulmonale IV 59 ff., 86 ff., 141 ff., 152 ff., 178 ff.
— bei Cor triatriatum III 554
— bei Cor triloculare biatriatum III 542 ff.
— bei Cossio-Syndrom III 59
— und Coxsackie-Infekt II 921
— bei Dermatomyositis II 991
— bei Diabetes mellitus IV 376 ff.
— bei Diphtherie-Myokarditis II 893 ff.
— bei Druckbelastung I 884 ff.
— bei Ductus Botalli persistens III 171 ff., 183, 187
— bei Dystrophia musculorum progressiva II 972

Herzgröße bei Dystrophia myotonica II 970
— bei Dystrophie IV 293, 307
— bei Ebstein-Syndrom III 421 ff.
— bei Echinokokkose II 937 ff.
— bei Eisenmenger-Komplex III 38
— und Elektrokardiogramm V 374 ff.
— und Embolie VI 361 ff.
— bei Endangitis obliterans VI 287
— bei Endocarditis acuta II 726 ff.
— bei Endocarditis bacterialis II 726 ff.
— bei Endocarditis lenta II 707 ff.
— bei Endocarditis parietalis fibroplastica II 787
— bei Endokardfibrose II 787 ff.
— bei endokriner Hypertonie V 658
— bei Endomyokardfibrose II 788
— bei Entzügelungs-Hochdruck V 149
— bei Erythemathodes II 979 ff.
— bei essentieller Hypertonie V 339, 360 ff., *363* ff.
— bei essentielle Hypotonie V 788 ff.
— bei experimenteller Hypertonie V 32 ff., 61, 122 ff. 149, 163
— bei Fallotscher Tetralogie III 36 ff., 338 ff., 344 ff.
— bei Fallotscher Trilogie III 35
— bei Fiedler-Myokarditis II 955 ff.
— bei Fleckfieber II 907
— bei Fokaltoxikose II 912, 914
— bei Fruchtwasserembolie IV 137 ff.
— bei Gefäßmißbildungen II 366 ff.,393
— und Geschlecht I 814 ff., 823 ff.
— bei Glykogenose II 966
— bei Gravidität I 838 ff.; IV 492 ff., 498; V 729 ff.
— bei Graviditätstoxikose IV 506
— bei Hämochromatose II 964; IV 682 ff., 686
— und Hämoglobin I 835 ff.
— bei Hepatitis II 929
— bei Heredoataxie II 973
— und Herzform I 884
— und Herzgewicht I 813 ff.

Herzgröße und Herzhypertrophie I 744 ff.
— bei Herzinfarkt III 1049 ff., 1147 ff.
— und Herzinsuffizienz I 706 ff., 744 ff., 751 ff., 766, 895 ff.
— bei Herzklappenfehlern I 736 ff., 884 ff.; II 1298, 1311 ff.
— bei Herzmißbildungen I 736 ff.
— und Herzschlagvolumen I 813 ff., 816 ff., 820 ff., 829 ff.
— und Herztonus I 873 ff.
— bei Herztrauma II 464 ff., 497 ff., 508 ff., 520 ff.
— bei Herztumoren II 1194
— und Höhenadaptation IV 17, 21 ff., 32
— bei Hyperthyreose IV 316 ff.
— und Hypertonie I 736; III 807 ff.; V 32 ff., 61, 122 ff., 149, 163, 339, 360, 363 ff., 658
— bei Hypokaliämie IV 421 ff. 427
— und Hypothyreose IV 331, 332
— und Hypotonie V 783, 788 ff.
— bei idiopathischer Herzhypertrophie II 975
— bei idiopathischer Pulmonalektasie III 369 ff.
— bei Infektionskrankheiten IV 539 ff.
— bei Kala-Azar II 936
— und Kammertachykardie II 162 ff.
— bei Karditis rheumatica II 575 ff., 585 ff., 617, 631 ff.
— und Klima IV 17, 21 ff., 32
— und Körpergewicht I 814 ff., 825 ff.
— und Körpergröße I 825 ff.
— und Körperlage 809 ff., 822 ff., 843 ff.
— und Kollagenosen II 979 ff., 989 ff.
— bei kombiniertem Mitral-Aortenfehler II 1478 ff.
— bei konstriktiver Perikarditis II 1095
—, korrelative I 824 ff.
— bei Lävokardie III 590 ff.
— und Lebensalter I 814 ff., 824 ff.; IV 622 ff.
— bei Leptospirosen II 905
— bei Leukämie IV 672
— bei Levoatrialcardinalvein III 19

Herzgröße und Libman-Sacks-Endokarditis II 979 ff.
— und Links-Schenkelblock II 355 ff.
—, Linksverspätung bei II 374
— bei Lues VI 356
— und Luftdruck IV 17, 21 ff., 32
— bei Luftüberdruck IV 39 ff.
— bei Lungenembolie IV 98 ff., 105 ff.
— bei Lungenemphysem IV 178 ff.
— Lungenkreislauf IV 59 ff., 86 ff.
— und Lungenvenen IV 250
— bei Lungenvenentransposition III 525 ff.
— bei Lutembacher-Syndrom III 58
— bei Lymphogranulomatose IV 680
— bei Malaria II 935
— bei maligner Hypertonie I 737
— bei Mareon IV 543
— bei Marfan-Syndrom III 490 ff.
— bei Mitralatresie III 558
— und Mitralfehler II 1298
— bei Mitralinsuffizienz II 1405 ff., 1411 ff.
— bei Mitralstenose II 1311 ff., 1336 ff., 1381 ff.
— und Mononucleose II 927
— und Myokard bei I 706 ff., 733 ff., 744 ff.
— bei Myokarditis I 736 ff.; II 885 ff.; IV 539 ff.
— bei Myokarditis rheumatica II 575 ff., 617
— bei Myokardose nach Gravidität IV 498
— und Myokardstoffwechsel III 807 ff., 822 ff.; III 824
— und Myxödem IV 331 ff., 332
— und Narkose IV 592 ff.
— und Nervensystem I 853 ff.
—, normale I 821 ff.
— und Operabilität IV 627 ff., 630 ff.
— und Orthostase IV 729 ff., 733 ff.
— bei Pancarditis rheumatica II 620
— und Paramyeloidose II 962
— und Parasystolie II 303
— bei Parotitis II 928
— bei paroxysmaler Tachykardie II 131, 132 ff., 162 ff.
— und Perikard II 1039

Herzgröße bei Perikarditis II 1045 ff., 1082
— bei Perikarditis rheumatica II 619
— bei Perniciosa IV 652 ff., 656 ff.
— bei Phäochromocytom V 658
— bei Pneumokoniose IV 204 ff.
— bei Pneumonie-Myokarditis II 911
— bei Poliomyelitis II 916 ff.; IV 540
— bei Polycythämie IV 663 ff.
— und psychosomatische Hypertonie V 163
— bei Pulmonalaneurysma VI 466
— bei Pulmonalarterienaplasie III 381
— bei Pulmonalatresie III 366, 367
— bei Pulmonalsklerose IV 241 ff.
— bei Pulmonalstenose I 884
— bei Pulmonalstenose, angeborener III 35, 36 ff.
— und Rechts-Schenkelblock II 340, 353 ff.
— bei renaler Hypertonie I 737
— bei rheumatischem Fieber II 575 ff., 585 ff., 617, 631 ff.
— und Rickettsiosen II 907
—, Röntgendiagnose I 801 ff.
— bei Sauerstoffmangel IV 17, 21 ff., 32
— bei Scharlach-Myokarditis II 900 ff.
— und Schenkelblock II 320 ff., 326, 330, 340, 343, 353 ff.
— bei Sichelzellanämie IV 240 ff.
— bei Silikose IV 204 ff.
— bei Sklerodermie II 989 ff.
— bei Sportherz I 867 ff., 913, 914 ff., 919, 934 ff.
— und Steroide V 122 ff.
— und Sympathektomie V 477 ff.
— und Tachykardie II 131 ff., 162
— bei Taussig-Bing Komplex III 39
— bei Thoraxdeformation IV 229 ff.
— und Thyreoidea IV 316 ff., 331 ff.
— und Toxoplasmose II 934

Herzgröße und Training
s. a. unter Sportherz
I 816, 823 ff., 830 ff.,
839 ff.
— bei Transposition der Aorta
und Pulmonalis III 499 ff.,
501 ff.
— bei Trichinose II 939
— bei Tricuspidalatresie
III 23, 396 ff.
— bei Tricuspidalinsuffizienz
II 1504 ff., 1508
— bei Truncus arteriosus
communis persistens
III 532, 536 ff.
— und Tuberkulose IV 221 ff.
— bei Typhus-Myokarditis
II 906
— bei urämischer Perikarditis
II 1082
— bei Valsava-Versuch
I 843; IV 775 ff.
— und vegetative Labilität
IV 733 ff.
— bei Ventrikelseptumdefekt III 61, 217 ff.,
221 ff., 229 ff., 232 ff.
— bei Volumenbelastung
I 887 ff.; III 136 ff.
— bei Volumenhypertrophie
I 753 ff.
— bei Vorhofseptumdefekt
I 887; III 58, 249, 266 ff.
Herzhinterraum bei Aorteninsuffizienz II 1464 ff.
— bei angeborener Aortenstenose III 436 ff.
— bei angeborenem perforiertem Sinus-Valsalvae-
Aneurysma III 209
— bei Belastung I 867 ff.
— bei Canalis atrioventricularis communis III 295
— nach Commissurotomie
II 1400 ff.
— bei Cor biloculare III 547
— bei Coronargefäß-Mißbildungen III 570 ff.
— bei Duct. Botalli persistens
III 173 ff.
— bei Ebstein-Syndrom
III 423 ff.
— bei Gefäßmißbildungen
III 209, 570 ff.
—, Herzklappenfehler bei idiopathischer Pulmonalektasie III 371
— bei konstriktiver Perikarditis II 1107
— bei Mitralinsuffizienz
II 1415 ff.
— bei Mitralstenose II 1344 ff.,
1362 ff.
— bei Perikarditis II 1107
— bei Pulmonalektasie III 371

Herzhinterraum bei Sportherz
I 867 ff., 914 ff.
— bei Transposition der Aorta
und Pulmonalis III 503 ff.
— bei Tricuspidalatresie
III 405
— bei Tricuspidalinsuffizienz
II 1508
— bei Ventrikelseptumdefekt
III 217 ff., 233 ff.
— bei Volumenbelastung I 890
— bei Vorhofseptumdefekt
III 267 ff.
Herzhypertrophie I 737 ff.
s. a. u. Herzform,
Herzgröße, Linkshypertrophie und Rechtshypertrophie
— beim Altersherz I 757 ff.
— bei Anämie III 870 ff.;
IV 652 ff.
—, Anatomie I 733 ff., 738 ff.,
745 ff.
— bei Aneurysmen I 736 ff.
— bei angeborener Aortenstenose III 434 ff.
— bei angeborenem arterio-
venösem Coronaraneurysma III 214
— bei angeborenem Herzfehler
I 736 ff.; III 23, 137
— bei angeborener Mitralstenose III 27
— bei angeborener Pulmonalstenose I 884; III 298 ff.,
311 ff.
— bei angeborener Tricuspidalinsuffizienz
III 429 ff.
— und Angina pectoris
III 1052 ff.
— bei Aortenatresie III 561 ff.
— bei Aorteninsuffizienz
II 1457 ff, 1463 ff.
— bei Aortenisthmusstenose
III 458 ff.; V 756 ff.
— bei Aortenstenose
II 1433 ff.
— bei Aortitis luica VI 357 ff.
— und Aortographie VI 135 ff.
— bei Aortopulmonalseptumdefekt III 199 ff.
— und arteriovenöse Aneurysmen IV 252, 254
— und Atmung IV 17, 21 ff.,
32
— und Atrioventrikularrhythmus II 281
— und Balneotherapie VI 156
— durch Belastung I 867 ff..
893 ff. s. a. u. Sportherz
— und Beriberi IV 392 ff.
— und Blutdruck I 736 ff,
V 32 ff., 61, 122 ff., 149,
163, 339, 360, 363 ff., 658

Herzhypertrophie bei Blutkrankheiten IV 652 ff.
— bei Canalis atrioventricularis communis
III 293 ff.
— bei Carcinoid II 784
— bei Chages-Myokarditis
II 932
— und Coronarinsuffizienz
III 1052 ff.
— bei Coronarmißbildung
III 55, 568 ff.
— bei Coronarsklerose
I 736 ff., 756; III 807 ff.
— bei Cor pulmonale IV 68 ff.,
141 ff., 152 ff., 178 ff.
— bei Cor triatriatum III 554
— bei Cossio-Syndrom III 59
— bei Druckbelastung I 736 ff.,
744 ff., 884 ff.
— bei Ductus Botalli persistens III 171 ff.
— bei Dystrophia musculorum progressiva II 972
— bei Eisenmenger-Komplex
III 38
— und Elektrokardiogramm
II 205 ff.; V 374 ff.
— bei endokriner Hypertonie
V 658
— bei Endomyokardfibrose
II 788
— und Entzügelungs-Hochdruck V 149
— und essentielle Hypertonie
V 339, 360 ff., 363 ff.
— und experimentelle Hypertonie V 32 ff., 61, 122 ff.,
149, 163
—, exzentrische I 736 ff., 744 ff.;
IV 59
— bei Fallotscher Tetralogie
III 36 ff., 338 ff., 344 ff.
— bei Fallotscher Trilogie
III 35
— bei Fiedler-Myokarditis
II 955 ff.
—, Gefügedilatation, plastische I 744 ff., 747 ff.,
751 ff.
— bei Glykogenose II 966 ff.
— bei Hämochromatose
II 964
— und Herzdilatation I 744 ff.
—, Herzform bei I 884
—, Herzgröße bei I 884
— und Herzinfarkt III 1147 ff.
— und Herzinsuffizienz
I 751 ff., 896 ff.
— bei Herzklappenfehlern
I 736 ff.; II 1311 ff.
— bei Herzmißbildungen
I 736 ff.
— und Herztonus I 874 ff.
— bei Herztrauma II 508 ff.

Herzhypertrophie und Höhenadaptation IV 17, 21 ff., 32
— und Hypertonie I 736; III 807 ff.; V 32 ff, 61, 122 ff., 149, 163, 339, 360, 363 ff., 658
— bei Hypothyreose IV 331 ff.
—, idiopathische II 974 ff.; IV 243
— bei Infektionskrankheiten IV 539
— und Kammertachykardie II 162 ff.
— bei Karditis rheumatica II 585 ff.
— und Klima IV 17, 21 ff., 32
— bei Kollagenosen II 989 ff.
— bei kombiniertem Aortenfehler II 1479 ff.
—, konzentrische I 736 ff.; IV 59
— und Lebensalter IV 622 ff.
— bei Levoatrialcardinalvein III 19
— und Links-Schenkelblock II 355 ff.
—, Linksverspätung bei II 374
— und Lues VI 357 ff.
— und Luftdruck IV 17, 21 ff., 32
— bei Lungenemphysem IV 178 ff.
— und Lungenkreislauf IV 860
— und Lungenvenen IV 250
— bei Lutembacher-Syndrom III 58
— bei maligner Hypertonie I 737
— bei Marfan-Syndrom III 490 ff.
—, Mechanik I 734 ff., 740 ff., 746 ff.
— bei Mitralinsuffizienz II 1405 ff.
— bei Mitralstenose II 1311 ff., 1336 ff.
—, Myokard bei I 706 ff, 733 ff.
— bei Myokarditis I 736 ff.; IV 539
— und Myokardstoffwechsel III 807 ff., 822 ff.
— bei Pancarditis rheumatica II 620
— und Parasytolie II 303
— und paroxysmale Tachykardie II 131 ff., 162
—, pathologische I 736 ff.
— und Perikard II 1039
— bei Perikarditis II 1082
— bei Perniciosa IV 652 ff.
— bei Phäochromocytom V 658
—, physiologische I 919, 943; IV 17; s. a. u. Sportherz

Herzhypertrophie bei Pneumokoniose IV 204 ff.
— bei Polycythämie IV 663 ff.
— und psychosomatische Hypertonie V 163
—, pulmonale s. u. Cor pulmonale
— bei Pulmonalaneurysma VI 466
— bei Pulmonalatresie III 366 ff.
— bei Pulmonalsklerose IV 241 ff.
— bei Pulmonalstenose I 884 ff.
— und Rechts-Schenkelblock II 340, 353 ff.
—, Rechtsverspätung bei II 374
— bei renaler Hypertonie I 737
— bei rheumatischem Fieber II 585 ff.
— und Sauerstoffmangel IV 17, 21 ff., 32
— und Schenkelblock II 326, 330, 340, 343, 353 ff.
— bei Sichelzellanämie IV 240 ff.
— bei Silikose IV 204 ff.
— bei Sklerodermie II 989 ff.
— bei Sportherz I 867 ff., 913 ff., 943 ff.
— und Steroide V 122 ff.
— und Tachykardie II 131 ff., 162
— bei Taussig-Bing-Komplex III 39
— bei Thoraxdeformation IV 229 ff.
— und Thyreoidea IV 331 ff.
—, tonogene IV 88 ff.
— bei Toxoplasmose II 934
— bei Transposition der Aorta und Pulmonalis III 499 ff. 501 ff.
— bei Tricuspidalatresie III 23
— bei Tricuspidalinsuffizienz II 1508
— bei Truncus arteriosus communis persistens III 537 ff.
— und Tuberkulose IV 221 ff.
— bei urämischer Perikarditis II 1082
— bei Ventrikelseptumdefekt III 61, 217 ff., 229 ff.
—, Verspätungskurven bei II 374
— bei Volumenbelastung I 753 ff., 887 ff.
— bei Vorhofseptumdefekt III 58 ff., 267 ff.
—, Vorkommen I 733, 736 ff.

Herzinfarkt und Coronargefäße

Herzhypochondrie s. u. Herzneurose
Herzinfarkt III 701 ff., 979 ff.
—, Adams-Stokes-Syndrom bei II 263
— bei Adipositas IV 388
—, Ätiologie III 725 ff.
— und Allergie III 893 ff.
— bei allergischer Myokarditis II 951 ff., 952
—, Alternans bei II 409
— und Anämie III 868 ff., IV 656
— bei angeborenem Sinus-Valsalvae-Aneurysma III 211
— und Angina pectoris III 1068 ff., 1088 ff.
— bei Angiopathia diabetica IV 358 ff.
—, anterolateraler III 1182 ff.
— und Antesystolie II 390, 395 ff.
— und Aortenhämatom, intramurales VI 458
— bei Aorteninsuffizienz III 942 ff.
— und Arrhythmie 98 II 103 ff.
— bei Arsenvergiftung III 890 ff.
— bei Arteriitis luicia VI 348 ff.
— und Arteriosklerose V 368
— nach Atmung IV 37 ff.
— und Atrioventricularblock II 232, 243 ff.
—, atypischer III 1261 ff., 1274 ff.
—, Auskultationsbefund III 1138 ff.
—, Auslösung III 1075 ff.
— und Balneotherapie I 699
— und Belastung III 913 ff.
— bei Beriberi IV 392
—, Blut bei III 720 ff. 1149 ff.
—, Blutdruck bei III 712 ff., 1068, 1070 ff., 1128 ff.; V 368, 658
— und Blutdruckmessung V 7
— und Blutgerinnung III 722, 901, III 948 ff., 963 ff.
— und Blutkrankheiten IV 656
— und Blutmenge I 149
—, Brachykardie bei II 19; III 1136 ff.
— und Capillarpermeabilität VI 553
— und Cholesterin III 740 ff., 756 ff., 767 ff., 779 ff.
— und Coronardurchblutung III 701 ff.
— und Coronarembolie III 971 ff.
— und Coronargefäße III 701 ff.

Herzinfarkt bei Coronarinsuffizienz III 701 ff., 1068 ff.
— bei Coronarsklerose III 730 ff.
— bei Coronarspasmen III 834 ff., 981, 1045, 1479 f.
— bei Coxsackie-Infekt II 921
—, Definition III 1060 ff.
— bei Diabetes mellitus III 788 ff., *1073* ff.; IV 358 ff., 381 ff.
—, Differentialdiagnose III 1282 ff., 1287 ff., *1292* ff., 1296 ff.
—, Digestionssystem bei III 1074 ff., 1092, 1115 ff.
— und divergierender Schenkelblock II 364
—, Dyspnoe bei III 1112 ff.
— und Dystrophie IV 311
— bei Dystrophia myotonica II 971
—, Elektrokardiogramm bei III 710, *1162* ff.
— und Embolie III 1068, 1081 ff.; *1228* ff., *1234* ff., VI 362 ff.
— bei Endangitis obliterans III 933 ff.; VI 286
— und Endocarditis fibrinosa II 778
— bei Endocarditis lenta II 682, 698, *706* ff.
— und Endocarditis verrucosa simplex II 778
— und Endokardsklerose II 789
— bei endokriner Hypertonie V 658
— und Ernährung III 773 ff.
— bei essentieller Hypertonie V 368
— und essentielle Hypotonie V 786
—, experimenteller III 701 ff., 66
—, Extrasystolie bei II 37 ff.
—, Fieber bei III 720 ff., 1125 ff.
— und Ganglienblocker V 580 ff.
— und Gefäßkrankheiten III 730 ff., 933 ff.
— bei Gefäßmißbildung III 825 ff., 829 ff.
— und Gravidität IV 498
— bei Hämochromatose IV 684
— und Hämoperikard II 1083, 1150 ff.
—, Häufigkeit III 1063 ff.
— und Heredität III 750 ff.
— und Herzaneurysma III 1139 ff., 1206 ff.; *1250* ff.

Herzinfarkt und Herzblock 37 ff., II 232, 243 ff.
— und Herzdekompensation V 383 ff.
—, Herzfrequenz bei III 714 ff.
— und Herzglykoside I 442 ff., 464 ff.
—, Herzgröße bei III 1147 ff.
— und Herzhypertrophie III 822 f.
— und Herzinsuffizienz I 27 ff., 82, 129 ff., 149, 174, 203, *339* ff., 404, 420, III 1068, 1094, 1098 ff., 1147 ff., 1254 ff.
— bei Herzklappenfehler III 942
— und Herzruptur III 1139 ff., *1240* ff.
— und Herztamponade II 1065, 1083, 1241
— und Herztrauma II 481 ff., 505 ff., 518 ff.; III 900 ff.
— und Herztumoren II 1184, 1217
— und Hirndurchblutung I 82
— und Hirnembolie III 1234 ff.
— und Höhenadaptation IV 37 ff.
— und Hormone III 749 ff., *788* ff.
— und Hydralazine V 551 ff.
— und Hyperkaliämie IV 422 ff.
— und Hypertonie III 712 ff., 734 ff., 754 ff., 796 ff., 798 ff., 1068, 1070 ff., 1128 ff.; V 368, 658, 786
— bei Hypoglykämie IV 381
—, Hypotonie bei III 712 ff., 1228 ff.
— und Infekte III 923 ff., 927 ff., 1079 ff.
— der Innenschicht III 1195 ff.
— und Insulin IV 381
— und Kaliumstoffwechsel IV 422 ff.
— und Kammerflimmern II 171 ff.
— und Kammertachykardie II 151 ff., 162 ff.
— und kardiogener Schock I 1025
— bei Karditis rheumatica II 586, 603 ff., 634
— und Klima IV 37 ff.
— und Kohlenoxyd-Vergiftung III 875 ff.
—, Komplikationen III 1214 ff.
— bei Kollagenosen II 984 ff.
— und Kollaps I 959, 1025, 1112; II 984 ff.; III 1096 ff., 1224 ff.; IV 600

Herzinfarkt Kreislauf bei III 715
— und Kreislaufkollaps I 339 ff.
— und Kreislaufzeit I 174
—, larvierter III 1279 ff.
—, lateraler III 1169, 1175, 1186 ff.
— und Lebensalter V 368
—, Lebernekrose bei I 779 ff.
— und Links-Schenkelblock II 348 ff., 355 ff.
—, Lokalisation III 1178 ff.
— bei Lues II 946; III 828 ff., 937
— bei Luftembolie IV 128 ff.
— und Luftdruck IV 37 ff.
— und Lungenembolie III 1230 ff., 1237 ff.; IV 92, 95 ff., 100, 114
— und Lungenödem I 129 ff.
— bei maligner Hypertonie V 632
—, miliarer I 722
— und Minus-Dekompensation V 383 ff.
— bei Mitralstenose III 942
—, Morphologie I 719 ff.
— bei Moschcowitz-Symmers-Syndrom VI 572 ff.
— bei Myokarditis II 904, 944
— bei Myokarditis rheumatica II 586
—, Myokardstoffwechsel bei I 27 ff.; III 701 ff., 702 ff., 709 ff.
— bei Myokardtuberkulose II 944
—, Narkose bei IV 618
— und Natriumstoffwechsel IV 444 ff.
— und Nebenniere III 749 ff., 791 ff.
—, Nervensystem bei III 1122 ff.
— und Operabilität IV 628, 633
— und Operationen IV 600 ff., 607 ff.
—, Palpitationen bei III 1094, 1110 ff.
— und Papillarmuskelriß III 1249 ff.
— und paroxysmale Tachykardie II 143, 151, 162 ff.
—, Pathogenese III 725 ff.
—, Pathophysiologie III 701 ff.
— bei Periarteriitis nodosa II 984 ff., III 935, VI 315 ff.
— und Perikard II 1041, 1044, *1083* ff.
— und Perikarddivertikel II 1149

Herzinfarkt und Perikarditis
II 1041, 1044, 1065,
*1083*ff.
— bei Phäochromocytom
V 658
— und Plus-Dekompensation
V 383 ff.
— und Pneumonie III 1239
—, posterolateraler III 1191 ff.
—, postoperativer IV 607 ff.
—, Prodrome III 1088 ff.
—, Prognose III 1343 ff.
—, Prophylaxe III 1494 ff.
— und Psyche III 1077 ff.
— und Rechts-Schenkelblock
II 349 ff., 354, 356, 364
—, Rehabilitation III 1484 ff.
— und Reizleitungsstörung
II 232, 243 ff.
— und renale Hypertonie
V 658
— bei Reticulosarkom IV 677
— bei rheumatischem Fieber
II 586, 603 ff., 634;
III 929 ff.
— bei Riesenzellarteriitis
III 935; VI 341
—, Röntgendiagnose
III 1205 ff.
—, rudimentärer III 1185
— und Säure-Basen-Gleich-
gewicht I 209
— und Sauerstoffmangel
IV 37 ff.
— und Schenkelblock
II 348 ff., 354 ff., 364
—, schmerzloser III 1265 ff.
—, Schock bei I 959, 1025,
1112; III 1096 ff., *1224* ff.;
IV 600 ff.
— bei Sepsis II 904
—, septaler III 1169, *1193* ff.,
1246
— und Septumperforation
III 1246 ff.
—, supraapikaler III 1184
—, Symptome I 339 ff.;
III 1086 ff., *1096* ff.
—, symptomloser III 1262 ff.
— und Tachykardie II 143,
151, 162 ff.; III 1081 ff.,
1133 ff.
—, Therapie I 420, 463;
III 1366 ff., *1440* ff.
— und Thrombophlebitis
VI 487
— und Thrombose III 1068,
1081 ff., *1228* ff.
— und Thyreoidea III 792 ff.
— und totaler Block II 232,
243 ff., 263
— und Trauma III 900 ff.
— und Trichloräthylen
III 891 ff.
— und Tuberkulose II 944

Herzinfarkt und Vasomotorik
III 701 ff., 834 ff., 981,
1095
— und Vergiftungen III 875 ff.
—, Vorhof- III 1180 ff.
—, Vorderwand- III 1182 ff.
— und Vorhofflattern II 98,
103 ff.
— und Vorhofflimmern
II 103 ff.
—, Vorkommen III 1060 ff.
— und Wilson-Block II 349 ff.,
354, 356
—, Winterschlaf bei IV 618
— und Wolff-Parkinson-
White-Syndrom II 390,
395 ff.
— bei Xanthomatose
III 754 ff.
Herzinfarkt-Perikarditis
II 1041, 1044, *1083* ff.
Herzinnendruck s. u. Ventrikeldruck u. Vorhofdruck
Herzinsuffizienz s. a. u. Herzdekompensation, Links-
insuffizienz, Rechts-
insuffizienz
—, Acidose bei I 566 ff., 583 ff.,
588 ff.
—, Aderlaß bei I 136, 324 ff.,
590 ff.
— und Adipositas I 404, 417,
505 ff., 601; IV 382 ff.
—, akute I 338 ff.
— und Aldosteron I 236 ff.,
269 ff., 323 ff., 402 ff.,
510, 550; V 710 ff.
—, Aldosteronhemmer bei
I 550 ff.
—, Alkalose bei I 566, 581 ff.
—, Alternans bei II 406, 409
— und Altersherz I 757 ff.
—, Amyloidose II 963
— bei Anämie IV 652 ff.,
656 ff.
—, Anatomie I 706 ff.
— bei angeborener Aorten-
stenose III 436 ff.
— bei angeborenem arteriovenösem Coronar-
aneurysma III 214
— bei angeborenen arteriovenösen Fisteln
VI 470
— bei angeborenem Herzfehler III 137 ff., 143 ff., 155
— bei angeborenem perforiertem Sinus-Valsalvae-
Aneurysma III 204 ff.,
211
— und Angina pectoris I 755
— bei Angina tonsillaris
II 913 ff.
— und Angiokardiographie
II 1267 ff.

Herzinsuffizienz bei Ankylostoma II 940
—, Antibiotica bei I 600 ff.
—, Antikoagulantien bei I 601
— bei Aortenaneurysma
VI 495 ff.
— bei Aortenatresie III 561 ff.
— bei Aortenbogensyndrom
V 767; VI 380
— bei Aortenhämatom intramuralem VI 462
— bei Aorteninsuffizienz
II 1457 ff.; V 768
— bei Aortenisthmusstenose
III 452 ff., 469 ff.;
V 754 ff.
— bei Aortenstenose II 1447
— und arteriovenöser
Anastomose VI 7
— und arteriovenöse Aneu-
rysmen IV 252; V 769 ff.
— und Arrhythmie II 100 ff.,
112 ff.
— bei arteriovenösen Fisteln
VI 470, 473 ff., 478
— bei arteriovenöser Lungenfistel III 388
— und Ascitespunktion
I 560 ff.
— und Atmung I *176* ff.;
IV 13 ff., 37
— und Atrioventricularsystem-
schädigung I 707 ff.
— und Augenhintergrund
V 423
— und bakterielle Endokarditis II 705, 707 ff., *709* ff.,
767 ff.
—, Balneotherapie I 653 ff.;
V 591 ff.
—, Begriff I *1* ff.
—, Behandlungsplan I 405 ff.
— und Belastung I 49 ff.
— bei Beriberi I 27, 42, 44, 59,
128, 448, 762
— bei Bilharziose IV 239 ff.
— und Blutbildung I 163 ff.
— und Blutdruck I 15 ff., 33 ff.,
45, 70 ff., 112; V 39, 68,
149, 339 ff., 360 ff., 367,
381, 658, 780 ff., 795
—, Bluteiweiße bei I 244 ff.
— bei Blutkrankheiten
IV 652 ff., 656 ff.
— und Blutmenge I 68, 90 ff.,
114, 129, *138* ff., 149,
153 ff.
— und Calciumstoffwechsel
IV 446 ff.
— und Capillarpermeabilität
VI 109
— bei Canalis atrioventricularis communis III 293 ff.
— und Cantharidenblasen-
test VI 109

70*

Herzinsuffizienz und Carboanhydrasehemmer
  I 535ff.
— bei Carcinoid II 783ff.
— und Carotissinus-Syndrom
  II 274ff.
— bei Chagas-Myokarditis
  II 931ff.
— und Chinidin II 117ff., 123
— bei Chlorom IV 677
—, Chlorothiazid bei I 540ff.
—, chronische I 3ff.
— bei Coma diabeticum
  IV 376ff.
— und Commissurotomie
  II 1383ff., 1393
—, Conn-Syndrom bei V 705
— und Coronardurchblutung
  I 74ff., 76ff.
— bei Coronargefäß-Mißbildungen VI 569ff.
— und Coronarinsuffizienz
  I 755ff.
— und Coronarsklerose
  I 755ff.
— und Cor pulmonale
  I 44, 48ff., 99; IV 95ff.,
  105ff., 139ff.
— bei Cor triatriatum III 554
—, Corticoide bei I 550ff.
— bei Cossio-Syndrom III 60
— bei Cushing Syndrom
  V 695
—, Cyanose bei I 232ff.
—, Dehydratation bei I 566ff.,
  589ff.
— und Dekompensation
  V 382ff.
— bei Dermatomyositis II 991
— und Diabetes mellitus
  I 338, 496, 538ff., 557,
  700; IV 376ff., 382
—, Diät bei I 417ff., 504ff.
— bei Diphtherie IV 547
— bei Diphtherie-Myokarditis II 893ff.
— bei Diurese I 562ff., 563ff.
—, Diuretica bei I 113ff., 129,
  300ff., 315, 407ff., 507ff.,
  521ff., 528ff.
— und divergierender Schenkelblock II 366
— und Druckbelastung
  I 884ff.
— und Druckhypertrophie
  I 736ff.
— bei Ductus Botalli per-
  sistens III 74, 164ff., 183
— bei Dystrophia musculorum
  progressiva II 972
— bei Dystrophia myotonica
  II 970
— bei Dystrophie I 402ff.,
  417ff., 504ff., 759ff.;
  IV 307, 309

Herzinsuffizienz bei Ebstein-
  Syndrom III 420ff.,
  427
— bei Echinokokkose
  II 937ff.
— bei Eisenmenger-Komplex
  III 39
— und Elektrokardiogramm
  I 31ff.
— und Elektrolythaushalt
  I 19ff., 29ff., 33ff.
— und Embolie bei I 416,
  461ff., 534, 590, 601ff.
— bei Encephalomyokarditis
  II 920
— bei Endangitis obliterans
  VI 287, 294
— und Endocarditis fibrinosa
  II 778
— bei Endocarditis lenta
  II 705, 707ff., 709ff.,
  II 767ff.
— bei Endocarditis parietalis
  fibroplastica II 787
— und Endocarditis verru-
  cosa simplex II 778
— bei Endokardfibrose
  II 787ff.
— bei endokriner Hypertonie
  V 658, 695, 705
—, Endstadium I 338ff.
—, energetisch-dynamische
  I 31ff.
— und Entzügelungshoch-
  druck V 149
—, Entzündungstheorie
  I 706ff.
—, Ernährung bei I 417ff.,
  504ff.
— bei Erythemathodes
  II 983ff.; VI 345
— und essentielle Hypertonie
  V 339, 360ff., 367, 381ff.
— bei experimenteller Hypertonie V 68, 149
— und Extrasystolie II 77
— bei Fallotscher Tetralogie
  III 357
— bei Fibroelastose II 789
— bei Fiedler-Myokarditis
  II 955ff.
— bei Fokaltoxikose II 913ff.
—, Ganglienblocker bei
  I 592ff.; V 572ff.
— und Geburtsakt IV 486ff.
— und Gefügedilatation
  I 736ff., 744ff., 751ff.
— bei Gefäßkrankheiten
  II 948; VI 287, 294, 316ff.
— bei Gefäßmißbildungen
  III 214, 388; VI 470
— bei Gelbfieber II 930
— und Glomerulonephritis
  II 915; V 615ff., 644
— bei Glykogenose II 966

Herzinsuffizienz und Gravidität I 404, 422, 551;
  IV 486, 488ff., 496ff.
— bei Graviditätstoxikose
  IV 517
— bei Grippemyokarditis
  II 925
— bei Hämangiosarkom
  VI 602
— bei Hämochromatose
  II 964; IV 681ff., 685
— bei hämorrhagischem
  Schock I 962ff.
— bei Hämosiderose IV 257ff.
—, Haut bei I 74ff.
—, Hegglinsche I 31ff.
— bei Hepatitis II 929
— bei Heredoataxie II 973
— bei Herzatrophie I 759ff.
— und Herzdivertikel
  III 593
— und Herzform I 895ff.
— und Herzfrequenz I 41ff.,
  60ff.
—, Herzglykoside bei I 8ff.,
  16ff., 25, 55ff., 76ff.,
  113ff., 127ff., 136, 149,
  155, 404ff., 422ff.,
  459ff.
— und Herzgröße I 895ff.
— und Herzhypertrophie
  I 706ff., 736ff., 744ff.,
  751ff., 896ff.
— und Herzinfarkt I 339ff.,
  404; III 1068, 1094,
  1098ff., 1147ff., 1214ff.,
  1358ff.
— bei Herzklappenfehler
  II 1298
— und Herzminutenvolumen
  I 7ff., 32, 34ff., 41ff.,
  49ff., 55ff.
— und Herzschlagvolumen
  I 34ff., 60ff.
—, und Herztöne I 31ff.
— bei Herztrauma II 504ff.,
  520ff., 536
— bei Herztumoren II 1181ff.,
  1215
— und Hirn I 69ff., 74ff.,
  80ff., 767, 788ff.
— und Hirndurchblutung
  V 394
— und Höhenadaptation
  IV 13ff., 37
— und Hydralazine V 547
—, Hydroperikard bei II 1152
—, Hyperchlorämie bei
  I 588ff.
— bei Hyperthyreose IV 41,
  44, 46, 253, 403, 598ff.,
  316ff., 327ff.; V 382, 770
— und Hypertonie V 39ff.,
  68, 149, 339ff., 360, 367,
  381ff., 615ff., 658

Herzinsuffizienz, Hypocalcämie bei IV 446, 448
— und Hypoglykämie IV 382
—, Hypokaliämie bei I 458ff., 480, *493*ff., 563ff., 583ff.; IV 420ff.
—, Hyponatriämie bei I 563ff., *568*ff.
—, Hypophyse bei I 786
— und Hypophysektomie IV 344
— und Hypothyreose I 598ff.; IV 334ff.
—, Hypotonie bei V 780ff., 795
—, hypoxämische IV 13ff., 17
— bei idiopathischer Herzhypertrophie II 975
— bei Infektionskrankheiten I 132, 762ff.; IV 547, 555ff., *560*ff.; V 801ff.
— und Insulin IV 382
—, Interstitialflüssigkeit bei I 294ff.
— bei Kala-Azar II 936
— und Kammertachykardie II 150ff., 162ff.
— und kardiogener Schock I 1025
— und Karditis rheumatica II 544ff., 575ff., 605, 616ff., 631ff., 638ff.
—, Kationenaustauscher bei I 212, 507, *555*ff.
—, bei Klappenfehlern I 17ff., 42ff., 65, 81ff.
— und Klima IV 13ff., 37
— bei Kollagenosen II 983ff.
— und Kollaps I 959, 962ff., 1111
— bei kombiniertem Aortenfehler II 1478
— und Kreislauf I 2ff., 67ff.
—, Kreislaufzeit 168ff.
— und Lebensalter IV 622ff.
—, Lebensweise bei I 421ff.
— und Leber I 33, *78*ff, 767, 775ff.
—, Lebernekrose bei I 779ff.
—, Leberstauung bei I 775ff.
— bei Leptospirosen II 905
—, Linksinsuffizienz s. dort
—, Linksverspätung bei II 374
— bei Lipoidosen IV 201
— und Luftdruck IV 13ff., 37, 39ff.
— bei Luftüberdruck IV 39ff.
— und Lunge I 69, 99, 110, *115*ff., *129*ff., *176*ff., 768ff.
— und Lungenelastizität I 178ff.
— und Lungenembolie I 346; IV 95ff., 105ff., 177ff., 184ff., 199ff., 201, 204, 214ff.

Herzinsuffizienz bei Lungenemphysem I 42ff., 47; IV 177ff., 184ff.
— bei Lungenfibrose IV 199ff.
— und Lungenkreislauf I *115*ff., 121ff., 127
—, Lungenödem bei I *129*ff., 768ff.
— und Lungenstauung I 776ff., 770ff.
— und Lungenvolumina I 179ff.
— bei Lymphogranulomatose IV 678ff., 680
— und Lymphgefäßinsuffizienz VI 606
— bei Lymphosarkom IV 677
— und Magnesium-Stoffwechsel IV 459
— bei maligner Hypertonie V 626ff., 629ff., 632ff.
— bei Masern II 922
—, Mechanik I 3ff.
—, Milz bei I 767, 783ff.
—, Mineralhaushalt bei I 19ff., 29ff., 33, 69ff., 113ff., 129, 203ff., *234*ff., *269*ff., *280*ff., *299*ff., *307*ff., *323*ff., 562ff., 563ff.
— und Minus-Dekompensation V 382ff.
— bei Mitralfehler II 1298
— bei Mitralstenose II 1368ff.
— bei Mononucleose II 927
—, Morphologie I *706*ff.
— und Myokarditis I 348, 762ff.; II 869ff., 887
— und Myokarditis rheumatica II 544ff., 575ff., 616ff.
— bei Myokardose II 33ff.; II 968ff.; IV 497ff.
— bei Myokardsarkoidose II 948
— und Myokardstoffwechsel I 18ff., 25ff.
— bei Myokardtuberkulose II 944ff.
— und Narkose IV 612ff.
— und Nebenniere I 28, 33, 787ff.
— und Nephritis V 615ff., 644
—, Niere bei I 33, 69ff., 74ff., 77ff., 101, *235*ff., *255*ff., *269*ff., *280*ff., 784ff.
— und Ödeme I 2, 30, 69ff., 113ff., *129*ff., 165ff., *234*ff., *269*ff., *280*ff.
— und Operabilität IV 622ff., 626ff., 631ff.
— und Operationen IV 606ff.; V 805
— und Orthopnoe I 228ff.

Herzinsuffizienz bei Pancarditis rheumatica II 619ff.
—, Pankreas bei I 767, 784
— und Paramyloidose II 963
— und Parotitis II 928
— und paroxysmale Tachykardie II 128ff., 150ff., 162ff.
— und Parasytolie II 303
—, Pathologie I *706*ff.
—, Pathophysiologie I *1*ff.
— bei Periarteriitis nodosa II 984ff.; VI 316ff.
— und Perikard II 1039
— bei Perikarderguß I 347
— bei peripherer Pulmonalstenose III 379
— bei Perikardtumoren II 1217ff.
— bei Perniciosa IV 652ff., 656ff.
— bei Phäochromocytom V 658
— und Phlebektasien VI 517ff.
— bei Phosphorvergiftung III 890
—, physiologische im Alter IV 621
— und Pleurapunktion I 559
— und Plus-Dekompensation V 382ff.
— bei Pneumokoniose IV 204ff., 214ff.
— bei Pneumonie-Myokarditis II 911ff.
— bei Poliomyelitis I 132, 762ff.; II 916ff.
— bei Polycythämie IV 663
— bei Porphyrie IV 398
—, postoperative IV 606ff.
— und Postural hypotension V 816
—, primäre I 900ff.
—, Prophylaxe I 403
—, Psyche bei I 129ff., 176ff., 228, 416, *418*ff.
— und Puerperium IV 486ff., 497ff.
— und Pulmonalsklerose I 775; IV 245
— bei Pulmonalstenose I 884ff.; III 379
—, Punktionsbehandlung I 559ff.
—, Purinkörper bei I 526ff., 545ff.
— bei Purpura rheumatica VI 566
— und Pyrazole II 654
—, Radiojod bei I 598ff.
—, Rechtsinsuffizienz s. dort
—, Rechts-Schenkelblock bei II 366

Herzinsuffizienz, Rechtsverspätung bei II 374
— und renale Hypertonie V 615ff., 626, 629, 632ff.
— und respiratorische Arrhythmie II 23ff.
— bei Reticulosarkom IV 677
— und rheumatisches Fieber II 544ff., 575, 605, 631ff., 638ff.
— bei rheumatischer Perikarditis II 1070
— bei Riesenzellarteriitis VI 341
— und Säure-Basen-Haushalt I 203ff.
— und Salzzufuhr I 284ff., 504ff.
— bei Sarkoidose II 948
—, Sauerstoff bei I 594ff.
— und Sauerstoffbedarf I 20ff.
— und Sauerstoffmangel IV 13ff., 37
—, Sauerstoffmangeltheorie I 708ff.
— bei Scharlach-Myokarditis II 900ff.
— und Schenkelblock II 366
— und Schock I 959, 962ff., 1111
—, Scilla bei I 485
—, Sedativa bei I 419ff.
— bei Sepsis II 903
— bei Silikose IV 204ff., 214ff.
— und Sinusarrhythmie II 23ff., 27
— bei Sklerodermie II 990; IV 201
—, Stoffwechseltheorie I 708ff.
— und Sympathektomie V 476ff.
— und Tachykardie I 345; II 128ff, 150ff., 162ff.
— bei Tetanie IV 448ff.
—, Therapie 55ff.; I *402ff.*
—, therapieresistente I 603ff.
— bei Thoraxdeformation IV 229ff.
— und Thrombophlebitis VI 487ff.
—, Thrombose bei I 416, 461ff., 534, 590, 601ff.
— und Thyreoidea I 41, 44, 46, 154, 173, 200, 253, 403, *598ff.*; IV 316ff, *327ff., 334ff.*; V 382
—, Thyreoidea-Hemmung bei I 598ff.
— und Toxoplasmose II 934
—, Training bei I 403, 410
— bei Transposition der Aorta u. Pulmonalis III 498ff.
— bei Tricuspidalatresie III 23

Herzinsuffizienz und Tricuspidalinsuffizienz II 1504ff., 1506ff.
— bei Tricuspidalstenose II 1490ff.
— bei Truncus arteriosus communis persistens III 535ff.
— bei Tuberkulose II 949ff.; IV 222ff.
— bei Tumormetastasen IV 237ff.
— bei Typhus-Myokarditis II 906
—, Überdruckatmung bei I 594ff.
— und Varicosis VI 517ff.
— bei Vena cava-Anomalie III 17
—, Vena cava inferior-Ligatur bei I 595ff.
— und Venendruck I 98ff, 590ff.; VI 68
—, Venensystem bei I 83ff., 98ff., 100ff., 107ff., 789ff.
— bei Ventrikelseptumdefekt III 220, 221ff., *242*
— bei Vergiftungen I 32
—, Verspätungskurven II 374
—, Verzweigungsblock bei II 370
—, Vitalkapazität bei I 179ff.
— bei Volumenbelastung I 888
— und Volumenhypertrophie I 753ff.
— und Vorhofflimmern II 101ff., 112ff.
— und Vorhofflattern II 100ff.
— bei Vorhofseptumdefekt III 60, 277
—, Wasserhaushalt bei I 2, 30, 69ff., 113ff., 129ff., 165ff., *234ff., 255ff., 269ff., 280ff., 290ff., 299ff., 307ff., 323ff., 504ff., 515ff., 562ff.*
— und Wasserzufuhr I 290ff.
Herzkammern s. u. Ventrikel
Herzkatheterismus II 1244ff.
—, Alternans bei II 405ff.
— bei Amyloidose II 963
— bei angeborener Aortenstenose III 437ff.
— bei angeborenem Herzfehler III 123ff.
— bei angeborener Mitralstenose III 550ff.
— bei angeborener Pulmonalstenose III 315ff.
— bei angeborenem Sinus-Valsalvae-Aneurysma III 206, 208ff.
— bei angeborener Tricuspidalinsuffizienz III 431

Herzkatheterismus bei angeborener Tricuspidalstenose III 413ff.
— zur Angiokardiographie II 1263ff.
—, Antesystolie bei II 393
— bei Aorteninsuffizienz I 889
— bei Aortenisthmusstenose III 463ff.
— bei Aortenstenose II 1446
— bei Aortopulmonalseptumdefekt III 196ff., *200ff.*
— bei Arbeitsbelastung I 859
— bei arteriovenösen Fisteln VI 476ff.
— bei arteriovenöser Lungenfistel III 391ff.
— und Blutdruck I 831
— bei Canalis atrioventricularis communis III 294ff.
— bei Coma diabeticum IV 375
— nach Commissurotomie II 1396ff.
— bei Cor biloculare III 547ff.
— bei Cor triloculare biatriatum III 543ff.
— bei Diabetes mellitus IV 375
—, Druckmessung II 1245ff., 1249ff.
— bei Ductus Botalli persistens I 890; III 140, *174ff.*, 185
— bei Ebstein-Syndrom III 424ff.
— und Endocarditis lenta II 681
—, Extrasystolie durch II 28, 38ff.
— bei Fallotscher Tetralogie III 349ff.
— bei Fiedler-Myokarditis II 957ff.
— bei Foramen ovale persistens III 275
— bei Gefäßmißbildungen III 391
—, Gefäßwiderstandmessung II 1252ff.
— bei Herzdivertikel II 594
— und Herzglykoside I 450
— und Herzinnendruck I 881
—, Herzminutenvolumenbestimmung I 36; II *1246ff.*
— und Herzschlagvolumen I 820, 831
— bei Herztrauma II 509ff.
— bei Herztumoren II 1178ff., 1186ff.
— bei Hyperthyreose IV 326
— bei Hypothyreose IV 332ff.
— bei idiopathischer Perikarditis II 1052

Herzkatheterismus bei idiopathischer Pulmonalektasie III 370 ff.
— und Kollaps I 1019 ff.
— bei kombiniertem Mitralaortenfehler II 1479 ff.
— bei kombiniertem Mitralfehler II 1426
—, Komplikationen II 1257 ff.
— bei konstriktiver Perikarditis II 1096 ff., 1122 ff.
— und Kreislauf I 831
— zur Kreislaufanalyse V 278 ff.
— bei Luftembolie IV 131
— und Lungenembolie IV 101
— und Lungenkreislauf I 116, IV 65 ff.
— und Lungenresektion IV 227
— bei Lungenvenentransposition III 523 ff.
— bei Lutembacher-Syndrom III 284
— bei Mesokardie III 589
— und Minutenvolumen I 831
— bei Mitralatresie III 558 ff.
— bei Mitralinsuffizienz II 1406 ff., 1419
— bei Mitralstenose II 1350 ff., *1365* ff.
— bei Myokarditis II 957
— und Operabilität IV 630 ff.
— bei Perikarditis II 1050 ff.
— bei peripherer Pulmonalstenose III 377 ff.
— bei Pulmonalarterienaplasie III 383 ff.
— bei Pulmonalatresie III 367
— bei Pulmonalektasie III 370 ff.
— bei Pulmonalsklerose IV 244
— bei Pulmonalstenose III 377 ff.
—, Schenkelblock bei II 321 ff.
— im Schock I 1019 ff.
—, Shuntvolumenbestimmung II 1246 ff.
— bei Sportherz I 868, 916 ff., 922
— bei Synkardialmassage VI 153
— bei Taussig-Bing-Komplex III 509
—, Technik II 1244 ff., *1256* ff.
— bei Transposition der Aorta und Pulmonalis III 504 ff.
— bei Transposition der Vena pulmonalis III 278 ff.
— bei traumatischer Perikarditis II 1087
— bei Tricuspidalatresie III 406 ff.

Herzkatheterismus bei Tricuspidalinsuffizienz II 1509 ff.
— bei Tricuspidalstenose II 1488 ff., 1497, 1499 ff.
— bei Truncus arteriosus communis persistens III 537 ff.
— bei Vena cava-Anomalie III 516 ff., 529 ff.
— und Venendruck I 660
— bei Ventrikelseptumdefekt III 236 ff.
— bei Volumenbelastung I 889
— und Vorhofanomalie III 19
— und Vorhofseptumdefekt III 140, 271 ff.
—, Wolff-Parkinson-White-Syndrom bei II 393
Herzkatheterom bei Antesystolie II 381 ff.
— bei Atrioventricularrhythmus II 278 ff.
— bei Linksschenkelblock II 328
— bei Schenkelblock II 321 ff., 328
— und Vorhofextrasystolie II 50
— bei Vorhofflattern II 95
— bei Vorhofflimmern II 89
— bei Wilson-Block II 333
— bei Wolff-Parkinson-White-Syndrom II 381 ff.
Herzklappen bei Amyloidose II 961 ff.
— bei angeborenem Sinus-Valsalvae-Aneurysma III 204 ff.
— bei Aortenhämatom, intramuralem VI 459
— bei Aortenstenose, angeborener III 41
— bei Aortitis luica VI 351
— bei Aortopulmonalseptumdefekt III 202
— bei bakterieller Endokarditis II 741 ff.
— bei Blutkrankheiten IV 674
— bei Canalis atrioventricularis communis III 291 ff.
— bei Carcinoid II 782 ff.
— bei Ductus Botalli persistens III 182
— bei Endocarditis acuta II 725 ff.
— bei Endocarditis bacterialis II 725 ff.
— und Endocarditis chronica fibrosa II 778 ff.
— bei Endocarditis fibrinosa II 776 ff.
— bei Endocarditis lenta II 663 ff., *667* ff., *701* ff.

Herzklappen bei Endocarditis parietalis fibroplastica II 786 ff.
— bei Endocarditis rheumatica II 563 ff., 614 ff.
— bei Endocarditis serosa II 774
— bei Endocarditis tuberculosa II 780
— bei Endocarditis verrucosa simplex II 776 ff.
— bei Endokardfibrose II 786 ff.
— bei Endokardsklerose II 789
— bei Endomyokardfibrose II 788
—, Entwicklungsgeschichte III 5 ff., *20* ff.
— bei Erythematodes II 978 ff.; VI 344
— bei Fallotscher Tetralogie II 37, 357
— bei Fibroelastose II 789
—, Hämangioendotheliom der VI 600
— und Herztöne II 574 ff.
— bei Herztrauma II 464 ff., 477 ff., 487 ff., 490 ff., 507 ff., 521 ff.
— bei Herztumoren II 1179 ff., 1187 ff.
— bei Karditis rheumatica II 563 ff., 614 ff.
— bei Kollagenosen II 978 ff.
— bei Leukämie IV 674
— bei Levoatrialcardinalvein III 18
— und Libman-Sacks-Endokarditis II 978 ff.
— bei Lues II 945
— bei Marfan-Syndrom III 490 ff.
—, Mißbildungen III 56 ff.
— bei Mitralstenose II 1325 ff.
— bei Myokarditis II 885 ff., 903
— bei rheumatischem Fieber II 563 ff., 614 ff.
— und Riesenzellarteriitis VI 337
— bei Sepsis II 903
— und Serotonin VI 529
— bei Truncus arteriosus communis persistens III 29 ff.
— und Ventrikelseptumdefekt III 237, 242
— und Volumenbelastung I 887 ff.
— bei Vorhofseptumdefekt III 262 ff., 276
Herzklappenaneurysmen und bakterielle Endokarditis II 703, 725
— bei Endocarditis acuta II 725

Herzklappenaneurysmen und
Endocarditis lenta
II 703ff.
Herzklappenfehler II *1288*ff.
s. a. u. den einzelnen Formen
— und Adipositas IV 384ff.
—, Alternans bei II 406, 409
— und Anaesthesie IV 612
— und angeborene Herzfehler II 1295ff.
— bei angeborenem Sinus-Valsalvae-Aneurysma III 205, 207ff., 211
— und Angina pectoris III 941ff.
—, Antesystolie bei II 394ff.
— und Aortitis luica II 782
— und Arrhythmie II 88ff., 103ff.
— und Atmung I 178, 193, 200, 208; IV 37
— und Atrioventriculärblock II 214, 243ff.
— und Atrioventricular-Rhythmus II 281
— und bakterielle Endokarditis II 683, *701*ff., 770ff., 1288ff.
— und Balneotherapie I 655ff., 698
— und Blutbildung I 163ff.
— und Blutdruck V 37ff., 345ff., 780ff.
— und Bluteiweiß I 249
— und Blutmenge I 149, 157, 160
— und Bradykardie II 16
— und Capillarresistenz VI 576
— bei Carcinoid II 782ff.
— und Coronarinsuffizienz III 941ff.
— und Coronarsklerose III 942
— und Dermographie VI 41
— als Druckbelastung I 884ff.
— und Elektrokardiogramm II 205ff.
— und Embolie VI 361ff.
— und Endocarditis acuta II 726ff.
— und Endocarditis lenta II 683ff., *701*ff., 770ff., 1288ff.
— und Endocarditis luica II 782
— und Endocarditis rheumatica II 544ff., 563ff., 576ff., 614ff., 1288ff.
— bei Endokardsklerose II 789
— bei Endomyokardfibrose II 788
— und essentielle Hypertonie V 345ff.
—, Extrasystolie bei II 36ff., 67
—, Formen II 1289ff.

Herzklappenfehler und Geburtsakt IV 488ff.
—, Glykoside bei I 465
— und Gravidität IV 486, *487*ff.
—, Häufigkeit II 1289ff.
— und Herzarbeit I 17ff., 42ff., 403
— und Herzblock II 214, 243ff.
— und Herzform I 884ff.
— und Herzfrequenz II 11, 16, 65ff.
—, Herzglykoside bei I 465
— und Herzgröße I 884ff.
—, Herzhypertrophie bei I 736ff.
— und Herzinsuffizienz I 42ff., 403ff.
— und Herztöne II 574ff.
— bei Herztrauma II 508ff., 534
— und Hirndurchblutung I 81ff.; V 394
— und Höhenadaptation IV 37
— und Hyperkaliämie IV 420ff.
—, Hypertonie bei V 37ff., 345ff.
—, Hypotonie bei V 780ff., *794*ff.
— und Infektionskrankheiten IV 555ff.
— und Kammerflattern II 177
— und Kammerflimmern II 177
— und Karditis rheumatica II 544ff.
— und Klima II 558ff.; IV 37
— und Knotenrhythmus II 281
— und Kollaps I 959, 1027, 1031
—, kombinierte, und Endocarditis lenta II 701ff.
— und konstriktive Perikarditis II 1094, 1107
— und Kreislaufzeit I 173
— und Links-Schenkelblock II 352ff., 356
— und Luftdruck IV 37
— und Lungenelastizität I 178
— und Lungenembolie IV 266
— und Lungenkreislauf I 123ff., 127
— und Lungenödem I 129ff., 134, 136
—, Myokard bei I 736ff.
— bei Myokarditis II 882, 885ff., 903
— und Myokarditis rheumatica II 575ff.
—, Myokardstoffwechsel bei III 941

Herzklappenfehler und Narkose IV 613
— und Ohnmacht IV 761
— und Operabilität IV 630ff.
—, Oscillogramm bei VI 80
— und paroxysmale Tachykardie II 131ff.
— und Phlebitis VI 487
— und Postcommissurotomie-Syndrom II 1394
— und primär-chronische Polyarthritis II 993
— und Pulmonalaneurysma III 373; VI 466
— und Purpura Majocchi VI 576
— und Rechts-Schenkelblock II 352ff., 356
— und rheumatisches Fieber II 544ff., 1288ff.
—, Röntgendiagnose I 811
— und Säure-Basen-Gleichgewicht I 208
— und Sauerstoffmangel IV 37
— und Schenkelblock II 350, 352ff.
— und Schock I 959, 1027, 1031
— bei Sepsis II 903
— und Sportherz I 941ff.
— und Tachykardie II 11, 131ff.
— und Thrombophlebitis VI 487
— und totaler Block II 243ff.
— und Tuberkulose III 126
— und vegetative Labilität IV 761
— und Venendruck I 9ff.
— bei Ventrikelseptumdefekt III 242
— als Volumenbelastung I 887ff.
— und Vorhofflattern II 103ff.
— und Vorhofflimmern II 88ff., 103ff.
—, Vorhofthromben bei II 1296ff.
— und Wenckebachsche Periodik II 214
— und Wilson-Block II 356
—, Wolff-Parkinson-White-Syndrom bei II 394ff.
Herzklappenriß und bakterielle Endokarditis II 667, 703, 725
— bei Endocarditis acuta II 725ff.
— bei Endocarditis lenta II 667ff., 703ff.
— bei Herztrauma II 464ff., 477ff., 487ff., 490ff., 507ff., 521ff.

Herzklappenriß und kardiogener Schock I 1025
— und Kollaps I 959, 1025
Herzklappenverkalkung und Aortenstenose II 1427 ff.
— und Commissurotomie II 1387
— bei Endocarditis serosa II 774
— bei Herzklappenfehler II 1297 ff.
— und Karditis rheumatica II 774
— bei Mitralfehler II 1297
— und Mitralinsuffizienz II 1424
— bei Mitralstenose II 1360 ff.
— bei Tricuspidalstenose II 1497
—, Vorkommen II 790
Herzkontraktion, abortive II 29, 81
— und Acetylcholin V 200
— bei Adams-Stokes-Syndrom II 251 ff.
— und Adenosin V 202
— beim Alternans II 403 ff.
— bei Angina pectoris III 707 ff.
— bei Antesystolie II 390 ff., 401 ff.
— und Arrhythmie s. a. dort II 78 ff.
— bei Atrioventricular-Dissoziation II 286 ff.
— bei Atrioventricular-Rhythmus II 278 ff.
—, baryogene I 879
— und Calciumstoffwechsel IV 447 ff., 453 ff.
— und Coronardurchblutung III 676, 678 ff.
— und Coronarinsuffizienz III 707
— bei Dystrophia myotonica II 970
— und Enteramin V 182
—, frustrane II 29, 33, 81
— bei Herzinfarkt III 707 ff.
— und Histamin V 199
— bei Hypercalcämie IV 447 ff.
— bei Interferenz-Dissoziation II 291 ff.
—, isometrische I 5
—, isotonische I 5
— bei Kammerflattern II 79 ff., 171 ff.
— bei Kammerflimmern II 79 ff., 171 ff.
— und Lebensalter IV 621 ff.
— bei Links-Schenkelblock II 335
— und Operabilität IV 621 ff.
— bei Pararhythmie II 285 ff.
— bei Parasystolie II 298 ff.

Herzkontraktion bei paroxysmaler Tachykardie II 132 ff.
— bei postsynkopalem Syndrom II 261 ff.
— bei Rechts-Schenkelblock II 335
— bei Schenkelblock II 316 ff.
— bei Tachykardie II 132 ff.
— bei Tetanie IV 448
— bei Umkehr-Extrasystolie II 309 ff.
— bei Umkehrryhthmus II 309 ff.
— und Vagotonin V 207 ff.
— und Vasomotorik III 676, 678 ff.
— bei Verzweigungsblock II 316 ff.
— bei Vorhofflattern II 78 ff., 86 ff.
— bei Vorhofflimmern II 78 ff., 86 ff.
— bei Wilson-Block II 335
— bei Wolff-Parkinson-White-Syndrom III 390 ff., 401 ff.
Herzkropf I 787
Herz-Lungen-Präparat I 3 ff.
Herzmassage bei Adams-Stokes-Syndrom II 264 ff.
— bei Kammerflattern II 177
— bei Kammerflimmern II 177
—, manuelle II 177
Herzminutenvolumen I 7 ff.
— bei Addison-Syndrom V 797
— und Adenosin V 202
— und Aderlaß I 591 ff.
— bei Adipositas IV 382 ff.
— und Adrenalin V 174 ff.
— bei Anämie IV 642 ff., 656 ff.
— bei angeborenem Herzfehler III 137, 144, 147
— bei angeborener Pulmonalinsuffizienz III 567 ff.
— bei angeborener Pulmonalstenose III 302 ff.
— bei angeborener Sinus-Valsalvae-Aneurysma III 206, 210
— bei Angina pectoris III 699 ff., 1007 ff.
— bei Aortenatresie III 561
— bei Aortenisthmusstenose V 758 ff.
— bei Aortenstenose II 1431 ff.
— und Arbeitsbelastung I 873
— bei Arteriosclerosis obliterans VI 432 ff.
— und arteriovenöse Aneurysmen IV 252; V 769 ff.

Herzminutenvolumen bei arteriovenösen Fisteln VI 476 ff.
— bei arteriovenösen Lungenfisteln III 388
— und Atmung I 191; IV 7 ff., 11 ff., 22 ff., 27 ff., 31 ff., 34
— bei Atrioventricularblock II 230
— und bakterielle Endokarditis II 686
— und Balneotherapie I 664 ff., 675 ff., 688 ff.; V 691 ff.; VI 156
— bei Belastung I 49 ff.; IV 765 ff., 770
— bei Beriberi IV 395 ff.
—, Bestimmungsmethoden I 35 ff., 36; II 1246 ff., 1278 ff.
— und Blutdruck V 8 ff., 37 ff., 68 ff., 101 ff., 144, 159 ff., 277 ff., 382 ff., 794 ff.
— bei Blutkrankheiten IV 642 ff., 656 ff.
— und Blutmenge I 153
— und Blutspeicher I 1008 ff.
— und Calciumstoffwechsel IV 454
— und Capillarektasien VI 530
— und Carotis-Sinus V 715
— und Chlorothiazid V 590
— bei Coma diabeticum IV 375 ff.
— nach Commissurotomie II 1396 ff.
— und Coronardurchblutung III 674 ff.
— bei Coronarinsuffizienz III 699 ff.
— bei Cor biloculare III 546 ff.
— und Cor pulmonale IV 59 ff., 63 ff., 87 ff., 98, 146 ff.
— bei Cyanose I 233; VI 530 ff.
— bei Diabetes mellitus IV 375 ff.
— und Diuretica V 590
— bei Ductus Botalli persistens III 160 ff.
— bei Dumping-Syndrom IV 865 ff.
— bei Dystrophie IV 300 ff., 307; V 807
— bei Ebstein-Syndrom III 419 ff.
— und Endocarditis lenta II 686, 688
— bei essentieller Hypertonie V 277 ff., 280 ff., 382 ff.
— bei experimenteller Hypertonie V 68 ff., 101 ff., 144, 159 ff.

Herzminutenvolumen und experimenteller Schock
— bei Fallotscher Tetralogie
  III 353 ff.
— und Ganglienblocker
  V 570 ff.
— und Gefäßmißbildungen
  III 206, 210, 388;
  VI 476 ff.
— bei Gravidität IV 480 ff.;
  V 727 ff.
— bei Graviditätstoxikose
  IV 513 ff.
— bei hämorrhagischem
  Schock I 959, 960 ff.,
  1014
— bei Hegglin-Syndrom I 32;
  IV 428
— bei Herzblock II 230
— und Herzdekompensation
  V 382 ff.
— und Herzglykoside
  I 450 ff.
— und Herzgröße I 835 ff.
— bei Herzinfarkt III 1131 ff.;
  V 715 ff., 819
— bei Herzinsuffizienz I 34 ff.,
  41 ff.
— und Herzkatheter I 831
— bei Herzklappenfehler
  II 1312 ff.
— bei Herztamponade
  II 1062 ff.
— und Herztrauma II 535
— bei Herztumoren II 1187
— und Herzvolumen I 835 ff.
— bei Höhenadaptation
  IV 7 ff., 11 ff., 22 ff.,
  27 ff., 31 ff., 34
— und Hydergin V 513
— und Hydralazine V 542 ff.,
  547 ff.
— und Hydro-Chlorothiazid
  V 590
— und Hypertensin V 101
— bei Hyperthyreose
  IV *316* ff., *326* ff.; V 770
— bei Hypertonie V 37 ff.,
  68 ff., 101 ff., 144, 159 ff.,
  277 ff., 382 ff.
— bei Hypoglykämie
  IV 378 ff.
— bei Hypokaliämie IV 427 ff.
— und Hyponatriämie I 568
— und Hypophyse V 144
— und Hypophysektomie
  IV 344
— bei Hypothyreose IV 333
— und Hypotonie V 794 ff.
— bei infektiösem Schock
  I 984 ff.
— bei Infektionen IV 531 ff.,
  556, 558 ff.; V 801 ff.
— und Insulin IV 378 ff.

Herzminutenvolumen und
  Kallikrein V 216
— bei kardiogenem Schock
  I 1025
— bei Karditis rheumatica
  II 580 ff.
— bei Klappenfehlern I 42 ff.
— und Klima IV 7 ff., 11 ff.,
  22 ff., 27 ff., 31 ff., 34
— und Kollaps I 959, 960 ff.,
  976 ff., 984 ff., 992, 1004,
  1014 ff., *1020* ff.;
  IV 557 ff., 600 ff.
— bei konstriktiver Peri-
  karditis II 1097 ff.
— und Kreislaufversagen
  I 338 ff.
— und Kreislaufzeit I 171, 175
— und Lebensalter IV 621 ff.
— bei Levoatrialcardinalvein
  III 19
— und Luftdruck IV 7 ff.,
  11 ff., 22 ff., 27 ff., 31 ff.,
  34
— und Luftüberdruck IV 40 ff.
— bei Lungenembolie I 346;
  IV 98, 108
— und Lungenkreislauf
  IV 63 ff., 87 ff., 98
— bei Lungenödem I 130
— bei Lungenvenentransposition III 531
— bei Lutembacher-Syndrom
  III 283 ff.
—, Meßmethoden V 278 ff.
— und Minus-Dekompensa-
  tion V 382 ff.
— bei Mitralatresie III 557
— bei Mitralinsuffizienz
  II 1406 ff.
— bei Mitralstenose II 1312 ff.
— bei Monge-Syndrom IV 34
— und Myokardstoffwechsel
  III 674 ff.
— und Narkose IV 592 ff.,
  600 ff., 617 ff.
— und Nervensystem
  I 853 ff.
— bei neurogenem Schock
  I 977
— und Niere V 403 ff.
— und Nierendurchblutung
  V 403 ff.
—, normales I 39 ff.
— und Novocain V 498
— und Ohnmacht IV 760 ff.
— und Operabilität IV 621 ff.,
  626
— und Orthostase IV 728 ff.,
  734 ff.; V 810
— bei paroxysmaler Tachy-
  kardie II 133 ff.
— bei Perikarderguß I 347
— bei Perikarditis II 1063 ff.
— und Phlebektasien VI 519

Herzminutenvolumen und
  Pitressin V 144
— und Plethysmogramm
  VI 72
— und Plus-Dekompensation
  V 382 ff.
— bei Pneumokoniose
  IV 205 ff.
— bei Polycythämie IV 662 ff.
— und Postural hypotension
  IV 736 ff.,; V 816
— bei primärem Schock
  I 976 ff.
— im Puerperium IV 486 ff.
— und Purine V 498
— und Rauwolfia-Alkaloide
  V 528
— und Regelkreis IV 741 ff.,
  745 ff.
— und Renin V 101
— bei rheumatischem Fieber
  II 580 ff.
— in Ruhe I 39
— und Sauerstoffmangel
  IV 7 ff., 11 ff., 22 ff., 27 ff.,
  31 ff., 34
— und Schock I 959 ff.,
  976 ff., 984 ff., 992, 1004,
  1014 ff., *1020* ff.;
  IV 600 ff.
— und Serotonin V 184
— bei Sichelzellanämie
  IV 240
— bei Silikose IV 205 ff.
— und Simmonds-Syndrom
  IV 343
— bei Sportherz I 873, 920 ff.,
  935 ff., 943 ff.
— und Sympathektomie
  V 474 ff.
— bei Sympathicotonie
  IV 721 ff.
— und Synkardialmassage
  VI 153
— bei Tachykardie I 345;
  II 133; III 845
— unter Therapie I 55 ff.
— und Thorakoplastik IV 225
— und Thyreoidea IV *316* ff.,
  326 ff., *333* ff.
— bei totalem Block II 230
— bei Tricuspidalstenose
  II 1485 ff.
— bei Tuberkulose IV 223 ff.
— und Tyramin V 179
—, Untersuchungsmethoden
  V 278 ff.
— bei Vagotonie IV 721 ff.
— bei Valsalva-Versuch
  IV 775 ff.
— und Varicosis VI 519
— bei vegetativer Labilität
  IV 721 ff., 734 ff., 770
— bei Vena cava-Anomalie
  III 17

Sachverzeichnis.

Herzminutenvolumen und Veratrumalkaloide V 559ff.
— bei Vergiftungen V 808
— und Volumenbelastung I 887ff.
— bei Vorhofflimmern II 86ff.
— bei Vorhofseptumdefekt III 255, 256ff.
— und zentralnervöse Hypertonie V 159ff.
Herzmißbildungen s. u. Herzfehler, angeborene
Herzmuskel s. u. Myokard
Herzmyom II 1196
Herzmyxom II 1179, 1190ff.
„Herzneurose", Begriff IV 710
Herzohren bei angeborener Mitralstenose III 27
— bei angeborener Pulmonalstenose III 315
—, Entwicklungsgeschichte III 20ff.
— bei Karditis rheumatica II 566ff.
— bei Mitralstenose II 1322, 1368
— bei Myocarditis rheumatica II 566ff.
— bei Perikarditis II 1069
— bei rheumatischem Fieber II 566ff.
— bei rheumatischer Perikarditis II 1069
— bei Tricuspidalatresie III 23
Herzohrresektion bei Mitralstenose II 1322
Herzohrthrombose und Embolie VI 361ff.
— und Lungenembolie IV 92
— bei Mitralfehler II 1296ff.
— bei Mitralstenose II 1322, 1376ff.
Herzpunktion s. u. Ventrikelpunktion und Vorhofpunktion
Herzrhythmus s. a. u. den einzelnen Herzrhythmusstörungen I 1ff.
— und Acetylcholin V 200
— bei Adams-Stokes-Syndrom II 251ff.
— bei Addison-Syndrom V 797
— und Adenosin V 202
— bei Adipositas II 11, 23ff.; IV 382ff.
— und Adrenalin V 167ff., 174ff.
— bei Allergie II 950ff.; III *888*
—, bei Allorhythmie II 32ff.
— beim Alternans II 403ff.
— bei Amöbiasis II 935
— bei Amyloidose II 963ff.

Herzrhythmus bei Anämie IV 644ff., 657ff.
— bei angeborenem arteriovenösem Coronaraneurysma III 215
— bei angeborener Pulmonalinsuffizienz III 565
— bei angeborener Pulmonalstenose III 310
— bei angeborenem Sinus-Valsalvae-Aneurysma III 204, 206
— bei angeborener Tricuspidalinsuffizienz III 431
— bei angeborener Tricuspidalstenose III 412
— und Angina pectoris III 700, 843, 1007ff., 1032ff.
— bei Angina tonsillaris II 914
— bei Antesystolie II 27ff., *378*ff.
— bei Aortenaneurysma VI 447
— bei Aortenbogensyndrom V 767; VI 378ff.
— bei Aorteninsuffizienz II 1456ff., 1460ff.
— bei Aortenisthmusstenose III 445, 456ff.; V 756
— bei Aortenstenose II 1433, 1444ff.
— und Aortographie VI 135ff.
—, Arrhythmie s. a. dort II 78ff.
— und arteriovenöse Aneurysmen VI 252
— bei arteriovenösen Fisteln VI 476ff.
— und Atmung II 21ff.; IV 10ff., 21ff., 27ff., 31ff., 34
— bei Atrioventrikulärblock II 209ff., 213ff., 228ff.
— bei Atrioventrikular-Dissoziation II 286ff.
— bei Atrioventrikularextrasystolie II 32ff., 55ff.
— bei Atrioventrikularrhythmus II 278ff.
— und Atrioventrikularzeit II 210
— bei auriculärer Leitungsstörung II 198ff.
—, und bakterielle Endokarditis II 703, 708, 726
— und Balneotherapie I 663ff., 667ff., 698
— bei Bayley-Block II 332ff.
—, Begriff II 1ff.
— bei Belastung IV 765ff.
— und Benzodioxan V 493, 519
— bei Beriberi IV 390ff., 392

Herzrhythmus, Bigeminie I 492; II 32ff., 40ff., 53, 68, 72
— und Blutdruck II 9, 11; V 3ff., 37ff., 148ff., 154, 167ff., 198ff., 241ff., 277ff., 387, 657ff., 768, 780ff., 795ff.
— und Blutdruckmessung V 3ff.
— bei Blutkrankheiten IV 644ff., 657ff.
— bei Brucellosen II 904
— und Calciumstoffwechsel II 341; IV 447ff.
— bei Canalis atrioventricularis communis III 293ff.
— bei Carcinoid II 785
— und Carotissinus V 713ff.
— bei Carotissinus-Syndrom II 272ff.; V 818
— bei Chagas-Myokarditis
— bei Chylothorax VI 607
— und Coffein IV 826
— bei Coma diabeticum IV 375ff.
— und Commissurotomie II 1385ff., 1391ff., 1397ff.
— und Coronardurchblutung III 676, 678f., 700, 843ff.
— und Coronarinsuffizienz III 700, 843ff.
— bei Cor pulmonale IV 95ff., 104ff., 109ff., 125, 134ff, 142ff., 214ff.
— bei Coxsackie-Infekt II 921
— bei Dermatomyositis II 991ff.
— bei Diabetes mellitus IV 375ff.
— und Digitalis V 494
— bei Digitalis-Intoxikation I 489ff.; II 19
— bei Diphtherie-Myokarditis II 878ff., *894*ff.
— bei divergierendem Schenkelblock II 363ff.
— bei doppelseitigem Schenkelblock II 361ff.
— bei DuctusBotalli persistens II 330; III 170ff., 182
— bei Dumping-Syndrom IV 866
— bei Dystrophia musculorum progressiva II 972
— bei Dystrophia myotonica II 970
— bei Dystrophie II 7, 18; IV *295*ff., 306ff.
— bei Ebstein-Syndrom III 420ff.
— bei Echinokokkose II 937ff.
— bei Effort-Syndrom IV 715

Herzrhythmus bei Elektro-
unfall III 903 ff.
— und Embolie VI 361 ff.
— bei Encephalomyokarditis
II 920
— bei Endokardfibrose II 788
— bei Endokarditis IV 551 ff.
— bei Endokarditis acuta
II 726 ff.
— bei Endokarditis lenta
II 703 ff., 708 ff.
— bei endokriner Hypertonie
V 649, *657* ff.
— bei Endomyokardfibrose
II 788
— und Entzügelungs-Hoch-
druck V 148 ff., 154,
716 ff.
— bei Epilepsie IV 875 ff.
— bei Erythematodes II 979 ff.
— bei essentieller Hypertonie
V 241 ff., 277 ff., 387
— bei essentieller Hypotonie
V 786 ff.
— bei experimenteller Hypertonie V 68 ff., 148 ff., 154,
167 ff., 241 ff.
— bei experimentellem Schock
I 989 ff.
—, Extrasystolie s. dort
— bei Fettembolie IV 134 ff.
— bei Fibroelastose II 789
— bei Fiedler-Myokarditis
II 957 ff.
— bei Fleckfieber II 907
— bei fokalem Block II 320,
367 ff.
— bei Fokaltoxikose II 914
— und Ganglienblocker
V 492 ff.
— und Geburtsakt IV 495 ff.
— und Genußgifte IV 826
— bei Glykogenose II 966
— bei Gravidität II 45, 915;
IV 481 ff., 486 ff., 490 ff.,
495 ff.; V 729 ff.
— bei Graviditätstoxikose
II 915
— bei Grippemyokarditis
II 924 ff.
— bei Hämochromatose
II 965; IV 683
— bei Hämoperikard
II 1151 ff.
— bei hämorrhagischem
Schock I 959, 1033 ff.
— bei Heredoataxie II 973
— bei Herzblock II 179 ff.,
193 ff., 198 ff., 209 ff.;
213 ff., 228 ff.
— und Herzdekompensation
V 382 ff.
— und Herzglykoside I 450 ff.,
459 ff., *462* ff., 471 ff., 479,
489 ff., *500* ff.; II 19

Herzrhythmus und Herzgröße
I 833 ff.
— und Herzinfarkt III 714 ff.,
1081 ff., *1133* ff., *1175* ff.,
1357; V 818 ff.
— bei Herzinsuffizienz
I 403, 459 ff.
— bei Herzkatheterismus
II 1258 ff.
— und Herzmechanik I 831
— bei Herzneurose IV 820 ff.
— bei Herztamponade
II 1063 ff.
— und Herztöne II 574 ff.
— und Herztonus I 876 ff.
— bei Herztrauma II 464 ff.,
497 ff., 519 ff.
— bei Herztumoren II 243,
246 ff., 1178 ff., *1182* ff.
— und Herzvolumen I 833 ff.
— und Hirndruck V 723 ff.
— bei Höhenadaptation
IV 10 ff., 21 ff., 27 ff.,
31 ff., 34
— und Hydralazine V 541 ff.
— bei Hypercalcämie
IV 447 ff., 452 ff.
— bei Hyperkaliämie
IV 421 ff., 432 ff.
— bei Hypernatriämie
IV 441 ff., 446
— und Hypertensin V 101
—, hyperthermische II 9
— bei Hyperthyreose II 4 ff.,
10, 21 ff., 44, 71, 97,
103 ff., 114, 130 ff., 248,
357, 382, 394, 402;
IV 316 ff., *322* ff.;
V 770
— und Hypertonie V 37 ff.,
68 ff., 149, 154, 167 ff.,
241 ff., 277 ff., 387, 768
— bei Hypocalcämie IV 447
— bei Hypoglykämie IV 379
— bei Hyponatriämie
I 574 ff.; IV 440 ff.
— und Hypophyse V 144
— und Hypothermie IV 618
— bei Hypothyreose II 5,
18, 248; IV 332 ff.
— und Hypotonie V 780 ff.,
795 ff.
— bei idiopathischer Herzhypertrophie II 975
— bei idiopathischer Perikarditis II 1074
— bei idiopathischer Pulmonalektasie III 369
— bei infektiösem Schock
I 984 ff.
— bei Infektionen II 9 ff.,
150 ff., 193, 223 ff.;
IV 530 ff., 538 ff., 566 ff.;
V 802 ff.
— und Insulin IV 379

Herzrhythmus bei Interferenz-
Dissoziation II 290 ff.
— bei Kala-Azar II 936
— und Kallidin V 227
— und Kallikrein V 216 ff.,
219
—, Kammerextrasystolie
II 32 ff., 35 ff., *58* ff.
— bei Kammerflattern
II 78 ff., 171 ff.
— bei Kammerflimmern
II 79 ff., 171 ff.
— und Kammertachykardie
II 150 ff., 160, 166 ff.
— und kardiogener Schock
I 1025
— bei Karditis rheumatica
II 574 ff., 580, 582 ff.,
589 ff., 616 ff., 638
— und Klima IV 10 ff., 21 ff.,
27 ff., 31 ff., 34
— und Körperbau II 10 ff., 17
— und Körperlage IV 729 ff.;
V 809 ff.
— bei Kohlenoxyd-Vergiftung
III 874 ff.
— bei Kollagenosen II 979 ff.
— und Kollaps I 959, *987* ff.,
1010, *1032* ff.; II 17;
IV 600 ff.
— bei konstriktiver Peri-
karditis II 1097, 1100 ff.,
1119 ff.
— und Lebensalter IV 620 ff.,
624 ff.
— bei Leptospirosen II 905
— bei Leukämie IV 672 ff.
— bei Libman-Sacks Endo-
karditis II 979 ff.
— bei Links-Schenkelblock
II 318 ff., 325 ff.
—, Linksverspätung II 373 ff.
—, Luciani-Perioden II 27
— bei Lues II 946
— und Luftdruck IV 10 ff.,
21 ff., 27 ff., 31 ff., 34
— bei Luftembolie IV 125
— und Luftüberdruck
IV 39 ff.
— und Lungenembolie
IV 95 ff., 104 ff., 109 ff.
— bei Lungenvenentrans-
position III 529
— bei Lutembacher-Syndrom
III 283 ff.
— bei Lymphogranulomatose
IV 678 ff.
— und Magnesiumstoffwechsel
II 31; IV 456 ff.
— bei Malaria II 935
— bei Masern II 922
— und Menopause IV 872
— und Mineralhaushalt II 4 ff.
— und Minus-Dekompen-
sation V 382 ff.

Herzrhythmus bei Mitral-
insuffizienz II 1410ff.
— bei Mitralstenose II 1321ff.,
1338ff., 1369ff.
— bei Monge-Syndrom IV 34
— bei Mononucleose II 927;
IV 543
— bei Myokarditis II 877ff.,
950; IV 538ff.
— bei Myokarditis rheumatica
II 580ff., 589ff., 616ff.
— bei Myokardlues II 946
— bei Myokardose II 968ff.;
IV 498
— bei Myokardsarkoidose
II 947ff.
— und Myokardstoffwechsel
I 27; III 683, 843ff.
— bei Myokardtuberkulose
II 943ff.
— und Narkose IV 592ff.,
612ff.
— und Natriumstoffwechsel
IV 439ff., 441ff.
— und Nebenniere II 45
— und Nervensystem
I 853ff.; II 9ff.
— und neurogene Hypertonie
V 723ff.
— und Nicotin III 879ff., 883,
888; IV 826
— und Noradrenalin V 174ff.
— bei Ohnmacht IV 760ff.
— und Operabilität IV 620ff.,
624ff., 627ff.
— und Operationen IV 592ff.,
612ff.; V 805
— bei Orthostase IV 729ff.,
734; V 809ff.
— bei Pancarditis rheumatica
II 620
— bei Pararhythmien
II 285ff.
— bei Parasystolie II 27,
29ff., 297ff.
— bei Parotitis II 928
— bei paroxysmaler Tachy-
kardie I 345; II 127ff.,
150ff., 160, 166ff.
— bei Periarteriitis nodosa
II 985; V 622; VI 315ff.
— bei Perikarditis II 1045ff.,
1060, 1074, 1079
— bei Phäochromocytom
V 649, 657ff.
— und Phlebitis VI 491ff.
— und Pitressin V 144
— und Plethysmogramm
VI 72
— und Plus-Dekompensation
V 382ff.
— bei Pneumonie-Myokarditis
II 911ff.
— bei Pneumokoniose
IV 214ff.

Herzrhythmus bei Poliomyelitis II 9ff., 917; V 718ff.
—, Polygeminie II 32ff., 53
— bei Porphyrie IV 397ff.
—, postinfektiöse IV 566ff.
—, postoperative IV 607ff.
— bei postsynkopalem Syn-
drom II 261ff.
— bei posttachykardem
Syndrom II 167ff.
— und Postural hypotension
IV 736ff., 739; V 816
— bei primärer chronischer
Polyarthritis II 993
— bei primärem Schock
I 976
— und Psyche I 129ff., 176ff.,
228, 416, 418ff., 499;
II 7ff.; III 861ff.
— und Puerperium IV 495ff.
— und Pulmonalektasie
III 369
— bei Pulmonalsklerose
IV 245ff.
— bei Purpura rheumatica
VI 565
—, Quadrigeminie II 32ff.
— und Quecksilberdiuretica
I 534
— und Rauwolfia-Alkaloide
V 522ff., 534, 537ff., 594
— bei Raynaud-Syndrom
VI 228
— bei Rechts-Schenkelblock
II 318, 329ff.
—, Rechtsverspätung II 373ff.
— und Regelkreis IV 741ff.
— und Regitin V 518
— bei Reizleitungsstörungen
II 179ff., 193ff., 198ff.,
209ff., 213ff., 228ff.
— und Renin V 101
—, respiratorische Arrhythmie
II 21ff.
— bei Reticulosarkom IV 678
— und Rheogramm VI 75
— bei rheumatischem Fieber
II 574ff., 580ff., 582ff.,
589ff., 616ff., 638
—, Rhythmiemaß II 21ff.
— und Rickettsiosen II 907
— bei Roemheld-Syndrom
IV 865
— und Röteln II 923
— und Sarkoidose II 947ff.
— bei Sauerstoffmangel
IV 10ff., 21ff., 27ff.,
31ff., 34
— bei Scharlach-Myokarditis
II 878ff., 900ff.
— bei Schenkelblock
II 316ff.
— bei Schlafkrankheit II 936
— und Schock I 959, 987ff.,
1010, 1032ff.; IV 600ff.

Herzrhythmus, Schrittmachertheorie II 4ff.
— und Serotonin V 184ff.
— bei Silikose IV 214ff.
— und Simmonds-Syndrom
IV 343
— bei Sinoauriculärblock
II 193ff.
—, Sinusarrhythmie II 19ff.
—, Sinusbradykardie II 14ff.
—, Sinusextrasystolie II 32ff.,
35ff., 45ff.
—, Sinusrhythmus II 3ff.
—, Sinustachykardie II 7ff.
— bei Sportherz I 919ff.,
945
— und Substanz P V 204
— bei Sympathicotonie
IV 721ff.
— und Sympathin V 167
—, Tachykardie I 7ff., 127ff.,
150ff., 160, 166ff.
— bei Tetanie IV 448ff.
— bei Thalliumvergiftung
V 773ff.
— bei Thoraxdeformation
IV 229ff.
— bei Thrombophlebitis
VI 491ff.
— und Thyreoidea I 41, 44,
46; II 4ff., 10, 18, 21ff.,
44, 71, 97, 103ff., 114,
130ff., 248, 357, 382, 394,
402; IV 316ff., 322ff.,
331ff.
— bei totalem Block II 228ff.
—, toxische II 193
— und Toxoplasmose II 934
— und Training II 16ff.
— bei Transposition der Aorta
und Pulmonalis
III 503ff.
— bei traumatischem Schock
I 965ff., 1034
— bei Trichinose II 939
— bei Tricuspidalatresie
II 359; III 401ff.
— und Tricuspidalinsuffizienz
II 1507ff.
— bei Tricuspidalstenose
II 1490ff.
—, Trigeminie II 32ff., 58
— bei Tuberkulose II 943ff.,
1079
— bei Typhus-Myokarditis
II 906
— und Tyramin V 179
— bei Umkehr-Extrasystolie
II 309ff.
— bei Umkehrrhythmus
II 309ff.
— bei Vagotonie IV 721ff.
— und Vagotonin V 207ff.
— bei Valsalva-Versuch
IV 776ff.

Herzrhythmus bei Variola
II 923
— und Vasomotorik III 678 ff.
— bei vegetativer Labilität
  IV 704 ff., 734 ff., 787 ff.,
  800 ff.
— bei Ventrikelseptumdefekt
  III 229 ff., 232
— und Veratrumalkaloide
  V 555 ff., 594
— bei vereiteltem doppelseitigem Schenkelblock
  II 363
— und Vergiftungen III 874;
  V 773 ff., 807
—, Verspätungskurven
  II 373 ff
— bei Verzweigungsblock
  II 316 ff., 320 ff., 369 ff.
—, Vorhofextrasystolie II 32 ff.,
  35 ff., 47 ff.
— bei Vorhofflattern s. a. dort
  II 78 ff., 86 ff.
— bei Vorhofflimmern s. a.
  dort II 78 ff., 86 ff.
— bei Vorhofseptumdefekt
  II 36, 359; III 249,
  261 ff., 264 ff.
— bei Wenckebachscher Periodik II 187, 213 ff.
— bei Wilson-Block II 320,
  330 ff.
— bei Wolff-Parkinson-White-Syndrom II 378 ff.
— und zentralnervöse Hypertonie V 723 ff.
Herzruptur III 1240 ff.
— und bakterielle Endokarditis II 707 ff.
— bei Blutkrankheiten IV 674
— bei Coronarembolie III 971
—, Diagnose III 1296 ff.
— bei Ebstein-Syndrom
  III 424
— bei Endocarditis lenta
  II 707 ff.
— und Hämoperikard II 1150
— bei Herzinfarkt II 1083;
  III 1139 ff., 1240 ff.
— und Herztamponade
  II 1044, 1062 ff.
— bei Herztrauma II 476 ff.,
  487 ff.
— bei Herztumoren II 1203 ff.
— und Hypertonie III 1240,
  1243 ff.
— bei Leukämie IV 674
— bei Myokarditis II 891
— bei Myokardtuberkulose
  II 944
—, Pathogenese III 1243 ff.
—, Pathologie III 1240 ff.
— bei Periarteriitis nodosa
  VI 316 ff.
— bei Perikarditis II 1083

Herzruptur bei Poliomyelitis
  II 917
— und traumatische Perikarditis II 1086
— bei Tuberkulose II 944
Herzsarkom II 1179, 1202 ff.
Herzschlagvolumen I 7 ff.
— bei Addison-Syndrom
  V 797
— bei Adipositas IV 382 ff.
— und Adrenalin V 175 ff.
— bei Anämie III 869 ff.;
  IV 645 ff.
— bei Aneurysmen, arteriovenösen V 769 ff.
— bei Angina pectoris
  III 699 ff.
— bei Aorteninsuffizienz
  II 1454 ff., 1463; V 768
— bei Aortenisthmusstenose
  V 758 ff.
— bei Aortenstenose II 1431 ff.
— und Arbeitsbelastung
  I 854 ff., 868
— bei arteriovenösen Fisteln
  VI 476
— bei Atrioventrikularblock
  II 236
— und bakterielle Endokarditis 704
— und Balneotherapie
  I 664 ff., 675 ff., 688 ff.
— bei Belastung I 49 ff.;
  IV 765 ff., 770
—, Bestimmungsmethoden
  I 35 ff.
— und Blutdruck V 8 ff., 37 ff.,
  279, 382 ff., 780 ff.
— bei Blutkrankheiten
  IV 645 ff.
— und Blutmenge I 153
— und Calciumstoffwechsel
  IV 447 ff., 454 ff.
— bei Capillarektasien VI 530
— und Chlorothiazid V 589 ff.
— nach Commissurotomie
  II 1396
— und Coronardurchblutung
  III 677 ff., 682 ff.
— bei Coronarinsuffizienz
  III 699 ff.
— bei Coronarsklerose I 756
— bei Cyanose VI 530 ff.
— und Diuretica V 589 ff.
— und Druckbelastung
  I 884 ff.
— bei Ductus Botalli persistens III 160 ff.
— bei Dumping-Syndrom
  IV 865 ff.
— bei Dystrophie IV 295 ff.,
  300 ff., 307
— bei Ebstein-Syndrom
  III 419 ff.
— bei Effort-Syndrom IV 715

Herzschlagvolumen bei Endocarditis lenta II 704
— bei Endocarditis parietalis fibroplastica II 787
— bei Endokardfibrose
  II 787 ff.
— und essentielle Hypertonie
  V 279, 382 ff., 615
— bei essentieller Hypotonie
  V 788 ff.
— bei Extrasystolie II 70
— und Ganglienblocker
  V 572 ff.
— und Glykoside I 450 ff.,
  453 ff.
— bei Gravidität IV 480 ff.
— bei Graviditätstoxikose
  IV 513 ff.
— und Hämochromatose
  II 965
— bei Herzblock V 768
— und Herzdekompensation
  V 382 ff.
— und Herzfrequenz I 41 ff.,
  60 ff., 345; II 9, 11
— und Herzgröße I 813 ff.,
  816 ff., 820 ff., 829 ff.
— bei Herzinfarkt I 341 ff;
  III 715 ff., 1131 ff.
— bei Herzinsuffizienz I 34 ff.,
  41 ff., 60 ff.
— und Herzkatheter I 831
— bei Herzklappenfehlern
  I 42 ff., 65
— bei Herztamponade
  II 1064 ff.
— und Herztöne II 5, 575
— und Herztrauma II 535
— und Herzvolumen I 832 ff.
— und Hydralazine V 542 ff.,
  547 ff.
— und Hydrochlorothiazid
  V 589 ff.
— bei Hypercalcämie
  IV 447 ff.
— und Hypertensin V 101
— bei Hyperthyreose
  IV 316 ff., 326, 333, 770,
  800
— und Hypertonie V 37 ff.,
  279, 382 ff.
— bei Hypocalcämie
  IV 447 ff.
— und Hypokaliämie IV 438
— und Hypophyse V 144
— und Hypotonie V 780 ff.
— und Kältetest V 255
— und Kallikrein V 216
— bei kardiogenem Schock
  I 1025
— bei Karditis rheumatica
  II 580 ff.
— und Körperlage I 846
— und Kollaps I 987 ff.,
  1014

Herzschlagvolumen bei konstriktiver Perikarditis II 1097 ff., 1100 ff.
— und Lebensalter IV 621 ff.
— und Luftüberdruck IV 40 ff.
— bei Lungenembolie I 346
— und Lungenkreislauf IV 64 ff.
— und Minus-Dekompensation V 382 ff.
— bei Mitralinsuffizienz II 1405 ff.
— und Myokardstoffwechsel III 682 ff.
— bei Myxödem IV 333
— und Narkose IV 592 ff., 617 ff.
— und Nervensystem I 853 ff.
— und Niere V 403 ff.
— und Nierendurchblutung V 403 ff.
— und Noradrenalin V 174 ff.
—, normales I 39 ff.
— und Orthostase IV 733 ff.; V 810
— bei paroxysmaler Tachykardie II 133
— und Perikard II 1039 ff.
— bei Perikarderguß I 347
— bei Perikarditis II 1064 ff.,
— und Pitressin V 144
— und Plus-Dekompensation V 382 ff.
— bei Polycythämie IV 662 ff.
— und Postural hypotension IV 737 ff.
— und Psyche III 861 ff.
— bei Pulmonalstenose I 884
— und Purine V 498
— und Rauwolfia-Alkaloide V 528
— und Regelkreis IV 745 ff.
— bei renaler Hypertonie V 615
— und Renin V 101
— und Rheogramm VI 75
— bei rheumatischem Fieber II 580 ff.
—, Röntgendiagnose I 820 ff.
— und Schock I 987 ff., 1014
— und Serotonin V 184
— bei Sportherz I 71 ff., 734, 868, 916, *920*, *935* ff., 943 ff.
— bei Sympathicotonie IV 721 ff.
— bei Tachykardie I 345; II 138; III 845
— unter Therapie I 55 ff.
— und Thyreoidea IV 316 ff., 326, 333
— bei totalem Block II 236
— bei Vagotonie IV 721 ff.
— bei Valsalva-Versuch IV 775 ff.

Herzschlagvolumen und Vasomotorik III 677 ff., 682 ff.
— bei vegetativer Labilität IV 715, 770
— bei Vorhofflimmern II 81, 86 ff.
— bei Vorhofseptumdefekt III 255
Herzschleife, Begriff III 5 ff., 50
Herzseptum s. a. u. Ventrikelseptum und Vorhofseptum
— bei Diphtherie-Myokarditis II 894 ff.
— bei Herzinfarkt III 1169, *1193 ff.*
— bei Myokarditis II 894 ff., 904
— bei Sepsis II 904
— bei Echinokokkose II 937 ff.
— bei Lues II 945
— bei Herztumoren II 1197, 1201
Herzspitzenstoß bei angeborener Aortenstenose III 435 ff.
— bei angeborener Pulmonalinsuffizienz III 564 ff.
— bei angeborener Pulmonalstenose III 304 ff.
— bei Aorteninsuffizienz II 1458 ff.
— bei Aortenstenose II 1435
— bei Dextrokardie III 575
— bei Ductus Botalli persistens III 165
— bei Fallotscher Tetralogie III 338 ff.
— bei Herzdivertikel III 593
— bei konstriktiver Perikarditis II 1102, *1127*
— bei Mitralinsuffizienz 1412 ff.
— bei Perikarditis II 1045 ff.
— bei rheumatischer Perikarditis II 1070
— bei Tricuspidalatresie III 401 ff.
— bei Vorhofseptumdefekt III 261 ff.
Herzstillstand bei Adams-Stokes-Syndrom II 253 ff.
— bei Aortenstenose II 1433, 1447
— und Calciumstoffwechsel IV 449 ff.
— und Carotissinus V 714
—, diastolischer IV 421
— bei Erfrierung I 982
— bei Herztrauma II 464 ff.
— bei Hypercalcämie IV 447
— bei Hyperkaliämie IV 421
— bei Hypocalcämie IV 447
— und Hypothermie IV 618

Herzstillstand und Magnesium-Stoffwechsel IV 456 ff.
— und Narkose IV 618 ff.
— und Natriumstoffwechsel IV 442
— bei Operationen IV 618, 637
—, Therapie IV 637
Herztaille bei angeborener Mitralstenose III 550
— bei angeborenem perforiertem Sinus-Valsalvae-Aneurysma III 209
— und Arbeitsbelastung I 868
— bei Druckbelastung I 885 ff.
— bei Ductus Botalli persistens III 171 ff.
— bei Fallotscher Tetralogie III 345 ff.
— bei Mitralinsuffizienz II 1415 ff.
— bei Mitralstenose II 1343 ff.
— bei Pulmonalstenose I 885
— bei Sportherz I 868, 914 ff.
— bei Tricuspidalatresie III 403 ff.
— bei Ventrikelseptumdefekt III 233 ff.
— bei Vorhofseptumdefekt III 267 ff.
Herztamponade II 1062 ff.
— bei Aortenaneurysma VI 449
— bei Aortenhämatom, intramuralem VI 459
— bei Hämoperikard II 1151 ff.; III 1241
— bei Herzinfarkt III 1241
— bei Herzinfarkt-Perikarditis II 1065, 1083
— bei Herzruptur III 1241
— bei Herztrauma II 475 ff., 488 ff.
— bei Herztumoren II 1215
— und Herzversagen I 338
— bei idiopathischer Perikarditis II 1075
— und kardiogener Schock I 1025
— bei Karditis rheumatica II 543 ff.
— und Kollaps I 959; II 1075; IV 599 ff.
— bei Myokarditis II 891
— bei Myokardtuberkulose II 944
— bei Periarteriitis nodosa VI 316 ff.
— und Perikarditis II 1044, *1062 ff.*
— bei Perikarditis rheumatica II 543 ff., 619
— bei Perikardtumoren II 1182, 1217 ff.
— bei rheumatischem Fieber II 543

Herztamponade und Schock
I 959; II 1075
—, Schock bei IV 599 ff.
— durch Trauma II 1087
— bei tuberkulöser Perikarditis II 1079 ff.
— bei Tuberkulose II 944
— bei urämischer Perikarditis II 1082
—, Vorkommen II 1044, 1065
„Herztetanie" IV 448
Herztherapie s. u. den einzelnen Maßnahmen und Methoden
Herzthromben und Amyloidose II 963
— und Angina tonsillaris II 914
— und bakterielle Endokarditis II 682
— und Coronarembolie III 971 ff.
— bei Diphtherie-Myokarditis II 894 ff.
— und Embolie VI 361 ff.
— bei Endangitis obliterans VI 287
— und Endocarditis lenta II 682
— bei Endokardfibrose II 786 ff.
— und Endokardsklerose II 790
— bei Endomyokardfibrose II 788
— bei Fiedler-Myokarditis II 957 ff.
— und Fokaltoxikose II 914
— und Herzinfarkt III 1230 ff.
— bei Herzkatheterismus II 1259 ff., 1262 ff.
— bei Herzklappenfehler II 1296 ff.
— bei Herztrauma II 478 ff., 505 ff.
— bei Herztumoren II 1192 ff., 1216
— bei idiopathischer Herzhypertrophie II 975
— und kardiogener Schock I 1025
— und Kollaps I 959; IV 600 ff.
— und Lungenembolie IV 92, 97
— bei Mitralfehler II 1296 ff.
— bei Mitralstenose II 1322 ff., 1376 ff.
— bei Myokarditis II 889 ff.
— bei Myokardose in der Gravidität IV 498
— bei Myokardtuberkulose II 942, 944
— und Paramyloidose II 962 ff.

Herzthromben und Phlebitis VI 496
— und Schock I 959; IV 600 ff.
— und Thrombophlebitis VI 497
— und Tricuspidalstenose II 1483 ff.
— bei Tuberkulose II 942, 944
— und Vorhofanomalie III 19
— bei Vorhofseptumdefekt III 277
Herztod, akuter, bei angeborener Pulmonalstenose III 325
—, —, und Belastung III 912 ff.
—, —, bei Beriberi IV 390
—, —, bei Coronarembolie III 971
—, —, bei Dystrophia musculorum progressiva II 972
—, —, bei Dystrophia myotonica II 971
—, —, bei Elektrounfall III 903 ff.
—, —, bei Herzkatheterismus II 1263
—, —, bei Herztumoren II 1178, 1216
—, —, bei Hyperkaliämie IV 421 ff.
—, —, bei Hypocalcämie IV 448
—, —, durch Kammerflattern II 171 ff.
—, —, durch Kammerflimmern II 171 ff.
—, —, bei Mitralstenose II 1371 ff.
—, —, und Myokarditis II 869, 887
—, —, in Narkose IV 615
—, —, und Pavrine I 547 ff.
—, —, durch Quecksilberdiuretica I 534
—, —, reflektorischer III 915
—, —, bei Tetanie IV 448
—, —, bei Toxoplasmose II 934
—, —, bei Trichinose II 939
Herztöne bei Adams-Stokes-Syndrom II 253 ff., 261
— und Amyloidose II 963 ff.
— bei angeborener Aortenstenose III 435 ff.
— bei angeborener Mitralstenose III 549
— bei angeborener Pulmonalinsuffizienz III 564 ff.
— bei angeborener Pulmonalstenose III 304 ff.

Herztöne bei angeborener Tricuspidalstenose III 410 ff.
— bei Aortenstenose II 1433 ff.
— bei Aortopulmonalseptumdefekt III 198
— bei Atrioventricularblock II 212, 228, 237
— bei Atrioventricular-Dissoziation II 287 ff.
— bei Atrioventricular-Rhythmus II 279 ff.
— bei bakterieller Endokarditis 703, 707
— und Balneotherapie I 699
— bei Beriberi IV 390 ff.
— bei Bilharziose IV 239
— und Blutdruck V 243
— bei Blutkrankheiten IV 672
—, „Bruit de canon" II 228, 575, 885
— und Chagas-Myokarditis II 931 ff.
— bei Coma diabeticum IV 377
— nach Commissurotomie II 1396
— bei Cor pulmonale IV 141 ff.
— bei Cor triatriatum III 554
— bei Dextrokardie III 575
— bei Diabetes mellitus IV 377, 381
—, „Doppelkanonenschlag" II 228
—, dritte, bei Endokarditis lenta II 704
—, —, bei Karditis rheumatica II 578 ff., 583 ff.
—, —, bei kombiniertem Mitralfehler II 1426
—, —, bei konstriktiver Perikarditis II 1120 ff.
—, —, bei Mitralinsuffizienz II 1413 ff.
—, —, bei Myokarditis II 884 ff.
—, —, bei Perikarditis II 1120 ff.
—, —, bei rheumatischem Fieber II 578 ff., 583 ff.
— bei Ductus Botalli persistens III 166
— bei Dystrophia myotonica II 970
— bei Dystrophie IV 296 ff.
— bei Ebstein-Syndrom III 417, 421 ff.
— bei Effort-Syndrom IV 715
— und Elektrokardiogramm I 31 ff.
— bei Endocarditis lenta II 703 ff., 707 ff.
—, Entstehung II 574 ff.

Herztöne bei essentieller Hypertonie V 243
— bei Extrasystolie II 70
— bei Fallotscher Tetralogie III 338 ff.
—, Flattertöne II 84
—, Fleckfieber II 907
—, gespaltene, bei Mitralinsuffizienz II 1412 ff.
—, —, bei Mitralstenose II 1325
— und Herzarbeit I 31 ff.
— bei Herzinfarkt III 1138 ff.
— bei Herztrauma II 503 ff.
— bei Hypercalcämie IV 449
— bei Hyperkaliämie IV 421 ff.
— bei Hyperthyreose IV 324
— bei Hypertonie V 243
— bei Hydroperikard II 1153
— bei Hypocalcämie IV 448 ff., 451 ff.
— bei Hypoglykämie IV 381
— bei Hypokaliämie IV 427 ff.
— bei Hyponatriämie IV 441 ff.
— bei Hypothyreose IV 331 ff.
— und idiopathische Pulmonalektasie III 369
— und Insulin IV 381
— bei Interferenz-Dissoziation II 292 ff.
— bei Kammerflattern II 174
— bei Kammerflimmern II 174
— bei Kammertachykardie II 152
—, „Kanonenschlag" II 228, 575, 885
— bei Karditis rheumatica II 574 ff.
— bei kombiniertem Mitral-Aortenfehler II 1479 ff.
— bei kombiniertem Mitralfehler II 1425 ff.
— bei konstriktiver Perikarditis II 1102, 1120 ff.
— bei Leukämie IV 672
— bei Links-Schenkelblock II 338
—, Littensche IV 105
— bei Luftembolie IV 124 ff.
— bei Lungenembolie IV 105 ff.
— bei Lungenvenentransposition III 523 ff., 527
— bei Lutembacher-Syndrom III 283 ff.
— bei Mitralatresie III 558
— bei Mitralinsuffizienz II 1412 ff.
— bei Mitralstenose II 1325 ff., 1330 ff.
— bei Myokarditis II 877 ff., *882* ff.

Herztöne bei paroxysmaler Tachykardie II 132 ff., 152
— bei Perikarditis II 1069 ff., 1081
— bei Pneumokoniose IV 214
— bei Pneumoperikard II 1154
— bei postsynkopalem Syndrom II 261 ff.
— bei Pulmonalarterienaplasie III 382
— und Pulmonalektasie III 369
— bei Rechts-Schenkelblock II 338, 358
— bei rheumatischem Fieber II 574 ff.
— bei rheumatischer Perikarditis II 1069 ff.
— bei Rickettsiosen II 907
— bei Scharlach-Myokarditis II 900
— bei Schenkelblock II 335, 337 ff., 358
— bei Silikose IV 214
— bei Tachykardie II 132 ff., 152
— und Thyreoidea IV 324, 331
— bei totalem Block II 228 ff., 237
— bei Transposition der Aorta und Pulmonalis III 499
— bei Trichinose II 939
— bei Truncus arteriosus communis persistens III 535 ff.
— bei tuberkulöser Perikarditis II 1081
— bei Variola II 923
— bei vegetativer Labilität IV 715
— bei Ventrikelseptumdefekt III 217, 227 ff.
—, verdoppelte, bei Ebstein-Syndrom III 421 ff.
—, —, bei angeborener Pulmonalstenose III 307 ff.
—, —, bei angeborener Tricuspidalstenose III 410
—, —, und idiopathische Pulmonalektasie III 370
—, —, bei Lutembacher-Syndrom III 283 ff.
—, —, bei Mitralstenose II 1325 ff.
—, Pulmonalektasie III 370
—, bei Truncus arteriosus communis persistens III 535
—, —, bei Vorhofseptumdefekt III 249 ff., 262 ff.
— bei Vorhofflattern II 84
— bei Vorhofflimmern II 83
— bei Vohofseptumdefekt III 249, 262 ff.

Herztonus I 11 ff., 12, 873 ff.
— bei Aorteninsuffizienz II 1465 ff.
— und Arbeitsbelastung I 881
—, Begriff I 873 ff.
— und Herzinnendruck I 877 ff.
—, Röntgendiagnose I 874 ff.
— und Training I 881
Herztrauma II 462 ff.
—, Anatomie II 477 ff.
—, Antesystolie bei II 395
—, Arrhythmie bei II 104 ff.
—, Begutachtung II 527 ff.
— und Coronardurchblutung III 900 ff.
— und Coronarinsuffizienz III 900 ff.
— und Coronarsklerose III 901 ff.
— und Coronarthrombose III 901 ff., 955 ff.
—, Diagnose II 519 ff.
— und Extrasystolie II 39
—, Formen II 513 ff.
— und Hämoperikard II 1151 ff.
—, Häufigkeit II 492 ff.
— und Herzinfarkt III 900 ff.
— bei Kammerflattern II 173, 179
— bei Kammerflimmern II 173 ff., 179 ff.
— und Kollaps IV 599 ff.
—, Mechanik II 463 ff.
—, Pathologie II 477 ff.
—, Physiologie II 463 ff.
—, Prognose II 522 ff.
— und Schock IV 599 ff.
—, stumpfes II 462 ff.
—, Symptome II 497 ff.
—, Therapie II 525 ff.
—, Vorhofflattern bei II 104 ff.
—, Vorhofflimmern bei II 104 ff.
— und Schenkelblock II 357
—, Wolff-Parkinson-White-Syndrom bei II 395
Herztumoren II 1178 ff.
— und Alternans II 410
—, Atrioventrikulärblock bei II 243, 246 ff., 1178 ff.
—, benigne II 1179, 1190 ff.
— bei Blutkrankheiten II 1179, 1208, *1212* ff.
—, Diagnose II 1188
—, Differentialdiagnose II 1188 ff.
—, Elektrokardiogramm bei II 1182 ff.
— und Hämoperikard II 1151 ff.
— und Herztamponade II 1065
— und Hydroperikard II 1152
—, maligne II 1202 ff.

Herztumoren, metastatische
II 1178, *1204*ff.
— und Perikarditis II 1065
—, primäre II 1190ff.
—, Rechts-Schenkelblock bei II 358ff.
— und Reizleitungsstörungen II 243, 246ff., 1178ff.
—, Röntgendiagnose II 1178ff., *1184*ff.
—, Schenkelblock bei II 358ff., 1181ff.
—, Symptome II 1178ff.
—, Therapie II 1227ff.
—, totaler Block bei II 243, 246ff., 1178ff.
— und Tricuspidalstenose II 1483
—, Wilson-Block bei II 358ff.
Herzversagen s. a. u. Herzdekompensation und Herzinsuffizienz
—, akutes I 71, 338ff.
— bei angeborener Pulmonalstenose III 325
— und Angina tonsillaris II 914
— bei Aortenisthmusstenose III 469
— bei Aortenstenose II 1447
— und Blutdruck I 71
— bei Diphtherie-Myokarditis II 893
— und Fokaltoxikose II 914
— und Grippemyokarditis II 925
— bei Herzhypertrophie I 755
— bei Herzinfarkt I 339ff.
— bei Hypokaliämie IV 421ff.
— bei Infektionskrankheiten IV 555ff.
— bei Mitralstenose II 1371
— bei Myokarditis II 887
—, postoperatives IV 606ff.
— bei Scharlach-Myokarditis II 900ff.
— bei Transposition der Aorta und Pulmonalis III 498ff.
Herzvolumen und Adipositas I 826ff.
— bei angeborenen Herzfehlern I 884ff.
— bei angeborener Pulmonalinsuffizienz III 565ff.
— bei Aorteninsuffizienz I 889, II 1454ff.
— und Arbeitsbelastung I 829ff., 839ff., *847*ff., 854ff., *856*ff., 865ff.
— bei arteriovenösen Fisteln VI 475ff.
— und Atmung I 833ff., 343
—, Berechnung I 804ff.

Herzvolumen und Blutdruck I 886; V 783
— und Blutmenge I 835ff.
— nach Commissurotomie II 1397ff.
— bei Druckbelastung I 884ff.
— und Ductus Botalli persistens I 890
— bei Epstein-Syndrom III 419ff.
— und Hämoglobin I 835ff.
— und Herzinnendruck I 877ff., 881
— und Herzklappenfehler I 884ff.
— und Herztonus I 874ff.
— und Hypotonie V 783
— und Körpergewicht I 825ff.
— und Körpergröße I 825ff.
— und Körperlage I 822, 843ff.
— bei kombiniertem Mitral-Aortenfehler II 1478ff.
— bei konstriktiver Perikarditis II 1079ff., 1120ff.
— und Lebensalter I 825ff.
— bei Mitralinsuffizienz II 1405ff.
— bei Mitralstenose II 1311ff., 1330ff., 1397ff.
— und Nervensystem I 853ff.
—, normales I 821ff.
— und Orthostase IV 729ff., 733ff.
— und Perikarditis II 1079ff., 1120
— bei Pulmonalstenose I 884
— und Restblutmenge 816ff.
—, Röntgendiagnose I 804ff.
— und Schlagvolumen I 820
— bei Sportherz I 867ff., 914ff., 943ff.
— und Training I 830ff., 839ff., 881
— bei Tricuspidalinsuffizienz II 1508
— bei Tricuspidalstenose II 1485ff., 1499ff.
— bei Valsalva-Versuch I 843; IV 775ff.
— und vegetative Labilität IV 733ff.
— bei Volumenbelastung I 888ff.
Hesperidine bei Arteriosklerose VI 424
— und Capillarpermeabilität VI 586
— und Capillarresistenz VI 586
Heterotropie der Vorhofstätigkeit II 286, *307*ff.
Hetrazan bei Elephantiasis VI 615

Heufieber und Periarteriitis nodosa VI 308
Hexadexadrol bei rheumatischem Fieber II 644
Hexamethonium s. a. u. Ganglienblocker, bei Akrocyanose VI 534
—, Anwendung V 576ff.
— bei Aortenhämatom, intramuralem VI 462
— und Arteriosklerose V 397
— und Blutdruck V 73, 185, 205, 248, 397, 492, *566*ff., 576ff., 599
—, Chemie V 566; VI 177
—, Dosierung V 576ff.
— und essentielle Hypertonie V 248, 397, 492, *566*ff., 576ff., 594
— und experimentelle Hypertonie V 73, 185
— bei Gefäßkrankheiten VI 174ff.
— und Hirndurchblutung V 397, 575ff.
— bei maligner Hypertonie V 73, 185, 205, 248, 397, 398, 492, *566*ff., 574, 576ff., 582
— in der Kombinationstherapie V 586ff.
—, Kontraindikationen V 580ff., 594
— und Lungenkreislauf IV 72
— bei Mitralstenose II 1316ff.
—, Nebenwirkungen V 579ff., 594
— und Niere V 574ff.
— und Serotonin V 185
— und Substanz P V 205
— und Vasomotorik VI 534
— und vegetative Labilität IV 853
Hexamethoniumbromid bei essentieller Hypertonie V 577ff.
Hexamethoniumchlorid bei Mitralstenose II 1316ff.
Hexamethoniumjodid V 205
Hexamethylammoniumbromid bei Hypertonie V 582
Hexokinase und Arteriosklerose VI 419
Hexosamin und Arteriosklerose IV 372ff.
— und Angiopathia diabetica IV 372ff.
Hiatushernie III 1317ff.
„High output failure" s. u. Plusdekompensation
Hindernishypertrophie, Begriff III 138
Hinterwandinfarkt III 1175, 1179ff., *1188*ff.

Hinterwandinfarkt und Antesystolie II 390, 396
— und Links-Schenkelblock II 350ff.
— und Rechts-Schenkelblock II 349ff.
— und Wilson-Block II 349ff.
— und Wolff-Parkinson-White-Syndrom II 390, 396
Hintonsche Sympathektomie V 471
Hippel-Lindau-Syndrom und Phäochromocytom V 653
Hirn s. a. u. Zentralnervensystem, bei Adams-Stokes-Syndrom II 251 ff., 261
— bei Adipositas IV 385ff.,
— bei Anämie IV 643ff., *646*ff.
— bei Aneurysmen IV 253; VI 442, 448
— und angeborene arteriovenöse Fisteln VI 472ff.
— bei angeborenem Herzfehler III 123ff., 150, 356, 400ff., 468ff.
— bei Angiopathia diabetica IV 354ff., 361
— bei Aortenaneurysma VI 448
— bei Aortenbogensyndrom VI 379
— bei Aortenisthmusstenose III 468ff.; V 754ff., 759ff., 767
— bei Aortenstenose II 1433ff., 1447
— und Aortographie VI 135
— bei Arteriitis luica VI 348
— bei Arteriitis rheumatica VI 345
— bei Arteriosclerosis obliterans diabetica VI 439ff.
— bei Arteriosklerose V 357, 361; VI 387ff.
— bei arteriovenösen Aneurysmen IV 253
— bei arteriovenöser Lungenfistel III 389
— und Atrioventrikular-Dissoziation II 290
— und Atmung IV 7, 10ff., 13ff., 27ff.
— und Augenhintergrund V 387ff., 423ff.
— bei bakterieller Endokarditis II 690ff., 711, *718*ff., 727, 730, 767ff.
— und Balneotherapie V 591ff.
— bei Bleivergiftung V 771ff.
— und Blutdruck V 37ff., 146, 154, 156ff., 361, 367, 387ff., 393ff.

Hirn bei Blutkrankheiten IV 643ff., *646*ff., 676
— und Bradykardie II 17, 19
— und Carotisdruck II 144
— und Carotis-Sinus V 714ff.
— bei Carotissinus-Syndrom II 144, 273ff.; V 818
— und Cholinmangel V 146, 154
— und Cheyne-Stokes-Syndrom I 232
— bei Commissurotomie II 1396
— bei Cor pulmonale IV 98ff., 105ff., 124ff., 131ff., 134ff., 146ff., 161ff., 173ff.
— bei Cushing-Syndrom V 695
— bei Cyanose VI 530ff.
— bei Diabetes mellitus IV 354ff., 361, 439ff.
— und Diurese I 590
— und Dyspnoe I 230, 232
— und Dystrophie IV 311
— bei Effort-Syndrom IV 817
— bei Endangitis obliterans V 624; VI 287ff.
— bei Endocarditis acuta bactericidis II 727, 730
— und Endocarditis fibrinosa II 776ff.
— bei Endocarditis lenta II 690ff., 711, *718*ff., 767ff.
— bei Endocarditis parietalis fibroplastica II 787
— und Endocarditis verrucosa simplex II 776ff.
— bei Endokardfibrose II 787ff.
— bei endokriner Hypertonie V 660ff.
— und Entzügelungs-Hochdruck V 154
—, Erbleichungsherde I 789
—, Erweichungsherde s. u. Encephalomalacie
— bei essentieller Hypertonie V 361, 367, 387ff., 393ff.
— und experimentelle Hypertonie V 146, 154, 156ff.
— bei Fallotscher Tetralogie III 356
— bei Fettembolie IV 134ff.
— und Ganglienblocker V 575ff., 582ff.
— und Geburtsakt IV 522
— bei Gefäßkrankheiten VI 112
— bei Gefäßmißbildungen III 389; VI 472ff., 590
— und Glomerulonephritis V 616

Hirn bei Glykogenose II 966
— bei Gravidität IV 481ff., 506, 512ff., 517, 522
— bei Graviditätstoxikose IV 506, 512ff., 517; V 734, 736
— und Hämangiome VI 590, 598
— bei hämorrhagischer Diathese VI 571
— bei hämorrhagischem Schock I 1112
— und Hämatokritwert I 139
— und Hauttemperatur VI 88
— und Heparin V 505
— und Herzglykoside I 458ff., 464ff., 499
— bei Herzinfarkt III 716ff., 1230, 1234ff.
— bei Herzinsuffizienz I 69ff., 74ff., *80*ff., 338ff., 767, 788ff.
— bei Herzklappenfehler II 1298ff.
— und Herzversagen I 338ff.
— bei Hippel-Lindau-Syndrom VI 590
— und Höhenadaptation IV 7, 10ff., 13ff., 27ff.
— und Hydralazine V 542, 549
— bei Hyperthyreose IV 321
— und Hypertonie V 37ff., 146, 154, 156ff., 361, 367, 387ff., 391, 393ff., 602, 616
— bei Hypoglykämie IV 380
— und Hypothermie IV 618
— bei idiopathischer Herzhypertrophie II 975
— bei Infektionskrankheiten IV 530, 537
— und Insulin IV 380
— bei intraarterieller Sauerstoffinsufflation VI 209
— bei Kälte-Test IV 784
— und Kallidin V 226
— und Kallikrein V 218ff.
— bei Karditis rheumatica II 569, 604, *607*ff., 634
—, Kavernome im VI 598
— und Klappenfehler I 81ff.
— und Klima IV 7, 10ff., 13ff., 27ff.
— bei Kohlenoxydvergiftung V 774
— und Kollaps I 958, *1052*ff., *1112*ff.; II 17
— bei Leukämie IV 676
— und Luftdruck IV 7, 10ff., 13ff., 27ff., 42ff.
— bei Luftüberdruck IV 42ff.
— bei Luftembolie IV 124ff., 131ff.

71*

Hirn bei Lungenembolie
IV 98ff., 105ff.
— und Lungenödem I 132
— bei maligner Hypertonie
V 626ff., 629ff., 632ff.
— bei Migräne VI 249ff.
— bei Mitralfehler II 1298ff.
— bei Mitralstenose II 1371ff.
— bei Moschcowitz-Symmers-Syndrom VI 571ff.
— bei Myokarditis II 899, 903, 944
— bei Myokardtuberkulose II 944
— und Narkose IV 594ff., 613ff.
— und Nephritis V 616
— und neurogene Hypertonie V 712ff.
— bei neurogenem Schock I 972ff.
—, Ohnmacht IV 761ff.
—, Orthostase IV 731ff.; V 812ff.
— bei Periarteriitis nodosa II 984ff.; V 622; VI 326ff.
— bei Perniciosa IV 646ff.
— bei Phäochromocytom V 660ff.
—, bei Phlebitis VI 500
— bei Polycythämie IV 666
— bei Porphyrie IV 400
— und Posturalhypotension V 814
— im Puerperium IV 522
— bei Purpura VI 571
— und Rauwolfia-Alkaloide V 492, 521ff., 528ff.
— und renale Hypertonie V 602, 616
— bei rheumatischem Fieber II 569, 604, *607*ff., 634
— bei Sarkoidose II 947
— und Sauerstoffmangel IV 7, 10ff., 13ff., 27ff.
— und Scharlach-Myokarditis II 899
— und Schock I 958, *1052*ff., *1112*ff.
— bei Sepsis II 903
— und Serotonin V 182, 186
— bei Sturge-Weber-Syndrom VI 590
— und Substanz P V 204ff.
— und Sympathektomie V 474ff.
— bei Tachykardie I 345
— und Teleangiektasien VI 541
— bei Thrombophlebitis VI 500
— und Thyreoidea IV 321

Hirn bei Tricuspidalatresie III 400ff.
— bei Tuberkulose II 944
— bei Valsalva-Versuch IV 780ff.
— bei vegetativer Labilität IV 734ff.
— und Veratrumalkaloide V 558ff.
— bei Verbrennungsschock I 1113
— bei Vergiftungen V 771ff.
— bei Waterhouse-Friedrichsen-Syndrom IV 563ff.
— und zentralnervöse Hypertonie V 156ff.
Hirnabsceß bei angeborenem Herzfehler III 124, 357
— bei bakterieller Endokarditis II 713, 727, 730
— bei Endokarditis acuta bact. II 727, 730
— bei Endokarditis lenta II 719
— bei Fallotscher Tetralogie III 357
— bei Herzklappenfehlern I 789
— und Myokarditis II 903
— und Sepsis II 903
Hirnaneurysmen VI 465
— bei angeborenem Herzfehler III 468
— bei Aortenisthmusstenose III 468ff.
— bei Arteriitis luica VI 348, 463ff.
— und Arterienmißbildungen VI 465
— und angeborene arteriovenöse Fisteln VI 472ff.
— und Blutdruck V 391; VI 464
— bei Endocarditis lenta II 713, 718
— und essentielle Hypertonie V 391
— und Geburtsakt IV 522
— und Gravidität IV 522
— und Hypertonie V 391
— bei Lues VI 348, 463
—, miliare VI 465
— bei Periarteriitis nodosa VI 327
Hirnatrophie bei Endangitis obliterans VI 288
— bei Gefäßmißbildungen VI 590
— bei Hämangiomen VI 590
— bei Sturge-Weber-Syndrom VI 590
Hirnbasisaneurysmen VI 463ff.
Hirncysten bei Graviditätstoxikose V 737

Hirndruck und Atrioventrikular-Dissoziation II 290
— und Augenhintergrund V 387ff., 423ff.
— und Blutdruck V 37ff., 157, 387ff., 392, 616
—, Bradykardie durch II 17
— bei essentieller Hypertonie V 387ff., 392
— und experimentelle Hypertonie V 157
— bei Fettembolie IV 136
— bei Gefäßkrankheiten VI 327
— bei Gefäßmißbildungen VI 590
— bei Glomerulonephritis V 616
— bei Graviditätstoxikose IV 512, 517; V 734, 736ff.
— bei Hämangiomen VI 590
— und Hypertonie V 37ff., 157, 387ff., 392, 616 626ff., 629ff., 632ff., 722
— bei Luftembolie IV 131ff.
— bei maligner Hypertonie V 626ff., 629ff., 632ff.
— und Kollaps I 1113
— bei Migräne VI 250
— und Nephritis V 616
— und neurogene Hypertonie V 722ff.
— bei Periarteriitis nodosa VI 327ff.
— bei Phlebitis VI 506
— bei Porphyrie IV 400
— bei renaler Hypertonie V 387ff., 616, 632ff.
— und Schock I 1113
— bei Sturge-Weber-Syndrom VI 590
— bei Thrombophlebitis VI 506
— bei Verbrennungsschock I 1113
— und zentralnervöse Hypertonie V 157, 722ff.
Hirndurchblutung bei Adams-Stokes-Syndrom II 251ff., 260
— bei Anämie IV 643ff., *646*ff.
— bei angeborenem Herzfehler III 123ff., 150, 356
— bei Angiopathia diabetica IV 354ff., 361
— bei Aortenaneurysma VI 448
— bei Aortenbogensyndrom V 767; VI 379
— bei Aortenisthmus-Stenose V 759ff.
— bei Aortenstenose II 1433ff., 1447

Hirndurchblutung und Aortographie VI 135
— und Arteriosklerose V 397
— bei arteriovenöser Lungenfistel III 389
— und Atmung IV 7, 10ff., 13ff.
— und Augenhintergrund V 387ff., 423ff.
— bei bakterieller Endokarditis II 712, 719, 741, 767ff.
— und Balneotherapie V 591ff.
— und Blutdruck V 32ff., 39ff., 263ff., 367, 387ff., 391, 393ff., 498
— bei Blutkrankheiten IV 643ff., *646*ff., 676
— und Carotissinus II 144, 273ff.; V 714ff.
— und Carotissinus-Syndrom II 144, 273ff.; V 815
— bei Cerebralsklerose VI 387
— bei Commissurotomie II 1396
— bei Cor pulmonale IV 173
— bei Cyanose VI 530ff.
— bei Diabetes mellitus IV 354ff., 361
— und Diurese I 590
— bei Effort-Syndrom IV 817
— bei Endangitis obliterans VI 287ff.
— und Endokarditis fibrinosa II 776ff.
— bei Endokarditis lenta II 691, 712, 718ff., 741, 767ff.
— und Endokarditis verrucosa simplex II 776ff.
— und essentielle Hypertonie V 263ff., 367ff., 387ff., 391, 393ff., 498
— und Extrasystolie II 44
— bei Fallotscher Tetralogie III 356
— bei Fettembolie IV 134ff.
— und Ganglienblocker V 575ff., 582ff.
— bei Gefäßkrankheiten VI 112
— bei Gefäßmißbildungen III 389; VI 590
— bei Gravidität IV 481ff., 522
— bei Graviditätstoxikose IV 506, 513ff.; V 387ff., 397, 734ff., 737ff.
— bei Hämangiomen VI 590
— und Heparin V 505
— bei Herzinfarkt III 716ff., 1230ff., *1234*ff.

Hirndurchblutung bei Herzinsuffizienz I 767, 788ff.
— bei Herzklappenfehler II 1298, 1433ff., 1447
— nach Höhenadaptation IV 7, 10ff., 13ff.
— nach Hydralazine V 542, 549
— bei Hyperthyreose IV 321
— und Hypertonie V 32, 39ff., 263ff., 367, 387ff., 391, 393ff., 498
— bei idiopathischer Herzhypertrophie II 975
— bei Infektionskrankheiten IV 531ff.
— bei intraarterieller Sauerstoffinsufflation VI 209
— bei Kälte-Test IV 784
— und Karditis rheumatica II 634
— und Klima IV 7, 10ff., 13ff.
— und Kollaps I 972ff., *1052*ff., 1112
— bei Leukämie IV 676
— und Luftdruck IV 7, 10ff., 13ff., 42ff.
— bei Luftembolie IV 128ff.
— bei Luftüberdruck IV 42ff.
— bei Lungenembolie IV 98ff., 105ff.
— bei maligner Hypertonie V 391
—, Meßmethoden VI 112
— bei Migräne VI 249ff.
— bei Mitralfehler II 1298
— bei Mitralstenose II 1371ff.
— bei Myokarditis II 899, 944
— bei Myokardtuberkulose II 944
— und Narkose IV 594ff.
— bei neurogenem Schock I 972ff.
— bei Ohnmacht IV 761ff.
— bei Orthostase IV 731ff.; V 812ff.
— und Periarteriitis nodosa VI 327ff., 328ff.
— bei Perniciosa IV 646ff.
— bei Polycythämie IV 666
— bei Porphyrie IV 400
— und Posturalhypotension IV 739; VI 816
— im Puerperium IV 522
— und Purine V 498
— und Rauwolfia-Alkaloide V 528ff.
— bei renaler Hypertonie V 387ff.
— und rheumatisches Fieber II 634
— und Sauerstoffmangel IV 7, 10ff., 13ff.

Hirndurchblutung bei Scharlach-Myokarditis II 899
— und Schock I 972ff., *1052*ff., 1112
—, Schwankungen V 393ff.
— bei Sturge-Weber-Syndrom VI 590
— und Sympathektomie V 479
— und Thyreoidea IV 321
— bei Tuberkulose II 944
— bei Valsalva-Versuch IV 780ff.
— und vegetative Labilität IV 734ff.
— und Veratrumalkaloide V 558, 559ff.
Hirnembolie bei angeborenem Herzfehler III 123ff.
— bei Aortenstenose II 1447
— und Aortographie VI 135
— bei arteriovenöser Lungenfistel III 389
— bei bakterieller Endokarditis II 712, 719, 741, 767ff.
— und Blutdruck V 391
— und Diurese I 590
— und Endokarditis fibrinosa II 776ff.
— bei Endokarditis lenta II 691ff., 712, 719, 741, 767ff.
— und Endokarditis verrucosa simplex II 776ff.
— und Extrasystolie II 44
— bei Fettembolie IV 135ff.
— bei Gefäßmißbildungen III 389
— bei Herzinfarkt III 716ff., 1230ff., *1234*ff.
— bei Herzinsuffizienz I 767
— bei Herzklappenfehler II 1298
— bei Hypertonie V 391
— bei idiopathischer Herzhypertrophie II 975
— bei intraarterieller Sauerstoffinsufflation VI 209
— und Karditis rheumatica II 634
— bei maligner Hypertonie V 391
— bei Mitralfehler II 1298
— bei Mitralstenose II 1371ff.
— und Myokarditis II 944
— bei Myokardtuberkulose II 944
— und rheumatisches Fieber II 634
— bei Tuberkulose II 944
Hirngefäße s. a. u. Hirndurchblutung
— bei Arteriitis luica VI 348

Hirngefäße bei Arteriitis
  rheumatica VI 345
— bei Arteriosklerose
  VI 387 ff., s. a. u. Cerebralsklerose
— bei Endangitis obliterans
  VI 287 ff.
— bei Periarteriitis nodosa
  VI 327 ff.
Hirnnekrose im Schock I 1113
Hirnödem und Blutdruck
  V 387 ff., 392, 616
— bei essentieller Hypertonie
  V 387 ff., 392
— bei Fettembolie IV 136
— bei Gefäßkrankheiten
  VI 327 ff.
— und Glomerulonephritis
  V 616
— bei Graviditätstoxikose
  IV 512, 517; V 734,
  736 ff.
— bei Hypertonie V 387 ff.,
  392, 616
— und Kollaps I 1113
— bei Luftembolie IV 131 ff.
— bei maligner Hypertonie
  V 626 ff., 629 ff., 632 ff.
— bei Migräne VI 250
— und Nephritis V 616
— bei Periarteriitis nodosa
  VI 327 ff.
— bei Porphyrie IV 400
— bei renaler Hypertonie
  V 387 ff., 616, 632 ff.
— im Schock I 1113
— bei Verbrennungsschock
  I 1113
Hirnsinusthrombosen II 899;
  VI 500
Hirnsubstanz nach MAJOR und
  WEBER V 206
Hirnthrombose VI 500 ff.
— bei angeborenem Herzfehler III 123 ff.
— und Blutdruck V 391
— bei Blutkrankheiten IV 676
— bei Endangitis obliterans
  VI 288
— bei essentieller Hypertonie
  V 391
— und Gravidität IV 522
— bei Graviditätstoxikose
  V 737 ff.
— bei Hypertonie V 391
— bei Leukämie IV 676
— bei Myokarditis II 899
— im Puerperium IV 522
— bei Scharlach-Myokarditis
  II 899
Hirntrauma und Blutdruck
  V 40
— und Hirndruck V 723
— und Hypertonie V 40
— und Kollaps I 958

Hirntrauma und Schock
  I 958
— und vegetative Labilität
  IV 879 ff.
— und zentralnervöser Hypertonie V 723
Hirntumoren und Blutdruck
  V 40
—, Bradykardie bei II 17
— und Gefäßmißbildungen
  VI 589
— und Gravidität IV 522
—, Hämangiome als VI 589
— und Hirndurchblutung
  V 395
— und Hypertonie V 40, 724
— und Maffucci-Syndrom
  VI 589
— und neurogene Hypertonie
  V 724
— und Posturalhypotension
  V 814
— bei Sturge-Weber-Syndrom
  VI 590
— und zentralnervöse Hypertonie V 724
Hirsutismus bei Adrenogenitalismus V 701 ff.
— und Blutdruck V 683,
  701 ff.
— bei Cushing-Syndrom
  V 683 ff.
— bei endokriner Hypertonie
  V 683 ff., 700 ff.
— und Hypertonie V 645,
  683 ff., 700 ff.
— bei Pseudo-Cushing-Syndrom V 701
— durch Steroide II 645;
  V 683 ff.
Hirudin bei Gefäßkrankheiten
  VI 192 ff.
Hirudoidsalbe bei Gefäßkrankheiten VI 193, 222
— bei postthrombotischem
  Syndrom VI 513
— bei Thrombophlebitis
  VI 503 ff.
Hirudo medicinalis bei Gefäßkrankheiten VI 192
— officinalis bei Gefäßkrankheiten VI 192
Hissches Bündel II 48, 51, 59,
  184
— —, akzessorische Stränge
  II 396
— — bei angeborenem Herzfehler III 63, 207, 542
— — bei angeborenem Sinus-Valsalvae-Aneurysma
  III 207
— — und Antesystolie
  II 396 ff.
— — und Atrioventricular-Rhythmus II 281

Hissches Bündel bei Chagas-Myokarditis II 931
— — und Coronargefäße
  III 658 ff.
— — bei Cor triloculare
  biatriatum III 542
— — bei Diphtherie II 224,
  248
— — bei doppelseitigem
  Schenkelblock II 361
— — bei Endokarditis II 248
— —, Entzündung im II 397
— — bei Hepatitis-Myokarditis II 929
— — bei Herztrauma
  II 505 ff.
— — bei Kollagenosen
  II 987 ff.
— — und Links-Schenkelblock II 352 ff.
— — bei Myokarditis II 248,
  929, 931
— — und paroxysmale
  Tachykardie II 143
— — bei Periarteriitis nodosa
  II 987 ff.
— — und Schenkelblock
  II 352 ff., 363
— — bei totalem Block
  II 227, 228 ff., 240,
  248
— —, Tumoren im II 248, 360
— — und Ventrikelseptumdefekt III 63
— — bei vereiteltem doppelseitigem Schenkelblock II 363
— — und Wolff-Parkinson-White-Syndrom
  II 396 ff.
Histamin und Antihistamine
  V 496
— und Blutdruck V 29, 159,
  197 ff., 213, 235 ff., 255,
  494, 517, 780 ff., 790 ff.
— und Blutdruckmessung V 5
— und Capillarektasien
  VI 529
— und Capillaren VI 12
— und Capillarpermeabilität
  VI 109, 547, 554, 583
— und Capillarresistenz
  VI 583
—, Chemie V 197, 235 ff.;
  VI 176
— und Cocain V 185
— und Dermographie VI 40
— und Endangitis obliterans
  VI 266
— bei endokriner Hypertonie
  V 663 ff.
— und essentielle Hypertonie
  V 255, 494
— und essentielle Hypotonie
  V 790

Histamin und experimentelle Hypertonie V 159, 197ff.
— und Gefäße VI 27
— und Gefäßkrankheiten VI 27, 176ff.
— und Heparin V 504
— und Herzglykoside I 449
— und Histidin V 197
— und Hydralazine V 542ff.
— und Hypertonie V 159, 197ff., 235ff., 255, 494
— zur Hypertonie-Therapie V 494
— und Hypotonie V 199, 780ff., 790ff.
—, intraarteriell VI 205
— und Kälteurticaria VI 554
— und Kollaps I 957ff., 970
— zur Kreislaufzeitbestimmung I 169, 172
— und Lungenkreislauf IV 71ff.
— bei Migräne VI 254
—, Nebenwirkungen V 494
— und Nicotin VI 266
— und Phäochromocytom V 655, 663ff.
—, Pharmakologie V 198ff., 235ff., 494
— und Posturalhypotension IV 737
— und Pyrazole II 651
— bei Raynaud-Syndrom VI 232
— und reaktiive Hyperämie VI 57ff.
— und renale Hypertonie V 255
— bei Riesenzellarteriitis VI 343
— und Schock I 957ff., 970
— und Serotonin V 185
— und Test V 663
— und Thyreoidea IV 318ff.
— und Urticaria VI 547
— und Vasomotorik VI 583
— bei Verbrennung VI 563
— bei Verbrennungsschock I 978ff.
— bei Wärmeurticaria VI 562
— und zentralnervöse Hypertonie V 159
Histaminase und Hydralazine V 545
— und Histamin V 199
— und Blutdruck V 780ff.
— und Hypotonie V 780ff.
„Histamingesicht" bei Mitralstenose II 1323
Histaminquaddel bei Gefäßkrankheiten VI 110ff., 114
— und Kreislaufzeit VI 110ff.

Histidin bei Gefäßkrankheiten VI 177
— und Histamin V 197
— im Hypertensin V 95
Histiocyten und bakterielle Endokarditis II 668, 705ff., 716
— bei Chagas-Myokarditis II 936
— bei Diphtherie-Myokarditis II 894
— und Endokarditis lenta II 668, 705ff., 716
— und Endokarditis rheumatica II 565ff.
— und Karditis rheumatica II 565ff., 604ff.
— bei Myokarditis II 876
— und rheumatisches Fieber II 565ff., 604ff.
— bei Scharlach-Myokarditis II 899ff.
— bei Toxoplasmose II 936
— bei Typhus-Myokarditis II 906
„Histiotropes System", Begriff IV 726
Histoplasmose und Myokarditis II 941
Hitze und Angina pectoris III 1373ff.
— und Arteriosclerosis obliterans VI 435
— und Arteriosklerose III 739; VI 369
— und arteriovenöse Anastomose VI 8
— und Balneotherapie I 700
— bei Capillarektasien VI 526
— und Capillarpermeabilität VI 548, 557ff.
— und Capillarresistenz VI 104ff.
— und Coronardurchblutung III 697, 909
— und Coronarinsuffizienz III 697, 909, 1373ff.
— und Coronarsklerose III 793
— und Dermographie VI 40
— bei Embolie VI 365ff.
— und Entzündung VI 548
— bei Erfrierung VI 557
— und Erythematodes VI 344
— bei Erythromelalgie VI 526
— bei Luftembolie IV 132
— und Gefäße VI 26
— und Gefäßkrankheiten III 739; VI 26, 369
— und Herzinsuffizienz I 700
— als Hyperämietest VI 61ff.
— und Kollaps IV 602ff.
— und Oscillogramm VI 79
— und Plethysmogramm VI 72

Hitze und Pulswelle VI 81ff.
— bei Raynaud-Syndrom VI 231
— und Schock IV 602ff.
— und Terminalstrombahn VI 17ff.
— und Verbrennung VI 562ff.
— und Wärmeurticaria VI 561ff.
Hochdruckstauung I 71; V 37ff., 339ff.
Hochdruckstoff und Hypertensin V 188
— und experimentelle Hypertonie V 188
Hochspannung bei Ductus Botalli persistens III 170
— bei Glykogenose II 967
— bei Ventrikelseptumdefekt III 217
Hockerstellung bei angeborenem Herzfehler III 153, 303, 329, 337, 400, 476, 498
— bei angeborener Pulmonalstenose III 303ff.
— bei arteriovenösen Fisteln VI 476ff.
— bei Fallotscher Tetralogie II 329ff., 337ff.
— bei Transposition der Aorta und Pulmonalis III 498ff.
— bei Tricuspidalatresie III 400ff.
Hodgkin-Syndrom s. u. Lymphogranulomatose
Höhenadaptation, akute IV 27ff.
— und Angina pectoris III 744; IV 37ff.
—, Atmung bei IV 2ff., 82
—, Blut bei IV 4ff., 11ff., 18, 23ff., 25ff.
— und Blutdruck IV 38
— und Coronarinsuffizienz III 744; IV 37ff.
— und Cor pulmonale IV 60
—, Herz bei IV 1ff., 10ff., 13ff., 21ff.
— und Herzinsuffizienz IV 37
— und Hirn IV 7, 10ff., 13ff.
— und Hypertonie IV 38
—, Kollaps bei IV 11ff., 21ff., 28ff.
—, Kreislauf bei IV 1ff., 10ff., 13ff., 21ff.
—, Leber bei IV 18ff.
— und Lungenleiden IV 36ff.
— und Lungenkreislauf IV 60, 82
— und Niere IV 17ff.
—, Polyglobulie bei IV 659
Höhenklima und Angina pectoris III 744; IV 37ff.
— und Arteriosklerose III 744

Höhenklima und Atmung
IV 2ff., 82
— und Blut IV 4ff., 11ff., 18, 23ff., *25*ff.
— und Blutdruck IV 38
— und Capillarresistenz VI 104ff.
— und Coronarinsuffizienz III 744; IV 37ff.
— und Coronarsklerose III 744
— und Cor pulmonale IV 60
— und Erfrierung VI 556
—, Faktoren IV 1ff.
— und Herz III 744, 1082; IV 1ff., 10ff., 13ff., *21*ff., 37
— und Herzinfarkt IV 37ff.; III 1082
— und Hirn IV 7, 10ff., 13ff.
— und Hypertonie IV 38
— und Kollaps I 958, 1115; IV 11ff., 21ff., *28*ff.
— und Kreislauf IV 1ff., 10ff., 13ff., 21ff.
— und Leber IV 18ff.
— und Lebernekrose I 779
— und Luftdruck IV 1ff., 82
— und Lungenkreislauf IV 60, 82
— und Lungenleiden IV 36ff.
— und Monge-Syndrom IV 34
— und Niere IV 17ff.
— und Ohnmacht IV 763
— und Polycythämie IV 659
— und Sauerstoffmangel IV 1ff., 82
— und Schock I 958, 1115
— und vegetative Labilität IV 763
Höhenkrankheit, chronische IV 33ff. s. a. u. Monge-Syndrom
—, akute IV 34ff.
—, Kollaps bei IV 11ff., 21ff., *28*ff., 763
—, Lebernekrose bei I 779
— und Ohnmacht IV 763
—, Symptome IV 27ff.
— und vegetative Labilität IV 763
Höhentod, akuter IV 21, 23
Hörstörungen bei Aortenbogensyndrom VI 378
— und Atmung IV 27ff.
— bei Endocarditis lenta II 719ff.
— bei Gefäßkrankheiten VI 326ff., 499ff.
— bei Höhenadaptation IV 27ff.
— und Klima IV 27ff.
— und Luftdruck IV 27ff.
— bei Periarteriitis nodosa VI 326ff.

Hörstörungen bei Sauerstoffmangel IV 27ff.
— bei Thrombophlebitis VI 499ff.
— durch Veratrumalkaloide V 565
Hoffmann-Bouveretsche paroxysmale Tachykardie II 128ff.
Honig bei Arteriosklerose VI 422
— bei Gefäßkrankheiten VI 182, 422
Hormone s. a. u. den einzelnen Hormonen
— und Adams-Stokes-Syndrom II 271ff.
— bei Addisonismus V 799ff.
— bei Addison-Syndrom V 797
— bei Adrenalektomie V 490
— bei Adrenogenitalismus V 701ff.
— bei Akrocyanose VI 532ff.
— und Akromegalie V 704
— bei allergischer Myokarditis II 950ff., 954
— bei allergischer Perikarditis II 1089
— bei Anämie IV 646ff.
— und angeborene Herzfehler III 81, 111
— bei Angina pectoris III 1412ff.
— und Angiopathia diabetica IV 373
— und Antesystolie II 382, 395, 402
— und Antihyaluronidase II 595
— und Antistreptolysin II 591, 643
— bei Aorteninsuffizienz II 1476ff.
— bei Aortitis luica VI 360
— bei Arteriitis disseminata VI 343ff.
— bei Arteriitis rheumatica VI 346
— und Arteriosklerose III 749ff.; IV 373; V 357ff.; VI 390ff., 412ff.
— und Atmung IV 13ff.
— und Atrioventrikulardissoziation II 290
— bei bakterieller Endokarditis II 761
— bei Belastung IV 764ff.
— und Benzodioxan V 493
— und Blutdruck V 29, 37ff., 68ff., 70ff., 74ff., *113*ff., *166*ff., 312ff., 445ff., 504, 646ff., 657, 662, 780ff., 791ff.

Hormone bei Blutkrankheiten II 646ff.; IV 680
— und Blutmenge I 153
— und Calciumstoffwechsel IV 446
— bei Capillarektasien VI 526
— und Capillaren VI 12
— bei Capillaropathia diabetica VI 551
— und Capillarpermeabilität VI 547, 551
— und Capillarresistenz VI 565ff.
— und Capillarspasmen VI 537
— bei Chorea II 609
— bei Conn-Syndrom V 704ff.
— und Coronargefäße III 676, 695ff.
— und Coronarinsuffizienz III 695ff.
— und Coronarsklerose III 749ff., 788ff.
— bei Cor pulmonale IV 169ff.
— und Cushing-Syndrom V 648ff., 687ff.
— und Cyanose VI 531
— und Depressan V 230ff.
— bei Dermatomyositis II 992
— und Diabetes mellitus IV 362, 373, 374, 379; VI 551
— und Dibenamin V 493
— und Dibenzylin V 493
— und Diurese I 236ff., 255, 269ff., 323ff., 402, 510ff. 550ff.
— und DOCA-Hypertonie V 705ff.
— bei Dystrophia myotonica II 970
— und Endangitis obliterans VI 259ff., 300ff.
— bei Endokarditis lenta II 761
— und Endokarditis parietalis fibroplastica II 786
— und Endokardfibrose II 786
— und endokrine Hypertonie V 312ff., 445, 504, 646ff., 657, 662, 684ff., 687ff.
— bei Erfrierung VI 558
— bei Erythematodes II 979ff.; VI 345
— bei Erythromelalgie VI 526
— und essentielle Hypertonie V 706
— und essentielle Hypotonie V 791ff.
— und experimentelle Hypertonie V 68, 70ff., 74ff., *113*ff., *166*ff.
— und Extrasystolie II 37ff., 45

Hormone und Ferritin V 493
— und Fiedler-Myokarditis II 955ff., 958
— und Gefäße VI 22ff.
— und Gefäßkrankheiten II 988; III 749ff., VI 22ff., 189ff., 259ff., 300ff., 309, 323, 326, 333
— und Gefäßspinnen VI 543ff.
— und Glykoside I 459
— bei Gravidität IV 483ff.; V 728ff.
— und Graviditätstoxikose IV 511ff.; V 729ff., 732
— und hämorrhagische Diathese VI 565ff.
— und Hauttemperatur VI 83
— und Herzaktion II 4ff.
— und Herzatrophie I 759ff.
— und Herzhypertrophie V 366
— bei Herzinfarkt III 722, 1451ff., 1483ff.
— und Herzinsuffizienz I 598ff., 602, 759ff., 786ff.
— und Höhenadaptation IV 13ff.
— und Hypercalcämie IV 446ff.
— und Hypernatriämie IV 444
— und Hypertensinogen V 92
— und Hypertonie V 37ff., 68, 70ff., 74ff., *113*ff., *166*ff., 312ff., 445, 504, *646*ff., 657, 662
— bei Hypoglykämie IV 379
— und Hypokaliämie I 584ff.; IV 420ff.
— und Hypotonie IV 810ff.; V 780ff., 791ff., 826ff.
— und idiopathische Herzhypertrophie II 974
— bei idiopathischer Perikarditis II 1076
— und infektiöser Schock I 983ff.
— bei Infektionen V 804
— und Insulin IV 379
— und Interferenzdissoziation II 296
— und Kaliumstoffwechsel IV 420ff.
— und Kallikrein V 224
— bei Karditis rheumatica II 556, 570, 573, 584, 591, 605, 620, 633, *634*ff., *641*ff.
— und Klima IV 13ff.
— und Kohlenoxydvergiftung V 774
— bei Kollagenosen II 979ff.
— und Kollaps I 964, 970, 976, 1033, 1042ff., *1068*ff., 1091, *1144*ff.; IV 602ff.

Hormone und Kreislauf IV 559ff.
— bei Lues VI 360
— und Luftdruck IV 13ff.
— bei Luftembolie IV 132
— und Luftüberdruck IV 40ff.
— und Lungenembolie IV 96
— bei Lymphgefäßinsuffizienz VI 615
— bei Lymphödem VI 615
— bei Lymphogranulomatose IV 680ff.
— und Magnesium-Stoffwechsel IV 455ff.
— und Martorelli-Syndrom VI 380
— und Menopause IV 870ff.
— und Migräne VI 251
— und Mineralstoffwechsel IV 420ff.
— bei Moschcowitz-Symmers-Syndrom VI 573
— und Myokard I 28, 33
— und Myokarditis II 872, 892
— bei Myokarditis rheumatica II 584
— und Myokardose II 959ff., 969
— bei Myokardsarkoidose II 949
— und Myokardstoffwechsel III 695ff.
— zur Narkose IV 613
— und Nebenwirkungen II 645
— und Ödeme I 236ff., 255, 269ff., 323, 402ff., 510, 550ff.
— und Operationen IV 596ff.
— und Orthostase IV 730ff., 735, 740; V 811
— bei Pancarditis rheumatica II 620
— und Pararrhythmie II 920, 296
— bei Periarteriitis nodosa II 988; VI 309, 323, 326, 333
— bei Perikarditis II 1071
— bei Perikarditis purulenta II 1086
— und Phäochromocytom V 646ff., 657, 662
—, Pharmakologie II 636ff.
— und Phlebektasien VI 516
— und Phlebitis VI 468
— bei Pneumokoniose IV 215
— bei Porphyrie IV 402
— bei Postcommissurotomie-Syndrom II 633, 1394
— bei postthrombotischem Syndrom VI 513
— bei Postural hypotension IV 740; V 814ff.

Hormone und Pseudo-Cushing-Syndrom V 700ff.
— bei Purpura rheumatica VI 565ff.
— und Rauwolfia-Alkaloide V 525
— und Raynaud-Syndrom VI 227ff., 232
— und Regelkreis IV 745ff.
— und Regitin V 493
— bei rheumatischem Fieber II 556, 570, 573, 584, 591, 605, 609, 620, 633, *634*ff., *641*ff.
— bei rheumatischer Perikarditis II 1071
— bei Riesenzellarteriitis VI 337, 342
— bei Sarkoidose II 949
— und Sauerstoffmangel IV 13ff.
— und Schock I 964, 970, 976, 1033, 1042, *1068*ff., 1091, *1144*ff.; IV 602ff.
— und Sheehan-Syndrom IV 342ff.
— bei Silikose IV 215
— bei Simmonds-Syndrom IV 342ff.; V 799ff.
— bei Sklerodermie II 991
— und Sympathektomie V 486
— bei Teleangiektasien VI 542
— und Terminalstrombahn VI 15
— und Thalliumvergiftung V 774
— und Thrombophlebitis VI 468
— und traumatischer Schock I 964ff.
— bei Trichinose II 939
— und Ulcus cruris V 380; VI 513
— und Urticaria VI 547
— bei Varicen VI 516
— und Vasoexcitor material V 195
— und Vasomotorik IV 745ff.; VI 227ff., 232
— und vegetative Labilität IV 708ff., 734ff., 810ff., 850, 854, *859*ff., *870*ff.
— bei Verbrennung VI 563
— und Vergiftungen V 774
— und Wärmeurticaria VI 562
— und Wasserhaushalt I 236ff., 255, *269*ff., 323, 402ff., 510ff., 550ff.
— bei Waterhouse-Friedrichsen-Syndrom IV 563
— und Wolff-Parkinson-White-Syndrom II 382, 395, 402

Horner-Syndrom bei Aortenaneurysma VI 449
— bei Aortenhämatom, intramuralem VI 458
— bei Gefäßmißbildungen VI 594
— bei Glomustumoren VI 594
— durch Sympathektomie V 475
Horton-Syndrom VI 252, 341
Hostacortin bei Carditis rheumatica II 644
„Hot ulcers", Begriff VI 511
Hürler-Pfaundler-Syndrom s.u. Gargoylismus
Huguenard- und Laboritscher Cocktail lytique II 148
„Hundepuls" II 23
Hunger s. u. Dystrophie
„Hungerherde" im Myokard I 759; IV 294
Hunting-reaction VI 17
— als Hyperämietest VI 62ff.
Husten bei angeborenem Herzfehler III 261
— bei Aortenaneurysma VI 448
— nach Commissurotomie II 1393ff.
— bei Coronargefäßmißbildungen III 569
— bei Cor pulmonale IV 126, 134ff., 146ff., 173ff., 255
— bei Druckfall-Syndrom IV 47
— bei Endokarditis lenta II 691ff.
— bei Endokardfibrose II 789
— bei Erythematodes II 983ff.
— bei Fettembolie IV 134ff.
— bei Fibroelastose II 789
— bei Gefäßkrankheiten VI 319
— bei Gefäßmißbildungen III 569; VI 448
— bei Hämosiderose IV 257ff.
— bei Herzinfarkt III 1215ff.
— bei Herzinsuffizienz I 419
— bei Herzklappenfehler II 1321ff.
— bei Herztumoren II 1194
— bei Karditis rheumatica II 605
— bei Kollagenosen II 983ff.
— bei konstriktiver Perikarditis II 1103
— und Luftdruck IV 39ff.
— bei Luftembolie IV 126
— und Luftüberdruck IV 39ff.
— bei Mitralstenose II 1321ff.
— bei Narkose IV 614ff.
— bei Periarteriitis nodosa VI 319
— bei Perikarditis II 1079

Husten bei Pneumokoniose IV 214ff.
— bei Postcommissurotomie-Syndrom II 1393ff.
— bei Pulmonalsklerose IV 245
— bei rheumatischem Fieber II 605
— bei Silikose IV 214ff.
— bei Thoraxdeformation IV 229ff.
— bei tuberkulöser Perikarditis II 1079
— bei Vorhofseptumdefekt III 261
Hyalinose bei Akrocyanose VI 533
— bei angeborenem Herzfehler III 223ff., 257ff.
— bei Angina tonsillaris II 912
— bei Angiopathia diabetica IV 363, 364ff.
— bei Aortitis luica II 781
— bei Arteriosklerose III 741; V 359ff., 361; VI 338
— und Blutdruck V 62, 122, 344, 361, 390ff., 415ff.
— bei Capillaraneurysmen VI 545
— bei Capillarektasien VI 533
— bei Capillaropathia diabetica VI 551
— und Capillarpermeabilität VI 551
— und Cholinmangel V 145
— bei Coma diabeticum IV 377
— der Coronargefäße III 741ff.
— bei Coronarinsuffizienz III 741ff.
— bei Coronarsklerose III 741
— bei Cushing-Syndrom V 684ff.
— und Cyanose VI 533
— bei Diabetes mellitus IV 363, 364ff., 377; VI 551
— bei diabetischer Glomerulosklerose V 618ff.
— bei Endangitis obliterans VI 273ff.
— des Endokard II 790
— und Endokarditis II 773
— bei Endokarditis luica II 781
— bei endokriner Hypertonie V 684ff.
— bei Erfrierung VI 555
— bei Erythematodes V 622
— und essentielle Hypertonie V 344, 361, 390ff., 415ff.

Hyalinose bei experimenteller Hypertonie V 61ff., 122
— bei Fiedler-Myokarditis II 955
— bei Fokaltoxikose II 912
— und Gefäßkrankheiten VI 44
— bei Glomerulonephritis II 915
— bei Glomerulosklerose V 618ff.
— bei Grippemyokarditis II 924
— und hämorrhagische Diathese VI 571ff.
— bei Herzinsuffizienz I 719
— bei Herzklappenfehler II 1303ff.
— und Hypernatriämie IV 444
— bei Hypertonie V 62, 122, 344, 361, 390ff., 415ff.
— bei konstriktiver Perikarditis II 1094
— bei maligner Hypertonie V 626ff.
— bei Martorelli-Syndrom V 344
— der Milz I 784
— bei Mitralstenose II 1303ff., 1359ff.
— bei Moschcowitz-Symmers-Syndrom VI 571ff.
— bei Myokarditis II 912
— bei Perikarditis II 1094
— bei Pneumokoniose IV 209ff.
— und Purpura VI 571ff.
— bei Raynaud-Syndrom VI 226
— bei Silikose IV 209ff.
— bei Thrombophlebitis VI 482
— bei Thrombose VI 482
— und Tyramin V 178
— bei Ventrikelseptumdefekt III 223
— bei Vorhofseptumdefekt III 257ff.
Hyaluronidase und ACTH II 635
— bei Angiographie VI 123
— bei Arteriographie VI 123
— und Arteriosklerose VI 413ff., 424
— und Capillarpermeabilität VI 587
— und Capillarresistenz VI 587
— und Cortison II 635
— bei Gefäßkrankheiten VI 160
—, intraarteriell VI 208
— und Karditis rheumatica II 549ff., 553ff., 593ff.

Hyaluronidase bei Lymph-
    gefäßinsuffizienz VI 615
— bei Lymphödem VI 615
— bei Phlebographie VI 146
— und rheumatisches Fieber
    II 549ff., 553ff., 593ff.
Hyaluronsäure und rheumati-
    sches Fieber II 549ff.,
    553ff.
Hydergin s. a. u. Secale-
    Alkaloide
— bei Angina pectoris
    III 1035, 1403
— bei Aortenisthmus-Stenose
    V 763
— und Blutdruck V 445, 475,
    492, 509ff.
— und Carotissinus V 715
—, Chemie V 509
— bei Coronarinsuffizienz
    III 1035, 1403
— bei Cor pulmonale IV 123ff.
— und Elektrokardiogramm
    II 205
— bei Embolie VI 368
— bei essentieller Hypertonie
    V 445, 475, 492ff., 509ff.
— bei Gefäßkrankheiten
    VI 166ff.
— bei Graviditätstoxikose
    V 751ff.
— bei Hypertonie V 445, 475,
    492, 509ff.
—, intraarteriell VI 204
— beim Kollaps I 1142
— bei Lungenembolie
    IV 123ff.
— bei Migräne VI 253
—, Nebenwirkungen V 492
— bei Phlebitis VI 505
— bei postthrombotischem
    Syndrom VI 514
— bei Raynaud-Syndrom
    VI 232
— beim Schock I 1142
— und Sympathektomie
    V 475
— bei Thrombophlebitis,
    VI 505ff.
— bei Ulcus cruris VI 514
— bei vegetativer Labilität
    IV 850
Hydergintest bei essentieller
    Hypertonie V 513ff.
Hydralazine V 541
— bei Aortenisthmusstenose
    V 763
— und Blutdruck V 133, 145,
    156, 187, 248, 399, *541*ff.
—, Chemie V 541
—, Dosierung V 549
— bei essentieller Hypertonie
    V 248, 399, *541*ff.
— und experimentelle Hyper-
    tonie V 133, 145, 156

Hydralazine bei Gefäßkrank-
    heiten VI 183ff.
— bei Graviditätstoxikose
    IV 515; V 746, 749ff.,
    751ff.
— und Hämodynamik V 546ff.
— bei Hypertonie V 133, 145,
    156, 161, 187, 248, 399,
    *541*ff., 644ff.
— und Kälte-Test V 248
— in der Kombinations-
    Therapie V 585ff., 590
—, Kontraindikationen V 594
— bei maligner Hypertonie
    V 646
—, Nebenwirkungen V 546,
    550ff., 594
— bei Nephritis V 644ff.
—, Pharmakologie V 541ff.
— und Pherentasin V 187
— bei renaler Hypertonie
    V 644
Hydramnion und Graviditäts-
    toxikose IV 510; V 742
Hydrazinophthalazin s. u.
    Apresolin
„Hydrocardials", Begriff
    IV 327
Hydrocephalus und Dextro-
    version III 587
— bei Endangitis obliterans
    VI 288
Hydrochinidin bei Arrhythmie
    II 115
— bei Vorhofflimmern II 115
Hydrochlorothiazid s. a. u.
    Chlorothiazid I 540ff.,
    588
— bei Acidose I 588
— bei Aortenhämatom, intra-
    muralem VI 462
— und Blutdruck V 588ff.,
    594
—, Chemie V 588
— als Diureticum I 526ff.,
    540ff., 563
— bei essentieller Hypertonie
    V 588ff., 594
— bei Herzinsuffizienz I 588
— bei Hyperchlorämie I 588
— bei Hypertonie V 588ff.,
    594
— in der Kombinations-
    therapie V 589ff.
—, Kontraindikationen V 594
—, Nebenwirkungen V 594
Hydrocorticosteroide bei Gra-
    vidität V 729
Hydrocortidelt bei Carditis
    rheumatica II 644
Hydrocortison bei allergischer
    Myokarditis II 954
— und Arteriosklerose III 792
— und Blutdruck V 114ff.,
    136, 144

Hydrocortison und Coronar-
    insuffizienz III 792
— und Coronarsklerose
    III 792
— bei Cor pulmonale IV 170ff.
— bei Cushing-Syndrom
    V 690
— bei Endangitis obliterans
    VI 302
— bei endokriner Hypertonie
    V 690
— bei Erythematodes
    II 983ff.
— und experimentelle Hyper-
    tonie V 114ff., 136, 144
— bei Gefäßkrankheiten
    III 792; VI 232, 302
— bei Gravidität IV 483
— bei Herzinfarkt III 1451ff.,
    1483
— und Hypertonie V 114ff.,
    136, 144
— bei Karditis rheumatica
    II 641ff.
— bei Kollagenosen II 983ff.
— bei Myokarditis II 954
— bei Postcommissurotomie-
    Syndrom II 1394
— bei Raynaud-Syndrom
    VI 232
— bei rheumatischem Fieber
    II 641ff.
Hydronephrose und Aorto-
    graphie VI 138
— und Blutdruck V 40, 635
— und Hypertonie V 40, 635,
    708
— und renale Hypertonie
    V 40, 635
Hydroperikard II 1152ff.
— bei Beriberi IV 391ff.
— bei Chagas-Myokarditis
    II 931
— bei Dystrophie IV 294, 298
— und Endokardfibrose
    II 787
— und Endomyokardfibrose
    II 788
— bei Gravidität V 727
— bei Graviditätstoxikose
    V 727
— bei Hämochromatose
    IV 683
— und Hämoperikard II 1153
— bei Herzinfarkt III 1146,
    1212
— bei Herzinsuffizienz
    I 301ff.
— bei Herztumoren II 1185ff.,
    1215ff.
— bei Hypothyreose IV 331
— bei idiopathischer Perikar-
    ditis II 1073ff.
— bei Mitralstenose II 1381,
    1393

Hydroperikard und Periarteriitis nodosa II 985
— bei Perikarditis I 347; II 1043 ff.
— und Perikardtumoren II 1182
— und Pneumoperikard II 1153
— bei Postcommissurotomie-Syndrom II 1393
— und Schock I 1025
—, Symptome I 347, 1044 ff.
— durch Trauma II 476 ff., 1086 ff.
— und Tuberkulose II 1078
— und Urämie II 1082
Hydroquinidine (Houdé) bei Arrhythmie II 115
— bei Vorhofflimmern II 115
Hydrothorax s. a. u. Pleuraerguß
— und Atmung I 178, 180, 185, 201
— bei Beriberi IV 391 ff.
— und Blutmenge I 327
— und Cyanose I 233
— bei Diphtherie-Myokarditis II 894
— bei Dystrophie IV 298 ff.
— bei Hämochromatose IV 683
— bei Herzinsuffizienz I 178 ff., 185, 201, 298 ff., *302* ff., 327, 402 ff., 790
— und Höhenadaptation IV 37
— bei Hypothyreose IV 331
— bei idiopathischer Perikarditis II 1073
— bei Karditis rheumatica II 605 ff.
— und Kollaps I 957
— und Kreislaufzeit I 173
— und Luftdruck IV 37
— bei Lungenembolie IV 107 ff., 124
— bei Lungeninfarkt IV 107 ff.
— und Lungenödem I 135
— und Lymphgefäßinsuffizienz VI 606 ff.
— bei Mitralstenose II 1393
— bei Myokarditis II 894
— bei Myxödem IV 331
— bei Pancarditis rheumatica II 620
— bei Perikarditis II 1073
— bei Phlebitis VI 499
— bei Postcommissurotomie-Syndrom II 1393 ff.
— bei rheumatischem Fieber II 605 ff., 620
— bei Sarkoidose II 947
— und Schock I 957
— bei Thrombophlebitis VI 499

Hydrothorax bei Tricuspidalinsuffizienz II 1506 ff.
— bei tuberkulöser Perikarditis II 1079
— und Vitalkapazität I 180, 185
Hydroxybuttersäure im Myokardstoffwechsel III 686
Hydroxycorticosteroide bei Adrenogenitalismus V 702
— und Blutdruck I 1070, 1144; V 689 ff., 702
— bei Cushing-Syndrom V 689 ff.
— bei endokriner Hypertonie V 689 ff., 702
— bei Gravidität IV 483 ff.
— und hämorrhagischer Schock I 1070
— und Hypertonie V 689 ff., 702
— und Kollaps I 1070 ff., 1144
— und Schock I 1070 ff., 1144
Hydroxydion zur Narkose IV 613 ff.
Hydroxylamin und Kallikrein V 214
Hydroxylphenylaminopropanol und Blutdruck V 150
Hydroxypregnandion s. u. Viadril
Hydroxytryptamin s. u. Serotonin
Hydroxytyramin und Adrenalin V 168
— und Noradrenalin V 168
Hygrom VI 617
— und Perikardcysten II 1141
Hygroton als Diureticum I 545
Hypästhesie s. u. Parästhesie
„Hypadrenie", Begriff IV 811
Hyperabduktionssyndrom und sekundäres Raynaud-Syndrom VI 240 ff.
Hyperacidität durch Histamin V 494
Hyperämie s. a. u. Hautdurchblutung
— bei Aorteninsuffizienz II 1457 ff.
— durch Balneotherapie VI 156
— capillarovenöse VI 552
— und Capillarpermeabilität VI 552
— bei Eintauchfuß VI 561
— bei Erfrierung VI 555 ff.
— bei Gefäßkrankheiten VI 56
— bei Gefäßspinnen VI 543 ff.
— bei intraarterieller Sauerstoffinsufflation VI 210
— bei Lymphangitis VI 604
— bei Perniosis VI 561

Hyperämie, reaktive, und Balneotherapie VI 157
—, —, und Capillarpermeabilität VI 555 ff.
—, —, und Capillarspasmen VI 536
—, —, bei Eintauchfuß VI 561
—, —, bei Endangitis obliterans VI 283
—, —, und Erfrierung VI 555 ff.
—, —, bei Gefäßkrankheiten VI 57 ff.
—, —, und Hauttemperatur VI 85
—, —, durch Kälte VI 62 ff.
—, —, Mechanismus VI 57 ff.
—, —, durch Narkose VI 64
—, —, bei Perniosis VI 561
—, —, und Plethysmogramm VI 73
—, —, bei Raynaud-Syndrom VI 225, 230
—, —, bei Schützengrabenfuß VI 561
—, —, und Terminalstrombahn VI 14
—, —, Testtechnik VI 59 ff.
—, —, durch Wärme VI 61 ff.
— bei Schützengrabenfuß VI 561
— bei Verbrennung VI 563
— durch Wärmetherapie VI 156
Hyperästhesie s. u. Parästhesien
Hyperaldosteronismus s. u. Conn-Syndrom
Hypercalcämie IV 446 ff.
—, Myokard bei IV 447
—, Pathologie IV 448 ff.
—, Vorkommen IV 446
Hyperchlorämie und Acidose V 588 ff.
— und Diurese I 566 ff., 588 ff.
— und Herzinsuffizienz I 566 ff., 588 ff.
— bei Pseudo-Cushing-Syndrom V 701
Hypercholesterinämie und Arteriosklerose III 754; V 353 ff.
— und Blutdruck V 17 ff., 353 ff.
— bei Endangitis obliterans VI 280
—, essentielle V 353
— und essentielle Hypertonie V 353 ff.
— und Gefäßkrankheiten VI 22 ff.
— und Hypertonie V 353 ff.
— und Xanthomatose III 754

Hyperergie bei bakterieller Endokarditis II 740
— und Coronarinsuffizienz III 894
— und Dextranreaktion V 618
— bei Diphtherie IV 546 ff.
— und Endangitis obliterans VI 263, 313
—, Endokarditis bei IV 552 ff.
— bei Endokarditis lenta II 740
— bei Erythematodes II 977 ff.
— bei Glomerulonephritis V 614 ff.
— und Hypertonie V 614 ff.
— bei Infektionskrankheiten IV 530, 534 ff.
— und Karditis rheumatica II 548 ff., 552 ff.
— bei Kollagenosen II 977 ff.
—, Kreislauf bei IV 558 ff.
—, Myokarditis bei II 871; VI 540, 546 ff.
— bei Myokarditis rheumatica II 566 ff.
— bei Myokardtuberkulose II 942
— bei Nephritis V 614 ff.
— und Periarteriitis nodosa VI 313
—, Perikarditis bei IV 554 ff.
—, Pleuritis bei IV 555
— und Postcommissurotomie-Syndrom II 1394
— und renale Hypertonie V 614 ff.
— und rheumatisches Fieber II 548 ff., 552 ff.
— und Riesenzellarteriitis VI 337
— gegen Streptokokken, rheumatisches Fieber als II 548 ff., 552 ff.
— bei Tuberkulose II 942
—, Waterhouse-Friedrichsen-Syndrom bei IV 563 ff.
Hyperglobulinämie bei Endocarditis lenta II 697 ff.
Hyperglykämie s. a. u. Blutzucker
— und Adrenalin V 171
— und Arteriosklerose VI 415 ff.
— und Blutdruck V 655, 684 ff.
— bei Cushing-Syndrom V 684 ff., 687 ff.
— bei endokriner Hypertonie V 662, 684 ff., 687 ff.
— bei Gefäßkrankheiten VI 415 ff.
— und hämorrhagische Diathese VI 573

Hyperglykämie und hämorrhagischer Schock I 1090 ff.
— bei Herzinfarkt III 721 ff., 1155 ff.
— und Hypertonie V 662, 684 ff.
— und Kallikrein V 220
— und Kollaps I 965, 1090 ff.
— bei Moschcowitz-Symmers-Syndrom VI 573
— und Noradrenalin V 171
— bei Phäochromocytom V 655, 662
— und Purpura VI 573
— durch Rauwolfia-Alkaloide V 525
— und Schock I 965, 1090 ff.
— bei traumatischem Schock I 965
Hyperhidrosis s. u. Schweißsekretion
Hyperkaliämie IV 419 ff., 442
— und Elektrokardiogramm IV 430
— bei endokriner Hypertonie V 662
— bei experimentellem Schock I 992
— und Herz IV 419 ff.
— und Hypertonie V 662
— und Kollaps I 958; IV 603 ff.
— und Kreislauf IV 419 ff.
— und Myokard IV 421 ff.
— bei Phäochromocytom V 662
— und Schock I 958; IV 603 ff.
—, Symptome IV 421 ff.
— bei Verbrennungsschock I 980
—, Vorkommen IV 420 ff.
—, Ursachen IV 420
— bei Waterhouse-Friedrichsen-Syndrom IV 565 ff.
Hyperkapnie und Operabilität IV 629, 636
— und reaktive Hyperämie VI 57 ff.
Hypernatriämie IV 440 ff.
— und ACTH II 645
— bei Conn-Syndrom V 704 ff.
— und Cortison II 645
— bei Cushing-Syndrom V 688
— bei endokriner Hypertonie V 688
—, Symptome IV 440 ff.
Hypernephrom und Blutdruck V 40, 605 ff., 673
— und Hypertonie V 40, 605 ff., 637
— und Perikardtumoren II 1225
—, renale Hypertonie bei V 40, 605 ff., 637

"Hyperosmotisches Syndrom" IV 440
Hyperpnoe bei Hyperchlorämie I 588
—, und Salicyl II 649
— und Serotonin V 185
Hyperproteinämie bei Herzinsuffizienz I 34, 417
— und Myokardose I 34
— und sekundäres Raynaud-Syndrom VI 247 ff.
Hyperpyrexie bei Carditis rheumatica II 568 ff., 609, 627
— bei Chorea II 609
— und Kollaps I 958
— bei Pancarditis rheumatica II 619 ff.
— bei rheumatischem Fieber II 568 ff., 609, 627
— und Schock I 958
Hyperreaktoren und essentielle Hypertonie V 247 ff.
— und Hypertonie V 247 ff.
— und Kälte-Test V 247 ff.
Hypersensivity angiitis s. u. Periarteriitis nodosa
Hypertensin und Fourneau 933 V 93
— und Blutdruck V 29, 74, 80 ff., 88, 111 ff., 613 ff.
—, Chemie V 95
—, Darstellung V 94
— und Depressan V 232 ff.
— und Ergotamin V 93
— und experimentelle Hypertonie V 74, 80 ff., 88, 111 ff.
— bei Glomerulonephritis V 613 ff.
— und Hämodynamik V 101
— bei hämorrhagischem Schock I 1104
— und Hochdruckstoff V 188
— und Hypertensinase V 103 ff.
— und Hypertonie V 74, 80 ff., 88., 111 ff., 613 ff.
— und Kallikrein V 233
— und Kollaps I 1104
— und Mesoappendix-Test V 193
— bei Nephritis V 613 ff.
— bei Nephrose V 613
— und Niere V 99 ff.
—, Pharmakologie V 97 ff.
— und renale Hypertonie V 613 ff.
— und Renin V 83 ff.
— und Schockniere I 1104
— und Sustained pressor principle V 188
—, Uro- s. u. Urohypertensin
—, Wirkung V 97 ff., 99 ff.
Hypertensinase V 93, 103 ff.
— und Blutdruck V 93, 103 ff.

Hypertensinase und experimentelle Hypertonie
  V 93, 103ff.
— und Hypertensin V 103
— und Hypertonie V 93, 103 ff.
— und Pepsitensin V 102
— und Renin V 103
Hypertensinogen und Blut-
  druck V 75, 88ff., 160
—, Darstellung V 90
— und Dystrophie V 807
—, Eigenschaften V 90ff.
— und essentielle Hypotonie
  V 790
— und experimentelle Hypertonie V 75, 88ff., 160
— bei Glomerulonephritis
  V 613ff.
— und Graviditätstoxikose
  V 742
— bei hämorrhagischem
  Schock I 1104
— und Hypertonie V 75, 88ff.,
  160
— und Hypotonie V 91, 790
— und Kollaps I 1104
— bei Nephritis V 613ff.
— bei Nephrose V 613
— und Pepsitensin V 103
— und renale Hypertonie V 613
— und Schockniere I 1104
— und zentralnervöse Hypertonie V 160
Hypertension s. u. Hypertonie
Hyperthermie s. u. Hitze
Hyperthyreose IV 316ff.
— und Adrenalin IV 317ff.
— und Anaesthesie IV 612
— bei Aneurysmen, arteriovenösen V 769ff.
—, Antesystolie bei II 382,
  394, 402
— und Arrhythmie
  II 97, 103ff., 114;
  IV 316, 323
— und Arrhythmie II 21ff.,
  97, 103ff., 114; IV 322ff.
— und Arteriosklerose IV 316,
  319ff.; VI 412ff.
— und arteriovenöse Fisteln
  VI 474
— und Atmung I 200;
  IV 316ff.
— und Atrioventrikularblock
  II 248; IV 323
— und Beriberi IV 392
— und Blutdruck IV 326ff.;
  V 40
—, Blutmenge bei I 154; IV 327
— und Coronargefäße
  IV 316ff., 328ff.
—, Differentialdiagnose
  IV 329ff.
—, Elektrokardiogramm bei
  IV 325ff.

Hyperthyreose und Erythem
  VI 42
— und essentielle Hypertonie
  IV 326
—, Extrasystolie bei II 44, 71;
  IV 323
— bei Gravidität IV 485,
  495ff.
—, Hämodynamik bei IV 326ff.
—, Hauttemperatur bei VI 86
—, Herz bei I 41, 44, 46, 154,
  173, 253, 403, 461, 471,
  500, 503, 598ff., 787;
  II 5, 10, 18, 21, 44, 71,
  103, 114, 130, 248, 357,
  383, 394, 402; IV 316ff.;
  V 40, 224, 353, 382
— und Herzform I 888
— und Herzglykoside I 461ff.,
  471, 500, 503; IV 319,
  323
— und Herzgröße I 888
— und Herzinsuffizienz I 41,
  44, 46,. 253, 403, 598ff.,
  787; IV 316ff., 327ff.;
  V 382
— und Herzrhythmus II 5;
  IV 316, 322ff.
— und Hypertonie IV 326ff.;
  V 40
— und Kallikrein V 224
—, Kreislauf bei I 41, 44, 46,
  154, 173, 253, 403, 461,
  471, 500, 503, 598ff.,
  787ff.; II 5, 10, 18, 21,
  44, 71, 103, 114, 130, 248,
  357, 383, 394, 402;
  IV 316ff., 326ff.; V 40,
  224, 353, 382
—, Kreislaufzeit bei I 173;
  IV 327
—, Links-Schenkelblock bei
  II 357
— und Myokardose II 959ff.
— und Myokardstoffwechsel
  III 697ff.
— und Narkose IV 613, 617
— und Noradrenalin IV 317ff.
— und Ödeme I 253
— und Operabilität IV 628
—, paroxysmale Tachykardie
  bei II 130ff.; IV 323
—, Pathophysiologie IV 316ff.
— und Raynaud-Syndrom
  VI 227
— und respiratorische Ar-
  rhythmie II 21ff.;
  IV 322ff.
—, Schenkelblock bei II 357;
  IV 325
— und Schock I 959
—, Tachykardie bei II 4ff., 10,
  130ff.; IV 316ff., 322ff.
— und totaler Block II 248
— und Vasomotorik VI 227

Hyperthyreose als Volumenbelastung I 888
— und Vorhofflattern II 97,
  103ff., 114
— und Vorhofflimmern
  II 103ff., 114; IV 323ff.
—, Wolff-Parkinson-White-
  Syndrom bei II 382, 394,
  402
Hypertonie V 1ff., 32ff.
— und Acetylcholin V 70,
  199ff., 256
— und ACTH II 645; V 79ff.,
  138, 141ff., 708ff.
— und Adams-Stokes-Syn-
  drom II 259
— und Addison-Syndrom
  V 796ff.
— und Adenosin V 201ff.
— und Adipositas IV 382ff.,
  385ff.; V 17ff., 272,
  334ff.
—, Adrenalektomie bei V 93,
  112, 134, 144, 149, 158,
  195, 397, 445, 489ff.
— und Adrenalin V 25ff., 29,
  39ff., 70, 74ff., 132, 145,
  166ff., 250ff., 312ff.,
  649ff., 672ff.
— bei Adrenogenitalismus
  V 701ff.
— bei Akromegalie V 704
— und Aldosteron V 114ff.,
  136ff., 704ff., 710ff.
— und Allergie V 775
—, Alternans bei II 405, 409
— und Amputationen
  V 340ff.
— bei Amyloidose V 617
— und Anaesthesie IV 612
— und Androgene V 139ff.
— und Aneurysmen V 596,
  601, 769ff.; VI 450ff.
— bei angeborenem Herzfehler III 449ff.; V 37ff.,
  251, 362, 596, 753ff.
— und Angina pectoris
  III 734ff., 748ff., 754ff.,
  798ff., 1007ff.
— und Angiopathia diabetica
  IV 354ff., 361ff., 366ff.;
  VI 550
— und Angiotonin V 88
—, Antesystolie bei II 395
—, Antihistamine bei V 496
— und Antirenin V 105ff.
— und Aortenaneurysma
  VI 450
— bei Aortenbogensyndrom
  V 766ff.
— und Aortenhämatom, intramurales VI 456ff., 459
— und Aorteninsuffizienz
  II 1453ff., 1456ff.;
  V 768

Hypertonie bei Aortenisthmusstenose III 449ff.; V 37ff., 251ff. 362ff., 596, *753*ff.
— bei Aortenkompression V 54
— bei Aortenthrombose VI 372ff., 375
— und Aortitis luica V 716; VI 355
— durch Aortographie VI 135ff.
—, Apoplexie bei V 32ff., 263ff., 367ff., *387*ff.
— und Arrhythmie II 103ff.
— und Arterien V 277ff., 293ff.
— und Arteriosklerose III 734ff., 748ff., 754ff., *798*ff.; V 32ff., 37ff., 307ff., *351*ff., 416ff., 767ff.; VI 387ff., *397*ff.
— bei arteriovenösen Aneurysmen V 769ff.
— und arteriovenöse Fisteln V 37, 57, 601; VI 474ff.
— und Asthma bronchiale V 339
— und Asthma cardiale V 360
— und Atmung I 72, 129ff., 200, 208; IV 10ff., 31ff., 38
— und Atrioventrikularblock II 213, 224, 230, 243ff.
— und Atrioventrikulardissoziation II 290
— und Atrioventrikular-Rhythmus II 283ff.
—, Augenhintergrund bei V 61ff., 156, 243ff., 387ff., 395, 401ff., *422*ff., 659ff.
—, Balneotherapie I 698; V 496ff., *591*ff.
—, Banthin bei V 493
—, Barbiturate bei V 257ff., 492ff.
— bei Belastung IV 771ff.; V 149, 240,‾263ff.
— und Benzodioxan V 161, 493, 506ff., 519ff.
— bei Beriberi IV 391ff.
—, „blasser Hochdruck", Begriff V 33ff.
— bei Bleivergiftung V 771ff.
— und Blutdruckschwankungen V 245ff.
— und Blutgefäße V 37ff., 61, 122, 154, 165ff., 172ff., 176ff., 191ff., 198ff., 237ff., *244*ff., 277ff., 293ff., 344, *351*ff.
— und Blutkrankheiten V 40, 337ff.
— und Blutmenge V 68ff.,125, 149, 159, 277ff., 289ff.

Hypertonie und Calciumstoffwechsel IV 454
—, Cantharidenblase bei VI 109
—, Capillaraneurysmen bei VI 545
— und Capillaren V 293ff.
— und Capillaropathia diabetica VI 550
—, Capillarpermeabilität bei VI 109, 550
—, Capillarresistenz bei VI 104ff., 550
— und Carcinom V 341ff.
— und Carotissinus V 39ff., 69ff., 146ff., 304ff., 713ff.
— und Carotis-Sinus-Syndrom II 274ff.
— bei Cellophannephritis V 39, 54ff.
—, cervicale V 344
—, Chlorothiazid bei V 588ff.
— und Cholin V 445, 505
— und Cholinmangel V 144ff., 445, 505
— und Coffein IV 826
— und Commissurotomie II 1388
— bei Conn-Syndrom V 704ff.
— und Coronargefäße III 734ff., 748ff., 754ff. *798*ff., 835ff.; V 122ff., 154, 173ff., 197, 199ff., 216ff., 232ff., 241ff., *366*ff.
— und Coronarsklerose III 734ff., 748ff., 754ff., *798*ff.
— und Coronarspasmen III 835ff.
— und Cor pulmonale V 339
— und Cortison II 645; V 73, 75ff., 79ff., *114*ff., *134*ff., 708ff.
— bei Cushing-Syndrom V 682ff.
— bei Cystenniere V 37ff., *603*ff.
—, Definition V 32ff., 237ff.
— und Depressan V 86ff., 225, 231ff., 234ff., 323ff., 502ff.
— und Depressorsubstanzen V 197ff.
— und Dermographie VI 40
—, Dextranreaktion bei V 618, 629
— und Diabetes mellitus IV 354ff., *361*ff., 366ff.; V 272, 336ff., 419ff., 618ff.; VI 550
— bei diabetischer Glomerulosklerose IV 364ff.; V 618ff.

Hypertonie, Diät V 244, 335ff. *445*ff.
—, Diagnose V 243ff., 663ff.
—, Dibenamin bei V 151, 493, 508ff., 516ff.
—, Dibenzylin bei V 493, 508ff., 516ff.
—, Differentialdiagnose V 678ff.
—, Digitalis bei V 494
— und Dihydroergotamin V 445, 509ff.
— bei Diphtherie-Myokarditis II 878ff.
—, Diuretica bei V 494, 588ff.
— und divergierender Schenkelblock II 367
— durch DOCA V 119ff., 315, 705ff., 707
—, doppelseitiger Schenkelblock bei I 362
— und Doryl V 255ff.
— und Druckbelastung I 884ff.
— und Dystrophie IV 301, 307ff., 311ff.
—, Einteilung V 32ff., *37*ff.
—, Elastizitätshochdruck V 38ff., 159, 175
—, Elektrokardiogramm bei V 374ff.
— bei Elektrounfall III 905ff.
— durch Embolie I 717; V 597, 599ff.
—, emotionelle V 13ff.
—, Encephalopathie bei V 387ff.
— bei Endangiitis obliterans V 37, *624*ff.; VI 286, 289ff.
— und Endokarditis lenta II 688, 717ff.
— bei Endokarditis parietalis fibroplastica II 787
— bei Endokardfibrose II 787ff.
—, endokrine V 113ff.
—, —, und ACTH V 79ff., 138, 141ff., 708ff.
—, —, und Adrenalin V 649ff., 672ff.
—, —, bei Adrenogenitalismus V 701ff.
—, —, bei Akromegalie V 704
—, —, und Aldosteron V 114ff., 136ff., 704ff., 710ff.
—, —, Anatomie V 119ff.
—, —, und Androgene V 139ff.
—, —, Augenhintergrund bei V 659ff.
—, —, bei Conn-Syndrom V 704ff.

Hypertonie, endokrine, und Cortison V 73, 75ff., 79ff., *114*ff., *134*ff., 708ff.
—, —, bei Cushing-Syndrom V 682ff.
—, —, Diagnose V 663ff., 692ff.
—, —, Differentialdiagnose V 678
—, —, durch DOCA V 119ff.
—, —, und essentielle Hypertonie V 705
—, —, experimentelle V 39ff., 113ff.
—, —, Herz bei V 657ff., 695
—, —, und Hydrocortison V 114ff., 136, 144
—, —, und Hypophyse V 68, 70, 79ff., 133, 141ff.
—, —, Kreislauf bei V 658ff., 663, 695
—, —, und maligne Hypertonie V 704, 709
—, —, metacorticoidale V 131ff., 133
—, —, Mineralhaushalt bei V 116ff., 128ff.
—, —, und Nebenniere V 37ff., 69ff., 74ff., 98ff., 113ff., 137ff.
—, —, bei Nebennierenregeneration V 137ff.
—, —, Nervensystem bei V 660ff.
—, —, Niere bei V 121ff., 659ff., 687, 695
—, —, und Noradrenalin V 649ff., 672ff.
—, —, und Oestrogene V 139ff.
—, —, Operation bei V 679ff., 696ff.
—, —, und Parathyreoidea V 140
—, —, Pathologie V 119ff.
—, —, bei Phäochromocytom V *646*ff., 656ff.
—, —, bei Pseudo-Cushing-Syndrom V 700ff.
—, —, und renale Hypertonie V 708
—, —, Röntgendiagnose V 676ff.
—, —, bei Sheehan-Syndrom V 799
—, —, durch Steroide V 113ff., 657, 662, 684ff., 687ff., *705*ff.
—, —, Therapie V 679ff., 695ff.
—, —, und Thymus V 141
—, —, und Thyreoidea V 132ff.
—, —, Wasserhaushalt V 116ff.

Hyertonie und Enteramin V 182ff.
—, Entzügelungshochdruck V 37ff., 146ff.
— bei Erfrierung I 982
— und Ernährung IV 625; V 144, 244ff., 263ff., 272ff., 334
— bei Erythematodes II 976; V 622; VI 344
—, essentielle V 33ff., *237*ff.
—, —, und Acetylcholin V 256
—, —, und Adipositas V 334ff.
—, —, Adrenalektomie bei V 397, 445, 489ff.
—, —, und Adrenalin V 250ff., 312ff., 672ff.
—, —, und Aldosteron V 711
—, —, und Amputationen V 340ff.
—, —, Antihistamine bei V 496
—, —, Apoplexie bei V 263ff., 367, *387*ff.
—, —, und Arterien V 277ff., 293ff.
—, —, und Arteriosklerose V 307, *351*ff., 416ff.
—, —, und Asthma bronchiale V 339
—, —, und Asthma cardiale V 360
—, —, Augenhintergrund bei V 243ff., 387ff., 395, 401ff., *422*ff.
—, —, Balneotherapie I 698; V 496ff., *591*ff.
—, —, Banthin bei V 493
—, —, Barbiturate bei V 257ff., 492ff.
—, —, Begriff V 237ff.
—, —, und Belastung V 240ff., 263ff.
—, —, und Benzodioxan V 493, 506ff., 519ff.
—, —, Blutdruckschwankungen V 245ff.
—, —, und Blutkrankheiten V 40, 337ff.
—, —, und Blutmenge V 277ff., 289ff.
—, —, Cantharidenblase bei VI 109
—, —, und Capillaren V 293ff.
—, —, Capillarpermeabilität bei VI 109
—, —, Capillarresistenz bei VI 104ff.
—, —, und Carcinom V 341ff.
—, —, und Carotissinus V 304ff.
—, —, Chlorothiazid bei V 588ff.

Hypertonie, essentielle, und Cholin 445, V 505
—, —, und Conn-Syndrom V 705
—, —, und Coronargefäße V 241ff., *366*ff.
—, —, und Cor pulmonale V 339
—, —, Definition V 237ff.
—, —, und Depressan V 225, 234ff., 323ff., 502ff.
—, —, Dextranreaktion bei V 618
—, —, bei Diabetes mellitus V 272, 336ff.
—, —, Diät bei V 244, 335ff., *445*ff.
—, —, Diagnose V 243ff.
—, —, Dibenamin bei V 493, 508ff., 516ff.
—, —, Dibenzylin V 493, 508, 518ff.
—, —, Digitalis bei V 494
—, —, und Dihydroergotamin V 445, 509ff.
—, —, Diuretica bei V 494, 588ff.
—, —, und DOCA V 315, 707
—, —, und Doryl V 255ff.
—, —, Elektrokardiogramm bei V 374ff.
—, —, Encephalopathie bei V 387ff.
—, —, und endokrine Hypertonie V 705
—, —, und Ernährung V 244ff., 263ff., 272ff., 334ff.
—, —, und Ferritin V 493
—, —, und Fieber V 244, 256ff., 445, 501ff.
—, —, und Flicker-Test V 257ff.
—, —, Folgen V 351ff., 363ff.
—, —, Ganglienblocker bei V 249, 378ff., 384, 389ff., 397, 489, 492, 565ff.
—, —, und Gefäße V 237ff., *244*ff., 277ff., 293ff., 344, *351*ff.
—, —, Geschlechtsverteilung V 240ff., 262, 264ff., 271ff.
—, —, und Glomerulosklerose V 337
—, —, und Gravidität V 725ff., 730ff.
—, —, und Graviditätstoxikose IV 500ff., 510ff., 520; V 37ff., 387, 725ff., 730ff.
—, —, und Guanidin V 190
—, —, und Hämodynamik V 237ff., 277ff.

Hypertonie, essentielle, Häufigkeit V 260ff.
—, —, Heparin bei V 445, 504ff.
—, —, und Heredität V 239, 240ff., 269ff.
—, —, und Herz V 339, 360, 363ff.
—, —, und Herzdekompensation V 383ff.
—, —, und Herzinfarkt V 368
—, —, und Herzinsuffizienz V 339ff., 360, 367, 381ff.
—, —, und Herzklappenfehler V 345ff.
—, —, und Herzminutenvolumen V 280ff.
—, —, Hirn bei V 387ff.
—, —, und Hirnaneurysma V 391
—, —, Hirndurchblutung bei V 387ff., 393ff.
—, —, Histamin bei V 255, 494
—, —, und Hormone V 312ff., 445, 504
—, —, Hydergin bei V 445, 475, 492, 509ff.
—, —, Hydralazine bei V 248, 399, 492, 541ff.
—, —, Hydrochlorothiazid bei V 588ff.
—, —, und Hypertensin V 308ff.
—, —, und Hyperthyreose V 771
—, —, und Hypophyse V 314ff., 490ff.
—, —, und Imidazol V 494, 506, 517ff.
—, —, und Infekte V 263ff., 343ff.
—, —, Jod bei V 496ff.
—, —, und Kälte-Test IV 783ff.; V 247ff., 250ff.
—, —, und Kallikrein V 224ff.
—, —, Kationenaustauscher bei V 467ff.
—, —, und Klima V 246, 263ff., 271ff.
—, —, und Körperbau V 239, 264ff., 269ff.
—, —, Kombinations-Therapie V 584ff., 590
—, —, Komplikationen V 351ff., 363ff.
—, —, und Kreislauf V 237ff., 277ff.
—, —, latente V 248
—, —, und Lebensalter V 238ff., 260ff., 263ff., 271ff.
—, —, und Lungenemphysem V 338ff.

Hypertonie, essentielle, und Lungenkreislauf V 297ff., 339ff., 346ff.
—, —, und Magnesium-Stoffwechsel IV 461; V 497
—, —, und maligne Hypertonie V 626ff.
—, —, und Migräne VI 251
—, —, und Mineralhaushalt V 244, 263ff., 315ff.
—, —, und Minus-Dekompensation V 383ff.
—, —, und Mitralstenose V 345ff., 497
—, —, und Nebenniere V 312ff., 489ff.
—, —, und Nervensystem V 298ff.
—, —, und Niere V 307ff., 402ff., 415ff.
—, —, Nierendurchblutung bei V 259, 307ff., 328ff., 402ff.
—, —, Nitrite bei V 489, 494, 498ff.
—, —, und Nitroglycerin V 250, 255
—, —, und Noradrenalin V 251, 312ff., 672ff.
—, —, Novocain bei V 497ff.
—, —, und Oxytyramin V 312ff.
—, —, und Periarteriitis nodosa V 623
—, —, und peripherer Widerstand V 283ff.
—, —, Phenothiazin bei V 495ff.
—, —, und Polyarthritis V 343
—, —, und Polycythämie V 337ff.
—, —, und Polyglobulie V 337ff.
—, —, Procain bei V 492, 497
—, —, Prognose V 431ff., 481ff.
—, —, und Psyche V 242ff., 253ff., 324ff.
—, —, Psychotherapie V 592ff.
—, —, Purine bei V 399ff., 494, 498ff.
—, —, und Pyelonephritis V 607ff.
—, —, und Rasse V 263ff., 271ff.
—, —, Rauwolfia-Alkaloide V 445, 492ff., 520ff.
—, —, Regitin bei V 384, 493, 518ff.
—, —, und renale Hypertonie V 596ff., 607, 616
—, —, und Renin V 308ff., 503

Hypertonie, essentielle, Röntgentherapie V 490ff.
—, —, Sedations-Test bei V 258ff.
—, —, Sedativa bei V 445, 492, 495ff.
—, —, und Steroide V 315, 319ff., 445, 504ff.
—, —, Strahlentherapie V 490ff.
—, —, Sympathektomie bei V 374ff., 390, 397, 408, 470ff.
—, —, und Sympathicolytica V 445, 492ff., 506ff.
—, —, Symptome V 237ff., 240ff.
—, —, Therapie V 444ff., 491ff.
—, —, Thiocyanate bei V 494, 499ff.
—, —, und Tuberkulose V 343ff.
—, —, und Tumoren V 341ff.
—, —, und Umwelt V 263ff., 271ff.
—, —, und Urämie V 307ff., 367, 369, 402, 420ff.
—, —, und Urohypertensin V 189
—, —, und Varicosis V 791
—, —, und Vasoexcitor material V 196
—, —, und Vasomotorik V 244ff., 298ff., 322ff.
—, —, und vegetative Labilität IV 783ff., 805ff.
—, —, und Venen V 293ff.
—, —, Veratrin bei V 492
—, —, Veratrumalkaloide bei V 248, 492ff., 553ff.
—, —, Verlauf V 239
—, experimentelle V 37ff.
—, —, endokrine V 39ff., 113ff.
—, —, neurogene V 37ff., 69ff., 146ff.
—, —, renale V 33, 37, 40ff.
—, Extrasystolie bei II 37ff., 70
— und Ferritin V 493
— und Fieber V 244, 256ff., 445, 501ff.
— und Flicker-Test V 257ff.
—, Folgen V 351ff., 363ff.
— und Ganglienblocker V 73, 161, 185, 205, 249, 378ff., 384, 389ff., 397, 489, 492, 565ff.
— und Gefäße V 237ff., 244ff., 277ff., 293ff., 344, 351ff.
— und Gefäßkrankheiten VI 23ff.

Hypertonie, genuine V 33ff.
— und Genußgifte IV 826
— und Geschlechtsfunktion IV 8
—, Geschlechtsverteilung V 240ff., 262, 264ff., 271ff.
— bei Glomerulonephritis V *612*ff.
— bei Glomerulosklerose II 303, 307, 604; IV 364ff.; V 37ff., 337, 595ff., *618*ff.
— bei Goldblatt-Nephritis V 37, *49*ff.
— und Gravidität IV 482ff., 493, 497ff., *500*ff.; V 37ff., 725ff., 730ff.
— und Graviditätstoxikose IV 500ff., 510ff.; V 37ff., 387, 725ff.
— bei Grippemyokarditis II 925
— und Guanidin V 67ff., 190
— bei Hämochromatose IV 684ff.
— und Hämodynamik V 37ff., 68ff., 237ff., 277ff.
— und Hämoperikard II 1150
— und hämorrhagische Diathese VI 576
—, Häufigkeit V 260ff.
— und Heparin V 445, 504ff.
— und Heredität V 239, 240ff., *269*ff.
—, Herz bei I 15ff.; V 339, 360, *363*ff., 657ff.
— und Herzblock II 213 224, 230; V 768
— und Herzdekompensation V 383ff.
— und Herzform I 884ff.
— und Herzgewicht I 824
— und Herzglykoside I 453ff., 462ff.
— und Herzgröße I 884ff.
—, Herzhypertrophie bei I 736ff.
— und Herzinfarkt I 339ff.; III 712, 799ff., 1068, *1070*ff., *1228*ff., 1359ff.; V 368
— und Herzinsuffizienz I 71, 112, 121ff., 339ff., 403ff., 707ff., 768ff.; V 39ff., 68, 339ff., 360ff., 367, *381*ff.
— und Herzklappenfehler V 345ff.
— und Herzminutenvolumen V 37ff., 175, 280ff.
— und Herzruptur III 1240ff.
— und Herztöne II 577
— bei Herztrauma II 508ff.
— und Herzvolumen I 884ff.

Hypertonie, Hirn bei V 387ff., 393ff., 463, 465, 722ff.
— und Hirnaneurysma V 391; VI 463, 465
— und Hirndruck V 722ff.
—, Hirndurchblutung bei V 387ff., 393ff.
— und Histamin V 159, 197ff., 255, 494
— und Hochdruckstoff V 188
— bei Höhenadaptation IV 10ff., 31ff., 38
— und Hormone V 37ff., *113*ff., 312ff., 445, 504
—, hormonelle s. u. endokrine
—, humorale Genese V 80ff., 111ff., 166ff.
—, Hydergin bei V 445, 475, 492, 509ff.
— und Hydralazine V 73, 133, 145, 156, 161, 248, 399, 492, *541*ff.
—, Hydrochlorothiazid bei V 588ff.
— und Hydrocortison V 114ff., 136, 144
— bei Hypernatriämie IV 445ff.
— und Hypertensin V 29, 74, *80*ff., 88ff., *93*ff., *111*ff., 308ff.
— und Hypertensinase V 103ff.
— und Hypertensinogen V 75, 88ff.
— bei Hyperthyreose IV 326ff.; V 40, 770ff.
— und Hypophyse V 68, 70, 79ff., 133, 141ff., 314ff., 490ff.
— bei Hypothyreose IV 333ff.; V 771
— und idiopathische Herzhypertrophie II 974
— und Imidazol V 494, 506, 517ff.
— und Infekte IV 530ff., 535ff., *567*ff., 824ff.; V 37ff., 263ff., 343ff.
— und Interferenzdissoziation II 296
—, Jod bei V 496ff.
— und Kältetest IV 783ff., V 70ff., 247ff., 250ff.
— und Kallikrein V 224ff.
—, kardiovasculäre V 39ff.
—, Kationenaustauscher V 467ff.
— und Klima IV 10ff., 31ff., 38; V 246, 263ff., 271ff.
— und Körperbau IV 625; V 239, 264ff., 269ff.
— und Körpergewicht IV 625
— bei Kohlenoxydvergiftung V 774

Hypertonie bei Kollagenosen II 976, 985ff.
— im Kollaps I 965, 975, 979, 1027, 1031, 1035ff.
—, Kombinationshochdruck V 40ff.
—, Kombinationstherapie V 584ff., 590
—, Komplikationen V 351ff., 363ff.
— und Kreislauf V 237ff., 277ff., 658ff.
—, Kreislaufzeit bei I 173ff.
—, labile IV 771ff.
—, latente V 248
— und Lebensalter V 10ff., 238ff., 260ff., 263ff., 271ff.
— und Linksschenkelblock II 352ff., 356
— bei Livedo reticularis VI 534ff.
— und Lordose-Test V 339
— bei Lues V 716; VI 355
— und Luftdruck IV 10ff., 31ff., 38
— und Luftüberdruck IV 40ff.
— und Lungenemphysem V 338ff.
— und Lungenkreislauf I 121ff.; V 297ff., 339ff., 346ff.
— und Lungenödem I 129ff., 768ff.
— und Lungenstauung I 768ff.
— und Magnesiumstoffwechsel IV 460ff.; V 497
—, maligne V 37, *626*ff.
—, —, und Acetylcholin V 256
—, —, Adrenalektomie bei V 490
—, —, Anatomie V 626ff.
—, —, und Aortenhämatom, intramurales VI 457
—, —, und Apoplexie V 391
—, —, und Arteriosklerose V 352
—, —, Augenhintergrund bei V 422ff., 429ff.
—, —, und Balneotherapie I 699
—, —, bei Bleivergiftung V 772
—, —, Cantharidenblase bei VI 109
—, —, Capillarpermeabilität bei VI 109
—, —, Capillarresistenz bei VI 104ff.
—, —, und Conn-Syndrom V 704ff.
—, —, und Cortison V 709
—, —, und Depressan V 502

Hypertonie, maligne, Dextranreaktion bei V 618,
629
—, —, und Doryl V 256
—, —, und Encephalopathie
V 391
—, —, und endokrine
Hypertonie V 704 ff.
—, —, und essentielle Hypertonie V 626 ff.
—, —, und Fieber V 502
—, —, und Ganglienblocker
V 398, 574 ff., 584
—, —, und Gefäße V 352
—, —, und Glomerulonephritis V 617
—, —, bei Graviditätstoxikose
V 734 ff.
—, —, und Herzinsuffizienz
I 769
—, —, Hirndurchblutung bei
V 391, 398
—, —, und Höhenadaptation
IV 38
—, —, und Hydralazine V 548
—, —, und Kälte-Test V 250 ff.
—, —, und Karditis rheumatica
II 603, 607
—, —, und Klima IV 38
—, —, und Luftdruck IV 38
—, —, und Lungenödem
I 769
—, —, und Nephritis V 617
—, —, und Nierendurchblu-
tung V 308 ff., 402 ff.
—, —, und Nitroglycerin
V 256
—, —, Novocain bei V 498
—, —, und Operabilität
IV 632
—, —, Pathologie V 626 ff.
—, —, und Periarteriitis
nodosa V 623
—, —, und Pyelonephritis
V 608 ff., 627 ff.
—, —, und Quecksilber-
diuretica I 533
—, —, und renale Hypertonie
V 600, 608, 617,
627 ff.
—, —, und rheumatisches
Fieber II 603, 607
—, —, und Sauerstoffmangel
IV 38
—, —, und Steroide V 707
—, —, Sympathektomie bei
V 490
—, —, Symptome V 629 ff.
—, —, Therapie V 634 ff.
—, —, und Veratrumalkaloide
V 563 ff.
—, —, bei Vergiftungen V 772
—, —, Vorkommen V 626 ff.
— und Martorelli-Syndrom
V 344; VI 380

Hypertonie und Menopause
IV 872
— und Mesoappendix-Test
V 192 ff.
—, metacorticoidale V 131 ff.
— und Migräne VI 251
— und Mineralhaushalt I 244,
263 ff., 315 ff.
— und Mineralstoffwechsel
V 67 ff., 315 ff., 497
— und Minus-Dekompensa-
tion V 383 ff.
—, Minutenvolumenhochdruck
V 37 ff., 175, 280 ff.
— und Mitralinsuffizienz
II 1424
— bei Mitralstenose
II 1377 ff.; V 345 ff., 497
— und Moschcowitz-Sym-
mers-Syndrom VI 573
—, Myokard bei I 707, 736 ff.
— und Myokarditis II 882
— bei Myokardose nach Gravidität IV 497 ff.
— und Myokardstoffwechsel
III 734 ff.
— nach Narkose IV 613 ff.,
617 ff.
— und Natriumstoffwechsel
IV 445 ff.
— und Nebenniere V 37 ff.,
69 ff., 74 ff., 98 ff., 113 ff.,
312 ff., 489 ff.
— bei Nebennierenregeneration V 137 ff.
— durch Nephrektomie
V 41 ff.
— und Nephrin V 179, 188 ff.,
355
— bei Nephritis V 612 ff.
— durch Nephrotoxine s. a. u.
Masugi-Nephritis V 57 ff.,
68 ff., 78, 108 ff., 134, 145
— durch Nervendurchschnei-
dung V 146 ff.
— und Nervensystem V 22 ff.,
29 ff., 37 ff., 69 ff., *146 ff.*,
163 ff., 298 ff., 660 ff.
—, neurogene V 37 ff., 69 ff.,
146 ff.
—, —, und Aortenhämatom,
intramurales VI 459
—, —, bei Aorteninsuffizienz
V 768
—, —, bei Aortenisthmus-
stenose III 450 ff.
—, —, bei Bleivergiftung
V 773
—, —, und Carotissinus
V 713 ff.
—, —, bei Cor triatriatum
III 555
—, —, Entzügelungs-Hoch-
druck V 146 ff. s. a.
dort

Hypertonie, neurogene und
Ganglienblocker
V 161, 570
—, —, und Hirndruck V 722 ff.
—, —, bei Infektionen
IV 573 ff.; V 37 ff.,
718 ff.
—, —, bei Kohlenoxydvergiftung V 774
—, —, im Kollaps I 973
—, —, bei Poliomyelitis
IV 573 ff., V 37 ff.,
718 ff.
—, —, bei Porphyrie IV 401
—, —, und Pressoreceptoren
V 713 ff.
—, —, psychosomatische
V 163 ff.
—, —, bei Querschnitts-
lähmung V 721
—, —, und Rauwolfia-Alka-
loide V 526
—, —, und Renotropin V 141
—, —, bei Thalliumvergiftung
V 716 ff., 773 ff.
—, —, Therapie V 725
—, —, und Trauma V 722 ff.
—, —, und Veratrumalkaloide
V 557 ff.
—, —, bei Vergiftungen
V 773 ff.
—, —, zentralnervöse V 156 ff.
s. a. dort
— bei neurogenem Schock
I 973
— und Nicotin III 881 ff.,
IV 826
— und Niere V 32 ff., 37 ff.,
41 ff., 119 ff., 144, 154,
157, 163 ff., 250 ff., 307 ff.,
402 ff., 415 ff., 595 ff.,
659 ff.
— und Nierendurchblutung
V 37 ff., 49 ff., 66, 68, 99,
165, 176 ff., 185, 259,
307 ff., 328 ff., 402 ff.
— bei Nierendystopie V 602
— bei Nierenembolie
V 37 ff., 57, 596, 599 ff.
—, Nierenfunktion bei V 58 ff.,
65 ff.
— bei Niereninfarkt V 597,
599 ff.
— bei Nierenkompression
V 39 ff., 54 ff.
— bei Nierentuberkulose
V 37 ff., 596 ff., *611* ff.
—, Nitrite bei V 250, 255, 489,
494, 498 ff.
— und Nitroglycerin V 250,
255
— und Noradrenalin V 75,
132, 150, 154, 157 ff.,
166 ff., 250 ff., 312 ff.,
649 ff., 672 ff., 674 ff.

Hypertonie, Novocain bei
V 497 ff.
— und Oestrogene V 139 ff.
— und Operabilität IV 625, 632 ff.
—, Operation bei V 679 ff.
— und Ornitho-Kallikrein V 225 ff.
— und Orthostase IV 757 ff.
— und Oxytyramin V 179 ff., 312 ff.
— und Pararhythmie II 290 ff., 296, 303, 305 ff.
—, parasympathische IV 727
— und Parasystolie II 303, 305
— und Parathyreoidea V 140
—, paroxysmale s. u. Blutdruckkrisen
— und paroxysmale Tachykardie bei II 130 ff.
—, Pathogenese V 41 ff., 71 ff., 166 ff.
— und Pepsitensin V 93, 102 ff.
— bei Periarteriitis nodosa II 976, 985 ff; V 37 ff., 122 ff., 133, 598, 621 ff., 623; VI 310, 314, 316
— bei Perinephritis V 39 ff., 54 ff., 602 ff.
— und peripherer Widerstand V 38 ff., 68 ff., 283 ff.
— bei Phäochromocytom V 646 ff., 656 ff.
—, Phenothiazin bei V 495 ff.
— und Pherentasin V 186 ff.
— und Phlebitis VI 496, 501
— bei Poliomyelitis IV 573 ff., V 37 ff., 718 ff.
— und Polyarthritis V 343
— bei Polycythämie IV 663; V 40, 337 ff.
— und Polyglobulie V 337 ff.
— bei Porphyrie IV 37 ff., 397 ff.
— portale, bei Gefäßkrankheiten VI 112
—, —, bei infektiösem Schock I 983
—, —, und Kollaps I 983, 1008
—, —, bei konstriktiver Perikarditis II 1103 ff.
—, —, und Operabilität IV 631
—, —, bei Panzerherz II 1103
—, —, bei Perikarditis II 1103 ff.
—, —, und Phlebitis VI 499
—, —, und Phlebographie VI 144 ff.
—, —, und Schock I 983, 1003
—, —, bei Thrombophlebitis VI 499
—, —, und Varicosis VI 521

Hypertonie, postinfektiöse IV 535 ff., 567 ff.
—, posttoxämische recurrierende IV 520
— und Pressoreceptoren V 23 ff., 69 ff., 146 ff., 713 ff;
— und Pressorsubstanzen V 75, 80 ff., 111 ff., 166 ff.
—, Procain bei V 492, 497
—, Prognose V 431 ff., 481 ff.
— bei Pseudo-Cushing-Syndrom V 700 ff.
— und Psyche I 418; V 13 ff., 163 ff., 242 ff., 253 ff., 324 ff., 700 ff.
—, Psychotherapie V 592 ff.
— und Puerperium IV 497 ff.; 501 ff.
— pulmonale I 129
—, —, bei angeborenem arteriovenösem Coronaraneurysma III 214
—, —, und angeborene Pulmonalinsuffizienz III 563 ff.
—, —, und Angina pectoris III 945
—, —, bei Aortenisthmusstenose III 448 ff., 457
—, —, bei Aortenstenose II 1430 ff.
—, —, und Arteriosklerose VI 389 ff.
—, —, bei arteriovenöser Lungenfistel III 388
—, —, bei Beriberi IV 391 ff.
—, —, bei Bilharziose IV 239 ff.
—, —, und Blutdruck V 789
—, —, bei Canalis atrioventricularis communis III 293 ff.
—, —, bei Carcinoid II 783 ff.
—, —, und Commissurotomie II 1396 ff.
—, —, und Coronarinsuffizienz III 945
—, —, und Cor pulmonale IV 59 ff., 141 ff.
—, —, bei Cossio-Syndrom III 59
—, —, bei Ductus Botalli persistens III 162 ff., 187 ff., 194 ff.
—, —, bei Eisenmenger-Komplex III 38
—, —, bei Endangitis obliterans VI 294 ff.
—, —, essentielle IV 251
—, —, und essentielle Hypotonie V 789
—, —, bei Fettembolie IV 134 ff.

Hypertonie, pulmonale, bei Gefäßkrankheiten V 623; VI 230, 294 ff., 389 ff.
—, —, bei Gefäßmißbildungen III 214, 382
—, —, und Gravidität IV 496 ff.
—, —, bei Herztumoren II 1181 ff.
—, —, und Hypotonie V 789
—, —, bei Karditis rheumatica II 576 ff.
—, —, bei Kollagenosen II 989 ff.
—, —, bei kombiniertem Mitral-Aortenfehler II 1479 ff.
—, —, bei kombiniertem Mitralfehler II 1409, 1411 ff.
—, —, bei konstriktiver Perikarditis II 1095 ff.
—, —, bei Luftembolie IV 124 ff.
—, —, bei Lungenembolie IV 92 ff., 105 ff., 233 ff.
—, —, und Lungenfibrose IV 198 ff.
—, —, und Lungenvenen IV 250
—, —, bei Lungenvenentransposition III 527 ff.
—, —, bei Lutembacher-Syndrom III 284
—, —, bei Mitralinsuffizienz II 1407 ff.
—, —, bei Mitralstenose II 1302 ff., 1314 ff., 1335 ff., 1352 ff.
—, —, bei Myokarditis II 911
—, —, und Narkose IV 617 ff.
—, —, und Operabilität IV 630 ff.
—, —, bei Operationen IV 598
—, —, bei Panzerherz II 1095
—, —, Pathogenese I 129
—, —, bei Periarteriitis nodosa V 623
—, —, bei Perikarditis II 1095 ff.
—, —, bei peripherer Pulmonalstenose III 376
—, —, bei Pneumokoniose IV 205 ff.
—, —, bei Pneumonie-Myokarditis II 911
—, —, und Pulmonalaneurysma III 373
—, —, bei Pulmonalarterienaplasie III 382
—, —, bei Pulmonalsklerose IV 241 ff., 245 ff.
—, —, bei Pulmonalstenose III 376

Hypertonie, pulmonale, bei
 Raynaud-Syndrom
 VI 230
—, —, bei rheumatischem
 Fieber II 576 ff.
—, —, und Serotonin II 783 ff.
—, —, bei Sichelzellanämie
 IV 240
—, —, bei Silikose IV 205 ff.
—, —, bei Sklerodermie
 II 989 ff.; IV 201
—, —, bei Thoraxdeformation
 IV 230
—, —, bei Tuberkulose
 IV 222 ff.
—, —, bei Tumormetastasen
 IV 237 ff.
—, —, und Vasomotorik
 VI 230
—, —, bei Ventrikelseptumdefekt III 61
—, —, bei Vorhofseptumdefekt
 III 59, 256 ff.
—, Purine bei V 399 ff., 494,
 498 ff.
— und Purpura Majocchi
 VI 576
— bei Pyelonephritis V 37,
 243, 602 ff., *607* ff.
— bei Querschnittslähmung
 V 721
— und Rasse V 263 ff., 271 ff.
— und Rauwolfia-Alkaloide
 V 133, 136, 145, 186, 248,
 445, *492* ff., 520 ff.
— und Raynaud-Syndrom
 VI 224 ff.
— und Rechts-Schenkelblock
 II 356
— und Regelkreis IV 757 ff.
— und Regitin V 151 ff., 187,
 384, 493, 518 ff.
— und Reizleitungsstörungen
 II 213, 224, 230, 243 ff.
— und relative Aorteninsuffizienz II 1453
— und relative Mitralinsuffizienz II 1424
—, renale V 33, 37, *40* ff.,
 595 ff.
—, —, und Acetylcholin V 256
—, —, und Aldosteron V 711
—, —, durch Allergie V 775
—, —, bei Amyloidose V 617
—, —, Anatomie V 58 ff.
—, —, und Aneurysmen
 V 596, 601, 769 ff.
—, —, und Angiopathia diabetica IV 354 ff., 366;
 V 337
—, —, und Angiotonin V 88
—, —, und Antirenin V 105 ff.
—, —, bei Aortenhämatom
 (intramuralem)
 VI 459

Hypertonie, renale, bei Aortenisthmusstenose
 III 450 ff.; V 757
—, —, bei Aortenthrombose
 VI 375
—, —, und Apoplexie V 387 ff.
—, —, und Arteriosklerose
 V 358
—, —, bei arteriovenösen Aneurysmen V 769 ff.
—, —, bei arteriovenöser
 Fistel V 601
—, —, und Augenhintergrund
 V 423
—, —, und Balneotherapie
 I 699
—, —, und Bleivergiftung
 V 772
—, —, und Cholin V 255 ff., 505
—, —, und Cortison V 709
—, —, bei Cystenniere V 37 ff.,
 603, *606* ff.
—, —, und Depressan V 86 ff.,
 235
—, —, Dextranreaktion bei
 V 618
—, —, und Diabetes mellitus
 IV 354 ff., 366 ff.;
 V 337, 419 ff., 618 ff.
—, —, bei diabetischer Glomerulosklerose
 IV 364 ff.; V 618 ff.
—, —, und DOCA-Hypertonie
 V 708
—, —, und Doryl V 255 ff.
—, —, und Embolie I 717;
 V 596, 599 ff.
—, —, Encephalopathie bei
 V 387 ff.
—, —, bei Endangitis obliterans V 624 ff.;
 VI 289 ff.
—, —, bei Endokarditis lenta
 II 717; V 597, 600
—, —, und endokrine Hypertonie V 708
—, —, bei Erythematodes
 V 622
—, —, und essentielle Hypertonie V 596 ff., 607,
 616
—, —, experimentelle V 33 ff.,
 37 ff., *40* ff.
—, —, und Fieber V 256
—, —, und Ganglienblocker
 V 389 ff., 570, 574 ff.
—, —, bei Glomerulonephritis
 V 612 ff.
—, —, und Gravidität
 V 725 ff., 729, 730 ff.
—, —, und Graviditätstoxikose V 725 ff., 729,
 730 ff., 734 ff.
—, —, und Guanidin V 190
—, —, Hämodynamik V 68 ff.

Hypertonie, renale, Häufigkeit
 V 260 ff.
—, —, und Heparin V 504
—, —, und Herzinsuffizienz
 I 769
—, —, und Herzminutenvolumen V 281
—, —, Hirndurchblutung bei
 V 387 ff.
—, —, und Histamin V 255
—, —, und Höhenadaptation
 IV 38
—, —, humorale Genese
 V 80 ff., 111 ff.
—, —, und Hydergin V 514
—, —, und Hydralazine V 544
—, —, und Hypertensin
 V 74, *80* ff., 88 ff.,
 93 ff., *111* ff.
—, —, und Hypertensinase
 V 103 ff.
—, —, und Hypertensinogen
 V 75, 88 ff.
—, —, und Hypophyse V 68,
 70, 79 ff.
—, —, bei Infarkten V 597,
 599 ff.
—, —, bei Infektionen
 V 37 ff., 54 ff., 243,
 602 ff.
—, —, und Kälte-Test
 V 250 ff.
—, —, und Klima IV 38
—, —, bei Kollagenosen
 II 985 ff.
—, —, und Kollaps I 1099
—, —, und Luftdruck IV 38
—, —, und Lungenödem
 I 769
—, —, und maligne Hyper-
 tonie V 600, 627 ff.
—, —, und Mineralhaushalt
 V 67 ff.
—, —, bei Mitralstenose
 II 1377
—, — und Nebenniere V 37 ff.,
 69 ff., 74 ff.
—, —, und Nephrin V 189,
 355
—, —, bei Nephritis V 612 ff.
—, —, und Nervensystem
 V 69 ff., 71 ff.
—, —, bei Nierendystopie
 V 602
—, —, Nierenfunktion bei
 V 65 ff.
—, —, bei Nierentuberkulose
 V 37 ff., 596 ff., *611* ff.
—, —, und Nitroglycerin
 V 255 ff.
—, —, Pathogenese V 41 ff.,
 71 ff.
—, —, Pathologie V 58 ff.
—, —, und Pepsitensin V 93,
 102 ff.

Hypertonie, renale, bei Periarteriitis nodosa II 985 ff.;
V 37 ff., 122 ff., 133, 598, *621* ff.; VI 316
—, —, bei Perinephritis V 39 ff., 54 ff., *602* ff.
—, —, bei Phlebitis VI 496
—, —, bei Pyelonephritis V 37, 243, 602 ff., *607* ff.
—, —, und Rauwolfia-Alkaloide V 526
—, —, und Renin V 45 ff., 49 ff., 60, 64, 70, 75, 79, *80* ff., *111* ff., 503
—, —, und Sauerstoffmangel IV 38
—, —, im Schock I 1099
—, —, Therapie V 634 ff.
—, —, bei Thrombophlebitis VI 496
—, —, durch Trauma V 601 ff.
—, —, durch Tumoren V 596 ff., 601 ff., *605* ff.
—, —, und Veratrumalkaloide V 557, 563 ff.
—, —, und Vergiftungen V 772
—, —, Vorkommen V 595 ff.
—, —, Wasserhaushalt V 67 ff.
— und Renin V 29, 45 ff., 49 ff., 60, 64, 70, 75, 79, *80* ff., *111* ff., 308, 503, 596 ff., 607, 616
— und Renotropin V 141
— und respiratorische Arrhythmie II 23 ff.
— bei Riesenzellarteriitis VI 341
— bei Roemheld-Syndrom IV 865
— bei Röntgenschäden V 40, 57
—, Röntgentherapie V 490 ff.
—, „roter Hochdruck", Begriff V 33 ff.
— und Säure-Basen-Gleichgewicht I 208
— bei Sauerstoffmangel IV 10 ff., 31 ff., 38
— und Schenkelblock II 352 ff., 356, 362
— im Schock I 965, 975, 979, 1027, 1031, 1035 ff.
— und Schockniere I 1099
—, Sedations-Test bei V 258 ff.
—, Sedativa bei V 445, 492, 495 ff.
— bei Sheehan-Syndrom V 799
— bei Seidennephritis V 39, 54 ff.
— und Serotonin V 75, 150, 161, *181* ff.

Hypertonie, spontane V 164 ff.
— und Sportherz I 941 ff.
—, Stauungshochdruck V 37 ff.
— und Steroide V 113 ff,. 315, 319 ff., 445, 504 ff., 657, 662, 684 ff., 687 ff., *705* ff.
—, Strahlentherapie V 490 ff.
— und Substanz P V 206
— durch Sulfonamide V 775
— und Sustained pressor principle V 188
—, Sympathektomie bei V 149, 374 ff., 390, 397, 408, *470* ff.
— und Sympathicolytica V 70, 73, 149 ff., 155, 158, 445, 492 ff., 506 ff.
— und Sympathicomimetica II 149
— und Sympathin V 167
—, sympathische, Begriff IV 727, 757
—, Symptome V 237 ff., *240* ff.
— und Tachykardie I 345; II 130 ff.
— bei Thalliumvergiftung V 773
—, Therapie V 444 ff., 491 ff., 679 ff.
—, Thiocyanate bei V 494, 499 ff.
— bei Thrombophlebitis VI 496, 501
— durch Thrombose V 596 ff.; VI 496, 501
— und Thymus V 141
— und Thyreoidea IV 326 ff.; V 40, 132 ff.
— und totaler Block II 230, 243 ff.
— durch Trauma V 601 ff.
— bei traumatischem Schock I 965, 1035 ff., 1043
— und Tuberkulose V 343 ff.
— durch Tumoren V 341 ff., 596 ff., 601 ff., *605* ff.
— und Tyramin V 177 ff.
— und Ulcus cruris V 344; VI 380
— und Umwelt V 263 ff., 271 ff.
— und Urämie V 36, 41 ff., 65 ff., 281 ff., 307 ff., 367, 369, 402, 420 ff.
— durch Ureterenverschluß V 39 ff., 56
— und Urohypertensin V 189
— bei Valsalva-Versuch IV 776 ff.
— und Vasodepressor material V 193 ff., 203
— und Vasoexcitor material V 190 ff., 196
— und Vasomotorik V 166 ff., 197 ff., 244 ff., 298 ff., 322 ff.

Hypertonie bei vegetativer Labilität IV 704 ff., 710 ff., 727, 757 ff., 771 ff., 783 ff., 797 ff., 805 ff.
— und Venen V 293 ff.
—, Veratrin bei V 492
— und Veratrumalkaloide V 73, 159, 248, 492 ff., 553 ff.
— bei Verbrennungsschock I 979, 1035, 1043
— bei Vergiftungen V 771 ff.
—, Verlauf I 239
—, Verzweigungsblock bei II 370
— und Vorhofflattern II 103 ff.
— und Vorhofflimmern II 103 ff.
—, Vorkommen V 37 ff.
— und Wärmeurticaria VI 562
—, Wasserhaushalt bei V 67 ff.
—, „weißer Hochdruck", Begriff V 33 ff.
—, Widerstandshochdruck V 38 ff.; 154 ff., 159 ff., 175
— und Wilson-Block II 356
—, Wolff-Parkinson-White-Syndrom bei II 395
— zentralnervöse V *712* ff.
— — bei Aorteninsuffizienz V 768
— — bei Bleivergiftung V 773
— — und Hirndruck V 722 ff.
— — bei Infektionen IV 573 ff.; V 37, 718 ff.
— — bei Porphyrie IV 401
— — und Trauma V 722 ff.
— — bei Vergiftungen V 773
Hypertrichose durch ACTH II 645
— durch Cortison II 645
— bei Cushing Syndrom V 683 ff.
Hyperventilation s. a. u. Atmung
— und Adams-Stokes-Syndrom II 260
— bei Anämie IV 650 ff.
— und Blutdruck V 257, 723
— bei Blutkrankheiten IV 650 ff.
— und Cor pulmonale IV 224
— und essentielle Hypertonie V 257
— bei essentieller Hypotonie V 788 ff.
— bei Gefäßmißbildungen III 382
— und Hirndruckblutung V 395

Hyperventilation bei Höhenadaptation IV 2ff., 17, 22ff., 27ff., 31ff.
— und Hydralazine V 547
— und Hypertonie V 257, 723
— bei Hypotonie IV 809; V 788ff.
— und Klima IV 2ff., 17, 22ff., 27ff., 31ff.
— und Kollaps I 1011, 1019
— und Luftdruck IV 2ff., 17, 22ff., 27ff., 31ff.
— und Luftüberdruck IV 42
— und maligne Hypertonie V 257
— und Narkose IV 613
— und Niere IV 17ff.
— bei Phäochromocytom V 655ff.
— bei Postural hypotension V 817
— bei Pulmonalarterienaplasie III 382
— und renale Hypertonie V 257
— und Salicyl II 649
— bei Sauerstoffmangel IV 2ff., 17, 22ff., 27ff., 31ff.
— und Schock I 1011, 1019
— und Tuberkulose IV 224
— bei vegetativer Labilität IV 809
Hypnotica bei angeborenem Herzfehler III 154
— bei Angina pectoris III 1374, 1397ff.
— bei Antesystolie II 402
— bei Aortenaneurysma VI 450ff.
— bei Aortographie VI 135ff.
— und Blutdruck V 257, 258ff., 492ff., 495ff., 808
— und Carotissinus V 715
— und essentielle Hypertonie V 257ff., 492ff., 495ff.
— bei Extrasystolie II 77
— bei Graviditätstoxikose V 749, 750ff.
— und Hämodynamik V 279
— und hämorrhagischer Schock I 1042
— und Herzfunktion I 8, 28ff.
— bei Herzinfarkt III 1447ff.
— bei Herzinsuffizienz I 419ff.
— und Hypertonie V 257, 258ff., 492ff., 495ff.
— und Hypotonie V 808
— und Kollaps I 958, 1042; IV 601ff.
— und Kreislauf IV 592ff.
— und Lebensalter IV 624
— bei Luftembolie IV 131
— bei Lungenembolie IV 122

Hypnotica bei Migräne VI 253
— und Myokard II 968
— zur Narkose IV 592ff., 612ff.
— bei Operationen IV 592ff., 612ff.
— Pharmakologie IV 592ff.; V 492
— und renale Hypertonie V 257
— und Schock I 958, 1042; IV 601ff.
— und Schockniere I 1102
— im Sedations-Test V 258ff.
— und Serotonin V 184
— bei vegetativer Labilität IV 853
— bei Wolff-Parkinson-White-Syndrom II 402
Hypocalcämie IV 446ff.
— bei Herzinsuffizienz I 588
— und Kaliumstoffwechsel IV 426ff.
— und Kationenaustauscher I 588; IV 446
—, Myokard bei IV 447ff.
— bei Porphyrie IV 398ff.
—, Vorkommen IV 446ff.
Hypochlorämie I 581ff.
— und Alkalose I 566, 581ff.
— nach Commissurotomie II 1393
— bei Cushing-Syndrom V 684ff., 688
— durch Diurese I 563ff.
— durch DOCA V 116
— bei endokriner Hypertonie V 684ff., 688
— bei Herzinsuffizienz I 563ff.
— und Hypertonie V 684ff.
— und Hypokaliämie IV 420ff.
— bei Mitralstenose II 1393
— und Myokardose II 969
Hypogenitalismus und Angiopathia diabetica VI 549ff.
— und Arteriosklerose III 791
— und Capillaropathia diabetica VI 549ff.
— und Capillarpermeabilität VI 549ff.
— und Coronarsklerose III 791
— bei Cushing-Syndrom V 684ff.
— und Diabetes mellitus VI 549ff.
— bei endokriner Hypertonie V 684ff.
— und Gefäßkrankheiten III 791; VI 323, 549ff.
— und Hämochromatose IV 687
— und Hypertonie V 684
— bei Periarteriitis nodosa VI 323

Hypoglykämie IV 378ff.
— und Adrenalin V 171
— und Angiopathia diabetica IV 368
— und Arteriosklerosis obliterans diabetica VI 438
— und Blutdruck V 788
— und Cantharidenblase VI 110
— und Capillarpermeabilität VI 110
—, Capillarresistenz bei VI 104, 574ff.
— und Capillarspasmen VI 537
— bei Diabetes mellitus IV 378ff.
—, Elektrokardiogramm bei IV 381
— bei Endangitis obliterans VI 280
— bei essentieller Hypotonie V 788
— bei Fettembolie IV 136
— und Glykogenose II 965ff.
— und hämorrhagische Diathese VI 574
— im hämorrhagischen Schock I 1080
— und Hepatitis II 928
— und Hepatitis-Myokarditis II 928
— und Hirndurchblutung V 395
— und Hypokaliämie IV 420ff.
— und Hypotonie IV 810ff.; V 788
— durch Insulin IV 378ff.
— im Kollaps I 1080ff.
— und Myokarditis II 928
— und Noradrenalin V 171
— und Purpura VI 574
— und Rauwolfia-Alkaloide V 530
— im Schock I 1080ff.
— bei Simmonds-Syndrom V 799ff.
— und vegetative Labilität IV 810ff.
Hypokaliämie I 583ff.; IV 419ff.
— und ACTH II 645
— und Adams-Stokes-Syndrom II 261ff.
— bei Beriberi IV 394ff.
— und Chlorothiazid V 589
— bei Coma diabeticum IV 375ff.
— nach Commissurotomie II 1391ff.
— bei Conn-Syndrom V 704ff.
— und Cortison II 645
— bei Cushing-Syndrom V 684ff., 688
— bei Diabetes mellitus IV 374ff.

Hypokaliämie, Diagnose 1584 ff.
— und Digitalis IV 436
— und Diurese I 563 ff., 566
— und Diuretica V 589
— durch DOCA V 116
— und Elektrokardiogramm IV 430 ff.
— bei endokriner Hypertonie V 684 ff., 688
— und Herz IV *419* ff.
— und Herzglykosidtherapie I 458 ff., 480, *493* ff.
— bei Herzinsuffizienz I 458 ff., 480, *493* ff., 563, *583* ff.; IV 373 ff.; V 563 ff.
— und Hydrochlorothiazid V 589
— und Hypertonie 684 ff.
— bei Hypertonie-Therapie V 589
— und idiopathische Herzhypertrophie II 974
— durch Kationenaustauscher V 467
— und Kollaps IV 603 ff.
— und Kreislauf IV *419* ff.
— und Lebensalter IV 624 ff.
— bei Mitralstenose II 1391 ff.
— und Myokard IV 421 ff.
— und Operabilität IV 624 ff., 631
— bei Operationen IV 597
—, Pathogenese I 583 ff.
— bei Poliomyelitis IV 420 ff., 541
— und postsynkopales Syndrom II 261 ff.
— und Schock IV 603 ff.
—, Symptome I 586; IV 421 ff.
—, therapeutische I 583 ff.; IV 420 ff.
—, Therapie I 586 ff.
—, Ursachen IV 420
—, Vorkommen IV 420 ff.
Hyponatriämie I 568 ff.; IV 439 ff.
— bei Conn-Syndrom V 701
— durch Diurese I 563 ff.
— und Fleckfieber II 907
— bei Herzinsuffizienz I 563 ff.
— und Kollaps IV 602 ff.
—, Mangel-Form I 566, 573 ff.
— und Myokarditis II 907
— und Myokardose II 969
— und Operationsschock I 966
—, Pathogenese I 568 ff.
— und Rickettsiosen II 907
— und Schock IV 602 ff.
—, Symptome I 573 ff.; IV 440 ff.
—, Therapie I 573 ff.
— und traumatischer Schock I 966
—, Verdünnungsform I 566, 570, 575 ff.

Hyponatriämie, Verteilungsform I 570, 575 ff.
Hypophyse und Addisonismus V 799 ff.
— und Adrenalin V 169, 173
— und Akrocyanose VI 532 ff.
— und Akromegalie V 704
— und Arteriosklerose III 749 ff., 791 ff.; VI 414
— und Atmung IV 13 ff.
— und Blutbildung I 167
— und Blutdruck V 37 ff., 68, 70, 79 ff., 133, 141 ff., 144, 156 ff., 163, 314 ff., 646 ff., 780 ff.
— und Capillarspasmen VI 537
— und Conn-Syndrom V 701
— und Coronarinsuffizienz III 749 ff., 791 ff.
— und Coronarsklerose III 749 ff., 791 ff.
— und Cushing-Syndrom V 682 ff., 689, 695 ff.
— und Cyanose VI 532 ff.
— und Depressan V 230 ff.
— und Diurese I 236, 278 ff.
— und DOCA V 133 *141* ff.
— und Endangitis obliterans VI 261
— bei endokriner Hypertonie V 646 ff., 662, 682 ff., 689, 695 ff.
— und Entzügelungshochdruck V 156 ff.
— und essentielle Hypertonie V 314 ff.
— und experimentelle Hypertonie V 68, 70, 79 ff., 133, 141 ff., 144, 156 ff., 163
— und Gefäßkrankheiten III 749 ff., 791 ff.; VI 261, 326
— und Geschlechtsfunktion IV 483, 870 ff.
— bei Gravidität IV 483
— und Graviditätstoxikose IV 511; V 732, 743
— und Hämochromatose IV 687 ff.
— und Hämodynamik V 143 ff.
— und Herzglykoside I 459
— bei Herzinsuffizienz I 167, 786
— und Höhenadaptation IV 13 ff.
— und Hypertensinogen V 92
— und Hypertonie V 37 ff., 68, 70, 79 ff., 133, 141 ff., 144, 156 ff., 163, 314 ff., 646 ff.
— bei Hypoglykämie IV 379
— und Hypotonie V 780 ff., 799 ff.
— und Insulin IV 379

Hypophyse und Kallikrein V 224
— und Karditis rheumatica II 556
— und Klima IV 13 ff.
— und Kollaps I 1075 ff., 1112; IV 602 ff.
— und Luftdruck IV 13 ff.
— und Magnesiumstoffwechsel IV 455 ff.
— und Menopause IV 870 ff.
— und Noradrenalin V 169, 173
— und Orthostase V 811
— bei Periarteriitis nodosa VI 326
— und Phäochromocytom V 646 ff., 662
— bei Postural hypotension IV 740; V 814 ff.
— und psychosomatische Hypertonie V 163
— und Renin V 98, 144
— und rheumatisches Fieber II 556
— und Sauerstoffmangel IV 13 ff.
— und Schock I 1075, 1112; IV 602 ff.
— und Sheehan-Syndrom IV 342 ff.; V 799
— bei Simmonds-Syndrom IV 342 ff.; V 799 ff.
— und Steroide V 133, 141, 144
— und vegetative Labilität IV 740; V 811 ff.
— und Waterhouse-Friedrichsen-Syndrom IV 563 ff.
Hypophysektomie IV 344
— und Adrenalin V 169
— und Blutdruck V 68, 79 ff., 133, 141, 144, 156 ff.
— und Cushing-Syndrom V 689, *698* ff.
— und Depressan V 231
— und DOCA V 133
— und endokrine Hypertonie V 689, *698* ff.
— und Entzügelungshochdruck V 156 ff.
— und experimentelle Hypertonie V 68, 79 ff., 133, 141, 144, 156 ff.
— und Hypertensinogen V 92
— und Hypertonie V 68, 79 ff., 133, 141, 144, 156 ff.
— und Noradrenalin V 169
— und Renin V 98
— und Simmonds-Syndrom IV 344
— und Steroide V 133, 145
Hypophysenadenom und Akromegalie V 704
—, basophiles V 37 ff.
— und Blutdruck V 37 ff.

Hypophysenadenom, chromophobes V 684
—, Cushing-Syndrom bei V 682ff.
—, endokrine Hypertonie bei V 682ff.
— und Hypertonie V 37ff.
Hypophysenkoagulation bei Cushing-Syndrom V 696ff.
Hypophysennekrose im Schock I 1112
— und Sheehan-Syndrom IV 342ff.
Hypophysentumor und Akromegalie V 704
— und Blutdruck V 37ff.
—, Cushing-Syndrom bei V 682ff.
—, endokrine Hypertonie bei V 682ff.
—, Hypertonie bei V 37ff.
— und Kallikrein V 224
—, Therapie V 695ff.
Hypophysenvorderlappeninsuffizienz s. u. Sheehan-Syndrom und Simmonds-Syndrom
Hypophysin und Graviditätstoxikose V 741
— beim Kollaps I 1138
— beim Schock I 1138
Hypoproteinämie und Blutmengenbestimmung I 141
— bei Endokarditis lenta II 717ff.
— bei Graviditätstoxikose V 726ff., 734
— und Hypocalcämie IV 446ff.
— und Kollaps IV 602ff.
— und Myokardose I 34
— bei Nephrose V 617
— und Operabilität IV 620, 625ff.
— und Schock IV 602ff.
Hyporeaktoren und Kälte-Test V 247ff.
Hyposystolie und Alternans II 408
—, totale II 408
Hypothalamus und Adrenalin V 171
— und Barbiturate V 495
— und Blutdruck V 156, 158ff., 686
— und Capillarspasmen VI 537
— und Cushing-Syndrom V 686
— und Digitalis V 494
— und endokrine Hypertonie V 646ff., 686
— und Entzügelungshochdruck V 156, 158ff.

Hypothalamus und experimentelle Hypertonie V 156, 158ff.
— und Extrasystolie II 43ff., 44
— und Hydergin V 492
— und Hydralazine V 546
— und Hypertonie V 156, 158ff., 646ff., 686, 712ff.
— und Hypertonie-Therapie V 492ff.
— und infektiöser Schock I 985
— und Kollaps I 985, 1056ff., 1112
— und neurogene Hypertonie V 712ff., 721ff.
— und Noradrenalin V 171
— und Ohnmacht IV 762ff.
— und Orthostase IV 762ff.
— und Postural hypotension IV 740
— und Protoveratrin V 492
— und Rauwolfia-Alkaloide V 530, 594
— und Schock I 985, 1056, 1112
— und Sedativa V 495
— und sekundäres Raynaud-Syndrom VI 243
— und Substanz P V 205
— und Terminalstrombahn VI 17ff.
— und Vasomotorik VI 243
— und vegetative Labilität IV 829ff.
— und Veratrin V 492, 594
— und zentralnervöse Hypertonie V 721ff.
Hypothermie s. u. Kälte
Hypothyreose bei Adipositas IV 389
— und angeborene Herzfehler III 115
— und Aortenhämatom, intramurales VI 457
—, artefizielle I 598ff.
— und Arteriosklerose III 792ff.; IV 320ff., 335; V 353; VI 412ff.
— und Atrioventricularblock II 248; IV 332ff.
—, Blutdruck bei V 771, 780ff., 800
—, Bradykardie bei II 5, 18; IV 331ff.
— und Coronardurchblutung III 698
— und Coronarinsuffizienz III 698
— und Coronarsklerose III 792ff.
— und Extrasystolie II 44
— und Gefäße VI 22ff.

Hypothyreose und Gefäßkrankheiten III 792ff.; IV 320ff., 335; V 353; VI 22ff., 412ff.
—, Hauttemperatur bei VI 86
—, Herz bei I 173, 598ff.; II 5, 18, 44, 248; IV 320ff., *332*ff.; V 353
— und Herzfrequenz II 5, 18, 248; IV 332ff.
— und Herzinsuffizienz I 598ff.; IV 334ff.
— und Herzrhythmus II 5, 18, 248; IV 332ff.
— und Hydroperikard II 1152; IV 331
—, Hypertonie bei V 771
—, Hypotonie bei V 780ff., 800
— und Kallikrein V 224
—, Kreislauf bei I 173, 598ff.; II 5, 18, 44, 248; IV 320ff., *332*ff.; V 353
—, Kreislaufzeit bei I 173; IV 333
— und Myokardose II 959ff.
— und Myokardstoffwechsel III 698
— und Ödeme I 253
— und totaler Block II 248
Hypotonie V *777*ff.
— und Acetylcholin V 199ff.
— bei Addisonismus IV 811; V 798
— bei Addison-Syndrom V 780ff., 796ff., 814
— und Adenosin V 201ff.
— und Adrenalin V 173ff.
— bei allergischer Myokarditis II 950ff.
— bei Amyloidose II 963
— bei Anämie IV 656
— und Anaesthesie IV 612
— und Angina tonsillaris II 914
— und Angioxyl V 208
— bei Aortenbogensyndrom V 766; VI 377ff.
— und Arteriosklerose VI 397ff.
— bei arteriovenösen Aneurysmen V 769ff.
— und Atmung IV 10ff.; V 233
— bei Belastung IV 768ff.
— bei Bleivergiftung V 772
— bei Blutkrankheiten IV 656
— und Capillarfunktion V 192
— bei Carotissinus-Syndrom V 817ff.
— durch Chinidin II 119
— durch Cholinderivate II 147
—, chronische V 780ff., *786*ff.
—, —, konstitutionelle, s. u. essentielle Hypotonie V 780ff., *786*ff.

Hypotonie und Coffein IV 826
— bei Coma diabeticum
  IV 375 ff.; V 806
— und Coronardurchblutung
  III 692 ff.
— und Coronargefäße
  III 692 ff.
— und Coronarinsuffizienz
  III 692 ff., 707 ff.
— bei Cor pulmonale IV 104 ff.,
  123 ff., 134 ff., 146 ff.
— und Cyanose VI 530 ff.
—, Definition V 777 ff.
— und Depressan V 228 ff.
— bei Diabetes mellitus
  IV 375 ff.; V 806
—, Diagnose V 783 ff., 793
— und Dibenzylin V 493
— bei Diptherie-Myokarditis
  II 895 ff.
— und DOCA V 706
— bei Dystrophia myotonica
  II 970
— bei Dystrophie IV 302 ff.;
  V 790, 800, 806
— bei Effort-Syndrom
  IV 814 ff.
—, Einteilung V 779 ff.
— bei Embolie VI 364
— bei Endangitis obliterans
  V 624 ff.; VI 277 ff.
— bei Endokardfibrose
  II 787 ff.
— bei Endokarditis lenta
  II 707 ff.
— bei Endokarditis parietalis
  fibroplastica II 787
—, endokrine V 779 ff., 796 ff.
—, —, bei Addisonismus
  V 799 ff.
—, —, bei Addison-Syndrom
  V 780, 796 ff.
—, —, bei Hypothyreose
  V 800
—, —, bei Sheehan-Syndrom
  V 799
—, —, bei Simmonds-Syndrom
  V 799 ff.
— bei Epilepsie IV 875 ff.
— und Erfrierung VI 555
—, essentielle V 779 ff., 786 ff.
—, —, Begriff V 779, 786
—, —, Definition V 786 ff.
—, —, Diagnose III 793
—, —, Heredität V 793
—, —, und Hormone
  V 791 ff.
—, —, und Muskulatur V 792 ff.
—, —, Pathogenese V 789 ff.
—, —, Symptome V 787 ff.
—, —, Therapie V 793 ff.
— und experimenteller Schock
  I 989 ff.
— bei Fettembolie IV 134 ff.
— und Fokaltoxikose II 914

Hypotonie und Ganglienblocker V 492 ff., 594
— und Genußgifte IV 826
— bei Gravidität IV 482, 486;
  V 727
— und Grippemyokarditis
  II 925
— bei Hämochromatose
  IV 684 ff.
— bei hämorrhagischem
  Schock I 960 ff.
—, Häufigkeit V 778 ff.
— bei Hepatitis II 928 ff.
—, Heredität V 793
— bei Herzinfarkt I 339 ff.;
  III 707 ff., 712 ff., 1128 ff.,
  1351; V 818 ff.
— bei Herztamponade
  II 1063 ff.
— bei Herztrauma II 470 ff.,
  500 ff., 525 ff.
— und Hirnsubstanz (MAJOR
  und WEBER) V 206
— und Histamin V 198 ff.
— bei Höhenadaptation
  IV 10 ff.
— und Hormone V 780 ff.,
  791 ff.
— und Hydergin V 492
— und Hydralazine V 546, 594
— bei Hyperkaliämie IV 442
— und Hypertensinogen V 91
— durch Hypertonie-Therapie
  V 492 ff.
— bei Hypoglykämie IV 379
— und Hypokaliämie I 584 ff.;
  IV 437
— bei Hyponatriämie I 576 ff.;
  IV 441 ff., 446
— und Hypophyse V 144
— bei Hypothyreose IV 333 ff.
— bei infektiösem Schock
  I 985 ff.
— bei Infektionskrankheiten
  IV 530 ff., 560 ff., 824 ff.;
  V 802 ff.
— und Insulin IV 379
— und Kallidin V 226 ff.
— und Kallikrein V 208 ff.,
  216 ff.
— und Klima IV 10 ff.
— und Kollaps I 960 ff., 975 ff.,
  985 ff., 987 ff., 1032,
  1034 ff.; IV 602 ff.
— bei konstriktiver Perikarditis II 1095 ff.
—, labile IV 768
— und Lebensalter IV 622 ff.
— und Luftdruck IV 10 ff.
— bei Lungenembolie I 346;
  IV 104 ff., 123 ff.
— und Magnesium-Stoffwechsel IV 455 ff.
— durch Magnesiumsulfat
  II 148

Hypotonie bei Malaria
  II 935
— und Masern II 922
— und Migräne VI 251
— und Muskulatur V 792 ff.
— bei Myokarditis II 877 ff.
— bei Myokardose I 33 ff.;
  II 968 ff.
— und Myokardstoffwechsel
  III 692 ff.
— bei Myxödem IV 333 ff.
— bei Nephrose V 617
—, neurogene V 779 ff.
— und neurogener Schock
  I 976
— bei Nierentuberkulose
  V 611 ff.
— und Ohnmacht IV 760 ff.,
  771
— und Operabilität IV 622 ff.,
  626
— durch Operationen V 806 ff.
— und Orthostase IV 729 ff.,
  732 ff.; V 808 ff.
— und Parotitis II 928
—, passagere V 780 ff., 801 ff.
—, —, bei Carotissinus-Syndrom V 817 ff.
—, —, bei Herzinfarkt V 818 ff.
—, —, bei Infektionen V 780,
  801 ff.
—, —, durch Operationen
  V 806 ff.
—, —, bei Orthostase V 808 ff.
—, —, Therapie V 820 ff.
—, —, toxische V 804
—, Pathogenese V 780 ff.,
  789 ff.
— bei Perikarderguß I 347
— bei Perikarditis II 1045 ff.
— und Pherentasin V 187
— bei Pneumonie-Myokarditis
  II 911
— bei Poliomyelitis II 917
— bei Polycythämie IV 663 ff.
— bei Postural hypotension
  V 814 ff.
— bei primärem Schock
  I 975 ff.
— und Prostaglandin V 206 ff.
— bei Raynaud-Syndrom
  VI 232
— bei Roemheld-Syndrom
  IV 865
— bei Sauerstoffmangel
  IV 10 ff.
— bei Scharlach-Myokarditis
  II 900 ff.
— und Schock I 960 ff., 976,
  987, 1032, 1034 ff.;
  IV 602 ff.
— und Schockniere I 1107 ff.
— und Serotonin V 184 ff.
— und Sheehan-Syndrom
  V 799 ff.

Hypotonie und Simmonds-
    Syndrom IV 342; V 799ff.
— bei Sportherz I 935ff.
— und Steroide V 706
— und Substanz P V 203ff.
— durch Sympathektomie
    V 474ff.
—, symptomatische V 780,
    794ff.
—, —, bei Aortenstenose
    V 780ff., 794ff.
—, —, bei Arteriosklerose
    V 780, 795
—, —, bei Asthma bronchiale
    V 796
—, —, bei Cor pulmonale
    V 781, 796
—, —, bei Diabetes mellitus
    V 806
—, —, bei Dystrophie V 790,
    800, 806
—, —, und Herzinsuffizienz
    V 780, 795ff.
—, —, bei Herzklappenfehlern
    V 780ff., *794*ff.
—, —, bei Lungenemphysem
    V 796
—, —, bei Mitralstenose
    V 780ff., *794*ff.
—, —, bei Myokarditis
    V 780ff., 795ff.
—, —, bei Perikarditis V 780,
    795
—, —, bei Tuberkulose V 796
—, Symptome V 787ff.
— und Tachykardie I 345;
    II 9ff.
—, Testverfahren V 783ff.
—, Therapie V 793ff., 820ff.
— und Thrombose VI 369ff.
— und Thyreoidea IV 333ff.
—, toxische V 804
— und traumatischer Schock
    I 969
— bei Trichinose II 939
— und Trypsin V 222
— und Vagotonin V 207ff.
— bei Valsalva-Versuch
    IV 777ff.
— und Varicosis V 791
— und Vasodepressor material
    V 193, 195, 202ff.
— und vegetative Labilität
    IV 713, 720, 730ff., *732*ff.,
    *736*ff., 768ff., 789, *807*ff.
— bei Verbrennungsschock
    I 978ff.
— bei Vergiftungen V 772,
    807ff.
— und Vesiglandin V 207
—, Vorkommen V 780ff.
Hypoventilation bei Adipositas
    IV 231, 385
— alveolare s. a. u. Global-
    insuffizienz IV 82

Hypoventilation und Atmung
    IV 34
— und Blutkrankheiten
    IV 659, 667
— bei Cor pulmonale IV 102ff.,
    124ff., 131ff., *142*ff.,
    168ff., 231
— und Effort-Syndrom
    IV 814ff.
— und Gravidität IV 497
— und Höhenadaptation
    IV 34
— und Klima IV 34
— im Kollaps I 1018
— und Luftdruck IV 34
— bei Lungenembolie
    IV 102ff.
— bei Lungenemphysem
    IV 181ff.
— und Lungenfibrose
    IV 198ff.
— und Lungenresektion
    IV 227
— bei Monge-Syndrom IV 34
— und Narkose IV 595ff.,
    598ff.
— und Operabilität IV 625,
    629ff.
— und Operationen IV 598ff.
— bei Pneumokoniose
    IV 205ff.
— bei Pneumothorax IV 224
— bei Polycythämie IV 667
—, Polyglobulie bei IV 659
— bei Sauerstoffmangel IV 34
— im Schock I 1018
— bei Silikose IV 205ff.
— bei Thorakoplastik IV 224
— bei Tuberkulose IV 222ff.
— bei Tumormetastasen
    IV 238
Hypoxie und Adams-Stokes-
    Syndrom II 260
—, akute IV 26ff.
— bei allergischer Myokarditis
    II 952ff.
— bei Anämie III 868ff.
— bei angeborenem Herz-
    fehler III 124
— und Angina pectoris
    III 847ff., 1042ff.
— bei Aorteninsuffizienz V 768
— und arteriovenöse Anasto-
    mosen III 706; VI 8
— und arteriovenöse Aneu-
    rysmen IV 252ff.
— bei arteriovenöser Lungen-
    fistel III 394
— und Balneotherapie VI 156
—, Blut bei IV 4ff., 11ff., 18,
    23ff., 25ff.
— und Blutdruck IV 38;
    V 339, 768
— und Cantharidenblasentest
    VI 109

Hypoxie und Capillarektasien
    VI 527
— und Capillaren VI 12
— und Capillarpermeabilität
    VI 109
— und Chlorothiazid V 594
— bei Commissurotomie
    II 1396ff.
— und Coronaranastomosen
    III 706
— und Coronardurchblutung
    III 683ff., 847ff.; IV 37ff.
— und Coronarinsuffizienz
    III 1042ff.; IV 37ff.
— bei Cor pulmonale
    IV 122ff., 124ff., 131ff.,
    144ff., 168, 171ff.
— bei Ductus Botalli persi-
    stens III 164ff.
— und Cyanose VI 530ff.
— bei Eintauchfuß VI 561
— bei Embolie VI 361ff.
— und Endokarditis lenta
    II 688
— und Endokarditis serosa
    II 773ff.
— und Endokardsklerose
    II 789
— und Endomyokardfibrose
    II 788
— und Erfrierung I 981
— und Erythralgie VI 527
— und essentielle Hypertonie
    V 339ff.
— und experimenteller
    Schock I 992
— bei Fallotscher Tetralogie
    III 336ff., 356ff.
— bei Fibroelastose II 789
— und Ganglienblocker V 594
— und Gefäßkrankheiten
    VI 23ff.
— bei Gefäßmißbildungen
    III 394
— bei Graviditätstoxikose
    V 734, 742ff.
— bei hämorrhagischem
    Schock I 961ff.
—, Herz bei IV 1ff., 13ff., 17,
    21ff.
— bei Herzinfarkt III 706ff.,
    709ff.; IV 37ff.
— bei Herzinsuffizienz I 767,
    775; IV 13ff., 17, 21ff.,
    37
—, Hirn bei IV 7, 10ff., 13ff.
— und Hydralazine V 594
— und Hypertonie IV 38;
    V 339ff.
— und Klima IV 1ff.
— und Kollaps I 958, 961ff.,
    972ff., *987*ff., 1026ff.,
    IV 11ff., 21ff., *28*ff., 601ff.
—, Kreislauf bei IV 1ff., 13ff.,
    17, 21ff.

Hypoxie, Leber bei IV 18ff.
— und Lebernekrose I 779
— und Luftdruck IV 1ff., 39ff.
— bei Luftembolie IV 124ff., 131ff., 168ff.
— bei Lungenembolie IV 102ff., 104ff., 122ff.
— und Lungenfibrose IV 198ff.
— und Lungenleiden IV 36ff.
— bei Lungenstauung I 767, 775
— und Mesoappendix-Test V 193
—, Monge-Syndrom bei IV 33ff.
— bei Myokarditis II 882
— und Myokardstoffwechsel III 683ff., 709ff., 847ff.; IV 1ff., 13ff., 17, 21ff.
— und Narkose IV 595ff., 615ff.
— und neurogene Hypertonie V 718, 719
— bei neurogenem Schock I 972ff.
—, Niere bei IV 17ff.
— und Noradrenalin V 173
— und Ohnmacht IV 760ff.
— und Operabilität IV 629ff.
— und Operationen IV 599
— und Orthostase IV 734ff.; V 810
— bei Perniciosa IV 646ff.
— bei Pneumokoniose IV 205ff.
— bei Poliomyelitis II 917; V 719
— bei Polycythämie IV 667
— bei Postural hypotension IV 739
— und reaktive Hyperämie VI 57ff.
— und Sauerstoffspannung IV 1ff., 39ff.
— und Schock I 958, 961ff., 972ff., *987*ff.; IV 601ff.
— und Schockniere I 1103ff.
— bei Schützengrabenfuß VI 561
— bei Silikose IV 205ff.
— bei Thoraxdeformation IV 229ff.
— und Thrombophlebitis VI 369ff., 487ff.
— und Thrombose VI 369ff.
— bei Transposition der Aorta und Pulmonalis III 498ff.
— und traumatischer Schock I 967ff.
— bei Tricuspidalatresie III 406

Hypoxie bei Truncus arteriosus communis persistens III 535ff.
— beim Valsalva-Versuch IV 780ff.
— und Vasodepressor material V 193
— und Vasoexcitor material V 193
— und Vasomotorik V 193
— und vegetative Labilität IV 734ff.
— bei Vena-cava-Anomalie III 518ff.
— bei Ventrikelseptumdefekt III 242
— bei Verbrennung VI 562
— bei Verbrennungsschock I 980
Hypoxie-Lienin und Schock I 1081
Hypoxie-Test bei Angina pectoris III 1042ff.
— bei Coronarinsuffizienz III 1042ff.; IV 37ff.

Ichthophen bei Gefäßkrankheiten VI 187
„Ictus laryngé des bronchitiques" IV 146
Idiotie und angeborene Herzfehler III 23, 81, 114ff.
Ikterus, Bradykardie bei II 18
— bei Endocarditis lenta II 721
— bei Gefäßkrankheiten VI 314, 322
— bei Hämangioendotheliom VI 600
— bei Hämangiomen VI 598
—, hämolytischer, bei Endocarditis lenta II 695
— und hämorrhagische Diathese VI 568, 572
— bei Herzinfarkt III 721, 1157; IV 108
— infectiosus Weil und Capillarresistenz VI 568
— — — und Myokarditis II 874, 904
— — — und Purpura infectiosa VI 568
— bei Kavernomen VI 598
— bei Lungenembolie IV 108
— bei Lungeninfarkt IV 108
— und Lymphgefäßinsuffizienz VI 607
— bei Moschcowitz-Symmers-Syndrom VI 572ff.
— und Myokarditis II 874
— bei Periarteriitis nodosa VI 314, 322
— bei Purpura VI 572ff.

Ikterus bei Tricuspidalstenose II 1492ff.
Ileus III 1324
— bei Aortenhämatom, intramuralem VI 458
— nach Aortographie VI 134ff
— bei Erythematodes II 979ff.
— und Ganglienblocker V 492ff., 580, 594
— bei Gefäßkrankheiten VI 321, 492
— durch Hypertonie-Therapie V 493, 580, 594
— und Hypokaliämie I 586; IV 420ff.
— bei Hyponatriämie I 574
— und infektiöser Schock I 983ff.
— und Kaliumstoffwechsel IV 420ff.
— bei Kollagenosen II 979ff.
— und Kollaps I 957ff., 968, 983; IV 599ff.
— und Mineralstoffwechsel IV 420ff.
— und Myokarditis II 923
— bei Periarteriitis nodosa VI 321
— bei Phlebitis VI 492
— und Schock I 957ff., 968, 983; IV 599ff.
— bei Thrombophlebitis VI 492
Ilicalarterien s. u. Beckenarterien
Ilidar, Chemie VI 172
— bei Gefäßkrankheiten VI 172
— und Terminalstrombahn VI 16ff.
„images d'amputation" bei Silikose IV 210
Imidazole VI 169ff.
—, Äthylamin s. u. Histamin
— und Angiopathia diabetica IV 362; VI 549ff.
— und Blutdruck V 27, 151, 185, 213, 494, 517ff.
— und Blutdruckmessung V 5
—, Benzyl- s. u. Priscol
— und Capillarektasien VI 529
— und Capillaren VI 12
— bei Capillaropathia diabetica VI 549ff.
— und Capillarpermeabilität VI 109, 547, 554, 583
— und Capillarresistenz VI 583
— und Carotissinus V 151
—, Chemie V 197, 235ff., 518; VI 169, 176
— und Cocain V 185
— und Dermographie VI 40

Imidazole und Diabetes mellitus
IV 362; VI 549ff.
— bei Embolie VI 366
— und Endangitis obliterans
VI 266
— bei endokriner Hypertonie
V 663ff., 672
— bei Erfrierung VI 558
— bei essentieller Hypertonie
V 255, 494, 517ff.
— bei essentieller Hypotonie
V 790
— und experimentelle Hypertonie V 159, *197*ff.
— und Gefäße VI 27
— bei Gefäßkrankheiten
VI 27, 169ff., 176ff.
— und Hauttemperatur VI 83
— und Heparin V 504
— und Herzglykoside I 449
— und Histidin V 197
— und Hydralazine V 542ff.
— und Hyperämie VI 64
— bei Hypertonie V 159,
*197*ff., 235ff., 255, 475,
494, 517ff.
— und Hypotonie V 199,
780ff., 790ff.
— bei Infektionen IV 562ff.
—, intraarteriell VI 205
— und Kälteurticaria VI 554
— im Kallikrein V 213
— und Kollaps I 957ff., 970,
1143
— zur Kreislaufzeitbestimmung I 169, 172
— und Lungenkreislauf
IV 71ff.
— bei Migräne VI 254
—, Nebenwirkungen V 494
— und Nicotin VI 266
— und Oscillogramm VI 79
— bei Perniosis VI 560
— bei Phäochromocytom
V 655, 663ff., 672
—, Pharmakologie V 198ff.,
235ff., 494
— und Postural hypotension
IV 737
— und Pyrazole II 651
— bei Raynaud-Syndrom
VI 232
— und reaktive Hyperämie
VI 57ff.
— und renale Hypertonie
V 255
— bei Riesenzellarteriitis
VI 343
— und Schock I 957ff., 970,
1143
— und Serotonin V 185
— und Sympathektomie
V 475
— und Terminalstrombahn
VI 16ff.

Imidazole zum Test V 663
— und Thyreoidea IV 318ff.
— und Urticaria VI 547
— und Vasomotorik V 27,
517ff.; VI 583
— bei Verbrennung VI 563
— und Verbrennungsschock
I 978ff.
— bei Wärmeurticaria VI 562
— und zentralnervöse Hypertonie V 159
Immersion-foot s. u. Eintauchfuß
„impacted small artery pressure", Begriff IV 66
Impetigo herpetiformis und
Purpura VI 574
Impfungen und Periarteriitis
nodosa VI 308ff.
— und rheumatisches Fieber
II 554
— und Thrombophlebitis
VI 499
Impotenz bei Aortenthrombose
VI 372ff.
— bei Cushing-Syndrom
V 683ff.
— bei endokriner Hypertonie
V 683ff.
— und Ganglienblocker
V 580, 594
— bei Hypertonie V 683ff.
— bei Hypotonie IV 486,
736ff.; V 799
— bei Postural hypotension
IV 736ff.
— und Rauwolfia-Alkaloide
V 540, 594
— bei Simmonds Syndrom
V 799ff.
— durch Sympathektomie
V 486
— bei Thrombose VI 371
Inamycin bei Endocarditis
lenta II 758
Incontinentia alvi bei Adams-Stokes-Syndrom
II 252
— — bei Angina pectoris
III 1006
— — bei Herzinfarkt
III 1117
— urinae bei Adams-Stokes-Syndrom II 252
— — bei Angina pectoris
III 1006
— — bei Herzinfarkt
III 1117
— — bei Periarteriitis nodosa
VI 317
„Index of fitness" IV 769
Infarkt bei bakterieller Endokarditis II 695, 699,
706ff., 727ff., 730
— und Blutdruck V 597, 599

Infarkt bei Endokarditis acuta
II 727ff., 730
— und Endokarditis fibrinosa
II 778
— bei Endokarditis lenta
II 695, 699, 706ff.
— und Endokarditis verrucosa simplex II 778
—, Herz- s. u. Herzinfarkt
—, Hypertonie durch V 597,
599ff.
—, Lungen- s. u. Lungeninfarkt
—, miliare II 706ff.
—, Milz- s. u. Milzinfarkt
—, renale Hypertonie durch
V 597, 599ff.
Infarktabsceß IV 107
Infarktikterus IV 108
Infarktperikarditis II 1041,
1044, *1083*ff.
„Infarktphobie" s. u. Herzneurose
Infarktpleuritis IV 107
Infarktpneumonie IV 107
Infektionen IV 529ff.
— und ACTH II 645
— und Adams-Stokes-Syndrom II 263, 272
— und Addison-Syndrom
V 798
— und Akrocyanose VI 533
— und allergische Myokarditis
II 949ff.
—, Alternans bei II 409
— und Amyloidose II 960ff.
—, Aneurysmen bei VI 442ff.
— und angeborene Herzfehler III 81ff., 109ff.,
154, 356ff., 469ff., 567
— bei angeborener Pulmonalinsuffizienz III 567
— bei angeborener Pulmonalstenose III 77
— und Angiopathia diabetica
IV 358
—, Antesystolie bei II 381,
394ff., 402
— und Antihyaluronidase
II 549ff., 552ff., 573,
593ff.
— und Antistreptokinase
II 549ff., 573, 593ff.
— und Antistreptolysin
II 549ff., 554; 570ff.,
590ff.
— und Aortenbogensyndrom
V 766ff.; VI 376ff.
— und Aortenhämatom, intramurales VI 454ff., 457
— und Aorteninsuffizienz
II 1452ff.
— bei Aortenisthmusstenose
III 469ff.
— und Aortenstenose II 1294,
1427ff.

Infektionen und Arrhythmie
II 103ff., 193
—, Arteriitis bei VI 346ff.
— und Arteriosklerose
III 748ff., 803, 923ff.,
928, 964, 971; V 353;
VI 385, 415, 432, 440ff.
— und Arteriosklerosis obliterans VI 432
— bei Arteriosklerosis obliterans diabetica VI 440ff.
— und Atmung IV 35
— und Atrioventricularblock
II 216ff., 223ff., 241
— und bakterielle Endokarditis II 669ff., 723ff.
— und Balneotherapie I 698
— und Beriberi IV 389ff.
— und Blutdruck IV 530ff.,
537, 557, 560ff., 567ff.;
V 37ff., 263ff., 343ff.,
596, 611ff., 615, 779ff.
—, Bradykardie bei II 17, 18
— bei Canalis atrioventricularis communis III 297
— und Cantharidenblasentest VI 110
— und Capillarektasien VI 528
— und Capillaropathia diabetica VI 549ff.
— und Capillarpermeabilität
VI 110, 547ff., 549ff., 553
— und Capillarresistenz
VI 564ff.
— und Carotissinus V 716
— und Chylothorax VI 606ff.
— und Coronarembolie
III 971ff.
— bei Coronargefäßmißbildungen III 569ff.
— und Coronarinsuffizienz
III 923ff.
— und Coronarsklerose
III 748ff., 803, 924ff.,
928
— und Coronarthrombose
III 964
— und Cor pulmonale
IV 95ff., 180ff., 198ff.,
229ff., 232
— und Cortison II 654
— und C-reaktives Protein
II 596ff.
— bei Cushing-Syndrom
V 683ff., 694ff.
— und Cyanose VI 532ff.
— und Dekompensation
V 383ff.
— bei Dermatomyositis
II 992
— und Dermographie VI 40
— und Dextrokardie III 577
— und Diabetes mellitus
IV 358ff., 366ff.; V 620;
VI 549ff.

Infektionen und diabetische
Glomerulosklerose V 620
— und Ductus Botalli persistens III 73, 159
— bei Ebstein-Syndrom
III 427
— und Effort-Syndrom
IV 715, 825
—, Elektrokardiogramm bei
IV 538ff.
— und Embolie I 1112;
VI 361ff.
— und Endangitis obliterans
V 626; VI 263ff.
—, Endokarditis bei IV 536,
551ff.
— und Endokarditis acuta
II 669ff., 723ff.
— und Endokarditis fibrinosa
II 777
— und Endokarditis lenta
II 669ff.
— und Endokarditis parietalis fibroplastica II 786
— und Endokarditis serosa
II 668ff., 711, 727, 773ff.
— und Endokarditis verrucosa simplex II 777ff.
— und Endokardfibrose
II 786
— bei endokriner Hypertonie
V 683ff., 694ff.
— und Endomyokardfibrose
II 788
— und Entzügelungshochdruck V 716ff., 718ff.
— und Erythematodes
II 977ff.
— und Erythromelalgie VI 528
— und essentielle Hypertonie
V 263ff., 343ff.
—, Extrasystolie bei II 36ff.
— und Fallotsche Tetralogie
III 356ff.
— und Fiedler-Myokarditis
II 954ff.
— und Geburtsakt IV 486
— und Gefäßkrankheiten
III 748ff., 803, 923ff.,
928, 964, 971; VI 27ff.,
225, 228, 263ff., 307, 336,
385
— bei Gefäßmißbildungen
III 373, 380
—, Glomerulonephritis bei
V 612ff., 615
— und Glomerulosklerose
V 620
— und Gravidität IV 486
— und Graviditätstoxikose
IV 511
—, Hämodynamik bei
IV 530ff.
— und Hämoperikard
II 1151

Infektionen und hämorrhagische Diathese VI 564, 567
—, Herz bei IV 530ff.
— und Herzblock II 193,
216ff., 223ff., 241
—, Herzfrequenz bei II 9ff.,
17, 18, 150
— und Herzglykoside
I 465ff., 481
— und Herzinfarkt III 923ff.,
927, 1079ff.
— und Herzinsuffizienz I 33,
132, 338, 348, 403, 762,
775ff., 779; IV 555ff.
— und Herzrhythmus II 9ff.,
17ff., 36ff., 103ff., 150ff.,
193; IV 530ff., 538, 566ff.
— und Herztonus I 874
— und Herztrauma II 534
— und Herzversagen I 338
— und Hirnbasisaneurysma
II 713, 718; VI 463
— und Höhenadaptation
IV 35
— und Hypertonie IV 530ff.,
535, 567ff.; V 37ff.,
263ff., 343ff., 596, 611ff.,
615, 694
— und Hypokaliämie
IV 420ff.
— und Hypotonie IV 809;
V 779ff., 786, 798, 801ff.
— und idiopathische Perikarditis II 1072ff.
— und infektiöser Schock
I 982ff.
—, Interferenz-Dissoziation
bei II 295ff.
— und Kaliumstoffwechsel
IV 420ff.
— bei Kaposi-Sarkom VI 603
— und Karditis rheumatica
II 543ff., 548ff., 572,
605ff.; VI 564
— und Klima IV 35
— und Kollagenosen II 977ff.,
992
— und Kollaps I 957ff.,
982ff., 1112; IV 530ff.,
557ff., 601ff.
— und konstitutionelle Hypotonie V 786
— und konstriktive Perikarditis II 1085, 1094ff.
— und Kreislauf IV 529ff.,
557ff.
— und Lebensalter IV 624ff.
—, Lebernekrose bei I 779ff.
— und Links-Schenkelblock
II 356ff.
—, Livedo reticularis bei
VI 534ff.
— und Luftdruck IV 35
— und Lungenembolie
IV 95ff.

Infektionen und Lungenemphysem IV 180 ff.
— und Lungenfibrose IV 198 ff.
— und Lungenödem I 132
— und Lungenstauung I 775
— und Lymphangiom VI 617
— und Lymphangitis VI 603 ff.
— und Lymphgefäßinsuffizienz VI 606 ff.
— und Lymphödem VI 611 ff.
— und maligne Hypertonie V 626 ff.
— bei Marfan-Syndrom III 492 ff.
— bei Martorelli-Syndrom VI 381
— und Mineralstoffwechsel IV 420 ff.
— und Minus-Dekompensation V 383 ff.
— und Mitralinsuffizienz II 1410 ff.
— und Mitralstenose II 1320, 1368 ff., 1381 ff.
—, Myokard bei I 707
— und Myokarditis I 348, 762 ff.; II 869 ff., 874 ff.; IV 530, 536, 537 ff.
— und Myokardose I 33
—, Narkose bei IV 617 ff.
— und Nebenniere IV 559 ff.
—, Nephritis bei IV 536; V 612 ff., 615
— und Nephrose V 617
— und neurogene Hypertonie V 716, 718 ff.
— und Operabilität IV 624 ff., 629 ff.
— und Operationen IV 599
— und Operationsschock I 966
— und Orthostase V 814
— und Pararhythmie II 295 ff., 307
— und Parasystolie II 307
— und Periarteriitis nodosa VI 307 ff.
— und Perikard II 1035 ff.
— und Perikarddivertikel II 1143
— und Perikarditis II 1041 ff., 1044; IV 554 ff.
— und Perikarditis purulenta II 1084
— bei Perniosis VI 559
— und Phlebektasien VI 517
— und Phlebitis VI 484 ff., 499
— und Pneumoperikard II 1153
— und Postcommissurotomie-Syndrom II 1394

Infektionen und postthrombotisches Syndrom VI 510 ff.
— und Pulmonalaneurysma III 373; VI 466
— und Pulmonalarterienaplasie III 380 ff.
— bei Pulmonalsklerose IV 245, 249
— und Purpura infectiosa VI 567 ff.
— und Purpura rheumatica VI 564 ff.
— und Raynaud-Syndrom VI 225, 228
— und Rechts-Schenkelblock II 356 ff.
— und Reizleitungsstörungen II 193
— und relative Aorteninsuffizienz II 1453, 1472
— und renale Hypertonie V 37 ff., 596, 611 ff., 615
— und rheumatisches Fieber II 543 ff., 548 ff., 572, 605 ff.; VI 564
— und Riesenzellarteriitis VI 336 ff.
— und Sauerstoffmangel IV 35
— und Schenkelblock II 356 ff.
— und Schock I 957 ff., 982 ff., 1112; IV 601 ff.
— und Schweißsekretion VI 43 ff.
— und Sinuauriculärblock II 193
— und Sportherz I 940 ff.
— und Tachykardie II 9 ff., 17, 18, 103 ff., 150 ff.; IV 530 ff., 535, 541, 551, 567 ff.
— und Teleangiektasien VI 539
— bei Thoraxdeformation IV 229 ff.
— und Thrombophlebitis VI 484 ff., 499
— und Thrombose I 1112
—, totaler Block bei II 241
— und traumatischer Schock I 964
— und Ulcus cruris VI 381
—, Umkehrextrasystolie bei II 315 ff.
—, Umkehrrhythmus bei II 315 ff.
— und Valsalva-Versuch IV 781
— und Varicosis VI 517
— und Vasomotorik VI 225 ff.
— und vegetative Labilität IV 715, 781, 809, 824 ff.
— bei Ventrikelseptumdefekt III 217 ff., 226 ff., 242
— und Verbrennung I 980

Infektionen und Verbrennungsschock I 980
—, Verzweigungsblock bei II 357
— und Vorhofflattern II 103 ff.
— und Vorhofflimmern II 103 ff.
— bei Vorhofseptumdefekt III 260 ff., 276 ff.
—, Waterhouse-Friedrichsen-Syndrom bei IV 563 ff.
— und Wilson-Block II 356 ff
—, Winterschlaf bei IV 618
—, Wolff-Parkinson-White-Syndrom II 381, 394 ff., 402
Infusionen bei Coma diabeticum IV 375 ff.
— bei Diabetes mellitus IV 375 ff.
— bei Embolie VI 366
— bei Endangitis obliterans VI 300 ff.
— und Gefäßkrankheiten VI 300 ff., 366, 484
— bei Herzinfarkt III 1451 ff.
— bei Hypotonie V 828
— beim Kollaps I 1132 ff.
— und Luftembolie IV 130
— bei Moscowitz-Symmers-Syndrom VI 572
— bei Myokarditis II 892
— und Ödeme I 234 ff.
— und Phlebitis VI 484
— beim Schock I 1032 ff.
— und Thrombophlebitis VI 484
— bei Verbrennung VI 563
Inhalation bei Cor pulmonale IV 170 ff.
Inhalationsnarkose IV 614 ff.
— und Lebensalter IV 625
— und Operabilität IV 625
Inkoordination, atonische, Begriff II 171
—, konvulsive, Begriff II 171
—, zitternde, Begriff II 171
Innenschichtinfarkt III 1195 ff.
Innenschichtschaden (Elektrokardiogramm) bei Diphtherie-Myokarditis II 895
— im Kollaps I 1032
— bei Myokarditis II 881 ff.
— im Schock I 1032
Inosit bei Arteriosklerose VI 425
Inositolhexanitrat bei essentieller Hypertonie V 499
Insektenstiche und Capillarpermeabilität VI 547
Insulin und angeborene Herzfehler III 112

Insulin und Angiopathia diabetica VI 440, 551
— und Arteriosclerosis obliterans diabetica VI 440
— und Blutdruck V 320
— und Capillaropathia diabetica VI 551
— und Capillarpermeabilität VI 551
— und Capillarresistenz VI 574ff.
— und Capillarspasmen VI 537
— und Carotissinus-Syndrom II 276
— bei Coma diabeticum IV 375ff.
— bei Diabetes mellitus IV 354ff., 375ff., 378ff., 440, 551
— bei Endangitis obliterans VI 300ff.
— und essentielle Hypertonie V 320
— und Hämochromatose IV 681ff.
— und hämorrhagische Diathese VI 574ff.
— und Hauttemperatur VI 88
— und Herz IV 378ff.
— und Hypertonie V 320
— und Hypoglykämie IV 378ff.
— und Kallikrein V 220
— und Kollaps I 1091
— und Kreislauf IV 378ff.
— und Purpura VI 574ff.
— und Schock I 1091
Insulinbelastungstest und Angiopathia diabetica IV 368
— und Blutdruck V 320
— bei endokriner Hypertonie V 663
— bei essentieller Hypertonie V 320, 792
— bei Hypertonie V 320
— bei Hypotonie V 792
— bei maligner Hypertonie V 320
— bei Phäochromocytom V 663
— bei Postural hypotension IV 737
— bei Pseudo-Cushing-Syndrom V 701
Insulinschock und Hirndurchblutung V 394
—, Hypoglykämie bei IV 378ff.
—, Kreislauf bei IV 380ff.
— und Rauwolfia-Alkaloide V 530
„Insultphobie" s. u. Herzneurose
Interferenz, einfache II 285ff., 299ff.

Interferenz und Parasystolie II 299ff.
Interferenzdissoziation II 240ff., 285ff., 290ff.
—, Anatomie II 296ff.
— und Atrioventrikular-Rhythmus II 283
— und Automatie II 285ff.
—, Begriff II 290ff.
— bei Carotis-Sinus-Syndrom II 273ff.
— und Commissurotomie II 1392
—, Definition II 290ff.
— bei Diphtherie-Myokarditis II 878ff., 896
—, Elektrokardiogramm bei II 292ff.
— bei Herzkatheterismus II 1259ff.
—, Historisches II 291
—, infektiöse II 295ff.
— bei Karditis rheumatica II 584, 618
—, Mechanismus II 291ff.
— und Mitralfehler II 1392
— bei Mitralstenose II 1392
—, Mobitzsche II 156,159
— bei Myokarditis II 878ff.
— bei Myokarditis rheumatica II 584, 618
— bei Pararhythmie II 285ff.
— und Parasystolie II 285
—, Pathologie II 296
—, Physiologie II 291ff.
— bei rheumatischem Fieber II 584, 618
— bei Scharlach-Myokarditis II 878ff., 901
—, Symptome II 291ff.
—, Therapie II 297
— bei totalem Block II 240ff.
—, toxische II 295ff.
— bei Trichinose II 939
—, Typen II 292ff.
— und Umkehr-Extrasystolie II 313
— und Umkehrrhythmus II 313
—, unvollständige II 295
—, Vorkommen II 295ff.
Intermittenzen II 194
Interruptio graviditatis IV 488ff., 499ff.
— — bei angeborenen Herzfehlern IV 492ff.
— — und Endocarditis lenta II 681
— — bei Graviditätstoxikose IV 503ff.
— — und Herzinfarkt IV 498
— — bei Herzinsuffizienz IV 495ff.
— — bei Herzklappenfehlern II 1377, 1388; IV 488ff.

Interruptio gravidatitis bei Hypertonie IV 504
— — bei Mitralstenose II 1377, 1388; IV 488ff.
Interstitialflüssigkeit bei Ödemen I 298ff.
Intima (Gefäße) VI 1ff.
— bei Akrocyanose VI 533
— und Allergie III 895
—, Anatomie VI 1ff.
— bei angeborenem Herzfehler III 77ff., 146, 223, 257, 367, 448ff.
— bei angeborener Pulmonalstenose III 77ff.
— bei Angiographie VI 119ff., 133
— bei Angiopathia diabetica IV 357
— bei Aortenhämatom (intramural) VI 455
— bei Aortenisthmusstenose III 448ff.
— bei Aortitis luica II 781; VI 352ff.
— bei Aortographie VI 133
— bei Arteriitis tuberculosa VI 347
— bei Arteriosclerosis obliterans diabetica VI 437ff.
— bei Arteriosklerose III 736ff.; V 355, 595ff., 618ff.; VI 383ff., 437ff.
— bei arteriovenösen Fisteln VI 474
— und Blutdruck V 351ff., 415
— bei Capillarektasien VI 533
— und Capillarpermeabilität VI 555
— der Coronargefäße III 665ff.
— bei Coronarsklerose III 736ff.
— bei Coronarthrombose III 958ff.
— und Cyanose VI 533
— bei Diabetes mellitus IV 357; VI 437ff.
— bei Drosselungshochdruck V 355
— bei Ductus Botalli persistens III 73ff.
— bei Endangitis obliterans VI 262, 272ff.
— bei Endocarditis luica II 781
— bei Erfrierung VI 555
— bei essentieller Hypertonie V 351ff., 415
— bei experimenteller Hypertonie V 355ff.

Intima und Gefäßkrankheiten
II 984ff.; III 736ff.;
V 355, 595ff., 618ff.;
VI 227, 262, 272ff.,
311ff., 337ff., 383ff., 437
— bei Gefäßmißbildungen
III 376ff.
— bei Hämangiosarkom
VI 601
— bei Herzklappenfehler
II 1303ff.
— bei Herztrauma II 486ff.
— bei Hypertonie V 351ff.,
415
— bei Infektionskrankheiten
II 781; VI 347, 352ff.
— bei Lues II 781; VI 352ff.
— bei Martorelli-Syndrom
VI 380
— bei Mitralstenose II 1303ff.
— bei Periarteriitis nodosa
II 984ff.; VI 311ff.
— bei peripherer Pulmonalstenose III 376
— bei Pneumokoniose
IV 209ff.
— bei Porphyrie IV 399
— bei postthrombotischem
Syndrom VI 511ff.
— bei Pulmonalsklerose
IV 247
— bei Pulmonalstenose III 376
— und Raynaud-Syndrom
VI 227, 230
— bei Riesenzellarteriitis
VI 337ff.
— bei Silikose IV 209ff.
— bei Teleangiektasien
VI 542
— bei Thrombose VI 369ff.
— bei Tuberkulose VI 347
— bei Ulcus cruris VI 380
— bei Ventrikelseptumdefekt
III 223ff.
— bei Vorhofseptumdefekt
III 257ff.
Intimanekrose bei Coronarsklerose III 737
Intimaödem bei Coronarsklerose III 741
— bei Coronarthrombose
III 958ff.
Intimaverquellung bei Coronarthrombose III 958ff.
Intraarterielle Injektion
VI 203ff.
Intrakardialinjektion bei
Adams-Stokes-Syndrom
II 265
— und Hämoperikard II 1151
Intratrachealnarkose und
Atmung IV 595ff.
— und Lebensalter IV 624ff.
— und Luftembolie IV 126, 129ff.

Intratrachealnarkose und
Operabilität IV 624ff.
„Intrinsikoider Ausschlag"
(EKG), Begriff II 320
Intubationsnarkose s. u. Intratrachealnarkose
Intussusception bei Periarteriitis nodosa VI 321
Inulinclearance und Adrenalin
V 176
— bei Anämie IV 648
— bei Aortenisthmusstenose
V 761
— und Atmung IV 18
— und Blutdruck V 66, 68,
259, 405
— bei Blutkrankheiten IV 648
— bei Endangitis obliterans
VI 290ff.
—, endogene V 727
— bei essentieller Hypertonie
V 259, 405
— bei experimenteller Hypertonie V 66, 68
— bei Glomerulonephritis
V 613
— bei Gravidität IV 482ff.;
V 727
— bei Graviditätstoxikose
IV 506ff., 513
— bei Herzinsuffizienz V 295
— bei Höhenadaptation IV 18
— und Hypertensin V 99
— bei Hypertonie V 66, 68,
259, 405, 602, 613
— und Klima IV 18
— und Luftdruck IV 18
— bei Nephritis V 613
— und Noradrenalin V 176
— bei Orthostase IV 735
— bei renaler Hypertonie
V 602, 613
— und Renin V 99
— bei Sauerstoffmangel IV 18
— und Sedationstest V 259
— und Sympathektomie
V 479ff.
— bei vegetativer Labilität
IV 735
Invasin s. u. Hyaluronidase
Irgapyrin bei Aorteninsuffizienz II 1476ff.
— bei idiopathischer Perikarditis II 1076
— bei Karditis rheumatica
II 651ff., 1476
— bei Perikarditis II 1076
— bei Postcommissurotomie-Syndrom II 1395
— bei rheumatischem Fieber
II 651ff., 1476
Iris bei angeborenem Herzfehler III 429
— bei Angiopathia diabetica
IV 363

Iris bei Diabetes mellitus
IV 363
— bei experimenteller Hypertonie V 63
— bei Marfan-Syndrom
III 429
„Irritable heart", Begriff
IV 714
Ischämie s. u. Durchblutungsstörungen
Iso-Ajmalin V 521ff. s. a. u.
Rauwolfia-Alkaloide
Isoamyläthylbarbitursäure s. u.
Amytal
Isoamylamin und Urohypertensin V 189
Isoleucin im Hypertensin
V 97
Isolevin bei Cor pulmonale
IV 170ff.
Isometrie, Herzmechanik
I 848ff.
Isonicotinsäurehydrazid
bei Angina pectoris
III 1401, 1415ff.
— und Capillarpermeabilität
VI 582
— und Capillarresistenz
VI 582
— bei Coronarinsuffizienz
III 1415
— und hämorrhagische Diathese VI 582
Isopropylnoradrenalin bei
Adams-Stokes-Syndrom
II 256, 268
— und Atrioventrikularblock
II 242, 251
— bei Bradykardie II 19
— bei Carotis-Sinus-Syndrom
II 277
— bei Interferenz-Dissoziation
II 297
— bei Pararhythmie II 297
— und totaler Block II 242,
251
Iso-Rauhimbin V 521ff.
— s. a. u. Rauwolfia-Alkaloide
Iso-Rauwolfin V 521ff.
— s. a. u. Rauwolfia-Alkaloide
Isoreserpilin V 523
— s. a. u. Rauwolfia-Alkaloide
Isosthenurie bei Anämie
IV 648
— bei Blutkrankheiten IV 648
— bei Endocarditis lenta
II 718
— und Kollaps I 1077
— und Operabilität IV 632
— bei Perniciosa IV 648
— bei Pyelonephritis V 609
— und Schock I 1077
Isotonie, Herzmechanik
I 848ff.

Jahreszeiten und Akrocyanose
VI 533
— und angeborene Herzfehler
III 337 ff.
— und Blutdruck V 263 ff.
— und Capillarektasien
VI 533
— und Cyanose VI 533
— und Coronarinsuffizienz
III 1083 ff.
— und Ductus Botalli persistens III 159
— und essentielle Hypertonie
V 263 ff.
— und Fallotsche Tetralogie
III 337 ff.
— und Gefäßkrankheiten
VI 234 ff., 533
— und hämorrhagische Diathese VI 571
— und Herzinfarkt
III 1083 ff.
— und Herzklappenfehler
II 1321
— und Hypertonie V 263 ff.
— und Karditis rheumatica
II 544 ff., 558
— und Livedo reticularis
VI 234 ff.
— und Mitralstenose
II 1321 ff.
— bei Moschcowitz-Symmers-Syndrom VI 571
— bei Perniosis VI 559
— und Purpura VI 571
— und rheumatisches Fieber
II 544 ff., 558
Janeway-Flecken bei bakterieller Endokarditis II 693, 727, 741
— bei Endocarditis acuta
II 727
— bei Endocarditis lenta
II 693, 741
Jarisch-Bezold-Reflex I 343;
II 16; III 674; V 27
— und Atmung IV 13
— und Blutdruck V 781 ff.
— und Graviditätstoxikose
V 746
— bei Hegglin-Syndrom
IV 428
— bei Herzinfarkt III 1137;
V 819
— und Höhenadaptation
IV 13 ff.
— und Hypotonie V 781 ff.
— und Klima IV 13
— und Luftdruck IV 13
— und Noradrenalin V 176
— und Sauerstoffmangel
IV 13
— und Serotonin V. 184
— und Veratrumalkaloide
V 557

Jarisch-Herxheimer-Reaktion
bei Aortenbogensyndrom
VI 380
— bei Aortitis luica VI 357 ff.
Jervin s. a. u. Veratrumalkaloide V 558
Jod bei Adams-Stokes-Syndrom II 272
— zur Angiographie II 1265 ff.;
VI 117 ff.
— bei Aortitis luica VI 360
— bei Arrhythmie II 114
— bei Arteriosklerose VI 428;
V 496 ff.
— und Blutdruck V 496 ff.
— bei essentieller Hypertonie
V 496 ff.
— bei Gefäßkrankheiten
VI 186
— bei Hypertonie V 496 ff.
— bei Lues VI 360
— zur Röntgendiagnose
VI 117 ff.
— bei Vorhofflimmern II 114
Jod-Adrenochrom V 314
Jodallergie und Angiokardiographie II 1265 ff.
Jodbäder bei Angina pectoris
III 1418 ff.
— und Blutdruck V 496 ff.,
591
— bei Coronarinsuffizienz
III 1418 ff.
— bei essentieller Hypertonie
V 496 ff., 591
— bei Gefäßkrankheiten
VI 157
— bei Herzinsuffizienz I 692
— bei Hypertonie V 496 ff.,
591
Jodkali bei Adams-Stokes-Syndrom II 272
— bei Gefäßkrankheiten
VI 186
Jodöle und Lungenfibrose
IV 201 ff.
Joduron zur Angiographie
VI 120
Jontophorese bei Akrocyanose
VI 534
— bei Gefäßkrankheiten
VI 160
— bei Lymphgefäßinsuffizienz
VI 615
— bei Lymphödem VI 615
— bei postthrombotischem
Syndrom VI 514
— bei Raynaud-Syndrom
VI 232
— bei Ulcus cruris VI 514
Juckreiz bei Endangitis obliterans VI 281
— bei Erfrierung VI 556
— bei Gefäßkrankheiten
VI 281, 519, 556, 559

Juckreiz bei Kaposi-Sarkom
VI 602
— bei Perniosis VI 559
— bei Phlebektasien VI 519
— bei postthrombotischem
Syndrom VI 511 ff.
— bei Varicosis VI 519
Jugularvenen und angeborene
arteriovenöse Fisteln
VI 469 ff.
— bei angeborener Tricuspidalinsuffizienz III 431
— bei angeborener Tricuspidalstenose III 410
— bei Antesystolie II 391
— und arteriovenöse Fisteln
VI 469 ff., 473 ff.
— bei Atrioventricularblock
II 230
— bei Atrioventricular-Rhythmus II 279 ff.
— bei Endocarditis rheumatica II 614
— bei Herzblock II 230 ff.
— bei Herzinfarkt III 1215
— bei Herztrauma II 509 ff.
— bei Herztumoren II 1180 ff.
— bei Karditis rheumatica
II 614
— bei konstriktiver Perikarditis II 1097 ff., 1101 ff.,
1123 ff.
— bei Lungenembolie IV 92,
105 ff.
— bei Mitralstenose II 1376 ff.
— bei Myokarditis II 887
— bei Panzerherz II 1097 ff.,
1101 ff., 1123 ff.
— bei Perikarditis II 1097 ff.
— bei rheumatischem Fieber
II 614
— bei totalem Block II 230 ff.
— bei Tricuspidalstenose
II 1490 ff.
— bei Wolff-Parkinson-White-Syndrom II 391
Jugularvenenthrombose VI 501
— und Lungenembolie IV 92
—, septische IV 92

Kachexie und Endocarditis
fibrinosa II 777
— und Endocarditis verrucosa
simplex II 777
— bei Gefäßkrankheiten
II 985 ff.; VI 326
—, Hydroperikard bei II 1152
—, hypophysäre s. u. Simmonds-Syndrom
— bei Kälteurticaria VI 554
— und Kallikrein V 224
— bei Kaposi-Sarkom VI 602
— bei Kollagenosen II 985 ff.
— und Kollaps IV 602

Kachexie bei Leukämie IV 670
— und Lungenembolie
  IV 95 ff.
— bei Lymphogranulomatose
  IV 680
— und Narkose IV 613, 617 ff.
— und Operabilität IV 620,
  625
— bei Periarteriitis nodosa
  II 985 ff.; VI 326
— und Schock IV 602
—, Simmondsche s. u.
  Simmonds-Syndrom
Kälte und Akrocyanose VI 533
— und angeborene Herzfehler
  III 337 ff.
— und Angina pectoris
  III 700 ff., 838 ff., 908
— und Arteriosklerose III 795
— und arteriovenöse Anastomosen VI 8
— und Blutdruck IV 783 ff.;
  V 70, 247 ff., 475, 489,
  805
—, Bradykardie bei II 17 ff.
— bei Capillarektasien
  VI 525 ff.
— und Capillarpermeabilität
  VI 548, 553 ff.
— und Capillarresistenz
  VI 104 ff.
— und Capillarspasmen
  III 838 ff.; VI 536 ff.
— und Coronardurchblutung
  III 693, 700 ff.
— und Coronarinsuffizienz
  III 693, 700, 908 ff.
— und Coronarsklerose
  III 795
— und Coronarspasmen
  III 838 ff.
— und Cyanose VI 532 ff.
— und Dermographie VI 40
— und Eintauchfuß VI 560 ff.
— und Endangitis obliterans
  VI 268 ff.
— und Endocarditis parietalis
  fibroplastica II 786
— und Endokardfibrose
  II 786
— und endokrine Hypertonie
  V 663 ff.
— und Entzündung VI 548
— und Erfrierung 558 ff.
— und Erythematodes VI 344
— bei Erythromelalgie
  VI 525 ff.
— und essentielle Hypertonie
  IV 783; V 247 ff., 475,
  489
— und experimentelle Hypertonie V 70
— und Fallotsche Tetralogie
  III 337 ff.
— und fokaler Block II 369

Kälte und Ganglienblocker
  V 572 ff.
— und Gefäßkrankheiten
  III 795; VI 17, 25 ff.,
  229 ff, 286 ff.
—, generalis, ventrikuläre
  Leitungsstörung bei
  II 372
— bei Graviditätstoxikose
  V 751
— bei Herzinfarkt I 339;
  III 908
— und Hydergin V 512
— und Hydralazine V 544, 546
— als Hyperämietest VI 62 ff.
— und Hypertonie V 70,
  247 ff., 475, 489
— und Hypotonie V 805
— und Kälteurticaria V 553 ff.
— und Kammerflattern II 173
— und Lebensalter IV 622 ff.
— und Livedo reticularis
  VI 535
— und Myokardstoffwechsel
  I 27; III 693
— als Narkose IV 617, 618 ff.
— und neurogene Hypertonie
  V 721
— und Nierendurchblutung
  V 403
— und Operabilität IV 622 ff.
— und Orthostase IV 737, 785
— bei Pancarditis rheumatica
  II 620 ff.
— und Perniosis VI 558 ff.
— und Phäochromocytom
  V 663 ff.
— und Postural hypotension
  IV 737
— und Pulswelle VI 81 ff.
— bei Querschnittslähmung
  V 721
— und Raynaud-Syndrom
  VI 224 ff., 228
— und reaktive Hyperämie VI 58 ff.
— und Regelkreis IV 783 ff.
— und Schenkelblock II 369,
  372
— und Schock I 1114
— und Schützengrabenfuß
  VI 560 ff.
— und sekundäres Raynaud-Syndrom VI 239, 246 ff.
— und Sympathektomie
  V 475, 489
— und Terminalstrombahn
  VI 17 ff.
— und Vasomotorik III 838 ff.;
  VI 58 ff., 224 ff., 228, 239,
  536 ff., 560
— und vegetative Labilität
  IV 737, 783 ff.
— und Veratrumalkaloide
  V 559 ff.

Kälteagglutination bei Endocarditis lenta II 699, 741
— und Gefäßkrankheiten
  VI 23 ff.
— und Lungenembolie IV 96
— und sekundäres Raynaud-Syndrom VI 246 ff.
Kälte-Test IV 783 ff.; V 70,
  247 ff.
— bei Angina pectoris
  III 700 ff.
— und Blutdruck IV 783 ff.;
  V 70, 247 ff., 475, 489
— und Coronardurchblutung
  III 700 ff.
— bei Coronarinsuffizienz
  III 700 ff., 908 ff.
— bei endokriner Hypertonie
  V 663 ff.
— bei essentieller Hypertonie
  IV 783; V 247 ff., 475,
  489
— bei experimenteller Hypertonie V 70
— und Ganglienblocker
  V 572 ff.
— bei Gefäßkrankheiten
  VI 229 ff.
— bei Graviditätstoxikose
  V 751
— und Hydergin V 512
— und Hydralazine V 544,
  546
— bei Hypertonie V 70,
  247 ff., 475, 489
— und Lebensalter IV 622 ff.
— bei neurogener Hypertonie
  V 721
— und Nierendurchblutung
  V 403
— und Operabilität IV 622
— und Orthostase IV 737, 785
— bei Phäochromocytom
  V 663 ff.
— und Postural hypotension
  IV 737
— bei Querschnittslähmung
  V 721
— bei Raynaud-Syndrom
  VI 229 ff.
— und Regelkreis IV 783 ff.
— und sekundäres Raynaud-Syndrom VI 246 ff.
— und Sympathektomie
  V 475, 489
— und Vasomotorik 229 ff.,
  246 ff.
— und vegetative Labilität
  IV 737, 783 ff.
— und Veratrumalkaloide
  V 559 ff.
Kälteurticaria VI 553 ff.
— und Capillarpermeabilität
  VI 553 ff.
—, Symptome VI 554 ff.

Kälteurticaria, Therapie VI 554
„Kältezittern" VI 18
Kaffeegenuß I 546ff.
— und Arteriosklerose VI 401
— und Dermographie VI 40
— als Diureticum I 545ff.
— und Extrasystolie II 75
— und Gefäßkrankheiten VI 401
— bei Herzinfarkt III 1445
— bei Herzinsuffizienz I 422
— und Herzmechanik I 854
— und Kallikrein V 214
— bei Migräne VI 253
—, Tachykardie durch II 10
— bei vegetativer Labilität IV 799ff., 825ff.
Kahlerdiätsalz I 509
Kahlstorf-Formel s. u. Rohrer-Kahlstorf-Formel
Kahn-Reaktion bei Endocarditis lenta II 699
Kala-Azar und Myokarditis II 936
— und sekundäres Raynaud-Syndrom VI 247
Kaliumbicarbonat bei Hypokaliämie I 587
Kalium-Calcium-Quotient IV 446, 451
— bei Perniosis VI 559
— bei Sympathicotonie IV 722ff.
— bei Vagotonie IV 722ff.
Kaliumchlorid bei Hypokaliämie I 587
— bei Kammertachykardie II 165
— als Kochsalzersatz I 509
— und Myokard IV 437ff.
— und Narkose IV 618
— bei paroxysmaler Tachykardie II 165
Kaliumcitrat bei Endangitis obliterans VI 300
Kalium-Diätsalz Kahler I 508ff.
Kaliumoxalat und Hypertonie V 58
Kaliumsalze bei Arrhythmie II 114; IV 437ff.
— als Diuretica I 526
— bei Endangitis obliterans VI 300
— bei Extrasystolie II 77
— und Hypertonie V 58
— bei Hypokaliämie I 587
— bei Kammerflattern II 178
— bei Kammerflimmern II 178
— bei Kammertachykardie II 165
— als Kochsalzersatz I 508ff.
— und Myokard IV 437ff.
— und Narkose IV 618

Kaliumsalze bei paroxysmaler Tachykardie II 165
— bei posttachykardem Syndrom II 170
— bei Tachykardie II 165
— bei Vorhofflimmern II 114; IV 437ff.
Kaliumstoffwechsel IV 419ff.
— und ACTH II 645
— und Adams-Stokes-Syndrom II 261ff.
— bei Addison-Syndrom V 798
— bei Adrenogenitalismus V 703
— und Aldosteron V 711
— und Angiopathia diabetica IV 374
— und Ansäuerung I 561
— und Arrhythmie II 114; IV 437ff.
— bei Beriberi IV 394ff.
— und Blutbildung I 165ff.
— und Blutdruck V 68ff., 75, 116ff., 134, 791
— und Calciumstoffwechsel IV 450ff.
— und Carboanhydrase I 536ff.
— und Chlorothiazid I 541ff.; V 589
— und Cholinmangel V 146
— und Coma diabeticum IV 375ff.
— nach Commissurotomie II 1391ff.
— bei Conn-Syndrom V 704ff.
— und Cortison II 645; V 134, 710
— bei Cushing-Syndrom V 684ff., 687ff.
— und Diabetes mellitus I 496ff.; IV 374, 375ff.
— und Digitalis IV 436ff.
— und Digitalisvergiftung I 458ff., 480, 493ff.
— und Diurese I 255, 275, 497, 526, 531ff., 562ff.; V 589
— und Elektrokardiogramm I 495; IV 430ff.
— bei Endangitis obliterans VI 280, 300
— bei endokriner Hypertonie V 662, 684ff., 687ff.
— und essentielle Hypotonie V 791ff.
— bei experimenteller Hypertonie V 68ff., 75, 116ff., 134
— bei experimentellem Schock I 992
— und Extrasystolie II 31, 77

Kaliumstoffwechsel bei Gefäßkrankheiten VI 280, 300
— bei Gravidität IV 483
— bei hämorrhagischem Schock I 1036
— bei Hepatitis-Myokarditis II 928
— und Herzfunktion II 4ff.
— und Herzglykoside I 449, 458ff., 480ff.
— bei Herzinfarkt III 710
— bei Herzinsuffizienz I 33, 165ff., 206ff., 237, 255, 275, 299ff., 307ff., 449, 458, 480, 493ff., 562ff., 583ff.
— und Herztonus I 876ff.
— und Hydrochlorothiazid V 589
— und Hypertensin V 100
— bei Hypertonie V 68ff., 75, 116ff., 134
— und Hypertonie-Therapie V 589
— bei Hypophysektomie IV 342
— und Hypotonie V 791ff.
— und idiopathische Herzhypertrophie II 974
— bei Infektionen IV 420, 541, 559
— und Insulin IV 380ff.
—, intracellulärer bei Ödemen I 307ff.
— bei Kammerflattern II 173, 178
— bei Kammerflimmern II 173, 178
— und Kationenaustauscher I 555ff.; V 467
— und Kollaps I 958, 970, 980, 992, 1003ff., 1075; IV 603ff.
— und Kreislauf IV 419ff.
— und Lebensalter IV 624ff.
— bei Mitralstenose II 1391ff.
— und Myokard I 19ff., 29ff., 33; II 372; IV 421, 437
— bei Myokarditis II 878ff.
— bei Myokardose I 33
— und Myokardstoffwechsel III 710
— und Narkose IV 575ff., 618
— und Natriumstoffwechsel IV 440ff.
— und Nebenniere V 116ff., 134
— und Niere I 497
— und Ödeme I 237, 299ff.
— und Ödemflüssigkeit I 299ff.
— und Operabilität IV 624ff., 631
— und Operationen IV 597ff.

Kaliumstoffwechsel bei paroxysmaler Tachykardie II 165
— und Perniosis VI 559
— bei Phäochromocytom V 662
— bei Poliomyelitis IV 420, 541
— bei posttachykardem Syndrom II 170
— und Purine I 547 ff.
— bei Raynaud-Syndrom VI 231
— und Reizleitung II 372
— und Säure-Basen-Gleichgewicht I 206 ff.
— und Schock I 958, 970, 980, 992, 1003ff., 1075; IV 603 ff.
— bei Simmonds-Syndrom IV 342
— und Steroide V 116ff., 134
— bei Sympathicotonie IV 722 ff.
— bei synkopalem Syndrom II 261 ff.
— bei Tachykardie II 165
— bei Vagotonie IV 722 ff.
— bei vegetativer Labilität IV 722 ff., 860 ff.
— und ventrikuläre Leitungsstörung II 372
— bei Verbrennungsschock I 980
— bei Vorhofflimmern II 114; IV 437 ff.
— und Wasserhaushalt I 562 ff.
— bei Waterhouse-Friedrichsen-Syndrom IV 565 ff.
Kaliumvergiftung I 32
— und Calciumstoffwechsel IV 447 ff.
—, Herz bei I 32
— und ventrikuläre Leitungsstörung II 372; IV 432 ff.
Kallidin V 224
— und Blutdruck V 219, 224, 226 ff.
— und Hypotonie V 226 ff.
— und Kallikrein V 224, 226
Kallidinogen und Kallikrein V 224, 226
Kallikrein V 208ff., 236
—, Aktivierung V 221 ff.
— und Atropin V 214, 219, 221
—, Bildung V 221 ff.
— und Blutdruck V 29, 208 ff.
— und Capillarpermeabilität VI 587
— und Capillarresistenz I 970; VI 587
—, Chemie V 210 ff.
— und Chinidin V 214
— und Coffein V 214

Kallikrein und Digitalis V 216
— und essentielle Hypotonie V 790
— bei Gefäßkrankheiten VI 186
— und Hypertensin V 233
— und Hypothyreose V 224
— und Hypotonie V 208ff., 790
—, Inaktivierung V 214 ff.
— und Kallidin V 224, 226
— und Kallidinogen V 224, 226
— und Kollaps I 958, 970
— und Kreislauf V 216 ff.
— und Lobelin V 214
— und Myxödem V 224
— und Nicotin V 217
— und Novocain V 214
—, Ornitho- V 225 ff.
—, Pathologie V 221 ff.
—, Pharmakologie V 216 ff.
—, Physiologie V 221 ff.
— und Prostigmin V 214
— und Schock I 958, 970
— und Stoffwechsel V 220 ff.
— und Trypsin V 221 ff.
— und Vasomotorik V 208 ff.
Kallikreinogen V 222
— und Trypsin V 222
„Kammer-Anarchie" II 156
Kammerautomatie II 285 ff.
— und Adams-Stokes-Syndrom II 253 ff., 255 ff., 261 ff.
— bei Atrioventrikularblock II 214, 220, 228 ff., 237 ff., 285 ff.
— und Atrioventrikular-Dissoziation II 286 ff.
—, ausschließliche II 285 ff.
— und Carotissinus-Syndrom II 273 ff.
— und Dissoziation II 285 ff.
— und doppelseitiger Schenkelblock II 361 ff.
—, Formen II 285 ff.
— bei Herzblock II 188, 220
— und Interferenz-Dissoziation II 285 ff., 290 ff.
— und Kammerflattern II 173
— und Kammerflimmern II 173
— bei Pararhythmie II 285 ff.
—, Parasystolie s. a. dort II 231, 235, 237, 285 ff., 297 ff.
— bei paroxysmaler Tachykardie II 138
— bei Reizleitungsstörungen II 188 ff., 220, 228 ff.
— und Schenkelblock II 361 ff.
— und Schutzblockierung II 285 ff., 297 ff.

Kammerautomatie, sekundäre II 285 ff.
— und Sinoauricularblock II 188, 285 ff.
— und Sinusrhythmus II 237 ff.
—, tertiäre II 285ff., 289, 304
— bei totalem Block II 228ff., 237 ff.
— und Umkehr-Extrasystolie II 313
— und Umkehrrhythmus II 313
— bei Vorhofflattern II 99
— bei Vorhofflimmern II 84ff., 90, 92
— und Wenckebachsche Periodik II 214
Kammerbigeminie II 40ff., 68, 72
— bei Atrioventrikularblock II 242
Kammerextrasystolie II 32ff., 35ff., 58ff., 148, 151, 189
— und Adams-Stokes-Syndrom II 258
— und Antesystolie II 390
— bei Atrioventrikularblock II 222ff., 235ff., 242 ff.
— bei Blutkrankheiten IV 680, 683
—, Bündelstamm-Extrasystolie II 60
— durch Carotisreflex II 145
— und Carotissinus-Syndrom II 275 ff.
— bei Chagas-Myokarditis II 932
— bei Cor pulmonale IV 109 ff.
— bei Hämochromatose IV 683
— und Herzblock II 222ff., 235 ff., 242 ff.
— bei Herzinfarkt II 37ff.; III 1175 ff.
— bei Herzkatheterismus II 38ff., 1258
—, interpolierte II 59ff., 68, 189, 235
—, Ketten II 72 ff.
—, Kupplung II 59ff., 65 ff.
— bei Lungenembolie IV 109 ff.
— bei Lymphogranulomatose IV 680
— durch Magnesiumsulfat II 148
— bei Mitralinsuffizienz II 1411 ff., 1416
— bei Myokarditis II 878 ff.
— bei Myokarditis rheumatica II 618
—, Myokardsarkoidose II 947 ff.
—, Myokardtuberkulose II 943 ff.

Kammerextrasystolie bei
Narkose II 41
— und Nervensystem II 42
— und Operabilität IV 628
— und Parasystolie II 304
— bei Parotitis II 928
— durch Pharmaka II 39 ff.
— bei Pneumonie-Myokarditis II 912
— bei Reizleitungsstörungen II 222 ff., 235 ff.
— bei Sarkoidose II 947 ff.
— und Schenkelblock II 341 ff.
—, Septumextrasystolie II 61
— bei totalem Block II 235 ff., 242 ff.
— bei Tuberkulose II 943 ff.
— und Umkehr-Extrasystolie II 310 ff.
— und Umkehrrhythmus II 310 ff.
— bei Vorhofflattern II 99, 189
— bei Vorhofflimmern II 92, 189
— und Wolff-Parkinson-White-Syndrom II 390
Kammerflattern II 155
— und Adams-Stokes-Syndrom II 174, 253 ff., 258 ff.
—, Begriff II 170 ff.
— nach Commissurotomie II 1392
—, Elektrokardiogramm II 174 ff.
— und Extrasystolie II 39
— bei Herztrauma II 519 ff.
—, Mechanismus II 174 ff.
— bei Mitralstenose II 1392
—, Prognose II 176
—, Prophylaxe II 179
—, Symptome II 174 ff.
—, terminales II 171 ff.
—, Therapie II 176 ff.
—, Vorkommen II 171 ff.
Kammerflimmern II 1 ff.,
— und Adams-Stokes-Syndrom II 174, 253 ff., 258 ff.
—, Absterbe- II 175
—, Begriff II 170 ff.
— und Calciumstoffwechsel II 178; IV 449 ff.
— durch Chinidin II 120
— nach Commissurotomie II 1392
— und Coronardurchblutung III 676, 693
— und Coronarinsuffizienz III 693
— durch Digitalis I 490 ff.
—, Elektrokardiogramm II 174 ff.

Kammerflimmern bei Elektrounfall III 903
— und Extrasystolie II 39, 41
— bei Herzkatheterismus II 1263
— bei Herztrauma II 465 ff., 519 ff.
— bei Herztumoren II 1216
— bei Hypercalcämie IV 447
— bei Hyperkaliämie IV 433, 437 ff.
— und Hyponatriämie IV 441 ff.
— und Hypothermie IV 618
— und Kammertachykardie II 163
—, Mechanismus II 175 ff.
— bei Mitralstenose II 1392
— bei Myokarditis II 891
— und Myokardstoffwechsel I 27
— und Myokardstoffwechsel III 693
— in Narkose II 41; IV 617
— und Noradrenalin V 176
— und Operabilität IV 633
— und Operationen IV 607, 617 ff.
— und paroxysmale Tachykardie II 163
—, postoperatives IV 607
—, Prognose II 176
—, Prophylaxe II 179
— und Quecksilberdiuretica I 534
—, Symptome II 174 ff.
— und Tachykardie II 163
—, terminales II 171 ff.
—, Therapie II 176 ff.
— und Veratrumalkaloide V 555 ff.
—, Vorkommen II 171 ff.
Kammergradient s. u. Ventrikelgradient
Kammerkomplex (Elektrokardiogramm) bei Adipositas IV 388
— bei allergischer Myokarditis II 951 ff.
— beim Alternans II 408
— bei Anämie IV 654
— bei angeborener Aortenstenose III 436 ff.
— bei angeborenem arteriovenösem Coronaraneurysma III 215
— bei angeborener Pulmonalinsuffizienz III 565
— bei angeborener Pulmonalstenose III 308 ff.
— bei angeborenem Sinus-Valsalvae-Aneurysma III 207
— bei angeborener Tricupidalinsuffizienz III 431

Kammerkomplex bei angeborener Tricuspidalstenose III 412
— bei Angina pectoris III 1034
— bei Antesystolie II 378 ff.
— bei Aortenatresie III 562
— bei Aorteninsuffizienz II 1466 ff.
— bei Aortenisthmusstenose III 445, 455 ff.
— bei Aortenstenose II 1443 ff.
— und Atmung IV 25, 32
— bei atrioventrikulärer Reizleitungsstörung II 210 ff., 232 ff.
— bei Atrioventrikular-Dissoziation II 287 ff.
— bei Atrioventrikular-Extrasystolie II 56 ff.
— bei Atrioventrikular-Rhythmus II 278 ff.
— bei bakterieller Endokarditis II 708
— und Balneotherapie I 677 ff.
— bei Bayley-Block II 332
— bei Beriberi IV 392
— und Blutdruck V 375 ff.
— bei Blutkrankheiten IV 654
— bei Canalis atrioventricularis communis III 293 ff.
— bei Carcinoid II 785
— bei Carotissinus-Syndrom II 275
— und Chagas-Myokarditis II 931 ff.
— und Chinidin II 121
— nach Commissurotomie II 1400 ff.
— bei Coronargefäß-Mißbildungen III 570 ff.
— bei Coronarinsuffizienz III 1034
— bei Cor pulmonale IV 109 ff., 157 ff.
— bei Cor triatriatum III 554
— bei Cor triloculare biatriatum III 541 ff.
— bei Dermatomyositis II 992
— bei Dextrokardie III 576 ff., 579
— bei Dextroversion III 584 ff.
— bei Diphtherie-Myokarditis II 895 ff.
— bei divergierendem Schenkelblock II 364
— bei doppelseitigem Schenkelblock II 361 ff.
— bei Druckfall-Syndrom IV 46
— bei Ductus Botalli persistens III 157, 168 ff., 187, 191

Kammerkomplex bei Dystrophia musculorum progressiva II 972
— bei Dystrophia myotonica II 971
— bei Dystrophie IV 298ff.
— bei Ebstein-Syndrom III 422ff.
— bei Echinokokkose II 937
— bei Elektrounfall III 907
— bei Endocarditis lenta II 708ff.
— bei Endocarditis parietalis fibroplastica II 787
— bei Endokardfibrose II 787ff.
— bei essentieller Hypertonie V 375ff.
— bei Fallotscher Tetralogie III 341ff.
— bei Fiedler Myokarditis II 957ff.
— bei fokalem Block II 367ff.
— bei Foramen ovale persistens III 264ff.
— Gefäßmißbildungen III 207, 215
— bei generalisierter ventrikulärer Leitungsstörung II 372
— bei Glykogenose II 967
— bei Gravidität II 915; IV 484
— bei Graviditätstoxikose II 915
— bei Grippemyokarditis II 925
— bei Hämochromatose II 965
— bei Hepatitis II 928ff.
— bei Herzdivertikel III 593
— und Herzform I 885ff.
— bei Herzinfarkt II 711, *1165*ff., 1167ff., 1197ff.
— bei Herzinfarkt-Perikarditis II 1083
— bei Herzkatheterismus II 1259ff.
— und Herztöne II 575ff.
— bei Herztrauma II 465ff., 519ff.
— bei Herztumoren II 1182ff.
— bei Höhenadaptation IV 25, 32
— bei Hypercalcämie IV 452ff.
— bei Hyperkaliämie IV 432ff.
— bei Hypernatriämie IV 445
— bei Hyperthyreose IV 325ff.
— bei Hypertonie II 378; V 375ff.
— bei Hypocalcämie IV 451ff.
— bei Hypoglykämie IV 381
— bei Hypokaliämie IV 431ff.

Kammerkomplex bei Hyponatriämie IV 445ff.
— bei Hypothyreose IV 332
— bei Infektionskrankheiten IV 539
— und Insulin IV 381
— bei Interferenz-Dissoziation II 292ff.
— und Kaliumstoffwechsel IV 432ff.
— bei Kammerextrasystolie II 60ff.
— bei Kammerflattern II 174ff.
— bei Kammerflimmern II 174ff.
— bei Kammertachykardie II 153ff., 160, 166ff.
— bei Karditis rheumatica II 584ff.
— und Klima IV 25, 32
— im Kollaps I 1032
— bei kombiniertem Aortenfehler II 1478
— bei kombiniertem Mitral-Aortenfehler II 1478ff.
— bei kombiniertem Tricuspidalfehler II 1513ff.
— bei konstriktiver Perikarditis II 1116, 1118ff., 1120
— bei Links-Schenkelblock II 318ff., *325*ff.
— bei Linksverspätung II 373ff.
— und Luftdruck IV 25, 32
— bei Luftüberdruck IV 41
— bei Lungenembolie IV 109ff.
— bei Lungenvenentransposition III 529
— bei Lutembacher-Syndrom III 284
— und Magnesium-Stoffwechsel IV 458ff.
— bei Mitralinsuffizienz II 1414ff.
— bei Mitralstenose II 1338ff.
— bei Mononucleose II 927
— bei Myokarditis II 881ff., 891; IV 539
— bei Myokarditis rheumatica II 584ff.
— bei Myokardose II 969ff.
— bei Myokardsarkoidose II 948
— bei Myokardtuberkulose II 948
— und Natriumstoffwechsel VI 442
— bei Parasystolie II 301
— bei paroxysmaler Tachykardie II 134ff., 153ff., 160, 166ff.
—, pathologische II 378

Kammerkomplex bei Periarteriitis nodosa II 986ff.
— bei Perikarditis II 1058ff.
— bei Pneumonie-Myokarditis II 912
— bei Poliomyelitis II 919
— bei posttachykardem Syndrom II 167ff.
— bei Pulmonalaneurysma VI 466
— bei Pulmonalatresie III 366
— bei Rechts-Schenkelblock II 318ff., *329*ff.
— bei Rechtsverspätung II 373ff.
— bei rheumatischem Fieber II 584ff.
— und Sarkoidose II 948
— bei Sauerstoffmangel IV 25, 32
— bei Scharlach-Myokarditis II 900ff.
— bei Schenkelblock II 316ff., 321ff., 326ff.
— im Schock I 1032
— und Schwefelkohlenstoff III 892
— bei Sinusbradykardie II 15
— bei Sinustachykardie II 11ff.
— bei Sklerodermie II 990
— bei Sportherz I 929ff., 940ff., 946
—, Stauchungsform II 373
— bei Tachykardie II 11ff., 134ff., 153ff., 160, 166ff.
— bei Thoraxdeformation IV 229
— und Thyreoidea IV 325ff., 332
— bei totalem Block II 232ff.
— bei Toxoplasmose II 934
— bei Transposition der Aorta und Pulmonalis III 503ff.
— bei Trichinose II 939
— bei Tricuspidalatresie III 395, 400ff.
— bei Tricuspidalinsuffizienz II 1508ff.
— bei Tricuspidalstenose II 1484ff., 1499
— bei Truncus arteriosus communis persistens III 532, 536
— bei Tuberkulose II 948
— bei Umkehr-Extrasystolie II 310ff.
— bei Umkehrrhythmus II 310ff.
— bei vegetativer Labilität IV 787ff.
— bei Ventrikelseptumdefekt III 217, 229ff.
— bei Verspätungskurven II 373ff.

Kammerkomplex bei Verzweigungsblock II 320ff., 369ff.
— bei Vorhofextrasystolie II 50ff., 53
— bei Vorhofflattern II 99ff.
— bei Vorhofflimmern II 90ff.
— bei Vorhofseptumdefekt II 358; III 249, 264ff.
— bei Wenckebachscher Periodik II 215
— bei Wilson-Block II 330ff., 332ff.
— bei Wolff-Parkinson-White-Syndrom II 378ff.
—, Zeitdauer II 184ff.
Kammerpolygeminie II 72
Kammerseptumdefekt s. u. Ventrikelseptumdefekt
Kammertachykardie II 150ff.
— und Adams-Stokes-Syndrom II 152, 253ff., 257ff.
— und Alternans II 155, 161
— und Arrhythmie II 155ff.
—, Auslösung II 151ff.
— bei Blutkrankheiten IV 683
— bei Chagas-Myokarditis II 932
— durch Chinidin II 119, 122
— durch Cholinderivate II 147
— und Commissurotomie II 1392ff.
— und Coronardurchblutung III 678, 1175ff.
— und Coronarinsuffizienz III 678
— durch Digitalis I 490ff.; II 114, 151
— bei Diphtherie-Myokarditis II 224, 878ff.
—, Elektrokardiogramm bei II 153ff.
—, essentielle II 151ff.
— und Extrasystolie II 128ff., 132, 136ff., 150ff., 158ff., 161ff.
—, Folgen II 166ff.
— bei Gravidität IV 496
— bei Hämochromatose IV 683
— und Herzinfarkt II 150ff., 162ff., 166ff.; III 1175ff.
— und Herzinsuffizienz II 150ff., 163, 166
— bei Herzkatheterismus II 1259ff.
— bei Herzneurose IV 821ff.
— bei Herztrauma II 466ff.
—, infektiöse II 150, 224, 878
— und Interferenz-Dissoziation II 292ff.
— und Magnesium-Stoffwechsel IV 457ff.
—, Mechanismus II 161ff.

Kammertachykardie bei Mitralstenose II 1392
— bei Myokarditis II 878ff.
— bei Myokardsarkoidose II 947
—, paroxysmale II 150ff.
—, —, Anatomie II 161ff.
—, —, und Arrhythmie II 155ff.
—, —, Auslösung II 151ff.
—, —, durch Chinidin II 122
—, —, durch Cholinderivate II 147
—, —, durch Digitalis I 490ff.; II 114, 151
—, —, Elektrokardiogramm bei II 153ff.
—, —, essentielle II 151ff.
—, —, und Extrasystolie II 151, 158ff., 161ff.
—, —, Folgen II 166ff.
—, —, und Herzinfarkt II 150ff., 162ff., 166ff.
—, —, und Herzinsuffizienz II 150ff., 163, 166ff.
—, —, infektiöse II 150
—, —, Mechanismus II 161ff.
—, —, Pathologie II 161ff.
—, —, polymorphe II 114
—, —, Prognose II 162ff.
—, —, Symptome II 151ff.
—, —, terminale II 151, 163
—, —, Therapie II 163ff.
—, —, toxische II 150ff.
—, —, bei Vorhofflattern II 97
—, —, bei Vorhofflimmern II 112ff., 114, 150
—, —, Vorkommen II 150ff.
—, Pathologie II 161ff.
—, polymorphe II 114
—, Prognose II 162ff.
—, Pseudo- II 390
— bei Sarkoidose II 947
— bei Scharlach-Myokarditis II 878ff.
— und supraventrikuläre paroxysmale Tachykardie II 139
—, Symptome II 151ff.
—, terminale III 151, 163
—, Therapie II 163ff.
—, toxische II 150ff.
— und Vasomotorik III 678
— bei Vorhofflattern II 97
— bei Vorhofflimmern II 112ff., 114, 150
—, Vorkommen II 150ff.
Kammerwogen II 175
Kampfstoffvergiftung und Capillarpermeabilität I 131; VI 582
— und Capillarresistenz VI 582
— und Lungenödem I 131
— und Purpura VI 582

Kanamycin und Endocarditis lenta II 772
„Kanonenschlag"-Begriff II 228
Kaolin-Pneumokoniose und Cor pulmonale IV 219
—, Hypertonie durch V 157ff.
„Kardialgisches Syndrom" bei vegetativer Labilität IV 800
Kardioangiographie II 1276ff.
Kardiopexie bei Angina pectoris III 1434
Kardiophobie s. u. Herzneurose
„Kardiorespiratorisches Syndrom" s. u. Effort-Syndrom
„Kardiorespiratorisch-tetaniformer Symptomenkomplex" s. u. Effort-Syndrom
Karditis connatale und angeborene Herzfehler III 81
—, fetale II 779
—, —, und angeborener Herzfehler III 43
—, —, und angeborene Pulmonalstenose III 117, 301
—, —, und Fallotsche Tetralogie III 117, 301
—, —, und Fallotsche Trilogie III 117, 301
—, —, und Tricuspidalstenose III 23
—, rheumatica II 543ff.; III 1301
—, —, ACTH bei II 556, 573, 584, 591, 634ff., 641ff.
—, —, Ätiologie II 548ff.
—, —, Aktivität II 622ff.
—, —, und Allergie II 543ff., 548ff., 552ff.
—, —, ambulatorische II 611
—, —, Anatomie II 562ff.
—, —, und angeborener Herzfehler III 154, 276
—, —, und Angina pectoris III 929ff.
—, —, bei Angina tonsillaris II 912
—, —, und Antihyaluronidase II 549ff., 552ff., 573, 593ff.
—, —, und Antistreptokinase II 549ff., 573ff., 595ff.
—, —, und Antistreptolysin II 549ff., 551, 554, 570ff., 590ff.
—, —, und Aorteninsuffizienz II 1294, 1452ff., 1472
—, —, und Aortenstenose II 1294, 1427ff.
—, —, und Arteriosklerose III 922ff.

Karditis, rheumatica, und Autoantikörper II 555ff., 600
—, —, und bakterielle Endokarditis II 630ff., 662, 683ff., 691, 701ff.
—, —, Begriff II 543
—, —, Blutbefunde II 556, 569ff., 605, *609*ff.
—, —, und Capillarpermeabilität II 605
—, —, und Capillarresistenz VI 564ff.
—, —, und Commissurotomie II 1385ff., 1387ff.
—, —, und Coronarinsuffizienz III 929
—, —, und Coronarsklerose III 922ff.
—, —, Cortison bei II 570, 573, 584, 609, 633, *634*ff., 641, *642*ff.
—, —, und C-reaktives Protein II 550ff., 570ff., 596ff.
—, —, Diagnose II 620ff.
—, —, Differentialdiagnose II 624ff.
—, —, Digestionssystem bei II 606
—, —, Elektrokardiogramm bei II 581ff.
—, —, und Endocarditis chronica fibrosa II 778ff.
—, ,— und Endocarditis fibrinosa II 546ff., 565ff.
—, —, und Endocarditis lenta II 630ff., 662, 683ff., 691, 701ff.
—, —, und Endocarditis serosa II 546ff., 564ff., 605
—, —, und Endomyokardfibrose II 788
—, —, und Fallotsche Tetralogie III 356
—, ,— Fieber bei II 568ff.
—, —, bei Fokaltoxikose II 912ff.
—, —, und Gefäßkrankheiten II 586, 603ff.; VI 316
—, ,— Geschlechtsdisposition II 548ff., *561*ff.
—, —, und Hämodynamik II 580ff.
—, —, und hämorrhagische Diathese VI 564ff.
—, —, Häufigkeit II 544ff.
—, —, Haut bei II 602ff.
—, —, Heredität II 548ff., 556ff.
—, —, Herzbefund bei II 574ff.
—, —, und Herzgeräusche II 575ff.
—, —, und Herzinfarkt III 929ff.

Karditis, rheumatica, und Herzklappenfehler II 547ff., *1288*ff.
—, —, und Herzmechanik II 580ff.
—, —, Herztöne II 574ff.
—, —, und idiopathische Perikarditis II 1073
—, —, und Klima II 544ff. 548ff., 557, *558*ff.
—, —, und kombinierte Tricuspidalfehler II 1513
—, —, und konstriktive Perikarditis II 1069ff., 1093ff.
—, —, und Lebensalter II 544ff., 551ff., *560*ff.
—, —, und Lutembacher-Syndrom III 282
—, —, und Mitralinsuffizienz II 1294, 1410ff.
—, —, bei Mitralstenose II 1320ff., 1368ff., 1381ff.
—, —, monocyclische II 611, 613
—, —, und Myokarditis II 870ff., 874ff., 899
—, —, und Myokardstoffwechsel III 929
—, —, und Nervensystem II 569, 604, *607*ff.
—, —, Niere bei II 603ff., 606ff.
—, —, und Panzerherz II 1069ff., 1093ff.
—, —, Pathologie II 562ff.
—, —, perakute II 611, 613
—, —, und Periarteriitis nodosa VI 316
—, —, und Perikarditis II 1041, 1044, *1068*ff.
—, —, und Polyarthritis II 553ff., 560, *601*ff.
—, —, und Postcommissurotomie-Syndrom II 1394ff.
—, —, Prognose II 627ff.
—, —, und Prophylaxe II 552, 657ff.
—, —, und Pulmonalaneurysma VI 466
—, —, und Purpura rheumatica VI 564ff.
—, —, Pyrazole bei II 569, 651ff.
—, —, und Rasse II 546ff., 557ff.
—. —. rekurrierende II 611, 612
—, —, und Respirationssystem II 605ff.
—, —, Salicylsäure bei II 569, 584, 591, 605, *647*ff.

Karditis, rheumatica, und Scharlach-Myokarditis II 899
—, —, Serologie II *548*ff., 552ff., 573ff., *590*ff.
—, —, und Streptokokken II 548ff.
—, —, und subakute II 611, 612ff.
—, —, subklinische II 611, 613
—, —, Symptome II 568ff.
—, —, Therapie II 634ff.
—, —, und Tricuspidalinsuffizienz II 1504ff.
—, —, und Tricuspidalstenose II 1482ff.
—, —, und Umwelt II 546ff., 557ff.
—, —, Verlaufsformen II 610ff.
—, —, und Vorhofseptumdefekt III 276
Kartagener-Syndrom und Dextrokardie III 577
Kastration und Arteriosklerose III 790; VI 390ff., 414
— und Coronarsklerose III 790
— und Endangitis obliterans VI 261
— und Hauttemperatur VI 86
— und Kallikrein V 224
Katalase bei Porphyrie IV 398
Katapyrin als Diureticum I 527ff., 546ff.
Katarakt, angeborener, und angeborener Herzfehler III 81, 114
Kationenaustauscher I 555ff.
— und Blutdruck V 467ff.
— und Carboanhydrase I 540
—, Chemie I 555ff.
— und Diabetes mellitus I 557ff.
— als Diuretica I 555ff.
— bei Erythematodes II 983ff.
— bei essentieller Hypertonie V 467ff.
— bei Herzinsuffizienz I 212, 507, *555*ff.
— und Hyperchlorämie I 588
— bei Hypertonie V 467ff.
— und Hypocalcämie I 588; IV 446
— und Hypokaliämie IV 420ff.
—, Indikationen I 558ff.
— und Kaliumstoffwechsel IV 420ff.
— bei Kollagenosen II 983ff.
— und Kollaps IV 603ff.
—, Kontraindikationen I 558ff.
— und Leber IV 606
— und Mineralstoffwechsel I 588; IV 420ff.
—, Nebenwirkungen I 556ff.; IV 420ff.; V 467

Kationenaustauscher bei
Ödemen I 212, 507, *555*ff.
— und Operabilität IV 631
—, Pharmakologie I 555ff.
— und Schock IV 603ff.
Katonil als Diureticum
I 527ff., 535
Katovit bei vegetativer Labilität IV 856
Kauffmann-Versuch und Hypotonie V 784
Kaustik bei Gefäßspinnen VI 544
— bei Hämangiomen VI 599
— bei Teleangiektasien VI 542
Kavernen bei Lungeninfarkt IV 106ff.
— und Myokarditis II 943
— und Myokardtuberkulose II 943
— bei Periarteriitis nodosa VI 318
— und Pneumoperikard II 1153
Kavernome VI 596ff.
—, Pathologie VI 596ff.
Kempner-Diät s. u. Reisernährung
„Kentsches Bündel" II 378, 398; III 14
Kepler-Power-Test s. u. Robinson-Kepler-Power-Test
Kerasinose und Cor pulmonale IV 201
Kerleysche Linien bei Mitralstenose II 1357ff., 1360
Ketone und Myokard I 27
Ketose bei Glykogenose II 965ff.
17-Keto-Steroide bei Addison-Syndrom V 798
— bei Adrenogenitalismus V 703
— und Angiopathia diabetica IV 374
— und Arteriosklerose IV 374
— und Blutdruck V 657, 662
— bei Cushing-Syndrom V 687ff.
— und Diabetes mellitus IV 374
— bei Effort-Syndrom IV 810ff.
— bei Endangitis obliterans VI 280
— bei endokriner Hypertonie V 657, 662
— bei Gefäßkrankheiten IV 374; IV 280, 323
— bei Gravidität IV 483ff.; V 729
— bei Herzinfarkt III 722ff.
— bei Hypertonie V 657, 662, 687ff.

17-Keto-Steroide bei Hypotonie V 798
— und Karditis rheumatica II 556
— bei Periarteriitis nodosa VI 323
— bei Phäochromocytom V 657, 662
— bei Pseudo-Cushing-Syndrom V 701
— und rheumatisches Fieber II 556
— und vegetative Labilität IV 810ff.
Keuchhusten s. u. Pertussis
Khelline bei Angina pectoris III 1035, *1385*ff.
— bei Gefäßkrankheiten IV 178
Kiemenbogenarterien III 5, 64ff.
— und angeborene Herzfehler III 31
— und Arterienmißbildungen III 31
—, Entwicklungsgeschichte III 5, 64ff.
— bei Truncus arteriosus communis persistens III 31
Kiemenherz, Begriff III 3
Kieselgur, experimentelle Hypertonie durch V 72
Kieselgur-Pneumokoniose und Cor pulmonale IV 216ff.
Kimmelstiel-Wilson-Syndrom IV *364*ff.; V 337, *618*ff.
— bei Angiopathia diabetica IV 364ff., 369ff.; V 337
— und Blutkrankheiten IV 684
— bei Diabetes mellitus IV 364ff., 369ff.; V 337
— und Hämochromatose IV 684
—, renale Hypertonie bei IV 364ff., V *618*ff.
„Kippschwingung", Begriff und vegetative Labilität IV 723
„Kirchenohnmacht" IV 763
Kjeldahl-Methode und Capillarplethysmogramm VI 108
Klebsiellainfekte und Endocarditis lenta II 675, 751, 760
—, Therapie II 751, 760
Klima und Angina pectoris III 1010ff.
— und Aortenbogensyndrom VI 376ff.
— und Arteriosklerose VI 391ff.
— und Atmung IV 2ff., 82
— und Blut IV 4, 11ff., 18, 23, 25ff.

Klima und Blutdruck IV 38; V 16ff., 246, 263ff.
— und Blutspeicher I 1009
— und Capillarresistenz VI 104ff.
— und Coronarinsuffizienz III 1010ff.; IV 37ff.
— und Coronarsklerose III 744
— und Cor pulmonale IV 60, 139ff., 168ff.
— und Dermographie VI 40
— und Endangitis obliterans VI 258, 268ff.
— und Endomyokardfibrose II 788
— und Erfrierung I 980ff.; VI 555ff.
— und essentielle Hypertonie V 246, 263ff.
—, Faktoren IV 1ff.
— und Fallotsche Tetralogie III 337ff.
— und Gefäßkrankheiten VI 224ff., 228
— und Gravidität IV 482ff.
— und Hauttemperatur VI 84ff.
— und Herz IV 1ff., 10ff., 13ff., *21*ff.
— und Herzaktion II 7
— und Herzinfarkt III 1082; IV 37ff.
— und Herzinsuffizienz I 403, 422, 517, 520; IV 37ff.
— und Hypertonie IV 38; V 246, 263ff.
— und Hyponatriämie I 572ff.
— und Hypotonie IV 809
— und Karditis rheumatica II 544ff., 548ff., 557, *558*ff.
— und Kollaps I 958, 980ff., 1009, 1115; IV 11ff., 21ff., 28ff.
— und Kreislauf IV 1ff.
— und Leber IV 18ff.
— und Luftdruck IV 1ff., 82
— und Lungenembolie IV 97
— und Lungenleiden IV 36ff.
— und Lymphgefäßinsuffizienz VI 610
— und Lymphödem VI 610
— und Monge-Syndrom IV 33ff.
— und Ohnmacht IV 763
— und Perniosis VI 558ff.
— und Phlebitis VI 483ff.
— und Raynaud-Syndrom VI 224ff., 228
— und rheumatisches Fieber II 544ff., 548ff., 557, *558*ff.
— und Riesenzellarteriitis VI 335

Klima und Sauerstoffmangel IV 1ff., 82
— und Schock I 958, 980ff., 1009, 1115
— und Schützengrabenfuß VI 560ff.
— und Schweißsekretion VI 44
— und Thrombophlebitis VI 483ff., 488
— bei vegetativer Labilität IV 799ff., 809
Klimakterium s. u. Menopause
Klippel-Trénaunay-Syndrom VI 587ff.
Klumpfuß und Wolff-Parkinson-White-Syndrom II 394
Knochenmark und Capillarektasien VI 527
— bei Endocarditis lenta II 694ff., 697
— bei Endocarditis parietalis fibroplastica II 787
— bei Endokardfibrose II 787ff.
— und Erythralgie VI 527
— bei Gefäßkrankheiten VI 314ff.
— und Gravidität IV 510
— und Graviditätstoxikose IV 510
— bei hämorrhagischer Diathese VI 571
— bei Herzinsuffizienz I 163ff.
— bei Möller-Barlow-Syndrom VI 579
— bei Moschcowitz-Symmers-Syndrom VI 571
— bei Periarteriitis nodosa VI 314ff.
— bei Polycythämie IV 664ff.
— bei Polyglobulie IV 660
— und Purpura VI 571, 579
— bei Skorbut VI 579
„Knochenschädel" bei Aortenbogensyndrom VI 378
„Knock-out-Symptomatik", Begriff IV 762
Knopflochstenose III 34
— bei angeborenem Herzfehler III 34
— bei Endocarditis lenta II 669
— bei Karditis rheumatica II 563
— bei Lutembacher-Syndrom III 59
— bei Mitralstenose II 1340
Knotenrhythmus s. Atrioventrikularrhythmus
Kobalt bei Gefäßkrankheiten VI 187
—, intraarteriell VI 208

Kochsalzentzug und ACTH II 645
— bei allergischer Myokarditis II 954
— bei Aortenaneurysma VI 450ff.
— und Blutdruck V 17, 244, 445ff.
— und Commissurotomie II 1387
— bei Cor pulmonale IV 171ff.
— und Cortison II 645
— und DOCA V 706
— bei Endokardfibrose II 788
— und endokrine Hypertonie V 701
— bei Endomyokardfibrose II 788
— bei essentieller Hypertonie V 244, 445ff.
— und Gefäßmißbildungen VI 590
— bei Gravidität IV 488ff., 503ff.
— bei Graviditätstoxikose IV 503ff.
— und Hämangiome VI 590
— bei Herzinsuffizienz I 406ff., 417ff., 504ff.
— bei Hypertonie V 244, 445ff., 644
— und Hyponatriämie I 563ff.
— und Kollaps IV 602ff.
— und Lungenembolie IV 96
— bei Mitralstenose II 1387
— bei Myokarditis II 892
— und Operabilität IV 631ff.
— bei Pseudo-Cushing-Syndrom V 701
— bei Pyelonephritis V 644
— und Schock IV 602ff.
— und Steroide II 645
— bei Sturge-Weber-Syndrom VI 590
Kochsalzersatzmittel und essentielle Hypertonie V 447
— und experimentelle Hypertonie V 126
— bei Herzinsuffizienz I 404, 508ff.
—, Präparate I 508ff.
Kochsalzquaddel bei Gefäßkrankheiten VI 114
Kochsalzstoffwechsel IV 439ff.
— und Acidose I 568
— und ACTH II 645
— bei Addison-Syndrom V 797
— bei Adrenalektomie V 490
— bei Adrenogenitalismus V 703
— und Aldosteron II 269ff.; V 710ff.
— und Alkalose I 581ff.

Kochsalzstoffwechsel bei allergischer Myokarditis II 954
— bei Anämie IV 645ff.
— und Ansäuerung I 561
— und Arteriosklerose V 356ff.
— bei arteriovenösen Aneurysmen V 769
— bei arteriovenösen Fisteln VI 477
— und Atmung IV 17ff.
— bei Belastung IV 765ff.
— bei Beriberi IV 395ff.
— und Blutbildung I 165ff.
— und Blutdruck V 17ff., 68ff., 75, 99, 112, 116ff., 144, 244, 263ff., 315ff., 445ff.
— bei Blutkrankheiten IV 645ff.
— und Blutmenge I 152ff., 161, 323ff.
— und Carboanhydrase I 536ff.
— und Chlorothiazid I 541ff., 589
— und Cholinmangel V 146
— und Coma diabeticum IV 375ff.
— und Commissurotomie II 1387, 1393
— bei Conn-Syndrom V 704ff.
— bei Cor pulmonale IV 148, 171ff.
— und Cortison II 645; V 710
— bei Cushing-Syndrom V 684ff., 687ff.
— und Diabetes mellitus IV 375ff.
— und Diät I 402ff., 417ff.
— und Diurese I 562ff., 563ff.
— und Diuresemechanismus I 255
— und Diuretica I 525ff., 531ff.; V 589
— und DOCA-Hypertonie V 705ff.
— bei Endangitis obliterans VI 300ff.
— bei Endokardfibrose II 788
— bei endokriner Hypertonie V 684ff., 687ff.
— bei Endomyokardfibrose II 788
— und Ernährung I 402ff., 417ff.
— bei essentieller Hypertonie V 244, 263ff., 315ff., 445ff.
— und essentielle Hypotonie V 791ff.
— bei experimenteller Hypertonie V 68ff., 75, 99, 112, 116ff., 144
— und Extrasystolie II 31

Kochsalzstoffwechsel bei
Fleckfieber II 907
— und Ganglienblocker V 575
— bei Gefäßkrankheiten
  VI 300ff.
— bei Gravidität IV 479,
  483ff., 488ff., 497,
  503ff., 511ff.; V 728ff.
— und Graviditätstoxikose
  IV 503ff., 511ff.
— und hämorrhagischer
  Schock I 1074
— und Herzfunktion II 4ff.
— und Herzglykoside I 458ff.
— bei Herzinfarkt I 344ff.;
  III 710
— bei Herzinsuffizienz I 30ff.,
  91ff., 113ff., 129ff.,
  165ff., 204ff., 211ff.,
  234ff., 269ff., 284ff.,
  299ff., 307ff., 323ff.,
  403ff., 417ff., 504ff.,
  562ff., 563ff.
— bei Höhenadaptation
  IV 17ff.
— und Hydralazine V 548
— und Hydro-Chlorothiazid
  V 589
— und Hypertensin V 99, 112
— und Hypertonie V 68ff.,
  75, 99, 112, 116ff., 144ff.,
  244ff., 263ff., 315ff.,
  445ff.
— und Hypertonie-Therapie
  V 589ff.
— und Hypokaliämie IV 420ff.
— und Hypophyse IV 342
— und Hypotonie V 791ff.
— bei Infektionen V 803ff.
— bei Infektionskrankheiten
  IV 559ff.
—, intracellulärer bei Ödemen
  I 307ff.
— und Kationenaustauscher
  I 555ff.
— und Klima IV 17ff.
— und Kollaps I 966, 1005ff.,
  1074ff.; IV 602ff.
— und Luftdruck IV 17ff.
— bei Mitralstenose II 1387,
  1393
— im Myokard I 19, 29ff.,
  33ff., 137
— bei Myokarditis II 892
— und Myokardose II 969
— und Myokardstoffwechsel
  III 710
— und Narkose IV 595ff.
— und Nebenniere V 116ff.,
  144.
— und Ödeme I 30ff., 91ff.,
  113ff., 129ff., 165ff.,
  204ff., 211, 234ff., 269ff.,
  284ff., 299ff., 307ff.,
  323ff., 403ff., 562ff.

Kochsalzstoffwechsel und
  Ödemflüssigkeit I 299ff.
— und Operabilität IV 631ff.
— und Operationen IV 597ff.
— und Operationsschock I 966
— und Orthostase IV 730ff.
— und Postural hypotension
  IV 739; V 816
— bei Pseudo-Cushing-Syndrom V 701
— und Punktionsbehandlung
  I 559ff.
— bei Pyelonephritis V 644
— und Rauwolfia-Alkaloide
  V 525
— und Reizleitung II 183
— bei renaler Hypertonie
  V 644
— und Renin V 99, 112, 144
— bei Rickettsioen II 907
— und Säure-Basengleichgewicht I 204ff., 212ff.
— bei Sauerstoffmangel
  IV 17ff.
— und Schock I 966, 1005ff.,
  1074ff.; IV 602ff.
— bei Simmonds-Syndrom
  IV 342
— und Steroide I 269ff.;
  V 116ff., 144
— und traumatischer Schock
  I 966
— und Venensystem I 91,
  97ff., 113ff.
— und Veratrumalkaloide
  V 559ff.
— und Wasserhaushalt
  I 562ff.
Körperbau s. a. u. Adipositas,
  Dystrophie, Körpergewicht
— bei Adipositas s. dort
— und Anaesthesie IV 591ff.
— bei angeborener Aortenstenose III 435ff.
— bei angeborenen arteriovenösen Fisteln VI 470
— und angeborene Herzfehler III 131ff.
— bei angeborener Mitralstenose III 549
— bei angeborener Pulmonalinsuffizienz III 564ff.
— bei angeborener Pulmonalstenose III 298ff., 302ff.
— und Angina pectoris
  III 748ff., 759, 761ff.
— und Angiopathia diabetica
  VI 549ff.
— bei Aortenisthmusstenose
  III 445, 452ff.
— und Arrhythmie II 23ff.
— und Arteriosklerose
  III 749ff. 759ff.; V 354;
  VI 390ff.

Körperbau und arteriovenöse
  Fisteln III 386ff.;
  VI 470, 480
— bei arteriovenöser Lungenfistel III 386ff.
— und Atmung IV 28ff., 35
— und Balneotherapie I 699
— und Blutdruck V 15ff., 239,
  264ff., 270ff., 786ff.
— und Bradykardie II 17
— bei Canalis atrioventricularis communis III 293ff.
— und Capillaropathia
  diabetica VI 549ff.
— und Capillarpermeabilität
  VI 549ff.
— bei Coronargefäßmißbildungen III 569ff.
— und Coronarinsuffizienz
  III 759ff.
— und Coronarsklerose
  III 749ff., 759ff.
— und Cor pulmonale IV 94,
  231, 385
— bei Cushing-Syndrom
  V 682ff.
— und Diabetes mellitus
  IV 383; VI 549ff.
— und Druckfall-Syndrom
  IV 47
— bei Ebstein-Syndrom
  III 417, 420ff.
— bei Effort-Syndrom IV 715
— und Elektrokardiogramm
  II 316
— und Elektrounfall III 904ff.
— und Embolie IV 94, 385
— und Endangitis obliterans
  VI 259ff.
— und endokrine Hypertonie
  V 682ff.
— und essentielle Hypertonie
  V 239, 264ff., 270ff.
— und essentielle Hypotonie
  V 786, 788ff.
— bei Fallotscher Tetralogie
  III 329ff., 336ff.
— und Gefäßkrankheiten
  III 749ff., 759ff.;
  IV 382ff., 385ff.; V 354;
  VI 259ff., 390ff.
— bei Gefäßmißbildungen
  III 369, 386ff., 569ff.
— und Graviditätstoxikose
  IV 511; V 742
— und Herzaktion II 7
— und Herzblock II 193
— und Herzfrequenz II 10, 17
— und Herzgröße I 825ff.
— und Herzinfarkt III 759ff.
— und Herzinsuffizienz I 404,
  417, 505ff., 601
— und Herzrhythmus II 193
— und Herztöne II 579
— und Herzvolumen I 825ff.

Körperbau und Höhenadaptation IV 28ff., 35
— und Hypertonie V 239, 264ff., 270ff.
— und Hypotonie IV 810; V 786ff.
— bei idiopathischer Pulmonalektasie III 369
— und Kälte-Test IV 785
— und Kaliumstoffwechsel IV 420ff.
— und Karditis rheumatica II 548ff.
— und Klima IV 28ff., 35
— und Luftdruck IV 28ff., 35
— und Lungenembolie IV 94
— bei Lungenvenentransposition III 527
— und Mineralstoffwechsel IV 420ff.
— bei Mitralatresie III 558
— und Narkose IV 591ff.
— und Operationen IV 591ff.
— und Orthostase IV 733; V 812
— und paroxysmale Tachykardie II 131
— bei Phlebektasien VI 516ff.
— und Phlebitis VI 483ff., 488
— und Polycythämie IV 667
— und Polyglobulie IV 660
— und Porphyrie IV 397ff.
— und postthrombotisches Syndrom VI 511
— und Pseudo-Cushing-Syndrom V 700ff.
— bei Pulmonalektasie III 369
— und Reizleitungssystem II 193
— und respiratorische Arrhythmie II 23ff.
— und rheumatisches Fieber II 548ff.
— und Sauerstoffmangel IV 28ff., 35
— und Sinuauriculärblock II 193
— und Sympathicotonie IV 722ff.
— und Tachykardie II 10, 131
— und Thrombophlebitis VI 483ff., 488
— bei Transposition der Aorta und Pulmonalis III 498ff.
— bei Tricuspidalatresie III 395
— bei Truncus arteriosus communis persistens III 535ff.
— und Vagotonie IV 722ff.
— und Valsalva-Versuch IV 778ff.
— und Varicen VI 516ff.
— bei vegetativer Labilität IV 715, 733, 810, 832ff.

Körperbau bei Ventrikelseptumdefekt III 226
— bei Vorhofseptumdefekt III 249ff., 261ff.
Körpergewicht s. a. u. Adipositas, Dystrophie, Kachexie und Marasmus
— und ACTH II 645
— und angeborene Herzfehler III 132ff.
— und Angina pectoris III 748ff.
— und Angiopathia diabetica VI 549ff.
— und Aortographie VI 135
— und Arteriosklerose IV 382ff., 385ff.; VI 390ff.
— und Atmung IV 385ff.
— und Balneotherapie I 654
— und Blutdruck IV 382ff., 385ff.; V 263ff., 272ff., 334ff.
— und Capillaropathia diabetica IV 549ff.
— und Capillarpermeabilität VI 549ff.
— und Coronarinsuffizienz III 748ff.
— und Coronarsklerose III 748ff., 761ff.
— und Cortison II 645
— bei Cushing-Syndrom V 682ff.
— und Diabetes mellitus VI 549ff.
— und DOCA-Hypertonie V 705ff.
— und Druckfall-Syndrom IV 47
— bei Dystrophie s. dort
— bei Endocarditis lenta II 690ff.
— bei endokriner Hypertonie V 682ff.
— bei Erythematodes II 978ff.; VI 344ff.
— und essentielle Hypertonie V 263ff., 788ff.
— bei Gravidität IV 479ff.
— und Graviditätstoxikose IV 502ff., 510ff.; V 731ff., 742
— und Herzaktion II 7, 11
— und Herzgewicht I 814ff.
— und Herzglykoside I 444, 471ff.
— und Herzgröße I 814ff., 825ff.
— und Herzinfarkt III 761ff., 1348ff.
— und Herzinsuffizienz I 404, 409, 417, 505ff., 601
— und Herzvolumen I 825ff.
— bei Hyperthyreose V 770

Körpergewicht und Hypertonie V 263
— und Hypotonie V 788ff.
— bei konstriktiver Perikarditis II 1096ff.
— und Lungenembolie IV 94
— bei maligner Hypertonie V 631
— bei Mitralstenose II 1312ff., 1323
— und Operabilität IV 625ff.
— und Operationen IV 599
— und Orthostase IV 732ff.
— und Oscillogramm VI 78
— bei Pancarditis rheumatica II 619ff.
— bei Periarteriitis nodosa II 985ff.; VI 314
— und Perikarditis II 1096ff.
— und Phlebektasien IV 625; VI 516
— und Polycythämie IV 667
— und Polyglobulie IV 660
— bei Pseudo-Cushing-Syndrom V 700ff.
— und Rauwolfia-Alkaloide V 539
— und renale Hypertonie V 731
— und respiratorische Arrhythmie II 23ff.
— bei Riesenzellarteriitis VI 338
— und Tachykardie II 11
— und Thrombophlebitis VI 483ff., 488
— und Thrombose VI 483ff.
— und Varicen IV 625; VI 516
— und vegetative Labilität IV 732ff., 799ff.
— bei Ventrikelseptumdefekt III 226
— bei Vorhofseptumdefekt III 249ff., 261ff.
Körperlage s. u. Körperstellung
Körperstellung und Adams-Stokes-Syndrom II 259ff.
— und Akrocyanose VI 533
— und Anaesthesie IV 612
— bei angeborenem Herzfehler III 151ff., 153, 303ff.
— bei angeborener Pulmonalstenose III 303ff.
— und Angina pectoris III 1113, 1215
— bei Angina tonsillaris II 914
— bei Angiographie VI 122ff., 131ff.
— und Antesystolie II 382, 384
— bei Aortenaneurysma VI 447

Körperstellung bei Aortenbogensyndrom V 767; VI 377
— und Aortenhämatom, intramurales VI 457 ff.
— und Aorteninsuffizienz II 1456 ff.
— und Aortenstenose II 1433 ff.
— und Arteriographie VI 122 ff., 131 ff.
— bei Arteriosclerosis obliterans VI 432
— und Arteriosklerose V 357
— bei arteriovenösen Fisteln VI 476 ff.
— und Atmung IV 12 ff., 21 ff., 29
— und Atrioventrikularblock II 219
— und Belastung IV 771
— und Blutdruck V 15, 24, 339, 780 ff.
— und Blutdruckmessung V 4 ff.
— und Blutspeicher I 1009 ff.
— und Bradykardie II 17
— bei Capillarektasien VI 526 ff.
— und Capillaren VI 13
— zur Capillarmikroskopie VI 96 ff.
— und Capillarpermeabilität VI 553
— und Coronarinsuffizienz III 1113, 1215
— bei Cor pulmonale IV 177
— und Cyanose VI 530 ff.
— und Dibenamin V 493
— und Dibenzylin V 493
— bei Diphtherie-Myokarditis II 894 ff.
— und Dumping-Syndrom IV 866
— bei Dystrophie IV 305 ff.; V 807
— und Effort-Syndrom IV 814 ff.
— bei Eintauchfuß VI 561
— bei Embolie VI 365 ff.
— bei Endangitis obliterans VI 299 ff.
— und Endocarditis lenta II 690
— und Erfrierung VI 555
— bei Erythromelalgie VI 526
— und essentielle Hypotonie V 787 ff.
— und Extrasystolie II 34 ff.
— bei Fallotscher Tetralogie III 329 ff., 337 ff.
— Fokaltoxikose II 914
— und Ganglienblocker V 492 ff., 566 ff., 571 ff., 594

Körperstellung und Gefäßgeräusche VI 52
— bei Gefäßkrankheiten VI 161 ff.
— bei Gravidität IV 482 ff., 488 ff.
— und Hauttemperatur VI 85
— und Herzblock II 219
— und Herzform I 809 ff.
— und Herzfrequenz II 10 ff., 17
— und Herzgröße I 809 ff., 822 ff., 843 ff.
— bei Herzinfarkt III 1113, 1215
— und Herzinsuffizienz I 91, 113, 129 ff., 173, *228* ff., 338, *413* ff
— und Herztonus I 874 ff.
— und Herztrauma II 480 ff.
— bei Herztumoren II 1179, 1187 ff.
— und Herzvolumen I 843 ff.
— und Hirndurchblutung V 398
— und Höhenadaptation IV 12 ff., 21 ff., 29
— und Hydergin V 492, 512
— und Hydralazine V 594
— bei Hyperthyreose IV 325
— und Hypertonie V 339
— und Hypertonie-Therapie V 472 ff., 492 ff.
— und Hypokaliämie IV 437
— und Hyponatriämie IV 441 ff., 446
— und Hypothyreose V 800
— und Hypotonie IV 809 ff.; V 780 ff.
— bei idiopathischer Perikarditis II 1074
— bei intraarterieller Sauerstoffinsufflation VI 208
— und Kammertachykardie II 151
— und Klima IV 12 ff., 21 ff., 29
— und Kollaps I 959; IV 771
— und konstriktive Perikarditis II 1100
— bei Livedo reticularis VI 535
— und Luftdruck IV 12 ff., 21 ff., 29
— und Luftembolie IV 125, 126, 131
— und Lungenembolie IV 117 ff.
— und Lungenödem I *129* ff., *416* ff.
— und Lymphgefäßinsuffizienz VI 610, 615
— und Lymphödem VI 610, 615

Körperstellung bei Martorelli-Syndrom VI 381
— bei Myokarditis II 877, 892
— und Narkose IV 594 ff., 616 ff.
— und Ohnmacht IV 761 ff.
— und Operabilität IV 627
— und Oscillogramm VI 77 ff.
— bei Panzerherz II 1100
— und paroxysmale Tachykardie II 131 ff., 144, 151
— und Periarteriitis nodosa VI 310
— und Perikard II 1035 ff.
— und Perikarditis II 1045 ff.
— und Perniosis VI 561
— und Phenothiazin V 496
— und Phlebektasien VI 516 ff., 521 ff.
— und Phlebitis VI 486 ff.
— und Phlebographie VI 140
— und Plethysmogramm VI 72
— bei Pneumokoniose IV 214
— und postthrombotisches Syndrom VI 510 ff.
— , Postural hypotension IV 736 ff., V 814 ff.
— und P pulmonale II 205
— und P-Zacken II 207
— und reaktive Hyperämie VI 59 ff.
— und Regelkreis IV 751 ff.
— und Reizleitungssystem II 219
— und Röntgendiagnose I 809, 843
— und Sauerstoffmangel IV 12 ff., 21 ff., 29
— und Schenkelblock II 341
— und Schock I 959
— bei Schützengrabenfuß VI 561
— bei Silikose IV 214
— und Sportherz I 868, 916 ff., 944
— und Sympathektomie V 472 ff.
— und Tachykardie II 10 ff., 131 ff., 144, 151
— und Thrombophlebitis VI 499 ff.
— und Thrombose VI 486 ff., 499 ff.
— bei Transposition der Aorta und Pulmonalis III 498 ff.
— bei Trichinose II 939
— bei Tricuspidalatresie III 400 ff.
— bei Tricuspidalstenose II 1495
— und Thyreoidea IV 325
— als Training VI 161 ff.

Körperstellung beim Trendelenburg-Test VI 65 ff.
— bei Ulcus cruris VI 381
— und Valsalva-Versuch IV 776 ff.
— und Varicen IV 732 ff.; VI 516 ff., 521 ff.
— und vegetative Labilität IV 709 ff., 732 ff., 809 ff.
— und Veratrumalkaloide V 559
— und Wolff-Parkinson-White-Syndrom II 382, 384
Körpertemperatur und ACTH II 637
— und Adipositas IV 382 ff.
— bei allergischer Myokarditis II 950 ff.
— und Angina tonsillaris II 914
— und Antesystolie II 382
— bei Aortenbogensyndrom VI 377
— bei Aortenhämatom, intramuralem VI 458
— bei Arteriosclerosis obliterans VI 432
— und arteriovenöse Anastomosen VI 7 ff.
— und Atmung I 188
— bei bakterieller Endokarditis II 726, 740
— und Balneotherapie I 673 ff., 681, 684 ff., 700
— bei Beriberi IV 390
— und Blutdruck V 17, 28, 234 ff., 257, 658 ff., 801 ff.
— und Blutspeicher I 1009
— und Bradykardie II 17 ff.
— bei Capillarektasien VI 525 ff.
— und Capillaren VI 11 ff.
— und Capillarpermeabilität VI 554
— und Capillarresistenz VI 565 ff.
— und Carotis-Sinus V 716
— bei Chagas-Myokarditis II 931 ff.
— und Chinidin II 119
— bei Chorea II 569, 608 ff.
— und Commissurotomie II 1387
— und Cortison II 637
— und Cyanose I 234
— und Depressan V 234 ff.
— und Dermographie VI 40
— bei Druckfall-Syndrom IV 48
— bei Ductus Botalli persistens III 182
— bei Echinokokkose II 938
— bei Endangitis obliterans VI 281

Körpertemperatur bei Endokarditis IV 551 ff.
— bei Endokarditis acuta II 726 ff.
— bei Endokarditis lenta II 690 ff., 692
— bei Endokarditis rheumatica II 568
— bei endokriner Hypertonie V 658 ff.
— bei Erfrierung I 982
— bei Erythemathodes II 978 ff.; VI 344 ff.
— bei Erythromelalgie VI 525 ff.
— und essentielle Hypertonie V 257
— bei Fettembolie IV 134
— bei Fiedler-Myokarditis II 957 ff.
—, fokaler Block II 369
— und Fokaltoxikose II 914
— und Ganglienblocker V 566 ff.
— und Gefäßmißbildungen V 593
— bei Glomustumoren VI 593 ff.
— und hämorrhagische Diathese VI 565 ff.
— bei Hämosiderose IV 257
— und Hauttemperatur VI 839
— und Herzfrequenz II 9, 17 ff.
— und Herzglykoside I 466
— bei Herzinfarkt I 339; III 720 ff., 1125 ff., 1349 ff.; V 818 ff.
— bei Herzinsuffizienz I 188
— bei Herztrauma II 505 ff.
— bei Herztumoren II 1194
— und Hydralazine V 547, 551, 594
— und Hyperkaliämie IV 420 ff.
— und Hypertensin V 101
— bei Hyperthyreose IV 316 ff.
— bei Hypertonie V 658 ff.
— bei Hypertonie-Therapie V 492
— und Hypotonie V 801 ff., 805
— bei idiopathischer Perikarditis II 1074 ff.
— und infektiöser Schock I 983 ff.
— bei Infektionskrankheiten IV 530 ff.
— und Kälteurticaria VI 554
— und Kammerflattern II 173
— und Kammerflimmern II 173
— bei Kaposi-Sarkom VI 602
— bei Kollagenosen II 978 ff.

Körpertemperatur und Kollaps I 958, 983 ff., 997 ff.; IV 601 ff.
— und Libman-Sacks-Endokarditis II 979 ff.
— bei Luftembolie IV 132
— und Luftüberdruck IV 39 ff.
— und Lungenembolie IV 96, 107 ff.
— bei Lungeninfarkt IV 1079
— bei Lymphangitis VI 603 ff.
— und maligne Hypertonie V 257
— bei Mitralstenose II 1368 ff., 1381 ff.
— bei Möller-Barlow-Syndrom VI 580
— bei Moschcowitz-Symmers-Syndrom VI 572 ff.
— bei Myokarditis II 877 ff.
— bei Myokarditis rheumatica II 568
— bei Myokardtuberkulose II 944
— und Narkose IV 613, 618
— bei Pancarditis rheumatica II 619 ff.
— bei Periarteriitis nodosa II 984 ff.; V 622; VI 313 ff.
— bei Perikarditis II 1045 ff.
— bei Perikarditis rheumatica II 568, 605, 619
— bei Phäochromocytom V 658 ff.
— und Phlebitis VI 491 ff.
— bei Postcommissurotomie-Syndrom II 1393 ff.
— bei Purpura rheumatica VI 565 ff.
— bei Pyelonephritis V 609
— und Pyrazole II 651
— und Quecksilberdiuretica I 634
— und Rauwolfia-Alkaloide V 525, 530
— und renale Hypertonie V 257
— und respiratorische Arrhythmie II 21 ff.
— bei rheumatischem Fieber II 543 ff., 568 ff., 575 ff., 608 ff.
— bei rheumatischer Perikarditis II 1071
— bei Riesenzellarteriitis VI 338 ff.
— und Salicyl II 648
— bei Scharlach-Myokarditis II 900 ff.
— und Schenkelblock II 369
— und Schock I 958, 983 ff., 997 ff.; IV 601 ff.
— bei Skorbut VI 580
— und Tachykardie II 9

Körpertemperatur und Terminalstrombahn VI 13ff.,
  18ff.
— bei Thrombophlebitis
  VI 491ff.
— und Thyreoidea IV 316ff.
— bei tuberkulöser Peri-
  karditis II 1079
— bei Tuberkulose II 944
— und Vasomotorik VI 18ff.
— und vegetative Labilität
  IV 799ff.
— und Wärmeurticaria VI 562
— bei Waterhouse-Friedrichsen-Syndrom IV 566ff.
— und Winterschlaf IV 618
— und Wolff-Parkinson-
  White-Syndrom II 382
Kohlendioxyd zur Insufflation
  IV 130
Kohlenhydratstoffwechsel und
  ACTH II 645
— bei Adrenalektomie V 490
— und Adrenalin V 171, 173
— und Anaesthesie IV 612
— und angeborene Herz-
  fehler III 81, 111
— und Angiopathia diabetica
  IV 354ff., 367ff., *372*ff.
— und Arteriosklerose
  IV 367, 372ff.; VI 415ff.
— und Arteriosklerosis obliterans diabetica VI 438ff.
— und Beriberi IV 394ff.
— und Blutdruck V 100, 149,
  320, 336ff., 465
— und Cantharidenblase
  VI 110
— und Capillaropathia diabetica VI 549ff.
— und Capillarpermeabilität
  VI 110, 549ff.
— und Capillarresistenz
  VI 104ff.
— und Capillarspasmen
  VI 537
— und Carboanhydrase
  I 538ff.
— und Carotissinus V 716
— im Coma diabeticum
  IV 375ff.
— und Coronardurchblutung
  III 686
— und Coronarsklerose
  III 749ff., 785ff., *788*ff.
— bei Cor pulmonale
  IV 171ff.
— und Cortison II 645
— bei Cushing-Syndrom
  V 684ff., 687ff.
— und Depressan V 234
— bei Diabetes mellitus
  IV 354ff., 367ff., *372*ff.,
  375ff., 620; V 620;
  VI 438ff., 549ff.

Kohlenhydratstoffwechsel
  und diabetische Glome-
  rulosklerose V 620
— und Dumping-Syndrom
  IV 866
— bei Embolie VI 361ff.
— bei Endangitis obliterans
  VI 280, 301
— bei endokriner Hypertonie
  V 661, 684ff., 687ff.
— und Entzügelungshoch-
  druck I 149
— und essentielle Hypertonie
  V 320, 336ff., 465, 788
— und experimentelle Hypertonie V 100, 149
— bei Fettembolie IV 136ff.
— und Gefäße VI 22ff.
— und Gefäßkrankheiten
  VI 22ff., 182ff.
— und Glomerulosklerose
  V 620
— und Glykogenose II 965ff.
— und Glykoside I 448ff., 481
— bei Gravidität IV 483
— und Hämochromatose
  IV 681ff.
— und hämorrhagische
  Diathese VI 573
— im hämorrhagischen Schock
  I 1080, 1090ff.
— und Hauttemperatur VI 88
— und Hegglin-Syndrom
  I 32ff.
— und Hepatitis-Myokarditis
  II 928
— bei Herzinfarkt III 709ff.,
  721ff., 1155ff., 1355
— und Herzinsuffizienz I 779
— und Hypertensin V 100ff.
— und Hypertonie V 100, 149,
  320, 336ff., 465
— und Hypokaliämie
  IV 420ff.
— und Hypotonie IV 810ff.;
  V 788
— und Kallikrein V 220
— im Kollaps I 965, 1027,
  1048, 1080ff., *1090*ff.
— und Lebernekrose I 779
— und Leberstauung I 779
— und Lungenembolie IV 108,
  124
— und Magnesiumstoffwech-
  sel IV 457ff.
— und Moschcowitz-Sym-
  mers-Syndrom VI 573
— im Myokard I 19ff., 25ff.,
  32ff.
— und Myokarditis II 928
— und Myokardose I 34;
  II 969
— und Myokardstoffwecheel
  III 686
— und Noradrenalin V 171

Kohlenhydratstoffwechsel
  bei Ohnmacht IV 761ff.
— und Operabilität IV 629ff.
— bei Phäochromocytom
  V 655, 661
— bei Polycythämie
  IV 667ff.
— bei Pseudo-Cushing-Syn-
  drom V 701
— und Purpura VI 573
— und Rauwolfia-Alkaloide
  V 525, 530
— und reaktive Hyperämie
  VI 57ff.
— und Renin V 100ff.
— im Schock I 965, 1027,
  1048, 1080ff., *1090*ff.
— bei Simmonds-Syndrom
  V 799
— und Thyreoidea IV 318ff.
— bei traumatischem Schock
  I 965
— und vegetative Labilität
  IV 810ff.
Kohlenoxydvergiftung
  III 873ff.
— und Angina pectoris
  III 873ff.
—, Antesystolie bei II 395
— und Blutdruck V 247ff.,
  774
— und Cornarinsuffizienz
  III 873ff.
— und Coronarspasmen
  III 873ff.
—, Elektrokardiogramm bei
  III 874ff., *876*
— und Endangitis obliterans
  VI 268
— und essentielle Hypertonie
  V 247ff.
— und Gefäßkrankheiten
  VI 268
— und Hypertonie V 247ff.,
  774
— und Kollaps I 958
— und Luftembolie IV 130
— und Myokard II 968;
  III 873
— und Myokarditis II 874
—, Narkose bei IV 618
— und neurogene Hypertonie
  V 722
— und Schock I 958
—, Symptome III 874ff.
— und vegetative Labilität
  IV·827
—, Vorkommen III 877ff.
—, Winterschlaf bei IV 618
—, Wolff-Parkinson-White-
  Syndrom bei II 395
— und zentralnervöse Hypertonie V 722
Kohlensäure (Blutgase) I 202,
  215ff., 225ff.

Kohlensäure und Adams-
  Stokes-Syndrom II 260
— bei Anämie IV 650
— bei angeborenem Herz-
  fehler III 150 ff.
— bei Aorteninsuffizienz
  V 768
— und Atmung I 202 ff.;
  IV 31 ff.
— und Balneotherapie
  I 656 ff., 686 ff.
— bei Belastung IV 766 ff.
— und Blutdruck V 26 ff.,
  247 ff., 257, 339 ff.
— bei Blutkrankheiten
  IV 650
— und Capillaren VI 12
— bei Cor pulmonale IV 171 ff.
— und Ductus Botalli persistens III 71 ff.
— bei Effort-Syndrom
  IV 815 ff.
— und essentielle Hyper-
  tonie V 247 ff., 257,
  339 ff.
— bei essentieller Hypotonie
  V 788 ff.
— und Extrasystolie II 43
— und Herzaktion II 4 ff.
— bei Höhenadaptation
  IV 73 ff.
— und Hydralazine V 547
— und Hypertonie V 247 ff.,
  257, 339 ff.
— bei Hypotonie V 788 ff.
— und Kallikrein V 220
— und Klima IV 31 ff.
— und Kollaps I 1011
— und Luftdruck IV 31 ff.
— und Luftüberdruck
  IV 43 ff.
— bei Lungenemphysem
  IV 183 ff.
— bei Lungenfibrose IV 198 ff.
— und Lungenkreislauf
  IV 72 ff.
— und maligne Hypertonie
  V 257
— bei Mitralstenose II 1318
— und neurogene Hypertonie
  V 719 ff.
— und Noradrenalin V 173
— und Operabilität IV 629 ff.,
  636
— bei Poliomyelitis V 719 ff.
— und reaktive Hyperämie
  VI 57 ff.
— und renale Hypertonie
  V 257
— und respiratorische
  Arrhythmie II 23 ff.
— und Säure-Basen-Gleich-
  gewicht I 203 ff.
— bei Sauerstoffmangel
  IV 31 ff.

Kohlensäure und Schock
  I 1011
— bei Tumormetastasen
  IV 238
— und Valsalva-Versuch
  IV 777
— und Vasomotorik V 26 ff.,
  247 ff., 257, 339 ff.
Kohlensäurebäder I 682 ff.
— bei Akrocyanose VI 534
— bei Angina pectoris
  III 1417 ff.
— und Blutdruck I 664 ff.;
  V 591 ff.
— bei Coronarinsuffizienz
  III 1417 ff.
— bei Cyanose VI 532
— bei Erfrierung VI 558
— bei essentieller Hypertonie
  V 591 ff.
— bei essentielle Hypotonie
  V 794
— bei Gefäßkrankheiten
  VI 157 ff.
— bei Herzinsuffizienz
  I 655 ff., 682 ff.
— bei Hypertonie I 664 ff.;
  V 591 ff.
— bei Hypotonie V 794, 822
Kohlensäureschnee bei Hämangiomen VI 599 ff.
Kohlenstoff, radioaktiver s. u.
  Radiokohlenstoff
Kokain und Kollaps I 958
— und Schock I 958
Kokkeninfekte und Aneurysmen VI 443 ff.
— und angeborene Herzfehler
  III 114, 469 ff.
— und Angina pectoris III 924
— bei Angina tonsillaris
  II 912 ff.
— und Antihyaluronidase
  II 549 ff., 573, 593 ff.
— und Antistreptokinase
  II 549 ff., 573 ff., 595 ff.
— und Antistreptolysin
  II 549 ff., 554, 570, 590,
  592
— bei Aortenisthmusstenose
  III 469 ff.
— und Arteriosklerose
  III 924
— und Autoantikörper II 600
—, Blutdruck bei V 802 ff.
— und Capillarektasien
  VI 528
— und Capillarresistenz
  VI 564 ff.
— und Coronarembolie
  III 973 ff.
— und Coronarinsuffizienz
  III 924, 973 ff.
— und Coronarsklerose
  III 924

Kokkeninfekte und C-reaktives
  Protein II 550 ff., 570 ff.,
  596 ff.
— und Cushing-Syndrom
  V 694 ff.
— und Endangitis obliterans
  VI 263 ff.
— und Endocarditis lenta
  II 666, 669 ff.
— und endokrine Hypertonie
  V 694 ff.
— und Erythromelalgie
  VI 528
—, Extrasystolie bei II 36 ff.
— bei Fokaltoxikose II 912 ff.
— und Gefäßkrankheiten
  III 924; VI 263 ff.,
  310 ff., 336 ff.
— und hämorrhagische Dia-
  these VI 567 ff.
— und Herzinfarkt III 973 ff.
— und Hypertonie V 694 ff.
—, Hypotonie bei V 802 ff.
— und idiopathische Pericarditis II 1073
— und infektiöser Schock
  I 983 ff., 1071
— und Kammertachykardie
  II 150 ff.
— und Karditis rheumatica
  II 543 ff., 548 ff., 590 ff.,
  657 ff.; VI 564
— und Kollaps I 958, 983,
  1071
— bei Lymphangitis
  VI 603 ff.
— und Lymphgefäßinsuffi-
  zienz VI 611
— und Lymphödem VI 611
— und Mitralstenose
  II 1368 ff., 1381 ff.
— und Mononucleose II 927
— und Myokarditis II 871 ff.,
  874 ff., 879 ff., 899 ff.,
  903 ff.
— und paroxysmale Tachy-
  kardie II 150 ff.
— und Periarteriitis nodosa
  VI 310
— und Perikarditis II 1042,
  1044
— und Perikarditis purulenta
  II 1085
— und Phlebitis VI 484
— und Purpura infectiosa
  VI 567 ff.
— und Purpura rheumatica
  VI 564 ff.
— und rheumatisches Fieber
  II 543 ff., 548 ff., 590 ff.,
  657 ff.; VI 564
— und Riesenzellarteriitis
  VI 336 ff.
— und Scharlach-Myokarditi
  II 849 ff.

Kokkeninfekte und Schock
I 958, 983, 1071
— und Sepsis II 903 ff.
— und Tachykardie II 150 ff.
— und Thrombophlebitis
  VI 484 ff.
— und vegetative Labilität
  IV 824 ff.
Koliken und Kollaps I 957
— und Schock I 957
Kollagenosen II 976 ff.
— und Angiopathia diabetica
  VI 549
— und Aortenbogensyndrom
  VI 376
— und Arteriitis disseminata
  VI 343 ff.
— und Capillaropathia diabetica VI 549
— und Capillarpermeabilität
  VI 549
— und Diabetes mellitus
  VI 549
— und Endangitis obliterans
  VI 280
— und Endokardfibrosen
  II 786, 789
— und Endokarditis parietalis fibroplastica II 786
— und Endokardsklerose
  II 789
— und Fiedler-Myokarditis
  II 955
— und Gefäßkrankheiten
  VI 280, 313, 337
— und hämorrhagische Diathese VI 572 ff.
—, Herz bei II 976 ff.
— und Moschcowitz-Symmers-Syndrom VI 572 ff.
— und Myokarditis II 949
— und Periarteriitis nodosa
  VI 313
— und Perikarditis II 979 ff., 987 ff., 1041, 1044, *1088*
— und Purpura VI 572
—, Riesenzellarteriitis als
  VI 337
Kollaps I 338 ff., 955 ff.;
  IV 719 ff., 735, 760 ff.;
  V 782
— bei Adams-Stokes-Syndrom II 252 ff.
— bei Addison-Syndrom
  V 797, 799
— bei Adipositas IV 384 ff.
— und Adrenalin I 1033, 1043, *1069* ff.
—, Ätiologie I 955 ff.
— und Aldosteron I 1074 ff.
— bei Allergie I 958, 982;
  II 952 ff.
— bei allergischer Myokarditis II 952, 954
— bei Amöbiasis I 1006

Kollaps bei Anämie IV 656 ff.
— bei Anaesthesie IV 600 ff.
— bei anaphylaktischem
  Schock I 533
—, Anatomie I 1109 ff.
— bei angeborenem Herzfehler III 337 ff.
— bei angeborenem Sinus-Valsalvae-Aneurysma
  III 204, 206
— bei Angina pectoris
  III 692 ff.
— bei Angina tonsillaris
  II 914
— bei Angiokardiographie
  II 1267 ff.
— bei Aortenbogensyndrom
  V 767; VI 377 ff.
— und Aortenhämatom (intramural) VI 457 ff., 460
— bei Aortenstenose I 959;
  II 1433 ff.
— und Arteriosklerose
  VI 397 ff.
— und Atmung IV 11 ff., 21 ff., 28 ff.
— bei Atrioventricularblock
  II 228 ff., 251 ff.
—, Begriff I *952* ff.; V 782
— und Belastung IV 770 ff.
—, Blutdruck bei I 960 ff., 975 ff., 987 ff., 1004 ff., 1019 ff., *1034* ff.; V 178 ff., 240 ff., 780 ff., 782, 802 ff., 814 ff.
— und Blutgerinnung I 992, 1095 ff.
— bei Blutkrankheiten
  IV 656 ff.
— und Blutmenge I 149, 153, 161 ff., 957, 959 ff., 966 ff., 986 ff., 989 ff., *993* ff.
— und Blutspeicher I 1007 ff.
— und Blutverlust I 957, 959 ff., 989 ff., 995 ff.
— und Bradykardie II 17
— und Capillarfunktion V 192
— und Capillarpermeabilität
  I 964, 966 ff., 979 ff., 983 ff., 994 ff., *1062* ff.;
  VI 108, 148, 548, 553 ff.
—, chirurgischer IV 599 ff.
— bei Cholera I 957, 982;
  II 902
— und Chylothorax VI 607
— bei Coma diabeticum
  IV 375 ff.; V 806
— und Commissurotomie
  II 1387
— und Coronardurchblutung
  I 962 ff., *1025*; III 687, 692 ff.
— und Coronarinsuffizienz
  III 692 ff.

Kollaps bei Cor pulmonale
  IV 95, 98 ff., 104 ff., 123 ff., 146 ff.
— bei Coxsackie-Infekt II 921
— und Cyanose VI 530 ff.
—, Definition I 952 ff.; V 782
— bei Diabetes mellitus
  IV 375 ff.; V 806
—, Differentialdiagnose
  IV 873 ff.
—, Digestionssystem beim
  I 1121 ff.
— bei Digitalis-Vergiftung
  I 493
— bei Diphtherie-Myokarditis
  II 893 ff.
— und Diurese I 256, 957, 975; 997 ff., *1074* ff.
— und Diuretica V 494
— bei Dumping-Syndrom
  IV 865
— bei Dystrophie IV 306 ff.
— bei Echinokokkose II 938
— bei Effort-Syndrom
  IV 770 ff.
— und Elektrodermatogramm
  VI 94
— und Embolie I 957 ff., 964 ff., *1112*; VI 361 ff.
— und Endokardsklerose
  II 787
—, erethischer I 1035
— bei Erfrierung I 980 ff.
— bei essentieller Hypertonie
  V 241 ff.
—, experimenteller I 959 ff., *989* ff.
— bei experimenteller Hypertonie V 178 ff.
— bei Fallotscher Tetralogie
  III 337 ff.
—, febriler IV 531 ff.
— bei Fettembolie IV 133 ff.
— bei Fleckfieber II 907
— bei Fokaltoxikose II 914
— und Ganglienblocker
  V 492 ff., 594
— und Geburtsakt IV 486, 495, 497
— und Gefäße I *1111* ff.
— bei Gefäßkrankheiten
  VI 23 ff., 310
— und Gravidität IV 482, 486 ff., 488 ff., 493, 497
— und Graviditätstoxikose
  IV 517; V 742
— bei Grippemyokarditis
  II 925
— bei Hämochromatose
  IV 688
—, Hämodynamik beim
  I 986 ff.
—, hämolytischer I 1107, 1117
— bei Hämoperikard I 959;
  II 1151 ff.

Kollaps, hämorrhagischer I 957, 959ff., 989ff.
—, Hautdurchblutung im I 960ff., 980, 985ff., 1009ff., 1039ff., 1045ff.
—, Herz im I 1019ff., 1110ff.
— bei Herzblock II 228ff., 251ff.
— und Herzdekompensation V 383
— und Herzfrequenz I 959, 965ff., 976, 984ff., 987ff., 1010, 1032ff.
—, Herzglykoside bei I 465ff., 480
— und Herzgröße I 854
— bei Herzinfarkt I 339ff.; III 1096ff., 1224., 1252ff.; V 818ff.
— bei Herzinsuffizienz I 68, 338ff., 465ff.
— bei Herzkatheterismus II 1258ff.
— bei Herzklappenfehler I 959; II 1433ff.
— bei Herztamponade I 959; II 1075
— bei Herztrauma II 484ff., 501ff., 519ff., 525ff.
— bei Herztumoren II 1194
— und Herzversagen I 68, 130, 338ff., 465ff.
— und Hirndurchblutung V 395, 398
— und Histamin V 199, 494
— und Höhenadaptation IV 11ff., 21ff., 28ff.
— und Hormone I 964, 970, 976, 1033, 1042ff., 1068ff.
— und Hydergin V 512
— und Hydralazine V 546
— bei Hyperkaliämie IV 420ff.
— und Hypertensin V 98
— und Hypertonie I 965, 975, 979, 1027, 1031, 1035ff.; V 178ff., 240ff.
— bei Hypertonie-Therapie V 475, 492ff.
— und Hypoglykämie IV 379
— bei Hypokaliämie IV 421ff.
— und Hyponaträmie I 568ff.; IV 441ff., 446
— bei Hypothermie IV 618
—, Hypotonie bei I 960ff., 975ff., 985ff., 1032ff., 1034ff.; IV 809; V 780ff., 802ff., 814ff.
— bei idiopathischer Perikarditis II 1075
— bei Infektionen I 957, 982ff.; II 902; IV 530, 541, 556ff.; V 802ff.
— bei infektiösem Schock
— und Insulin IV 379

Kollaps, irreversibler I 992
— und Kälteurticaria VI 553ff.
— und Kammertachykardie II 162ff.
—, kardiogener I 130, 338ff., 465ff., 480, 1025; IV 98, 104ff., 600ff.
— bei kardiogenem Schock I 1025; IV 600ff.
— und Klima IV 11ff., 21ff., 28ff.
— bei Kohlenoxyd-Vergiftung III 874ff.
— bei kombiniertem Mitral-Aortenfehler II 1478
—, kompensierter I 992
— bei konstitutioneller Hypotonie V 787ff.
—, latenter I 992
— und Lebensalter IV 623ff.
—, Leber im I 957, 968ff., 978ff., 983ff., 988ff., 1006ff., 1040, 1045, 1077ff., 1114ff.; IV 606
—, Lebernekrose bei I 779ff.
— und Luftdruck IV 11ff., 21ff., 28ff.
— bei Luftembolie IV 124ff.
—, Lunge im I 957ff., 976, 1009, 1016ff., 1111ff., 1123ff.
— bei Lungenembolie I 345ff.; IV 95, 98ff., 104ff., 123ff.
— und Lungenkreislauf I 1016ff.
— und Lungenödem I 131ff.
—, manifester I 992
— und Mesoappendix-Test V 192ff.
— und Mineralhaushalt I 957ff., 966, 970, 979ff. 992, 997ff., 1000ff.; IV 602ff.
— und Minus-Dekompensation V 383
— bei Mitralfehler II 1298
— bei Mitralstenose II 1397
— und Muskulatur I 958, 960, 965ff., 982, 1009, 1011ff., 1047ff.
—, Myokard beim I 1025ff., 1110ff.
— und Myokarditis I 348, 959; II 869, 879, 889, 893, 900ff., 911, 916ff., 949
— und Myokardose II 969
— und Myokardstoffwechsel I 27; III 687, 692ff.
— und Narkose IV 595ff., 599ff., 618
— und Nebenniere I 957, 964, 983ff., 1005, 1068ff., 1071ff., 1124

Kollaps und Nervensystem I 957, 964ff., 972ff., 1112ff.
—, neurogener I 957, 964ff., 972ff.; IV 600ff.
— bei Nicotinallergie III 888
—, Niere im I 957ff., 960ff., 968, 980, 985ff., 1035, 1040, 1044, 1074ff., 1097ff., 1116ff.; IV 601ff., 605ff.
— und Noradrenalin I 1042, 1069ff.
— und Ohnmacht IV 760ff.
— nach Operationen I 965ff., 975ff.; IV 599ff., 618; V 804ff.
— bei Operationsschock I 967ff.
— bei Orthostase IV 761ff., 771, 809; V 398, 809ff.
—, orthostatischer I 91; II 11, 17
— und paroxysmale Tachykardie II 131ff., 162ff.
—, Pathogenese IV 761ff.
—, Pathologie I 1109ff.
—, Pathophysiologie I 986ff.
— und Periarteriitis nodosa VI 310
— und Perikard II 1089
— bei Perikarderguß I 347
— bei Perikarditis II 1075
— und peripherer Widerstand I 976ff., 979, 983, 987ff., 1004, 1020ff., 1037ff.
— durch Phenothiazin V 496
— und Pleurapunktion I 560ff.
— bei Pneumonie-Myokarditis II 911
— bei Poliomyelitis II 916ff.; IV 541
—, postoperativer IV 599ff., 618; V 804ff.
— bei Postural hypotension V 814ff.
—, primärer I 975ff.
— durch Procain V 492
—, progressiver I 992
—, protoplasmatischer I 1002; IV 558
—, psychogener IV 761, 763ff.
— und Puerperium IV 495, 497
— und Purine V 494
— und Quecksilberdiuretica I 534
— und Regelkreis I 959, 960ff., 1054ff.; IV 756ff.
— und Renin V 81ff.
— bei Sauerstoffmangel IV 11ff., 21ff., 28ff.
— bei Scharlach-Myokarditis II 900ff.

Kollaps und Schock I 955
—, spinaler I 958
—, Stadien I 992
— und Steroide I 983 ff., 1070 ff.
— und Stoffwechsel I 957, 961 ff., 981 ff., 984 ff., 987 ff., 1027 ff., 1047 ff., 1077 ff., 1114 ff.
— und Sympathektomie V 475
—, Symptome IV 760 ff.
— bei Tachykardie I 345; II 11, 131 ff., 162 ff.
—, terminaler I 992
— und Terminalstrombahn I 964, 966 ff., 979 ff., 983 ff., 994 ff., 1001 ff., 1009, 1012 ff., 1062 ff.; VI 20
—, Therapie I 1125 ff.; V 823 ff.
— bei Thoraxdeformation IV 229
— und Thrombose I 957, 1112
—, Tourniquetscher IV 601
— und Trauma I 957, 960 ff., 964 ff.
—, traumatischer I 131, 153, 956, 960 ff., 964 ff.; IV 599 ff.
— bei Trichinose II 939
— und Tyramin V 178 ff.
— und Valsava-Versuch IV 778
— und Vasodepressor material V 193 ff., 203
— und Vasoexitor material V 192 ff.
— und Vasomotorik I 957, 960 ff., 966 ff., 1035 ff., 1039 ff.
— bei vegetativer Labilität IV 719 ff., 735, 760 ff., 770
— und Venensystem I 91, 465, 987 ff., 991 ff., 1010 ff.
— und Veratrumalkaloide V 594
— bei Verbrennung I 968, 977 ff.; VI 562 ff.
— bei Vergiftungen III 874 ff.; V 808
—, Vorkommen IV 761 ff.
— und Wärmeurticaria VI 562
— und Wasserhaushalt I 957, 966, 985 ff., 997 ff., 1000 ff.
— bei Waterhouse-Friedrichsen-Syndrom IV 563 ff.
— und Zentralnervensystem I 958, 972 ff., 982 ff., 985 ff., 1052 ff., 1112 ff.
„Kollapsphobie" s. u. Herzneurose
Kollargol und Capillarpermeabilität VI 582

Kollargol und Capillarresistenz VI 582
— bei Endocarditis lenta II 747
Kollateralkreislauf bei angeborenen Herzfehlern III 68 ff., 146, 333, 335 ff., 396 ff., 402 ff., 447 ff., 461 ff., 489
— bei angeborener Pulmonalstenose III 333, 335 ff.
— bei Angina pectoris III 702 ff.
—, Angiographie bei VI 126 ff.
— bei Angiopathia diabetica VI 439 ff.
— bei Aortenbogensyndrom V 755, 767; VI 379
— bei Aortenisthmusstenose III 68 ff., 447 ff., 461 ff.
— bei Aortenthrombose VI 373 ff.
—, Aortographie bei VI 134, 137 ff.
—, Arteriographie bei VI 126 ff
— bei Arteriosclerosis obliterans VI 430 ff.
— bei Arteriosclerosis obliterans diabetica VI 439 ff.
— bei arteriovenösen Fisteln VI 474 ff., 477, 480
— und Capillarmikroskopie VI 97 ff.
— und Coronaranastomosen III 706 ff.
— und Coronardurchblutung III 662 ff., 702 ff.
— bei Coronargefäßmißbildungen III 569 ff.
— bei Coronarinsuffizienz III 702 ff.
— bei Ductus Botalli persistens III 335
— bei Embolie VI 364 ff.
— bei Endangitis obliterans VI 272 ff., 278 ff., 284 ff., 293 ff.
— bei Fallotscher Tetralogie III 333, 335, 337 ff., 340, 348 ff.
—, Gefäßgeräusche bei VI 52
— und Gefäßkrankheiten VI 56, 148 ff., 272 ff., 278 ff., 284 ff., 293 ff., 316 ff., 330, 430 ff., 439 ff.
— bei Gefäßmißbildungen III 381, 384 ff., 569 ff.; VI 588 ff.
— bei Herzinfarkt III 702 ff.
— bei Klippel-Trénaunay-Syndrom VI 588 ff.
— bei Periarteriitis nodosa VI 316 ff., 330
— bei Phlebitis VI 489 ff., 497 ff.

Kollateralkreislauf und Phlebographie VI 139 ff.
— und Plethysmogramm VI 72
— bei postthrombotischem Syndrom VI 512 ff.
— bei Pulmonalarterienaplasie III 381, 384 ff.
— bei Pulmonalatresie III 335
— und Rheogramm VI 76
—, Röntgendiagnose VI 126 ff.
— und Saug-Drucktherapie VI 155
— bei Thrombophlebitis VI 489 ff., 497 ff.
— bei Thrombose VI 369 ff., 373, 489 ff., 497 ff.
— bei Transposition der Aorta und Pulmonalis III 498 ff.
— und Trendelenburgtest VI 65
— bei Tricuspidalatresie III 396 ff., 402 ff.
— bei Ventrikelseptumdefekt III 333, 335
— und Wärmetherapie VI 155 ff.
Kollidon zur Arteriographie VI 121
— und Schock I 1133
Kolloidosmotischer Druck und Ödeme I 247 ff.
Koma und Arteriosklerose IV 368; VI 438 ff.
— und Blutdruck I 975, 1005; V 806
— und Carboanhydrase I 539
— durch Chlorothiazid I 544
— bei Chorea II 609
—, diabetisches IV 375 ff.
—, —, und Angiopathia diabetica IV 376
—, —, und Arteriosklerosis obliterans diabetica VI 438 ff.
—, —, und Blutdruck V 806
—, —, Elektrokardiogramm bei IV 376
—, —, und Gefäßkrankheiten IV 368, VI 438 ff.
—, —, Herzglykoside I 496
—, —, und Herzversagen I 338
—, —, und Hirndurchblutung V 395
—, —, und Hyperkaliämie IV 420 ff.
—, —, und Hypokaliämie IV 420 ff.
—, Hypotonie bei V 806
—, —, und Kaliumstoffwechsel I 496; IV 420 ff.
—, —, Kreislauf bei IV 375 ff.
—, —, und Kollaps I 957, 1005

Koma, diabetisches, und
 Magnesium-Stoff-
 wechsel IV 455ff.
—, —, und Mineralstoffwechsel IV 420ff.
—, —, und Myokardose II 969
—, —, und Schock I 957, 1005
— und Endocarditis fibrinosa
 II 778
— und Endocarditis verrucosa
 simplex II 778
— bei Fettembolie IV 135ff.
— bei Gefäßkrankheiten
 IV 323, 368, 438ff.
— bei Graviditätstoxikose
 V 731ff., 733ff.
— bei hämorrhagischer Diathese VI 573
— und Hegglin-Syndrom I 32
—, hepatisches, und Carboanhydrase I 539
—, —, durch Chlorothiazid
 I 544
—, —, und Endocarditis fibrinosa II 778
—, —, und Endocarditis
 verrucosa simplex
 II 778
—, —, bei Hepatitis II 969
—, —, Hypocalcämie bei
 IV 452
—, —, und Kationenaustau-
 scher I 557ff.
—, —, und Kollaps IV 606ff.
—, —, bei Myokarditis II 969
—, —, und Myokardose II 969
—, —, und Operationen IV 606
—, —, und Schock IV 606ff.
—, —, bei Thrombophlebitis
 VI 497
— bei Hepatitis-Myokarditis
 II 929
— und Hirndurchblutung
 V 395
— bei Hyperchloraemie I 588
— und Hyperkaliämie
 IV 420ff.
— und Hypocalcämie IV 452
— und Hypokaliämie
 IV 420ff.
— bei Hyponatriämie I 574
—, Hypotonie bei V 806
— bei Karditis rheumatica
 II 609
— und Kationenaustauscher
 I 557ff.
— und Kollaps I 957;
 IV 606ff.
— bei Luftembolie IV 131
— und Magnesium-Stoff-
 wechsel IV 455ff.
— bei Moschcowitz-Symmers-
 Syndrom VI 573
— bei Myokarditis II 929
— und Myokardose II 969

Koma und Operationen
 IV 606
— bei Periarteriitis nodosa
 VI 323
— und Phlebitis VI 497
— bei rheumatischem Fieber
 II 609
— und Schock I 957
— und Thrombophlebitis
 VI 497
—, urämisches, und Myokardose II 969
Kombetin I 481ff. s. a. u.
 Strophantin
— bei Arrhythmie II 113ff.
— und Herzarbeit I 16ff.
—, Pharmakologie I 16ff.,
 481ff.
— bei Vorhofflimmern
 II 113ff.
Kombinationshochdruck, Begriff V 40ff.
Kombinationsnarkose IV 613ff.
— und Lebensalter IV 624
— und Operabilität IV 624
Kombinationssystolen bei
 Atrioventricular-Disso-
 ziation II 289ff.
— bei Parasystolie II 302
Kombitonogramm V 4ff.
„Kompensatorische Pause"
 s. u. Pause, kompensatori-
 sche
Kongorot bei Carditis rheuma-
 tica II 657
Kongorotschwund bei Ray-
 naud-Syndrom VI 226
Konkordanz (Elektrokardio-
 gramm), Begriff II 317
Konstitution s. u. Körperbau
Konstriktine V 196
Kontrastmittel zur Angio-
 graphie VI 117ff.
— zur Angiokardiographie
 II 1265ff.
— zur Aortographie VI 135
— bei Gefäßkrankheiten
 VI 117ff.
— und Lungenfibrose
 IV 201ff.
— zur Phlebographie VI 141
„Konvulsive Inkoordination"
 II 171
Konzeption und Rauwolfia-
 Alkaloide V 525
Kopfschmerzen bei angebore-
 nen arteriovenösen Fi-
 steln VI 473
— bei angeborenem Herzfehler
 III 338ff., 452; V 754ff.
— bei Aortenisthmusstenose
 III 452; V 754ff.
— bei arteriovenösen Fisteln
 VI 473, 481
— und Atmung IV 34

Kopfschmerzen bei bakterieller
 Endokarditis II 741
— bei Belastung IV 770
— und Blutdruck V 240ff.,
 387ff.
— bei Blutkrankheiten IV 666
— bei Cervicalsyndrom
 IV 864
— bei Chorea II 609
— bei Cor pulmonale
 IV 144ff., 148
— bei Cushing-Syndrom
 V 683ff.
— bei Effort-Syndrom
 IV 770
— bei Endangitis obliterans
 VI 294
— bei Endocarditis lenta
 II 690ff., 718ff.
— bei endokriner Hypertonie
 V 660ff.
— bei essentieller Hypertonie
 V 240ff., 387ff.
— bei Fallotscher Tetralogie
 III 338ff.
— und Ganglienblocker
 V 577, 581
— bei Gefäßkrankheiten
 VI 294, 314, 326ff.
— bei Gefäßmißbildungen
 IV 473, 481; VI 473, 590
— und Genußgifte V 826
— und Geschlechtsfunktion
 IV 871
— bei Hämangiomen VI 590,
 598
— bei hämorrhagischer Diathese VI 572
— bei Hirnbasisaneurysma
 VI 464ff.
— durch Histamin V 494
— und Höhenadaptation
 IV 34
— und Hydralazine V 546,
 549, 594
— bei Hypertonie V 240ff.,
 387ff.
— durch Hypertonie-Therapie
 V 492, 494
— bei Hypotonie V 787ff.
— bei Karditis rheumatica
 II 609, 621
— bei Kavernomen VI 598
— und Klima IV 34
— bei konstitutioneller Hypotonie V 787ff.
— bei Leukämie IV 670
— und Luftdruck IV 34
— bei maligner Hypertonie
 V 630ff.
— und Menopause IV 871
— bei Monge-Syndrom IV 34
— bei Moschcowitz-Symmers-
 Syndrom VI 572
— bei Myokarditis II 877ff.

Kopfschmerzen und Nicotin
IV 826
— durch Nitrite V 494
— bei Periarteriitis nodosa
VI 314, 326 ff.
— bei Phäochromocytom
V 660 ff.
— bei Phlebitis VI 499 ff.
— bei Polycythämie IV 666
— bei Porphyrie IV 399
— bei Purpura VI 572
— bei Raynaud-Syndrom
VI 225
— bei renaler Hypertonie
V 630
— bei rheumatischem Fieber
II 609, 621
— bei Riesenzellarteriitis
VI 338 ff.
— bei Sauerstoffmangel IV 34
— bei Sturge-Weber-Syndrom
VI 540
— und Sympathektomie V 481
— bei Thoraxdeformation
IV 229
— bei Thrombophlebitis
VI 499 ff.
— und Vasomotorik VI 225, 249 ff.
—, vasomotorische VI 249
— bei vegetativer Labilität
IV 719 ff., 800 ff.
Korotkoffsche Gefäßgeräusche
VI 50
Krämpfe s. a. u. Epilepsie
— bei Adams-Stokes-Syndrom
II 251 ff., 260
— bei angeborenen arteriovenösen Fisteln
VI 472 ff.
— bei angeborenem Herzfehler
III 123 ff., 154, 337 ff., 356
— bei Aortenbogensyndrom
VI 377, 379
— bei Aortenstenose II 1433
— bei Aortographie VI 135
— bei arteriovenöser Lungenfistel III 389
— und Atmung IV 28 ff.
— bei Bleivergiftung V 771
— und Blutdruck V 616
— und Carboanhydrase
I 538 ff.
— durch Carotissinusreflex
II 144
— bei Carotissinus-Syndrom
II 276; V 818
— bei Cor pulmonale
IV 147 ff.
— bei Elektrounfall III 905 ff.
— bei Endangitis obliterans
VI 288
— bei endokriner Hypertonie
V 661

Krämpfe bei Erythematodes
II 979 ff.
— bei essentieller Hypertonie
V 387 ff.
— bei experimenteller Hypertonie V 388
— bei Fallotscher Tetralogie
III 337 ff., 356
— bei Fettembolie IV 135 ff.
— und Ganglienblocker
V 581
— bei Gefäßkrankheiten
VI 288, 326 ff.
— bei Gefäßmißbildungen
III 389; VI 590
— und Glomerulonephritis
V 616
— und Graviditätstoxikose
IV 512; V 730 ff., 733 ff.
— bei Hämangiomen VI 590
— bei hämorrhagischer Diathese VI 572
— bei Herzinfarkt III 1122 ff.
— bei Herztumoren II 1179
— und Hirndurchblutung
V 387 ff., 395
— bei Höhenadaptation
IV 28 ff.
— und Hydralazine V 546
— und Hypertonie V 387 ff., 616
— bei Hypoglykämie IV 380
— bei Hyponatriämie I 574
— und Insulin IV 380
— und Klima IV 28 ff.
— bei Kollagenosen II 979 ff.
— und Luftdruck IV 28 ff.
— bei Luftembolie IV 126 ff., 131 ff.
— bei Luftüberdruck IV 39 ff.
— bei Lungenembolie
IV 104
— und Magnesium-Stoffwechsel IV 455 ff.
— bei maligner Hypertonie
V 632
— bei Moschcowitz-Symmers-Syndrom VI 572
— bei Narkose IV 615 ff.
— und Nephritis V 616
— und paroxysmale Tachykardie II 134 ff.
— bei Periarteriitis nodosa
VI 326 ff.
— bei Phäochromocytom
V 661
— bei Phlebitis VI 500
— durch Prostigmin II 147
— bei Purpura VI 572
— und Rauwolfia-Alkaloide
V 522
— und renale Hypertonie
V 616
— bei Sauerstoffmangel
IV 28 ff.

Krämpfe bei Sturge-Weber-Syndrom VI 590
— und Tachykardie II 134 ff.
— bei Thrombophlebitis
VI 500
— und vegetative Labilität
IV 875 ff.
— bei Vergiftungen V 771
„Krampfurämie" bei essentieller Hypertonie V 387
— und Ganglienblocker
V 587
— bei Hypertonie V 387, 632
— bei maligner Hypertonie
V 632
— bei renaler Hypertonie
V 632
Kreatininclearance s. a. u.
Clearance
— und Blutdruck V 99, 185, 405
— und Capillarresistenz
VI 565
— und Chlorothiazid V 589
— bei Endangitis obliterans
VI 290 ff.
—, endogene V 405, 589, 727
— bei Erythematodes
II 983 ff.
— bei essentieller Hypertonie
V 405
— bei Gefäßkrankheiten
VI 290 ff.
— bei Gravidität V 727 ff.
— bei Herzinfarkt III 717
— bei Herzinsuffizienz I 257
— und Hydrochlorothiazid
V 589
— und Hypertension V 99
— bei Hypertonie V 405
— bei Kollagenosen II 984
— und Orthostase IV 735
— bei Postural hypotension
IV 739; V 816
— bei Purpura rheumatica
VI 565
— und Rauwolfia-Alkaloide
V 527
— und Renin V 99
— und rheumatisches Fieber
VI 565
— und Serotonin V 185
— bei vegetativer Labilität
IV 735
Kreatininphosphorsäure und
Myokard I 28 ff.
— und Thyreoidea IV 318
Kreatininstoffwechsel und
Blutdruck V 67 ff., 190
— bei Endangitis obliterans
VI 280
— bei experimenteller Hypertonie V 67 ff.
— bei Gefäßkrankheiten
VI 280

Kreatininstoffwechsel bei
    Herzinfarkt III 710, 721
— und Hypertonie V 67 ff., 190
— im Kollaps I 1098
— und Myokardstoffwechsel
    I 284 ff.; III 710
— im Schock I 1098
— bei Schockniere I 1098
Krebs-Martius-Tricarbon-
    säurecyclus im Myokard
    I 19 ff.
Kreislauf s. u. Hämodynamik
Kreislaufstörungen und Acetyl-
    cholin V 197, 200
— und ACTH V 708 ff.
— bei Adams-Stokes-Syn-
    drom II 251 ff.
— bei Addisonismus V 799 ff.
— bei Addison-Syndrom
    V 796 ff.
— und Adenosin V 201 ff.
— und Aderlaß I 590 ff.
— und Adipositas I 404, 417,
    505 ff., 601.; II 11, 23 ff.;
    IV 47, 94, 231, *382* ff.,
    625; V 17 ff., 272, 334 ff.
— und Adrenalin V 173 ff.
— bei Adrenogenitalismus
    V 701 ff.
— bei Akromegalie V 704
— bei akuter Herzinsuffizienz
    I 338 ff.
—, akutes Versagen I 338 ff.
— und Aldosteron I 236 ff.,
    255, *269* ff., 306, 323 ff.,
    402 ff., 510; V 710 ff.
— und Alkohol IV 827
— und Allergie II 950 ff.;
    III 888
— bei allergischer Myokarditis
    II 950 ff.
— beim Alternans II 403 ff.
— bei Altersherz I 759
— bei Amöbiasis I 1006;
    II 935
— und Amputationen V 340 ff.
— bei Amyloidose II 963 ff.,
    V 614
— bei Anämie III 869 ff.;
    IV *642* ff., *652* ff.
— und Anaesthesie IV 591 ff.
— bei anaphylaktischem
    Schock I 533
— bei Aneurysmen VI 442 ff.
— bei angeborener Aorten-
    stenose III 40, 435 ff.
— bei angeborenem arterio-
    venösem Coronaraneu-
    rysma III 213 ff.
— bei angeborenen arterio-
    venösen Fisteln VI 469 ff.
— bei angeborenen Herz-
    fehlern II 40; III 136 ff.,
    410, 430 ff., 435 ff., 549 ff.,
    563 ff.

Kreislaufstörungen bei ange-
    borener Mitralstenose
    III 549 ff.
— bei angeborener Pulmonal-
    insuffizienz III 563 ff.
— bei angeborener Pulmonal-
    stenose III 34 ff., 298 ff.,
    302 ff.
— bei angeborenem Sinus-Val-
    salvae-Aneurysma
    III 204 ff.
— bei angeborener Tricus-
    pidalinsuffizienz
    III 430 ff.
— bei angeborener Tricus-
    pidalstenose III 410
— bei Angina pectoris
    III 699 ff., 1007 ff.
— bei Angina tonsillaris
    II 912 ff., 914
— und Angiographie VI 119 ff.,
    122 ff.
— bei Angiokardiographie
    II 1267 ff.
— bei Angiomen VI 587 ff.
— bei Angiopathia diabetica
    IV *354* ff.
— bei Antesystolie II 390 ff.,
    401 ff.
— bei Aortenaneurysma
    VI 445 ff.
— bei Aortenatresie III 25,
    39 ff., 561 ff.
— bei Aortenbogen-Anomalien
    III 479
— bei Aortenbogensyndrom
    V 766 ff.; VI 375 ff.
— bei Aortenhämatom (intra-
    mural) VI 453 ff.
— bei Aorteninsuffizienz
    II 1454 ff., 1461 ff.; V 768
— bei Aortenisthmusstenose
    III 66 ff., 449 ff.;
    V 754 ff., 758 ff.
— bei Aortenstenose II 1428 ff.
— bei Aortenthrombose
    VI 371 ff.
— bei Aorticopulmonalfistel
    III 61 ff.
— bei Aortitis luica VI 348 ff.
— und Aortographie VI 135 ff.
— bei Aortopulmonalseptum-
    defekt III 61 ff., *195* ff.
— und Arrhythmie s. a. dort
    II 78 ff.
—, arterieller VI 223 ff.
— bei Arterienmißbildungen
    III 65 ff.
— bei Arterienthrombose
    VI 371 ff.
— bei Arteriitis disseminata
    VI 343 ff.
— bei Arteriitis luica VI 347 ff.
— bei Arteriitis rheumatica
    VI 345

Kreislaufstörungen bei Arte-
    riitis tuberculosa VI 347
— und Arteriographie
    VI 122 ff.
— und Arteriosklerose
    V 595 ff., 618 ff.;
    VI *381* ff., *397* ff.
— bei Arteriosklerosis oblite-
    rans VI 429 ff.
— bei arteriovenösen Ana-
    stomosen VI 5 ff.
— und arteriovenöse Aneu-
    rysmen IV 251 ff.;
    V 769 ff.
— bei arteriovenösen Fisteln
    III 387 ff.; VI 469 ff.,
    473 ff.
— bei arteriovenöser Lungen-
    fistel III 387 ff.
— und Ascitespunktion
    I 560 ff.
— und Atmung I *176* ff.e
    II 21 ff.; IV 1 ff., 10 ff.,
    21 ff., 27 ff., 31 ff., 34
— bei Atrioventrikularblock
    II 217 ff., 228 ff.
— bei Atrioventrikular-Disso-
    ziation II 287 ff.
— bei Atrioventrikular-
    Rhythmus II 279 ff.
— und Augenhintergrund
    V 387 ff., 422 ff.
— bei bakterieller Endokar-
    ditis II 662 ff., 668, 705,
    707, 709 ff., 726 ff., 741 ff.,
    767 ff.
— und Balneotherapie
    I 654 ff., 667 ff., 682 ff.;
    V 591 ff.; VI 156
— und Belastung I 829 ff.,
    839 ff., *847* ff., *854* ff.;
    IV 764 ff., 768 ff., 781,
    809, 827 ff.
— und Benzodioxan V 493
— bei Beriberi I 27, 42, 44, 59,
    128, 173, 448, 762;
    IV *389* ff., 395 ff.
— bei Bilharziose IV 62, 140 ff.,
    239 ff.
— bei Bleivergiftung V 771 ff.
— und Blutbildung I 163 ff.
— und Blutdruck V 8 ff., 19 ff.,
    37 ff., 68 ff., 124 ff.,
    148 ff.; 158 ff., 173 ff.,
    198 ff., 237 ff., 277 ff.,
    363 ff., 382 ff., 780 ff.,
    794 ff.
— und Blutgerinnung I 992,
    1095
— bei Blutkrankheiten
    IV *642* ff., *652* ff.;
    VI 246 ff.
— und Blutmenge I 68, 90 ff.,
    114, 129, 138 ff., 149,
    153 ff.

Kreislaufstörungen und Blutspeicher I 1007 ff.
— bei Blutverlust I 957 ff., 989 ff., 995 ff.
— und Bradykardie II 17
— bei Brucellosen II 904
— und Calciumstoffwechsel IV 446 ff., 453 ff.
— bei Canalis atrioventricularis communis III 291 ff.
— und Cantharidenblase VI 109
— und Capillardruck VI 98 ff.
— bei Capillarektasien VI 525 ff.
— und Capillaren V 192; VI 11 ff.
— und Capillarmikroskopie VI 96 ff.
— bei Capillaropathia diabetica VI 548 ff.
— und Capillarpermeabilität VI 106 ff., 109, 548 ff., 551 ff.
— und Capillarplethysmogramm VI 108
— bei Capillarspasmen VI 536 ff.
— und Carboanhydrasehemmer I 536 ff.
— bei Carcinoid II 782 ff.
— und Carotissinus V 713 ff.
— bei Carotissinus-Syndrom II 272 ff; V 817 ff.
— bei Cervicalsyndrom IV 868 ff.
— bei Chagas-Myokarditis II 931
— und Chlorothiazid I 541 ff.; V 589 ff.
— bei Cholera I 957, 982; II 909
— und Chylothorax VI 607
— und Coffein IV 825 ff., 855
— bei Coma diabeticum IV 375 ff.; V 806
— und Commissurotomie II 1386 ff., 1391 ff., 1396 ff.
— bei Conn-Syndrom V 704 ff.
— bei Cor biloculare III 546 ff.
— und Coronardurchblutung I 756; III 666 ff., 699 ff.
— bei Coronarembolie III 730, 970
— bei Coronargefäß-Mißbildungen III 569 ff.
— bei Coronarinsuffizienz I 962 ff., 1025 ff.; III 687 ff., 699 ff.
— bei Coronarsklerose I 756
— und Coronarthrombose III 948, 952 ff.

Kreislaufstörungen bei Cor pulmonale I 44, 48 ff.; IV 59 ff., 95 ff., 104 ff., 124 ff., 133 ff., 139 ff.
— bei Cor triatriatum III 553 ff.
— bei Cor triloculare biatriatum III 540 ff.
— und Cortison V 708 ff.
— bei Cossio-Syndrom III 59
— bei Coxsackie-Infekt II 921
— bei Cushing-Syndrom V 682 ff., 695
— und Cyanose I 232 ff.; VI 530 ff.
— und Depressan V 232 ff.
— bei Dermatomyositis II 991 ff.
— und Dermographie VI 40
— bei Dextrokardie II 575
— bei Dextroversin III 589
— und Diabetes mellitus I 27, 33, 338, 496, 538 ff., 557, 700; IV 108, 124, 354 ff.; V 336 ff., 353, 395, 419 ff., 425 ff., 806; VI 437 ff.
— bei diabetischer Glomerulosklerose IV 364 ff., V 618 ff.
— und Diät I 417 ff., 504 ff.
— und Dibenamin V 493
— und Digitalis V 494
— bei Digitalisvergiftung I 493
— bei Diphtherie-Myokarditis II 893 ff.
— und Diurese I 256 ff., 957, 975, 997 ff., 1074 ff.
— und Diuretica I 113 ff., 129, 300 ff., 315, 407 ff., 507, 521 ff.; V 494, 589 ff.
— und DOCA-Hypertonie I 152; V 705 ff.
— bei Druckbelastung I 884 ff.
— bei Druckfall-Syndrom IV 47 ff.
— bei Druckhypertrophie I 740 ff., 746 ff., 541 ff.
— bei Ductus Botalli persistens III 70 ff., 157 ff.
— bei Dumping-Syndrom IV 865
— bei Dystrophia musculorum progressiva II 972
— bei Dystrophia myotonica II 970
— bei Dystrophie I 402 ff., 417 ff., 504 ff., 759 ff.; II 7, 18; IV 293 ff., 301 ff.; V 17 ff., 91, 790, 800, 806 ff.
— bei Ebstein-Syndrom III 418 ff.

Kreislaufstörungen bei Echinokokkose II 937 ff.
—, Effort-Syndrom IV 709, 714 ff., 769, 809; IV 814 ff.
— bei Eintauchfuß VI 560 ff.
— bei Eisenmenger-Komplex III 38, 218 ff.
— und Elektrodermatogramm VI 94
— und Elektrokardiogramm s. dort
— bei Elektrounfall III 904 ff.
— bei Embolie VI 361 ff., 364 ff.
— bei Endangitis obliterans V 624 ff.; VI 255 ff., 259 ff., 277 ff., 279 ff., 287, 294
— bei Endocarditis acuta II 726 ff.
— und Endocarditis fibrinosa II 778
— bei Endocarditis lenta II 662 ff., 688, 703 ff., 705 ff., 709 ff.; II 741, 767 ff.
— bei Endocarditis parietalis fibroplastica II 787 ff.
— bei Endocarditis rheumatica II 614 ff.
— bei Endocarditis serosa II 773 ff.
— und Endocarditis verrucosa simplex II 778
— bei Endokardfibrose II 786 ff.
— und Endokardsklerose II 789
— bei endokriner Hypertonie V 649 ff., 657 ff., 663, 695
— bei Endomyokardfibrose II 787 ff.
— und Endokardsklerose II 787
—, Entwicklungsgeschichte III 1 ff., 3 ff.
— und Entzügelungs-Hochdruck V 148 ff., 716 ff.
— bei Epilepsie IV 875 ff.
— bei Erfrierung I 980 ff.; VI 554 ff.
— und Ernährung I 417 ff., 504 ff.; IV 625
— bei Erythematodes II 979 ff., VI 344
— bei Erythralgie VI 527
— bei Erythromelalgie VI 525
— und essentielle Hypertonie V 237 ff., 277 ff., 633 ff., 382 ff., 786 ff.
— bei essentieller Hypotonie V 786 ff.

Kreislaufstörungen bei experimenteller Hypertonie V 68ff., 124ff., 148ff., 158ff.
— bei experimentellem Schock I 989ff.
— und Extrasystolie II 33ff.
— bei Fallotscher Pentalogie III 38
— bei Fallotscher Tetralogie III 329ff., 334ff., 336ff.
— bei Fallotscher Trilogie III 35ff.
— im Fieber IV 531
— und Fettembolie IV 133ff.
— bei Fibroelastose II 789
— bei Fiedler-Myokarditis II 955ff., 957ff.
— bei Fleckfieber II 907
— bei Fokaltoxikose II 912ff., 914
—, funktionelle Begriffe IV 711ff., s. a. u. Labilität, vegetative
— und Ganglienblocker V 492ff., 566ff., 571ff.
— und Geburtsakt IV 485ff.
— und Gefäßgeräusche V 150ff.
— und Gefäßkrankheiten II 982; III 213ff.; V 624ff.; VI 23, 65ff., 255ff., 277ff., 287, 294, 469ff.
— bei Gefäßmißbildungen III 64, 213ff., 522ff., 569ff.; VI 469ff., 587ff.
— und Gefäßspinnen VI 543ff.
— bei Gefügedilatation I 744ff.
— und Genußgifte IV 799ff., 825ff.
— und Geschlechtsfunktion IV 708ff., 722ff., 736ff., 809ff., 833, 870ff.
— und Gewebsclearance VI 113ff.
— und Glomerulonephritis II 915; V 612ff., 644
— bei Glomerulosklerose IV 364ff.; V 37ff., 337, 595ff., 618ff.
— bei Glomustumoren VI 593ff.
— bei Glykogenose II 966
— und Gravidität I 404, 422, 551, 838ff.; II 45; IV 479ff.; V 726ff.
— bei Graviditätstoxikose IV 500ff., 512ff.
— bei Grippemyokarditis II 924
— bei Hämangioendotheliom VI 600

Kreislaufstörungen und Hämangiome VI 595, 599
— bei Hämangiosarkom VI 601ff.
— bei Hämochromatose II 964; IV 681ff.
— bei Hämoperikard I 959; II 1151ff.
— bei hämorrhagischer Diathese VI 576
— bei hämorrhagischem Schock I 957, 959ff., 986ff.
— und Hämosiderose IV 257ff.
— und Haut I 74ff.
— und Hautdurchblutung I 960ff., 980ff., 1009ff., 1039ff., *1045*ff.
— und Hauttemperatur VI 85ff.
— bei Hegglin-Syndrom I 31ff.; IV 428ff.
— bei Hepatitis II 928ff.
— und Heredität IV 708ff., 722ff., 832ff.
— bei Heredoataxie II 973
— bei Herzatropie I 759ff.
— bei Herzblock II 194ff., 217ff., 228ff.; V 768
— bei Herzdekompensation V 383ff.
— bei Herzdivertikel III 593
— und Herzfrequenz I 41ff., 60ff.; II 9, 11, 16
— und Herzglykoside I 8ff., 16ff., 25, 55ff., 76ff., 113ff., 127ff., 136, 149, 155, *404*ff., *422*ff., *459*ff.
— und Herzgröße I 854ff.
— bei Herzinfarkt I 339ff.; III 702ff., 711ff., 1096ff.; V 818ff.
— und Herzinsuffizienz I 2ff., 67ff., 83ff.
— und Herzkatheter I 831
— bei Herzklappenfehler II 1298
— bei Herzneurose IV 819ff.
— bei Herztamponade II 1063ff.
— und Herztonus I 874ff.
— bei Herztrauma II 466ff., 497ff., 519ff.
— bei Herztumoren II 1179ff.
— bei Herzversagen I 68, 130, 338ff., 465ff.
— und Hirn I 69ff., 74ff., 80ff., 767, 788ff.
— bei Hirnbasisaneurysma VI 463ff.
— und Hirndruck V 722ff.
— und Hirndurchblutung V 395ff.
— und Histamin V 199

Kreislaufstörungen bei Höhenadaptation IV 1ff., 7ff., 10ff., 21ff., 27ff., 34
— und Hydergin V 492ff., 512
— und Hydralazine V 541ff.
— und Hydrochlorothiazid V 589ff.
— und Hydroperikard II 1152ff.
— bei Hypercalcämie IV 447ff.
— und Hyperkaliämie IV 420ff.
— bei Hypernatriämie IV 443ff., 446
— und Hypertensin V 101
— und Hyperthermie IV 618
— bei Hyperthyreose I 41, 44, 46, 154, 173, 253, 403, 598ff.; II 5; IV *316*ff., V 382, 770
—, hypertone s. a. u. Hypertonie und vegetative Labilität IV 713ff., 720, *771*ff., 781, *797*ff.; V 37ff., 68ff., 124ff., 148ff., 158ff., 173ff., 237ff., 277ff., 363ff., 382ff.
— und Hypertonie V 37ff., 68ff., 124ff., 148ff., 158ff., 173ff., 237ff., 277ff., 363ff., 382ff., 615
— bei Hypertonie-Therapie V 492ff.
— und Hypocalcämie IV 446ff.
—, hypodyname s. a. u. Postural hypotension und vegetative Labilität IV 713, 720, 730, *736*ff.; V 814ff.
— bei Hypoglykämie IV 378ff.
— und Hypokaliämie IV 420ff.
— und Hyponatriämie I 568ff.; IV 441ff., 446
— und Hypophyse IV 344; V 143
— und Hypophysektomie IV 344
— und Hypothermie IV 618
— bei Hypothyreose I 173, 598ff.; II 5, 18, 44, 248; IV 320ff., 332ff.; V 800
—, hypotone s. a. u. Hypotonie, Orthostase und vegetative Labilität IV 713ff., 720, *730*ff., 768ff., 789, *807*ff.
— und Hypotonie V 198ff., 780ff., 794ff.
— bei idiopathischer Herzhypertrophie II 975

Kreislaufstörungen bei idiopathischer Perikarditis
II 1074
— bei idiopathischer Pulmonalektasie III 369
— bei infektiösem Schock I 983 ff.
— und Infektionen II 9ff., 150ff., 223ff.; IV 529ff., 557ff., 824ff.; V 801ff.
— und Insulin IV 378 ff.
— bei Interferenz-Dissoziation II 292 ff.
— und intraarterielle Sauerstoffinsufflation VI 212
— und Kälte IV 618, 783 ff.; V 247, 255
— und Kälte-Test IV 783 ff.; V 247ff., 255
— bei Kälteurticaria VI 543 ff.
— bei Kala-Akar II 936
— und Kaliumstoffwechsel IV 419ff.
— und Kallidin V 227
— und Kallikrein V 216ff.
— bei Kammerflattern II 79ff., 170ff.
— bei Kammerflimmern II 79ff., 170ff.
— und Kammertachykardie II 150ff., 166ff.
— bei kardiogenem Schock I 1025
— und Karditis rheumatica II 544ff., 574ff.
— und Klima IV 1ff., 7ff., 10ff., 21ff., 27ff., 31ff., 34
— bei Klippel-Trénaunay-Syndrom VI 587ff.
— und Körperbau IV 810, 832ff.
— und Körpergewicht IV 625
— und Körperstellung I 113, 129ff., 173, 228ff., 338, 413ff.
— und Körpertemperatur IV 531
— bei Kohlenoxydvergiftung III 874ff.; V 774
— bei Kollagenosen II 979ff.
— im Kollaps s. a. dort I 957, 959ff., 986ff.; IV 600ff., 760ff.
— bei kombiniertem Aortenfehler II 1478
— bei kombiniertem Mitral-Aortenfehler II 1478ff.
— bei kombiniertem Mitralfehler II 1408ff.
— bei kombiniertem Tricuspidalfehler II 1513ff.
— bei konstriktiver Perikarditis II 1097ff., 1100ff.

Kreislaufstörungen und Kreislaufzeit VI 110ff.
— bei Lävokardie III 590
— und Lebensalter IV 620ff.
— und Lebensweise I 421ff.
— und Leber I 33, 78ff.
— und Lebernekrose I 779
— und Leberstauung I 776ff.
— bei Leukämie IV 670ff.
— bei Levoatrialcardinalvein III 18
— bei Libman-Sacks-Endokarditis II 979ff.
—, Linksinsuffizienz s. dort
— bei Livedo reticularis VI 534ff.
— bei Lues II 945ff.
— und Luftdruck IV 1ff., 7ff., 10ff., 21ff., 27ff., 31ff., 34
— bei Luftembolie IV 124ff.
— und Luftüberdruck IV 39ff.
— und Lunge I 69ff., 176ff., 179ff.
— und Lungenelastizität I 178ff.
— und Lungenembolie I 346; IV 95ff., 104ff.
— bei Lungenemphysem I 42ff., 47
— und Lungenkreislauf IV 59ff., 63ff., 87ff.
— bei Lungenödem I 768ff.
— bei Lungenstauung I 768ff., 770ff.
— bei Lungenvenentransposition III 277ff., 522ff., 526ff.
— bei Lutembacher-Syndrom III 58ff., 282ff.
— und Lymphangitis VI 603ff.
— und Lymphgefäßinsuffizienz VI 605ff.
— und Lymphödem VI 609
— bei Lymphogranulomatose IV 678ff.
— und Lymphsystem VI 115ff.
— bei Maffucci-Syndrom VI 589
— und Magnesium-Stoffwechsel IV 456ff.
— bei Malaria II 935
— bei maligner Hypertonie V 626ff., 629ff., 632ff.
— bei Marfan-Syndrom III 492
— bei Martorelli-Syndrom V 344; VI 380
— bei Masern II 922
— bei Mediasklerose VI 44f.
— und Menopause II 45; IV 708ff., 810, 870ff.; V 700, 799
— bei Mesokardie III 589

Kreislaufstörungen bei Migräne VI 249ff.
— und Mineral-Stoffwechsel I 19ff., 29ff., 33, 69ff., 113ff., 129, 203ff., 234ff., 269ff., 280ff., 299ff., 307ff., 323ff.; IV 419ff.
— bei Minus-Dekompensation V 383ff.
— bei Mitralatresie III 557ff.
— bei Mitralfehler II 1298
— bei Mitralinsuffizienz II 1405ff.
— bei Mitralstenose II 1311ff. 1368ff.
— bei Monge-Syndrom IV 34
— bei Mononucleose II 926ff.
— bei Moschcowitz-Symmers-Syndrom VI 571ff.
— und Muskulatur I 958ff., 965ff., 982ff., 1009ff., 1047ff.
— bei Myokarditis I 348, 764ff.; II 877ff., 887ff.; IV 540ff.
— bei Myokarditis rheumatica II 615ff.
— bei Myokardlues II 941ff.
— bei Myokardose I 33ff.; II 968ff.
— bei Myokardose nach Gravidität IV 497ff.
— bei Myokardsarkoidose II 946ff.
— und Myokardstoffwechsel III 699ff.
— bei Myokardtuberkulose II 942ff., 944ff.
— und Narkose IV 591ff.
— und Natriumstoffwechsel IV 439ff.
— und Nebenniere II 45
— bei Nephritis V 612ff., 644
— und Nervensystem I 853ff.
— bei neurogenem Schock I 972ff.
— und Nicotin III 878ff.; IV 825ff.
— bei Nicotinallergie III 888
— und Niere I 33, 69ff., 74ff., 77ff., 101, 235ff., 255ff., 269ff., 280ff.; V 403ff.
— und Nierendurchblutung V 403ff.
— und Nitrite V 494
— und Noradrenalin V 173ff.
— und Novocain V 498
— und Ödeme I 2, 30, 69ff., 113ff., 129ff., 165ff., 234ff., 269ff., 286ff.
— bei Ohnmacht s. a. dort IV 760ff.
— und Operabilität IV 620ff., 627ff.

Kreislaufstörungen und Operationen IV 591 ff., 606 ff.; V 804 ff.
— bei Operationsschock I 965 ff.
— bei Ornithose II 926
— und Orthopnoe I 228 ff.
— bei Orthostase IV 728 ff., 732 ff.; V 808 ff.
— und Oscillogramm VI 77 ff.
— bei Pankarditis rheumatica II 619 ff.
— bei Panzerherz II 1097 ff., 1100 ff.
— bei Paramyloidose II 963 ff.
— bei Parasystolie II 299 ff.
— bei Parotitis II 928
— bei paroxysmaler Tachykardie I 345; II *127* ff., *132* ff., *150* ff., 166 ff.
— bei Periarteriitis nodosa II 984 ff.; V 621 ff.; VI 305 ff., 315 ff.
— und Perikard II 1035 ff.
— bei Perikarderguß I 347
— bei Perikarditis II 1043 ff., 1062 ff.
— bei Perikarditis purulenta II 1085
— bei Perikarditis rheumatica II 619
— bei Perikardtumoren II 1217 ff.
—, periphere s. u. Durchblutungsstörungen
— bei peripherer Pulmonalstenose III 376 ff.
— bei Perniciosa IV 646 ff., 652 ff.
— bei Perniosis VI 558 ff.
— beim Perthestest VI 66
— bei Phäochromocytom V 649 ff., 657 ff., 663
— und Phenothiazin V 496
— bei Phlebektasien VI 515 ff.
— bei Phlebitis VI 483 ff., 486 ff.
— und Phlebographie VI 138 ff.
— und Pitressin V 143
— und Plethysmogramm VI 69 ff., 72 ff.
— und Pleurapunktion I 559 ff.
— bei Plus-Dekompensation V 383 ff.
— bei Pneumonie-Myokarditis II 911 ff.
— bei Pneumokoniose IV 205 ff., 214 ff.
— bei Pneumothorax IV 62, 115, 167 ff., *224* ff.
— bei Poliomyelitis I 132, 762 ff.; II 9 ff., 381, 919; IV 540; V 37 ff., 718 ff.
— bei Polycythämie IV 662 ff.

Kreislaufstörungen bei Porphyrie IV 397 ff.
—, postoperative IV 599 ff., 618
— bei postsynkopalem Syndrom II 261 ff.
— bei posttachykardem Syndrom II 167 ff.
— bei postthrombotischem Syndrom VI 509 ff.
— bei Postural hypotension IV 736 ff.; V 814 ff.
— bei primärem Schock I 975 ff.
— und Procain V 492
— und Prostaglandin V 206
— bei Pseudo-Cushing-Syndrom V 700
— bei Psittakose II 926
— und Psyche III 861 ff.; IV 704 ff., 714 ff., 739, 761, 798 ff., 809 ff., 816, 825 ff., 829 ff., *835* ff.
— und Puerperium IV 486 ff.
— und Pulmonalaneurysma VI 466
— bei Pulmonalarterienaplasie III 382
— bei Pulmonalatresie III 366
— bei Pulmonalektasie III 369
— und Pulmonalsklerose IV 140 ff., 178 ff., 206 ff., *241* ff.
— bei Pulmonalstenose I 884; III 376 ff.
— und Pulswelle VI 81 ff.
— und Purine I 547 ff.; V 494, 498 ff.
— und Purpura Majocchi VI 576
— bei Purpura rheumatica VI 566
— bei Pyelonephritis V 37, 243, 602 ff., 607 ff.
— und Quecksilberdiuretica I 534
— bei Querschnittslähmung V 721
— und Rauwolfia-Alkaloide V 528, 534, 594
— bei Raynaud-Syndrom VI 223 ff., 228
—, Rechtsinsuffizienz s. dort
— und Regelkreis IV 557 ff., 741 ff.
— bei Reizleitungsstörungen II 194 ff., 217 ff., 228 ff.
— bei renaler Hypertonie V 615
— und Renin V 101 ff.
— und Rheogramm VI 75
— und rheumatischem Fieber II 544 ff., 574 ff.
— bei rheumatischer Perikarditis II 1070 ff.
— bei Rickettsiosen II 907

Kreislaufstörungen bei Riesenzellarteriitis VI 341, 353 ff.
— bei Roemheld-Syndrom IV 865
— bei Röteln II 923
— bei Ruhr II 908
— und Säure-Basen-Gleichgewicht I 204 ff.
— bei Sarkoidose II 946 ff.
— und Sauerstoffmangel IV 1 ff., 7 ff., 10 ff., 21 ff., 27 ff., 31 ff., 34
— und Saug-Drucktherapie VI 154
— bei Scharlach-Myokarditis II 900 ff.
— bei Schenkelblock II 335 ff.
— und Schock s. a. dort I 957, 959 ff., *986* ff.; IV 600 ff.
— bei Schockniere I 1100 ff.
— bei Schützengrabenfuß VI 560 ff.
— und Sedativa I 419 ff.
— bei sekundärem Raynaud-Syndrom VI 234 ff.
— bei Sepsis II 903 ff.
— und Serotonin V 184 ff.; VI 529
— bei Sheehan-Syndrom IV 342 ff.; V 799
— bei Sichelzellanämie IV 240 ff.
— bei Silikose IV 205 ff., 214 ff.
— bei Simmonds-Syndrom IV 342 ff.; V 799 ff.
— bei Sinuaurikulärblock II 193 ff.
— bei Sklerodermie II 989 ff.; IV 201
— bei Sportherz I 916 ff., 920 ff., *935* ff.
— und Steroide V 124 ff.
— und Stoffwechsel I 957, 961 ff., 981 ff., 1024 ff., 1047 ff., *1077* ff., *1114* ff.
— und Strömungswiderstand I 72 ff.
— bei Sturge-Weber-Syndrom VI 590
— und Substanz P V 204 ff.
— und Sympathektomie IV 342; V 474 ff., 799 ff.
— bei Sympathikotonie IV 721 ff.
— und Synkardialmassage VI 150 ff.
— bei Tachykardie I 345 ff.; II 7 ff., *127* ff., *132* ff., *150* ff., 166 ff.; III 845
— bei Taussig-Bing-Komplex III 39, 508 ff.
— bei Teleangiektasien VI 538 ff.

Kreislaufstörungen und Terminalstrombahn VI 13ff.
— bei Tetanie IV 448ff.
— bei Thalliumvergiftung
  V 773ff.
— bei Thorakoplastik
  IV 140ff., 221ff.
— und Thoraxdeformation
  IV 61ff., 140ff., 167ff.,
  181ff., 221ff., 229ff.
— und Thrombophlebitis
  VI 483ff., 486ff.
— und Thrombose VI 369ff.,
  483ff., 486ff.
— und Thyreoidea I 41, 44, 46,
  154, 173, 200, 253, 403,
  461, 471, 500, 503, 598ff.,
  787; II 5, 10, 18, 21, 44,
  71, 103, 114, 130, 248,
  357, 383, 394, 402;
  IV 316ff., 326ff., 332ff.;
  V 40, 224, 353, 382
— und Thyreoideahemmung
  I 598ff.
— bei totalem Block II 228ff.
— bei Toxoplasmose II 934
— und Training IV 844;
  VI 161ff.
— bei Transposition der Aorta
  und Pulmonalis III 45ff.,
  497ff.
— bei Transposition der Venen
  III 51
— bei traumatischem Schock
  I 946ff., 964ff.
— beim Trendelenburg-Test
  VI 65
— bei Trichinose II 939
— bei Tricuspidalatresie
  III 402ff.
— bei Tricuspidalinsuffizienz
  II 1505ff.
— bei Tricuspidalstenose
  II 1485ff.; III 23ff.
— bei Truncus arteriosus communis persistens
  III 534ff.
— bei tuberkulöser Perikarditis II 1079ff.
— und Tuberkulose II 944ff.,
  1079ff.; IV 221ff.; VI 347
— bei Tumoren IV 876ff.
— bei Tumormetastasen
  IV 237ff.
— und Tyramin V 179
— und Überleitungszeit II 217,
  228
— bei Ulcus cruris V 344;
  VI 380
— bei Umkehr-Extrasystolie
  II 309ff.
— bei Umkehrrhythmus
  II 309ff.
— und Umwelt IV 827, 829ff.,
  841ff.

Kreislaufstörungen, Untersuchungsmethoden bei
V 277ff.
— bei urämischer Perikarditis
  II 1082
— bei Vagotonie IV 721ff.
— und Vagotonin V 207ff.
— bei Valsalva-Versuch
  IV 775ff., 778ff.
— bei Varicen VI 515ff.
— bei Variola II 923
— und Vasodepressor material
  V 193, 195, 202ff.
— und Vasoexcitor material
  V 192ff.
— und Vasomotorik s. dort
—, vegetative s. u. Labilität,
  vegetative
— bei Vena-cava-Anomalie
  III 17, 515ff.
— und Vena-cava-inferior-
  Ligatur I 596ff.
— und Venen I 91, 465, 987ff.,
  991ff., 1100ff.
— und Venendruck VI 68
— bei Ventrikelseptumdefekt
  III 60ff., 217ff.
— und Veratrumalkaloide
  V 555ff., 594
— bei Verbrennung VI 562
— bei Verbrennungsschock
  I 986ff., 978ff., 993ff.
— bei Vergiftungen III 874ff.;
  IV 827; V 771ff., 807ff.;
  VI 243ff.
— und Vesiglandin V 207
— und Vitalkapazität I 179ff.
— bei Volumenbelastung
  I 887ff.
— bei Volumenhypertrophie
  I 753ff.
— bei Vorhofanomalie III 20
— bei Vorhofflattern s. a. dort
  II 78ff., 86ff.
— bei Vorhofflimmern s. a.
  dort II 78ff., 86ff.
— bei Vorhofseptumdefekt
  III 58ff., 249ff.
— und Wärmetherapie
  VI 155ff.
— bei Wärmeurticaria
  VI 561ff.
— und Wasserhaushalt I 2, 30,
  69ff., 113ff., 129ff.,
  165ff., 234ff., 255ff.,
  269ff., 280ff., 290ff.,
  299ff., 307ff.
— bei Waterhouse-Friedrichsen-Syndrom IV 563ff.
— und Windkessel V 19ff.
— bei Wolff-Parkinson-
  White-Syndrom II 390ff.
  401ff.
— bei zentralnervöser Hypertonie V 158ff., 722ff.

Kreislaufversagen s. u. Kollaps
u. Schock
Kreislaufzeit I 168ff.;
  II 1277ff.; IV 454, 461;
  VI 110ff.
— bei Anämie IV 646ff.
— bei arteriovenösen Fisteln
  VI 477ff.
— bei bakterieller Endokarditis II 705
— bei Belastung IV 765ff.
— bei Beriberi I 173
—, Bestimmungsmethoden
  I 168ff.; II 1277ff.;
  IV 454, 461; VI 110ff.
— und Blutdruck V 784
— bei Blutkrankheiten
  IV 646ff.
— und Blutmenge I 159
— und Calcium IV 454
— und Cantharidenblase
  VI 109
— und Capillarmikroskopie
  VI 111
— und Capillarpermeabilität
  VI 106ff., 109, 111
— bei Dystrophie IV 305;
  V 807
— bei Endocarditis lenta
  II 705ff.
— bei Fiedler-Myokarditis
  II 957ff.
— bei Gravidität IV 481ff.
— und hämorrhagischer
  Schock I 1095
— bei Hegglin-Syndrom
  IV 428
— und Herzkompensation
  V 382ff.
— und Herzglykoside
  I 453ff., 471ff.
— bei Herzinfarkt I 342;
  III 718
— bei Herzinsuffizienz
  I 168ff.
— bei Herztamponade
  II 1064ff.
— bei Herztrauma II 509ff.
— und Hydralazine V 546
— und Hypertension V 101
— bei Hyperthyreose I 173;
  IV 327, 333; V 770
— bei Hypothyreose I 173;
  IV 333
— und Hypotonie V 784
— bei Kollagenosen II 990
— im Kollaps I 967, 1010,
  1095
— bei konstriktiver Peri-
  karditis II 1101ff.
— und Magnesium IV 461
— und Minus-Dekompensa-
  tion V 383ff.
— bei Myokarditis II 957
— bei Orthostase IV 733ff.

Kreislaufzeit bei Panzerherz
II 1101 ff.
— bei Perikarditis II 1064 ff.
— und Plus-Dekompensation
V 382 ff.
— bei Polycythämie IV 663
— im Schock I 967, 1010, 1095
— bei Sklerodemie II 989 ff.
— bei Sportherz I 937
— bei Thrombophlebitis
VI 487 ff.
— und Thrombose VI 368 ff.
— und Thyreoidea I 173;
IV 327, 333
— bei traumatischem Schock
I 967
— bei vegetativer Labilität
IV 733 ff.
— bei Vorhofflimmern II 86 ff.
Kreislaufzentralisation bei
Dumping-Syndrom
IV 866
— bei hämorrhagischem
Schock I 960 ff.
— bei Infektionen IV 531 ff.,
562
— und Kollaps I 960 ff.,
972 ff., 1016 ff., 1043,
1053, 1099; IV 602
— bei neurogenem Schock
I 972 ff.
— und Niere IV 605 ff.
— bei Orthostase IV 735
— und Schock I 960 ff., 972 ff.,
1016 ff., 1043, 1053, 1099;
IV 602
— und Schockniere I 1099
— bei Sportherz I 936
— bei traumatischem Schock
I 1043
— bei vegetativer Labilität
IV 735, 866
— bei Verbrennungsschock
I 1043
Kretinismus und Kallikrein
V 224
Kreuzungsphänomene (Augenhintergrund) V 422 ff.
— bei Endocarditis lenta
II 720
— bei essentieller Hypertonie
V 422 ff.
— bei Gravidität IV 501
Krisan bei vegetativer Labilität
IV 860
Krötengifte bei Herzinsuffi-
zienz I 426 ff.
Kropf s. u. Struma
Krotonöl und Kollaps I 957 ff.
Kryoproteine und Capillar-
permeabilität VI 554
— und Capillarresistenz
VI 575
— bei Endocarditis lenta
II 698

Kryoproteine bei Gefäßkrankheiten II 985
— bei hämorrhagischer
Diathese VI 575
— bei Kälteurticaria VI 554
— bei Kollagenosen II 985
— bei Periarteriitis nodosa
II 985
— und Purpura VI 575
— und sekundärem Raynaud-
Syndrom VI 247
— und Vasomotorik VI 247
Kryotherapie bei Gefäßkrankheiten VI 162
Künstliche Niere und Hypokaliämie IV 420 ff.
Kumulation bei Glykosiden
I 434 ff.
Kupferdrahtarterien (Augenhintergrund) bei essentieller
Hypertonie V 422 ff.
Kupferstoffwechsel und
Depressan V 230
— bei Herzinfarkt III 724
— und Kationenaustauscher
I 557 ff.
Kupplung bei Extrasystolie
II 29 ff.
—, fixe II 29 ff., 59
—, gleitende II 29 ff.
— bei Kammerextrasystolie
II 59 ff., 65 ff.
— bei Vorhofextrasystolie
II 48 ff., 53, 67
Kurzschlußdurchblutung
s. a. u. Shunt IV 85 ff.
— bei angeborenem arteriovenösen Coronaraneu-
rysma III 213 ff.
— bei angeborenem Herzfehler
III 105 ff.
— bei angeborener Mitral-
stenose III 549
— bei angeborener Pulmonalstenose III 298 ff., 302 ff.
— bei angeborenem Sinus-
Valsalvae-Aneurysma
III 206 ff.
— bei angeborener Tricus-
pidalstenose III 410
— und Angina pectoris
III 730
— bei Aortenatresie III 40
— bei Aortenisthmusstenose
III 71, 447, 451 ff., 464 ff.,
471 ff.
— bei Aorticopulmonalfistel
III 61
— bei Aortopulmonalseptumdefekt III 61 ff., 195 ff.
— bei arteriovenösen Ana-
stomosen VI 5 ff.
— bei arteriovenösen Aneurysmen III 206, 213;
IV 252; V 769 ff.

Kurzschlußdurchblutung bei
arteriovenösen Fisteln
III 387 ff.; VI 5 ff.,
469 ff., 473 ff.
— bei arteriovenöser Lungenfistel III 387 ff.
— und Blutdruck V 601,
769 ff.
— bei Canalis atrioventricularis communis
III 293 ff.
— und Coronarinsuffizienz
III 730
— bei Coronargefäßmißbil-
dungen III 213
— und Cor pulmonale
IV 169 ff.
— bei Cor triloculare biatriatum III 541 ff.
— und Cyanose I 233
— bei Ductus Botalli per-
sistens III 71, 74, 160 ff.;
IV 492
— bei Ebstein-Syndrom
III 419 ff.
— bei Eisenmenger-Komplex
III 38, 218 ff.
— bei Fallotscher Pentalogie
III 38
— bei Fallotscher Tetralogie
III 36, 330 ff., 335 ff.,
344 ff., 353 ff.
— bei Fallotscher Trilogie
III 35
— bei Gefäßmißbildungen
III 66, 206, 213, 381,
387 ff.; IV 252; VI 469 ff.,
473 ff., 588 ff., 591 ff.
—, Haare bei VI 47
— bei Hämangiomen VI 588
— und Herzform I 887 ff.
— und Herzgröße I 887 ff.
—, Herzkatherismus bei
II 1246 ff.
— und Hypertonie V 601,
769 ff.
— bei Klippel-Trénaunay-
Syndrom VI 588
— im Kollaps I 1105
— der Lunge I 196 ff.;
III 387 ff.
— bei Lungenvenentrans-
position III 523 ff.
— bei Lutembacher-Syn-
drom III 283 ff.
—, Meßmethoden II 1246 ff.
— bei Mitralatresie III 27
— bei Mitralstenose II 1318 ff.
— und Narkose IV 598
— und Operabilität IV 629 ff.
— und Operationen IV 598
— bei Perniosis I 559
— und Phlebektasien VI 470,
478, 517
— der Placenta IV 482 ff.

Kurzschlußdurchblutung und
postthrombotisches Syndrom VI 511 ff.
- bei Pulmonalarterienaplasie III 381, 383
- und Pulmonalstenose III 34 ff.
- und renale Hypertonie V 601
- bei Schockniere I 1105
-, Skelet bei VI 46
- bei Taußig-Bing-Komplex III 39, 508
- bei Transposition der Aorta und Pulmonalis III 47 ff., 497 ff., 505
- bei Tricuspidalatresie III 25, 400 ff., 405
- bei Truncus arteriosus communis persistens III 534 ff.
- und Tuberkulose III 129 ff.
- bei Tumormetastasen IV 238
- und Varicosis VI 470, 478, 517 ff.
- bei Vena-cava-Anomalie III 17, 515 ff.
-, Venendruck bei VI 68
- bei Ventrikelseptumdefekt III 60 ff., 217 ff., 222 ff., 240 ff.
- als Volumenbelastung I 887 ff.
- bei Vorhofseptumdefekt III 249 ff.
Kurzwellentherapie bei Erfrierung VI 558
- bei Gefäßkrankheiten VI 159
Kymogramm s. u. Röntgenkymogramm
Kyphoskoliose s. a. u. Thoraxdeformation
- und Blutdruck V 281
-, Cor pulmonale bei IV 61, 62, 140 ff., 229 ff.
- und essentielle Hypertonie V 281
- und Gravidität IV 496 ff.
- und Herzinsuffizienz I 99
- und Hypertonie V 281
- und Lungenemphysem IV 181 ff.
- und Narkose IV 599
- und Operationen IV 599

Labilität, vegetative IV 704 ff.
-, -, und Akrocyanose VI 532 ff.
-, -, und Alkohol IV 827
-, -, und allergische Myokarditis II 951 ff.

Labilität, vegetative, bei Aneurysmen, arteriovenösen V 769 ff.
-, -, und Angina pectoris III 843 ff., 1007 ff.
-, -, und Antesystolie II 394
-, -, und Arteriosklerose VI 400
-, -, und Atmung IV 27 ff., 38 ff.
-, -, und Atrioventrikularblock II 223
-, -, und Atrioventrikular-Dissoziation II 288 ff.
-, -, Begriff IV 704 ff., 710 ff.
-, -, und Belastung IV 768 ff., 781, 809, 827 ff.
-, -, und Blutdruck IV 749 ff., V 779 ff.
-, -, und Capillarektasien VI 525, 532 ff.
-, -, und Capillaren VI 12
-, -, und Carotis-Sinus V 716
-, -, und Carotis-Sinus-Syndrom II 274 ff.
-, -, bei Cervicalsyndrom IV 862 ff.
-, -, und Coffein IV 825 ff., 855
-, -, und Coronardurchblutung III 843 ff.
-, -, und Coronarinsuffizienz III 843 ff., 1006 ff.
-, -, und Coronarsklerose III 749 ff.
-, -, und Coronarspasmen III 843 ff.
-, -, und Cyanose VI 532 ff.
-, -, Definitionen IV 704 ff., 710 ff.
-, -, und Dermographie VI 39 ff., 40
-, -, Differentialdiagnose IV 866 ff., 873 ff.
-, -, und Dumping-Syndrom IV 865
-, -, bei Dystrophia myotonica II 970
-, -, und Dystrophie IV 307 ff.
-, -, Effort-Syndrom IV 709, 714 ff., 769, 809, 814 ff.
-, -, und Elektrodermatogramm VI 94
-, -, und Elektrokardiogramm IV 538, 787 ff.
-, -, und Erythem VI 42
-, -, und essentielle Hypertonie IV 783 ff., 805 ff.; V 238
-, -, und Extrasystolie II 43, 75 ff.

Labilität, vegetative, und Gefäßkrankheiten VI 24, 228
-, -, und Genußgifte IV 799 ff., 824 ff.
-, -, und Geschlechtsfunktion IV 708 ff., 722 ff., 736 ff., 809 ff., 833, 870 ff.
-, -, Geschlechtsverteilung IV 708 ff., 809 ff.
-, -, und Grippemyokarditis II 925
-, -, Häufigkeit IV 705 ff.
-, -, und Heredität IV 708 ff. 722 ff., 832 ff.
-, -, und Herzblock II 223
-, -, und Herzneurose IV 819 ff.
-, -, und Herzrhythmus II 8 ff., 21 ff., 43
-, -, und Höhenadaptation IV 27 ff., 38 ff.
-, -, und Hyperämietest VI 63
-, -, und Hypertonie IV 704 ff., 710 ff., 713 ff., 720, 727, 757 ff., 771 ff., 781, 783 ff., 797 ff., 805; V 238
-, -, und Hypotonie IV 713 ff., 720, 730 ff., 768 ff., 789, 807 ff.; V 779 ff.
-, -, und Infekte IV 824 ff.
-, -, und Kälte-Test IV 783 ff.
-, -, und Klima IV 27 ff., 38 ff.
-, -, und Körperbau IV 810, 832 ff.
-, -, Kollaps bei I 974 ff.; IV 735, 760 ff.
-, -, Lebensalter bei IV 707 ff., 709 ff., 809 ff.
-, -, und Luftdruck IV 27 ff., 38 ff.
-, -, und Lymphgefäßinsuffizienz VI 605 ff.
-, -, und Menopause IV 708 ff., 810, 870 ff.
-, -, und Migräne VI 251
-, -, und Myokarditis II 877 ff.
-, -, bei Myokardsarkoidose II 948
-, -, und neurogener Schock I 977
-, -, und Nicotin IV 825 ff.
-, -, Ohnmacht bei IV 735, 760 ff.
-, -, und Operabilität IV 627

Labilität, vegetative, und Orthostase IV 710, 732 ff.
—, —, Pathogenese IV 822 ff.
—, —, Pathophysiologie IV 720 ff.
—, —, und Periarteriitis nodosa VI 310
—, —, Physiologie IV 720 ff.
—, —, bei Poliomyelitis II 918
—, —, Postural hypotension IV 736 ff.; V 814 ff.
—, —, und primärer Schock I 977
—, —, Prognose IV 861 ff.
—, —, und Psyche IV 704 ff., 714 ff., 739, 761, 798 ff., 800 ff., 809 ff., 816, 825 ff., 829 ff., *835 ff.*
—, —, und Raynaud-Syndrom VI 228
—, —, und Regelkreis IV 741 ff.
—, —, und Reizleitungsstörungen II 223
—, —, und respiratorische Arrhythmie II 21 ff.
—, —, und Riesenzellarteriitis VI 338
—, —, bei Roemheld-Syndrom IV 865
—, —, bei Sarkoidose II 948
—, —, und Sauerstoffmangel IV 27 ff., 38 ff.
—, —, und Scharlach-Myokarditis II 901
—, —, und Schock I 974 ff.
—, —, und Sportherz I 941 ff.
—, —, und Sympathicotonie IV 721 ff.
—, —, Symptome IV 719 ff., 798 ff., 809 ff.
—, —, Therapie IV 840 ff.
—, —, Training bei VI 844 ff.
—, —, und traumatischer Schock I 974
—, —, bei Tumoren IV 876 ff.
—, —, und Typhus-Myokarditis II 906
—, —, Umkehrrhythmus bei II 315
—, —, Umkehrsystolie bei II 315
—, —, und Umwelt IV 827, *829 ff., 841 ff.*
—, —, und Vagotonie IV 721 ff.
—, —, und Valsalva-Versuch IV 778 ff.
—, —, und Vasomotorik VI 228, 532 ff.
—, —, und Vergiftungen IV 827
—, —, und Wolff-Parkinson-White-Syndrom II 394

Laborit- und Huguenardscher Cocktail lytique II 148; III 1447; IV 617
Labyrinthitis und Bradykardie II 16
Lacarnol bei Angina pectoris III 1388
Lachgasnarkose IV 614 ff.
— als Hyperämietest VI 64
— und Lebensalter IV 625
— und Operabilität IV 625
Lactathaushalt und Myokard I 25
Lactationshormon und experimentelle Hypertonie V 79
Lactobacteriacae und Endocarditis lenta II 674
Lactoflavin s. u. Vitamin B
Lacton bei Herzinsuffizienz I 426
Lähmungen bei angeborenem Herzfehler III 123 ff.
— bei Aortenaneurysma VI 448
— bei Aortenbogenanomalien III 482 ff.
— bei Aortenhämatom, intramuralem VI 458
— bei Aortenstenose II 1433
— nach Aortographie VI 134
— bei Arteriitis luica VI 348
— bei arteriovenösen Fisteln VI 481
— bei arteriovenöser Lungenfistel III 389
— bei Bleivergiftung V 771 ff.
— und Blutdruck V 388
— bei Carditis rheumatica II 605
— durch Carotisdruck II 144
— bei Coma diabeticum IV 376 ff.
— und Commissurotomie II 1395 ff.
— bei Conn-Syndrom V 704 ff.
— bei Diabetes mellitus IV 376 ff.
— bei Embolie VI 363 ff.
— bei Encephalomyokarditis II 919 ff.
— bei Endangitis obliterans VI 288
— bei Endocarditis lenta II 690 ff., 719 ff.
— bei endokriner Hypertonie V 661
— und Erythemathodes II 979 ff.
— bei essentieller Hypertonie V 388
— bei Fallotscher Tetralogie III 337 ff., 356
— bei Fettembolie IV 135 ff.
— und Ganglienblocker V 579

Lähmungen und Geburtsakt IV 522
— und Gefäßkrankheiten VI 325 ff.
— und Gefäßmißbildungen III 389, 482 ff.; VI 590
— bei Gravidität IV 522
— bei Hämangiomen VI 590, 597
— und hämorrhagische Diathese VI 572
— bei Herzklappenfehler II 1301
— bei Hyperkaliämie IV 421 ff.
— und Hypertonie V 40, 388
— durch Hypertonie-Therapie V 492 ff.
— und Hypokaliämie IV 420 ff.
— bei Infektionskrankheiten IV 530
— und Kavernome VI 597
— und Kollagenosen II 979 ff.
— und Kollaps I 975 ff.
— bei Lues VI 348
— bei Luftembolie IV 126 ff.
— und Lymphgefäßinsuffizienz VI 606
— bei Mitralfehler II 1301
— bei Mitralstenose II 1301
— bei Moschcowitz-Symmers-Syndrom VI 572
— und Myokarditis II 917 ff.
—, neurogene Hypertonie bei V 718 ff., 721
— und neurogener Schock I 975
— bei Periarteriitis nodosa VI 325, 326 ff.
— bei Phäochromocytom V 661
— und Phlebitis VI 487 ff., 500
— bei Poliomyelitis II 917 ff. s. a. dort
— bei Porphyrie IV 398
— bei Postcommissurotomie-Syndrom II 1395 ff.
— und primärer Schock I 975 ff.
— im Puerperium IV 522
— und Purpura VI 572
— bei rheumatischem Fieber II 605
— und Schock I 975 ff.
— und sekundäres Raynaud-Syndrom VI 242
— bei Sturge-Weber-Syndrom VI 590
— und Thrombophlebitis VI 487 ff., 500
— bei Vergiftungen V 771 ff.
Lävogramm (Angiokardiogramm) II 1266 ff.

Lävogramm bei angeborener
Aortenstenose III 437ff.
— bei angeborenem arteriovenösem Coronaraneurysma III 216
— und angeborenem Herzfehler III 437ff.
— bei angeborener Pulmonalstenose III 324
— bei Aortenbogen-Anomalie III 488
— bei Aortenstenose II 1441ff., 1446
— bei arteriovenöser Lungenfistel III 392
— und Gefäßmißbildungen III 392
— bei kombiniertem Mitralfehler II 1426
— bei Pulmonalarterienaplasie III 384
— bei Pulmonalatresie III 367ff.
— bei Tricuspidalatresie III 406ff.
— bei Vorhofseptumdefekt III 276
Lävokardie III 589ff.
—, Anatomie III 590
—, Elektrokardiogramm bei III 591ff.
—, Prognose III 592
—, Röntgendiagnose III 590ff.
Laevoral bei Gefäßkrankheiten VI 182
Lävosan und Periarteriitis nodosa VI 333
Lävoversion III 590
Lävulose bei Angina pectoris III 1390
Lagerungsprobe VI 55ff.
— bei Arteriosclerosis obliterans VI 433
— bei Endangitis obliterans VI 283
— bei Phlebektasien VI 519ff.
— bei Varicosis VI 519ff.
Lagetypen (Elektrokardiogramm) bei Adipositas IV 388
— bei Anämie IV 654
— bei angeborener Aortenstenose III 436ff.
— bei angeborenem arteriovenösem Coronaraneurysma III 215
— bei angeborenem perforiertem Sinus-Valsalvae-Aneurysma III 207
— bei angeborener Pulmonalinsuffizienz III 565
— bei angeborener Pulmonalstenose III 308ff.
— und Antesystolie II 379ff.
— bei Aortenatresie III 562

Lagetypen bei Aorteninsuffizienz II 1466ff.
— bei Aortenisthmusstenose III 445, 455ff.
— bei Aortenstenose II 1443ff.
— und Atmung IV 32
— und Blutdruck V 374ff.
— bei Blutkrankheiten IV 654
— bei Canalis atrioventricularis communis III 293ff.
— bei Carcinoid II 785
— nach Commissurotomie II 1400ff.
— bei Cor pulmonale IV 109ff., 157ff.
— bei Cor triatriatum III 554
— bei Cor triloculare biatriatum III 541ff.
— bei Dermatomyositis II 992
— bei Dextrokardie III 579
— bei Dextroversion III 584ff.
— bei Diphtherie-Myokarditis II 895ff.
— und divergierender Schenkelblock II 363ff.
— bei Druckfall-Syndrom IV 46
— bei Ductus Botalli persistens III 157, *168*ff., 187, 191
— bei Dystrophie IV 298
— bei Endocarditis parietalis fibroblastica II 787
— bei essentieller Hypertonie V 374ff.
— bei Fallotscher Tetralogie III 341ff.
— bei Fiedler-Myokarditis II 958
— und Glykogenose II 967
— bei Gravidität IV 484
— und Hämochromatose II 965
— bei Hepatitis II 929
— und Herzform I 885ff.
— bei Herzinfarkt III 1167ff., 1197ff.
— bei Höhenadaptation IV 32
— bei Hyperthyreose IV 325ff.
— bei Hypertonie II 378; V 374ff.
— bei Hypokaliämie IV 431ff.
— und Kaliumstoffwechsel IV 431ff.
— und Klima IV 32
— im Kollaps I 1032
— bei kombiniertem Aortenfehler II 1478
— bei kombiniertem Mitral-Aortenfehler II 1478ff.
— bei konstriktiver Perikarditis II 1120

Lagetypen und Links-Schenkelblock II 326ff.
— und Luftdruck IV 32
— bei Lungenembolie IV 109ff.
— bei Lungenvenentransposition III 529
— bei Mitralinsufizienz II 1414ff.
— bei Mitralstenose II 378, 1337ff.
— bei Myokarditis II 880, 891
— und Myokardsarkoidose II 948
— und Myokardtuberkulose II 948
— bei Panzerherz II 1120
—, pathologische II 378
— bei Periarteritis nodosa II 986ff.
— bei Perikarditis II 1058ff., 1120
— bei Poliomyelitis II 919
— bei Pulmonalaneurysma VI 466
— bei Pulmonalatresie III 366
— und Rechts-Schenkelblock II 329ff.
— und Sarkoidose II 948
— bei Sauerstoffmangel IV 32
— und Schenkelblock II 326ff.
— im Schock I 1032
— bei Sklerodermie II 990
— bei Sportherz I 929ff.
— bei Thoraxdeformation IV 229
— und Thyreoidea IV 325ff.
— und Toxoplasmose II 934
— bei Transposition der Aorta und Pulmonalis III 502ff.
— bei Tricuspidalatresie III 395, 400ff.
— und Tricuspidalinsuffizienz II 1509
— bei Tricuspidalstenose II 1484ff., 1499
— bei Truncus arteriosus communis persistens III 532, 536
— und Tuberkulose II 948
— bei vegetativer Labilität IV 788ff.
— bei Ventrikelseptumdefekt III 217, 229ff.
— bei Vorhofseptumdefekt III 249, 264ff.
— und Wilson-Block II 332ff.
— und Wolff-Parkinson-White-Syndrom III 379ff.
„Lamson-bottle" I 991ff.
Lanatoside I 431ff., *482*ff.
— bei Arrhythmie II 113ff.
—, Chemie I 427ff.

Sachverzeichnis.

Lanatoside bei Cor pulmonale IV 175ff.
—, Eigenschaften I 431ff., *482*ff.
—, Erhaltungsdosis I 476ff., 482ff.
— bei Herztrauma II 526ff.
— bei Karditis rheumatica II 584
—, Latenz I 434ff., 482ff.
— und Lungenkreislauf I 127
— bei Myocarditis rheumatica II 584
— bei paroxysmaler Tachykardie II 147ff.
—, Pharmakologie I 56ff., 127, 431ff., 458, 474ff., 482ff.
—, Resorption I 431, 478, 482
— bei rheumatischem Fieber II 584
—, Sättigung I 474ff., 482ff.
— bei Tachykardie II 147ff.
— bei Vorhofflimmern II 113ff.
Landis-Hitzroth-Verfahren s. u. Saug-Drucktherapie
Landis-Test VI 108ff.
— und Capillarpermeabilität VI 548, 586
— und Capillarresistenz VI 586
— bei Diabetes mellitus VI 548ff.
— und Purpura VI 586
— bei rheumatischem Fieber II 605
Landrysche Paralyse und Blutdruck V 40
— — bei Coma diabeticum IV 376
— — und Hypertonie V 40
Langwellentherapie bei Raynaud-Syndrom VI 231
Lanicor, Eigenschaften I 482ff.
Lanoxin bei Vorhofflimmern II 113ff.
Laparoskopie bei Hämangioendotheliom VI 600
— und Periarteriitis nodosa VI 330
— bei Thrombophlebitis VI 498
Laparotomie und Lungenembolie IV 95
Largactil und Angina pectoris III 1398ff.
— bei Gefäßkrankheiten VI 201
— beim Kollaps I 1142
— bei paroxysmaler Tachykardie II 148
— beim Schock I 1142
— bei Tachykardie II 148

Laryngitis und Karditis rheumatica II 605
Larynx bei Amyloidose II 961
— bei Aortenaneurysma VI 448ff.
— bei Diphtherie-Myokarditis II 897ff.
— und Paramyloidose II 961
Larynxödem bei Diphtherie-Myokarditis II 897
— bei Myokardsarkoidose II 947
— bei Sarkoidose II 947
Lateralinfarkt III 1169, 1175, *1186*ff.
Lateralsklerose, amyotrophische, und sekundäres Raynaud-Syndrom VI 242
Latibon bei Angina pectoris III 1400ff.
„layering effect" II 521
Lebensalter und Adipositas IV 382ff.
— und Adrenogenitalismus V 701ff.
— und Akrocyanose VI 533
— bei Alternans II 409
— und Altersherz I 757ff.
— und Amyloidose II 961ff.
— und Anaesthesie IV 591ff., 612, 624
— bei angeborener Aortenstenose III 40, 441
— bei angeborenem arteriovenösem Coronaraneurysma III 214, 216
— bei angeborenen arteriovenösen Fisteln VI 470
— bei angeborenem Herzfehler III *107*ff., *117*ff.
— bei angeborener Mitralstenose III 27, 551
— bei angeborenem perforiertem Sinus-Valsalvae-Aneurysma III 205, 211
— bei angeborener Pulmonalinsuffizienz III 567
— bei angeborener Pulmonalstenose III 35, 325
— bei angeborener Tricuspidalstenose III 415
— bei Aneurysmen VI 442ff.
— und Angina pectoris III 732ff., 1341ff.
— und Angiopathia diabetica IV 354ff., 367ff. VI 549ff.
— und Antesystolie II 378ff., 393ff.
— und Antihyaluronidase II 593
— und Antistreptokinase II 596
— und Aortenatresie III 39ff.

Lebensalter bei Aortenbogensyndrom VI 376
— bei Aortenhämatom (intramural) VI 454
— bei Aorteninsuffizienz II 1472ff.
— bei Aortenisthmusstenose III 67, 447; V 754ff., 763
— bei Aortenstenose II 1427ff., 1431ff., 1447
— bei Aortenthrombose VI 372ff.
— und Aortitis luica VI 349ff.
— bei Aortopulmonalseptumdefekt III 202ff.
— und Apoplexie V 387ff.
— bei Arteriosclerosis obliterans VI 429ff.
— und Arteriosclerosis obliterans diabetica VI 438ff.
— und Arteriosklerose V 360ff., 418; VI 382ff., 388ff.
— und arteriovenöse Aneurysmen IV 252
— und Atmung IV 28ff., 35ff., 81
— und Atrioventrikulärblock II 210, 217, 223, 242ff., 249ff.
— und bakterielle Endokarditis II 666ff., 707, 729, 764, 779
— und Belastung IV 766ff.
— und Beriberi IV 390ff.
— und Bleivergiftung V 773
— und Blutdruck V 9ff., 16ff., 238ff., 260ff., 263ff., 271, 360ff., 387, 779
— und Bradykardie II 19
— bei Canalis atrioventricularis communis III 293ff., 296ff.
— und Cantharidenblase VI 109
— und Capillaraneurysmen VI 545
— bei Capillarektasien VI 526ff.
— und Capillaropathia diabetica VI 549ff.
— und Capillarpermeabilität VI 109
— und Capillarresistenz VI 104ff., 580ff.
— und Carotissinus II 145; V 714ff.
— bei Chagas-Myokarditis II 931ff.
— und Commissurotomie II 1385ff.
— bei Cor biloculare III 547ff.
— und Coronarembolie III 973ff.

Lebensalter bei Coronargefäßmißbildungen III 55, 571
— bei Coronarinsuffizienz III 732ff.
— bei Coronarsklerose III 732ff.
— und Coronarthrombose III 948ff.
— und Cor pulmonale IV 81, 93, 95, 133ff., 140ff., 244, 249, 252, 255ff.
— bei Cor triatriatum II 553ff.
— bei Cossio-Syndrom III 59
— und Coxsackie-Infekt II 921
— und Cyanose VI 531ff.
— und Dermographie VI 40
— bei Dextroversion III 589
— und Diabetes mellitus IV 345ff., 354ff., 367ff.; VI 438ff., 549ff.
— und Diphtherie-Myokarditis II 898
— und divergierender Schenkelblock II 367
— bei Ductus Botalli persistens III 74, 160, 190ff.
— und Dystrophie IV 294ff., 310
— bei Ebstein-Syndrom III 427ff.
— und Endangitis obliterans VI 257, 287
— und Endokarditis II 545ff.; IV 554
— und Endokarditis acuta II 729, 779
— und Endokarditis chronica fibrosa II 779
— und Endokarditis fibrinosa II 776ff., 779
— und Endokarditis lenta II 666ff., 707, 764, 779
— bei Endokarditis parietalis fibroplastica II 786ff.
— und Endokarditis rheumatica II 545ff., 560ff., 779
— und Endokarditis serosa II 772ff., 779
— und Endokarditis verrucosa simplex II 776ff., 779
— bei Endokardfibrose II 785ff.
— und endokrine Hypertonie V 648ff.
— und Erythem VI 42ff.
— bei Erythromelalgie VI 526
— und essentielle Hypertonie V 238ff., 260ff., 263ff., 271, 360ff., 387
— und Extrasystolie II 35ff.
— bei Fallotscher Tetralogie III 357
— bei Fallotscher Trilogie III 36

Lebensalter und Fettembolie IV 133ff.
— bei Fibroelastose II 788ff.
— bei Fiedler-Myokarditis II 955ff.
— und Flicker-Test V 257
— und Ganglienblocker V 576ff.
— und Gasaustausch IV 81
— und Gefäßkrankheiten V 360ff., 418; VI 257, 287, 306ff., 335, 382ff., 388ff., 429ff., 438ff.
— bei Gefäßmißbildungen VI 590, 593
— bei Gefäßspinnen VI 543ff.
— und Genußgifte IV 826
— und Glomustumoren VI 593
— bei Glykogenose II 966
— und Gravidität IV 490ff.
— bei Grippemyokarditis II 924ff.
— und Hämangioendotheliom VI 600
— bei Hämangiomen VI 590, 598
— und Hämochromatose II 965; IV 685
— und Hämoperikard II 1150
— und hämorrhagische Diathese VI 569ff., 580ff.
— und Hämosiderose IV 257ff.
— und Herzaktion II 6
— und Herzblock II 210, 217, 223, 242ff., 249ff.
— bei Herzdivertikel III 594
— und Herzfrequenz II 6, 10ff., 19, 127
— und Herzgewicht I 814ff.
— und Herzglykosiddosierung I 479ff., 500
— und Herzgröße I 724ff., 814ff., *824*ff.
— und Herzhypertrophie I 745
— und Herzinfarkt III 769ff., 1065ff., 1347ff.
— und Herzinsuffizienz I 66, 404
— und Herzklappenfehler II 1298ff.
— und Herzmechanik I 66
— und Herzneurose IV 821ff.
— und Herzrhythmus II 22ff., 127
— und Herzruptur III 1243
— und Herztöne II 575, 579
— und Herztrauma II 464ff.
— bei Herztumoren II 1190, 1196, 1202
— und Herzvolumen I 825ff.

Lebensalter bei Hippel-Lindau-Syndrom VI 590
— und Hirndurchblutung V 395
— und Höhenadaptation IV 28ff., 35ff.
— und Hyperthyreose IV 327ff.
— und Hypertonie V 10ff., 238ff., 260ff., 263ff., 271, 360ff., 387
— und Hypotonie IV 809; V 778ff.
— bei idiopathischer Herzhypertrophie II 974ff.
— bei idiopathischer Perikarditis II 1072
— und Kälte-Test IV 786; V 248ff.
— und Kallikrein V 225
— und Karditis rheumatica II 544ff., 551ff., *560*ff., *631*ff., 779
— bei Kavernomen VI 598
— und Klima IV 28ff., 35ff.
— und Kollaps I 1112
— bei konstriktiver Perikarditis II 1092ff.
— und Kreislauf IV 620ff.
— bei Lävokardie III 592
— bei Libman-Sacks Endokarditis II 745
— und Links-Schenkelblock II 355ff.
— bei Livedo reticularis VI 535
— und Luftdruck IV 28ff., 35ff.
— und Lungenembolie IV 93, 95
— und Lungenkreislauf IV 81
— und Lungenvenentransposition III 522ff., 525ff.
— bei Lutembacher-Syndrom III 58, 284
— und Lymphangiom VI 617
— und Lymphgefäßinsuffizienz 610ff.
— und Lymphödem VI 610ff.
— bei maligner Hypertonie V 629
— bei Marfan-Syndrom III 493
— bei Martorelli-Syndrom VI 380
— und Migräne VI 249
— bei Mitralatresie III 559
— und Mitralfehler II 1298ff., 1319ff.
— bei Mitralinsuffizienz II 1409ff.
— bei Mitralstenose II 1298ff., 1319ff., 1368ff., 1370ff.

Lebensalter und Möller-Barlow-Syndrom VI 577
— und Morphinwirkung I 420
— und Myokardamyloidose II 961 ff.
— bei Myokarditis II 874
— und Myokarditis bei Poliomyelitis IV 540
— und Myokarditis rheumatica II 560 ff.
— bei Myokardtuberkulose II 941 ff.
— und Narkose IV 591 ff., 615 ff., 624
— und Nicotin IV 826
— und Ohnmacht IV 764
— und Operabilität IV 620 ff.
— und Operationen IV 591 ff., 599
— und Orthostase IV 730 ff.; V 811
— bei Pancarditis rheumatica II 619 ff.
— bei Panzerherz II 1092 ff.
— und Pararhythmie II 307
— und Paramyloidose II 961
— und Parasystolie II 307
— bei Parotitis II 928
— und paroxysmale Tachykardie II 131 ff., 143, 145, 150, 127 ff.
— bei Periarteriitis nodosa VI 306 ff.
— und Perikard II 1038 ff.
— bei Perikarditis II 1041 ff.
— und Perikarditis rheumatica II 619
— bei Perikardtumoren II 1182 ff., 1217 ff.
— und Phäochromocytom V 648 ff.
— und Phlebektasien VI 516
— und Plethysmogramm VI 72
— bei Pneumonie-Myokarditis II 911
— und Polycythämie IV 663 ff.
— bei Porphyrie IV 398 ff.
— bei Postural hypotension IV 738 ff.; V 814 ff.
— und Pulmonalsklerose IV 244, 249
— und Purpura VI 580 ff.
— bei Purpura fulminans VI 569
— und Pyelonephritis V 607
— und Pyrazole II 654
— und Rauwolfia-Alkaloide V 540
— bei Raynaud-Syndrom VI 224
— und Rechts-Schenkelblock II 354

Lebensalter und respiratorische Arrhythmie II 22 ff.
— und rheumatisches Fieber II 544 ff., 551 ff., 560 ff., 631 ff., 779
— und Riesenzellarteriitis VI 335
— und Sauerstoffmangel IV 28 ff., 35 ff.
— und Schenkelblock II 323 ff., 352 ff., 367
— und Schock I 1112
— und Skorbut VI 577
— und Sportherz I 936 ff.
— bei Sturge-Weber-Syndrom VI 590
— und Sympathektomie V 487
— und Sympathicotonie IV 722
— und Tachykardie II 10 ff., 127 ff., 131 ff., 143, 145, 150 ff.
— bei Taussig-Bing-Komplex III 39
— und Teleangiektasien VI 545
— und Thrombophlebitis VI 483 ff., 488
— und Thrombose VI 483 ff.
— und totaler Block II 242 ff., 249 ff.
— bei Trichinose II 939
— bei Tricuspidalatresie III 24, 407 ff.
— bei Truncus arteriosus communis persistens III 34, 535, 538
— bei tuberkulöser Perikarditis II 1077 ff.
— und Tuberkulose II 941 ff.
— und Überleitungszeit II 210, 217, 223
— und Vagotonie IV 722
— und Valsalva-Versuch IV 781
— und Varicen VI 516, 518
— bei vegetativer Labilität IV 707 ff., 709 ff., 809, 833
— bei Ventrikelseptumdefekt III 220 ff., 242 ff.
— bei Vorhofflattern II 101 ff.
— bei Vorhofflimmern II 101 ff.
— bei Vorhofseptumdefekt III 58
— und Waterhouse-Friedrichsen-Syndrom IV 563 ff.
— und Wolff-Parkinson-White-Syndrom II 378 ff., 393 ff.

Lebensweise und Angina pectoris III 856 ff., 1375 ff.
— und Coronarinsuffizienz III 771 ff., 856 ff.
— und Coronarsklerose III 771 ff., 856 ff.
— und Herzinfarkt III 771 ff., 856 ff.
— bei Herzinsuffizienz I 421 ff.
Leber und Adams-Stokes-Syndrom II 272
— und Adipositas IV 383
— und Aldosteron V 711
— und Ammoniumchlorid I 561
— bei Amylosidose II 960 ff.
— bei Anämie IV 657
— bei angeborenen arteriovenösen Fisteln VI 470
— bei angeborenem Herzfehler III 356 ff.
— bei angeborener Tricuspidalinsuffizienz III 431 ff.
— bei angeborener Tricuspidalstenose III 410
— bei Angina tonsillaris II 914
— bei Angiopathia diabetica IV 372, 373
— bei Aorteninsuffizienz II 1462
— bei Aortenisthmusstenose V 761 ff.
— und Aortographie VI 136
— bei Arteriosklerose V 361; VI 415
— und Ascites I 305 ff.
— und Atmung IV 11 ff.
— bei bakterieller Endokarditis II 741 ff.
— bei Beriberi IV 390 ff.
— bei Bilharziose IV 239 ff.
— und Blutbildung I 165
— und Blutdruck V 91, 98, 104, 146, 361
— und Bluteiweißkörper I 249 ff.
— bei Blutkrankheiten IV 657, 660, 668
— und Blutmenge I 153
— als Blutspeicher I 1007 ff.
— und Bradykardie II 18
— und Calciumstoffwechsel IV 446 ff.
—, Capillaren der VI 12
— und Capillarpermeabilität VI 106 ff.
— und Capillarresistenz VI 571, 575
— und Carboanhydrase I 538 ff.
— bei Chagas-Myokarditis II 931 ff.
— und Chlorothiazid I 540 ff.

75*

Leber und Cholesterin V 457
— und Cholinmangel V 146
— und Conn-Syndrom V 705
— bei Coronargefäß-Mißbildungen III 569ff.
— bei Cor pulmonale IV 105ff. 108, 124, 143ff.
— bei Cor triatriatum III 554
— bei Crush-Syndrom I 1115
— bei Diabetes mellitus IV 372, 373
— bei Diphtherie-Myokarditis II 894ff.
— bei Dystrophie IV 301ff.
— bei Echinokokkose II 937ff.
— bei Encephalomyocarditis II 920
— bei Endangitis obliterans VI 291
— bei Endokarditis acuta bacteriosa II 727ff., 730
— und Endokarditis fibrinosa II 778
— bei Endokarditis lenta II 714, *720*ff.
— und Endokarditis verrucosa simplex II 778
— und Entzügelungs-Hochdruck V 154
— bei Erythematodes II 979ff.; VI 344
— bei essentieller Hypertonie V 361
— und experimentelle Hypertonie V 91, 98, 104, 146
— bei Fallotscher Tetralogie III 356ff.
— bei Fiedler-Myokarditis II 957ff.
— und Fokaltoxikose II 914
— bei Gefäßkrankheiten VI 112
— und Gefäßspinnen VI 544
— bei Glykogenose II 965ff.
— bei Gravidität IV 481ff.; V 736
— bei Graviditätstoxikose IV 512ff.; 517, V 736ff.
—, Hämangioendotheliom der VI 600
—, Hämangiome der VI 598
— und Hämatokritwert I 139
— bei Hämochromatose IV 681ff., 786
— und hämorrhagische Diathese VI 571, 575
— und hämorrhagischer Schock I 1040, 1114
— und Herzdekompensation V 383
— und Herzglykoside I 459
— bei Herzinfarkt III 1219ff.
— bei Herzinsuffizienz I 33, *78*ff. 99, 153, 165, 249ff.,
273, 305ff., 338ff., 345ff., 419, 459, 497ff., 516, 767, *775*ff.
Leber bei Herztrauma II 505ff.
— bei Herztumoren II 1179ff.
— und Herzversagen I 338ff.
— und Histamin V 199, 218
— und Höhenadaptation IV 11ff., 18ff.
— bei Höhenkrankheit I 1115
— und Hypertensinase V 104ff.
— und Hypertensinogen V 91
— bei Hyperthyreose IV 321
— und Hypertonie V 91, 98, 104, 146, 361
— und Hypocalcämie IV 446ff., 452
— und Hypokaliämie IV 420ff.
— und Hyponatriämie I 578
— bei Hypothyreose IV 331ff.
— bei idiopathischer Herzhypertrophie II 975
— bei infektiösem Schock 983ff.
— bei Infektionen IV 556
— und Kaliumhaushalt I 497
— und Kallidin V 226
— und Kallikrein V 218
— bei Kammertachykardie II 166ff.
— bei Kaposi-Sarkom VI 603
— bei Karditis rheumatica II 571, 604ff., 618
— und Kationenaustauscher I 557ff.
—, Kavernome der VI 598
— und Klima IV 11ff., 18ff.
— bei Kollagenosen II 979ff.
— und Kollaps I 957, 968ff., 978ff., 983ff., *988*ff., 1006ff., 1040, 1045, *1077*ff., *1114*ff.; IV 601ff.
— bei konstriktiver Perikarditis II 1098, *1103*ff.
— bei Leberstauung I 775ff.
— bei Leukämie IV 674
— und Luftdruck IV 11ff., 18ff.
— und Luftüberdruck IV 39ff.
— und Lungenembolie IV 96ff., 98, 105ff., 108, 124
— bei Lungeninfarkt IV 108
— bei Lungenvenentransposition III 527ff.
— und Lymphgefäßinsuffizienz VI 607
— und Magnesium-Stoffwechsel IV 460
— und Minus-Dekompensation V 383
— und Mitralfehler II 1376ff., 1381

Leber bei Mitralinsuffizienz II 1408ff.
— bei Mitralstenose II 1376ff., 1381
— bei Mononucleose II 927
— bei Moschcowitz-Symmers-Syndrom VI 571
— bei Myokarditis rheumatica II 618
— bei Myokarditis I 348; II 887ff.
— und Myokardose I 33; II 959ff., *969*ff.
— und Narkose IV 593, 606, 613ff.
— und Noradrenalin V 169ff.
— und Ödeme I 249ff., 253, 273, 277, 306
— und Ohnmacht IV 761ff.
— und Operabilität IV 625ff.
— und Orthostase I 1115; IV 731ff., 735; V 814
— und Oxytyramin V 180
— bei Pankarditis rheumatica II 620
— bei Panzerherz II 1098, *1103*ff.
— bei Paramyloidose II 960ff.
— bei paroxysmaler Tachykardie II 166ff.
— bei Periarteriitis nodosa II 986ff.; V 622; VI 312, 322
— bei Perikarderguß I 347
— bei Perikarditis II 1070, 1081, 1098, 1103
— und Phlebektasien VI 517
— bei Phlebitis VI 497ff.
— und Plus-Dekompensation V 383
— bei Pneumokoniose IV 214ff.
— bei Polycythämie IV 660ff., 668
— bei Porphyrie IV 397
— und Prostaglandin V 206
— und Purpura VI 571, 575
— und Pyrazole I 654
— und Renin V 98
— bei rheumatischem Fieber II 571, 604ff., 618
— bei rheumatischer Perikarditis II 1070
— bei Riesenzellarteriitis VI 338
— und Salicyl II 649
— und Sauerstoffmangel IV 11ff., 18ff.
— und Sedativa I 419
— und Schock I 957, 968ff., 978ff., 983ff., *988*ff., 1006ff., 1040, 1045, *1077*ff., *1114*ff.; IV 601ff.
— bei Silikose IV 214ff.
— bei Sklerodermie II 990

Leber und Steroide I 553 ff.
— und Sympathin V 167
— bei Tachykardie I 345;
  II 166 ff.
— und Teleangiektasien
  VI 539 ff.
— und Terminalstrombahn
  VI 20
— bei Thoraxdeformation
  IV 229
— bei Thrombophlebitis
  VI 497 ff.
— und Thyreoidea IV 321
— bei Toxoplasmose II 934
— bei Tricuspidalatresie
  III 401
— bei Tricuspidalinsuffizienz
  II 1506
— bei Tricuspidalstenose
  II 1490 ff.
— bei tuberkulöser Perikarditis II 1081
— und Tyramin V 179
— und Varicosis VI 517, 521
— und Vasodepressor material
  V 193, 202 ff.
— und vegetative Labilität
  IV 735
— und Vena cava inferior-
  Ligatur I 597
— und Venendruck I 99;
  VI 69
— bei Verbrennungsschock
  I 968, 978 ff., 1114
Leberabsceß und Endokarditis
  acuta II 730
— und Endokarditis fibrinosa
  II 778
— und Endokarditis verrucosa
  simplex II 778
— bei Periarteriitis nodosa
  VI 322
Leberaneurysmen VI 467
— bei Endokarditis lenta
  II 714
Leberatrophie, akute gelbe, bei
  Graviditätstoxikose IV 517;
  V 737
—, — —, und Myokarditis
  II 928
—, — —, und Myokardose
  II 929
—, — —, bei Thrombophlebitis VI 497 ff.
Lebercapillaren bei Herzinsuffizienz I 77 ff.
— und Lebernekrose I 779
— bei Leberstauung I 777 ff.
Lebercarcinom und Endokarditis fibrinosa II 778
— und Endokarditis verrucosa
  simplex II 778
Lebercirrhose und Amyloidose
  II 960 ff.

Lebercirrhose und Angiopathia
  diabetica IV 372, 373
— und Ascites I 305 ff.
— und Capillarresistenz
  VI 571, 575
— bei Cor pulmonale IV 143 ff.
— bei Hämochromatose
  IV 681 ff., 786
— und hämorrhagische Diathese VI 571, 575
— bei Herzinsuffizienz
  I 780 ff.
— bei konstriktiver Perikarditis II 1103 ff.
— bei Leberstauung I 780 ff.
— bei Panzerherz II 1103 ff.
— bei Perikarditis II 1081 ff.,
  1103
—, Pathologie I 780 ff.
—, Picksche s. u. Stauungscirrhose
— bei Tricuspidalinsuffizienz
  II 1507
— bei Tricuspidalstenose
  II 1490 ff.
— bei tuberkulöser Perikarditis II 1081 ff.
— bei Tuberkulose II 1081 ff.
— und Varicosis VI 517, 521
Leberdurchblutung bei angeborenem Herzfehler
  III 356
— bei Fallotscher Tetralogie
  III 356
— und hämorrhagischer
  Schock I 1040
— im Kollaps I 1040, 1045,
  1083 ff.
— im Schock I 1040, 1045,
  1083 ff.
Leberembolie bei Mitralstenose
  II 1376 ff.
Leberfibrose und Schock
  I 1115
Leberinfarkt bei Periarteriitis
  nodosa VI 322
Leberinsuffizienz s. a. u. Koma, hepatisches
— und Endocarditis fibrinosa
  II 778
— und Endokarditis verrucosa
  simplex II 778
— bei Hämochromatose
  IV 681 ff.
— und Narkose IV 613
— nach Operationen IV 605 ff.
—, postoperative IV 605 ff.
— und Pyrazole II 654
Leberkoma s. u. Koma, hepatisches
Lebernekrose bei Endokarditis
  lenta II 721
—, Entstehung I 778 ff.
— bei Graviditätstoxikose
  V 736 ff.

Lebernekrose bei Herzinsuffizienz I 777 ff.
— bei Hyperthyreose IV 321
— und Kollaps I 968, 1115
— bei Leberstauung I 777 ff.
— bei Lungenembolie
  IV 106 ff.
—, Pathologie I 777 ff.
— und Schock I 968, 1115
— und Thyreoidea IV 321
—, Vorkommen I 779
Leberpuls und angeborener
  Herzfehler III 410
— bei angeborener Tricuspidalstenose III 410
— bei Aorteninsuffizienz
  II 1462
— bei Beriberi IV 390 ff.
— bei Cor pulmonale
  IV 105 ff., 142 ff.
— bei Endokarditis rheumatica II 614
— bei Karditis rheumatica
  II 614
— bei Lungenembolie
  IV 105 ff.
— bei rheumatischem Fieber
  II 614
— bei Tricuspidalatresie
  III 401
— bei Tricuspidalinsuffizienz
  II 1506 f.
— bei Tricuspidalstenose
  II 1490 ff.
— bei Vorhofflimmern II 82
Leberpunktion bei Periarteriitis
  nodosa VI 330
Lebersperre bei infektiösem
  Schock I 983
— und Kollaps I 983, 988
Leberstauung, Anatomie
  I 249 ff., 776 ff.
— bei angeborenem Herzfehler III 431, 554
— bei angeborener Tricuspidalinsuffizienz III 431
— und Angina tonsillaris
  II 914
— und Ascites I 304 ff.
— bei Beriberi IV 390 ff.
— und Blutbildung I 165
— und Bluteiweiß I 249 ff.
— und Calciumstoffwechsel
  IV 446 ff.
— bei Chagas-Myokarditis
  II 931
— bei Coronargefäßmißbildungen III 569 ff.
— bei Cor pulmonale IV 96 ff.,
  108, 143 ff., 214 ff.
— bei Cor triatriatum III 554
— bei Diphtherie-Myokarditis
  II 894 ff.
— bei Encephalomyokarditis
  II 920

Leberstauung bei Endokarditis lenta II 720ff.
— bei Fiedler-Myokarditis II 957ff.
— bei Fokaltoxikose II 914
— und Herzglykoside I 459, 497
— bei Herzinfarkt III 1219ff.
— bei Herzinsuffizienz I 249, 767, 775ff.
— bei Herztrauma II 505ff.
— bei Herztumoren II 1179ff.
— und Hypocalcämie IV 446ff.
— und Hypokaliämie IV 420ff.
— bei idiopathischer Herzhypertrophie II 975
— bei Infektionskrankheiten IV 556
— und Kalium IV 420ff.
— bei Kammertachykardie II 166ff.
— bei Karditis rheumatica II 618
— und Kollaps I 1115
— bei konstriktiver Perikarditis II 1103ff.
—, Lebernekrose bei I 777ff.
— und Lungenembolie IV 96ff., 108
— bei Lungeninfarkt IV 108
— bei Lungenvenentransposition III 527ff.
— und Mineralstoffwechsel IV 420ff.
— bei Mitralinsuffizienz II 1408ff.
— bei Mitralstenose II 1381
—, Morphologie I 776ff.
— bei Myokarditis I 348; II 887ff.
— bei Myokarditis rheumatica II 618
— und Myokardose II 970
— und Ödeme I 249
— bei Pancarditis rheumatica II 620
— bei Panzerherz II 1103ff.
— bei paroxysmaler Tachykardie II 166ff.
—, Pathologie I 776ff.
— und Perikarderguß I 347
— bei Perikarditis II 1070, 1081, 1103
— bei Pneumokoniose IV 214ff.
— bei rheumatischem Fieber II 618, 1070
— bei rheumatischer Perikarditis II 1070
— und Schock I 1115
— bei Silikose IV 214ff.
— bei Sklerodermie II 990

Leberstauung bei Tachykardie I 345; II 166ff.
— bei Thoraxdeformation IV 229
— bei Tricuspidalinsuffizienz II 1506
— bei Tricuspidalstenose II 1490ff.
— bei tuberkulöser Perikarditis II 1081ff.
— und Vena cava inferior-Ligatur I 597
Lebertumoren und Herztumoren II 1207ff.
— und Perikardtumoren II 1224ff.
Lebervenen als Blutspeicher I 1008ff.
— bei Herzinsuffizienz I 781ff.
— und Kollaps I 1008ff., 1084
— bei Leberstauung I 781ff.
— und Schock I 1008ff., 1084
Lebervenenthrombose VI 497ff.
— bei Blutkrankheiten IV 676
— bei Herzinsuffizienz I 782ff.
— und Leberstauung I 782ff.
— bei Leukämie IV 676
Leberverfettung bei Endocarditis lenta II 720ff.
— bei Herzinsuffizienz I 781
— und Kollaps I 1115
— bei Leberstauung I 781
— und Schock I 1115
Lecithin und Acetylcholin V 200
— bei Arteriosklerose VI 426
— bei Endangitis obliterans VI 280
— bei Gefäßkrankheiten VI 280, 426
„left atrial abnormality", Begriff II 204ff.
Leiomyofibrome als Perikardtumoren II 1219
Leiomyome als Herztumoren II 1179
Leiomyosarkome als Herztumoren II 1203
— als Perikardtumoren II 1224ff.
Leishmania donovani und Myokarditis II 936
Leishmaniasis s. u. Kala-Azar
Leistenkerne bei Herzinsuffizienz I 707
— im Myokard I 707
Leitungsalternans II 408, 410
LE-Phänomen s. u. Lupus erythematodes-Phänomen
Lepra, Myokarditis bei II 909; IV 545
— und Thrombophlebitis VI 484

Leptomeninx und Bradykardie II 17
Leptospirosen und Capillarresistenz VI 568
— und hämorrhagische Diathese VI 568
— und Myokarditis II 874, 904ff.; IV 545
— und Purpura infectiosa VI 568
Leptospirosis Canicola und Myokarditis II 905
„les Allongés", Begriff IV 811
Leucin im Hypertensin V 96
Leukämie IV 670ff.
— und Anämie IV 670ff.
— und Arteriosklerose VI 415
— und Atrioventrikularblock II 248ff.
— und Endocarditis fibrinosa II 778
— und Endocarditis verrucosa simplex II 778
— und Hypercalcämie IV 446
— und Gefäßkrankheiten VI 415
—, Hämoperikard bei II 1152
—, Herz bei IV 670ff.
— und Herztumoren II 1179, 1208, 1214ff.
—, Kreislauf bei IV 670ff.
— und Perikarditis II 1042
— und Perikardtumoren II 1224ff.
— und Phlebitis VI 485ff.
— und sekundäres Raynaud-Syndrom VI 247
— und Thrombophlebitis VI 485ff.
— und totaler Block II 248ff.
Leukopenie bei bakterieller Endokarditis II 740
— bei Endokarditis acuta bacterialis II 728
— bei Erythematodes II 982ff.; VI 344
— bei Gefäßkrankheiten VI 314
— und Hydralazine V 551
— bei Kollagenosen II 982ff.
— bei Periarteriitis nodosa VI 314
Leukocyten bei Aortenbogensyndrom VI 377
— bei bakterieller Endokarditis II 740
— und Blutdruck V 662, 684ff., 687ff., 788ff.
— und Carboanhydrase I 539ff.
— bei Carditis rheumatica II 569, 609ff.
— und Carotissinus V 716

Leukocyten und Chagas-Myokarditis II 931
— bei Cushing-Syndrom V 684ff., 687ff.
— bei Diphtherie-Myokarditis II 894
— bei Endangitis obliterans VI 279ff.
— bei Endokardfibrose II 786ff.
— bei Endokarditis acuta bacterialis II 727ff.
— bei Endokarditis lenta II 695ff.
— bei Endokarditis parietalis fibroplastica II 786ff.
— bei endokriner Hypertonie V 662, 684ff., 687ff.
— bei Erythematodes II 982ff.; VI 344ff.
— bei essentieller Hypertonie V 788ff.
— bei Fettembolie IV 135ff.
— bei Fiedler-Myokarditis II 957ff.
— und hämorrhagische Diathese VI 564
— und Herzglykoside I 459
— bei Herzinfarkt III 721ff., 1149ff., 1353ff.
— und Histamin V 199
— und Hydralazine V 546, 55
— und Hypertonie V 684ff., 687ff.
— bei Hypotonie V 788ff.
— bei Kälteurticaria VI 554
— und Kallikrein V 220
— bei Kollagenosen II 982ff.
— bei Lungenembolie IV 107ff.
— bei Lungeninfarkt IV 107ff.
— und Mitralfehler II 1368
— bei Mitralstenose II 1368
— und Moschcowitz-Symmers-Syndrom VI 571ff.
— bei Myokarditis II 877ff.
— bei Periarteriitis nodosa II 988; V 621ff.; VI 314ff.
— bei Perikarditis II 1074
— bei Phäochromocytom V 662
— und Poliomyelitis II 916
— bei Polycythämie IV 660ff.
— bei Postcommissurotomie-Syndrom II 1393ff.
— bei Purpura rheumatica VI 564
— und Pyrazole II 654
— und Quecksilberdiuretica I 534
— bei rheumatischem Fieber II 569, 609ff.; VI 564

Leukocyten bei Riesenzellarteriitis VI 338
— bei Scharlach-Myokarditis II 899ff.
— bei Sympathicotonie IV 722ff.
— bei Vagotonie IV 722ff.
Leukocytose bei Aortenbogensyndrom VI 377
— bei bakterieller Endokarditis II 740
—, Chagas-Myokarditis II 931
— bei Endangitis obliterans VI 279ff.
— bei Endokardfibrose II 787ff.
— bei Endokarditis IV 551
— bei Endokarditis acuta bactericidis II 727ff.
— bei Endokarditis lenta II 695ff.
— bei Endokarditis parietalis fibroplastica II 787
— bei endokriner Hypertonie V 662
— bei Fettembolie IV 135ff.
— bei Fiedler-Myokarditis II 957ff.
—, Gefäßkrankheiten II 988; VI 279ff., 314ff.
— bei Herzinfarkt III 721, 1149ff., 1353ff.
— bei Herztrauma II 505ff.
—, Hypertonie V 662
— bei idiopathischer Perikarditis II 1074
— bei Karditis rheumatica II 569, 609ff.
— bei Lungenembolie IV 107ff.
— bei Lungeninfarkt IV 107ff.
— bei Mitralstenose II 1368
— bei Myokarditis II 877ff.
— bei Periarteriitis nodosa II 988; V 622; VI 314ff.
— bei Perikarditis II 1074
— bei Phäochromocytom V 662
— bei Postcommissurotomie-Syndrom II 1393ff.
— bei rheumatischem Fieber II 569, 609ff.
„Levoatrialcardinal vein" III 18ff.
Lewis-Reaktion VI 17
Libido und ACTH II 645
—, Blutdruck V 683ff.
— und Cortison II 645
— bei Cushing-Syndrom V 683ff.
— bei endokriner Hypertonie V 683ff.
— und Ganglienblocker V 580

Lipido bei Hypertonie V 683ff.
— und Hypotonie IV 810ff.
— und Rauwolfia-Alkaloide V 594
— und Sympathektomie V 486
— und vegetative Labilität IV 810ff.
Libman-Sacks-Endokarditis II 978ff.; V 663
— und Erythemathodes II 978ff.
— und Kollagenosen II 978ff.
— und konstriktive Perikarditis II 1094
— und Perikarditis II 1088, 1094
Lidödem bei Thrombophlebitis VI 500
Lienalisaneurysma VI 467
Lienin und hämorrhagischer Schock I 1081
„Life stress", Begriff IV 718
Liliaceen bei Herzinsuffizienz I 426ff.
Linkshypertrophie s. a. u. Herzhypertrophie I 886ff.
— bei angeborener Aortenstenose III 434ff.
— bei angeborenem Herzfehler III 23, 171ff., 199ff., 217ff., 229ff., 294ff., 434ff., 458ff., 554; V 756ff.
— bei Aorteninsuffizienz II 1457ff., 1463ff.
— bei Aortenisthmusstenose III 458ff.; V 756ff.
— bei Aortenstenose II 1433ff., 1437ff.
— bei Aortopulmonalseptumdefekt III 199ff.
— und Atmung IV 17
— bei Belastung I 867ff.
— bei Beriberi IV 393ff.
— und Blutdruck V 163 339, 360, 363ff.
— bei Canalis atrioventricularis communis III 294ff.
— bei Chagas-Myokarditis II 933
— bei Coronargefäßmißbildungen III 55, 568ff.
— und Cor pulmonale V 339
— bei Cor triatriatum III 554
— und Druckbelastung I 887ff.
— bei Ductus Botalli persistens III 171ff.
— bei Endokardfibrose II 788
— bei Endomyokardfibrose II 788

Linkshypertrophie und essentielle Hypertonie V 339,
  360, *363* ff.
— und experimentelle Hypertonie V 163
— bei Gefäßkrankheiten
  VI 316ff.
— bei Heredoataxie II 973
—, Herzform bei I 886ff.
—, Herzgröße bei I 886ff.
— und Höhenadaptation
  IV 17
— und Hypertonie V 163, 339,
  360, *363* ff.
— bei idiopathischer Herzhypertrophie II 974
— bei Infektionen IV 539
— und Klima IV 17
— bei kombiniertem Mitral-
  Aortenfehler II 1479ff.
— und Lebensalter IV 622ff.
— und Luftdruck IV 17ff.
— und Lungenkreislauf IV 17,
  86ff.
— bei Mitralinsuffizienz
  II 1414ff.
— bei Myokarditis IV 539
— bei Periarteriitis nodosa
  VI 316ff.
— bei Perikarditis II 1082ff.
—, physiologische IV 17, 86
— und psychosomatische
  Hypertonie V 163
— und Sauerstoffmangel IV 17
— bei Sportherz I 867ff.
— bei Tricuspidalatresie
  III 23
— bei urämischer Perikarditis
  II 1082ff.
— bei Ventrikelseptumdefekt
  III 217ff., 229ff.
— bei Volumenbelastung
  I 889ff.
Linksinsuffizienz I 42ff., 71,
  129ff., 339ff., 886ff.,
  898ff. s. a. u. Herz-
  insuffizienz
— und Aderlaß I I 591ff.
—, akute I 129ff., 339ff., 345
— bei angeborenem Herzfehler
  III 23, 164ff., 183, 224,
  452ff., 554
— bei Angina tonsillaris
  II 913ff.
— bei Aorteninsuffizienz
  II 1457ff., 1471ff.
— bei Aortenisthmusstenose
  III 452ff.
— bei Aortenstenose II 1449
— bei arteriovenösen Fisteln
  VI 478
— und Atmung I 180ff., 232;
  IV 17, 21, 23
— und Balneotherapie I 698
— bei Beriberi IV 391ff.

Linksinsuffizienz und Blutdruck V 360, 369, 384, 658
— und Blutmenge I 149, 162
— bei Chagas-Myokarditis
  II 932
— bei Coronargefäßmißbildungen III 570ff.
— bei Cor pulmonale IV 124,
  142ff.
— bei Cor triatriatum III 554
—, Diät bei I 508ff.
— bei Ductus Botalli per-
  sistens III 164ff., 183
— bei Endokarditis parietalis
  fibroplastica II 787
— bei Endokardfibrose
  II 787ff.
— bei endokriner Hypertonie
  V 658
— und essentielle Hypertonie
  V 360, 369, 384
— bei Fokaltoxikose II 913ff.
— bei Gefäßkrankheiten
  VI 316ff.
— bei Gefäßmißbildungen
  III 570ff.
— bei Glomerulonephritis
  II 915
— bei Grippemyokarditis
  II 925
— bei Hämochromatose
  II 965; IV 682ff.
—, Herzform bei I 886ff.,
  898ff.
— und Herzglykoside I 454ff.,
  460
—, Herzgröße bei I 886ff.,
  898ff.
— bei Herzinfarkt I 339ff.;
  III 1215ff.
— bei Herztrauma II 483ff.,
  501ff., 520ff.
— bei Herztumoren II 1181ff.
— und Höhenadaptation
  IV 17, 21, 23
— und Hypertonie V 360, 369,
  384, 658
— bei idiopathischer Herzhypertrophie II 975
—, isolierte I 99ff.
— und kardiogener Schock
  I 1025
— bei Karditis rheumatica
  II 575ff., 605, 618, 634
— und Klima IV 17, 21, 23
— bei Kollagenosen II 990
—, Kreislaufzeit bei I 172ff.
— und Lebensalter IV 622ff.
— und Luftdruck IV 17, 21,
  23
— bei Lungenembolie IV 124
— und Lungenkreislauf
  I 123, 127ff.
—, Lungenödem bei I 129ff.,
  768

Linksinsuffizienz und Lungenstauung I 768ff., 770ff.
— und Lymphgefäßinsuffi-
  zienz VI 606
— bei Mitralinsuffizienz
  II 1405ff., 1408ff.
— bei Myocarditis rheumatica
  II 575ff., 618
— bei Myokarditis II 886ff.
— und Operabilität IV 622ff.,
  631ff.
— bei Periarteriitis nodosa
  VI 316ff.
— und Perikard II 1039
— bei Phäochromocytom
  V 658
— bei Pneumonie-Myokarditis
  II 911
— bei Poliomyelitis I 132
— bei Polycythämie IV 664
— bei rheumatischem Fieber
  II 575ff., 605, 618, 634
— und Sauerstoffmangel
  IV 17, 21, 23
— bei Sklerodermie II 990;
  IV 201
— bei Tricuspidalatresie
  III 23
— und Venendruck I 99ff.
— bei Ventrikelseptumdefekt
  III 224ff.
— und Vitalkapazität I 180ff.
Links-Rechts-Shunt s. a. u.
  Kurzschlußdurchblutung
  und Shunt
— bei angeborenem Herz-
  fehler III 105ff.
— bei angeborener Pulmonalstenose III 302ff.
— bei angeborenem Sinus-
  Valsalvae-Aneurysma
  III 206ff.
— bei angeborener Tricus-
  pidalstenose III 410
— bei Aortenisthmusstenose
  III 464
— bei Aortopulmonalseptumdefekt III 196ff.
— bei Canalis atrioventricularis communis III 293ff.
— bei Cor triloculare biatriatum III 545
— bei Ductus Botalli persistens
  III 164, 178
— und Endokarditis lenta
  II 702ff.
— bei Fallotscher Tetralogie
  III 330ff., 345ff., 353ff.
—, Herzkatheterismus bei
  II 1248ff.
— bei Lutembacher-Syndrom
  III 283ff.
—, Meßmethoden II 1248ff.
— und Pulmonalsklerose
  IV 243

Links-Rechts-Shunt bei
 Taussig-Bing-Komplex
 III 508
— bei Transposition der
 Aorta und Pulmonalis
 III 505, 508
— bei Tricuspidalatresie
 III 405
— und Tuberkulose III 129
— bei Ventrikelseptumdefekt
 III 217ff., 222ff., 240ff.
— bei Vorhofseptumdefekt
 III 253ff.
Linksschenkelblock II 318,
 323, 325ff. s. a. u. Schenkelblock
—, Ätiologie II 352ff.
—, alternierender II 343ff.,
 361ff.
— bei angeborenem arteriovenösem Coronaraneurysma III 215
— bei angeborenen Herzfehlern II 356ff., 359;
 III 171, 401
— bei Angina pectoris
 III 1034
— bei Aortenisthmusstenose
 III 456ff.
— bei Aortenstenose II 144ff.
— bei bakterieller Endokarditis II 708ff.
— bei Beriberi IV 392
— bei Chagas-Myokarditis
 II 932
— bei Coronarinsuffizienz
 III 1034
— bei Diphtherie-Myokarditis
 II 879ff.
— bei Ductus Botalli persistens III 171
—, Elektrokardiogramm bei
 II 318ff., 323ff., 325ff.
— bei Endokardfibrose II 788
— bei Endokarditis lenta
 II 708ff.
— bei Endomyokardfibrose
 II 788
— bei Fiedler-Myokarditis
 II 957ff.
—, Hämodynamik bei II 335ff.
—, Häufigkeit II 352ff., 355ff.
— bei Herzinfarkt II 348ff.;
 III 1176, 1198
—, Herztöne bei II 335ff.
— bei Herztumoren II 1182ff.
— bei Hyperthyreose II 357
— und Interferenz-Dissoziation II 295
— bei Mitralstenose II 1338ff.
— bei Myokarditis II 879ff.,
 884
— und Operabilität IV 628
— und Pathogenese II 321ff.
—, Prognose II 377

Linksschenkelblock und Thyreoidea II 357
— bei Toxoplasmose II 934
— bei Tricuspidalatresie
 II 359; III 401
—, unbeständiger II 338ff.
— und Verzweigungsblock
 II 371
—, Vorkommen II 339ff.,
 352ff., 355ff.
Linkstyp (Elektrokardiogramm) s. a. u. Lagetypen
— bei Anämie IV 654
— bei angeborenem Herzfehler III 157, 168ff.,
 229ff., 249, 265, 293ff.,
 342ff., 445, 457ff., 541ff.,
 579
— und Antesystolie II 379ff.
— bei Aorteninsuffizienz
 II 1466ff.
— bei Aortenisthmusstenose
 III 445, 457ff.
— bei Aortenstenose II 1443ff.
— und Atmung IV 32
— und Blutdruck V 374ff.
— bei Blutkrankheiten
 IV 654
— bei Canalis atrioventricularis communis III 293ff.
— bei Cor pulmonale IV 158ff.
— bei Cor triloculare biatriatum III 541ff.
— bei Dextrokardie III 579
— und divergierender Schenkelblock II 363ff.
— bei Ductus Botalli persistens III 157, 168ff.
— bei essentieller Hypertonie
 V 374ff.
— bei Fallotscher Tetralogie
 III 342ff.
— bei Fiedler-Myokarditis
 II 958
— bei Glykogenose II 967
— bei Herzinfarkt III 1197ff.
— bei Höhenadaptation IV 32
— bei Hypertonie V 374ff.
— und Klima IV 32
— und Links-Schenkelblock
 II 326ff.
— und Luftdruck IV 32
— bei Myokardtuberkulose
 II 948
—, pathologischer II 378
—, —, bei essentieller Hypertonie V 374ff.
—, —, bei Herzinfarkt III 1197
— bei Poliomyelitis II 919
— bei Sauerstoffmangel IV 32
— und Schenkelblock
 II 326ff.
— bei Tricuspidalatresie
 III 395, 400ff.

Linkstyp bei Tricuspidalstenose II 1499
— bei Tuberkulose II 948
—, überdrehter II 363
—, —, bei Canalis atrioventricularis communis
 III 293ff.
—, —, bei Cor pulmonale
 IV 158ff.
—, —, bei Fiedler-Myokarditis
 II 958
—, —, bei Myokarditis II 958
—, —, bei Vorhofseptumdefekt
 III 249, 265ff.
— bei Ventrikelseptumdefekt
 III 229ff.
— bei Vorhofseptumdefekt
 III 249, 265ff.
— und Wilson-Block II 333
— und Wolff-Parkinson-White-Syndrom
 II 379ff.
„Linksüberlastungs-P", Begriff II 204ff. s. a. u. P
 mitrale
Linksverspätung (Elektrokardiogramm) II 373ff.
— bei angeborenem Herzfehler III 168ff.
— und Druckbelastung I 887
— bei Ductus Botalli persistens III 168ff.
— und Herzinfarkt III 1197
— bei Ventrikelseptumdefekt
 III 230ff.
—, Vorkommen II 374
Lipämie und Angina pectoris
 III 755ff.
— bei Angiopathia diabetica
 IV 355ff., 371
— und Arteriosklerose
 III 755; IV 371;
 VI 390ff.
— und Blutmengenbestimmung I 140
— und Coronarinsuffizienz
 III 755ff.
— und Coronarsklerose
 III 755ff.
— und Coronarthrombose
 III 964ff.
— und Cor pulmonale IV 61ff.
— bei Diabetes mellitus
 IV 355ff., 371
—, essentielle und Cor pulmonale IV 61ff.
—, —, und Gefäße VI 22ff.
—, —, und Gefäßkrankheiten
 VI 22ff.
— und Fettembolie IV 136
— und Gefäßkrankheiten
 III 756ff.; VI 391ff.
— bei Glykogenose II 966
— und Heredität III 757ff.
— und Herzinfarkt III 756ff.

Lipämie und Karditis rheumatica II 557
— und Myokard II 967; III 755
— und rheumatisches Fieber II 557
Lipocaic-Faktor bei Arteriosklerose VI 424
Lipofuscin im Altersherz I 757
— und Hämochromatose IV 686
— bei Hypothyreose IV 331
Lipoidnephrose und Conn-Syndrom V 705
Lipoidol und Lungenfibrose IV 201
Lipoidosen und Cor pulmonale IV 201
— und Lungenfibrose IV 201
„Lipoidphanerose" und Arteriosklerose VI 384
Lipome und Gefäßmißbildungen VI 593
— und Glomustumoren VI 593
— als Herztumoren II 1179, *1199*ff.
— als Perikardtumoren II 1217, *1218*
Lipooxydase bei Arteriosklerose VI 424
Lipoproteide und Angiopathia diabetica IV 370ff.
— und Arteriosklerose III 757, 768ff.; IV 370ff.; VI 408ff.
— und Coronarsklerose III 757 768ff.
— und Diabetes mellitus IV 370ff.
— und Gefäßkrankheiten III 757, 768ff.; IV 370ff.; VI 408ff.
— und Herzinfarkt III 769ff.
Lipostabil bei Arteriosklerose VI 425
Liquemin bei Herzkatheterismus II 1263
Liquor cerebrospinalis bei Arteriitis luica VI 348
— — und Capillarpermeabilität VI 106
— — und Gefäßkrankheiten VI 327, 348
— — bei Hirnbasisaneurysma VI 464
— — bei Lues VI 348
— — bei Periarteriitis nodosa VI 327
— — bei Thrombophlebitis VI 500ff.
Liquordruck und Arteriosklerose V 354
— und Augenhintergrund V 387ff., 423ff.
— bei Cor pulmonale IV 148

Liquordruck und Entzündungs-Hochdruck V 719
— bei essentieller Hypertonie V 387ff., 423ff.
— bei experimenteller Hypertonie V 157
— bei Hypertonie V 157, 387ff., 423ff., 630ff.
— bei Luftembolie IV 131ff.
— bei maligner Hypertonie V 630ff.
— bei Migräne VI 250
— und neurogene Hypertonie V 719
— bei Poliomyelitis V 719
— bei Valsalva-Versuch IV 775ff.
— bei zentralnervöser Hypertonie V 157
Liquorpunktion bei Dyspnoe I 230
— bei Hirnbasisaneurysma VI 464ff.
— bei Hirndruck V 723
— bei Hypertonie V 633
— bei Luftembolie IV 131ff.
— bei maligner Hypertonie V 633
— bei neurogener Hypertonie V 723
— bei renaler Hypertonie V 633
— bei zentralnervöser Hypertonie V 723
Listeria monocytogenes und Endocarditis lenta II 675
Listeriose und Endocarditis lenta II 633, 675, 733
Lithium und Extrasystolie II 31
Littensches Geräusch bei Lungenembolie IV 105
Livedo racemosa bei Periarteriitis nodosa VI 324
— reticularis VI 530, *534*ff.
— —, Ätiologie VI 534
— — und Akrocyanose VI 535
— —, Symptome VI 535
— —, Therapie VI 535
Lobektomie und Cor pulmonale IV 225
— und Lungenemphysem IV 181
— bei Teleangiektasien VI 543
Lobelin und Blutdruck V 25
— bei Herzinsuffizienz V 420
— und Kallikrein V 214
— zur Kreislaufzeitbestimmung I 169, 172, 174; II 705
— bei Postural hypotension IV 737
Löffler-Syndrom und Periarteriitis nodosa VI 319

Lokalanaesthesie IV 612ff.
— zur Aortographie VI 133
— und Arteriographie VI 122
— und Kollaps IV 600ff.
— und Lebensalter IV 624
— und Operabilität IV 624
— und Schock IV 600ff.
Lordose-Test und Hypertonie V 339
Lorfan als Analepticum I 420
„Lower nephron nephrosis" und Schockniere I 1117
Low output failure s. u. Minusdekompensation
Low salt syndrome s. u. Salzmangelsyndrom
Luciani-Perioden II 27
— bei Hypercalcämie IV 447
Ludwigsches Manometer V 216
Lues, Adams-Stokes-Syndrom bei II 263
— und Addison-Syndrom V 799
—, Alternans bei II 409
—, Aneurysmen bei III 373, 939ff.; VI 347ff., 442ff., 466
— und angeborene Herzfehler III 109, 113ff.
—, Angina pectoris bei III 828ff., 937
— und Aortenbogensyndrom V 766ff.; VI 376ff.
— und Aortenhämatom (intramural) VI 454ff.
— und Aorteninsuffizienz II 1453
—, Aortitis luica bei II 780ff.; VI 348ff.
— und Arrhythmie II 103ff.
—, Arteriitis luica bei VI 347ff.
— und Arteriosklerose III 828, 938; V 353
—, Atrioventrikularblock bei II 223ff., 243ff.
— und bakterielle Endokarditis II 667, 686
— und Blutdruck V 263ff., 799
— und Capillarektasien VI 528
— und Capillarresistenz VI 568
— und Carotissinus V 716
—, Coronaraneurysma bei III 939ff.; VI 347ff.
— und Coronarinsuffizienz III 828ff., 935ff.
— und Coronarsklerose III 828ff., 938
— und Cor pulmonale IV 232, 250
— und Endangitis obliterans VI 264
— und Endocarditis lenta II 667, 686

Lues, Endokarditis bei II 225, 667, 686, 780
— und Erythromelalgie VI 528
— und essentielle Hypertonie V 263ff.
— und Gefäßkrankheiten III 828, 938; V 353; VI 264, 307, 347ff.
— und Hämoperikard II 1151
— und hämorrhagische Diathese VI 568
— und Herzblock II 223ff., 243ff.
— und Herzglykoside I 481
— und Herzinfarkt III 937, 1447
— und Herztrauma II 534
— und Hirnbasisaneurysma VI 348, 463
— und Hypertonie V 263ff.
— und Hypotonie IV 738; V 799, 814
— und Kammertachykardie II 151ff.
—, Links-Schenkelblock bei II 356
—, Livedo reticularis bei VI 534ff.
— und Lymphangitis VI 640
— und Lymphgefäßinsuffizienz VI 606ff.
— und Mitralinsuffizienz II 1410ff.
— und Myokarditis II 871, 874, 945ff.; IV 545
— und Myokardstoffwechsel III 828ff., 935ff.
— und neurogene Hypertonie V 716
— und Operabilität IV 631
— und Periarteriitis nodosa VI 307
— und Phlebitis VI 499ff.
— und Postural hypotension IV 738; V 814
— und Pulmonalaneurysma III 373; VI 466
— und Pulmonalsklerose IV 250
— und Purpura infectiosa VI 568
—, Rechts-Schenkelblock bei II 356
— und Reizleitungsstörungen II 223ff., 243ff.
— und relative Aorteninsuffizienz II 1453, 1472
—, Schenkelblock bei II 356
—, Tabeskrisen bei III 1337
— und Thrombophlebitis VI 499ff.
— und totaler Block II 243ff.
— und Vorhofflattern II 103ff.
— und Vorhofflimmern II 103ff.

Lues, Wilson-Block bei II 356
Luftdruck und Atmung IV 2ff., 82
— und Blut IV 4, 11ff., 18, 23, 25ff.
— und Blutdruck IV 38
— und Coronarinsuffizienz IV 37ff.
— und Cor pulmonale IV 60
— und Herz IV 1ff., 10ff., 13ff., *21ff.*
— und Herzinfarkt IV 37ff.
— und Herzinsuffizienz IV 37
— und Herztrauma IV 473ff.
— und Hirn IV 7, 10ff., 13ff.
— und Hypertonie IV 38
— und Klima IV 1ff.
— und Kollaps IV 11ff., 21ff., 28ff.
— und Kreislauf IV 1ff.
— und Leber IV 18ff.
— und Luftembolie IV 129ff.
— und Lungenkreislauf IV 60, 82
— und Lungenleiden IV 36ff.
— und Monge-Syndrom IV 33ff.
— und Niere IV 17ff.
— und Sauerstoffmangel IV 1ff., 82
Luftembolie IV 124ff.; VI 362ff.
— bei Aortographie VI 135
—, arterielle IV 126ff.
—, cerebrale IV 128ff.
—, coronare III 972ff.; IV 125ff.
—, Cor pulmonale bei IV 62, 91, *124ff.*
— bei Druckfallsyndrom IV 128ff.
— und Herzinfarkt III 972ff.
— bei Herzkatheterismus II 1261ff.
— und Herztrauma II 474
— bei intraarterieller Sauerstoffinsufflation IV 128, 130; VI 209
— und Kammerflattern II 173
— und Kammerflimmern II 173
— und Kollaps IV 604ff.
—, Prophylaxe IV 129ff.
— und Schock IV 604ff.
—, spinale IV 130
—, Therapie IV 131ff.
—, venöse IV 126ff.
Lumbalpunktion bei Dyspnoe I 230
Luminal s. a. u. Barbiturate
— und Blutdruck V 258, 495
— und Carotissinus V 715
— bei essentieller Hypertonie V 258, 495
— bei Extrasystolie II 77

Luminal bei Hypertonie V 495
— bei Luftembolie IV 131
— bei paroxysmaler Tachykardie II 149ff.
— im Sedations-Test V 258
— bei Tachykardie II 149ff.
— bei vegetativer Labilität IV 854
Lunge und Acetylcholin V 197, 200
— und Adenosin V 201
— und Aderlaß I 591ff.
— bei Adipositas IV 231, 385
— bei allergischer Myokarditis II 952ff.
—, Alveolarbelüftung I 193ff.
— bei Amyloidose II 961ff.
— bei angeborenem arteriovenösem Coronaraneurysma III 214
— bei angeborenem Herzfehler III 77ff., *125ff.*, 144ff., 154, 336ff., 344ff., 376ff., 396ff., 402ff., 410ff., 412ff., 419ff., 430ff., 461ff., 508, 558, 563ff.
— bei angeborener Mitralstenose III 549ff.
— bei angeborener Pulmonalinsuffizienz III 563ff.
— bei angeborener Pulmonalstenose III 36ff., 298ff.
— bei angeborenem Sinus-Valsalvae-Aneurysma III 204ff., 206ff.
— bei angeborener Tricuspidalinsuffizienz III 430ff.
— bei angeborener Tricuspidalstenose III 410ff., 412ff.
— bei Aortenaneurysma VI 447ff.
— bei Aortenatresie III 561ff.
— bei Aortenbogen-Anomalien III 480
— bei Aortenhämatom, intramuralem VI 458
— bei Aorteninsuffizienz II 1457ff., 1468
— bei Aortenisthmusstenose III 461ff.
— bei Aortenstenose II 1430ff., 1450
— bei Aortopulmonalseptumdefekt III 195ff.
— und Arteriosklerose VI 415
— und arteriovenöse Anastomosen VI 7ff.
— bei arteriovenösen Aneurysmen IV 251ff.
— bei arteriovenösen Fisteln III 386ff.; VI 478
— bei arteriovenöser Lungenfistel III 386ff.

Lunge und Ascitespunktion
I 560 ff.
—, Atemäquivalent I 183
—, Atemgrenzwert I 184 ff.
—, Atemmechanik I 177 ff.
—, Atemreserve I 183 ff.
— und Atmung IV 1 ff., 20 ff., 33, 34, 36 ff.
—, Atmungsarbeit I 186 ff.
—, Atmungsregulation I 215 ff.
— bei bakterieller Endokarditis II 691 ff., 712, 722 ff., 727
— und Balneotherapie I 654 ff., 698
— bei Belastung IV 765 ff.
— und Beriberi IV 390 ff.
— bei Bilharziose IV 62, 140 ff., 239 ff.
— und Blutdruck V 297 ff., 338 ff., 346 ff., 360 ff., 658, 780 ff.
— als Blutspeicher I 1009, 1016 ff.
— bei Bronchographie IV 201 ff.
— bei Canalis atrioventricularis communis III 293 ff.
— und Capillarpermeabilität VI 553
— und Capillarresistenz VI 566
— und Carboanhydrase I 536 ff.
— bei Carcinoid II 784 ff.
— und Cheyne-Stokessche Atmung I 230 ff.
— und Cholinderivate II 147
— und Chylothorax VI 606 ff.
— bei Coma diabeticum IV 376 ff.
— nach Commissurotomie II 1396 ff.
—, Compliance I 178
— bei Cor biloculare III 546 ff.
— bei Coronargefäß-Mißbildungen III 569 ff.
— bei Coronarinsuffizienz III 1113, 1212
— und Cor pulmonale IV 59 ff., 79 ff., 92 ff., 124 ff., 133 ff., 137 ff., 139 ff.
— bei Cor triatriatum III 553 ff.
— bei Cor triloculare biatriatum III 540 ff.
— und Corticoide I 555
— und Cyanose I 232; VI 530 ff.
—, Deformationswiderstand I 179
— und Depressan V 232
— bei Diabetes mellitus IV 376 ff.
—, Diffusionskapazität IV 79 ff.

Lunge, Diffusionsstörungen IV 79 ff. s. a. dort
— bei Diphtherie-Myokarditis II 894 ff., 897
— bei Druckfall-Syndrom IV 47
— bei Ductus Botalli persistens III 71 ff., 160 ff.
— bei Ebstein-Syndrom III 419 ff., 422 ff.
— bei Echinokokkose II 937 ff.
— bei Effort-Syndrom IV 814 ff.
— bei Eisenmenger-Komplex III 78
—, Elastizität I 177 ff.
— und Embolie VI 361 ff.
— bei Encephalomyokarditis II 920
— bei Endangitis obliterans VI 293 ff.
— bei Endocarditis acuta II 727
— und Endocarditis fibrinosa II 777 ff.
— bei Endocarditis lenta II 691 ff., 712, 722 ff.
— bei Endokarditis parietalis fibroplastica II 786
— und Endokarditis verrucosa simplex II 777 ff.
— bei Endokardfibrose II 786
— bei endokriner Hypertonie V 658
— bei Erythemathodes II 979 ff.; VI 345
— und essentielle Hypertonie V 297 ff., 338 ff., 346 ff., 360 ff.
— bei Fallotscher Tetralogie III 78, 330, 336 ff., 344 ff.
— bei Fettembolie IV 133 ff.
— und Fiedler-Myokarditis II 954, 956 ff.
— bei Fruchtwasserembolie IV 137 ff.
— und Ganglienblocker I 592 ff.; V 572 ff., 594
—, Gasaustausch I 196 ff.; IV 79 ff.
— bei Gefäßkrankheiten II 986 ff.; V 623; VI 293, 308, 318 ff.
— bei Gefäßmißbildungen III 376 ff., 380 ff., 386 ff., 480, 569 ff.
—, Globalinsuffizienz I 194 ff.; IV 84 ff.
— bei Glomustumoren VI 593
— bei Glykogenose II 966 ff.
—, Hämangioendotheliom der VI 600
—, Hämangiome der VI 596

Lunge und Hämangiosarkom VI 601
— und Hämatokritwert I 139
— bei hämorrhagischer Diathese VI 566, 567, 569 ff.
— und hämorrhagischer Schock I 957 ff., 1124
—, Hämosiderose der IV 257 ff.
— und Hauttemperatur VI 88
— und Herzglykoside I 453 ff.
— bei Herzinfarkt I 339; III 1113, 1212
— und Herzinsuffizienz I 69, 99, 110 ff., 115 ff., 129 ff., 176 ff., 301, 402 ff., 768 ff.
— bei Herzkatheterismus II 1261 ff.
— bei Herzklappenfehler II 1302 ff.
— bei Herztamponade II 1063 ff.
— bei Herztumoren II 1181 ff.
— und Histamin V 199
— bei Höhenadaptation IV 1 ff., 20 ff., 33, 34, 36 ff.
— und Hydralazine V 547
— und Hydroperikard II 1152
— bei Hypercalcämie IV 488
— bei Hyperthyreose IV 321
— und Hypertonie V 297 ff., 339 ff., 346 ff., 360 ff., 658
— und Hypertonie-Therapie V 492 ff.
— bei Hypoglykämie IV 381
— bei Hypothyreose IV 332 ff.
— und Hypotonie V 780 ff.
— bei idiopathisches Perikarditis II 1074
— bei Infektionskrankheiten IV 563
—, Innervation I 219 ff.
— und Insulin IV 381
— und kardiogener Schock I 1025
— bei Karditis rheumatica II 568 ff., 603 ff., 605 ff.; VI 566
—, Kavernome der VI 569 ff.
— und Klima IV 1 ff., 20 ff., 33, 34, 36 ff.
— und Kallidin V 226
— und Kallikrein V 218
— bei Kammertachykardie II 166
— und Körperlage s. u. Orthopnoe
— bei Kollagenosen II 979 ff.
— und Kollaps I 957 ff., 976, 1009, 1016 ff., 1111 ff., 1123 ff.
— bei kombiniertem Mitral-Aortenfehler II 1479 ff.

Lunge bei kombiniertem
Mitralfehler II 1409,
1426
—, Komplementärluft
I 182ff.
— und konstriktive Perikarditis II 1094ff., 1103
—, Kurzschlußdurchblutung
I 196ff.; IV 85ff.
— bei Lipoidosen IV 201
— und Luftdruck IV 1ff.,
20ff., 33, 34, 36ff.
— bei Luftembolie IV 124ff.
— bei Luftüberdruck IV 39ff.
— bei Lungenembolie I 346;
IV 59ff., 62, 91, 92ff.
— bei Lungenemphysem
IV 178ff.
— bei Lungenödem I 129ff.,
768ff.
— bei Lungenstauung
I 767ff., 770ff.
— bei Lungenvenentransposition III 523ff.
— und Lymphgefäßinsuffizienz VI 606ff.
— bei Mitralatresie III 558
— bei Mitralinsuffizienz
II 1406ff., 1411ff.
— bei Mitralstenose II 1302ff.,
1307ff., 1318ff., 1343ff.,
1355ff., 1368ff.
— bei Monge-Syndrom IV 34
— bei Moschcowitz-Symmers-Syndrom VI 572
— bei Myokarditis II 887ff.
— bei Myxödem IV 332ff.
— und Narkose IV 595ff.,
598ff.
— und neurogener Schock
I 976, 1124
— und Noradrenalin V 169
— und Operabilität IV 620ff.,
625ff., 629ff.
— und Operationen IV 598ff.
— und Operationsschock
I 1124
— bei Pankarditis rheumatica
II 620
— bei Panzerherz II 1094, 1103
— und Paramyloidose II 961
— bei paroxysmaler Tachykardie II 166
— bei Partialinsuffizienz
I 194ff.; IV 82ff.
— bei Periarteriitis nodosa
II 986ff.; V 623; VI 308,
318ff.
— und Perikard II 1035ff.
— und Perikarddivertikel
II 1143
— bei Perikarderguß I 347
— bei Perikarditis II 1045ff.
— bei Perikarditis purulenta
II 1084ff.

Lunge bei Perikardtumoren
II 1221ff.
— bei peripherer Pulmonalstenose III 376ff.
— bei Phäochromocytom
V 658
— bei Phlebitis VI 492ff.,
501ff., 507ff.
— und Pleurapunktion
I 559ff.
— bei Pneumonie-Myokarditis
II 911
— bei Pneumokoniose
IV 62, 139ff., 167ff.,
197ff., 203ff.
— und Pneumoperikard
II 1153
— bei Pneumothorax IV 62,
115, 167ff., 224ff.
— bei Poliomyelitis II 917
— bei Polycythämie IV 659,
667
— und Prostaglandin V 206
— bei Pulmonalaneurysma
VI 466
— bei Pulmonalarterienaplasie
III 380ff.
— und Pulmonalsklerose
I 775; IV 140ff., 178ff.,
206ff., 241ff.
— bei Pulmonalstenose
III 376ff.
— und Purine I 546ff.
— und Purpura fulminans
VI 569ff.
— und Purpura infectiosa
VI 567ff.
— bei Purpura rheumatica
VI 566
— und Pyrazole II 654
—, „Requirement" I 189
—, Reserveluft I 182ff.
—, Residualluft I 182ff.
— bei rheumatischem Fieber
II 568ff., 603ff., 605ff.
—, Rigidität I 177ff.
— und Säure-Basen-Gleichgewicht I 195, 203ff.,
275, 300ff.
— bei Sarkoidose II 946ff.;
IV 200ff.
—, Sauerstoffaufnahme
I 192ff.
— und Sauerstoffmangel
IV 1ff., 20ff., 33, 34,
36ff.
—, Sauerstoffschuld I 188ff.
—, Sauerstoffverbrauch
I 188ff.
— und Schock I 957ff., 976,
1009, *1016*ff., 1111ff.,
*1123*ff.
— und Sedativa I 419
— und Serotonin II 784;
V 185

Lunge bei Sichelzellanämie
IV 240ff.
— bei Silikose IV 139, 167ff.,
199ff., *204*ff.
— bei Sklerodemie II 989ff.;
IV 61ff., 81, 140ff., 197,
200ff.
— bei Tachykardie I 345;
II 166ff.
— bei Taussig-Bing-Komplex
III 78, 508
— bei Teleangiektasien
VI 541
— bei Thorakoplastik
IV 140ff., *221*ff.
— und Thoraxdeformation
IV 61ff., 140ff., 167ff.,
181ff., 221ff., *229*ff.
— bei Thrombophlebitis
VI 492ff., 501ff., 507ff.
— und Thyreoidea IV 321,
332ff.
—, Tiffeneau-Test I 187
—, „tissue viscance" I 179
—, Totraumventilation
I 193ff.
— bei Toxoplasmose II 934
— bei Transposition der Aorta
und Pulmonalis
III 497ff.
— und traumatischer Schock
I 1124
— bei Tricuspidalatresie
III 78, 396ff., 402ff.
— bei Tricuspidalstenose
II 1488ff.
— und Truncus arteriosus communis persistens III 78
— bei Tumormetastasen
IV 237ff.
— bei Typhus-Myokarditis
II 906
— und Tyramin V 179
— und Vena cava-inferior-Ligatur I 596ff.
— und Venendruck I 99,
110ff.
—, Ventilation I 183ff.
— bei Ventrikelseptumdefekt
III 224
— und Veratrumalkaloide
V 559ff.
—, Verteilungsinsuffizienz
I 177
—, Vitalkapazität I 179ff.
s. a. dort
—, Volumina I 179ff.
— bei Vorhofseptumdefekt
III 249
— bei Waterhouse-Friedrichsen-Syndrom
IV 563ff.
Lungenabsceß bei Aortenaneurysma VI 448
— und Cor pulmonale IV 255

Lungenabsceß bei Endokarditis acuta II 727
— bei Lungenembolie IV 107 ff.
— und Lungenfibrose IV 199 ff.
— und Lungeninfarkt IV 107 ff.
— und Narkose IV 617 ff.
— bei Periarteriitis nodosa VI 318 ff.
— und Pericarditis purulenta II 1084
— und Pneumoperikard II 1153
Lungenalveolen bei angeborenem Herzfehler II 146 ff.
— und Atmung I 196 ff.; IV 79 ff.
— und Cor pulmonale IV 63; 173 ff.
— und Cyanose I 233
— und Gasaustausch IV 79 ff.
— bei Gefäßkrankheiten VI 318 ff.
— bei Gefäßmißbildungen III 381
— bei Hämosiderose IV 258
— und Herzfehlerzellen I 771
— bei Herzinsuffizienz I 129 ff., 767 ff., 768 ff.
— bei Herzklappenfehler II 1303 ff.
— im Kollaps I 1017, 1124
— bei Kurzschlußdurchblutung IV 85
— und Luftembolie IV 129 ff.
— bei Lungenembolie IV 102 ff.
— bei Lungenemphysem IV 178 ff.
— und Lungenfibrose IV 198 ff.
— bei Lungenödem I 129 ff., 768 ff.
— bei Lungenstauung I 768 ff., 770 ff.
— und Mikrolithiasis IV 203
— bei Mitralstenose II 1303 ff., 1318 ff., 1355 ff.
— und Partialinsuffizienz IV 82 ff.
— bei Periarteriitis nodosa VI 318 ff.
— und Pleurapunktion I 559 ff.
— bei Pulmonalarterienaplasie III 381
— bei Pulmonalsklerose IV 242 ff.
— und Schock I 1017, 1124
— bei Tumormetastasen IV 237 ff.

Lungenatelektase bei Aortenaneurysma VI 447
—, angiektatische I 770
— und Atmung IV 85
— und Bronchialkreislauf IV 78
— bei Cor pulmonale IV 255
— bei Herzinfarkt III 1212
— bei Herzinsuffizienz I 770
— bei Karditis rheumatica II 605
— und Kurzschlußdurchblutung IV 85 ff.
— bei Lungenembolie IV 103 ff.
— und Lungenfibrose IV 198 ff.
— und Lungenkreislauf I 770; IV 78
— bei Lungenstauung I 770
— und Luftüberdruck IV 39 ff.
— bei Mitralstenose II 1345 ff., 1357 ff.
— und Narkose IV 596
— bei Perikardtumoren II 1221 ff.
—, postoperative IV 607
— bei rheumatischem Fieber II 605
— bei Thoraxdeformation IV 230
Lungenatrophie und Lungenemphysem IV 180 ff.
Lungencapillardruck bei Aorteninsuffizienz II 1468
— bei Aortenisthmusstenose III 464
— nach Commissurotomie II 1396 ff.
— bei Cor triatriatum III 554 ff.
— bei kombiniertem Mitralfehler II 1426
— bei Mitralinsuffizienz II 1408 ff., 1419
— bei Mitralstenose II 1307 ff., 1312 ff., 1365 ff.
— bei Tricuspidalstenose II 1488 ff.
Lungencapillaren, Anatomie IV 64 ff.
— bei angeborenem Herzfehler III 78, 160, 201, 238, 272 ff., 464, 554 ff.
— bei Aorteninsuffizienz II 1468
— bei Aortenishmusstenose III 464
— bei Aortopulmonalseptumdefekt III 201
— und arteriovenöse Aneurysmen der IV 254
— bei arteriovenöser Lungenfistel III 386 ff.
— und Atmung IV 79 ff.

Lungencapillaren bei Cor pulmonale IV 149 ff.
— bei Cor triatriatum III 554 ff.
— bei Ductus Botalli persistens III 160
— bei Fettembolie IV 133 ff.
— bei Fruchtwasserembolie IV 137 ff.
— und Gasaustausch IV 79 ff.
— bei Gefäßmißbildungen III 386 ff.
— bei Hämosiderose IV 258
— bei Herzinsuffizienz I 768 ff.
— bei kombiniertem Mitralfehler II 1426
— bei konstriktiver Perikarditis II 1097
— bei Luftembolie IV 125 ff.
— und Lungenembolie IV 99 ff.
— bei Lungenemphysem IV 178 ff.
— bei Lungenödem I 768 ff.
— bei Lungenstauung I 768 ff., 770 ff.
— bei Mitralinsuffizienz II 1408 ff., 1419
— bei Mitralstenose II 1307 ff., 1312 ff., 1365 ff.
— bei Myokarditis II 911
— bei Panzerherz II 1079
— und Perikard II 1039
— und Perikarditis II 1097
—, Physiologie IV 63 ff.
— bei Pneumokoniose IV 205 ff.
— bei Pneumonie-Myokarditis II 911
— bei Pulmonalsklerose IV 242 ff.
— bei Silikose IV 205 ff.
— bei Tricuspidalstenose II 1488 ff.
— bei Ventrikelseptumdefekt III 238
— bei Vorhofseptumdefekt III 272 ff.
Lungencarcinom, Cor pulmonale bei IV 62, 140 ff.
Lungencirrhose, Corrigansche IV 201
Lungencysten, Cor pulmonale bei IV 62, 140 ff., 196 ff.
— und Lungenemphysem IV 196 ff.
— bei Sklerodermie IV 200
Lungendurchblutung s. u. Lungenkreislauf
Lungendystrophie, progressive IV 248
Lungenembolie I 346 ff.; IV 92 ff.
— und Adipositas IV 94

Lungenembolie, akute IV 92ff.
— bei angeborenem Herzfehler III 162, 182, 242, 277, 538
— bei Aortenstenose II 1450
— und Atmung IV 81
— bei bakterieller Endokarditis II 691ff., 712, 722
— und Balneotherapie I 698
— bei Bilharziose IV 62, 140ff., *239*ff.
— und Blutdruck V 625, 819
— und Bronchialkreislauf IV 77
— bei Carcinoid II 785
— durch Chinidin II 120
—, chronische IV 233ff.
— und Cor pulmonale IV 59ff., 62, 91, *92*ff.
— und Cushing-Syndrom V 695
— und Diabetes mellitus IV 108, 124
—, Differentialdiagnose IV 114ff.
— bei Ductus Botalli persistens III 162, 182
— und Dystrophie IV 302
— bei Echinokokkose II 938
—, Elektrokardiogramm bei II 205, 354; IV 99ff., 108ff.
— bei Endangitis obliterans VI 293
— und Endocarditis fibrinosa II 778
— bei Endocarditis lenta II 691ff., 712, 722
— bei Endocarditis parietalis fibroplastica II 787
— und Endocarditis verrucosa simplex II 778
— bei Endokardfibrose II 787
— und endokrine Hypertonie V 695
— bei Fiedler-Myokarditis II 957ff.
—, fulminante IV 103
— bei Gefäßkrankheiten VI 293
— bei Hämangiosarkom VI 601
—, Häufigkeit IV 93, 103
— bei Herzinfarkt III 1230ff., *1237*ff.; IV 100, 114
— und Herzinsuffizienz I 770, 774
— bei Herzkatheterismus II 1261ff.
— bei Herzklappenfehler II 1298
— bei Herztrauma II 484ff.
— bei Herztumoren II 1193ff.
— und Herzversagen I 338
— und Hypertonie V 695

Lungenembolie und Hypotonie V 819
— bei intraarterieller Sauerstoffinsufflation VI 209
— bei Kammertachykardie II 166
— und kardiogenen Schock I 1025
— bei Karditis rheumatica II 634
— und Kollaps I 957ff., 976, 1025, 1112, 1124; IV 604ff.
— bei Leukämie IV 676
— und Lungeninfarkt IV 106ff.
— und Lungenkreislauf IV 59ff., 62, 77, 91ff.
— und Lungenödem IV 123ff.
— und Lungenstauung I 770, 774
— bei Mitralfehler II 1298
— bei Mitralstenose II 1323, 1368ff.
— bei Myokardsarkoidose II 948
— und neurogenen Schock I 976
— und Operabilität IV 628
— bei Operationen IV 610ff.
— bei paroxysmaler Tachykardie II 166ff.
—, Pathophysiologie IV 97ff.
—, perakute IV 103
— bei Phlebitis IV 91; VI 492ff., 507ff.
— und Pleurapunktion I 560ff.
— bei Polycythämie IV 667
—, postoperative IV 610ff.
— und primärer Schock I 976
—, Prodromalsymptome IV 104
—, Prophylaxe IV 116ff.
— und Rechts-Schenkelblock II 354
— bei rheumatischem Fieber II 634
—, Röntgendiagnose IV 112ff.
— bei Sarkoidose II 948
— und Schenkelblock II 354
— und Schock I 957ff., 976, 1025, 1112, 1124; IV 604
—, septische IV 107ff., 109, 124
—, subakute IV 103
—, Symptome IV 103ff.
— bei Tachykardie II 166ff.
—, Therapie IV 116ff.
— bei Thrombophlebitis IV 91; VI 492ff., 507ff.
— bei Tricuspidalstenose II 1500
— bei Truncus arteriosus communis persistens III 538

Lungenembolie, Ursachen IV 92ff.
— und Vena cava inferior-Ligatur I 596
— bei Ventrikelseptumdefekt III 242
— bei Vorhofseptumdefekt III 277
—, Vorkommen IV 92ff., 93ff.
Lungenemphysem IV 178ff.
— und Adipositas IV 385
—, Anatomie IV 178ff.
— und Asthma bronchiale IV 180ff., 195ff.
— und Atmung I 178ff., 202, 208; IV 81, 21, 34, 36, 144ff., 167, *181*ff., 181ff.
—, atrophisches IV 212
— und Balneotherapie I 655ff., 698
— und Belastung IV 184ff., *189*ff.
— und Blutdruck V 338ff., 780ff., 796
— und Blutmenge I 160
— und Bronchiektasen IV 196
— und Bronchitis IV 180ff., 195ff.
—, bullöses , 197IV 213
— und Commissurotomie II 1388
— und Cor pulmonale IV 59ff., 62, 139ff., 167ff., *177*ff., *180*ff., 195ff., 255
— und Cyanose I 233ff.; VI 530ff.
— und Cystenlunge IV 196ff.
—, diffuses IV 212
—, divergierender Schenkelblock bei II 364
—, Elektrokardiogramm bei II 205, 364
— und Endocarditis fibrinosa II 777
— und Endocarditis verrucosa simplex II 777
— und essentielle Hypertonie V 338ff.
—, Formen IV 193ff., 212ff.
— und Gasaustausch IV 81
— und Gefäßmißbildungen III 373
— und Herzinsuffizienz 42ff., 47
— bei Höhenadaptation IV 21, 34, 36
— und Hypertonie V 338ff.
—, hypertrophisches IV 212
—, Hypotonie bei V 780ff., 796
— bei Infektionen IV 565
— und Klima IV 21, 34, 36
—, kompensatorisches IV 212
—, Kreislaufzeit I 173

Lungenemphysem und Lebensalter IV 181 ff., *193* ff., 212
— und Luftdruck IV 21, 34, 36
— und Lungenelastizität I 178 ff.
— und Lungenfibrose IV 198 ff.
— und Lungenkreislauf IV 59 ff., 62, 81
— und Lungenödem I 135
— und Mitralstenose II 1388
— bei Monge-Syndrom IV 34, 36
— und Narkose IV 613
—, obstruktives IV 180, 195 ff., 212
— und Operationen IV 599
—, Pathogenese IV 180 ff.
—, Pathologie IV 178 ff.
— per distensionem IV 181 ff.
—, perifokales IV 212
—, physiologisches IV 21 II 364
— und Pneumokoniose IV 205 ff., 211 ff.
—, Prognose IV 190 ff.
— und Pulmonalaneurysma III 373
— bei Pulmonalarterienaplasie III 381
— und Pulmonalsklerose IV 178 ff.
—, Rechts-Schenkelblock bei II 364
— und Säure-Basengleichgewicht I 208
— bei Sauerstoffmangel IV 21, 36
—, Schenkelblock bei II 364
— und Silikose IV 205 ff., 211 ff.
— substantielles IV 180 ff.
— bei Thoraxdeformation IV 230
— bei Tuberkulose IV 224
—, Valsalva-Versuch bei IV 780
— und Venendruck I 99
—, Verlauf IV 190 ff.
—, vikarierendes IV 212
— bei Waterhouse-Friedrichsen-Syndrom IV 565
Lungenentlastungsreflex I 121, 343
Lungenfibrose und Atmung I 178, 185; IV 81
— und Balneotherapie I 698
—, Cor pulmonale bei IV 62, 81, 140 ff., 169 ff., *197* ff.
—, diffuse IV 140
—, Formen IV 197 ff.
— und Ganglienblocker V 580
— und Gasaustausch IV 81
—, herdförmige IV 198 ff.

Lungenfibrose bei Herzinsuffizienz I 767 ff.
— bei Herzklappenfehler II 1307 ff.
— und Hydroperikard II 1153
—, interstitielle IV 62, 81, 198 ff.
—, intraalveolare IV 198 ff.
— bei Kollagenosen II 989
— bei Lipoidosen IV 201
— und Lungenelastizität I 178
— und Lungenemphysem IV 198 ff.
— und Lungenkreislauf IV 62, 81
— bei Mitralstenose II 1307 ff. 1318 ff.
— und Operationen IV 599
—, parenchymatöse IV 198
—, Pathogenese IV 197 ff.
—, peribronchiale IV 198 ff.
—, pleurale IV 198 ff.
—, Pneumokoniose als IV 203 ff.
— und Pulmonalaneurysma VI 467
— bei Sarkoidose II 946 ff.; IV 200
— und Silikose IV 199 ff., 204 ff.
— bei Sklerodermie II 989 ff.; IV 200
— bei Thoraxdeformation IV 230
— bei Tuberkulose IV 223 ff.
—, vasculäre IV 198 ff.
Lungenfistel, arteriovenöse III 386 ff.
—, —, Anatomie III 386 ff.
—, —, Angiokardiographie bei III 392 ff.
—, —, Differentialdiagnose III 394
—, —, Häufigkeit III 387
—, —, Herzkatherismus bei III 391 ff.
—, —, Komplikationen III 393 ff.
—, —, Pathogenese III 386 ff.
—, —, Physiologie III 387 ff.
—, —, Prognose III 394
—, —, Röntgendiagnose III 389 ff.
—, —, Symptome III 386 ff., 388 ff.
—, —, Therapie III 394 ff.
Lungengefäße s. a. u. Pulmonalis
—, Anatomie IV 63 ff.
— bei angeborenem arteriovenösem Coronaraneurysma III 215
— bei angeborenen Herzfehlern III 16 ff., 29, 38, 59, 74 ff., *77* ff., 162, 171,

187, 219, 283, 344 ff., 348 ff., 412, 509, 550, 558, 561, 563
Lungengefäße bei angeborener Mitralstenose III 550
— und angeborene Pulmonalinsuffizienz III 563 ff.
— bei angeborener Pulmonalstenose III 36, 77 ff., 206 ff., 298 ff., 302 ff., 311 ff.
— bei angeborenem Sinus-Valsalvae-Aneurysma III 204 ff.
— bei angeborener Tricuspidalstenose III 412 ff.
— bei Aortenatresie III 561 ff.
— bei Aorteninsuffizienz II 1457 ff., 1468
— bei Aortenisthmusstenose III 448 ff., 461 ff., 464 ff.
— bei Aortenstenose II 1430 ff.
— bei Aortopulmonalseptumdefekt III 195 ff.
— bei Arteriitis rheumatica VI 346
— bei arteriovenösen Aneurysmen IV 252
— bei arteriovenöser Lungenfistel III 386 ff.
— und Atmung IV 4 ff., 81
— bei Bilharziose IV 239 ff.
— bei Canalis atrioventricularis communis III 294 ff.
— nach Commissurotomie II 1396 ff.
— bei Cor biloculare III 546 ff.
— und Cor pulmonale IV 59 ff., 149 ff.
— bei Cor triatriatum III 552 ff.
— bei Cor triloculare biatriatum III 540 ff.
— bei Cossio-Syndrom III 59
— bei Ductus Botalli persistens III 74, 162 ff., 171 ff., 187
— bei Eisenmenger Komplex III 38, 78, 219
— und Embolie VI 361 ff.
— bei Endangitis obliterans VI 294
— bei Endocarditis parietalis fibroplastica II 786
— bei Endokardfibrose II 786
— bei Fallotscher Tetralogie III 78, 330, 334, 344 ff., 348 ff.
— bei Fettembolie IV 133 ff.
— bei Fruchtwasserembolie IV 137 ff.
— und Gasaustausch IV 79 ff.
— bei Gefäßkrankheiten VI 294, 318

Lungengefäße bei Gefäßmißbildungen III 204ff., 215, 382
— bei Hämosiderose IV 258
— bei Herztamponade II 1063ff.
— bei Höhenadaptation IV 4ff.
— bei Karditis rheumatica II 603
— und Klima IV 4ff.
— bei kombiniertem Mitral-Aortenfehler II 1479ff.
— bei kombiniertem Mitralfehler II 1409
— bei konstriktiver Perikarditis II 1095
— und Kurzschlußdurchblutung IV 85ff.
— bei Lävokardie III 591
— bei Lues IV 232
— und Luftdruck IV 4ff.
— bei Luftembolie IV 125ff.
— bei Lungenembolie IV 92ff. 97ff.
— bei Lungenemphysem IV 178ff.
— und Lungenfibrose IV 198ff.
— bei Lungenvenentransposition III 523ff., 527ff.
— bei Lutembacher-Syndrom III 283ff.
—, Mißbildungen III 16ff.
— bei Mitralatresie III 558
— bei Mitralinsuffizienz II 1406ff., 1411ff.
— bei Mitralstenose II 1302ff., 1311ff., 1357ff.
—, Morphologie IV 63ff.
— und Orthostase IV 728ff.
— bei Panzerherz II 1095
— bei Periarteriitis nodosa VI 318ff.
— und Perikard II 1039
— bei Perikarditis II 1063ff., 1095ff.
— bei peripherer Pulmonalstenose III 376
— bei Pneumokoniose IV 205ff.
— und Pneumonie-Myokarditis II 911
— bei Polycythämie IV 664, 666ff.
— bei Pulmonalarterienaplasie III 382
— bei Pulmonalsklerose IV 241ff.
— bei Pulmonalstenose III 376
— bei rheumatischem Fieber II 603
— bei Sichelzellanämie IV 240ff.

Lungengefäße bei Silikose IV 205ff.
— bei Sklerodermie IV 200
— bei Taussig-Bing-Komplex III 78, 509
— bei Thorakoplastik IV 225ff.
— bei Tricuspidalatresie III 78, 396ff.
— bei Tricuspidalstenose II 1488ff.
— bei Truncus arteriosus communis persistens III 29, 78, 535ff.
— und Tumormetastasen IV 237
— bei Valsalva-Versuch IV 775ff.
— bei Vena cava Anomalie III 513
— bei Ventrikelseptumdefekt III 217ff., 221ff., 232ff.
— bei Vorhofseptumdefekt III 59, 249, 257fff., 267ff., 277
Lungengerüst I 178
— bei angeborenem Herzfehler III 224, 257ff.
— bei Asthma bronchiale I 178
— bei kombiniertem Mitralfehler II 1409
— bei Mitralinsuffizienz II 1408ff .
— bei Mitralstenose II 1302ff., 1307ff., 1315ff., 1355ff.
— bei Ventrikelseptumdefekt III 224
— bei Vorhofseptumdefekt III 257ff.
Lungenhämosiderose und hämorrhagische Diathese VI 566
— bei Mitralstenose II 1355ff.
— bei Purpura rheumatica VI 566
Lungenherz, Begriff III 3
Lungenhilus bei angeborenem Herzfehler III 171, 187, 217, 249, 267, 283, 294, 330, 344, 348ff., 402, 422ff., 461ff., 501ff., 536ff., 542,ff. 550, 565
— bei angeborener Mitralstenose III 550
— bei angeborener Pulmonalinsuffizienz III 565ff.
— bei angeborenem Sinus-Valsalvae-Aneurysma III 204ff.
— bei Aortenisthmusstenose III 461ff.
— bei Aortopulmonalseptumdefekt III 200
— bei arteriovenösen Aneurysmen IV 252

Lungenhilus bei arteriovenöser Lungenfistel III 392
— bei Bilharziose IV 239
— bei Canalis atrioventricularis communis III 294ff.
— und Cor pulmonale IV 210ff., 238ff., 251
— bei Cor triloculare biatriatum III 542ff.
— bei Ductus Botalli persistens III 171ff., 187
— bei Ebstein-Syndrom III 422ff.
— bei Fallotscher Tetralogie III 330, 344ff., 348ff.
— bei Gefäßmißbildungen III 204ff., 382, 392
— bei Lutembacher-Syndrom III 283
— bei Mitralinsuffizienz II 1422
— bei Perikarditis II 1048ff.
— und Perikardtumoren II 1225
— bei Pneumokoniose IV 210ff., 251
— bei Pulmonalarterienaplasie III 382
— bei Silikose IV 210ff., 251
— bei Transposition der Aorta und Pulmonalis III 501ff.
— bei Tricuspidalatresie III 402ff.
— bei Truncus arteriosus communis persistens III 536ff.
— bei Tumormetastasen IV 238
— bei Ventrikelseptumdefekt III 217ff.
— bei Vorhofseptumdefekt III 249, 267ff.
Lungeninfarkt und Blutdruck V 819
— und Bronchialkreislauf IV 77
—, Cor pulmonale bei IV 92, 106ff.
— bei Endangitis obliterans VI 293
— bei Endocarditis acuta II 727
— bei Herzkatheterismus II 1261ff.
— und Hypotonie V 819
— bei Kammertachykardie II 166
— und Lungenembolie IV 106ff.
— und Lungenkreislauf IV 77
— und Lungenödem I 131
— bei Lungenstauung I 770
— bei Mitralstenose II 1323, 1368
— bei paroxysmaler Tachykardie II 166

Lungeninfarkt und Pulmonalaneurysma VI 466
—, septischer IV 92, 109
— bei Tachykardie II 166
— bei Tricuspidalstenose II 1500
— bei Truncus arteriosus communis persistens III 538
Lungenkollaps bei Herztrauma II 484ff.
— bei Operationen IV 598
— und Vasomotorik VI 532ff.
Lungenkreislauf IV 63ff.
— und Acetylcholin V 197, 200
— und Adenosin V 201
— und Aderlaß I 136, 591
— bei Anämie IV 657
—, Anatomie IV 63ff.
— bei angeborenem arteriovenösem Coronaraneurysma III 214
— bei angeborenen Herzfehlern III 1ff., 5ff., 19ff., 38ff., 59, 61, 71, 74, 77ff., 125ff., 146ff., 160ff., 195ff., 219ff., 283, 293ff., 334ff., 344ff., 348ff., 366ff., 377, 381, 396, 412ff., 419ff., 430ff., 499ff., 509ff., 523ff., 534ff., 540ff., 546ff., 558
— bei angeborener Mitralstenose III 549ff.
— bei angeborener Pulmonalinsuffizienz III 563ff.
— bei angeborener Pulmonalstenose III 36, 77ff., 298ff., 302ff.
— bei angeborenem Sinus-Valsalvae-Aneurysma III 204, 206ff., 208ff.
— bei angeborener Tricuspidalinsuffizienz III 430ff.
— bei angeborener Tricuspidalstenose III 412ff.
— bei Angina pectoris III 1113
— bei Angina tonsillaris II 913
— und Alternans II 409
— bei Aortenatresie III 561
— bei Aorteninsuffizienz II 1457ff., 1468
— bei Aortenisthmusstenose III 448ff., 452ff., 462ff.
— bei Aortenstenose II 1430ff.
— bei Aortopulmonalseptumdefekt III 195ff.
— bei arteriovenösen Aneurysmen IV 251ff.
— bei arteriovenösen Fisteln VI 478
— bei arteriovenösen Lungenfisteln III 387ff.

Lungenkreislauf und Atmung I 115ff., 121ff., 128, 176ff., 179ff., 187ff., 191ff., 196ff., 224, 329; IV 1ff., 20ff., 23ff., 34, 67, 72ff.
— bei bakterieller Endokarditis II 707ff., 722
— und Balneotherapie I 654ff., 698
— bei Belastung I 121, 125; IV 67ff., 765ff.
— bei Beriberi IV 390ff.
— und Blutdruck V 297ff., 338ff., 346ff., 360ff., 384ff., 658ff., 789
— und Blutgase IV 72ff.
— bei Blutkrankheiten IV 657
— und Blutmenge I 162ff.
— bei Bilharziose IV 62, 140ff., 239ff.
— und Bronchialkreislauf IV 75ff.
— bei Canalis atrioventricularis communis III 293ff.
— bei Carcinoid II 784
— bei Coma diabeticum IV 376ff.
— und Commissurotomie II 1388ff., 1396ff.
— bei Cor biloculare III 546ff.
— bei Coronargefäßmißbildungen III 569ff.
— bei Coronarinsuffizienz III 1113, 1218
— und Cor pulmonale IV 59ff.
— bei Cor triatriatum III 553ff.
— bei Cor triloculare biatriatum III 540ff.
— bei Cossio-Syndrom III 59
— und Cyanose I 232ff.
— und Depressan V 232
— bei Diabetes mellitus IV 376ff.
— bei Diphtherie-Myokarditis II 894ff.
— und Diurese I 329ff.
— bei Druckfall-Syndrom IV 47ff.
—, Druckgefälle, intrapulmonales I 117ff.
— und Ductus Botalli persistens III 71ff., 74, 78, 160ff.
— bei Ebstein-Syndrom III 419ff.
— bei Echinokokkose II 937ff.
— bei Eisenmenger-Komplex III 38, 78, 219
— bei Endokarditis lenta II 707ff., 722
— bei endokriner Hypertonie V 658

Lungenkreislauf Entwicklungsgeschichte III 1ff., 5ff.
— und essentielle Hypertonie V 297ff., 338ff., 346ff., 360ff., 384ff.
— und essentielle Hypotonie V 789
— bei Fallotscher Tetralogie III 36, 78, 334ff., 336ff., 344ff., 348ff.
— bei Fettembolie IV 134ff.
— bei Fiedler-Myokarditis II 956ff.
— bei Fokaltoxikose II 913
— und Ganglienblocker I 592ff.,; V 572ff.
— und Geburtsakt IV 486ff.
— bei Gefäßkrankheiten V 623; VI 230, 318ff.
— bei Gefäßmißbildungen III 204, 206ff., 214, 366, 373, 376, 381ff., 569ff.
— bei Gravidität IV 486ff.
— bei Graviditätstoxikose IV 517
— bei Hämangiosarkom VI 601ff.
—, Hämodynamik IV 70ff.
— und Hämosiderose IV 257ff.
— und Herzglykoside I 453ff.
— bei Herzinfarkt I 339ff.; III 1113, 1218
— bei Herzinsuffizienz I 115ff., *121ff.*, *129ff.*, 229, 232ff., 339ff., 402ff., 767f., 768ff.
— bei Herzklappenfehler I 123ff., 127; II 1298, 1302ff., 1312ff., 1355ff., 1406, 1409ff., 1426, 1430, 1457, 1468, 1479f., 1488
— bei Herztamponade II 1063ff.
— bei Herztrauma II 475ff., 484ff., 501ff., 520ff.
— bei Herztumoren II 1181ff.
— bei Höhenadaptation IV 1ff., 20ff., 23ff., 34
— und Hydralazine V 547
— bei Hydroperikard I 347
— und Hydrothorax I 560ff.
— und Hypertonie V 297ff., 338ff., 346ff., 360ff., 384ff., 658
— bei Hyperthyreose IV 321
— bei Hypoglykämie IV 381
— und Hypophyse V 144
— bei Hypothyreose IV 332ff.
— und Hypotonie V 789
— bei Infektionen IV 556; V 801ff.
— und Insulin IV 381
— und Kallikrein V 218

Lungenkreislauf und kardiogener Schock I 1025
— bei Karditis rheumatica II 605, 620, 634
— und Klima IV 1ff., 20ff., 23ff., 34
— bei Kollagenosen II 989
— und Kollaps I 957, 976, *1016*ff., 1111ff.
— bei kombiniertem Mitral-Aortenfehler II 1479ff.
— bei kombiniertem Mitralfehler II 1409, 1426
— bei konstriktiver Perikarditis II 1095, 1100ff.
—, Kreislaufzeit I 168ff.
—, Kurzschlußdurchblutung I 196ff.; IV 85ff.
— und Lebensalter IV 622ff.
— bei Levoatrialcardinalvein III 19
— bei Links-Schenkelblock II 337ff., 356
— und Luftdruck IV 1ff., 20ff., 23ff., 34
— und Luftüberdruck IV 39ff.
— und Lungenelastizität I 177ff.
— bei Lungenembolie I 346; IV 92ff., 97ff., 124ff.
— bei Lungenemphysem IV 178ff.
— und Lungenfibrose IV 198ff.
— bei Lungeninfarkt IV 106ff.
— und Lungenödem I 129ff., 768ff.
— bei Lungenresektion IV 225ff.
— bei Lungenstauung I 768ff., 770ff., 773ff.
— bei Lungenvenentransposition III 523ff., 526ff.
— und Lungenvolumina I 179ff.
— bei Lutembacher-Syndrom III 283ff.
— und Lymphgefäßinsuffizienz VI 606
—, Meßmethoden I 115ff.
— bei Mitralatresie III 558
— bei Mitralfehler II 1298
— bei Mitralinsuffizienz II 1406ff., 1411ff.
— bei Mitralstenose II 1302ff., 1312ff., 1355ff.
— bei Monge-Syndrom IV 34
— bei Myxödem IV 332ff.
— und Narkose IV 592ff., 617ff.
— und Nervensystem IV 69ff.
—, normaler I 116ff.
—, Operabilität IV 622ff., 630ff.

Lungenkreislauf und Orthopnoe I 229
— und Orthostase IV 728ff., 733ff.
— bei Pankarditis rheumatica II 620
— bei Panzerherz II 1095, 1100ff.
— bei Periarteriitis nodosa V 623; VI 318ff.
— bei Perikard II 1039
— bei Perikarderguß I 347
— bei Perikarditis II 1063ff.
— bei peripherer Pulmonalstenose III 376ff.
— bei Phäochromocytom V 658
— und Pharmaka IV 71ff.
—, Physiologie IV 63ff.
— und Pitressin V 144
— und Pleurapunktion I 560ff.
— bei Pneumokoniose IV 205ff., 214ff.
— bei Pneumonie-Myokarditis II 911, 912
— bei Pneumothorax IV 62, 115, 167ff., *224*ff.
— bei Poliomyelitis II 917
— bei Polycythämie IV 664, *666*ff.
— und primärer Schock I 976
— und Prostaglandin V 206
— und Puerperium IV 486ff.
— und Pulmonalaneurysma III 373; VI 466
— bei Pulmonalarterienaplasie III 381ff.
— bei Pulmonalatresie III 366
— und Pulmonalsklerose I 775; IV 140ff., 178ff., 206ff., *241*ff.
— bei Pulmonalstenose III 376ff.
— und Purine I 546ff.
— bei Raynaud-Syndrom VI 230
— bei Rechts-Schenkelblock II 337ff., 352, 354ff., 356
— bei rheumatischem Fieber II 605, 620, 634
— und Ruhe IV 65ff.
— und Säure-Basen-Gleichgewicht I 207ff.
— bei Sarkoidose IV 62, 81, 140ff., 199, 200
— bei Sauerstoffmangel IV 1ff., 20ff., 23ff., 34
— im Schock I 957, 976, *1016*ff., 1111ff.
— bei Schenkelblock II 337ff., 352, 354ff., 356
— und Serotonin II 784; V 184, 185

Lungenkreislauf bei Sichelzellanämie IV 240ff.
— bei Silikose IV 205ff., 214ff.
— bei Sklerodemie II 989; IV 62, 81, 140ff., 199, *200*ff.
— bei Sportherz I 916ff.
— bei Tachykardie I 345
— bei Taussig-Bing-Komplex III 78, 508ff.
— bei Thorakoplastik IV 140ff., *221*ff.
— und Thoraxdeformation IV 61ff., 140ff., 167ff., 181ff., 221ff., *229*ff.
— und Thyreoidea IV 321, 332
— bei Transposition der Aorta und Pulmonalis III 497ff., 499ff.
— bei Tricuspidalatresie III 396ff.
— bei Tricuspidalstenose II 1488ff.
— bei Truncus arteriosus communis persistens III 78, 534ff.
— bei Tuberkulose IV 221ff.
— bei Tumormetastasen IV 237ff.
— bei Typhus-Myokarditis II 906
— und Tyramin V 179
— bei Valsalva-Versuch IV 775ff.
—, Vasomotorik I 119ff.; VI 230
— und vegetative Labilität IV 733ff.
— und Vena-cava-inferior-Ligatur I 596ff.
— bei Ventrikelseptumdefekt III 61, 78, 217ff., 232ff.
— und Veratrumalkaloide V 559ff.
— und Vitalkapazität I 179ff.
— bei Vorhofanomalie III 20
— bei Vorhofflimmern II 86
— bei Vorhofseptumdefekt III 78, 249, 257ff.
Lungenödem I *129*ff., *768*ff.
—, Ätiologie I 129ff.
— und Alternans II 409
— bei angeborenem Herzfehler IV 183, 224ff., 551ff.
— bei angeborener Mitralstenose III 551
— bei Angina tonsillaris II 914
— bei arteriovenösen Fisteln VI 478
— und Atmung I 129ff., 137, 185, 202; IV 21, 39ff.
— und Balneotherapie I 698
— und Beriberi IV 390, 392
— und Blutdruck V 658

Lungenödem bei Coma diabeticum IV 376 ff.
— und Commissurotomie II 1388 ff.
— bei Cor pulmonale IV 123 ff.
— und Cortison V 709
— bei Cor triatriatum III 553 ff.
— bei Diabetes mellitus IV 376 ff.
—, Diuretica I 533
— bei Ductus Botalli persistens III 183
— bei endokriner Hypertonie V 658
— bei Erythematodes II 979 ff.
—, experimentelles I 768 ff.
— bei Fettembolie IV 134 ff.
— bei Fokaltoxikose II 914
— bei Fruchtwasserembolie IV 137 ff.
— und Ganglienblocker I 592 ff.; V 577, 580
— bei Gravidität IV 488 ff.
— bei Graviditätstoxikose IV 517
— und hämorrhagischer Schock I 1124
—, Herzglykoside bei I 468
— bei Herzinfarkt I 339 ff.; III 1213, 1218
— bei Herzinsuffizienz I 129 ff., 468, 767
— bei Herzklappenfehler II 1298, 1314 ff., 1354 ff., 1368 ff.
— bei Herztrauma II 483 ff., 501 ff., 520 ff.
— bei Herztumoren II 1181 ff.
— bei Höhenadaptation IV 21
— und Hydrothorax I 560 ff.
— bei Hypertonie V 658
— bei Hypoglykämie IV 381
—, induriertes I 769
— bei Infektionen I 132; IV 556
— und Insulin IV 381
—, interstitielles, bei Infektionen IV 556
— und kardiogener Schock I 1025
— bei Karditis rheumatica II 634
— und Klima IV 21
— und Körperstellung I 129 ff., 416
— und Kollaps I 1025, 1123 ff.
— und konstriktive Perikarditis II 1103 ff.
— und Lebensalter IV 622 ff.
— und Luftdruck IV 21, 39 ff.
— und Luftüberdruck IV 39 ff.
— bei Lungenembolie IV 123 ff.

Lungenödem bei Lungenvenentransposition III 527 ff.
— und Lymphgefäßinsuffizienz VI 606
— bei Mitralfehler II 1298
— bei Mitralinsuffizienz II 1406 ff., 1411 ff.
— bei Mitralstenose II 1314 ff., 1354 ff., 1368 ff.
— und Morphin I 420
— und Operationsschock I 1124
— bei Panzerherz II 1103 ff.
—, Pathogenese I 130 ff.
—, Pathologie I 768 ff.
— bei Perikarditis II 1103 ff.
— bei Phäochromocytom V 658
— und Pleurapunktion I 560 ff.
— bei Pneumonie-Myokarditis II 911
— bei Poliomyelitis I 132
—, postoperatives IV 607
— und Quecksilberdiuretica I 533
— bei rheumatischem Fieber II 634
—, Sauerstoff bei I 594 ff.
— bei Sauerstoffmangel IV 21
— und Schock I 1025, 1123 ff.
— bei Sklerodermie IV 201
— und Steroide I 555; V 709
—, subchronisches I 769
—, Symptome I 129 ff.
— bei Tachykardie I 345
—, Therapie I 136, 420, 468
— bei Toxoplasmose II 934
— bei traumatischem Schock I 1124
— und Tricuspidalstenose II 1488 ff.
— bei Ventrikelseptumdefekt III 224 ff.
— bei Vergiftungen I 131
Lungenresektion bei arteriovenösen Aneurysmen IV 255
— bei arteriovenöser Lungenfistel III 395
—, Cor pulmonale bei IV 62, 81, 181, 221 ff.
— und Gasaustausch IV 81
— bei Gefäßmißbildungen III 385, 395
— und Lungenemphysem IV 181
— und Lungenkreislauf IV 62, 81
— bei Pulmonalarterienaplasie III 385
Lungenschußverletzung und Embolie VI 361 ff.
— und Herztrauma II 476 ff.

Lungensklerose bei angeborenem Herzfehler III 224, 257
— und Herzinsuffizienz I 41 ff.
— und Lungenstauung I 775
— bei Ventrikelseptumdefekt III 224
— bei Vorhofseptumdefekt III 257 ff.
Lungenstauung s. a. u. Lungenkreislauf
— und Aderlaß I 136, 591 ff.
— und Alternans II 409
— bei Anämie IV 657
— bei angeborenem arteriovenösem Coronaraneurysma III 214
— bei angeborenem Herzfehler III 36, 78, 126 ff., 221, 226, 452 ff., 462 ff., 499 ff., 551 ff., 561 ff.
— bei angeborener Mitralstenose III 551
— bei angeborener Pulmonalstenose III 36
— bei angeborenem Sinus-Valsalvae-Aneurysma III 208 ff.
— bei Angina pectoris III 1113, 1215 ff.
— bei Angina tonsillaris II 913
— bei Aortenatresie III 561
— bei Aorteninsuffizienz II 1457 ff.
— bei Aortenisthmusstenose III 452 ff., 462 ff.
— und Atmung I 176 ff., 179 ff., 187 ff., 191 ff., 916 ff., 224; IV 21
— bei bakterieller Endokarditis II 707 ff., 722 ff.
— und Balneotherapie I 655 ff.
— und Beriberi IV 390 ff.
— und Blutdruck V 339, 346 ff., 658
— bei Blutkrankheiten IV 657
— und Blutmenge I 162
— und Bronchialkreislauf IV 77
—, chronische I 770 ff.
— und Commissurotomie II 1388 ff., 1396 ff.
— bei Coronargefäßmißbildungen III 569 ff.
— bei Coronarinsuffizienz III 1113, 1213, 1215 ff.
— und Cor pulmonale IV 59 ff., 63
— bei Cor triatriatum III 553 ff.
— und Cyanose I 233 ff.
— bei Diphtherie-Myokarditis II 894 ff.

Lungenstauung bei Ductus
  Botalli persistens III 183
— bei Embolie I 346
— bei Endocarditis lenta
  II 707ff., 722
— bei endokriner Hypertonie
  V 658
— bei Erythematodes
  II 979ff.
— und essentielle Hypertonie
  V 339, 346ff.
— bei Fallotscher Trilogie
  III 36
— bei Fiedler-Myokarditis
  II 956ff.
— bei Fokaltoxikose II 913
— und Ganglienblocker
  I 592ff.
— und Geburtsakt IV 486ff.
— bei Gefäßmißbildungen
  III 208ff., 214, 569ff.
— und Gravidität IV 486ff.
— bei Herzinfarkt I 339ff.;
  III 1113, 1213, 1215ff.,
  1218ff.
— und Herzinsuffizienz
  I 69ff., 114, 124ff.,
  338ff., 402ff.
— bei Herztrauma II 502ff.,
  520ff.
— bei Herztumoren II 1180ff.
— und Höhenadaptation
  VI 21
— bei Hydroperikard I 347
— und Hypertonie V 339,
  346ff., 658
— bei Infektionen IV 556
— bei Kammertachykardie
  II 166ff.
— bei Karditis rheumatica
  II 605, 620, 634
— und Klima IV 21
— bei Kollagenosen II 979ff.,
  990
— bei konstriktiver Peri-
  karditis II 1098, 1100ff.
— und Kreislaufzeit I 73
— und Lebensalter IV 622ff.
— und Luftdruck IV 21
— und Lungenelastizität
  I *176*ff.
— und Lungenkreislauf IV 77
— und Lungenödem I 134,
  768ff.
— und Lungenvolumina
  I 179ff.
— und Lymphgefäßinsuffi-
  zienz VI 606ff.
— bei Mitralinsuffizienz
  II 1411ff.
— bei Mitralstenose II 1302ff.,
  1311ff., 1355ff., 1368ff.,
  1381ff.
— und Morphin I 420
— bei Myokarditis II 887ff.

Lungenstauung und Operabilität IV 622ff., 632ff.
— und Orthostase IV 728ff.
— bei Pancarditis rheumatica
  II 620
— bei Panzerherz II 1098,
  1100ff.
— bei paroxysmaler Tachy-
  kardie II 166ff.
—, Pathologie I 770ff.
— bei Perikarderguß I 347
— bei Perikarditis II 1098,
  1100
— bei Phäochromocytom
  V 658
— bei Poliomyelitis II 917
— und Puerperium IV 486ff.
—, Pulmonalgefäße bei I 768ff.,
  770ff., 773ff.
— bei Pulmonalsklerose
  I 775; IV 245
— bei rheumatischem Fieber
  II 605, 620, 634
— und Säure-Basengleich-
  gewicht I 207ff.
— bei Sauerstoffmangel IV 21
— bei Sklerodermie II 990;
  IV 201
— bei Tachykardie I 345;
  II 166ff.
— bei Transposition der
  Aorta und Pulmonalis
  III 499ff.
— und Tricuspidalstenose
  II 1488ff.
— bei Typhus-Myokarditis
  II 906
— und Vena cava inferior-
  Ligatur I 596ff.
— bei Ventrikelseptumdefekt
  III 221ff., 226ff.
— und Vitalkapazität I 179ff.
Lungenthrombose s. u. Pulmonalthrombose
Lungentuberkulose und ACTH
  II 645
— und Amyloidose II 960ff.
— und angeborene Herz-
  fehler III 77, 109, 114,
  *125*ff., 129ff., 277, 357,
  427
— und Arteriitis tuberculosa
  VI 347
— und Arteriosklerose VI 415
—, Blutdruck bei V 796
— und Bronchialkreislauf
  IV 77
—, Cor pulmonale bei IV 62,
  77, 81, 139ff., 167ff.,
  197ff., *221*ff.
— und Cortison II 645
— bei Ductus Botalli persistens III 129
— bei Ebstein-Syndrom
  III 427

Lungentuberkulose und Endocarditis fibrinosa II 77
— und Endocarditis verrucosa
  simplex II 778
— bei Erythematodes
  II 983ff.
— und Fallotsche Tetralogie
  III 128, 357
— bei Fallotscher Trilogie
  III 128
— und Gasaustausch IV 81
— bei Gefäßkrankheiten
  VI 347
— bei Gefäßmißbildungen
  III 373
—, Hypotonie bei V 796
— und idiopathische Perikarditis II 1073
— bei Kollagenosen II 983ff.
— und Lungenfibrose
  IV 197ff., 199ff.
— und Lungenkreislauf IV 77,
  81
— und Lutembacher Syndrom
  III 130
— und Mitralinsuffizienz
  III 126ff.
— und Mitralstenose III 126ff.
— und Myokarditis II 874
— und Narkose IV 617ff.
— und Operationen IV 599
— und Perikarddivertikel
  II 1143
— und Perikarditis II 1073,
  1077ff.
— und Phlebitis VI 484
— und Pneumoperikard
  II 1153
— und Pulmonalaneurysma
  III 373, VI 466
— und Sarkoidose IV 200
— und Thrombophlebitis
  VI 484
— und Tricuspidalatresie
  III 128
— und tuberkulöse Perikarditis II 1077ff.
— bei Ventrikelseptumdefekt
  III 129
— bei Vorhofseptumdefekt
  III 129, 277
Lungentumoren, Cor pulmo-
  nale bei IV 61, 62, 233
— und Endocarditis fibrinosa
  II 778
— und Endocarditis verrucosa
  simplex II 778
— und Gasaustausch IV 81
— und Herztumoren II 1207
— und Lungenkreislauf IV 61,
  62, 81
— und Pneumoperikard
  II 1153
Lungenüberblähung, Cor pulmonale bei IV 62

Lungenvenen bei angeborenen
Herzfehlern III 20, 161,
257, 271, 277 ff., 513 ff.,
552
— und Cor pulmonale
IV 250ff.
— bei Cor triatriatum III 552
— bei Ductus Botalli persistens III 161
— und Embolie VI 361 ff.
—, Kreuzung der III 17
—, Mißbildungen III 17 ff.
— bei Mitralstenose II 1306ff.,
1314ff., 1354ff.
— und Orthostase IV 733 ff.
— bei vegetativer Labilität
IV 733 ff.
— bei Vena cava-Anomalie
III 513ff.
— bei Vorhofanomalie III 20
— bei Vorhofseptumdefekt
III 257, 271, 277 ff.
Lungenvenentransposition
III 271, 277 ff., 522 ff.
—, Anatomie III 522
— und Aortenisthmusstenose
III 465
— bei Cor triatriatum III 553
— und Dextrokardie III 577
— bei Lävokardie III 590
— und Mitralatresie III 559
—, partielle III 522ff.
—, —, Angiokardiogramm bei
III 524
—, —, Herzkatheterismus bei
III 523ff.
—, —, Röntgendiagnose
III 523
—, —, Symptome III 522ff.
—, totale III 525ff.
—, —, Anatomie III 525ff.
—, —, Elektrokardiogramm
bei III 529ff.
—, —, Formen III 525
—, —, Häufigkeit III 525 ff.
—, —, Pathophysiologie
III 526ff.
—, —, Röntgendiagnose
III 527ff.
—, —, Symptome III 527
—, —, Therapie III 286ff., 531
— und Transposition der
Aorta und Pulmonalis
III 51, 497ff., 512ff., 525
— und Vorhofseptumdefekt
III 271, 277 ff., 522
Lupus erythematodes s. u.
Erythematodes
Lupus-erythematodes-Phänomen II 981ff.
— bei Erythematodes
II 977 ff.; VI 344 ff.
— bei Gefäßkrankheiten
VI 315, 344
— und Hydralazine V 546

Lupus-erythematodes-Phänomen bei Kollagenosen
II 977 ff.
— bei Libman-Sacks-Endokarditis II 981 ff.
— bei Periarteriitis nodosa
VI 315
Lutembacher-Syndrom III 58,
282ff.
—, Anatomie III 58ff.
—, angeborene Mitralstenose
bei III 26, 58ff., 249,
263ff., 282ff.
— und angeborene Pulmonalstenose III 298ff.
—, Differentialdiagnose III 285
—, Elektrokardiogramm bei
III 283ff.
—, Entwicklungsgeschichte
III 282ff.
—, und Geburtsakt III 283;
IV 492
— und Gravidität III 283;
IV 492ff.
—, Pathologie III 58ff.
—, Physiologie III 282ff.
—, Prognose III 284
—, und Puerperium IV 492
—, Symptome III 282ff.
—, Therapie III 286ff.
— und Tuberkulose III 130
—, Vorhofseptumdefekt bei
III 58, 249, 263 ff., 282ff.
Lymphadenome als Perikardtumoren II 1224
Lymphangiektasien VI 605ff.
— und Lymphangitis VI 605
— und Lymphgefäßinsuffizienz VI 606, 610
— und Lymphödem VI 610
Lymphangioblastom, malignes
VI 617
Lymphangioendotheliom,
Atrioventrikularblock bei
II 247
Lymphangiolitis streptococcica
VI 603
Lymphangiome VI 616ff.
— und Blutdruck V 601
— cystische VI 617
—, fissurare VI 617
— bei Gefäßmißbildungen
VI 588, 589
— und Hämangiome VI 588
— als Herztumoren II 1179
— und Hypertonie V 601
—, hypertrophische VI 616
—, kavernöse VI 616
— bei Klippel-Trénaunay-
Syndrom VI 588
— und Lymphangioplastik bei
Lymphödem VI 615
— und Lymphangiospasmus
VI 605
— und Lymphödem VI 617

Lymphangiome und Maffucci-
Syndrom VI 589
—, Pathologie VI 616ff.
— und Perikardcysten
II 1140ff.
— als Perikardtumoren
II 1217, 1219
— und renale Hypertonie
V 601
—, Therapie VI 617
Lymphangitis VI 603ff.
—, Ätiologie VI 603ff.
— und Chylothorax VI 607
— und Elephantiasis VI 604
— bei Endangitis obliterans
VI 284
— und Lymphgefäßinsuffizienz VI 605ff.
— und Lymphödem VI 610,
612ff.
— und Myokarditis II 874
— und Thrombophlebitis
VI 501
Lymphgefäßinsuffizienz
VI 605ff.
— und Chylothorax VI 606ff.
—, Formen VI 605
—, hepatische VI 607
—, intestinale VI 607
—, kardiale VI 606
— und Lymphangiom VI 617
— und Lymphangitis
VI 605ff.
—, pulmonale VI 606ff.
—, renale VI 607ff.
Lymphgefäßsystem VI 20ff.,
603ff.
— und ACTH II 644ff.
— bei Amyloidose II 960ff.
—, Anatomie VI 20ff.
— bei Aortenaneurysma
VI 448
— und Aortitis luica VI 353
— und Ascites I 304ff.
— bei bakterieller Endokarditis II 695 ff, 707 ff.,
721 ff.
— bei Blutkrankheiten IV 671
— und Blutmengenbestimmung I 141
— und Capillarpermeabilität
VI 108
— und Cortison II 644ff.
— bei Endangitis obliterans
VI 276ff., 284ff.
— bei Endocarditis lenta
II 695 ff., 707 ff., 721 ff.
— bei endokriner Hypertonie
V 662
— und Enteramin V 182
—, Entwicklungsgeschichte
VI 20ff.
— bei Entzündung VI 547ff.
— bei Erythematodes
II 979ff.; VI 344ff.

Lymphgefäßsystem bei essentieller Hypotonie V 788 ff.
— und Fettembolie IV 132 ff.
— bei Gefäßkrankheiten VI 115 ff., 276 ff., 284 ff.
— bei Gefäßmißbildungen VI 588
— und Gewebsclearance VI 113
— bei Glomustumoren VI 593
— bei Glykogenose II 966
— und Hämangiome VI 588
— bei Herzinsuffizienz I 767, 768 ff.
— und Hydralazine V 551
— und Hydrothorax I 303
— bei Hypotonie V 788 ff.
— bei Infektionen IV 565
— und Kallidin V 226
— und Kallikrein V 215 ff., 222
— bei Kaposi-Sarkom VI 602
— bei Karditis rheumatica II 605
— bei Klippel-Trénaunay-Syndrom VI 588
— bei Kollagenosen II 979 ff.
— und Kollaps I 969, 1115
— bei konstriktiver Perikarditis II 1098
— bei Leberstauung I 782 ff.
— bei Leukämie IV 671, 674
— bei Lues VI 353
— bei Lungenödem I 131 ff., 768 ff.
— und Lungenstauung I 767 ff., 772
— bei Lymphangitis VI 603 ff.
— bei Lymphogranulomatose IV 678 ff.
— und Myokarditis II 942 ff.
— und Myokardtuberkulose II 942
— und Ödeme I 246, 250 ff., 303 ff.
— bei Panzerherz II 1098
— bei Paramyloidose II 960 ff.
— und Perikard II 1037 ff.
— und Perikardcysten II 1141
— und Perikarditis II 1077 ff., 1098 ff.
— bei Phäochromocytom V 662
— bei Phlebitis VI 459 ff., 501 ff.
—, Physiologie VI 21 ff.
— und Pleuraerguß I 303
— bei Pneumokoniose IV 210 ff.
— bei rheumatischem Fieber II 605
— und Schock I 969, 1115
— und Serotonin V 182
— bei Silikose IV 210 ff.
— und Sympathektomie V 486

Lymphgefäßsystem und Synkardialmassage VI 151 ff.
— bei Thrombophlebitis VI 495 ff., 501 ff.
— und tuberkulöse Perikarditis II 1077 ff.
— und Tuberkulose II 942, 1077 ff.
— und Tumormetastasen IV 237
— bei Verbrennung I 969, 979 ff., 1114 ff.; VI 562
— und Verbrennungsschock I 969, 979 ff., 1114 ff.
— bei Waterhouse-Friedrichsen-Syndrom IV 565
Lymphocyten bei Coxsackie-Infekt II 921
— bei Diphtherie-Myokarditis II 894
— bei Encephalomyokarditis II 920
— bei Herzinfarkt III 721
— bei Myokarditis II 876
— bei Poliomyelitis II 916
— bei Scharlach-Myokarditis II 899 ff.
— bei Sympathicotonie IV 722 ff.
— bei Typhus-Myokarditis II 906
— bei Vagotonie IV 722 ff.
Lymphödem VI 608 ff.
—, Ätiologie VI 608 ff.
—, Diagnose VI 613
— und Elephantiasis VI 608, 612
—, familiäres VI 610
—, Formen VI 608
—, kongenitales VI 610 ff.
— und Lymphangiom VI 617
— und Lymphangitis VI 610, 612 ff.
— und Lymphgefäßinsuffizienz VI 608 ff.
—, Pathologie VI 609
—, primäres VI 609 ff.
—, sekundäres VI 611 ff.
—, Therapie VI 613
— und Thrombose VI 609 ff.
— bei Tumoren VI 611 ff.
Lymphogranulomatose IV 678 ff.
—, Cor pulmonale bei IV 62
—, Hämoperikard bei II 1152
—, Herz bei IV 678 ff.
—, Herztumoren bei II 1179, 1206, *1212 ff.*
—, Kreislauf bei IV 678 ff.
— und Perikarditis II 1042
— und Perikardtumoren II 1225 ff.
— und Phlebitis VI 484
—, Therapie IV 680 ff.
— und Thrombophlebitis VI 484 ff.

Lymphom, Herz bei IV 677
— und Herztumoren II 1207
— bei Thrombophlebitis VI 499 ff.
Lymphosarkome II 1214 ff.; IV 677
—, Blutdruck bei V 601
—, Herz bei IV 677
— als Herztumoren II 1203, *1214 ff.*
— und Hypertonie V 601
— als Perikardtumoren II 1224 ff.
— und renale Hypertonie V 601
— und sekundäres Raynaud-Syndrom VI 247
Lysoformvergiftung u. Kollaps I 1119
— und Schockniere I 1119

Maffucci-Syndrom VI 589
Magen und Adams-Stokes-Syndrom II 259
— und Alkalose I 581 ff.
— und Ammoniumchlorid I 561
— bei Amyloidose II 961
— bei Aortenaneurysma VI 452
— bei Aortenhämatom (intramural) VI 458
— und Arrhythmie II 105
— bei Arteriosklerose V 361
— und arteriovenöse Anastomosen VI 6 ff.
— bei arteriovenöser Lungenfistel III 389
— und Banthin V 493
— bei Beriberi IV 390 ff.
— und Blutdruck V 361
— und Bradykardie II 16
— und Capillarresistenz VI 566
— und Carboanhydrase I 538 ff.
— und Carboanhydrasehemmer I 538 ff.
— und Chinidin II 119
— und Chlorothiazid I 544; V 594
— bei Dermatomyositis II 992
— und Dibenamin V 493
— und Dibenzylin V 493
— und Digitalis V 494
— bei Digitalisvergiftung I 489 ff.
— bei Druckfall-Syndrom IV 46
— und Dumping-Syndrom IV 865
— bei Endangitis obliterans VI 293

Magen bei Endocarditis lenta
II 690ff.
— bei Erythematodes VI 344
— bei essentieller Hypertonie V 361
— bei essentieller Hypotonie V 786ff.
— und Extrasystolie II 43
— und Ganglienblocker V 594
— bei Gefäßkrankheiten II 986ff.; VI 293, 321, 338, 341
— bei Gefäßmißbildungen III 389
— bei Glomustumoren VI 594
— bei Hämangioendotheliom VI 600
— und Hämangiome VI 596
— bei Hämangiosarkom VI 602
— bei hämorrhagischer Diathese VI 566, 580
— und Herzinfarkt III 1074, 1258
— bei Herzinsuffizienz I 417
— bei Herztrauma II 504ff.
— und Histamin V 199, 494
— bei Hypercalcämie IV 448
— bei Hyperchlorämie I 588
— bei Hypertonie V 361
— und Hypertonie-Therapie V 486, 492
— und Hypocalcämie IV 452
— und Hypochlorämie I 581ff.
— und Hypokaliämie I 583ff.; IV 420ff.
— und Hyponatriämie I 568ff.
— bei Hypotonie IV 810; V 787ff.
— und Kaliumstoffwechsel IV 420ff.
— und Kallikrein V 221ff.
— bei Kaposi-Sarkom VI 602
— bei Karditis rheumatica II 606
— und Kationenaustauscher I 555ff.
— und Kavernome VI 596
— bei Kollagenosen VI 344
— im Kollaps I 1121ff.
— bei konstriktiver Perikarditis II 1100ff.
— und Lungenembolie IV 95
— und Lymphgefäßinsuffizienz VI 607
— und Magnesium-Stoffwechsel IV 455ff.
— und Mineral-Stoffwechsel IV 420ff.
— bei Möller-Barlow-Syndrom VI 580
— bei Moschcowitz-Symmers-Syndrom VI 573
— und Myokardose II 969ff.

Magen und Nicotin II 10
— bei Panzerherz II 1100ff.
— bei Paramyloidose II 961
— und paroxysmale Tachykardie II 144ff.
— bei Periarteriitis nodosa II 986ff.; VI 321
— bei Perikarditis II 1100ff.
— und Pneumoperikard II 1153
— und Purine I 547ff.
— bei Purpura rheumatica VI 566
— und Rauwolfia-Alkaloide V 525
— bei rheumatischem Fieber II 606; VI 566
— bei Riesenzellarteriitis VI 338, 341
— bei Roemheld-Syndrom IV 865
— und Salicylsäure II 649
— im Schock I 1121ff.
— bei Skorbut VI 580
— und Sympathektomie V 486
— und Tachykardie II 144ff.
— bei Teleangiektasien VI 539
— bei Tricuspidalinsuffizienz II 1506
— bei Tricuspidalstenose II 1490
— bei vegetativer Labilität IV 719, 799ff., 810ff.
— und Veratrin V 492
— und Veratrumalkaloide V 565
— und Vorhofflattern II 105
— und Vorhofflimmern II 105
Magencarcinom und Cor pulmonale IV 237
— und Endocarditis fibrinosa II 778
— und Endocarditis verrucosa simplex II 778
— und Herztumoren II 1207
— und Pneumoperikard II 1154
Magendivertikel III 1325
Magenresektion und Dumping-Syndrom IV 865
— und Lungenembolie IV 95
— bei Teleangiektasien VI 543
— und vegetative Labilität IV 865
Magensaft und Histamin V 494
— und Kallikrein V 221
— und Rauwolfia-Alkaloide V 525
Magnamycin bei Endocarditis lenta II 756
Magnesiumdehydrocholat bei Endangitis obliterans VI 301
— bei Gefäßkrankheiten VI 187, 301

Magnesiumnicotinat bei Endangitis obliterans VI 301
— bei Gefäßkrankheiten VI 187, 301
Magnesiumsalze bei Arrhythmie II 114
— bei Arteriosklerose VI 426
— und Blutdruck V 497
— und Digitalis I 498; IV 459ff.
— bei Endangitis obliterans VI 301
— bei essentieller Hypertonie V 497
— bei Extrasystolie II 78
— bei Fettembolie IV 136
— bei Gefäßkrankheiten VI 187, 301, 426
— bei Graviditätstoxikose V 750ff.
— bei Hypertonie V 497
— bei Kammertachykardie II 165ff.
— bei Luftembolie IV 131
— zur Narkose IV 616ff.
— bei paroxysmaler Tachykardie II 148ff., 165ff.; IV 458
— bei vegetativer Labilität IV 860
— bei Vorhofflimmern II 114
Magnesiumstoffwechsel IV 454ff.
— und Arteriosklerose V 497
— und Blutdruck IV 461ff.; V 497
— und Cholinmangel V 146
— und Digitalis IV 457, 459ff.
— und Diurese I 256
— und Elektrokardiogramm IV 458ff.
— bei essentieller Hypertonie V 497
— und Extrasystolie II 31; IV 457
— und Gefäßkrankheiten VI 187
— und Gravidität IV 479
— und Herz I 19ff., 30ff.; IV 454ff.
— und Herzglykoside I 481
— bei Herzinsuffizienz I 588
— bei Hypertonie IV 460ff.; V 497
— und Kationenaustauscher I 555ff.
— und Kreislauf IV 454ff.
— und Myokard I 19ff., 30ff.; IV 456ff.
— und vegetative Labilität IV 860
Magnesiumsulfat bei Arrhythmie II 114
— und Blutdruck V 497

Magnesiumsulfat und Digitalis I 498; IV 459ff.
— bei Digitalisvergiftung I 498
— bei essentieller Hypertonie V 497
— bei Extrasystolie II 78
— bei Fettembolie IV 136
— bei Graviditätstoxikose V 750ff.
— bei Hypertonie V 497
— bei Kammertachykardie II 165ff.
—, Kontraindikationen II 148
— bei Luftembolie IV 131
— zur Narkose IV 616ff.
— bei paroxysmaler Tachykardie II 148ff., 165ff.; IV 458
— bei vegetativer Labilität IV 860
— bei Vorhofflimmern II 114
Major-Webersche Hirnsubstanz V 206
Makrocytose bei Herzinsuffizienz I 163ff., 167ff.
Makrodex bei Schock I 1133; IV 602
Makrophagen bei Coronarsklerose III 740
Maladie postoperative IV 597, 617ff.
Malaria II 935
— und Beriberi IV 389ff.
— und Blutdruck V 265
— und Endangitis obliterans VI 264
— und essentielle Hypertonie V 265
— und Gefäßkrankheiten VI 264
— und Myokarditis II 874, 935
Mallsche Fasern bei Ventrikelseptumdefekt III 63
Maltafieber und Myokarditis II 904
Maltose bei Gefäßkrankheiten VI 183
Mammacarcinom und Cor pulmonale IV 237
— und Lymphgefäßinsuffizienz VI 612
— und Lymphödem VI 612
— und Thrombophlebitis VI 487
Mangan-Pneumokoniose IV 221
Manganvergiftung und vegetative Labilität IV 827
Mangelernährung s. u. Dystrophie
Mannitol als Diureticum I 526ff., 561

Mannitol-Clearance und Blutdruck V 185, 405
— bei essentieller Hypertonie V 405
— und Serotonin V 185
Mannitolhexanitrat bei essentieller Hypertonie V 499
Manvene bei Arteriosklerose VI 428
Marasmus und Endocarditis fibrinosa II 777
— und Endocarditis verrucosa simplex II 777
— bei Kaposi-Sarkom VI 603
— und Lungenembolie IV 96
— bei Periarteriitis nodosa VI 314
Marcumar VI 196 s. a. u. Cumarine und Antikoagulantien
— bei angeborenem Herzfehler III 155
—, Chemie VI 196
— bei Herzinfarkt III 1477ff.
— bei Herzkatheterismus II 1263
— bei Lungenembolie IV 119ff.
Marey-Reflex bei arteriovenösen Fisteln VI 476
Marfan-Syndrom III 489ff.
—, Ätiologie III 490
—, Anatomie III 490ff.
—, Aneurysmen bei VI 443ff.
— und angeborene Aortenstenose III 434
— und angeborene Herzfehler III 434, 489ff.
— und Aortenaneurysma VI 444ff.
— und Aortenhämatom, intramurales VI 456
—, Differentialdiagnose III 493
— und Gefäßmißbildungen III 491ff.; VI 443ff.
—, Häufigkeit III 491
—, Pathogenese III 490
—, Prognose III 492ff.
—, Symptome III 491ff.
—, Therapie III 493
Marsilid bei Angina pectoris III 1415ff.
Martius-Cyclus s. u. Krebs-Martius
Martorelli-Syndrom V 344; VI 380ff.
— und Hypertonie V 344; VI 380
— und postthrombotisches Syndrom VI 512
—, Symptome V 344; VI 380
—, Therapie VI 381
—, Ulcus cruris bei V 344; VI 380

Masern, Antesystolie bei II 395
—, Capillarresistenz bei VI 568
— und hämorrhagische Diathese VI 568
— und Myokarditis II 875, 921ff.; IV 543
—, Perikarditis bei IV 554
—, Purpura infectiosa bei VI 568
—, Wolff-Parkinson-White-Syndrom bei II 395
Masoten I 558ff. s. a. u. Kationenaustauscher
Massage bei Akrocyanose VI 534
— bei Angina pectoris III 1373ff., 1421ff.
— und Blutdruck V 794, 822
— bei Coronarinsuffizienz III 1373ff., 1421ff.
— bei Cor pulmonale IV 167ff.
— bei Cyanose VI 532
— bei Endangitis obliterans VI 299ff.
— bei essentieller Hypotonie V 794
— bei Gefäßkrankheiten VI 160ff., 299ff.
— bei Herzinsuffizienz I 416
— bei Hypotonie V 794, 822
— bei postthrombotischem Syndrom VI 515
—, synkardiale, bei Gefäßkrankheiten VI 150ff.
—, —, und Oscillogramm VI 79ff., 152
—, —, und Pulswelle VI 150
— bei Ulcus cruris VI 515
— bei vegetativer Labilität IV 845ff.
Massenblutung, cerebrale s. u. Apoplexie
Mastoiditis und Myokarditis II 899, 903
—, Scharlach-Myokarditis II 899
— und Sepsis II 903
Masugi-Nephritis V 39ff., 57ff., 68ff., 78, 108ff., 134, 145
— und Antirenin V 108ff.
— und Blutdruck V 39ff., 57ff., 68ff., 78, 108ff., 134, 145
— und Cortison V 134, 145
— und experimentelle Hypertonie V 39ff., 57, 68ff., 78, 108ff., 134, 145
— und Graviditätstoxikose V 741
—, Hämodynamik V 68ff.
— und Hypertonie V 39ff., 57ff., 68ff., 78, 108ff., 134, 145

Masugi-Nephritis und Niere
V 39 ff., 78, 145
— und Periarteriitis nodosa
V 623
— und Renin V 108, 145
— und Steroide V 134,
145
Matas-Versuch bei Endangitis obliterans VI 283
Maximakurven und Herzvolumen I 848 ff.
McGinn-White-Kurve bei Cor pulmonale IV 110
Mecamylamin bei Hypertonie
V 568, 584
— s. a. u. Ganglienblocker
Mecholyl und Blutdruck V 159
— bei endokriner Hypertonie
V 663 ff.
— und experimentelle Hypertonie V 159
— bei Gefäßkrankheiten
VI 160
— bei paroxysmaler Tachykardie II 147
— bei Phäochromocytom
V 663 ff.
— bei Tachykardie II 147
— und zentralnervöse Hypertonie V 159
Mecholyl-Test V 663
Meckelsches Divertikel
III 1325
Media (Gefäße) VI 1 ff.
—, Anatomie VI 1 ff.
— und Aneurysmen VI 442 ff.
— bei angeborenem Herzfehler
III 146, 162 f., 223 ff., 257 f., 376, 448 ff., 490 ff.
— bei angeborener Pulmonalstenose III 78
— bei Angiopathia diabetica
IV 357, 379
— bei Aortenhämatom (intramural) VI 453
— bei Aortenisthmusstenose
III 448 ff.
— bei Aortitis luica VI 353
— bei Arteriosklerose
III 744 ff.; V 351 ff.;
VI 384 ff.
— bei arteriovenösen Fisteln
VI 474 ff.
— bei Bleivergiftung V 772
— und Blutdruck V 351 ff.
— der Coronargefäße
III 665 ff.
— bei Coronarinsuffizienz
III 744 ff.
— bei Coronarsklerose
III 744 ff.
— bei Diabetes mellitus
IV 357, 379
— bei Drosselungshochdruck
V 355

Media bei Ductus Botalli persistens III 162 ff.
— bei Dystrophie IV 301 ff.
— bei Endangitis obliterans
VI 272, 274 ff.
— bei essentieller Hypertonie
V 351 ff.
— bei experimenteller Hypertonie V 355 ff.
— bei Gefäßmißbildungen
III 376
— bei hämorrhagischer Diathese VI 571
— bei Herztrauma II 486 ff.
— bei Hirnbasisaneurysma
VI 464
— bei Hypertonie V 351 ff.
— bei Karditis rheumatica
II 567
— bei Lues VI 353
— bei maligner Hypertonie
V 626 ff.
— bei Marfan-Syndrom
III 490 ff.
— bei Mediasklerose VI 441
— bei Mitralstenose II 1305 ff.
— bei Moschcowitz-Symmers-Syndrom VI 571 ff.
— bei Myokarditis rheumatica
II 567
— bei Periarteriitis nodosa
V 621 ff.; VI 311 ff.
— bei peripherer Pulmonalstenose III 376
— bei postthrombotischem Syndrom V 511 ff.
— bei Pulmonalsklerose
IV 249
— bei Pulmonalstenose
III 376
— bei Purpura VI 571 ff.
— bei rheumatischem Fieber
II 567
— bei Riesenzellarteriitis
VI 337 ff.
— und Thyreoidea IV 319 ff.
— bei Ventrikelseptumdefekt
III 223 ff.
— bei Verbrennung VI 562
— bei Vergiftungen V 772
— bei Vorhofseptumdefekt
III 257 ff.
Medianekrose und Aortenaneurysma VI 447
— und Aortenhämatom, intramurales VI 457 ff., 460
—, cystische VI 447, 455, 460
—, idiopathische VI 447, 455, 460
— bei Marfan-Syndrom
III 491 ff.
Mediasklerose III 746 ff., 793;
VI 441
—, infantile III 746 ff.

Mediastinalemphysem III 1316
— und Cor pulmonale IV 197
— bei Diphtherie-Myokarditis
II 897
— bei Herzinfarkt III 1258
— bei Myokarditis II 897
Mediastinaltumoren bei
Thrombophlebitis VI 499 ff.
Mediastinitis bei Aktinomykose
II 940
— und Cor pulmonale
IV 250
— und Lungenvenen IV 250
— und Myokarditis II 940
— und Pericarditis purulenta
II 1084
— und Thrombophlebitis
VI 499
Mediastinum bei Aktinomykose
II 940
— bei Aortenisthmusstenose
III 459
— und arteriovenöse Aneurysmen IV 25
— bei Cor pulmonale IV 153 ff.
157 ff., 197, 250
— bei Diphtherie-Myokarditis
II 897
—, Glomustumoren im
VI 594
— und Hämangiome VI 597
— bei Herzinfarkt III 1258
— bei Herztrauma II 512 ff.,
521 ff.
— bei Kaposi-Sarkom
VI 602
— und Kavernome VI 597
— und Lungenvenen IV 250
— bei Lymphangiom VI 617
— bei Myokarditis II 897,
940
— und Perikard II 1035 ff.
— und Perikardcysten II 1141
— bei Perikarddivertikel
II 1142
— bei Perikarditis II 1081,
1084
— und Perikarditis purulenta
II 1084
— bei Perikardtumoren
II 1221 ff.
— und Thrombophlebitis
VI 499 ff.
— bei tuberkulöser Perikarditis II 1081
Medinawurm und Lymphangitis VI 604
Medionecrosis idiopathica
cystica und
Aortenaneurysma
VI 447
— — — und Aortenhämatom, intramurales
VI 455 ff., 460
„Meditherm" VI 85

Medulla oblongata und Barbiturate V 495
— — und Blutdruck V 157
— — und Entzügelungs-Hochdruck V 718
— — bei Erfrierung I 982
— — und experimentelle Hypertonie V 157
— — und Extrasystolie II 44
— — bei Gefäßmißbildungen VI 590
— — bei Hämangiomen VI 590
— — bei Hippel-Lindau-Syndrom VI 590
— — und Hypertonie V 157
— — und Kollaps I 958
— — und neurogene Hypertonie V 712 ff.
— — und neurogener Schock I 975
— — bei Poliomyelitis V 718 ff.
— — und primärer Schock I 975 ff.
— — und Regelkreis IV 747 ff.
— — und Schock I 958
— — und Sedativa V 495
— — und zentralnervöse Hypertonie V 157
— spinalis bei Aortenhämatom, intramuralem VI 459
— — bei Arteriitis luica VI 348
— — bei Arteriosklerose VI 387 ff.
— — bei Endangitis obliterans VI 289
— — bei Gefäßkrankheiten VI 289, 328, 348, 387 ff.
— — und Hämangiome VI 597
— — und Kavernome VI 597
— — und Kollaps I 958, 1114
— — bei Lues VI 348
— — bei Myokarditis II 933 ff.
— — und neurogener Schock I 975
— — bei Periarteriitis nodosa VI 328
— — und primärer Schock I 975 ff.
— — bei Teleangiektasien VI 541
— — bei Toxoplasmose II 933 ff.
Meeksches Bündel II 199
Megaphen s. a. u. Phenothiazin
— bei Angina pectoris III 1398 ff.

Megaphen bei Aortographie VI 135
— bei Coronarinsuffizienz III 1398 ff.
— bei Graviditätstoxikose V 750 ff.
— bei Herzinfarkt III 1448
— bei Herztrauma II 525 ff.
— bei Hypertonie V 750 ff.
— beim Kollaps I 1142 ff.
— zur Narkose IV 617 ff.
— beim Schock I 1142 ff.
Meinicke-Klärungsreaktion bei Endocarditis lenta II 699
— bei Moschcowitz-Symmers-Syndrom VI 573
Melaena bei Angina pectoris III 868
— bei arteriovenöser Lungenfistel III 389
— und Capillarresistenz VI 565
— bei Coronarinsuffizienz III 868
— bei Endangitis obliterans VI 293 ff.
— bei Erythematodes II 984
— bei Gefäßkrankheiten II 987; VI 293 ff., 315, 321
— bei Gefäßmißbildungen III 389
— bei hämorrhagischer Diathese VI 565
— bei Hypertonie V 61
— bei Karditis rheumatica VI 565
— bei Kollagenosen II 984
— bei Periarteriitis nodosa II 987; VI 315, 321
— bei Phlebitis VI 498
— bei Purpura rheumatica VI 565
— bei Teleangiektasien VI 539
— bei Thrombophlebitis VI 498
— bei Tricuspidalstenose II 1490
Melanin und Hämochromatose IV 686
— bei postthrombotischem Syndrom VI 511 ff.
Melanome und Herztumoren II 1207, *1211* ff.
Melanophoren und Kallikrein V 217
Melcain bei essentieller Hypertonie V 497
Melioidosis und Purpura infectiosa VI 568
Menarche und angeborene Herzfehler III 112
Menière-Syndrom und Bradykardie II 16
— und Capillarresistenz VI 580

Menière-Syndrom bei Skorbut VI 580
—, Synkardialmassage bei VI 151
Meningen bei Erythematodes II 979 ff.
— bei Hämangiomen VI 590
— und Kollaps I 1113
— bei Sturge-Weber-Syndrom VI 590
Meningismus bei Endokarditis lenta II 690 ff.
— bei Erythematodes II 979 ff.
— und Ganglienblocker V 581
Meningitis bei Arteriitis luica VI 348
— und Blutdruck IV 574; V 717
—, Bradykardie bei II 17
— und Capillarresistenz VI 567 ff.
— bei Chagas-Myokarditis II 931
—, Chorea als II 608 ff.
— bei Coxsackie-Infekt II 920
— und Dermographie VI 41
— bei Endokarditis lenta II 695, 719 ff.
—, Entzügelungshochdruck bei V 717
— und Erythem VI 42
— bei Gefäßkrankheiten VI 327, 348
— und hämorrhagische Diathese VI 563, 567 ff.
— und Hypertonie IV 574 ff.; V 717
— und Hypokaliämie IV 420 ff.
— und infektiöser Schock I 983, 1041
— und Karditis rheumatica II 608 ff.
— und Kollaps I 958, 1071
—, Lebernekrose bei I 779 ff.
— bei Lues VI 348
— und Myokarditis II 875, 903, 910; IV 542, 545
— bei Parotitis II 927 ff.
— bei Periarteriitis nodosa VI 327
— bei Phlebitis VI 484
—, Purpura infectiosa bei VI 567 ff.
— und rheumatisches Fieber II 608 ff.
— und Schock I 958, 1071
— und Sepsis II 903
—, Tachykardie bei II 9
— und Thrombophlebitis VI 484
— tuberculosa II 17
— bei Waterhouse-Friderichsen-Syndrom IV 563

Meningoencephalitis beiChagas-Myokarditis II 931
Meningokokkeninfekte und bakterielle Endokarditis II 673ff., 691ff., 725ff., 750ff.
— und Capillarresistenz VI 567
— und Endocarditis acuta II 725, 727
— und Endocarditis lenta II 673ff., 691ff., 750ff.
— und hämorrhagische Diathese VI 563, 567
— und infektiöser Schock I 983, 1071
— und Kollaps I 958, 1071
— und Myokarditis II 875, 910
— und Pericarditis purulenta II 1085
— und Purpura infectiosa VI 567
— und Schock I 958, 1071
—, Therapie II 750, 760
— und Waterhouse-Friedrichsen-Syndrom IV 563ff.
Menopause und ACTH II 646
— und Angina pectoris III 768, 790
— und Arteriosklerose III 768, 790; VI 390ff., 414ff.
— und Blutdruck IV 810; V 678, 700, 799
— und Coronarinsuffizienz III 768, 790
— und Coronarsklerose III 768, 790
— und Cortison II 646
— und Cyanose VI 531
— und Dermographie VI 40
— und Diabetes mellitus IV 362, 374
— und Endangitis obliterans VI 261, 301
— und endokrine Hypertonie V 678, 700
— und Extrasystolie II 45
— und Gefäßkrankheiten III 768, 790; VI 227, 261, 301, 390, 414
— und Hypertonie V 678, 700, 799
— und Hypotonie IV 810; V 799
— und Migräne VI 251
— und Phäochromocytom V 678
— und Pseudo-Cushing- Syndrom V 700ff.
— und Raynaud-Syndrom VI 227
— und vegetative Labilität IV 708ff., 810, *870*ff.

Menses und ACTH II 645
— und angeborene Herzfehler III 112
— und Arteriosklerose VI 396
— und Blutdruck V 683ff., 700, 787ff.
— und Cortison II 645
— bei Cushing-Syndrom V 683ff.
— und Dermographie VI 40
— und Endangitis obliterans VI 261
— bei endokriner Hypertonie V 683ff.
— bei Erythematodes II 983ff.
— bei essentieller Hypotonie V 787ff.
— und Extrasystolie II 45
— und Gefäßkrankheiten VI 261
— und Hypertonie V 683ff., 700
— und Hypotonie IV 809ff.
— bei Kollagenosen II 983ff.
— und Lymphgefäßinsuffizienz VI 610
— und Lymphödem VI 610
— und Migräne VI 251
— bei Pseudo-Cushing-Syndrom V 700ff.
— und Raynaud-Syndrom VI 227ff.
— bei Simmonds-Syndrom V 799ff.
— und Sympathicotonie IV 722
— und Vagotonie IV 722
— und vegetative Labilität IV 809ff., 873
Mepazin bei Angina pectoris III 1398ff.
Mephenamin bei Angina pectoris III 1398ff.
Meprobamate bei Angina pectoris III 1398ff.
— bei vegetativer Labilität IV 855
Merallurid als Diureticum I 529ff., 535
Merbiurelidin als Diureticum I 530ff.
Mercaptan bei essentieller Hypertonie V 501
Mercaptomerin als Diureticum I 529ff., 535
Mercuhydrin als Diureticum I 529ff., 535
Mercumatilin als Diureticum I 530ff.
Mercurialismus s. unter Quecksilbervergiftung
Mercurophyllin als Diureticum I 529ff., 535

Mercuzanthin als Diureticum I 529ff., 535
Merdroxon als Diureticum I 529ff.
Merethoxylin als Diureticum I 529ff., 535
Merpurat als Diureticum I 529ff.
Mersalyl als Diureticum I 529ff., 535
Mersoben als Diureticum I 530ff. s. a. unter Quecksilber
Mesaortitis luica VI 349ff., 353ff.
— — und Herztrauma II 534
— rheumatica bei rheumatischem Fieber II 604
— — bei Riesenzellarteriitis VI 340
Mesenterialaneurysmen bei Endocarditis lenta II 713ff.
Mesenterialarterien bei Aortenthrombose VI 375
— bei Endangitis obliterans VI 293
— und Endocarditis lenta II 713
— bei Periarteriitis nodosa VI 311ff., 321
Mesenterialembolie III 1325
— bei Endangitis obliterans VI 293
— und Endocarditis fibrinosa II 778
— und Endocarditis verrucosa simplex II 778
— bei Mitralstenose II 1376ff.
— bei Periarteriitis nodosa VI 321
— bei Thrombophlebitis VI 499
Mesenterialvenenthrombose VI 498ff.
— bei Aortenthrombose VI 375
— bei Periarteriitis nodosa VI 321
Mesenterium bei Aortenhämatom, intramuralem VI 460
— bei Endangitis obliterans VI 292ff.
— bei Endokardfibrose II 786
— bei Endokarditis lenta II 711
— bei Endokarditis parietalis fibroplastica II 786
—, Glomustumoren im VI 594
— und Kollaps I 957, 1112
— und Lymphangiom VI 616
—, Mesoappendixtest V 192ff.
— bei Mitralstenose II 1376ff.
— und Schock I 957, 1112

Mesoappendixtest V 192ff.
— und Adenosintriphosphat V 193
— und Adrenalin V 192ff., 203
— und Blutdruck V 193ff.
— und Ephedrin V 193
— und experimentelle Hypertonie V 192ff.
— und Hypertensin V 193
— und Hypertonie V 193ff.
— und Noradrenalin V 193
— und Pherentasin V 187, 193
— und Schock V 192ff.
—, Technik V 192ff.
— und Tyramin V 193
— und Vasodepressor material V 193, 195, 202ff.
— und Vasoexcitor material V 193
Mesoblastom des Herzens II 1201ff., 1203
Mesokardie III 589
Meso-Periarteriitis s. u. Periarteriitis nodosa
Mesopulmonitis bei Carditis rheumatica II 604
Mesotheliome als Perikardtumoren II 1179, 1219, 1221ff.
Mestinon bei Gefäßkrankheiten VI 180
—, intraarteriell VI 206
— bei paroxysmaler Tachykardie II 134ff., 147, 149
Metacholin und Terminalstrombahn VI 16ff.
Metacortandracin bei Carditis rheumatica II 641ff., 644ff.
Metacortandralon bei Carditis rheumatica II 644
Metandra-Coracin bei Carditis rheumatica II 646
Metandracortalon bei Carditis rheumatica II 646
Meteorismus s. a. u. Roemheld-Komplex
— bei Adipositas IV 383ff.
— bei Aortenaneurysma VI 452
— und Blutdruck V 241
— bei Coronarinsuffizienz III 1117
— bei Druckfall-Syndrom IV 46
— bei Endangitis obliterans VI 293ff.
— bei Endocarditis lenta II 690ff.
— bei essentieller Hypertonie V 241
— bei essentieller Hypotonie V 787ff.
— und Extrasystolie II 43, 75
— bei Herzinfarkt III 1117
— bei Herzinsuffizienz I 417

Meteorismus bei Hypertonie V 241
— bei Hypotonie V 787ff.
— bei konstitutioneller Hypotonie V 787ff.
— und paroxysmale Tachykardie II 131, 144
— und Roemheld-Syndrom IV 865
— und Tachykardie II 131, 144
— und vegetative Labilität IV 865
Meterox als Diureticum I 530ff.
Methadon bei Raynaud-Syndrom VI 232
Methanthelinbromid s. u. Banthin
Methionin bei Arteriosklerose VI 425
— bei Gravidität V 726ff.
— bei Graviditätstoxikose V 726ff.
— bei Periarteriitis nodosa VI 333
Methoniumsalze bei Gefäßkrankheiten VI 173ff.
— bei Raynaud-Syndrom VI 232
Methylalkoholvergiftung und Coronarinsuffizienz III 892ff.
Methylaminoisocamphanhydrochlorid s. u. Mecamylamin
Methylandrostendiol und experimentelle Hypertonie V 139, 144
Methylcamphidiniummethylsulfat s. u. Camphidonium
Methylcylohexenylmethylbarbitursäure s. unter Evipan
Methylenblau zur Kreislaufzeitbestimmung I 174
Methylglucose und experimentelle Hypertonie V 133ff.
— und Steroide V 133ff.
Methylpyrrolidinjodid s. a. unter Pentapyrrolidin und Ganglienblocker bei Hypertonie V 583
Methylpentapyrrolidinum s. a. unter Ganglienblocker V 567
— bei essentieller Hypertonie V 579
—, Nebenwirkungen V 579
Methylreserpat s. a. unter Rauwolfia-Alkaloide V 540
Methylsalicylat und Lungenödem I 131
Methyltestosteron und Arteriosklerose VI 414
Meticorten bei Carditis rheumatica II 644

Metrotonin bei vegetativer Labilität IV 858
„Metzgerohnmacht" IV 763
Micoren als Analyticum I 420
Micrococcus prodigiosus und Endokarditis II 673
— pyogenes und Endokarditis II 673
— tetragenus und Endokarditis II 673
Mictine als Diureticum I 546ff.
Migräne VI 249ff.
—, abdominale VI 250
— bei Blutkrankheiten IV 666
—, cervicale IV 864
— und Endangitis obliterans VI 288
— bei Gefäßmißbildungen VI 590
— und Hämangiome VI 590
— und Magnesium-Stoffwechsel IV 461
— bei Periarteriitis nodosa VI 326ff.
— bei Polycythämie IV 666
— und Raynaud-Syndrom VI 224
— bei Riesenzellarteriitis VI 338ff.
— bei Sturge-Weber-Syndrom VI 590
— und Teleangiektasien VI 539
—, Therapie VI 253
— und Vasomotorik VI 224, 249ff.
Mikroaneurysmen VI 545
— bei Angiopathia diabetica IV 363
— bei Arteriosklerosis obliterans VI 433
— bei Capillaropathia diabetica VI 545, 550
— und Capillarpermeabilität VI 550
Mikroangiothrombose s. u. Moschcowitz-Symmers-Syndrom
Mikroembolien bei Endokarditis acuta II 727
— bei Infekten IV 530
— im Schock I 1112
Mikrolithiasis alveolaris und Cor pulmonale IV 203
Miktion und Ganglienblocker V 580
Milchsäuredehydrogenase bei Herzinfarkt III 723, 1158, 1161ff.
Milchsäurestoffwechsel und Adrenalin V 173
— bei Anämie IV 650
— bei Belastung IV 766ff.
— bei Blutkrankheiten IV 650
— bei Coronarinsuffizienz III 685ff.

Milchsäurestoffwechsel bei Cor pulmonale IV 171 ff.
— bei Endangitis obliterans VI 280
— im experimentellen Schock I 992
— und hämorrhagischer Schock I 992
— und Herzglykoside I 448
— bei Herzinfarkt III 709 ff., 722 ff.
— bei Herzinsuffizienz I 211, 602
— und Kollaps I 992, 1027 ff., 1048, 1091; IV 761 ff.
— und Myokarditis II 941 ff.
— und Myokardstoffwechsel I 19 ff., 25 ff., 448; III 685 ff.
— und Myokardtuberkulose II 941 ff.
— bei Ohnmacht IV 761 ff.
— und Säure-Basen-Gleichgewicht I 211
— und Schock I 992, 1027 ff., 1048, 1091
— und Tuberkulose II 941 ff.
— bei vegetativer Labilität IV 761 ff.
Miliartuberkulose und Arteriitis tuberculosa VI 347
— und Atmung IV 81
—, Atrioventricularblock bei II 225
—, Capillarresistenz bei VI 567
— und Endokarditis tuberculosa II 780
— und Gasaustausch IV 81
—, Gefäßkrankheiten bei VI 347
— und hämorrhagische Diathese VI 567 ff.
—, Herzblock bei II 225
— und Hypokaliämie I 430
— und Lungenfibrose IV 199 ff.
— und Lungenkreislauf IV 81
— und Myokarditis II 942; IV 545 ff.
— und Myokardtuberkulose II 942
— und Perikarditis II 1079
—, Purpura infectiosa bei VI 567
Millicorten bei Carditis rheumatica II 644 ff.
Millonsche Probe bei Herzinfarkt III 1157
Miltaun bei Angina pectoris III 1398 ff.
Milz bei Amyloidose II 960 ff.
— und angeborene arteriovenöse Fistel VI 470
— bei Aorteninsuffizienz II 1462

Milz und Aortographie VI 135
— bei Arteriosklerose V 361; VI 387 ff.
— und Atmung IV 11 ff., 34
— bei bakterieller Endokarditis II 690 ff., 699, 711, 714 ff., 721 ff., 727 ff., 762
— und Blutdruck V 100, 154, 361
— und Blutmenge I 139, 150
— und Blutmengenbestimmung I 146
— als Blutspeicher I 139, 150, 988., 1007 ff.
— bei Chagas-Myokarditis II 931 ff.
— bei Ductus Botalli persistens III 182
— bei Endangitis obliterans VI 291
— bei Endokardfibrose II 786
— bei Endokarditis acuta II 727 ff.
— bei Endokarditis lenta II 690 ff., 699, 711, 714 ff., 721 ff.
— bei Endokarditis parietalis fibroplastica II 786
— und Enteramin V 182
— und Entzügelungs-Hochdruck V 154
— bei Erythematodes II 979 ff.; VI 344 ff.
— bei essentieller Hypertonie V 361
— und experimentelle Hypertonie V 100, 154, 361
— bei experimentellem Schock I 991
— bei Glykogenose II 966 ff.
— bei Hämangiomen VI 598
— und Hämangiosarkom VI 601
— und Hämatokritwert I 139
— und hämorrhagische Diathese VI 572 ff.
— bei Herzinsuffizienz I 767, 783 ff.
— bei Herztamponade II 1063 ff.
— und Höhenadaptation IV 11 ff., 34
— und Hydralazine V 551
— und Hypertension V 100
— und Hypertensinase V 103 ff.
— und Hypertonie V 100, 154, 361
— bei idiopathischer Herzhypertrophie II 975
— bei Infektionskrankheiten IV 565
— und Kallidin V 226
— und Kallikrein V 218

Milz bei Karditis rheumatica II 604
— bei Kavernomen VI 598
— und Klima IV 11 ff., 34
— bei Kollagenosen II 979 ff.
— beim Kollaps I 988, 991 ff., 1007 ff.
— bei konstriktiver Perikarditis II 1095
— bei Leukämie IV 675
— und Luftdruck IV 11 ff., 34
— und Lungenembolie IV 95
— bei Mitralstenose II 1376 ff.
— bei Monge-Syndrom IV 34
— bei Moschcowitz-Symmers-Syndrom VI 572 ff.
— bei Myokarditis II 931
—, Noradrenalin in V 168
— bei Pankarditis rheumatica II 620
— bei Panzerherz II 1095
— bei Paramyloidose II 960 ff.
— bei Periarteriitis nodosa II 986 ff.; VI 323
— bei Perikarditis II 1063 ff.
— bei Phlebitis VI 497 ff.
— und Phlebographie VI 145
— bei Polycythämie IV 660 ff.
— bei Polyglobulie IV 660
— bei Porphyrie IV 397 ff.
— und Renin V 100
— bei rheumatischem Fieber II 604
— bei Riesenzellarteriitis VI 338
— und Sauerstoffmangel IV 11 ff., 34
— beim Schock I 988, 991 ff., 1007 ff.
— und Serotonin V 182
— bei Teleangiektasien VI 541
— bei Thrombophlebitis VI 497 ff.
— bei Tricuspidalstenose II 1491 ff.
— und Tyramin V 179
— und Vasodepressor material V 202 ff.
— bei Waterhouse-Friedrichsen-Syndrom IV 565
Milzaneurysma VI 467
— bei Endokarditis lenta II 714, 721 ff.
Milzbrand und Capillarresistenz VI 567
—, Purpura infectiosa bei VI 567
— und Thrombophlebitis VI 484
Milzembolie bei bakterieller Endokarditis II 712
— und Endokarditis fibrinosa II 778
— bei Endokarditis lenta II 712

Milzembolie und Endokarditis verrucosa simplex II 778
— bei idiopathischer Herzhypertrophie II 975
— bei Mitralstenose II 1376 ff.
Milzexstirpation bei Endokarditis lenta II 695, 721 ff., 762
— und hämorrhagische Diathese VI 572
— und Lungenembolie IV 95 ff.
— bei Moschcowitz-Symmers-Syndrom VI 572
Milzfibrose bei konstriktiver Perikarditis II 1095
Milzinfarkt III 1324
— bei Endangitis obliterans VI 291
— bei Endokarditis lenta II 699, 721 ff.
— bei Karditis rheumatica II 604
— bei Kollagenosen II 987
— bei Periarteriitis nodosa II 987; VI 323
— bei rheumatischem Fieber II 604
Milzruptur bei Endokarditis lenta II 714, 722
— und hämorrhagischer Schock I 957
— und Kollaps I 957
Milztumor und Atmung IV 34
— bei Chagas-Myokarditis II 931 ff.
— bei Ductus Botalli persistens III 182
— bei Endangitis obliterans VI 291
— bei Endokarditis lenta II 690 ff., *721* ff.
— bei Erythematodes II 979 ff.; VI 344 ff.
— und hämorrhagische Diathese VI 572 ff.
— bei Herzinsuffizienz I 783 ff.
— bei Höhenadaptation IV 34
— bei Infektionen IV 565
— und Klima IV 34
— bei Kollagenosen II 979 ff.
— und Luftdruck IV 34
— bei Monge-Syndrom IV 34
— bei Moschcowitz-Symmers-Syndrom VI 572 ff.
— bei Myokarditis II 931
— bei Pankarditis rheumatica II 620
— bei Phlebitis VI 498
— bei Polycythämie IV 660 ff.
— bei Porphyrie IV 397 ff.
— bei Riesenzellarteriitis VI 338

Milztumor bei Sauerstoffmangel IV 34
—, septischer II 721 ff.
— bei Teleangiektasien VI 541
— bei Thrombophlebitis VI 498
— bei Tricuspidalstenose II 1491
— bei Waterhouse-Friedrichsen-Syndrom IV 565
Milzvenenthrombose VI 497, *498*
— bei Leukämie IV 676
Mimea und Endokarditis lenta II 677
Mineralcorticoide V 114 ff.
  s. a. unter Aldosteron, Cortenil, Cortiron, Doca, Percorten
— bei Addison-Syndrom V 797
— und Arteriosklerose III 794
— und Blutdruck V 70, 115 ff., 320, 780 ff.
—, Chemie V 114 ff.
— und Coronarsklerose III 794
— und Diabetes mellitus IV 374
— und Diurese I 269 ff., 323
— und Endangitis obliterans VI 261
— und essentielle Hypertonie V 320
— und essentielle Hypotonie V 791 ff.
— und experimentelle Hypertonie V 70, 115 ff.
— bei Gravidität V 728 ff.
— und Hypertonie V 70, 115 ff., 320
— und Hypotonie V 780 ff.
— bei Luftembolie IV 132
— zur Narkose IV 613
Mineralstoffwechsel s. a. unter den einzelnen Mineralien
— und Acidose I 566 ff., 588 ff.
— und ACTH II 644 ff.
— bei Adams-Stokes-Syndrom II 262
— bei Addison-Syndrom V 797
— bei Adrenogenitalismus V 703
— und Aldosteron I 269 ff.; V 710 ff.
— und Alkalose I 566 ff., 581 ff.
— bei allergischer Myokarditis II 954
— bei Anämie IV 645 ff.
— und angeborene Herzfehler III 113 ff.
— und Angiopathia diabetica IV 374

Mineralstoffwechsel und Ansäuerung I 561
— und Arteriosklerose V 356 ff.; VI 401 ff.
— bei arteriovenösen Aneurysmen, V 769
— bei arteriovenösen Fisteln VI 477
— und Atmung IV 17 ff.
— bei bakterieller Endokarditis II 695
— bei Belastung IV 765 ff.
— bei Beriberi IV 394 ff.
— und Blutbildung I 165 ff.
— und Blutdruck V 17 ff., 68 ff., 75, 99, 112, 116 ff., 134, 144, 149, 244, 263 ff., 315 ff., *446* ff.
— bei Blutkrankheiten IV 645 ff.
— und Blutmenge I 152 ff., 161, 323 ff.
— und Cantharidenblase VI 110
— und Capillarpermeabilität I 979 ff.; VI 107 ff., 110, 547, 963
— und Carboanhydrase I 536 ff.
— und Chlorothiazid I 541 ff.; V 589
— und Cholinmangel V 146
— bei Coma diabeticum IV 375 ff.
— und Commissurotomie II 1387, 1391 ff.
— bei Conn-Syndrom V 704 ff.
— bei Cor pulmonale IV 106 ff., 124, 148, 171 ff.
— und Cortison II 644 ff.; V 134, 144, 710
— bei Cushing-Syndrom V 684 ff., 687 ff.
— und Dehydratation I 589
— und Diabetes mellitus I 496 ff.; IV 374, 375 ff.
— und Diät I 402 ff., 417 ff., *502* ff.; V 455
— und Digitalis IV 436 ff.; V 494
— und Digitalisvergiftung I 458 ff., 480, *493* ff.
— und Diurese I 255, 497 ff., 525 ff., *531* ff., *562* ff.
— und Diuretica V 494, 589
— und DOCA-Hypertonie V 705 ff.
—, Donnan-Gleichgewicht I 299
— und Elektrokardiogramm I 495; IV 430 ff.
— bei Embolie VI 361 ff.
— bei Endangitis obliterans VI 280, 300 ff.

Mineralstoffwechsel bei Endocarditis lenta II 695
— bei endokriner Hypertonie V 662, 684ff., 687ff.
— und Entzügelungs-Hochdruck V 149
— und Ernährung I 402ff., 417ff., *502*ff.
— und essentielle Hypertonie V 244, 263ff., 315ff., 446ff., 788, 791ff.
— bei experimenteller Hypertonie V 68ff., 75, 99, 112, 116ff., 134, 144, 149
— und experimenteller Schock I 992
— und Extrasystolie II 31
— bei Fleckfieber II 907
— und Ganglienblocker V 575
— bei Gravidität IV 479, 483ff., 488ff., 497, 503ff., 511ff.; V 726ff.
— bei Graviditätstoxikose IV 503ff., 511ff.
— und hämorrhagischer Schock I 1036, 1074ff.
— und Hauttemperatur VI 83
— und Hegglin-Syndrom I 31ff.
— bei Hepatitis-Myokarditis II 928
— und Herzaktion II 4ff.
— und Herzglykoside I 448ff., *456*ff., 458ff., 480ff., *493*ff.
— bei Herzinfarkt I 344ff.; III 710
— bei Herzinsuffizienz I 11, 19ff., 29ff., 30ff., 33ff., 69ff., 113ff., 129, 131, 165, 203ff., *234*ff., *269*ff., 284ff., *307*ff., *323*ff., 402, *504*ff., *515*ff., *521*ff., *562*ff.
— und Herztonus I 876ff.
— bei Höhenadaptation IV 17ff.
— und Hydralazine V 548
— und Hydrochlorothiazid V 589
— bei Hyperchlorämie I 588ff.
— und Hypertensin V 99ff., 112
— bei Hypertonie V 68ff., 75, 99, 112, 116ff., 134, 144, 149, 244, 263ff., 315ff., 446ff.
— und Hypertonie-Therapie V 494, 589
— bei Hypochlorämie I 581ff.
— bei Hypoglykämie IV 380ff.
— bei Hypokaliämie I 563ff., 583ff.
— bei Hyponatriämie I 568ff.

Mineralstoffwechsel bei Hypotonie V 788, 791ff.
— und idiopathische Herzhypertrophie II 974
— bei Infektionen IV 420, 541, 559ff.; V 803ff.
— und Insulin IV 380ff.
—, intracellulärer, bei Ödem I 307ff.
— bei Kammerflattern II 173, 178
— bei Kammerflimmern II 173, 178
— und Kallikrein V 220
— und Kationenaustauscher I 555ff.; V 467
— und Klima IV 17ff.
— und Kollaps I 957ff., 966, 970, 979ff., 992, 997ff., 1000ff., 1074ff.; IV 600ff.
— und Kreislauf IV *418*ff.
— und Lebensalter IV 624ff.
— und Luftdruck IV 17ff.
— bei Lungenembolie IV 106ff., 124
— bei Lungenödem I 131, 137
— bei Mitralstenose II 1387, 1391ff.
— und Myokarditis II 872, 878
— bei Myokardose I 33ff.; II 969ff.
— und Myokardstoffwechsel I 19ff., *29*ff., 33ff.; III 710; IV 421ff.
— und Narkose IV 595ff.
—, Natriumstoffwechsel IV 439ff.
— und Nebenniere V 116ff., 134, 144
— und Ödeme I 30ff., 113ff., *234*ff., *269*ff., *284*ff., 298ff., 307ff., 323ff., 402ff., *504*ff., *515*ff., *521*ff., *562*ff.
— und Operabilität IV 624ff., 631
— und Operationen IV 596ff.
— und Operationsschock I 966
— und Orthostase IV 730ff.
— bei Periarteriitis nodosa VI 315
— bei Perniosis VI 559
— bei Phäochromocytom V 662
— bei Porphyrie VI 398ff.
— und postsynkopales Syndrom II 262
— bei Postural hypotension IV 739; V 816
— bei Pseudo-Cushing-Syndrom V 701
— und Punktionsbehandlung I 559ff.

Mineralstoffwechsel und Purine I 547ff.; V 494
— und Quecksilberdiuretica I 533ff.
— und Rauwolfia-Alkaloide V 525
— bei Raynaud-Syndrom VI 231
— und Reizleitung II 183
— und Renin V 99, 112, 144
— und rheumatisches Fieber II 556
— bei Rickettsiosen II 907
— und Säure-Basen-Gleichgewicht I 204ff., 566ff., 581ff., 588ff.
— bei Sauerstoffmangel IV 17ff.
— und Schock I 957ff., 966, 970, 979ff., 992, 997ff., 1000ff., 1074ff.; IV 600ff.
— bei Simmonds-Syndrom IV 342; V 799
— und Steroide I 269ff.; V 116ff., 134, 144
— bei Sympathicotonie IV 722ff.
— und traumatischer Schock I 966, 970
— bei Typhusmyokarditis II 906
— und Urticaria VI 547
— bei Vagotonie IV 722ff.
— bei vegetativer Labilität IV 860ff.
— und Venendruck I 85, 91, 97ff., 113ff.
— und Veratrumalkaloide V 559ff.
— bei Verbrennung I 979ff.; VI 563
— bei Verbrennungsschock I 979ff.
— und Wasserhaushalt I *562*ff.
— und Waterhouse-Friedrichsen-Syndrom IV 565
Minimakurven (Herzmechanik) I 848ff.
— und Herztonus I 877ff.
— und Herzvolumen I 848ff.
Minusdekompensation V *382*ff.
—, Blutdruck bei V 796
— und Blutmenge I 154
— bei Herzinsuffizienz I 47ff., 154, 457
—, Hypotonie bei V 796
—, Mechanismus V 382ff.
—, Symptome V 383ff.
— und Thrombophlebitis VI 487ff.
—, Venendruck bei VI 68
Minutenvolumen s. u. Herzminutenvolumen

Minutenvolumenhochdruck
 V 38ff.
— und Aortenisthmusstenose
 V 758
—, Begriff V 38ff.
— und Herzform I 888
— als Volumenbelastung
 I 888
Miokon zur Aortographie
 VI 135
Miosis und Kallikrein V 209
— durch Rauwolfia-Alkaloide
 V 524
Miroton bei Herzinsuffizienz
 I 486
Mischblutcyanose VI 530ff.
— bei angeborenen arteriovenösen Fisteln VI 470
— bei angeborenem Herzfehler III 80, 105ff.,
 144ff., 226, 298ff.
— bei angeborener Mitralstenose III 549
— bei angeborener Pulmonalstenose III 298ff., 303ff.
— bei angeborener Tricuspidalstenose III 410
— bei Aortenatresie III 561ff.
— bei Aortenisthmusstenose
 III 471
— bei arteriovenöser Lungenfistel III 388
— bei Canalis atrioventricularis communis III 293ff.
— bei Cor triloculare biatriatum III 540ff.
— bei Ductus Botalli persistens III 165ff., 187
— bei Ebstein-Syndrom
 III 420ff.
— bei Fallotscher Tetralogie
 III 329, 336ff.
— bei Gefäßmißbildungen
 III 366
— bei Lungenvenentransposition III 526ff.
— bei Mitralatresie III 557
— bei Pulmonalatresie III 366
— bei Tricuspidalatresie
 III 400ff.
— bei Truncus arteriosus communis persistens
 III 534ff.
— bei Ventrikelseptumdefekt
 III 217ff., 226
— bei Vorhofseptumdefekt
 III 249, 253ff., 261ff.
Mißbildungen und angeborene Aortenstenose III 434
— und angeborene Herzfehler III 11, 81ff., *113*ff., *118*ff.
— und Antesystolie II 394
— und Blutdruck V 37ff.

Mißbildungen und Cor pulmonale IV 251ff.
— bei Dextrokardie III 577
— bei Dextroversion
 III 585ff., 587
— und Fallotsche Tetralogie
 III 338ff.
— der Gefäße s. u. Gefäßmißbildungen
— und Herzdivertikel III 593
— des Herzens s. unter angeborene Herzfehler
— und Hypertonie V 37ff.
— und Lymphangiome
 VI 616ff.
— bei Marfan-Syndrom
 III 491ff.
— der Niere V 37ff.
— und Wolff-Parkinson-White-Syndrom II 394
Mistelextrakt s. u. Viscum album
Mitochondrien im Myokard bei Herzinsuffizienz
 I 713ff.
— und Narkose IV 592ff.
Mitralatresie III 557ff.
—, Anatomie III 26ff., 557
— und Aortenatresie III 40, 562ff.
—, Entwicklungsgeschichte
 III 557
— und Levoatrialcardinalvein
 III 18
—, Pathologie III 26ff., 557
—, Pathophysiologie III 557ff.
Mitralfehler II 1290ff. s. a. unter Mitralinsuffizienz und Mitralstenose
—, Alternans bei II 406
—, Anatomie II 1292ff.
— und angeborene Herzfehler II 1295ff.
—, Antesystolie bei II 395
— und Aortenfehler II 1427ff., 1478ff.
— und Aorteninsuffizienz
 II 1479ff.
— und Aortenisthmus-Stenose
 V 763
— und Aortenstenose
 II 1478ff.
— und Arrhythmie II 88ff., 103ff.
— und Atmung I 193
— und Artrioventrikularblock II 214
— und bakterielle Endokarditis II 701ff.
— und Balneotherapie
 I 655ff., 698
—, Blutdruck bei V 345ff., 780ff., 794ff.
— und Bluteiweißkörper
 I 249

Mitralfehler und Canalis atrioventricularis communis
 III 293ff.
— und Commissurotomie
 II 1386, 1400
— und Cyanose I 234
— und Endokarditis lenta
 II 701ff.
— bei Endokarditis rheumatica II 581ff.
— und Endokardsklerose
 II 789
— und Embolie VI 361ff.
— und essentielle Hypertonie
 V 345ff.
— und Extrasystolie II 37ff., 67
— und Gravidität IV 486, 488ff.
—, Häufigkeit II 1289, 1294ff.
— und Herzblock II 214
—, Herzfehlerzellen bei I 772
—, Herzform bei I 887ff.
— und Herzfrequenz II 11, 65ff.
— und Herzglykoside I 465
—, Herzgröße bei I 887ff.
— und Herzinsuffizienz
 I 42ff., 770ff.
— und Herztöne II 574ff.
— bei Herztrauma II 508ff.
— und Hirndurchblutung
 V 394
— bei Hyperthyreose IV 324
— und Hypertonie V 345ff.
—, Hypotonie bei V 780ff., 794ff.
— und Kammerflattern
 II 177
— und Kammerflimmern
 II 177
— bei Karditis rheumatica
 II 575ff., 581ff.
—, kombinierter II 1408ff., *1425*ff.
—, Komplikationen II 1298
— und Kreislaufzeit I 175
— und Links-Schenkelblock
 II 356
— und Lungenödem I 134
— und Lungenstauung
 I 770ff.
— und Lungenstauung I 123, 134ff., 770ff.
— bei Lutembacher-Syndrom
 III 58
— und Myokarditis II 885
— bei Myokarditis rheumatica
 II 575ff., 618
— und Operationalität IV 630ff.
—, Pathologie II 1292ff.
—, Physiologie II 1408ff.
—, Prognose II 632
— und Pulmonalaneurysma
 VI 466

Mitralfehler und Rechts-Schenkelblock II 352ff., 356
— bei rheumatischem Fieber II 575ff., 581ff.
— und Säure-Basen-Gleichgewicht I 208ff.
— und Schenkelblock II 352ff., 356
— und Tachykardie II 11
— und Thrombophlebitis VI 487
— und totaler Block II 243ff.
— und Tricuspidalstenose II 1484
— und Tuberkulose III 126
— und Venendruck I 99ff.
— als Volumenbelastung I 887ff.
— und Vorhofflattern II 103ff.
— und Vorhofflimmern II 88, 103ff.
— und Vorhofseptumdefekt III 58
—, Vorhofthromben bei II 1296ff.
— und Wenckebachsche Periodik II 214
— und Wilson-Block II 356
—, Wolff-Parkinson-White-Syndrom bei II 395
Mitralinsuffizienz II 1289, 1404ff.
—, Ätiologie II 1410ff.
—, Anatomie II 1292ff.
— und Aorteninsuffizienz II 1480ff.
— und Aortenstenose II 1479
— und Arrhythmie II 88ff., 103ff.
— und Atmung I 193
— und Atrioventricularblock II 214
—, Auskultationsbefund bei II 1411ff.
— und bakterielle Endokarditis II 702ff.
— bei Canalis atrioventricularis communis III 293ff.
— und Commissurotomie II 1386ff., 1400ff.
—, Differentialdiagnose II 1422ff.
—, Elektrokardiogramm bei II 1414ff.
— und Endocarditis lenta II 702ff.
— bei Endocarditis rheumatica II 581ff.
—, Extrasystolie bei II 37ff., 67
—, funktionelle, bei Aorteninsuffizienz II 1460ff.
— und Gravidität IV 488ff.

Mitralinsuffizienz, Häufigkeit II 1409ff.
—, und Herzarbeit I 17ff., 42ff.
— und Herzblock II 214
—, Herzform bei I 887ff.
—, Herzgröße bei I 887ff.
— und Herzinsuffizienz I 42ff., 770ff.
— und Herztöne II 574ff.
— bei Herztrauma II 508ff.
— und Hirndurchblutung I 81ff.
— bei Karditis rheumatica II 575ff., 1294ff., 1410ff.
—, Kreislaufzeit bei I 175
— und Links-Schenkelblock II 356
— und Lungenkreislauf I 123, 134ff.
— und Lungenödem I 134
— und Lungenstauung I 770ff.
— und Mitralstenose II 1320ff., 1335, 1408ff.
— bei Myokarditis II 885
— bei Myokarditis rheumatica II 575ff.
—, Pathologie II 1292ff.
—, Physiologie II 1405ff.
—, Prognose II 632, 1421ff.
— und Rechts-Schenkelblock II 356
—, relative II 1299, 1424
—, —, bei Aorteninsuffizienz II 1468ff.
—, —, bei Aortenisthmusstenose II 1424; III 459
—, —, bei Karditis rheumatica II 575ff.
—, —, bei Myokarditis II 885
—, —, bei Myokarditis rheumatica II 575ff.
—, —, bei rheumatischem Fieber II 575ff.
— bei rheumatischem Fieber II 575ff., 1294ff., 1410ff.
—, Röntgendiagnose II 1408ff., 1415ff.
— und Schenkelblock II 356
— bei Sepsis II 903
—, Symptome II 1411ff.
— und Tuberkulose III 126
—, Verlauf II 1421ff.
— als Volumenbelastung I 887ff.
— und Vorhofflattern II 103ff.
—, Vorhofflimmern bei II 88ff., 103ff.
— bei Vorhofseptumdefekt III 262
— und Wenckebachsche Periodik II 214
— und Wilson-Block II 356

Mitralisation I 121
Mitralklappen II 1290ff.
—, Anatomie II 1290ff.
—, Anomalien III 27ff.
— bei bakterieller Endokarditis II 667ff., 701ff.
— bei Blutkrankheiten IV 674
— bei Canalis atrioventricularis communis III 291ff.
— bei Ductus Botalli persistens III 182
— bei Endocarditis acuta bactericidis II 731
— bei Endocarditis fibrinosa II 777ff.
— bei Endocarditis lenta II 667ff., 701ff.
— bei Endocarditis luica II 781
— bei Endocarditis rheumatica II 562ff., 614ff.
— bei Endocarditis tuberculosa II 780
— bei Endocarditis verrucosa simplex II 777ff.
— bei Endomyokardfibrose II 788
—, Entwicklungsgeschichte III 21ff.
— bei Fibroelastose II 789
— und Herztöne II 574ff.
— bei Herztrauma II 490ff., 508ff.
— bei Herztumoren II 1179ff.
— bei Karditis rheumatica II 575ff., 614ff.
— bei Leukämie IV 674
— bei Mitralinsuffizienz II 1292ff., 1405ff.
— bei Mitralstenose II 1292ff., 1312ff., 1360
— bei Myokarditis II 885, 903
— bei Myokarditis rheumatica II 575ff.
—, Physiologie II 1291ff.
— bei rheumatischem Fieber II 575ff., 614ff.
— bei Sepsis II 903
— bei Vorhofseptumdefekt III 262ff., 276
Mitralklappenaneurysma, angeborenes III 28
— bei Endocarditis lenta II 703ff.
Mitralklappenanomalien III 27ff.
Mitralklappenriß bei bakterieller Endokarditis II 703
— bei Herztrauma II 490ff., 508ff.
Mitralklappenverkalkung und Commissurotomie II 1387
— bei Mitralstenose II 1360

Mitralöffnungston nach Commissurotomie II 1400 ff.
— bei kombiniertem Mitral-Aortenfehler II 1479 ff.
— bei kombiniertem Mitralfehler II 1426 ff.
— und Mitralinsuffizienz II 1413 ff.
— bei Mitralstenose II 1325 ff., 1331 ff.
Mitralstenose II 1299 ff.
—, Anatomie II 1292 ff., 1302 ff.
—, angeborene III 549 ff.
—, —, Anatomie III 26 ff., 549
—, —, Angiokardiogramm bei III 550
—, —, und Aortenatresie III 40
—, —, Elektrokardiogramm bei III 549 ff.
—, —, Herzkatheterismus bei III 550
—, —, und Levoatrialcardinalvein III 18
—, —, bei Lutembacher-Syndrom III 58, 249, 265, 282 ff.
—, —, Pathologie III 26 ff.
—, —, Prognose III 551
—, —, und Rechts-Schenkelblock II 358 ff.
—, —, Röntgendiagnose III 550
—, —, und Schenkelblock II 358 ff.
—, —, Symptome III 549
—, —, Therapie III 551
—, —, und Vorhofseptumdefekt III 58, 249, 265, 282 ff.
—, —, und Wilson-Block II 358 ff.
—, Angiokardiographie bei II 1350 ff., 1363 ff.
— und Aorteninsuffizienz II 1479 ff.
— und Aortenstenose II 1386 ff., 1478 ff.
— und Arrhythmie II 88 ff., 103 ff.
— und Atmung I 178, 193, 200, 208
— und Atrioventricularblock II 243 ff.
—, Auskultationsbefund II 1323 ff.
— und bakterielle Endokarditis II 703
— und Balneotherapie I 655 ff., 698
—, Blutdruck bei V 345 ff., 780 ff., 794 ff.
— und Bluteiweißkörper I 249
—, Commissurotomie bei II 632, 1382 ff.; IV 488 ff.

Mitralstenose und Cyanose I 234
—, Differentialdiagnose II 1377 ff.
—, Elektrokardiogramm bei II 205 ff., 1336 ff.
— und Embolie VI 361 ff.
— und Endocarditis lenta II 703 ff.
— bei Endocarditis rheumatica II 577 ff., 581 ff., 614 ff.
— und Endokardsklerose II 789
— und essentielle Hypertonie V 345 ff.
—, Extrasystolie bei II 37 ff., 67
—, Geschlechtsverteilung II 1294 ff., 1319 ff.
—, Grade II 1318 ff., 1372 ff.
—, —, und Commissurotomie II 1383 ff.
— und Gravidität IV 486, 488 ff.
—, Hämodynamik II 1311 ff.
—, Häufigkeit II 1289, 1319 ff.
— und Herzarbeit I 17 ff., 42 ff.
—, Herzfehlerzellen bei I 772
— und Herzfrequenz II 11, 65 ff.
—, Herzglykoside bei I 465
— und Herzinsuffizienz I 42 ff., 770 ff.
—, Herzkatheterismus bei II 1350 ff., 1365 ff.
—, Herzpunktion bei II 1360 ff.
— und Herztöne II 574 ff.
— bei Herztumoren II 1179 ff.
— und Hirndurchblutung I 81 ff.; V 394
—, Historisches II 1299 ff.
— und Hypertonie V 345 ff.
—, Hypotonie bei V 780 ff., 794 ff.
— und Kammerflattern II 177
— und Kammerflimmern II 177
— bei Karditis rheumatica II 577 ff., 581 ff., 614 ff., 632 ff., 1294 ff., 1320 ff., 1368 ff.
—, Komplikationen II 1368 ff.
—, Kreislaufzeit bei I 173 ff.
—, Kymogramm bei II 1361 ff.
—, Lebensalter II 1294 ff., 1319 ff.
— und Links-Schenkelblock II 356
—, Lunge bei II 1302 ff.
— und Lungenelastizität I 178

Mitralstenose und Lungenkreislauf I 123 ff., 127
— und Lungenödem I 129 ff., 134, 136
— und Lungenstauung I 770 ff.
— bei Lutembacher-Syndrom III 58 ff., 282 ff.
— bei Marfan-Syndrom III 491 ff.
— und Mitralinsuffizienz II 1320 ff., 1335 ff., 1408 ff.
— und Operabilität IV 630 ff.
—, Operationsvorbereitung II 1380 ff.
—, Oscillogramm bei VI 80
—, Pathologie II 1292 ff., 1302 ff.
—, Physiologie II 1311 ff.
—, Prognose II 632, 1368
— und Rechts-Schenkelblock II 356
—, Rechtsverspätung bei II 374
—, relative II 1414
—, —, bei Hyperthyreose IV 324
—, —, bei Karditis rheumatica II 577 ff., 618
—, —, bei Myocarditis rheumatica II 618
— bei rheumatischem Fieber II 577 ff., 581 ff., 614 ff., 632 ff., 1294 ff., 1320 ff., 1368 ff.
—, Röntgendiagnose II 1342 ff.
— und Säure-Basen-Gleichgewicht I 208 ff.
— und Schenkelblock II 356
—, „stumme" II 1326, 1336
—, Symptome II 1318 ff.
—, Tachykardie bei II 11
—, Therapie II 1380 ff.
— und totaler Block II 243 ff.
— und Tricuspidalstenose II 1488 ff., 1501
— und Tuberkulose III 126
— und Venendruck I 99 ff.
—, Verlauf II 1368 ff.
—, Verspätungskurven bei II 374
— und Vorhofflattern II 103 ff.
—, Vorhofflimmern bei II 88 ff., 103 ff.
— und Vorhofseptumdefekt III 58 ff., 282 ff.
— und Wilson-Block II 356
„Mitralwiderstand", Begriff II 1314 ff.
Mitstromseptum, Begriff III 7
Mitteltyp (Elektrokardiogramm) s. a. u. Lagetypen

Mitteltyp bei angeborener
   Aortenstenose III 436ff.
— bei angeborener Pulmonalstenose III 308ff.
— bei Aortenisthmusstenose III 445, 456ff.
— bei Aortenstenose II 1443ff.
— bei Dextroversion III 584ff.
— bei Ductus Botalli persistens III 170
— und Linksschenkelblock II 326ff.
— bei Mitralinsuffizienz II 1414ff.
— bei Pulmonalatresie III 366
— und Schenkelblock II 326ff.
— bei Transposition der Aorta und Pulmonalis III 503ff.
— bei Tricuspidalstenose II 1499
— bei Ventrikelseptumdefekt III 229
— bei Vorhofseptumdefekt III 265ff.
— bei Wilson-Block II 333
Mobitzsche Interferenzdissoziation II 159
Möller-Barlow-Syndrom VI 577ff.
—, Capillarpermeabilität bei VI 577
—, Capillarresistenz bei VI 577ff.
Mönckeberg-Sklerose VI 396, 401, 441,
— und Aortenstenose II 1427
Mönckeberg-Theorie (angeborener Herzfehler) III 41ff. 48
Monge-Syndrom IV 33ff.
Mongolismus und angeborene Herzfehler III 23, 81, *114*ff., 119
— und Dextrokardie III 577
— und Fallotsche Tetralogie III 338ff.
Moniliasis und Endokarditis lenta II 677
— und Myokarditis II 941
Monocyten bei Angina tonsillaris II 912
— bei Fokaltoxikose II 912
— bei Glomerulonephritis II 915
— bei Myokarditis II 912, 915
— bei Periarteriitis nodosa VI 314
Monomakrophagen bei Endocarditis lenta II 696
Mononeuritis multiplex bei Periarteriitis nodosa VI 329

Mononucleose, infektiöse, C-reaktives Protein bei II 597
—, —, Myokarditis bei II 874, *926*ff.; IV 542ff.
—, —, Perikarditis bei II 1086; IV 554
Moorbäder I 654ff.
— bei Gefäßkrankheiten VI 158
— bei Herzinsuffizienz I 654ff.
Morbus coeruleus bei angeborenen arteriovenösen Fisteln VI 470
— — bei angeborenem Herzfehler III 80ff., *105*ff., *144*ff.
— — bei angeborener Mitralstenose III 549
— — bei angeborener Pulmonalstenose III 298ff., 303ff.
— — bei angeborener Tricuspidalstenose III 410
— — bei Aortenatresie III 561ff.
— — bei Aortenisthmusstenose III 471
— — bei arteriovenöser Lungenfistel III 386ff.
— — bei Canalis atrioventricularis communis III 293ff.
— — bei Cor triloculare biatriatum III 541ff.
— — bei Ductus Botalli persistens III 165ff., 187
— — bei Ebstein-Syndrom III 420ff.
— — bei Fallotscher Tetralogie III 329, 336ff.
— — bei Gefäßmißbildungen III 366
— — bei Lungenvenentransposition III 526ff.
— — bei Mitralatresie III 557
— — bei Pulmonalatresie III 366
— — bei Tricuspidalatresie III 395, *400*ff.
— — bei Truncus arteriosus communis persistens III 534ff.
— — bei Ventrikelseptumdefekt III 217ff., 226
— — bei Vorhofseptumdefekt III 249, 253ff., 261ff.
Morgagni-Adams-Stokessche Anfälle s. u. Adams-Stokes-Syndrom
Morphin s. a. u. Opiate
— bei angeborenem Herzfehler III 154

Morphin bei Angiographie VI 122
— zur Aortographie VI 131ff.
— bei Arteriographie VI 122
—, Blutdruck V 663
— und Cheyne-Stokes-Syndrom I 232
— bei Cor pulmonale IV 174
— bei endokriner Hypertonie V 663
— bei Gravidität IV 496
— bei Graviditätstoxikose V 749ff.
— und Hämodynamik V 279
— bei Herzinfarkt III 1446ff.
— bei Herzinsuffizienz I 137, 232, 419ff.
— bei Hypertonie V 663ff., 749ff.
— bei Kammertachykardie II 166
— und Kollaps I 958, 1147
— und Lebensalter IV 624
— bei Lungenembolie IV 122ff.
— bei Lungenödem I 137
— zur Narkose IV 624
—, Nebenwirkungen I 420
— und Operabilität IV 624
— bei paroxysmaler Tachykardie II 166
— bei Phäochromocytom V 663
— und Schock I 958, 1147
— bei Tachykardie II 166
— bei Verbrennung VI 563
Moschcowitz-Symmers-Syndrom VI 570ff.
— und Capillarresistenz VI 570ff.
—, Diagnose VI 572ff.
— und hämorrhagische Diathese VI 570ff.
—, Pathogenese VI 571ff.
—, Pathologie VI 571
—, Prognose VI 574
—, Symptome VI 572ff.
—, Therapie VI 573ff.
Moskowicz-Test bei Gefäßkrankheiten VI 56
Mucomycose und Myokarditis II 941
Mucopolysaccharide und Angiopathia diabetica IV 365, 372
— und Arteriosklerose VI 372, 383
— bei Capillaropathia diabetica VI 549ff.
— und Capillarpermeabilität VI 549ff.
— und Capillarresistenz VI 566
— bei Diabetes mellitus IV 365, 372

Mucopolysaccharide bei Erythematodes II 976ff.
— und hämorrhagische Diathese VI 566
— bei Kollagenosen II 976ff.
— bei Purpura rheumatica VI 566
Mucoproteide und Arteriosklerose VI 410
— bei Herzinfarkt III 1213
— bei rheumatischem Fieber II 573, 598
Mühlengeräusch bei Luftembolie IV 124
Müller-Index (Herzgewicht) I 814
Müller-Versuch und arteriovenöse Aneurysmen IV 253
— und Herzgröße I 843
— und Herzvolumen I 843
— bei paroxysmaler Tachykardie II 144ff.
— bei Teleangiektasien VI 541
Müttersterblichkeit IV 486ff.
— bei angeborenen Herzfehlern IV 491ff.
— und Commissurotomie II 1389
— bei Graviditätstoxikose IV 510; V 738ff.
— bei Herzklappenfehlern IV 488
— bei Hypertonie IV 502ff.
— bei Mitralstenose II 1377, 1388ff.
— bei Myokardose nach Gravidität IV 498
— bei Nephropathie IV 507ff.
Multiplicitas cordis III 10ff.
Multisaccharid Homburg bei Gefäßkrankheiten VI 182
Mumps s. u. Parotitis
Muscarin und Acetylcholin V 200
— und Atrioventrikularblock II 227
— und Blutdruck V 29
— und Herzblock II 227f.
— und Lungenödem I 131
— und Reizleitung II 227
Muskatnußleber bei Herzinsuffizienz I 780
Muskeldystrophie, progressive s. u. Dystrophia musculorum progressiva
Muskelfibrillieren bei Gefäßkrankheiten VI 55
Muskelherz, Begriff III 4
„Muskelpumpe", Begriff IV 729, 732
Muskelrelaxantien und Hypotonie V 805
— und Lebensalter IV 624

Muskelrelaxantien zur Narkose IV 616ff.
— und Operabilität IV 624
Muskulatur und Acetylcholin V 200
— bei Addison-Syndrom V 796ff.
— und Adenosin V 201
— bei Adipositas IV 382ff., 625
— und Adrenalin V 173
— bei Amyloidose II 960ff.
— bei Anämie IV 642ff.
— bei Angiopathia diabetica IV 367
— bei Aortenbogensyndrom VI 378ff.
— bei Aortenstenose II 1433ff.
— bei Arteriitis rheumatica VI 346
— bei Arteriosclerosis obliterans VI 431
— bei Arteriosklerose V 361
— und arteriovenöse Anastomosen VI 8
— und Atmung I 187; IV 28ff.
— bei bakterieller Endokarditis II 690ff.
— und Balneotherapie VI 156
— bei Belastung IV 765ff.
— bei Beriberi IV 391ff.
— und Blutdruck V 14, 28, 315, 361
— bei Blutkrankheiten IV 642ff.
— als Blutspeicher I 1009
— und Calciumstoffwechsel IV 446ff.
— und Capillaren VI 11, 14
— und Capillarresistenz VI 579
— und Chlorothiazid V 594
— und Cholinmangel V 146
— bei Chorea minor II 608, 644ff.
— bei Coma diabeticum IV 376ff.
— bei Cor pulmonale IV 147ff., 167ff.
— und Depressan V 232ff.
— bei Dermatomyositis II 991ff.
— bei Diabetes mellitus IV 367, 376ff.
— und Digitalis V 494
— bei Dystrophia myotonica II 970
— bei Echinokokkose II 937ff.
— bei Embolie VI 363ff.
— bei Endokarditis lenta II 690ff.
— bei Endokarditis parietalis fibroplastica II 786

Muskulatur bei Endokardfibrose II 786
— bei Erfrierung I 982
— und Ernährung IV 625
— bei essentieller Hypertonie V 315, 361
— und essentieller Hypotonie V 792
— bei Gefäßkrankheiten VI 55
— bei Gefäßmißbildungen VI 588
— und Genußgifte IV 826
— und Gewebsclearance VI 113
— bei Graviditätstoxikose IV 513ff.
— und Hämatokritwert I 139
— und hämorrhagischer Diathese VI 572ff.
— bei hämorrhagischem Schock I 960
— und Hauttemperatur VI 85
— und Herzgewicht I 816
— bei Herzglykosidvergiftung I 458ff., 499
— und Herzgröße I 816
— bei Herzinsuffizienz I 187 419
— und Herztonus I 874ff.
— und Histamin V 199ff.
— bei Höhenadaptation IV 28ff.
— und Hydralazine V 594
— und Hyperämie VI 57ff.
— und Hyperämieteste VI 57ff.
— bei Hyperkaliämie IV 421ff.
— und Hypertensin V 101
— bei Hypertonie V 315, 361
— bei Hypokaliämie I 586ff.; IV 421ff.
— bei Hyponatriämie I 574
— und Hypotonie V 792
— bei Infektionen IV 530ff.
— bei intraarterieller Sauerstoffinsufflation VI 211
— und Kallidin V 226
— und Kallikrein V 217
— bei Karditis rheumatica II 544ff., 607ff.
— und Klima IV 28ff.
— bei Klippel-Trénaunay-Syndrom VI 588
— und Körpergewicht IV 625
— und Kollaps I 958, 960, 965ff., 982, 1009, 1011ff., *1047*ff., 1114
— und Lebensalter IV 620ff.
— und Luftdruck IV 28ff.
— und Luftüberdruck IV 39ff.
— und Lymphgefäßinsuffizienz VI 605ff.

Muskulatur und Magnesium-
    stoffwechsel IV 455ff.;
    V 497
— bei Marfan-Syndrom
    III 491ff.
— bei Mitralstenose II 1318
— bei Möller-Barlow-Syndrom
    VI 579
— bei Moschcowitz-Symmers-
    Syndrom VI 572ff.
— und Narkose IV 593ff.,
    614
— und Nicotin IV 826
— und Nitrite V 494
— und Ödeme I 251
— bei Ohnmacht IV 762ff.
— und Operabilität IV 620ff.,
    625, 627ff.
— bei Orthostase IV 729ff.,
    732ff.; V 810
— und Oscillogramm VI 79
— und Pepsitensin V 102
— bei Periarteriitis nodosa
    II 986ff.; V 622; VI 324
— beim Perthestest VI 66
— und Phlebektasien
    VI 517ff.
— bei Phlebitis VI 492, 495ff.
— und Plethysmogramm
    VI 72ff.
— bei Porphyrie IV 399ff.
— und Purine V 494
— bei Purpura VI 579
— und Rauwolfia-Alkaloide
    V 529ff., 537ff., 594
— und reaktive Hyperämie
    VI 57ff.
— bei rheumatischem Fieber
    II 544ff., 607ff.
— bei Sauerstoffmangel
    IV 28ff.
— und Schock I 958, 960,
    965ff., 982, 1009, 1011ff.,
    *1047*ff., 1114
— und sekundäres Raynaud-
    Syndrom VI 240
— bei Simmonds-Syndrom
    V 799
— bei Skorbut VI 579
— und Substanz P V 203ff.
— und Teleangiektasien
    VI 539
— und Terminalstrombahn
    VI 14
— bei Thrombophlebitis
    VI 486, 492, 495ff.
— und Thrombose VI 486ff.
— und traumatischer Schock
    I 965ff.
— und Tyramin V 179
— und Varicosis VI 517ff.
— und Vasodepressor material
    V 193, 195, 202ff.
— bei vegetativer Labilität
    IV 762ff.

Musset-Zeichen bei Aorten-
    aneurysma VI 448
— bei Aorteninsuffizienz
    II 1461
Mutterkornalkaloide s. u.
    Secalealkaloide
M_2 Woelm bei Gefäßkrank-
    heiten VI 182
Myalgia epidemica s. u. Cox-
    sackie-Infekt
Myanesin zur Narkose
    IV 616ff.
Myasthenia gravis, Herz bei
    II 974
—, Postural hypotension bei
    IV 738; V 814
Mycobakterien und Endokar-
    ditis lenta II 677
Mydriasis durch Hypertonie-
    Therapie V 493
Myelitis und Capillarektasien
    VI 528
— und Erythromelalgie
    VI 528
Myelom s. u. Plasmocytom
Myelopaese bei Herzinsuf-
    fizienz I 163ff.
— und Hydralazine V 551
— und Kallikrein V 220
Mykosen und Aneurysmen
    VI 443ff.
— und bakterielle Endo-
    karditis II 677, 707,
    735
—, Capillarresistenz bei
    VI 569
— und Cor pulmonale IV 221,
    232
— und Endangitis obliterans
    VI 264
— und Endocarditis lenta
    II 677, 707
— und Gefäßkrankheiten
    VI 264
— bei Gefäßmißbildungen
    III 373
— und hämorrhagische Dia-
    these VI 569, 574
— und konstriktive Perikar-
    ditis II 1094
— und Myokarditis II 871,
    874, 940ff.
— und Perikarditis II 1044
— und Perikarditis purulenta
    II 1085
— und Pulmonalaneurysma
    III 373
—, Purpura infectiosa bei
    VI 569
Myoblastome als Perikard-
    tumoren II 1225
Myofibrillen des Myokard s. u.
    Myokardfibrillen
Myofibrosis cordis s. a. u. Myo-
    kardfibrose I 721

Myoglobinurie und Kollaps
    I 1107ff., 1119
— u. Schockniere I 1107ff.,
    1119
— und traumatischer Schock
    I 1107
Myokard s. a. u. Herz
— und ACTH II 645
— bei Adams-Stokes-Syn-
    drom II 252ff., 261ff.
— bei Addison I 759ff.
— und Adipositas IV 382ff.,
    388
— und Adrenalin III 695
— bei Aktinomykose II 940
— und Allergie II 553ff.,
    566ff.; III 888, 893ff.
— bei allergischer Myokarditis
    II 870, 949ff.
— beim Alternans II 403ff.
— bei Altersherz I 757ff.
— bei Amöbiasis II 935
— bei Amyloidose II 961ff.
— bei Anämie III 867ff.;
    IV 642ff., 651ff., *655*ff.
— bei Aneurysmen I 736ff.
— bei angeborener Aorten-
    stenose III 442ff.
— bei angeborenem arterio-
    venösem Coronaraneu-
    rysma III 213ff.
— bei angeborenem Herzfeh-
    ler III 12ff., 82ff.,
    143ff., 945
— bei angeborener Pulmonal-
    stenose III 298ff., 308ff.
— bei angeborenem Sinus-
    Valsalvae-Aneurysma
    III 205 211
— bei Angiopathia diabetica
    IV 354ff., 358ff.
— bei Angina pectoris
    III 699ff., 725ff.
— bei Angina tonsillaris
    II 874, 903, 912ff.; IV 550
— bei Antesystolie II 378ff.,
    395ff.
— bei Aortenatresie III 560
— bei Aortenbogensyndrom
    VI 379
— bei Aortenhämatom, intra-
    muralem VI 458
— bei Aorteninsuffizienz
    II 1456ff., 1472ff.;
    III 942ff.
— bei Aortenisthmusstenose
    III 445, 450ff.; V 754ff.
— bei Aortenstenose
    II 1428ff., 1432ff.,
    1443ff.; III 944
— und Aortographie VI 136
— und Arrhythmie s. a. dort
    II 78ff., 103ff.
— bei Arsenvergiftung
    III 890ff.

Myokard bei Arteriitis luica
VI 347ff.
— bei Arteriosklerose V 361
—, arteriovenöse Anastomosen
im VI 6
— und Atmung IV 7, 10, 13ff.,
23ff., 37ff.
— bei Atrioventrikularblock
II 209ff., 213ff., 228ff.
— bei Atrioventrikular-Dissoziation II 286ff.
— bei Atrioventrikular-
Rhythmus II 278ff.
— bei auriculärer Leitungsstörung II 198ff.
—, Autoantikörper gegen II 600
— bei bakterieller Endokarditis II 698, 704ff.
— und Balneotherapie I 680;
V 591ff.
— und Barbitursäure III 893
— bei Bayley-Block II 332ff.
— und Belastung I 868ff.;
III 694ff., 912ff.;
IV 770ff.
— bei Beriberi I 27, 762;
IV 392ff.
— bei Bilharziose IV 240
— bei Bleivergiftung III 889
— und Blutdruck I 736ff.;
V 70ff., 123ff., 139, 361,
374ff., 616, 657, 790ff.,
795ff.
— bei Blutkrankheiten
IV 642ff., 651ff., 655ff.
— und Blutviscosität III 694
— und Bradykardie II 19
— bei Brucellosen II 875, 904
— und Calciumstoffwechsel
IV 447ff.
—, Capillaren im III 667ff.
— und Carotissinus V 714
— bei Carotissinus-Syndrom
II 272ff.
— bei Chagas-Myokarditis
II 874, 879, 931ff.
— bei Cholera II 909
— und Cholesterin III 740ff.,
756ff., 767ff., 779ff.
— bei Coma diabeticum
IV 376ff.
— bei commotio cordis
II 462ff., 477ff.
— bei compressio cordis
II 462ff., 477ff., 519ff.
— bei contusio cordis
II 462ff., 477ff.
— bei Coronaraneurysma
III 823ff., 939ff.
— bei Coronarembolie
III 971ff.
— und Coronargefäße
III 657ff.
— bei Coronargefäß-Mißbildungen III 54ff., 568ff.

Myokard bei Coronarsklerose
I 736ff., 755ff.;
III 736ff.
— bei Coronarspasmen
III 834ff.
— bei Coronarthrombose
III 947ff.
— und Coronarverschluß
III 946ff.
— und Cor pulmonale IV 61,
92, 98ff., 125ff., 134ff.,
138, 145ff., 157ff.
— und Cortison II 645
— bei Coxsackie-Infekt
II 920ff.
— und Cyanidverbindungen
III 893
—, Dehnbarkeit s. u. Herztonus
— bei Dermatomyositis
II 991ff.
— bei Diabetes mellitus I 27,
33; III 788ff.; IV 354ff.,
358ff., 376ff., 380ff.
— bei Diphtherie-Myokarditis II 893ff., 897ff.;
IV 546ff.
— bei divergierendem
Schenkelblock II 363ff.
— bei doppelseitigem Schenkelblock II 361ff.
— und Druckbelastung
I 884ff.
— bei Druckfall-Syndrom
IV 46
— bei Druckhypertrophie
I 737ff., 741ff., 744ff.
— und Ductus Botalli persistens III 157, 168ff., 187
— bei Dystrophia musculorum
progressiva II 972
— bei Dystrophia myotonica
II 970
— bei Dystrophie I 759ff.;
IV 294ff., 310ff.
— bei Echinokokkose
II 937ff.
—, Elektrolythaushalt I 19ff.,
29ff., 33ff.; II 4ff., 262
— bei Elektrounfall III 904ff.
— bei Encephalitis II 920;
IV 542
— bei Endangitis obliterans
III 737, 745ff., 918ff.,
930ff.; VI 286ff.
— bei Endocarditis acuta
II 726ff.
— bei Endocarditis bacterialis II 726ff.
— bei Endocarditis lenta
II 698, 704, 705ff.
— bei Endocarditis luica
II 781
— und Endocarditis pariet.
fibroplast. II 786

Myokard und Endokardfibrose
II 786, 787ff.
— und Endokardsklerose
II 789
— bei endokriner Hypertonie
V 657ff.
—, Energieübertragung I 28ff.;
II 4ff.
—, Entwicklungsgeschichte
III 4ff.
— und Ernährung III 773ff.
— bei Erythematodes
II 976, 978ff.; VI 344ff.
— bei essentieller Hypertonie
V 361, 374ff.
— und essentielle Hypotonie
V 790ff.
— bei experimenteller Hypertonie V 70ff., 123ff., 139
— und Extrasystolie II 36ff.,
66ff.
— bei Fallotscher Tetralogie
III 356ff.
— bei Fettembolie IV 134ff.
— und Fettstoffwechsel
III 740ff., 756ff., 765ff.,
773ff.
— bei Fibroblastose II 789
— Fibrose des s. u. Myokardfibrose
— bei Fiedler-Myokarditis
II 955ff.
— bei Fleckfieber II 874ff.,
907; IV 543
— bei fokalem Block II 320,
367ff.
— bei Fokaltoxikose II 874,
903, 912ff.; III 929ff.
— bei Foramen ovale persistens III 264ff.
— bei Fruchtwasserembolie
IV 138
— und Ganglienblocker
V 573ff., 580ff., 594
— bei Gefäßkrankheiten
III 730ff., 918ff.
— und Gefäßmißbildungen
III 825ff., 829ff.
— bei Gefügedilatation
I 736ff., 744ff.
— bei Gelbfieber II 930
— und Geschlechtshormone
III 749, 790ff.
— und Glomerulonephritis
II 915; V 616
— bei Glykogenose II 966ff.
— bei Gonorrhoe II 903, 910
—, Granulierung I 713ff.
— bei Gravidität II 915;
IV 497ff.
— bei Graviditätstoxikose
II 915
— bei Grippe IV 543ff.
— bei Grippemyokarditis
II 875, 924ff.

Myokard und Hämangiosarkom
VI 601
— bei Hämochromatose
II 964; IV 681, 683 ff.
— und Hämoperikard II 1151
— und hämorrhagische Diathese VI 571 ff.
— bei hämorrhagischem Schock I 962 ff., 1031, 1111; III 692
— bei Hepatitis I 762 ff.; II 874, *928* ff.; IV 543
— bei Heredoataxie II 973
— bei Herzatrophie I 759 ff.
— bei Herzblock II 179 ff., 193 ff., 198 ff., 209 ff., 213 ff., 228 ff.
— bei Herzdivertikel III 12 ff., 592
— und Herzglykoside I 448 ff., 461 ff., 500
— bei Herzglykosidvergiftung I 500
— und Herzgröße I 813 ff.
— bei Herzhypertrophie I 363 ff., 374 ff., 733 ff., 736 ff.; III 807 ff., 822 ff.
— bei Herzinfarkt III 701 ff., 709 ff., 719 ff., 725 ff., 1256
— bei Herzinsuffizienz I 18 ff., 25 ff., 33 ff., 74 ff., 76 ff., 402 ff., 598 ff., 707 ff., *785* ff.; V 381 ff.
— bei Herzklappenfehlern I 736 ff.; II 1298; III 941 ff.
— bei Herzmißbildungen I 736 ff.
— bei Herzruptur III 1240 ff.
—, und Herztöne I 31 ff.; II 574 ff.
— und Herztonus I 873 ff.
— bei Herztrauma II 462 ff., 477 ff., 485 ff.
—, Herztumoren im II 1181 ff.
— und Höhenadaptation IV 7, 10, 13 ff., 23 ff., IV 37 ff.
— und Hormone III 749 ff., *788* ff.
—, Hungerherde im I 759; IV 294 ff., 310
— und Hydrazine V 551 ff., 594
— bei Hypercalcämie IV 447 ff.
— in Hyperkaliämie IV 421 ff.
— bei Hypernatriämie IV 443 ff.
— bei Hyperthyreose IV 316 ff., 328 ff.
— Hypertonie I 73; III 734 ff., 754 ff., 796 ff., 798 ff.; V 70 ff., 123 ff.,

139, 361, 374 ff., 116, 657 ff.
Myokard bei Hypoglykämie IV 380 ff.
— und Hypokaliämie I 584 ff.; IV 421 ff.
— bei Hyponatriämie IV 441 ff.
— und Hypophyse III 749 ff., 791 ff.; IV 343
— bei Hypothermie III 693; IV 618
— bei Hypothyreose IV 331 ff.
— und Hypotonie V 790 ff., 795 ff.
— bei idiopathischer Herzhypertrophie II 974 ff.
— bei Infarkt I 719 ff.
— bei Infekten II 9 ff., 150 ff., 223 ff.; III 923 ff., *926* ff.; IV 530 ff., *537* ff., 557 ff.
— und Insulin III 699 ff.; IV 380 ff.
— bei Interferenz-Dissoziation II 290 ff.
— bei Kala-Azar II 936
— und Kaliumstoffwechsel IV 421 ff.
— bei Kammerflattern II 78 ff., 170 ff., 177 ff.
— bei Kammerflimmern II 79 ff., 170 ff., 177 ff.; III 693
— und Kammertachykardie II 150 ff., 166 ff.
— bei Karditis rheumatica II 543 ff., 548 ff., 553 ff., *566* ff., *581* ff.
—, Kentsches Bündel II 378, 398
— bei Klappenfehlern I 17 ff., 711 ff.
— und Klima IV 7, 10, 13 ff., 23 ff., 37 ff.
— und Körperbau III 759 ff.
— bei Kohlenoxydvergiftung III 873 ff.
— bei Kollagenosen II 976 ff., 990
— und Kollaps I 959, 962 ff., 1022 ff., 1025 ff., *1110* ff.; IV 600 ff.
— bei konstriktiver Perikarditis II 1095 ff., 1118 ff.
— und Lebensalter IV 620 ff.
— bei Lepra II 909
— bei Leukämie IV 672 ff.
— bei Libman-Sacks-Endokarditis III 979 ff.
— bei Linksschenkelblock II 318 ff., 325 ff.
— bei Linksverspätung II 373 ff.
— bei Lues II 871, 874, *945* ff.; III 828 ff., 935 ff.

Myokard bei Luftembolie IV 125 ff.
— und Luftdruck IV 7, 10, 13 ff., 23 ff., 37 ff.
— und Luftüberdruck IV 39 ff.
— und Lungenembolie IV 92, 98 ff.
— und Lungenkreislauf IV 86 ff.
— bei Lutembacher-Syndrom III 283 ff.
— und Lymphgefäßinsuffizienz VI 606 ff.
— bei Lymphogranulomatose IV 679 ff.
— bei Lymphosarkom IV 677
— und Magnesiumstoffwechsel I 19 ff., 30 ff.; IV 456 ff.
— bei Malaria II 874, *935*
— bei maligner Hypertonie I 737; V 632
— bei Marfan-Syndrom III 490 ff.
— bei Masern II 395, 875, *921* ff.; IV 543
— bei Meningitis II 910; IV 542, 545
— und Methylalkohol III 892
—, Mitochondrien in I 713 ff.
— und Mitralfehler II 1298, 1311 ff.
— bei Mitralinsuffizienz II 1408 ff.
— und Mitralstenose II 1311 ff., 1339, 1368 ff., 1381; III 941 ff.
— bei Mononucleose II 874, *926* ff.; IV 543
— bei Moschcowitz-Symmers-Syndrom VI 571 ff.
— bei Mykosen II 871, 874, *940* ff.
— bei Myokarditis I 736 ff., 763 ff.; II 871 ff., 875 ff.
— bei Myokardose II 959 ff., 968 ff.
— bei Myokardose nach Gravidität IV 498
—, Narben im I 721 ff.
— und Narkose IV 592 ff., 607 ff., 614 ff
— und Natriumstoffwechsel IV 440 ff.
— und Nebenniere I 28, 33; III 749 ff., 791 ff.
—, Nekrosen im I 718 ff.
— und Nephritis V 616
—, Nerven im III 670 ff.
— und Nicotin III 878 ff.
— bei Nicotinallergie III 888
— und Nitrobenzol III 891
— und Noradrenalin V 168, 176
— und Ödeme I 114, 711 ff.

Myokard und Ohnmacht
IV 760 ff.
— und Operabilität IV 620 ff.,
626, 628 ff., 633 ff.
— und Operationen IV 592 ff.,
600 ff., 607 ff.
— bei Orthostase V 809 ff.
— bei Paramyloidose II 962
— bei Pararhythmie II 285 ff.
— bei Parasystolie II 298 ff.
— bei Parotitis II 874, 927 ff.;
IV 543
— bei paroxysmaler Tachykardie I 345; II *127* ff.,
132 ff., 150 ff., 166 ff.
— bei Pankarditis rheumatica
II 619
— bei Periarteriitis nodosa
II 984 ff.; III 737, 923,
934 ff.; VI 315 ff.
— und Perikard II 1035 ff.
— und Perikarditis II 1041,
1055 ff.
— und Perikarditis purulenta
II 1084 ff.
— bei Perikardtumoren
II 1217 ff.
— bei Pertussis II 909
— bei Pest II 909
— bei Phäochromocytom
V 657 ff.
— bei Phosphorvergiftung
III 890
—, Physiologie I 3 ff.; II 4 ff.
— bei Pneumonie II 874, 897,
903 ff., *911* ff.; IV 543 ff.
— bei Poliomyelitis II 873 ff.,
915 ff.
— bei Porphyrie IV 398 ff.
— bei posttachykardem Syndrom II 167 ff., 261 ff.
— bei primärer chronischer
Polyarthritis II 992 ff.
— im Puerperium IV 497 ff.
— und Purine I 547 ff.
— und Purpura VI 571 ff.
— bei Quecksilbervergiftung
III 889 ff.
— und Rauwolfia-Alkaloide
V 534
— bei Rechtsschenkelblock
II 318, 329 ff.
— bei Rechtsverspätung
II 373 ff.
— bei Reizleitungsstörungen
II 4 ff., 179 ff., 193 ff.,
198 ff., 209 ff.
— bei renaler Hypertonie
I 737; V 616
— und respiratorischer Arrhythmie IV 23 ff.
— bei Reticulosarkom IV 677
— bei rheumatischem Fieber
s. a. u. Myocarditis rheumatica II 543 ff., 548 ff.,

553 ff., *566* ff., *581* ff.;
III 922 ff., 928 ff.
Myokard bei rheumatischer
Perikarditis II 1070
— bei Rickettsiosen II 874 ff.,
907; IV 543
— bei Riesenzellarterien
III 935; VI 341
— bei Ruhr II 908; IV 550
— bei Sarkoidose II 874, *946* ff.
—, Sauerstoffbedarf I 20 ff.,
188 ff.
— und Sauerstoffmangel IV 7,
10, 13 ff., 23 ff., 37 ff.
— bei Scharlach IV 546 ff.,
548 ff.
— bei Scharlach-Myokarditis
I 763 ff.; II 899 ff.;
IV 546, 548 ff.
— bei Schenkelblock II 316 ff.
— bei Schlafkrankheit II 936
— und Schock I 959, 962 ff.,
1022 ff., 1025 ff., *1110* ff.;
III 692; IV 600 ff.
— und Schwefelkohlenstoff
III 892
— und Schwefelwasserstoff
III 892
— bei Sepsis II 874, 876 ff.,
899 ff., 903 ff.
— bei Simmonds-Syndrom
IV 343
— bei Sinusaurikulärblock
II 193 ff.
— bei Sklerodermie IV 201
— bei Sportherz I 733 ff.,
868 ff., 913 ff., 927 ff.,
939 ff.
—, Stoffwechsel bei Adams-Stokes-Syndrom
II 262
—, —, bei Insuffizienz I 18 ff.,
25 ff., 33 ff., 534; II 5
—, —, bei posttachykardem
Syndrom II 169 ff.
—, Strukturdynamik I 727 ff.
— bei Tachykardie II 7 ff.,
127 ff., *132* ff., 150 ff.,
166 ff., 345; III 842 ff.
— bei Tetanie IV 448 ff.
— und Tetrachlorkohlenstoff
III 891
— und Thyreoidea I 598 ff.;
III 697 ff., 792 ff.;
IV 316 ff., 328 ff., 331 ff.
— und Thyreoidea-Hemmung
I 598 ff.
— bei totalem Block II 228 ff.
— bei Toxoplasmose II 933 ff.
— bei Transposition der Aorta
und Pulmonalis III 503
— und Trauma III 900 ff.
— bei traumatischer Perikarditis II 1087
— bei Trichinose II 938 ff.

Myokard und Tricuspidalinsuffizienz II 1504 ff.
—, trübe Schwellung I 713 ff.
— bei Tuberkulose II 871,
874 ff., *941* ff., 1077 ff.;
III 938; IV 545 ff.
— bei tuberkulöser Perikarditis II 1077 ff., 1079
— bei Tularämie II 874,
909
— bei Typhus II 905 ff.; IV 544
— bei Umkehrextrasystolie
II 309 ff.
— bei Umkehrrhythmus
II 309 ff.
—, Vacuolen im I 715 ff.
— bei Valsalva-Versuch
IV 782 ff.
— bei Varicellen II 923;
IV 543
— und Variola II 923
— und Vasodepressor material
V 203
— bei vegetativer Labilität
IV 793
— bei Ventrikelseptumdefekt
III 61, 217 ff., 221 ff.,
229 ff.
— bei Verbrennung I 1111
— bei vereiteltem doppelseitigem Schenkelblock II 363
—, Verfettung I 717 ff.
— bei Vergiftungen I 32 ff.;
III 873 ff.
— bei Verspätungskurven
II 373 ff.
— bei Verzweigungsblock
II 316 ff., 369 ff.
— bei Volumenbelastung
I 887 ff.
— bei Volumenhypertrophie
I 753 ff.
— bei Vorhofflimmern s. a.
dort II 78 ff., 86 ff., 103 ff.
— bei Vorhofflattern s. a. dort
II 78 ff., 86 ff., 103 ff.
— bei Vorhofseptumdefekt
III 249, 264 ff.
—, Wachstum I 724 ff.
— bei Wenckebachscher
Periodik II 187, 213 ff.
— bei Wilson-Block II 320,
330 ff.
— bei Wolff-Parkinson-White-Syndrom II 378 ff., 395 ff.
— und Xanthomatose
III 754 ff., 755
Myokardabsceß bei Aktinomykose II 940
— bei bakterieller Endokarditis II 726 ff.
— bei Endokarditis acuta
II 726 ff., 730
— und Herztamponade
II 1065

Myokardabsceß bei Myokarditis

Myokardabsceß bei Myokarditis II 876ff., 881, 899, 903
— und Pericarditis purulenta II 1084
— und Perikarditis II 1077
— bei Scharlach-Myokarditis II 899ff., 903
— und tuberkulöse Perikarditis II 1077
Myokardalteration II 870ff.
— bei Diphtherie-Myokarditis II 893ff.
— bei Glomerulonephritis II 915
— bei Herztumoren II 1183ff.
— bei Lues II 945
— bei Malaria II 935
— bei Myokarditis II 870, 875
— bei Myokardlues II 945
— bei Parotitis II 927ff.
— bei Perikarditis II 1055ff.
— bei Pneumonie-Myokarditis II 911ff.
— bei Poliomyelitis II 917
— bei Ruhr II 908
— und Sepsis II 903ff.
Myokardblutungen bei Angina tonsillaris II 912
— bei bakterieller Endokarditis II 706ff.
— bei Blutkrankheiten IV 672
— bei Diphtherie-Myokarditis II 894
— bei Endocarditis lenta II 706ff.
— bei Fokaltoxikose II 912
— bei Gelbfieber II 930
— bei Glomerulonephritis II 915
— bei hämorrhagischem Schock I 1026ff.
— bei Hepatitis II 929
— bei Herztrauma II 485ff., 519ff.
— im Kollaps I 1111
— bei Leukämie IV 672
— bei Malaria II 935
— bei Poliomyelitis II 917
— bei Scharlach-Myokarditis II 901
— im Schock I 1111
— bei traumatischem Schock I 1026ff.
— bei Variola II 923
Myokarddegeneration I 715ff., 719ff.
— bei allergischer Myokarditis II 950ff.
— bei Anämie III 867ff.
—, basophile I 717, 745
— bei Chagas-Myokarditis II 931ff.
— bei Dermatomyositis II 991

Myokarddegeneration, fettige I 717ff.
—, —, bei Anämie III 867
—, —, bei Coronarinsuffizienz III 725ff.
—, —, bei Diphtherie-Myokarditis II 894
—, —, bei Dystrophia musculorum progressiva II 972
—, —, bei Dystrophia myotonica II 970
—, —, bei Dystrophie IV 294ff.
—, —, bei Encephalomyokarditis II 920
—, —, bei Fiedler-Myokarditis II 955
—, —, bei Gelbfieber II 930
—, —, bei Hämochromatose II 965
—, —, bei Hepatitis-Myokarditis II 929
—, —, bei Heredoataxie II 973
—, —, bei konstriktiver Perikarditis II 1095
—, —, bei Malaria II 935
—, —, bei Myokarditis II 876
—, —, bei Myokardose II 968
—, —, bei Scharlach-Myokarditis II 900
—, —, bei Sepsis II 903
—, —, bei Typhus-Myokarditis II 906
—, fibrinoide, bei allergischer Myokarditis II 952
—, —, bei Dermatomyositis II 991
—, —, bei Hämochromatose II 964
—, hyaline I 719ff.
—, —, bei Angina tonsillaris II 912
—, —, bei Fiedler-Myokarditis II 955
—, —, bei Fokaltoxikose II 912
—, —, bei Glomerulonephritis II 915
—, —, bei Grippe-Myokarditis II 924
—, —, bei Myokarditis II 912, 955
—, hydropische I 716
— bei Kollagenosen II 990
—, mucoide, bei Dermatomyositis II 991
—, —, bei Kollagenosen II 991
— bei Myokarditis II 876, 950ff.
— und Myokardstoffwechsel III 725ff.
—, vacuoläre I 715ff.
—, —, bei Dermatomyositis II 991

Myokarddegeneration, vacuoläre, bei Dystrophia myotonica II 970ff.
—, —, bei Fiedler-Myokarditis II 955
—, —, bei Gelbfieber II 930
—, —, bei Glykogenose II 966
—, —, bei Grippemyokarditis II 924
—, —, bei Heredoataxie II 973
—, —, bei Kollagenosen II 990
—, —, bei Myokarditis II 876
—, —, bei Sklerodermie II 990
—, —, bei Typhus-Myokarditis II 906
— bei Verbrennungsschock I 978ff.
Myokarddurchblutung s. u. Coronardurchblutung
Myokardfibrillen bei Addison-Syndrom I 759ff.
— bei Altersherz I 757ff.
— bei Amyloidose II 963ff.
— bei angeborenem Herzfehler III 13
— bei Angina tonsillaris II 912
— bei Arteriosklerose I 755
— bei Beriberi I 762; IV 393
— bei Blutkrankheiten IV 672
— bei Chagas-Myokarditis II 931ff.
— und Coronarinsuffizienz III 823ff.
— bei Coronarsklerose I 755ff.
— bei Dermatomyositis II 991
— bei Diphtherie-Myokarditis II 893ff.
— bei Druckhypertrophie I 737ff., 745ff.
— bei Dystrophia musculorum progressiva II 972
— bei Dystrophie I 759ff.; IV 294
— bei Encephalomyokarditis II 920
— bei Fiedler-Myokarditis II 955, 958
— bei Fokaltoxikose II 912
— bei Geflügedilatation I 744ff.
— bei Glomerulonephritis II 915
— bei Glykogenose II 966
—, Granulierung I 713ff.
— bei Grippemyokarditis II 924ff.
— bei Hämochromatose II 965; IV 686
— bei Hepatitis II 929
— bei Heredoataxie II 973
— bei Herzatrophie I 759ff.

Myokardfibrillen bei Herzhypertrophie I 733ff., 736ff.; III 823ff.
— bei Herzinfarkt I 719ff.
— bei Herzinsuffizienz I 708ff.
— und Herztonus I 880
— bei Herztrauma II 464ff., 487ff.
— bei idiopathischer Herzhypertrophie II 975
— bei Infektionen IV 540
— bei Karditis rheumatica II 568
— bei Kollagenosen II 990
— im Kollaps I 1111
— bei konstriktiver Perikarditis II 1118
— bei Leukämie IV 672
— bei Malaria II 935
—, Mitochondrien im I 713ff.
— bei Mononucleose II 927
— bei Myocarditis rheumatica II 568
— bei Myokarditis I 762ff.; II 875ff.; IV 539ff.
— bei Myokardose II 968ff.
— und Narben I 721ff.
—, Nekrosen I 718ff.
—, Ödem der I 711ff.
— bei Perikarditis II 1118
— bei Pneumonie-Myokarditis II 911
— bei Poliomyelitis II 917; IV 540
— bei rheumatischem Fieber II 568
— im Schock I 1111
— bei Sklerodermie II 990
— bei Sportherz I 733ff.
—, Strukturdynamik I 727ff.
— bei Tachykardie III 845
— bei Trichinose II 939
— bei Typhus-Myokarditis II 906
— bei Varicellen II 923
— bei Variola II 923
— bei Volumenhypertrophie I 753ff.
—, Wachstum I 724ff.
Myokardfibrose I 33
— bei Aktinomykose II 940
— bei allergischer Myokarditis II 952ff.
— bei Altersherz I 757ff.
— bei angeborenem Herzfehler III 82
— bei Angina tonsillaris II 912
— bei Aortenatresie III 560
— bei Aortenstenose II 1428
— bei Arteriitis luica VI 348
— bei Arteriosklerose III 740
— bei Beriberi IV 393
— bei Blutkrankheiten V 672
— bei Brucellosen II 904

Myokardfibrose bei Chagas-Myokarditis II 932
— bei Coronargefäß-Mißbildungen III 568ff.
— bei Coronarinsuffizienz III 740
— bei Coronarsklerose III 740
— bei Diphtherie-Myokarditis II 897ff.
— und doppelseitiger Schenkelblock II 362
— bei Druckhypertrophie I 745ff.
— bei Dystrophia musculorum progressiva II 972
— bei Dystrophia myotonica II 970
— bei Dystrophie IV 294
— bei Echinokokkose II 937ff.
— bei Endocarditis lenta II 706ff.
— bei Endocarditis parietalis fibroplastica II 787ff.
— bei Endokardfibrose II 787ff.
— bei Endomyokardfibrose II 788
— bei Erythematodes II 978ff.
— bei Fiedler-Myokarditis II 955
— bei Fleckfieber II 907
— bei Fokaltoxikose II 912
— bei Grippemyokarditis II 924
— bei Hämochromatose II 964; IV 685ff.
— bei Heredoataxie II 973
— bei Herzhypertrophie I 721, 745ff., 757
— bei Herzinsuffizienz I 33
— bei Hypothyreose IV 331 ff.
— bei idiopathischer Herzhypertrophie II 974ff.
— bei Kollagenosen II 978ff., 990
— bei konstriktiver Perikarditis II 1095
— bei Leukämie IV 672
— bei Lues II 945
— bei Malaria II 935
— bei Marfan-Syndrom III 490ff.
— bei Masern II 922
— und Myokarditis II 876, 897
— bei Myokardose II 968ff.
— bei Panzerherz II 1095
— bei Parotitis II 927ff.
— bei Periarteriitis nodosa II 984ff.
— bei Perikarditis II 1095
— bei Rickettsiosen II 907
— bei Ruhr II 908
— bei Sarkoidose II 946ff.

Myokardfibrose und Schenkelblock II 362
— und Thyreoidea IV 331 ff.
— bei Trichinose II 939
Myokardfragmentation bei Diphtherie-Myokarditis II 894
— bei Dermatomyositis II 991
— bei Dystrophia musculorum progressiva II 972
— bei Encephalomyokarditis II 920
— bei Fiedler-Myokarditis II 958
— bei Gelbfieber II 930
— bei Myokarditis II 876
— bei Poliomyelitis II 817
— bei Schlafkrankheit II 936
Myokardgefäße s. u. Coronargefäße
Myokardgranulome bei allergischer Myokarditis II 952ff.
— bei Fiedler-Myokarditis II 955ff.
— bei Karditis rheumatica II 566ff., 597
— bei Myokarditis II 566ff., 597, 619, 899, 955ff.
— bei Myokardsarkoidose II 946
— bei Myokardtuberkulose II 942
— bei primärer chronischer Polyarthritis II 992
— bei Sarkoidose II 946
— bei Scharlach-Myokarditis II 899ff.
— bei Tuberkulose II 942
Myokardie, Begriff II 960
— s. a. u. Myokardose
Myokardinfarkt s. u. Herzinfarkt
Myokarditis II 869ff.; III 1289ff.; IV 537ff.
—, abscedierende I 762
— und Adams-Stokes-Syndrom II 263, 272
— bei Aktinomykose II 940
—, akute I 338, 348, 762ff.; II 870ff.
—, —, Hypotonie bei V 795
—, allergische II 870ff., 949ff.; III 895
—, —, Definition II 949
—, —, Elektrokardiogramm bei II 951ff.
—, —, experimentelle II 950ff.
—, —, Pathogenese II 951ff.
—, —, Prognose II 953
—, —, und rheumatisches Fieber II 949
—, —, und Schock II 952
—, —, Therapie II 954

Myokarditis, alterative s. u.
   Myokardalteration
— bei Amöbiasis II 935
— und Anämie II 688, 694ff.,
   703, 740; IV 656
—, Anatomie I 762ff.; II 875ff.
— und Aneurysmen II 667ff.,
   686, 703, 711ff., 713ff.,
   762
— bei Angina tonsillaris
   II 874, 903ff., *912*ff.;
   IV 550
—, Antesystolie bei II 395
— und Atrioventrikularblock
   II 216, 223ff., 233, 243ff.,
   248
—, Autoantikörper bei II 600
— bei bakterieller Endokarditis II 726ff.
— und Balneotherapie I 699
—, Begriff II 869ff.
— und Blutdruck V 139, 616,
   780ff., 795ff.
—, Bradykardie bei II 16
— bei Brucellosen II 875, *904*
— bei Chagas-Krankheit
   II 871, 874, 879, *931*ff.
— bei Cholera II 909
—, chronische I 762ff.;
   II 870ff.
— chronisch fibroplastische
   II 790
— bei Coxsackie-Infekt
   II 920ff.
—, C-reaktives Protein bei
   II 597
—, Definition II 869ff.
—, degenerative II 875
— bei Dermatomyositis
   II 991ff.
—, Diagnose II 890
—, diffuse I 762; II 871, 911,
   914ff.
— bei Diphtherie II *893*ff.,
   *897*ff.; IV 546ff.
— disseminata II 476
— und divergierender Schenkelblock II 366
— bei Echinokokkose
   II 937ff.
—, Elektrokardiogramm bei
   II 878ff.
— und Encephalitis II 874,
   *918*ff.; IV 542
— bei Endokarditis acuta
   II 726ff.
— und Endokarditis lenta
   II 704, 705ff.
— und Endokardfibrose II 789
— und Endokarditis II 704,
   705f., 726, 871
— und Endokardsklerose
   II 789
— bei Erythematodes
   II 979ff.

Myokarditis, experimentelle
   II 871ff.
— und experimentelle Hypertonie V 139
—, Extrasystolie bei II 36ff.,
   68ff.
— bei Fallotscher Tetralogie
   III 356ff.
—, fetale II 871
—, —, und Fallotsche Tetralogie III 36
—, fibröse bei Lues II 945
—, Fiedlersche I 764; II 143,
   357, 871, 880, 886, *954*ff.
— bei Fleckfieber II 874ff.,
   *907*ff., IV 543
— bei Fokaltoxikose II 874,
   903, *912*ff.
—, Formen I 762ff.
—, fulminante II 620, 870ff.
— bei Gelbfieber II 930
— bei Glomerulonephritis
   II 874, 915; V 616
— bei Gonorrhoe II 903, 910
—, granulomatöse I 762ff.,
   II 871, 942, 946, 952ff.
— bei Gravidität II 915
— bei Graviditätstoxikose
   II 915
— bei Grippe II 875, *924*ff.;
   IV 543ff.
—, Hämodynamik bei I 764ff.
— und Hämoperikard
   II 1151
—, Häufigkeit II 872ff.
— bei Hepatitis I 762ff.;
   II 874; *928*ff., IV 543
—, herdförmige I 762ff.
— bei Heredoataxie II 973
—, Herz bei II 877ff.
— und Herzblock II 216ff.,
   223ff., 233, 243ff., 248
— und Herzglykoside I 462,
   471, 481
—, Herzhypertrophie bei
   I 736, 755
— und Herzinsuffizienz
   I 338ff., 403ff., 460,
   762ff.
— und Herzklappenfehler
   II 1298ff.
— und Herztamponade
   II 1065
— bei Herztrauma II 476, 494
—, hyperergische II 871ff.;
   IV 540
—, —, bei Diphtherie IV 547ff.
—, —, bei Ruhr IV 550
—, —, bei Scharlach IV 549ff.
— und Hypertonie V 139, 616
—, Hypotonie bei V 780ff.,
   795ff.
—, idiopathische I 764; II 871,
   880, 886, *954*ff., s. a. u.
   Fiedler-Myokarditis

Myokarditis und idiopathische
   Herzhypertrophie II 974
— bei Infekten II 9ff., 224ff.,
   243ff., 248, *869*ff.;
   IV 530, 536, *537*ff
—, —, Elektrokardiogramm
   bei IV 538ff.
—, —, Pathogenese IV 539ff.
—, —, Diagnose IV 537ff.
— und infektiöser Schock
   I 983ff.
—, interstitielle II 143, 875,
   *876*ff., 914ff.; IV 539,
   542
—, —, bei Angina tonsillaris
   IV 550
—, —, bei bakterieller Endokarditis II 726ff.
—, —, bei Diphtherie II *893*ff.;
   IV 547ff.
—, —, bei Encephalitis IV 542
—, —, bei Endokarditis acuta
   II 726ff.
—, —, und Endokarditis lenta
   II 704, 705ff.
—, —, bei Infektionen
   IV 539, 542
—, —, bei Mononucleose IV 542
—, —, bei Parotitis IV 543
—, —, bei Ruhr IV 550
—, —, bei Tuberkulose IV 546
—, isolierte s. u. Fiedler-Myokarditis I 764
— bei Kala-Azar II 936
— und Kammertachykardie
   II 163
— und kardiogener Schock
   I 1025
— bei Kollagenosen II 979ff.
— und Kollaps I 959; II 869;
   IV 600ff.
— bei Lepra II 909
— bei Libman-Sacks-Endo-
   karditis II 979ff.
—, luische II 871, 874, *945*ff.
— bei Malaria II 874, *935*
— bei Masern II 875, *921*ff.;
   IV 543
— bei Meningitis II 910;
   IV 542, 545
— und Mitralfehler II 1298
— bei Mitralstenose II 1339,
   1368ff., 1381
— bei Mononucleose II 874,
   *926*ff.; IV 543
— bei Mykosen II 871, 874,
   940ff.
—, Myokard bei I 707, 736
— und Nephritis V 616
— und Operabilität IV 628,
   633
— bei Ornithose II 926
—, parenchymatöse II 875, *876*
— bei Parotitis II 874, *927*ff.;
   IV 543

Myokarditis, paroxysmaler
 Tachykardie bei II 143,
 163
—, Pathogenese II 871
—, Pathologie I 762ff.;
 II 875ff.
— bei Periarteriitis nodosa
 VI 316ff.
— und Perikarditis II 1041,
 1079; IV 555
—, perniciöse II 790 s. u.
 Fiedler-Myokarditis
— bei Pertussis II 909
— bei Pest II 909
— bei Pneumonie II 874, 897,
 903ff., *911*ff.; IV 543ff.
— bei Poliomyelitis I 762;
 II 873, 874, *915*ff.;
 IV 540ff.
—, postinfektiöse IV 536ff.,
 537ff.
— bei primärer chronischer
 Polyarthritis II 992ff.
—, Prognose II 890ff.
— bei Psittakose II 926
— und Rechts-Schenkelblock
 II 366
—, recidivierende bei Scharlach IV 549
— und Reizleitungsstörungen
 II 216ff., 223ff., 233,
 243ff., 248
— rheumatica s. a. u. Karditis
 rheumatica I 762ff.;
 II 543ff., *545*ff.,
 *566*ff., 611ff., 615ff.,
 773, 870; IV 551,
 553ff.
— —, Ätiologie II 548ff.
— —, und Allergie II 553ff.,
 556
— —, Anatomie II 562ff.
— — und Aortitis luica
 II 782
— —, Autoantikörper bei
 II 600
— — und bakterielle Endokarditis II 630ff.,
 667, 769
— —, Blutbefunde II 572
— —, C-reaktives Protein bei
 II 597
— —, Elektrokardiogramm
 bei II 581ff.
— — und Endokarditis chronica fibrosa II 778ff.
— — und Endokarditis fibrinosa II 546ff., 565ff.
— — und Endokarditis lenta
 II 630ff., 667, 769
— — und Endokarditis luica
 II 782
— — und Endokarditis rheumatica II 544ff., 605,
 615ff.; IV 551, 553

Myokarditis, rheumatica,
 Endokarditis serosa
 II 546ff., 564ff., 605
— — bei Fallotscher Tetralogie III 356ff.
— —, Fieber bei II 568
— —, Häufigkeit II 545ff.
— —, Herzbefund bei
 II 575ff.
— — und Herzgeräusche
 II 575ff.
— —und Herzmechanik
 II 580ff.
— —, Herztöne II 575ff.
— — und Lebensalter
 II 545ff., 560ff.
— — und Mitralfehler
 II 1339
— — und Mitralstenose
 II 1339, 1368ff., 1381
— —, Pathologie II 562ff.
— — und Periarteriitis nodosa VI 316
— — und Perikarditis rheumatica II 615ff., 619
— —, Prognose II 630ff.
— —, Symptome II 568ff.
— —, Therapie II 634ff.
— —, Verlauf II 614ff.
— bei rheumatischer Perikarditis II 1070
— bei Rickettsiosen II 874ff.,
 907ff.; IV 543ff.
—, Röntgendiagnose II 885ff.
— bei Ruhr II 957ff., 982,
 908ff.; IV 550
— bei Sarkoidose II 874,
 946ff.
— bei Scharlach I 763ff.;
 II *899*ff.; IV 546, 548ff.
— und Schenkelblock II 343,
 356ff., 366
— bei Schlafkrankheit II 936
— und Schock I 959; II 893ff.
 917, 949ff.; IV 600ff.
— bei Sepsis I 762; II 874,
 876ff., 899ff., *903*ff.
— bei Sklerodemie II 989ff.
— und Steroide I 481
—, subchronische I 762ff.
—, Symptome II 877ff.
—, Tachykardie bei II 9ff.,
 143, 163
—, Therapie II 892
— und totaler Block II 233,
 243ff., 248
—, toxische II 9ff., 871ff.;
 IV 530, 536ff., 540
—, —, bei Diphtherie IV 546ff.
—, —, bei Ruhr IV 550
—, —, bei Scharlach IV 546,
 549ff.
— bei Toxoplasmose II 933ff.
— traumatica II 476, 494
— bei Trichinose II 938ff.

Myokarditis tuberculosa II 871
— — und Endokarditis tuberculosa II 780
— — bei tuberkulöser Perikarditis II 1079
— bei Tuberkulose II 871,
 874ff., *941*ff., 1079;
 IV 545ff.
— bei Tularämie II 874, 909
— bei Typhus II 905ff.;
 IV 544
— unspezifische, bei rheumatischem Fieber II 568
— bei Varicellen II 923;
 IV 543
— bei Variola II 874, *923*
—, Vorkommen I 762;
 II 874ff.
— und Wenckebachsche
 Periodik II 216
—, Wolff-Parkinson-White-Syndrom bei II 395
Myokardlues II 945
Myokardnekrose bei Aktinomykose II 940
— bei allergischer Myokarditis
 II 950ff.
— bei Anämie III 870ff.;
 IV 653
— bei Aortenstenose II 1428,;
 III 944
— bei Arteriosklerose
 III 740ff.
— und Belastung III 912ff.
— bei Blutkrankheiten
 III 870; IV 653, 672,
 679
— bei Brucellosen II *904*
— und Coronardurchblutung
 III 725ff.
— bei Coronarinsuffizienz
 III 726ff.
— bei Coronarsklerose
 III 740ff.
— bei Coxsackie-Infekt
 II 920ff.
— bei Dermatomyositis
 II 991
— bei Erythematodes
 II 978ff.
— fibrinoide bei Dermatomyositis II 991
— — bei Erythematodes
 II 979ff.
— — bei Kollagenosen
 II 979ff.
— — bei Libman-Sacks-Endokarditis
 II 979ff.
— — bei Periarteriitis nodosa
 II 984ff.
— bei Gefäßkrankheiten
 II 984; III 740
— bei Grippemyokarditis
 II 924ff.

Myokardnekrose bei hämorrhagischer Diathese VI 573
— bei Hepatitis II 929
— bei Heredoataxie II 973
— bei Herzinfarkt III 1060ff., 1131
— und Herzruptur III 1241ff.
— bei Herztrauma II 479ff., 487ff.
— bei Kohlenoxyd-Vergiftung III 873ff.
— bei Kollagenosen II 978ff.
— bei Leptospirosen II 905
— bei Leukämie IV 672
— bei Libman-Sacks-Endokarditis II 979ff.
— bei Lymphogranulomatose IV 679ff.
— bei Malaria II 935
— bei Masern II 922
— bei Moschcowitz-Symmers-Syndrom VI 573
— bei Myokarditis II 872ff., 899ff.
— und Myokardstoffwechsel III 726ff., 740
— bei Periarteriitis nodosa II 984ff.
— bei primärer chronischer Polyarthritis II 992
— bei Purpura VI 573
— bei Quecksilbervergiftung III 889ff.
— und Scharlach-Myokarditis II 899ff., 903
— bei Toxoplasmose II 933ff.
— bei Trichinose II 939
— bei Varicellen II 923
— bei Variola II 924
— bei Vergiftungen III 873ff., 889
Myokardödem bei allergischer Myokarditis II 952ff.
— bei Dermatomyositis II 991
— bei Erythematodes II 978ff.
— bei Hepatitis II 929
— bei Kollagenosen II 978ff.
— bei Myokarditis II 929ff., 952ff., 978ff, 991ff.
— bei Poliomyelitis II 916
Myokardose I 33ff.; II 870, 958ff., *968*ff.
— bei Amyloidose II 960ff.
—, Anatomie II 968ff.
—, Begriff II 870, 958ff.
— bei Blutkrankheiten IV 688
—, Elektrokardiogramm IV 498, 538
—, Formen II 959ff.
— und Geburtsakt IV 497ff.
— und Gravidität IV 497ff.
— bei Hämochromatose IV 688

Myokardose und Hegglin-Syndrom I 34
— bei Hepatitis II 929
—, idiopathische, bei Gravidität IV 497ff.
— und idiopathische Herzhypertrophie II 974
—, Pathogenese II 969ff.
—, Pathologie II 968
— im Puerperium IV 497ff.
—, Symptome II 968ff.
— bei Tuberkulose II 944
Myokardruptur s. u. Herzruptur
Myokardsarkoidose II 946ff.
Myokardschwellung, trübe I 713ff.
—, — bei Diphtherie-Myokarditis II 894
—, — bei Fiedler-Myokarditis II 955
—, — bei Grippemyokarditis II 924
—, — bei Herzinsuffizienz I 713ff.
—, — bei Myokarditis II 876
—, — bei Poliomyelitis IV 540
—, — bei Sepsis II 903
—, — bei Typhus-Myokarditis II 906
Myokardschwielen bei bakterieller Endokarditis II 706ff.
— bei Blutkrankheiten IV 683
— bei Endocarditis lenta II 706ff.
— und Fiedler-Myokarditis II 955ff.
— bei Hämochromatose IV 683
— bei Herzinfarkt III 1255ff.
— nach Herztrauma II 502ff.
— nach Karditis rheumatica II 544ff.
— und Kollaps I 1111
— und Malaria II 935
— nach Myocarditis rheumatica II 544ff.
— bei Periarteriitis nodosa VI 316ff.
— bei rheumatischem Fieber II 544ff.
— bei Scharlach-Myokarditis II 903
— und Schock I 1111
Myokardstoffwechsel I *18*, 19ff., 25, 32ff., 742ff., 785; III 680ff., 728ff.
— und Adrenalin III 695
— und Allergie III 888, 893ff.
— bei Anämie III 867ff.
— bei angeborenem Herzfehler III 945
— und Angina pectoris III 699ff., 725ff.

Myokardstoffwechsel bei Aorteninsuffizienz III 942ff.
— bei Aortenstenose III 944
— bei Arsenvergiftung III 890ff.
— bei Arteriosklerose III 730
— und Atmung IV 24ff.
— und Belastung III 694ff., 913ff., 915ff.
— bei Bleivergiftung III 889
— und Blutdruck V 657
— und Blutviscosität III 694
— und Cholesterin III 740ff., 756ff., *767*ff., 779ff.
— bei Coronaraneurysma III 823, 939ff.
— und Coronardurchblutung I 742; III 676, 680ff.
— bei Coronarembolie III 971ff.
— bei Coronarsklerose III 730ff.
— bei Coronarspasmen III 834ff.
— bei Coronarthrombose III 947ff.
— und Coronarverschluß III 946ff., 971ff.
— und Cyanidverbindungen III 893
— bei Diabetes mellitus I 27, 33; III 788f.
— bei Druckhypertrophie I 742ff.
— bei Elektrounfall III 904ff.
— bei Endangitis obliterans III 737, 745, 918ff., 930ff.
— bei endokriner Hypertonie V 657ff.
— und Ernährung III 773ff.
— bei Fokaltoxikose III 923ff.
— bei Gefäßkrankheiten III 730ff., *918*ff.
— bei Gefäßmißbildungen III 825ff., *829*ff.
— bei Glykogenose II 967
— bei hämorrhagischem Schock III 692
— bei Hegglin-Syndrom I 32ff.
— und Herzgewicht I 743
— bei Herzhypertrophie I 742ff.; III 807ff., 822ff.
— bei Herzinfarkt III 703, 709ff., 725ff.
— bei Herzinsuffizienz I 25ff., 32ff., 33ff., 742ff., 785ff.
— bei Herzklappenfehler III 941ff.
— bei Höhenadaptation IV 24ff.
— und Hormone III 749ff., *788*ff.

Myokardstoffwechsel bei Hypertonie III 734ff., 754ff., 796ff., *798*ff.; V 657ff.
— und idiopathische Herzhypertrophie II 974
— bei Infekten III 923ff., 926ff.
— und Insulin III 699ff.; IV 381
— bei Kälte III 693; IV 618
— bei Kammerflimmern III 693
— bei Karditis rheumatica II 585ff.
— und Klima IV 24ff.
— bei Kohlenoxyd-Vergiftungen III 873ff.
— im Kollaps I 1027ff.
— bei Lues III 828ff., 935ff.
— und Luftdruck IV 24ff.
— und Magnesium-Stoffwechsel IV 457ff.
— und Methylalkohol III 892
— und Milchsäure III 685ff.
— bei Mitralstenose III 941ff.
— und Myokarditis II 870, 875ff.
— bei Myokardose I 33ff.; II 959
— und Nebenniere III 749ff.
— und Nicotin III 878ff.
— bei Nicotinallergie III 888
— und Nitrobenzol III 891
— und Noradrenalin III 695ff.
—, normaler I 18ff., 25ff.
— bei Periarteriitis nodosa III 737, 923, 934ff.
— bei Phäochromocytom V 657ff.
— bei Porphyrie IV 398ff.
— bei Quecksilbervergiftung III 889
— bei rheumatischem Fieber II 585ff.; III 922ff., 928ff.
— bei Sauerstoffmangel IV 24ff.
— und Schock I 1027ff.; III 692ff.
— bei Schwefelwasserstoffvergiftung III 892
— bei Tachykardie III 842ff.
— bei Tetrachlorkohlenstoffvergiftung III 891
— und Thyreoidea III 697ff., 792ff.; IV 318ff.
— und Trauma III 900ff.
— und Tuberkulose III 938
— und Vasomotorik III 680ff.
— bei Vergiftungen III 873ff.
— und Xanthomatose III 754ff.

Myokardtuberkulose II 871, 874ff., *941*ff.
—, Anatomie II 942ff.
—, diffuse interstitielle II 942ff.
— und Hämoperikard II 1151
—, miliare II 942
—, nodöse II 942
—, Pathogenese II 942ff.
—, Pathologie II 942ff.
— und Perikarditis II 1077
—, Symptome II 943ff.
—, Therapie II 945
Myokardverkalkung II 968
— bei Coronargefäß-Mißbildungen III 568ff.
— bei Herzinfarkt III 1208ff., 1255ff.
—, Pathogenese III 1255ff.
Myokardverquellung bei Coronarsklerose III 742ff.
Myokombin s. a. u. Strophanthin
— bei Vorhofflimmern II 113ff.
Myolipom des Herzens II 1201
Myolyse bei Angina tonsillaris II 912
— bei Diphtherie-Myokarditis II 894ff.
Myome als Herztumoren II 1179ff., *1196*ff.
Myorenales Syndrom s. u. Crush-Syndrom
Myosin im Myokard I 18ff.
Myotonie, dystrophische s. u. Dystrophia myotonica
Myxofibrom des Herzens II 1192
Myxödem s. u. Hypothyreose
Myxome, Atrioventrikularblock bei II 247
— als Herztumoren II 247, 1179, *1190*ff.
Myxosarkome als Herztumoren II 1203

Nachkriegsendokarditis IV 311
Nägel und Capillardruck VI 99
— und Capillarmikroskopie VI 96ff.
— bei Endangitis obliterans VI 284
— bei Gefäßkrankheiten VI 47, 226
— bei Gefäßmißbildungen VI 593
— bei Glomustumoren VI 593
— bei Raynaud-Syndrom VI 226
— bei Teleangiektasien VI 541
Naevus VI 596ff.
—, beerenförmiger VI 596
— flammeus VI 589, *596*

Naevus bei Gefäßmißbildungen VI 587ff.
— und Hämangiome VI 587, 596
— bei Hippel-Lindau-Syndrom VI 590
—, kavernöser VI 596ff.
— bei Klippel-Trénaunay-Syndrom VI 587ff.
— bei Sturge-Weber-Syndrom VI 590
—, Therapie VI 599ff.
— variqueux osteohypertrophique s. u. Klippel-Trénaunay-Syndrom
Nalline als Analepticum I 420
N-Allylmorphin als Analepticum I 420
Naphthyl-Thiouracil-Vergiftung I 768ff.
Narkose IV 591ff.
— bei Angiographie VI 122
—, Angiokardiographie in II 1267ff.
— bei Aortographie VI 135
— bei Arteriographie VI 122
—, Basis- IV 613ff.
— und Blutdruck V 73, 258ff., 804ff.
—, Blutdrucksenkung als IV 616ff.
—, Chloralose- V 231
— und Depressan V 228ff.
— und Elektrodermatogramm VI 94
—, erleichterte IV 617ff.
— und Ernährung IV 591ff.
— und essentielle Hypertonie V 258ff.
— und experimentelle Hypertonie V 73
— und Gefäßkrankheiten VI 64
—, Herz bei IV 606ff.
— und Hirndurchblutung V 395
— und Histamin V 198ff.
— als Hyperämietest VI 64
— und Hypertonie V 73, 258ff.
— und Hypotonie V 804ff.
—, Inhalations- IV 614ff.
—, Intratracheal- s. dort
—, intravenöse IV 613
— und Kallikrein V 220
—, Kammerflattern bei II 173ff., 179
—, Kammerflimmern bei II 173ff., 179
— und Kollaps I 958, 1113; IV 595ff., 599ff.
—, Kombinations- IV 613ff., — und Kreislauf IV 591ff.
— und Lebensalter IV 624ff.
—, Lipoidtheorie IV 592ff.

Narkose und Luftembolie
IV 126, 129ff.
— und Lungenembolie IV 99
— und Magnesiumstoffwechsel IV 455ff., 497
—, Mechanismus IV 592ff.
— beim Mesoappendixtest V 192
—, Methoden IV 611ff.
—, Muskelrelaxantien zur IV 616ff.
— und neurogener Schock I 974
—, Numal- V 220
— und Operationsschock I 966
—, Pernocton- V 231
—, Physiologie IV 592ff.
—, potenzierte IV 617ff.
—, Prämedikation IV 612ff.
—, rectale IV 313ff.
— und Renin V 98
— und Schock I 958, 1113; IV 599ff.
— und Serotonin V 184
— und traumatischer Schock I 966
— und Tyramin V 178
—, Überdruck- s. u. Intratrachealnarkose
—, Winterschlaf als s. dort
— und Vasomotorik IV 616f.
—, Verfahren IV 611ff.
—, Wirkungen IV 592ff.
Narkotica s. a. u. den einzelnen Präparaten
— bei Angina pectoris III 1397
— bei Angiographie VI 122
— bei Aortographie VI 135
— bei Arteriographie VI 122
— und Blutdruck V 258ff., 492ff.
— bei Coronarinsuffizienz III 1397
— und essentielle Hypertonie V 258ff., 492ff.
—, Extrasystolie durch II 41
— und hämorrhagischer Schock I 1042
— zum Hyperämietest VI 64
— und Hypertonie V 258ff., 492ff.
— und Hypotonie V 805
—, Kammerflattern II 173ff., 179
—, Kammerflimmern durch II 173ff., 179
— und Kollaps I 1042
— und Schock I 1042
— im Sedations-Test V 258ff.
— und Substanz P V 204
— und Vasomotorik VI 64
Nase bei Aortenbogensyndrom VI 378
— und arteriovenöse Anastomosen VI 6

Nase und Dextrokardie III 577
— bei Druckfall-Syndrom IV 46
— und Hydergin V 492
— und Hypertonie-Therapie V 493
— bei Periarteriitis nodosa VI 320
— und Rauwolfia-Alkaloide V 537ff., 594
— bei Riesenzellarteriitis VI 340
— bei Teleangiektasien VI 538ff.
Nasenbluten s. u. Epistaxis
Nasennebenhöhlen und Dextrokardie III 577
— bei Karditis rheumatica II 605
— und Periarteriitis nodosa VI 310, 320
— bei rheumatischem Fieber II 605
— bei Riesenzellarteriitis VI 340
Natrantit L I 558ff.
— bei Erythematodes II 983ff.
— bei Kollagenosen II 983ff.
Natrium, radioaktives s. u. Radionatrium
Natriumacid und essentielle Hypertonie V 501
Natriumamytal bei essentieller Hypertonie V 258
Natriumbromid und Kälte-Test V 250
Natriumbromidtest und Capillarpermeabilität VI 106ff.
Natriumcitrat bei Endangitis obliterans VI 300
Natriumentzug s. u. Kochsalzentzug
Natriumjodid zur Angiographie VI 119
Natrium-Kalzium-Quotient und Schock I 1075
Natriumkarbonat bei Graviditätstoxikose IV 512
Natriumlactat bei Adams-Stokes-Syndrom II 265, 270
— und Atrioventrikularblock II 242, 251, 265, 270
— bei Graviditätstoxikose IV 512
— bei Hyperkaliämie IV 442
— bei Infektionen IV 562
— und Myokard IV 442
Natriumnitrat und Blutdruck V 27
Natriumoxalat und Hypertonie V 58
Natriumpenthotal und essentielle Hypertonie V 258

Natriumsalicylat in Diuretin I 545
— bei Karditis rheumatica II 649
Natriumstoffwechsel IV 439ff. s. a. u. Kochsalzstoffwechsel
— und ACTH II 645
— bei Addison-Syndrom V 797
— bei Adrenalektomie V 490
— bei Adrenogenitalismus V 703
— und Aldosteron I 269ff.; V 710ff.
— bei allergischer Myokarditis II 954
— bei Anämie IV 645ff.
— und Arteriosklerose V 356ff.
— bei arteriovenösen Aneurysmen V 769
— bei arteriovenösen Fisteln VI 477
— und Atmung I 131, 137, 204; IV 17ff.
— bei Beriberi IV 395ff.
— und Blutbildung I 165ff.
— und Blutdruck V 17ff., 68ff., 75, 99, 112, 116ff., 144, 244, 263, 315ff., 445ff.
— bei Blutkrankheiten IV 645ff.
— und Blutmenge I 152ff., 161, 323ff.
— und Carboanhydrase I 536ff.
— und Chlorothiazid I 541ff.; V 589
— und Cholinmangel V 146
— und Coma diabeticum IV 375ff.
— und Commissurotomie II 1387ff.
— bei Conn-Syndrom V 704ff.
— bei Cor pulmonale IV 148, 171ff.
— und Cortison II 645; V 710
— bei Cushing-Syndrom V 687ff.
— und Diät I 402ff., 417ff.
— und Diabetes mellitus IV 375ff.
— und Diurese I 255ff., 562ff.
— und Diuretica I 525ff., 531ff., 589
— bei DOCA-Hypertonie V 705
— bei Endangitis obliterans VI 300ff.
— bei endokriner Hypertonie V 687ff.
— und Ernährung I 402ff., 417ff.

Natriumstoffwechsel bei essentieller Hypertonie V 244, 263 ff., 315, 445 ff.
— und essentielle Hypotonie V 791 ff.
— bei experimenteller Hypertonie V 68 ff., 75, 99, 112, 116 ff., 144
— und Extrasystolie II 31
— und Fleckfieber II 907
— und Ganglienblocker V 575
— bei Gefäßkrankheiten VI 300
— bei Gravidität IV 479, 483 ff., 488 ff., 497, 503 ff., 511 ff.; V 728 ff.
— und Graviditätstoxikose IV 503 ff., 511 ff.
— und hämorrhagischer Schock I 1074
— und Herzaktion II 4 ff.
— und Herzglykoside I 458 ff.
— bei Herzinfarkt I 344 ff.; III 710
— bei Herzinsuffizienz I 30 ff., 91 ff., 113 ff., 129 ff., 137, 165 ff., 204 ff., 212 ff., 234 ff., 269 ff., 284 ff., 299 ff., 307 ff., 323 ff., 402 ff., 417 ff., 504 ff., 561, 562 ff.
— bei Höhenadaptation IV 17 ff.
— und Hydralazine V 548
— und Hydro-Chlorothiazid V 589
— bei Hyperkaliämie IV 442
— und Hypertensin V 99, 112
— bei Hypertonie V 68 ff., 75, 99, 112, 116 ff., 144, 244, 263, 315 ff., 445 ff.
— und Hypertonie-Therapie V 589
— und Hypophyse IV 342
— und Hypotonie IV 739; V 791 ff., 816
— bei Infektionen IV 559 ff., V 803 ff.
—, intracellulärer, bei Ödemen I 307 ff.
— und Kaliumstoffwechsel IV 440 ff.
— und Kationenaustauscher I 555 ff.
— und Klima IV 17 ff.
— und Kollaps I 966, 1005 ff., 1074 ff.; IV 602 ff.
— und Luftdruck IV 17 ff.
— bei Lungenödem I 131, 137
— bei Mitralstenose I 1387
— im Myokard I 30 ff.
— bei Myokarditis II 892
— und Myokardose II 969
— und Myokardstoffwechsel III 710

Natriumstoffwechsel und Narkose IV 595 ff.
— und Nebenniere V 116 ff., 144, 315
— und Ödeme I 30 ff., 91 ff., 113 ff., 129 ff., 137, 165 ff., 204 ff., 212 ff., 234 ff., 269 ff., 284 ff., 299 ff., 307 ff., 402 ff., 562 ff.
— und Ödemflüssigkeit I 299 ff.
— und Operationen IV 597 ff.
— und Operationsschock I 966
— und Orthostase IV 730 ff.
— bei Postural hypotension IV 739; V 816
— bei Pseudo-Cushing-Syndrom V 701
— und Punktionsbehandlung I 559 ff.
— und Purine I 547 ff.
— und Rauwolfia-Alkaloide V 525
— und Reizleitung II 183
— und Renin V 99, 112, 144
— bei Rickettsiosen II 907
— und Säure-Basen-Gleichgewicht I 212 ff.
— bei Sauerstoffmangel IV 17 ff.
— und Schock I 966, 1005 ff., 1074 ff.; IV 602 ff.
— bei Simmonds-Syndrom IV 342
— und Steroide I 269 ff.; V 116 ff., 144
— und traumatischer Schock I 966
— und Venensystem I 91, 97 ff., 113 ff.
— und Veratrumalkaloide V 559 ff.
Natriumsulfat bei Karditis rheumatica II 657
Natriumtetrathionat bei Endangitis obliterans VI 300
Natriumthiocyanat bei essentieller Hypertonie V 445
Natriumthiosulfat bei Endangitis obliterans VI 300
Nausea durch Ammoniumchlorid I 561
— bei Angina pectoris III 1006
— bei Aortenaneurysma VI 452
— bei Aortenhämatom, intramuralem VI 458
— bei Aortographie VI 135
— und Atmung IV 27 ff., 34
— bei bakterieller Endokarditis II 741
— und Banthin V 493
— und Bradykardie II 16

Nausea und Carboanhydrase I 538 ff.
— durch Chinidin II 119
— und Chlorothiazid V 594
— durch Cholinderivate II 147
— und Coronarinsuffizienz III 1006
— durch Depressan V 235
— und Dibenamin V 493
— und Dibenzylin V 493
— durch Digitalis I 489 ff., 494
— bei Dumping-Syndrom IV 865
— bei Endangiitis obliterans VI 293 ff.
— bei Endokarditis lenta II 690 ff.
— bei Erythematodes II 983 ff.
— und Hauttemperatur VI 88
— bei Herzinfarkt III 1116
— bei Höhenadaptation IV 27 ff., 34
— und Hydralazine V 549 ff.
— und Hydergin V 492
— bei Hyperchlorämie I 588
— bei Hyperkaliämie IV 421 ff.
— und Hypertensin V 101
— und Hypertonie V 631
— durch Hypertonie-Therapie V 486, 492
— bei Hypokaliämie I 586 ff.; IV 421 ff.
— und Hyponatriämie I 568 ff.
— und Hypotonie IV 809
— und Kationenaustauscher I 557 ff.
— und Klima IV 27 ff., 34
— bei Kollagenosen II 983 ff.
— und Kollaps IV 760 ff.
— und Luftdruck IV 27 ff., 34
— bei Luftembolie IV 127 ff.
— bei Lungenembolie IV 104 ff.
— bei maligner Hypertonie V 631
— und Menopause IV 871
— bei Migräne VI 249
— bei Monge-Syndrom IV 34
— bei Myokarditis II 877 ff.
— bei Nicotinallergie III 888
— und Ohnmacht IV 760 ff.
— bei Orthostase V 809 ff.
— und Purine I 548
— und Pyrazole II 654
— durch Quecksilberdiuretica I 535
— bei Riesenzellarteriitis VI 338
— und Salicyl II 649

Nausea bei Sauerstoffmangel
IV 27 ff., 34
— bei Scharlach-Myokarditis II 902
— und Serotonin V 185
— und Sympathektomie V 486
— bei vegetativer Labilität IV 760 ff., 809 ff.
— durch Veratrin V 492, 594
Nebenniere und Acetylcholin V 200
— und Adams-Stokes-Syndrom II 271 ff.
— bei Addisonismus V 799 ff.
— und Addison-Syndrom V 796 ff.
— und Adrenalektomie V 490
— und Adrenalin V 168 ff.
— und Adrenogenitalismus V 701 ff.
— und Akromegalie V 704
— bei Amyloidose II 961
— und Angiopathia diabetica IV 374
— und Antesystolie II 395
— und Arteriosklerose III 749 ff., 791 ff.; IV 374; V 357 ff.; VI 413 ff.
— und Atmung IV 13 ff.
— und Atrioventrikulardissoziation II 290
— bei Belastung IV 764 ff.
— und Blutdruck V 37 ff., 69 ff., 74 ff., 98 ff., 112, 113 ff., 144, 149, 157, 163, 195, 312 ff., 397, 657, 662, 682 ff., 780 ff., 791 ff.
— und Blutmenge I 153
— und Capillarspasmen VI 537
— bei Conn-Syndrom V 704 ff.
— und Coronarinsuffizienz III 749 ff.
— und Coronarsklerose III 749 ff., 791 ff.
— und Cushing-Syndrom V 684 ff., 695 ff.
— und Depressan V 235
— und Diabetes mellitus IV 362, 374
— und Diurese I 236 ff., 255, 269 ff., 323 ff., 402, 510 ff., 550 ff.
— und Endangitis obliterans VI 259 ff., 294, 303
— bei Endokarditis lenta II 718 ff.
— und endokrine Hypertonie V 646 ff., 657, 662, 682 ff.
— und Entzügelungshochdruck V 149
— und essentielle Hypertonie V 312 ff., 397

Nebenniere und essentielle Hypotonie V 791 ff.
— und experimentelle Hypertonie V 69 ff., 74 ff., 98 ff., 112, 113 ff., 144, 149, 157, 163, 195
— und Extrasystolie II 37 ff., 45
— und Gefäßkrankheiten II 986 ff.; VI 259 ff., 294, 303, 323
— und Glykoside I 459
— bei Gravidität IV 483 ff.; V 728 ff.
— bei Graviditätstoxikose IV 512, 517; V 732, 734
— und Hämochromatose IV 687 ff.
— und hämorrhagische Diathese VI 571 ff.
— und Herzatrophie I 759 ff.
— und Herzhypertrophie V 366
— und Herzinsuffizienz I 759 ff., 787 ff.
— und Hirndurchblutung V 397
— und Höhenadaptation IV 13 ff.
— und Hypernatriämie IV 444
— und Hypertensin V 100, 112
— und Hypertensinase V 104 ff.
— und Hypertensinogen V 93
— und Hypertonie V 37 ff., 69 ff., 74 ff., 98 ff., 112, 113 ff., 144, 149, 157, 163 ff., 195, 312 ff., 397, 657, 662, 682 ff., 695 ff.
— bei Hypoglykämie IV 379
— und Hypokaliämie I 584 ff.; IV 420 ff., 430
— und Hypophysektomie IV 344 ff.
— und Hypotonie IV 810 ff.; V 780 ff., 791 ff.
— und infektiöser Schock I 983 ff., 1071
— bei Infektionen IV 530; V 804 ff.
— und Insulin IV 379
— und Interferenzdissoziation II 296
— und Kaliumstoffwechsel IV 420 ff., 430
— und Karditis rheumatica II 556
— und Klima IV 13 ff.
— und Kohlenoxydvergiftung V 774
— und Kollaps I 957, 964, 983 ff., 1005 ff., 1068 ff., 1071 ff., 1124; IV 602 ff.
— und Kreislauf IV 559 ff.

Nebenniere und Luftdruck IV 13 ff.
— und Luftüberdruck IV 40 ff.
— und maligne Hypertonie V 629
— und Menopause IV 870 ff.
— und Mineralstoffwechsel IV 420 ff.
— bei Moschcowitz-Symmers-Syndrom VI 571 573
— und Myokard I 28, 33
— und Noradrenalin V 168 ff.
— und Ödeme I 236 ff., 255, 269 ff., 323, 402 ff., 510 ff., 550 ff.
— und Oxytyramin V 180 ff.
— und Pararhythmie II 290, 296
— und Pepsitensin V 102 ff.
— bei Periarteriitis nodosa II 986 ff.; VI 323
— und Perinephritis V 195
— und Phäochromocytom V 646 ff., 657, 662
— und Porphyrie IV 402
— und Postural hypotension V 814
— und Pseudo-Cushing-Syndrom V 700 ff.
— und psychosomatische Hypertonie V 163
— und Purpura VI 571 ff.
— bei Querschnittslähmung V 721
— und Rauwolfia-Alkaloide V 525
— und Raynaud-Syndrom VI 227
— und Regelkreis IV 745 ff.
— und Renin V 81, 98, 100, 112
— und rheumatisches Fieber II 556
— und Sauerstoffmangel IV 13 ff.
— und Schock I 957, 964, 983 ff., 1005 ff., 1068 ff., 1071 ff., 1124; IV 602 ff.
— und Serotonin V 185
— und Simmonsd-Syndrom IV 342; V 799 ff.
— und Terminalstrombahn VI 20
— bei Thalliumvergiftung V 774
— und traumatischer Schock I 964
— und Vasoexcitor material V 195
— und vegetative Labilität IV 810 ff.
— bei Vergiftungen V 774
— und Wasserhaushalt I 236 ff., 255, 269 ff., 323, 402 ff., 510, 550 ff.

Nebenniere bei Waterhouse-Friedrichsen-Syndrom IV 563ff.
— und Wolff-Parkinson White-Syndrom II 395
— und zentralnervöse Hypertonie V 157
Nebennierenadenom und Akromegalie V 704
— und Blutdruck V 37ff., 684ff., 704
— und Cushing Syndrom V 684ff.
Nebennierencarcinom, Hypertonie bei V 37ff.
Nebennierenregenerationshochdruck V 137ff.
Nebennierenresektion s. u. Adrenalektomie
Nebennierentumoren bei Adrenogenitalismus V 701ff.
— und Akromegalie V 704
— und Aldosteron V 711
— und Antesystolie II 395
—, Atrioventriculardissoziation bei II 290
— und Blutdruck V 37ff., 251ff., 685ff.
— bei Conn-Syndrom V 704ff.
—, Cushing-Syndrom bei V 685ff.
—, endokrine Hypertonie bei V 685ff.
— und Extrasystolie II 37ff., 45
—, Hypertonie bei V 37ff., 251ff., *684*ff.
— und Interferenzdissoziation II 296
—, Kälte-Test bei V 251ff.
— und Pararhythmie II 290, 296
— und Wolff-Parkinson-White-Syndrom II 395
Nebenvorhöfe III 19ff., 551ff.
Neisseria flava und Endokarditis II 673, 734
— flavescens und Endokarditis II 673
— gonorrhoea s. a. u. Gonokokkeninfekte
— meningitides und Endokarditis II 673
— perflava und Endokarditis II 673
Nekrosen s. a. u. Gangrän
— bei Aktinomykose II 940
— und Allergie II 554ff., 950ff.
— bei Anämie III 870; IV 653
— bei angeborenen arteriovenösen Fisteln VI 470
— bei Aortenstenose II 1428; III 944
— bei Aortitis luica VI 352

Nekrosen bei Arteriitis rheumatica VI 345
— bei Arteriitis tuberculosa VI 347
— bei Arteriosklerose III 740ff.; VI 384, 432, 440
— bei Arteriosklerosis obliterans VI 432, 440
— bei Arteriosklerosis obliterans diabetica VI 440ff.
— bei arteriovenösen Fisteln 470, 478ff.
— bei Blutkrankheiten III 870; IV 653, 672, 679
— bei Brucellosen II 904
— bei Capillarspasmen VI 537
— bei Coronarsklerose III 740ff.
— bei Coxsackie-Infekt II 920ff.
— bei Dermatomyositis II 991
— bei Diabetes mellitus VI 440ff.
— bei Embolie VI 364ff.
— bei Endangitis obliterans VI 277ff., 282ff.
— bei Endokarditis rheumatica II 564ff.
— bei Erfrierung VI 555
— bei Erythematodes II 976ff.; VI 344
— bei experimenteller Hypertonie V 61ff.
—, fibrinoide II 564ff.
—, —, bei Dermatomyositis II 991
—, —, bei Endangitis obliterans VI 273ff.
—, —, bei Erythematodes II 979ff.
—, —, bei Libman-Sacks-Endokarditis II 979ff.
—, —, Periarteriitis nodosa II 984ff.
— bei Gefäßkrankheiten II 984ff.; III 740ff.; VI 277ff., 282ff., 311ff., 324, 337, 345, 347, 352, 364, 370, 380, 384, 432ff., 440ff., 483, 555ff., 572
— bei Gefäßmißbildungen VI 470
— bei Grippe II 924ff.
— bei hämorrhagischer Diathese VI 573
— bei Hepatitis II 929
— bei Heredoataxie II 973
— bei Herzinfarkt III 1060ff., 1131
— und Herzruptur III 1241ff.

Nekrosen bei Herztrauma II 479ff., 487ff.
— bei Infekten II 899ff., 903ff., 920ff., 924, 929, 933ff., 939ff.; VI 352
— bei Kaposi-Sarkom VI 602
— bei Karditis rheumatica II 554ff., 564ff.
— bei Kohlenoxydvergiftung III 873ff.
— bei Kollagenosen II 976ff.
— und Kollaps I 1117
— bei Leptospirosen II 905
— bei Leukämie IV 672
— bei Libman-Sacks-Endokarditis II 979ff.
— bei Lues VI 352
— bei Lymphogranulomatose IV 679ff.
— bei Malaria II 935
— bei Martorelli-Syndrom VI 380
— bei Masern II 922
— bei Moschcowitz-Symmers-Syndrom VI 572
— bei Myokarditis II 872ff., 950ff.
— bei Myokarditis rheumatica II 567ff.
— bei Periarteriitis nodosa II 984ff.; VI 311ff., 324ff.
— bei Perniosis VI 559
— und Phlebitis VI 483
— bei primärer chronischer Polyarthritis II 992
— bei Purpura VI 573
— bei Quecksilbervergiftung III 889ff.
— bei rheumatischem Fieber II 554ff., 564ff., 602; VI 345
— bei Riesenzellarteriitis VI 337ff.
— bei Scharlach II 899ff., 903
— bei Schockniere I 1117ff.
— und Thrombophlebitis VI 483
— und Thrombose VI 370ff., 483
— bei Toxoplasmose II 933ff.
— bei Trichinose II 939
— bei Tuberkulose VI 347
— bei Ulcus cruris VI 380
— bei Varicellen VI 923
— bei Variola II 924
— bei Vergiftungen III 873ff., 889
— und Wärmetherapie VI 155ff.
Nekrosin und Karditis rheumatica II 600
Nembutal und essentielle Hypertonie V 258ff., 495

78*

Nembutal und experimentelle Hypertonie V 495
— beim Mesoappendixtest V 192
— und Renin V 98
— im Sedations-Test V 258ff.
Neo-Ajmalin V 521ff. s. a. u. Rauwolfia-Alkaloide
Neo-Antergan bei allergischer Myokarditis II 954
Neocurtasal I 509
Neohydrin als Diureticum I 530ff., 535
— s. a. u. Quecksilber
Neo-Jopax zur Angiographie VI 120
Neomycin bei Endokarditis lenta II 750ff., 758
— und infektiöser Schock I 983ff.
Neoplasmen s. u. Tumoren u. d. einzelnen Geschwülsten
Neosalvarsan bei Endokarditis lenta II 747
Neoselektan zur Angiographie VI 120
Neosinephrine bei paroxysmaler Tachykardie II 149
Neostigmin bei paroxysmaler Tachykardie II 146ff.
Neoteben bei Myokardsarkoidose II 949
Nephelogramm bei rheumatischem Fieber II 571
Nephrektomie, doppelseitige, und Hypertonie V 41ff., 112, 144
— einseitige und Hypertonie V 48ff., 112, 144, 159ff.
— bei Endangitis obliterans V 624
— und experimentelle Hypertonie V 41ff., 112, 144; 159ff.
— und Hochdruckstoff V 188
— und Hypertensinogen V 92
— bei Hypertonie V 599ff., 606, 608ff., 610
— und Kälte-Test V 252
— bei maligner Hypertonie V 629
— bei Nierentuberkulose V 612
— und Pepsitensin V 102
— bei Pyelonephritis V 610
— bei renaler Hypertonie V 599ff., 606ff., 608ff., 610, 612, 624, 629ff.
— und Renin V 98, 112, 144
— subtotale und Blutdruck V 41ff., 144, 252
— und Sustained pressor principle V 188
— und zentralnervöse Hypertonie V 159ff.

Nephrin V 179, 188ff.
— und experimentelle Hypertonie V 188ff.
Nephritis s. a. u. Glomerulonephritis Herdnephritis Pyelonephritis
—, akute, und Antistreptolysin II 590
—, —, Autoantikörper bei II 600
—, —, Blutdruck bei V 612ff.
—, —, Capillarresistenz bei VI 104
—, —, und Endokarditis fibrinosa II 778
—, —, und Endokarditis verrucosa simplex II 778
—, —, und Graviditätstoxikose IV 505ff.
—, —, Hypertonie bei V 612ff.
—, —, und Kallikrein V 224
—, —, bei Periarteriitis nodosa VI 317ff.
—, —, renale Hypertonie bei V 612ff.
—, —, Therapie V 644ff.
— und Angiopathia diabetica IV 354ff.; V 337
—, Antihyaluronidase bei II 594
— und Antistreptokinase II 596
—, Antistreptolysin bei II 590
— bei Aortenisthmus-Stenose V 762
— und Augenhintergrund V 425, 429ff.
—, Autoantikörper bei II 600
— bei bakterieller Endokarditis II 740
— und Blutdruck V 32ff., 37, 281, 387, 595ff., 612ff.
—, Cantharidenblase bei VI 109
— und Capillarpermeabilität VI 106ff., 109
— und Capillarresistenz VI 104, 565, 575
— und Capillarspasmen VI 538
—, Cellophan- s. dort
—, chronische, und Blutdruck V 617
—, —, bei Gefäßkrankheiten VI 317ff.
—, —, und Gravidität IV 504ff.; V 729
—, —, und Graviditätstoxikose IV 504ff., 508ff.
—, —, Hypertonie bei V 617
—, —, und Hypokaliämie IV 420ff.
—, —, und Kallikrein V 224
—, —, und Kollaps IV 602ff.
—, —, und Mineral-Stoffwechsel IV 420ff.

Nephritis, chronische, und Myokarditis II 874
—, —, und Nephrose V 613, 617
—, —, und Operationen IV 596ff.
—, —, bei Periarteriitis nodosa VI 317ff.
—, —, und Perikarditis II 1042
—, —, und renale Hypertonie V 617
—, —, und Schock IV 602ff.
—, C-reaktives Protein bei II 597
— und Depressan V 234ff.
—, Dextranreaktion bei V 618
— und Diabetes mellitus IV 354ff.; V 337
—, embolische IV 530
—, bei Endokarditis acuta II 727
—, bei Endokarditis lenta II 715ff.
—, bei Infektionen IV 530
— und Endangitis obliterans VI 263
— bei Endokarditis acuta II 727
— und Endokarditis fibrinosa 778
— und Endokarditis lenta II 698, 710, 715ff.
— und Endokarditis verrucosa II 778
— bei Erythematodes II 979ff.; VI 344
—, experimentelle V 37, 49ff., 58ff.
— bei Gefäßkrankheiten VI 263, 315, 317ff.
—, Glomerulo- s. u. Glomerulonephritis
—, Goldblatt- s. dort
— und Gravidität IV 482ff., 504ff., 510ff.; V 729
— und Graviditätstoxikose IV 504ff., 508ff., 510ff.
— und hämorrhagische Diathese VI 104, 565, 575
—, herdförmige s. u. Herdnephritis
— und Hydralazine V 548
— und Hypertensinogen V 91
— und Hypertonie V 32ff., 37ff., 281, 387, 595ff., 612ff.
— und Hypokaliämie I 583; IV 420ff.
— bei Infektionskrankheiten IV 530, 571ff.
—, interstitielle, Dextranreaktion bei V 618
—, —, bei Endokarditis lenta II 715ff., 716ff.

Nephritis, interstitielle, bei Gefäßkrankheiten VI 317
—, —, und Graviditätstoxikose IV 508
—, —, bei Infektionen IV 530, 535
—, —, und Karditis rheumatica II 607
—, —, und Kollaps I 1121
—, —, bei Periarteriitis nodosa VI 317
—, —, und rheumatisches Fieber II 607
—, —, und Schockniere I 1121
— und Kälte-Test IV 785
— und Kaliumstoffwechsel IV 420 ff.
— und Kallikrein V 224
— und Karditis rheumatica II 606 ff.; VI 565
— bei Kollagenosen II 979 ff.
— und Kollaps I 957, 1121; IV 602 ff.
—, Löhleinsche, bei Endokarditis lenta II 715 ff.
— und Lungenödem I 131, 769
— und Lymphgefäßinsuffizienz VI 607 ff.
— und Magnesium-Stoffwechsel IV 455 ff.
— und maligne Hypertonie V 627 ff.
—, Masugi- s. dort
— und Mineral-Stoffwechsel IV 420 ff., 455 ff.
— und Mitralstenose II 1320 ff.
— und Myokarditis II 874, 915
— und Nephrose V 613, 617
— durch Nephrotoxin V 58
— bei Nierentuberkulose V 612
— und Ödeme I 245, 267, 275
— und Operationen IV 596 ff.
— bei Periarteriitis nodosa VI 315, 317 ff.
— und Perikarditis II 1042
—, postinfektiöse IV 571 ff.
— und Purpura VI 565, 575
— bei Purpura rheumatica VI 565
—, Pyelo- s. u. Pyelonephritis
—, renale Hypertonie bei V 595 ff., 612 ff.
— und rheumatisches Fieber II 606 ff., VI 565
— und Sauerstoffbedarf I 267
— und Schock I 957, 1121; IV 602 ff.
— und Schockniere I 1121
—, Seiden- s. dort
—, subchronische, und Kallikrein V 224
—, Therapie V 644 ff.
—, tubulointerstitielle, nach Schockniere I 1121

Nephritis und Tyramin V 178
— und Urohypertensin V 189
— und Wasserhaushalt I 245, 267, 275
Nephrocalcinose durch Carboanhydrasehemmer I 539
— bei Cushing-Syndrom V 684 ff.
— bei endokriner Hypertonie V 684 ff.
Nephrographie durch Aortographie VI 137
Nephrohydrose bei Schockniere I 1119
Nephrolithiasis und renale Hypertonie V 40, 603
Nephropathia diabetica IV 364 ff.
— — bei Capillaropathia diabetica VI 550 ff.
— — und Capillarpermeabilität VI 550 ff.
Nephroptose, renale Hypertonie bei V 602
Nephrose, Amyloid- s. u. Amyloidnephrose
—, akute bei Graviditätstoxikose IV 517
— und Aldosteron V 701 ff.
—, Antistreptolysin bei II 591
— und Arteriosklerose V 353
— bei bakterieller Endokarditis II 715, 717
— und Blutdruck V 91, 163
— und Cantharidenblase VI 109
—, Capillarpermeabilität bei VI 109
— und Capillarresistenz VI 565
— und Conn-Syndrom V 705
—, Dextranreaktion bei V 618
— bei Diabetes mellitus V 618 ff.
— bei Endokarditis lenta II 715, 717
— und endokrine Hypertonie V 705
— bei Erythematodes II 979 ff.
— und experimentelle Hypertonie V 91, 163
— und Gefäßkrankheiten II 987 ff.; VI 22 ff.
—, Glomerulo- s. dort
— und Glomerulonephritis V 613, 617
— bei Gravidität IV 517
—, hämoglobinurische I 1119
— und hämorrhagische Diathese VI 565
—, Hydroperikard bei II 1152
— und Hypertensinogen V 91
— und Hypertonie V 91, 163, 705

Nephrose und Hypokaliämie IV 420 ff.
— bei Infektionen IV 530
— und Kaliumstoffwechsel IV 420 ff.
— und Kallikrein V 224
— bei Karditis rheumatica II 607; VI 565
— bei Kollagenosen II 979 ff., 987
— und Kollaps I 1006, 1112, 1119; IV 603 ff.
— und Mineralstoffwechsel IV 420 ff.
— und Nephritis V 613, 617
—, paraproteinämische V 620
— bei Periarteriitis nodosa II 987 ff.
— und Phlebitis VI 485
— und psychosomatische Hypertonie V 163
— bei Purpura rheumatica VI 565
— durch Quecksilber I 533
— und renale Hypertonie V 91, 163, 705
— und rheumatisches Fieber II 607; VI 565
— und Schock I 1006, 1112, 1119; IV 603 ff.
— und Schockniere I 1119
—, Symptome V 617
— und Thrombophlebitis VI 485
—, toxische bei Infektionen IV 530, 535
Nephrosklerose bei Angiopathia diabetica IV 366 ff.
— bei Bleivergiftung V 772
— und Blutdruck V 37 ff., 119 ff., 145, 595 ff.
— bei Blutkrankheiten IV 665
—, Cantharidenblase bei VI 109
—, Capillarpermeabilität bei VI 109
—, Capillarresistenz bei VI 104
— bei Diabetes mellitus IV 366 ff.
— und Diurese I 267
— bei endokriner Hypertonie V 660
— und experimentelle Hypertonie V 119 ff., 145
—, glomeruläre V 620
— und hämorrhagische Diathese VI 104
— und Hypertonie V 37 ff., 119 ff., 145, 595 ff.
— bei Karditis rheumatica II 603, 607
—, maligne s. u. maligne Hypertonie

Nephrosklerose und maligne Hypertonie V 627ff.
— bei Phäochromocytom V 660
— bei Polycythämie IV 665ff.
—, renale Hypertonie bei V 595ff.
— bei rheumatischem Fieber II 603, 607
— durch Steroide V 119ff., 145
— und Tyramin V 178
—, vasculäre V 620
— bei Vergiftungen V 772
Nephrotoxine s. a. u. Masugi-Nephritis
— und Blutdruck V 57ff., 68, 78, 108ff., 134, 145
Nepresol V 541
s. a. u. Hydralazine
—, Chemie V 541
— bei essentieller Hypertonie V 541ff.
— in der Kombinationstherapie V 585ff., 590
—, Nebenwirkungen V 546, 550ff.
Nereifolin bei Herzinsuffizienz I 430
Nervensystem s. a. u. Parasympathicus, Sympathicus, Zentralnervensystem
— und Acetylcholin V 167, 200
— und ACTH II 645
— bei Adams-Stokes-Syndrom II 251ff., 258ff.
— und Adenosin V 202
— bei Adipositas IV 384ff.
— und Adrenalin V 167ff.
— bei Anämie IV 646ff.
— und Anaesthesie IV 591ff.
— bei Aneurysmen V 769ff.; VI 448ff.
— und angeborene arteriovenöse Fisteln VI 472ff.
— bei angeborenem Herzfehler III 123ff.
— bei Angina pectoris III 1430ff.
— bei Angiopathia diabetica VI 439ff.
— und Antesystolie II 382ff., 394
— bei Aortenaneurysma VI 448ff.
— bei Aortenbogensyndrom VI 379
— bei Aortenhämatom, intramuralem VI 458
— bei Aortenisthmusstenose III 450ff.
— bei Aortenstenose II 1433, 1447
— und Aortitis luica VI 351
— und Aortographie VI 134ff.

Nervensystem und Arrhythmie II 105, 114
— und Arteriitis luica VI 348
— bei Arteriosklerose III 749ff.; VI 387ff., 436, 439ff.
— bei Arteriosklerosis obliterans VI 436
— bei Arteriosklerosis obliterans diabetica VI 439ff.
— und arteriovenöse Anastomosen VI 8
— bei arteriovenösen Aneurysmen V 769ff.
— bei arteriovenösen Fisteln III 389; VI 480
— bei arteriovenöser Lungenfistel III 389
— und Atmung I 219ff.; IV 7, 10ff., 13ff., 27ff., 31ff.
— bei Atrioventrikularblock II 210ff., 219, 226, 230ff., 243ff.
— und Atrioventrikulararrhythmus II 279ff., 283ff., 284ff.
— bei bakterieller Endokarditis II 690ff., *718*ff., 727ff., 741, 767ff.
— und Balneotherapie I 666ff.
— und Banthin V 493
— und Barbiturate V 492ff.
— bei Belastung IV 764ff.
— und Benzodioxan V 161, 493
— bei Beriberi IV 389ff.
— bei Bleivergiftung V 771ff.
— und Blutdruck V 13ff., 22ff., 29ff., 37ff., 69ff., 71ff., *146*ff., 163ff., 298ff., 374ff., 390, 397, 408ff., 470ff., 492ff., 658ff., 780ff.
— bei Blutkrankheiten IV 646ff.
— und Bradykardie II 17
— und Bromide V 492
— bei Capillarektasien VI 525, 528ff.
— und Capillarpermeabilität VI 547ff.
— und Capillarresistenz VI 576ff.
— und Capillarspasmen VI 537ff.
— und Carboanhydrase I 538ff.
— und Carotis-Sinus V 714ff.
— und Carotis-Sinus-Syndrom II 144, 273ff.; V 818
— bei Cervicalsyndrom IV 863ff.
— und Coffein IV 826

Nervensystem und Commissurotomie II 1395ff.
— und Coronardurchblutung III 675ff.
— und Coronargefäße III 670ff.
— und Coronarsklerose III 749ff.
— bei Cor pulmonale IV 98ff., 105ff., 124ff., 131ff., 134ff., 146ff., 161ff.
— und Cortison II 645
— bei Coxsackie-Infekt II 920ff.
— bei Cushing-Syndrom V 683ff.
— bei Cyanose VI 530ff.
— und Depressan V 231ff.
— und Dermographie VI 40
— bei Diabetes mellitus VI 439ff.
— und Dibenamin V 493
— und Dibenzylin V 493
— und Digitalis V 494
— bei Digitalisvergiftung I 490, 499
— bei Dumping-Syndrom IV 866
— bei Dystrophie IV 296
— und Effort-Syndrom IV 715, 817ff.
— bei Eintauchfuß VI 561
— und Elektrodermatogramm VI 94
— und Elektromyogramm VI 95
— bei Elektrounfall III 903ff.
— und Elephantiasis VI 612
— bei Embolie VI 361ff., 363ff.
— bei Encephalomyokarditis II 919ff.
— und Endangitis obliterans V 624; VI 271, 277, 281ff., *287*ff., 296
— bei Endokarditis acuta II 727, 730
— bei Endokarditis fibrinosa II 776ff.
— bei Endokarditis lenta II 690ff., *718*ff., 741, 767ff.
— und Endokarditis verrucosa simplex II 776ff.
— und endokrine Hypertonie V 647ff., 658ff., 660ff., 683ff.
— und Entzügelungs-Hochdruck V 37ff., 146ff., 716ff.
— und Entzündung VI 548
— bei Erfrierung I 981ff.; VI 556, 558
— und Erythem VI 42ff.

Nervensystem bei Erythematodes II 979ff.; VI 344ff.
— und Erythralgie VI 527
— bei Erythromelalgie VI 525, 528ff.
— und essentielle Hypertonie V 298ff., 374ff., 390, 397, 408, 470ff., 492ff.
— bei essentieller Hypotonie V 787ff., 790ff.
— bei experimenteller Hypertonie V 69ff., 71ff., 146ff., V 163ff.
— und Extrasystolie II 42ff., 75ff.
— bei Fallotscher Tetralogie III 337ff.
— und Ferritin V 493
— bei Fettembolie IV 134ff.
— bei Fleckfieber II 907
— bei Fruchtwasserembolie IV 137ff.
— und Ganglienblocker V 492ff., 565ff., 571ff., 594
— und Geburtsakt IV 522
— und Gefäßkrankheiten II 985; V 622, 624; VI 23ff., 34ff., 162ff., 239ff., 242ff., 271ff., 277ff., 281ff., 287ff., 296ff., 322, 326ff., 340, 381, 387ff., 436ff.
— bei Gefäßmißbildungen VI 472, 590
— und Genußgifte IV 825ff.
— und Geschlechtsfunktion IV 722ff., 870ff.
— bei Glomustumoren VI 593
— bei Glykogenose II 966
— bei Gravidität IV 506, 511ff., 522ff.
— bei Graviditätstoxikose IV 506, 511ff.; V 746
— bei Hämangiomen VI 590, 597
— bei hämorrhagischer Diathese VI 576ff., 580
— und hämorrhagischer Schock I 957ff., 1033, 1041ff., 1112
— und Hauttemperatur VI 83ff., 88
— bei Heredoataxie II 973
— und Herzaktion II 5ff., 8ff., 17
— und Herzblock II 183ff., 193ff., 219, 226, 230ff.
— des Herzens III 657ff.
— und Herzgröße I 853ff.
— bei Herzinfarkt III 1122ff.
— und Herzinsuffizienz I 767ff.
— bei Herzklappenfehler II 1301

Nervensystem und Herzmechanik I 853ff.
— und Herzneurose IV 819ff.
— und Herztonus I 875ff.
— und Herzvolumen I 853ff.
— bei Hippel-Lindau-Syndrom VI 590
— und Histamin V 494
— und Höhenadaptation IV 7, 10ff., 13ff., 27ff., 31ff.
— und Hydergin V 492
— und Hydralazine V 542ff.
— bei Hypercalcämie IV 452
— und Hyperämietest VI 63ff.
— und Hypertensin V 97
— und Hyperthyreose IV 317ff., 329ff.
— und Hypertonie V 37ff., 69ff., 71ff., 146ff., 163ff., 298ff., 374ff., 390, 397, 408, 470ff., 492ff., 558ff., 602
— und Hypertonie-Therapie V 492
— und Hypocalcämie IV 447ff.
— bei Hypoglykämie IV 379
— und Hypokaliämie IV 420ff.
— und Hyponatriämie I 574ff.
— bei Hypothyreose IV 332ff.
— und Hypotonie IV 736ff.; V 780ff., 814
— bei idiopathischer Herzhypertrophie II 975
— bei infektiösem Schock II 983ff.
— bei Infektionen I 938; IV 530ff., 562ff.; V 801ff.
— und Insulin IV 379
— und Interferenz-Dissoziation II 291ff.
— und Kälte-Test IV 784; V 249
— und Kallikrein V 221
— und Kammerflattern II 174ff.
— und Kammerflimmern II 174ff.
— bei Kammertachykardie II 159ff., 163ff.
— und Karditis rheumatica II 569, 604, 607ff.
— bei Kavernomen VI 597
— und Klima IV 7, 10ff., 13ff., 27ff., 31ff.
— bei Kohlenoxydvergiftung V 774
— bei Kollagenosen II 979ff.
— und Kollaps I 957ff., 964ff., 972ff., 987ff., 1033, 1041ff., 1105ff., 1112ff.; II 17; IV 600ff.

Nervensystem und Kreislauf IV 561ff.
— und Lebensalter IV 622ff.
— bei Livedo reticularis VI 534ff.
— bei Lues VI 351, 384
— und Luftdruck IV 7, 10ff., 13ff., 27ff., 31ff.
— bei Luftembolie IV 124ff., 131ff.
— und Luftüberdruck IV 39ff.
— bei Lungenembolie IV 98ff., 105ff.
— und Lungenkreislauf IV 69ff.
— und Lungenödem I 768ff.
— und Lungenstauung I 768ff.
— und Lymphgefäßinsuffizienz VI 605ff., 612
— und Lymphödem VI 612
— und Magnesiumstoffwechsel IV 455ff., 457ff.; V 497
— bei maligner Hypertonie V 629
— bei Martorelli-Syndrom VI 381
— und Menopause IV 722ff., 870ff.
— bei Migräne VI 249ff.
— bei Mitralstenose II 1301, 1320ff., 1381
— bei Möller-Barlow-Syndrom VI 580
— bei Moschcowitz-Symmers-Syndrom VI 571ff.
— und Myokard III 672ff.
— und Narkose VI 591ff.
— und neurogene Hypertonie V 37ff., 146ff., 156ff.
— und neurogener Schock I 972ff.
— und Nicotin IV 825ff.
— und Nitrite V 494
— und Noradrenalin V 167ff.
— und Novocain V 497ff.
— und Operabilität IV 622ff.
— und Operationen IV 591ff.
— und Operationsschock I 966
— und Orthostase IV 729ff., 734ff.; V 810
— und Oscillogramm VI 79
— und Parasystolie II 298ff., 302ff.
— und paroxysmale Tachykardie II 131ff., 143ff., 159ff., 163ff.
— bei Periarteriitis nodosa II 985ff.; V 622; VI 326ff.
— und Perikard II 1037ff.
— bei Perikarditis II 1045ff.
— bei Perniciosa IV 646ff.

Nervensystem und Perniosis
VI 560
— und Phäochromocytom
  V 647ff., 658ff., 660ff.
— bei Phlebitis VI 487ff.,
  500ff.
— bei Poliomyelitis II 918ff.,
  V 718
— bei Porphyrie IV 398ff.,
  400ff.
— bei Postcommissurotomie-
  Syndrom II 1395ff.
— und postthrombotisches
  Syndrom VI 511
— bei Postural hypotension
  IV 736ff.; V 814
— und P pulmonale II 205
—, Pressoreceptoren V 22ff.,
  s. a. dort
— und primärer Schock
  I 975ff.
— und Procain V 492
— und psychosomatische
  Hypertonie V 163ff.
— in Puerperium V 522
— und Purine I 547ff.; V 494
— und Purpura VI 576ff.
— und Pyrazole II 654
— und Rauwolfia-Alkaloide
  V 492, 521ff., 594
— bei Raynaud-Syndrom
  VI 225ff., 228ff.
— und Regelkreis IV 745ff.
— und Regitin V 493
— und Reizleitungssystem
  II 182ff., 193ff., 210ff.,
  219, 226, 230ff., 243ff.
— bei renaler Hypertonie
  V 602
— und Renin V 82, 97
— und respiratorische Ar-
  rhythmie II 21ff.
— und rheumatisches Fieber
  II 569, 604, 607ff.
— bei Rickettsiosen II 907
— bei Riesenzellarteriitis
  VI 340ff.
— und Roemheld-Syndrom
  IV 865
— und Sauerstoffmangel
  IV 7, 10ff., 13ff., 27ff.,
  31ff.
— und Schenkelblock II 356
— und Schock I 957ff.,
  964ff., 972ff., 987ff.,
  1033, 1041ff., 1105ff.,
  1112ff.; IV 600ff.
— und Schockniere I 1105ff.
— bei Schützengrabenfuß
  VI 560
— und Schweißsekretion
  VI 43ff.
— und Sedativa V 492ff.
— und sekundäres Raynaud-
  Syndrom VI 239ff., 242ff.

Nervensystem und Serotonin
  V 182, 184
— und Sinuauriculärblock
  II 194ff.
— bei Skorbut VI 580
— und Sportherz I 868, 945
— bei Sturge-Weber-Syn-
  drom VI 590
— und Substanz P V 205
— bei Sympathicotonie
  IV 721ff.
— und Synkardialmassage
  VI 151ff.
— und Tachykardie II 8ff.,
  131ff., 143ff., 159ff.,
  163ff; III 845
— und Teleangiektasien
  VI 539
— und Terminalstrombahn
  VI 13ff.
— bei Thalliumvergiftung
  V 773ff.
— und Thiocyanate V 494
— bei Thrombophlebitis
  VI 487ff., 500ff.
— und Thyreoidea IV 317ff.,
  329ff., 332ff.
— und totaler Block II 230ff.,
  243ff.
— bei Toxoplasmose II 933ff.
— und traumatischer Schock
  I 964ff.
— bei Tricuspidalatresie
  III 400ff.
— und Ulcus cruris VI 381
— und Umkehr-Extrasystolie
  II 315
— und Umkehrrhythmus
  II 315
— und Urticaria VI 547
— bei Vagotonie IV 721ff.
— und Vagotonin V 207ff.
— bei Valsalva-Versuch
  IV 777ff.
—, Vasomotorenzentrum
  V 22ff.
— und Vasomotorik s. dort
— bei vegetativer Labilität
  IV 704ff., 734ff., 798ff.,
  817ff., 829ff.
— vegetatives s. u. Parasympathicus und Sympathi-
  cus
— und Veratrin V 492
— und Veratrumalkaloide
  V 557ff., 594
— bei Verbrennung I 978ff.,
  1113; VI 563
— bei Verbrennungsschock
  I 978ff., 1113
— bei Vergiftungen V 771ff.,
  807
— und Vorhofflattern II 105
— und Vorhofflimmern II 80,
  105, 114

Nervensystem bei Wärmeurticaria VI 561ff.
— bei Waterhouse-Friedrichsen-Syndrom IV 563ff.
— und Wolff-Parkinson
  White-Syndrom
  II 382ff., 394
— und zentralnervöse Hypertonie V 156ff.
„Nervous origin" IV 72
Nervus accelerans II 5ff.
— — und Adrenalin V 167,
  174
— — und Atrioventrikular-
  Dissoziation
  II 287ff.
— — und Atrioventrikular-
  Rhythmus II 279
— — und Entzügelungs-
  Hochdruck V 717
— — und Extrasystolie II 42
— — und Ganglienblocker
  V 565ff.
— — und Herzfrequenz
  II 5ff.
— — und Herztonus I 876ff.
— — und Interferenz-Dissoziation II 291ff.
— — und Kammerflattern
  II 174ff.
— — und Kammerflimmern
  II 174ff.
— — und Rauwolfia-Alka-
  loide V 524
— — beim Valsalva-Versuch
  IV 777ff.
— — und Veratrumalkaloide
  V 558
— — und Vorhofflimmern
  II 80
— depressor II 5ff.; V 23ff.
— — und Blutdruck V 23ff.,
  69ff., 146ff.
— — und Coronardurchblu-
  tung III 676
— — und Herzfrequenz
  II 5ff.
— — und Hypertonie V 69ff.,
  146ff.
— — und Regelkreis
  IV 745ff.
— — und Vagotonin V 207
— glossopharyngeus bei Ent-
  zügelungs-Hoch-
  druck V 716ff.
— — bei Poliomyelitis V 718
— opticus bei Aortenbogensyndrom V 767;
  VI 378
— — bei arteriovenösen
  Fisteln VI 481
— — und Blutdruck V 388,
  401, 422ff.
— — bei Endangitis obliterans VI 289

Nervus opticus bei Endokarditis lenta II 720
— — und endokrine Hypertonie V 659ff.
— — bei essentieller Hypertonie V 388, 401, 422ff.
— — und Geburtsakt IV 522
— — bei Gravidität IV 522
— — bei Graviditätstoxikose IV 501, 506
— — bei Hirnbasenaneurysma VI 464
— — und maligne Hypertonie V 422ff., 626ff.
— — bei Periarteriitis nodosa VI 326
— — und Phäochromocytom V 659ff.
— — und Phlebitis VI 500
— — bei Polycythämie IV 664
— — im Puerperium IV 522
— — bei Riesenzellarteriitis VI 339
— — bei Thrombophlebitis VI 500ff.
— phrenicus bei Aortenaneurysma VI 449ff.
— — bei Lungenembolie IV 107
— recurrens und Perikard II 1037ff.
— splanchnicus und Adrenalin IV 171ff.
— — und Blutdruck V 72ff., 97, 102, 162, 471, 781
— — und essentielle Hypertonie V 471, 486, 489
— — und experimentelle Hypertonie V 72ff., 97, 102, 162
— — bei Graviditätstoxikose V 750
— — und Hypertensin V 97, 102
— — und Hypertonie V 72ff., 97, 102, 162, 471
— — und Hypotonie V 781ff.
— — und Kollaps IV 761
— — bei Lungeninfarkt IV 107
— — und neurogene Hypertonie V 721
— — und Orthostase IV 731 ff.
— — bei Periarteriitis nodosa VI 329
— — und Perikard II 1037ff.
— — bei Postcommissurotomie-Syndrom II 1395ff.

Nervus splanchnicus bei Querschnittslähmung V 721
— — und Renin V 97
— — und Venensystem I 87
— — und zentralnervöse Hypertonie V 162
Nesselgifte und Capillarpermeabilität VI 584
— und Capillarresistenz VI 584
Netzcapillaren V 191
Netzhaut s. u. Retina
Netzhautablösung s. u. Retinaablösung
Netzhautblutung s. u. Retinablutung
Neuralgien III 1337
— bei Embolie IV 364
— durch Herzglykoside I 499
Neuritis bei Arteriosclerosis obliterans diabetica VI 439ff.
— und Capillarektasien VI 528
— bei Diabetes mellitus VI 528
— und Erythromelalgie VI 528
— bei Infektionen IV 537
— bei Periarteriitis nodosa II 987; VI 329
— und sekundäres Raynaud-Syndrom VI 242
Neuroangitis fibrosa obliterans VI 255
Neurodermitis und Antistreptokinase II 596
Neurofibrome und Gefäßmißbildungen VI 593
— und Glomustumoren VI 593
— des Perikards II 1219
— und Phäochromocytom V 653ff.
Neuroretinitis bei maligner Hypertonie V 423
Niacin bei Typhus-Myokarditis II 906
Niconacid zum Hyperämietest VI 64
Nicotin III 878ff.; V 263ff.; VI 265ff.
— und Acetylcholin V 200
— und Angina pectoris III 878ff., 884ff.
— und Arteriosklerose III 885ff.; VI 400
— und Atrioventrikularblock II 227
— und Blutdruck V 25, 189, 263ff., 807
— und Capillarspasmen III 878ff.; VI 537
— und Coronarinsuffizienz III 878ff.
— und Coronarsklerose III 885ff.

Nicotin und Coronarspasmen III 878
— und Endangitis obliterans VI 265ff.
— bei endokriner Hypertonie V 663
— und essentielle Hypertonie V 263ff.
— und experimentelle Hypertonie V 189
— und Gefäßkrankheiten III 885ff.; VI 27, 85, 228, 265ff., 400
— und Hauttemperatur VI 85
— und Herzblock II 227
— und Herzinfarkt III 878ff., 1445ff.
— und Histamin VI 266
— und Hypertensin V 98
— und Hypertonie V 189, 263ff., 807
— und Hypotonie V 807
— und Kallikrein V 217
— und Kollaps III 888
— und Myokard II 968; III 878ff.
— bei Phäochromocytom V 663
—, Pharmakologie III 879ff.
— und Raynaud-Syndrom VI 228
— und Reizleitung II 227
— und Renin V 98
— und Serotonin V 185
— und Sportherz I 942
— und Substanz P V 205
—, Tachykardie durch II 10ff.; III 878ff.
— und Terminalstrombahn VI 16ff.
— und Vasomotorik III 878ff.; VI 16ff., 266, 537
— bei vegetativer Labilität IV 799ff., 825ff.
Nicotinallergie III 888ff.; VI 27ff.
— und Coronarspasmen III 888ff.
— und Gefäßkrankheiten III 888ff.; VI 27ff.
„Nicotinherz", Begriff IV 826
Nicotinolytica VI 29
Nicotinsäure bei Angina pectoris III 1386
— bei Arteriosklerose VI 426
— und Capillarresistenz VI 581
— und Gefäßkrankheiten VI 179ff.
— und hämorrhagische Diathese VI 581
— und Hirndurchblutung V 398
— zum Hyperämietest VI 64

Nicotinsäure, intraarteriell
VI 206
— bei Purpura VI 581
— bei vegetativer Labilität
IV 860
Nicotinvergiftung und Hypertonie V 807
—, Hypotonie bei V 807 ff.
Niederspannung (Elektrokardiogramm) bei Amyloidose II 963 ff.
— bei bakterieller Endokarditis II 708 ff.
— bei Beriberi IV 392
— bei Blutkrankheiten IV 674, 680
— bei Chagas-Myokarditis II 931 ff.
— bei Cor pulmonale IV 157 ff.
— bei Dermatomyositis II 991 ff.
— bei Diphtherie-Myokarditis II 896, 898
— bei Dystrophia myotonica II 971
— bei Dystrophie IV 297 ff.
— bei Endocarditis lenta II 708 ff.
— bei Endocarditis parietalis fibroplastica II 787
— bei Endokardfibrose II 787 ff.
— bei Endomyokardfibrose II 788
— bei Fibroelastose II 789
— bei Fiedler-Myokarditis II 957 ff.
— bei Fleckfieber II 907
— bei Glykogenose II 967
— bei Grippemyokarditis II 925
— bei Hämochromatose II 965; IV 682 ff.
— bei Hepatitis II 929
— bei Heredoataxie II 973
— bei Herztumoren II 1182 ff.
— bei Hydroperikard II 1153
— bei Hypothyreose IV 332
— bei idiopathischer Herzhypertrophie II 975
— bei Kollagenosen II 987
— im Kollaps I 1032
— bei konstriktiver Perikarditis II 1118 ff.
— bei Leptospirosen II 905
— bei Leukämie IV 674
— bei Lymphogranulomatose IV 680
— bei Mononucleose II 927
— bei Myokarditis II 891, 896, 898
— bei Myokardose II 969 ff.
— bei Myokardsarkoidose II 948

Niederspannung bei Myokardtuberkulose II 943 ff.
— bei Myxödem IV 332
— bei Pancarditis rheumatica II 620
— bei Panzerherz II 1118 ff.
— bei Periarteriitis nodosa II 987 ff.
— bei Pericarditis tuberculosa II 1079
— bei Perikarditis II 1055 ff., 1059 ff., 1079, 1118
— bei Perikardtumoren II 1220 ff.
— bei Reticulosarkom IV 678
— bei Rickettsiosen II 907
— bei Sarkoidose II 948
— bei Scharlach-Myokarditis II 901
— im Schock I 1032
— bei Sklerodermie II 990
— und Thyreoidea IV 332
— bei Tuberkulose II 943 ff., 1079
Niemann-Pick-Syndrom s. u. Sphingomyelinose
Niere s. a. u. Diurese
— und ACTH II 645; V 79 ff., 138, 141 ff., 144
— und Addison-Syndrom V 799
— und Adenosin V 201 ff.
— und Aderlaß I 591 ff.
— und Adiuretin I 236 ff., 275, *280* ff., 323, 510
— und Adrenalin V 173 ff., 176 ff.
— und Aldosteron I 236 ff., *269* ff., 323 ff., *402* ff., 510, 550; V 114 ff., 136 ff., 710 ff.
— bei Amyloidose II 960 ff.; V 617
— bei Anämie IV 646., *648* ff., 659
— bei Anaesthesie IV 605 ff.
— und Androgene V 139 ff., 144
— bei Aneurysmen V 769
— bei Angiopathia diabetica IV 354 ff., *364* ff.; VI 549 ff.
— bei Aortenhämatom, intramuralem VI 458
— und Aortenisthmusstenose III 450 ff.; V 757 ff., 761 ff.
— bei Aortenthrombose VI 375
— und Aortographie VI 135 ff.
— bei Arteriosklerose V 361, 417 ff.; VI 387 ff.
— und arteriovenöse Anastomosen VI 6, 8

Niere bei arteriovenösen Aneurysmen V 769
— und arteriovenöse Fisteln VI 474, 477 ff.
— und Atmung I 329 ff.; IV 17 ff., 26
— und Augenhintergrund V 423 ff.
— bei bakterieller Endokarditis II 690 ff., 699, 710 ff., *715* ff., 740, 767 ff.
— und Balneotherapie I 666; V 591 ff.
— und Barbiturate V 495
— bei Belastung IV 765 ff.
— bei Beriberi IV 395
— bei Bleivergiftung V 771 ff.
— und Blutdruck IV 364 ff.; V 32 ff., 37 ff., *41* ff., 119 ff., 144, 154, 157, 163 ff., 250 ff., 307 ff., 339, 361, 367, *402* ff., *415* ff., 596 ff., 612 ff., 617 ff., 621 ff., 626 ff., 659 ff., 781 ff., 799, 804
— bei Blutkrankheiten IV 646, *648* ff., 659
— und Blutmenge I 153, 155, 162, 323 ff.
— und Calciumstoffwechsel IV 446 ff., 452
— und Cantharidenblase VI 109
— bei Capillaropathia diabetica VI 549 ff.
— und Capillarpermeabilität VI 106 ff., 549 ff.
— und Capillarresistenz VI 565 ff., 571
— und Capillarspasmen VI 538
— und Carboanhydrase I 536 ff.
— und Cheyne-Stokes-Atmung I 232
— und Chlorothiazid I 541 ff.; V 589 ff.
— und Cholinmangel V 145 ff.
—, Clearance-Methoden I 255 ff.
— und Coma diabeticum IV 375 ff., 377
— bei Conn-Syndrom V 704 ff.
— bei Cor pulmonale VI 98, 105 ff., 124 ff., 148, 175 ff.
— und Cortison II 645; V 73, 75 ff., 79 ff., 114 ff., 134 ff., 144, 709 ff.
— bei Crush-Syndrom I 1107, 1117
— bei Cushing-Syndrom V 687 ff., 695
— und Cyanose VI 531

Niere und Depressan V 234ff.
— bei Diabetes mellitus
    IV 354ff., *364*ff., 375,
    377; V 337, 419ff., 618
— bei diabetischer Glomerulosklerose IV 364ff.;
    V 618ff.
— und Digitalis V 494
— und Diuretica V 589ff.
— und DOCA V 119ff., 144
— bei Dystrophie IV 301, 305
— bei Endangitis obliterans
    V 624; VI 259ff., *289*ff.
— bei Endocarditis acuta
    II 727
— und Endocarditis fibrinosa
    II 777ff.
— bei Endocarditis lenta
    II 690ff., 699, 710ff.,
    *715*ff., *767*ff.
— bei Endocarditis parietalis
    fibroplastica II 786
— und Endocarditis verrucosa
    simplex II 777ff.
— bei Endokardfibrose
    II 786
—, endokrine V 59, 119
— bei endokriner Hypertonie
    V 659ff., 687ff., 695
— bei Entzügelungs-Hochdruck V 154
— bei Erythematodes
    II 976ff., 978ff., V 622;
    VI 344
— und essentielle Hypertonie
    V 259, 307ff., 361, 367,
    *402*ff., *415*ff.
— bei experimenteller Hypertonie V 41ff., 58ff., 112,
    119ff., 144, 154, 157,
    163ff.
— im experimentellen
    Schock I 1099ff.
— bei Fallotscher Tetralogie
    III 356ff.
— bei Fettembolie IV 134ff.
—, Filtrationsfraktion s. dort
— bei Fruchtwasserembolie
    IV 137ff.
— und Ganglienblocker
    V 570ff., 574ff.
— bei Gefäßkrankheiten
    V 361, 417ff.; VI 112,
    311ff., 341, 387ff.
— bei Glomerulonephritis
    V 612ff.
— bei Glomerulosklerose
    V 618ff.
—, Glomerulusfiltrat s. dort
— bei Glykogenose II 965ff.
— bei Gravidität IV 482ff.,
    502ff., V 725ff.
— und Graviditätstoxikose
    IV 504ff., *512*ff., 515ff.;
    V 725ff., 731ff., *734*ff.

Niere, Hämangiome der IV 597
— und Hämatokritwert
    I 139
— bei Hämochromatose
    IV 684
— und hämorrhagische Diathese VI 565ff., 571
— bei hämorrhagischem
    Schock I 960ff., 1101
— und Heparin V 505
— und Herzglykoside I 433ff.,
    *456*ff., 480
— bei Herzinfarkt III 716ff.
— bei Herzinsuffizienz I 33,
    69ff., 74ff., 85, 91, 101,
    129ff., 153, 204ff., 214,
    235ff., *255*ff., 275, *280*ff.,
    301, 329ff., 338ff., 402ff.,
    419ff., 433, *456*ff., 480,
    496ff., 502ff., 516ff.,
    *521*ff., *784*ff.
— und Herzversagen I 338ff.
— und Histamin V 199
— und Hochdruckstoff V 188
— bei Höhenadaptation
    IV 17ff., 26
— und Hydergin V 513
— und Hydralazine V 544,
    547ff.
— und Hydrochlorothiazid
    V 589ff.
— und Hydrocortison V 114ff.
    136, 144
— und Hydroperikard II 1153
— bei Hypercalcämie IV 448
— und Hyperchlorämie I 588
— bei Hyperkaliämie
    IV 421ff.
— und Hypertensin V 100, 112
— und Hypertensinase
    V 103ff.
— und Hypertensinogen
    V 91ff.
— und Hypertonie IV 364ff.;
    V 32ff., 37ff., *41*ff.,
    119ff., 144, 154, 157,
    163ff., 250ff., 307ff.,
    339, 361, 367, *402*ff.,
    *415*ff., 596ff., 612ff.,
    617ff., 621ff., 626ff.,
    659ff.
— und Hypertonie-Therapie
    V 492ff.
— und Hypocalcämie
    IV 446ff., 452
— bei Hypoglykämie IV 380
— und Hypokaliämie I 583ff.;
    IV 420ff.
— und Hyponatriämie
    I 568ff.
— und Hypophyse IV 344,
    347ff.; V 37ff., 68, 70,
    79ff., 133, 141ff., 144
— bei Hypophysektomie
    IV 344, 347ff.

Niere und Hypotonie IV 739;
    V 781ff., 799, 804, 816
— bei idiopathischer Herzhypertrophie II 975
— bei infektiösem Schock
    I 985ff.
— bei Infektionen I 985;
    IV 530, 562ff.; V 804
— und Insulin IV 380
— bei Kälte-Test IV 784;
    V 250ff.
— und Kaliumstoffwechsel
    I 496ff.; IV 419ff.
— und Kallidin V 226
— und Kallikrein V 208ff.,
    218, 220, 224
— bei Karditis rheumatica
    II 603ff., 606ff.;
    VI 565ff.
— und Kationenaustauscher
    I 557ff.
— und Kavernome VI 597
— und Klima IV 17ff., 26
— bei Kollagenosen II 976,
    978ff.
— und Kollaps I 957, 960ff.,
    968, 980, 985ff., 1035,
    1040, 1044, 1074ff.,
    *1097*ff., 1112, *1116*ff.;
    IV 601ff.
— bei konstriktiver Perikarditis II 1096ff., 1105ff.
— bei Libman-Sacks-Endokarditis II 745
— und Lordose-Test V 339
— und Luftdruck IV 17ff.,
    26
— bei Lungenembolie IV 96,
    98, 105ff., 124ff.
— und Lungenödem I 131, 769
— und Lymphgefäßinsuffizienz VI 607
— und Magnesium-Stoffwechsel I 256; IV 455ff.,
    460ff.
— bei maligner Hypertonie
    V 626ff.
— und Migräne VI 251
— und Mineralstoffwechsel
    I 255, 496ff., 531ff.;
    IV 419ff.
— bei Mitralstenose II 1376ff.
— bei Moschcowitz-Symmers-Syndrom VI 571ff.
— und Myokardose I 33
— und Narkose IV 594ff.,
    613ff.
— und Nebenniere V 69ff.,
    74ff., 98ff., 113ff., 144
— bei Nebennierenregeneration V 137ff.
— und Nephrin V 188ff.
— bei Nephritis V 612ff.
— bei neurogener Hypertonie
    V 721

Niere und Noradrenalin V 169, 176 ff.
— und Ödeme I 234 ff., 244, 301
— und Oestrogene V 139 ff.
— bei Ohnmacht IV 761 ff.
— und Operabilität IV 626 ff., 629 ff.
— nach Operationen IV 596 ff., 605 ff.
— bei Orthostase IV 730 ff., 735 ff.; V 810, 813
— und Oxytyramin V 180
— bei Panzerherz II 1096 f., 1105
— bei Paramyloidose II 960 ff.
— und Parathyreoidea V 140
— bei paroxysmaler Tachykardie II 134 ff.
— und Pepsitensin V 102
— bei Periarteriitis nodosa II 984 ff.; V 621 ff.; VI 311 ff., *315* ff.
— und Perikarditis II 1082 ff., 1096, 1105
— bei Perniciosa IV 648 ff.
— bei Phäochromocytom V 659 ff.
— und Pherentasin V 186 ff.
— bei Phlebitis VI 496 ff.
— bei Poliomyelitis V 721
— bei Polycythämie IV 665 ff.
— bei Porphyrie IV 397, 399 ff.
— bei Postural hypotension IV 739; V 816
— und Prostaglandin V 206
— und psychosomatische Hypertonie V 163 ff.
— und Purine I 526 ff., 547 ff.
— bei Purpura rheumatica VI 565 ff.
— und Pyrazole II 651, 654
— und Quecksilberdiuretica I 532 ff.
— und Rauwolfia-Alkaloide V 527 ff.
— bei renaler Hypertonie V 596 ff.
— und Renin V 80 ff., 99 ff., 112, 144
— und Renotropin V 141
— bei rheumatischem Fieber II 603 ff., 606 ff.; VI 565 ff.
— bei Riesenzellarteriitis VI 341
— und Säure-Basengleichgewicht I 204 ff., 214, 301, 510
— bei Sauerstoffmangel I 267 ff.; IV 17 ff., 26
— und Schock I 957 ff., 960 ff., 968, 980, 985 ff., 1035,

1040, 1044, 1074 ff., *1097* ff., 1112, *1116* ff.; IV 601 ff., 605 ff.
Niere bei Sedations-Test V 258 ff.
— und Sedativa I 419; V 495
— und Serotonin V 184 ff.
— bei Sklerodermie II 989 ff.
— und Steroide V 113 ff., 144
— und Sustained pressor principle V 188
— und Sympathektomie V 479 ff.
— bei Tachykardie I 345; II 134 ff.
— und Teleangiektasien VI 541
— bei Thrombophlebitis VI 496 ff.
— und Thyreoidea V 132 ff., 144
— und traumatischer Schock I 1035, 1097 ff.
— und Tyramin V 177 ff.
— und urämische Perikarditis II 1082 ff.
— und Urohypertensin V 189
— und Vasoexcitor material V 193 ff.
— und Vasomotorik I 1100 ff.
— und vegetative Labilität IV 735 ff., 739; V 816
— und Vena cava inferior-Ligatur I 596 ff.
— und Venendruck I 85, 91, 101
— und Veratrumalakaloide V 559 ff.
— bei Verbrennung I 968, 980, 1035, 1100; VI 563
— bei Verbrennungsschock I 968, 980, 1100
— bei Vergiftungen V 771 ff.
— bei Waterhouse-Friedrichsen-Syndrom IV 565
— und zentralnervöse Hypertonie V 157
Nierenamyloid s. u. Amyloidnephrose
Nierenaneurysmen VI 467
— und renale Hypertonie V 596 ff., 601
Nierenantikörper s. a. u. Masuginephritis
— und Hypertonie V 58, 68 ff., 78, 108 ff., 134 ff., 145
Nierenaplasie und Hypertonie V 603
Nierenarteriendrosselung s. u. Drosselungshochdruck
Nierenatrophie, Hypertonie bei V 599
—, renale Hypertonie bei V 599
Nierencarcinom s. u. Nierentumoren

Nierencysten s. u. Cystenniere
Nierendurchblutung s. a. u. Clearance
— bei Addison-Syndrom V 799
— und Adenosin V 202
— und Adrenalin V 176 ff.
— bei Amyloidose V 617
— bei Anämie IV 646, *648* ff.
— bei Aortenhämatom, intramuralem VI 458
— und Aortenisthmusstenose III 450 ff.; V 757, 761
— bei Aortenthrombose VI 375
— und Aortographie IV 135
— und arteriovenöse Anastomosen VI 8
— bei arteriovenösen Aneurysmen V 769
— bei arteriovenösen Fisteln VI 477 ff.
— und Atmung IV 17 ff.
— und Augenhintergrund V 424
— bei bakterieller Endokarditis II 718
— und Barbiturate V 495
— bei Belastung IV 765 ff.
— bei Beriberi IV 395
— bei Bleivergiftung V 773
— und Blutdruck V 37 ff., 49 ff., 59 ff., 65 ff., 68, 99, 165, 176 ff., 185, 259, 307 ff., 328 ff., 402 ff., 596 ff., 605
— bei Blutkrankheiten IV 646, *648* ff.
— und Capillarresistenz VI 565
— und Chlorothiazid V 589, 591
— bei Cor pulmonale IV 148 ff.
— und Cortison V 710
— bei Cystenniere V 607
— bei diabetischer Glomerulosklerose V 620
— und Diuretica V 591
— bei Dystrophie IV 305
— bei Endangitis obliterans V 624 ff.; VI 259 ff., 289 ff., 375
— bei Endocarditis lenta II 718
— bei endokriner Hypertonie V 660
— bei Erythematodes II 983 ff.; VI 344
— bei essentieller Hypertonie V 259, 307 ff., 328 ff., 402 ff.
— bei experimenteller Hypertonie V 58 ff., 65 ff., 68, 99
— im experimentellen Schock I 1099 ff.

Nierendurchblutung bei Fallotscher Tetralogie III 356
— und Ganglienblocker V 570ff., 574ff.
— bei Gefäßkrankheiten V 624ff.; VI 112, 259, 290, 316ff.
— bei Glomerulonephritis V 612ff.
— bei Glomerulosklerose V 620
— bei Gravidität IV 482ff.; V 727ff.
— bei Graviditätstoxikose IV 503, 505ff., 512ff.; V 734ff., 741ff.
— und Hämodynamik V 403ff.
— und hämorrhagische Diathese VI 565
— bei hämorrhagischem Schock I 960ff., 1074, 1101
— und Heparin V 505
— bei Herzdekompensation V 404
— bei Herzinfarkt III 716ff.
— bei Herzinsuffizienz I 256ff., 264ff., 785
— und Herzminutenvolumen V 403ff.
— und Histamin V 199
— bei Höhenadaptation IV 17ff.
— und Hydergin V 513
— und Hydralazine V 544, 547ff.
— und Hydrochlorothiazid V 589ff., 591
— und Hypertensin V 99
— bei Hypertonie V 37ff., 49ff., 59ff., 65ff., 68, 99, 165, 176ff., 185, 259, 307ff., 328ff., 402ff., 596ff., 602, 605, 609, 613
— und Hypertonietherapie V 479ff., 492ff.
— und Hyponatriämie I 568ff.
— und Hypophysektomie IV 344
— und Hypotonie IV 739; V 799, 804, 816
— bei infektiösem Schock I 985ff.
— bei Infektionen I 985ff.; IV 531ff., 562; V 804
— bei Kältetest IV 784ff.
— und Kallikrein V 219
— bei Karditis rheumatica II 607
— und Klima IV 17ff.
— bei Kollagenosen II 983ff.
— im Kollaps I 960ff., 1035, 1040, 1044, 1074ff.,

1098ff., 1107, 1117; IV 605ff.
Nierendurchblutung bei konstriktiver Perikarditis II 1096, 1105
— und Luftdruck IV 17ff.
— und Magnesiumstoffwechsel IV 460ff.
— bei maligner Hypertonie V 626ff., 633
—, Meßmethoden VI 112
— bei Mißbildungen V 605
— und Narkose IV 594ff.
— bei Nephritis V 609, 612ff.
— bei neurogener Hypertonie V 721
— bei Nierentuberkulose V 612
— und Noradrenalin V 176ff.
— und Ohnmacht IV 761ff.
— bei Orthostase IV 731ff., 735ff.; V 810, 813
— bei Panzerherz II 1096, 1105
— bei Periarteriitis nodosa V 624; VI 316ff.
— bei Perikarditis II 1096ff., 1105
— bei Perniciosa IV 648ff.
— bei Phäochromocytom V 660
— bei Phlebitis VI 496ff.
— bei Poliomyelitis V 721
— bei Polycythämie IV 665ff.
— bei Porphyrie IV 399ff.
— bei Postural hypotension IV 739; V 816
— und Prostaglandin V 206
— und Psyche V 328ff.
— bei Purpura rheumatica VI 565
— bei Pyelonephritis V 609, 611
— und Rauwolfia-Alkaloide V 527ff.
— und renale Hypertonie V 49ff., 59ff., 596ff., 602, 609, 613
— und Renin V 99
— bei rheumatischem Fieber II 607; VI 565
— bei Sauerstoffmangel IV 17ff.
— im Schock I 960ff., 1035, 1040, 1044, 1074ff., *1098ff.*, 1107, 1117; IV 605ff.
— bei Schockniere I 1098ff. 1107ff., 1117
— und Sedationstest V 259
— und Sedativa V 495
—, Selbststeuerung I 1101ff.
— und Serotonin V 185
— und spontane Hypertonie V 165

Nierendurchblutung und Steroide V 710
— und Sympathektomie V 479ff.
— und Thrombophlebitis VI 496ff.
— in traumatischem Schock I 1035
— bei Tumoren V 605
— und Vasoexcitor material V 195
— und Vasomotorik I 1100ff.; V 195, 479ff.
— bei vegetativer Labilität IV 735ff.; V 816
— und Vena cava inferior-Ligatur I 596ff.
— und Veratrumalakaloide V 559ff., 561ff.
— bei Verbrennung I 1100, 1117
— beim Verbrennungsschock I 1100
— bei Vergiftungen V 773
Nierendystopie und Hypertonie V 37ff., 602
Nierenextrakte und Blutdruck V 502ff.
Nierenfibrose nach Schockniere I 1121
Nierengefäße s. a. u. Nierendurchblutung
— bei Amyloidose V 617
— bei Aortenhämatom VI 458
— bei Aortenisthmusstenose III 450ff.; V 757, 761
— bei Aortenthrombose VI 375
— bei Arteriosklerose s. u. Nephrosklerose
— und arteriovenöse Anastomosen VI 8
— und arteriovenöse Aneurysmen V 769
— und arteriovenöse Fisteln VI 477ff.
— bei bakterieller Endokarditis II 615, 699, 717, 727
— bei Bleivergiftung V 773
— bei Diabetes mellitus V 620
— bei Embolie IV 138
— bei Endangitis obliterans V 625; VI 259ff., 289ff., 375
— und Endocarditis lenta II 712ff., 715ff., 717
— und Endokarditis II 712ff., 715ff., 717, 778
— bei Erythematodes II 978ff.; V 344
— bei Fruchtwasserembolie IV 138
— bei Glomerulonephritis V 612ff.

Nierengefäße bei Glomerulosklerose V 620
— bei Gravidität IV 482ff.; V 727ff.
— bei Graviditätstoxikose IV 503, 505ff., 512ff.; V 734ff., 741ff.
— und Hypertonie s. a. u. Drosselungshochdruck V 596ff., 599ff.
— bei idiopathischer Herzhypertrophie II 975
— bei Karditis rheumatica II 604
— bei Kollagenosen II 978ff.
— bei maligner Hypertonie V 626ff., 633
— bei Mitralstenose II 1376
— bei Nephritis V 609, 612ff.
— bei Periarteriitis nodosa VI 311ff., 316ff.
— bei Phlebitis VI 496
— bei Pyelonephritis V 611
— bei rheumatischem Fieber II 604
— bei Thrombophlebitis VI 496
— bei Verbrennung I 1100, 1117
— bei Verbrennungsschock I 1100
Nierengefäßembolie bei bakterieller Endokarditis II 615, 699, 717, 727
— und Blutdruck V 37ff., 57, 596ff., 599ff.,
— bei Endangitis obliterans V 625
— und Endocarditis fibrinosa II 778
— bei Endocarditis lenta II 712ff., 715ff., 717
— und Endocarditis verrucosa simplex II 778
— bei Fruchtwasserembolie IV 138
— und Hypertonie V 37ff., 57, 596ff., *599*ff.
— bei idiopathischer Herzhypertrophie II 975
— bei Karditis rheumatica II 604
— bei Mitralstenose II 1376ff.
— bei Periarteriitis nodosa VI 317ff.
— bei Phlebitis VI 496
— bei Pyelonephritis V 611
— und renale Hypertonie V 596ff., 599ff.
— bei rheumatischem Fieber II 604
— bei Thrombophlebitis VI 496
Nierengefäßthrombose bei Aortenthrombose VI 375

Nierengefäßthrombose bei Graviditätstoxikose V 737
— im Kollaps I 1112
— bei Thrombophlebitis VI 496
„Nierenglaukom" bei Schockniere I 1107ff.
Nierenhypoplasie und maligne Hypertonie V 627ff.
— und renale Hypertonie V 604ff., 627ff., 637
Niereninfarkt bei bakterieller Endocarditis acuta II 727
— und Blutdruck V 40, 597ff., 599ff.
— bei Endangitis obliterans V 625
— bei Endocarditis lenta II 615, 699, 717
— und Hypertonie V 40, 597ff., *599*ff.
— bei Karditis rheumatica II 604
— bei Periarteriitis nodosa VI 317ff.
— bei Phlebitis VI 496
— bei Pyelonephritis V 611
— und renale Hypertonie V 597ff., 599ff.
— bei rheumatischem Fieber II 604
— bei Thrombophlebitis VI 496
Niereninsuffizienz s. a. u. Urämie
— bei Addison-Syndrom V 799
—, Alternans bei II 406
— bei Amyloidose V 617
— bei Anaesthesie IV 605ff.
— bei Angiopathia diabetica IV 366ff.
— bei Aortographie VI 135
— bei bakterieller Endokarditis II 710, 716, 718, 767ff.
— bei Bleivergiftung V 772
— und Blutdruck V 36, 41ff., 65ff., 281, 307ff., 367, 369, 402, 420, 799, 804
— und Capillarpermeabilität VI 106ff.
— und Capillarresistenz VI 575
— bei Conn-Syndrom V 704ff.
— und Cortison V 709
— bei Cushing-Syndrom V 695
— bei Diabetes mellitus IV 366ff.
— bei diabetischer Glomerulosklerose V 618ff.
— bei Endangitis obliterans VI 290

Niereninsuffizienz und Endocarditis fibrinosa II 777
— bei Endocarditis lenta II 710, 716, 718, 745, 767ff.
— und Endocarditis verrucosa simplex II 777
— bei endokriner Hypertonie V 660, 695
— bei Erythematodes II 978ff., 983ff.
— und essentielle Hypertonie V 307ff., 367, 369, 402, 420ff.
— bei experimenteller Hypertonie V 41ff., 61ff., 65ff.
— bei Fettembolie IV 136
— bei Fruchtwasserembolie IV 138
— und Ganglienblocker V 580, 594
— bei Gefäßkrankheiten VI 290, 316ff.
— und generalisierte ventrikuläre Leitungsstörung II 372
— bei Glomerulonephritis V 617
— bei Glomerulosklerose V 618ff.
— und Gravidität V 728ff.
— bei Graviditätstoxikose IV 505ff., 509ff., 512ff., 517; V 748ff.
— und hämorrhagische Diathese VI 572, 575
— und Herzinsuffizienz I 520
— und Hyperkaliämie IV 426
— und Hypertonie V 36, 41ff., 65ff., 281, 307ff., 367, 369, 402, 420ff.
—, Hypocalcämie bei IV 446ff., 448, 452
— und Hypotonie V 799, 804
— bei Infektionen IV 565; V 804
— und Kallikrein V 208ff.
— und Karditis rheumatica II 607
— bei Kollagenosen II 978ff., 983ff.
— und Kollaps I 958, 980, 1035, 1076ff., *1097*ff., 1107ff., 1112, *1117*ff., IV 605ff.
— bei Lungenembolie IV 106ff.
— und Lungenödem I 769
— und Magnesium-Stoffwechsel IV 455ff.
— bei maligner Hypertonie V 626ff., 629ff., 633ff.
— und Minutenvolumen V 281
— bei Moschcowitz-Symmers-Syndrom VI 572

Niereninsuffizienz bei Myokarditis II 915
— und Myokardose II 969
— und Narkose IV 595ff., 613ff.
— bei Nephritis V 617
— und Operabilität IV 629ff., 632
— bei Periarteriitis nodosa II 987ff.; V 623; VI 316ff.
—, Perikarditis bei II 1041, 1044, 1082ff.
— bei Phäochromocytom V 660
— bei Phlebitis VI 496
—, postoperative IV 605ff., 607
— und Purpura VI 575
— bei Pyelonephritis V 608
— und Pyrazole II 654
— und renale Hypertonie V 608, 629ff., 633ff.
— und rheumatisches Fieber II 607
— und Schock I 958, 980, 1035, 1076ff., *1097ff.*, 1107ff., 1112, *1117ff.*; IV 605ff.
— bei Schockniere I 1098ff. 1107ff.
— und Sympathektomie V 480
— bei Thrombophlebitis VI 496
—, traumatische IV 605ff.
— bei traumatischem Schock I 1035, 1097ff.
—, urämische Perikarditis bei II 1082ff.
— und Veratrumalkaloide V 594
— bei Verbrennung I 980, 1035; VI 563
— bei Verbrennungsschock I 980, 1035
— bei Vergiftungen V 772
— bei Waterhouse-Friedrichsen-Syndrom IV 565
Nierenkolik, Alternans bei II 409
Nierenmißbildungen und Blutdruck V 37ff., 603ff., 627ff., 639
— und maligne Hypertonie V 627ff.
Nierennekrose bei Aortographie VI 135ff.
— bei experimenteller Hypertonie V 58ff.
— bei Graviditätstoxikose V 734ff., 737ff.
— nach Kollaps I 1112, 1118, 1121
— bei Nierentuberkulose V 612

Nierennekrose nach Schock I 1112, 1118, 1121
— bei Schockniere I 1112, 1118
Nierenruptur und Kollaps I 957
Nierensenkung s. u. Nephroptose und Nierendystopie
Nierenstoffwechsel bei Schockniere I 1103ff.
Nierentuberkulose und angeborene Herzfehler III 114
— und Aortographie VI 138
— und Hypertonie V 37ff., 596ff., *611ff.*, 636ff.
Nierentumoren und Herztumoren II 1207
— und Hypertonie V 37ff., 596ff., *605ff.*, 637
— und Perikardtumoren II 1224ff.
Nierenvenenthrombose VI 496ff.
— im Schock I 1112
Ninhydrin und Depressan V 230
— und Kallidin V 226
— und Kallikrein V 214ff.
Nirexon s. a. u. Quecksilber
— als Diureticum I 527ff., 536ff.
Nitrate bei Angina pectoris III 1034, 1377
— und Blutdruck V 498ff.
— und Coronarinsuffizienz III 1034, 1377
— bei essentieller Hypertonie V 498ff.
— bei Gefäßkrankheiten VI 179
— bei Hypertonie V 498ff.
Nitrite bei Angina pectoris III 837, 1003, 1034, 1373ff., *1377*.
— und Blutdruck V 489, 494, 498
— und Coronaranastomosen III 706
— und Coronarinsuffizienz III 706, 837, 1003
— bei Cor pulmonale IV 123ff.
— bei Endangitis obliterans VI 301
— bei essentieller Hypertonie V 489, 494, 498
— und Fettembolie IV 137
— bei Gefäßkrankheiten VI 179
— bei Herzinfarkt III 706, 1480ff.
— bei Hypertonie V 489, 494, 498
— bei Lungenembolie IV 123ff.
— und Lungenkreislauf IV 71

Nitrite, Nebenwirkungen V 494
—, und Oscillogramm VI 79
— und Sympathektomie V 489
—, Tachykardie durch II 10, 14
Nitrobenzolvergiftung III 891
Nitroglycerin bei Angina pectoris III 837, 1003, 1034, 1373, *1379ff.*
— und Blutdruck V 250, 255, 257
— und Coronardurchblutung III 835
— bei Coronarinsuffizienz III 837
— bei Coronarspasmen III 837
— und essentielle Hypertonie V 250, 255, 257
—, Flicker-Test V 257ff.
— bei Gefäßkrankheiten VI 178ff.
— und Herzinfarkt III 1480ff.
— und Hypertonie V 250, 255, 257
— und Kältetest V 250
— und maligne Hypertonie V 256ff.
— und Oscillogramm VI 79
— bei Raynaud-Syndrom VI 232
— und renale Hypertonie V 255ff.
— und Schenkelblock II 342
Nitroprussidnatrium bei Hypertonie V 500
„nodal rhythm", Begriff II 278
— s. a. u. Atrioventrikularryhthmus
Nonnensausen bei Anämie IV 654
— bei Blutkrankheiten IV 654
Noradrenalin s. a. u. Catecholamine
— bei Adams-Stokes-Syndrom II 265, 267ff.
— und Addison-Syndrom V 797
— und Adrenalin V 168
— bei allergischer Myokarditis II 954
— und Anaesthesie IV 612
— und Angiopathia diabetica VI 549
— bei Arteriographie VI 122ff.
— und Atmung IV 13ff.
— und Atrioventrikularblock II 242, 251
— und Atrioventrikular-Dissoziation II 290
— bei Belastung IV 764ff.
— und Benzodioxan V 493
— und Blutdruck V 27, 75, 132, 150, 154, 157ff., *166ff.*, 251, 312ff., 780ff., 791ff., 797, 807, *823ff.*

Noradrenalin und Blutdruckmessung V 8
— bei Capillarektasien
 VI 527 ff.
— und Capillaren VI 14
— und Capillaropathia diabetica VI 549
— und Capillarspasmen
 VI 537
— und Carotissinus V 150
— bei Carotissinus-Syndrom
 II 277
—, Chemie V 166 ff.
— bei Coma diabeticum
 IV 376 ff. VI 549
— und Coronardurchblutung
 III 676 ff.
— und Coronargefäße
 III 676 ff., *695* ff.
— und Coronarinsuffizienz
 III 695 ff.
— bei Cor pulmonale
 IV 123 ff.
— bei Diabetes mellitus
 IV 376 ff.; VI 549
— und Dibenzylin V 493
— und DOCA V 132, 174, 706
— bei Embolie VI 366
— und Endangitis obliterans
 VI 260 ff.
— und endokrine Hypertonie
 V 646 ff.
— und Entzügelungs-Hoch-
 druck V 154
— bei Erythromelalgie VI 527
— und essentielle Hypertonie
 V 251, 312 ff., *672* ff.
— und essentielle Hypotonie
 V 791 ff.
— und experimentelle Hypertonie V 75, 132, 150, 154,
 157 ff., *166* ff.
— bei Fettembolie IV 137
— und Ganglienblocker
 V 566 ff.
— bei Gefäßkrankheiten
 VI 162 ff.
— und Glomerulonephritis
 V 615
— und Glykoside I 480 ff.
— und hämorrhagischer
 Schock I 1042, 1070
— und Heparin V 504
— und Herzaktion II 5 ff.
— bei Herzinfarkt III 722,
 1450 ff.
— und Herzmechanik I 853 ff.
— bei Herztrauma II 525 ff.
— und Höhenadaptation
 IV 13 ff.
— und Hydralazine V 542 ff.
— und Hyperthyreose IV 317
— und Hypertonie V 27, 75,
 132, 150, 154, 157 ff.,
 166 ff., 251, 312 ff.

Noradrenalin und Hypertonie-
 Therapie V 492 ff.
— und Hypokaliämie IV 437
— und Hypotonie V 780 ff.,
 791 ff., 797, 807, *823* ff.
— bei Infektionskrankheiten
 IV 559 ff., 562
— und Interferenz-Dissoziation II 296
— und Klima IV 13 ff.
— und Kollaps I 1042, *1069* ff.,
 1135 ff.; IV 602 ff.
— und Kreislauf V 173 ff.
— und Luftdruck IV 13 ff.
— bei Luftembolie IV 131 ff.
— bei Lungenembolie
 IV 123 ff.
— und Lungenkreislauf IV 71,
 123 ff.
— und Mesoappendix-Test
 V 193 ff.
— bei Myokarditis II 892
— und Myokardstoffwechsel
 III 695 ff.
— und Nephritis V 615
— und neurogene Hypertonie
 V 157 ff., 725
— und Nicotin VI 266
— und Oxytyramin V 168, 180
— und Pararhythmie II 290,
 296
— und Phäochromocytom
 V 646 ff., *672* ff.
—, Pharmakologie I 1135 ff.
— und Postural hypotension
 IV 737, 740
— und Rauwolfia-Alkaloide
 V 526
— bei Raynaud-Snydrom
 VI 232
— und Regelkreis IV 746 ff.
— und Regitin V 493
— und Reizleitungsstörungen
 II 242
— und renale Hypertonie
 V 615
— und Sauerstoffmangel
 IV 13 ff.
— und Schock I 1042, *1069* ff.,
 1135 ff.; IV 602 ff.
— und Schockniere I 1108
— und Steroide V 132, 174
— und Sympathektomie
 V 475 ff.
—, Synthese V 166 ff.
— und Terminalstrombahn
 VI 14 ff.
— und Thyreoidea IV 317;
 V 169
— und totaler Block II 242,
 251
— und Vasomotorik III 676 ff.,
 695 ff.
— und Veratrumalkaloide
 V 557 ff.

Noradrenalin bei Vergiftungen
 V 807
—, Vorkommen V 165 ff.
— und Waterhouse-Friedrich-
 sen-Syndrom IV 565
—, Wirkung I 853, 1069 ff.,
 1135 ff.; V 165 ff., 173 ff.
— und zentralnervöse Hyper-
 tonie V 157 ff., 725
Norephedrin bei Hypotonie
 V 823 ff.
Norepinephrin und Hypertonie
 V 350
Normoreaktoren im Kälte-Test
 V 247 ff.
Notfallreaktion, Cannonsche,
 und Adrenalin V 173
—, —, und Noradrenalin V 173
Novadral und Herzmechanik
 I 853 ff.
— bei Infektionskrankheiten
 IV 562
— bei Kollaps I 1137;
 IV 602 ff.
— und Pharmakologie I 853
— bei Schock I 1137;
 IV 602 ff.
Novalgin bei Erythematodes
 II 983 ff.
— bei Kollagenosen II 983 ff.
Novasurol als Diureticum I 528
 s. a. u. Quecksilber
Novirudin und Kallidin V 227
Novobiocin bei bakterieller
 Endokarditis II 758
— bei Endokarditis lenta
 II 758
Novocain bei Angina pectoris
 III 1373 ff., 1402 ff.
— bei Angiographie VI 122
— zur Aortographie VI 133
— bei Arrhythmie II 113
— und Arteriographie VI 122
— und Blutdruck V 214,
 497 ff.
— und Coronardurchblutung
 III 677 ff.
— bei Coronarinsuffizienz
 III 1373 ff., 1402 ff.
— bei Cor pulmonale
 IV 123 ff.
— und Embolie VI 368
— bei Erfrierung VI 558
— bei essentieller Hypertonie
 V 497 ff.
— bei Extrasystolie II 77
— bei Fettembolie IV 137
— bei Gefäßkrankheiten
 VI 201 ff.
— bei Graviditätstoxikose
 IV 515; V 749 ff.
— und Herzinfarkt III 1447 ff.
— bei Hypertonie V 497 ff.
—, intraarteriell VI 206
— und Kallikrein V 214

Novocain, Kammerflattern
  durch II 171, 177
—, Kammerflimmern durch
  II 171, 177 ff.
— bei Kammertachykardie
  II 164
— und Kollaps I 958, 1055
— bei Luftembolie IV 131
— bei Lungenembolie
  IV 123 ff.
— bei maligner Hypertonie
  V 498
— bei paroxysmaler Tachykardie II 148, 164
— und Schock I 958, 1055
— und Schockniere I 1102
— bei Tachykardie II 148, 164
— und Vasomotorik III 677 ff.
— bei vegetativer Labilität
  IV 860
— bei Vorhofflimmern II 113
Novocainamid bei Angina pectoris III 1404
— bei Arrhythmie II 122
— und Coronarinsuffizienz
  III 1404
— bei Extrasystolie II 77
— bei Herztrauma II 526 ff.
—, Kammerflattern durch
  II 171
—, Kammerflimmern durch
  II 171
— bei Kammertachykardie
  II 164
— bei paroxysmaler Tachykardie II 148, 164
— bei Tachykardie II 148, 164
— bei Vorhofflattern II 125
— bei Vorhofflimmern II 122
Novocamid bei Arrhythmie
  II 122
— bei Digitalisintoxikation
  I 498
— bei Gravidität IV 496
— bei Kammertachykardie
  II 164
— bei paroxysmaler Tachykardie II 148, 164
— bei Tachykardie II 148, 164
— bei Vorhofflattern II 125
— bei Vorhofflimmern II 122
Novurit als Diureticum
  I 529 ff., 535
Nucleoton bei Gefäßkrankheiten VI 185
Numalnarkose V 220
„Nutritional edema" s. u.
  Dystrophie
Nykturie bei essentieller
  Hypertonie V 241 ff.
— und Ganglienblocker V 594
— und Gefäßkrankheiten
  VI 317
— bei Herzinsuffizienz I 419

Nykturie bei Hypertonie
  V 241 ff., 600
— und Hypotonie IV 738
— bei Myokarditis II 902
— und Operabilität IV 626
— bei Periarteriitis nodosa
  VI 317
— und Postural hypotension
  IV 738
— bei renaler Hypertonie
  V 600
— bei Scharlach-Myokarditis
  II 902
Nylin-Treppe VI 79
— und Oscillogramm VI 79
Nystagmus bei Gefäßkrankheiten VI 326 ff.
— und hämorrhagische Diathese VI 573
— bei Luftembolie IV 127 ff.
— bei Moschcowitz-Symmers-Syndrom VI 573
— bei Periarteriitis nodosa
  VI 326 ff.
— bei Purpura VI 573

„Oberer-Knotenrhythmus"
  II 80 ff.
Obstipation bei Endangitis
  obliterans VI 272 ff.,
  293 ff.
— bei essentieller Hypotonie
  V 787 ff.
— und Extrasystolie II 75
— und Ganglienblocker
  V 492, 580, 594
— und Gefäßkrankheiten
  VI 293 ff.
— bei Herzinfarkt III 1118
— durch Hypertonie-Therapie
  V 493, 580
— bei Hypotonie IV 738,
  810 ff.; V 787 ff.
— und Kationenaustauscher
  I 555 ff.
— und paroxysmale Tachykardie II 131, 144
— bei Postural hypotension
  IV 738
— und Tachykardie II 131 ff.,
  144
— bei Thalliumvergiftung
  V 774
— bei vegetativer Labilität
  VI 799 ff., 810 ff.
— bei Vergiftungen V 774
Ochronose und Myokard
  II 967
Oculomotoriusparese bei Periarteriitis nodosa VI 327 ff.
Ödeme I 234 ff., 269 ff.
— und Aderlaß I 324 ff.,
  591 ff.
— bei Akrocyanose VI 533

Ödeme und Aldosteron I 236 ff.,
  255, 269 ff., 323 ff., 402 ff.,
  550 ff.; V 710 ff.
—, Aldosteronhemmer bei
  I 550 ff.
— und Allergie II 553 ff.
— bei allergischer Myokarditis
  II 951 ff.
—, Allgemeines I 234 ff.
— und Amyloidose II 963 ff.
— bei Anämie IV 645, 657
— und Angina tonsillaris
  II 914
— bei Angiopathia diabetica
  IV 366 ff.
— bei arteriovenösen Fisteln
  VI 475
— und Ascitespunktion
  I 560 ff.
— und Atmung I 202 ff.
— bei Beriberi IV 389 ff.,
  395 ff.
— und Blutbildung I 165 ff.
— und Blutdruck V 69, 129,
  134
— bei Blutkrankheiten
  IV 645 ff., 657
— und Blutmenge I 236,
  323 ff.
— bradykarde s. u. Dystrophie
— und Cantharidenblase
  VI 109
— und Capillardruck I 239 ff.
— und Capillarektasien
  VI 530, 533
— und Capillarpermeabilität
  VI 109, 546 ff.
— und Capillarresistenz
  VI 565
—, Carboanhydrasehemmer
  bei I 535 ff.
— bei Chagas-Myokarditis
  II 931
— Chlorothiazid bei I 540 ff.
— bei Conn-Syndrom V 704
— bei Cor pulmonale IV 96 ff.,
  143 ff., 214
—, Corticoide bei I 550 ff.
— und Cortison V 134
— bei Cor triatriatum III 554
— bei Cushing-Syndrom
  V 683 ff.
— und Cyanose VI 530, 533
— bei Diabetes mellitus
  IV 366 ff.
— bei diabetischer Glomerulosklerose V 618 ff.
— und Diurese I 255 ff.,
  269 ff., 280 ff.
—, Diuretica bei I 113 ff., 129,
  300 ff., 315, 407 ff., 507,
  521 ff.
—, Drainage I 560 ff.
— bei Dystrophie I 759 ff.;
  IV 293 ff.

Ödeme bei Eintauchfuß VI 561
— , Eiweißgehalt I 298 ff.
— , Elektrolytgehalt I 299 ff.
— bei Embolie VI 364 ff.
— bei Endangitis obliterans VI 284 ff.
— bei Endokarditis lenta II 690 ff., 718 ff.
— bei Endokarditis rheumatica II 566
— bei endokriner Hypertonie V 683 ff.
— bei Entzündung VI 547 ff.
— bei Erfrierung VI 556 ff.
— und Erythem VI 42
— bei Erythematodes II 983 ff.
— bei experimenteller Hypertonie V 69, 129, 134
— bei Fiedler-Myokarditis II 957 ff.
— bei Fokaltoxikose II 914
— bei Gefäßkrankheiten VI 226
— bei Gefäßmißbildungen VI 588
— , „Gewebsfaktor" I 253 ff.
— bei Glomerulonephritis II 915; V 613
— bei Glomerulosklerose V 618 ff.
— bei Glykogenose II 966
— bei Gravidität IV 483 ff.; V 727, 731 ff.
— bei Graviditätstoxikose IV 506 ff., 513; V 727, 731 ff., *732* ff.
— bei Hämangiosarkom VI 602
— bei Hämochromatose IV 682 ff., 685
— bei hämorrhagischer Diathese VI 565
— und Herzglykoside I 433 ff., *456* ff., 471 ff.
— bei Herzinfarkt III 1221 ff.
— bei Herzinsuffizienz I 2, 30, 69 ff., 113 ff., 129 ff., 165 ff., 202 ff., *234* ff., 269 ff., *284* ff., *298* ff., *307* ff., *323* ff., 402 ff., *504* ff.
— bei Herztrauma II 508 ff.
— bei Herztumoren II 1179 ff.
— und Histamin V 198
— , Hunger- I 247
— und Hydralazine V 551, 594
— und Hypernatriämie IV 440 ff.
— bei Hypertonie V 69, 129, 134, 600, 613
— durch Hypertonie-Therapie V 492 ff.
— , hypertonisches IV 440
— und Hypokaliämie I 584 ff.

Ödeme und Hyponatriämie I 578; IV 440 ff.
— und Hypothyreose I 253
— bei Hypotonie IV 809
— , Interstitialflüssigkeit I 294 ff., 298 ff.
— und intracellulärer Mineralhaushalt I 307 ff.
— und intracellulärer Wasserhaushalt I 307 ff.
— , isonaträmisches IV 440
— bei Kala-Azar II 936
— bei Kammertachykardie II 166 ff.
— bei Karditis rheumatica II 566, 618
— und Kationenaustauscher I 212, 507, *555* ff.
— bei Klippel-Trénaunay-Syndrom VI 588
— und Körpereiweiß I 244, 247 ff.
— und Körperlage I 414
— bei Kollagenosen II 983 ff.
— und kolloidosmotischer Druck I 247 ff.
— bei konstriktiver Perikarditis II 1102 ff.
— bei Livedo reticularis VI 535
— , Lungen- s. u. Lungenödem
— und Lungenembolie IV 96 ff.
— und Lymphsystem I 250 ff.
— und Migräne VI 250
— und Mineralstoffwechsel I 30 ff., 113 ff., *234* ff., 269 ff., *284* ff., *298* ff., *307* ff., *323* ff., 402 ff., 550 ff.; IV 440 ff.
— bei Mitralinsuffizienz II 1408 ff., 1411 ff.
— bei Mitralstenose II 1381
— im Myokard I 114, 711 ff.
— bei Myokarditis II 877 ff.
— bei Myokarditis rheumatica II 618
— und Natriumstoffwechsel IV 440 ff.
— und Nebenniere I 236 ff., 269 ff., 323, 402, 510, 550
— bei Nephritis V 613
— bei Nephrose V 617
— und Nierenfunktion I 255 ff., 269 ff., 280 ff.
— und Operabilität IV 626 ff.
— und Operationen IV 596 ff.
— und Orthopnoe I 229
— und Orthostase V 810
— und Oszillogramm VI 78
— bei Pankarditis rheumatica II 620
— bei paroxysmaler Tachykardie II 166 ff.

Ödeme, Pathogenese I 234 ff.
— bei Perikarditis II 1070
— , peripherer Mechanismus I 237 ff.
— bei Perniosis VI 556 ff.
— bei Phlebektasien VI 519 ff.
— bei Phlebitis VI 489, 492 ff., 496 ff., 499 ff.
— und Pleurapunktion I 559 ff.
— bei Pneumokoniose IV 214 ff.
— bei postthrombotischem Syndrom VI 510 ff.
— bei Pulmonalsklerose IV 245 ff.
— , Punktionsbehandlung I 559 ff.
— , Punktionstherapie I 559 ff.
— , Purinkörper I 526 ff., *545* ff.
— bei Purpura rheumatica VI 565
— , Quecksilberdiuretica bei I 528 ff.
— bei Raynaud-Syndrom VI 226
— bei renaler Hypertonie V 600, 613
— , renales I 245
— bei rheumatischem Fieber II 566, 618
— bei rheumatischer Perikarditis II 1070
— und Säure-Basengleichgewicht I 202, 207, 214
— bei Scharlach-Myokarditis II 901
— und Schenkelblock II 371
— , schleimiges, bei Endokarditis rheumatica II 566
— bei Schützengrabenfuß VI 560
— , Scilla bei I 485
— und Sedativa I 419
— bei Silikose IV 214 ff.
— bei Sklerodermie II 990
— und Steroide V 129, 134
— bei Tachykardie I 345; II 166 ff.
— bei Thoraxdeformation IV 229
— bei Thrombophlebitis VI 489, 492 ff., 496 ff., 499 ff.
— und Thrombose VI 489, 492 ff., 496 ff., 499 ff.
— und Thyreoidea I 253
— bei Tricuspidalinsuffizienz II 1506 ff.
— bei Tricuspidalstenose II 1490 ff.
— bei Varicosis VI 519 ff.
— bei vegetativer Labilität IV 809

Ödeme und Vena-cava-inferior-Ligatur I 596 ff.
— und Venendruck I 99, 240 ff.
— bei Verbrennung VI 562 ff.
— und Verzweigungsblock II 371
— und Wasserhaushalt I 30, 69 ff., 131 ff., *234 ff.*, 255 ff., 269 ff., 280 ff., 290 ff., 298 ff., 307 ff., 402 ff., *504 ff.*, 550
„Oedème pailleté" bei Graviditätstoxikose IV 501
Ödemkrankheit s. u. Dystrophie
Ölpneumonie und Cor pulmonale IV 201
— und Lungenfibrose IV 201
Oesophagogramm bei angeborenem Herzfehler III 459
— bei Aortenbogenanomalien III 480 ff.
— und Aortenisthmusstenose III 459
— bei Gefäßmißbildungen III 480 ff.
— bei Mitralstenose II 1361 ff.
Oesophagus bei angeborener Aortenstenose III 437
— bei Aortenaneurysma VI 448
— bei Aortenbogenanomalien III 480 ff.
— bei Aorteninsuffizienz III 1465
— bei Aortenisthmusstenose III 459 ff.
— bei Cor pulmonale IV 153
— bei Dextroversion III 587
— bei Ductus Botalli persistens III 171 ff.
— und Gefäßkrankheiten VI 321
— bei Gefäßmißbildungen III 437, 459 ff., 480 ff.
— und hämorrhagischer Schock I 957
— und Herztumoren II 1207
— bei konstriktiver Perikarditis II 1100 ff., 1108 ff.
— bei Mitralstenose II 1343 ff., 1361 ff.
— bei Periarteriitis nodosa VI 321
— und Perikarditis purulenta II 1084
— und Pneumoperikard II 1153
— und Schock I 957, 1122
— bei Sklerodemie II 989 ff.
— bei Tricuspidalstenose II 1495 ff.

Oesophagus bei Vorhofseptumdefekt III 270 ff.
Oesophagusableitungen bei Antesystolie II 381 ff.
— bei atrioventriculärer Leitungsstörung II 236
— bei Atrioventricular-Rhythmus II 279 ff.
— bei auriculärer Leitungsstörung II 199 ff., 202 ff.
— bei Hypothyreose IV 332
— bei Kammerextrasystolie II 72
— bei Kammertachykardie II 160
— bei Links-Schenkelblock II 328
— bei paroxysmaler Tachykardie II 140
— bei Schenkelblock II 328
— bei Tachykardie II 140
— und Thyreoidea IV 332
— bei totalem Block II 236
— bei vegetativer Labilität IV 790
— bei Vorhofextrasystolie II 50
— bei Vorhofflattern II 94 ff.
— bei Vorhofflimmern II 88 ff.
— bei Wilson-Block II 333
— bei Wolff-Parkinson-White-Syndrom II 381 ff.
Oesophagusdivertikel und Thrombophlebitis VI 487
— und Thrombose VI 487
Oesophagustumoren und Herztumoren II 1153, 1207
— und Pericarditis purulenta II 1084
Oesophagusvaricen VI 521
— und hämorrhagischer Schock I 957
— und Kollaps I 957
— und Schock I 957
Oestradiol bei Endangitis obliterans VI 301
— bei Gravidität IV 483 ff.
— bei Karditis rheumatica II 657
— und Myokardstoffwechsel I 28
— bei rheumatischem Fieber II 657
Oestriol bei Gravidität IV 483
Oestrogene und angeborene Herzfehler III 111
— bei Angina pectoris III 1414
— und Angiopathia diabetica IV 373
— und Arteriosklerose VI 373, 390 ff., *414 ff.*, 427 ff.
— und Blutdruck V 139 ff., 445, 504

Oestrogene bei Capillarektasien VI 526 ff.
—, Chemie V 114 ff.
— und Coronarinsuffizienz III 790
— und Coronarsklerose III 790
— und Cyanose VI 531
— und Diabetes mellitus IV 373
— und Diurese I 279
— und Endangitis obliterans VI 261, 301
— bei Erythromelalgie VI 526 ff.
— bei essentieller Hypertonie V 445, 504
— und experimentelle Hypertonie V 139 ff.
— bei Gefäßkrankheiten VI 189 ff., 227 ff., 261, 301, 373, 390 ff., *414 ff.*, 427 ff.
— und Gefäßspinnen VI 544
— bei Gravidität IV 483 ff.; V 728 ff.
— und Hauttemperatur VI 38
— und Hypertonie V 139 ff., 445, 504
— bei Karditis rheumatica II 657
— und Kollaps I 1073
— und Martorelli-Syndrom VI 380
— und Migräne VI 251
— und Myokard I 28
— und Oedeme I 279
— und Phlebektasien VI 516
— bei postthrombotischem Syndrom VI 513
— und Raynaud-Syndrom VI 227, 232
— bei rheumatischem Fieber II 657
— und Schock I 1073
— bei Teleangiektasien VI 542
— und Terminalstrombahn VI 17 ff.
— und Ulcus cruris VI 380, 513
— und Varicen VI 516
— und vegetative Labilität IV 870 ff.
— und Wasserhaushalt I 279
Oestron und angeborene Herzfehler III 111
— und Arteriosklerose III 791
— und Coronarsklerose III 791; VI 261
— und Endangitis obliterans VI 261
— und Gefäßkrankheiten III 791; VI 261
— bei Gravidität IV 483 ff.; V 728 ff.
— und Phlebektasien VI 516

79*

Oestron bei postthrombotischem Syndrom VI 513
— und Raynaud-Syndrom VI 227
— bei Varicen VI 516
— und Ulcus cruris VI 513
Ohnmacht IV 760ff. s. a. u. Bewußtlosigkeit und Schock
— und angeborene Herzfehler III 337ff.
— bei Aortenbogensyndrom VI 377
— bei Aortenstenose I 959; II 1433ff.
— und Belastung IV 771
— und Cyanose VI 530ff.
—, Differentialdiagnose IV 873ff.
— bei Diphtherie-Myokarditis II 895ff.
— bei Dumping-Syndrom IV 865
— bei Fallotscher Tetralogie III 337ff.
— bei Herztumoren II 1194
— und Hypotonie IV 771, 809
— und Kollaps I 959, 973
— bei Myokarditis II 879ff.
— und Orthostase IV 735, 761ff., 771, 809
—, Pathogenese IV 761ff.
— und Postural hypotension IV 771, 809
—, psychogene IV 761, 763ff.
— und Regelkreis IV 756ff.
— bei Scharlach-Myokarditis II 902
— und Schock I 959, 973
—, Symptome IV 760ff.
— bei Valsalva-Versuch IV 778
— bei vegetativer Labilität IV 735, 760ff.
—, Vorkommen IV 761ff.
Ohrblutmonocytose bei Endokarditis lenta II 695ff.
Ohren und Atmung IV 27ff.
— bei Druckfall-Syndrom IV 46
— bei Endokarditis acuta II 728
— und Endokarditis lenta II 682, 719ff.
— bei Gefäßkrankheiten VI 326ff.
— bei Höhenadaptationen IV 27ff.
— und Klima IV 27ff.
— und Luftdruck IV 27ff.
— bei Periarteriitis nodosa VI 326ff.
— und Phlebitis VI 499
— und Salicylsäure II 649

Ohren bei Sauerstoffmangel IV 27ff.
— bei Teleangiektasien VI 540ff.
— bei Thrombophlebitis VI 499
— und Veratrumalkaloide V 565
Ohrensausen II 119
— bei Aorteninsuffizienz II 1456
— durch Chinidin II 119
— und Hypotonie IV 809
— und Menopause IV 871
— bei Orthostase V 809ff.
— und Salicylsäure II 649ff.
— und Sexualfunktion IV 871
— bei vegetativer Labilität IV 809ff.
— und Veratrumalkaloide V 565
Oleander bei Extrasystolie II 78
— bei Herzinsuffizienz I 426ff.
—, Pharmakologie I 431, 468, 486
—, Resorption I 431, 486
Oleander-Perpurat I 486
Oleandromycin und bakterielle Endokarditis II 772
Oleandrose in Glykosiden I 430
Oleandrin, Chemie I 430
Oleandryl I 486
Oleoperikard bei tuberkulöser Perikarditis II 1081
Oleothorax und Cor pulmonale IV 250
— und Lungenfibrose IV 201
— und Lungenvenen IV 250
Oligurie bei Endangitis obliterans VI 290
— bei Graviditätstoxikose V 736
— und hämorrhagische Diathese VI 573
— und Hypokaliämie I 587
— bei Hyponatriämie I 574
—, Kaliumvergiftung I 497
— und Kollaps I 1076, 1098ff., 1107ff.
— und Magnesiumstoffwechsel IV 455ff.
—, Moschcowitz-Symmers-Syndrom VI 573
—, postoperative IV 605ff.
— und Purpura VI 573
— und Schock I 1076, 1098ff., 1107ff.
— bei Schockniere I 1098ff., 1107ff.
Oliver-Cardarelli-Zeichen bei Aortenaneurysma VI 448

Ollier-Syndrom und Gefäßmißbildungen VI 589
—, Hämangiome VI 589
Olmagran als Diureticum I 540
— bei Herzinsuffizienz I 540
Onchocercainfekte und Lymphangitis VI 604
Oncovertin beim Schock I 1133
Opening snap of the mitral valve s. u. Mitralöffnungston
Operabilität IV 619ff.
— und Adipositas IV 625ff.
— bei angeborenen arteriovenösen Fisteln VI 470
— bei angeborenem Herzfehler III 155ff.
— bei angeborener Mitralstenose III 551
— bei angeborenem perforiertem Sinus-Valsalvae-Aneurysma III 212
— bei Aortenisthmus-Stenose V 763
— bei Aortenstenose II 1450ff.
— und Aortenvitium IV 631ff.
— bei Aortopulmonalseptumdefekt III 203ff.
— und Arrhythmie IV 628, 632
— bei arteriovenösen Fisteln VI 470, 479ff.
— und Blutdruck IV 621ff., 627ff., 632ff.
— bei Canalis atrioventricularis communis III 297
— und Coronarsklerose IV 625ff., 627ff., 632ff.
— bei Ductus Botalli persistens II 762; III 182, 193
— und Dystrophie IV 625
— bei Ebstein-Syndrom III 429
— und Endokarditis IV 631
— und Ernährung IV 625ff.
—, Faktoren IV 619ff.
— und Herzinfarkt IV 628, 633
— und Herzinsuffizienz IV 631ff.
— und Herzklappenfehler IV 630ff.
— und Herztrauma II 525ff.
— und Hypertonie IV 625, 632ff.
— bei kombiniertem Mitralfehler II 1426
— und konstitutionelle Hypotonie V 786
— bei konstriktiver Perikarditis II 1132ff.
— und Lebensalter IV 620ff.
— bei Lutembacher-Syndrom III 286ff.

Operabilität und Mitralfehler IV 630ff.
— bei Mitralinsuffizienz II 1425
— bei Mitralstenose II 1317ff., 1369ff.
— und Myokarditis IV 628, 633
— bei Perikardcysten II 1149ff.
— bei Perikarddivertikel II 1149ff.
— und Perikarditis IV 631, 633
— bei Transposition der Vena pulmonalis III 286ff.
— der Tricuspidalatresie III 408
— bei Vena-cava-Anomalie III 517
— bei Ventrikelseptumdefekt III 246ff.
— bei Vorhofseptumdefekt III 286ff.
—, Voruntersuchung IV 626ff.
Operationen IV 591ff.
— und Adipositas IV 625
— bei angeborener Aortenstenose III 441ff.
— bei angeborenem arteriovenösem Coronaraneurysma III 217
— bei angeborenem arteriovenösen Fisteln VI 470ff.
— bei angeborenem Herzfehler II 762; III 155ff., 193ff.
— bei angeborener Mitralstenose III 551
— bei angeborenem perforiertem Sinus-Valsalvae-Aneurysma III 212
— bei angeborener Pulmonalstenose III 326ff.
— bei angeborener Tricuspidalstenose III 417
— bei Angina pectoris III 1429ff.
— bei Aortenaneurysma VI 450
— bei Aortenbogen-Anomalien III 489
— und Aortenbogensyndrom V 767
— bei Aortenhämatom, intramuralem VI 462
— bei Aorteninsuffizienz II 1477
— bei Aortenisthmusstenose III 465, 473ff.; V 763ff.
— bei Aortenstenose II 1450ff.
— bei Aortenpulmonalseptumdefekt III 203ff.
— bei arteriovenösen Fisteln VI 474, 480

Operationen bei arteriovenöser Lungenfistel III 394
— und Atmung IV 597ff.
— und Blutdruck V 779ff., 804ff.
— bei Canalis atrioventricularis communis III 297
— und Capillarpermeabilität I 965ff.; VI 553
— bei Chyloperikard II 1154
— und Coronaranastomosen III 706ff.
— und Coronarinsuffizienz III 1429ff.
— und Coronarthrombose III 964
— bei Cor triatriatum III 556
— bei Cor triloculare biatriatum III 545ff.
— bei Cushing-Syndrom V 696ff.
— bei Ductus Botalli persistens II 762; III 182, 193ff.
— bei Ebstein-Syndrom III 429
— bei Echinokokkose II 938
— und Embolie IV 598ff., 608ff.; VI 362
— bei endokriner Hypertonie V 696ff.
— und Ernährung IV 591ff., 625ff.
— und Erythematodes VI 344
— bei Fallotscher Tetralogie III 359
— bei Gefäßkrankheiten s. u. Gefäßtransplantationen
— bei Gefäßmißbildungen III 368, 375, 385ff., 394, 489
— bei Glomustomoren VI 592, 594
— bei Hämangioendotheliom VI 601
— bei Hämangiomen VI 596ff.
— bei Hämoperikard II 1152
— und hämorrhagischer Schock I 957ff.
—, Herz bei IV 606ff.
— bei Herzdivertikel III 594
— bei Herzinfarkt III 706ff., 1081ff.
— bei Herztumoren II 1227ff.
— bei Hirnbasisaneurysma VI 465
— und Hypertonie V 696
— und Hypotonie V 779ff., 804ff.
— bei Kavernomen VI 599ff.
— und Kollaps I 957ff., 965ff.; IV 599ff.
— bei kombiniertem Mitralfehler II 1409, 1426

Operationen bei kombiniertem Tricuspidalfehler II 1515
— und konstitutionelle Hypotonie V 786
— bei konstriktiver Perikarditis II 1131ff.
— und Kreislauf IV 591ff., 597ff.
—, Leber bei IV 605ff.
— bei Lungenvenentransposition III 531ff.
— bei Lutembacher-Syndrom III 286ff.
— und Lymphgefäßinsuffizienz VI 612ff.
— und Lymphödem VI 612ff.
— bei Mitralinsuffizienz II 1425
— bei Mitralstenose II 1322, 1382ff.
— und Myokardose II 969
—, Niere bei IV 605ff.
— bei Panzerherz II 1131
—, Perikard bei II 1041ff.
— bei Perikardcysten II 1149
— bei Perikarddivertikel II 1149
— und Perikarditis II 1041ff., 1080ff., 1131
— bei Perikarditis purulenta II 1085
— bei Perikardtumoren II 1217, 1227ff.
— und Phäochromocytom V 696
—, Pharmakologie IV 596ff.
— und Phlebektasien VI 517ff.
— bei Pneumoperikard II 1154
— und Postcommissurotomie-Syndrom II 1394ff.
—, Prämedikation IV 612ff.
— und primärer Schock I 976
— bei Pulmonalaneurysma III 375
— bei Pulmonalarterienaplasie III 385ff.
— bei Pulmonalatresie III 368
— und Schock I 957ff., 965ff., IV 599ff.
— und sekundäres Raynaud-Syndrom VI 234
— und Thrombophlebitis VI 483ff.
— und Thrombose IV 608ff.; VI 483ff.
— bei Transposition der Aorta und Pulmonalis III 511
— bei Transposition der Vena pulmonalis II 286ff.
— als Trauma IV 596ff.
— bei traumatischer Perikarditis II 1087ff.
— und traumatischer Schock I 965ff.

Operationen bei Tricuspidalatresie III 408
— bei Tricuspidalstenose II 1501 ff.
— bei tuberkulöser Perikarditis II 1080 ff.
— und Varicosis VI 517 ff.
— und Vena-cava-Anomalie III 517
— bei Ventrikelseptumdefekt III 246 ff.
— bei Vorhofseptumdefekt III 286 ff.
—, Voruntersuchung IV 626 ff.
— und Waterhouse-Friedrichsen-Syndrom IV 564
Operationserfolg bei konstriktiver Perikarditis II 1136 ff.
Operationsergebnisse und angeborene Herzfehler III 362 ff.
— bei Aorteninsuffizienz II 1477
— bei Aortenisthmusstenose III 474 ff.
— bei Aortenstenose II 1450 ff.
— bei arteriovenöser Lungenfistel III 395
— nach Commissurotomie II 1396 ff.
— bei Fallotscher Tetralogie III 362 ff.
— und Gefäßmißbildungen III 395
— bei Lungenvenentransposition III 531 ff.
— bei Mitralstenose II 1396 ff.
— bei Tricuspidalstenose II 1502
Operationsschock I 965 ff.
Opiate bei angeborenem Herzfehler III 154 ff.
— bei Angina pectoris III 1035, 1374 ff., 1397 ff.
— zur Aortographie VI 131 ff.
— bei Arteriographie VI 122
— und Blutdruck V 27, 151, 398 ff., 521
— und Carotissinus V 151
—, Chemie VI 178
— und Coronaranastomosen III 706
— bei Coronarinsuffizienz III 1035, 1374, 1397 ff.
— bei Cor pulmonale IV 174
— bei Embolie VI 366
— bei Endangitis obliterans VI 301
— bei endokriner Hypertonie V 663
— bei Erfrierung VI 558
— bei essentieller Hypertonie V 398 ff., 521
— bei Fettembolie IV 137

Opiate bei Gefäßkrankheiten VI 177 ff., 231 ff., 301, 333
— und Gravidität IV 496
— bei Graviditätstoxikose V 749 ff.
— und Hämodynamik V 279
— bei Herzinfarkt III 706, 1446, 1480
— bei Herzinsuffizienz I 419 ff.
— bei Herztrauma II 525 ff.
— und Hirndurchblutung V 398 ff.
— bei Hypertonie V 399 ff., 521
—, intraarteriell VI 206
— bei Kammertachykardie II 166
— und Kollaps I 958, 1102, 1147
— und Lebensalter IV 624 ff.
— bei Luftembolie IV 131
— und Lungenembolie IV 100, 112 ff.
— bei Lungeninfarkt IV 124
— zur Narkose IV 612 ff.
—, Nebenwirkungen I 420
— und Operabilität IV 624 ff.
— bei Operationen IV 612 ff.
— und Oscillogramm VI 79
— bei paroxysmaler Tachykardie II 166
— und Periarteriitis nodosa VI 333
— bei Phäochromocytom V 663
— bei Phlebitis VI 506
— bei Postcommissurotomie-Syndrom II 1394
— bei Raynaud-Syndrom VI 231
— und Schock I 958, 1102, 1147
— und Schockniere I 1102
— bei Tachykardie II 166
— bei Thrombophlebitis VI 506
— bei Verbrennung VI 563
Opilon, intraarteriell VI 207
— bei Raynaud-Syndrom VI 232
— bei vegetativer Labilität IV 852, 858
Oppressionsgefühl s. u. Angina pectoris
Ornitho-Kallikrein V 225 ff.
Ornithosen und bakterielle Endokarditis II 751
—, Capillarresistenz bei VI 568
— und Endokarditis lenta II 751
— und hämorrhagische Diathese VI 568
— und Myokarditis II 926; IV 544

Ornithosen und Purpura infectiosa VI 568
Orpidan, Chemie I 546
— als Diureticum I 527 ff., 546 ff.
—, Wirkung I 549 ff.
„Orthasthenie", Begriff IV 732
Orthodiagraphie s. u. Röntgendiagnose
Orthopnoe I 228 ff. bei Anämie IV 657
— und Angina tonsillaris II 914
— bei Aortenstenose II 1433 ff.
— bei Blutkrankheiten IV 657
— und Coronarinsuffizienz III 1112, 1215
— und Cor pulmonale IV 142
— bei Diphtherie-Myokarditis II 894 ff.
— bei Endocarditis lenta II 690 ff.
— und Fokaltoxikose II 914
— und Ganglienblocker I 592
— bei Herzdekompensation V 383
— bei Herzinfarkt III 1112, 1215
— bei Herzinsuffizienz I 113, 413
— bei Karditis rheumatica II 605
— und konstriktive Perikarditis II 1100
— und Kreislaufzeit I 173
— bei Minus-Dekompensation V 383
— bei Mitralstenose II 1381 ff.
— bei Myokarditis II 877 ff.
—, Pathophysiologie I 228 ff.
— und Perikarditis II 1100
— bei Pneumokoniose IV 214
— bei rheumatischem Fieber II 605
— bei Silikose IV 214
— und Tricuspidalstenose II 1490
— und Vena cava-inferior-Ligatur I 597
— und Vitalkapazität I 229
Orthostase IV 728 ff.; V 808 ff.
— und Adams-Stokes-Syndrom II 259
— bei Addison-Syndrom V 797
— und Antesystolie II 382, 384
— und Aortenbogensyndrom V 767; VI 377 ff.
— und Aortenhämatom, intramurales VI 457 ff.
— und Arteriosklerose V 357
— und Atmung IV 12 ff., 21 ff., 29

Orthostase und Atrioventricularblock II 219
— und Belastung IV 771
—, Blutdruck bei V 24ff., 780ff., *808ff.*
— und Bradykardie II 17
— und Capillaren VI 13
— und Capillarpermeabilität VI 553
— und Cyanose VI 530ff.
— und Dibenamin V 493
— und Dibenzylin V 493
— und Dumping-Syndrom IV 866
— bei Dystrophie IV 306ff.; V 807
— und Effort-Syndrom IV 814ff.
— und Eintauchfuß VI 561
—, Elektrokardiogramm bei II 14
— und Endokarditis lenta II 693
— und Erfrierung VI 555
— und essentielle Hypotonie V 787ff.
— und Extrasystolie II 35
— und Ganglienblocker V 492ff., 566ff., 571ff., 594
— und Gefäßkrankheiten V 357
— bei Gravidität IV 482ff.
— und Herzblock II 219
— und Herzgröße I 844ff.; V 783
— bei Herztumoren II 1194
— und Herzvolumen I 844ff., V 783
— und Hirndurchblutung V 398
— und Höhenadaptation IV 12ff., 21ff., 29
— und Hydergin V 492, 512
— bei Hyperthyreose IV 325
— und Hypertonie IV 757ff.
— und Hypertonie-Therapie V 472ff., 492ff.
— und Hypokaliämie IV 437
— bei Hyponatriämie IV 441ff., 446
— bei Hypothyreose V 800
—, Hypotonie bei IV 809ff.; V 780ff., *808ff.*
— und Kälte-Test IV 785
— und Kammertachykardie II 151
— und Klima IV 12ff., 21ff., 29
—, Kollaps bei I 91, 959; II 11, 17
— und Luftdruck IV 12ff., 21ff., 29
— und Luftembolie IV 129ff.
— und Narkose IV 594ff.

Orthostase und Ohnmacht IV 761ff.
— und paroxysmale Tachykardie II 151
— und Periarteriitis nodosa VI 310
— und Perniosis VI 561
— und Phenothiazin V 496
— und Phlebektasien VI 516ff., 521ff.
— und postthrombotisches Syndrom VI 510ff.
— und Postural hypotension IV 736ff.; V 814ff.
— und P pulmonale II 205
—, P-Zacken bei II 207
— und Regelkreis IV 757ff.
— und Reizleitungssystem II 219
— und Sauerstoffmangel IV 12ff., 21ff., 29
— und Schock I 959
— und Schützengrabenfuß VI 561
— und Sympathektomie V 472ff.
—, Tachykardie bei I 10ff.; II 151
— und Thyreoidea IV 325
— und Trendelenburg-Test VI 66
— und Valsalva-Versuch IV 778ff.
— und Varicosis IV 732ff.; VI 516ff., 521ff.
— und vegetative Labilität IV 709ff., 732ff.
— und Veratrumalkaloide V 559
— und Wolff-Parkinson-White-Syndrom II 382, 384
Ortin bei Gefäßkrankheiten VI 179
Oscillationsbett bei Gefäßkrankheiten VI 155
Oscillogramm VI 76ff.
— bei angeborenem Herzfehler III 453ff.
— bei Aortenbogensyndrom VI 378
— bei Aortenisthmusstenose III 453ff.
— bei Aortenthrombose VI 373ff.
— bei Arteriosclerosis obliterans VI 432ff.
— bei arteriovenösen Fisteln VI 478
— und Belastung VI 79
— bei Embolie VI 365
— bei Endangitis obliterans VI 295
— bei Endokarditis lenta II 712

Oscillogramm und Gefäße VI 72, 76ff.
— bei Gefäßkrankheiten VI 72, 76ff.
— bei Karditis rheumatica II 604
— bei Perniosis VI 559
— und Plethysmogramm VI 73
— bei rheumatischem Fieber II 604
— und Synkardialmassage VI 79ff., 152
—, Technik VI 76ff.
Osler-Knötchen bei bakterieller Endokarditis II 741
— bei Endokarditis acuta II 726
— bei Endokarditis lenta II 692ff., 710
— bei Sepsis II 726
Osler-Syndrom und arteriovenöse Aneurysmen IV 251
Osteochondrose, Cervicalsyndrom bei IV 862ff.
— und sekundäres Raynaud-Syndrom VI 239
— und vegetative Labilität IV 862ff.
Osteolyse, progressive, und Angiome VI 589
Osteomyelitis und Antistreptokinase II 596
— bei Arteriosclerosis obliterans VI 433
— und bakterielle Endokarditis II 682, 725
— und Endokarditis acuta II 725
— und Endokarditis lenta II 682
— und Gefäßkrankheiten VI 433
— und Myokarditis II 879, 903ff.
— und Scharlach-Myokarditis II 899
— und Sepsis II 903ff.
Osteomyelosklerose und Endangitis obliterans VI 284
Ostéopathie pneumique hypertrophiante s. u. Trommelschlegelfinger
Osteoporose und ACTH II 645
— bei Arteriosclerosis obliterans VI 433
— und Blutdruck V 683ff.
— und Cortison II 645
— bei Cushing-Syndrom V 683ff.
— bei Endangitis obliterans VI 284ff.
— bei endokriner Hypertonie V 683ff.

Osteoporose bei Gefäßmiß-
bildungen VI 248ff.,
433, 588
— und Hypertonie V 683ff.
— bei Klippel-Trénaunay-
Syndrom VI 588
— und Lebensalter IV 620,
624
— und Myokard II 968
— und Operabilität IV 620,
624
— bei Periarteriitis nodosa
VI 325ff.
Osteosklerose bei Periarteriitis
nodosa VI 325ff.
Ostitis deformans (Paget) und
Atrioventricularblock
II 248
— —, Herz bei I 42, 44
Ostitis fibrosa und Calciumstoffwechsel IV 448
Ostium atrioventriculare commune III 22ff.
Otitis media und Endokarditis
acuta II 728
— — und Endokarditis lenta
II 682
— — und Myokarditis II 874
— — und Scharlach-Myo-
karditis II 899
Otrivin und essentielle
Hypertonie V 250, 257
— und Kälte-Test V 250
— und renale Hypertonie
V 257
Ouabaine bei Arrhythmie
II 113ff.
— und Calciumstoffwechsel
IV 451
—, Chemie I 426ff.
—, Eigenschaften I 435,
481ff.
— und Herzinsuffizienz I 59
—, Latenz I 435
—, Pharmakologie I 435, 481ff.
— bei Vorhofflimmern
II 113ff.
Ovarialtumor und Angiome
VI 589
— und Blutdruck V 40, 686ff.
— und Cushing-Syndrom
V 686
— und endokrine Hypertonie
V 686
— und Gefäßmißbildungen
VI 589
— und Hämangiome VI 589
— und Herztumoren II 1207
— und Hypertonie V 40,
686ff.
— und Maffucci-Syndrom
VI 589
— und Ouaba-Baum I 426
— und Perikardtumoren
II 1225ff.

Ovarien bei Amyloidose
II 961ff.
— und Arteriosklerose
III 768ff.; VI 930, 414ff.
— und Coronarsklerose
III 768, 790
— und Endangitis obliterans
VI 301
— und Gefäßkrankheiten
VI 301
— und Paramyloidose II 961
Oxalessigsäurevergiftung und
Capillarspasmen VI 537
— und Gefäßkrankheiten
VI 244
— und Herzinfarkt III 710,
1159
— und Magnesium-Stoffwech-
sel IV 455ff.
— und Myokardstoffwechsel
III 710
— und sekundäres Raynaud-
Syndrom VI 244
Oxyäthyl-Theophyllin I 546
— bei Angina pectoris III 1383
— als Diureticum I 527ff.,
546ff.
— und Herzinfarkt III 1480
—, Herzmechanik I 853ff.
Oxyphenoniumbromid s. u.
Antrenyl
Oxymethylaminopropanol s. u.
Suprifen
Oxypropyltheobromin bei
Angina pectoris III 1383
11-Oxysteroide und Blutdruck
V 657, 687ff.
— bei Cushing-Syndrom
V 687ff.
— bei endokriner Hypertonie
V 657, 687ff.
— und Gefäßkrankheiten
VI 323
— bei Herzinfarkt III 722
— bei Hypertonie V 657,
687ff.
— bei Periarteriitis nodosa
VI 323
— bei Phäochromocytom
V 657
Oxytetracylin s. a. u. Terramycin und Tetracyline
— bei bakterieller Endokarditis II 750ff., 757
— bei Cor pulmonale IV 177
— bei Endokarditis acuta
II 730
— bei Endokarditis lenta
II 750ff., 757
— und Kationenaustauscher
I 558
Oxytocin und Blutdruck V 133
— und Diurese I 279
— und experimentelle Hypertonie V 133

Oxytocin und Hypertonie V 133
— und Hypotonie V 144
— und Ödeme I 279
— und Steroide V 133
— und Wasserhaushalt I 279
Oxytyramin und Adrenalin
V 168, 180
— und Blutdruck V 168,
179ff., 312ff.
—, Chemie V 179
— und essentielle Hypertonie
V 312ff.
— und experimentelle Hypertonie V 168, 179ff.
— und Hypertonie V 168,
179ff., 312ff.
— und Noradrenalin V 168,
180
—, Pharmakologie
V 179ff.
— und Thyreoidea IV 318
— und Urosympathin V 180

Pacatal bei Angina pectoris
III 1398ff.
— beim Kollaps I 1142ff.
— beim Schock I 1142ff.
— bei vegetativer Labilität
IV 852
Pachymeningosis haemorrhagica und Bradykardie
II 17
— — bei Periarteriitis nodosa
VI 327
Padisal bei Cor pulmonale
IV 170
Padutin bei Endangitis obliterans VI 301
— bei essentieller Hypertonie
V 503
— bei Gefäßkrankheiten
VI 186, 301
Pagetsche Krankheit s. u. Ostitis deformans
PAH s. u. Paraaminohippursäure
Paladino-Kentsches Bündel
s. u. Kentsches Bündel
Palma-Syndrom VI 370
Palpationsbefund bei Akrocyanose VI 533
— bei angeborener Aorten-
stenose III 435ff.
— bei angeborenem arteriovenösem Coronaraneu-
rysma III 215
— bei angeborenen arteriovenösen Fisteln
VI 470ff.
— bei angeborenem Herz-
fehler III 157, 165, 198,
215
— bei angeborener Pulmonalinsuffizienz III 564ff.

Palpationsbefund bei angeborener Pulmonalstenose III 298, 304ff.
— bei Aortenaneurysma VI 448
— bei Aortenbogensyndrom VI 378
— bei Aorteninsuffizienz II 1458ff.
— bei Aortenisthmusstenose III 445, 453ff.
— bei Aortenstenose II 1433ff.
— bei Aortenthrombose VI 372ff.
— bei Aortitis luica VI 356
— bei Aortopulmonalseptumdefekt III 198
—, Arterienpulse VI 48ff.
— bei Arteriosclerosis obliterans VI 431, 432ff.
— bei Arteriosklerosis obliterans diabetica VI 43ff.
— bei arteriovenösen Fisteln III 386ff.; VI 470ff., 474ff., 478ff.
— bei arteriovenöser Lungenfistel III 386ff.
— bei Canalis atrioventricularis communis III 293ff.
— bei Capillarektasien VI 533
— bei Dextrokardie III 575
— bei Ductus Botalli persistens III 157, 165
— bei Ebstein-Syndrom III 420ff.
— bei Embolie VI 363ff.
— bei Endangitis obliterans VI 281ff., 295
— bei Fallotscher Tetralogie III 329ff., 338ff.
— bei Foramen ovale persistens III 262
— bei Gefäßkrankheiten VI 48ff., 281ff., 295
— bei Gefäßmißbildungen III 382, 386ff.; VI 588ff.
— bei Glomustumoren VI 593
— bei Hämangiomen VI 588
— bei Herzdivertikel III 593
— bei Klippel-Trénaunay-Syndrom VI 588
— bei konstriktiver Perikarditis II 1102, 1127
— und Lymphgefäßinsuffizienz VI 613
— bei Mitralinsuffizienz II 1411ff.
— bei Mitralstenose II 1323ff.
— bei Panzerherz II 1102, 1127
— bei Perikarditis II 1045ff., 1070, 1102, 1127
— bei Phlebektasien VI 519ff.

Palpationsbefund bei Pulmonalaneurysma VI 466
— bei Pulmonalarterienaplasie III 382
— bei Raynaud-Syndrom VI 226
— bei rheumatischer Perikarditis II 1070
— bei Riesenzellarteriitis VI 339ff.
— bei Teleangiektasien VI 540
— bei Thrombose VI 371ff.
— bei Transposition der Aorta und Pulmonalis III 499
— bei Tricuspidalatresie III 401ff.
— bei Tricuspidalinsuffizienz II 1507ff.
— bei Tricuspidalstenose II 1490ff., 1495
— bei Truncus arteriosus communis persistens III 535ff.
— bei Varicosis VI 519ff.
— bei Ventrikelseptumdefekt III 217ff.
— bei Vorhofseptumdefekt III 261ff.
Palpitationen bei Anämie IV 645ff.
— bei Angina tonsillaris II 914
— bei Aorteninsuffizienz II 1456ff.
— bei Aortenisthmus-Stenose III 452; V 754ff.
— bei arteriovenösen Fisteln VI 476
— bei Belastung IV 770
— und Blutdruck V 241ff.
— bei Blutkrankheiten IV 645ff., 672
— bei Brucellosen II 904
— bei Coronarinsuffizienz III 1094ff., 1110ff.
— bei Dystrophia myotonica II 971
— bei Echinokokkose II 937ff.
— bei Effort-Syndrom IV 770
— bei Endokarditis lenta II 690ff.
— bei essentieller Hypertonie V 241ff.
— bei essentieller Hypotonie V 787ff.
— bei Fokaltoxikose II 914
— und Genußgifte IV 826
— bei Grippemyokarditis II 924ff.
— bei Hepatitis-Myokarditis II 929
— bei Herzinfarkt III 1094, 1110ff.
— bei Herztumoren II 1194

Palpitationen und Hydralazine V 594
— bei Hypertonie V 241ff.
— bei Hypotonie IV 770, 809; V 787ff.
— bei idiopathischer Herzhypertrophie II 975
— bei Kohlenoxyd-Vergiftungen III 874ff.
— bei konstitutioneller Hypotonie V 787ff.
— bei Leukämie IV 672
— bei Malaria II 935
— bei Mitralinsuffizienz II 1411ff.
— bei Mitralstenose II 1321ff., 1382
— bei Myokarditis II 877ff.
— und Nicotin IV 826
— bei Typhus-Myokarditis II 906
— bei vegetativer Labilität IV 705ff., 770, 800, 809
— bei Vergiftungen III 874ff.
Palsche Krisen V 33
— s. a. u. Blutdruckkrisen
Panangitis s. u. Periarteriitis nodosa
Panarteriitis s. u. Periarteriitis nodosa
Pancreatic Hodgkinienne, Begriff IV 679
pancardite de Trousseau II 619
Pandigal I 478, 483 s. a. u. Lanatoside
Pankarditis nach Commissurotomie II 1395
—, Extrasystolie bei II 57
— bei Infektionen IV 555
— und Operabilität IV 633
— und Postcommissurotomie-Syndrom II 1395
— rheumatica II 560ff., 579ff., 586, 619ff.
— —, Anatomie II 562ff.
— —, nach Commissurotomie II 1395
— —, Elektrokardiogramm bei II 586, 620
— —, Herzgeräusche bei II 579ff.
— —, und Lebensalter II 560ff.
— —, Pathologie II 562ff.
— —, und Postcommissurotomie-Syndrom II 1395
— —, Prognose II 633
— —, Therapie II 634ff.
— —, Verlauf II 619ff.
Pankreas bei Amyloidose II 961
— und Angioxyl V 208
— bei Arteriosklerose V 361; VI 387ff., 417ff.

Pankreas und Blutdruck
V 125, 337, 361, 388,
662, 686 ff.
— und Coronarsklerose III 789
— bei Cor pulmonale IV 255
— und Cushing-Syndrom
V 686, 695
— und Depressan V 231
— bei Endocarditis parietalis
fibroplastica II 786
— bei Endokardfibrose II 786
— bei endokriner Hypertonie
V 662, 686 ff., 695
— bei Erythematodes
II 979 ff.
— und essentielle Hypertonie
V 337, 361, 388
— und experimentelle Hypertonie V 125
— und Fettembolie IV 132 ff.
— bei Gefäßkrankheiten
II 986 ff.; VI 312, 323
— bei Glykogenose II 966
—, Hämangiome des VI 598
— bei Hämochromatose IV 686
— bei hämorrhagischer Diathese VI 571
— und Hauttemperatur VI 88
— bei Herzinfarkt III 1258
— bei Herzinsuffizienz I 33,
417, 767, 784
— und Hypertensinase
V 104 ff.
— und Hypertonie V 125, 337,
361, 388, 662, 686
— und Kallidin V 226
— und Kallikrein V 210 ff.,
220 ff.
—, Kavernome des VI 598
— bei Kollagenosen II 979 ff.
— und Kollaps I 968
— und Magnesium-Stoffwechsel IV 455 ff.
— bei Moschcowitz-Symmers-Syndrom VI 571
— und Myokarditis II 928,
979 ff.
— und Myokardose I 33
— und Oxytyramin V 180
— bei Paramyloidose II 961
— bei Parotitis II 928
— bei Periarteriitis nodosa
II 986 ff.; VI 312, 323
— bei Phäochromocytom
V 662
— und Schock I 968
— und Tyramin V 177 ff.
— und Vagotonin V 207 ff.
— und Vasodepressor material V 203
Pankreascysten und Cor pulmonale IV 255
— und Hämangiome VI 598
— und Kallikrein V 210
— und Kavernome VI 598

Pankreasfibrose und Cor pulmonale IV 255
Pankreasnekrose und Fettembolie IV 132 ff.
— und Periarteriitis nodosa
VI 323
— und Schock I 968
Pankreastumoren und Blutdruck V 686, 695
— und Cor pulmonale IV 237
— und Cushing-Syndrom
V 686, 695
— und Endokarditis fibrinosa
II 778
— und Endokarditis verrucosa
simplex II 778
— und endokrine Hypertonie
V 686 ff., 695
— und Herztumoren II 1207,
1211
— und Kallikrein V 210
— und Perikardtumoren
II 1224 ff.
Pankreatitis und Arteriosklerose VI 417 ff.
— bei Erythematodes
II 979 ff.
— bei Herzinfarkt III 1258
— bei Kollagenosen II 979 ff.
— und Kollaps IV 600 ff.
— bei Parotitis II 928
— bei Periarteriitis nodosa
II 987
— und Schock IV 600 ff.
— und Magnesiumstoffwechsel
IV 455 ff.
Panmyelose, benigne s. u. Polycythämie
Pansedon bei vegetativer Labilität IV 858
Panthesin bei Cor pulmonale
IV 123 ff.
— beim Kollaps I 1142
— bei Lungenembolie
IV 123 ff.
— bei Thrombophlebitis
VI 505 ff.
Pantopon bei Angina pectoris
III 1397 ff.
— und Hauttemperatur VI 83
— bei Lungenembolie IV 122
Panzerherz II 1092 ff. s. a. u.
Perikarditis, konstriktive
—, Ätiologie II 1093 ff.
—, Anatomie II 1094 ff.
—, Diagnose II 1127 ff.
—, Elektrokardiogramm bei
II 1114 ff.
—, Häufigkeit II 1092 ff.
— und Herzglykoside I 462
—, Herzkatheterismus II 1122
— und Herzklappenfehler
II 1297 ff.
— durch Herztrauma II 523,
1087, 1094 ff.

Panzerherz bei Herztumoren
II 1215
—, Leber bei II 1103 ff.
—, Niere bei II 1096 ff., 1105 ff.
— durch Perikarditis
II 1069 ff.,
1079 ff., 1085, 1094
— bei Perikardtumoren
II 1217 ff.
— bei rheumatischem Fieber
II 1069 ff., 1093 ff.
—, Röntgendiagnose II 1105 ff.
—, Symptome II 1099 ff.
— und Trauma II 523, 1087,
1094 ff.
— bei Tuberkulose II 1079 ff.,
1093 ff.
— bei Urämie II 1083
Papain und Kallidinogen
V 226
— und Kallikrein V 215
Papaveril-Phosphat bei Angina
pectoris III 1381
Papaverin VI 178
— bei Angina pectoris III 1035
1374 ff.
— und Blutdruck V 27, 151,
398 ff., 521
— und Carotissinus V 151
—, Chemie VI 178
— und Coronaranastomosen
III 706
— bei Coronarinsuffizienz
III 1035, 1374, 1380 ff.
— bei Embolie VI 366
— bei Endangitis obliterans
VI 301
— bei Erfrierung VI 558
— bei essentieller Hypertonie
V 399 ff., 521
— bei Fettembolie IV 137
— bei Gefäßkrankheiten
VI 177, 231 ff., 301, 333
— bei Herzinfarkt III 706,
1480
— und Hirndurchblutung
V 398 ff.
— bei Hypertonie V 398 ff.,
521
—, intraarteriell VI 206
— bei Kammertachykardie
II 166
— und Kollaps I 1102
— bei Luftembolie IV 131
— und Lungenembolie IV 100
— und Oscillogramm VI 79
— bei paroxysmaler Tachykardie II 166
— und Periarteriitis nodosa
VI 333
— bei Phlebitis VI 506
— bei Raynaud-Syndrom
VI 231 ff.
— und Schockniere I 1102
— bei Tachykardie II 166

Papaverin bei Thrombophlebitis VI 506
Papilla nervi optici bei arteriovenösen Fisteln VI 481
— — — und Blutdruck V 388, 401, 422ff., 425
— — — und Cortison V 709
— — — bei Endangitis obliterans VI 289
— — — bei Endokarditis lenta II 720
— — — bei endokriner Hypertonie V 659ff.
— — — bei essentieller Hypertonie V 388, 401, 422ff.
— — — und Geburtsakt IV 522
— — — bei Gefäßkrankheiten VI 326, 339
— — — bei Gravidität IV 522
— — — bei Graviditätstoxikose IV 501, 506ff.
— — — bei Hirnbasisaneurysma VI 464
— — — bei Hypertonie V 388, 401, 422ff.
— — — bei maligner Hypertonie V 422ff., 425, 626ff., 629ff.
— — — bei Periarteriitis nodosa VI 326
— — — bei Phäochromocytom V 659ff.
— — — bei Phlebitis VI 500ff.
— — — bei Polycythämie IV 664
— — — im Puerperium IV 522
— — — bei Riesenzellarteriitis VI 339
— — — bei Thrombophlebitis VI 500ff.
Papillarmuskel II 1291 ff.
— bei Adipositas IV 383
— bei Anämie IV 652
—, Anatomie II 1291ff.
— bei angeborenem Herzfehler III 322, 409, 417ff. 429
— bei angeborener Pulmonalstenose III 322
— bei angeborener Tricuspidalinsuffizienz III 429ff.
— bei angeborener Tricuspidalstenose III 409

Papillarmuskel bei Blutkrankheiten IV 652
— bei Diphtherie-Myokarditis II 894ff.
— bei Dystrophia myotonica II 970
— bei Ebstein-Syndrom III 418
— bei Endocarditis lenta II 667ff., 703ff., 709ff.
— bei Endocarditis parietalis fibroplastica II 786ff.
— bei Endokardfibrose II 786ff.
—, Entwicklungsgeschichte III 5
— bei Herzinfarkt III 1139, *1249*ff.
— bei Herztrauma II 478ff.
— bei Hypernatriämie IV 443
— bei Infektionen IV 540
— und Kaliumstoffwechsel IV 422ff.
— bei Kollagenosen II 985
— im Kollaps I 1111
— bei Leptospirosen II 905
— und Magnesiumstoffwechsel IV 457ff.
— bei Mitralinsuffizienz II 1412ff.
— bei Mitralstenose II 1311ff.
— bei Myokarditis II 894, 903
— bei Periarteriitis nodosa II 985
—, Physiologie II 1291ff.
— bei Poliomyelitis IV 540
— bei Scharlach-Myokarditis II 900
— im Schock I 1111
— bei Sepsis II 903
— bei Trichinose II 939
— und Tricuspidalinsuffizienz II 1504ff.
Papillarmuskelriß, Diagnose III 1296
— bei Endocarditis lenta II 667ff., 703ff., 709ff.
— bei Herzinfarkt III 1139, *1949*ff.
— und Herztrauma II 478ff., 493ff., 523ff.
— und Herzversagen I 338
— bei Kollagenosen II 985
— bei Myokarditis II 903
— bei Periarteriitis nodosa II 985
—, Prognose III 1250
— bei Sepsis II 903
— und Tricuspidalinsuffizienz II 1504
Papillenödem (Opticus) bei arteriovenösen Fisteln VI 481
— und Blutdruck V 388, 401, *422*ff., 425

Papillenödem und Cortison V 709
— bei Endocarditis lenta II 720
— bei endokriner Hypertonie V 659ff.
— bei essentieller Hypertonie V 388, 401, 422ff.
— und Geburtsakt IV 522
— bei Gravidität IV 522
— bei Graviditätstoxikose IV 501, 506ff.
— bei Hirnbasisaneurysma VI 464
— bei Hypertonie V 388, 401, 422ff.
— bei maligner Hypertonie V 422ff., 425, 626ff., 629ff.
— bei Periarteriitis nodosa II 988; VI 326
— bei Phäochromocytom V 659ff.
— bei Phlebitis VI 500
— im Puerperium IV 522
— bei Riesenzellarteriitis VI 339ff.
— bei Thrombophlebitis VI 500ff.
Papillitis necroticans IV 366
Papillome als Herztumoren II 1179
Pappataci-Fieber und Myokarditis II 930
Paraaminobenzoesäure und Periarteriitis nodosa VI 309
Paraaminohippursäure bei Endokarditis lenta II 754
Paraaminohippursäureclearance und Adrenalin V 176
— bei Anämie IV 648
— bei Aortenisthmusstenose V 761
— und arteriovenöse Anastomosen VI 8
— und Atmung IV 18
— bei Beriberi IV 395
— und Blutdruck V 259, 403
— bei Blutkrankheiten IV 648
— bei Endangitis obliterans V 625; VI 290ff.
— und essentielle Hypertonie V 259, 403
— und Ganglienblocker V 574ff.
— bei Gefäßkrankheiten V 625; VI 290ff.
— bei Gravidität IV 482ff.
— bei Graviditätstoxikose IV 506ff., 514ff.
— bei Herzinfarkt III 717
— und Höhenadaptation IV 18

Paraaminohippursäure-
clearance und Hypertonie V 259, 403
— und Klima IV 18
— im Kollaps I 1083, 1098ff.
— und Luftdruck IV 18
— bei maligner Hypertonie V 633
— bei neurogener Hypertonie V 721
— und Noradrenalin V 176
— bei Poliomyelitis V 721
— bei Porphyrie IV 399
— und Rauwolfia-Alkaloide V 527
— bei Sauerstoffmangel IV 18
— im Schock I 1083, 1098ff.
— bei Schockniere I 1098ff.
— und Sedations-Test V 259
— und Serotonin V 185
— und Veratrumalkaloide V 561 ff.
Paraaminosalicylsäure und Hypokaliämie IV 420ff., 430
— bei Karditis rheumatica II 650
— bei Myokardtuberkulose II 945
— bei rheumatischem Fieber II 650
Paracoccidiomykose und Myokarditis II 941
Parästhesien und Carboanhydrase I 538 ff.
— durch Digitalis I 499
— bei Endangitis obliterans VI 281ff., 296
— bei Endokarditis lenta II 690ff.
— bei Erfrierung VI 556
— bei Gefäßkrankheiten VI 34ff., 225, 281ff., 296, 556, 560
— und Hydralazine V 594
— bei Hyperkaliämie IV 421ff.
— durch Hypertonie-Therapie V 492
— bei Hypokaliämie IV 421ff.
— bei Migräne VI 250
— bei Perniosis VI 556
— bei Raynaud-Syndrom VI 225
— bei Schützengrabenfuß VI 560
— bei vegetativer Labilität IV 719
Paragangliom s. a. u. Phäochromocytom
—, Atrioventricular-Dissoziation bei II 290
— und endokriner Hypertonie V 647ff.
—, Extrasystolie bei II 37ff.

Paragangliom und Hypertonie V 647ff.
— und Interferenz-Dissoziation II 296
— und Pararhythmie II 290, 296
Paraldehyd bei Luftembolie IV 311
Paramyloidose II 960ff.; s. a. u. Amyloidose
— bei Periarteriitis nodosa VI 312
Pararhythmie II 14, 156, 159, 284ff.
— und Atrioventricularblock II 221ff., 284ff.
—, Atrioventricular-Dissoziation II 285ff.,
—, Dissoziation II 285ff.
—, Formen II 285ff.
— und Interferenzdissoziation II 285ff., 290ff.
— und Kammerautomatie II 285ff.
—, Parasystolie II 285ff., 297ff.; s. a. dort
—, Schutzblockierung II 285ff.
— und Sinoauricularblock II 188, 198, 285ff.
Parasympathicolytica s. u. Atropin und den einzelnen Substanzen
Parasympathicomimetica s. u. Acetylcholin, Prostigmin und den übrigen Substanzen
Parasympathicotonie s. u. Vagotonie
Parasympathicus und Acetylcholin V 167, 200
— und Adams-Stokes-Syndrom II 255ff., 258ff.
— und Adenosin V 202
— und Angina pectoris III 851ff.
— und Antesystolie II 383ff.
— bei Aortenaneurysma VI 449ff.
— bei Aortenbogensyndrom VI 379
— bei Aortenhämatom, intramuralem VI 458
— und Arrhythmie II 80
— und arteriovenöse Anastomosen VI 8
— und Atmung IV 11ff., 31ff.
— bei Atrioventriculärblock II 210ff., 217, 230ff.
— und Atrioventricular-Dissoziation II 289ff.
— und Atrioventricular-Rhythmus II 279ff., 283ff.
— und Atrioventricularzeit II 210ff.

Parasympathicus und Balneotherapie I 66ff.
— und Banthin V 492-
— und Barbiturate V 492ff.
— und Benzodioxan V 493
— bei Beriberi IV 396
— und Blutdruck V 29, 69ff., 72ff., 153, 157ff., 162, 492ff., 780ff.
— und Bradykardie II 15, 17
— und Bromide V 492
— und Capillarpermeabilität VI 547, 562
— und Carotissinus II 273ff.; V 153, 818
— und Carotissinus-Syndrom II 273ff.; V 818
— und Coronardurchblutung III 675ff., 851ff.
— und Coronargefäße III 670ff., 675ff., 851ff.
— und Coronarinsuffizienz III 851ff.
— und Dermographie VI 40
— und Dibenamin V 493
— und Dibenzylin V 493
— und Digitalis V 494
— und Elektrokardiogramm II 207ff.
— und essentielle Hypotonie V 790ff.
— und experimentelle Hypertonie V 69ff., 72ff., 153ff., 157ff., 162
— und Extrasystolie II 42ff.
— und Ferritin V 493
— und Ganglienblocker V 492ff., 565ff., 572ff.
— bei Gefäßkrankheiten VI 162, 176ff.
— und hämorrhagischer Schock I 1033
— und Hauttemperatur VI 88
— bei Heredoataxie II 973
— und Herzaktion II 5ff., 9ff., 15ff.
— und Herzblock II 183ff., 193ff., 210ff., 217, 230ff.
— und Herzglykoside V 494
— und Herzgröße I 853ff.
— und Herzmechanik I 853ff.
— und Herztonus I 875ff.
— und Herzvolumen I 853ff.
— und Histamin V 494
— und Höhenadaptation IV 11ff., 31ff.
— und Hydergin V 492, 512
— bei Hypercalcämie IV 452ff.
— und Hypertensin V 97, 101
— und Hypertonie V 69ff., 72ff., 153, 157ff., 162, 492ff.
— und Hypertonietherapie V 492ff.

Sachverzeichnis.

Parasympathicus und Hypocalcämie IV 447 ff.
— und Hypotonie V 780 ff., 790 ff.
— bei Infektionen IV 532 ff., 562 ff.
— und Kältetest IV 784
— und Kallikrein V 221
— und Kammerflattern II 174 ff.
— und Kammerflimmern II 174 ff.
— bei Kammertachykardie II 159 ff., 163 ff.
— und Klima IV 11 ff., 31 ff.
— und Kollaps I 958, 972 ff., 976, 1033, 1056 ff.; II 17
— und Luftdruck IV 11 ff., 31 ff.
— und Luftüberdruck IV 40 ff.
— und Lungenembolie IV 99, 102
— und Lungenkreislauf IV 69 ff.
— und Lungenödem I 132
— und Magnesiumstoffwechsel IV 457 ff.
— und Narkose IV 592 ff., 613 ff.
— und Nicotin II 10
— und Nitrite V 494
— und Ohnmacht IV 760 ff.
— und Parasystolie II 298 ff., 302 ff.
— und paroxysmale Tachykardie II 143 ff., 159 ff., 163 ff.
— und Perikard II 1037 ff.
— bei Poliomyelitis V 718
— bei Porphyrie IV 400
— und primärer Schock I 976
— und Procain V 492
— und Purine V 494
— bei Querschnittslähmung V 721
— und Rauwolfia V 492
— und Rauwolfia-Alkaloide V 524 ff.
— und Regelkreis IV 745 ff.
— und Regitin V 493
— und Reizleitungssystem II 183 ff., 193 ff., 210 ff., 217, 230 ff.
— und Renin V 97
— und respiratorische Arrhythmie II 21 ff.
— bei Roemheld-Syndrom IV 865
— und Sauerstoffmangel IV 11 ff., 31 ff.
— und Schenkelblock II 356
— und Schock I 958, 972 ff., 976, 1033, 1056 ff.
— und Serotonin V 184 ff.

Parasympathicus und Sinoauriculärblock II 194 ff.
— und Sportherz I 868, 945
— und Substanz P V 205
— und Tachykardie II 143 ff., 159 ff., 163 ff.
— und Terminalstrombahn VI 16 ff.
— und totaler Block II 230 ff.
— und Umkehrextrasystolie II 315
— und Umkehrrhythmus II 315
— und Urticaria VI 547
— und Vagotonin V 207 ff.
— und Venensystem I 87
— und Veratrin V 492
— und Veratrumalkaloide V 557 ff.
— bei Vergiftungen V 807
— und Vorhofflimmern II 80
— und Wärmeurticaria VI 562
— und Wolff-Parkinson-White-Syndrom II 383 ff.
— und zentralnervöse Hypertonie V 157 ff., 162
Parasystolie II 27, 29 ff., 131, 285 ff., 297 ff.
—, Anatomie II 307
— bei angeborenem Herzfehler III 36
— und Antrittsblock II 285
—, Begriff II 297 ff.
—, Elektrokardiogramm bei II 299 ff.
— und Extrasystolie II 29 30 ff.
— mit Interferenz II 285, 299
—, intermittierende II 299, 304
— und Kammerautomatie III 235, 237, 285 ff.
—, Mechanismus II 297 ff.
— als Pararhythmie II 285 ff.
—, Pathologie II 307
—, Physiologie II 298 ff.
—, supraventrikuläre II 304 ff., 307
—, Symptome II 299 ff.
—, Therapie II 307
— bei totalem Block II 231, 235, 237
— Vorhof- II 237
— bei Vorhofseptumdefekt II 36
—, Vorkommen II 307
—, ventrikuläre II 299 ff.
Parathormon und Endangitis obliterans VI 304
— und experimentelle Hypertonie V 140
— und Hypercalcämie IV 446 ff.

Parathyreoidea und ACTH II 645
— und Arteriosklerose III 793; VI 402, 414
— und Blutdruck V 140 ff.
— und Calciumstoffwechsel IV 446
— und Coronarinsuffizienz III 793
— und Coronarsklerose III 793
— und Cortison II 645
— und Endangitis obliterans VI 261, 304
— und experimentelle Hypertonie V 140 ff.
— und Extrasystolie II 45
— und Hypercalcämie IV 446 ff.
— und Hypertonie V 140 ff.
— und Hypocalcämie IV 446
— und Magnesiumstoffwechsel IV 455 ff.
— und Tetanie IV 452
Paratyphus, Hypotonie bei V 802
— und Myokarditis IV 551
— und Perikarditis II 1042
Paredrin bei Adams-Stokes-Syndrom II 271
— und Orthostase IV 741
— bei Postural hypotension IV 741
Parephyllin als Diureticum I 548
Paritol bei Erfrierung VI 558
— und Gefäßkrankheiten VI 195, 558
Parkinsonismus bei Arteriitis luica VI 348
— und Postural hypotension IV 738
— durch Rauwolfia-Alkaloide V 530
Parmanil als Diureticum I 486, 548
Parotitis und angeborene Herzfehler III 81
—, Atrioventrikularblock bei II 225
— und Gefäßkrankheiten VI 321
—, Herzblock bei II 225
— und Kallikrein V 215, 222
— und Myokarditis II 874, 927 ff.; IV 543
— bei Periarteriitis nodosa VI 321
— und Perikarditis II 1086 IV 554
— und Phlebitis VI 485 ff.
—, Reizleitungsstörung bei II 225
— und Thrombophlebitis VI 485 ff.

"Paroxysmale Tachykardie"
s. u. Tachykardie, paroxysmale
Parpanit und Gefäßkrankheiten VI 29
Parvobakterien und Endokarditis lenta II 676
Partialinsuffizienz I 194 ff.; IV 82 ff.
— bei Bronchographie IV 202
— bei Cor pulmonale IV 142 ff.. 168 ff.
— bei Effort-Syndrom IV 814 ff.
— bei Herzinsuffizienz I 207, 233
— und Kollaps I 1018
— und Lebensalter IV 623
— bei Lungenemphysem IV 181 ff., 190 ff.
— und Lungenkreislauf IV 82 ff.
— bei Lungenresektion IV 226 ff.
— und Operabilität 623, 629 ff.
— und Operationen IV 598
—, Polyglobulie bei IV 659
— und Schock I 1018
— und Thorakoplastik IV 227
— bei Thoraxdeformation IV 230
— bei Tumormetastasen IV 238 ff.
Pasteurellainfekte und Endokarditis II 676
— und Endokarditis lenta II 733 ff.
— und Purpura infectiosa VI 568
"Pathosklerose", Begriff VI 389 ff.
Pause, kompensatorische, bei Atrioventrikular-Extrasystolie II 55
—, —, bei Kammerextrasystolie II 59 ff., 71
—, —, und Schlagvolumen II 70
—, —, bei Vorhofextrasystolie II 49
Pavaex-Therapie s. u. Saug-Drucktherapie
Paveril bei Gefäßkrankheiten VI 178
P-kardiale, Begriff II 205; s. a. u. P-mitropulmonale
P-dextrokardiale, Begriff II 204; s. a. u. P-pulmonale
Peacocksche Ektokardie III 11
Pectinlösung bei Schock I 1132 ff.
Peetsche Sympathektomie V 471
Pel-Ebstein-Syndrom und Periarteriitis nodosa VI 313

Peliosis rheumatica II 604
Pendelblut bei angeborener Pulmonalinsuffizienz III 563 ff.
— bei angeborener Tricuspidalinsuffizienz III 430 ff.
— bei Aorteninsuffizienz II 1454 ff., 1460
— bei Aortenstenose II 1427
— und Commissurotomie II 1386 ff.
— bei Ebstein-Syndrom III 418 ff.
— bei Herzdivertikel III 593
— bei Karditis rheumatica II 581 ff.
— bei kombiniertem Mitral-Aortenfehler II 1479 ff.
— bei kombiniertem Mitralfehler II 1409, 1426
— bei kombiniertem Tricuspidalfehler II 1513 ff.
— bei Marfan-Syndrom III 492
— bei Mitralinsuffizienz II 1405 ff.
— bei Mitralstenose II 1386 ff.
— bei Pulmonalatresie III 367
— bei relativer Aortenstenose II 1427
— bei rheumatischem Fieber II 581 ff.
—, Röntgendiagnose I 817
— bei Tricuspidalinsuffizienz II 1505 ff.
— als Volumenbelastung I 887 ff.
Pendiomid V 567 ff.; VI 175 ff.; s. a. u. Ganglienblocker
— bei Aortenisthmus-Stenose V 763
— und Blutdruck V 384, 567 ff., 581 ff.
—, Chemie V 567 ff.; VI 175
— bei Cor pulmonale IV 123 ff., 175 ff.
—, Dosierung V 581 ff.
— bei Erfrierung VI 558
— und essentielle Hypertonie V 384, 567 ff., 581 ff.
— bei Gefäßkrankheiten VI 175, 558
— bei Gravidität V 746
— bei Graviditätstoxikose V 746
— und Herztonus I 877 ff.
— und Hypertonie V 384, 567 ff., 581 ff.
—, intraarteriell VI 205
— bei Kollaps I 1142 ff.
— bei Lungenembolie IV 123 ff.
— bei Schock I 1142 ff.

Pendiomid und Terminalstrombahn VI 16 ff.
— und Vasomotorik VI 16 ff.
Penicillin und allergische Myokarditis II 949 ff.
— und Antihyaluronidase II 593
— bei Aortenaneurysma VI 445
— bei Aortenbogensyndrom VI 380
— bei Aortitis luica II 782; VI 357 ff.
— bei bakterieller Endokarditis II 740, 748 ff., 751 ff.
— und Capillarpermeabilität VI 582
— und Capillarresistenz VI 582
— und Coronarinsuffizienz III 894
— bei Cor pulmonale IV 170
— und Endokardfibrose II 786
— bei Endokarditis acuta bacterialis II 724 ff.
— bei Endokarditis lenta II 709, 711, 748 ff., 751 ff.
— bei Endokarditis luica II 782
— und Endokarditis parietalis fibroplastica II 786
— bei Erythematodes II 983 ff.
— bei Gefäßkrankheiten II 782; VI 309, 333; 336 ff., 343, 357 ff.
— bei Gravidität IV 490, 495
— und hämorrhagische Diathese VI 582
— und Herzglykoside I 481
— und Herzinsuffizienz I 601
— und infektiöser Schock I 983 ff.
— bei Infektionen I 983 ff.: II 782, 946; IV 536; VI 357 ff.
—, intraarteriell VI 208
— und Karditis rheumatica II 552, 605, 641, 643, 646, 657 ff.
— und Kationenaustauscher I 558
— bei Kollagenosen II 983 ff.
— und Kollaps I 983 ff.
— bei Lues II 782, 946; VI 357 ff.
— bei Lungenembolie IV 124
— bei Myokarditis II 903, 946, 949 ff.
— bei Myokardlues II 946
— und Operabilität IV 631
— und Periarteriitis nodosa VI 309, 333

Penicillin bei Perikarditis purulenta II 1085
— und rheumatisches Fieber II 552, 605, 641, 643, 646, 657 ff.
— und Riesenzellarteriitis VI 336 ff., 343
— bei Scharlach-Myokarditis II 903
— und Schock I 983 ff.
Penicillin-Kreuzungseffekt bei Endokarditis lenta II 695
Pentaerythrotetranitrat bei Angina pectoris III 1379
— bei Coronarinsuffizienz III 1379
— bei Gefäßkrankheiten VI 179
Pentamethonium V 566; s. a. u. Ganglienblocker
— und Blutdruck V 492 ff., 566 ff.
—, Chemie V 566
— bei essentieller Hypertonie V 492, 566 ff.
— bei Gefäßkrankheiten VI 174 ff.
— bei Hypertonie V 492, 566 ff.
—, intraarteriell VI 207
— und Niere V 574 ff.
Pentamethylenpyrrolidin-bitartrat V 581; s. a. u. Ganglienblocker
Pentapyrrolidin V 568; s. a. u. Ganglienblocker
— und Blutdruck V 248, 575, 581 ff.
—, Chemie V 568
—, Dosierung V 581 ff.
— bei essentieller Hypertonie V 248, 575, 581 ff.
— und Kälte-Test V 248
— in der Kombinations-Therapie V 586
—, Kontraindikationen V 582
— bei maligner Hypertonie V 582 ff.
—, Nebenwirkungen V 582
— und Niere V 575 ff.
Penthonium V 574; s. a. u. Ganglienblocker
— und Niere V 574 ff.
Penthotal und essentielle Hypertonie V 258
— bei Luftembolie IV 131
—, Pharmakologie IV 594, 613
— im Sedations-Test V 258
Pentobarbital bei Herzinsuffizienz I 419
Pentolinium V 570; s. a. u. Ganglienblocker

Pentolinum Ansolysen V 581; s. a. u. Ganglienblocker
Pepsin und Pepsitensin V 102
Pepsitensin V 93, 102 ff.
— und experimentelle Hypertonie V 93, 102
— und Hypertensinase V 102
Peptonschock I 958
Perabrodil zur Angiographie VI 120
— zur Angiokardiographie II 1265 ff.
Perabrodilclearance bei Herzinsuffizienz I 256
— im Kollaps I 1098 ff.
— bei Schockniere I 1098 ff.
Percorten bei Cyanose VI 532
—, DOCA-Hypertonie durch V 705
— bei Hypotonie V 826
Perfringensinfekte nach Purpura infectiosa VI 567
Periaortitis bei Lues VI 356
Periarteriitis nodosa II 984 ff.; III 737, 923, 934 ff.; VI 305 ff.
— —, abdominale VI 320 ff.
— —, Ätiologie VI 307 ff.
— — und Allergie II 984 ff.; VI 305 ff.
— — und allergische Myokarditis II 953
— —, Anatomie II 984 ff.
— — und Aneurysmen VI 311 ff., 325, 443 ff.
— — und angeborene Herzfehler VI 310
— — und Angina pectoris III 34
— — und Aortenbogensyndrom VI 376
— — und Arteriosklerose VI 399
— —, Balneotherapie bei I 698
— —, Blutbefunde bei VI 314 ff.
— — und Blutdruck V 37 ff., 122, 133, 598, 621 ff.; VI 310 ff., 314
— — bullosa VI 324
— —, Coronaraneurysma bei II 984 ff.; III 934, 936 ff., 939 ff.
— —, coronare III 737, 923, 934; VI 311 ff., 315 ff.
— — und Coronarinsuffizienz III 737, 923, 934; VI 311 ff., 315 ff.
— — und C-reaktives Protein II 597
— —, Definition VI 305 ff.
— —, Diagnose VI 330 ff.
— —, Differentialdiagnose VI 331 ff.

Periarteriitis nodosa bei Eisenmenger-Komplex III 38
— — bei Endokardfibrose II 786
— — und Endokarditis lenta II 703
— — bei Endokarditis parietalis fibroplasticum II 786
— — und Endokardsklerose II 789
— — exanthematica VI 324
— — und experimentelle Hypertonie V 37 ff., 122, 133
— —, Formen VI 306 ff.
— — und Hämoperikard II 985 ff., 1151
— —, Haut bei VI 323 ff.
— —, hepatica VI 322
— —, Herz bei II 985 ff.; III 737, 923, 934; VI 311, 315 ff.
— — und Herzinfarkt III 935
— — und Herzinsuffizienz I 769
— — und Hirnbasisaneurysma VI 327
— — und Hypertonie V 37 ff., 122, 133, 598; V 621 ff.; VI 310 ff., 314
— — und Infekte VI 307 ff.
— — und Karditis rheumatica II 604, 607
— — als Kollagenose II 976, 984 ff.
— — latens VI 325
— —, Livedo reticularis bei VI 534 ff.
— — und Lungenödem I 769
— — maculosa VI 324
— — und maligne Hypertonie V 626
— —, mesenteriale VI 321
— —, Morphologie VI 311 ff.
— — mutilans VI 320, 324
— — und Myokarditis II 953
— —, Nervensystem bei VI 326 ff.
— —, Nomenklatur VI 305
— — obsoleta VI 332
— —, Pathogenese VI 312 ff.
— —, Pathologie II 984 ff.; VI 311 ff.
— —, Prognose II 988; VI 332
— —, pulmonale VI 310, 330
— — pustulosa VI 324
— —, renale VI 316 ff.
— —, renale, Hypertonie bei V 37 ff., 122, 133, 598; 621 ff.
— — und rheumatisches Fieber II 604, 607

Periarteriitis nodosa und
Riesenzellarteriitis
VI 338
— — und sekundäres Raynaud-Syndrom
VI 247, 325
— —, Symptome II 976,
*984*ff.; VI 313ff.
— —, Therapie II 988;
VI 332ff.
— — und Thyreoidea V 133
— — und Vasomotorik
VI 247, 321, 325
— —, Verlauf II 988; VI 332
— —, Vorkommen VI 306ff.
Periarteriliotis bei maligner
Hypertonie V 626
Periarthritis humeroscapularis
III 1331
Periduralanaesthesie IV 612
— bei Graviditätstoxikose
V 749ff.
— und Lebensalter IV 624
— und Operabilität IV 624
Periinfarction-Block II 368
Perilymphangitis VI 604
Perikard II 1035ff.
— bei Adipositas IV 383ff.
— bei Aktinomykose II 940
— bei allergischer Myokarditis II 950ff.
— bei Amöbiasis II 935
— bei Amyloidose II 961ff.
—, Anatomie II 1035ff.
— bei Aortenaneurysma
VI 449
— bei Aortenhämatom, intramuralem VI 459
— bei bakterieller Endokarditis II 710, 726ff.
— bei Beriberi IV 391, 393
— bei Blutkrankheiten IV 671
— bei Chagas-Myokarditis
II 931
— und Commissurotomie
II 1388ff.
— und Cor pulmonale IV 61
—, Dehnbarkeit I 12
— bei Dermatomyositis II 991
— bei Dystrophie IV 294ff.,
298
— bei Echinokokkose II 938
— bei Elektrounfall III 904ff.
— und Endokardfibrose
II 787
— bei Endokarditis acuta
II 726ff.
— bei Endokarditis lenta
II 710
— und Endokarditis parietalis fibroplastica II 787
— bei Endomyokardfibrose
II 788
—, Entwicklungsgeschichte
III 4ff.

Perikard bei Erythematodes
II 978ff., 1041, *1088*;
VI 345
— bei experimenteller Hypertonie V 63
— und Extrasystolie II 36ff.
— bei Gefäßkrankheiten
II 985; VI 316
— bei Grippemyokarditis
II 925
—, Hämangiosarkom im
VI 602
— bei Hämatochromatose
IV 683
— bei Heredoataxie II 973
— und Herzdivertikel
III 593
— bei Herzinfarkt III 1146,
1212
— bei Herzklappenfehler
II 1297ff.
— bei Herzruptur III 1241
— und Hertzonus I 874ff.
— bei Herztrauma II 464ff.,
491ff., 495, 505ff.
— bei Herztumoren II 1215
— und Hydralazine V 551
— bei Hypothyreose IV 331
— bei Infektionen IV 530ff.,
536, 554ff.
— bei Karditis rheumatica
II 543ff., 568
— bei Kollagenosen II 978ff.,
1041
— und Kollaps I 959
— bei Leptospirosen II 905
— bei Leukämie IV 671
— bei Libman-Sacks-Endokarditis II 745
— bei Lungenembolie
IV 107ff.
— bei Lungeninfarkt IV 107
— bei Lymphogranulomatose
IV 678ff.
— bei Lymphosarkom IV 677
— bei Mitralfehler II 1297ff.
— bei Mitralstenose II 1320,
1381
— bei Mononucleose II 1068;
IV 554
— bei Myokarditis II 899, 904
— bei Myokardsarkoidose
II 947ff.
— und Myokardtuberkulose
II 942ff.
— bei Myxödem IV 331
— und Operabilität IV 628,
631, 633
— bei Parotitis II 928
—, Pathogenese II 1040ff.
— bei Periarteriitis nodosa
II 985; VI 316
— bei Perikarditis rheumatica
s. dort
—, Physiologie II 1035ff.

Perikard bei Postcommissurotomie-Syndrom
II 1393ff.
— bei primärer chronischer
Polyarthritis II 992ff.,
1044, 1088
— bei Reticulosarkom
IV 677ff.
— bei rheumatischem Fieber
II 543ff., 568
— bei Sarkoidose II 947ff.
— bei Scharlach-Myokarditis
II 899
— und Schenkelblock II 371
— und Schock I 959
— bei Sepsis II 904, 1084ff.
— bei Sklerodermie II 990
— und Thyreoidea IV 331
— bei Toxoplasmose II 934
— und Trauma II 1086ff.
—, traumatica II 505ff.
— bei Tuberkulose II 942;
IV 555
— und Verzweigungsblock
II 371
Perikardadhäsionen II 1091ff.
— bei konstriktiver Perikarditis s. a. dort
II 1092ff.
— und Mitralfehler II 1297ff.
— nach Perikarditis II 1068
— bei Perikarditis purulenta
II 1085ff.
— nach rheumatischer Perikarditis II 1068
— und traumatische Perikarditis II 1087
— bei urämischer Perikarditis
II 1083
Perikardcysten II 1140ff.
—, Differentialdiagnose
II 1147ff.
—, Elektrokardiogramm bei
II 1146
—, Röntgendiagnose
II 1140ff., 1144ff.
—, Symptome II 1144ff.
—, Therapie II 1149
Perikarddivertikel II 1141ff.
—, angeborene II 1142
—, Differentialdiagnose
II 1147ff.
—, Elektrokardiogramm bei
II 1146
—, Formen II 1142ff.
—, Röntgendiagnose II 1143ff.
—, Symptome II 1144ff.
—, Therapie II 1149
Perikardektomie bei konstriktiver Perikarditis
II 1131ff.
Perikarderguß II 1044; s. a. u.
Hydroperikard
— bei Aktinomykose II 940
— bei Beriberi IV 391ff.

Perikarderguß bei Blutkrankheiten IV 671
— bei Chagas-Myokarditis II 931 ff.
— bei Dystrophie IV 294, 298
— und Endokardfibrose II 787
— und Endokarditis parietalis fibroplastica II 787
— bei Endomyokardfibrose II 788
— bei experimenteller Hypertonie V 63
— bei Hämochromatose IV 683
— bei Hepatitis II 929
— bei Herzinfarkt II 1083
— bei Herzinsuffizienz I 301 ff.
— und Herztamponade II 1062 ff.
— bei Herztrauma II 476 ff., 1086 ff.
— bei Herztumoren II 1185 ff., 1215 ff.
— bei Hypothyreose IV 331
— bei idiopathischer Perikarditis II 1073 ff.
— und kardiogener Schock I 959, 1025
— bei Karditis rheumatica II 543 ff., 616 ff.
— und Kollaps I 959, 1025
— und konstriktive Perikarditis II 1092 ff.
— bei Leukämie IV 671
— bei Lymphogranulomatose IV 678 ff.
— bei Lymphosarkom IV 677
— bei Mitralstenose II 1381
— bei Myokarditis II 929 ff.
— und Panzerherz II 1092 ff.
—, Pathologie I 790 ff.
— bei Periarteriitis nodosa II 985
— und Perikarddivertikel II 1143 ff.
— bei Perikarditis I 347; II 1043 ff.
— bei Perikarditis rheumatica II 543 ff., 619, 1068 ff.
— bei Perikardtumoren II 1182
— bei Postcommissurotomie-Syndrom II 1393 ff.
— bei Reticulosarkom IV 677
— bei rheumatischem Fieber II 543 ff., 616 ff., 1068 ff.
— und Schenkelblock II 371
— und Schock I 959, 1025
—, Symptome I 347, 1044 ff.
— und Thyreoidea IV 331
— bei traumatischer Perikarditis II 476, 1086 ff.
— bei tuberkulöser Perikarditis II 1078 ff.

Perikarderguß bei urämischer Perikarditis II 1082
— und Verzweigungsblock II 371
—, Vorkommen II 1044
Perikardgranulome bei rheumatischer Perikarditis II 1069 ff.
— bei tuberkulöser Perikarditis II 1078 ff.
Perikardhernie s. u. Perikarddivertikel
Perikarditis II 1039 ff.; III 1301
— und Aderlaß I 591
—, adhäsive s. u. konstriktive
—, akute I 347; II *1040* ff.
—, —, Anatomie II 1042 ff.
—, —, Diagnose II 1065 ff.
—, —, Elektrokardiogramm bei II 1054 ff.
—, —, Formen II 1042 ff.
—, —, und Herztamponade II 1062 ff.
—, —, Kreislauf bei II 1062 ff.
—, —, Pathogenese II 1040 ff.
—, —, Pathologie II 1042 ff.
—, —, Prognose II 1090 ff.
—, —, Röntgendiagnose II 1046 ff.
—, —, Symptome II 1045 ff.
—, —, Therapie II 1067 ff.
—, —, Verlauf II 1090 ff.
—, allergische II 1088 ff.
— bei Amöbiasis II 935
—, Anatomie II 1042 ff.
— und Arrhythmie II 103 ff.
— bei bakterieller Endokarditis II 710
— und Balneotherapie I 699
— und Blutdruck V 123, 780 ff., 795 ff.
— bei Blutkrankheiten IV 671
— und Commissurotomie II 1388 ff.
— bei Coxsackie-Infekt II 921
—, Diagnose II 1065 ff.
—, Differentialdiagnose II 1089 ff.
— bei Echinokokkose II 938
—, Elektrokardiogramm bei II 206, 1054 ff.
— bei Endokarditis lenta II 710
—, epistenokardische II 1041, 1044, 1083 ff.
—, —, bei Herztrauma II 520
— bei Erythematodes II 979 ff., 1041, *1088*; VI 345
— und experimentelle Hypertonie V 123
—, exsudativa II 1043; s. a. u. Hydroperikard und Perikarderguß

Perikarditis, exsudativa, bei Aktinomykose II 940
—, —, bei Chagas-Myokarditis II 931 ff.
—, —, bei Endokardfibrose II 787
—, —, bei Endomyokardfibrose II 788
—, —, bei Hepatitis II 929
—, —, bei Herzinfarkt II 1083
—, —, und Herztamponade II 1062 ff.
—, —, bei Herztumoren II 1184 ff., 1215 ff.
—, —, bei idiopathischer Perikarditis II 1073 ff.
—, —, bei Karditis rheumatica II 543 ff., 616 ff.
—, —, und Kollaps I 959, 1025
—, —, und konstriktive Perikarditis II 1092 ff.
—, —, bei Leukämie IV 672
—, —, bei Myokarditis II 929 ff.
—, —, bei Periarteriitis nodosa II 985
—, —, und Perikarddivertikel II 1143 ff.
—, —, bei Postcommissurotomie-Syndrom II 1393 ff.
—, —, bei rheumatischem Fieber II 543 ff., 619, 1068 ff.
—, —, und Schock I 959, 1025
—, —, bei Tuberkulose II 1078 ff.
—, —, bei Urämie II 1082
—, Extrasystolie bei II 36 ff.
—, fibrinöse II *1042* ff.
—, — bei bakterieller Endokarditis II 710
—, — bei Blutkrankheiten IV 671
—, — bei Endokarditis lenta II 710
—, — bei Herzinfarkt II 1083
—, — bei idiopathischer Perikarditis II 1075
—, — bei Leukämie IV 671
—, — bei rheumatischem Fieber II 1068 ff.
—, — bei Tuberkulose II 1078
—, — bei Urämie II 1082 ff.
—, — Formen II 1041 ff., 1068 ff.
— bei Gefäßkrankheiten II 987 ff.; IV 316
— und Grippemyokarditis II 925
—, hämorrhagische II 1043 ff.
—, — bei Herzinfarkt II 1083
—, — bei Herztumoren II 1215
—, — bei idiopathischer Perikarditis II 1074 ff.

Perikarditis, hämorrhagische, bei Perikardtumoren
II 1182, 1217 ff.
—, —, durch Trauma
II 1086 ff.
—, —, bei Urämie II 1082
—, Häufigkeit II 1039 ff.
— bei Herzinfarkt II 1041,
1044, 1065, *1083* ff.;
III *1143* ff., 1212, 1357
— und Herzklappenfehler
II 1297 ff.
— und Herztamponade
II 1044, *1062* ff.
— und Herztonus I 12
— bei Herztrauma II 476 ff.,
520 ff.
— und Herzversagen I 338
— und Hydralazine V 551
—, hyperergische IV 554 ff.
— und Hypertonie V 123
—, Hypotonie bei V 780 ff.,
795 ff.
—, idiopathische II 1041,
1071 ff.
— bei Infektionen IV 530 ff.,
536, 554 ff.
— bei Kollagenosen II 979 ff.,
987 ff., 1041, 1044, 1088
— und Kollaps I 959
—, konstriktive II 1092 ff.
—, —, Ätiologie II 1093 ff.
—, —, Anatomie II 1094 ff.
—, —, Blutdruck bei V 781,
795
—, —, Diagnose II 1127 ff.
—, —, bei Echinokokkose
II 938
—, —, Elektrokardiogramm
bei II 1114 ff.
—, —, experimentelle
II 1095 ff.
—, —, Häufigkeit II 1092 ff.
—, —, und Herzglykoside
I 462
—, —, Herzkatheterismus bei
II 1122 ff.
—, —, und Herzklappenfehler
II 1297 ff.
—, —, und Herztrauma II 523,
1087, 1094 ff.
—, —, bei Herztumoren
II 1215
—, —, Hypotonie bei V 781,
795
—, —, und Karditis rheumatica
II 1069 ff., 1093 ff.
—, —, Kreislauf bei II 1101 ff.
—, —, Leber bei II 1103 ff.
—, —, und Mitralfehler
II 1297 ff.
—, —, Niere bei II 1096 ff.,
1105 ff.
—, —, und Operabilität IV 631,
633

Perikarditis, konstriktive, Operationsindikation
bei II 1132 ff.
—, —, Pathologie II 1094 ff.
—, —, und Perikarditis purulenta II 1085, 1094
—, —, bei Perikardtumoren
II 1217 ff.
—, —, Physiologie II 1095 ff.
—. —, Prognose II 1130 ff.
—, —, bei rheumatischem
Fieber II 1069 ff.,
1093 ff.
—, —, Röntgendiagnose
II 1105 ff.
—, —, Symptome II 1099 ff.
—, —, Therapie II 1131 ff.
—, —, und traumatische Perikarditis II 1087,
1094 ff.
—, —, bei Tuberkulose
II 1079 ff., 1093 ff.
—, —, Verlauf II 1130 ff.
— bei Leptospirosen II 905
— bei Leukämie IV 671 ff.
— bei Libman-Sacks-Endokarditis II 745, 979 ff.,
1088, 1094
— und Links-Schenkelblock
II 351
— bei Lungenembolie
VI 107 ff.
— bei Lungeninfarkt IV 107
— bei Masern II 922
— und Mitralfehler II 1297 ff.,
1320 ff., 1381
— und Mitralstenose
II 1320 ff., 1381
— bei Mononucleose II 927
— bei Myokarditis II 899, 904,
1041; IV 555
— und Myokardtuberkulose
II 942 ff.
— und Operabilität IV 628,
631
— bei Parotitis II 928
—, Pathologie II 1042 ff.
— bei Periarteriitis nodosa
II 987 ff.; VI 316
— bei Postcommissurotomie-
Syndrom II 1393 ff.
—, postinfektiöse IV 536
— bei primärer chronischer
Polyarthritis II 992,
1044, 1088
—, purulente II 1041, 1044,
1084 ff.
—, —, bei Amöbiasis II 935
—, —, und konstriktive Perikarditis II 1085, 1094
—, —, bei Myokarditis II 904
—, —, bei Sepsis II 904, 1084
—, —, durch Trauma II 1087
—, —, bei Tuberkulose
II 1078 ff.

Perikarditis, rheumatische
II 543 ff., 568, 1041,
1044, 1068 ff.;
IV 555
—, —, Ätiologie II 548 ff.
—, —, Anatomie II 568, *1069*
—, —, und Commissurotomie
II 1388 ff.
—, —, Elektrokardiogramm
bei II 619
—, —, und Endocarditis rheumatica II 619
—, —, Fieber bei II 568
—, —, Häufigkeit II 1068
—, —, und Herzklappenfehler
II 1320
—, —, und Herztamponade
II 1070
—, —, und konstriktive Perikarditis II 1069 ff.,
1093 ff.
—, —, und Mitralstenose
II 1320 ff., 1381,
1388 ff.
—, —, und Myokarditis rheumatica II 615 ff., 619
—, —, Pathologie II 568, 1069
—, —, und Periarteriitis nodosa
VI 316
—, —, Prognose II 627 ff., 630,
1070 ff.
—, —, Salicylsäure bei II 648
—, —, Symptome II 568 ff.,
1069 ff.
—, —, Therapie II *634* ff.,
1071 ff.
—, —, Verlauf II 619, 1070
—, Röntgendiagnose II 1046 ff.
— und Scharlach-Myokarditis
II 899
— und Schenkelblock II 351
— und Schock I 959
— bei Sepsis II 904
—, septische II 1041, 1044
—, seröse II 1042 ff.
—, —, bei rheumatischem
Fieber II 1068 ff.
—, —, bei idiopathischer Perikarditis II 1074
—, —, bei Tuberkulose II 1078
— und Steroide V 123
—, Symptome II 1045 ff.
—, Therapie II 1067 ff.
— bei Toxoplasmose II 934,
1085
—, traumatische II 476, 520 ff.,
1041, 1044, *1086* ff.
—, — und konstriktive Perikarditis II 1087
—, tuberkulöse II 942 ff., 1041,
1044, *1076* ff.; IV 555
—, — und Endokarditis tuberculosa II 780
—, Herztamponade bei
II 1079

Perikarditis, tuberkulöse, und
  konstriktive Peri-
  karditis II 1079ff.,
  1093ff.
—, —, und Myokardtuberkulose II 942
—, —, primäre II 1077ff.
— bei Tumoren II 1041, 1182,
  1215, 1217
—, urämische II 1041, 1044,
  *1082*ff.
—, —, bei Endokarditis lenta
  II 710
— und Vorhofflattern
  II 103ff.
— und Vorhofflimmern
  II 103ff.
—, Vorkommen II 1041ff.
Perikardobliteration s. a. u.
  Panzerherz und Peri-
  karditis, konstriktive
— bei Herzklappenfehler
  II 1297ff.
— bei konstriktiver Perikarditis II 1092ff. s. a. dort
— bei Leukämie IV 672
— bei Lymphogranulomatose
  IV 679
— bei Mitralfehler II 1297ff.
— nach Perikarditis II 1069ff.,
  1079ff.
— nach rheumatischem Fieber
  II 1069ff.
— nach Tuberkulose
  II 1079ff., 1081ff.
— bei Urämie II 1083
Perikardpunktion II 1067ff.
— bei Hämoperikard II 1150,
  1152
— bei Herzinsuffizienz I 560
— bei Herztamponade
  II 1064ff.
— bei Hydroperikard II 1152
— bei Hypothyreose IV 331
— bei Perikardcysten II 1146
— bei Perikarddivertikel
  II 1146
— bei Perikarditis II 1046ff.,
  *1067*ff.
— bei Perikarditis purulenta
  II 1085
— bei Perikarditis rheumatica
  II 619
— bei Perikardtumoren
  II 1182
— bei Pneumoperikard II 1154
— bei traumatischer Perikarditis II 1086ff.
— bei tuberkulöser Perikarditis II 1081
Perikardriß bei Herztrauma
  II 491ff.
Perikardschwielen II 1091ff.
— bei Herzklappenfehler
  II 1297ff.

Perikardschwielen bei konstriktiver Perikarditis
  II 1092ff. s. a. dort
— bei Mitralfehler II 1297ff.
— bei Perikarddivertikel
  II 1150
— nach Perikarditis purulenta
  II 1084
— nach tuberkulöser Peri-
  karditis II 1080ff.
Perikardtamponade s. u. Herztamponade
Perikardtumoren II 1182,
  *1217*ff.
—, benigne II 1218ff.
—, Häufigkeit II 1217ff.
— und Herztamponade II 1065
— und Hydroperikard II 1152
—, maligne II 1219ff.
—, metastatische II 1182,
  1224ff.
— und Perikardcysten II 1141
— und Perikarditis II 1065
—, Pneumoperikard bei II 1153
—, primäre II 1217ff.
—, Therapie II 1227ff.
Perikardverkalkung II 1091ff.
— nach idiopathischer Perikarditis II 1075
— bei konstriktiver Perikarditis II 1093ff. s. a. dort
— bei Panzerherz II 1093ff.
— bei Perikardcysten II 1149
— bei Perikarddivertikel
  II 1150
— nach Perikarditis II 1075
— nach Perikarditis purulenta
  II 1084
— bei tuberkulöser Perikarditis II 1078
Perinephritis, Hypertonie bei
  V 39ff., 54ff., *602*ff.
—, traumatische V 602
— durch Tumoren V 602
— und Vasodepressor material
  V 195
— und Vasoexcitor material
  V 195
Periost bei Möller-Barlow-
  Syndrom VI 579
— bei Periarteriitis nodosa
  VI 325ff.
— bei Skorbut VI 579
Peripherin bei Acrocyanose
  VI 534
— bei essentieller Hypotonie
  V 794
— bei Gefäßkrankheiten
  VI 184
— bei Hypotonie V 794, 823
— bei Migräne VI 254
— bei vegetativer Labilität
  IV 849ff.
Periphlebitis bei Capillaro-
  pathia diabetica VI 550

Periplocymarin, Chemie
  I 427ff.
Periplogenin, Chemie I 427ff.
Perisplenitis bei Endokarditis
  lenta II 722
— bei Periarteriitis nodosa
  VI 323
Peristaltik bei Aortenhämatom, intramuralem
  VI 458
— und Extrasystolie II 75
— und Ganglienblocker
  V 492ff., 566ff., 580
— und Hypertonie-Therapie
  V 493, 580
— bei Hyponatriämie I 574
— und Kationenaustauscher
  I 555ff.
— und paroxysmale Tachy-
  kardie II 131, 144
— bei Periarteriitis nodosa
  VI 321
— bei Thrombophlebitis
  VI 492
— und Tachykardie II 131ff.,
  144
Peristase bei Infektionskrankheiten IV 558
Periston-Schock I 1133;
  IV 602
Peristonausscheidung bei Graviditätstoxikose V 747
Peritheliom VI 601
Peritonealdialyse bei Herzinsuffizienz I 561
— und Hypokaliämie
  IV 420ff.
— bei Ödemen I 561
Peritoneum bei angeborenem
  Herzfehler III 13
— bei Endokarditis II 778
— bei Erythematodes
  II 979ff.
— bei Herzdivertikel III 13ff.
— bei Karditis rheumatica
  II 606
— bei Kollagenosen II 979ff.
— und Kollaps I 957, 968ff.,
  *1121*ff.; IV 762
— und Ohnmacht IV 762
— bei Periarteriitis nodosa
  VI 321
— bei Perikarditis II 1081
— bei rheumatischem Fieber
  II 606
— und Schock I 957, 968ff.,
  *1121*ff.; IV 600ff.
— bei Sympathektomie
  VI 497ff.
— bei Thrombophlebitis
  VI 497ff.
— bei tuberkulöser Perikarditis II 1081
— und vegetative Labilität
  IV 762

80*

Peritonitis

Peritonitis III 1324; V 486
—, Blutdruck bei V 805
— und Endocarditis fibrinosa II 778
— und Endocarditis verrucosa dimplex II 778
— bei Erythematodes II 979ff.
—, Hypotonie bei V 805
— und infektiöser Schock I 983ff.
— bei Karditis rheumatica II 606
— bei Kollagenosen II 979ff.
— und Kollaps I 957ff., 983 IV 600f.
— und Kreislauf IV 559
—, Lebernekrose bei I 779ff.
— bei Periarteriitis nodosa VI 321
— und Perikarditis II 1081
— bei rheumatischem Fieber II 606
— und Schock I 957ff., 983; IV 600ff.
— bei Sympathektomie V 486
— und tuberkulöse Perikarditis II 1081
Peritrat bei Gefäßkrankheiten VI 179
Perniciosa IV 646ff.
— und Angina pectoris III 868ff.
— und Blutmenge I 153
— und Capillarspasmen VI 538
— und Coronarinsuffizienz III 868ff.
— und Gefäßkrankheiten VI 23ff.
—, Herz bei III 868ff.; IV 652ff.
— und Herzinsuffizienz IV 652ff., 656ff.
—, Hirn bei IV 646ff.
—, Kreislauf bei IV 646ff.
— und Lungenembolie IV 96
—, Myokardstoffwechsel bei III 868ff.
—, Niere bei IV 648
Perniosis VI 554, *558*ff.
—, Diagnose VI 559
— und Eintauchfuß VI 560ff.
— und Erfrierung VI 556
—, Schützengrabenfuß VI 560ff.
Pernkopf-Wirtinger-Theorie (Transposition der Aorta und Pulmonalis) III 48
Pernoctonnarkose V 231
Perpurate der Herzglykoside I 485ff.
Persantin bei Angina pectoris III 1377, 1384ff.

Perspiratio insensibilis und Atmung IV 26
— — und Elektrodermatogramm VI 93
— — bei Höhenadaptation IV 26
Pertussis und angeborene Herzfehler III 81
— und Capillarresistenz VI 568
— und Myokarditis II 875, 909; IV 545
— und Purpura infectiosa VI 568
Pervitin und Hauttemperatur VI 83ff.
— bei Luftembolie IV 131
— bei vegetativer Labilität IV 855
Pest und Myokarditis II 909
— und Purpura infectiosa VI 568
Petechien VI 564ff.; s.a.u. Diathese, hämorrhagische und Purpura
— und Capillarresistenz VI 102ff., 564ff., 581ff.
— bei Endocarditis acuta II 727
— bei Gefäßkrankheiten VI 102ff., 321
— bei Heredoataxie II 973
— bei Karditis rheumatica VI 564
— beim Kollaps I 1113
— bei Libman-Sacks Endokarditis II 745
— bei Periarteriitis nodosa VI 321
— bei Purpura rheumatica VI 564ff.
— im Schock I 1113
— bei Thrombophlebitis VI 492
Pettersches Manometer s. u. FRANK-PETTER
Pfortader s. u. Vena portae
Pfropfungswellen bei Atrioventricular-Rhythmus II 279ff.
— bei Atrioventricular-Dissoziation II 287ff.
— bei Interferenz-Dissoziation II 292ff.
— bei totalem Block II 230
Phäochromocytom V 646ff.
— und Adrenalin V 649ff., 672ff.
—, Anatomie V 647ff.
—, Antesystolie bei II 395
—, Augenhintergrund bei V 659ff.
— und Balneotherapie I 700
—, Blut bei V 662ff.

Phäochromocytom und Blutdruck V 37ff., 251ff., 619, *646*ff., *656*ff.
—, Diagnose V 655ff., 663ff.
—, Differentialdiagnose V 678
— und endokrine Hypertonie V 37, 251ff., *646*ff., *656*ff.
—, Extrasystolie bei II 37ff., 45
— und Ganglienblocker V 566
—, Glomerulosklerose bei V 619
— und Gravidität IV 510
—, Häufigkeit V 648ff.
—, Herz bei V 657ff.
—, Hypertonie bei V 37ff., 251ff., *646*ff., *656*ff.
—, Kälte-Test bei V 251ff.
—, Kreislauf bei V 658ff., 663
— und Lebensalter V 648
—, Lokalisation V 647ff., 652ff.
—, Nervensystem bei V 660ff.
— und Neurofibromatose V 653ff.
—, Niere bei V 659ff.
— und Noradrenalin V 649ff., 672ff.
—, Pathogenese V 649ff.
—, Pathologie V 647ff.
—, renale Hypertonie bei V 619
—, Röntgendiagnose V 676ff.
—, Symptome V 655ff.
—, Therapie V 679ff.
—, Vorkommen V 648ff.
—, Wolff-Parkinson-White-Syndrom bei II 395
Phanerose bei Myokarditis II 876
Pharynx und Endocarditis lenta II 682
— und rheumatisches Fieber II 605ff.
— bei Teleangiektasien VI 539
Phasin und Capillarresistenz VI 584
— und Capillarpermeabilität VI 584
Phenanthren und experimentelle Hypertonie V 114ff., 140
Phenergan bei Allergie II 954
— bei essentieller Hypertonie V 496
— bei Myokarditis II 954
— bei paroxysmaler Tachykardie II 148
Phenindion bei Gefäßkrankheiten VI 197
Phenolrotausscheidung und Blutdruck V 407, 413ff.
— und Capillarresistenz VI 565

Phenolrotausscheidung bei
  Endangitis obliterans
  V 625; VI 290 ff.
— bei essentieller Hypertonie
  V 407, 413 ff.
— und Ganglienblocker
  V 574
— bei hämorrhagischer Diathese VI 565
— bei Hypertonie V 407,
  413 ff., 600, 609, 633
— bei Hypotonie V 816
— bei maligner Hypertonie
  V 633
— bei Nephritis V 609
— bei Orthostase IV 735 ff.;
  V 813 ff.
— bei Postural hypotension
  V 816
— bei Purpura rheumatica
  VI 565
— bei Pyelonephritis V 609
— bei renaler Hypertonie
  V 600, 609
— bei rheumatischem Fieber
  VI 565
— bei vegetativer Labilität
  IV 735 ff.; V 813 ff.
Phenolrotclearance bei Gravidität V 727 ff.
— und Hypertensin V 99
— bei Hypertonie V 66, 68,
— und Renin V 99
Phenolvergiftung und Capillarspasmen VI 244, 537
— und sekundäres Raynaud-Syndrom VI 244
Phenothiazine bei Angina pectoris III 1298 ff., 1398 ff.
— bei Aortographie VI 135
— und Blutdruck V 445, 495,
  586
— bei Carcinoid II 785
— bei Coronarinsuffizienz
  III 1298 ff., 1398 ff.
— bei Cor pulmonale
  IV 170 ff.
— bei essentieller Hypertonie
  V 445, 495, 586
— bei Gefäßkrankheiten
  VI 201 ff.
— bei Graviditätstoxikose
  V 750 ff.
— bei Herzinfarkt III 1448
— bei Herzinsuffizienz
  I 419 ff.
— bei Herztrauma II 525 ff.
— bei Hypertonie V 445, 495,
  586, 750 ff.
— und Hypotonie V 805
— bei Infektionen IV 562 ff.
— und Kollaps I 1119, 1134,
  1142 ff.
— in der Kombinationstherapie V 586

Phenothiazine zur Narkose
  IV 611, 617 ff.
— und Schock I 1119, 1134,
  1142 ff.
— und Schockniere I 1119
— bei vegetativer Labilität
  IV 852
Phenoxybenzylin bei Gefäßkrankheiten VI 171
Phenoxyisopropylbenzylchloräthylaminohydrochlorid
  s. u. Dibenzylin
Phentolamin s. u. Regitin
Phenyläthylbarbitursäure s. u.
  Luminal
Phenyläthylessigsäure bei
  Arteriosklerose VI 426
Phenylalanin im Hypertensin
  V 96
Phenylaminomethylimidazolin
  s. u. Otrivin
Phenylbutazon bei postthrombotischem Syndrom
  VI 514
— bei Riesenzellarteriitis
  VI 342
— bei Thrombophlebitis
  VI 504 ff.
— bei Ulcus cruris VI 514
Phenylindandion bei Herzinfarkt III 1477
Phenylisobutylnorsuprifen
  s. u. Dilatol
Phenylnephrine und Herztöne
  II 577
Pherentasin V 186 ff.
— und Atropin V 187
— und Cocain V 187
— und Dibenamin V 187
— und essentielle Hypertonie
  V 384
— und experimentelle Hypertonie V 186 ff.
— und Mesoappendix-Test
  V 187, 193
— und Pyribenzamin V 187
— und Registin V 187
Phlebektasien VI 515 ff.; s. a. u.
  Varicosis
—, Ätiologie VI 515 ff.
— bei angeborenem Herzfehler III 498 ff.
— bei Aortenaneurysma
  VI 448
— und Arteriographie VI 127
—, Begriff VI 515
— bei Erythematodes
  II 979 ff.
— bei Fallotscher Tetralogie
  III 337 ff.
— bei Gefäßkrankheiten
  VI 222, 497, 510, 517
— bei Gefäßmißbildungen
  VI 588
— und Hämangiome VI 595

Phlebektasien bei Herztumoren II 1180 ff., 1195
— bei Klippel-Trénaunay-Syndrom VI 588
— bei Kollagenosen II 979 ff.
—, Morphologie VI 517 ff.
—, Pathologie VI 517 ff.
— bei Phlebitis VI 497 ff., 517
—, Physiologie VI 518 ff.
— und postthrombotisches
  Syndrom VI 510 ff.,
  514 ff.
—, Prophylaxe VI 523 ff.
—, Symptome VI 519 ff.
—, Therapie VI 521 ff.
— bei Thrombophlebitis
  VI 497 ff., 517
— bei Transposition der Aorta
  und Pulmonalis
  III 498 ff.
—, varicöse VI 515
—, Vasomotorik bei VI 519
—, Vorkommen VI 518
Phlebektomie bei Phlebektasien VI 522 ff.
— bei Ulcus cruris VI 514 ff.
— bei Varicosis VI 522 ff.
Phlebitis VI 483 ff.
— und ACTH II 645
—, Ätiologie VI 483 ff.
—, Anatomie VI 483 ff.
— und Aneurysmen VI 499
— und Angiographie VI 139
— bei arteriovenösen Fisteln
  VI 499
— bei bakterieller Endokarditis II 682, 725
— und Belastung VI 44
— und Coronarinsuffizienz
  III 1068, 1081, 1239
— und Cor pulmonale IV 92,
  250
— und Cortison II 645
—, Diagnose VI 501 ff.
— bei Dystrophie IV 301 ff.
— bei Eintauchfuß VI 561
— bei Endangitis obliterans
  VI 276 ff., 282 ff., 490
— und Endocarditis lenta
  II 682, 725
— und Erfrierung VI 557
— bei Gefäßkrankheiten
  VI 276 ff., 282 ff., 312, 342
— und Hämodynamik
  VI 486 ff.
— und Herzinfarkt III 1068,
  1081, 1239
— und Herzkatheterismus
  II 1261 ff.
—, idiopathische VI 488, 498,
  501
— bei Karditis rheumatica
  II 604
—, Komplikationen VI 507 ff.
— und Lungenembolie IV 92

Phlebitis und Lymphangitis
VI 603ff.
— migrans VI 491
— — bei Endangitis obliterans VI 276ff., 282ff.
— — bei Gefäßkrankheiten VI 45, 276ff., 282ff., 312ff.
— — bei Periarteriitis nodosa VI 312
—, Morphologie VI 483ff.
—, Pathologie VI 483ff.
— bei Periarteriitis nodosa VI 312
— bei Perniosis VI 561
— und Phlebektasien VI 497ff., 517ff.
—, Phlebogramm bei VI 139
—, Physiologie bei VI 488ff.
— und postthrombotisches Syndrom VI 509ff.
—, primäre VI 488
—, Prophylaxe VI 501ff., 506ff.
—, pulmonale IV 250
— bei rheumatischem Fieber II 604
— bei Riesenzellarteriitis VI 342
— und Saug-Druck-Therapie VI 155
— bei Schützengrabenfuß VI 561
—, septische IV 96
—, Symptome VI 490ff.
—, Therapie VI 503ff.
— und Varicosis VI 497ff., 517ff.
—, Vasomotorik bei VI 489ff.
Phlebogramm VI 138ff.
— bei Gefäßkrankheiten VI 138ff., 145, 484, 493, 515
— bei Gefäßmißbildungen VI 588ff.
— bei Hämangiomen VI 145ff.
— bei Herzklappenfehler II 1490
— bei Herztumoren II 1180ff.
—, intraossäre VI 138, 143ff.
—, intraspongiöse VI 138, 142ff.
— bei Klippel-Trénaunay-Syndrom VI 588
—, Komplikationen VI 145ff.
— bei Lymphgefäßinsuffizienz VI 612
— bei Lymphödem VI 612
— und Phlebitis VI 484, 493
— bei postthrombotischem Syndrom VI 512, 515
—, retrograde VI 140
—, Technik VI 138ff.

Phlebogramm und Thrombophlebitis VI 484, 493
— bei Thrombose VI 145, 484, 493
— bei Tricuspidalstenose II 1490
— bei Ulcus cruris VI 515
Phlebopathia diabetica VI 363
Phlebosklerose bei konstriktiver Perikarditis II 1101
Phlebothrombose VI 481; s.a.u. Thrombophlebitis und Thrombose
Phlegmasia caerulea dolens bei Embolie VI 365
— — — und sekundäres Raynaud-Syndrom VI 235
Phlegmonen bei Lymphangitis VI 604
Phlorrizin und Kallikrein V 214
Phonokardiogramm bei angeborener Aortenstenose III 435ff.
— bei angeborener Pulmonalinsuffizienz III 564ff.
— bei angeborener Pulmonalstenose III 304ff.
— bei Aorteninsuffizienz II 1460ff.
— bei Aortenisthmusstenose III 454ff.
— bei Aortenstenose II 1434ff.
— bei Canalis atrioventricularis communis III 294ff.
— nach Commissurotomie II 1400ff.
— bei Ebstein-Syndrom III 421ff.
— bei Fallotscher Tetralogie III 338ff.
— bei Herzinfarkt III 1138ff.
— bei Herztumoren II 1179ff.
— bei idiopathischer Pulmonalektasie III 370
— im Kollaps I 1031ff.
— bei kombiniertem Tricuspidalfehler II 1514
— bei konstriktiver Perikarditis II 1120ff.
— bei Mitralinsuffizienz II 1411ff.
— bei Mitralstenose II 1326ff.
— bei Myokarditis II 882ff.
— bei Perikarditis II 1120ff.
— bei peripherer Pulmonalstenose III 377
— bei Pulmonalektasie III 370
— bei Pulmonalstenose III 377
— im Schock I 1031ff.
— bei Tricuspidalinsuffizienz II 1507ff.

Phonokardiogramm bei Tricuspidalstenose II 1491ff.
— bei Valsalva-Versuch IV 783
— bei Ventrikelseptumdefekt III 227ff.
— bei Vorhofseptumdefekt III 262ff.
Phosaden bei Gefäßkrankheiten VI 184
Phosgenvergiftung und Capillarpermeabilität VI 582
— und Capillarresistenz VI 582
— und Lungenfibrose IV 198ff.
Phosphatasen bei Endocarditis lenta II 699
— und Kollaps I 1118
— und Magnesium V 497
— und Schockniere I 1118
Phosphathaushalt s. u. Phosphorhaushalt
Phosphin-Probe bei Fettembolie IV 136
Phosphohexoseisomerase bei Herzinfarkt III 724
Phosphokreatin im Myokard I 19ff.
— und Schock I 971
Phosphor, radioaktiver s. u. Radiophosphor
Phosphorlipoide bei Angiopathia diabetica IV 370ff.
— und Arteriosklerose III 768; IV 370ff.; VI 407ff.
— und Coronarinsuffizienz III 768, 965
— und Coronarsklerose III 768
— und Coronarthrombose III 965
— bei Diabetes mellitus IV 370ff.
— bei Herzinfarkt III 965
— und rheumatisches Fieber II 556
Phosphorstoffwechsel und angeborene Herzfehler III 113
— und Atmung I 204
— bei Beriberi IV 394ff.
— und Carboanhydrase I 536ff.
— bei Cushing-Syndrom V 687ff.
— und Diurese I 255
— bei endokriner Hypertonie V 687ff.
— bei essentieller Hypotonie V 788
— bei Gravidität IV 479
— und Herzglykoside I 448ff.

Phosphorstoffwechsel bei Herzinsuffizienz I 255, 299
— bei Hypertonie V 687ff.
— und Hypocalcämie IV 446
— bei Hypoglykämie IV 380ff.
— bei Hypotonie V 788
— und Insulin IV 380ff.
—, intracellulärer bei Ödemen I 307ff.
— und Kallikrein V 220
— im Myokard I 19ff., 28ff.
— und Ödemflüssigkeit I 299ff.
— und Operationen IV 597ff.
— und Purine I 548
— und Säure-Basen-Gleichgewicht I 204ff.
— und Thyreoidea IV 318ff.
Phosphorvergiftung III 890
— und Angina pectoris III 890
— und Arteriosklerose III 890
— und Coronarinsuffizienz III 890
— und Coronarsklerose III 890
—, Fettembolie bei IV 132ff.
— und Myokard II 968; III 890
— und Myokardose II 969
Photoplethysmogramm VI 73ff.
Photosensibilisierung bei Porphyrie IV 397
Phrenicusparese bei Commissurotomie II 1395ff.
„Physiosklerose", Begriff, VI 389ff.
Physostigmin und Blutdruck V 29
— und Atrioventricularblock II 227
— bei paroxysmaler Tachykardie II 146
Picksche Pseudocirrhose s. u. Stauungscirrhose
Pickwickian-Syndrom IV 231, 385
— — und Operabilität IV 625
Piezogramm VI 80ff.
Pigmente im Altersherz VI 424
— und Capillarpermeabilität VI 566
— und Capillarresistenz VI 566, 576, 578
— bei Gefäßmißbildungen VI 590
— bei Hämangiomen VI 590
— bei Hämochromatose IV 686
— bei hämorrhagischer Diathese VI 566, 576ff.
— bei Hippel-Lindau-Syndrom VI 590
— bei Hypothyreose IV 331

Pigmente bei Kaposi-Sarkom VI 602
— bei Mitralstenose II 1310
— bei Möller-Barlow-Syndrom VI 578
— bei Moschcowitz-Symmers-Syndrom VI 571ff.
— bei Perikarditis II 1089
— bei Perniosis VI 559
— bei postthrombotischem Syndrom VI 510ff.
— und Purpura Majocchi VI 576
— bei Purpura rheumatica VI 566
— bei rheumatischem Fieber VI 566
— bei Skorbut VI 578
Pikrotoxin und Rauwolfia-Alkaloide V 522
Pilocarpin und Blutdruck IV 739; V 29, 185
— und Capillarpermeabilität VI 562
— bei Dystrophie IV 296
— bei Postural hypotension IV 739
— und Serotonin V 185
— bei Wärmeurticaria VI 562
Pilzinfekte s. u. Mykosen
„pink disease" VI 533
Piperidin bei Gefäßkrankheiten VI 189
Piperidylbenzodioxan s. u. Regitin
Piperoxan s. u. Regitin
Pitressin bei Beriberi IV 396
— und Blutdruck V 70, 93, 133, 143
— und Diurese I 279
— und Endokardfibrose II 786
— und Endokarditis parietalis fibroplastica II 786
— bei experimenteller Hypertonie V 70, 93, 133, 143
— und Extrasystolie II 44
— und Ganglienblocker V 571
— und Hämodynamik V 143ff.
— und Hydralazine V 542ff.
— und Hypertonie V 70, 93, 133, 143
— bei Kollaps IV 761ff.
— und Ödeme I 279, 326
— bei Ohnmacht IV 761ff.
— und Rauwolfia-Alkaloide V 526
— bei vegetativer Labilität IV 761ff.
— und Veratrumalkaloide V 557ff.
— und Wasserhaushalt I 279

Pituitrin und Blutdruck V 133, 544, 725
— und Capillarpermeabilität VI 586
— und Capillarresistenz VI 586
— und experimentelle Hypertonie V 133
— und Hydralazine V 544
— und Steroide V 133
— und zentralnervöse Hypertonie V 725
P-kardiale s. a. u. P-Welle (Elektrokardiogramm)
— — bei angeborener Pulmonalinsuffizienz III 565
— — bei angeborener Tricuspidalinsuffizienz III 431
— — bei Foramen ovale persistens III 265
— — bei Mitralstenose II 1389
— — bei Vorhofseptumdefekt III 265ff.
Placenta IV 497ff.; V 738
— und angeborene Herzfehler III 113
— und Aortographie VI 134
— und Blutdruck V 39
— und Cor pulmonale VI 115ff.
— bei Graviditätstoxikose IV 510ff., 516ff.; V 732, 738
— und Hypertonie V 39
— und Luftembolie IV 126
— und Lungenembolie IV 115ff.
— und Röntgendiagnose VI 134
— bei postthrombotischem Syndrom VI 514
— bei Ulcus cruris VI 514
Placentaembolie IV 486
Placentainfarkt und Graviditätstoxikose IV 511; V 737
Placentalösung, vorzeitige und Cor pulmonale IV 115ff
— — und Graviditätstoxikose IV 511, 517
— — und Lungenembolie IV 115ff.
Placenta praevia, Aortographie bei VI 134
— —, Luftembolie bei IV 126
Placentaserol bei Ulcus cruris VI 513
— bei postthrombotischem Syndrom VI 513
Plättchen-Thrombose-Syndrom s. u. Moschcowitz-Symmers-Syndrom

Plasmadurchströmung

Plasmadurchströmung (Niere)
s. a. u. Clearance
— und Adrenalin V 176
— bei Anämie IV 648
— bei Aortenisthmusstenose
   V 761
— und arteriovenöse
   Anastomosen VI 8
— und Atmung IV 18
— und Beriberi IV 395
— bei Bleivergiftung V 773
— und Blutdruck V 259, 403
— bei Blutkrankheiten
   IV 648
— und Endangitis obliterans
   V 625; VI 290 ff.
— und essentielle Hypertonie
   V 259, 403
— und Ganglienblocker
   V 574 ff.
— bei Gefäßkrankheiten
   VI 290 ff.
— bei Glomerulonephritis
   V 613
— bei Gravidität IV 482 ff.;
   V 727 ff.
— bei Graviditätstoxikose
   IV 506, 513 ff.; V 734 ff.
— bei Herzinfarkt III 717
— bei Herzinsuffizienz I 264
— und Höhenadaptation IV 18
— bei Hypertonie V 259, 403,
   613
— und Hypophysektomie
   IV 344
— und Klima IV 18
— im Kollaps I 1083, 1098 ff.
— und Luftdruck IV 18
— bei maligner Hypertonie
   V 633
— bei Nephritis V 613
— bei neurogener Hypertonie
   V 721
— und Noradrenalin V 176
— bei Poliomyelitis V 721
— bei Polycythämie VI 665
— bei Porphyrie IV 399
— und Rauwolfia-Alkaloide
   V 527
— bei renaler Hypertonie
   V 613
— und Sauerstoffmangel IV 18
— im Schock I 1083, 1098 ff.
— bei Schockniere I 1098 ff.
— und Sedations-Test V 259
— und Serotonin V 185
— und Veratrumalkaloide
   V 561 ff.
— bei Vergiftungen V 773
Plasmaeiweiß s. u. Blutplasma
Plasmainfusionen bei Embolie
   VI 366
— bei hämorrhagischer Diathese VI 572
— bei Herzinfarkt III 1451 ff.

Plasmainfusionen bei Hypotonie V 828
— beim Kollaps I 1130 ff.
— bei Moschcowitz-Symmers-Syndrom VI 572
— beim Schock I 1130 ff.
— bei Verbrennung VI 563
„plasma skimming" I 1102
Plasmazellen bei Angina tonsillaris II 912
— bei Aortitis luica VI 353
— bei Chagas-Myokarditis
   II 932, 936
— bei Diphtherie-Myokarditis
   II 894
— bei Encephalomyocarditis
   II 920
— bei Endocarditis lenta
   II 697, 707
— bei Fokaltoxikose II 912
— bei Glomerulonephritis
   II 915
— bei Kollaps I 1112
— bei Lues VI 353
— bei Riesenzellarteriitis
   VI 337 ff.
— bei Scharlach-Myokarditis
   II 899 ff.
— bei Schockniere I 1112
— bei Toxoplasmose II 936
— bei Trichinose II 939
— bei Typhus-Myokarditis
   II 906
Plasmochin, Extrasystolie
   durch II 41
— und Myokard II 41, 968
Plasmocytom und Amyloidose
   II 960 ff.
— und Arteriosklerose
   V 621; VI 415
— und Gefäßkrankheiten
   V 621; VI 23 ff., 247 ff.,
   415
— und Glomerulosklerose
   V 621
— und Hypercalcämie
   IV 446
—, Nephrose bei V 621
— und Perikardtumoren
   II 1224 ff.
— und sekundäres Raynaud-
   Syndrom VI 247 ff.
— und Vasomotorik VI 247 ff.
Plasmodex beim Schock I 1133
Plenosol bei Gefäßkrankheiten
   VI 202
Plethora vera IV 661
Plethysmogramm VI 69 ff.
— bei Anämie IV 643 ff.
— bei Arteriosclerosis obliterans VI 432 ff.
— bei Arteriosclerosis obliterans diabetica VI 438 ff.
— bei Blutkrankheiten
   IV 643 ff., 661

Plethysmogramm und Blutspeicher I 1010
—, Capillar- VI 108 ff.
— bei Diabetes mellitus
   VI 438 ff.
—, elektrisches VI 73
—, funktionelles VI 70
— bei Gefäßkrankheiten
   VI 69 ff,. 226, 230
— und Hyperämie VI 73
—, Impedanz VI 74
— bei intraarterieller Sauerstoffinsufflation VI 211
— im Kollaps I 1010, 1046
—, Methoden VI 70 ff.
—, morphologisches VI 70
— und Oscillogramm VI 79
—, photoelektrisches VI 73 ff.
— bei Polycythämie IV 661
— und Pulswellengeschwindigkeit VI 72, 81
—, quantitatives VI 70
— bei Raynaud-Syndrom
   VI 226, 230
— und Schock I 1010, 1046
Pleura bei Angina tonsillaris
   II 913
— bei Aortenaneurysma
   VI 449
— bei Aortenhämatom,
   intramuralem VI 460
— bei arteriovenösen Aneurysmen IV 255
— und Atmung I 173, 178
   186 ff., 223
— bei Beriberi IV 391 ff.
— und Chylothorax IV 606 ff.
— und Cor pulmonale IV 62,
   167 ff.
— bei Diphtherie-Myokarditis II 894
— bei Dystrophie IV 298
— bei Erythematodes
   II 979 ff.; VI 345
— bei Fokaltoxikose II 913
— bei Gefäßkrankheiten
   VI 499
— bei Hämochromatose
   IV 683
— bei hämorrhagischer
   Diathese VI 573
— bei Herzdivertikel III 13
— und Herzinsuffizienz I 99
— bei Herztumoren II 1180 ff.
— und Hydralazine V 551
— bei Hypothyreose IV 331
— bei idiopathischer Perikarditis II 1073
— bei Karditis rheumatica
   II 605 ff., 620, 621
— bei Kollagenosen II 979 ff.
— und Kollaps I 957
— und konstriktive Perikarditis II 1094
— und Kreislaufzeit I 173

Pleura bei Lungenembolie
IV 103, 105ff., 107ff., 124
— und Lungenfibrose
IV 198ff.
— bei Lungeninfarkt
IV 107ff., 124
— und Lungenödem I 135
— und Lymphgefäßinsuffizienz VI 606ff.
— bei Mitralstenose II 1320ff.
— bei Moschcowitz-Symmers-Syndrom VI 573
— bei Myokarditis II 894, 913
— bei Myxödem IV 331
— und neurogener Schock
I 976
— bei Operationen IV 598
— bei Pancarditis rheumatica
II 620
— bei Panzerherz II 1094
— und Perikarditis II 1042, 1045, 1084, 1094
— und Perikarditis purulenta
II 1084
— bei Phlebitis VI 499
— und Pneumoperikard
II 1153
— bei Postcommissurotomie-Syndrom II 1393ff.
— und primärer Schock
I 976
— bei rheumatischem Fieber
II 605ff., 620, 621
— und Schock I 957
— und Sympathektomie
V 485
— bei Thoraxdeformation
IV 229ff.
— bei Thrombophlebitis
VI 499
— und Thyreoidea IV 331
— bei tuberkulöser Perikarditis II 1077ff.
— und Tuberkulose II 1077;
IV 223ff.
Pleuraempyem und konstriktive Perikarditis
II 1094
— und Lungenfibrose IV 199ff.
— und Pericarditis purulenta
II 1084
Pleuraerguß s. a. u. Hydrothorax
— bei Angina tonsillaris
II 913
— und Atmung I 178, 180, 185, 201; IV 37
— bei Beriberi IV 391ff.
— und Blutmenge I 327
— und Chylothorax VI 607
— und Cyanose I 233
— bei Diphtherie-Myokarditis
II 894
— bei Dystrophie IV 298ff.
—, Eiweißgehalt I 298ff.

Pleuraerguß bei Erythematodes
VI 345
— bei Fokaltoxikose II 913
— bei Hämochromatose
IV 683
— bei Herzinsuffizienz I 135, 173, 178, 180, 185, 201, 214, 233, 298ff., 302, 402ff., 790
— bei Herztumoren II 1180ff.
— und Höhenadaptation
IV 37
— bei Hypothyreose IV 331
— bei idiopathischer Perikarditis II 1073
— bei Karditis rheumatica
II 605ff.
— und Kollaps I 957
— und konstriktive Perikarditis II 1094
— und Kreislaufzeit I 173
— und Luftdruck IV 37
— und Lungenelastizität I 178
— bei Lungenembolie
IV 107ff., 124
— bei Lungeninfarkt
IV 107ff.
— und Lungenödem I 135
— und Lymphgefäßinsuffizienz VI 606ff.
—, Mineralgehalt I 298ff.
— bei Mitralstenose II 1393
— und Myokarditis II 894, 913
— durch Operationen IV 598
— bei Pankarditis rheumatica
II 620
— bei Panzerherz II 1094
—, Pathogenese I 303
— bei Perikarditis II 1073, 1084, 1094
— und Perikarditis purulenta
II 1084
— bei Phlebitis VI 499
— bei Postcommissurotomie-Syndrom II 1393
— bei rheumatischem Fieber
II 605ff., 620
— und Säure-Basen-Haushalt
I 214
— bei Sarkoidose II 947
— und Schock I 957
— und Sympathektomie
V 485
— bei Thrombophlebitis
VI 499
— bei Tricuspidalinsuffizienz
II 1506ff.
— bei tuberkulöser Perikarditis II 1079
— und Vitalkapazität I 180, 185
Pleurapunktion I 135, 559ff.
— und Kollaps I 957
— und Kreislaufzeit I 173

Pleurapunktion, Luftembolie
bei IV 127ff.
— und Lungenödem I 135
— und neurogener Schock
I 976
— und primärer Schock I 976
— und Säure-Basen-Gleichgewicht I 214
Pleuraschwarten, Cor pulmonale bei IV 62, 167ff.
— bei Karditis rheumatica
II 605ff.
— und Lungenfibrose
IV 199ff.
— und Operationen IV 599
— bei rheumatischem Fieber
II 605ff.
— und Sympathektomie
V 485
— bei Thoraxdeformation
IV 229ff.
— und Tuberkulose IV 223ff.
Pleuritis III 1314
— und angeborene Herzfehler
III 114
— bei Erythematodes II 979ff.
— exsudativa und Hydralazine
V 551
— — bei Karditis rheumatica
II 605ff.
— — bei Lungenembolie
IV 107ff., 124
— — bei Lungeninfarkt
IV 107ff.
— fibrinosa bei Karditis rheumatica II 606
— und Hydralazine V 551
— bei idiopathischer Perikarditis II 1073
—, Infarkt- IV 107ff.
— und infektiöser Schock
I 985
— bei Karditis rheumatica
II 605ff., 621
— bei Kollagenosen II 979ff.
— und konstriktive Perikarditis II 1094
— bei Lungenembolie
IV 107ff., 124
— und Lungenfibrose IV 199ff.
— bei Lungeninfarkt IV 107ff.
— und Mitralstenose
II 1320ff.
— bei Pankarditis rheumatica
II 620
— und Panzerherz II 1904
— und Perikarditis II 1042, 1045, 1084
— und Perikarditis purulenta
II 1084
— bei Postcommissurotomie-Syndrom II 1393ff.
— rheumatica II 605ff., 621
— bei rheumatischem
Fieber II 606

Pleuritis serosa bei rheumatischem Fieber II 606
— bei Thoraxdeformation IV 229 ff.
— tuberculosa und Perikarditis II 1077 ff.
Pleurodynie bei Lungenembolie IV 103, 105 ff., 107 ff.
— bei Lungeninfarkt IV 107 ff., 124
— bei rheumatischem Fieber II 605
Pleuropneumonie III 1314
Plexonal bei vegetativer Labilität IV 854
Plexusanaesthesie und Schock IV 601 ff.
Plexuscyanose VI 531 ff.
Plusdekompensation I 41, 45, 154; V 383 ff., 404
— bei Aneurysmen, arteriovenösen V 769 ff.
— bei arteriovenösen Fisteln VI 476
— bei Beriberi IV 395
— und Blutdruck V 68
— und Blutmenge I 154
— bei Cor pulmonale IV 174
— bei Herzinsuffizienz I 41, 45, 233, 456
— bei Hyperthyreose IV 328; V 770
— bei Hypertonie V 68
—, Mechanismus V 383 ff.
—, Symptome V 383 ff.
— und Thyreoidea IV 328
—, Venendruck bei VI 68
P-mitrale (Elektrokardiogramm), Begriff II 204 ff.
— bei Endokarditis lenta II 708 ff.
— bei Karditis rheumatica II 582 ff.
— bei konstriktiver Perikarditis II 1119 ff.
— bei Mitralstenose II 1339 ff.
— bei Myokarditis rheumatica II 582 ff.
—, Vorkommen II 204 ff.
P-mitropulmonale, Begriff II 205
Pneumektomie und Cor pulmonale IV 225
— und Lungenemphysem IV 181
Pneumencephalogramm und zentralnervöse Hypertonie V 724
Pneumococcus mucosus und Endokarditis acuta II 725
Pneumokokkeninfekte und bakterielle Endokarditis II 666 ff., 669 ff., 674, 689 ff., 703, 723 ff., 729 ff., 755 ff.

Pneumokokkeninfekte, Blutdruck bei V 802 ff.
— und Endokarditis acuta II 723 ff., 727, 729 ff.
— und Endokarditis lenta II 666 ff., 669 ff., 674, 689 ff., 703, 755 ff.
—, Hypotonie bei V 802 ff.
— und infektiöser Schock I 983
— und Kollaps I 958, 983
— und Myokarditis II 874, 903 ff.
— und Perikarditis purulenta II 1085
— und Schock I 958, 983
— und Sepsis II 903 ff.
—, Therapie II 755 ff.
— und Waterhouse-Friedrichsen-Syndrom IV 564 ff.
Pneumokokken-Vaccine und rheumatisches Fieber II 554
Pneumokoniosen IV 203 ff.; s. a. u. den einzelnen Krankheiten
— und Atmung IV 81, 205 ff.
—, Cor pulmonale bei IV 62, 139 ff., 167 ff., 197 ff., 203 ff., 216 ff.
— und Gasaustausch IV 81
— und Lungenemphysem IV 205 ff., 211 ff.
— und Lungenfibrose IV 197 ff., 203 ff.
— und Lungenkreislauf IV 62, 81, 205 ff.
— und Lymphgefäßinsuffizienz VI 606
— und Operationen IV 599
— und Perikarditis II 1084, 1089
— und Perikarditis purulenta II 1084
— und Pulmonalsklerose IV 206 ff.
— und Tuberkulose IV 204 ff.
Pneumolyse und arteriovenöse Fisteln VI 474
— und Thrombophlebitis VI 484
Pneumonie und angeborene Herzfehler III 114, 154, 276 f.
— und Angina tonsillaris II 914
— und Antistreptolysin II 591
— bei Aortenbogen-Anomalien III 480
—, Arrhythmie bei II 104 ff.
— und Atmung IV 35, 39 ff.

Pneumonie, Atrioventricularblock bei II 224 ff.
— und bakterielle Endokarditis II 667, 722, 729
— und Blutdruck V 339, 801 ff.
— und Bradykardie II 18
— Broncho- s. dort
— und Capillarpermeabilität VI 553
—, Capillarresistenz bei VI 568, 572
— und Chylothorax VI 606 ff.
— und Commissurotomie II 1395
— und Cor pulmonale IV 96, 107 ff., 140 ff., 144, 173, 255
— und C-reaktives Protein II 596
— und Cyanose I 233
— bei Dermatomyositis II 992
— bei Diphtherie-Myokarditis II 897 ff.
— und Endokarditis II 667, 722, 729, 777 ff.; IV 552
— und Endokarditis acuta II 729
— und Endokarditis fibrinosa II 777 ff.
— und Endokarditis lenta II 667, 722
— und Endokarditis verrucosa simplex II 777 ff.
— bei Erythematodes II 983 ff.
— und essentielle Hypertonie V 339
— und Fiedler-Myokarditis II 954 ff.
— bei Fokaltoxikose II 914
— und Ganglienblocker V 594
— bei Gefäßkrankheiten VI 318 ff.
— bei Gefäßmißbildungen III 381, 385, 480 ff., 569 ff.
— und hämorrhagische Diathese VI 568 f., 572
—, Herzblock bei II 224 ff.
—, Herzglykoside bei I 466, 480
— bei Herzinfarkt III 1239
— bei Herzinsuffizienz I 131, 233, 403, 416, 775
— und Höhenadaptation IV 37
— und Hypertonie V 339
—, Hypotonie bei V 801 ff.
— und idiopathische Perikarditis II 1073
—, Infarkt- IV 107 ff.
—, und infektiöser Schock I 985

Pneumonie, Interferenz-Dissoziation bei II 295 ff.
— bei Karditis rheumatica II 605, 621, 634
— und Klima IV 35
— bei Kollagenosen II 983 ff.
— und Kollaps I 957 ff., 983
— und konstriktive Perikarditis II 1094
—, Kreislauf bei IV 559
— und Lebensalter IV 623 ff.
—, Lebernekrose bei I 779 ff.
— und Luftdruck IV 35, 39 ff.
— und Luftüberdruck IV 39 ff.
— und Lungenembolie IV 96, 107 ff.
— und Lungenfibrose IV 198 ff.
— bei Lungeninfarkt IV 107 ff.
— und Lungenödem I 131
— bei Lungenstauung I 775
— und Lymphgefäßinsuffizienz VI 606 ff.
— bei Mitralstenose II 1371 ff.
— bei Moschcowitz-Symmers-Syndrom VI 572
— und Myokarditis I 762 ff.; II 874, 897, 903 ff., 911 ff.; IV 543 ff.
— bei Myokardsarkoidose II 974
—, Öl- s. dort
— und Operabilität IV 623 ff.
— bei Pankarditis rheumatica II 620
— und Panzerherz II 1094
— bei Periarteriitis nodosa VI 318 ff.
— und Perikarditis II 1041, 1084 ff.; IV 554
— und Perikarditis purulenta II 1084 ff.
— und Phlebitis VI 485 ff.
— und Postcommissurotomie-Syndrom II 1395
—, postoperative IV 607
— und Pulmonalarterienaplasie III 381, 385
—, Purpura fulminans bei VI 569
—, Purpura infectiosa bei VI 568 ff.
—, Reizleitungsstörungen bei II 224 ff.
— bei rheumatischem Fieber II 568 ff., 605, 621, 634
— bei Sarkoidose II 974
— und Sauerstoffmangel IV 35
— und Schock I 957 ff., 983
— und Sepsis II 903 ff.
— bei Thoraxdeformation IV 229 ff.

Pneumonie und Thrombophlebitis VI 485 ff.
— bei Toxoplasmose II 934
—, Vorhofflattern bei II 104 ff.
—, Vorhofflimmern bei II 104 ff.
— bei Vorhofseptumdefekt III 276 ff.
Pneumonose I 195 ff.
— bei angeborenem Herzfehler III 146
— und Atmung IV 81
— und Herzinsuffizienz I 195 ff., 775
—, Lungenfibrose als IV 198 ff.
— und Lungenkreislauf I 775; IV 81
— und Lungenstauung I 775
— bei Mitralstenose II 1307 ff.
— und Narkose IV 615
Pneumoperikard II 1153
— bei Herztumoren II 1185
— und Hydroperikard II 1153
— bei idiopathischer Perikarditis II 1047
— bei tuberkulöser Perikarditis II 1081
Pneumoperitoneum und Luftembolie IV 126
— bei Hypertonie V 676 f.
— bei Periarteriitis nodosa VI 321
— bei Phäochromocytom V 676 ff.
Pneumotachogramm bei Balneotherapie I 655
Pneumothorax, Cor pulmonale bei IV 62, 115, 167 ff., 224 ff.
—, Luftembolie bei IV 127 ff.
— und Kollaps I 957; IV 599 ff.
— und neurogener Schock I 976
— und Pneumoperikard II 1153
— und primärer Schock I 976
— und Schock I 957, 976
—, Spontan-, siehe dort
—, Ventil- s. u. Ventilpneumothorax
poison oak und Periarteriitis nodosa VI 310
Polamidon bei Herzinfarkt III 1446
— bei Lungenembolie IV 122
Poliomat bei Cor pulmonale IV 173
Poliomyelitis IV 540 ff.; V 718 ff.
— und angeborene Herzfehler III 113
—, Antesystolie bei II 381
— und Blutdruck IV 573 ff.; V 37 ff., 718 ff.

Poliomyelitis und Carotissinus V 718
— und Encephalomyokarditis II 919
—, Endokarditis bei IV 553
— und Entzügelungs-Hochdruck V 718 ff.
—, Hypertonie bei IV 573 ff.; V 37 ff., 718 ff.
— und Hypokaliämie IV 420 ff., 541 ff.
— und infektiöser Schock I 982 ff.
— und Kollaps I 958, 982 ff.; II 916 ff.
—, Kreislauf bei IV 558 ff.
— und Livedo reticularis VI 534 ff.
— und Lungenödem I 132
— und Myokarditis I 762 ff.; II 873, 874, 915 ff.; IV 540 ff.
— und neurogene Hypertonie IV 573 ff.; V 718 ff.
—, Perikarditis bei IV 554
— und Schock I 958, 982 ff.; II 916 ff.
— und Schweißsekretion VI 43 ff.
— und sekundäres Raynaud-Syndrom VI 242
—, Tachykardie bei II 9 ff.; V 718 ff.
— und Vasomotorik V 718 ff.
—, Waterhouse-Friedrichsen-Syndrom bei IV 565
—, Wolff-Parkinson-White-Syndrom bei II 381
Polyarthritis acuta nodosa s. u. Periarteriitis nodosa
Polyarthritis, primär chronische II 992 ff.
—, — —, und Erythematodes II 979
—, — —, Herz bei II 992 ff.
—, — — als Kollagenose II 979
— rheumatica, ACTH bei II 645
— — und Amyloidose II 960 ff.
— — und Angiographie VI 127 ff.
— — und Antihyaluronidase II 594
— — und Antistreptokinase II 596
— — und Antistreptolysin II 592
— — und Arteriographie VI 127 ff.
— — und Autoantikörper II 600
— —, Capillarresistenz bei VI 104, 564

Polyarthritis rheumatica und
Commissurotomie
II 1387
— —, Cortison bei II 645
— —, C-reaktives Protein bei
II 597
— —, Diagnose II 620 ff.
— — und Endokarditis lenta
II 683 ff., 690
— — und endokrine Hypertonie V 709
— — und Erythematodes
II 978 ff.
— — und hämorrhagische
Diathese VI 104,
564 ff.
— — und Karditis rheumatica
II 553 ff., 560 ff.,
*601*ff., 611 ff.
— — als Kollagenose
II 978 ff.
— — und Mitralstenose
II 1381
— — und Pankarditis rheumatica II 619 ff.
— — und Periarteriitis
nodosa VI 325 ff.
— — und Perikarditis II 992,
1044, 1088
— —, Prognose II 628
— — und Purpura rheumatica VI 564 ff.
— — bei rheumatischem Fieber II 553 ff., 560 ff.,
*601*ff., 611 ff.
— — und sekundäres Raynaud-Syndrom
VI 247
— —, Therapie II 634 ff.
— —, Verlaufsformen
II 611 ff.
Polycythämie IV 659, *660*ff.
— und Aderlaß I 591
— und Adipositas IV 385 ff.
— bei angeborenem Herzfehler
III 123 ff., *144*ff., 187,
356 ff.
— bei arteriovenöser Lungenfistel III 388; IV 252 ff.
— und Atmung IV 11 ff., 23 ff.;
34, 666 ff.
— und Blutdruck V 40, 337 ff.
—, Blutgerinnung bei IV 668 ff.
— und Blutmenge I 153,
162
— und Capillarektasien
VI 527
— und Capillarresistenz
VI 576
— bei Chlorose IV 144
— und Cor pulmonale
IV 144 ff.
— bei Cushing-Syndrom
V 684 ff., 687 ff.
— und Cyanose I 234

Polycythämie und Ductus
Botalli persistens III 187
— bei Endangitis obliterans
VI 294, 297 ff.
— und Endokarditis lenta
II 688
— bei endokriner Hypertonie
V 684 ff., 687 ff.
— und Erythralgie VI 527
— und essentielle Hypertonie
V 337 ff.
— und Fallotsche Tetralogie
III 356
— bei Gefäßkrankheiten
VI 294, 485 ff., 498, 527,
541
— bei Gefäßmißbildungen
III 388; VI 598
— bei Hämangiomen VI 598
— und hämorrhagische Diathese IV 668 ff.; VI 576
—, Herz bei IV 663 ff.
— bei Herzinfarkt III 1468 ff.
— und Herzinsuffizienz I 404
—, Hirn bei IV 666
— bei Höhenadaptation
IV 11 ff., 23 ff., 25 ff., 34
— und Hypertonie V 40,
337 ff., 684 ff., 687 ff.
— bei Kavernomen VI 598
— und Klima IV 11 ff., 23 ff.,
34
—, Kreislauf bei IV 23, 25 f.,
659 ff., *662*ff.
— und Kreislaufzeit I 173
— und Luftdruck IV 11 ff.,
23 ff., 25 ff., 34
— und Lungenembolie
IV 96 ff.
— bei Lungenfibrose IV 198 ff.
— bei Mitralstenose II 1323
— bei Monge-Syndrom IV 34
—, Niere bei IV 665 ff.
— und Phlebitis VI 485 ff., 489
— bei Pneumokoniose
IV 205 ff.
— und Purpura Majocchi
VI 576
— und Sauerstoffmangel
IV 11 ff., 23 ff., 25 ff., 34
— und sekundäres RaynaudSyndrom VI 247 ff.
— bei Silikose IV 205 ff.
—, Synkardialmassage bei
VI 153
— bei Teleangiektasien VI 541
— bei Thoraxdeformation
VI 229 ff.
— und Thrombophlebitis
IV 666 ff., 669 ff.;
VI 485 ff., 498
— und Thrombose IV 666 ff.,
*669*ff.
— und Tumormetastasen
IV 238

Polycythämie und Vasomotorik
VI 247 ff., 527
— und Vitalkapazität I 182
Polydipsie bei Cushing-Syndrom V 683 ff.
— und Hypertonie V 75, 662,
683 ff.
— bei Phäochromocytom
V 662
Polygeminie II 32 ff., 53
—, Kammer- II 72
Polyglobulie s. u. Polycythämie
Polymyxin bei Endokarditis
lenta II 751 ff., 758
Polyneuritis und Blutdruck
V 37 ff.
— und Entzügelungs-Hochdruck bei V 716 ff., 773
—, Hypertonie bei V 37 ff.,
716 ff., 773
— bei Periarteriitis nodosa
V 622; VI 329
— bei Porphyrie IV 397 ff.,
*400*ff.
— bei Thalliumvergiftung
V 773 ff.
Polyphagie bei Phäochromocytom V 662
Polyphenoloxydase und Kallidin V 226 ff.
Polyradiculitis bei Periarteriitis nodosa VI 329
Polysaccharide bei diabetischer
Glomerulosklerose
V 619 ff.
— und Myokard II 967
Polysaccharidose und Myokard II 967
Polyserositis bei Leukämie
IV 671
— und Perikarditis II 1042,
1091
— bei rheumatischem Fieber
II 568 ff., 611 ff.
Polysorbat bei Arteriosklerose
VI 425
Polyurie s. a. u. Diurese
— bei Angina pectoris
III 1006
— und Blutdruck V 69, 75
— bei endokriner Hypertonie
V 659, 683 ff.
— bei experimenteller Hypertonie V 69, 75
— bei Cushing-Syndrom
V 683 ff.
— bei Hyperkaliämie
IV 421 ff.
— bei Hypertonie V 69, 75,
600, 659, 683 ff.
— bei Hypocalcämie IV 446
— im Kollaps I 1077, 1098 ff.,
1109
— und Magnesium-Stoffwechsel IV 455 ff.

Polyurie bei Phäochromocytom V 659
— bei renaler Hypertonie V 600
— bei Schockniere I 1077, 1098ff., 1109
Polyvinylpyrrolidin s. a. u. Pentapyrrolidin und Ganglienblocker bei Hypertonie V 582ff.
— bei Gravidität V 733
Popliteaaneurysmen VI 442, 468
— bei Arteriosklerosis obliterans VI 435
Popliteaembolie VI 365
— bei Endokarditis lenta II 712
Popliteafisteln, arteriovenöse VI 476
Popliteapuls bei Gefäßkrankheiten VI 49
Popliteathrombose VI 370
Popliteaverschluß bei Arteriosklerosis obliterans VI 435
—, embolischer VI 365
— bei Endangitis obliterans VI 272ff.
— bei Endokarditis lenta II 712
—, thrombotischer VI 370
Porphobilinogen und Porphyrie IV 398ff.
Porphyrie IV 397ff.
—, acute IV 397
— und Blutdruck IV 397ff.; V 37ff.
—, cutane IV 397
— und Entzügelungs-Hochdruck V 717
—, erythropoetische IV 397
—, essentielle IV 397
—, hepatische IV 397
—, Hypertonie bei IV 397ff.; V 37ff.
—, kongenitale IV 397
—, Narkose bei IV 618
— bei Periarteriitis nodosa VI 322
—, Winterschlaf bei IV 618
Porphyrine bei Herzinfarkt III 721, 1157ff.
Postcommissurotomie-Syndrom II 1393ff.
— und Gravidität IV 489
— und Karditis rheumatica II 632ff., 1394
Posterolateralinfarkt III 1191ff.
Postgastrektomie-Syndrom s. u. Dumping-Syndrom
Postinfektiöses Syndrom IV 529, 536ff.

Postkardiotomie-Syndrom, Begriff II 1394
,,Poststreptococcic state", Begriff IV 536
Posttachykardie-Syndrom II 167ff.
— und Angina pectoris III 843
Postthrombotisches Syndrom VI 509ff.
— —, Diagnose VI 512ff.
— — und Martorelli-Syndrom VI 512
— — und Phlebektasien VI 510ff.
— —, Symptome VI 510ff.
— —, Therapie VI 513ff.
— — und Ulcus cruris VI 511ff.
— — und Vasomotorik VI 511ff.
— —, Vorkommen VI 509ff.
Postural hypotension IV 736ff.; V 814ff.
Potenz und ACTH II 645
— und Cortison II 645
— und Ganglienblocker V 580
— bei Postural hypotension IV 736ff.
— und Rauwolfia-Alkaloide V 540
— und Sympathektomie V 486
,,pouls lent permanent", Begriff II 209
,,power of adaptation" IV 829
Power-Test s. u. Robinson-Kepler-Power-Test
P-pulmonale, Begriff II 204
— bei Cor pulmonale IV 109, 158ff.
— bei Ductus Botalli persistens III 191
— bei Hämangiosarkom VI 601
— bei Hyperthyreose IV 325
— bei Hypoglykämie IV 381
— und Insulin IV 381
— bei Lungenembolie IV 109
— bei Pulmonalsklerose II 205; IV 245
— und Thyreoidea IV 325
— bei Tuberkulose IV 222
— bei Ventrikelseptumdefekt III 231
— bei Vorhofseptumdefekt III 265ff.
—, Vorkommen II 204ff.
P—Q-Strecke (Elektrokardiogramm) s. u. Atrioventrikularzeit
Präeklampsie IV 510ff.; s. a. u. Graviditätstoxikose
— und Hypertonie IV 504; V 730ff.
— und Nephritis IV 504ff.

Präexcitation, Begriff II 378; s. a. u. Antesystolie
Prävalenztheorie und Situs inversus III 76
Pratt-Test VI 67
Prausnitz-Küstner-Phänomen bei Herzglykosiden I 499
Préalternans II 404
Prednisolon bei allergischer Myokarditis II 954
— bei Cor pulmonale IV 170ff.
— bei Endangitis obliterans VI 302
— bei Erythematodes II 983ff.; VI 345
— bei Karditis rheumatica II 641ff., 644ff.
— bei Kollagenosen II 983ff.
— bei Myokarditis II 954
— bei Periarteriitis nodosa VI 334
— bei Postcommissurotomie-Syndrom II 1394
— bei Riesenzellarteriitis VI 343
— bei rheumatischem Fieber II 641ff., 644ff.
Prednison bei Adams-Stokes-Syndrom II 272
— bei allergischer Myokarditis II 954
— bei Aortenbogensyndrom VI 380
— bei Arteriitis rheumatica VI 346
— und Arteriosklerose III 792
— bei Blutkrankheiten IV 681
— und Capillarresistenz VI 565
— und Coronarinsuffizienz III 792
— und Coronarsklerose III 792
— bei Cor pulmonale IV 170ff.
— als Diureticum I 551ff.
— bei Erythematodes II 984; VI 345
— bei Fiedler-Myokarditis II 958
— bei hämorrhagischer Diathese VI 565
— und Herzinfarkt III 1483
— bei idiopathischer Perikarditis II 1076
— bei Infektionen IV 562ff.
— bei Karditis rheumatica II 641ff., 644ff.; VI 565
— bei Kollagenosen II 984; VI 345
— bei Kollaps IV 602ff.
— bei Lymphogranulomatose IV 681
— bei Myokarditis II 892, 954, 958
— bei Periarteriitis nodosa VI 334

Prednison bei Perikarditis
II 1076
— bei Pneumokoniose
IV 215
— bei Purpura rheumatica
VI 565
— bei rheumatischem Fieber
II 641 ff., 644 ff.; VI 565
— bei Riesenzellarteriitis
VI 343
— bei Schock IV 602 ff.
— bei Silikose IV 215
— bei Waterhouse-Friedrichsen-Syndrom IV 563
Pregnandiol bei Gravidität
V 728 ff.
"Premature beats" II 28
Pressoreceptoren I 87, 161;
V 23 ff., 69 ff., 146 ff.,
157 ff., *713* ff.; VI 2 ff.;
s. a. u. Carotissinus
— und Angina pectoris
III 835 ff., 846
— bei Aortenbogensyndrom
V 766 ff.
— bei Aorteninsuffizienz
V 768
— bei Aortenisthmus-Stenose
V 756 ff., 762 ff.
— bei Aortenstenose
II 1433 ff.
— und Atmung IV 11 ff.
— und Balneotherapie
I 665 ff.
— bei Bleivergiftung
III 835 ff.; VI 537
— und Blutdruck V 23 ff.,
69 ff., 146 ff., *713* ff.
— und Coronarinsuffizienz
III 676, 835 ff., 846
— und Coronarspasmen
III 835 ff.
— und Depressan V 231 ff.
— und Entzügelungs-Hochdruck V 37 ff., 146 ff.,
716 ff.
— bei Erfrierung I 982
— bei experimenteller Hypertonie V 69 ff., *146* ff.
—, Funktion V 23 ff., 713 ff.
— und Herzinfarkt III 835 ff.;
V 819
— und Höhenadaptation
IV 11 ff.
— bei Hypertonie V 69 ff.,
146 ff., 713 ff.
— und Hypertonie-Therapie
V 492
— und Klima IV 11 ff.
— und Kollaps IV 601 ff.
— und Lebensalter IV 622 ff.
— und Luftdruck IV 11 ff
— bei Lungenembolie IV 100
— bei infektiösem Schock
I 985 ff.

Pressoreceptoren und Kollaps
I 976, 982, 985 ff., 1033,
1043, 1055 ff.
— und Narkose IV 594 ff.
— und neurogene Hypertonie
V 713 ff.
— und Ohnmacht IV 761
— bei Orthostase IV 729 ff.,
734 ff.
— bei Poliomyelitis V 718
— bei Postural hypotension
IV 737 ff.; V 816
— bei primärem Schock I 976
— und Procain V 492
— und Regelkreis IV 745 ff.
— und Sauerstoffmangel
IV 11 ff.
— und Schock I 976, 982,
985 ff., 1033, 1043,
1055 ff.; IV 601 ff.
— und Sympathicotonie
IV 725
— und Terminalstrombahn
VI 16 ff.
— bei Thalliumvergiftung
V 774
— bei traumatischem Schock
I 1043
— und Vagotonie IV 725
— bei Valsalva-Versuch
IV 776 ff., 778 ff.
— und Vasomotorik I 87, 161;
III 835 ff.; V 23 ff., 69 ff.,
146 ff., 157 ff., *713* ff.;
VI 2 ff.
— bei vegetativer Labilität
IV 734 f.
— und Veratrumalkaloide
V 594
— bei Verbrennungsschock
I 1043
— bei Vergiftungen III 835 ff.;
V 537, 774
Pressorsubstanzen V 166 ff.;
s. a. u. den einzelnen Substanzen
—, Adrenalin V 166 ff.
—, basische V 189 ff.
—, Enteramin V 181 ff.
— und essentielle Hypotonie
V 790
—, flüchtige V 189 ff.
— und Graviditätstoxikose
V 743
—, Guanidin V 67 ff., 190
— und Heparin V 504
—, Hypertensin V 80 ff., 88,
111 ff.
— und Hypotonie V 790
— und Mesoappendix-Test
V 192 ff.
—, Nephrin V 179, 188 ff.
—, Noradrenalin V 166 ff.
—, Oxytyramin V 179 ff.
—, Pepsitensin V 93, 102

Pressorsubstanzen, Pherentasin
V 186 ff.
—, Renin V 80 ff., 111 ff.
—, Serotonin V 181 ff.
—, Tyramin V 177 ff.
—, Urohypertensin V 189
—, Vasoexcitor material
V 190 ff.
Pressortest V 247 ff.
— mit Adrenalin V 247
— mit Ammoniak V 247
—, Cold-pressure-test s. u.
Kälte-Test
— mit Eisessig V 247
— bei essentieller Hypertonie
V 247 ff.
— bei experimenteller Hypertonie V 70
—, gekreuzter V 250
— bei Hypertonie V 70,
247 ff.
—, Kälte-Test s. dort
— mit Kohlendioxyd V 247
—, psychischer V 253 ff.
—, Valsalvaversuch s. dort
Price-Jones-Kurve bei Polycythämie IV 660 ff.
Priscol V 518; s.a.u. Imidazole
— und Angiopathia diabetica
IV 362; VI 549 ff.
— und Blutdruck V 27, 151,
185, 475, 518
— bei Capillaropathia diabetica VI 549 ff.
— und Carotissinus V 151
—, Chemie V 518
— und Diabetes mellitus
IV 362; VI 549 ff.
— bei Embolie VI 366
— bei endokriner Hypertonie
V 663, 672
— bei Erfrierung VI 558
— bei essentieller Hypertonie
V 475, 518
— bei Gefäßkrankheiten
VI 169 ff.
— und Hauttemperatur
VI 83
— zum Hyperämietest VI 64
— und Hypertonie V 185, 475,
518
—, intraarteriell VI 204
— und Kollaps I 1143
— und Lungenkreislauf IV 72
— und Oscillogramm VI 79
— bei Perniosis VI 560
— bei Phäochromocytom
V 663, 672
— und Plethysmogramm
VI 72
— bei Raynaud-Syndrom
VI 232
— und Schock I 1143
— und Serotonin V 185
— und Sympathektomie V 475

Priscol und Terminalstrombahn VI 16ff.
Priscol-Test V 663, 672
Privin und Hydralazine V 542, 544
Probeexcision bei Aortenaneurysma VI 448
— bei Hämangioendotheliom VI 601
— bei Kaposi-Sarkom VI 603
— bei Periarteriitis nodosa VI 330
Procain V 492ff.
— bei Antesystolie II 382ff.
— und Arrhythmie II 105, 122
— und Blutdruck V 492
— nach Commissurotomie II 1393
— bei Digitalisvergiftung I 496, 498
— als Diureticum I 529, 535
— bei essentieller Hypertonie V 492
— bei Extrasystolie II 37, 39, 77
— bei Gefäßkrankheiten VI 202, 254, 342
— bei Herztrauma II 526f.
— bei Hypertonie V 492
— und Kammerflattern II 171, 177ff.
— und Kammerflimmern II 171, 177ff.
— bei Kammertachykardie II 164
— bei Luftembolie IV 131
— bei Migräne VI 254
—, Nebenwirkungen V 492
— bei paroxysmaler Tachykardie II 148, 150, 164
—, Pharmakologie V 492
— bei Riesenzellarteriitis VI 342
— bei Tachykardie II 148, 150, 164
— und Vorhofflattern II 105
— und Vorhofflimmern II 105, 122
— bei Wolff-Parkinson-White-Syndrom II 382ff.
Procainamid bei Antesystolie II 382ff.
— und Arrhythmie II 105
— nach Commissurotomie II 1393
— bei Digitalisvergiftung I 496, 498
— bei Extrasystolie II 37, 77
— bei Herztrauma II 526ff.
— und Kammerflattern II 171
— und Kammerflimmern II 171
— bei Kammertachykardie II 164

Procainamid bei paroxysmaler Tachykardie II 148ff., 150, 164
— und Vorhofflattern II 105
— und Vorhofflimmern II 105
— bei Wolff-Parkinson-White-Syndrom II 382ff.
Procainamidhydrochlorid s. u. Pronestyl
Prodigiosusinfekte und Endokarditis II 676, 734
Progresin bei Gefäßkrankheiten VI 187
Progesteron und angeborene Herzfehler III 111
— und Blutdruck V 139
— und Diurese I 279, 551
— und experimentelle Hypertonie V 139
— und Gravidität V 728
— bei Herzinsuffizienz I 279, 551
— und Hypertonie V 139
— bei Karditis rheumatica II 657
— und Ödeme I 279, 551
— bei rheumatischem Fieber II 657
Promethazin bei Angina pectoris III 1398ff.
Prominal bei Herzinfarkt III 1447
— bei Hypertonie V 495
— bei vegetativer Labilität IV 858
Pronestyl und Arrhythmie II 105, 114, 122
— bei Digitalisvergiftung I 498
— bei Extrasystolie II 77ff.
— und Kammerflattern II 179
— und Kammerflimmern II 179
— bei Kammertachykardie II 164
— bei paroxysmaler Tachykardie II 148, 164
— und Vorhofflattern II 105
— und Vorhofflimmern II 105, 114, 122
Properdin und infektiöser Schock I 984ff.
Prostaglandin V 206ff., 236
— und Atropin V 206
Prostata und arteriovenöse Anastomosen VI 6
— und Blutdruck V 39, 603
— und Capillarpermeabilität VI 553
— und Endangitis obliterans VI 264
— und Endokarditis lenta II 681
— und Ganglienblocker V 580

Prostata und Gefäßkrankheiten VI 264
— und Hypertonie V 39, 603
— und Phlebitis VI 485
— und Prostaglandin V 206
— und renale Hypertonie V 603
— und Quecksilberdiuretica I 533
— und Thrombophlebitis VI 485
Prostatahypertrophie und Ganglienblocker V 580
—, Hypertonie bei V 39ff., 603
— und Thrombophlebitis VI 485
Prostataresektion und Capillarpermeabilität VI 553
— und Endokarditis lenta II 681
Prostatatumoren und Cor pulmonale IV 237
— und Herztumoren II 1207
— und Perikardtumoren II 1225ff.
Prostatitis und Endangitis obliterans VI 264
Prostigmin II 146ff.
— und Carotissinus-Syndrom II 274
— nach Commissurotomie II 1393
— und Hauttemperatur VI 83
— bei Herztrauma II 526ff.
— und Kallikrein V 214
— bei Karditis rheumatica II 583ff.
— und Kollaps I 976
— und Magnesiumstoffwechsel IV 459
— bei Mitralstenose II 1393
— bei paroxysmaler Tachykardie II 146ff.
— und primärer Schock I 976
— bei rheumatischem Fieber II 583ff.
— und Schock I 976
— bei Tachykardie II 146ff.
— bei vegetativer Labilität IV 850
Prostration, Begriff I 952
s. a. u. Kollaps und Schock
„Protective cases", Begriff II 1314
Proteine, contractile I 29ff.
Proteinurie bei Angiopathia diabetica IV 354ff., 366ff., 372; VI 551
— und Arteriosklerose IV 372
— bei bakterieller Endokarditis II 717, 727, 741ff.
— bei Bleivergiftung V 771ff.
— bei Capillaropathia diabetica VI 551

Proteinurie und Capillarpermeabilität VI 107, 551
— und Capillarplethysmogramm VI 108
— und Capillarresistenz VI 565
— bei Cushing-Syndrom V 687 ff.
— bei Diabetes mellitus IV 354 ff., 366 ff., 372; V 618 ff.; VI 551
— bei diabetischer Glomerulosklerose V 618 ff.
— bei Endokarditis acuta bacterialis II 727
— bei Endokarditis lenta II 717 ff.
— bei endokriner Hypertonie V 659 ff., 687 ff.
— bei Erythematodes II 983 ff.; VI 345
— bei Glomerulonephritis V 613
— bei Glomerulosklerose V 618 ff.
— bei Gravidität IV 502
— bei Graviditätstoxikose IV 502 ff., 512 ff.; V 731, 732 ff.
— bei hämorrhagischer Diathese VI 565
— bei Karditis rheumatica II 607; VI 565
— bei Kollagenosen II 983 ff.
— bei konstriktiver Perikarditis II 1105
— bei Libman-Sacks-Endokarditis II 745
— bei Nephritis V 613
— bei Nephrose V 617
— und Operationen IV 596 ff.
— bei Panzerherz II 1105
— bei Periarteriitis nodosa II 987; VI 317
— bei Perikarditis II 1105
— bei Phäochromocytom V 659 ff.
— bei Polycythämie IV 665 ff.
— bei Purpura rheumatica VI 565
— und Quecksilberdiuretica I 532 ff.
— bei renaler Hypertonie V 596 ff., 613, 617, 618 ff., 633
— bei rheumatischem Fieber II 607; VI 565
— bei Riesenzellarteriitis VI 341
— bei Vergiftungen V 771 ff.
Proteusinfekte und bakterielle Endokarditis II 751, 760
—, Therapie II 751, 760
— und Waterhouse-Friedrichsen-Syndrom IV 564

Prothrombin s. a. u. Blutgerinnung
— bei angeborenem Herzfehler III 123 ff., 155
— bei Endangitis obliterans VI 279
— und Hämoperikard II 1150
— bei hämorrhagischer Diathese VI 564, 572, 577
— und hämorrhagischer Schock I 1095
— bei Herzinfarkt III 722
— bei Karditis rheumatica VI 564
— im Kollaps I 1095, 1112
— und Lungenembolie IV 96 ff.
— bei Möller-Barlow-Syndrom VI 577
— bei Moschcowitz-Symmers-Syndrom VI 572
— bei Purpura rheumatica VI 564
— bei rheumatischem Fieber VI 564
— im Schock I 1095, 1112
— bei Skorbut VI 577
— und Thrombophlebitis VI 485 ff.
— bei Waterhouse-Friedrichsen-Syndrom IV 564 ff.
Protoveratrin V 492, 554, 559 ff., s. a. u. Veratrumalkaloide
— und Blutdruck V 248, 492 ff., 554 ff.
—, Chemie V 554
— und essentielle Hypertonie V 248, 492 ff., 554 ff.
— bei Graviditätstoxikose IV 515; V 746, 752
— und Hypertonie V 248, 492 ff., 554 ff.
— und Kälte-Test V 248
—, Nebenwirkungen V 492
—, Pharmakologie V 559 ff.
Protozoeninfekte und Myokarditis II 935
P-R-Strecke (Elektrokardiogramm) bei Mitralstenose II 1339 ff., 1381
Pseudoalternans II 405
Pseudoanämie bei Gravidität V 726
Pseudobigeminie und Umkehr-Extrasystolie II 310 ff.
— bei Vorhofflattern II 99
Pseudo-Cushing-Syndrom V 451, 700 ff.
Pseudoembolie VI 363
Pseudohämophilie und Capillarresistenz VI 570

Pseudohermaphroditismus und Hypertonie V 709
Pseudojervin V 558 s. a. u. Veratrumalkaloide
Pseudokammertachykardie II 390
Pseudomonasinfekte und bakterielle Endokarditis II 673, 758, 760
Pseudorheumatismus und essentielle Hypertonie V 240
Pseudotrigeminie und Umkehrsystolie II 310 ff.
Pseudotruncus arteriosus communis III 30
— — —, aortaler III 30 ff.
— — —, pulmonaler III 30 ff.
Pseudourämie bei essentieller Hypertonie V 387
— und Ganglienblocker V 581
P-sinistrocardiale, Begriff II 204 ff. s. a. u. P-mitrale
Psittakose und Myokarditis II 926; IV 544
—, Perikarditis bei IV 554
Psoriasis, Antistreptolysin bei II 591
—, Capillarresistenz bei VI 574
Psyche und ACTH II 644 ff.
— und Adams-Stokes-Syndrom II 259 ff.
— und Alkohol IV 827
— bei Anämie IV 646 ff.
— und Anästhesie IV 591 ff., 612
— und angeborene Herzfehler III 23, 131 ff., 154 ff.
— bei Aortenbogensyndrom V 767
— bei Aortenisthmusstenose V 755 ff.
— bei Aortitis luica VI 355
— und Arrhythmie II 21 ff., 105
— und Atmung I 176 ff., 228, IV 15 ff., 27 ff., 33 ff., 35, 144
— und Blutdruck IV 809 ff.; V 13 ff., 40, 154, 163 ff., 185, 242 ff., 253 ff., 324 ff., 388, 492, 495 ff., 633, 780, 800 ff., 819
— bei Blutkrankheiten IV 646 ff., 666
— und Bradykardie II 7 ff., 17
— bei Capillarektasien VI 526 ff.
— und Capillarresistenz VI 576 ff.
— und Carotissinus V 714 ff.
— und Coffein IV 826
— bei Cor pulmonale IV 104, 134 ff., 144 ff.
— und Cortison II 644 ff.

Sachverzeichnis.

Psyche bei Cushing-Syndrom V 683 ff.
— und Dyspnoe I 120, 176 ff., 228
— und Effort-Syndrom IV 715, 816 ff.
— bei Endangitis obliterans VI 288
— bei Endokarditis lenta II 719 ff.
— bei endokriner Hypertonie V 683 ff.
— und Entzügelungs-Hochdruck V 154
— und Erythem VI 42 ff.
— bei Erythematodes II 979 ff.
— bei Erythromelalgie VI 526
— und essentielle Hypertonie V 242 ff., 253 ff., 324 ff., 388, 492, 495 ff.
— bei essentieller Hypotonie V 787 ff., 791
— und experimentelle Hypertonie V 154, 163 ff.
— und Extrasystolie II 33 ff., 35, 75 ff.
— bei Fettembolie IV 134 ff.
— bei Gefäßkrankheiten VI 226, 249, 288, 314, 326, 328, 340, 526
— und Genußgifte IV 825 ff.
— und Graviditätstoxikose IV 511 ff.
— und hämorrhagische Diathese VI 573
— und Hauttemperatur VI 85
— und Herzaktion II 7, 8 ff.
— und Herzfrequenz II 7 ff., 8 ff., 131 ff.
— bei Herzglykosidvergiftung I 499
— und Herzinsuffizienz I 129 ff., 176 ff., 228, 416, 418 ff.
— und Herzneurose IV 819 ff.
— und Herztherapie I 416, 418 ff.
— und Höhenadaptation IV 15 ff., 27 ff., 33, 35
— und Hydralazine V 551 ff., 594
— bei Hyperchlorämie I 588
— bei Hyperkaliämie IV 421 ff.
— und Hyperthyreose IV 329 ff.
— und Hypertonie V 40, 154, 163 ff., 185, 242 ff., 253 ff., 324 ff., 388, 492, 495 ff., 633, 800 ff.
— und Hypertonie-Therapie V 492, 495 ff.
— bei Hypokaliämie IV 421 ff.

Psyche und Hyponatriämie I 474 ff.
— und Hypotonie IV 809 ff.; V 780 ff., 819 ff.
— und Kammerflattern II 174
— und Kammerflimmern II 174
— und Klima IV 15 ff., 27 ff., 33, 35
— bei Kollagenosen II 979 ff.
— und Kollaps I 957, 975 ff., 1033; II 17; IV 600 ff., 761 ff.,
— und Lebensalter IV 624 ff.
— bei Lues VI 355
— und Luftdruck IV 15 ff., 27 ff., 33, 35
— und Lungenembolie IV 104
— bei Lungenödem I 129 ff.
— bei maligner Hypertonie V 633
— und Migräne VI 249
— bei Monge-Syndrom IV 33 ff.
— bei Moschcowitz-Symmers-Syndrom VI 572
— und Narkose IV 591 ff., 613
— und neurogene Hypertonie V 721
— und neurogener Schock I 975
— und Nicotin IV 826
— und Ohnmacht IV 761 ff.
— und Operabilität IV 624 ff., 634
— und Operationen IV 591 ff.
— und paroxysmale Tachykardie II 131 ff.
— bei Periarteriitis nodosa VI 314, 326, 328
— bei Perniciosa IV 646 ff.
— bei Phlebitis VI 499
— und Plethysmogramm VI 72
— bei Polycythämie IV 666
— bei Porphyrie IV 398 ff.
— bei Postural hypotension IV 739
— und Pressortest V 253 ff.
— und primärer Schock I 975 ff.
— und Purpura VI 576 ff.
— und Pyrazole II 654
— und Querschnittslähmung V 721
— und Rauwolfia-Alkaloide V 522, 530, 537 ff., 594
— bei Raynaud-Syndrom VI 226
— bei renaler Hypertonie V 633
— und respiratorische Arrhythmie II 21 ff.
— bei Riesenzellarteriitis VI 340

Psyche und Sauerstoffmangel IV 15 ff., 27 ff., 33, 35
— und Schock I 957, 975 ff., 1033; IV 600 ff.
— und Schweißsekretion VI 43
— und Serotonin V 185
— und Tachykardie II 8 ff., 131 ff.
— bei Thrombophlebitis VI 499
— und Thyreoidea IV 329 ff.
— und Vasomotorik V 714 ff.
— bei vegetativer Labilität IV 704 ff., 714 ff., 739, 761, 798 ff., 800 ff., 809 ff., 816 ff., 825 ff., 829 ff., 835 ff.
— und Vorhofflattern II 105
— und Vorhofflimmern II 105
Psychosen und ACTH II 645
— und Arteriosklerose VI 415
— und Commissurotomie II 1395 ff.
— bei Cor pulmonale IV 147
— und Cortison II 645
— bei Endokarditis lenta II 719 ff.
— bei Erythematodes II 979 ff.
— bei Gefäßkrankheiten VI 226, 328, 340, 415
— und Herzneurose IV 822
— und Herzruptur III 1240
— und Hirndurchblutung V 395
— und Hydralazine V 551 ff., 594
— bei Hyperkaliämie IV 421 ff.
— durch Hypertonie-Therapie V 492
— bei Hypokaliämie IV 421 ff.
— bei Kollagenosen II 979 ff.
— bei Periarteriitis nodosa VI 328
— bei Porphyrie IV 398 ff.
— bei Postcommissurotomie-Syndrom II 1395 ff.
— und Rauwolfia-Alkaloide V 530, 537 ff., 594
— bei Raynaud-Syndrom VI 226
— bei Riesenzellarteriitis VI 340
— und vegetative Labilität IV 822, 878
„Psychogenie" und vegetative Labilität IV 705 ff., 832
Pteroylglutaminsäure bei Endokarditis lenta II 699
Pubertät und Adrenogenitalismus V 701 ff.

Pubertät und angeborene
   Herzfehler III 302ff.
— und angeborene Pulmonalstenose III 302ff.
— und Atmung IV 35
— und Blutdruck V 268
— und Capillarektasien VI 531
— und Cyanose VI 531
— und Dystrophie IV 294
— bei endokriner Hypertonie V 700ff.
— und essentielle Hypertonie V 268
— und Gefäßkrankheiten VI 251, 323
— und Höhenadaptation IV 35
— und Hypertonie V 268
— und Hypotonie IV 810
— und Klima IV 35
— und Luftdruck IV 35
— und Lymphgefäßinsuffizienz VI 609ff.
— und Lymphödem VI 609ff.
— und Migräne VI 251
— und Periarteriitis nodosa VI 323
— und Pseudo-Cushing-Syndrom V 700ff.
— und vegetative Labilität IV 810, 833
Puerperium und angeborene Herzfehler IV 491ff.
— und bakterielle Endokarditis II 681, 682, 728
— und Coronarinsuffizienz III 926
— und Endokarditis acuta II 728
— und Endokarditis lenta II 681, 682
— und Graviditätstoxikose IV 514
—, Herz im IV 486ff.
— und Herzgröße I 838ff.
— und Herzvolumen I 838ff.
— und Hypertonie IV 501ff.
—, Kreislauf im IV 486ff.
— und Lymphgefäßinsuffizienz VI 606ff.
— und Myokarditis II 903
— und Myokardose IV 497ff.
— und Perikarditis purulenta II 1084
— und Phlebitis VI 484ff., 487ff.
— und Sepsis II 903, *915*; III 926
— und Sheehan-Syndrom IV 342ff.
— und Thrombophlebitis VI 484ff., 487ff.
— und Thrombose VI 484ff., 500

Pulmonalaneurysma III 373ff.,; VI 465ff.
—, Ätiologie III 373
—, Anatomie III 374
— bei angeborenem Herzfehler III 61, 171ff., 182, 184, 199ff., 202, 283, 466, 491ff.
— bei Aortopulmonalseptumdefekt III 199ff., 202
— bei Arteriitis rheumatica VI 346
— bei bakterieller Endokarditis II 710, 713ff., 722
— und Cor pulmonale IV 232
— bei Ductus Botalli persistens III 171ff., 182, 187
— bei Endokarditis lenta II 710, 713ff., 722
—, Formen VI 465ff.
— bei Lutembacher-Syndrom III 283
— bei Marfan-Syndrom III 491ff.
— bei rheumatischem Fieber VI 346
—, Symptome III 374ff.
—, Therapie III 375
— bei Ventrikelseptumdefekt III 61
Pulmonalarterienaplasie III 380ff.
—, Anatomie III 380ff.
—, Differentialdiagnose III 385
—, Entwicklungsgeschichte III 380
—, Häufigkeit III 381
—, Herzkatheterismus III 383ff.
—, Komplikationen III 385
—, Physiologie III 381
—, Prognose III 385
—, Röntgendiagnose III 382ff.
—, Symptome III 382ff.
—, Therapie III 385ff.
Pulmonalarterienhypoplasie s. u. Pulmonalarterienaplasie
Pulmonalarteriolosklerose s. u. Pulmonasklerose
Pulmonalatresie III 365ff.
—, Anatomie III 34ff., 365
— und angeborenes arteriovenöses Coronaraneurysma III 213
— und angeborene Tricuspidalstenose III 409
—, Angiokardiogramm bei III 367
— bei Cor biloculare III 547
— und Coronargefäßmißbildung III 55
—, Definition III 365

Pulmonalatresie, Differentialdiagnose III 367ff.
—, Elektrokardiogramm bei III 366ff.
—, Entwicklungsgeschichte III 365
— und Gefäßmißbildungen III 66, 213
—, Häufigkeit III 365ff.
—, Herzkatheterismus bei III 367
— und Lävokardie III 590
—, Pathologie III 34ff., 365
—, Physiologie III 366
—, Prognose III 368
—, Röntgendiagnose III 367ff.
—, Symptome III 366
—, Therapie III 368
— und Tricuspidalatresie III 23ff., 396ff.
— und Truncus arteriosus communis persistens III 30ff.
— und Vena-cava-Anomalie III 518ff.
— und Vorhofanomalie III 19
Pulmonalbogen bei angeborener Aortenstenose III 443ff.
— bei angeborenem arteriovenösem Coronaraneurysma III 215
— bei angeborenem Herzfehler III 171ff., 187, 198ff., 294ff., 298ff., 311ff., 345, 422ff., 542ff.
— bei angeborener Pulmonalinsuffizienz III 565ff.
— bei angeborener Pulmonalstenose III 298ff., 311ff.
— bei angeborenem Sinus-Valsalvae-Aneurysma III 208
— bei Aortenisthmusstenose III 461ff.
— bei Aortopulmonalseptumdefekt III 198ff.
— bei Canalis atrioventricularis communis III 294ff.
— bei Cor triloculare biatriatum III 542ff.
— bei Ductus Botalli persistens III 171ff., 187
— bei Ebstein-Syndrom III 422ff.
— bei Endangitis obliterans VI 294
— bei Fallotscher Tetralogie III 345ff.
— bei Gefäßkrankheiten VI 294
— bei Gefäßmißbildungen III 208, 215, 370
— bei idiopathischer Pulmonalektasie III 370

Pulmonalbogen bei Mitralstenose II 1344ff., 1352ff.
— bei Pulmonalektasie III 370
— bei Tricuspidalatresie III 402ff.
— bei Ventrikelseptumdefekt III 217ff., 232ff.
— bei Vorhofseptumdefekt III 249, 266ff.
Pulmonalconus bei angeborener Pulmonalstenose III 299ff.
— bei Belastung I 868ff.
— und Druckbelastung I 885ff.
— bei Fallotscher Tetralogie III 330
— bei Hyperthyreose IV 324
— bei Luftembolie IV 125, 131
— bei Pulmonalstenose I 885
— bei Sportherz I 814ff., 868ff.
— bei Thoraxdeformation IV 229ff.
— bei Ventrikelseptumdefekt III 242
— bei Volumenbelastung I 888
— bei Vorhofseptumdefekt III 270ff.
Pulmonalconusstenose bei angeborener Pulmonalstenose III 34ff.
„Pulmonaldehnungsgeräusch" bei Mitralstenose II 1335
Pulmonaldilatation s. u. Pulmonalektasie
„Pulmonaldystonie" s. u. Effort-Syndrom
„Pulmonale Herzhypertrophie" s. u. Cor pulmonale
Pulmonalektasie bei angeborener Pulmonalstenose III 35, 299ff., 311ff., 322ff.
— bei angeborener Tricuspidalstenose III 416
— bei Aortenaneurysma VI 445
— bei Aortenisthmusstenose III 462
— bei Aortopulmonalseptumdefekt III 199ff.
— bei Arteriitis rheumatica VI 346
— bei Cossio-Syndrom III 59
— bei Ductus Botalli persistens III 171ff., 187
— bei Eisenmenger-Komplex III 38
— und Fallotsche Trilogie III 36
—, idiopathische III 368ff.
— bei Lungenvenentransposition III 527ff.

Pulmonalektasie bei Lutembacher-Syndrom III 283
— bei Mitralinsuffizienz II 1412ff.
— bei Mitralstenose II 1335ff., 1352ff., 1377
— bei Ventrikelseptumdefekt III 60, 232ff.
— bei Vorhofseptumdefekt III 59, 263ff., 269ff.
Pulmonalinsuffizienz, angeborene III 563ff.
— bei angeborenem Sinus-Valsalvae-Aneurysma III 205
— bei bakterieller Endokarditis II 703ff.
— bei Cor triatriatum III 554
— bei Cor triloculare biatriatum III 541ff.
— bei Eisenmenger-Komplex III 39
— und Endokarditis lenta II 703ff.
— bei Endokarditis rheumatica II 615
—, Herzform bei I 887ff.
—, Herzgröße bei I 887ff.
— und idiopathische Pulmonalektasie III 369ff.
— bei Karditis rheumatica II 578ff., 615
— bei Mitralstenose II 1377
— und Pulmonalektasie III 369ff.
— bei rheumatischem Fieber II 578ff., 615
— als Volumenbelastung I 887ff.
— bei Vorhofseptumdefekt III 263ff.
Pulmonalis und Adenosin V 202
—, Anatomie IV 63ff.
— bei angeborener Aortenstenose III 438
— bei angeborenem arteriovenösem Coronaraneurysma III 113ff.
— bei angeborener Pulmonalstenose III 35, 298ff., 311ff., 322ff., 565ff.
— bei angeborener Tricuspidalinsuffizienz III 432
— bei angeborener Tricuspidalstenose III 416
— bei Aortenaneurysma VI 445
— bei Aortenatresie III 560
— bei Aortenisthmusstenose III 461ff.
— bei Aortopulmonalseptumdefekt III 195ff.
— bei Arteriitis rheumatica VI 346

Pulmonalis bei Arteriitis tuberculosa VI 347
— bei Arteriosklerose VI 387ff.
— und arteriovenöse Fisteln III 388ff.; VI 473
— bei arteriovenöser Lungenfistel III 388ff.
— und Atmung IV 5ff., 20ff., 33, 34, 81
— bei bakterieller Endokarditis II 710
— bei Belastung IV 765ff.
— bei Beriberi IV 390, 393
— bei Bilharziose IV 239
— und Blutdruck V 360, 384
— bei Canalis atrioventricularis communis III 294ff.
— bei Carcinoid II 782ff.
— bei Cor biloculare III 546ff.
— und Coronardurchblutung III 682
— bei Coronargefäßmißbildung III 55, 113ff.
— bei Cor pulmonale IV 62ff., 92ff., 98ff., 105ff., 124ff., 134ff., 140ff.
— bei Cor triatriatum III 555
— bei Cor triloculare biatriatum III 539ff.
— bei Cossio-Syndrom III 59
— und Depressan V 232
— bei Dextroversion III 582ff.
— und Druckbelastung I 885ff.
— bei Ductus Botalli persistens III 71, 160ff., 171ff., 182, 187
— bei Ebstein-Syndrom III 422ff.
— bei Eisenmenger-Komplex III 38
— bei Endangitis obliterans VI 294
— und Endokarditis acuta II 731
— bei Endokarditis lenta II 710
— bei Endokarditis luica II 781
— bei Endokarditis rheumatica II 615
— und Endokarditis serosa II 775
—, Entwicklungsgeschichte III 1ff.
— bei essentieller Hypertonie V 360, 384
— bei Fettembolie IV 134ff.
— bei Fallotscher Tetralogie III 330, 345ff.
— bei Gefäßkrankheiten VI 294, 319, 346ff., 387ff.
— bei Gefäßmißbildungen III 113ff., 388ff.

Pulmonalis bei Gravidität
IV 484
— und Hämangiosarkom
VI 601
— und Hämoperikard II 1151
— bei Herzinsuffizienz
I 773ff.
— bei Herztamponade
II 1063ff.
— bei Herztrauma II 489ff.
— bei Herztumoren II 1180ff.
— bei Höhenadaptation
IV 5ff., 20ff., 33, 34
— bei Hyperthyreose IV 321,
324
— bei Hypertonie V 360, 384
— bei Hypothyreose IV 333
— bei idiopathischer Pulmonalektasie III 368ff.
— bei Infektionen IV 556
— und Kallikrein V 218
— bei Karditis rheumatica
II 576ff., 604, 614ff.
— und Klima IV 5ff., 20ff.,
33, 34
— bei Kollagenosen II 989ff.
— im Kollaps I 1111
— bei konstriktiver Perikarditis II 1095
— bei Levoatrialcardinalvein
III 19
— bei Lues II 781; IV 232
— und Luftdruck IV 5ff.,
20ff., 33, 34
— bei Luftembolie IV 124ff.
— bei Lungenembolie
IV 92ff., 98ff., 105ff.
— bei Lungenemphysem
IV 178ff., 182ff.
— bei Lungenresektion IV 227
— bei Lungenstauung
I 773ff.
— bei Lungenvenentransposition III 527ff.
— bei Lutembacher-Syndrom
III 283
— bei Marfan-Syndrom
III 490ff.
— bei Mitralinsuffizienz
II 1412ff.
— bei Mitralstenose II 1305ff.,
1314ff., *1352*ff., 1377ff.
— bei Monge-Syndrom IV 34
—, Morphologie IV 63ff.
— und Narkose IV 594ff.
— und Nierendurchblutung
V 403
— bei Panzerherz II 1095
— bei Periarteriitis nodosa
VI 319
— und Perikard II 1037ff.
— bei Perikardtumoren
II 1217ff.
— bei Pneumokoniose
IV 205ff.

Pulmonalis bei Pulmonalsklerose s. dort
— bei Pulmonalstenose I 885
—, reitende, bei Taussig-Bing-Komplex III 39,
508ff.
—, —, bei Transposition der
Aorta und Pulmonalis III 497ff., 508ff.
— bei rheumatischem Fieber
II 576ff., 604, 614ff.
— bei Sauerstoffmangel
IV 5ff., 20ff., 33, 34
— im Schock I 1111
— und Sichelzellanämie
IV 240ff.
— bei Silikose IV 205ff.
— bei Sklerodemie II 989ff.
— bei Sportherz I 914ff.
— bei Taussig-Bing-Komplex
III 39, 508ff.
— und Thyreoidea IV 321,
324
— bei Transposition der Aorta
und Pulmonalis III 45ff.,
*494*ff.
— bei Tricuspidalatresie
III 24, 396ff., 402ff.
— bei Tricuspidalinsuffizienz
II 1510
— bei Tricuspidalstenose
II 1488ff., 1498; III 23
— bei Tuberkulose VI 347
— und Tumoren IV 233
— und Tumormetastasen
IV 237
— bei Valsalva-Versuch
IV 775
— bei Ventrikelseptumdefekt
III 60, 217ff., 232ff.
— bei Volumenbelastung
I 888ff.
— bei Vorhofseptumdefekt
III 59, 249, 263ff., 266ff.
Pulmonalisdruck bei angeborenen arteriovenösen Coronaraneurysmen III 214
— bei angeborenem Sinus-Valsalvae-Aneurysma
III 208
— bei angeborener Pulmonalinsuffizienz III 563ff.,
565
— bei angeborener Pulmonalstenose III 302ff., 316ff.
— bei angeborener Tricuspidalstenose III 414
— und Angina pectoris III 945
— bei Aorteninsuffizienz I 889
— bei Aortenisthmusstenose
III 448ff., 452ff., 457,
464
— bei Aortenstenose II 1430ff.
— bei Aortopulmonalseptumdefekt III 196ff., 201ff.

Pulmonalisdruck und Arteriosklerose VI 389ff.
— bei arteriovenöser Lungenfistel III 388
— bei Belastung IV 765ff.
— bei Beriberi IV 391ff.
— bei Bilharziose IV 239ff.
— und Blutdruck V 789
— bei Canalis atrioventricularis communis III 293ff.,
296
— bei Carcinoid II 783ff.
— nach Commissurotomie
II 1396ff.
— bei Cor biloculare III 548
— und Coronardurchblutung
III 682, 945
— und Coronarinsuffizienz
III 945
— und Cor pulmonale
IV 59ff., 141ff.
— bei Cossio-Syndrom
III 59
— bei Druckbelastung I 884ff.
— bei Ductus Botalli persistens I 890; III 71,
160ff., 178ff., 183ff.,
187ff., 194ff.
— bei Ebstein-Syndrom
III 424ff.
— bei Eisenmenger-Komplex
III 38
— bei Endangitis obliterans
VI 294ff.
— und essentielle Hypotonie
V 789
— bei Fallotscher Tetralogie
III 334ff., 350ff.
— bei Fettembolie IV 134ff.
— bei Gefäßkrankheiten
V 623; VI 230, 294ff.,
389ff.
— bei Gefäßmißbildungen
III 214, 382
— und Gravidität IV 496ff.
— bei Herzklappenfehler
II 1302ff.
— bei Herztamponade
II 1063ff.
— bei Herztumoren II 1181ff.
— und Hypotonie V 789
— bei idiopathischer Pulmonalektasie III 370
— bei Karditis rheumatica
II 576ff.
— bei Kollagenosen II 989ff.
— im Kollaps I 1017ff.
— bei kombiniertem Mitralaortenfehler II 1479ff.
— bei kombiniertem Mitralfehler II 1409, 1411ff.
— bei konstriktiver Perikarditis II 1095, 1096ff.,
*1122*ff.
— bei Luftembolie IV 124ff.

Pulmonalisdruck bei Lungenembolie IV 92ff., 105ff., 233ff.
— und Lungenfibrose IV 198ff.
— und Lungenvenen IV 250
— bei Lungenvenentransposition III 527, 529ff.
— bei Lutembacher-Syndrom III 284
— bei Mitralatresie III 558
— bei Mitralinsuffizienz II 1407ff.
— bei Mitralstenose II 1302ff., 1311ff., 1314ff., 1335ff., 1352ff.
— bei Myokarditis II 911
— und Narkose IV 617ff.
— und Operabilität IV 630ff.
— bei Operationen IV 598
— bei Panzerherz II 1095
— bei Periarteriitis nodosa V 623
— bei Perikarditis II 1063ff., 1095ff.
— bei peripherer Pulmonalstenose III 376, 377ff.
— bei Pneumokoniose IV 205ff.
— bei Pneumonie-Myokarditis II 911
— und Pulmonalaneurysma III 373
— bei Pulmonalarterienaplasie III 382, 384
— bei Pulmonalektasie III 370
— bei Pulmonalsklerose IV 241ff., 245ff.
— bei Pulmonalstenose I 884ff.; III 376, 377ff.
— bei Raynaud-Syndrom IV 230
— bei rheumatischem Fieber II 576ff.
— im Schock I 1017ff.
— und Serotonin II 783ff.
— bei Sichelzellanämie IV 240
— bei Silikose IV 205ff.
— bei Sklerodermie II 989ff.; IV 201
— bei Sportherz I 922
— bei Taussig-Bing-Komplex III 508
— bei Thoraxdeformation IV 230
— bei Transposition der Aorta und Pulmonalis III 505
— bei Tricuspidalstenose II 1488ff.
— bei Tuberkulose IV 222ff.
— bei Tumormetastasen IV 237ff.

Pulmonalisdruck und Vasomotorik III 682; VI 230
— bei Ventrikelseptumdefekt III 61, 229, 238ff.
— bei Volumenbelastung I 889
— bei Vorhofseptumdefekt III 59, 256ff., 271ff.
Pulmonalis lanata congenita III 39
Pulmonalispunktion II 1270ff.
Pulmonalisruptur bei Arteriitis rheumatica VI 346
— bei Pulmonalaneurysma VI 466
Pulmonalklappen bei angeborenem Herzfehler II 242, 263, 549; III 182, 202, 299
— bei angeborener Mitralstenose III 549
— bei angeborener Pulmonalstenose III 299ff.
— bei angeborenem Sinus-Valsalvae-Aneurysma III 205
— bei Aortopulmonalseptumdefekt III 202
— bei bakterieller Endokarditis II 702ff.
— bei Ductus Botalli persistens III 182
— bei Endokarditis lenta II 702ff.
— bei Endokarditis luica II 781
— bei Endokarditis rheumatica II 615
— bei Gefäßmißbildungen III 205, 375
— und Herztöne II 575
— bei Herztrauma II 490ff.
— bei Karditis rheumatica II 578ff., 615
— bei Lues II 781
— bei Mitralstenose II 1325ff., 1331ff., 1377
— bei Pulmonalaneurysma III 375
— bei rheumatischem Fieber II 578ff., 615
— bei Ventrikelseptumdefekt III 242
— bei Vorhofseptumdefekt III 263ff.
Pulmonalklappenmißbildungen III 56ff.
Pulmonalklappenriß bei Herztrauma II 490ff.
Pulmonalsklerose IV 241ff.
—, Ätiologie IV 242ff.
— und Angina pectoris III 941
— bei Aortopulmonalseptumdefekt III 195ff.
—, arteriologene, Begriff IV 241

Pulmonalsklerose und arteriovenöse Lungenfistel III 388
—, Begriff IV 241ff.
— und Cor pulmonale IV 140ff., 178ff., 206ff., 241ff.
— bei Cor triloculare biatriatum III 540ff.
— bei Ductus Botalli persistens III 179, 183
—, Elektrokardiogramm bei II 205; IV 245
— bei Gefäßmißbildungen III 376, 381, 382, 388
— und Gravidität IV 490ff.
—, Häufigkeit IV 244
— bei Herzinsuffizienz I 775; IV 245
—, idiopathische IV 140, 241ff.; VI 387
— bei Karditis rheumatica II 603
— bei konstriktiver Perikarditis II 1095
— und Lungenelastizität I 177ff.
— bei Lungenemphysem IV 178ff.
— bei Lungenstauung I 775; IV 245
— bei Lutembacher-Syndrom III 284
— bei Mitralstenose II 1314ff., 1359ff., 1382
— bei Panzerherz II 1095
—, Pathogenese IV 246
— bei Periarteriitis nodosa VI 319
— bei Perikarditis II 1095
— bei peripherer Pulmonalstenose III 376
— bei Pneumokoniose IV 206ff.
—, posthypertonische IV 243
—, prähypertonische IV 243
—, primäre IV 140, 241ff.; VI 387
— bei Pulmonalarterienaplasie III 381ff.
— bei Pulmonalstenose III 376
— und Operabilität IV 631
— bei rheumatischem Fieber II 603
—, sekundäre IV 242ff., 249ff.
—, senile IV 244
— bei Silikose IV 206ff.
—, Symptome IV 244ff.
— bei Transposition der Aorta und Pulmonalis III 501ff.
— und Venendruck I 99
— bei Ventrikelseptumdefekt III 223ff.
— und Vorhofseptumdefekt III 277

Pulmonalstenose

Pulmonalstenose II 177;
    III 375 ff.
—, angeborene III 34ff., *298*ff.
—, —, Ätiologie III 301
—, —, Anatomie III 34ff.,
    299ff.
—, —, und angeborene Aortenstenose III 41
—, —, und angeborenes Sinus-Valsalvae-Aneurysma III 205
—, —, und angeborene Tricuspidalstenose III 409
—, —, und Angina pectoris III 945
—, —, Angiokardiographie bei III 322ff.
—, —, des Conuseingangs III 299
—, —, bei Cor biloculare III 546ff.
—, —, und Coronarinsuffizienz III 945
—, —, und Cor triloculare biatriatum III 542
—, —, Definition III 298ff.
—, —, und Dextrokardie III 578
—, —, und Dextroversion III 583ff., 588
—, —, Differentialdiagnose III 325
—, —, und Ductus Botalli persistens III 71
—, —, Elektrokardiogramm bei III 298, *308*ff.
—, —, und Endokarditis III 117, 301ff., 324ff.
—, —, Entwicklungsgeschichte III 301
—, —, bei Fallotscher Pentalogie III 38
—, —, bei Fallotscher Tetralogie III 36ff., 298, *329*ff.
—, —, und Fallotsche Trilogie III 35ff., 298ff.
—, —, Häufigkeit III 301
—, —, Herzkatheterismus bei III 315ff.
—, —, infundibuläre III 299ff.
—, —, Komplikationen III 324ff.
—, —, und Lävokardie III 590
—, —, bei Lungenvenentransposition III 527
—, —, Pathologie III 34ff., 299ff.
—, —, periphere III 375ff.
—, —, —, Anatomie III 376ff.
—, —, —, Angiokardiogramm bei III 378
—, —, —, Differentialdiagnose III 379 ff.
—, —, —, Definition III 375ff.

Pulmonalstenose, angeborene, periphere, Entwicklungsgeschichte III 376
—, —, —, Häufigkeit III 376
—, —, —, Herzkatheterismus bei III 377ff.
—, —, —, Physiologie III 376ff.
—, —, —, Prognose III 378
—, —, —, Symptome III 377
—, —, —, Therapie III 380
—, —, Physiologie III 301
—, —, Prognose III 325
—, —, reine III 34ff., *298*ff.
—, —, Röntgendiagnose III 298ff., *311*ff.
—, —, Symptome III 298, *302*ff.
—, —, bei Taussig-Bing-Komplex III 508
—, —, Therapie III 326ff.
—, —, bei Transposition der Aorta und Pulmonalis III 496ff.
—, —, und Tricuspidalatresie III 24, 396ff.
—, —, und Tricuspidalstenose III 23
—, —, und Tuberkulose III 77, *127*ff.
—, —, valvuläre III 299ff.
—, —, und Vena cava-Anomalie III 513
—, —, und Ventrikelseptumdefekt III 239ff., 298; s. u. Fallotscher Tetralogie
—, —, und Vorhofseptumdefekt III 249, 298
— und Atmung IV 81
— und Balneotherapie I 698
— bei Carcinoid II 782ff.
— des Conuseingangs III 299
—, Cor pulmonale bei IV 62
— als Druckbelastung I 884ff.
— und Elektrokardiogramm II 205
— und Endocarditis serosa II 775
— und Gravidität IV 489, 493ff.
— bei Hämangiosarkom VI 602
—, Herzform bei I 884ff.
—, Herzgröße bei I 884ff.
—, infundibuläre III 299ff.
— und Kammerflattern II 177
— und Kammerflimmern II 177
— bei Karditis rheumatica II 576ff.
— bei Lungenembolie IV 92ff., 97ff.
— bei Mitralatresie III 558

Pulmonalstenose, periphere, angeborene III 375ff.
— und Postcommissurotomie-Syndrom II 1394
—, relative bei Karditis rheumatica II 576ff.
—, —, bei rheumatischem Fieber II 576ff.
— bei rheumatischem Fieber II 576ff.
—, Schenkelblock bei II 359
— bei Transposition der Aorta und Pulmonalis III 496ff.
—, valvuläre III 299ff.
— bei Ventrikelseptumdefekt III 242, 244ff.
— bei Vorhofseptumdefekt III 277
Pulmonalthrombose und arteriovenöse Lungenfistel III 388
— und Cor pulmonale IV 140ff., 233ff.
— und Embolie VI 361ff.
— bei Gefäßmißbildungen III 388
— bei Hämangiosarkom VI 601
— bei Ventrikelseptumdefekt III 223
— bei Vorhofseptumdefekt III 277
Pulmonaltöne bei angeborener Mitralstenose III 549
— bei angeborener Pulmonalinsuffizienz III 564ff.
— bei angeborener Pulmonalstenose III 307
— bei Aortopulmonalseptumdefekt III 198
— bei Ductus Botalli persistens III 166
— bei Endokarditis IV 251
— bei Fallotscher Tetralogie III 340ff.
— bei Gefäßmißbildungen III 369, 382
— und Herzmechanik II 575
— bei idiopathischer Pulmonalektasie III 369
— bei Karditis rheumatica II 576ff.
— bei Lungenvenentransposition III 523ff., 527
— bei Mitralatresie III 558
— bei Mitralinsuffizienz II 1412ff.
— bei Mitralstenose 1325ff., 1331ff.
— bei Myokarditis II 900ff.
— bei Pulmonalarterienaplasie III 382
— bei Pulmonalektasie III 369
— bei rheumatischem Fieber II 576ff.

Pulmonaltöne bei Scharlach-Myokarditis II 900
— bei Transposition der Aorta und Pulmonalis III 499
— bei Trichinose II 939
— bei Ventrikelseptumdefekt III 217ff.
„pulmonary arterial wedge pressure", Begriff IV 66
„Pulmonary heart diseare" s. u. Cor pulmonale
Pulmonitis bei rheumatischem Fieber II 576ff., 604
Puls bei Adams-Stokes-Syndrom II 251ff.
— bei Akrocyanose VI 533
— bei Alternans II 404ff.
— bei angeborener Aortenstenose III 439
— bei Angina pectoris III 839ff.
— bei Angina tonsillaris II 914
— und Angiopathia diabetica IV 357
— bei Antesystolie II 391
— bei Aortenbogensyndrom VI 376ff.
— bei Aortenfehler II 1428ff., 1435ff.
— bei Aortenhämatom, intramuralem VI 458
— bei Aorteninsuffizienz II 1436, 1455ff., 1461ff.
— bei Aortenisthmus-Stenose III 453; V 754, 766ff.
— bei Aortenstenose II 1428ff., 1435ff.
— bei Aortitis luica VI 357ff.
— bei Arrhytmia absoluta II 81
— bei Arteriosklerose VI 419
— bei Atrioventricularblock II 229ff.
— bei Atrioventricular-Rhythmus II 279ff.
— bei Beriberi IV 390
— und Blutdruck V 2ff., 68ff., 149
— und Blutdruckmessung V 2ff.
— bei Capillarektasien VI 533
— bei Coma diabeticum IV 375ff.
— und Coronardurchblutung III 687ff., 810ff.
— bei Coronarspasmen III 839ff.
— bei Cyanose VI 533
— bei Diabetes mellitus IV 357, 375ff.
— bei Diphtherie-Myokarditis II 894ff.
— bei Ductus Botalli persistens III 167

Puls bei Embolie VI 363ff.
— bei Endangitis obliterans VI 281ff.
— und Entzügelungs-Hochdruck V 149
— bei experimenteller Hypertonie V 68ff., 149
— bei experimentellem Schock I 991
— bei Extrasystolie II 28, 33
— bei Fiedler-Myokarditis II 957
— bei Fokaltoxikose II 914
— bei Gefäßkrankheiten VI 48ff.
— bei hämorrhagischem Schock I 991
— bei Herzblock II 194, 229
— und Herzglykoside I 480ff.
— bei Herzinfarkt I 339
— bei Herztrauma II 497ff.
— und Hypertensin V 101
— bei Hypertonie V 68ff., 149
— bei Hypokaliämie IV 438
— bei Hyponatriämie IV 441ff.
— und Hypophyse V 143
— bei intraarterieller Sauerstoffinsufflation VI 210
— bei Kammerflattern II 174
— bei Kammerflimmern II 174
— bei Knotenrhythmus II 279ff.
— beim Kollaps I 991, 1033
— bei kombiniertem Aortenfehler II 1536, 1478
— bei konstriktiver Perikarditis II 1100ff.
— bei Links-Schenkelblock II 335ff.
— bei Luftembolie IV 127ff.
— bei Lungenembolie IV 104ff.
— bei Migräne VI 250
— bei Myokarditis II 894
— und Oscillogramm VI 76ff.
— bei Panzerherz II 1100ff.
— bei Perikarditis II 1081, 1100ff.
— und Pitressin V 143
— und Plethysmogramm VI 70ff.
— bei Raynaud-Syndrom VI 226
— bei Rechts-Schenkelblock II 335ff.
— und Reizleitung II 194
— und Renin V 101
— und Rheogramm VI 76
— und Röntgendiagnose I 802ff.
— bei Schenkelblock II 335ff.
— bei Schock I 991, 1033
— bei Sinoauricularblock II 194

Puls bei totalem Block II 228ff.
— bei Tricuspidalinsuffizienz II 1508
— bei tuberkulöser Perikarditis II 1081
— bei Vorhofseptumdefekt III 261
— bei Wilson-Block II 335ff.
— bei Wolff-Parkinson-White-Syndrom II 391
Pulsdefizit bei Arrhythmie II 81
— bei Herztrauma 499
Pulsdruck s. u. Blutdruckamplitude
Pulselessdisease s. u. Aortenbogensyndrom
Pulsfrequenz s. u. Herzfrequenz
Pulsus alternans s. u. Alternans
— altus bei Aortenstenose II 1433ff.
— — und Beriberi IV 390
— — bei Hypokaliämie IV 438
— bis pulsans II 29
— caprizans II 28
— celer bei Aorteninsuffizienz II 1462
— — bei Beriberi IV 390
— — bei Hypokaliämie IV 438
— differens bei Aortenbogensyndrom V 766ff.
— inaequalis II 81
— incongruens bei Aortenbogensyndrom V 766
— irregularis II 81
— paradoxus bei Angina tonsillaris II 914
— — bei Fiedler-Myokarditis II 957
— — bei Fokaltoxikose II 914
— — bei konstriktiver Perikarditis II 1102ff.
— — bei Panzerherz II 1102ff.
— — bei Perikarditis II 1081, 1102
— — bei Tricuspidalinsuffizienz II 1508
— — bei tuberkulöser Perikarditis II 1081
— parvus bei Aortenstenose II 1433ff.
— tardus bei Aorteninsuffizienz II 1462
Pulswelle V 2ff.; VI 81ff.
— und Adelphan V 585
— und Aortenhämatom (intramural) VI 454ff.
— bei Aorteninsuffizienz II 1455ff., 1462ff.

Pulswelle bei Aortenisthmusstenose V 756ff.
— bei Aortenstenose
  II 1429ff., 1436ff.
— und Arteriosklerose V 353;
  VI 381, 419
— und Balneotherapie
  I 664ff.
— und Blutdruckmessung
  V 2ff.
— bei Blutkrankheiten
  IV 675
— und Coronargefäße III 810
— bei Erfrierung I 982
— und Gefäßgeräusche
  VI 50ff.
— bei Gefäßkrankheiten
  I 982; V 353; VI 81ff.,
  381, 419
— im hämorrhagischen
  Schock I 1041
— im Kollaps I 976ff., 1041ff.
— und Lebensalter IV 621ff.
— bei Leukämie IV 675
— im Lungenkreislauf
  IV 64
— bei neurogenem Schock
  I 977
— bei Orthostase IV 730ff.
— und Plethysmogramm
  VI 72, 81
— bei primärem Schock I 976
— bei Raynaud-Syndrom
  VI 226
— und Rheogramm VI 76
— im Schock I 976ff., 1041ff.
— bei Sportherz I 936ff.
— und Synkardialmassage
  VI 150ff.
— bei Tricuspidalinsuffizienz
  II 1508
— und Windkessel V 19ff.
Purinkörper I 546ff., 854; s. a.
  u. den einzelnen Präpa-
  raten wie Aminophyllin,
  Coffein, Euphyllin, Theophyllin, Xanthin
— bei angeborenem Herz-
  fehler III 155
— bei Angina pectoris I 463;
  III 1035, 1374ff., *1381*ff.
— bei Aortitis luica VI 360
— und Blutdruck V 399ff.,
  494, 498ff., 794
—, Chemie I 546
— und Coronaranastomosen
  III 706
— bei Coronarinsuffizienz
  III 1035, 1374ff., *1381*ff.
— bei Cor pulmonale
  IV 123ff., 131, 170ff.
— als Diuretica I 526ff., *545*ff.
— bei Erfrierung VI 558
— bei essentieller Hypertonie
  V 399ff., 494, 498ff., 794

Purinkörper bei Gefäßkrankheiten VI 180, 184, 207,
  360
— und Herzglykoside I 486
— bei Herzinfarkt III 706,
  1480
— und Herzmechanik I 854
— und Hirndurchblutung
  V 398ff.
— bei Hypertonie V 399ff.,
  494, 498ff., 794
— bei Hypotonie V 794, 823
—, intraarteriell VI 207
— bei Kollaps I 1102
— bei Lues VI 360
— bei Luftembolie IV 131
— bei Lungenembolie
  IV 123ff.
— bei Lungenödem I 137
— bei Myokarditis II 892
— und Oscillogramm VI 79
—, Pharmakologie I 854
— und Quecksilberdiuretica
  I 529ff.
— und Schenkelblock
  II 342
— bei Schockniere I 1102
— und Vasomotorik I 854;
  V 399ff., 498ff.; VI 180
Purkinje-Fasern bei Hypo-
  natriämie IV 440ff.
— bei Schenkelblock II 320
— und Ventrikelseptumdefekt
  III 63
— bei Verzweigungsblock
  II 181, 320
Purostrophan I 481
Puroverin s. a. u. Veratrumalkaloide
Purpura VI 563ff. s. a. u.
  Diathese, hämorrhagische
— abdominalis Henoch s. u.
  Purpura fulminans
—, — rheumatica VI 566
— anaphylactoides s. u.
  Purpura rheumatica
— anularis teleangiektodes
  s. u. Purpura Majocchi
— bei bakterieller Endo-
  karditis II 692
— und Blutdruck V 344ff.
—, Capillarpermeabilität bei
  VI 564ff.
— und Capillarresistenz
  VI 105, 563ff., 569ff.
— bei Dermatosen VI 574
— bei Diabetes mellitus
  VI 574ff.
— bei Endokarditis II 692ff.;
  VI 567
— bei Endokarditis lenta
  II 692ff.
— enterale VI 566
— und essentielle Hypertonie
  V 344ff.

Purpura fulminans (Henoch)
  VI 315, *569*ff.
— bei Gefäßkrankheiten
  VI 315, 321
— durch Herzglykoside I 499
— und Hypertonie V 344ff.
— infectiosa IV 537, 562ff.,
  *567*ff.
— bei Lues VI 568
— Majocchi V 344ff.
— und Mitralstenose II 1320ff.
— bei Moschcowitz-Symmers-
  Syndrom VI 570ff.
— neurogene VI 576ff.
— bei Periarteriitis nodosa
  VI 315, 321
—, psychogene VI 576ff.
— rheumatica II 572;
  VI *564*ff.
— bei Scharlach VI 567
— senilis VI 580ff.
—, Therapie VI 585ff.
—, toxische VI 581ff.
— und Vasomotorik VI 575
— bei Waterhouse-Fried-
  richsen-Syndrom
  IV 563ff.
— Werlhof VI 570
P-Welle (Elektrokardiogramm)
  s. u. Vorhofwelle
Pyelitis und Hypertonie V 40
— und Pyelonephritis
  V 607ff.
Pyelogramm bei Endangitis
  obliterans V 624
— bei endokriner Hypertonie
  V 676ff.
— bei essentieller Hypertonie
  V 243
— bei Phäochromocytom
  V 676ff.
— bei renaler Hypertonie
  V 596, 602
Pyelonephritis und Augen-
  hintergrund V 425, 429ff.
— und Blutdruck V 37, 243,
  602ff., *607*ff.
—, chronische IV 504ff., 508ff.
—, Dextranreaktion bei V 618
— bei Diabetes mellitus
  IV 366; V 618
— und Endokarditis fibrinosa
  II 778
— und Endokarditis lenta
  II 733
— und Endokarditis verrucosa
  simplex II 778
— und essentielle Hypertonie
  V 243
— und Gravidität IV 504ff.,
  508
— und Graviditätstoxikose
  IV 504ff. 508ff., 510ff.
—, Hypertonie bei V 37, 243,
  602ff., *607*ff., 627, 635ff.

Pyelonephritis und maligne
  Hypertonie V 627 ff.
— und Operationen IV 596 ff.
—, renale Hypertonie bei
  V 602 ff., 607 ff., 635 ff.
—, Therapie V 643 ff
Pyramidon bei Angina pectoris
  III 1374
— bei Erythematodes
  II 983 ff.
— bei Karditis rheumatica
  II 569, 651 ff.
— bei Kollagenosen II 983 ff.
— bei Perikarditis II 1071
— bei rheumatischem Fieber
  II 569, 651 ff., 1071
— bei rheumatischer Perikarditis II 1071
— bei Riesenzellarteriitis
  VI 342
Pyridoxin s. u. Vitamin B
Pyrimidopyrimidine bei Angina
  pectoris III 1377, 1384 ff.
Pyrrolidine als Ganglienblocker
  s. dort
Pyrrolidinomethyltetracylin
  s. u. Reverin
Pyruvat im Myokard I 28

Quaddelbildung und Capillarpermeabilität VI 546 ff.,
  553
— bei Entzündung VI 547 ff.
— bei Gefäßkrankheiten
  VI 110, 114
— und Histamin V 198
— bei Kälteurticaria V 553
— und Kallikrein V 217
— und Lymphsystem VI 116
— und Quinckesches Ödem
  VI 546 ff.
— bei Urticaria VI 546 ff.
Quadrigeminie II 32 ff.
Quecksilberdiuretica bei Acidose I 588
— und Alkalose I 581 ff.
— bei angeborenem Herzfehler III 155
— und Blutdruck V 494
—, Chemie I 528 ff.
— bei Cor pulmonale IV 175 ff.
—, Dosierung I 534 ff.
— bei essentieller Hypertonie
  V 494
— bei Gefäßmißbildungen
  VI 590
— bei Hämangiomen VI 590
— bei Herzinsuffizienz I 113 ff.,
  129, 300 ff., 315, 406 ff.,
  527 ff., 528 ff., 588
— bei Hyperchlorämie I 588
— bei Hypertonie V 494
— und Hypochlorämie
  I 581 ff.

Quecksilberdiuretica und
  Hypokaliämie I 584 ff.;
  IV 420 ff.
—, Indikationen I 532 ff.
—, Intoxikation durch I 533 ff.
—, Kontraindikationen
  I 532 ff.
— und Leber IV 606
— bei Luftembolie IV 131
— und Lungenembolie IV 96
— und Mineralhaushalt
  I 525 ff., 531 ff.
—, Nebenwirkungen I 533 ff.
—, Pharmakologie I 529 ff.
—, Präparate I 528 ff., 534 ff.
— und Purine I 529 ff.
— bei Sturge-Weber-Syndrom
  VI 590
Quecksilbervergiftung I 533 ff.;
  III 889 ff.
— und Angina pectoris
  III 889 ff.
— und Blutdruck V 58
— und Coronarspasmen
  III 889
— als Diureticum I 529 ff., 535
— und Embolie VI 362
— und Entzügelungshochdruck V 717
— und Hypertonie V 58
— bei Hypertonietherapie
  V 494
— und Kollaps I 957
— und Schock I 957
— und vegetative Labilität
  IV 827
Querschnittslähmung V 721
— nach Aortographie VI 134
— bei Arteriitis luica VI 348
— und Hypertonie V 721
— und Hypotonie IV 738
— und neurogene Hypertonie
  V 721
— und neurogener Schock
  I 975
— bei Periarteriitis nodosa
  VI 327
— und Postural hypotension
  IV 738
— bei primärem Schock I 975
— und sekundäres Raynaud-Syndrom VI 242
Quetschungen und hämorrhagischer Schock I 960 ff.
— und Herztrauma II 489 ff.,
  492 ff.
— und Kollaps I 960 ff.
— und Perikarditis II 1086
— und Schock I 960 ff.
— und traumatische Perikarditis II 1086
— und traumatischer Schock
  I 965 ff.
Q.-Fieber, Endokarditis bei
  IV 553

Q-Fieber und Myokarditis
  II 908; IV 544
Quinckesches Ödem VI 546 ff.
— — und Angina pectoris
  III 893
— — und Capillarpermeabilität VI 546 ff.
— — und Herzinfarkt III 893
Quinicardine (Nativelle) bei
  Arrhythmie II 115
QRS-Komplex (Elektrokardiogramm) s. u. Kammerkomplex
Q-T-Strecke (Elektrokardiogramm) und Adams-Stokes-Syndrom II 261 ff.
— bei Adipositas IV 388
— bei allergischer Myokarditis
  II 951 ff., 954
— bei Anämie IV 655
— bei Angina pectoris III 1037
— und Atmung IV 25
— bei Atrioventrikularblock
  II 236
— bei bakterieller Endokarditis II 708 ff.
— und Balneotherapie I 677 ff.
— und Blutdruck V 375 ff.
— bei Blutkrankheiten IV 655
— bei Brucellosen II 904
— bei Chagas-Myokarditis
  II 931 ff.
— und Chinidin II 121
— bei Coronarinsuffizienz
  III 1037
— bei Cor pulmonale IV 158 ff.
— bei Dystrophia musculorum progressiva II 972
— bei Dystrophie IV 299
— bei Endokarditis lenta
  II 708 ff.
— bei essentieller Hypertonie
  V 375 ff.
— bei Fiedler-Myokarditis
  II 957 ff.
— bei generalisierter ventrikulärer Leitungsstörung
  II 372 ff.
— bei Grippemyokarditis
  II 925
— bei Hegglin-Syndrom
  I 31 ff.
— bei Hepatitis-Myokarditis
  II 929
— und Herzglykoside I 479,
  502 ff.
— bei Herzinfarkt III 1171 ff.
— bei Herztumoren II 1198
— bei Höhenadaptation VI 25
— bei Hyperkaliämie IV 433 ff.
— bei Hyperthyreose IV 325
— bei Hypertonie V 375 ff.
— bei Hypocalcämie IV 449,
  451 ff.
— bei Hypoglykämie IV 381

Q-T-Strecke bei Hypokaliämie
,IV 432ff.
— bei Hyponatriämie
IV 445ff.
— bei Hypothyreose IV 332
— und Insulin IV 381
— und Kaliumstoffwechsel
IV 432ff.
— bei Kammerextrasystolie
II 70ff.
— bei Karditis rheumatica
II 586ff., 616ff.
— und Klima IV 25
— bei Kollagenosen II 990
— bei konstriktiver Perikarditis II 1120
— und Luftdruck IV 25, 41
— und Magnesium-Stoffwechsel IV 458ff.
— bei Masern II 922
— bei Mononucleose II 927
— bei Myokarditis II 88ff.,
878ff.
— bei Myokarditis rheumatica
II 586ff., 616ff.
— bei Panzerherz II 1120
— bei Parasystolie II 301
— bei Perikarditis II 1120
— bei Poliomyelitis II 918
— bei postsynkopalem-Syndrom II 261ff.
— bei Sauerstoffmangel
IV 25
— bei Scharlach-Myokarditis
II 901
— bei Schenkelblock II 324ff.
— bei Sinusbradykardie II 15
— bei Sinustachykardie
II 11ff.
— bei Sklerodermie II 990
— bei Sportherz I 934ff., 946
— bei Tetanie IV 449, 452ff.
— und Thyreoidea IV 325,
332
— bei totalem Block II 236
— bei vegetativer Labilität
IV 787ff.

Radialispuls bei Aortenstenose
II 1428ff.
— bei Aortitis luica VI 357ff.
— bei Endangitis obliterans
VI 282
— bei Gefäßkrankheiten VI 49
— bei Raynaud-Syndrom
VI 226
Radiochrom, Blutmengenbestimmung I 147
Radioeisen, Blutmengenbestimmung I 144
Radiojod bei Angina pectoris
III 1408
— und Capillarpermeabilität
VI 107

Radiojod bei Coronarinsuffizienz III 1408
— bei Herzinsuffizienz
I 598ff.
— und Kreislaufzeit VI 111
— zur Thyreoidea-Hemmung
I 598ff.
Radiokohlenstoff, Glykosidanalyse I 433
Radionatrium bei Gefäßkrankheiten VI 113
— zur Gewebsclearance VI 113
—, Kreislaufzeitbestimmung
I 162; IV 446
Radiophosphor, Blutmengenbestimmung I 144, 156ff.
—, Kreislaufzeitbestimmung
I 172
Radiostrontium bei Hämangiomen VI 600
Radium und Addison-Syndrom
V 798ff.
— und angeborene Herzfehler
III 111
— bei Hämangiomen VI 599
— bei Hypotonie V 798
— bei Lymphangiom VI 617
— bei Teleangiektasien
VI 542
Radium C, Kreislaufzeitbestimmung I 172
Ranunculaceen bei Herzinsuffizienz I 426ff.
Rasse und Aneurysmen VI 444
— und Angina pectoris
III 1062ff.
— und Angiopathia diabetica
IV 356
— und Aortenaneurysma
VI 444
— und Aortitis luica VI 349
— und Arteriosklerose
VI 391ff.
— und Blutdruck V 16ff.,
263ff., 271ff.
— und Coronarinsuffizienz
III 770ff.
— und Coronarsklerose
III 770ff.
— und Diabetes mellitus
IV 356
— und Endangitis obliterans
VI 257ff.
— und essentielle Hypertonie
V 263ff., 271ff.
— und Gefäßspinnen VI 544
— und Herzinfarkt III 770ff.,
1062ff.
— und Hypertonie V 263ff.,
271ff.
— und Kaposi-Sarkom VI 602
— und Karditis rheumatica
II 546ff., 557ff.
— und Marfan-Syndrom
III 490

Rasse bei Periarteriitis nodosa
VI 306ff.
— und rheumatisches Fieber
II 546ff., 557ff.
— und Riesenzellarteriitis
VI 335
— und Teleangiektasien
VI 540
Rattenmesoappendixtest s. u.
Mesoappendixtest
Raubasin s. a. u. Rauwolfia-Alkaloide V 521ff.
— bei Gefäßkrankheiten
VI 189ff.
— bei Hypertonie V 521ff.
Raubasinin s. a. u. Rauwolfia-Alkaloide V 521ff.
Raudixin s. a. u. Rauwolfia-Alkaloide V 536
Rauhimbin s. a. u. Rauwolfia-Alkaloide V 521ff.
Raupin s. a. u. Rauwolfia-Alkaloide
— und Blutdruck V 248,
521ff.
—, Chemie V 521
— bei essentieller Hypertonie
V 248, 521ff.
— und Hypertonie V 248,
521ff.
— und Kälte-Test V 248
Rauwiloid s. a. u. Rauwolfia-Alkaloide V 536
Rauwolfia-Alkaloide, Anwendung V 531ff.
— und Angina pectoris
III 1398ff.
— bei Aortenhämatom, intramuralem VI 462
— bei Arrhythmie II 114
— und Blutdruck V 133, 136,
145, 186, 248, *492*ff.,
*520*ff., 594
—, Chemie V 520ff.
— bei Cor pulmonale IV 177ff.
— und Cortison V 136, 145
— und Diabetes mellitus
V 526, 530
—, Dosierung V 531ff.
— bei essentieller Hypertonie
V 445, *492*ff., *520*ff., 594
— und experimentelle Hypertonie V 133, 136, 145, 186
— bei Gefäßkrankheiten
VI 189
— bei Gravidität IV 497,
506ff., 515
— bei Graviditätstoxikose
IV 506ff., 515; V 746,
749ff., 751ff.
— und Hypertonie V 133, 136,
145, 186, 248, 445, *492*ff.,
*520*ff., 594, 635
— bei Infektionskrankheiten
IV 562ff.

Rauwolfia-Alkaloide und Kälte-Test V 248
— in der Kombinations-Therapie V 585 ff., 590
— und Lungenkreislauf IV 72
— bei Mitralstenose II 1382 ff., 1384
—, Nebenwirkungen V 494, 528, 537 ff., 594
— bei Nephritis V 645
— und Nervensystem V 521 ff.
— bei paroxysmaler Tachykardie II 150
—, Pharmakologie V 521 ff., 528 ff.
— bei Raynaud-Syndrom VI 232
— und Serotonin V 186
— und Steroide V 133, 136, 145
— bei Tachykardie II 14, 150
— und Terminalstrombahn VI 16 ff.
— und Vasomotorik V 521 ff., VI 16 ff., 232
— bei vegetativer Labilität IV 853, 858
— bei Vorhofflimmern II 114
Rauwolfin V 521 ff.
Rauwolfinin V 521 ff.
Raynaud-Syndrom IV 708; VI 223 ff.
—, Ätiologie VI 227 ff.
— und Angiographie VI 127 ff.
— und Balneotherapie I 700
— und Arteriographie VI 127 ff.
—, Definition VI 223 ff.
—, Diagnose VI 226 ff.
—, Differentialdiagnose VI 227
— bei Erythematodes II 983 ff.
— bei Kollagenosen II 983 ff.
—, Morphologie VI 231
—, Pathologie VI 228 ff.
—, Physiologie VI 228 ff.
—, primäres VI 223 ff.
—, Prognose VI 231
—, Röntgendiagnose VI 127 ff.
—, sekundäres VI 223 ff.
—, —, bei Blutkrankheiten VI 246 ff.
—, —, und Endangitis obliterans VI 283
—, —, und Erythematodes VI 344
—, —, und Nervensystem VI 242 ff.
—, —, nach Operationen VI 236
—, —, und Periarteriitis nodosa VI 247, 325
—, —, und Skeletsystem VI 234 ff., 239 ff.

Raynaud-Syndrom, sekundäres, durch Trauma VI 235 ff.
—, —, bei Vergiftungen VI 243 ff.
—, —, Vorkommen VI 234 ff.
—, Symptome VI 224 ff.
—, Therapie VI 231 ff.
—, Vasomotorik bei VI 223 ff.
—, Vorkommen VI 224
Readsche Formel und Hyperthyreose IV 326
Reangiographie bei arteriovenösen Fisteln IV 480
Rechtshypertrophie I 884 ff.
— bei angeborenem Herzfehler III 142
— bei angeborener Mitralstenose III 27
— bei angeborener Pulmonalstenose III 35 ff., 298 ff., 311 ff.
— bei angeborener Tricuspidalinsuffizienz III 431
— und arteriovenöse Aneurysmen IV 254
— und Atmung IV 23 ff., 32
— bei Belastung I 867 ff.
— und Blutdruck V 339
— bei Canalis atrioventricularis communis III 293 ff.
— bei Carcinoid II 784
— bei Cor pulmonale IV 59 ff., 86 ff., 142 ff., 178 ff.; V 339
— bei Cossio-Syndrom III 59
— bei Druckbelastung I 884 ff.
— bei Eisenmenger-Komplex III 38
— und essentielle Hypertonie V 339
— bei Fallotscher Tetralogie III 36 f., 330, 333 ff., 338 ff.
— bei Fallotscher Trilogie III 35
— und Herzform I 884 ff.
—, Herzgröße I 884 ff.
— bei Höhenadaptation IV 23 ff., 32
— und Hypertonie V 339
— bei idiopathischer Herzhypertrophie II 975
— bei Infektionskrankheiten IV 539
— und Klima IV 23 ff., 32
— bei Kollagenosen II 989 ff.
— bei Levoatrialcardinalvein III 19
— und Luftdruck IV 23 ff., 32
— bei Lungenemphysem IV 178 ff.
— und Lungenkreislauf IV 59 ff., 86 ff., 142 ff.
— bei Lutembacher-Syndrom III 58

Rechtshypertrophie bei Mitralfehler II 1311 ff.
— bei Mitralstenose II 1311 ff., 1336 ff.
— bei Myokarditis IV 539
— bei Pneumokoniose IV 204 ff.
— bei Pulmonalaneurysma VI 466
— bei Pulmonalatresie III 366 ff.
— bei Pulmonalsklerose IV 241 ff.
— bei Pulmonalstenose I 884
— bei Sauerstoffmangel IV 23 ff., 32
— bei Sichelzellanämie IV 240 ff.
— bei Silikose IV 204 ff.
— bei Sklerodermie II 989 ff.
— bei Sportherz I 867 ff., 918 ff.
— bei Taussig-Bing-Komplex III 39
— bei Thoraxdeformation IV 229 ff.
—, tonogene IV 88
— und Toxoplasmose II 934
— bei Tricuspidalinsuffizienz II 1508
— und Tuberkulose IV 221 ff.
— bei Tumormetastasen IV 237 ff.
— bei Ventrikelseptumdefekt III 217 ff., 229 ff.
— bei Volumenbelastung I 888
— bei Vorhofseptumdefekt III 58, 267 ff.
Rechtsinsuffizienz I 42 ff., 884 ff.
—, akute I 345 ff.
— bei angeborener Mitralstenose III 27
— bei angeborenem perforiertem Sinus-Valsalvae-Aneurysma III 204 ff.
— bei angeborener Tricuspidalinsuffizienz III 429 ff.
— bei Angina tonsillaris II 914
— bei Aortenaneurysma VI 445 ff.
— bei Aorteninsuffizienz II 1457 ff.
— bei Aortenstenose II 1449
— und arteriovenöse Anastomosen VI 7
— und Augenhintergrund V 423
— bei bakterieller Endokarditis II 707 ff.
— und Balneotherapie I 698
— bei Beriberi IV 390 ff.
— und Blutdruck V 339, 369
— und Bluteiweiß I 249

Rechtsinsuffizienz bei Blutkrankheiten IV 682ff.
— und Blutmenge I 149, 162
— bei Carcinoid II 784
— und Commissurotomie II 1383ff.
— bei Coronargefäß-Mißbildungen III 570
— bei Cor pulmonale IV 59ff., 142ff.
— bei Cossio-Syndrom III 60
—, Diät bei I 508ff.
— bei Diphtherie IV 547
— und Druckbelastung I 884ff.
— bei Ductus Botalli persistens III 183
— bei Ebstein-Syndrom III 420ff.
— bei Eisenmenger-Komplex III 39
— bei Endangitis obliterans VI 294
— bei Endokardfibrose II 787ff.
— bei Endokarditis lenta II 707ff.
— bei Endokarditis parietalis fibroplastica II 787
— und essentielle Hypertonie V 339, 369
— bei Fiedler-Myokarditis II 957ff.
— bei Fokaltoxikose II 914
— und Geburtsakt IV 486ff.
— bei Glomerulonephritis II 915
— und Gravidität IV 486ff., 496f.
— bei Grippemyokarditis II 925
— bei Hämochromatose II 965; IV 682ff.
— bei Hämosiderose IV 257ff.
—, Herzform bei I 899ff.
—, Herzglykoside bei I 454ff., 460, 465
—, Herzgröße bei I 899ff.
— bei Herzinfarkt III 1215ff.
— bei Herztrauma II 521ff.
— bei Herztumoren II 1181ff.
— und Hypertonie V 339, 369
— bei idiopathischer Herzhypertrophie II 975
— bei Infektionskrankheiten IV 547, 556
—, isolierte I 99
— bei Karditis rheumatica II 578ff., 618
— und Kreislaufzeit I 172ff.
— bei Luftüberdruck IV 39ff.
— bei Lungenembolie I 346; IV 105ff.
— bei Lungenemphysem IV 177ff.

Rechtsinsuffizienz bei Lungenfibrose IV 199ff.
— und Lungenkreislauf I 123, 127ff.
— und Lungenstauung I 773ff.
— bei Mitralinsuffizienz II 1411ff.
— bei Mitralstenose II 1368ff.
— bei Myokarditis rheumatica II 618
— und Operabilität IV 631ff.
— bei Pneumokoniose IV 204ff.
— bei Poliomyelitis II 917
— im Puerperium IV 486ff.
— bei Pulmonalstenose I 884ff.
— bei rheumatischem Fieber II 578ff., 618
— bei Sichelzellanämie IV 240ff.
— bei Silikose IV 204ff.
— bei Thoraxdeformation IV 229ff.
— bei Tricuspidalinsuffizienz II 1506ff.
— bei Vorhofseptumdefekt III 60, 277
— und Venendruck I 99
Rechts-Links-Shunt und angeborene Herzfehler III 105ff., 145
— bei angeborener Pulmonalstenose III 299, 302ff., 318ff.
— bei Aortenisthmusstenose III 451ff.
— bei Aortopulmonalseptumdefekt III 197
— bei arteriovenösen Aneurysmen IV 253
— bei Canalis atrioventricularis communis III 296
— und Carcinoid II 784
— und Coronarinsuffizienz III 730
— bei Cor triloculare biatriatum III 541ff.
— und Cyanose I 233
— bei Ductus Botalli persistens III 170, 186ff.
— bei Ebstein-Syndrom III 419ff.
— bei Eisenmenger-Komplex III 219
— bei Fallotscher Tetralogie III 330ff., 344ff.
— und Herzkatheterismus II 1248ff.
— und Lungenembolie IV 106
—, Meßmethoden II 1248
— und Polycythämie bei IV 659
— bei Taussig-Bing-Komplex III 508

Rechts-Links-Shunt bei Transposition der Aorta und Pulmonalis III 497ff., 508
— bei Tricuspidalatresie III 405
— bei Vena cava-Anomalie III 515ff.
— bei Ventrikelseptumdefekt III 217ff., 222ff., 240ff.
— bei Vorhofseptumdefekt III 261, 275ff.
Rechtsschenkelblock II 318 329ff.
—, Ätiologie II 352ff.
— bei allergischer Myokarditis II 951ff.
—, alternierender II 343ff., 361ff.
—, bei angeborenem Herzfehler II 330, 352ff., 356ff.
— bei angeborenem perforiertem Sinus-Valsalvae-Aneurysma III 207ff.
— bei angeborener Pulmonalinsuffizienz III 565
— bei angeborener Pulmonalstenose III 310
— bei angeborener Tricuspidalinsuffizienz III 431
— bei angeborener Tricuspidalstenose III 412
— bei Angina pectoris III 1034
— bei Aortenaneurysma VI 447
— bei Aortenisthmusstenose III 445, 456ff.; V 756
—, atypischer, bei Mitralstenose II 1338ff.
—, Bayley-Block II 332ff.
— bei Beriberi IV 392
— bei Blutkrankheiten IV 674
— bei Canalis atrioventricularis communis III 293ff.
— bei Carcinoid II 785
— bei Chagas Myokarditis II 932
— bei Cor pulmonale IV 109ff., 159ff.
— bei Diphtherie-Myokarditis II 879ff., 898
— bei Ductus Botalli persistens II 330; III 170ff.
— bei Dystrophie IV 299
— bei Ebstein-Syndrom III 417, 421ff.
—, Elektrokardiogramm II 318ff., 323ff., 329ff.
— bei Endokardfibrose II 788
— bei Endokardits lenta II 708ff.
— bei Endomyokardfibrose II 788
— bei Fiedler-Myokarditis II 957ff.
— und fokaler Block II 368ff.

Rechtsschenkelblock, Hämodynamik II 335 ff.
—, Häufigkeit II 352 ff.
— bei Herzinfarkt II 348 ff.; III 1176, 1200 ff.
—, Herztöne bei II 335 ff.
— bei Herztumoren II 358, 1183 ff.
— bei Hyperkaliämie IV 433
— und idiopathische Pulmonalektasie III 369
— und Interferenz-Dissoziation II 295
— bei Karditis rheumatica II 585 ff., 588
— bei Leukämie IV 674
— bei Lungenembolie IV 109 ff.
— bei Lungenvenentransposition III 529
— bei Lutembacher-Syndrom III 284
— bei Masern II 922
— bei Mitralinsuffizienz II 1422
— bei Mitralstenose II 1338 ff.
— bei Myokarditis II 879 ff.
— bei Myokarditis rheumatica II 585 ff., 588
— und Operabilität IV 628
—, Pathogenese II 321 ff.
—, physiologischer I 946
—, Prognose II 377
— und Pulmonalektasie III 369
— bei rheumatischem Fieber II 585 ff., 588
— bei Sportherz I 946
— bei Transposition der Aorta und Pulmonalis III 503 ff.
— bei Tricuspidalinsuffizienz II 1508 ff.
—, Typen II 330 ff.
—, unbeständiger II 338 ff.
—, unvollständiger, bei angeborenem perforiertem Sinus-Valsalvae-Aneurysma III 207 ff.
—, —, bei angeborener Pulmonalstenose III 310
—, —, bei angeborener Tricuspidalinsuffizienz III 432
—, —, bei Aortenisthmusstenose III 445, 456 ff.
—, —, bei Canalis atrioventricularis communis III 293 ff.
—, —, bei Ductus Botalli persistens III 170
—, —, bei idiopathischer Pulmonalektasie III 369
—, —, bei Lungenvenentransposition III 529

Rechtsschenkelblock, unvollständiger, bei Lutembacher-Syndrom III 284
—, —, bei Mitralinsuffizienz II 1422
—, —, bei Pulmonalektasie III 369
—, —, bei Transposition der Aorta und Pulmonalis III 503 ff.
—, —, bei Tricuspidalinsuffizienz II 1509
—, —, bei Ventrikelseptumdefekt III 232
—, —, bei Vorhofseptumdefekt III 249, 264 ff
— bei Ventrikelseptumdefekt III 232
— und Vorhofflimmern II 345
— bei Vorhofseptumdefekt II 359; III 249, 264 ff.
—, Vorkommen II 339 ff., 352 ff.
—, Wilson-Block II 320, 330 ff.
Rechtstyp (Elektrokardiogramm) bei Anämie IV 654
— bei angeborenem arteriovenösem Coronaraneurysma III 215
— bei angeborenem perforiertem Sinus-Valsalvae-Aneurysma III 207
— bei angeborener Pulmonalinsuffizienz III 565
— bei angeborener Pulmonalstenose III 309 ff.
— bei Aortenatresie III 562
— und Atmung IV 32
— bei Blutkrankheiten IV 654
— bei Carcinoid II 785
— bei Cor pulmonale IV 109 ff., 157 ff.
— bei Cor triloculare biatriatum III 541 ff.
— bei Dermatomyositis II 992
— bei Dextrokardie II 579
— bei Ductus Botalli persistens III 169 ff., 187, 191
— bei Endokardfibrose II 787 ff.
— bei Endokarditis parietalis fibroplastica II 787
— bei Fallotscher Tetralogie III 330, 1341 ff.
— und Glykogenose II 967
— und Herzform I 885 ff.
— und Herzinfarkt III 1199
— bei Höhenadaptation IV 32
— und Klima IV 32
— bei Kollagenosen II 990
— und Links-Schenkelblock II 327

Rechtstyp und Luftdruck IV 32
— bei Lungenembolie IV 109 ff.
— bei Lungenvenentransposition III 529
— bei Mitralstenose II 1336 ff.
— bei Myokardsarkoidose II 948
—, pathologischer II 378
—, —, bei angeborener Pulmonalstenose III 309 ff.
—, —, bei Ductus Botalli persistens III 170, 187, 191
—, —, bei Fallotscher Tetralogie III 342 ff.
—, —, und Herzinfarkt III 1199
—, —, bei Mitralstenose II 378
—, —, bei Ventrikelseptumdefekt III 217, 231 ff.
—, —, bei Vorhofseptumdefekt III 264 ff.
— bei Perikarditis II 1058 ff.
— bei Poliomyelitis II 919
— bei Pulmonalaneurysma VI 466
— bei Pulmonalatresie III 366
— und Rechts-Schenkelblock II 329 ff.
— bei Sarkoidose II 948
— bei Sauerstoffmangel IV 32
— und Schenkelblock II 327
— bei Sklerodermie II 990
— bei Sportherz I 929 ff.
— bei Toxoplasmose II 934
— bei Transposition der Aorta und Pulmonalis III 503 ff.
— bei Tricuspidalatresie III 401
— bei Tricuspidalinsuffizienz II 1509
— bei Truncus arteriosus communis persistens III 532, 536
— bei vegetativer Labilität IV 791
— bei Ventrikelseptumdefekt III 217, 231 ff.
— bei Vorhofseptumdefekt III 264 ff.
— und Wilson-Block II 333
„Rechtsüberlastungs-P", Begriff II 204; s. a. u. P pulmonale
Rechtsverspätung II 373 ff.
— und Absterbekurven II 355, 373
— bei angeborener Pulmonalinsuffizienz III 565
— bei angeborener Pulmonalstenose III 309 ff.
—, Aortenisthmusstenose V 756

Rechtsverspätung und Druck-
    belastung I 885
— und Herzinfarkt III 1199 ff.
— und Stauchungsform
    (EKG) II 373
— bei Ventrikelseptumdefekt
    III 217 ff., 229 ff.
— bei Vorhofseptumdefekt
    III 266
—, Vorkommen II 374
„Reciprocal rhythm", Begriff
    II 309
Recklinghausen-Syndrom s. u.
    Neurofibrom
Recosen bei Angina pectoris
    III 1389
— bei Arteriosklerose VI 429
— bei Extrasystolie II 78
— bei Gefäßkrankheiten
    VI 185
— und Herzinfarkt III 1481
—, intraarterielle VI 207
Recurrensparese bei Aorten-
    bogen-Anomalien
    III 482 ff.
— bei Gefäßmißbildungen
    III 482
— bei Herzklappenfehler
    II 1301
— bei Mitralstenose II 1301
Rediralt als Diureticum
    I 527 ff., 535
Reentry-Theorie II 29 ff., 309
— und Alternans II 407
—, Begriff II 29 ff., 309
— der Extrasystolie II 29 ff.
Reflextod III 915 ff.
Reflux s. u. Pendelblut
Regelkreis (Kreislauf)
    IV 557 ff., 741 ff.; V 29 ff.
—, antinatriuretischer
    IV 558 ff.
—, Begriff IV 742 ff.
— und Belastung IV 767
— und Blutdruck IV 741 ff.,
    744 ff.
— und Blutgefäße VI 13 ff.
— und Capillaren VI 13 ff.
— bei hämorrhagischem
    Schock I 960 ff.
— und Hypertonie IV 757 ff.
— bei Kollaps I 959, 960 ff.,
    1054 ff.; IV 756 ff.
— und Nervensystem
    IV 745 ff., 753 ff.
— bei neurogenem Schock
    I 972 ff.
— und Ohnmacht IV 756 ff.
—, Physiologie IV 744 ff.
— und Schock I 959, 960 ff.,
    1054 ff.
— und Terminalstrombahn
    VI 13 ff.
— und Valsalva-Versuch
    IV 751 ff., 778

Regelkreis und vegetative
    Labilität IV 741 ff.
Regitin und Blutdruck
    V 151 ff., 187, 384, 493,
    518, 586
— und Carotissinus V 151
— bei endokriner Hypertonie
    V 663, 669 ff., 679
— und essentielle Hypertonie
    V 384, 493, 518, 586
— und experimentelle Hyper-
    tonie V 151 ff., 187
— bei Gefäßkrankheiten
    VI 170 ff.
— und Hypertonie V 151 ff.,
    187, 384, 493, 518, 586
—, intraarteriell VI 204
— beim Kollaps I 1142
— in der Kombinations-
    therapie V 586 ff.
— bei Phäochromocytom
    V 663, 669 ff., 679
— und Pherentasin V 187
— bei Schock I 1142
— und Terminalstrombahn
    VI 16 ff.
— und Vasomotorik VI 16 ff.
— und vegetative Labilität
    IV 851
— und zentralnervöse Hyper-
    tonie V 151 ff.
Regitin-Test V 663
— bei endokriner Hypertonie
    V 663, 669 ff.
— bei Phäochromocytom
    V 518, 663, 669 ff.
Reinsche Stromuhr V 216
Reisernährung bei allergischer
    Myokarditis II 954
— und Blutdruck V 263, 448
— bei essentieller Hypertonie
    V 263, 448
— und Hypertonie V 263,
    448
— nach KEMPNER V 445,
    448
— bei Myokarditis II 954
— bei Periarteriitis nodosa
    VI 334
—, Wirkung V 458 ff.
Reizbildung II 1 ff., 32 ff., 73 ff.
— bei Adams-Stokes-Syn-
    drom II 257 ff., 261 ff.
— bei allergischer Myokardi-
    tis II 952 ff.
—, Allorhythmie II 32 ff
— beim Alternans II 406 ff.,
    409
— bei Amyloidose II 963 ff.
— bei angeborenem arterio-
    venösem Coronaraneu-
    rysma III 215
— bei angeborenem perforier-
    tem Sinus-Valsavae-
    Aneurysma III 207 ff.

Reizbildung bei Angina pectoris
    III 1032 ff.
— und Antesystolie II 387 ff.
— bei Aorteninsuffizienz
    II 1466 ff.
— bei Aortenisthmusstenose
    III 458 ff.
— bei Aortenstenose II 1445 ff.
— bei Arrhythmie II 79 ff.,
    106 ff.
— und Atmung II 43
—, atrioventrikuläre II 130 ff.,
    141 ff.
— bei Atrioventrikularblock
    II 214 ff., 222 ff., 228 ff.,
    235 ff., 242
— bei Atrioventrikular-Disso-
    ziation II 286 ff.
— bei Atrioventrikular-
    Extrasystolie II 55 ff.
— bei Atrioventrikular-
    Rhythmus II 278 ff.
—, auriculäre II 130 ff., 141 ff.
— bei Bigeminie I 492; II 32 ff.,
    40 ff., 53, 68, 72
—, blockierte II 49 ff., 52 ff.,
    55 ff.
— und Blutdruck V 144, 154,
    657 ff.
— bei Blutkrankheiten IV 674,
    680
— und Bradykardie II 15
— bei Brucellosen II 904
— und Bündelstamm II 60 ff.
— und Carotissinusreflex
    II 145
— und Carotissinus-Syn-
    drom II 42, 275 ff.
— bei Chagas-Myokarditis
    II 932
—, „Circus movement"-Theo-
    rie II 107 ff., 141 ff.
— und Commissurotomie
    II 1385 ff., 1391 ff.
— bei Cor pulmonale IV 109 ff.,
    142 ff.
— bei Coxsackie-Infekt II 921
— bei Dermatomyositis II 991
— und Digitalis I 490 ff.;
    II 39 ff.
— bei Dystrophia musculorum
    progressiva II 972
— bei Dystrophia myotonica
    II 971
— bei Ebstein-Syndrom
    III 422, 427
— bei Echinokokkose II 937
— bei Effort-Syndrom IV 715
—, ektopische (Extrasystolie)
    II 31 ff.
— Elektrokardiogramm
    II 32 ff.
— bei Elektrounfall III 903 ff.
— bei Endokarditis lenta
    II 708 ff.

Reizbildung bei endokriner
  Hypertonie V 657 ff.
—, Entstehungsorte II 32 ff.,
  35 ff., *45* ff.
— und Entzügelungs-Hochdruck V 154
— bei Erythematodes
  II 981 ff.
— bei essentieller Hypotonie
  V 788 ff.
—, Etappentheorie II 109 ff.
— und experimentelle Hypertonie V 144, 154
— bei Extrasystolie II 31 ff.
—, fetale II 35 ff.
— bei Fiedler-Myokarditis
  II 957 ff.
— bei Fleckfieber II 907
— und Genußgifte IV 826
— und Herzglykoside I 462,
  479, 490 ff.; II *39* ff., 66 ff.
— bei Gravidität II 45, 915;
  IV 495 ff.
— bei Graviditätstoxikose
  II 915
— bei Grippemyokarditis
  II 925
— bei Hämochromatose
  II 965; IV 683
— bei Heredoataxie II 973
— bei Herzblock II 214,
  222 ff., 228 ff., 235 ff., 242
— bei Herzdivertikel III 593
— bei Herzinfarkt II 37 ff.;
  III 1175 ff.
— bei Herzinsuffizienz
  I 707 ff.; II 77
— bei Herzkatheterismus
  II 1258 ff.
— bei Herzneurose IV 821 ff.
— bei Herztrauma II 464 ff.,
  467 ff., 497 ff., 519 ff.
— bei Herztumoren III 1180 ff.,
  1183 ff.
—, heterotope II 142, 1392 ff.
—, hochfrequente II 106 ff.
— bei Hypercalcämie IV 447,
  449
— und Hyperkaliämie
  IV 422 ff., 433, 436
— bei Hyperthyreose II 44,
  71; IV 323 ff.
— bei Hypertonie V 144, 154,
  657 ff.
— bei Hypocalcämie
  IV 449 ff.
— und Hypokaliämie
  IV 422 ff.
— bei Hyponatriämie
  IV 440 ff.
— und Hypophyse V 144
— bei Hypothyreose II 44
— bei Hypotonie V 788
— bei idiopathischer Herzhypertrophie II 975

Reizbildung bei idiopathischer
  Perikarditis II 1074
— bei Infektionen II 295 ff.
—, infranodale II 55 ff.
— bei Interferenz-Dissoziation
  II 290 ff.
—, interpolierte II 55, 59, 68
— und Kaliumstoffwechsel
  IV 421 ff., 433, 436
— bei Kammerautomatie
  II 228 ff., 232 ff.
— bei Kammerextrasystolie
  II 32 ff., 35 ff., *58* ff.
— bei Kammerflattern
  II 171 ff., 176 ff.
— bei Kammerflimmern
  II 39, 41, 171 ff., 176 ff.
— bei Kammertachykardie
  II 128 ff., 132, 136 ff.,
  150 ff., 161 ff.
— bei Karditis rheumatica
  II 589 ff.
— bei Knotenrhythmus
  II 278 ff.
— bei Kohlenoxyd-Vergiftung
  III 875
— bei Kollagenosen II 981 ff.,
  987 ff.
— bei konstriktiver Perikarditis II 1119 ff.
—, „kreisende Erregung"
  II 107 ff., 142 ff.
—, Kupplung II 29 ff., 48 ff.,
  53, 65 ff.
— bei Leptospirosen II 905
— bei Leukämie IV 674
— bei Libman-Sacks-Endokarditis II 981 ff.
— bei Lungenembolie
  IV 109 ff.
— und Magnesium-Stoffwechsel II 31, 148;
  IV 456 ff.
— bei Masern II 922
— bei Mitralinsuffizienz
  II 1411 ff., 1416
— bei Mitralstenose
  II 1322 ff., 1369 ff.,
  1392
— bei Mononucleose II 927
— bei Myokardinfarkt
  II 37 ff., 66
— bei Myokarditis II 877 ff.
— bei Myokarditis rheumatica
  II 589 ff., 618
— bei Myokardsarkoidose
  II 947
— bei Myokardtuberkulose
  II 939 ff., 943 ff.
— bei Myxödem II 44
— in Narkose II 41; IV 617 ff.
— und Natriumstoffwechsel
  IV 440 ff.
— und Nebenniere II 45
— und Nervensystem II *41* ff.

Reizbildung und Nicotin IV 826
— nodale II 55 ff.
— und Noradrenalin V 176
— normale II 3 ff.
— und Operabilität IV 628
— bei Operationen IV 607 ff.,
  617 ff.
— bei Pararhythmie II 285 ff.
— bei Parasystolie II 27, 29,
  30 ff., 297 ff., 304
— bei Parotitis II 928
— bei paroxysmaler Tachykardie II 128 ff., 132 ff.,
  136 ff., *141* ff., 145, 150 ff.,
  161 ff.
— bei Periarteriitis nodosa
  II 987 ff.
— bei Perikarditis II 1074 ff.,
  1079
— bei Phäochromocytom
  V 657 ff.
— und Pharmaka II 39 ff.
— und Pitressin V 144
— bei Pneumonie-Myokarditis
  II 912
— bei Poliomyelitis II 918
— bei Polygeminie II 32 ff., 53,
  72
—, postoperative IV 608
— bei posttachykardem
  Syndrom II 167 ff.
—, pränatale II 35 ff.
— und P-Zacke II 208
— bei Quadrigeminie II 32 ff.
—, Reentry-Theorie II 29 ff.
— bei Reticulosarkom
  IV 678
— bei rheumatischem Fieber
  II 589 ff.
— bei Rickettsiosen II 907
— bei Roemheld-Syndrom
  IV 865
— bei Sarkoidose II 947
— bei Scharlach-Myokarditis
  II 895 ff., 901 ff.;
  VI 878 ff.
— bei Schenkelblock II 51 ff.,
  159, 317 ff., 341 ff.
—, Schrittmachertheorie
  II 4 ff.
— septale II 61 ff.
—, sinoauriculäre II 130 ff.,
  141 ff.
— bei Sinusextrasystolie
  II 32 ff., 35 ff., *45* ff.
—, Sinusknoten s. dort
— bei Sklerodermie II 990
— bei Sportherz I 927 ff.
—, supranodale II 55 ff.
— bei Tachykardie II 1 ff., 7 ff.,
  30, 34, 38, 44, 73, 128 ff.,
  141 ff., 150 ff., 158, 161 ff.
—, terminale II 128 ff.
— bei Tetanie IV 449 ff.
—, Theorien der II 106 ff.

Reizbildung und Thyreoidea
II 44, 71; IV 323 ff.
— bei totalem Block II 228 ff., 237 ff., 242
—, toxische II 295 ff.
— bei Trichinose II 939
— bei Tricuspidalinsuffizienz II 1507 ff.
— bei Tricuspidalstenose II 1490 ff.
— bei Trigeminie II 32 ff., 58
— bei tuberkulöser Perikarditis II 1079
— bei Tuberkulose II 943 ff.
— bei Umkehr-Extrasystolie II 72, 190, 290, 296, 309 ff.
— bei Umkehrrhythmus II 309 ff.
— „Unitary nature"-Theorie II 110 ff.
— bei vegetativer Labilität VI 704 ff., 709 ff., 787 ff.
— bei Vergiftungen III 875
— bei Vorhofextrasystolie II 32 ff., 35 ff., 47 ff., 49 ff., 190 ff.
— bei Vorhofflattern II 79 ff., 106 ff.
— bei Vorhofflimmern II 37, 41, 44, 73 ff., 79 ff., 106 ff., 189 ff.
—, wandernder Schrittmacher s. dort
— und Wenckebachsche Periodik II 214
— und Wolff-Parkinson-White-Syndrom II 387 ff.
Reizkörpertherapie und Periarteriitis nodosa VI 304
Reizleitungssystem II 179 ff., 198 ff., 209 ff., 212 ff., 223 ff., 242 ff., 316 ff., 375 ff.
— bei Adams-Stokes-Syndrom II 252 ff. s. a. dort
— und Adenosin V 202
— bei Adipositas IV 383 ff.
— und Adrenalin V 176
—, akzessorische Muskelbündel II 395
— bei allergischer Myokarditis II 951 ff.
— beim Alternans II 406 ff.
— bei Amöbiasis II 935
— bei Amyloidose II 963 ff.
—, Anatomie II 179 ff., 192 ff., 198 ff., 224, 248 ff.
— bei angeborenem arteriovenösem Coronaraneurysma III 215
— und angeborene Herzfehler III 14, 330, 352 ff., 356 ff.

Reizleitungssystem bei angeborenem perforiertem Sinus-Valsalae-Aneurysma III 204, 207 ff.
— bei angeborener Pulmonalinsuffizienz III 565
— bei angeborener Pulmonalstenose III 309 ff.
— bei angeborener Tricuspidalinsuffizienz III 431
— bei angeborener Tricuspidalstenose III 412
— bei Angina pectoris III 1032 ff.
— bei Antesystolie II 27, 378 ff., 395 ff.
— bei Aortenaneurysma VI 447
— bei Aortenisthmusstenose III 445, 456 ff.; V 756
— bei Aortenstenose II 1433, 1444 ff.
— bei Arrhythmie II 80 ff., 84, 91 ff., 96, 97 ff., 105, 113 ff., 122, 189 ff., 213, 221, 231 ff., 237
—, Aschoff-Tawara-Knoten s. u. Atrioventrikularknoten
— und Atmung II 53
—, atrioventrikuläres II 181 ff., 186
— bei atrioventrikulärer Reizleitungsstörung II 181 ff., 208 ff., 223 ff., 243 ff., 248 ff. s. a. u. Atrioventrikularblock
— bei Atrioventrikular-Dissoziation II 286 ff.
— bei Atrioventrikularextrasystolie II 55 ff.
— bei Atrioventrikular-Rhythmus II 278 ff.
—, auriculäre II 181 ff., 186, 198 ff.
— bei auriculärer Leitungsstörung II 198 ff.
—, Bahnung II 191
— bei bakterieller Endokarditis II 667, 708 ff.
— bei Bayley-Block II 332 ff.
—, Begriff II 180
— bei Beriberi IV 392
— bei Block im Block II 235, 257
— und Blutdruck II 213, 224, 230, 243 ff., 259, 274 ff., 283 ff., 290, 296, 303 ff., 352 ff., 356 ff., 362, 367, 370, 395, 405, 409; V 37 ff., 657 ff., 768, 795
— bei Blutkrankheiten IV 674
— und Bradykardie II 18 ff., 185 ff., 210, 217, 221, 228 ff.

Reizleitungssystem bei Brucellosen II 904
— und Calciumstoffwechsel IV 447 ff.
— bei Canalis atrioventricularis communis III 293 ff.
— bei Carcinoid II 785
— bei Carotis-Sinus-Syndrom II 272 ff.
— bei Chagas-Myokarditis II 931
— und Chinidin II 121, 148, 165, 183, 198
— und Commissurotomie II 1392
— und Coronargefäße III 658 ff.
— bei Coronarinsuffizienz III 1032 ff.
— bei Cor pulmonale IV 109 ff., 125, 159 ff.
— bei Cor triloculare biatriatum III 542
— bei Dermatomyositis II 992
— und Digitalis I 463, 490 ff.; II 114, 193 ff., 198, 218 ff., 226, 243, 248
— bei Digitalis-Intoxikation I 489 ff.
— bei Diphtherie-Myokarditis II 878 ff., 892 ff. 894 ff.
— bei divergierendem Schenkelblock II 363 ff.
— bei doppelseitigem Schenkelblock II 361 ff.
— bei Ductus Botalli persistens II 330; III 170 ff.
— bei Dystrophia musculorum progressiva II 972
— bei Dystrophia myotonica II 970
— bei Dystrophie IV 297 ff.
— bei Ebstein-Syndrom III 421 ff.
— bei Echinokokkose II 937 ff.
— und Elektrokardiogramm II 194, 208 ff., 212 ff., 232 ff., 316 ff., 321 ff.
— bei Encephalomyokarditis II 920
— bei Endangitis obliterans VI 286 ff.
— bei Endokardfibrose II 788
— bei Endokarditis acuta II 730
— bei Endocarditis lenta II 667, 708 ff.
— bei endokriner Hypertonie V 657 ff.
— bei Endomyokardfibrose II 788
—, Entwicklungsgeschichte III 5 ff., 14, 17
—, Erholungszustand II 182 ff.

Reizleitungssystem bei Erythematodes II 981 ff.
— und Extrasystolie II 30 ff., 49 ff., 52 ff., 55 ff., 189 ff., 214 ff., 228 ff., 235 ff., 242, 341
— bei Fallotscher Tetralogie III 343 ff.
— bei Fiedler-Myokarditis II 957 ff.
— bei Fleckfieber II 907
— bei fokalem Block II 320, 367 ff.
— bei funktionellen Reizleitungsstörungen II 91, 99, 159, 209 ff.
— und Geburtsakt IV 496
— bei generalisierter ventrikulärer Reizleitungsstörung II 372 ff.
— bei Glykogenose II 967
— und Gravidität IV 496
— bei Grippemyokarditis II 925
— bei Hämochromatose II 965; IV 683
— und Hämodynamik II 335 ff.
— bei Hepatitis II 928
— bei Heredoataxie II 973
— und Herzfrequenz II 185 ff.
— und Herzglykoside I 463, 479, 489 ff., *500* ff.; II 114, 193 ff., 218 ff., 226, 243, 248
— bei Herzinfarkt II 37 ff., 232, 243 ff., 348 ff.; III 714, 1175 ff.
— und Herzinsuffizienz I 707 ff.
— bei Herzkatheterismus II 1259 ff.
— und Herztöne II 335 ff., 574 ff.
— bei Herztrauma II 464 ff., 499 ff., 504 ff., 519 ff.
— bei Herztumoren II 243, 246 ff., 1178 ff., *1182* ff.
—, Hissches Bündel s. dort
—, „hohe Verbindungen" II 363
— bei Hypercalcämie IV 447 ff.
— bei Hyperkaliämie IV 422 ff., 432 ff.
— bei Hyperthyreose II 248, 357, 382, 394, 402; IV *323* ff.
— und Hypertonie II 213, 224, 230, 243 ff., 259, 274 ff., 283 ff., 290, 296, 303, 305, 356 ff., 362, 367, 370, 395, 405, 409; V 37 ff., 657 ff., 768
— bei Hypoglykämie IV 381

Reizleitungssystem und Hypokaliämie IV 422 ff.
— bei Hyponatriämie IV 440 ff.
— bei Hypothyreose II 248; IV 332 ff.
— und Hypotonie V 795 ff.
— bei idiopathischer Herzhypertrophie II 975
— bei idiopathischer Perikarditis II 1074
— bei idiopathischer Pulmonalektasie III 369
— bei Infektionen II 193, 217 ff., 223 ff., 241 ff., 295 ff., 381; IV 539, 541
— bei infrafokaler Reizleitungsstörung II 293 ff.
— bei inkompletter Reizleitungsstörung II 317
— und Insulin IV 381
— bei interauriculärer Reizleitungsstörung II 201
— bei Interferenz-Dissoziation II 290 ff.
— bei intermittierender Reizleitungsstörung II 231 ff., 338 ff.
— bei intraventrikulärer Reizleitungsstörung II 465 ff., 520 ff.
— und Kaliumstoffwechsel IV 421 ff., 432 ff.
— bei Kammerextrasystolie II 32 ff., 35 ff., *58* ff.
— bei Kammerflattern II 171 ff.
— bei Kammerflimmern II 171 ff.
— bei Kammertachykardie II 156 ff., 161 ff.
— bei Karditis rheumatica II 574 ff., *582* ff., 589 ff., 616 ff.
—, Kentsches Bündel II 378, 398
— bei Kollagenosen II 981 ff.
— und Kollaps I 959
— bei kompletter Reizleitungsstörung II 317
— bei kongenitaler Reizleitungsstörung II 245 ff.
— bei konstriktiver Perikarditis II 1097 ff.
— bei latenter Reizleitungsstörung II 210
— und Lebensalter IV 624 ff.
—, Leitfähigkeit II 182
— bei Leptospirosen II 905
— bei Leukämie IV 674
— bei Libman-Sacks-Endokarditis II 981 ff.
— bei Links-Schenkelblock II 318 ff., 325 ff.
— bei Linksverspätung II 373 ff.

Reizleitungssystem bei Lues II 945 ff.
— bei Luftembolie IV 125
— bei Luftüberdruck IV 41
— bei Lungenembolie IV 109 ff., 125
— bei Lungenvenentransposition III 529
— bei Lutembacher-Syndrom III 284
— und Magnesium-Stoffwechsel IV 456 ff.
— und Magnesiumsulfat II 148
— bei Masern II 922; IV 543
— bei Mitralinsuffizienz II 1422
— bei Mitralstenose II 1338 ff., 1392
— bei Mononucleose II 927
— und Myokard I 707
— bei Myokarditis II 875, 878 ff.; IV 539, 541
— bei Myokarditis rheumatica II 574 ff., 582 ff., 589 ff., 616 ff.
— bei Myokardsarkoidose II 947 ff.
— bei Myokardtuberkulose II 943 ff.
— und Narkose IV 614 ff.
— und Natriumstoffwechsel IV 440 ff.
— und Nervensystem II 182 ff.
— und Noradrenalin V 176
— und Operabilität IV 624 ff., 628
— und Orthostase IV 793
— bei Pankarditis rheumatica II 620
— bei Panzerherz II 1097 ff.
— bei Pararhythmie II 285 ff.
— bei Parasystolie II 297 ff., 305 ff.
— bei Parotitis II 928
— und paroxysmale Tachykardie II 128 ff., 135, 138, 156, 161 ff.
— bei partieller Reizleitungsstörung s. a. u. Atrioventrikularblock, partieller I 291 ff.; II 209, *212* ff., 317
— bei Periarteriitis nodosa II 986 ff.
— bei Periinfarktionblock II 368
— bei Perikarditis II 1060 ff., 1074 ff.
— bei permanenter Reizleitungsstörung II 231 ff.
— bei Phäochromocytom V 657 ff.
—, Physiologie II 179 ff., 192 ff. 199, 209 ff., 212 ff., 227 ff.

Reizleitungssystem bei Pneumonie-Myokarditis
II 911 ff.
— bei Poliomyelitis II 381,
918; IV 541
— bei postsynkopalem Syn-
drom II 261 ff.
— bei posttachykardem Syndrom II 167 ff.
— bei Postural hypotension
IV 739
— bei primärer chronischer
Polyarthritis II 993
— bei Pulmonalektasie
III 369
—, Purkinjesche Fasern s. dort
— und Rauwolfia-Alkaloide
V 522
— bei Rechts-Schenkelblock
II 318, 329 ff., 333 ff.
— und Rechtsverspätung
II 373 ff.
— bei reflektorischer Reizleitungsstörung II 247 ff.
—, Refraktärperiode II 182 ff.
— und Reizbildung II 1 ff.
—, Reizstärke II 182
—, Reizsummation II 191
— bei rheumatischem Fieber
II 574 ff., *582* ff., 589 ff.,
616 ff.
— bei Rickettsiosen II 907
— bei Roemheld-Syndrom
IV 865
— bei Röteln II 923
— bei Sarkoidose II 947 ff.
— bei Scharlach-Myokarditis
II 878 ff., *900* ff.
— bei Schenkelblock
II 316 ff., 339 ff.
— bei Schlafkrankheit II 936
— und Schock I 959
— bei sinuauriculärer Reizleitungsstörung
II 179 ff., *192* ff., 198 ff.,
201
— bei sinu-caudaler Reiz-
leitungsstörung II 202
— bei sinu-kranialer Reizleitungsstörung
II 201 ff.
—, Sinusknoten s. dort
— bei Sportherz I 927 ff.,
945 ff.
— bei subtotaler Reizlei-
tungsstörung II 188,
213 ff.
— und Tachykardie II 1 ff.,
7 ff., 128 ff., 135, 138, 156,
161 ff., 340
— und Thyreoidea II 248,
357, 382, 394, 402;
IV *323* ff., *332* ff.
— bei totaler Reizleitungsstörung s. a. u. Atrioven-

trikularblock, totaler
I 491; II 186 ff., 188,
227 ff., 361 ff.
Reizleitungssystem bei toxischen Reizleitungs-
störungen II 193, 217,
223 ff., 241, 295 ff.
— bei Toxoplasmose II 934
— bei transitorischer Reizleitungsstörung II 231 ff.,
338 ff.
— bei Transposition der Aorta
und Pulmonalis
III 503 ff.
— bei Trichinose II 939
— bei Tricuspidalatresie
II 359 ff.; III 401 ff.
— bei Tricuspidalinsuffizienz
II 1508
—, Tricuspidalstenose II 1499
— bei Tuberkulose II 943 ff.
—, Tumoren im II 247, 359 ff.,
410
— und Überleitungszeit
II 347 ff.
—, „übernormale Phase"
II 191
— bei Umkehr-Extrasystolie
II 309 ff.
— bei Umkehrrhythmus
II 309 ff.
— bei umschriebenen Reiz-
leitungsstörungen
II 198 ff.
— bei unbeständigen Reiz-
leitungsstörungen
II 338 ff.
— bei Vena-cava-Anomalie
III 17
— bei Ventrikelseptumdefekt
III 60, 62 ff.; III 229 ff.
— bei ventrikulären Reiz-
leitungsstörungen
II 181 ff., 316 ff., 343 ff.,
352 ff., 361 ff.
— und Veratrumalkaloide
V 555 ff., 594
— bei vereiteltem doppelseitigem Schenkelblock
II 363
— bei Verspätungskurven
II 373 ff.
—, Verzweigungsblock
II 316 ff., 369 ff.
— und Vorhofextrasystolie
II 49 ff., 52 ff.
— und Vorhofflattern II 84,
92, 96, 97 ff., 105, 113 ff.
— bei Vorhofflimmern
II 80 ff., 84 ff., 91 ff.,
105 ff., 113 ff., 122, 189 ff.,
340, 345 ff.
— bei Vorhofseptumdefekt
II 36, 359; III 62, 249,
261 ff., *264* ff.

Reizleitungssystem, Wenckebachsches Bündel s. dort
— bei Wenckebachscher Periodik II 187, 195, 213 ff.,
345
— bei Wilson-Block II 320,
330 ff.
— bei Wolff-Parkinson-
White-Syndrom II 9,
150 ff., *378* ff., 395 ff.
Rekanalisierung bei Endangitis
obliterans VI 272 ff.
— und hämorrhagische Dia-
these VI 571
— bei Moschcowitz-Symmers-
Syndrom VI 571
— bei Periarteriitis nodosa
VI 311 ff., 330
— bei postthrombotischem
Syndrom VI 512 ff.
— bei Thrombophlebitis
VI 489
Rekonvaleszenz und Brady-
kardie II 18
— und Coronarinsuffizienz
III 925 ff.
— bei Myokarditis II 877 ff.
— und Orthostase IV 732 ff.
— bei Scharlach-Myokarditis
II 901
— und vegetative Labilität
IV 732 ff.
Relaxantien s. u. Muskel-
relaxantien
Renin V 83 ff.
— und Antirenin V 105 ff.
—, Bildung V 51, 60,
— und Blutdruck V 29, 45 ff.,
49 ff., 60, 64, 70, 75, 79,
80 ff., *111* ff., 144, 308 ff.,
503
— und Depressan V 232
— und essentielle Hypertonie
V 308 ff., 503
— und experimentelle Hypertonie V 45 ff., 49 ff., 60,
64, 70, 75, 79, *80* ff.,
111 ff., 144
— bei Glomerulonephritis
V 613 ff.
— und Graviditätstoxikose
IV 511 ff.; V 740 ff.
— und Hämodynamik V 101
— bei hämorrhagischem
Schock I 1104
— und Hydralazine V 542
— und Hypertensin V 83 ff.
— und Hypertensinase
V 103 ff.
— und Hypertonie V 45 ff.,
49 ff., 60, 64, 70, 75, 79,
80 ff., 111 ff., 144, 308 ff.,
503
— und Hypokaliämie IV 437
— und Kollaps I 1104

Renin bei Nephritis V 613 ff.
— bei Nephrose V 613
— und Niere V 80 ff., 99 ff.,
—, Pharmakologie V 86 ff., 97 ff., 144
— und Rauwolfia-Alkaloide V 526
— und renale Hypertonie V 503
— bei Schockniere I 1104 ff.
— und Thyreoidea IV 318 ff.
Renotropin und Blutdruck V 141
Reptilase und Capillarpermeabilität VI 586
— und Capillarresistenz VI 586
„Requirement" I 189
Rescinamin V 521 ff. s. a. u. Rauwolfia-Alkaloide
Resedoc I 558 ff.
Reserpilin V 523 s. a. u. Rauwolfia-Alkaloide
Reserpin s. a. u. Rauwolfia-Alkaloide
— und Angina pectoris III 1398 ff.
— bei Aortenhämatom, intramuralem VI 462
— und Blutdruck V 133, 136, 248, 521 ff.
—, Chemie V 521
— und Cortison V 136
—, Dosierung V 531 ff.
— und essentielle Hypertonie V 248, 521 ff.
— und experimentelle Hypertonie V 133, 136
— bei Gravidität IV 497, 506, 515
— bei Graviditätstoxikose IV 506, 515
— bei Herzinsuffizienz I 419
— und Hypertonie V 133, 136, 248, 521 ff.
— bei Infektionskrankheiten IV 562 ff.
— in der Kombinations-Therapie V 585
— bei Mitralstenose II 1382 ff., 1384
— und Steroide V 133, 136
— und Terminalstrombahn VI 16 ff.
— und Vasomotorik VI 16 ff.
— bei vegetativer Labilität IV 853 ff.
Reserpinin V 521 ff. s. a. u. Rauwolfia-Alkaloide
Residualblut, Begriff I 855
Resistomycin und bakterielle Endokarditis II 772
Resochin bei Erythematodes II 983 ff.

Resochin bei Periarteriitis nodosa II 988
Respiratorischer Quotient und Balneotherapie I 667, 698
Restausat bei Gefäßkrankheiten VI 180
Restblutmenge bei Altersherz I 759
— bei angeborenem Herzfehler III 137 ff.
— und Arbeitsbelastung I 854 ff., 868
— bei Belastung IV 765 ff.
—, Bestimmungsmethoden II 1278 ff.
— bei Coronarsklerose I 756 ff.
— bei Druckbelastung I 884 ff.
— bei Druckhypertrophie I 740, 744
— bei Dystrophie I 759
— bei hämorrhagischem Schock I 962
— bei Herzatrophie I 759
— und Herzgröße I 813 ff., 816 ff.
— bei Herzhypertrophie I 734 ff., 736 ff., 744
— und Herztonus I 876 ff.
— und Körperlage I 845
— im Kollaps I 962, 1022
— und Lebensalter IV 621 ff.
— bei Myokarditis II 883 ff.
— und Nervensystem I 853 ff.
— und Operabilität IV 621 ff.
— und Orthostase IV 733
— bei Pulmonalstenose I 884
—, Röntgendiagnose I 816 ff.
— im Schock I 962, 1022 ff.
— bei Sportherz I 734 ff., 868 ff., 916 ff., 939, 943 ff.
— bei Valsalva-Versuch IV 775 ff.
— und vegetative Labilität IV 733
— bei Volumenbelastung I 888 ff.
— bei Volumenhypertrophie I 753
Restenil und Angina pectoris III 1398 ff.
Restenosierung nach Commissurotomie II 1404 ff.
Reststickstoff bei Bleivergiftung V 772
— und Blutdruck V 67 ff., 145, 190, 633
— und Capillarresistenz VI 565
— und Chlorothiazid V 591
— und Cholinmangel V 145
— bei Cor pulmonale IV 105 ff., 124
— und Cortison V 709
— und Diuretica V 591

Reststickstoff bei Endangitis obliterans VI 280
— bei Endokarditis lenta II 699
— bei endokriner Hypertonie V 659
— bei experimenteller Hypertonie V 67 ff., 145, 190
— und Ganglienblocker V 575 ff., 583 ff.
— bei Gravidität V 727
— bei Graviditätstoxikose IV 505 ff.
— und hämorrhagischer Schock I 1036, 1092
— bei Herzinfarkt III 721, 1155, *1157* ff., 1354
— und Hydrochlorothiazid V 591
— bei Hypertonie V 67 ff., 145, 190
— bei Hypochlorämie I 582
— und Hyponatriämie I 568 ff.
— bei Lungenembolie IV 105 ff., 124
— bei maligner Hypertonie V 633
— bei Moschcowitz-Symmers-Syndrom VI 573
— und Operabilität IV 63
— und Operationen I 1092; IV 596 ff.
— bei Periarteriitis nodosa VI 317
— und Perikarditis II 1082
— bei Phäochromocytom V 659
— bei Purpura VI 565, 573
— bei renaler Hypertonie V 633
— bei Schock I 1036, 1092, 1098
— und Steroide V 709
— und Trauma I 1092
— und urämische Perikarditis II 1082
— bei Verbrennung I 1092; VI 563
— bei Vergiftungen V 772
Reticulocyten bei hämorrhagischer Diathese VI 572
— bei Herzinsuffizienz I 163 ff.
— bei Moschcowitz-Symmers-Syndrom VI 572
— bei Periarteriitis nodosa VI 315
Reticuloendothel und ACTH II 644 ff.
— und Cortison II 644 ff.
— bei Endocarditis lenta II 716, 720 ff., 740 ff.
— und Glykogenose II 966
— bei Karditis rheumatica II 571

Reticuloendothel im Kollaps
I 1082
— bei Periarteriitis nodosa
VI 315
— im Schock I 1082
Reticulosarkome, Herz bei
VI 677
— und Herztumoren II 1203, 1206, 1214ff.
— als Perikardtumoren
II 1224ff.
Reticulose, Endokarditis lenta als II 721, 740
Retina bei Angiopathia diabetica IV 354ff., 362ff.; VI 550
— bei Aortenbogensyndrom
III 454; VI 377ff.
— bei Aorteninsuffizienz
II 1462
— bei Aortenisthmusstenose
III 454
— bei Arteriosklerose V 423; VI 419, 501
— bei arteriovenösen Fisteln
VI 481
— und Atmung IV 8
— bei bakterieller Endokarditis II 619ff., 712, 720
— bei Bleivergiftung V 771ff.
— und Blutdruck V 61ff., 156, 243ff., 387ff., 395, 401, 422ff., 429ff.
— bei Blutkrankheiten
IV 675ff.
—, Capillaraneurysmen der
VI 545
— bei Capillaropathia diabetica VI 550
— und Capillarpermeabilität
VI 549ff.
— und Capillarresistenz
VI 565
— und Carotissinus V 716
— bei Cor pulmonale IV 148ff.
— und Cortison V 709
— und Diabetes mellitus
IV 354ff., 362ff.; V 425, 450; VI 545, 550
— bei Endangitis obliterans
VI 289
— bei Endokarditis lenta
II 691ff., 712, 720
— bei endokriner Hypertonie
V 659ff.
— bei Entzügelungshochdruck
V 156
— bei Erythematodes
II 979ff.
— bei essentieller Hypertonie
V 243ff., 387ff., 395, 401ff., 422ff., 429ff.
— bei experimenteller Hypertonie V 61ff.
— bei Fettembolie IV 136

Retina und Flicker-Test
V 257ff.
— und Geburtsakt IV 52
— bei Gefäßkrankheiten
V 423; VI 289, 326ff., 338, 377, 419, 501
— bei Gefäßmißbildungen
VI 590
— und Gravidität IV 501ff., 517, 522
— bei Graviditätstoxikose
IV 501ff., 517; V 731ff., 736
— bei Hämangiomen VI 590, 598
— bei Hämochromatose
IV 684
— bei hämorrhagischer Diathese VI 565
— bei Herzklappenfehler
II 1462
— bei Hippel-Lindau-Syndrom VI 590
— bei Hirnbasisaneurysma
VI 464
— und Hirndurchblutung
V 395, 401
— und Hydergin V 514
— und Hydralazine V 550
— bei Hypertonie V 61ff., 156, 243ff., 387ff., 395, 401, 422ff., 429ff.
— bei Hypoglykämie IV 380
— bei idiopathischer Herzhypertrophie II 975
— und Insulin IV 380
— und Kallikrein V 218
— bei Karditis rheumatica
VI 565
—, Kavernome der VI 598
— und Klima IV 8
— bei Kollagenosen II 979ff.
— im Kollaps I 1112
— bei Leukämie IV 675ff.
— und Luftdruck IV 8
— und Luftembolie IV 127
— bei maligner Hypertonie
V 422, 429, 626ff., 629ff.
— bei Marfan-Syndrom
III 492
— bei Migräne VI 251
— und Niere V 422ff.
— und Operabilität IV 626
— bei Periarteriitis nodosa
II 988; VI 326ff.
— bei Phäochromocytom
V 659ff.
— bei Phlebitis VI 500
— bei Polycythämie IV 664ff.
— bei Pseudo-Cushing-Syndrom V 701
— und Puerperium IV 522
— bei Purpura rheumatica
VI 565

Retina bei rheumatischem Fieber VI 565
— bei Riesenzellarteriitis
VI 338ff.
— und Sauerstoffmangel
IV 8
— im Schock I 1112
— bei Sturge-Weber-Syndrom
VI 590
— und Sympathektomie
V 478
— bei Thrombophlebitis
VI 500ff.
— und Vasomotorik V 716; VI 251
— und Veratrumalkaloide
V 564
— bei Vergiftungen V 771ff.
Retinaablösung und Cortison
V 709
— bei experimenteller Hypertonie V 61
— bei Graviditätstoxikose
IV 517
— bei Marfan-Syndrom
III 492ff.
— bei Periarteriitis nodosa
VI 327
Retinaatrophie bei Aortenbogensyndrom VI 377ff.
Retinablutung bei Angiopathia diabetica IV 363ff.
— bei Aortenbogensyndrom
VI 378
— bei atriovenösen Fisteln
VI 481
— bei bakterieller Endokarditis II 720
— und Blutdruck V 422ff.
— bei Blutkrankheiten
IV 675ff.
— bei Capillaropathia diabetica VI 550
— und Capillarpermeabilität
VI 550
— und Capillarresistenz
VI 105, 565
— bei Diabetes mellitus
IV 363ff.
— bei Endangitis obliterans
VI 289
— bei Endokarditis lenta
II 720
— bei endokriner Hypertonie
V 660
— bei Erythematodes
II 979ff.
— bei essentieller Hypertonie
V 422ff.
— bei Graviditätstoxikose
IV 506ff.
— bei Hypertonie V 422ff.
— bei Hypoglykämie IV 380
— und Insulin IV 380
— bei Kollagenosen II 979ff.

Retinablutung bei Leukämie
IV 675 ff.
— bei maligner Hypertonie
V 423
— bei Periarteriitis nodosa
II 988; VI 327
— bei Phäochromocytom
V 660
— bei Purpura rheumatica
VI 565
— bei Riesenzellarteriitis
VI 339 ff.
Retinagefäßaneurysmen
VI 545
— bei Capillaropathia diabetica VI 550
— und Capillarpermeabilität
VI 550
— bei Erythematodes
II 979 ff.
— bei Kollagenosen II 979 ff.
Retinagefäße bei Aortenbogensyndrom VI 377 ff.
— bei Aorteninsuffizienz
II 1462
— bei Arteriosklerose VI 419, 501
— bei Blutkrankheiten
IV 675 ff.
—, Capillaraneurysmen der
VI 545
— bei Capillaropathia diabetica VI 550 ff.
— und Capillarpermeabilität
VI 550
— und Carotis-Sinus V 716
— bei Diabetes mellitus
VI 545
— bei Endangitis obliterans
VI 289
— bei Endokarditis lenta
II 691 ff., 712, 720
— bei Erythematodes
II 979 ff.
— im Flicker-Test V 257
— bei Graviditätstoxikose
V 731 ff., 736
— bei Hämochromatose
IV 684
— bei idiopathischer Herzhypertrophie II 975
— bei Kollagenosen II 979 ff.
— und Kollaps I 1112
— bei Leukämie IV 675 ff.
— bei maligner Hypertonie
V 626 ff., 629 ff.
— bei Migräne VI 251
— bei Periarteriitis nodosa
VI 327 ff.
— bei Polycythämie IV 664 ff.
— bei Riesenzellarteriitis
VI 338 ff., 340 ff.
— und Schock I 1112
— bei Thrombophlebitis
VI 501

Retinagefäßembolie bei Endokarditis lenta II 691 ff., 712, 720
— bei idiopathischer Herzhypertrophie II 975
— bei Riesenzellarteriitis
VI 338 ff., 340 ff.
Retinagefäßthrombose VI 501
— bei Blutkrankheiten
IV 675 ff.
— bei Endangitis obliterans
VI 289
— im Kollaps I 1112
— bei Leukämie IV 675 ff.
— bei Periarteriitis nodosa
VI 327
— im Schock I 1112
„retinal sheen" bei Graviditätstoxikose IV 501
Retinaödem bei arteriovenösen Fisteln VI 481
— und Blutdruck V 388, 401, 422 ff., 425
— und Cortison V 709
— bei Endokarditis lenta
II 720
— bei endokriner Hypertonie
V 659 ff.
— bei Erythematodes
II 979 ff.
— bei essentieller Hypertonie
V 388, 401, 422 ff.
— und Geburtsakt IV 522
— bei Gravidität IV 501, 522
— bei Hirnaneurysma VI 464
— bei Hypertonie V 388, 401, 422 ff.
— bei Kollagenosen II 979 ff.
— bei maligner Hypertonie
V 422 ff., 425, 626 ff., 629 ff.
— bei Periarteriitis nodosa
II 988; VI 326
— bei Phäochromocytom
V 659 ff.
— im Puerperium VI 522
— bei Riesenzellarteriitis
VI 339 ff.
— bei Thrombophlebitis
VI 500 ff.
Retinitis s. u. Retinopathia
Retinopathia albuminurica
V 423
— — bei Endokarditis lenta
II 720
— angiospastica V 395, 422 ff.
— — bei essentieller Hypertonie V 395, 422 ff.
— — und Gravidität
IV 503 ff.
— — bei Graviditätstoxikose
V 736
— — und Hirndurchblutung
V 395

Retinopathia angiospastica bei maligner Hypertonie
V 629 ff.
— — und Sympathektomie
V 479
— arteriosclerotica V 423
— — bei Bleivergiftung
V 771
— — und Capillaropathia diabetica VI 550
— — und Capillarpermeabilität VI 550
— — bei Periarteriitis nodosa
VI 327
— — bei Vergiftungen V 771
— diabetica IV 354 ff., 362 ff.;
V 425
— — bei Blutkrankheiten
IV 684
— — bei Capillaropathia diabetica VI 550
— — und Capillarpermeabilität VI 549 ff.
— — und Gravidität IV 504
— — bei Hämochromatose
IV 684
— hypertonica V 395, 422 ff.
— — bei Aortenbogensyndrom V 767
— — und Capillaropathia diabetica VI 550
— — und Capillarpermeabilität VI 550
— — bei Gravidität IV 501 ff.
— — bei Graviditätstoxikose
V 736
— proliferans VI 550
— — bei Capillaropathia diabetica VI 550
— — und Capillarpermeabilität VI 550
— bei Pseudo-Cushing-Syndrom V 701
— septica bei Endokarditis lenta II 720
Retraktionszeit bei hämorrhagischer Diathese
VI 572
— bei Moschcowitz-Symmers-Syndrom VI 572
— und Thrombophlebitis
VI 485 ff.
Rétrécissement pulmonaire en dorne, Begriff III 35
Retrokardialraum s. u. Herzhinterraum
Retropneumoperitoneum bei Phäochromocytom
V 676 ff.
Reverin s. a. u. Tetracyline
— bei Endokarditis lenta
II 757
— und Herzglykoside I 481
„Reynold-Zahl" und Gefäßgeräusche VI 50

Rhabdomyolipome des Herzens II 1199
Rhabdomyome als Herztumoren II 1179
Rhabdomyosarkome als Herztumoren II 1203
Rhamnose in Glykosiden I 427ff.
Rheoangiogramm s. u. Rheogramm
Rheogramm VI 74ff.
— und Embolie VI 362ff.
— bei Gefäßkrankheiten VI 74ff.
Rheuma s. u. Gelenkrheumatismus
„rheumatic fever", Begriff II 543ff.
Rheumatisches Fieber II 543ff.
— —, ACTH bei II 556, 573, 584, 591, 634ff., 641ff.
— — und Adams-Stokes-Syndrom II 272
— —, Ätiologie II 548ff.
— —, Aktivität II 622ff.
— — und Allergie II 543ff., 548ff., 552ff.
— —, ambulatorisches II 611
— —, Anatomie II 562ff.
— — und angeborene Herzfehler II 154, 276
— — und Angina pectoris III 929ff.
— — bei Angina tonsillaris II 912ff.
— — und Angiographie VI 127ff.
— —, Antesystolie bei II 394, 402
— — und Antihyaluronidase II 549ff., 573, 593ff.
— — und Antistreptokinase II 549ff., 573ff., 595ff.
— — und Antistreptolysin II 549ff., 554, 570ff., 590ff.
— — und Aortenbogensyndrom VI 376ff.
— — und Aorteninsuffizienz II 1294, 1452ff., 1472
— — und Aortenstenose II 1294, 1427ff.
— — und Arrhythmie II 103ff.
— —, Arteriitis rheumatica bei VI 345ff.
— — und Arteriographie VI 127ff.
— — und Atrioventrikulärblock II 223ff., 243ff.
— —, Autoantikörper bei II 555ff., 559ff., 600

Rheumatisches Fieber und bakterielle Endokarditis II 630ff., 667, 683ff., 691, 701ff.
— —, Blutbefund II 556, 569ff., 605, 609ff.
— — und Blutdruck V 343
— —, Blutgefäße bei II 586, 603ff.
— — und Capillarpermeabilität II 605
— —, Capillarresistenz bei VI 104ff., 564ff.
— — und Commissurotomie II 1385ff., 1387ff.
— — und Coronarsklerose III 922ff., 928ff.
— —, Cortison bei II 570, 573, 584, 609, 633, 634ff., 641, 642ff.
— — und C-reaktives Protein II 550ff., 570ff., 596ff.
— —, Diagnose II 620ff.
— —, Differentialdiagnose II 624ff.
— —, Digestionssystem bei II 606
— — und Dystrophie IV 310ff.
— —, Elektrokardiogramm bei II 581ff.
— — und Endangitis obliterans VI 263
— —, Endokarditis bei I 764
— — und Endokarditis chronica fibrosa II 778ff.
— — und Endokarditis fibrinosa II 546ff., 565ff.
— — und Endokarditis lenta II 630ff., 667, 683ff., 691, 701ff.
— — und Endokarditis serosa II 546ff., 564, 605
— — und endokrine Hypertonie V 709
— — und Endomyokardfibrose II 788
— —, Epidemiologie II 550ff.
— — und Erythematodes II 978ff.
— — und essentielle Hypertonie V 343
— —, Extrasystolie bei II 36, 57
— — und Fallotsche Tetralogie III 356
— —, Fieber bei II 568ff.
— — bei Fokaltoxikose II 912ff.
— — und Geschlechtsdisposition II 548ff., 561ff.
— — und Gravidität IV 488ff.
— —, Hämodynamik II 580ff.

Rheumatisches Fieber und hämorrhagische Diathese IV 564ff.
— —, Haut bei II 602ff.
— —, Heredität II 548ff., 556ff.
— —, Herzbefund bei II 574ff.
— — und Herzblock II 223ff., 243ff.
— — und Herzgeräusche II 575ff.
— — und Herzinfarkt III 929ff.
— — und Herzinsuffizienz I 763ff.
— — und Herzklappenfehler II 547ff., 1288ff.
— — und Herzmechanik II 580ff.,
— — und Herztöne II 574ff.
— — und Hydralazine V 551
— — und Hypertonie V 343
— — und idiopathische Perikarditis II 1073
— — und Infektionskrankheiten IV 536ff.
— —, Interferenz-Dissoziation bei II 295ff.
— — und Kammertachykardie II 150ff.
— — und Karditis rheumatica II 543ff.
— — und Klima II 544ff., 548ff., 557, 558ff.
— — und Kollagenosen II 978ff.
— — und kombinierter Tricuspidalfehler II 1513
— — und konstriktive Perikarditis II 1069ff., 1093ff.
— — und Lebensalter II 544ff., 551ff., 560ff.
— — und Links-Schenkelblock II 356ff.
— — und Lungenödem I 769
— — und Lungenstauung I 768ff., 770
— — und Lutembacher-Syndrom III 282
— — und Mitralfehler II 1294ff., 1320
— — und Mitralinsuffizienz II 1294, 1410ff.
— — und Mitralstenose II 1294ff., 1320ff., 1368ff., 1381ff.
— —, monocyclisches II 611, 613
— —, Myokard bei I 707
— — und Myokarditis I 763ff.; II 870ff., 874ff., 899ff.

Rheumatisches Fieber und Nervensystem II 569, 604, *607*ff.
— —, Niere bei II 603ff., 606ff.
— — und Operabilität IV 630ff.
— — und Panzerherz II 1069ff., 1093ff.
— — und paroxysmale Tachykardie II 130ff., 150ff.
— —, Pathologie II 562ff.
— —, perakutes II 611, 613
— — und Periarteriitis nodosa VI 309ff., 325ff.
— —, Perikarditis bei II 1041, 1044, *1068*ff.
— — und Phlebitis II 604; VI 497
— — und Polyarthritis II 553ff., 560, *601*ff.
— — und Postcommissurotomie-Syndrom II 1394ff.
— — und primäre chronische Polyarthritis II 992
— —, Prognose II 627ff.
— —, Prophylaxe II 552, 657ff.
— — und Pulmonalaneurysma VI 466
— — und Pulmonalsklerose IV 246ff.
— — und Purpura rheumatica VI 564ff.
— —, Pyrazole bei II 569, *651*ff.
— — und Rasse II 546ff., 557ff.
— — und Rechts-Schenkelblock II 352ff., 356ff.
— —, recurrierendes II 611, 612
— — undReizleitungsstörung II 223ff., 243ff.
— — und Respirationssystem II 605ff.
— — und Riesenzellarteriitis VI 336ff.
— —, Salicyl bei II 569, 584, 591, 605, *647*ff.
— — und Scharlach-Myokarditis II 899ff.
— — und Schenkelblock II 352ff., 356ff.
— — und sekundäres Raynaud-Syndrom VI 247ff.
— —, Serologie II *548*ff., 552ff., 573ff., *590*ff.
— — und Serumeiweiß I 249ff.

Rheumatisches Fieber und Streptokokken II 548ff.
— —, subakutes II 611, 612ff.
— —, subklinisches II 611, 613
— —, Symptome II 568ff.
— — und Tachykardie II 9ff., 130ff., 150ff.
— —, Therapie II 634ff.
— — und Thrombophlebitis II 604; VI 497
— — und totaler Block II 243ff.
— — und Tricuspidalinsuffizienz II 1504ff.
— — und Tricuspidalstenose II 1482ff.
— — und Umwelt II 546ff., 557ff.
— —, Verlaufsformen II 610ff.
— —, viscerales II 611
— — und Vorhofflattern II 103ff.
— — und Vorhofflimmern II 103ff.
— — und Vorhofseptumdefekt III 276
— — und Wilson-Block II 356ff.
— —, Wolff-Parkinson-White-Syndrom bei II 394, 402
Rhinitis und Rauwolfia-Alkaloide V 539
Rhodanate s. u. Thiocyanate
rhumatisme cardiaque evolutif de Ribierre-Pichon II 619
— grave, Begriff II 619
— malin, Begriff II 619
„rhythme septal", Begriff II 278
Rhythmiemaß, Begriff II 21ff.
Rhytmochin II 122
— bei Extrasystolie II 77
Ribose im Adenosin V 201
Ricin und Capillarpermeabilität VI 584
— und Capillarresistenz VI 584
Ricinusöl und Capillarpermeabilität VI 584
— und Capillarresistenz VI 584
Rickettsiosen II 907
— und Angina pectoris III 927
—, Arteriitis bei VI 346
— und Capillarresistenz VI 568
— und Coronarinsuffizienz III 927
— und Endangitis obliterans VI 264

Rickettsiosen und Myokarditis II 874ff., *907*; IV 543ff.
— und Purpura infectiosa VI 568
— und Thrombophlebitis VI 484
Riesenzellarteriitis II 984ff.; III 935; VI 335ff.
—, Ätiologie VI 336ff.
— und Aneurysmen VI 443
— und Angina pectoris III 935
— und Aortenbogensyndrom VI 376
— und Aortenhämatom, intramurales VI 457
—, Definition VI 335
—, Diagnose VI 341
— und Herzinfarkt III 935
—, Morphologie VI 337ff.
—, Pathologie VI 337ff.
— und Periarteriitis nodosa VI 338
—, Prognose VI 342
—, Symptome VI 338ff.
—, Therapie VI 342ff.
— und Vasomotorik VI 338
—, Verlauf VI 341
—, Vorkommen VI 335ff.
Riesenzellen V 663
— bei Echinokokkose II 937ff.
— bei Fiedler-Myokarditis II 955
— bei Grippe-Myokarditis II 924
— bei Herzklappenfehler II 1308ff.
— bei Mitralstenose II 1308ff.
— bei Myokarditis II 876, 937
— bei Myokardtuberkulose II 942
— bei Periarteriitis nodosa VI 311ff., 318
— bei Riesenzellarteriitis VI 335ff.
— bei Tuberkulose II 942
Riesenzellsarkome als Herztumoren II 1203
Rift-valley-Fieber II 931
Ristocetin bei bakterieller Endokarditis II 758
Ritalin V 537; s. a. u. Rauwolfia-Alkaloide
— bei vegetativer Labilität IV 856
Rivadescin bei essentieller Hypertonie V 531, 536
Robinson-Kepler-Power-Test und vegetative Labilität IV 810
Rocky-Mountains-Fieber und Myokarditis II 874, 907
Rodiuran s. a. u. Chlorothiazid
— bei Cor pulmonale IV 176
— als Diureticum I 527ff., 540ff.

Roemheld-Syndrom bei Adipositas IV 384ff.
— bei Druckfall-Syndrom IV 46
— und vegetative Labilität IV 865
Röntgendiagnose I 801ff.
— bei Alternans II 405
— bei Aneurysmen VI 467
— bei angeborenem arteriovenösem Coronaraneurysma III 215
— bei angeborenen arteriovenösen Fisteln IV 470ff.
— bei angeborenem Herzfehler III 139ff.
— bei angeborener Mitralstenose III 550
— bei angeborener Pulmonalinsuffizienz III 566ff.
— bei angeborener Pulmonalstenose III 298ff., *311*ff.
— bei angeborenem Sinus-Valsalvae-Aneurysma III 204, 208ff.
— bei angeborener Tricuspidalstenose III 412ff.
— bei Angina pectoris III 1049ff.
—, Angiographie s. dort
— bei Antesystolie II 391
— bei Aortenaneurysma VI 445ff., 449
— bei Aortenatresie III 562
— bei Aortenbogen-Anomalien III 480ff.
— bei Aorteninsuffizienz I 889; II 1454ff., *1463*ff.
— bei Aortenisthmusstenose III 446, 458ff.; V 756ff.
— bei Aortenstenose II 1437ff.
— bei Aortitis luica VI 356
—, Aortographie s. dort
— bei Aortopulmonalseptumdefekt III 198ff.
—, Arteriographie s. dort
— bei Arteriosklerose VI 419ff.
— bei Arteriosklerosis obliterans VI 433ff.
— bei Arteriosklerosis obliterans diabetica VI 439ff.
— bei arteriovenösen Anastomosen VI 7ff.
— bei arteriovenösen Aneurysmen IV 251ff.
— bei arteriovenösen Fisteln VI 130, 470ff., 479
— bei arteriovenöser Lungenfistel III 386ff.
— bei bakterieller Endokarditis II 726ff.
— bei Belastung IV 765ff.
— bei Beriberi IV 390ff.
— bei Bilharziose IV 239
— und Blutdruck V 783

Röntgendiagnose bei Blutkrankheiten IV 667
— bei Canalis atrioventricularis communis III 294ff.
— der Capillaren VI 146
— bei Carcinoid II 784
— bei Chagas-Myokarditis II 885ff., 932
— nach Commissurotomie II 1400ff.
— bei Cor biloculare III 547ff.
— bei Coronargefäß-Mißbildungen III 570ff.
— bei Cor pulmonale IV 112ff., 151ff.
— bei Cor triatriatum III 554
— bei Dextrokardie III 576ff., 578ff.
— bei Dextroversion III 583ff.
— bei Druckbelastung I 884ff.
— bei Ductus Botalli persistens I 890; III 140ff., 157, *171*ff., 190ff.
— bei Dystrophia myotonica II 970
— bei Ebstein-Syndrom III 417, 422ff.
— bei Echinokokkose II 937ff.
— und Elektrokardiogramm I 802
— bei Embolie VI 365
— bei Endokarditis acuta II 726ff.
— bei endokriner Hypertonie V 676ff.
— bei Fallotscher Tetralogie III 330, 344ff.
— bei Fettembolie IV 134ff.
— bei Fiedler-Myokarditis II 955ff.
— bei Fruchtwasserembolie IV 138
— bei Gefäßkrankheiten VI 117ff.
— bei Gefäßmißbildungen III 480ff.; VI 588
— bei Glykogenose II 966
— bei Gravidität IV 498
— bei Hämangioendotheliom VI 600
— bei Hämangiomen VI 597
— bei Hämochromatose IV 682ff.
— bei Herzaneurysma III 1206ff.
— bei Herzdivertikel III 593ff.
—, Herzfernaufnahme I 802ff.
— der Herzform I 801ff.
— der Herzgröße I 801ff.
— bei Herzinfarkt III 1205ff.
— und Herzschlagvolumen I 820
— des Herztonus I 874ff.

Röntgendiagnose bei Herztrauma II 468ff., 500ff., 520ff.
— bei Herztumoren II 1178ff., *1184*ff.
— bei Hirnbasisaneurysma VI 464
— bei Hydroperikard II 1152ff.
— bei Hyperthyreose IV 324
— bei Hypothyreose IV 331
— und Hypotonie V 783
— bei idiopathischer Herzhypertrophie II 975
— bei idiopathischer Perikarditis II 1051ff., 1074
— bei idiopathischer Pulmonalektasie III 370
— bei intraarterieller Sauerstoffinsufflation VI 210
— bei Karditis rheumatica II 616ff., 652
— bei Kavernomen VI 597
— bei Klippel-Trénaunay-Syndrom VI 588
— bei kombiniertem Aortenfehler II 1478
— bei kombinierten Tricuspidalfehlern II 1514
— bei konstriktiver Perikarditis II 1105ff.
—, Kontrastmittel VI 119ff.
— bei Lävokardie III 590
— bei Luftembolie IV 125
— bei Lungenembolie IV 112ff.
— bei Lungenemphysem IV 178ff.
— bei Lungeninfarkt IV 113ff.
— bei Lungenvenentransposition III 523, 527
— bei Lymphgefäßinsuffizienz VI 612
— bei Lymphödem VI 612
— bei Lymphogranulomatose IV 680
— bei Marfan-Syndrom III 492
— bei Mitralatresie III 558
— bei Mitralinsuffizienz II 1408ff., *1415*ff.
— bei Mitralstenose II 1342ff.
— bei Myokarditis II 885ff., 911ff.
— bei Myokardose nach Gravidität IV 498
—, Orthodiagraphie I 802ff.
— bei Orthostase IV 733ff.
— bei Pankarditis rheumatica II 616ff.
— bei Panzerherz II 1105ff.
— bei paroxysmaler Tachykardie II 132ff.

Röntgendiagnose bei Periarteriitis nodosa
VI 318ff., 330
— bei Perikardcysten
II 1140ff.
— bei Perikarddivertikel
II 1143ff.
— bei Perikardits II 1046ff.
— bei Perikarditis purulenta
II 1085
— bei Perikarditis rheumatica
II 616ff.
— bei Perikardtumoren
II 1182, 1218ff.
— bei Phäochromocytom
V 676ff.
— bei Pneumonie-Myokarditis
II 911ff.
— bei Pneumoperikard
II 1153ff.
—, Pneumoperitoneum s. dort
— bei Polycythämie IV 666
— bei postthrombotischem
Syndrom VI 511ff.
— bei primärer chronischer
Polyarthritis II 993
— im Puerperium IV 498
— bei Pulmonalaneurysma
III 374ff.; VI 466
— bei Pulmonalarterienaplasie
III 382
— bei Pulmonalatresie III 367
— bei Pulmonalektasie III 370
— bei Pulmonalsklerose
IV 245
— bei Pulmonalstenose I 884;
III 377
—, Pyelographie s. dort
— bei Raynaud-Syndrom
VI 227
—, Restblutmenge I 816ff.
—, Retropneumoperitoneum
s. dort
— bei rheumatischem Fieber
II 616ff., 652, 1070
— bei rheumatischer Perikarditis II 1070
—, Sagittalprojektion I 803ff.
— bei Schenkelblock II 335
—, Schichtverfahren s.u.
Tomogramm
— bei Sklerodermie II 990
—, Sportherz I 867ff., 914ff.,
922ff.
— bei Sturge-Weber-Syndrom
VI 590
— bei Tachykardie II 132ff.
—, Technik I 808ff.
— bei Teleangiektasien VI 541
—, Teleröntgenographie
I 802ff.
— der Terminalstrombahn
VI 146ff.
— bei Thoraxdeformation
IV 229

Röntgendiagnose bei Thrombose VI 133ff.
— und Thyreoidea IV 331ff.
— bei Transposition der Aorta
und Pulmonalis III 499ff.
— bei Transposition der Venae
pulmonales III 278ff.
—, Transversalprojektion
I 804ff.
— bei Trichinose II 939
— bei Tricuspidalinsuffizienz
II 1508ff.
— bei Tricuspidalstenose
II 1495ff.
— bei Truncus arteriosus
communis persistens
III 532, 536ff.
— bei Tumormetastasen
IV 238
— bei Typhus-Myokarditis
II 906
— bei Valsalva-Versuch
IV 775ff.
— bei Varicosis VI 138ff.
— und vegetative Labilität
IV 733ff.
— bei Vena cava-Anomalie
III 515ff., 519ff.
— bei Ventrikelseptumdefekt
III 217ff., *232*ff.
— bei Volumenbelastung
I 888ff.
— bei Vorhofflattern II 84ff.
— bei Vorhofflimmern II 84ff.
— bei Vorhofseptumdefekt
I 810, 888; III 140, 249,
*266*ff.
— bei Wolff-Parkinson-White-Syndrom II 391
Röntgenkymogramm bei
Alternans II 405
— bei angeborener Pulmonalstenose III 312ff.
— bei Angina pectoris
III 1052ff., 1054ff.
— bei Antesystolie II 391
— bei Aortenbogen-Anomalien
III 480ff.
— bei Aorteninsuffizienz
I 889; II 1454, 1464ff.
— bei Aortenisthmusstenose
III 462ff.
— bei Aortenstenose III 1440ff.
— und Aortographie VI 137
— und Arbeitsbelastung
I 857ff.
— bei arteriovenösen Aneurysmen IV 253
— bei bakterieller Endokarditis II 726ff.
— bei Balneotherapie I 663,
681
— und Blutdruck V 783
— bei Blutkrankheiten IV 680
— bei Cor pulmonale IV 156ff.

Röntgenkymogramm bei Dextroversion III 583
— bei Druckbelastung
I 884ff.
— bei Ductus Botalli persistens I 890; III 174
— bei Ebstein-Syndrom
III 422ff.
— bei Endokarditis acuta
II 726ff.
— bei Fallotscher Tetralogie
III 349
— bei Gefäßmißbildungen
III 480ff.
— bei Hämochromatose
IV 682ff.
— und Herzform I 808
— und Herzgröße I 808
— bei Herzinfarkt III 1210ff.
— bei Herztrauma II 505ff.
— bei Herztumoren
II 1179ff., *1185*ff.
— bei Hydroperikard II 1153
— bei Hypocalcämie IV 451ff.
— und Hypotonie V 783
— bei kombiniertem Aortenfehler II 1478
— bei konstriktiver Perikarditis II 1108ff.
— bei Lymphogranulomatose
IV 680
— bei Mitralinsuffizienz
II 1408ff., 1417ff.
— bei Mitralstenose II 1361ff.
— bei Myokarditis II 887ff.
— bei Orthostase IV 734ff.
— bei Panzerherz II 1108ff.
— bei Perikardcysten
II 1145ff.
— bei Perikarditis II 1048ff.
— bei Perikardtumoren
II 1221ff.
— bei Pulmonalaneurysma
III 375
— bei Pulmonalstenose
I 884
— bei Schenkelblock II 335
— bei Sportherz I 922ff.
— bei Tricuspidalinsuffizienz
II 1508ff.
— bei Tricuspidalstenose
II 1497ff.
— und vegetative Labilität
IV 734ff.
— bei Ventrikelseptumdefekt
III 235ff.
— bei Volumenbelastung
I 888ff.
— bei Vorhofflattern II 84ff.
— bei Vorhofflimmern
II 84ff.
— bei Vorhofseptumdefekt
I 888; III 27ff.
— bei Wolff-Parkinson-White-Syndrom II 391

Röntgenkinematogramm bei
angeborenem Herzfehler
III 140ff.
— zur Angiokardiographie
II 1264ff.
— und Herzform, I 807ff.,
816ff.
Röntgenschaden und Addison-
Syndrom V 798
— und angeborene Herzfehler
III 111
— und Blutdruck V 40, 57,
798
— und Cor pulmonale
IV 197ff.
— und Erythematodes VI 344
— und Gefäßkrankheiten
VI 26
— und Hypertonie V 40, 57,
642
— und Hypotonie V 798
— und Lungenfibrose
IV 197ff.
— der Niere V 40, 57
— und renale Hypertonie
V 642
Röntgentherapie und ange-
borene Herzfehler
III 111
— und Cor pulmonale
IV 197ff.
— bei Cushing-Syndrom
V 695ff.
— bei endokriner Hypertonie
V 679, 695ff.
— bei essentieller Hypertonie
V 490ff.
— bei Gefäßkrankheiten
VI 159ff.
— bei Hämangioendotheliom
VI 601
— bei Hämangiomen VI 597
599ff.
— bei Hämangiosarkom
VI 602
— und Hydroperikard II 1152
— bei Hypertonie V 490ff.,
642
— bei Kaposi-Sarkom
VI 603
— bei Kavernomen VI 597
— und Lungenfibrose
IV 197ff.
— bei Lymphangiom VI 617
— und Lymphgefäßinsuffi-
zienz VI 612
— und Lymphödem VI 612
— bei Nephritis V 645
— bei Phäochromocytom
V 679
— und renale Hypertonie
V 642
— bei Teleangiektasien VI 542
Röntgentomogramm bei
Aortenaneurysma VI 452

Röntgentomogramm bei
Aortenbogenanomalien
III 482
— bei Aortenisthmusstenose
III 459ff.
— bei Cor pulmonale IV 154ff.
— bei Gefäßmißbildungen
III 482
— bei Lungenvenentrans-
position III 523ff.
— bei Mitralstenose II 1363ff.
— bei Perikardcysten
II 1145ff.
— bei Perikarddivertikel
II 1145ff.
— bei Pulmonalarterienaplasie
III 389
—, Sportherz I 868, 916ff.
— bei Vorhofseptumdefekt
III 271
Rösttoxine I 968
— und Kollaps I 968
— und Verbrennungsschock
I 968, 978
Röteln s. u. Rubeola
Roger-Syndrom s. u. Ventrikel-
septumdefekt
Rohkost bei Periarteriitis no-
dosa VI 334
Rohrer-Kahlstorf-Formel und
Herzgröße I 804ff., 826ff.
Rokitansky-Herxheimer-
Mönckeberg-Theorie (an-
geborener Herzfehler)
III 41ff., 48
Rokitansky-Wielandsche Trias
s. u. Fallotsche Tetralogie
Rolicton, Chemie I 546
— als Diureticum I 546ff.
—, Pharmakologie I 548ff.
Rollprobe bei Arteriosclerosis
obliterans VI 433
— bei Endangitis obliterans
VI 283
— bei Phlebektasien VI 519
— bei Varicosis VI 519
Ronicol compositum VI 180
— — bei Fettembolie IV 137
— — bei Gefäßkrankheiten
VI 179ff.
— —, intraarteriell VI 206
— — zum Hyperämie-Test
VI 64
— — bei Migräne VI 254
Roßkastanienextrakte bei Arteriosklerose VI 424
— und Capillarpermeabilität
VI 586ff.
— und Capillarresistenz VI 586
— bei Gefäßkrankheiten
VI 189, 222
— und Phlebitis VI 507
— bei postthrombotischem
Syndrom VI 514
— bei Purpura VI 586

Roßkastanienextrakte bei
Thrombophlebitis
VI 507
— bei Ulcus cruris VI 514
Roter Hochdruck V 33ff.
Rothsche Arteriitis und Ductus
Botalli persistens
III 73
— Flecken bei Endocarditis
lenta II 720
Rotlauf s. u. Erysipeloid
Roxinil V 533ff.; s. a. u.
Rauwolfia-Alkaloide
Rubeola und angeborene Herz-
fehler III 81, 109ff.
— und Ductus Botalli persi-
stens III 159
— und Myokarditis II 923
— und Waterhouse-Fride-
richsen-Syndrom IV 565
Rubeosis diabetica IV 367
— — und Capillaraneurys-
men VI 545
— faciei diabetica IV 364
— iritis diabetica IV 363
Rubidium und Extrasystolie
II 31
Rückfallfieber und Myokarditis
II 874, 910
— und Thrombophlebitis
VI 484
Rückwärtsblock II 282ff.,
285ff., 290ff.
Ruhe-Dehnungskurven und
Herztonus I 876ff.
— und Perikard II 1039
Ruhetherapie s. u. Bettruhe
Ruhr und Addison-Syndrom
V 798
— und angeborene Herzfehler
III 114
— und Hypotonie V 798
— und infektiöser Schock
I 982ff.
— und Kollaps I 957ff.,
982
— und Myokarditis II 891,
908; IV 536, 550
— und Schock I 957ff., 982
— und Waterhouse-Friderich-
sen-Syndrom IV 564
Rulun bei Gefäßkrankheiten
VI 186
Rumpel-Leede-Phänomen bei
Angiopathia diabetica
IV 367
— und Capillarresistenz
VI 564
— bei Endokarditis lenta
II 693
— bei Purpura rheumatica
VI 564
— bei Teleangiektasien
VI 541
Rutin s. u. Vitamin P

Sabatier-Doktrin III 70
Sabin-Feldmann-Test bei Endangitis obliterans VI 264
Saccharide bei Gefäßkrankheiten VI 182
Saccharose bei Luftembolie IV 131
Säuglingsintoxikation und Hegglin-Syndrom I 32
Säuglingssterblichkeit bei angeborenem Herzfehler III 108 ff.
— bei Aortenatresie III 562
— bei Diabetes mellitus III 111 ff.
— bei Graviditätstoxikose IV 505 ff., 509, 510 ff.; V 749
— bei Herzkrankheiten IV 487
— bei Hypertonie IV 502 ff.
— bei Nephropathie IV 505 ff., 509 ff.
Säure-Basen-Gleichgewicht und Adipositas IV 231
— bei Anämie IV 650
— bei Angina pectoris III 892
— und Arteriosclerosis obliterans diabetica VI 438
— und Atmung I 195, 203 ff., 301; IV 2 ff., 27 ff.
— bei Balneotherapie I 687 ff.
— bei Belastung IV 766 ff.
— und Blutdruck V 26 ff.
— bei Blutkrankheiten IV 650
— und Cantharidenblase VI 109
— und Capillarpermeabilität VI 109
— und Carboanhydrase I 214, 536 ff.
— und Chlorothiazid I 541 ff.
— bei Coma diabeticum IV 375 ff.
— bei Conn-Syndrom V 704 ff.
— und Coronarinsuffizienz III 892
— bei Cor pulmonale IV 168, 171 ff.
— bei Diabetes mellitus IV 375 ff.
— und Diurese I 275, 300 ff., 527 ff., 561, 563 ff., 566 ff.
— und Diuretica I 527 ff., 531 ff.
— bei Effort-Syndrom IV 815 ff.
— bei Endokarditis lenta II 699 ff.
— bei endokriner Hypertonie V 704 ff.
— bei essentieller Hypotonie V 789 ff.

Säure-Basen-Gleichgewicht und experimenteller Schock I 992
— und Gefäßkrankheiten VI 438
— bei hämorrhagischer Diathese VI 573
— bei hämorrhagischem Schock I 992, 1032
— bei Hepatitis-Myokarditis II 928
— bei Herzinsuffizienz I 130, 195, 203 ff., 287 ff., 301, 510, 526 ff.
— und Höhenadaptation IV 2 ff., 27 ff.
— und Hypertonie V 704 ff.
— und Hypochlorämie I 581 ff.
— und Hypokaliämie I 586 ff.; IV 420 ff.
— bei Hyponatriämie I 568 ff.
— bei Hypotonie V 789 ff., 806
— bei Infektionskrankheiten IV 541, 562 ff.
— und Kaliumstoffwechsel IV 420 ff.
— und Kallidin V 226 ff.
— und Kallikrein V 212, 220
— und Kationenaustauscher I 557 ff.
— und Klima IV 2 ff., 27 ff.
— bei Kollaps I 992, 1036, 1049
— und Lebensalter IV 623 ff.
— und Luftdruck IV 2 ff., 27 ff.
— bei Luftembolie IV 131
— bei Lungenödem I 130
— und Magnesiumstoffwechsel IV 455 ff., 461
— und Mineralstoffwechsel IV 420 ff.
— und Morphin I 420
— bei Moschcowitz-Symmers-Syndrom VI 573
— bei Myokarditis II 882
— und Myokardstoffwechsel III 892
— und Narkose IV 595 ff.
— und Nebenniere V 116
— und Operabilität IV 623 ff., 629 ff.
— und Operationen IV 599
— bei Poliomyelitis IV 541
— und Purine I 547 ff.
— und Purpura VI 573
— und Quecksilberdiuretica I 532 ff.
— und reaktive Hyperämie VI 57 ff.
— und Salicyl II 649
— und Sauerstoffmangel IV 2 ff., 27 ff.
— und Schock I 992
— und Schockniere I 1107 ff.

Säure-Basen-Gleichgewicht und Steroide V 116
— und vegetative Labilität V 789 ff., 806
Salicylamid bei Karditis rheumatica II 650
Salicylsäure bei Adams-Stokes-Syndrom II 272
— bei allergischer Myokarditis II 950 ff.
— bei Antesystolie II 402
— und Antistreptolysin II 591, 648
— bei Arteriitis rheumatica VI 346
— bei Capillarektasien VI 527 ff.
— und C-reaktives Protein II 597
—, Dosis II 649
— bei Endangitis obliterans VI 302
— bei Erythromelalgie VI 527
— bei Gefäßkrankheiten VI 302, 333, 342
— bei Karditis rheumatica II 569, 584, 591, 605, 647 ff.
— und Myokard II 968
— und Myokarditis II 950 ff.
— bei Myokarditis rheumatica II 584
—, Nebenwirkungen II 649 ff.
— bei Periarteriitis nodosa VI 333
— bei Perikarditis II 1068, 1071
—, Pharmakologie II 647 ff.
— und Phlebitis VI 504 ff.
— bei Polyarthritis II 272
— bei Postcommissurotomie-Syndrom II 1394
— bei rheumatischem Fieber II 569, 584, 591, 605, 647 ff., 1071
— bei rheumatischer Perikarditis II 1071
— und Riesenzellarteriitis VI 342
— bei Thrombophlebitis VI 504 ff.
— bei Wolff-Parkinson-White-Syndrom II 402
Salmonella choleraesuis II 676
— — und Endokarditis acuta II 731
— — und Endokarditis lenta II 676
— dublin II 676
— schottmuelleri II 676
— sendai II 676
— — und Endokarditis acuta bacterialis II 731
— — und Endokarditis lenta II 676

Salmonella typhimurium
II 676
Salmonellainfekte und bakterielle Endokarditis
II 676, 760
— und Endokarditis lenta
II 676, 760
— und Kollaps I 958
— und Myokarditis II 905ff.
— und Perikarditis purulenta
II 1085
— und Schock I 958
—, Therapie II 760
Saluretica I 541
— und Alkalose I 581ff.
— bei angeborenem Herzfehler III 155
— und Blutdruck V 588ff., 594
—, Chemie I 540ff., V 588
— bei Cor pulmonale IV 176
— als Diureticum V 526ff., 540ff.
—, Dosierung I 545
— bei essentieller Hypertonie V 588ff., 594
— bei Gefäßmißbildungen VI 590
— bei Graviditätstoxikose IV 504
— bei Hämangiomen VI 590
— bei Hypertonie V 588ff., 594
— und Hypochlorämie I 581ff.
— und Hypokaliämie I 584ff.
—, Indikation I 542ff.
— bei Infektionskrankheiten IV 556
— und Kollaps IV 603ff.
— in der Kombinationstherapie V 589ff.
— und Leber IV 606
—, Nebenwirkungen I 544; V 594
— und Pharmakologie I 541ff.
— und Schock IV 603ff.
— bei Sturge-Weber-Syndrom VI 590
Salurie als Diureticum I 541; s. a. u. Chlorothiazid
Salvarsan und allergische Myokarditis II 951ff.
— bei Aortis luica VI 357ff.
— und Capillarpermeabilität VI 582
— und Capillarresistenz VI 582
— und Embolie VI 362
— und Gefäßkrankheiten VI 357ff.
— und hämorrhagische Diathese VI 582
— und Lues VI 357ff.
— und Myokarditis II 951ff.
— und Purpura VI 582

Salyrgan als Diureticum
I 527ff., 535
— und Leber IV 606
— bei Luftembolie IV 131
Salzmangelsyndrom und Chlorothiazid V 589
— nach Commissurotomie II 1393
— durch Diurese I 563ff.
— durch Diuretica I 563ff.; V 589
— durch Drainage I 561, 563ff.
— bei Herzinsuffizienz I 561, 633ff.
— und Hydrochlorothiazid V 589
— durch Hypertonietherapie V 494, 589
—, Hyponatriämie I 568ff.; IV 440ff.
— und Kollaps IV 602ff., 1005
— bei Mitralstenose II 1393
— durch Punktion I 561, 563ff.
— nach Ödemtherapie I 301
— und Schock IV 602ff., 1005
Sandwich-Position, Begriff II 312
Santonin und Myokard II 968
Sarcoma idiopathicum haemorrhagicum multiplex s. u. Kaposi-Sarkom
Sarkoidose und Atmung IV 81, 199ff.
—, Capillarresistenz bei VI 574
—, Cor pulmonale bei IV 62, 81, 140ff., 199ff., 200ff.
— und Gasaustausch IV 81, 199ff.
— bei hämorrhagischer Diathese VI 574
— und Lungenfibrose VI 199ff., 200ff.
— und Lungenkreislauf IV 62, 81, 140ff., 199ff.
— und Myokarditis I 762; II 874ff., 946ff.; IV 546
— und Purpura bei VI 574
Sarkom und Blutdruck V 40, 602, 605ff.
— und Cor pulmonale IV 233
— und Gefäßmißbildungen VI 589
— und Glomustumoren VI 593
— und Hämangiome VI 589
— als Herztumoren II 1179, 1202ff.
—, Hypertonie bei V 40, 602, 605ff.
— und Maffucci-Syndrom VI 589
— und Perikarditis II 1044

Sarkom als Perikardtumoren
II 1217, 1219ff.
—, Rechts-Schenkelblock bei II 359ff.
—, renale Hypertonie bei V 40, 602, 605ff.
—, Schenkelblock bei II 359ff.
—, Wilms- s. dort
Sarmentocymarin, Chemie I 427ff.
Sarmentogenin, Chemie I 427ff.
Sarmentose in Glycosiden I 427ff.
Sauerstoff (Blutgase) s. a. u. Hypoxie und Adams-Stokes-Syndrom II 260ff.
— bei Adipositas IV 382ff., 385ff.
— bei allergischer Myokarditis II 952ff.
— bei Anämie III 868ff.; IV 642ff., 648ff.
— bei angeborenen arteriovenösen Coronaraneurysmen III 215
— bei angeborener arteriovenöser Fistel VI 471
— bei angeborenem Herzfehler III 124, 146ff.
— bei angeborenem perforiertem Sinus-Valsalvae-Aneurysma II 206
— bei angeborener Pulmonalstenose III 302ff., 321ff.
— und Angina pectoris III 847ff.
— bei Aortenatresie III 561
— bei Aorteninsuffizienz V 768
— bei Aortenisthmusstenose 464
— und Arteriosklerose VI 398ff.
— und arteriovenöse Aneurysmen IV 252ff.
— und arteriovenöse Anastomosen VI 7ff.
— bei arteriovenöser Lungenfistel III 388
— und Atmung I 201ff., 215ff., 225ff.
— und Balneotherapie I 686ff.; VI 156ff.
— Belastung IV 766ff., 770ff.
— und Blut IV 4, 11ff., 18, 23, 25ff.
— und Blutbildung I 163ff.
— und Blutdruck I 21ff.; V 26ff., 67, 339ff., 718
— bei Blutkrankheiten IV 642ff., 648ff.
— und Blutmenge I 138ff., 153ff.
— und Bradykardie II 4ff., 17

Sauerstoff bei Canalis atrioventricularis communis III 294ff.
— und Cantharidenblase VI 109
— und Capillarektasien VI 527ff.
— und Capillaren VI 12
— und Capillarpermeabilität VI 109
— bei Commissurotomie II 1396ff.
— bei Cor biloculare III 546ff.
— und Coronaranastomosen III 706
— und Coronardurchblutung III 680ff., 847ff.
— und Cor pulmonale IV 60, 72ff., 79ff.; 102ff., 122ff. 144ff., 168, 171ff.
— bei Cor triloculare biatriatum III 543ff.
— und Cyanose I 232ff.; VI 530ff.
— und Diurese I 269ff.
— bei Ductus Botalli persistens III 71ff., 164ff., 179ff., 187
— und Effort-Syndrom IV 818
— und Eintauchfuß VI 561
— bei Eisenmenger-Komplex III 218ff.
— bei Endangitis obliterans VI 280ff.
— und Endokarditis lenta II 688
— und Endokarditis serosa II 773ff.
— und Endokardsklerose II 789
— und Endomyokardfibrose II 788
— und Erfrierung I 981; VI 556
— und Ernährung I 417ff.
— und Erythralgie VI 527
— und essentielle Hypertonie V 339ff.
— bei experimenteller Hypertonie V 67
— und experimenteller Schock I 992
— bei Fallotscher Tetralogie III 336ff., 353ff.
— und Fibroelastose II 789
— und Gefäßkrankheiten VI 23ff.
— bei Gravidität IV 485
— und Graviditätstoxikose V 734, 742ff.
— bei hämorrhagischem Schock I 9, 961ff.
— und Herz IV 1ff., 10ff., 13ff., 21ff.

Sauerstoff und Herzfrequenz II 4ff., 17
— und Herzglykoside I 448ff., 453ff.
— und Herzgröße I 833ff.
— bei Herzinfarkt I 344; III 706ff., 709ff.
— bei Herzinsuffizienz I 20, 188ff., 196ff., 201ff., 269ff., 767, 775
— und Herzvolumen I 833ff.
— und Hirn IV 7, 10ff., 13ff.
— bei Höhenadaptation IV 1ff.
— und Hypernatriämie IV 444
— bei Hyperthyreose IV 317ff., 326; V 770
— bei Hypertonie V 67, 339ff., 718, 768
— bei Hypoglykämie IV 378ff.
— und Hypothermie IV 618
— bei Hypothyreose IV 333
— bei Infektionskrankheiten IV 531ff.
— und Insulin IV 378ff.
— und Kallikrein V 220
— und Kammerflattern II 177, 179
— und Kammerflimmern II 177, 179
— und Klima IV 1ff.
— im Kollaps I 958, 961ff., 972ff., 987ff., 1026ff., 1077ff.; IV 11ff., 21ff., 28ff., 601ff.
— bei konstriktiver Perikarditis II 1096
—, Kreislaufzeitbestimmung I 172
— und Lebensalter IV 620ff.
— und Leber IV 18ff.
— und Lebernekrose I 779
— und Leberstauung I 779, 782
— und Luftdruck IV 1ff., 39ff
— und Luftüberdruck IV 39ff.
— bei Lungenembolie IV 102ff., 122ff.
— bei Lungenemphysem IV 181ff.
— bei Lungenfibrose IV 198ff.
— und Lungenkreislauf IV 72ff., 79ff.
— bei Lungenstauung I 767, 775
— und Mesoappendix-Test V 193
— bei Mitralatresie III 557
— bei Mitralstenose II 1312ff., 1317ff.
— bei Monge-Syndrom IV 34

Sauerstoff und Myokard I 20ff., 188ff.; IV 7, 10ff., 13ff.
— bei Myokarditis II 882
— und Myokardstoffwechsel III 680ff., 847ff.
— und Narkose IV 592ff., 615ff.
— und neurogene Hypertonie V 718
— und neurogener Schock I 972ff.
— und Niere IV 17ff.
— und Ohnmacht IV 760ff., 763
— und Operabilität IV 620ff., 627, 629ff.
— und Operationen IV 599
— bei Orthostase IV 731ff.; V 810
— und Oxytyramin V 180
— bei paroxysmaler Tachykardie II 134ff.
— und Perikarditis II 1096
— bei Perniciosa IV 646ff.; VI 561
— bei Pneumokoniose IV 205ff.
— bei Poliomyelitis V 718
— bei Polycythämie IV 660ff., 667
— bei Pulmonalarterienaplasie III 382
— bei Pulmonalsklerose IV 245ff.
— und Quecksilberdiuretica I 533
— und Renin V 81ff.
— und respiratorische Arrhythmie II 23ff.
— und Saug-Drucktherapie VI 154
— im Schock I 958, 961ff., 972ff., 987ff., 1026ff., 1077ff.; IV 601ff.
— und Schockniere I 1103ff.
— und Schützengrabenfuß VI 561
— bei Sichelzellanämie IV 240ff.
— bei Silikose IV 205ff.
— bei Sportherz I 936ff.
— bei Sympathicotonie IV 721ff.
— und Tachykardie II 4ff., 17, 134ff.
— bei Taussig-Bing-Komplex III 509
— bei Thoraxdeformation IV 229ff.
— und Thrombophlebitis VI 487ff.
— und Thyreoidea IV 317ff., 326, 333

Sauerstoff bei Transposition
der Aorta und Pulmonalis
III 498ff., 509
— bei Tricuspidalatresie
III 406
— bei Truncus arteriosus
communis persistens
III 535ff.
— bei Tuberkulose IV 222ff.
— bei Tumormetastasen
IV 238ff.
— bei Vagotonie IV 721ff.
— bei Valsalva-Versuch
IV 778ff.
— und Vasodepressor material
V 193
— und Vasoexcitor material
V 193
— und Vasomotorik III 680ff.
— und vegetative Labilität
IV 770ff.
— bei Ventrikelseptumdefekt
III 218ff., 236ff., 242
— bei Verbrennung I 980;
VI 562
— und Verbrennungsschock
I 980
— bei Vorhofseptumdefekt
III 260ff., 273ff.
Sauerstoffatmung bei angeborenem Herzfehler
III 146, 154
— bei Angina pectoris
III 1374ff.
— und Atmung IV 28ff.
— bei Coronarinsuffizienz
III 1374ff.
— bei Cor pulmonale IV 168, 171ff.
— bei Fettembolie IV 136
— und Globalinsuffizienz
IV 84
— bei Herzinfarkt III 1452ff., 1481ff.
— bei Herzinsuffizienz I 137, 419, 594ff.
— und Höhenadaptation
IV 28ff.
— bei Kammerflattern II 177
— bei Kammerflimmern
II 177
— bei Karditis rheumatica
II 657
— und Klima IV 28ff.
— bei Kollaps I 1146ff.
— und Luftdruck IV 28ff.
— bei Luftembolie IV 131
— bei Lungenembolie IV 103, 122ff.
— bei Lungenödem I 137, 594
— bei Migräne VI 254
— zur Narkose IV 614ff.
— bei rheumatischem Fieber
II 657

Sauerstoffatmung bei Sauerstoffmangel IV 28ff.
— bei Schock I 1146ff.
Sauerstoffdefizit bei arteriovenösen Aneurysmen
IV 253
— und Belastung IV 768
— bei Herztrauma II 509ff.
— und Lebensalter IV 623ff.
— bei Lungenemphysem
IV 190
— und Operabilität IV 623ff., 630
— und Narkose IV 615
— bei Pneumokoniose IV 205
— bei Silicose IV 205
—, spirographisches I 190
— bei Vorhofseptumdefekt
III 260, 274ff.
Sauerstoffinsufflation, arterielle, und Angiographie VI 119ff., 121
—, —, Apparaturen VI 209
—, —, bei Arteriosclerosis obliterans VI 435
—, —, bei Endangitis obliterans VI 303
—, —, bei Gefäßkrankheiten
VI 208ff.
—, —, Komplikationen
IV 128, 130; VI 209ff.
—, —, Luftembolie bei IV 128, 130
—, —, Röntgendiagnose
VI 119, 121, 210
—, —, Technik VI 208ff.
—, —, Vasomotorik VI 212, 303
Sauerstoffmangel, akuter
IV 26ff.
— und arteriovenöse Anastomosen VI 8
— und Atmung IV 2ff., 82
—, Blut bei IV 4, 11ff., 18, 23, 25ff.
— und Blutdruck IV 38
— und Blutkrankheiten
IV 659ff.
— und Capillaren VI 12
— und Coronarinsuffizienz
IV 37ff.
— und Cor pulmonale IV 60
—, Herz bei IV 1ff., 10ff., 13ff.;
IV *21*ff.
— und Herzinfarkt III 1082;
IV 37ff.
— und Herzinsuffizienz
IV 37
—, Hirn bei IV 7, 10ff., 13ff.
— und Höhenadaptation
IV 1ff., 82
— und Hypertonie IV 38
— und Klima IV 1ff., 82
—, Kollaps bei IV 11ff., 21ff., 28ff., 763

Sauerstoffmangel, Kreislauf
bei IV 1ff.
—, Leber bei IV 18ff.
— und Luftdruck IV 1ff., 82
— bei Luftüberdruck IV 39ff.
— und Lungenkreislauf
IV 60, 72ff., 82
— und Lungenleiden IV 36ff.
—, Monge-Syndrom bei
IV 33ff.
— und Myokard IV 7, 10ff., 13ff.
—, Nervensystem bei IV 7, 10ff., 13ff.
—, Niere bei IV 17ff.
— und Ohnmacht IV 763
— und Polyglobulie IV 659ff.
— und Sportherz I 940ff.
—, vegetative Labilität
IV 763
Sauerstoffmangeltheorie der
Herzinsuffizienz I 708ff.
— und Myokard I 708ff.
Sauerstoffpartialdruck und
Atmung IV 1ff.
— und Herz IV 1ff.
— und Klima IV 1ff.
— und Kreislauf IV 1ff.
— und Luftdruck IV 1ff.
— bei Luftüberdruck IV 39ff.
Sauerstoffschuld I 188ff.
Sauerstoffspannung bei Anämie IV 642ff.
— bei Blutkrankheiten
IV 642ff.
— und Herz IV 1ff.
— und Klima IV 1ff.
— und Kreislauf IV 1ff.
— und Luftdruck IV 1ff.
— bei Luftüberdruck IV 39ff.
— bei Lungenembolie IV 103
— und Lungenkreislauf
IV 72ff, 79ff.
— und Narkose IV 596
— und Operabilität IV 629
— und Operationen IV 599
Sauerstoffspannungsgradient
bei Anämie IV 650
— und Atmung IV 2ff.
— bei Blutkrankheiten IV 650
— bei Höhenadaptation
IV 2ff.
— und Klima IV 2ff.
— und Luftdruck IV 2ff.
— und Lungenkreislauf
IV 80ff.
— und Narkose IV 596
Sauerstoffvergiftung durch
Luftüberdruck IV 39ff.
Sauerstoffwirkung, paradoxe,
und Höhenadaptation IV 29ff.
—, —, und Luftdruck IV 29ff.
—, —, bei Sauerstoffmangel
IV 29ff.

Scalenus-Syndrom III 1330
— und Gefäßkrankheiten VI 239
— und sekundäres Raynaud-Syndrom VI 239
— und Thrombophlebitis VI 487, 495
— und Vasomotorik IV 864; VI 239
— und vegetative Labilität IV 864
Schädeltrauma und Coronarinsuffizienz III 910
Scharlach und angeborene Herzfehler III 114
—, Antesystolie bei II 395
—, Atrioventrikularblock bei II 224 ff.
—, Blutdruck bei V 801 ff.
—, Bradykardie bei IV 532
—, Capillarresistenz bei VI 567
— und Gefäßkrankheiten VI 308, 310
—, Glomerulonephritis bei V 613, 615
— bei hämorrhagischer Diathese VI 567, 569
—, Herzblock bei II 224 ff.
—, Herzinsuffizienz bei I 763 ff.
— und Hypertonie V 613, 615
— und Hypotonie V 801 ff.
— und infektiöser Schock I 983 ff.
—, Interferenz-Dissoziation bei II 295 ff.
— und Kollaps I 983
—, Myokard bei I 707, 763 ff.; IV 546
— und Myokarditis s. a. u. Scharlach-Myokarditis I 763 ff.; II 870, 874, 898 ff.; IV 546
— und Nephritis V 613, 615
— und Periarteriitis nodosa VI 308, 310
—, Purpura fulminans bei VI 569
—, Purpura infectiosa bei VI 567
—, Rechts-Schenkelblock bei II 35
—, Reizleitungsstörungen bei II 224 ff.
— und renale Hypertonie V 613, 615
—, Schenkelblock bei II 357
— und Schock I 983
—, Tachykardie bei II 9 ff.; IV 532
—, Waterhouse-Friedrichsen-Syndrom bei IV 565
—, Wenckebachsche Periodik bei II 225
—, Wilson-Block bei II 357

Scharlach, Wolff-Parkinson-White-Syndrom bei II 395
„Scharlachherz", Begriff IV 549
„Scharlachknötchen" IV 549
Scharlach-Myokarditis II 870, 874, 898 ff.
—, Anatomie II 899 ff.
—, Elektrokardiogramm bei II 878 ff., 901 ff.
—, Häufigkeit II 898 ff.
—, Pathologie II 899 ff.
—, Prognose II 902
—, septische II 899 ff.
—, Symptome II 900 ff.
Schaumzellen bei Arteriosklerose VI 384
Scheintod, anoxischer IV 28
Schellong-Test V 782
— und Hypotonie V 783
Schemmsche Therapie bei Herzinsuffizienz I 572
Schenkelblock II 316 ff.
—, Ätiologie II 352 ff.
— bei allergischer Myokarditis II 951 ff.
—, alternierender II 343 ff., 361 ff.
—, Anatomie II 181 ff., 317 ff.
— bei angeborenem arteriovenösem Coronaraneurysma III 215
— bei angeborenen Herzfehlern II 330, 352 ff., 356 ff.
— bei angeborenem perforiertem Sinus-Valsalvae-Aneurysma III 207 ff.
— bei angeborener Pulmonalinsuffizienz III 565
— bei angeborener Pulmonalstenose III 310
— bei angeborener Tricuspidalinsuffizienz III 431
— bei angeborener Tricuspidalstenose III 412
— bei Angina pectoris III 1034
— und Antesystolie II 387, 389
— bei Aortenaneurysma VI 447
— bei Aortenisthmusstenose III 445, 456 ff.; V 756
— bei Aortenstenose II 1444 ff.
— und Atrioventrikularblock II 224
—, atypischer II 319
—, ausgesprochener II 323 ff.
— bakterielle Endokarditis II 708 ff.
—, Bayley-Block II 332 ff.
— bei Beriberi IV 392
— bei Blutkrankheiten IV 674

Schenkelblock und Calciumstoffwechsel II 341
— bei Canalis atrioventricularis communis III 293 ff.
— bei Carcinoid II 785
— und Carotissinus-Syndrom II 275 ff.
— bei Chagas-Myokarditis II 932
— und Chinidin II 121, 165
— und Coronarinsuffizienz III 1034
— bei Cor pulmonale IV 109 ff., 159 ff.
— bei Dermatomyositis II 992
— bei Diphtherie-Myokarditis II 879 ff., 894 ff.
—, divergierender II 363 ff.
—, doppelseitiger II 361 ff.
— bei Ductus Botalli persistens II 330; III 170 ff.
— bei Dystrophia myotonica II 971
— bei Dystrophie IV 299
— bei Ebstein-Syndrom III 421 ff.
—, Elektrokardiogramm II 316 ff., 321 ff., 324 ff.
— bei Endokardfibrose II 788
— bei Endokarditis lenta II 708 ff.
— bei Endomyokardfibrose II 788
— und Extrasystolie II 51 ff., 60 ff., 159, 341
— bei Fiedler-Myokarditis II 957 ff.
—, fokaler II 320, 367 ff.
—, formaler II 323 ff.
—, funktioneller II 91, 99, 159
— bei Gelbfieber II 930
—, generalisierter II 372 ff.
—, geringgradiger II 323 ff.
— und Grippemyokarditis II 929
— bei Hämochromatose IV 683
—, Hämodynamik II 335 ff.
—, Häufigkeit II 352 ff.
— und Heredoataxie II 973
— bei Herzinfarkt II 348 ff.; III 1176, 1198 ff.
—, Herztöne bei II 335 ff.
— bei Herztrauma II 464 ff., 519 ff.
— bei Herztumoren II 358 ff., 1181 ff., 1182 ff.
— bei Hyperkaliämie IV 433
— bei Hyperthyreose II 357; IV 325
— bei Hypothyreose IV 332
— bei idiopathischer Herzhypertrophie II 975
— und idiopathische Pulmonalektasie III 369

Schenkelblock bei Infektionskrankheiten IV 539
—, inkompletter II 317, 323ff.
— und Interferenz-Dissoziation II 295
—, intermittierender II 338ff., 341ff.
— und Kammertachykardie II 156ff., 161ff.
— bei Karditis rheumatica II 585ff., 588
— bei Kollagenosen II 992
—, kompletter II 317, 322ff.
— bei Leptospirosen II 905
— bei Leukämie IV 674
—, Links- s. u. Linksschenkelblock
— bei Lues II 946
— bei Lungenembolie IV 109ff.
— bei Lungenvenentransposition III 529
— bei Lutembacher-Syndrom III 284
—, Majortyp II 322ff.
— und Masern II 922
—, Mechanismus II 317ff.
—, Minortyp II 322ff.
— bei Mitralinsuffizienz II 1422
— bei Mitralstenose II 1338ff.
—, Myokard bei I 707
— bei Myokarditis II 879ff., 884; IV 539
— bei Myokarditis rheumatica II 585ff., 588
— bei Myokardlues II 946
— und Myokardsarkoidose II 948
— bei Myokardtuberkulose II 944
— und Operabilität IV 628
— und paroxysmale Tachykardie II 139, 156ff., 161ff.
—, partieller II 317
—, Pathogenese II 321ff.
—, Pathologie II 181ff., 316ff.
—, Periinfarction-Block II 368
—, Physiologie II 181ff., 317ff.
—, Prognose II 375ff.
— und Pulmonalektasie III 369
—, Rechts- s. u. Rechtsschenkelblock
— bei rheumatischem Fieber II 585ff., 588
— und Sarkoidose II 948
—, scheinbarer, bei Extrasystolie II 51ff., 60ff.
— bei Schlafkrankheit II 936
— bei Sportherz I 946

Schenkelblock und Tachykardie II 139ff., 156ff., 161ff., 340
—, Therapie II 377ff.
— und Thyreoidea II 357; IV 325, 332
—, totaler II 361ff.
— und Toxoplasmose II 934
—, transistorischer II 338ff.
— bei Transposition der Aorta und Pulmonalis III 503ff.
— bei Trichinose II 939
— bei Tricuspidalatresie II 359ff.; III 401ff.
— bei Tricuspidalinsuffizienz II 1508ff.
— bei Tuberkulose II 944
—, Typen II 322ff.
— und Überleitungszeit II 347ff.
—, unbeständiger II 338ff.
— bei Ventrikelseptumdefekt III 232
—, vereitelter doppelseitiger II 363ff.
— bei Vorhofflattern II 99
— und Vorhofflimmern II 91ff., 340, 345ff.
— bei Vorhofseptumdefekt II 359; III 249, 264ff.
—, Vorkommen II 339ff., 352ff.
— und Wenckebachsche Periodik II 345
—, Wilsonscher s. u. Wilson-Block
— und Wolff-Parkinson-White-Syndrom II 387, 389
Scherisolon salubile und Kollaps I 1145
Schick-Test und rheumatisches Fieber II 554
Schistomatose und Myokarditis II 874, 940
Schizophrenie und Commissurotomie II 1396
— und Hirndurchblutung V 395
Schlaf und Adipositas IV 385
— bei Aortitis luica VI 355
— und arteriovenöse Anastomosen VI 8
— und Atmung IV 27ff., 34
— und Barbiturate V 495
— und Blutdruck V 15, 73, 149, 241, 245ff., 258ff.
— und Coffein IV 826
— bei Cor pulmonale IV 144ff.
— bei Dekompensation V 383
— bei Effort-Syndrom IV 715
— und Entzügelungshochdruck V 149
— bei essentieller Hypertonie V 241, 245ff., 258ff.

Schlaf und experimentelle Hypertonie V 73,149
— und Gefäßkrankheiten VI 314
— und Genußgifte IV 826
— und Herzaktion II 7
— bei Herzglykosidintoxikation I 499
— bei Herzinsuffizienz I 419, 421
— und Herzrhythmus II 21ff.
— bei Höhenadaptation IV 27ff., 34
— und Hypertonie IV 798; V 73, 149, 241, 245ff., 258ff.
— und Hypertonietherapie V 495
— und Hypotonie IV 809
— und Klima IV 27ff., 34
— und Lues VI 355
— und Luftdruck IV 27ff., 34
— bei Minus-Dekompensation V 383
— bei Myokarditis II 902
— und Narkose IV 592
— und Nicotin IV 826
— bei Periarteriitis nodosa VI 314
— bei Plus-Dekompensation V 383
— und respiratorische Arrhythmie II 22
— bei Sauerstoffmangel IV 27ff., 34
— bei Scharlachmyokarditis II 902
— und Sedativa V 495
— bei vegetativer Labilität IV 715, 719, 798ff., 809ff.
— bei Volumenhypertrophie I 753
Schlaftherapie bei Angina pectoris III 1400ff.
— bei Herzinsuffizienz I 421
Schlagverletzung, Gefäßkrankheiten bei VI 24
— und Herztrauma II 492ff.
— und Kollaps IV 762
— und vegetative Labilität IV 762
Schlagvolumen s. u. Herzschlagvolumen
Schlagvolumenhochdruck bei Herzblock V 768ff.
Schlangengift und Blutdruck V 227
— und Bradykinin V 227
— und Capillarpermeabilität I 970; VI 583ff., 586
— und Capillarresistenz VI 105, 583ff., 586
— und hämorrhagische Diathese VI 583ff., 586
— und Kallidin V 227

Schlangengift und Kollaps
I 970
— und Purpura VI 583ff., 586
— und Schock I 970
— und Serotonin V 182
Schleimhäute und Adrenalin
V 173
— und angeborene Herzfehler
II 337ff.
— bei Aortenbogensyndrom
VI 378ff.
— bei arteriovenöser Lungenfistel III 386ff.
— und Atmung IV 8, 32
— und Balneotherapie I 680
— und Capillarmikroskopie
VI 97ff.
— und Capillarpermeabilität
VI 553ff.
— und Capillarresistenz
VI 565
— bei Dermatomyositis
II 991ff.
— und Dibenamin V 493
— und Dibenzylin V 493
— und Endokarditis lenta
II 680, 693
— bei Fallotscher Tetralogie
III 337ff.
— und Ganglienblocker
V 580ff., 594
— und Gefäßkrankheiten
VI 320ff.
— und Gefäßmißbildungen
III 386ff.
— und Hämangiome VI 596ff.
— und hämorrhagische Diathese VI 565, 569
— bei Herzinsuffizienz I 775
— bei Höhenadaptation IV 8, 32
— und Hydergin V 492
— und Hypertonietherapie
V 492ff.
— bei Infektionskrankheiten
IV 563
— bei Kälteurticaria VI 553ff.
— und Klima IV 8, 32
— bei Kollagenosen II 991
— und Luftdruck IV 8, 32
— und Lungenemphysem
IV 180ff.
— bei Lungenstauung I 775
— und Lymphangiom
VI 616ff.
— und Lymphangitis VI 603ff.
— bei Möller-Barlow-Syndrom
VI 579ff.
— bei Moschcowitz-Symmers-Syndrom VI 573
— und Narkose IV 614ff.
— und Noradrenalin V 174
— bei Periarteriitis nodosa
VI 320ff.
— bei Polycythämie IV 665

Schleimhäute bei Purpura
fulminans VI 569
— bei Purpura rheumatica
VI 565
— und Rauwolfia-Alkaloide
V 537ff., 594
— und rheumatisches Fieber
VI 565
— bei Sauerstoffmangel IV 8, 32
— bei Skorbut VI 579ff.
— bei Teleangiektasien
VI 539ff.
— und Thiocyanate V 494
— bei Verbrennung VI 562ff.
— bei Waterhouse-Friedrichsen-Syndrom IV 563
Schleimhautinfarkt und Capillarresistenz VI 579
— und Gefäßkrankheiten
VI 320ff.
— und hämorrhagische
Diathese VI 579
— bei Möller-Barlow-Syndrom
VI 579
— bei Periarteriitis nodosa
VI 320ff.
— bei Purpura VI 579
— bei Skorbut VI 579
Schluckakt und Adams-Stokes-Syndrom II 255
— bei Aortenaneurysma
VI 448ff.
— bei Aortenbogenanomalien
III 480
— und Carotissinussyndrom
II 277
— und Extrasystolie II 43
— und Gefäßkrankheiten
VI 327
— bei Gefäßmißbildungen
III 480
— bei Hypokaliämie I 586
— bei konstriktiver Perikarditis II 1100ff.
— bei Mitralstenose II 1345ff.
— bei Periarteriitis nodosa
VI 327
— und Perikarditis II 1045
Schmerz s. a. u. Angina pectoris und Dysbasia intermittens
— bei Akrocyanose VI 533
— bei Angina pectoris
III 700ff., 991ff.
— bei Angina tonsillaris
II 914
— bei Aortenaneurysma
VI 447
— bei Aortenhämatom, intramuralem VI 458
— bei Aorteninsuffizienz
II 1456ff.
— bei Aortenisthmusstenose
III 452

Schmerz bei Aortenstenose
II 1432ff.
— bei Aortenthrombose
VI 372ff.
— bei Aortitis luica VI 355ff.
— bei Arteriosclerosis obliterans VI 431, 433ff.
— bei Arteriosclerosis obliterans diabetica VI 439ff.
— bei Brucellosen II 904
— bei Capillarektasien
VI 525ff.
— bei Chagas-Myokarditis
II 931ff.
— bei Coronargefäßmißbildungen III 569ff.
— bei Coronarinsuffizienz
III 700ff., 991ff.
— bei Coronarspasmen
III 834ff.
— bei Cyanose VI 533
— bei Diabetes mellitus
VI 439ff.
— bei Diphtheriemyokarditis
II 894ff.
— bei Eintauchfuß VI 561
— bei Embolie VI 363ff.
— bei Endangitis obliterans
VI 278ff., 281ff.
— bei Erfrierung VI 558
— bei Erythematodes
II 976ff.
— bei Erythralgie VI 527
— bei Erythromelalgie
VI 525ff.
— bei Fokaltoxikose II 914
— bei Gefäßkrankheiten
VI 32ff.
— bei Gefäßmißbildungen
III 369; VI 593ff.
— bei Glomustumoren
VI 593ff.
— bei Grippemyokarditis
II 924ff.
— bei Hämangioendotheliom
VI 601
— bei Hämangiomen
VI 597
— und Hämangiosarkom
VI 602
— und Hämochromatose
II 965
— und hämorrhagische
Diathese VI 564ff.
— bei Herzinfarkt III 1097ff., 1274ff.
— bei Herztamponade
II 1065ff.
— bei idiopathischer Herzhypertrophie II 975
— bei idiopathischer Perikarditis II 1074
— bei idiopathischer Pulmonalektasie III 369
— bei Kaposi-Sarkom VI 602

Schmerz bei Karditis rheumatica VI 564
— bei Kavernomen VI 597
— bei Kollagenosen II 976ff.
— und Kollaps I 957
— bei konstriktiver Perikarditis II 1100ff.
— bei Livedo reticularis VI 535
— bei Lymphgefäßinsuffizienz VI 610, 613
— bei Lymphödem VI 610, 613
— und Malaria II 935
— bei Martorelli-Syndrom VI 381
— bei Migräne VI 249
— bei Mitralstenose II 1321ff.
— bei Möller-Barlow-Syndrom VI 579
— bei Myokarditis II 877ff.
— und Myokardstoffwechsel III 700ff.
— und neurogener Schock I 973
— bei Panzerherz II 1100ff.
— und Parotitis II 928
— und paroxysmale Tachykardie II 131ff.
— bei Periarteriitis nodosa VI 314, 329
— bei Perikardcysten II 1144
— bei Perikarddivertikel II 1144
— bei Perikarditis II 1045ff., 1065ff.
— bei Perniosis VI 559ff.
— bei Phlebektasien VI 519
— bei Phlebitis VI 491ff.
— bei Postcommissurotomie-Syndrom II 1393ff.
— und postthrombotisches Syndrom VI 510ff., 512ff.
—, präkordialer s. u. Angina pectoris
— bei Pulmonalektasie III 369
— bei Purpura rheumatica VI 564ff.
— bei Raynaud-Syndrom VI 225ff.
— und reaktive Hyperämie VI 61
— und rheumatisches Fieber VI 564
— bei Riesenzellarteriitis VI 338ff.
— bei Scharlachmyokarditis II 902
— und Schock I 957
— bei Schützengrabenfuß VI 560ff.
— bei Skorbut VI 579
— und Tachykardie II 131ff.

Schmerz bei Thrombophlebitis VI 491ff.
— bei Thrombose VI 370ff.
— und Toxoplasmose II 934
— bei Tricuspidalstenose II 1490ff.
— bei Typhus-Myokarditis II 906
— und Ulcus cruris VI 381
— bei Varicosis VI 519
— und Vasomotorik VI 61
— bei Verbrennungsschock I 979ff.
Schnappatmung bei Lungenembolie IV 104
Schock I 952ff.
— und Addison-Syndrom V 799
— und Adenosin V 202
— und Adrenalin I 1033, 1043, *1069*ff.
—, Ätiologie I 955ff.
— und Aldosteron I 1074ff.
— und allergische Myokarditis II 952
—, allergischer I 958, 982
— bei Amöbiasis I 1006
— bei Anämie IV 657
— bei Anaesthesie IV 600ff.
—, anaphylaktischer I 958, 982
—, —, und allergische Myokarditis II 949ff.
—, —, bei angeborenem Herzfehler III 71
—, —, bei Echinokokkose II 938
—, —, bei Myokarditis II 938, 949ff.
—, —, und Perikard II 1089
—, —, durch Quecksilberdiuretica I 533
—, Anatomie I 1109ff.
— bei angeborenem perforiertem Sinus-Valsalvae-Aneurysma III 206
— bei Angiokardiographie II 1267ff.
— bei Aortenhämatom, intramuralem VI 458
— bei Aortenstenose I 959; II 1433ff.
— und Arteriosklerose VI 397ff.
—, Begriff I 952ff.
— und Blutdruck I 960ff., 975ff., 987ff., 1004ff., 1019ff., *1034*ff.; V 782ff.
— und Blutgerinnung I 992, 1095ff.
— bei Blutkrankheit IV 657
— und Blutmenge I 149, 153, 161ff., 957ff., 959ff., 966ff., 986ff., *993*ff.
— und Blutverlust I 957, 959ff., 989ff., 995ff.

Schock und Capillarfunktion V 192
— und Capillarpermeabilität I 964, 966ff., 979ff., 983ff., 994ff., *1062*ff.; VI 108, 148, 548, 553ff.
—, chirurgischer IV 599ff.
— und Chylothorax VI 607
— und Coronardurchblutung I 962ff., *1025*ff.; III 692ff.
— und Coronarinsuffizienz III 692ff.
—, Definition I 952ff.
— und Dekompensation V 383
—, Digestionssystem im I 1121
— und Diphtherie-Myokarditis II 893ff.
— und Diurese I 256, 975, 997ff., *1074*ff.
— und Diuretica V 494
— bei Echinokokkose II 938
— und Embolie I 957ff., 964ff., *1112*; VI 361ff.
— und Endokardsklerose II 789
—, erethischer I 1035
— bei Erfrierung I 980ff.
—, experimenteller I 959ff., 989ff.
— bei Fettembolie IV 133ff.
— und Gefäße I *1111*ff.
— und Gefäßkrankheiten VI 23ff.
— und Graviditätstoxikose IV 517; V 742
— bei Hämochromatose IV 688
—, Hämodynamik beim I 986ff.
—, hämolytischer I 1107, 1117
— bei Hämoperikard I 959; II 1151ff.
—, hämorrhagischer I 957, 959ff., 989ff.
—, —, und Coronardurchblutung III 692ff.
—, —, und Coronargefäße III 692ff.
—, —, und Coronarinsuffizienz III 692ff.
—, —, und Myokardstoffwechsel III 692ff.
—, Herz im I 1110ff., *1019*ff.
— und Herzfrequenz I 959, 965ff., 976, 984ff., 987ff., 1010, *1032*ff.
— und Herzglykoside I 465ff., 480
— und Herzgröße I 854
— bei Herzinfarkt I 339ff.; III 1096ff., *1224*ff., 1252ff.; 828ff.

Schock bei Herzkatheterismus II 1258ff.
— bei Herztamponade I 959; II 1075
— bei Herztrauma II 484ff., 501ff., 519ff., 525ff.
— bei Herzversagen I 130, 338ff., 465ff.
— und Hirndurchblutung V 395
— und Histamin V 199, 494
— und Hormone I 964, 970, 976, 1033, 1042ff., *1068*ff.
— und Hyperkaliämie IV 420ff.
— und Hypertensin V 98
— und Hypertonie I 965, 975, 979, 1027, 1031, 1035ff.
— durch Hypertonie-Therapie V 492
— und Hypotonie I 960ff., 975ff., 985ff., 1032, 1034ff.; V 782ff., 799
— bei idiopathischer Perikarditis II 1075
— bei Infektionen I 957, *982*ff.; IV 541, 557ff.; V 803ff.
—, irreversibler I 992
— und Kälteurticaria VI 553ff.
—, kardiogener I 130, 338ff., 465ff., 480, 1025; IV 600ff.
— bei Kohlenoxyd-Vergiftung III 874ff.
— und Kollaps I 955
—, kompensierter I 992
—, latenter I 992
—, Leber im I 957, 968ff., 978ff., 983ff., *988*ff., 1006ff., 1040, 1045, *1077*ff.; *1114*ff.; IV 606
—, Lebernekrose bei I 779
—, Lunge im I 975ff., 976, 1009, 1016ff., 1111ff., *1123*ff.
— und Lungenembolie I 346; IV 98, 104ff.
— und Lungenkreislauf I 1016ff.
— und Lungenödem I 131ff.
—, manifester I 992
— und Mesoappendix-Test V 192ff.
— und Mineralhaushalt I 957ff., 966, 970, 979ff., 992, 997ff., *1000*ff.; IV 602ff.
— und Minus-Dekompensation V 383
— und Muskulatur I 958, 960, 965ff., 982, 1009, 1011ff., *1047*ff.

Schock, Myokard beim I 1025ff., *1110*ff.
— und Myokarditis I 348, 959; II 893ff., 917ff., 949
— und Myokardose II 969
— und Myokardstoffwechsel I 27; III 692ff.
— und Narkose IV 595, 599ff.
— und Nebenniere I 957, 964, 983ff., 1005, 1068ff., 1071ff., *1124*
— und Nervensystem I *1112*ff.
—, neurogener I 957, 964ff., *972*ff.; IV 600ff.
—, Niere im I 957ff., 960ff., 968, 980, 985ff., 1035, 1040, 1044, 1074ff., *1097*ff., *1116*ff.; IV 601ff., 605ff.
— und Noradrenalin I 1042, 1069ff.
— und Operationen IV 596ff.
—, Operations- I 965ff., 975ff.
—, Pathologie I 1109ff.
—, Pathophysiologie I 986ff.
— und Perikard II 1089
— bei Perikarderguß I 347
— bei Perikarditis II 1075
— und peripherer Gefäßwiderstand I 976ff., 979, 983, 987ff., 1004, 1020ff., *1037*ff.
— bei Poliomyelitis II 917; IV 541
—, postoperativer IV 599ff.
—, primärer I 975ff.
—, progressiver I 992
—, protoplasmatischer I 1002
— und Regelkreis I 959, 960ff., *1054*ff.
— und Renin V 81ff.
—, spinaler I 958
—, Stadien I 992
— und Steroide I 983ff., *1070*ff.
— und Stoffwechsel I 957, 961ff., 981ff., 984ff., 987ff., 1027ff., 1047ff., *1077*ff., *1114*ff.
— bei Tachykardie I 345
—, terminaler I 992
— und Terminalstrombahn I 964, 966ff., 979ff., 983ff., 994ff., 1001ff., 1009, 1012ff., *1062*ff.; VI 20
—, Therapie I 1125ff.
— und Thrombose I 957, 1112
—, Tourniquetscher IV 601
—, traumatischer I 131, 153, 957, 960ff., *964*ff.; IV 599ff.
— bei Trichinose II 939

Schock und Vasodepressormaterial V 193ff., 203
— und Vasoexcitor material V 192ff.
— und Vasomotorik I 957, 960ff., 966ff., 1035ff., 1039ff.
— und Venensystem I 987ff., 991ff., *1010*ff.
— bei Verbrennung I 968, 977ff.; VI 562ff.
— bei Vergiftungen III 874ff.
— und Wärmeurticaria VI 562
— und Wasserhaushalt I 957, 966, 985ff., 997ff., *1000*ff.
— und Zentralnervensystem I 958, 972ff., 982, 985ff., *1052*ff., *1112*ff.
Schockniere I 1097ff., 1116ff.
—, Anatomie I 1116ff.
—, Diurese bei I 1076ff., 1107ff.
— bei Graviditätstoxikose IV 517
— bei hämorrhagischem Schock I 1101ff., 1105ff., 1108
—, Kollaps bei I 1097ff., 1116ff.
— und Narkose IV 595
— und Nervensystem I 1105ff.
— und Operationen IV 596ff.
—, Pathogenese I 1107ff.
—, Pathologie I 1116ff.
—, Pathophysiologie I 1097ff.
— bei traumatischem Schock I 1097ff.
— und Vasomotorik I 1100ff.
— bei Verbrennung I 1035, 1100, 1117
— bei Verbrennungsschock I 1035, 1100
Schönleinsche Purpura s. u. Purpura rheumatica
Schoenocaulon officinale V 554; s. a. u. Veratrumalkaloide
Schrittmacher (Reizbildung) II 4ff.
— bei Atrioventrikular-Dissoziation II 286ff.
— bei Atrioventrikular-Rhythmus II 278ff.
—, elektrischer, bei Herztrauma II 526
— bei Interferenz-Dissoziation II 290ff.
— bei Luftüberdruck IV 41
— bei Pararhythmie II 285ff., 305
— bei Parasystolie II 298ff., 305
—, wandernder II 44, 184, 208

Schrittmacher, wandernder, bei Atrioventrikularblock

Schrittmacher, wandernder, bei Atrioventrikularblock II 237
—, —, bei Diphtherie-Myokarditis II 896
—, —, bei Dystrophia musculorum progressiva II 972
—, —, bei Myokarditis II 896, 912
—, —, bei Parotitis II 928
—, —, bei Pneumonie-Myokarditis II 912
—, —, und P-Welle II 208
—, —, bei totalem Block II 237
Schrittmachertheorie des Herzens II 4 ff.
Schrumpfniere bei Amyloidose V 617
— bei Bleivergiftung V 771 ff.
—, Blutdruck bei V 33 ff., 595 ff., 608
— und Gefäßkrankheiten VI 317
— und Glomerulonephritis V 617
— und Herzinsuffizienz I 517
—, hydronephrotische V 708
—, Hypertonie bei V 33 ff., 595 ff., 608
— und maligne Hypertonie V 628 ff.
— und Nephritis V 617
—, nephrotische, nach Schockniere I 1121
— und Periarteriitis nodosa VI 317
—, pyelonephritische V 608, 638
—, —, und Hypertonie V 608
—, renale Hypertonie bei V 33 ff., 595 ff., 608, 617, 628, 638
—, vasculäre V 596 ff., 628
—, —, bei Gefäßkrankheiten VI 317
—, —, und Hypertonie VI 596 ff., 628
—, —, bei Periarteriitis nodosa VI 317
— bei Vergiftungen V 771 ff.
Schüttelfrost bei Aortenhämatom, intramuralem VI 459
— bei bakterieller Endokarditis II 726, 740
— durch Depressan V 235
— bei Endokarditis acuta II 726 ff.
— bei Endokarditis lenta II 690 ff.
— bei Gefäßkrankheiten VI 313
— und Infektionskrankheiten IV 530 ff.

Schüttelfrost bei Lymphangitis VI 603
— bei Periarteriitis nodosa VI 313
— bei Riesenzellarteriitis VI 338
Schützengrabenfuß VI 536, 560 ff.
— und Capillarpermeabilität VI 560 ff.
„Schuhanklopferkrankheit" VI 536 ff.
Schulter-Hand-Syndrom IV 864
— und Herzinfarkt III 1258 ff.
Schußverletzungen und Embolie VI 361 ff.
— und Endokarditis lenta II 686
— und Fettembolie IV 132 ff.
— und hämorrhagischer Schock I 964 ff.
— und Herztrauma II 476 ff.
— und Kollaps I 964 ff.
— und Perikarditis II 1087
— und Schock I 964 ff.
— und traumatische Perikarditis II 1087
— und traumatischer Schock I 964 ff.
Schutzblockierung II 285 ff.
— und Atrioventrikular-Dissoziation II 286 ff.
— und Automatie II 285 ff.
— und Interferenz-Dissoziation II 291 ff.
— und Pararhythmie II 285 ff., 291 ff., 297 ff., 304 ff.
— und Parasystolie II 285 ff., 297 ff., 304 ff.
Schwangerschaftstoxikose s. u. Graviditätstoxikose
Schwarzwasserfieber, Myokard bei II 935
Schwefel und Diurese I 255, 301
— bei Gefäßkrankheiten VI 187
— und Gravidität IV 479
Schwefelbäder bei Gefäßkrankheiten VI 158
Schwefelkohlenstoffvergiftung III 892
— und Arteriosklerose VI 402
—, Blutdruck bei V 618
— und Coronarinsuffizienz III 892
— und Gefäßkrankheiten VI 402
—, Glomerulosklerose bei V 618
—, Hypertonie bei V 618
—, renale Hypertonie bei V 618

Schwefelwasserstoffvergiftung III 892
— und Angina pectoris III 892
— und Coronarinsuffizienz III 892
Schweißsekretion bei Adipositas IV 382 ff.
— bei Aneurysmen, arteriovenösen V 769 ff.
— bei angeborenem Herzfehler III 452
— bei Angina pectoris III 1006 ff.
— bei Aortenaneurysma VI 449 ff.
— bei Aortenhämatom, intramuralem VI 458
— bei Aorteninsuffizienz II 1457 ff.
— bei Aortenisthmusstenose III 452
— und Atmung IV 34
— bei bakterieller Endokarditis II 690 ff., 726 ff., 740
— und Balneotherapie I 666
— bei Beriberi IV 390 ff.
— und Blutdruck V 802 ff.
— und Carboanhydrase I 538 ff.
— bei Chagas-Myokarditis II 931 ff.
— durch Cholinderivate II 147
— bei Chylothorax VI 607
— bei Coronarinsuffizienz III 1006
— bei Cor pulmonale IV 148
— durch Digitalis I 489 ff.
— bei Diphtherie-Myokarditis II 895 ff.
— bei Dumping-Syndrom IV 865
— und Dystrophie IV 307
— bei Effort-Syndrom IV 715
— bei Eintauchfuß VI 561
— bei Embolie VI 363 ff.
— bei Endokarditis acuta II 726 ff.
— bei Endokarditis lenta II 690 ff., 740
— bei endokriner Hypertonie V 655, 661
— bei Gefäßkrankheiten VI 43 ff., 313, 329 ff.
— und Hauttemperatur VI 85 ff.
— bei Herzinfarkt I 339; III 1116, 1121
— bei Herztrauma II 503 ff.
— und Höhenadaptation IV 34
— bei Hypertonie V 655, 661
— und Hyponatriämie I 572

Schweißsekretion bei Hypotonie IV 809 ff., V 802 ff.
— und infektiöser Schock I 985 ff.
— bei Infektionskrankheiten IV 532 ff., 556
— und Kälte-Test IV 784 ff.
— bei Karditis rheumatica II 569, 609
— und Klima IV 34
— und Kollaps I 957, 997 ff.; IV 602 ff.
— und Luftdruck IV 34
— bei Luftembolie IV 126
— bei Lungenembolie I 346; IV 104 ff.
— und Magnesium-Stoffwechsel IV 458
— und Menopause IV 871
— bei Migräne VI 250
— bei Myokarditis II 895
— bei Ohnmacht IV 760 ff.
— und Operationsschock I 966
— bei Orthostase IV 735; V 809 ff.
— bei Periarteriitis nodosa VI 313, 329 ff.
— bei Perikarderguß I 347
— bei Perniosis VI 561
— bei Phäochromocytom V 655, 661
— bei Pneumonie-Myokarditis II 911
— bei Porphyrie IV 401
—, postinfektiöse IV 566 ff.
— bei Postural hypotension IV 736 ff.; V 814 ff.
— bei Pseudo-Cushing-Syndrom V 701
— bei rheumatischem Fieber II 569, 609
— bei Riesenzellarteriitis VI 338
— und Sauerstoffmangel IV 34
— und Sexualfunktion IV 871
— und Schock I 957, 997 ff.; IV 602 ff.
— bei Schützengrabenfuß VI 561
— und Sympathektomie V 474 ff.
— bei Thalliumvergiftung V 774
— und traumatischer Schock I 966
— bei vegetativer Labilität II 8; IV 715, 719 ff., 735, 799, 809 ff.
— und Wasserhaushalt I 520
Schwerhörigkeit bei Periarteriitis nodosa VI 326 ff.

Schwerhörigkeit durch Salicylsäure II 649
— bei Thrombophlebitis VI 499 ff.
Schwielenherz und Fiedler-Myokarditis II 955 ff.
Schwindel bei Adams-Stokes-Syndrom II 252 ff.
— und Adipositas IV 383
— und angeborene Herzfehler III 337 ff.
— bei Angina pectoris III 1006
—, Antihistamine gegen V 496
— bei Aortenbogensyndrom V 767
— bei Aorteninsuffizienz II 1456 ff.
— bei Aortenisthmusstenose V 754 ff.
— bei Aortenstenose II 1433 ff.
— und Atmung IV 27 ff.
— und Belastung IV 770
— und Blutdruck IV 809 ff.; V 240 ff., 387 ff.; VI 326 ff.
— bei Carotissinusreflex II 145
— bei Carotissinus-Syndrom II 273 ff.
— durch Chinidin II 119
— und Coronarinsuffizienz III 1006
— und Dystrophie IV 307
— bei Effort-Syndrom IV 770, 817 ff.
— bei Endangitis obliterans VI 294
— bei essentieller Hypertonie V 240 ff., 387 ff.
— bei Fallotscher Tetralogie III 337 ff.
— und Ganglienblocker V 579, 594
— und Gefäßkrankheiten VI 294
— und Genußgifte IV 826
— bei Gravidität IV 482 ff.
— bei Hämangiomen VI 598
— und hämorrhagische Diathese VI 572 ff.
— bei Herzinfarkt III 1093, 1124
— bei Herztrauma II 504
— bei Höhenadaptation IV 27 ff.
— und Hydralazine V 549, 594
— bei Hypertonie V 240 ff., 387 ff.
— bei Hypotonie IV 738, 809 ff.; V 787 ff., 814
— bei Kammertachykardie II 152
— bei Kavernomen VI 598
— und Klima IV 27 ff.
— und Kollaps IV 760 ff.

Schwindel bei konstriktiver Hypotonie V 787 ff.
— bei Leukämie IV 670
— und Luftdruck IV 27 ff.
— bei Luftembolie IV 127 ff.
— und Magnesiumstoffwechsel IV 455 ff.
— und Menopause IV 871
— bei Migräne VI 250
— bei Moschcowitz-Symmers-Syndrom VI 572 ff.
— und Nicotin IV 826
— und Ohnmacht IV 760 ff.
— bei Orthostase IV 735, 738; V 809 ff.
— und paroxysmale Tachykardie II 131 ff., 152
— bei Periarteriitis nodosa VI 326 ff.
— und Phlebitis VI 499 ff.
— bei Postural hypotension IV 738; V 814 ff.
— und Purpura VI 572 ff.
— und Pyrazole II 654
— und Rauwolfia-Alkaloide V 539
— und Salicyl II 649
— bei Sauerstoffmangel IV 27 ff.
— durch Sympathektomie V 474 ff.
— und Synkardialmassage VI 151
— und Tachykardie II 131 ff., 152
— bei Thoraxdeformation IV 229
— bei Thrombophlebitis VI 499 ff.
— bei vegetativer Labilität IV 719, 735, 809 ff.
— und Veratrumalkaloide V 564
Schwirren bei angeborener Aortenstenose III 435 ff.
— bei angeborenem arteriovenösem Coronaraneursyma III 215
— bei angeborenen arteriovenösen Fisteln VI 470 ff.
— bei angeborenem Herzfehler III 157, 165, 198, 215
— bei angeborener Pulmonalinsuffizienz III 564
— bei angeborener Pulmonalstenose III 298, 304 ff.
— bei Aorteninsuffizienz II 1459
— bei Aortenstenose II 1433 ff.
— bei Aortitis luica VI 356
— bei Aortopulmonalseptumdefekt III 198
— bei arteriovenösen Fisteln VI 470 ff., 474 ff., 478 ff.

Schwirren bei arteriovenöser Lungenfistel
III 386 ff.
— bei Canalis atrioventricularis communis III 293 ff.
— bei Ductus Botalli persistens III 157, 165
— bei Fallotscher Tetralogie III 329 ff., 338 ff.
— bei Foramen ovale persistens III 262
— bei Gefäßmißbildungen III 382, 386 ff.; VI 588 ff.
— bei Hämangiomen VI 588
— bei Herzdivertikel III 593
— bei Klippel-Trénaunay-Syndrom VI 588
— bei Mitralinsuffizienz II 1412 ff.
— bei Mitralstenose II 1323 ff.
— bei Pulmonalaneurysma VI 466
— bei Pulmonalarterienaplasie III 382
— bei Transposition der Aorta und Pulmonalis III 499
— bei Tricuspidalatresie III 401 ff.
— bei Tricuspidalinsuffizienz II 1508
— bei Tricuspidalstenose II 1495
— bei Truncus arteriosus communis persistens III 535 ff.
— bei Ventrikelseptumdefekt III 217 ff.
— bei Vorhofseptumdefekt III 261 ff.
Scilla bei Cor pulmonale IV 175 ff.
— und Extrasystolie II 40 ff., 78
Scilla maritima bei Herzinsuffizienz I 426
Scilla-Perpurat I 485
Scillaren, Chemie I 427 ff.
— und Diurese I 485
—, Erhaltungsdosis I 476 ff., 485
—, Pharmakologie I 431, 436 ff., 468 ff., 485
—, Resorption I 431, 478, 485
—, Wirkdauer I 436 ff., 468 ff., 479, 485
Scillarenin, Chemie I 427 ff.
Scilloral I 485
Scophedal bei Lungenembolie IV 122
Scopolamin bei Angiographie VI 122
— bei Arteriographie VI 122
— und Herzinfarkt III 1448
— und Kationenaustauscher I 557 ff.
— und Lebensalter IV 624

Scopolamin bei Lungenembolie IV 122 ff.
— zur Narkose IV 612 ff.
— bei Operationen IV 612 ff.
— bei vegetativer Labilität IV 854
Scrub-Typhus und Myokarditis II 874; IV 544
Secalealkaloide und Adrenalin V 93
— bei Angina pectoris III 1034 ff., *1402* ff.
— bei Aortenisthmusstenose V 763
— und Blutdruck V 93, 98, 151, 398, 445, 475, 492, 509 ff.
— und Carotissinus V 715
— und Coronarinsuffizienz III 1034 ff., *1402* ff.
— bei Cor pulmonale IV 123 ff.
— und Embolie VI 368
— und Endangitis obliterans VI 267
— und essentielle Hypertonie V 398, 445, 475, 492 ff., 509 ff.
— und experimentelle Hypertonie V 93, 98, 151, 509
— bei Gefäßkrankheiten VI 166 ff., 267
— bei Graviditätstoxikose V 398
— und Herzfrequenz II 9
— und Hirndurchblutung V 398
— und Hydralazine V 550
— und Hypertensin V 93
— und Hypertonie V 93, 98, 151, 398, 445, 475, 492, 509 ff.
—, intraarteriell VI 402
— und Kammertachykardie II 151 ff.
— und Kollaps I 1142
— bei Lungenembolie IV 123 ff.
— und Lungenkreislauf IV 71
— bei Migräne VI 253
— bei paroxysmaler Tachykardie II 151 ff.
— bei Phlebitis VI 505 ff.
— bei postthrombotischem Syndrom VI 514
— und P-pulmonale II 205
— bei Raynaud-Syndrom VI 232
— und Renin V 98
— beim Schock I 1142
— und Sympathektomie V 475
— und Tachykardie II 14 ff., 151 ff.

Secalealkaloide bei Thrombophlebitis VI 505 ff.
— bei Ulcus cruris VI 514
— bei vegetativer Labilität IV 851 ff.
— und zentralnervöse Hypertonie V 151
„secousses brusques" IV 762
„secretor state" und rheumatisches Fieber II 556
Sectio caesarea und angeborene Herzfehler IV 493 ff.
— — und Endokarditis IV 491
— — bei Graviditätstoxikose IV 506, 509
— — und Herzklappenfehler IV 491
— —, Kreislauf bei IV 486
— — und Lungenembolie IV 95
— — bei Mitralfehler II 1388
— — bei Mitralstenose II 1388
Sedations-Test bei essentieller Hypertonie V 258 ff.
—, gekreuzter V 259
Sedativa bei Adams-Stokes-Syndrom II 271
— bei Akrocyanose VI 534
— bei angeborenem Herzfehler III 154
— bei Angina pectoris III 1374, 1397 ff.
— bei Antesystolie II 402
— bei Aortenaneurysma VI 450 ff.
— bei Aortographie VI 135
— und Blutdruck V 245 ff., 257, 258 ff.
— und Coronarinsuffizienz III 1374, 1397 ff.
— bei essentieller Hypertonie V 245 ff., 257, 258 ff.
— bei Extrasystolie II 75
— bei Graviditätstoxikose V 750 ff.
— bei Herzinsuffizienz I 419 ff.
— bei Herztrauma II 525 ff.
— bei Hypertonie V 245 ff., 257, 258 ff.
— bei Luftembolie IV 131
— bei Lungenembolie IV 122
— bei Myokarditis III 892
— bei paroxysmaler Tachykardie II 149 ff.
—, Rauwolfia-Alkaloide als V 445, 492, 521 ff.
— und renale Hypertonie V 257
— im Sedations-Test V 258 ff.
— bei Tachykardie I 461 II 14, 149 ff.

Sedativa bei vegetativer Labilität IV 853ff.
— bei Wolff-Parkinson-White-Syndrom II 402
Sedovegan bei vegetativer Labilität IV 860
Seekrankheit und Bradykardie II 16
Segmenttherapie bei Gefäßkrankheiten VI 202
Sehnenfäden, Anatomie II 1291ff.
— und angeborene Herzfehler III 429ff.
— bei angeborener Tricuspidalinsuffizienz III 429ff.
— bei Carcinoid II 784
— bei Commissurotomie II 1382
— bei Endokardfibrose II 786ff.
— bei Endokarditis lenta II 703ff., 709ff.
— bei Endokarditis parietalis fibroplastica II 786ff.
— bei Endokarditis serosa II 774
— bei Endokarditis tuberculosa II 780
—, Entwicklungsgeschichte III 5ff.
— bei Herzinfarkt III 1249ff.
— und Mitralinsuffizienz II 1424
— bei Mitralstenose II 1382
—, Physiologie II 1291ff.
— und Tricuspidalinsuffizienz II 1504ff.
— bei Vorhofanomalie III 19ff.
Sehnenfädenriß bei Tricuspidalinsuffizienz II 1504
Sehstörungen und angeborene Herzfehler II 492
— bei Aortenbogensyndrom VI 377
— bei Aortenhämatom, intramuralem VI 458
— bei Aortenisthmusstenose III 452ff.; V 754ff.
— bei arteriovenösen Fisteln VI 481
— und Atmung IV 27ff.
— und bakterielle Endokarditis II 719
— bei Bleivergiftung V 771ff.
— und Blutdruck V 61ff., 156, 243ff., 387ff., 395, 401ff., 422ff.
— und Commissurotomie II 1396
— bei Dystrophia myotonica II 970

Sehstörungen bei Endangitis obliterans VI 288
— bei Endokarditis lenta II 719
— bei essentieller Hypertonie V 243ff., 387ff., 395, 401ff., 422ff.
— bei Fettembolie IV 135ff.
— und Ganglienblocker V 492, 580, 594
— bei Gefäßkrankheiten VI 225
— bei Gefäßmißbildungen VI 590
— und Gravidität IV 504
— bei Graviditätstoxikose V 733ff.
— bei Hämangiomen VI 590
— und Herzglykoside I 499
— bei Hirnbasisaneurysma VI 464
— bei Höhenadaptation IV 27ff.
— bei Hypertonie V 61, 156, 243ff., 387ff., 395, 401ff., 422ff.
— durch Hypertonie-Therapie V 492
— und Hypotonie IV 809; V 816
— bei idiopathischer Herzhypertrophie II 975
— und Klima IV 27ff.
— nach Kollaps I 1112
— und Luftdruck IV 27ff.
— bei Luftembolie IV 127ff.
— bei maligner Hypertonie V 422, 630ff.
— bei Marfan-Syndrom III 492
— bei Migräne VI 249
— bei Periarteriitis nodosa II 988; VI 326ff.
— bei Phlebitis VI 500ff.
— bei Postural hypotension V 816
— bei Raynaud-Syndrom VI 225
— bei Riesenzellarteriitis VI 339
— bei Sauerstoffmangel IV 27ff.
— nach Schock I 1112
— bei Sturge-Weber-Syndrom VI 590
— durch Sympathektomie V 474ff., 478ff.
— bei Thrombophlebitis VI 500ff.
— bei vegetativer Labilität IV 809
— bei Vergiftungen V 771ff.
Seidenfadendrainage und Lymphgefäßinsuffizienz VI 615
— bei Lymphödem VI 615

Seiden-Nephritis V 39, 54ff., 60
Seifenwasserabort und Kollaps I 1119
— und Schockniere I 1119
Sella turcica bei essentieller Hypertonie V 314
— — bei Raynaud-Syndrom VI 225
Semen sabadillae V 554; s. a. u. Veratrumalkaloide
Senapsyl bei Arteriosklerose VI 426
Senfbäder bei Gefäßkrankheiten VI 156ff.
Senföle und Capillarpermeabilität VI 584
— und Capillarresistenz VI 584
Sepsis und Aneurysma VI 443
— bei Angina tonsillaris II 912ff.
— und Antistreptokinase II 596
— und Atrioventrikularblock II 224ff.
— und bakterielle Endokarditis II 666, 678ff., 688, 724ff., 770ff.
— und Capillarektasien VI 528
— und Capillarresistenz VI 564ff.
— und Commissurotomie II 1388
— und Coronarinsuffizienz III 926ff.
— und Cushing-Syndrom V 695
— und Ductus Botalli persistens III 73
—, Endokarditis bei IV 552ff.
— und Endokarditis acuta II 724ff.
— und Endokarditis bacterialis II 682, 725
— und Endokarditis lenta II 666, 678ff., 682, 688ff., 724ff., 770ff.
— und Erythematodes II 983ff.
— und Erythromelalgie VI 528
— bei Fokaltoxikose II 912ff.
— und Hämoperikard II 1151
— und hämorrhagische Diathese VI 567ff.
— und Herzblock II 224ff.
— und Hypertonie V 695
— und infektiöser Schock I 983, 1071, 1121
— und Karditis rheumatica VI 564
— bei Kollagenosen II 983ff.
— bei Kollaps I 983, 1071, 1121
— und konstriktive Perikarditis II 1058, 1094ff.

Sepsis und Kreislauf IV 533
— lenta s. u. Endokarditis lenta
— und Lymphangitis VI 603ff.
—, lymphangitische II 725
— bei Mitralstenose II 1371ff.
— und Myokarditis II 874, 876ff., 899ff., *903*ff.,; IV 536ff.
— und Myokardstoffwechsel III 926ff.
— und Perikarditis II 1041, 1044
— und Perikarditis purulenta II 904, 1084
— und Phlebitis VI 484ff.
— und Pulmonalaneurysma VI 466
— und Purpura infektiosa VI 567ff.
— und Purpura rheumatica VI 564ff.
— und Reizleitungsstörung II 224ff.
— und rheumatisches Fieber VI 564
— und Scharlach-Myokarditis II 899ff.
—, Schenkelblock bei II 357
— bei Schock I 983, 1071, 1121
— und Schockniere I 1121
— und Thrombophlebitis VI 484ff.
—, thrombophlebitische II 725
—, Waterhouse-Friedrichsen-Syndrom bei IV 563ff.
Septum aorticopulmonale, Begriff III 7
Septumdeviation und angeborener Herzfehler III 41ff.
Septuminfarkt III 1169, *1193*ff.
— und Antesystolie II 396
— und divergierender Schenkelblock II 367
— und Links-Schenkelblock II 350ff.
— und Rechts-Schenkelblock II 349ff., 364
— bei Reticulosarkom IV 677
— und Schenkelblock II 349ff., 364
— und Wilson-Block II 349ff.
— und Wolff-Parkinson-White-Syndrom II 396
Septumperforation III 1246ff.
— bei Herzinfarkt III 1195
— und Schock I 959
Septum primum III 7, 58
Septum secundum III 7 58
Septum spurium III 7

Sero-Pneumoperikard II 1153
Serotonin und Acetylcholin V 185
— und Blutdruck V 75, 150, 161, *181*ff., 251
— bei Carcinoid II 783ff.
— und Carotissinus V 150
—, Chemie II 783
— und Cocain V 185
—, Darstellung V 181ff.
— und essentielle Hypertonie V 251
— und experimentelle Hypertonie V 75, 150, 161, *181*ff.
— und Hexamethonium V 185
— und Histamin V 185
— und Hypertonie V 75, 150, 161, *181*ff., 251
— und Lungenembolie IV 100, 102
—, Nachweis V 183ff.
— und neurogene Hypertonie V 150, 161, 725
— und Nicotin V 185
—, Pharmakologie V 181ff., 184ff.
— und Pilocarpin V 185
— und Rauwolfia-Alkaloide V 525
—, Vorkommen V 183
— und zentralnervöse Hypertonie V 150, 161, 725
Serpagin V 521ff.; s. a. u. Rauwolfia-Alkaloide
Serpasil bei Arrhythmie II 114
— und Blutdruck V 73, 133, 145, 536ff.
— bei essentieller Hypertonie V 536ff.
— und experimentelle Hypertonie V 73, 133, 145
— bei Graviditätstoxikose V 751ff.
— und Hypertonie V 73, 133, 145, 536ff.
— in der Kombinationstherapie V 586ff.
— und Lungenkreislauf IV 72
— und Steroide V 133, 145
— bei Vorhofflimmern II 114
Serpentin V 521ff.; s. a. u. Rauwolfia-Alkaloide
Serpentinin V 521ff.; s. a. u. Rauwolfia-Alkaloide
Serpin V 521ff.; s. a. u. Rauwolfia-Alkaloide
Serpinin V 521ff.; s. a. u. Rauwolfia-Alkaloide
Serratia und Endokarditis lenta II 676
Serumeiweiß s. u. Bluteiweißkörper

Serumelektrophorese bei Myokardose I 33ff.
— und Operabilität IV 626
Seruminjektion und allergische Myokarditis II 951ff.
— und allergische Perikarditis II 1088ff.
— und Coronarinsuffizienz III 894
— bei Diphtherie-Myokarditis II 892
— und Gefäßkrankheiten VI 308ff.
— und Herzinfarkt III 894
— beim Kollaps I 1132ff.
— bei Myokarditis II 892
— und Periarteriitis nodosa VI 308ff.
— und Perikarditis II 1088ff.
— bei Schock I 1132ff.
Serumkrankheit und Angina pectoris III 893
— und Herzinfarkt III 893ff.
Serumlabilitätsproben bei bakterieller Endokarditis II 698ff., 721, 728, 741
— bei Endokardfibrose II 787ff.
— bei Endokarditis acuta bacteria II 728
— bei Endokarditis lenta II 698ff., 721, 741
— bei Endokarditis parietalis fibroplastica II 787
— bei Erythematodes II 982
— bei Herzinfarkt III 721, 1213ff.
— bei Karditis rheumatica II 570ff.
— bei Kollagenosen II 982ff., 985
— und Moschcowitz-Symmers-Syndrom VI 573
— und Purpura VI 573
— bei rheumatischem Fieber II 570ff.
Sexualfunktion s. u. Geschlechtsfunktion
Sexualhormone s. u. Geschlechtshormone
Shanersche Theorie (Transposition der Aorta und Pulmonalis) III 49ff.
Sheehan-Syndrom IV 342ff.
— und Schock I 1112
— und Simmonds-Syndrom IV 342ff.
„Shoshin" bei Beriberi IV 390, 393ff., 396
Shunt bei angeborenem arteriovenösem Coronaraneurysma III 213ff.
— bei angeborenem Herzfehler III *105*ff., 145

Shunt bei angeborener Mitralstenose III 549
— bei angeborenem perforiertem Sinus-Valsalvae-Aneurysma III 206ff.
— bei angeborener Pulmonalstenose III 298ff., 302ff.
— bei angeborener Tricuspidalstenose III 410
— und Aortenatresie III 40
— bei Aortenisthmusstenose III 71, 447, 451ff., 464ff., 470ff.
— und Aortikopulmonalfistel III 61
— bei Aortopulmonalseptumdefekt III 61ff., 195ff.
— bei Arterienmißbildungen III 66
— bei arteriovenösen Fisteln VI 5ff., 469ff., 473ff.
— bei arteriovenöser Lungenfistel III 388
— und Atmung I 193; IV 37
— bei Canalis atrioventricularis communis III 293ff.
— und Carcinoid II 784
— und Coronarinsuffizienz III 730
— bei Cor triloculare biatriatum III 540ff.
— und Cyanose I 233
— bei Ductus Botalli persistens III 71ff., 74, 160ff.
— bei Ebstein-Syndrom III 419ff.
— bei Eisenmenger-Komplex III 38, 218ff.
— und Endokarditis lenta II 688, 702
— bei Fallotscher Pentalogie III 38
— bei Fallotscher Tetralogie III 36, 330, 336ff., 344ff., 353ff.
— bei Fallotscher Trilogie III 35
— und Geburtsakt IV 492
—, gekreuzter, bei angeborener Pulmonalstenose III 302ff.
—, —, bei angeborener Tricuspidalstenose III 410
—, —, bei Aortopulmonalseptumdefekt III 197
—, —, bei Canalis atrioventricularis communis III 296
—, —, bei Ductus Botalli persistens III 188, 195
—, —, bei Eisenmenger-Komplex III 219
—, —, bei Ventrikelseptumdefekt III 219, 222ff., 227, 240ff.

Shunt bei Gefäßmißbildungen VI 588ff., 591ff.
— und Gravidität IV 492
— bei Hämangiomen VI 588
— und Herzform I 887ff.
— und Herzgröße I 887ff.
—, Herzkatheterismus bei II 1246ff.
— und Höhenadaptation IV 37
— und Klima IV 37
— bei Klippel-Trénaunay-Syndrom VI 588ff.
— und Kreislaufzeit I 170
— und Luftdruck IV 37
— und Lungenembolie IV 106
— bei Lungenvenentransposition III 523ff.
— bei Lutembacher-Syndrom III 283ff.
—, Meßmethoden II 1246ff.
— bei Mitralatresie III 27
— bei Perniosis VI 559
— und Phlebektasien VI 470, 478, 517
—, Polyglobulie bei IV 659
— und postthrombotisches Syndrom VI 511ff.
— und Puerperium IV 492
— bei Pulmonalarterienaplasie III 381
— und Pulmonalsklerose IV 243
— und Pulmonalstenose III 34
— und Rechtsschenkelblock II 330
— und Sauerstoffmangel IV 37
— und Schenkelblock II 330
— bei Taussig-Bing-Komplex III 39, 508
— bei Transposition der Aorta und Pulmonalis III 47ff., 497ff., 505
— bei Tricuspidalatresie III 35, 400ff., 405
— bei Truncus arteriosus communis persistens III 534ff.
— und Tuberkulose III 129ff.
— und Varicosis VI 470, 478, 517
— bei Vena cava-Anomalie III 515ff.
— bei Ventrikelseptumdefekt III 60, 217ff., 222ff., 240ff.
— als Volumenbelastung I 887ff.
— bei Vorhofseptumdefekt III 249ff.
Shuntumkehr bei angeborener Mitralstenose III 550

Shuntumkehr bei angeborener Pulmonalstenose III 302ff., 318ff.
— bei Aortenisthmusstenose III 451, 457, 464
— bei Aortopulmonalseptumdefekt III 197
— bei Canalis atrioventricularis communis III 296
— bei Cor triloculare biatriatum III 545
— bei Ductus Botalli persistens III 170, 183ff.
— bei Eisenmenger-Komplex III 39, 218ff.
— und Geburtsakt IV 492
— und Gravidität IV 492
— und Puerperium IV 492
— bei Ventrikelseptumdefekt III 217ff., 222ff., 227
— bei Vorhofseptumdefekt III 261ff., 275ff.
Sichelzellenanämie, Cor pulmonale bei IV 62, 240ff.
— und Graviditätstoxikose V 742
Sigmamycin bei bakterieller Endokarditis II 758
Silberdrahtarterien im Augenhintergrund V 422ff.
— bei essentieller Hypertonie V 422ff.
Silicium und Arteriosklerose VI 401ff.
Silikatosen IV 217ff.
— durch Asbest IV 217ff.
— und Cor pulmonale IV 217ff.
—, Kaolin-Pneumokoniose IV 219
—, Talk-Pneumokoniose IV 218ff.
—, Zementstaub-Pneumokoniose IV 219
Silikose IV 204ff.
—, akute IV 215ff.
—, Anatomie IV 206ff.
—, Anthrako- IV 204
— und Atmung IV 205ff.
— und Blutgefäße IV 209ff.
— und Cor pulmonale IV 139, 167ff., 199ff., 204ff., 251
—, Granulome bei IV 206ff.
— und Lungenemphysem IV 205ff., 211ff.
— und Lungenfibrose IV 199ff., 204ff.
— und Lungenkreislauf IV 205ff.
— und Monge-Syndrom IV 34
—, Morphologie IV 206ff.
— und Operationen IV 599
—, Pathologie IV 206ff.
— und Perikarditis II 1084, 1089

Silikose und Perikarditis
  purulenta II 1084
— und Pulmonalsklerose
  IV 206ff.
—, Symptome IV 213ff.
—, Therapie IV 214ff.
— und Tuberkulose IV 204ff.
Simmonds-Syndrom V 224
— und Gefäßkrankheiten
  VI 326
— und Kallikrein V 224
— und Kollaps IV 602ff.
— bei Periarteriitis nodosa
  VI 326
— und Schock IV 602ff.
Sina-Salz I 508ff.
Sinechlor I 509
Singultus bei Herzinfarkt
  III 1124ff.
— bei Lungenembolie IV 107
— bei Lungeninfarkt IV 107
Sinoaurikulärblock II 181ff.,
  192ff., 198
—, Ätiologie II 192ff.
— und Antesystolie II 397
— bidirektionaler II 285
— und Blutdruck V 657ff.
— bei Carotis-Sinus-Syndrom
  II 272ff.
— und Chinidin II 198
— und Digitalis II 193ff.,
  198
— und Dissoziation II 285
—, Elektrokardiogramm bei
  II 194ff.
— bei endokriner Hypertonie
  V 657ff.
— bei Hypertonie V 657ff.
—, infektiöser II 193
— bei Karditis rheumatica
  II 589
—, Mechanismus II 192ff.
— bei Myokarditis rheumatica
  II 589
— und Orthostase IV 739
— und Pararhythmie
  II 285ff.
— bei Phäochromocytom
  V 657ff.
— bei Postural hypotension
  IV 739
—, Prognose II 198
— bei rheumatischem Fieber
  II 589
—, Symptome II 194ff
—, Therapie II 198
—, toxischer II 193
—, umschriebener II 198ff.
— und vegetative Labilität
  IV 739
—, Vorkommen II 193ff.
— und Wolff-Parkinson-
  White-Syndrom II 397
Sinoaurikulärtachykardie
  II 130ff.

Sintrom bei Gefäßkrankheiten
  VI 197
— bei Herzinfarkt III 1477ff.
Sinus aortae s. u. Sinus Valsalvae
Sinusarrhythmie II 19ff.
—, Lucianische Perioden II 27
— bei Myokarditis II 901
—, periodische II 26ff.
—, primäre II 21ff.
—, regellose II 21ff., 27
—, respiratorische II 21ff.
— bei Scharlach-Myokarditis
  II 901
— bei vegetativer Labilität
  IV 709ff., 787ff.
—, ventrikulophasische, bei
  totalem Block II 237
Sinusbradykardie II 14ff.
— und Coronardurchblutung
  III 714
— durch Digitalis I 451,
  479ff.; II 19
— bei Dystrophie II 8, 17;
  IV 295ff.
— und Geburtsakt IV 495
— und Gravidität IV 495
— und Grundumsatz II 18
— und Herzblock II 18
— bei Herzinfarkt III 714ff.,
  1137
— bei Hypercalcämie IV 447
—, hypothermische II 17ff.
—, infektiöse II 18
— und Kollaps II 17
—, konstitutionelle II 17
— bei Myokarditis II 901
— bei Pankarditis rheumatica
  II 620
— und Puerperium IV 495
— bei Scharlach-Myokarditis
  II 901
— bei Sportherz I 927ff.
—, Therapie II 19
—, toxische II 18
— durch Training II 16ff.
— bei vegetativer Labilität
  IV 787ff.
— und Veratrumalkaloide
  V 559ff.
—, Vorkommen II 16ff.
Sinus caroticus s. u. Carotissinus
Sinus cavernosus und arteriovenöse Fisteln VI 480
Sinus-cavernosus-Thrombose
  VI 500
Sinusdenervation bei Carotissinus-Syndrom II 277
Sinusextrasystolie II 32ff.,
  35ff., *45*ff.
Sinusitis und Gefäßkrankheiten VI 310, 340
— und idiopathische Perikarditis II 1072

Sinusitis und Myokarditis
  II 899
— und Periarteriitis nodosa
  VI 310
— und Perikarditis II 1072
— bei Riesenzellarteriitis
  VI 340
— und Scharlach-Myokarditis
  II 899
Sinusklappen III 8
Sinusknoten und Adams-Stokes-Syndrom II 256ff.
— und angeborene Herzfehler III 62
— und Atrioventrikular-
  Dissoziation II 286ff.,
  290
— und Carotissinus-Syndrom II 272ff.
— und Coronargefäße
  III 658ff.
—, Entwicklungsgeschichte
  III 17
— bei Herzinfarkt III 714,
  1175
— und Herztonus I 876ff.
— bei Herztrauma II 505ff.
— und Hyperkaliämie
  IV 422ff., 433
— und Interferenz-Dissoziation II 290ff.
— und Kaliumstoffwechsel
  IV 422ff., 433
— und Magnesium-Stoffwechsel IV 456ff.
— und Pararhythmie II 258ff.
— bei Parasystolie II 298ff.,
  305
— bei Pneumonie-Myokarditis II 911
— und Umkehr-Extrasystolie
  II 310ff.
— und Umkehrrhythmus
  II 310ff.
— bei Vena-cava-Anomalie
  III 17
— und Veratrumalkaloide
  V 559ff.
— und Vorhofseptumdefekt
  III 62
Sinus-petrosquamosus-Thrombose VI 500
Sinus-petrosus-Thrombose
  VI 500
Sinusrhythmus und Adams-
  Stokes-Syndrom II 255ff.
— und Antesystolie II 397
— und Atrioventrikular-Dissoziation II 286ff.
— und Carotissinus-Syndrom II 272ff.
— und Interferenz-Dissoziation II 290ff.
— und Kammerautomatie
  II 237ff.

Sinusrhythmus und Links-
   Schenkelblock II 361 ff.
— und Pararhythmie
   II 285 ff.
— und Parasystolie II 298 ff.,
   305
— und Rechts-Schenkelblock
   II 361 ff.
— und Schenkelblock II 361 ff.
— und Umkehr-Extrasystolie
   II 310 ff.
— und Umkehrrhythmus
   II 310 ff.
— und Wolff-Parkinson-
   White-Syndrom II 397
Sinus-sagittalis-Thrombose
   VI 500
Sinus-sigmoides-Thrombose
   VI 500
Sinustachykardie II 7 ff.
— bei allergischer Myokarditis
   II 953
— und Angina pectoris
   III 843
— und Antesystolie II 388 ff.
— und Balneotherapie I 698
— und Blutdruck II 9, 11;
   V 154
— bei Blutkrankheiten
   IV 674
— und Coronarinsuffizienz
   III 834
— bei Cor pulmonale IV 109 ff.
— bei Diphtherie-Myokarditis
   II 895 ff.
—, Elektrokardiogramm bei
   II 11 ff.
— und Entzügelungshoch-
   druck V 154
—, Ermüdungsform II 12
—, Erregungsform II 12
— und experimentelle Hypertonie V 154
— und Geburtsakt IV 495 ff.
— bei Gravidität IV 495 ff.
— bei Herzneurose IV 821 ff.
— bei Herztumoren II 1180 ff.
— bei Hypercalcämie IV 447
—, hyperthermische II 9
— bei Hyperthyreose II 4 ff.,
   10; IV 316, 322
— und Hypertonie V 154
— bei Infektionskrankheiten
   II 9 ff.; IV 541
— bei Karditis rheumatica
   II 590
—, konstitutionelle II 10
— bei Leptospirosen II 905
— bei Leukämie IV 674
— bei Lungenembolie
   IV 109 ff.
— bei Myokarditis II 877 ff.;
   IV 541
— bei Myokarditis rheuma-
   tica II 590

Sinustachykardie bei Myo-
   kardsarkoidose II 947
— und Myokardstoffwechsel
   III 834
— und Myokardtuberkulose
   II 943 ff.
—, nervöse II 8 ff.
—, orthostatische II 10 ff.
—, paroxysmale II 130 ff.
— bei Poliomyelitis II 9 ff.;
   IV 541
— bei Psittakose II 926
—, psychische II 8 ff.
— bei rheumatischem Fieber
   II 590
— und Sarkoidose II 947 ff.
— bei Scharlach-Myokarditis
   II 901
— und Schenkelblock II 340
—, Therapie II 14
— und Thyreoidea II 4 ff., 10;
   IV 316, 322
—, toxische II 9 ff.
— und Tuberkulose II 943 ff.
— bei vegetativer Labilität
   IV 709 ff., 787 ff.
—, Vorkommen II 8 ff.
— und Wolff-Parkinson-
   White-Syndrom II 388 ff.
Sinus-transversus-Thrombose
   VI 500
Sinus Valsalvae III 657
— — bei angeborener Aortenstenose III 433
— — und angeborene Herz-
   fehler III 433
— — bei Aortitis luica
   II 781 ff.; VI 351 ff.
— — bei Endokarditis lenta
   II 704, 705, 710, 714
— — bei Endokarditis luica
   II 781 ff.
— — und Gefäßkrankheiten
   II 781 ff.; VI 351 ff.
— — bei Herzkatheterismus
   II 1257 ff.
— — und Lues II 781 ff.;
   VI 351 ff.
— — bei Marfan-Syndrom
   III 492
Sinus-Valsalvae-Aneurysma
   VI 444 ff.
—, angeborenes III 56 ff., 204 ff.
—, —, und Endokarditis
   III 211
—, —, Komplikationen III 211
—, — und Coronarinsuffizienz
   III 833 ff.
— bei Endokarditis lenta
   II 704 ff., 710, 714
— und Hämatoperikard
   II 1151
—, luisches VI 444 ff.
— bei Marfan-Syndrom
   III 492

Sinus-Valsalvae-Aneurysma-
   Ruptur III 57 ff., 204 ff.
—, Anatomie III 56 ff., *204* ff.
—, Angiokardiographie bei
   III 210 ff.
—, Differentialdiagnose
   III 211 ff.
—, Elektrokardiogramm bei
   III 204, 207 ff.
— und Endokarditis III 211
—, Entwicklungsgeschichte
   III 56 ff., *204* ff.
— und Hämoperikard II 1151
—, Häufigkeit III 205
—, Herzkatheterismus bei
   III 208 ff.
—, Komplikationen III 211
—, Pathologie III 56 ff., *204* ff.
—, perforiertes III 204 ff.
—, Physiologie III 205 ff.
—, Prognose III 211
—, Röntgendiagnose III 208 ff.
—, Symptome III 204 ff.
—, Therapie III 212
Sinus-Valsalvae-Ruptur bei
   Endokarditis lenta
   II 705, 714
Situs inversus III 12, 47, *75* ff.
— — und angeborene Herz-
   fehler III 47 ff., 76
— — und Cor biloculare
   III 546
— — und Dextrokardie
   III 573 ff.
— —, Heredität III 109
— — und Herzinfarkt
   III 1200
— — und Lävokardie
   III 589 ff.
— — und Lungenvenentrans-
   position III 525, 577
— — und Mesokardie III 589
— — und Transposition der
   Aorta und Pulmo-
   nalis III 47 ff., 76
Sjögren-Syndrom und Arteriitis rheumatica VI 346
Skarifikation VI 213
— bei Raynaud-Syndrom
   VI 234
Skeletsystem und ACTH II 645
— bei Adipositas IV 385
— und angeborene arterio-
   venöse Fisteln VI 470
— und angeborene Herzfehler
   III 81, *144, 151* ff.,
   337 ff.
— bei angeborener Pulmonalstenose III 303 ff.
— bei angeborener Tri-
   cuspidalinsuffizienz
   III 431
— und Antesystolie II 394
— bei Aortenaneurysma
   VI 447 ff.

Skeletsystem bei Aorten-
bogensyndrom V 767
— und Aortenhämatom, intramurales VI 456
— bei Aortenisthmusstenose
III 448, 460ff.; V 755
— bei Arteriosclerosis obliterans VI 433ff.
— bei Arteriosclerosis obliterans diabetica VI 439ff.
— bei arteriovenösen Aneurysmen IV 252
— und arteriovenöse Fisteln
VI 470, 480
— bei Bilharziose IV 239
— und Blutdruck V 344
— und Blutkrankheiten
IV 680
— und Capillarresistenz
VI 572ff.
— und Cervicalsyndrom
IV 862ff.
— und Cor pulmonale IV 61,
62, 132ff., 140ff., 167ff.,
181ff., 221ff., 229ff.
— und Cortison II 645
— bei Cushing-Syndrom
V 683ff.
— bei Dextrokardie III 577
— bei Dextroversion III 587
— bei Diabetes mellitus
VI 439ff.
— bei Ductus Botalli persistens
III 165
— bei Ebstein-Syndrom
III 420ff.
— bei Endangitis obliterans
VI 284ff., 294
— und Endokarditis acuta
II 725
— und Endokarditis bacterialis
II 725
— bei Endokarditis lenta
II 693ff.
— bei endokriner Hypertonie
V 683ff.
— bei Erythematodes
II 976, 978ff.; VI 344ff.
— und essentielle Hypertonie
V 344
— bei Fallotscher Tetralogie
III 329ff., 337ff.
— und Fettembolie IV 132ff.
— bei Gefäßkrankheiten
VI 46, 48
— bei Gefäßmißbildungen
VI 587ff.
— bei Glomustumoren
VI 593
— und Gravidität IV 496ff.
— bei Hämangioendotheliom
VI 601
— bei Hämangiomen VI 138
— und Hämangiome
VI 597

Skeletsystem und hämorrhagische Diathese VI 572ff.
— und Herzdivertikel III 593
— bei Herzinfarkt III 1258ff.
— und Herinsuffizienz I 99
— und Hypercalcämie IV 446
— und Hypertonie V 344
— bei Kaposi-Sarkom VI 602
— bei Karditis rheumatica
II 553ff., 560ff., 601ff.,
611ff.
— und Kavernome VI 597
— bei Klippel-Trénaunay-
Syndrom VI 587ff.
— bei Kollagenosen II 976ff.
— und Lebensalter IV 620ff.
— und Lungenemphysem
IV 181ff.
— bei Lymphangiom VI 617
— bei Lymphogranulomatose
IV 680
— bei Maffucci-Syndrom
VI 589
— und Magnesiumstoffwechsel
IV 455ff.
— bei Marfan-Syndrom
III 489ff.
— bei Mitralstenose II 1381
— bei Möller-Barlow-Syndrom VI 577ff.
— bei Monge-Syndrom IV 34
— bei Moschcowitz-Symmers-
Syndrom VI 572ff.
— und Myokardose II 970
— und Narkose IV 599
— und Operationen IV 599
— bei Periarteriitis nodosa
VI 325ff.
— bei Phlebitis VI 487, 495ff.
— und Phlebographie
VI 138ff., 142ff.
— bei Pseudo-Cushing-Syndrom V 701
— und Purpura VI 572ff.
— bei rheumatischem Fieber
II 553ff., 560ff., 601ff.,
611ff.
— und sekundäres Raynaud-
Syndrom VI 234, 236ff.,
239ff.
— bei Sklerodemie II 989ff.
— bei Skorbut VI 577ff.
— bei Teleangiektasien
VI 541
— und Thrombophlebitis
VI 487, 495ff.
— bei Transposition der Aorta
und Pulmonalis III 498ff.
— und Tricuspidalinsuffizienz
II 1506
— und vegetative Labilität
IV 862ff.
— und Venendruck VI 68
— bei Ventrikelseptumdefekt
III 217, 226ff.

Skeletsystem bei Vorhofseptumdefekt III 249ff.,
261ff.
— und Wolff-Parkinson-
White-Syndrom II 394
SKF 688 A s. u. Dibenzylin
„Skimming", Begriff V 191
Sklerodaktylie bei Endangitis
obliterans VI 284
— bei Gefäßkrankheiten
VI 226
— als Kollagenose II 989
— bei Raynaud-Syndrom
VI 226
— bei Sklerodermie II 989
Sklerodermie, II 985, 989ff.
—, Anatomie II 989ff.
—, Angiographie bei VI 127
—, Arteriographie bei VI 127
— und Atmung IV 81, 197ff.,
200
— und Blutdruck V 40
— und Capillarpermeabilität
VI 553
—, Cor pulmonale bei IV 61,
62, 81, 140ff., 197ff.,
200ff.
— und Endangitis obliterans
VI 284
—, Gasaustausch bei IV 81,
197ff., 200
— und Gefäßkrankheiten
VI 44
— und Gefäßspinnen VI 543
—, Herz bei II 989ff.
— und Herzinsuffizienz
IV 201
— und Hypertonie V 40
— als Kollagenose II 976, 985,
989ff.
—, lokalisierte II 989
— und Lungenfibrose
IV 197ff., 199, 200
— und Lungenkreislauf IV 61,
62, 81, 197ff., 200
—, Pathogenese II 989
— und Perikarditis II 1091
—, progressive II 989
— und Raynaud-Syndrom
VI 226
— und sekundäres Raynaud-
Syndrom VI 248ff.
—, Symptome II 990ff.
—, Therapie II 991
Sklerödem und Gefäßkrankheiten VI 44
— und Raynaud-Syndrom
VI 226
Skleromyxödem bei Gefäßkrankheiten VI 44
Sklerose, tuberöse, und Phäochromocytom V 653
Skoliose und Blutdruck V 281
—, Cor pulmonale bei IV 61,
62, 140ff., 229ff.

Skoliose und essentielle
　Hypertonie V 281
— und Gravidität IV 496ff.
— und Herzinsuffizienz I 99
— und Narkose IV 599
— und Operationen IV 599
Skorbut VI 577ff.
— und Arteriosklerose
　VI 417ff.
—, Capillarpermeabilität bei
　VI 577
—, Capillarresistenz bei
　VI 577ff.
— und Gefäßkrankheiten
　VI 417ff.
— und hämorrhagische Diathese VI 577ff.
—, Pathogenese VI 577
Skotom bei Endangitis obliterans VI 288
— und Gefäßkrankheiten
　VI 288, 339ff.
— bei Migräne VI 249
— bei Riesenzellarteriitis
　VI 339ff.
— und Vasomotorik VI 249
„Sludge" und Capillarpermeabilität I 994, 1067;
　VI 552
— und Coronarthrombose
　III 948, 966ff.
— und Herzinfarkt III 948,
　966ff.
— im Schock I 994, 1067,
　1112
— und Thrombose I 1112;
　VI 486
— bei Verbrennung I 994
Smithwicksche Sympathektomie V 471
Sojabohneninhibitor V 222
„Soldiers heart"-Syndrom, Begriff II 8ff.; IV 714
Solebäder I 654ff.
— bei Herzinsuffizienz
　I 654ff.
Soluphyline als Diureticum
　I 548
Solusin bei Herzinfarkt
　III 1481
Somnolenz bei Adipositas
　IV 385ff.
— und Barbiturate V 492ff.
— durch Digitalis V 494
— bei Hypertonie-Therapie
　V 492ff.
— und Sedativa V 492ff.
Soroche, Begriff IV 35
„Spätgift" s. u. Tyramin
Spannungskollaps I 977, 1041,
　1043, 1060
— bei Infektionskrankheiten
　IV 531ff., 562
Spannungspneumothorax und
　Kollaps I 957

Spasmolytica bei Cor pulmonale IV 123ff., 170ff.
— bei Lungenembolie
　IV 123ff.
Spatium interseptoavalvulare
　III 7
Spechtschlagphänomen bei
　Hypokaliämie IV 428
Speichelsekretion durch Cholinderivate II 147
— bei Angina pectoris
　III 1006
— und Coronarinsuffizienz
　III 1006
— und hämorrhagische
　Diathese VI 579
— und Hypertonietherapie
　V 493
— und Kallikrein V 211ff.,
　222ff.
— und Karditis rheumatica
　II 556
— bei Migräne VI 250
— bei Möller-Barlow-Syndrom
　VI 579
— bei Purpura VI 579
— bei Skorbut VI 579
— und rheumatisches Fieber
　II 556
— und Veratrumalkaloide
　V 594
Speicherkrankheiten s. u.
　Thesaurismosen sowie unter
　den einzelnen Krankheiten
Sphingomyelinose und Cor pulmonale IV 201, 204
— und Lungenfibrose IV 201,
　204
— und Myokard II 967
Sphygmogramm V 278ff.
— bei Aorteninsuffizienz
　II 1462
— bei Aortenstenose II 1429
— bei Arteriosklerosis obliterans VI 432ff.
— bei arteriovenösen Fisteln
　VI 477ff.
— bei konstriktiver Perikarditis II 1100ff.
— bei Migräne VI 250
— bei Panzerherz II 1100ff.
— und Pulswelle VI 81
— bei Sportherz I 920ff.
Spiders s. u. Gefäßspinnen
Spiegelbilddextrokardie
　III 573ff.
—, isolierte III 581
Spina bifida und Dextroversion
　III 587
Spinalanaesthesie IV 612ff.
— bei Gravidätstoxikose
　V 745, 749ff.
— als Hyperämietest VI 64
— und Hypertonie V 745,
　749ff.

Spinalanaesthesie und Kollaps
　I 958, 966; IV 600ff.
— und Lebensalter IV 624
— bei Lymphödem VI 615
— und neurogener Schock
　I 973
— und Operabilität IV 624
— und Operationsschock
　I 966
— und Schock I 958, 966;
　IV 600ff.
— und traumatischer Schock
　I 966
Spiramycin bei bakterieller
　Endokarditis II 758
Spirochaeta pallida und
　Aortitis luica VI 349
— — und Arteriitis luica
　VI 347
Spiroergometrie bei Belastung
　IV 768ff.
— und vegetative Labilität
　IV 768ff.
Spirographie bei konstriktiver
　Perikarditis II 1103
Spirolactone, Chemie I 550
— als Diureticum I 526ff.,
　550ff.
Spirometrie im Kollaps
　I 1017ff.
Spitzeninfarkt III 1182
Spitzer-Theorie (Transposition
　der Aorta und Pulmonalis)
　III 48
Splanchnicotomie bei Gefäßkrankheiten VI 213
Splanchnicusgefäße als Blutspeicher I 1008
— bei infektiösem Schock
　I 984ff.
— und Kollaps I 958, 1008ff.,
　1050ff.
— und neurogener Schock
　I 976
— und Ohnmacht IV 761
— und Orthostase IV 731ff.
— und primärer Schock I 976
— und Schock I 958, 1008ff.,
　1050ff.
Splanchnektomie und Blutdruck V 471ff., 486, 489
— bei Hypertonie V 471ff.,
　486, 489
—, Nebenwirkungen V 486
— und Sympathektomie
　471ff., 486, 489
Splenektomie s. u. Milzexstirpation
Spondylitis ancylopoetica
　Bechterew, Antistreptolysin bei
　II 591
— —, Cor pulmonale bei
　IV 61, 62, 230
— — —, Herz bei II 993

Spondylitis ancylopoetica Bechterew und Narkose IV 599
— — — und Operationen IV 599
Spondylosis deformans und Cor pulmonale IV 230
— — und sekundäres Raynaud-Syndrom VI 239
Spontanblalock III 66
Spontanchylothorax VI 607
Spontanpneumothorax III 1315 ff.
— und Cor pulmonale IV 115
Sporotrichose und Myokarditis II 941
Sportherz I 867 ff., *913* ff.
—, Anatomie I 733 ff.
— und Atmung IV 33
— und Atrioventricular-Dissoziation II 289 ff.
—, Atrioventricular-Rhythmus bei II 283
— bei Belastung I 858 ff., 937 ff.
—, Blutdruck bei I 927, *935* ff., 941 ff.
—, Bradykardie bei II 16
— und Cor pulmonale IV 60
—, Dynamik I 734 ff.
—, Elektrokardiogramm bei I 927 ff., 945 ff.; II 208
—, Geschlechtsdisposition I 914 ff.
—, Herzform bei I 867 ff., *913* ff.
—, Herzfrequenz bei I 919 ff.
— und Herzgewicht I 869 ff.
— und Herzgröße I 816, 823, 830 ff., 839 ff., 856 ff., 867 ff., *913* ff.
— und Herzvolumen I 829 ff., 839 ff., 856 ff., *913* ff., 943 ff.
— bei Höhenadaptation IV 33
— und Klima IV 33
—, Kreislauf bei I 935 ff.
—, Leistungsbreite I 937 ff.
— und Luftdruck IV 33
—, Mechanik I 734 ff.
—, Morphologie I 733 ff.
—, Myokard bei I 733 ff., 868 ff.
—, Ökonomie I 736
— bei Sauerstoffmangel IV 33
— und Training I 867 ff., *913* ff.
Sprachstörungen bei Aortenaneurysma VI 448
— bei Aortenhämatom, intramuralem VI 458 ff.
— und bakterielle Endokarditis II 690 ff., 719

Sprachstörungen bei Endokarditis lenta II 690 ff., 719
— und Erythematodes II 979 ff.
— und Ganglienblocker V 579
— und Gefäßkrankheiten VI 326 ff.
— bei Karditis rheumatica II 605
— und Kollagenosen II 979 ff.
— bei Luftembolie IV 126
— bei Periarteriitis nodosa VI 326 ff.
— bei Porphyrie IV 401
— bei rheumatischem Fieber II 605
spreading factor s. u. Hyaluronidase
Sprechen und Carotissinus-Syndrom II 277
Sprue und Blutdruck V 799, 807
— bei Dystrophia myotonica II 970
— und Hypocalcämie IV 448
— und Hypokaliämie IV 420 ff.
— und Hypotonie V 799, 807
— und Mineralstoffwechsel IV 420 ff.
— und Myokardose II 969 ff.
Sputum, blutiges s. u. Hämoptoe
— bei Bilharziose IV 239
— bei Cor pulmonale IV 173 ff.
— bei Fettembolie IV 134 ff.
— und Gefäßkrankheiten VI 319
— und Hämosiderose IV 257 ff.
— bei Herzinfarkt III 1215 ff.
— bei Herzinsuffizienz I 770 ff., 775
— bei Herztumoren II 1181
— bei Karditis rheumatica II 605
— bei Lungenembolie IV 106 ff.
— bei Lungeninfarkt IV 106
— bei Lungenstauung I 770 ff., 775
— bei Mitralstenose II 1314 ff., 1319 ff.
— bei Periarteriitis nodosa VI 319
— bei Pulmonalsklerose IV 245
— bei rheumatischem Fieber II 605
ST-Strecke (Elektrokardiogramm) bei Adams-Stokes Syndrom II 261 ff.

ST-Strecke bei allergischer Myokarditis II 951 ff.
— und Amyloidose II 963 ff.
— bei Anämie III 872; IV 654
— bei angeborener Aortenstenose III 443
— und angeborene Herzfehler III 401
— bei Angina pectoris III 834 ff., *1017* ff.
— bei Antesystolie II 378 ff.
— bei Aorteninsuffizienz II 1466 ff.
— bei Aortenstenose II 1444 ff.
— und Atmung IV 25
— und bakterielle Endokarditis II 708 ff.
— und Barbitursäure III 893
— bei Beriberi IV 392
— und Blutdruck V 375 ff., 658
— bei Blutkrankheiten IV 654
— bei Canalis atrioventricularis communis III 294
— und Chagas-Myokarditis II 931 ff.
— und Chinidin II 121
— bei Coma diabeticum IV 377 ff.
— bei Coronargefäß-Mißbildungen III 570 ff.
— und Coronarinsuffizienz III 834, *1017* ff.
— bei Cor pulmonale IV 158 ff.
— bei Dermatomyositis II 992
— bei Diabetes mellitus IV 377
— bei Diphtherie-Myokarditis II 896
— bei Dumping-Syndrom IV 866
— bei Dystrophia myotonica II 971
— bei Dystrophie IV 297 ff.
— bei Echinokokkose II 937 ff.
— bei Encephalomyokarditis II 920
— bei Endokarditis lenta II 708 ff.
— bei endokriner Hypertonie V 658
— und Erythematodes II 980 ff.
— bei essentieller Hypertonie V 375 ff.
— bei Fiedler-Myokarditis II 957 ff.
— und Fleckfieber II 907
— und Glykoside I 500 ff., 502 ff.
— und Grippemyokarditis II 925

ST-Strecke bei Hämochromatose II 965; IV 683
— bei hämorrhagischem Schock I 1031
— und Hepatitis II 928
— bei Herzinfarkt II 1083; III 711, 1170ff.
— bei Herzinfarkt-Perikarditis II 1083
— bei Herztrauma II 464ff., 504ff., 519ff.
— bei Herztumoren II 1182, 1184
— bei Höhenadaptation IV 25
— bei Hypercalcämie IV 452ff..
— bei Hypernatriämie IV 445
— bei Hyperthyreose IV 325
— bei Hypertonie V 375ff., 658
— bei Hypocalcämie IV 451ff.
— bei Hypoglykämie IV 381
— bei Hypokaliämie IV 431ff.
— bei Hyponatriämie IV 445ff.
— bei idiopathischer Herzhypertrophie II 975
— bei idiopathischer Perikarditis II 1074
— bei Infektionskrankheiten IV 539, 551
— und Insulin IV 381
— bei Kala-Azar II 936
— und Kaliumstoffwechsel IV 431ff.
— bei Kammerextrasystolie II 60ff.
— bei Kammerflattern II 174ff.
— bei Kammerflimmern II 174ff.
— bei Karditis rheumatica II 584ff., 616ff.
— und Klima IV 25
— bei Kohlenoxyd-Vergiftung III 873ff.
— und Kollagenosen II 980ff.
— im Kollaps I 1031ff.
— bei konstriktiver Perikarditis II 1118ff.
— bei Leukämie IV 674
— bei Libman-Sacks-Endokarditis II 980ff.
— bei Links-Schenkelblock II 326ff.
— bei Linksverspätung II 373ff.
— bei Lues II 946
— und Luftdruck IV 25
— bei Luftembolie IV 125
— bei Luftüberdruck IV 41
— bei Lungenembolie IV 109ff.
— und Magnesium-Stoffwechsel IV 458ff.

ST-Strecke bei Masern II 922
— und Methylalkohol III 892
— bei Mitralinsuffizienz II 1414ff.
— bei Mononucleose II 927
— bei Myokarditis II 878ff.; IV 539, 551
— bei Myokarditis rheumatica II 584ff., 616ff.
— bei Myokardlues II 946
— bei Myokardose II 969ff.
— bei Myokardsarkoidose II 948
— bei Myokardtuberkulose II 944
— und Nitrobenzol III 891
— bei Orthostase V 809ff.
— bei Pankarditis rheumatica II 620
— bei Panzerherz II 1118ff.
— bei Parotitis II 928
— bei paroxysmaler Tachykardie II 134ff.
— bei Periarteriitis nodosa II 986ff.
— bei Perikarditis II 1055ff., 1118
— bei Perikarditis purulenta II 1085
— bei Perikarditis rheumatica II 619
— bei Perikardtumoren II 1220ff.
— bei Phäochromocytom V 658
— bei Poliomyelitis II 919
— bei Porphyrie IV 398
— bei postsynkopalem Syndrom II 261ff.
— bei posttachykardem Syndrom II 167ff.
— und Psyche III 864ff.
— bei Rechts-Schenkelblock II 329ff.
— bei Rechtsverspätung II 373ff.
— bei rheumatischem Fieber II 584ff., 616ff.
— bei rheumatischer Perikarditis II 1070
— bei Rickettsiosen II 907
— bei Sarkoidose II 948ff.
— bei Sauerstoffmangel IV 25
— bei Scharlach-Myokarditis II 901
— bei Schenkelblock II 324ff.
— bei Schlafkrankheit II 936
— im Schock I 1031ff.
— und Schwefelkohlenstoff III 892
— bei Sinusbradykardie II 15ff.
— bei Sinustachykardie II 12ff.
— bei Sklerodermie II 990

ST-Strecke bei Sportherz I 934ff., 939ff.
— bei Tachykardie II 134ff.
— und Tetrachlorkohlenstoff III 891
— bei Thalliumvergiftung V 773ff.
— und Thyreoidea IV 325
— bei Trichinose II 939
— bei Tricuspidalatresie III 401
— bei Tuberkulose II 944
— bei Typhus-Myokarditis II 906
— bei urämischer Perikarditis II 1082
— bei vegetativer Labilität IV 788ff.
— bei Ventrikelseptumdefekt III 231ff.
— und Veratrumalkaloide V 562
— bei Vergiftungen III 873ff.; V 773ff.
— bei Verspätungskurven II 373ff.
— bei Vorhofextrasystolie II 49ff.
— bei Vorhofseptumdefekt III 266
— bei Wilson-Block II 330ff.
— bei Wolff-Parkinson-White-Syndrom II 378ff.
Stammganglien und Atmung IV 15ff.
— und Barbiturate V 495ff.
— und Blutdruck V 37ff.
— und Capillarektasien VI 525ff.
— bei Chorea II 608
— und Erythromelalgie VI 525
— und Extrasystolie II 43ff.
— und Gefäßkrankheiten VI 328
— und Höhenadaptation IV 15ff.
— und Hypertonie V 37ff.
— und Hypertonie-Therapie V 493ff.
— bei Karditis rheumatica II 608
— und Klima IV 15ff.
— bei Kohlenoxydvergiftung V 774
— und Luftdruck IV 15ff.
— und Periarteriitis nodosa VI 328
— bei rheumatischem Fieber II 608
— und Sauerstoffmangel IV 15ff.
— und Sedativa V 495ff.
— und Substanz P V 205
— bei Vergiftungen V 774

Stannius-Ligatur II 227
— und Herztonus I 876
Staphylococcus s. a. u.
  Staphylokokken-
  infekte
— albus und Endokarditis
  acuta II 728
— — und Endokarditis lenta
  II 673, 756 ff.
— aureus und Endokarditis
  acuta II 728
— — und Endokarditis lenta
  II 673, 756 ff.
Staphylokinase bei Gefäß-
  krankheiten VI 199
Staphylokokkeninfekte und
  Antistreptokinase II 596
— und Antistreptolysin II 592
— und Arteriosklerose III 924
— und bakterielle Endo-
  karditis II 666 ff., 678 ff.,
  689 ff., 702 ff., 723 ff.,
  728 ff., 755 ff.
— bei Coronarinsuffizienz
  III 924
— und Coronarsklerose
  III 924
— und C-reaktives Protein
  II 550 ff., 570 ff., 596 ff.
— und Cushing-Syndrom
  V 694 ff.
— und Endangitis obliterans
  VI 263 ff.
— und Endokarditis acuta
  II 723 ff., 728 ff.
— und Endokarditis lenta
  II 666 ff., 669, 678,
  689 ff., 702 ff., 712, 718,
  755 ff.
— und endokrine Hypertonie
  V 694 ff.
— und Gefäßkrankheiten
  III 924; VI 263 ff.
— und Hypertonie V 694 ff.
— und Karditis rheumatica
  II 657
— und Myokarditis II 874,
  879, 903 ff.
— und rheumatisches Fieber
  II 657
— und Sepsis II 903 ff.
—, Therapie II 755 ff., 760
Starling-Schade-Mechanismus
— bei hämorrhagischem
  Schock I 963
— und Schock I 963, 988,
  1001 ff., 1012 ff.
Starlingsche Herzgesetze I 7 ff.,
  832, 850 ff., 855 ff.
— — bei Anämie IV 659
— — und Herzgröße I 832
— — und Herztonus I 881
— — und Herzvolumen I 832
— — und Schlagvolumen
  I 832

Staubinden I 136, 326
Staublunge s. u. Pneumo-
  koniose und Silikose
Stauungsbronchitis bei Coronargefäßmißbildungen
  III 569 ff.
— bei Cor triatriatum III 554
— bei Gefäßmißbildungen
  III 569 ff.
— bei Herzinsuffizienz I 775
— bei Infektionskrankheiten
  IV 556
— bei Karditis rheumatica
  II 605
— bei Lungenstauung I 775
— bei Mitralstenose
  II 1314 ff., 1321 ff., 1381 ff
—, Pathologie I 775
— bei rheumatischem Fieber
  II 605
Stauungscirrhose I 780 ff.
— bei Cor pulmonale IV 143 ff.
— bei Herzinsuffizienz
  I 780 ff.
— bei konstriktiver Peri-
  karditis II 1103 ff.
—, Pathologie I 780 ff.
— bei Perikarditis II 1081 ff.
— bei Tricuspidalinsuffizienz
  II 1507
— bei Tricuspidalstenose
  II 1490 ff.
— bei Tuberkulose II 1081 ff.
Stauungshochdruck V 37 ff.
  339 ff.
— bei Aorteninsuffizienz
  V 768
Stauungsinduration, braune
  I 770
— bei Herzinsuffizienz
  I 770 ff., 775
— bei Leberstauung I 780 ff.
— bei Lungenstauung
  I 770 ff., 775
—, rote I 770
Stauungsleber, Anatomie
  I 776 ff.
— und Ascites I 304 ff.
—, atrophische I 780 ff.
—, ausgelaufene I 776
— und Blutbildung I 165
— und Bluteiweiß I 249 ff.
— und Calciumstoffwechsel
  IV 446 ff.
—, chronische I 780 ff.
— bei Cor pulmonale
  IV 143 ff.
— bei Endokarditis lenta
  II 720 ff.
— und Herzglykoside I 459,
  497
— bei Herzinsuffizienz
  I 767, 775 ff.
— und Hypocalcämie
  IV 446 ff.

Stauungsleber, indurierte
  I 780 ff.
— bei konstriktiver Peri-
  karditis II 1103
—, Lebernekrose bei I 777 ff.
—, Morphologie I 776 ff.
— bei Myokarditis I 348
— und Ödeme I 249 ff.
— bei Panzerherz II 1103
—, Pathologie I 776 ff.
— bei Perikarderguß I 347
— bei Perikarditis II 1081,
  1103
— bei Tachykardie I 345
— bei Tricuspidalinsuffizienz
  II 1507
— bei Tricuspidalstenose
  II 1490 ff.
— bei tuberkulöser Peri-
  karditis II 1081
Stauungslunge, Anatomie
  I 770 ff.
— und Atmung I 178 ff., 208
— und Balneotherapie I 655 ff.
—, Diät bei I 508 ff.
— und Elastizität I 178 ff.
—, Funktion I 775 ff.
— und Herzglykoside I 453 ff.
— und Morphin I 420
—, Morphologie I 770 ff.
—, Pathologie I 770 ff.
— und Säure-Basen-Gleich-
  gewicht I 208
Stauungsmilz bei Endokarditis
  lenta II 721 ff.
— bei Herzinsuffizienz
  I 783 ff.
Stauungsnekrose bei Herz-
  insuffizienz I 777 ff.
Stauungsniere bei Endo-
  karditis lenta II 715 ff.
Stauungspapille (Opticus) und
  Blutdruck V 388, 401
— bei Cor pulmonale IV 148
— bei essentieller Hypertonie
  V 388, 401
— und Gefäßkrankheiten
  VI 326
— bei Hypertonie V 388, 401
— bei Periarteriitis nodosa
  VI 326
— und Sympathektomie
  V 478
Stauungssyndrom I 775
— und Aderlaß I 590 ff.
— bei Anämie IV 652 ff.,
  656 ff.
— bei angeborenem arteriovenösem Coronar-
  aneurysma III 214
— bei angeborenem Herzfehler
  III 126 ff.
— bei angeborenem perforiertem Sinus-Valsalvae-
  Aneurysma III 207 ff.

Stauungssyndrom bei angeborener Pulmonalstenose III 36
— bei angeborener Tricuspidalinsuffizienz III 431 ff.
— bei Angina tonsillaris II 913
— bei Aortenatresie III 561
— bei Aorteninsuffizienz II 1457 ff.; V 768
— bei Aortenisthmusstenose III 452 ff.
— bei arteriovenösen Fisteln VI 276 ff.
— und Ascites I 304 ff.
— und Atmung I 178 ff., 208; IV 21, 37
— und Augenhintergrund V 423
— und Balneotherapie I 655 ff.
— bei Beriberi IV 390 ff.
— und Blutbildung I 165
— und Blutdruck V 37 ff., 339 ff., 346 ff.
— und Bluteiweiße I 249 ff.
— bei Blutkrankheiten IV 652 ff., *656* ff.
— und Calciumstoffwechsel IV 446 ff.
— und Chagas-Myokarditis II 931
— bei Coma diabeticum IV 376 ff.
— und Commissurotomie II 1386 ff.
— bei Coronargefäßmißbildungen III 569 ff.
— und Coronarinsuffizienz III 569 ff.
— und Cor pulmonale IV 59 ff., 95 ff., 139 ff., 201, 214 ff.
— bei Cor triatriatum III 553
— und Dekompensation V 382 ff.
—, Diät bei I 508 ff.
— bei Diabetes mellitus IV 376 ff.
— bei Diphtheriemyokarditis II 894 ff.
— bei Ebstein-Syndrom III 419 ff.
— und Encephalomyokarditis II 920
— bei Endokarditis lenta II 707 ff., 720 ff.
— bei Erythematodes II 979
— und essentielle Hypertonie V 339 ff., 346 ff., 384
— bei Fallotscher Trilogie III 36
— bei Fiedler-Myokarditis II 956 ff.
— bei Fokaltoxikose II 913

Stauungssyndrom und Geburtsakt IV 486 ff.
— bei Gefäßmißbildungen III 569 ff.
— bei Gravidität IV 486 ff., 497 ff.
— bei Hämochromatose IV 682 ff.
— bei Hegglin-Syndrom IV 428 ff.
— und Herzglykoside I 453 ff., 459, 497
— und Herzinfarkt III 1113, 1213, *1215* ff.
— bei Herzinsuffizienz I 767 ff., 775, 780 ff.
— bei Herztrauma II 502 ff.
— bei Herztumoren II 1179 ff.
— und Höhenadaptation IV 21, 37
— und Hydroperikard I 347
— bei Hyperthyreose IV 316 ff.
— bei Hypertonie V 37, 339 ff., 346 ff., 384
— und Hypocalcämie IV 446 ff.
— und Hypokaliämie I 583
—, Hypophyse bei I 786
— bei idiopathischer Herzhypertrophie II 975
— bei Infektionskrankheiten IV 556
— und Kalium IV 420 ff.
— bei Kammertachykardie II 164, 166 ff.
— und kardiogener Schock I 1025
— bei Karditis rheumatica II 605, 618
— und Klima IV 21, 37
— bei Kollagenosen II 979
— und Kollaps I 1025, 1115
— bei konstriktiver Perikarditis II 1098, 1100 ff.
— und Lebensalter IV 622 ff.
—, Lebernekrose bei I 777 ff.
—, Leberstauung s. dort
— und Luftdruck IV 21, 37
— und Lungenembolie IV 95 ff.
—, Lungenödem bei s. dort
—, Lungenstauung s. dort
— bei Lungenvenentransposition III 527 ff.
— und Lymphgefäßinsuffizienz VI 606 ff.
— bei Lymphogranulomatose IV 680
— bei Masern II 922
— und Mineralstoffwechsel IV 420 ff.
— bei Mitralinsuffizienz II 1408 ff., 1411 ff.

Stauungssyndrom bei Mitralstenose II 1302 ff., 1311 ff., 1314 ff., 1321, 1355 ff., 1381 ff.
— und Morphin I 420
— bei Myokarditis I 348; II 618, 887 ff.
— bei Myokarditis rheumatica II 618
— und Myokardose II 970
— bei Myokardose nach Gravidität IV 497 ff.
—, Nebennieren bei I 787 ff.
— und Ödeme I 249 ff.
— und Operabilität IV 622 ff., 631 ff.
— und Operationen IV 606 ff.
— bei Pancarditis rheumatica II 620
— bei Panzerherz II 1103
— bei paroxysmaler Tachykardie II 133, 164
— bei Perikarderguß I 347
— bei Perikarditis II 1070, 1103, 1181
— bei Perniciosa IV 652 ff.
— und Phlebektasien VI 517 ff.
— und Phlebitis VI 487 ff.
— und Plus-Dekompensation V 382 ff.
— bei Pneumokoniose IV 214 ff.
— bei Poliomyelitis II 917
— bei Polycythämie IV 663 ff.
—, postoperatives IV 606 ff.
— und postthrombotisches Syndrom VI 509 ff.
— im Puerperium IV 486 ff., 497 ff.
— bei Pulmonalaneurysma VI 466
— und Pulmonalsklerose I 775; IV 245
— bei rheumatischem Fieber II 605, 618, 1070
— bei rheumatischer Perikarditis II 1070
— und Säure-Basen-Gleichgewicht I 208
— bei Sauerstoffmangel IV 21, 37
— bei Schock I 1025, 1115
— bei Silikose IV 214 ff.
— bei Sklerodermie II 990; IV 201
— bei Tachykardie I 345; II 133 ff., 164
— bei Thoraxdeformation IV 229 ff.
— und Thrombophlebitis VI 487 ff.
— und Thyreoidea I 786 ff.; IV 316 ff.

Stauungssyndrom bei Transposition der Aorta und Pulmonalis
III 499 ff.
— bei Tricuspidalinsuffizienz II 1506
— bei Tricuspidalstenose II 1485 ff., 1490 ff.
— bei tuberkulöser Perikarditis II 1081 ff.
— bei Typhus-Myokarditis II 906
— bei Valsalva-Versuch IV 775 ff.
— und Varicosis VI 517 ff.
— und Vena-cava-inferior-Ligatur I 596 ff.
— bei Ventrikelseptumdefekt III 221 ff., 226 ff.
Steady state und Sportherz I 936
„Steaning bodies" und Hydralazine V 546
Steh-Elektrokardiogramm und Blutdruck V 783
— bei Dystrophie IV 300
— bei Hyperthyreose IV 325 ff.
— und Hypotonie V 783
— bei Orthostase V 809 ff.
— bei Sportherz I 927 ff.
— und Thyreoidea IV 325 ff.
Steh-Versuch s. u. Schellong-Test
Steiltyp (Elektrokardiogramm) bei angeborener Aortenstenose III 436 ff.
— und angeborene Herzfehler III 170
— bei angeborener Pulmonalstenose III 308 ff.
— bei Aortenisthmusstenose III 445, 455 ff.
— bei Aortenstenose II 1443 ff.
— bei Dextroversion III 584 ff.
— bei Ductus Botalli persistens III 170
— und Links-Schenkelblock II 327
— bei Myokarditis II 880
— und Myokardtuberkulose II 948
— und Schenkelblock II 327
— bei Transposition der Aorta und Pulmonalis III 503 ff.
— bei Tricuspidalinsuffizienz II 1509
— bei Tuberkulose II 948
— bei Ventrikelseptumdefekt III 229 ff.
— bei Vorhofseptumdefekt III 265 ff.
— und Wilson-Block II 333

Stellatumexstirpation bei Angina pectoris III 1431
Sterilisation bei angeborenen Herzfehlern IV 493 ff.
— und Commissurotomie II 1389
— bei Graviditätstoxikose IV 504
— bei Herzklappenfehlern IV 491
— bei Hypertonie IV 504
— bei Mitralstenose II 1389
Sternalpunktion und Pneumoperikard II 1153
Steroide V 114 ff.
— bei Adams-Stokes-Syndrom II 271
— bei Addisonismus V 799 ff.
— bei Addison-Syndrom V 797
— bei Adrenalektomie V 490
— und Akromegalie V 704
— bei allergischer Myokarditis II 950 ff.
— bei allergischer Perikarditis II 1089
— und Angiopathia diabetica IV 374
— und Antistreptolysin II 643
— bei Aortenbogensyndrom VI 379
— bei Aorteninsuffizienz II 1476
— bei Arteriitis disseminata VI 343 ff.
— bei Arteriitis rheumatica VI 346
— und Arteriosklerose IV 374; V 357 ff.; VI 390, 413 ff.
— und Ascites I 306
— und Blutdruck I 152, 323 ff.. V 37 ff., 46 ff., 69 ff., 79 ff., 112, 113 ff., 315, 319 ff. 445, 504, 657, 662, 780 ff.
— und Capillarpermeabilität VI 547
— und Capillarresistenz VI 565 ff.
— und Capillarspasmen VI 537
— und Carboanhydrase I 536 ff.
—, Chemie V 114 ff.
— bei Chorea II 609
— bei Conn-Syndrom V 704 ff.
— und Coronarinsuffizienz III 792 ff.
— und Coronarsklerose III 792 ff.
— bei Cor pulmonale IV 169 ff.

Steroide und Cushing-Syndrom V 684 ff., 687 ff.
— bei Cyanose VI 532
— bei Dermatomyositis II 992
— und Diabetes mellitus IV 374
— und Diät V 454
— und Diurese I 255, 269 ff., 323 ff., 402 ff., 510
— als Diuretica I 550 ff.
— und DOCA-Hypertonie V 705 ff.
— und Endangitis obliterans VI 260, 280, 302
— bei endokriner Hypertonie V 657, 662, 684 ff., 687 ff.
— bei Erfrierung VI 558
— bei Erythematodes II 979 ff.; VI 345
— und essentielle Hypertonie V 315, 319 ff., 445, 504, 706
— und essentielle Hypotonie V 791 ff.
— und experimentelle Hypertonie V 46 ff., 69 ff., 79 ff., 112, 113 ff.
— und Fiedler-Myokarditis II 955 ff., 958
— bei Gefäßkrankheiten VI 189 ff.
— bei Gravidität IV 483 ff.; V 728 ff.
— und Graviditätstoxikose IV 511 ff.
— und hämorrhagische Diathese VI 565 ff.
—, Herzglykoside als I 426 ff., 481
— und Herzhypertrophie V 366
— bei Herzinfarkt I 344 ff.; III 722, 1451 ff., 1483 ff.
— bei Herzinsuffizienz I 125, 236 ff., 255, 269 ff., 323 ff., 306, 344 ff., 402 ff.
— und Hypernatriämie IV 444
— und Hypertensin V 100
— und Hypertensinogen V 93
— und Hypertonie V 37 ff., 46 ff., 69 ff., 79 ff., 112, 113 ff., 315, 319 ff., 445, 504, 657, 662
— und Hypotonie IV 810 ff.; V 780 ff., 827 ff.
— bei idiopathischer Perikarditis II 1076
— bei Infektionskrankheiten IV 556, 559 ff.
— bei Karditis rheumatica II 556, 573, 584, 591, 605, 620, 634 ff., 641 ff.

Steroide bei Kollagenosen
II 979 ff.
— und Kollaps I 975, 983,
1071 ff., 1091, *1144* ff.;
IV 602 ff.
— bei Luftembolie IV 132
— bei Lymphgefäßinsuffizienz
VI 615
— bei Lymphödem VI 615
— und Mineralhaushalt
V 116 ff.
— bei Moschcowitz-Symmers-
Syndrom VI 573
— und Myokarditis I 481;
II 872, 892
— bei Myokarditis rheumatica
II 584
— bei Myokardsarkoidose
II 949
— und Myokardstoffwechsel
I 28, 33
— zur Narkose IV 592, 613
—, Nebenwirkungen II 645
— und Noradrenalin V 174
— und Ödeme I 236 ff., 255,
269 ff., 323 ff., 402 ff.
— und Operationen IV 596
— und Orthostase IV 810 ff.,
850, 859 ff.
— bei Pancarditis rheumatica
II 620
— bei Periarteriitis nodosa
II 988; VI 309, 323, 333
— bei Perikarditis II 1071
— bei Perikarditis purulenta
II 1086
— bei Phäochromocytom
V 657, 662
— und Phlebektasien VI 516
— bei Pneumokoniose IV 215
— bei Postcommissurotomie-
syndrom II 633, 1394
— bei postthrombotischem
Syndrom V 513
— bei Postural hypotension
IV 740
— und Pseudo-Cushing-Syn-
drom V 700 ff.
— bei Purpura rheumatica
VI 565 ff.
— bei Raynaud-Syndrom
VI 232
— und Renin V 112
— bei rheumatischem Fieber
II 556, 573, 584, 591,
605, 620, *634* ff., *641* ff.,
1476
— bei rheumatischer Peri-
karditis II 1071
— bei Riesenzellarteriitis
VI 337
— bei Sarkoidose II 949
— und Schock I 975, 983,
1071 ff., 1091, *1144* ff.;
IV 602 ff.

Steroide bei Silikose IV 215
— bei Simmonds-Syndrom
V 799 ff.
— bei Sklerodermie II 991
— und Thrombophlebitis
VI 468
— bei Ulcus cruris VI 513
— und Urticaria VI 547
— bei Varicen VI 516
— und Vasoexcitor material
V 195
— und vegetative Labilität
IV 810 ff., 850, 859 ff.
— bei Verbrennung
VI 563
— und Wasserhaushalt
I 236 ff., 255, *269* ff.,
323 ff., 402 ff.; V 116 ff.
— bei Waterhouse-Friedrichsen-Syndrom IV 563
STH s. u. Wachstumshormon
Stichverletzung und arteriovenöse Fisteln VI 473
— und Endokarditis lenta
II 686
— und Kollaps IV 599 ff.
— und Schock IV 599 ff.
Stickoxydul zur Durchblu-
tungsmessung V 393
— und Kollaps I 958
— und Lebensalter IV 625
— zur Narkose IV 614 ff.
— und Operabilität IV 625
— und Schock IV 958
Stickstoff und Endangitis obliterans VI 280
— und Gefäßkrankheiten
VI 280, 317
— bei Herzinfarkt III 721,
1155, *1157* ff., 1354
— bei Periarteriitis nodosa
VI 317
Stickstoffhaushalt und Ammoniumchlorid I 561
— und Augenhintergrund
V 425
— bei bakterieller Endo-
karditis II 699, 741
— bei Bleivergiftung V 772
— und Blutdruck V 67 ff., 145,
190
— und Capillarresistenz
VI 565
— und Cholinmangel V 145
— bei Cor pulmonale
IV 105 ff., 124
— und Diuretica I 527
— bei Endokarditis lenta
II 699, 741
— bei experimenteller Hypertonie V 67 ff., 145, 190
— und experimenteller Schock
I 992
— und Ganglienblocker
V 575, 583 ff.

Stickstoffhaushalt bei Gravidität IV 479 ff., 505 ff.;
V 727
— bei Graviditätstoxikose
IV 505 ff.
— und hämorrhagische Dia-
these VI 565
— und hämorrhagischer
Schock I 992, 1036
— und Hydralazine V 549
— bei Hyperchlorämie I 565
— und Hypertonie V 67 ff.,
145, 190
— bei Hypochlorämie I 582
— bei Hyponatriämie I 565 ff.,
568 ff.
— und Kallikrein V 220
— im Kollaps I 1098
— bei Lungenembolie
IV 105 ff., 124
— bei Moschcowitz-Symmers-
Syndrom VI 573
— und Operabilität IV 632
— und Operationen IV 596 ff.
— und Perikarditis II 1082
— bei Purpura rheumatica
VI 565
— und Reizleitungssystem
II 372
— und rheumatisches Fieber
VI 565
— bei Schockniere I 1098
— und urämische Perikarditis
II 1082
— bei Verbrennung VI 563
— bei Vergiftungen V 772
Stickstofflost bei Lymphogranulomatose IV 680 ff.
Stilbamidin und Periarteriitis
nodosa VI 309
Stilbene und Arteriosklerose
VI 390 ff., 414
— und Diurese I 550
Stilboestrol und Arteriosklerose
VI 390, 414
Still-Syndrom, Herz bei II 993
Stoffwechsel und ACTH
II 644 ff.
— und Adams-Stokes-Syn-
drom II 261 ff.
— und Adrenalin V 171
— und Amyloidose II 961 ff.
— bei Anämie IV 647, 648 ff.
— bei Aneurysmen, arteriovenösen V 769 ff.
— und angeborene Herz-
fehler III 81, 111 ff.
— und Angiopathia diabetica
IV 354 ff., 367 ff.
— und Arteriosklerose
VI 382 ff., 390 ff., *403* ff.
— und Arteriosklerosis obliterans diabetica VI 438 ff.
— und arteriovenöse Anastomose VI 8

84*

Stoffwechsel und Atmung
IV 9 ff., 14 ff.
— und Augenhintergrund
V 425
— und Balneotherapie
I 672 ff., 685 ff.
— bei Belastung IV 767 ff.
— bei Beriberi IV 391 ff.,
394 ff.
— bei Bleivergiftung V 772
— und Blutdruck V 17 ff., 28,
67 ff., 145, 149, 353 ff.,
448 ff., 780 ff.
— bei Blutkrankheiten
IV 647, 648 ff.
— und Calciumstoffwechsel
IV 452
— und Cantharidenblase
VI 110
— und Capillaraneurysmen
VI 545
— und Capillaren VI 11
— bei Capillaropathia diabetica VI 549 ff.
— und Capillarpermeabilität
VI 13 ff., 106 ff., 110, 549
— und Capillarresistenz
VI 104 ff., 574
— und Carboanhydrase
I 538 ff.
— und Carotissinus V 716
— und Cholinmangel V 145
— und Coronarinsuffizienz
III 680 ff.
— und Coronarsklerose
III 749 ff.
— und Cortison II 644 ff.
— bei Cushing-Syndrom
V 684 ff., 687 ff.
— und Depressan V 234
— und Dermographie VI 40
— und Diabetes mellitus
IV 354 ff., 367 ff.
— und diabetische Glomerulosklerose V 620
— und Diät I 402 ff., 417 ff.;
V 454
— und DOCA V 707
— bei Dystrophia myotonica
II 970
— bei Effort-Syndrom
IV 815 ff.
— bei Embolie VI 361 ff.
— und Endangitis obliterans
VI 280
— bei endokriner Hypotonie
V 661 ff., 684 ff., 687 ff.
— und Entzügelungs-Hochdruck V 149
— und Erfrierung I 981;
VI 555
— und Ernährung I 402 ff.,
417 ff.
— und essentielle Hypertonie
V 353 ff., 448 ff.

Stoffwechsel bei essentieller
Hypotonie V 788 ff.
— bei experimenteller Hypertonie V 67 ff., 145, 149
— bei experimentellem Schock
I 989 ff.
— bei Fallotscher Tetralogie
III 336 ff.
— bei Fettembolie IV 136
— und Ganglienblocker V 575
— und Gefäße VI 22 ff.
— und Gefäßkrankheiten
VI 22 ff., 280
— und Glomerulosklerose
V 620
— bei Glykogenose II 965 ff.
— bei Gravidität IV 479 ff.
— und Hämochromatose
II 964; IV 681 ff., 687
— und hämorrhagische Diathese VI 574
— bei hämorrhagischem
Schock I 961 ff., 992,
1036, 1080
— und Hauttemperatur VI 86
— und Hegglin-Syndrom
I 32 ff.
— und Hepatitis-Myokarditis
II 928
— und Herzaktion II 5, 7
— und Herzatrophie I 759 ff.
— und Herzglykoside I 448 ff.,
481
— bei Herzinfarkt III 709 ff.,
1157 ff.
— bei Herzinsuffizienz I 32 ff.,
131, 188, 204, 211, 244 ff.,
323 ff., 402 ff., 417 ff.,
504 ff., 759 ff., 779
— und Höhenadaptation
IV 9 ff., 14 ff.
— und Hydroperikard
II 1153
— und Hypertensin V 100 ff.
— bei Hyperthyreose
IV 316 ff., V 770
— bei Hypertonie V 67 ff.,
145, 149, 353 ff., 448 ff.
— bei Hypochlorämie I 582
— und Hypokaliämie
IV 420 ff.
— und Hyponatriämie I 568 ff.
— und Hypophysektomie
IV 345
— und Hypothermie IV 618
— bei Hypothyreose IV 333
— und Hypotonie V 780,
788 ff., 806 ff.
— und idiopathische Herzhypertrophie II 974
— und infektiöser Schock
I 984 ff.
— bei Infektionskrankheiten
IV 531 ff.
— und Kallikrein V 220

Stoffwechsel bei Karditis
rheumatica II 570 ff.
— und Klima IV 9 ff., 14 ff.
— und Kollaps I 957, 961 ff.,
981, 984 ff., *987* ff.,
1027 ff., *1047* ff., *1077* ff.,
1114 ff.; IV 601 ff.
— und Lebernekrose I 779
— und Leberstauung I 779
— bei Leukämie IV 673
— und Luftdruck IV 9 ff.,
14 ff.
— und Luftüberdruck IV 43,
— bei Lungenembolie IV 108,
124
— und Magnesium-Stoffwechsel IV 457 ff.; V 497
— und Myokard I 759 ff.
— und Myokardamyloidose
II 961 ff.
— und Myokarditis II 928
— und Myokardose I 33 ff.;
II 959 ff.
— des Myokards s. u. Myokardstoffwechsel
— und Narkose V 592 ff.,
613 ff., 617 ff.
— und Noradrenalin V 171
— bei Ohnmacht IV 761
— und Operabilität IV 620,
625 ff., 629 ff., 631 ff.
— und Orthostase IV 761
— und Perikarditis II 1082
— und Perniciosa IV 647 ff.
— bei Phäochromocytom
V 661
— und Phlebektasien VI 516
— bei Polycythämie IV 668
— bei Porphyrie IV 397 ff.
— bei postsynkopalem Syndrom II 261 ff.
— und postthrombotisches
Syndrom VI 511
— bei Postural hypotension
IV 739; V 816
— bei Pseudo-Cushing-Syndrom V 701
— und Purpura VI 574
— und Rauwolfia-Alkaloide
V 530
— und reaktive Hyperämie
VI 57 ff.
— und Renin V 100 ff.
— bei rheumatischem Fieber
II 570 ff.
— und Salicyl II 647
— und Sauerstoffmangel
IV 9 ff., 14 ff.
— und Schock I 957, 961 ff.,
981, 984 ff., *987* ff.,
1027 ff., *1047* ff., *1077* ff.,
1114 ff.; IV 601 ff.
— und Steroide II 644 ff.
— bei Sympathicotonie
IV 721 ff.

Stoffwechsel und Terminalstrombahn VI 13 ff.
— und Thyreoidea I 599 ff.; IV 316 ff.
— und Thyreoidea-Hemmung I 599 ff.
— bei traumatischem Schock I 965
— bei Tricuspidalstenose II 1491
— und urämische Perikarditis II 1082
— bei Vagotonie IV 721 ff.
— und Varicen VI 516
— und Vasoexcitor material V 195
— und Vasomotorik III 680 ff.
— und vegetative Labilität IV 761
— bei Verbrennung VI 562 ff.
— bei Vergiftungen V 772
— und Wärmetherapie VI 155 ff.
Stoffwechseltheorie der Herzinsuffizienz I 708 ff.
Stokesscher Kragen bei Aortenaneurysma VI 448
Stomatitis und angeborene Herzfehler III 114
— bei Periarteriitis nodosa VI 320 ff.
— durch Quecksilberdiuretica I 533
„Stop-flow"-Methode I 531
„Stoppelfeldlunge" bei Periarteriitis nodosa VI 318
Stoßverletzung und Capillarresistenz VI 102 ff.
— und Endangitis obliterans VI 270
— und Gefäßkrankheiten VI 24, 237, 270
— und Herztrauma II 492 ff.
— und sekundäres Raynaud-Syndrom VI 237
Strabismus bei Gefäßkrankheiten VI 327
— bei Periarteriitis nodosa VI 327
Strahlenschäden und Addison-Syndrom V 798
— und angeborene Herzfehler III 111
— und Blutdruck V 40, 57
— und Capillarpermeabilität VI 548
— und Cor pulmonale IV 197 ff.
— und Entzündung VI 548
— und Erythematodes VI 344
—, Gefäßkrankheiten bei VI 26
— und Hypertonie V 40, 57, 642

Strahlenschäden und Hypotonie V 798
— und Lungenfibrose IV 197 ff.
— der Niere V 40, 57
— und renale Hypertonie V 642
Strahlentherapie, Addison-Syndrom durch V 798 ff.
— und angeborene Herzfehler III 111
— und Blutdruck V 490 ff., 798
— und Cor pulmonale IV 197 ff.
— bei Erfrierung VI 558
— bei essentieller Hypertonie V 490 ff.
— bei Gefäßkrankheiten VI 159 ff.
— bei Gefäßmißbildungen VI 589
— bei Hämangioendotheliom VI 601
—, Hämangiome VI 589, 597, 599 ff.
— bei Hämangiosarkom VI 602
— und Hydroperikard II 1152
— bei Hypertonie V 490 ff.
—, Hypotonie durch V 798
— bei Kaposi-Sarkom VI 603
— und Kavernome VI 597
— und Klippel-Trénaunay-Syndrom VI 589
— und Lungenfibrose IV 197 ff.
— bei Lymphangiom VI 617
— und Lymphgefäßinsuffizienz VI 612
— und Lymphödem VI 612
— bei postthrombotischem Syndrom VI 514
— bei Teleangiektasien VI 542
— bei Ulcus cruris VI 514
Strahlung und Klima IV 1 ff., 35
Streptobacillus moniliformis und Endokarditis II 676, 760
— — und Endokarditis lenta II 676
— — und Periarteriitis nodosa VI 309
Streptococcus (s. a. u. Streptokokkeninfekte)
— agalactiae und Endokarditis II 671, 674
— albus und Endokarditis II 673
— bovis und Endokarditis II 671 ff.
— cremoris und Endokarditis II 674

Streptococcus durans und Endokarditis II 672 ff.
— dysgalactia und Endokarditis II 671
— equi und Endokarditis II 671, 675
— faecalis und Endokarditis II 671 ff., 674, 760
— glyceriae und Endokarditis II 671 ff.
— haemolyticus bei Endokarditis lenta II 674, 691 ff., 718, 760
— — und Karditis rheumatica II 543 ff., *548* ff., *590* ff., 657 ff.
— humanus und Endokarditis II 671
— lactis und Endokarditis II 674, 736
— liquefaciens und Endokarditis II 671 ff., 674
— metamimeticus und Lymphangitis VI 604
— mucosus und Endokarditis II 671
— pyogenes und Endokarditis II 671, 674
— salivarius und Endokarditis II 671 ff., 675
— sanguis und Endokarditis II 675, 736
— -viridans und Antistreptokinase II 596
— bei Aortenisthmusstenose III 469 ff.
— und bakterielle Endokarditis II *670* ff., 689 ff., 718, 751 ff.
— und Capillarektasien VI 528
— und Coronarembolie III 973 ff.
— und Endokarditis lenta II *670* ff., 689 ff., 718, 751 ff.
— und Erythromelalgie VI 528
— und Gefäßkrankheiten VI 336 ff.
— und Karditis rheumatica II 549 ff., 556, 657
— und Meningitis II 719
— und Myokarditis II 903 ff.
— und rheumatisches Fieber II 549 ff., 556, 657
— bei Riesenzellarteriitis VI 336 ff.
— und Sepsis II 903 ff.
—, Therapie II 751 ff.
— zymogenes und Endokarditis II 671 ff.
Streptokinase bei Gefäßkrankheiten VI 199 ff.
— bei Karditis rheumatica 549 ff., 573 ff., 595 ff.

Streptokokkeninfekte und
Allergie II 543ff., 548ff.,
552ff.
— und angeborene Herzfehler
III 114, 469ff.
— bei Angina tonsillaris
II 912ff.
— und Antihyaluronidase
II 549ff., 552ff., 573,
593ff.
— und Antistreptokinase
II 549ff., 573ff., 595ff.
— und Antistreptolysin
II 549ff., 554, 570ff.,
590ff.
— bei Aortenisthmusstenose
III 469ff.
— und Arteriosklerose
III 925ff.
— und Autoantikörper
II 555ff., 600
— und Capillarektasien
VI 528
— und Capillarresistenz
VI 564ff.
— und Coronarembolie
III 973ff.
— und Coronarinsuffizienz
III 925ff.
— und Coronarsklerose
III 925ff.
— und C-reaktives Protein
II 550ff., 570ff., 596ff.
— und Cushing-Syndrom
V 694ff.
— und Endangitis obliterans
VI 264ff.
— und Endokarditis IV 536ff.,
552ff.
— und Endokarditis acuta
II 723ff., 727, 728ff.
— und Endokarditis bacterialis II 666ff., 669ff.,
723ff.
— und Endokarditis lenta
II 666ff., 669ff.; s. a. u.
Viridansstreptokokken
— und endokrine Hypertonie
V 694ff.
— und Erythromelalgie
VI 528
— bei Fokaltoxikose
II 912ff.
— und Gefäßkrankheiten
III 925ff.; VI 310,
336ff.
— bei hämorrhagischer Diathese VI 564ff.
— und Herzinfarkt III 973ff.
— und Hypertonie IV 568;
V 694ff.
— und idiopathische Perikarditis II 1073
— und infektiöser Schock
I 983ff.

Streptokokkeninfekte, Kammertachykardie bei
II 150ff.
— und Karditis rheumatica
II 543ff., 548ff., 590ff.,
657ff.; VI 564
— und Kollaps I 958
— und Kreislauf IV 534ff.
— und Lymphangitis VI 603
— und Lymphgefäßinsuffizienz VI 611
— und Lymphödem VI 611
— und Mitralstenose
II 1368ff., 1381ff.
— und Mononucleose II 927
— und Myokarditis II 871ff.,
874, 899ff., 903ff.;
IV 536ff., 550
— und Myokardstoffwechsel
III 925ff.
— und Nephritis IV 536ff.
— und paroxysmale Tachykardie II 150ff.
— und Periarteriitis nodosa
VI 310
— und Perikarditis II 1073
— und Perikarditis purulenta
II 1085
— und Phlebitis VI 484ff.
— und Polyarthritis IV 536ff.
— und Purpura rheumatica
VI 564ff.
— und rheumatisches Fieber
II 543ff., 548ff., 590ff.,
657ff.; VI 564
— und Riesenzellarteriitis
VI 336ff.
— und Scharlach-Myokarditis
II 899ff.
— und Schock I 958
— und Sepsis II 903ff.
—, Serologie II 548ff., 590ff.
— und Tachykardie II 150ff.
—, Therapie II 751ff.
— und Thrombophlebitis
VI 484ff.
— und vegetative Labilität
IV 824ff.
—, Viridans-Gruppe s. u. Viridans-Streptokokken
—, Waterhouse-Friedrichsen-Syndrom bei IV 564
Streptokokkenproteinase und
Myokarditis II 871
Streptokokkentoxine und
Blutdruck V 58
— und Hypertonie V 58
—, kardiotoxische II 554
— und Karditis rheumatica
II 554ff.
— und Myokarditis II 871ff.
— und rheumatisches Fieber
II 554ff.
Streptokokkenvaccine und Gefäßkrankheiten VI 310

Streptokokkenvaccine bei
Karditis rheumatica
II 657
— und Periarteriitis nodosa
VI 310
— bei rheumatischem Fieber
II 657
Streptolysin O und Karditis
rheumatica II 549ff.,
590ff.
Streptolysin S und Karditis
rheumatica II 549ff., 590ff.
Streptomycin bei Adams-Stokes-Syndrom II 272
— bei bakterieller Endokarditis II 748, 754ff.
— und Capillarpermeabilität
VI 582
— und Capillarresistenz
VI 582
— bei Cor pulmonale IV 170
— bei Endokarditis lenta
II 748, 754ff.
— bei Erythematodes
II 983ff.
— bei Gefäßkrankheiten
VI 309
— bei idiopathischer Perikarditis II 1075
— und infektiöser Schock
I 983ff.
— und Kationenaustauscher
I 558
— bei Kollagenosen II 983ff
— und Kollaps I 983ff.
— bei Lungenembolie IV 124
— bei Myokardtuberkulose
II 945
— und Periarteriitis nodosa
VI 309
— bei Perikarditis II 1075
— bei Perikarditis purulenta
II 1086
— und Schock I 983ff.
— bei tuberkulöser Perikarditis II 1079ff.
— bei Tuberkulose II 945
Stress und Arteriosklerose
III 792, 795ff., 855
— und Atmung IV 35
— und Blutdruck V 163ff.
— und Coronarinsuffizienz
III 855ff.
— und Coronarsklerose
III 792, 795ff., 855
— und Endokardfibrose
II 786
— und Endokarditis parietalis
fibroplastica II 786
— und experimentelle Hypertonie V 163ff.
— bei Gefäßkrankheiten
III 792, 795ff., 855
— und Höhenadaptation
IV 35

Stress und Hypertonie V 163 ff.
— und Klima IV 35
— und Kollaps I 1068 ff., 1072 ff.; IV 600 ff.
— und Luftdruck IV 35
— und Luftüberdruck IV 340 ff.
— und Myokardose II 969
— und Myokardstoffwechsel III 855 ff.
— bei Phlebitis VI 496
— und Porphyrie IV 402
— und psychosomatische Hypertonie V 163 ff.
— und Rauwolfia-Alkaloide V 525
— und Sauerstoffmangel IV 35
— und Schock I 1068 ff., 1072 ff.; IV 600 ff.
— und Thrombophlebitis VI 496
Striae und ACTH II 645 ff.
— und Cortison II 645 ff.
— bei Cushing-Syndrom V 683 ff.
— bei Hypertonie V 683 ff., 701
— bei Pseudo-Cushing-Syndrom V 701
Stridor bei Aortenbogen-Anomalien III 480 ff.
— bei Gefäßmißbildungen III 480
Stroboskopie VI 98
Strömungs-Calorimetrie VI 90 ff.
Strömungswiderstand, peripherer I 72 ff.
Stromcapillaren V 191
Strongyloides und Myokarditis II 940
Strontium, radioaktives s. u. Radiostrontium
Strophanthidin, Chemie I 427 ff.
Strophanthidol Chemie I 427 ff.
Strophanthin I 480 ff.
— bei Adrenalektomie V 490
— bei Angina pectoris III 1395 ff.
— und Antesystolie II 392
— bei Aorteninsuffizienz II 1476
— bei Arrhythmie II 113 ff.
— bei Beriberi IV 396
— und Blutmenge I 149
— und Calcium I 480
— und Calciumstoffwechsel IV 450 ff.
—, Chemie I 426 ff.
— bei Cor pulmonale IV 122 ff., 174 ff.
—, Eigenschaften I 431 ff., *481* ff.
—, Erhaltungsdosis I 476 ff.

Strophanthin, Extrasystolie durch I 462; II 39 ff., 44, 77 ff.
— und Herzarbeit I 16 ff., 25, 55 ff., 76
— bei Herzinfarkt I 464; III 1453 ff.
— bei Herzinsuffizienz I 55 ff., 76
— bei Herzklappenfehlern I 465
— bei Infektionskrankheiten VI 556, 562 ff.
— und Interferenz-Dissoziation II 291 ff., 295 ff.
—, Intoxikation I 461 ff.
—, Kammerflattern durch II 171
—, Kammerflimmern durch II 171
— bei Karditis rheumatica II 656
—, Kontraindikation I 461 ff.
—, Latenz I 434 ff., 481
— bei Lungenembolie IV 122 ff.
— bei Myokarditis II 892
— und Operabilität IV 626, 634
— bei paroxysmaler Tachykardie II 147 ff.
— bei Pneumonie-Myokarditis II 912
— bei Poliomyelitis II 918
— bei Pseudourämie V 388
—, Resorption I 431, 478, 481
— bei rheumatischem Fieber II 656
—, Sättigung I 474 ff.
— und Steroide I 459
— bei Tachykardie II 147 ff.
—, Todesfälle I 464; II 78
— bei Vorhofflimmern II 113 ff.
—, Wirkdauer I 434 ff., 479, 481
—, Wirkung I 16 ff., 25, 55 ff., 76, 149, 431 ff., 434 ff., 448 ff., 458 ff., 464, 468 ff., 474 ff., *481* ff.
— und Wolff-Parkinson-White-Syndrom II 392
Strophanthus gratus I 429
— bei Herzinsuffizienz I 426
—, Resorption I 431
Strophantosid, Chemie I 427 ff.
Strophil bei Herzinsuffizienz I 602
Strophosid bei Arrhythmie II 113 ff.
—, Pharmakologie I 481
— bei Vorhofflimmern II 113 ff.
Strosperid Chemie I 428 ff.
— in Verodigen I 483

Struma und Arrhythmie II 97, 103 ff.
—, cardiale I 787
— und Cor pulmonale IV 232
— und Extrasystolie II 71
— und Lymphgefäßinsuffizienz VI 608
— und Perikarditis II 1042
— und Thrombophlebitis VI 487
—, Vorhofflattern bei II 103 ff.
—, Vorhofflimmern bei II 103 ff.
Strychnin V 250, 257
— bei Extrasystolie II 77
— bei Gefäßkrankheiten VI 188
— bei Infektionskrankheiten IV 562
— und Kälte-Test V 250
— und maligne Hypertonie V 257
— und renale Hypertonie V 257
Stryphnon und Capillarpermeabilität VI 585
— und Capillarresistenz VI 585
— und hämorrhagische Diathese VI 585
— und Purpura VI 585
Sturge-Weber-Syndrom VI 590
— und Teleangiektasien VI 539
Sturzverletzung und arteriovenöse Fisteln VI 473 ff.
— und Herztrauma IV 492 ff.
— und Perikarditis II 1086
— und traumatische Perikarditis II 1086 ff.
Subacidität s. u. Achylia gastrica
Subarachnoidalblutung bei angeborenen arteriovenösen Fisteln VI 473
— und bakterielle Endokarditis II 719
— und Blutdruck V 391
— bei Endokarditis lenta II 719
— bei endokriner Hypertonie V 661
— bei essentieller Hypertonie V 391
— und Geburtsakt IV 522
— und Gefäßkrankheiten VI 327
— und Gravidität IV 522
— und Hirnbasisaneurysma VI 464
— bei Hypertonie V 391
— und Lungenödem I 132
— bei Periarteriitis nodosa VI 327

Subarachnoidalblutung bei
Phäochromocytom
V 661 ff.
— bei Teleangiektasien VI 541
Subarachnoidalraum bei Aortenaneurysma VI 449 ff.
— und Blutdruck V 157
— und experimentelle Hypertonie V 157
— und Hypertonie V 157
— und zentralnervöse Hypertonie V 157
Subclavia bei Aortenbogen-Anomalien II 478 ff.
— und Aortenhämatom, intramurales VI 455
Subclaviaaneurysma VI 463
— bei Endokarditis lenta II 703
Subclavia-Arteriogramm VI 126
Subclavia-carotid-obstructions-Syndrom s. u. Aortenbogensyndrom
Subclaviapuls bei Gefäßkrankheiten VI 49
Subclavia lusoria III 65
Submaxillardrüse und Kallikrein V 211 ff.
Subpapillarplexus bei Akrocyanose VI 532 ff.
— und Capillarektasien VI 530 ff.
— und Capillarpermeabilität VI 552
— und Cyanose VI 530 ff.
— bei Erfrierung VI 555
— und Serotonin VI 529
Substanz C (Streptokokken) II 548 ff.
Substanz M (Streptokokken) II 549 ff.
Substanz P V 203 ff., 236
— und Blutdruck V 203 ff.
— und Cocain V 205
— und Hexamethonium V 205
— und Hypotonie V 203 ff.
— und Nicotin V 205
—, Pharmakologie V 203 ff.
— und Tetraäthylammonium V 205
Substanz T (Streptokokken) II 549 ff.
Substanz Y (Streptokokken) II 549 ff.
Subtosan bei Kollaps I 1133
Succinooxydase IV 319
— und Arteriosklerose VI 419
— und Thyreoidea IV 319
Succinylderivate zur Narkose IV 624
Sudeck-Atrophie und sekundäres Raynaud-Syndrom VI 234, 236 ff.

Suicid bei Endangitis obliterans VI 281
Sulfadiazin bei bakterieller Endokarditis II 747
— bei Karditis rheumatica II 657
Sulfanilamid und Diurese I 536 ff.
Sulfapyridin und Embolie VI 362
Sulfathaushalt s. u. Schwefelhaushalt
Sulfathiazol und Embolie VI 362
Sulfocyanate s. u. Thiocyanate
Sulfonamide und allergische Myokarditis II 951 ff.
— bei angeborenem Herzfehler III 154
— bei bakterieller Endokarditis II 747 ff.
—, Baktericidie durch II 748
—, Bakteriostase durch II 748
— und Diurese I 536 ff., 540 ff.
— und Embolie VI 362
—, Empfindlichkeitstestungen II 749 ff.
— und Endokardfibrose II 786
— bei Endokarditis acuta II 730
— bei Endokarditis lenta II 747 ff.
— und Endokarditis parietalis fibroplastica II 786
— und Erythematodes II 977 ff.
— und Gefäßkrankheiten VI 307 ff.
— bei idiopathischer Perikarditis II 1075
— und infektiöser Schock I 983 ff.
— und Karditis rheumatica II 552, 657 ff.
— und Kollagenosen II 977 ff.
— im Kollaps I 983 ff.
— und Myokarditis II 874
— und Periarteriitis nodosa VI 307 ff., 333
— bei Perikarditis II 1075
— und Perikarditis purulenta II 1084 ff.
— und rheumatisches Fieber II 552, 657 ff.
— und Schock I 983 ff.
— bei Toxoplasmose II 934
Sulkovitch-Probe IV 446
Summationsgalopprhythmus II 885
— bei Myokarditis II 882, 885
„Sumpfphänomen", Begriff I 560 ff.
Supracilin bei Erythematodes II 983 ff.
Suprarenin s. u. Adrenalin

Supraventrikulärtachykard II 130 ff.
Suprifen und Blutdruck V
— bei essentieller Hypert V 499
— und Gefäßkrankheiten VI 185
— bei Hypertonie V 499
— bei vegetativer Labilitä IV 849
Supronal bei bakterieller E: karditis II 747
Sustained pressor principle experimentelle Hypert V 188
Symmers-Syndrom s. u. Mo cowitz-Symmers-Syndr
Sympathektomie und Adre ektomie V 490
— nach Adson V 471
— bei Akrocyanose VI 53
— bei Angina pectoris III 1430
— und Aortenisthmusste III 450
— bei Arteriosklerosis ob rans VI 436
— bei Arteriosklerosis ob rans diabetica VI 44
— bei arteriovenösen Fis VI 480
— und Augenhintergrund V 478 ff.
— und Blutdruck V 149, 374 ff., 390, 397, 408 470 ff.
— bei Capillarektasien VI
— und Capillaren VI 15 ff
— bei Coronarinsuffizienz III 1430 ff.
— und Cyanose V 471
— und Elektrokardiogran VI 374 ff.
— und Embolie VI 368
— bei Endangitis oblite: VI 304
— bei endokriner Hypert V 649, 679 ff.
— und Entzügelungshoch druck V 149
— bei Erfrierung VI 558
— bei Erythralgie VI 527
— und essentielle Hypert V 374 ff., 390, 397, · 470 ff.
— und experimentelle Hy tonie V 149
— und Gefäßkrankheiten VI 213 ff.
— nach Grimson V 471
— und Hämodynamik V 4
— und hämorrhagischer Schock I 1042
— nach Hinton V 471
— als Hyperämietest VI 6

Sympathektomie und Hypertonie V 149, 374ff., 390, 397, 408 470ff.
—, Indikationen V 487ff.
— und Infektionskrankheiten IV 531ff.
— und Kältetest V 249, 252
— und Kollaps I 1042
—, Komplikationen V 485ff.
— bei Livedo reticularis VI 534
— bei maligner Hypertonie V 629
— und Martorelli-Syndrom VI 381
—, Methoden V 471, 489
—, Mortalität V 481ff.
— und Nierendurchblutung V 408
— und Noradrenalin V 176
— und Oscillogramm VI 80
— nach Peet V 471
— und periarterielle VI 213, 234
— bei Perniosis VI 560
— bei Phäochromocytom 649ff., 679ff.
—, Pharmakologie V 472ff.
— und Raynaud-Syndrom VI 229, 233ff.
— und Schock I 1042
— und Schweißsekretion VI 43ff.
— und Serotonin V 182
— nach Smithwick V 471
— bei Tachykardie II 150
— und Terminalstrombahn VI 15ff.
— und Ulcus cruris VI 381
— und Valsalva-Versuch IV 778
— und Vasomotorik VI 213ff.
— und Venensystem I 87
Sympathicoblastom und Cushing-Syndrom V 695
— und Hypertonie V 695
Sympathicomimetica s. a. u. Adrenalin, Noradrenalin, Sympathol
— bei Adams-Stokes-Syndrom II 265, 267
— und Atrioventriculärblock II 242ff., 250ff.
— und Blutdruck V 70, 166ff., 780ff.
— und Capillarpermeabilität VI 547
— bei Carotis-Sinus-Syndrom II 277
— bei Cyanose VI 532
— und Ergotamin V 93
— bei essentieller Hypotonie V 794

Sympathicomimetica und experimentelle Hypertonie V 70, 166ff.
— bei Gefäßkrankheiten VI 162ff.
— und Hauttemperatur VI 83
— und Herzblock II 194ff., 198, 242ff., 250ff.
— und Herzinfarkt III 1449
— und Herztöne II 575
— und Hypertonie V 70, 166ff.
— bei Hypothyreose V 800
— bei Hypotonie V 780ff., 794, 823ff.
— bei Infektionskrankheiten IV 562
—, intraarteriell VI 204
— bei Interferenz-Dissoziation II 297
— bei Kollaps IV 602ff.
—, Nebenwirkungen II 149
— und Orthostase IV 740
— und Oscillogramm VI 79
— bei Pararhythmie II 297
— und Parasystolie II 302ff.
— bei paroxysmaler Tachykardie II 149
— bei Postural hypotension IV 740ff.
— und Reizleitung II 194, 198, 242ff., 250ff.
— bei Schock IV 602ff.
— und Sinoauriculärblock II 194ff., 198
— bei Tachykardie II 149
— und Terminalstrombahn VI 16
— und totaler Block II 242ff., 250ff.
— und Urticaria VI 547
— bei vegetativer Labilität IV 740, 848ff.
— und Veratrumalkaloide V 558ff.
„Sympathicotonic orthostatism", Begriff IV 732
Sympathicotonie und Akrocyanose VI 533ff.
— bei Aortenbogensyndrom VI 379
— und Arteriosklerose VI 400
—, Begriff IV 712ff., 721ff.
— und Dermographie VI 40
— und Endangitis obliterans VI 300
— und Gefäße VI 24
— und Gefäßkrankeiten VI 24
— und Kollaps I 974
—, Kreislauf bei IV 721ff.
— bei Livedo reticularis VI 534
— und Lymphgefäßinsuffizienz VI 605ff.

Sympathicotonie und Menopause IV 722ff., 870ff.
— und Migräne VI 251
— und Regelkreis IV 756ff.
— und Roemheld-Syndrom IV 865
— und Schock I 974
— und Sexualfunktion IV 722ff., 870ff.
— bei traumatischen Schock I 974
— bei Valsalva-Versuch IV 778
Sympathicus und Adams-Stokes-Syndrom II 259ff.
— und Adrenalektomie V 490
— und Adrenalin V 166ff.
— und Akrocyanose VI 533
— und angeborene Herzfehler III 450ff.
— bei Angina pectoris III 1430ff.
— bei Aortenaneurysma VI 449ff.
— bei Aortenbogensyndrom VI 379
— bei Aortenisthmusstenose III 450ff.
— bei Arrhythmie II 114
— und Arteriosklerose VI 400
— bei Arteriosklerosis obliterans VI 436
— bei Arteriosklerosis obliterans diabetica VI 440
— und arteriovenöse Anastomosen VI 8
— bei arteriovenösen Fisteln VI 480
— und Atmung IV 12ff., 31ff.
— und Atrioventrikulärblock II 219, 231, 242ff.
— und Atrioventrikular-Dissoziation II 287ff.
— und Banthin V 492
— und Barbiturate V 492ff.
— bei Belastung IV 764ff.
— und Benzodioxan V 493
— bei Beriberi IV 396
— und Blutdruck V 22, 29, 70ff., 73, 149, 155ff., 158, 166ff., 374ff., 390, 397, 408, 445, 470ff., 492ff., 506, 658ff., 679ff., 780ff.
— und Bromide V 492
— bei Capillarektasien VI 525
— und Capillaren VI 13ff.
— und Capillarpermeabilität VI 547
— und Carotissinus V 151, 716
— bei Carotissinus-Syndrom II 277

Sympathicus und Coronardurchblutung III 675ff.
— und Coronargefäße III 670ff., 675ff.
— und Cyanose VI 533
— und Dermographie VI 40
—, und Diabetes mellitus VI 440
— und Dibenamin V 493
— und Dibenzylin V 493
— und Digitalis V 494
— bei Dumping-Syndrom IV 866
— bei Dystrophie IV 296
— und Elektrokardiogramm II 205
— und Endangitis obliterans VI 300, 304
— bei endokriner Hypertonie V 647ff., 658ff., 679ff.
— und Entzügelungs-Hochdruck V 149ff., 155, 717
— bei Erfrierung I 981; VI 558
— bei Erythralgie VI 527
— bei Erythromelalgie VI 525
— und essentielle Hypertonie V 374ff., 390, 397, 408, 470ff., 492ff.
— und essentielle Hypotonie V 790ff.
— und experimentelle Hypertonie V 70ff., 149ff., 155, 158, 166ff.
— und Extrasystolie II 42ff.
— und Ferritin V 493
— und Ganglienblocker V 492, 565ff., 571ff.
— und Gefäßkrankheiten VI 162ff.
— und Genußgifte IV 826
— bei Graviditätstoxikose V 749ff.
— und hämorrhagischer Schock I 1033, 1041ff.
— und Hauttemperatur VI 83, 88
— und Herzaktion II 5ff., 9
— und Herzblock II 194ff., 219, 231
— und Herzgröße I 853ff.
— bei Herzinsuffizienz I 592ff.
— und Herzvolumen I 853ff.
— und Hirndurchblutung V 397, 399
— und Histamin V 494
— und Höhenadaptation IV 12ff, 31ff.
— und Hydergin V 492
— und Hyperämietest VI 64
— und Hyperthyreose IV 317ff.
— und Hypertonie V 70ff., 149ff., 155, 158, 166ff., 374ff., 390, 397, 408, 470ff., 492ff., 658ff.

Sympathicus und Hypertonie-Therapie V 492ff.
— bei Hypoglykämie IV 379
— bei Hypothyreose IV 332ff.
— und Hypotonie V 780ff., 790ff., 807, 810, 823ff.
— und infektiöser Schock I 985ff.
— bei Infektionskrankheiten IV 531ff., 562ff.
— und Insulin IV 379
— und Interferenz-Dissoziation II 291ff., 297
— und Kälte-Test IV 784ff., V 249
— und Kammerflattern II 173ff.
— und Kammerflimmern II 173ff.
— bei Kammertachykardie II 151ff.
— und Klima IV 12ff., 31ff.
— und Kollaps I 974, 987ff., 1033, 1041ff.; IV 600ff.
— in der Kombinations-Therapie V 586
— und Lebensalter IV 622ff.
— bei Livedo reticularis VI 534
— und Luftdruck IV 12ff., 31ff.
— und Lungenkreislauf IV 69ff.
— und Lymphgefäßinsuffizienz VI 605ff., 613
— bei Lymphödem VI 615
— bei maligner Hypertonie V 629
—, Martorelli-Syndrom VI 381
— und Menopause IV 722ff., 870ff.
— und Narkose IV 592ff.
— und Nicotin IV 826
— und Nierendurchblutung V 408
— und Nitrite V 494
— und Noradrenalin V 166ff.
— und Ohnmacht IV 764
— und Orthostase IV 729ff., 734ff.; V 810
— und Oscillogramm VI 79
— und Pararhythmie II 287ff., 291, 297
— und Parasystolie II 302ff.
— bei paroxysmaler Tachykardie II 149, 151ff.
— bei Perniosis VI 560
— und Phäochromocytom V 647ff., 658ff., 679
—, Pharmakologie V 506ff.
— bei Porphyrie IV 400

Sympathicus und Procain V 492
— und Purine V 494
— und Rauwolfia-Alkaloide V 492, 522ff., 524
— und Raynaud-Syndrom VI 229ff.
— und Regelkreis IV 746ff.
— und Regitin V 493
— und Reizleitung II 194, 219, 231, 242
— und Reizleitungssystem II 182ff.
— und respiratorische Arrhythmie II 21ff.
— bei Riesenzellarteriitis VI 342
— und Roemheld-Syndrom IV 865
— und Sauerstoffmangel IV 12ff., 31ff.
— und Schock I 974, 981, 985ff., 987ff., 1033, 1041ff.; IV 600ff.
— und Schweißsekretion VI 43ff.
— und Serotonin V 182
— und Sexualfunktion IV 722ff., 870ff.
— und Sinoaurikulärblock II 194
— und Substanz P V 205
— und Sympathektomie V 475ff.
— bei Sympathicotonie s. dort
— und Tachykardie II 5ff., 9, 149, 151; III 845
— und Terminalstrombahn VI 13ff.
— und Thyreoidea IV 317ff., 332ff.
— und totaler Block II 231, 242ff.
— bei traumatischem Schock I 974, 1043
—, Ulcus cruris VI 381
— und Urticaria VI 547
— bei Valsalva-Versuch IV 778ff.
— vegetative Labilität IV 734ff., 798ff., 851ff.
— und Venensystem I 87
— und Veratrin V 492
— und Veratrumalkaloide V 558ff.
— bei Vergiftungen V 807
— bei Vorhofflimmern II 114
— und zentralnervöse Hypertonie V 158
Sympathicusblockade bei Angina pectoris III 1430ff.
— bei Capillarektasien VI 527

Sympathicusblockade und Embolie VI 368
— bei Erfrierung VI 558
— bei Erythralgie VI 527
— bei Gefäßkrankheiten VI 202ff.
— und Kollaps I 1043
— bei Lymphgefäßinsuffizienz VI 615
— bei Lymphödem VI 615
— und Raynaud-Syndrom VI 229, 232
— bei Riesenzellarteriitis VI 342
— und Schock I 1043
— und traumatischer Schock I 1043
Sympathin V 167
— und Blutdruck V 29, 170
—, Pharmakologie V 167, 170
—, Uro- V 168ff.
Sympatol bei Adams-Stokes-Syndrom II 271
— bei Antesystolie II 384
— bei Arteriographie VI 122ff.
— und Blutdruck V 800, 823ff.
— bei Bradykardie II 19
—, Butyl- s. u. Vasculat
— und Chinidin II 120
— bei Cyanose VI 532
— und Dermographie VI 40
— und Hauttemperatur VI 83
— und Herzarbeit I 15; II 19
— und Herzblock II 198
— und Herzinfarkt III 1449
— bei Hypotonie V 800, 823ff.
— bei Migräne VI 254
— bei paroxysmaler Tachykardie II 149
— und Reizleitung II 198
— und Sinoauriculärblock II 198
— bei Tachykardie II 149
— bei vegetativer Labilität IV 849ff.
— bei Wolff-Parkinson-White-Syndrom II 384
„Synchronisation", Begriff bei totalem Block II 239
Syncurin bei Gefäßkrankheiten VI 175
„Syndrom des sensitiven Herzens" s. u. vegetativer Labilität
Syndrom d'hémorragie par défibrination und Lungenembolie IV 115
„Syndrome en chasse" s. u. Dumping-Syndrom
„Syndrome endocrino-hépato-cardiaque" IV 687
Syndrome malin toxiinfectieux tardif IV 565

Synephrin und Blutdruck V 150
— und Carotissinus V 150
— bei Hypotonie V 823
Synkardialmassage VI 150ff.
—, Apparatur VI 151ff.
— bei Endangitis obliterans VI 299ff.
— bei Gefäßkrankheiten VI 150ff.
—, Methodik VI 150ff.
— und Oscillogramm VI 79ff., 152
— und Vasomotorik VI 153
Synkardon s. u. Synkardialmassage
Synkope II 1ff.
— bei Adams-Stokes-Syndrom II 228ff., *251ff.*
— und angeborene Herzfehler III 261
— bei Aortenstenose II 1433, 1447
— und Blutdruck V 780ff.
— durch Carotisreflexe II 144ff.
— bei Carotissinussyndrom II 273ff.
— durch Chinidin II 119
— bei Gravidität IV 488
— und Hypotonie V 780ff., 819
— und Kammerflattern II 174ff.
— und Kammerflimmern II 174ff.
— und Operabilität IV 631
— bei Postural hypotension IV 743
— bei Pulmonalsklerose IV 245
— und Regelkreis IV 756ff.
—, vasovagale IV 735; V 780, 819ff.; s. a. u. Kollaps und Ohnmacht
— bei Vorhofseptumdefekt III 261
Synovia bei rheumatischem Fieber II 601ff.
Synpen bei allergischer Myokarditis II 950ff.
Syringobulbie, Antesystolie bei II 394
—, Wolff-Parkinson-White-Syndrom bei II 394
Syringomyelie und Gefäßkrankheiten VI 242
— und Postural hypotension IV 738; V 814
— und Schweißsekretion VI 43ff.
— und sekundäres Raynaud-Syndrom VI 242
Syringopin bei essentieller Hypertonie V 590

Systole und Aderlaß I 591ff.
— bei Adipositas IV 382ff.
— und Alternans II 405, 408
— bei angeborener Pulmonalinsuffizienz III 565ff.
— bei angeborener Pulmonalstenose III 322ff.
— bei Antesystolie II 390ff.
— bei Aorteninsuffizienz II 1454ff.
— bei Aortenstenose II 1428ff.
— und Arbeitsbelastung I 854ff.
— und arteriovenöse Aneurysmen IV 252
— und Atmung IV 7ff., 11ff., 22ff., 27ff.
— und Balneotherapie I 663ff.
— und Blutdruck V 386
— und Chlorothiazid V 589ff.
— bei Coma diabeticum IV 375
— und Coronardurchblutung III 679ff., 707ff.
— bei Coronarinsuffizienz III 707ff.
— bei Coronarsklerose I 756
— bei Cor pulmonale IV 59ff., 63ff., 87ff., 98, 146ff.
— bei Diabetes mellitus IV 375ff., 378ff.
— und Diuretica V 589ff.
— bei Druckhypertrophie I 740ff.
—, Dynamik I 730ff.
— bei Ebstein-Syndrom III 419
— bei Endokardits lenta II 705ff.
— bei essentieller Hypertonie V 386
— bei Fiedler-Myokarditis II 957ff.
— und Ganglienblocker V 572ff.
— bei Gefügedilatation I 750ff.
— bei hämorrhagischem Schock I 962
— bei Hegglin-Syndrom I 31ff.
— und Herzglykoside I 449
— und Herzgröße I 834, 842ff.
— bei Herzhypertrophie I 734ff., 740ff.
— bei Herzinfarkt III 707ff.
— und Herzmechanik I 853ff.
— bei Herztamponade II 1064ff.
— und Herztöne II 574ff.
— und Herztonus I 876ff.
— bei Herztrauma II 501ff.

Systole und Herzvolumen I 834, 842ff.
— bei Höhenadaptation IV 7ff., 11ff., 22ff., 27ff.
— und Hydro-Chlorothiazid V 589ff.
— bei Hypercalcämie IV 447ff., 449, 451ff.
— bei Hyperthyreose IV *316*ff., *326*ff.
— bei Hypertonie V 386
— bei Hypocalcämie IV 447ff.
— bei Hypokaliämie IV 427ff.
— bei Hypothyreose IV 333ff.
— und Insulin IV 375ff.
— bei Kammerextrasystolie II 70
— bei Karditis rheumatica II 574ff., 580ff.
— und Klima IV 7ff., 11ff., 22ff., 27ff.
— im Kollaps I 962, 1025
— bei konstriktiver Perikarditis II 1100ff., 1122ff.
— und Lebensalter IV 621ff.
— und Luftdruck IV 7ff., 11ff., 22ff., 27ff.
— und Luftüberdruck IV 40ff.
— bei Lungenembolie IV 97ff.
— und Lungenkreislauf IV 63ff., 87ff.
— und Magnesium-Stoffwechsel IV 457ff.
—, Mechanik I 850ff.
— bei Mitralinsuffizienz II 1406ff.
— bei Mitralstenose II 1341ff.
— und Myokard I 730ff.
— bei Myokarditis II 912, 918
— bei Myxödem IV 333ff.
— und Nervensystem I 853ff.
— bei Panzerherz II 1100ff., 1122
— bei paroxysmaler Tachykardie II 132ff.
— und Perikard II 1037ff.
— und Perikardcysten II 1145
— und Perikarddivertikel II 1145
— bei Perikarditis II 1064ff.
— bei Pneumokoniose IV 205ff.
— bei Poliomyelitis II 918
— bei rheumatischem Fieber II 574ff., 580ff.
— und Sauerstoffmangel IV 7ff., 11ff., 22ff., 27ff.
— bei Schenkelblock II 335ff.
— im Schock I 962, 1025
— bei Sichelzellanämie IV 240
— bei Silikose IV 205ff.
— bei Sportherz I 734ff., 872, 921ff.
— bei Tachykardie II 132ff.; III 845

Systole bei Tetanie IV 448ff.
— bei Thorakoplastik IV 225
— und Thyreoidea IV 316ff., 326ff., 333ff.
— bei totalem Block II 229
— und Training I 872
— bei Tricuspidalstenose II 1488
— bei Tuberkulose IV 223ff.
— und Valsalva-Versuch IV 777
— bei Ventrikelseptumdefekt III 220
— bei Volumenbelastung I 887
— bei Volumenhypertrophie I 753
— bei Vorhofflimmern II 79ff.
— und Windkessel V 19ff.
— bei Wolff-Parkinson-White-Syndrom II 390ff.

„Tabakangina" III 884; IV 826
Tabakgenuß und Angina pectoris III 878ff.; IV 826
—, Arrhythmie bei II 105ff.
— und Arteriosklerose VI 400
— und Blutdruck V 217, 263ff.
— und Capillarspasmen VI 537
— und Coronarinsuffizienz III 878ff.
— und Endangitis obliterans VI 265ff.
— und essentielle Hypertonie V 263ff.
— und Extrasystolie II 75
— und Gefäßkrankheiten VI 27
— und Hauttemperatur VI 85
— und Herzinfarkt III 1445
— und Hypertonie V 263ff.
— und Kallikrein V 217
— und Myokard II 968; III 878ff.
— und Raynaud-Syndrom VI 228
— und Sportherz I 942
—, Tachykardie durch II 10
— und Terminalstrombahn VI 16ff.
— bei vegetativer Labilität IV 799ff., 825ff.
—, Vorhofflattern bei II 105ff.
—, Vorhofflimmern bei II 105ff.
Tabakosis IV 221
Tabes dorsalis und Aortitis luica V 351
— — und Capillarektasien VI 528
— — und Erythromelalgie VI 528

Tabes dorsalis und Postural hypotension IV 738; V 814
Tabeskrisen III 1337
Tacholiquin bei Herzinsuffizienz I 595
Tachyarrhythmie und Antesystolie II 387ff.
— und Gravidität IV 496
— und Operabilität IV 632
—, paroxysmale II 128ff.
—, Therapie II 113ff.
— bei Vorhofflimmern II 81, 90ff., 112ff.
— und Wolff-Parkinson-White-Syndrom II 387ff.
„Tachycardie à centre excitable", Begriff II 128
„Tachycardie paroxystique essentielle", Begriff II 127
„Tachycardies ventriculaires terminales", Begriff II 163
Tachykardie bei Adams-Stokes-Syndrom II 152, 253ff., 257ff.
— bei Addison-Syndrom V 797
— bei Adipositas II 11; IV 382ff.
— und Adrenalin V 174ff.
— und Alternans II 155, 161, 403ff., 409ff.
— bei Anämie IV 644ff., 657ff.
—, Anatomie II 142ff., 161ff.
— bei angeborenem Herzfehler III 155
— bei angeborenem Sinus-Valsalvae-Aneurysma III 206ff.
— und Angina pectoris III 842ff., 1007ff., 1032ff.
— und Angina tonsillaris II 914
— bei Antesystolie II 378, 385, *387*ff., 395ff.
— bei Aortenaneurysma VI 449ff.
— bei Aortenbogensyndrom V 767; VI 378ff.
— bei Aorteninsuffizienz II 1456ff.
— und Aortographie VI 135
— und Arrhythmie II 155ff.
— bei arteriovenösen Fisteln VI 476
— und Atmung IV 11ff., 22ff., 27ff., 31ff., 34
—, atrioventrikuläre II 130ff.
— und Atrioventrikularblock II 237
— bei Atrioventrikular-Rhythmus II 279ff.
—, auriculäre II 130ff., 136ff.
—, Auslösung II 131, 151ff.
— bei bakterieller Endokarditis II 726

Tachykardie und Balneotherapie I 698, 700
— und Benzodioxan V 493, 518
— bei Beriberi IV 390 ff.
— und Blutdruck II 9, 11; V 148, 154, 657 ff., 780 ff., 795
— bei Blutkrankheiten IV 644 ff., 657 ff.
— bei Brucellosen II 904
— und Calciumstoffwechsel II 149; IV 453
— bei Canalis atrioventricularis communis III 293 ff.
— und Carotis-Sinus V 715
— und Carotis-Sinus-Syndrom II 276 ff.
— und Chagas-Myokarditis II 932
— durch Chinidin II 40 ff., 119, 122
— durch Cholin II 147
— bei Chylothorax VI 607
— und Coffein IV 826
— bei Coma diabeticum IV 375 ff.
— und Commissurotomie II 1392
— und Coronardurchblutung III 678 ff., 842 ff., 1007 ff.
— und Coronarinsuffizienz III 842 ff., 1007 ff., 1032 ff.
— bei Cor pulmonale IV 104 ff., 109 ff., 134 ff., 142 ff.
— bei Coxsackie-Infekt II 921
— bei Dermatomyositis II 991 ff.
— bei Diabetes mellitus IV 375 ff.
— durch Digitalis I 490 ff.; II 114, 150 ff.
— bei Diphtherie-Myokarditis II 878 ff., 894 ff.
— bei Ductus Botalli persistens III 182
— bei Dystrophia musculorum progressiva II 972
— bei Dystrophie IV 296, 306 ff.
— bei Ebstein-Syndrom III 420 ff.
— bei Echinokokkose II 938
— bei Effort-Syndrom IV 715
—, Elektrokardiogramm bei II 11 ff., 134 ff., 153 ff.
— bei Elektrounfall III 906 ff.
— bei Encephalomyokarditis II 920
— bei Endokarditis IV 551 ff.
— bei Endokarditis acuta II 726 ff.

Tachykardie bei Endokarditis bakterialis II 726 ff.
— bei Endokarditis lenta II 703 ff.
— bei endokriner Hypertonie V 657 ff.
— bei Entzügelungs-Hochdruck V 148, 154, 716 ff.
— und Epilepsie IV 875
— bei Erythematodes II 979 ff.
—, essentielle II 128 ff., 151 ff.
— bei experimenteller Hypertonie I 148, 154
— und experimenteller Schock I 989 ff.
— und Extrasystolie II 30, 34, 38, 44, 73 ff., 128 ff., 132, 136 ff., 150 ff., 158 ff., 161
— bei Fettembolie IV 134 ff.
— und Fleckfieber II 907
— und Fokaltoxikose II 914
— und Geburtsakt IV 495 ff.
— bei Gefäßkrankheiten VI 228
— und Genußgifte IV 826
— bei Glykogenose II 966
— und Gravidität II 915; IV 486, 488 ff., 495 ff.
— und Graviditätstoxikose II 915
— bei Grippemyokarditis II 924 ff.
— bei Hämochromatose II 965; IV 683
— bei Hämoperikard II 1151 ff.
— und hämorrhagischer Schock I 1033
— und Herzblock II 128 ff., 139 ff., 156 ff.
— und Herzglykoside I 450 ff., 461, 462, 490 ff.; II 114, 150 ff.
— und Herzinfarkt I 339, 344; II 150 ff., 162 ff., 166 ff.; III 1081 ff., *1133* ff.; V 818 ff.
— und Herzinsuffizienz I 66; II 128 ff., 150 ff., 162 ff., 166 ff.
— bei Herzkatheterismus II 1259 ff.
— bei Herzneurose IV 820 ff.
— bei Herztamponade II 1063 ff.
— und Herztöne II 575 ff.
— bei Herztrauma II 466 ff., 497 ff., 505 ff., 519 ff.
— bei Herztumoren II 1180 ff.
— und Herzversagen I 338
— und Herzvolumen I 834 ff.
— und Höhenadaptation IV 11 ff., 22 ff., 27 ff.
— und Hydralazine V 546

Tachykardie bei Hypercalcämie IV 447
— bei Hypernatriämie IV 446
—, hyperthermische II 9
— bei Hyperthyreose II 4 ff., 10, 130 ff.; IV 316 ff., *322* ff.; V 770
— bei Hypertonie V 148, 154, 657 ff.
— durch Hypertonie-Therapie V 493
— bei Hypocalcämie IV 448 ff.
— bei Hyponatriämie I 574 ff.; IV 441 ff.
— bei Hypothyreose IV 332 ff.
—, Hypotonie bei V 780 ff., 795
— bei infektiösem Schock I 984 ff.
— bei Infektionen IV 530 ff., 541, 551; V 802 ff.
— und Interferenz-Dissoziation II 291 ff.
— bei Kala-Azar II 936
— und Kallikrein V 216 ff., 219
— und kardiogener Schock I 1025
— bei Karditis rheumatica II 574 ff., 580 ff., 590, 638
— und Klima IV 11 ff., 22 ff., 27 ff.
— bei Kollagenosen II 979 ff.
— und Kollaps I 345, 959, 965 ff., 984 ff., 989 ff., 1010, 1025, *1033* ff.; II 9, 131 ff., 162 ff.; IV 600 ff.
—, konstitutionelle II 10
— bei konstriktiver Perikarditis II 1097 ff., 1100 ff., 1120
— bei Leukämie IV 673 ff.
— und Libman-Sacks-Endokarditis II 979 ff.
— und Luftdruck IV 11 ff., 22 ff., 27 ff.
— und Luftüberdruck IV 40 ff.
— bei Lungenembolie IV 104 ff., 109 ff.
— bei Lutembacher-Syndrom III 284
— bei Lymphogranulomatose IV 680
— und Magnesium-Stoffwechsel II 148 ff., 165 ff.; IV 457 ff.
— bei Masern II 922
— bei Mitralstenose II 1321 ff., 1392
— bei Myokarditis II 877 ff.; IV 54
— bei Myokarditis rheumatica II 590
— bei Myokardose II 968 ff.
— und Myokardsarkoidose II 947 ff.

Tachykardie und Myokardstoffwechsel III 683, 842ff.
— und Myokardtuberkulose II 943ff.
— und Narkose IV 592ff., 613ff.
—, nervöse II 8ff.
—, —, Mechanismus II 134ff., 141, 161ff.
— und Nicotin III 883ff.
— und Noradrenalin V 176
— bei Operationen IV 628ff., 707ff.; V 805
— bei Orthostase II 10; IV 729ff.; V 809ff.
— bei Pankarditis rheumatica II 620
— bei Panzerherz II 1097, 1100ff., 1120
— und Parasystolie II 299
— und Parotitis II 928
—, paroxysmale I 345; II 127ff.; III 1305
—, —, und Adams-Stokes-Syndrom II 152, 253ff., 258ff.
—, —, bei allergischer Myokarditis II 951ff.
—, —, und Alternans II 409ff.
—, —, Anatomie II 142ff., 161ff.
—, —, bei angeborenem Herzfehler III 155
—, —, und Angina pectoris III 843ff., 1032ff.
—, —, bei Antesystolie II 378, 387ff., 395ff.
—, —, bei Aorteninsuffizienz II 1456ff.
—, —, und Arrhythmie II 155ff.
—, —, atrioventrikuläre II 130ff.
—, —, auriculäre II 130ff., 136ff.
—, —, Auslösung II 131, 151ff.
—, —, und Balneotherapie I 700
—, —, Begriff II 127
—, —, Blutdruck bei V 780ff., 795
—, —, bei Blutkrankheiten IV 673ff.
—, —, und Calciumstoffwechsel II 149
—, —, und Carotissinus-Syndrom II 276ff.
—, —, durch Chinidin II 119, 122
—, —, durch Cholinderivate II 147
—, —, und Commissurotomie II 1392

Tachykardie, paroxysmale, und Coronardurchblutung III 843ff.
—, —, Coronarinsuffizienz bei III 842ff.
—, —, bei Cor pulmonale IV 109ff.
—, —, Definition II 127
—, —, durch Digitalis I 490ff.; II 114, 151
—, —, bei Ebstein-Syndrom III 420ff.
—, —, bei Echinokokkose II 937
—, —, Elektrokardiogramm bei II 134ff., 153ff., 160
—, —, bei Elektrounfall III 906ff.
—, —, essentielle II 128ff., 151ff.
—, —, und Extrasystolie II 128ff., 132, 136ff., 150ff., 158ff., 161
—, —, Folgen II 166ff.
—, —, Formen II 127ff.
—, —, gemäßigte II 127ff.
—, —, und Gravidität II 915; IV 496
—, —, bei Graviditätstoxikose II 915
—, —, und Hämochromatose II 965; IV 683
—, —, und Herzblock II 128ff., 139ff., 156ff.
—, —, und Herzinfarkt II 150ff., 162ff., 166ff.; III 1081ff.
—, —, und Herzinsuffizienz I 66; II 128ff., 150ff., 162ff., 166ff.
—, —, bei Herzkatheterismus II 1259ff.
—, —, bei Herzneurose IV 821ff.
—, —, bei Herztumoren II 1181ff., 1216
—, —, bei Hyperthyreose II 130ff.; IV 323
—, —, bei Hypothyreose IV 332
—, —, Hypotonie bei V 780ff., 795
—, —, infektiöse II 9ff., 150ff.
—, —, Kammer- II 150ff., s. a. dort
—, — bei Karditis rheumatica II 590
—, —, und Kollaps I 959; II 131ff., 162ff.
—, —, bei konstriktiver Perikarditis II 1120
—, —, bei Leukämie IV 673ff.

Tachykardie, paroxysmale, bei Lungenembolie IV 109ff.
—, —, bei Lutembacher-Syndrom III 284
—, —, bei Lymphogranulomatose IV 680
—, —, und Magnesiumstoffwechsel II 148ff., 165ff.; IV 458ff.
—, —, bei Masern II 922
—, —, Mechanismus II 134ff., 141ff., 161ff.
—, —, bei Mitralstenose II 1392ff.
—, —, bei Myokarditis II 901
—, —, bei Myokarditis rheumatica II 590
—, —, bei Myokardsarkoidose II 948
—, —, und Myokardstoffwechsel III 843ff.
—, —, Myokardtuberkulose II 944
—, —, und Operabilität IV 628
—, —, bei Panzerherz II 1120
—, —, Pathologie II 142ff.; 161ff.
—, —, bei Periarteriitis nodosa II 987ff.
—, —, bei Perikarderguß I 347
—, —, bei Perikarditis II 1120
—, —, bei Pneumonie-Myokarditis II 912
—, —, postoperative IV 607ff.
—, —, Prognose II 143ff., 151, 162ff.
—, —, prolongierte II 128ff.
—, —, Prophylaxe II 144, 149ff.
—, —, und Purine I 547ff.
—, —, und P-Zacken II 207
—, —, bei rheumatischem Fieber II 590
—, —, als Rhythmusstörung II 1ff.
—, —, bei Sarkoidose II 948
—, —, bei Scharlach-Myokarditis II 901
—, —, schnelle II 127ff.
—, —, und Schock I 959
—, —, sinoauriculäre II 130ff.
—, —, Sinus- II 7ff., 130ff., s. a. dort
—, —, supraventrikuläre II 128ff., 130ff., 160
—, —, Symptome II 131ff., 151ff., 160
—, —, terminale II 128ff., 151ff., 163ff.
—, —, Therapie II 143ff., 163ff.

Tachykardie, paroxysmale,
  und Thyreoidea
  II 130ff.; IV 323; 332
—, —, toxische II 150ff.
—, —, bei Toxoplasmose
  II 934
—, —, bei Tuberkulose II 944
—, —, Typ Bouveret-Hoffmann II 128ff.
—, —, Typ Gallavardin
  II 128ff.
—, —, bei Typhus-Myokarditis
  II 906
—, —, bei vegetativer Labilität IV 709ff.
—, —, ventrikuläre II 128ff., 151ff.
—, —, bei Vorhofflattern
  II 97
—, —, bei Vorhofflimmern
  II 112ff., 114, 150
—, —, Vorkommen II 130ff., 150ff.
—, —, bei Wolff-Parkinson-White-Syndrom
  II 378, 387ff., 395ff.
— bei Periarteriitis nodosa
  II 985ff.; V 622;
  VI 315ff.
— bei Perikarditis II 1045ff.
— bei Phäochromocytom
  V 657ff.
— bei Pneumonie-Myokarditis
  II 912
— bei Pneumokoniose
  IV 214ff.
— bei Poliomyelitis II 9ff., 917; IV 541; V 718ff.
— bei Porphyrie IV 397ff.
—, postinfektiöse IV 535, 566ff.
—, postoperative IV 607ff.
— bei Psittakose II 926
—, psychische II 8ff.
— bei Pulmonalsklerose
  IV 245ff.
— bei Purpura rheumatica
  VI 565
— und P-Zacken II 207
— und Rauwolfia-Alkaloide
  V 522
— bei Raynaud-Syndrom
  VI 228
— und Regelkreis IV 756ff.
— und Regitin V 518
— bei rheumatischem Fieber
  II 574ff., 580ff., 590, 638
— und Rickettsiosen II 907
— bei Sarkoidose II 947ff.
— bei Sauerstoffmangel
  IV 11ff., 22ff., 27ff.
— bei Scharlach II 9ff.;
  IV 532
— bei Scharlach-Myokarditis
  II 878ff., 900ff.

Tachykardie und Schenkelblock II 339ff.
— und Schlagvolumen I 834
— und Schock I 959, 965ff., 984ff., 989ff., 1010, 1025, 1033ff.; IV 600ff.
— bei Silikose IV 214ff.
—, supraventrikuläre, paroxysmale II 128ff., 130ff., 160
—, —, —, atrioventrikuläre
  II 130ff.
—, —, —, auriculäre II 130ff., 136ff.
—, —, —, Auslösung II 131ff.
—, —, —, Elektrokardiogramm bei
  II 134ff., 160
—, —, —, und Extrasystolie
  II 128ff., 132, 136ff.
—, —, —, und Herzblock
  II 128ff., 139ff.
—, —, —, und Herzinsuffizienz
  II 128ff.
—, —, —, bei Herztrauma
  II 505ff.
—, —, —, Mechanismus
  II 141ff.
—, —, —, Pathologie II 142ff.
—, —, —, Prognose II 143ff.
—, —, —, Prophylaxe II 144, 149ff.
—, —, —, sinoauriculäre
  II 130ff.
—, —, —, Symptome
  II 131ff., 160
—, —, —, Therapie II 143ff.
—, —, —, Vorkommen
  II 130ff.
— und Sympathektomie
  V 474ff.
—, Symptome II 8ff., 131ff., 151ff., 160
—, terminale II 128ff., 151ff., 163ff.
—, tetanische IV 448ff.
— bei Thalliumvergiftung
  V 773ff.
—, Therapie II 14, 143ff., 163ff.
— bei Thoraxdeformation
  IV 229
— und Thyreoidea II 4ff., 10, 130ff.; IV 316ff., 322ff., 332ff.
— und totaler Block II 237
—, toxische II 9ff., 150ff.
— und Toxoplasmose II 934
— bei traumatischem Schock
  I 965ff., 1034
— und Tuberkulose II 943ff.
—, Typ Bouveret-Hoffmann
  II 128ff.

Tachykardie, Typ Gallavardin
  II 128ff.
— bei Typhus-Myokarditis
  II 906
— und Überleitungszeit
  II 210, 217
— bei Valsalva-Versuch
  IV 776ff.
— bei Variola II 923
— und Vasomotorik III 678ff., VI 228
— bei vegetativer Labilität
  IV 705ff., 787ff.
—, ventrikuläre II 128ff., 150ff.
—, —, Anatomie II 161ff.
—, —, und Arrhythmie
  II 155ff.
—, —, Auslösung II 151ff.
—, —, durch Chinidin II 119, 122
—, —, durch Cholin II 147
—, —, durch Digitalis I 490ff.; II 114, 151
—, —, Elektrokardiogramm
  bei II 153ff.
—, —, essentielle II 151ff.
—, —, und Extrasystolie
  II 128ff., 132, 136ff., 150ff., 158ff., 161
—, —, Folgen II 166ff.
—, —, und Herzinfarkt
  II 150ff., 162, 166ff.
—, —, und Herzinsuffizienz
  II 150ff., 162ff., 166ff.
—, —, infektiöse II 150
—, —, Mechanismus II 161ff.
—, —, paroxysmale II 150ff.
—, —, Pathologie II 161ff.
—, —, polymorphe II 114
—, —, Prognose II 162ff.
—, —, und supraventrikuläre
  Tachykardie II 139
—, —, Symptome II 151ff.
—, —, terminale II 151, 163ff.
—, —, Therapie II 163ff.
—, —, toxische II 150ff.
—, —, bei Vorhofflattern II 97
—, —, bei Vorhofflimmern
  II 112ff., 114, 150
—, —, Vorkommen II 150ff.
—, Vorhof- II 80, 96, 237
—, —, paroxysmale II 130
— und Vorhofflattern II 83ff., 97ff., 128ff.
— bei Vorhofflimmern II 81, 90ff., 92, 112ff., 114, 128ff., 150
— bei Vorhofseptumdefekt
  III 261ff.
—, Vorkommen II 4ff., 8ff., 130ff., 150ff.
— bei Wolff-Parkinson-White-Syndrom II 378, 385, 387ff., 395ff.

Tachyphylaxie und Coffein
IV 825 ff.
— und Genußgifte IV 825 ff.
— und Hypertensin V 97
— und Nicotin IV 825
— und Pitressin V 93
— und Renin V 86 ff.
— und Serotonin V 184
— bei Vasopressin V 143
— und vegetative Labilität
IV 825 ff.
Tachypnoe bei Aortographie
VI 135
— bei Coronargefäßmißbildungen III 569 ff.
— bei Herzinsuffizienz I 178, 183 ff., 215 ff.
— bei Herztrauma II 508 ff.
— und Hydralazine V 546
— im Kollaps I 965, 1018
— bei Lungenembolie IV 103
— bei Lungenvenentransposition III 527
— und Purine I 547 ff.
— und Regelkreis IV 757 ff.
— im Schock I 965, 1018
— bei traumatischem Schock
I 965
— bei Truncus arteriosus
communis persistens
III 535 ff.
— bei vegetativer Dystonie
II 8
— bei Vorhofseptumdefekt
III 261 ff.
Tagesrhythmus bei Aorteninsuffizienz II 1456 ff.
— und Belastung IV 827 ff.
— und Blutdruck IV 799, 809 ff.; V 15, 73, 149, 241, 245 ff., 258 ff.
— und Capillarresistenz
VI 104 ff.
— und Entzügelungshochdruck V 149
— bei essentieller Hypertonie
V 241, 245 ff., 258 ff.
— und experimentelle Hypertonie V 73, 149
— und Hauttemperatur VI 86
— und Herzaktion II 7
— bei Herzglykosidvergiftung
I 499
— bei Herzinsuffizienz I 419, 421
— und Herzrhythmus II 21 ff.
— und Hypertonie IV 799 ff.;
V 73, 149, 241, 245 ff., 258 ff.
— und Hypotonie IV 809 ff.
— bei Mitralstenose II 1321 ff.
— und Oscillogramm VI 78
— und respiratorische
Arrhythmie II 22
— und Sympathicotonie IV 722

Tagesrhythmus und Vagotonie
IV 722
— bei vegetativer Labilität
IV 799 ff., 809 ff., 827 ff.
Takata-Ara-Reaktion bei bakterieller Endokarditis
II 741
— bei Endokarditis acuta
II 728
— bei Endokarditis lenta
II 699
— bei hämorrhagischer Diathese VI 573
— und Moschcowitz-Symmers-Syndrom VI 573
Takayasu-Syndrom s. u. Aortenbogensyndrom
Talk-Pneumokoniose und Cor
pulmonale IV 218 ff.
Talkum und konstriktive Perikarditis II 1096
Taumasthman bei Cor pulmonale IV 170 ff.
Taussig-Anastomose s. u.
Blalock-Taussig
Taussig-Bing-Komplex III 39, 53 ff., 494, *508* ff.
—, Anatomie III 39
—, Diagnose III 508 ff.
— und Entwicklungsgeschichte III 39, 53 ff.
—, Pathologie III 39
—, Pathophysiologie
III 508 ff.
—, Symptome III 509
Teegenuß, Tachykardie durch
II 10
— und vegetative Labilität
IV 825
Teilbäder bei Akrocyanose
VI 534
— bei Angina pectoris
III 1373 ff., 1418 ff.
— bei Cyanose VI 532
— bei Erfrierung VI 557
— bei Gefäßkrankheiten
VI 156 ff.
— bei Kälteurticaria VI 554
— bei Wärmeurticaria VI 562
Teleangiektasien VI 538 ff.
— und arteriovenöse Aneurysmen IV 251, 253
— und arteriovenöse Lungenfistel III 386 ff.
— und Blutdruck V 344 ff.
— bei Carcinoid II 783
—, erworbene VI 538
— und Erythematodes
II 979 ff.
—, essentielle VI 539 ff.
— bei essentieller Hypertonie
V 344 ff.
— bei Fallotscher Tetralogie
III 337 ff.
—, Formen VI 538 ff.

Teleangiektasien bei Gefäßmißbildungen VI 587 ff.
— bei Hämangiomen
VI 587 ff.
— bei Herztumoren II 1180 ff., 1195
— bei Hypertonie V 344 ff.
— und Kaposi-Sarkom VI 602
— bei Klippel-Trénaunay-Syndrom VI 587 ff.
— und Kollagenosen II 979 ff.
—, kongenitale VI 538
—, Morphologie VI 539 ff.
—, Pathogenese VI 539 ff.
—, primäre VI 538
—, Prognose VI 543
— und Purpura Majocchi
VI 576
—, sekundäre VI 538
—, senile VI 545
—, Symptome VI 540 ff.
—, Therapie VI 542 ff.
— bei Transposition der Aorta
und Pulmonalis III 498 ff.
— und Vasomotorik VI 541
Temporalarteriitis s. u. Riesenzellarteriitis
Tensoranalyse V 6 ff.
Teratome und Angiome
VI 589
— und Gefäßmißbildungen
VI 589
— als Herztumoren II 1179
— bei Maffucci-Syndrom
VI 589
— und Perikardcysten
II 1140 ff.
— als Perikardtumoren
II 1217, *1218* ff.
Terminalstrombahn VI 13 ff.
— bei Akrocyanose VI 532 ff.
— und Angiographie VI 146 ff.
— und arteriovenöse Anastomosen VI 19
— und Belastung VI 14
— bei Blutkrankheiten VI 570
— bei Capillaraneurysmen
VI 545
— bei Capillarektasien
VI 525 ff.
— bei Capillaropathia diabetica VI 548 ff.
— und Capillarpermeabilität
VI 548 ff., 551 ff.
— bei Capillarspasmen
VI 536 ff.
— und Cyanose VI 530 ff.
— bei Dermatosen VI 574
— und Dermographie VI 39 ff.
— bei Diabetes mellitus
VI 548 ff., 574 ff.
— bei Eintauchfuß VI 560 ff.
— bei Endangitis obliterans
VI 283 ff.
— bei Entzündung VI 547 ff.

Terminalstrombahn bei
 Erfrierung VI 554ff.
— bei Erythralgie VI 527
— bei Erythromelalgie
 VI 525ff., 528
— bei Gefäßspinnen VI 543ff.
— bei Glomustumoren
 VI 593
— bei hämorrhagischem
 Schock I 962ff.
— bei Infektionen VI 567ff.
— bei intraarterieller Sauerstoffinsufflation VI 211
— bei Kälteurticaria VI 543ff.
— bei Karditis rheumatica
 VI 564
— im Kollaps I 962ff.
— bei Livedo reticularis
 VI 534ff.
— bei Möller-Barlow-Syndrom
 VI 577ff.
— bei Moschcowitz-Symmers-Syndrom VI 570ff.
— bei Perniosis VI 558ff.
—, Physiologie VI 13ff.
— bei Purpura fulminans
 VI 569ff.
— bei Purpura infectiosa
 VI 567
— bei Purpura Majocchi
 VI 576
— bei Purpura rheumatica
 VI 564ff.
— und Quinckesches Ödem
 VI 546ff.
— bei Raynaud-Syndrom
 VI 228
— und Regelkreis VI 13ff.
—, Röntgendiagnose VI 146ff.
— im Schock I 962ff.; VI 20, 548ff.
— bei Schützengrabenfuß
 VI 560ff.
— und Serotonin VI 529
— bei Skorbut VI 577ff.
— bei Teleangiektasien
 VI 538ff.
— und Urticaria VI 546ff.
— bei Verbrennung VI 562ff.
— und Vitamine VI 577ff.
— bei Wärmeurticaria
 VI 561
Terpentinöl und Capillarpermeabilität VI 585
— und Capillarresistenz VI 585
Terramycin s. a. u. Tetracycline
— bei bakterieller Endokarditis II 730, 750ff., 757
— bei Endokarditis acuta
 II 730
— bei Endokarditis lenta
 II 750ff., 757
— bei Erythematodes
 II 983ff.

Terramycin und Kationenaustauscher I 558
— bei Kollagenosen II 983ff.
— bei Periarteriitis nodosa
 VI 333
Testagar zur Angiographie
 VI 119ff.
Testes bei Aortenhämatom, intramuralem VI 459
— und Arteriosklerose
 VI 414
— bei Dystrophia myotonica
 II 970
— und Endangitis obliterans
 VI 301
— und Hämochromatose
 IV 687
— bei Kollagenosen II 976
— und Kollaps I 957, 976
— und neurogene Hypertonie
 V 721
— und Ohnmacht IV 762
— bei Periarteriitis nodosa
 II 976; VI 323
— bei Parotitis II 928
— bei Querschnittslähmung
 VI 721
— und Schock I 957, 976
Testestumoren und Herztumoren II 1207
— und Perikardtumoren
 II 1225ff.
Testosteron bei Angina pectoris
 III 1413ff.
— und Arteriosklerose
 VI 414
— und Blutdruck V 139
— und Coronarsklerose III 790
— und experimentelle Hypertonie V 139
— bei Gefäßkrankheiten
 VI 190
— und Hypertonie V 139
— und Myokardstoffwechsel
 I 28, 601
Testosteronpropionat bei
 Angina pectoris III 1413
— bei Endangitis obliterans
 VI 261
— bei Gefäßkrankheiten
 VI 190
Testoviron bei Herzinsuffizienz I 602
Tetanie I 480
— bei Conn-Syndrom V 704
— bei endokriner Hypertonie
 V 704
—, enterogene VI 452
—, Herz bei IV 448
— und Herzglykoside I 480ff.
— bei Hypertonie V 704
— und Magnesiumstoffwechsel
 IV 455ff.
Tetanus, Narkose bei IV 618
—, Winterschlaf bei IV 618

Tetanusserum und allergische
 Myokarditis II 951ff.
— und allergische Perikarditis II 1089
— und Coronarinsuffizienz
 III 894
— und Herzinfarkt III 894
Tetraäthylammonium s. a. u.
 Ganglienblocker
— und ACTH V 709
— und Blutdruck V 161, 185, 205, 249, 489, 492, 565ff., 727
—, Chemie V 565; VI 173
— und Cortison V 709
— bei endokriner Hypertonie
 V 663, 666
— bei Erfrierung VI 558
— und essentielle Hypertonie
 V 249, 489, 492, 565ff.
— bei Gefäßkrankheiten
 VI 173ff.
— bei Gravidität V 727, 745
— bei Graviditätstoxikose
 V 727, 745
— zum Hyperämietest VI 64
— und Hypertonie V 161, 185, 249, 489, 492, 565ff., 727
— und Hypotonie V 205
—, intraarteriell VI 205
— und Kälte-Test V 249
— und Lungenkreislauf IV 72
— bei Phäochromocytom
 V 663, 666
— bei postthrombotischem
 Syndrom VI 514
— bei Raynaud-Syndrom
 VI 232
— und Serotonin V 185
— und Substanz P V 205
— und Sympathektomie V 489
—, Test V 663
— bei Ulcus cruris VI 514
— und Veratrumalkaloide
 V 558
— und zentralnervöse Hypertonie V 161
Tetraäthylammoniumbromid
 s. a. u. Ganglienblocker
— und Blutdruck V 205, 249
— bei endokriner Hypertonie
 V 660, 663
— bei Erfrierung VI 558
— und essentielle Hypertonie
 V 249
— bei Graviditätstoxikose
 V 751
— und Hypertonie V 249
—, intraarteriell VI 205
— und Kälte-Test V 249
— bei Phäochromocytom
 V 663, 666
— bei Raynaud-Syndrom
 VI 232
—, Test V 663

Tetraäthylammoniumchlorid
s. a. u. Ganglienblocker
— und Blutdruck V 161, 727
— bei endokriner Hypertonie
V 663ff., 666
— und experimentelle Hypertonie V 161
— bei Gravidität V 727, 745
— bei Graviditätstoxikose
V 727, 745
— zum Hyperämietest VI 64
— und Hypertonie V 161, 727
— bei Phäochromocytom
V 663ff., 666
—, Test V 663
— und Thyreoidea IV 318
— und zentralnervöse Hypertonie V 161
Tetraäthylammoniumnitrit
bei Gefäßkrankheiten
VI 179
Tetrachlorkohlenstoffvergiftung III 891
Tetracycline s. a. u. Achromycin, Chlortetracyclin, Oxytetracyclin, Terramycin
— bei Aortitis luica VI 360
— bei bakterieller Endokarditis II 730, 750ff., 755ff.
— und Endokarditis acuta
II 730
— bei Endokarditis lenta
II 750ff., 755ff.
— bei Erythematodes
II 983ff.
— und Herzglykoside I 481
— und Kationenaustauscher
I 558
— bei Kollagenosen II 983ff.
— bei Periarteriitis nodosa
VI 333
— bei Toxoplasmose II 934
Tetracyn s. a. u. Tetracycline
— bei bakterieller Endokarditis II 757
„Tetravaccin antipyogene"
bei Karditis rheumatica
II 657
Thalamus und Atmung IV 15ff.
— und Capillarektasien
VI 525ff.
— bei Cor pulmonale IV 177
— und Erythromelalgie
VI 525ff.
— und Höhenadaptation
IV 15ff.
— und Klima IV 15ff.
— und Luftdruck IV 15ff.
— und Regelkreis IV 747ff.
— und Sauerstoffmangel
IV 15ff.
— und vegetative Labilität
IV 829ff.

Thalliumvergiftung und Blutdruck V 37ff., 716ff.
— und Calciumstoffwechsel
IV 447ff.
—, Entzügelungs-Hochdruck
bei V 716ff.
—, Hypertonie bei V 37ff., 716ff.
— und Myokardose II 969
— und vegetative Labilität
IV 827
Thebain V 521ff.
Theobromin bei Angina pectoris III 1035, *1382*ff.
— bei Arrhythmie II 113ff.
— und Blutdruck V 498ff.
— bei Coronarinsuffizienz
III 1035
— bei essentieller Hypertonie
V 498ff.
— in Diureticum I 529, *545*ff.
— und Herzmechanik I 854
— bei Hypertonie V 498ff.
— bei Kammertachykardie
II 166
— bei paroxysmaler Tachykardie II 166
—, Pharmakologie I 546ff.
— bei Tachykardie II 166
— bei Vorhofflimmern
II 113ff.
Theomagnol bei Arteriosklerose
VI 426
Theophyllin bei Angina pectoris III 1035, 1374, *1382*ff.
— bei Aortitis luica VI 360
— und Blutdruck V 389, 494, 498ff.
—, Chemie I 546
— und Coronaranastomosen
III 706
— bei Cor pulmonale
IV 123ff., 170ff.
— als Diureticum I 535,
*545*ff.
— bei essentieller Hypertonie
V 389, 494, 498ff.
— bei Gefäßkrankheiten
VI 180, 184
— bei Herzinfarkt III 706,
1480
— und Hirndurchblutung
V 398
— bei Hypertonie V 389, 494, 498ff.
— und Lungenembolie
IV 123ff.
— bei Myokarditis II 892
—, Nebenwirkungen V 494
— und Oscillogramm VI 79
—, Pharmakologie I 546ff.
— und Schenkelblock II 342
— und vegetative Labilität
IV 849

Theophyllinamin bei essentieller Hypertonie V 498
Thermalbäder VI 513
— bei postthrombotischem
Syndrom VI 513
— bei Ulcus cruris VI 513
Thermistoren VI 85
Thesaurismosen und Capillarresistenz VI 575
— und Cor pulmonale IV 201
— und Endokardfibrose
II 790
— und Lungenfibrose IV 201
— und Myokardose I 34;
II 965ff.
— und Purpura VI 575
Thevanid I 486
Thevetia nereifolia bei Herzinsuffizienz I 430
Thevetin, Chemie I 430
—, Resorption I 431, 468,
486
—, Pharmakologie I 486
Thevetose in Glykosiden I 430
Thiamin bei Beriberi IV 396
Thiazidin und Diurese s. a. u.
Chlorothiazid I 540ff.
Thibierge-Weissenbach-Syndrom VI 249
Thiocyanat und Arteriosklerose
VI 413
— und Blutdruck V 494,
499ff.
— und Cantharidenblase
VI 110
— und Capillarpermeabilität
VI 110
— bei essentieller Hypertonie
V 494, 499ff.
— bei Hypertonie V 494,
499ff.
— bei maligner Hypertonie
V 631
—, Nebenwirkungen V 494,
499ff.
Thioharnstoff und Lungenödem I 131
— und Periarteriitis nodosa
VI 309
Thiomerin als Diureticum
I 527ff., 535
Thiosorbitol und Diuretica
I 530ff.
Thiosulfat und Carotissinus
V 150
Thiosulfatclearance bei Graviditätstoxikose IV 506ff.,
513
Thiouracil bei Angina pectoris
III 1407ff.
— bei Arrhythmie II 114
— und Arteriosklerose VI 413
— und Periarteriitis nodosa
VI 309
— bei Vorhofflimmern II 114

Thomasschlacken-Pneumokoniose und Cor pulmonale IV 221
Thorakoplastik, Cor pulmonale bei IV 140ff., 221ff.
Thorakotomie bei Adams-Stokes-Syndrom II 265
— bei angeborenem arteriovenösem Coronaraneurysma III 216
— und arteriovenöse Fisteln VI 474
— und Cor pulmonale IV 62, 122, 127ff., 181ff., 221ff.
—, Luftembolie bei IV 127ff.
— bei Lungenembolie IV 122
— und Lungenemphysem IV 181ff.
— zur Sympathektomie V 471, 489
— und Thrombophlebitis VI 484
Thorax bei angeborener Pulmonalstenose III 304ff.
— bei Aortenaneurysma VI 449
— bei Aortenbogensyndrom V 767
— und Aortenhämatom, intramurales VI 456
— bei Aortenisthmusstenose III 448, 460ff.; V 755
— und Balneotherapie I 654ff., 698
— und Blutdruck V 281
— und commotio cordis II 463ff.
— und compressio cordis II 463ff.
— und contusio cordis II 462ff.
— und Cor pulmonale IV 61, 62, 140ff., 167ff., 181ff., 221ff., 229ff.
— bei Ductus Botalli persistens III 165
— bei Effort-Syndrom IV 817
— und essentielle Hypertonie V 281
— bei Fallotscher Tetralogie III 329ff.
— bei Gefäßmißbildungen III 382
— und Gravidität IV 496ff.
— und hämorrhagische Diathese VI 572ff.
— und Herzdivertikel III 593
— und Herzinsuffizienz I 99
— und Herzminutenvolumen V 281
— und Herztrauma II 462ff.
— und Lungenemphysem IV 181ff.
— bei Lungenvenentransposition III 523ff.

Thorax bei Marfan-Syndrom III 491ff.
— bei Moschcowitz-Symmers-Syndrom VI 572ff.
— und Myokardose II 970
— und Narkose IV 599
— und Operationen IV 599
— und Perikard II 1035ff.
— bei Pulmonalarterienaplasie III 382
— und Rechts-Schenkelblock II 357
— und Schenkelblock II 357
— und Thrombophlebitis VI 495
— und Venendruck VI 68
— bei Ventrikelseptumdefekt III 217, 226ff.
— bei Vorhofseptumdefekt III 249ff., 261ff.
— und Wilson-Block II 357
Thoraxinnendruck und Druckbelastung I 891
— und Herzform I 891
— und Herzgröße I 891
— und Herzvolumen I 891
— beim Kollaps I 1013, 1019ff.
— bei Mitralstenose II 1317ff.
— bei Orthostase IV 729
— beim Schock I 1013, 1019ff.
— und Tricuspidalstenose II 1493
— bei Valsalva-Versuch IV 775ff.
— und Venendruck VI 68
— und Volumenbelastung I 892
Thoraxverletzung und Commotio cordis II 463ff.
— und Compressio cordis II 463ff.
— und Contusio cordis II 462ff.
—, Cor pulmonale bei IV 62
— und Hämoperikard II 1150ff.
— und Herztrauma II 462ff.
— und Perikarditis II 1086
— und Pneumoperikard II 1153
—, Rechts-Schenkelblock bei II 357
— und Schenkelblock II 357
— und traumatische Perikarditis II 1086
— und Wilson-Block II 357
Thorazine bei Gefäßkrankheiten VI 201
Thorium zur Angiographie VI 117ff.
— und Capillarpermeabilität VI 582
— und Capillarresistenz VI 582

Thoriumdioxyd s. u. Thorotrast
Thorn-Test bei essentieller Hypotonie V 792
— bei Hypotonie IV 810; V 792
— bei vegetativer Labilität IV 810
Thorotrast zur Angiographie VI 117ff.
—, Chemie VI 119
Thrombangitis obliterans s. u. Endangitis obliterans
Thrombarteriektomie bei Gefäßkrankheiten VI 216ff.
Thrombarteriitis obliterans subclavia carotica s. u. Aortenisthmus-Stenose, umgek.
Thrombarteriitis pulmonalis s. u. Pulmonalsklerose
Thrombelastogramm bei Blutkrankheiten IV 669
— bei Herzinfarkt IV 116
— bei Lungenembolie IV 116, 118ff.
— bei Polycythämie IV 669
Thrombin bei Teleangiektasien VI 542
Thrombocid bei Gefäßkrankheiten VI 195
— bei Phlebographie VI 145ff.
Thrombocyten und Capillarresistenz VI 105, 564ff.
— und Chinidin II 119
— und Chlorothiazid I 544
— und Coronarthrombose III 964ff.
— bei Endangitis obliterans VI 279ff.
— bei Erythematodes II 982ff.
— bei Fallotscher Tetralogie III 356
— und Herzglykoside I 499
— bei Herzinfarkt III 721
— bei Karditis rheumatica VI 564
— bei Kollagenosen II 982ff.
— und Lungenembolie IV 96, 102
— bei Moschcowitz-Symmers-Syndrom VI 570ff.
— bei Periarteriitis nodosa II 988; VI 315
— bei Polycythämie IV 660ff.
— und Purpura fulminans VI 570
— bei Purpura rheumatica VI 564ff.
— bei rheumatischem Fieber VI 564
— und Thrombophlebitis VI 486

85*

Sachverzeichnis

Thrombodym und Capillar-
resistenz VI 105
— bei Endangitis obliterans
VI 302
Thromboendarteriitis obliterans pulmonalis IV 249
Thrombokinase bei Adipositas
IV 389
— und Angiopathia diabetica
IV 371 ff.
— und Arteriosklerose
IV 371 ff.
— und Cor pulmonale IV 115
— und Diabetes mellitus
IV 371 ff.
— bei Fruchtwasserembolie
IV 138
— bei Herzinfarkt III 722
— und Lungenembolie IV 96,
115
— und Thrombophlebitis
VI 489
— und Thrombose VI 369 ff.,
489
— bei Waterhouse-Friderichsen-Syndrom IV 564
Thrombopenie bei Blutkrankheiten IV 675
— und Capillarresistenz
VI 570
— und Carboanhydrase
I 538 ff.
— durch Chinidin II 119
— durch Chlorothiazid I 544
— bei Erythematodes
II 982 ff.; VI 344
— bei Fallotscher Tetralogie
III 356
— durch Herzglykoside I 499
— bei Karditis rheumatica
II 605
— bei Kollagenosen II 982 ff.
— bei Leukämie IV 675
— bei Moschcowitz-Symmers-
Syndrom VI 570 ff.
— bei Periarteriitis nodosa
II 988; VI 315
— und Purpura fulminans
VI 570
— bei rheumatischem Fieber
II 605
— bei Waterhouse-Friderichsen-Syndrom IV 564 ff.
Thrombophlebitis VI 481 ff.
—, abdominale VI 496 ff.
—, abortive VI 491
—, Ätiologie VI 483 ff.
—, Anatomie VI 482 ff.
— und Aneurysmen VI 499
— und Angiographie VI 139
— und Aortenthrombose
VI 374
— bei arteriovenösen Fisteln
VI 499
—, autochthone VI 500

Trombophlebitis bei bakterieller Endokarditis II 682,
725
— und Belastung VI 44
—, benigne VI 491
— und Blutgerinnung
VI 485 ff.
— und Coronarinsuffizienz
III 1068, 1081, 1239
— und Cor pulmonale IV 92,
250 ff.
—, Definition VI 482 ff.
—, Diagnose VI 53, 65, 133,
145; VI 501 ff.
— bei Dystrophie IV 301 f.
— bei Eintauchfuß VI 561
— und Embolie VI 507 ff.
— bei Endangitis obliterans
VI 276 ff., 282 ff., 490
— und Endokarditis lenta
II 682, 725
— bei Erfrierung VI 557
— und Gefäßkrankheiten
VI 45, 276 ff., 282 ff., 312,
342
— und Hämodynamik
VI 486 ff.
— und Herzinfarkt III 1068,
1081, 1239 ff.
— bei Herzkatheterismus
II 1261 ff.
—, idiopathische IV 95 ff., 498,
501
— bei Karditis rheumatica
II 604
—, Komplikationen VI 507 ff.
— und Lungenembolie
IV 91 ff.; VI 492 ff.,
507 ff.
— und Lymphangitis
VI 603 ff.
—, maligne VI 491
— migrans VI 491
—, —, bei Endangitis obliterans VI 276 ff.,
282 ff.
—, —, und Gefäßkrankheiten
VI 45
—, —, bei Periarteriitis nodosa VI 312
—, Morphologie VI 482 ff.
—, Pathologie VI 482 ff.
— bei Periarteriitis nodosa
VI 312
— bei Perniosis VI 561
— und Phlebektasien
VI 497 ff.,
517 ff.
—, Phlebogramm bei VI 139
—, Physiologie VI 488 ff.
— und postthrombotisches
Syndrom VI 509 ff.
—, profunda VI 491 ff.
—, Prophylaxe VI 501 ff.,
506 ff.

Thrombophlebitis, pulmonale
IV 250
— und rheumatisches Fieber
II 604
— und Saug-Drucktherapie
VI 155
— bei Schützengrabenfuß
VI 561
— und sekundäres Raynaud-
Syndrom VI 235
—, septische IV 96
—, superficialis VI 491
—, Symptome VI 490 ff.
—, Therapie VI 503 ff.
— und Trendelenburg-Test
VI 65
— und Varicosis VI 497 ff.,
517 ff.
—, Vasomotorik bei VI 489 ff.,
492
Thrombophob bei Gefäßkrankheiten VI 222
— bei postthrombotischem
Syndrom VI 513
— bei Thrombophlebitis
VI 503 ff.
Thromboplastin und Cor
pulmonale IV 115
— bei Graviditätstoxikose
IV 511, 517, 741
— und Lungenembolie IV 115
Thromboplastinogen bei Endangitis obliterans VI 279
Thrombose VI 481 ff.
—, abdominale VI 496 ff.
— und ACTH II 645
— und Adipositas IV 94, 388,
625
—, Ätiologie VI 483 ff.
— und Akrocyanose VI 533
— und Amyloidose II 962
—, Anatomie VI 482 ff.
— bei Aneurysmen VI 442 ff.,
499
— und angeborener Herz-
fehler III 19, 73, 123 ff.
— bei Angina tonsillaris
II 914
— bei Angiokardiographie
II 1267 ff.
— bei Angiopathia diabetica
IV 371
— der Aorta s. u. Aorten-
thrombose
— bei Aortenaneurysma
VI 450
— bei Aortenstenose II 1447
— und Aortographie VI 133 ff.
—, Arrhythmie bei II 87,
104 ff.
— arterielle VI 369 ff., s. a. u.
Arterienthrombose
— und Arteriosklerose
IV 371, 384; V 362 ff.;
VI 384 ff., 400

Thrombose und Arteriosklerosis obliterans VI 429ff., 435
— und arteriovenöse Aneurysmen IV 254
— bei arteriovenösen Fisteln VI 499
— und arteriovenöse Lungenfistel III 388
—, autochthone VI 500
— und Balneotherapie I 698, 700
— bei Beriberi IV 393
— bei Bettruhe I 416
—, blastomatöse VI 484
— und Blutdruck V 37ff., 391, 596ff., 607
— und Blutgerinnung VI 485ff.
— bei Blutkrankheiten IV 666ff., *669*ff.
— bei Brucellosen II 904
— und Capillarektasien VI 533
— und Capillarresistenz VI 566
— und Carotissinus V 716
— und Carotissinus-Syndrom II 144, 273ff.
— und Chinidin II 120
— bei Coronaraneurysma III 939
— und Coronarembolie III 971ff.
— und Coronarinsuffizienz III 737, 745ff.
— bei Coronarsklerose III 737, 745ff.
— und Cor pulmonale IV 59ff., 62, 91ff., 106ff., 138, 210, 232, 250
— und Cortison II 645
— und Cyanose VI 533
—, Definition VI 482ff.
— bei Dermatomyositis II 991
— und Diabetes mellitus IV 108, 124, 371
—, Diagnose VI 53, 65, 133, 145, *501*ff.
— bei Diphtherie-Myokarditis II 894ff.
— und Diurese I 534, 590
— und Ductus Botalli persistens III 73, 162ff.
— bei Dystrophie IV 301ff.
— und Eintauchfuß VI 561
— und Embolie VI 361ff., 507ff.
— bei Encephalopathie V 391
— bei Endangitis obliterans V 272, 490, 624ff.
— bei Endokardfibrose II 786ff.

Thrombose und Endokarditis lenta II 682, 706ff., 725ff.
— bei Endokarditis parietalis fibroplastica II 786ff.
— bei Endokardsklerose II 790
— bei Endomyokardfibrose II 788
— bei Erfrierung VI 555, 557
— und Ernährung IV 625
— bei Erythematodes VI 344
— bei essentieller Hypertonie V 391
—, Extrasystolie durch II 37, 44
— und Fallotsche Tetralogie III 356ff.
— bei Fiedler-Myokarditis II 957ff.
— und Fokaltoxikose II 914
— bei Fruchtwasserembolie IV 138
— und Gefäße VI 23
— und Gefäßgeräusche VI 53
— und Gefäßkrankheiten VI 23, 45
— bei Graviditätstoxikose V 737
— bei Hämangioendotheliom VI 600
— bei Hämangiomen VI 599
— bei Hämangiosarkom VI 601ff.
— und Hämodynamik VI 486ff.
— und Herzglykoside I 461ff.
— und Herzinfarkt III 1068, 1081ff., *1228*ff., *1239*ff., 1360
— bei Herzinsuffizienz I 416, 461ff., 534, 590, 601ff., 767, 774, 782ff.
— bei Herzkatheterismus II 1259ff.
— bei Herzklappenfehler II 1296ff.
— und Herztrauma II 474, 478ff., 505ff.
— bei Herztumoren II 1180ff., 1191ff.
— bei Hirnbasisaneurysma VI 464
— bei Hyperthyreose IV 327
— und Hypertonie V 37ff., 391, 596ff., 607
—, idiopathische VI 498, 500
— bei idiopathischer Herzhypertrophie II 975
— und Karditis rheumatica II 564ff., 604
— und Körpergewicht IV 625
— bei Kollagenosen II 984ff.
— und Kollaps I 957, 1112ff.; IV 600ff.

Thrombose, Komplikationen VI 507ff.
— und Lebensalter IV 622ff.
— bei Leberstauung I 782ff.
— bei Leukämie IV 675
—, Lokalisation VI 370ff.
— und Lungenembolie IV 59ff., 62, *91*ff.; VI 492ff., *507*ff.
— und Lungeninfarkt IV 106ff.
— und Lungenstauung I 774
— und Lymphangitis VI 603ff.
— und Lymphgefäßinsuffizienz VI 603ff.
— und Lymphödem VI 609ff.
— und Martorelli-Syndrom VI 380
— bei Mitralfehler II 1296ff.
— bei Mitralstenose II 1376ff.
—, Morphologie VI 482ff.
— bei Moschcowitz-Symmers-Syndrom VI 570ff.
— bei Myokarditis II 889ff.
—, bei Myokardose nach Gravidität IV 498
— bei Myokardtuberkulose II 942
— und Narkose IV 617
— bei neurogener Hypertonie V 716
— der Nierengefäße V 37
— und Operationen IV 608ff., 617
— bei Paramyloidose II 962ff.
—, Pathologie VI 482ff.
— bei Periarteriitis nodosa II 984ff.; VI 312, 321
— und Perikarditis II 1091
— bei Perniosis VI 561
— und Phlebektasien VI 497ff., 517ff.
— bei Phlebographie VI 145ff. 484, 493
—, Physiologie VI 488ff.
— bei Pneumokoniose IV 210
— bei Polycythämie IV 666ff., 669ff.
—, postoperative IV 608ff., 617
— und postthrombotisches Syndrom VI 509ff.
—, Prophylaxe VI 501ff., 506ff.
— bei Purpura rheumatica VI 566
— und Pyelonephritis V 607
— durch Quecksilberdiuretica I 534
— und Raynaud-Syndrom VI 230
— und renale Hypertonie V 596ff., 607
— und rheumatisches Fieber II 564ff., 604; VI 566

Thrombose und Riesenzell-
arteriitis VI 336ff.
— und Saug-Drucktherapie
VI 154
— und Scharlach-Myokarditis
II 899
— und Schock I 957, 1112ff.;
IV 600
— und Schützengrabenfuß
VI 561
— und sekundäres Raynaud-
Syndrom VI 235, 247
— bei Sichelzellanämie
IV 240ff.
— bei Silikose IV 210
—, Symptome VI 490ff.
—, Therapie VI 503ff.
— und Thyreoidea IV 327
— und Trauma III 901ff.
— und Trendelenburg-Test
VI 65
— und Tricuspidalstenose
II 1483
— bei Tuberkulose II 942
— und Ulcus cruris VI 380
— und Varicosis VI 497ff.,
517ff.
—, Vasomotorik bei VI 369ff.,
489ff.
— und Vena cava inferior-
Ligatur I 597
—, Venendruck bei VI 68,
496, 499
— bei Ventrikelseptumdefekt
III 223ff.
— Vorhof- II 87, 104ff.
— und Vorhofanomalie
III 19
— und Vorhofflattern II 106
— bei Vorhofflimmern II 87
106
— bei Vorhofseptumdefekt
III 277
— und Waterhouse-Friedrichsen-Syndrom IV 564ff.
„Thrombotische Mikroangiopathie" s. u. Moschcowitz-
Symmers-Syndrom
Thymektomie und experimentelle Hypertonie V 141
Thymol-Test bei bakterieller
Endokarditis II 741
— bei Endokarditis acuta
II 728
— bei Endokarditis lenta
II 698ff.
Thymus und Cushing-Syndrom
V 686ff., 695
— und endokrine Hypertonie
V 686ff., 695
— und Enteramin V 182
— und experimentelle Hypertonie V 141
— und Hypertonie V 39ff.,
141, 686ff.

Thymuscarcinom, Hypertonie
bei V 39ff.
Thymustumoren und Cushing-
Syndrom V 686ff., 695
— und endokrine Hypertonie
V 39ff., 686ff., 695
Thyreocardiacs IV 329
Thyreoidea und Adams-Stokes-
Syndrom II 272
— und Adipositas IV 389
— und Adrenalin IV 317ff.,
326; V 169
— und Anaesthesie IV 612
— und angeborene Herzfehler
III 115
— und Antesystolie II 382,
394, 402
— und Aortenhämatom,
intramurales VI 457
— und Arrhythmie II 97,
103ff., 114
— und Arteriosklerose
IV 316ff., 319ff., 335;
V 353; VI 400, 412
— und arteriovenöse Ana-
stomosen VI 6
— bei arteriovenösen Aneurysmen V 769ff.
— und arteriovenöse Fisteln
VI 474
— und Atmung I 200
— und Atrioventrikularblock
II 248
— und Beriberi IV 392
— und Blutdruck IV 326ff.,
333ff.; V 40, 132ff., 145,
159, 780
— und Blutmenge I 154
— und Bradykardie II 4ff.,
18
— und Coronarinsuffizienz
III 697ff.
— und Coronarsklerose
III 792ff.; IV 316ff.,
328ff., 334ff.
— und Cor pulmonale IV 232
— und DOCA V 132ff., 145
— und Endangitis obliterans
VI 261, 294
— bei endokriner Hypertonie
V 661
— und experimentelle Hypertonie V 132ff., 145,
159
— und Extrasystolie II 44,
71
— und Gefäßkrankheiten
VI 22ff.
— und Gravidität IV 485
— und Hämangioendotheliom
VI 601
— und Hämochromatose
IV 687
— und Hämodynamik
IV 326ff.

Thyreoidea und Hauttemperatur VI 86
— und Herz I 41, 44, 46, 154,
173, 253, 403, 461, 471,
500, 303, 598ff., 787;
II 5, 10, 18, 21, 44, 71,
103, 114, 130, 248, 357,
383, 394, 402; IV 316ff.,
330ff.; V 40, 224, 358,
382
— und Herzinsuffizienz I 41,
44, 46, 154, 173, 200, 253,
403, 598ff., 787;
IV 316ff., 327ff., 334ff.;
V 382
— und Herzrhythmus II 4ff.,
18, 130ff.
— und Hydroperikard II 1152
— und Hypertonie IV 326;
V 40, 132ff., 145, 159
— bei Hypophysektomie
IV 345ff.
— und Hypotonie V 780ff.,
800
— und Kallikrein V 224
— und Karditis rheumatica
II 556
— und Kreislauf I 41, 44, 46,
154, 173, 253, 403, 461,
471, 500, 503, 787ff.;
II 5, 10, 18, 21ff., 44, 71,
103, 114, 130ff., 248, 357,
383, 394, 402; IV 316ff.,
326ff., 332ff.; V 40, 224,
353, 382
— und Kreislaufzeit I 173
— und Lymphgefäßinsuffi-
zienz VI 608
— und Magnesiumstoffwechsel
IV 455ff.
— und Menopause IV 870ff.
— und Myokardose II 959ff.
— und Myokardstoffwechsel
III 697ff.
— und Narkose IV 613,
617
— und Noradrenalin
IV 317ff.; V 169
— und Ödeme I 253
— und Operabilität IV 628
— und paroxysmale Tachy-
kardie II 130ff.
— und Periarteriitis nodosa
VI 309, 326
— bei Phäochromocytom
V 661
— und Porphyrie IV 402
— und Rauwolfia-Alkaloide
V 526
— und Raynaud-Syndrom
VI 227
— und respiratorische
Arrhythmie II 21ff.
— und rheumatisches Fieber
II 556

Thyreoidea und Sexualfunktion IV 870ff.
— bei Simmonds-Syndrom IV 342; V 799ff.
— und Steroide V 132ff., 145
— und Tachykardie II 4ff., 10, 130ff.
— und totaler Block II 248
— und Vorhofflattern II 97, 103ff., 114
— und Vorhofflimmern II 103ff., 114; IV 323ff.,
— und Wolff-Parkinson-White-Syndrom II 382 394, 402
— und zentralnervöse Hypertonie V 159
Thyreoideahemmung bei Angina pectoris III 1407ff.
— bei Herzinsuffizienz I 598ff.
—, Hypotonie bei V 800
Thyreoidektomie und Adrenalin V 169
— bei Angina pectoris III 1429ff.
— und Antesystolie II 382
— und Aortenhämatom, intramurales VI 457
— und Arrhythmie II 114
— und Arteriosklerose VI 413
— und Blutdruck V 132ff., 145, 159
— und DOCA V 132ff., 145
— und experimentelle Hypertonie V 132ff., 145, 159
— bei Herzinsuffizienz I 598
— und Hypertonie V 132ff., 145, 159
— und Noradrenalin V 169
— und Steroide V 132ff., 145
— und Vorhofflimmern II 114
— und Wolff-Parkinson-White-Syndrom II 382
— und zentralnervöse Hypertonie V 159
Thyreoidin bei Hypothyreose IV 332ff.
— bei Hypotonie V 800
Thyreostatica bei Angina pectoris III 1407ff.
— bei Arrhythmie II 114
— bei Herzinsuffizienz I 598ff.
— und Hypotonie V 800
— und Periarteriitis nodosa VI 309
— bei Tachykardie II 14
— bei Vorhofflimmern II 114
Thyreotoxikose s. u. Hyperthyreose
Thyronin und Coronarsklerose III 793
Thyrotropin und experimentelle Hypertonie V 143
— und Hypotonie V 799ff.

Thyroxin bei Adipositas IV 389
— und Arteriosklerose VI 412ff., 428
— und Blutdruck V 143, 780ff.
— und Coronarsklerose III 793
— und experimentelle Hypertonie V 143
— und Herz IV 317ff.
— und Herzaktion II 4ff.
— und Hypertonie V 143
— und Hypotonie V 780ff.
— und Kreislauf IV 317ff.
— und Phlebektasien VI 516
— und Rauwolfia-Alkaloide V 526
— und Varicen VI 516
Tibialisaneurysma bei Endokarditis lenta II 713
Tibialispuls bei Endangitis obliterans V 281ff.
— bei Gefäßkrankheiten VI 49
Tibialisthrombose VI 370
Ticarda bei Herzinsuffizienz I 420
Tiefebenenkrankheit IV 35ff.
Tietze-Syndrom III 1330
Tiffenau-Test I 187
— bei Adipositas IV 385
— bei Herzinsuffizienz I 187
— bei Lungenemphysem IV 194
— und Operabilität IV 626, 629
„tissue friction", Begriff I 179
„tissue viscance", Begriff I 179
Titrosinasalz I 509
— und experimentelle Hypertonie V 126
Titro-Spezial, Salzersatz I 509
Tolazoline s. u. Priscol
Tomographie s. u. Röntgentomographie
Tonsillektomie bei angeborenem Herzfehler III 154
— und bakterielle Endokarditis II 770ff.
— vor Commissurotomie II 1387ff.
— und Endokarditis lenta II 680, 770ff.
— bei Mitralstenose II 1387
Tonsillitis s. u. Angina tonsillaris
Torelsche Fasern II 199
Torniquetscher Aderlaß I 136
Torulose und Myokarditis II 874, 941
Torus Loweri II 199
Totraumventilation I 193ff.
Tourniquet-Schock I 957, 965; IV 601
Toxine bei Ankylostoma II 940

Toxine und Blutdruck V 804ff.
— und Capillaren VI 12
— und Capillarpermeabilität VI 581ff.
— und Capillarresistenz VI 581ff.
— und Capillarspasmen VI 537
— und Coronarinsuffizienz III 924
— und Coronarsklerose III 748ff., 924
— bei Diphtherie IV 534, 546ff.
— bei Diphtherie-Myokarditis II 893ff., 897ff.
— und Endangitis obliterans V 626; VI 265ff.
— und Endokarditis IV 552
— und Endokarditis serosa II 773
— und Endomyokardfibrose II 788
— und Entzügelungs-Hochdruck V 716ff.
— und Gefäßkrankheiten VI 27
— und Glomerulonephritis II 915
— bei Hepatitis-Myokarditis II 929
— und Herztonus I 874
— und Hypotonie V 804ff.
— und idiopathische Perikarditis II 1073ff.
— und Infektionskrankheiten IV 530, 533ff.
— und infektiöser Schock I 983ff.
— und Karditis rheumatica II 554ff.
— und Kollaps I 958, 968ff.; IV 557ff., 601ff.
— und Kreislauf IV 557ff.
— und Lymphangitis VI 603ff.
— und Malaria II 935
— und maligne Hypertonie V 627
— und Myokard II 968
— und Myokarditis IV 540, 546ff., 871ff.
— und Myokardose II 969ff.
— und Myokardsarkoidose II 946ff.
— bei Myokardtuberkulose II 943ff.
— bei Operationen V 805
— bei Periarteriitis nodosa VI 310
— und Perikarditis III 1073ff.
— bei Pneumonie-Myokarditis II 911
— und primärer Schock I 975ff.
— und Purpura VI 581ff.

Toxine und rheumatisches
Fieber II 554 ff.
— und Sarkoidose II 946 ff.
— bei Scharlach IV 534, 546 ff.
— und Schock I 958, 968 ff.;
IV 601 ff.
— und Schockniere I 1107 ff.
— und Sportherz I 940 ff.
— und Teleangiektasien
VI 539
— und traumatischer Schock
I 964 ff.
— bei Tuberkulose II 943 f.
— bei Verbrennung I 968 ff.,
978 ff.; VI 562
— und Verbrennungsschock
I 968 ff., 978 ff.
— und Waterhouse-Friderichsen-Syndrom IV 563 ff.
Toxoplasmose und angeborene
Herzfehler II 933 ff.;
III 111
— und Endangitis obliterans
VI 264
— und Myokarditis II 933 ff.;
IV 545
— und Perikarditis purulenta
II 1085
Trachea bei Aortenaneurysma
VI 448 ff.
— bei Aortenbogen-Anomalien III 480 ff.
— und Cor pulmonale IV 232
— bei Dextroversion III 587
— bei Gefäßmißbildungen
III 480
— bei Glomustumoren VI 594
— und Hämangiome VI 596
— und Kavernome VI 596
— und Luftembolie IV 129 ff.
— bei Periarteriitis nodosa
VI 319
— bei Teleangiektasien
VI 539
Trachealkompression bei
Aortenaneurysma
VI 448 ff.
— und Cor pulmonale
IV 232
Tracheitis bei Periarteriitis
nodosa VI 319
Tränensekretion und Hydralazine V 594
Trafuril und Gefäßkrankheiten
VI 114, 160, 179 ff.
— zum Hyperämietest VI 64
— und Karditis rheumatica
II 600
— und rheumatisches Fieber
II 600
Trafuril-Test VI 64
Training und Adipositas
IV 382 ff., 625
— bei Angina pectoris
III 1423 ff.

Training und Arbeitsbelastung
I 856 ff.
— und Atmung I 192;
IV 22 ff.
— und Atrioventrikular-Dissoziation II 289 ff.
— und Atrioventrikular-Rhythmus II 283 ff.
— und Belastung IV 765 ff.
— und Blutmenge I 162
—, Bradykardie durch II 16 ff.
— und Coronardurchblutung
III 823 ff.
— und Cyanose VI 531
— und Ernährung IV 625
— bei Gefäßkrankheiten
VI 161 ff.
— und Herzform I 867 ff.,
913 ff.
— und Herzgröße I 816, 823,
830 ff., 839 ff., 856 ff.,
867 ff., 913 ff.
— und Herzmechanik
I 829 ff., 839 ff., 856 ff.
— in der Herztherapie I 403,
410, 416
— und Herztonus I 881 ff.
— und Herzvolumen I 829 ff.,
839 ff., 856 ff., 867 ff.
— bei Höhenadaptation
IV 22 ff.
— und Klima IV 22 ff.
— und Knotenrhythmus
II 283 ff.
— und Körpergewicht IV 625
— und Lebensalter IV 620 ff.
— und Luftdruck IV 22 ff.
— und Operabilität IV 620 ff.,
625, 627 ff.
— und Phlebektasien
VI 517 ff.
— bei Sauerstoffmangel
IV 22 ff.
— und Sportherz I 867 ff.,
913 ff.
— und Sympathicotonie
IV 722
— und Vagotonie IV 722
— und Valsalva-Versuch
IV 782 ff.
— und Varicosis VI 517 ff.
— bei vegetativer Labilität
IV 844 ff.
Tranquillizer s. u. Ataractica
Transaminasen bei Herzinfarkt
III 722 ff., 1158 ff.
— und Kollaps I 1073
— und Operationen IV 596 ff.
— und Schock I 1073
Transkortin und Kollaps I 1073
Transposition der Aorta und
Pulmonalis
III 45 ff., 494 ff.
— — —, Anatomie III 45 ff.,
494 ff.

Transposition der Aorta bei
angeborener Mitralstenose III 27
— — — und angeborene
Tricuspidalstenose III 409
— — —, Angiokardiographie
III 505 ff.
— — — und Cor biloculare
III 547
— — — und Dextrokardie
III 580
— — — und Dextroversion
III 583 ff.
— — —, Differentialdiagnose
III 510 ff.
— — — und Ductus Botalli
persistens
III 495 ff., 502 ff.,
509 ff.
— — —, Elektrokardiogramm bei
III 502 ff.
— — —, Entwicklungsgeschichte
III 53 ff., 496
— — —, Formen III 494 ff.
— — —, Häufigkeit
III 496 ff.
— — —, Herzkatheterismus
bei III 504 ff.
— — —, komplette III 494 ff.
— — —, korrigierte III 51 ff.,
509 ff.
— — — und Lävokardie
III 590
— — — und Lungenvenentransposition
III 51, 497 ff.,
512 ff., 525
— — — und Mitralatresie
III 557 ff.
— — —, Morphologie
III 47 ff., 494 ff.
— — —, partielle s. u. Taussig-Bing-Komplex
— — —, Pathologie III 45 ff.,
494 ff.
— — —, Pathophysiologie
III 497 ff.
— — —, Prognose
III 509 ff.
— — —, Röntgendiagnose
III 499 ff.
— — — und Situs inversus
III 47 ff., 76 ff.
— — —, Therapie III 511
— — — und Transposition
der Venen
III 51, 497 ff.,
512 ff.
— — — und Tricuspidalatresie III 24,
398 ff.

Transposition der Aorta und Ventrikelseptumdefekt III 60, 497 ff.
— — — und Vorhofseptumdefekt III 497 ff.
Transposition der Venae pulmonales s. u. Lungenvenentransposition
Transposition der Venen III 51, 497 ff.
— —, korrigierte III 51 ff.
— — bei Transposition der Aorta und Pulmonalis III 51, 497 ff., 512 ff.
— — und Vorhofseptumdefekt III 271, 277 ff.
Trapanal zur Narkose IV 624
Traubesche Gefäßgeräusche bei Aorteninsuffizienz II 1462
Trauma und Aneurysmen VI 468
— und angeborene Herzfehler III 81
— und Aortenbogensyndrom V 766
— und Aortenhämatom, intramurales VI 457
—, Arrhythmie bei II 104 ff.
— und Arteriosklerose VI 396
— und Arteriosklerosis obliterans VI 432
— und Arteriosklerosis obliterans diabetica VI 440
— und arteriovenöse Fisteln VI 47, 473
— und Blutdruck V 39 ff., 601 ff.
— und Blutkrankheiten IV 668
— und Capillarpermeabilität VI 108, 553
— und Capillarresistenz VI 102 ff.
— und Capillarspasmen VI 536 ff.
— und Chylothorax VI 607, 613
— und Coronaraneurysma III 939 ff.
— und Coronarembolie III 971 ff.
— und Coronarinsuffizienz III 900 ff.
— und Coronarsklerose III 794, 901 ff.
— und Coronarspasmen III 901 ff.
— und Coronarthrombose III 901 ff., 955 ff.
— und Effort-Syndrom IV 715
— und Embolie VI 362
— und Endangitis obliterans VI 270

Trauma und Entzügelungs-Hochdruck V 716 ff.
— und Erythematodes VI 344
— und Fettembolie IV 132 ff.
— und Gefäßkrankheiten VI 24, 235 ff.
— und Gefäßmißbildungen III 373
— und Glomustumoren VI 593
— und Hämoperikard II 1151
— und hämorrhagischer Schock I 964 ff.
— und Herzinfarkt III 900 ff.
— und Herzversagen I 338
— bei Hirnbasisaneurysma VI 464
— und Hirndruck V 722 ff.
— und Histamin V 199
— und Hypertonie V 39 ff., 601 ff.
— und Kammerflattern II 173
— und Kammerflimmern II 173
— und Kollaps I 957, 960 ff., 964 ff.; VI 599 ff.
— und konstriktive Perikarditis II 1087, 1094
— und Kreislaufversagen I 338
—, Lebernekrose bei I 779
— und Lungenembolie IV 95
— und Lungenödem I 132
— und Lymphangiom VI 617
— und Lymphangitis VI 603 ff.
— und Lymphgefäßinsuffizienz VI 607
— und Lymphödem VI 609, 613
— und maligne Hypertonie V 631
— und Martorelli-Syndrom VI 380
— und Mitralinsuffizienz II 1410
— und Myokardose II 969
— und Narkose IV 617
— und neurogene Hypertonie V 716 ff., 722 ff.
— und neurogener Schock I 973 ff.
— und Niere IV 605 ff.
—, Operationen als IV 596 ff.
— und Operationsschock I 965 ff.
— und Perikard II 104
— und Perikardcysten II 1141
— und Perikarditis II 1041, 1044, 1086 ff.
— und Perikarditis purulenta II 1087
— und Polycythämie IV 668
— und Postcommissurotomie-Syndrom II 1394

Trauma und postthrombotisches Syndrom VI 510 ff.
— und primärer Schock I 975 ff.
— und Pulmonalaneurysma III 373; VI 466
— und Rechts-Schenkelblock II 357
— und renale Hypertonie V 601 ff., 631, 638
— und Schenkelblock II 357
— und Schock I 957, 960 ff., 964 ff.; IV 599 ff.
— und Schockniere I 1097 ff., 1107, 1117
— und sekundäres Raynaud-Syndrom VI 234 ff.
— und Thrombophlebitis VI 483 ff., 494 ff., 499
— und Thrombose VI 483 ff.
— und traumatischer Schock I 964 ff.
— und Tricuspidalinsuffizienz II 1503
— und Ulcus cruris VI 380
— und Vasomotorik VI 235 ff.
— und vegetative Labilität IV 715
—, Vorhofflattern bei II 104 ff.
—, Vorhofflimmern bei II 104 ff.
— und Wilson-Block II 357
— und zentralnervöse Hypertonie V 722 ff.
Treburon bei Gefäßkrankheiten VI 195
Tremor und Angina pectoris III 1006
— bei Hämangiomen VI 598
— bei Kavernomen VI 598
— und Magnesium-Stoffwechsel IV 455 ff.
— bei Periarteriitis nodosa VI 327
— bei vegetativer Labilität IV 798 ff.
„Tremulous incoordination" II 171
Trenchfoot s. u. Schützengrabenfuß
Trendelenburgsche Operation bei Lungenembolie IV 122
Trendelenburg-Test VI 65 ff.
—, Technik VI 65
Treponema bei Aortitis luica VI 355
— pallidum und Endokarditis II 677
— surati und Endokarditis II 677
Triabrodil zur Angiokardiographie II 1267
Triade de Fallot s. u. Fallotsche Trilogie

Triäthanolamin-Trinitrat bei
Angina pectoris III 1379
Triäthanol-Trinitrat bei Gefäßkrankheiten VI 179
Triäthylammoniumbromid und
Embolie VI 366
Triamcinolon als Diureticum
I 551 ff.
— bei Erythematodes II 984
— bei Karditis rheumatica
II 644
— bei Kollagenosen II 984
— bei rheumatischem Fieber
II 644
Triazine, Chemie I 546
— als Diuretica I 526 ff., 546 ff.
—, Pharmakologie I 549 ff.
Tricarbonsäurecyclus (Krebs-Martius) in Myokard I 19 ff.
Trichinose und Capillarpermeabilität VI 584
— und Capillarresistenz
VI 584
— und Myokarditis II 874, 938
— und Periarteriitis nodosa
VI 308
Trichloräthylen zur Narkose
IV 614 ff.
Trichloräthylenvergiftung
III 891 ff.
— und Herzinfarkt III 892
— und vegetative Labilität
IV 827
Trichophytie und Lymphangitis VI 604
— und Lymphgefäßinsuffizienz VI 613
— und Lymphödem VI 613
Trichterbrust und Cor pulmonale IV 230
—, Rechts-Schenkelblock bei
II 357
—, Wilson-Block bei II 357
Tricuspidalatresie III 395 ff.
—, Anatomie III 396 ff.
—, Angiokardiographie bei
III 406 ff.
— und Antesystolie II 396;
III 402
— bei Dextroversion III 588
—, Differentialdiagnose III 408
—, Elektrokardiogramm bei
III 395, 401 ff.
—, Entwicklungsgeschichte
III 395 ff.
—, Extrasystolie bei II 36 ff.
—, Herzkatheterismus bei
III 406
— und Links-Schenkelblock
II 359
—, Pathologie III 396 ff.
—, Physiologie III 400 ff.
—, Prognose III 407 ff.
— und Rechts-Schenkelblock
II 359

Tricuspidalatresie, Röntgendiagnose III 395, 402 ff.
— und Schenkelblock II 359;
III 401 ff.
—, Symptome III 395, 400 ff.
—, Therapie III 408
— und Transposition der Aorta und Pulmonalis III 24, 398
— und Tuberkulose III 128
— und Vena cava-Anomalie
III 515
— und Wolff-Parkinson-White-Syndrom
II 396; III 402
Tricuspidalfehler s. a. u.
Tricuspidalinsuffizienz
und Tricuspidalstenose
— und Aortenfehler II 1484
— bei Aorteninsuffizienz
II 1457 ff.
—, kombinierter II 1513 ff.
— und Commissurotomie
II 1386
—, kongenitale II 1482
— und Mitralfehler II 1484
— und Mitralstenose
II 1386
Tricuspidalinsuffizienz II 1289, 1503 ff.
—, Anatomie II 1504 ff.;
III 25 ff.
—, angeborene III 25, 429 ff.
—, —, Anatomie III 429 ff.
—, —, Differentialdiagnose
III 433
—, —, Entwicklungsgeschichte
III 429
—, —, Herzkatheterismus
III 432
—, —, Physiologie III 430
—, —, Prognose III 432
—, —, Symptome III 431 ff.
—, —, Therapie III 433
— bei angeborener Pulmonalstenose III 324
— bei angeborenem Sinus-Valsalvae-Aneurysma
III 205, 207 ff.; III 211
— bei Aorteninsuffizienz
II 1457 ff., 1466
— bei Carcinoid II 782 ff.
— und Commissurotomie
II 1386 ff.
— und Cor pulmonale IV 105, 126, 142 ff., 214
— bei Cor triatriatum
III 554
—, Differentialdiagnose
II 1512
—, Elektrokardiogramm bei
II 1508 ff.
— bei Endokarditis lenta
II 703

Tricuspidalinsuffizienz bei
Endokarditis rheumatica II 614
— bei Gefäßmißbildungen
III 366 ff.
—, Herzform bei I 887 ff.
—, Herzgröße bei I 887 ff.
—, Herzkatheterismus
II 1509 ff.
— bei Herztrauma II 509 ff.
— bei Karditis rheumatica
II 614
—, kongenitale, s. u. angeborene Herzfehler
— und Luftembolie IV 126
— bei Lungenembolie IV 105
— bei Mitralstenose II 1350 ff., 1376 ff., 1386 ff.
— bei Myokarditis II 885, 903
—, Pathologie II 1504 ff.;
III 25 ff.
—, Physiologie II 1505 ff.
— bei Pneumokoniose
IV 214 ff.
—, Prognose II 1512
— bei Pulmonalatresie
III 366 ff.
—, relative, bei Myokarditis
II 885
— und rheumatisches Fieber
II 614, 1289, 1503 ff.
—, Röntgendiagnose II 1508
— bei Sepsis II 903
— bei Silikose IV 214 ff.
—, Therapie II 1512
— bei Ventrikelseptumdefekt
III 237
— als Volumenbelastung
I 887 ff.
Tricuspidalklappen bei angeborener Mitralstenose
III 27, 549
— bei angeborener Pulmonalstenose III 324
— bei angeborenem Sinus-Valsalvae-Aneurysma
III 205, 207 ff., 211
— bei angeborener Tricuspidalinsuffizienz
III 429 ff.
—, Anomalien III 25 ff.
— bei Beriberi IV 390
— bei Blutkrankheiten
IV 674
— bei Canalis atrioventricularis communis III 291 ff.
— bei Carcinoid II 782 ff.
— bei Ebstein-Syndrom
III 417 ff.
— bei Endokarditis acuta
II 728
— bei Endokarditis lenta
II 666, 702 ff.
— bei Endokarditis luica
II 781

Tricuspidalklappen bei Endokarditis rheumatica II 614ff.
— und Endokarditis tuberculosa II 780
— bei Endomyokardfibrose II 788
—, Entwicklungsgeschichte III 21ff.
— bei Erythematodes VI 344
— bei Fallotscher Tetralogie III 357
— und Gefäßmißbildungen III 366ff.
—, Hämangioendotheliom der VI 600
— und Herztöne II 574ff.
— bei Herztrauma II 490ff.
— bei Herztumoren II 1179ff.
— bei Karditis rheumatica II 574ff., 614ff.
— bei kombiniertem Tricuspidalfehler II 1513
— bei Leukämie IV 674
— bei Marfan-Syndrom III 491ff.
— bei Mitralstenose II 1325, 1350ff., 1368ff., 1376ff.
— bei Myokarditis II 885, 903
— bei Pulmonalatresie III 366ff.
— bei rheumatischem Fieber II 574ff., 614ff.
— bei Sepsis II 903
— bei Tricuspidalinsuffizienz II 1504ff.
— bei Tricuspidalstenose II 1484ff.
— bei Ventrikelseptumdefekt III 237
— bei Vorhofseptumdefekt III 263ff.
Tricuspidalklappenriß bei Herztrauma II 489ff.
Tricuspidalöffnungston bei Tricuspidalstenose II 1491ff.
Tricuspidalstenose II 1289, 1482ff.
—, Anatomie II 1484ff.
—, angeborene III 37ff., *408*ff.
—, —, Ätiologie III 409
—, —, Anatomie III 37ff., 409ff.
—, —, Angiokardiogramm bei III 415
—, —, bei Dextroversion III 588
—, —, Differentialdiagnose III 415ff.
—, —, und Ebstein-Syndrom III 420

Tricuspidalstenose, angeborene, Elektrokardiogramm bei III 411ff.
—, —, Häufigkeit III 409ff.
—, —, Herzkatheterismus bei III 413ff.
—, —, Physiologie III 410ff.
—, —, Prognose III 415
—, —, Röntgendiagnose III 412ff.
—, —, Therapie III 417
—, —, und Transposition der Aorta und Pulmonalis III 409
—, —, und Vena cava-Anomalie III 513
— und Aortenfehler II 1484
— und Aortenstenose II 1487, 1501
—, Auskultationsbefund II 1492ff.
— bei Canalis atrioventricularis communis III 293ff.
— bei Carcinoid II 784
— und Commissurotomie II 1386
—, Elektrokardiogramm bei II 1498ff.
— und Endokarditis lenta II 1482ff.
—, Häufigkeit II 1482ff.
—, Herzkatheterismus II 1488, 1497, 1499ff.
— bei Herztumoren II 1197ff.
— bei Karditis rheumatica II 634, 1482ff.
—, kongenitale II 1482
— und Mitralfehler II 1484
— und Mitralstenose II 1386, 1488, 1501
—, Pathogenese II 1482ff.
—, Pathologie II 1484ff.
—, Physiologie II 1485ff.
—, P pulmonale bei II 205
—, Prognose II 1500ff.
—, relative II 1503ff., *1512*ff.
—, —, bei Aorteninsuffizienz II 1466
—, —, bei Mitralstenose II 1350ff., 1376ff.
— bei rheumatischem Fieber II 634
—, Röntgenbefunde II 1495ff.
—, Symptome II 1489ff.
—, Therapie II 1501ff.
— durch Tumoren II 358ff.
— bei Vorhofseptumdefekt III 263f.
Tricuspidalvitium und Endokarditis lenta II 702ff.
Trifluormethylverbindungen als Diuretica I 527ff.
Trigeminie II 32ff., 58
— Pseudo- II 310

Trigeminie bei Umkehrextrasystolie II 310ff.
— bei Umkehrrhythmus II 310ff.
Trijodthyronin bei Arteriosklerose VI 428
Trilene zur Narkose IV 615ff.
Trimetaphan Camphorsulfonate s. u. Arfonad und unter Ganglienblocker
Trimethylen zur Narkose IV 614ff.
Triopac zur Angiographie VI 120
Tromexan bei angeborenem Herzfehler III 155
— und Capillarpermeabilität VI 582
— und Capillarresistenz VI 582
— bei Herzinfarkt III 1453ff., 1477
Trommelschlegelfinger bei angeborenem Herzfehler III 81, 144ff., *151*ff.
— bei angeborener Pulmonalstenose III 303
— bei angeborener Tricuspidalinsuffizienz III 431
— bei arteriovenösen Aneurysmen IV 252
— und Atmung IV 34
— bei bakterieller Endokarditis II 740
— bei Bilharziose IV 239
— und Calometrie VI 89
— bei Cor pulmonale IV 144ff.
— bei Ebstein-Syndrom III 420ff.
— bei Endangitis obliterans VI 294
— bei Endokarditis lenta II 693ff.
— bei Fallotscher Tetralogie III 329ff., 337ff.
— bei Gefäßkrankheiten VI 47
— bei Höhenadaptation IV 34
— und Klima IV 34
— und Luftdruck IV 34
— bei Lymphogranulomatose VI 680
— bei Monge-Syndrom IV 34
— bei Polycythämie IV 660
— bei Sauerstoffmangel IV 34
— bei Teleangiektasien VI 541
— bei Transposition der Aorta und Pulmonalis III 498ff.
— bei Tricuspidalinsuffizienz II 1506
— bei Tumormetastasen IV 238ff.
— bei Ventrikelseptumdefekt III 226ff.
— und Vorhofseptumdefekt III 261

Trommelschock I 957, *965*
Trophödem VI 611
„Trophotrop-endophylaktisches System", Begriff IV 726
„trou de Botal" III 8
Truncus arteriosus communis persistens III 29 ff.
– – – –, Anatomie III 29 ff., 534
– – – –, Angiokardiogramm bei III 538
– – – – conventionalis III 31
– – – – und Cor biloculare III 546 ff.
– – – – und Cor triloculare biatriatum III 540 ff.
– – – –, Entwicklungsgeschichte III 29 ff., 534
– – – –, Formen III 532 ff.
– – – –, Häufigkeit III 534
– – – –, Herzkatheterismus bei III 537 ff.
– – – – idealis III 31
– – – – und Lungenvenentransposition III 525
– – – –, partieller III 532
– – – –, Pathologie III 29 ff., 534 ff.
– – – –, Pathophysiologie III 534 ff.
– – – –, Rechtsschenkelblock bei II 359
– – – –, Schenkelblock bei II 359
– – – – und Ventrikelseptumaneurysmen III 61
Truncus-brachiocephalicus-Aneurysma VI 462
Truncus brachiocephalicus-Anomalie III 486 ff.
Trypaflavin bei bakterieller Endokarditis II 747
– und Capillarpermeabilität VI 106
Trypanosoma cruci und Chagas-Myokarditis II 931, 936
Trypanosoma gambiense und Myokarditis II 936

Trypanosoma rhodesiense und Myokarditis II 936
Trypanosomeninfekte und Myokarditis II 936
Trypanrot zur Blutmengenbestimmung I 139
– zur Kreislaufanalyse I 139; V 279
Trypsin und Blutdruck V 58, 222
– und Bradykinin V 222
– und Depressan V 228
– bei Gefäßkrankheiten VI 200
– und Graviditätstoxikose V 741
– und Hypertonie V 58
– und Hypotonie V 222
– und Kallikrein V 221 ff.
– und Kallikreinogen V 222
– und Kollaps I 970
– bei Lungenembolie IV 121
– und Pepsitensin V 102
– bei postthrombotischem Syndrom V 514
– und Schock I 970
– bei Thrombophlebitis VI 505 ff.
– bei Ulcus cruris VI 514
Tryptamin und Acetylcholin V 185
– und Histamin V 185
– und Nicotin V 185
– und Pilocarpin V 185
– und Serotonin V 185
Tryptophan im Renin V 86
– und Serotonin V 182
Tsutsugamushi-Fieber und Myokarditis II 907; IV 544
Tuberkelbacillen und Endokarditis lenta II 666 ff., 677
Tuberkulin-Test und rheumatisches Fieber II 554
Tuberkulose und ACTH II 645
– und Adams-Stokes-Syndrom II 272
– und Amyloidose II 960 ff.
– und Aneurysmen VI 443 ff.
– und angeborener Herzfehler III 77, 109, 114, *125* ff.
– bei angeborener Pulmonalstenose III 77, *127* ff.
–, Antistreptolysin bei II 591
–, Arteriitis tuberculosa bei VI 347
– und Arteriosklerose VI 415
– und Atmung IV 81, 224
–, Atrioventrikularblock II 224 ff.
– und Balneotherapie I 698
– und Beriberi IV 390 ff.
– und Blutdruck V 37 ff., 343 ff., 597, *611* ff., 636, 796

Tuberkulose und Bronchialkreislauf IV 77
– und Capillarresistenz VI 564
– und Coronarembolie III 971
– und Coronarinsuffizienz III 803, 938
– und Coronarsklerose III 803, 939
–, Cor pulmonale bei IV 62, 77, 81, 139 ff., 167 ff., 197 ff., 204 ff., *221* ff.
– und Cortison II 645
– und Cushing-Syndrom V 695
– und Ductus Botalli persistens III 129
– bei Ebstein-Syndrom III 427
– und Endokarditis II 780; IV 552
– und Endokarditis fibrinosa II 777
– und Endokarditis tuberculosa II 780
– und Endokarditis verrucosa simplex II 777
– und endokrine Hypertonie V 695
–, Entzügelungs-Hochdruck bei V 717 ff.
– und Erythematodes II 983 ff.
– und essentielle Hypertonie V 343 ff.
– und Fallotsche Tetralogie III 128, 357
– und Fallotsche Trilogie III 128
–, Gefäßkrankheiten bei VI 347
– bei Gefäßmißbildungen III 373
– und Hämoperikard II 1151
–, Herzblock bei II 224 ff.
– und Hypertonie V 37 ff., 343 ff., 597, *611* ff., 636
– und Hypokaliämie IV 430
–, Hypotonie bei V 796
– und idiopathische Perikarditis II 1073
– bei Kollagenosen II 983 ff.
– und konstriktive Perikarditis II 1079 ff., 1093 ff.
–, Livedo reticularis bei VI 534 ff.
– und Lungenfibrose IV 197 ff.
– und Lungenkreislauf IV 62, 77, 81
– und Lutembacher-Syndrom III 130
– und Mitralinsuffizienz III 126

Tuberkulose und Mitralstenose III 126
— und Myokarditis I 762ff.; II 871, 874ff., *941*ff.; IV 545ff.
— und Narkose IV 617ff.
— der Nieren s. u. Nierentuberkulose
— und Operationen IV 599
—, Perikard bei II 942ff., 1041
— und Perikarddivertikel II 1143
—, Perikarditis bei II 942ff., 1041, 1044, *1076*ff.; IV 555
— und Pneumokoniose IV 204ff.
— und Pneumoperikard II 1153
— und Pulmonalaneurysma II 373; VI 466
— und Purpura infectiosa VI 567
— und Purpura rheumatica VI 564
—, Reizleitungsstörungen bei II 224ff.
— und renale Hypertonie V 37ff., 597, *611*ff., 636
— und Sarkoidose IV 200
— und Silikose IV 204ff.
—, Tachykardie bei II 9ff.
— und Thrombophlebitis VI 484, 499
— und Tricuspidalatresie III 128
— bei Ventrikelseptumdefekt III 129
— bei Vorhofseptumdefekt III 129, 277
Tuberkulostatica bei Myokardsarkoidose II 949
— bei Myokardtuberkulose II 945
— bei Perikarditis II 1079ff.
— bei tuberkulöser Perikarditis II 1079ff.
Tubuli (Niere) bei Addison-Syndrom V 799
— bei Anämie IV 648
— bei Angiopathia diabetica IV 364ff.
— bei Aortenisthmus-Stenose V 761
— bei Bleivergiftung V 771ff.
— und Blutdruck V 58ff., 415ff.
— bei Blutkrankheiten IV 648
— und Capillarresistenz VI 565
— und Cortison V 710
— bei Crush-Syndrom I 1119
— bei Diabetes mellitus IV 364ff.
— bei diabetischer Glomerulosklerose V 619

Tubuli bei Endangitis obliterans VI 290ff.
— bei endokriner Hypertonie V 660
— bei essentieller Hypertonie V 415ff.
— bei experimenteller Hypertonie V 58ff.
— bei Gefäßkrankheiten VI 290ff.
— bei Glomerulonephritis V 613
— bei Glomerulosklerose V 619
— bei Gravidität IV 483; V 730
— bei Graviditätstoxikose V 734ff.
— und hämorrhagische Diathese VI 573
— bei hämorrhagischem Schock I 1074
— bei Herzinsuffizienz I 258ff.
— bei Hypertonie V 58ff., 415ff.
— und Hypotonie V 799, 804
— bei Infektionen IV 530, 535; V 804
— im Kollaps I 1074, 1099, *1107*ff., 1112, *1117*ff.
— bei Moschcowitz-Symmers-Syndrom VI 573
— bei Nephritis V 613
— bei Orthostase IV 735; V 813
— bei Perniciosa IV 648
— bei Phäochromocytom V 660
— bei Postural hypotension V 816
— bei Purpura rheumatica VI 565
— bei Pyelonephritis V 609
— und Pyrazole II 654
— im Schock I 1074, 1099, *1107*ff., 1112, *1117*ff.
— bei Schockniere I 1074, *1107*ff., 1112, *1117*ff.
— und Sympathektomie V 480
— bei Thrombophlebitis VI 496ff.
— bei vegetativer Labilität IV 735ff.
— bei Verbrennung I 1119; VI 563
— bei Vergiftungen V 771ff.
Tubulin bei Gefäßkrankheiten VI 186
— bei postthrombotischem Syndrom VI 514
— bei Ulcus cruris VI 514
— und Vasomotorik VI 186, 514

„Tubulorhexis" bei Schockniere I 1119
Tularämie und Endokarditis lenta II 676
— und Myokarditis II 874, 909
— und Perikarditis purulenta II 1085
Tumoren und Adams-Stokes-Syndrom II 255ff.
— und Adrenalin V 170
— bei Adrenogenitalismus V 701ff.
— und Akromegalie V 704
— und Aldosteron V 711
—, Alternans bei II 410
— und Amyloidose II 960ff.
—, Angiographie bei VI 127ff. 138, 142
— und Aortographie VI 138
— und Arrhythmie II 103ff.
—, Arteriographie bei VI 127ff.
— und Arteriosklerose VI 138, 415
— und Atmung IV 81, 199ff.
— und Atrioventrikularblock II 243, 246ff., 248ff.
—, Atrioventrikular-Dissoziation bei II 290
— und Balneotherapie I 700
— und Beriberi IV 389ff.
— bei Bleivergiftung V 772
— und Blutdruck V 37ff., 251ff., 341ff., 596ff., 601, 602ff., *605*ff., 636
—, Blutkrankheiten als IV 676ff.
— und Bradykardie II 17
— und Capillarektasien VI 528
— und Capillarresistenz VI 574ff.
— und Carotissinus-Syndrom II 274ff.
—, chromaffine s. u. Phäochromocytom
— und Chyloperikard II 1154
— und Chylothorax VI 607
— und Coronarembolie III 972ff.
— und Coronarsklerose III 803
— und Cor pulmonale IV 61ff. 81, 96, 140ff., 199ff., *200*ff., 231, 233, 237ff.
— und C-reaktives Protein II 596
— und Cushing-Syndrom V 684ff., 689, 695
— und Diabetes mellitus IV 362
— und Elephantiasis VI 608
— und Embolie VI 362
— und Endokarditis fibrinosa II 776ff.

Tumoren und Endokarditis lenta II 682
— und Endokarditis verrucosa simplex II 776 ff.
— und endokrine Hypertonie bei V 646 ff., 682 ff., 689, 695
—, Entzügelungshochdruck bei V 716 ff.
— und Erythromelalgie VI 528
— und essentielle Hypertonie V 341 ff.
—, Extrasystolie bei II 37 ff., 43
— und Gasaustausch IV 81, 199 ff.
— und Gefäßkrankheiten VI 23 ff.
— und Gefäßmißbildungen VI 589
—, Glomerulosklerose bei V 621
— und Glomustumoren VI 593
— und Hämangiome VI 589
— und Hämoperikard II 1151
— bei hämorrhagischer Diathese VI 574
— des Herzens s. a. u. Herztumoren II 1178 ff.
— und Herztamponade II 1065
— und Hirndurchblutung V 395
— und Hydroperikard II 1152
—, Hypercalcämie bei IV 446
— und Hypertonie V 37 ff., 251 ff., 341 ff., 596 ff., 601, 602 ff., *605* ff., 636
—, Kälte-Test bei V 251 ff.
— und Kallikrein V 210, 224
— und Kollaps I 1006
— und konstriktive Perikarditis II 1094
— und Lungenembolie IV 96
— und Lungenfibrose IV 199 ff., *200* ff.
— und Lungenkreislauf IV 61, 62, 81, 140 ff., 199 ff.
— und Lungenödem I 132
— der Lymphgefäße VI 616 ff.
— und Lymphgefäßinsuffizienz VI 607
— und Lymphödem VI 611 ff.
— und Maffucci-Syndrom VI 589
— und Myokarditis I 762; II 864 ff., *946*; IV 546
— und Myokardose I 33; II 969
—, Nephrose bei V 621
— und Noradrenalin V 170
— und Panzerherz II 1094
—, Perikard bei II 1041

Tumoren und Perikardcysten II 1140 ff.
—, Perikarditis bei II 1041, 1044
— und Perikarditis purulenta II 1084
— als Perikardtumoren II 1182
— und Phlebektasien VI 517 ff.
— und Phlebographie VI 142
— und Phlebitis VI 484, 496 ff.
— und Pneumoperikard II 1153
—, Postural hypotension bei V 814
— und Purpura VI 574 ff.
—, Rechts-Schenkelblock bei II 358
— im Reizleitungssystem II 359 ff., 410
— und renale Hypertonie V 596 ff., 601, 602 ff., *605* ff., 636
—, Schenkelblock bei I 358
— und Schock I 1006
— und sekundäres Raynaud-Syndrom VI 247
— und Serotonin V 186
— und Tachykardie II 9
— und Thrombophlebitis VI 484 ff., 496 ff., 499 ff.
— und totaler Block II 243, 246 ff., 248 ff.
— und Tricuspidalstenose II 1483
— und Varicosis VI 517 ff.
— bei Vergiftungen V 772 ff.
— und Vorhofflattern II 103 ff.
— und Vorhofflimmern II 103 ff.
—, Wilms- V 40
—, Wilson-Block bei II 358
— und zentralnervöse Hypertonie V 724
Tumormetastasen, Atrioventrikularblock II 247, 360
—, Cor pulmonale bei IV 62, 237 ff.
— bei Gefäßmißbildungen VI 593
— bei Glomustumoren VI 593
— bei Hämangioendotheliom VI 600
— bei Hämangiosarkom VI 601 ff.
— und Herztumoren II 1178 ff.
— und konstriktive Perikarditis II 1094
—, Links-Schenkelblock durch II 360
— und Panzerherz II 1094

Tumormetastasen als Perikardtumoren II 1182, 1224 ff.
— bei Phäochromocytom V 648
— im Reizleitungssystem II 359 ff., 410
— und Schenkelblock II 359 ff.
—, totaler Block durch II 247, 360
— und Tricuspidalstenose II 1483
T-Welle (Elektrokardiogramm) und Adams-Stokes-Syndrom II 261 ff.
— bei Adipositas IV 388
— bei Allergie III 888
— bei Anämie III 872; IV 654
— bei angeborener Aortenstenose III 443
— bei angeborener Pulmonalstenose III 308 ff.
— bei angeborenem Sinus-Valsalvae-Aneurysma III 207
— bei Angina pectoris III 834 ff., *1017* ff.
— bei Antesystolie II 378 ff.
— bei Aorteninsuffizienz II 1466 ff.
— bei Aortenstenose II 1444 ff.
— bei Aortopulmonalseptumdefekt III 198
— und Atmung IV 13 ff., 25
— bei atrioventrikulärer Reizleitungsstörung II 212 ff., 219 ff., 236 ff.
— und Barbitursäure III 893
— bei Beriberi IV 392
— und Blutdruck V 375 ff., 657 ff.
— bei Blutkrankheiten IV 654
— bei Canalis atrioventricularis communis III 294
— bei Carcinoid III 784
— und Chinidin II 121
— bei Coma diabeticum IV 376 ff.
— bei Coronargefäßmißbildungen III 570 ff.
— bei Cor pulmonale IV 109 ff., 158 ff.
— bei Cor triloculare biatriatum III 542 ff.
— bei Dermatomyositis II 992
— bei Dextrokardie III 576 ff.
— bei Dextroversion III 584 ff.
— bei Diabetes mellitus IV 376 ff.
— bei Ductus Botalli persistens III 191
— bei Dumping-Syndrom IV 866
— bei Dystrophie IV 297 ff.
— bei Echinokokkose II 937 ff.

T-Welle bei Elektrounfall
  III 906ff.
— bei Endokardfibrose
  II 787ff.
— bei Endokarditis lenta
  II 708ff.
— bei Endokarditis parietalis
  fibroplastica II 787
— bei endokriner Hypertonie
  V 657ff.
— bei Endomyokardfibrose
  II 788
—, Ermüdungsform II 12
—, Erregungsform II 12
— bei Erythematodes
  II 980ff.
— bei essentieller Hypertonie
  V 375ff.
— bei Extrasystolie II 44
— bei Fallotscher Tetralogie
  III 341ff.
— bei Fibroelastose II 789
— bei Foramen ovale persistens II 265ff.
— bei Gravidität IV 498
— bei Hämochromatose
  IV 683
— bei hämorrhagischem
  Schock I 1031
— und Herzglykoside
  I 500ff.
— bei Herzinfarkt III 710,
  1162ff., 1170ff.
— bei Herzinfarkt-Perikarditis
  II 1083
— bei Herztrauma II 464ff.,
  503ff., 519ff.
— bei Herztumoren II 1182,
  1184
— und Höhenadaptation
  IV 13ff., 25
— und Hydralazine V 546
— bei Hypercalcämie
  IV 452ff.
— bei Hyperkaliämie
  IV 433ff.
— bei Hyperthyreose
  IV 325ff.
— bei Hypertonie V 375ff.,
  657ff.
— bei Hypocalcämie
  IV 451ff.
— bei Hypoglykämie IV 381
— bei Hypokaliämie IV 431ff.
— bei Hyponatriämie
  IV 445ff.
— bei Hypothyreose
  IV 332
— bei idiopathischer Herzhypertrophie II 975
— bei idiopathischer Perikarditis II 1074
— bei Infektionskrankheiten
  IV 539, 541, 551
— und Insulin IV 381

T-Welle und Kaliumstoffwechsel IV 431ff.
— bei Kammerextrasystolie
  II 60ff.
— bei Kammerflattern
  II 174ff.
— bei Kammerflimmern
  II 174ff.
— bei Karditis rheumatica
  II 584ff., 616ff.
— und Klima IV 13ff., 25
— bei Kohlenoxyd-Vergiftung
  III 875
— bei Kollagenosen II 980ff.
— im Kollaps I 1031ff.
— bei konstriktiver Perikarditis II 1115ff.
— bei Leukämie IV 674
— bei Libman-Sacks-Endokarditis II 980ff.
— bei Links-Schenkelblock
  II 326ff.
— bei Linksverspätung
  II 373ff.
— bei Lues II 946
— und Luftdruck IV 13ff.,
  25
— bei Luftüberdruck IV 41
— bei Lungenembolie
  IV 109ff.
— bei Lutembacher-Syndrom
  III 284
— und Magnesium-Stoffwechsel IV 458ff.
— und Methylalkohol III 892
— bei Mitralinsuffizienz
  II 1414ff.
— bei Mitralstenose II 1369
— bei Myokarditis II 877,
  878ff.; IV 539, 541, 551
— bei Myokarditis rheumatica
  II 584ff., 616ff.
— bei Myokardose nach
  Gravidität IV 498
— bei Myokardsarkoidose
  II 948
— und Nicotin III 881ff., 888
— und Nitrobenzol III 891
— bei Orthostase V 809ff.
— bei Pankarditis rheumatica
  II 620
— bei Panzerherz II 1115
— bei paroxysmaler Tachykardie II 136ff., 166ff.
— bei Periarteriitis nodosa
  II 986ff.; VI 316ff.
— bei Perikarditis II 105ff.
— bei Perikarditis purulenta
  II 1085
— bei Perikarditis rheumatica
  II 619
— bei Perikardtumoren
  II 1220ff.
— bei Phäochromocytom
  V 657ff.

T-Welle bei Poliomyelitis
  IV 541
— bei Porphyrie IV 398
— bei postsynkopalem Syndrom II 261ff.
— bei posttachykardem Syndrom II 176ff.
— und Psyche III 864ff.
— bei Puerperium IV 498
— bei Pulmonalatresie III 366
— bei Rechtsschenkelblock
  II 329ff.
— bei Rechtsverspätung
  II 373ff.
— bei rheumatischem Fieber
  II 584ff., 616ff.
— bei rheumatischer Perikarditis II 1070
— bei Sarkoidose II 948
— und Sauerstoffmangel
  IV 13ff., 25
— bei Schenkelblock II 324ff.
— im Schock I 1031ff.
— und Schwefelkohlenstoff
  III 892
— bei Sinusbradykardie
  II 15ff.
— bei Sinustachykardie II 9ff.
— bei Sklerodermie II 990
— bei Sportherz I 934ff.,
  939ff.
— bei Tachykardie II 136ff.,
  166ff.
— bei Thalliumvergiftung
  V 773ff.
— und Thyreoidea IV 325,
  332
— bei totalem Block II 236ff.
— bei Trichinose II 939
— bei Tricuspidalatresie
  III 401
— bei vegetativer Labilität
  IV 787ff.
— bei Ventrikelseptumdefekt
  III 230ff.
— und Veratrumalkaloide
  V 559
— bei Vergiftungen III 875;
  V 773ff.
— bei Verspätungskurven
  II 373ff.
— bei Verzweigungsblock
  II 369ff.
— bei Vorhofextrasystolie
  II 49ff.
— bei Wilson-Block II 330ff.
— bei Wolff-Parkinson-White-Syndrom II 378ff.
Two-step-Test V 257
Tylose zur Arteriographie
  VI 121
Typhus, Antesystolie bei II 395
—, Atrioventrikularblock bei
  II 224ff.
—, Blutdruck bei V 801ff.

Typhus, Bradykardie bei II 18; IV 532
— und Capillarresistenz VI 567
— und Coronarinsuffizienz III 926 ff.
— und Endangitis obliterans VI 264
—, Endokarditis bei IV 552 ff.
— und Endokarditis acuta II 731
— und Gefäßkrankheiten VI 27, 264
—, Herzblock bei II 224 ff.
—, Herzinsuffizienz bei I 763 ff.
— und Hypertonie IV 569
—, Hypotonie bei V 801 ff.
— und infektiöser Schock I 982 ff.
— und Kollaps I 958, 982
—, Kreislauf bei IV 562
— und Lymphgefäßinsuffizienz VI 607
—, Myokard bei I 707
—, Myokarditis bei I 763 ff.; II 225, 905 ff.; IV 544
— und Perikarditis purulenta II 1085
—, Purpura infectiosa bei VI 567
—, Reizleitungsstörungen bei II 224 ff.
—, Schenkelblock bei II 357
— und Schock I 958, 982
— und Thrombophlebitis VI 484
—, Wolff-Parkinson-White-Syndrom bei II 395
Typhusvaccine bei Endangitis obliterans VI 301 ff.
— bei Gefäßkrankheiten VI 64, 200
— und rheumatisches Fieber II 554
Typus embolicus IV 94
Tyramin und Adrenalin V 166 ff., 177 ff.
— und Blutdruck V 65, 70, 93, 98, *177* ff.
—, Chemie V 177
— bei experimenteller Hypertonie V 65, 70, 93, 98, *177* ff.
— und Hypertensin V 93, 98
— bei Hypertonie V 65, 70, 93, 98, *177* ff.
— und Mesoappendix-Test V 193
—, Pharmakologie V 177 ff.
Tyrosin im Hypertensin V 95 ff.
— im Kallidin V 227
— im Kallikrein V 213
— im Renin V 86
— und Tyramin V 177

Tyrosinase und Blutdruck V 102, 501
— bei essentieller Hypertonie V 501
— bei Hypertonie V 501
— und Pepsitensin V 102

Übelkeit s. u. Nausea
Überdruck, atmosphärischer IV 39 ff.
Überdruckatmung s. u. Atmung, künstliche
Überleitungsstörungen s. u. Reizleitungsstörungen
Überleitungszeit (Elektrokardiogramm s. u. Atrioventrikularzeit
Übungstherapie s. u. Training
Uhrglasnägel bei Gefäßkrankheiten VI 47
Ulcus cruris bei angeborenen arteriovenösen Fisteln VI 470
— — bei arteriovenösen Fisteln VI 470, 478
— — und Capillarektasien VI 527
— — bei Eintauchfuß VI 561
— — bei Endangitis obliterans VI 282
— — und Erythralgie VI 527
— — bei Gefäßmißbildungen VI 470, 588
— — bei Klippel-Trénaunay-Syndrom VI 588
— — bei Livedo reticularis VI 535
— — bei Martorelli-Syndrom V 344; VI 380
— — bei Perniosis VI 559, 561
— — und postthrombotisches Syndrom VI 510 ff.
— — bei Schützengrabenfuß VI 561
— —, Therapie VI 513 ff.
— ventriculi, Bradykardie bei II 16
— — und Capillarresistenz VI 577
— — und Coronarinsuffizienz III 1074
— — bei Dermatomyositis II 922
— — bei Endangitis obliterans VI 293
— — bei Gefäßkrankheiten II 987; VI 293, 321
— — und hämorrhagische Diathese VI 577
— — und hämorrhagischer Schock I 957
— — und Herzinfarkt III 1074

Ulcus ventriculi bei Kollagenosen II 987, 992
— — und Kollaps I 957, 1122
— — und Lymphgefäßinsuffizienz VI 607
— — bei Periarteriitis nodosa II 987; VI 321, 341
— — und Purpura VI 577
— — bei Riesenzellarteriitis VI 341
— — und Schock I 957, 1122
— — und Skorbut VI 577
— — und Sympathektomie V 486
— — bei Tricuspidalinsuffizienz II 1506
— — und Tricuspidalstenose II 1490
Ulnarispuls bei Endangitis obliterans VI 282
Ultracorten bei Karditis rheumatica II 644
— bei Schock I 1145
Ultraschallkardiogramm II 1280 ff.
— nach Commissurotomie II 1403 ff.
— bei kombiniertem Mitralfehler II 1426
—, Methodik II 1280 ff.
— bei Mitralinsuffizienz II 1420 ff.
— bei Mitralstenose II 1340
Ultraschalltherapie bei Gefäßkrankheiten VI 159, 514
— bei postthrombotischem Syndrom VI 514
— bei Ulcus cruris VI 514
Ultraviolettbestrahlung und Gefäßkrankheiten VI 26, 514
— bei postthrombotischem Syndrom VI 514
— bei Ulcus cruris VI 514
Umbradil zur Angiographie VI 120
Umformungszeit I 15 ff.
— bei Aortenstenose II 1430 ff.
— bei Herzinsuffizienz I 15 ff.
— bei Mitralinsuffizienz II 1406 ff.
Umkehrextrasystolie II 72, 290, 296, *309* ff.
—, Anatomie II 315
—, Elektrokardiogramm bei II 311 ff.
—, interpolierte II 310
—, Pathologie II 315
—, Physiologie II 309 ff.
—, Symptome II 310 ff.
—, Therapie II 315
—, Vorkommen II 315 ff.
Umkehrrhythmus II 309 ff.
—, Anatomie II 315

Umkehrrhythmus, Elektrokardiogramm II 311 ff.
—, Pathologie II 315
—, Physiologie II 309 ff.
—, Therapie II 315
—, Symptome II 310 ff.
—, Vorkommen II 315 ff.
Umwelt und angeborene Herzfehler III 113
— und Angina pectoris III 856 ff.
— und Aortitis luica VI 349
— und Arteriosklerose III 771 ff., 855 ff.; VI 391 ff., 395 ff.
— und Blutdruck V 16 ff., *263* ff., 271 ff., 446
— und Coronarinsuffizienz III 771 ff., 855 ff.
— und Coronarsklerose III 771 ff., 855 ff.
— und essentielle Hypertonie V 263 ff., 271 ff., 446
— und Gefäßkrankheiten III 771 ff., 855; VI 307, 335, 349, 391 ff., 395 ff.
— und Graviditätstoxikose IV 510
— und Hypertonie V 263 ff., 271 ff., 446
— und Karditis rheumatica II 546 ff., 557 ff.
— und Migräne VI 254
— bei Periarteriitis nodosa VI 307
— und rheumatisches Fieber II 546 ff., 557 ff.
— und Riesenzellarteriitis VI 335
— und vegetative Labilität IV 827, 829 ff., 841 ff.
„unidirectional block", Begriff II 190, 285
„Unitary nature"-Theorie II 110 ff.
Unterdruck, atmosphärischer IV 1 ff.; s. a. u. Höhenadaptation und Höhenklima
Unterernährung s. u. Dystrophie
Uracil als Diureticum I 526 ff., 546 ff., 548
Urämie, Alternans bei II 406
— bei Angiopathia diabetica IV 366 ff.
— bei bakterieller Endokarditis II 710, 718, 768
— und Blutdruck V 36, 41 ff., 65 ff., 281, 307 ff., 367, 369, 402, 420 ff.
— und Capillarpermeabilität VI 106 ff.
— und Capillarresistenz VI 575

Urämie bei Cushing-Syndrom V 695
— bei Diabetes mellitus IV 366 ff.
— und Endokarditis fibrinosa II 777
— bei Endokarditis lenta II 710, 718, 745, 768
— und Endokarditis verrucosa simplex II 777
— bei endokriner Hypertonie V 660, 695
— bei Erythematodes II 978 ff.
— und essentielle Hypertonie V 307 ff., 367, 369, 402, 420 ff.
— bei experimenteller Hypertonie V 41 ff., 65 ff.
— bei Fettembolie IV 136
— bei Fruchtwasserembolie IV 138
— und Ganglienblocker V 580, 594
— bei Gefäßkrankheiten VI 316 ff.
— und generalisierte ventriculäre Leitungsstörung II 372
— bei Graviditätstoxikose IV 517; V 748 ff.
— und hämorrhagische Diathese VI 575
— und Herzinsuffizienz I 520
— und Hyperkaliämie IV 426
— und Hypertonie V 36, 41 ff., 65 ff., 281, 307 ff., 367, 369, 402, 420 ff.
—, Hypocalcämie bei IV 446 ff., 448, 452
— und Kallikrein V 208 ff.
— und Karditis rheumatica II 607
— bei Kollagenosen II 978 ff.
— und Kollaps I 958, 1112
— bei Lungenembolie IV 106 ff.
— und Lungenödem I 769
— und Magnesium-Stoffwechsel IV 455 ff.
— bei maligner Hypertonie V 629 ff., 633 ff.
— und Minutenvolumen V 281
— und Myokarditis II 915
— und Myokardose II 969
— und Operabilität IV 629 ff., 632
— bei Periarteriitis nodosa VI 316 ff.
— und Perikarditis II 1041, 1044, *1082* ff.
— bei Phäochromocytom V 660
—, postoperative IV 607

Urämie und Purpura VI 575
— bei renaler Hypertonie V 629 ff., 633 ff.
— und rheumatisches Fieber II 607
— und Schock I 958, 1112
— und Sympathektomie V 480
— und Veratrumalkaloide V 594
Uranin und Capillarpermeabilität VI 106
Uraniumsalze und Hypertonie V 57
Urbason bei Karditis rheumatica II 644
— beim Schock I 1145
Ureide IV 592
Ureteratonie bei Gravidität V 728
Ureterdrosselung und Hypertonie V 39 ff., 56, *602* ff.
— bei Pyelonephritis V 610
Urethan IV 592
— und Depressan V 228
— und Kallikrein V 220
— und Renin V 98
Urin und Acetylcholin V 209
— und Adenosin V 209
— und Cholin V 209
— und Depressan V 228 ff.
— und Histamin V 209
— und Kallidin V 227
— und Kallikrein V 208 ff.
„Urina spastica" II 134
Urinbefund bei Angiopathia diabetica IV 354 ff., 365 ff.; VI 551
— bei Aortenhämatom, intramuralem VI 459
— und Arteriosklerose IV 372
— bei bakterieller Endokarditis II 717, 727, 741 ff.
— bei Bleivergiftung V 771 ff.
— bei Capillaropathia diabetica VI 551
— und Capillarpermeabilität VI 107, 551
— und Capillarplethysmogramm VI 108
— und Capillarresistenz VI 565
— bei Cushing-Syndrom V 687 ff.
— bei Diabetes mellitus IV 354 ff., 365 ff., 372; V 618 ff; VI 551
— bei diabetischer Glomerulosklerose V 618 ff.
— bei Endangitis obliterans V 625; VI 290
— bei Endokarditis acuta II 727

Urinbefund bei Endokarditis lenta II 715ff.
— bei endokriner Hypertonie V 659ff., 687ff.
— bei Erythematodes II 983ff.; VI 345
— bei essentieller Hypotonie V 788ff.
— bei Gefäßkrankheiten II 987; V 622, 625; VI 290, 341.
— bei Glomerulonephritis V 613
— bei Glomerulosklerose V 618ff.
— bei Gravidität IV 502ff.
— bei Graviditätstoxikose IV 502ff., 512ff.; V 731, 732ff.
— bei hämorrhagischer Diathese VI 565, 572, 580
— bei Hypertonie V 596f., 618ff., 625, 631, 633, 659ff., 687ff.
— bei Hypotonie IV 739; V 788ff.
— bei Herzinfarkt III 1155ff., 1157ff.
— bei Karditis rheumatica II 607; VI 565
— bei Kollagenosen II 983ff.
— im Kollaps I 1076ff., 1098, 1107, 1119
— bei konstriktiver Perikarditis II 1105
— bei Libman-Sacks-Endokarditis II 745
— ein Lymphangitis VI 605
— bei maligner Hypertonie V 631, 633
— bei Möller-Barlow-Syndrom VI 580
— bei Moschcowitz-Symmers-Syndrom VI 572
— bei Nephritis V 613
— bei Nephrose V 617
— und Operabilität IV 626, 632
— und Operationen IV 596ff.
— und Orthostase IV 739
— bei Periarteriitis nodosa II 987; V 622; VI 317ff.
— bei Perikarditis II 1105
— bei Phäochromocytom V 655, 659ff.
— bei Polycythämie IV 665ff.
— bei Porphyrie IV 397
— bei Postural hypotension IV 739
— bei Purpura rheumatica VI 565
— bei Pyelonephritis V 609
— und Quecksilberdiuretica I 532ff.

Urinbefund bei renaler Hypertonie V 596ff.; 618ff., 622, 625, 631, 633
— bei rheumatischem Fieber II 607; VI 565
— bei Riesenzellarteriitis VI 341
— bei Schockniere I 1076ff., 1098, 1107, 1119
— bei Skorbut VI 580
— bei Teleangiektasien VI 541
— bei vegetativer Labilität IV 739
— bei Vergiftungen V 771ff.
Urobilinogen bei Herzinfarkt III 721, 1157
Urocon zur Angiographie VI 120
Urogenitalsystem s. u. Geschlechtsorgane und Niere
Urografin zur Angiographie VI 120
— zur Angiokardiographie II 1265ff.
— zur Aortographie VI 135
Urohypertensin und Hypertonie V 189
Urolithiasis bei Cushing-Syndrom V 684ff.
— bei endokriner Hypertonie V 684ff.
— und Hypertonie V 40, 603, 636
Uroporphyrine bei Porphyrie IV 397
Urosympathin V 168ff., 234
— bei Nephritis V 180
— und Noradrenalin V 168ff.
— und Oxytyramin V 180
Urotropin und Kallikrein V 214
Urticaria VI 546ff.
— bei allergischer Myokarditis II 951ff.
— und Angina pectoris III 893
—, Antistreptolysin bei II 591
— und Capillarpermeabilität VI 546ff.
— und Capillarresistenz VI 574
— und Coronarinsuffizienz III 893
— und Dermographie VI 41
— bei Echinokokkose II 938
— und Endokardfibrose II 786
— und Endokarditis parietalis fibroplastica II 786
— bei Erythematodes II 983ff.
— durch Herzglykoside I 499
— und Herzinfarkt III 893
— und Hydralazine V 551, 594

Urticaria und Hyperkaliämie IV 420ff.
—, Kälte- VI 553ff.
— bei Kollagenosen II 983ff.
— und Periarteriitis nodosa V 621; VI 308
— pigmentosa VI 41
— und Purpura VI 574
— und Quecksilberdiuretica I 534
— und Vasomotorik VI 41
—, Wärme- s. u. Wärmeurticaria
— bei Waterhouse-Friedrichsen-Syndrom IV 565
Uterus und Acetylcholin V 200
— und Adrenalin V 172
— bei Amyloidose II 961ff.
— und arteriovenöse Anastomosen VI 6
— und Blutdruck V 603
— und Cor pulmonale IV 237
— und Depressan V 234
— und Enteramin V 183ff.
— und Fruchtwasserembolie IV 137ff.
— bei Gravidität IV 479ff.
— bei Graviditätstoxikose V 736
— und Herztumoren II 1207
— und Hypertensin V 100ff.
— und Hypertonie V 603
— und Kallidin V 227
— und Kallikrein V 219
— und Lungenembolie IV 95
— und Nephrin V 189
— und Noradrenalin V 172
— bei Paramyloidose II 961
— und Pepsitensin V 102
— bei Phlebitis VI 492ff.
— und Prostaglandin V 207
— und renale Hypertonie V 603
— und Renin V 100
— und Serotonin V 183ff.
— und Substanz P V 203ff.
— bei Teleangiektasien VI 540
— bei Thrombophlebitis VI 492ff.
U-Welle (Elektrokardiogramm) und Adams-Stokes-Syndrom II 261ff.
— bei Atrioventrikularblock II 236ff.
— und Blutdruck V 379
— und Chinidin II 121
— und Diastole V 379
— bei essentieller Hypertonie V 379
— bei Herzinfarkt III 1174
— bei Hypertonie V 379
— bei Hypocalcämie IV 452
— bei Hypokaliämie IV 431ff.
— bei Poliomyelitis II 919

U-Welle bei postsynkopalem Syndrom II 261 ff.
— bei Schenkelblock II 324 ff.
— bei totalem Block II 236 ff.

Vaccine bei bakterieller Endokarditis II 761
— bei Endangitis obliterans VI 301 ff.
— bei Endokarditis lenta II 761
— bei Gefäßkrankheiten VI 64, 200, 301 ff., 308, 310
— zum Hyperämietest VI 64
— bei Karditis rheumatica II 657
— und Periarteriitis nodosa VI 308, 310
— bei rheumatischem Fieber II 657
Vagotonie IV 712, 721 ff.
— und Dermographie VI 40
— und Kälte-Test IV 784 ff.
— und Kollaps I 977
— und konstitutionelle Hypotonie V 786
—, Kreislauf bei IV 721 ff.
— und neurogener Schock I 977
— und primärer Schock I 977
— und Roemheld-Syndrom IV 865
— und vegetative Labilität IV 712 ff., 721 ff.
Vagotonin V 236
Vagus und Acetylcholin V 167, 200
— und Adams-Stokes-Syndrom II 255 ff., 258 ff.
— und Angina pectoris III 85 ff.
— und Antesystolie II 383 ff.
— bei Aortenaneurysma VI 449 ff.
— bei Aortenbogensyndrom VI 379
— bei Aortenhämatom, intramuralem VI 458
— und Arrhythmie II 80, 105 ff.
— und Atmung IV 11 ff., 31 ff.
— bei Atrioventriculärblock II 210 ff., 217, 226, 230 ff.
— und Atrioventricular-Dissoziation II 289 ff.
— und Atrioventricular-Rhythmus II 279 ff., 283 ff.
— und Atrioventricularzeit II 210 ff., 217, 226
— und Balneotherapie I 666 ff.
— bei Beriberi IV 396

Vagus und Blutdruck V 157, 162
— und Bradykardie II 15, 17
— und Carotissinus-Syndrom II 273 ff.; V 818
— und Coronardurchblutung III 675 ff., 851 ff.
— und Coronargefäße III 670 ff.
— und Coronarinsuffizienz III 851 ff.
— und Depressan V 231 ff.
— bei Dystrophie IV 296
— und Elektrokardiogramm II 207 ff., 210, 217, 226
— bei Entzügelungs-Hochdruck V 716 ff.
— und experimentelle Hypertonie V 157, 162
— und Extrasystolie II 42 ff.
— und Ganglienblocker V 569 ff.
— und hämorrhagischer Schock I 1033
— bei Heredoataxie II 973
— und Herzblock II 183 ff., 193 ff., 210, 217, 226, 230 ff.
— und Herzglykoside I 451
— und Herzgröße I 853 ff.
— und Herzmechanik I 853 ff.
— und Herzrhythmus II 5 ff., 9 ff., 15 ff.
— und Herztonus I 875 ff.
— und Herzvolumen I 853 ff.
— und Höhenadaptation IV 11 ff., 31 ff.
— und Hydergin V 512
— bei Hypercalcämie IV 452
— und Hypertensin V 97, 101
— und Hypertonie V 157, 162
— und Hypocalcämie IV 447 ff.
— bei Infektionen IV 532 ff., 562 ff.
— und Kälte-Test IV 784
— und Kammerflattern II 174 ff.
— und Kammerflimmern II 174 ff.
— bei Kammertachykardie II 159 ff., 163 ff.
— und Klima IV 11 ff., 31 ff.
— und Kollaps I 958, 972 ff., 1033; II 17; IV 735, 760 ff.
— und Luftdruck IV 11 ff., 31 ff., 40 ff.
— und Luftüberdruck IV 40 ff.
— und Lungenembolie I 347; IV 99, 102
— und Lungenkreislauf IV 69 ff.

Vagus und Lungenödem I 132
— und Magnesium IV 457 ff.
— und Narkose IV 592 ff., 614 ff.
— und neurogene Hypertonie V 718
— und Nicotin II 10
— und Ohnmacht IV 760 ff.
— und Orthostase IV 735
— und Parasystolie II 298 ff., 302 ff.
— und paroxysmale Tachykardie II 143 ff., 159 ff.
— und Perikard II 1037 ff.
— bei Poliomyelitis V 718
— bei Porphyrie IV 400
— und primärer Schock I 976
— und Regelkreis IV 745 ff.
— und Reizleitungssystem II 183 ff., 193 ff., 210 ff 217, 230 ff.
— und Renin V 97
— und respiratorische Arrhythmie II 21 ff.
— bei Roemheld-Syndrom IV 865
— und Sauerstoffmangel IV 11 ff., 31 ff.
— und Schenkelblock II 356
— und Schock I 958, 972 ff., 1033
— und Serotonin V 184 ff.
— und Sinuauriculärblock II 194 ff.
— und Sportherz I 868, 945
— und Tachykardie II 9 ff., 143 ff., 159 ff., 163 ff.
— und Terminalstrombahn VI 16 ff.
— und Umkehr-Extrasystolie II 315
— und Umkehrrythmus II 315
— und Vagotonin V 207 ff.
— und vegetative Labilität IV 735, 760 ff.
— und Veratrumalkaloide V 557 ff.
— bei Vergiftungen V 807
— und Vorhofflattern II 105 ff.
— und Vorhofflimmern II 80, 105 ff.
— und Wolff-Parkinson-White-Syndrom II 383 ff.
— und zentralnervöse Hypertonie V 157, 162
„Vagusneurose", Begriff IV 710
Valeriana bei Angina pectoris III 1374
— bei vegetativer Labilität IV 855
Valin im Hypertensin V 97

Valpians-Reaktion V 314
Valsalva-Versuch I 72; II 23; IV 775ff.
— bei Aorteninsuffizienz I 889
— und arteriovenöse Aneurysmen IV 253
— und Blutdruck IV 776ff.; V 252
— und Carotissinus V 252
— bei Cor pulmonale IV 146
— bei Ductus Botalli persistens III 166
— bei essentieller Hypertonie V 252ff.
— bei Graviditätstoxikose V 751
— und Herzgröße I 819, 843; IV 775
— bei Herzinsuffizienz V 252
— und Herztonus I 874ff.
— und Herzvolumen I 843; IV 775
— und Hydralazine V 544, 546
— bei Hyperthyreose IV 322ff.
— bei Hypertonie V 252ff.
— und Kollaps IV 775, 778ff.
— und Luftembolie IV 129
— bei Mitralstenose II 1332
— und Operabilität IV 627
— und Orthostase IV 778ff.
— bei paroxysmaler Tachykardie II 134ff.
— bei Phlebitis VI 496
— und Regelkreis IV 751ff., 778ff.
— und Sportherz I 869
— bei Tachykardie II 134, 144
— bei Teleangiektasien VI 541
— bei Thrombophlebitis VI 496
— und Thyreoidea IV 322ff.
— und vegetative Labilität IV 778ff.
— und Veratrumalkaloide V 559ff.
— bei Volumenbelastung I 889
Valvula mitralis s. u. Mitralklappen
— sinus venosi coronarii III 8
— tricuspidalis s. u. Tricuspidalklappen
— venae cavae caudalis III 8
— venosa Eustachii III 8
— — Thebesii III 8
Valvuloplastik s. u. Commissurotomie
Valvulotomie s. u. Commissurotomie
Vanadiumpentoxyd-Pneumokoniose IV 220
Vancomycin bei Endokarditis lenta II 759ff.
„Vanishing lung" IV 248

Vaquez-Osler-Syndrom s. u. Polycythämie
Varicellen, Myokarditis bei II 923; IV 543
Varicenexstirpation bei Gefäßkrankheiten VI 222ff.
Varicenverödung VI 522ff.
Varicographie durch Phlebographie VI 138ff.
Varicosis VI 515ff.
— und Adipositas IV 625; VI 516
—, Ätiologie VI 515ff.
— bei angeborenen arteriovenösen Fisteln VI 470
— bei arteriovenösen Fisteln VI 470, 478
—, Begriff VI 515
— und Capillarresistenz VI 576
—, Diagnose VI 65ff.
— bei Endangitis obliterans VI 282
— und Ernährung IV 625
— und essentielle Hypotonie V 791
— bei Gefäßmißbildungen VI 587ff.
— und Hämangiome VI 587ff.
— und Hämangiosarkom VI 601
— und hämorrhagische Diathese VI 576
— und Herzinfarkt III 1468ff.
— und Herzinsuffizienz I 601
— bei Herztumoren II 1180ff., 1195
— und Hypotonie V 791
— bei Klippel-Trénaunay-Syndrom VI 587ff.
— und Körpergewicht IV 625; VI 516
— und Kollaps I 957
— und Lungenembolie IV 91ff.
— und Lungeninfarkt IV 106ff.
—, Morphologie VI 517ff.
— und Operabilität IV 625ff.
— und Orthostase IV 732ff.; VI 516ff., 521ff.
—, Pathologie VI 517ff.
— und Perthestest VI 66
—, Phlebographie bei VI 138ff.
—, Physiologie VI 518ff.
— und postthrombotisches Syndrom VI 510ff.
— und Pratt-Test VI 67
—, primäre VI 515ff.
—, Prophylaxe VI 523ff.
— und Purpura Majocchi VI 576
—, Röntgendiagnose VI 138ff.
— und Schock I 957
—, sekundäre VI 515ff.

Varicosis, Symptome VI 519ff.
—, Tachykardie bei II 11
— und Teleangiektasien VI 540
—, Therapie VI 521ff.
— und Trendelenburg-Test VI 65
—, Vasomotorik bei VI 519, 576
—, Venendruck bei VI 68, 516ff.
—, Vorkommen VI 518
Variola, Capillarresistenz bei VI 568
— und hämorrhagische Diathese VI 568
— und Kreislauf IV 559
— und Myokarditis II 874, 923
—, Purpura infektiosa bei VI 568
Vasa vasorum, Anatomie VI 2ff.
— — und Aneurysmen VI 443
— — und Aortenhämatom (intramural) VI 454ff.
— — bei Aortitis luica VI 352ff.
— — bei Arteriitis rheumatica IV 345
— — bei Arteriitis tuberculosa VI 347
— — bei Arteriosklerose III 737; VI 386ff., 400
— — und Capillarpermeabilität VI 562
— — bei Coronarsklerose III 737
— — bei Gefäßkrankheiten III 737; VI 312, 345ff., 352ff., 386ff., 400
— — bei Lues VI 352ff.
— — bei Periarteriitis nodosa VI 312
— — bei Thrombophlebitis VI 489
— — bei Tuberkulose VI 347
— — bei Verbrennung VI 562ff.
Vasculat VI 163
—, Chemie VI 163
— bei essentieller Hypertonie V 256, 499
— bei Gefäßkrankheiten VI 163ff., 514
— bei Hypertonie V 256, 499
— bei postthrombotischem Syndrom VI 514
— bei Raynaud-Syndrom VI 232

Vasculat bei renaler Hypertonie
V 256
— bei Ulcus cruris VI 514
Vasculitis, allergische s. u.
Periarteriitis nodosa
Vasodepressor material V 195
— — und Blutdruck
V 193ff., 202ff.
— —, Chemie V 195
— — und Gefäßspinnen
VI 544
— — bei Hämochromatose
IV 688
— — und Kollaps I 971,
1068, 1080, 1096
— — im Mesoappendixtest
V 193ff., 202
— — und Schock I 971,
1068, 1080, 1096
— — und Terminalstrombahn
VI 20
Vasodilatation V 197ff.
— und Acetylcholin V 200
— und Adenosin V 201ff.
— und Adrenalin V 408
— bei Akrocyanose VI 532ff.
— und Angina pectoris
III 701ff.
— und Angiopathia diabetica
VI 549ff.
— bei Arteriosclerosis obliterans VI 432
— und Atmung IV 10ff.
— und Balneotherapie I 666,
680, 684ff.; V 591ff.;
VI 156
— und Blutdruck V 197ff.,
244ff., 255ff., 408, 780ff.
— und Blutspeicher I 1008ff.
— und Calciumstoffwechsel
IV 447ff., 454
— bei Capillarektasien
VI 525ff., 528ff.
— bei Capillaropathia diabetica VI 549ff.
— und Capillarresistenz
VI 104ff., 575
— bei Cervicalsyndrom IV 864
— bei Coma diabeticum
IV 375
— und Coronardurchblutung
III 675ff.
— und Coronarinsuffizienz
III 701ff.
— und Cyanose VI 530ff.
— und Depressan V 228ff.
— und Dermographie VI 41
— bei Diabetes mellitus
IV 364ff., 375; VI 549ff.
— bei Dystrophie IV 303,
305
— bei Eintauchfuß VI 561
— bei Erfrierung VI 555ff.
— und Erythem VI 42
— bei Erythralgie VI 527

Vasodilatation bei Erythromelalgie VI 525ff.
— bei essentieller Hypertonie
V 244ff., 255ff., 408
— und essentielle Hypotonie
V 790ff.
— und Ganglienblocker
V 492, 565ff., 571ff.
— bei Gefäßmißbildungen
VI 594
— bei Gefäßspinnen VI 543ff.
— bei Glomustumoren VI 594
— bei Gravidität IV 482ff.
— und hämorrhagische
Diathese VI 575ff.
— bei hämorrhagischem
Schock I 957, 960ff.,
1038ff.
— und Hauttemperatur
VI 85ff.
— bei Herzinfarkt III 701ff.
— und Herztrauma II 484ff.
— und Histamin V 29, 159,
198ff.
— bei Höhenadaptation
IV 10ff.
— und Hydralazine V 542ff.
— und Hyperämieteste
VI 57ff.
— bei Hypercalcämie
VI 447ff.
— bei Hypertonie V 244ff.,
255ff., 408
— und Hypoglykämie IV 379
— und Hypotonie V 780ff.,
790ff.
— bei infektiösem Schock
I 983ff.
— bei Infektionen I 983ff.;
IV 530ff., 557ff.; V 801
— und Insulin IV 379
— bei intraarterieller Sauerstoffinsufflation VI 212
— und Kallikrein V 216ff.
— und Klima IV 10ff.
— und Kollaps I 957, 960ff.,
966, 972ff., 983ff., 993ff.,
1038ff., 1047ff.; IV 600ff.
— bei Livedo reticularis
VI 534ff.
— und Luftdruck IV 10ff.
— und Lungenkreislauf
IV 69ff.
— und Magnesiumstoffwechsel
IV 459ff.; V 497
— bei Martorelli-Syndrom
VI 381
— und Mesoappendix-Test
V 192ff.
— bei Migräne VI 250ff.
— und Narkose IV 594ff.
— bei neurogenem Schock
I 972ff.
— und Nierendurchblutung
V 408

Vasodilatation und Nitrite V 494
— bei Ohnmacht IV 760ff.
— und Operationsschock I 966
— bei Perniosis VI 561
— bei Polycythämie IV 666
— bei primärem Schock
I 975ff.
— und Prostaglandin V 206
— und Purine V 494
— und Purpura VI 575ff.
— und Purpura Majocchi
VI 576
— und Rauwolfia-Alkaloide
V 528, 537ff.
— und reaktive Hyperämie
VI 57ff.
— und renale Hypertonie
V 255ff.
— und Rheogramm VI 74
— bei Sauerstoffmangel
IV 10ff.
— und Schock I 957, 960ff.,
966, 972ff., 983ff., 993ff.,
1038, 1047ff.; VI 600
— bei Schützengrabenfuß
VI 561
— und Serotonin VI 529
— und Substanz P V 204ff.
— und Sympathicotonie
IV 725
— bei Teleangiektasien
VI 539ff.
— und Terminalstrombahn
VI 13ff.
— bei Thrombose VI 369ff.
— und traumatischer Schock
I 966
— bei Ulcus cruris VI 381
— und Vagotonie IV 725
— und Vagotonin V 207ff.
— und Vasodepressor material
V 193, 195, 202ff.
— und Veratrumalkaloide
V 557ff.
— und Vesiglandin V 207,
216ff.
— und Wärmetherapie VI 156
— bei Waterhouse-Friderichsen-Syndrom IV 565ff.
Vasoexcitor material V 195
— — und Adrenalin V 193
— — und Blutdruck
V 190ff., 780ff.
— —, Chemie V 195
— — und experimentelle
Hypertonie V 190ff.
— — und Hypertonie
V 190ff.
— — und Hypotonie V 780ff.
— — und Kollaps I 971, 1068
— — im Mesoappendixtest
V 193ff.
— — und Schock I 971, 1068
— — und Terminalstrombahn
VI 20

Vasokonstriktion

Vasokonstriktion V 166 ff.
— und Acetylcholin V 200
— bei Akrocyanose VI 532 ff.
— bei Anämie IV 648
— und Angina pectoris
  III 675 ff., 834 ff.
— und Angiographie VI 127
— und Angiopathia diabetica
  VI 549 ff.
— bei Aortographie VI 133
— und Arteriographie VI 127
— und Arteriosklerose VI 400,
  434
— bei Arteriosklerosis obliterans VI 434
— und Atmung IV 10 ff.
— und Belastung III 912 ff.
— bei Bleivergiftung III 889;
  V 772
— und Blutdruck V 166 ff.,
  244 ff., 322 ff., 387 ff., 409,
  658 ff., 780 ff., 791 ff.
— bei Blutkrankheiten
  IV 648; VI 246 ff.
— und Blutspeicher I 1008 ff.
— und Calciumstoffwechsel
  IV 447 ff., 454
— bei Capillarektasien
  VI 526 ff.
— bei Capillaropathia
  diabetica VI 549 ff.
— und Capillarpermeabilität
  VI 549 ff., 552 ff.
— und Capillarresistenz
  VI 104 ff., 575
— bei Carcinoid II 783 ff.
— bei Cervicalsyndrom
  IV 864
— nach Commissurotomie
  II 1396 ff.
— und Coronardurchblutung
  III 675 ff., 691 ff., 834
— und Coronarinsuffizienz
  III 691 ff., 834 ff.
— und Coronarthrombose
  III 948 ff.
— und Cor pulmonale
  IV 98 ff., 123 ff., 172 ff.,
  250
— und Cyanose VI 531 ff.
— und Dermographie VI 39 ff.
— und Diabetes mellitus
  VI 549 ff.
— bei Druckfall-Syndrom
  IV 46, 48
— bei Ductus Botalli persistens III 162, 164 ff.
— bei Dystrophie IV 303, 305
— bei Eintauchfuß VI 561
— bei Elektrounfall III 904 ff.
— bei Embolie VI 364 ff.
— und Endangitis obliterans
  VI 259 ff., 272
— bei endokriner Hypertonie
  V 658 ff.

Vasokonstriktion bei Erfrierung I 981 ff.; VI 555 ff.
— bei Erythematodes
  II 983 ff.; VI 344 ff.
— bei Erythralgie VI 527
— bei Erythromelalgie VI 526
— bei essentieller Hypertonie
  V 244 ff., 322 ff., 387 ff.,
  409
— und essentielle Hypotonie
  V 791 ff.
— bei experimenteller Hypertonie V 388
— und Ganglienblocker
  V 566 ff., 571 ff.
— und Gefäßkrankheiten
  VI 23 ff.
— und Genußgifte IV 826
— bei Glomerulonephritis
  V 614 ff.
— und Graviditätstoxikose
  IV 512 ff., 517 ff.;
  V 731 ff., 742
— bei hämorrhagischem
  Schock I 960 ff.
— und Hauttemperatur
  VI 87
— und Herzinfarkt III 701,
  834 ff., 981, 1095
— bei Herztrauma II 477 ff.,
  482 ff.
— und Histamin V 198 ff.
— und Höhenadaptation
  IV 10 ff.
— und Hydralazine V 547
— und Hyperämieteste
  VI 57 ff.
— und Hypertonie V 244 ff.,
  322 ff., 387 ff., 409, 614 ff.,
  658 ff.
— bei Hypocalcämie IV 447 ff.
— bei Hypoglykämie IV 380
— und Hypotonie IV 737 ff.;
  V 780 ff., 791 ff., 816 ff.
— bei infektiösem Schock
  I 985 ff.
— bei Infektionen I 985 ff.;
  IV 531 ff., 557 ff.
— und Insulin IV 380
— bei Kälte-Test IV 783 ff.;
  V 70, 247 ff.
— und Klima IV 10 ff.
— bei Kollagenosen II 983 ff.
— und Kollaps I 960 ff., 987 ff.,
  993 ff., 1035 ff., 1039 ff.;
  IV 737 ff., 761 ff.
— und Konstriktine V 196
— und Lebensalter IV 622 ff.
— bei Livedo reticularis
  VI 534 ff.
— und Luftdruck IV 10 ff.,
  42 ff.
— und Luftüberdruck IV 42 ff.
— und Lungenembolie
  IV 98 ff., 123 ff.

Vasokonstriktion und Lungenkreislauf IV 69 ff.
— bei maligner Hypertonie
  V 627
— und Mesoappendix-Test
  V 192 ff.
— bei Migräne VI 249 ff.
— bei Mitralstenose II 1304 ff.,
  1314 ff.
— und Myokardstoffwechsel
  III 834 ff.
— bei Nephritis V 614 ff.
— und neurogener Schock
  I 974
— und Nicotin III 879 ff.;
  IV 266, 826
— bei Ohnmacht IV 761 ff.
— und Operationsschock
  I 966
— und Orthostase IV 729 ff.
— bei Periarteriitis nodosa
  VI 247, 321, 325
— bei Perniosis VI 559 ff.
— bei Phäochromocytom
  V 658 ff.
— bei Phlebektasien VI 519
— bei Phlebitis VI 489 ff.,
  492 ff.
— und Plethysmogramm
  VI 72 ff.
— und postthrombotisches
  Syndrom VI 511 ff.
— bei Postural hypotension
  IV 737 ff.; V 816 ff.
— und Purpura VI 575
— bei Raynaud-Syndrom
  VI 223 ff.
— und reaktive Hyperämie
  VI 57 ff.
— und Regelkreis IV 747 ff.
— bei renaler Hypertonie
  V 387 ff., 614 ff.
— bei Sauerstoffmangel
  IV 10 ff.
— und Saug-Drucktherapie
  VI 154
— und Schock I 960, 987 ff.,
  993 ff., 1035 ff., 1039 ff.,
  1100 ff.
— bei Schockniere I 1100 ff.
— bei Schützengrabenfuß
  VI 561
— bei sekundärem Raynaud-Syndrom VI 234 ff.
— und Serotonin II 783 ff.,
  VI 529
— bei Sklerodermie II 989 ff.
— und Sympathicotonie
  IV 725
— und Synkardialmassage
  VI 153
— und Teleangiektasien
  VI 541
— und Terminalstrombahn
  VI 13 ff.

Vasokonstriktion bei Thrombophlebitis VI 489ff., 492ff.
— und Trauma I 966, 1043; VI 235ff.
— und traumatischer Schock I 966, 1043
— und Trichloräthylen III 891ff.
— und Vagotonie IV 725
— bei Varicosis VI 519
— und Verbrennung I 969ff., 979ff.; VI 562
— und Verbrennungsschock I 969ff., 979ff.
— bei Vergiftungen V 772; VI 243ff.
— und Wärmetherapie VI 155ff.
„Vasolabilität", Begriff IV 712, 832; s. a. u. vegetativer Labilität
„Vasomotion", Begriff V 191ff.
Vasomotorenkollaps s. u. Kollaps und Schock
Vasomotorenzentrum bei Aorteninsuffizienz V 768
— und Atmung IV 12ff.
— und Blutdruck V 22ff., 245, 250, 298ff.
— und Blutspeicher I 1009
— bei Erfrierung I 982
— bei essentieller Hypertonie V 245ff., 250, 298ff.
— bei hämorrhagischem Schock I 962ff.
— und Höhenadaptation IV 12ff.
— und Hypertonie V 245, 250, 298ff.
— bei infektiösem Schock I 983ff.
— und Klima IV 12ff.
— und Kollaps I 956, 962ff., 966ff., 972ff., 982ff., 1009, 1056ff.
— und Luftdruck IV 12ff.
— in Narkose IV 614
— bei neurogenem Schock I 972ff.
— und Operationsschock I 966
— und Rauwolfia-Alkaloide V 528
— und Regelkreis IV 745ff.
— und Sauerstoffmangel IV 12ff.
— und Schock I 956, 962ff., 966ff., 972ff., 982ff., 1009, 1056ff.
— und Sympathicotonie IV 725
— und traumatischer Schock I 966
— und Vagotonie IV 725
— bei Valsalva-Versuch IV 778ff.

Vasomotorik und Acetylcholin V *199*ff., 235ff.
— und Adenosin V 201ff., 235ff.
— und Adrenalin V 166ff., 408
— bei Akrocyanose VI 532ff.
— und Allergie VI 23ff., 27, 29ff.
— bei Anämie IV 648
— bei Angina pectoris III 699ff., 834ff.
— und Angiographie VI 122
— bei Angiopathia diabetica IV 364ff.; VI 549ff.
— und Angioxyl V 208, 236
— bei Aorteninsuffizienz V 768
— bei Aortenisthmusstenose III 452
— bei Aortographie VI 133
— und Apoplexie V 387ff.
— und Arteriographie VI 122
— und Arteriosklerose VI 400
— bei Arteriosklerosis obliterans VI 432ff.
— und arteriovenöse Anastomosen VI 8
— und Atmung IV 10ff.
— und Balneotherapie I 665ff., 680, 684ff.; V 591ff.; VI 156
— und Belastung III 912ff.; IV 765ff.
— bei Bleivergiftung III 889; V 772
— und Blutdruck V 22ff., 166ff., 197ff., 244ff., 298ff., 322ff., 387ff., 408ff., 658ff., 780ff.
— bei Blutkrankheiten IV 648, VI 246ff.
— und Blutspeicher I 1008ff.
— und Calciumstoffwechsel IV 447ff., 454
— bei Capillarektasien VI 525ff.
— und Capillaren VI 9ff.
— und Capillarmikroskopie VI 96ff.
— bei Capillaropathia diabetica VI 549ff.
— und Capillarpermeabilität VI 549ff., 552ff.
— und Capillarresistenz VI 104ff., 575
— und Capillarspasmen VI 536ff.
— bei Carcinoid II 782ff.
— und Carotissinus s. dort
— bei Cervicalsyndrom IV 863ff.
— und Chlorothiazid V 589ff.
— bei Coma diabeticum IV 375ff.

Vasomotorik nach Commissurotomie II 1396ff.
— der Coronargefäße III 675ff., 834ff.
— und Coronarinsuffizienz III 691ff., 834ff.
— und Coronarspasmen III 879ff.
— und Coronarthrombose III 948ff.
— und Cor pulmonale IV 98ff., 123ff., 146, 172ff., 250
— und Cyanose VI 530ff.
— und Darmsubstanz V 208, 236
— und Depressan V 209ff., 222, 225, *228*ff.
— und Depressorsubstanzen V 197ff.
— und Dermographie VI 40ff.
— bei Diabetes mellitus IV 364ff., 375ff.; VI 549ff.
— und Digitalis V 494
— bei Diphtherie-Myokarditis II 895ff.
— und Diuretica V 589ff.
— bei Druckfall-Syndrom IV 46, 48
— bei Ductus Botalli persistens III 162, 164ff.
— bei Dumping-Syndrom IV 865
— bei Dystrophie IV 303, 305; V 807
— bei Eintauchfuß VI 561
— bei Elektronufall III 904ff.
— bei Embolie VI 364ff.
— und Encephalopathie V 387ff.
— und Endangitis obliterans VI 259ff., 277ff.
— bei endokriner Hypertonie V 658ff.
— und Enteramin V 181ff.
— und Epilepsie IV 875
— bei Erfrierung I 981ff.; VI 555ff.
— und Erythem VI 37ff., 42ff.
— bei Erythematodes II 983ff.; VI 344ff.
— bei Erythralgie VI 527
— bei Erythromelalgie VI 525ff., 528ff.
— bei essentieller Hypertonie V 244ff., 298ff., 322ff., 387ff., 408ff.
— bei essentieller Hypotonie V 786ff., 791ff.
— und experimentelle Hypertonie V 166ff., 388
— und Ganglienblocker V 492, 565ff., 571ff.

Vasomotorik bei Gefäß- | Vasomotorik und intraarterielle | Vasomotorik bei Periarteriitis
mißbildungen VI 594 | Sauerstoffinsufflation | nodosa VI 247, 321, 325
— bei Gefäßspinnen VI 543ff. | VI 212 | — bei Perniosis VI 559ff.
— und Genußgifte IV 826 | — und Kälte-Test IV 783ff.; | — bei Phäochromocytom
— und Geschlechtsfunktion | V 70, 247ff. | V 658ff.
 IV 871 | — bei Kälteurticaria VI 553ff. | — und Pherentasin V 186ff.
— bei Glomerulonephritis | — und Kallidin V 224, 226ff. | — bei Phlebektasien VI 519
 V 614ff. | — und Kallikrein V 208ff., 236 | — bei Phlebitis VI 489ff.,
— bei Glomustumoren | — und Klima IV 10ff. | 492ff.
 VI 594 | — bei Kollagenosen II 983ff. | — und Plethysmogramm
— bei Gravidität IV 482ff., | — und Kollaps I 957, 960ff., | VI 72ff.
 512ff. | 987ff., 993ff., 1035ff.; | — bei Polycythämie IV 666
— bei Graviditätstoxikose | IV 600ff. | — und postthrombotisches
 IV 512ff., 517ff.; | — bei konstriktiver Perikardi- | Syndrom VI 511ff.
 V 731ff., 742 | tis II 1099ff. | — bei Postural hypotension
— und Guanidin V 67ff., 190 | — und Lebensalter IV 622ff. | IV 737ff.; V 816
— und hämorrhagische Dia- | — bei Livedo reticularis | — und Pressoreceptoren
 these VI 569, 576 | VI 534ff. | s. dort
— bei hämorrhagischem | — und Luftdruck IV 10ff., | — und Pressorsubstanzen
 Schock I 957, 960ff., | 42ff. | V 166ff.
 1038ff. | — und Luftüberdruck IV 42ff. | — bei primärem Schock
— und Hauttemperatur | — und Lungenembolie | I 975ff.
 VI 36ff., 85ff. | IV 98ff., 123ff. | — und Prostaglandin V 206ff.,
— und Heparin V 504ff. | — und Lungenkreislauf | 236
— bei Herzinfarkt III 701ff., | IV 69ff. | — und Pulswelle VI 81ff.
 834ff., 981, 1095; | — und Magnesium-Stoff- | — und Purine V 494
 V 818ff. | wechsel IV 459ff.; V 497 | — und Purpura VI 569ff.,
— bei Herztrauma II 477ff., | — bei Malaria II 935 | 575, 376ff.
 482ff. | — bei maligner Hypertonie | — bei Purpura infektiosa
— und Hirnaneurysma VI 465 | V 627 | VI 569
— und Hirnsubstanz V 208, | — bei Martorelli-Syndrom | — und Purpura Majocchi
 236 | VI 381 | VI 576
— und Histamin V 197ff., | — und Menopause IV 871 | — und Rauwolfia-Alkaloide
 235ff., 494 | — im Mesoappendix-Test | V 528, 537ff.
— bei Höhenadaptation | V 192ff. | — bei Raynaud-Syndrom
 IV 10ff. | — bei Migräne VI 249ff. | VI 223ff.
— und Hydralazine V 542ff. | — bei Mitralstenose | — und reaktive Hyperämie
— und Hydrochlorothiazid | II 1304ff., 1314ff., 1323 | VI 57ff.
 V 589ff. | — und Myokardstoffwechsel | — und Regelkreis IV 745ff.
— und Hyperämieteste | III 834ff. | — bei renaler Hypertonie
 VI 57ff., 61ff. | — und Narkose IV 594ff., 614 | V 387ff., 614ff.
— bei Hypercalcämie | — und Nephrin V 179, 188ff. | — und Renin V 80ff., 111ff.
 IV 447ff. | — bei Nephritis V 614ff. | — und Rheogramm VI 74
— und Hypertensin V 80ff., 88, | — bei neurogenem Schock | — bei Riesenzellarteriitis
 111ff. | I 972ff. | VI 338ff.
— bei Hypertonie V 166ff., | — und Nicotin III 879ff.; | — bei Sauerstoffmangel
 197ff., 244ff., 298ff., | IV 826; VI 16ff., 23ff., | IV 10ff.
 322ff., 387ff., 408ff., | 266 | — und Saug-Drucktherapie
 614ff., 658ff. | — und Nierendurchblutung | VI 154
— und Hypertonie-Therapie | V 408 | — und Schock I 957, 960ff.,
 V 492ff. | — und Nierensubstanz | 987ff., 993ff., 1035ff.;
— bei Hypocalcämie IV 447ff. | V 208, 236ff. | IV 600ff.
— und Hypoglykämie | — und Nitrite V 494 | — bei Schockniere I 1100ff.
 IV 379ff. | — und Noradrenalin V 166ff. | — bei Schützengrabenfuß
— und Hypokaliämie I 586; | — bei Ohnmacht IV 760ff. | VI 561
 IV 437 | — bei Operationen I 966; | — und Schweißsekretion VI 43
— und Hypotonie IV 737ff.; | V 805ff. | — bei sekundärem Raynaud-
 V 197ff., 780ff., 786ff., | — und Operationsschock I 966 | Syndrom VI 234ff.
 791ff., 816 | — und Ornitho-Kallikrein | — und Serotonin II 783ff.;
— bei infektiösem Schock | V 225ff. | V 181ff.; VI 529
 I 983ff. | — und Orthostase IV 729ff. | — bei Sklerodemie II 989ff.;
— bei Infektionen I 938ff.; | — und Oscillogramm VI 76ff. | VI 44
 IV 530ff., 557; V 801ff.; | — und Oxytyramin V 179ff. | — bei Strahlenschäden VI 26
 VI 27, 29ff., 569 | — bei Panzerherz II 1099ff. | — und 4. Substanz V 208,
— und Insulin IV 379ff. | — und Pepsitensin V 93, 102 | 236

Vasomotorik und Substanz P
V 203ff., 235ff.
— und Sympathektomie
V 475ff.
— bei Sympathicotonie
IV 721ff.
— und Sympathikus V 445,
492ff., 506ff.
— und Synkardialmassage
VI 153
— bei Teleangiektasien
VI 539ff.
— der Terminalstrombahn
VI 13ff.
— bei Thalliumvergiftung
V 774
— bei Thrombophlebitis
VI 489ff., 492ff.
— bei Thrombose VI 369ff.,
489ff., 492ff.
— und Trauma I 966ff.,
1035ff., 1043; VI 235ff.
— und traumatischer Schock
I 966ff., 1035ff., 1043
— und Trichloräthylen
III 891ff.
— und Tyramin V 177ff.
— und Ulcus cruris VI 381
— und Urohypertensin V 189
— bei Vagotonie IV 721ff.
— und Vagotonin V 207ff.,
236
— bei Valsalva-Versuch
IV 775ff.
— bei Varicosis VI 519
— und Vasodepressor material
V 193, 195, 202ff.
— und Vasoexcitor material
V 190ff.
— und Vasopressin V 29, 80,
133, 143
— bei vegetativer Labilität
IV 705ff , 710ff.
— und Veratrumalkaloide
V 557ff., 594
— bei Verbrennung I 968ff.,
979ff.; VI 562
— und Verbrennungsschock
I 968ff., 979ff.
— bei Vergiftungen V 772,
807ff.; VI 243ff.
— und Vesiglandin V 207,
236
— bei Vorhofseptumdefekt
III 258ff.
— und Wärmetherapie
VI 155ff.
— bei Waterhouse-Friderichsen-Syndrom IV 565ff.
Vasoneurose, Capillaren bei
VI 12
— und Capillarpermeabilität
VI 553
—, Gefäßkrankheiten als
VI 224ff.

Vasoneurose und Purpura
Majocchi VI 576
—, Raynaud-Syndrom als
VI 224ff., 229
Vasopressin und Blutdruck
V 29, 80, 133, 143
— und Capillarspasmen
VI 537
— und Carotissinus V 150
— und Depressan V 232
— und experimentelle Hypertonie V 80, 133, 143
— und Graviditätstoxikose
V 743
— beim Kollaps I 1138
— beim Schock I 1138
Vasoselektan zur Angiographie
VI 120
—, Röntgendiagnose VI 120
Vasospasmen III 730
— bei Akrocyanose VI 532
— und Angina pectoris
III 834ff.
— und Angiographie VI 127
— und Arteriographie VI 122,
127, 133
— bei Arteriosklerosis obliterans VI 434
— und Balneotherapie VI 156
— und Belastung III 912ff.
— bei Bleivergiftung III 889;
V 772
— und Blutdruck V 387ff.,
602
— bei Blutkrankheiten
VI 246ff.
— und Capillarektasien VI 532
— bei Capillaropathia diabetica VI 550
— und Capillarpermeabilität
VI 550ff.
— der Coronargefäße III 834ff.
s. a. u. Coronarspasmen
— und Coronarinsuffizienz
III 834ff.
— und Coronarthrombose
III 948ff.
— und Cyanose VI 532
— bei Eintauchfuß VI 561
— bei Elektrounfall III 904ff.
— bei Embolie VI 364ff.
— und Endangitis obliterans
VI 259, 278ff.
— bei Erfrierung VI 555ff.
— bei Erythematodes
II 983ff.; VI 344
— bei essentieller Hypertonie
V 387ff.
— bei experimenteller Hypertonie V 388
— und Ganglienblocker
V 579ff.
— und Gefäßgeräusche VI 53
— und Gefäßkrankheiten
VI 23ff., 65

Vasospasmen und Gravidität
IV 482
— bei Graviditätstoxikose
IV 506, 512ff., 517ff.,
731ff.
— bei Herzinfarkt III 834ff.,
981, 1095
— bei Hypertonie V 387ff.,
602
— bei Hypocalcämie IV 448ff.
— bei Hypoglykämie IV 380
— bei Infektionen IV 559ff.
— und Insulin IV 380
— bei Kollagenosen II 983ff.
— bei Livedo reticularis
VI 534ff.
— und Lungenembolie
IV 98ff.
— und Magnesium-Stoff-
wechsel IV 461
— und maligne Hypertonie
V 626ff.
— bei Migräne VI 249ff.
— und Myokardstoffwechsel
III 834ff.
— bei Periarteriitis nodosa
VI 247, 321, 325
— bei Perniosis VI 559ff.
— bei Phlebektasien VI 519
— bei Phlebitis VI 489ff.
— bei Porphyrie IV 399ff.
— und postthrombotisches
Syndrom VI 511ff.
— und Purine V 498
— bei Raynaud-Syndrom
VI 223ff.
— bei renaler Hypertonie
V 387ff., 602
— der Retina V 395
— und Saug-Drucktherapie
VI 154
— bei Schützengrabenfuß
VI 561
— bei sekundärem Raynaud-
syndrom VI 234ff.
— bei Sklerodermie II 989ff.
— und Sympathektomie
V 479
— und Synkardialmassage
VI 153
— und Teleangiektasien
VI 541
— bei Thrombophlebitis
VI 489ff., 492ff.
— und Trauma VI 235ff.
— und Trichloräthylen
III 891ff.
— bei Varicosis VI 519
— und Veratrumalkaloide
V 563ff.
— bei Verbrennung VI 563
— bei Vergiftungen V 772;
VI 243ff., 581
— und Wärmetherapie
VI 155ff.

Vegetarismus und Blutdruck
V 268
"Vegetative Labilität" s. u. Labilität, vegetative
"Vektorielle Bulbusdrehung", Begriff III 6, 9, 44
Vektorkardiographie bei angeborener Aortenstenose III 436 ff.
— bei angeborener Pulmonalinsuffizienz III 565
— bei angeborener Pulmonalstenose III 308 ff.
— bei Angina pectoris III 1029 ff.
— bei Antesystolie II 379 ff.
— bei Aortenatresie III 562
— bei Aortenisthmusstenose III 445, 455 ff.
— bei Aortenstenose II 1443 ff.
— und Blutdruck V 375 ff.
— bei Canalis atrioventricularis communis III 294 ff.
— bei Carcinoid II 785
— bei Coma diabeticum IV 376 ff.
— nach Commissurotomie II 1400 ff.
— bei Cor pulmonale IV 109 ff., 157 ff.
— bei Cor triatriatum III 554
— bei Cor triloculare biatriatum III 541 ff.
— bei Dextrokardie III 576 ff.
— bei Dextroversion III 584 ff.
— bei Diabetes mellitus IV 376 ff.
— bei divergierendem Schenkelblock II 365
— bei Druckfall-Syndrom IV 46
— bei Dystrophie IV 298
— bei Endokardfibrose II 787 ff.
— bei Endokarditis lenta II 709 ff.
— bei Endokarditis parietalis fibroplastica II 787
— bei essentieller Hypertonie V 375 ff.
— bei Fallotscher Tetralogie III 341 ff.
— bei Fiedler-Myokarditis II 958
— bei fokalem Block II 369
— bei Foramen ovale persistens III 264 ff.
— bei Herzinfarkt III 1165 ff., 1205
— bei Hyperthyreose IV 325 ff.
— bei Hypertonie V 375 ff.

Vektorkardiographie bei Kammerextrasystolie II 64 ff.
— bei Kollagenosen II 990
— bei konstriktiver Perikarditis II 1116 ff.
— bei Links-Schenkelblock II 328
— bei Lungenembolie IV 109 ff.
— bei Lungenvenentransposition III 529
— bei Mitralstenose II 1336 ff.
— bei Myokarditis II 958
— bei Myokardose II 969 ff.
— bei Panzerherz II 1116 ff.
— bei Perikarditis II 1055 ff., 1058 ff.
— und P pulmonale II 204
— bei Pulmonalatresie III 366
— bei Rechts-Schenkelblock II 329 ff.
— bei Schenkelblock II 316 ff., 321, 324 ff., 328
— bei Sklerodemie II 990
— bei Sportherz I 931 ff.
— und Thyreoidea IV 325 ff.
— bei Transposition der Aorta und Pulmonalis III 503 ff.
— bei Tricuspidalatresie III 395, 400 ff.
— bei Tricuspidalinsuffizienz II 1504 ff.
— bei Tricuspidalstenose II 1499
— bei Truncus arteriosus communis persistens III 532, 536
— bei vegetativer Labilität IV 791
— bei Verzweigungsblock II 316 ff., 369 ff.
— bei Vorhofflattern II 95
— bei Vorhofseptumdefekt III 249, 264 ff.
— bei Wilson-Block II 331, 332 ff.
— bei Wolff-Parkinson-White-Syndrom II 379 ff.
Vena anonyma bei Tricuspidalstenose II 1498
— axillaris-Thrombose VI 495 ff.
— azygos bei Cor biloculare III 546
— und Vena cava-Anomalie III 519
— cava, Anatomie VI 3
— —, Anomalien der III 513 ff.
— — bei Aortenaneurysma VI 448
— — und arteriovenöse Fisteln VI 473
— — und Ascites I 304 ff.

Vena cava bei Blutkrankheiten IV 680
— —, Entwicklungsgeschichte III 6 ff.
— — bei Herzinsuffizienz I 595 ff., 789 ff.
— — bei Herztumoren II 1180
— — inferior-Anomalie III 518 ff.
— — —, Ligatur bei Herzinsuffizienz I 595 ff.
— — bei konstriktiver Perikarditis II 1103
— — und Schock I 1012 ff.
— — —, Thrombose VI 496 ff.
— — und Lebernekrose I 779
— — bei Lymphogranulomatose IV 680
— —, Mißbildungen V 16 ff.
— — bei Myokarditis II 939
— — und Phlebographie VI 141 ff.
— —, reitende, bei Vorhofseptumdefekt III 251
— — superior und Cor biloculare III 546
— — — bei Herztumoren II 1180
— — — und Perikard II 1037 ff.
— — — sinistra persistens III 16 ff., 513 ff.
— — — — —, Entwicklungsgeschichte III 513 ff.
— — — — —, Physiologie III 515
— — — — —, Röntgendiagnose III 516 ff.
— — — — —, Symptome III 515 ff.
— — — — —, Therapie III 517
— — —, Thrombose II 1180; IV 499 ff.
— — — bei Tricuspidalstenose II 1498
— — — und Vena cava-Anomalie III 515
— Syndrom bei Herztumoren II 1180
— — Thrombose und Lungenembolie IV 92
— — bei Transposition der Venen III 51
— — bei Trichinose II 939
— — bei Tricuspidalfehler II 1498, 1505

Vena cava bei Tricuspidalinsuffizienz II 1505
— — bei Vorhofseptumdefekt III 251
— femoralis und Hämangiomsarkom VI 601
— — und Phlebektasien VI 518ff.
— — bei Phlebitis VI 483
— — und postthrombotisches Syndrom VI 514
— — und Thrombophlebitis VI 483, 492ff.
— —, Thrombose VI 492ff.
— — und Ulcus cruris VI 514
— — und Varicosis VI 518ff.
— ilica s. u. Beckenvenen
— mesenterica und Schock I 957
— poplitea und postthrombotisches Syndrom VI 515
— —, Thrombose VI 492ff.
— — und Ulcus cruris VI 515
— portae und angeborene arteriovenöse Fisteln VI 470
— — und arteriovenöse Fisteln VI 477
— — und Ascites I 305
— — bei Belastung IV 765ff.
— — bei Herzinsuffizienz I 780ff.
— — bei Höhenadaptation IV 18ff.
— — und Klima IV 18ff.
— — im Kollaps I 1083ff.
— — bei konstriktiver Perikarditis II 1103ff.
— — bei Leberstauung I 780ff.
— — und Luftdruck IV 18ff.
— — bei Luftembolie IV 129
— — und Orthostase IV 731ff.
— — bei Perikarditis II 1103ff.
— — und Phlebektasien VI 517, 521
— — und Phlebitis VI 484ff.
— —, Phlebographie VI 144ff.
— — und Prostaglandin V 206
— — bei Sauerstoffmangel IV 18ff.
— — im Schock I 1083ff.
— — und Sympathektomie V 475
— — und Thrombophlebitis I 957; VI 484ff., 497ff.
— —, Thrombose VI 497ff.
— —, — und Schock I 957

Vena portae und Vena cava-Anomalie III 513
— — und Varicosis VI 517, 521
— saphena bei Gefäßkrankheiten VI 65ff.
— — bei Gefäßmißbildungen VI 588
— — bei Klippel-Trénaunay-Syndrom VI 588
— — beim Perthestest VI 66
— — und Phlebektasien VI 515ff.
— — bei postthrombotischem Syndrom VI 515
— — beim Pratt-Test VI 67
— — im Trendelenburg-Test VI 65ff.
— — und Ulcus cruris VI 515
— — und Varicen VI 515ff., 518ff.
— subclavia-Thrombose VI 495ff.
— — und Lymphgefäßinsuffizienz VI 606ff.
Venektasien s. u. Phlebektasien
Venen und Adenosin V 202
— und Aderlaß I 590ff.
— bei Adipositas IV 385ff.
— und Adrenalin V 174
— bei Akrocyanose VI 533ff.
— bei Alternans II 403ff.
— bei Amyloidose II 961ff.
— bei Anämie IV 646ff., 657
— , Anatomie VI 1, 3ff.
— bei Aneurysmen, arteriovenösen V 769ff.
— bei angeborenen arteriovenösen Fisteln VI 469ff.
— bei angeborener Tricuspidalinsuffizienz III 431
— bei angeborener Tricuspidalstenose III 410
— bei Angiomen VI 587ff.
— bei Angiopathia diabetica IV 363, 374
— bei Antesystolie II 391
— bei Aortenaneurysma VI 448
— bei Arteriitis rheumatica VI 346
— und Arteriographie VI 138
— bei arteriovenösen Fisteln VI 469ff., 473ff.
— und Ascites I 305ff.
— und Ascitespunktion I 560ff.
— und Atmung IV 17ff.
— bei Atrioventrikularblock II 210, 230
— bei Atrioventrikulardissoziation II 287ff.

Venen bei Atrioventrikularrhythmus II 279ff.
— und Augenhintergrund V 423
— und Balneotherapie I 654ff.; V 591ff.
— bei Belastung I 100ff.; IV 765ff.
— bei Beriberi IV 390ff.
— und Blutdruck I 91; V 57, 293ff., 340, 781ff.
— bei Blutkrankheiten IV 646ff., 657
— und Blutmenge I 155, 159, 161ff.
— als Blutspeicher I 1009
— , Blutverteilung I 90ff.
— und Capillarpermeabilität VI 552
— und Capillarresistenz VI 568
— und Carotissinus V 715
— bei Coma diabeticum IV 375ff.
— und Coronarembolie III 972ff.
— und Cor pulmonale I 99; IV 92ff., 98ff., 105ff., 124ff., 132ff., 137ff., 142ff., 209ff., 229, *250*ff.
— bei Cyanose I 233; VI 530ff.
— bei Dekompensation V 382ff.
— und Depressan V 232
— bei Diabetes mellitus IV 363, 374, 375ff.
— und Digitalis V 494
— und Diurese I 85, 91, 113ff.
— und Druckfallsyndrom I 94ff.; IV 47
— , Druckmessung I 93ff.
— bei Ductus Botalli persistens III 161
— bei Dystrophie IV 301ff., 404
— bei Ebstein-Syndrom III 419ff.
— und Elektrokardiogramm II 205
— und Embolie VI 361ff., 363ff.
— bei Endangitis obliterans VI 273ff., 276ff.
— bei Endokardfibrose II 787ff.
— bei Endokarditis parietalis fibroplastica II 787
— bei Endokarditis rheumatica II 614
— , Entwicklungsgeschichte III 3ff., 5ff., *15*ff.
— bei Erfrierung VI 555ff.
— und essentielle Hypertonie V 293ff., 340

Venen bei essentieller Hypotonie V 788ff., 791
— und experimenteller Schock I 991ff.
— bei Fallotscher Tetralogie III 337ff.
— und Fettembolie IV 132ff.
— bei Fiedler-Myokarditis III 957ff.
— bei Fruchtwasserembolie IV 137ff.
— und Ganglienblocker I 592; V 566ff., 572ff.
— und Geburtsakt IV 486ff.
— und Gefäßgeräusche VI 53ff.
— bei Gefäßmißbildungen VI 587ff.
— und Glykoside I 450ff., 453ff., 471ff.
— und Gravidität IV 486ff., 481ff., 497
— bei Graviditätstoxikose IV 513ff.
— bei Hämangioendotheliom VI 600
— und Hämangiome VI 587ff., 595
— bei Hämangiosarkom VI 601
— und Hämatokritwert I 139
— bei Hämoperikard II 1151
— bei hämorrhagischer Diathese VI 576
— bei hämorrhagischem Schock I 957, 960, 987ff., 991ff., 993ff., *1010*ff.
— bei Hegglin-Syndrom IV 428ff.
— bei Herzblock II 210, 230
— des Herzens III 668ff.
— bei Herzinfarkt I 342ff.; III 718, 1215; V 818ff.
— bei Herzinsuffizienz I 83ff., *98*ff., *103*ff., 240ff., 402ff., 767ff., 775ff., 789ff.
— und Herzkatheterismus II 1261ff.
— bei Herzklappenfehler II 1306ff.
— und Herzmechanik I 107ff.
— bei Herztamponade II 1063ff.
— bei Herztrauma II 469, 470ff., 475ff., 520ff.
— bei Herztumoren II 1179ff.
— und Höhenadaptation IV 17ff.
— und Hydralazine V 547ff.
— und Hydroperikard II 1152
— und Hyperämieteste VI 57ff.
— und Hypertensin V 101

Venen bei Hyperthyreose IV 327ff.
— und Hypertonie V 57, 293ff., 340
— bei Hyponatriämie IV 441ff.
— bei Hypothyreose IV 333
— und Hypotonie V 781ff.
— bei infektiösem Schock I 983
— bei Infektionen IV 531ff., 560ff.; V 801ff.
— bei Interferenzdissoziation II 292ff.
— bei Kammertachykardie II 153, 160
— bei Kaposi-Sarkom VI 602
— bei kardiogenem Schock I 1025
— bei Karditis rheumatica II 603, 614
— und Kavernome VI 598
— und Klima IV 17ff.
— bei Klippel-Trénaunay- VI 587ff.
— und Kollaps I 957, 960ff., 987ff., 991ff., *1010*ff., 1031ff., 1112, 1115; IV 600ff.
— bei konstriktiver Perikarditis II 1095, 1099ff.
— und Kreislaufzeit I 175
— und Lagerungsprobe VI 55ff.
— und Lebensalter IV 621ff.
— und Leberstauung I 776ff.
— und Luftdruck IV 17ff.
— und Luftembolie IV 124ff.
— bei Lungenembolie I 346; IV 92ff., 98ff., 105ff., 124ff.
— bei Lungenstauung I 775
— und Lymphangitis VI 603ff.
— und Lymphgefäßinsuffizienz VI 605ff., 609ff.
— und Lymphödem VI 609, 612
— bei Lymphogranulomatose IV 680
— bei Martorelli-Syndrom V 344
—, Mechanik I 85ff.
— und Mineralhaushalt I 85, 97
— bei Minusdekompensation V 383ff.
— bei Mitralstenose II 1306ff., 1314ff.
— bei Moschcowitz-Symmers-Syndrom VI 571ff.
— bei Myokarditis II 887
— des Myokards III 668ff.
— und Narkose IV 592ff.
— bei neurogenem Schock I 927ff.

Venen als Niederdrucksystem I 87ff., 656ff.
— und Niere I 85, 91, 101
— und Noradrenalin V 174
— und Ödeme I 99, 240, 304ff.
— bei Ohnmacht IV 761ff.
— und Operationsschock I 966
— und Orthopnoe I 229ff.
— und Orthostase IV 728ff., 732ff.; V 809ff.
— bei Panzerherz II 1095, 1099ff.
— und paroxysmale Tachykardie II 132ff., 153, 160
— bei Periarteriitis nodosa VI 311ff.
— bei Perikarderguß I 347
— bei Perikarditis II 1063ff.
— bei Perniosis VI 559ff.
— und Perthes-Test VI 66
— bei Phlebektasien VI 515ff.
— bei Phlebitis VI 483ff.
— und Phlebographie VI 138ff.
—, Physiologie I 85ff.; VI 3ff.
— und Plethysmogramm VI 73
— und Pleurapunktion I 559ff.
— bei Plusdekompensation V 382ff.
— bei Pneumokoniose IV 209ff.
— bei Polycythämie IV 663
— und postthrombotisches Syndrom VI 509ff.
— und Postural hypotension IV 737ff.; V 816
— und Pratt-Test VI 67
— bei primärem Schock I 976
— und Pulmonalsklerose I 99
— und Purpura Majocchi VI 576
— bei Raynaud-Syndrom VI 225ff.
— und Reizleitungsstörung II 210
— bei rheumatischem Fieber II 603, 614, 1070
— bei rheumatischer Perikarditis II 1070
— bei Riesenzellarteriitis VI 342
— und Sauerstoffmangel IV 17ff.
— und Schock I 957, 960ff., 987ff., 991ff., *1010*ff., 1031ff., 1112, 1115; IV 600ff.
— bei sekundärem Raynaud-Syndrom VI 235
— bei Silikose IV 209ff.
— bei Sportherz I 944
— bei Sturge-Weber-Syndrom VI 590

Venen und Sympathektomie
V 474ff.
— und Synkardialmassage
VI 153ff.
— und Tachykardie I 345;
II 132ff., 153, 160
— bei Thoraxdeformation
IV 229
— bei Thrombophlebitis
VI 482ff.
— bei Thrombose VI 482ff.
— und Thyreoidea IV 327ff.,
333
— bei totalem Block II 230
— bei Transposition der Aorta
und Pulmonalis III 497ff.
— bei Transposition der Venae
pulmonales III 277ff.
— bei Transposition der Venen
III 51
— und traumatischer Schock
I 966
—, Trendelenburg-Test
VI 65ff.
— bei Tricuspidalatresie
III 401
— und Tricuspidalinsuffizienz
II 1505, 1506ff.
— bei Tricuspidalstenose
II 1490ff., 1498ff.
— und Tyramin V 179
— bei Valsalva-Versuch
IV 775ff.
— bei Varicen VI 515ff.
—, Vasomotorik I 87
— bei vegetativer Labilität
IV 737ff.; V 816
— und Vena cava-inferior-
Ligatur I 596ff.
— und Vorhofanomalie III 20
— bei Vorhofflattern II 84,
86ff.
— bei Vorhofflimmern II 83
— bei Vorhofseptumdefekt
III 257ff.
— und Wasserhaushalt I 85ff.,
91, 97
— bei Wolff-Parkinson-White-
Syndrom II 391
Venenanomalien III 16ff., 51,
497ff., 513ff.
— bei Aortenatresie III 561ff.
— bei Cor biloculare III 546ff.
— und Dextrokardie III 577ff.
— und Dextroversion III 588
— bei Lävokardie III 590
— der Lunge III 271, 277ff.,
522ff.
—, Transpositionen III 51,
497ff.
— bei Vorhofseptumdefekt
III 251
Venendruck I 7ff., 92ff.
— und Adenosin V 202
— und Aderlaß I 590ff.

Venendruck und Adrenalin
V 174
— bei Anämie IV 646ff., 657
— bei angeborener Tricus-
pidalinsuffizienz III 431
— bei arteriovenösen Fisteln
VI 68, 475ff.
— und Ascitespunktion
I 560ff.
— und Atmung IV 17ff., 37
— und Augenhintergrund
V 423
— und Balneotherapie I 654ff.
— bei Belastung I 100ff.;
IV 765ff.
— bei Beriberi IV 390ff.
— und Blutdruck I 91; V 340,
632, 785
— bei Blutkrankheiten
IV 646ff., 657
— und Blutmenge I 155, 159,
162
— und Capillardruck VI 98ff.
— und Capillarresistenz
VI 568
— und Carotissinus V 715
— bei Coma diabeticum
IV 375ff.
— bei Cor pulmonale IV 98ff.,
124ff., 131, 142ff.
— bei Cyanose I 233; VI 530ff.
— und Dekompensation
V 382ff.
— und Depressan V 232
— bei Diabetes mellitus
IV 375ff.
— bei Dystrophie IV 304
— bei Ebstein-Syndrom
III 419ff.
— bei Endokardfibrose
II 787ff.
— bei Endokarditis parietalis
fibroplastica II 787
— und essentielle Hypertonie
V 340
— bei essentieller Hypotonie
V 788ff.
— und experimenteller Schock
I 991ff.
— bei Fettembolie IV 134ff.
— bei Fiedler-Myokarditis
II 957ff.
— und Ganglienblocker
V 566ff., 572ff., 592
— und Gefäßkrankheiten
VI 65ff., 68ff.
— bei Gravidität IV 481ff.,
497
— bei Graviditätstoxikose
IV 513ff.
— bei Hämoperikard II 1152
— bei hämorrhagischem
Schock I 963ff., 991
— bei Hegglin-Syndrom
IV 428ff.

Venendruck und Herzfrequenz
I 66
— und Herzglykoside I 450ff.,
453ff., 471ff.
— bei Herzinfarkt I 342ff.;
III 718; V 818ff.
— und Herzinsuffizienz I 7ff.,
68ff., *98*ff., 103ff., 240ff.,
402ff.
— und Herzmechanik I 107ff.
— bei Herztamponade
II 1063ff.
— bei Herztrauma II 469,
470ff., 475ff., 520ff.
— bei Herztumoren II 1179ff.
— und Hirndurchblutung I 82
— und Höhenadaptation
IV 17ff., 37
— und Hydralazine V 547ff.
— und Hydroperikard II 1152
— und Hyperämietest VI 60
— und Hypertensin V 101
— bei Hyperthyreose IV 327ff.
— bei Hypertonie V 340, 632
— bei Hypothyreose IV 333
— bei Hypotonie V 785
— bei kardiogenem Schock
I 1025
— und Klima IV 17ff., 37
— und Kollaps I 963ff., 976,
991ff., 1012ff., 1031ff.,
1115
— bei konstriktiver Peri-
karditis II 1096ff.
— und Kreislaufzeit I 175
— und Lebensalter IV 621ff.
— und Leberstauung I 781ff.
— und Luftdruck IV 17ff., 37
— bei Luftembolie IV 131
— bei Lungenembolie I 346;
IV 98ff., 124ff.
— und Lymphgefäßinsuf-
fizienz VI 605ff.
— und Lymphödem VI 609
— bei Lymphogranulomatose
IV 680
— bei maligner Hypertonie
V 632
—, Messung I 93; VI 69
— und Mineralhaushalt I 85,
97, 113ff.
— und Minus-Dekompen-
sation V 383ff.
— bei Mitralstenose II 1314ff.,
1381ff.
— und Narkose IV 592ff.
— und Niere I 85, 91, 101
— und Noradrenalin V 174
— und Ödeme I 99, 240
— bei Ohnmacht IV 761ff.
— und Operationen V 805ff.
— und Operationsschock I 966
— und Orthopnoe I 229ff.
— bei Orthostase IV 728ff.,
732ff.; V 810

Venendruck bei Perikarderguß I 347
— bei Perikarditis II 1063ff.
— bei Perikarditis purulenta II 1085
—, peripherer I 93ff., 243
— und Phlebektasien VI 516ff.
— bei Phlebitis VI 68, 496ff.
— und Pleurapunktion I 559ff.
— und Plus-Dekompensation V 382ff.
— bei Polycythämie IV 663
— und postthrombotisches Syndrom VI 510ff.
— und P pulmonale II 205
— bei primärem Schock I 976
— und Pulmonalsklerose I 99
— und reaktive Hyperämie VI 60
— bei renaler Hypertonie V 632
— bei rheumatischer Perikarditis II 1070
— und Sauerstoffmangel IV 17ff., 37
— und Schock I 963ff., 976, 991ff., 966, 1012ff., 1031ff., 1115
— und Schockniere I 1099
— bei Tachykardie I 345
— und Terminalstrombahn VI 14
— bei Thrombophlebitis VI 68, 496, 499
— und Thyreoidea IV 327ff., 333
— und traumatischer Schock I 966
— bei Tricuspidalinsuffizienz II 1506ff.
— bei Tricuspidalstenose II 1490ff.
— bei Valsalva-Versuch IV 775ff., 781
— und Varicen VI 68, 516ff.
— und Vena cava inferior-Ligatur I 596ff.
— bei Vorhofflimmern II 86ff.
— und Wasserhaushalt I 85, 91, 97, 113ff., 240ff.
—, zentraler I 95ff., 107ff., 242ff., 1012ff.
—, —, und Kollaps I 1012ff.
—, —, bei konstriktiver Perikarditis II 1096ff.
—, —, und Schock I 1012ff.
Venendruckmessung VI 69
Venenexstirpation s. u. Phlebektomie
Venenfüllungszeit bei Endangitis obliterans VI 283
— bei Phlebektasien VI 518ff.
— bei Varicosis VI 518ff.

Venenklappen, Anatomie VI 3ff.
— bei Endangitis obliterans VI 282
— bei Gefäßkrankheiten VI 65ff.
— und Kollaps I 1012
— und Orthostase IV 732ff.
— und Perthestest VI 66
— und Phlebektasien VI 515ff.
— und Phlebitis VI 490
— und postthrombotisches Syndrom VI 510ff.
— und Schock I 1012
— bei Thrombophlebitis VI 490
— und Trendelenburgtest VI 65ff.
— bei Ulcus cruris VI 514ff.
— und Varicen VI 515ff.
Venenligatur bei Phlebektasien VI 522ff.
— bei Thrombophlebitis VI 504ff.
— bei Varicosis VI 522ff.
Venenpuls beim Alternans II 403ff.
— bei angeborener Tricuspidalinsuffizienz III 431
— bei angeborener Tricuspidalstenose III 410
— bei Antesystolie II 391
— bei Aortenaneurysma VI 449ff.
— bei arteriovenösen Fisteln VI 479
— bei Atrioventrikularblock II 210, 230
— bei Atrioventrikular-Dissoziation II 292ff.
— bei Atrioventrikular-Rhythmus II 279ff.
— bei Beriberi IV 390ff.
— bei Cor pulmonale IV 105ff., 142ff.
— bei Herzblock II 210, 230
— und Herztrauma II 509ff.
— bei Interferenz-Dissoziation II 292ff.
— bei Kammertachykardie II 153, 160
— bei Karditis rheumatica II 584
— bei konstriktiver Perikarditis II 1123ff., 1126
— bei Lungenembolie IV 105ff.
— bei Mitralstenose II 1376ff.
— bei Panzerherz II 1123ff., 1126
— und paroxysmale Tachykardie II 132ff., 153, 160
— bei Perikarditis II 1123ff.
—, positiver II 83ff.

Venenpuls und Reizleitungsstörung II 210
— bei rheumatischem Fieber II 584
— und Tachykardie II 132ff., 153, 160
— bei totalem Block II 230
— bei Tricuspidalatresie III 401
— bei Tricuspidalinsuffizienz II 1506ff.
— bei Tricuspidalstenose II 1490ff.
— bei Vorhofflattern II 84
— bei Vorhofflimmern II 83
— bei Wolff-Parkinson-White-Syndrom II 391
Venenthrombose VI 481ff.
s. a. u. Thrombophlebitis und Thrombose
Venenverschlußtherapie bei Gefäßkrankheiten VI 149ff.
Venogal und Capillarpermeabilität VI 587
— bei Gefäßkrankheiten VI 189, 222
Venolen bei Akrocyanose VI 532ff.
— und Cyanose VI 531ff.
— bei Erfrierung VI 555
— und Kollaps I 1012ff.
— bei Mitralstenose II 1306ff.
— und Schock I 1012ff.
— bei Teleangiektasien VI 539ff.
Venomotorenzentrum und Ganglienblocker V 573
Venomotorik bei hämorrhagischem Schock I 963
— bei infektiösem Schock I 983
— und Kollaps I 963, 976, 983
— bei konstriktiver Perikarditis II 1099ff.
— bei Panzerherz II 1099ff.
— und Schock I 963, 1011
Venoplant und Capillarpermeabilität VI 587
— bei Gefäßkrankheiten VI 189, 222
Venopressoren und Schock I 1011
Venostasin bei Arteriosklerose VI 424
— und Capillarpermeabilität VI 586
— bei Gefäßkrankheiten VI 189, 222
— bei Thrombophlebitis VI 507
Ventilation, spezifische I 183
Ventilpneumothorax, Cor pulmonale bei IV 62

„Ventricular captures",
Begriff II 222, 236
„Ventricular escapes", Begriff
II 222
Ventrikel bei Adipositas
IV 383ff.
— bei angeborenem arteriovenösem Coronaraneurysma III 215
— bei angeborenem Herzfehler III 12ff., 137,
218ff., 266ff., 283ff.,
293ff., 429ff., 551, 563ff.
— bei angeborener Mitralstenose III 551
— bei angeborener Pulmonalinsuffizienz III 563ff.
— bei angeborenem SinusValsalvae-Aneurysma
III 205, 208ff.
— bei angeborener Tricuspidalinsuffizienz
III 429ff.
— bei Aorteninsuffizienz
II 1455ff.
— bei Aortenstenose II 1437ff.
— bei Canalis atrioventricularis communis III 293ff.
— bei Cor triatriatum
III 553ff.
— bei Cor triloculare biatriatum III 539ff.
— bei Dextroversion III 581ff.
—, dritter III 347, 355
—, —, bei angeborener Pulmonalstenose III 299,
312
—, —, bei Fallotscher Tetralogie III 347, 355
— bei Druckbelastung I 884ff.
— bei Ductus Botalli persistens III 175ff.
— bei Dystrophia myotonica
II 970
— bei Eisenmenger-Komplex
III 218ff.
—, Entwicklungsgeschichte
III 2ff.
— bei Fallotscher Tetralogie
III 330ff., 334ff.
— bei Herzdivertikel III 12ff.,
592ff.
— bei Herzhypertrophie
I 733ff., 736ff.
— und Herztonus I 875ff.
— bei Herztumoren II 1179ff.
— bei Karditis rheumatica
II 567
— bei konstriktiver Perikarditis II 1095ff.
—, Kraftentfaltung I 730ff.
— bei Lävokardie III 590
— bei Lungenembolie IV 95ff.
— und Lungenkreislauf
IV 86ff., 95ff.

Ventrikel bei Lungenvenentransposition III 527
— bei Lutembacher-Syndrom
III 283ff.
— bei Mesokardie III 589
— bei Mitralatresie III 557ff.
— bei Mitralinsuffizienz
II 1405ff.
— bei Mitralstenose II 1311ff.,
1342ff.
— bei Myokarditis rheumatica
II 567
— bei Myokardsarkoidose
II 947ff.
— bei Myokardtuberkulose
II 944
—, Panzerherz II 1095ff.
— und Perikard II 1039
— bei rheumatischem Fieber
II 567
— bei Sarkoidose II 947ff.
—, singulärer s. u. Cor triloculare biatriatum
—, Strukturdynamik I 727ff.
— bei Transposition der Aorta
und Pulmonalis III 48,
501ff.
— bei Tricuspidalatresie
III 396ff.
— bei Tricuspidalinsuffizienz
II 1505ff.
— bei Tuberkulose II 944
— bei Ventrikelseptumdefekt
III 218ff., 221ff.
— bei Vorhofseptumdefekt
III 266ff.
Ventrikeldruck bei Amyloidose
II 963
— bei angeborener Aortenstenose III 435ff.
— bei angeborenem Herzfehler III 137
— bei angeborener Pulmonalinsuffizienz III 563ff.
— bei angeborener Pulmonalstenose III 302ff., 306ff.,
316ff.
— bei angeborenem SinusValsalvae-Aneurysma
III 208
— bei angeborener Tricuspidalinsuffizienz
III 430ff.
— bei angeborener Tricuspidalstenose III 410,
413ff.
— bei Aortenatresie III 561
— bei Aorteninsuffizienz
I 889; II 1455ff., 1458
— bei Aortenstenose
II 1429ff., 1443
— bei Aortopulmonalseptumdefekt III 201ff.
— bei Canalis atrioventricularis communis III 293ff.

Ventrikeldruck bei Commissurotomie II 1399ff.
— bei Cor biloculare III 548
— bei Cor triloculare biatriatum III 544
— bei Druckbelastung
I 884ff.
— bei Ductus Botalli persistens I 890; III 178ff.
— bei Ebstein-Syndrom
III 424ff.
— bei Fallotscher Tetralogie
III 334ff., 351ff.
— bei Fiedler-Myokarditis
II 957ff.
— und Herzform I 884ff.,
894
— und Herzgröße I 884ff.,
894
— und Herzkatheter I 881ff.
— bei Herztamponade
II 1063ff.
— und Herztonus I 877ff.
— und Herzvolumen I 877ff.
— bei idiopathischer Pulmonalektasie III 370
— im Kollaps I 1021ff.
— bei konstriktiver Perikarditis II 1096ff., 1122ff.
— bei kombiniertem MitralAortenfehler II 1478ff.
— bei kombiniertem Tricuspidalfehler II 1514
— bei Lungenvenentransposition III 530
— bei Lutembacher-Syndrom
III 284
—, Meßmethoden II 1244ff.,
1249ff.
— bei Mitralatresie III 558
— bei Mitralinsuffizienz
II 1405ff.
— bei Mitralstenose
II 1351ff.
— bei Myokarditis II 957
— und Perikard II 1038ff.
— bei Perikarditis II 1063ff.
— bei Pulmonalatresie
III 367
— bei Pulmonalektasie
III 370
— bei Pulmonalstenose
I 884ff.
— bei Sportherz I 922
— bei Taussig-Bing-Komplex
III 508
— bei Transposition der Aorta
und Pulmonalis III 504
— bei Tricuspidalinsuffizienz
II 1505ff.
— bei Tricuspidalstenose
II 1486ff.
— bei Truncus arteriosus
communis persistens
III 534ff.

Ventrikeldruck bei Ventrikelseptumdefekt III 220, 238 ff.
— bei Volumenbelastung I 889
— bei Vorhofseptumdefekt III 272 ff.
Ventrikelgradient und Blutdruck V 378 ff.
— bei essentieller Hypertonie V 378 ff.
— bei Herzinfarkt II 351; III 1171
— bei Hypertonie V 378 ff.
— bei konstriktiver Perikarditis II 1117
— bei Links-Schenkelblock II 351
— bei Panzerherz II 1117
— bei Schenkelblock II 325 ff., 351
— bei vegetativer Labilität IV 791
Ventrikelpunktion bei angeborener Aortenstenose III 434
— bei Aorteninsuffizienz II 1454 ff., *1468 ff.*
— bei Aortenstenose II 1429 ff., 1441 ff., 1446
— zur Aortographie VI 131
— bei Gefäßmißbildungen III 367 ff.
— und Hämoperikard II 1151, 238 ff.
— bei kombiniertem Aortenfehler II 1478
— bei kombiniertem Mitralfehler II 1426
— bei Luftembolie IV 131
— bei Mitralstenose II 1366 ff.
— bei Pulmonalatresie III 367 ff.
Ventrikelruptur III 1244 ff.
Ventrikelseptum bei angeborener Pulmonalstenose III 34 ff.
— bei Antesystolie II 392, 397 ff.
— und Aortenatresie III 40
— bei arteriovenösen Aneurysmen V 768 ff.
— und Atrioventrikularblock II 247
— bei bakterieller Endokarditis II 667, 709 ff., 729,
— bei Blutkrankheiten IV 674
— und divergierender Schenkelblock II 367
— bei Ductus Botalli persistens III 174
— bei Eisenmenger-Komplex III 38
— bei Endokarditis acuta II 729

Ventrikelseptum bei Endokarditis lenta II 667 ff., 709 ff.
—, Entwicklungsgeschichte III 2 ff., 6 ff.
— bei Fallotscher Tetralogie III 36 ff.
— bei Fallotscher Pentalogie III 38
— bei Fallotscher Trilogie III 35 ff.
— bei Herzinfarkt II 348 ff.
— bei Herztrauma II 482 ff., 488 ff., 494 ff., 504 ff., 509 ff.
— bei Herztumoren II 247
— bei Infektionen IV 540
—, Kentsches Bündel II 378, 398
— bei Leukämie IV 674
— bei Lues II 945
— und Lungenkreislauf IV 86 ff.
— bei Myokarditis IV 540, 567 ff.
— bei Myokarditis rheumatica II 567 ff.
— und Pararhythmie II 285 ff.
— bei Poliomyelitis IV 540
— bei Rechts-Schenkelblock II 333, 348, 359
— bei Reticulosarkom IV 677
— bei Schenkelblock II 323 ff., 333, 348, 359, 363
— bei Taussig-Bing-Komplex III 39
— und totaler Block II 247
— bei Transposition der Aorta und Pulmonalis II 47 ff.
— bei Tricuspidalatresie III 24
— bei Truncus arteriosus communis persistens III 29 ff.
—, Tumoren im II 361
— bei vereiteltem doppelseitigem Schenkelblock II 363
— und Verzweigungsblock II 371
— bei Wilson-Block II 333, 359
— bei Wolff-Parkinson-White-Syndrom II 392, 397 ff.
Ventrikelseptumdefekt III 217 ff.
—, Anatomie III 60 ff., 220
— und angeborene Aortenstenose III 434
— und angeborenes arteriovenöses Coronaraneurysma III 213

Ventrikelseptumdefekt und angeborene Mitralstenose III 27, 549
— und angeborene Pulmonalstenose III 35, 239 ff., 298 s. a. u. Fallotscher Tetralogie
— und angeborenes Sinus-Valsalvae-Aneurysma III 205
— bei angeborener Tricuspidalstenose III 409
—, Angiokardiographie bei III 240 ff.
— und Aorteninsuffizienz III 242, 244 ff.
— und Aortenisthmusstenose III 465
— und Arterienmißbildungen III 66
—, Definition III 218 ff.
— und Dextrokardie III 577
—, Differentialdiagnose III 243 ff.
— bei Eisenmenger-Komplex III 38, 218 ff.
—, Elektrokardiogramm bei III 217, 229 ff.
— und Embolie VI 363
— und Endokarditis III 242
— durch Endokarditis lenta II 667 ff., 685, 690, 702 ff.
—, Entwicklungsgeschichte III 60 ff., 219
— bei Fallotscher Pentalogie III 38
— bei Fallotscher Tetralogie III 36 ff., 60, *329 ff.*
— bei Fallotscher Trilogie III 35 ff.
— und Geburtsakt IV 492
— und Gravidität IV 489, 492 ff.
—, Häufigkeit III 220
—, Heredität III 109
— und Herzform I 888 ff.
— und Herzgröße I 888 ff.
— und Herzinsuffizienz III 221 ff., *242*
—, Herzkatheterismus bei III 236 ff.
— bei Herztrauma II 509 ff.
—, Komplikationen III 242
— und Luftembolie IV 125
— und Lungenvenentransposition III 525
— bei Ostium atrioventriculare commune III 22 ff.
—, Pathologie III 60 ff., 220
—, Physiologie III 220 ff.
—, Prognose III 226, *242 ff.*
— und Puerperium IV 492
— und Pulmonalaneurysma III 373

Ventrikelseptumdefekt und Pulmonalstenose III 239, 242, 244ff.
— und Rechts-Schenkelblock II 359
—, Röntgendiagnose III 217, 232ff.
— und Schenkelblock II 359
—, Symptome III 217ff., 226ff.
— bei Taussig-Bing-Komplex III 39, 508
—, Therapie III 246ff.
— und Transposition der Aorta und Pulmonalis III 47ff., 60, 497ff., 509ff.
—, traumatischer II 509ff.
— und Tricuspidalatresie III 23ff., 396ff.
— und Tricuspidalstenose III 23ff.
— als Volumenbelastung I 888ff.
— und Vorhofseptumdefekt s. u. Canalis atrioventricularis communis
— und Wolff-Parkinson-White-Syndrom II 394
Ventrikelseptumperforation bei Endokarditis acuta II 729
— bei Endokarditis lenta II 709
Ventrikularisation, Begriff II 1506
Veratramin V 558
Veratridin V 554
Veratrin V 557
— und Alternans II 408
— und Atrioventrikularblock II 227
— und Blutdruck V 73, 159, 248, 492ff., 553ff.
—, Chemie V 554
— bei essentieller Hypertonie V 248, 492ff., 553ff.
— und Herzblock II 227
— und Herztöne II 575
— bei Hypertonie V 73, 159, 248, 492ff., 553ff.
— und Lungenödem I 132
— und Parasystolie II 299
— bei paroxysmaler Tachykardie II 149
— und Reizleitungssystem II 227, 299, 408
— bei Tachykardie II 149
— und totaler Block II 227
— und Vorhofflimmern II 80
Veratrosin V 558 s. a. u. Veratrumalkaloide
Veratroylzygadenin V 554 s. a. u. Veratrumalkaloide

Veratrum album V 554 s. a. u. Veratrumalkaloide
Veratrum viride, Pharmakologie V 554
— — bei Tachykardie II 149
Veratrumalkaloide V 492ff., 553ff., 563ff.
— und Alternans II 408
—, Anwendung V 563ff.
— bei Aortenhämatom, intramuralem VI 462
— und Atrioventrikularblock II 227
— und Blutdruck V 73, 159, 248, 492ff., 553ff., 594
—, Chemie V 553ff.
—, Dosierung V 563ff.
— und essentielle Hypertonie V 248, 492ff., 553ff., 594
— und experimentelle Hypertonie V 73, 157, 557
— bei Gravidität IV 482ff., 515; V 746, 749ff., 752ff.
— bei Graviditätstoxikose IV 515; V 746, 752ff.
— und Herzblock II 227
— und Herztöne II 575
— und Hypertonie V 73, 159, 248, 492ff., 553ff., 594
— und Kälte-Test V 248
— in der Kombinationstherapie V 585ff.
—, Kontraindikationen V 594
—, Nebenerscheinungen V 492, 564ff., 594
— bei Nephritis V 645
— und Parasystolie II 299
— bei paroxysmaler Tachykardie II 149
—, Pharmakologie V 555ff.
— und Reizleitungsstörung II 227, 299, 408
— bei renaler Hypertonie V 645
— bei Tachykardie II 149
— und totaler Block II 227
— und Vorhofflimmern II 80
—, Vorkommen V 553ff.
— und zentralnervöse Hypertonie V 159
Verbrennung VI 562ff.
— und Addison-Syndrom V 798
— und Arteriosklerose VI 396
— und Blutdruck I 957ff.; IV 599ff.; V 798
— und Blutmenge I 153, 969
— und Capillarektasien VI 528
— und Capillarpermeabilität VI 108, 562ff.
— und Erythromelalgie VI 528
—, Fettembolie bei IV 132ff.
—, Gefäße bei VI 562ff.
— und Histamin V 199

Verbrennung und Hyperkaliämie IV 420ff.
— und Hypotonie V 798
— und Kollaps I 957, 969, 977ff., 1035, 1100, 1114, 1117; IV 599ff.
—, Leber bei I 779, 1114ff.
—, Lebernekrose bei I 779
— und Lymphödem VI 613
— und Myokarditis II 874
— und Myokardose II 969
— und neurogener Schock I 978
— und Niere IV 605ff.
— und primärer Schock I 978
— und Schock I 957, 969, 977ff., 1035, 1100, 1114, 1117; IV 599ff.
— und Schockniere I 1035, 1100, 1117ff.
Verbrennungsniere I 1035, 1100
Verbrennungsschock I 957, 968, 977ff., 1035, 1100, 1114, 1117
Verdauung bei Aortenaneurysma VI 452
— bei Aortenhämatom (intramuralem) VI 458
— und Arrhythmie II 105
— und Blutdruck V 28
— und Carboanhydrase I 538ff.
— und Chinidin II 119
— und Chlorothiazid I 544
— und Digitalis I 489ff.
— bei Endangitis obliterans VI 293
— und Extrasystolie II 43, 75
— und Ganglienblocker V 492ff.
— und Herzaktion II 7
— und Herzglykoside I 478, 489
— und Herzinsuffizienz I 33, 417, 478
— und Hypertonie-Therapie V 492ff.
— und Kationenaustauscher I 555ff.
— bei Kollagenosen II 987
— und Kollaps I 958
— bei Myokardose I 33
— und paroxysmale Tachykardie II 131ff., 144
— bei Periarteriitis nodosa II 987
— und Quecksilberdiuretica I 533ff.
— und Schock I 958
— und Tachykardie II 131ff., 144
— und Vorhofflattern II 105
— und Vorhofflimmern II 105
„Vereitelter doppelseitiger Schenkelblock" II 363

Vergiftungen s. a. u. den einzelnen Vergiftungen
— und Addison-Syndrom V 798
—, Alternans bei II 408
— und angeborener Herzfehler III 81
— und Angina pectoris III 873 ff.
—, Antesystolie bei II 395
— und Arteriosklerose VI 401 ff.
— und Atrioventrikulärblock II 227
— und Blutdruck V 37 ff., 57 ff., 140, 618 ff., 771 ff., 780 ff.
— und Calciumstoffwechsel IV 447 ff.
— und Capillarpermeabilität VI 581 ff.
— und Capillarresistenz VI 581 ff.
— und Capillarspasmen VI 537
— und Coronarinsuffizienz III 873 ff.
— und Coronarspasmen III 873 ff.
— und Endangitis obliterans VI 267 ff.
— und Entzügelungs-Hochdruck V 716 ff.
— und experimentelle Hypertonie V 37 ff., 57 ff., 140 ff.
—, Fettembolie bei IV 132 ff.
— und Gefäßkrankheiten VI 27, 243 ff.
—, Glomerulosklerose bei V 618 ff.
— und Hegglin-Syndrom I 32
— und Herzblock II 183, 227
— und Herzinsuffizienz I 32, 44
— und Herzversagen I 338
—, Hypertonie bei V 37 ff., 57 ff., 140, 618 ff., 771 ff., 807
—, Hypotonie bei V 780 ff. V 798, 807 ff.
— und Interferenz-Dissoziation II 291 ff.
— und Kollaps I 957 ff., 1102
— und Kreislaufversagen I 338
— und Livedo reticularis VI 534 ff.
— und Lungenfibrose IV 198 ff.
— und Lungenödem I 131 ff., 768 f.
— und Lungenstauung I 768 ff.

Vergiftungen und Magnesiumstoffwechsel IV 455 ff.
— und Myokard II 968
— und Myokarditis II 874
— und Myokardose II 969
— und Myokardstoffwechsel III 873 ff.
—, Narkose bei IV 618
—, neurogene Hypertonie bei V 722 ff.
— und Reizleitung II 183, 227, 291
— und Reizleitungsstörung II 372
—, renale Hypertonie bei V 618 ff.
— und Renin V 81 ff.
— und Schock I 957 ff., 1102
— und Schockniere I 1102
— und sekundäres Raynaud-Syndrom VI 243 ff.
— und Sinoaurikulärblock II 183
— und Tumoren V 772
— und vegetative Labilität IV 827
—, Winterschlaf bei IV 618
—, Wolff-Parkinson-White-Syndrom bei II 395
—, zentralnervöse Hypertonie bei V 722 ff.
Veriloid V 563; s. a. u. Veratrumalkaloide
Veritol I 15
— bei Herzinfarkt III 1449
— bei Herzinsuffizienz I 15
— und Hypertensin V 98
— bei Hypotonie IV 741; V 823 ff.
— bei Orthostase IV 741
— und Pepsitensin V 102
— bei Postural hypotension IV 741
— bei vegetativer Labilität IV 741, 849
Veritol-Test und Hypotonie V 783
— und Operabilität IV 627
Verodigen I 428 ff., 483 ff.
—, Erhaltungsdosis I 476 ff., 483 ff.
—, Latenz I 434 ff., 483 ff.
—, Resorption I 478, 483 ff.
—, Wirkung I 434 ff., 476, 478, 483 ff.
Verodoxin, Chemie I 428 ff.
Veronal und essentielle Hypertonie V 257 ff.
— und renale Hypertonie V 257
— im Sedations-Test V 258
Veronalvergiftung, Hypotonie bei V 808
Verophen bei Gefäßkrankheiten VI 201

Veroxin bei essentieller Hypertonie V 492
Verschüttung und Herztrauma II 492 ff., 514 ff.
— und primärer Schock I 976
— und traumatischer Schock I 965 ff.
Versene bei Digitalisvergiftung I 498
Verspätungskurven II 317, 320, 373 ff.
— bei angeborener Pulmonalinsuffizienz III 565
— bei angeborener Pulmonalstenose III 309 ff.
— bei angeborenem Sinus-Valsalvae-Aneurysma III 207
— bei Aortenisthmusstenose V 756
— und Blutdruck V 375 ff.
— und Druckbelastung I 885
— bei Ductus Botalli persistens III 168 ff.
— bei essentieller Hypertonie V 375 ff.
— und Herzinfarkt III 1197
— bei Hypertonie V 375 ff.
— bei Tricuspidalatresie III 401 ff.
— bei Ventrikelseptumdefekt III 217 ff., 229 ff.
— bei Vorhofseptumdefekt III 266
—, Vorkommen II 374
Vertavis V 564
Vertebralis bei Arteriitis luica VI 348
Vertebralisaneurysma VI 463
Verteilungsstörung (Lunge) s. u. Partialinsuffizienz
„Vertige laryngé" IV 146
Verzweigungsblock II 181 ff., 316 ff., 320, 369 ff.
—, Anatomie II 181 ff., 316 ff.
—, Begriff II 316 ff.
— bei Beriberi IV 392
— bei Diphtherie-Myokarditis II 879 ff.
— bei Ebstein-Syndrom III 427
—, Elektrokardiogramm II 316 ff., 369 ff.
— bei Hämochromatose IV 683
— nach Herztrauma II 505 ff.
— bei Infektionen IV 539
—, intermittierender II 371 ff.
— und Links-Schenkelblock II 371
— bei Masern IV 543
—, Mechanismus II 317 ff., 369 ff.
— bei Myokarditis II 879 ff.; IV 539

Verzweigungsblock, Pathogenese II 321 ff.
—, Pathologie II 181, 316 ff.
—, Physiologie II 181 ff., 317 ff., 369 ff.
—, postero-caudaler II 368
—, Prognose II 377
—, scheinbarer II 369
—, Vorkommen II 352 ff., 357, 371
Vesamin zur Angiographie VI 120
Vesiglandin V 236
Viadril zur Narkose IV 613 ff.
Vibrance pericardique isodiastolique bei konstriktiver Perikarditis II 1121
Vibrationsschäden und Capillarspasmen VI 536 ff.
— und Embolie VI 362
— und Endangitis obliterans VI 270
— und sekundäres Raynaud-Syndrom VI 237
Vibrio-foetus-Infekte und bakterielle Endokarditis II 673, 731
— bei Endokarditis acuta II 731
— und Endokarditis lenta II 673
Vibrometrie VI 95
,,Vigilanz'', Begriff IV 798
Vinethene zur Narkose IV 615 ff.
Vinylacetat und konstriktive Perikarditis II 1096
Vinylchlorid und konstriktive Perikarditis II 1096
Viralis und Endokarditis lenta II 677
Viridans-Streptokokken-Infekte s. u. Streptococcus-viridans-Infekte
Virilismus bei Adrenogenitalismus V 701 ff.
— bei Cushing-Syndrom V 683 ff.
Virusinfekte und angeborene Herzfehler III 81 ff., 109 ff.
— und Angina tonsillaris II 912
—, Atrioventrikularblock bei II 225
—, Blutdruck bei V 803 ff.
—, Bradykardie bei II 18
— und Capillarresistenz VI 568 ff.
— und C-reaktives Protein II 596 ff.
— und Encephalomyokarditis II 919 ff.
— und Endangitis obliterans VI 264 ff.

Virusinfekte und Endokarditis IV 552 ff.
— und Endokarditis lenta II 677
— und Endomyokardfibrose II 788
—, Extrasystolie bei II 36 ff.
— und Fiedler-Myokarditis II 954 ff.
— und Fokaltoxikose II 912
— und Gefäßkrankheiten VI 264 ff.
— und hämorrhagische Diathese VI 568 ff.
—, Herzblock bei II 225
— und Herzinsuffizienz IV 556
—, Hypotonie bei V 803 ff.
— und idiopathische Perikarditis II 1073
— und Kollaps I 958, 982 ff.; II 916
—, Kreislauf bei IV 533, 558 ff.
— und Lungenembolie IV 96
— und Lungenemphysem IV 180 ff.
— und Lungenfibrose IV 198 ff.
— und Myokarditis I 762 ff.; II 871 ff., 874 ff., 915 ff.; IV 539
— und Nephritis IV 536 ff.
— und Periarteriitis nodosa VI 308 ff.
— und Perikarditis II 1073, 1086; IV 554
— und Phlebitis VI 484 ff.
— und Purpura infektiosa VI 568 ff.
—, Reizleitungsstörung II 225
— bei Riesenzellarteriitis VI 336 ff.
— und Schock I 958, 982 ff.
— und Thrombophlebitis VI 484 ff.
— und vegetative Labilität IV 824 ff.
—, Waterhouse-Friderichsen-Syndrom bei IV 565
,,Visceral brain'', Begriff IV 829
Viscum album bei essentieller Hypertonie V 503, 586
Vitalkapazität bei Adipositas IV 382 ff., 385
— und Atmung IV 21, 32
— bei Balneotherapie I 655
— bei Blutkrankheiten IV 667
— bei Cor pulmonale IV 169, 183 ff., 224 ff.
— bei Effort-Syndrom IV 815 ff.
— und Geburtsakt IV 486 ff.
— bei Gefäßmißbildungen III 382
— und Glykoside I 471 ff.
— bei Gravidität IV 485

Vitalkapazität bei Herzinsuffizienz I 171, 175, *179* ff., 471
— bei Höhenadaptation IV 21, 32
— bei Hypotonie V 822
— und Klima IV 21, 32
— im Kollaps I 1017
— bei konstriktiver Perikarditis II 1103
— und Luftdruck IV 21, 32
— und Lungenelastizität I 178 ff.
— bei Lungenemphysem IV 183 ff.
— bei Mitralstenose II 1317 ff.
— und Operabilität IV 626, 629 ff.
— bei Orthostase IV 728 ff.
— und Perikarditis II 1103
— bei Polycythämie IV 667
— im Puerperium IV 486 ff.
— bei Pulmonalarterienaplasie III 382
— bei Pulmonalsklerose IV 245 ff.
— bei Sauerstoffmangel IV 21, 32
— im Schock I 1017
— bei Tuberkulose IV 224
Vitalrot zur Kreislaufanalyse V 279
Vita maxima IV 620 ff.
Vitamine und Addison-Syndrom V 798
— bei Akrocyanose VI 534
— bei allergischer Myokarditis II 950 ff.
— und angeborener Herzfehler III 113
— bei Angina pectoris III 1389 ff.
— und Angiopathia diabetica VI 549
— und Arteriosklerose V 356; VI 394 ff., 402 ff., 417 ff., 427
— und Beriberi IV 389 ff.
— und Blutdruck V 133, 140, 503
— und Capillaropathia diabetica VI 549
— und Capillarpermeabilität VI 549, 586
— und Capillarresistenz VI 105, 565, 585 ff.
— und Coronarinsuffizienz III 783 ff.
— und Coronarsklerose III 783 ff.
— und Cyanose VI 534
— und Diabetes mellitus VI 549
— und Eintauchfuß VI 560

87*

Vitamine bei Endangitis obliterans VI 301
— und Endomyokardfibrose II 788
— und experimentelle Hypertonie V 133, 140
— und Fiedler-Myokarditis II 955
— bei Gefäßkrankheiten VI 177, 191, 333, 394ff., 402ff., 417ff.
— und Gefäßspinnen VI 543
— und Graviditätstoxikose IV 510
— und Herzatrophie I 762
— und Herzinsuffizienz I 27, 42, 44, 59, 128, 505, 762
— und hämorrhagische Diathese VI 565
— und Hypercalcämie IV 446
— und Hypertonie V 133, 140, 503
— und Hypocalcämie IV 446
— und Hypotonie V 798, 807
— und idiopathische Herzhypertrophie II 974
— und Kallikrein V 214
— bei Karditis rheumatica II 657
— und Magnesium-Stoffwechsel IV 461
— und Möller-Barlow-Syndrom VI 577ff.
— und Myokard I 762
— bei Myokarditis II 906, 950ff.
— und Myokardose II 959ff.
— bei Periarteriitis nodosa VI 333
— und Perikarditis II 1089
— bei Phlebitis VI 486
— bei posttachykardem Syndrom II 170
— bei postthrombotischem Syndrom VI 513
— und Purpura VI 565
— bei Purpura rheumatica VI 565
— bei Raynaud-Syndrom VI 232
— bei rheumatischem Fieber II 657; VI 565
— und Skorbut VI 577ff.
— und Steroide V 133, 140
— und Thrombophlebitis VI 486
— und Thyreoidea IV 319
— bei Typhus-Myokarditis II 906
— bei Ulcus cruris VI 513
— bei vegetativer Labilität IV 859ff.
Vitamin A und Angina pectoris III 1390

Vitamin A und Angiopathia diabetica VI 549
— — und Arteriosklerose VI 402, 427
— — und Blutdruck V 503
— — und Capillaropathia diabetica VI 549
— — und Capillarpermeabilität VI 549
— — und Coronarinsuffizienz III 1390
— — und Diabetes mellitus VI 549
— — und essentielle Hypertonie V 503
— — bei Gefäßkrankheiten VI 192ff.
— — und Hypertonie V 503
— — bei Karditis rheumatica II 657
— — bei Raynaud-Syndrom VI 232
— — bei rheumatischem Fieber II 657
— B und Addison-Syndrom V 798
— — und allergische Myokarditis II 950ff.
— — und angeborene Herzfehler III 113
— — bei Angina pectoris III 783, 1390
— — und Angiopathia diabetica VI 549
— — und Arteriosklerose VI 394ff., 427
— — und Beriberi IV 389ff., 396
— — und Blutdruck V 798, 807
— — und Capillaropathia diabetica VI 549
— — und Capillarpermeabilität VI 549
— — und Capillarresistenz VI 580
— — und Coronarinsuffizienz III 783, 1390
— — und Coronarsklerose III 783
— — und Diabetes mellitus VI 549
— — bei Endangitis obliterans VI 301
— — und Fiedler-Myokarditis II 955
— — und Gefäßkrankheiten VI 301, 333
— — und Gefäßspinnen VI 543
— — und Graviditätstoxikose IV 510
— — und hämorrhagische Diathese VI 580
— — und Herzatrophie I 762

Vitamin B und Herzinsuffizienz I 27, 42, 44, 59, 128, 762
— — und Hypotonie V 798, 807
— — und idiopathische Herzhypertrophie II 974
— — und Kallikrein V 214
— — und Kationenaustauscher I 557ff.
— — und Myokard I 762
— — und Myokarditis II 950ff.
— — und Myokardose II 959ff.
— — bei Periarteriitis nodosa VI 333
— — und Purpura VI 580
— — bei Raynaud-Syndrom VI 232
— — und Thyreoidea IV 319
— C bei allergischer Myokarditis II 950ff.
— — und angeborener Herzfehler III 113
— — und Arteriosklerose VI 417ff., 427
— — und Capillarresistenz VI 565, 585
— — bei Gefäßkrankheiten VI 177
— — und hämorrhagische Diathese VI 565
— — und Kallikrein V 214
— — bei Karditis rheumatica II 657
— — und Möller-Barlow-Syndrom VI 577ff.
— — bei Myokarditis II 906, 950ff.
— — und Perikarditis II 1089
— — und Purpura rheumatica VI 565
— — bei rheumatischem Fieber II 657
— — und Skorbut VI 577ff.
— — und Thrombophlebitis VI 486
— — bei Typhus-Myokarditis II 906
— — bei Ulcus cruris VI 513
— D und angeborener Herzfehler III 113
— — und Arteriosklerose VI 402
— — und Blutdruck V 140
— — und Calciumstoffwechsel IV 446
— — und experimentelle Hypertonie V 140
— — und Gefäßkrankheiten VI 402
— — und Hypercalcämie IV 446
— — und Hypertonie V 140

Vitamin D und Hypocalcämie IV 446
— — bei Karditis rheumatica II 657
— — bei rheumatischem Fieber II 657
— E bei Akrocyanose VI 534
— — bei Angina pectoris III 1389 ff.
— — und Arteriosklerose V 356; VI 402
— — und Blutdruck V 133
— — und Capillarresistenz VI 580
— — und Coronarinsuffizienz III 1389 ff.
— — und Cyanose VI 534
— — und experimentelle Hypertonie V 133
— — bei Gefäßkrankheiten VI 191 ff.
— — und hämorrhagische Diathese VI 580
— — und Hypertonie V 133
— — und Magnesium-Stoffwechsel IV 461
— — bei postthrombotischem Syndrom VI 513
— — und Purpura VI 580
— — und Steroide V 133
— P und Blutdruck V 503, 586
— — und Cantharidenblase VI 110
— — und Capillarpermeabilität VI 110, 586
— — und Capillarresistenz VI 105, 565, 580, 586
— — bei essentieller Hypertonie V 503, 586
— — und hämorrhagische Diathese VI 565, 580, 586
— — bei Hypertonie V 503, 586
— — in der Kombinations-Therapie V 586
— — bei Periarteriitis nodosa VI 333
— — bei Purpura VI 565, 580, 586
— — bei Teleangiektasien VI 542
Volhard-Versuch und Blutdruck V 405, 784
— und Capillarpermeabilität VI 105 ff.
— bei Endokarditis lenta II 718
— bei essentieller Hypertonie V 405
— bei Hypertonie V 405
— und Hypotonie V 784
— bei konstriktiver Perikarditis II 1105

Volon bei rheumatischem Fieber II 644
Volumenbelastung I 753 ff.
— bei angeborener Aortenstenose III 443
— bei angeborenem arteriovenösem Coronaraneurysma III 214
— bei angeborenem Herzfehler III 135 ff.
— bei angeborener Pulmonalinsuffizienz III 563 ff.
— bei angeborenem Sinus-Valsalvae-Aneurysma III 206 ff., 211
— bei Aortenisthmusstenose III 451 ff., 471
— bei Aortopulmonalseptumdefekt III 199 ff.
— bei arteriovenösen Fisteln III 388 ff.; VI 476
— bei arteriovenöser Lungenfistel III 388 ff.
— bei Canalis atrioventricularis communis III 293 ff.
— bei Ductus Botalli persistens III 160, 163 ff.
— bei Ebstein-Syndrom III 419 ff.
— bei Fallotscher Tetralogie III 335 ff.
— bei Gefäßmißbildungen III 382
— bei Herzdivertikel III 593
— und Herzform I 753 f.
— und Herzgröße I 753 ff.
— und Herzhypertrophie I 753 ff.
— und konstriktive Perikarditis II 1097
— bei Lungenvenentransposition III 522 ff.
— bei Mitralinsuffizienz II 1405 ff.
— bei Periarteriitis nodosa VI 316 ff.
— bei Pulmonalarterienaplasie III 382
— bei Taussig-Bing-Komplex III 508
— bei Transposition der Aorta und Pulmonalis III 508
— bei Tricuspidalinsuffizienz II 1505 ff.
— bei Truncus arteriosus communis persistens III 535
— bei Vena cava-Anomalie III 515 ff.
— bei Ventrikelseptumdefekt III 221, 225, 232 ff.
— bei Vorhofseptumdefekt I 887 ff.; III 259 ff.
Volumenhypertrophie I 753 ff.
Vorderwandinfarkt III 1168, 1175, 1179 ff., *1182 ff.*

Vorderwandinfarkt, anteroseptaler III 1184
— bei Blutkrankheiten IV 684
— bei Hämochromatose IV 684
— und Links-Schenkelblock II 350 ff.
— und Rechts-Schenkelblock II 349 ff., 354
—, rudimentärer III 1185
— und Schenkelblock II 349 ff., 354
—, supraapikaler II 349; III 1184
— und Wilson-Block II 349 ff., 354
Vorhöfe beim Alternans II 407
— bei angeborenem arteriovenösem Coronaraneurysma III 215
— bei angeborener Mitralstenose III 27, 550
— bei angeborenem perforiertem Sinus-Valsalvae-Aneurysma III 204
— bei angeborener Pulmonalstenose III 299 ff., 312 ff.
— bei angeborener Tricuspidalinsuffizienz III 429 ff.
— bei angeborener Tricuspidalstenose III 411 ff.
— bei Aortenaneurysma VI 449
— bei Aortenatresie III 560 ff.
— bei Aorteninsuffizienz II 1466
— bei Aortenisthmusstenose III 452 ff.
— bei Arbeitsbelastung I 868
— bei Atrioventrikular-Dissoziation II 286 ff.
— bei Beriberi IV 393
— bei Blutkrankheiten IV 674
— bei Canalis atrioventricularis communis II 294 ff.
— und Coronargefäße III 1175
— bei Coronargefäß-Mißbildungen III 570 ff.
— bei Cor triatriatum III 551 ff.
— bei Dextrokardie III 576 ff.
— bei Dextroversion III 584 ff.
— bei Diphtherie-Myokarditis II 894 ff.
— und Druckbelastung I 884 ff.
— bei Ductus Botalli persistens III 171 ff.
— bei Dystrophia myotonica II 970
— bei Ebstein-Syndrom III 418 ff.
— bei Echinokokkose II 937 ff.

Vorhöfe bei Elektrounfall
III 904 ff.
— und Embolie VI 361 ff.
— bei Endangitis obliterans
  VI 287
— bei Endokardfibrose
  II 786 ff.
— bei Endokarditis parietalis
  fibroplastica II 786 ff.
— bei Endokardsklerose II 789
—, Entwicklungsgeschichte
  III 2 ff., 5 ff.
— bei Fallotscher Tetralogie
  III 348 ff., 352 ff.
— und Gefäßkrankheiten
  VI 287
—, Hämangioendotheliom im
  VI 600
— und Hämoperikard II 1151
— bei Herzdivertikel III 592
— bei Herzinfarkt III 1175
— bei Herzklappenfehler
  II 1296 ff., 1311 ff.
— bei Herztamponade
  II 1063 ff.
— und Herztonus I 875 ff.
— bei Herztrauma II 488 ff.,
  494 ff.
— bei Herztumoren II 1179 ff.
— bei Interferenz-Dissoziation
  II 290 ff.
— bei Karditis rheumatica
  II 567
— im Kollaps I 1012 ff.
— bei konstriktiver Perikarditis II 1095 ff., 1119 ff.
— bei Lävokardie III 590 ff.
— bei Leukämie IV 674
— bei Levoatrialcardinalvein
  III 18
— und Lungenvenentransposition III 522 ff., 527
— bei Lutembacher-Syndrom
  III 283 ff.
— bei Lymphogranulomatose
  IV 680
— bei Mitralfehler II 1296 ff.,
  1311 ff.
— bei Mitralinsuffizienz
  II 1405 ff.
— bei Mitralstenose II 1311 ff.,
  1342 ff.
— und Myokarditis II 567
— bei Myokarditis rheumatica
  II 567
— und Myokardsarkoidose
  II 947 ff.
— bei Myokardtuberkulose
  II 942
— und Nervensystem
  I 853 ff.
— und Ohnmacht IV 760 ff.
— und Orthostase IV 729 ff.
— und Perikard II 1039
— bei Perikarditis II 1063 ff.

Vorhöfe bei Perikardtumoren
  II 1217 ff.
— und Poliomyelitis II 917
— bei rheumatischem Fieber
  II 567
— bei rheumatischer Perikarditis II 1069
—, Röntgendiagnose I 810 ff.
— bei Sarkoidose II 947 ff.
— bei Scharlach-Myokarditis
  II 900 ff.
— und Schock I 1012 ff.
— bei Sportherz I 868, 915,
  944
— bei Transposition der Aorta
  und Pulmonalis III 501 ff.
— bei Trichinose II 939
— bei Tricuspidalatresie III 23
— bei Tricuspidalinsuffizienz
  II 1505 ff.
— bei Tricuspidalstenose
  II 1485 ff., 1495 ff.
— bei tuberkulöser Perikarditis II 1079 ff., 1107 ff.
— bei Tuberkulose II 942
— bei Umkehr-Extrasystolie
  II 310 ff.
— bei Umkehrrhythmus
  II 310 ff.
— bei Valsalva-Versuch
  IV 775 ff.
— bei Vena cava-Anomalie
  III 17, 513 ff.
— bei Ventrikelseptumdefekt
  III 217 ff., 232 ff.
— bei Volumenbelastung
  I 887 ff., 891
— bei Vorhofseptumdefekt
  III 270 ff., 253 ff., 277
Vorhofaneurysmen und Hämoperikard II 1151
Vorhofanomalien III 19 ff.;
  s. a. u. Cor triatriatum
Vorhofbigeminie II 53
Vorhofdruck II 1244 ff.,
  1249 ff., 1275 ff.
— bei angeborenem Herzfehler III 136 ff.
— bei angeborener Mitralstenose III 550
— bei angeborener Pulmonalstenose III 299 ff., 316 ff.
— bei angeborener Tricuspidalinsuffizienz
  III 430 ff.
— bei angeborener Tricuspidalstenose III 410,
  413 ff.
— bei Aortenatresie III 561
— bei Aorteninsuffizienz
  II 1455 ff.
— nach Commissurotomie
  II 1396 ff.
— bei Coronarinsuffizienz
  III 701

Vorhofdruck bei Cor triatriatum III 553 ff.
— bei Druckbelastung
  I 884 ff.
— bei Ductus Botalli persistens I 890
— bei Ebstein-Syndrom
  III 425 ff.
— bei Fallotscher Tetralogie
  III 352 ff.
— bei Herzinfarkt III 701
— bei Herztamponade
  II 1063 ff.
— bei Herztumoren II 1179,
  1186 ff.
— im Kollaps I 1012 ff.,
  1020 ff.; VI 760 ff.
— bei kombiniertem Mitral-Aortenfehler II 1479 ff.
— bei kombiniertem Tricuspidalfehler II 1514
— bei konstriktiver Perikarditis II 1096 ff., *1122 ff.*
— bei Lungenvenentransposition III 530
— bei Lutembacher-Syndrom
  III 283 ff.
—, Meßmethoden II 1244 ff.,
  1249 ff., 1271 ff.
— bei Mitralinsuffizienz
  II 1405 ff.
— bei Mitralstenose II 1311 ff.,
  1333 ff., 1365 ff.
— und Ohnmacht IV 760 ff.
— und Orthostase IV 729 ff.,
  761 ff.
— bei Perikarditis II 1063 ff.
— bei Pulmonalstenose
  I 884 ff.
— im Schock I 1012 ff.,
  1020 ff.
— bei Sportherz I 922
— bei Transposition der Aorta
  und Pulmonalis III 505
— bei Tricuspidalatresie
  III 406
— bei Tricuspidalinsuffizienz
  II 1505 ff.
— bei Tricuspidalstenose
  II 1486 ff., 1493 ff.
— bei Ventrikelseptumdefekt
  III 239 ff.
— bei Vorhofseptumdefekt
  III 253 ff., 256 ff., 275 ff.
Vorhofextrasystolie II 32 ff.,
  35 ff., *47 ff.*
—, blockierte II 49 ff., 52 ff.
— und Gravidität IV 496
— und Herzblock II 49 ff.,
  52 ff., 190
— bei Karditis rheumatica
  II 589 ff.
—, Ketten II 53
— bei Myokarditis rheumatica II 589 ff.

Vorhofextrasystolie und
 Schenkelblock II 51 ff.
— und Vorhofflimmern
 II 37
Vorhofflattern II 78 ff.
—, Ätiologie II 102 ff.
—, Allgemeines II 1 ff.
— und Alternans II 219 ff.,
 409
—, Anatomie II 105 ff.
— bei Angina pectoris
 III 1032 ff.
— und Antesystolie II 389 ff.
— und Atrioventrikulärblock
 II 219 ff., 237
—, Auslösung II 79 ff.
— und Carotissinus-Syndrom
 II 276
— und Chagas-Myokarditis
 II 932
—, „Circus movement"-
 Theorie II 107 ff.
— und Commissurotomie
 II 1385 ff., 1392
— bei Cor pulmonale
 IV 105 ff., 109 ff.
—, Dauerform II 85 ff.
— bei Dystrophia myotonica
 II 971
— bei Ebstein-Syndrom
 III 422
—, Elektrokardiogramm
 II 92 ff.
— bei Elektrounfall III 906 ff.
— und Embolie VI 361 ff.
— bei Encephalomyokarditis
 II 920
— bei Endokarditis lenta
 II 708 ff.
—, Etappentheorie II 109 ff.
— bei Grippemyokarditis
 II 925
— bei Hämochromatose
 IV 683
— und Herzblock II 80 ff., 98,
 189 ff., 219 ff., 237
— und Herzglykoside I 450 ff.,
 459 ff.
— bei Herzinfarkt III 1175 ff.
— und Herzinsuffizienz
 II 100 ff.
— bei Herzkatheterismus
 II 1259 ff.
— bei Herztrauma II 499 ff.
— bei Herztumoren II 1180 ff.,
 1183 ff.
—, Historisches II 78 ff.
— bei Infekten II 104 ff.
— bei Karditis rheumatica
 II 589 ff.
—, Klinik II 80 ff.
— bei Kohlenoxydvergiftung
 III 875
— und Kollaps I 959
— bei Leptospirosen II 905

Vorhofflattern bei Lungenembolie IV 105 ff., 109 ff.
— bei Lutembacher-Syndrom
 III 283 ff.
—, Mechanismus II 106 ff.
— bei Mitralinsuffizienz
 II 1416
— bei Mitralstenose II 1339 ff.,
 1369 ff.
— bei Myokarditis II 879 ff.
— bei Myokarditis rheumatica
 II 589 ff.
— und Parasystolie II 304
—, paroxysmales II 128 ff.
—, partielles II 308
—, Pathologie II 105 ff.
— bei Pneumonie-Myokarditis
 II 912
—, Prognose II 112
—, Prophylaxe II 126
— bei rheumatischem Fieber
 II 589 ff.
— bei Scharlach-Myokarditis
 II 901
— und Schock I 959
— und Tachykardie II 83 ff.
—, terminales II 85 ff.
—, Theorien II 107 ff.
—, Therapie II 112 ff., 123 ff.
— und totaler Block II 237
—, „unitary nature"-Theorie
 II 110 ff.
—, unreines II 96
— und Vergiftung III 875
—, Verlauf II 112
— bei Vorhofseptumdefekt
 III 265 ff.
—, Vorkommen II 101 ff.
— und Wolff-Parkinson-
 White-Syndrom
 II 389 ff.
Vorhofflimmern II 78 ff.
— und Adams-Stokes-Syn-
 drom II 253 ff., 258 ff.
—, Ätiologie II 102 ff.
— bei allergischer Myokarditis
 II 953
—, Allgemeines II 1 ff.
— und Alternans II 409
— bei Amyloidose II 963 ff.
—, Anatomie II 105 ff.
— bei angeborenem arteriovenösem Coronaraneu-
 rysma III 215
— bei angeborenem Sinus-
 Valsalvae-Aneurysma
 III 207 ff.
— und Angina pectoris
 III 843, 1032 ff.
— bei Aorteninsuffizienz
 II 1466 ff.
— bei Aortenisthmusstenose
 III 456 ff.
— bei Aortenstenose
 II 1445 ff.

Vorhofflimmern und Atrio-
 ventrikularblock II 237
—, Auslösung II 79 ff.
— und Balneotherapie I 700
— bei Beriberi IV 392
— und Blutdruck V 657 ff.
— und Blutdruckmessung V 3
— bei Brucellosen II 904
— bei Carcinoid II 785
— und Carotissinus-Syndrom
 II 276 ff.
— und Chagas-Myokarditis
 II 932
—, „Circus movement"-
 Theorie II 107 ff.
— und Commissurotomie
 II 1385 ff., 1391 ff.
— und Coronarinsuffizienz
 III 843
— und Cor pulmonale
 IV 97 ff., 105 ff., 109 ff.
—, Dauerform II 85 ff.
— bei Dermatomyositis
 II 992
— bei Diphtherie-Myokarditis
 II 898
— bei Dystrophia myotonica
 II 971
—, Elektrokardiogramm
 II 87 ff.
— bei Elektrounfall III 906 ff.
— und Embolie II 120;
 VI 361 ff.
— bei Endokardfibrose
 II 788
— bei Endokarditis lenta
 II 708 ff.
— bei endokriner Hyper-
 tonie V 657 ff.
— bei Endomyokardfibrose
 II 788
—, Etappentheorie II 109 ff.
— und Extrasystolie II 37, 41,
 44, 73 ff., 189 ff.
— bei Fiedler-Myokarditis
 II 958
— bei Gravidität IV 487,
 490 ff., 496 ff.
— bei Hämochromatose
 II 965; IV 683
— bei Heredoataxie II 973
— und Herzblock II 80 ff.,
 84 ff., 91 ff., 105, 189 ff.
— und Herzglykoside I 450 ff.,
 459 ff., 471, 479 ff.
— bei Herzinfarkt III 1175 ff.
— und Herzinsuffizienz
 I 403; II 101 ff., 112 ff.
— bei Herzkatheterismus
 II 1259 ff.
— bei Herzneurose IV 821 ff.
— bei Herztrauma II 467 ff.,
 498 ff., 519 ff.
— bei Herztumoren II 1180 ff.,
 1183 ff.

Vorhofflimmern, Historisches
II 78 ff.
— bei Hyperthyreose
II 103 ff., 114; IV *323* ff.
— bei Hypertonie V 657 ff.
— bei idiopathischer Herzhypertrophie II 975
— bei idiopathischer Perikarditis II 1074
— bei Infekten II 104 ff.
— und Kammertachykardie
II 112, 114, 150 ff.
— bei Karditis rheumatica
II 589 ff.
—, Klinik II 80 ff.
— bei Kohlenoxydvergiftung
III 875
— bei Kollagenosen II 987
— und Kollaps I 959
— bei konstriktiver Perikarditis II 1119 ff.
—, L-Aktionstyp II 80, 89
— bei Leptospirosen II 905
— bei Luftüberdruck IV 41
— und Lungenembolie IV 97, 105 ff.
— bei Lutembacher-Syndrom
III 283 ff.
— und Magnesiumstoffwechsel
IV 459
—, M-Aktionstyp II 80
—, Mechanismus II 106 ff.
— bei Mitralinsuffizienz
II 1416
— bei Mitralstenose II 1322, 1339 ff., 1369 ff.
— bei Myokarditis II 898
— bei Myokarditis rheumatica
II 589 ff.
— bei Myokardsarkoidose
II 948
— und Myokardstoffwechsel
III 843
— bei Myokardtuberkulose
II 944
— und Parasystolie II 304
—, paroxysmales II 128 ff., 258
—, partielles II 308
—, Pathologie II 105 ff.
— bei Periarteriitis nodosa
II 987
— bei Perikarditis II 1074
— bei Phäochromocytom
V 657 ff.
— bei Pneumonie-Myokarditis
II 912
— bei Poliomyelitis II 819
—, Prognose II 112
— und Rechts-Schenkelblock
II 345
— bei Reticulosarkom IV 678
— bei rheumatischem Fieber
II 589 ff.
— bei Sarkoidose II 948

Vorhofflimmern bei Scharlach-Myokarditis II 901
— und Schenkelblock II 340, 345 ff.
— und Schock I 959
— bei Sklerodermie II 990
— und Tachykardie II 112, 114, 150 ff.
—, terminales II 85 ff.
—, Theorien II 107 ff.
—, Therapie II 112 ff.
— und Thrombose II 120
— und Thyreoidea II 103 ff., 114; IV *323* ff.
— und totaler Block II 237
— bei Tricuspidalinsuffizienz
II 1507 ff.
— bei Tricuspidalstenose
II 1490 ff.
— bei tuberkulöser Perikarditis II 1079
— bei Tuberkulose II 944
—, „unitary nature"-Theorie
II 110 ff.
— bei Vergiftungen III 875
—, Verlauf II 112
— und Verzweigungsblock
II 370
— bei Vorhofseptumdefekt
III 283 ff.
—, Vorkommen II 101 ff.
— und Wilson-Block II 345
Vorhofinfarkte III 1180 ff.
— und Hämoperikard II 1151
— bei Periarteriitis nodosa
VI 316 ff.
Vorhofpfropfung bei Herzkatheterismus II 1261 ff.
— bei Infektionskrankheiten
IV 532
Vorhofpunktion II 1271 ff.
— bei Aortenstenose II 1446
— bei Mitralstenose II 1366 ff.
Vorhofruptur III 1245 ff.
— bei Blutkrankheiten IV 674
— und Hämoperikard II 1151
— bei Leukämie IV 674
Vorhofseptum bei Eisenmenger-Komplex III 38
—, Entwicklungsgeschichte
III 2 ff., 5 ff.
— bei Fallotscher Tetralogie
III 38
— bei Herztrauma II 488 ff., 505 ff., 511 ff.
— bei Pulmonalstenose, angeborener III 34 ff.
— bei Transposition der Aorta und Pulmonalis III 47 ff.
— bei Tricuspidalatresie
III 23 ff.
— bei Vorhofanomalie
III 19 ff.
Vorhofseptumdefekt III 58 ff., *249* ff.

Vorhofseptumdefekt, Anatomie III 58 ff., 251 ff.
— und angeborene Mitralstenose III 58, 249, 265, *282* ff.
— und angeborene Pulmonalstenose III 249, 298
—, Angiokardiographie bei
III 275 ff.
— bei Aortenatresie III 560 ff.
— und Aortenisthmusstenose
III 465
— und Arterienmißbildungen
III 66
— und Carcinoid II 784
— und Coronarembolie
III 972
— und Cor pulmonale IV 232
— bei Cor triatriatum III 552
— bei Cor triloculare biatriatum III 544
— bei Cossio-Syndrom III 59
—, Definition III 249
— und Dextrokardie III 577
—, Differentialdiagnose
III 284 ff.
— bei Ebstein-Syndrom
III 417 ff.
— bei Eisenmenger-Komplex
III 38 ff.
—, Elektrokardiogramm bei
II 359; III 249 ff., *264* ff.
— und Embolie VI 363
— und Endokarditis III 276
— und Endokarditis lenta
II 685, 702 ff.
—, Entwicklungsgeschichte
III 250 ff.
—, Extrasystolie bei II 36 ff.
— bei Fallotscher Tetralogie
III 38
— und Geburtsakt IV 492
—, Geschlechtsverteilung
III 108
— und Gravidität IV 489, 492 ff.
—, Häufigkeit III 252
—, Heredität III 109
—, Herzform I 887; III 249, 266 ff.
—, Herzgröße I 887; III 249, 266 ff.
—, Herzkatheterismus bei
III 271 ff.
— bei Herztrauma II 511 ff.
—, hoher III 251 ff.
—, Komplikationen III 276 ff.
— und Lungenvenentransposition III 271, 277 ff., 522
— bei Lutembacher-Syndrom
III *58*, 249, 265, *282* ff.
— bei Marfan-Syndrom
III 491 ff.
— und Mitralatresie III 557

Vorhofseptumdefekt und Mitralstenose II 58, 249, 265
— bei Ostium atrioventriculare commune III 22ff.
—, Pathologie III 58ff., 251ff.
—, Physiologie III 252ff.
—, Prognose III 277
— und Puerperium IV 492
— und Pulmonalarterienaplasie III 381
— bei Pulmonalatresie III 366
— und Pulmonalsklerose III 277
—, Rechts-Schenkelblock bei II 359; III 249, 264ff.
—, Röntgendiagnose I 810, 888; III 249, 266ff.
—, Schenkelblock bei II 359; III 249, 264ff.
— und Serotonin II 784
—, Symptome III 249ff., 260ff.
—, Therapie III 286ff.
—, totaler III 251
— und Transposition der Aorta und Pulmonalis III 47ff., 497ff., 509ff.
—, traumatischer II 511ff.
— und Tricuspidalatresie III 24ff., 395ff.
— und Truncus arteriosus communis persistens III 535
— und Vena cava-Anomalie III 513
— und Ventrikelspetumdefekt s. u. Canalis atrioventricularis communis
— als Volumenbelastung I 887ff.; III 259ff.
— und Vorhofanomalie III 20
Vorhofstätigkeit, heterotope II 286, 307ff.
Vorhoftachykardie II 80, 96
— und Adams-Stokes-Syndrom II 253ff.
— nach Herztrauma II 505ff.
—, paroxysmale II 80
—, —, und Gravidität IV 496
Vorhofthromben bei Herzklappenfehler II 1296ff.
— und Lungenembolie IV 97
— bei Mitralfehler II 1296ff.
— bei Mitralstenose II 1376ff.
— und Tricuspidalstenose II 1483
— bei Vorhofseptumdefekt III 277
Vorhoftöne bei angeborener Pulmonalstenose III 304ff.
— bei Atrioventrikularblock II 229
— bei Ebstein-Syndrom III 421

Vorhoftöne bei Endokarditis lenta II 704ff.
— bei Endokarditis rheumatica II 576ff.
— bei Karditis rheumatica II 576ff., 583ff.
— und konstriktive Perikarditis II 1120
— bei Myokarditis II 884ff.
— bei rheumatischem Fieber II 576ff., 583ff.
— bei totalem Block II 229ff.
— bei Vorhofseptumdefekt III 262ff.
Vorhofwelle (Elektrokardiogramm) II 184ff. bei Adams-Stokes-Syndrom II 256ff.
— beim Alternans II 407
— bei Amyloidose II 963ff.
— bei Anämie IV 654
— bei angeborener Mitralstenose III 550
— bei angeborener Pulmonalstenose III 310ff.
— bei angeborener Tricuspidalinsuffizienz III 431
— bei angeborener Tricuspidalstenose III 411ff.
— bei Angina pectoris III 1033ff.
— bei Antesystolie II 379ff.
— bei Aortenatresie III 562
— bei Aortenisthmusstenose III 458ff.
— und Atmung IV 25
— bei atrioventrikulärer Reizleitungsstörung II 210ff., 219ff., 232ff.
— bei Atrioventrikular-Dissoziation II 287ff.
— bei Atrioventrikular-Extrasystolie II 56ff.
— bei auriculärer Leitungsstörung II 199ff.
— bei Blutkrankheiten IV 654
—, cardiale II 205
— bei Chagas-Myokarditis II 932
— bei Coma diabeticum IV 376
— bei Cor pulmonale IV 109ff., 187ff.
— bei Cor triatriatum III 554
— bei Cor triloculare biatriatum III 541ff.
—, dextrokardiale II 204; s. a. u. P pulmonale
— bei Dextrokardie III 576ff.
— bei Dextroversion III 584ff.
— bei Diabetes mellitus IV 376
— bei Doppelbelastung II 205

Vorhofwelle bei Ductus Botalli persistens III 191
— bei Dystrophia musculorum progressiva II 972
— bei Dystrophia myotonica II 971
— bei Dystrophie IV 298ff.
— bei Ebstein-Syndrom III 417, 422
— bei Echinokokkose II 937ff.
— bei Endokarditis lenta II 708ff.
— bei Foramen ovale persistens III 265
— bei Glykogenose II 967
— bei Hämangiosarkom VI 601
— bei Hepatitis II 928
— bei Herzinfarkt III 1180ff.
— und Herztöne II 575f.
— bei Herztrauma II 465ff., 498ff.
— bei Höhenadaptation IV 25
— bei Hypercalcämie IV 452ff.
— bei Hyperkaliämie IV 432ff.
— bei Hyperthyreose IV 325
— bei Hypoglykämie IV 381
— bei Hypothyreose IV 332
— und Insulin IV 381
— bei Interferenz-Dissoziation II 292ff.
— und Kaliumstoffwechsel IV 432ff.
— bei Kammerextrasystolie II 60ff.
— bei Kammertachykardie II 153ff., 160
— bei Karditis rheumatica II 582ff.
— und Klima IV 25
— bei Knotenrhythmus II 278ff.
— bei Kohlenoxyd-Vergiftung III 875
— bei konstriktiver Perikarditis II 1119ff.
— bei Lävokardie III 592
— bei Leukämie IV 674
—, linksbetonte II 204ff.; s. a. u. P mitrale
— bei Linksüberlastung II 204ff.; s. a. u. P mitrale
— und Luftdruck IV 25, 41
— bei Lungenembolie IV 109ff.
— bei Lungenvenentransposition III 529ff.
—, mitrale II 204ff.; s. a. u. P mitrale
— bei Mitralatresie III 558

Vorhofwelle bei Mitralinsuffizienz II 1414 ff.
—, mitropulmonale II 205 ff.
— bei Myokarditis II 878 ff.
— bei Myokarditis rheumatica II 582 ff.
— bei paroxysmaler Tachykardie II 134 ff., 153 ff., 160
— bei Periarteriitis nodosa II 986 ff.
— bei Pneumonie-Myokarditis II 912
— bei Poliomyelitis II 919
—, pulmonale II 204; s. a. u. P pulmonale
— bei Pulmonalsklerose II 205; IV 245
—, rechtsbetonte II 204 f.; s. a. u. P pulmonale
— bei Rechtsüberlastung II 204; s. a. u. P pulmonale
— bei respiratorischer Arrhythmie IV 24 ff.
— bei rheumatischem Fieber II 582 ff.
— bei Sauerstoffmangel IV 25
— bei Scharlach-Myokarditis II 901
— bei Schenkelblock II 317 ff.
— und Schwefelkohlenstoff III 892
—, sinistrocardiale II 204 ff.; s. a. u. P. mitrale
— bei Sinusextrasystolie II 46 ff.
— bei Sinustachykardie II 11 ff.
— bei Sportherz I 927 ff., 945 ff.
— bei Tachykardie II 134 ff., 153 ff., 160.
— und Thyreoidea IV 325, 332
— bei totalem Block II 232 ff.
— bei Transposition der Aorta und Pulmonalis III 504
— bei Trichinose II 939
— bei Tricuspidalatresie III 401 ff.
— bei Tricuspidalstenose II 1498 ff.
— bei Truncus arteriosus communis persistens III 536
— bei Tuberkulose IV 222
— bei Umkehr-Extrasystolie II 310 ff.
— bei Umkehrrhythmus II 310 ff.
— bei vegetativer Labilität IV 787 ff.

Vorhofwelle bei Ventrikelseptumdefekt III 231
— bei Vergiftung III 875
— bei Vorhofextrasystolie II 49 ff.
— und Vorhofflattern II 82, 84, 87 ff., 108 ff.
— bei Vorhofseptumdefekt III 265 ff.
— bei Wenckebachscher Periodik II 215
— bei Wolff-Parkinson-White-Syndrom II 379 ff.
—, Zeitdauer II 184 ff.

Waaler-Rose-Test bei Erythematodes II 982
— bei Karditis rheumatica II 550 ff.
— bei Kollagenosen II 982 ff., 985
Wachstumshormon und Diabetes mellitus IV 374
— und experimentelle Hypertonie V 79, 138, 143
Wärmetherapie VI 155
Wärmeurticaria VI 561 ff.
„Wandern des Schrittmachers" s. u. Schrittmacher, wandernder
Wanderniere s. u. Nephroptose
Warfarin bei Gefäßkrankheiten VI 197
Wasserhaushalt s. a. u. Diurese und Ödeme
— und ACTH II 644 ff.
— und Aderlaß I 324 ff., 391 ff.
— und Adiuretin I 236 ff., 275, 280 ff.
— und Aldosteron I 236 ff., 255, 269 ff., 323 ff., 402 ff., 550 ff.; V 710 ff.
— bei Amyloidose II 963 ff.
— bei Anämie IV 645 ff., 657
— bei Angina tonsillaris II 914
— bei Angiopathia diabetica IV 366 ff.
— bei Aortenstenose II 1443 ff.
— bei arteriovenösen Fisteln VI 477
— und Atmung I 329 ff.; IV 17 ff., 26
— bei Beriberi IV 389 ff., 395 ff.
— und Blutbildung I 165 ff.
— und Blutdruck V 67 ff., 75, 116 ff., 146, 185 ff., 198 ff., 220, 241, 259, 307 ff., 780 ff., 784 ff.
— und Blutmenge I 153, 161, 323 ff.
— bei Blutkrankheiten IV 645 ff., 657

Wasserhaushalt und Cantharidenblase VI 109
— und Capillaren VI 11 ff.
— und Capillarpermeabilität VI 105 ff., 108, 109
— und Capillarplethysmogramm VI 108
— und Carboanhydrasehemmer I 536 ff.
— bei Carcinoid II 783
— bei Chagas-Myokarditis II 931
— und Chlorothiazid I 541 ff.; V 589
— und Cholinmangel V 146
— und Commissurotomie II 1387
— bei Conn-Syndrom V 704
— bei Cor pulmonale IV 96, 124, 171 ff., 175 ff., 214
— und Cortison II 644 ff.
— bei Cor triatriatum III 554
— bei Cushing-Syndrom V 683 ff.
— und Cyanose VI 531
— bei Diabetes mellitus IV 366 ff.; V 618 ff.
— bei diabetischer Glomerulosklerose V 618 ff.
— und Diät I 402 ff., 417 ff., 505 ff.
— und Digitalis V 494
— und Diurese I 255 ff., 566 ff.
— und Diuretica V 494, 589
— bei Dystrophie I 759 ff.; IV 293 ff.
— und Embolie I 534, 590
— bei Endangitis obliterans VI 290
— bei Endokarditis lenta II 690 ff., 718 ff.
— bei endokriner Hypertonie V 662
— und Ernährung I 402 ff., 417 ff., 504 ff.
— bei Erythematodes II 983 ff.
— bei essentieller Hypertonie V 241, 259, 307 ff., 494
— und essentielle Hypotonie V 790
— bei experimenteller Hypertonie V 67 ff., 75, 116 ff., 146, 185, 189
— bei Fiedler-Myokarditis II 957 ff.
— bei Fokaltoxikose II 914
— und Ganglienblocker V 574 ff.
— bei Gefäßkrankheiten V 618 ff.; VI 290
— bei Glomerulonephritis II 915; V 613
— bei Glomerulosklerose V 618 ff.

Wasserhaushalt bei Glykogenose II 966
— bei Gravidität IV 479 ff., 503 ff., 511 ff.; V 726 ff., 731 ff.
— bei Graviditätstoxikose IV 503 ff., 511 ff.; V 726 ff., 731 ff.
— bei Hämangiosarkom VI 602
— bei Hämochromatose IV 684
— und Herzglykoside I 433 ff., *456 ff.*, 471 ff.
— bei Herzinfarkt I 344 ff.; III 710, 1221 ff.
— bei Herzinsuffizienz I 2, 30, 69 ff., 113 ff., 129 ff., 165 ff., *234 ff.*, *255 ff.*, *269 ff.*, *280 ff.*, *290 ff.*, *298 ff.*, *307 ff.*, *323 ff.*, 402 ff., 504, *515 ff.*, 521 ff., 566 ff.
— bei Herztrauma II 508 ff.
— bei Herztumoren II 1179 ff.
— und Herzversagen I 338 ff.
— und Histamin V 198
— bei Höhenadaptation IV 17 ff., 26
— und Hydralazine V 548, 551, 594
— und Hydrochlorothiazid V 589
— und Hypernaträmie IV 440 ff.
— und Hypertonie V 67 ff., 75, 116 ff., 146, 185, 189, 241, 259, 307 ff., 600, 613
— und Hypertonie-Therapie V 492 ff., 589
— und Hypokaliämie I 584 ff.
— und Hyponaträmie I 568 ff.; IV 440 ff.
— und Hypophysektomie IV 344
— und Hypotonie IV 740; V 780 ff., 784 ff.
— und infektiöser Schock I 985 ff.
— bei Infektionen I 985 ff.; IV 556; V 803 ff.
— und Infusion I 324 ff.
—, Interstitialflüssigkeit I 294 ff.
—, intracellulärer bei Ödem I 307 ff.
— bei Kala-Azar II 936
— und Kallikrein V 220
— bei Karditis rheumatica II 569, 618
— und Kationenaustauscher I 212, 507, *555 ff.*
— und Klima IV 17 ff., 26
— bei Kollagenosen II 983 ff.

Wasserhaushalt und Kollaps I 957, 997 ff., *1000 ff.*, *1074 ff.*, *1098 ff.*, 1114; IV 600 ff.
— bei konstriktiver Perikarditis II 1098 ff., 1100 ff., 1105
— und Lebensalter IV 620 ff.
— und Luftdruck IV 17 ff., 26
— und Luftembolie IV 131
— und Lungenembolie IV 96, 124
— bei Lungenödem I 131, 137
— und Lymphgefäßinsuffizienz VI 605 ff.
— und Lymphödem VI 608 ff.
— und Magnesium IV 455 ff.
— und Mineralstoffwechsel IV 440 ff.
— bei Mitralinsuffizienz II 1408 ff.
— bei Mitralstenose II 1381, 1387
— bei Myokarditis II 877 ff.
— bei Myokarditis rheumatica II 618
— und Myokardose II 969
— und Myokardstoffwechsel III 710
— und Nebenniere I 236 ff., *269 ff.*, *323 ff.*, 402 ff., 510 ff., 550 ff.; V 116 ff.
— und Nephrin I 189
— bei Nephritis V 613
— bei Nephrose V 617
— und Ödeme I 2, 30, 69 ff., 113 ff., 129 ff., 165 ff., *234 ff.*, *255 ff.*, *269 ff.*, 280, 290, *298 ff.*, *307 ff.*, *323 ff.*, 402 ff., *417 ff.*, *504 ff.*, *515 ff.*, 521 ff.
— und Operabilität IV 620 ff., 626
— und Operationen IV 596 ff.
— und Operationsschock I 966
— bei Orthostase IV 740; V 810
— bei Pankarditis rheumatica II 620
— bei Panzerherz II 1098 ff., 1100 ff., 1105
— bei Perikarditis II 1070
— bei Phäochromocytom V 662
— bei Pneumokoniose IV 214 ff.
— bei Postural hypotension IV 740
— bei Pseudo-Cushing-Syndrom V 701
— bei Pulmonalsklerose IV 245 ff.
— und Punktionsbehandlung I 559 ff.

Wasserhaushalt und Purine I 526 ff., *545 ff.*; V 449
— und Pyrazole II 651, 654
— und Rauwolfia-Alkaloide V 525
— bei renaler Hypertonie V 600, 613
— bei rheumatischem Fieber II 569, 618 ff., 1070
— bei rheumatischer Perikarditis II 1070
— bei Sauerstoffmangel IV 17, 26
— bei Scharlach-Myokarditis II 902
— und Schock I 957, 966, 985 ff., 997 ff., *1000 ff.*, *1074 ff.*, *1098 ff.*, 1114,; IV 600 ff.
— bei Schockniere I 1098 ff.
— und Serotonin V 185
— bei Silikose IV 214 ff.
— bei Simmonds-Syndrom IV 342 ff.; V 799
— und Steroide I 269 ff.; V 116 ff.
— bei Thoraxdeformation IV 229
— und Thrombose I 534, 590
— und traumatischer Schock I 966
— bei Tricuspidalinsuffizienz II 1506 ff.
— bei Tricuspidalstenose II 1490 ff.
— bei Typhus-Myokarditis II 906
— bei vegetativer Labilität IV 740
— und Vena cava inferior-Ligatur I 596 ff.
— und Venendruck I 85, 91, 99, 113 ff.
— und Veratrumalkaloide V 559 ff.
Wasserintoxikation I 563 ff.; IV 440 ff.
— durch DOCA V 116
— und Hyponaträmie I 572; IV 440 ff.
—, Kreislauf bei IV 441 ff.
Wassermann-Reaktion bei Aortitis luica VI 349, 355
— bei Arteriitis luica VI 348
— bei bakterieller Endokarditis II 699, 741
— bei Endokardfibrose II 787 ff.
— bei Endokarditis lenta II 699
— bei Endokarditis parietalis fibroplastica II 787
— bei Erythematodes VI 344 ff.

Wassermann-Reaktion bei
  Gefäßkrankheiten
  VI 307, 348 ff., 355
— bei Periarteriitis nodosa
  VI 307
Wasser- und Konzentrationsversuch s. u. Volhard-Versuch
Waterhouse-Friderichsen-Syndrom IV 563 ff.
—, Capillarresistenz bei
  VI 567 ff.
— und hämorrhagische
  Diathese VI 567 ff.
— und infektiöser Schock
  I 983, 1071
— und Kollaps I 958, 983,
  1071
— und Myokarditis II 910
—, Purpura infectiosa bei
  VI 567 ff.
— und Schock I 958, 983,
  1071
Weber-Majorsche Hirnsubstanz V 206
Wechselbäder bei Gefäßkrankheiten VI 157
Weckamine und Hauttemperatur VI 83 ff.
— bei vegetativer Labilität
  IV 855, 859
Wedensky-Effekt II 31
„Weiße Flecken", Begriff
  VI 538
Weltmann-Band bei bakterieller Endokarditis
  II 698 ff., 741
— bei Endokarditis lenta
  II 698 ff.
— bei Herzinfarkt III 721,
  1213
— bei Karditis rheumatica
  II 570 ff.
Wenckebachsches Bündel
  II 199
— — und Vorhofseptumdefekt III 62
Wenckebachsche Periodik
  II 187, 195, 213 ff.
— —, Anatomie II 187 ff.
— — und Antesystolie
  II 390
— — bei Atrioventrikularblock II 213 ff.
— —, bedingte II 346
— — und Digitalis II 218 ff.
— — und doppelseitiger
  Schenkelblock II 362
— — und Extrasystolie
  II 214 ff.
— — bei Hämochromatose
  II 965
— — bei Infekten II 224 ff.
— — und Kammerautomatie
  II 214 ff.

Wenckebachsche Periodik bei
  Karditis rheumatica
  II 582 ff., 616
— — bei Myokarditis
  II 885 ff.
— — bei Myokarditis rheumatica II 582 ff., 616
— —, Pathologie II 187 ff.
— —, Physiologie II 187
— — bei Pneumonie-Myokarditis II 912
— — bei rheumatischem
  Fieber II 582 ff., 616
— — bei Scharlach-Myokarditis II 901
— — und Schenkelblock
  II 343, 361 ff.
— — und Veratrumalkaloide
  V 559 ff.
— — und Wolff-Parkinson-White-Syndrom
  II 390
Wenkebachsche Pillen bei
  Extrasystolie II 76 ff.
Wetterfühligkeit und Angina
  pectoris III 744
— und Atmung IV 1 ff., 35
— und Coronarinsuffizienz
  III 744, 1083 ff.
— und Coronarsklerose III 744
— und Herzinfarkt III 1083 ff.
— und Höhenadaptation
  IV 35
— und Luftdruck IV 35
—, Therapie IV 849, 861
— und vegetative Labilität
  IV 799 ff.
Wezler-Bögersche Kreislaufanalyse V 282
— — und Carotissinus V 715
— — und DOCA V 705
— — bei Dystrophie V 303
— — bei Glomerulonephritis
  V 614
— — bei Hyperthyreose
  V 770
— — bei Hypertonie V 614,
  656 ff., 705
— — und Minutenvolumen
  V 282
— — bei Phäochromocytom
  V 656
— — und vegetative Labilität IV 724 ff.
Whipple-Syndrom und Myokard II 967
White-Garland-Syndrom III 55
Widerstand, peripherer s. u.
  Gefäßwiderstand
Widerstandsdilatation, Begriff
  IV 87
Widerstandshochdruck V 38 ff.
— durch DOCA V 705
— bei experimenteller Hypertonie V 68 ff.

Widerstandshochdruck und
  Herzform I 886
— und Herzgröße I 886
— bei Poliomyelitis V 720
—, Röntgendiagnose I 886
— als Volumenbelastung
  I 886 ff.
Wiederbelebungszeit I 14 ff.
Wielandsche Trias s. u. Fallotsche Tetralogie
Wildersche Ausgangswertregel
  und vegetative Labilität
  VI 723 ff.
Wilms-Tumoren als Perikardtumoren II 1225
— und renale Hypertonie
  V 40, 602, 605
Wilson-Ableitungen (Elektrokardiogramm) bei konstriktiver Perikarditis II 1116 ff.
Wilsonblock II 320 ff., *331 ff.*
—, Ätiologie II 352 ff.
— bei allergischer Myokarditis
  II 951 ff.
— bei angeborenem Herzfehler
  II 356 ff.; III 421, 431
— bei angeborenem Sinus-Valsalvae-Aneurysma
  III 207 ff.
— bei angeborener Tricuspidalinsuffizienz III 431
— bei Aortenaneurysma
  VI 447
— bei bakterieller Endokarditis II 708 ff.
— bei Diphtherie-Myokarditis
  II 898
— bei Dystrophie IV 299
— bei Ebstein-Syndrom
  III 421 ff.
—, Elektrokardiogramm bei
  II 331 ff.
— bei Endokarditis lenta
  II 708 ff.
— und fokaler Block II 368 ff.
—, Häufigkeit II 352 ff.
— und Herzinfarkt II 349 ff.
— bei Herztumoren II 358
— bei Karditis rheumatica
  II 585 ff.
— bei Myokarditis II 585, 898
— bei Myokarditis rheumatica
  II 585 ff.
—, Prognose II 377
— bei rheumatischem Fieber
  II 585 ff.
— und Vorhofflimmern II 345
—, Vorkommen II 339 ff.,
  352 ff.
Windkesselfunktion V 19 ff.,
  287 ff.
— bei Aortenbogensyndrom
  VI 379
— bei Aorteninsuffizienz
  II 1454 ff.

Windkesselfunktion bei Aortenisthmusstenose III 458; V 756ff.
— bei Arteriosklerose III 821ff.
— und arteriovenöse Fisteln VI 476
— und Balneotheapie I 665, 677; V 591
— und Blutdruck V 287ff.
— und Calciumstoffwechsel IV 454
— und Coronarsklerose III 821ff.
— bei Erfrierung I 982
— und essentielle Hypertonie V 287ff.
— bei Gefäßkrankheiten III 821
— bei hämorrhagischem Schock I 960ff., 1041
— und Hypertonie V 287ff.
— und Kollaps I 960ff., 982, 1041
— und Lebensalter IV 621ff.
— im Lungenkreislauf IV 64
— und Regelkreis IV 748
— und Schock I 960ff., 982, 1041
— und Synkardialmassage VI 150ff., 154
— und totaler Herzblock II 230
Winiwater-Bürger-Syndrom s. u. Endangitis obliterans
„Winterbronchitis" bei Mitralstenose II 1321
Winterschlaftherapie bei Chorea II 609
— bei Fettembolie IV 137
— bei Infektionen IV 563
— bei Karditis rheumatica II 609
— und Kollaps I 1142
— bei Luftembolie IV 132
— als Narkose IV 611ff., *617ff.*
— bei rheumatischem Fieber II 609
— und Schock I 1142
Wirbelsäule bei Adipositas IV 385
— bei angeborenem Herzfehler III 338, 491, 577, 587
— bei Aortenaneurysma VI 446, 449
— und Blutdruck V 344
— und Cervicalsyndrom IV 862ff.
— und Cor pulmonale IV 61, 62, 140ff., 167ff., 181ff., *229ff.*
— bei Dextrokardie III 577
— bei Dextroversion III 587

Wirbelsäule bei Endangitis obliterans VI 284
— und essentielle Hypertonie V 344
— bei Fallotscher Tetralogie III 338
— bei Gefäßkrankheiten VI 284
— und Hämangiome VI 597
— und Hypertonie V 344
— und Kavernome VI 597
— bei Marfan-Syndrom III 491
— und Narkose IV 599
— und Operationen IV 599
— bei Phlebitis VI 495
— und sekundäres Raynaud-Syndrom VI 239
— und Thrombophlebitis VI 495
— und vegetative Labilität IV 862ff.
Wirtinger-Theorie (Transposition der Aorta und Pulmonalis) III 48
Wismut bei Aortitis luica VI 357ff.
— und Blutdruck V 58
— und Embolie VI 362
— bei Gefäßkrankheiten VI 357ff., 534ff.
— und Hypertonie V 58
— und Livedo reticularis VI 534ff.
— bei Lues VI 357ff.
Wolff-Parkinson-White-Syndrom II 9, 150ff., *378*ff.
—, Abarten II 385ff.
—, Anatomie II 395ff.
—, angeborenes II 393ff.
—, bei angeborenem Herzfehler III 458
— bei Angina pectoris III 1033ff.
— bei Aortenisthmusstenose III 458
— und Arrhythmie II 387ff.
—, Begriff II 378ff.
— bei Coronarinsuffizienz III 1033ff.
— bei Coronarsklerose III 1033ff.
— bei Diphtherie-Myokarditis II 897
—, Dysrhythmie bei II 387ff.
—, Elektrokardiogramm II 378ff.
—, erworbenes II 393ff.
— und Extrasystolie II 387ff.
—, Häufigkeit II 393ff.
—, Handharmonika-Phänomen II 380, 383ff.
— und Herzinfarkt II 390, 395; III 1200

Wolff-Parkinson-White-Syndrom bei Hyperthyreose II 323, 394, 402
— bei Infektionen IV 539
— und Kammertachykardie II 150ff.
— bei Myokarditis II 881ff., 897; IV 539
— bei Myokardtuberkulose II 944
—, Normalisierung II 382ff.
— und Operabilität IV 628
— bei Parotitis II 928
— und paroxysmale Tachykardie II 378
—, Pathogenese II 397ff.
—, Pathologie II 395ff.
—, Physiologie II 378ff., 391ff.
—, Prognose II 401ff.
—, Pseudonormalisierung II 383
— und Schenkelblock II 387
— und Tachykardie II 150, 378, 385, 387ff., 395ff.
—, Therapie II 402ff.
— und Thyreoidea II 323, 394, 402
— bei Tricuspidalatresie II 396; III 402
— bei Tuberkulose II 944
— und Vorhofflattern II 389
— und Vorhofflimmern II 389ff.
—, Vorkommen II 393ff.
Wolhynisches Fieber und Myokarditis II 908; IV 551
Wucheria bancrofti und Lymphangitis VI 604
Würgreflex nach paroxysmaler Tachykardie II 144
„Wundernetz" bei Diabetes mellitus IV 364

Xal I 509
Xanthin I 546ff. s. a. u. Purine
— bei Angina pectoris III 1035, 1377, *1381*ff.
— und Blutdruck V 389, 400, 494, 498ff.
— bei Coronarinsuffizienz III 1035, 1377, *1381*ff.
— als Diureticum I 526ff., 546ff.
— bei essentieller Hypertonie V 389, 400, 494, 498ff.
— bei Gefäßkrankheiten VI 180, 184
— und Hirndurchblutung V 389, 400
—, Nebenwirkungen V 494
—, Pharmakologie I 546ff.
— und Vasomotorik I 546ff.; V 389, 400

Xanthomatose III 755ff.
— und Angina pectoris
  III 755ff.
— und Arteriosklerose
  III 755ff.; VI 391ff.
— und Coronarinsuffizienz
  III 755ff.
— und Coronarsklerose III 755
—, Cor pulmonale bei IV 61ff.
— und Gefäßkrankheiten
  III 755ff.; VI 391ff.
—, Heredität III 757ff.
— und Herzinfarkt III 756
— und Karditis rheumatica
  II 557
— und Myokard II 967;
  III 755
— und rheumatisches Fieber
  II 557
Xylopropamin bei vegetativer
  Labilität IV 859
Xyphoidsyndrom, hypersensitives III 1331

Yohimbin s. a. u. Rauwolfia-
  Alkaloide
— und Blutdruck V 185,
  521ff.
— bei essentieller Hypertonie
  V 521ff.
— und Serotonin V 185
— bei vegetativer Labilität
  IV 858

Zähne bei angeborenem Herzfehler III 153
— bei Aortenbogensyndrom
  VI 378
— bei hämorrhagischer
  Diathese VI 577, 579
— bei Möller-Barlow-Syndrom
  VI 577, 579
— bei Skorbut VI 577, 579
— und Thrombophlebitis
  VI 500
Zahninfektionen und Antesystolie II 402ff.
— und bakterielle Endokarditis II 680, 682, 725,
  762
— und Blutdruck V 801
— und Capillarresistenz
  VI 565
— und Endangitis obliterans
  VI 264
— und Endokarditis acuta
  II 725, 731
— und Endokarditis lenta
  II 680, 682, 762
— und Gefäßkrankheiten
  VI 225, 264, 336, 500
— und hämorrhagische
  Diathese VI 565

Zahninfektionen und Hypotonie V 801
— und Mitralstenose II 1381
— und Phlebitis VI 500
— und Purpura rheumatica
  VI 565
— und Raynaud-Syndrom
  VI 225
— und rheumatisches Fieber
  VI 565
— und Riesenzellarteriitis
  VI 336ff.
— und Thrombophlebitis
  VI 500
— und Wolff-Parkinson-
  White-Syndrom II 402
Zementstaub-Pneumokoniose
  und Cor pulmonale
  IV 219
Zentralisation (Kreislauf) s. u.
  Kreislaufzentralisation
Zentralnervensystem s. a. u.
  Hirn und Nervensystem
— bei Adams-Stokes-Syndrom II 251ff., 261
— bei Adipositas IV 385ff.
— und Adrenalin V 171
— bei Anämie IV 643ff.,
  *646*ff.
— und angeborene arteriovenöse Fisteln
  VI 472ff.
— bei angeborenem Herzfehler
  III 123ff., 150, 337ff.,
  356ff., 468ff.
— und Angiokardiographie
  II 1267ff.
— bei Aortenaneurysma
  VI 448
— bei Aortenbogensyndrom
  V 767; VI 379
— bei Aortenhämatom, intramuralem VI 458
— bei Aortenisthmusstenose
  III 468ff.; V 754ff.
— bei Aortenstenose
  II 1433ff., 1447
— und Aortographie VI 135
— bei Arteriitis luica VI 348
— bei Arteriitis rheumatica
  VI 345
— bei Arteriosklerose
  VI 387ff., 439ff.
— bei Arteriosklerosis obliterans diabetica
  VI 439ff.
— und arteriovenöse Aneurysmen IV 253
— bei arteriovenöser Lungenfistel III 389
— und Atmung I 176ff., 219ff.,
  225; IV 7, 10ff., 13ff.,
  27ff.
— und Atrioventrikular-
  Dissoziation II 290

Zentralnervensystem bei bakterieller Endokarditis
  II 690ff., 711, *718*ff.,
  727ff., 767ff.
— und Barbiturate V 492ff.
— bei Belastung IV 764ff.
— bei Bleivergiftung V 771ff.
— und Blutbildung I 167ff.
— und Blutdruck V 29ff.,
  37ff., 156ff., 387ff.,
  492ff., 781ff.
— bei Blutkrankheiten
  IV 643ff., *646*ff.
— und Bromide V 492
— und Capillarektasien
  VI 525ff.
— und Carotissinusreflex
  II 144
— bei Carotissinus-Syndrom
  II 144, 273; V 818
— bei Chagas-Myokarditis
  II 931ff.
— und Cheyne-Stokes-
  Syndrom I 232
— und Coffein IV 826
— bei Coma diabeticum
  IV 375ff.
— bei Commissurotomie
  II 1396
— bei Cor pulmonale IV 98ff.,
  105ff., 124ff., 131ff.,
  134ff., 146ff., 161ff.
— bei Coxsackie-Infekt
  II 920ff.
— bei Cushing-Syndrom
  V 695
— bei Cyanose VI 530ff.
— und Depressan V 232
— bei Diabetes mellitus
  IV 375ff.; VI 439ff.
— und Digitalis V 494
— bei Digitalisvergiftung
  I 490, 499
— und Dystrophie IV 311
— bei Effort-Syndrom
  IV 817ff.
— bei Encephalomyokarditis
  II 919ff.
— bei Endangitis obliterans
  V 624; VI 287ff.
— bei Endokardfibrose
  II 787ff.
— bei Endokarditis acuta
  II 727, 730
— und Endokarditis fibrinosa
  II 776ff.
— bei Endokarditis lenta
  II 690ff., 711, *718*ff.,
  767ff.
— bei Endokarditis parietalis
  fibroplastica II 787
— und Endokarditis verrucosa
  simplex II 776ff.
— bei endokriner Hypertonie
  V 660ff.

Zentralnervensystem und Entzügelungshochdruck V 156
— bei Erfrierung I 982
— bei Erythematodes II 979; VI 344ff.
— und Erythralgie VI 527
— und Erythromelalgie VI 525
— bei essentieller Hypertonie V 387ff., 492ff.
— bei essentieller Hypotonie V 787ff.
— und experimentelle Hypertonie V 156ff., 388ff.
— und Extrasystolie II 43ff.
— bei Fallotscher Tetralogie III 337ff., 356ff.
— bei Fettembolie IV 134ff.
— bei Fleckfieber II 907
— bei Fruchtwasserembolie IV 137ff.
— und Ganglienblocker V 492ff., 565ff., 575ff., 594
— und Geburtsakt IV 522
— bei Gefäßkrankheiten II 984ff.; V 622, 624; VI 287ff., 326ff., 345ff., 379, 439ff.
— bei Gefäßmißbildungen III 389; VI 472ff., 590
— und Genußgifte IV 825ff.
— bei Glykogenose II 966
— bei Gravidität IV 481ff., 506, 512ff., 517, 522; V 734
— bei Graviditätstoxikose IV 506, 512, 517; V 734
— bei Hämangiomen VI 590, 597
— bei hämorrhagischer Diathese VI 571ff.
— und hämorrhagischer Schock I 1113
— und Hauttemperatur VI 83
— und Heparin V 505
— bei Heredoataxie II 973
— bei Herzinfarkt III 716ff., 1122ff., 1230, 1234ff.
— bei Herzinsuffizienz I 767, 788ff.
— bei Herzklappenfehler II 1298
— bei Hippel-Lindau-Syndrom VI 590
— und Höhenadaptation IV 7, 10ff., 13ff., 27ff.
— und Hydergin V 492
— und Hydralazine V 542ff., 546ff.
— bei Hyperchlorämie I 588
— bei Hyperthyreose IV 321
— und Hypertensin V 97

Zentralnervensytem und Hypertonie V 37ff., 156ff., 387ff., 492ff., 602ff.
— und Hypertonietherapie V 492ff.
— und Hypoglykämie IV 379
— und Hypokaliämie IV 420ff.
— und Hyponatriämie I 474ff.
— und Hypotonie IV 731ff., 761ff.; V 781ff., 812ff.
— bei idiopathischer Herzhypertrophie II 975
— bei infektiösem Schock I 983ff., 985ff.
— bei Infektionen I 983ff.; IV 530, 537
— und Insulin IV 379
— und Kälte IV 618, 784
— und Kälte-Test IV 784
— bei Karditis rheumatica II 569, 604, 607ff., 634
— bei Kavernomen VI 597ff.
— und Klima IV 7, 10ff., 13ff., 27ff.
— bei Kohlenoxydvergiftung V 774
— bei Kollagenosen II 979
— und Kollaps I 958, 972ff., 982ff., 985ff., 1052ff., 1112ff.; VI 600ff., 761ff.
— und Kreislauf IV 561ff.
— bei Lues VI 348
— und Luftdruck IV 7, 10ff., 13ff., 27ff.
— bei Luftembolie IV 124ff., 131ff.
— bei Lungenembolie I 347; IV 98ff., 105ff.
— und Lungenödem I 132, 768ff.
— und Lungenstauung I 767ff.
— und Magnesium V 456ff., 497
— bei maligner Hypertonie V 391, 626ff., 629ff., 632ff.
— bei Migräne VI 249ff.
— bei Moschcowitz-Symmers-Syndrom VI 571ff.
— bei Mitralfehler II 1298, 1371ff.
— bei Mitralstenose II 1371ff.
— bei Myokardtuberkulose II 944
— und Narkose IV 592ff., 613ff.
— und neurogene Hypertonie V 712ff.
— und neurogener Schock I 972ff.
— und Nicotin IV 825ff.
— und Noradrenalin V 171

Zentralnervensystem und Novocain V 497ff.
— bei Ohnmacht IV 761ff.
— bei Orthostase IV 731ff., 735, 761ff.; V 812ff.
— bei Parotitis II 927ff.
— bei Periarteriitis nodosa II 984ff.; V 622; VI 326ff..
— bei Perniciosa IV 646ff.
— bei Phäochromocytom V 660ff.
— bei Phlebitis VI 500ff.
— bei Poliomyelitis II 918; V 718
— bei Porphyrie IV 400
— und Postural hypotension V 814
— und primärer Schock I 975ff.
— im Puerperium IV 522
— und Purine I 546ff.
— bei Purpura VI 571ff.
— und Rauwolfia-Alkaloide V 492, 521ff., 594
— und Raynaud-Syndrom VI 230
— und Regelkreis IV 745ff., 753ff.
— bei renaler Hypertonie V 387ff., 602
— und Renin V 97
— bei rheumatischem Fieber II 569, 604, 607ff., 634
— bei Rickettsiosen II 907
— bei Sarkoidose II 947
— und Sauerstoffmangel IV 7, 10ff., 13ff., 27ff.
— und Schock I 958, 972ff., 982ff., 985ff., 1052ff., 1112ff.; IV 600ff.
— und Schweißsekretion VI 43ff.
— und Sedativa V 492ff.
— und Serotonin V 182, 186
— bei Sturge-Weber-Syndrom VI 590
— und Sympathektomie V 474ff.
— und Teleangiektasien VI 541
— bei Thalliumvergiftung V 773ff.
— und Thiocyanate V 494
— bei Thrombophlebitis VI 500ff.
— und Thyreoidea IV 321
— bei Toxoplasmose II 933ff.
— bei Tricuspidalatresie III 400ff.
— bei Tuberkulose II 944
— bei Valsalva-Versuch IV 777
—, Vasomotorenzentrum V 22ff., 29, 156

Zentralnervensystem und
Vasomotorik V 22ff.,
156; VI 230
— bei vegetativer Labilität
IV 735, 798ff., 829ff.
— und Veratrin V 492
— und Veratrumalkaloide
V 557ff., 592, 594
— bei Verbrennungsschock
I 1113
— bei Vergiftungen V 771ff.
— und Venensystem I 87
— bei Waterhouse-Friderichsen-Syndrom IV 563ff.
Zentrum sympathicum und
Blutdruck V 22
Zerrungen und Herztrauma
II 489ff.
Zinkflockungsreaktion bei Karditis rheumatica II 571
Zinkleimverbände bei Thrombophlebitis VI 504ff.
Zinkpaste bei Ulcus cruris
VI 513
Zinkstoffwechsel bei Herzinfarkt III 724
— und Kationenaustauscher
I 557ff.
„Zinnoberröte" und Capillarektasien VI 528ff.
Zinnoxd-Pneumokoniose
IV 220
„Zitternde Inkoordination"
II 171
Zoonosen und Capillarpermeabilität VI 584
—, Capillarresistenz bei VI 569, 584
—, Cor pulmonale bei IV 62, 239ff.

Zoonosen, Extrasystolie bei
II 36ff.
— und hämorrhagische Diathese VI 569
— und Lymphangitis VI 604
— und Myokarditis II 871, 874, *931*ff.
—, Perikardcysten bei II 1141
— und Perikarditis purulenta
II 1085
— und Purpura infectiosa
VI 569
Zunge bei Amyloidose
II 961ff.
— bei Gefäßkrankheiten
VI 320ff., 327
— bei Lymphangiom VI 616
— bei Periarteriitis nodosa
VI 320ff., 327
Zungeninfarkt bei Periarteriitis
nodosa VI 320ff.
Zweistufentest bei Gefäßkrankheiten VI 55
Zwerchfell bei Adipositas
IV 382ff., 385ff.
— und Atmung I 180, 229
— und Balneotherapie
I 655ff.
— bei Dextrokardie
III 576ff.
— bei Dextroversion III 583
— bei Coma diabeticum
IV 376ff.
— und Cor pulmonale IV 107, 143ff., 256
— bei Diabetes mellitus
IV 376ff.
— bei Druckfall-Syndrom
IV 46
— bei Gravidität IV 484

Zwerchfell und Hämangiosarkom VI 602
— und Herzdivertikel III 592
— bei Herzinfarkt III 1212
— und Herztonus I 874ff.
— und Herztrauma II 474
— bei konstriktiver Perikarditis II 1103ff., 1113
— bei Lungenembolie IV 107
— bei Lungeninfarkt IV 107
— bei Mitralstenose II 1351ff., 1356ff.
— und Orthostase IV 733ff.
— und Panzerherz II 1103ff., 1113
— und Perikard II 1035ff.
— und Perikarddivertikel
II 1142
— bei Perikarditis II 1048ff., 1103ff., 1113
— und Pleurapunktion
I 559ff.
— bei Roemheld-Syndrom
IV 865
— bei Trichinose III 1319
— bei Tricuspidalinsuffizienz
II 1506
— bei Valsalva-Versuch
IV 775ff.
— und vegetative Labilität
IV 733ff.
— und Vitalkapazität I 180
Zwerchfellflattern III 1319ff.
Zwerchfellhernie III 1317ff.
— und Cor pulmonale
IV 256
Zygadenin V 554; s.a.u.
Veratrumalkaloide
Zygadenus venenosum V 554;
s.a.u. Veratrumalkaloide

MIX
Papier aus verantwortungsvollen Quellen
Paper from responsible sources
FSC® C105338

If you have any concerns about our products,
you can contact us on
ProductSafety@springernature.com

In case Publisher is established outside the EU,
the EU authorized representative is:
**Springer Nature Customer Service Center GmbH
Europaplatz 3, 69115 Heidelberg, Germany**

Printed by Libri Plureos GmbH
in Hamburg, Germany